Gesundheit und Medizin heute

Prof. Dr. med. K. U. Benner (Hrsg.)

Gesundheit und Medizin heute

Bechtermünz

Ein Dorling Kindersley Buch
Originaltitel: **The BMA Complete Family Health Encyclopedia**

Medical Editor: Dr. Tony Smith

Bearbeitung der „Erste-Hilfe-Maßnahmen“:
Frank Zeiler, Uwe Kraußmann, Deutsches Rotes Kreuz (DRK)
Dagmar Metschützer, Österreichisches Rotes Kreuz (ÖRK)

Verlagsgruppe Weltbild GmbH, Augsburg 2002

Sonderausgabe 2000 auf Basis der überarbeiteten Auflage 1997

Bearbeitung: Univ. Prof. Dr. med. K. U. Benner, München
Produktion: Maasburg GmbH, München
Umschlaggestaltung: Peter Engel, München
Gesamtherstellung: Mladinska knjiga Tiskarna und GRAPHIA, Klagenfurt
Printed in Slovenia
ISBN 3-8289-1882-4

VORWORT

Die Gesundheit rangiert an oberster Stelle auf unser aller Wunschliste für ein gutes, zufriedenes Leben. Die meisten Menschen sind sich mittlerweile bewußt, daß ihr körperliches Wohlbefinden von ihrer ganzen Lebenshaltung beeinflußt wird. Dem Laien fehlt jedoch viel medizinisches Grundwissen. Auch die Gesundheitsmagazine im Fernsehen und zahlreiche Beiträge in Zeitungen und Zeitschriften vermögen nur Teilaspekte aus dem breiten Spektrum der Heilkunde zu vermitteln.

Vor diesem Hintergrund entstand die vorliegende Enzyklopädie. Sie will durch die Vermittlung leicht verständlichen medizinischen Wissens einerseits dem Arzt einen Teil seiner Aufklärungsarbeit abnehmen. Andererseits will sie dem Patienten helfen, indem sie die im Vorfeld oder im Anschluß an einen Arztbesuch immer wieder auftauchenden Fragen beantwortet. „Gesundheit und Medizin heute" ist ein alphabetisch geordneter Ratgeber, der in knapper Sprache und mit klaren Zeichnungen und Fotographien bebildert:

- Organe und Organsysteme des menschlichen Körpers und deren normale Funktion beschreibt,
- über Krankheiten, ihre Symptome, Ursachen, Diagnose und Behandlungsmöglichkeiten informiert,
- eine Auswahl der von vielen Ärzten bei uns verschriebenen bzw. von Apotheken frei verkauften Medikamente mit ihren Wirkungen und Nebenwirkungen auflistet und
- dem Laien die vielen unverständlichen Begriffe aus der „Ärztesprache" erklärt.

Im Gegensatz zu anderen populärwissenschaftlichen Medizinbüchern ist „Gesundheit und Medizin heute" nicht an die Ansicht eines Autors oder die Lehrmeinung einer medizinischen Schule gebunden – die Enzyklopädie liefert einen systematischen Überblick über unser derzeitiges medizinisches Wissen, verständlich aufbereitet auch für den interessierten Laien.

Das englischsprachige Original „Family Health" entstand aus Beiträgen von mehr als 150 Experten, 25 Wissenschaftlern (Ärzte, Pharmakologen, Physiker und Chemiker), die von der British Medical Association, dem weltweit hochangesehenen Berufsverband englischer Ärzte, ausgewählt wurden.

Die Redaktion der deutschsprachigen Ausgabe (insgesamt 11 Mitarbeiter, darunter Ärzte, Apotheker, Biologen und Psychologen) hat unter Beibehaltung des klaren sprachlichen Stils einige der für das deutschsprachige Gesundheitssystem typischen (und von dem englischen abweichenden) Aspekte eingebracht. Darüber hinaus werden nur Arzneimittel vorgestellt, die auf dem hiesigen Markt gebräuchlich sind.

VORWORT ZUR 3. AUFLAGE

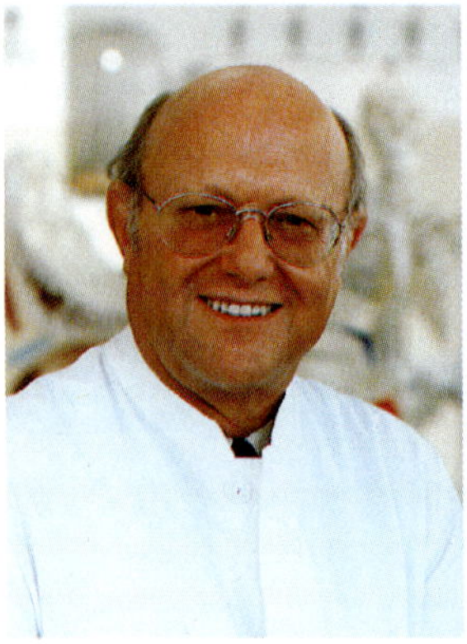

Gesundheit ist nach wie vor das erstrebenswerteste Ziel unserer Gesellschaft; eine ganze Reihe neuer Kurs- und Handbücher zur Gesundheit, die in den letzten drei Jahren erschienen sind, legen hierfür Zeugnis ab. Offenbar scheint aber gerade das Konzept einer medizinischen Enzyklopädie, die die häufigsten Krankheiten nach den Ursachen (Genese), den Krankheitszeichen (Symptome), den heutigen Möglichkeiten ihrer Erkennung (Diagnose) und ihrer Behandlung (Therapie) sowie der Vorhersage über ihren Verlauf bzw. ihren Ausgang (Prognose) beschreibt, großes Interesse zu erregen.

Daß ein wesentlicher Aspekt des Nachschlagewerkes aber auch in der Gesundheitsförderung (Präventivmedizin), also in der Erhaltung und Verbesserung der Gesundheit, in der Vorbeugung (Prophylaxe) sowie in der Vermeidung einer Krankheitsverschlimmerung liegt, scheint seiner bisherigen Verbreitung zweckdienlich gewesen zu sein. Schließlich liefert die Enzyklopädie exakte, großenteils bebilderte Einsichten in Bau und Funktion der wichtigsten Organe und Körpersysteme sowie in die Vorgänge bei komplizierteren diagnostischen und therapeutischen ärztlichen Maßnahmen.

Die regen Reaktionen auf die beiden ersten Auflagen von *Gesundheit und Medizin heute* seitens der Medien und der Leserschaft haben jedenfalls Herausgeber und Verlag dazu animiert, das Buch für eine dritte Fassung gründlich zu überarbeiten:

– Krankheiten, die ausgerottet schienen, hatten in den ersten beiden Auflagen, wenn überhaupt, nur am Rande Erwähnung gefunden. Da solche Erkrankungen, wie z.B. die Pest, in der dritten Welt jedoch immer wieder aufflackern und durch die Mobilität der modernen Gesellschaft durchaus zu einer realen Bedrohung für uns werden können, wird ihnen in der vorliegenden Neuauflage mehr Beachtung gewidmet.

– Krankheiten, die in unseren Regionen nahezu unbekannt waren (wie z.B. das Ebola-Fieber), die jedoch ebenfalls durch den Globaltourismus immer häufiger bei uns eingeschleppt werden, wurden (soweit bekannt) mit Ursache, Symptomatik, Diagnostik, Therapie und Prognostik (wenn möglich, auch Prävention) neu aufgenommen.
– Krankheiten, die wegen ihrer relativen Seltenheit bisher nicht berücksichtigt waren (wie z.B. das v. Hippel-Lindau-Syndrom), wurden auf vielfachen Rezensentenwunsch in entsprechender Weise abgehandelt.

– Die „Krankheit des Jahres" – Bovine spongiforme Enzephalopathie (BSE) – als sog. Rinderwahnsinn eigentlich ein tiermedizinisches Problem, wurde wegen eines immer glaubhafteren Übertragungsmechanismus vom Tier auf den Menschen mitaufgenommen. Die mit dem BSE in Verbindung gebrachte Jakob-Creutzfeldt-Krankheit ist zwar vergleichsweise selten (wenn man sie beispielsweise an den Krebskrankheiten mißt); sie wird jedoch durch unsere Presse in spektakulärer Art und Weise repetierend zitiert und beschrieben und ist für die vorliegende Auflage nach den neuesten Erkenntnissen bearbeitet worden. In diesem Zusammenhang fanden der Begriff „Prione" sowie die damit wahrscheinlich in Zusammenhang stehenden typischen Krankheitsbilder Aufnahme in die Enzyklopädie.

Eine Neubearbeitung des Nachschlagewerkes erschien auch deshalb als notwendig und sinnvoll, weil auf dem Gebiet der Pharmakologie und

Pharmazeutik ganz erhebliche Veränderungen stattgefunden haben. Einserseits sind gerade in jüngster Zeit eine ganze Reihe neuer Medikamente auf den Markt gebracht worden, die noch gezielter und wirksamer heilen, gleichzeitig aber weniger Nebenwirkungen aufweisen sollen. Andererseits wurden überholte, weil risikoreichere Arzneimittel immer häufiger ersatzlos aus dem Verkehr gezogen.

Aufgrund neuer Forschungsergebnisse und Langzeitstudien wurde die Verschreibungspflicht vieler Medikamente in den letzten drei Jahren geändert. Durch die Aufhebung der Rezeptpflicht bei einigen Medikamenten sollen diese einer breiteren Masse zugänglich gemacht werden; ihre Selbstzahlung durch den Patienten soll unser Gesundheitssystem maßgeblich entlasten. Dadurch muß zwangsläufig die Beratungskompetenz des Apothekers in höherem Maße als bisher in Anspruch genommen werden.

So wurden in jüngster Zeit einige häufig eingesetzte Wirkstoffe, die gegen Husten, allergische Hautaffektionen, Herpes oder Durchfall Anwendung finden, aus der Verschreibungspflicht genommen, wenn – und das ist sehr wichtig zu erwähnen – eine Zubereitungsform gegeben und/oder eine bestimmte Höchstmenge an Wirksubstanz nicht überschritten wird.

Die auffällige Zunahme chronischer Krankheitsformen insbesondere aus dem Bereich, den wir heute meist aus Hilflosigkeit noch allgemein den Allergien zuordnen, war und ist Motor weiterer pharmakologischer Forschung nach synthetischen Heilmitteln. Zur Behandlung bakterieller Infektionskrankheiten muß nach immer neuen bakterizid bzw. bakteriostatisch wirksamen Substanzen gesucht werden, da die Resistenz der Erreger gegenüber den herkömmlichen Antibiotika erschreckend zunimmt. Auf dem Sektor der Psychopharmaka (Tranquillantien, Schlafmittel) zwingt die Erkenntnis von Langzeitstudien – daß nämlich die Anzahl von Arzneimittelabhängigen erschreckend zunimmt – zur ständigen Entwicklung und Erprobung neuer synthetischer Substanzen, die zwar sedierend wirken, jedoch ein geringeres Suchtpotential in sich bergen.

Um den Rahmen des Buches nicht zu sprengen, wurden die auf dem Pharma-Markt an Bedeutung gewinnenden *Generica* nicht gesondert abgehandelt. Aus gleichem Grund wurde auf eine Besprechung von Natur- und naturgemäßen Heilmitteln (Phytopharmaka, Homöopathika, Isopathika) verzichtet, obwohl diese heute nicht zu Unrecht bei Ärzten und Patienten immer mehr Akzeptanz und Verwendung finden.

Der Herausgeber bedankt sich bei seinen Mitarbeitern, insbesondere bei Frau Apothekerin Dr. R. Klapfenberger-Schaffer sowie bei dem Produktionsbüro Maasburg für die unermüdliche Hilfe bei der Erstellung der Neuauflage. Möge die Enzyklopädie weiterhin ihrem Anspruch gerecht werden, der Leserin bzw. dem Leser

– bei der Erkennung und Durchleuchtung eines Krankheitsbildes eine kompetente Beratung zu bieten und damit

– die Bemühungen des behandelnden Arztes (der durch das Nachschlagewerk niemals ersetzt werden kann!) zu erleichtern und zu unterstützen, aber auch

– bei der Erhaltung oder Verbesserung ihrer/seiner Gesundheit behilflich zu sein.

K. U. Benner

✚ NOTRUF ✚

Zum Alarmieren eines Rettungsdienstes bedarf es einer gewissen Inhaltsreglementierung, die sich jeder einprägen sollte. Ohne die nachstehend aufgeführten Inhalte der fünf "W" sind die Rettungsdienste auf reine Vermutungen angewiesen!

Wo ?

Wo geschah es?
Genaue Ortsbeschreibung, z.B. Straßennamen mit Hausnummer.

Was ?

Was geschah?
Kurze Beschreibung des Geschehens, z.B. Unfallsituation, Krankheitsverlauf, sind Personen eingeklemmt, etc.
Bei einem Unfall mit Tankfahrzeugen einen Hinweis auf die Warntafel geben, die am Tankfahrzeug befestigt ist.

Wieviel ?

Wie viele Verletzte?
Die Anrufstelle kann damit ermitteln, wie viele Fahrzeuge geschickt werden müssen.

Welche ?

Welche Arten von Verletzungen?
Daraus kann die angerufene Stelle entscheiden, ob ein Notarztwagen oder zusätzliche Hilfsmittel benötigt werden.

Warten ?

Warten auf Rückfragen!
Nicht das Gespräch sofort beenden, sondern auf eventuelle Rückfragen warten, das Gespräch wird von der angerufenen Stelle beendet.

Notrufnummern:	Deutschland	**112**	(teilweise 110 oder 19222 – informieren Sie sich in Ihrer Region!)
	Österreich	**144**	
	Schweiz und Liechtenstein	**144**	

Europaweit wird die Notrufnummer 112 angestrebt.

Die Rufnummern der Vergiftungszentralen müssen in Deutschland im Telefonverzeichnis nachgeschlagen werden.
Die Rufnummer der Vergiftungszentrale ist in Österreich einheitlich **0222 - 43 43 43**.

INHALT

ERSTE-HILFE-MASSNAHMEN FÜR NOTFÄLLE

Die Erste-Hilfe-Kästen bei den nachfolgenden Stichwörtern geben Ihnen Anweisungen für Notfallmaßnahmen, die Schritt für Schritt in Text und Bild beschrieben werden.

SYMPTOM-DIAGRAMME

Anhand der Fließdiagramme bei den nachfolgenden Stichwörtern können Sie durch die Beantwortung von Fragen die möglichen Ursachen und die Bedeutung häufig auftretender Symptome herausfinden.

ZUR ANLAGE UND BENUTZUNG DIESES BUCHES

Diese reich illustrierte Enzyklopädie ist ein informativer und kompetenter Ratgeber in allen Fragen der Gesundheitsförderung und Medizin. Die alphabetische Anordnung der Stichwörter im Hauptteil erleichtert den raschen Zugriff. Lange Einträge sind in Absätze gegliedert und durch Zwischenüberschriften leichter lesbar und übersichtlicher gemacht. Generell ist auf eine allgemeinverständliche Sprache geachtet worden. Unvermeidliche Fachausdrücke werden in aller Regel erklärt.

Der Hauptteil der Enzyklopädie **(Gesundheitslexikon von A bis Z)** enthält an die 5000 Einzelstichwörter aus allen Themenbereichen der Gesundheitspflege und -vorsorge, der Medizin und ihr nahestehender Gebiete.

Es ist verständlicherweise unmöglich, in einem einbändigen Werk buchstäblich jedes medizinische Thema und Stichwort anzusprechen, aber in vielen wichtigen Stichwortartikeln gibt es Verweise auf zusätzliche Aspekte und Begriffe.

Dem Hauptteil vorangestellt ist eine vierfarbig illustrierte Einführung **(Gesundheit und Medizin heute)** mit wertvollen Hinweisen zur allgemeinen Gesundheitspflege und -vorsorge sowie Erläuterungen der heutigen Diagnostik- und Therapieverfahren. Das Buch schließt mit dem **Verzeichnis der Medikamente** sowie einem ausführlichen **Register**. Beide erleichtern das Auffinden gesuchter Begriffe.

WIE MAN EINE GEWÜNSCHTE INFORMATION FINDET

Die Einträge im Hauptteil sind durchgehend alphabetisch geordnet, und zwar auch innerhalb der Wörter. Dabei werden Bindestriche oder Interpunktionen ignoriert. *Herz-Lungen-Maschine* steht also nach *Herz, künstliches* bzw. vor *Herz-Lungen-Transplantation* usw.

Besteht ein Stichwort aus mehreren Einzelwörtern, suchen Sie es zuerst unter dem vermutlichen Hauptstichwort. Beispielsweise werden Sie den Begriff *chronische Polyarthritis* unter *Polyarthritis*, also nicht unter C, sondern unter P finden. Bei einer Anzahl solcher Stichworte steht aber zur Erleichterung auch ein entsprechender Hinweis: "aplastische Anämie, s. (=siehe) *Anämie, aplastische*". Führt diese Methode noch nicht zum Erfolg, kann das Register vermutlich weiterhelfen, obwohl in vielen Sachartikeln bereits zahlreiche Querverweise einschließlich üblicher Abkürzungen stehen, die jeweils – zur besseren Übersichtlichkeit – in *Kursivschrift* hervorgehoben werden. Beispiele dafür sind hier unten angeführt und erläutert.

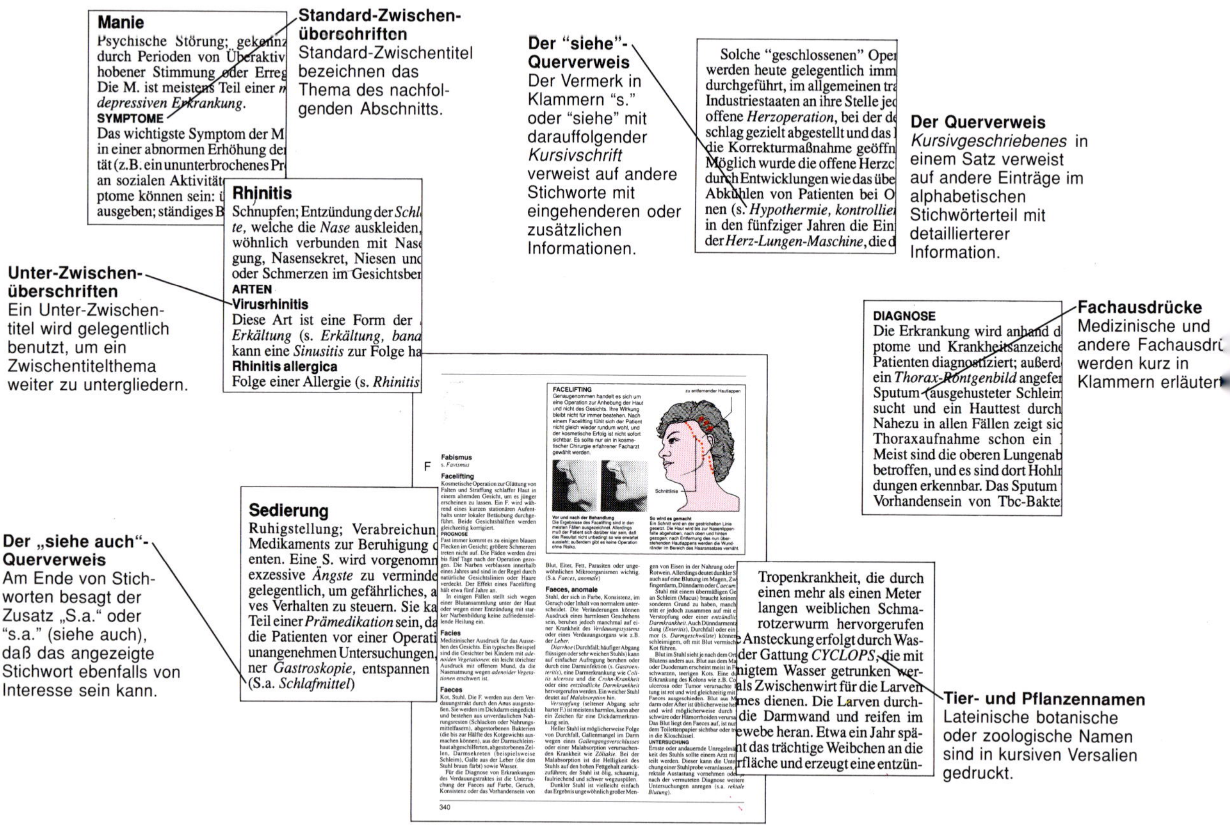

WIE MAN INFORMATIONEN ÜBER SYMPTOME FINDET

Der Lexikonteil enthält Stichwörter zu physischen und psychischen Symptomen. In der Regel ist der Eintrag unter der umgangssprachlichen Bezeichnung zu finden (wenn es eine solche gibt). So ist z.B. *Erbrechen* das Stichwort für das entsprechende Symptom, während *Emesis*, der medizinische Fachausdruck dafür, nur mit einem Querverweis auf *Erbrechen* erscheint. Alternativbezeichnungen von Symptomen sind häufig über das Register zu finden.

Symptom-Diagramme

Die Frage-und-Antwort-Diagramme helfen, die Bedeutung gängiger Symptome ohne erkennbare Ursache zu verstehen. Jedes Fließdiagramm zählt mögliche Ursachen des betreffenden Symptoms auf, verweist auf einschlägige Artikel im Buch und gibt in einigen Fällen Ratschläge, was zu tun ist. Beginnen Sie immer ganz oben im Diagramm und arbeiten Sie sich mit „Ja"- und „Nein"-Antworten durch das ganze Diagramm, bis sie das Feld erreichen, das auf Ihren speziellen Fall zutrifft. Auf Seite 9 sind alle Symptom-Diagramme dieses Buches mit ihrer Seitenzahl aufgelistet.

Bezeichnung und Beschreibung
Dem Titel jedes Symptom-Diagramms folgt eine kurze Beschreibung des Symptoms in allgemeinverständlicher Sprache.

Fragen
Jede Frage ist so formuliert, daß sie mit Ja oder Nein beantwortet werden kann. Folgen Sie – je nach Ihrer Antwort – dem Pfeil zur nächsten Frage, bis Sie das Feld erreichen, das auf Ihren Fall zutrifft.

Warnung
Warnungsfelder lenken Ihre Aufmerksamkeit auf mögliche ernstzunehmende Symptome und geben praktische Ratschläge dazu.

Krebswarnung
„Krebsgefahr"-Kästen machen Sie auf eine mögliche Krebsgefahr aufmerksam, wenn Sie bestimmte Symptome feststellen.

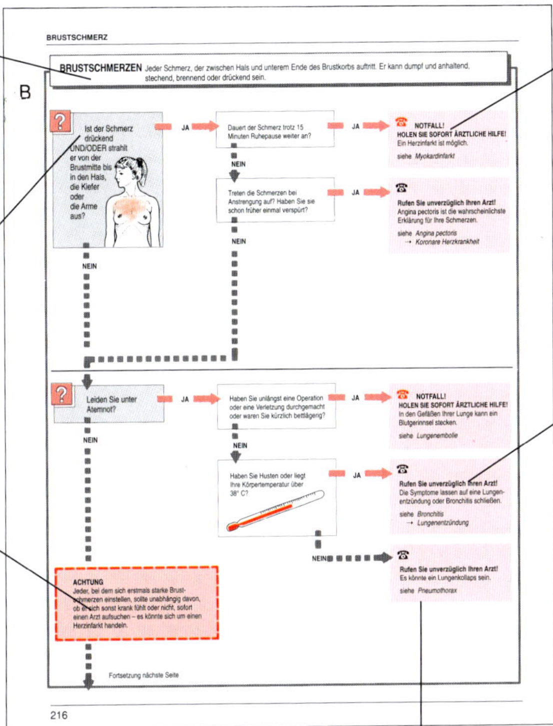

VORSICHT, KREBSGEFAHR!
Eine Blutung zwischen den Perioden sollte niemals ignoriert werden. Es kann sich um Hinweise auf einen Zervix- oder Gebärmutterkrebs handeln, vor allem wenn Sie über 40 sind, seit über sechs Monaten keine Periode mehr hatten oder die Blutungen nach dem Geschlechtsverkehr auftreten. **Holen Sie unverzüglich ärztlichen Rat ein!**

Fieber bei Kindern
Fieber wird normalerweise durch
...der Bakterieninfektion
...in Kind kann aber auch
...n es sich überhitzt. Kein
...n, einen Aspirinersatz
...ei erhöhter Temperatur
...des Kindes heiß, es
...fühlt sich insgesamt
...ormale Temperatur
...ischen 36 und 37,5° C.
...ge Überschreitungen
...ngslos, wenn das Kind
...gen Beschwerden

Wenn die Temperatur Ihres Kleinkindes über 39° C steigt, sofort einen Arzt rufen, gleichgültig welche Ursache vermutet wird. Hohe Temperaturen verursachen bei manchen Babys Krämpfe.

Weitere Informationen
Manche Symptom-Diagramme haben zusätzliche Felder mit Anleitungen zur Selbsthilfe oder mit Ratschlägen für bestimmte Personengruppen.

Notfall! Holen Sie sofort ärztliche Hilfe!
Diese Aufforderung besagt, das vorliegende Problem kann lebensgefährlich sein und verlangt sofortige ärztliche Behandlung. Rufen Sie den Notarzt oder veranlassen Sie, daß die betroffene Person schnellstens ins nächste Krankenhaus gebracht wird, wenn sie noch transportfähig ist.

Rufen Sie unverzüglich Ihren Arzt!
Sie sollten sofort Ihren Arzt anrufen, um das Problem mit ihm zu besprechen bzw. einen Termin in der Praxis zu vereinbaren.

Holen Sie ärztlichen Rat ein.
Diese Aufforderung bedeutet, daß Sie sich einen Termin bei Ihrem Arzt geben lassen sollten, das Problem jedoch nicht ganz so eilig ist.

Querverweis
Wo es angebracht ist, findet sich am Ende des Diagramms ein Querverweis auf einen Stichwortartikel zum Thema.

Wahrscheinlich liegt eine Magenreizung vor. Allerdings ist auch die Möglichkeit eines Magengeschwürs nicht auszuschließen. Holen Sie ärztlichen Rat ein.

siehe → *Gastritis*
Peptisches Geschwür

Dumpfe Schmerzen oder Krämpfe stehen häufig im Zusammenhang mit der Menstruation. Besprechen Sie das mit Ihrem Arzt.

Besprechen Sie das mit Ihrem Arzt.
Sie sollten bei nächster Gelegenheit mit Ihrem Arzt über das Problem reden; es ist aber nicht nötig, sich dafür gleich einen Extratermin geben zu lassen.

WIE MAN INFORMATIONEN ÜBER KRANKHEITEN FINDET

Das **Gesundheitslexikon von A bis Z** enthält Stichworteinträge zu schweren und leichteren Erkrankungen. Außerdem gibt es Einträge über Krankheitsgruppen, wie z.B. *genetische Krankheiten* oder *Krebs*, die einen Überblick bringen und die zugrundeliegenden Krankheitsprozesse erläutern. Einzelne Krankheitsformen, wie *Hämophilie* oder *Brustkrebs*, haben eigene Stichwörter. Die Gruppenartikel enthalten Querverweise auf solche Krankheits-Stichwörter oder auf Stichwörter mit weiterführenden Informationen.

Wenn Sie ein Stichwort, das Sie suchen, nicht im alphabetischen Hauptteil finden, schlagen Sie im Register nach. Es kann sein, daß Sie das Gesuchte unter einer anderen Bezeichnung finden. Wenn Sie z.B. *Druckgeschwür* suchen, werden Sie auf die Seite des Stichworts *Wundliegen* verwiesen. Druckgeschwür, Dekubitus und Wundliegen sind Synonyme (verschiedene Bezeichnungen für denselben Begriff). In anderen Fällen werden Sie feststellen, daß die angegebene Seitenzahl im Register auf ein übergeordnetes Stichwort verweist. *Schalleitungsschwerhörigkeit* etwa wird unter dem Stichwort *Schwerhörigkeit* abgehandelt.

Übersichtskästen

Artikel über Organe und Organsysteme sind durch Kästen ergänzt, die eine Übersicht über mögliche Erkrankungen dieses Organs oder Organsystems enthalten. Solche Übersichtskästen enthalten auch Querverweise zu Sachartikeln über einzelne Krankheiten sowie die für ihre Erkennung angewandten Untersuchungsverfahren.

Querverweise
Kursivgeschriebene Querverweise führen zu einschlägigen Sachartikeln mit detaillierter Darstellung.

Zwischenüberschriften
Verschiedene Krankheitsformen werden in Gruppen mit eigenen Zwischenüberschriften zusammengefaßt.

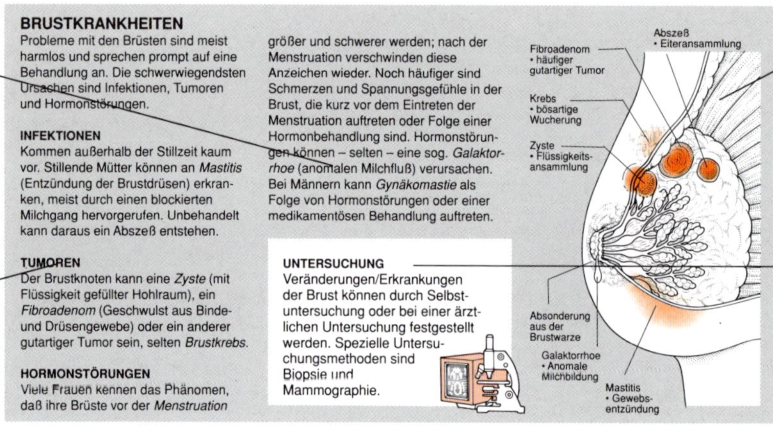

Illustrationen
Zeichnungen machen manche Übersichtskästen noch anschaulicher und zeigen z.B. die besonders gefährdeten oder anfälligen Stellen.

Untersuchungsfeld
Die Untersuchungsmöglichkeiten werden in solchen Feldern kurz umrissen. Wörter in Kursivschrift verweisen auf Stichwörter zu den Diagnoseverfahren.

WIE MAN INFORMATIONEN ÜBER DEN GESUNDEN KÖRPER FINDET

Alle Körpersysteme (z.B. das *Verdauungssystem*) sowie die Organe und Körperteile (z.B. *Gehirn* oder *Hand*) sind ebenfalls durch eigene Stichwortartikel vertreten. Außerdem gibt es eigene Einträge über die Sinne (z.B. Sehen unter *Visus*), Abläufe und Vorgänge im menschlichen Körper (z.B. *Atmung* oder *Blutgerinnung*). Solche anatomischen und physiologischen Sachartikel erläutern, wie der gesunde Organismus funktioniert, und liefern so die Grundlage für das Verständnis von Erkrankungen und Funktionsstörungen.

Den meisten dieser Artikel sind Bildkästen mit eigenen Feldern für anatomische Details, Lage im Körper etc. beigefügt. Die physiologischen Abläufe werden schrittweise in Text und Bild erklärt.

Medizinische Abbildungen
Mit speziellen Geräten oder Verfahren aufgenommene Fotos (Röntgen- oder Schichtbilder etc.) ergänzen oft die Zeichnungen.

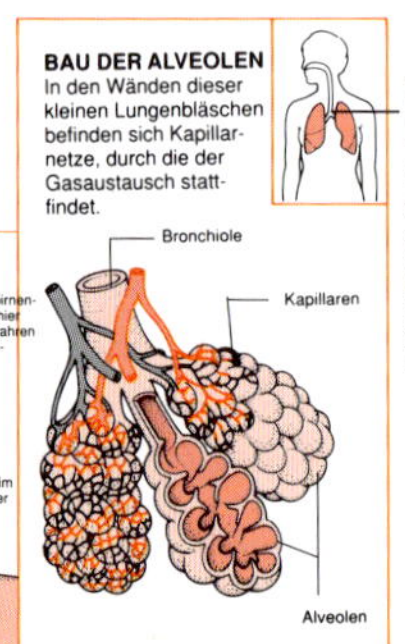

Lageskizzen
Die meisten anatomischen Bildkästen enthalten eine Skizze, die die Lage des jeweiligen Organs oder anatomischen Details im Körper angibt.

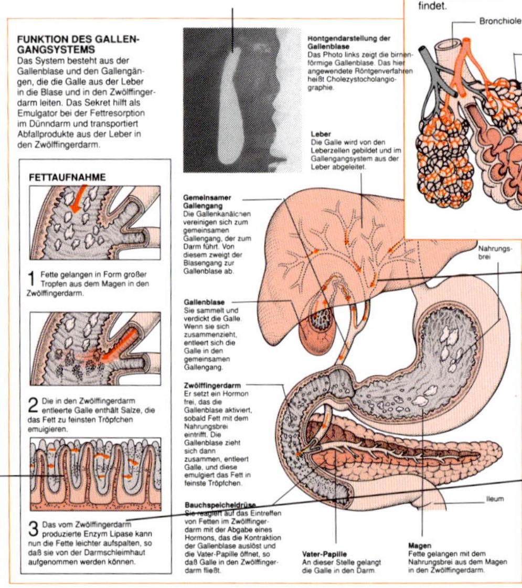

Organsysteme
Großformatige Bildkästen zeigen Bau und Lage der Organe innerhalb der Körpersysteme.

Anatomische Zeichnungen
Längs- oder Querschnittzeichnungen zeigen den anatomischen Aufbau im Detail.

Wie Körpersysteme funktionieren
Leicht verständliche Bildunterschriften erklären die physiologischen Abläufe Schritt für Schritt.

WIE MAN INFORMATIONEN ÜBER UNTERSUCHUNGSVERFAHREN FINDET

Viele Untersuchungs- und Darstellungsverfahren im Dienste der Diagnostik sind im Einführungsteil und in eigenen Sachartikeln erläutert bzw. mit Bildkästen Schritt für Schritt beschrieben.

Weitere allgemeine Informationen über Untersuchungsverfahren finden sich in dem Stichwortartikel *Tests, medizinische*, und der dazugehörigen Übersichtstabelle, die auf weitere Einzelartikel verweist. Die für die Diagnose von Organerkrankungen üblicherweise angewandten Untersuchungsverfahren kann man aber auch den Übersichtskästen zu Erkrankungen der einzelnen Organe bzw. deren Untersuchungsfeldern entnehmen.

Die Einträge zu Krankheiten im Hauptteil verweisen unter der Zwischenüberschrift **DIAGNOSE** häufig auf gängige Untersuchungsverfahren.

Bildkästen zu Testverfahren
Illustrationen zeigen die Stadien jeder Untersuchung, z.B., wo eine Nadel oder Sonde in den Körper eingeführt wird oder wie und wo Blut- und Gewebeproben entnommen werden.

Stufenweise Texterläuterung
Kurze Erläuterungstexte beschreiben jede einzelne Testphase: was mit dem Patienten geschieht, wie die Proben im Labor untersucht werden etc.

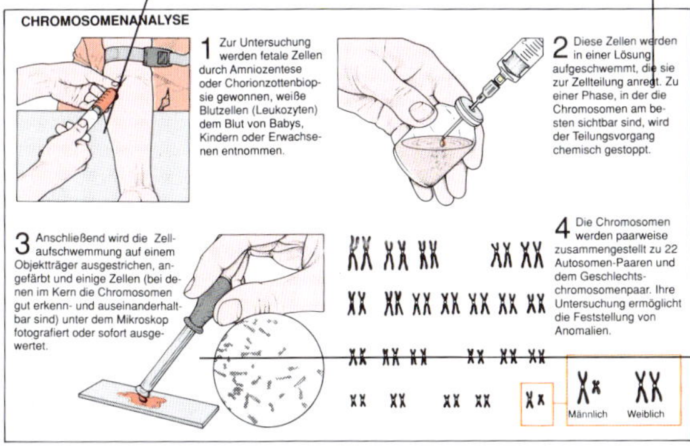

Testergebnisse
Diagramme, Fotos und Texte erläutern das Testergebnis.

WIE MAN INFORMATIONEN ÜBER OPERATIONSTECHNIKEN FINDET

Operationsverfahren und ihre Abläufe sind entweder in eigenen Sachartikeln oder in den Stichwortartikeln über Krankheiten in den Abschnitten über ihre Behandlung beschrieben. Vielfach sind auch Kästen mit Illustrationen beigefügt.

Eigene Sachartikel stehen unter dem allgemein üblichen medizinischen Namen, wobei diese sich in vielen Fällen von selbst erklären – z.B. *Herz-Lungen-Transplantation* oder *Hüftgelenkersatz*.

Ist Ihnen die medizinische Fachbezeichnung für eine bestimmte Operationsart nicht bekannt, sehen Sie unter dem Stichwort nach, zu welchem die Behandlung gehört; z.B. verweist *Blinddarm-Operation* auf *Appendektomie*. Hilft auch das nichts, suchen Sie im Register, in dem auch umgangssprachliche Namen aufgeführt sind. Suchen Sie etwa nach *Brust, Entfernung der*, so wird Ihnen das Register oder ein Querverweis zum Stichwortartikel *Mammaamputation* weiterhelfen.

Ablauf einer Operation
Lebensechte Zeichnungen stellen den Ablauf der Operation und die dabei angewandten modernen Operationstechniken verständlich dar.

Schnittstellen
Rote Linien auf Fotos zeigen an, wo der Chirurg den Schnitt für die Eröffnung des Körpers ansetzt, wie groß dieser ist und welche Form er hat.

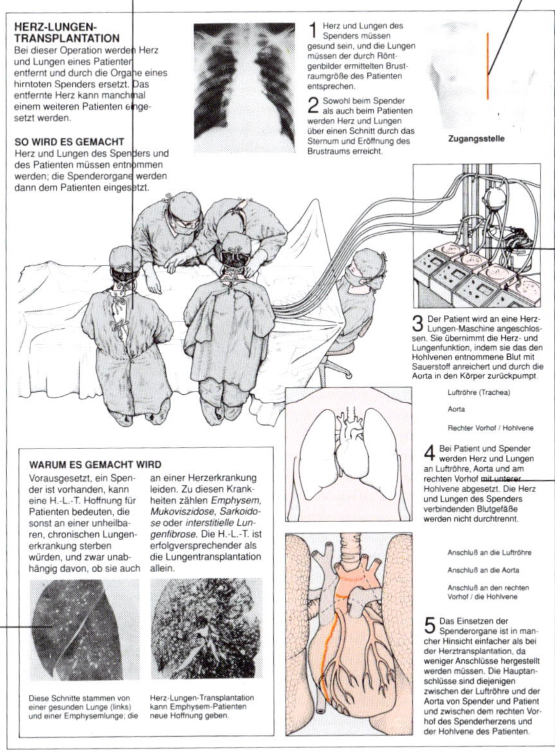

Apparate
Bildausschnitte erklären die Arbeitsweise von Spezialapparaturen für die Operation (hier eine Herz-Lungen-Maschine).

Schrittweise Darstellung
Schritt für Schritt erläutern Bilder und Texte die wichtigsten Phasen der Operation. Großgedruckte Zahlen erleichtern die Übersicht über die Reihenfolge der Operationsschritte.

Gründe für eine Operation
Verschiedene medizinische Abbildungen (Fotos, Röntgenbilder oder Schichtaufnahmen) kranken Gewebes erläutern, warum eine Operation erforderlich ist.

WIE MAN INFORMATIONEN ÜBER MEDIKAMENTE FINDET

Der Hauptteil – **Gesundheitslexikon von A bis Z** – enthält schließlich auch Sachartikel über gängige Arzneimittel- und Wirkstoffgruppen mit Beispielen. Weitere Informationen über Medikamente finden sich in eigenen Sachartikeln wie z.B. *Medikamente, Medikamentenvergiftung* oder *Sport und Medikamente*. Das **Verzeichnis der Medikamente** enthält die im Lexikonteil vorkommenden Wirkstoffe von Arzneimitteln, deren eingetragene Warenzeichen (Handelsnamen) sowie die Arzneimittelgruppen bzw. -hauptgruppen, denen sie zuzuordnen sind.

Arzneimittelhauptgruppe
Die Einträge über Arzneimittelgruppen werden häufig durch eine systematische Übersicht ergänzt.

Untergruppe

Wirkstoff

Arzneimittel-Beispiel
Beispiel (Handelsname) eines Arzneimittels, das diesen Wirkstoff enthält.

Antidepressiva

TRICYCLICA
- Amitriptylin (z.B. *Saroten*®+)
- Clomipramin (z.B. *Anafranil*®+)
- Imipramin (z.B. *Tofranil*®+)
- Mianserin (z.B. *Tolvin*®+)
- Trazodon (z.B. *Thombran*®+)

MONOAMINOXIDASEHEMMER (MAOH)
- Moclobemid (z.B. *Aurorix*®+)
- Tranylcypromin (z.B. *Jatrosom*®+)

WARNUNG
Tyraminhaltige Speisen und Getränke (z.B. Käse, Rotwein) und bestimmte Medikamente können einen gefährlichen Bluthochdruck verursachen, wenn sie zusammen mit einem MAOH eingesetzt werden.

Verschreibungspflicht
Ein Kreuz hinter dem ® weist darauf hin, daß das Arzneimittel verschreibungspflichtig ist.

Warnungs-Kästen
Sie lenken Ihre Aufmerksamkeit auf mögliche Gefahren bei der Einnahme bestimmter Medikamente.

Wirkstoff

Eingetragenes Warenzeichen

Betahistin
(z.B. *Aequamen*®+)

Arzneimittel-Beispiel
Beispiel (Handelsname) eines Arzneimittels, das diesen Wirkstoff enthält.

WIE MAN DAS LEXIKON IN EINEM NOTFALL BENÜTZT

Lebensrettungs- und andere Notfallmaßnahmen werden in leicht verständlichen Erste-Hilfe-Kästen bei den einschlägigen Stichworten im Hauptteil erläutert. Alle Erste-Hilfe-Kästen haben einen roten Rahmen mit rotunterlegter Überschriftszeile. Eine Übersicht aller Erste-Hilfe-Kästen mit Seitenangabe finden Sie auf Seite 9.

Auffällige Gestaltung
Ein roter Rahmen und ein roter Signalbalken oben erleichtern das Auffinden der Erste-Hilfe-Kästen.

Warnungs-Kästen
Sie enthalten wichtige Hinweise, auch darauf, wann unbedingt ein Arzt beizuziehen ist.

WARNUNG
Kälteschaden wird häufig von Hypothermie begleitet, die vorrangig zu behandeln ist. Fachgerechte medizinische Hilfe ist rasch herbeizuholen, aber Erste Hilfe sollte unverzüglich geleistet werden.

AUF KEINEN FALL
- betroffene Körperteile reiben
- versuchen, Blasen zu öffnen
- betroffene Bereiche mit direkter Wärme behandeln
- Patienten auf einem kältegeschädigten Fuß laufen lassen

AUF KEINEN FALL
In Kästen mit dieser Überschrift steht, was man auf keinen Fall mit dem Verletzten tun darf.

Anleitung
Wie man Erste Hilfe leistet, wird schrittweise in Wort und Bild erklärt.

ERSTE HILFE: ELEKTROUNFALL

AUF KEINEN FALL
- Erste Hilfe versuchen, ehe der unfallverursachende Strom ausgeschaltet ist
- den Betroffenen mit nassen oder feuchten Gegenständen anfassen

1 Auf jeden Fall erst für Stromunterbrechung sorgen, dabei auf die eigene Sicherheit achten.

2 Lagerung des Betroffenen je nach Zustand:
- Ruhelage – bei vorhandenem Bewußtsein
- Stabile Seitenlage – bei vorhandener Atmung und vorhandenem Kreislauf, Betroffener aber nicht ansprechbar (s.a. Erste-Hilfe-Kasten "Stabile Seitenlagerung" S. 992)

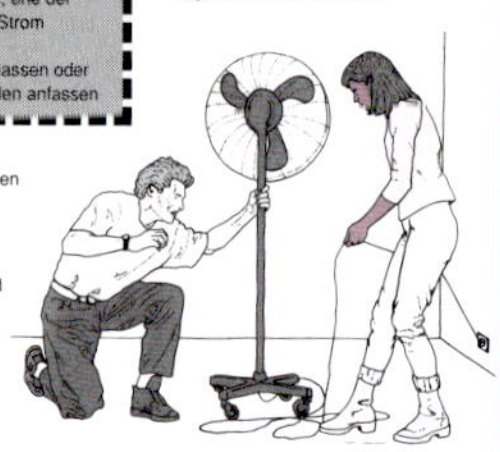

STROMUNTERBRECHUNG
Stromkabel aus der Steckdose ziehen

STABILE SEITENLAGE

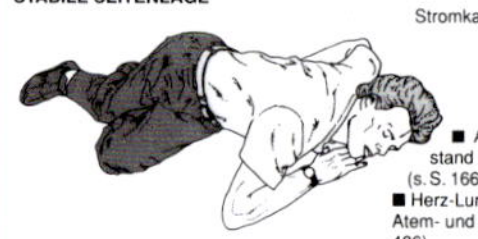

3 Wiederbelebungsmaßnahmen nach Zustand des Betroffenen:
- Atemspende – bei Atemstillstand und vorhandenem Kreislauf (s. S. 166)
- Herz-Lungen-Wiederbelebung – bei Atem- und Herzkreislaufstillstand (s. S. 486)

Notruf:
Rettungsdienst mit ärztlicher Hilfe alarmieren.

4 Brandwunden mit keimfreiem Verbandmaterial bedecken (s. S. 1087)

HINWEISE ZUR RECHTSCHREIBUNG UND ZU DEN ABKÜRZUNGEN

Eingedeutschte Wörter, die sich aus dem Lateinischen ableiten, sind meist mit k oder z statt c geschrieben (z.B. Ulkus-Heilmittel; aber: ulcus cruris). Die Umlaute ä, ö, ü bzw. ae, oe, ue werden wie die einfachen Vokale a, o, u in der alphabetischen Ordnung eingereiht.

Wiederholungen des Stichworts im Text des Eintrags werden mit dem Anfangsbuchstaben abgekürzt, gebeugte Formen mit dem Anfangsbuchstaben und der notwendigen Endung (z.B. "O." für das Stichwort *Ovarialkarzinom*; "des O.s" für *des Ovarialkarzinoms*; "h.A." für *Anämie, hämolytische*; "M.-W.-S." für *Mallory-Weiss-Syndrom*).

Krankheitsbezeichnungen, die Eigennamen enthalten, werden mit Bindestrich geschrieben (z.B. Basedow-Krankheit statt Basedow'sche Krankheit; Bechterew-Krankheit statt Morbus Bechterew usw.).

Verwendete Abkürzungen:

Abk.	Abkürzung
bzw.	beziehungsweise
F.	medizinische oder fremdsprachliche Fachbezeichnung
ggf.	gegebenenfalls
S., s.	siehe
s.a.	siehe auch
sog.	sogenannte (-r, -s)
u.a.	unter anderem
u.U.	unter Umständen
v.a.	vor allem

GESUNDHEIT UND MEDIZIN HEUTE

GESUND BLEIBEN

Die Gesundheit eines Menschen hängt teilweise von seinem Erbgut ab, teils von äußeren Einflüssen. Stabile Gesundheit und Langlebigkeit sind häufig familientypische Merkmale, d.h., jemand, dessen Großeltern sehr alt wurden, etwa über 80, hat gute Chancen, dies ebenfalls zu schaffen. Aber dies ist andererseits auch keine Garantie. Selbst der "an sich" gesündeste Körper kann durch Vernachlässigung oder durch äußere Einflüsse vorschnell ruiniert werden. In dieser Hinsicht spielen Drogen, einschließlich Alkohol und Tabak, keine geringe Rolle. Und angesichts der Tatsache, daß sich die Seuche AIDS immer noch weiter explosionsartig ausbreitet, gewinnen die Praxis des "Safer Sex" und die Entschlossenheit, sich vor allem von intravenös, also mit Spritzennadeln, zu verabreichenden Drogen fernzuhalten, ganz wesentliche Bedeutung.

Die wichtigste Voraussetzung für eine gute Gesundheit ist ein pfleglicher Umgang mit unserem Körper. Eine gesundheitsfördernde Lebensweise von Jugend an verringert die Gefahren eines vorzeitigen Todes durch Herzleiden oder Krebs und verzögert den natürlichen Alterungsprozeß. Es sind verschiedene Faktoren erforscht worden, die den Abbau der lebenswichtigen Organe beschleunigen. Die bedeutendsten sind Alkohol und Tabak. Ebenso kennt man heute Möglichkeiten, den Prozeß des natürlichen Alterns zu verlangsamen; dazu gehören in erster Linie regelmäßiges Körpertraining und ein Körpergewicht, das sich in den empfohlenen Grenzen bewegt.

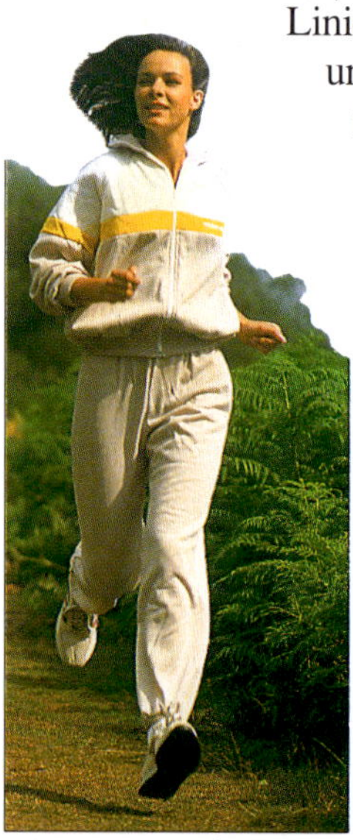

Eine positive Einstellung zur Gesundheit ist das A und O eines jeden Gesundheitspflegeprogramms. Zahlreiche krankmachende Faktoren lassen sich kontrollieren, das bedeutet, daß man selbst entscheidenden Einfluß auf seine Gesundheit nehmen kann. Ein Programm zur Gesundheitspflege muß in keiner Weise lästig und unangenehm sein. Es kann – und soll – im Gegenteil durchaus Spaß machen.

Der Sport und ihr Herz
Laufen ist eine gute Übung für die Herz- und Kreislaufgesundheit und kann das Risiko von Herzleiden verringern.

SECHS WEGE ZUR GESUNDHEIT

Die Beachtung der folgenden sechs Aspekte der persönlichen Gesundheitspflege stellt einen bedeutsamen Beginn bewußter Sorge um die eigene Gesundheit und körperliche Leistungsfähigkeit dar.

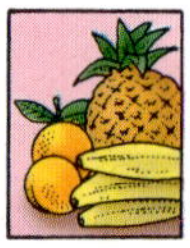

Vernünftig essen
Eine ausgewogene Ernährung gehört immer zur Gesundheitspflege.

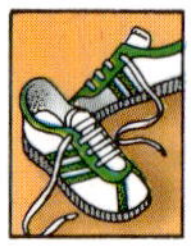

Bewegung
Sport erhält und fördert die geistige und physische Fitneß.

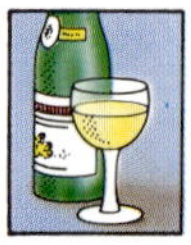

Wenig Alkohol
Zur Erhaltung der Gesundheit muß der Alkoholkonsum reduziert werden.

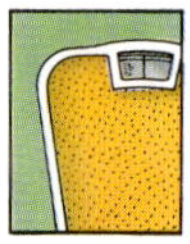

Körpergewicht
Über- oder Untergewicht reduziert die Lebenserwartung.

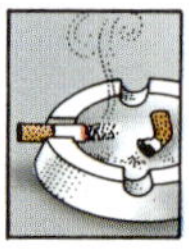

Nicht rauchen
Es ist erwiesen, daß Rauchen die Ursache tödlicher Krankheiten ist.

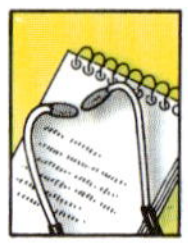

Arztbesuch
Gehen Sie bei jedem Verdacht einer Störung sofort zum Arzt!

Diät und Ernährung

Wenn es auch viele verschiedene Ansichten und Theorien zur Reduktionsdiät gibt, so besteht doch im allgemeinen Übereinstimmung darüber, daß Diät abwechslungsreich sein soll und alle erforderlichen Grundnährstoffe (Eiweiß, Kohlenhydrate, Fette, Mineralstoffe und Vitamine) in ausreichendem, aber nicht exzessivem Maße enthalten muß. Diäternährung muß nicht fade sein. Mit einer Diät, die vielfältig und ausgewogen ist, bleibt das Essen durchaus ein Vergnügen für Gaumen und Auge.

Alkoholgenuß

Übermäßiger Alkoholgenuß stellt eine gravierende Bedrohung der Gesundheit dar. Alkohol schafft nicht nur Probleme zuhause und am Arbeitsplatz und trägt zu Verkehrsunfällen und Gewalttaten bei, sondern führt auf Dauer auch zu irreparablen Herz-, Leber-, Gehirn- und Nervensystemschädigungen. Wer seine Gesundheit auf lange Sicht bewahren will, darf alkoholische Getränke nur in unbedenklichen Mengen zu sich nehmen.

Rauchen

Auch Rauchen schadet nachweislich der Gesundheit. Die Lebenserwartung von Nichtrauchern ist beträchtlich höher als die von Rauchern. Zudem ist Rauchen die Hauptursache für chronische Bronchitis, Herzleiden und Lungenkrebs.

Sport und Fitneß

Regelmäßiges Körpertraining nützt dem ganzen Organismus – dem körperlichen Wohlbefinden ebenso wie dem seelischen. Es steigert die Leistungsfähigkeit von Herz und Lunge, erhält die Gelenke beweglich und kräftigt die Muskulatur. Das beste Training für allgemeine Fitneß sind aerobische Übungen wie Jogging, Schwimmen und Radfahren. Praktisch jedermann kann sich einen Bereich körperlicher Betätigung nach seinen Möglichkeiten aussuchen, der ihm Spaß macht und der Gesundheit nützt.

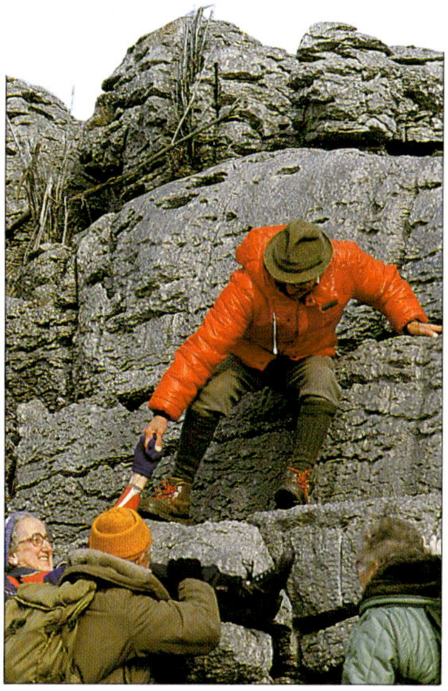

Sport für langes Leben
Gerade wenn man älter wird, ist körperliche Betätigung eine gute Unterstützung für die Erhaltung der normalen Funktionen der Gliedmaßen, Gelenke und Organe. Die Gelenke bleiben beweglich, die Muskeln kräftig und der gesamte Allgemeinzustand der Gesundheit profitiert davon.

Gewichtskontrolle

Wer an Übergewicht (oder auch Untergewicht) leidet, läuft Gefahr, früher zu sterben als Normalgewichtige. Sein Gewicht zu kontrollieren, bedeutet zu beachten, was man ißt und trinkt, und sich um angemessenes Körpertraining zu bemühen.

Streßkontrolle

Ein gewisses Maß an Streß ist normal in jeder Situation des Gefordertseins oder bei Schwierigkeiten. Wenn aber das Gefühl starker Anspannung zum Dauerzustand wird, kann es die Ursache psychischer und körperlicher Symptome werden. Streß richtig zu verarbeiten, ist deshalb ein wichtiger Aspekt für das Gesundbleiben.

Es ist meist hilfreich, sich mit der Familie, mit Freunden, Vorgesetzten oder Therapeuten über belastende Probleme auszusprechen. Entspannungstechniken können ebenfalls beim Streßabbau helfen.

Sicherheitsmaßnahmen

Unfälle und Verletzungen sind häufige Ursachen für Tod und Invalidität, besonders bei jungen Menschen. Das Beachten einfacher Sicherheitsgrundsätze zuhause, am Arbeitsplatz, bei allen Arten des Wassersports und ganz besonders im Straßenverkehr reduziert das Unfallrisiko beträchtlich.

Ärztliche Hilfe

Früher galt die Ansicht, man brauche einen Arzt nur, wenn man krank sei. Heute geht man davon aus, daß die Gesundheitsvorsorge (Präventivmedizin) eine wichtige Rolle für die Volksgesundheit spielt: Impfungen können viele der einst weitverbreiteten Infektionskrankheiten verhindern. Vorsorgeuntersuchungen ermöglichen die Früherkennung bestimmter Krankheiten, die dadurch leichter oder überhaupt zu heilen sind.

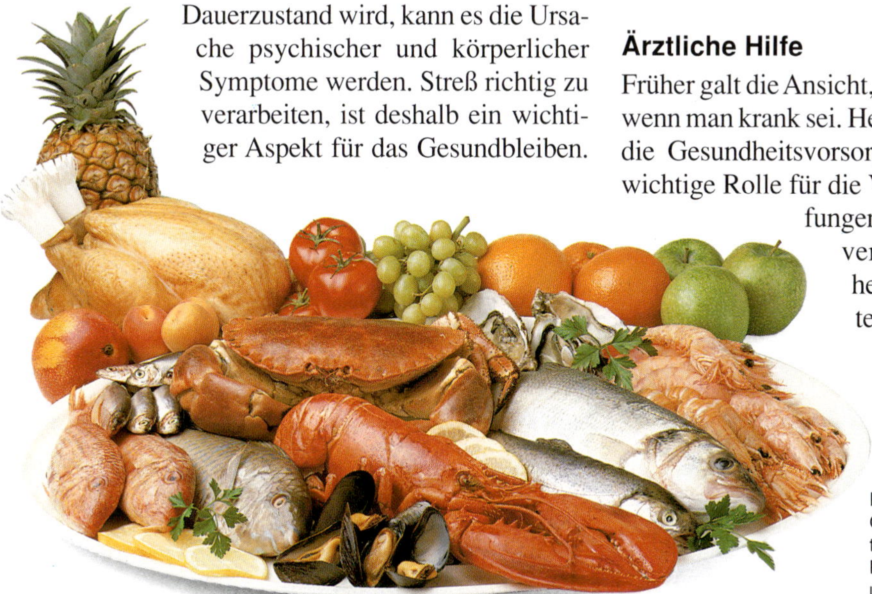

Diät
Gesunde Nahrung kann genauso appetitlich wie nützlich sein. Diese attraktive Platte zeigt einige Nahrungsmittel, die unentbehrliche Nährstoffe enthalten.

RICHTIGE ERNÄHRUNG

Eine ausgewogene Ernährung ist der halbe Weg zur Gesundheit. Richtige Ernährung bedeutet Versorgung des Körpers mit den erforderlichen Nährstoffen (Eiweiß, Fett, Kohlenhydraten, Vitaminen, Mineralien, Ballaststoffen und Wasser) in der jeweils benötigten Menge und – im Idealfall – in so angenehmer Form wie möglich. Doch viele Menschen im Westen nehmen zuviel Fett, Salz, Zucker, Alkohol und bearbeitete Nährstoffe zu sich. Dies ist die Ursache zahlreicher zivilisationsbedingter Gesundheitsprobleme, wie z.B. von Diabetes, Herz- und Leberleiden, Zahnkaries und bestimmten Krebsformen.

DIE VIER GRUPPEN

Eine ausgewogene Ernährung sollte mehrmals täglich jede der vier Hauptgruppen der Nahrungsmittel enthalten. (Zur Gruppe "Fleisch" gehören auch Fisch, Nüsse und Eier.)

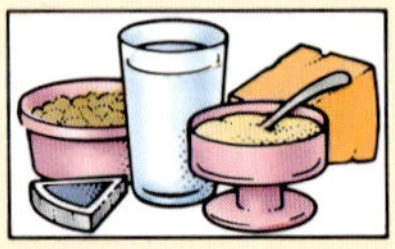

Gruppe Milch
Nötig pro Tag: zweimal

Beispiele	
Milch	250 ml
Joghurt	150 g
Hartkäse	35 g
Hüttenkäse	100 g

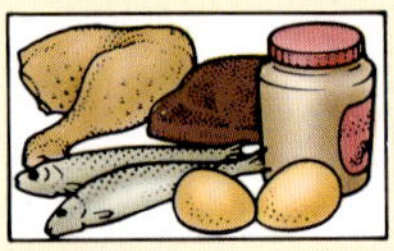

Gruppe Fleisch
Nötig pro Tag: zweimal

Beispiele	
Fleisch, mager	60-90 g
Fisch	60-90 g
Eier	2
Erdnußbutter	4 Eßlöffel

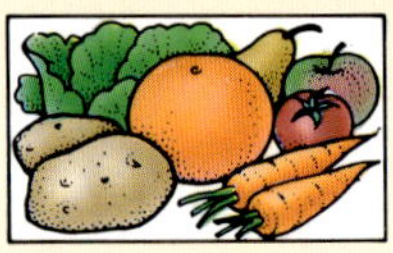

Gruppe Obst und Gemüse
Nötig pro Tag: viermal

Beispiele	
Gemüse	100 g
Obst	100 g
Kartoffeln	1 mittelgroß
Grapefruit	½ mittelgroß

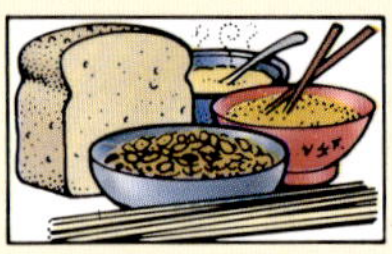

Gruppe Brot/Zerealien
Nötig pro Tag: viermal

Beispiele	
Brot	1 Scheibe
Teigwaren	150 g (gekocht)
Reis	150 g (gekocht)
Getreideprodukte	30 g (trocken)

Fett

Fette liefern Energie und sind strukturelle Bestandteile der Körperzellen. Es gibt gesättigte und ungesättigte Fette. Gesättigt sind die meisten tierischen Fette (in Vollmilch, Butter, Käse und Eiern, Schweine-, Rind- und Lammfleisch), aber auch einige pflanzliche. Ungesättigt sind die meisten Fisch- und Geflügelfette sowie die in Soja, Sonnenblumen und Körnerölen. Ein hoher Anteil gesättigter Fettsäuren in der Nahrung erhöht den Cholesterinspiegel im Blut und dadurch das Risiko einer Arteriosklerose.

Eine möglichst gesunde Ernährung erfordert die generelle Verringerung des Fettanteils und, wann immer möglich, die Verwendung ungesättigter anstelle gesättigter Fette.

Eiweiß

Eiweiß (Proteine) benötigt der Körper zum Wachstum sowie zur Reparatur und für die Erneuerung von Zellen. Hauptlieferanten von Proteinen sind Fleisch, Fisch, Eier, einige Milchprodukte, Getreide und Hülsenfrüchte. Für eine gesunde Ernährung sind Fisch und Geflügel wesentlich besser als rotes

EINE UNGESUNDE MAHLZEIT

So anregend sie aussieht, besteht diese Platte hier doch aus zuviel Kalorien und gesättigten Fetten, nur wenig Eiweiß und kaum Vitaminen.

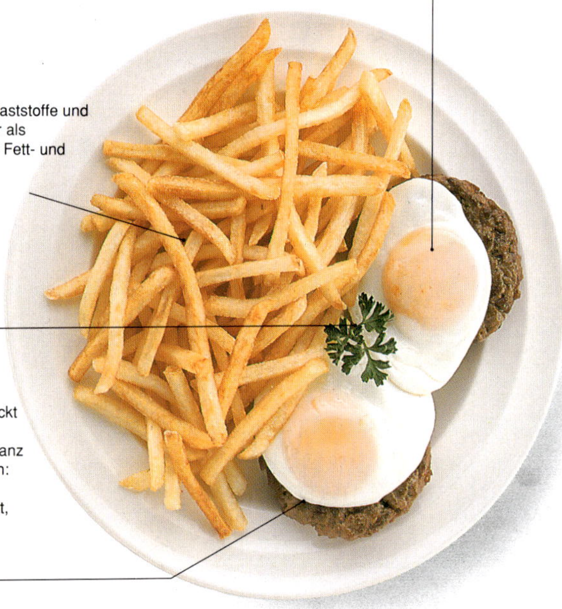

Eier
Obgleich sie gute Eiweißlieferanten sind, enthalten Eier viel Cholesterin. Als Spiegeleier hat sich ihr Fett- und Kalorienanteil noch beträchtlich erhöht.

Kartoffeln
Kartoffeln enthalten viele Ballaststoffe und gesunde Kohlenhydrate, aber als Pommes frites erhöht sich ihr Fett- und Kaloriengehalt drastisch.

Petersilie
Das Petersilienblatt ist das einzige frische, ungekochte Gemüse.

Fleisch
Die Frikadellen sind vollgepackt mit gesättigten Fetten und können außer Fleisch auch ganz andere Bestandteile enthalten: Semmelbrösel, Sojamehl, Zucker, Mononatriumglutamat, Salz, Wasser, Farb- und Konservierungsstoffe und sonstige Geschmackszusätze.

Fleisch. Getreide und Hülsenfrüchte sind weitere, besonders gute Eiweißlieferanten.

Kohlenhydrate

Kohlenhydrate – hauptsächlich aus Stärke und Zucker – sind die wichtigsten Energiequellen des Körpers und für unseren Stoffwechsel unentbehrlich. Stärke findet sich z.B. in großer Menge in Mehl, Getreide, Teigwaren, Brot und Hülsenfrüchten. Obst und Gemüse sowie Marmeladen, Kuchen und Süßgetränke haben in der Regel einen hohen Zuckergehalt.

Wenn die aufgenommene Nahrung große Mengen von Kohlenhydraten, speziell in Form von raffiniertem Zukker enthält, führt dies zu Korpulenz und Zahnverfall. Übergewicht wiederum fördert Herzleiden, Diabetes und Gelenkerkrankungen.

Zuckerarme Ernährung ist also gesünder. Wenn möglich, sollte der Zuckerbedarf aus kalorienarmen Nahrungsmitteln mit hohem Ballaststoffanteil (Brot, Kartoffeln, Vollkornprodukten und ähnlichen Erzeugnissen) gedeckt werden.

NAHRUNGSHYGIENE

In den letzten Jahren haben die Gifte in Nahrungsmitteln stark zugenommen, besonders durch Bakterienkontamination. Diese Risiken lassen sich bei Beachtung der folgenden Punkte vermindern.

1 Kaufen Sie nur frische Nahrungsmittel und essen Sie nie solche, deren empfohlene Aufbrauchfrist abgelaufen ist. Werfen Sie schlechtriechende Nahrungsmittel sofort weg, auch wenn das Verfallsdatum noch nicht abgelaufen ist.

2 Lagern Sie alle Nahrungsmittel sachgerecht, rohe und gekochte Lebensmittel getrennt, falls nötig im Kühlschrank (sauber verpackt), rohes Fleisch unten, damit nichts davon auf andere Speisen tropft.

3 Waschen Sie sich gründlich die Hände vor dem Umgang mit Nahrungsmitteln, auch unmittelbar nach dem Anfassen von rohem Fleisch und vor der Zubereitung anderer Speisen. Waschen Sie Obst und Gemüse vor der Zubereitung oder dem Verzehr gründlich mit Wasser ab.

4 Kochplatten, Küchenanrichten, Schneidebretter und alle Küchengeräte müssen vor dem Gebrauch sauber sein; lassen Sie niemals Haustiere daran.

5 Tauen Sie gefrorene Nahrungsmittel (vor allem Geflügel, Schweinefleisch und Fisch/Meeresfrüchte) vor dem Kochen ganz auf. Halten Sie Speisen nicht lange Zeit warm. Das Aufwärmen soll rasch und intensiv bei großer Hitze geschehen.

Ballaststoffe

Ballaststoffe sind unverdauliche pflanzliche Fasern. Sie liefern keine Kalorien und sorgen für geregelte Verdauung.

Faserarme Ernährung führt leicht zur Verstopfung und damit zu Darmerkrankungen bis hin zum Krebs. Nahrungsmittel mit hohem Ballaststoffanteil wie Vollkornbrot und Getreidefrüchte, Hülsenfrüchte, Trockenobst und Nüsse gewährleisten Diäterfolge ohne Kalorienüberschuß. Auch Gemüse und Obst sind reich an Ballaststoffen.

Vitamine

Vitamine sind für die Funktion der Körperzellen und -organe notwendig. Eine ausgewogene Ernährung muß also auch alle nötigen Vitamine enthalten. Wer sich gesund ernährt, braucht keine Vitamintabletten. Frisches Obst und Gemüse sind sehr gute und ausreichende Vitaminlieferanten.

Mineralstoffe

Die Organe benötigen für ihre Funktion außerdem zahlreiche Mineralien wie Kalzium, Natrium, Kalium, Eisen, Zink und Jod. Eine ausgewogene Ernährung reicht normalerweise dafür aus.

Wasser

Wasser ist für alles Leben unentbehrlich. Obwohl die meisten Nahrungsmittel beträchtliche Wasseranteile enthalten, ist es vernünftig, täglich mehrere Gläser Wasser zu trinken.

EINE GESUNDE MAHLZEIT

Wie diese Platte zeigt, muß gesunde Ernährung nicht nur aus Hüttenkäse und Karotten bestehen. Diese Platte stellt eine gute Mischung aus Geschmack und Substanz dar und ist dabei fett- und auch relativ kalorienarm.

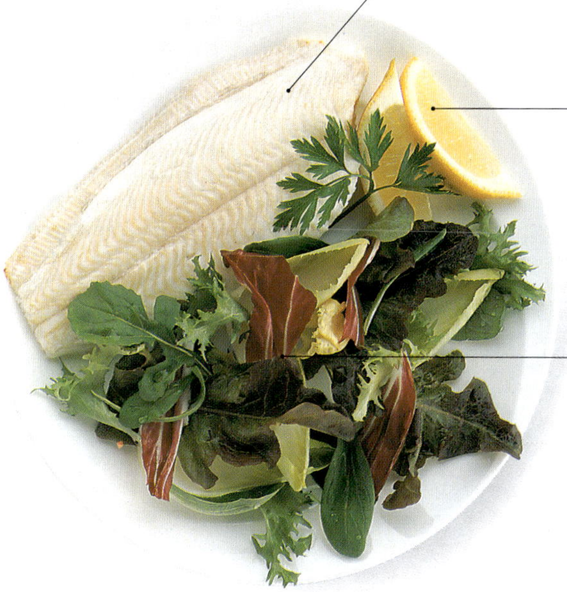

Fisch Gegrillter, nicht öliger Fisch stellt nährstoffreiches, kalorienarmes "Fleisch" dar, das auch fettarm ist.

Zitrone Der Saft einer Zitrone verleiht dem Essen zusätzlichen Geschmack, ohne fett- und zuckerhaltige, kalorienreiche Dressings zu verwenden.

Gemüse Ein gemischter Salat aus ungekochten Gemüsen liefert Vitamine, Mineralien und Ballaststoffe ohne viele Kalorien und ganz ohne Fettanteile.

SPORT UND GESUNDHEIT

Regelmäßige Bewegung ist wichtig für die Erhaltung der Gesundheit. Sie kräftigt Muskulatur und Knochen, hebt die Fitneß, fördert das allgemeine Wohlbefinden und verzögert den Alterungsprozeß. Regelmäßiges Körpertraining mehrmals pro Woche stärkt außerdem Herz und Lunge und senkt damit erheblich die Risiken, eine Herzkranzgefäßerkrankung oder einen Herzinfarkt zu bekommen.

Übungsarten

Zur Kräftigung der verschiedenen Organe gibt es unterschiedliche Körperübungen. Bestimmte Übungen fördern besonders Herz und Lunge, andere wiederum die allgemeine Beweglichkeit, die Muskulatur oder insgesamt die körperliche Ausdauer. Ein ausgewogenes Trainingsprogramm sollte alle Aspekte berücksichtigen.

Aerobische Übungen regen die Lungentätigkeit an und versorgen das Gewebe so mit mehr Sauerstoff. Übungen, die einen atemlos machen, wie Jogging, Rudern, Radfahren, Squash oder Schwimmen, sind besonders geeignet zur Stärkung von Herz und Kreislauf. Damit verbunden ist in aller Regel auch die Förderung bestimmter Muskelgruppen. Joggen beispielsweise trainiert die Beinmuskulatur, aber auch Herz und Kreislauf.

Bei isometrischen Übungen wird Kraft auf unbewegliche Objekte ausgeübt; die Muskulatur spannt sich rhythmisch an, ohne sich zu verkürzen. Solche Übungen bauen die Muskulatur auf, trainieren jedoch nicht Herz, Kreislauf und Gelenke.

Bei isotonischen Übungen bewegen die beanspruchten Muskeln ein Gewicht und verkürzen sich ohne innere Spannungszunahme wie beispielsweise bei der Körpergymnastik oder dem Gewichtheben.

Auxotone Übungen kombinieren isometrische und isotonische Trainingselemente. Für solche Übungen bieten die mit allen möglichen Geräten ausgestatteten Fitneß-Center (aber auch die Turnhallen mit ihrer einfacheren Ausstattung) das geeignete Betätigungsfeld.

FITNESSWERT VERSCHIEDENER ÜBUNGEN

Verschiedene Körperübungen bewirken verschiedene Fitneßgrade. Die Tabelle zeigt, welchen Anteil einzelne Aktivitäten an der Fitneß der drei körperlichen Hauptbereiche haben.

* * * * hervorragend * * * gut * * durchschnittlich * gering

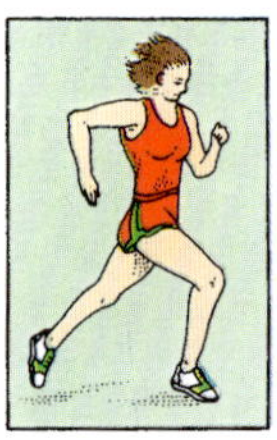

Jogging (flott)	
Herz und Lunge	* * * *
Gelenkigkeit	* *
Muskelkraft	* *

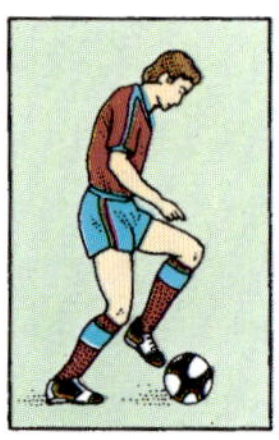

Fußball	
Herz und Lunge	* * *
Gelenkigkeit	* * *
Muskelkraft	* * *

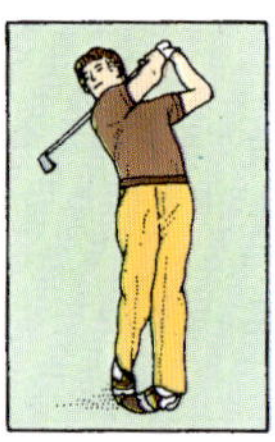

Golf (Flachkurs)	
Herz und Lunge	*
Gelenkigkeit	* *
Muskelkraft	*

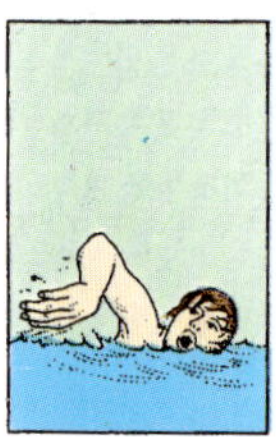

Schwimmen	
Herz und Lunge	* * * *
Gelenkigkeit	* * * *
Muskelkraft	* * * *

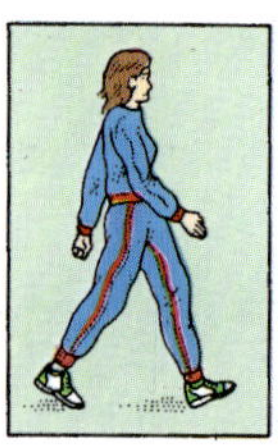

Gehen (flott)	
Herz und Lunge	* *
Gelenkigkeit	*
Muskelkraft	* *

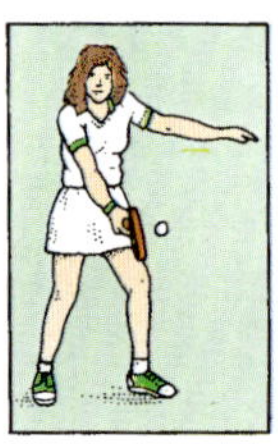

Tennis	
Herz und Lunge	* * *
Gelenkigkeit	* * *
Muskelkraft	* *

Gesünder werden

Körperliche Betätigung steigert den Blutstrom zur Muskulatur und fördert damit ihre Versorgung und Entschlakkung. Außerdem kräftigt sie die Sehnen und Bänder, die die Muskeln mit den Knochen verbinden. Dies wiederum erhöht die Beweglichkeit der Gelenke. Der Muskeltonus wird verbessert, die Fettablagerung im Körper wegen des höheren Energieverbrauchs verhindert oder verringert, was eine Gewichtsabnahme zur Folge hat. Spezielle Übungen können geschädigten Gelenken sogar ihre Beweglichkeit wiedergeben und z.B. Rückenschmerzen bestimmter Ursache beseitigen.

Keine Herzbeschwerden

Regelmäßige aerobische Übungen verringern nachweislich das Risiko von Herzkranzgefäßerkrankungen. Der Herzschlag wird kraftvoller, der Herzmuskel gestärkt und seine Leistungsfähigkeit erhöht. Der Blutdruck im Ruhezustand senkt sich merklich. Aerobische Übungen gelten auch als nützlich zur Verhinderung der Arterioskle-

ENERGIEVERBRAUCH

Die Tabelle gibt an, wieviel Energie bei 30 Minuten der jeweiligen Betätigung ungefähr verbraucht wird. Die Zahlen sind Durchschnittswerte für Nichtsportler.

Tätigkeit	Energieverbrauch
Spazierengehen	90 kcal
Leichte Gartenarbeit	135 kcal
Golf	135 kcal
Hausarbeit	135 kcal
Rasches Gehen	150 kcal
Federball	170 kcal
Schwere Gartenarbeit	210 kcal
Gymnastik	210 kcal
Tennis	240 kcal
Hockey	270 kcal
Rugby	270 kcal
Fußball	270 kcal
Squash	300 kcal
Flottes Jogging	315 kcal
Radfahren	330 kcal
Schwimmen	360 kcal

rose (Anhäufung von Fettablagerungen in den Gefäßwänden), die zum Herzinfarkt führen kann.

Körpertraining im Alter

Bei alten Menschen werden die Gelenke wegen der üblicherweise abnehmenden Bewegung und Energie häufig steif und schwach; die Knochen werden allmählich brüchiger.

Regelmäßige leichte Übungen können da viel zur Erhaltung der Gelenkebeweglichkeit und -stärkung ebenso wie zur Muskel- und Knochenkräftigung beitragen, was sich dann wieder auf die allgemeine Beweglichkeit und damit die persönliche Unabhängigkeit bis ins hohe Alter auswirken wird. Ältere Menschen müssen allerdings ganz besonders Überanstrengungen vermeiden.

Wichtig ist die möglichst lange Erhaltung der Mobilität auch wegen ihrer günstigen Auswirkungen auf das psychische Gleichgewicht. Menschen, die sich selbständig bewegen und ihren Alltag ohne fremde Hilfe bewältigen können, bleiben länger aktiv im Kontakt zu ihren Mitmenschen. Das hilft, depressive Stimmungen und Ängste zu vermeiden.

KÖRPERÜBUNG

Intensive aerobische Aktivität trainiert viele Körpersysteme. Die Abbildung zeigt die Wirkung solcher Aktivität auf die verschiedenen Körperbereiche.

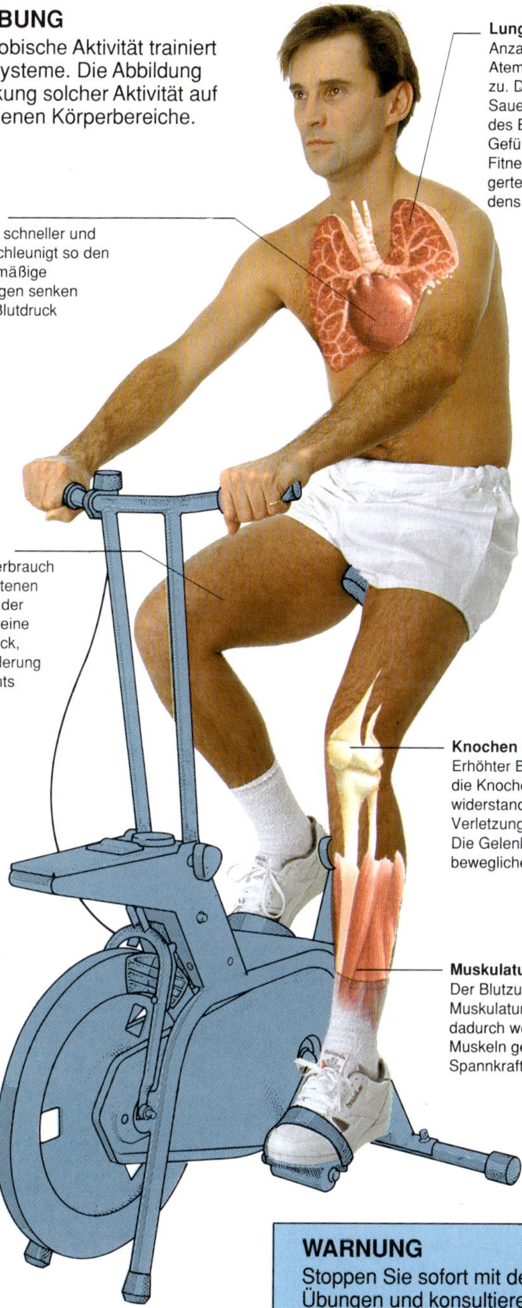

WARNUNG

Stoppen Sie sofort mit den Übungen und konsultieren Sie einen Arzt, wenn eines der folgenden Symptome auftritt:

- Brustschmerzen
- Schmerzen im Hals
- Schmerzen im Arm
- Starkes Herzklopfen
- Schwere Atemnot
- Ohnmachtsanfall

RAUCHEN UND TRINKEN

Tabak und Alkohol sind zwei der größten Feinde eines gesunden Lebens. In jüngerer Zeit ist überzeugend nachgewiesen worden, daß beide wesentliche Ursachen eines breiten Spektrums von Leiden und Beschwerden sind. Zahlreiche Arbeitstage gehen infolge von Gesundheitsstörungen verloren, die mit Rauchen oder Trinken zusammenhängen. Beide sind große Risikofaktoren für Krebs und Herzkrankheiten und damit möglicherweise für vorzeitigen Tod. Frauen, die während der Schwangerschaft rauchen oder Alkohol in größeren Mengen trinken, riskieren die Gesundheit ihres ungeborenen Kindes.

Sowohl Alkohol als auch Nikotin sind Suchtdrogen. Wer damit anfängt, stellt nach einigen Jahren fest, daß es kaum noch möglich ist, damit wieder aufzuhören. Die Abhängigkeit hat begonnen.

Wirkungen des Tabaks

Die schädlichen Auswirkungen des Tabaks auf den Körper beruhen hauptsächlich auf drei Substanzen, die beim Rauchen freigesetzt werden: Nikotin, Kohlenmonoxid und Teer.

Nikotin ist Tranquilizer und Droge zugleich: Physische und psychische Entzugserscheinungen treten auf, wenn ein Raucher diese Gewohnheit plötzlich aufgeben muß. Kohlenmonoxid verringert den Sauerstoffgehalt des Blutes, was auf lange Sicht zur Arteriosklerose (Fettablagerung an den Arterienwänden) führen kann. Teer verursacht chronische Reizungen der Atemwege und enthält Kanzerogene (krebserregende Substanzen).

Rauchen und Krebs

Der Zusammenhang zwischen Rauchen und Lungenkrebs ist statistisch nachweisbar (s. Rauchervergleiche, rechte Spalte). 90 Prozent aller Todesfälle durch Lungenkrebs können dem Rauchen zugeschrieben werden. Aber auch andere bösartige Geschwülste werden gehäuft bei Rauchern beobachtet, so z.B. Mund-, Lippen-, Kehlkopf-, Gebärmutter- und Blasenkrebs. Pfeifen- und Zigarrenraucher inhalieren weniger als Zigarettenraucher, wodurch sich ihr Lungenkrebsrisiko etwas verringert. Dafür sind sie jedoch anfälliger für Mund- und Kehlkopfkrebs.

Weitere Raucher-Risiken

Vielen Menschen ist gar nicht klar, daß Rauchen auch zu vielen anderen Beschwerden und Krankheiten beiträgt.

Chronisches Rauchen zerstört die feinsten Flimmerhärchen (Kinozilien), die die Atemwege auskleiden und verantwortlich sind für einen ständigen Schleimstrom aus der Tiefe der Bronchien zum Rachen. Der "Raucherhusten" muß hier helfen. Neben diesem typischen Bild einer chronischen Bronchitis bewirkt der Tabakrauch einen Elastizitätsverlust der feinsten Lungenbläschen (Alveolen), deren Wände kollabieren; es entsteht ein Emphysem (Aufblähung). Chronische Bronchitis und Ödem sind schließlich Mitursachen eines tödlichen Atemversagens bei starken Rauchern.

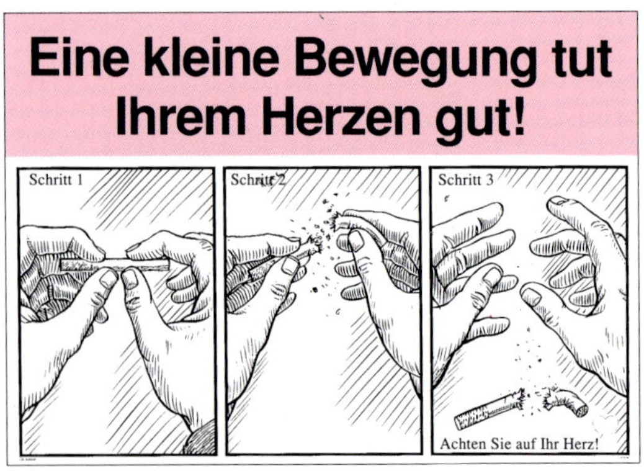
Eine kleine Bewegung tut Ihrem Herzen gut!
Schritt 1
Schritt 2
Schritt 3
Achten Sie auf Ihr Herz!

Gesundheitserziehung
Poster, wie das hier abgebildete, sind wichtig bei der Erziehung zum Nichtrauchen. Der ursächliche Zusammenhang von Rauchen und Herzleiden ist weniger bekannt als der mit Krebs. Das Risiko für Herzkranzgefäßerkrankungen bei einem jungen Dauerraucher (> 20 Zigaretten pro Tag) ist dreimal so groß wie das eines Nichtrauchers.

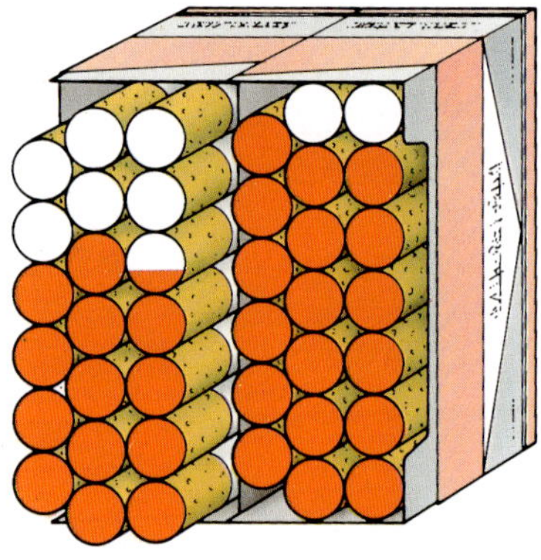

USA Großbritannien

Rauchervergleiche
1980 waren in den USA 32,6% der erwachsenen Bevölkerung Raucher mit einem Durchschnitts-Tagesverbrauch von 13,4 Zigaretten. In Großbritannien waren die Vergleichszahlen 39 % und 18 Zigaretten. Den höheren britischen Zahlen entsprach auch eine höhere britische Sterberate an Krebs der Atemwege: 72,3 pro 100 000 der Gesamtbevölkerung (USA: 46,3).

Bei Rauchern ist außerdem die Gefahr eines frühzeitigen Todes infolge Erkrankungen der Herzkranzgefäße hoch. Anfälle von Angina pectoris (Herzschmerzen infolge ungenügender Blutversorgung des Herzmuskels) treten ebenso wie Herzinfarkte ohne vorherige Warnzeichen gehäuft auf. Weitere Raucherrisiken sind: Schlaganfall, Magen- und Zwölffingerdarmgeschwüre.

Risikominderung

Das Aufgeben des Rauchens vermindert sofort das Risiko durch Tabak verursachter Krankheiten. Mit jedem Jahr absoluten Nichtrauchens sinkt auch die Gefahr von Folgekrankheiten.

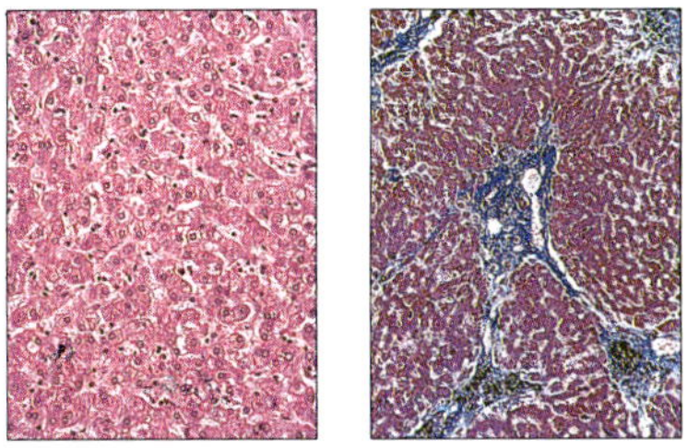

Leberzirrhose
Mikroskopische Fotografien von normalem (links) und zirrhosegeschädigtem Lebergewebe (rechts). In einer gesunden Leber sind die Zellen regelmäßig angeordnet; in der Zirrhoseleber sind die vom Alkohol zerstörten Zellen durch Narbengewebe (blau gefärbt) ersetzt. Im fortgeschrittenen Stadium der Leberzirrhose kann die Leber ihre Aufgabe als Filterorgan nicht mehr erfüllen.

ZIRRHOSE-STERBERATE

Mit zunehmendem Alkoholkonsum steigt in einem Land auch die Sterberate an Leberzirrhose. Die Graphik zeigt die Sterberate pro Jahr infolge Zirrhose und anderen chronischen Leberleiden für fünf Länder. In Frankreich, Italien und Deutschland, wo viel Alkohol konsumiert wird, liegt die Todesrate relativ hoch.

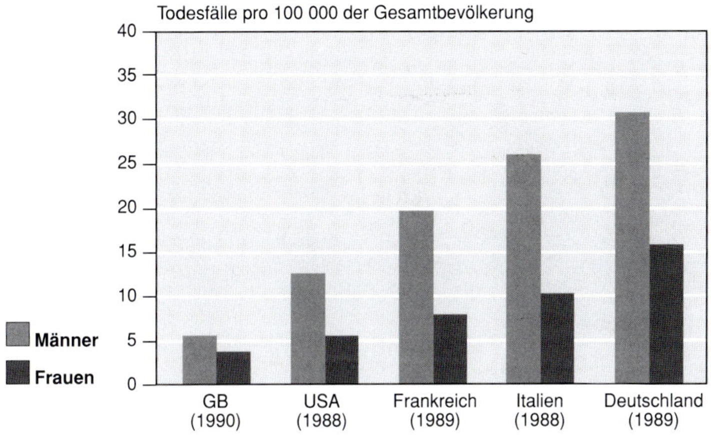

Alkohol und Krankheit

Die Gefahren des Trinkens sind nicht auf die ausgesprochenen Alkoholiker beschränkt. Auch der regelmäßige Konsum alkoholischer Getränke oder periodische Trunkenheit können alkoholbedingte Krankheiten auslösen.

Bei starken Trinkern findet man gehäuft Leberverfettung, alkoholische Hepatitis, Leberzirrhose (gesunde Leberzellen werden zunehmend durch Narbengewebe ersetzt) und Leberkrebs. Ferner nehmen Herz- und Gefäßleiden, z.B. in Form von Hypertonie (= Bluthochdruck), Herzkranzgefäßerkrankungen oder Schlaganfall, zu.

Gewohnheitstrinker leiden außerdem oft an Magen-Darm-Krankheiten, hervorgerufen durch den ständig irritierenden Effekt des Alkohols. Alkoholiker ernähren sich meistens ungesund und sind daher verstärkt für ernährungsbedingte Gesundheitsstörungen anfällig. Schließlich treten gehäuft Magenschleimhautentzündung und Magengeschwüre, Bauchspeicheldrüsenentzündung und Krebs der oberen Nahrungswege auf.

Langdauernder Alkoholmißbrauch führt zu Beeinträchtigungen der Gehirnfunktionen, vermindert also die Bewegungs- und geistige Leistungsfähigkeit.

Frauen, die in der Schwangerschaft regelmäßig oder stark trinken, gefährden die physische und geistige Gesundheit des ungeborenen Kindes.

WIEVIEL IST ZUVIEL?

Zählen Sie zunächst, wie viele Alkoholeinheiten Sie pro Woche zu sich nehmen. Je als Einheit zählen:

- Ein Glas Normalbier
- ein Glas Wein
- ein einfacher Whisky (Cognac, Wermut, Sherry).

Vergleichen Sie danach Ihr Ergebnis mit der Liste unten.
Beachten Sie dabei, daß Most/Obstwein oder Starkbier mehr zählen als die normale Bier-Einheit und daß auch die Trinkgefäße zuhause oft größer sind als die in Lokalen.

Männer: bis 21 Einheiten pro Woche.
Frauen: bis 14 Einheiten pro Woche.
Ihr Alkoholkonsum ist noch in tolerablen Grenzen, aber Sie sollten ihn nicht steigern. Denken Sie daran, nicht zu fahren, wenn Sie getrunken haben.

Männer: 22-35 Einheiten pro Woche.
Frauen: 15-21 Einheiten pro Woche.
Ihr Alkoholkonsum verursacht wahrscheinlich noch keine bleibenden Schäden, sofern er sich über die ganze Woche verteilt. Das Wochenpensum in einer oder zwei "Bierreisen" ist jedoch schon bedenklich.

Männer: 36-49 Einheiten pro Woche.
Frauen: 22-35 Einheiten pro Woche.
Ihr Alkoholverbrauch kann bereits Langzeitschäden verursachen. Versuchen Sie, auf weniger hochprozentige Getränke auszuweichen und weniger zu trinken.

Männer: 50 Einheiten pro Woche und mehr.
Frauen: 36 Einheiten pro Woche und mehr.
Ihr Alkoholkonsum schädigt Ihre Gesundheit ernsthaft. Sie müssen Ihr Trinken drastisch verringern und dazu Hilfe in Anspruch nehmen, wenn Sie es allein nicht mehr schaffen.

Soziale Probleme

Alkohol verursacht eine große Anzahl sozialer Probleme. Er trägt signifikant zur Häufigkeit von Arbeitsausfällen, Verkehrsunfällen, Ertrinken, häuslicher Gewalt, Ehekrisen, Kindesmißhandlung, sexueller Gewalt und anderen kriminellen Taten bei.

Es gibt Beweise dafür, daß junge Menschen, die regelmäßig trinken, mit größerer Wahrscheinlichkeit irgendwann auch andere Rauschgifte ausprobieren als alkoholabstinente Jugendliche. Es ist daher um ihrer selbst und anderer willen das einzig Vernünftige, entweder Alkohol bewußt zu meiden oder nur gelegentlich und in unbedenklichen Mengen zu genießen.

VORSORGEUNTERSUCHUNGEN

"Hätten wir doch nur früher etwas davon geahnt!" Diese Klage kennt jeder Arzt, wenn er einem Patienten erklären muß, daß er bereits unheilbar erkrankt ist. Dabei hätte in vielen Fällen die moderne Diagnostik die Krankheit schon Monate oder gar Jahre vor dem Ausbruch ihrer Symptome aufdecken können. Die Früherkennung einer Erkrankung in ihrem vorsymptomatischen, latenten Stadium ermöglicht eine wirksame, oft endgültig heilende Behandlung. In jüngerer Zeit sind die Früherkennungsmethoden stark verbessert worden, und neben vielen Kliniken und Diagnosezentren bieten auch mehr und mehr praktische Ärzte solche von den Krankenkassen üblicherweise erstatteten Vorsorgeuntersuchungen an. Diese auch in Anspruch zu nehmen, ist wichtig für die persönliche Gesundheitsvorsorge.

Vorfelddiagnostik

Suchtests wenden sich an die Gesamtbevölkerung oder besonders gefährdete Gruppen (Menschen einer bestimmten Altersgruppe, Betriebszugehörige, Beschäftigte an einem gesundheitsgefährdeten Arbeitsplatz etc.). Es empfiehlt sich, an solchen Reihenuntersuchungen teilzunehmen.

Die meisten Vorsorgeuntersuchungen müssen von Ärzten oder medizinischem Hilfspersonal ausgeführt werden. Einige Tests kann man aber auch an sich selbst vornehmen – eine Frau kann z.B. ihre Brüste nach Knoten abtasten.

Testkriterien

Ein guter Vorsorgetest ist zugleich sensibel und spezifisch. Sensibel bedeutet: Er besitzt eine hohe Trefferquote, nahezu alle von der Krankheit Betroffenen werden erfaßt (wenige falsch negative Ergebnisse). Ein Test ist spezifisch, wenn neben den wirklich Erkrankten nur wenige scheinbar Kranke miterfaßt werden (wenige falsch positive Ergebnisse).

Vorsorgetests haben nur dann einen Sinn, wenn sie einen realistischen Bezug haben (z.B. sind Vorsorgeuntersuchungen auf Lepra in den europäischen Ländern wenig effizient). Ein weiteres Kriterium für sinnvolle Vorsorgetests ist, daß auch eine wirksame Behandlungsmöglichkeit für das erkannte Frühstadium einer Krankheit existiert. Und es sollte erwiesen sein, daß die Frühdiagnostik die Heilungschancen wesentlich vergrößert oder das Auftreten von Symptomen auf längere Zeit hinauszögern kann.

Allen diesen Anforderungen entspricht die heutige Vorfelddiagnostik von der Geburt bis ins hohe Alter.

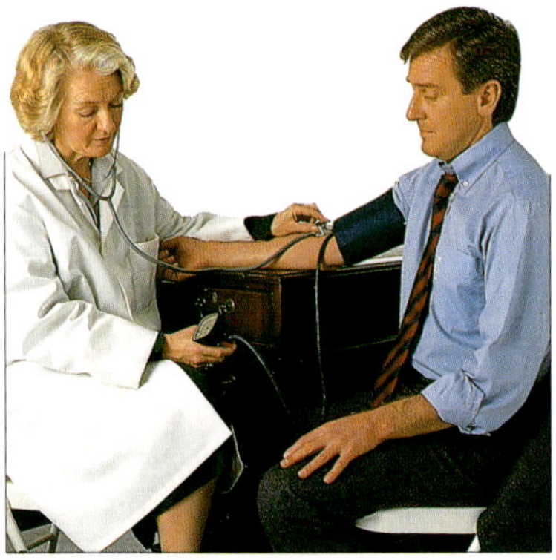

BLUTDRUCKMESSUNG

Der Blutdruck wird mit einem Manschettenmeßgerät (die Manschette wird aufgeblasen) und einem Stethoskop gemessen, mit dem die Pulsgeräusche abgehorcht werden. Zwei Druckwerte werden gemessen: der höhere (systolische) und der niedrigere (diastolische). Die Blutdruckwerte werden in Millimeter Quecksilbersäule angegeben (mm Hg).

Während der Messung
Die Manschette liegt fest um den Oberarm des sitzenden Patienten, seine Ellenbeuge zeigt nach oben.

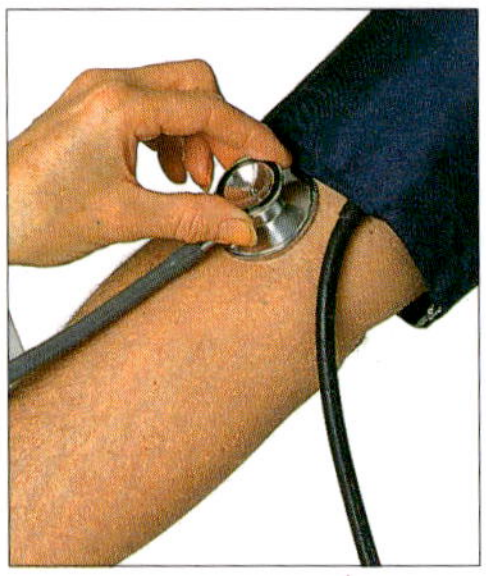

Stethoskop ansetzen
Der Arzt setzt sein Stethoskopende direkt unter der Manschette auf die Armarterie in der Ellenbeuge des Patienten.

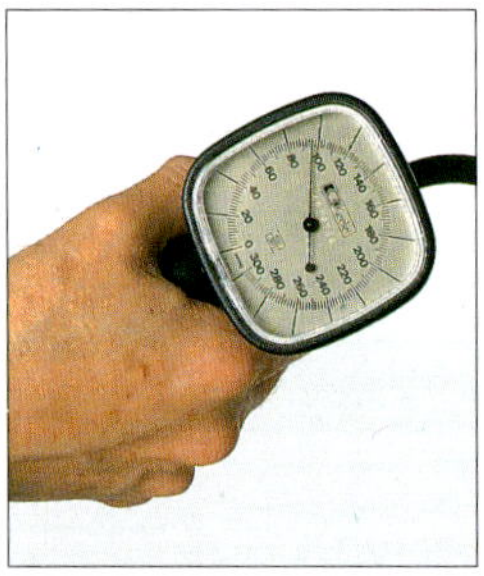

Ablesen
Am Druckanzeiger des Meßgeräts kann der Arzt den systolischen und den diastolischen Blutdruck des Patienten ablesen.

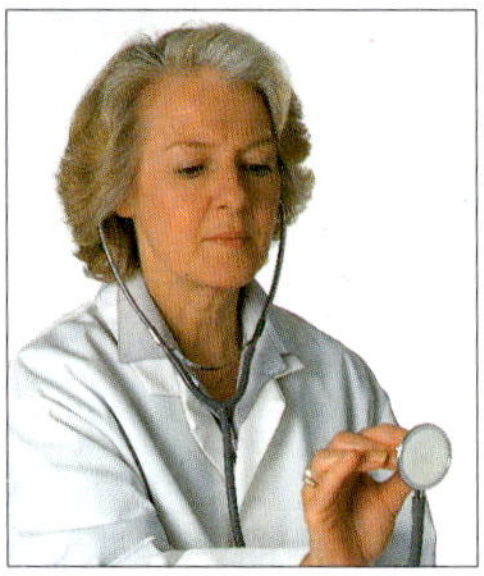

Das Stethoskop
Mit dem Stethoskop kann der Arzt Veränderungen des Blutflusses im Zusammenhang mit den Druckschwankungen hören.

Allgemeine Tests

Neugeborene werden kinderärztlich auf den allgemeinen Gesundheitszustand sowie auf Herzfehler, Gehirnschäden und eventuelle Schädigungen des Nervensystems untersucht. Blutprobenentnahmen dienen z.B. der Feststellung einer Phenylketonurie (Stoffwechselstörung) oder Schilddrüsenunterfunktion (Hormonstörung) – Störungen, die sich in der späteren Kindheit zu ernsthaften Erkrankungen entwickeln könnten. Bis zum 4. Lebensjahr folgen weitere sechs gesetzlich vorgeschriebene Vorsorgeuntersuchungen, die der allgemeinen Wachstums- und Gesundheitskontrolle dienen (einschließlich Hör- und Sehtests).

Ab dem frühen Erwachsenenalter sollte regelmäßig in halb- bis einjährigen Abständen der Blutdruck geprüft werden. Diese Kontrolle ist wegen der Konsequenzen wohl der wichtigste Suchtest, sie ist einfach und aussagekräftig. Desweiteren sollte ständig das Körpergewicht überprüft werden.

Krebsvorsorgetests

Die Suchtests auf Krebs richten sich entweder an die gesamte Bevölkerung oder sind mehr spezifisch für Risikogruppen gedacht.

Männer sollten regelmäßig ihre Hoden auf knotige (oft nicht schmerzhafte) Veränderungen abtasten. Hodenkrebs tritt am häufigsten bei Männern unter 40 auf und ist bei Früherkennung gut heilbar.

Frauen sollten z.B. beim täglichen Waschen ihre Brüste auf Knoten abtasten und sich spätestens ab dem 45. Lebensjahr einer regelmäßigen Mammographie unterziehen.

Frauen, die Geschlechtsverkehr hatten, sollten sich mindestens alle drei bis fünf Jahre einen Gebärmutterabstrich machen lassen; noch öfter, wenn eine Virusinfektion in der Genitalregion diagnostiziert worden war.

Zu jeder Vorsorgeuntersuchung gehört die Stuhlprobe auf Blut. Sie ist besonders in Familien mit einmal festgestelltem Krebs des Verdauungssystems für alle direkten Verwandten wichtig. In bestimmten chemischen Fabriken werden bei Arbeitern regelmäßig Urinproben auf Entstehen eines Blasenkrebses geprüft.

Auch für andere, besonders gefährdete Berufsgruppen (z.B. Bergleute) gibt es spezielle Vorsorgetests.

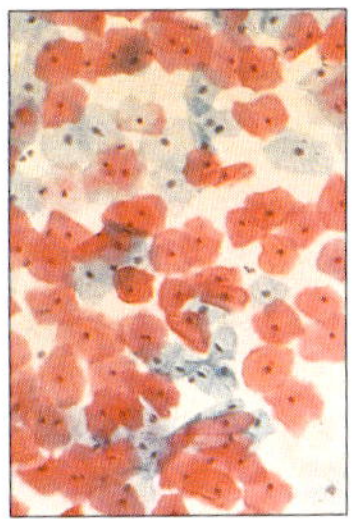

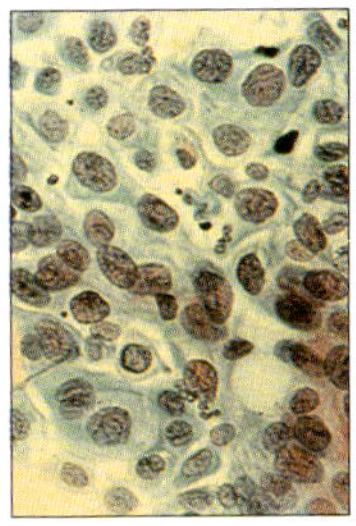

Gebärmutterabstrich
Mikrofotos eines normalen (links) und eines krankhaften Gebärmutterabstrichs (rechts). Der normale zeigt rötliche gesunde Zellen mit ihren kleinen Kernen, im kranken sieht man bläuliche und nicht normal geformte Zellen mit großen dunklen Kernen.

Sonstige Vorsorgetests

Ab dem 40. Lebensjahr sollte man sich regelmäßig Sehtests und Untersuchungen des Augenhintergrundes (Netzhaut) unterziehen. Ist familiär ein Glaukom (grüner Star) bekannt, sollte in zweijährigen Intervallen auch der Augeninnendruck gemessen werden.

Regelmäßige Cholesterinkontrollen sind nach ärztlicher Meinung und entgegen wiederholter Äußerungen in der Laienpresse bei den meisten Menschen unnötig. Lediglich bei familiärer Belastung mit Arteriosklerose und Herzinfarkt in jüngerem Alter (< 50 Jahre) oder bei zusätzlichen Risikofaktoren (z.B. Kettenraucher, Bluthochdruck) sind sie ratsam.

Alljährliche Untersuchungen beim Zahnarzt (bis zum 21. Lebensjahr alle ½ Jahre) sind empfehlenswert und werden vom Krankenkostenträger honoriert. Dabei wird nicht nur kontrolliert, ob die Zähne kariös sind, sondern auch nach Anzeichen von Zahnfleischerkrankungen (Parodontose) gesucht.

Fersenbluttest
Ein bis zwei Wochen nach der Geburt wird der Fersenbluttest gemacht. Aus der Ferse werden einige Bluttropfen entnommen und im Labor auf Phenylketonurie, eine ererbte Stoffwechselstörung, und auf Schilddrüsenunter- oder -fehlfunktion untersucht.

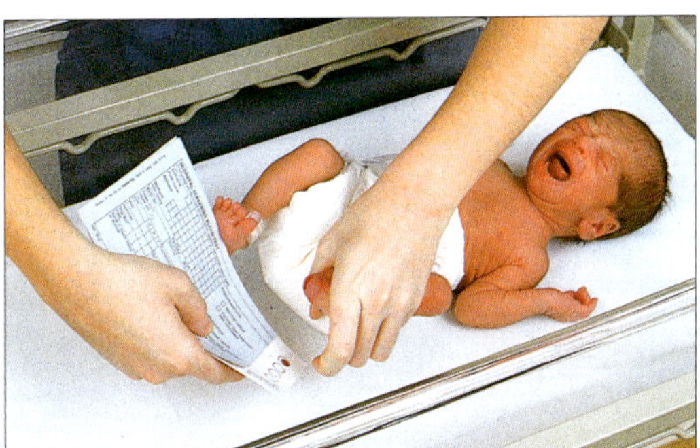

SUCHTEST-MÖGLICHKEITEN

Die Tabelle listet die verschiedenen Vorsorgeuntersuchungen in den unterschiedlichen Altersstufen auf.

Vorgeburtlich	
Chromosomenaberration	• +
Sichelzellenkrankheit	• +
Genetische Störungen (z.B. Muskeldystrophie)	• +
Bluterkrankheit	• +
Anämie	++
Blutgruppe (inkl. Rh)	++
Hepatitis B; HIV-Infektion	• ++
Röteln, Syphilis	++
Wirbelsäulenspaltbildung (u. a. Mißbildungen)	+
Säuglinge und Kinder	
Schilddrüsenunterfunktion, Phenylketonurie	
Sichelzellanämie, Thalassämie	
Zahnkaries	
Sehstörungen, (Star, Schielen)	
Taubheit	
Angeborene Herzkrankheiten	
Hüftluxationen, Klumpfuß	
Hodenhochstand	
Erwachsene	
Bluthochdruck	
Hyperlipidämie	•
Gebärmutterhalskrebs	
Glaukom, Sehdefekte	
Brustkrebs	
Hodenkrebs	
Blasenkrebs	•
Magen-/Darmkrebs	•

Erläuterungen
- • Risikogruppen
- + beim Fetus
- ++ bei der Mutter

Farbenerklärungen
- Fruchtblasenpunktion oder Zottenproben
- Blutdrucktest
- Bluttest
- Gebärmutterabstrich
- Zahnuntersuchung
- Augentest
- Hörtest
- Mammographie
- Körperliche Untersuchung
- Ultraschalluntersuchung
- Urinprobe
- Stuhlprobe

IMMUNISIERUNG GEGEN KRANKHEITEN

Viele einstmals gefährliche Erkrankungen können heute verhindert werden – durch Immunisierung, d.h. die künstliche Erzeugung von Immunität gegen Infektionen. Die Pocken – einst eine tödliche Krankheit – sind durch Impfung praktisch ausgerottet. Die WHO hofft, daß dies auch für einige andere Infektionskrankheiten erreicht werden kann.

Impfungen schützen die meisten Kinder vollständig. Nur in sehr seltenen Fällen tritt doch eine Erkrankung ein, dann aber nur in sehr viel schwächerer Form als bei Nichtgeimpften. Ohne triftigen Grund sollten bei keinem Kind die üblichen Impfungen unterbleiben, denn sie schützen nicht nur das einzelne Kind, sondern die gesamte Bevölkerung.

Was Impfungen bewirken

Wird der Körper von infizierenden Mikroorganismen befallen, greift das Immunsystem die Invasoren sofort an und produziert Blutproteine, sogenannte Antikörper, die sich an die Vernichtung der Angreifer machen. Das Immunsystem kann sich an diesen Zerstörungsprozeß "erinnern" und bei der Wiederkehr der Invasoren den Abwehrprozeß noch schneller in Gang setzen. Dieses Phänomen heißt Immunität.

Immunisierung ist der Vorgang, bei der Immunität – aktiv oder passiv – künstlich erzeugt wird.

Bei der passiven Immunisierung wird ein Präparat injiziert, das menschliche Antikörper enthält, die von normalen Blutspendern oder von Rekonvaleszenten der betreffenden Krankheit stammen. Die passive Immunisierung verschafft sofortigen Schutz, bleibt aber nur einige Wochen wirksam.

Die aktive Immunisierung erfolgt durch die Impfung mit einem Serum, das lebende, aber abgeschwächte Erreger (z.B. Masern), tote Organismen (z.B. bei Keuchhusten) oder abgeschwächte Formen bakterieller Gifte (z.B. bei Diphtherie) enthält. Der Impfstoff regt das Immunsystem zur Produktion seiner eigenen speziellen Antikörper an, was eine langdauernde Immunisierung bewirkt.

Impfpläne

Zum Schutz gegen manche Erreger ist nur eine einzige Impfung nötig; bei anderen werden Auffrischimpfungen empfohlen.

Zur Impfung von Neugeborenen bzw. Säuglingen und Kleinkindern sind besondere Impfpläne erstellt worden. Für Frühgeburten ist eine planmäßige Impfung besonders wichtig, da bei diesen das Impfrisiko erhöht ist. Die Impfungen werden gewöhnlich während der Vorsorgeuntersuchungen durchgeführt – ein weiterer Grund, diese konsequent einzuhalten. Geimpft wird in der Regel durch einen Lanzettstich oder eine Injektion in das Unterhautgewebe von Oberarm oder -schenkel. In seltenen Fällen kann der Impfstoff auch geschluckt werden (z.B. gegen Kinderlähmung).

Nebenwirkungen

Impfungen werden vor ihrer breiten Anwendung ausgiebig auf Wirksam-

IMPFKALENDER FÜR KINDER UND JUGENDLICHE

Impfempfehlungen der ständigen Impfkommission (Stiko) des Bundesgesundheitsamtes (Stand 7/91)

Lebensalter	Impfung gegen	Personenkreis
1. Lebenswoche	Tuberkulose-Schutzimpfung 0,1 ml BCG-Vaccine streng intrakutan	Neugeborene bei erhöhter Ansteckungsgefahr
ab 3. Lebensmonat	Diphtherie-Pertussis-Tetanus 3 x im Abstand von 4 Wochen	alle Säuglinge und Kleinkinder
	Hämophilus influenzae Typ b 2 Injektionen im Abstand von mindestens 6 Wochen oder mit der 1. und 3. DPT-Impfung. (Die Injektion erfolgt kontralateral zur Injektion gegen DPT.)	alle Säuglinge und Kleinkinder
	Poliomyelitis 2 x trivalente Schluckimpfung im Abstand von mind. 6 Wochen, mit der 1. und 3. DPT-Impfung.	alle Säuglinge und Kleinkinder
2. Lebensjahr (nicht vor dem 15. Lebensmonat)	Masern, Mumps und Röteln (Kombinationsimpfstoff) Diphtherie-Pertussis-Tetanus 4. Injektion Haemophilus influenzae Typ b 3. Injektion Poliomyelitis 3. trivalente Schluckimpfung	alle Kleinkinder und Kinder

Lebensalter	Impfung gegen	Personenkreis
ab 6. Lebensjahr	Masern, Mumps und Röteln (Wiederimpfung)	alle Kinder
	Tetanus-Diphtherie (Auffrischimpfung, gegen Diphtherie d-Impfstoff für Erwachsene verwenden, zweckmäßigerweise als Kombination Td).	alle Kinder
	Nachhol-Impfungen (bisher versäumte Impfungen außer gegen Pertussis und Haemophilus influenzae b;	alle Kinder
ab 10. Lebensjahr	Poliomyelitis (Wiederimpfung) trivalente Schluckimpfung	alle Kinder
11.-15. Lebensjahr	Röteln	alle Mädchen
	Tetanus (Auffrischimpfung) Diphtherie (Auffrischimpfung, frühestens 5 Jahre nach letzter Impfung)	alle Kinder und Jugendliche
danach:	Routinemäßige Auffrischimpfungen: Poliomyelitis alle 5-10 Jahre; Tetanus und Diphtherie alle 10 Jahre	

keit und Sicherheit geprüft. Treten dennoch Nebenwirkungen auf, sind sie normalerweise nicht schwerwiegend. In jedem Fall ist das Impfrisiko geringer als die Gefahr, die von der eigentlichen Erkrankung, gegen die geimpft wird, ausgeht.

Impfung – ja oder nein?

Es gibt nur sehr wenige Gründe, warum ein Kind nicht die üblichen Impfungen erhalten sollte. Ihr Arzt oder die Säuglingsschwester kann Ihnen dazu Erläuterungen geben. Impfungen sollten allenfalls zurückgestellt werden, wenn das Kind fiebert, aber ein leichter Schnupfen ist kein Grund dafür.

Hat ein Kind bereits auf eine Impfung oder auf eine gewisse Nahrung (z.B. Eier) allergisch reagiert, verbietet sich die Verabreichung bestimmter Impfstoffe. Asthma, Ekzeme oder Heuschnupfen sind in der Regel kein Hinderungsgrund. Auch kann eine Impfung noch in höherem Alter, als im Impfplan vorgesehen, vorgenommen werden.

Es dürfen generell nicht mit Lebendimpfstoffen immunisiert werden: Schwangere – wegen des potentiellen/theoretischen Risikos für das Ungeborene –, Patienten mit bestimmten Krebsarten oder Erkrankungen des Immunsystems bzw. Patienten während einer Behandlung, bei der das Immunsystem ausgeschaltet wird.

Reiseimpfungen

Einige Impfungen sind nötig oder werden zumindest empfohlen bei Reisen in gewisse Länder, in denen die Gefahr der Ansteckung mit bestimmten Infektionen groß ist.

Spätestens zwei Monate vor Antritt einer Reise in solche Länder sollten nicht nur beim Veranstalter, sondern auch beim Hausarzt oder der örtlichen Gesundheitsbehörde Erkundigungen über die geforderten bzw. empfohlenen Impfungen eingeholt werden.

REISEIMPFUNGEN

Bei Auslandsreisen kann man Infektionen ausgesetzt sein, gegen die man nicht immun ist. Es ist deshalb dringend zu empfehlen, sich vor jeder Fernreise über die nötigen oder empfohlenen Impfungen zu informieren.

Krankheit	Immunitätsdauer
Cholera	6 Monate
Hepatitis A/B	5-6 Monate
Meningokokken -Meningitis	3-5 Jahre
Poliomyelitis	10 Jahre
Tollwut	2-3 Jahre
Tetanus	10 Jahre
Tuberkulose	15 Jahre (Minimum)
Typhus	3 Jahre
Gelbfieber	10 Jahre

SCHUTZ FÜR IHR KIND

Für die meisten Kinder überwiegen die Vorteile der Impfungen die ohnehin geringen Gefahren, die damit verbunden sind, bei weitem. Vermeidbare Kinderkrankheiten können nämlich ernste Folgen haben.

Gehirnschäden
Masern, Keuchhusten, Mumps und Röteln können Gehirnentzündungen mit manchmal bleibenden Hirnschäden nach sich ziehen.

Sehschäden
Masern, Keuchhusten, Mumps und Röteln können den Sehnerv in Mitleidenschaft ziehen und zu bleibenden Schäden führen.

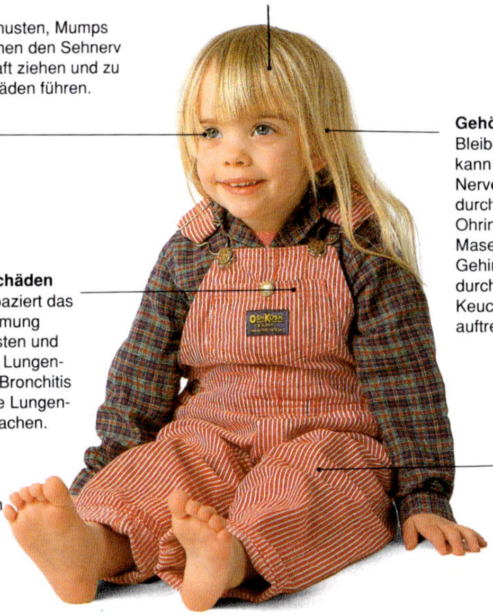

Gehörverlust
Bleibender Gehörverlust kann als Folge von Nervenschädigungen durch Mumps, von Ohrinfektionen nach Masern oder von Gehirnschädigungen durch Mumps, Masern, Keuchhusten oder Röteln auftreten.

Herz-Lungenschäden
Diphtherie strapaziert das Herz und die Atmung stark. Keuchhusten und Masern können Lungenentzündungen, Bronchitis und permanente Lungenschäden verursachen. Tuberkulose kann ebenfalls permanente Lungenschäden hinterlassen.

Muskelschäden
Kinderlähmung und Diphtherie schädigen das Nervensystem und können Muskellähmungen auslösen. Tetanus verursacht schmerzhafte Muskelkrämpfe.

AKZEPTABLES RISIKO

Trotz einiger öffentlicher Bedenken über die Sicherheit des Keuchhustenimpfstoffs ist das Impfrisiko damit bei weitem geringer als die Gefahren der Erkrankung selbst. Die Graphik vergleicht das Todes- oder Gehirnschadenrisiko bei ungeimpften Kindern mit dem geimpfter.

% der Kinder, die sterben oder Gehirnschäden erleiden

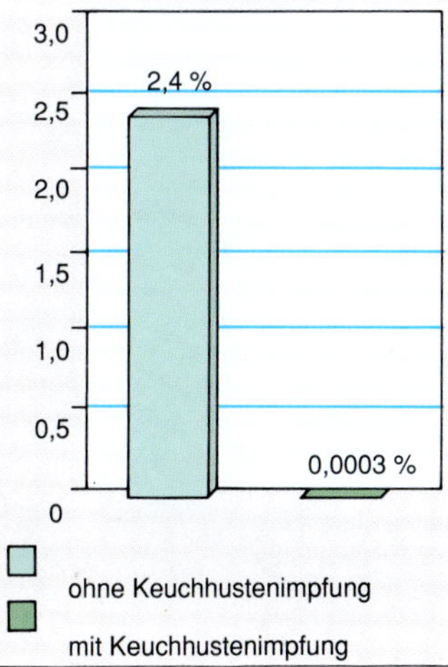

KRANKHEITEN DIAGNOSTIZIEREN

Diagnose ist die Benennung eines Krankheitsbildes durch einen Arzt, sie erlaubt also eine Aussage über Dauer und Verlauf der Gesundheitsstörung. Solange der Arzt die Krankheit selbst noch nicht erkannt hat, kann er lediglich gegen die Symptome – wie Schmerz oder Fieber – angehen. Sobald jedoch eine Diagnose gestellt ist, ist eine Prognose möglich; eine angemessene Behandlung kann in die Wege geleitet werden.

Diagnose und Prognose

Die Konzepte zur Diagnose und Prognose reichen zurück bis ins 5. vorchristliche Jahrhundert. Der griechische Arzt Hippokrates (ca. 460-377 v.Chr.) versuchte als erster, eher die Krankheiten zu identifizieren als nur ihre Symptome und Verläufe zu beschreiben. Das Erkennen der Entstehungs- und Verlaufsmuster von Krankheiten führte in der Folgezeit zu einer systematisierten medizinischen Ausbildung, die sich bis heute erhalten hat. Die angehenden Ärzte werden unterrichtet, durch umfassendes und intensives Befragen des Patienten nach seiner Krankheitsgeschichte (Anamnese), durch genaue Betrachtung seines Körpers (Inspektion) und eine eingehende körperliche Untersuchung (unter Zuhilfenahme verschiedener opto-akustischer Instrumente) die während der Ausbildung kennengelernten Krankheiten zu identifizieren.

Anatomie und Pathologie

Bis ins 17. Jahrhundert hinein blieb die Diagnostik weitgehend auf Vermutungen angewiesen. Erst dann begannen Anatomen und Pathologen, durch systematisches Eröffnen des Körpers (Anatomie = Leichenzergliederung) seine normalen inneren Strukturen zu studieren und krankheitsbedingte Veränderungen zu registrieren.

Die diagnostischen Möglichkeiten wurden auch durch die im 17. Jh. fortschreitende Entwicklung des bis dahin einlinsigen Mikroskops wesentlich erweitert. Mit diesem Hilfsmittel begann ein größeres Verständnis der Feinstruktur (Histologie), der Funktionsweisen der Organe (Physiologie) und der Auswirkungen von Krankheiten (Pathologie).

Das 19. Jh. brachte einen bedeutsamen Fortschritt für die Medizin: Wissenschaftler wie der französische Mikrobiologe und Chemiker Louis Pasteur (1822-95) und der deutsche Bakteriologe Robert Koch (1843-1910) entdeckten, daß Mikroorganismen, z.B. Bakterien oder Pilze, Krankheiten verursachen können. So wurden bei vielen, in ihrer Entstehung unbekannten Erkrankungen spezifische Erreger vermutet und im Laufe der Zeit nachgewiesen. Die Entwicklung der Erregertheorie ist

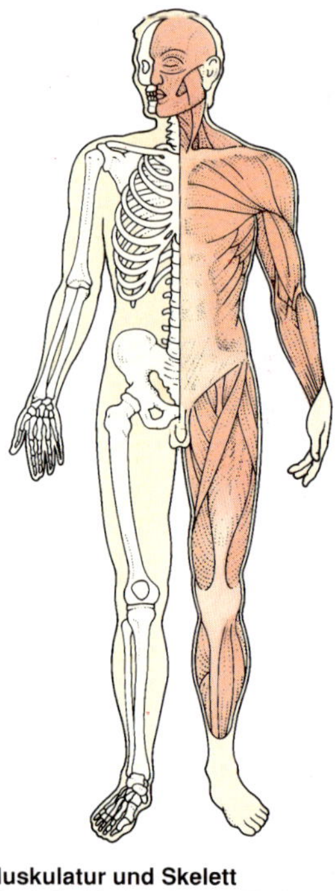

Muskulatur und Skelett
Muskeln: Muskelbiopsie, EMG.
Knochen: Biopsie, bildgebende Techniken (Röntgen, CT, MRI, Nukleographie, Szintigraphie); Arthroskopie, Densitometrie, Bluttests

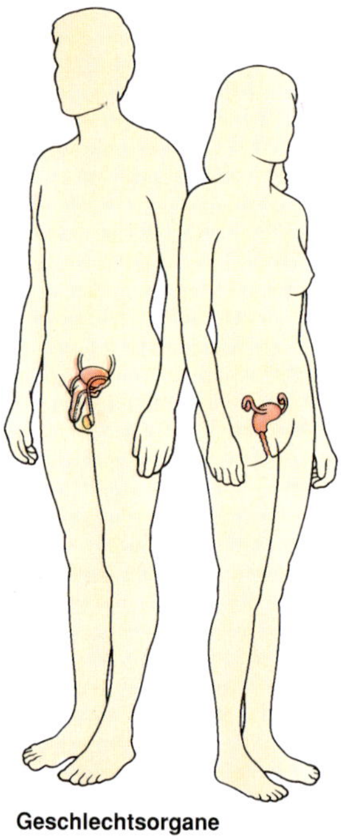

Geschlechtsorgane
Männer: Biochemische Blut- und Samenanalyse, Biopsie, Bakterienkultur;
Frauen: Endoskopie (Laparoskopie, Kolposkopie, Fetoskopie); bildgebende Techniken (Mammographie, Ultraschall, Hysterosalpingographie), Zytologie, Bakterienkultur, Biopsie, Bluttest, Fruchtblasenpunktion, Zottenhautbiopsie

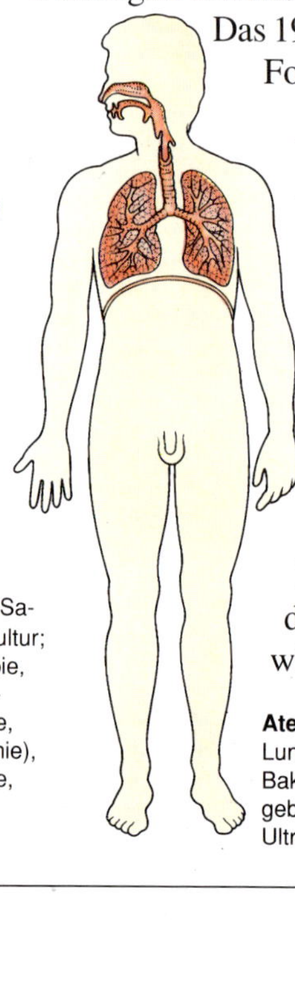

Atemwege
Lungenfunktionstests, Bronchoskopie, Bakterienkulturen, Biopsie, Bluttests, bildgebende Techniken (Röntgen, CT, MRI, Ultraschall)

zweifelsohne eine der bedeutendsten Leistungen in der gesamten Geschichte der Medizin und Biologie.

Moderne Diagnosetechniken

Auch heute noch umfaßt die ärztliche Diagnostik eine Erhebung der Krankheitsgeschichte (Anamnese) und die körperliche Untersuchung. Die Geschwindigkeit und Genauigkeit, mit der Diagnosen gestellt werden, haben durch zahlreiche weitere Untersuchungsmöglichkeiten erheblich zugenommen.

Bis vor etwa 50 Jahren war eine genaue Krankheitserkennung in vielen Fällen erst nach dem Tode möglich, wenn der Pathologe Gelegenheit zur detaillierten Untersuchung bekam. Heute kann die Erkrankung schon in ihrem Frühstadium erkannt werden, da einerseits aus befallenen Organen Gewebeproben entnommen und untersucht werden können, andererseits Diagnosetests ein sehr exaktes Bild vom Inneren des Körpers liefern.

Die Entwicklung solcher Untersuchungsverfahren hat dazu geführt, daß die Krankenhäuser heute eine ganze Palette biochemischer, immunologischer und mikrobiologischer Tests an Körperflüssigkeiten und Geweben vornehmen können.

Die letzten 20 Jahre haben zudem eine Revolution auf dem Sektor bildgebender Methoden gebracht – vom Endoskop bis zum Ultraschall und von der Computer- bis zu Kernspin- und Positronenemmissionstomographie. Damit kann man heute genaueste Informationen über den Zustand und die Funktion der inneren Organe gewinnen. Sie helfen dem Arzt, Diagnosen von hoher Zuverlässigkeit bei geringem Risiko und mit geringeren Unannehmlichkeiten für den Patienten zu erstellen.

Die Illustrationen auf dieser Doppelseite zeigen die wichtigsten Diagnosetechniken, zu Verfahren und Abkürzungen s. folgende Seiten.

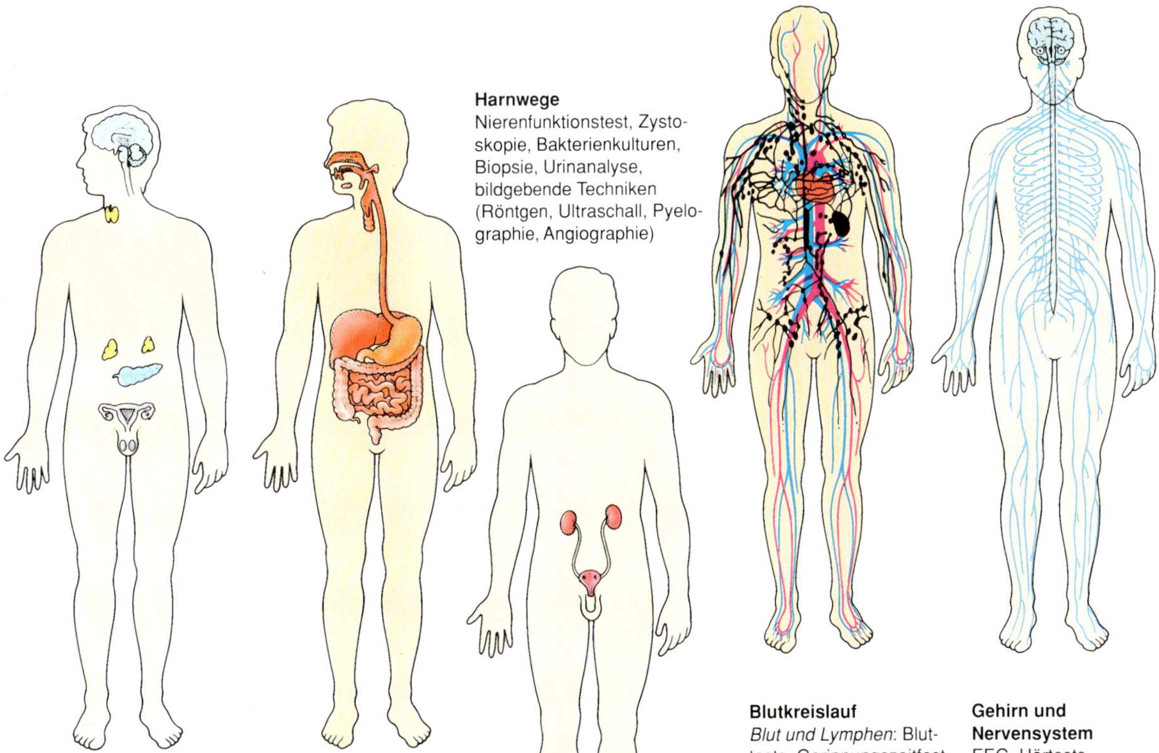

Harnwege
Nierenfunktionstest, Zystoskopie, Bakterienkulturen, Biopsie, Urinanalyse, bildgebende Techniken (Röntgen, Ultraschall, Pyelographie, Angiographie)

Endokrines System
Schilddrüsenfunktionstests, Urinanalyse, bildgebende Techniken (CT, MRI, Arteriographie, Szintigraphie), EKG, Schweißtest, Bluttests

Verdauungssystem
Endoskopie (Koloskopie, Gastroskopie), bildgebende Techniken (Barium-Röntgen, CT, MRI, Cholezystographie, Ultraschall), Bakterienkulturen, biochemische Analyse, Leberfunktionstests

Blutkreislauf
Blut und Lymphen: Bluttests, Gerinnungszeitfeststellung, Biopsie; *Herz und Kreislauf:* EKG, bildgebende Techniken (Röntgen, CT, MRI, Echokardiographie, Ultraschall), Blutdruck, Biopsie

Gehirn und Nervensystem
EEG, Hörtests, Sehtests, Intelligenztests, Lumbalpunktion, bildgebende Techniken (Myelographie, CT, MRI, PET), Assoziationstests

DIAGNOSETECHNIKEN (1)

Es stehen heute zahlreiche ausgeklügelte Techniken zur Erkennung von Krankheitsursachen zur Verfügung. Große Fortschritte gab es vor allem bei den Bildschirmtechniken, bei der Darstellung des Körperinneren auf Monitoren. Moderne Glasfaser-Endoskopie ermöglicht so über eine Fotolinse am Ende einer dünnen Sonde einen fotografischen Einblick in die inneren Organe, ohne großen chirurgischen Eingriff. Von hohem Wert sind auch die neu entwickelten biochemischen, immunologischen und mikrobiologischen Untersuchungsverfahren sowie die Techniken der genetischen Analyse.

Röntgenstrahlen

Seit ihrer Entdeckung durch Wilhelm Röntgen 1895 sind die nach ihm benannten Strahlen (international heißen sie allerdings X-Rays oder Radiographie) zu einer wichtigen ärztlichen Diagnosehilfe geworden. Obwohl es inzwischen auch neuere Techniken gibt, hat das Röntgen seine große Bedeutung keineswegs verloren.

Röntgenstrahlen sind elektromagnetische Strahlen von extrem kurzer Wellenlänge. Sie sind unsichtbar, schwärzen aber fotografischen Film, eine Eigenschaft, die für die Röntgenbilder genützt wird. Treffen Röntgenstrahlen auf einen Körperteil, beispielsweise den Brustraum, dann werden sie von dichten Strukturen wie den Rippen oder auch dem Herzmuskel stärker absorbiert als von durchlässigeren Strukturen wie der Haut oder der Lunge. Das Resultat sind Aufhellungen unterschiedlichen Grades, die auf einem Film hinter der "durchleuchteten" Person aufgenommen werden. Das ergibt das bekannte Röntgenbild: dichte Strukturen erscheinen darauf hell, weniger dichte in verschiedenen Grauschattierungen.

Röntgenstrahlen spürt man nicht, doch kann eine hohe Dosis oder wiederholte Bestrahlung Schädigungen der Haut und innerer Organe verursachen und im späteren Leben zu Krebs führen. Das Röntgenrisiko ist heute jedoch gering, da die Strahlendosis so niedrig wie irgend möglich gehalten wird.

Kontrast-Röntgen

Die Entwicklung der Kontrast-Röntgentechnik hat die Nützlichkeit der Röntgentechnik noch erweitert.

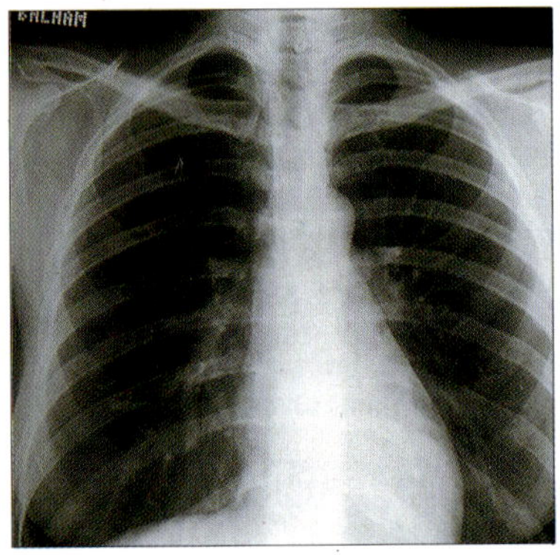

Brustkorb-Röntgenaufnahme
Die mit Luft gefüllte Lunge erscheint auf dem Röntgenfilm dunkel. Dichtere Strukturen wie Herz und Skelett sind heller

Flüssigkeitsgefüllte Organe, die sich auf normalen Röntgenaufnahmen nur schlecht abbilden, werden deutlich erkennbar, wenn der Flüssigkeit ein Kontrastmittel (röntgenstrahlenabsorbierende Substanz) zugesetzt wird. Sie stellen sich dann röntgenographisch als deutliche Aufhellungen dar.

Kontrastmittel werden üblicherweise zur Sichtbarmachung der Harnwege (Urographie) sowie des Verdauungstrakts (Barium-Röntgenkontrastuntersuchung) eingesetzt. Die Angiographie arbeitet mit Kontrastmitteln, die in Blutgefäße injiziert werden. Dadurch können die durch Krankheiten bedingten Blutgefäßveränderungen sichtbar gemacht werden.

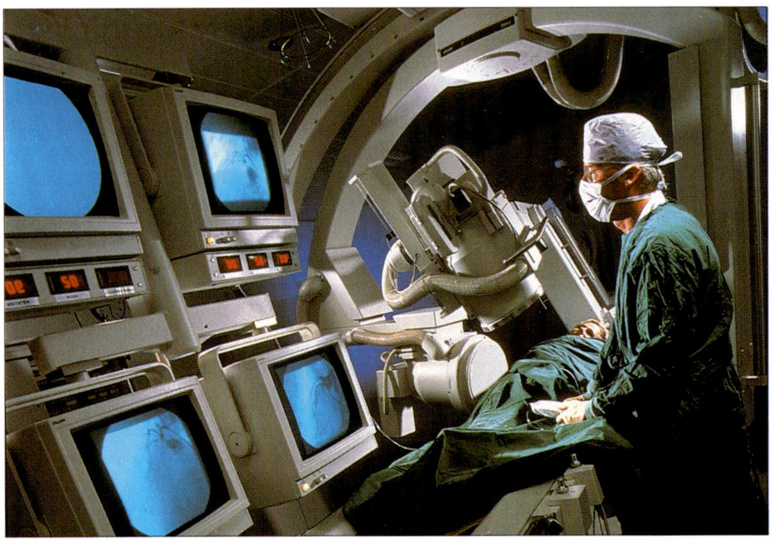

Digitale Subtraktionsangiographie
Das Bild einer Röntgen-Kontrastaufnahme wird mit Hilfe eines Computers verbessert. Der Arzt verfolgt auf dem Monitor die Injektion eines Kontrastmittels in den Kreislauf und erhält eine deutliche Darstellung der Arterien.

Digitale Subtraktionsangiographie

Vor und nach der Injektion von Kontrastmittel in ein Blutgefäß wird je eine Röntgenaufnahme angefertigt und nach ihrer Digitalisierung im Computer gespeichert. Dieser vermag nun die erste Aufnahme von der zweiten zu subtra-

COMPUTERTOMOGRAPHIE

Mit Hilfe der Computertomographie (CT) kann praktisch von jedem Teil des Körpers ein Abbild angefertigt werden. Diese Technik vereinigt die Möglichkeiten des Röntgens und des Computers zur Erstellung zwei- oder sogar dreidimensionaler Ansichten des Körperinneren. Die linke Abbildung zeigt das Niveau des rechts wiedergegebenen Querschnitts im Körperlängsschnitt auf Höhe der Nieren.
Zur besseren Übersichtlichkeit wurde der Querschnitt am Computer künstlich eingefärbt.

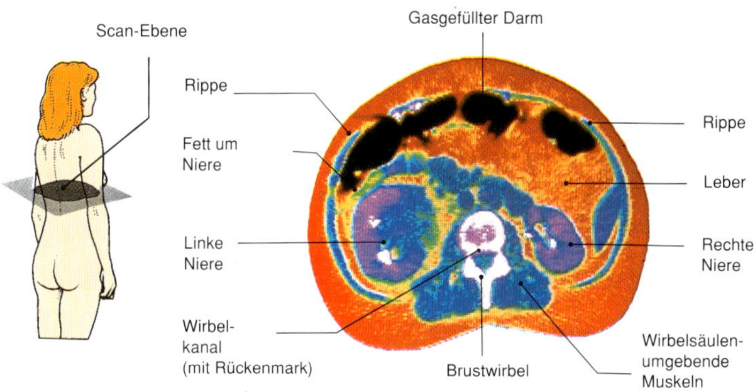

hieren und damit unwichtige Einzelheiten zu entfernen. Zurück bleiben die kontrastgefüllten Blutgefäße.

Computertomographie

Gewöhnliche Röntgenaufnahmen sind eigentlich Schattenbilder. Die Computertomographie (CT) benützt hingegen die Röntgenstrahlen auf völlig andere Weise. Durch den Körper werden Mehrfach-Röntgenstrahlen geschickt. Ihr Absorptionsgrad wird durch Sensoren aufgezeichnet. Während der Scanner den Patienten umfährt, gibt er an jeder Stelle Strahlenbündel ab und fängt die nicht absorbierten auf. Die Daten werden vom Computer analysiert, der die Absorptionsunterschiede der Strahlen benutzt, horizontale "Scheiben" des Körpers zu konstruieren und auf dem Bildschirm darzustellen.

CT-Bilder sind detaillierter als konventionelle Röntgenbilder. Ein weiterer Vorteil ist, daß sie digital nachbearbeitet werden können. Dies ermöglicht eine wesentlich deutlichere Darstellung jeder gewünschten Region, sogar dreidimensionale Bilder.

Die Computertomographie wurde erstmals in den frühen 70er Jahren zur Untersuchung des Gehirns eingesetzt. Sehr bald aber wurde die Technik auch zur Diagnose von Krankheitserscheinungen in praktisch allen anderen Körperbereichen benutzt.

Radioisotopen-Diagnostik

Konventionelle Röntgenaufnahmen und CT-Bilder beruhen auf physikalischen Differenzen der verschiedenen Körpergewebe (insbesondere deren Dichte); nicht so die Szintigraphie. Bei dieser Technik schluckt der Patient zunächst eine radioaktive Substanz oder erhält sie als Injektion in eine Vene. Dieses "Radiopharmakon" wird nun von gewissen Organen bzw. Geweben aufgenommen. Das Gewebe wird für die Dauer, die die Substanz in ihm verweilt, radioaktiv. Die abgegebene Strahlung kann mit einem Gamma-Zähler erfaßt und mengenmäßig ausgewertet werden.

Die Strahlenmenge, die ein Körperteil abgibt, hängt hauptsächlich von der Stoffwechselaktivität seiner Zellen ab. Sich rasch teilende Zellen (beispielsweise Krebszellen) zeigen sich so in manchen Fällen deutlich als "heiße" Flecken.

Die gewöhnlich zur Szintigraphie benutzten Stoffe sind radioaktiv markierte Isotopen, die entweder im Körper vorkommen, wie Jod, oder synthetisch hergestellt werden, wie beispielsweise Technetium.

Der Körper der untersuchten Person ist bei der Radioisotopen-Diagnostik einer Strahlendosis ausgesetzt, die deutlich unter derjenigen herkömmlicher Röntgendiagnostik liegt.

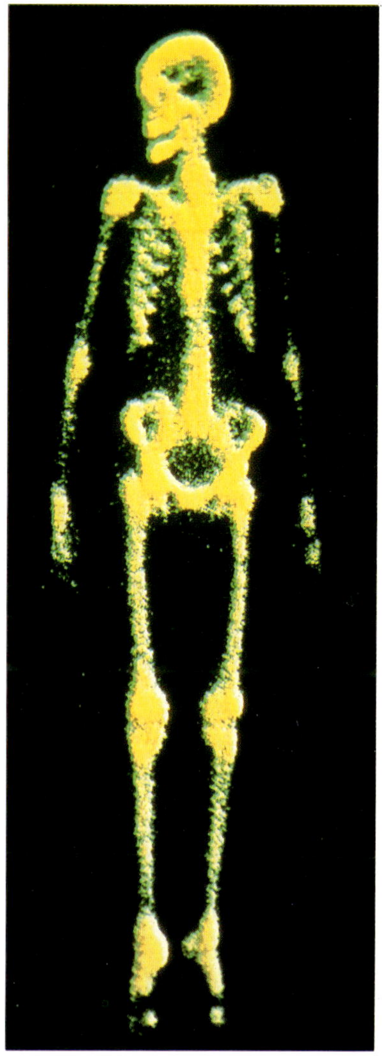

Knochen-Szintigramm
Diese Szintigraphie zeigt das komplette Skelett eines gesunden Menschen von vorne. Die Knochenuntersuchung ist ein wesentlicher Teil der Diagnostik bestimmter Krebsarten wie Brustkrebs. Sie läßt erkennen, ob der Krebs sich bereits von seinem Ursprung (Herd) ausgebreitet und Tochtergeschwülste (Metastasen) im Knochen gebildet hat. Krebsbefallene Stellen zeigen sich als "heiße" Flecken oder Knoten.

DIAGNOSETECHNIKEN (2)

Kernspintomographie

Im Gegensatz zum Röntgen und zur Computertomographie bedient sich die Kernspintomographie (MRI = **M**agnetic **R**esonance **I**maging; NMR = **N**uclear **M**agnetic **R**esonance) keiner potentiell schädigenden ionisierenden Strahlung, sondern nützt das natürliche Verhalten der Protonen (Kerne) des Wasserstoffatoms aus, wenn starke Magnetfelder und Radiowellen auf sie einwirken.

Der Patient liegt in einem Hohlzylinder und wird einem Magnetfeld ausgesetzt, das vieltausendmal stärker ist als das der Erde. Unter dessen Einfluß ordnen sich die Körperprotonen, die normalerweise ungeordnet in alle Richtungen orientiert sind, parallel zueinander. Dann werden die Protonen mit starken Radiowellenimpulsen wieder aus der Reihe "geschossen". Bei der Einnahme ihrer bevorzugten Position senden sie Radiosignale aus, die vom Scanner des Geräts aufgefangen und anschließend vom Computer ausgewertet in ein zwei- oder sogar dreidimensionales, Stärke und Ort der Signale entsprechendes Bild umgewandelt werden.

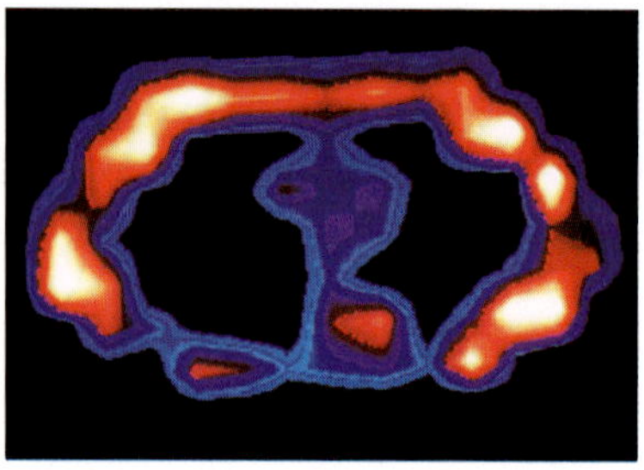

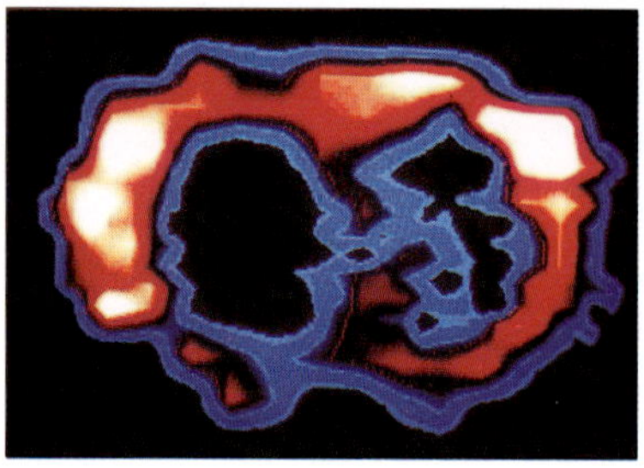

NMR-Bild der Brust
Kernspintomogramm aus der Brustregion: links ein normaler Brustquerschnitt, rechts ein Lungentumor. Die Lungen stellen sich als schwarze Areale im Inneren dar, die Rippen als gelbrote Halbmonde. Die Geschwulst ist an der vergrößerten blauen Fläche mit Verringerung des Lungenbereichs zu erkennen.

Die größte Protonenansammlung im Körper sind die Wasserstoffatome in den Wassermolekülen. Eine NMR-Aufnahme liefert also ein Abbild je nach den unterschiedlichen Wasseranteilen der Gewebe.

Auf den ersten Blick sieht ein Kernspintomogramm nicht viel anders aus als ein CT-Bild. Tatsächlich aber liefert es eine sehr viel detailliertere Struktur von Weichteilen – eben wegen deren größerem Wassergehalt. NMR-Bilder sind deshalb besonders geeignet für Gehirn- und Rückenmarksuntersuchungen.

Eine neuere Anwendung dieses Verfahrens, die Kernspin-Resonanz-Spektroskopie, beruht auf dem Nachweis anderer chemischer Elemente wie Phosphor und Kalzium. Die NMR-Spektroskopie liefert nützliche Informationen über die Organfunktion.

Ultraschall

Die diagnostische Verwendung von Ultraschall basiert auf dem Prinzip des Echolots, das Schallwellen zum Meeresboden oder zu Unterwasserobjekten aussendet, ihr Echo auffängt und auswertet. Ultraschall belästigt nicht

NMR-BILD DES KOPFES
Längsschnitt durch die Mitte von Kopf und angrenzendem Hals; das Kernspintomogramm ist zur besseren Übersichtlichkeit eingefärbt, und zwar entsprechend dem jeweiligen Wassergehalt der betreffenden Region. Die NMR-Technik ist besonders geeignet für die Diagnostik des Zentralnervensystems, da sie das Hirngewebe sehr detailliert darstellt.

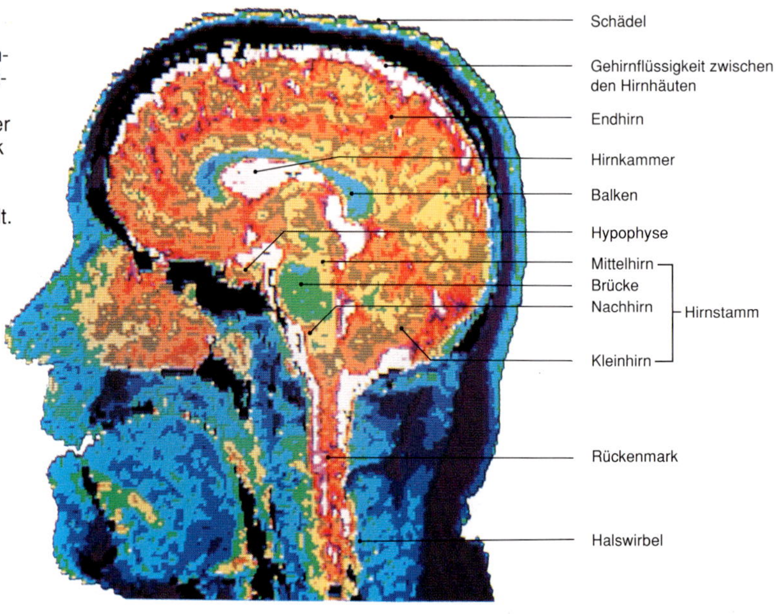

und gilt als vollkommen unschädlich. Ein sogen. Transducer wird auf die Haut gesetzt und sendet unhörbare Ultraschallwellen in den Körper, wo sie von den inneren Strukturen reflektiert werden. Der Transducer fängt diese Echosignale wieder auf und wandelt sie in numerische Daten um, die entweder direkt wiedergegeben oder vom Computer zu Strukturbildern weiterverarbeitet werden.

Diese Technik ist besonders hilfreich in der Geburtshilfe, weil sie dem Geburtshelfer gestattet, den Fetus ohne Risiko für Mutter und Kind zu untersuchen. Die Echosignale liefern ein Abbild der Leibesfrucht. Damit können Mehrlingsschwangerschaften erkannt, die Größe des Feten (und damit sein Alter) bestimmt oder Keimschädigungen aufgedeckt werden.

Eine andere Anwendung von Ultraschall, die Echokardiographie, liefert Informationen über das Herz, u.a. über Struktur und Flexibilität der Herzklappen, den Zustand des Herzmuskels und den Blutfluß im Herzen.

Ein modifiziertes Ultraschallverfahren bedient sich des physikalischen Doppler-Effekts (dessen bekannteste Erscheinung die Tonhöhenänderung eines vorbeifahrenden Fahrzeugs ist) zur Information über die Blutflußstärke im Herzen und in den Blutgefäßen. Damit lassen sich Verengungen der Blutgefäße oder Turbulenzen in der Blutströmung feststellen.

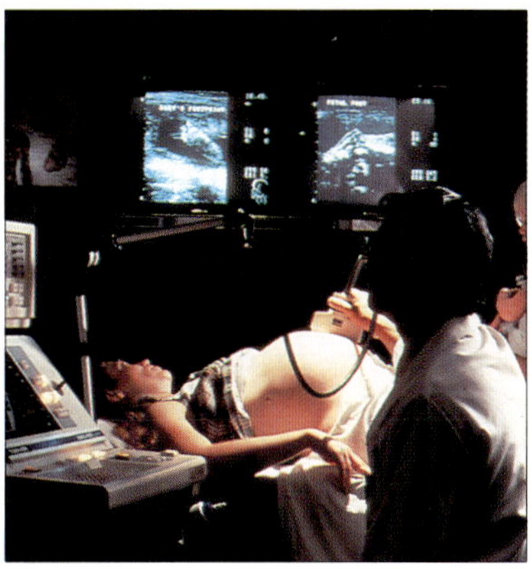

Ultraschall in der Geburtshilfe
Der Transducer wird über dem Leib der Schwangeren hin- und herbewegt und die umgewandelten Echosignale auf einem Computer-Monitor wiedergegeben. Das Ultraschall-Bild (rechts) zeigt einen 12 Wochen alten Fetus, dessen Körperteile im Diagramm (rechts außen) bezeichnet sind.

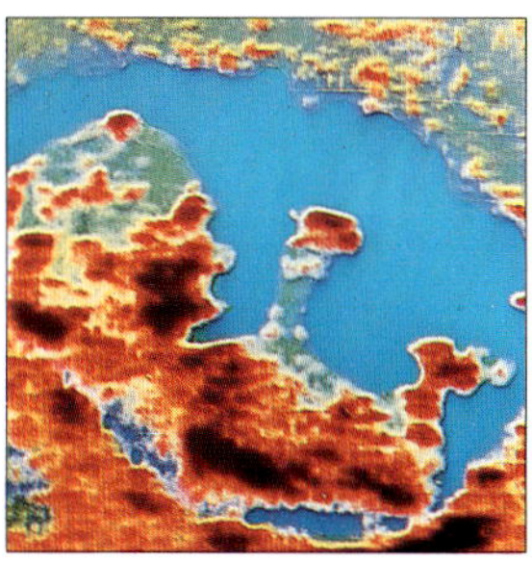

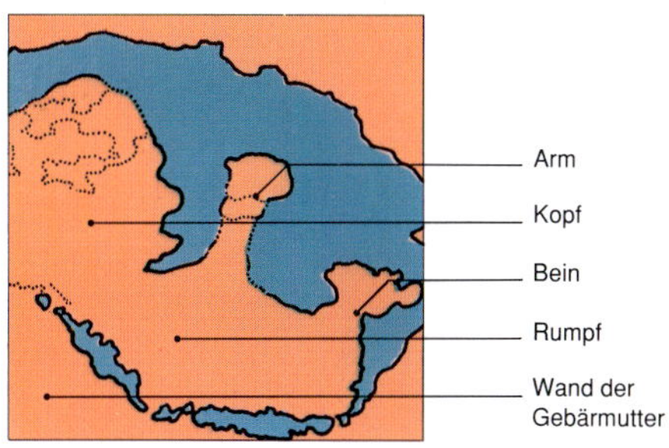

Positronenemissionstomographie (PET)

Die **P**ositron**e**nemissions**t**omographie (PET) ist eine Weiterentwicklung der Szintigraphie. Beide Techniken benutzen radioaktive Substanzen, um einen Eindruck von der Stoffwechselaktivität der Gewebszellen zu gewinnen. Im Gegensatz zur Szintigraphie ermöglicht PET jedoch auch den Aufbau eines Querschnittsbildes.

Eine am normalen Stoffwechsel beteiligte Substanz wird radioaktiv markiert und dann in den Blutkreislauf injiziert. Sie wird von den stoffwechselaktivsten Bereichen des Gewebes aufgenommen und sendet von dort Positronen aus. Diese setzen ihrerseits Photonen frei, die von rund um den Patienten angebrachten Sensoren aufgenommen werden. Die Sensoren sind mit einem Computer verbunden, der die Herkunft der Photonen ermittelt und aus diesen Daten ein Bild der Substanzverteilung im Gewebe aufbaut.

Das PET-Verfahren wird neuerdings zur Untersuchung von Gehirntumoren, zur Lokalisierung des Ursprungs epileptischer Anfälle sowie zum Studium der Gehirnfunktionen bei diversen Geisteskrankheiten benützt. Neben dem Herzen sollen auch andere Organe damit untersucht werden.

Biochemische Analyse

Klinisch-chemische Analysen von Blut, Urin und anderen Körperflüssigkeiten (Rückenmarksflüssigkeit, Speichel, Schweiß) sind weitere wichtige ärztliche Hilfen. Die Untersuchung ihrer Zusammensetzung dient einerseits als diagnostischer Wegweiser, andererseits der Funktionskontrolle von Organen wie Leber, Lunge oder Nieren.

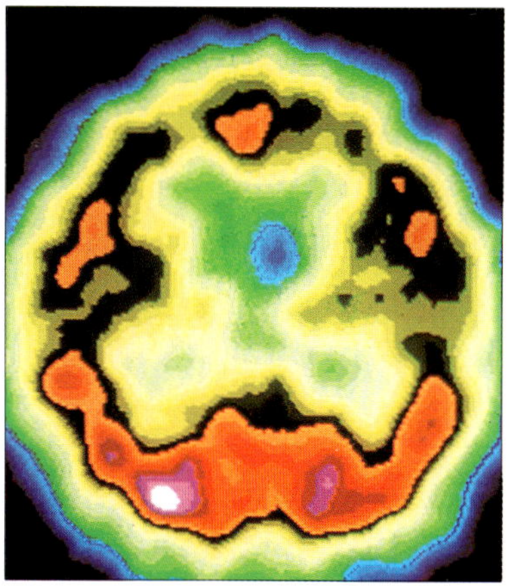

PET – Darstellung des Gehirns
PET eines normalen Gehirns. Um die unterschiedliche Eiweißbiosynthese im Gehirn sichtbar zu machen, wurde Methionin, eine essentielle Aminosäure, verwendet. Das Ausmaß der Stoffwechselaktivität zeigt sich in den unterschiedlichen Färbungen. Auch andere metabolische Vorgänge im Gehirn sind darstellbar, so z.B. der Kohlenhydratstoffwechsel durch radioaktiv markierte Glukose.

Zunehmend gewinnt der biochemische Nachweis sog. Tumormarker an klinischer Bedeutung. Hierbei handelt es sich um Substanzen, deren Auftreten bzw. deren erhöhte Konzentration in Körperflüssigkeiten wichtige Hinweise auf das Vorhandensein oder den Verlauf bösartiger Geschwülste im Körper zu liefern vermögen. Bei solchen Indikatoren kann es sich um spezifische Tumorantigene (also Bestandteile von Krebszellen, die dem Zelleib, der Zelloberfläche oder dem Kern entstammen) oder um unspezifische Enzyme handeln, wie z.B. die saure Phosphatase beim Prostata-Karzinom.

DIAGNOSETECHNIKEN (3)

Biopsie

Eine Biopsie ist die Untersuchung einer Gewebe- oder Zellprobe, die einem lebenden Organismus mit Hilfe eines Instruments entnommen wurde. Diese Proben werden unter dem Mikroskop analysiert und können einer Reihe von biochemischen Tests unterzogen werden. Die Biopsie leistet so einen wertvollen Beitrag zur Erstellung einer präzisen Diagnose.

Manche der Gewebsproben werden "blind" mit einer durch die Haut in das Organ eingeführten Hohlnadel entnommen, andere während einer Operation oder endoskopischen Untersuchung.

Eine Biopsie ist vor allem bei Geschwülsten oder Zysten in der weiblichen Brust, den Eierstöcken, den Hoden oder der Schilddrüse von Nutzen. Sie hilft dem Arzt bei der Beurteilung, ob ein Tumor gutartig oder bösartig ist und welche Behandlung er anwenden muß. Auch die Ursachen anderer Krankheiten, unerklärbare Entzündungen etwa oder Funktionsstörungen der Leber, Nieren, Muskeln oder Haut, können häufig durch eine Biopsie aufgedeckt werden.

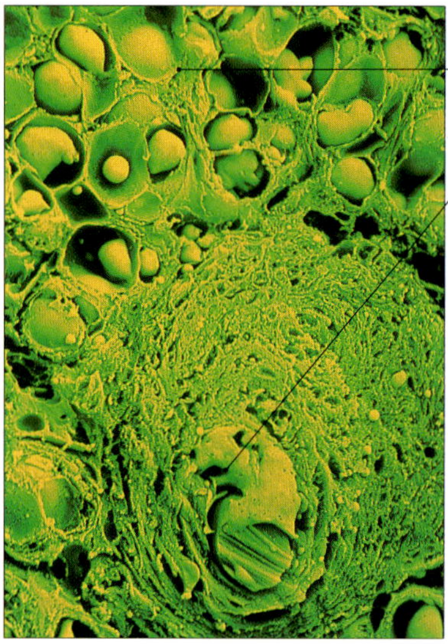

Eierstockbiopsieprobe
Die Entwicklung der Biopsie (bei der Gewebeproben aus dem Körperinneren entnommen werden) hat die Diagnostik vieler Krankheiten verfeinert. Die Proben werden licht- oder elektronenmikroskopisch untersucht. Diese rasterelektronenmikroskopische Aufnahme zeigt Eierstockgewebe mit einem malignen Teratom (einer Art Eierstockkrebs). Der Krebs beginnt, das normale Gewebe zu überwuchern.

Endoskopie

Die Endoskopie ist ein Untersuchungsverfahren, das mit Hilfe eines optischen Instruments, dem Endoskop, den direkten Blick in das Innere des Körpers ermöglicht.

Die ersten Endoskope waren noch starre oder zumindest teilweise starre Röhren mit einem – manchmal – komplexen Linsensystem und interner Beleuchtung. Durch die Verwendung der Glasfaseroptik in den 50er Jahren wurden die Endoskop-Tuben biegsam und ihre Einsatzmöglichkeiten wesentlich erweitert.

Heute gibt es starre und flexible Systeme, mit denen die Ärzte in praktisch jeden Körperabschnitt schauen können: in die Körperhöhlen und die darin befindlichen Verdauungs-, Atem- und Harnwege, in Herz, Kreislauf und Gelenke. Mit den meisten Endoskopen und entsprechenden Vorsatzinstrumenten ist gleichzeitig eine gezielte Gewebeentnahme möglich.

DARM-ENDOSKOPIE
Das Innere des Dickdarms kann direkt mit Hilfe eines flexiblen "Kolonoskops" besehen werden. Mit der Koloskopie können sehr gut Dickdarmpolypen, bösartige Veränderungen der Darmschleimhaut oder andere Ursachen von dickdarmbedingten Verdauungsstörungen diagnostiziert werden. Das runde Foto zeigt einen Blick durch das Kolonoskop auf gesunde Dickdarmschleimhaut.

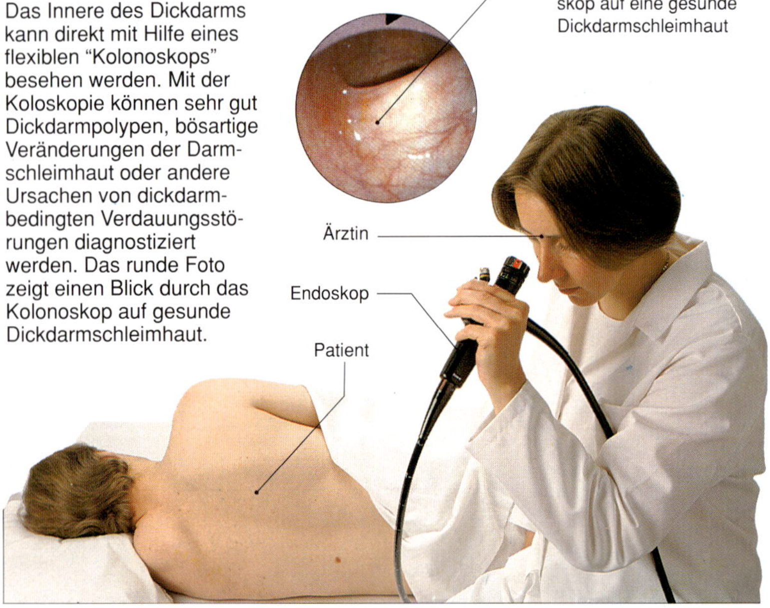

Fetoskopie

Das Fetoskop, eine Sonderform des Endoskops, gestattet den Blick in die Gebärmutter einer Schwangeren; es wird durch einen kleinen Schnitt in der Bauchdecke eingeführt.

Eine Fetoskopie ist angezeigt, wenn ein Verdacht auf intrauterine Mißbildungen wie Wirbelsäulenspaltbildung oder Lippen-Kiefer-Gaumenspalte besteht. Mit dem Fetoskop können gleichzeitig Haut- oder Blutproben vom Feten gewonnen werden, an denen Untersuchungen auf genetische oder andere Störungen vorgenommen werden können.

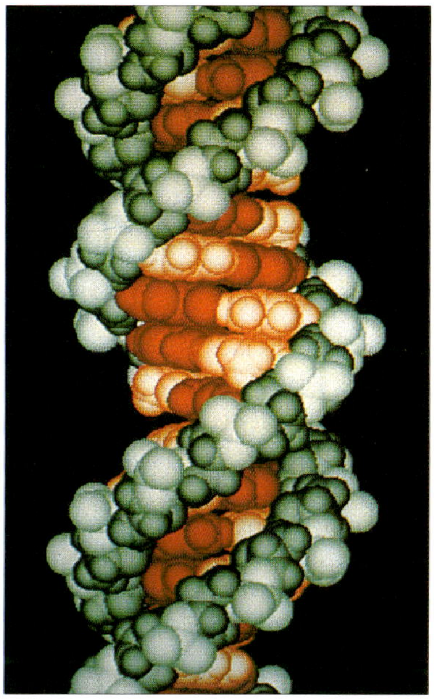

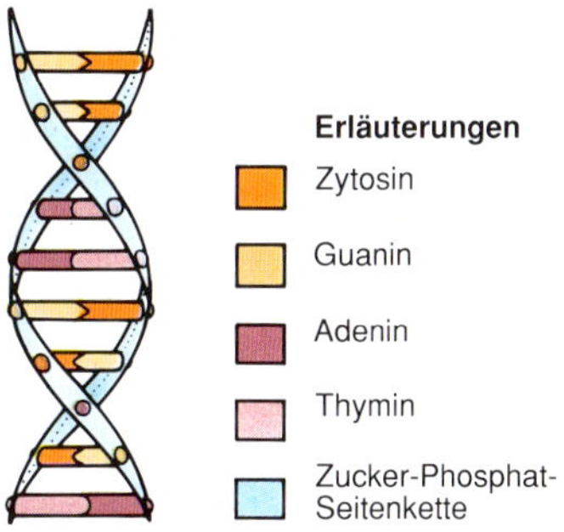

Struktur der DNS
Computerdarstellung eines DNS-Modells (links). Das Molekül besteht aus zwei spiralförmig angeordneten Zucker-Phosphat-Seitenketten, die über die Nukleotid-Basen Zytosin, Guanin, Adenin und Thymin miteinander verbunden sind (oben). Die DNS in jeder Zelle trägt mehr als 50 000 Gene, die die Zellfunktion steuern. Ein defektes Gen vermag die Zellaktivität zu stören und so einen genetischen Schaden wie die Mukoviszidose oder Hämophilie hervorzurufen.

Amniozentese

Bei der Amniozentese (Fruchtblasenpunktion) wird eine Probe aus dem Fruchtwasser entnommen, in dem sich der Fetus im Uterus befindet. Die Untersuchung der Flüssigkeit und der in ihr enthaltenen Zellen kann zur Diagnose bestimmter fetaler Mißbildungen beitragen, und dies schon in einem frühen Schwangerschaftsstadium, so daß auch ein Schwangerschaftsabbruch aufgrund medizinischer Indikation noch möglich ist. Weil die Fruchtblasenpunktion aber ein gewisses, wenn auch geringes Fehlgeburtsrisiko mit sich bringt, ist sie nur in besonderen Fällen angebracht. Normalerweise wird sie nicht vor der 16. bis 18. Schwangerschaftswoche ausgeführt, weil zuvor noch nicht genügend Fruchtwasser vorhanden ist. Resultate einer Fruchtwasserdiagnostik sind deshalb nicht vor der 18. bis 20. Schwangerschaftswoche zu erwarten.

Im Fruchtwasser schwimmen auch Zellen des Fetus. Sie werden auf einem Nährboden gezüchtet, um Chromosomen für die Analyse zu erhalten. Mit der Chromosomenanalyse lassen sich genetische Abnormitäten feststellen, beispielsweise das Down-Syndrom (Mongolismus). Die Amniozentese ermöglicht auch die quantitative Bestimmung diverser Substanzen im Fruchtwasser. Abnorme Anteile dieser Substanzen können Hinweise liefern auf andere, nicht chromosomenbedingte Schädigungen des Fetus. So kann z.B. ein erhöhter Anteil von Alpha-Fetoprotein ein Hinweis auf Rückgratmißbildungen sein.

Zottenhautbiopsie

Die Zottenhautbiopsie ist eine weitere Maßnahme zur Früherkennung fetaler Schädigungen. Die Gewebeprobe kann bereits in der 8. - 9. Schwangerschaftswoche entnommen und sofort untersucht werden. Die Ergebnisse liegen also früher vor als die einer Amniozentese.

Bei der Zottenhautbiopsie wird eine winzige Gewebeprobe aus der Plazenta auf der Fetusseite entnommen. Die Probe wird dann im Labor untersucht. Die Zellen in dieser Gewebeprobe sind identisch mit denen des Fetus, ihre Analyse zeigt also auch, ob der Fetus gewisse Chromosomen- oder genetische Schädigungen aufweist.

Genetische Analyse

Die genetische Analyse kann bei Risiko-Schwangerschaften (z.B. bei bekannten Genschäden in der Familie) vorgenommen werden, um festzustellen, ob das Ungeborene irgendeine Schädigung dieser Art aufweist, also etwa Bluter ist oder Mukoviszidose hat. Die Zellproben für die genetische Analyse während der Schwangerschaft werden durch eine Amniozentese oder eine Zottenhautbiopsie gewonnen.

Eine genetische Analyse kann auch abklären helfen, ob jemand, in dessen Familiengeschichte schon genetische Krankheiten aufgetreten sind, selbst geschädigt ist oder die Schädigung auf seine Kinder weitervererben kann.

Eine wichtige Technik in der genetischen Analyse basiert auf der Verwendung genetischer Sonden. Dabei handelt es sich um spezifische Bruchstükke der DNS (= Desoxyribonukleinsäure; genetisches Material in den Chromosomen aller Zellen), an denen in Labortests bestimmte Defekte des betreffenden Genmaterials festgestellt werden können.

Die Genetiker entwickeln derzeit ein komplettes Bild des Baus der menschlichen DNS und der genauen Lokalisation der einzelnen Gene auf einem Chromosom. Diese Kenntnis ist Voraussetzung zur Identifizierung genetischer Störungen. In vielen Fällen ist es noch nicht möglich, ein geschädigtes Gen selbst aufzuspüren. Für gewisse Genschädigungen jedoch sind bereits Markierungen bekannt (DNS-Abschnitte mit spezifischer Basissequenz), die sich sehr häufig auf ganz bestimmten, mit dem Defekt verbundenen Chromosomen zeigen. Die Anwesenheit einer solchen Markierung ist somit ein deutlicher Hinweis darauf, daß der damit verbundene Gendefekt ebenfalls vorhanden ist.

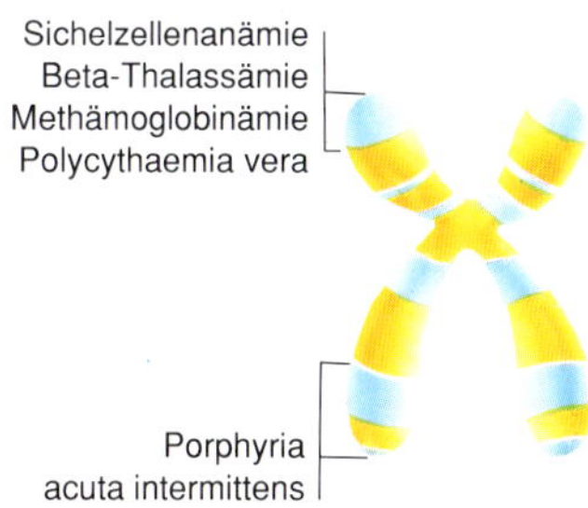

Genkarte des Chromosoms 11
Die Genkarte zeigt den Sitz von Gendefekten, die für verschiedene ererbte Blutkrankheiten und die Stoffwechselstörung akute intermittierende Porphyrie verantwortlich sind. Auf anderen Chromosomen sind weitere Defekte lokalisiert worden.

DIE KRANKHEITSBEHANDLUNG

Die meisten Krankheiten und Verletzungen sind nicht schwerwiegend, und in der Regel erholt man sich davon innerhalb weniger Tage, ohne daß man einen Arzt konsultieren müßte.

Es gibt jedoch Fälle, bei denen ein Arztbesuch unbedingt erforderlich ist, weil der Arzt die Krankheit diagnostizieren und eine angemessene Behandlung einleiten muß. Manchmal ist auch die Überweisung zu einem Spezialisten nötig.

Selbstbehandlung

Bei vielen Gesundheitsstörungen kann man sich selbst helfen. Folgende Maßnahmen – im Bett bleiben, reichlich Flüssigkeit trinken, rezeptfreie Arzneimittel oder Hausmittel anwenden – gehen die Symptome an und heben das Allgemeinbefinden, bis die Krankheit abgeklungen ist. "Grippemittel" z.B. lindern Fieber und Schmerzen und öffnen eine verstopfte Nase, bekämpfen aber nicht die Viren, die die Krankheit verursachen.

Arztbesuch

Wenn Ihre Symptome bleiben oder gar schlimmer werden, kann ein Arztbesuch unausweichlich sein, damit die Krankheit diagnostiziert und entsprechend behandelt wird.

Sind besondere Maßnahmen erforderlich, wird der Arzt sie veranlassen – beispielsweise eine Wunde mit einigen Stichen vernähen oder bei hohem Blutdruck ein drucksenkendes Medikament verschreiben.

Gibt es keine spezifischen Therapeutika wie bei vielen Virusinfekten, wird der Arzt eine Behandlung einleiten, die die Symptome lindert und das Allgemeinbefinden bessert, bis die Krankheit abgeklungen ist.

Bedarf Ihr Problem noch weiterer Untersuchung oder fachärztlicher bzw. klinischer Behandlung, werden Sie dorthin überwiesen. Hier können besondere Medikamente verabreicht oder Operationen durchgeführt bzw. weitere Spezialtherapien eingeleitet werden.

Medikamentöse Behandlung

Bis weit in unser Jahrhundert hinein hatten die Ärzte nur wenige spezifische Medikamente zur Verfügung. Viele Krankheiten waren nicht gezielt anzugehen, ihr Fortschreiten kaum aufzuhalten. Die meisten pharmakologisch wirksamen Substanzen wie etwa Morphin und Digitalis, waren pflanzlicher Herkunft.

Das änderte sich in den 30er Jahren mit der Einführung antibakterieller Medikamente, mit Neuerungen bei der Herstellung synthetischer Wirkstoffe und mit der Entwicklung von Pharmaka, die den Körperstoffwechsel beeinflussen. Seither sind atemberaubende Fortschritte auf dem Gebiet der medikamentösen Therapie gemacht worden, bis hin zur Anwendung von Gentechniken.

Obwohl die Ära der Immunisierung bereits 1796 begonnen hatte, als Edward Jenner die erste Pockenimpfung durchführte, wurden erst in unserem Jahrhundert Impfstoffe auch gegen andere potentiell tödliche Krankheiten entwickelt. Heute kann man gegen Masern und Mumps impfen, gegen Diphtherie und Kinderlähmung, Tetanus und Keuchhusten,

Im Bett bleiben
Einfach im Bett bleiben ist oft alles, was zur Besserung erforderlich ist.

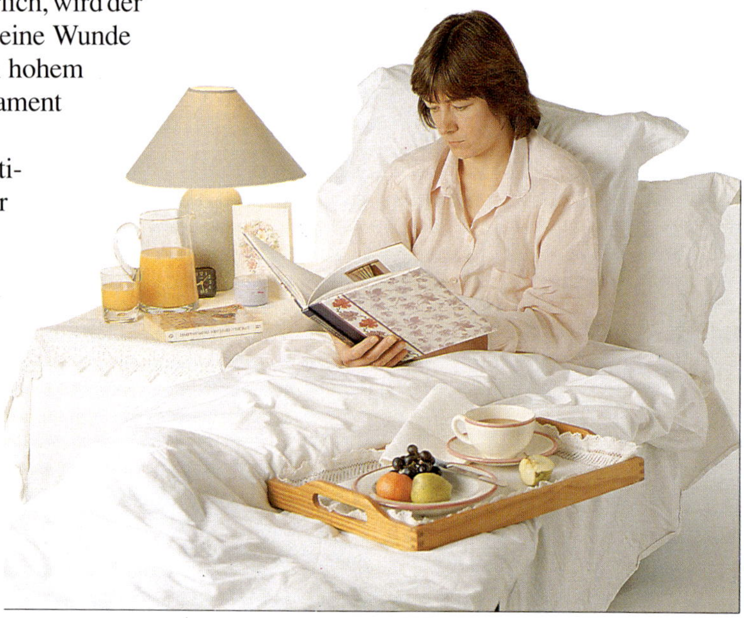

Röteln, Tuberkulose, Hepatitis, Typhus, Tollwut, Cholera und Gelbfieber.

Bevor ein neuer Wirkstoff als Medikament auf den Markt gelangt, muß er eingehend auf seine Wirksamkeit und Unbedenklichkeit getestet und von der Zulassungsbehörde freigegeben werden. Die Darreichungsform eines Medikaments hängt immer von der Art des Wirkstoffes ab, von der Dosis, die verabreicht werden muß, und von der Dauer, die das Arzneimittel wirken muß.

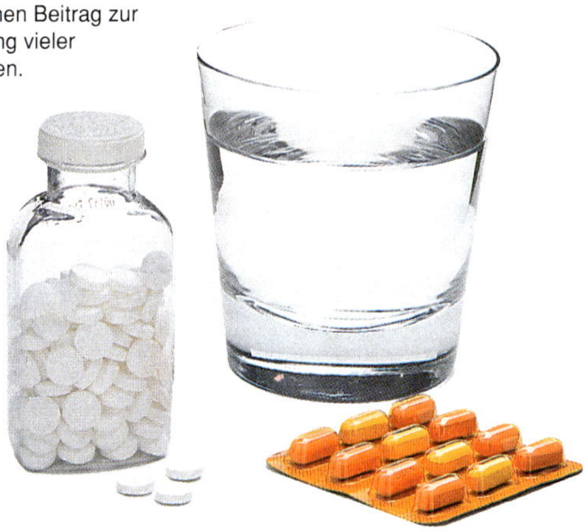

Arzneimittel
Rezeptfreie oder verschriebene Medikamente leisten einen wesentlichen Beitrag zur Behandlung vieler Krankheiten.

Operative Behandlung

Beachtliche Fortschritte in der Chirurgie im 19. und frühen 20. Jh. – die Einführung der Vollnarkose in den Jahren nach 1840, die antiseptischen Erkenntnisse nach 1870 und die Bluttransfusion um 1900 – ebneten den Weg für viele neue operative Techniken.

Trotzdem blieb das Tätigkeitsfeld der Chirurgen bis in die 40er Jahre im wesentlichen auf das Herausschneiden kranker, zerstörter oder mißgebildeter Organteile beschränkt.

Den Anfang einer neuen Chirurgie machte die Orthopädie: Operateure versuchten, die Knochenheilung mit Hilfe von Drähten und Nägeln sowie Ruhigstellung zu fördern.

Seither hat sich die Chirurgie durch die technischen Fortschritte wie das Operationsmikroskop, das Laserskalpell oder das Endoskop erheblich gewandelt. Heute liegt das Schwergewicht der Chirurgie auf der Wiederherstellung und dem Ersatz kranker Organteile, weniger auf deren Entfernung. Aufregende Entwicklungen gab es in der Implantations- und Transplantationschirurgie. Nach anfänglichen Rückschlägen wegen der zunächst noch unbekannten Probleme der Abstoßungsreaktionen sind auf diesem Gebiet inzwischen viele Erkenntnisse gewonnen worden.

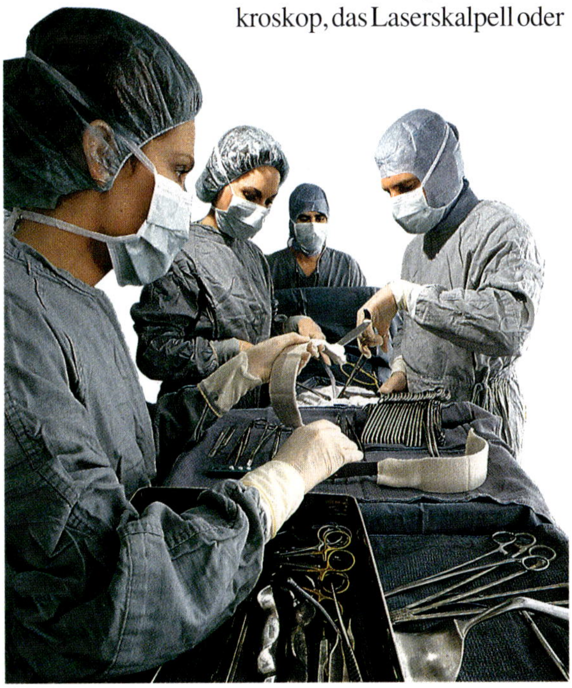

Sonstige Behandlungen

Konservative und operative Behandlung sind nach wie vor die Hauptgebiete medizinischer Tätigkeit, aber die technischen Fortschritte haben inzwischen auch zu anderen Therapieformen geführt. Die Strahlentherapie spielt eine zentrale Rolle bei der Behandlung vieler Krebserkrankungen.

In zunehmendem Maße bedient sich die moderne Medizin auch neuer Verfahren wie der Endoskopie, der Lithotripsie (Steinzertrümmerung) und der Laserbehandlung: alles Entwicklungen, die Chirurgie am offenen Körper vermeiden helfen. Einige neue Behandlungsbereiche wie etwa die Intensivmedizin oder die Neonatologie haben sich in den letzten Jahren weitgehend zu eigenen Fachbereichen der Medizin entwickelt.

Operationen
Operationen sind für eine breite Skala von Krankheiten zur Heilung erforderlich. Alle Operationen werden entweder unter Vollnarkose (so wie hier) oder auch nur bei örtlicher Betäubung ausgeführt.

HAUSKRANKENPFLEGE

Art und Umfang der Pflege, die ein Kranker zu Hause benötigt, hängen davon ab, wie schwer die Krankheit ist und wie lange sie dauert bzw. wieviel Hilfe er bei den täglichen Verrichtungen – wie Waschen und Essen – braucht. Ein Kind mit Windpocken benötigt naturgemäß eine ganz andere Art der Hauskrankenpflege als ein alter Mensch, der an den Folgen eines Schlaganfalls leidet. Grundsätzlich jedoch ist das A und O der Hauskrankenpflege, es dem Kranken so bequem und angenehm zu machen wie nur möglich.

Patientenpflege

Bei jeder Hauskrankenpflege wird sich rasch herausstellen, daß ein fester Tagesablauf – gerade im Interesse der Kranken – erforderlich ist. Und wenn man auch bei vielen Verrichtungen helfen muß, so sollte man doch immer auf das Selbstwertgefühl der Kranken Rücksicht nehmen und das, was sie selbst erledigen können, auch selbst machen lassen.

Speisen für Kranke sollten so appetitanregend wie möglich gekocht und angerichtet werden. Die meisten essen, wenn immer es ihnen möglich ist, lieber allein, aber es gibt natürlich Fälle und Umstände, die es erforderlich machen, Kranke zu füttern. Sie sollen dabei aufrecht sitzen, gestützt durch Kissen im Rücken. Wenn man füttern muß, soll es langsam geschehen, auf keinen Fall hastig oder drängend, und mit ausreichenden Pausen zwischen zwei Löffeln. Kranke müssen ohnehin besonders gut kauen und schlucken. Eile ist ihnen abträglich.

Es mag auch notwendig werden, einem Patienten auf die Toilette und ins Bad zu helfen. Bei fester Bettlägerigkeit muß man dann im Bett waschen und eine Bettschüssel bereitstellen. Es kann außerdem erforderlich werden, bestimmte Krankenpflegeraufgaben zu erlernen, wie etwa das regelmäßige Umdrehen im Bett zur Vermeidung von Wundliegen, das Wechseln der Bettwäsche, ohne daß der Kranke das Bett verläßt, oder, wie man Kranke im Bett aufsetzt. Manchmal werden zwei Helfer nötig sein, um das zu bewerkstelligen. Die Hauskrankenschwester kann wertvolle Ratschläge, Hilfen und praktische Assistenz für die Pflege zu Hause geben.

WECHSELN DER BETTWÄSCHE

Bei Bettlägerigen sind dazu zwei Personen nötig.
Sagen Sie dem Kranken vorher genau, was Sie zu tun beabsichtigen.

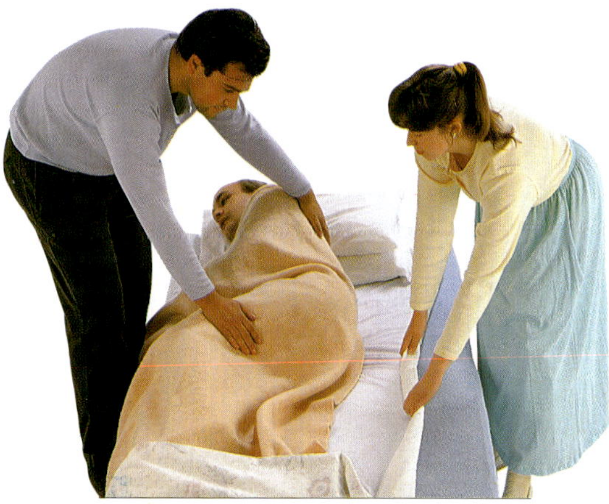

1 Bettdecken bis auf eine Decke entfernen. Den Patienten auf die Seite rollen, wobei Rücken und Beine gestützt werden. Die zweite Helferin rollt dann das auszuwechselnde Laken in Richtung auf den Patienten ein.

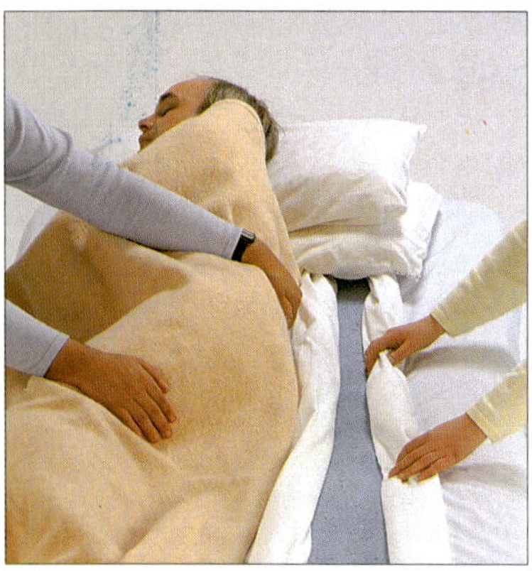

2 Den Patienten weiter an Rücken und Beinen stützen, während die andere Helferin das neue Laken einsteckt und dann ausrollt, wie im Foto gezeigt, nämlich auf den Patienten zu und bis es an das eingerollte schmutzige Laken stößt.

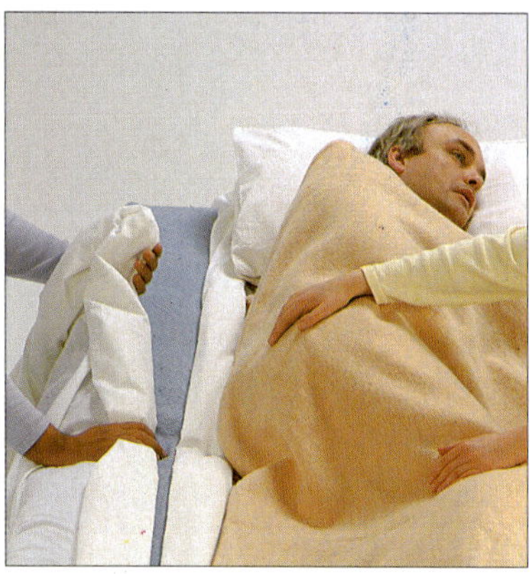

3 Der Patient wird von den Helfern über die beiden Lakenrollen auf das neu ausgelegte Laken gerollt. Die Helferin stützt den Patienten, während der Helfer das schmutzige Laken wegnimmt und das saubere einsteckt.

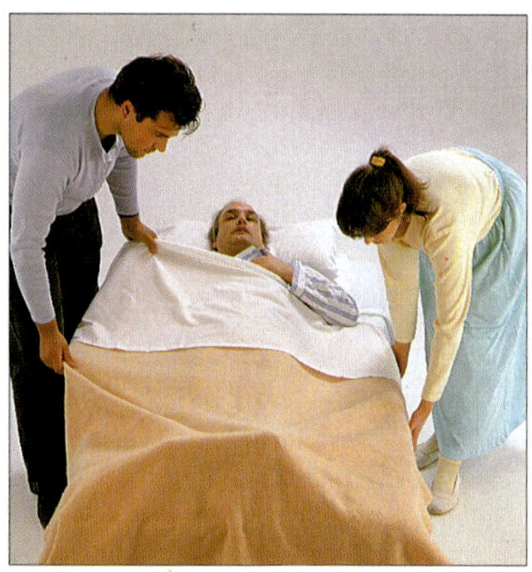

4 Nun Kopf und Schultern des Patienten hochheben und das neubezogene Kissen unterschieben. Über die Decke, in die der Patient eingehüllt ist, das neue Decklaken ziehen. Frische Decke(n) darauflegen, und das Decklaken einstecken.

Das Krankenzimmer

Das ideale Krankenzimmer hat eine heitere Atmosphäre, liegt nahe beim Bad, ist möglichst ruhig und hat eine angenehme Temperatur. Es ist gut beleuchtet, gut gelüftet und so sauber, wie es nur geht. In vielen Fällen wird das eigene Schlafzimmer das beste und geeignetste Krankenzimmer sein.

Die meisten Kranken brauchen und schätzen Anregung und Unterhaltung durch Lektüre, Radio, Platten, Kassetten, Fernsehen oder Videobänder.

Viele wollen bestimmte Dinge in ihrer Reichweite haben – Trinkwasser, Tücher, ein Telefon oder eine Glocke, um Hilfe herbeirufen zu können. Auf keinen Fall aber sollen sich Medikamente in Reichweite von Kindern oder von verwirrten Personen befinden.

Der Patient wird oft zusätzliche Stützen zum Aufrechtsitzen im Bett schätzen (Rückenlehnen, Dreieckkissen). Orthopädische Bettbretter können bei Kranken mit Rückenproblemen unter der weichen Matratze für besseres und sicheres Sitzen nützlich sein. Verstellbare Tische für Krankenbetten erleichtern alle Aktivitäten im Sitzen, für die eine feste Unterlage benötigt wird.

EIN VORBILDLICHES KRANKENZIMMER

Die Illustration zeigt, wie man ein Krankenzimmer sowohl für den Kranken als auch den Pfleger/die Pflegerin bequem und angenehm einrichten kann.

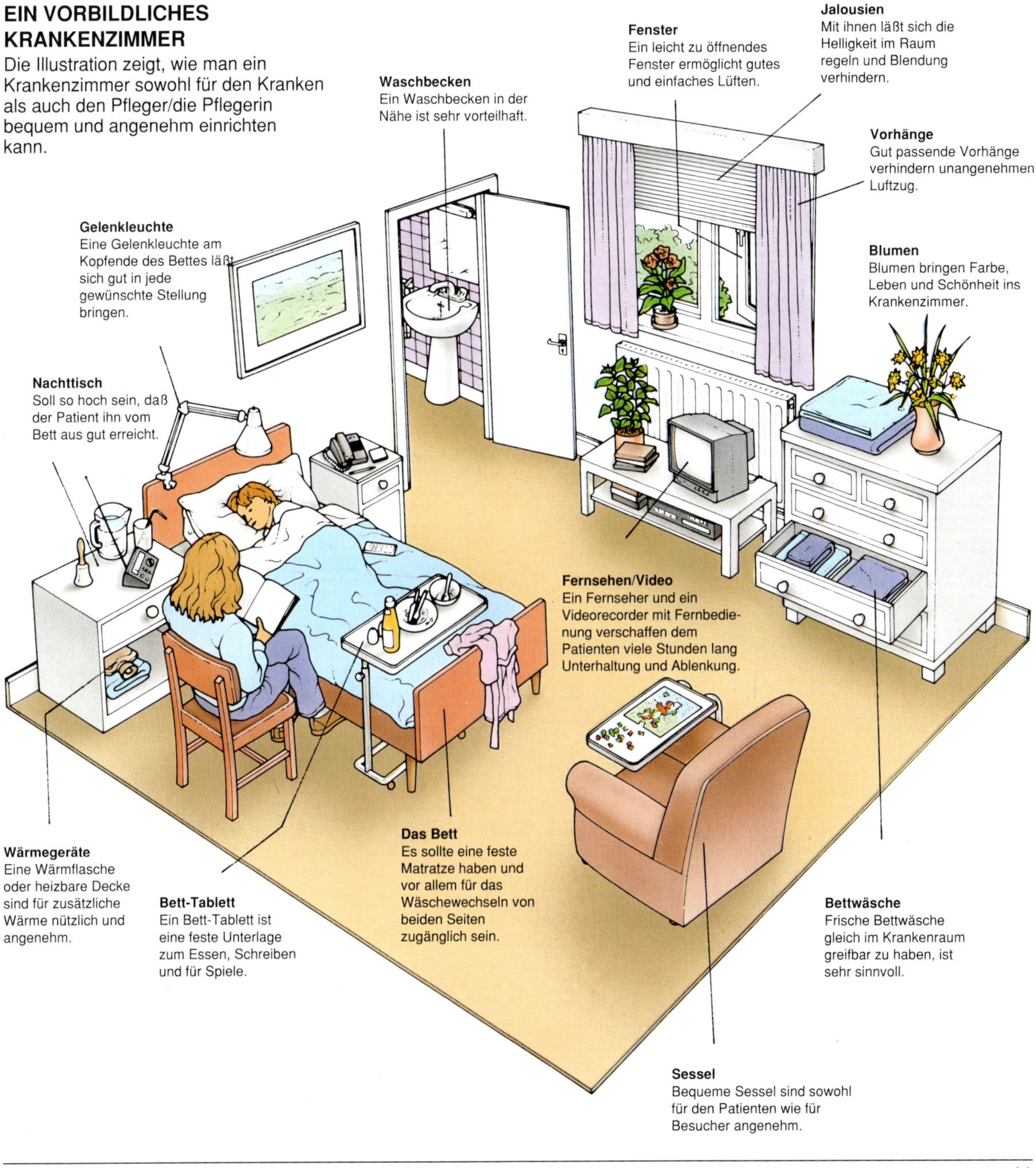

BEHANDLUNGSMETHODEN (1)

Unser Jahrhundert hat gewaltige Fortschritte bei der Krankheitsheilung erlebt. Eine große Anzahl neuer Medikamente und Wirkstoffe sind entdeckt und entwickelt worden. So manches Leben wird heute durch die Intensivmedizin und durch moderne Techniken wie Dialyse und Radiotherapie gerettet. Auch die Fortschritte in der Chirurgie – darunter die Transplantationen und Implantationen sowie die Mikrochirurgie – haben die Möglichkeiten der Ärzte erheblich erweitert. Bei manchen Krankheiten sind die lange üblichen operativen Eingriffe durch weniger belastende Behandlungstechniken ersetzt worden, wie z.B. die Lithotripsie (Steinzertrümmerung), die Laserbehandlung und die Endoskopie.

Arzneimittel

Schon seit Jahrtausenden ist die Heilwirkung von Arzneimitteln bekannt, und ihre Anwendung ist nach wie vor ein bedeutender Teil jeder medizinischen Behandlung.

Bestimmte Medikamente, wie z.B. Aspirin, kann man in der Apotheke ohne ärztliche Verschreibung kaufen. Andere, wie etwa Penicillin, bekommt man in der Apotheke nur bei Vorlage eines ärztlichen Rezepts. Eine weitere Gruppe von Medikamenten, die Betäubungsmittel, dürfen in der Apotheke nur bei Vorlage einer ärztlich begründeten Spezialverschreibung ausgehändigt werden.

Arzneimittel gibt es in vielen Darreichungsformen – als Tabletten, Kapseln, Säfte, Tinkturen, Sprays zum Inhalieren, Salben und Cremes, Rektal- oder Vaginalzäpfchen, Tropfen, Pulver, Injektionen und Hautpflaster.

Herkunft der Medikamente

Jahrhundertelang entnahm man die Arzneimittelgrundstoffe der Natur, z.B. den Pflanzen oder Mineralien. In neuerer Zeit hat die Pharmazie eine breite Skala von Medikamenten entwickelt, die zunehmend in chemischen Verfahren synthetisiert oder gentechnisch hergestellt werden.

Natürliche Medikamente

Eine Reihe medizinischer Wirksubstanzen werden immer noch aus natürlichen Materialien gewonnen: etwa Digoxin aus dem Fingerhut, Vinblastin und Vincristin aus Schnecken, oder Phenoxymethylpenicillin aus einer bestimmten Pilzkultur.

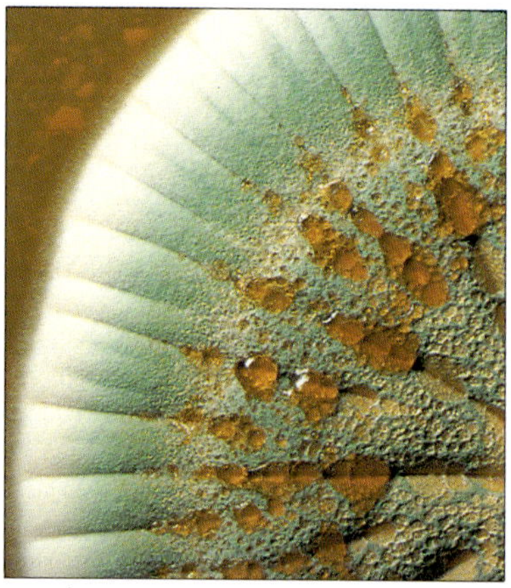

Eine Penicillin-Notatum-Kultur
Diese Art Nährboden war die erste Quelle des Antibiotikums Penicillin. Heute werden üblicherweise synthetische Formen verwendet.

Pflanzliche Inhaltsstoffe werden in der Regel aus ganz bestimmten Abschnitten einer Pflanze in jeweils typischer Weise gewonnen: z.B. Zermahlen von Wurzeln oder Samen, Aufbrühen von Blättern, Ansetzen frischer Pflanzenteile in Alkohol etc. Häufig werden die Pflanzenauszüge im Labor gereinigt und angereichert. So wird aus Opium, einem Milchsaft aus den unreinen Kapseln des Schlafmohns, durch Raffinierung reines Morphium oder Kodein hergestellt.

Bestimmte natürliche Wirkstoffe wie Atropin, Koffein oder Streptomycin werden jedoch nicht mehr – wie teilweise seit Jahrhunderten – aus gesammelten oder speziell gezüchteten Pflanzen, sondern in zunehmendem Maße synthetisch (d.h. in chemischen Syntheseverfahren aus einfachen Ausgangsstoffen) erzeugt.

IN DER APOTHEKE
Die Apotheke ist der zuständige Ort für alle Auskünfte über rezeptfreie Medikamente.

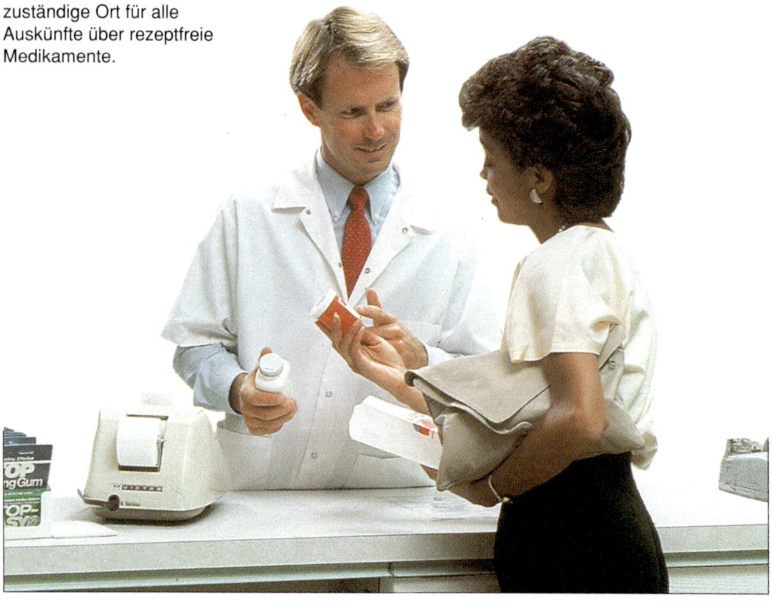

HERKUNFT DER ARZNEIMITTEL

Alle Arzneimittel können in eine der drei Gruppen eingeordnet werden, je nachdem, ob sie natürlich vorkommen, synthetisch oder genetisch produziert werden. Gegenwärtig wird die große Mehrzahl synthetisch erzeugt.

Herkunft	Name des Medikaments	Behandelte Krankheiten
Natürliche Medikamente	Digoxin	Herzrhythmusstörungen
	Phenoxymethylpenicillin	Infektionen
	Vinblastin	Krebs
Synthetische Medikamente	Cimetidin	Magengeschwüre
	Diazepam	Angst-/Spannungszustände
	Paracetamol	Schmerzen
	Propranolol	Bluthochdruck
Gentechnisch erzeugte Medikamente	Anistreplase	Koronarthrombose
	Faktor VIII	Hämophilie
	Wachstumshormon	Wachstumshormonmangel
	Humaninsulin	Diabetes mellitus

Synthetische Medikamente

Die aktiven Bestandteile vieler Arzneimittel werden synthetisch hergestellt. Diese Verfahren stellen eine ständig gleichbleibende Konzentration und Wirkkraft sicher und machen diese Medikamente auch jederzeit in ausreichender Menge verfügbar.

Außerdem haben die neueren Fortschritte in unserem Verständnis der Körperfunktionen es ermöglicht, Medikamente "maßgeschneidert" herzustellen, statt weiter nur auf die synthetische Form einer natürlichen Substanz zu vertrauen. So ist etwa Propranolol dazu entwickelt worden, den spezifischen Einfluß der natürlichen Hormone Adrenalin und Noradrenalin auf Herz und Blutgefäße zu blockieren. Dieser Effekt wird zur Behandlung bestimmter Fälle von Bluthochdruck, Angina pectoris oder Herzrhythmusstörungen eingesetzt. Cimetidin wurde gezielt für die Behandlung von Magengeschwüren entwickelt: Es hemmt die Ausschüttung von Magensäure auf Histamin und fördert auf diese Weise das Abheilen der Geschwüre.

Synthetische Substanzen können im Körper Hormone oder andere Wirkstoffe ersetzen, die vom Organismus wegen einer Erkrankung nicht mehr in ausreichendem Maße produziert werden. Ein Beispiel dafür ist das künstlich hergestellte Levodopa, das den Mangel an körpereigenem Dopamin (der bei der Parkinson-Krankheit auftritt) auszugleichen vermag.

Medikamente dieser zielgerichteten Art für ganz spezielle Bedürfnisse können auch zur Erhöhung ihrer Wirkkraft und zur Verringerung von Nebenwirkungen noch weiter chemisch modifiziert und variiert werden.

Gentechnisch erzeugte Medikamente

Mit der in neuerer Zeit entwickelten Gentechnologie sind Eingriffe in die genetische Struktur lebender Organismen möglich. In der Medizin ist die Gentechnik bisher zur Herstellung von Hormonen und anderen natürlichen, als Medikamente dienenden Substanzen benutzt worden.

Obwohl in der Praxis recht kompliziert, ist die gentechnische Produktion menschlicher Hormone und anderer Körpersubstanzen theoretisch einfach. Das Gen, das menschliche Zellen zur Bildung eines Hormons veranlaßt, wird identifiziert, isoliert und in das genetische Material eines Mikroorganismus wie Bakterie oder Hefe eingeschleust. In einer Kultur vermehren sich die Mikroorganismen und stellen schließlich das Hormon in Mengen für eine breite Anwendung her.

Mit Hilfe der Gentechnologie werden Humaninsulin, Anistreplase (Gewebs-Plasminogenaktivator), Faktor VIII (Gerinnungsfaktor zur Behandlung der Bluterkrankheit), Erythropoetin (zur Behandlung der Blutarmut), menschliches Wachstumshormon und Hepatitis-B-Impfstoff in industriellen Mengen fabriziert.

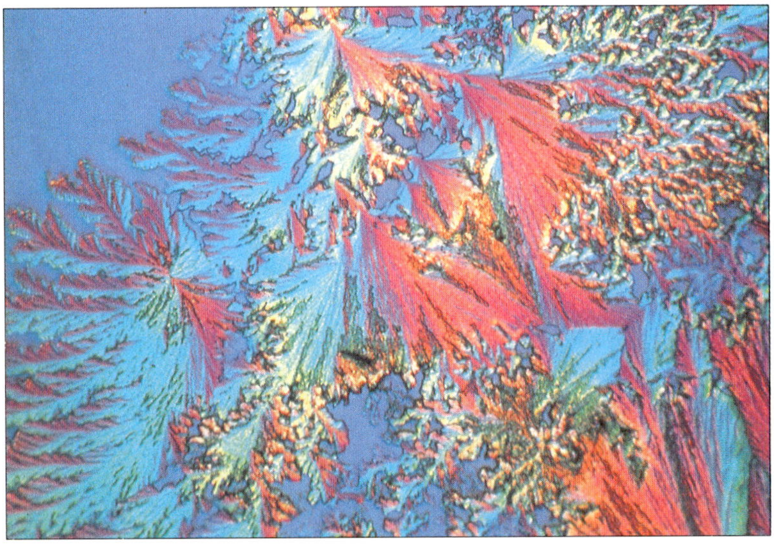

Ein Mikrofoto von Adrenalin
Adrenalin (hier ein Mikrofoto in polarisiertem Licht) ist ein Beispiel für die vielen Wirkstoffe, die heute synthetisch hergestellt werden können. Das natürliche Adrenalin ist ein von der Nebenniere abgesondertes Hormon. Synthetisch hergestelltes Adrenalin dient zur Behandlung von Herzstillstand und zur Blutungskontrolle bei Operationen.

BEHANDLUNGSMETHODEN (2)

Intensivpflege

Die Intensivpflege Schwerkranker ist ein wichtiger Aspekt der modernen medizinischen Behandlung. Sie spezialisierte sich in den letzten Jahren derart, daß sie heute oft bereits als eigener Zweig der Medizin angesehen wird. Alle großen Krankenhäuser haben heute eine Intensivstation mit speziell geschultem ärztlichem und Pflege-Personal.

Eine Intensivstation ist ausgerüstet mit allen Geräten, die lebenswichtige Körperfunktionen (Herztätigkeit, Atmung, Blutdruck etc.) fortlaufend zu registrieren und bei Bedarf zu stabilisieren vermögen. Durch sorgfältige Beobachtung kann sofort die Verschlechterung des Zustandes bei einem Patienten erkannt und behandelt werden. Intensivpatienten hängen gewöhnlich an einem Dauertropf, über den Medikamente und Nährstoffe intravenös zugeführt werden; viele müssen beatmet werden.

Intensivstationen sind in der Regel auch zur Betreuung von Herzinfarktpatienten ausgerüstet.

Neugeborenenfürsorge

Die Fortschritte in der Neugeborenenfürsorge haben die Säuglingssterblichkeit erheblich vermindert, besonders unter den Frühgeborenen. Bei diesen sind die inneren Organe oft noch nicht ausreichend entwickelt, um bereits voll zu funktionieren. Viele andere Körperfunktionen, wie z.B. die Regulierung der Temperatur, sind bei ihnen ebenfalls oft noch mangelhaft.

Eine Intensivpflege-Ausstattung auf einer Geburtsstation kann die lebenswichtigen Körperfunktionen bei frühgeborenen oder schwerkranken Kindern unterstützen. Ein Inkubator z. B. schafft Umgebungsbedingungen, in denen Temperatur, Luftfeuchtigkeit und Sauerstoffgehalt ganz genau eingestellt sind. Das Kind kann gleichzeitig im Inkubator sorgfältig beobachtet werden.

Viele Babys auf einer Säuglingsstation brauchen zusätzliche Hilfen wie etwa ein Beatmungsgerät oder künstliche Ernährung durch den Tropf bzw. über eine Nasensonde.

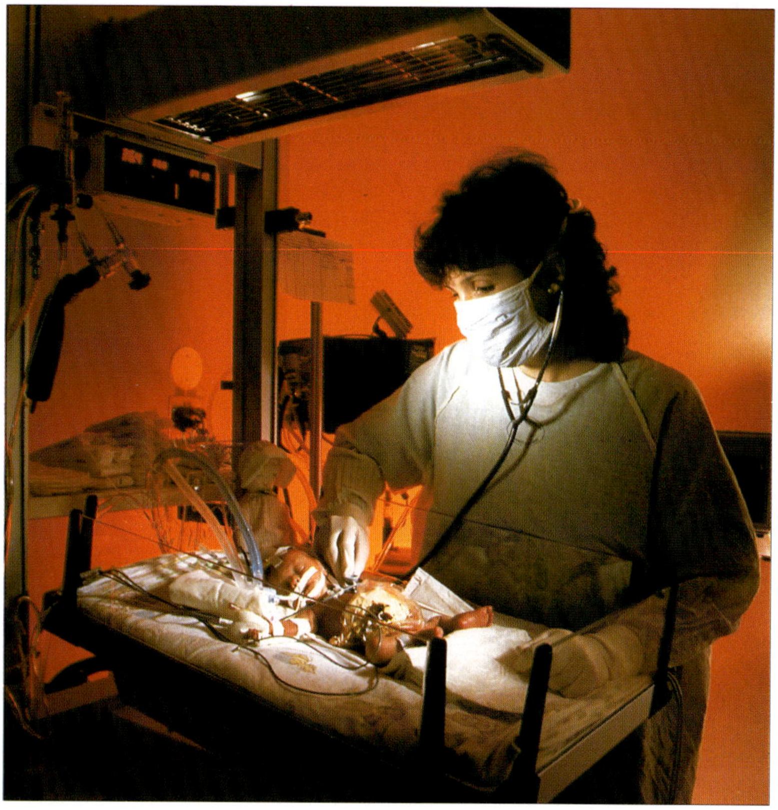

Neonatale Intensivpflege
Untersuchung einer Frühgeburt nach durchgeführter Operation auf einer Neugeborenen-Intensivstation. Das Kind wird beatmet und intravenös ernährt.

Der Heizstrahler über dem Bett des Babys sorgt für eine gleichbleibende, genau eingestellte Umgebungstemperatur.

Blutwäsche

Ein Mensch, dessen Nieren versagen, wird innerhalb weniger Tage sterben müssen, wenn nicht die Schlacken, die sich in seinem Blut ansammeln, entfernt werden. Diese "Blutreinigung" kann künstlich mit einer sogen. Dialyse durchgeführt werden. Dafür gibt es zwei Techniken: die direkte Blutwäsche (Hämodialyse) und die indirekte übers Bauchfell (Peritonealdialyse).

Bei der Hämodialyse wird das Patientenblut in einer "künstlichen Niere" über ein (semipermeables) Membransystem einer Dialyseflüssigkeit ausgesetzt und entschlackt. Die Prozedur dauert einige Stunden und muß mehrmals in der Woche wiederholt werden.

Bei der Peritonealdialyse dient das Bauchfell als semipermeable Membran. Die Dialyselösung fließt über einen Schlauch in die Bauchhöhle, entzieht dort dem Blut in den Bauchfellgefäßen die Schlacken und wird durch einen Schlauch wieder aus der Leibeshöhle gesogen.

Bei vorübergehendem Ausfall der Nierenfunktion kann eine Dialyse nur zeitweise nötig sein. Sie kann aber auch als Langzeitbehandlung bei bleibendem Nierenversagen eingesetzt werden. In solchen Fällen ist jedoch eine Nierentransplantation der künstlichen Niere vorzuziehen.

Lithotripsie

Dieses Verfahren arbeitet mit Ultraschallwellen hoher Energie. Stoßwellen werden so lange auf den Stein im Körper gesendet, bis er in kleine Partikel zerbrochen ist. Diese werden dann mit dem Harn (Nierensteine) oder dem Stuhl (Gallensteine) ausgeschieden.

Psychiatrische Behandlung

Früher sperrte man Menschen mit psychischen Krankheiten weit fort in geschlossene Anstalten. Heute werden viele Patienten auf bestimmten Stationen in allgemeinen Krankenhäusern oder in öffentlichen Einrichtungen behandelt.

Die Entwicklung von Psychopharmaka und anderen Medikamenten zur Behandlung psychiatrischer Probleme hat die Perspektiven für viele Menschen mit ernsten Geistesstörungen wie Schizophrenie oder manisch-depressives Irresein drastisch verbessert. Durch die Medikamente können diese Patienten wieder in bestimmtem Maße in der Gemeinschaft tätig werden.

Lithotripsie
Mit diesem Verfahren wird durch Ultraschallwellen ein Nierenstein in kleine Partikel zertrümmert, die auf natürlichem Wege ausgeschieden werden können. Die Patienten liegen auf einer Liege oder in einem Wasserbad. Mit dem Ultraschall- oder Röntgen-Monitorbild wird die genaue Lage des Steins festgestellt und dieser dann gezielt mit Ultraschallwellen zertrümmert.

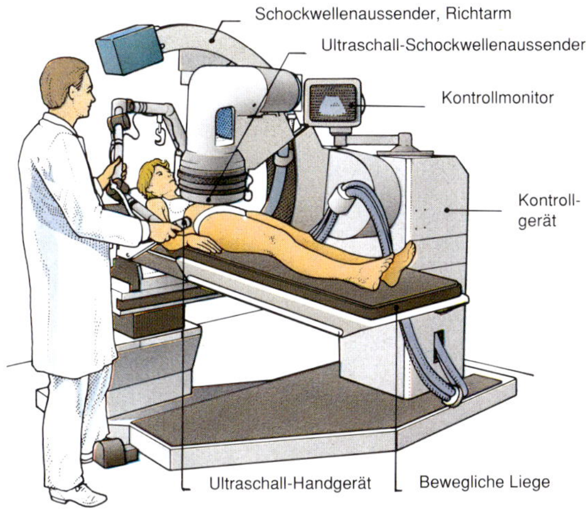

Eine Psychotherapie kann bei Menschen mit Neurosen, Persönlichkeitsstörungen oder abnormalem Verhalten wie etwa Alkoholismus und Drogenabhängigkeit helfen. Sie kann in Form einer Psychoanalyse, als Gruppentherapie oder individuelle Beratung erfolgen.

Seit 1971 werden die Kosten für eine Psychotherapie von der gesetzlichen Krankenversicherung als Pflichtleistung übernommen.

Strahlenbehandlung

Der Gebrauch von Röntgenstrahlen und Radium (einer natürlichen radioaktiven Substanz) als Einlage geht auf die Jahrhundertwende zurück. Heute werden immer noch Röntgenstrahlen eingesetzt, das Spektrum der Strahlentherapie hat sich jedoch durch Verwendung anderer Strahlenquellen erheblich erweitert (z.B. Neutronenstrahler oder radioaktive Isotope von Elementen wie Jod oder Yttrium).

In der Frühzeit wurde bei einer Strahlenbehandlung auch benachbartes Gewebe geschädigt. Mit den modernen Techniken ist bei der Bestrahlung jedoch ein genaues Zielen möglich. Die zellzerstörenden Strahlen werden nur auf den Tumor gerichtet und die Schädigung normalen umliegenden Gewebes auf ein Minimum reduziert.

Bei manchen bösartigen Geschwülsten wie Basalzellkarzinomen oder bestimmten Hypophysentumoren wird ausschließlich bestrahlt. Häufiger aber wird die Strahlenbehandlung zusammen mit einer operativen oder Chemotherapie bzw. mit beidem eingesetzt.

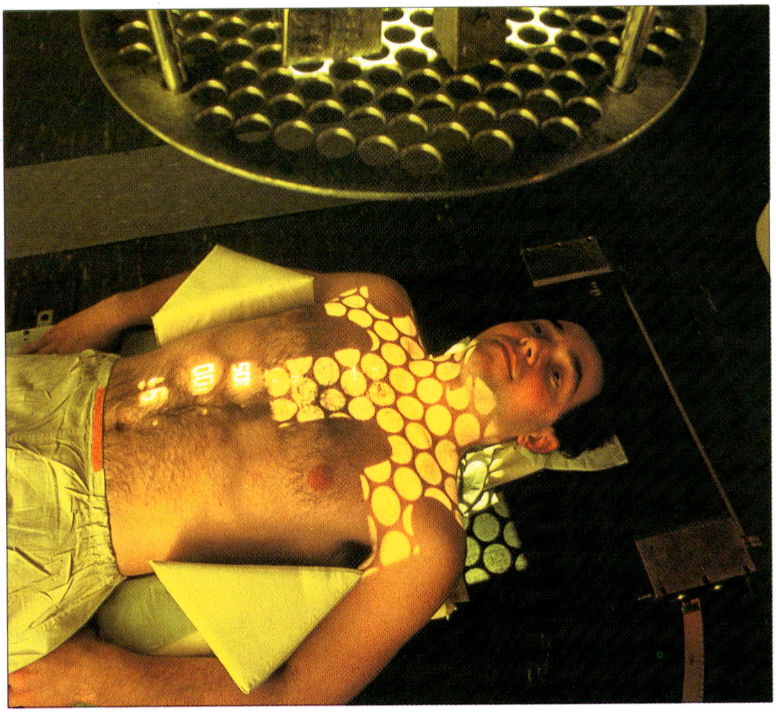

Vorbereitung zur Radiotherapie
Die Metallplatte zwischen der Strahlungsquelle und dem Patienten schützt gegen übermäßige Bestrahlung. Das beleuchtete Muster zeigt die zu bestrahlenden Körperregionen.

BEHANDLUNGSMETHODEN (3)

Chirurgische Behandlung

Chirurgische Eingriffe stellen für viele Leiden und Beschwerden die wichtigste Behandlungsform dar. Mit operativen Verfahren entfernt man entweder krankes Gewebe oder kranke Organe, beseitigt Blockierungen, bringt Organe wieder an ihren richtigen Platz, pflanzt mechanische oder elektronische Geräte ein oder transplantiert Gewebe oder ganze Organe.

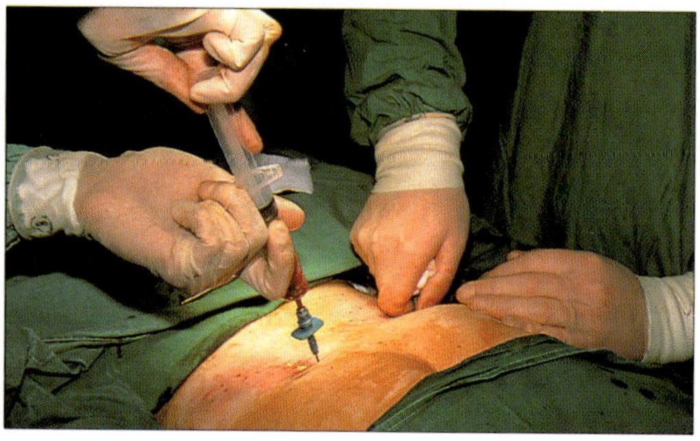

Knochenmarks-transplantation
Das Foto zeigt, wie gesundes Knochenmark mit einer Spritze aus dem Hüftknochen eines Spenders entnommen wird. Anschließend wird es in den Blutstrom des Empfängers eingespritzt, nachdem dessen geschädigtes Knochenmark durch Bestrahlung zuerst zerstört wurde. Immunsuppressive Medikamente sind dabei erforderlich.

Implantate

Beim Ersetzen von Körperteilen durch künstliche sind vier wichtige Punkte zu berücksichtigen. Erstens: Das Ersatzimplantat muß aus einem Material bestehen, das das Immunsystem nicht zu Abstoßungsreaktionen veranlaßt. Zweitens: Es muß viele Jahre lang halten und unverändert bleiben, damit die Operation nicht wiederholt werden muß. Drittens: Es muß zuverlässig dafür gesorgt werden, daß das Implantat fest an seinem Platz bleibt. Viertens: Die Implantationstechnik erfordert sorgfältigste chirurgische Arbeit, damit keine Infektion der umliegenden Gewebe erfolgt.

Alle diese Probleme sind bereits weitgehend gelöst, und die meisten Implantationen sind deshalb auch erfolgreich. Hüftgelenksimplantate halten in 70 Prozent aller Fälle 10 Jahre oder länger. Außerdem gibt es inzwischen eine breite Skala von Implantaten: außer künstlichen Hüftgelenken auch Knie- und Fingergelenke, Zähne, Herzklappen, Teile von Blutgefäßen und des Schädels.

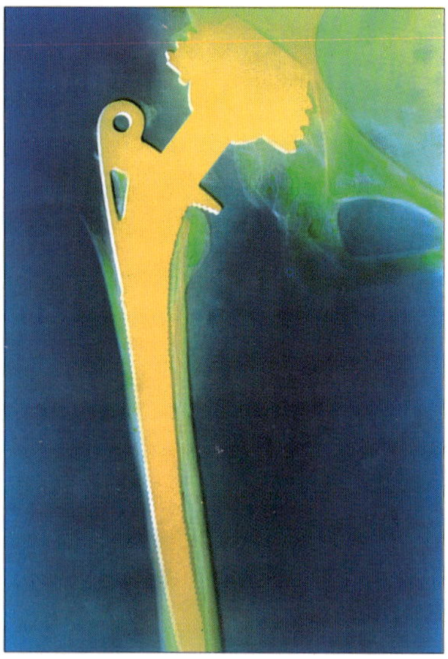

Hüftgelenksersatz
Die kolorierte Röntgenaufnahme zeigt ein implantiertes künstliches Hüftgelenk. Dies ist eine der erfolgreichsten Maßnahmen der Implantationschirurgie. Am häufigsten wird das Implantat bei Gelenken eingesetzt, die durch Arthritis deformiert wurden.

Transplantationen

Zu Beginn der Transplantationschirurgie waren Gewebsübertragungen enge Grenzen gesetzt: Nur bei Hornhautverpflanzungen (Hornhaut ist nicht durchblutet) und bei Organübertragungen zwischen eineiigen Zwillingen traten auf längere Sicht keine Abstoßreaktionen auf.

Die Behandlung von Organempfängern mit Medikamenten, die eine Abstoßung unterdrücken, öffnete dann den Weg zur modernen Transplantationstechnik. Der Effekt solcher Medikamente beruht auf der Ausschaltung des Immunsystems, sie reduzieren damit gleichzeitig die Resistenz gegen Entzündungen. Viele Transplantationspatienten behielten zwar das neue Organ, starben dann aber an banalen Infekten.

Schrittweise wurden die technischen Probleme gelöst, zuerst bei Nierenverpflanzungen, später auch bei Herz- und Lebertransplantationen. Verbesserte immununterdrückende Substanzen wurden entwickelt, besonders Ciclosporin. Dementsprechend sind die Erfolgsraten bei den Transplantationen heute im allgemeinen recht hoch.

Das Hauptproblem ist der Mangel an Spenderorganen. Viele Transplantationen erfolgen mit Organen verstorbener Spender, doch Nieren können auch von einem lebenden Spender (normalerweise, wenn auch nicht immer,

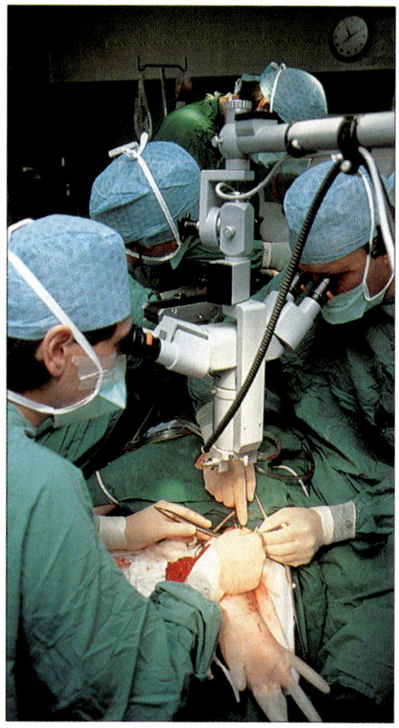

Mikrochirurgie
Zwei Chirurgen führen eine diffizile mikrochirurgische Operation aus. Beide blicken durch Binokulartuben eines Operationsmikroskops, welches das Operationsfeld stark vergrößert und so den Chirurgen ein äußerst präzises Arbeiten ermöglicht.

von einem Angehörigen des Empfängers) genommen und verpflanzt werden. Knochenmarkstransplantate stammen immer von einem lebenden Spender. Gelegentlich wird auch tierisches Gewebe verwendet, z.B. Herzklappen von Schweinen.

Die Verwendung fetaler Gewebe und Organe für Transplantationen wirft nicht nur technische, sondern auch ethische Probleme auf, die Gegenstand vieler Diskussionen sind.

Mikrochirurgie

In der Mikrochirurgie verwenden die Chirurgen ein Spezialmikroskop, feinste Instrumente und Nähte, um Operationen an sehr kleinen Strukturen auszuführen (winzige Nerven, Blutgefäße etc.). Einer der Hauptvorteile der Mikrochirurgie ist, daß mehr winzige Blutgefäße und Nerven erhalten werden können. Die Schädigungen der reparierten Gewebe und zugleich die Bildung von Narbengewebe werden verringert.

Mikrochirurgische Techniken werden besonders bei Operationen an Auge oder Ohr verwendet. Auch in der Wiederherstellungschirurgie werden mit dieser Methode feinste Arterien und Venen von Hautlappen angenäht.

Darüberhinaus hat die Mikrochirurgie das erfolgreiche Annähen abgetrennter Gliedmaßen (Finger, Zehen, ganzer Glieder) oder die Wiedervereinigung durchtrennter Samen- bzw. Eileiter nach einer Sterilisierung ermöglicht.

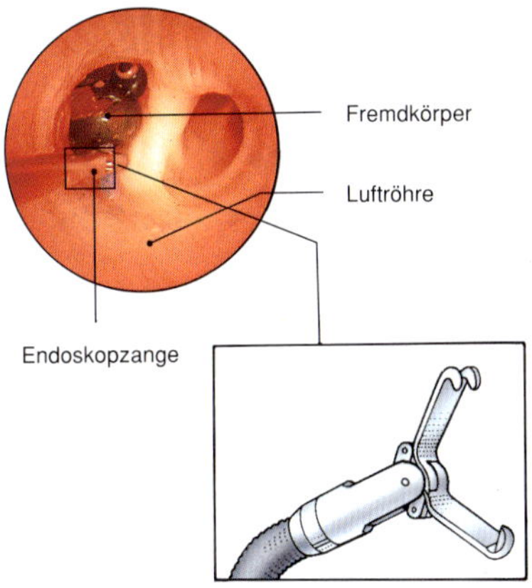

Endoskopische Objektentfernung
Der kreisförmige Endoskopblick oben zeigt die Zange beim Entfernen eines eingeatmeten Fremdkörpers in der Luftröhre.

LASERBEHANDLUNG

Laser sind besonders wirksam bei der Entfernung bestimmter Hautverunstaltungen wie Leberflecke, die von exzessivem Wachstum der Blutgefäße in der Haut herrühren. Bei einer solchen Behandlung (s.Abb.) tragen Arzt und Patientin Schutzbrillen. Laser können auch zur Entfernung von Tätowierungen verwendet werden.

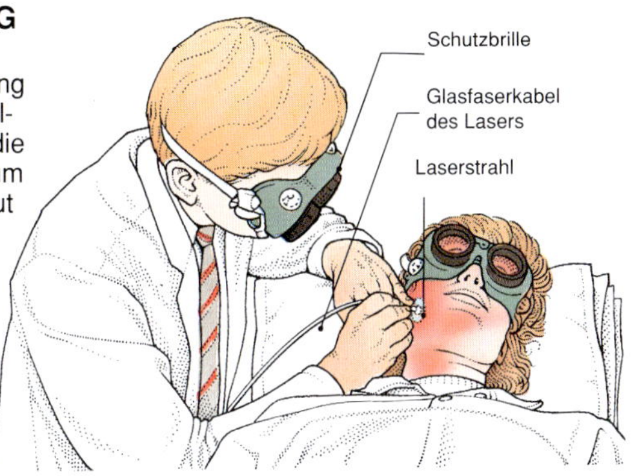

Laserchirurgie

Ein Laser produziert einen stark gebündelten Lichtstrahl von intensiver Energie. Der Chirurg kann ihn als "Lichtskalpell" verwenden und damit Gewebe durchtrennen, normalerweise ohne dadurch Schaden in der Umgebung der Operationsstelle zu verursachen. Zugleich mit dem Schneiden schmort der Laserstrahl auch Blutgefäße zu, versiegelt sie also und verhindert Blutungen.

Laser werden heute in großem Umfang in der Ophthalmologie (Augenheilkunde) angewendet, besonders für Operationen an der Netzhaut (Risse, kleine Retina-Tumoren). Andere Anwendungsarten sind das Versiegeln blutender Arterien bei Magengeschwüren, die Zerstörung entarteter Zellen in verschiedenen Körperregionen wie z.B. am Gebärmutterhals, die Behandlung der Endometriose (Gebärmutterschleimhautwucherung) sowie die Entfernung bestimmter Hautverunstaltungen.

Endoskopchirurgie

Endoskope werden nicht nur zur Diagnostik eingesetzt, sondern auch für kleinere chirurgische Eingriffe. Mit speziellen Vorsätzen wie Scheren oder Drahtschlingen können Tumoren entfernt oder Fremdkörper mit Greifzangen herausgezogen werden. Endoskopisch ist die Entfernung von Steinen aus den Harnwegen möglich, auch zerstörter Gelenkknorpel kann auf diese Weise repariert werden.

Endoskopchirurgie ist in der Regel einfacher und sicherer als konventionelle Chirurgie, verursacht weniger Gewebeschädigungen und hat eine raschere Heilungsrate. Als Endoskopinstrumente gibt es Zangen, Scheren, Bürsten, Schlingen und Drahtkörbchen.

ENDOSKOPANWENDUNGEN

Die Tabelle führt verschiedene Endoskopiearten für Behandlungen auf, die früher nur am eröffneten Körper möglich waren.

Endoskop	Anwendungsbeispiele
Arthroskopie	Gelenkknorpelbehandlung
Bronchoskopie	Entfernung von Fremdkörpern aus den Bronchien
Koloskopie	Entfernung von Darmpolypen
Zystoskopie	Entfernung von Blasensteinen
Fetoskopie	Korrektur von Defekten der fetalen Harnwege
Gastroskopie	Behandlung blutender Magengeschwüre
Laparoskopie	Sterilisation von Frauen

NEUE KRANKHEITEN

Durch wissenschaftliche Fortschritte ist es heute möglich, früher unbekannte Krankheiten zu erkennen und zu heilen. In den letzten Jahrzehnten haben wir die Identifizierung schwerer und verbreiteter Krankheiten erlebt, die zuvor beim Menschen gar nicht entdeckt – oder nicht vorhanden – waren. Nur einige wenige von ihnen, wie z.B. AIDS, gelten als völlig neu. Weitaus verbreiteter sind Krankheiten, deren Ursachen erst in jüngerer Zeit aufgedeckt wurden, obwohl man sie schon lange kannte.

AIDS

Die ersten Fälle von AIDS (acquired immuno-deficiency syndrome) wurden im Jahre 1981 bei jungen homosexuellen Männern in den USA erkannt. Ende der 80er Jahre waren allein in den USA bereits 50 000 Männer, Frauen und Kinder an AIDS gestorben, weltweit etwa 100 000.

AIDS wird durch die HIV-Infektion ausgelöst. Das Immunschwächevirus (**H**uman **I**mmunodeficiency **V**irus) wird beim Geschlechtsverkehr, durch Blut-Blut-Kontakt oder von einer Schwangeren auf das Ungeborene übertragen.

Die HIV-Infektion folgt einem unvorhersehbaren Ablauf. Manche Infizierte entwickeln AIDS voll und sterben bald, andere bleiben jahrelang scheinbar gesund. Noch immer gibt es keine Heilung für AIDS. Bestimmte antivirale Medikamente wie Zidovudin wirken lediglich verzögernd auf die HIV-Infektion.

Legionärskrankheit

Die Legionärskrankheit, eine atypische Lungenentzündung, hat ihren Namen von einer Epidemie, die 1976 nach einem Treffen amerikanischer Kriegsveteranen in Philadelphia auftrat. Nach Aufklärung ihres Erregers, der *LEGIONELLA PNEUMOPHILIA*, stellte sich heraus, daß dieselbe Infektionskrankheit im Laufe der vergangenen 40 Jahre wiederholt ausgebrochen war. Die Legionärskrankheit macht derzeit etwa 10 Prozent aller nicht stationären Lungenentzündungsfälle aus.

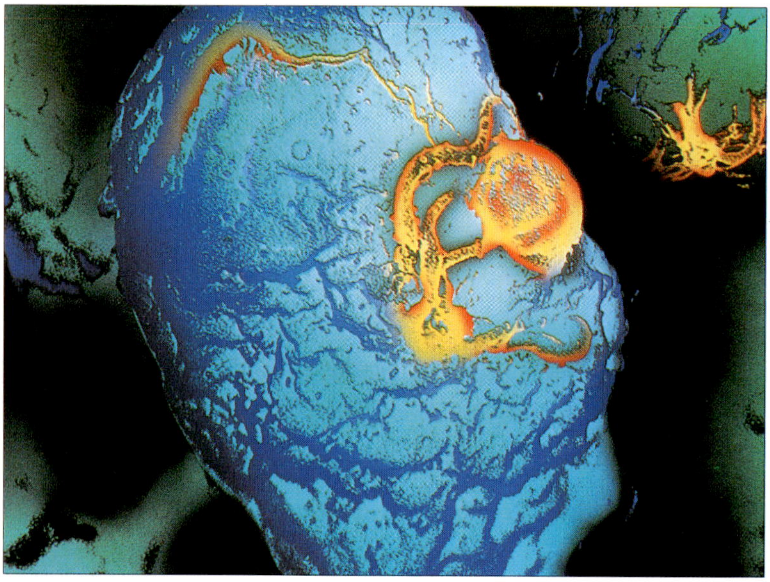

Das AIDS-Virus
Mikrofoto des AIDS-verursachenden Immunschwächevirus (HIV = **H**uman **I**mmunodeficiency **V**irus). Das hier orange eingefärbte Virus sitzt auf einem infizierten Lymphozyten (blau koloriert). Die HIV-Infektion kann jahrelang andauern, ohne akute Symptome auszulösen. Bis heute ist unbekannt, ob AIDS sich bei allen HIV-Infizierten voll entwickelt.

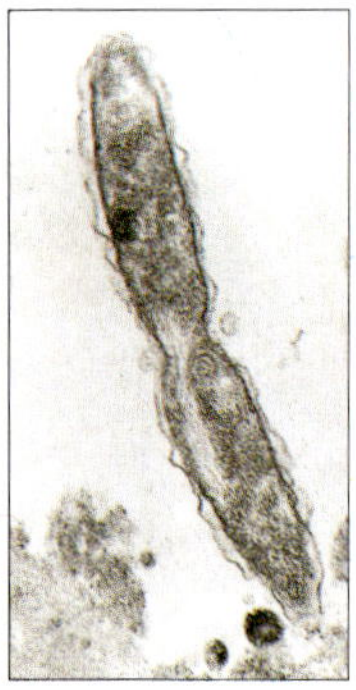

Legionella
Mikroskopische Vergrößerung von *LEGIONELLA PNEUMOPHILIA*, des Erregers der Legionärskrankheit. Diese 1976 bei amerikan. Kriegsveteranen nach einem Treffen aufgetretene Krankheit ist eine Form der Lungenentzündung.

Listeriose

Der Erreger *LISTERIA MONOCYTOGENES* ist schon viele Jahre als seltene Ursache einer Hirnhautentzündung (Meningitis) bekannt. In den 80er Jahren wuchs die Erkenntnis, daß Listeria auch hinter einer Nahrungsmittelvergiftung stecken konnte. Eine Listeriose kann bei Älteren und bei geschwächtem Immunsystem gefährlich werden. Bei Schwangeren kann sie Miß- und Fehlgeburten auslösen. Neugeborene können ernsthaft affiziert sein. Die meisten Fälle gehen auf nicht gekühlte Weichkäse und schockgefrorene Speisen zurück.

Lyme-Krankheit

Die Lyme-Krankheit ist eine von Zecken übertragene bakterielle Infektion, die Hautleiden und Arthritis hervorruft. Ihr Name kommt vom Ort Lyme in Connecticut, wo sie 1975 zuerst festgestellt wurde. Heute weiß man jedoch, daß sie auch zuvor schon anderswo auftrat.

Hepatitis C

1989 wurde als Ursache vieler Hepatitis-Fälle, die weder unter Hepatitis A noch B einzuordnen waren, ein neues Virus identifiziert, das den Namen Hepatitisvirus C erhielt.

GESUNDHEITSLEXIKON
VON A–Z

A

Abbruchblutung

Vaginaler Blutverlust bei plötzlichem Abfall des *Östrogen-* oder *Progesteron*spiegels, z.B. nach dem Absetzen von oralen Hormongaben.

Die *Menstruation* ist eine natürliche Form der A. Ihr geht im Monatszyklus das Absinken sowohl des Östrogen- als auch des Progesteronspiegels voraus. Die A. nach beendeter Einnahme des monatlichen Pensums einer *Antibabypille* mit einer Östrogen-Gestagen-(dem Progesteron vergleichbar) Wirkkombination imitiert die Menstruation, ist aber meist kürzer und leichter. Auch das Absetzen eines nur östrogen- oder nur progesteronhaltigen Präparats verursacht eine oft von der normalen Menstruation nach Intensität und Dauer abweichende Blutung.

Abdomen-Übersichtsaufnahme

Röntgenaufnahme des *Bauches*. Eine Abdomen-Übersichtsaufnahme ist oft einer der ersten Schritte bei der diagnostischen Abklärung eines *akuten Abdomens* (nach Erhebung der Krankheitsgeschichte und einer körperlichen Untersuchung).

Röntgenstrahlen zeigen nicht die innere Struktur von Organen, aber ihre Umrisse. Deshalb läßt sich erkennen, ob ein inneres Organ vergrößert ist. Auch verschluckte Fremdkörper im Verdauungstrakt sowie Ansammlungen von Flüssigkeiten und Gasen sind auf der Röntgenaufnahme zu erkennen. Übermäßig aufgetriebene Darmschlingen mit Flüssigkeitsansammlungen sind oft ein Hinweis auf Obstruktionen (s. *Darmverschluß*); Gase außerhalb des Darms (meist unter dem Zwerchfell) deuten auf Darm-*Perforation* hin.

Das röntgenstrahlendichte Kalzium ist in den meisten Nierensteinen (s. *Harnsteine*) und in einem kleinen Teil der *Gallensteine* vorhanden, die ebenfalls manchmal bei einer Abdomen-Übersichtsaufnahme zu entdecken sind. Auch einige Aorten-*Aneurysmen* enthalten Kalzium und sind deshalb sichtbar.

Abdomen-Übersichtsaufnahmen müssen meistens durch andere Diagnosemethoden ergänzt werden, die mehr Details liefern, z.B. durch eine *Endoskopie*, *Ultraschall-Diagnostik*, *Computertomographie*, *Barium-Röntgenkontrastuntersuchung* oder intravenöse *Pyelographie*.

Abdruck, dentaler

Abdruck der *Zähne*, des *Zahnfleischs* und manchmal auch des *Gaumens*. Schnell härtendes Material wie Alginat oder eine Gummimischung wird auf eine mundgerecht geformte Platte gestrichen und damit über den Bereich gepreßt, von dem ein exakter Abdruck hergestellt werden soll. Ist das Material angehärtet, wird die Platte entfernt und mit Gips ausgegossen. Auf diesem Modell kann dann die geplante *Zahnprothese*, *Brücke* oder das *Zahninlay* aufgebaut werden.

Abdrücke werden auch in der *Kieferorthopädie* zum genauen Studium von Stand und Lage der Zähne und der gesamten Mundstruktur verwendet sowie zur Herstellung von *Zahnspangen* und anderen Korrekturhilfen.

Abducens

VI. Hirnnerv. Er versorgt nur einen einzigen Muskel von jedem Auge, den lateralen Rektusmuskel für die Auswärtsbewegung des Augapfels. Vom *Hirnstamm* kommend verläuft er an der Schädelbasis entlang durch einen Spalt der Schädelknochen bis hinten an das Auge.

Da er einen großen Teil des Schädels durchzieht, wird er bei Schädelbasisverletzungen, aber auch z.B. durch Tumoren im Bereich des Gehirns oft geschädigt; dies kann zu *Doppelsehen* oder *Schielen* führen.

Abduktion

Bewegung einer Gliedmaße von der Längsachse des Körpers oder eines Fingers von der Gliedmaßenachse weg. Die Muskeln, die sie ausführen, heißen Abduktoren. (S.a. *Adduktion*)

Abführend, Abführmittel

Ausdruck, der reinigende/klärende Fähigkeit bedeutet. Ein Abführmittel ist ein Medikament, das den Stuhlgang fördert (s. *Laxantien*).

Abgeschlagenheit

s. *Erschöpfung*

Abhängigkeit

Psychische oder physische Abhängigkeit von Personen oder Drogen. Ein Kleinkind ist naturgemäß abhängig von seinen Eltern. Mit zunehmendem Alter schwindet diese A. Manche Erwachsenen werden allerdings niemals völlig unabhängig und stellen exzessive Ansprüche auf Liebe, Bewunderung und Hilfe an andere.

Alkohol und Drogen (Opiate, Amphetamine, Tranquilizer etc.) können einen Zustand physischer oder emotionaler Abhängigkeit auslösen. Wer in dieser Weise abhängig ist, kann körperliche (wie Schweißausbrüche oder Bauchschmerzen) oder emotionale Entzugserscheinungen zeigen, wenn ihm das Suchtmittel vorenthalten wird. Art und Grad der A. variieren je nach Droge und individueller Persönlichkeit. (S.a. *Alkoholabhängigkeit*, *Drogenabhängigkeit*, *Sucht*)

Ablatio

Entfernung toten oder kranken Gewebes durch Exzision (Herausschneiden mit einem scharfen Instrument), *Kryochirurgie* (Anwendung von Kälte), *Strahlentherapie*, *Diathermie* (Verbrennen des Gewebes durch Tiefenwärme) oder *Laserbehandlung*. Die Schilddrüsenablatio wird mit radioaktiven Jod-Isotopen durchgeführt.

Ablatio retinae

Ablösung der *Netzhaut* (*F.* Retina, die lichtempfindliche Innenschicht) von den äußeren Schichten an der Augapfelinnenseite.

URSACHEN

Die A.r. kann durch schwere Augenverletzungen ausgelöst werden, erfolgt jedoch meistens spontan. In aller Regel geht ihr ein *Netzhautriß* voraus, der durch natürliche Degeneration oder durch Faserungen im Glaskörper des Auges hervorgerufen wird. Als Folge des Risses sammelt sich Augenflüssigkeit zwischen Netzhaut und der darunterliegenden *Aderhaut* und trennt sie voneinander.

Die Ablösung tritt besonders häufig auf bei stark Kurzsichtigen, deren Retina bereits verdünnt und degeneriert ist, sowie im Anschluß an *Staroperationen*.

SYMPTOME UND ANZEICHEN

Netzhautablösung ist schmerzlos, symptomatisch betroffen ist ausschließlich die Sehkraft. Das erste Anzeichen sind helle Lichtblitze, die man am Rand des Gesichtsfelds wahrnimmt und die von sog. *Mouches volantes*, fliegenden Mücken, begleitet sind. Die Ursache der Blitze ist die starke Reizung der lichtempfindlichen Zellen beim Riß der Retina. Die *Mouches volantes* sind durch Blut oder Pigmente bedingt, die in den Glaskörper des Auges gelangt sind.

Diese Symptome treten jedoch nicht immer auf. Die Betroffenen merken oft überhaupt nichts, bis sich ein schwarzer Schleier über ihren Blick legt, der absteigt oder aufsteigt, von rechts nach links wandert usw., je nachdem, ob es sich um eine A.r. im oberen, unteren, rechten oder linken Bereich handelt.

THERAPIE

Die Ablösung der Retina erfordert sofortige medizinische Behandlung. Ein Augenarzt muß konsultiert werden, ehe auch die Makula (Gelber Fleck, Stelle des schärfsten Sehens) sich ablöst. Wenn das geschehen ist, läßt sich kein normales Scharfsehen mehr herstellen.

Bei einer Ablösung im oberen Bereich (aufsteigender Schleier) besteht die Gefahr, daß die sich sammelnde Flüssigkeit absinkt und die Makula ablöst. Es ist deshalb für die Betroffenen sicherer, sich sofort flach auf den Rücken zu legen. Bei einer Ablösung im unteren Bereich (absteigender Schleier) birgt eine aufrechte Haltung dagegen kaum die Gefahr, die Ablösung voranzutreiben.

Zur Therapie gehört normalerweise die chirurgische Behandlung des zugrundeliegenden Netzhautrisses. Auf die Oberseite der *Sklera* (äußere Schicht des Auges) kann über die Ablösungsstelle ein weicher Silikongummischwamm genäht werden, der die Sklera eindrückt und Flüssigkeit unter der Netzhaut absorbiert, wodurch diese wieder ihren normalen Platz einnehmen kann. Dann wird die Netzhaut durch Kälte- (Kryoretinopexie) oder Hitzechirurgie (*Diathermie*), die beide eine entzündliche Adhäsion des darunterliegenden Gewebes bewirken, oder durch Laser wieder fixiert. Hat sich die Makula noch nicht abgelöst, können damit ganz hervorragende Ergebnisse erzielt werden.

Abmagerungskur

s. *Gewichtsreduktion*

Abnehmen

s. *Gewichtsreduktion*

Abnorme Erlebnisreaktion

s. *Trauerreaktion*

Abnormität

s. *Anomalie*

Abort

F., die entweder den spontanen Abgang der Leibesfrucht (s. *Fehlgeburt*) oder den medizinisch eingeleiteten Schwangerschaftsabbruch (s. *Abort, eingeleiteter*) bezeichnet.

Abort, eingeleiteter

Medizinisch eingeleiteter Schwangerschaftsabbruch (Abtreibung).

MEDIZINISCHE ABTREIBUNGSGRÜNDE

Die medizinische Indikation kann therapeutische oder allgemeine Gründe haben. Aus ärztlicher Sicht kann eine Abtreibung aus Gründen angebracht sein, die das Leben der Frau oder des Embryos gefährden. Bei der Schwangeren ist das beispielsweise eine Erkrankung, die sich aller Wahrscheinlichkeit nach infolge der Schwangerschaft lebensbedrohlich verschlimmern könnte; dazu gehören schwere Herz- und chronische Nierenleiden sowie Krebs, insbesondere Brust- und Gebärmutterhalskrebs.

Zu den Gründen für eine Indikation von seiten des Fetus zählen schwere Entwicklungsdefekte, die kein normales, gesundes Leben erwarten lassen (z.B. *Anenzephalie*) sowie ernste *Chromosomenaberrationen* (wie beim *Down-Syndrom*). Sie lassen sich durch *Ultraschall*, *Amniozentese* oder *Chorionzottenbiopsie* feststellen. Ein Abbruch kann ebenfalls ratsam sein, wenn die Schwangere im frühen Schwangerschaftsstadium an *Röteln* erkrankt. Dieses Virus kann das Kind, speziell die Augen, Ohren und das Herz, stark schädigen. Auch einige andere Infektionserkrankungen der werdenden Mutter können den Fetus schädigen. Außerdem ist ein e.A. ratsam, wenn die Frau AIDS hat, da das AIDS-Virus auf das Kind übertragbar ist.

SO WIRD ES GEMACHT

Im Frühstadium

Das Vakuumabsaugen ist die einfachste und sicherste Methode des Schwangerschaftsabbruchs im Frühstadium. Geschieht dies innerhalb von zwei Wochen nach dem Ausbleiben der Periode und noch bevor die Schwangerschaft eindeutig festgestellt ist, gilt sie als *Gebärmutterausschabung* (die als Absaugung ambulant erfolgt). Zwischen der 7. und 12. Schwangerschaftswoche wird am häufigsten die Vakuumabsaugungs-Kürettage ("Auskratzung") vorgenommen, ambulant oder stationär.

Die Absaugung wird unter örtlicher Betäubung oder Vollnarkose durchgeführt. Bei der Lokalanästhesie (Parazervikalblock) kann zusätzlich ein intravenös zu verabreichendes Narkotikum oder ein Tranquilizer gegeben werden. Der Gebärmutterhals wird dann mit einem gekrümmten Metallstab erweitert, und ein Plastikröhrchen wird in den Uterus eingeführt. Das äußere Ende wird an den Absaugapparat angeschlossen, der das Fetus- und Plazentagewebe in eine Vakuumflasche absaugt. Nach dieser Prozedur, die normalerweise keine zehn Minuten dauert, kratzt der Gynäkologe die Uteruswand mit der Kürette (einem löffelartigen Instrument) aus, damit kein Plazentagewebe zurückbleibt. Dieses Gewebe kann im Labor untersucht werden, einmal darauf, ob tatsächlich eine Schwangerschaft vorlag, und zum anderen darauf, ob das Gewebe vollständig erfaßt wurde. Dies dient der Feststellung, ob es sich um eine *ektopische* (Bauchhöhlen-)*Schwangerschaft* handelte, die weitere chirurgische Behandlung erfordern würde. In den meisten Fällen jedoch weiß der Arzt schon von der Untersuchung, daß eine Schwangerschaft vorlag und daß der Uterus vollständig entleert worden ist.

Die Erholung geschieht rasch, doch sollte gleichwohl anstrengende Tätigkeit für einige Tage unterbleiben. In der Regel treten bis zu einer Woche lang leichte Blutungen und gelegentlich auch Krämpfe auf. Die nächste normale Periode setzt vier bis sechs Wochen danach wieder ein. Geschlechtsverkehr ist nach zwei bis drei Wochen wieder möglich.

Im Spätstadium

Zwischen der 12. und 15. Woche kann entweder die auch bei der Frühabtreibung vollzogene Absaugung oder aber die nachfolgend beschriebene "Ausräumung" vorgenommen werden, je nach den vorhandenen Möglichkeiten. Nach der 15. Woche gilt es als sicherer, den Abgang der Leibesfrucht durch Uteruskontraktionen wie bei den Geburtswehen auszulösen. Dies geschieht durch Gaben von *Prostaglandin*-Hormon in den Uterus, entweder als Injektion durch die Bauchdecke in das Fruchtwasser oder als Infusion durch den Gebärmutterhals in den Spalt zwischen Fruchtblase und Uteruswand. Auch mit Hilfe eines tief in die Vagina eingeführten Pessars kann das Prostaglandin verabfolgt werden.

Normalerweise dauert es dann 12-24 Stunden, bis die Leibesfrucht ausgestoßen wird. In dieser Zeit erhält die Frau *Analgetika* (Schmerzmittel). Wegen etwaiger Komplikationen bleibt sie 24-48 Stunden im Krankenhaus.

KOMPLIKATIONEN

Geschieht alles in einer wohlausgerüsteten Klinik durch qualifizierte Gynäkologen, gibt es normalerweise keine Komplikationen. Folgeinfektionen, die zu dem Zustand des sog. septischen Aborts führen, oder starke Blutungen kommen in weniger als einem Prozent der Fälle vor.

Wiederholte Abtreibungen können das Fehlgeburtsrisiko bei späteren Schwangerschaften erhöhen, aber es gibt nur wenig Anhaltspunkte dafür, daß ein einziger Abbruch Auswirkungen auf die spätere Fruchtbarkeit habe.

Illegale Abtreibungen sind weltweit immer noch sehr häufig. Mit ihnen ist ein hohes Komplikationsrisiko verbunden, insbesondere das eines Uterusdurchbruchs, eines septischen Aborts und starker Blutungen. Sterilität oder Tod sind häufig die Folge.

Abortivum

Substanz, die den *Abort* auslöst. Verschiedene Substanzen sind schon als Abortiva eingesetzt worden (z.B. Rizinusöl oder Gin) – meist ohne Erfolg. In der medizinischen Praxis hingegen werden prostaglandinhaltige Arzneimit-

A

tel zur Aborteinleitung verwendet. Sie bewirken das Weichwerden und die Weitung des Gebärmutterhalses und rufen Muskelkontraktionen des Uterus hervor. Sie werden meistens als tief in die Vagina plazierte Zäpfchen verabreicht.

Abrasio
s. *Dilatation und Kürettage*

Abrasio corneae
Kratzer oder Defekt im Epithel (der äußeren Schicht) der Augenhornhaut (*F.* Cornea). Die Ursache kann ein kleiner, scharfer Fremdkörper im Auge sein (s. *Auge, Fremdkörper im*) oder eine Verletzung, beispielsweise durch einen Zweig oder eine Haarbürste.

Hornhautverletzungen heilen meist von selbst rasch, können aber zwischenzeitlich doch ganz erhebliche Schmerzen und eine Photophobie (abnorme Empfindlichkeit gegen helles Licht) sowie verstärkten Tränenfluß verursachen.

Die Schmerzen lassen sich durch eine Augenklappe, mit *Analgetika* (Schmerzmitteln) und, wenn die Augenmuskeln mit Krämpfen reagieren, auch mit Augentropfen mildern, die cycloplegische Wirkstoffe (solche, die die Augen-Ziliarmuskeln lähmen) enthalten. Augentropfen, die *Antibiotika* enthalten, werden verschrieben, wenn bakteriellen Infektionen vorzubeugen ist, die zu Augengeschwüren, zu Abszessen oder sogar zu Blindheit führen könnten.

Normal heilt eine Abrasio corneae binnen Tagen ab. In seltenen Fällen kann es einen Rückfall geben, wenn das Epithel nicht richtig auf dem Untergrund hält. Dann wird man es mit einer Augenklappe versuchen, geeignete Salben auftragen oder gar eine weiche "bandagierende" Kontaktlinse verwenden.

Abrasion, dentale
Abnutzung des Zahnschmelzes, oft verbunden mit dem Abtragen des Zahnbeins (*F.* Dentin, der Schicht unter dem Schmelz) und des Zahnzements (*F.* Cementum, der beinartigen Substanz, die die Zahnwurzel bedeckt), physiologisch auf der Kaufläche oder durch falsches Zähneputzen an den Vorderseiten der Schneidezähne und Prämolaren im Zahnhalsbereich, knapp oberhalb des Zahnfleischs. Die Zahnhälse werden schmerzempfindlich gegenüber kalten oder heißen Speisen und Getränken. Eine desensibilisierende Zahnpasta und/oder dentales Bonding oder *Zahnfüllungen* kann/können angezeigt sein.

Abreagieren
Impulsive Handlungen, die Ausdruck unbewußter Wünsche sein können. Der Begriff ist bei Psychotherapeuten zur Beschreibung von Patientenverhalten bei der Analyse gebräuchlich, wenn dieses "Abreagieren" an die Stelle des Berichtens von Phantasien, Wünschen oder Überzeugungen tritt. A. kann aber auch außerhalb einer Psychoanalyse als Reaktion auf Frustrationen des täglichen Lebens geschehen. Dann nimmt es üblicherweise die Form antisozialen, aggressiven Verhaltens an, das gegen andere, aber auch gegen die eigene Person gerichtet sein kann (z.B. das Aufschneiden der eigenen Handgelenke).

Abreaktion
Vorgang des Bewußtwerdens verdrängter Gedanken und Gefühle. Nach Freud ist die ideale Form der A. die *Katharsis*, d.h. freimütiges Ausdrücken der Emotionen, die an Erinnerungen im Unterbewußtsein geknüpft sind. Der Begriff A. wird manchmal als Synonym von Katharsis verwendet, im engsten Sinne ist die A. jedoch eine Folge der Katharsis. A. spielt in manchen Formen der *Psychotherapie* eine sehr wichtige Rolle. Sie ist wesentlich leichter zu erreichen, wenn ein erst kurz zurückliegendes, spezifisches traumatisches Erlebnis der Auslöser für die Symptome des Patienten ist.

Absaugen
Entfernung unerwünschter Flüssigkeit oder halbflüssiger Substanzen aus dem Körper mittels Spritze und Hohlnadel oder mit Darmschlauch und mechanischer Absaugpumpe. Unter den vielen Anwendungen sind z.B. die Säuberung des Rachens Neugeborener von Sekreten, das Rachenabsaugen nach Operationen unter Vollnarkose und das Absaugen von Blut und anderen Flüssigkeiten aus der Leibeshöhle bei oder auch nach Operationen.

Abschilferung
s. *Desquamation*

Abschuppung
s. *Desquamation*

Abschürfung
Mechanische Verletzung der inneren oder äußeren Körperoberfläche, z.B. beim Kratzen. Der Verlust der Zellen auf der Oberfläche führt dazu, daß sich eine aufgerauhte Fläche entwickelt.

Absence
In der medizinischen Fachsprache ein vorübergehender Verlust oder eine Trübung des Bewußtseins, die bei manchen Formen der *Epilepsie* auftritt, typisch als Form des sog. "Petit mal" (des "kleinen" epileptischen Anfalls).

Abstinenzsyndrom
s. *Entzugssyndrom*

Abstoßungsreaktion
Immunreaktion zur Zerstörung von Organismen oder Substanzen, die das körpereigene *Immunsystem* als Fremdkörper erkennt. Hat ihre Bedeutung in der Abstoßung unverträglicher Gewebe oder Organe bei Transplantationen.

Man versucht deshalb, der A. vorzubeugen, indem man im Vorfeld sorgfältig prüft, wie Organe und Gewebe von Spender und Empfänger miteinander verträglich sind (s. *Gewebetypisierung*). Zusätzlich werden Transplantatempfängern zur Dämpfung möglicher A.en *Immunsuppressiva* wie *Azathioprin*, *Kortikosteroide* und *Ciclosporin* verabreicht (s.a. *Transplantation*, *Transplantationschirurgie*).

Abstrich
Schleimprobe zur mikroskopischen Untersuchung, als dünner Film auf eine Glasplatte aufgetragen. Ein typischer Diagnose-A. ist der *Portiosmear.*

Abszeß
Eiteransammlung als Folge einer Infektion mit Mikroorganismen, normalerweise Bakterien. Der Eiter entsteht aus zerstörten Gewebezellen, aus Leukozyten (weißen Blutkörperchen), die zur Infektionsabwehr an die betreffende Stelle gewandert sind, und aus toten und lebenden Mikroorganismen. Meistens bildet sich eine Abgrenzungslinie (pyogene Membran) um den Abszeß.

FORMEN

Abszesse können in jedem Organ und in den weichen Geweben unter der Haut in jeder Körperregion entstehen. Häufig tre-

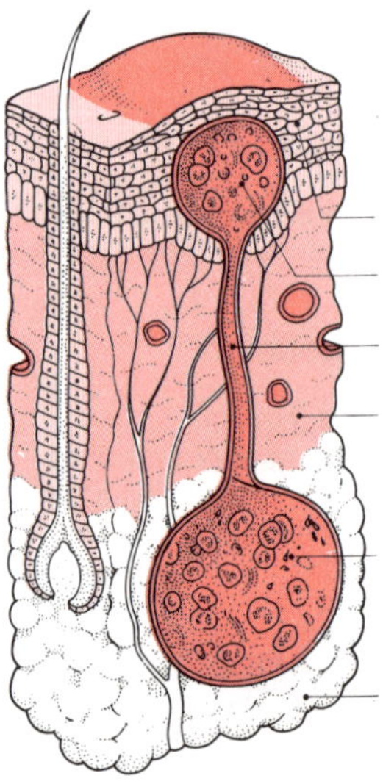

Querschnitt eines Kragenknopfabszesses

ten A.e an der *Brust* und am *Zahnfleisch* (s.a. *Zahnabszeß*) auf, seltener sind *Leber-* und *Hirnabszesse*.

Stellen für Abszesse unter der Haut sind vorzugsweise die Achselhöhle (*F.* axilla) und die Leistengegend. Diese beiden Bereiche weisen eine große Anzahl von Lymphdrüsen auf, die für die Bekämpfung von Infektionen verantwortlich sind. Bei einem sogenannten Kragenknopfabszeß ist eine kleine Abszeßhöhle direkt unter der Haut über einen Sinus (Kanal) mit einer sehr viel größeren in einem tieferen Gewebebereich verbunden.

URSACHEN

In der Regel werden A.e durch Bakterien (z.B. Staphylokokken), aber auch durch Tuberkuloseerreger hervorgerufen; ebenso können Pilzinfektionen Ursache sein. Amöben (einzellige tierische Parasiten) sind die häufigsten Auslöser von Leberabszessen (s. *Amöbiasis*). Infektiöse Organismen erreichen innere Organe meistens über den Blutstrom oder dringen über Wunden oder Bisse in das Unterhautgewebe ein.

SYMPTOME UND ANZEICHEN

Ob störende Symptome oder Schmerzen auftreten, hängt weitgehend vom Ort des Abszesses ab. Die meisten größeren verursachen als Infektionsquelle im Körper Fieber (manchmal mit Schüttelfrost), Schweißausbrüche und allgemeine Übelkeit. A.e können auch Empfindungen starken Drucks auslösen. A.e knapp unter der Haut verursachen meistens Entzündungen mit Rötungen, erhöhter Hauttemperatur und Berührungsempfindlichkeit. Tuberkuloseabszesse bilden eine Ausnahme, sie werden deshalb auch "kalte Abszesse" genannt.

DIAGNOSE

Ein Abszeß in einem Organ kann sich durch Symptome und Anzeichen bemerkbar machen. Gelegentlich wird die Diagnose durch Bildschirmtechniken wie *CT*, *MRT* oder *Kernspintomographie* bestätigt (mit radioaktiv markierten weißen Blutkörperchen oder dem Element Gallium, das sich in Bereichen konzentriert, wo sich Eiter bildet).

THERAPIE

Antibiotika werden zur Behandlung bakterieller Infektionen verschrieben, Antimykotika zur Behandlung von Pilzen und spezielle Pharmaka gegen Entamoeba histolytica zur Behandlung der *Amöbiasis*. Die Begrenzungsmembran des Abszesses muß zur Einbringung der Medikamente bzw. zur Ableitung des Eiters (s. *Drainage*) durch einen kleinen Schnitt eröffnet werden. Der Abfluß erfolgt entweder über die Schnittwunde oder ein Drainageröhrchen. Die meisten Abszesse bedürfen der chirurgischen Drainage.

PROGNOSE

Viele A.e lassen sich alleine durch eine Drainage austrocknen. Andere verschwinden erst nach Drainage und medikamentöser Behandlung. Manche A.e öffnen sich spontan und fließen durch die Haut ab. Gelegentlich zerstört ein innerer A. in einem lebenswichtigen Organ wie der Leber oder im Gehirn soviel Gewebe, daß bleibende Folgen oder sogar der Tod eintreten.

Abtreibung

s. *Abort*; *Abort, eingeleiteter*

Acanthosis nigricans

Manchmal zur Bösartigkeit neigende Hautkrankheit, gekennzeichnet durch verdickte dunkle Hautstellen in der Leiste, den Achselhöhlen, im Genick und an anderen Hautfaltenbereichen. Bei jungen Menschen möglich als genetische (ererbte) Störung oder als Folge einer endokrinen Störung wie dem *Cushing-Syndrom*. Tritt auch bei Menschen mit Karzinomen (malignen Tumoren) der Lunge und anderer Organe auf. Die betroffene Haut ist verdickt, rauh, kann jucken und ist grau bis schwarz verfärbt.

Pseudoacanthosis nigricans kommt sehr viel häufiger vor, meistens bei übergewichtigen dunkelhäutigen Menschen. Bei dieser Form ist die Haut in den Faltenbereichen (Leisten, Achselhöhlen, Genick) dicker und dunkler als die übrige; an diesen Stellen erfolgt meistens auch übermäßige Schweißabsonderung. Eine Besserung kann oft durch Diät erzielt werden.

ACE

Abk. von **A**ngiotensin-**C**onverting **E**nzyme. Ein Enzym, das die Umsetzung des inaktiven Gewebshormons Angiotensin I in die aktive, die Blutgefäße verengende Form Angiotensin II bewirkt.

ACE-Hemmer

Captopril (z.B. *Lopirin*® +)

Gruppe von *Vasodilatatoren*, die seit 1981 auf dem Markt sind. ACE-Hemmer (Inhibitoren des ***a**ngiotensin-**c**onverting **e**nzyme*) dienen zur Behandlung von *Hypertonie* (Bluthochdruck) und *Herzinsuffizienz* (verminderte Pumpkraft des Herzens). Sie werden oft zusammen mit anderen Medikamenten verschrieben, z.B. mit *Diuretika* oder *Betablockern*.

WIE SIE WIRKEN

ACE-Hemmer blockieren die Wirksamkeit des Enzyms, das die inaktive Form des Angiotensins, das Angiotensin I, in die aktive Form Angiotensin II umwandelt, das Blutgefäße verengt. Durch die Reduzierung der Produktion von Angiotensin II erweitern sich die kleinsten Arterien, der Widerstand sinkt und damit der Blutdruck.

MÖGLICHE NEBENWIRKUNGEN

Übelkeit, Geschmacksverlust, Kopfschmerzen, Schwindelgefühl und Reizhusten. Die erste Dosis kann den Blutdruck so dramatisch herabsetzen, daß ein Kollaps erfolgt, weshalb die Behandlung oft klinisch begonnen wird.

Acebutolol

(z.B. *Prent* ® +)

Betablocker zur Behandlung von *Hypertonie* (Bluthochdruck), *Angina pectoris* (Brustschmerzen als Folge ungenügender Blutzufuhr zum Herzmuskel) und bestimmter Arten von *Arrhythmie* (*Herzrhythmusstörung*).

Acetazolamid

(z.B. *Diamox*® +)

Diuretikum, das auch als Carboanhydrasehemmer bekannt ist. A. wird zur Behandlung von *Glaukomen* eingesetzt (erhöhtem Druck im Augapfel) und gelegentlich auch zur Vorbeugung oder Behandlung der *Höhenkrankheit* (Kopfschmerzen, von Schwächeanfällen und anderen Symptomen begleitet, die in großen Höhen auftreten).

Nebenwirkungen einer A.-Behandlung können Lethargie, Übelkeit, Durchfall, Gewichtsverlust sowie Impotenz sein.

Acetonämie

s. *Ketose*

Acetylcholin

Neurotransmitter (chemischer Informationsüberträger zwischen Nervenzellen oder zwischen Nerven- und Muskelzellen). Acetylcholin (abgekürzt auch ACh) ist der Neurotransmitter an allen Nerven-Muskel-Verbindungen ebenso wie an vielen anderen Stellen des Nervensystems. Die Wirkungsweise des ACh heißt cholinerg, blockiert wird ACh durch *Anticholinergika*.

Acetylcystein

(z.B. *Fluimucil akut* ®)

Mukolytikum zur Behandlung chronischer Bronchitis.

WIE ES WIRKT

Bei oraler Einnahme vermindert A. die Zähigkeit des Bronchialschleims und macht ihn damit leichter abhustbar.

MÖGLICHE NEBENWIRKUNGEN

Erbrechen, Ausschlag oder Atembeschwerden können in seltenen Fällen auftreten, wenn große Dosen von A. eingenommen werden.

A

Acetylsalicylsäure = Aspirin

WARNUNG
Nehmen Sie Aspirin niemals länger als an zwei aufeinanderfolgenden Tagen ein, außer unter ärztlicher Aufsicht. Es könnte die Symptome einer schwerwiegenden Erkrankung unterdrücken.

Analgetikum (Schmerzmittel), das inzwischen seit über 80 Jahren in Gebrauch ist und gegen Kopfschmerzen und grippale Infekte sowie gegen Menstruationsbeschwerden und Gelenkschmerzen eingenommen wird.

In geringen Dosen reduziert Aspirin die Thrombozytenaggregation. Deswegen wird es gelegentlich auch vorbeugend gegen *Thrombose* (anomale Blutverklumpung) bei *Schlaganfall- oder Herzinfarkt*-gefährdeten Menschen verwendet.

WIE ES WIRKT
Aspirin reduziert die Produktion bestimmter *Prostaglandine* (hormonartiger chemischer Substanzen), die Entzündungen, Schmerzen, Fieber oder Verklumpungen von Blutplättchen verursachen können.

MÖGLICHE NEBENWIRKUNGEN
Bei Kindern besteht ein gewisses Risiko, am *Reye-Syndrom* (eine seltene Gehirn- und Leberschädigung) zu erkranken. Kinder sollten Aspirin nur unter strenger ärztlicher Aufsicht und nur wenige Tage lang einnehmen.

Zu den möglichen Nebenwirkungen zählen Magenwandreizungen mit nachfolgenden Verdauungsstörungen oder Übelkeit. Diese lassen sich reduzieren, indem man das Aspirin nach dem Essen einnimmt. Längerdauernde Einnahme von Aspirin kann Magenblutungen infolge *Magenschleimhauterosion* oder auch *peptische Geschwüre* (tiefere Schädigungen der Magenwand oder des Zwölffingerdarms) verursachen.

Achalasie

Funktionsstörung von Hohlorganen, insbesondere im Verdauungstrakt. Die glatte Ringmuskulatur z.B. zwischen *Ösophagus* (Speiseröhre) und Magen kann infolge Innervationsstörung nicht mehr erschlaffen. Dadurch wird hier die Speisepassage verhindert.

Nachdem der durchspeichelte Bissen in die Speiseröhre gelangt, setzen automatische, wellenartige Kontraktionen der Muskeln in der Ösophaguswand (Peristaltik) ein, die den Bissen in den Magen befördern. Bei einer A. verengt sich das Ende der Speiseröhre und blockiert die Nahrungsbreipassage; der obere Speiseröhrenabschnitt wird ausgeweitet.

VORKOMMEN UND URSACHEN
Dieser relativ seltene Zustand kann in jedem Alter auftreten, vor dem 15. Lebensjahr ist er aber höchst ungewöhnlich. Die Ursache der Innervationsstörung ist unbekannt.

SYMPTOME UND ANZEICHEN
Zu den Symptomen zählen Schwierigkeiten und Schmerzen beim Schlucken sowie Schmerzen im unteren Brust- und oberen Bauchbereich. Aufgestoßene Nahrung, die am Tag oder sogar zwei Tage zuvor eingenommen wurde, verursacht schlechten Geschmack und Atem. Das Schlucken wird immer beschwerlicher, bis sogar selbst das Schlucken von Flüssigkeiten unmöglich wird.

DIAGNOSE
Mit einem Bariumbrei zum Schlucken (einer Art *Barium-Röntgenkontrastuntersuchung*) lassen sich abnorme Bewegungen der Ösophaguswand und der Grad der Dehnung, aber auch der Verengung des unteren Endes feststellen, ebenso wie das Nichtfunktionieren des Sphinkters. Mittels *Gastroskopie* (bei welcher eine dünne Sichtsonde in die Speiseröhre hinabgeführt wird), läßt sich ebenfalls die Verengung feststellen und außerdem das Vorliegen von Krebs als Ursache ausschließen.

Der Druck am unteren Sphinkter ist bei A. merklich erhöht. Druckmessungen zeigen den Grad des Funktionsversagens des Sphinkters an.

THERAPIE
Medikamentöse Behandlung ist selten erfolgreich. Möglich ist eine temporäre Weitung und Öffnung der Speiseröhre über längere Zeiträume mit Hilfe eines eingeführten, mit Wasser oder Luft füllbaren Gummischlauchs zur Dehnung der Muskeln (s. *Ösophagusdilatation*). Eine chirurgische Methode ist die Durchtrennung einiger Muskeln am Mageneingang zur Erweiterung der Speisebreipassage.

Achillessehne

(*F.* Tendo calcaneus) Sehne als Kraftübertragung der Wadenmuskeln (M. triceps surae; d.h. Gastrocnemius und Soleus) auf das Fersenbein, das durch die Muskelkontraktion angehoben wird. Benannt ist sie nach dem mythischen griechischen Helden Achille(u)s, der nur an der Ferse verwundbar war.

Geringere Verletzungen der A. kommen häufig vor und sind in der Regel die Folge von Trainingsüberanstrengung, falscher Lauftechnik oder ungeeigneten Schuhwerks. Alle drei Faktoren können zur Entzündung der Sehne (*Tendinitis*) und zum Reißen von Sehnenfasern führen. Ruhigstellung und Physiotherapie heilen diesen Zustand.

LAGE DER ACHILLESSEHNE
Die Sehne verläuft vom unteren Ende der Wadenmuskeln bis zum Fersenbein.

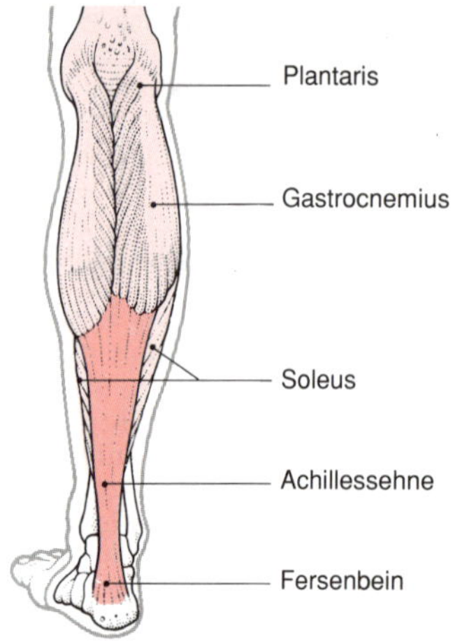

Heftiges Strecken der A. kann jedoch auch einen Riß verursachen. Dann ist normalerweise ein chirurgischer Eingriff für die Wiederherstellung nötig.

Achlorhydrie

Mangelnde Magensäuresekretion, die von einer chronisch-atrophischen *Gastritis*, dem Fehlen oder mangelhaften Funktionieren der säureproduzierenden Zellen in der Magenschleimhaut herrühren kann.

In ca. einem von 20 Fällen zeigen sich bei A. keine Symptome. Die A. selbst ist auch kein Anlaß zur Beunruhigung. Sie ist allerdings manchmal Begleiterscheinung eines Magenkrebses oder einer perniziösen Anämie (einer Störung des Blutzellbildes infolge nichtfunktionierender Vitamin-B_{12}-Absorption im Magen (s. *Anämie, megaloblastische*).

Achondroplasie

(*F.* Chondrodystrophia fetalis) Eine seltene Störung des Knochenwachstums, die zu Kleinwuchs führt. Betroffen sind vor allem die langen Knochen der Arme und Beine. Das Knorpelgewebe zwischen Schaft und Endstücken eines Röhrenknochens, der Epiphysenfuge (Wachstumszone), wird zu früh in Knochenmasse umgewandelt, was das weitere Wachstum der Gliedmaßen verhindert. Die meisten anderen Knochen bleiben aber zu normalem Wachstum fähig.

Die Betroffenen haben zu kurze, aber kräftige Gliedmaßen bei gutausgebildetem Rumpf und einem Kopf von normaler Größe, nur die Stirn springt etwas vor.

VORKOMMEN UND URSACHEN
Ursache ist ein dominanter Gendefekt (s. *genetische Krankheiten*). Wie dieser Gendefekt sich aber genau auf die Störung des Knochenwachstums auswirkt, ist noch unerforscht.

Die Eltern der meisten Achondroplastiker haben einen ganz normalen Körperbau. Die Abnormität entsteht durch eine Genmutation (spontan auftretender neuer Gendefekt). Kinder von Achondroplastikern jedoch haben ein relativ hohes Erbrisiko, den Gendefekt zu erben, können also ebenfalls kurzwüchsig werden.

SYMPTOME UND PROGNOSE
A. wird normalerweise schon bei der Geburt oder im ersten Lebensjahr offensichtlich als merkliche Verkümmerung der Gliedmaßen im Vergleich zum Kopf. Das Wachstum der Gliedmaßen verlangsamt sich zunehmend und endet bereits in der Kindheit. Behandlungsmöglichkeiten zur Änderung des Aussehens gibt es keine. Intelligenz und Sexualentwicklung werden nicht beeinträchtigt. Auch die Lebenserwartung bleibt der normalen vergleichbar.

Achsenzylinder
s. *Axon*

Aciclovir
(z.B. *Zovirax*® +)

Antivirales Medikament, das seit 1982 auf dem Markt ist und zur Behandlung von *Herpes-simplex*-Infektionen dient, ebenso von *Herpes zoster* (Gürtelrose). Es weist auch eine gewisse Wirkung gegen das *Zytomegalievirus* und Infektionen des *Epstein-Barr-Virus* auf. Um eine Besserung zu erzielen, muß es sehr bald nach der Infektion verschrieben werden.

MÖGLICHE NEBENWIRKUNGEN
Normalerweise treten keine Nebenwirkungen auf. Die Salbe kann jedoch gewisse Hautreizungen oder einen Ausschlag verursachen. Bei oraler Einnahme können manchmal Kopfschmerzen, Schwindelgefühle, Übelkeit oder Erbrechen auftreten.

Acidum salicylicum
s. *Salizylsäure*

Acne miliaris
s. *Milien*

Acrodermatitis enteropathica
(Entzündliche Hauterkrankung der Körperenden) Eine seltene, ererbte Erkrankung, bei welcher bestimmte Hautbereiche (am häufigsten Finger, Zehen, Kopfhaut sowie die Bereiche um Mund und Anus) sich röten, von Geschwüren befallen und von Pusteln (eiterhaltigen Pikkeln) bedeckt werden.

Ursache ist die Störung der Zinkabsorption aus der Nahrung. Zinkzugaben zur Nahrung bewirken deshalb eine rasche Besserung des Zustands.

ACTH
(*F.* Adrenocorticotropes Hormon) Übliche Abkürzung des auch kurz *Kortikotropin* genannten Hormons, das im vorderen Bereich der Hypophyse produziert wird und die Nebennierenrinde (*F.* Cortex glandulae suprarenalis) zur Ausschüttung verschiedener *Kortikosteroidhormone* veranlaßt. Das ACTH ist auch für die Funktion und das Wachstum der Zellen der Nebennierenrinde unerläßlich.

WIRKUNGSWEISE
Das ACTH regt die Nebennierenrinde zu vermehrter Produktion der Hormone *Hydrokortison* (Kortisol), *Aldosteron* und *androgener Hormone* an, wobei die Stimulierung der Hydrokortisonproduktion das Wichtigste ist.

Die ACTH-Ausschüttung wird teilweise vom *Hypothalamus* (einem Bereich im Zentrum des Gehirns) gesteuert, teilweise vom Hydrokortisonspiegel im Blut. Ist der ACTH-Spiegel hoch, steigt die Ausschüttung von Hydrokortison an, wodurch die ACTH-Ausschüttung der Hypophyse gebremst wird. Umgekehrt sinkt bei niedrigem ACTH-Spiegel die Hydrokortisonausschüttung und ermöglicht der Hypophyse damit eine höhere Abgabe des Hormons.

LAGE DES ADAMSAPFELS
Dieser Vorsprung vorne am Hals unter der Haut ist der vorstehende Schilddrüsenknorpel.

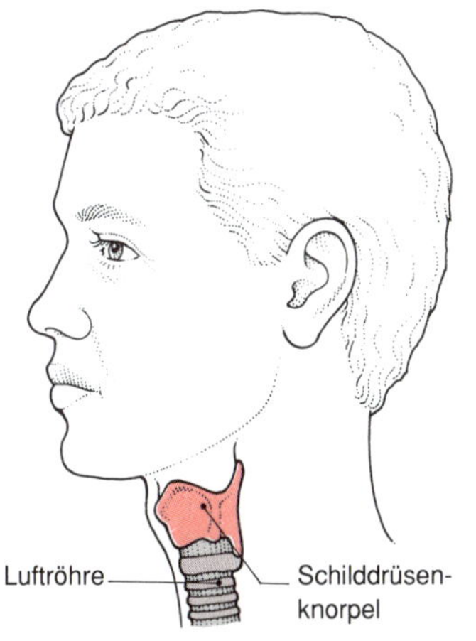

Der ACTH-Spiegel steigt bei Streß, starken Emotionen, Verletzungen, Infektionen, Verbrennungen, chirurgischen Eingriffen und abnehmendem Blutdruck. Normalerweise fluktuiert er im 24-Stunden-Rhythmus.

STÖRUNGEN
Ein Tumor in der Hypophyse kann eine exzessive ACTH-Ausschüttung zur Folge haben, was zwangsläufig zu Hydrokortison-Überproduktion in der Nebennierenrinde und in der Folge zum *Cushing-Syndrom* führt.

Zu geringe ACTH-Ausschüttung als Folge beispielsweise von *Hypopituitarismus* (Hypophysen-Unterfunktion) kommt nur selten vor, verursacht dann aber Nebennierenrindeninsuffizienz (s. *Hypoadrenokortizismus*).

MEDIZINISCHER GEBRAUCH
ACTH wird, wenn auch sehr selten, zur Behandlung entzündlicher Erkrankungen (*Arthritis*, *Colitis ulcerosa*, gewisser Arten von *Hepatitis*) verwendet. Man hat auch schon versucht, mit ACTH eine Remission der *Multiplen Sklerose* zu erreichen, doch ist seine Wirksamkeit dabei umstritten. Eine weitere Anwendung ist die bei der Diagnose von Störungen der Nebennieren.

Adams-Stokes-Syndrom
Wiederkehrender, kurzzeitiger Bewußtseinsverlust (Synkope), ausgelöst durch ungenügende Durchblutung des Gehirns. Diese ist ihrerseits Folge einer Unregelmäßigkeit des Herzschlags (s. *Herzrhythmusstörungen*), was die Pumpkraft des Herzens stark einschränkt, wenn es nicht sogar zum *Herzblock* (d.h. zur Verzögerung oder Unterbrechung der Erregungsausbreitung im Erregungsleitungssystem des Herzens) mit zeitweiligem Aussetzen des Herzschlags kommt.

SYMPTOME UND THERAPIE
Eine typische Attacke ist von Ohnmacht und, falls die Ohnmacht länger andauert, Blauwerden im Gesicht gekennzeichnet. Die Atmung ist beschleunigt, der Puls sehr langsam. Der Sauerstoffmangel im Gehirn kann auch zu einem Anfall (s. *Iktus*) führen.

Meistens beginnt der Herzschlag bald wieder, die Haut rötet sich und das Bewußtsein kehrt wieder. Falls dies jedoch ausbleibt, muß rasch mit *Herz-Lungen-Wiederbelebung* begonnen werden, um Gehirnschädigungen zu vermeiden.

An A.-S.-S. Leidende tragen meistens Herz-*Schrittmacher* zur Regulierung ihres Herzschlags und zur Vorbeugung gegen künftige Anfälle.

Adamsapfel
Vorsprung vorne am Hals, direkt unter der Haut, gebildet durch den hervortre-

A

tenden Teil des Schilddrüsenknorpels, der Teil des Kehlkopfs ist. Vergrößert sich beim Knaben in der Pubertät.

Addison-Krankheit

Seltene Mangelkrankheit, deren Symptome von ungenügender Ausschüttung der Kortikosteroidhormone *Hydrokortison* und *Aldosteron* herrühren, die normalerweise in der Nebennierenrinde produziert werden. So benannt nach dem englischen Arzt Thomas Addison (1793-1860). Bis etwa 1950, als die Hormontherapie eingeführt wurde, verlief die A.-K. ausnahmslos tödlich.

URSACHEN

Die Krankheit kann durch jeden Krankheitsprozeß ausgelöst werden, der die Nebennierenrinde in Mitleidenschaft zieht. Die häufigste Ursache ist eine Störung des körpereigenen Immunsystems, bei der der Organismus Antikörper produziert, die die Nebennieren angreifen. *Tuberkulose* der Nebennieren, einst die Hauptursache, ist heute äußerst selten.

Als Folge der ungenügenden Hydrokortison- und Aldosteron-Produktion in den Nebennieren werden auch Übermengen an *ACTH* und anderen Hormonen aus der Hypophyse ausgeschüttet. Eines dieser Hormone, das sog. MSH (**M**elanozyten-stimulierendes **H**ormon), verstärkt die Synthese von Melaninpigmenten in der Haut.

SYMPTOME UND DIAGNOSE

Die A.-K. entwickelt sich in der Regel sehr langsam, aber chronisch. Die Symptome zeigen sich erst im Laufe von Monaten oder sogar Jahren. Akute Anzeichen, Addison-Krisen genannt, können sich ebenfalls zeigen; und zwar hauptsächlich als Folge von Infektionen, Verletzungen oder anderem Streß, wenn die Nebennieren nicht mehr imstande sind, die ausgleichende Aldosteron- und Hydrokortisonausschüttung zu steigern.

Die Symptome der Addison-Krisen werden durch den Aldosteron-Mangel ausgelöst. Dieser führt zu starkem Natrium- und Wasserverlust im Urin, zu extremer Muskelschwäche, Dehydration, *Hypotonie* (niedrigem Blutdruck), Verwirrung und Koma. Hydrokortisonmangel führt zu *Hypoglykämie* (Unterzuckerung).

Chronische Symptome sind u.a. Müdigkeit, Schwäche, unbestimmte Leibschmerzen und Gewichtsverlust. Ein spezifischeres Symptom ist eine dunkle Verfärbung der Haut in den Handflächenfalten und Druckbereichen des Körpers, speziell aber im Mund. Dieser Dunkelverfärbung liegt eine Überproduktion von MSH zugrunde.

Die Diagnose wird dann erstellt, wenn der Patient auf eine ACTH-Injektion nicht anspricht, die normalerweise die Hydrokortison-Sekretion stimuliert.

THERAPIE

Zur Behandlung akuter Addison-Krisen gehört die Messung des Blutdrucks und des Pulses bei schneller Infusion von Salzlösung und Glukose sowie zusätzlichen Dosen von Hydrokortison und Fludrocortison zum Ausgleich des Natriummangels und der Dehydration. Die nötige lebenslange Behandlung erfordert ständige Einnahme von Kortikosteroid-Medikamenten.

Weil Addison-Patienten in Streßsituationen die Ausschüttung von Kortikosteroid-Hormonen nicht steigern können, sind sie – z.B. bei Verletzungen, chirurgischen Behandlungen oder Infektionen – erhöhten Risiken ausgesetzt. Sie müssen unbedingt ärztlich genau unterwiesen werden, in seltenen Fällen erhöhte Dosierungen ihrer Kortikosteroid-Medikamente einzunehmen, damit der Organismus erfolgreich gegen Infektionen und die Beeinträchtigung des allgemeinen Gesundheitszustands ankämpfen kann.

Adduktion

Bewegung einer Gliedmaße in Richtung auf die Körperlängsachse oder eines Fingers zur Gliedmaßenachse hin. Die diese Bewegung ausführenden Muskeln sind die Adduktoren. Die entgegengesetzte Bewegung heißt *Abduktion.*

Adenitis

Entzündung von *Lymphknoten*. Zervikale Adenitis (geschwollene, weiche Lymphknoten im Nacken) tritt bei bestimmten Infektionen, beispielsweise von Streptokokken verursachten (speziell bei *Mandelentzündung*) und der infektiösen *Mononukleose* (Drüsenfieber), auf. Früher war die A. oft die Folge von Skrofulose (der tuberkulösen Infektion der Hals-Lymphknoten).

Die *Mesenteriallymphadenitis* ist eine Entzündung der Lymphknoten des Peritoneums (Bauchfells) infolge einer Virusinfektion. Die Symptome – Leibschmerzen und Berührungsempfindlichkeit – können leicht mit denen einer akuten *Appendizitis* verwechselt werden und sind womöglich erst operativ zu diagnostizieren.

Die Behandlung erfolgt meistens mit Analgetika (Schmerzmitteln), mit heißen Umschlägen oder Heizkissen sowie, falls Verdacht auf bakterielle Infektion besteht, mit Antibiotika. Die Entzündung vergeht normalerweise binnen weniger Tage.

Adenofibrom

s. *Fibroadenom*

Adenoide Vegetationen

(Rachenmandelhyperplasie) Wucherung der Rachenmandel am Dach des Nasenrachens, bestehend aus Lymphgewebe (Gewebe, das Lymphozyten enthält, die Infektionen bekämpfen). Diese Lymphknötchen bilden einen Teil des körpereigenen Abwehrsystems gegen Infektionen der oberen Atemwege. Sie neigen dazu, sich in der frühen Kindheit zu vergrößern, weil zu diesem Zeitpunkt Infektionen besonders häufig sind.

BESCHWERDEN

Bei den meisten Kindern schrumpfen die a.n V. etwa ab dem 6. Lebensjahr und verschwinden später in der Pubertät völlig. Bei anderen wachsen sie weiter und blockieren die Nasengänge zum Rachen, was Schnarchen, Atmen durch den Mund und das typische Näseln beim Reden nach sich zieht. Sie können auch den Rachenausgang zur Eustachischen Röhre (Verbindung zwischen Mittelohr und Nasenrachenraum) blockieren, was Infektionen und Gehörverlust zur Folge haben kann.

Behinderungen des Sekretionsflusses im Nasen-Rachenraum können zu *Rhinitis* (Nasenschleimhautentzündung) führen, die sich bis zum Mittelohr und den Nasennebenhöhlen ausbreiten kann (s. *Otitis media*, *Sinusitis*).

DIAGNOSE UND THERAPIE

Zur Feststellung, ob Ohren-, Nasen- und Racheninfektionen von abnorm vergrößerten Rachenmandeln herrühren, wird üblicherweise der hintere Rachenraum mit einem Lichtspiegel untersucht. In

LAGE DER RACHENMANDEL

Das lymphatische Organ sitzt am Rachendach. Eine Wucherung ist manchmal die Ursache von *Atemstillstand* (Apnoe) im *Schlaf.*

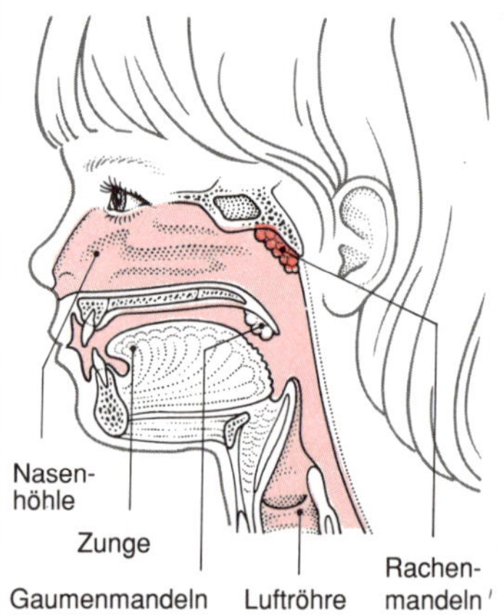

manchen Fällen wird sogar eine Röntgenaufnahme erforderlich sein.

Die Infektionen sprechen meist auf Antibiotika an. Treten sie jedoch häufig oder sogar regelmäßig auf, ist die operative Entfernung der Mandeln das beste.

Adenokarzinom

Fachausdruck für den *Krebs* einer Drüse oder eines Drüsengewebes oder für eine Krebserkrankung, bei welcher die Zellen drüsenartige Strukturen und Formen annehmen. Ein A. zeigt sich auf dem Epithel (der Zellschicht, die die Innenseite von Organen auskleidet).

A.e finden sich im Dickdarm, in der Brust, in der Bauchspeicheldrüse und in den Nieren, auch ein Teil der Gebärmutterhalskarzinome sowie der Krebserkrankungen der Speiseröhre, der Speicheldrüsen und zahlreicher anderer Organe zählt dazu. (S.a. *Darmkrebs*, *Nierenkarzinom*, *Pankreaskarzinom*)

Adenom

Ein "benigner" (gutartiger, nichtkanzeröser) Tumor oder eine Zyste von drüsengewebeartigem Aussehen, die sich im Epithel (Deckgewebe, das die Körperoberfläche überzieht und Hohlorgane auskleidet) bildet.

A.e *endokriner Drüsen,* wie der Hypophyse, Schilddrüse, Nebenniere und Bauchspeicheldrüse, können eine Überproduktion von Hormonen mit Folgeerkrankungen auslösen. Hypophysenadenome beispielsweise können zu *Akromegalie* oder dem *Cushing-Syndrom* führen.

Adenomatose

Ein anomaler Zustand der Drüsen, ausgelöst entweder durch Hyperplasie (übermäßiges Wachstum) oder zahlreiche *Adenome* (gutartige Tumoren).

Die A. kann zugleich zwei oder mehrere endokrine Drüsen befallen, z.B. Nebenniere, Nebenschilddrüse, Hypophyse und Bauchspeicheldrüse.

Adenosintriphosphat

s. *ATP*

Adenotomie

Die chirurgische Entfernung der Rachenmandel, meistens im Kindesalter, wenn diese abnorm vergrößert ist und häufige Infektionen im Mittelohr und Rachenraum verursacht. Die Operation wird oft zusammen mit der *Tonsillektomie* (Entfernung der Gaumenmandeln) ausgeführt.

Die A. ist normalerweise eine Operation mit nur minimalen Nachwirkungen. Die Patienten können bereits am nächsten Tag wieder normal essen.

Aderhaut

Eine von vielen Blutgefäßen durchzogene Gewebeschicht zwischen *Netzhaut* und *Lederhaut* am hinteren Augapfel. Das Pigment zwischen den Blutgefäßen ist durch ein *Ophthalmoskop* (s. *Auge, Untersuchung des*) sichtbar. Die Blutgefäße versorgen die lichtempfindlichen Zellen in der Netzhaut und ihre Umgebung mit Nährstoffen und Sauerstoff.

Aderhautentzündung

Die Entzündung der *Aderhaut* (*F.* Choroiditis) des Auges kann von selbst entstehen oder aber als Teil einer allgemeinen Entzündung, die das ganze Auge befällt. In der Regel sind die Ursachen Infektionen wie *Toxokariasis* oder *Toxoplasmose*, seltener *Sarkoidose*, *Syphilis* und *Histoplasmose*. Sie kann auch ganz ohne erkennbaren Grund auftreten.

Die Behandlung erfolgt mit Kortikosteroiden gegen die Entzündung und mit Antibiotika gegen alle verursachenden Infektionen.

ADH (antidiuretisches Hormon)

Auch Vasopressin genannt. Wird aus dem Hypophysenhinterlappen ausgeschüttet und steigert in den Nieren die Wasserrückresorption aus dem Primärharn.

WIRKUNGEN

ADH reduziert den Wasseranteil im Urin und ist beteiligt an der Kontrolle des gesamten Wasserhaushalts im Körper. Wasser nimmt der Körper laufend durch Speisen und Getränke auf. Es wird außerdem durch chemische Zellreaktionen gebildet. Andererseits entsteht auch ständig Wasserverlust durch Urin, Schweiß, Stuhl und Atem. ADH ist an der Erhaltung des Wassergleichgewichts im Organismus beteiligt.

Die ADH-Produktion kontrolliert der *Hypothalamus* (ein Bereich des Zwischenhirns), wo alle Veränderungen in Menge und Konzentration des Blutes registriert werden. Steigt die Blutkonzentration (d.h. sinkt sein Wasseranteil), regt der Hypothalamus die Hypophyse zu stärkerer ADH-Ausschüttung an. Ist das Blut umgekehrt zu wasserhaltig, wird weniger ADH produziert, und es wird mehr Wasser aus dem Blut zur Urinausscheidung abgeführt.

STÖRUNGEN

Verschiedene Faktoren können die ADH-Produktion beeinträchtigen und damit die Wasserbalance im Körper stören. Beispielsweise vermindert Alkohol die ADH-Produktion durch seine direkte Einwirkung auf das Gehirn mit der Folge zeitweiliger erhöhter Urinproduktion. Diese tritt ebenfalls bei *Diabetes insipidus* (Wasserharnruhr) auf, entweder aufgrund ungenügender ADH-Ausschüttung der Hypophyse oder, seltener, weil die Nieren auf ADH nicht reagieren.

Der umgekehrte Effekt, die Wasserzurückhaltung (Wasserretention), kann aus zeitweiliger ADH-Überproduktion nach einer größeren Operation oder einem Unfall herrühren, aber auch von der ADH-Sekretion bestimmter Tumoren, besonders in der Lunge.

MEDIKAMENTÖSE THERAPIE

Synthetisches ADH wird zur Behandlung der Wasserharnruhr über die Nase oder per Injektion verabreicht. Hohe intravenöse Dosen bewirken eine Verengung der Blutgefäße und können Blutungen von Ösophagusvarizen stillen. Als Nebenwirkungen können Bauchkrämpfe, Übelkeit, Kopfschmerzen, Schläfrigkeit und Verwirrung auftreten.

STRUKTUR DER ADERHAUT

Die Aderhaut, Choroidea, verdickt sich um die Linse herum und bildet den Ziliarkörper. Die Ziliarmuskeln zwischen ihr und der Linse kontrahieren zur Steuerung der Linsenform.

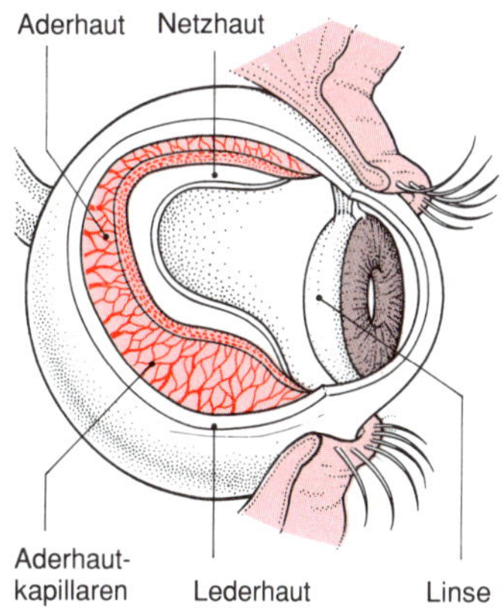

Adhäsion

In der Medizin Bezeichnung für einen pathologischen Zustand, nämlich Verbindung normalerweise getrennter Körperteile durch bindegewebsartige, band- oder strangförmige Verwachsungen. A.en sind oft Geburtsfehler, entwickeln sich aber auch oft nach Vernarbungen im Anschluß an Entzündungen.

Adipositas

s. *Fettleibigkeit*

Adjuvans

Substanz, die die kausale Wirkung einer anderen Substanz unterstützt. Der Begriff wird auch verwendet, um eine Zu-

A

satzsubstanz zu einem Impfstoff zu bezeichnen, mit welcher die Produktion von Antikörpern durch das körpereigene Immunsystem angeregt werden soll und die damit auch die immunisierende Wirkung des Impfstoffs selbst erhöht. Adjuvante Chemotherapie nennt man den Gebrauch krebsbekämpfender Medikamente zusätzlich zur chirurgischen Entfernung von Tumoren.

Adler-Theorie

Psychoanalytische Ideen des österreichischen Psychiaters Alfred Adler (1870-1937), auch bekannt als "Individualpsychologie". Die A.-T. basiert auf der zentralen Vorstellung, daß alle Menschen mit natürlichen Minderwertigkeitsgefühlen geboren würden. Das Leben sei ein ständiger Kampf zur Überwindung dieser Gefühle, und der Nichterfolg dabei führe zu neurotischen Symptomen. (S.a. *Psychoanalytische Theorie*)

Adnexitis

s. *Unterleibsinfekt*

Adoleszenz

(Heranwachsen) Die Jahre zwischen Kindheit und Erwachsensein, grob gesprochen die sog. Teenagerjahre; eine komplexe Phase der Persönlichkeitsentwicklung mit vielen Hochs und Tiefs. Sie beginnt mit der *Pubertät* und überlappt sich auch mit ihr, ist aber nicht mit ihr identisch. Die Pubertät ist nur die Periode der hormonell gesteuerten körperlichen Geschlechtsreifung mit der Entwicklung der sekundären Geschlechtsmerkmale als äußeren Anzeichen.

ERSCHEINUNGSFORMEN

Die A. ist eine Zeit großer Veränderungen der Persönlichkeit, die auch die Familie mitbetreffen. Die Heranwachsenden müssen erst mit ihrer körperlichen Entwicklung vertraut werden und damit, daß Familie und Umwelt fortan kein kindliches Benehmen mehr von ihnen tolerieren. In dieser Zeit formt sich das Selbstverständnis. Das schließt die Veränderung der bisherigen emotionalen Bindungen an die Eltern ein, das Verstehen und Beherrschen erwachsenen Sexualverhaltens und anderer Triebe, die Orientierung der Berufs- und Lebensplanung, und überhaupt die Erlangung eines reifen Weltbilds mit verantwortungsvollem Verhalten. Gewohnheiten und Ansichten bilden und formen sich.

Der Drang zur Selbständigkeit ist stark, aus emotionalen wie finanziellen Gründen ist aber die Bindung an das Elternhaus noch unvermeidlich. Familienkonflikte entstehen, wenn mehr Unabhängigkeit gefordert wird und die Eltern dies für noch verfrüht halten.

In diesen Jahren des allmählichen Erwachsenwerdens und der Erlangung einer eigenen Identität orientieren die Heranwachsenden sich nicht mehr wie bisher nur an den Maßstäben des Elternhauses und ihrer Schule, sondern suchen sich neue Vorbilder (etwa Sänger oder Sportler) als Rollenmodelle, und in aller Regel kommt dazu auch noch die Rebellion gegen die elterlichen und familiären Standards. Es wird mit Ansichten und Meinungen experimentiert, mit Bindungen an Gruppen oder Cliquen oder politischen Gruppierungen. Absichtlich verhält man sich auffällig und extrem in Kleidung, Erscheinung und Benehmen.

Sexuelle Experimente gibt es in der Phantasie, aber auch in der Realität, allein und mit anderen. Selbst über die Geschlechtsidentität kommt es zuweilen zu Zweifeln, oft mit der Folge der ersten Erkenntnis der eigenen Homosexualität. Oft sind homosexuelle Betätigungen in diesen Jahren aber auch nur vorübergehende oder gelegentliche Erfahrungen. Das endgültige sexuelle Verhalten hängt weitgehend mit von den Verhältnissen und Beziehungen im Elternhaus ab.

PROBLEME

Probleme aller Art – psychisch, physiologisch, sozial – machen zu schaffen. Typisch für die A. sind überaus starke Stimmungsschwankungen, Verlust des Interesses am weiteren Schulbesuch, stark schwankende schulische Leistungen, Schwänzen und Faulenzen. Dafür beschäftigt man sich kritisch und ausgiebig mit der eigenen Erscheinung und den körperlichen Veränderungen, und die Hauptbesorgnis ist, ob man denn gut aussehe. Das alles macht nervös, unsicher und oft auch schüchtern und gehemmt wegen des mangelnden Selbstbewußtseins. Die Folge davon ist dann die sog. Identitätskrise, meistens verbunden mit einer starken Entfremdung von Eltern und Familie, die ihrerseits betrübt feststellen, daß sie mit ihren eigenen Kindern in dieser Phase nicht mehr sprechen können.

Auch das gegenteilige Extrem ist nicht selten: ein zur Schau getragenes übersteigertes Selbstbewußtsein und verfrühtes Streben nach absoluter Unabhängigkeit. Häufig ist die besonders stark überzogene Rebellion gegen Eltern, von denen man sich zuvor in der Kindheit übermäßig abhängig oder allzu beschützt und gehätschelt fühlte. Doch auch das Gegenteil kann zum selben Effekt starker Rebellion führen: wenn man sich in der Kindheit von den Eltern zu sehr vernachlässigt oder ungeliebt wähnte. Andererseits kann es problematisch werden, wenn ein Teenager sich nicht von der Elternbindung zu lösen vermag und in der A. steckenbleibt, sich also nicht ausreichend entwickelt, um eigene Entscheidungen zu treffen und neue Beziehungen außerhalb der Familie aufzunehmen.

Wird der Aggressionsdrang jedoch nicht kontrolliert, gezügelt und konstruktiv eingesetzt, führen seine Ausbrüche zu wenig billigenswertem Benehmen. Ungesetzliches Verhalten aller Art ist zwar oft nur eine Übergangsphase, aber man muß ihm sowohl mit Verständnis wie auch mit Festigkeit begegnen.

Gefährlich wird es, wenn Heranwachsende (wie auch schon jüngere Kinder!) sich Drogen oder anderen Suchtmitteln ausliefern. Die Gefahr späterer Abhängigkeit ist aber größer, wenn dies zur Behebung von Ängsten und Depressionen geschieht und nicht nur wegen des Drucks der Gruppenverführung und -solidarität.

Ein hoher Prozentsatz Heranwachsender, die in der A. längere psychologische und Verhaltensprobleme haben, insbesondere Jugendkriminalität und *Drogenabhängigkeit*, kommt aus zerrütteten oder unterprivilegierten Familienverhältnissen – mit Armut, Alkoholismus, Ehekonflikten oder psychiatrischen Problemen der Eltern.

Oft werden Heranwachsende zu Spezialbehandlungen geschickt, weil Eltern oder Lehrer über ihr Verhalten besorgt oder sogar beunruhigt sind. Doch nur ein kleiner Prozentsatz davon braucht wirklich psychiatrische Behandlung. Bei den meisten geht es um Probleme, die sich mit der Zeit von selbst lösen und erledigen, wenn es auch Fälle gibt, in denen die Verstörung über Familien- oder Beziehungsprobleme so groß wird, daß es sogar zu Selbstmordversuchen kommt.

Es ist wichtig, daß der Kontakt zwischen Eltern und ihrem Nachwuchs in diesen Jahren erhalten bleibt, obwohl dies sehr schwierig werden kann. Die Eltern sollten zumindest versuchen, praktische Ratschläge, etwa zur Akne oder zur Ernährung, zu geben, sich aber davor hüten, über ihrer Meinung nach unbedeutende Probleme zu lachen oder zu spotten oder sie abzutun. Das kann zu starkem Vertrauensverlust führen. Die wertvollste Hilfe, die Eltern in dieser Zeit geben können, ist die Ermutigung zur Selbständigkeit und Verantwortung als Vorbereitung auf das Erwachsenenleben.

ADP

Abk. für Adenosindiphosphorsäure, die chemische Substanz, die im Zellstoffwechsel entstehende Energie in Form eines Phosphats anlagert und zu ATP (Adenosintriphosphat), dem Hauptenergieträger im Körper, wird. Durch Abga-

A

be des Phosphats wird die Energie wieder frei, es bildet sich wieder ADP (s.a. *Metabolismus*).

Adrenalin

Auch Epinephrin genannt; ein natürlich vorkommendes Hormon, seit 1900 synthetisch herstellbar.

A. wird (zusammen mit *Noradrenalin/* Norepinephrin) im Nebennierenmark produziert und bei besonderen körperlichen oder seelischen Belastungen vermehrt ins Blut abgegeben ("Streßhormon"). Dient auch als Überträgersubstanz an Nervenendigungen.

A. steigert Frequenz und Intensität des Herzschlags und damit die Arbeitsleistung des Herzens. Es weitet die Luftwege und erleichtert damit die Atmung. Es verengt Blutgefäße in der Haut und in den Eingeweiden, so daß mehr Blut in die Muskeln strömt und diese dann mit größeren körperlichen Anstrengungen besser fertig werden können.

GEBRAUCH ALS MEDIKAMENT

A. wird gelegentlich zur Notfallbehandlung bei *Herzstillstand* ins Herz gespritzt, ebenso intravenös bei *anaphylaktischem Schock* (einer schweren allergischen Reaktion) und auch bei akuten *Asthma*-Anfällen.

Bei Operationen wird es manchmal angewendet, um Blutungen zu unterbinden. Kombiniert mit einem lokal wirkenden Betäubungsmittel verlängert es die Schmerzunempfindlichkeit, indem es den Abtransport des Schmerzblockers verzögert.

Adrenalin-Augentropfen werden bei der *Glaukom*-Behandlung sowie bei Augenoperationen zur Senkung des Augeninnendrucks verabreicht. Auch zur Stillung von Nasenbluten oder zur Abschwellung der Nasenschleimhaut bei Schnupfen eignet sich A.

MÖGLICHE NEBENWIRKUNGEN

Regelmäßiger Gebrauch von Adrenalin-Augentropfen kann zu schmerzhaftem Brennen und gelegentlich auch zu verschwommener Sicht oder Pigmentablagerungen auf der Augenoberfläche führen. Nasentropfen können als Begleiterscheinungen Herzklopfen, Unruhe und Angstgefühle auslösen. Zur Behandlung verstopfter Nasen werden deshalb Medikamente mit Schleimhaut-abschwellender Wirkung ohne Kreislaufeffekte verwendet.

Adrenocorticotropes Hormon

s. *ACTH*

Adrenogenitales Syndrom, AGS

s. *Nebennierenhyperplasie, angeborene*

Adstringentien

(z.B. *Hametum*®)

Bringen Gewebe durch Verringerung ihrer Wasserabsorptionsfähigkeit zum Austrocknen und Schrumpfen. Als Substanzen verwendet man vorwiegend Alaun (Kaliumaluminiumsulfat), Tannin, Extractum Hamamelidis etc. A. werden in Form von Salben, Hauttonika und Stiften, auch in Kosmetika, angewendet.

Aerob

Was zum Leben, Funktionieren und Wachsen Sauerstoff benötigt. Der Mensch und viele andere Lebensformen sind auf Sauerstoff angewiesen, um Nahrung zu verbrennen und so Energie zu erzeugen (s. *Stoffwechsel, Metabolismus*); sie werden deshalb als obligate Aerobier bezeichnet. Im Gegensatz dazu benötigen viele Bakterien für ihren Stoffwechsel keinen Sauerstoff (manche werden von ihm sogar abgetötet); sie sind *anaerob*. Es gibt auch einige Bakterien und Hefen, die zwar mit Sauerstoff gedeihen, aber genausogut ohne ihn auskommen (sog. fakultative Anaerobier).

Aerobic

Übungen, die eine beständige Muskelarbeit bei konstanter Versorgung mit sauerstoffzuführendem Blut ermöglichen. Sauerstoff ist nötig zur Freisetzung von Energie aus den Fett-, Glykogen- (Stärke-) und Zuckerreserven des Körpers.

Bei aerobischen Körperübungen wie z.B. Schwimmen, Jogging und Radfahren wird der gesteigerte Sauerstoffbedarf der Muskeln im gleichen Maße befriedigt, in dem der in die Muskeln gelangende Sauerstoff aufgebraucht wird. Wegen dieses kontinuierlichen Sauerstoffersatzes kann die Aktivität über eine lange Zeit fortgesetzt werden.

Die Energie bei aerobischen Übungen holt sich die Muskulatur vornehmlich aus Fettsäuren, die dabei bis zu den ausscheidungsfähigen Endsubstanzen Kohlendioxid und Wasser verbrannt werden.

Bei anaerobischen Übungen kommt die Energie über andere biochemische Abbauwege aus den Zucker- und Fettspeichern des Körpers. Die dabei anfallenden Schlacken sind sauer und rufen durch Anhäufung in der Muskulatur Ermüdung und Krämpfe hervor. Hochleistungsübungen sind anaerob und können nur kurz durchgehalten werden.

VORTEILE AEROBISCHER ÜBUNGEN

Am besten für die Gesundheit sind aerobische Übungen, die immer auch die großen Rumpf- und Gliedermuskeln einschließen und dreimal pro Woche mindestens 20 Minuten lang ausgeführt werden. Dann werden Vitalität und Ausdauer gekräftigt und das Wachstum der Kapillaren (der kleinsten Blutgefäße) gefördert (und damit die Blutversorgung der Zellen). Aerobische Übungen steigern Anzahl und Größe der Mitochondrien (energieproduzierende Organellen) in den Muskelzellen und so die Sauerstoffaufnahmefähigkeit der Zellen (und damit die Menge des Sauerstoffs, die der Körper in einer bestimmten Zeit verbrauchen kann). Die zunehmende körperliche Fitneß nützt auch dem Herzen, dessen Schlagrhythmus sich sowohl im Ruhezustand wie bei den Übungen verlangsamt. Der Herzmuskel kräftigt sich, sein Schlagvolumen (das ist die bei jedem Schlag ausgeworfene Blutmenge) wächst. Insgesamt muß das Herz als Folge dieser Veränderungen weniger arbeiten, um dieselbe Transportleistung zu erzielen.

Zur allgemeinen Fitneß, zu der Stärke und Beweglichkeit gehören, sollten aber auch andere Arten von Übungen außer den aerobischen ausgeführt werden (s.a. *Training, Fitneß*).

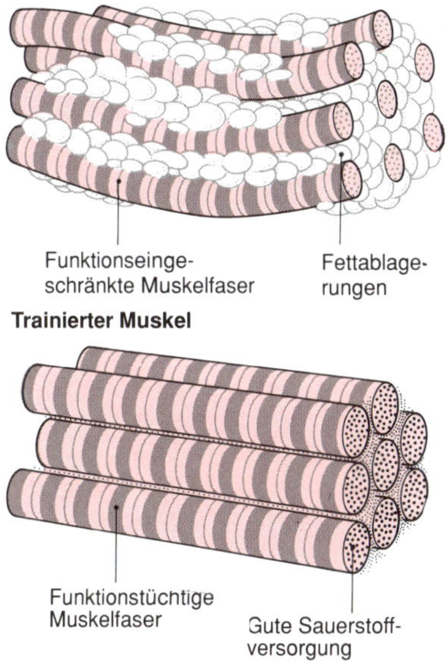

Vorteile der Aerobic-Übungen
Regelmäßige Aerobic-Übungen verbessern die Bedingungen für die Muskulatur. Der Zufluß sauerstoffhaltigen Blutes zu den Muskeln wird gesteigert, die Sauerstoff-Aufnahmefähigkeit der Zellen erhöht.

Aerodontalgie

Plötzlich auftretende Zahnschmerzen infolge eines Wechsels des umgebenden Luftdrucks. Fliegen in großen Höhen bei niedrigem Luftdruck kann eine Lufttasche in der Pulpa erzeugen und dadurch eine Irritation des Wurzelnervs auslösen. Übliche Ursachen solcher A. sind nicht perfekt passende Füllungen, schlecht gefüllte Wurzelkanäle und Zahnfleischentzündungen.

Aerophagie

Exzessives Luftschlucken. Kann bei hastigem Essen und Trinken oder unter großem Streß passieren, aber auch eine bewußte und gewollte Aktion zur Verdauungserleichterung sein (Rülpsen). Nach einer *Laryngektomie* (operative Entfernung des Kehlkopfs) wird A. bewußt zur Stimmbildung durch die Luftröhre verwendet.

Affekt

Ein Ausdruck für die Stimmungslage eines Menschen. Die beiden A.-Extreme sind Manie und Depression. Bei häufigem Auftreten extrem wechselnder Stimmungslagen spricht man von affektiven Störungen. Den Zustand mangelnder Erregbarkeit – kaum vorhandene oder ganze fehlende Reaktionen auf alles – bezeichnet man als reduzierten Affekt; dieser kann ein Charakteristikum für *Schizophrenie* oder ein organisches *Hirnsyndrom* sein.

Affinität

Die Neigung von Substanzen, sich anzuziehen und Verbindungen einzugehen, wie beispielsweise die eines Antigens und eines Antikörpers (s. *Immunantwort*). In der Mikrobiologie beschreibt A. die physikalische Ähnlichkeit von Organismen wie z.B. Viren. In der Psychologie wird mit A. die Anziehung zwischen zwei Menschen bezeichnet.

Aflatoxin

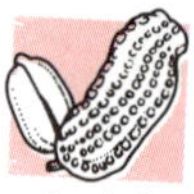

Giftige Substanz, erzeugt durch den Schimmelpilz *ASPERGILLUS FLAVUS*. Verdirbt gelagerte Lebensmittel, insbesondere Getreide, Erdnüsse und Maniok-Kassave. Verursacht Leberkrebs bei Labortieren und gilt als Hauptursache für die hohe Inzidenz dieser Krebsart im tropischen Afrika.

After

s. *Anus*

Agar

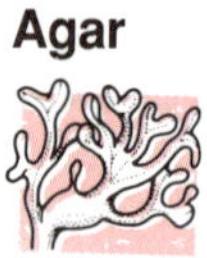

Extrakt bestimmter Meeresalgen mit gelatineähnlichen Eigenschaften; voller Name eigentlich Agar-Agar. Wird deswegen bei schweren Verstopfungen als Mittel zur Erweichung und Aufquellung des Stuhls, zur allgemeinen Verdauungsförderung und gegen Sodbrennen verordnet. Außerdem wird er als Nährboden für Bakterienkulturen verwendet.

Agenesie

Vollständiges Fehlen eines Organs oder Körperteils bei der Geburt als Folge einer fehlerhaften Embryoentwicklung.

Agent Orange

Ein Herbizid, dessen Hauptbestandteil (50%) die 2,4,5-Trichlorphenoxiessigsäure ist; vermischt mit der Begleitsubstanz TCDD; allgemein bekannt als Dioxin.

Ageusie

Verlust oder Beeinträchtigung des *Geschmackssinns.*

Aggregation (Blutplättchen)

s. *Thrombozytenaggregation*

Aggression

Weitgefaßter Begriff für alle Arten feindseliger Akte, von denen einige außerhalb des normalen Sozialverhaltens liegen.

URSACHEN

Bei den Tieren dient die A. dem Selbstschutz und der Verteidigung der Nahrung, des Territoriums oder der Jungen. Beim Menschen sind offensichtlich auch andere Motive im Spiel, möglicherweise aus Überlebensnotwendigkeiten der Vorzeit. Es besteht die Ansicht, A. komme von allgemeiner Frustration, von Mangel an Zuneigung und dem Verhalten der Eltern.

EEG-Auswertungen zeigen, wie sich die Gehirnströme bei ständig aggressiven Menschen verändern. Als A.szentrum ist u.a. der Bereich des Corpus amygdaloideum im Gehirn erkannt worden. Gehirnschädigungen durch Tumoren oder Kopfverletzungen können zuweilen aggressives Verhalten zur Folge haben. Gleichwohl benötigen aggressive Ausbrüche in aller Regel doch konkrete Anlässe. Sie beginnen nicht ohne jeden Grund, sondern sind Überreaktionen auf Vorfälle oder Probleme.

Androgene (männliche) *Hormone* scheinen Aggressionen zu fördern, während *östrogene* (weibliche) *Hormone* sie aktiv unterdrücken. Ein weiterer Faktor ist ganz offenbar das Alter: A.en sind bei Heranwachsenden sehr häufig und ausgeprägt, werden aber mit zunehmendem Alter immer seltener.

Häufige A.sausbrüche finden sich bei psychiatrischen Zuständen wie *Schizophrenie* (besonders der katatonischen und paranoiden Art), antisozialen *Persönlichkeitsstörungen*, *manisch-depressiver Erkrankung,* bei Amphetamin- oder Alkoholmißbrauch, ferner, wenn auch seltener, bei *Temporallappen-Epilepsie*, *Hypoglykämie* und *Verwirrtheits*zuständen infolge körperlicher Erkrankungen. Die A.skontrolle kann bei *Dementia*, gleich ob verursacht durch die *Alzheimer-Krankheit* oder durch *Alkoholabhängigkeit*, verlorengehen.

Agitiertheit

Unruhiges Getriebensein, normalerweise verursacht durch unterbewußte Ängste oder Spannungen. Charakteristisch ist unruhiges Hinundherlaufen, ständiges Zupfen an Kleidung oder Tüchern, Händeringen und die Nichtbeendigung begonnener Tätigkeiten. Die Unfähigkeit zur Entspannung, aber auch zur Konzentration führt zu derartiger hektischer, aber zielloser Aktivität.

Der Grund der A. sind meistens Sorgen wegen bestimmter Situationen, beispielsweise die des Vaters, der nervös die Geburt seines Kindes erwartet. Dauernde A. ist eine Begleiterscheinung allgemeiner *Angst*zustände, besonders im Zusammenhang mit Entzugserscheinungen etwa bei Alkohol-Entziehungskuren. *Depression*en älterer Menschen sind ebenfalls häufig von schwerer A. begleitet. Die Ruhelosigkeit, die bei Einnahme bestimmter Medikamente (z.B. in seltenen Fällen bei Phenothiazinen) auftritt, kann der A. täuschend ähnlich sein.

Agnosie

Die Unfähigkeit des Erkennens von Gegenständen trotz vorhandener Sinneseindrücke, die das Gehirn über Auge, Ohr oder Berührung erreichen. Damit ein Objekt erkannt wird, muß die in das Gehirn gelangende Sinneswahrnehmung interpretiert werden. Dazu ist der Vergleich mit der gespeicherten Erinnerung früherer Erfahrungen erforderlich. Gehirnschädigungen können zur Folge haben, daß dies nicht mehr möglich ist; die häufigsten Ursachen dafür sind *Schlaganfall* und *Kopfverletzung*en.

ARTEN UND SYMPTOME

Normalerweise betrifft Agnosie nur einen Bereich der Sinnesempfindungen – Gehör, Sehen oder Tastsinn. Beispielsweise kann ein Objekt zwar durch Hören und Anblick erkannt werden, nicht aber durch Berührung. Nach Schlaganfällen mit Schädigungen der rechten Gehirnhälfte kommt es vor, daß keinerlei Gefühlsempfindungen in den Gliedmaßen mehr möglich sind; nicht einmal Verletzungen werden gespürt (sog. Anosognosie oder sensorische Unempfindlichkeit).

Taktile Agnosie

Die Unfähigkeit, in die Hand gelegte Gegenstände allein durch Berühren zu identifizieren, obwohl die Tastfähigkeit der Finger intakt ist.

Visuelle Agnosie

Die Unfähigkeit, trotz normaler Sehfähigkeit Objekte durch Ansehen zu erkennen und zu benennen. Zuweilen ist zwar die Erkennung von Farbe, Form und Größe des Objekts möglich, aber nicht dessen Benennung oder Zweckbestimmung.

Auditive Agnosie

Die Unfähigkeit, trotz normaler Hörfähigkeit vertraute Geräusche oder Laute zu erkennen.

PROGNOSE

Es gibt keine spezifische Behandlung für Agnosie, aber es kommt manchmal vor, daß sich die Agnosiezustände von selbst wieder verlieren.

Agoraphobie

Platzangst; Furcht, über öffentliche Plätze oder Orte zu gehen. Überlappt häufig mit einer anderen Angst, der *Klaustrophobie* (Furcht vor geschlossenen Örtlichkeiten).

Der Gedanke, einen öffentlichen Ort zu betreten oder sich unter Menschen zu mischen, erfüllt die an A. Leidenden mit solchen Ängsten, daß sie alle nur denkbaren Ausreden erfinden, um zu Hause bleiben zu können. Wagen sie sich doch einmal hinaus, überfallen sie oft *Panikanfälle*, was ihre A. noch weiter verschlimmert. Am Ende gehen manche schließlich gar nicht mehr aus dem Haus.

Psychiatrische Hilfe wegen A. wird öfter in Anspruch genommen als für jede andere Phobie. Eine Verhaltenstherapie ist meistens erfolgreich. *Antidepressiva* sind zuweilen zusätzlich erforderlich.

Agraphie

Die Beeinträchtigung oder der Verlust der Schreibfähigkeit trotz normaler Arm- und Handmuskelfunktionen, verursacht durch Schädigungen der betreffenden Großhirnregion.

URSACHEN

Schreiben hängt von einer komplexen Folge geistiger Prozesse ab, zu denen die Wortauswahl gehört, der Abruf aus dem Gedächtnis, wie das Wort sich buchstabiert, die Veranlassung und Ausführung der nötigen Handbewegungen, sowie die visuelle Überprüfung, daß das geschriebene Wort mit der im Gehirn gespeicherten Form übereinstimmt.

Diese Prozesse laufen nicht alle im gleichen Gehirnbereich ab, sondern in mehreren, miteinander verbundenen Regionen. Schädigungen eines oder mehrerer dieser Bereiche (in der Regel in der linken Gehirnhälfte) können je nach Schwere zu verschiedenen Graden und Arten von A. führen. *Kopfverletzungen*, *Schlaganfall* und *Hirntumoren* sind die häufigsten Ursachen.

A. tritt nur selten ganz allein auf. Oft ist sie begleitet von *Alexie* (Verlust der Lesefähigkeit) oder ist auch Teil einer Ausdrucks-*Aphasie* (Sprachstörung).

THERAPIE UND PROGNOSE

Es gibt keine spezifische A.-Behandlung. Oft kehrt nach einer Gehirnschädigung durch Schlaganfall oder ähnliche Ereignisse die Schreibfähigkeit mit der Zeit von selbst zurück.

AGS

s. *Nebennierenhyperplasie, angeborene*

Ägyptische Körnerkrankheit

s. *Trachom*

AIDS

(Abk.für **A**cquired **I**mmune **D**eficiency **S**yndrome, Immun-Schwäche-Syndrom) Eine Störung/Schädigung des körpereigenen *Immunsystems* als Folge einer HIV-Infektion (**H**uman **I**mmunodeficiency **V**irus; internat. Nomenklatur). In der gegenwärtigen Form ist es eine völlig neue Humankrankheit. Bis jetzt sind dagegen weder ein spezifisches Heilmittel noch ein Impfserum gefunden worden. Die Symptome und Komplikationen allerdings sprechen in verschiedener Intensität auf *Antibiotika*, *antivirale Medikamente*, *Karzinolytika* und auf *Radiotherapie* (Strahlenbehandlung) an.

AUFTRETEN

Nicht alle HIV-infizierten Personen entwickeln AIDS. Der Anteil der Vollentwicklung einer HIV-Infektion zur manifesten AIDS-Erkrankung variiert bisher in den verschiedenen Ländern und Risikogruppen beträchtlich. Pro Jahr manifestiert sich AIDS bei 1 - 5% der HIV-positiven Personen. In manchen Fällen (die jedoch weniger als ein Prozent ausmachen) ist beobachtet worden, daß sowohl das Virus wie die Antikörper wieder aus dem Blut verschwanden, was darauf schließen läßt, daß der Körper die Infektion selbst abwehren und überwinden konnte.

Üblicherweise aber gilt die Diagnostizierung von AIDS als Todesurteil. Ende der 80er Jahre waren allein in den USA 100 000 Männer, Frauen und Kinder als AIDS-krank identifiziert; etwa die Hälfte davon war schon gestorben. Auch in vielen anderen Ländern nimmt die Zahl der AIDS-Erkrankungen dramatisch zu, auch hier liegen die Todesraten bei mindestens 50% innerhalb weniger Jahre nach Diagnosestellung.

Die Hauptbetroffenengruppen sind nach wie vor homo- oder bisexuelle Männer und Benützer nicht sterilisierter Drogenspritzen. In den frühen 80er Jahren erkrankten darüber hinaus viele Bluterkranke infolge kontaminierter Blutprodukte an AIDS; diese Infektionsursache ist jedoch, nachdem sie einmal erkannt war, inzwischen so gut wie beseitigt. Weitere Risikogruppen sind Heterosexuelle, die sexuellen Kontakt mit Infizierten hatten, Kinder infizierter Frauen und Empfänger infizierter Bluttransfusionen.

GESCHICHTE

1981 wurde das Center for Disease Control (CDC) in Atlanta/Georgia (USA) durch Berichte von einer sehr seltenen Lungeninfektion alarmiert. Sie befiel bis dahin gesunde männliche Homosexuelle in Los Angeles und dann auch in New York.

Als Infektionsquelle stellte sich ein Protozoen-Organismus, den man bis dahin nur bei Patienten mit vorgeschädigtem Immunsystem als Auslöser einer seltenen Form der Lungenentzündung gekannt hatte, heraus. Später gab es Berichte von seltenen Tumoren (*Kaposi-Sarkom*) bei jungen homosexuellen Männern. Das Kaposi-Sarkom ist ein langsam wachsender Hauttumor, der bis dahin nur aus Afrika bekannt war. Bei AIDS-Kranken verhielt sich der Tumor aggressiver als gewöhnlich und trat überdies nicht nur auf der Haut, sondern auch in anderen Körperregionen (inneren Organen) auf.

Es wurde bald deutlich, daß man es hier mit einem vergleichsweise rasch um sich greifenden und epidemisch auftretenden Phänomen zu tun hatte, das mit dem Ausfall körpereigener Immunfunktionen einherging. Hinzu kamen Meldungen über das Auftreten anderer Infektionskrankheiten, überwiegend sog. "opportunistischen Infektionen", d.h. Infektionen, die sich eine geschwächte Immunabwehr zunutze machen und Menschen mit intaktem Immunsystem normalerweise nicht befallen.

All diese Merkmale registrierte man alsbald nicht mehr nur bei männlichen Homosexuellen, sondern auch bei bei Süchtigen, die sich Drogen intravenös spritzen, und bei Blutern, woraus zu schließen war, daß die Ansteckung nicht nur auf sexuellem Wege, sondern auch durch Blut-zu-Blut-Kontakt erfolgte. Eine Infektion als Ursache war also wahrscheinlich. 1984 identifizierten amerikanische und französische Forscher (nachdem AIDS seit 1982 auch in Europa registriert worden war) das verantwortliche Virus. Es wurde zunächst von den Franzosen LAV (**L**ymphadenopathie-**a**ssoziiertes **V**irus) und von den Amerikanern HTLV III (**H**uman **T**-cell **l**ymphotrophic **V**irus, Typ III, **H**umanes **T**-Zell-**L**eukämie-**V**irus) genannt. 1986 wurde die seither weltweit einheitliche Bezeichnung HIV festgelegt.

WIRKUNGSMECHANISMEN DES VIRUS

Das Virus befällt einen bestimmten Typ der weißen Blutkörperchen, die als T4, CD4 oder T-Helfer-Lymphozyten be-

A

kannt und von entscheidender Wichtigkeit für die Immunmechanismen sind. Die infizierte Zelle stirbt entweder ab oder bewahrt das "schlafende" Virus in sich auf, das sich später jederzeit aktivieren kann. Viele Infizierte weisen keinerlei Krankheitsanzeichen auf. Sie sind "asymptomatische Infektionsträger". Allenfalls haben sie unspezifische Zeichen wie Gewichtsverlust, Fieber, Schweißausbrüche oder unerklärlichen Durchfall. Diese (und weitere) Symptome werden unter dem Begriff ARC (AIDS-Related Complex) als Vorstadium von AIDS zusammengefaßt.

In ihrer schwersten Erscheinungsform – als sog. "AIDS-Vollbild" – hat die HIV-Infektion so gravierende Auswirkungen auf das körpereigene Immunsystem, daß es den Infizierten für eine ganze Anzahl Infektionen und Krebsformen anfällig macht, beispielsweise für das *Kaposi-Sarkom* und für *Lymphome*.

ÜBERTRAGUNGSARTEN

HIV ist aus Blut, Samen, Speichel, Tränen, Nervengewebe, Muttermilch und Sekreten der weiblichen Geschlechtsorgane isoliert worden. Jedoch haben sich nur Blut, Samen und Scheidensekret sowie evtl. Muttermilch als tatsächliche Infektionsüberträger erwiesen.

Hauptübertragungswege sind Vaginal-, Anal- und Oralverkehr, Blut-zu-Blut-Kontakt (in Form von Transfusion oder gemeinsamem Gebrauch von Injektionsspritzen) sowie die Übertragung von der Schwangeren auf den Fetus. In seltenen Fällen sind auch zufällige Verletzungen mit infizierten Injektions-Spritzen, künstliche Befruchtung mit infiziertem Spendersamen und Nierentransplantationen Infektionsquellen gewesen.

"Zufällige" oder haushaltsinterne Verbreitung ist ausgeschlossen. Die Infektion überträgt sich nicht durch bloße Berührung oder Umarmung, durch den Atem oder durch gemeinsame Besteck- oder Geschirrbenützung. Heterosexuelle Ansteckung kommt jedoch vor. Ende der 80er Jahre wurde in Amerika und Europa bei etwa 4% aller Fälle eine heterosexuelle Übertragung dokumentiert. In Afrika befällt AIDS Männer und Frauen gleichermaßen; aus vielen Gründen spielt dort die heterosexuelle Übertragung eine sehr viel größere Rolle. Dazu gehört auch, daß die HIV-Übertragung durch eine Reihe von Geschlechtskrankheiten, wie den Schanker, begünstigt wird.

SYMPTOME UND ANZEICHEN

Manche HIV-Infizierte zeigen über einen langen Zeitraum überhaupt keine Symptome. Bei anderen führt bereits eine

WIE AIDS ERWORBEN WIRD

Prozentzahlen der AIDSfälle in Deutschland
Stand Januar 1993; Quelle: BGA

MÄNNER:

Homosexuelle	75%
i.v. Drogenabhängige	10%
Hämophile u. Empfänger infizierter Bluttransfusionen	5%
Heterosexuelle Übertragung von Frau auf Mann: (Tendenz: steigend)	3%
keine Angaben	6%
sonstige und Mehrfachrisiken	1%

FRAUEN:

i.v. Drogenabhängige	49%
Heterosexuelle Übertragung von Mann auf Frau; (Tendenz: steigend)	28%
Empfängerinnen infizierter Bluttransfusionen	11%
keine Angaben	9%
sonstige und Mehrfachrisiken	3%

KINDER:
ca. 1% aller AIDS-Fälle sind Kinder infizierter Mütter

RISIKOLOSES VERHALTEN

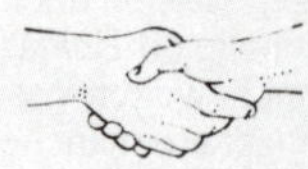

Berührung
AIDS kann nicht durch übliche soziale Kontakte wie Händeschütteln übertragen werden.

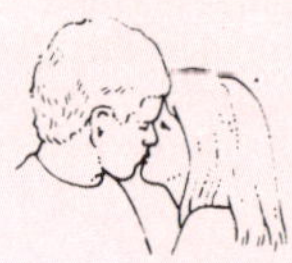

"Trockene" Küsse
Küsse ohne Speichelaustausch stellen kein AIDS-Übertragungsrisiko dar.

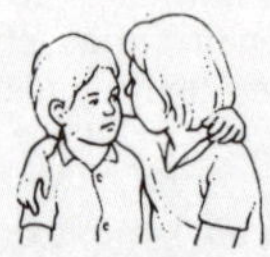

Umarmung
Die Übertragung des Virus durch Umarmung oder "Schmusen" ist nicht möglich.

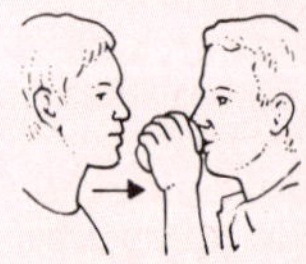

Gemeinsame Besteckbenützung
Gemeinsame Benützung von Besteck oder Gläsern etc. kann das Virus nicht übertragen.

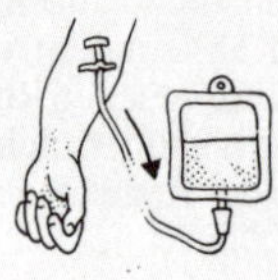

Blutspenden
Blutspenden werden heute ausschließlich mit sterilen Einmalnadeln vorgenommen.

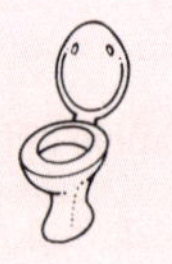

Sonstiger Kontakt
Das Virus kann auch nicht über Toilettensitze oder sonstige Gegenstände übertragen werden.

kurze Krankheitsphase zum Tod. In einigen Fällen tritt kurze Zeit nach der Neuinfektion eine sog. "spontane HIV-Erkrankung" auf, die symptomatisch dem Erscheinungsbild einer infektiösen *Mononukleose* ähnelt und nach einigen Tagen wieder abklingt. Auch bei symptomlos Infizierten kann die medizinische Untersuchung gewisse Anomalien ergeben, häufig treten etwa Vergrößerungen der Lymphknoten auf.

Kleinere Hinweise auf eine HIV-Infektion können Hautstörungen wie die seborrhoische *Dermatitis* (vor allem im Gesicht) sein. Gravierendere Anzeichen sind deutlicher Gewichtsverlust, Durchfall, Fieber und Mund-Candidiasis (*Soor*). Andere leichtere oder schwerere HIV-Folgeinfektionen sind *Herpes simplex*, *Gürtelrose*, *Tuberkulose*, *Salmonellose* und *Shigellose* (Bakterienruhr). Auch das Gehirn kann mit einer Anzahl neurologischer Störungen einschließlich *Demenz* in Mitleidenschaft gezogen werden.

Zum AIDS-Vollbild können die Symptome einer voll ausgebildeten AIDS-Erkrankung (wie das Kaposi-Sarkom oder das Gehirn-Lymphom), *Autoimmunkrankheiten* (speziell *Thrombo[zyto]penie*) und verschiedene Infektionen wie *Pneumozystose*, schwere *Zytomegalie*, *Toxoplasmose*, durch *CRYPTOSPORIDIUM* oder *ISOSPORA* verursachter Durchfall sowie chronischer oder hartnäckiger *Herpes simplex* gehören.

DIAGNOSE

Eine HIV-Infektion muß in Erwägung gezogen werden bei längeranhaltenden Lymphknotenvergrößerungen an gleichzeitig mehreren Körperstellen, vor allem bei Personen aus den Hauptbetroffenengruppen. Eine eindeutige Diagnose kann nur durch eine Blutuntersuchung auf Anwesenheit von HIV-Antikörpern erfolgen. Die direkte Feststellung des Virus selbst ist schwieriger. Ein positiver HIV-Antikörpertest ist jedoch ein Hinweis auf das Virus. Fast alle Antikörper-Positiven sind Virusträger. Positive Tests werden jedoch immer noch einmal durch einen weiteren Zusatztest überprüft. Ein negatives Testresultat kann aber auch bei Personen auftreten, die erst vor kurzem in Kontakt mit dem Virus kamen. Daher sollte bei einem negativen Testergebnis, insbesondere bei Angehörigen der Risikogruppen, der Test wiederholt werden.

Die Diagnose einer voll entwickelten AIDS-Erkrankung basiert auf positiven HIV-Tests bei dem gleichzeitigen Auftreten charakteristischer Infektionen und Tumoren.

INFEKTIONSVORBEUGUNG

Bis es spezifische Heilmittel und Impfstoffe gibt, ist Vorbeugung die allerwichtigste Maßnahme gegen AIDS. Die Risiken lassen sich durch das Praktizieren von *Safer Sex* beträchtlich vermindern.

Wer aufgrund eingegangener Risiken berechtigte Furcht hat, infiziert worden zu sein, sollte sich einem Bluttest unterziehen, sich zuvor allerdings beraten lassen, wie sinnvoll oder angebracht dieser Test ist und welche Folgen ein positives Resultat haben könnte. Wer weiß oder auch nur vermutet, daß er infiziert ist, muß sein Sexualverhalten überprüfen und verändern und unter allen Umständen die Übertragung des Virus auf andere vermeiden. Auch Nichtinfizierte sollten sich zur Vorbeugung an die Regeln des "Safer Sex" halten. Dazu gehört u.a. die Reduzierung der Anzahl von Sexualpartnern. Im Idealfall (der allerdings in der praktischen Realität kaum gewährleistet sein wird) sollte Sex nur zwischen Personen stattfinden, die ihre gegenseitige sexuelle Vergangenheit kennen. Ungeschützter analer und vaginaler Verkehr sollte vermieden werden. Umarmungen, Berührungen, gegenseitige Masturbation und "trockene" Küsse sind "safe". Speichel kann zwar theoretisch Virusmaterial enthalten und übertragen, ist allerdings als Übertragungsfaktor kaum nennenswert. Trotzdem ist das Ansteckungsrisiko durch Zungenküsse mit Speichelaustausch noch unbekannt. Bei Penispenetration in jeder Form empfiehlt sich die Verwendung von Kondomen. Chemische Verhütungsmittel mit spermiziden Eigenschaften scheinen zwar auch HIV zu inaktivieren, sind zur Vermeidung einer HIV-Übertragung aber auf keinen Fall zu empfehlen, da sie erstens nicht "flächendeckend" wirken und darüber hinaus Schleimhautreizungen hervorrufen können, die wiederum das Risiko einer HIV-Übertragung erhöhen. Das einschlägige Risiko oralen Verkehrs ist noch weitgehend unerforscht, auf jeden Fall aber sollte die Mundejakulation vermieden werden.

Personen, die intravenöse Medikamente bekommen oder verwenden, sollten niemals Injektions-Spritzen mit anderen gemeinsam benützen, um jede mögliche Ansteckung zu verhindern, zumal auch ihre Sexualpartner dann gefährdet sind.

In Afrika ist die Ansteckungsrate bei Prostituierten sehr hoch. Obwohl bei uns dieses Risiko bedeutend geringer ist, muß man es aber ebenfalls ins Kalkül ziehen. Geschlechtsverkehr mit Prostituierten sollte deshalb grundsätzlich nur mit Kondomen stattfinden. Die Prostituierten selbst sollten zu ihrem eigenen und zum Schutz ihrer Freier auf der Verwendung von Kondomen bestehen.

Ein geringes Risiko besteht für Krankenhaus- und Sanitätspersonal, die mit infiziertem Blut oder Spritzennadeln umgehen. Das Risiko der Ansteckung durch Nadeln in Krankenhäusern hat sich als sehr viel niedriger erwiesen als befürchtet; es kann noch weiter verringert werden, wenn besondere Vorsicht im Umgang mit scharfen Instrumenten beachtet wird.

Angehörige von Risikogruppen sollten weder Blut noch Sperma noch Organe spenden. Alle Spenden dieser Art werden andererseits aber genau auf HIV-Antikörper untersucht. Blutprodukte werden als weitere Vorsichtsmaßnahme hitzebehandelt.

THERAPIE

Noch gibt es keine spezifische Therapie für AIDS. Es lassen sich nur die Komplikationen mildern. Pneumozystose wird mit Antibiotika behandelt (Pentamidin oder Co-Trimoxazol), doch auch dabei treten oft erschwerende Nebenwirkungen auf. Die Behandlung des Kaposi-Sarkoms durch Strahlen oder krebsbekämpfende Mittel führt selten zur Ausheilung.

Verschiedene antivirale Medikamente wie *Zidovudin* (AZT) und *Aciclovir* werden ebenfalls bei Patienten mit HIV-Infektionen eingesetzt. Zidovudin kann aber gravierende Nebenwirkungen haben und führt nicht zur Heilung. Es verzögert jedoch das Fortschreiten der Krankheit. Die genaue Einschätzung dieser Therapie wird erst möglich sein, wenn eine große Anzahl Patienten über einen langen Zeitraum damit behandelt worden sind.

PROGNOSE

Andere Methoden zur Bekämpfung des Virus und seiner Folgen werden weiterhin erforscht. Im Laborversuch wurden Erfolge mit verschiedenen Substanzen erzielt, welche ein für die Virusvermehrung wichtiges Enzym hemmen.

In der Praxis bzw. in konkreten Studien allerdings blieben die meisten Versuche mit Medikamenten, welche gezielt gegen HIV eingesetzt werden, bisher ergebnislos, oder die Verwendung dieser Substanzen mußte wegen schwerer Nebenwirkungen drastisch eingeschränkt werden. Trotz umfangreicher AIDS-Forschung lassen die bisherigen Mißerfolge in der Entwicklung von Medikamenten für die nächste Zukunft noch keinen Durchbruch in der AIDS-Heilbehandlung erwarten.

Auch die medizinische Vorbeugung wird erst möglich sein, wenn ein wirksamer HIV-Impfstoff zur Verfügung steht. Ein erfolgreicher Impfstoff gegen das Katzenleukämievirus, das gewisse Ähnlichkeiten mit dem HIV aufweist, existiert bereits. Ende der 80er Jahre gab es auch erste potentielle HIV-Sera, deren Erprobung noch im Gange ist.

A

AIDS: URSACHEN UND VORBEUGUNG

AIDS wird verursacht durch das HIV-Virus (Human Immunodeficiency Virus, rechts). Es besteht aus bestimmten Nukleinsäuren (genetisches Material) in zwei Schutzhüllen und einem äußeren Mantel.
Das AIDS-Vollbild entwickelt sich nur bei einem Teil der HIV-Infizierten.

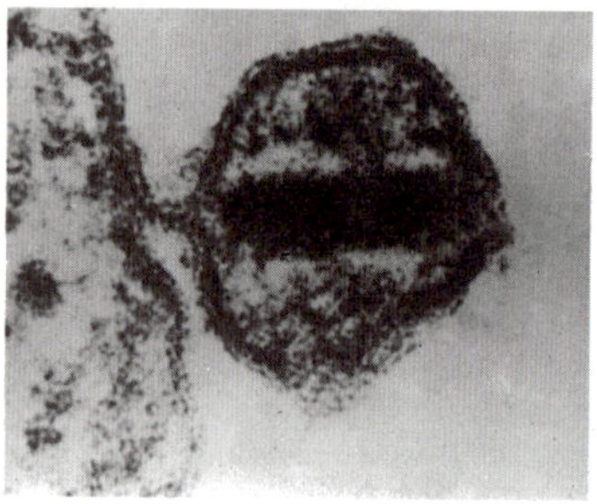

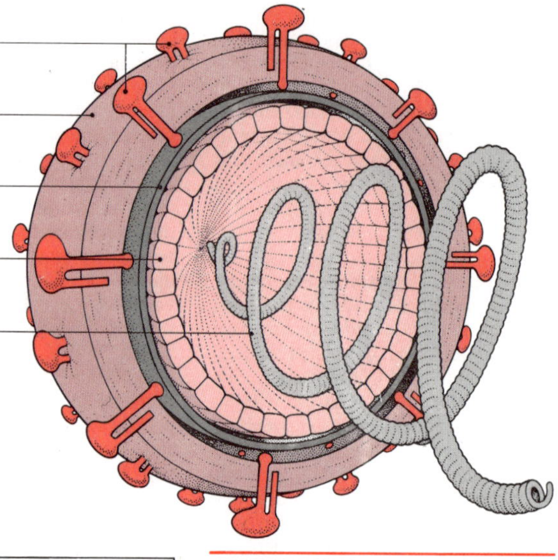

HIV (das AIDS-Virus)
Die Mikroaufnahme links zeigt ein HIV-Virus-Partikel, das eben aus einem infizierten menschlichen Lymphozyten (einer Immunsystemzelle) ausbricht.

WIE DAS AIDS-VIRUS HIV AUF DAS IMMUNSYSTEM EINWIRKT

Wenn das Immunsystem intakt ist, bekämpfen diverse Lymphozyten die eindringenden Krankheitserreger.

NORMALES IMMUNSYSTEM

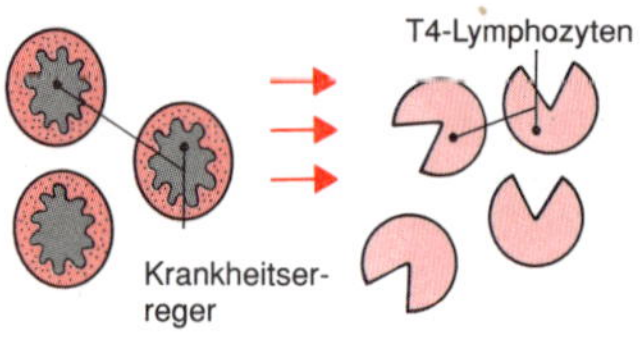

1 Krankheitserreger dringen in den Körper ein und alarmieren T4-Lymphozyten und andere Komponenten des Immunsystems.

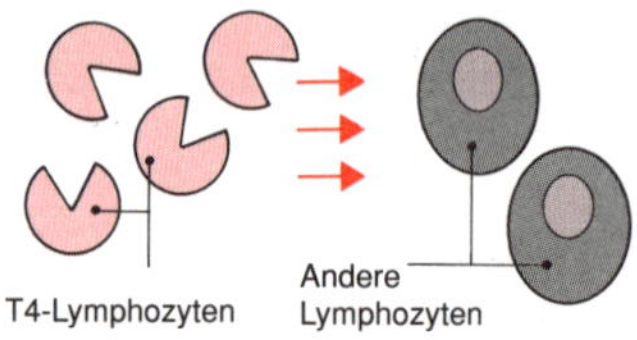

2 Die T4-Lymphozyten helfen, die Reaktion anderer Lymphozyten (Zellen des Immunsystems) zu steuern.

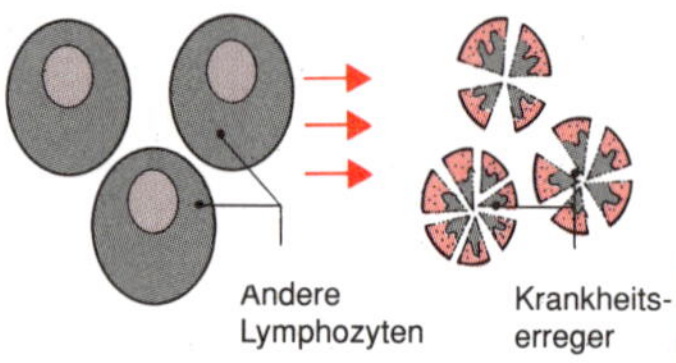

3 Diese Lymphozyten greifen nun die Krankheitserreger an und zerstören sie mit Hilfe verschiedener Mechanismen.

Bei HIV-Infizierten ist das Immunsystem geschwächt; manchmal kann dies zu AIDS führen.

IMMUNSYSTEM BEI AIDS-KRANKEN

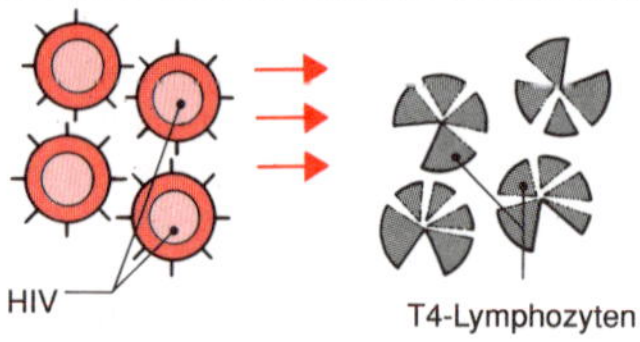

1 Das AIDS-Virus HIV vermehrt sich in den T4-Lymphozyten des Körpers und zerstört diese schließlich.

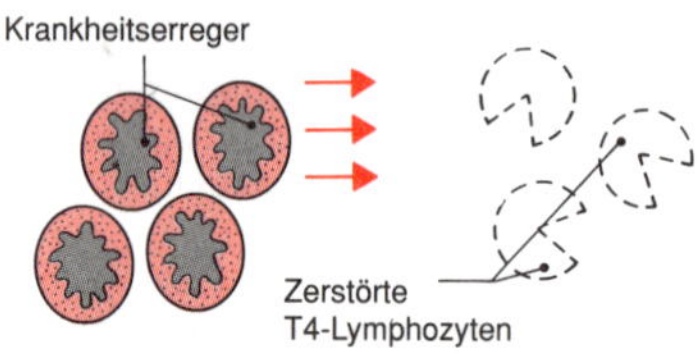

2 Bei einer Invasion von Krankheitserregern kann das Immunsystem versagen, weil keine T4-Lymphozyten mehr vorhanden sind.

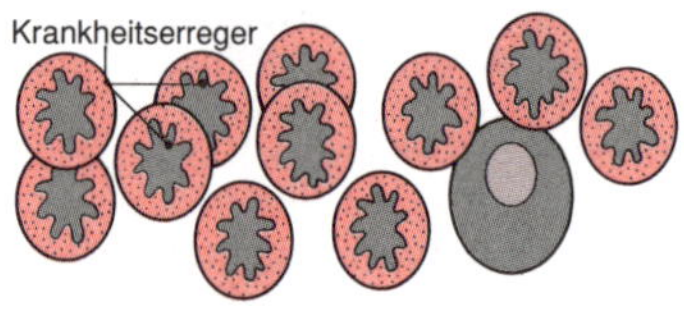

3 Die Krankheitserreger können nun das Immunsystem überwältigen und zum Krankheitsbild von AIDS führen.

EMPFEHLUNGEN ZUR VORBEUGUNG UND VERHINDERUNG DER AUSBREITUNG VON AIDS

- Kein sexueller Verkehr mit Personen, von denen bekannt ist, daß sie AIDS haben oder auch nur AIDS-verdächtig sind, oder mit Personen mit häufig wechselndem Geschlechtsverkehr.
- Keine intravenösen Drogen! Wenn doch gespritzt wird, nie Spritzen oder Nadeln mit anderen teilen.
- Kein Geschlechtsverkehr mit Fixern.
- AIDS-Kranke oder HIV-Positive können die Infektion weitergeben, sollen also weder Blut noch Plasma, Körperorgane, Gewebe oder Sperma spenden. Sie sollen bei Sexualverkehr keine Körperflüssigkeiten austauschen.
- Die Risiken, andere anzustecken oder von anderen angesteckt zu werden, bestehen bei Sexualverkehr, gemeinsamer Benützung von Spritzennadeln und potentiell jedenfalls durch Speichel bei oral-genitalem Kontakt oder Zungenküssen. Der totale Schutz vor HIV-Infektion durch Kondome ist nicht nachgewiesen, doch stellt ihr ständiger Gebrauch immerhin eine beträchtliche Risikominderung dar, nachdem bekannt ist, daß der Austausch von Körperflüssigkeiten eine Risikoerhöhung bedeutet.
- Zahnbürsten, Rasierapparate und andere Geräte, die mit Blut kontaminiert werden könnten, sollten niemals mit anderen gemeinsam benützt werden.

A

AIDS-Related Complex (ARC)
Eine Kombination von Gewichtsverlust, Fieber und Vergrößerung der Lymphknoten bei *HIV*-(mit dem *AIDS*-Virus) Infizierten, die jedoch nicht AIDS selbst haben. In vielen Fällen entwickeln sich Symptome des ARC jedoch später noch zu AIDS.

Air conditioning
s. *Klimaanlage*

Akanthästhesie
Medizinisch auch *Parästhesie* genannt. Das Gefühl von Kribbeln und Jucken in einem bestimmten Hautbereich. Normalerweise in Verbindung mit dem Gefühl von Taubheit (Empfindungsverlust), z.B. bei "eingeschlafenen Füßen", "Pelzigsein", "Ameisenlaufen"), gelegentlich auch mit Brennen.

Vorübergehendes Kribbeln ist die Folge einer temporären Störung von Nervenimpulsen, die Empfindungen von der Haut zum Gehirn leiten (z.B. wenn man im Schlaf lange Zeit auf einem Arm gelegen hat). Als Dauer- oder hartnäckiger Zustand jedoch kann A. die Folge von *Neuropathien* (Nervenstörungen aller Art) sein.

Akathisie
Unfähigkeit, stillzusitzen. Gelegentliche Nebenwirkung von Neuroleptika, die zur Behandlung von Schizophrenie oder Depressionen eingesetzt werden. Seltener tritt A. als Begleiterscheinung der *Parkinson-Krankheit* auf.

ÄKBV
s. *Ärzteorganisationen*

Akinesie
Weitgehender bis kompletter Verlust der Bewegungsfähigkeit. Kann durch eine allgemeine Muskelschwäche (z.B. infolge von Gehirnschädigungen durch *Schlaganfall*) verursacht sein, aber auch auftreten, wenn die Muskelkraft noch intakt ist, die Muskeln jedoch abnorm verhärtet sind (z.B. bei der *Parkinson-Krankheit*).

Akkomodation
Anpassung; speziell der Vorgang, mit dem das Auge seine Sehschärfe auf nahe Objekte adjustiert. Im Ruhezustand ist das Auge auf mittlere Entfernungen eingestellt. Die Linse ist dann verhältnismäßig dünn und flach. Um sehr nahe Objekte scharf sehen zu können, zieht sich der ringförmige Ziliarmuskel des Auges zusammen, wodurch der Zug am äußeren Rand der Linse nachläßt, diese sich abrundet und stärker krümmt . Mit zunehmendem Alter verliert die Linse ihre Elastizität, folglich wird auch die A. schwieriger. Das Resultat ist die Alterssichtigkeit (*Presbyopie*).

FUNKTIONSSCHEMA DER AKKOMODATION
Das normalsichtige, gesunde Auge stellt sich durch Akkomodation auf die Erzeugung eines scharfen Bildes auf der Netzhaut ein, wenn Licht von einem Gegenstand in der Nähe reflektiert wird. Die Sehschärfe wird durch eine automatische Anpassung der Linsenform eingestellt.

Naheinstellung
Damit ein nahes Objekt scharf gesehen wird, zieht sich der Ziliarmuskel zusammen. Dadurch krümmt sich die Linsenoberfläche stärker.

Ferneinstellung
Um ein weit entferntes Objekt scharf sehen zu können, entspannt sich der Muskel. Die Linse ist dann dünn und flach.

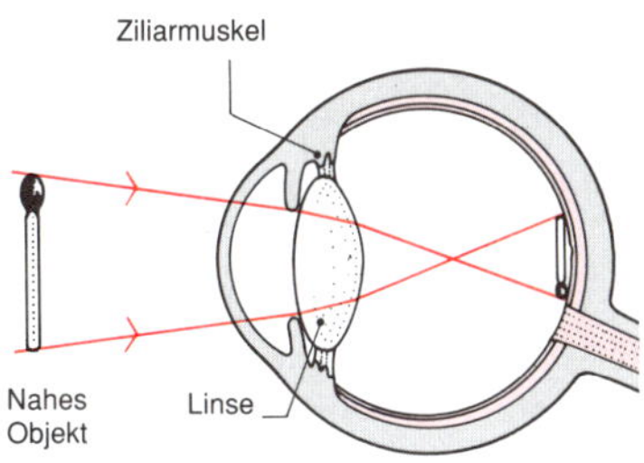

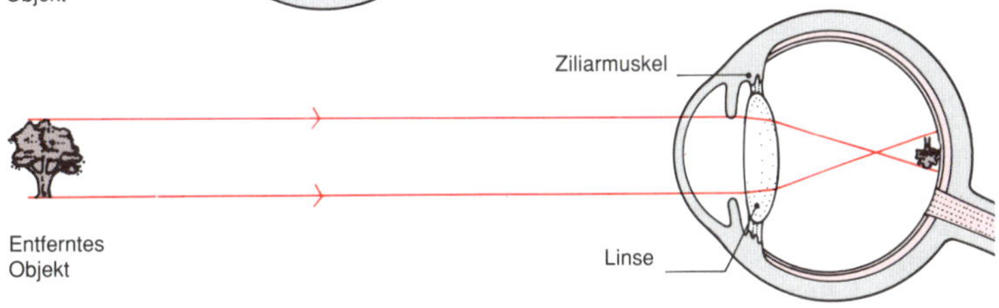

Akne
Chronische Hauterkrankung aufgrund einer Entzündung der Haarfollikel und überschießender Talgproduktion.

FORMEN
Die verbreitetste Form der A. ist die Acne vulgaris, hauptsächlich eine Pubertätserscheinung. Die tropische A. befällt vorwiegend junge Menschen weißer Hautfarbe, die ungewohntem heißem und feuchtem Klima ausgesetzt sind. Die – seltene – Säuglingsakne kommt nur bei männlichen Säuglingen und Kleinkindern vor. Bei ihnen ist zu erwarten, daß sie auch eine heftige Pubertätsakne entwickeln werden. Durch Chemikalien und Öle provozierte A. manifestiert sich an ungewöhnlichen Stellen, z.B. an den Beinen. Chlor-A. wird durch Kontakt mit Chlorkohlenwasserstoffen hervorgerufen; viele derartige Fälle traten 1976 nach der schweren Explosion in einer chemischen Fabrik im italienischen Seveso auf.

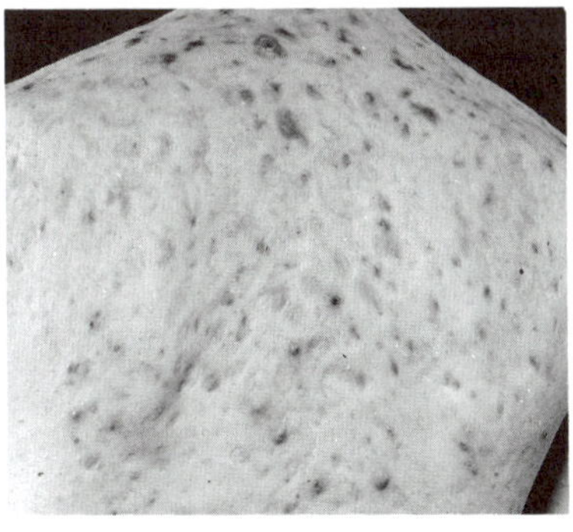

Schwere Akne
Beispiel einer zystischen Akne mit Vernarbungen über den gesamten Rückenbereich. Selten breitet sich Akne derart aus wie hier.

VORKOMMEN
Acne vulgaris beginnt fast immer in der Pubertät, obgleich sie auch noch in späteren Lebensjahren vorkommen kann. Die meisten Mädchen und Jungen leiden irgendwann im Laufe ihrer Pubertät unter dieser Hauterkrankung.

URSACHEN
Aknepusteln entstehen, wenn die Haarfollikel durch Talg (einer öligen, von den Talgdrüsen sezernierten Substanz) verstopft werden. Bleibt ein Talgpfropf in einem Follikel stecken, vermehren sich die Bakterien, und der Follikel entzündet sich. Die Ursache der gesteigerten Talgproduktion in der Pubertät ist nicht einwandfrei geklärt, scheint aber mit der erhöhten Produktion *androgener Hormone* (männlicher Sexualhormone) zusammenzuhängen. Auch ein genetischer Faktor könnte im Spiel sein, weil Akne manchmal familientypisch auftritt.

Einige Medikamente können Akne auslösen oder eine vorhandene verschlimmern (z.B. Kortikosteroide und Androgene, die die Fettproduktion der Haut anregen). Ähnlich wirken Barbiturate, Isoniazid, Rifampicin, Bromide und Jodide.

Öle und Fette sind ebenfalls mögliche A.-Verursacher. Auch das natürliche Öl

A

der Kopfhaut kann A. am Haaransatz auslösen. Regelmäßiger Hautkontakt mit mineralischen oder Speiseölen (wie etwa in Restaurantküchen) verschlimmert oft noch den Zustand. Zudem stehen Kosmetika auf Ölbasis im Verdacht, die Anfälligkeit für A. zu erhöhen.

SYMPTOME

Regionen mit hoher Talgdrüsenkonzentration, hauptsächlich Gesicht, Brustmitte, oberer Rücken, Schultern und Halsgegend, sind akneanfällig. Die häufigsten A.erscheinungen sind Komedonen (Mitesser), Milien (Hautgrieß), Pusteln, Knötchen, (harte Schwellungen unter der Haut) und Zysten (größere, nässende Schwellungen in der Haut). Während alte Pickel heilen, entstehen oft neue. Narbenflecken verblassen meist rosa, ehe sie in der Regel ganz verschwinden, aber manche, besonders Zystenflecken, hinterlassen Dauernarben. Aknenarben wirken oft wie eingesunkene kleine Grübchen. Manchmal bilden sich wie bei anderen Narben Keloide (Verwachsungen).

VORBEUGUNG

Es gibt viele Vorstellungen über Aknefördernde Faktoren, speziell in Verbindung mit Ernährung. In Wirklichkeit existieren keine stichhaltigen Hinweise darauf, daß bestimmte Lebensmittel A. provozieren. So ist es beispielsweise völlig wirkungslos, auf den Verzehr von Schokolade zu verzichten. Häufiges Waschen betroffener Regionen läßt die A. zwar nicht abheilen, kann aber dazu beitragen, daß sie sich nicht weiter ausbreitet. Die Haut sollte deshalb zweimal täglich gewaschen werden. Häufigere Reinigung ist überflüssig, weil sie nur das Oberflächenöl der Haut entfernt.

THERAPIE

Eine Blitzkur gegen Akne gibt es nicht, aber viele Mittel zu ihrer Milderung. Topische Mittel (die direkt auf die Haut aufgetragen werden) öffnen die Poren, entfernen den Talg und fördern die Heilung. Zu den gebräuchlichsten dieser Mittel gehören Benzyolperoxid, Vitamin-A-Säure, antibiotische Lotionen und schwefelhaltige Cremes. Licht hilft in Form von Sonnenlicht oder UV-Bestrahlung. Die Pickel und Pusteln sollten niemals abgehoben oder ausgequetscht werden, da dies den Zustand meistens nur verschlimmert und obendrein Dauernarben hinterlassen kann.

Wo topische Behandlung versagt, wird oft eine Langzeitbehandlung mit oralen Antibiotika verschrieben. Sie werden regelmäßig bis zu sechs Monaten ohne Unterbrechung eingenommen und wirken nicht nur auf die Bakterien in der Haut ein, sondern auch auf die Entzündungszellen in den Aknepickeln sowie auf die Talgproduktion.

Neueren Datums ist die Behandlung mit Vitamin-A-Säure-Derivaten, die jedoch nur bei schwerer Akne verschrieben werden bzw. wenn Antibiotika und andere Maßnahmen nicht geholfen haben. Diese Medikamente reduzieren die Fettproduktion und haben einen austrocknenden Effekt auf die Haut. Sie müssen aber sehr vorsichtig angewendet werden, da sie Leberschäden und andere schwerwiegende gesundheitliche Beeinträchtigungen nach sich ziehen können.

Aknezysten lassen sich oft mit der Injektion eines Medikaments direkt in die Haut behandeln, wobei auch die Narbenbildung reduziert wird. Bei schwerer und ausgeprägter Narbenbildung kann eine *Dermabrasion* (Abschleifen der obersten Hautschicht) angezeigt sein, um das Aussehen zu verbessern.

PROGNOSE

Akne klingt nur langsam über einen längeren Zeitraum ab und verschwindet oft von selbst mit dem Ende der Teenagerjahre. Angesichts der modernen Behandlungsmöglichkeiten muß heute niemand mehr schwere und dauerhafte Aknenarben davontragen.

Akromegalie

Seltene Erkrankung, deren äußere Merkmale überproportioniertes Wachstum von Schädel, Kiefer, Händen und Füßen sind.

URSACHEN UND SYMPTOME

Die Ursachen der A. liegen in einer exzessiven Sekretion von *Wachstumshormonen* aus dem Hypophysenvorderlappen an der Gehirnbasis. Diese ist das Resultat eines gutartigen (benignen) *Hypophysentumors.*

Entwickelt sich ein solcher Tumor in den ersten zehn Lebensjahren, kommt es zu *Gigantismus* (beschleunigtes Wachstum), nicht aber zu A. Häufiger ist der Fall, daß der Tumor sich nach dem Ende des Längenwachstums der Gliedmaßen entwickelt. Dann kommt es zur A., wenn es auch Jahre dauern kann, bis deren Symptome und Anzeichen sich bemerkbar machen. Zu diesen zählen die Vergrößerung von Händen, Füßen, Ohren und Nase, die Vergröberung der Gesichtszüge, sich vorschiebende Kiefer und eine Verlängerung des Gesichts. Da die Veränderungen sich nur langsam manifestieren, merken die Betroffenen es oft erst an Ringen, Schuhen, Handschuhen und Hüten, die allmählich nicht mehr passen. Außerdem wird die Stimme oft tiefer oder rauher. Sonstige häufige Symptome sind denen bei anderen Gehirntumoren ähnlich (Kopfschmerzen, Beeinträchtigung der Sehfähigkeit etc.).

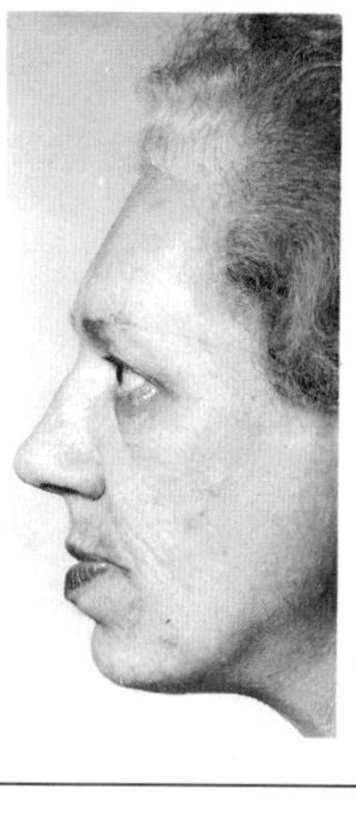

Erscheinungsbild von Akromegalie
An der hier im Profil gezeigten Frau sind mehrere Merkmale einer typischen Akromegalie zu sehen – verlängertes Gesicht, große Nase und Kiefer und eine allgemeine Vergröberung der Gesichtszüge.

DIAGNOSE UND THERAPIE

Besteht der Verdacht auf A., wird zuerst der Wachstumshormon-Spiegel im Blut festgestellt; dies geschieht vor und nach der Einnahme einer bestimmten Menge von Glukose. Glukose unterdrückt normalerweise die Sekretion von Wachstumshormonen. Hat sie keine Wirkung auf den Hormonspiegel, wird dies als Bestätigung für unkontrollierte Hormonsekretion durch die Hypophyse gewertet. Mit Hilfe von *Computer-* oder *Kernspintomographie* kann man feststellen, ob ein Tumor oder übermäßiges Wachstum der Hypophyse vorliegt.

In manchen Fällen bewirkt Bromocriptin die Rückbildung eines Hypophysentumors. Andernfalls muß er operativ entfernt oder mit Strahlen (s. *Strahlentherapie*) behandelt werden.

Akromioklavikulargelenk

Schultereckgelenk; verbindet das äußere Ende des Schlüsselbeins mit dem Akromion (Schulterhöhe, Ausläufer der Schulterblattgräte).

GELENKVERLETZUNGEN

A.verletzungen sind selten und kommen höchstens bei Sturz auf die Schulter vor. Eine Subluxation (teilweise Verrenkung; die Verbindung zwischen den Knochen bleibt aber bestehen) kann die Folge sein. Noch seltener kommt es zur vollen Dislokation (vollständigen Trennung der Knochen).

Bei der Subluxation werden die Gelenkinnenhaut (*F.* Synovialis) und die Gelenkbänder gedehnt und verletzt. Das Gelenk ist geschwollen, man hat das Gefühl, daß die Knochen nicht mehr am richtigen Platz sind. Bei der Dislokation sind die Gelenkbänder gerissen, die Schwellung ist stärker und die Knochendeformation sehr deutlich. Sowohl bei der Subluxation als auch bei der Dislokation schmerzt das Gelenk und spannt. Die Schulter kann kaum noch bewegt werden.

Subluxationen werden durch Ruhigstellung des Arms und der Schulter mittels einer Armschlinge und evtl. durch

LAGE DES AKROMIOKLAVIKULARGELENKS
Das Gelenk verbindet das äußere Schlüsselbeinende mit der Schulterhöhe.

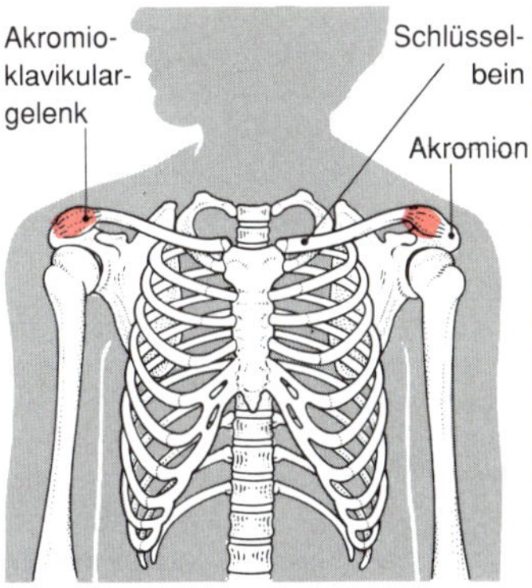

schmerzlindernde Injektionen von Kortikosteroiden oder lokalen Betäubungsmitteln in das Gelenk behandelt.

Die Dislokation erfordert einen Stützverband vom Schlüsselbein bis zum Ellenbogen, um das äußere Ende des Schlüsselbeins wieder in seine richtige Lage zu bringen. Der Stützverband muß meistens bis zu drei Wochen getragen werden; gelegentlich kann auch eine Operation erforderlich werden.

Osteoarthritis (Gelenkentzündung) kann sich nach wiederholten Schulterverletzungen entwickeln und jede Schulterbewegung schmerzhaft machen.

Akroparästhesie
Medizinischer Ausdruck für Kribbeln und Jucken in den Fingern und Zehen (s. *Akanthästhesie*).

Akrozyanose
Blaurote Färbung der Akren (z.B. Finger und Zehen). Die Ursache sind Krämpfe in den kleinen Blutgefäßen. Bei kaltem Wetter verschlimmern sich die Symptome meistens.

A. hängt mit einer anderen Durchblutungsstörung, der *Raynaud-Krankheit*, zusammen, bei der infolge gestörter Blutversorgung Hautschäden an den Fingern und Zehen eintreten können.

Aktinisch
Adjektiv mit der Bedeutung Strahlung (im engeren Sinne: Licht) betreffend. Bezeichnet Schäden durch ultraviolette Strahlen im Sonnenlicht, wie z.B. bei der aktinischen *Dermatitis* (Hautentzündung) und der aktinischen *Keratose* (Rauheit und Verdickung der Haut), beide verursacht durch übermäßige Sonnenbestrahlung, wie sie besonders häufig im Sommer an der See und im Winter im Schnee vorkommt.

Aktinomykose
Strahlenpilzkrankheit; eine durch *ACTINOMYCES ISRAELII* oder verwandte Erreger verursachte Infektion. Diese Stäbchenbakterien sind pilzähnlich und verursachen Krankheiten im Mund, Kiefer, Becken und in der Brust.

FORMEN
Die häufigste Form der A. befällt den Kieferbereich. Schmerzhafte Schwellungen, meistens am Unterkiefer, werden von kleinen offenen Stellen in der Haut begleitet. Aus ihnen treten Eiter und charakteristische gelbliche körnige Absonderungen aus. Mangelhafte Mund- und Zahnhygiene kann zu dieser Infektion beitragen.

Eine andere Form tritt vor allem im Becken von Frauen auf und führt oft zu Unterleibsschmerzen, Fieber und Blutungen zwischen den Menstruationsperioden. Diese Form wird vorwiegend dem Gebrauch von Pessaren und Spiralen zugeschrieben, die kein Kupfer enthalten. Seltenere Formen der A. finden sich im Appendix und in der Lunge.

DIAGNOSE UND THERAPIE
In der Regel bestätigt die Feststellung der körnigen Absonderungen und der verursachenden Bakterien in einer Nährkultur die Diagnose. Die Behandlung erfolgt normalerweise mit hohen Dosen eines Penicillin-Präparates.

Aktive Immunisierung
s. *Impfung*

Akupressur
Aus der *Akupunktur* entwickelte Technik, bei der statt Nadeln Druck angewandt wird.

Akupunktur
Zweig der chinesischen Medizin, der Nadeln verwendet, die zur Therapie verschiedener gesundheitlicher Störungen sowie zur Anästhesierung in die Haut gesteckt werden.

In den Vorstellungen der traditionellen chinesischen Medizin strömt das "Chi" (die Lebenskraft) entlang bestimmter Meridiane (Kanäle) durch den Körper. Ist dieser Fluß blockiert, wird der Mensch krank. Die Akupunktur zielt darauf ab, die Gesundheit wiederherzustellen, indem an entsprechenden Stellen, die als Akupunktur-Punkte bekannt sind, Nadeln entlang der blockierten Meridiane gesetzt werden.

Die Schulmedizin verhält sich gegenüber der Akupunktur zurückhaltend. Zunehmend wenden Ärzte sie aber ergänzend zu anderen Therapiemaßnahmen an. (S.a. *Elektroakupunktur*)

WIRKUNGSWEISE
Forschungen haben ergeben, daß Akupunktur im zentralen Nervensystem *Endorphine* (morphinähnliche Substanzen) freisetzt, die als natürliche Analgetika (Schmerzstiller) wirken. Außerdem wird vermutet, daß die Akupunktur eine gewisse Form von Hypnose erzeugt, oder daß das Einstechen der Nadeln die peripheren Nerven stimuliert und so als Ablenkung oder Gegenreiz zum eigentlichen Schmerz wirkt.

WARUM ES GEMACHT WIRD
A. ist erfolgreich zur Betäubung bei Zahnbehandlungen, bei chirurgischen Eingriffen, Geburtswehen und der Geburt selbst (einschließlich Kaiserschnitt) eingesetzt worden. Manchmal wird A. auch zur Schmerzstillung nach Operationen angewandt, darüber hinaus zur Linderung chronischer Schmerzzustände (z.B. Arthritis), die nicht auf Standardbehandlungen ansprechen.

Als besonders effektiv wird sie bezeichnet bei Erkrankungen, die die Muskeln, die Knochen, die Gelenke, die Augen, das Herz, den Verdauungsapparat, die Atemwege und das Nervensystem betreffen. Gute therapeutische Effekte soll sie auch bei Suchtkrankheiten, Depressionen und Angstzuständen haben.

SO WIRD ES GEMACHT
Der traditionelle chinesische Arzt erkennt an, daß eine exakte Diagnose vor der Akupunktur-Behandlung erforderlich ist, damit die Nadeln richtig gesetzt werden können. In der traditionellen chinesischen Medizin erfolgt die Diagnose durch Untersuchung der zwölf Pulse des Patienten (sechs in jedem Handgelenk). Jeder von diesen Pulsen, so wird angenommen, gibt Informationen über Gesundheit oder Erkrankung in bestimmten Körperregionen.

Je nach Erkrankung oder erforderlicher Anästhesierung werden festgestellt: die Temperatur der Nadeln, der Einstechwinkel, ob die Nadeln dabei gedreht werden oder vibrieren müssen, die Geschwindigkeit des Einstechens und der anschließenden Entfernung sowie die Zeitdauer, während der die Nadeln eingestochen bleiben. Manche Ärzte halten die Nadel zuvor in einen schwachen Luftzug, um so ihre deblockierende Wirkung auf die Meridiane zu erhöhen. Andere wiederum injizieren homöopathische Mittel in den Akupunkturpunkt.

RISIKEN
Es gibt im Westen gegenwärtig nur wenige legale Beschränkungen für die Anwendung von A. Es ist auch keine formelle Qualifikation zu ihrer Ausübung erforderlich. Mögliche Risiken sind In-

A

fektionen, die gute Praktiker jedoch durch akribisches Sterilisieren der Nadeln vor ihrer Verwendung vermeiden. Blutgefäße, Körperhöhlungen oder Organe werden nur selten akupunktiert.

Bei manchen Leuten, die sich einer A. unterziehen, zeigt sich unmittelbar danach kurzzeitig eine Verstärkung ihrer Symptome. Bei anderen stellen sich Gefühle von Leichtigkeit, Schläfrigkeit oder Heiterkeit ein, die aber bald danach wieder vergehen.

Akustikus

Nervus acusticus; Teil des VIII. *Hirnnervs* (Nervus vestibulocochlearis). Er wird auch als *Hörnerv* bezeichnet, weil er für das Hören zuständig ist.

Akustikusneurinom

Seltener, gutartiger Tumor in den Zellen, die den achten (akustischen oder auditiven) *Hirnnerv* umgeben, meistens innerhalb des inneren Gehörgangs (des Schädelkanals für den Nerv vom Innenohr zum Gehirn).

VORKOMMEN UND URSACHEN

A.e machen zwischen fünf und sieben Prozent der primären *Hirntumoren* aus; mit einigen hundert Fällen pro Jahr rechnet man in den meisten europäischen Ländern. Sie sind am häufigsten bei 40- bis 60jährigen und etwas häufiger bei Frauen als bei Männern.

Die Ursachen sind noch weithin unbekannt. Manchmal schädigt ein Tumor gleichzeitig die Nerven an beiden Seiten des Kopfes und kann Teil einer ausgeprägten *Neurofibromatose* sein, einer Erkrankung, deren Charakteristika Veränderungen im Nervensystem, in der Haut und in den Knochen sind.

SYMPTOME UND DIAGNOSE

A.e können zu *Taubheit* und *Ohrensausen* (*Ohrgeräusche*), zum Verlust des Gleichgewichts sowie zu Ohrenschmerzen führen. Wächst der Tumor weiter, drückt er auf den Hirnstamm und das Kleinhirn und ruft *Ataxie* (eine Störung der Bewegungsabläufe) hervor. Dehnt er sich aus, übt er Druck auf den Trigeminus-Nerv (fünften Hirnnerv) aus und erzeugt Schmerzen im Gesicht. Oder er beeinträchtigt den sechsten Hirnnerv (den *Abducens*), was Doppelsichtigkeit provoziert.

Die Diagnose erfolgt durch Prüfungen der Hörfähigkeit und des Gleichgewichts, zum Beispiel mittels *kalorischer Prüfung* oder *Elektronystagmographie* sowie anschließender Röntgenaufnahmen und *Computertomographie* zur Darstellung des inneren Gehörgangs.

THERAPIE

Der Tumor wird operativ entfernt. Vor der Operation wird eine Computer- oder Magnetresonanz-Tomographie *(MRT)* gemacht, um seine Lage und die ungefähre Größe festzustellen, damit die beste Operationsmethode bestimmt werden kann.

Das Operationsresultat hängt vor allem von der Größe des Tumors ab. In vielen Fällen bleibt keine wesentliche Schädigung des Hörnervs zurück, so daß die Hörfähigkeit erhalten bleibt. Manchmal allerdings sind die Folgen unvermeidbarer Schädigungen umliegender Nerven Taubheitsgefühle oder Schwäche in Teilen des Gesichts.

Akut

Der Begriff beschreibt einen plötzlich auftretenden Zustand bzw. ein derartiges Symptom. Akute Zustände sind zuweilen bedrohlich, aber nicht immer. Meistens dauern sie nur kurze Zeit. (S.a. *chronisch*)

Akuter Bauch

s. *akutes Abdomen*

Akutes Abdomen

Medizinischer Fachausdruck für hartnäckige, heftige, plötzlich auftretende und meistens mit Bauchmuskelkrämpfen, Erbrechen und Fieber verbundene Bauchschmerzen. All diese Symptome deuten auf die Entzündung eines oder mehrerer Organe in der Bauchhöhle hin und verlangen rasche medizinische Untersuchung und Behandlung. Dazu gehören die eingehende Befragung, die körperliche Untersuchung und Labortests sowie bildgebende Verfahren wie Röntgen und Ultraschall. Eine *Laparotomie* (Eröffnung der Bauchhöhle) oder eine *Laparoskopie* (Untersuchung der Bauchhöhle mit Hilfe eines optischen Instruments) können notwendig werden.

URSACHEN UND THERAPIE

Meist ist eine *Peritonitis* (Bauchfellentzündung) die Ursache. Jede Entzündung in der Bauchhöhle kann eine Peritonitis nach sich ziehen, so z.B. eine *Salpingitis* (Entzündung des Eileiters), eine *Appendizitis*, die *Crohn-Krankheit*, eine *Divertikulitis* oder ein durchgebrochenes *peptisches Geschwür.* Auch Verletzungen des Bauchs provozieren mitunter ein a. A.

Andere mögliche Ursachen sind Harnwegserkrankungen, wie etwa Harnsteine im Harnleiter (s. *Calculus*, Urogenital-Trakt), Steinbildungen in der Gallenblase (s. *Gallensteine*), Leberleiden (s. *Hepatitis*) oder Nierenbeschwerden.

Die Symptome all dieser Zustände ähneln sich im Frühstadium, was ärztliche Beobachtung in regelmäßigen Abständen, unter Umständen stündlich vor einem Eingriff bzw. einer endgültigen Diagnose, erforderlich macht. Anfangs spürt man bei einem a. A. oft einen vagen Druck in der Leibesmitte, der sich dann auf eine bestimmte Stelle konzentriert (z.B. die rechte Seite bei *Appendizitis*). Breitet sich eine Peritonitis aus, werden die Bauchmuskeln hart, und die gesamte Bauchhöhle schmerzt.

Die Behandlung hängt von der eigentlichen Anfangsursache ab. Erfolgt die Diagnose prompt und genau, ist die Prognose normalerweise gut.

Akzessorisch

Überzählig; akzessorische Brustwarzen z.B. sind solche, die zusätzlich entlang der Linie von der Achselhöhle zur Leiste wachsen. Sie sind normalerweise nicht mit darunterliegendem Drüsengewebe verbunden. (S.a. *überzählige Zähne*)

Akzessorius

Nervus accessorius, motorischer XI. Hirnnerv. Sein Kerngebiet liegt zum kleineren Teil im *Hirnstamm* (Nucleus ambiguus im Boden der Rautengrube), zum größeren im Halsteil des Rückenmarks (Nucleus nervi accessorii). Diese Wurzelfasern steigen durch das Foramen magnum in die Schädelhöhle auf und vereinigen sich mit den kranialen zum Truncus nervi accessorii. Der Nerv versorgt die beiden großen Muskeln an Hals und Rücken, die Musculi trapezius und sternocleidomastoideus. Eine Schädigung (z.B. nach Ausräumung der Halslymphknoten im Rahmen einer Krebsoperation) führt zur Neigung des Kopfes zur gesunden, Drehung des Kinns zur kranken Seite bzw. zum Tiefstand der Schulter (Trapeziusausfall).

Albers-Schönberg-Krankheit

s. *Marmorknochenkrankheit*

Albinismus

Genetische Krankheit, charakterisiert durch den Mangel an *Melanin*, einem Pigment, das der Haut, den Haaren und den Augen ihre Färbung verleiht. Obzwar selten, gibt es A. bei allen Rassen. Die Betroffenen (Albinos) haben meistens Sehschwierigkeiten und neigen zu *Hautkrebs.*

FORMEN

Beim okulokutanen A. (der häufigsten Form) sind Haut, Augen und Haare betroffen, im Extremfall sind Haut und Haare lebenslang schneeweiß; allenfalls vergilben die Haarspitzen im Alter ein wenig. Bei weniger schweren Fällen sind Haut und Haare zwar bei der Geburt ebenfalls weiß und die Augen fast durchsichtig, dunkeln aber mit zunehmendem Alter ein wenig nach. Sonnenbestrahlte Stellen bedecken sich mit zahlreichen Sommersprossen. Stets aber leiden die

A

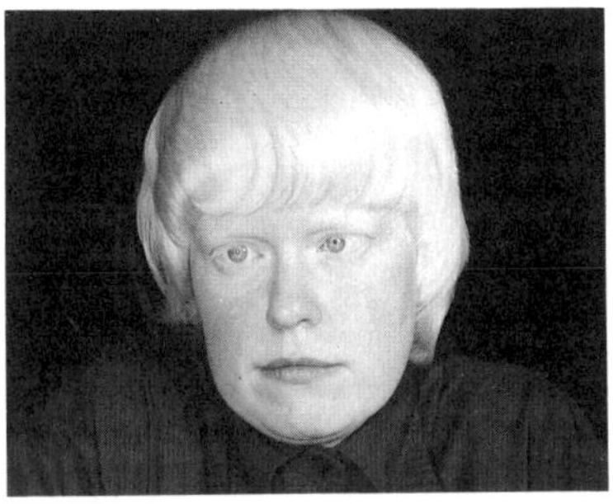

Krankheitsbild des Albinismus
Albinismus ist der Mangel an Melanin-Pigment in Haut, Haar und Augen

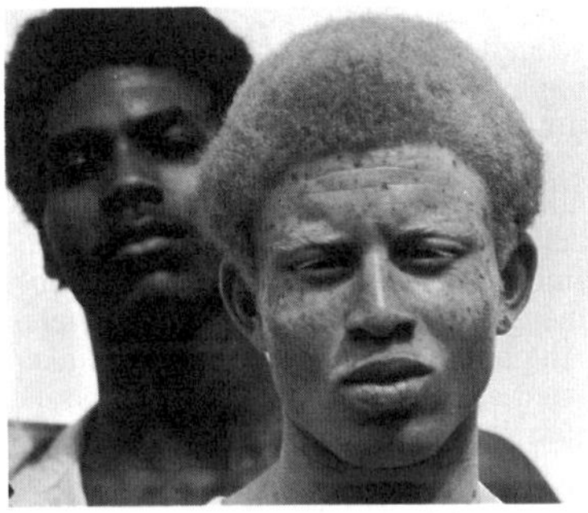

Afrikanischer Junge als Albino
Albinismus kommt bei allen Rassen vor, ist aber selten.

Betroffenen an *Photophobie* (extreme Lichtempfindlichkeit), *Nystagmus* (unwillkürliche Augenbewegungen) und in aller Regel an *Schielen* und *Kurzsichtigkeit* (Myopie).

Seltenere Formen von A. betreffen entweder nur die Haut und die Haare oder die Augen.

URSACHEN UND VORKOMMEN

Der genetische Defekt rührt von einem spezifischen *Enzym*-Mangel her, was sich auf die Melaninproduktion in den betroffenen Geweben auswirkt. Der okulokutane A. zeigt einen autosomalen rezessiven Vererbungsgang mit einer Chance von 1:4 für ein Kind mit gesunden, aber den Gendefekt tragenden Eltern.

In Europa und Nordamerika ist der okulokutane A. selten (weniger als fünf von 100 000 Menschen). Bei diversen ethnischen Gruppen variiert dies (z.B. ist der Prozentsatz bei den Ibos in Nigeria merklich höher).

KOMPLIKATIONEN UND THERAPIE

Haut

Die schwersten Komplikationen beim okulokutanen A. rühren vom Mangel an Melanin her, das die Haut normalerweise vor dem schädlichen Anteil des Sonnenlichts schützt. Die Haut kann nicht bräunen, altert vorzeitig und ist anfällig gegen Hautkrebs an den Stellen, die dem Sonnenlicht ausgesetzt sind.

Albinos, die in sonnigen Gegenden leben, müssen deshalb immer für entsprechenden Kleiderschutz sorgen.

Augen

Die Sehstörungen von Albinos, wie Photophobie und Nystagmus, können sehr behindern, besonders beim Lesen. Schon im frühen Alter sollte sorgfältige fachärztliche Behandlung erfolgen. Fast immer sind getönte oder dunkel gefärbte Brillen vonnöten.

Albumin

Haupteiweißbestandteil des *Blut*plasmas. Entsteht in der Leber aus Aminosäuren. Es hat mehrere Aufgaben. So unterstützt es z. B. die Zirkulation von Kalzium, von Hormonen oder bestimmten Arzneiwirkstoffen im Blutkreislauf, indem es sie bindet und dadurch ihre Ausfilterung durch die Nieren und die Ausscheidung über den Urin verhindert. Außerdem spielt es eine wichtige Rolle im Wasseraustausch zwischen Gewebe und Blut, es ist wesentlich verantwortlich für den kolloidosmotischen (onkotischen) Druck im Gefäßsystem. (S.a. *Albuminurie*)

Albuminurie

Anwesenheit des Proteins *Albumin* im Urin; eine Form von *Proteinurie*. Normal lassen die Glomeruli (Filtereinheiten der Nieren) Albumin nicht in den Urin gelangen. A. ist daher in der Regel ein Indiz für eine gestörte Filterfunktion der Nieren, die von einer Nierenerkrankung wie beispielsweise von einer *Glomerulonephritis* oder einem *nephrotischen Syndrom*, aber auch von einer Nierenschädigung durch *Hypertonie* (Bluthochdruck) herrühren kann. Sie ist durch einen einfachen Urintest feststellbar, wie er bei allen ärztlichen Routineuntersuchungen üblich ist.

Aldosteron

Von der Nebennierenrinde (dem äußeren Teil der *Nebenniere*) produziertes Hormon. Es spielt eine wichtige Rolle bei der Blutdruckkontrolle und der Regulierung der Natrium- und Kalium-Konzentration in Blut und Gewebe.

Es wirkt auf die Nieren ein, indem es die in den Urin abgehende Natriummenge senkt; Natrium wird aus dem Urin reabsorbiert, ehe dieser die Nieren verläßt, und durch Kalium ersetzt. Das Natrium zieht Wasser mit sich zurück ins Blut, wodurch sich Blutvolumen und Blutdruck erhöhen.

Die A.produktion wird hauptsächlich von *Angiotensin* II angeregt, einer in einer komplexen Reaktionskette entstehenden chemischen Substanz, in der das (von den Nieren ausgeschüttete) Enzym *Renin* und ein "Converting enzyme" (s. *ACE*) enthalten sind. Auch das von der Hypophyse produzierte *ACTH* stimuliert die Produktion.

Aldosteronismus

Funktionsstörung infolge Überproduktion des Hormons *Aldosteron* in einer oder beiden *Nebennieren*. Ursachen sind ein *Nebennierentumor* (beim *Conn-Syndrom*) oder Erkrankungen wie Herzinsuffizienz oder Leberschäden. Die Durchblutung der Nieren wird durch sie beeinträchtigt, was eine Überproduktion der Nieren an *Renin* und *Angiotensin* nach sich zieht, die ihrerseits wiederum die Aldosteronproduktion steigert.

SYMPTOME

Die Symptome hängen normalerweise direkt mit der Wirkungsweise des Aldosterons zusammen. Der Körper hält zuviel Natrium zurück, wodurch der Blutdruck steigt. Zugleich wird zuviel Kalium mit dem Urin ausgeschieden, was Müdigkeit, Muskelschwäche und eine Verschlechterung der Nierenfunktion nach sich zieht. Eine gesteigerte Harnausscheidung und Durst aufgrund des Flüssigkeitsverlusts sind die Folge.

DIAGNOSE UND THERAPIE

Eine Kombination von *Hypertonie* (Bluthochdruck), erhöhtem Natrium- und niedrigem Kaliumspiegel im Blut deutet auf einen A. hin. Zur Erhärtung der Diagnose sind unter Umständen zusätzliche Tests erforderlich.

Die Behandlung verlangt immer auch eine salzarme Diät und die Einnahme eines Diuretikums, welches die Wirkung des Aldosterons auf die Nieren blockiert. Dadurch wird mehr Natrium und weniger Kalium ausgeschieden, und der Blutdruck sinkt. Ist die Ursache des A. dagegen ein Nebennierentumor, muß operiert werden. (S.a. *Hyperaldosteronismus*)

Alexander-Technik

In den 20er Jahren von F. Matthias Alexander entwickelte Therapie zur Förderung der Gesundheit durch effizienteres Stehen und Gehen. Dahinter steht die Überzeugung, daß falsche Bewegungen die gesunden Körperfunktionen beeinträchtigen und damit Erkrankungen Vorschub leisten. Die Technik will die Medizin nicht ersetzen, erhebt aber den Anspruch, viele Beschwerden, wie etwa Rückenschmerzen, Asthma oder Stottern zu lindern oder gar zu beheben, indem sie Muskelverspannungen löst. Die Übungen finden in Einzelsitzungen mit einem qualifizierten Lehrer statt.

Alexie

Wortblindheit; Unfähigkeit, trotz erhaltenen Sehvermögens geschriebene Wörter zu erkennen und zu lesen, ohne daß

A

die Betroffenen Analphabeten wären. Ursache ist eine Schädigung der entsprechenden Gehirnregion, z.B. durch *Schlaganfall*. Die A. beeinträchtigt die Lesefähigkeit stärker als die *Dyslexie*.

Alienation

Fremdheitsgefühl, selbst in vertrauter Orts- und Personen-Umgebung, und Unfähigkeit, sich mit der eigenen Kultur, Familie oder sozialen Gruppe zu identifizieren. Tritt häufig bei Jugendlichen auf, aber auch bei Menschen, die finanzielle Probleme haben oder durch kulturelle oder sprachliche Barrieren isoliert sind. Manchmal ist die A. ein frühes Anzeichen einer *Schizophrenie* oder Teil einer *Persönlichkeitsstörung*. Man nimmt an, daß A.sgefühle auch eine Rolle spielen bei Suizid, Selbstmordversuchen oder Gewaltausbrüchen in Städten.

Alkali

Auch als Base bekannt; chemische Substanz, die als Hydroxid-Ionenspender definiert ist. (Jedes Hydroxid-Ion enthält ein an ein Sauerstoffatom gebundenes Wasserstoffatom und ist insgesamt elektrisch negativ geladen.)

Beispiele für Alkalien sind *Antazida* wie Natron und Aluminiumhydroxid. Einige Alkalien ätzen und brennen, wie etwa Ätznatron. (S.a. *Säuren*, *Säure-Basen-Gleichgewicht*)

Alkaloide

Gruppe basischer stickstoffhaltiger Substanzen, die aus Pflanzen gewonnen werden, beispielsweise *Morphin, Codein, Nikotin, Strychnin.*

Alkalose

Störung des *Säure-Basen-Gleichgewichts* im Körper durch zuviel Alkali (Base) oder durch Säureverlust.

URSACHEN

Nach der Ursache unterscheidet man zwei Formen der A.; metabolische und respiratorische. Die metabolische A. tritt im Zusammenhang mit Stoffwechselstörungen (starke Ionenausscheidung, erhöhte Bikarbonatresorption) auf, als Diuretika-Effekt oder nach heftigem Erbrechen (Säureverlust). Die repiratorische A. ist Folge einer exzessiv gesteigerten Atmung (*Hyperventilation*), bei der CO_2 abgeatmet wird (Hypokapnie).

Alkohol

Farblose Flüssigkeit, die aus der Fermentierung von Kohlenhydraten durch Hefe entsteht, auch Äthanol oder Äthylalkohol genannt. Aktiver Bestandteil aller alkoholischen Getränke wie Bier, Wein oder Spirituosen. In der Medizin wird A. als Antiseptikum und Lösungsmittel verwendet. Chemisch verwandt ist das hochgiftige *Methanol* (Methylalkohol).

Wo immer der Alkoholkonsum keinen gesetzlichen Einschränkungen unterliegt, sind die durch ihn verursachten und über die bloße Rauschwirkung hinausgehenden Probleme bekannt: akute *Alkoholvergiftung* (Rausch), *Alkoholabhängigkeit* (regelmäßiges, zwanghaftes und starkes Trinken über lange Zeit hinweg) und alkoholbedingte Krankheiten (Leberschäden, Herzleiden, *Hypertonie*, *Neuropathie*, *Wernicke-Korsakow-Syndrom* [eine Form von *Demenz*]). Auch bei Verkehrs- und Arbeitsunfällen, Gewalt in den Familien, der Zerrüttung von Ehen, sexuellem Mißbrauch, Rowdytum, Vergewaltigungen und vielen anderen Straftaten spielt Alkoholeinfluß sehr häufig eine bedeutende Rolle.

WIRKUNGEN

Alkohol wirkt dämpfend auf das *zentrale Nervensystem* (Gehirn, Rückenmark) und vermindert dessen Aktivität. Die Hemmschwelle sinkt, Ängste und Spannungen werden reduziert. In mäßigen Mengen genossen gibt A. das Gefühl von Entspannung und Selbstvertrauen, wodurch die Kontaktbereitschaft erhöht wird. Ein subjektives Empfinden von gesteigerter geistiger und körperlicher Leistungsfähigkeit entspricht nicht der objektiven Realität. Tests haben erwiesen, daß selbst geringe Mengen Alkohol im Blut die Reaktionsfähigkeit herabsetzen. Je größer die Alkoholmenge, desto größer auch die Beeinträchtigung des Konzentrations- und Urteilsvermögens. Bei gleichzeitig wachsender Selbstüberschätzung stellt dies eine bekannte, beim Autofahren oft fatale Kombination von Faktoren dar. Exzessiver Alkoholkonsum führt zu Vergiftungen, die mit Zuständen von Euphorie bis hin zur Bewußtlosigkeit einhergehen.

Neben den psychischen Effekten erheblicher Stimmungs- und Verhaltensveränderungen hat A. auch verschiedene Auswirkungen auf den Organismus. Als Resultat der peripheren *Vasodilatation* (Erweiterung kleinster Arterien) rötet sich das Gesicht, ein Wärmegefühl entsteht, obwohl in Wirklichkeit ein nicht unbeträchtlicher Teil der Körperwärme verlorengeht. Während kleine Mengen von A. die Magensäfte durchaus stimulieren, können große Mengen, über lange Zeit konsumiert, eine erosive *Gastritis* (Entzündung der Magenschleimhaut mit Oberflächengeschwüren) sowie *Hämatemesis* (Bluterbrechen) verursachen.

Die Urinproduktion ist erhöht, weil A. die Sekretion von *ADH* (antidiuretischem Hormon) hemmt. Starke Trinker leiden deshalb häufig unter Wasserentzug. Großer Durst, eine trockene Zunge und der sog. "Kater" sind oft weitere Folgen des Alkoholgenusses.

Die Auswirkungen des A.s auf die Sexualität hat schon Shakespeare sehr treffend beschrieben: "Er erhöht die Lust, nimmt aber die Kraft dazu."

Regelmäßiger A.genuß wirkt sich auf die Ernährung aus. Reiner A. liefert 700 kcal (2 930 kJ) pro 100 g. Gewohnheitsmäßige Bier- und Weintrinker sind deshalb in aller Regel übergewichtig.

A.TOLERANZ

Gewohnheitstrinker entwickeln eine A.toleranz. Das bedeutet, sie müssen mit der Zeit immer mehr trinken, um den gleichen Effekt zu erzielen. Der Alkoholabbau in der Leber geht immer schneller vor sich, wodurch eine Erhöhung der Alkoholzufuhr notwendig wird, um den Alkoholspiegel auf einem gleichmäßig hohen Niveau zu halten. Gleichzeitig reagieren auch die Nervenzellen im Gehirn immer weniger empfindlich auf gleichbleibende Alkoholmengen. Paradoxerweise tritt bei vielen Alkoholikern nach jahrelangem Trinken wieder eine Abnahme der Alkoholtoleranz auf.

Alkoholabhängigkeit

Gewohnheitsmäßiger, zwanghafter, langjähriger, starker Alkoholkonsum, dessen abrupte Einstellung zu Entzugserscheinungen führt. Die Bezeichnung "Alkoholabhängigkeit" wird heute der Bezeichnung "Alkoholismus" vorgezogen, um den Krankheitscharakter zu unterstreichen; beide Begriffe werden jedoch meist synonym gebraucht.

VORKOMMEN

Seit vielen Jahren ist weltweit ein Anstieg der Alkoholabhängigkeit zu verzeichnen. Statistiken sind jedoch aus mancherlei Gründen nur bedingt verwertbar. Grobe Schätzungen der Alkoholabhängigkeit gehen meist von einem Verhältnis von durchschnittlich 1:60 in der Bevölkerung der meisten Industrieländer aus. In Deutschland gab es im Jahr 1992 schätzungsweise 2,5 Millionen Alkoholabhängige, ein Drittel davon Frauen. Auf die alten Bundesländer, wo vor allem Bier, Wein und Sekt getrunken werden, entfällt ein Anteil von 1,8 Millionen Alkoholkranken. In den neuen Bundesländern liegt der Verbrauch von hochprozentigen Spirituosen deutlich höher als in der ehemaligen BRD. 1992 gab es in Deutschland etwa 40 000 Todesfälle als direkte Folge übermäßigen Alkoholkonsums, ein Großteil hiervon ist auf Organschädigungen der Leber zurückzuführen.

URSACHEN

Es gibt keine alleinige Ursache für die Entwicklung einer Alkoholkrankheit. Für die Entstehung von A. konnte bis heute

KÖRPER UND ALKOHOL

Alkohol ist eine Droge, deren Wirkung auf den Körper schon bei kleinen Mengen beträchtlich ist. Beim Autofahren, das eine gute Koordinationsfähigkeit erfordert, wird Alkoholeinfluß schnell problematisch, aber oft unterschätzt. A.abhängigkeit kann zu vorzeitigem Tod führen, spielt aber auch eine zentrale Rolle bei vielen Straftaten, beim Scheitern von Ehen, bei sexuellem Mißbrauch von Kindern, Unfällen und Arbeitsausfällen. Kontinuierliches, starkes Trinken kann, auch wenn (noch) keine Abhängigkeit vorliegt, verschiedenste Krankheiten, wie etwa eine *Leberzirrhose* oder *Kardiomyopathien,* verursachen.

AUSWIRKUNGEN EINES ERHÖHTEN ALKOHOLSPIEGELS IM BLUT

Konzentration (mg/100 ml) Gelegentliche Trinker	Konzentration (mg/100 ml) Gewohnheitstrinker	Erkennbare Auswirkungen
30-50	150-200	Rötung des Gesichts; Euphorie; Redseligkeit; erhöhte Kontaktbereitschaft
50-150	200-350	Koordinations- und Denkstörungen; Reizbarkeit; verminderte Beherrschung; unkontrolliertes Sprechen und Benehmen
150-200	350-500	Deutliche Verwirrung; schwankende Haltung; Lallen; unvermittelte Gefühlsausbrüche und Aggressionen
250-400	500-700	Extreme Verwirrung; Orientierungsverlust; Probleme mit aufrechter Haltung; Schläfrigkeit; unkoordinierte oder verzögerte Reaktionen auf Fragen, bis hin zum Koma (tiefe Bewußtlosigkeit, die durch äußere Reize nicht zu unterbrechen ist)
400-500	700+	Lebensgefahr aufgrund von Atemstillstand (obwohl Gewohnheitstrinker selbst derartige A.mengen überleben können)

Gelegentliche Trinker

Gewohnheitstrinker

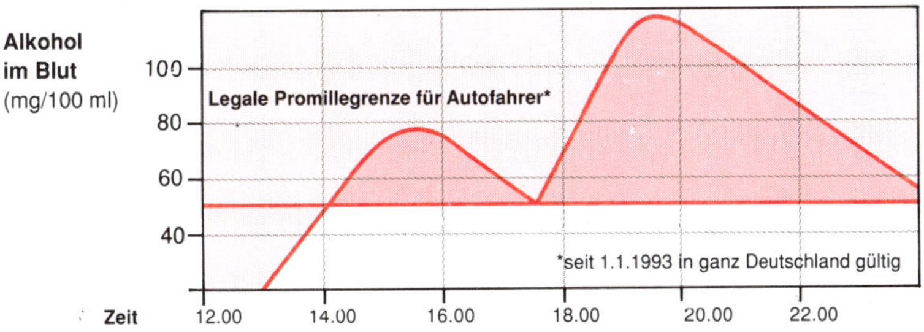

Kumulative Wirkung des Alkohols
Zum Abbau selbst kleiner Alkoholmengen benötigt der Organismus Zeit. Zwei alkoholische Getränke am Mittag und zwei weitere am frühen Abend haben einen kumulativen Effekt und können (je nach Alkoholgehalt) noch nach mehreren Stunden die zulässige Promillegrenze überschreiten. Pro Stunde werden etwa 0,1 Promille Alkohol abgebaut.

Alkoholgehalt von Getränken
Die zahlreichen alkoholischen Getränke weisen einen jeweils unterschiedlichen Alkoholgehalt auf. Dies kann die Einschätzung ihrer Wirkung erschweren. Die angegebenen Beispiele sind mehr oder minder übliche Mengen mit ungefähr gleichen Konzentrationen reinen Alkohols.

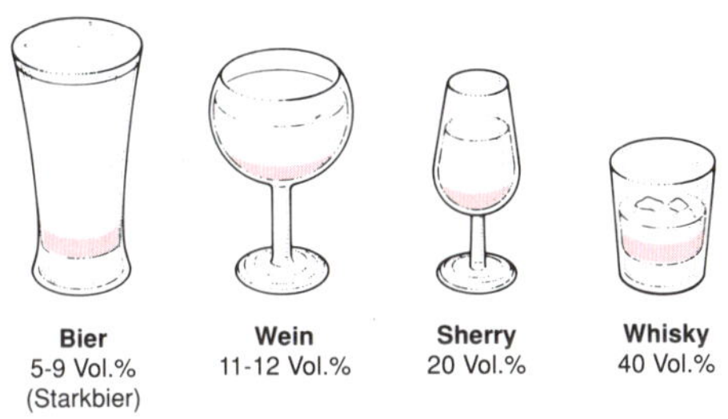

LANGZEITWIRKUNGEN AUF DEN ORGANISMUS

Starkes Gewohnheitstrinken kann Körpergewebe zerstören. Die wichtigsten Auswirkungen werden in der Übersicht gezeigt.

Leber
Die Leber ist das wichtigste Organ für den Alkoholabbau. An ihr machen sich viele Langzeitwirkungen starken Trinkens bemerkbar: Leberverfettung, Hepatitis, Zirrhose, Leberkrebs.

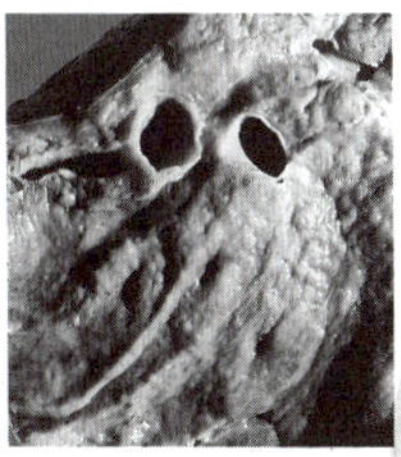

Zirrhotische Leber
Diese schwerwiegende Verschlechterung der Leberfunktionen beruht auf einer Vernarbung der Leber infolge langjährigen, starken Alkoholkonsums.

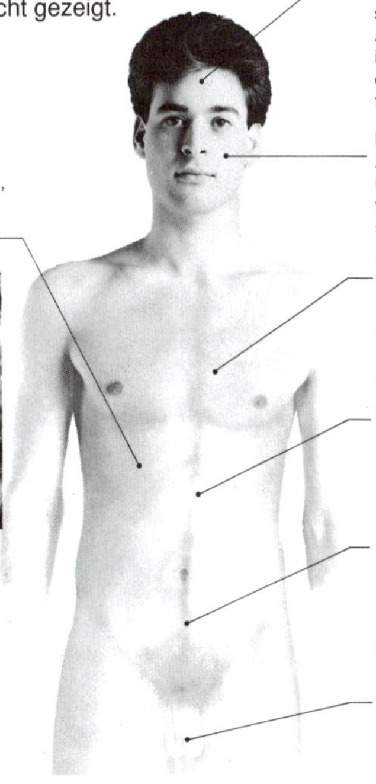

Gehirn und Nervensystem
Alkohol reduziert die Aktivität des zentralen Nervensystems. Langjähriger Alkoholmißbrauch führt zu irreversiblen Schädigungen der Gehirn- und Nervenfunktionen.

Haut
Alkohol rötet das Gesicht. Bei Gewohnheitstrinkern wird dies zum Dauerzustand.

Herz und Kreislauf
Risiken langjährigen Alkoholmißbrauchs sind Erkrankungen der Herzkranzgefäße, Bluthochdruck, Herzversagen und Schlaganfälle.

Verdauungstrakt
Eine chronische Reizung der Magenschleimhaut führt oft zu Gastritis und Magengeschwüren.

Harnwege
Alkohol wirkt harntreibend, erhöht also die Urinproduktion. Langjähriger Alkoholmißbrauch verursacht Nierenschäden.

Geschlechtsorgane
Wenig Alkohol stimuliert zwar das sexuelle Verlangen, zuviel beeinträchtigt aber die Potenz.

kein einheitliches Schema gefunden werden. Zwar scheinen eine labile Persönlichkeitsstruktur, ein vorgeschädigtes soziales Umfeld, genetische Faktoren u.v.m. einerseits die Ausbildung von Alkoholismus mit zu begünstigen, doch läßt sich umgekehrt sagen, daß jeder Mensch unabhängig von den genannten Faktoren aufgrund des starken Suchtpotentials des Alkohols durch jahrelanges, starkes Trinken zum Alkoholiker werden kann.

Von Bedeutung ist sicherlich die ständige und erschwingliche Verfügbarkeit von Alkohol sowie dessen Status als sozial akzeptierte Droge. (Dennoch ist auch dort, wo der Alkohol einer Verbrauchsbegrenzung unterliegt, etwa in den skandinavischen Ländern, kein verminderter Alkoholkonsum beziehungsweise eine Reduzierung von Alkoholabhängigkeit zu registrieren.)

Unter starker psychischer Belastung werden aus Gelegenheitstrinkern oft Gewohnheitstrinker. Frauen entwickeln sich manchmal zu Trinkerinnen, wenn ihre erwachsenen Kinder das Haus verlassen haben.

Ist es erst einmal zu chronischem Alkoholmißbrauch gekommen, verstärkt sich die Sucht in der Regel, sobald die Betroffenen entdecken, daß Alkoholkonsum schon am Morgen den "Kater" infolge eines Rausches am Vorabend zu "lindern" vermag.

ENTWICKLUNG DER ABHÄNGIGKEIT

Bei der Entwicklung einer A. lassen sich vier ineinander übergehende Hauptphasen unterscheiden. Die Zeitspanne, innerhalb welcher diese Veränderungen vor sich gehen, beträgt zwischen fünf und 25 Jahren; in der Regel veranschlagt man zehn Jahre.

Erste Phase: Die Gewöhnung (das heißt also die Fähigkeit, immer mehr zu trinken, ehe man betrunken ist) entwickelt sich bei regelmäßigem starkem Trinken in Gesellschaft. Zweite Phase: Erinnerungslücken für die Zeit der Trunkenheit machen sich bemerkbar. Dritte Phase: Mangelnde oder fehlende Kontrolle des Alkoholgenusses. Man kann sich nicht mehr sicher sein, jederzeit aufhören zu können, wenn man nur möchte. Vierte und letzte Phase: Immer längere Zustände der Volltrunkenheit bei sichtbaren geistigen und körperlichen Verfallserscheinungen.

Manche Menschen schaffen es, ihren Alkoholkonsum zeitweise oder auf Dauer innerhalb der ersten drei Phasen zu halten.

SYMPTOME UND AUSWIRKUNGEN

Verhaltenssymptome

sind vielfältig und können in jeder beliebigen Kombination auftreten: Heimlichkeiten (Verstecken von Flaschen), Aggressivität, Prahlen, Persönlichkeitsveränderungen (wachsende Reizbarkeit, Eifersucht, unkontrollierte Zornausbrüche, Egoismus), häufiger Stellenwechsel, ständige Versprechungen sich selbst und anderen gegenüber, mit dem Trinken aufzuhören, Veränderungen in den Trinkgewohnheiten (Trinken schon am frühen Morgen oder Wechsel von Bier zu Schnaps), Vernachlässigung der Ernährung und des Äußeren sowie immer länger werdende Zustände von Volltrunkenheit.

Körperliche Symptome

können ebenfalls vielfältiger Natur sein: Übelkeit, Erbrechen, morgendliches Zittern, Bauchschmerzen, Krämpfe, Taubheitsgefühle in den Gliedmaßen mit Kribbeln und Jucken, Schwäche in Armen und Beinen, unregelmäßiger Puls, Rötungen und erweiterte Äderchen im Gesicht, Unstetigkeit, Verwirrung, Erinnerungslücken sowie Harn- und Stuhlinkontinenz. Nach abruptem Alkoholentzug kann es zum *Delirium tremens* kommen (heftige Zuckungen, Halluzinationen, Krämpfe).

Alkoholabhängige sind zudem anfälliger für viele körperliche und geistige Erkrankungen oder Funktionsstörungen (s. alkoholbedingte Krankheiten).

Die körperlichen und psychischen Probleme können Schwierigkeiten in Familie und Beruf nach sich ziehen. Oft leidet die Ehe der Betroffenen darunter, oder es entstehen finanzielle Probleme. Auch Selbstmorddrohungen und -versuche sind nicht selten.

VORBEUGUNG

Maßnahmen, um einer A. vorzubeugen, sind: Beschränkung des Alkoholgenusses auf ein ungefährliches Maß entsprechend ärztlicher Empfehlungen; langsames Trinken statt hastigem Hinunterschütten; nicht auf nüchternen Magen trinken; auf keinen Fall trinken, um Ängste, Spannungen oder Depressionen zu reduzieren.

Niemand sollte sich wegen der Ablehnung eines alkoholischen Getränks schämen müssen oder gehänselt werden.

THERAPIE

Viele Alkoholiker benötigen eine Entgiftung (Entziehungskur unter medizinischer Aufsicht), der eine längere Therapie folgen muß. Dafür gibt es verschiedene, auch miteinander kombinierbare Methoden psychologischer, physiologischer und sozialer Art, je nach Persönlichkeit.

Psychologische Therapien

schließen *Psychotherapie* – meist in Form einer Gruppentherapie – mit ein. Hierbei gibt es verschiedene Methoden.

Physiologische Therapien

sind nur in bestimmten Fällen nötig. Dabei wird meistens ein Disulfiram-Präparat eingesetzt, das eine künstliche Alkoholintoleranz bewirkt und Angst vor weiterem Trinken wegen der sehr unangenehmen Nebeneffekte erzeugt. Gelegentlich wird das Psychopharmakon Distraneurin verordnet. Wegen des hohen Abhängigkeitspotentials, welches dieses Präparat seinerseits birgt, wird es jedoch nur in Ausnahme- und Extremfällen eingesetzt.

ALKOHOL UND SCHWANGERSCHAFT

Erst in jüngerer Zeit hat man erkannt, welchen Schaden Alkohol bei Ungeborenen verursachen kann. Mehr als zwei alkoholische Getränke pro Tag (zwei Einheiten Schnaps, zwei Glas Wein, zwei Bier) erhöhen das Risiko für eine *Alkoholembryopathie.* Die Folgen für das Kind können Mißbildungen im Gesicht (Wolfsrachen, Hasenscharte), Herzfehler, Verkrüppelung der Gliedmaßen und unterentwickelte Intelligenz sein. Für die Schwangere erhöht sich das Risiko einer Fehlgeburt. Auch bei nur gelegentlichem exzessivem Trinken drohen dieselben schwerwiegenden Folgen. Selbst von geringen Mengen Alkohol gelangt ein Teil in den Organismus des Ungeborenen und kann hier die normale Entwicklung beeinträchtigen. Eine der möglichen Konsequenzen ist etwa Untergewicht bei der Geburt.

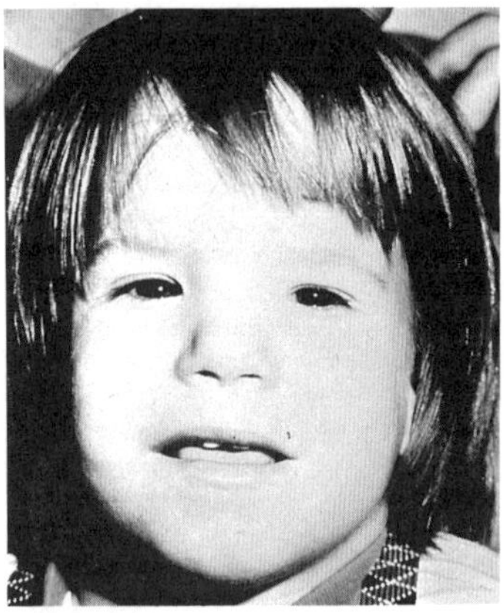

Alkoholembryopathie

Betroffene Kinder sind abnorm klein, haben schmale Augen und oft einen Herzfehler, einen Wolfsrachen oder eine Hasenscharte. Häufig saugen und schlafen sie schlecht und sind reizbar.

Soziale Therapien
umfassen alle Hilfestellungen für das Berufsleben und die Einbeziehung der Familienangehörigen in die Maßnahmen der Entziehungskur.

Alkoholikern ist eindringlich zu empfehlen, sich Selbsthilfegruppen wie den *Anonymen Alkoholikern* anzuschließen. Hier kann die Begegnung mit Menschen, welche dieselben Erfahrungen und Probleme haben, ungeheuer hilfreich sein.

Alkoholbedingte Krankheiten

Neben den vielfältigen sozialen Problemen sowie den hohen alkoholbedingten Unfallraten sind Alkoholiker von einer Vielzahl gesundheitlicher Schädigungen, d.h. körperlicher und geistiger Erkrankungen, in erhöhtem Maße bedroht.

Alkoholkonsum kann auf dreierlei Weise, einzeln oder in Kombination, Gewebe zerstören.

Erstens: Alkohol und seine Abbauprodukte können eine direkte toxische oder störende Wirkung auf Zellen und Gewebe haben.

Zweitens: Viele Alkoholiker nehmen nur wenig oder gar keine nahrhaften Speisen zu sich. Alkohol deckt zwar den Kalorienbedarf, senkt aber den Appetit. Er liefert dem Körper weder Proteine, Vitamine noch Mineralstoffe. Chronische Alkoholiker sind deshalb für Mangelerkrankungen aller Art anfällig, vor allem für Thiaminmangel (s. *Vitamin-B-Komplex*).

Drittens: Ein kontinuierlich hoher Alkoholspiegel im Blut und in den Geweben führt zu weitreichenden Störungen der gesamten Körperchemie. Hier treten besonders häufig *Hypoglykämie* (Blutunterzuckerung) oder eine *Hyperlipidämie* (erhöhter Blutfettspiegel) auf, welche wiederum zu Folgeerkrankungen und Funktionsstörungen zahlreicher Organe, besonders des Herzens, der Leber, des Hirns oder der Blutgefäße führen können. Irreparable Schäden an den genannten Organen sind in der Regel Ursache eines vorzeitigen Todes.

ALKOHOLBEDINGTE KRANKHEITEN

Krebs	Starker Alkoholkonsum erhöht das Risiko von Mund-, Zungen-, Kehlkopf- und Speiseröhrenkrebs. Alkoholkonsum erzeugt zusammen mit Rauchen ein höheres Krebsrisiko als die Summe der beiden Einzelrisiken. Auch die Gefahr, *Leberkrebs* oder eine andere Lebererkrankung zu bekommen, ist bei Alkoholikern deutlich erhöht.
Leberschäden und -erkrankungen	Alkoholbedingte Lebererkrankungen sind z.B. die Fettleber, die alkoholbedingte *Hepatitis*, die Zirrhose und der Leberkrebs. Sie entwickeln sich meist in Abhängigkeit voneinander und über viele Jahre hinweg. Vom Alkoholabbauprodukt Acetaldehyd nimmt man an, daß es toxisch auf Leberzellen wirkt und die Hauptursache für die genannten Krankheiten ist, obwohl auch Ernährungsmängel eine Rolle spielen können. Das Risiko, eine alkoholbedingte Hepatitis oder Zirrhose zu entwickeln, steigt proportional zu Menge und Dauer des Alkoholkonsums. Etwa jeder fünfte Zirrhotiker muß mit Leberkrebs rechnen. Allerdings bleibt auch jeder dritte starke Trinker ohne Leberschäden und ein weiteres Drittel entwickelt nur eine Fettleber.
Störungen des Nervensystems	Alkoholiker leiden häufig unter Thiaminmangel. Der schwere Vitaminmangel im Gehirn verursacht das Wernicke-Syndrom mit Symptomen wie Verwirrung, Sprachstörungen und Stammeln bis hin zum Koma. Auch ein Korsakow-Syndrom kann sich entwickeln (s.a. *Wernicke-Korsakow-Syndrom*). Als Auswirkung auf das periphere Nervensystem (Nerven außerhalb von Gehirn und Rückenmark) entsteht häufig eine Polyneuropathie mit Symptomen wie Schmerz, Krämpfen, Taubheitsgefühlen sowie Kribbeln und Schwäche in Armen und Beinen. Thiamin-Injektionen und eine ausgewogene Ernährung bringen mitunter deutliche Besserung.
Herz- und Kreislaufstörungen	Starker Thiaminmangel bei Alkoholikern kann *Herzinsuffizienz* (nachlassende Pumpkraft des Herzens), meist zusammen mit Ödemen (Flüssigkeitsansammlungen in den Geweben) nach sich ziehen. Starker Alkoholkonsum erhöht auch die Risiken für Erkrankungen der Herzkranzgefäße, *Hypertonie* (zu hoher Blutdruck) und *Schlaganfall*. Starke Trinker bestimmter Biere riskieren *Kardiomyopathien* (Erkrankungen des Herzmuskels).
Sonstige physische Störungen	Weitere physische Störungen und Erkrankungen, die durch Alkoholmißbrauch hervorgerufen werden, sind u.a. *Gastritis*, *Pankreatitis* und *peptische Geschwüre*, die vermutlich auf die irritierende Reizwirkung des Alkohols zurückgehen. Starkes Trinken in der Schwangerschaft erhöht das Risiko für eine *Alkoholembryopathie*.
Psychiatrische Erkrankungen	Alkoholiker leiden gehäuft an *Ängsten* und *Depressionen* (in der Regel im Zusammenhang mit finanziellen, beruflichen und familiären Problemen) sowie an Paranoia. Außerdem sind sie anfälliger für *Demenz* (irreparablen geistigen Abbau). Auch *Selbstmordversuche* und *Suizide* sind bei Alkoholikern häufiger als im Durchschnitt.

Alkoholembryopathie

Kongenitale Mißbildungen aufgrund eines Alkoholkonsums der *Schwangeren*. Schon geringe Mengen an Alkohol in der Schwangerschaft haben manchmal schwerwiegende Folgen, weil Alkohol (ähnlich wie *Rauchen*) sich nachteilig auf das Wachstum des Feten auswirkt. Auch die Risiken für Fehlgeburten und Mißbildungen erhöhen sich. Etwa ein Drittel aller Kinder von alkoholkranken Müttern, die während der gesamten Schwangerschaft stark trinken, ist davon betroffen. Die A. kann bereits dann auftreten, wenn die Schwangere "nur" 30 ml reinen Alkohols täglich zu sich nimmt (also zwei Cocktails oder zwei bis drei Glas Wein oder Bier). Obwohl es keine Hinweise darauf gibt, daß ein gelegentliches Glas Wein oder Bier in der Schwangerschaft gefährlich ist, ist es doch einhellige medizinische Praxis, in der frühen Schwangerschaft von jeglichem Alkoholgenuß abzuraten.

Ein von der A. betroffenes Baby ist in der Regel zu klein, hat einen kleinen Kopf mit kleinem Gehirn und schmalen Schlitzaugen und ist in seiner geistigen Leistungsfähigkeit verlangsamt. Es kann auch zu Ausbildung eines Wolfsrachens, einer Hasenscharte, von Herzfehlern, von zu kleinen Kiefern oder von Gelenkmißbildungen kommen. Als Neugeborenes

A

saugt und schläft das Kind schlecht und ist reizbar. Es leidet in der Tat an Entzugserscheinungen.

Fast jedes fünfte der von einer A. betroffenen Kinder stirbt innerhalb der ersten Wochen. Ein beträchtlicher Teil derer, die überleben, sind in unterschiedlicher Ausprägung geistig oder körperlich zurückgeblieben.

Alkoholismus

(Trunksucht) s. *Alkoholabhängigkeit*

Alkoholleber

Schädigung der *Leber* durch langjährigen, starken Alkoholkonsum mit dem Endstadium einer *Leberzirrhose* (schwere strukturelle Schädigung bis zur Funktionsunfähigkeit) und verfrühtem Tod.

FORMEN

Fast immer ist die Folge mäßigen bis starken Alkoholgenusses eine Leberverfettung. Diese läßt sich jedoch durch Alkoholabstinenz vollständig rückgängig machen, und das Risiko einer Zirrhose ist dann nur noch gering.

Starke Trinker entwickeln oft eine akute oder chronische *Hepatitis*. Einzelne Leberzellen werden zerstört, die Leber entzündet sich und bildet narbiges Gewebe. Wird der Alkoholkonsum dennoch nicht eingestellt, besteht ein hohes Zirrhose-Risiko (etwa 90 Prozent). Bei striktem Alkoholverzicht kehrt die Leber meistens in ihren Normalzustand zurück. Zirrhose jedoch ist irreparabel, aber durch Abstinenz wird oft noch eine Verbesserung der Leberfunktion erzielt.

URSACHEN UND VORKOMMEN

Bis in die 60er Jahre wurde vermutet, die A. sei lediglich eine Folge von Mangelernährung aufgrund der Alkoholabhängigkeit, nicht aber des Alkohols selbst. Heute weiß man, daß Alkohol direkt leberschädigend wirkt.

Eindeutig festgestellt ist heute auch der Zusammenhang zwischen dem Alkoholverbrauch einer Bevölkerung und den auftretenden Fällen von Leberzirrhose. In den hochindustrialisierten Ländern sind beide seit den 60er Jahren stark angestiegen, dabei insbesondere bei den Frauen.

Der tägliche Konsum von 200 ml Alkohol (enthalten etwa in einer Dreiviertelliterflasche Whisky oder in zweieinhalb Flaschen Wein) stellt ein rund 50prozentiges Zirrhoserisiko in einem Zeitraum von 20 Jahren dar. Doch selbst noch die erheblich geringere Menge von 45 ml pro Tag (das entspricht etwa vier Whiskys oder vier Glas Wein) erhöht für einen Mann die Gefahr, an Leberzirrhose zu erkranken, beträchtlich. Bei Frauen ist dies sogar bei der halben Menge noch der Fall.

SYMPTOME UND DIAGNOSE

Die zirrhotische Leber macht in den Anfangsstadien keine oder kaum Beschwerden. Nur eine *Leberfunktionsprüfung* zeigt typische Anomalien auf. Eine *Leberbiopsie* (Entnahme von Gewebsproben zur mikroskopischen Laboruntersuchung) kann angebracht sein, um den genauen Schaden zu ersehen.

THERAPIE UND PROGNOSE

Es gibt nur einen Weg, auf dem sich die Leber in ihren Normalzustand und zu voller Funktionsfähigkeit zurückentwikkelt, womit sich die Lebenserwartung auch wieder erhöht: durch Abstinenz. Die Behandlungsmethoden der A. sind dieselben wie bei *Alkoholabhängigkeit.*

Alkoholvergiftung

Zustand starker Trunkenheit, der von einem Übermaß an Alkoholgenuß verursacht worden ist. Dies geschieht meistens binnen sehr kurzer Zeit (von einer halben Stunde bis zu höchstens ein paar Stunden). In ausreichend großer Menge bewirkt Alkohol eine akute Vergiftung. Er reduziert die Aktivität des zentralen Nervensystems (Gehirn, Rückenmark) und hat den Verlust normaler geistiger und körperlicher Kontrolle zur Folge.

In Extremfällen kann starker Alkoholkonsum in relativ kurzer Zeit Bewußtlosigkeit und selbst den Tod herbeiführen.

SYMPTOME

Die Wirkung starken Alkoholkonsums hängt von vielen Faktoren ab, u.a. vom körperlichen und geistigen Zustand, der Körpergröße, der sozialen Situation und der bereits erworbenen Alkoholtoleranz (s. *Alkohol*). Die Zustände können von lustig, weinerlich, streitsüchtig bis bewußtlos reichen. Die Skala der individuellen Reaktionen ist breit. Entscheidend jedoch ist der Alkoholspiegel im Blut (s. Übersichtsseite "Körper und Alkohol").

THERAPIE

Selbst in Fällen von A., die an ein Koma grenzen, ist prinzipiell keine gesonderte Behandlung erforderlich. Der Körper erholt sich von selbst mit dem zunehmenden Abbau des Alkohols in der Leber.

Ist jedoch ein Koma eingetreten, sollte auf jeden Fall ärztliche Hilfe geholt werden, insbesondere wenn bekannt ist, daß der/die Betroffene Diabetiker(in) ist oder Drogen eingenommen hat, egal ob es sich dabei um ärztlich verschriebene Medikamente (Sedativa etc.) oder illegale Suchtdrogen handelt. Die Kleider sollten geöffnet, Mund und Rachen auf Atemhemmnisse überprüft werden. Man sollte jedoch kein Wasser einflößen oder Erbrechen provozieren. Bei Atemstillstand ist *Atemspende* bis zum Wiedereinsetzen der Atmung oder dem Eintreffen medizinischer Hilfe erforderlich.

Alkylierende Substanzen

Gruppe von Wirkstoffen zur Krebsbehandlung.

Allergie

Reihe von Erscheinungen, verursacht durch falsche oder überschießende Reaktionen des *Immunsystems* auf verschiedene Substanzen (Allergene). Viele verbreitete Krankheiten wie Bronchial*asthma* und Heuschnupfen sind allergische Reaktionen auf Allergene, die bei anderen Menschen keine Symptome auslösen.

Anfällige Personen reagieren allergisch, wenn Haut oder Atemwege mit bestimmten chemischen Stoffen, Staubpartikeln oder Pollen in Kontakt kommen oder wenn sie bestimmte Lebensmittel zu sich nehmen. Symptome treten jedoch immer erst beim zweiten Kontakt mit der entsprechenden Substanz auf. Beim ersten Kontakt wird der Organismus erst darauf sensibilisiert.

FORMEN UND URSACHEN

Das Immunsystem des Körpers ist in der Lage, *Antigene* (körperfremde Proteine) auf der Oberfläche von Mikroorganismen zu erkennen und dagegen *Antikörper* (sog.Immunoglobuline) sowie sensibilisierte *Lymphozyten* (weiße Blutkörperchen) zu bilden. Kommt das Immunsystem erneut mit den gleichen Antigenen in Kontakt, setzen sich Antikörper und Lymphozyten mit deren Trägern (den Mikroorganismen) auseinander und leiten so deren Zerstörung ein.

Bei Allergien spielt sich eine weitgehend ähnliche Immunreaktion ab, nur daß das Immunsystem Antikörper gegen harmlose Substanzen bildet, weil es sie fälschlicherweise als bedrohliche Antigene einordnet.

Diese "unangemessenen" allergischen Reaktionen können nach jedem der folgenden vier Mechanismen (Typ I bis Typ IV) ablaufen, wobei die meisten bekannten Allergien zum Typ I gehören, der auch als anaphylaktische Reaktion oder Allergie vom Soforttyp bezeichnet wird.

TYP I DER ALLERGISCHEN REAKTION

Verbreitete Allergene, die Typ I auslösen können, sind Blumen-, Gras- und Baumpollen, tierische Haut- und Fellpartikel, Hausstaub, Hausstaubmilben, Hefen, bestimmte Medikamente und Nahrungsmittel sowie Bestandteile von Bienen- und Wespengift. Zu den Nahrungsmitteln, die Allergien provozieren, gehören Milch, Eier, Schalentiere, Trockenobst und Nüsse.

Diese Allergene verursachen eine Allergie vom Soforttyp, indem sie das Immunsystem zur Produktion eines spezifischen Antikörpers mit der Bezeichnung Immunoglobulin E (IgE) veranlaßt. Die-

A

KÖRPER UND ALLERGIE

Eine Allergie ist eine unangemessene Reaktion (mit störenden Symptomen) auf Substanzen, die bei vielen Menschen offenbar wirkungslos sind. Allergische Reaktionen treten meistens bei an sich harmlosen Substanzen auf, die in Kontakt mit der Haut, den Atemwegen oder den Augen kommen. Zur Diagnose einer Allergie muß festgestellt werden, ob die allergischen Reaktionen tages- oder jahreszeitlich, durch Tiere oder häusliche Umstände bedingt sind.

DIE HÄUFIGSTEN ALLERGENE

In der Luft	In der Nahrung
Graspollen	Milchprodukte
Baumpollen	Eier
Sporen	Erdbeeren
Hausstaubmilben	Fisch und Schalentiere
Tierpartikel	Getreideprodukte

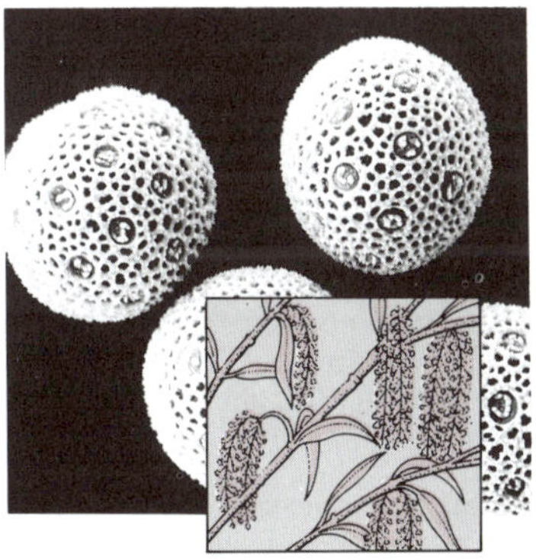

Pollen
Der Flug von Pollen (besonders von Gräsern und Bäumen) kann allergische Reaktionen auslösen. Die Symptome treten während der warmen Monate auf. Die häufigste Reaktion darauf ist Heuschnupfen (allergische *Rhinitis*), der durch das Einatmen der Pollen und die dadurch bedingte Reizung der Nasenschleimhaut entsteht.

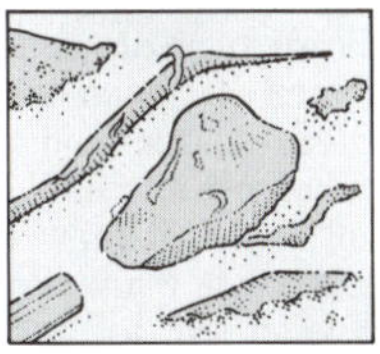

Tierpartikel
Oft wird angenommen, daß Tierhaare Allergien verursachen. Tatsächlich sind es aber deren Haut- oder Haarschuppen.

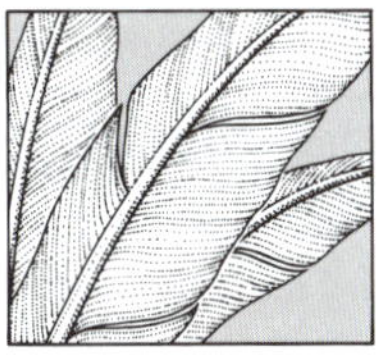

Federn
Auch Bettfedern können Allergien provozieren. Abhilfe schafft die Verwendung synthetischer Bett- und Kissenfüllungen.

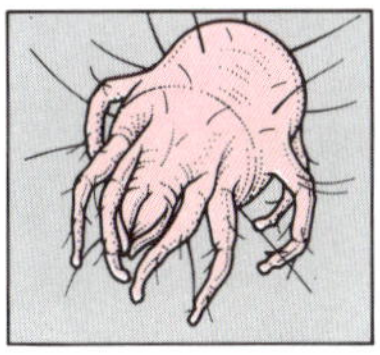

Hausstaubmilben
Milbenpartikel und -ausscheidungen im Hausstaub können zu Allergien führen. In diesem Fall die Wohnung möglichst staubfrei halten.

HAUTALLERGIE-DIAGNOSTIK

Um die spezifischen allergischen Reaktionen festzustellen, wird ein Testpflaster mit verschiedenen Substanzen auf die Haut geklebt. Die Sensibilität gegen ein bestimmtes Allergen zeigt sich durch eine Quaddel an dieser Stelle.

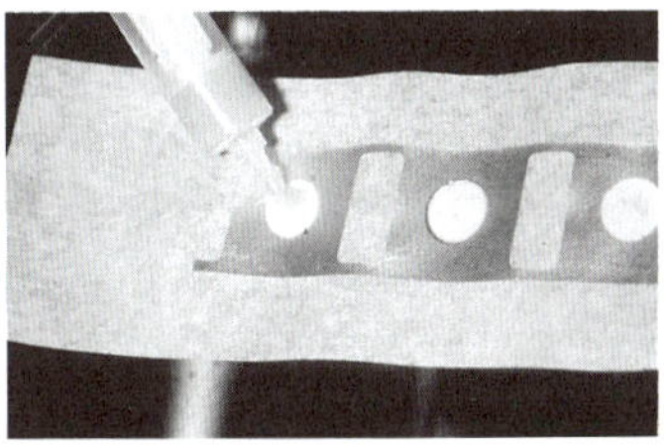

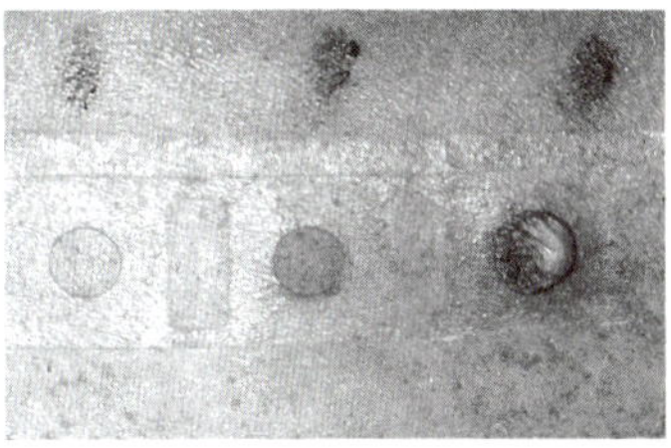

Der Pflastertest
Drei verschiedene Allergene werden auf dieses Pflaster (l.) aufgetragen und auf die Haut geklebt. Die Resultate (r.): keine Reaktion, leichte Entzündung, starke Kontaktdermatitis.

WIE ALLERGIEN ENTSTEHEN

Das Immunsystem wird bei Erstkontakt mit einem Allergen sensibilisiert (Schritte 1-3). Die Symptome treten erst beim zweiten Kontakt auf (4).

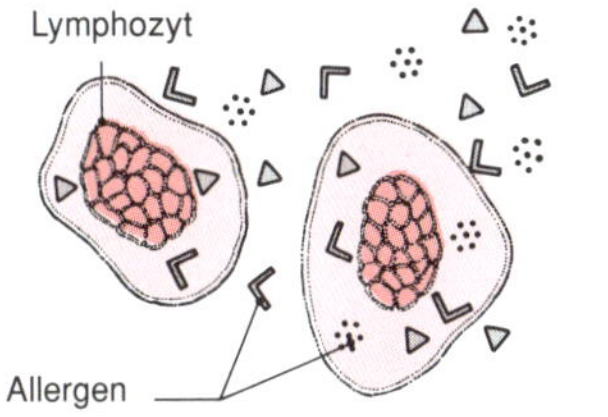

1 Allergene gelangen in den Körper; sie werden von Lymphozyten (zum Immunsystem gehörende weiße Blutkörperchen) erkannt.

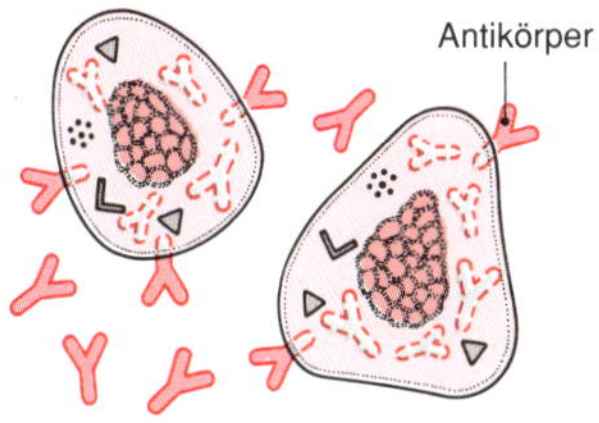

2 Nach Tagen oder Wochen produzieren die Lymphozyten Antikörper gegen die jeweiligen Allergene.

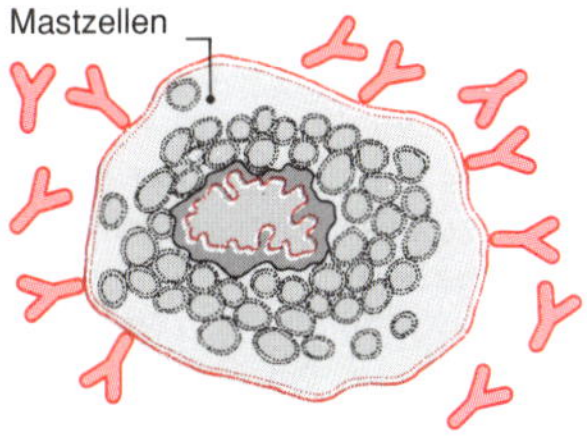

3 Die Antikörper binden sich an die Mastzellen, die Histamin enthalten.

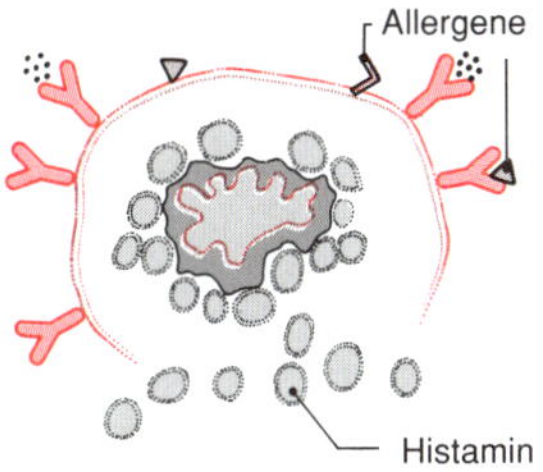

4 Die Bindung der Allergene an die Antikörper auf den Mastzellen führt zur Ausschüttung des Histamins, was die allergischen Symptome hervorruft.

A

ser ist in Zellen der Haut (Mastzellen, Basophile) sowie der Schleimhäute von Magen, Lunge und oberen Atemwegen zu finden. Trifft ein Allergen zum zweiten Mal auf den Organismus, verbindet es sich mit den IgE-Antikörpern und regt die Mastzellen dazu an, verschiedene chemische Substanzen auszuschütten, die allergische Reaktionen hervorrufen. Dazu zählt beispielsweise Histamin, das Blutgefäße erweitert, so daß Flüssigkeit ins Gewebe verschoben wird; Muskeln verkrampfen sich.

Die Symptome können sich auf die Haut (juckende Schwellungen, Ausschlag), auf die oberen Atemwege (Entzündung, Schleimabsonderung, Niesen bei Heuschnupfen, Verengungen und Verkrampfungen der Luftwege bei Asthma), auf die Augen (Entzündungen) oder auf den Magen-Darm-Trakt (Erbrechen, Durchfall) auswirken. Häufig finden sich Organreaktionen auf unverträgliche Medikamente, Insektengifte oder Nahrungsmittel. Bekannte Formen des Typs I sind Asthma, Heuschnupfen, *Nesselsucht* (Urtikaria), *Angioödem*, *anaphylaktischer Schock* (eine schwere, allgemeine allergische Reaktion), wahrscheinlich das atopische *Ekzem* und viele Nahrungsmittelallergien.

TYP II BIS IV DER ALLERGISCHEN REAKTION

Diese Formen haben andere Reaktionsmechanismen als Typ I (s. *Hypersensibilität*) und sind nicht so häufig. Typ-II-Reaktionen kommen vor bei der autoimmunen hämolytischen *Anämie* und dem *Goodpasture-Syndrom*, Typ III bei der allergischen *Alveolitis* (einer Lungenkrankheit, zu der auch die *Farmerlunge* gehört) sowie bei Hautschwellungen nach Auffrischungsimpfungen. Typ IV-Reaktionen finden sich bei der Kontakt*dermatitis*.

Warum manche Menschen allergisch reagieren und andere nicht, ist noch unbekannt. Man weiß nur, daß etwa bei jedem achten Menschen eine genetische Disposition vorliegt. (S.a. *Atopie*)

THERAPIE

Am besten ist es, den Kontakt mit den entsprechenden Allergenen zu vermeiden. Wer beispielsweise eine Eier-Allergie hat, sollte weder Eier noch Speisen, die mit Eiern zubereitet sind, essen. Den saisonal in der Luft befindlichen Pollen zu entgehen, ist schon schwieriger. Einen gewissen Schutz bietet es, zu den Pollenflugzeiten die Auto- und nachts die Schlafzimmerfenster geschlossen zu halten.

Medikamentöse Behandlung: *Antihistaminika* lindern Symptome wie das Jucken bei Insektenstichen. Die meisten Antihistaminika wirken zusätzlich beruhigend; damit wird das Hautjucken und -brennen gelindert. Neuere Antihistamine verursachen keine Benommenheit mehr und werden damit auch für den Gebrauch untertags verwendbar.

Andere Arzneimittel wie *Natriumcromoglykat* oder *Kortikosteroide* können unter ärztlicher Kontrolle regelmäßig eingenommen werden, um schweren Zwischenfällen vorzubeugen. Gegen Kontakte helfen Cremes oder Salben mit Kortikosteroiden, allerdings kann ihr längerer Gebrauch auch Hautschäden verursachen. Bei schweren allergischen Erkrankungen wie Asthma sind oft auch orale oder inhalative Kortikosteroide vonnöten.

Eine *Hyposensibilisierung* empfiehlt sich bei Allergien gegen Insektenstiche, Hausstaubmilben und einige Pollenarten. Dabei werden nach und nach immer höhere Allergendosen verabreicht, um die Bildung von Antikörpern anzuregen, die künftige allergische Reaktionen unterbinden sollen. Diese Therapie hat aber nur in etwa zwei Dritteln aller Fälle Erfolg; außerdem muß sie sich über zwei bis drei Jahre erstrecken. Sie kann von Nebenwirkungen begleitet sein, leichteren – wie Jucken, Schwellungen, Ausschlag; gelegentlich aber auch schweren – wie Bronchialkrämpfen oder einem anaphylaktischen Schock. Sogar einige Todesfälle wurden gemeldet. Nach Desensibilisierung mit niedriger Dosis und Langzeitwirkung wird noch gesucht.

Allergodermie

s. *Hautallergie*

Allgemeine Schwäche

s. *Asthenie*

Allgemeinarzt

Auf dem Gebiet der Allgemeinmedizin tätiger Arzt. Er ist zuständig für den gesamten Bereich der Krankheitserkennung und Behandlung bei Patienten jeden Alters und Geschlechts, ihre Beratung im Hinblick auf gesundheitserhaltende Maßnahmen (z.B. Impfungen, Diät etc.) oder Rehabilitation, die Betreuung chronisch Kranker und alter Menschen. Er ist der typische Hausarzt. Zur Erfüllung der verschiedenen Aufgaben zieht er in der Regel auch niedergelassene Fachärzte, Krankenhäuser oder andere Einrichtungen des Gesundheitswesens heran (durch Überweisung oder Verordnung von Heilmaßnahmen, wie z.B. Krankengymnastik etc.).

Allheilmittel

Heilmittel für alle Krankheiten, ein Universalmittel. Ein solches Mittel ist aber bis heute nicht bekannt, auch wenn Quacksalber zu allen Zeiten immer wieder das Gegenteil behauptet haben.

Allopathie

Heilprinzip der Schulmedizin; der Begriff wurde von S. Hahnemann (1755 - 1843) in Abgrenzung zu seiner Lehre der Homöopathie geprägt. (S.a. *Homöopathie*)

Allopurinol

(z.B. *Zyloric*® +)

Medikament zur Behandlung von *Gicht*; die Wirkung besteht in der Senkung der *Hyperurikämie* (erhöhter Harnsäurespiegel im Blut). A. lindert die Schmerzen bei akuten Gichtanfällen zwar nicht, reduziert aber die Häufigkeit der Anfälle, wenn es über einen längeren Zeitraum eingenommen wird.

MÖGLICHE NEBENWIRKUNGEN

Jucken, Ausschlag und Übelkeit; gelegentlich tritt während der ersten Behandlungswochen mit A. eine Häufung der Schmerzattacken auf. In diesem Fall wird *Kolchizin* oder ein nichtsteroidaler *Entzündungshemmer* empfohlen.

Alopezie

Verlust oder Fehlen der Behaarung, normalerweise nur auf dem Kopf sichtbar, kann sich aber auf alle behaarten Körperstellen erstrecken.

ARTEN

Erbliche Alopezie

Dazu gehört die männliche Glatzenbildung, die häufigste Art der A. Normalerweise beginnt das Haar an Schläfen und Schädeldecke auszufallen und wird nur noch durch feinen Flaum ersetzt. Der befallene Bereich dehnt sich nach und nach aus, indem sich der Haaransatz immer weiter zurückzieht. Diese Art des Haarverlusts ist erblich, vor allem bei Männern, zuweilen auch bei jungen Frauen oder Frauen nach den Wechseljahren.

Andere erbliche Formen von Haarverlust sind selten. Mögliche Ursachen sind fehlende Haarwurzeln oder ein abnormer Haarschaft, der schon unter normaler Sonnenbestrahlung, Wind sowie beim Shampoonieren oder Kämmen bricht.

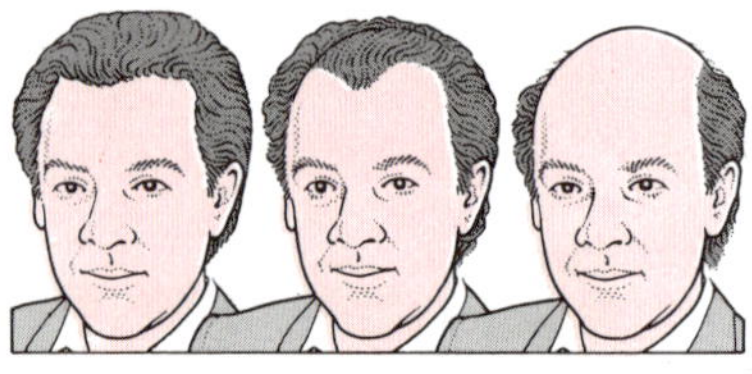

Stufen männlicher Glatzenbildung
Bei dieser verbreiteten Form von Alopezie verliert der Mann zuerst Haare an den Schläfen, dann an der Stirn; der kahle Bereich wird danach immer größer.

Generalisierte Alopezie
Bei dieser seltenen Form von A. fällt das Haar büschelweise aus und hinterläßt fast unsichtbaren Flaum auf der Kopfhaut. Die Ursache dafür liegt darin, daß alle Haare gleichzeitig in die Ruhephase eintreten und dann etwa drei Monate später ausfallen. Sie wachsen wieder, wenn der eigentliche Anlaß behoben wird. Solche Anlässe können verschiedene Arten von Streß sein, wie z.B. Operationen, längere Erkrankungen oder eine Geburt. Auch viele *Zytostatika* verursachen eine temporäre A.
Lokalisierte Alopezie
Diese Form kommt vor, wenn die Haut dauerhaft geschädigt wird (Verbrennungen, *Strahlentherapie*) oder die Haarwurzeln verletzt werden, etwa wenn zu stark am Haar gezogen wird, um eine bestimmte Frisur zu erreichen, oder aber bei *Trichotillomanie* (zwanghafter Drang, sich die Haare auszureißen). Die häufigste Form ist die stellenweise auftretende A. areata; die kahlen Stellen fühlen sich normal an und sehen auch so aus. Meistens wächst das Haar nach einigen Monaten wieder nach. Eine spezifische Behandlung gibt es nicht.

Selten ist die A. universalis, die permanente Form der A. areata, bei der sämtliche Kopf- und Körperhaare bis hin zu den Augenbrauen und Wimpern ausfallen. Die Hautpilzerkrankung *Tinea* kann Haarausfall an Stellen provozieren, an denen die Haarschäfte brechen. Andere Hautkrankheiten wie die Hautflechte (*Lichen planus*), der *Lupus erythematodes* und *Hauttumoren* kommen ebenfalls als Ursachen in Betracht. In diesen Fällen sieht die kahle Haut ungesund aus. An den befallenen Stellen bleiben häufig nur noch Haarstoppeln übrig.
THERAPIE
Oft werden Toupets benutzt, um die kahlen Stellen zu verbergen. *Haartransplantationen* ersetzen mitunter auf Dauer die verlorenen Haare. In einigen Fällen läßt der blutdrucksenkende Wirkstoff *Minoxidil* Haare wieder nachwachsen.

Alpdrücken / Alptraum

Lebhafter, bedrückender Traum, der oft mit Erstickungsempfindungen verbunden ist. A. tritt in der REM-Phase (**R**apid **E**ye **M**ovement, heftiges Augenrollen) des *Schlafes* mitten in der Nacht und in den frühen Morgenstunden auf. Es bleibt selbst nach vollem Erwachen oft deutlich im Gedächtnis haften.

A. ist häufig, vor allem bei Kindern zwischen acht und zehn Jahren, insbesondere, wenn die Atmung wegen Erkältung oder Krankheit erschwert ist, aber auch bei Ängsten vor Trennung von den Eltern oder dem Zuhause. Bei Erwachsenen kann A. eine Nebenwirkung bestimmter Arzneimittel, beispielsweise von *Betablockern* oder *Benzodiazepinen*, sein. Auch traumatische Erfahrungen wie Unfälle, Folterung oder lange Haft stehen oft in engem Zusammenhang mit wiederholten beängstigenden Alpträumen. Eine Korrelation zwischen psychiatrischen Erkrankungen und A. scheint es nicht zu geben.

Nicht zu verwechseln ist das A. mit *Halluzinationen*, die in der Einschlafphase auftreten. Auch nächtliches Aufschrecken in der Non-REM-Phase des Schlafs (woran man sich am nächsten Tag nicht mehr erinnert) hat nichts mit A. zu tun.

Alphafetoprotein

In der Leber und im Magen-Darm-Trakt des Feten sowie von anomalem Gewebe bei Erwachsenen produziertes Protein. Abkürzung: AFP.
AFP IN DER SCHWANGERSCHAFT
AFP gelangt vom fetalen Urin in das *Fruchtwasser*, das vom Feten geschluckt und damit in seinen Verdauungstrakt aufgenommen wird. Der überwiegende Teil des AFP wird hier abgebaut, aber einiges gelangt auch in den Blutkreislauf der Mutter. Hier kann es ab dem Ende des ersten Drittels der Schwangerschaft gemessen werden. Seine Konzentration steigt zwischen der 15. und 20. Woche stetig an. Erhöhte AFP-Spiegel finden sich bei gewissen fetalen Abnormitäten, gelegentlich aber auch bei gesunden Feten. Bei *Neuralrohrdefekten* wie der *Spina bifida* oder der *Anenzephalie* können hohe Mengen von AFP in das Fruchtwasser gelangen, desgleichen bei Nierenschäden oder unzureichendem Abbau des AFP, etwa wenn der Fetus aufgrund einer Mißbildung der Speiseröhre nicht normal schlucken kann.

Ferner treten erhöhte AFP-Spiegel bei *Mehrlingsschwangerschaft* und bei drohender oder tatsächlicher *Fehlgeburt* auf. Zu hohe Spiegel können bei falscher Zeitberechnung der Schwangerschaft irrtümlich diagnostiziert werden. Ungewöhnlich niedrig kann der AFP-Spiegel sein, wenn der Fetus am *Down-Syndrom* leidet.
AFP-TESTS IN DER SCHWANGERSCHAFT
Schwangeren wird empfohlen, im Rahmen der pränatalen Diagnostik etwa in der 16. Schwangerschaftswoche eine *Ultraschall-Untersuchung* und einen AFP-Blutspiegeltest machen zu lassen. Mit Hilfe des Ultraschalls sind die bisherige Dauer der Schwangerschaft und eine eventuelle Mehrlingsschwangerschaft feststellbar sowie bestimmte fetale Mißbildungen zu erkennen. Ist ein erhöhter AFP-Spiegel feststellbar, wird der Test nach einer Woche wiederholt. Bleibt das Ergebnis gleich, besteht der Verdacht, daß das Kind einen Neuralrohrdefekt oder einen anderen Schaden hat, was durch Ultraschall-Untersuchungen abgeklärt werden kann. Auch eine *Amniozentese* (Fruchtwasserprobe) mit Bestimmung des AFP-Spiegels bringt mitunter genaueren Aufschluß. Ist der AFP-Spiegel deutlich erhöht, muß höchstwahrscheinlich mit fetalen Mißbildungen gerechnet werden. Das kann unter Umständen Anlaß sein, einen Schwangerschaftsabbruch in Erwägung zu ziehen (s.a. *Abort, eingeleiteter*).

Etwa zehn Prozent aller Neuralrohrdefekte werden bei den Tests nicht erkannt, weil der AFP-Spiegel nur unwesentlich erhöht ist. Andererseits sind in etwa fünf von 1 000 Fällen die Feten auch bei erhöhtem AFP-Spiegel gesund.
AFP BEI ERWACHSENEN
Bei Erwachsenen wird AFP in anomalem Gewebe produziert. Erhöhte Spiegel findet man häufig bei Patienten mit *Hepatomen* (s. *Leberkarzinom*) oder malignen (bösartigen) *Teratomen* der Hoden bzw. Eierstöcke. Auch bei Pankreas-, Magen- und Lungenkrebs beobachtet man erhöhte AFP-Spiegel. AFP wird deswegen zuweilen als Tumormarker bezeichnet, obwohl erhöhte AFP-Spiegel auch bei nichtkanzerösen Erkrankungen vorkommen, etwa bei einer Virus- oder Alkohol-*Hepatitis* sowie bei *Leberzirrhose*.

Anhand von AFP-Spiegeln läßt sich die Behandlung von Hepatomen und Teratomen kontrollieren. Steigende Spiegel nach einer Operation oder Bestrahlung sind ein nützlicher Indikator für Tumorrezidive.

Alprazolam

(z.B. *Tafil*® +)

Wirkstoff; gehört zur Gruppe der *Benzodiazepine*, die zur Behandlung von *Angst-* und Spannungszuständen, *Panikanfällen* und *Phobien* eingesetzt werden.

Altenpflege

Mit zunehmendem Alter wird der Mensch anfällig gegen Krankheiten und Beschwerden. Auch Einsamkeit und Isolation kommen auf viele alte Menschen zu. Das Bemühen älterer Menschen, Würde und Unabhängigkeit zu bewahren, kann zusammen mit angemessener medizinischer Unterstützung den körperlichen und geistigen Abbauprozeß beträchtlich verlangsamen. Einfühlsame psychologische Hilfe unterstützt die Lebensfreude und das Bewußtsein, noch immer ein nützliches Mitglied der menschlichen Gesellschaft zu sein.

A

MEDIZINISCHE BETREUUNG
Ältere Menschen ignorieren oft die Symptome von Krankheiten, weil sie ihrer Umgebung nicht zur Last fallen wollen oder Angst haben, in ein Heim gebracht zu werden. Schilddrüsenunterfunktion (*Hypothyreose*) oder *Anämie*, oft Folge ungesunder Ernährung, verschlimmern häufig den körperlichen Zustand, was nicht selten als natürliche Alterserscheinung fehlgedeutet wird. Dies kann wiederum eine gründliche ärztliche Untersuchung verhindern.

Nachlassende Sehkraft und Hörfähigkeit gelten ebenfalls als unvermeidliche Alterserscheinung. Vielfach hilft jedoch die operative Behandlung eines *Grauen Stars* oder ein *Hörgerät*, um Unabhängigkeit und Aktivität zu erhalten.

Damit gesundheitliche Probleme frühzeitig erkannt und behandelt werden können, ist es wichtig, Symptome und Krankheitsanzeichen nicht zu ignorieren. Ab dem 65. Lebensjahr sollten alle Menschen regelmäßige gesundheitliche Check-ups vornehmen lassen.

PSYCHOLOGISCHE BETREUUNG
Häufige Ursachen von *Depressionen* bei älteren Menschen sind Isolation, Untätigkeit und das Gefühl, nicht mehr gebraucht zu werden. Das läßt sich vermeiden, wenn sie in das Familienleben integriert sind. Auch der Besuch von Tagespflegestätten oder Seniorenzentren bietet alten Leuten Gelegenheit, Kontakte zu knüpfen und neue Interessen zu entwickeln. *Demenz* (Verlust der normalen Gehirnfunktion) tritt in höherem Alter häufiger auf und erhöht dann das notwendige Maß der Fürsorge.

TAGESPFLEGE
Viele alte Menschen ziehen es vor, weiter bei ihren Familien zu leben, idealerweise in einem separaten Teil des Hauses, wo sie ein gewisses Maß an Unabhängigkeit behalten können. Ist dies nicht möglich, sollten sie möglichst in der Nähe von Angehörigen wohnen, damit diese ihnen bei den alltäglichen Dingen wie Einkaufen, Kochen oder Wäschewaschen behilflich sein können. Auch beim Aufstehen und Schlafengehen, Waschen, An- und Ausziehen benötigen ältere Menschen oft Hilfe.

Eine solche Lösung ist meist ideal für den alten Menschen, doch kann sie für die Angehörigen eine erhebliche Belastung darstellen. Einrichtungen wie "Nachbarschaftshilfe" und "Essen auf Rädern" bieten hier oft hilfreiche Unterstützung.

Die Wohnräume älterer Leute sollten in Winter und Sommer adäquat temperiert sein, um Hypothermie bzw. Hyperthermie zu vermeiden. Auch ist die Beleuchtung möglichst hell zu halten, um Tätigkeiten wie Lesen oder Nähen zu erleichtern. Lose Kabel, rutschende Teppiche und glatte Böden erhöhen die Sturzgefahr (s.a. *Sturzgefahr bei Älteren*). Für alleinlebende alte Leute empfiehlt sich eine passende Alarmvorrichtung, um im Notfall Hilfe herbeirufen zu können.

Moderne Altenwohnheime sind eine gute Lösung für viele alte Menschen. Sie unterscheiden sich von Altersheimen üblichen Stils dadurch, daß die Bewohner ihre Unabhängigkeit bewahren können, aber diskrete Überwachung und Hilfe da ist, wenn nötig.

Alter

Das Lebensalter ist für jede medizinische Diagnose und Behandlung von Bedeutung und wird normalerweise chronologisch vom Zeitpunkt der Geburt an gemessen und bestimmt. Es kann aber ebenso in Begriffen körperlicher, geistiger und Entwicklungs-Reife definiert werden.

BIOLOGISCHES ALTER
Das kalendarische Alter wird beim Fetus schon vor der Geburt nach Schwangerschaftswochen bestimmt. Die Schätzung ist wichtig für die Neonatalmedizin, um Babys mit Untergewicht und den damit möglicherweise verbundenen Problemen zu identifizieren. Das Schwangerschaftsalter läßt sich vom Zeitpunkt der letzten Menstruation an sowie nach der Größe des Uterus in der Schwangerschaft berechnen. Exakter ist es, die Größe des Fetus mit Hilfe von *Ultraschall*untersuchungen zu messen. Das A. eines Neugeborenen kann an seinen Körpermerkmalen bis auf zwei Wochen genau bestimmt werden.

Entwicklungstempo und Wachstum von Kindern variieren stark. Das biologische A. liefert jedoch über die ganze Wachstumszeit hinweg brauchbare Maßstäbe für den tatsächlichen Reifungszustand. Bei Erwachsenen existieren außer der äußeren Erscheinung derartige Anhaltspunkte für die Ermittlung des A.s kaum noch. Nach dem Tod läßt sich das biologische Alter noch am Zustand bestimmter Organe einigermaßen genau abschätzen, vor allem an der Menge der *Atherome* (Fettablagerungen) in den Arterien.

Am ehesten läßt sich die körperliche Entwicklung des Kindes an seinem Knochenbau ablesen. Röntgenaufnahmen ermöglichen es, den Reifegrad der Knochen und danach das Knochenalter zu bestimmen. Körpergröße und -gewicht sind dagegen weniger aussagekräftig, weil die Variationsbreite bei Gleichaltrigen erheblich ist. Alle gesunden Kinder erreichen aber den gleichen Stand der Skelettreifung. Bei jedem Knochen beobachtet man im Laufe seiner Reifung vergleichbare Veränderungen.

Die Feststellung des Knochenalters ist von Bedeutung, wenn es um verzögerte *Pubertät* oder *Minderwuchs* bei Kindern geht. Eine Schätzung der endgültigen Größe im Erwachsenenalter läßt sich vornehmen, wenn das kalendarische, das Knochenalter und die Körpergröße bekannt sind.

Auch das Zahnalter läßt sich, wenn auch mit Vorbehalten, zur Bestimmung des biologischen Alters heranziehen. Dabei werden die schon vorhandenen Zähne gezählt (s. *Zahndurchbruch*). Indem der Grad der Zahnhärtung, feststellbar durch Röntgenaufnahmen, mit Standardwerten verglichen wird, können ähnlich wie beim Knochenbau Aussagen über das Alter getroffen werden.

GEISTIGE UND ENTWICKLUNGSREIFE
Die geistige Reife ist in bezug auf Intelligenz und Fähigkeiten durch Vergleich mit Standardwerten für verschiedene Altersstufen bestimmbar (s. *Intelligenztests*).

Bei kleineren Kindern kann das Alter in Begriffen des jeweiligen Entwicklungsstands ausgedrückt werden. Für Kinder vom ersten bis fünften Lebensjahr existieren Skalen für den normalen Entwicklungsstand hinsichtlich Sprache, Sehen, Hören und Motorik, speziell für das Gehen und die Feinabstimmung zwi-

PROZENTANTEIL ALTER MENSCHEN AN DER GESAMTBEVÖLKERUNG (1984)

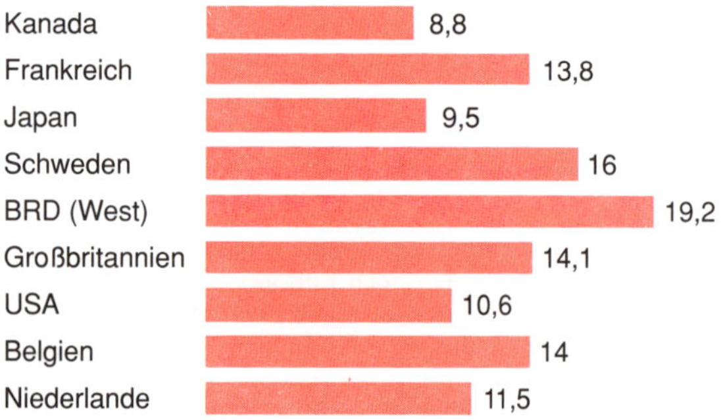

Nationaler Vergleich
Der Anteil der über 65jährigen an der Gesamtbevölkerung beträgt in den meisten westlichen Ländern heute mehr als 10%. Die Ursache dafür liegt in der Senkung der Geburtenrate sowie der höheren Lebenserwartung dank besserer medizinischer Versorgung.

WAS SICH IM ALTER VERÄNDERT

Der Alterungsprozeß geht mit Elastizitätsverlust der Haut, Blutgefäße und Sehnen einher. Die Funktionsfähigkeit von Organen (Lunge, Nieren oder Leber) nimmt ab. Durch zunehmenden Verschleiß häufen sich Schäden an verschiedenen Organsystemen. Gehirnzellen, bestimmte Teile der Nieren und eine Reihe weiterer Körpergewebe erneuern sich nach abgeschlossener Reifung nicht mehr.

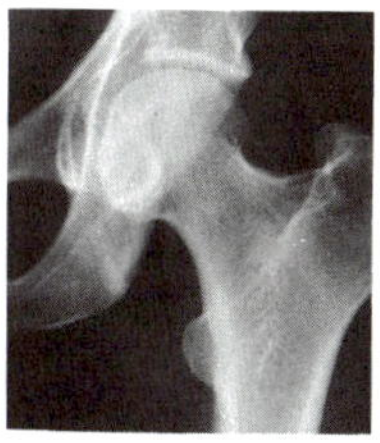

Hüftgelenk beim jungen Menschen
Das Röntgenbild zeigt den runden Kopf des Oberschenkelknochens, der durch Knorpel von der umgebenden Hüftgelenkpfanne getrennt ist.

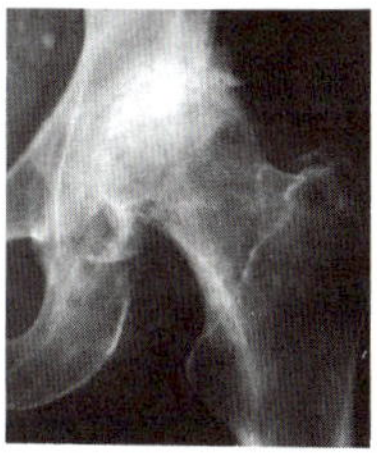

Hüftgelenk beim älteren Menschen
Das Röntgenbild zeigt die fast völlige Degeneration eines osteoarthritischen Hüftgelenks mit totalem Knorpelverlust.

AUSWIRKUNGEN DES ALTERNS

Organ oder Gewebe	Natürliche Auswirkungen	beschleunigt durch
Haut	Verlust der natürlichen Elastizität wegen Erschlaffung und Falten. Schwächung der Blutkapillaren, wodurch sich die Verletzbarkeit erhöht.	Sonnenbestrahlung, Rauchen.
Gehirn und Nervensystem	Der Verlust von Nervenzellen beeinträchtigt das Erinnerungsvermögen und die Fähigkeit, Neues zu lernen. Die Reaktionsgeschwindigkeit der Nerven nimmt ab, die Reaktionen selbst werden langsamer.	Alkohol- und Drogenmißbrauch, häufige Kopferschütterungen (z.B. beim Boxen).
Sinne	Nachlassende Sinnesschärfe, hauptsächlich durch Verlust von Nervenzellen.	Lauter Lärm (Gehör); Rauchen (Geruchs- und Geschmackssinn).
Lunge	Elastizitätsverlust durch Altern, so daß die Atemkapazität abnimmt.	Luftverschmutzung, Rauchen, Bewegungsmangel.
Herz	Läßt in seiner Pumpkraft nach, entsprechend geringere körperliche Leistungsfähigkeit.	Alkohol- und Nikotinmißbrauch; fettes Essen.
Blutkreislauf	Die Arterien verhärten sich, die Durchblutung verschlechtert sich, und der Blutdruck steigt.	Bewegungsmangel, Rauchen, ungesunde Ernährung.
Gelenke	Der Druck auf die Bandscheiben verringert die Körpergröße, die Abnützung der Hüft- und Kniegelenke reduziert die Beweglichkeit.	Sportverletzungen; Übergewicht.
Muskeln	Verlust von Muskelsubstanz und -kraft.	Bewegungsmangel; Unterernährung.
Leber	Läßt in ihrer Fähigkeit, den Körper zu entgiften, nach.	Schäden durch Alkohol und Virusinfektionen.

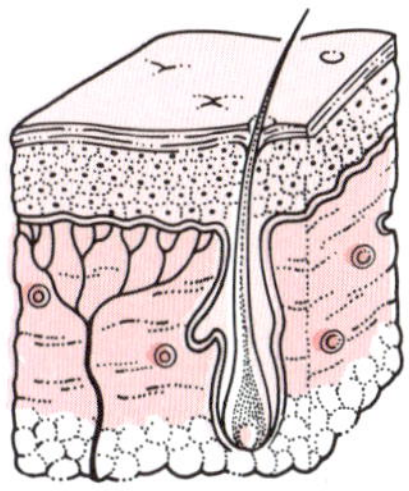

Junge Haut
Die Oberhaut hat noch eine ausreichende Dicke. Die unteren Schichten enthalten Kollagenfasern, die der Haut Elastizität verleihen.

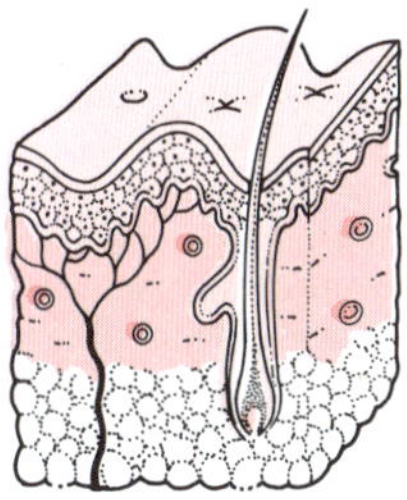

Alte Haut
Die Oberhaut ist dünn, faltig und anfällig für Verletzungen. Die Anzahl elastischer Fasern in den unteren Hautschichten ist geringer.

schen Augen und Händen. In jeder Altersstufe werden dabei jeweils bestimmte Fertigkeiten erlangt. (S.a. *Kindesentwicklung*).

Altern/Alterungsprozeß

Physische und geistige Veränderungen, die sich mit zunehmendem Lebensalter vollziehen. Der Alterungsprozeß wird manchmal nur negativ gesehen: als zunehmende Gebrechlichkeit und Anfälligkeit für Krankheiten und Verletzungen. Viele Kulturkreise schätzen alte Menschen jedoch wegen ihrer Lebenserfahrung und Weisheit oder bestimmter Tugenden (z.B. Geduld und Toleranz).

BIOLOGISCHES ALTERN

Alle Tiere haben eine begrenzte Lebenserwartung, und das Maximum für den Menschen scheint sich seit biblischen Zeiten wenig geändert zu haben. Nur ganz selten wird ein Mensch älter als 100 Jahre. Die durchschnittliche Lebenserwartung liegt bei etwa 85 Jahren, sofern keine schweren Krankheiten auftreten.

Doch über die biologischen Vorgänge des Alterungsprozesses sind sich die Altersforscher noch nicht einig. Unter den zahlreichen Theorien darüber ist eine der bekanntesten die von der natürlichen Abnutzung, die besagt, daß sich bei jeder Zellteilung die Wahrscheinlichkeit erhöht, daß sich Kopierfehler einschleichen. Des weiteren gibt es die These, daß sich mit zunehmendem Alter Giftstoffe im Körper ansammeln, die nicht mehr ausgeschieden werden können und den ganzen Organismus schrittweise vergiften. Schließlich wird auch vermutet, daß die Fähigkeit des Immunsystems, Krankheitserreger oder Tumorzellen zu erkennen und zu bekämpfen, im Alter nachläßt.

Der Alterungsprozeß ist mit degenerativen Veränderungen in verschiedenen Organen und Geweben – wie der Haut, den Knochen, den Gelenken, den Blutgefäßen und dem Nervensystem – verbunden (s. Tabelle im Kasten). Rauchen, exzessiver Alkoholgenuß, ungesunde Ernährung, zuwenig Bewegung und übermäßige Sonnenbestrahlung tragen dazu bei, den Prozeß zu beschleunigen.

Daß es gleichwohl immer wieder 90jährige gibt, die ihr Leben lang geraucht und Alkohol getrunken haben, zeigt, wie stark die Lebenserwartung auch genetisch bedingt ist. So wie die Körpergröße eines Menschen vom Zusammenspiel von Ernährung und Umwelt mit genetischen Faktoren determiniert ist, ist auch die Lebenserwartung weitgehend erblich fixiert.

NORMALE VERÄNDERUNGEN

Mit zunehmendem Alter macht sich eine Abnahme der körperlichen Leistungsfähigkeit bemerkbar, allerdings nicht in dem Maße, wie es oft vermutet wird. 60jährige, die regelmäßig Sport treiben, erreichen bis zu 80 Prozent der Leistungsfähigkeit, die sie im Alter von 25 Jahren hatten. Allerdings setzt die natürliche Abnahme der Lungenfunktion Übertreibungen jenseits des 60. Lebensjahres Grenzen. Auch Wunden heilen schlechter, und die Resistenz gegen Infektionen nimmt ab.

Ihre Sexualität (er)leben ältere Menschen verschieden. Längere Zeiten der Enthaltsamkeit beeinträchtigen die Libido und die Potenz. Menschen, die sexuell aktiv geblieben sind, stellen hingegen auch im Alter wenig oder gar keine Beeinträchtigung ihres Sexuallebens fest.

So wie die körperliche Leistungskraft nehmen auch bestimmte geistige Fähigkeiten im fortgeschrittenen Alter ab. Jenseits des 60. Lebensjahres wird oft eine Art harmloser Vergeßlichkeit konstatiert. Man kann sich zum Beispiel Telefonnummern und Namen nicht mehr merken. Eine echte *Demenz* (rapider Abbau der geistigen Fähigkeiten) beobachtet man jedoch höchstens bei jedem fünften der über 80jährigen.

SOZIALE ASPEKTE

Im 20. Jahrhundert hat sich die Alterspyramide der Bevölkerung dramatisch verändert. Zum einen wurde die Säuglings- und Kindersterblichkeit deutlich gesenkt. Zum andern stirbt heute vor dem 50. Lebensjahr kaum noch jemand eines natürlichen Todes. Bei Unfällen sterben heute weit mehr junge Menschen als an Krankheiten. Die Folge ist eine beträchtliche Zunahme des Bevölkerungsanteils, der über 65 Jahre alt ist. Auch der Anteil der über 75jährigen steigt. Allerdings leidet etwa jeder dritte der heute über 75jährigen an irgendeiner gesundheitlichen Störung, die den Alltag beeinträchtigt. Eine verbesserte Präventivmedizin wird diesen Anteil in Zukunft sicher eher noch verringern.

Alternative Medizin

Jedes medizinische System, das auf einer anderen Vorstellung von Krankheit und Heilen aufbaut als die Medizin, die in den Universitäten gelehrt wird.

Jede Gesellschaft hat ihre *Volksmedizin* und traditionelle Heilkundige, deren Methoden und Überzeugungen über die Generationen weitergegeben werden. In manchen Kulturkreisen, beispielsweise in China (s. *chinesische Medizin*), gibt es mehrere tausend Jahre alte Schriften der traditionellen Medizin. Manche Systeme der a. M., wie die *Akupunktur,* basieren auf der Vorstellung, daß Krankheiten Ausdruck eines gestörten energetischen Gleichgewichts im Organismus sind. Bei vielen Völkern hat die *Kräutermedizin* eine lange Tradition. Pflanzliche Arzneimittel werden auch von der Schulmedizin zunehmend anerkannt.

Im frühen 19. Jahrhundert entwickelten sich einige neue Richtungen der a. M., beispielsweise die *Chiropraktik*, die *Homöopathie* und die *Naturheilkunde.* Die Popularität der alternativen Medizin ging im 20. Jahrhundert zurück aufgrund der Erfolge der Schulmedizin – vor allem auf dem Gebiet der Impfstoffe, Antibiotika, Diuretika, Psychopharmaka sowie der modernen Anästhesie- und Operationstechniken. In letzter Zeit bezweifeln jedoch wieder zunehmend mehr Menschen die Fähigkeiten der Schulmedizin, auf alle Fragen eine passende Antwort zu geben. Zahlreiche neue oder wiederentdeckte Zweige der Heilkunst, wie die *Aromatherapie* oder verschiedene Verfahren der Naturheilkunde, haben trotz unzureichender wissenschaftlicher Bestätigung viele Anhänger gewonnen.

Praktiker der Alternativmedizin sind meist gute Zuhörer, die vernünftige Ratschläge geben und Behandlungen anbieten, die sich manchmal durchaus als erfolgreich erweisen. Die Gegnerschaft der Schulmediziner zur a. M. gründet sich insbesondere auf die Überzeugung, daß vor jeder Therapie eine exakte Diagnose erfolgen muß, die eingehende medizinische Kenntnisse verlangt. Die Behandlung von Symptomen ohne die Kenntnis ihrer Ursachen kann statt zu einer Heilung auch zur katastrophalen Verschlimmerung des Zustands führen, wenn eine zugrundeliegende Krankheit nicht erkannt wird, die sich zwar schon im fortgeschrittenen Stadium befindet, aber behandelbar wäre. Die Gefährlichkeit auch von Arzneimitteln pflanzlicher Herkunft darf nicht unterschätzt werden. Auch sie können bei nicht kompetenter Anwendung schwere Nebenwirkungen nach sich ziehen (z.B. anthrachinonhaltige Stoffe Darmwandschädigungen).

Alternierende Persönlichkeit

Seltene Funktionsstörung, bei der jemand zwei oder mehrere deutlich unterscheidbare Charaktere entwickelt, von denen jeder zu bestimmten Zeiten dominiert. Die Charaktere pflegen sehr verschieden voneinander zu sein, oft diametral entgegengesetzt.

Manchmal wird dabei auch von *gespaltener Persönlichkeit* gesprochen, aber dieser Begriff ist eigentlich der *Schizophrenie* vorbehalten. Beide Erkrankungen haben nichts miteinander zu tun. Bei der Schizophrenie verläuft die Spaltung zwischen Gedanken und Gefühlen.

Altersflecken

Auf der Haut erscheinen mit zunehmendem Alter Pigmentvermehrungen. Am häufigsten sind seborrhoische *Keratosen*, braune oder gelbliche, leicht erhöhte Flecken, die überall auftreten können und manchmal sogar an der Kleidung hängen bleiben. Aktinische Keratosen, sommersprossenartige A., rühren von übermäßiger Sonnenbestrahlung her. De-Morgan-Flecken sind rote, stecknadelkopfgroße Effloreszenzen am Rumpf.

Für die normalen A. erübrigt sich in der Regel eine Behandlung. Eine Ausnahme bilden die aktinischen Keratosen, aus denen sich Hautkrebs entwickeln kann. Üblicherweise werden sie mit flüssigem Stickstoff behandelt oder unter Lokalanästhesie operativ entfernt.

Die meisten dieser Erscheinungen sind harmlos. Trotzdem sollte jeder Fleck, der rasch anwächst, blutet oder den man sich nicht erklären kann, wegen des damit verbundenen Hautkrebsrisikos ärztlich untersucht werden.

Altersschwachsinn

s. *Dementia senilis*

Altersschwerhörigkeit

s. *Presbyakusis*

Aluminium

Leichtmetall, Bestandteil von Bauxit und anderen Mineralien. In relativ geringen Mengen finden sich Aluminiumverbindungen auch im menschlichen Körper. Ihre Funktion ist nicht bekannt und oft sicherlich nicht ungefährlich.

A. gelangt durch *Antazida*, Kochgeschirr und Folien, Backpulver und Nahrungsmittelzusatzstoffe, die benutzt werden, um Mehl zu bleichen oder Salz rieselfähig zu halten, in den Körper. Der größte Teil des aufgenommenen Aluminiums wird wieder ausgeschieden. Die Reste lagern sich in Lunge, Gehirn, Leber und Schilddrüse ab.

Aluminiumchlorid ist in den meisten *Deodorants* enthalten, Aluminiumazetat wird in *Adstringentien* verwendet.

RISIKEN

Bei industriellen Verfahren wie der A.-verarbeitung und Sprengstoffherstellung gelangen Aluminiumpartikel in die Luft. Werden sie eingeatmet, ist unter Umständen mit Lungenerkrankungen (*Fibrose*, *Emphysem*) zu rechnen.

Die langjährige Einnahme von Aluminiumhydroxid enthaltenden Antazida kann Schwäche, Müdigkeit und Appetitverlust verursachen. Aluminiumchlorid in Deodorants ruft mitunter bei empfindlichen Personen eine allergische *Dermatitis* hervor.

Gelegentlich wurde bei *Dialyse*-Patienten eine aluminiumbedingte *Demenz* beobachtet, die von zu hohen Dosen von A. im dabei verwendeten Wasser herrührte. Durch entsprechende Kontrolle ist dies vermeidbar. Einiges spricht auch dafür, daß die *Alzheimer-Krankheit* in Gegenden, in denen das Wasser stark aluminiumhaltig ist, gehäuft vorkommt. Die meisten Neurologen bezweifeln allerdings einen kausalen Zusammenhang.

Alveole

a) Alveolus dentalis, s. *Zahnalveole*
b) Alveolus pulmonalis, s. *Lungenalveole*

Alveolitis

Entzündung und Schwellung der Wände der *Lungenalveolen*. A. vermindert die Elastizität der Lunge bei der Atmung und den Gasaustausch mit den umgebenden Blutgefäßen.

URSACHEN

Die häufigste Ursache der A. ist eine allergische Reaktion auf eingeatmeten Staub tierischer oder pflanzlicher Herkunft, der oft Pilzsporen enthält. A. kann beruflich bedingt sein, etwa bei der *Farmerlunge*, die durch Sporen im Heu verursacht wird, bei der Bagassosis (deren Auslöser Sporen in Zuckerrohrrückständen sind) oder der *Taubenzüchterlunge*, die durch Partikel der Taubenfäkalien hervorgerufen wird.

Fibröse A. kann eine *Autoimmunerkrankung* (dabei produziert der Organismus Antikörper, die sich gegen eigenes Gewebe richten) sein. Gelegentlich tritt sie auch zusammen mit anderen Autoimmunerkrankungen auf, etwa dem *Lupus erythematodes* oder der *rheumatoiden Arthritis*. Strahlungs-A. ist eine Entzündung der Alveolen und wird als seltene Begleiterscheinung der *Strahlentherapie* bei Lungen- und Brustkrebs beobachtet.

SYMPTOME UND DIAGNOSE

A. verursacht meistens trockenen Husten und erschwert die Atmung bei Belastungen.

Eine Röntgenaufnahme der Brust zeigt Schatten auf der Lunge. Bluttests können spezielle Antikörper auf ein Allergen ermitteln oder eine Autoimmunerkrankung erkennen lassen. In der *Lungenfunktionsprüfung* erkennt man eine verringerte Lungenkapazität, ohne daß der Atemfluß durch die Bronchien behindert wäre. Eine Lungen-*Biopsie* (Gewebeentnahme zur Analyse) ist manchmal der einzige Weg zu einer gesicherten Diagnose.

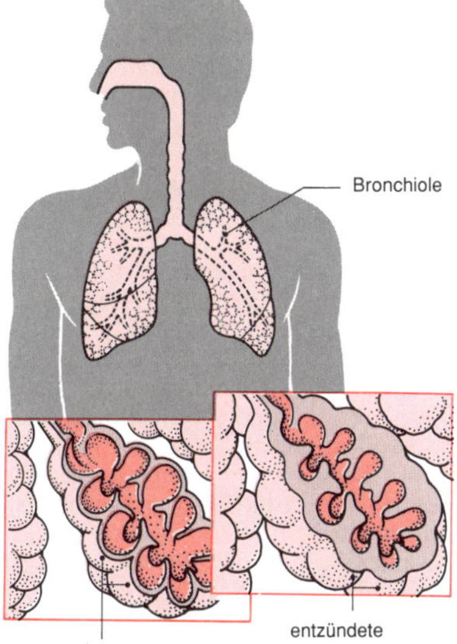

Alveolitis-Symptome
Die Alveolen sind entzündet, ihre Wände verdicken sich und reduzieren dadurch die Elastizität der Lungen, die daher weniger leisten können.

THERAPIE UND PROGNOSE

Kortikosteroide sind bei fibröser A. mitunter als Dauermedikation vonnöten. Bei anderen Formen der A. lindern meist schon kurzzeitige Gaben die Symptome.

Wird die Ursache einer allergischen A. erkannt und behandelt, ehe Lungenschäden eingetreten sind, bleibt oft keine dauerhafte Beeinträchtigung zurück. Bei der fibrösen A. jedoch schreitet die Lungenschädigung trotz Behandlung fort und verursacht zunehmende Atemschwierigkeiten, die zuweilen mit *Atemstillstand* enden. Die Prognose bei Strahlungs-A. variiert beträchtlich je nach Schwere des Zustands.

Alzheimer-Krankheit

Fortschreitende Degeneration der Nervenzellen des Gehirns bei schrumpfender Gehirnsubstanz (erstmals beschrieben von dem Neurologen Alois Alzheimer, 1864 - 1915, München - Breslau). Die A.-K. ist die bei weitem häufigste Ursache einer *Demenz* (des rapiden Abbaus aller geistigen Fähigkeiten). Ursprünglich als präsenile Demenz klassifiziert, wird die A.-K. heute für drei Viertel aller Demenz-Fälle der über 65jährigen verantwortlich gemacht. Angesichts der wachsenden Anzahl alter Menschen in der Bevölkerung ist die Erforschung der A.-K. in den letzten Jahren bedeutend verstärkt worden. Ihr Fortschreiten (ein meist sich über Jahre hinziehender Abbau von Persönlichkeit und Intelligenz bis zum Tod) läßt sich nicht aufhalten.

URSACHEN

Die Ursachen sind noch unbekannt. Es gibt verschiedene Theorien von den Auswirkungen einer chronischen Infektion bis hin zur Vergiftung durch Metalle wie *Aluminium* (bei vielen A.-K.-Patienten wurden hohe Aluminiumkonzentrationen im Gehirn festgestellt). Auch weiß man, daß A.-K.-Patienten zu niedrige Spiegel an *Acetylcholin* und anderen chemischen Stoffen im Gehirn aufweisen. Als weitere Ursache kommen genetische Defekte in Betracht; so beobachtet man die Krankheit häufig bei Menschen mit *Down-Syndrom*; etwa 15 Prozent der A.-K.-Patienten haben diesbezüglich eine einschlägige Familiengeschichte.

AUFTRETEN

Selten vor dem 60.Lebensjahr, mit zunehmendem Alter häufiger. Bei den über 85jährigen leidet fast jeder dritte an dieser Krankheit.

SYMPTOME UND ANZEICHEN

Die Symptome sind individuell unterschiedlich, im großen und ganzen spricht man aber von drei Stufen. Zuerst werden die Betroffenen stark vergeßlich und versuchen dies mit Merkzetteln zu kompensieren oder Hilfe bei anderen zu suchen. Ein gewisses Maß an Vergeßlichkeit ist eine normale Erscheinung des Alterungsprozesses, deshalb sagt dieses Symptom allein noch wenig aus. A.-K.-Patienten können aber wegen ihrer Vergeßlichkeit in Ängste und Depressionen verfallen.

Die wachsende Vergeßlichkeit geht allmählich in die zweite Phase über, in der selbst jüngste Ereignisse nicht mehr im Gedächtnis haften bleiben. Während die Patienten sich an lange zurückliegende Ereignisse aus der Schulzeit und Jugend erinnen können, wissen sie nicht mehr, wer gestern zu Besuch kam und welches Fernsehprogramm sie sich angesehen haben. Das Gefühl für Zeit und Ort geht selbst in vertrauter Umgebung verloren, ebenso die Fähigkeit, sich zu konzentrieren oder mit Zahlen umzugehen. *Dysphasie* (Unfähigkeit, das richtige Wort zu finden) macht sich bemerkbar, Spannungen und Ängste nehmen zu, die Stimmung schlägt oft abrupt um, die Persönlichkeit verändert sich.

In der dritten Stufe werden die Patienten desorientiert und verwirrt. Psychotische Symptome wie *Halluzinationen* oder paranoide *Wahn*vorstellungen können auftreten. Die allgemeine Symptomatik wird durch Verwirrung und Gedächtnisverlust noch verschlimmert und

A

erreicht ihren Höhepunkt meist abends oder nachts. Anzeichen von Erkrankungen des Nervensystems mehren sich, zum Beispiel unwillkürliche Bewegungen (s. *Reflexe*) oder Harn- und Stuhlinkontinenz. Manche Patienten werden aufsässig, unfreundlich und zuweilen gewalttätig. Das Bewußtsein für soziale Normen geht verloren. Andere Patienten wiederum werden fügsam und hilflos, vernachlässigen die persönliche Hygiene oder wandern ziellos umher. Schließlich wird für die Angehörigen die Last nicht länger erträglich; dann ist Dauerpflege im Krankenhaus oder einem Heim unvermeidlich. Sind die Patienten erst einmal auf Dauer bettlägerig, treten neue Komplikationen wie *Wundliegen*, Ernährungsprobleme oder *Lungenentzündung* auf, die die Lebenserwartung weiter verkürzen.

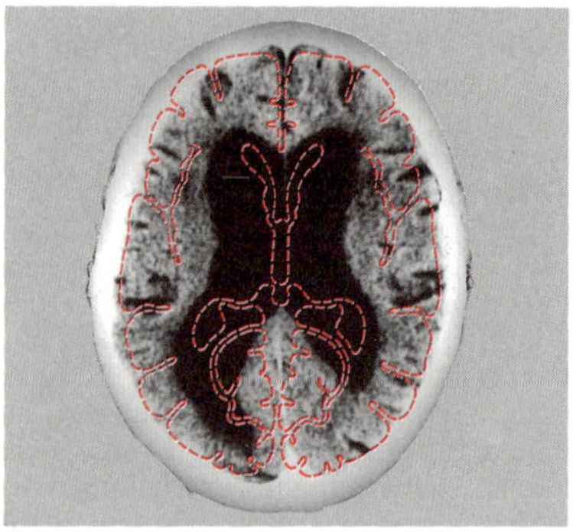

Hirn-Scan bei Alzheimer-Krankheit
Das Volumen der Hirnsubstanz (grauer Bereich) ist merklich geschrumpft. Die rot gestrichelte Linie zeigt die normale Ausdehnung.

DIAGNOSE
Die Diagnose der A.-K. erfolgt anhand der Symptome und Anzeichen bei den Patienten. Im *EEG* zeigt sich eine Verlangsamung der Gehirnwellen. *Computer-* und *Kernspintomographie* ("Scans", s. Abb. o.) dokumentieren, daß sich die Gehirnsubstanz verringert hat. Mit Intelligenztests läßt sich die Abnahme der geistigen Fähigkeiten untersuchen.

Eine eindeutige Diagnose ist nur durch die Untersuchung des Gehirns zu stellen, sei es durch *Biopsie* (Probenentnahme zur mikroskopischen Untersuchung) oder nach dem Tod. Im Mikroskop sieht man typischerweise einen Verlust an Nervenzellen, abgestorbene Gehirnsubstanz und verknäulte Nervenfasern.

Zum sicheren Ausschluß anderer Erkrankungen und der Verwechslung mit Symptomen, die denen einer A.-K. ähneln, können weitere Tests notwendig werden. Etwa zehn Prozent aller Patienten mit einschlägigen Symptomen leiden an anderen, heilbaren Erkrankungen, etwa einer *Schilddrüsenunterfunktion*, einem Mangel an *Vitamin B_{12}*, einem Hirntumor oder einem subduralen *Hämatom*. Auch die depressive Pseudo-Demenz zeigt ähnliche Symptome, ist aber als Auswirkung einer *Depression* behandelbar.

THERAPIE
Der wichtigste Aspekt bei der Therapie ist die Sorge für geeignete Pflege unter medizinischen und sozialen Aspekten, und zwar sowohl für den Kranken als auch für seine Angehörigen. Gesunde Ernährung, körperliche Betätigung und sinnvolle Beschäftigung sind hilfreich zum Abbau von Spannungen und persönlichen Belastungen, vor allem in den frühen Stadien, in denen noch ausreichendes Bewußtsein über den eigenen Zustand vorhanden ist.

Tranquilizer bessern oft schwieriges Verhalten und Schlafstörungen. Die Beratung der Angehörigen kann viel dazu beitragen, daß Probleme vermieden werden und das Familienleben nicht zusammenbricht.

In der Regel ist es am besten, wenn A.-K.-Patienten zu Hause gepflegt und versorgt werden. Tagespflegekräfte tragen dazu bei, daß die Patienten länger zu Hause in vertrauter Umgebung bleiben können. Fortgeschrittene Fälle müssen aber in aller Regel hospitalisiert werden.

Medikamente mit bestimmten Wirkstoffen wie *Tetrahydroaminoacridin*, die dazu dienen sollen, den Acetylcholinspiegel des Gehirns zu normalisieren, haben bisher keine befriedigenden Ergebnisse erbracht. Die Erforschung möglicher medikamentöser Behandlungsformen geht weiter.

Amalgam

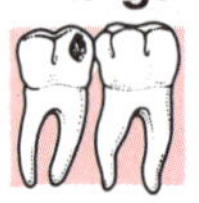

Material für Zahnfüllungen; Legierung aus Quecksilber und mehreren anderen Metallen. Es ist weich genug, um gut bearbeit- und formbar zu sein, und härtet dennoch rasch aus (binnen zwei Stunden). Diese Eigenschaften machen es besonders geeignet für Zahnfüllungen, speziell der hinteren Backenzähne. Dentale A.-Füllungen werden zunehmend, vor allem von Vertretern der alternativen Medizin, als Ursache von Befindlichkeitsstörungen angesehen. (S.a. *Zahnfüllungen*)

Amantadin

(z.B. *PK-Merz*® +)

Virostatikum; wird zur Linderung der Symptome der Parkinson-Krankheit eingesetzt.

Amaurosis partialis fugax

Sekunden oder Minuten dauernder Verlust der Sehfähigkeit, meistens infolge der Blockierung kleiner Blutgefäße im Auge durch winzige *Emboli* (feste Partikel, zum Beispiel Cholesterinkristalle oder Blutklümpchen). Diese Emboli gelangen von kranken Hals- oder, seltener, Herzarterien in den Blutkreislauf. Typisch ist der weitgehende Verlust des Sehvermögens in einem Auge, als ob ein Vorhang auf- und zugezogen würde. Diese Attacken können unregelmäßig und viele Male pro Tag auftreten. Auf keinen Fall sollten die Symptome ignoriert werden, da sie deutliche Warnzeichen für ein gesteigertes *Schlaganfall-* oder *Herzinfarkt*-Risiko sind. Ärztliche Kontrolle, insbesondere des Zustandes der Arterien, ist dringend erforderlich.

Ambidextrie

Gleiche manuelle Geschicklichkeit in beiden Händen, etwa beim Schreiben oder der Benutzung von Eßbesteck, da keine ausgeprägte *Händigkeit* (vorwiegender Gebrauch einer Hand) vorhanden ist. Kommt selten vor und ist oft familientypisch.

Amblyopie

Permanente Störung der *Sehschärfe* ohne feststellbaren pathologischen Befund. In vielen Fällen bedingt durch einen Netzhaut- oder Sehnervschaden. Der Begriff wird oft auch für toxisch oder ernährungsbedingte Sehstörungen oder allgemein gesunkene Sehschärfe verwendet, wie z.B. bei der Tabak- oder Alkohol-A.

Damit das Sehvermögen sich im Säuglingsalter und der frühen Kindheit normal entwickeln kann, ist es von entscheidender Bedeutung, daß auf der Retina beider Augen klare, scharfe Bilder erzeugt werden, so daß vergleichbare Nervenimpulse von beiden Augen zum Gehirn gelangen. Entstehen aber keine visuellen Abbilder, kann sich auch keine normale Sehfähigkeit entwickeln. Sind die Bilder beider Augen sehr verschieden voneinander, wird zur Vermeidung einer Doppelsichtigkeit eines unterdrückt. In einem der beiden Augen entwickelt sich deshalb keine normale Sehfähigkeit.

URSACHEN
Die häufigste Ursache einer A. ist das *Schielen* beim Kleinkind. Dabei richtet sich nur ein Auge auf das Sehobjekt, während das abweichende Bild des schielenden Auges unterdrückt wird. Unterbleibt die Korrektur und damit die Ausbildung normaler Retinabilder, führt dies zu verschwommener Sicht auf einem Auge. Ursache ist mitunter auch ein angeborener *Grauer Star* (Augentrübung)

oder ein schwerer *Astigmatismus* (Zerr- oder Stabsichtigkeit) eines Auges, während das andere normal sieht. Toxisch und ernährungsbedingte A. können von einer Verletzung der Netzhaut und/oder des Sehnervs herrühren.

THERAPIE UND PROGNOSE

Es ist wichtig, daß die Behandlung schon in der frühen Jugend erfolgt. Nach dem achten Lebensjahr ist die A. meist nicht mehr heilbar. Wenn Schielen die Ursache ist, hilft eine Augenklappe auf dem gesunden Auge, um das andere auf normale Sicht einzuüben. Auch eine Spezialbrille, eventuell zusammen mit einer operativen Korrektur, kann erforderlich sein. Eine Brille wird auch für Korrekturen der Sehschärfe nötig sein. Ein angeborener Grauer Star kann operiert werden.

Ambulante Therapie

Medizinische Versorgung eines Patienten tagsüber in einem Krankenhaus oder einer Klinik (im Gegensatz zu stationärer Behandlung).

Ambulanz

A) Fahrzeug mit ausgebildetem Personal zum Transport von Kranken, Verletzten oder Behinderten. Es gibt zwei Arten von A., den Notdienst und den normalen Krankentransport.

Der Notdienst, dessen Telefonnummer man stets bereithalten sollte (örtlich verschieden), holt Unfallopfer und Schwerkranke ab und bringt sie ins Krankenhaus, wobei die Besatzung schon während der Fahrt versucht, den Zustand des Patienten möglichst zu stabilisieren.

Der normale Krankentransport fährt nur bettlägrige oder anders nicht transportfähige Kranke oder Behinderte ins Krankenhaus, ohne daß eine Notsituation vorliegt. Auch dieses Personal ist medizinisch geschult.

B) Krankenhausabteilung für die *ambulante*, also nichtstationäre Versorgung von Patienten.

Ameisenlaufen

s. *Formicatio*

Amelogenesis imperfecta

Ererbter Zustand der Zähne mit abnorm dünnem oder kalziumarmem Zahnschmelz. Die Zähne sind fleckig und verfärben sich (s. *Zahnverfärbungen*). Sie werden je nach Schwere des Zustands kariös und nutzen sich rasch ab.

Amenorrhoe

Ausbleiben der Menstruation. Von primärer A. spricht man, wenn bei 16jährigen noch keine Menstruation eingetreten ist. Sekundäre A. nennt man das zeitweilige oder ständige Ausbleiben der Periode bei Frauen, die zuvor regelmäßig menstruiert haben.

PRIMÄRE AMENORRHOE

Der Hauptgrund ist der verzögerte Beginn der *Pubertät*, wobei keineswegs immer eine Erkrankung die Ursache sein muß. In seltenen Fällen liegt eine Störung des *endokrinen Systems* zugrunde, zum Beispiel ein *Hypophysentumor*, eine *Hypothyreose* (Schilddrüsenunterfunktion) oder ein *Tumor* beziehungsweise eine *Hyperplasie* (Vergrößerung) der *Nebennieren*. Selten ist auch ein *Turner-Syndrom* (ein fehlendes weibliches Geschlechtschromosom) die Ursache.

Manchmal bleibt die Menstruationsblutung aus, weil schon von Geburt an keine Vagina oder kein Uterus vorhanden sind oder weil das *Hymen* (Jungfernhäutchen) keine Öffnung für den Abfluß des Menstruationsblutes hat.

SEKUNDÄRE AMENORRHOE

Die häufigste Ursache für eine sekundäre A. ist die *Schwangerschaft*. Eine Weile können die Blutungen auch nach dem Absetzen der Antibabypille ausbleiben, normalerweise für sechs bis acht Wochen, aber manchmal dauert es auch ein Jahr oder länger, bis die Menstruation erneut einsetzt. Hormonschwankungen nach emotionalem *Streß*, bei *Depressionen*, *Anorexia nervosa* (Magersucht) oder bestimmten Medikamenten können ebenfalls die Ursache sein.

In seltenen Fällen kann die Periode wegen Störungen des endokrinen Systems wie bei der primären A. ausbleiben. Auch Erkrankungen der *Eierstöcke* (polyzystische Ovarien oder ein Ovarialtumor) sind mitunter die Ursache einer sekundären A.

Die permanente A. ist die Folge der *Menopause* (Wechseljahre) oder einer *Hysterektomie* (operative Entfernung der Gebärmutter).

DIAGNOSTIK

Die Diagnose einer A. erfolgt nach körperlicher Untersuchung und Bluttests zur Feststellung des Hormonspiegels. Auch eine *Laparoskopie* zur Inspektion der Eierstöcke, eine *Computertomographie* des Gehirns, um einen Hypophysentumor auszuschließen, oder eine *Ultraschall*aufnahme von Bauch und Becken, um mögliche Tumoren der Nebennierenrinde oder der Eierstöcke aufzuspüren, können angezeigt sein.

THERAPIE

Auch wenn manche Frauen mit primärer oder sekundärer A. therapeutische Maßnahmen ablehnen, sollte in jedem Fall die Ursache dafür festgestellt werden. Eierstockzysten oder -tumoren sollten operativ entfernt werden. Auch eine Magersucht bedarf wegen ihrer möglichen Langzeitauswirkungen der Behandlung. Wird eine Therapie gewünscht und liegt die Ursache in einer Störung des endokrinen Systems, dann kann die Ovulation oft durch entsprechende Hormongaben wieder in Gang gesetzt werden.

Ametropie

Fehlsichtigkeit infolge Brechungsanomalie des Auges, meist bedingt durch eine Fehlformung des Augapfels. (S.a. *Astigmatismus*, *Hypermetropie*, *Myopie*, *Presbyopie*)

Amilorid

(z.B. *Moduretik* ® +)

Kaliumsparendes *Diuretikum* (harntreibendes Mittel). Zusammen mit Schleifen- oder Thiazid-Diuretika wird es zur Behandlung zu hohen Blutdrucks (*Hypertonie*) sowie der Flüssigkeitsretention bei Herzinsuffizienz oder Leber-*Zirrhose* verwendet.

Aminoglutethimid

(z.B. *Orimeten*® +)

Zystostatikum; wird in der Krebstherapie, vor allem in der Behandlung von Brustkrebs eingesetzt und gehört zur Gruppe der Aromatasehemmer.

Aminoglykosid-Antibiotika

Gruppe von *Antibiotika*, im wesentlichen der Behandlung schwerer Infektionen vorbehalten, weil sie Schädigungen des Innenohrs oder der Nieren nach sich ziehen können. Vor allem *Gentamicin*, *Neomycin* und *Streptomycin*.

Aminophyllin

(z.B. *Euphyllin* ® +)

Wirkstoff zur Behandlung von *Asthma*, chronischer *Bronchitis* und gelegentlich zur Behandlung von *Herzinsuffizienz*.

WIRKUNGSWEISE

Behebt Atmungsschwierigkeiten, indem es Bronchien und Blutgefäße erweitert, womit der Blutfluß vom Herzen verbessert und die Urinproduktion gesteigert wird.

MÖGLICHE NEBENWIRKUNGEN

Übelkeit, Erbrechen, Kopfschmerzen, auch Schwindelanfälle und Herzklopfen. Bei Langzeitbehandlungen sollten Tests zur Kontrolle des A.spiegels im Blut vorgenommen werden.

Aminosäuren

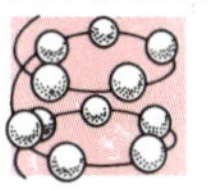

Gruppe chemischer Verbindungen, Basisstrukturen aller *Proteine*. Jedes Aminosäuremolekül besteht aus Nitrosamin und sauren Carboxylgruppen, deren Atome mit verschiedenen Ketten

A

oder Ringen von Kohlenstoffatomen verbunden sind.

Einzelne A.moleküle verbinden sich über Peptidketten zwischen den Amino- und Carboxylgruppen zu kurzen Molekülketten (*Polypeptide*). Hunderte Polypeptide sind ihrerseits, ebenfalls durch Peptid-Bindungen, zu einem Proteinmolekül verbunden. Proteine unterscheiden sich lediglich in bezug auf die Anordnung der A.

Es gibt 20 verschiedene A., aus denen sich sämtliche Proteine im menschlichen Organismus bilden. Zwölf davon kann der Körper selbst bilden, sie heißen nichtessentielle A., weil sie durch die körpereigene Biosynthese ersetzbar sind. Die restlichen acht essentiellen (unentbehrlichen) A. kann der Körper nicht selbst synthetisieren, sie müssen mit der Nahrung zugeführt werden.

Alle 20 proteinbildenden A. kommen frei in Zellen und Körperflüssigkeiten vor. Außerdem gibt es noch über 200 weitere A., die nicht in den Proteinen enthalten sind, aber eine wichtige Rolle bei den chemischen Reaktionen in den Zellen spielen.

Amiodaron

(z.B. *Cordarex*® +)

Wirkstoff zur Behandlung verschiedener Formen der Arrhythmie (unregelmäßiger *Herzschlag*). Die Langzeiteinnahme von Amiodaron kann zu Entzündungen der Leber, Schilddrüsenproblemen sowie zu Schädigungen an Augen und Lungen führen. Wegen dieser möglichen Nebenwirkungen wird A. nur verordnet, wenn andere *Antiarrhythmika* wirkungslos geblieben sind.

Amitriptylin

(z.B. *Saroten*® +)

Trizyklisches *Antidepressivum* mit sedativer Wirkung. Hilfreich bei der Behandlung von mit *Angst*zuständen oder *Schlaflosigkeit* gekoppelten *Depressionen*. Mögliche Nebenwirkungen: verschwommene Sicht, Schwindelanfälle, Benommenheit.

Ammoniak

Farbloses, unangenehm riechendes Gas, wasserlöslich, bildet Ammoniumhydroxid, eine alkalische Lösung (s. *Alkali*). Besteht aus einem Stickstoffatom und drei Wasserstoffatomen. Wird auch im Körper gebildet und ist wichtig für das *Säure-Basen-Gleichgewicht*.

Bei schwerer Schädigung kann die Leber nicht mehr das ganze A. in *Harnstoff* umwandeln, was einen hohen A.gehalt im Blut zur Folge hat, der als Ursache der bei *Leberversagen* auftretenden Bewußtseinsstörungen gilt.

Amnesie

Verlust der Fähigkeit, Informationen im *Gedächtnis* zu speichern und Erinnerungen aus dem *Gedächtnis* abzurufen. In der Regel betrifft A. das Langzeitgedächtnis (in dem Erinnerungen dauerhaft gespeichert werden), seltener das Kurzzeitgedächtnis (das Informationen nur für Sekunden oder Minuten behält).

In vielen Fällen macht sich A. als Gedächtnislücke für einen bestimmten Zeitraum vor Beginn der Erkrankung bemerkbar. Diese Form wird retrograde A. genannt. Sie ist ihrem Wesen nach ein Erinnerungsverlust, der sich normalerweise allmählich wieder zurückbildet.

In manchen Fällen tritt die A. in der Form auf, daß neue Eindrücke nicht mehr gespeichert werden können. Diese sogenannte anterograde A. erstreckt sich vom Beginn der Krankheit bis zum möglichen Wiedereinsetzen des Langzeitgedächtnisses. In der Regel ist die Erinnerung an diesen Zeitraum auf Dauer verlorengegangen.

URSACHEN

A. tritt auf bei geschädigten oder erkrankten Hirnregionen, die für die Gedächtnisfunktionen maßgeblich sind, zum Beispiel bei *Kopfverletzungen* oder degenerativen Erkrankungen, etwa der *Alzheimer-Krankheit* oder anderen Formen der *Demenz*. Auch Infektionen wie eine *Enzephalitis*, Vitamin-B_1-Mangel, der bei Alkoholikern zum *Wernicke-Korsakow-Syndrom* führt, ein *Schlaganfall* oder *Subarachnoidalblutungen* (*Gehirnblutungen*) können die Ursache sein. A. wird mitunter bei bestimmten psychiatrischen Erkrankungen beobachtet, bei denen augenscheinlich keine Schädigung des Gehirns vorliegt. Ein gewisses Maß an A. ist normale Begleiterscheinung des *Alterungsprozesses*.

Amnion

Eine der Membranen, die Embryo und Fetus im Uterus umgeben. Die Außenseite des A.s bedeckt eine weitere Membran, das *Chorion*.

Amnioskopie

Methode in der Geburtshilfe, bei der ein Amnioskop (biegsames Metallröhrchen mit Optik) gegen Ende der Schwangerschaft in den Muttermund eingeführt wird, um durch das intakte *Amnion* hindurch den Zustand des Fruchtwassers zu prüfen. Auch während der Wehen kann das A. benutzt werden, um den Zustand des Kindes zu kontrollieren, indem Blutproben aus seiner Kopfhaut entnommen werden.

Amniotomie

Künstliche Fruchtblasensprengung, um die *Wehen* einzuleiten.

Amniozentese

Diagnostisches Verfahren, bei dem eine Fruchtwasserprobe aus der Fruchtblase (dem Membransack, der das Ungeborene umgibt) entnommen wird.

WARUM ES GEMACHT WIRD

Fruchtwasser enthält Zellen und chemische Substanzen des Feten. Aus seiner Untersuchung lassen sich Entwicklungsschäden wie das *Down-Syndrom* und andere Chromosomenaberrationen ersehen. Auch genetische Krankheiten wie die *Hämophilie*, die *zystische Fibrose* oder auch das *Tay-Sachs-Syndrom* (tödliche Erkrankung mit Erblindung und Schwachsinn) sind mit einer A. frühzeitig zu erkennen, ebenso Entwicklungsfehler wie die *Spina bifida* oder Störungen wie zum Beispiel die *Rhesus-Inkompatibilität*. Außerdem kann damit die Lungenreife des ungeborenen Kindes festgestellt werden.

SO WIRD ES GEMACHT

Eine A. wird in der Regel zwischen der 16. und 18. Schwangerschaftswoche vorgenommen. Mit *Ultraschall* werden das Alter und die Lage des Kindes, die Lage der Plazenta und die Fruchtwassermenge festgestellt. Durch Bauchdecke und Uteruswand wird, ohne Fetus und Plazenta zu berühren, eine Nadel in die Fruchtblase eingeführt, mit der 20-30 ml Fruchtwasser in eine Spritze angesaugt werden. Normalerweise ist dafür keine Anästhesie nötig, höchstens gelegentlich eine lokale Betäubung. Die Schwangere kann meist kurz danach schon wieder nach Hause gehen. Es werden aber 24 Stunden Ruhe empfohlen.

RESULTATE

Die Fruchtwasserprobe wird biochemisch untersucht. Ein Teil der fetalen Zellen wird zwecks *Chromosomenanalyse* in eine Nährlösung gegeben. Die Prozedur kann bis zu vier Wochen dauern, Resultate stehen dann also frühestens in der 20. Schwangerschaftswoche zur Verfügung.

Außer der Feststellung von genetischen Schäden gibt die Chromosomenanalyse auch Aufschluß über das Geschlecht des Kindes. Die Schwangere muß deshalb befragt werden, ob sie dies erfahren will oder nicht. Es gibt Labors, die das Geschlecht des Ungeborenen grundsätzlich nicht mitteilen.

KOMPLIKATIONEN

Nach A. steigt die Wahrscheinlichkeit für eine *Fehlgeburt* oder einen vorzeitigen Blasensprung statistisch leicht an. Nach neueren Zahlen beträgt das Risiko 0,5%. Deshalb wird eine A. nur empfoh-

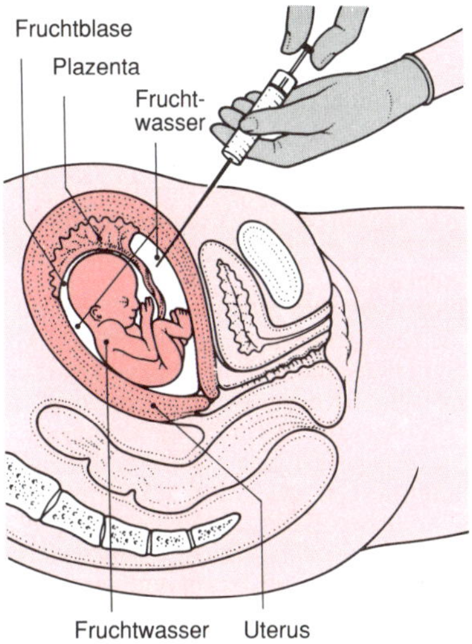

Die Amniozentese
Durch Bauchdecke und Uteruswand wird eine Nadel in die Fruchtblase eingeführt und eine Fruchtwasserprobe abgesaugt.

len, wenn die Schwangere älter als 35 Jahre ist (erhöhtes Risiko, ein Kind mit *Down-Syndrom* zu gebären) oder wenn andere wichtige medizinische Gründe vorliegen, etwa familiäre Häufung von Chromosomenaberrationen. (S.a. *Chorionzottenbiopsie*)

Amöbendysenterie

s. *Amöbiasis*

Amöbenruhr

s. *Amöbiasis*

Amöbiasis

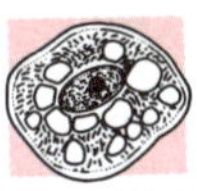

Infektion, verursacht durch *ENTAMOEBA HISTOLYTICA*, einen winzigen, einzelligen Parasiten, der den menschlichen Dickdarm befällt. Kennzeichen der Infektion: wiederkehrender leichter bis schwerer Durchfall, zuweilen auch Entwicklung von Leber-, seltener Gehirn- oder Lungenabszessen.

URSACHEN UND ANZEICHEN

Eine A. entsteht durch Speisen und Getränke, die durch menschliche, Amöbenzysten enthaltende Ausscheidungen kontaminiert sind. Sobald sie verschluckt sind, brechen die Wände der Zysten auf, die Amöben kommen hervor und siedeln sich als Parasiten im Dickdarm an. Dort vermehren sie sich und bilden Kapseln zu ihrem Schutz, also neue Zysten. Diese wiederum werden mit dem Stuhl ausgeschieden und können lange überleben, bevor sie in andere Körper gelangen.

In armen Ländern mit niedrigem Hygiene- und Gesundheitsstandard ist die A. weit verbreitet. Wenn man sich prinzipiell auch überall damit anstecken kann, wird die Krankheit meist aus Entwicklungsländern eingeschleppt. Gelegentlich führt die A. sogar zum Tod.

VORBEUGUNG

Bei Reisen in Länder mit niedrigem Hygienestandard läßt sich das Infektionsrisiko vermindern, wenn man nur in Flaschen abgefülltes oder abgekochtes Wasser trinkt. Sterilisierende chlorhaltige Tabletten reichen nicht aus, um Amöbenzysten abzutöten. Auch ungekochtes Gemüse, vor allem Salat, und ungeschältes Obst sollten vermieden werden.

SYMPTOME

Es kommt vor, daß jemand Träger der *ENTAMOEBA HISTOLYTICA* ist und die Zysten ausscheidet, ohne selbst Symptome der A. zu zeigen, vermutlich weil die Anzahl der Amöben noch gering ist.

In die Darmwand eingedrungene und Geschwüre provozierende Amöben verursachen Durchfälle, die von zwei bis drei lockeren Stuhlgängen pro Tag, begleitet von knurrenden Magenschmerzen, bis zu voller Dysenterie (Ruhr) mit hohem Fieber und fast permanentem Abgang wäßrigen, blut- und schleimhaltigen Stuhls reichen. Dysenterien kehren oft nach kurzen Pausen wieder.

Die Amöben können über den Blutkreislauf auch in die Leber gelangen, wo sie Abszesse hervorrufen. Symptome solcher Abszesse sind Schüttelfrost, Fieber, Gewichtsverlust und schmerzhafte Lebervergrößerung. Manchmal entwickeln sich Leberabszesse auch bei Menschen, die zwar infiziert sind, aber keinerlei Symptome im Verdauungstrakt aufweisen.

THERAPIE

Alle Formen der A. werden mit Arzneistoffen wie beispielsweise *Metronidazol* behandelt, die die Parasiten binnen einiger Wochen zuverlässig abtöten. Gegen Dehydration als Folge der Durchfälle muß viel Flüssigkeit aufgenommen werden. Gelegentlich ist auch eine Drainage der Leberabszesse erforderlich.

Amöbizide

Wirkstoffgruppe zur Behandlung der *Amöbiasis*, wie z.B. *Chloroquin* und *Metronidazol*. Sie töten Amöben im Darm und in anderen Körpergeweben ab.

Amotio

s. *Ablatio*

Amotio retinae

s. *Ablatio retinae*

Amoxicillin

(z.B. *Clamoxyl* ® +)

Penicillin zur Behandlung von Infektionen wie *Bronchitis*, *Zystitis*, *Gonorrhoe* sowie von Ohren- und Hautinfektionen.

Allergische Reaktionen gegen A. verursachen fleckigen Ausschlag, selten auch Fieber, Schwellungen im Mund und an der Zunge, Jucken und Atemschwierigkeiten.

Amphetamine

Appetitzügler. Früher wurden A. häufig zum Abnehmen bei Übergewicht verschrieben. Davon ist man heute wegen der Mißbrauchs- und Suchtgefahr abgekommen.

Aufgrund des stimulierenden Effekts werden sie zur Behandlung der *Narkolepsie*, einer Krankheit, die extreme Schläfrigkeit verursacht, verwendet.

WIE SIE WIRKEN

A. regen die Sekretion von *Neurotransmittern* (von den Nervenendigungen abgegebene chemische Substanzen, z.B. *Noradrenalin*) an, die die Nervenaktivität im Gehirn steigern, wach machen.

MÖGLICHE NEBENWIRKUNGEN

Bei hohen Dosen können Symptome wie Zittern, Schweißausbrüche, Herzklopfen, Angstzustände und Schlaflosigkeit auftreten. Daneben werden Wahnvorstellungen, Halluzinationen und Bluthochdruck beobachtet. Langzeittherapie erzeugt *Gewöhnung* und schließlich *Sucht*. (S.a. *Toleranz, Drogenabhängigkeit*)

MISSBRAUCH

Ihres stimulierenden Effekts wegen werden A. oft mißbräuchlich eingenommen. Sie unterliegen deshalb der Verschreibungspflicht.

Amphotericin B

(z.B. *Ampho-Moronal* ® +)

Antibiotische Substanz zur Therapie von Pilzinfektionen. Bei lebensbedrohenden Infektionen wie der *Kryptokokkose* und der *Histoplasmose* wird der Wirkstoff injiziert. Nur dann können Nebenwirkungen wie Erbrechen, Fieber, Kopfschmerzen, seltener Anfälle (s. *Iktus*) auftreten.

Ampicillin

(z.B. *Binotal* ® +)

Penicillin zur Behandlung von Infektionen wie *Zystitis*, *Bronchitis* oder von Ohrinfektionen. A. ist auch hilfreich in der Behandlung von *Gonorrhoe*, *Typhus* sowie von Entzündungen des *Gallengangsystems*.

Als Nebenwirkung tritt oft Durchfall auf. Manche Menschen reagieren allergisch mit Ausschlag, Fieber, Mund- und Zungenschwellungen, Jucken sowie Atemschwierigkeiten auf A.

A

Amputation

Operative Entfernung ganzer Gliedmaßen oder von -abschnitten. Früher üblich, vor allem in Kriegszeiten. Kommt heute nur noch selten vor, vor allem nach Unfällen, bei schweren arteriellen Erkrankungen und Krebs.

WARUM ES GEMACHT WIRD

Bis zur Entwicklung der *Antibiotika* zu Beginn der 40er Jahre war eine A. oft unumgänglich, um eine *Gangrän* (Absterben des Gewebes) nach Wundinfektion zu vermeiden.

Heute werden die meisten A.en bei Patienten mit *peripheren Gefäßerkrankungen* vorgenommen, wenn eine Kombination von *Atherosklerose* und *Thrombose* die Blutversorgung von Extremitäten völlig blockiert und so eine Gangrän verursacht.

Auch um die Ausbreitung von *Knochenkrebs* oder maligner *Melanome* (Hautkrebsart) zu verhindern, wird manchmal amputiert.

SO WIRD ES GEMACHT

Vor der Operation muß entschieden werden, an welcher Stelle zu amputieren ist. Das Gewebe an der A.sstelle muß gesund sein, soll die Wunde zufriedenstellend heilen.

Untersuchungstechniken zu diesem Zweck sind z.B. die *Angiographie* (Injektion einer Lösung in eine Arterie, um sie auf dem Röntgenbild sichtbar zu machen) und die *Thermographie* (Erzeugung eines "Wärmebildes", d.h. Darstellung der Körperoberflächentemperatur mittels einer wärmeempfindlichen Kamera).

Bei der Operation werden Haut und Muskeln unterhalb der Stelle, an der der Knochen abgetrennt werden soll, eingeschnitten, um so Überlappungen zu schaffen, die später unten am fleischigen Stumpf zusammenwachsen sollen. Die Blutgefäße werden abgebunden, der Knochen wird durchgesägt und der ganze Bereich mit Salzlösung gewaschen. Haut und Muskeln, die unten überlappen, werden über dem neuen Knochenende zusammengenäht, damit sie später einen glatten und runden Stumpf bilden. Chirurgen achten bei Amputationen vor allem auch darauf, die Nerven gut über dem Stumpf abzutrennen, um das Risiko von Druckschmerzen bei späteren Prothesen zu mindern (s. *Glied, künstliches*). Trotz aller Vorsichtsmaßnahmen entwickeln sich zuweilen schmerzhafte *Neurome* (gutartige Nervengewebstumoren) im Amputationsstumpf.

Bei A.en am Knöchel wird die harte Haut an der Ferse benutzt, um den Stumpf zu verschließen. Der Patient kann so das Gewicht auf den Stumpf stützen, ohne eine Prothese zu benötigen.

Amputationen unterhalb des Knies fallen heute zufriedenstellender aus als früher. Neuere Techniken der Stumpfgestaltung erleichtern die Anpassung und das Tragen von Prothesen. Neueste Modelle, die mit Saugtechnik statt Gurten befestigt sind, erleichtern heutzutage die Handhabung.

REKONVALESZENZ

Während die Wunde verheilt, wird mit Binden und Gips versucht, den Stumpf so zu formen, daß ihm später eine Prothese angepaßt werden kann. Der Stumpf bleibt normalerweise sechs Wochen lang geschwollen, so daß eine Dauerprothese erst danach angepaßt werden kann. Bei Amputationen unterhalb des Knies erhalten die Patienten zuerst meist eine provisorische Prothese, damit sie das Gehen nicht verlernen.

Nach Amputationen machen manche Patienten eine Zeitlang noch die unangenehme Erfahrung von Phantomschmerzen, die empfunden werden, als wäre die amputierte Extremität noch immer vorhanden.

PROGNOSE

Die Aussichten für Beinamputierte, mobil zu bleiben, hängen von mehreren Faktoren ab: dem Alter, der Motivation, dem allgemeinen Gesundheitszustand, wie weit amputiert werden mußte, und ob der Druck einer Prothese auf den Stumpf schmerzhaft ist. Manche Menschen, die ansonsten gesund sind, können weitgehend ihr bisheriges Leben weiterführen. Andere, vor allem ältere Menschen, sind fortan auf den *Rollstuhl* angewiesen.

Amputation, intrauterine

Abtrennung eines fetalen Körperteils (meistens Gliedmaßen, Finger oder Zehen) im Uterus, wenn beispielsweise die Blutzufuhr zu einem Körperteil von amniotischen Strängen blockiert wird. Dies kann sich bei der Geburt durch eine fehlende Gliedmaße oder sogenannte amniotische Schnürfurchen bemerkbar machen. (S.a. *Mißbildungen*)

Amputation, traumatische

Verlust von Fingern, Zehen oder ganzen Gliedmaßen durch Unfall. (S.a. *Mikrochirurgie*)

Amyloidose

Seltene Erkrankung, bei der sich die aus Faserprotein bestehende Substanz Amyloid in Geweben und Organen wie Leber, Nieren, Zunge sowie Milz und Herz ansammelt.

URSACHEN

A. kann in ihrer primären Form (Para-A.) ohne erkennbare Ursachen auftreten. Häufiger ist die sekundäre Form als Begleiterscheinung anderer Krankheiten. Dazu gehören die *rheumatoide Arthritis*, das *multiple Myelom* (eine Form von Knochenmarkkrebs), die *Tuberkulose* und verschiedene langwierige Infektionen wie die chronische *Osteomyelitis* (Knochenmarkentzündung). Die genauen Ursachen für die Ansammlungen von Amyloid in all diesen Fällen sind noch unbekannt.

SYMPTOME UND ANZEICHEN

Die Symptome und Anzeichen der A. sind unterschiedlich und hängen davon ab, welche Körperregion betroffen ist.

Für A. typisch ist die Vergrößerung der betroffenen Organe. Die Amyloidansammlungen im Herzen können zu Arrhythmie (Herzrhythmusstörungen) und zu *Herzinsuffizienz* (reduzierter Pumpkraft) führen. Symptome der A. im Magen-Darm-Trakt sind beispielsweise Durchfall und Geschwüre an den Organwänden. Manchmal sind auch die Gelenke betroffen, was *Arthritis* zur Folge hat.

Charakteristisch für die primäre Form der A. sind oft Para-A.ablagerungen in der Haut, leicht erhabene, wächserne Flecken, meistens gehäuft in den Achselhöhlen, der Leistengegend, im Gesicht und am Hals.

Einige seltene A.formen sind erblich und ziehen oft auch das Nervensystem in Mitleidenschaft, mit Symptomen wie peripheren *Neuropathien*, niedrigem Blutdruck, *Harn-* oder *Stuhlinkontinenz* sowie verminderter *Schweiß*absonderung. A.ablagerungen in den Nieren können über ein *Nierenversagen* zum Tode führen.

DIAGNOSE UND THERAPIE

Die Diagnose ist nur aufgrund mikroskopischer und biochemischer Untersuchungen von Gewebsproben (s. *Biopsie*) zu erstellen. Betroffene Organe haben meistens eine gummiartige Konsistenz und sehen wächsern rosa oder grau aus.

Es gibt keine Therapie für die A. Die sekundäre Form läßt sich mildern oder heilen, wenn die Grunderkrankung erkannt und behandelt wird.

Amylum

s. *Stärke*

Amyotrophie

Schrumpfen oder völliger Funktionsverlust eines Muskels durch Verkleinerung und damit Schwächung seiner Fasern. Die Ursachen liegen normalerweise in ungesunder Ernährung, zu geringem Gebrauch der betreffenden Muskeln (beispielsweise, wenn Gliedmaßen über längere Zeit immobilisiert werden), einer gestörten Blutzufuhr oder Innervation, wie es beim *Diabetes mellitus* (Zuckerkrankheit) bzw. der *Poliomyelitis* (Kinderlähmung) vorkommen kann. Eine Systemerkrankung mit A. ist die *amyotrophische Lateralsklerose*.

Amyotrophische Lateralsklerose

s. *Motoneuron-Erkrankung* bzw. *Pyramidenbahn-Syndrom*

Anabolika

s. *Steroide, anabolische*

Anaerob

Lebens- und wachstumsfähig ohne Sauerstoff, wie z.B. viele Bakterien, die im Verdauungstrakt oder in Geweben mit geringer Zufuhr von sauerstoffhaltigem Blut gedeihen und Nahrungsmittelvergiftungen, *Tetanus* sowie *Gangrän* verursachen können.

Bestimmte menschliche Körperzellen sind ebenfalls zu – begrenzter – anaerober Aktivität imstande.

Wenn z.B. ein Muskel so stark angestrengt wird, daß der Sauerstoff schneller verbraucht wird, als der Blutkreislauf ihn liefern kann, arbeiten die Muskelzellen vorübergehend auch anaerob. Geschieht dies, dann entsteht als Abfallprodukt Milchsäure (statt Kohlendioxid wie bei *aerober* Aktivität). Dieser lokalisierte Säureanstieg verursacht Erschöpfung und Schmerzen – den sog. "Muskelkater" – und setzt so der Zeitspanne, in der man anaerobe Übungen durchhält, enge Grenzen.

Die Kompensierung der anaeroben Aktivität erfordert Sauerstoff, der die Milchsäure zu Glukose oder Kohlendioxid abbaut – was u.a. erklärt, warum wir nach großer Anstrengung heftig atmen müssen. Das sich bei körperlicher Tätigkeit in den Muskeln aufbauende Sauerstoffdefizit wird auch Sauerstoffschuld genannt.

Analatresie

s. *Anus imperforatus*

Analeptika

Medikamente mit anregender Wirkung auf Zellgruppen im Hirnstamm (Atem-, Kreislauf-, Reflexzentren). Sie enthalten Wirkstoffe wie z. B. Nicethamid und werden unter anderem zur Behandlung von *Atemstörungen* bei akuten Anfällen chronischer Bronchitis oder nach Überdosen von Drogen oder Medikamenten verwendet. Außerdem können sie in manchen Fällen zur rascheren Erholung nach einer Vollnarkose und als Mittel gegen die Neugeborenen-*Apnoe* (Atemstillstand) eingesetzt werden.

Ihre Wirkung besteht in einer Stimulierung zentralnervöser Bezirke mit herabgesetzter Erregbarkeit; so nehmen z.B. Atemtiefe und -häufigkeit zu.

Analer Ausfluß

Ausscheidung von Schleim, Blut oder Eiter aus dem Anus. *Hämorrhoiden*, *Analfissuren* (Risse im Afterbereich) und *Proktitis* (Analentzündungen) können die Ursache sein. Schleimiger a.A. kann zusätzliche Reizungen des Analbereichs mit *Juckreiz* (*F.* Pruritus ani) zur Folge haben.

Analfissur

Geschwüriger Riß in der Anuswand, der sich vom Analsphinkter (dem Schließmuskelring am Anusausgang) in den Analkanal hinein erstreckt. Die A. ist wohl Folge eines harten, trockenen Stuhls.

SYMPTOME

Die A. ist in der Regel durch schmerzenden Stuhlgang gekennzeichnet. Die Anusmuskeln können dabei verkrampfen. Oft werden winzige Blutspuren im Stuhl und am Toilettenpapier sichtbar.

THERAPIE

Der Riß heilt meistens nach einigen Tagen von selbst wieder ab, obwohl Anuskrämpfe den Prozeß verzögern können. Die Behandlung wiederkehrender oder hartnäckiger Fissuren schließt in aller Regel die *Anusdilatation* (Ausweitung) und eine ballaststoffreiche Diät mit verschiedenen Vollkornprodukten, Obst, Gemüse und viel Flüssigkeit zur Erweichung des Stuhls ein.

Nach solch einer Behandlung heilt die Fissur binnen weniger Tage wieder ab, doch gelegentlich wird eine operative Behandlung erforderlich.

Analfistel

Abnormer Gewebsgang, der die Innenseite des Analkanals mit der den Anus umgebenden Haut verbindet.

Eine A. ist gelegentlich ein Hinweis auf die *Crohn-Krankheit*, auf *Colitis* oder ein *Kolon*- bzw. *Rektumkarzinom*, in den meisten Fällen jedoch die Folge eines Abszesses, der sich aus unbekannten Gründen in der Anuswand entwickelt. Der Abszeß gibt sowohl in den Anus wie in die umgebende Haut Eiter ab.

Operativ (in Vollnarkose) wird die A. durch Öffnung des Gangs und Entfernung des fistelbefallenen Gewebes sowie die Drainage des darin enthaltenen Eiters behandelt.

Analgesie

Schwächung oder Verlust der Schmerzempfindung. Im Gegensatz zur *Anästhesie* (dem Verlust sämtlicher Empfindungen) ist bei der A. die Tastempfindung noch vorhanden. (S.a. *Analgetika*)

Analgetika

SCHWACH WIRKSAME ANALGETIKA
SALICYLSÄUREDERIVATE
Acetylsalicylsäure (z.B. *Aspirin* ®)
Salicylamid (z.B. *Coffalon* ®)
AMINOPHENOLDERIVATE
Paracetamol (z.B. *Benuron* ®)
PYRAZOLDERIVATE
Metamizol (z.B. *Novalgin* ®)
Propyphenazon (z.B. *Optalidon* ®)
INDOLDERIVATE
Indometacin (z.B. *Amuno* ® +)
PROPIONSÄUREDERIVATE
Ibuprofen (z.B. *Aktren* ®)
STARKWIRKSAME ANALGETIKA
NATÜRLICHVORKOMMENDE ALKALOIDE VON SCHLAFMOHN
Morphin (z.B. *MST* ® ++)
Codein (z.B. *Codein-Compretten* ® +)
HALBSYNTHETISCHE PRODUKTE
Hydromorphon (z.B. *Dilaudid* ® ++)
Dihydrocodein (z.B. *Remedacen* ® +)
SYNTHETISCHE PRODUKTE
Pethidin (z.B. *Dolantin* ® ++)
Methadon (z.B. *L-Polamidon* ® ++)
Pentazocin (z.B. *Fortral* ® ++)
Buprenorphin (z.B. *Temgesic* ® ++)
Tilidin (z.B. *Valoron* ® +)

WARNUNG
Rezeptfreie schwach wirksame Analgetika sollten nur bis zu 48 Stunden vor einem Arztbesuch genommen werden. Lassen die Schmerzen nicht nach, verschlimmern sich, kehren zurück oder verändern sich, ebenfalls ärztlichen Rat einholen.

Schmerzstillende Medikamente, die man in schwach und stark wirksame Analgetika unterteilt. Zu den ersteren gehören *Aspirin* und *Paracetamol* und nichtsteroidale Antirheumatika (NSAR). Zu den stark wirksamen Analgetika zählen das *Morphin*, seine Derivate und verwandte Verbindungen.

WARUM SIE VERWENDET WERDEN

Schwach wirksame A. sind bei der Behandlung milder oder mäßiger Schmerzen (Kopf- und Zahnschmerzen) nützlich. Für stärkere bis starke Schmerzen werden auch Kombinationspräparate verschrieben, z.B. Aspirin in Kombination

A

WIE ANALGETIKA WIRKEN

Wird Körpergewebe geschädigt (z.B. durch Verletzung, Entzündung oder Infektion), produziert der Körper Prostaglandine. Diese Substanzen verbinden sich mit sog. Rezeptoren (spezifischen Stellen auf der Zelloberfläche in Gehirn und Rückenmark), was die Abgabe eines Signals entlang einer Anzahl Nervenzellen zum Gehirn auslöst. Dort wird das Signal von Gehirnzellen als Schmerz interpretiert. Analgetika (ausgenommen Paracetamol) verhindern die Produktion von Prostaglandinen oder blockieren die Schmerzmeldungen in Gehirn und Rückenmark. Paracetamol blockiert die Schmerzimpulse im Gehirn direkt. Dadurch wird die Schmerzempfindung ausgeschaltet.

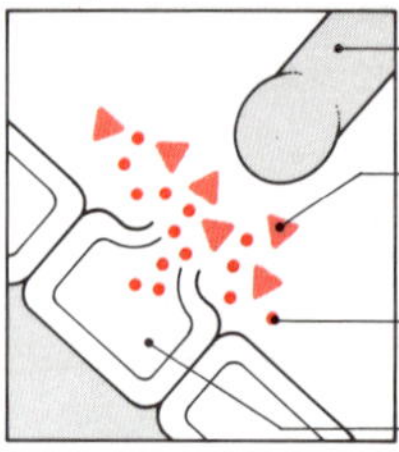

Wirkungsweise der schwach wirksamen Analgetika
Schwach wirksame Analgetika blockieren die Produktion von Prostaglandinen (als Reaktion auf Gewebeschädigungen produzierte chemische Substanzen). Dadurch wird die Reizung der Nervenenden unterbunden und es kann keine Schmerzmeldung an das Gehirn erfolgen.
Sie wirken also schmerzlindernd.

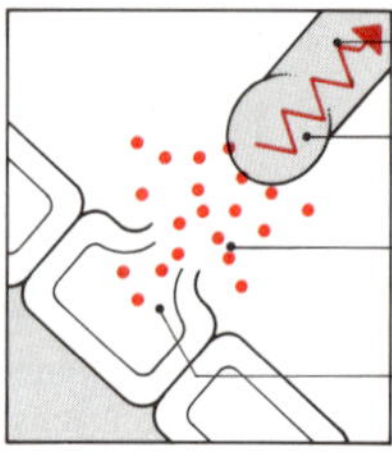

Wirkungsweise der stark wirksamen Analgetika
Wenn das Gewebe geschädigt wird, produziert der Körper Prostaglandine, chemische Substanzen, die die Schmerzsignale auslösen (oben). Normalerweise werden diese Signale von Gehirnzelle zu Gehirnzelle übermittelt. Stark wirksame Analgetika verbinden sich mit Opiatrezeptoren und verhindern so diese Signalübermittlung

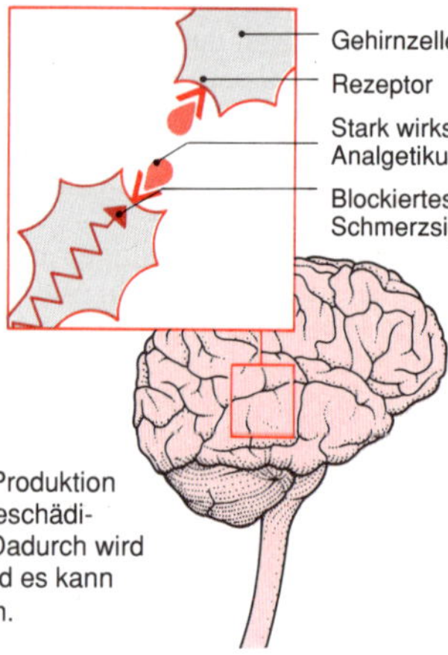

mit einem stark wirksamen Analgetikum (z.B. Codein).

WIE SIE WIRKEN
Wenn Körpergewebe geschädigt wird (z.B. bei Verletzung, Infektion, Entzündung), produziert es *Prostaglandine* (chemische Substanzen, die die Weiterleitung von Schmerzsignalen zum Gehirn auslösen). Schwach wirksame A. – mit Ausnahme des Paracetamols – verhindern die Prostaglandinproduktion; Paracetamol blockiert die Schmerzimpulse im Gehirn und damit die Schmerzempfindung direkt.

Stark wirksame A.wirken auf ähnliche Weise wie die *Endorphine* (körpereigene schmerzlindernde Substanzen). Sie blockieren Schmerzimpulse an bestimmten Stellen (den sog. Opiatrezeptoren) im Gehirn und Rückenmark.

MÖGLICHE NEBENWIRKUNGEN
Nebenwirkungen sind bei Paracetamol selten. Aspirin und NSAR können Magenschleimhautreizungen, Übelkeit und Bauchschmerzen und gelegentlich auch ein *peptisches Geschwür* verursachen. Übelkeit, Erbrechen, Benommenheit, Verstopfung und Atembeschwerden können sich nach Verabreichung von stark wirksamen A. einstellen, die stärkeren unter ihnen können auch euphorisierend wirken.

MISSBRAUCH
Die euphorischen Nebenwirkungen der stark wirksamen A. haben auch zu ihrem Mißbrauch geführt. In den meisten Fällen zieht Langzeitmißbrauch *Toleranz* und körperliche Abhängigkeit nach sich (s. *Drogenabhängigkeit*). Sowohl die Herstellung wie die Verteilung stark wirksamer A. wird deshalb gesetzlich kontrolliert.

BESONDEREVERSCHREIBUNGS-PFLICHT
Viele stark wirksame A. unterliegen der Betäubungsmittelverschreibungsverordnung. Diese Maßnahme schützt vor Drogenmißbrauch und sichert den gezielten Einsatz bei wirklich starken Schmerzen wie z.B. Tumorschmerzen etc.

Analstenose

Afterenge, auch Analstriktur genannt. Sie verhindert die normale Stuhlentleerung mit der Folge von Verstopfung und Schmerzen beim Stuhlgang.

Der Zustand kann schon von Geburt an vorhanden sein, aber auch von einer Reihe anderer Erkrankungen herrühren, in deren Verlauf Vernarbungen entstanden sind, wie z.B. bei *Analfissuren*, *Colitis* oder *Anuskarzinomen*. Zuweilen entsteht die A. auch nach Operationen im Analbereich, z.B. nach Beseitigung von *Hämorrhoiden*.

Die Behandlung der A. besteht in der *Anusdilatation* (Anusweitung), die der Patient auch selbst ausführen kann.

Analyse, chemische

Bestimmung der Identität einer Substanz oder der einzelnen Bestandteile einer Mischung. Bei einer qualitativen c.n A. wird festgestellt, ob eine Substanz in der Mischung enthalten ist, bei einer quantitativen c.n A., wie groß die Anteile bzw. Konzentrationen der Substanz sind.

Anämie

Erkrankung, bei der die Konzentration des sauerstofftransportierenden Pigments *Hämoglobin* im Blut unter dem Normalwert liegt. Hämoglobinmoleküle befinden sich in den roten Blutkörperchen *(Blutzellen)* und transportieren Sauerstoff von der Lunge in die Körpergewebe. Un-ter normalen Umständen wird eine stabile Hämoglobinkonzentration im Blut durch eine strikte Balance zwischen der Produktion roter Blutkörperchen im Knochenmark und ihrer Zerstörung in der Milz gewährleistet. Gerät dieses Gleichgewicht in Unordnung, kann eine A. auftreten.

Die häufigste Form der A. weltweit ist Folge eines Eisenmangels; Eisen ist ein wesentlicher Bestandteil des Hämoglobins. Es gibt jedoch auch viele weitere Ursachen der A., die keine Krankheit an sich ist, sondern ein Merkmal zahlreicher anderer Funktionsstörungen.

ARTEN UND URSACHEN
Die roten Blutkörperchen entstehen im Knochenmark in etwa fünf Tagen aus den weniger spezialisierten Stammzellen. In dieser Zeit verlieren sie ihren Kern und speichern Hämoglobin. Als Retikulozyten verlassen sie das Knochenmark und reifen im Blutkreislauf zu voll funktionsfähigen Erythrozyten heran. Hier zirkulieren sie ca. 120 Tage lang, um als gealterte Zellen von bestimmten Wandzellen in den kleinen Blutgefäßen vor allem der Milz aufgefangen und gefressen zu werden. Das dabei frei werdende Eisen wird für den Aufbau neuer Zellen verwendet.

Nach ihrem Entstehungsmechanismus unterteilt man: auf Störungen bei der Zellbildung im Kochenmark zurückzuführende (s. *Anämie, aplastische; Anämie, Eisenmangel; Anämie, megaloblastische*) und sich durch eine zu geringe Überlebensfähigkeit auszeichnende (s. *Anämie, hämolytische*; s. Abb.) A.formen.

SYMPTOME

Die allen A.formen gemeinsamen Symptome sind Folgen der reduzierten Sauerstoffkapazität des Blutes. Ihre Schwere hängt davon ab, wie niedrig die Hämoglobinkonzentration im Blut ist. Normal sind 13,5-18 g/100 ml für Männer und 11,5-16 g/100 ml für Frauen. Konzentrationen unter 10g/100 ml können Kopfschmerzen, Müdigkeit und Lethargie zur Folge haben. Unter 8 g/100 ml können Atembeschwerden bei körperlicher Tätigkeit auftreten, Schwindelanfälle infolge der geringen Menge an Sauerstoff, der das Gehirn erreicht, *Angina pectoris* infolge der reduzierten Sauerstoffversorgung des Herzmuskels, und Herzklopfen, weil das Herz zum Ausgleich stärker arbeiten muß. Zu den allgemeinen Anzeichen zählen bleiches Aussehen, speziell in den Hautfalten, Mundwinkeln, und den Augenlidern, wenngleich dies noch keine zuverlässigen Indikatoren für die Schwere einer A. sind.

Auch von dem Entwicklungstempo der A. sind die Symptome abhängig. Eine langsame Entwicklung fällt bis in ein fortgeschrittenes Stadium kaum auf und wird deshalb oft vernachlässigt. Entsteht die A. jedoch sehr schnell, werden die Symptome rascher augenfällig. Bei bestimmten A.n treten andere Symptome in den Vordergrund. Z.B. ist die hämolytische A. oft von *Gelbsucht* begleitet, weil die hohe Rate zerstörter roter Blutkörperchen zu einem erhöhten Blutwert des gelben Pigments Bilirubin führt, das beim Abbau des Hämoglobins in den roten Blutkörperchen entsteht.

DIAGNOSE UND THERAPIE

Eine A. wird aufgrund der Symptome und durch Messung eines zu niedrigen Hämoglobinspiegels im Blut diagnostiziert. Um den genauen Typ und die Ursache festzustellen, wird ein Bluttropfen unter dem Mikroskop untersucht (s. *Blutbild, Blutausstrich*). Eine niedrige Retikulozytenzahl läßt darauf schließen, daß eine verminderte Produktion roter Blutzellen zugrunde liegt, eine hohe Retikulozytenzahl deutet auf starke Zellzerstörung hin. Weitere Hinweise gibt die Größe der roten Blutkörperchen (ob klein, normal oder groß). Bei einigen spezifischen Arten, beispielsweise der *Sichelzellenanämie* (eine Art der hämolytischen A.), haben die roten Blutkörperchen eine abnorme Gestalt.

Zur weiteren Sicherung der A.diagnose gehören die Untersuchung von Knochenmarkszellen mit Hilfe der *Knochenmarkbiopsie* und die Messung des Blutspiegels von Substanzen wie Folsäure (früher zur B-Gruppe gerechnetes Vitamin), Bilirubin und Vitamin B_{12}. Manchmal sind für eine ganz genaue Diagnose noch weitere Untersuchungen nötig.

Die Behandlung richtet sich im wesentlichen auf die Korrektur, Modifizierung oder Einschränkung der Mechanismen oder Prozesse, die zu der defektiven Blutkörperchenproduktion oder der beschränkten Überlebensrate der Blutkörperchen führen. Es wird entweder direkt nach den Mangelerscheinungen behandelt (bei Eisenmangel- und megaloblastischer A.) oder nach den ererbten oder sonstwie erworbenen Funktionsstörungen (wie der *Thalassämie* und vielen anderen Arten der hämolytischen A.).

Anämie, aplastische

Seltener, aber wichtiger A.typ mit reduzierter Zahl der roten und weißen Blutkörperchen sowie der Thrombozyten. Ursache ist eine Minderproduktion von Stammzellen im Knochenmark, aus denen sich die Blutzellen entwickeln.

URSACHEN UND ANZEICHEN

Die Fähigkeit des Knochenmarks zur Blutzellbildung kann nach einer Krebserkrankung (*Strahlen-* oder *Chemotherapie*), aber auch durch Infektionen und bestimmte Medikamente beeinträchtigt

ANÄMIE: ARTEN UND URSACHEN

Anämie entsteht entweder aus Störungen bei der Bildung der roten Blutkörperchen im Knochenmark oder einem gesteigerten Abbau der sauerstofftransportierenden Zellen. Vier der häufigsten Formen sind hier dargestellt, obwohl es noch viele andere Ursachen gibt.

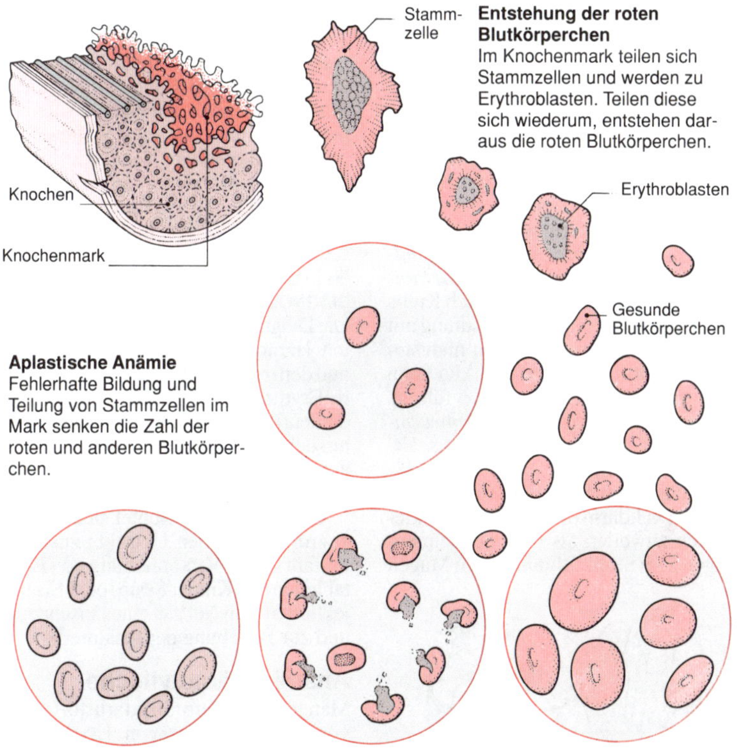

Entstehung der roten Blutkörperchen
Im Knochenmark teilen sich Stammzellen und werden zu Erythroblasten. Teilen diese sich wiederum, entstehen daraus die roten Blutkörperchen.

Aplastische Anämie
Fehlerhafte Bildung und Teilung von Stammzellen im Mark senken die Zahl der roten und anderen Blutkörperchen.

Eisenmangelanämie
Durch Eisenmangel kann das Knochenmark keine ausreichende Menge Hämoglobin für die roten Blutkörperchen bilden. Die Zellen werden klein und blaß und transportieren nicht genug Sauerstoff.

Hämolytische Anämie
Dazu gehören alle Arten von Anämie, bei denen eine normale Anzahl von Zellen gebildet wird, diese dann aber sehr viel schneller absterben als normal.

Megaloblastische Anämie
Enthält das Knochenmark zu wenig Vitamine, entstehen zu große rote Blutkörperchen, die außerdem eine reduzierte Sauerstofftransportfähigkeit aufweisen.

A

sein. In diesen Fällen erholt sich das Knochenmark und beginnt wieder normal Zellen zu produzieren, wenn die Ursache beseitigt ist.

Hartnäckige Fälle der a. A. können durch längeres Einatmen von Benzoldämpfen (Benzinbestandteil) oder durch Insektizide verursacht werden. Auch eine mäßige bis starke radioaktive Bestrahlung (z.B. nach Atomreaktorunfällen) kann auslösender Faktor sein. In etwa der Hälfte aller Fälle aber ist ein Versagen des körpereigenen Immunsystems (s. *Autoimmunkrankheiten*) für die Erkrankung verantwortlich. Ist ihre Ursache nicht zu eruieren, bezeichnet man die Krankheit als primäre oder idiopathische a. A. Sie kann in jedem Alter auftreten, am häufigsten jedoch um das 30. Lebensjahr.

SYMPTOME

Ein niedriger Erythrozytengehalt des Blutes ist verantwortlich für Leistungsschwäche, von der Müdigkeit bis zur Atemlosigkeit. Der Mangel an weißen Blutkörperchen erhöht die Anfälligkeit gegen Infektionen. Zuwenige Thrombozyten erhöhen die Verletzungsempfindlichkeit und verursachen Zahnfleisch- und Nasenbluten.

DIAGNOSE

Meistens liefern *Bluttests*, speziell das *Blutbild*, erste Hinweise. Bestätigt wird die Diagnose durch eine *Knochenmarkbiopsie*: Eine kleine Markprobe wird punktiert und auf das Fehlen von blutbildenden Zellen untersucht.

THERAPIE

Ist a.A. die Folge einer Infektion oder einer Krebsbehandlung, werden Erythrozyten und Thrombozyten transfundiert, bis sich die Knochenmarksfunktion wieder erholt hat. Im Falle von Autoimmunkrankheiten wird zunächst eine Immunsuppression (künstliche Unterdrückung von Immunreaktionen) versucht.

Bei hartnäckigen Fällen kann sich eine *Knochenmarktransplantation* anbieten, sofern ein geeigneter Spender vorhanden ist. Dieser muß eine Person sein (Bruder, Schwester), deren Gewebetyp dem des Empfängers sehr ähnlich ist.

PROGNOSE

Milde Formen der Erkrankung sind normalerweise heilbar. Schwere Fälle aber enden ohne Knochenmarktransplantation oft tödlich.

Anämie, Eisenmangel-

Häufigste Form des Blutfarbstoffmangels ist die Eisenmangelanämie; Eisen ist ein wesentlicher Bestandteil des Hämoglobins.

Die E.-A. entsteht, wenn dem Knochenmark, in dem die roten Blutkörperchen unter Hämoglobinaufnahme gebildet werden, nicht genügend Eisen zur Verfügung steht. Dies ist der Fall, wenn der Verlust bzw. Verbrauch des Eisens (z.B. während des Wachstums erhöht) seine Aufnahme mit der Nahrung übersteigt.

Geringe Hämoglobin- und Eisenverluste erleidet der Körper durch gelegentliche kleinere Blutungen. Bei Frauen im gebärfähigen Alter sind diese Verluste infolge der Menstruationsblutungen höher. Kleine Mengen Eisen werden auch durch die Hautzellenschuppungen an der Oberfläche des Körpers, in mit dem Stuhl ausgeschiedenen Zellen der Darmwände und bei der Zerstörung der roten Blutkörperchen am Ende ihrer Lebenszeit (wobei allerdings das meiste Eisen durch "Recycling" in neue rote Blutkörperchen eingebracht wird) verloren.

Viele Frauen verlieren bei der Menstruation größere Mengen an Eisen und neigen daher eher zu einer E.-A. Während der Schwangerschaft ist zwar der menstruationsbedingte Eisenverlust gestoppt, das intrauterine Wachstum des Kindes fordert aber noch mehr Eisen von der Mutter. Daher sind Schwangere noch mehr von einer E.-A. bedroht.

URSACHEN

Eisenverlust

Im Vordergrund steht gesteigerter Eisenverlust durch starke oder andauernde Blutungen, z.B. heftige Monatsblutungen (s. *Menorrhagie*) oder Magen-Darm-Krankheiten, z.B. erosive *Gastritis, peptische Geschwüre, Magenkrebs, entzündliche Darmerkrankungen, Hämorrhoiden, Darmtumoren* einschließlich Krebs (s. *Darmkrebs*). Langzeitbehandlung mit Aspirin und aspirinähnlichen nichtsteroidalen Antirheumatika (NSAR) kann zu gastrointestinalen Blutungen führen. In manchen Ländern ist der *Hakenwurmbefall* der Eingeweide eine wichtige Ursache der Eisenmangelanämie.

Blutungen im letzten Darmabschnitt (unterer Dickdarm und Rektum) markieren sich zuweilen als rötliche Beimengungen zum Stuhl. Blutungen im Magen und oberen Dünndarmabschnitt können, wenn sie sehr stark sind, den Stuhl schwarz anfärben (Teerstuhl).

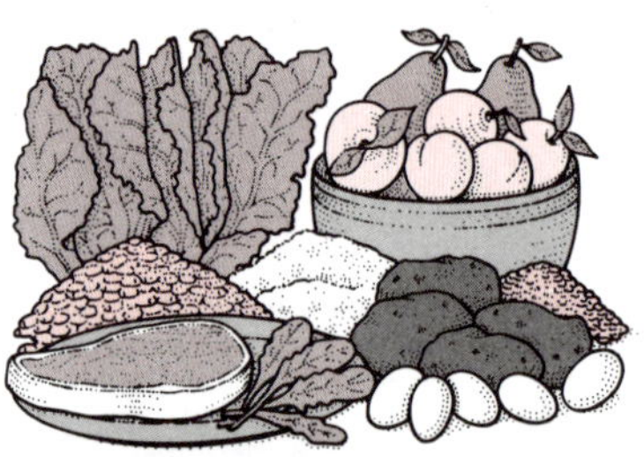

Eisenhaltige Nahrungsmittel
Obst, Vollkornbrot, Bohnen, mageres Fleisch und grüne Gemüse sind gute Eisenlieferanten und beugen der Eisenmangelanämie vor.

Blutungen infolge Harnwegserkrankungen (*Nieren-* und *Blasentumoren, Zystitis, Prostatitis*) färben den Urin an (Hämaturie).

Unzureichende Eisenaufnahme

Eine E.A. kann resultieren, wenn zuwenig Eisen aus der Nahrung aufgenommen wird, z.B. nach operativer Entfernung des Magens (s. *Gastrektomie*), oder bei *Zöliakie*, einer Verdauungsstörung.

Außerdem tritt (allerdings recht selten) eine E.-A. auf, wenn die Nahrung zuwenig Eisen enthält. Am ehesten davon betroffen sind alte, alleinlebende Menschen, die sich meistens nur noch sehr unzureichend ernähren, aber auch Kinder und schwangere Frauen wegen ihres erhöhten Eisenbedarfs sowie Menschen, die abnehmen wollen und ihre gesamte Ernährung reduzieren. Frauen sollten besonders auf eisenreiche Ernährung achten. In der Schwangerschaft kann die zusätzliche Einnahme von Eisenpräparaten angezeigt sein.

SYMPTOME

Das Bild wird oft von der Grundkrankheit bestimmt (z.B. Bauchschmerzen und schwarzer Stuhl bei manchen Fällen von peptischen Geschwüren). Weitere Symptome sind brüchige Nägel und Entzündungen im Mund, es stellen sich aber auch allgemeine Anämiezeichen, wie Müdigkeit, Kopfschmerzen und in schweren Fällen Atemnot und Schmerzen in der Brust, ein.

DIAGNOSE UND THERAPIE

Die Diagnose stellt sich aus der erniedrigten Hämoglobinkonzentration im Blut und dem roten Blutbild (kleinere, blassere Erythrozyten). Ist die Ursache nicht eindeutig zu klären, können weitere Untersuchungen (Blut im Stuhl, Röntgenkontrastdarstellungen, Endoskopie) Hinweise liefern.

Die Behandlung richtet sich nach der zugrundeliegenden Ursache; zusätzlich umfaßt sie die Verabreichung von Eisentabletten (für Kinder Sirup) oder Eiseninjektionen zum Aufbau eines Eisendepots und zur Behebung der Anämie.

Anämie, hämolytische

Mangel an rotem Blutfarbstoff durch vorzeitigen Abbau von Erythrozyten (Hämolyse) im Kreislauf. Das Knochenmark kann, wenn es nötig ist, an die sechsmal mehr rote Blutkörperchen bilden als normal. Zur Anämie kommt es, wenn die Verkürzung der Lebenszeit roter Blutkörperchen so drastisch wird, daß das Knochenmark selbst mit seiner Reservekapazität den Verlust nicht mehr kompensieren kann.

FORMEN UND URSACHEN

Die Ursache der h.n A. kann in den Erythrozyten selbst (meist ererbt) oder außerhalb der Zellen (meist erworben) liegen.

Defekte in den roten Blutkörperchen

Intrazelluläre Defekte betreffen die Zellmembran (Hülle), die steifer wird und eine Zellverformung erschwert. Dadurch werden bereits junge Erythrozyten von Wandzellen in den Blutgefäßen der Milz (Makrophagen) aufgefangen, gefressen und abgebaut.

Die abnorme Zellmembranversteifung kann die Folge einer Erbkrankheit (wie bei der erblichen *Sphärozytose*), eines anomalen Hämoglobins in den Zellen (wie bei der *Sichelzellenanämie*) oder auch eines Defekts eines der Zellenzyme sein. In den roten Blutkörperchen laufen nur zwei für ihr Überleben notwendige chemische Prozesse ab. Der eine liefert Energie, der andere wehrt chemische Schädigungen der Zellen ab. Letzterer ist sehr wichtig, weil der Mangel eines der Enzyme, die diesen Prozeß katalysieren, die sog. Glukose-6-Phosphatdehydrogenase (s. *G6PD-Defekt*), eine häufige Ursache der h.n A. in manchen Ländern ist. Eine Abart des G6PD-Defekts ist z.B. häufig bei Farbigen, eine andere tritt vorwiegend in Griechenland auf. (S.a. *Favismus*)

Defekte außerhalb der roten Blutkörperchen

Die extrazellulären, zu einer h.n A. führenden Störungen können auf drei ursächliche Faktoren zurückgeführt werden: (1) auf mechanischen Streß der roten Blutkörperchen, Überbelastung und Schädigung ihrer Hüllen, z.B. bei Verwendung künstlicher Pumpen zur Aufrechterhaltung der Blutzirkulation in Herz-Lungen-Maschinen, an künstlichen Herzklappen oder in krankhaft eingeengten Blutgefäßen. (2) Auf vom körpereigenen *Immunsystem* gebildete Antikörper gegen die Erythrozyten, wie sie nach Transfusion von Blut einer unverträglichen Gruppe auftreten können. Ist das Immunsystem durch bestimmte Medikamente, z.B. Methyl-DOPA gestört und kann die eigenen Erythrozyten nicht mehr erkennen, mag es gegen diese Antikörper produzieren (*Autoimmunkrankheit*). Bei der h.n A. des Neugeborenen werden die roten Blutkörperchen des Kindes durch Antikörper der Mutter zerstört, die die Plazenta passieren. In den meisten Fällen jedoch ist die Ursache der autoimmun-h.n A. unbekannt. (3) Auf Zerstörung der roten Blutkörperchen durch Mikroorganismen im Blut. Die häufigste Ursache dieses Erscheinungsbildes ist die *Malaria*.

SYMPTOME UND DIAGNOSE

Die Krankheitszeichen der h.n A. sind prinzipiell dieselben wie die der anderen Anämien: bleiches Aussehen, Kopfschmerzen, Müdigkeit, Atemnot bei körperlicher Anstrengung. Es gibt jedoch auch spezifische Hämolyse-Symptome, wie *Gelbsucht* infolge des nach der Zerstörung roter Blutkörperchen exzessiven Gehalts des Blutes an Gallenfarbstoffen.

Die Diagnose einer h.n A. ist nur mit mikroskopischen Blutuntersuchungen möglich (s. *Blutausstrich*), bei der oft eine große Anzahl nicht voll ausgebildeter roter Blutkörperchen sowie (bei einigen speziellen Arten) anomal geformte rote Blutkörperchen sichtbar werden. Rassenzugehörigkeit und Krankheitsgeschichte der Patienten können oft diagnostisch hilfreiche Aufschlüsse geben.

THERAPIE

Eine ererbte h. A. läßt sich manchmal durch Entfernung der Milz (s. *Splenektomie*), dem wichtigsten Organ des Abbaus gealteter roter Blutkörperchen, ausreichend behandeln. Gegen andere, wie den G6PD-Mangel und Favismus, läßt sich weitgehend vorbeugen, indem die Medikamente oder Nahrungsmittel vermieden werden, die der Hämolyse Vorschub leisten.

Die Behandlung der durch mechanische Einwirkungen ausgelösten Schädigungen der roten Blutkörperchen muß sich auf die Beseitigung der Ursachen richten. Durch Immun- oder Autoimmunprozesse ausgelöste h. A. kann mit *Immunsuppressiva* unter Kontrolle gebracht werden.

Spezifischere Behandlungsmethoden sind in besonderen Fällen angezeigt, z.B. Anti-Malaria-Mittel bei Fällen, die durch Malaria ausgelöst wurden. Transfusionen roter Blutzellen oder ein Austausch des Gesamtblutes sind manchmal bei Notbehandlungen schwer lebensbedrohender Anämie erforderlich.

Anämie, megaloblastische

Blutfarbstoffmangel, verursacht durch das Fehlen bzw. die zu geringe Aufnahme von Vitamin B_{12} bzw. Folsäure (= ebenfalls ein Vitamin) im Körper; dadurch wird die Entwicklung der roten Blutkörperchen im Knochenmark gefördert. Die Folge ist ein Überschuß an Vorstufen der Erythrozyten (Megaloblasten) im Knochenmark. Von dort werden dann weniger, aber vergrößerte Zellen (Makrozyten) in das Blut ausgeschüttet.

URSACHEN

Vitamin-B_{12}- Mangel

Vitamin B_{12} findet sich nur in Nahrungsmitteln tierischer Herkunft (Fleisch, Fisch, Milchprodukte). Zu seiner Resorption im Dünndarm muß eine von der Magenschleimhaut gebildete Substanz,

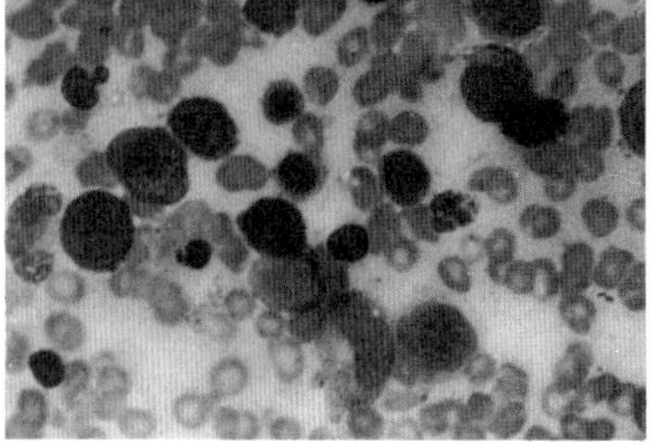

Knochenmark bei megaloblastischer Anämie
Auf dieser mikroskopischen Aufnahme sind einige der großen Zellen abnorme Vorstadien roter Blutkörperchen (Megaloblasten).

der sog. Intrinsic-Faktor, vorhanden sein. In unserer Ernährung befindet sich meistens sehr viel mehr Vitamin B_{12} als der Körper benötigt. Der Überschuß wird in der Leber gespeichert, wo er einige Jahre erhalten werden kann. Tritt bei normaler Ernährung ein Vitamin-B_{12}-Mangel auf, so liegt das nicht an einer zu geringen Vitaminkonzentration, sondern einem Fehlen des Intrinsic-Faktors.

Die häufigste Ursache ist, daß dieser von der Magenschleimhaut nur ungenügend gebildet wird – meistens deshalb, weil das *Immunsystem* Antikörper produziert, die den Faktor blockieren. In diesem Fall spricht man von einer *perniziösen Anämie* (Perniziosa). Sie weist eine genetische Komponente auf und macht sich im mittleren Alter, überwiegend bei Frauen, bemerkbar. Oft kommt sie in Zusammenhang mit anderen Funktionsstörungen vor: z.B. mit *Diabetes mellitus* (Zuckerkrankheit) oder *Myxödem*. Auch eine Totaloperation des Magens muß zwangsweise die Bildung des Intrinsic-Faktors verhindern.

Ebenso können die operative Entfernung von Dünndarmabschnitten (wo das Vitamin resorbiert wird) oder Störungen im Verdauungssystem, vor allem die Crohn-Krankheit, zu Vitaminmangel führen. Rein vegetarische Ernährung (pflanzliche Nahrung ohne Fleisch-, Fisch-, Eier- oder Milchbestandteile) mag ebenfalls ein Vitamin-B_{12}-Defizit hervorrufen.

Folsäuremangel

Folsäure findet sich in verschiedenen Mengen in vielen Nahrungsmitteln, hauptsächlich aber in grünem Gemüse und Leber. Anders als das Vitamin B_{12} wird sie jedoch nicht im Körper gespeichert, weshalb eine ständige Aufnahme nötig ist. Aus diesem Grund kann Folsäuremangel meist auf eine falsche Ernährung zurückgeführt werden; er tritt häufig bei Armen und alleinlebenden älteren Menschen und nicht selten bei Alkoholabhängigen auf.

A

Die m. A. kann ferner durch alles bedingt sein, was die Absorption der Folsäure im Dünndarm beeinträchtigt (*Crohn-Krankheit, Zöliakie,* teilweise operative Dünndarmentfernung).

Schwangere haben einen viel höheren Bedarf an Folsäure, da die sich rasch teilenden Zellen des Fetus die dem Vitamin-B-Komplex zugehörige Substanz für ihren Stoffwechsel (z.B. Produktion von Nucleinsäuren, des Blutes oder als Koenzym) benötigen. Speziell in der frühen Schwangerschaft werden deshalb oft ärztlich Folsäurepräparate verschrieben.

SYMPTOME

Folgende Symptome der m.n A. können einzeln oder in Kombination auftreten: Müdigkeit, Kopfschmerzen, Entzündungen im Mund und an der Zunge, Gewichtsverlust und *Gelbsucht*; doch bei vielen Betroffenen zeigen sich auch überhaupt keine Symptome. In schweren Fällen kann Atemnot dazukommen, Brustschmerz und manchmal Gleichgewichtsverlust und Kribbeln in den Füßen infolge des Vitaminmangels, der das Nervensystem schädigt.

DIAGNOSE

Erste Vermutungen können sich aus *Bluttests* ergeben, die einen niedrigen Hämoglobinspiegel, viele übergroße rote Blutkörperchen und einen Mangel an Vitamin B_{12} und/oder Folsäure zeigen. Bestätigt wird die Diagnose dann durch eine *Knochenmarkbiopsie* (Entnahme von Gewebeproben zur Analyse), die große Mengen an Megaloblasten (abnorme, nicht ausgereifte rote Blutkörperchen) enthält. Durch Tests können die zugrundeliegenden Ursachen festgestellt werden, falls diese nicht klar sind.

Die *perniziöse Anämie* wird auch mit einem Spezialtest festgestellt, dem sog. Schillingtest. Dabei wird die Vitamin-B_{12}-Aufnahme gemessen, zuerst frei, dann gebunden an den Intrinsic-Faktor. Absorbiert das Vitamin nur bei Bindung an den Intrinsic-Faktor, bestätigt dies die Diagnose der perniziösen Anämie.

THERAPIE

Ist falsche Ernährung die Ursache, kann der Zustand durch die Umstellung auf eine normale Ernährung behoben werden, evtl. zusammen mit Injektionen von Vitamin B_{12} und der Verabreichung von Folsäuretabletten. Ist der Grund aber die mangelnde Vitaminabsorption, muß die zugrundeliegende Ursache behandelt werden. Allerdings ist die Aufnahmefähigkeit oft auf Dauer verloren. Dann werden lebenslange Vitamin-B_{12}-Injektionen und Folsäuretabletten nötig.

Anämie, perniziöse

Art der Anämie, die auf eine Störung in der Magenschleimhaut zurückzuführen ist. Diese ist nicht imstande, eine bestimmte Substanz, den sog. Intrinsic-Faktor, zu produzieren, der unentbehrlich für die Vitamin-B_{12}-Absorption aus den Eingeweiden in das Blut ist. Die Folge ist ein Vitamin-B_{12}-Mangel, und ohne dieses Vitamin ist auch das Knochenmark nicht imstande, normale rote Blutkörperchen zu bilden. (S.a. *Anämie, megaloblastische*)

Anamnese erheben

Ärztliche Patientenbefragung nach den Krankheitssymptomen sowie der früheren Krankheitsgeschichte.

Anaphylaktischer Schock

Seltene, schwere, oft lebensbedrohende allergische Reaktion. Sie ist eine Hypersensitivitätsreaktion (s. *Allergie*) vom Typ I, die auftritt, wenn extreme Empfindlichkeit gegen eine bestimmte Substanz (Allergen) besteht. Tritt am häufigsten nach Insektenstichen oder als Reaktion auf Injektionen (z.B. Penicillin, Tetanusserum, Lokalanästhetika bzw. während einer Allergie-Hyposensibilisierung), seltener nach dem Essen bestimmter Speisen oder Medikamente auf.

Gelangt das Allergen in den Blutkreislauf, verursacht es die Freisetzung großer Mengen Histamin und anderer chemischer Substanzen mit entsprechender Wirkung auf das Körpergewebe. Die Blutgefäße weiten sich, wodurch der Blutdruck stark abfällt. Andere Symptome sind juckender Ausschlag, Bronchospasmen (Verkrampfungen der Luftwege in der Lunge), Bauchschmerzen, Schwellungen der Zunge und des Rachens und Durchfall.

ERSTE HILFE UND THERAPIE

Bei schweren Anfällen oder Kollaps nach einem Insektenstich, einer Injektion oder der Aufnahme bestimmter Speisen oder Medikamente muß sofort ärztliche Hilfe herbeigerufen werden. Der Patient soll flachgelegt werden, mit hochgelegten Beinen, um den Blutfluß zum Herzen und Gehirn zu verbessern; eine Adrenalininjektion ist oft lebensrettend.

Personen, die schon einmal schwere Allergieanfälle dieser Art erlebt haben, sollten Adrenalinspritzen mit sich führen, damit sie sich diese ggf. selbst injizieren (vorausgesetzt, sie sind noch bei Bewußtsein) oder von jemandem, der geübt ist, verabreichen lassen. Andernfalls sollte die sofort herbeizurufende Nothilfe abgewartet werden. Setzen Atem oder Herzschlag aus, sind kardiopulmonale Wiederbelebungsmaßnahmen erforderlich. Außer den Adrenalininjektionen (die ggf. wiederholt werden müssen) können auch Antihistaminika und Kortikosteroide nötig werden. Wann sie angewendet werden, kann jedoch nur von ärztlicher Seite entschieden werden.

Personen, die einmal mit a.m S. auf Insektengift reagiert haben, können sich durchaus mit Erfolg einer Desensibilisierung (*F.* Hyposensibilisierung) unterziehen, obwohl diese Behandlung in sich bereits das Risiko der Wiederholung eines a.n S.s birgt und deshalb nur unter ärztlicher Überwachung, mit Adrenalin und anderen Notfallmedikamenten in Bereitschaft, durchgeführt werden darf.

Anästhesie

Wörtlich die Abwesenheit aller Sinnesempfindungen; Unempfindlichkeit. Sie kann künstlich zur Beseitigung von Schmerzempfindungen bei Operationen und manchmal auch bei der Geburt eingesetzt werden.

Medizinisch werden zwei Arten von A. eingesetzt: die *Allgemein-A.* und die lokale A. Ein Patient unter lokaler Betäubung (s. *Anästhesie, lokale*) bleibt bei Bewußtsein, nur in einem bestimmten Körperbereich werden die Schmerzempfindungen ausgeschaltet. Bei der lokalen A. unterscheidet man nochmals zwei Typen: die Leitungs-A., bei der durch Blockade eines Nervs der von ihm versorgte Bezirk unempfindlich gemacht wird, und die terminale A., bei der nur das Gewebe in unmittelbarer Nachbarschaft der Injektionsstelle betäubt wird. Anästhetika können auch in Form von Augentropfen, Sprays, Hautcremes und Zäpfchen lokal appliziert werden. Eine Schmerzerleichterung ist durch Akupunktur möglich, wie sie in China weitverbreitet praktiziert und im Westen zunehmend von Ärzten eingesetzt wird.

Die *Allgemein-A.* wird durch Wirkstoffe – injiziert bzw. inhaliert – erzielt, die eine vollständige Bewußtlosigkeit hervorrufen. Ihr Wirkungsort ist das zentrale Nervensystem.

Unfall, Krankheit oder ärztliche Eingriffe können zu einer Nervenverletzung führen und dadurch eine regionale Betäubung verursachen. In seltenen Fällen kann eine extreme Wachsamkeit in eine A. münden, wie etwa bei Boxern oder Soldaten im Kampf, die Schläge oder Verletzungen gar nicht spüren und wahrnehmen. Auch psychologische Faktoren können für körperliche Empfindungsverluste besonders in einer Hand oder einem Fuß verantwortlich sein (s. *Konversion*).

Anästhesie, Allgemein-

Empfindungs- und Bewußtseinsverlust zur Vermeidung von Schmerzen und Unbehagen bei Operationen. Ausgeführt und überwacht wird sie von ausgebildeten Anästhesisten, die Kombinationen

A

ALLGEMEINANÄSTHESIE (VOLLNARKOSE)

Die Allgemeinanästhesie läßt sich in drei Phasen unterteilen: Anflutungs-, Unterhaltungs- und Abflutungsphase. Von der Phase abhängig sind die verschiedenen Narkosestadien (analgetisches, Exzitations-, Toleranz-, Asphyxie-Stadium). Für operative Zwecke werden oft zusätzlich muskelerschlaffende Substanzen verabreicht. Solche Muskelrelaxantien erfordern eine Beatmung, da auch die Atemmuskeln gelähmt werden.

ZUR NARKOSE GEBRÄUCHLICHE SUBSTANZEN

Medikamententyp	Wirkung	Beispiele
zur Vorbereitung	Entspannung, Schmerzausschaltung, Reduzierung der Speichel- und Schleimbildung	Diazepam, Morphin, Atropin
zur Einleitung der Narkose	Bewußtlosigkeit	Natrium-Thiopental
Anästhesierende Gase und Dämpfe	Beginn oder Aufrechterhaltung der Bewußtlosigkeit	Stickoxydul (Lachgas), Halothan, Enfluran, Isofluran
Analgetika	Schmerzausschaltung	Morphin, Fentanyl
Muskelrelaxantien	Muskelentspannung	Pancuronium, Vecuronium
zur Beendigung der Narkose	Aufhebung der Muskelentspannung	Neostigmin

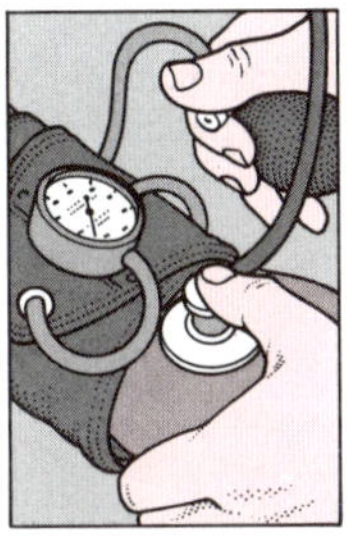

1 Vor der Operation spricht der Anästhesist mit dem Patienten, untersucht ihn auf Verträglichkeit von Anästhesie und Operation und beantwortet dessen Fragen.

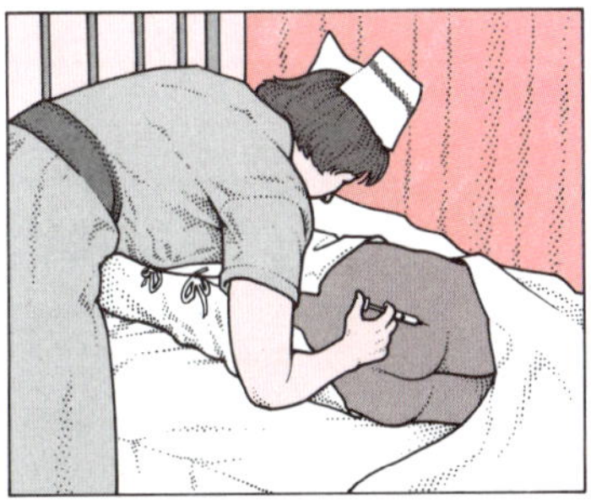

2 Vor der Operation wird eine Prämedikation gegeben. Sie enthält schmerzlindernde oder beruhigende sowie speichelreduzierende Substanzen.

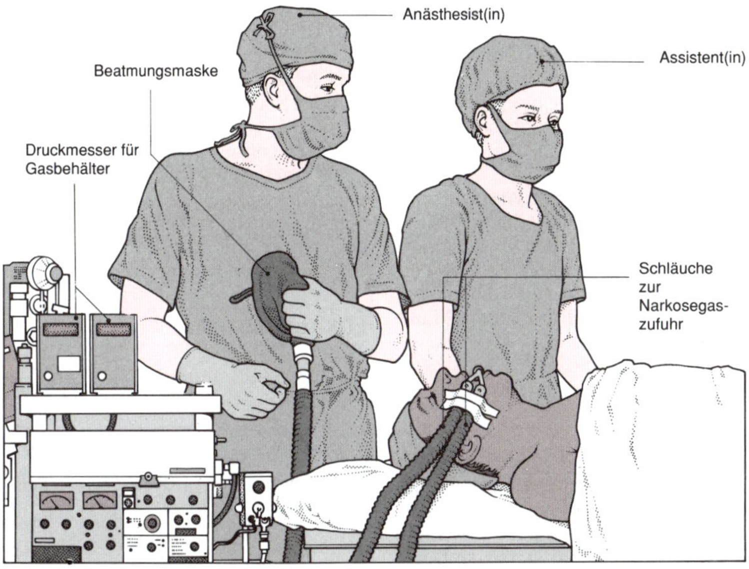

6 Während der Operation wird eine ausreichend tiefe Narkose aufrechterhalten. Das Gasgemisch, Herzfrequenz, Atmung, Blutdruck, Temperatur, Blutsauerstoff und ausgeatmetes Kohlendioxid werden genau überwacht. Nach der Operation wird die Zufuhr des Narkosegases gestoppt, Restwirkungen durch Gegenmittel aufgehoben.

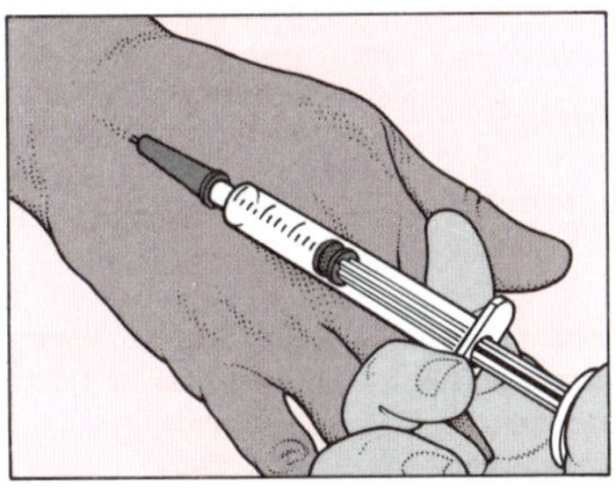

3 Die Narkose wird in der Regel durch Injektion eines geeigneten Mittels eingeleitet. Die in die Handvene eingeführte Kanüle bleibt zur weiteren Medikamentenverabreichung liegen.

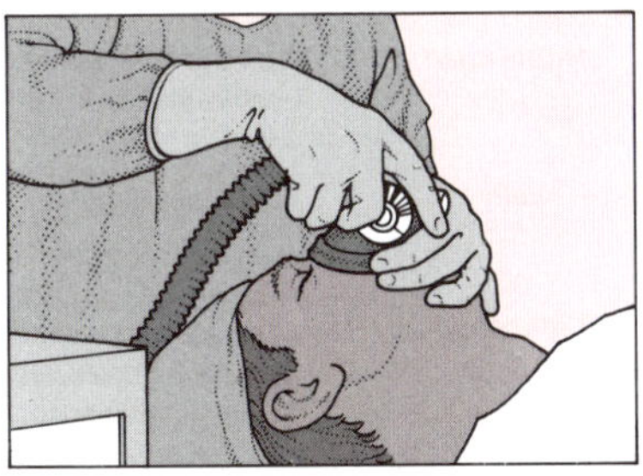

4 Manchmal wird die Narkose durch ein Gas eingeleitet oder aufrechterhalten, das über eine Maske verabfolgt wird. Ist kein muskelerschlaffendes Mittel notwendig, kann der Patient dabei normal weiteratmen.

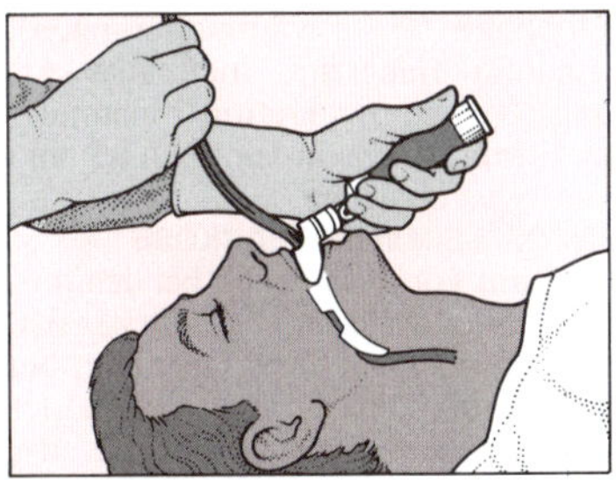

5 Andernfalls muß ein Atemtubus zur Verabreichung des Narkosegases in die Luftröhre eingeführt werden. Wird zusätzlich ein Muskelrelaxans verwendet, muß beatmet werden.

A

von Wirkstoffen in Form von Injektion oder Inhalation oder beiden verabreichen. Den Anästhesisten obliegt die A.vorbereitung und Medikation der Patienten, ihre allgemeine Sicherheit während der Operation und ebenso die Sorge für die Erholung des Patienten nach der Operation.

GESCHICHTE

Bis um die Mitte des 19. Jh.s war eine Schmerzerleichterung bei Operationen nur mit Hilfe natürlicher Substanzen wie Alkohol, Opium und Cannabis möglich. Der Effekt war auch meistens nur beschränkt und währte nur kurze Zeit. Erst nach 1840 gab es entscheidende Fortschritte bei der Lösung des Problems, schmerzfreie Bewußtlosigkeit zu erzielen, die für längere Zeit wirkte und vor allem reversibel, also umkehrbar, war. Äther wurde 1842 in New York und 1846 in Boston erstmals erfolgreich bei einer Zahnextraktion vorgeführt, während der der Patient schmerzfrei war. Bald danach entdeckte man Chloroform und Stickoxydul ("Lachgas") als Narkotika; damit hatte eine ganz neue Ära der Chirurgie begonnen.

WARUM SIE ANGEWENDET WIRD

Der Hauptzweck der A. ist die Ausschaltung des Bewußtseins, des Muskeltonus und der kardiovaskulären Reflexe der Patienten, um so günstige Bedingungen für Operationen oder diagnostische Maßnahmen zu schaffen.

SO WIRD ES GEMACHT

Narkosephasen und -stadien sind in der Abbildung erläutert.

KOMPLIKATIONEN

Die Konstitution des Patienten, die Art der Narkose und die unter der Betäubung ausgeführte Operation bestimmen maßgeblich die Komplikationen – so wächst z.B. die Komplikationsrate mit der Dauer des Eingriffs.

Als Komplikationen einer A.A. gelten: Übelkeit, Erbrechen, zu niedriger Blutdruck (Hypotonie), Verletzungen (ausgebissene Zähne, Muskelrisse), Arrhythmie (Herzrhythmusstörungen), Atemabfall (langsame, ineffektive Atmung), Hypoxie, Aspiration (Einatmung von Erbrochenem in die Lunge) und Atemwegsverengung.

BEWUSSTSEIN IN DER NARKOSE

Es kommt vor (wenn auch bei den modernen Narkosetechniken selten), daß Patienten während einer Operation bei Bewußtsein bleiben, aber wegen der muskelentspannenden Wirkstoffe, die ihnen verabreicht wurden, dies dem Anästhesisten nicht mitteilen können. In der Regel aber wird durch individuelle Anpassung des Narkotikums z.B. an Alter, Gewicht und Kreislaufverhältnisse der Patient ausreichend narkotisiert. Außerdem können die Anästhesisten unzureichende Mengen an Anästhetika an bestimmten körperlichen Anzeichen feststellen (verstärktes Schwitzen, Speichelabsonderung, unregelmäßige Atmung, Veränderungen des Muskeltonus, spontane Augenbewegungen, Ansteigen von Herzfrequenz und Blutdruck).

Anästhesie, Epidural-

s. *Epiduralanästhesie*

Anästhesie, lokale

Empfindungsverlust in einer bestimmten Körperregion zur Schmerzausschaltung bei Untersuchungen, diagnostischen oder Behandlungsmaßnahmen sowie Operationen. L. A. geschieht mit Wirkstoffen, die die schmerzleitenden Nerven vorübergehend lahmlegen.

SO WIRD ES GEMACHT

Für kleinere chirurgische Maßnahmen wie das Nähen einer Platzwunde wird die l.A. normalerweise in den zu behandelnden Bereich injiziert. Wird die Anästhesierung eines größeren Bereichs nötig oder wenn eine l.A. nicht tief genug in das Körpergewebe reichen würde, wird eine Nervenblockade eingesetzt (Nerven, die von der zu behandelnden Region weit entfernt sind, werden mit einer Injektion lahmgelegt). Nerven können auch an ihrer Abzweigung vom Rückenmark blockiert werden, so bei der Epiduralanästhesie, die häufig in der Geburtshilfe verwendet wird, und bei der Spinalanästhesie, die hauptsächlich für Operationen an den unteren Gliedmaßen und im Unterleib eingesetzt wird.

Einige Körperbereiche, die durchlässig für Lokalanästhetika sind, können direkt anästhesiert werden. Kehle, Kehlkopf und Atemwege können vor einer Bronchoskopie mit einem Spray, die Harnröhre vor der Katheterisierung oder einer Zystoskopie mit einem Gel betäubt werden. Eine anästhesierende Creme auf der Haut kann Injektionsstellen taub machen, Pastillen sind für Halsentzündungen und Salben oder Rektalzäpfchen bei Hämorrhoiden von gewissem anästhesierendem Effekt.

Für manche Prozeduren, besonders, wenn Patienten überängstlich und verkrampft sind, kann ein Sedativum zusätzlich zum lokalen Betäubungsmittel verabreicht werden.

KOMPLIKATIONEN

Nebenwirkungen von anästhesierenden Mitteln können die Folge zu hoher Dosierungen sein oder zu schneller Absorption (Schwindel- und sonstige Anfälle, Bewußtseinsverlust). In seltenen Fällen gibt es allergische Reaktionen auf das

LOKALANÄSTHETIKA

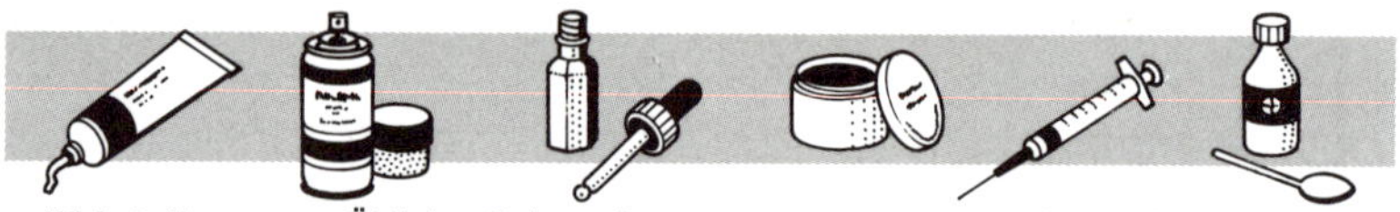

Wirkstoff	Üblicher Gebrauch	Anwendung
Amethocain	Operationen am Auge, Zahnbehandlung	Augentropfen, Spray, Creme
Benzocain	Schmerzlinderung in Mund und Rachen, im Analbereich (Hämorrhoiden) und bei Hautwunden sowie vor Laryngoskopie	Pastillen, Zäpfchen, Spray, Creme, Salbe
Bupivacain	Nervenblockade (Epiduralanästhesie und Kaudalblock	Injektion
Kokain	Früher bei Nasen- und Rachenoperationen (derzeit als Suchtgift verboten).	Spray, Tinktur
Lidocain	Schmerzlinderung bei Zahnbehandlung, Spinalanästhesie, Nervenblockade (z.B. Epiduralanästhesie), Augenoperationen, vor Endoskopien; Hämorrhoidenbehandlung	Injektion, Gel, Spray, Creme, Salbe, Tinktur, Augentropfen, Zäpfchen
Procain	Schmerzlinderung vor Operationen und Zahnbehandlungen	Injektion

Anästhetikum. Bei größeren Nevenblokkaden (Epidural- und Spinalanästhesie) kann der Blutdruck abfallen mit der Folge geringerer Gehirn- und Herzdurchblutung. Selten sind auch Infektionen an der Injektionsstelle. Bei einer sehr kleinen Zahl empfindlicher Patienten kann es auch zu langdauernden Nervenschäden kommen.

Anästhesie, Lumbal-

s. *Spinalanästhesie*

Anästhesie, Spinal-

s. *Spinalanästhesie*

Anästhesie, zahnärztliche

Künstlich hervorgerufener Empfindungsverlust zur schmerzfreien Zahnbehandlung. Die meisten Zahnbehandlungen erfolgen unter Lokalanästhesie. Vollnarkosen werden meistens nur bei kieferchirurgischen Operationen und in besonderen Fällen angewendet.

LOKALANÄSTHESIE

Für kleinere Behandlungen wie den Aufbau von Füllungen verzichten manche Patienten und Zahnärzte ganz auf Anästhesie, sonst aber wird ein Lokalanästhetikum (z. B. Lidocain oder Bupivacain) in das Zahnfleisch injiziert. In Fällen, wo dies nicht möglich ist (z.B. weil das Zahnfleisch stark entzündet ist oder das Risiko einer Infektionsausbreitung besteht), wird in oder um den Nerv an einer etwas entfernteren Stelle injiziert. Dies ist die sog. periphere Nervenblockade. Zusammen mit dem injizierten Lokalanästhetikum werden in manchen Fällen auch Oberflächenanästhetika angewendet, eine besondere Form von Lokalanästhetika, die auf das Zahnfleisch aufgetragen werden.

SEDIERUNG

Zusätzlich zu einer Lokalanästhesie kann bei überängstlichen, übermäßig aufgeregten oder auch widerspenstigen Patienten eine Ruhigstellung (Sedierung) nötig sein. Dazu können oral oder intravenös oder durch Inhalation Tranquilizer (Diazepam etc.), Lachgas oder Barbiturate verabreicht werden.

VOLLNARKOSE

Die Vollnarkose wird normalerweise nur bei Kieferoperationen angewendet oder bei Mehrfachzahnextraktionen, bei kleinen Kindern und bei Leuten, die allergisch gegen Lokalanästhetika sind oder überaus empfindliche Zähne haben, ferner bei Patienten, die nicht imstande sind, sich kooperativ zu verhalten (beispielsweise geistig Gestörte oder körperlich Behinderte).

Für relativ kurze Zahnoperationen genügt eine Vollnarkose mittels einer Barbituratinjektion (Methohexital, Thiopental) in eine Vene. Danach kann die Narkose durch Einatmen von Lachgas, Sauerstoff oder ein anderes flüchtiges Narkotikum für den Verlauf der Operation aufrechterhalten werden. Für längere oder komplizierte Dental- oder Kieferoperationen wird die Vollnarkose wie bei chirurgischen Operationen durchgeführt (s. *Anästhesie, Allgemein-*).

Anästhesist(in)

Facharzt für Anästhesiologie, d.h. für die Ausführung und Überwachung von Narkosen (*Anästhesie, Allgemein-*). Bevor der Patient in den Operationssaal gebracht wird, untersucht der A. seinen Zustand (Herz, Lunge, Kreislauf) und entscheidet Art und Menge der Narkosemittel für die Einleitungs-, Aufrechterhaltungs- und Aufwachphase, ebenso die Art der Patientenlagerung auf dem Operationstisch. Er kontrolliert, ob es Probleme irgendwelcher Art gibt, und legt fest, was in einem auftretenden Notfall geschehen soll. Der A. ist auch verantwortlich für die Patientenbeobachtung und -kontrolle während der gesamten Narkose, also Operationsdauer, die anschließende Aufwachperiode und sämtliche Maßnahmen, die bei Komplikationen nötig werden.

In vielen Kliniken ist der A. auch für die Intensivstation zuständig und verantwortlich, ferner für alle Not- und Wiederbelebungsmaßnahmen an stationären Patienten sowie für alle dringenden und Notfallmaßnahmen an eingelieferten Unfall- und Notfallpatienten.

Anästhetika

Bezeichnung für eine Gruppe von Wirkstoffen/Medikamenten, die eine *Anästhesie* bewirken.

Anastomose

Verbindung zwischen zwei Hohlorganen oder Blutgefäßen. Eine A. kann spontan entstehen – z.B. zwischen zwei Blutgefäßen (s. *arteriovenöse Fistel*) –, doch oft werden sie auch künstlich hergestellt. Durch eine A. können viele Störungen behoben werden: Wenn z.B. ein Blutgefäß durch einen *Thrombus* (Blutklumpen) oder *Atherom* (Fettablagerung) verstopft ist, kann der Chirurg das Hindernis entfernen und anschließend beide Enden des Gefäßes wieder verbinden. Bei einer Bypass-Operation wird der Blutfluß durch ein künstliches Umgehungsgefäß an der verstopften Stelle vorbeigeleitet. Manchmal wird dazu auch ein Blutgefäß-Transplantat eingesetzt, das dem Patienten an einer anderen Stelle entnommen wurde.

Bei Darmverschluß können künstliche A.n auf dieselbe Weise hergestellt werden wie bei verstopften Blutgefäßen: die verschlossene Stelle wird chirurgisch entfernt, und die beiden Enden des Darms werden aneinandergenäht. Auch am Darm kann ein Bypass angelegt werden: Oberhalb und unterhalb der verschlossenen Stelle öffnet der Chirurg den Darm und fügt einen Bypass ein (s.a. *Bypass-Operationen*).

Anatomie

Kunst der Leichenzergliederung; Lehre vom normalen äußeren und inneren Bau des Körpers. Die A. bildet mit der Physiologie (Lehre von den normalen Funktionen des Körpers) die Grundlage einer medizinischen Ausbildung. Die wichtigste Informationsquelle beim Studium der A. ist das Präparieren an Leichen. Die Erforschung der menschlichen Anatomie begann schon im alten Ägypten. Der griechische Arzt Galen (129-199 n. Chr.) hat zahlreiche anatomische Schriften verfaßt, die teilweise bis heute noch gültig sind. Erst 1543 erschien eine neue, umfassende Abhandlung "Über den menschlichen Körperbau" (De Humani Corporis Fabrica) aus der Feder des flämischen Anatomen Andreas Vesalius (1514-1564).

Die A. als Unterrichts- und Forschungsdisziplin der vorklinischen Medizin teilt sich in drei Unterbereiche ein: die makroskopische (mit bloßem Auge zu erfassende) und mikroskopische (feingewebliche, mit optischen Einrichtungen wahrnehmbare) A. (auch als Histologie = Lehre von den Geweben bezeichnet) sowie die Embryologie (Lehre von der vorgeburtlichen Entwicklung des Körpers).

Neben einer systematischen (die Körpersysteme beschreibende) A. unterscheidet man eine topographische (auf die Lagebeziehungen der Organe im Körper eingehenden), eine klinische und eine vergleichende A.; die letztere versucht, Rückschlüsse aus dem Vergleich menschlicher Organe mit den entsprechenden Teilen der "niederen" Lebewesen zu ziehen.

Anatomische Begriffe

Diese orientieren sich an der "anatomischen Grundhaltung": aufrechter Stand mit lose herabhängenden Armen, die Handinnenflächen zeigen nach vorne. Durch den Körper können drei Hauptachsen (sagittal, horizontal, vertikal) und Hauptebenen (Sagittal-, Frontal-, Horizontalebene; sowie zahllose Parallelebenen hierzu) gelegt werden, woraus sich verschiedene statische und dynamische Bezeichnungen ergeben.

Jede einzelne oder im Profil erkennbare Struktur trägt eine international gültige Fachbezeichnung, die in der Regel

A

ANATOMISCHE BEGRIFFE:

Statische und dynamische anatomische Bezeichnungen leiten sich von der "anatomischen Grundhaltung" ab: aufrechter Stand; Augen, Handflächen und Fußspitzen nach vorne gerichtet. In dieser Stellung können die Körperteile in bezug zu geometrischen Ebenen und Achsen beschrieben werden.
Neue bildgebende Verfahren (CT, MRT) liefern oft Serien von Querschnitten durch bestimmte Organe oder Körperteile.

Gelenkmechanik – Bewegungsrichtungen
Bewegungen um die Längsachse von Knochen werden als Rotation (Rollung), um die Sagittalachse durch ein Gelenk vom Körper (bzw. einem Bezugselement) fort als Abduktion, zu diesem hin als Adduktion bezeichnet. Eine Abwinkelung der Längsachse zweier miteinander gelenkig verbundener Skeletteile gilt als Flexion (Beugung), die gegenteilige Bewegung als Extension (Streckung). Pronation und Supination sind Umwendbewegungen von Hand oder Fuß.

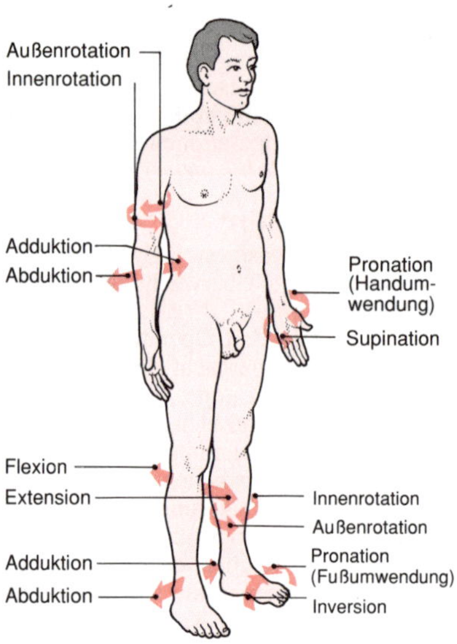

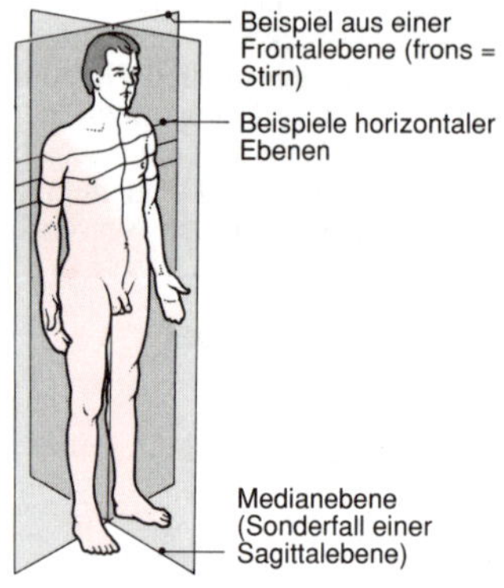

Ebenen durch den Körper
Die Medianebene teilt den Körper in die rechte und linke Hälfte. Die Koronalebene steht im rechten Winkel zur Medianebene; sie teilt den Körper in die vordere und die rückwärtige Hälfte auf. Die transversalen Ebenen sind gedachte horizontale Querschnitte durch den Körper.

dem Griechischen oder Lateinischen entlehnt ist. Im klinischen Sprachalltag werden diese sog. Termini jedoch häufig vereinfacht; so wird z.B. aus der Glandula parotidea (Ohrspeicheldrüse) die Parotis.

Anazidität

s. *Achlorhydrie*

Ancylostomiasis

s. *Hakenwurm-Erkrankung*

Androgene Hormone

Gruppe von Hormonen, die die sog. *Virilisation* verursachen – die Entwicklung der männlichen sekundären Geschlechtsmerkmale, z.B. Bartwuchs, tiefe Stimme, Zunahme von Muskelmasse.

PRODUKTION
Beim Mann werden a.H. in bestimmten Zellen in den Hoden produziert; außerdem entstehen sie – bei beiden Geschlechtern – auch in den Nebennieren. Bei der Frau bilden die Eierstöcke bis zu den Wechseljahren geringe Mengen von a.n H.n. Das aktivste a.H. ist das in den Hoden entstehende *Testosteron*; die aus den Nebennieren stammenden a.n H. sind weniger wirksam und beeinflussen die Entwicklung der Geschlechtsmerkmale kaum – es sei denn, sie werden übermäßig produziert.

Die Produktion der a.n H. wird durch Hormone der Hirnanhangdrüse gesteuert; in den Hoden durch die sog. *Gonadotropine*; in den Nebennieren durch das sog. *ACTH*.

WIRKUNGEN
A.H. stimulieren in der Pubertät die Entwicklung der männlichen sekundären Geschlechtsmerkmale; u.a. die Vergrößerung des Penis, den Bartwuchs und die Entwicklung der Körperbehaarung. Außerdem haben a.H. eine sog. anabolische Wirkung: Sie steigern die Synthese von körpereigenen Eiweißstoffen und hemmen deren Abbau. Dadurch vergrößert sich vor allem an Brustkorb und Schultern die Muskelmasse, auch das Körperwachstum wird während der Pubertät beschleunigt. Zu Ende der Pubertät bewirken die a.n H., daß das Wachstum der langen Knochen aufhört.

A.H. steigern die Aggressivität – eine typische männliche Eigenschaft. Auch die Talgproduktion nimmt zu und kann zu Akne führen. Im Erwachsenenalter bewirken a.H. die Entstehung der Glatze; Androgenmangel schützt davor.

ANDROGENMANGEL
Androgenmangel kann beim erwachsenen Mann als Folge einer Hodenerkrankung entstehen, oder wenn die Hirnanhangdrüse zu wenig Gonadotropine freisetzt. Dieser Zustand wird "hypogonadal" bezeichnet; die Auswirkungen hängen davon ab, ob der Androgenmangel vor oder nach der Pubertät eingetreten ist. Typische Anzeichen sind: schwacher Bartwuchs, geringe Körperbehaarung, eine glatte Haut und eine hohe Stimme, verminderter Sexualtrieb, unterentwikkelte Genitalien und dürftige Muskeln.

ANDROGENÜBERSCHUSS
Eine Überproduktion von a.n H.n kann von Erkrankungen der Nebenniere (s. *Tumoren der Nebenniere*, angeborene *Hyperplasie der Nebenniere*) oder der Hoden (s. *Hodentumor*), selten auch von A.-produzierenden Tumoren der Eierstöcke herrühren (s. *Ovarialkarzinom*).

Beim erwachsenen Mann unterstreicht ein A.-Überschuß die männlichen Eigenschaften. Bei Knaben kommt es zu einer vorzeitigen Entwicklung der Geschlechtsmerkmale. Auch das Wachstum der Knochen ist gesteigert, doch die endgültige Körperhöhe ist niedriger als im Normalfall, weil bei a.-H.-Überschuß das Knochenwachstum früher aufhört.

Bei Frauen verursacht eine Überproduktion von a.n H.n die Entwicklung männlicher Geschlechtsmerkmale – die Körperbehaarung ist verstärkt, die Stimme wird tiefer, die Klitoris vergrößert sich, und es kommt zu *Amenorrhoe* (Ausbleiben der Monatsblutung).

Androgene Medikamente

Testosteron (z.B. *Andriol*® +)

Natürliche oder synthetische androgene Hormone, die als Medikament verwendet werden; das wichtigste: Testosteron.

A.M. werden bei der Behandlung von männlichem Hypogonadismus (verminderte Hodenaktivität) eingesetzt; sie stimulieren die Entwicklung der männlichen Geschlechtsmerkmale: Wachstum des Schamhaares, Bartwuchs, Vergrößerung der Genitalien, männliche Stimme. A.M. steigern den Geschlechtstrieb, jedoch nicht die Produktion von Spermien.

A.M. werden auch bei aplastischer Anämie eingesetzt, weil sie im Knochenmark die Bildung von Blutzellen anregen; auch manche Formen von Brustkrebs können mit androgenen Medikamenten behandelt werden.

Häufig werden diese Medikamente auch von Sportlern und Bodybuildern eingenommen, die auf diese Weise eine Steigerung der Muskelmasse und Kraft anstreben. Dies wird von Ärzten scharf abgelehnt, da der Nutzen solcher Maßnahmen zweifelhaft und das Risiko unbekannt ist.

MÖGLICHE NEBENWIRKUNGEN

Dazu gehört: Speichern von Flüssigkeit im Körper, Gewichtszunahme, steigende Cholesterinwerte, selten auch Leberschäden. Bei Frauen können a.M. eine tiefere Stimme und andere männliche Merkmale bewirken – vor allem Bartwuchs. A.M. können die Entwicklung der Geschlechtsmerkmale beim Ungeborenen und bei Säuglingen beeinflussen. Deshalb werden sie Schwangeren und Stillenden nicht verabreicht. Bei Jugendlichen sollen a.M. mit Vorsicht eingesetzt werden, weil sie das Wachstum der langen Knochen zu früh beenden.

Anenzephalie

Fehlen von Gehirn und Schädeldach beim Neugeborenen. Die meisten Kinder mit A. kommen tot zur Welt oder leben höchstens einige Stunden. Bereits in der Frühschwangerschaft kann festgestellt werden, ob eine A. vorliegt: Durch Kontrolle des mütterlichen *Alphafetoproteins*, mit *Ultraschall*, durch *Amniozentese* oder *Fetoskopie*. Wird eine A. festgestellt, kann ein Abbruch der Schwangerschaft erwogen werden.

Ursache der A. ist eine Schädigung des sog. Neuralrohrs, einer embryonalen Struktur, aus der sich Gehirn und Rükkenmark entwickeln. Auch *Spina bifida* und *Hydrozephalus* sind auf eine ähnliche Störung zurückzuführen; der Oberbegriff für diese Fehlentwicklungen heißt *Neuralrohrdefekt*. A. kommt in etwa fünf von 1000 Schwangerschaften vor; davon wird jedoch nur etwa ein Drittel ausgetragen.

Aneurysma

Krankhaft sich ausweitendes Blutgefäß. A.en entstehen durch die Einwirkung des Blutdrucks auf einen vorgeschädigten Bereich einer Arterienwand; die vorangegangene Schädigung kann angeboren oder Folge einer Krankheit oder Verletzung sein.

FORMEN

Die häufigsten A.-Formen und die Stellen, an denen sie meistens entstehen, zeigt die Abbildung im Kasten.

ANEURYSMA-FORMEN

Ein Aneurysma bildet sich, wenn der Blutdruck eine materialgeschwächte Arterienwand ausweitet oder wenn der Blutstrom einen Kanal in das Gefäßwandinnere wühlt. A.en können überall im Körper entstehen, doch am häufigsten entwickeln sie sich in der Aorta und in den Gehirnarterien.

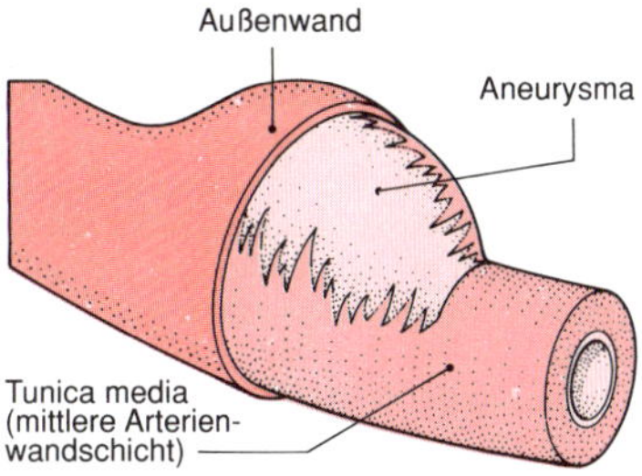

Echtes Aneurysma
Diese Form bildet sich, wenn die mittlere Arterienwandschicht geschwächt ist. Der starke Blutdruck verursacht die ballonartige Ausweitung der Arterienwand.

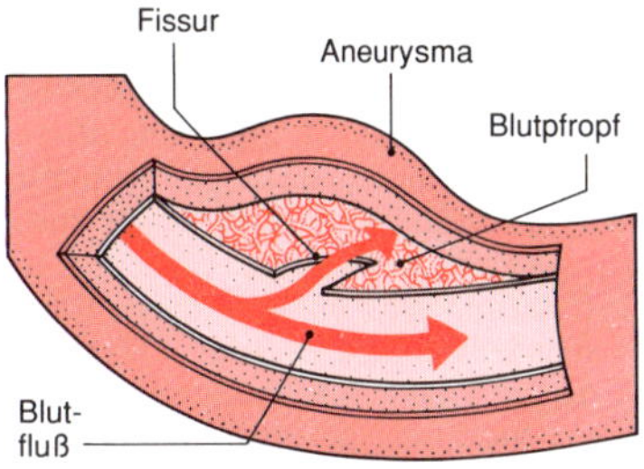

Aneurysma dissecans
Diese Form liegt vor, wenn in der Innenwand der Arterie eine Spalte entsteht. Das Blut, das sich hindurchzwängt, verursacht die Ausbeulung.

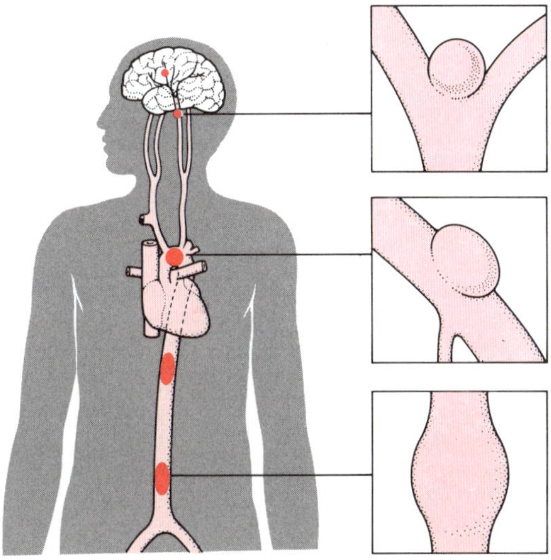

Hirn-(Beeren-) Aneurysma
Schwellung an der Stelle, an der sich die Hirnarterien verzweigen. Ursache ist oft eine angeborene Gefäßwandschwäche.

Sakkuläres Aneurysma
Eine ballonförmige Ausbeulung der Arterienwand, häufig bei Aortenaneurysmen, die sich direkt über dem Herzen befinden

Fusiformes Aneurysma
Diese spindelförmige Ausbeulung nach allen Seiten kommt meistens in den unteren Aortenbereichen vor.

Das sog. sackförmige A. (A.dissecans) entsteht oft in der Aorta als Begleiterscheinung der *Atherosklerose*: Der Blutstrom wühlt einen Kanal zwischen den Gefäßschichten; davon kann ein beachtlicher Abschnitt betroffen sein. Der Betroffene hat starke Schmerzen; außerdem besteht die Gefahr, daß das Gefäß reißt. Wenn sich das A. im Aortenbogen oder in der aufsteigenden Aorta befindet und den Herzbeutel (die Haut, die das Herz umhüllt) in Mitleidenschaft zieht, besteht Lebensgefahr, weil der Druck des Blutes die Herztätigkeit behindern kann.

Auch in der Herzwand kann sich ein A. bilden, z.B. wenn der Herzmuskel nach einem *Herzinfarkt* geschädigt ist. Solche A.en reißen selten, doch sie beeinträchtigen die Pumpkraft des Herzen.

Wurden Gefäßwände mechanisch geschädigt (z.B. bei einem Unfall), kann ebenfalls ein A. entstehen.

URSACHEN

Ein A. entsteht aus verschiedenen Gründen. Wenn die mittlere Wandschicht eines Gefäßes von Geburt an schwach ist, kann schon ein normaler Blutdruck eine Ausbuchtung der schwachen Stelle verursachen. Das *Marfan-Syndrom* – eine Krankheit, bei der die mittlere Wandschichte der Aorta geschädigt ist – führt oft zu A.en direkt oberhalb des Herzens. Die Arterienwand kann aber auch durch eine Entzündung geschwächt sein – etwa bei der *Polyarteriitis* nodosa.

In der Aorta entstehen A.en am häufigsten im unteren Teil des Gefäßes; sie sind meist Folgen einer atherosklerotischen Schädigung. Unbehandelte *Syphilis* kann

A

A.en der aufsteigenden Aorta verursachen. Bei *Septikämie* können in kleineren Blutgefäßen sog. mykotische A.en als Folge einer lokalen Infektion entstehen. A.en der Gehirnarterien werden wegen ihrer Form und Größe auch Beeren-A.en bezeichnet.

SYMPTOME UND ANZEICHEN

Die Symptome sind je nach Art, Größe und Lokalisation des A. unterschiedlich. Hirn-A.en können jahrelang unbemerkt bestehen, doch durch ihre Nähe zum Hirn sind sie gefährlich. Eine rasche Vergrößerung oder ein Riß des A. führt unweigerlich zu Beschwerden: Lähmung der Augen, hängende Augenlider, geweitete Pupillen, Nackensteife, schwere Kopfschmerzen und Bewußtlosigkeit (ähnlich wie bei einem *Schlaganfall*).

Der Druck, den ein A. verursacht, kann umliegende Bereiche schädigen. Das trifft besonders für Hirn-A.en zu. Reißt ein A., kann der Betroffene verbluten; im Hirn kann es zu schweren Gehirnschädigungen führen (s. *subarachnoidale Blutung*).

Bei A.en der Aorta im Brustkorb kann sich oft Heiserkeit einstellen, wenn das A. auf einen Nerv drückt, der die Stimmbänder versorgt. Auch Schluckbeschwerden und Schmerzen in der Brust können vorkommen und als Anzeichen eines Herzinfarkts mißdeutet werden. Im Bereich des Bauches können A.en zuweilen als pochende Schwellung beobachtet werden, sie verursachen manchmal auch Rückenschmerzen.

DIAGNOSE

Ein A. eines größeren Blutgefäßes kann manchmal im Röntgenbild erkannt werden, doch detailliertere Informationen liefert die Angiographie. Hirn-A.en können am sichersten durch *eine Computer-* und *Kernspintomographie* diagnostiziert werden.

THERAPIE

Die Behandlung eines A. hängt von seiner Lokalisation ab, sowie vom Alter und dem Gesamtzustand des Patienten. Gerissene oder vergrößerte A.en müssen sofort operiert werden (s. *Gefäßplastik, rekonstruktive*). Auch wenn Symptome eines Hirn-A. vorliegen, sollte, wenn möglich, operiert werden. Wenn A.en im Bereich des Brustkorbes operiert werden, ehe der Notfall eintritt, besteht eine 80-90prozentige Überlebenschance. Notoperationen bergen hingegen ein hohes Risiko; bei einem A.-Riß im Brustkorb sind die Aussichten schlecht.

Angeboren

s. *kongenital*

Angeborene Hüftluxation

s. *Hüftverrenkung, angeborene*

Angiitis

s. *Vaskulitis*

Angina

Bezeichnung für einen strangulierenden, einengenden Schmerz; wird oft als Kurzbezeichnung der koronaren Herzkrankheit *Angina pectoris* verwendet (Schmerz infolge Sauerstoffmangels auf Grund schlechter Durchblutung des Herzens). Es gibt auch andere Formen der A. – z.B. die Unterleibs-A. (Bauchschmerzen nach dem Essen infolge schlechter Durchblutung des Verdauungstrakts) und die sog. *Plaut-Vincent-Angina* (entzündliche Erkrankung der Mundhöhle).

Angina herpetica

s. *Herpangina*

Angina Ludovici

s. *Ludwig-Angina*

Angina pectoris

Brustschmerzen infolge mangelnder Sauerstoffversorgung des Herzmuskels. Tritt meistens bei erhöhtem Sauerstoffbedarf nach großer Anstrengung oder starkem Streß auf.

URSACHEN

Die mangelnde Durchblutung des Herzmuskels ist meistens Folge einer koronaren Herzkrankheit: Die *Herzkranzgefäße* sind durch Fettablagerungen (*Atherosklerose*) eingeengt. Eine andere Ursache für die Minderdurchblutung kann ein Krampf der Herzkranzgefäße sein – sie ziehen sich zusammen, entspannen sich jedoch nach kurzer Zeit wieder. In diesem Fall liegt keine dauerhafte Einengung der Gefäße vor. Auch eine *Aortenstenose* (Verengung der Aortenklappen im Herzen) oder Arrhythmien (*Herzrhythmusstörungen*) können eine Minderdurchblutung des Herzmuskels verursachen.

Selten wird A.p. auch durch *Anämie* verursacht, bei der das Blut nicht genügend Sauerstoff transportiert, sowie *Polyzythämie* (erhöhte Zahl roter Blutkörperchen), wenn das Blut dickflüssig wird und nur langsam den Herzmuskel passiert. Auch *Thyreotoxikose* (erhöhte Produktion des Schilddrüsenhormons) kann A.p. hervorrufen: Bei dieser Erkrankung arbeitet das Herz schwerer und schneller, als es der Blutversorgung entspricht.

VORKOMMEN

Die A.p. kommt häufig vor; bei Männern meistens in den Fünfzigern, kann jedoch bereits im Alter von 30 Jahren entstehen; bei Frauen tritt sie meistens erst in höherem Alter auf.

ANZEICHEN

Der Brustschmerz kann sowohl leicht als auch sehr stark sein; oft wird er wie ein starker Druck auf die Brust empfunden. Meist beginnt der Schmerz in der Mitte der Brust, strahlt jedoch oft bis in die Kehle, den Oberkiefer, im Rücken bis zu den Schulterblättern und auch auf die Arme – besonders den linken – aus. Die Schmerzen stellen sich meist ein, wenn das Herz schwer arbeiten muß und mehr Sauerstoff benötigt: bei körperlicher Anstrengung, unter Streß oder unter hohen Temperaturen; kann jedoch auch nach leichter körperlicher Tätigkeit kurz nach einer Mahlzeit eintreten.

Typisch für die A.p. ist, daß sie regelmäßig bei einem bestimmten Grad der Belastung entsteht: z.B. beim Treppensteigen immer auf derselben Höhe; und daß die Beschwerden nach kurzer Rast wieder aufhören.

Auch Übelkeit und Schweißausbrüche, Schwindelanfälle oder Atemnot können Anzeichen einer A.p. sein. Diese Symptome sind zwar charakteristisch für A.p., doch sie können auch auf eine *Ösophagitis* (Entzündung der Speiseröhre) hinweisen, ebenso auf Krämpfe der Speiseröhre, auf eine Arthritis im Bereich der oberen Wirbelsäule oder auf eine Zerrung eines Brustmuskels.

Ein länger andauernder, meist schwerer A.-p.-Anfall kann Folge eines *Herzinfarkts* sein. In diesem Fall liegt eine Dauerschädigung des Herzmuskels vor.

DIAGNOSE

Eine körperliche Untersuchung allein kann keine sichere A.-p.-Diagnose liefern. Zu den Laborprüfungen, die zur Absicherung der Diagnose notwendig sind, gehört das sog. Ruhe-EKG (Messen der Herzströme im Ruhezustand) und der sog. *Belastungstest* (EKG unter Belastung): der Patient steigt z.B. so lange Treppen auf und ab, bis sich die A.p. einstellt. Das Ruhe-EKG zeigt keine Anzeichen der A.p. (es sei denn, ein A.-p.-Anfall steht unmittelbar bevor), doch es kann auf bereits bestehende Herzschäden hinweisen.

Bluttests können eine Hilfe sein bei der Suche nach Primärursachen – z.B. *Anämie, Polyzythämie, Thyreotoxikose*, Hyperlipidämie (erhöhte Blutfettwerte, die zur Atherosklerose führen konnten). Eine Koronar-*Angiographie* (Röntgen-Untersuchung der Herzkranzgefäße) wird manchmal auch gemacht.

THERAPIE

Erstes Ziel der Behandlung ist die Linderung der Beschwerden. Rauchen ist untersagt, weil Nikotin und Karbonmonoxid den Zustand verschlechtern und die Beschwerden verstärken. Übergewichtige müssen abnehmen, um die Belastung des Herzens zu senken.

Zur Vorbeugung, aber auch bei einem akuten A.-p.-Anfall werden Nitropräpa-

A

rate verordnet, die die Durchblutung des Herzmuskels steigern. Wenn diese Medikamente nicht ausreichen, oder wenn sie zu starken Kopfschmerzen führen (häufige Nebenwirkung der Nitrate, weil auch die Hirnarterien stärker durchblutet werden), können andere Präparate gegen A.p. eingesetzt werden – z.B. Betablocker oder *Kalziumantagonisten*.

Patienten, die gleichzeitig an *Bluthochdruck* leiden, werden mit *Antihypertonika* behandelt. Das entlastet das Herz bei seiner Pumparbeit. Auch andere Ursachen der A.p. müssen behandelt werden – z.B. Rhythmusstörungen mit *Antiarrhythmika* und Hyperlipidämie durch fettarme Diät und/oder Medikamente.

Die medikamentöse Behandlung kann die Beschwerden über Jahre hinweg unter Kontrolle halten, doch die Krankheit wird dadurch nicht geheilt. Werden die Anfälle trotz Behandlung schwerer, länger oder häufiger, und bestätigt die Angiographie, daß sich die Gefäße weiter verengen, kommt eine Bypass-Operation oder *Angioplastie* in Frage, um die Durchblutung des Herzmuskels zu verbessern.

PROGNOSE

Die Auswirkung der A.p. auf die Lebensqualität hängt davon ab, wie schwer die Krankheit ist und wie wirksam die Medikamente, bzw. die chirurgischen Maßnahmen sind. Manche Betroffene führen ein weitgehend normales Leben und meiden lediglich körperliche Anstrengungen, während bei anderen die Lebensqualität erheblich eingeschränkt sein kann.

Angiographie

Röntgenverfahren, bei dem die Blutgefäße dargestellt werden. Dazu wird dem Patienten ein Kontrastmittel in die Blutgefäße gespritzt.

WARUM ES GEMACHT WIRD

Mit Hilfe der A. können die Ärzte Krankheiten erkennen, die die Beschaffenheit der Blutgefäße verändern. Zu solchen Erkrankungen gehören *Aneurysmen* (Ausbeulungen von Arterien) und Verengungen oder Verschlüsse von Blutgefäßen; z.B. durch *Atherosklerose* (Fettablagerungen in den Wänden der Gefäße) oder durch einen *Thrombus* (Blutgerinnsel) oder *Embolus* (Pfropf – z.B. Zellklumpen – der mit dem Blut wandert). Außerdem kann mit A. auch der Verlauf von geschädigten Blutgefäßen kontrolliert werden – z.B. nach einer Verletzung oder bei einem Tumor. Der Arzt kann eine evtl. anomale Anordnung der Gefäße feststellen, den Schweregrad der Krankheit beurteilen und weitere Maßnahmen planen. Eine A. der Karotiden (Arterien, die den Kopf mit Blut versorgen) wird bei Patienten durchgeführt, die eine *transitorische ischämische Attacke* erlitten haben (Symptome eines Schlaganfalls, die innerhalb von 24 Stunden verklingen). So kann der Arzt feststellen, ob eine Karotide verengt oder verschlossen ist.

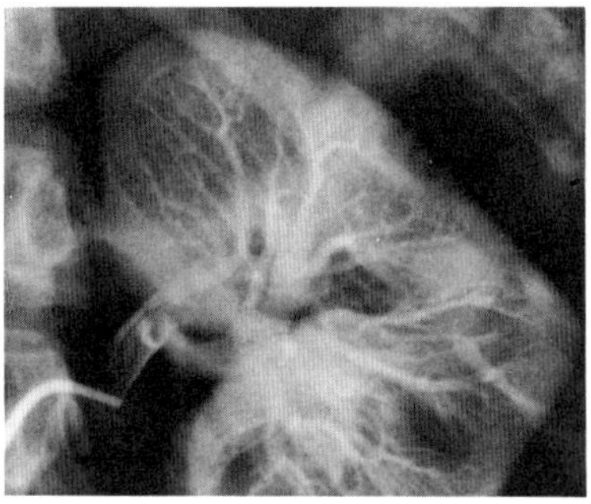

Angiogramm einer normalen Niere
Ein Röntgenkontrastmittel wird durch den Katheter in das Arteriensystem der Niere injiziert und davon Aufnahmen gemacht.

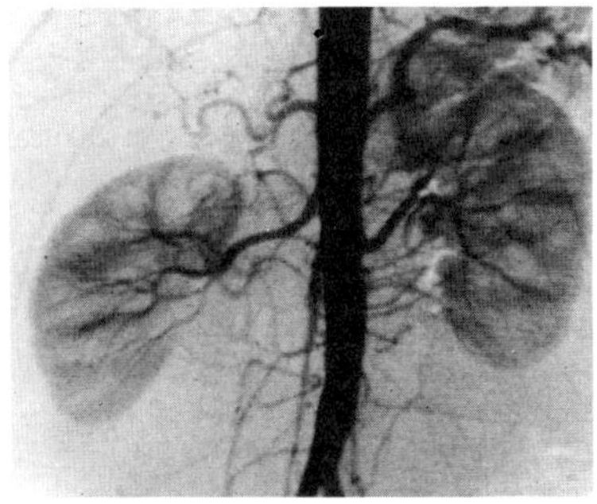

Digitale Subtraktionsangiographie
Hier sind die normalen Nieren deutlicher zu erkennen, weil der Computer unerwünschte Details auslöscht.

SO WIRD ES GEMACHT

In das Blutgefäß, das untersucht werden soll, wird das Kontrastmittel meist durch einen dünnen Katheter (einen biegsamen Plastikschlauch) eingespritzt, den man vorher in die Oberschenkelarterie an der Leiste, in die Oberarmarterie am Ellbogen oder in die Halsschlagader eingeführt hat.

Vor Einführung des Katheters wird die Haut und das Gewebe über der Arterie mit einem Lokalanästhetikum betäubt. Dann wird eine Hohlnadel durch die Haut in die Arterie eingeführt. Ein langer, dünner Draht mit einer weichen Spitze wird durch die Nadel durchgeschoben und die Nadel entfernt. Der Arzt schiebt den Katheter am Führungsdraht entlang in das Blutgefäß vor. Unter ständiger Kontrolle auf dem Röntgenschirm wird die Katheterspitze an die zu untersuchende Gefäßstelle geführt und das Kontrastmittel injiziert. In schneller Folge werden mehrere Röntgenaufnahmen (oder eine kontinuierliche Aufzeichnung) gemacht, die eine genaue Untersuchung des Blutflusses durch das Gefäß ermöglichen.

Eine Angiographie kann kurz (Minuten) oder lang (2 bis 3 Stunden) dauern.

DIGITALE SUBTRAKTIONS-ANGIOGRAPHIE

Diese A.methode verarbeitet vor und nach der Injektion von Kontrastmitteln in ein Blutgefäß aufgenommene Röntgenbilder, die digital im Computer gespeichert werden. Dieser vermag nun die erste Aufnahme von der zweiten zu subtrahieren und alle unwichtigen Einzelheiten zu entfernen. Zurück bleibt das zu untersuchende, kontrastmittelgefüllte Blutgefäß. Für diese A.methode braucht man weniger Kontrastmittel, sie ist daher sicherer für den Patienten. Ihre Anwendung ermöglicht es in einigen Fällen, auf die Injektion des Kontrastmittels direkt in das betreffende Blutgefäß – vor allem wenn es für den Katheter nur schwer zugänglich ist – zu verzichten. Details sind jedoch bei der digitalen Subtraktionsangiographie nicht immer so deutlich zu sehen wie bei der konventionellen Angiographie.

RISIKEN

Zu den möglichen Nebenwirkungen zählen allergische Reaktionen auf ein Kontrastmittel. Seit neue Kontrastmittel eingesetzt werden, sind sie jedoch auf weniger als eine schwere Reaktion auf 80 000 A.n zurückgegangen.

Schäden an den Blutgefäßen können entweder an der Injektionsstelle oder beim Vorschieben des Katheters dem Blutgefäß entlang auftreten.

PROGNOSE

Die A.verfahren wurden in den letzten Jahren nicht nur für Diagnosezwecke adaptiert, sondern auch an bestimmte Behandlungsmethoden, die manchmal operative Eingriffe überflüssig machen. Beispielsweise kann man kleine Ballons an der Katheterspitze aufblasen und damit einen verengten oder blockierten Arterienabschnitt erweitern (s. *Angioplastie*, *Ballonkatheter*), künstliche Embolien durch Injektion zur Verminderung oder vollständigen Unterbindung der Blutzufuhr zu einem Tumor erzeugen (s. *Embolisation*) oder Medikamente zur Blutungsstillung oder Tumorbehandlung direkt in die Blutzufuhr zu einzelnen Organen infundieren. (S.a. *Aortographie*)

Angiom

Gutartiger Tumor – eine Neubildung aus Blut- (Hämangiom) oder Lymphgefäßen (Lymphangiom).

A

Angioödem

Auch "angioneurotisches Ödem" bezeichnet; eine durch *Allergie* ausgelöste Reaktion. Ähnlich wie bei Nesselausschlag (*F. Urticaria*) entstehen plötzlich große, deutlich sich abhebende Schwellungen besonders auf der Haut und im Kehlkopf, die einige Stunden oder Tage anhalten können, wenn sie nicht behandelt werden.

VORKOMMEN UND URSACHEN

A. kommt überwiegend bei jungen Menschen vor (besonders bei etwa 20jährigen); und bei Personen, die generell eine Neigung zu Allergien haben (s. *Atopie*). Die häufigste Ursache ist eine plötzliche allergische Reaktion auf ein Nahrungsmittel, z.B. auf Eier, Erdbeeren oder Meeresfrüchte. Seltener entsteht ein A. als Reaktion auf ein Medikament (z.B. Penicillin), einen Insektenstich oder -biß, Infektion, emotionalen Streß oder auf Kontakt mit Tieren, Schimmel, Pollen oder auf eine Erkältung. Auch eine erbliche Form dieser Krankheit ist bekannt.

SYMPTOME

Plötzliche Atemstörungen und Schluckbeschwerden, Schwierigkeiten beim Sprechen, Schwellungen an Lippen, Gesicht und Hals sind Anzeichen eines A.s. Wenn Rachen und Kehlkopf betroffen sind, droht *Erstickungs*gefahr. Ein A. im Verdauungsapparat führt zu Koliken, Übelkeit und Erbrechen.

THERAPIE

In schweren Fällen wird *Adrenalin* gespritzt; bei Erstickungsgefahr kann eine Intubation (Einführen eines Atemrohrs durch den Mund in die Luftröhre) oder eine Tracheostomie (chirurgischer Eingriff, bei dem eine Öffnung in die Luftröhre gemacht wird) erforderlich werden. In leichteren Fällen werden *Kortikosteroide* angewendet; auch *Antihistaminika* mildern die Symptome.

BALLONKATHETERANGIOPLASTIE

In ein verengtes oder verstopftes Blutgefäß wird ein Ballonkatheter eingeführt und an der betroffenen Stelle aufgeblasen. Das Gefäß wird dadurch erweitert. Dann wird die Luft aus dem Ballon ausgelassen und der Ballonkatheter wieder herausgeholt. Das Verfahren wird in örtlicher Betäubung durchgeführt.

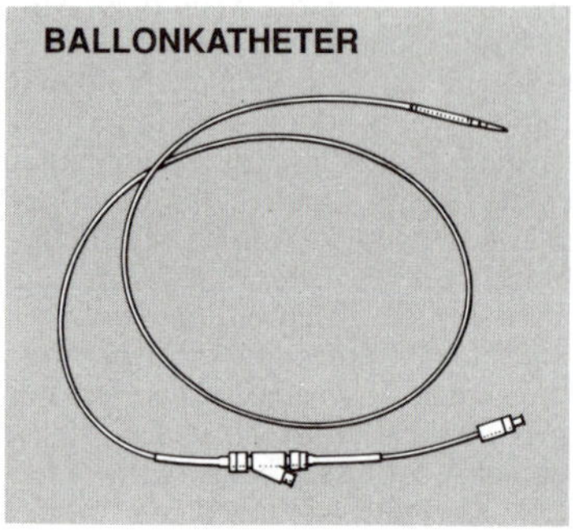

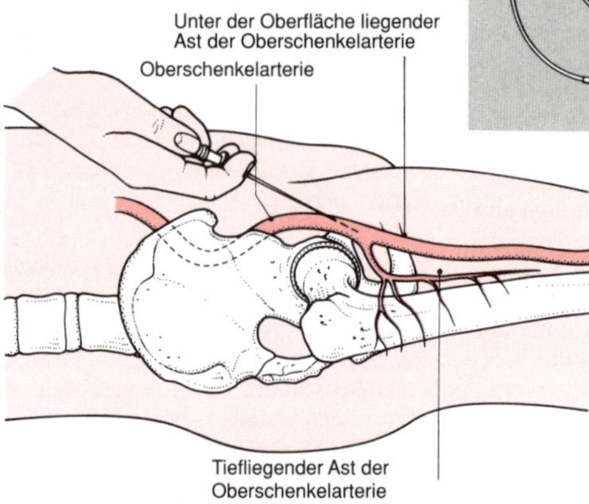

So wird es gemacht

In die Oberschenkelarterie wird eine Hohlnadel eingeführt (links). Durch diese wird ein Führungsdraht in die Arterie eingeführt und dann entlang des Blutgefäßes hin zu der Stelle, die behandelt werden soll, geführt. Das Vorgehen wird auf einem Röntgen-Bildschirm kontrolliert. Die einzelnen darauffolgenden Schritte sind unten dargestellt.

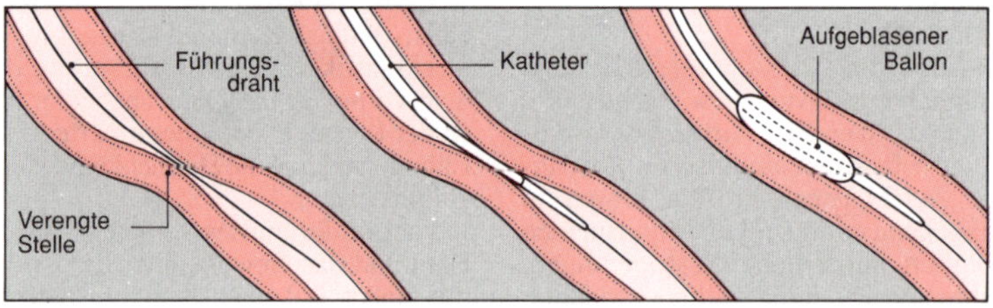

1 Der dünne Führungsdraht wird unter Röntgen-Kontrolle durch die Arterie geführt, bis er die verengte Stelle passiert hat.

2 Ein Katheter mit einem Ballon an der Spitze (siehe rechts oben) wird entlang des Führungsdrahtes eingeschoben, bis er die Stelle erreicht hat.

3 Der würstchenförmige Ballon am oberen Ende des Katheters wird einige Male aufgeblasen und so die enge Stelle erweitert. Danach wird er wieder entfernt.

Angioplastie

Verfahren zur Behandlung von engen oder verschlossenen Blutgefäßen oder Herzklappen: Ein Ballon wird in den betroffenen Bereich eingeführt und die Stelle mit seiner Hilfe erweitert.

WARUM ES GEMACHT WIRD

Mit A. werden periphere Gefäßerkrankungen behandelt; der Blutfluß durch eine verengte Arterie wird verbessert oder wiederhergestellt. Auch zur Behandlung der *koronaren Herzkrankheit* ist A. geeignet (s. *koronare Herzkrankheit*).

KOMPLIKATIONEN

Bei diesem Verfahren besteht ein kleines Risiko, daß Arterien oder Herzklappen geschädigt werden, was eine sofortige Operation erforderlich machen würde. In seltenen Fällen kann es zu *Herzinfarkt* kommen, weil der aufgeblasene Ballon vorübergehend die Durchblutung eines Bezirkes im Herzmuskel unterbindet.

ERGEBNISSE

Bei zwei von drei so behandelten Patienten stellt sich eine Besserung der Beschwerden ein; in 75 Prozent der erfolgreichen Fälle hält die Besserung länger als ein Jahr an. Bei den anderen Patienten kehrt die Verengung im behandelten Gefäß wieder; doch die A. kann wiederholt werden.

Bei der Behandlung der peripheren Gefäßerkrankungen ist A. sehr erfolgreich; besonders, wenn die betroffenen Bereiche nicht zu groß waren. Mit A. behandelte Hüftarterien sind noch nach fünf Jahren zu 85 bis 90 Prozent frei durchgängig; für die Oberschenkelarterien trifft das nach zwei Jahren bei 50 bis 70 Prozent zu. Neue A.-Techniken sind derzeit in Erprobung, bei denen mit Laserstrahlen, Bohrern oder Sauggeräten die atheromatösen Ablagerungen aus den Arterien entfernt werden.

Angiotensin

Bezeichnung für zwei verwandte Eiweißstoffe, die den Blutdruck regulieren. Der erste – das sog. A. I – ist nicht aktiv. Erst durch die Einwirkung eines Enzyms (des sog. Angiotensin-converting enzyme) wird er in die aktive Form – das sog. A.II – umgewandelt. A.II bewirkt, daß sich die kleinen Blutgefäße verengen; dadurch steigt der Blutdruck. Außerdem stimuliert A.II die Freisetzung von *Aldosteron* aus der Nebennierenrinde. *Aldosteron* steigert ebenfalls den Blutdruck.

Bei manchen Störungen der Nierenfunktion steigt die Produktion von A.II, wodurch *Hypertonie* (Bluthochdruck) entsteht. Doch unabhängig davon, wie die *Hypertonie* entstanden ist, kann sie mit sog. *ACE-Hemmern* behandelt werden – Medikamenten, die das Angiotensin-converting enzyme blockieren. Dadurch wird weniger A. II produziert.

Angst

Unangenehmer emotionaler Zustand, der von leichtem Unbehagen bis zu intensiver Furcht reichen kann. Wer Angst hat,verspürt ein Gefühl der Bedrohung, auch wenn keine konkrete Gefahr besteht. Dieses Gefühl wird von physischen und psychischen Symptomen begleitet. A. gehört, bis zu einem gewissen Grad, zum normalen Verhalten. Ein Krankheitssymptom wird A. erst dann, wenn sie alle Gedanken beherrscht und das normale Alltagsleben beeinträchtigt.

SYMPTOME UND ANZEICHEN

Die meisten körperlichen Symptome machen sich in der Brust bemerkbar: Starker Herzschlag (heftiger und schneller als üblich), pochender oder stechender Schmerz, ein Gefühl von Druck und Enge, Atemnot und das Bedürfnis zu seufzen oder schwer zu atmen (s. *Hyperventilation*).

Muskelanspannungen führen zu Kopfschmerzen, Nackenverspannungen, Rükkenschmerzen und zur Unfähigkeit, sich zu entspannen. Ruhelosigkeit, Händezittern und das Gefühl großer Müdigkeit und Abspannung sind ebenfalls häufige Begleiterscheinungen. Kribbeln oder Verkrampfungen in den Armen sind zuweilen die Folgen der Hyperventilation.

Die Symptome im Magen-Darm-Trakt reichen von trockenem Mund, Übelkeit, Völlegefühl, Durchfall, Appetitlosigkeit, ständigem Husten oder Räuspern und Schluckbeschwerden bis hin zu Erbrechen und heftigen Schmerzen. Auch Schweißausbrüche, Erröten, Erblassen, Schwindelgefühl, Benommenheit, Gähnen und ständiger Harn- und Stuhldrang können als Begleitsymptome auftreten.

Menschen mit A. werden ständig vom Gefühl beherrscht, daß etwas Schlimmes unmittelbar passieren wird. Sie befürchten den Ausbruch einer chronischen oder gefährlichen Krankheit (diese Furcht wird dann noch bestätigt durch die – erst wegen der Angst entstandenen – Krankheitssymptome) oder machen sich Sorgen um die Gesundheit und Sicherheit von Angehörigen oder Freunden. Auch die Furcht, die Selbstkontrolle zu verlieren, ist häufig. A. hat oft auch verstärkte Abhängigkeit von anderen Personen, erhöhte Reizbarkeit, Müdigkeitsgefühl und leichte Frustrierbarkeit zur Folge.

Die Unfähigkeit, sich zu entspannen, führt zu großen Einschlafschwierigkeiten, Schlaflosigkeit und unruhigen und schweren Träumen.

Beängstigende, aber nicht seltene Symptome sind die *Entpersönlichung* (das Gefühl, sich selbst fremd zu sein) und der Realitätsverlust (das Gefühl, von der ganzen Welt abgeschnitten zu sein). Sie können ganz plötzlich einsetzen, lange andauern und manchmal zu Befürchtungen führen, geisteskrank geworden zu sein.

Die A.symptome begleiten oft Angstneurosen oder andere psychische Störungen wie z.B. *Hypochondrie*, *Depressionen* oder *psychosexuelle Störungen*.

URSACHEN

Drei verschiedene Forschungsbereiche haben Licht in die möglichen Ursachen von A. gebracht. Physiologische Untersuchungen haben gezeigt, daß bei angstanfälligen Menschen die Erregungsschwelle des zentralen Nervensystems niedriger liegt als normal, weshalb sie sich schneller aufregen und sich langsamer auf verschiedene Ereignisse einstellen. Die A.empfindung wird dabei noch verstärkt durch die unangenehmen körperlichen Symptome – wie z.B. heftigen Herzschlag. Die psychoanalytische A.definition stammt von Freud, der den Begriff "Angstneurose" prägte und der angenommen hat, daß A. durch unterdrückte und nicht verarbeitete Erfahrungen aus der Kindheit verursacht wird. Ursprünglich wurde auch angenommen, daß A. die Folge unbefriedigter sexueller Wünsche und Bedürfnisse sei. Aus dem wachsenden Verständnis für die Bedeutung der seelischen Bindung (*F.* Bonding) sind inzwischen Theorien entstanden, die die Furcht vor dem Verlust von geliebten Bezugspersonen als Grund der A. sehen. Auch unbewußte Konflikte können zu A. führen.

Die Behaviouristische Psychologie schließlich beschreibt A. als eine erlernte Reaktion z.B. auf Schmerz oder seelisches Unbehagen. Anfangs treibt A. zwar zu größerer Anstrengung, doch mit der Zeit kann das ängstliche Verhalten zu einer nicht mehr kontrollierbaren Gewohnheit werden, die schon bei geringstem Anlaß ausbricht und dann zu unangemessenem Verhalten und unrationalen Gedankengängen führt.

THERAPIE

Unterstützung/Wiederherstellung des Selbstbewußtseins, Beratung und in schwereren Fällen *Psychotherapie* und Medikation sind die Behandlungsmöglichkeiten. (S.a. *Angst, pathologische*, *Angstneurosen*, *angstlösende Medikamente*)

Angstlösende Medikamente

Medikamente, die zur Linderung von Angstgefühlen eingesetzt werden. Es gibt zwei Hauptgruppen von a.n M.n – *Benzodiazepine* und *Betablocker*, doch gelegentlich werden auch andere Substanzen, z.B. *Antidepressiva*, zur Behandlung von Angst verwendet.

WARUM SIE VERABREICHT WERDEN

A.M. lindern vorübergehend Angstgefühle, die bei der betroffenen Person das tägliche Leben beeinträchtigen. In den meisten Fällen kann jedoch durch Beratung und *Psychotherapie* Abhilfe geschaffen werden. A.M. werden manchmal auch zur Beruhigung, z.B. vor Operationen (s. *Prämedikation*) oder vor einem öffentlichen Auftritt, eingesetzt.

WIE SIE WIRKEN

Benzodiazepine schränken die Aktivität der Gehirnnerven ein und ermöglichen dadurch die körperliche und geistige Entspannung. Sie werden manchmal auch bei Schlaflosigkeit verabreicht. Betablokker unterdrücken die körperlichen Symptome der Angst – z.B. das Zittern und Herzklopfen.

Angstneurosen

Eine Gruppe psychischer Erkrankungen, deren Hauptmerkmal *Angst* ist. A. sind weitverbreitet, sie betreffen etwa 4 Prozent der Bevölkerung, besonders junge Erwachsene. Die Krankheit tritt bei Männern und Frauen gleichermaßen auf; die Veranlagung dazu ist erblich. Im Verlauf der Krankheit können sich die Symptome verändern.

FORMEN

Die sog. *pathologische Angst* (früher als A. bezeichnet) liegt vor, wenn der Patient wenigstens eine eindeutige Periode von Angstempfindungen erlebt hat, die von zumindest einem typischen, das normale Leben und Handeln beeinträchtigenden Symptom begleitet wurde.

Für die panischen Formen sind plötzliche, intensive Panik-Attacken charakteristisch (extreme, nicht vernünftige Furcht oder Angst). Phobien sind gekennzeichnet durch irrationale Ängste, die dazu führen, daß der Betroffene bestimmte Situationen oder auch Gegenstände und Orte fürchtet und meidet, z.B. offene Plätze meidet oder Spinnen fürchtet. *Posttraumatische Streßreaktionen* kommen von einem schwerwiegenden Erlebnis, z.B. einer Vergewaltigung oder einem schweren Unfall; die Symptome bestehen in dem stetigen Wiedererleben des Ereignisses im Traum und einem Gefühl allgemeiner Leere und Interesselosigkeit. Charakteristisches Merkmal obsessiver Zwangsvorstellungen sind stets wiederkehrende, hartnäckige Gedanken und ritualisiertes, wiederholendes Verhalten.

THERAPIE

Wenn die Ursache bekannt ist, ist die Behandlung der A. am erfolgreichsten.

A

Auch bei Menschen mit stabiler Persönlichkeit stellt sich der Erfolg leichter ein. Beruhigung, Beratung und *Psychotherapie* haben bei der Behandlung einen hohen Stellenwert; auch *angstlösende Medikamente* können verabreicht werden (insbesondere Benzodiazepine).

Angst, pathologische

Neurotische Erkrankung. Hauptmerkmal ist eine chronische und hartnäckige Besorgnis und Anspannung, die auf nichts Konkretes zurückgeführt werden kann ("freischwebende Angst"). Es können sich auch körperliche Begleitsymptome einstellen, z.B. Zittern, Schweißausbrüche, Benommenheit und Reizbarkeit.

Die Beschwerden können so schwer sein, daß sie das tägliche Leben beeinträchtigen und ärztliche Behandlung erfordern. Außer psychologischer Betreuung (*Psychotherapie*) können auch Medikamente (*Sedativa, Tranquilizer*) hilfreich sein. Allerdings sollten Medikamente sehr sparsam eingesetzt werden, weil Suchtgefahr besteht. (S.a. *Angst, angstlösende Medikamente*)

Anhidrosis

Fehlende *Schweißbildung* (s.a. *Hypohidrosis*).

Anisometropie

Ungleiche Sehschärfe, meistens als Folge einer unterschiedlichen Größe oder Form der Augen. So z.B. kann ein Auge normal sehen, während das andere kurzsichtig (*Myopie*), weitsichtig (*Hyperopie*) oder stabsichtig (*Astigmatismus*) ist. Eine starke A. verursacht Sehbeschwerden, weil das Bild, das von der einen Netzhaut aufgenommen wird, von dem Bild auf der anderen Netzhaut abweicht. In den meisten Fällen ist eine Brille oder Kontaktlinsen zu empfehlen. In schweren Fällen ist es aber besser, das unscharfe Sehen im betroffenen Auge nicht zu korrigieren. Dies würde lediglich dazu führen, daß auf der Netzhaut des kranken Auges zwar ein scharfes Bild entstehen würde, die Größe des Bildes würde jedoch stark von der Größe des Bildes im gesunden Auge abweichen. Die Sehbeschwerden würden sich dadurch nur verstärken.

Ankyloglossie

s. *Zungenbändchen, angewachsenes*

Ankylose

Vollständiger Verlust der Beweglichkeit eines Gelenks, weil die Knochen zusammengewachsen sind. A. kann Folge einer Degeneration, aber auch einer Verletzung, Infektion oder Entzündung sein. Manchmal wird A. auch chirurgisch herbeigeführt, um die Deformation eines kranken Gelenks zu beseitigen oder Schmerzen zu lindern (s. *Arthrodese*).

Ankylosierende Spondylitis

Entzündliche Erkrankung der Gelenke in der Wirbelsäule und der Kreuzbeingegend.

URSACHEN UND VORKOMMEN

Die Ursache ist meistens unbekannt. Bei manchen Menschen geht der a.n. S. eine *Kolitis* (Entzündung des Dickdarms) oder *Psoriasis* (*Schuppenflechte*) voran.

A.S. kommt bei weniger als einem Prozent der Menschen vor; häufiger bei Männern als bei Frauen. Sie beginnt meistens zwischen dem 20. und 40. Lebensjahr. Die Krankheit kommt in manchen Familien gehäuft vor. Das sog. *Histokompatibilitäts-Antigen* HLA-B27 kommt bei Menschen mit a.r. S. häufiger vor; das könnte auf bestimmte genetische Zusammenhänge hinweisen.

SYMPTOME

A.S. beginnt meist mit Schmerzen und Steifheit im unteren Rückenbereich und in den Hüften. Die Schmerzen sind nach einer Ruhepause und besonders am frühen Morgen stärker. Typisches Merkmal ist, daß körperliche Bewegung die Steife vermindert.

Andere, nicht so häufige Symptome sind Schmerzen im Brustkorb (die von den Gelenken zwischen dem Rückgrat und den Rippen herrühren), Appetitlosigkeit, Müdigkeit, und manchmal rote und schmerzende Augen, die auf eine *Iritis* zurückzuführen sind. Etwa bei jedem fünften Erkrankten können auch andere Gelenke, z.B. in den Hüften, den Knien oder Knöcheln, anschwellen und schmerzen. An der Ferse können Entzündungen ebenfalls zu Schmerzen und Verspannungen führen.

Die Entzündung im Rückgrat kann mit der Zeit zu *Ankylose* (Dauersteife oder Bewegungseinschränkung) oder *Kyphose* (Verkrümmung des Rückgrats) führen. Die Beweglichkeit ist eingeschränkt, es ist auch kaum möglich, den Brustkorb zu dehnen.

DIAGNOSE

Die Diagnose kann aufgrund der Beschreibung der Beschwerden festgestellt werden; sie wird durch Röntgenaufnahmen und einen Bluttest ergänzt. Durch den Bluttest kann sowohl die Entzündung als auch das Vorhandensein des HLA-B27-Antigens nachgewiesen werden. Zu Beginn der Erkrankung können die Röntgenaufnahmen noch unauffällig sein, doch später sind im Kreuzbeinbereich Stellen mit einer höheren Knochendichte sichtbar. In späteren Stadien kann man im Röntgenbild das Schwinden der Zwischenräume zwischen den Wirbeln beobachten, knöcherne Auswüchse kommen hinzu.

THERAPIE

Bisher ist keine Behandlungsmethode bekannt, die die a.S. heilen würde, doch die Beschwerden können gelindert werden. Dazu sind Wärme, Massage und Gymnastikübungen unter Anleitung zu empfehlen. Tägliche körperliche Bewegung (z.B. Schwimmen) ist wichtig, damit die Rückenmuskulatur gestärkt wird. Um der Verkrümmung der Wirbelsäule vorzubeugen, sollten die Patienten Atemübungen ausführen und auf richtige Haltung achten. *Entzündungshemmer* können Schmerzen und Steifheit lindern.

PROGNOSE

Mit zunehmendem Alter nimmt der entzündliche Vorgang allmählich ab. Wenn die a.S. behandelt wird, können Verkrümmungen der Wirbelsäule auf ein Minimum beschränkt werden, und die Betroffenen können ein normales Leben führen.

Anodontie

Zahnlosigkeit – das Fehlen der Zähne aufgrund einer Entwicklungsstörung; davon kann das Milch- sowie das Dauergebiß betroffen sein. Ursache ist entweder eine Störung der embryonalen Entwicklung, bei der sich keine Zahnkeime bilden, oder eine Schädigung vorhandener Zahnkeime durch eine Infektion oder eine andere Krankheit.

Fehlen nur einige Zähne, liegt eine partielle A. (auch Hypodontie bezeichnet) vor. In so einem Fall kann die Lücke mit einer *dentalen Brücke* gefüllt werden. Bei kompletter A. muß ein künstliches Gebiß angefertigt werden.

Anomalie

Abweichung von dem, was als normal angesehen wird. Die Bezeichnung bezieht sich insbesondere auf angeborene Fehler – z.B. auf Mißbildungen der Gliedmaßen.

Anonyme Alkoholiker

Weltweite Vereinigung von Menschen, die offen eingestehen, Alkoholprobleme zu haben, und die einander helfen wollen, "trocken" zu werden und zu bleiben.

Die A.A. wurden 1935 in den USA gegründet und haben heute schätzungsweise 67 000 Ortsgruppen mit über 1,5 Millionen Mitgliedern in 92 Ländern. Auch in Deutschland gibt es selbst in kleineren Städten mindestens eine Ortsgruppe; die Kontaktadressen sind in den Telefonbüchern zu finden.

Mitglied der A.A. kann jeder werden, der ein Alkoholproblem hat und es überwinden will. Es werden keine Mitgliedsbeiträge gezahlt; die Organisation lebt von freiwilligen Spenden. Die Mitglieder gehören den verschiedensten Nationalitäten, Religionen und Berufsgruppen an und kommen aus allen sozialen Schichten. Menschen, deren Gesundheit, berufliche Karriere und Privatleben durch Alkohol zerstört wurden, kommen ebenso wie solche, die erst seit kurzer Zeit ein Alkoholproblem haben. Die A.A. sind unabhängig und fühlen sich mit keiner Institution, politischen Partei oder Sekte verbunden; sind aber zur Zusammenarbeit mit jeder anderen Organisation bereit, die ebenfalls den Alkoholismus bekämpft.

Es gibt zwei Formen der Treffen bei den A.A.: Die "offenen" Treffen sind für jeden Interessierten zugänglich, auch für Familienangehörige. Hier berichten Mitglieder der A.A. über ihr Leben als Alkoholiker und darüber, welche Rolle die A.A. in ihrem Leben gespielt haben. Die "geschlossenen" Treffen sind nur für Mitglieder zugänglich. Hier werden neue Mitglieder aufgefordert, über ihre Probleme zu sprechen. Andere geben dann Ratschläge aus ihrer eigenen Erfahrung, wie die Probleme gelöst werden könnten; Entzugsprogramme werden erarbeitet. Viele Mitglieder stellen fest, daß die Hilfe für neue Mitglieder der beste Weg ist, selber "trocken" zu bleiben.

Namen von Mitgliedern der A.A. werden an Außenstehende nicht weitergegeben. Aus diesem Grund werden auch keine Mitgliedskarteien geführt; die Mitglieder werden weder kontrolliert noch überwacht. Die A.A. sind an Forschungsprojekten und Bekämpfungsprogrammen nicht beteiligt. Sie versorgen niemanden mit Medikamenten und leisten auch keine psychiatrische Hilfe, Betreuung, Sozialdienste oder Einzelberatungen.

Anorexia nervosa

Volkstümlich "Magersucht" – psychisch bedingte Appetitlosigkeit mit starkem Gewichtsverlust, Nahrungsverweigerung und gesteigerter Angst, dick zu werden. Bei Frauen bleibt oft die Regelblutung aus (*Amenorrhoe*). Die A.n. ist schwierig zu behandeln und endet manchmal auch tödlich.

VORKOMMEN

An A.n. erkranken meistens Frauen und junge Mädchen. Das Vorkommen der Krankheit ist in einem bestimmten Maß von der sozialen Situation abhängig: Während in der Durchschnittsbevölkerung nur eine von 100 000 Personen an A.n. leidet, ist in der sog. bürgerlichen Mittelschicht bereits eine von 100 Personen betroffen. In der Risikogruppe – Mannequins, Fotomodelle, Ballettänzerinnen und Sportlerinnen – erkrankt jede zwanzigste an A.n. Bei Männern kommt die Krankheit sehr selten vor.

MERKMALE DER ANOREXIA NERVOSA

- Gewichtsverlust
- Überaktivität und besessenes Körpertraining
- Müdigkeit und Schwäche
- Kindliche Körperbehaarung; Ausdünnung der Kopfbehaarung
- Extrem wählerisch bei Speisen
- Freßanfälle (Bulimie)
- Absichtlich herbeigeführtes Erbrechen
- Einnahme von Abführmitteln

URSACHEN

Die Ursachen der A.n. sind nicht eindeutig geklärt. Häufig kommt sie bei Frauen vor, die eine sehr enge Beziehung zu ihrer Familie, besonders zu einem Elternteil haben. Der Wunsch, zu gefallen, scheint eine große Rolle zu spielen. Charakteristisch ist ein hartnäckiges Festhalten an bestimmten Angewohnheiten.

In Fachkreisen wird vermutet, daß auch die Angst vor dem Erwachsenwerden an der Entstehung der A.n. beteiligt sein könnte. Auch eine echte *Phobie* vor Gewichtszunahme wird als mögliche Ursache in Betracht gezogen. Manche Ärzte meinen, daß A.n. keine eigenständige Erkrankung ist, sondern daß es sich hier lediglich um Symptome einer psychischen Erkrankung handelt – etwa *Depression*, *Persönlichkeitsstörungen* oder, seltener, *Schizophrenie*; doch es ist schwierig, solche Vermutungen zu bestätigen.

Als eine weitere mögliche Ursache der A.n. wird eine Funktionsstörung des Hypothalamus (Teil des Gehirns, das Hunger- und Durstgefühle sowie die Entwicklung der Geschlechtsmerkmale steuert) diskutiert, da die Krankheit mit Gewichtsverlust, Hormonstörungen und Amenorrhoe einhergeht.

SYMPTOME UND ANZEICHEN

Das auffälligste Anzeichen ist die extreme Abmagerung – manchmal verliert die Patientin mehr als ein Drittel ihres ursprünglichen Körpergewichts. Für das Anfangsstadium ist Überaktivität, pausenlose Geschäftigkeit und übermäßiges Turnen charakteristisch; mit fortschreitender Gewichtsabnahme weicht die Aktivität jedoch einer Dauermüdigkeit und Schwäche. Die Haut wird trocken, den Körper bedeckt flaumiges Babyhaar, während das Kopfhaar schütter wird. Das ständige Hungern führt zu biochemischen Veränderungen im Organismus, das Hormongleichgewicht gerät aus den Fugen, oft bleibt die Menstruation aus.

Die Betroffenen essen meist extrem wenig und sind dabei sehr wählerisch. Von Zeit zu Zeit packt sie jedoch Heißhunger (Bulimie), dann essen sie große Mengen, führen jedoch anschließend gleich Erbrechen herbei, oder sie nehmen Abführmittel oder Diuretika ein, um eine Gewichtszunahme zu verhindern. Diese Verhaltensweise ist auf das intensive Hungergefühl zurückzuführen – obwohl das die meisten Betroffenen strikt abstreiten.

Essen und Gewicht – das sind die alles beherrschenden Gedanken bei A.n. Die Patientinnen haben auch eine gestörte Vorstellung von ihrem eigenen Körper – sie sehen sich selbst viel dicker, als sie tatsächlich sind. Alkohol- und Drogenmißbrauch kommen manchmal hinzu.

THERAPIE

Oft ist eine stationäre Behandlung erforderlich. Grundlage der Therapiemaßnahmen ist eine schrittweise Rückkehr zu normalem Eßverhalten, die überwacht werden muß, weil die Patientinnen das Essen oft verstecken oder wegwerfen. Deshalb wird in den Behandlungsplan manchmal eine Art Belohnungssystem mit aufgenommen. Bestandteil der Therapie ist auch eine individuelle *Psychotherapie* und *Familienberatung*. Manchmal sind Medikamente erforderlich – etwa wenn gleichzeitig eine Depression oder eine andere Erkrankung vorliegt. Im Anfangsstadium ist *Chlorpromazin* hilfreich – es beruhigt und fördert die Gewichtszunahme.

PROGNOSE

Auch nachdem das normale Körpergewicht erreicht ist, muß die Psychotherapie oft über Monate und Jahre hinweg beibehalten werden. Schon bei geringem Streß ist ein Rückfall möglich, und etwa die Hälfte aller stationär behandelten Patientinnen leidet noch Jahre an manchen Symptomen der A.n. 5 bis 10 Prozent dieser Patientinnen sterben letztlich doch durch Verhungern oder Selbstmord.

Anorexie

Medizinische Bezeichnung für Appetitlosigkeit (s. *Appetitverlust*)

Anorganisch

Mineralisch, unbelebt; chemische Bezeichnung für Elemente und Verbindungen, die keinen Kohlenstoff enthalten (Ausnahme *Kohlenmonoxid* und *Kohlendioxid*). Beispiele anorganischer Verbindungen sind Kochsalz (Natriumchlorid) und Soda (Natriumbikarbonat).

A

Anorgasmie
Unfähigkeit, einen Orgasmus zu erreichen (s. *Orgasmus, fehlender*).

Anosmie
Geruchsverlust (s. *Geruchssinn)*

Anoxie
Absolutes Fehlen von Sauerstoff in einem Körpergewebe (Gehirn, Muskel). Die Folge von A. ist, daß der *Stoffwechsel* der Zellen im betroffenen Gewebe unterbrochen wird. Ohne Sauerstoffzufuhr sterben die Zellen binnen weniger Minuten ab.

Zu A. kommt es nur selten – z.B. bei Herzstillstand oder Erstickung. Häufiger ist die mildere Form des Sauerstoffmangels – die sog. *Hypoxie*, wenn die Versorgung eines Gewebes mit Sauerstoff beeinträchtigt ist.

Anspannung
Gefühl seelischer und körperlicher Belastung, das mit *Angst* einhergeht. Der Mensch fühlt sich wie eingesperrt, kann sich nicht entspannen, empfindet evtl. auch unterdrückten Ärger. Die Muskeln verspannen sich; dadurch kommt es oft zu Kopfschmerzen und schmerzhafter Muskelsteife – besonders in Rücken und Schultern. Ständige A. kann evtl. von *pathologischer Angst* herrühren (s.a. *Streß*).

Ansprechbarkeit
s. *Bewußtsein*

Ansteckend
s. *kontagiös*

Ansteckende Krankheit
Jede Krankheit, die von einem Mikroorganismus oder Parasiten verursacht wird und die (direkt oder indirekt) von Mensche (oder Tier) auf Mensch übertragen werden kann (s.a. *Infektionskrankheit*).

Antazida

Aluminiumhydroxid (z.B. *Kompensan* ®)
Magnesiumtrisilikat (z.B. *Aludrox* ®)
Natriumhydrogencarbonat (z.B. *Bullrich-Salz* ®)
Magaldrat (z.B. *Riopan* ®)

WARNUNG
Antazida dürfen nur unter ärztlicher Kontrolle über einen längeren Zeitraum eingenommen werden, da sie die Symptome einer ernsteren Erkrankung unterdrücken können.

Arzneimittel, die zur Linderung von Beschwerden wie Verdauungsstörung, Sodbrennen, Ösophagitis (Speiseröhrenentzündung), Refluxösophagitis (Rückfluß der Magensäuren in die Speiseröhre) und peptischem Geschwür eingenommen werden.

ARTEN
A. enthalten meist Magnesium- und Aluminiumverbindungen, die eine Dauerwirkung besitzen, oder Natriumhydrogencarbonat, das rasch, aber nur kurzzeitig wirkt. Manche A. enthalten Alginate, Dimeticon oder ein Lokalanästhetikum.

SO WIRKEN SIE
A. neutralisieren die Magensäuren und tragen dazu bei, Entzündungen und Schmerzen im oberen Bereich des Verdauungssystems vorzubeugen oder diese abzumildern.

A. verschaffen der Magenschleimhaut die Zeit, die sie nach Schädigungen durch ein peptisches Geschwür zum Abheilen braucht. Sie reagiert dann sogar auf normale Mengen Magensäure sehr empfindlich.

Die in A. enthaltenen Alginate tragen dazu bei, die Speiseröhre vor dem Rückfluß saurer Magensäfte zu schützen. Dimeticon kann bei *Flatulenz* Erleichterung bringen. Lokalanästhetika betäuben die Schmerzen bei Ösophagitis.

MÖGLICHE NEBENWIRKUNGEN
Aluminium kann zu Verstopfungen, Magnesium zu Durchfall führen. Beides vermeidet eine Kombination der zwei Komponenten. Natriumhydrogencarbonat kann Flüssigkeitsretention und Flatulenz auslösen. A. beeinträchtigen die Absorption vieler Medikamente, daher sollte ärztlicher Rat eingeholt werden, bevor man sie mit anderen Arzneimitteln zusammen einnimmt.

Anterior, anterius
Die Vorderseite des Körpers betreffend. In der menschlichen Anatomie ist der Begriff sinngleich mit ventral.

Anthelmintika

Pyrviniumembonat (z.B. *Molevac* ®)
Mebendazol (z.B. *Vermox* ®+)
Niclosamid (z.B. *Yomesan* ®)
Pyrantelembonat (z.B. *Helmex* ®+)

Gruppe von Arzneimitteln zur Behandlung von Wurmbefall. Für die verschiedenen Wurmarten gibt es verschiedene Anthelmintika.

A. lähmen die Würmer im Verdauungstrakt oder töten sie ab, verhindern, daß die Würmer die Darmwände durchbohren und bewirken, daß sie mit dem Stuhl den Körper verlassen. Zur Beschleunigung dieses Prozesses werden gelegentlich zusammen mit den A. Abführmittel verschrieben.

A. tragen auch zur Abtötung von Würmern in anderen Körpergeweben bei, indem sie sie verwundbarer gegenüber dem körpereigenen Immunsystem machen. Sind die Würmer abgetötet, kann ihre operative Entfernung – zusammen mit etwaigen Zysten, die sie gebildet haben – nötig sein.

Zu den möglichen Nebenwirkungen von A. zählen Übelkeit, Erbrechen, Bauchschmerzen, Ausschlag, Kopfschmerzen und Schwindel.

Anthidrotikum
Substanz zum Aufbringen auf die Haut als Lotion, Creme oder Spray zur Unterdrückung starken Schwitzens.

WARUM ES VERWENDET WIRD
Die Ansammlung von Schweiß speziell in den Achselhöhlen soll unterbunden werden. Bleibt Schweiß auf der Haut, bildet sich eine feuchte Umgebung, in der Bakterien gedeihen können. Sie bauen den Schweiß ab, was Körpergeruch zur Folge hat (Schweiß selbst ist praktisch geruchlos).

Ein A. in hoher Konzentration wird zuweilen zur Behandlung einer *Hyperhyidrose* (abnorm hohe Schweißabsonderung) verschrieben.

WIE ES WIRKT
Das A. reduziert die Schweißproduktion durch die Schweißdrüsen.

MÖGLICHE NEBENWIRKUNGEN
Hautreizungen und Brennen/Stechen der Haut sind mögliche unerwünschte Nebenwirkungen besonders bei übermäßigem Gebrauch. Bleiben die Irritationen auch bei Reduzierung des A.gebrauchs, sollte wegen Gefahr einer *Dermatitis* die weitere Anwendung besser unterbleiben. (S.a. *Deodorant)*

Anthrakose
Alter Begriff für die *Pneumokoniose* ("Staublunge") der Bergleute; Lungenerkrankung infolge langjähriger Einatmung großer Kohlenstaubmengen.

Anthrax
Milzbrand; schwere Bakterieninfektion beim Vieh, die sich auch auf Menschen überträgt, am häufigsten als Hautmilzbrand. Kann die Lunge als Lungenmilzbrand befallen.

URSACHEN UND VORKOMMEN
Auslöser ist das Bakterium *BACILLUS ANTHRACIS*, das Sporen bildet, die jahrelang "schlafend" im Boden und tierischen Ausscheidungen überleben und sich dann reaktivieren können.

Das Vieh wird auf der Weide infiziert, die Menschen häufig durch Kratzer oder Schürfungen im Kontakt mit kontaminierten Tieren oder deren Produkten. Der Lungenmilzbrand entsteht nach Einatmen einer großen Anzahl Sporen, die in infizierten Tierpartikeln enthalten sind.

A. kommt in vielen Entwicklungsländern oft noch epidemieartig vor (als Folge mangelhafter Befolgung der Programme zur Bekämpfung der A.). In den Industrieländern ist er heute äußerst selten.

SYMPTOME UND THERAPIE

Hautmilzbrand äußert sich in Schwellungen an den direkt infizierten Stellen, die jucken und sich zu großen Blasen oder Pusteln und schließlich schwarzem Schorf entwickeln. Dabei schwillt auch das Umfeld an. Im Frühstadium ist eine rasche Heilung mit *Penicillin* kein Problem. Ohne Behandlung kann sich die Infektion auf die Lymphknoten und den Blutkreislauf ausdehnen und sogar zum Tode führen.

Der Lungenmilzbrand zieht schwere Atembeschwerden nach sich und ist in den meisten Fällen tödlich.

Antiarrhythmika

Gruppe von Arzneimitteln zur Behandlung der verschiedenen Formen von *Arrhythmie* (unregelmäßiger Herzschlag). Zu ihnen gehören *Betablocker*, *Kalzium(kanal)blocker* (Calciumantagonisten), *Digitalis*medikamente, *Disopyramid, Lidocain, Procainamid* und *Chinidin.* Was im konkreten Fall angezeigt ist, hängt von der Art der Arrhythmie ab.

WARUM SIE VERWENDET WERDEN

Bei Vorliegen einer Arrhythmie ist die Pumpintensität des Herzmuskels reduziert; Folgen sind Atemlosigkeit, Schwindel und Brustschmerzen. A. lindern diese Symptome und stellen manchmal auch den normalen Herzschlag wieder her.

WIE SIE WIRKEN

Die Herzfrequenz wird durch Eigenimpulse gesteuert, die von bestimmten Herzmuskeln geliefert werden (sog. autonomes Erregungssystem des Herzens). Einige A. verändern den Takt der Reizbildungszellen, andere beeinflussen die Reaktion der Arbeitsmuskulatur des Herzens auf die Impulse.

Antibabypille

s. *Kontrazeptiva, orale*

Antibabyschaum

s. *Spermizide*

Antibakterielle Medikamente

Gruppe von Arzneimitteln zur Behandlung von bakteriellen Infektionen. A.M. wirken wie *Antibiotika*, sind aber im Gegensatz zu diesen stets synthetische Produkte.

Die größte Gruppe der a.n M. sind die *Sulfonamidpräparate*, die hauptsächlich zur Behandlung von Infektionen der Harnwege benutzt werden.

Antibiotika

AMINOGLYKOSIDE
Gentamicin (z.B. *Refobacin* ® +)
Streptomycin (z.B. *Strepto-Fatol* ® +)
CEPHALOSPORINE
Cefaclor (z.B. *Panoral* ® +)
Cefalexin (z.B. *Oracef* ® +)
PENICILLINE
Amoxicillin (z.B. *Clamoxyl* ® +)
Ampicillin (z.B. *Binotal* ® +)
Phenoxymethylpenicillin (z.B. *Megacillin* ® +)
TETRACYCLINE
Doxycyclin (z.B. *Vibramycin* ® +)
Minocyclin (z.B. *Klinomycin* ® +)
Oxytetracyclin (z.B. *Tetra-Tablinen* ® +)
Tetracyclin (z.B. *Achromycin* ® +)
SONSTIGE
Erythromycin (z.B. *Paediathrocin* ® +)
Neomycin (z.B. *Nebacetin* ® +)

WARNUNG
Die Information des Arztes über frühere allergische Reaktionen auf Antibiotika ist unerläßlich!

Gruppe von Arzneimitteln zur Behandlung bakterieller Infektionen. Ursprünglich aus Nährlösungen und Schimmel, heute vorwiegend synthetisch erzeugt.

ARTEN

Die meisten A. gehören den folgenden Gruppen an: *Aminoglykoside, Cephalosporine, Penicilline* und *Tetracycline.* Einige wirken nur gegen bestimmte Bakterien, andere, die sog. Breitband-A., gegen eine große Anzahl verschiedener Bakterienarten. Die konkrete Wahl eines Antibiotikums hängt von der Bakterienart und dem Ort der Infektion ab. Zu diesem Zweck empfiehlt sich das Anlegen einer Bakterienkultur und die Überprüfung auf ihre Empfindlichkeit gegenüber den verschiedenen Gruppen von A.

Zur Intensivierung der Therapie und zur Reduzierung des Risikos einer A.resistenz können mehrere A. zugleich verschrieben werden.

WARUM SIE VERWENDET WERDEN

A. werden zur Behandlung bakterieller Infektionen und zur Vorbeugung gegen Infektionen verwendet, wenn das Immunsystem nicht in Ordnung ist oder ein *Endokarditis*-Risiko (Entzündung der Herzinnenhaut) besteht.

RESISTENZ GEGEN ANTIBIOTIKA

Manche Bakterien entwickeln eine Resistenz gegen einmal erfolgreich angewandte A., wenn sie z.B. danach eine Wachstumsmethode entwickeln, die nicht mehr von dem betreffenden Antibiotikum beeinträchtigt wird oder *selbst Enzyme* bilden, die das Antibiotikum abbauen oder wirkungslos machen. Dies geschieht vorwiegend bei Langzeitbehandlungen oder wenn das Antibiotikum nicht verschreibungsgemäß eingenommen wird. Oft hilft bei einer A.resistenz gegenüber den gebräuchlicheren A. der Wechsel zu einem anderen Antibiotikum.

WIE ANTIBIOTIKA WIRKEN

Antibiotika wirken entweder bakterizid (bakterienabtötend) oder bakteriostatisch (das Bakterienwachstum hemmend mit der Folge, daß das Immunsystem sich der Infektion annehmen kann). Penicillin- und Cephalosporin-Präparate sind bakterizid. Sie brechen die Bakterienwände auf.

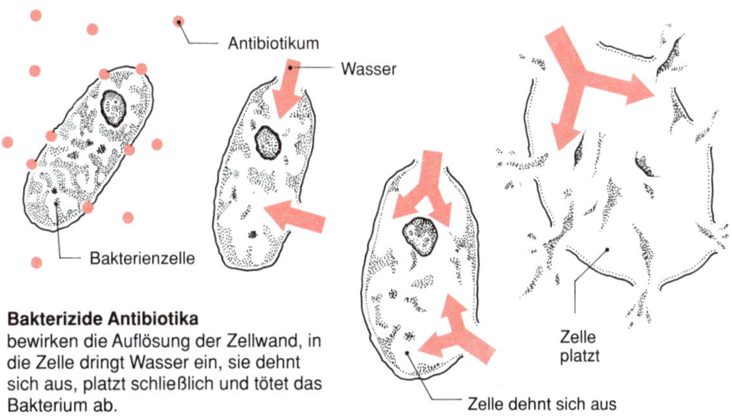

Bakterizide Antibiotika
bewirken die Auflösung der Zellwand, in die Zelle dringt Wasser ein, sie dehnt sich aus, platzt schließlich und tötet das Bakterium ab.

A

WIE ANTICHOLINERGIKA WIRKEN

Acetylcholin bindet sich an einen Rezeptor auf der Zelloberfläche. Das aktiviert die Zelle (z.B. zur Kontraktion einer Muskelfaser oder der Sekretion einer Flüssigkeit). Anticholinergika blockieren die stimulierende Wirkung des Acetylcholins, weil sie sich ihrerseits mit den Acetylcholinrezeptoren verbinden (sog. kompetitive Hemmung). Die Folgen sind z.B. eine Muskelerschlaffung (etwa in der Blase, im Darm, in den Bronchien) oder Austrocknung von Mund und Lunge. A. werden gegen Asthma eingesetzt.

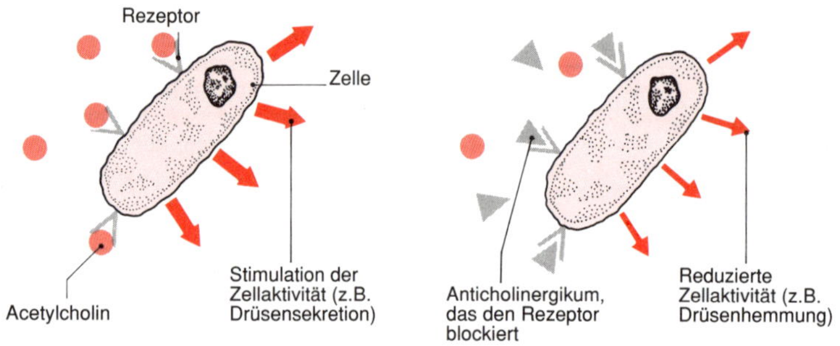

MÖGLICHE NEBENWIRKUNGEN

Die meisten A. können Übelkeit, Durchfall oder Ausschlag verursachen, aber auch andere Nebenwirkungen, die spezifisch für bestimmte Gruppen von Antibiotika sind. A. stören manchmal das natürliche Gleichgewicht bestimmter Bakterien und Pilze im menschlichen Körper. Dies führt dann zu unkontrollierter Vermehrung jener Pilzarten in der Mund-, Darm- und Scheidenflora, die *Candidiasis (Soor)* auslösen können. Manchmal kommen auch allergische Reaktionen auf A. mit Gesichtsschwellungen, Jucken oder Atembeschwerden vor.

Anticholinergika

Atropin (z.B. *Dysurgal* ® +)
Belladonna (z.B. *Atropin Pos* ® +)
Hyoscin (z.B. *Buscopan* ®)

Gruppe von Arzneimitteln, die die Wirkungen des Acetylcholin (eine chemische Substanz, die als Überträgersubstanz an Nervenendigungen des *vegetativen Nervensystems* dient) blockieren. Acetylcholin aktiviert bestimmte Zellen (z. B. zu Muskelkontraktion, vermehrter Sekretion im Bereich des Mundes und der Lungen) und verlangsamt den Herzschlag.

WARUM SIE VERWENDET WERDEN

Kolonneurose *(Reizkolon)*, Harn-*Inkontinenz*, *Parkinson-Krankheit*, *Asthma* und *Bradykardie* (abnorm langsamer Herzschlag) werden mit A. behandelt. Vor einer Augenuntersuchung oder -operation dienen sie zur Pupillenweitung. Außerdem sind sie in der *Prämedikation* vor einer Vollnarkose und bei der Behandlung der *Reisekrankheit* nützlich.

MÖGLICHE NEBENWIRKUNGEN

Trockener Mund, verschwommene Sicht, Harnverhalten und Verwirrung können unerwünschte Nebenwirkungen sein.

Antidepressiva

TRICYCLICA
Amitriptylin (z.B. *Saroten* ® +)
Clomipramin (z.B. *Anafranil* ® +)
Imipramin (z.B. *Tofranil* ® +)
Mianserin (z.B. *Tolvin* ® +)
Trazodon (z.B. *Thombran* ® +)
MONOAMINOXIDASEHEMMER (MAOH)
Moclobemid (z.B. *Aurorix* ® +)
Tranylcypromin (z.B. *Jatrosom* ® +)
LITHIUMVERBINDUNGEN
Lithiumcarbonat (z.B. *Hypnorex* ® +)
Lithiumsulfat (z.B. *Lithium-Duriles* ® +)
SONSTIGE
Fluvoxamin (z.B. *Fevarin* ® +)
Tryptophan (z.B. *Kalma* ® +)

WARNUNG

Tyraminhaltige Speisen und Getränke (z.B. Käse, Rotwein) und bestimmte Medikamente können einen gefährlichen Bluthochdruck verursachen, wenn sie zusammen mit einem MAOH eingesetzt werden.

Medikamente zur Behandlung von *Depressionen*. Vorrangige Bedeutung hat die Gruppe der tricyclischen *A*.

Aufgrund zahlreicher unerwünschter Nebenwirkungen werden hingegen die Monoaminoxidase-Hemmer heute nur noch selten verordnet. Ausgenommen hiervon ist ein sehr neues, aber bereits erfolgreich erprobtes Präparat, ein Monoaminoxidase-Hemmer, der im Gegensatz zu den früheren Präparaten selektiv nur die Monoaminoxidase B hemmt, wodurch sämtliche unerwünschte Nebenwirkungen weitgehend beseitigt werden konnten. Dieser Wirkstoff heißt Moclobemid und läuft unter dem Handelsnamen Aurorix ® +.

WIE SIE WIRKEN

Einige A. lösen die Freisetzung chemischer Substanzen im Gehirn aus, die Nerven stimulieren. Andere, insbesondere die Tricyclica und die Monoaminoxidase-Hemmer, verlängern deren aktive Lebenszeit. A. müssen mindestens zehn Tage lang eingenommen werden, ehe sie die ersten Wirkungen zeigen, und bis zu acht Wochen, um ihren vollen Effekt zu entfalten.

MÖGLICHE NEBENWIRKUNGEN

Trockener Mund, verschwommene Sicht, Schwindel, Benommenheit, Verstopfung und Schwierigkeiten beim Urinieren können auftreten, bessern sich jedoch meist zusehends mit dem Fortgang der Behandlung.

Antidiabetika, orale

SULFONYLHARNSTOFFE
Glibenclamid (z.B. *Euglucon* ® +)
Glibornurid (z.B. *Glutril* ® +)
Gliclazid (z.B. *Diamicron* ® +)
Glimepirid (*Amaryl* ® +)
Glipizid (z.B. *Glibenese* ® +)
Gliquidon (z.B. *Glurenorm* ® +)
Tolbutamid (z.B. *Rastinon* ® +)
BIGUANIDE
Metformin (*Glucophage S* ® +)
SONSTIGE
Acarbose (*Glucobay* ® +)

WARNUNG

Holen Sie ärztlichen Rat, wenn Sie regelmäßig Symptome wie Übelkeit, Schwindel und Schweißausbrüche verspüren, die sich nur mit Essen oder gesüßten Getränken beheben lassen. Eventuell nehmen Sie Überdosen ein.

Gruppe von Arzneimitteln zur Behandlung des nicht insulinpflichtigen Diabetes mellitus, wenn Hyperglykämie (erhöhter Blutzuckerspiegel) nicht allein durch Diät oder entsprechende Lebensweise beherrscht werden kann.

WIE SIE WIRKEN

O. A. steigern die Tätigkeit bestimmter Zellen im Inselapparat der Bauchspeicheldrüse. Hier wird das Hormon Insulin produziert, das den Blutzuckerspiegel senkt und direkt oder indirekt auf alle Stoffwechselvorgänge wirkt. Statt einer Medikation mit o. A. kann zeitweise die Verschreibung von Insulin zur Kontrolle des Blutzuckerspiegels nach Operationen, bei Schwangerschaft oder schwerer Krankheit angezeigt sein. Für die Behandlung des insulinpflichtigen *Diabetes mellitus* (bei dem die Bauchspeicheldrüse kein Insulin mehr zu produzieren imstande ist) sind o. A. ungeeignet.

MÖGLICHE NEBENWIRKUNGEN

Hierzu zählt v.a. die *Hypoglykämie* (Unterzuckerung) bei zu hoher Dosierung oder mangelnder Nahrungsaufnahme.

Antidiarrhoika

ADSORBENTIEN
Kohle (z.B. *Kohle-Compretten* ®)
Kaolin (z.B. *Kaoprompt-H* ®)
SONSTIGE
Saccharomyces boulardii (z.B *Perenterol* ®)
Loperamid (z.B. *Imodium* ® +)

> **WARNUNG**
> Antidiarrhoika sollen nicht regelmäßig eingenommen werden, außer unter ärztlicher Aufsicht, weil sie eine schwere zugrundeliegende Ursache verdecken können.

Gruppe von Arzneimitteln zur Behandlung von *Durchfall* (Diarrhoe). Einige A., darunter stopfende Substanzen, sind Adsorbentien, andere, darunter die narkotischen A, verringern die Darmtätigkeit.

WARUM SIE VERWENDET WERDEN

Die Anwendung von A. ist angebracht, wenn ein Durchfall länger als 24 oder 48 Stunden dauert. Sie werden oft verschrieben, wenn die Ursache des Durchfalls erst noch festgestellt werden muß, besonders, wenn dieser schwer und stark schwächend ist, außerdem Patienten mit *Kolostomie* oder *Ileostomie* zur Regulierung der Darmtätigkeit.

WIE SIE WIRKEN

Viele adsorbierende Antidiarrhoika wirken, glaubt man allgemein, durch die Beseitigung der toxischen Substanzen, die den Durchfall verursachen. Der Stuhl wird dadurch fester. Stopfende Substanzen wie Methylzellulose adsorbieren Flüssigkeit aus dem Stuhl.

Wirkstoffe, die die Aktivität der Darmwandmuskeln reduzieren, verlangsamen die Passage des Stuhls durch den Darm und ermöglichen damit, daß mehr Wasser in den Blutkreislauf eingeschleust wird. Das Resultat ist die Verringerung des Flüssigkeitsanteils im Stuhl sowie der Häufigkeit von Darmbewegungen.

MÖGLICHE NEBENWIRKUNGEN

A. können eine Verstopfung auslösen und damit bei einem Durchfall die hierdurch erreichte Ausscheidung schädlicher Mikroorganismen verzögern.

Stopfende Substanzen können Darmverschluß zur Folge haben, wenn sie ohne genügend Wasser eingenommen werden oder wenn eine Darmverengung vorliegt.

Langzeiteinnahme narkotischer A. kann Abhängigkeit nach sich ziehen (s. *Drogenabhängigkeit)* bzw. Übelkeit, Bauchschmerzen und Durchfall auslösen, wenn die Einnahme plötzlich aufhört. Die längere Einnahme von Loperamid hat u.U. Nebenwirkungen wie Benommenheit, Übelkeit und Erbrechen.

Antidiuretisches Hormon

s. *ADH*

Antidot

Substanz, die die Wirkung von Giften neutralisiert oder ihr entgegenwirkt. Das A. für Säure ist Alkali und umgekehrt. Ein chemisches A. wird mittels Verbindung mit dem Gift zu einer nichtgiftigen Substanz, oder indem es auf andere Weise die Wirkung des Giftes blockiert. Ein mechanisches A. verhindert die Absorption eines Gifts aus Magen und Darm in den Blutkreislauf.

Anti-D(RH$_0$)-Immunglobulin

Antiserum mit Antikörpern gegen den Rhesusfaktor D (Rh D), einer Substanz auf den roten Blutkörperchen von Menschen mit Rh-positivem Blut. Wird Frauen gegeben, die geboren haben und Rh-negativ sind, während ihr Baby Rh-positives Blut hat. Dies kann vorkommen, wenn der Kindsvater Rh-positiv ist.

Das Anti-D(Rh$_0$)-Immunglobulin bekommen auch Rh-negative Schwangere nach einer *Amniozentese*, einer Blutung, einer *Fehlgeburt* oder einem *Abort* und in allen Fällen, wo sie fetalen Blutzellen ausgesetzt gewesen sein könnten.

Die injizierten Antikörper zerstören alle roten Blutkörperchen des Fetus, die in den mütterlichen Blutkreislauf gelangt sind. Dies ist wichtig zur Vorbeugung und Reduzierung des Risikos, daß die Schwangere eigene Antikörper gegen Rh-positives Blut bildet, was eine spätere Schwangerschaft mit großen Risiken belasten könnte. (S.a. *hämolytische Krankheit des Neugeborenen, Rhesus-Inkompatibilität)*

Antiemetika

ANTICHOLINERGIKA
Hyoscin (z.B. *Buscopan* ®)
ANTIHISTAMINE
Dimenhydrinat (z.B. *Vomex* ®)
PHENOTHIAZINE
Promethazin (z.B. *Atosil* ® +)
SONSTIGE
Metoclopramid (z.B. *Paspertin* ® +)

> **WARNUNG**
> Antiemetika dürfen nicht regelmäßig eingenommen werden, außer unter ärztlicher Aufsicht, da sie eine zugrundeliegende Störung verdecken können.

Gruppe von Arzneimitteln zur Behandlung von *Übelkeit* und *Erbrechen* als Folge von *Reisekrankheit*, *Vertigo*, *Ménière-Krankheit, Radiotherapie* oder bestimmten Medikamenten (besonders solchen zur Krebsbehandlung). Manche A. werden gegen starkes Erbrechen in der Schwangerschaft eingesetzt, selten zur Behandlung von Nahrungsmittelvergiftungen, weil das Erbrechen meist als natürliches Mittel des Organismus gilt, sich der schädlichen Substanzen zu entledigen.

WIE SIE WIRKEN

Manche A. reduzieren die Nerventätigkeit im Hirnstamm und unterdrücken damit den Brechreflex. *Antihistaminika* und *Anticholinergika* reduzieren das mit *Vertigo* (Schwindel) verbundene Erbrechen durch Dämpfung der Nervenaktivität im Gleichgewichtszentrum des Innenohrs. Andere A. verhindern das Erbrechen durch Entspannung der Muskulatur im unteren Magenbereich und ermöglichen so die Passage des Mageninhalts in den Dünndarm.

MÖGLICHE NEBENWIRKUNGEN

Viele A. verursachen Schläfrigkeit. Einige verbieten sich während der Schwangerschaft wegen der möglichen Fetusschädigung.

Antigen

Substanz, die eine *Immunantwort* durch die Bildung eines Antikörpers als Teil der Selbstverteidigung des Organismus gegen Infektionen und Krankheiten auslösen kann. Viele A.e sind körperfremde (nicht natürlich im Körper vorkommende) Proteine; zu ihnen gehören auch Teile von Mikroorganismen, Toxine und Fremdgewebe (bei Transplantationen). Manchmal wirken an sich harmlose Substanzen

A

(wie Pollen) als potentiell schädliche A.e auf das Immunsystem und lösen dann allergische Reaktionen aus. (S. *Allergie)*

Antihistaminika

Astemizol (z.B. *Hismanal®*)
Cetirizin (z.B. *Zyrtec®*)
Clemastin (z.B. *Tavegil®*)
Dimetiden (z.B. *Fenistil®*)
Loratadin (z.B. *Lisino* ®)
Terfenadin (z.B. *Teldane* ®)

WARNUNG
Nach Einnahme von Antihistaminika nicht ans Steuer setzen oder gefährliche Maschinen bedienen! Es können Schwindelgefühle oder Benommenheit verursacht oder die Koordinationsfähigkeit beeinträchtigt werden.

Gruppe von Arzneimitteln, die die Wirkung von *Histamin* (einer chemischen Substanz, die bei allergischen Reaktionen freigesetzt wird) abblockt.

WARUM SIE VERWENDET WERDEN

A. werden bei der Behandlung von *Urtikaria* (Nesselfieber) und anderer Ausschläge zur Linderung von Juckreiz, Schwellungen und Rötungen eingesetzt, wie bei allergischer Rhinitis (Heuschnupfen) gegen Niesen und Schnupfen.

Manche Husten- und Erkältungsmittel enthalten A., weil diese die Nasensekretion mindern und im Gehirn die Zentren dämpfen, die den Hustenreflex auslösen. Man verwendet A. auch als *Antiemetika*, da sie den Brechreflex dämpfen.

Wegen ihrer sedativen Wirkung werden A. oft eingesetzt, um Schlaf zu induzieren, besonders wenn Juckreiz den Patienten nicht einschlafen läßt. Die allerneuesten A. haben jedoch nur noch einen sehr geringen sedativen Effekt.

Im Normalfall werden A. oral eingenommen, können jedoch in Notfällen zur Vorbeugung gegen *anaphylaktischen Schock* (einer schweren allergischen Reaktion) auch injiziert werden.

WIE SIE WIRKEN

Antihistaminika blockieren die Wirkung von Histamin auf Haut, Augen, Nase etc. Ohne Behandlung würde das Histamin kleine Blutgefäße weiten und damit zu Rötung und Schwellungen führen. Außerdem hindern die A. das Histamin an der Reizung von Nervenfasern; dadurch wird der Juckreiz unterbunden.

MÖGLICHE NEBENWIRKUNGEN

Viele A. verursachen Benommenheit und Schwindelgefühle.

Die neueste A.-Generation hat jedoch so gut wie gar keinen einschläfernden Effekt. Andere unerwünschte Begleiterscheinungen können Appetitverlust, Übelkeit, trockener Mund, verschwommene Sicht und Schwierigkeiten beim Urinieren sein.

Antihypertensiva

ACE-HEMMER
Captopril (z.B. *Tensobon®* +)
Enalapril (z.B. *Pres®* +)
BETABLOCKER
Atenolol (z.B. *Tenormin®* +)
Oxprenolol (z.B. *Trasicor®* +)
Propranolol (z.B. *Dociton®* +)
CALCIUMANTAGONISTEN
Diltiazem (z.B. *Dilzem®* +)
Nifedipin (z.B. *Adalat®* +)
Verapamil (z.B. *Veramex®* +)
DIURETIKA
Chlortalidon (z.B. *Hygroton®* +)
Hydrochlorothiazid (z.B. *Amilorid®* +)
VASODILATATOREN
Hydralazin (z.B. *Pertenso®* +)
Prazosin (z.B. *Minipress®* +)
SONSTIGE
Clonidin (z.B. *Catapresan®* +)
Methyldopa (z.B. *Presinol®* +)

WARNUNG
Die Einnahme von Antihypertensiva darf niemals abrupt beendet werden, da dies einen plötzlichen Blutdruckanstieg zur Folge haben kann.

Gruppe von Arzneimitteln zur Behandlung der Hypertonie (Bluthochdruck) und Verhinderung von Komplikationen wie z.B. *Schlaganfall, Myokardinfarkt, Herzinsuffizienz* (verminderte Pumpkraft des Herzens) und Nierenschäden.

WIE SIE WIRKEN

Betablocker dämpfen den Herzschlag und senken damit den Blutdruck. Diuretika steigern die Salz- und Wasserausscheidung über den Urin; wie sie den Blutdruck senken, ist noch nicht völlig geklärt. Andere A. weiten die Blutgefäße, was ebenfalls blutdrucksenkend wirkt.

MÖGLICHE NEBENWIRKUNGEN

Außer den typischen Nebenwirkungen bestimmter Gruppen können alle A. als Folge zu starker Blutdrucksenkung Schwindelgefühle und Ohnmachten hervorrufen.

Antikoagulantia

Heparin (z.B. *Fraxiparin®* +)
Phenprocoumon (z.B. *Marcumar®* +)
Warfarin (z.B. *Coumadin®* +)

WARNUNG
Medikamente und Drogen wie Aspirin oder Alkohol steigern das Risiko, daß Antikoagulantia anomale Blutungen auslösen. Ohne ärztlichen Rat sollte daher kein anderes Medikament gleichzeitig eingenommen werden.

Gruppe von Arzneimitteln zur Behandlung und Vorbeugung gesteigerter *Blutgerinnung* (bei *Thrombose, Schlaganfall* oder *transitorischer ischämischer Attacke* (= weniger als 24 Stunden dauernde Schlaganfallssymptome). Sie werden außerdem zur Vorbeugung von Gerinnungsbildungen nach größeren Operationen verschrieben (speziell nach Herzklappenersatz) oder bei Hämodialyse. (S. *Dialyse, Hämodialyse)*

WIE SIE WIRKEN

Heparin steigert die Aktivität des Antithrombin III im Blut – eines Enzyms, das die Tätigkeit anderer Enzyme, der sog. Gerinnungsfaktoren, blockiert; es wird injiziert und wirkt innerhalb von Stunden. Die meisten anderen A. werden oral eingenommen und brauchen länger, bis sie wirksam werden. Sie hemmen die Bildung verschiedener Gerinnungsfaktoren. Durch die Unterbrechung der normalen Blutgerinnungsmechanismen verhindern A. eine anomale Blutgerinnung oder zumindest, falls sie schon vorhanden ist, ihre weitere Ausbreitung und damit das Risiko eines Embolus, der sich löst und ein weiteres Blutgefäß blockiert. Im Gegensatz zu *Thrombolytika* lösen A. jedoch schon gebildete Blutklumpen nicht auf.

MÖGLICHE NEBENWIRKUNGEN

Hohe Dosierungen können Blutungen in verschiedenen Körperregionen zur Folge haben. Regelmäßige *Blutgerinnungstests* begleiten deshalb jede Behandlung.

Antikonvulsiva

Carbamazepin (z.B. *Tegretal®* +)
Clonazepam (z.B. *Rivotril®* +)
Diazepam (z.B. *Valium®* +)
Ethosuximid (z.B. *Suxinutin®* +)
Phenobarbital (z.B. *Luminal®* +)
Phenytoin (z.B. *Zentropil®* +)
Primidon (z.B. *Resimatil®* +)
Valproinsäure (z.B. *Convulex®* +)

A

WARNUNG
Nach langer Einnahmezeit dürfen A. niemals plötzlich abgesetzt werden. Die Dosis muß allmählich gesenkt werden, andernfalls kehren die Symptome wieder.

Gruppe von Arzneimitteln zur Behandlung von *Epilepsie* und anderen Anfallsleiden. Sie müssen meistens regelmäßig und dauernd genommen werden, um die Häufigkeit und Schwere der Anfälle zu reduzieren. A. werden bei Notbehandlungen längerdauernder Anfälle eingesetzt, ebenso zur Vorbeugung gegen Anfälle nach schweren Kopfverletzungen oder Gehirnoperationen und bei anfallsgefährdeten Kindern mit hohem Fieber und *fiebrigen Konvulsionen.*

Die Auswahl der Mittel selbst hängt weitgehend von der Art des Anfalls ab. Langzeitbehandlungen können die Anwendung mehrerer verschiedener A. erfordern.

WIE SIE WIRKEN
Anfälle werden von abnorm hohen Gehirnströmen ausgelöst. A. wirken dem entgegen, indem sie einen hemmenden Effekt auf die Gehirnströme ausüben und deren Ausbreitung auf ganze Gehirnregionen verhindern.

MÖGLICHE NEBENWIRKUNGEN
Verschiedene Arten unerwünschter Nebenwirkungen sind möglich, darunter Konzentrationsschwäche, Gedächtnisschwäche, mangelnde Koordinationsfähigkeit und Müdigkeit. Es ist ärztliche Aufgabe, die richtige Dosierung zur Verhinderung von Anfällen bei minimalen Nebenwirkungen zu finden. Dazu kann die regelmäßige Kontrolle des Medikamentenspiegels im Blut erforderlich sein.

Antikörper
Protein aus bestimmten Lymphozyten (bestimmten weißen Blutkörperchen) zur Neutralisierung eines *Antigens* (Fremdproteins) im Organismus. Bakterien, Viren und andere Mikroorganismen enthalten viele Antigene. A., die sich dagegen bilden, neutralisieren oder zerstören diese eindringenden Fremdeiweiße. A. können sich ebenso als Reaktion auf Impfungen bilden, womit sie dann immun gegen die jeweilige Infektion machen. A. heißen auch *Immunglobuline*.

In einigen Fällen führt abnorme oder exzessive Antikörperbildung zu Krankheiten. Die Reaktion des Körpers auf sie kann *Allergien* zur Folge haben wie *Asthma* oder bestimmte *Ekzeme*. A.-Produktion gegen Antigene bei Hautverpflanzungen oder Organtransplantationen kann Abstoßungsreaktionen auslösen. Bei manchen Erkrankungen bilden sich Antikörper gegen eigenes Körpergewebe, was zu *Autoimmunkrankheiten* führt. Beispiele dafür sind einige Arten von *Arthritis* sowie die *Kollagenosen*. (S. a. *Immunantwort)*

Antikörper, monoklonaler
Künstlich gebildeter *Antikörper*, der nur ein spezifisches *Antigen* (Fremdprotein) neutralisiert.

M.A. werden im Labor durch Stimulierung eines großen Klons antikörperproduzierender Zellen erzeugt. (Ein Klon ist eine genetisch identische Zellgruppe oder eine einzelne Zelle aus einer solchen Gruppe.) Dieses Klonen stellt "maßgeschneiderte" Antikörper für den Einsatz gegen ganz bestimmte Antigene her. Man verwendet sie sowohl zum Studium der menschlichen Zellen, Hormone und Mikroorganismen als auch zur Entwicklung neuer Impfstoffe, außerdem experimentell bei der Diagnose verschiedener Krebsarten wie z.B. beim *Lymphom*. Die Forschung erstreckt sich darüber hinaus auch auf den möglichen Einsatz von m.n A.n bei der Krebsbehandlung. Die m.n A. können gezielt auf ganz bestimmte Krebszellen angesetzt werden und – theoretisch – zelltötende Substanzen zu diesen transportieren (radioaktive Moleküle, Toxine etc.).

Antimykotika

Amorolfin (z. B. *Loceryl* ® +)
Amphoterizin B. (z.B. *Ampho-Moronal* ® +)
Clotrimazol (z.B. *Canesten* ®)
Econazol (z.B. *Epi-Pevaryl* ®)
Griseofulvin (z.B. *Gricin* ® +)
Itraconazol (z. B. *Sempera* ® +)
Ketoconazol (z.B. *Nizoral* ® +)
Miconazol (z.B. *Daktar* ® +)
Nystatin (z.B. *Moronal* ®)
Terbinafin (z. B. *Lamisil* ® +)
Tolnaftat (z.B. *Tonoftal* ®)

Gruppe von Medikamenten, die zur Behandlung von durch Pilze verursachten Infektionen verschrieben werden.

A. werden üblicherweise zur Behandlung verschiedener Arten von *Tinea*, einschließlich Fußpilz und Schuppenflechte, angewandt. Auch zur Behandlung von *Candidiasis* (Mundsoor) und seltener Pilzinfektionen (wie *Kryptokokkose*), die innere Organe befallen, sind sie geeignet.

Die Mittel gibt es als Tabletten, Cremes, Lutschtabletten, Flüssigkeiten, Injektionen und Vaginalzäpfchen.

WIE SIE WIRKEN
A. zerstören die Zellwände von Pilzen und bewirken, daß für die normale Zellfunktion und das Zellwachstum wesentliche chemische Stoffe entweichen. Die Pilzzellen können ohne diese Stoffe nicht überleben und sterben ab.

Antiphlogistika
s. *Entzündungshemmer*

Antipyretika
Fiebersenkende Arzneimittel wie *Acetylsalicylsäure* oder *Paracetamol.*

Antirheumatika (Rheumamittel)

ANTIBIOTIKA
Phenoxymethylpenicillin (z.B. *Isocillin* ® +)
PHENYLBUTAZON UND SEINE DERIVATE
Phenylbutazon (z.B. *Butazolidin* ® +)
Oxyphenbutazon (z.B. *Phlogont* ® +)
ANTIRHEUMATISCHWIRKENDE ANALGETIKA MIT ANTIPHLOGISTISCHER WIRKUNG
Indometacin (z.B. *Amuno* ® +)
Ibuprofen (z.B. *Optalidon 200* ®)
KORTIKOSTEROIDE
Dexamethason (z.B. *Dexabene* ® +)
Prednisolon (z.B. *Prednaben* ® +)
MALARIAMITTEL
Chloroquin (z.B. *Resochin* ® +)
MUSKELRELAXANTIEN
Tetrazepam (z.B. *Musaril* ® +)
SONSTIGE
Diclofenac (z.B. *Voltaren* ® +)
Piroxicam (z.B. *Felden* ® +)

Gruppe von Wirkstoffen, die zur Behandlung von Erkrankungen des rheumatischen Formenkreises verwendet werden, z.B. zur Therapie der *rheumatoiden Arthritis* sowie anderer Arthritisarten, die durch Störungen des Immunsystems (wenn das Immunsystem körpereigenes Gewebe angreift) ausgelöst werden wie etwa der Lupus erythematodes. Sie werden in der aktiven Krankheitsphase verabreicht, wenn *nichtsteroidale Antiphlogistika* (NSAR) die Schmerzen und die Gelenksteife nicht lindern oder wenn die Erkrankung mit fortschreitender Deformierung und Behinderung verbunden ist. Man richtet die medikamentöse Therapie nach der jeweiligen Art der rheumatischen Erkrankung. Es werden dabei drei Formen unterschieden.

Entzündlicher Rheumatismus mit Gelenkveränderungen, z.B. rheumatisches Fieber, Polyarthritis, Morbus Bechterew.

A

Degenerativer Rheumatismus mit Gelenkveränderung, z.B. *Arthrosen* und Spondylose.
Weichteilrheumatismus ohne Gelenkveränderung, z.B. Muskelrheumatismus, Sehnenscheidenentzündung, Neuritis.

WIE SIE WIRKEN

A. begrenzen die Schädigungen durch das körpereigene Immunsystem, indem sie entweder die Bildung der weißen Blutkörperchen unterbinden oder deren Aktivität. Jedes Mittel wirkt dabei anders, aber alle A. dämpfen generell die durch die Autoimmunreaktion hervorgerufene Entzündung und verlangsamen auch den Degenerationsprozeß der Gelenkknorpel. Die Wirkung der einzelnen A. hängt von den individuellen Umständen ab. Im allgemeinen zeigt sie sich frühestens nach mehreren Wochen.

MÖGLICHE NEBENWIRKUNGEN

Unter den möglichen Nebenwirkungen treten am häufigsten Magen-/Darmunverträglichkeit, Hautausschläge, Kopfschmerz und Schwindel auf.

Antiseptika

Chemische Substanzen, die auf die Haut oder Schleimhaut (z.B. Mund oder Rachen) gebracht werden, um Krankheitserreger abzutöten und damit eine *Sepsis (Infektion)* zu bekämpfen. Im Gegensatz zur Antisepsis bedeutet Asepsis die Schaffung einer krankheitskeimfreien Umgebung. A. sind milder als *Desinfektionsmittel*, die leblose Objekte dekontaminieren, aber zu stark sind, um auf den Organismus angewendet zu werden.

Flüssige A. werden üblicherweise als Wundbäder verwendet, Cremes oder Salben zum Auftragen auf Wunden vor dem Verbinden. Einige der bekannteren A. sind Jod, *Wasserstoffperoxid* und *Chlorhexidin*.

Antiserum

Serum, das *Antikörper* enthält. Diese binden sich an spezifische *Antigene* (Fremdproteine), die meistens Bestandteile von Mikroorganismen (Viren, Bakterien) sind. Solche Interaktionen bewirken die Inaktivierung oder Zerstörung der Mikroorganismen. A. wird in der Regel aus dem Blut von Tieren hergestellt, denen abgetötete oder auch lebende, aber abgeschwächte Viren oder Bakterien injiziert wurden.

A. dient außer zur *Immunisierung* der Notbehandlung bei lebensgefährlichen Infektionen wie etwa *Tollwut*, sofern der Betroffene noch nicht gegen die Infektion immunisiert wurde. Ein A. ist Sofortschutz gegen die infektiösen Mikroorganismen während der Entwicklung der vollen körpereigenen Immunität. Insgesamt aber ist diese Methode nicht so wirksam wie die Infektionsverhütung durch rechtzeitige Schutzimpfung.

Antispasmodika

s. *Spasmolytika*

Antithrombotika

s. *Thrombolytika*

Antitoxin

Kommerziell hergestellte Substanz, die *Antikörper* zur Neutralisierung der Wirkungen eines spezifischen Toxins (Giftstoffs) enthält, das durch Bakterien in das Blut gelangt ist (wie bei *Tetanus* oder *Diphtherie)*. Hergestellt werden sie aus dem Blut von Menschen oder Tieren, die den jeweiligen Toxinen ausgesetzt waren (entweder durch Erkrankung oder durch Impfung) und deshalb Antikörper dagegen entwickelt haben. Normalerweise werden die A.e unter ärztlicher Aufsicht intramuskulär injiziert. Gelegentlich können sie allergische Reaktionen hervorrufen und selten einen *anaphylaktischen Schock* (schwere allergische Reaktion). Im letzteren Fall wird dann eine Notbehandlung erforderlich.

Antitussiva

Arzneimittel, die Husten lindern oder dagegen vorbeugen (s. *Hustenmittel*).

Antivirale Medikamente

Aciclovir (z.B *Zovirax*® +)
Amantadin (z.B *PK-Merz*® +)
Inosin (z.B *Delimmun*® +)
Zidovudin (z.B *Retrovir*® +)

Gruppe von Arzneimitteln zur Behandlung von *Virus*-Infektionen. Die Entwicklung von virustötenden Wirkstoffen hat sich als sehr schwer erwiesen, weil Viren innerhalb von Zellen leben und jeder antivirale Wirkstoff zwangsläufig zugleich die Zelle selbst gefährdet. Bisher sind noch keine Medikamente gefunden worden, die Viren abtöten und zugleich die von diesen ausgelösten Krankheiten heilen. Eine *Immunisierung* ist gegenwärtig noch immer bedeutsamer als eine Medikation schwerer Virusinfektionen. Bei einigen Virusinfektionen haben sich allerdings bestimmte Wirkstoffe als nützlich erwiesen, speziell gegen *Herpes*-Viren. Aber alle a.n M. können nur die Schwere der Infektion mildern, sie aber nicht völlig beseitigen, weshalb Rückfälle immer möglich sind. Ganz besonders intensiv wird derzeit nach a.n M.n gegen AIDS gesucht.

WIE SIE WIRKEN

Die meisten a.n M. zerstören Viren durch die Unterbrechung der chemischen Prozesse, die diese zum Wachstum und zur Vermehrung innerhalb der Zellen benötigen. Einige hindern die Viren daran, in die Zellen einzudringen.

MÖGLICHE NEBENWIRKUNGEN

Die zur AIDS-Behandlung eingesetzten a.n M. verursachen häufig eine *Anämie*. Die meisten anderen a.n M. jedoch zeigen kaum Nebenwirkungen. Antivirale Cremes oder Salben können gelegentlich Hautreizungen hervorrufen. Bei oralen oder injizierten a.n M.n kann es zu Übelkeit oder Schwindel, bei Langzeitbehandlungen seltener zu Nierenschäden kommen.

Antrum

Höhle, Hohlraum. Ältere Bezeichnung für Kieferhöhle (vollständige Bezeichnung: Antrum Highmori).

Antrumspülung

Spülung der Kieferhöhle (*F.* Sinus maxillaris), eine der *Nasennebenhöhlen*, zur Diagnostik und Behandlung hartnäkkiger Nebenhöhlenentzündungen *(F. Sinusitis)*.

WARUM ES GEMACHT WIRD

Die Antrumspülung wird angewendet, wenn eine Nebenhöhlenentzündung auch nach einer medikamentösen Behandlung (üblicherweise mit *Antibiotika* oder *Schnupfenmitteln*) fortbesteht. Mit der A. ist eine sichere Infektionsdiagnose möglich, und manchmal heilt sie die Infektion auch gleich.

Der normale Ausgang der Kiefer- in die Nasenhöhle ist bei chronischer Sinusitis oft verlegt, wodurch sich infizierte Substanz in der Höhle ansammelt. Mit der A. wird eine zumindest vorübergehende Öffnung erreicht, und die Nebenhöhle wird über den natürlichen Weg freigeschwemmt.

SO WIRD ES GEMACHT

Eine Kanüle wird mit Hilfe eines Trokars (spitzes Stilett) in das Antrum eingeführt. Der Trokar wird durch das Nasenloch eingeschoben und durch die knöcherne Seitenwand in das Antrum gestoßen. Dann wird er wieder herausgezogen, die Kanüle jedoch bleibt liegen. Auf sie wird nun eine Spritze aufgesetzt, der Inhalt des Antrums abgesaugt und zur bakteriellen Untersuchung ins Labor geschickt, um die für die Infektion verantwortlichen Organismen zu identifizieren und ihre Ansprechbarkeit auf verschiedene Antibiotika zu testen.

Dann wird eine große Spritze mit warmer Salzlösung auf die Kanüle gesetzt und das Antrum damit gründlich ausgespült. Der Abfluß erfolgt über die natürlichen Nebenhöhlenöffnungen. Das Ausspülen wird fortgesetzt, bis die Flüssigkeit völlig klar bleibt.

RESULTATE
Wenn die Sinusitis nicht schon so lange bestanden hat, daß der Schaden an der Schleimhaut irreparabel ist, bewirkt die A. meistens ihr Abheilen. Klingt die Infektion jedoch auch nach einigen Wochen nicht endgültig ab, und eine neue A. weist nach, daß das Antrum noch immer infiziert ist, kann ein operativer Eingriff zur Vergrößerung des Abflußkanals erforderlich sein.

Anurie
Vollständiges Aufhören der Urinausscheidung. Ein solches Totalversagen ist Alarmzeichen für ein ernstes Problem im Bereich der Harnwege, denn Urin bildet sich im Körper selbst bei sehr starker *Dehydration* (Entwässerung). Die Ursache ist manchmal eine ernsthafte Funktionsstörung der Nieren, viel häufiger jedoch eine völlige Blockierung der Harnwege beispielsweise durch die stark *vergrößerte Prostata*, einen *Blasentumor* oder *Harnstein*. Falls die Nieren keinen Urin mehr produzieren, kann dies von einem Sauerstoffmangel herrühren. Dieser kann seinerseits die Folge reduzierter Blutversorgung der Nieren sein, wie es beim *Schock* vorkommt, oder eines schweren Nierenschadens infolge einer Erkrankung wie der *Glomerulonephritis*.

Die Ursache muß sofort festgestellt werden, damit unverzüglich eine Behandlung eingeleitet werden kann. Diese beginnt entweder mit einer *Rehydratation* oder mit der Entfernung der Blockierung. Ohne Behandlung folgt zwangsläufig die *Urämie* (erhöhte Harn- und Schadstoffkonzentration im Blut) und schließlich der Tod.

Anus
Ausgangskanal am Ende des Verdauungstrakts, durch den der *Stuhl* (Faeces) aus dem Körper befördert wird. Er ist etwa vier Zentimeter lang und bildet das Ende des *Mastdarms* (*Rektums*) nach seinem Abwärtsverlauf und Durchtritt durch den Beckenboden. Er öffnet sich nur zur *Stuhlentleerung* (*Defäkation*) und ist sonst durch den *Sphinkter* (*Schließmuskel*) verschlossen. Dieser besteht aus zwei Muskellagen, dem inneren Sphinkter (einem unwillkürlichen Muskel) und dem äußeren, der willkürlich zur Defäkation kontrollierbar ist. (S.a. *Verdauungssystem*)

Anusdilatation
Prozedur zur Anusweitung. Wird angewendet, wenn bei bestimmten Erkrankungen wie *Analstenose* und *Analfissur* die Afteröffnung zu eng ist, ebenso bei *Hämorrhoiden*. Die A. wird chirurgisch in Vollnarkose ausgeführt – mit Hilfe der Finger oder eines Anusdilatators. Eine einfache A. kann der Patient mit Hilfe eines Dilatators und einer Gleitcreme selbst ausführen.

Die Reflex-A., bei der sich der Anus abnorm weitet, kann bei gewissen Störungen auftreten, beispielsweise wenn öfter anale Penetration erfolgte, aber auch ohne ersichtliche Ursache.

Anus imperforatus
Fehlende Afteröffnung, eine seltene, angeborene Mißbildung, die bei der Geburt festgestellt wird und dann sofort behandelt werden muß.

ARTEN
Die Einteilung in hohen und tiefen A.i. richtet sich danach, ob das *Mastdarm*ende sich über oder unter dem Beckenboden befindet. Beim hohen Typ hat sich überhaupt kein Analkanal entwickelt, es

STRUKTUR DES ANUS
Der Anus ist der Darmausgangskanal mit innerem und äußeren Sphinkter (Schließmuskel) zur Öffnung und zum Schließen der Ausgangsöffnung.

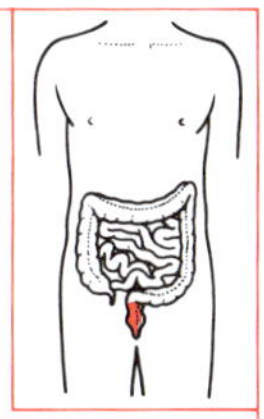

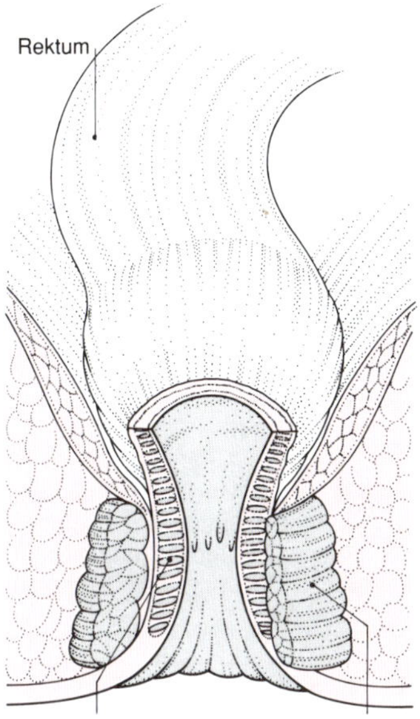

ANALE BESCHWERDEN
Die meisten analen Beschwerden sind harmlos, können aber erhebliche Unbequemlichkeiten und Besorgnisse verursachen. Viele werden durch Verstopfung verschlimmert. Besserung wird durch geregelten Stuhlgang, mehr Flüssigkeitszufuhr und Vollkornprodukte, Obst und Gemüse zur Auflockerung des Stuhls und wenn nötig, Glycerinzäpfchen erzielt.

ANGEBORENE DEFEKTE
Der *Anus imperforatus* ist eine seltene angeborene Mißbildung, bei der die Anusöffnung fehlt.

Bei der *Analstenose* ist die Anusöffnung so eng, daß die Stuhlentleerung sehr erschwert oder sogar unmöglich ist. Dies ist meist eine angeborene Anomalie; aber auch Operationsnarben können eine Analstenose bewirken.

VERLETZUNGEN
Analfissuren rühren von kleinen Rissen in der Analwand her, zum Beispiel nach hartem Stuhlpressen.

TUMOREN
Krebs der Hautregion rund um den Anus ist selten (s. *Anuskarzinom*).

SONSTIGE BESCHWERDEN
Hämorrhoiden sind vergrößerte krampfartig erweiterte Blutgefäße (Venen) in der Schleimhautschicht von Mast- und Enddarm. Sie können bei der Stuhlentleerung bluten und stark schmerzen sowie jucken.
Eine *Analfistel* ist ein abnormer Kanal zwischen Mastdarm/Analkanal und der Hautregion rund um den Anus. Sie entsteht oft als Folge eines Abszesses in der Anuswand.

Afterjucken (*Pruritus* ani) tritt gelegentlich bei Analfisteln, Hämorrhoiden oder *Wurmbefall* auf.

UNTERSUCHUNG
Analbeschwerden werden in der Regel durch Inspektion, manchmal auch unter Zuhilfenahme der *Proktoskopie* (Einführung eines Sichtinstruments), ferner durch Tastung (Fingerfühlen), Biopsie (Gewebeprobeentnahme zur Laboruntersuchung), oder Abstrich für eine Bakterienkultur abgeklärt.

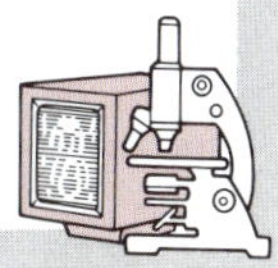

A

besteht also keine Verbindung zwischen Rektum/Mastdarm und Anus, und viele der normalen Analstrukturen wie beispielsweise Muskeln fehlen. Meistens geht der A.i. mit anderen Mißbildungen einher, insbesondere solchen der Harnwege. Beim tiefen Typ ist meistens nur die Analöffnung mit einer Hautschicht überdeckt.

THERAPIE

Der hohe A.i. kann nur operativ mit Herstellung eines Verbindungskanals zwischen Rektum und Anus korrigiert werden. Dies gelingt in aller Regel erfolgreich und mit guter Prognose. In manchen Fällen wird eine *Kolostomie* notwendig.

Der tiefe A.i. muß ebenfalls operativ durch Entfernung der die Anusöffnung verschließenden Haut korrigiert werden. Dazu wird meistens auch für einige Monate eine *Analdilatation* (Weitung) erforderlich.

Anuskarzinom

Seltene Krebsart der Haut in der Region des Anus. Frühe Verdachtszeichen sind Schwellungen, Blutungen und allgemeiner Schmerz. Die Behandlung besteht in aller Regel in der operativen Entfernung des Karzinoms.

ERKRANKUNGEN AN AUSGEWÄHLTEN, NACH DEM BUNDES-SEUCHENGESETZ MELDEPFLICHTIGEN KRANKHEITEN (1989)

Krankheit	Fälle
Diphtherie	4
Enteritis infectiosa	90 750
Parathyphus A, B und C	124
Virushepatitis	9 763
Übertragbare Meningitis	3 029
Malaria	946
Übertragbare Kinderlähmung	4
Tuberkulose insgesamt	12 549
Typhus abdominalis	204
Wundstarrkrampf (Tetanus)	11

(Früheres Bundesgebiet)

TRENDS BEI ANZEIGEPFLICHTIGEN KRANKHEITEN (BEISPIELE)

Krankheit	Fälle 1965	1975	1980	1985	1990
Diphtherie	307	37	19	4	2
Enteritis infectiosa	6341	31 262	49 400	46 256	121 889
Parathyphus A und B	640	248	212	167	126
Virushepatitis	19 759	20 942	20 011	15 153	10 666
Übertragbare Meningitis	2814	6 498	6 120	4 254	2751
Malaria	45	180	572	527	938
Übertragbare Kinderlähmung	48	24	7	4	2
Tuberkulose insgesamt	55 010	34 070	25 924	16 973	14 653
Typhus abdominalis	744	252	352	227	194
Wundstarrkrampf (Tetanus)	85	45	15	12	14

(Früheres Bundesgebiet; Stand 1991)

Diese Tabelle zeigt die statistischen Zahlen meldepflichtiger Krankheiten über einen Zeitraum von 20 Jahren in der Bundesrepublik Deutschland. Die früher sehr häufige Tuberkulose wurde durch die Verbesserung der allgemeinen Lebensverhältnisse immer seltener. Aufgrund der Impfungen nahm die Zahl der Fälle von Kinderlähmung (Poliomyelitis) stark ab. Ganz verschwunden sind die impfbaren Krankheiten nicht. Auffällig ist der Anstieg der Malariafälle in den letzten Jahren durch den Fernreisetourismus.

Anzeigepflichtige Krankheiten

Alle Krankheiten, die von den Ärzten wegen ihrer Ansteckungs- und Verbreitungsgefahr den zuständigen Behörden (meist Gesundheitsamt) gemeldet werden müssen – in der Regel unter Wahrung des Datenschutzes.

Diese Meldepflicht ist in vielen Ländern um die Jahrhundertwende eingeführt worden. Ziel der Maßnahme war, bei bestimmten Krankheiten, die eine Seuchengefahr darstellen oder sonst erheblichen Schaden anrichten können, den Behörden frühzeitiges und wirksames Eingreifen zu ermöglichen und ihre Ausbreitung zu verhindern, evtuell durch *Isolierung* und *Quarantäne*. Außerdem ist der daraus abgeleitete Behandlungszwang von Bedeutung. Durch das Erkennen von Häufungen des Auftretens werden Vorbeuge- und sonstige gesundheitspolitische Maßnahmen möglich.

Beispiele für a.K.: *Geschlechtskrankheiten*, *Keuchhusten*, *Masern* (nur bei Tod), *Malaria*, *Tetanus*, *Tuberkulose* und *Tollwut* (schon bei Verdacht).

Aber auch nichtinfektiöse Krankheiten können meldepflichtig sein, z.B. bestimmte Berufskrankheiten. Beispiele sind Staublunge und chronische Vergiftungen durch Metalle wie Cadmium, Blei und Quecksilber.

Krebs und *AIDS* sind in Deutschland nicht meldepflichtig, werden jedoch statistisch erfaßt und Daten darüber werden auch in internationalen Datenbanken gespeichert.

Aorta

Haupt-*Arterie* (Schlagader) des Körpers. Sie entspringt der linken *Herz*kammer und versorgt alle anderen Arterien mit sauerstoffhaltigem Blut, mit Ausnahme der Lungenarterie (die das sauerstoffarme Blut aus der rechten Herzkammer wieder zur Lunge pumpt).

FUNKTIONSSTÖRUNGEN

Wie alle anderen Arterien kann auch die Aorta sich infolge zunehmender *Atherosklerose* (Kalkeinlagerungen in ihre Wände) verengen, was dann oft zu Bluthochdruck (*Hypertonie*) führt. Zu den spezifischen Aortenerkrankungen gehören die *Coarctatio aortae* (abnorm verengte Aorta bei der Geburt) und die *Aortitis* (Aortenwandentzündung).

Sowohl die Aortitis wie die Atherosklerose können zu einem Aorten-*Aneurysma* führen (Ausbuchtung der Aortenwand), das eventuell operativ beseitigt werden muß, um einen normalen Blutfluß wiederherzustellen und die Gefahr einer Aortenruptur, die zu tödlichem Blutverlust führen kann, zu beseitigen. (S.a. *Arterien,Krankheiten*; *Kreislaufsystem*)

Aortenisthmusstenose

s. *Coarctatio aortae*

Aorten(klappen)insuffizienz

Nicht vollständiger Schluß der Aortenklappe (eine der *Herzklappen*). Dadurch kann Blut in die linke Herzkammer (die Hauptpumpkammer des Herzens) zurückfließen.

URSACHEN

Das mangelhafte Schließen der Aortenklappe kann eine angeborene Funktionsstörung sein, es kann aber auch nach einer *Aortitis* (Entzündung der Aorta) auftreten. Manchmal werden die Aortenklappentaschen durch die bakterielle *Endokarditis* geschädigt (zum Beispiel bei intravenösem Drogenmißbrauch nicht selten). Außerdem findet sich die A. auch bei unbehandelter *Syphilis*, bei der *ankylosierenden Spondylitis* (einer Wirbelsäulenerkrankung) und beim *Marfan-Syndrom* (einer angeborenen Bindegewebefunktionsstörung). Rheumatisches Fieber war früher eine häufige Ursache, ist aber heute selten. Auch *Atherosklerose* (Kalkeinlagerungen in die Arterienwände) ist eine Ursache der A., ebenso die *Aortenklappenstenose* (Verengung der Aortenklappe).

SYMPTOME UND ANZEICHEN

Die A. kann ganz ohne Symptome bleiben. Manchmal wird sie nur bei Routineuntersuchungen durch ungewöhnliche *Herzgeräusche* links neben dem Brustbein am Brustkorb entdeckt. Das Herz reagiert nämlich auf den Rückfluß von Blut in die linke Herzkammer mit verstärktem Pumpen, was auf die Dauer zusammen mit einer Hypertrophie (Muskelverdickung) und Weitung (Ausbeulung) der linken Herzkammer zu einer *Herzinsuffizienz* (reduzierter Pumpfähigkeit) führt, dessen Folgen Atembeschwerden und *Ödeme* (Flüssigkeitsansammlungen) sind.

DIAGNOSE

Eine Brust-Röntgendurchleuchtung kann weiße Kalziumflecken im Bereich der Aortenklappe, Herzvergrößerung und Aortenweitung zum Vorschein bringen, ein *EKG* (Elektrokardiogramm, Messung der Herzströme) die Ausweitung der linken Herzkammer. Die *Echokardiographie* (Herzbild durch Ultraschallwellenreflexion) macht die Größe der Aortenklappe, den Durchmesser des Aortenrings (bindegewebige Anheftungsstelle der Taschenklappen) und die reduzierte Bewegung der Aortenklappe sichtbar. Die Doppler-Echokardiographie zeigt den Blutrückfluß durch die Klappe. Ein Herzkatheter (biegsame Sonde zur Einführung in das Herz durch die Blutgefäße) kann zur Feststellung des Grades der A. verwendet werden. Dazu wird ein Röntgenkontrastmittel durch den Katheter in die linke Herzkammer injiziert, und anschließend werden Röntgenaufnahmen angefertigt (s. *Katheter*).

THERAPIE

Ödeme, die auf einem A. bedingten Herzfehler beruhen, werden mit Diuretika behandelt, um die in den Lungen gestaute Flüssigkeit zu verringern. *Herzklappenchirurgie* zum Ersatz der angegriffenen *Herzklappe* kann nötig werden, allerdings meistens erst viele Jahre nach der Diagnose einer A.

LAGE UND AUFBAU DER AORTA

Aus der linken Herzkammer verläuft die Aorta aufwärts, bogenförmig hinter das Herz und dann abwärts durch den Brustkorb bis zum Bauch, wo sie sich in die beiden gemeinsamen Beckenschlagadern teilt. Die Aorta ist dickwandig und hat einen beträchtlichen Durchmesser (ca. 2,5 cm an ihrem Anfang), weil sie ja den Hauptblutstrom vom Herzen zu führen hat. Die dicken Aortenwände sind verhältnismäßig elastisch. Dies dient dem Ausgleich der Druckschwankungen bei jedem Herzschlag.

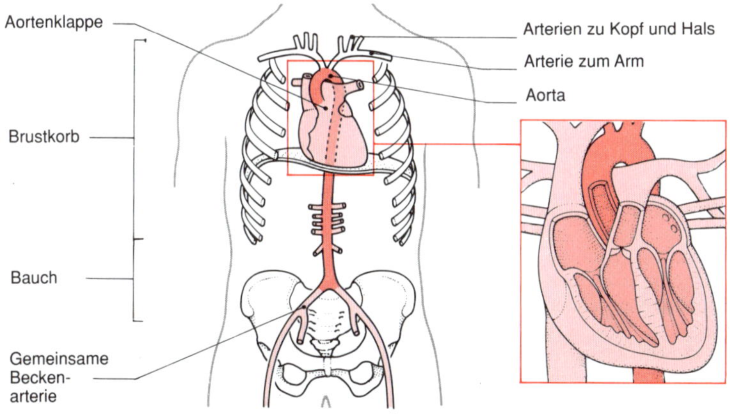

Aorten(klappen)stenose

Verengung der Aortenklappenöffnung (eines der *Herzventile*); sie behindert den Auswurf des Blutes aus dem Herzen in den Körperkreislauf. Eine der Folgen ist das übermäßige Wachstum (*Hypertrophie*) der Muskulatur der linken Herzkammer.

URSACHEN

Die häufigste Ursache ist eine Ablagerung von Kalk an der Aortenklappe, in Form einer *Atherosklerose*. Die A. kann aber auch ein Geburtsfehler sein. *Kardiomyopathie* (Herzmuskelschaden) kommt ebenfalls als Ursache in Frage; dabei kann die Verdickung des Herzmuskels die Subaortenstenose nach sich ziehen (Verengung im linken Ventrikel direkt unterhalb der Klappe). Früher war häufig *rheumatisches Fieber* für eine A. verantwortlich.

SYMPTOME UND ANZEICHEN

Die A. kann völlig ohne Symptome bleiben. Manchmal wird sie nur zufällig bei Routineuntersuchungen durch ungewöhnliche Herzgeräusche rechts am Brustkorb beim Brustbein oder auch am Hals entdeckt. Symptome sind Ohnmachtsanfälle, Schlappheit, Brustschmerzen bei Anstrengungen infolge von *Angina pectoris*, Atemanstrengung, schwacher Puls und im Spätstadium *Kardiomegalie* (Herzvergrößerung).

DIAGNOSE

Eine Röntgenuntersuchung der Brust kann weiße Kalziumflecken im Bereich der Aortenklappe und eine Herzvergrößerung zum Vorschein bringen, ein *EKG* (Elektrokardiogramm, Messung der Herzströme) die Verdickung und Belastung der linken Herzkammer. Die Echokardiographie (Herzbild durch Schallwellenreflektion) macht die Aortenklappe selbst, die Verdickung der Wand der linken Herzkammer und die anomale Bewegung der Aortenklappe sichtbar. Die Doppler-Echokardiographie zeigt den reduzierten Blutfluß durch die Klappe. Ein Herzkatheter (biegsames Röhrchen zur Einführung in das Herz durch die Blutgefäße) kann zur Messung des Grades der A. verwendet werden. Der Druckunterschied zwischen beiden Seiten der Aortenklappe zeigt die Schwere der A. an (s. *Katheter*).

THERAPIE

Früher, vor der Entwicklung der *Herzklappenchirurgie*, war die Prognose von Betroffenen schlecht. Nach Entdeckung der Symptome betrug die Lebenserwartung durchschnittlich noch ein Jahr. Heute

A

APGAR-INDEX-TABELLE

Beobachtung	0	1	2
Hautfärbung	blau,blaß	Rumpf rosa, Gliedmaßen blau	völlig rosa
Atmung	fehlt	schwacher Schrei, unregelmäißige Atmung	guter, kräftiger Schrei, regelmäßige Atmung
Muskeltonus	schwache Bewegung	Bewegung einiger Gliedmaßen	aktive Bewegung, gutgebeugte Gliedmaßen
Reizreflex	fehlt	Grimassieren (auf nasale Stimulierung)	Schrei
Herzschlag	fehlt	langsam (unter 100/min)	über 100/min

sind die Aussichten sehr gut, vorausgesetzt, der Herzklappenersatz erfolgt, bevor irreparabler Schaden an der linken Herzkammer entstanden ist.

Aortitis

Entzündung der *Aorta* (Hauptschlagader), die das Blut vom Herzen in den Kreislauf zur Versorgung aller Körperregionen mit Ausnahme der Lungen befördert. Sie ist selten und kommt vor bei Leuten, die bereits an Arteriitis (Arterienentzündung), an unbehandelter *Syphilis* oder an *ankylosierender Spondylitis* leiden. Eines der Symptome ist eine Weitung der Aorta mit der Folge, daß ihre Wände dünner werden. Dies zieht meistens ein *Aneurysma* (Ausbeulung) nach sich und dieses wiederum das Risiko des Platzens der Ader mit schwerer und potentiell sogar tödlicher innerer Blutung. Auch den Ring um die Aortenherzklappe kann eine A. in Mitleidenschaft ziehen und eine *Aortenklappeninsuffizienz* auslösen, durch welche ein Blutrückfluß in die linke Herzkammer erfolgt. Die Spätfolge davon ist ein *Herzfehler*.

Aortographie

Röntgenverfahren zur Sichtbarmachung der *Aorta* (Hauptschlagader) und ihrer Verzweigungen nach der Injektion eines Kontrastmittels (dabei handelt es sich um eine nur wenig röntgenstrahlendurchlässige Substanz).

WARUM ES GESCHIEHT

Die A. dient zur Entdeckung von Aorten-*Aneurysmen* und zur Feststellung der Schwere einer *peripheren Gefäßerkrankung* vor einer Operation.

SO WIRD ES GEMACHT

Das Kontrastmittel wird normalerweise durch einen dünnen Katheter (biegsames Plastikröhrchen) entweder in die Femoralarterie in der Leiste oder die Brachialarterie auf der Innenseite des Ellenbogens injiziert. Liegt eine schwere Arterienerkrankung vor, können die Hauptarterien bereits blockiert sein. Dann muß das Kontrastmittel im Unterbauchbereich durch eine feine Nadel direkt in die Aorta injiziert werden.

KOMPLIKATIONEN

Ein geringes Risiko besteht in einer möglichen Reaktion auf das Kontrastmittel. Auch eine Blutgefäßverletzung bei der Punktierung oder Katheterisierung ist möglich.

Apfelsinenhaut

s. *Orangenhaut*

Apgar-Index

Von Virginia Apgar, einer amerikanischen Anästhesistin, entwickeltes Schema zur Überprüfung des Zustands Neugeborener. Eine und fünf Minuten nach der Geburt werden fünf Werte ermittelt: Atmung, Herzschlag, Hautfarbe, *Muskeltonus* und Reaktion auf Stimulierung durch einen Nasenkatheter. Am wichtigsten sind die Atmung und der Herzschlag des Kindes. Wenn diese beiden Werte zufriedenstellend sind, sind es normalerweise auch die anderen drei.

Bewertet wird jeweils mit 0, 1 oder 2 Punkten und dann addiert. Dies ermöglicht maximal 10 Punkte. 0-3 Punkte (wenn das Kind z.B. nicht atmet und sein Herzschlag zu langsam ist) bedeutet die Notwendigkeit sofortiger Belebungsmaßnahmen. 4-6 Punkte besagen, daß ärztliche Hilfe nötig ist. Bei 7-10 Punkten ist das Kind gesund und wohlauf.

Eltern sollten dem Index indessen keine übermäßige Bedeutung beimessen. Er war ursprünglich nur dazu gedacht, die großen Unterschiede einheitlich zu benennen, denen das Neugeborene in den ersten fünf Lebensminuten ausgesetzt ist, und dafür jede erdenkliche Hilfe bereitzuhalten.

Aphakie

Fehlen der *Augenlinse*. Sie tritt auf, wenn die Linse operativ entfernt wurde (bei einer *Staroperation*), oder durch eine Verletzung, nach der die Linse in der Augenkammer absorbiert wurde. Die Folge der A. ist eine starke Beeinträchtigung der Sehschärfe und des räumlichen Sehens. Eine Korrektur ist möglich durch Implantation einer künstlichen Linse oder durch Kontaktlinsen bzw. eine Brille.

Aphasie

Im engeren Sinne totaler Verlust der bereits vorhanden gewesenen Sprechfähigkeit infolge einer Funktionsstörung in der für Sprechen, Schreiben und Lesen zuständigen Gehirnregion. Im weiteren Sinne wird der Begriff auch zuweilen für *Dysphasie* gebraucht (die aber eigentlich nur eine Störung dieser Funktionen, nicht ihr totaler Ausfall ist). Sprechschwierigkeiten infolge körperlicher Störungen der Sprachmechanismen oder durch Hör- und Sehprobleme sind ebenfalls nicht korrekt mit dem Begriff A. bezeichnet (s. dazu *Dysarthrie*, *Stimmverlust*). Verwandte Erkrankungen, die entweder als Begleiterscheinung der A. oder manchmal auch allein auftreten, sind *Alexie* (Wortblindheit) und *Agraphie* (Schreibschwierigkeiten).

URSACHEN

Schlaganfall oder Schädel-Hirn-Trauma sind die häufigsten Gründe von A. verursachenden Gehirnschäden.

Die Sprachfunktionen des Gehirns liegen in der dominanten Gehirnhälfte (s. *Großhirn*) und zwar im Broca- und im Wernicke-Sprachzentrum (nach ihren Entdeckern) und den Verbindungswegen zwischen beiden. Bei der A. sind diese beschädigt.

ARTEN UND SYMPTOME

Broca-(motorische)Aphasie

Schädigung des Broca-Bereichs löst Schwierigkeiten beim sprachlichen Ausdruck aus. Die Sprache ist stammelnd, langsam, mühsam, ohne natürlichen Rhythmus. Die wenigen Worte, die gesprochen werden können, sind jedoch sinnvoll. Auch die Schreibfähigkeit kann beeinträchtigt sein.

Wernicke-(sensorische)Aphasie

Schädigung des Wernicke-Bereichs verursacht Verständnisprobleme. Die Sprache ist zwar fließend, aber ihr Sinngehalt reduziert. Das macht sich in falscher Wortwahl und in grammatikalischen Fehlern bemerkbar; die "interne" Sprachfähigkeit ist in Mitleidenschaft gezogen. Auch die Schreibfähigkeit ist beeinträchtigt, und gesprochene oder geschriebene Anweisungen werden nicht verstanden.

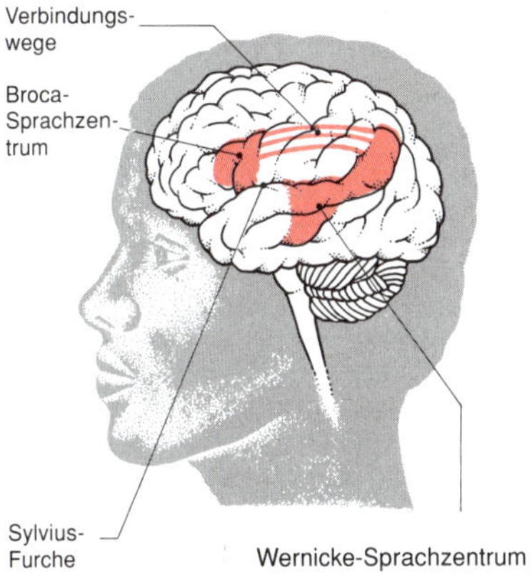

Sprachfunktion im Gehirn
Schädigungen dieser beiden Zentren (und der Verbindungswege zwischen ihnen) in der dominanten Gehirnhälfte führen zur Aphasie.

Globale Aphasie
Fast völliger Verlust jeglicher Fähigkeit, zu sprechen, zu schreiben oder gesprochene oder geschriebene Wörter zu verstehen. Die Ursache ist in der Regel eine Schädigung großer Bereiche der dominanten Hirnhälfte.

Nominale Aphasie
Nur die Benennung von Gegenständen oder das Finden von Worten ist erschwert. Das Nennen eines richtigen Namens aus einer Auswahl ist möglich. Die Ursache ist wahrscheinlich eine allgemeine zerebrale Funktionsstörung oder eine Schädigung ganz bestimmter Bereiche innerhalb des Sprachzentrums des Gehirns.

THERAPIE UND PROGNOSEN
Eine partielle Erholung nach Schlaganfällen oder Kopfverletzungen ist zu erwarten. Je schwerer allerdings die A., desto schlechter die Prognose. Die Hauptbehandlung besteht in *Sprachtherapie*. (S.a. *Sprache*, *Sprachstörungen*)

Apherese

Auch Pherese genannt; Prozedur der Blutentnahme von einem Spender, bei der nach der Abtrennung und Entfernung bestimmter Bestandteile (*Thrombozyten*, weiße *Blutkörperchen*, *Plasma*) der Rest wieder zurückinfundiert wird. (S.a. *Blutspende*)

Aphonie

Totaler Verlust der Stimme, in aller Regel plötzlich und verursacht durch emotionalen Streß. Bei Untersuchung des *Kehlkopfs* in einem solchen Fall würde sich zeigen, daß die *Stimmbänder* sich beim versuchten Sprechen nicht mehr wie normal berühren, beim Husten aber wie sonst. Sonst ist aber nichts Ungewöhnliches am Kehlkopf festzustellen. Eine spezielle Behandlung gibt es nicht. Gutes Zureden und allenfalls *Psychotherapie* sind alles, was man tun kann. Normalerweise kehrte die Stimme ebenso plötzlich zurück, wie sie versagte.

*Kehlkopf*krankheiten oder -schädigungen verursachen meistens nur einen teilweisen *Stimmverlust* (s.a. *Dysphonie*).

Aphrodisiaka

Substanzen, die als erotische Anreger gelten und die sexuelle Leistungsfähigkeit erhöhen sollen. Die Bezeichnung ist von der griechischen Göttin der Liebe, Schönheit und Fruchtbarkeit, Aphrodite, abgeleitet.

Alle möglichen Substanzen sind im Laufe der Jahrhunderte schon als "Liebesmittel" verwendet worden: Honig und Ginseng, Ingwer und Strychnin, Nashornpulver, Austern und so weiter. Tatsächlich aber ist bei keiner eine wirklich aphrodisische, d.h. luststeigernde Wirkung eindeutig nachweisbar. Es kommt hier mehr als irgendwo sonst auf den festen Glauben an, daß so ein Mittel wirkt. Insofern kann letztlich alles zum A. werden, wenn man es nur dafür hält. *Alkohol* enthemmt zwar und steigert das Verlangen, ein hoher Alkoholspiegel macht aber gleichzeitig sexuelle Betätigung eher unmöglich.

Das vermutlich bekannteste angebliche A. ist die sog. "Spanische Fliege", ein Pulver aus getrockneten Käfern der Art *LYTTA VESICATORIA*. Dessen wirksame Substanz, das Cantharidin, hat eine Reizwirkung auf die Blasenwand und Harnröhre und kann beim Mann *Priapismus* (schmerzhafte Dauererektion) verursachen. Die "Spanische Fliege" ist nicht ungefährlich: es hat schon Todesfälle gegeben.

Andere vermeintliche A. sind u.a. *Marihuana* sowie Yohimbin (eine chemische Substanz aus dem westafrikanischen Yohimbebaum). Es gibt indessen keinerlei wissenschafltichen Nachweis für einen einschlägigen Effekt.

Auch das männliche Sexualhormon *Testosteron* wird für sexuell stimulierend gehalten. Doch bei gesunden Männern hat es keinerlei Wirkung auf sexuelle Begierde oder *Potenz*, vielmehr senkt es die *Sperma*produktion. Nur Männer mit Testosteronmangel erleben bei seiner Einnahme zuweilen eine Libido- und Potenzsteigerung.

Aphthen

Kleine, schmerzende, einzeln oder in Gruppen vorkommende *Geschwüre* auf der Innenseite der Wangen oder Lippen oder unter der Zunge.

VORKOMMEN
Kleinere A. befallen irgendwann einmal ca. 20 Prozent der Gesamtbevölkerung, mehr Frauen als Männer vorwiegend im Alter zwischen 10 und 40. Die am schwersten Betroffenen leiden an der häufigen Wiederkehr der A., andere haben sie allenfalls einmal oder zweimal jährlich.

SYMPTOME
Die Geschwüre sind normalerweise klein und oval, im Zentrum grau, mit einem äußeren roten Ring. Sie bestehen eine oder zwei Wochen.

URSACHEN
Es kann sich um eine Überempfindlichkeitsreaktion auf hämolytische *Streptokokken*bakterien handeln; diese sind oft aus A. isoliert worden. Ansonsten sind kleinere Verletzungen als Ursachen anzusehen (Spritzenstiche, Zahnbürstenverletzungen) oder auch Streß und Allergien (z.B. allergische Rhinitis). Bei Frauen treten die A. häufiger kurz vor der Periode auf. Auch eine familiäre Häufung ist nicht selten.

THERAPIE
Analgetische Mundgele oder Mundwässer lindern die Schmerzen. Es gibt Salben, die eine wasserdichte Schutzschicht während des Abheilens bilden. Ansonsten heilen die kleinen Geschwüre von selbst ab, wenn man gar nichts tut. Zur Beschleunigung der Heilung kann aber ein ärztlich verschriebenes *Kortikosteroid* oder ein *tetracyclin*haltiges Mundwasser dienen.

Apikektomie

s. *Wurzelspitzenresektion*

Aplasie

Stark reduziertes oder fehlendes Wachstum bzw. Entwicklung von Organen oder Geweben. Bei der Knochenmarks-A. z.B. ist die Zellteilung des Knochenmarks erheblich reduziert, was zu verminderter Bildung von Blutzellen einer oder aller Arten führt (s. *Anämie, aplastische*). Einige Geburtsfehler wie Gliedmaßenverkrüppelungen sind das Resultat von A. während der pränatalen Entwicklung.

Aplastische Anämie

s. *Anämie, aplastische*

Apnoe

Atemstillstand, entweder temporär (einige Sekunden bis zwei Minuten lang) oder für einen längeren Zeitraum.

URSACHEN
Die Atmung ist ein automatischer, vom Atmungszentrum im Stammhirn kontrollierter Vorgang. Das Atmungszentrum sendet Nervenimpulse aus, die die Kontraktionen des *Zwerchfells* und der Brustmuskeln regulieren und damit die Atmungsrate und -tiefe.

Längerdauernde A. kann entstehen, wenn das Stammhirn verletzt wurde

(*Schlaganfall, transitorische ischämische Attacke* – weniger als 24 Stunden dauernde Schlaganfallssymptome –, *Schädel-Hirn-Trauma*); außerdem als Auswirkung bestimmter Medikamente und Drogen oder als Folge einer *Atemwegsverlegung* (durch Speisen, Getränke, Erbrochenes oder verschluckte Gegenstände).

Freiwillige A. ist z.B. Atemanhalten während des Tauchens, nichtfreiwillige A. tritt meistens im Schlaf auf (s.a. *Schlafapnoe*).

Eine weitere Art der A. ist die *Cheyne-Stokes-Atmung*, bei der Zyklen tiefen, raschen Atmens mit solchen kurzen Aussetzens der Atmung abwechseln.

UNTERSUCHUNG UND THERAPIE

Die A. erfordert eine genaue Untersuchung und Behandlung der Ursache. Die Behandlung wird mit der Beseitigung aller Atemwegsverlegungen beginnen und dann Atmungsstimulantien einsetzen, wenn eine Schädigung des Atmungszentrums im Gehirn vorliegt. (S.a. *Atemstillstand*)

Apokrine Drüse

Drüse, die gleichzeitig mit der Flüssigkeit, die sie absondert, auch Zellmaterial abgibt. Der Begriff wird vor allem auf die Schweißdrüsen der nach der Pubertät behaarten Körperregionen angewendet.

Aponeurose

Dünne, breitflächige Sehnenplatte eines oder mehrerer Muskeln, die wie eine einzige *Sehne* wirkt (d.h. einen Muskel an einem Knochen befestigt).

Apoplexie

Bezeichnung für *Schlaganfall* (Gehirnschlag) mit plötzlichem Bewußtseins- und späterem Empfindungsverlust sowie Lähmungserscheinungen.

Apotheker

Dem Apotheker obliegt die im öffentlichen Interesse gebotene Sicherstellung einer ordnungsgemäßen Arzneimittel-Versorgung der Bevölkerung. Zu seinen Aufgaben gehören insbesondere die Information und die Beratung über Arzneimittel, die Beratung in der Gesundheitsvorsorge, die Entwicklung, Herstellung, Prüfung, Lagerung, Abgabe und Risikoerfassung von Arzneimitteln und die Suche nach neueren Arzneistoffen und Darreichungsformen.

Der Apotheker übt seine Aufgaben in verschiedenen Tätigkeitsbereichen aus, insbesondere in der öffentlichen Apotheke, im Krankenhaus, in der Industrie, in Prüf-Instituten, in der Bundeswehr, in der Verwaltung, an der Universität, in Ausbildung und Unterricht und im Umweltschutz. Bei der Erfüllung dieses Auftrages trägt der Apotheker ein erhebliches Maß an Verantwortung und ist zu besonderer Sorgfalt verpflichtet.

DIE "BLINDDARMOPERATION" (APPENDEKTOMIE)

In Vollnarkose wird ein kleiner Einschnitt in die Bauchdecke rechts unten gemacht, so daß der Blinddarm (Beginn des Dickdarms) mit dem Wurmfortsatz offenliegt.

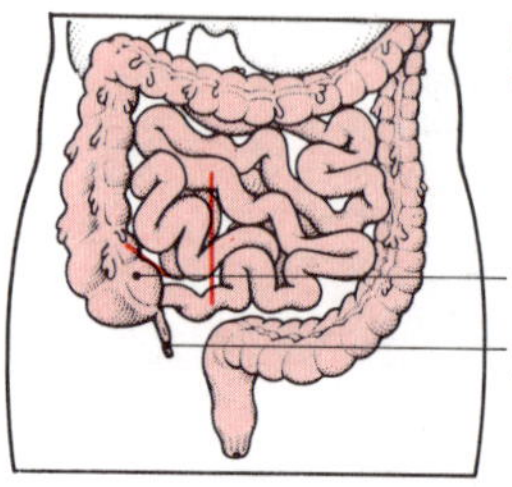

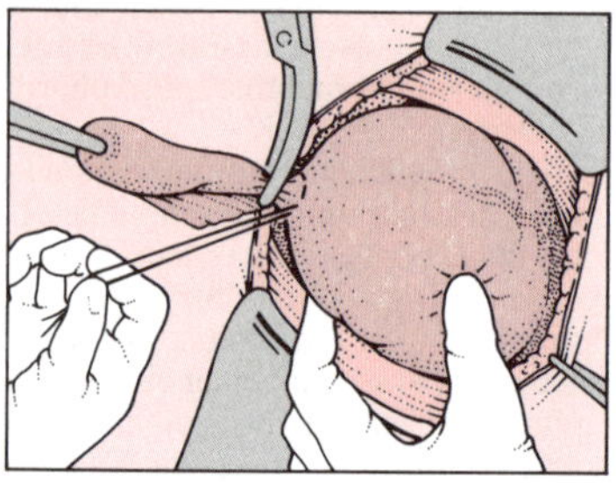

1 Dann wird der Appendix vorsichtig emporgehoben, an der Basis (wo er am Caecum hängt) abgeklemmt und abgeschnitten.

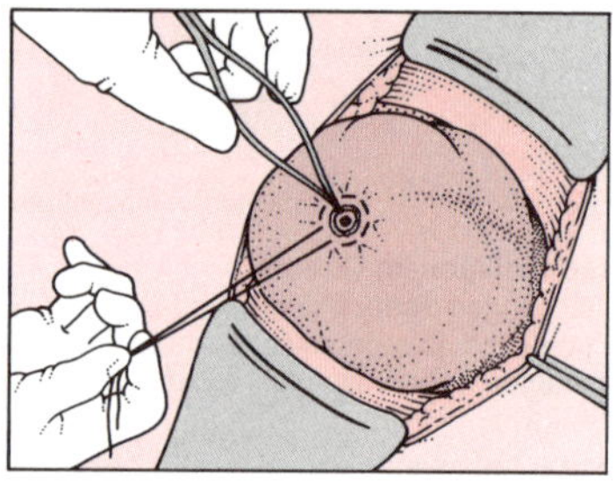

2 Der Stumpf wird abgebunden, eingestülpt und sorgfältig vernäht, damit kein Darminhalt in die Bauchhöhle gelangt.

Appendektomie

Operative Entfernung des Wurmfortsatzes (*F.* Appendix vermiformis); die sog. Blinddarmoperation, zur Behandlung der *Appendizitis* (Blinddarmentzündung).

WARUM SIE ERFOLGT

Eine entzündete *Appendix* kann platzen; dies ist sehr gefürchtet, weil sich daraus eine lebensgefährliche *Peritonitis* (Entzündung des Bauchfells) oder ein Bauchhöhlenabszeß entwickeln kann.

Eine akute Appendizitis ist oft schwierig zu diagnostizieren. Zuweilen wird dann wegen der gefährlichen Komplikationen eine *Laparotomie* (*Bauchhöhleneröffnung*) nötig, selbst wenn nur der Verdacht auf Appendizitis vorliegt. Geschieht dies, wird der Wurmfortsatz (der keine bekannte Funktion im Organismus hat) auf jeden Fall entfernt, selbst wenn er nicht entzündet ist, um eine künftige Blinddarmentzündung auszuschließen.

SO WIRD ES GEMACHT

Bleibt ausreichend Zeit vor der Operation, wird mit einer Wundinfektionen (ein bedeutendes Risiko bei Blinddarmoperationen) vorbeugenden *Antibiotika*behandlung begonnen. Dann wird die Bauchdecke mit einem nur ganz kleinen Schnitt geöffnet und der Wurmfortsatz entfernt (s. Kasten).

Liegt bereits ein Durchbruch vor, muß der infizierte Bereich der Bauchhöhle mit einer Kochsalzspülung ausgewaschen und der Eiter mit einer Plastikdrainageröhre, die durch einen zweiten kleinen Schnitt eingelegt wird, abgeleitet werden. Zur Vorbeugung einer *Peritonitis* werden Antibiotika gegeben.

KOMPLIKATIONEN

Komplikationen bei einer A. sind Infektionen der Einschnittwunde in der Bauchdecke, Abszesse im Operationsgebiet oder örtlich begrenzte *Peritonitis.*

REKONVALESZENZ

Nach einer unkomplizierten A. können die Patienten bereits nach 24 Stunden wieder trinken und leichte Kost essen.

Wurde ein Drainagerohr eingesetzt, wird es nach 48 Stunden wieder entfernt; die Wunde schließt sich von alleine. Im Normalfall kann der Kranke nach zwei bis drei Tagen entlassen werden. Die Fäden werden ambulant 10 Tage nach der Operation gezogen. Nach etwa zwei Wochen kann die normale körperliche Tätigkeit wieder aufgenommen werden. Gab es Komplikationen, dauert die Rekonvaleszenz gegebenenfalls länger.

Appendix vermiformis

Kleiner, enger, fingerförmiger Anhang des Dickdarms ("Wurmfortsatz") ohne bekannte Funktion. Beim Erwachsenen ist die A.v. circa 9 cm lang mit dicker, aber ansonsten darmgleicher Wandung bei enger Lichtung und enthält eine grö-

A

ßere Menge Lymphgewebe, das gegen örtliche Infektion schützt. Der Wurmfortsatz hängt in der rechten unteren Bauchhöhle am *Caecum* (dem eigentlichen Blinddarm, dem ersten Abschnitt des Dickdarms). Er kann über oder unter dem Caecum sowie vor oder hinter dem *Ileum* (Teil des Dünndarms) liegen. Die Lage bestimmt weitgehend die Symptome bei der akuten *Appendizitis* (fälschlich Blinddarmentzündung genannt).

Appendizitis

Akute Entzündung der *Appendix vermiformis*. Sie ist häufig für Bauchschmerzen und *Peritonitis* (Entzündung des Bauchfells) vor allem bei Kindern und jungen Erwachsenen verantwortlich.

URSACHEN

Die Ursache bleibt meistens unbekannt, doch manchmal ist ein Appendixverschluß durch Blut- oder Stuhlklumpen feststellbar, selten auch durch Faden*wurmbefall*. Der verschlossene Abschnitt entzündet sich, schwillt an und kann eine *Gangrän* (Gewebebrand) entwickeln. Die so veränderte Appendixwand kann durchbrechen, der infektiöse Inhalt entleert sich in die Bauchhöhle.

VERBREITUNG

Von 100 000 Menschen leiden pro Jahr etwa 200 an einer A. Obwohl sie grundsätzlich jeden befallen kann, ist sie bei sehr jungen Kindern und alten Menschen selten. Sie ist bei weitem der häufigste chirurgisch-operative Notfall in den Industrieländern, aber verhältnismäßig selten in den Entwicklungsländern.

LAGE DER APPENDIX

Die Appendix ("Blinddarm") kann in der rechten unteren Bauchhöhle über oder unter dem Caecum sowie vor oder hinter dem Ileum liegen.

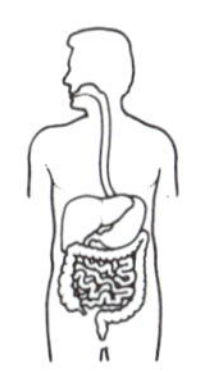

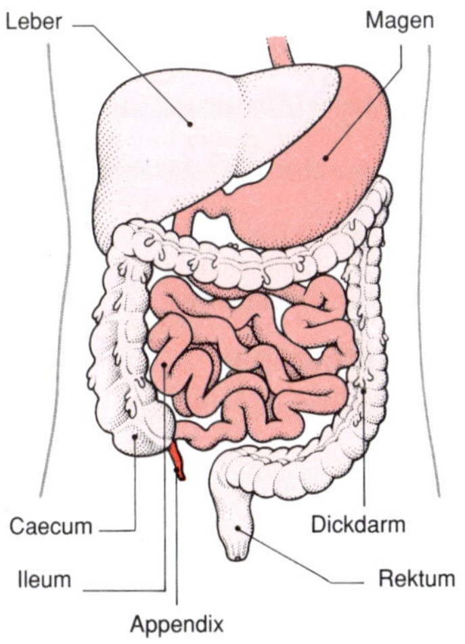

SYMPTOME

Das erste Symptom ist meistens ein allgemeines, vages Unwohlsein in der Nabelgegend. Binnen Stunden kann sich dies zu starken und stärker lokalisierbaren Schmerzen steigern und konzentriert sich dann meist auf die rechte Unterbauchseite.

Die Symptome können je nach der Lage der Appendix variieren. Liegt sie beispielsweise hinter dem Caecum, können die Bauchschmerzen zwar relativ gering sein, aber sehr stark werden bei einer ärztlichen *rektalen Untersuchung*. Liegt die Appendix der Harnröhre an, ist leicht blutiger Urin möglich.

Weitere Symptome sind *Fieber*, *Appetitverlust*, Übelkeit, Erbrechen, belegte Zunge und fauliger Atem, manchmal als Verstopfungsfolge. Bei plötzlich auftretenden Bauchschmerzen und anderen Symptomen von A. ist immer sofort ärztliche Konsultation angezeigt.

DIAGNOSE

Die Diagnose kann zuweilen schwierig sein, weil die A.symptome denen vieler anderer Erkrankungen im Bauchbereich ähneln. Eine Darmentzündung z.B. durch *YERSINIEN* (Bakterien) ist in der Kindheit häufig und folgt manchmal einer Viruserkrankung der Atemwege; sie zeigt ganz ähnliche Symptome wie die A.; gleiches gilt für Erkrankungen des rechten *Eileiter*s und des *Eierstock*es, die *Crohn-Krankheit* und die rechtsseitige *Pyelonephritis* (Nierenentzündung). Manchmal kann nur eine *Laparotomie* die Diagnose A. einwandfrei bestätigen oder widerlegen.

KOMPLIKATIONEN

Bei verzögerter Behandlung kann eine entzündete Appendix durchbrechen und ihren eitrigen Inhalt in die Bauchhöhle entleeren. Der Schmerz hört dann zwar abrupt auf, der Durchbruch führt aber unweigerlich zu einer *Peritonitis*. In manchen Fällen hüllt das Omentum (Netz; eine Falte des Peritoneums) die entzündete Appendix ein. Dadurch wird zwar eine Ausbreitung der Infektion verhindert; es führt aber zu einer lokalisierten Abszeßbildung in der Umgebung der Appendix. Die Peritonitis bzw. der Abszeß verursachen Fieber (manchmal zusammen mit Schüttelfrost), zunehmende Schmerzen und Verhärtungen der Bauchdecke. Dieser Schmerz wird einige Stunden bis etwa einen Tag nach dem Durchbruch spürbar.

THERAPIE

Die übliche Behandlung ist die *Appendektomie* (die "Blinddarmoperation").

Besteht Verdacht auf einen Appendixabszeß, so erfolgt zunächst dessen Drainage, und die Operation wird bis zur Abheilung dieser Infektion (mit Hilfe hoher Dosierungen von Antibiotika) zurückgestellt.

Appetit

Der Wunsch zu essen; ein angenehmes Gefühl vor einer Mahlzeit im Gegensatz zum *Hunger*, der ein unangenehmes Bedürfnis nach Nahrung ist.

Der A. wird von zwei *Gehirn*-Regionen bestimmt: dem *Hypothalamus* und der *Hirnrinde*. Das Gefühl der Empfindung von A. wird erlernt durch den Genuß von Speisen, die gut riechen, aussehen und schmecken. Im Idealfall ergänzt er sich mit dem Hunger so, daß eine ausreichende und abwechslungsreiche Menge von Speisen gegessen wird, die der Gesunderhaltung durch eine ausgewogene Ernährung bei angemessenem Körpergewicht dienen.

A.verlust entsteht durch verschiedene Krankheiten und Belastungen physischer und psychischer Natur.

Appetitanreger

Es gibt keine Mittel, die sicher und wirksam den Appetit anregen. *Appetitverlust* erledigt sich meistens, wenn die verursachende Krankheit vorüber ist. Eine Anzahl Stimulantien, vom Alkohol bis zu *Elixieren*, die geringe Mengen Eisen, *Chinin* oder *Strychnin* enthalten, werden manchmal empfohlen, doch wenn eine Krankheit der Auslöser ist, bleiben sie meistens wirkungslos.

Appetitverlust

(*F. Anorexie*) ist normalerweise eine vorübergehende Erscheinung nach emotionaler Erregung oder harmlosen fiebrigen Erkrankungen. Hartnäckiger A. kann jedoch ein Symptom einer schweren Störung physischer oder psychischer Natur sein; dies bedarf dann ärztlicher Untersuchung.

URSACHEN

Bei Heranwachsenden und jungen Erwachsenen kann der A. die Folge einer *Anorexia nervosa* (Eßunlust) sein, in jedem Alter aber von Drogenmißbrauch, (speziell *Amphetamine*), von *Depression* oder *Angst*.

Unter den denkbaren physischen Ursachen sind zu nennen: *Schlaganfall*, *Gehirntumor*, *Schädel-Hirn-Trauma* mit *Hypothalamus*- oder Gehirnrindenschädigung (das sind die für die Appetitregelung zuständigen Gehirnregionen), ferner *Gastritis* (Magenwandentzündung, verbreitet bei Alkoholikern), Magen*krebs* und *Magengeschwür* sowie Leberfunktionsstörungen wie z.B. *Hepatitis*. Au-

A

Infektionskrankheiten wie z.B. *Grippe*.

Im Alter von 2-4 Jahren haben manche Kinder eine Phase der Essensverweigerung. Werden keine anderen Symptome beobachtet, kann dies als normale Entwicklungserscheinung gelten.

Für Gesunde sind zwei oder drei Tage ohne Nahrungsaufnahme nicht problematisch, vorausgesetzt es wird viel (nichtalkoholisch) getrunken. Bei Gesundheitsproblemen aber wie etwa *Diabetes mellitus* oder einer laufenden Medikation ist eine ärztliche Konsultation ratsam.

Jeder länger als einige Tage dauernde A. bedarf ärztlicher Überprüfung. War die Ursache eine Krankheit, kommt der Appetit mit deren Abklingen von selbst zurück. (S.a. *Appetitanreger*)

Appetitzügler

Norpseudoephedrin (z.B. *Recatol* ® +))
Diethylpropion (z.B. *Regenon* ® +)
Fenfluramin (z.B. *Ponderax* ® +)
Karaya (z.B. *Decorpa* ®)
Phenylpropanolamin (z.B. *Boxogetten* ® +)

Wirkstoffgruppe zur Vermeidung von Hungergefühl. A. werden manchmal zusammen mit Diät und körperlicher Bewegung zur Behandlung von *Fettleibigkeit* eingesetzt. Einige von ihnen haben stimulierenden Einfluß auf die vermutlich für die Appetitunterdrückung zuständige Region des Nervensystems (*Hypothalamus*). Andere quellen, vor der Mahlzeit mit Wasser eingenommen, im Magen auf und erzeugen ein Völlegefühl.

MÖGLICHE NEBENWIRKUNGEN

Zu den Nebenwirkungen der ersten Gruppe gehören Mundtrockenheit, Schwindel, Herzklopfen, Nervosität, Unruhe und Einschlafschwierigkeiten. Diese Symptome verschwinden jedoch meist nach einigen Tagen der Einnahme.

Die Quellstoffe (z.B. Karaya) können Blähungen, Bauchschmerzen und ein unangenehmes Schweregefühl erzeugen.

Die Einnahme von Appetitzüglern über längere Zeit führt häufig zur Sucht (s. *Drogenabhängigkeit*). Neuere A. sind zwar weniger suchtgefährdend, aber dennoch nicht ungefährlich.

Apraxie

Die Unfähigkeit, trotz normaler Muskelkraft und Wahrnehmung vernünftige Bewegungen auszuführen. Ursache ist eine Schädigung der Nervenbahnen im Großhirn (dem Hauptteil des Gehirns), die den Bewegungsimpuls in eine entsprechende tatsächliche Bewegung umsetzen. Die Betroffenen wissen zwar in aller Regel, was sie tun möchten, scheinen aber jede Fähigkeit verloren zu haben, es auch auszuführen, d.h. aus dem Gedächtnis die nötigen Anweisungen abzurufen, die für die Bewegung nötig wären. Die Großhirnschädigung kann die Folge eines *Schädel-Hirn-Traumas*, einer *Infektion*, eines *Schlaganfalls* oder eines *Gehirntumors* sein.

ARTEN UND SYMPTOME

Es sind verschiedene Arten von A. bekannt, wobei jede in Zusammenhang mit einem bestimmten Gehirnbezirk steht. Die ideomotorische A. z.B. hat die Unfähigkeit zur Folge, eine gesprochene Anweisung für eine bestimmte Bewegung auszuführen (z.B. sich die Lippen zu befeuchten), während zu anderer Zeit genau diese Bewegung unbewußt einwandfrei vollführt wird.

Agraphie (Schreibschwierigkeit) und *Aphasie* (die schwere Sprechbeeinträchtigung) sind Sonderformen der A.

THERAPIE UND PROGNOSE

Die Erholung von einem *Schlaganfall* oder einer schweren *Kopfverletzung* und seiner Folge, wie zum Beispiel einer A., variiert stark. Fast immer bleiben kleinere Defizite auch nach der Besserung des Zustandes zurück. Die verlorenen Fähigkeiten neu zu erlernen, bedarf erheblicher Anstrengungen und Geduld.

APUD-Zelltumor

Ein manchmal auch Apudom genannter Oberbegriff für das Wachsen einander gleichender Zellen in verschiedenen Körperbereichen, die je nach Art verschiedene Hormone bilden können. APUD ist die Abkürzung für "**A**mine and **p**recursor **u**ptake and **d**ecarboxylation" (d.h. Amin und Vorstadien-Decarboxylations-(APUD-)Zellen).

Einige Schilddrüsen-, Bauchspeicheldrüsen- und Lungentumoren sind ebenso wie das *Karzinoidsyndrom* und das *Phäochromozytom* (eine Form des Nebennierentumors) APUD-Zelltumoren.

Arachnodaktylie

Lange, dünne, spinnenartige Finger und Zehen, die selten spontan auftreten, sondern typisch sind für das *Marfan-Syndrom* (erbliche Bindegewebskrankheit).

Arachnodaktylie-Syndrom

s. *Marfan-Syndrom*

Arachnoiditis

Seltene chronische Entzündung und Verdickung der mittleren der drei *Meningen* (Hirnhäute, Membranhüllen des Gehirns und Rückenmarks), der sogenannten Arachnoidea (Spinnwebenhaut). Sie kann sich noch mehrere Jahre nach einer durchgemachten *Meningitis* (Hirnhautentzündung) oder *Subarachnoidalblutung* (Blutung unterhalb der Arachnoidea) entwickeln, aber möglicherweise auch als Folge von *Syphilis*, *ankylosierender Spondylitis* oder einer Verletzung entstehen. Selten ist sie ursächlich bedingt durch eine *Myelographie*, bei der strahlenundurchlässige Kontrastmittel in den Rückenmarkskanal injiziert werden. Meistens aber ist keine direkte Ursache zu finden.

Die Anzeichen und Symptome variieren je nach Schwere der Erkrankung. Kopfschmerzen sind möglich, *epileptische* Anfälle ebenso wie Blindheit oder langsam sich entwickelnde *spastische Lähmungen* (Bewegungsschwierigkeiten durch zunehmenden *Muskeltonus*), die Beine oder Arme befallen können. Eine wirksame Behandlung gibt es nicht.

Arbeitsmedizin

Zweig der Medizin, der sich mit den Auswirkungen der Berufstätigkeit auf die Gesundheit befaßt sowie mit dem Zusammenhang zwischen Gesundheit und Arbeitsfähigkeit. Auch die Vorbeugung von *Berufskrankheiten* und die allgemeine Gesundheitsvorsorge für die berufstätige Bevölkerung gehören dazu.

Die A. hat eine lange Geschichte. Bereits im Mittelalter wurde erkannt, daß Bergleute ein hohes Staublungenrisiko haben, was zu Verbesserungsversuchen der Belüftung führte. Im Zuge der industriellen Revolution weitete sich das Aufgabengebiet der A. stark aus. Forschungen erwiesen die Gefahren der Berufstätigkeit etwa beim Umgang mit Blei und Quecksilber und anderen Materialien wie z.B. Phosphor.

Gesundheitsrisiken können auf zweierlei Weise verringert werden: durch vorbeugende Maßnahmen (Reduzierung der Schadstoffbelastung, z.B. Staubkontrolle; sichere Arbeitsplätze; sinnvolle Abfallbeseitigung) und Früherkennung durch regelmäßige Untersuchung der Belegschaft auf Anzeichen von Berufskrankheiten wie z:B. Staublunge oder Leberschäden beim Umgang mit Chemikalien.

Die A. ist heute zunehmend mit den psychologischen Störfaktoren des Berufslebens befaßt: bekannte und unbekannte Faktoren neuer Techniken, Anleitung zu gesundheitsbewußtem Verhalten der Arbeitnehmer etc.

Arbeitstherapie

s. *Beschäftigungstherapie*

ARC

s. *AIDS-related complex*

Arcus senilis

Grauweißlicher Ring am Rand der Cornea (*Hornhaut*: die durchsichtige vordere Begrenzung des Augapfels) bei vielen

A

re Begrenzung des Augapfels) bei vielen älteren Menschen (Synonym: Gerontoxon). Er liegt über dem äußeren Irisrand und ist von einer schmalen Linie nicht betroffener Hornhaut umgeben. Ursache sind Fettablagerungen in der Hornhaut.

Der A.s. entsteht langsam während des Älterwerdens und beginnt meistens im unteren Hornhautbereich; dann folgt der obere, und schließlich vollenden die seitlichen Teile den ganzen Ring, der sich aber niemals zur Mitte hin ausdehnt und so keine Beeinträchtigung der Sehfähigkeit darstellt. Der A.s. gilt nicht als Krankheit.

Eine ähnliche Erscheinung in der Jugend heißt Arcus juvenilis und hängt manchmal mit *Hyperlipidämie* zusammen (Funktionsstörungen mit sehr hohen Blutfettspiegeln).

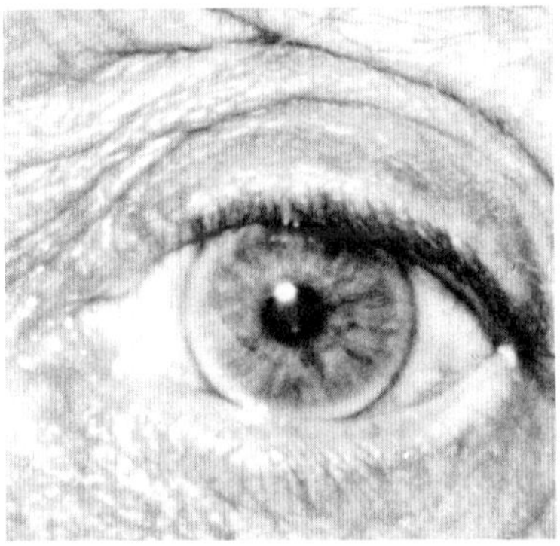

Arcus senilis
Der Arcus senilis ist der helle Ring am Rand der Iris (des gefärbten Teils des Auges).

Armgeflecht
s. *Plexus brachialis*

Armplexuslähmung
s. *Klumpke-Lähmung*

Aromatherapie
Behandlung bestimmter Krankheiten mit dem Duft ätherischer, aus Pflanzen extrahierter Öle; wird manchmal der *Naturheilkunde* zugerechnet. Viele alte Kulturen, ganz besonders die chinesische, kannten schon die Wirkungen von Pflanzenölen bei der Behandlung von Gesundheitsstörungen. In neuerer Zeit wächst wieder das Interesse an A. und anderen Verfahren der *alternativen Medizin*. Ihre Verfechter und Praktiker behaupten, sie sei bei einer Vielzahl von Krankheiten wirksam, ganz besonders aber bei allen *psychosomatischen* und streßbedingten Zuständen.

Die Patienten schildern vor einer A. ihre Symptome, der Behandler wählt danach das geeignete Öl (oder eine Ölzubereitung) aus. Es wird in sehr kleinen Dosierungen verabfolgt, entweder durch Einmassieren, Inhalieren oder als Bestandteil einer Creme oder Lotion, nur selten durch direktes Einnehmen.

Es gibt keinen schlüssigen wissenschaftlichen Beweis dafür, daß die Wirkkraft dieser Art Präparate größer ist als die Suggestionskraft allein.

Arousal
Weckreaktion; das Erwachen aus tiefer oder oberflächlicher Bewußtlosigkeit. Außerdem wird der Begriff für einen Zustand erhöhter Sinnesanspannung wie etwa sexueller Erregung oder großer Angst verwendet. A. wird vom retikulären (netzförmigen) System des Stammhirns gesteuert.

Arrhenoblastom
Seltener *Eierstocktumor* bei vor allem jungen Frauen; der entsprechende Hodentumor bei Männern wird *Androblastom* genannt. Es handelt sich zwar um einen benignen (gutartigen) Tumor, er produziert aber *androgene Hormone* (männliche Sexualhormone) mit der Folge der Vermännlichung (*Virilisierung*, Entwicklung sekundärer männlicher Geschlechtsmerkmale). Die Behandlung besteht in der operativen Entfernung des befallenen Eierstocks.

Arsen
Chemisches Element (Metall), das in der Natur in reiner Form und in chemischen Verbindungen vorkommt. Umgangssprachlich wird mit Arsen das giftige Arsentrioxid bezeichnet.

Als *Spurenelement* ist A. in Wasser und vielen Nahrungsmitteln enthalten, weshalb fast alle Menschen winzige Mengen davon im Körper haben. Dort lagert es sich speziell in den Haaren und in der Haut ab.

VERGIFTUNG
A. ist gelegentlich auch absichtlich als Mordmittel benützt worden (in der Mehrzahl allerdings nur in Literatur und Film!). Die meisten tatsächlichen A.vergiftungen geschehen irrtümlich oder als Unglücksfälle, speziell in ländlichen Gegenden, weil A. Bestandteil einiger *Pestizide* ist. Industrielle A.vergiftungen sind heute nur noch selten.

Die A.vergiftung kann akut oder chronisch sein. Die akute Vergiftung wirkt in erster Linie auf Magen- und Darmwände ein und verursacht plötzliche Schmerzen mit Übelkeit, (Blut-)Erbrechen, Durchfall, starkem Schwitzen und Brennen im Hals bis hin zu Kollaps und Tod, wenn die Vergiftung nicht alsbald behandelt wird.

Die chronische Vergiftung macht sich in der Regel zuerst mit allgemeiner Schlappheit bemerkbar, mit Müdigkeit, schuppender Haut, *Keratose* (Hautverdickung), tropfenförmigen Hautverfärbungen und Schwellungen der Mundschleimhaut. Eine *Neuropathie* (Nervenleiden) mit Kribbeln und Taubheitsgefühlen in Händen und Füßen beginnt. Längerdauernde A.aufnahme kann auch Haut- und Lungenkrebs auslösen.

UNTERSUCHUNG UND THERAPIE
Liegt der Verdacht auf A.vergiftung vor, kann er durch eine Urinanalyse bestätigt werden. Die Behandlung einer akuten A.vergiftung besteht im Auspumpen des Magens (s. *Gastrolavage*), Ersatz der verlorenen Flüssigkeit, *Schock*- und Schmerzbehandlung sowie Einnahme von Dimercaprol, einem Wirkstoff, der das Gift im Körper bindet und auswäscht. Auch bei chronischer A.vergiftung wird Dimercaprol eingesetzt.

Arteria-basilaris-Syndrom
s. *vertebrobasiläres Syndrom*

Arteria carotis
s. *Halsschlagader*

Arterie
Schlagader; alle Blutgefäße, die Blut vom *Herz* wegtransportieren. Körper-A.n führen das aus der linken Herzkammer gepumpte Blut in alle Körperregionen mit Ausnahme der Lunge. Die größte Körper-A. (und die größte überhaupt) ist die *Aorta*, die direkt aus der linken Herzkammer entspringt. Alle anderen großen Körper-A.n sind Verzweigungen aus ihr.

Die Lungen-A.n führen das Blut aus der rechten Herzkammer in die Lungen. Sie sind kürzer, dünnwandiger, und das Blut fließt darin unter geringerem Druck als das im Körperkreislauf.

STRUKTUR UND FUNKTION
A.n sind biegsame Rohre mit dicker Wand, die es ihnen ermöglicht, dem hohen Blutdruck standzuhalten, dem sie mit jedem Herzschlag ausgesetzt sind.

Die Struktur der A.n gleicht die Höhen und Tiefen des Herzschlags so aus, daß das Blut, wenn es die kleineren Blutgefäße erreicht hat, stets einen relativ konstanten Druck hat. Zu den kleineren Blutgefäßen gehören die *Arteriolen*, die direkt von der A. abzweigen. Sie verzweigen sich in die noch kleineren *Kapillaren*. (S.a. *Arterien, Krankheiten*)

Arterielle Kompressionsstellen
Stellen am Körper, wo Arterien dicht unter der Haut liegen und zurückgedrückt werden können, um heftige arterielle *Blu-*

A

BAU EINER ARTERIE

Die Wand einer Arterie besteht aus drei Schichten: eine glatte Innenauskleidung (Intima), eine dicke Mittellage aus (glatten) Muskelringen und elastischen Membranen (Media) sowie eine kräftige äußere Bindegewebshülle (Adventitia). Venen besitzen dünnere Wände (Media), manche größere haben außerdem sog. Venenklappen.

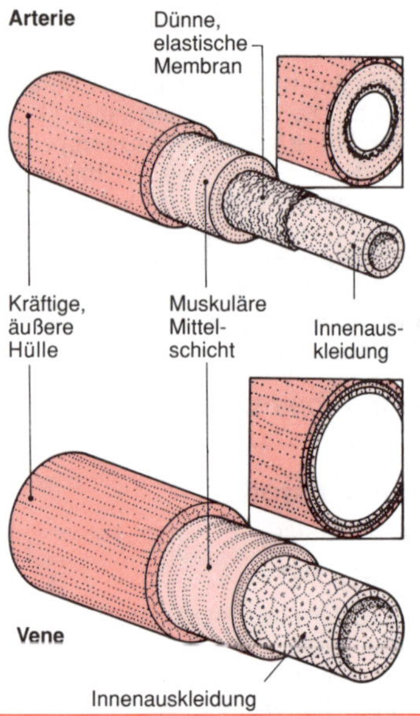

tungen zu stoppen Venöse Blutungen können so nicht unterbunden werden.

Eine arterielle Blutung läßt sich daran erkennen, daß das Blut pulsierend mit dem Herzschlag ausgestoßen wird. Der Druck wird mit der Hand so ausgeübt, daß die Arterie auf den darunterliegenden Knochen gepreßt wird. (S. Kasten mit Illustration)

Arterien, Krankheiten

Funktionsstörungen der Arterien können sich in abnormer Verengung äußern (mit der Folge reduzierten Blutflusses und Wandschäden), in vollständiger Blokkierung (mit der Folge der Gewebezerstörung und des -todes) oder in abnormer Weitung und Dehnung der Wand mit der Folge der Gefahr des Platzens.

ARTEN

Atherosklerose

Zunehmende verengende Fettablagerungen unter die Innenschicht einer Arterienwand. Sie kommt bei fast allen Erwachsenen in gewissem Maße vor und ist die verbreitetste arterielle Krankheit. Sie kann sich in allen Arterien des Körpers bilden, einschließlich der des Gehirns (s. *zerebrovaskuläres Ereignis*), des Herzens (*koronare Arterienerkrankung*) und der Beine (s. *periphere Gefäßerkrankung*). Die *Atherosklerose* ist die häufigste Erscheinungsform der *Arteriosklerose*, einer Gruppe von Funktionsstörungen mit der Folge von Verdickungen und Elastizitätsverlust der Arterienwand.

Hypertonie

Hoher Blutdruck; ist ebenfalls bei der Entwicklung einer *Arteriosklerose* beteiligt. Hypertonie ist oft das Anfangsstadium von Herzkranzgefäßerkrankungen und erhöht auch das Risiko von *Schlaganfall* und *Nierenversagen*.

Arteriitis

Gruppe von Funktionsstörungen, bei denen Entzündungen der Arterienwände Verengungen und manchmal Blockierungen verursachen.

Aneurysma

Die Dehnung und nachfolgende Ausbeulung einer Arterienwand (*Aneurysma*) kann ein angeborener Defekt sein oder häufiger die Folge einer Atherosklerose. Ein Aortenaneurysma kann auch von einer Aortitis (Entzündung der *Aortenwand*) herrühren, die ihrerseits Teil einer allgemeinen *Arteriitis* sein kann oder Symptom einer (heute selten) unbehandelten Syphilis.

Thrombose

Wenn sich ein Thrombus (*Blutpfropf*) in einer Arterie bildet, hat dies die teilweise oder vollständige Blockierung des Blutflusses zur Folge. Die Thrombose tritt vorzugsweise an Stellen auf, die bereits vorgeschädigt sind durch Atherosklerose oder ein Aneurysma.

Embolie

Blockierung einer Arterie durch einen Gefäßpfropf. Dieser ist meistens ein kleines Blutgerinnsel und wurde von dem Thrombus einer größeren Arterie oder der Wand des linken Herzens abgerissen; es kann sich aber auch um Fettpartikel von einem Knochenbruch handeln oder um eine Gasblase, wie sie sich bei zu schnell aufsteigenden Tauchern im Blut bilden kann. (S.a. *Caisson-Krankheit*)

Raynaud-Krankheit

Bei dieser Erkrankung treten kurze Krämpfe in kleinen Arterien der Hände oder Füße auf, meistens als Folge von Kälte. Die dadurch erzeugte Behinderung des Blutflusses verändert die Haut-

ARTERIELLE DRUCKPUNKTE

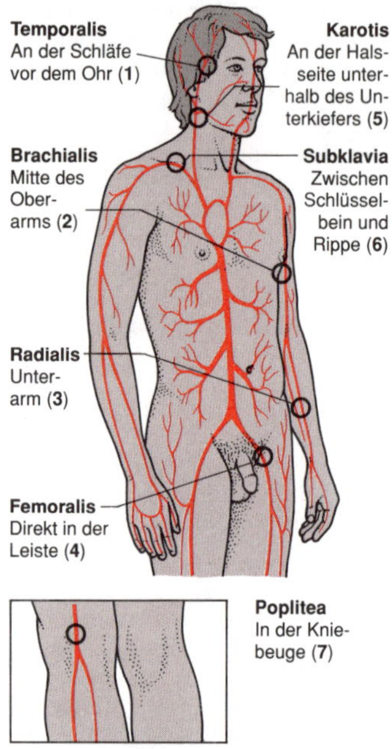

An den Druckpunkten werden Blutungen an folgenden Körperstellen unterbunden:

- **1** Schläfe und Stirn
- **2** Arm
- **3** Hand und Unterarm
- **4** Bein
- **5** Kopf und Hals
- **6** Achselhöhle, Schulter und Arm
- **7** Fuß und Unterschenkel

ERSTE HILFE: ARTERIELLER DRUCKPUNKT AM OBERARM

Bedrohliche arterielle Blutung

Generell hat sich der Helfende, zum eigenen Schutz, bei blutenden Wunden Einmalhandschuhe anzuziehen. Der Verletzte liegt. Der betroffene (rechte) Arm wird hochgehalten, und der Helfende drückt mit den vier Fingern der rechten Hand die Arterie auf der Innenseite gegen den Oberarmknochen. Ist der linke Arm betroffen, drückt er mit den Fingern der linken Hand. Anschließend wird die Wunde mit einem Druckverband verbunden.

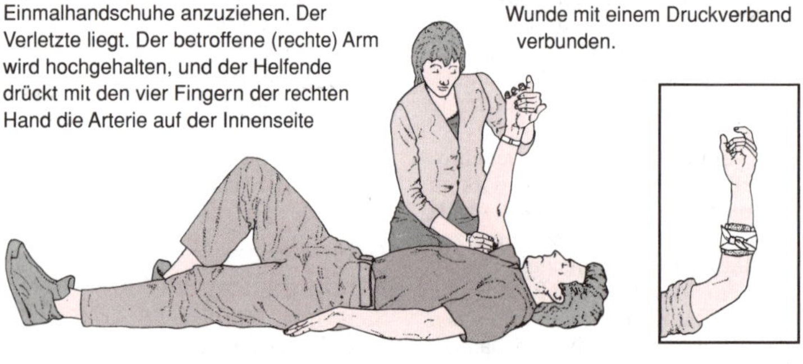

farbe, bewirkt Taubheitsgefühle und Kribbeln. Dauert der Krampf länger an, können anhaltende Hautschäden und ein *Ulkus* (Geschwür) die Folge sein.

DIAGNOSE UND THERAPIE

Zur Diagnose und Behandlung der hier aufgeführten Arterienerkrankungen s. die einzelnen Stichwortartikel.

Arterienverkalkung

Der populäre Ausdruck für die *Arteriosklerose*, deren häufigste Form die *Atherosklerose* ist.

Arteriitis

Entzündung einer Arterienwand mit anschließender Verengung oder vollständigen Blockierung der Arterie. Daraus resultiert verminderter Blutfluß sowie gelegentlich eine *Thrombose* und Gewebeschädigung.

Die sog. *Buerger-Gangrän* ist eine A.form, welche die Gliedmaßen betrifft und dort Schmerzen, Taubheitsgefühle und in schweren Fällen eine *Gangrän* verursacht.

Polyarteriitis nodosa, die schwere Form einer Störung des *Immunsystems* (die Abwehrmechanismen des Körpers greifen das eigene Körpergewebe an), kann die Arterien überall im Körper befallen, speziell das Herz und die Nieren. Es verursacht Symptome wie Brust-, Bauch- und Hodenschmerzen, Atembeschwerden und Knotenbildungen unter der Haut.

A. temporalis (Riesenzellarteriitis) entsteht in den Schläfenarterien und verursacht Kopfschmerzen und Spannungsgefühl im Kopf. Ist die Arterie der Netzhaut betroffen, besteht das Risiko endgültiger Erblindung.

Eine sehr seltene Form der A. ist die Takayasu-A., die entzündliche Form des sog. Aortenbogensyndroms, die ebenfalls als Störung des Immunsystems gilt. Sie befällt meistens junge Frauen und tritt in den Abzweigungen vom ersten Teilstück der *Aorta* zum Hals und zu den Armen auf.

Arteriitis temporalis

(*Riesenzellarteriitis,* Horton-Syndrom) Seltene Erkrankung älterer Menschen mit Entzündung der Wände der Schläfenarterie. Auch andere Arterien im Kopf- und Halsbereich können betroffen sein, ebenso die Aorta (die große Hauptschlagader, die das sauerstoffangereicherte Blut vom Herzen in den Kreislauf leitet). Die entzündeten Blutgefäße verengen sich, damit wird der Blutfluß behindert.

URSACHEN UND VERBREITUNG

Die Ursache ist unbekannt, oft tritt die A.t. aber gleichzeitig mit einer rheumatischen Polymyalgie (*Polymyalgia rheumatica*) auf (Schmerzen und Versteifungen der Hüft-, Schenkel-, Schulter- und Halsmuskeln). Die A.t. betrifft mehr Frauen als Männer, fast alle älter als 50 Jahre.

ANZEICHEN UND SYMPTOME

Die A.t. löst in der Regel heftige ein- oder beidseitige Kopfschmerzen aus. Die Schläfenarterien zu beiden Seiten des Kopfes vor dem Ohr können deutlich hervortreten und im Kopf eine allgemeine Spannung verursachen. In der Hälfte der Fälle werden auch die Augenarterien in Mitleidenschaft gezogen, was teilweisen Sehverlust oder sogar völlige Blindheit nach sich zieht. Weitere Symptome sind leichtes Fieber, Appetitmangel, Schmerzen beim Kauen und Lethargie.

Sind die *Aorta* oder ihre Hauptäste betroffen, kommt es zu Kreislaufbeschwerden wie z.B. wiederkehrenden Anfällen von *Claudicatio* (stechende Beinschmerzen beim Gehen) oder der *Raynaud-Krankheit* (Blässe der Finger, wenn sie Kälte ausgesetzt sind).

DIAGNOSE UND THERAPIE

Früherkennung und -behandlung schon bei den ersten Anzeichen ist vor allem wegen des Erblindungsrisikos sehr wichtig. Die A.t. wird mit Hilfe einer *Biopsie* (Gewebeprobenentnahme aus der Schläfenarterie) und mit *Bluttests* zur Feststellung einer erhöhten BKS (Blutkörperchen-Senkungsgeschwindigkeit) diagnostiziert.

Die Erkrankung spricht sehr rasch auf *Kortikosteroide* an, die zur Verhinderung einer Erblindung anfangs in hohen Dosierungen gegeben werden müssen. In reduzierter Menge werden sie dann meistens noch ein oder zwei Jahre lang genommen. Falls die Kortikosteroide jedoch nicht wirken oder starke Nebenwirkungen hervorrufen, werden *Immunsuppressiva* eingesetzt.

PROGNOSE

Bei konsequenter Behandlung heilt die Erkrankung meistens binnen etwa zwei Jahren aus; es bleiben bei den meisten Patienten keine Schäden zurück. Ist aber ein Auge – oder sogar beide – vor Beginn der Behandlung bereits erblindet, kann dies normalerweise nicht mehr rückgängig gemacht werden.

ARTERIITIS TEMPORALIS (RIESENZELLARTERIITIS)

Die Schläfenarterie und andere Kopfarterien sind bei dieser Erkrankung entzündet. Die Früherkennung ist entscheidend, weil bei Nichtbehandlung die Gefahr plötzlicher Erblindung besteht.

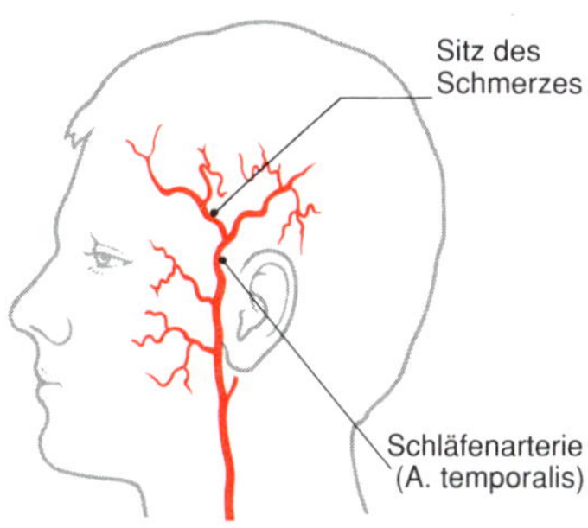

Verräterische Anzeichen
Bei Entzündung der Schläfenarterie ist diese deutlich sichtbar, hartnäckige heftige Kopfschmerzen und Hautverhärtungen an den bezeichneten Stellen sind die Folge.

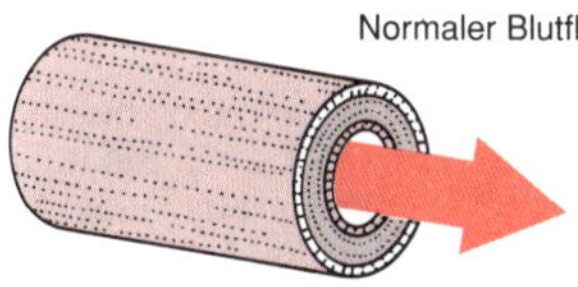

Gesunde Arterie
Eine gesunde Arterie hat eine glatte Innenauskleidung, der Blutfluß ist normal, d.h. ausreichend für die Gewebeversorgung.

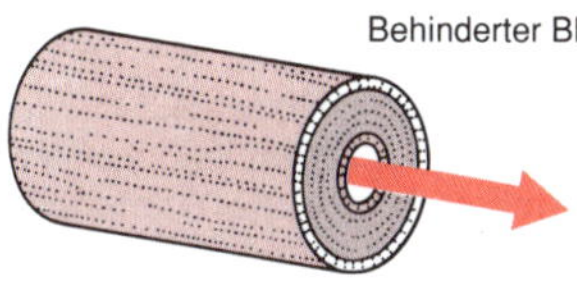

Entzündete Arterie
Bei Arteriitis sind die Arterienwände aufgerauht und verdickt, der Blutfluß ist deutlich vermindert.

Arteriographie

Röntgenologische Darstellung von *Arterien* (Sonderfall der *Angiographie*).

Arteriole

Kleinstes arterielles Blutgefäß, durch Aufzweigung aus einer kleinen Arterie hervorgegangen; die A. spaltet sich in *Kapillaren* auf. Im Gegensatz zu letzteren haben die A.en in ihrer Wandung noch glatte Muskelzellen und können über Nervenreize (v.a. Sympathikus) verengt bzw. erweitert werden. Die allgemeine (systemische) Engstellung der A.en führt zu einer Erhöhung von Gesamtwiderstand im Kreislauf und Blutdruck (v.a. des unteren, diastolischen Werts). Durch Veränderung der A.enwerte ist eine bedarfsgerechte Steuerung der Gewebsversorgung möglich.

Arteriophathie

Alle krankhaften Zustände oder Funktionsstörungen von Arterien. (S. *Arterien, Krankheiten*)

Arteriosklerose

Häufigste Erkrankung der arteriellen Blutgefäße ("Arterienverkalkung").

A

Chronisch fortschreitende Verhärtung und Verdickung der Gefäßwand durch Einlagerung von Fett und Kalk (Atherosklerose), wodurch die Elastizität abnimmt. Eine Sonderform ist die Mönckeberg-Sklerose, bei der sich Kalkspangen (z.T. verknöchert) in der Media der Gliedmaßenarterien (sog. Gänsegurgelarterien) bilden.

Arteriovenöse Fistel

Abnorme Verbindung zwischen einer Arterie und einer Vene. Sie kann ein Geburtsfehler (Mißbildung) sein, die Folge von Verletzung oder Infektion. Manchmal ist sie aber auch wegen des Zugangs zum Blutkreislauf absichtlich chirurgisch hergestellt worden; so ist sie z.B. bei *Dialyse*-Patienten nützlich.

Liegt die a.F. dicht unter der Haut, ist sie möglicherweise als kleine, pulsierende Schwellung sichtbar. In der Lunge behindern mehrere a.F.n die Aufnahme von Sauerstoff ins Blut und verursachen *Zyanose* (blaue Hautverfärbung), außerdem Atemnot bei Anstrengungen und zuweilen auch *Bluthusten.*

Eine einzelne a.F. wird üblicherweise operativ entfernt und das Blutgefäß wieder zusammengenäht; sind es aber zu viele, ist operative Abhilfe nicht praktikabel; treten sie in unzugänglichen Gehirnbereichen auf, wird manchmal auch mit Strahlen behandelt (*Strahlentherapie*).

Arthralgie

Fachbegriff für Schmerzen in Gelenken. (S.a. *Arthritis, Gelenk*)

Arthritis

Entzündung eines Gelenks mit Schmerzen, Schwellungen und Steifheit. Bei der A. handelt es sich nicht um eine bestimmte Krankheit, A. ist vielmehr der Oberbegriff für eine Kombination von Beschwerden aus einer Reihe von Ursachen. Sie kann ein oder mehrere Gelenke befallen und von relativ leichten Beschwerden bis zu sehr schmerzhaften Zuständen und späteren Gelenkdeformationen reichen.

FORMEN UND URSACHEN

Osteoarthritis

Auch bekannt als degenerative A. oder Osteo*arthrose*. Verbreitetste Form der A. als Folge der natürlichen Abnützung der Gelenke, obwohl Stoffwechsel-, genetische und andere Faktoren ebenfalls eine Rolle spielen können. Entwickelt sich normalerweise im mittleren Alter und ist bei alten Menschen sehr verbreitet.

Rheumatoide Arthritis

Die schwerste Form der A. Das Immunsystem greift die eigenen Gelenke und die umliegenden Weichteile an und zerstört sie. Viele Gelenke (am häufigsten im Bereich von Händen, Armen und Füßen) werden stark schmerzempfindlich, versteifen und verformen sich. Charakteristisch ist, daß diese Form im Gegensatz zur Osteoarthritis vorwiegend bei jüngeren Menschen auftritt, überwiegend bei Frauen.

Still-Krankheit

Auch juvenile rheumatoide Arthritis genannt, weil vor allem Kinder unter vier Jahren von dieser Erkrankung betroffen sind. Nach einigen Jahren klingt sie meistens ab, kann aber auch danach noch das Wachstum beeinträchtigen und bleibende Deformationen hinterlassen.

Serumnegative Arthritis

Bei dieser Gruppe von Erkrankungen treten Symptome und Anzeichen von Arthritis in einer Anzahl von Gelenken auf, obwohl Bluttests auf rheumatische Arthritis negativ bleiben. Sie kann mit Hauterkrankungen wie der *Psoriasis (Schuppenflechte)* in Verbindung gebracht werden, mit entzündlichen Erkrankungen der Verdauungswege (z.B. *Crohn-Krankheit)* oder mit Autoimmunkrankheiten.

Infektiöse Arthritis

Auch bekannt als septische oder pyogene Arthritis. Verursacht durch Bakterienbefall eines Gelenks von einer nahegelegenen Wunde oder durch *Bakteriämie* (Infektion im Blutkreislauf). Das infizierte Gelenk wird warm und rot, es schmerzt und schwillt an. In Ländern, in denen die *Tuberkulose* weitverbreitet ist, kann die infektiöse Arthritis von einer Tuberkelbazilleninfektion des Gelenks herrühren. Weitere Ursachen: Komplikationen von Infektionen, die an anderen Körperstellen beginnen *(Windpocken, Röteln, Mumps, rheumatisches Fieber, Gonorrhoe)* oder Begleiterscheinung einer *unspezifischen Urethritis*; die Gelenkentzündung ist Bestandteil des *Reiter-Syndroms.*

Ankylosierende Spondylitis

Spondylarthritis ankylopoetica, Bechterew-Krankheit. Chronische, entzündlich degenerative, wahrscheinlich rheumatische Erkrankung der Wirbelsäulengelenke mit knöcherner Versteifung. Es können auch andere Gelenke betroffen sein, meistens Hüfte und Knie.

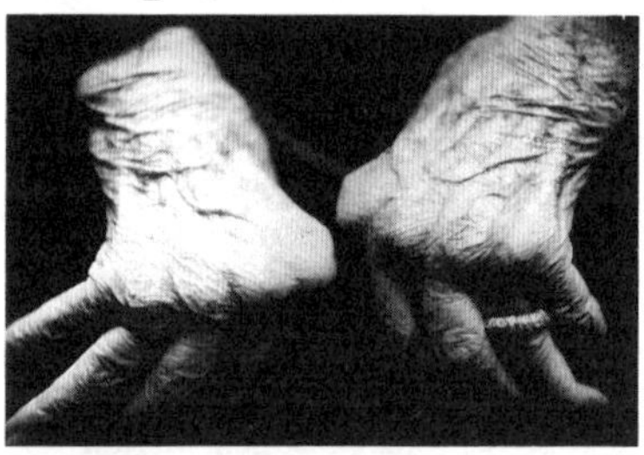

Arthritis der Hände
Stark deformierte Handgelenke bei einer alten Frau, die an rheumatoider Arthritis leidet.

Gicht

Geht mit einer Arthritisform einher, die kristallisierte Harnsäure (eines der Ausscheidungsprodukte des Körpers) in den Gelenken ablagert, wodurch Entzündungen entstehen. Gicht befällt normalerweise immer nur ein Gelenk zur gleichen Zeit.

DIAGNOSE

Stellt sich durch Zeichen und Symptome. Durch Gelenkpunktion kann Flüssigkeit abgesaugt und untersucht werden (auf Harnsäurekristalle, Mikroorganismen etc.). Zur Erkennung von Erregern werden Kulturen angelegt.

Eine Röntgenuntersuchung kann Aufschluß über die Art der A. und das Ausmaß der bereits eingetretenen Gelenkschädigung bringen. Mit *Bluttests* lassen sich die typischen, bei rheumatoider A. vorkommenden Proteine nachweisen. Ein erhöhter Harnsäurespiegel ist Hinweis auf Gicht, die erhöhte Blutkörperchen-Senkungsgeschwindigkeit (BKS) auf einen entzündlichen Prozeß.

THERAPIE

Es gibt für jede der verschiedenen A.formen spezifische Behandlungsmethoden, z.B. *Antibiotika* gegen die septische A., *Entzündungshemmer* gegen rheumatoide Arthritis und Osteoarthritis sowie *Allopurinol* gegen Gicht. Viele Medikamente sind gegen die verschiedenen Formen der A. auf dem Markt, doch keines scheint wirklich zu heilen.

Bei schweren Anfällen von A., die mehrere Gelenke in Mitleidenschaft ziehen, helfen meistens einige Tage Bettruhe zum Abklingen der akuten Entzündung. Einzelne Gelenke können zur Schmerzlinderung geschient werden. Mit Wärme und kontrollierten Bewegungsübungen lassen sich Gelenkverformungen auf ein Minimum beschränken. Übergewichtige mit A. in gewichttragenden Gelenken müssen abnehmen.

Bei Gelenken, die sehr schmerzhaft verformt sind und keine Stabilität besitzen, können eine *Arthrodese* (Gelenkversteifung) oder eine *Arthroplastik* (Ersatz durch ein künstliches Gelenk) angezeigt sein.

PROGNOSE

Die A. tritt in vielen Formen auf und variiert auch sehr in ihren Auswirkungen. Nur wenige Betroffene werden schwer beeinträchtigt, die meisten anderen können wieder ein produktives Leben führen, wenn sie sich auch vielleicht um der Gelenkschonung willen etwas umstellen müssen.

Arthrodese

Operationsmethode, bei welcher die beiden Knochen eines krankhaft veränderten Gelenks verbunden werden, um dieses an weiterer Bewegung zu hindern.

WARUM ES GEMACHT WIRD

Wenn die Schmerzen und die Verformungen eines Gelenks – beispielsweise bei *rheumatoider Arthritis* – so weit fortgeschritten sind, daß keine Medikamente, Schienen oder Physiotherapie helfen bzw. wenn ein Gelenk instabil geworden ist (dies meistens infolge Verletzung), ist eine Operation angezeigt.

Meistens wird eine *Arthroplastik* (Ersatz eines abgenutzten natürlichen Gelenks durch ein künstliches) vorgezogen, weil damit die Beweglichkeit des betroffenen Gelenks erhalten werden kann. Ist sie aber nicht machbar oder mißlungen, ist eine Arthrodese die Methode der Wahl.

SO WIRD ES GEMACHT

Bei kleinen Gelenken, etwa am Finger, genügt in aller Regel eine örtliche Betäubung. Sonst erfolgt der Eingriff bei Vollnarkose. Die Operationstechnik hängt von der Art des Gelenks ab. Meistens aber werden der Gelenkknorpel und die darauffolgende Knochenschicht abgetragen. Dann werden beide Knochen aneinandergelegt, so daß sie, wenn sich neue Knochenzellen bilden, zusammenwachsen. Zur Unterstützung werden die Knochen mit Platten, Stiften oder Schrauben zusammengefügt. In manchen Fällen wird auch eine Knochentransplantation nötig.

Bei der Knie- oder Knöchel-Arthrodese ist zusätzlich eine besondere Ruhigstellung nötig, bis der Heilungsprozeß abgeschlossen ist. Dazu werden durch die Haut gehende Stifte eingeführt.

REKONVALESZENZ

Das vollständige Zusammenwachsen der beiden Gelenkknochen kann bis zu einem halben Jahr dauern. Kommt es nicht zu einer knöchernen Verbindung, füllt sich zumindest der Zwischenspalt mit faserigem Bindegewebe, wodurch eine gewisse Stabilisierung erreicht wird.

PROGNOSE

Ein Vorteil der Arthrodese gegenüber der *Arthroplastik* ist, daß sie, wenn sie einmal ausgeführt ist, keine weitere regelmäßige Kontrolle oder Behandlung mehr erfordert.

Arthrographie

Röntgendarstellung eines Gelenks nach Injektion eines kontrastgebenden Mittels in den Gelenkraum. Die A. wird allmählich von neueren Techniken wie MRT *(Kernspinresonanztomographie)*, *Ultraschall-Diagnostik* und *Arthroskopie* verdrängt.

WIE EINE ARTHROSKOPIE DURCHGEFÜHRT WIRD

Die A. wird in der Regel unter Vollnarkose ausgeführt, in manchen Fällen genügt eine Nervenleitungsblockade. Der Gelenkraum wird mit Luft oder einer Kochsalzlösung aufgebläht; das Instrument wird durch einen kleinen Hautschnitt eingeführt. Der Chirurg kann unter Betrachtung durch das Endoskop die Innenstruktur auf Zerstörungen untersuchen.

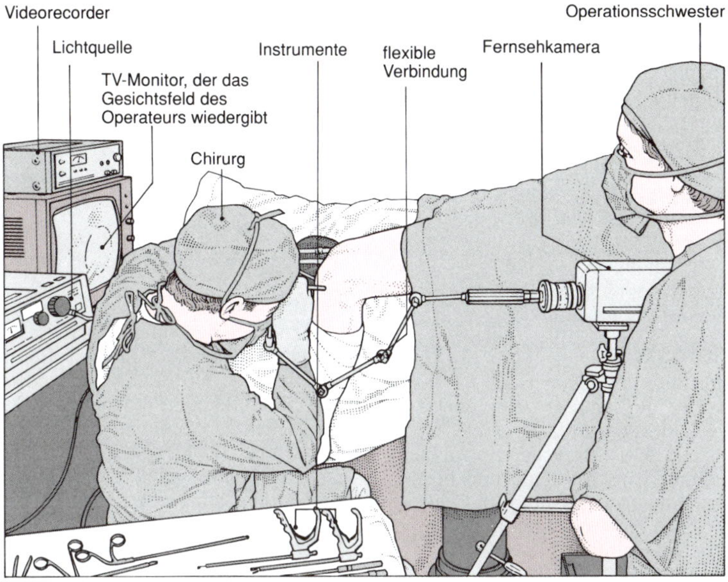

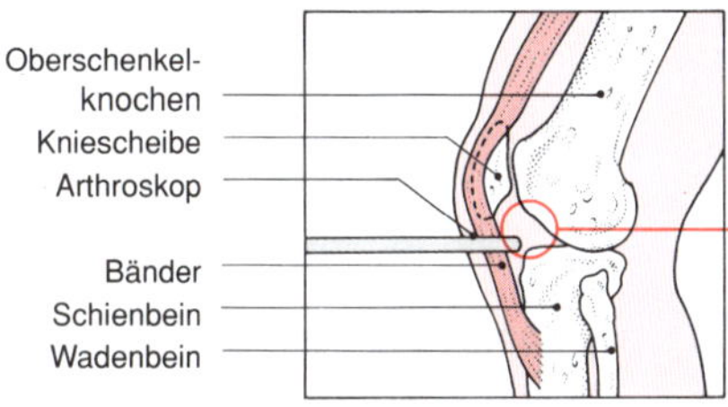

Arthroskop in Position
Das Stahlrohr enthält eine Glasfaseroptik mit Linse und Lichtquelle.

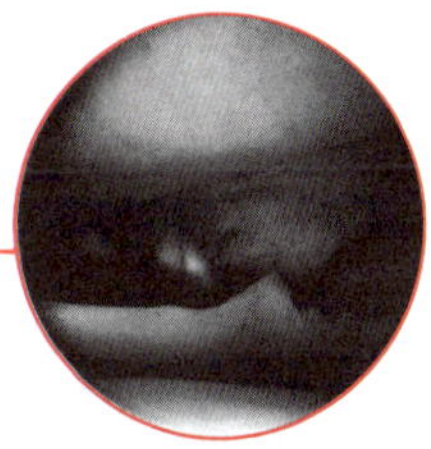

Blick durch das Arthroskop
Ein Riß durch Knorpel- und Bindegewebe ist erkennbar.

Arthropathie, -pathia

Nichtentzündliche, meist degenerative Gelenkerkrankung (s. *Arthrose*).

Arthroplastik

Ganzer oder teilweiser Ersatz eines Gelenks durch Nachbildungen aus Metall oder Kunststoff. Als erste Form der Arthroplastik wurde der *Hüftgelenkersatz* angewendet; dieser ist bis heute die weitaus häufigste und erfolgreichste A. geblieben. Der Ersatz anderer Gelenke, einschließlich des Knies (s. *Kniegelenkersatz*), der Finger (s. *Fingergelenkersatz*), Schulter und Ellenbogen ist ebenfalls Routine.

Die ersten Versuche zum teilweisen Ersatz eines geschädigten Hüftgelenks fanden in den 30er Jahren statt. In den 60er Jahren wurde die Gelenkersatzchirurgie durch neue Entwicklungen revolutioniert: Erstens wurden metallische und Kunststoffmaterialien entwickelt, die stark genug waren, ein beträchtliches Maß an Belastung auszuhalten und außerdem bis zu einem gewissen Grad selbstschmierend wirkten. Zweitens wurde Zement verwendet, um das künstliche Gelenk an den natürlichen Knochen zu binden. Und drittens wurde die Gefahr einer Infektion im Gelenk (ein sehr großes Komplikationsrisiko) durch Anwendung von Antibiotika weitgehend reduziert. In vielen Kliniken werden solche Operationen heute in OPs ausgeführt, in denen die Luft speziell gefiltert wird und alle Beteiligten sterile Ganzkörperbekleidung tragen.

Diese Verfahren werden generell inzwischen bei sämtlichen Gelenkersatzoperationen angewendet. Techniker und orthopädische Chirurgen arbeiten ständig weiter an der Verbesserung der Knie- und Schulterersatzgelenke, die komplizierter als die Hüftgelenke sind.

Arthrose
Überwiegend degenerative Gelenkerkrankung. Am häufigsten als Arthrosis deformans vorkommend. Zunehmende schmerzhaft-funktionseinschränkende Gelenkveränderungen bei Mißverhältnis von Belastung und Tragfähigkeit. Man unterscheidet altersbedingte (primäre) A.n und solche nach angeborenen oder erworbenen Gelenksminderwertigkeiten (sekundäre). Allgemeine Folge sind Gelenkdeformierungen (s. *Arthroplastik*).

Arthroskopie
Betrachten des Inneren eines Gelenks mit einem *Endoskop* (Sehrohr) zum Zwecke der Diagnostik von Gelenkschäden. Die A. ist dank der Entwicklung moderner Linsensysteme und hellerer Beleuchtung mit Glasfaseroptik eine der häufigsten Anwendungen in der orthopädischen Chirurgie geworden.

WARUM ES GEMACHT WIRD

Am häufigsten wird die A. bei Kniegelenkuntersuchungen verwendet. Viele Erkrankungen und Verletzungen des Knies sind im Röntgenbild nicht zu erkennen und sind außerdem an Hand von Symptomen nur sehr schwierig zu diagnostizieren. Mit der A. ist jedoch die genaue Betrachtung aller an der Gelenkbildung beteiligten Knochen, einiger Sehnen, des Gelenkknorpels und der Synovialmembran (Innenhaut der Gelenkkapsel) möglich. Zur Laboruntersuchung werden außerdem Gewebeproben entnommen.

Eine neue und revolutionierende Entwicklung ist die A.chirurgie unter Zuhilfenahme von winzigen ausklappbaren Instrumenten, die durch das Arthroskop eingeführt werden können und operative Techniken ermöglichen, die früher eine völlige Öffnung des Knies erforderten. Mit ihrer Hilfe kann beschädigtes Knorpelgewebe entfernt, und gerissene Knorpel und Bänder können repariert werden, auch das Schaben und Bohren an der Oberfläche der Patella (Kniescheibe) ist möglich. Mit dieser neuen Technik der A. wird die Aufenthaltszeit der Operierten im Krankenhaus beträchtlich verkürzt. Vor allem für Sportler ist das von oft großer Bedeutung.

Articulatio
s. *Gelenk*

Articulatio cubiti
s. *Ellenbogengelenk*

Articulatio sacroiliaca
s. *Sakroiliakalgelenk*

Articulatio temporomandibularis
s. *Kiefergelenk*

Arzneimittelsucht
Physische oder psychische Abhängigkeit von einem Arzneimittel. (S.a. *Drogenabhängigkeit)*

Arzneipflaster
Pflaster, das bei Kontakt mit der Haut einen medizinischen Wirkstoff abgibt.

Ärztekammer
Körperschaft des öffentlichen Rechts. Aufgaben: Überwachung der Berufspflichten, Weiterbildung (Spezialisierung), Fortbildung, Förderung der Qualitätssicherung, Schlichtung zwischen Ärzten untereinander und zwischen Ärzten und Dritten, Ausbildung der medizinischen Assistenzberufe, Unterstützung des öffentlichen Gesundheitswesens bei der Erfüllung seiner Aufgaben, Erstellung von Gutachten und Benennung von Sachverständigen, Organisation des ärztlichen Notfalldienstes. Die Ärztekammern sorgen für die Vertretung der beruflichen Belange, für die finanzielle Absicherung der Kammerangehörigen im Alter und bei Erwerbsunfähigkeit. Die Bundesärztekammer ist eine privatrechtliche Arbeitsgemeinschaft, die die Ärztekammern der Länder auf Bundesebene zusammenfaßt.

Ärzteorganisationen
Sammelbegriff für: a) gesetzliche Standesvertretungen (Ärztekammern, Ärztliche Kreis- und Bezirksverbände = ÄKBV, Kassenärztliche Vereinigung); b) Verbände, deren Aufgabe die Wahrnehmung berufspolitischer und wirtschaftlicher Interessen ihrer Mitglieder ist; dazu gehören z.B. der Hartmannbund (Verband der Ärzte Deutschlands), der Marburger Bund (Verband der angestellten Ärzte Deutschlands) und der Verband der niedergelassenen Ärzte Deutschlands; c) Vereinigung für Fachgebiete der Medizin (z.B. Vereinigung der Fachärzte für innere Medizin).

Ärztliches Hilfspersonal
Im Gesundheitswesen tätiges Personal mit Ausnahme der Ärzte und Zahnärzte; dazu gehören neben Schwestern und Pflegern u.a. Arzt- bzw. Zahnarzthelferinnen und technische Laborassistenten.

Asbest, Erkrankungen durch
Vielzahl von Erkrankungen aufgrund des Einatmens von Asbestfasern. Asbest ist ein Fasermineral, das früher als hitze- und feuerbeständiges Isoliermaterial sowie für Bremsbeläge und Dichtungsringe verwendet wurde. In den letzten 20 Jahren ist seine industrielle Verwendung stark eingeschränkt worden.

KRANKHEITSTYPEN

Asbestose

Feine Vernarbungen über der ganzen Lunge. Sie entwickeln sich auch dann noch weiter, wenn die Exposition aufgehört hat. Direkte Folgen sind Atemnot und trockener Husten, eine starke Beeinträchtigung der Atemfunktion und schließlich der Tod.

Asbestose entwickelt sich bei Personen, die dem feinfaserigen Material direkt und massiv ausgesetzt waren (z.B. Bergleute, Fabrikarbeiter). Die Krankheit braucht aber relativ lange – meist mehr als 10 Jahre – vom Erstkontakt bis zur Vollentwicklung.

Röntgen-Thoraxübersichtsaufnahme sichert die Diagnose; eine Asbestose ist an vielfältigen Verschattungen über den Lungen erkennbar. Sehr spät kann sie bösartig werden ("Asbestkrebs"). Raucher mit Asbestose sterben gehäuft (zu etwa einem Drittel) an Lungenkrebs. Die Asbestose und der sich daraus entwikkelnde Krebs gelten als entschädigungspflichtige Berufskrankheit.

Mesotheliom

Vom Mesothel (Brust- bzw. Bauchfell) ausgehende, oft bösartige Geschwulst. Ein Mesotheliom des Brustfells (*Pleura*) verursacht Atembeschwerden, das des Bauchfells (*Peritoneum*) Anschwellungen des Leibes und Darmverschlüsse.

Bis jetzt gibt es keine spezifische Behandlung der E. d. A.; nach Eintritt der Erkrankung ist der Tod zwangsläufig. Durchschnittlich dauert es vom Erstkontakt bis zum Tod 20-30 Jahre. Dies gilt für Menschen, die blauem oder braunem Asbest exponiert waren. Weißer Asbest scheint ungefährlich zu sein. Auch das Mesotheliom gilt als Berufskrankheit.

Bilaterale diffuse Pleuraverdickung

Verdickung von Lungen- und Rippenfell (beide Pleurablätter); im Raum zwischen ihnen kann sich Flüssigkeit ansammeln. Das führt zu verringerter Dehnungsmöglichkeit der Lunge und zieht damit oft Kurzatmigkeit nach sich. Die Erkrankung kann sich schon kurz nach einem Erstkontakt ausbilden und wird, wie ein auf dessen Boden entstehender Krebs, als Berufskrankheit anerkannt.

Pleura-Plaques

Verdickungen des Rippenfells (Pleura parietalis) werden als *Plaques* bezeichnet. Pleura-Plaques verursachen keine

Symptome oder Behinderungen, sind aber im Röntgenbild erkennbar. Sie finden sich meistens bei Menschen, die starker Asbestbelastung ausgesetzt waren. Plaques können kurzfristig, aber auch erst mehr als 20 Jahre nach der Exposition auftreten und weisen immer auf einen Asbestkontakt hin. Sie stellen aber nach statistischen Erhebungen kein gesteigertes Risiko dar, eine andere Krankheit zu entwickeln. Sie gelten daher auch nicht als eigentliche Berufskrankheit.

PROGNOSE

Die meisten heute diagnostizierten Fälle sind die Folgen von Erstexposition aus der Zeit vor 1970. Seither ist wegen des Gefährdungsbewußtseins der Asbestgebrauch stark eingeschränkt und kontrolliert worden. Als Isoliermaterial wird beispielsweise Fiberglas benutzt, blauer Asbest ist ganz verboten worden. Auch für den Umgang mit asbesthaltigem Material existieren nun sehr strikte Vorschriften, ebenso wie für die Entfernung von asbesthaltigem Isoliermaterial.

Wegen der langen Zeiträume zwischen erstem Kontakt und Krankheitsentwicklung besteht jedoch Grund zur Befürchtung, daß Fälle von E. d. A. noch bis ins nächste Jahrhundert hinein auftreten.

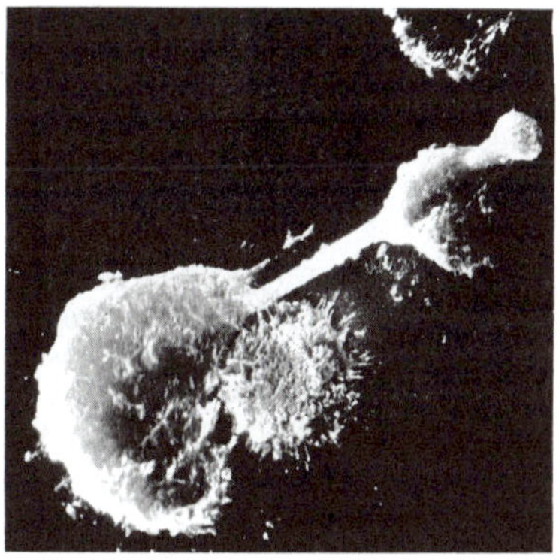

Asbestfasern in der Lunge
Asbest ist ein faseriges Mineral, das Lungenkrankheiten verursacht, wenn es eingeatmet wird.

Asbestose

s. *Asbest, Erkrankungen durch*

Ascariasis

Befall durch den Spulwurm *ASCARIS LUMBRICOIDES*. Die A. tritt weltweit auf, vorwiegend aber in den Tropen. Der 15-35 cm lange Spulwurm ist weißlich, zylindrisch, spitz zulaufend und lebt im menschlichen Dünndarm. Einer oder wenige Würmer bleiben ohne auffällige Zeichen, Krankheitssymptome entwickeln sich erst bei vielen Würmern.

LEBENSZYKLUS DES ASCARIS-WURMS

Die Krankheit beginnt mit der Aufnahme von Wurmeiern durch infizierte Nahrung. Im Verdauungstrakt schlüpfen die Larven aus, dringen durch die Darmwand in den Blutkreislauf und werden in die Lunge und in die Luftröhre transportiert; von dort wandern sie aufwärts zum Rachen und werden wieder geschluckt. Im Dünndarm wachsen dann die Würmer heran.

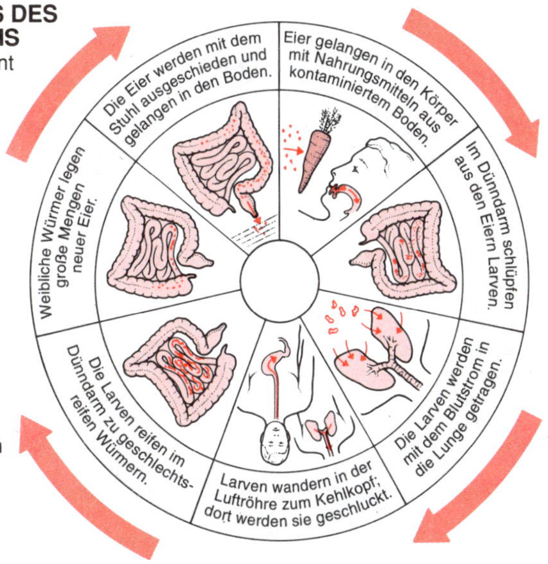

VORKOMMEN UND URSACHEN

In der Dritten Welt sind 80 bis 90 Prozent der Bevölkerung von der A. befallen, besonders Kinder in ländlichen Gegenden. In den Industrieländern hingegen liegen die Fallzahlen unter einem Prozent. Die A. ist in der Regel nur leicht und wird oft gar nicht bemerkt. Sie verbreitet sich durch Wurmeier aus mit menschlichen Exkrementen kontaminierten Böden (z.B. durch ungewaschene oder ungekochte Nahrung, die mit Spuren solcher Böden verunreinigt ist).

In trockenen und windigen Klimazonen kann die Infektion auch durch unbewußtes Schlucken von Wurmeiern, die durch die Luft geweht wurden, erfolgen. Aus den Eiern schlüpfen im Darm Larven, die sich zu Würmern entwickeln. Die erwachsenen Würmer produzieren wieder große Mengen von Eiern, die mit dem Stuhl ausgeschieden werden. Der Kreislauf des Befalls ist in der Abbildung dargestellt.

SYMPTOME

Ein geringer Wurmbefall kann symptomfrei verlaufen oder nur leichte Übelkeit, Bauchschmerzen und unregelmäßigen Stuhlgang verursachen. Durch Erbrechen oder im Stuhl kann auch ein ganzer Wurm ausgeschieden werden. Eine starke A. kann zu Unterernährung und Anämie führen und bei Kindern Wachstumsverzögerungen verursachen, weil der Wurm dem Körper Nahrung entzieht.

DIAGNOSE UND THERAPIE

A. wird durch den mikroskopischen Nachweis von Wurmeiern, eine Stuhluntersuchung oder zufällige Entdeckung eines Wurms im Stuhl diagnostiziert .

Die Krankheit wird mit *Anthelminthika* wie *Piperazin* (das schon bei Ersteinnahme hochwirksam ist) behandelt. Einige Tage danach werden die Würmer mit dem Stuhl ausgeschieden, womit der Befall in der Regel völlig beseitigt ist.

Ascorbinsäure

Chemischer Name für *Vitamin C*.

Asepsis

Herstellung einer keimfreien Umgebung zum Schutz von Patienten vor Infektionen – hauptsächlich durch *Sterilisation*. Die aseptische Sterilisation unterscheidet sich von Antisepsis – der Abtötung von Keimen durch chemische Substanzen (*Antiseptika*).

WARUM ES GEMACHT WIRD

A. ist überall dort erforderlich, wo die Gefahr einer Infektion besteht. Die vier Hauptquellen sind: andere Personen, der eigene Körper, medizinische Geräte und die Luft.

A. ist Voraussetzung für die meisten chirurgischen Eingriffe. Auch bei kleineren Operationen – z.B. einer Einführung von Kathetern oder dem Nähen einer Wunde – ist sie unbedingt notwendig. Auch in der Krankenpflege ist A. sehr wichtig, z.B. bei *Leukämie*patienten, deren körpereigenes *Immunsystem* nicht mehr funktioniert und bei denen der Organismus besonders anfällig für Infektionen ist.

SO WIRD ES GEMACHT

Personen, die mit Patienten in Kontakt kommen, müssen sich die Hände waschen und sterilisierte Kleidung, Einmal-Handschuhe und -mundmasken tragen.

Alle verwendeten Instrumente werden in einem *Autoklav* (Preßdampfkammer) sterilisiert und auf einen mit sterilem Material bedeckten Rolltisch griffbereit gelegt.

Der Körperbereich, der operiert wird, muß mit antiseptischen Lösungen (Jod, Hexachlorophen) gereinigt und die umliegenden Partien mit sterilen Tüchern abgedeckt werden. Bei Darmoperationen muß vorher für eine vollständige Darmentleerung gesorgt werden (*Laxantien* oder *Einlauf/Klistier*), um ein Übertragen von Darminhalt in die Bauchhöhle auszuschließen.

Benützte und verschmutzte Instrumente müssen getrennt von sterilen Instrumenten und Textilien abgelegt werden. Im Operationssaal muß außerdem auf peinliche Sauberkeit und Reinheit der Luft geachtet werden. Die Fenster müssen deshalb geschlossen bleiben, der Raum darf nur durch ein Ventilationssystem belüftet werden, das außer der Luftsauberkeit auch eine konstante und genau festgesetzte Luftfeuchtigkeit sicherstellt. (S.a. *Isolierung*)

Asperger-Syndrom

Seltene geistige Entwicklungsstörung, die vermutlich mit *Autismus* in Zusammenhang steht. Abweichungen vom normalen Sozialverhalten, eine starke Konzentration auf Spezialinteressen (z.B. prähistorische Monster, Autos etc.) und sehr häufig gewisse Persönlichkeitsanomalien (z.B. ein sehr eigenwilliger Sinn für Humor) weisen auf ein A.-S. hin.

Die Ursachen sind unbekannt. Die Erkrankung bleibt oft unerkannt, selbst wenn sie soziale Probleme und ein merkwürdiges Verhalten des Betroffenen verursacht. Die Diagnose kann den Angehörigen helfen, die Schwierigkeiten des Betroffenen besser zu verstehen und evtl. Beratung einzuholen.

Aspergillose

Infektion durch *ASPERGILLUS*. Dieser Pilz wächst auf verwesenden Pflanzen, seine Sporen befinden sich das ganze Jahr über in der Luft. Für Gesunde ist A. ungefährlich. Unter gewissen Umständen kann der Pilz aber zu Problemen führen, z.B. bei Personen, deren Lunge durch *Tuberkulose* geschädigt ist. Er kann hier als Pilzball heranwachsen und Bluthusten auslösen. Bei einigen *Asthma*-Patienten kann er in den Bronchialschleim eindringen, die Symptome verschlechtern und evtl. zum Lappen- oder Läppchenkollaps führen. Schwer und oft tödlich kann A. bei Menschen mit verminderter Immunabwehr verlaufen, vor allem bei solchen, die mit krebsbekämpfenden Medikamenten (z.B. gegen *Leukämie*) oder mit *Immunsuppressiva* (nach Transplantationen) behandelt wurden.

Aspermie

s. *Azoospermie*

Asphyxie

Medizinischer Ausdruck für Ersticken. Verschiedene Ursachen können zu A. führen: Blockierung der Luftröhre (meist durch einen Fremdkörper, s. *Ersticken*); Luft- bzw. Sauerstoffmangel in der Umgebung (z.B. unter einer über den Kopf gestülpten Plastiktüte); Vergiftung mit einem Gas (z.B. Kohlenmonoxid, das die Sauerstoffaufnahme in das Blut verhindert).

Erste Anzeichen einer A. ist ein schnelleres und heftigeres Atmen als Ausgleich für die mangelnde Sauerstoffzufuhr. Puls und Blutdruck steigen ebenfalls an.

THERAPIE

Erste Hilfe ist *Beatmung*, nachdem der Betroffene ins Freie gebracht und die Atemwege von eventuellen Fremdkörpern befreit wurden. Ohne Behandlung tritt der Tod ein.

Aspiration

Aufsaugen von Flüssigkeit oder von Stoffen aus dem Körper. Der Begriff wird aber auch für das Einatmen von Fremdstoffen (meist Nahrung oder Getränke) verwendet.

A.sbiopsie wird die Entnahme von Gewebe- oder Flüssigkeitsproben aus dem Körper zu Untersuchungszwecken mittels einer Nadel und einer Saugspritze genannt. So kann z.B. aus einer Brustzyste Flüssigkeit entnommen werden, aber auch eine Zellprobe aus dem Knochenmark (s. *Knochenmarkbiopsie*) oder anderen inneren Organen. Dabei wird die Hohlnadel – unter Kontrolle durch Computertomographie oder Ultraschall – in die erforderliche Stelle eingeführt. Die gewonnenen Proben werden dann mikroskopisch untersucht.

A.s-Pneumonie ist eine durch Einatmen von Fremdkörpern (z.B. Erbrochenes oder infizierte Atemwegssekrete) verursachte Lungenentzündung.

Aspirin

s. *Acetylsalicylsäure*

Assay (Nachweis)

Messungen und Analysen, die das Vorhandensein oder die Wirkungsweise einer Substanz nachweisen. Ein qualitativer A. bestimmt nur das Vorhandensein der Substanz, ein quantitativer dessen Menge.

Biologische A.s (sog. Bioassays) befassen sich hauptsächlich mit den Reaktionen von Tieren oder Organen auf bestimmte Substanzen. Sie werden eingesetzt, um z.B. die Wirkung von Medikamenten zu bestimmen oder die Höhe von Hormonspiegeln zu messen (s.a. *Immunoassay, Radioimmunoassay*).

Astereognosie

Unfähigkeit, Gegenstände durch Anfassen mit der Hand zu erkennen, obwohl kein Sinnesdefekt der Tastnerven und auch keine Schwierigkeiten beim Halten vorliegen. Der Test auf A. ist Teil jeder eingehenden Untersuchung des zentralen Nervensystems. A. kann entweder links- oder rechtsseitig auftreten, auf der jeweils anderen Seite ist die Taktilität (Tastsinnesempfindung) normal. Sind beide Seiten betroffen, heißt der Zustand taktile *Agnosie*.

A. und taktile Agnosie beruhen auf Schädigungen des Großhirns in den für die Tasterkennung jeweils zuständigen Bereichen.

Asthenie

Schwäche; Verlust von Kraft und Energie. (S.a. *Energie*)

Asthenie, neurozirkulatorische

s. *Herzneurose*

Ästhetische Zahnheilkunde

Maßnahmen zur Verbesserung des Mundbildes. In vielen Fällen ist sie nötig, um direkte Zahn- und Zahnfleischschäden zu beheben und weiteren Schäden vorzubeugen.

Schiefstehende Zähne können durch falschen Biß (s. *Malokklusion/Okklusionsstörung*) und durch die erschwerte Zahnpflege geschädigt werden. Solche Zähne können mit Zahnspangen/-klammern (*kieferorthopädische Apparate*) korrigiert werden, was am besten und erfolgreichsten im Kindes- und frühen Jugendalter gelingt, wenn sich die Zähne und der Kiefer noch im Wachstum befinden. Aber auch im Erwachsenenalter sind viele Korrekturen noch möglich.

Künstliche *Zahnkronen* werden häufig zur Wiederherstellung der normalen Zahnstruktur eingesetzt; so wird eine weitere Schädigung des zerfallenen oder abgebrochenen Zahnes verhindert. Zähne werden jedoch auch aus rein ästhetischen Gründen überkront, wenn die Vorderzähne beschädigt oder verfärbt sind. Hier werden Porzellankronen ("Jacketkronen") verwendet, die in der Form und Färbung den natürlichen Zähnen angepaßt werden.

Dentales *Bonding* ist eine relativ neue Technik mit breiter Anwendungsskala in der ä.Z. Es wird bei der Behandlung angeschlagener oder verformter Zähne, zum Schließen kleinerer Lücken zwischen den Vorderzähnen oder zum Abdecken von fleckigen oder verfärbten Zähnen benutzt. Dadurch kann der Einsatz von Kronen auf den Vorderzähnen manchmal vermieden werden.

Zähne, die sich wegen toten oder entfernten Zahnfleisches verfärbt haben, können auch aufgehellt werden (s.a. *Bleichen, Zähne*).

Asthma

Wiederkehrende Anfälle von Atemnot. Die häufigste Erscheinungsform ist das Bronchialasthma (s. *Asthma bronchiale*), im Unterschied zum Herzasthma (s. *Asthma cardiale*).

Asthma bronchiale

Bronchialasthma; durch Enge der Atemwege bedingte, wiederkehrende Anfälle von Atemnot, für die ein keuchender Atem typisch ist. Die Schwere der Anfälle kann von Stunde zu Stunde und von Tag zu Tag variieren. Die Krankheit beginnt oft schon im Kindesalter (in den meisten Fällen unter fünf Jahren), kann sich dann im Erwachsenenalter bessern oder ganz verschwinden. Grundsätzlich kann Asthma bronchiale jedoch in jedem Alter auftreten.

URSACHEN

A.b. tritt in zwei Formen auf: die exogene Form, bei der eine allergische Reaktion (normalerweise auf eingeatmete Allergene) den Anfall auslöst; und die endogene Form, wenn kein erkennbarer äußerer Anlaß vorliegt.

Die häufigsten *Allergene*, die die exogene Form verursachen, sind Pollen (lösen oft auch die allergische *Rhinitis* – Heuschnupfen – aus), Hausstaub, Hausstaubmilben, Tierhaare, Federn und kleine Partikel von Tierhaut, -haar oder -federn. Exogenes A.b. kann auch durch eine Virus- oder Bakterieninfektion der Atemwege entstehen, ebenso durch körperliche Anstrengung (besonders in der Kälte), durch Tabakrauch oder andere Schadstoffe in der Luft, oder durch eine Allergie auf Speisen oder Medikamente.

Endogenes A.b. entwickelt sich meistens erst später im Leben; der erste Anfall kommt in der Regel nach einer Infektion der Atemwege. Auch emotionale Faktoren, z.B. Streß oder Ängste, können Asthmaanfälle auslösen.

VERBREITUNG

Etwa 5% aller Menschen leiden bei uns an A.b., bei Kindern steigt die Prozentzahl auf das Doppelte an.

Bei exogenem A.b. spielt die erbliche Komponente eine große Rolle. Das Vorkommen der Krankheit hat in den Industrieländern eine steigende Tendenz.

SYMPTOME

Die Schwere der A.-b.-Anfälle ist unterschiedlich, von milder Atemnot bis zum Atemversagen. Die Hauptsymptome sind Atemnot, Keuchen, trockener Husten, der manchmal von körperlicher Anstrengung ausgelöst wird, und ein Engegefühl in der Brust.

Während eines Anfalls fällt das Atmen zunehmend schwerer und wird von Schweißausbruch, starkem Herzklopfen, Unruhe und Angst begleitet. Der Betroffene kann weder liegen noch schlafen, das Sprechen bereitet Schwierigkeiten, die Atmung ist heftig und von lautem Keuchen begleitet. Bei sehr starkem A.-b.-Anfall können sich durch den Sauerstoffmangel Gesicht und besonders die Lippen blau färben *(Zyanose)*; die Haut wird weiß und feuchtkalt. Solche Anfälle können tödlich enden.

ASTHMA-BRONCHIALE-URSACHEN

Die typischen Asthmasymptome (Atemnot und pfeifender Atem) werden durch die Verengung der Bronchiolen (kleine Verzweigungen der Luftwege in der Lunge) verursacht. Asthma kann von vielen Ursachen (körperliche Anstrengung, Infektionen, Pollen, Staub) ausgelöst werden, die auf Nichtasthmatiker keine Auswirkung haben.

Entzündungen der Bronchiolenwände steigern die Bildung von Schleim, wodurch die Atemwege zusätzlich verlegt werden. Beim Versuch, die Atemwege zu reinigen, entwickelt sich oft ein trockener Husten.

Auswirkungen des Bronchialasthmas auf die Lunge

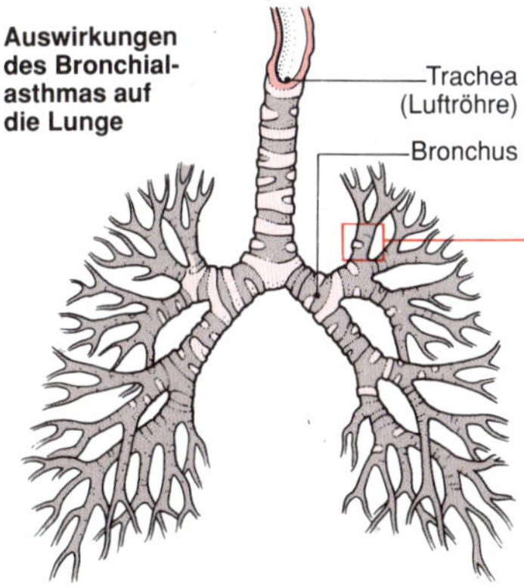

HILFE BEI ASTHMAANFALL

Ein Asthmaanfall wird durch Einatmen von Medikamenten (Bronchodilatatoren) mittels Inhalator oder Nebulator behandelt.

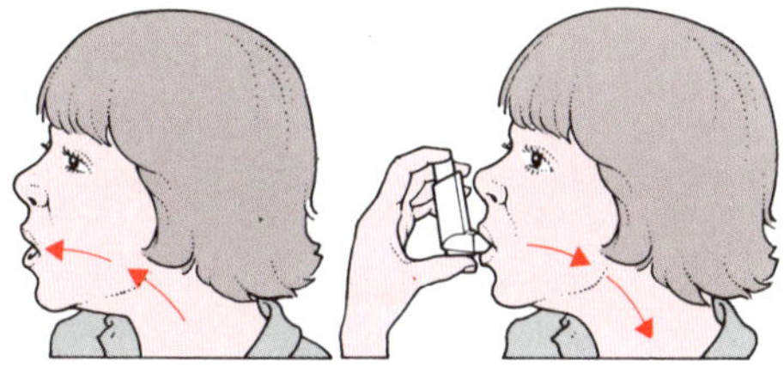

Handhabung des Inhalators
Der korrekte Gebrauch des Inhalators: zuerst ausatmen, dann tief und langsam einatmen und gleichzeitig durch Drücken auf den Behälter das Inhalationsmittel freisetzen. Zwei solche Atemzüge verbessern die Atmung binnen 15 Minuten.

INHALATOR

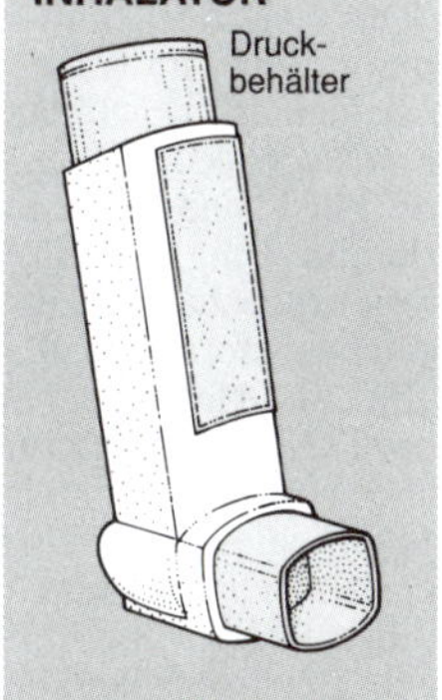

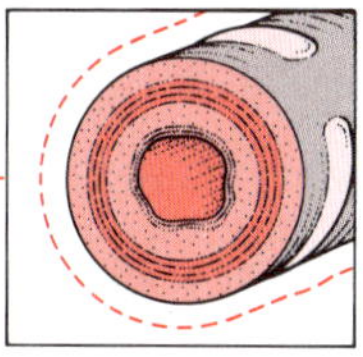

Blockierte Bronchiole
Der Luftstrom ist durch die Verengung der Bronchiole behindert.

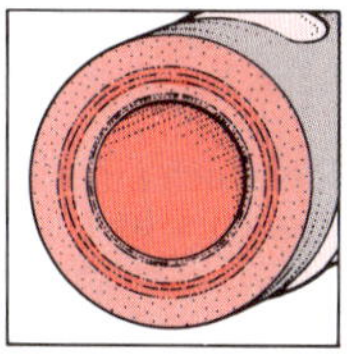

Behandelte Bronchiole
Inhalation eines Bronchodilatators weitet die Bronchiolen und steigert den Luftstrom.

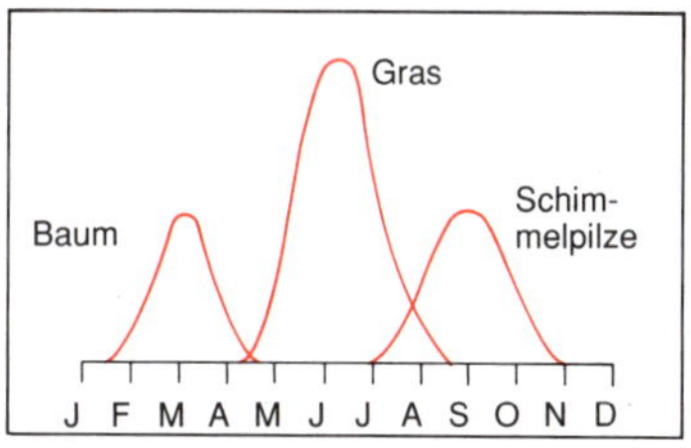

Saisonales Asthma
Treten die Symptome nur zu bestimmten Jahreszeiten auf, handelt es sich vermutlich um eine Pollen- oder Sporenallergie.

VORBEUGUNG
Es gibt zwar keine direkte Asthmaheilung, aber es ist möglich, die Anfälle zu lindern oder weitgehend zu verhindern. Bei exogenem A.b. kann die allergieauslösende Substanz durch einen Test identifiziert und der Kontakt mit ihr gegebenenfalls vermieden werden. Sind z.B Hausstaubmilben die Allergieauslöser, sollten Matratzen, Kissen und Bettdekken (wo sich die Milben hauptsächlich aufhalten) mit luftdichten Überzügen versehen und das Haus weitgehend staubfrei gehalten werden.

Desensibilisierung (Hyposensibilisierung) – eine Verringerung der Empfindlichkeit durch eine Impfprozedur mit Allergenen – wird häufig vorgenommen, es zeigte sich jedoch, daß sie nur schwach oder gar nicht wirkt. Erfolgreicher sind prophylaktische (präventive, vorbeugende) Medikamente z. B. *Natriumcromoglykat* und Inhalationen mit *Kortikosteroiden.* Damit sie jedoch wirksam werden, müssen sie mehrmals täglich – üblicherweise mit Hilfe eines Inhalators – eingenommen werden.

THERAPIE
Hat ein Anfall einmal begonnen, haben prophylaktische Medikamente nur mehr begrenzte Wirkung. Eingesetzt werden *Bronchodilatatoren*, z. B. *Salbutamol*, um die Atemwege weitzustellen und zu entspannen. Auch diese Medikamente werden normalerweise mittels Druckinhalatoren (s. Abb. im Kasten vorherige Seite) eingeatmet. Das Beherrschen der Inhalationstechnik ist für den A.tiker sehr wichtig. Für kleine Kinder und Personen, die im Umgang mit Aerosolen Schwierigkeiten haben, gibt es andere Verabreichungsformen, z. B. Inhalieren mit Hilfe eines Nebulators oder in Pulverform. *Theophyllin*-Präparate werden sowohl zur Vorbeugung als auch zur Behandlung eines Anfalls eingesetzt. Bei Menschen mit chronischem Asthma, bei denen alle anderen Mittel versagt haben, kann eine Langzeitbehandlung mit Kortikosteroiden erforderlich sein.

NOTMASSNAHMEN
Die meisten Asthmaanfälle vergehen entweder von alleine oder können mit einem Bronchodilatator-Medikament unter Kontrolle gebracht werden. Wenn der Anfall unerwartet schwer verläuft und die übliche Dosierung des Medikaments nicht hilft, muß die Einnahme wiederholt werden. Nützt auch dies nichts, ist ärztliche Hilfe oder die Einlieferung in ein Krankenhaus notwendig.

Zu Notfallmaßnahmen zu Hause oder im Krankenhaus gehören Sauerstoffgaben (Sauerstoffmaske), Kortikosteroide und Bronchodilatatoren oder eine intravenöse Injektion von Aminophyllin. Helfen diese Maßnahmen nicht (was selten ist), muß mit Sauerstoff beatmet werden.

PROGNOSE
Bei mehr als der Hälfte aller an A.b. leidenden Kinder verliert sich die Krankheit bis zum Alter von etwa 21 Jahren; zumindest werden die Anfälle mit zunehmendem Alter schwächer. Bei der Behandlung mit modernen Medikamenten können selbst Erwachsene, die unter wiederholten Anfällen leiden, ein normales Leben führen. In den meisten Fällen ist die Lebensqualität nicht beeinträchtigt; bestes Beispiel sind erfolgreiche Weltklassesportler, die asthmakrank sind. Ein Teil der Betroffenen leidet trotz optimaler Behandlung unter den Behinderungen durch die Krankheit.

Asthma cardiale

Herzasthma; Atemnot, die durch eine Blutstauung im Lungenkreislauf und Austritt von Flüssigkeit aus den Lungenkapillaren in die Luftbläschen (Alveolen) hervorgerufen wird. Die Flüssigkeitsansammlung (Ödem) schränkt die dem Gasaustausch dienende Oberfläche der Alveolen ein. Grund der Stauung im Lungenkreislauf ist in der Regel eine Schwäche der Pumpkraft des linken Herzens (s. *Herzinsuffizienz).*

A.c. und Bronchialasthma haben zwar verschiedene Ursachen, doch eine ähnliche Auswirkung: u.a. keuchender, pfeifender Atem und Atemschwierigkeiten. Die Flüssigkeitsansammlung in der Lunge kann der Arzt durch Röntgenaufnahmen des Brustkorbs erkennen. Behandelt wird vor allem der Herzfehler, doch auch *Bronchodilatatoren* können zur Anwendung kommen.

Astigmatismus

Stabsichtigkeit, unscharfes Sehen durch eine Verkrümmung der Hornhaut des Auges (*F.* Cornea). Durch die ungleiche Hornhautkrümmung in zwei senkrecht aufeinanderstehenden Ebenen kommt es in diesen zu unterschiedlichen Brechungskräften.

Ein geringer Grad von A. ist normal und muß nicht korrigiert werden. Stärkerer A. beeinträchtigt jedoch die Sehschärfe in bestimmten Sichtwinkeln. Manche Personen mit A. sehen z. B. horizontale Linien scharf und vertikale Linien unscharf. Der Schärfebereich kann auch schräg verlaufen.

THERAPIE
Der einfache A. kann mit entsprechend geschliffenen zylindrischen Gläsern ausgeglichen werden, die entsprechend der unterschiedlichen Krümmungsebenen in das Brillengestell eingesetzt werden. Weist einer der Meridiane jedoch eine unregelmäßige Wölbung auf (irregulärer A.), so kann nur noch mit Haftschalen korrigiert werden. Wenn die Linse asphärisch gekrümmt ist, spricht man vom Linsenastigmatismus.

Astrozytom

Wucherung (*Tumor*) im *Zentralnervensystem*, die von Astrozyten (Sternzellen) ausgeht. Diese Zellrasse gehört zur Glia (Stützgewebe des Nervensystems) und übt hier normalerweise Ernährungsfunktion für die Nervenzellen sowie Phagozytosefunktion aus. Sammelbegriff aller Tumoren der verschiedenen Gliazellen ist das "Gliom".

A.e entwickeln sich meistens im Gehirn. Obwohl alle ihre Erscheinungsformen sehr ernst zu nehmen sind, unterscheidet man, nach der Wachstumsgeschwindigkeit und der Bösartigkeit, vier verschiedene Grade (I bis IV). Grad I: ein langsam wachsender Tumor, der sich weit über das Gehirn ausbreiten kann, aber erst nach mehreren Jahren erste Symptome zeigt. Diese Geschwulstform gilt als gutartig (benigne); die Prognose (auf ärztlicher Erfahrung sich gründende Vorhersage über den Krankheitsverlauf) nach operativer Behandlung ist gut. Grad IV: ein sehr schnell wachsender Tumor mit sich rasch entwickelnden Krankheitssymptomen. Eine bösartige Geschwulstform mit schlechter Prognose.

Die Symptome sind ähnlich wie bei anderen Gehirntumoren. Zur Feststellung der Diagnose wird die *Computertomographie (CT)*, die *Kernspin(resonanz)-tomographie (MRT)* sowie oft auch *Angiographie* eingesetzt. Nur wenige A.e lassen sich operativ völlig entfernen.

Asymptomatisch

Medizinischer Begriff mit der Bedeutung "ohne *Symptome*". Symptome sind die Krankheitszeichen, die Patienten bei sich selbst feststelllen können (subjektive Symptome). Zu den objektiven Symptomen zählen die "Anzeichen", die der Arzt feststellt. Asymptomatisch verlaufen kann z.B. eine *Hypertonie* (Bluthochdruck), die in der Regel erst bei Routineuntersuchungen festgestellt wird, und *Diabetes mellitus* (Zuckerkrankheit), der oft nur durch Blut- oder Urintests diagnostiziert wird. In ihrem Frühstadium sind die meisten Krankheiten asymptomatisch. Deshalb wurden viele Diagnosetechniken entwickelt, um vor allem *Krebs* schon im frühen, asymptomatischen Stadium entdecken zu können.

Asystolie

Medizinischer Ausdruck für das Aussetzen eines normalen Herztakts (s. *Herzstillstand*).

Aszites
Flüssigkeitsansammlung in der Peritonealhöhle (Bauchfellhöhle). Es können sich einige Liter Flüssigkeit ansammeln, wodurch der Bauch anschwillt.

URSACHEN

Jeder Zustand, der zur Bildung von *Ödemen* (übermäßige Flüssigkeitsansammlung in Körpergeweben) führt, kann auch A. verursachen. Am häufigsten entsteht A. bei *Herzinsuffizienz*, beim *nephrotischen Syndrom* und bei *Leberzirrhose*.

Bei Krebskranken kann sich A. bilden, wenn Metastasen (Tochtergeschwülste) von Lungen-, Brust- oder Darmtumoren sich auf dem Peritoneum ansiedeln. Auch *Tuberkulose* (in Industrieländern selten), die auf die Bauchregion übergreift, kann einen A. verursachen.

SYMPTOME

Neben der Schwellung des Bauches und allgemeinem Unwohlsein kommt es oft zu Atemschwierigkeiten, weil der A. auf das Zwerchfell (die Trennwand zwischen Brustkorb und Bauchhöhle) drückt und dessen Beweglichkeit einengt.

DIAGNOSE

Ein A. kann bei einer körperlichen Untersuchung festgestellt werden. Zur Klärung der Ursache wird mit einer sterilen Hohlnadel eine kleine Menge Flüssigkeit entnommen und mikroskopisch auf maligne (bösartige) Zellen untersucht. Färbung, Trübung und chemische Zusammensetzung geben Aufschluß, ob die Ursache eine Entzündung oder eine andere Krankheit, z.B. Zirrhose, ist.

THERAPIE

Die Behandlung hängt von der Ursache des A. ab. In den meisten Fällen muß aber Bettruhe sowie Flüssigkeits- und Salzentzug verordnet werden. Bei Leberleiden gilt Alkoholverbot. Häufig werden *Diuretika*, vor allem *Spironolacton* (z.B. Aldactone ®+), verabreicht. Verursacht der A. Atembeschwerden und Unwohlsein, kann Flüssigkeit durch Drainage entfernt werden.

AT-Aufnahme
Abkürzung für Axial-Computer-Tomographie; die internationale Abkürzung "CT" ist in Deutschland gebräuchlicher.

Ataxie
Gestörte Bewegungsabläufe bei mangelnder Koordination der Gliedmaßen – auffallend vor allem beim Gehen; der Mensch hat Probleme, sein Gleichgewicht zu halten. Auch die Koordination der Augenbewegungen und die Artikulation sind erschwert.

URSACHEN

Ursache kann eine Schädigung des Kleinhirns sein, in dem sich das Koordinationszentrum befindet, oder der Nervenbahnen, die Informationen vom und zum Kleinhirn leiten. Verletzungen des Gehirns oder des Rückenmarks, bei Erwachsenen auch Drogenmißbrauch oder – am häufigsten – *Alkoholvergiftung* kommen als Ursache in Frage.

Ebenso können *Hirntumore*, Erkrankungen des Gleichgewichtsorgans, *Multiple Sklerose* oder andere Formen degenerativer Nervenschädigungen, in seltenen Fällen auch unbehandelte Syphilis, die A. verursachen. Bei Kindern können akute Infektionen, Hirntumore und die erbliche *Friedreich-A.* Grund für die A. sein.

SYMPTOME

Die Symptome hängen davon ab, an welcher Stelle das Nervensystem geschädigt ist. Fast immer ist der Gang der Betroffenen auffällig: Er ist schlurfend und unstet wie bei Betrunkenen. Sind gelenk- und muskelkontrollierende Nerven geschädigt (sensorische A.), verschlechtert sich der Zustand bei geschlossenen Augen. Eine Schädigung jener Teile des Stammhirns, die die Augenbewegungen steuern, hat *Nystagmus* ("Augenzittern") zur Folge.

Ist das Kleinhirn direkt geschädigt, kommt zu dem torkelnden Gang auch eine lallende Sprechweise hinzu. Wenn nur eine Seite des Kleinhirns betroffen ist, sind die Bewegungen der Gliedmaßen auf der entsprechenden Körperhälfte zitternd und unkoordiniert. Der Mensch geht zur Seite geneigt und kann leicht stürzen. Kompliziertere Bewegungen werden in Einzelschritte zerlegt, der Betroffene bewegt sich ruckartig und "schießt" beim Versuch, etwas aufzuheben oder anzufassen, oft über das Ziel hinaus.

DIAGNOSE UND THERAPIE

Die Ursache wird meist durch Computer- und Kernspintomographie geklärt; die Behandlung hängt von der exakten Diagnose ab.

Atelektase
Teilweiser oder völliger Lungenkollaps als Folge einer Blockierung des Bronchus (Fortführung der Luftröhre in der Lunge) oder der Bronchiolen (Verzweigungen des Bronchus). Die in der Lunge vorhandene Luft kann nicht ausgeatmet werden und wird statt dessen vom Blut absorbiert. Dies führt zum teilweisen oder vollständigen Lungenkollaps – die Lunge verliert ihre Elastizität und kann keine Luft mehr aufnehmen. Dadurch bekommt das Blut keinen Sauerstoff, es kann auch kein Kohlendioxid abgeben.

Bei Erwachsenen ist die A. meistens nicht lebensgefährlich, weil Teile der Lunge (oder beim völligen Kollaps des einen Flügels der andere Flügel) sich ausdehnen und den Funktionsverlust ausgleichen. Bei Neugeborenen ist ein Lungenkollaps – etwa durch Schleim im Bronchus – lebensgefährlich. (Lungenkollaps als Folge von Perforation des Lungenfells – s. *Pneumothorax*)

URSACHEN UND VORKOMMEN

Die Verengung oder Blockierung eines Bronchus ist meist auf eine der folgenden Ursachen zurückzuführen: 1. Übermäßige Schleimansammlung in Bronchus oder Bronchiolen. Das kann vor allem nach Operationen im Bereich von Bauch oder Brust eintreten, weil das Husten erschwert ist; ferner bei Neugeborenen, bei *Asthma* und auch bei manchen Infektionen, z.B. *Keuchhusten* oder *chronischer Bronchitis*. 2. Eingeatmete Fremdkörper (z.B. eine Erdnuß), die im Bronchus steckenbleiben (am häufigsten bei Kindern). 3. Ein benigner (gutartiger) oder maligner (bösartiger) *Tumor* blockiert den Bronchus. 4. Vergrößerte Lymphknoten (bei *Tuberkulose*, anderen Lungeninfektionen oder bei manchen *Krebs*arten), die die Luftwege abdrücken.

SYMPTOME, DIAGNOSE UND THERAPIE

Das Hauptsymptom sind Atembeschwerden; je nach Primärursache auch Husten und Brustschmerzen. Eine körperliche Untersuchung und evtl. eine Röntgenaufnahme des Brustkorbs klären die Ursache. Die Behandlung zielt auf die Beseitigung der Blockierung. Handelt es sich um Schleimansammlung, wird oft *Physiotherapie* angewendet; der Patient wird ermutigt, abzuhusten und tief zu atmen. Auch *Lagerungsdrainage* kann hilfreich sein. Ist die Blockierung beseitigt, erholt sich die Lunge wieder, doch können einzelne Bereiche dauerhaft geschädigt bleiben oder vernarben.

Atemfunktionstest
s. *Lungenfunktionsprüfung*

Atemspende
s. *Beatmung*

Atemnotsyndrom der Neugeborenen
s. *Respiratory-distress-Syndrom*

Atemstillstand
Plötzliches Aussetzen der Atmung als Folge einer schweren Schädigung des Atemzentrums im Gehirn. Ursache dafür können länger andauernde Anfälle (*Iktus*), eine Überdosis von *Betäubungsmitteln*, *Herzstillstand*, ein Stromschlag (s. *Elektrounfall*), eine schwere *Kopfverletzung*, ein *Schlaganfall* oder eine *respiratorische Insuffizienz* sein.

Folge des A. ist ein Sauerstoffmangel in den Geweben (*Anoxie*). Unbehandelt führt A. binnen wenigen Minuten zu

A

Herzstillstand, Gehirnschädigung, Koma und Tod. Der Betroffene muß so schnell wie möglich beatmet werden (Atemspende oder *Respirator*). Wenn möglich, ist die Ursache der A. zu beheben. (S.a. *Apnoe*)

Atemstörung

Erschwertes Atmen: Rhythmus und Tiefe des Atems sind beeinträchtigt. Zu A.en kommt es gewöhnlich bei zu großer Anstrengung, oder wenn die Atembewegungen Schmerz verursachen. Begleitende Symptome sind oft Engegefühl in der Brust, Reizhusten, Keuchen oder Brustschmerzen.

URSACHEN

A.en entstehen durch Beeinträchtigungen des Atemstroms in die und aus der Lunge; des Transfers von Sauerstoff aus der Lunge in das Blut; der Zirkulation des Blutes in der Lunge oder der Atmungssteuerung durch das Stammhirn. Zu A.en kann es sowohl im Ruhezustand als auch bei erhöhtem Sauerstoffbedarf infolge körperlicher Anstrengung oder bei Krankheit kommen. Häufige Ursachen sind:

Fitneßmangel

Herz und Lunge von Menschen, die körperlich nicht fit sind, können sich bei gesteigertem Sauerstoffbedarf nicht entsprechend anpassen; das heftigere Atmen verursacht Beschwerden. Fitneßtraining ist die beste Abhilfe.

Übergewicht

Übergewichtige geraten bei körperlicher Anstrengung schnell außer Atem, teils, weil sie nicht genügend trainiert sind, teils, weil sie sich wegen des Übergewichts stärker anstrengen müssen. Beim *Pickwickier-Syndrom* funktioniert das Atemzentrum im Stammhirn nicht ausreichend, was zu unregelmäßigem Atem führt.

Ängste

Starke Ängste, die mit Streß und Anspannung einhergehen, können Anfälle von *Hyperventilation* auslösen. Es entsteht das Gefühl, daß beim Atmen nicht genug Luft in die Lunge kommt. Das führt zu weiterer Überanstrengung beim Atmen.

Schädigung des Stammhirns

Eine Schädigung des Stammhirns infolge eines *Schlaganfalls* oder einer *Kopfverletzung* kann die Atmung verlangsamen oder beschleunigen. Dies kommt manchmal auch als Nebenwirkung bei bestimmten Medikamenten vor. Unter Umständen kann *Beatmung* notwendig werden.

Höhenkrankheit

Ein Aufenthalt in großen Höhen kann zu Atembeschwerden führen, weil dort der Sauerstoffgehalt der Luft geringer ist. Die Lunge wird stärker beansprucht, um dem Körper ausreichend Sauerstoff zuzuführen. Stirnkopfschmerz und Flüssigkeitsansammlung in der Lunge sind ernsthafte Begleiterscheinungen der "*Höhenkrankheit*" (s. *Bergkoller*).

Anämie

Bei allen Formen der Anämie ist nicht genug *Hämoglobin* für den Transport von Sauerstoff vorhanden. Bei schwerer Anämie ist die Lunge mit der Sauerstoffversorgung des Körpers überfordert, was zu Atembeschwerden führt.

Kreislaufstörungen

Atemstörungen, die bei körperlicher Anstrengung auftreten, sind oft Folge einer mangelnden Blutzirkulation in der Lunge. Ursache kann sein: *Herzinsuffizienz* (verminderte Pumpfähigkeit), *Lungenembolie* (Blockierung der Lungenblutgefäße durch Blutgerinnsel) oder pulmonale *Hypertonie* (zu hoher Blutdruck in den Lungenarterien).

Blockierung der Atemwege

Bewirkt Atemnot bei *chronischer Bronchitis* (Schleim; Gefäßwandverdickungen), bei *Asthma*, allergischen Reaktionen (durch Verengungen der Luftwege) oder bei *Lungenkrebs* (wenn der Tumor die Luftwege blockiert).

Lungenschäden

Ungenügender Transport von Sauerstoff aus der Lunge in das Blut ist eine weitere mögliche Ursache von A. Kurzzeitig auftretende Schäden des Lungengewebes können von *Lungenentzündung*, *Pneumothorax* (Lungenkollaps), *Lungenödem* (Flüssigkeit in der Lunge) oder *Pleuraerguß* (Flüssigkeit um die Lunge herum) herrühren.

Dauerschäden können auf ein *Emphysem* (zerstörte Wände der Alveolen) zurückzuführen sein.

Schmerzen

Jeder Schmerz, der bei Brustkorbbewegung zunimmt, kann das Atmen erschweren. Eine gebrochene Rippe beispielsweise verursacht bei jedem Atemzug und bei jeder Bewegung des Oberkörpers Schmerzen.

Pleuritis führt zu Schmerzen im unteren Brustbereich und oft in der Schulter der betroffenen Körperseite.

Knochenschäden

Anomalien des Knochenbaus im Brustkorb, z.B. schwere *Skoliose* oder *Kyphose* (Rückgratverkrümmungen) können zu Atemstörungen führen, weil normale Bewegungen des Brustkorbs nicht möglich sind.

Atemübungen

Techniken zum Erlernen kontrollierter Atmung im Rahmen einer Heilbehandlung und zur Entspannung (*Entspannungstechniken*).

WARUM ES GEMACHT WIRD

Physiotherapie

A. werden oft chronisch Atemwegskranken empfohlen (z.B. bei *chronischer Bronchitis*). Sie helfen auch bei *Angstneurosen*, wenn eine zu tiefe und zu schnelle Atmung das Säure-Basen-Gleichgewicht des Blutes beeinträchtigt. A. sind nach Operationen wichtig, wenn der Atem wegen Schmerzen zu flach und das Abhusten unterdrückt wird. Dies kann zu mangelndem Luftaustausch und zu Schleimansammlung führen, was wiederum einen Lungenkollaps verursachen kann. Besonders gefährdet sind Raucher und Übergewichtige. Tiefes Atmen fördert das Abhusten und befreit die Lunge.

Entspannung

Beim *Yoga* wird durch tiefes, regelmäßiges Atmen Entspannung erreicht. Bei der *Geburt* helfen A. der Gebärenden, sich zu entspannen, die Wehen zu kontrollieren und den Schmerz zu lindern.

SO WIRD ES GEMACHT

Bei den A. wird die Luft durch die Nase eingeatmet und der Brustkorb gedehnt. Anschließend werden die Bauchmuskeln zusammengezogen, und die Luft wird voll durch den Mund ausgeatmet (s.a. *Physiotherapie*).

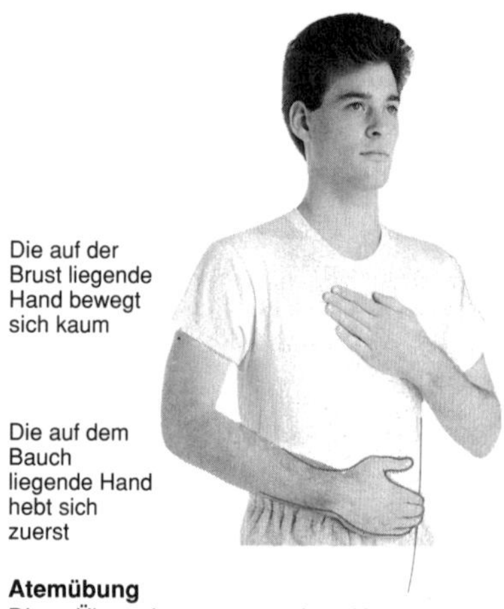

Atemübung
Diese Übung kann man auch zu Hause ausführen. Eine zweite Person kann sanften Druck auf Brust oder Bauch als Hilfe zum Erkennen der beteiligten Muskeln ausüben.

Atemweg(e)

Oberbegriff für die Wege, durch die die Atemluft in die Lungen und wieder hinausgelangt. Zu den A.en gehören die Nasenhöhle, der obere Teil des Pharynx (Rachen), der Larynx (Kehlkopf), die Trachea (Luftröhre), die Bronchien (Äste der Luftröhre in der Lunge) und die Bronchiolen (kleine Verzweigungen der Bronchien, die in den Alveolen – den Lungenbläschen – enden).

A

ATEMSTÖRUNGEN Rasches Atmen, Schmerzen oder Engegefühle in der Brust.

?

Kam die Atemnot plötzlich?

JA → Spüren Sie Schmerzen in der Brust und/oder ist das Atmen schmerzhaft?

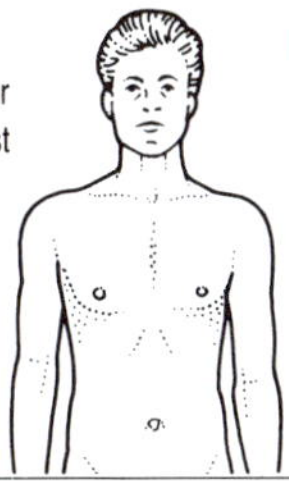

JA → siehe *Brustschmerz*

NEIN ↓

NEIN ↓

WARNUNG
Bei schweren Atemstörungen und/oder wenn sich die Lippen blau färben, liegt ein NOTFALL vor, der sofortiger ärztlicher Behandlung bedarf.

Ist Ihre Temperatur 38° oder höher und/oder husten Sie?

JA → ☎ **Rufen Sie sofort ärztliche Hilfe herbei!**
Eine Infektion (wie z.B. Lungenentzündung, akute Bronchitis) ist der vermutliche Grund Ihrer Beschwerden. Das kann gefährlich werden, besonders bei alten Menschen und kleinen Kindern sowie bei Personen mit allgemein labilem Gesundheitszustand.

siehe *Bronchitis*
→ *Lungenentzündung*

NEIN ↓

Sind Sie nachts durch einen Anfall von Atemnot aufgeweckt worden und/oder husten Sie schaumigen weißen oder rosafarbenen Schleim?

JA → ☎ **Rufen Sie sofort ärztliche Hilfe herbei!**
Es ist möglich, daß sich eine gefährliche Ansammlung von Flüssigkeit in Ihrer Lunge gebildet hat; vielleicht aufgrund einer Herzkrankheit. Setzen Sie sich aufrecht auf einen Stuhl und versuchen Sie, ruhig zu bleiben. Das erleichtert Ihnen die Atmung, bis Hilfe kommt.

siehe *Ödem*

NEIN ↓

Waren Sie in jüngster Zeit wegen Krankheit oder Unfall bettlägerig?

JA → ☎ **NOTFALL! SIE BRAUCHEN SOFORT ÄRZTLICHE HILFE!**
Möglicherweise haben Sie einen Blutpfropfen in der Lunge, besonders, falls Sie Blut gehustet haben.

siehe *Lungenembolie*

NEIN ↓

Kam der Atemnotanfall zu einer Zeit, da Sie sehr angespannt waren oder unter großem Streß standen?

JA → ☎ **Rufen Sie sofort ärztliche Hilfe herbei!**
Panikanfälle infolge großer Ängste und Spannungen ziehen oft Hyperventilation nach sich. Wenn es das erstemal ist, daß Sie dies erleben oder wenn Sie Zweifel an der Ursache haben, rufen Sie sofort ärztliche Hilfe!

siehe *Hyperventilation*
→ *Panikanfall*

NEIN ↓

Fortsetzung nächste Seite

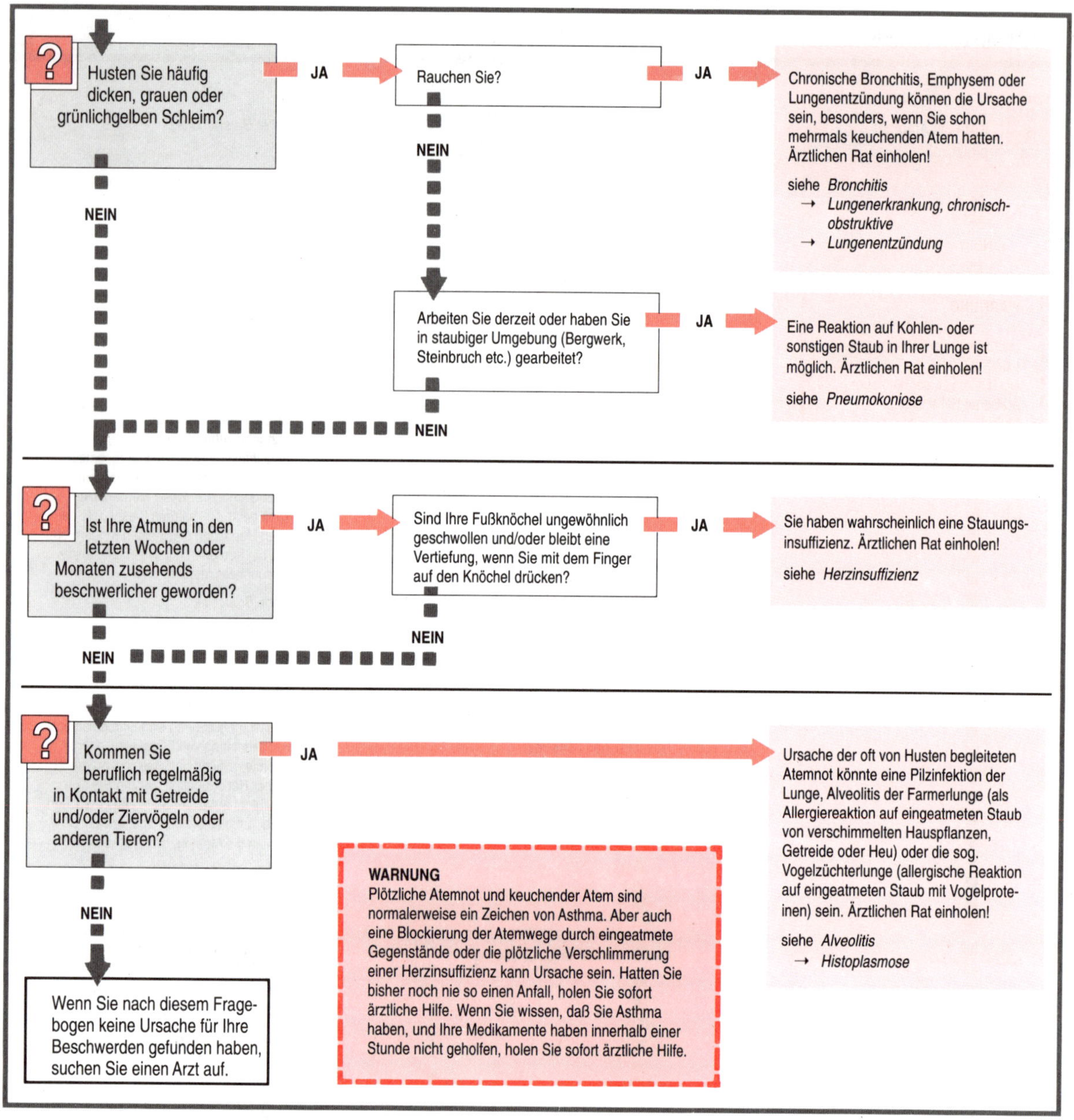

Die Freihaltung der A. bei Bewußtlosen erfordert fallweise die Einführung eines Atemtubus in den Mund; dadurch wird die Zunge nach vorne geholt und das Weiteratmen ermöglicht. Bei Bewußtlosen ist eventuell auch die Einführung eines *Endotrachealtubus* in die Luftröhre angezeigt, entweder durch den Mund oder durch einen Einschnitt am Hals, wie bei der *Tracheostomie*.

Atemwegsinfektion

Entzündliche Erkrankung, die von der Nasenhöhle bis zu den Lungenbläschen stattfinden kann. Die meisten dieser Erkrankungen (sie werden als Infektionen der oberen und unteren Atemwege klassifiziert) werden von Viren oder Bakterien verursacht. Die oberen A.en betreffen die Nase, den Rachen, die Nebenhöhlen und den Kehlkopf. Sie gehören zu den häufigsten Krankheiten überhaupt, besonders bei Kleinkindern: *Erkältung*, *Pharyngitis*, *Tonsillitis*, *Sinusitis*, *Laryngitis* und *Krupp*. Die unteren A.en finden in Luftröhre, Bronchien und Lunge (akute Bronchitis bzw. Bronchiolitis und Lungenentzündung) statt.

Atemwegsverlegung

Verengung oder Blockierung der Atemwege, oft durch Fremdkörper (z.B. durch Speisebrocken oder von Kindern versehentlich geschluckte Gegenstände, die in die obere Luftröhre geraten und zum *Ersticken* führen können). Auch bestimmte Erkrankungen, z.B. *Diphtherie* oder *Lungenkrebs*, können A. verursachen; ebenso Verkrampfungen der Luftwege, wie sie bei *Bronchospasmen* (bei *Asthma* und *Bronchitis*) auftreten (s.a. *Beatmung*; *Lunge*, Kasten "Lungenerkrankungen" S. 671).

Atenolol

(z.B. *Tenormin*® +)

Betablocker, der vor allem bei *Hypertonie* (Bluthochdruck), *Angina pectoris* (Brustschmerzen infolge unzureichender Blutversorgung des Herzmuskels) und bei manchen Formen von *Herzrhythmusstörungen* eingesetzt wird.

Äthanol

Chemische Bezeichnung für Alkohol in Getränken; wird auch als Äthylalkohol bezeichnet.

Äther

Farblose Flüssigkeit (chemische Bezeichnung: Diäthyläther), die beim Einatmen zu Bewußtlosigkeit führt. Für Narkosen wurde Ä. auf ein Gazetuch über Mund und Nase der Patienten geträufelt. Ä. war das meistverwendete Narkosemittel für Operationen bis in die 50er Jahre, nicht zuletzt wegen der einfachen Handhabung und des geringen Risikos einer Überdosierung. Allerdings ist Ä. leicht entflammbar und wird heute zu Operationsnarkosen kaum noch eingesetzt.

Atherom

Fettablagerung in die Innenwand von Arterien, die zur *Atherosklerose* führt.

Atherosklerose

Erkrankung der Arterienwände. Die Zellen der Innenauskleidung (Intima) und angrenzenden (Media-)Schicht der Arterien verändern sich herdförmig (Plaques): durch Bindegewebswucherung, die zur Verhärtung (Sklerose) und Verdickung führt sowie durch Einlagerung fettiger Massen – *Cholesterin* und "low density Lipoproteine" – (später Kalk), was man als Atheromatose bezeichnet.

In den Atheromen finden sich zudem abgestorbene Muskelzellen, Bindegewebe und Thrombozyten. Sie bilden sich oft an Stellen, wo der Blutstrom stark ist und wo es zu Turbulenzen kommt, am häufigsten bei Menschen mit hohen Cholesterinwerten. Zahl und Größe der Plaques nehmen mit dem Alter zu, die Wände der Blutgefäße werden immer unebener, und die Entstehung von *Thromben* wird erleichtert. Manchmal löst sich ein Thrombuspartikel ab, wird vom Blutstrom mitgenommen und blockiert als *Embolus* kleinere Blutgefäße.

VERBREITUNG

Die durch A. entstandene koronare Herzkrankheit ist laut Statistik die häufigste Todesursache (ein Drittel aller Todesfälle; s. *koronare Herzkrankheit*). An dritter Stelle folgt – nach dem Krebs – die durch A. hervorgerufene Minderdurchblutung des Gehirns (mit Schlaganfall). Zahlreiche ernste Folgeerkrankungen der A. entstehen durch mangelnden Blutfluß in den großen Arterien, die zu den Nieren, den Beinen und den Verdauungsorganen führen.

URSACHEN

Bestimmte Risikofaktoren erhöhen die Wahrscheinlichkeit der Entstehung der A.: Rauchen, *Bluthochdruck*, männliches Geschlecht, Übergewicht, Bewegungsmangel, hohe Cholesterinwerte, schlecht eingestellter *Diabetes mellitus*, familiäre Veranlagung zu arteriellen Erkrankungen und eventuell auch eine überängstliche oder aggressive Persönlichkeit.

Das Risiko der Erkrankung steigt mit zunehmendem Alter, zum Teil, weil die Plaques nur langsam entstehen. Der Einfluß des Geschlechts wird bei einem Vergleich von Männern mit Frauen vor den Wechseljahren deutlich: Im Alter von 35 bis 44 Jahren sterben an Herzgefäßerkrankungen sechsmal mehr Männer als Frauen.

VORBEUGUNG

Die frühzeitige Vermeidung von Risikofaktoren, vor allem im frühen Erwachsenenalter, kann die Wahrscheinlichkeit der A. verringern oder zumindest ihr Entstehen hinausschieben. Das heißt: Rauchen aufgeben, den Blutdruck regelmäßig kontrollieren und Bluthochdruck behandeln lassen. Die Ernährung sollte nur wenig gesättigte Fettsäuren enthalten; Übergewicht ist zu vermeiden. Bleibt der Cholesterinspiegel trotz fettarmer Diät hoch, können cholesterinsenkende Medikamente helfen. Die sorgfältige Einstellung eines Diabetes mellitus ist ebenfalls wichtig. Regelmäßige körperliche Betätigung ist für die Funktion von Herz und Lunge sowie für die Erhaltung der Gesundheit von großem Wert.

SYMPTOME

Leider bleibt die A. stumm, solange die arterielle Schädigung den Blutfluß noch nicht behindert. Wird die Strömung jedoch beeinträchtigt, stellen sich die Sym-

ARTERIELLE DEGENERATION BEI ATHEROSKLEROSE

Bei Atherosklerose sind die Arterien durch Plaques in den Innenwänden verengt. Die Plaques bestehen aus Fettablagerungen; sie behindern den normalen Blutfluß durch die betroffene Arterie. Die Krankheit entwickelt sich bei Männern früher als bei Frauen, möglicherweise weil Frauen vor den Wechseljahren durch natürliche Östrogenhormone vor A. geschützt sind.

RISIKOFAKTOREN

- Rauchen
- Bluthochdruck
- Männliches Geschlecht
- Übergewicht
- Bewegungsmangel
- Diabetes mellitus
- Erbliche Veranlagung
- Aggressive Persönlichkeitsstruktur

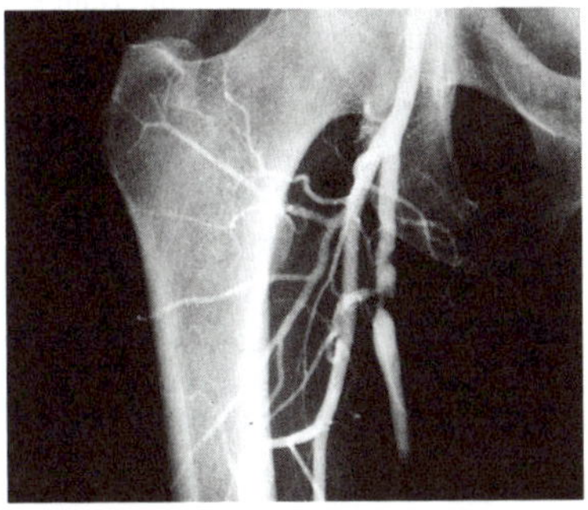

Atherosklerose: Röntgenbild
Die Arterien im Bein sind hier als helle Kanäle sichtbar. Eine Arterie ist verengt: die Stelle ist schwarz.

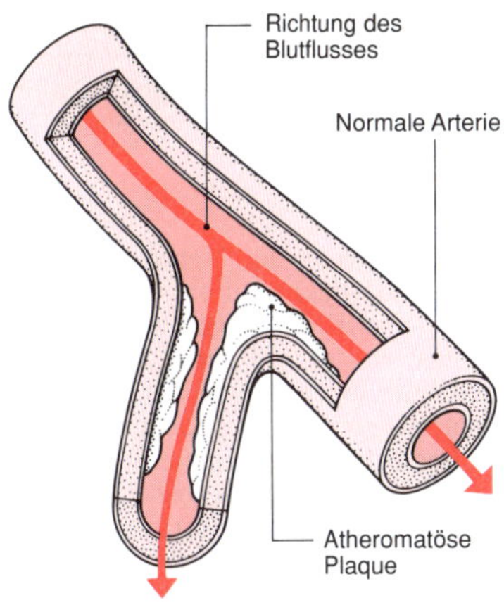

Atherosklerotische Arterie
Atheromatöse Plaque-Ablagerungen stören den normalen Blutfluß an der Abzweigung (da dort die meisten Turbulenzen entstehen).

A

ptome ein: Eine mangelnde Durchblutung des Herzmuskels äußert sich durch *Angina pectoris*; ist die Beinmuskulatur betroffen, kommt es zum intermittierenden Hinken (*F. Claudicatio intermittens*; durch Schmerzen im Bein beim Gehen, die nach einer Ruhepause nachlassen); sind die Hirnarterien verengt, können *transitorische ischämische Attacken* auftreten (Symptome wie beim *Schlaganfall*, doch sie dauern gewöhnlich kürzer als 24 Stunden).

DIAGNOSE

Die Anamnese und eine körperliche Untersuchung können bereits viel über den Zustand der Blutzirkulation aussagen, doch zusätzliche Untersuchungen sind meistens notwendig: *Angiographie* (Röntgenaufnahme nach Injektion eines Kontrastmittels), *Doppler-Effekt*-Ultraschall oder *Plethysmographie* (zur Pulskontrolle).

THERAPIE

A. kann mit Medikamenten nur unzureichend behandelt werden, da die Schädigung bereits vorliegt. *Antikoagulanzien* (z.B. Marcumar ®+) werden verabreicht, um die Bildung von Blutgerinnseln und Embolien zu verhindern. Sie haben jedoch keinen Einfluß auf das Fortschreiten der Krankheit. *Vasodilatatoren* lindern die Beschwerden, haben aber ebenfalls keine heilende Wirkung.

Wenn Medikamente nicht ausreichend wirken und/oder das Risiko schwerer Komplikationen sehr hoch ist, kann eine Operation angezeigt sein. Bei der *Angioplastie* werden die verengten Gefäße erweitert, wodurch sich der Blutfluß bessert. Die Versorgung des Herzmuskels kann durch eine *Bypass-Operation* verbessert werden. Große Plaques können durch *Endarteriektomie* entfernt werden. Ganze Teile von Gefäßen können durch Kunststoffgefäße ersetzt werden (*Gefäßplastik, rekonstruktive*).

Athetose

Funktionsstörung des Nervensystems; typisch sind langsame, unfreiwillige (unkontrollierte) Bewegungen des Kopfes, Gesichts, Halses und der Gliedmaßen. Mund und Lippen zucken, der Betroffene macht Grimassen und hat oft Schwierigkeiten beim Gehen sowie Störungen des Gleichgewichts. Bei manchen Patienten sind die Muskeln extrem schlaff, bei anderen können sie – im Gegenteil – verkrampft und verspannt sein.

A. kommt oft in Kombination mit *Chorea* vor (unfreiwillige zappelige Bewegungen); diese Form wird als *Choreoathetose* (Bewegungsunruhe, Hyperkinese) bezeichnet. Beide Störungen sind auf eine Schädigung der *Basalganglien* (Anhäufungen von Nervenzellen im Inneren des Gehirns, die für die Kontrolle der Bewegungen zuständig sind) zurückzuführen. Mögliche Ursachen der A.: Gehirnverletzungen während der Geburt (s. *zerebrale Kinderlähmung*), *Encephalitis* (Gehirnentzündung), degenerative Veränderungen, z.B. *Chorea Huntington*, oder manche Medikamente, z.B. *Phenothiazine* (z.B. Psyquil ®+)- oder *Levodopa* (z.B.Dopaflex ®+)-Derivate. Sind Medikamente die Ursache, so hören die ungewollten Bewegungen nach Absetzen des Präparats auf.

Äthinylöstradiol

(z.B. *Progynon C* ® +)

(Schreibweise heute:Ethinylestradiol) Synthetische Form des weiblichen Sexualhormons Östradiol, am häufigsten in oralen Kontrazeptiva (s. *empfängnisverhütende Mittel, orale*) in Kombination mit *Progesteron* enthalten. Wird auch bei weiblichem *Hypogonadismus* (Unterentwicklung der Eierstöcke) eingesetzt, um die Entwicklung der Geschlechtsmerkmale zu stimulieren; ebenso bei Beschwerden in den *Wechseljahre*, z.B. bei Hitzewallungen und Schweißausbrüchen (s. *Hormonersatzbehandlung*) und bei *Menstruationsstörungen*.

Äthylalkohol (Ethylalkohol)

Bezeichnung für Äthanol (Ethanol), den Alkohol in Getränken.

Äthylchlorid (Ethylchlorid)

(z.B. *Chloraethyl-Dr. Henning* ®)

Farblose, leicht entflammbare Flüssigkeit, auch *Chlorethan* genannt. Es wurde früher zu Narkosezwecken verwendet und wird heute nur noch als *Lokalanästhetikum*, als äußerliches *Analgetikum* (Schmerzmittel) eingesetzt.

Wird Ä. auf die Haut gesprüht, verdunstet es schnell und kühlt die Haut so stark ab, daß Schmerzen oder Hautreizungen nachlassen. Diese Wirkung wird zur örtlichen Betäubung bei kleinen chirurgischen Eingriffen (z.B. Öffnung eines Furunkels) genutzt, aber auch zur Schmerzlinderung bei Muskel- und Sehnenzerrungen.

Ä. wird bei der Behandlung von *Larva migrans* ("kriechender Ausschlag") eingesetzt – einer von Katzen und Hunden übertragenen Hakenwurminfektion.

Ätiologie

Ursache einer Krankheit; Studium der einzelnen Faktoren, die an der Entstehung einer Krankheit beteiligt sind.

In manchen Fällen und bei bestimmten Erkrankungen kann die genaue Ä. identifiziert werden. So ist es zum Beispiel möglich, durch Laboruntersuchungen im Einzelfall nachzuweisen, daß eine Durchfallerkrankung von ganz bestimmten Bakterien oder Viren verursacht wurde. Andere Krankheiten haben eine vielfältige Ä. So gehören z.B. zu den Faktoren, die eine Gelenkentzündung verursachen können, neben genetischer Veranlagung auch wiederholte Gelenkverletzungen und Übergewicht. Bei einer Reihe von Krankheiten ist die Ä. bis heute unbekannt – z.B. bei der Schizophrenie.

Atmung

Man unterscheidet eine äußere (Lungen-) und innere (Zell-)A. Die Atemmechanik (Transport von Luft in die Lungen und wieder heraus) wird vom Atemzentrum des Stammhirns automatisch gesteuert, kann aber bewußt beeinflußt werden.

Bei körperlicher Anstrengung verbrauchen Herz und Muskulatur mehr Sauerstoff, der über eine gesteigerte Atmung (Tiefe und Frequenz) antransportiert werden muß. So kann bei Erwachsenen die Atemfrequenz unter normaler Anstrengung von 15 auf 80 Atemzüge (pro Minute) ansteigen. Neugeborene machen etwa 40 Atemzüge in der Minute.

WIE DIE LUFT IN DIE LUNGE GELANGT

Das Zwerchfell, im entspannten Zustand gewölbt, spannt sich bei der Einatmung (Inspiration) und wird flach. Die äußeren Zwischenrippenmuskeln heben durch Kontraktion die Rippen und weiten somit den knöchernen Brustkorb (Thorax). Dieser volumenvergrößernden Bewegung müssen die Lungen, über das Lungenfell gleitend mit dem Rippenfell verbunden, folgen, weshalb Luft über die Atemwege eingesaugt wird. Gleichzeitig werden die elastischen Materialien in der Lunge und den Rippengelenken angespannt.

Bei der Ausatmung (Exspiration) ziehen die elastischen Elemente von Lunge und Rippengelenken (mit Brustbein und Wirbelsäule) den Brustkorb wieder nach unten (unterstützt durch die Schwerkraft), wodurch die Lunge wieder zusammengepreßt und die Luft ausgetrieben wird.

Die Lunge füllt sich beim Einatmen nicht vollständig; auch beim Ausatmen preßt sie nicht alle Luft aus.

Bei normaler, ruhiger Atmung wird bei jedem Atemzug nur etwa ein Zehntel der in der Lunge vorhandenen Luft ausgetauscht. Die neue Portion (Respirationsvolumen) vermengt sich mit der in der Lunge verbliebenen Luft (Residualvolumen).

Die Lunge eines Mannes faßt maximal 6 Liter Luft , die einer Frau etwa 4,25 Liter. Im Ruhezustand wird mit jedem Atemzug etwa ein halber Liter Luft auf-

ATMUNG

Im Ruhezustand atmet der Mensch etwa 13-17 mal pro Minute; bei großer Anstrengung bis zu 80 mal. Bei normaler Atmung werden etwa 400 ml Luft aufgenommen, bei tiefer Atmung maximal 4 Liter pro Atemzug.

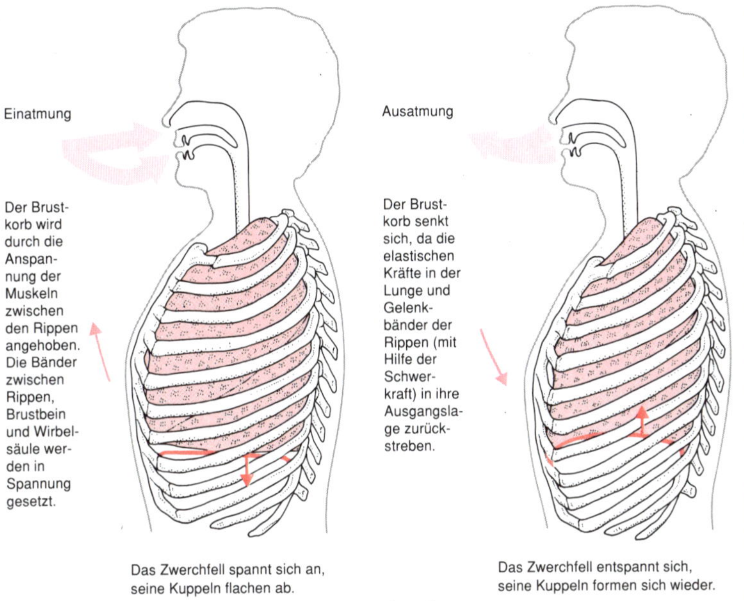

Einatmung
Zwischen den Rippen spannen sich die Muskeln an, der Brustkorb hebt sich, in die Lunge wird Luft eingesogen. Das Zwerchfell spannt sich an und wird flach.

Ausatmung
Die Muskeln zwischen den Rippen entspannen sich, der Brustkorb sinkt, die Luft wird aus der Lunge gepreßt. Das Zwerchfell hebt sich und bildet wieder zwei Kuppeln.

genommen, bei tiefer Atmung bis zu drei oder vier Liter. (S.a. *Respiration*)

Atmungsinsuffizienz
s. *respiratorische Insuffizienz*

Atmungsorgane
s. *Respirationstrakt*

Atonie
Vollständiger Verlust der Muskelspannung, der Muskel ist völlig schlaff. A. tritt bei manchen Erkrankungen des Nervensystems oder bei Nervenverletzungen auf. Die Armmuskeln können nach einer Verletzung des Brachialplexus (*F. Plexus brachialis*; der Nerven, die vom Hals in den Arm verlaufen) atonisch werden.

Atopie
Neigung zu verschiedenen allergischen Reaktionen (s. *Allergie*). Menschen mit A. leiden meist an einer oder mehreren allergisch bedingten Krankheiten, z.B. an *Asthma*, *Ekzemen*, *Urtikaria* (*Nesselausschlag*), allergischer *Rhinitis* (*Heuschnupfen*). Die Ursache der A. ist noch nicht vollständig geklärt; es wurden mehrere Theorien entwickelt. Die A. hängt wahrscheinlich auch von einem genetischen oder erblichen Faktor ab, denn Verwandte von Menschen mit A. sind häufiger betroffen als andere Personen (selbst wenn berücksichtigt wird, daß Verwandte evtl. in ähnlichen Umweltbedingungen leben).

ATP
Abk. für Adenosintriphosphat; Hauptenergieträger im Organismus. (S.a. *ADP*, *Metabolismus*)

Atresie
Angeborener Zustand, bei dem die Mündung eines Hohlorgans fehlt oder verschlossen ist. Ursache der A. ist ein Entwicklungsfehler im Mutterleib. Als biliäre A. bezeichnet man das Fehlen der Gallenwege zwischen Leber und Zwölffingerdarm; als Ösophagus-A. das blinde Ende der Speiseröhre; als pulmonale A. den Verschluß der Lungenarterie zwischen der rechten Herzkammer und der Lunge; als *Anal-A.* einen verschlossenen Anusausgang. Bei den meisten A.n muß bald nach der Geburt eine chirurgische Korrektur vorgenommen werden.

Atriales natriuretisches Hormon
Peptidhormon, das Zellen der Herzvorhöfe produzieren und speichern; wird durch vermehrte Dehnung der Vorhöfe (z.B. bei *Herzinsuffizienz* oder bestimmten Formen des *Bluthochdrucks*) ins Blut freigesetzt.

A.n.H. steigert die Ausscheidung von Natrium; dadurch wird die Wasserausscheidung gefördert, was zu einer Minderung des zirkulierenden Flüssigkeitsvolumens führt. So wird der Blutdruck gesenkt. Außerdem verursacht das a.n.H. auch eine Dilatation (Weitstellung) der Gefäße, wodurch der Blutfluß erleichtert wird, was sich ebenfalls blutdrucksenkend auswirkt.

Bei Kindern mit angeborenen Herzfehlern, die zu einer Herzinsuffizienz führen (s. *Herzkrankheit, angeborene*), ist der Spiegel des a.n.H. hoch. Nach erfolgreicher chirurgischer Korrektur des Herzfehlers sinken die a.n.H.-Werte.

Atriopeptid
s. *atriales natriuretisches Hormon*

Atrium
Bezeichnung für den rechten bzw. linken Vorhof des *Herzens*.

ANATOMIE DER HERZVORHÖFE

Der linke Vorhof erhält das sauerstoffangereicherte Blut aus den Lungenvenen; in den rechten Vorhof gelangt das sauerstoffarme Blut aus den Körperhohlvenen.

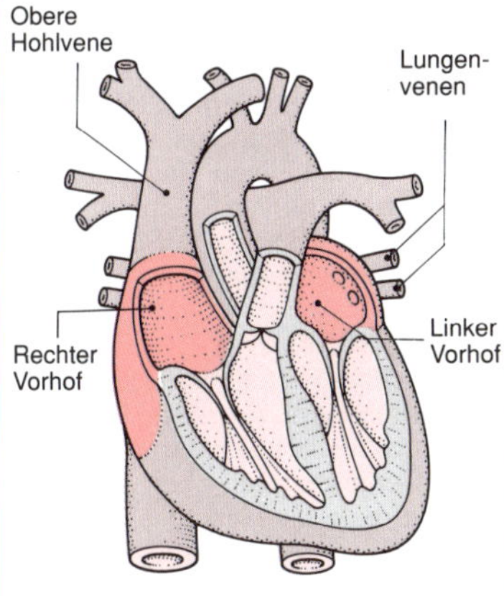

Atropa Belladonna
s. *Belladonna*

Atrophie
Schrumpfung oder Verkümmerung eines Gewebes oder Organs als Folge der Verkleinerung der Zellen oder deren Zahl.

A

A. entsteht, wenn ein Organ nicht gebraucht wird (zum Beispiel die Muskeln eines Armes, der lange in Gips liegt) oder auch Unterernährung eines Gewebes bei schlechter Durchblutung. Eine lange schwere Krankheit kann zu A. führen, wenn der Organismus die Proteinreserven aus den Muskeln aufzehrt. Seltener ist A. Folge einer Nervenschädigung, die die Beweglichkeit eines Körperteils einschränkt. Auch der Mangel an spezifischen *Enzymen* oder *Hormonen*, die für das Wachstum von Zellen und Organen nötig sind, kann zu A. führen.

Atropin

(z.B. *Atropin Pos* ®+)

Arzneimittel, aus *Belladonna* gewonnen. A. wird hauptsächlich als Mydriatikum zur Erweiterung der Pupillen vor Augenuntersuchungen, manchmal auch zur Behandlung von *Iritis* (Irisentzündung) und *Hornhautgeschwüren* eingesetzt. Häufig wird A. als *Prämedikation* vor einer *Vollnarkose* zwecks Minderung der Lungensekretion verabreicht. A. wird auch im Notfall bei *Bradykardie* (extrem langsamem Puls) eingesetzt.

Gelegentlich wird A. wegen seiner krampflösenden Wirkung verwendet, evtl. in Kombination mit *Antidiarrhoika*, um Bauchkrämpfe bei Durchfallerkrankungen zu lindern.

MÖGLICHE NEBENWIRKUNGEN

Trockener Mund, verschwommene Sicht, Zurückhaltung von Urin, bei älteren Personen Verwirrung können als Nebenwirkung auftreten.

Attachment

Innige Bindung zwischen Menschen, besonders zwischen Eltern und Kindern (s. *Bindung, seelische*), oder zwischen einer Person und einem Gegenstand (einem Kind und seinem Schmusetier oder seiner Schmusedecke). A. führt zu emotionaler Befriedigung.

Audiogramm

Graphische Aufzeichnung der Resultate eines Hörtests (*Audiometrie*). Macht die Hörschwelle (die untere Grenze des hörbaren Geräuschpegels) bei verschiedenen Tonfrequenzen sichtbar.

Audiologie

Studium des Hörvorgangs, insbesondere bei Beeinträchtigungen des Gehörs, die medikamentös oder chirurgisch nicht korrigiert werden können.

Audiometrie

Messen der Hörfähigkeit. Ein Gerät erzeugt Geräusche mit genau definierbarer Intensität (Lautstärke) und Frequenz (Tonhöhe). Gemessen wird das Hörvermögen beider Ohren im gesamten Bereich der hörbaren Geräusche.

Auffrischungsimpfung

Wiederholungsimpfung, die die Wirkung der Erstimpfung verstärkt.

Aufstoßen

Geräuschvolles Entweichen der Luft aus dem Magen durch den Mund (*Rülpsen*). A. ist oft eine unbewußte nervöse Angewohnheit, kommt aber auch vor, wenn man zu viel und zu schnell gegessen oder getrunken hat.

A. wird durch das Trinken von Bikarbonatwässern oder die Einnahme von Natriumbikarbonat (z.B. Bullrich-Salz®) gefördert. Manchmal beseitigt A. das Unwohlsein bei Verdauungsstörungen. In der Schwangerschaft hilft A. kurzzeitig gegen Übelkeit und Sodbrennen, die nach der Geburt nachlassen.

Auge

Paariges Organ, das in der knöchernen Augenhöhle (Orbita) gelegen ist und zusammen mit dem *Sehnerv* das Sehorgan bildet. Das durch Lichteinfall auf die Netzhaut *(Retina)* im hinteren Teil des A.s projizierte Bild wird von Nervenzellen, die dieses Bild in elektrische Impulse umwandeln, über den *Sehnerv* in das Gehirn geleitet, wo es in einem speziellen Sehbereich interpretiert wird.

Die beiden Augen ergänzen einander und stimmen sich so ab, daß auf jeder Netzhaut jeweils ein scharfes Bild entsteht. Wenn erforderlich, ändert dazu eines der Augen seine Brennweite in einem automatischen Vorgang, der *Akkomodation* genannt wird.

Das auf die Netzhaut fallende Lichtmuster stimuliert einen komplexen Fluß von Impulsen entlang des Sehnervs zum Gehirn. Die beiden Sehnerven konvergieren nach Verlassen der hinteren Augenhöhlen am Chiasma opticum – wo sich Teile der Fasern kreuzen – und ziehen dann zunächst an der Hirnbasis, schließlich durch das Mittelhirn zur "primären Sehrinde" im Hinterhauptslappen, wo erste Seheindrücke wahrgenommen werden.

STRUKTUR

Augapfel

Jeder Augapfel (Bulbus oculi) liegt innerhalb seiner knöchernen Augenhöhle (Orbita), nach hinten durch einen Fettkörper (Corpus adiposum orbitae) gestützt. Der Bulbus ist von sechs äußeren, durch Vernetzung der sie versorgenden Nerven im Hirnstamm feingesteuerten Muskeln wie eine Gelenkkugel in der (Fett-) Gelenkpfanne in alle Richtungen drehbar.

Der vordere Teil des Augapfels enthält den lichtbrechenden Apparat: *Hornhaut, Linse* und die als Blende wirkende Regenbogenhaut (*Iris*).

Der hintere Bulbusabschnitt beherbergt den Wahrnehmungsapparat, die Sinnesrezeptoren der Netzhaut. Linse und Iris grenzen die wassergefüllte vordere von der hinteren Augenkammer ab. Diese reicht bis zum *Glaskörper* (Corpus vitreum), der als wasserklare Gallerte (Humor vitreus) den Hauptteil des Bulbus zwischen Linse, Ziliarkörper und Netzhaut ausfüllt.

Die Wand des Augapfels besteht aus drei Schichten: (a) die äußere Augenhaut, deren vorderer Bereich die lichtaufnehmende Hornhaut (Cornea), der hintere angrenzende die Lederhaut ist; an diese setzen die äußeren Augenmuskeln an; (b) die mittlere Augenhaut (auch als *Uvea* bezeichnet), die sich von vorn nach hinten in die drei Abschnitte Regenbogenhaut, Ziliarkörper und Aderhaut (*Choroidea*) gliedert (die mittlere Augenhaut ist an der Pupille offen); (c) die innere Augenhaut, die Netzhaut (Retina); diese besteht aus einer äußeren Pigmentepithellage und einer inneren Nervenzellage mit den Photorezeptoren. Die Fortsätze der Nervenzellen bündeln sich am hinteren Bulbuspol und verlassen diesen als Sehnerv.

Das abbildende System (Hornhaut, Linse, Glaskörper, Kammerwasser und Iris) wird funktionell ergänzt durch den Akkomodationsapparat: Ziliarkörper (mit -muskel), an dessen vorderen Wulst die Linse (Linsenäquator) mit (Zonula-) Fasern angeheftet ist.

Bei Kontraktion des Ringmuskels nimmt die Linse eine rundere Form (erhöhte Brechkraft = Nahsehen), bei Erschlaffung eine flachere Form (geringere Brechkraft = Fernsehen) an.

Als Schutz- und Hilfsorgane wirken die Bindehaut, die Augenlider und die Tränenorgane.

Bindehaut

Der Augapfel wird nach außen hin von einer flexiblen Membran, der *Bindehaut* (*Konjunktiva*), abgedichtet. Sie ist mit der Hornhaut an deren Rändern fest verwachsen, liegt aber frei über der Lederhaut und deckt das vordere Drittel des Augapfels ab. In den Augenwinkeln ist die Bindehaut mit der normalen Haut verbunden; sie kleidet die Innenseite der Augenlider aus, wobei sie oben und unten eine tiefe Falte bildet. So ist das Auge dauerhaft abgedichtet, und die Beweglichkeit des Augapfels ist nicht beeinträchtigt.

Die Bindehaut enthält zahlreiche winzige Drüsen, die Tränen und Schleim produzieren. Zusammen mit dem öligen

Sekret der sog. Meibom-Drüsen der Augenlider bilden sie einen dreilagigen Tränenfilm, der die Horn- und Bindehaut ständig bedeckt und sie vor Schädigungen durch Austrocknen schützt.

Augenlider

Jedes Lid enthält etwa 30 Meibom-Drüsen, die am Lidrand, direkt hinter den Wimpernwurzeln, münden. Ihr öliges Sekret verhindert das Verkleben der Lidränder im Schlaf und bildet die äußere Lage des Tränenfilms, der das Austrocknen des Auges verhindert; außerdem sichert das Sekret die Kontinuität des Films. Der Lidschlagreflex hat einerseits eine Schutzfunktion, andererseits verteilt er den Tränenfilm; dies ist unerläßlich für die klare Sicht. Trocknet der Tränenfilm aus, kann sich die Hornhaut leicht verletzen (*Abrasio corneae* – Hornhautabschabung).

Direkt unter der Lidhaut befindet sich ein kräftiger flacher Muskel. Ein Reflex dieses Muskels bewirkt, daß sich der Augapfel bei Gefahr in die Augenhöhle dreht und das Auge sich mit einer Gewebeschicht abdeckt.

Auge, Fremdkörper im

Irgendein Fremdstoff auf der Oberfläche des Augapfels oder unter dem Augenlid, oder ein in den Augapfel eingedrungener Gegenstand. Fremdkörper im Auge sind sehr häufig. Die meisten lassen sich jedoch leicht und auch ohne Folgen entfernen.

URSACHEN

Staubpartikel sind die häufigsten Fremdkörper im Auge. Gelegentlich gelangen auch feine Metall-, Plastik- oder Holzsplitter in das Auge – etwa bei Arbeiten im Haus oder am Auto usw. Seltener geschieht, daß ein durch die Luft geschleudertes Teilchen, z.B. ein Metallstückchen, direkt in den Augapfel eindringt.

SYMPTOME

Ein Fremdkörper reizt das Auge und verursacht Schmerzen, Rötung, einen gesteigerten Tränenfluß und meistens auch Blepharospasmus (Lidkrampf), unkontrolliertes Blinzeln und Kneifen der Augenlider.

Die Symptome können nachlassen, auch wenn der Fremdkörper noch im Auge ist. Manchmal stellen sich keine Symptome ein – vor allem, wenn der Fremdkörper direkt in das Auge selbst eingedrungen ist.

KOMPLIKATIONEN

Manche Fremdkörper verwandeln sich im Auge chemisch und geben schädliche Substanzen ab, die zur Erblindung führen können. Nicht selten verursachen Fremdkörper Infektionen. Manchmal kommt es zur sog. "sympathischen *Ophthalmie*" – hier ist nicht nur das verletzte, sondern auch das andere, unverletzte Auge in seiner Sehkraft beeinträchtigt.

ANATOMIE DES AUGES

Das Auge ist ein komplexes Organ, das die Lichtstrahlen zu einem Bild auf der Netzhaut bündelt. Die Netzhaut wandelt es in Nervenimpulse um, die zum Gehirn geleitet werden. Hornhaut und Linse fokussieren die Lichtstrahlen; die Pupille regelt die Menge des einfallenden Lichts; der Ziliarkörper ändert die Form der Linse zur Einstellung der Sehschärfe; die Netzhaut enthält Millionen lichtempfindlicher Nervenzellen.

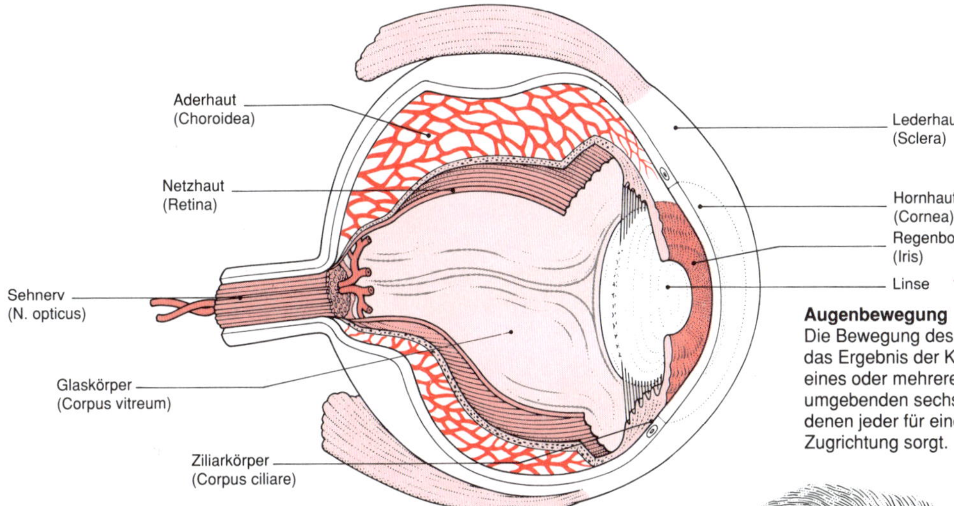

Augenbewegung

Die Bewegung des Augapfels ist das Ergebnis der Kontraktion eines oder mehrerer der ihn umgebenden sechs Muskeln, von denen jeder für eine bestimmte Zugrichtung sorgt.

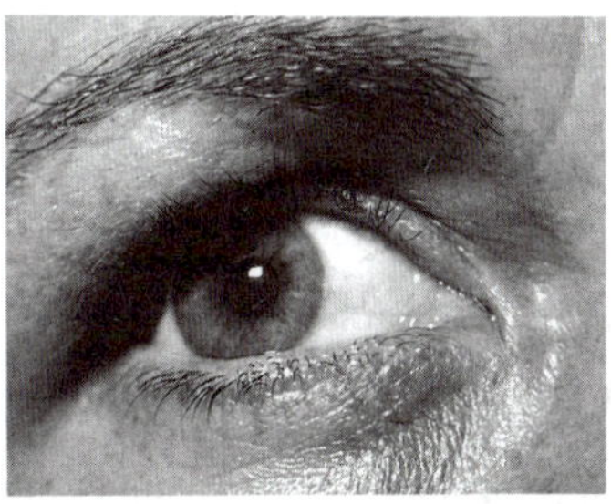

Das äußere Auge

Hinter der glasklar durchsichtigen Hornhaut befindet sich die mit Flüssigkeit gefüllte vordere Augenkammer. Dahinter die Iris mit der runden Pupillenöffnung in der Mitte.

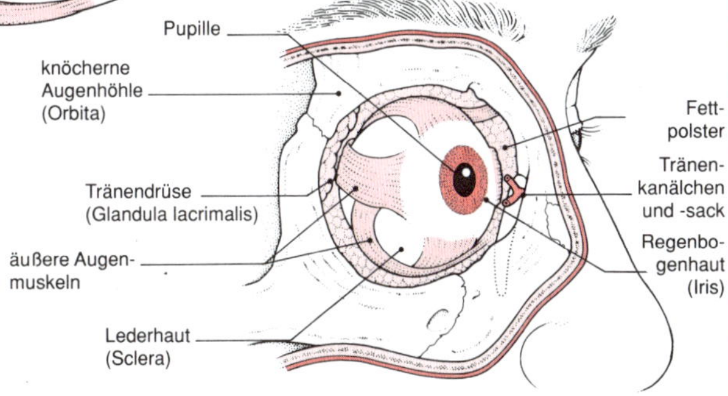

A

THERAPIE
Befindet sich der Fremdkörper auf der Hornhaut (der durchsichtigen Vorderseite des Augapfels) oder direkt im Auge, muß ein Arzt Auge und Lid untersuchen. Er wird evtl. *Fluorescein* (orangeroten Farbstoff) einträufeln, der Schürfwunden an der Hornhaut oder die Stelle des Eindringens sichtbar macht. Bei Verdacht, daß sich ein Fremdkörper innen im Auge befindet, werden Bildschirmtechniken (*Ultraschall*, *Röntgen*) angewendet. In das Auge werden Tropfen mit lokalem Betäubungsmittel geträufelt, dann wird der Fremdkörper mit einem spitzen Spatel entfernt. Metallsplitter können manchmal mit einem starken Magnet aus dem Auge geholt werden. Danach werden *Antibiotika* (Augentropfen oder Salbe) verabreicht und das Auge mit einer Klappe abgedeckt.

ERSTE HILFE: FREMDKÖRPER IM AUGE

Der Ersthelfer entfernt keine Fremdkörper aus dem Auge (Fremdkörper auf der Bindehaut eines Auges, auf der Augapfeloberfläche oder/und im Augapfel), sondern er verbindet beide Augen, beruhigt den Betroffenen und sorgt für einen Transport zum Augenarzt bzw. in eine Augenklinik.

Augenverätzungen
Der Betroffene kneift die Augenlider des verätzten Auges infolge der Schmerzen krampfartig zu. Es besteht die Gefahr des Erblindens.

Als Erste-Hilfe-Maßnahme werden die Augen bis zur ärztlichen Versorgung ständig (mindestens 20 Minuten lang) gespült.

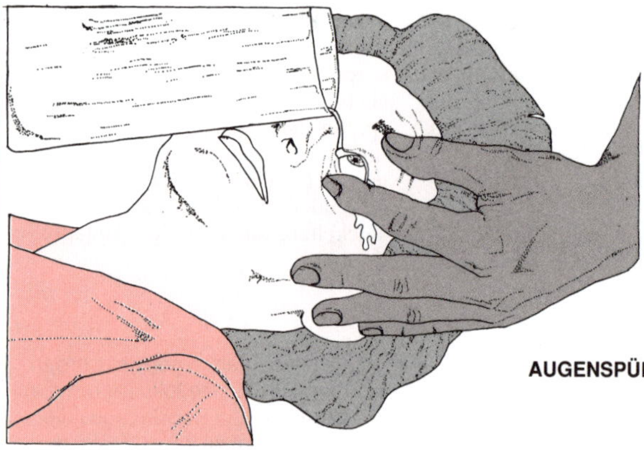

AUGENSPÜLUNG

AUGENVERBAND

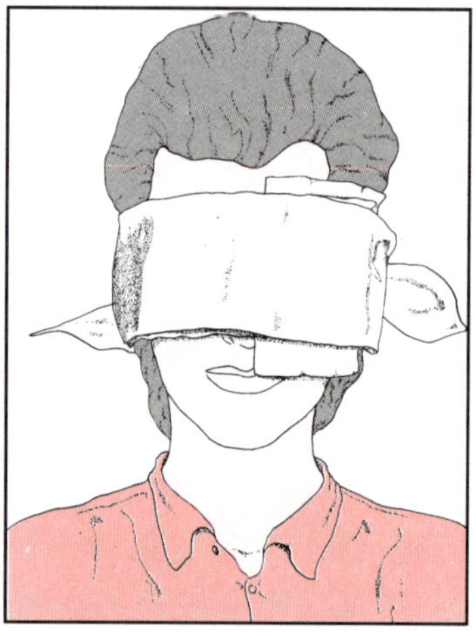

Augenspülung
Der Verletzte liegt auf dem Boden. Der Kopf ist zur Seite des verätzten Auges gewendet. Der Ersthelfer gießt aus ca. 10 cm Höhe Wasser in den inneren Augenwinkel, so daß es über den Augapfel und äußeren Augenwinkel nach außen abfließt. Dabei das gesunde Auge schützen.

Augenverband
Anschließend über beide Augen einen keimfreien Verband anlegen. Der Betroffene muß umgehend zum Augenarzt bzw. zur Augenklinik.

WARNUNG
Versuchen Sie niemals, einen in den Augapfel eingedrungenen Fremdkörper zu entfernen!

Auge, künstliches

Augenprothese. Ersatz für ein entferntes Auge, aus kosmetischen und psychologischen Gründen getragen. Es wird auch oft "Glasauge" genannt, ist jedoch meist eine dünne, gewölbte, hohle Plastikschale. Die künstliche Iris hinter der transparenten künstlichen Hornhaut wird entweder handgemalt oder photographisch aufkopiert.

Die Prothese paßt sich hinter dem Augenlid gut in die Augenhöhle ein. Sie kann auch bewegt werden, wenn die Muskeln, die das Auge bewegen, an Reste der Augenbindehaut oder direkt an die Prothese befestigt werden.

Auge, schmerzhaft rotes

Eine häufige Kombination von Symptomen, deren Ursachen vielfältig sein können. Liegt eine schmerzhafte Rötung vor, ist ärztliche Untersuchung und Betreuung erforderlich.

Uveitis (Entzündung von Teilen oder der gesamten mittleren Augenhaut, z.B. der Iris) ist eine häufige Ursache. Der dumpfe Schmerz kommt von der Schwellung im vorderen Augapfel und den Krämpfen der Muskeln rund um die Iris, die Rötung von der Erweiterung der Blutgefäße.

Eine weitere, ernsthafte Ursache kann ein akuter Engwinkel*glaukom*-Anfall sein (grüner Star; plötzliche Drucksteigerung im Augapfel durch Engstellung des Winkels zwischen Hornhaut (Cornea) und Regenbogenhaut (Iris) in der vorderen Augenkammer; dadurch wird die normalerweise hier stattfindende Kammerwasserresorption behindert). Die starken Schmerzen gehen oft mit Übelkeit und Erbrechen einher, der Patient sieht farbige Ringe um Lichtquellen. Das Auge ist blutunterlaufen, weil die Gefäße stärker durchblutet sind. Andere ernstzunehmende Zustände: *Keratitis* (Entzündung der äußeren Schutzschicht des Auges), meist Folge eines *Hornhautgeschwürs*; Fremdkörper auf der Oberfläche des Augapfels oder unter dem Lid (s. *Auge, Fremdkörper im*).

Häufigste Ursache geröteter und stark gereizter Augen (muß nicht von Schmerz begleitet sein) ist die *Bindehautentzündung* (*Konjunktivitis*). Die Rötung kommt von der Erweiterung der Blutgefäße in der Bindehaut; das Auge ist ähnlich gereizt, wie wenn Staubpartikel oder Sandkörner in das Auge gelangen. Ursache können Virus- oder Bakterieninfektionen sein, Reizungen (z.B. von Chemikalien) oder Allergien. Die von Viren hervorgerufene Bindehautentzündung betrifft meist beide Augen und ist mäßig ansteckend.

Auge, Untersuchung des

Die Untersuchung der äußeren und inneren Strukturen des Auges im Rahmen eines *Sehtests* oder zum Zweck der Diagnosefindung, wenn eine Krankheit vermutet wird.

WARUM ES GEMACHT WIRD

Eine Augenuntersuchung wird im allgemeinen durchgeführt, um die Ursache von Sehstörungen oder anderen mit dem Auge zusammenhängenden Symptomen zu klären und festzustellen, ob eine Brille oder Kontaktlinsen erforderlich sind. Manche ernsthaften Augenerkrankungen, z.B. *Glaukom ("Grüner Star")*, verursachen im Anfangsstadium keine Beschwerden und werden nur bei Augenuntersuchungen entdeckt.

SO WIRD ES GEMACHT

Die Untersuchung beginnt mit der Beurteilung der äußeren Beschaffenheit des Auges, der Lider und der umliegenden Haut; meist wird auch die Beweglichkeit der Augen geprüft. Oft wird ein “Schiel-Test” gemacht: Die Augen werden einzeln abgedeckt; ein schielendes Auge wird sich, wenn das andere verdeckt ist, sofort direkt auf den bezeichneten Gegenstand richten. Die *Sehschärfe* beider Augen wird mit Hilfe der *"Snellen"-Tafel* (Standard-Testtafel, s. Abb. im Kasten) geprüft. Die Refraktion der Augen (sog. *Brechkraft*, wird in Dioptrien ausgedrückt) wird mit Hilfe von unterschiedlich starken Linsen getestet, um festzustellen, ob eine Brille oder Kontaktlinsen benötigt werden.

Das *Gesichtsfeld* wird getestet, vor allem bei Verdacht auf Glaukom oder bei manchen neurologischen Störungen. Das Vorliegen einer *Farbenblindheit* und *Farbenfehlsichtigkeit* wird geprüft, weil dies Hinweise auf Störungen in der Netzhaut oder des Sehnervs liefert.

Bei der Untersuchung von Abschürfungen und Geschwüren der Hornhaut wird *Fluorescein* (ein orangeroter Farbstoff) ins Auge geträufelt; anschließend erscheinen Abschürfungen der *Bindehaut* gelb, die der *Hornhaut* sowie *Hornhautgeschwüre* grün; unter UV-Licht leuchten sie hell.

Die *Tonometrie* (Messung des Augeninnendrucks) ist der wichtigste Test bei Verdacht auf *Glaukom*. Dabei wird ein Druckmeßgerät verwendet, das an ein Spaltlampenmikroskop angeschlossen ist.

GERÄTE

Das *Ophthalmoskop* ist ein Gerät, mit dem das Augeninnere – besonders die Netzhaut – untersucht wird.

Das Spaltlampenmikroskop gestattet eine detaillierte Untersuchung der Horn- und Bindehaut sowie der vorderen Augenkammer, der Iris und der Linse.

Spezielle Kontaktlinsen ermöglichen – mit Hilfe des Spaltlampenmikroskops – einen vergrößerten Einblick in den Glaskörper und in die Netzhaut. In den Kontaktlinsen befinden sich Spiegel, die eine Untersuchung der Strukturen der Iris und des vorderen Rands der Netzhaut gestatten. Zur eingehenden Untersuchung der Linse und der dahinterliegenden Strukturen muß die Pupille mit Augentropfen (*Mydriatika*, z.B. AtropinPos®+) erweitert werden.

Augen(b)innendruck

Gleichgewicht zwischen der Produktion des Kammerwassers im *Auge* (Humor aquosus) und seinem Abfluß. Der Augeninnendruck sorgt für die Stabilität der Form des Augapfels. Das Kammerwasser wird kontinuierlich vom Ziliarkörper produziert und fließt von der hinteren zur vorderen Augenkammer, um am Kammerwinkel (zwischen Hornhaut und Iris) im Schlemm-Kanal wieder in den Kreislauf aufgenommen zu werden.

Ist die Drainage (der Abfluß der Flüssigkeit) eingeschränkt, steigt der Augeninnendruck und führt zu *Glaukom (Grüner Star)*. Der A. wird im Rahmen der Routine-Augenuntersuchungen gemessen (*Tonometrie*). Ist der Ziliarkörper beschädigt (etwa nach einer langen Entzündung), produziert er weniger Flüssigkeit und der A. fällt ab.

Augenermüdung

Mit diesem Ausdruck werden meistens Schmerzen oder Unbehagen im oder um das Auge bezeichnet. A. ist kein medizinischer Fachbegriff. Die Augen werden durch die Arbeit nicht geschädigt; ebensowenig durch das Tragen einer falschen Brille oder das Nichttragen einer Brille bei Fehlsichtigkeit. Die unbestimmten Schmerzen sind meist auf Kopfschmerz durch Übermüdung zurückzuführen oder auf die Ermüdung der Augenmuskeln, eine *Sinusitis* (Nebenhöhlenentzündung), *Blepharitis* (Augenlidentzündung) oder *Konjunktivitis* (Bindehautentzündung).

Augenheilkunde

s. *Ophthalmologie*

Augenhöhle

Paarige, pyramidenförmige Knochenhöhle (*F.* Orbita) in der oberen Etage des Gesichtsschädels; beinhaltet neben dem Augapfel (Bulbus oculi) den (retrobulbären) Fettkörper, eine Reihe von Nerven und Blutgefäßen, Muskeln und die Tränendrüse. Durch einen Knochenkanal (Canalis opticus) an der hinteren Orbita (Pyramidenspitze) zieht der *Sehnerv* (N. opticus) ins Schädelinnere.

ERKRANKUNGEN

Verletzungen

Ein Augenhöhlenbruch kann die Folge eines gewaltigen Schlages oder Aufpralls, wie dies z.B. bei Autounfällen oder Sportverletzungen geschehen kann, sein. Der Augapfel bleibt bei einem A.bruch oft

UNTERSUCHUNG DER AUGEN

Bei einer augenärztlichen Untersuchung werden die äußere Beschaffenheit und die Bewegungen der Augen, die Sehschärfe, das Gesichtsfeld und die Farbsichtigkeit geprüft. Ferner wird festgestellt, ob ein Auge schielt und ob Schürfwunden oder Geschwüre vorliegen. Auch der Augeninnendruck und die Refraktion werden gemessen.

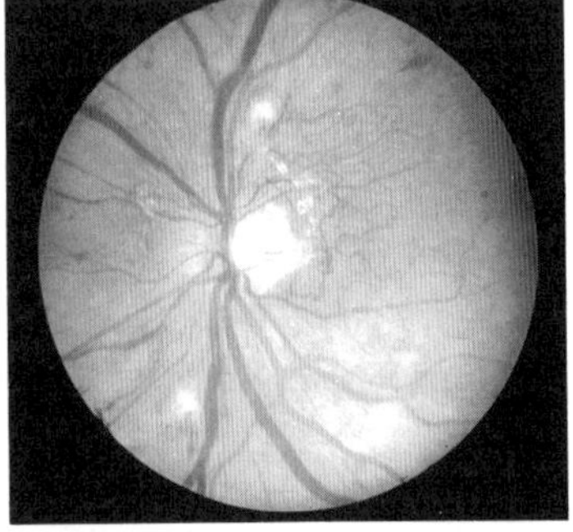

Spiegelung des Augenhintergrunds
Die Netzhaut (Augenhintergrund) wird untersucht, um Veränderungen - z.B. wie hier eine hypertensive Retinopathie - zu erkennen.

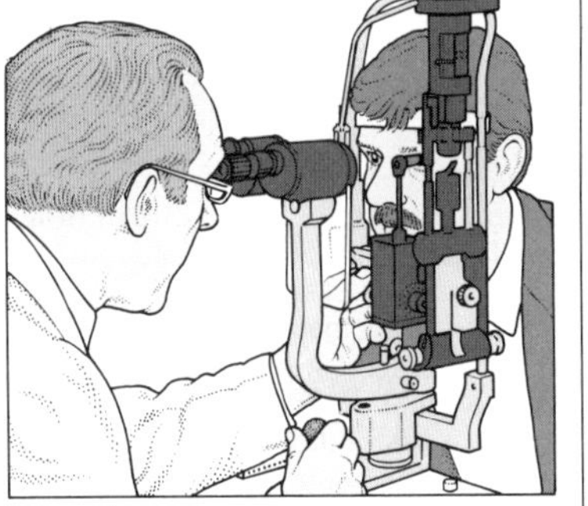

Applanations-Tonometrie
Die Messung des Augeninnendrucks gehört zu den Routinetests beim Glaukom.

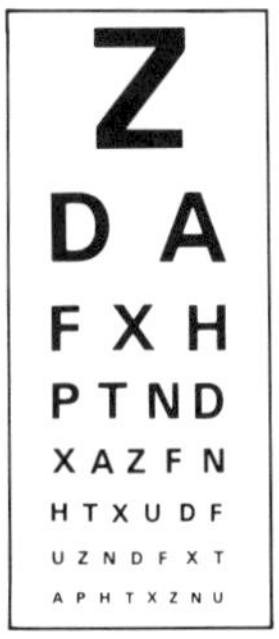

Snellen-Tafel
Standardtafel zur Untersuchung der Sehschärfe; die Fähigkeit, aus einer bestimmten Entfernung die kleiner werdenden Buchstaben zu lesen, wird getestet.

A

LAGE DER AUGENHÖHLEN
Die tief im Schädel liegenden Augenhöhlen beinhalten den Sehapparat sowie Teile seiner Schutz-, Stütz- und Versorgungseinrichtungen.

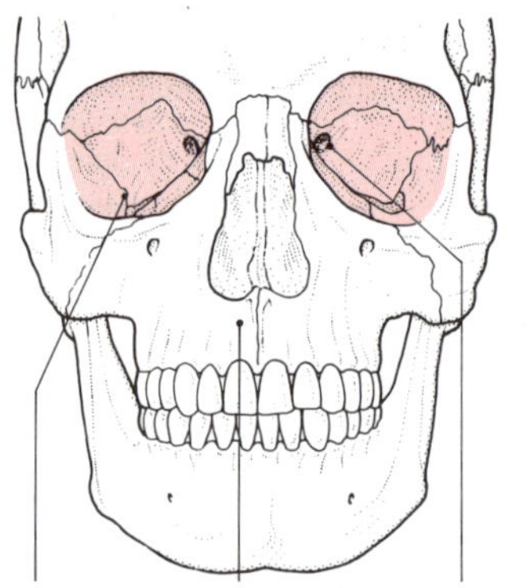

unverletzt, weil er durch den Blinzelreflex von schützenden Muskeln nach hinten gedrückt wird. Solche Brüche verheilen oft ohne Behandlung, doch in manchen Fällen führen sie zu entstellenden Gesichtsveränderungen, die eine operative Korrektur erforderlich machen. Auch wenn ein Bruch den Augapfel nach unten verschiebt, ist ein chirurgischer Eingriff zur Verstärkung des Orbitabodens nötig.

Infektionen
In seltenen Fällen infizieren Bakterien das Fettgewebe, mit dem die A. ausgekleidet ist, und führen zu einer orbitalen *Zellulitis*. Gewöhnlich ist der Entstehungsort einer solchen Infektion die benachbarte Kiefer- oder Stirnhöhle, manchmal jedoch eine Infektion im Gesicht; dann breitet sie sich über die Blutbahn aus. Das betroffene Auge quillt hervor, schmerzt stark und ist rot. Auch die Lider und die Bindehaut (Membran an der Lidrückseite und der Lederhaut des Augapfels) sind stark geschwollen. Orbitale Zellulitis ist eine schwerwiegende Erkrankung. Der Druck auf das Auge kann dort Schäden verursachen, und es besteht eine – geringe – Gefahr, daß die Infektion sich nach innen fortpflanzt und eine *Meningitis* (Hirnhautentzündung) auslöst. Sofort einsetzende Behandlung mit *Antibiotika* in hohen Dosen kann erfolgreich sein.

Augenlid
Den vorderen Augapfel bedeckende Hautfalten, die bindegewebig am Rand der knöchernen Augenhöhle befestigt sind.

Ihre Vorderseite ist von zarter äußerer Haut, die Rückseite von *Bindehaut* (Conjunctiva tarsi) überzogen; diese verbindet das Lid mit dem Augapfel. Die Festigkeit erhalten die Lider von Bindegewebsplatten (Tarsus).

Im sehr lockeren Unterhautbindegewebe befinden sich Ringmuskelfasern, hinter denen (im Oberlid) die Sehne des Lidhebers ansetzt. Am Lidrand sind 3-4 Reihen Borstenhaare, Augenwimpern, eingepflanzt. Im Lid finden sich verschiedene Drüsenformen (Meibom-(Talg-)-Drüsen, Moll-(Talg-)Drüsen und Zeiss-(Talg-)Drüsen).

Die A.er dienen zum Schutz der Augen – durch einen Reflex schließen sie sich in dem Moment, wenn sich etwas dem Auge nähert. Daneben haben sie auch die Aufgabe eines "Scheibenwischers" – sie verteilen den Tränenfilm über die *Hornhaut* (die durchsichtige vordere Seite des Augapfels).

ERKRANKUNGEN
Erkrankungen des A.s: *Chalazion* (*Hagelkorn* – Schwellung einer Meibom-Drüse); *Blepharitis* (Entzündung des A.-Randes); *Gerstenkorn* (Abszeß an einer Wimpernwurzel).

Form und Lage des A.s können oft von der Norm abweichen: z.B. *Entropium* (einwärts-) oder *Ektropium* (auswärtsgestülpter Lidrand); *Ptose* (Hängelid – das obere A. bedeckt dauerhaft einen Teil, bzw. das ganze Auge); Dermatochalasis (ausgebeulte, runzelige A.er); Blepharochalasis (zuviel Fettbildung unter der Lidhaut).

Myokymie (zuckende A.er) kommt häufig bei Ermüdung vor. Blepharospasmus (Zukneifen der A.er) ist meistens Folge eines Fremdkörpers im Auge. *Basalzellkarzinome* entstehen häufig an der Lidhaut.

Augenlidentzündung
s. *Blepharitis*

Augen(lid)verklebung
Bezeichnung eines Symptoms der *Konjunktivitis* (Bindehautentzündung): die Augenlider sind von einer Absonderung verklebt.

Augenlinse
s. *Linse*

Augenmotorik, Krise
Minuten oder Stunden anhaltender starrer Blick in eine bestimmte Richtung (meist aufwärts). Zur starren Haltung der Augen tritt oft auch ein Muskelkrampf der Zunge, im Mund oder Hals hinzu. Die A.-K. kann im Zusammenhang mit der *Parkinson-Krankheit* oder *Encephalitis* auftreten, doch auch von Medikamenten (z.B. *Reserpin)* hervorgerufen werden. Oft geht der A.-K. emotionaler Streß voraus.

Augenprothese
s. *Auge, künstliches*

Augenspiegel
s. *Ophthalmoskop*

Augentropfen
Flüssiges Medikament zur Behandlung von Augenerkrankungen oder als Hilfe bei der Untersuchung. So werden *Antibiotika*, *Kortikosteroide*, *Antihistaminika*, Medikamente gegen *Glaukom* (erhöhten Augeninnendruck) und Präparate zur Weitstellung (Dilatation) oder Verengung der Pupille in Tropfenform verwendet.

Augentropfen werden verabreicht, indem das untere Lid mit den Fingerspitzen angehoben wird; die Tropfen werden dann in das Auge geträufelt. Dabei soll weder das Auge noch die Haut mit der Tropfpipette berührt werden, um eine Verunreinigung des Medikaments zu vermeiden.

Augentumoren
Tumoren im Auge sind selten; treten sie jedoch auf, pflegen sie maligne (bösartig) und schmerzlos zu sein.

ARTEN UND THERAPIE

Retinoblastom
Angeborener maligner Tumor der Netzhaut, der in einem oder beiden Augen vorkommen kann. Ist die Sehfähigkeit bei einem Auge beeinträchtigt, schielt das Kind. Wird der Tumor nicht im Frühstadium entdeckt, kann er als weiße oder gelbliche Masse in der Pupille sichtbar sein. Retinoblastome werden manchmal mit *Radiotherapie* (*Strahlen-*, *Laserbehandlung*) oder *Kryo-* (Gefrier-) Chirurgie behandelt, doch es kann auch notwendig werden, das Auge zu entfernen, um eine Ausbreitung des Tumors zu verhindern.

Malignes Melanom
Krebserkrankung der Aderhaut (*F. Choroidea*) unter der Netzhaut. Tritt meist im mittleren und höheren Alter auf und ist der häufigste maligne Augentumor. Im Frühstadium ist er meist symptomlos, doch manchmal verursacht der Tumor die Ablösung der Netzhaut und Sehstörungen. Kleine maligne Melanome können mit Laserbehandlung zerstört werden, doch oft ist die Entfernung des Auges notwendig, damit sich der Tumor nicht ausbreitet.

Sekundäre Augentumoren
Treten auf, wenn eine Krebserkrankung in einer anderen Körperregion auf das Auge übergegriffen hat.

AUGENERKRANKUNGEN

Viele Augenerkrankungen sind leicht, doch manche können, wenn sie nicht behandelt werden, schwerwiegende Folgen haben (s. Kasten *Hornhaut*erkrankungen S. 506 und Kasten *Netzhaut*erkrankungen S. 763).

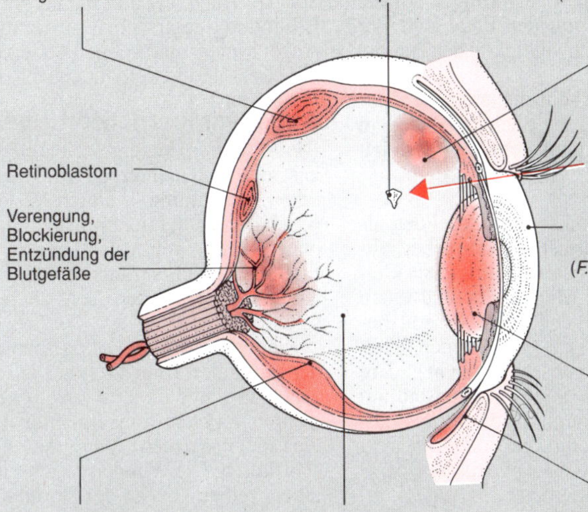

ANGEBORENE FEHLER

Schielen ist manchmal angeboren, ebenso der *Graue Star* (Katarakt – Linsentrübung), der entstehen kann, wenn die Mutter während der Schwangerschaft an *Röteln* erkrankt. Selten werden Kinder mit abnormal kleinen Augen (F. Mikrophthalmus) geboren; die Sehkraft ist dann stark eingeschränkt. Auch Augenzittern (*F. Nystagmus*) kann angeboren sein.

Ein *Retinoblastom* ist eine bösartige Geschwulst der Netzhaut, die im frühen Kindesalter in einem oder in beiden Augen in Erscheinung tritt. Zu den angeborenen Augenleiden zählt auch *Albinismus* (fehlende Pigmentierung) und Entwicklungsstörungen der Horn- und Netzhaut.

INFEKTIONEN

Bindehautentzündung (F. Konjunktivitis), die häufigste Augeninfektion, beeinträchtigt nur selten die Sehkraft. Im Spätstadium einer unbehandelten Bindehautentzündung, z.B. beim *Trachom* oder schwerer bakterieller Konjunktivitis, kann die Sicht verschlechtert sein.

Infektionen der Hornhaut sind ernster. Nicht rechtzeitig behandelt, können sie zu verschwommener Sicht oder zur Perforation der Hornhaut führen. Bei einer Endophthalmitis (Infektion im Augeninneren) kann die operative Entfernung des ganzen Auges erforderlich sein. Sie kann von eingedrungenen Fremdkörpern, Geschwüren, selten von Augenoperationen oder Infektionen in anderen Körperbereichen herrühren.

MANGELNDE DURCHBLUTUNG

Verengungen, Blockierungen, Entzündungen oder sonstige Anomalien der Blutgefäße in der Netzhaut können teilweise oder völlige Erblindung verursachen.

TUMOREN

Das *maligne Melanom* der Aderhaut (F. Choroidea) – d.h. der Schicht zwischen der Netzhaut und der Lederhaut (F. Sklera), die die fibröse Außenwandung des Augapfels darstellt – ist der häufigste maligne Augentumor. Er kann ohne Anzeichen bei einer Routineuntersuchung entdeckt werden oder durch Beeinträchtigung der Sicht auffallen.

ERNÄHRUNGSBEDINGTE AUGENLEIDEN

Vitaminmangel (vor allem Vitamin A) kann zu *Xerophthalmie* (trockene Horn- und Bindehaut), Nachtblindheit und *Keratomalazie* (Erweichung und Zerstörung der Hornhaut) führen.

AUTOIMMUNE AUGENKRANKHEITEN

Die *Uveitis* (Entzündung der Iris, Aderhaut und/oder des Ziliarkörpers) kann, wenn sie nicht von einem infektiösen Erreger herrührt, auch auf einer Autoimmunreaktion beruhen (das körpereigene Abwehrsystem greift eigenes Gewebe an). Sie kommt häufig bei Patienten mit *ankylosierender Spondylitis* und *Sarkoidose* vor.

DEGENERATIVE VERÄNDERUNGEN

In höherem Alter wird oft eine *Degeneration der Makula* der Netzhaut beobachtet. Sie beeinträchtigt das exakte Sehen; die periphere Sicht bleibt erhalten. Auch der Graue Star kommt bei älteren Menschen häufig vor; die genaue Ursache hierfür ist nicht bekannt.

SONSTIGE ERKRANKUNGEN

Das *Glaukom* – erhöhter Augeninnendruck – tritt in verschiedenen Formen auf, unbehandelt kann eine Erblindung resultieren. Bei der *Ablatio retinae* löst sich die Netzhaut von der darunterliegenden Aderhaut ab.

Fehlsichtigkeit (*F. Ametropie*) ist der Oberbegriff für fehlerhaftes Fokussieren durch das Auge: Kurzsichtigkeit (*F. Myopie*), Weitsichtigkeit (*F. Hypermetropie*) oder Stabsichtigkeit (*F. Astigmatismus*). Bei diesen Störungen handelt es sich nicht um Erkrankungen, sondern einfach um Variationen der Form und der Fokussierungsfähigkeit des Auges. *Presbyopie* ist der normale, mit zunehmendem Alter fortschreitende Verlust der Akkomodationsfähigkeit (Fähigkeit, nahe gelegene Gegenstände scharf zu sehen). *Amblyopie* (schlechte Sehkraft ohne erkennbare strukturelle Ursache) kommt oft vom Schielen.

UNTERSUCHUNG

Wegen der Durchsichtigkeit seiner vorderen lichtbrechenden Schichten kann das Auge zum Teil direkt untersucht werden. Viele Erkrankungen und Störungen sind mit Hilfe des *Ophthalmoskops* oder des *Spaltlampenmikroskops* erkennbar. Die Netzhaut kann fotografiert werden; eine weitere Methode ist die *Fluoreszein*-Angiographie. (S.a. *Auge, Untersuchung des*)

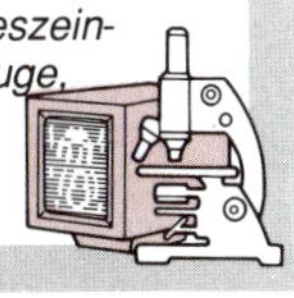

A

Wächst ein sekundärer Tumor hinter dem Augapfel, wird das Auge nach vorne gedrückt. Die Auswirkungen auf die Sehkraft sind von der Lage und der Wachstumsgeschwindigkeit des Tumors abhängig

Die Tumoren können in manchen Fällen bestrahlt werden, doch muß in jedem Fall der Primärtumor getrennt behandelt werden.

Basalzellkarzinom

Der häufigste Tumor der Augenlider; als Ursache gilt übermäßige Sonnenbestrahlung. Der Tumor hat meistens einen kleinen schorfigen Mittelkrater und einen harten, eingerollten Rand. Tumoren dieser Art können sehr groß werden, doch sie breiten sich nur sehr selten in andere Körperregionen aus. Im Frühstadium können sie chirurgisch, durch Bestrahlung oder Kryochirurgie behandelt werden. Eine ausgedehnte plastische Operation oder die Entfernung des Auges können bei großen Tumoren erforderlich werden.

Augenverletzungen

Schwere A. können durch das Eindringen eines Fremdkörpers oder durch einen heftigen Schlag entstehen; doch die Augenhöhlen und der Lidschließreflex schützen das Auge vor vielen ernsthaften Verletzungen.

Wenn ein Gegenstand in das Auge eindringt, handelt es sich meist um sehr kleine, durch die Luft geschleuderte Teilchen – etwa Geschosse, durch Rasenmäher hochgeschleuderte Steinchen oder Splitter, die beim Umgang mit Bohr-, Säge- und ähnlichen Maschinen davonfliegen. Auch bei einem Autounfall können Splitter von der Windschutzscheibe in das Auge eindringen. Fremdkörper im Auge können ernsthafte Schwierigkeiten bereiten (s. *Auge, Fremdkörper im*).

Stumpfe Verletzungen des Augapfels, z.B. durch einen Stockschlag, können einen Riß der Iris (des farbigen Teils im vorderen Auge) oder der Lederhaut (*F. Sklera*) verursachen und zu einem Kollaps des Augapfels und eventuell zur Erblindung führen. Kleinere Verletzungen können Blutungen in den Glaskörper des Auges (in den hinter der Linse liegenden Raum) oder in die vordere Augenkammer (*F. Hyphaema*) verursachen. Auch die Ablösung der Netzhaut oder eine Verletzung des Tränenkanals, durch den die Augenflüssigkeit abfließt (Schlemm-Kanal), kann eintreten. Die Hyphaema beeinträchtigt die Sehkraft des Auges, bis das Blut resorbiert ist. Eine Verletzung des Schlemm-Kanals kann zu *Glaukom* führen.

Wenn die Mitte der Hornhaut verletzt ist, kommt es zu Beeinträchtigungen der Sehkraft, weil Narben zurückbleiben. Verletzungen der Linse können *Grauen Star* (*F.* Katarakt) und daraus folgende Erblindung verursachen. Auch auf dem Augenhintergrund können Verletzungen der Netz- und Lederhaut entstehen.

Augenwimpern, Störungen

Die A. (Zilien) sitzen, nach außen oben gekrümmt, in mehreren Reihen am vorderen Augenlidrand. Durch Verletzung oder häufige Infektionen, manchmal aber ohne erkennbaren Anlaß kann sich ihre Stellung jedoch verändern. Mit zunehmendem Alter werden die A. dünner und schütterer.

Eine schwere *Blepharitis* (Entzündung der Lidränder) kann die Lider so schädigen, daß die Wimpernwurzeln zerstört werden. *Trachom* (eine Infektion, bei der die Lider vernarben) kann zu sog. Trichiasis führen: Die Wimpern wachsen nach innen, reiben sich an der Hornhaut und führen zu deren Abschürfung (*F. Abrasio corneae*).

Augenzähne

Geläufige Bezeichnung für *Eckzähne*.

Aura

Vorboten eines *Migräne-* oder *Epilepsie-*Anfalls.

Einem Migräneanfall kann ungewöhnliches Wohlbefinden, das Gefühl des Schwebens und überschäumender Energie vorangehen; doch auch Schläfrigkeit, Durst und Gier nach Süßigkeiten können Anzeichen einer nahenden Migräneattacke sein. Andere mögliche Vorboten sind Sehstörungen – z.B. Lichtblitze, verschwommenes Sehen oder ein eingeschränktes Gesichtsfeld, Schwierigkeiten beim Sprechen, Schwäche sowie ein kribbelndes oder taubes Gefühl in einer Körperhälfte. Wenn die Symptome abklingen, beginnt der eigentliche Migränekopfschmerz.

Ein nahender epileptischer Krampfanfall kündigt sich oft durch Halluzinationen (Geruchs-, Geräuschwahrnehmungen) an oder durch das Gefühl, daß sich ein Teil des Körpers bewegt. Einer bestimmten Form – der *Temporallappenepilepsie* – geht Unbehagen im Oberbauch voran, das manchmal von gurgelnden Geräuschen im Darm (*F.* Borborygmus) und dem Gefühl eines prallen Kopfes begleitet wird.

Auranofin

(z.B. *Ridaura*® +)

Antirheumatikum, in dem Gold enthalten ist. Auranofin wird gelegentlich zur Behandlung der *rheumatoiden Arthritis* eingesetzt.

Aurikel

Ohrmuschel. In der Vergangenheit wurden so auch die Vorhöfe des Herzens genannt.

Heute werden mit dem Begriff Auricula atrii die ohrenförmigen Teile der Herzvorhöfe bezeichnet.

Auris media

s. *Mittelohr*

Ausfluß

Absonderung aus einer Körperöffnung oder von einer Hautverletzung. Dabei kann es sich um einen normalen Vorgang handeln, z.B. bei vaginalem A. (*Scheidenausfluß*), oder um die Begleiterscheinung einer Entzündung, wie z.B. *Rhinitis* (Nasenschleimhautentzündung – Schnupfen), *Urethritis* (Entzündung der Harnröhre) oder *Proktitis* (Entzündung des Mastdarms).

Auskultation

Abhorchen von Schallphänomenen, die im Inneren des Körpers entstehen; kann direkt mit dem Ohr oder indirekt mit einem *Stethoskop* bzw. apparativ (Phonokardiographie) durchgeführt werden.

Zur A. der Herztöne wird das Stethoskop an vier Punkte der vorderen Brustwand gelegt, dort, wo sich die Herzklappen hin projizieren; der Patient kann dabei stehen, sitzen oder auf dem Rükken liegen. Abweichungen von den normalen, überwiegend durch das Spiel der Ventile bedingten Töne werden als *Herzgeräusche* bezeichnet und sind Hinweise auf *Herz-(Klappen-)fehler*. Außerdem achtet der Arzt auf die Frequenz und den Rhythmus des Herzens.

Zur A. der Lunge wird das Stethoskop auf verschiedene Stellen der Brust und des Rückens gehalten. Der Patient atmet zunächst normal, danach tief; der Arzt vergleicht die Geräusche auf beiden Seiten. Sind sie ungewöhnlich, kann das ein Hinweis auf eine *Lungenentzündung*, *Bronchitis* oder auf *Pneumothorax* sein. Rasselnde oder blubbernde Geräusche (sog. *Krepitationen*) entstehen, wenn sich Flüssigkeit in der Lunge befindet; bei verkrampften Atemwegen – z.B. bei *Asthma* – ist der Atem keuchend.

Bei *Pleuritis* sind kratzende Geräusche zu hören, die von entzündeten Stellen der Lunge kommen, die sich aneinander reiben.

Auch die Resonanz der Stimme ist für die Beurteilung des Zustands der Lunge wichtig. Befindet sich Schleim in der Lunge, klingt ein Flüsterton lauter als normal, weil Schleim Geräusche besser leitet als Luft.

Blutgefäße können abgehorcht werden, wenn sie dicht unter der Haut liegen

A

AUSKULTATION (ABHORCHEN MIT DEM STETHOSKOP)

Die ärztliche Untersuchung schließt oftmals eine Auskultation ein, das Abhorchen der Körperwand mit dem Stethoskop. Bei der Tätigkeit mancher Organe entstehen Geräusche, z.B. bei der Bewegung von Flüssigkeit in Magen und Darm, beim Öffnen und Schließen der Herzklappen oder wenn die Luft durch Lunge und Atemwege strömt. Sind die Geräusche ungewöhnlich, kann das ein Hinweis auf Störungen oder Erkrankungen sein. Der Geburtshelfer benützt das Stethoskop zum Abhorchen der kindlichen Herztöne im Mutterleib.

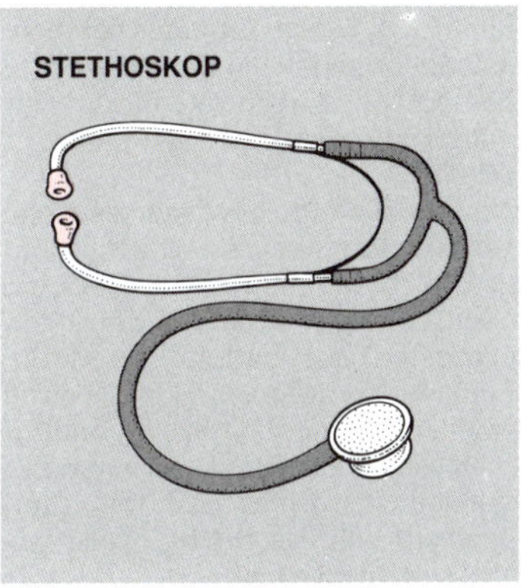

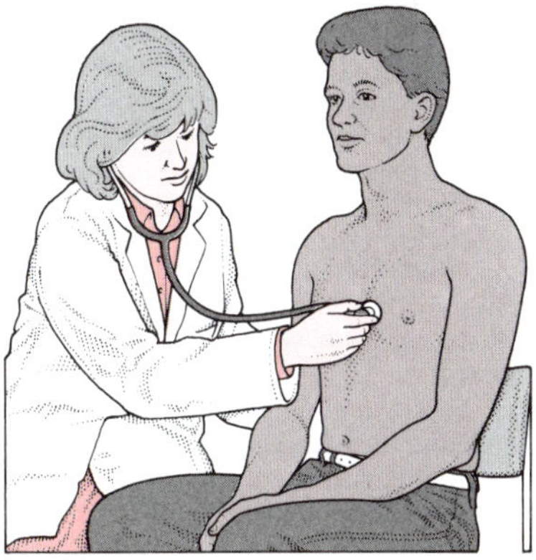

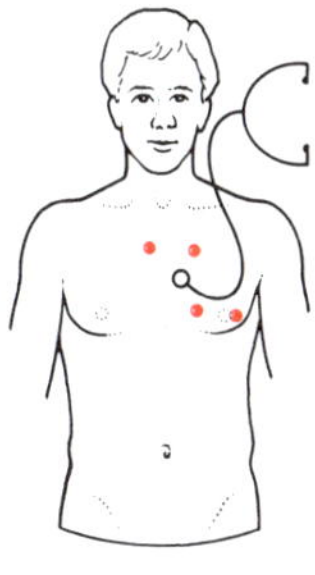

Das Herz
Das Stethoskop wird an vier Stellen der vorderen Brustwand angesetzt, wo sich die Herzklappen hin projizieren. Der Arzt achtet auf Herzgeräusche, die Hinweis auf einen Klappenfehler oder eine andere Krankheit sein können.

Der Gebrauch des Stethoskops
Der auf die Haut aufgesetzte Trichter nimmt die tiefen, dunklen Geräusche auf, die Membrane die meisten anderen.

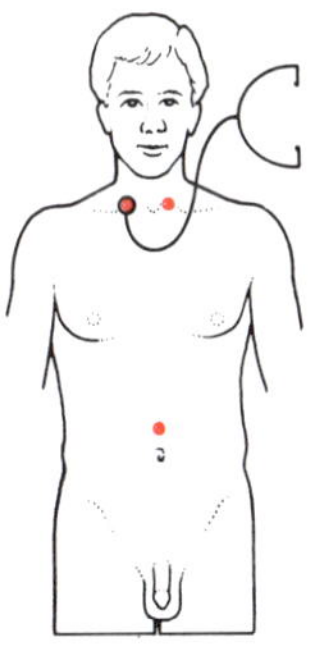

Hals- und Bauchschlagader
Über dicht unter der Haut liegenden Blutgefäßen können Geräusche bei unnormaler Blutströmung auskultiert werden. Sog. Bruits (Turbulenzgeräusche) sind ein Hinweis auf verengte oder erweiterte Blutgefäße.

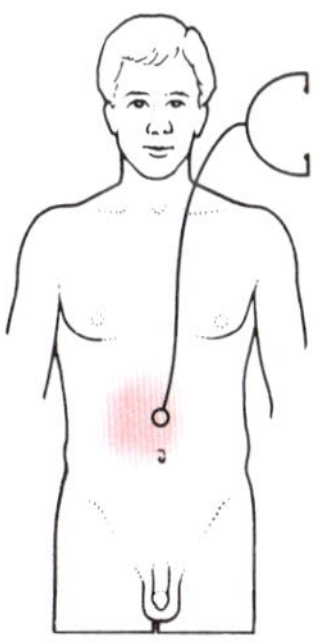

Bauch
Beim Abhorchen des Bauches werden die Geräusche im Darm beurteilt. Wenn sie fehlen oder ungewöhnlich sind, kann eine Störung vorliegen.

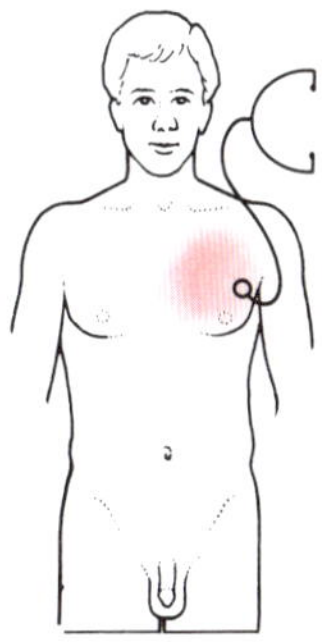

Lunge
Zur Lungenauskultation wird das Stethoskop an Brust und Rücken angelegt. Unterschiede zwischen beiden Lungenflügeln, Kratzgeräusche, trockene oder feuchte Geräusche treten bei bestimmten Lungenkrankheiten auf.

– z.B. die Halsschlagader, die Bauchaorta und die Nierenarterien. Ist der Blutfluß extrem schnell oder kommt es zu Turbulenzen, sind sog. Bruits zu hören: z.B. bei verengten (*Atherosklerose*) oder geweiteten (*Aneurysmen*) Gefäßen, oder wenn ein Herzklappenfehler vorliegt (z.B. *Endokarditis*).

Im Bauch können Darmgeräusche und sogenannte *Borborygmen* – gurgelnde oder rumpelnde Geräusche, die von Bewegungen von Luft und Flüssigkeit herrühren – abgehorcht werden. Borborygmen sind ohne Bedeutung; dagegen weisen ungewöhnliche Darmgeräusche manchmal auf einen *Darmverschluß* hin.

Der A. bedient man sich in der Regel bei der Messung des Blutdrucks mit der Arm- bzw. Beinmanschette (Methode nach Riva-Rocci).

Aussatz
s. *Lepra*

Ausschabung
s. *Kürettage*, *Gebärmutterausschabung*

Ausscheidung
s. *Exkretion*

Ausschlag
s. *Exanthem*

Außenseitermedizin
s. *alternative Medizin*

Außer Atem
Schnelles, heftiges Atmen bei körperlicher Arbeit oder Überanstrengung, wodurch der Organismus ausreichend Sauerstoff erhält. Bei bestimmten Erkrankungen kommt man ebenfalls leicht außer Atem (s. *Atemstörungen*).

Ausweichverhalten
Oft jahrelang anhaltende Beschwerden ohne erkennbare organische Ursache. In der Vergangenheit wurde diese Erscheinung oft als *Hysterie* bezeichnet. Die Beschwerden beginnen meist vor dem 30sten Lebensjahr, die betroffene Person sucht oft wiederholt den Arzt auf, mit dem Resultat, daß zahlreiche unnötige Behandlungen, ja sogar Operationen durchgeführt werden.

Ausweichverhalten kommt etwas häufiger bei Frauen als bei Männern vor. Viele Betroffene haben einen männlichen Verwandten mit gestörtem *Sozialverhalten*. Die Beschwerden sind meist neurologischer oder gynäkologischer Art (Doppelsichtigkeit, Anfälle, Schwächezustände, Menstruationsbeschwerden, schmerzhafter Geschlechtsverkehr) oder betreffen den Verdauungsapparat (Bauchschmerzen, Übelkeit). Häufig kommen *Ängste*, *Depressionen*, *Selbstmord*drohungen und Alkohol- oder Medikamentenmißbrauch hinzu.

Die körperlichen Beschwerden sind Folge der Konflikte, Ängste und Depressionen, mit denen die betroffene Person nicht fertig wird und die sie unbewußt auf den Körper abwälzt. Es wird angenommen, daß es diesen Menschen leichter fällt, ihre Probleme als körperliche Beschwerden zu empfinden, als sich dem emotionalen Konflikt zu stellen (s.a. *Konversion*, *Hypochondrie*).

A

Auswurf
s. *Sputum*

Autismus
Zustand, bei dem ein Kind nicht imstande ist, eine Beziehung zu anderen Menschen oder Situationen herzustellen und meistens allen Veränderungen hartnäkkigen Widerstand entgegensetzt.

VORKOMMEN
A. ist selten; von 10 000 Kindern sind etwa zwei bis vier betroffen, davon rund dreimal so viele Jungen wie Mädchen. A. scheint in höheren sozialen Schichten eher vorzukommen. A. ist spätestens bis zum 30sten Lebensmonat voll ausgeprägt, doch meist ist die Störung schon im Laufe des ersten Lebensjahres zu erkennen.

URSACHEN
Die Ursache des A. ist derzeit nicht bekannt. Da jedoch bei etwa einem Viertel aller autistischen Kinder Anzeichen von neurologischen Schäden vorliegen und beinahe jedes dritte Kind im späteren Leben an Epilepsie erkrankt, ist anzunehmen, daß dem A. eine subtile Gehirnschädigung zugrunde liegt. Die ursprüngliche Ansicht, es handele sich um die Folgen mangelnder elterlicher Zuwendung, lehnen Experten heute ab.

SYMPTOME UND ANZEICHEN
Oft verhalten sich autistische Kinder in den ersten Lebensmonaten ganz normal, hören dann jedoch allmählich auf, auf Eltern und Umwelt zu reagieren. Ein erstes Anzeichen ist, daß das Kind den Blick nicht auf das Gesicht der Mutter fixieren kann. Es wehrt sich gegen Zärtlichkeiten und beginnt zu schreien, wenn man es auf den Arm nimmt.

Das Kind hält sich von jedem fern, kann keine Beziehungen aufbauen, vermeidet Augenkontakt, spielt alleine für sich und ist gleichgültig gegenüber Gefühlen und Verhaltungsweisen der anderen. Typisches Merkmal ist ein extremer Widerstand gegen Änderungen jeglicher Art. Das Kind reagiert mit heftigen Wutausbrüchen auf Störungen des Tagesablaufs oder seiner Tätigkeit. Beim Spielen entwickelt es Rituale, geht oft enge Bindungen zu Gegenständen ein, hat einen Hang zu Eintönigkeit und ist oft wie besessen von einem Thema. Die extreme Abkapselung macht es schwer, dem Kind neue Fähigkeiten zu vermitteln.

Auch sonst verhält sich ein autistisches Kind ungewöhnlich: Es geht auf Zehenspitzen, spielt stundenlang mit den Fingern und wiegt sich endlos. Es ist meist nicht fähig, bestimmte Handfertigkeiten zu erlernen. Auch *Hyperaktivität*, Selbstverletzungen, plötzliche Schreianfälle und Ängste kommen bei diesen Kindern vor.

Trotz all dieser ungewöhnlichen Eigenschaften ist die äußere Erscheinung und die Koordination der Muskeln normal. Manche autistische Menschen entwickeln ganz besondere Fähigkeiten – etwa ein außergewöhnliches Zahlengedächtnis oder musikalische Begabung.

THERAPIE
Bisher gibt es bei A. keine wirksame Behandlung. Hilfreich kann eine Betreuung des Kindes in Sonderschulen sein, sowie Beratungsstellen und Selbsthilfegruppen für Eltern und Familienangehörige. Bei Selbstverletzungsgefahr kommt *Verhaltenstherapie* in Frage. Eine medikamentöse Behandlung ist nur in bestimmten Fällen angezeigt – etwa bei *Epilepsie* oder *Hyperaktivität*.

PROGNOSE
Die Aussichten hängen von der Intelligenz und der Sprachentwicklung des betroffenen Kindes ab. Nur etwa jedes 6. autistische Kind kann irgendwann einmal ein eigenständiges Leben führen. Die meisten dieser Menschen benötigen eine lebenslange Fürsorge – oft in einem Heim.

Autoimmunkrankheiten
Erkrankungen, die dadurch entstehen, daß das körpereigene Abwehrsystem die eigenen Zellen und Gewebe angreift. Zu A. gehören u.a. die *rheumatoide Arthritis*, der insulinbedingte *Diabetes mellitus* und der systemische *Lupus erythematodes*.

Aufgabe des Immunsystems ist es, gegen eindringende Erreger (z.B. Bakterien oder Viren) vorzugehen, indem es Antikörper oder sensibilisierte Lymphozyten (eine bestimmte Art weißer Blutkörperchen) produziert, die die Eindringlinge identifizieren und zerstören. Aus ungeklärten Gründen richten sich aber diese Reaktionen manchmal gegen eigenes Gewebe und verursachen eine ganze Reihe von Erkrankungen.

Die Prozesse, die bei A. den Körper schädigen, werden *Hypersensibilitäts*-Reaktionen genannt. Sie sind allergischen Reaktionen ähnlich, doch im Unterschied zu *Allergie* ist es hier keine fremde Substanz, sondern der eigene Körper, gegen den die Reaktionen gerichtet sind.

URSACHEN
Das Immunsystem unterscheidet normalerweise eigenes ("selbst") und fremdes ("nicht selbst") Gewebe. Bestimmte Lymphozyten haben zwar die Fähigkeit, auch eigenes Gewebe anzugreifen, doch sie werden durch das Immunsystem unter Kontrolle gehalten. Versagt diese Kontrolle, wird die Aktivität dieser Lymphozyten nicht mehr unterdrückt und es entstehen A. Auch manche Veränderungen im körpereigenen Gewebe können dazu führen, daß das Immunsystem dieses Gewebe plötzlich als fremd einstuft und angreift. Der genaue Hergang dieser Veränderungen ist bis heute nicht geklärt, doch scheinen Bakterien, Viren und Medikamente bei der Entstehung von A. eine Rolle zu spielen – zumindest bei Menschen, die eine angeborene Neigung zu A. haben. Experten nehmen an, daß die entzündliche Reaktion des Körpers auf Mikroorganismen an der Entstehung von A. beteiligt sein könnte.

FORMEN
Autoimmune Prozesse können sich auf verschiedene Weise auswirken – sie können z.B. bestimmte Zellen oder Gewebsarten allmählich zerstören, ein Organ zu extremem Wachstum anregen oder seine Funktion beeinflussen. Häufig betroffen sind endokrine Drüsen (Schilddrüse, Bauchspeicheldrüse, Nebennieren), Bestandteile des Blutes (z.B. rote Blutkörperchen) und das Bindegewebe (Haut, Muskeln und Gelenke).

Die A. werden in sog. "organspezifische" und "nicht organspezifische" A. eingeteilt. Die "organspezifischen" A. greifen ein bestimmtes Organ an – z.B. die Schilddrüse bei der *Hashimoto-Thyreoiditis*, den Magen bei der *perniziösen Anämie*, die Nebennieren bei der *Addison-Krankheit* und die Bauchspeicheldrüse bei insulinbedingtem *Diabetes mellitus*. Bei den "nichtspezifischen" A. richten sich die autoimmunen Reaktionen gegen verschiedene Gewebe des ganzen Körpers. Zu diesen A. gehört *Lupus erythematodes*, die *rheumatoide Arthritis* und *Dermatomyositis*. Manche A. liegen zwischen diesen beiden Kategorien, und manche Patienten leiden gleichzeitig unter "organspezifischen" und "nicht organspezifischen" A.; dies ist jedoch selten.

THERAPIE
Bei der Behandlung von A. werden zunächst etwaige Mangelzustände behoben. So kann die Gabe von Hormonen (z.B. Thyroxin oder Insulin) erforderlich sein, wenn sie vom Organismus nicht in ausreichender Menge produziert werden. Auch eine Bluttransfusion kann angezeigt sein.

Die Aktivität des Immunsystems muß unter Kontrolle gebracht werden. Es gilt, ein Gleichgewicht herzustellen, um einerseits die A. einzudämmen, andererseits die Fähigkeit des Organismus zur Abwehr von Infektionen zu erhalten. Meistens werden *Kortikosteroide* verabreicht.

In schweren Fällen kommen *Immunsuppressiva* zum Einsatz wie Cyclophosphamid (z.B. EndoxanT ®+), Methotrexat (z.B. Lantarel ®+) und Azathioprin (z.B. Imurek ®+); sie schädigen

AUTOIMMUNKRANKHEITEN

Eine Autoimmunkrankheit ist ein Krankheitsgeschehen, bei dem das Immunsystem die eigenen Gewebe zerstört, als ob es sich um fremdes Material handeln würde. Die Ursache dafür ist nicht bekannt; vermutlich sind genetische Faktoren beteiligt. Frauen sind öfter betroffen als Männer. Personen, die bereits an einer A. leiden, sind für weitere anfällig. A. können sich entweder auf ein bestimmtes Organ oder Zellrassen beschränken, oder den gesamten Organismus angreifen. Nachfolgend einige Erkrankungen, die auf autoimmune Prozesse zurückzuführen sind oder bei denen eine solche Ursache vermutet wird:

Spezifische A.:
(auf Organe oder Zellrassen bezogen):
Addison-Krankheit (Nebenniere)
Autoimmune hämolytische Anämie (rote Blutkörperchen)
Autoimmune chronisch aktive Hepatitis (Leber)
Autoimmune Unfruchtbarkeit (Sperma oder Eierstöcke)
Diabetes mellitus Typ 1 (Bauchspeicheldrüse)
Goodpasture-Syndrom (Lunge und Nieren)
Graves-Krankheit (Schilddrüse)
Hashimoto-Thyreoiditis (Schilddrüse)
Idiopathische thrombozytopenische Purpura (Blutplättchen)
Myasthenia gravis (Muskelrezeptoren)
Perniziöse Anämie (Magenwand)
Vitiligo (Melanozyten)

Nichtspezifische A.:
Behçet-Krankheit
Rheumatoide Arthritis
Sjögren-Syndrom
Systemischer Lupus erythematodes

jedoch das Knochenmark und werden deshalb nur mit Vorsicht angewendet. Derzeit wird daran gearbeitet, wirksamere Medikamente (z.B. solche, die eine bestimmte Hypersensibilitätsreaktion stoppen) zu entwickeln.

Autoklav

Geschlossene Kammer, in der unter hohem Druck Wasserdampf entsteht. Die hohe Temperatur des Dampfes vernichtet Mikroorganismen.

A.en werden in Krankenhäusern z.B. zur *Sterilisation* chirurgischer Instrumente verwendet.

Autokrankheit

s. *Bewegungskrankheit*

Automatismus

Zustand, in dem das Verhalten nicht bewußt kontrolliert wird. Die Person führt Bewegungen oder Handlungen aus, deren sie sich nicht bewußt ist und an die sie sich nachher nicht erinnern kann. A. kommt nicht sehr häufig vor, beginnt abrupt und dauert höchstens einige Sekunden oder Minuten.

Die Störung kann ein Anzeichen von *Temporallappen-Epilepsie* sein; die Diagnose läßt sich durch ein *EEG* klären. Andere mögliche Ursachen sind *Empfindungsstörungen*, *Hysterie*, Alkoholvergiftung, *Drogenmißbrauch* und *Hypoglykämie* (Absinken des Blutzuckers unter Normalwerte).

Autonomes Nervensystem

Auch vegetatives *Nervensystem* genannt; faßt die Nerven zusammen, die unbewußte, "automatische" Reaktionen des Körpers steuern – z.B. die Tätigkeit der Organe, Blutgefäße und Drüsen. Das a.N. wird in zwei Gruppen untergliedert: das *sympathische* und das *parasympathische Nervensystem* (Kurzbezeichnungen Sympathikus und Parasympathikus oder Vagus); oft sind beide Gegenspieler.

Der Sympathikus steigert im allgemeinen die Aktivitäten des Organismus – z.B. des Pulses und des Atems; es bereitet den Körper auf die "Kampf- oder Flucht-Reaktion" (sog. "*Fight-or-flight-Reaktion*") vor. Der Parasympathikus wirkt dem entgegen und sorgt generell für eine Erholung des Organismus.

Beide Systeme sind in ihrer Funktion voneinander abhängig; ihre Wirkungen sind ausbalanciert und der jeweiligen Situation angepaßt. So überwiegt in Phasen der Angst, Anstrengung oder bei Streß das sympathische, im Schlaf jedoch das parasympathische Nervensystem. (S.a. Kasten nächste Seite)

SYMPATHISCHES NERVENSYSTEM

Im Zentralnervensystem sitzt der Sympathikus in den Seitenhörnern des Rükkenmarks (in den Segmenten C_8 bis L_3). Von dort gehen (präganglionäre) Fasern über die Vorderwurzeln des Rückenmarks zum Grenzstrang (beiderseits der Wirbelsäule angeordnetes, strickleiterähnliches System von Nervenzellansammlungen mit zahlreichen Verbindungen) oder zu peripheren Ganglien, von wo (postganglionäre) Fasern zu den einzelnen Erfolgsorganen ziehen. Dort setzen die Nervenenden chemische Substanzen frei, die *Neurotransmitter* genannt werden: *Adrenalin* und *Noradrenalin*. Das sympathische Nervensystem stimuliert auch die Freisetzung von Adrenalin aus den Nebennieren in das Blut.

Die vom sympathischen Nervensystem freigesetzten Neurotransmitter bewirken eine Beschleunigung und Verstärkung der Herztätigkeit und eine Weitstellung der Atemwege. Die Blutgefäße in den Muskeln werden erweitert, die in der Haut und in den Organen der Bauchhöhle dagegen verengt, so daß die Durchblutung der Muskeln zunimmt. Die Aktivität des Verdauungssystems wird herabgesetzt, die Augenpupillen weiten sich. Beim Mann bewirken die Neurotransmitter des sympathischen Nervensystems z.B. die Kontraktionen der Harnröhre bei der Ejakulation.

DAS PARASYMPATHISCHE NERVENSYSTEM

Die Zentren des Parasympathikus sitzen im Mittel- und Rautenhirn sowie im Sakralteil des Rückenmarks; er bildet periphere Zellanhäufungen (parasympathische Ganglien), und sendet Fasern mit Hirn- und Sakralnerven. Als Nervus vagus (Hirnnerv X) verläßt er das Gehirn am verlängerten Rückenmark, zieht durch das Foramen jugulare an der Schädelbasis in Begleitung der Halsschlagader und der Jugularvene ins hintere Mediastinum. Mit zahlreichen Ästen versorgt er prinzipiell die gleichen Zielorgane wie der Sympathikus und schüttet dort ebenfalls einen Neurotransmitter aus – das *Acetylcholin*.

Dieser Neurotransmitter wirkt entgegengesetzt zum Adrenalin und Noradrenalin; er bewirkt z.B. die Erektion des Penis.

EINWIRKUNG VON MEDIKAMENTEN

Das a.N. kann durch die Gabe bestimmter Medikamente beeinflußt werden; dies wird bei der Behandlung mancher Krankheiten oder Befindlichkeitsstörungen genutzt. So wirken z.B. *Anticholinergika* gegen Bauchkrämpfe, indem sie die Wirkung des Acetylcholins blockieren. *Betablocker* schränken die Wirkung von Adrenalin und Noradrenalin auf das Herz ein; sie verlangsamen die Herz- und Pulsfrequenz.

Autopsie

Untersuchung des Körperinneren einer Leiche (auch Obduktion, Sektion, Nekropsie genannt). Die Leicheneröffnung wird (im Unterschied zur anatomischen Präparation) in der Regel zur Feststellung der Todesursache vorgenommen. Sie ist in manchen Fällen gesetzlich vorgeschrieben.

Handelt es sich um einen unnatürlichen Tod, sind die Begleitumstände verdächtig oder kann der Arzt die Todesursache nicht bestätigen, ist eine A. erforderlich.

Ist die Todesursache klar, doch eine Untersuchung des Körpers und der Organe könnte wichtige medizinische Erkenntnisse liefern, die hilfreich wären bei der Behandlung künftiger Patienten, versuchen Ärzte oft, die Zustimmung der Hinterbliebenen zu einer A. zu bekommen. Den Verwandten steht es jedoch frei, eine A. abzulehnen.

A

FUNKTIONEN DES AUTONOMEN NERVENSYSTEMS

Das autonome (vegetative) Nervensystem kontrolliert die unwillkürlichen Funktionen des Körpers, z.B. das Schwitzen, die Verdauung oder die Herzfrequenz, indem es die glatten Muskeln der Atemwege, des Verdauungssystems und die Automatie des Herzens beeinflußt. Die sog. quergestreifte Muskulatur wird dagegen weitgehend vom Willen des Menschen beherrscht.

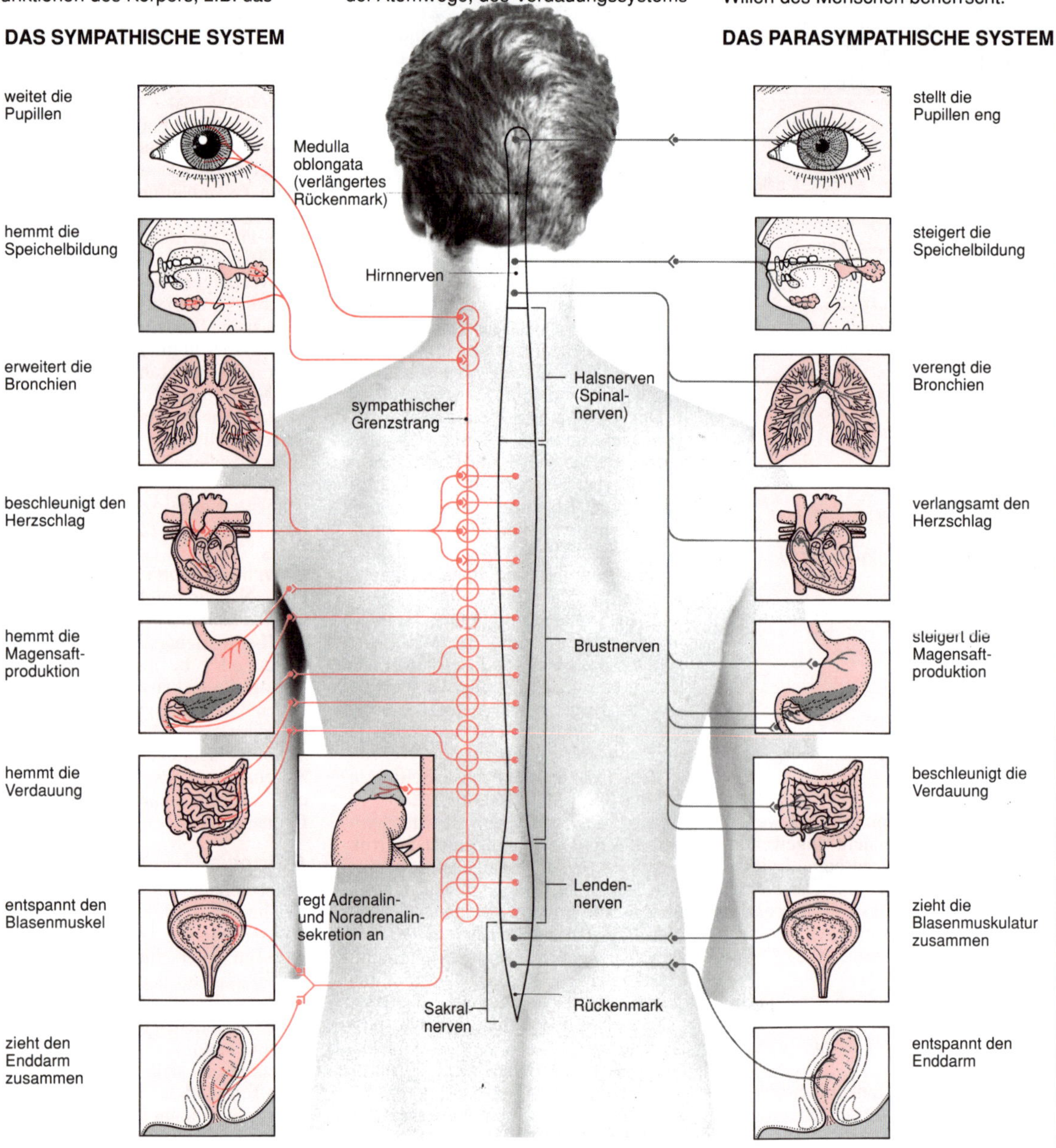

Das autonome (vegetative) Nervensystem

Das autonome (vegetative) Nervensystem gliedert sich in zwei Abschnitte: sympathischen und parasympathischen Anteil. Bei Streß, Aufregung und Anstrengung wird der Organismus vorwiegend von dem sympathischen N. gesteuert; es bewirkt, daß die Pulsfrequenz und die Schweißbildung ansteigen und stellt in den Muskeln die Blutgefäße weit, damit sie besser durchblutet werden. Gleichzeitig hemmt es die Verdauung. Im Gegensatz dazu steuert das parasympathische N. den Ablauf der alltäglichen Funktionen des Körpers: es stimuliert die Verdauung, regelt die Ausscheidung von Abfallprodukten und senkt die Pulsfrequenz. Obwohl sie oftmals Gegenspieler sind, ergänzen sie sich in ihrem Gesamteffekt. Beide spielen eine wichtige Rolle bei der sexuellen Erregung und beim Orgasmus – sowohl beim Mann als auch bei der Frau.

A

Autosuggestion

Prozeß, in dem man sich selbst in einen empfänglichen, hypnoseähnlichen Zustand versetzt, um den Körper in dem Bestreben, sich selbst zu helfen, zu unterstützen. Der Gedanke, daß Krankheitssymptome allein durch eine bestimmte Einstellung behoben werden könnten, wurde von dem Franzosen Emile Coué Ende des 19. Jahrhunderts entwickelt. Er beobachtete, daß oft schon die Überzeugung des Arztes, daß eine bestimmte Behandlung erfolgreich sein würde, dem Patienten geholfen hat. Coué folgerte daraus, daß Kranke sich vielleicht auf ähnliche Weise – durch Überzeugung – auch selbst helfen könnten.

Als Suggestionshilfe formulierte Coué seinen berühmt gewordenen Satz: "Es geht mir von Tag zu Tag besser". Obwohl sich A. nur kurze Zeit einer Beliebtheit erfreute, bauen noch heute manche Techniken darauf. Beispielsweise wird bei einer Behandlungsmethode gegen Ängste den Patienten beigebracht, die Muskeln zu entspannen (*Biofeedback-Training*) und sich auf positive und angenehme Gedanken zu konzentrieren.

Avitaminose

(Hypovitaminose) Zustand, der durch Mangel eines oder mehrerer Vitamine entstanden ist. Dies kann entweder durch mangelnde Zufuhr der *Vitamine* mit der Nahrung entstehen oder durch eine Störung bei der Aufnahme der Nährstoffe aus dem Darm (sog. *Malabsorption*).

Avulsion

Gewaltsames Aus-, bzw. Abreißen eines Körperteils; oft Folge eines Unfalls. Bei einer Verstauchung des Knöchels kann sich z.B. die Sehne so stark dehnen, daß sie einen Knochensplitter von dem Knöchel abreißt. Auch manche chirurgischen Eingriffe werden als A. bezeichnet: z.B. das operative Entfernen von Krampfadern (Venenstripping).

Axilla

F. für die Achselhöhle.

Axon

Fortsatz einer Nervenzelle, der die Nervenimpulse weiterleitet (*F.* Neurit). Ein Nerv enthält viele tausende A.e, die meisten sind in eine Markscheide eingehüllt.

Ayurveda

s. *Indische Medizin, traditionelle*

Azathioprin

(z.B. *Imurek*®+)

Immunsuppressivum – Medikament zur Behandlung schwerer *rheumatischer Arthritis* und anderer *Autoimmunkrankheiten*. A. wird verabreicht, wenn andere Medikamente (z.B. *Kortikosteroide* oder andere *Antirheumatika*) das Fortschreiten der Krankheit nicht aufhalten oder die Beschwerden nicht lindern können. Auch nach Organtransplantationen wird A. eingesetzt, um das Abstoßen des Transplantats durch das Immunsystem zu verhindern.

WIE ES WIRKT

Unter normalen Bedingungen vernichten Lymphozyten (eine Art weißer Blutkörperchen) fremde Zellen oder fremdes Gewebe. Bei *Autoimmunkrankheiten* greifen sie jedoch das körpereigene Gewebe an. A. verhindert das Vermehren von Lymphozyten und schränkt so die Aktivität des fehlgesteuerten Immunsystems ein.

MÖGLICHE NEBENWIRKUNGEN

Eine Behandlung mit A. kann zu Blutungen und einer erhöhten Anfälligkeit für Infektionen führen, weil die Produktion der Blutzellen im Knochenmark eingeschränkt ist. Deshalb soll während einer Behandlung mit A. das Blutbild kontrolliert werden.

Azidose

Störung des sog. *Säure-Basen-Gleichgewichts* im Organismus; entweder liegt eine Vermehrung von Säuren oder ein Verlust von Basen vor (das Blut ist "zu sauer"). Es gibt zwei Arten: die metabolische und die respiratorische A.

URSACHEN

Bei der metabolischen A. bilden sich im Stoffwechsel zu viele Säuren. Eine Form der A. – die Ketoazidose – entsteht bei unkontrolliertem *Diabetes mellitus*, in einer mäßigeren Form auch bei Hungerzuständen. Bei starkem Durchfall kann sich eine metabolische A. entwickeln, da zuviel Bikarbonat (Base) ausgeschieden wird. Bei *Nierenversagen* entsteht A., weil die Ausscheidung von Säuren mit dem Urin beeinträchtigt ist. Auch eine Überdosis von Acetylsalizylsäure (Aspirin) kann metabolische A. verursachen.

Die respiratorische A. entsteht, wenn aus der Lunge zuwenig Kohlendioxid ausgeatmet wird. Das überschüssige Kohlendioxid wandelt sich im Blut in Kohlensäure um. Zu den Atemstörungen, die zu respiratorischer A. führen, gehören *Bronchitis*, Bronchial-*Asthma* und *Atemwegsverlegungen*.

Azidose, renale tubuläre

Zustand, in dem die Nieren nicht in der Lage sind, die beim *Stoffwechsel* entstandenen Säuren auszuscheiden. Bei der r.n t.n A. ist das Blut säurehaltiger und der Urin weniger sauer als im normalen Zustand. Die Ursachen der r.n t.n A. sind oft unbekannt; es kann sich um eine Nierenerkrankung, einen angeborenen Fehler oder um die Auswirkung von Medikamenten handeln.

Die r.t.A. kann *Osteomalazie* (Knochenerweichung), *Nierensteine*, *Nephrokalzinose* und Hypokaliämie (zu niedrige *Kalium*-Plasmawerte) verursachen. Bei der Behandlung wird Natriumbikarbonat verabreicht, um der Übersäuerung des Blutes entgegenzuwirken, und der Kaliummangel behoben.

Azidothymidin

s. *AZT*

Azoospermie

Fehlen beweglicher, reifer Spermien im Ejakulat. Ein wichtiger Grund männlicher Unfruchtbarkeit. Die Ursache kann von Geburt vorgegeben sein oder sich später im Leben entwickeln. Schätzungsweise einer von 100 Männern ist davon betroffen.

URSACHEN

Angeborene A. kann die Folge einer Chromosomenabnormität wie des Klinefelter-Syndroms sein (Existenz eines zusätzlichen Geschlechtschromosoms), der nicht erfolgten Senkung der Hoden in den Hodensack, des Fehlens eines Samenleiters (durch den der Samen aus den Hoden vor der Ejakulation in die Samengänge geleitet wird) oder einer zystischen Fibrose, einer genetischen, Lungen und Bauchspeicheldrüse betreffenden Krankheit, die auch Samenleiterdefekte bewirken kann. Orchitis/Hodenentzündung nach Mumps ist eine weitere Ursache für A. oder Oligo(zoo)spermie (weniger Spermien als normal).

Bei manchen Männern ist die A. die Konsequenz nicht erfolgter Pubertät, meistens, weil die Hypophyse nicht genug follikelstimulierendes Hormon (FSH) ausgeschüttet hat, das für die Samenproduktion erforderlich ist. In anderen Fällen erfolgt zwar die Pubertät, doch die Hoden arbeiten nicht richtig. Auch für diesen Zustand benützt man den Ausdruck A.

Die häufigste Ursache der A. im späteren Leben ist eine Vasektomie (Sterilisierung, bei der der Samenleiter durchtrennt und abgebunden wird). Weitere Gründe sind die Blockierung der Sexualwege als Folge einer Geschlechtskrankheit (heute auch zunehmend als "sexuell übertragene Krankheiten" bezeichnet), die Folge von Tuberkulose oder Leistenoperationen (in der Regel bei einer Hernie oder zur operativen Verlagerung eines nicht abgesunkenen Hodens bei einem Knaben).

Ferner kann A. sich infolge einer temporären oder permanenten Unfähigkeit

A

der Hoden, Samen zu produzieren, entwickeln. Dies kann seine Ursache in Bestrahlungen haben (s. *Strahlentherapie*), auch in Bestrahlungsunfällen, in der Behandlung mit bestimmten Medikamenten (speziell bei *Zytostatika*), sowie im Kontakt mit übermäßiger Hitze, Insektiziden oder sonstigen industriellen Chemikalien. Manchmal hört die Spermaproduktion auch einfach für immer auf, ohne daß ein Grund dafür erkennbar wäre.

DIAGNOSE

Die Diagnose erfolgt durch Analyse zumindest zweier Samenproben auf Spermien im Abstand von einem Monat. Zur Bestätigung werden weitere Tests gemacht. Blutproben werden auf Chromosomenanomalien und den FSH-Spiegel untersucht. Eine Biopsie-Zellenanalyse kann belegen, ob überhaupt Spermien produziert werden. Werden bei einer Biopsie Spermien entdeckt, so ist dies normalerweise der Nachweis einer Blokkierung der Samenleiterwege.

THERAPIE UND PROGNOSE

FSH-Injektionen können manchmal die Auslösung oder Nachholung der Pubertät bewirken. Durch Infektionen verschlossene/verklebte Samenwege können operativ geöffnet werden. Aber die meisten anderen Fälle von A. sind nicht kurierbar. Besteht bei einem Paar dennoch Kinderwunsch, so ist die einzige Möglichkeit dazu die künstliche Befruchtung der Partnerin mit Spendersamen.

AZT

(z.B. *Retrovir*®+)

Abk. für Azidothymidin (heute meist *Zidovudin* genannt).

B

B-Zellen
s. *Lymphozyten*

Babinski-Reflex
Reflexbewegung, Streckung der Großzehe nach Bestreichen des seitlichen Fußsohlenrandes. Bei Erwachsenen zeigt der B.-R. eine Schädigung des Gehirns oder Rückenmarks an; bei Säuglingen ist der Reflex normal.

Bacampicillin
(z.B. *Penglobe*® +)

s. *Penicillin-Präparate*

Baclofen
(z.B. *Lebic*® +)

Medikament, das die Muskeln entspannt (s. *Muskelrelaxantien*) und die Nervenaktivität im Spinalkanal blockiert. Löst durch Verletzungen des Gehirns und Rückenmarks, durch einen *Schlaganfall* oder infolge neurologischer Störungen, z. B. bei *Multipler Sklerose*, verursachte Muskelspasmen und -steifheit. Es heilt nicht das Grundleiden, hat aber oft zur Folge, daß physiotherapeutische Maßnahmen besser wirken, und erleichtert das Gehen und Bewegungen mit der Hand.

Um eventuelle Nebenwirkungen wie Benommenheit und Muskelschwäche zu vermeiden, wird die Dosierung gewöhnlich unter ärztlicher Kontrolle allmählich gesteigert, bis der gewünschte Effekt erzielt ist.

Baker-Zyste
Derbe, walnußgroße, mit Flüssigkeit gefüllte Beule in der Kniekehle. Sie wird verursacht durch Drucksteigerung im Kniegelenk, indem sich bei Erkrankungen wie der *rheumatoiden Arthritis* Flüssigkeit ansammelt. Die Zyste entsteht durch eine ballonartige Aussackung der sog. Synovialhaut an der Innenseite des Kniegelenks. Die meisten B.-Z.n sind schmerzlos. Einige verschwinden spontan, spätestens nach einigen Monaten. Gelegentlich kann eine Zyste aufplatzen und Schmerzen und Schwellungen verursachen.

Die Diagnose ist durch *Arthrographie* (Röntgendarstellung des Gelenkes mittels Injektion eines Kontrastmittels) zu sichern. Die Behandlung erfolgt meist durch einen einfachen Stützverband. Manchmal ist allerdings die chirurgische Entfernung der Zyste erforderlich.

Bakteriämie
Präsenz von Bakterien im Blut. Kommt nach kleineren chirurgischen Eingriffen und gelegentlich bei Infektionen wie einer Tonsillitis vor und dauert einige Stunden an.

Bei angeborenen Anomalien der Herzklappen oder einer Vernarbung nach vorausgehendem rheumatischem Fieber verursachen die Bakterien manchmal eine *Endokarditis* (Entzündung der Herzinnenhaut und der Klappen). Bei geschwächtem *Immunsystem* durch Krankheit oder einen größeren operativen Eingriff kann eine B. *Septikämie* und einen *septischen Schock* nach sich ziehen.

Bakterien
Gruppe einzelliger *Mikroorganismen*; viele von ihnen verursachen Krankheiten. Allgemein als Keime bekannt, sind B. seit über einem Jahrhundert als Krankheitsverursacher bekannt. Es ist jedoch noch nicht ganz geklärt, warum manche Menschen krank werden und andere gesund bleiben, obwohl sie denselben Infektionsquellen ausgesetzt sind. B. sind weit verbreitet in der Luft, im Boden und im Wasser, wobei die meisten für Menschen harmlos sind. Einige sind sogar nützlich; dazu gehören die Darmbakterien, die an der Aufbereitung von Nahrung für die Verdauung beteiligt sind. Krankheitsverursachende B. heißen pathogene Keime.

B. wurden im 17. Jh. von Antoni van Leeuwenhoek entdeckt, nachdem das Mikroskop entwickelt worden war. Doch es dauerte noch bis zur Mitte des 19. Jh.s, bis der französische Wissenschaftler Louis Pasteur zweifelsfrei feststellte, daß sie die Ursache für viele Krankheiten darstellen.

ARTEN

Pathogene B. werden ihrer Form nach in drei Hauptgruppen klassifiziert: Kokken (kugelförmig), Bazillen (stäbchenförmig) und Spirochäten oder Spirillen (spiralförmig).

Zu den Krankheiten, die durch Kokken verursacht werden, gehören die Pneumonie, die Tonsillitis, die bakterielle Endokarditis, die Meningitis, das toxische Schocksyndrom sowie verschiedene Hauterkrankungen.

Zu den Krankheiten, die durch Bazillen hervorgerufen werden, zählen: Tuberkulose, Keuchhusten, Wundstarrkrampf, Typhus, Diphtherie, Salmonellose, Shigellose (Bakterienruhr), Legionärskrankheit und Botulismus.

Bakterien aus der dritten und kleinsten Gruppe, den Spirochäten, sind die Erreger von Syphilis, Frambösie, Leptospirose sowie der Lyme-Krankheit.

WACHSTUM, BEWEGUNG, FORTPFLANZUNG

Den menschlichen Körper besiedelnde B. gedeihen in warmem, feuchtem Milieu. Einige sind aerob, d. h. sie benötigen Sauerstoff zum Wachstum und zur Vermehrung, entsprechend häufig finden sie sich auf der Haut und in den Atemwegen. Anaerobe Bakterien gedeihen dort, wo kein Sauerstoff ist: tief im Gewebe oder in Wunden.

Viele B. sind von Natur aus statisch, und wenn sie sich durch den Körper bewegen, dann nur im Luft- oder Flüssigkeitsstrom. Einige jedoch, wie die Salmonellen (die Lebensmittelvergiftungen und Typhus verursachen können), sind extrem beweglich und durchdringen Flüssigkeiten durch schlagende Bewegung ihrer Geißel (peitschenartiger, fadenförmiger Zellfortsatz).

Bakterien vermehren sich durch Teilung in zwei Zellen, die sich wiederum teilen, und so weiter. Liegen ideale Bedingungen vor (die richtige Temperatur und genügend Nährboden für alle Zellen), kann eine solche Teilung alle 20 Minuten vor sich gehen, eine extrem schnelle Vermehrungsweise. Nach nur sechs Stunden bildet ein einziges Bakterium unter Umständen eine Kolonie von mehr als 250 000. Dies passiert jedoch sehr selten, weil Idealbedingungen selten vorliegen und beim gesunden Menschen das *Immunsystem* die eindringenden B. zerstört.

Einige B.arten, wie z.B. Klostridien (Verursacher von Botulismus, Tetanus, Dickdarmkolik und Milzbrand), vermehren sich außer durch Zellteilung noch auf eine eher eingeschränkte Weise, indem jedes Bakterium eine Spore bildet. Eine Spore ist ein einzelnes neues Bakterium, das sich durch eine feste Zellmembran schützt, wodurch es bei hohen Temperaturen, Trockenheit und fehlendem Nährboden überleben kann.

WIE BAKTERIEN IN DEN KÖRPER GELANGEN

B. können über die Lungen eindringen, wenn Tröpfchen inhaliert werden, die Infizierte ausgeatmet, ausgehustet oder ausgeniest haben. Zu den auf diesem Wege erworbenen Erkrankungen zählen Diphtherie und Keuchhusten.

Der Verdauungstrakt kann infiziert werden, wenn kontaminierte Nahrung aufgenommen wird. Darin können die B. schon enthalten sein, übertragen z.B.

durch Fliegen oder von Personen, die mit kontaminierten Händen damit umgingen.

Zu den Mikroorganismen, die in den Urogenitaltrakt eindringen, gehören auch Erreger, die Geschlechtskrankheiten wie Syphilis oder Gonorrhoe verursachen.

In die Haut gelangen B. auf mehreren Wegen: Über die Haarfollikel, wodurch Furunkel entstehen können, über kleinere Schnittwunden oder Hautabschürfungen, was zur Wundrose führen kann, oder über tiefe Wunden wie bei Tetanus.

WIE BAKTERIEN EINE KRANKHEIT VERURSACHEN

B. produzieren Gifte, die die Körperzellen des Menschen schädigen. Sind sie in ausreichender Menge vorhanden und besteht keine Immunität dagegen, entstehen Krankheiten.

Einige B. erzeugen *Endotoxine*, Giftstoffe, die Fieber, Hämorrhagie und Schock verursachen können. Andere produzieren *Exotoxine*, die die Hauptschäden bei Erkrankungen wie Diphtherie, Tetanus und toxischem Schocksyndrom verursachen.

RESISTENZ DES KÖRPERS

Erste Abwehrmaßnahmen des Körpers gegen das Eindringen schädlicher B. sind B.-feindliche Substanzen, die sich auf der Haut, auf der Schleimhaut der Atemwege, des Verdauungstraktes und des Urogenitaltraktes befinden.

Die Augen werden durch ein Enzym in der Tränenflüssigkeit geschützt, der Magen sekretiert Salzsäure, die viele Bakterien in der Nahrung und im Wasser abtötet. Durchbrechen B. diese Abwehrschranken, werden sie von zwei verschiedenen weißen Blutkörperchen angegriffen: Neutrophile verschlingen und zerstören viele B., Lymphozyten produzieren Antikörper gegen sie. Antikörper greifen B. direkt an. Nach einer Infektion sind im Blut noch für geraume Zeit Antikörper vorhanden, bei Typhus und Scharlach mehrere Jahre lang, so daß weiteren Attacken vorgebeugt wird oder die Krankheit nur milde verläuft.

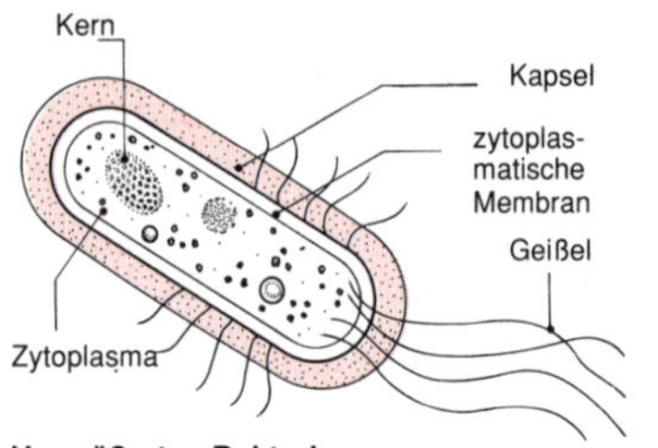

Vergrößertes Bakterium
Eine typische Bakterienzelle, 20 000fache Vergrößerung.

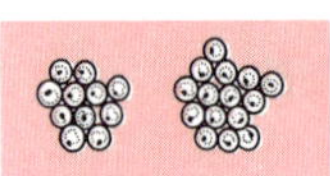

Staphylokokkus
(verursacht Furunkel)

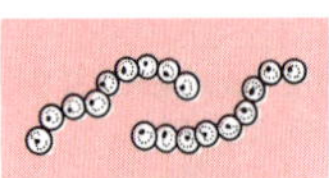

Streptokokkus
(verursacht Angina)

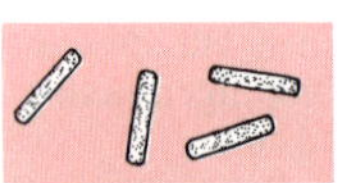

Salmonella typhi
(verursacht Typhus)

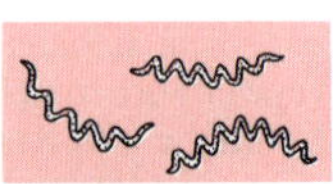

Spirochäte
(verursacht Syphilis)

Häufige Bakterienarten

BAKTERIELLE ERKRANKUNGEN

Die Antwort des Immunsystems auf eine bakterielle Infektion genügt häufig zur Genesung, doch vielfach ist eine medizinische Behandlung erforderlich. *Antibiotika* stehen im Vordergrund der Therapie, entweder oral oder durch Injektion. Einige, wie Penicillin, wirken bakterizid (zerstören die eindringenden Bakterien), andere, wie Tetracyclin, wirken bakteriostatisch (verhindern die weitere Vermehrung der Bakterien), was dem Immunsystem ermöglicht, die Eindringlinge zu vernichten.

Einige Krankheiten, z.B. Diphtherie, Tetanus, Botulismus und Gasbrand, werden durch Injektion eines Antiserums behandelt.

Das Serum stammt aus dem Blut von Menschen oder von Pferden, denen eine Serie immunisierender Injektionen verabreicht wurde und deren Blut daher Antikörper gegen die Krankheitserreger enthält.

Oberflächlich auftretende Entzündungen und infizierte Wunden werden mit Antiseptika behandelt.

VORBEUGUNG

Immunität gegen bestimmte bakterielle Erkrankungen (z. B. Diphtherie, Typhus, Keuchhusten und Tetanus) kann erworben werden durch aktive *Immunisierung* (Injektion abgeschwächter oder abgetöteter Formen der Bakterien oder ihrer Gifte).

Wer infiziert ist, sollte darauf achten, daß andere nicht angesteckt werden; bei Atemwegsinfektionen hält man sich besser von vielbesuchten Plätzen fern und benutzt beim Niesen oder Husten immer ein Taschentuch. Lebensmittelhändler sollten besonders genau auf ihre Gesundheit und persönliche Hygiene achten.

Jede Wunde sollte mit einem Antiseptikum behandelt werden, um die Bakterien abzutöten, und anschließend mit einem sauberen, trockenen Verband abgedeckt werden. (S.a. *Infektionskrankheit.*)

Bakterienruhr

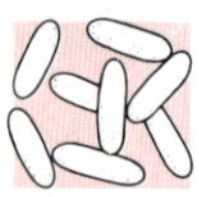

Akute Darminfektion, durch Bakterien der Shigella-Gruppe hervorgerufen. Die B., auch Shigellose genannt, verursacht Durchfall und Bauchschmerzen.

URSACHEN UND HÄUFIGKEIT

Infektionsquelle ist der Stuhl infizierter Personen. Die Bakterien verbreiten sich, wenn Infizierte sich nach dem Stuhlgang nicht die Hände waschen und danach mit Lebensmitteln umgehen. Eine andere Übertragungsmöglichkeit entsteht durch Mücken in Gegenden mit schlechten sanitären Verhältnissen.

In einigen Ländern tritt die B. endemisch auf, in den westlichen Industrienationen meist nur in Form isolierter Attacken, wobei jährlich ein paar tausend Menschen erkranken. Die B. ist vorwiegend bei Heimkindern, in Altersheimen und in Nervenheilanstalten zu beobachten.

SYMPTOME UND ANZEICHEN

Die Krankheit tritt meist plötzlich auf, mit wäßrigem Durchfall, Bauchschmerzen, Übelkeit, Erbrechen, Schmerzen und Fieber.

Nach einigen Tagen wird der Stuhldrang immer häufiger und dringlicher; es geht geringer wäßriger Stuhl mit Eiter und Blut ab. Der anhaltende Durchfall kann zur *Dehydratation* führen, besonders bei Babys und älteren Personen.

Gelegentlich kommt es zu einer *Toxämie* (Blutvergiftung) mit hohem Fieber, unter Umständen bis zum Delirium.

Die B. flaut gewöhnlich nach etwa sieben Tagen wieder ab, in sehr schweren Fällen kann sie jedoch auch mehrere Wochen dauern. Todesfälle sind selten, sie treten gewöhnlich nur bei dehydrierten Säuglingen oder älteren Menschen auf.

DIAGNOSE UND THERAPIE

Die Diagnose wird durch eine Bakterien-*Kultur* aus einer Stuhlprobe gesichert. In schweren Fällen kann ein Krankenhausaufenthalt erforderlich werden; bei leichten Infektionen sollte man das Haus nicht verlassen und Vorsichtsmaßnahmen treffen, um niemand anzustecken. Die Dehydratation wird durch *Rehydratation* ausgeglichen. Auch *Antibiotika* können notwendig werden.

Bakteriologie

Wissenschaft von den Bakterien, insbesondere von den Arten, die Krankheiten verursachen. Wegbereiter dieser Wissenschaft war der französische Wissenschaftler Louis Pasteur (1822-1895), der als erster bewies, daß Bakterien Ursache und nicht Resultat einer Erkrankung sind. Nach ihm entdeckte der deutsche Arzt Robert Koch (1843-1910), daß eine große Anzahl von Bakterien für spezifische Erkrankungen verantwortlich sind. Er legte mit den Prinzipien für die Isolierung und Identifizierung pathogener Bakterien die Grundlage der modernen Bakteriologie.

BAKTERIEN, KULTUREN UND TESTS

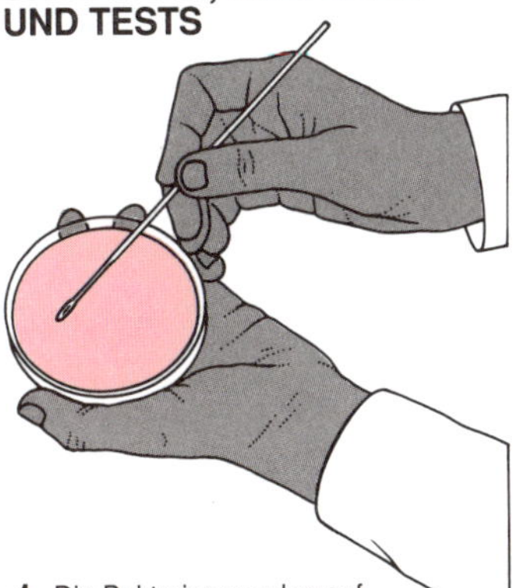

1 Die Bakterien werden auf den Nährboden (z. B. Agar) der Platte aufgebracht und bei Körpertemperatur bebrütet.

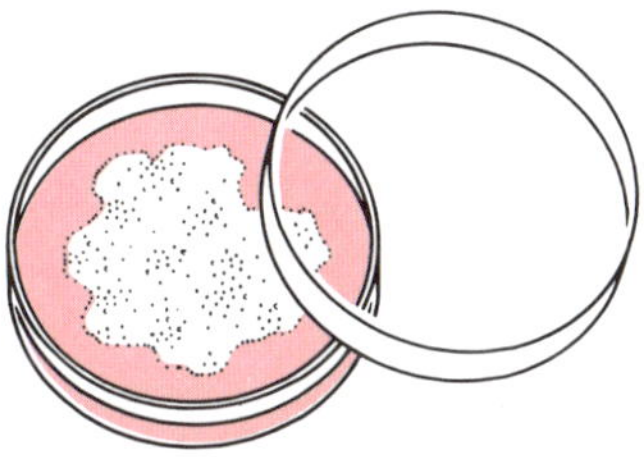

2 Die Bakterien vermehren sich rasch, bilden sichtbare Kolonien, die mikroskopisch untersucht und nach ihren Wachstumsmustern identifiziert werden können.

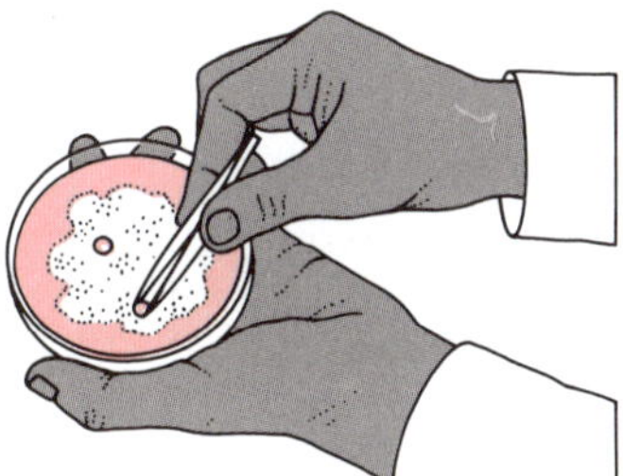

3 Um die Sensitivität gegen Antibiotika zu testen, werden diese auf Testplättchen in die Bakterienkolonien eingebracht.

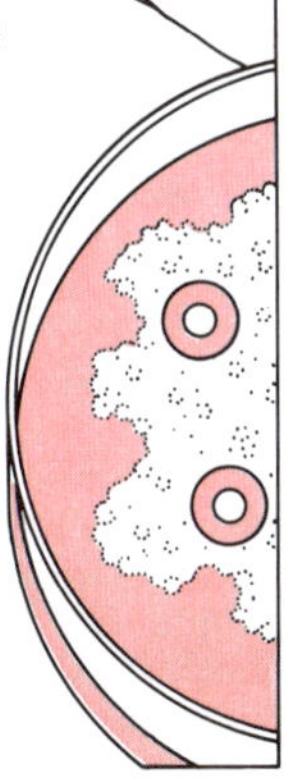

4 Bakterienfreie Zonen rund um die Testplättchen zeigen an, daß die Bakterien durch ein bestimmtes Antibiotikum abgetötet wurden.

METHODEN ZUR IDENTIFIZIERUNG VON BAKTERIEN

Um festzustellen, welches Bakterium eine Krankheit verursacht, muß es isoliert werden. Es wird ein Rachenabstrich oder eine Urin-, Stuhl-, Blut-, Liquor-, Sputum- oder Eiterprobe genommen und nach einer der drei nachfolgend geschilderten Hauptmethoden untersucht.

FÄRBUNG

Die Verwendung spezifischer Farben ermöglicht es, Bakterien unter dem Mikroskop zu sehen und zu differenzieren. Wird z.B. ein Abstrich mittels Gram-Färbung untersucht, erscheinen Bakterien wie Staphylokokken und Streptokokken purpurn, während viele andere Arten, etwa Salmonellen, rot gefärbt sind.

KULTUR

Die Bakterien werden in einen Nährboden verbracht, worin sie sich vermehren und anhand ihrer Form und ihres Wachstums identifiziert werden können. Es werden verschiedene Antibiotika hinzugefügt und untersucht, welches bei der Behandlung der Infektion wirksam ist (s. Kasten).

ANTIKÖRPER-TEST

Bei diesem Test wird aus dem Blut von Infizierten Serum entnommen und der Bakterienprobe zugefügt, die vermutlich die Infektion verursacht hat. Trifft die Vermutung zu, verklumpen die Antikörper, die bereits gegen die Bakterien im Serum vorhanden sind, sichtbar mit den Bakterien in der Probe.

Bakteriostatisch

Der Begriff wird benutzt, um Substanzen zu bezeichnen, die das Wachstum oder die Vermehrung von Bakterien stoppen (s. *Antibiotika*).

Bakteriurie

Auftreten von Bakterien im Harn. Eine geringe, harmlose Menge an Bakterien findet sich im Harn vieler gesunder Menschen. Deshalb wird eine Bakteriurie erst von Belang, wenn mehr als 100 000 Bakterien in einem Milliliter Harn vorhanden sind, oder aber 100 weiße Blutkörperchen (Eiterzellen) pro einem Milliliter.

Bakterizid

Mit diesem Begriff werden Substanzen bezeichnet, die Bakterien abtöten (s. *Antibiotika*).

Balanitis

Entzündung der Eichel (des Kopfes) des Penis und der Vorhaut. Hauptsymptom ist ein schmerzhafter oder juckender Penis; der gesamte Bereich kann auch gerötet und feucht sein. Ursache sind u.a. Infektionen mit Bakterien oder Pilzen, eine *Phimose* (verengte Vorhaut), Reizung durch Chemikalien in der Kleidung oder durch eine empfängnisverhütende Salbe. Zu einer Infektion kann es durch mangelnde Hygiene kommen, doch Pilzinfektionen wie eine *Candidiasis* (Soor) werden gewöhnlich beim Geschlechtsverkehr übertragen.

Waschen (auch unter der Vorhaut), Auftragen einer lindernden Salbe (nach ärztlicher Empfehlung) und *Antibiotika* lassen die Symptome verschwinden. Sollte die Balanitis häufig wiederkehren oder eine Phimose die Ursache sein, kann eine Beschneidung (Entfernung der Vorhaut) in Frage kommen.

Ballaststoffe

Unverdauliche Pflanzenbestandteile in der Nahrung. Zu den Ballaststoffen zählen bestimmte Polysaccharid-Verbindungen, Zellulose, Hemizellulose, Pflanzenschleime, Pektine (s. *Kohlenhydrate*) und Lignin.

STRUKTUR

Zellulose, Hemizellulose und Lignin bilden die wesentlichen Bestandteile der pflanzlichen Zellwände. Pektine und Pflanzenschleime sind visköse (klebrige) Stoffe im Pflanzensaft. Zusammen geben diese fünf Substanzen der Pflanze eine Struktur, die stabil und teilweise auch hart ist. Der Mensch besitzt nicht die notwendigen Enzyme zur Verdauung dieser Stoffe, die den Verdauungstrakt im wesentlichen unverändert passieren und als Energiequelle nicht genutzt werden können. Einige Substanzen in den Ballaststoffen können durch Bakterien im Dickdarm fermentiert werden, um Säuren und Gas zu bilden.

FUNKTION

Einige Bestandteile der Ballaststoffe sind imstande, Wasser zu binden, um damit den Stuhl voluminöser zu machen, wodurch dieser leichter die Darmabschnitte passiert und die normale Darmfunktion unterstützt. Aus diesem Grund sind Ballaststoffe meist nützlich bei der Behandlung von *Verstopfungen* oder Erkrankungen wie der *Divertikulose*. Ballaststoffe helfen mitunter in der Therapie des *Colon irritabile* (Reizkolon).

Um die Ballaststoffmenge in der Nahrung zu erhöhen, ist es am einfachsten, die Aufnahme von unverfeinerten kohlenhydratreichen Lebensmitteln wie Vollkornbrot, Getreide, Samenkörnern, Wurzelgemüsen und Früchten zu steigern. (S.a. *Ernährung*)

Ballengroßzehe

s. *Hallux valgus*

Ballondilatation

s. *Angioplastie*

B

Ballonkatheter

Flexibler Schlauch mit einem Ballon an der Spitze, der aufgeblasen wird, um den Schlauch in Stellung zu halten oder Druck auf ein Organ oder Gefäß auszuüben.

ANWENDUNGEN

Der älteste und einfachste Typ, der Foley-Katheter, wird zur Entleerung von Urin aus der Harnblase benutzt. Dieser Katheter wird in die Harnblase eingebracht, dann wird über einen Zulauf steriles Wasser zugepumpt, um den Ballon aufzublasen, der verhindert, daß der Katheter herausfällt. Der Urin fließt aus der Harnblase über eine zweite Röhre ab.

Ballonkatheter werden gelegentlich benutzt, wenn ein Blutgefäß durch ein Blutgerinnsel verstopft ist. Das Katheterende wird durch das Gerinnsel gestoßen und der Ballon wird aufgeblasen. Beim Zurückziehen des Katheters wird das Gerinnsel mit herausgezogen. Dies wird Ballon-*Embolektomie* genannt.

Zur Dehnung verengter Arterien benutzt man einen Ballonkatheter-Typ mit wurstförmigem Ballon. In vielen Fällen läßt sich durch diese Ballon-*Angioplastie* ein sonst erforderlicher chirurgischer Eingriff vermeiden, obgleich die Gefäßverengung wieder auftreten kann.

Ein anderer Einsatz des Ballonkatheters betrifft die Behandlung von blutenden *Ösophagusvarizen* (erweiterte Venen im unteren Teil der Speiseröhre), einer lebensbedrohlichen Komplikation bei einigen Formen von Lebererkrankung. Der Schlauch wird durch die Speiseröhre in den Magen eingeführt, wo ein endständiger Ballon den Katheter in seiner Lage hält. Ein anderer Ballon weiter oben am Katheter wird aufgeblasen und drückt gegen die Venenwände; damit wird die Blutung gewöhnlich gestoppt oder unter Kontrolle gebracht, bis eine Operation vorbereitet werden kann.

Ein anderer Ballontyp kann mit Hilfe eines schmalen Katheters in einem Blutgefäß plaziert werden. Er wird mit einem sich schnell verfestigenden dauerhaften Material entfaltet, losgelöst und in Dauerstellung belassen, wodurch der Blutfluß in dem betreffenden Gefäß völlig zur Kontrolle einer Blutung benutzt wird oder dazu, einen Tumor von seiner Blutzufuhr abzuschneiden.

BALLONKATHETER-TYPEN

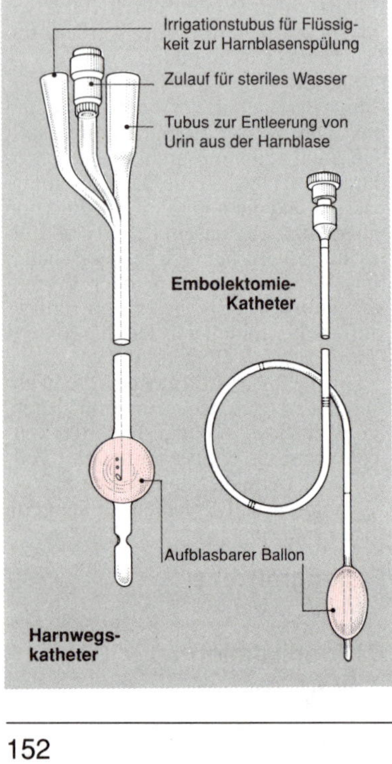

Balsam

Lindernde oder heilende Arznei, die auf die Haut aufgetragen wird.

Bandage

Streifen oder Schlauch aus Gewebe, womit ein *Wundverband* in Position gehalten oder Druck ausgeübt wird, um eine Blutung unter Kontrolle zu bringen. Auch Verstauchungen oder Zerrungen werden damit gestützt.

Ein Rollverband wird am häufigsten benutzt. B.n aus schlauchförmigem Mullgewebe sind neueren Datums und in vielerlei Hinsicht schneller und leichter anzulegen, allerdings auch teurer, zudem erfordern sie einen speziellen Applikator. Schlauchförmige Verbandstoffe werden hauptsächlich bei kleineren Schnittwunden, Abschürfungen und Verbrennungen an Körperstellen verwendet, die nicht so leicht zu bandagieren sind, z.B. an einem Finger. Mit Triangelverbänden macht man Schlingen zum Stützen von Gliedmaßen. (S.a. *Wunden*)

Bandscheibe

Zwischenwirbelscheibe; *F.* Discus intervertebralis. Flache, Knorpel enthaltende Scheibe, die jeweils die Körper zweier aufeinanderfolgender Wirbel miteinander verbindet. Alle B.n zusammen machen etwa 1/4 der Höhe der Wirbelsäule beim Erwachsenen aus.

Die B. besteht aus einem äußeren Faser-(Knorpel-)Ring (Anulus fibrosus) und einem zentralen Gallertkern (Nucleus pulposus). Dieser trägt wie ein Wasserkissen den Wirbelkörper und dämpft Erschütterungen, die z.B. beim Springen entstehen. Der Faserring bildet dabei eine zugfeste Hülle, die die Verbindung der Wirbelkörper sichert. Mit zunehmendem Alter können sich die Bandscheiben abnützen, verlieren an Elastizität und werden anfälliger für Verletzungen. Die häufigste Form der Schädigung ist der *Bandscheibenvorfall*, bei dem ein Teil des weichen Kernes der Bandscheibe die feste Außenschicht an einer schwachen Stelle durchbricht. Dadurch kann die Wurzel eines Rückenmarksnervs komprimiert werden, Symptome wie Muskelschwäche und/oder Schmerzen im Rücken und Bein treten in Erscheinung.

Bandscheibenhernie

s. *Bandscheibenvorfall*

Bandscheibenprolaps

s. *Bandscheibenvorfall*

Bandscheibenvorfall

Verbreitete, schmerzhafte Erkrankung der *Wirbelsäule*, bei der der gallertige Bandscheibenkern durch den gelockerten oder zerissenen faserigen Bandscheibenring hervorquillt. Dabei kann er auf das Rückenmark bzw. die hier austretenden Wurzeln der Rückenmarksnerven drücken und unter Umständen zu erheblichen Beschwerden führen. Etwa 95 Prozent aller Bandscheibenvorfälle treten im unteren Rückenbereich auf, generell aber können sie in allen Abschnitten des Rückens oder Nackens vorkommen.

URSACHEN UND HÄUFIGKEIT

Obwohl ein B. gelegentlich durch eine plötzliche energische Bewegung (beim Heben einer schweren Last oder bei gewaltsamer Verrenkung) verursacht wird, entwickelt er sich gewöhnlich stufenweise infolge einer mit dem Alter zunehmenden Degeneration der Bandscheibe.

Am häufigsten treten B.e im Alter zwischen 30 und 40 Jahren auf. Ab dem 30. Lebensjahr verliert die Bandscheibe an Flüssigkeit und Elastizität. Ab dem 40. Lebensjahr bildet sich jedoch um sie herum zusätzliches faseriges Gewebe, wodurch ihre Stabilität wieder zunimmt.

B. kommt bei Männern etwas häufiger vor als bei Frauen, ebenso bei Menschen, die lange und ohne Unterbrechung sitzend tätig sind.

DIAGNOSE

Viele andere Erkrankungen können Rükken-, Bein-, Nacken- und Armschmerzen verursachen, und zahlreiche Untersuchungen sind mitunter erforderlich, bis die Diagnose gesichert ist. Nach ärztlicher Untersuchung der Wirbelsäule und Prüfung der Beweglichkeit und der Reflexe in dem betroffenen Arm oder Bein sind u.U. weitere Untersuchungen angebracht: *Röntgenaufnahmen*, *Computertomographie*, *Myelographie* (Röntgendarstellung des Wirbelkanals nach Injektion eines Kontrastmittels), *Diskographie* (Röntgendarstellung der Bandscheibe nach Injektion eines Kontrastmittels)

SYMPTOME UND BEHANDLUNG DES BANDSCHEIBENVORFALLS

Ein B. im unteren Rückenbereich verursacht Kreuzschmerzen bei Druck auf die Wurzel des Ischiasnervs (Ischiassyndrom); der Schmerz verläuft am hinteren Bein entlang vom Gesäß bis zum Knöchel. Kreuz- und Ischiasschmerzen werden gewöhnlich durch Husten, Niesen, Bücken und langanhaltendes Sitzen verstärkt. Andauernder Druck auf den Ischiasnerv kann zu Muskelschwäche im Bein führen.

Ein Bandscheibenvorfall im Nackenbereich verursacht Nackenschmerzen und -steife. Ist die Wurzel eines Nervs, der zum Arm führt, komprimiert, kommen Prickeln und Schwäche in diesem Arm und in der Hand hinzu.

Gelegentlich lastet der Druck auf dem Rückenmark selbst, was zu Lähmung in den Beinen führt. Die Kontrolle über die Harnblase und den Darm kann verlorengehen.

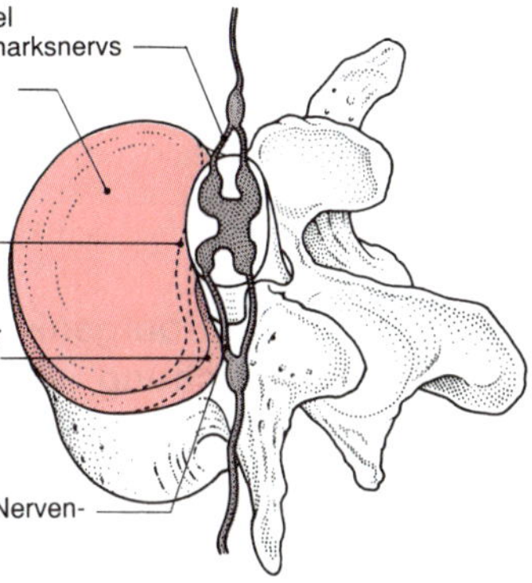

Bandscheibenvorfall im Querschnitt
Der äußere Faserring ist zerrissen, ein Teil des gallertigen Kernes tritt heraus und drückt auf die Wurzel eines Spinalnervs.

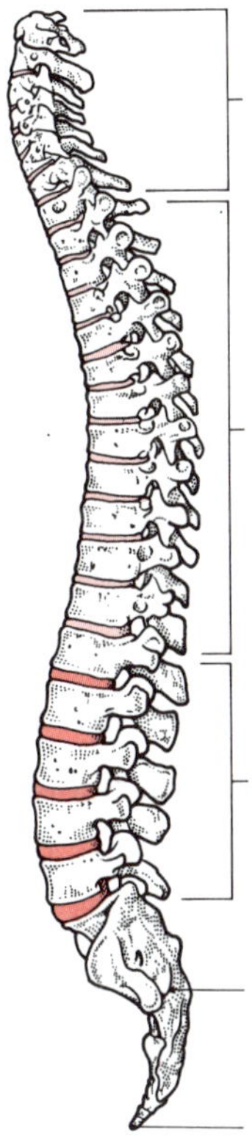

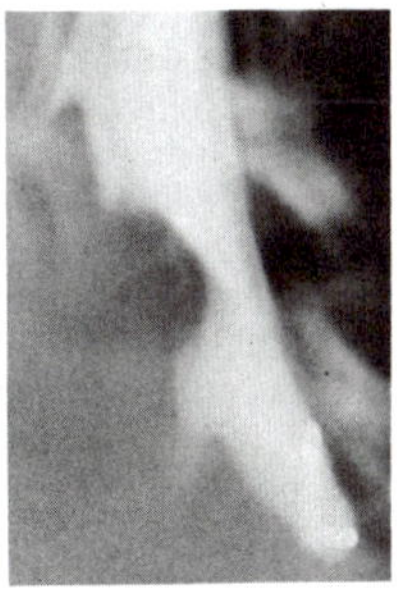

Vor der Behandlung
Die Röntgenaufnahme zeigt die vorgefallene Bandscheibe mit Vorwölbung in Richtung Rückenmark; der hier abwärts ziehende Nerv ist betroffen.

BEHANDLUNG

Häufig spricht ein Bandscheibenvorfall auf eine Behandlung mit Bettruhe (Flachliegen auf einer festen Unterlage über einige Wochen hinweg) und Analgetika an; hilfreich sind später manchmal eine Halskrause oder ein Korsett sowie gymnastische Übungen. Bleiben diese Maßnahmen erfolglos und zieht die Kompression der Nervenwurzel eine Muskelschwäche nach sich, kann durch eine Operation der Druck beseitigt werden.

Schultern, Hüftgelenke und Knöchel sollten auf eine gerade Linie ausgerichtet sein, um den Druck auf die Wirbelsäule zu mildern.

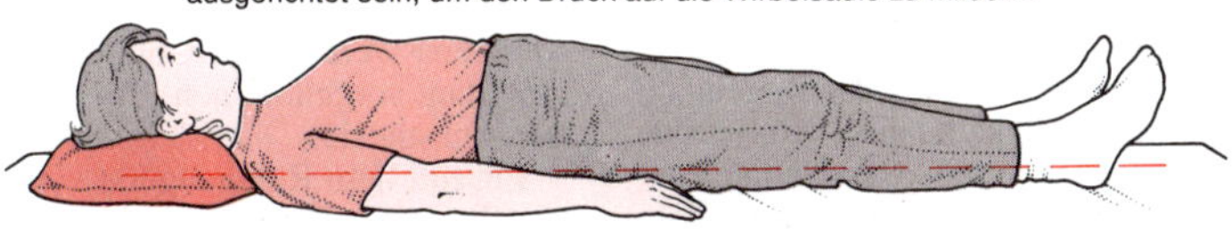

und *EMG* (Prüfungen der Aktionspotentiale in den Muskeln).

Wenn eine bestimmte Nervenwurzel komprimiert zu sein scheint, kann ein Lokalanästhetikum injiziert werden; wird dadurch der Schmerz gemildert, ist der Ort der Störung lokalisiert.

THERAPIE
Meistens werden die Symptome durch Bettruhe und eine Reihe weiterer Maßnahmen gelindert (s. Kasten). Wenn jedoch der Schmerz weiter anhält und die Funktionen der Muskeln, der Harnblase oder des Darms gestört sind, werden u. U. operative Eingriffe wie eine *Dekompression des Rückenmark*kanals oder eine *Chemonukleolyse* erforderlich.

Bandwurm-Befall

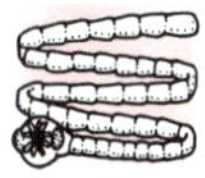

Bandwürmer, auch Zestoden genannt, sind bandartig geformte parasitische Würmer, die im Darm von Menschen oder Tieren leben. In der Regel werden sie über Fleisch oder Fisch, die zuwenig gekocht wurden, aufgenommen. Jeder ausgewachsene Bandwurm trägt Saugnäpfe oder Haken an seinem Kopf, womit er sich an der Darmwand festhält. Der Rest des Wurms besteht aus einer Kette abgeflachter Glieder.

URSACHEN, ARTEN UND VORKOMMEN
Bandwürmer, die im Menschen leben, haben einen Lebenszyklus, der gewöhnlich auch ein Wirtstier mit einschließt. Ein typischer Lebenszyklus wird im Kasten S. 154 dargestellt.

Einen derartigen Lebenszyklus haben alle drei großen Bandwurmarten, die über halbrohes infiziertes Rindfleisch, Schweinefleisch oder entsprechenden Fisch aufgenommen werden. Ausgewachsene Würmer können sechs bis neun Meter lang werden. Diese Bandwürmer treten weltweit auf, doch in Industrieländern wird der Befall größtenteils durch sachgerechte Fleischbeschau und hygienische Abwasserbeseitigung verhindert. In Europa tritt B.-B. gewöhnlich nur bei Personen auf, die sich im Ausland angesteckt haben.

Der viel kleinere Zwergbandwurm, der nur 2,5 cm lang ist, hat einen anderen Lebenszyklus. Wer davon befallen ist, kann andere direkt anstecken, indem Wurmeier auf dem Weg vom Stuhl über die Finger zum Mund übertragen werden. Auch der Zwergbandwurm ist überall zu Hause, vor allem aber in den Tropen; in erster Linie bekommen ihn Kinder.

Menschen können als Zwischenwirte für die Larven von Bandwürmern, für die Hunde den Hauptwirt darstellen, fungieren. Die Larven wachsen und bilden Zysten in Leber und Lunge, eine Krankheit, die *Hydatidose* genannt wird.

B

BANDWURM, LEBENSZYKLUS

Viele Bandwürmer haben einen Lebenszyklus, in dem die ausgewachsenen Würmer und die Larven unterschiedliche Wirte befallen. Im Zyklus rechts setzen sich die reifen Würmer im Menschen fest und die Larven in Rindern (Zwischenwirte). Schweine und Fische können auch als Zwischenwirte fungieren für Bandwürmer im Menschen, und Menschen können als Zwischenwirte für Bandwürmer in Hund und Schwein auftreten.

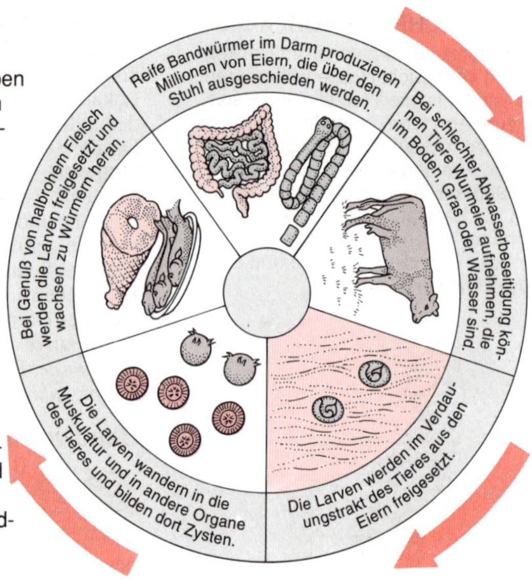

SYMPTOME

Ungeachtet ihrer Größe verursachen Bandwürmer aus Rindfleisch, Schweinefleisch und Fisch selten Symptome außer geringfügigen Bauchbeschwerden oder Durchfall. Doch können sich Wurmglieder lösen und über den After oder im Stuhl austreten. In seltenen Fällen provozieren Fischbandwürmer *Anämie*. Zwergbandwürmer rufen gelegentlich Durchfall und Bauchbeschwerden hervor.

DIAGNOSE UND THERAPIE

Bandwurmbefall wird aus Wurmgliedern und Eiern im Stuhl diagnostiziert. Behandelt wird mit *Anthelmintika* (z.B. Cesol ®+), die die Bandwürmer abtöten.

Die Therapie bei Schweinefleischbandwürmern muß sorgfältig erfolgen, da das Risiko besteht, daß Wurmeier freigesetzt werden und wieder in den Magen gelangen. Die Patienten werden in diesem Fall Wirte für die Wurmlarven, die sich in den Geweben festsetzen und Zysten bilden. Dieses Erscheinungsbild mit Symptomen wie Muskelschmerzen und Krämpfen wird als Zystizerkose bezeichnet.

Bandwürmer

F. Cestodes, Zestoden. Gruppe langer, abgeflachter, vielgliedriger Parasiten (s. *Bandwurm-Befall*).

Barbiturate

PSYCHOPHARMAKA
Phenobarbital (z.B. *Luminal* ® +)
Thiopental (z.B. *Trapanal* ® +)

WARNUNG
Barbiturate können süchtig machen; werden sie zusammen mit großen Mengen Alkohol eingenommen, besteht Lebensgefahr.

Gruppe von *Sedativa*, deren Wirkung auf einer Dämpfung der Aktivität im Gehirn beruht. Barbiturate wurden früher in großem Umfang eingesetzt als Medikamente gegen *Angstzustände*, *Schlaflosigkeit* und *Krämpfe*.

Heute haben sie ihre Bedeutung als Schlaf- und Beruhigungsmittel verloren; sie sollten bei Schlafstörungen (s. *Insomnie*) überhaupt nicht mehr eingesetzt werden. Eine Überdosis kann tödlich sein, insbesondere in Kombination mit Alkohol.

WARUM SIE VERWENDET WERDEN

Phenobarbital ist ein Barbiturat, das noch häufig als *Antikonvulsivum* bei der Behandlung der *Epilepsie* eingesetzt wird, und der Wirkstoff Thiopental bleibt das Mittel der Wahl bei Narkosen (s. *Anästhesie, Allgemein-*).

In der Behandlung von Ängsten oder Schlaflosigkeit wurden die Barbiturate inzwischen durch *Benzodiazepine* und andere Nichtbarbiturate weitgehend verdrängt.

WIE SIE WIRKEN

Die sedierende Wirkung der B. geht auf Wirkstoffe zurück, die die Weiterleitung stimulierender chemischer Signale zwischen den Nervenzellen im Gehirn blokkieren und die Reaktionsfähigkeit der Zellen herabsetzen.

B., insbesondere Phenobarbital, machen Hirnzellen weniger empfänglich für anomale elektrische Aktivität. Diese Wirkung ist bei der Behandlung der Epilepsie von Nutzen, weil dadurch plötzliche Anfälle seltener auftreten.

MÖGLICHE NEBENWIRKUNGEN

Benommenheit, taumelnder Gang und in manchen Fällen bei sehr jungen oder alten Menschen starke Erregbarkeit. Der dämpfende Einfluß der B. auf die Hirnaktivität (einschließlich der Ausschaltung des Atemzentrums) wird durch Alkohol noch verstärkt. Bei einer Einnahme über sieben Tage hinaus machen B. in der Regel süchtig. Bei abruptem Absetzen einer Behandlung mit B.n können daher Entzugserscheinungen auftreten (darunter Schlaflosigkeit, Unruhe, Alpträume und Krämpfe).

Barium-Röntgenkontrastuntersuchung

Röntgenverfahren, das eingesetzt wird, um Erkrankungen des Magen-Darm-Trakts zu erkennen und behandeln zu können. Pulverisiertes Bariumsulfat wird zu Brei angerührt und in den Teil des Verdauungstrakts eingebracht, der untersucht werden soll. Davon werden *Röntgen*-Bilder angefertigt. Weil das metallische Element Barium Röntgenstrahlen nicht durchläßt, werden die betreffenden Stellen auf dem Röntgenfilm sichtbar.

WARUM ES GEMACHT WIRD

Barium-Röntgenuntersuchungen gehören zu den diagnostischen Maßnahmen, mit denen die Ursachen von Schluckbeschwerden, Bauchschmerzen, blutigem Erbrechen, Rektumblutungen, verändertem Stuhlgang, hartnäckigem Durchfall oder Verstopfung und unerklärlichem Gewichtsverlust festgestellt werden. Veränderungen, die sich mittels Barium-Röntgenkontrastuntersuchung feststellen lassen, sind Verengungen oder Entzündungen der Speiseröhre, Störungen des Schluckmechanismus, Zwerchfellbruch mit Magenverlagerung (*Hiatushernie*), Magen- und Zwölffingerdarmgeschwüre und -tumoren, entzündliche Darmkrankheiten, Divertikulose, die Crohn-Krankheit, Zöliakie und Kolontumoren oder -polypen. In vielen Fällen sind die Barium-Röntgenkontrastuntersuchungen durch die *Endoskopie* ersetzt oder ergänzt worden.

SO WIRD ES GEMACHT

Meistens werden die Untersuchungen ambulant vorgenommen. Es bedarf keiner Anästhesie.

Ein mit dem Röntgengerät verbundener fluoreszierender Bildschirm ermöglicht es, den durch den Magen-Darm-Trakt wandernden Barium-haltigen Kontrastbrei zu beobachten und Anomalien zu erkennen. Röntgenaufnahmen oder Videoaufzeichnungen halten den Befund optisch fest.

Weil das Bariumsulfat nach der Absorption des Breiwassers zurückbleibt, verursacht es oft Verstopfung im Dickdarm. Dagegen hilft eine ballaststoffreiche Ernährung, verbunden mit reichlicher Flüssigkeitsaufnahme. Manchmal muß auch ein Abführmittel eingesetzt werden, um die chemischen Substanzen auszuscheiden.

DIE VERSCHIEDENEN ARTEN

Je nach dem Zweck der Untersuchung gibt es verschiedene Arten der Barium-Röntgenkontrastuntersuchung des Magen-Darm-Trakts.

BARIUMSCHLUCKEN, -MAGEN-DARM-PASSAGE

Diese Methoden setzt man ein, wenn es um die oberen Verdauungswege geht: Schlucken für die Speiseröhre, die Magen-Darm-Passage für die untere Speiseröhre, den Magen und den Zwölffingerdarm sowie für den Dünndarm. Beim Schlucken nehmen die Patienten mei-

BARIUM-RÖNTGENKONTRASTUNTERSUCHUNG

BARIUMSCHLUCKEN, MAGEN-DARM-PASSAGE

1 Sechs bis neun Stunden vorher darf nichts mehr getrunken und gegessen werden.

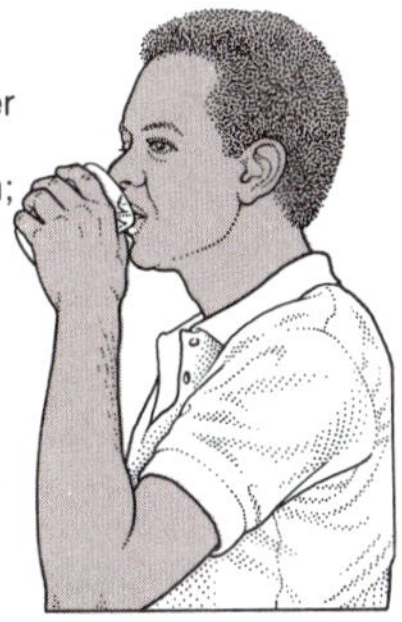

2 Zur Untersuchung trinkt der Patient ein Glas Barium-(sulfuricum; unlöslich)enthaltende Flüssigkeit oder ißt ein Stück in Bariumbrei getauchtes Brot. Damit kann der Schluckmechanismus röntgenologisch verfolgt werden.

3 Es werden Röntgenaufnahmen angefertigt: Beim Bariumschlucken steht der Patient, bei der Magen-Darm-Passage liegt er in unterschiedlichen Positionen. Soll der Dünndarm dargestellt werden, liegt er auf der rechten Seite. Bis das Barium den Dünndarm völlig durchwandert hat, werden regelmäßig Röntgenbilder aufgenommen.

BARIUM-INJEKTION DURCH EINE DÜNNDARMSONDE

1 Neun Stunden vorher darf nichts mehr getrunken und gegessen werden.

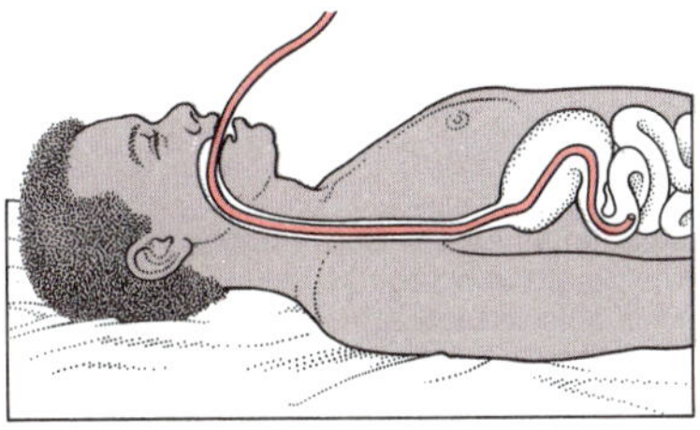

2 Im Liegen wird eine dünne Sonde über Mund oder Nase, Speiseröhre, Magen und Zwölffingerdarm in den anschließenden Dünndarm eingeführt.

3 Durch die Sonde wird das flüssige Barium direkt in den Dünndarm gebracht.

BARIUM-EINLAUF

1 Für eine erfolgreiche Untersuchung muß der Dickdarm möglichst leer und sauber sein, weil Stuhlreste das Bild beeinträchtigen oder sogar fälschlicherweise für Polypen oder Tumoren gehalten werden. Deshalb muß manchmal sogar einige Tage lang Fasten verordnet werden, evtl. auch unter Einsatz von Abführmitteln.

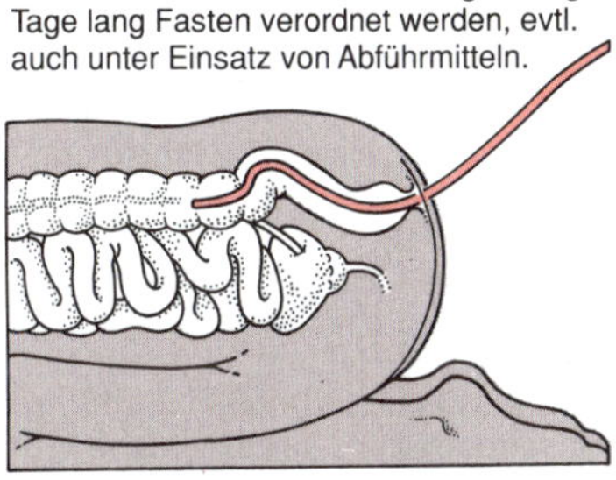

2 Der Patient befindet sich liegend mit angezogenen Knien, Gesicht nach unten, auf dem Röntgentisch.

3 Der Bariumbrei wird über einen dünnen Schlauch in den Enddarm eingeführt.

RÖNTGEN-TECHNIKEN

Es gibt zwei verschiedene Verfahren.

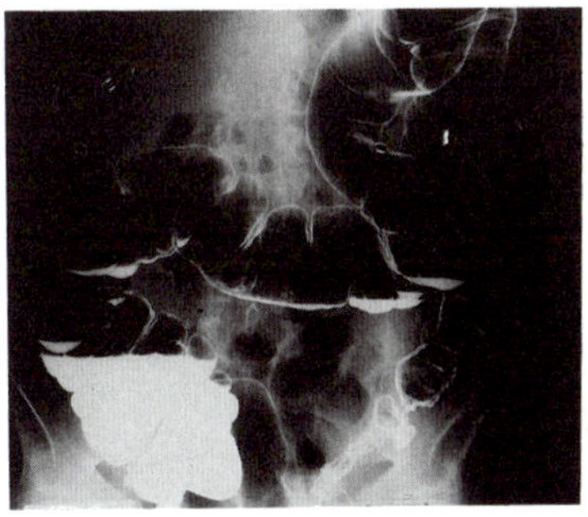

Doppelkontrast-Technik
Außer Bariumbrei wird Luft in den Verdauungstrakt eingebracht. Dadurch füllt das Barium den Trakt nicht vollständig, sondern setzt sich nur als Film an den Wänden ab. So werden auch kleine Anomalien, die mit der Einfachkontrastmethode nicht zu erkennen sind, sichtbar.

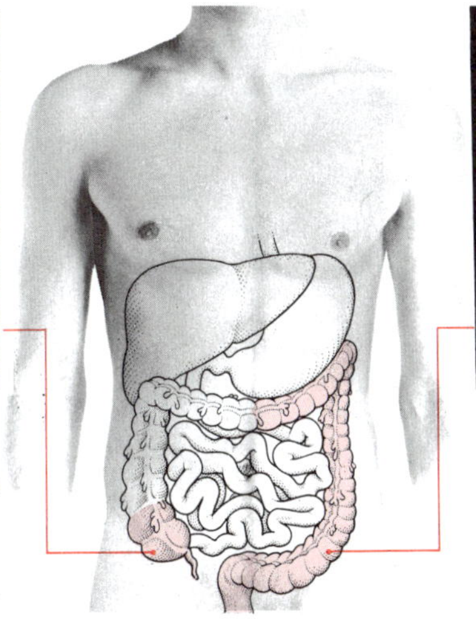

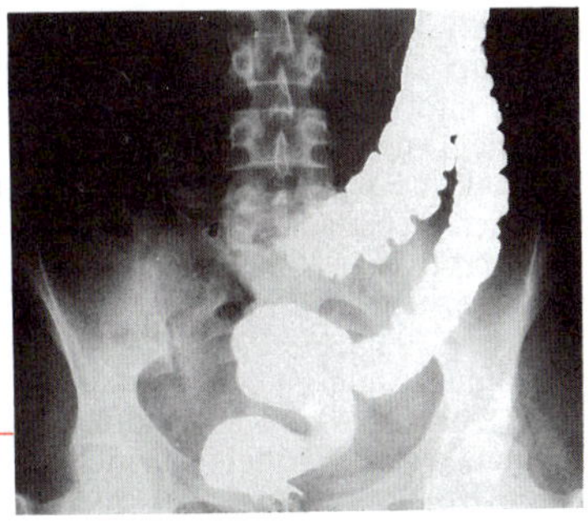

Einfachkontrast-Technik
Der betreffende Abschnitt des Verdauungstrakts wird mit Bariumkontrastbrei gefüllt und ist dann als deutliches Umrißbild sichtbar, in dem größere Anomalien erkennbar sind.

B

stens genug Luft mit dem Barium auf, so daß ein Doppelkontrastbild möglich ist. Ist eine Magen-Darm-Passage mit Doppelkontrast erwünscht, muß kohlenstoffangereichertes Barium verwendet werden (meistens in Form gasproduzierender Tabletten oder Granulate). Doppelkontrastbilder des Dünndarms mit der Magen-Darm-Passage sind in aller Regel nicht möglich, weil es zu schwierig ist, Luft in den Dünndarm einzubringen.

Die Schluckmethode und die Magen-Darm-Passage dauern jeweils etwa zehn Minuten, der Durchlauf bis zum Dünndarm bis zu fünf Stunden.

BARIUM-INJEKTION DURCH SONDE

Auch Enteroklysma genannt. Diese Einfachkontrast-Röntgenmethode liefert ein detaillierteres Bild des Dünndarms als die Magen-Darm-Passage, weil dabei mehr Barium in diesen Bereich gelangt. Sedierende Medikamente sind mitunter vonnöten, da die Prozedur, die 20 bis 25 Minuten dauert, leichte Unannehmlichkeiten verursacht.

BARIUM-EINLAUF

Diese Methode benützt man zur Untersuchung des unteren Verdauungstrakts (Dickdarm und Rektum). Für ein Einfachkontrastbild läßt man eine flüssige Bariumemulsion in den Dickdarm einlaufen. Für eine Doppelkontrastbeobachtung genügt ein kleineres Quantum in höherer Konzentration, das zusammen mit Luft eingebracht wird. Diese Prozedur dauert insgesamt etwa 20 Minuten und verursacht in aller Regel nur geringe Unannehmlichkeiten.

Direkt danach stößt der Körper eine geringe Menge des Bariums aus, den Rest später im Stuhl.

Barotrauma

Schädigung oder Schmerz hauptsächlich am Mittel-*Ohr* und in den *Nasennebenhöhlen* infolge von Druckveränderungen in der Umgebung. Die Hauptrisikogruppe bilden Flugreisende, aber auch Sporttaucher machen ähnliche Erfahrungen (s. *Sporttaucher-Medizin, Dekompressionskrankheit*).

URSACHE

Steigt ein Flugzeug nach dem Start auf seine Reisehöhe, sinkt der Kabinendruck meistens um etwa ein Drittel (entspricht meist den Druckverhältnissen in etwa 1800 m Höhe). Dann tritt eine Art von Knackgefühl ein. Es rührt daher, daß noch unter Bodenhöhendruck eingeatmete Luft im Mittelohr und den Nasennebenhöhlen über die Eustachische Röhre und die Nebenhöhlengänge (die Mittelohr und hintere Luftwege in der Kehle verbinden) austritt.

Landet das Flugzeug, findet der umgekehrte Vorgang statt. Der Kabinendruck steigt wieder und wird höher als der in den Ohren und den Nasennebenhöhlen. Die Trommelfelle werden nach innen gesaugt, was leicht schmerzhaft empfunden werden kann. Um den normalen Druckausgleich wiederherzustellen, muß neue Luft in die Nebenhöhlen und die Eustachische Röhre. Das läßt sich durch starkes Schlucken oder kräftiges Blasen mit geschlossenem Mund und zugehaltener Nase bewerkstelligen. (Preßdruckversuch nach Valsalva).

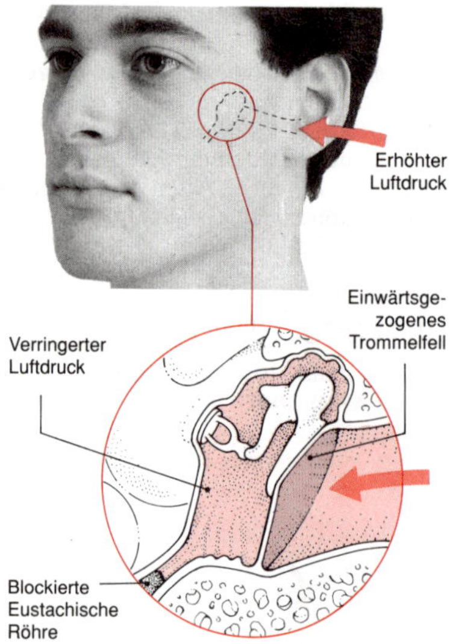

Mechanismen des Barotraumas
Die Darstellung zeigt Sitz und Struktur des Mittelohrs sowie die Druckveränderungen, wenn die Eustachische Röhre verschlossen ist und der Umgebungsluftdruck ansteigt.

Dieser Druckausgleich kann schwierig oder sogar unmöglich werden, wenn die Nebenhöhlen oder die Eustachischen Röhren verschleimt sind, etwa bei einer Erkältung. Wird der Druckausgleich verzögert oder verhindert (oder wenn der Preßdruckversuch zu heftig war), verursacht dies mitunter Schäden wie kleinere Risse in den Blutgefäßen der Wandungen des Mittelohrs oder in den Schleimhäuten der Nasennebenhöhlen.

Trommelfellrisse durch Druckänderungen in Flugzeugen treten höchst selten auf, aber beim Sporttauchen oder bei Flügen in großen Höhen kommen sie vor (s. *Trommelfellperforation*).

VORBEUGUNG

Bei starken Erkältungen sollte man besser vermeiden, in ein Flugzeug zu steigen. Ist dies nicht möglich, wird empfohlen, kurz vor der Landung ein *Rhinologikum (Schnupfenmittel)* in Sprayform zu benutzen. Der Preßdruckversuch sollte ebenfalls bekannt sein. Säuglinge stillt man am besten bei Start und Landung, weil sie dabei automatisch saugen und schlucken und dies denselben Effekt hat wie ein Preßdruckversuch.

SYMPTOME

Schmerzen in den Ohren oder über den Backenknochen und in der Stirn bei einer Flugzeuglandung sind ein Warnzeichen für Druckunterschiede. Geringfügige Druckschäden im Mittelohr (Aerootitis) verursachen einige Tage lang anhaltenden Schmerz, Gehörverlust und *Tinnitus* (Ohrensausen). Druckschäden in den Nasennebenhöhlen (Aerosinusitis) ziehen ebenfalls Schmerzen und evtl. einige Tage lang Schleimabgang oder Nasenbluten nach sich.

THERAPIE

In den meisten Fällen ist keine Behandlung erforderlich. Die Symptome vergehen nach Stunden oder spätestens Tagen von selbst wieder. Liegt allerdings gleichzeitig eine Infektion vor, können sich die Symptome tagelang beträchtlich verschlimmern. Bei entsprechenden Symptomen, anhaltenden Schmerzen oder Nasenausfluß, sollte ärztlicher Rat eingeholt werden, da unter Umständen eine Behandlung nötig wird. (S.a. *Luftfahrtmedizin*)

Bartholin-Drüsen

(*F.* Glandulae vestibulares) Zwei ovale, erbsengroße Drüsen. Ihre Gänge münden seitlich des Scheideneingangs. Bei der sexuellen Erregung sondern sie Flüssigkeit ab, die die Vagina befeuchten.

ERKRANKUNGEN

Eine Infektion der B.-D. verursacht Bartholinitis mit schmerzhaft geröteten Schwellungen an den Drüsenausgängen. Behandelt wird mit *Antibiotika*, *Analgetika* und warmen Bädern.

Hat die Infektion einen Abszeß nach sich gezogen, muß die betroffene Drüse aufgeschnitten und drainiert werden, was in der Regel unter Vollnarkose geschieht. Entstehen neue Abszesse, muß operiert werden, wobei entweder der Drüsen-

BARTHOLIN-DRÜSEN
Die Drüsen befinden zu beiden Seiten der Vaginaöffnung.

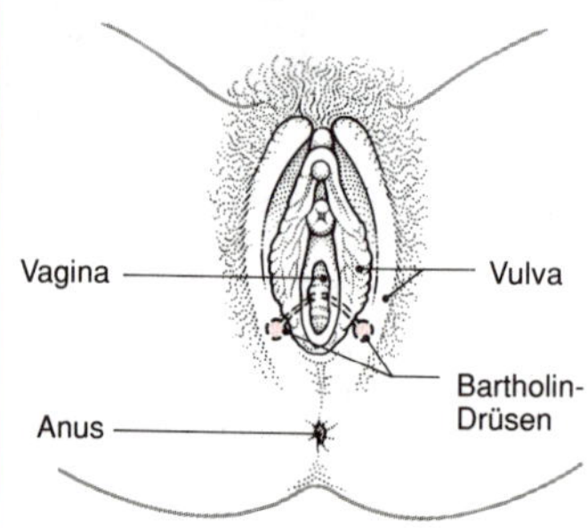

gang zu einer offenen Tasche (s. *Marsupialisation*) gemacht oder die ganze Drüse entfernt wird.

Verengt ein Abszeß den Drüsengang durch Vernarbung und kann die Drüse sich nicht mehr entleeren, bildet sich eine Bartholin-Zyste als schmerzlose Schwellung des Drüsengangs. Sie kann sich aber ihrerseits neu infizieren, woraufhin ebenfalls eine *Marsupialisation* oder die Entfernung der Drüse nötig wird. Auch wenn beide B.-D. entfernt oder durch Infektion funktionsunfähig wurden, übernehmen meist andere Drüsen in der Vagina die Aufgabe der Lubrikation (Befeuchtung).

Basalganglien

Paarig angeordnete Nervenzellen im *Gehirn*, tief im *Cerebrum* (*Großhirn*) und dem oberen Teils des Stammhirns. Sie spielen eine wichtige Rolle bei fließenden, kontinuierlichen Muskelaktivitäten und für Anfang und Ende von Bewegungen.

Krankheit oder Degeneration der B. und ihrer Verbindungen ziehen unkontrollierte Bewegungen, Zittern und Schwäche nach sich, wie sie bei der *Parkinson-Krankheit* zu beobachten sind.

Basaliom

s. *Basalzellkarzinom*

Basaltemperatur-Methode

s. *Empfängnisverhütung, natürliche Methoden*

Basalzellkarzinom

Basalzellkarzinome oder Basaliome sind eine Form von Hautkrebs, der am häufigsten im Gesicht oder am Hals auftritt. Die Zellen des Tumors ähneln sich stark und können von Zellen des Unterhautgewebes stammen.

VERBREITUNG

Das B. gehört zu den häufigsten Hautkrebsarten. Hellhäutige Menschen ab dem 50. Lebensjahr sind am häufigsten betroffen (Farbige nur sehr selten). Die größte Verbreitung zeigt sich in sonnigen Gegenden und bei Menschen, die viel im Freien arbeiten.

In manchen Teilen der USA und Australiens leiden über die Hälfte der über 75jährigen an einem B.

URSACHE

Man nimmt an, daß die Hautschäden durch UV-Strahlen entstehen. Dunkelhäutige Menschen sind durch den größeren Melanin-Pigmentgehalt ihrer Haut geschützt.

SYMPTOME

Über 90 Prozent der B.e treten im Gesicht auf, oft neben einem Auge oder der Nase, doch an sich kann der Tumor an

BAUCHRAUM (ABDOMEN)
Nach oben ist der Bauchraum vom Zwerchfell, nach unten durch die Beckenbodenmuskeln begrenzt.

Die Abbildung zeigt die Lage der im Bauchraum befindlichen Organe einer erwachsenen Frau.

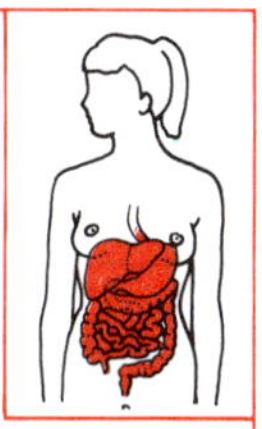

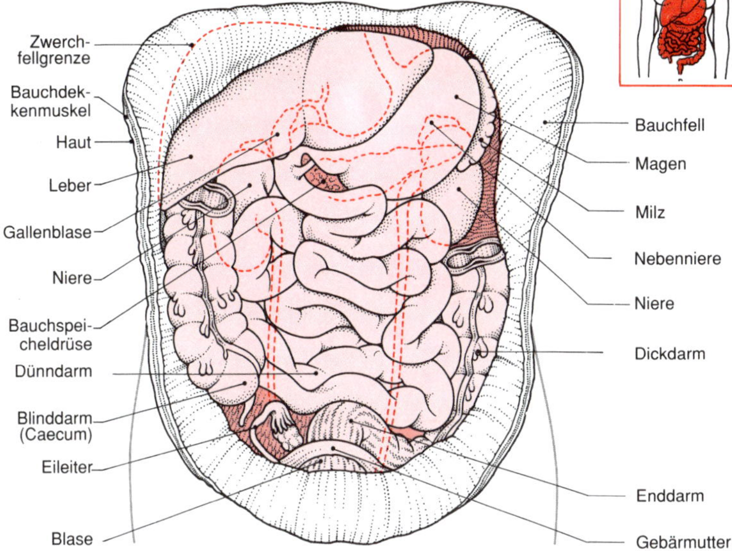

jeder beliebigen Stelle des Körpers erscheinen. Er beginnt als kleiner, flacher Pickel (Knötchen) und wächst langsam, bis er platzt und geschwürartig offenliegt. Die Diagnose wird mit Hilfe mikroskopischer Untersuchungen von Gewebsproben des Tumors bestätigt.

Ohne Behandlung frißt sich das Geschwür allmählich tiefer in die umgebenden Gewebe ein. Zum Glück breitet sich ein B. so gut wie nie in andere Körperbereiche aus.

VORBEUGUNG

Gefährdete Personen, vor allem sehr hellhäutige Menschen, sollten sich vor zuviel Sonnenbestrahlung hüten, indem sie sich entsprechend kleiden, Sonnenhüte tragen und darüber hinaus Sonnenschutzmittel anwenden.

THERAPIE UND PROGNOSE

Der Tumor wird mit Hilfe der *Kryochirurgie* oder der *Strahlentherapie* behandelt oder operativ entfernt. In der Regel wird damit eine komplette Heilung erzielt. Allerdings können sich neue Tumoren bilden, wenn keine entsprechenden Vorbeugungsmaßnahmen getroffen werden. (S.a. *Melanom, malignes, Plattenepithelkarzinom, Sonnenlicht, Nebenwirkungen*)

Base

s. *Alkali*

Baseballfinger

s. *Hammerfinger*

Basedow-Krankheit

Schilddrüsenfunktionsstörung mit dem Hauptsymptom Kropf. Entsteht durch übermäßige Produktion von Schilddrüsenhormonen, was zu *Hyperthyreose* und manchmal *Exopthalmus* (hervortretende Augäpfel) führt. Die B.-K. ist eine *Autoimmunkrankheit* (das *Immunsystem* greift körpereigenes Gewebe an).

Battered-Child-Syndrom

Verletzungen bei Kindern, die auf wiederholte Mißhandlungen schließen lassen, darunter blaue Flecken, Verbrennungen und Brüche. In den meisten Fällen wird das volle Ausmaß der Mißhandlungen nur offenbar, wenn das Kind ärztlich untersucht und geröntgt wird. (S.a. *Kindesmißhandlung*)

Bauch

F. Abdomen. Rumpfabschnitt zwischen Brustkorb (Zwerchfell; Diaphragma) und Beckenboden (Diaphragma urogenitale); hintere Grenze ist die Wirbelsäule, seitliche und vordere die Bauchdeckenmuskulatur.

Beim Bauchraum unterscheidet man die freie Bauchhöhle (Peritonealraum) und den dahinterliegenden Bindegewebsraum (Retroperitonealraum). In der freien Bauchhöhle befinden sich der Magen, große Abschnitte von Dünn- und Dickdarm, Leber und Milz, im Retroperitonealraum Bauchspeicheldrüse, Nebennieren, Nieren mit ableitenden Harnwe-

B

BAUCHAUFTREIBUNG

Anschwellen des gesamten Bauchbereichs zwischen unteren Rippen und Leistengegend, deren Ursache nicht Übergewicht ist.

Bei plötzlichem Beginn, während der ersten 24 Stunden

? Haben Sie seit mehr als einer Stunde heftige Bauchschmerzen?

JA → Treten jeweils eines oder beide der folgenden Symptome auf?
- Erbrechen
- Keine Erleichterung nach Abgang von Blähungen

JA → ☎ **NOTFALL!**
SOFORT ÄRZTLICHE HILFE RUFEN!
Ihre Symptome können Anzeichen einer gefährlichen Erkrankung sein:

siehe *akuter Bauch (akutes Abdomen)*
→ *Darmverschluß*

NEIN → siehe *Bauchschmerzen*

NEIN

Plötzliches Anschwellen des Bauches, das nicht von schweren und andauernden Schmerzen begleitet ist, ist in aller Regel nur die Folge von Blähungen.

Allmählich einsetzend/langandauernd

? Sind Ihre Fußknöchel angeschwollen und/oder gibt es eine Eindellung, wenn Sie darauf drücken?

JA → Sind Sie kurzatmig, besonders nachts?

JA → Es kann ein Flüssigkeitsstau infolge Herz-, Leber- oder Nierenstörungen vorliegen. Holen Sie ärztlichen Rat ein.

siehe *Herzfehler*

NEIN

Scheiden Sie weniger Urin als üblich aus?

JA → Es kann eine Nierenerkrankung vorliegen. Holen Sie ärztlichen Rat ein.

siehe *Glomerulonephritis*
→ *Nephrotisches Syndrom*

NEIN

NEIN

? Läßt die Schwellung nach dem Urinieren leicht nach?

JA → ☎ **Holen Sie umgehend ärztlichen Rat ein!**
Das Zurückhalten des Urins in der Blase kann der Grund sein. Ursache dafür ist bei älteren Männern meistens eine Vergrößerung der Vorsteherdrüse.

siehe *Prostata/Prostata, vergrößerte*

NEIN

? Ist Ihre Haut oder Augenbindehaut gelblich verfärbt?

JA → ☎ **Holen Sie umgehend ärztlichen Rat ein!**
Wahrscheinlich liegt eine Lebererkrankung vor.

siehe *Zirrhose*

NEIN

Fortsetzung nächste Seite

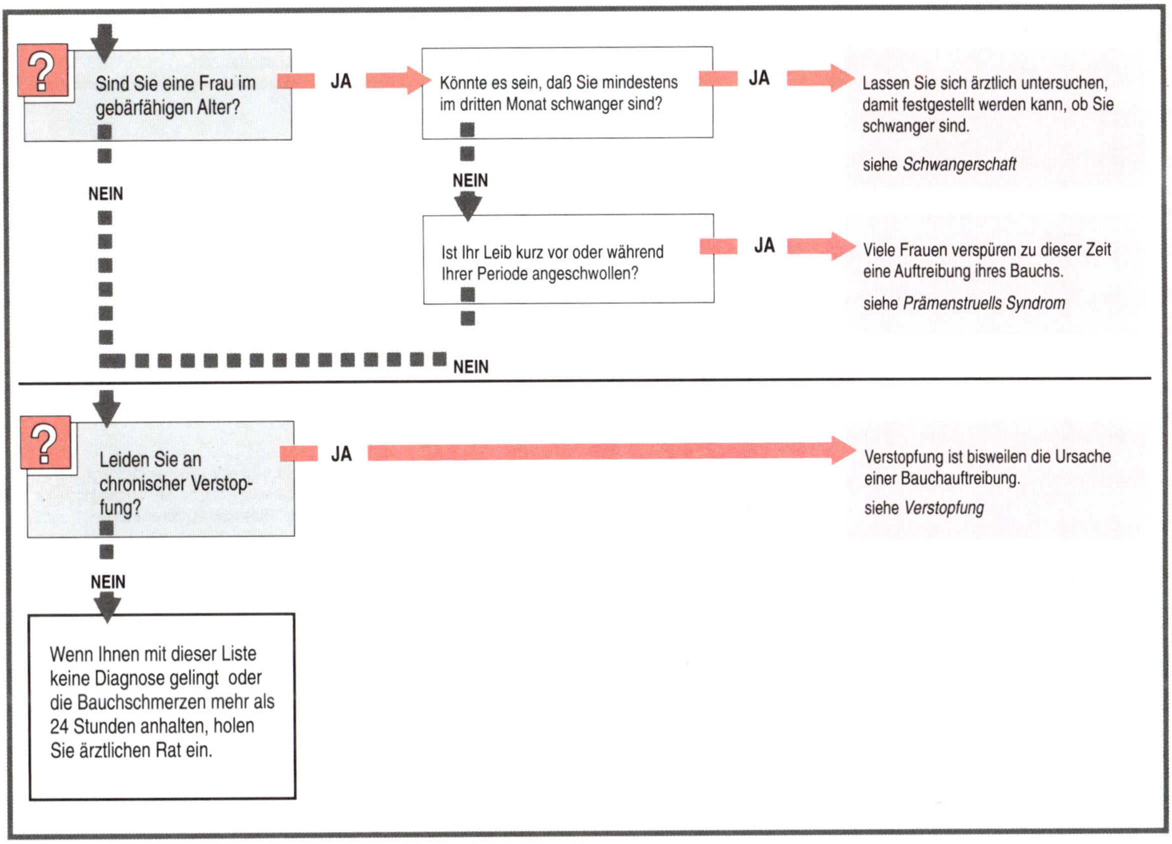

gen, Enddarm sowie bei Frauen Gebärmutter und Eierstöcke.

STRUKTUR

Wirbelsäule, Becken und Rippen stellen die Halterungen für die Muskeln der Bauchdecke dar. Zwischen den Muskeln und der Haut befindet sich eine Fettschicht, die bei Übergewichtigen mehrere Zentimeter dick sein kann.

Die innere Oberfläche der Bauchmuskeln sowie die in der freien Bauchhöhle befindlichen Organe sind von einer dünnen Haut, dem Peritoneum (Bauchfell), überzogen.

Bauchauftreibung

Kann verschiedene Ursachen haben. Ein aufgetriebener Bauch ist natürliche Folge von Übergewicht oder einer Schwangerschaft etwa ab der 12. Schwangerschaftswoche. Harmlose Ursachen wie Magen- oder Darmblähungen können unangenehme Auftreibungen des ganzen Bauchs zur Folge haben. Viele Frauen klagen über einen aufgetriebenen Unterbauch vor der Menstruation, der durch Flüssigkeitsretention entsteht. Andere Ursachen einer B. sind ernsterer Natur, beispielsweise *Aszites* (Flüssigkeitsansammlungen im Bauch), Symptom einer Krebs-, Herz-, Nieren- oder Lebererkrankung sein kann. Außerdem verursachen Darmverschlüsse oder *Ovarialzysten* mitunter eine B.

UNTERSUCHUNG UND THERAPIE

Die Diagnose der Primärursache erfordert meist eine Röntgen- oder *Ultraschall-Untersuchung*, um Anomalien in Größe oder Form innerer Organe oder Anzeichen eines Darmverschlusses zu erkennen.

Liegt ein Aszites vor, kann man Flüssigkeit zur Untersuchung absaugen. Zuweilen ist auch eine *Laparotomie* (chirurgische Bauchuntersuchung) oder eine *Laparoskopie* (Untersuchung des Bauchinneren mit Hilfe eines optischen Instruments) angezeigt. (S.a. Fließdiagramm "*Bauchauftreibung*")

Baucheingeweide

Bezeichnung für alle im Bauchraum befindlichen Organe (s. *Intestinum*).

Bauchfell

F. Peritoneum. Kleidet als sog. seröse Haut die freie Bauchhöhle aus (Peritoneum parietale) und überzieht die in ihr befindlichen Organe (Peritoneum viscerale); enthält zahlreiche Blut- und Lymphgefäße sowie Nerven. Das B. produziert eine geringe Menge seröser Flüssigkeit, die als Schmiere für die Beweglichkeit (Volumenverschiebungen) der Organe in der freien Bauchhöhle dient.

Das B. vermag wegen seiner dünnen Haut und seiner vielen Blutgefäße Substanzen, die sich in der Bauchhöhle befinden, rasch in den Kreislauf aufzunehmen. Dies wird bei der *Peritonealdialyse* ausgenützt.

Eine B.entzündung kann sich als Komplikation einer abdominalen Erkrankung ergeben (s. *Peritonitis*).

Bauchfellentzündung

s. *Peritonitis*

Bauchschmerzen

Beschwerden in Bereich der Bauchhöhle. Als Begleitsymptome treten auf: Übelkeit, Aufstoßen, Erbrechen, knurrende und gurgelnde Geräusche (s.a. *Bruit*) und *Blähungen*.

URSACHEN

Leichte, harmlose Formen von B. hat jeder irgendwann. Ihre Ursachen lassen sich oft leicht feststellen: Es wurde zuviel oder etwas Verdorbenes gegessen, oder jemand hat für kurze Zeit *Durchfall*.

B

BAUCHSCHMERZEN Allgemeine oder lokalisierte Schmerzen zwischen Unterrand des Brustkorbs und Leisten, im Laufe der letzten 24 Stunden aufgetreten. (S.a. anschließendes Fließdiagramm "Wiederkehrende Bauchschmerzen".

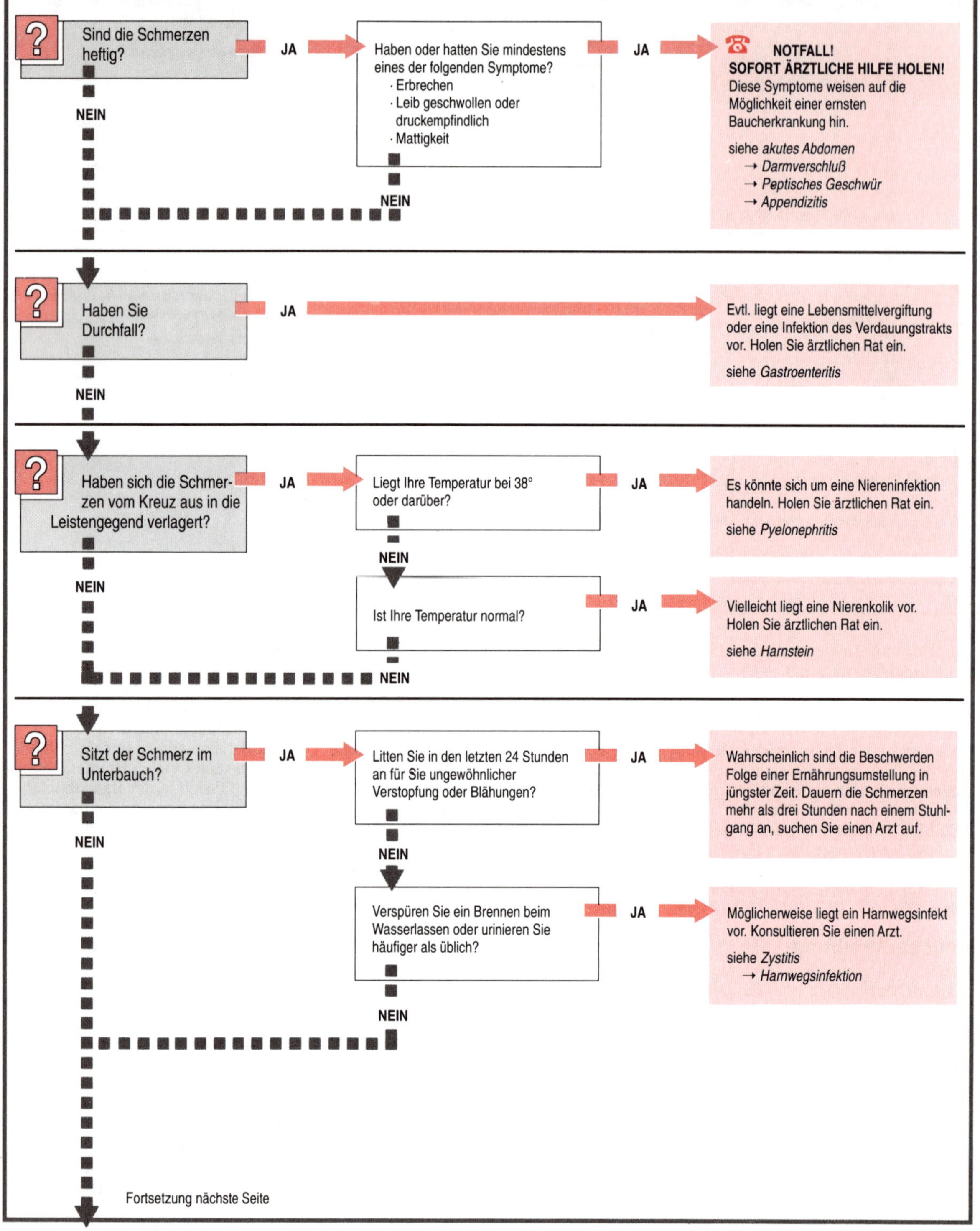

B

Sitzt der Schmerz auf der rechten Seite direkt unter den Rippen, und mußten Sie sich übergeben?

JA → Es könnte sich um eine Gallenblasenerkrankung handeln. Holen Sie ärztlichen Rat ein.

siehe *Cholezystitis*
→ *Gallensteine*

NEIN

WARNUNG
Starke Bauchschmerzen
erfordern sofortige ärztliche Untersuchung in folgenden Fällen:
- wenn sie länger als vier Stunden andauern
- wenn sie von Erbrechen begleitet sind
- wenn der Leib geschwollen und druckempfindlich ist
- wenn sie von Ohnmacht, Benommenheit oder Verwirrtheit begleitet sind

Warten auf ärztliche Hilfe
Bis zum Eintreffen ärztlicher Hilfe darf weder gegessen noch getrunken werden. Möglicherweise muß umgehend operiert werden. Nehmen Sie auch keine Tabletten oder Alkohol zur Schmerzlinderung. Eine Magenverstimmung kann zur Entzündung werden und u.U. gefährliche innere Blutungen auslösen.

Haben Sie brennende Schmerzen auf nur einer Seite UND ist die Haut an dieser Stelle besonders empfindlich?

JA → Es entsteht möglicherweise eine Nerveninfektion. Holen Sie ärztlichen Rat ein.

siehe *Herpes zoster*

NEIN

Traten die Schmerzen nach starkem Essen oder Trinken auf?

JA → Bauchschmerzen entstehen oft dann, wenn man zuviel gegessen hat. Die Magenschleimhaut ist möglicherweise entzündet.

siehe *Gastritis*
→ *Verdauungsstörung*

NEIN

Sitzt der Schmerz in der Mitte des Oberbauches?

JA → Ist es ein dumpfer, krampfartiger Schmerz mit Ausstrahlung bis hinauf in die Brust oder in die Arme?

JA → ☎ **NOTFALL!**
SOFORT ÄRZTLICHE HILFE RUFEN!
Diese Symptome können Zeichen einer Herzkrankheit sein.

siehe *Angina pectoris*
→ *Brustschmerz*
→ *Myokardinfarkt (Herzinfarkt)*

NEIN

NEIN

Sind Sie eine Frau und haben regelmäßig wiederkehrende krampfartige Unterleibsschmerzen?

JA → Haben Sie gerade Ihre Monats-Regelblutung?

JA → Dumpfe Schmerzen oder Krämpfe stehen häufig im Zusammenhang mit der Menstruation. Besprechen Sie das mit Ihrem Arzt.

NEIN

Könnte es sein, daß Sie sich in den ersten drei Monaten einer Schwangerschaft befinden UND/ODER haben Sie Vaginalblutungen bemerkt?

JA → ☎
SOFORT ÄRZTLICHE HILFE HOLEN!
Es besteht das Risiko einer ernsten Komplikation wie z.B. einer Fehlgeburt oder extrauterinen Schwangerschaft (Schwangerschaft außerhalb der Gebärmutter).

siehe *Ektopische Schwangerschaft*
→ *Fehlgeburt*

NEIN

NEIN

Fortsetzung nächste Seite

Fortsetzung nächste Seite, 2. Spalte

B

Haben Sie unangenehm riechenden Scheidenausfluß?

JA → ☎ **SOFORT ÄRZTLICHE HILFE HOLEN!** Es könnte eine akute Eileiter- oder Gebärmutterinfektion vorliegen.

siehe *Beckenentzündung*
→ *Salpingitis*

NEIN ↓

Können Sie mit diesem Fließdiagramm keine Diagnose ableiten, suchen Sie ärztlichen Rat.

WIEDERKEHRENDE BAUCHSCHMERZEN

Bauchschmerzen, die nach einer Woche oder länger wieder auftreten.

Schmerzen hauptsächlich oberhalb der Hüfte

? Verspüren Sie gelegentlich einen brennenden Schmerz in der Brust, besonders beim Hinunterbeugen und im Liegen?

JA → Aufstoßen von Magensäure in die Speiseröhre könnte die Ursache sein. Dies passiert, wenn der zwischen Speiseröhre und Magen befindliche Muskel erschlafft; dies ist oft mit Übergewichtigkeit verbunden.

siehe *Sodbrennen*
→ *Hiatushernie*

NEIN ↓

? Kommt der Schmerz in Wellen und hauptsächlich im rechten Oberbauchbereich?

JA → Ist Ihre Temperatur 38° oder höher?

JA → Ihre Gallenblase könnte entzündet sein. Holen Sie ärztlichen Rat ein.

siehe *Cholezystitis*

NEIN ↓

Vergehen die Schmerzen zeitweilig nach Einnahme von Medikamenten gegen Verdauungsstörungen?

JA → Wahrscheinlich liegt eine Magenreizung vor. Allerdings ist auch die Möglichkeit eines Magengeschwürs nicht auszuschließen. Holen Sie ärztlichen Rat ein.

siehe *Gastritis*
→ *Peptisches Geschwür*

NEIN ↓

Breitet sich der Schmerz nur unter den Rippen der rechten Seite aus?

JA → Gallensteine im Verbindungsgang zwischen Gallenblase und Zwölffingerdarm können die Ursache dieser Schmerzen sein, gerade dann, wenn sie mit Übelkeit und Erbrechen einhergehen. Reden Sie mit Ihrem Arzt.

siehe *Gallensteine*

NEIN ↓

NEIN ↓

Fortsetzung nächste Seite

? Leiden Sie an Appetitverlust, haben Sie in den letzten 10 Wochen mehr als 4,5 kg Gewicht verloren, ohne eine Diät zu machen?

JA →

☎ **SOFORT ÄRZTLICHE HILFE HOLEN!**
Höchstwahrscheinlich haben Sie ein Magen- oder Zwölffingerdarmgeschwür, aber auch die Möglichkeit einer Krebserkrankung ist nicht auszuschließen, vor allem, wenn Sie über 40 sind.

siehe *Peptisches Geschwür*
→ *Magenkrebs*

NEIN

Schmerzen hauptsächlich unterhalb der Hüfte

? Haben Sie Schwellungen oder Beschwerden in den Leisten, die beim Husten oder bei schwerem Heben zunehmen?

JA →

Ein Bruch könnte die Ursache Ihrer Schmerzen sein.

siehe *Hernie*

NEIN

? Haben oder hatten Sie Schübe von Durchfall UND/ODER Verstopfung mit oder ohne Blutspuren oder Schleim im Stuhl?

JA →

Wenn Sie erst kürzlich auf einer Auslandsreise waren, könnten Sie von dort eine Infektion mitgebracht haben. Ein Colon irritabile (Reizkolon) oder eine Divertikel-Krankheit (bei der sich Aussackungen an den Wänden des Dickdarms bilden) kann die Ursache Ihrer Beschwerden sein. Die Crohn-Krankheit oder eine Colitis ulcerosa sind eine weitere Ursache für Unterbauchschmerzen sowie eine mögliche Krebserkrankung. Holen Sie ärztlichen Rat ein.

siehe *Amöbiasis*
→ *Crohn-Krankheit*
→ *Divertikel-Krankheit*
→ *Dysenterie*
→ *Darmkrebs*
→ *Colon irritabile*
→ *Colitis ulcerosa*

NEIN

? Sind Sie eine Frau im gebärfähigen Alter?

JA →

Ihre Schmerzen könnten ein gynäkologisches Problem oder eine Beckenentzündung sein.

siehe *Zystitis*
→ *Menstruationsstörungen*
→ *Beckenentzündung*

NEIN

Können Sie mit diesem Fließdiagramm keine Diagnose ableiten, suchen Sie ärztlichen Rat.

Viele Frauen haben zu bestimmten Zeiten ihrer *Monats-Regelblutung* B. im *Becken*bereich, entweder kurz vor oder während der *Periode* oder auch um die Zeit der *Ovulation* (Eisprung). Schmerzen dieser Art rühren zuweilen auch von *gynäkologischen* Erkrankungen her wie z.B. von einer *Endometriose* (bei der Schleimhautpartikel des *Uterus* in anderen Bauchbereichen erscheinen).

Eine häufige Ursache sehr tief lokalisierter B. ist eine *Harnblasenentzündung* (*Zystitis*); bei dieser ist wegen der Verengung der Harnwege möglicherweise auch die Blasenentleerung schmerzhaft.

Eine Kolik nennt man die Form von B., die infolge von *Spasmen* (Krämpfen) eines inneren Organs alle paar Minuten wieder auftreten. Wellen einer *Kolik* können den Darm, die Gallengänge, die Harnwege oder den Uterus betreffen. Die Kolik ist ein Versuch des Organismus, eine teilweise oder vollständige Blockierung zu überwinden, sei es ein *Stein*, ein *Tumor* oder eine *Entzündung*. Die Kolikanfälle werden in der Regel immer heftiger und sind auch mit *Erbrechen* verbunden, was dann unter den Begriff des *akuten Abdomens* fällt.

Aus einer Zunahme der Magensäure kann sich ein *peptisches Geschwür* entwickeln, das seinerseits einen nagenden Schmerz erzeugt, der zumindest für einige Zeit mit Nahrungsaufnahme, Milch oder der Einnahme von *Antazida* (z.B. Talcid ®) gemildert werden kann.

Weitere mögliche Ursachen von B. sind Infektionen wie *Pyelonephritis* (Niereninfektion) oder eine Entzündung der inneren weiblichen Geschlechtsorgane (s.a. *Beckenentzündung*) sowie eine Ischämie (mangelnde Blutversorgung). Letztere ensteht zum Beispiel, wenn ein *Volvulus* (Darmverschlingung) ein Blutgefäß der Eingeweide abdrückt oder dort einen Thrombus (*Blutpfropf*) bildet.

Alle *Tumoren* im Bauchraum können B. verursachen, indem sie die Kapsel eines der *Baucheingeweide* dehnen, auf umgebende Organe drücken, ein *Geschwür* bilden oder sogar aufbrechen.

Gelegentlich sind auch Ursachen von außerhalb der Bauchhöhle verantwortlich für B.: so kann etwa eine Lungenentzündung im rechten unteren Lungenflügel Schmerzen im oberen rechten Bauchbereich bewirken.

B. können auch psychologischen Ursprungs sein, beispielsweise als Folge von ängstlicher Erwartung eines Kindes vor dem ersten Tag in einer neuen Schule oder eines Erwachsenen bei Antritt einer neuen Stellung.

THERAPIE

Alle Menschen lernen mit der Zeit, leichte und schnell wieder vorübergehende

B

Bauchschmerzen zu erkennen. In diesen Fällen genügt meistens die Selbstbehandlung mit einfachen Maßnahmen: Milchtrinken, eine Wärmflasche auflegen oder einfach eine Nacht durchschlafen. Ungewöhnliche Schmerzen dagegen oder solche, die sich auch nach Erbrechen nicht geben, länger dauern als ungefähr sechs Stunden oder mit Schweißausbrüchen bzw. Ohnmachten verbunden sind, bedürfen auf jeden Fall sofortiger ärztlicher Untersuchung. Ganz dringend ist diese erforderlich, wenn die B. mit anhaltendem Erbrechen (auch mit bräunlichem Blut vermischt) oder mit blutigem oder tiefschwarzem Stuhl verbunden sind.

B. zusammen mit unklarem Gewichtsverlust oder mit Veränderungen der Stuhlgewohnheiten (plötzliche Verstopfung oder unerklärlicher Durchfall) müssen ebenfalls schnellstens ärztlich untersucht werden.

UNTERSUCHUNG

Die ärztliche Diagnose stützt sich auf die detaillierte *Anamnese-Erhebung* über die Art der Schmerzen und ihres Zusammenhangs mit Essen und der Urin- und Stuhlausscheidung sowie auf eine gründliche, körperliche Untersuchung.

Steht die Diagnose danach noch nicht zweifelsfrei fest, sind weitere Maßnahmen notwendig wie Urintest, *Bluttests*, *Röntgen* und *Ultraschall*. Kann dann immer noch nicht die Ursache eindeutig geklärt werden, gibt es weitere Möglichkeiten wie *Endoskopie* (Begutachtung des Körperinneren mit einer Optik), *Koloskopie* (Dickdarmspiegelung) oder *Laparoskopie* (Spiegeluntersuchung der gesamten Bauchhöhle und seiner Organe). Vereinzelt kommt es vor, daß letzte Gewißheit nur mit einer Operation zur Exploration (Erforschung) der Bauchhöhle (*Laparotomie*) zu gewinnen ist.

Bauchspeicheldrüse

F. Pankreas. Längliche, spitz zulaufende und quer im Oberbauch hinter dem Magen liegende Drüse. Ihre breiteste Stelle (Kopf, *F.* Caput) liegt auf der rechten Seite in der Kurve des *Zwölffingerdarms*.

LAGE DER BAUCHSPEICHELDRÜSE

Das Organ liegt hinter dem Magen. Nur sein 'Kopf' befindet sich in der Kurve des Zwölffingerdarms.

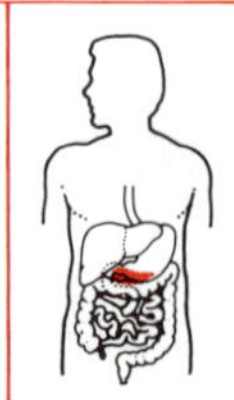

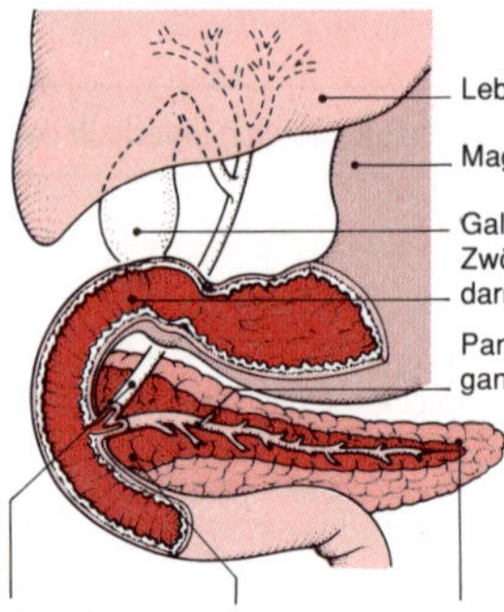

Der Hauptteil der Drüse (Körper, *F.* Corpus) verjüngt sich vom Kopf her nach links und leicht aufwärts. Das schmale Ende (Schwanz, *F.* Cauda) endet an der Eintrittspforte der *Milz*.

STRUKTUR

Der Hauptteil der B. besteht aus *exokrinem* Gewebe, in dem "Nester" endokriner Zellen eingebettet sind, die sog. Langerhans-Inseln (nach Paul L., 1847-1888, Pathologe, Berlin). Die exokrinen Zellen sezernieren Verdauungs-*Enzyme* in ein System von Gängen, die sich zum Hauptpankreasgang vereinigen. Dieser mündet meist in den Hauptgallengang (der Galle aus der Gallenblase abführt) und bildet mit ihm eine kleine Kammer, die sog. Vater-Ampulle (nach Abraham V., 1684-1751, Anatom, Wittenberg), die sich ihrerseits in den Zwölffingerdarm öffnet. Die Langerhans-Inseln sind von zahlreichen kleinsten Blutgefäßen durchsetzt, in die sie ihre *Hormone* abgeben.

FUNKTION

Die B. hat zwei Funktionen: Das exokrine Gewebe sezerniert verschiedene Verdauungs-*Enzyme* zum Abbau von Kohlenhydraten, Fetten, Proteinen und Nukleinsäuren (s. *Verdauungssystem*). Die meisten dieser Enzyme sind nicht aktiv, bevor sie im Zwölffingerdarm durch andere Enzyme aktiviert werden. Sie sondert auch Natriumbikarbonat ab, das die in den Zwölffingerdarm gelangende Magensäure neutralisiert. Die endokrinen Zellen in den Langerhans-Inseln bilden die *Hormone Insulin* und *Glucagon*, die den Glukosespiegel im

BAUCHSCHMERZEN-DIAGNOSE

Neben der körperlichen Untersuchung gehört zur ärztlichen Diagnosestellung auch der Patientenbericht über Ort und Art der Schmerzen.

Weitere diagnostische Maßnahmen können nötig werden: Bluttests, Röntgenaufnahmen, Gastroskopie, Koloskopie oder Laparoskopie.

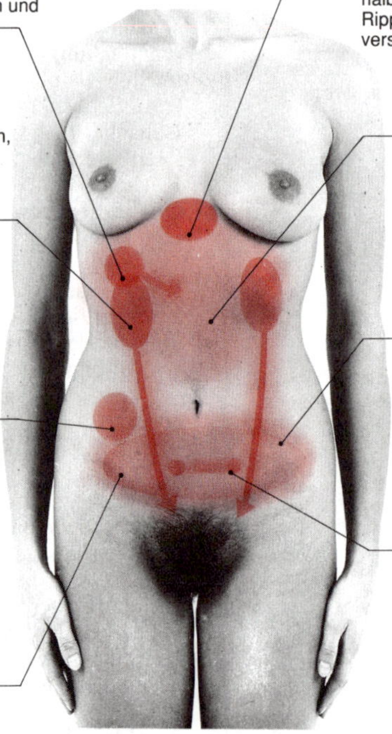

Blut steuern. (S.a. Kasten "Erkrankungen der Bauchspeicheldrüse" S. 814 bei *Pankreaskarzinom/Pankreatektomie/Pankreatitis*)

Bauchspeicheldrüsenentfernung
s. *Pankreatektomie*

Bauchspeicheldrüsenentzündung
s. *Pankreatitis*

Bauchspeicheldrüsenkrebs
s. *Pankreaskarzinom*

Bauchtyphus
s. *Fleckfieber*

Bauchwassersucht
s. *Aszites*

Bäuerchen
F. Ruktus. Üblicher Ausdruck für das Aufstoßen kleiner Mengen Milch und Luft bei Säuglingen nach dem Füttern – ein normaler und harmloser Vorgang.

Baumwollfieber
s. *Byssinose*

Bazillen
Stäbchenförmige Bakterien (veralteter Begriff). Verantwortlich für viele Krankheiten wie z.B. *Tuberkulose*, *Keuchhusten*, *Tetanus*, *Typhus* und *Diphtherie* (s. *Infektionskrankheit*).

BCG-Impfung
Impfung gegen Tuberkulose (*Tbc*). Sie wird aus einem künstlich abgeschwächten Vieh-Tuberkelbazillus, dem Tbc-Erreger, hergestellt. Die Bezeichnung BCG ist das Kürzel für **B**acille **C**almette-**G**uérin nach den beiden Franzosen, die den Impfstoff 1906 entwickelten.

WARUM ES GEMACHT WIRD

Die Tuberkuloseimpfung erfolgt in Deutschland nicht routinemäßig bei allen Neugeborenen, sondern nur bei erhöhter Tbc-Ansteckungsgefahr sowie als Wiederholungsimpfung im Alter zwischen 9 und 15 Jahren. Erwachsene werden geimpft, wenn sie im Kontakt mit Tuberkulosekranken stehen, insbesondere auch Ärzte, Krankenschwestern, Laborpersonal etc.

SO WIRD ES GEMACHT

Außer bei Neugeborenen wird zuerst der *Tuberkulintest* durchgeführt. Nur bei negativer Reaktion (d.h. keine Immunität) wird auch geimpft, meist als Spritze in den Oberarm. Etwa sechs Wochen danach entsteht die kleine Impfpustel, die normalerweise vollständig abheilt und die charakteristische kleine Impfnarbe hinterläßt. Eine seltene Komplikation ist ein chronisches Geschwür, wenn die Impfpustel nicht vollständig abheilt.

Beatmung
1. Mund-zu-Nase-Beatmung. Die Zuführung von Atemluft in die Lunge von jemandem, der nicht mehr von selbst atmet/atmen kann (s. *Atemstillstand*) oder dessen Atmung jedenfalls unzureichend ist. Eine Variation der Mund-zu-Nase-Beatmung ist die Mund-zu-Mund-Beatmung; *Gerät-Beatmung* s. unter Ziffer 2 ("Ventilation").

WARUM ES GEMACHT WIRD

Es muß so schnell wie nur möglich mit der Beatmung begonnen werden. Mehr als sechs Minuten Verzögerung nach dem Aufhören der Atmung bedeutet in der Regel bereits den Tod. Daß jemand nicht mehr atmet, erkennt man daran, daß Brustkorb und Bauch sich nicht mehr heben und senken, keine Atemgeräusche zu hören und keine Atmung zu fühlen sind, das Gesicht graublau anläuft und keine Ausatmung mehr feststellbar ist. Ist am Hals kein Pulsschlag mehr fühlbar, muß mit der Beatmung auch eine Herzmassage erfolgen (s. *Herz-Lungen-Wiederbelebung*).

Ist der Atem noch vorhanden, aber nur schwach und flach, zeigt sich dies durch sehr schwache, kaum noch wahrnehmbare Brustbewegungen, aber fühlbaren Atem an. Gelingt die Wiederherstellung der Atmung nicht, bekommt das Gehirn keinen Sauerstoff mehr, und dauerhafte Hirnschädigungen oder sogar der Tod sind die Folge.

SO WIRD ES GEMACHT

Mund-zu-Nase-Beatmung

Ist der Atemstillstand festgestellt worden, sofort mit der Atemspende beginnen. Keine Zeit mit unnötigen und zeitraubenden Vorbereitungen vergeuden. Es bleiben nur noch Sekunden für erfolgreiche Maßnahmen. Rettungsdienst und Notarzt sofort nach Feststellung des Atemstillstandes alarmieren. *Sichtbare* Fremdkörper aus dem Mund entfernen. Mit einer Hand die Stirn, mit der anderen unter das Kinn fassen. Mit beiden Händen den Kopf vorsichtig nackenwärts beugen, das Kinn dabei anheben und die Unterlippe mit dem Daumen gegen die Oberlippe drücken, um den Mund des Betroffenen zu schließen. Den eigenen Mund weit öffnen und einatmen. Den weitgeöffneten Mund um die Nase des Betroffenen herum fest auf das Gesicht aufsetzen und die eigene Atemluft vorsichtig in die Atemwege einblasen, dann den eigenen Kopf abheben und zur Seite drehen, dabei das Zurücksinken von Brustkorb und Oberbauch beobachten, eventuell gleichzeitig auf entweichende Luft horchen. Nach zweimaliger Atemspende den Puls an der Halsschlagader kontrollieren. Bei tastbarem Puls die Atemspende nach eigenem Rhythmus fortsetzen.

Mund-zu-Mund-Beatmung

Sollte eine Mund-zu-Nase-Beatmung nicht möglich sein, kann auch eine Mund-zu-Mund-Beatmung durchgeführt werden. Dabei verschließen Daumen und Zeigefinger der auf der Stirn liegenden Hand die Nase. Den Mund des Betroffenen ein wenig öffnen, dann den eigenen weitgeöffneten Mund um den Mund des Betroffenen fest aufsetzen und nach eigenem Rhythmus vorsichtig beatmen. Sonst wie bei der Mund- zu-Nase-Beatmung verfahren.

Wiederbelebung von Säuglingen und Kleinkindern

Säuglinge und Kleinkinder zu beatmen, geschieht im Prinzip auf die gleiche Weise wie bei Erwachsenen. Es ist aber natürlich leichter, in dem kleineren Gesicht Mund und Nase gleichzeitig zu verschließen und zu beatmen. Es ist natürlich leichter, auf dem kleineren Gesicht Mund und Nase mit dem eigenen Mund zu umschließen. Nur darf der Kopf des Kindes nicht zu weit zurückgebogen werden, weil Genick und Atemwege von Kindern nicht so robust sind wie die Erwachsener. Man bläst auch sanfter, aber häufiger, bei Säuglingen 40mal, bei Kleinkindern 30mal pro Minute, bis sich die Brust des Kindes wieder hebt und senkt.

2. "Ventilation" (Gerät-Beatmung). Beatmung mit Hilfe eines Atemgeräts (Respirators) zur Lebenserhaltung bei Patienten, deren Atmung nicht mehr natürlich funktioniert, was ungewollte und gewollte Gründe haben kann.

WARUM ES GEMACHT WIRD

Nicht mehr funktionierende oder stark beeinträchtigte Atmung kann sich aus einer Schädigung des Atemsystems im *Stammhirn* infolge einer *Kopfverletzung*, einer Gehirnkrankheit oder einer Drogenüberdosis ergeben, aus einer Schädigung oder Funktionsbeeinträchtigung der Atemmechanismen als Folge von Brustverletzungen, Atemwegserkrankungen, Nerven- oder Muskelschäden, oder auch größerer chirurgischer Operationen im Brust- und Bauchraum. Gelegentlich entsteht die Notwendigkeit zur Gerät-Beatmung auch infolge von Komplikationen während einer *Anästhesie* (Narkose). Frühgeburten mit dem Atemnotsyndrom der Neugeborenen müssen so lange in einem sog. Brutkasten beatmet werden, bis ihre Lungen funktionsfähig sind.

B

ERSTE HILFE: BEATMUNG – ATEMSPENDE

1 Lebensrettender Handgriff
- Betroffener liegt auf dem Rücken.
- Der Helfende kniet am Kopf des Betroffenen.
- Mit einer Hand an die Stirn, mit der anderen unter das Kinn fassen.
- Mit beiden Händen den Kopf vorsichtig nackenwärts beugen, Kinn dabei anheben und so halten.

2 Atemkontrolle
Sehen – ob sich der Brustkorb hebt oder senkt,
Hören – ob Atemgeräusche vorhanden,
Fühlen – mit der Wange, ob Luft aus Mund oder Nase entweicht.
Ist keine Atmung festzustellen, sofort mit der Beatmung beginnen.

3 Atemspende (in der Regel Mund-zu-Nase-Beatmung, außer bei Atemwegsblockierungen in der Nase)

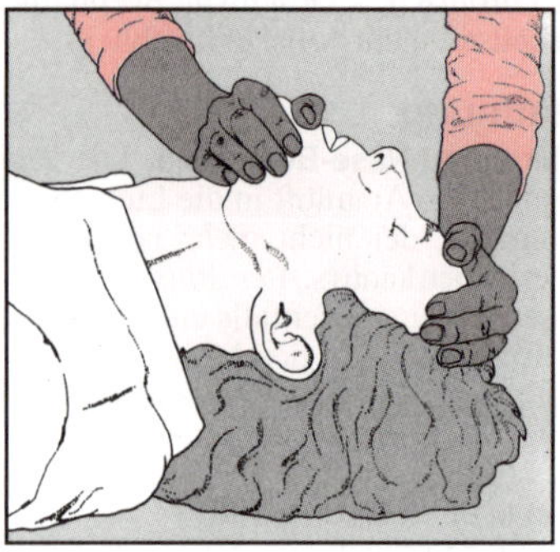

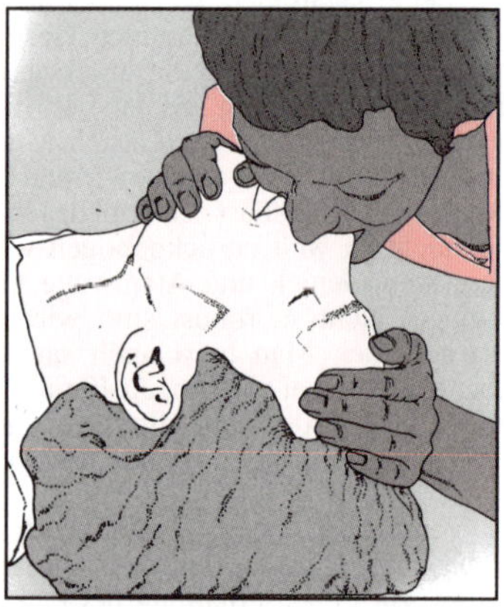

- Unterlippe mit Daumen gegen Oberlippe drücken und damit den Mund des Betroffenen schließen.
- Den eigenen Mund weit öffnen und einatmen.
- Den weit geöffneten Mund um die Nase des Beroffenen herum fest auf das Gesicht aufsetzen.
- Eigene Ausatemluft in die Atemwege vorsichtig einblasen.
- Kopf abheben und zur Seite drehen, dabei:
  Beobachten des Zurücksinkens von Brustkorb oder Oberbauch; evtl. gleichzeitig auf entweichende Luft horchen und Beatmung fortsetzen.

4 Pulskontrolle
Nach zweimaliger Atemspende den Puls an der Halsschlagader kontrollieren. Bei tastbarem Puls die Beatmung nach eigenem Rhythmus (ca. 15 mal/min. bei Erwachsenen) fortsetzen, bis die spontane Atmung wieder einsetzt.

SO WIRD ES GEMACHT
Die Gerät-Beatmung ist in aller Regel Teil der Intensivmedizin auf den sog. Intensivstationen von Krankenhäusern (s. *Intensivbetreuung*). Die Patienten sind über einen Schlauch im Schlund (*Endotrachealtubus*, durch Nase oder Mund eingeführt) an die Herz-Lungen-Maschine angeschlossen. Ist die Prozedur längere Zeit erforderlich, kann der Schlauch auch durch einen Halsschnitt eingeführt werden (die entsprechende Operation heißt *Tracheostomie*). Patienten, die bei Bewußtsein sind oder kurz vor dem Erwachen aus der Narkose, bekommen üblicherweise Muskelrelaxantien und Sedativa gegen die natürlichen Abwehr-, Widerstands- und Würgreflexe gegen den Schlauch.

Während der "Ventilation", also der Gerät-Beatmung, werden die *Blutgase* (die Anteile von Sauerstoff und der sonstigen Gase im Blut) mittels Blutprobenanalysen laufend kontrolliert. Röntgenbilder zeigen den Zustand der Lunge, und auch Puls, Blutdruck, Herzrhythmus sowie Temperatur werden kontinuierlich überwacht.

Da an der Beatmungsmaschine hängende Patienten weder essen noch trinken können, müssen sie "am Tropf" (s. *intravenöse Infusion*) ernährt werden. Auch Medikamente muß man ihnen auf diese Weise verabfolgen. Und weil es außerdem in diesem Zustand auch nicht möglich ist, zu husten, können sich in der Lunge Sekretionen ansammeln. Sie müssen abgesaugt werden. Auch dafür gibt es Apparate. Zusätzlich ist intensive *Physiotherapie* nötig, damit sich keine neuen Sekretansammlungen bilden können.

Bei fortschreitender Besserung des Zustands kann das Beatmungsgerät wieder abgestellt werden, anfangs vielleicht nur zeitweise, dann immer länger. Ganz eingestellt wird die Gerät-Beatmung, wenn die Proportionen der Blutgase bei eigener Atmung wieder normal sind.

Beatmungsgerät
Auch als Ventilator, Respirator oder "Lebensrettungsgerät" bekannte Maschine zur Beatmung von Patienten, die nicht mehr selbst atmen können.

Das Gerät ist eine elektrische Luftpumpe nach dem Gebläse-/Blasebalgsystem. Sie kann auf jede beliebige und benötigte Sauerstoffmenge in der Pumpluft und auch auf die gesamte Luftmenge insgesamt je nach Bedarf eingestellt werden. Die Luft wird über einen Befeuchter geleitet, in dem ihr sterilisierter Wasserdampf zugesetzt wird, damit die beatmete Lunge nicht austrocknet; sie wird durch einen in die Luftröhre eingebrachten Schlauch direkt in die Patientenlunge geblasen. Nachdem sie die Lunge gefüllt hat, wird sie durch die natürliche Elastizität von Lunge und Brustkorb wieder ausgestoßen. Ein Ventil am Gerät verhindert, daß verbrauchte Luft wieder in die Lunge zurückfließt.

Bechterew-Krankheit
s. *Spondylarthritis ankylopoetica*

Becken
Dreiteiliger Knochenring im unteren Rumpfbereich aus den beiden Hüftbeinen (Ossa coxae) und dem Kreuzbein (Os sacrum). Das B. schützt die Unterleibsorgane wie *Blase*, Enddarm und bei Frauen die Gebärmutter.

STRUKTUR
Die Hüftbeine sind hinten über das dreieckige, auf der Spitze stehende Kreuzbein (mit festen Gelenken) miteinander verbunden. Vorne schließt sich der Ring durch die knorpelige Schambeinfuge. Am B. setzen die Muskeln der Bauchdecke und des Gesäßes, des unteren Rückens und der Oberschenkelinnenseiten und -rückseiten an.

Jedes der beiden Hüftbeine besteht aus drei miteinander verwachsenen Knochen: Os ilii (Darmbein), Os ischii (Sitzbein) und Os pubis (Schambein). Das Darmbein ist der größte der drei Knochen und lädt nach oben mit seiner Schaufel aus, an deren Rand (Darmbeinkamm, Crista iliaca) die Bauchdeckenmuskeln ansetzen. Das hinten unten angegliederte Sitzbein bildet einen Höcker (Tuber ischiadicum), auf dem der Mensch sitzt. Nach vorn unten ist das Schambein angewachsen. Die Schambeine beider Hüftknochen sind an der Schambeinfuge (Symphysis pubica) durch eine Gelenkscheibe (Discus) knorpelig miteinander verbunden. Die Körper von Scham- und Sitzbein umrahmen ein Loch, das durch eine Membran verstopft ist (Foramen

TECHNIK DER BEATMUNG MIT EINEM GERÄT (VENTILATOR)

Eine Gerät-Beatmung kann erforderlich werden, wenn jemand nicht mehr selbst atmen kann, was oft nach schweren Kopfverletzungen, Überdosen von Drogen oder in manchen sonstigen medizinischen Notfällen passiert; auch, wenn bei einer Operation zusammen mit der Narkose ein Muskelrelaxans verabfolgt wurde.

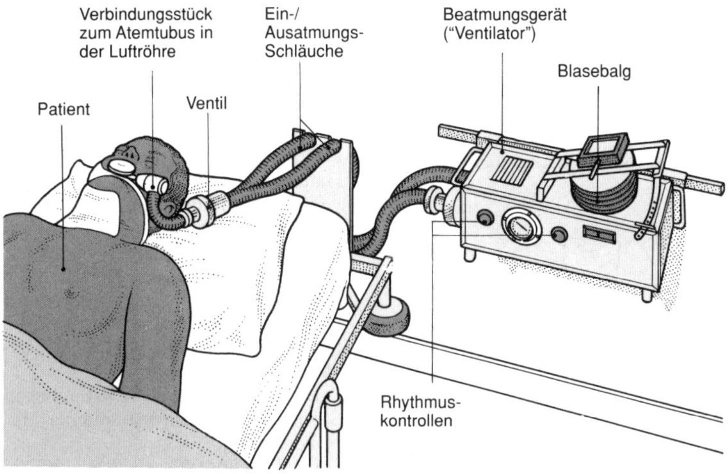

Verfahren
Über einen in die Luftröhre eingeführten Schlauch wird Luft in die Lunge des Patienten geblasen, bis sie gefüllt ist, und anschließend durch die natürliche Elastizität der Lunge wieder ausgestoßen. Intravenöse Infusionen versorgen den Patienten mit Flüssigkeit und Medikamenten.

obturatum). An dem Treffpunkt der Körper aller drei Beckenknochen (kräftigste Stelle!) befindet sich als nach außen schauende, halbkugelige Aushöhlung die Hüftpfanne (Acetabulum), die zusammen mit dem kugeligen Kopf des Oberschenkelbeines das Hüftgelenk bildet.

Männliches und weibliches Becken unterscheiden sich voneinander: Das weibliche ist flacher, die Schaufeln laden weiter aus. Der Winkel unter der Schambeinfuge ist größer als 90° (beim männlichen kleiner). Dies entspricht den Notwendigkeiten des Geburtvorgangs. Das männliche Becken ist größer und kräftiger gebaut und kann deshalb stärkere Belastungen durch Körpergewicht und Muskelkraft ertragen.

ERKRANKUNGEN
Beckenknochenbrüche entstehen durch direkten Schlag oder eine über den Oberschenkelknochen (*Femur*) übertragene Kraft. Für einen Bruch bedarf es jedoch heftiger Krafteinwirkung. In aller Regel sind Beckenbrüche daher die Folge von Verkehrsunfällen. Ganz besonders gefährdet sind Motorradfahrer. Der Bruch selbst heilt meistens problemlos, allerdings ist ein Beckenbruch häufig mit Verletzungen der inneren Beckenorgane verbunden, in erster Linie der Blase; dies erfordert dann eine sofortige Operation.

Eine Entzündung des Schambeins (Pubialgie, Pierson-Syndrom, s.a. *Dauerfraktur*) wird meistens von wiederholter starker Belastung der Beckenknochen ausgelöst. Häufig sind z.B. Fußballspieler als Folge der ständig gleichen Bewegung beim Balltreten davon betroffen. Leistenschmerzen und Verhärtungen sowie Spannungen im vorderen Beckenbereich sind die Symptome. Dieser Zustand bessert sich bei Ruhe meist von selbst.

Beckenbodentraining

Programm zur Stärkung und Straffung der Muskeln und Sehnen im Unterleib, die *Uterus*, *Vagina*, *Blase*, Harnleiter und *Rektum* stützen. Die Erschlaffung dieser Strukturen ist eine normale Folge der Geburt und des Alterungsprozesses. B., auch als Teil der Schwangerschafts- und Wochenbettgymnastik, stärkt die Muskeln und beugt z.B. einem *Uterusprolaps* und einer sog. Streß-*Harninkontinenz* vor. Außerdem können solche Übungen manchmal Frauen mit Orgasmusschwierigkeiten helfen.

Eine dieser Übungen wird während des Urinierens durchgeführt: sie besteht darin, den Strahl einige Male durch Kontraktion und Loslassen der Scheidenmuskeln anzuhalten bzw. wieder zu starten; bei jeder Phase sollte bis sechs gezählt werden. Eine andere Übung ist, zwei Finger in die Vagina einzuführen und dann um sie herum die Muskeln anzuspannen. Beide Übungen sollten mindestens einen Monat lang täglich zwei- bis dreimal gemacht werden.

Beckenentzündung

Schwere und wiederholte Infektion der weiblichen *Fortpflanzungsorgane* und eine häufige "Unterleibserkrankung". Sie muß keinen erkennbaren Anlaß haben, ist aber manchmal Folge einer sexuell übertragenen Krankheit wie z.B. einer *Chlamydieninfektion* oder *Gonorrhoe* (Tripper). Sie kann aber auch nach einer Fehlgeburt, einer Abtreibung oder einer normalen Geburt auftreten. Frauen, die ein *Intrauterinpessar* tragen, sind häufiger davon betroffen, ebenso junge und sexuell aktive Frauen.

SYMPTOME UND ANZEICHEN
Unterleibsschmerzen und Spannungsgefühl, Fieber sowie unregelmäßige *Monats-Regelblutungen* sind häufige Symptome. Die Schmerzen beginnen oft unmittelbar nach der Menstruation und können sich während des Geschlechtsverkehrs verstärken. Unwohlsein, Erbrechen und Rückenschmerzen können ebenfalls auftreten.

DIAGNOSE UND THERAPIE
Bei einer ärztlichen Untersuchung wird die Verspannung des inneren Genitale entdeckt. Ein Abstrich bringt Klarheit, ob Mikroorganismen die Ursache sind. Eine *Laparoskopie* (Begutachtung der Bauchhöhle mit einer Optik) kann die Diagnose sichern und auch zeigen, ob Abszesse vorhanden sind.

Die Behandlung besteht in der Gabe von *Antibiotika* gegen die Infektion und gegebenenfalls *Analgetika* gegen die Schmerzen. Trägt die Frau ein Intrauterinpessar, muß es u.U. entfernt werden.

PROGNOSE
Bei manchen Frauen kehrt die B. mit oder ohne Neuinfektion wiederholt zurück. Sie kann zur *Unfruchtbarkeit* führen oder das Risiko einer *ektopischen Schwangerschaft* (*Bauchhöhlenschwangerschaft*) erhöhen, insbesondere wenn die Vernarbung der Eileiter das Ei daran hindert, in die Gebärmutter zu wandern.

Beckeninfektion

Entzündung der weiblichen *Fortpflanzungsorgane*. Eine schwere und wiederholte B. wird *Beckenentzündung* genannt. Die B. kann Schädigungen der Eileiter und damit *Unfruchtbarkeit* zur Folge haben. Gelegentlich können den weiblichen Genitaltrakt aber auch Erkrankungen umliegender Organe schädigen, z.B. eine *entzündliche Darmkrankheit*.

B

DAS BECKEN
Das Becken ist eine schüsselförmige Knochenkonstruktion am unteren Ende des Rumpfes. Es besteht aus dem Kreuzbein hinten und den beiden Hüftknochen an den Seiten, die sich im Ring vorne treffen. Das Becken stützt die gesamte obere Körperhälfte und schützt die Organe im Unterbauch. Das weibliche Becken ist flacher und breiter ausladend.

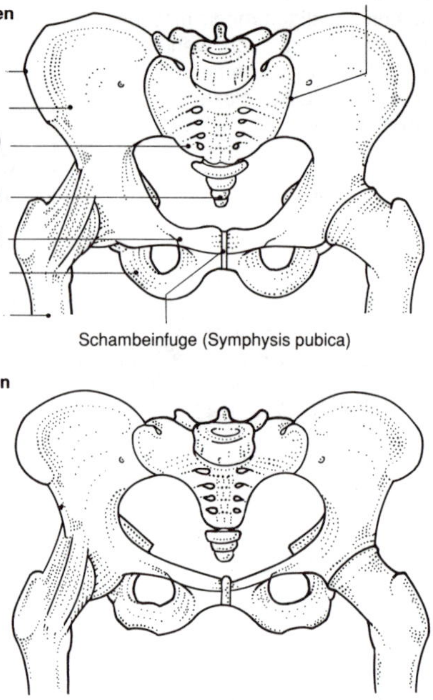

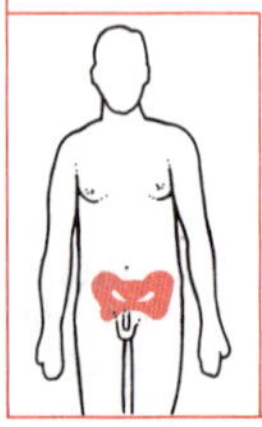

Beckenuntersuchung

Die Untersuchung der äußeren und inneren weiblichen Geschlechtsorgane, entweder im Rahmen einer Allgemeinuntersuchung (s. *Untersuchung, ärztliche*), bei einer Beratung über Verhütungsmethoden oder einer Konsultation wegen bestimmter Beschwerden (*Bauchschmerzen*, *Vaginalblutungen*, *Ausfluß*, *Harninkontinenz*, *Unfruchtbarkeit*).

Während der Geburt erfolgen B.en als Kontrollen der Kindslage und des normalen Fortgangs der Geburt. Die wichtigsten Stadien einer Beckenuntersuchung sind im Kasten auf Seite 169 dargestellt.

Beclomethason

(z.B. *Beconase*® +)

Kortikosteroid, das als Nasenspray zur Linderung der Symptome der allergischen *Rhinitis* (Heuschnupfen) sowie als Inhalationsmittel gegen *Asthma* verschrieben wird.

Die Wirkung beruht auf der Eindämmung der Entzündung und der Schleimbildung in der Nase bzw. in der Verminderung der Heftigkeit und Häufigkeit der Hustenanfälle. Es wirkt jedoch nicht mehr, wenn ein Asthmaanfall bereits begonnen hat.

In erster Linie wird es Patienten verschrieben, deren Asthma auf *Bronchodilatatoren* nicht (mehr) oder nicht genügend reagiert. Unerwünschte mögliche Nebenwirkungen sind Heiserkeit und Halsreizungen und selten Pilzinfektionen im Mund. Reizungen lassen sich meistens durch intensive Mundspülungen und Gurgeln mit Wasser nach jeder Inhalation vermeiden.

Becquerel

Eine Maßeinheit der Radioaktivität (s. Kasten Einheiten für Strahlung S. 1006 beim Stichwort *Strahlung*).

Befruchtung

Die Vereinigung einer weiblichen Ei- und einer männlichen Samenzelle (*F. Ovum* bzw. *Spermium*). Bei der natürlichen Befruchtung (s. Kasten S. 170) geschieht dies nach einem *Geschlechtsverkehr*. Die B. kann aber auch durch künstliche Insemination erfolgen oder im Labor durchgeführt werden (s. *künstliche Befruchtung*, *In-vitro-Befruchtung*; s.a. *Empfängnis*).

Behaarung, übermäßige

s. *Hirsutismus*, *Hypertrichosis*

Behandlung

Jede Maßnahme zur Vorbeugung oder Heilung von Krankheiten oder zur Linderung von Symptomen. Beispiele für Behandlungsmöglichkeiten sind *Medikamente*, *Strahlentherapie*, *Chirurgie*, *Bettruhe* und *Physiotherapie etc.*

Behaviourismus

Von John Broadus Watson zu Beginn dieses Jahrhunderts begründete amerikanische Schule der *Psychologie*. Watson zufolge sollte B. die einzige Basis der Psychologie sein, weil das Verhalten des Menschen und nicht seine Erfahrung das einzig wirklich Beobachtbare sei. (S.a. *Verhaltenstherapie*)

Behçet–Krankheit

Seltene Erkrankung, deren Hauptsymptome Geschwürbildungen im Mund und an den Genitalien sowie Augenentzündungen sind. Gelegentlich kommen auch Hautausschläge, Gelenkschmerzen und venöse Thrombosen (Pfropfbildungen in den Venen) dazu. Weniger häufig sind Darmgeschwüre, arterielle Erkrankungen, Entzündungen der Hoden und Nebenhoden oder psychiatrische Symptome. Der Name leitet sich vom türkischen Dermatologen Hulusi Behçet (1899-1948) ab.

Die Ursache der B.-K. ist unbekannt. Sie ist in Mitteleuropa seltener als im Nahen Osten.

Die Diagnose stützt sich auf eines oder mehrere der oben genannten Hauptsymptome. Die Behandlung ist schwierig und erfordert oft *Kortikosteroide* oder *Zytostatika*. Nicht selten ist ein chronischer Verlauf.

Behinderung

(s. Kasten: "Hilfsmittel für Behinderte" S. 171) Meßbare körperliche oder geistige Einschränkung, sei es zeitweise oder auf Dauer. Es wird strenggenommen unterschieden zwischen B. und *Behinderungsgrad*); B. wird als die physische Beeinträchtigung an sich (z.B. Muskelschwäche oder Blindheit) definiert, der Behinderungsgrad als das Ausmaß, in welchem diese Beeinträchtigung die normale Funktion behindert. Zwei Personen mit der gleichen Behinderung können in verschiedenen Graden davon betroffen sein, beispielsweise weil eine besser mit dem täglichen Leben zurechtkommt als die andere. Die Unterscheidung ist allerdings unüblich, in der Praxis werden B. und Behinderungsgrad gleichbedeutend gebraucht. (S.a. Rehabilitation)

Behinderungsgrad

Ausmaß, in welchem eine körperliche oder geistige *Behinderung* die normalen Funktionen beeinträchtigt. Die Behandlung des Behinderungsgrades und der Umgang damit erfordern die genaue Feststellung der spezifischen Behinderung, der Verfügbarkeit von Hilfe und Hilfsmitteln und, falls nötig, auch eine längerfristige Unterbringung in dafür geeigneten Einrichtungen.

Beidhändigkeit

Fähigkeit, beide Hände zu bestimmten Verrichtungen wie Schreiben, Umgang mit Besteck etc. zu benutzen, weil keine spezifische *Händigkeit* (bevorzugter Gebrauch einer Hand) vorliegt. Echte B. ist selten und oft familiär gehäuft.

Bein, gebrochenes

s. *Oberschenkelbruch, Wadenbein, Schienbein*

Bein, verkürztes

Beinverkürzung ist in aller Regel die Folge fehlerhafter Heilung eines Bruchs des Oberschenkelknochens (*F.* Femur) oder des Schienbeins (*F.* Tibia). Sonstige Gründe können sein eine seit Geburt vorliegende Miß- oder Fehlbildung, Muskelschwäche zum Beispiel im Zusammenhang mit *Poliomyelitis* (Kinderlähmung) oder eine andere neurologische Erkrankung. Auch Hüft-, Knie- oder Wirbelsäulendeformierungen können den Effekt eines verkürzten Beins erzeugen, selbst wenn beide Beine tatsächlich gleich lang sind.

Bei einer Verkürzung des Beines um mindestens 4 cm entsteht ein sichtbares Hinken. Die daraus folgende einseitige Belastung der Wirbelsäule zieht oft *Rükkenschmerzen* nach sich. Das Tragen eines Schuhs mit erhöhter Sohle kann die Beinverkürzung ausgleichen.

Beischlaf

Andere Bezeichnungen hierfür sind: *Geschlechtsverkehr, Kohabitation* (wörtl. Beiwohnung) und *Koitus* (von lat. coire, zusammengehen).

Beischlaf, schmerzhafter

(*F.* Dyspareunie oder Algopareunie). Schmerzen beim Geschlechtsverkehr. Sie können äußerlich sein und die Geschlechtsorgane betreffen oder sich im inneren Beckenbereich bemerkbar machen. Betrifft Frauen wie Männer.

URSACHEN

Die äußeren Beschwerden rühren normalerweise von einer die äußeren Geschlechtsorgane betreffenden Ursache her. Geschlechtskrankheiten bzw. sexuell übertragene Krankheiten (Genital-*Herpes*, *Gonorrhoe*, *Chlamydieninfektion*) sind mit Mißempfindungen an Penis oder Vulva verbunden. *Spermizide* können sowohl beim Mann wie bei der Frau ein Brennen verursachen.

Bei Männern kann eine Ursache für Beischlafschmerzen auch eine anatomische Penismißbildung sein (z.B. *Chorda penis*, gebogene Erektion, oder *Phimose*, Vorhautverengung). *Prostatitis* (Entzündung der Prostata, Vorsteherdrüse) ist häufig mit einem scharfen, stechenden Schmerz der Eichel verbunden, kann aber auch ein schmerzendes oder brennendes Gefühl im ganzen Beckenbereich nach sich ziehen.

Bei Frauen kann gelegentlich als Folge von Vernarbungen nach einer schweren Geburt oder z.B. einer schlecht verheilten *Episiotomie* (Dammschnitt) der sexuelle Verkehr schmerzhaft sein. Ein anderer Grund für schmerzhaften Verkehr ist ein ungenügendes vaginales Feuchtwerden, was speziell nach der Menopause ein Problem ist.

Aber auch psychologische Gründe können verantwortlich sein für schmerzhaften Beischlaf. Eine Form psychosexueller Dysfunktion ist z.B. der Vaginismus, bei dem die vaginalen Muskeln sich so verkrampfen, daß eine Einführung des Penis unmöglich ist.

Bei Frauen ist ein tiefliegender innerer Schmerz im Becken beim Beischlaf fast immer die Folge von Beckenerkrankungen (*Fibroid, ektopische Schwangerschaft, Beckenentzündung*), Eierstockbeschwerden (z.B. *Ovarialzyste*) oder einer *Endometriose* mit Verdickung des Uterusgewebes. Krampfaderbildung im Becken und *Zervix*-Erkrankungen (Tumoren, Infektionen) kommen ebenfalls als Ursache der Schmerzen in Frage, ebenso wie eine *Zystitis*, letztere gerade bei Frauen. Sonstige Erkrankungen der Harnwege können ebenfalls Schmerzen beim Verkehr auslösen.

THERAPIE

Die Behandlung richtet sich nach der auslösenden Ursache. So bekämpfen z.B. Antibiotika Infektionen, und ein Gleitmittel behebt die vaginale Trockenheit. Auch Analgetika (Schmerzmittel) können manchmal hilfreich sein; bei psychologischen Problemen ist eine Beratung notwendig (s. *Sexualtherapie*).

DIE BECKENUNTERSUCHUNG

Bei der Untersuchung liegt die Frau auf dem Rücken mit abgewinkelten Beinen; gegebenenfalls, wenn es um einen *Gebärmuttervorfall* oder um *Inkontinenz* geht, auf der linken Seite. Sie beginnt in der Regel mit der Kontrolle des äußeren Genitale auf Schwellungen oder *Geschwüre*; danach folgt die innere Untersuchung.

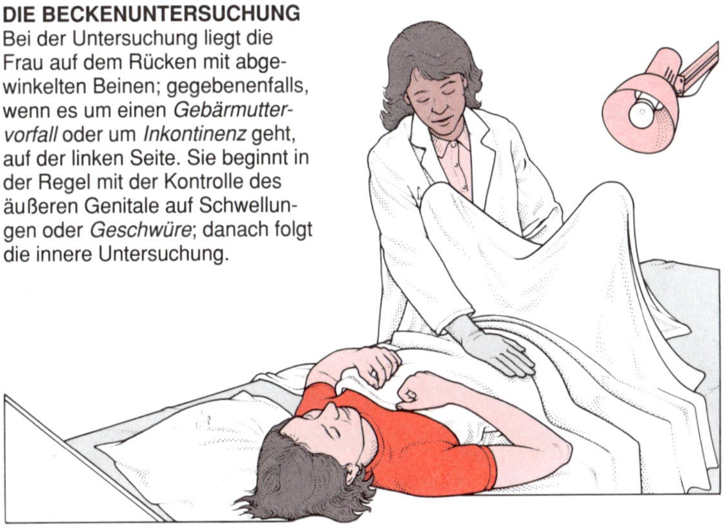

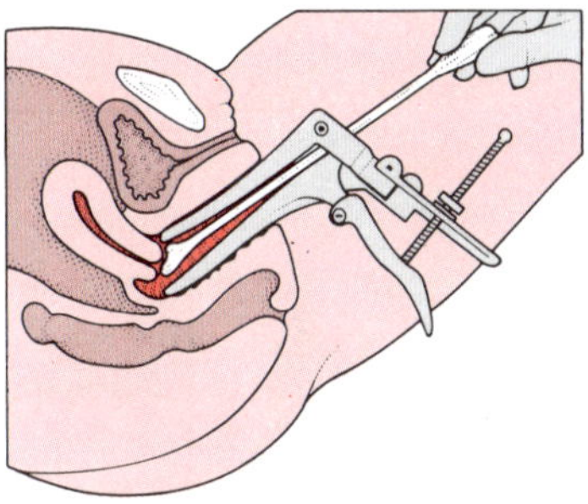

Benutzung eines Spekulums

Ein Spekulum (sog. "Entenschnabel") wird in die Vagina eingeführt, um ihre Wände zu spreizen. Dadurch werden Scheide und Cervix einsehbar. Bei dieser Gelegenheit wird oft auch ein Vaginalabstrich gemacht.

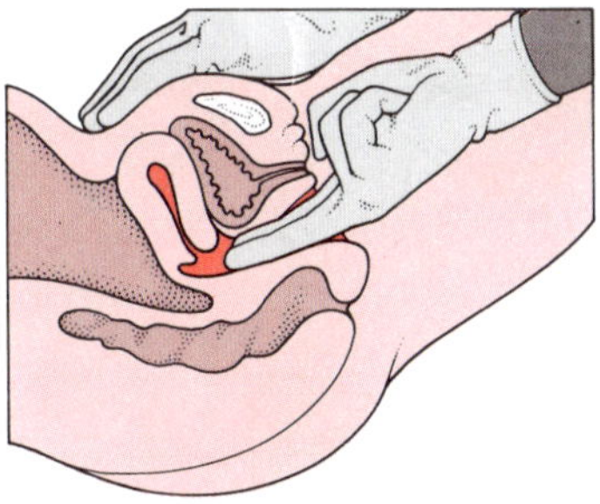

Manuelle Untersuchung

Mit zwei Fingern in der Vagina und Gegendruck auf den Bauch werden Scheiden-, Eierstock- und Gebärmuttergröße und deren Lage sowie eventuelle Schwellungen oder Veränderungen ertastet.

B

DER VORGANG DER BEFRUCHTUNG

Die Befruchtung besteht darin, daß der Kopf eines Spermiums (Samenfadens) in eine reife Eizelle im Eileiter einer Frau eindringt. Die beiden Zellkerne, die das genetische Material enthalten, verschmelzen miteinander, Körper und Schwanz des Spermiums fallen ab. Das frischbefruchtete Ei (*Zygote*) bildet jetzt eine äußere Schicht, die für andere Spermien nicht mehr zu durchdringen ist. Auf dem Weg den Eileiter hinab teilt sich die Zygote mehrfach, so daß sie, im Uterus angelangt, bereits eine feste Zellenkugel darstellt (die sog. Morula). Daraus entsteht ein Gebilde mit einem inneren Hohlraum und einem kleinen Zellhaufen an einer Seite (die sog. Blastozyste).

FRUCHTBARKEITSZEITRAUM

Die Ovulation findet statt etwa in der Mitte des Menstruationszyklus (14-16 Tage vor dem Beginn einer Monats-Regelblutung). Das Ei bleibt dann etwa zwei Tage lang befruchtungsfähig. Da Spermien ebenfalls etwa zwei Tage lang überleben, beträgt die eigentliche Befruchtungsdauer also ca. vier Tage im Monatszyklus.

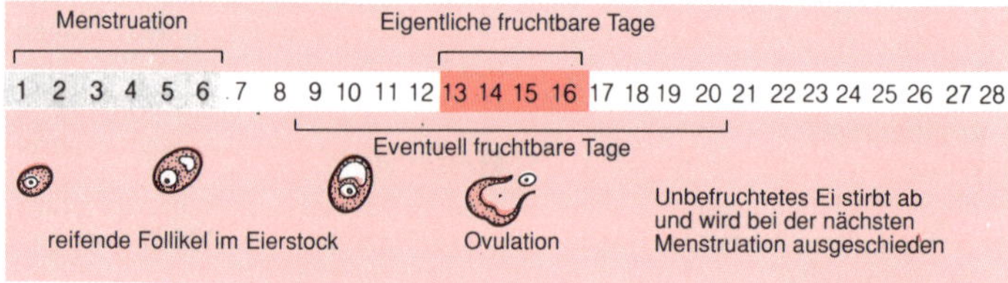

Fruchtbare und eventuell fruchtbare Tage
Fruchtbar sind normalerweise ca. vier Tage in der Mitte des Monatszyklus, es können aber auch bis zu 7-12 Tage sein, je nach Ovulationszeitpunkt und u.U. abweichender, längerer Lebensdauer von Ei und Spermium. Dies wird in der Abb. dargestellt.

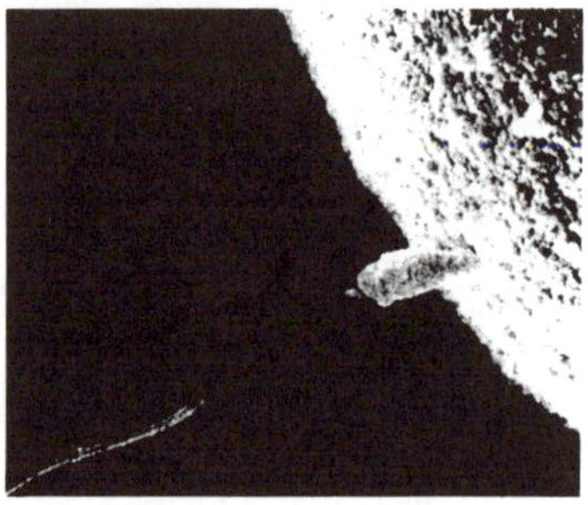

Samenfaden und Ei
Nur ein einziger Samenfaden, der erste, gelangt in die Eizelle und kann sie befruchten. Zum Durchstoßen der Eihülle bildet er ein eigenes Enzym.

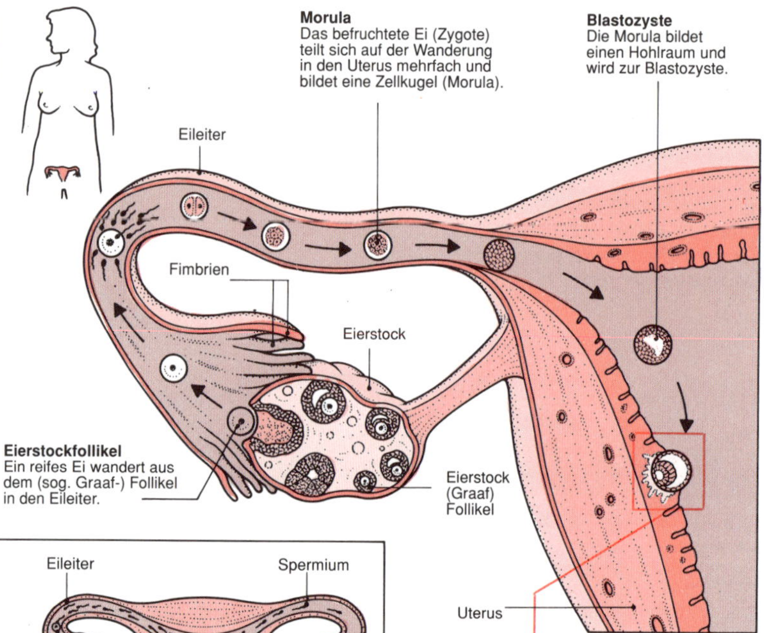

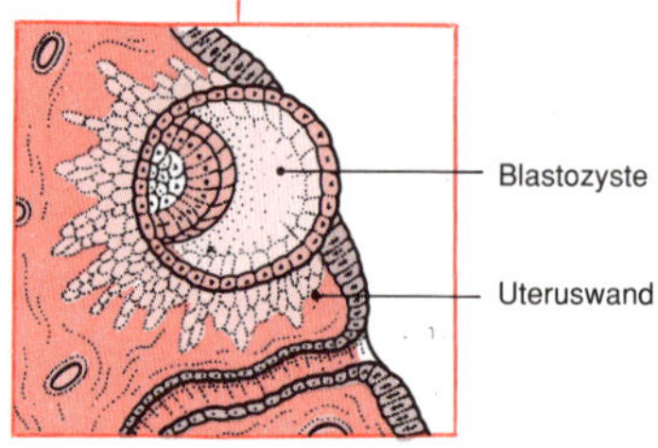

Blastozyste
Die Blastozyste nistet sich in der Uteruswand ein (Nidation), entwickelt sich zum Embryo und bildet auch die Plazenta.

SPERMAWANDERUNG

Wenn Samen in die Vagina ejakuliert wird, enthält er ungefähr 500 Millionen Spermien (Samenfäden), von denen die meisten befruchtungsfähig sind. Auf ihrer Wanderung aufwärts (angetrieben durch ihre Geißeln) gehen bereits über die Hälfte am sauren Vaginalsekret zugrunde und viele weitere auf dem restlichen Weg durch Muttermund und Uterus bis in den Eileiter. Diese Wanderung kann von einer bis zu fünf Stunden dauern. Bis zum Ziel haben nur einige tausend Spermien überlebt.

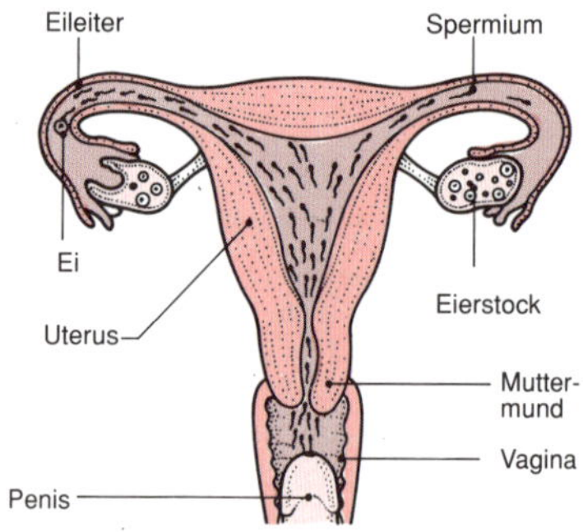

Die Lebensdauer eines Spermium
Spermien leben im Eileiter bis zu 48 Stunden und können in dieser Zeit ein Ei befruchten.

B

HILFSMITTEL FÜR BEHINDERTE

Es gibt zahlreiche Hilfsmittel für die speziellen Bedürfnisse Behinderter, damit sie im täglichen Leben zurechtkommen. Dazu gehören Prothesen, Stützen und Bewegungshilfen sowie Brillen und Hörgeräte, Rahmengestelle als Gehhilfe, künstliche Gliedmaßen, Korsette und Rollstühle, Beatmungs- und Heimdialysegeräte, Vorrichtungen zur künstlichen Ernährung und sonstige Lebenserhaltungshilfen. Doch es gibt auch eine Anzahl Haushaltshilfen, die es Behinderten ermöglichen oder ihnen helfen, selbst zu essen, sich zu waschen, anzuziehen, auf die Toilette zu gehen und in und aus dem Bett oder Rollstuhl zu gelangen. Besonders konstruierte Möbel und sonstige Geräte können behinderten Eltern die Versorgung ihrer Kinder möglich machen. Mit einschlägigen Hilfsmitteln können Behinderte auch ein aktives Sexualleben führen.

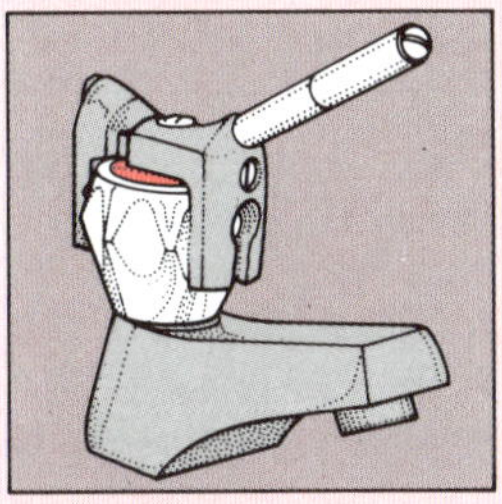

Hahndreher
Ein Gerät, das Wasserhähne greifen und drehen hilft.

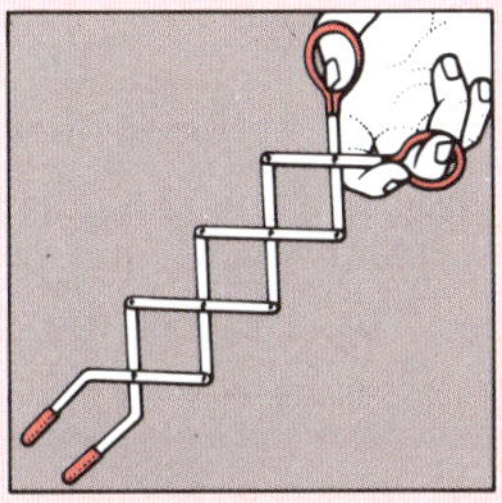

Scherenzange
Hilfsmittel zum Aufheben zu Boden gefallener Gegenstände. In einer Tasche unterzubringen.

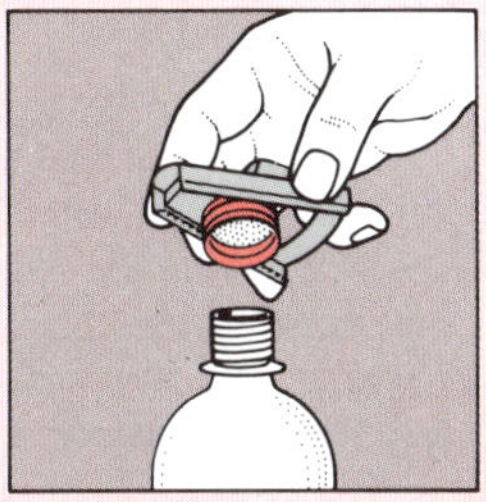

Flaschenöffner
Ein Gerät zur Erleichterung des Öffnens kleinerer Flaschenschraubverschlüsse.

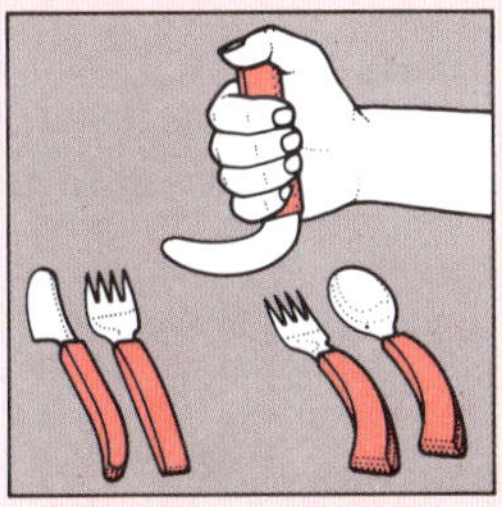

Besteck
Löffeln, Gabeln und Messer mit speziellen Griffen zur Erleichterung des Haltens.

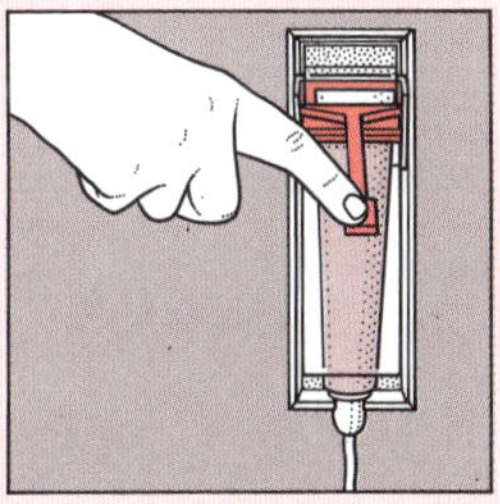

Zahnpastaquetscher
Ein an der Wand zu befestigendes Hilfsmittel zum Ausdrücken von Zahnpastatuben.

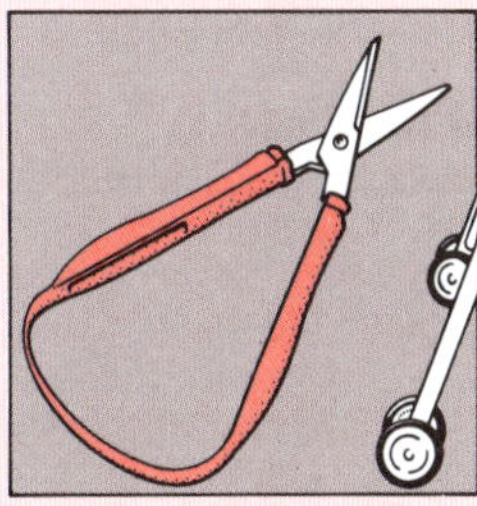

Scheren
Selbstöffnende Scheren mit leicht zu fassenden Griffen.

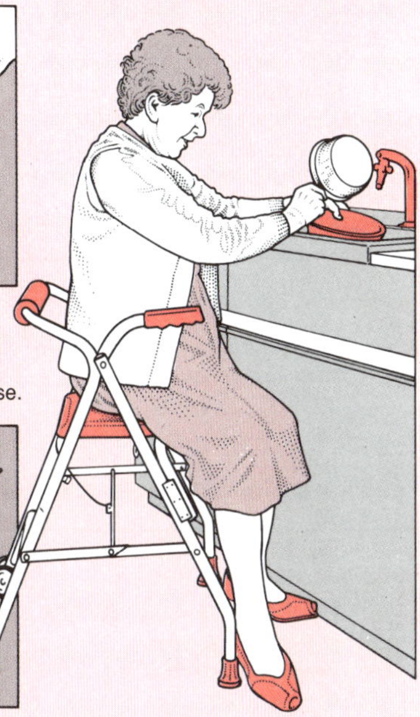

"A"-Stuhl
Ein leichtgewichtiges Gestell als Gehhilfe und zugleich Sitz zum Zusammenklappen.

Belladonna

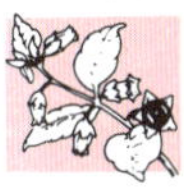

Atropa Belladonna, die Tollkirsche, aus der ein Extrakt (Extractum Belladonnae) gewonnen werden kann, der unter anderem das *Alkaloid* Atropin enthält. Frauen pflegten sich früher B. in die Augen zu träufeln, um große, verführerische Augen zu bekommen (bella donna, it.: schöne Frau). Heute werden B.alkaloide in Augentropfen, z.B. bei Keratitis und als *Antispasmodika* zur Behandlung gastrointestinaler Beschwerden verwendet. (S.a. *Anticholinergika*)

Bell-Lähmung

Häufigste Form der *Fazialislähmung*.

Bendroflumethiazid

(z.B. *Dociretic*® +)

Thiazid-*Diuretikum* zur Behandlung von *Hypertonie* und *Herzinsuffizienz*.

Benigne

"gutartig" (Gegensatz von maligne = bösartig). Bezeichnung relativ milder Verlaufsformen von Erkrankungen. Ein b.r Tumor z.B. bleibt abgegrenzt und breitet sich nicht wuchernd oder über Tochtergeschwülste im Organismus aus.

Benommenheit

Zustand des Bewußtseins zwischen vollem Wachsein und Schlaf bzw. Bewußtlosigkeit. Ist medizinisch von Bedeutung, wenn er nicht normal ist, d.h. wenn jemand trotz Schüttelns, Kneifens oder Anschreiens nicht wach wird – oder wach wird, aber sogleich wieder in den Zustand der B. zurücksinkt.

B. kann die Folge einer *Kopfverletzung* sein, durch hohes Fieber oder eine *Hirnhautentzündung* (Entzündung der Hirn- und/oder Rückenmarkshäute) bedingt sein oder im Zusammenhang mit einer Urämie (zuviel Harnstoff im Blut infolge von *Nierenversagen*) oder Leberversagen auftreten; auch Alkohol und Drogen können B. auslösen. Bei Diabetikern kann B. auf eine *Hypoglykämie* (zu niedriger Blutzuckerspiegel) hinweisen, die meistens durch zu hohe Insulinzufuhr hervorgerufen wird, oder auch auf eine *Hyperglykämie* (zu hoher Blutzuckerspiegel) als Folge schlechter Diabeteseinstellung.

Benzodiazepine

Gehören zu den meistverschriebenen Arzneimitteln und sind hauptsächlich als *Tranquilizer* bekannt. Ihre Einnahme soll eine Reihe von Symptomen wie Angstgefühle, Spannungszustände, Verkrampfungen und anhaltende Schlaflosigkeit bekämpfen.

WARUM SIE VERWENDET WERDEN

Zur Behandlung von Angst werden B. kurzzeitig verschrieben, um geistige und körperliche Entspannung zu erzielen.

Benzodiazepine dämpfen Aufgeregtheit und Ruhelosigkeit, verlangsamen mentale Vorgänge und entspannen die Muskeln.

Die meisten B. haben eine stark sedierende Wirkung und fördern die Schlafbereitschaft, wenn sie in höheren Dosen genommen werden. Außerdem benützt man sie auch bei *Alkohol*-Entziehungskuren und ebenso bei der Kontrolle der *Epilepsie*.

WIE SIE WIRKEN

B. fördern Schlaf und lösen Angstzustände, indem sie die Gehirnfunktionen dämpfen. Sie interferieren mit den chemischen Reaktionen im Gehirn und dem gesamten Nervensystem und reduzieren damit den Informationsfluß zwischen den Nervenzellen. Die Folge ist eine Reduzierung der Gehirntätigkeit, die um so stärker ist, je höher die Dosierung der B. erfolgt.

MÖGLICHE NEBENWIRKUNGEN

Geringfügigere Nebenwirkungen sind Schläfrigkeit tagsüber, Schwindelanfälle und Vergeßlichkeit. Taumeln und verzögerte Reaktionen können ebenfalls vorkommen. Dadurch wird die Fahrtüchtigkeit oder die Fähigkeit zur Bedienung von Fahrzeugen und Maschinen beeinträchtigt.

Das Hauptrisiko bei der Einnahme der B. ist, daß Dauerkonsumenten mit der Zeit physisch und psychisch eine Abhängigkeit entwickeln. Aus diesem Grund werden sie immer nur für höchstens zwei bis drei Wochen verschrieben. Bei plötzlichem Absetzen zeigen sich oft Entzugserscheinungen wie extreme Angstzustände, Alpträume und Ruhelosigkeit. Werden sie länger als zwei Wochen eingenommen, sollten sie nur unter ärztlicher Kontrolle und allmählich wieder abgesetzt werden. Wegen ihres sedativen Effekts wird mit B.n auch häufig Mißbrauch betrieben.

Benzoylperoxid

(z.B. *Sanoxit*®)

Antiseptikum, das bei der *Akne*-Behandlung verwendet wird.

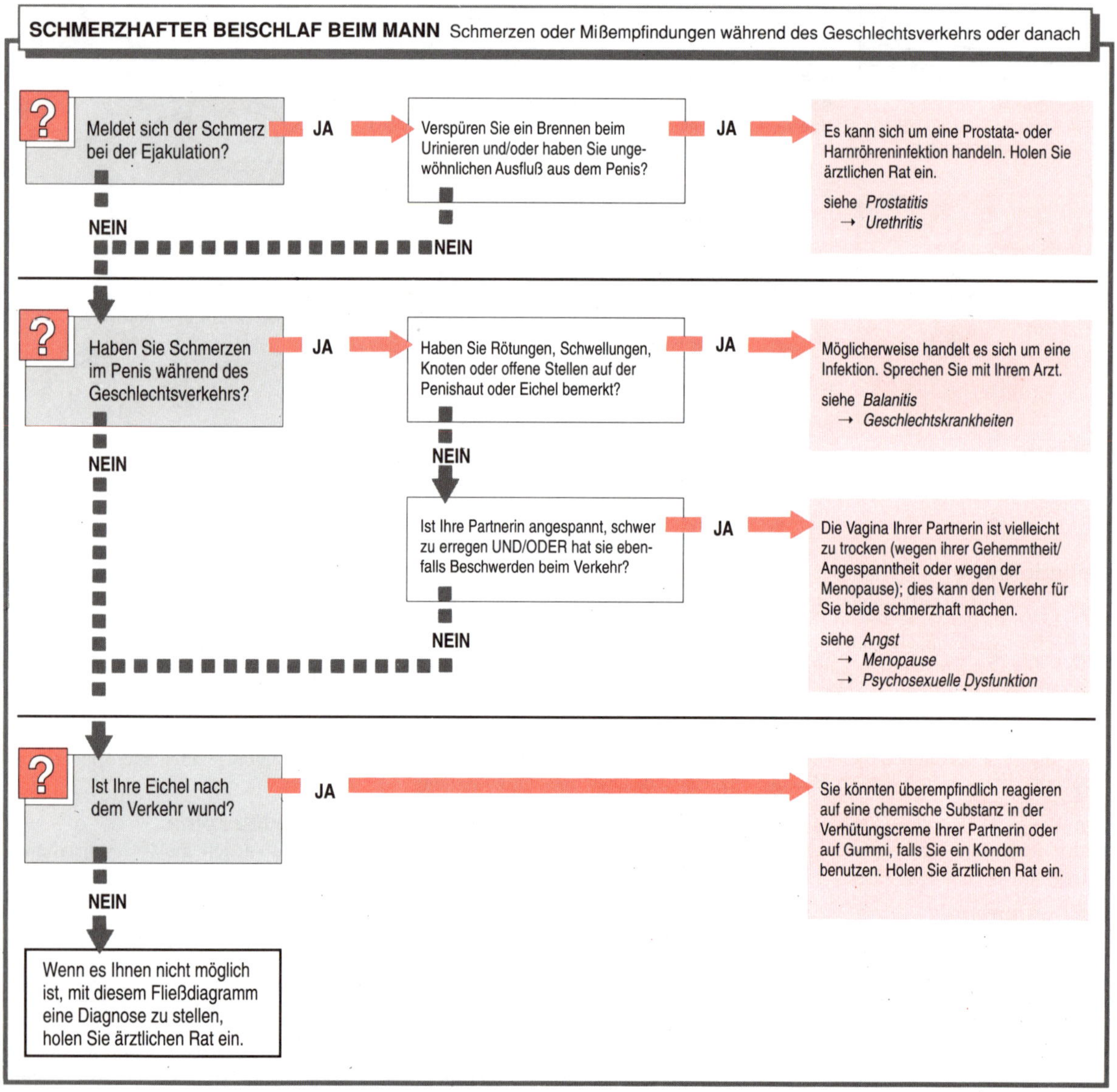

B

SCHMERZHAFTER BEISCHLAF BEI DER FRAU
Schmerzen oder Beschwerden während des Geschlechtsverkehrs oder danach

? Beginnen Sie eine erste oder neue sexuelle Beziehung?

- **JA** → Unter diesen Umständen ist das Gefühl, wund und eingeengt zu sein, normal. Warten Sie ab, bis dies vorbei ist, ehe Sie wieder Verkehr haben.
- **NEIN** ↓

? Beginnen Sie gerade wieder mit dem Geschlechtsverkehr nach einer Geburt?

- **JA** → Sind Sie wund am Vaginaleingang, wo ein Dammschnitt gemacht wurde?
  - **JA** → Wundsein in der Vagina ist ganz normal in den Wochen nach einer Geburt, ganz besonders, wenn ein Dammschnitt gemacht worden ist.
  - **NEIN** → Viele Frauen brauchen nach der Geburt Zeit, um am Geschlechtsverkehr wieder Gefallen zu finden. Drängen oder Zwang führen leicht zu Schmerzen oder Unwohlsein.
- **NEIN** ↓

? Haben Sie ungewöhnlichen vaginalen Ausfluß?

- **JA** → Eine Vaginalinfektion kann die Ursache von Beischlafschmerzen sein. Holen Sie ärztlichen Rat ein.
  siehe *Candidiasis*
  → *Trichomon(i)asis*
- **NEIN** ↓

? Müssen Sie öfter urinieren als normal?

- **JA** → Infolge einer Infektion könnten Sie eine Blasenentzündung haben. Holen Sie ärztlichen Rat ein.
  siehe *Zystitis*
- **NEIN** ↓

? Ist Ihre Vagina trocken und eng, so daß die Penetration schwierig und schmerzhaft ist?

- **JA** → Sind Sie zwischen 45 und 65 Jahre alt?
  - **JA** → siehe *Menopause*
  - **NEIN** → Angst und/oder mangelnde Erregung können zu Zwangshaltung führen und die normale Feuchtung der Vagina sowie die Entspannung der umgebenden Muskeln verhindern.
    siehe *Angst*
    → *Psychosexuelle Dysfunktion*
- **NEIN** ↓

Fortsetzung nächste Seite

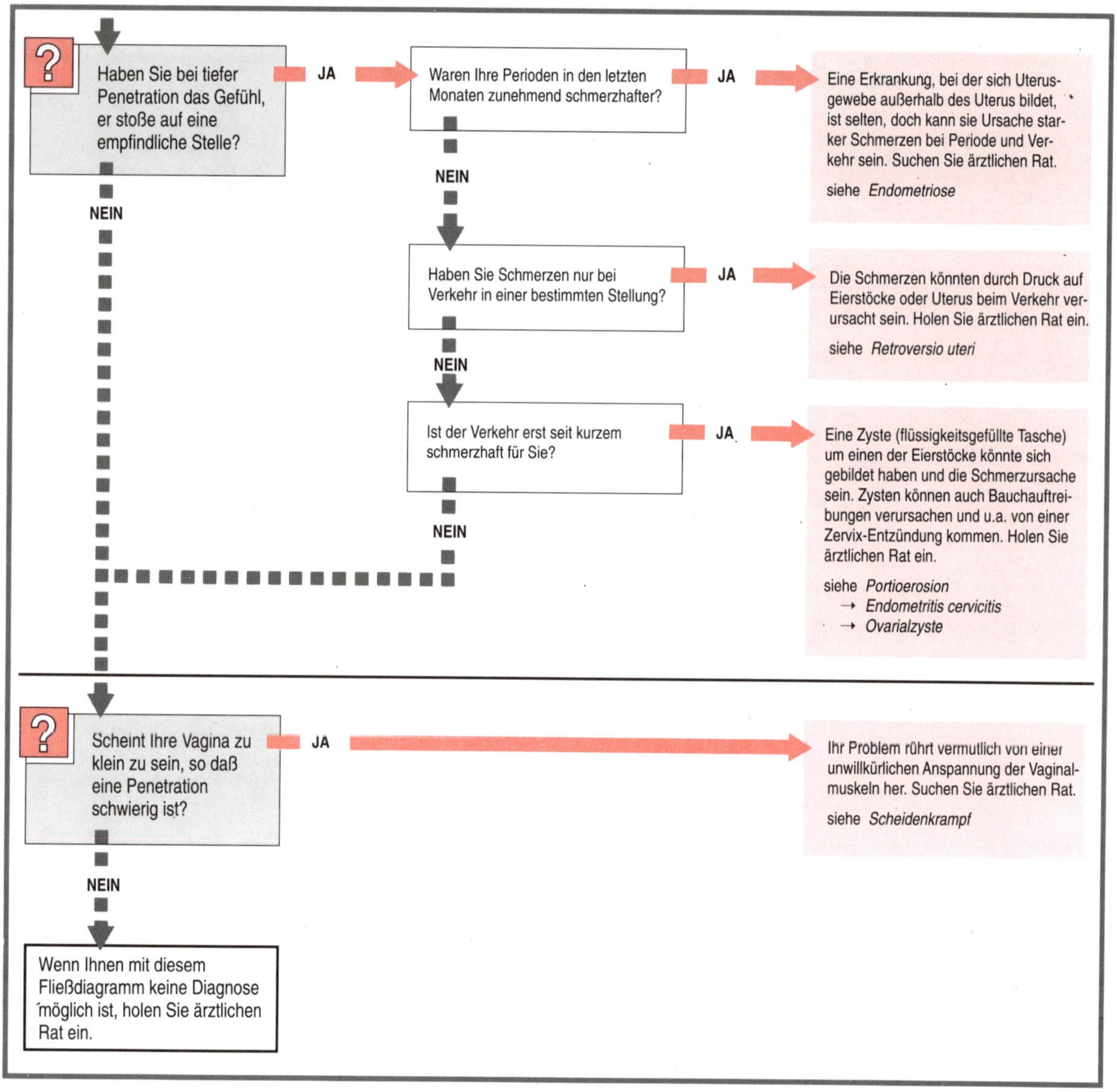

Beratung

Rat und psychologische Hilfe von ausgebildeten Fachleuten, in der Regel bei speziellen Problemen wie Trauerfällen oder Krebserkrankungen. Zuweilen wird der Begriff auch in einem weiteren Sinne gebraucht, als Erforschung von Gefühlen und Haltungen, ohne daß ein besonderes Problem vorliegt.

WARUM ES GEMACHT WIRD

B. kann zur Lösung von Schul-, Berufs- oder Familienproblemen beitragen und Rat geben bei medizinischen Fragestellungen, Familienplanung, Abtreibung und sexuellen und Ehe-Problemen. Sie kann Menschen helfen, mit ihren Alkohol- oder Drogenproblemen fertig zu werden, und ihnen in mancherlei Lebenskrisen Halt und Stütze bieten.

In der Arztpraxis kann sich eine Beratung z.B. während des Patientengesprächs ergeben, wenn sich herausstellt, daß ein Krankheitszustand durch persönliche Umstände verschlimmert wird, oder der Anlaß des Sprechstundenbesuchs nicht klar ist.

SO WIRD ES GEMACHT

Eine Form der Beratung, speziell wenn es um genetische Krankheiten (s. *genetische Beratung*) oder um Krebserkrankungen geht, besteht in der vorwiegend persönlichen Information in einer Umgebung, bei der die Patienten ermutigt werden, Fragen zu stellen und alle Zweifel und Ungewißheiten vorzubringen. Die verschiedenen Techniken der psychotherapeutischen Beratung sind einander prinzipiell ähnlich. Die Patienten werden aufgefordert, von ihren Gefühlen, Erfahrungen und Problemen zu sprechen. Darüber wird dann diskutiert, und Widersprüche und Unstimmigkeiten werden aufgedeckt und ausgeräumt, immer mit dem Ziel, größeres und realistischeres Verständnis für die eigenen Probleme zu entwickeln.

Im allgemeinen findet die Beratung als Gespräch unter vier Augen statt. Es gibt aber auch andere Formen, z.B. das sog. Co-Counseling, etwa bei einer *Sexualtherapie*, bei der ein Mann und eine

Frau gemeinsam als Ko-Berater agieren, oder die Gruppentherapie. (S.a. *Kinder, Erziehungsbeistand; Familientherapie; Eheberatung; Psychotherapie*)

Bergkoller

Erkrankung, die Bergsteiger, Wanderer oder Skifahrer befallen kann, die zu rasch in Höhen über etwa 2 400 m, häufiger über 3 000 m, aufgestiegen sind.

URSACHEN

B. wird vom niedrigen Luftdruck – und damit geringen Sauerstoffgehalt der Luft – in größeren Höhen ausgelöst. Der genaue Mechanismus, durch den der niedrige Luftdruck Gesundheitsstörungen auslöst, ist noch nicht erforscht. Grob gesagt, beeinträchtigt sinkender Sauerstoffgehalt des Blutes zusammen mit anderen Blutveränderungen das Nervensystem, die Muskeln, das Herz und die Lunge.

In größeren Höhen ist der Blutfluß durch Lunge und Gehirn größer als normal. Dies kann zusammen mit der steigenden Durchlässigkeit der Blutgefäße zu *Ödemen* (Flüssigkeitsansammlungen) in diesen Organen führen.

Die Anfälligkeit für den B. ist um so stärker, je jünger der Mensch, je schneller der Aufstieg und je größer die Höhe ist.

VORBEUGUNG

In Höhen über 2 400 m sollte man nicht zu hastig aufsteigen und nur mit einem oder zwei Ruhetagen nach jeder weiteren Höhe von 600-900 m. Ein noch höherer Aufstieg an einem Tag läßt sich vertreten, vorausgesetzt, der Wiederabstieg bis zur Ausgangshöhe erfolgt vor dem Einbruch der Nacht.

SYMPTOME UND ANZEICHEN

In den meisten Fällen verläuft der B. kurz und milde, mit Symptomen wie Kopfschmerzen, Übelkeit, Schwindel und Bewußtseinstrübungen. Bis diese Symptome nicht verschwunden sind, sollte man nicht weiter aufsteigen.

Manche Fälle verlaufen gravierender und es entsteht ein sog. Höhen-Lungenödem. Dabei sammelt sich Flüssigkeit in der Lunge, es kommt zu heftiger Atemnot, Keuchen und Husten und einem schaumigen Sputum (Schleim). Manchmal entwickelt sich ein sog. Zerebralödem, bei dem sich um das Gehirn Flüssigkeit ansammelt. Dadurch werden starke Kopfschmerzen, Erbrechen, Taumeln, Verwirrtheit, Halluzinationen, Anfälle und gelegentlich Koma ausgelöst.

ERSTE HILFE UND THERAPIE

In schweren Fällen ist raschester Transport ins Tal und in ein Krankenhaus nötig. Jede Verzögerung kann Gehirnschädigungen und Tod zur Folge haben. Die Verabreichung reinen Sauerstoffs, falls verfügbar, kann helfen. In der Klinik werden zur Abschwächung der Ödeme oft Diuretika gegeben. In aller Regel bessert sich das Befinden bei Lungenödemen in großer Höhe sehr rasch, sobald der Betroffene einige hundert Meter tiefer gebracht worden ist. Bei Patienten mit Zerebralödemen kann allerdings ein mehrtägiger bzw. -wöchiger Krankenhausaufenthalt nötig werden.

Beriberi

Stoffwechselstörung infolge Thiamin-(Vitamin B_1)Mangels in der Ernährung. In Industrieländern kommt diese Krankheit höchstens bei Personen vor, die hungern oder die z.B. durch Alkoholismus extrem unterernährt sind. Babys, die gestillt werden, können an B. erkranken, wenn die Muttermilch starken Thiaminmangel aufweist, etwa infolge extremer oder einseitiger Ernährung der Mutter.

URSACHEN

Das in Vollkornnahrung, Fleisch, grünem Gemüse, Kartoffeln und Nüssen enthaltene Thiamin ist unentbehrlich für den Kohlenhydratstoffwechsel. Ohne Thiamin funktionieren weder das Gehirn, die Nerven noch die Muskeln (einschließlich des Herzmuskels) richtig.

VORKOMMEN

B. kommt heute vorwiegend in der unterernährten Bevölkerung von Entwicklungsländern vor. Früher war diese Krankheit ein großes Problem im Fernen Osten bei Bevölkerungsschichten, die hauptsächlich von Reis lebten, dessen äußere, thiaminhaltige Hülle entfernt worden war. Bessere Mühlentechniken und allgemein ausgewogenere Ernährung haben zu einem erheblichen Rückgang von B. geführt.

SYMPTOME UND ANZEICHEN

Es gibt zwei Formen der Erkrankung: "trockene" und "feuchte" B. Bei ersterer sind hauptsächlich die Nerven und Skelettmuskeln betroffen. Symptome sind Taubheit und Brennen in den Beinen sowie Muskelschwund. In schweren Fällen kommt es zu starker Auszehrung, Lähmungen und Bettlägerigkeit. Bei der "feuchten" B. besteht das Hauptproblem im *Herzversagen* (nicht mehr ausreichender Pumpkraft des Herzens), was Blutstaus in den Venen und *Ödeme* (Flüssigkeitsansammlungen) in den Beinen und zuweilen auch im Rumpf und Gesicht zur Folge hat. Weitere Symptome sind Appetitmangel, hastiger Puls und Atemnot. Bei Verschlimmerung des Herzversagens wird das Atmen immer schwieriger und ohne Behandlung steht am Ende der Tod.

DIAGNOSE UND THERAPIE

Die Diagnose ist im allgemeinen an Hand der Symptome und der Umwelteinflüsse offensichtlich, läßt sich aber durch Bluttests auf Milch- und Brenztraubensäure bestätigen. Diese sammeln sich an, weil die Kohlenhydrate nicht mehr vollständig abgebaut werden können. Eine rasche und vollständige Heilung bringt eine Behandlung mit Thiamin in Form von Tabletten oder als Injektion. Da mit der Krankheit meistens aber auch ein Mangel an anderen Vitaminen verbunden ist, ist eine fortan ausgewogene Ernährung erforderlich.

Berufskrankheiten

Krankheiten infolge bestimmter beruflicher Tätigkeiten, die sich dadurch definieren, daß der Gesetzgeber für sie Versicherungsschutz gewährt ("anzeige- und entschädigungspflichtige Erkrankung gemäß gültiger B.verordnung"). Es ist aber in jedem Einzelfall nachzuweisen, daß die Art der spezifischen Tätigkeit die Krankheit ausgelöst hat. Beispiele von B. sind solche, die durch physikalische (z.B. Gehörschädigungen, s. Schwerhörigkeit, Taubheit), durch biologische (z.B. Milzbrand) und chemische Auslöser (z.B. *Bleivergiftung*) oder sonstige Umstände bedingt sind, wie etwa *Pneumokoniose* und *Byssinose*. (S.a. *anzeigepflichtige Krankheiten; Berufskrankheit* und *Verletzung*)

Berufskrankheit und Verletzung

Krankheiten, Störungen oder Verletzungen, die die Folge bestimmter beruflicher Tätigkeiten sind, z.B. solche, die durch chemische, physikalische oder biologische Faktoren am Arbeitsplatz (Staub, Gifte, Strahlung etc.) ausgelöst werden, sind durch bedeutend verbesserte Erkenntnisse sowie Vorbeugungs- und Schutzmaßnahmen heute sehr viel seltener geworden, als sie einmal waren. Dafür hat die moderne Arbeitswelt allerdings eine ganze Anzahl neuer beruflicher Gesundheitsgefahren mit sich gebracht (s. Tabelle nächste Seite).

ARTEN

Nachfolgend werden hier einige der Hauptgruppen von Berufskrankheiten beschrieben.

STAUBKRANKHEITEN

Pneumokoniose bezeichnet eine Fibrose der Lunge als Folge des Einatmens organischer und anorganischer Substanzen. Die Pneumokoniose gehört zu einer Reihe von Krankheiten, die im Umfeld des Bergbaus (Kohle- und Quarzförderung), der Veredelung von Porzellanerde sowie der Arbeit in der Metallschleiferei und in Gießereien auftreten.

Eine ähnliche Gefahr stellt die Asbestose (*s. Asbest, Erkrankungen durch*)

B

SICHERHEIT AM ARBEITSPLATZ

Eine der wichtigsten Schutzmaßnahmen gegen berufsbedingte Krankheit und Verletzung am Arbeitsplatz ist eine angepaßte Kleidung. Dazu können auch Atemmasken gehören, wenn bei Staub und in Rauch gearbeitet werden muß, Ohrenschützer gegen Lärm, Schutzschilde und -brillen gegen Strahlung, Hitze, Funkenflug, Chemikalien und Metallstaub, Handschuhe, Schutzhelme und verstärktes Schuhwerk.

Sicherheit vor Chemikalien
Viele Chemikaliensprays sind giftig. Augen- und Lungenschutz sind empfehlenswert.

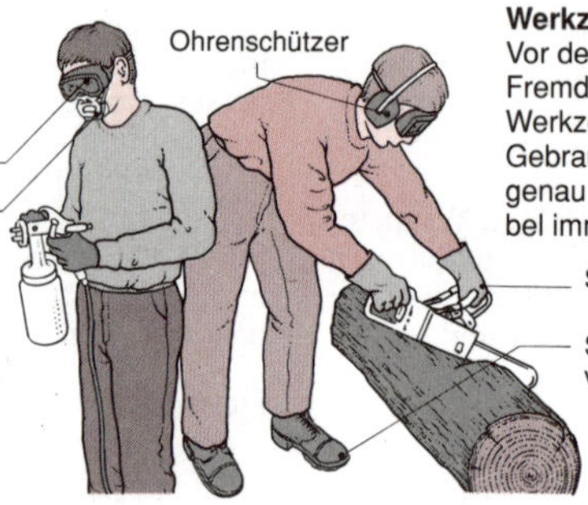

Werkzeuge-Sicherheit
Vor dem Gebrauch jedes mit Fremdenergie laufenden Werkzeugs sollte man die Gebrauchsvorschriften genau lesen. Sicherheitshebel immer umlegen!

ARBEITSUNFÄLLE BEI BETRIEBLICHER TÄTIGKEIT 1989

Ursachen	meldepflichtig	erstmals entschädigt	darunter tödlich
Absturzunfälle	45 598	6 232	211
Stolper-, Rutsch- und Sturzunfälle	204 569	6 756	41
Anfahrunfälle	18 434	905	71
Verbrennungsunfälle	45 413	288	39
Unfälle durch Maschinen und Werkzeuge	339 451	5 286	123
Unfälle an Maschinen der Metallbe- und -verarbeitung	55 474	1 406	16
Unfälle an Holzbearbeitungsmaschinen	25 250	1 012	4
Unfälle mit Maschinen der Nahrungs- und Genußmittelindustrie	20 684	104	0
Unfälle mit Maschinen der Kunststoffbe- und -verarbeitung	4 067	128	3
Unfälle mit Maschinen der Textil-, Leder- und Pelzindustrie	7 287	113	3
Unfälle mit Maschinen der Papier- und Druckindustrie	7 279	178	2
Unfälle mit Erdbau- und Baumaschinen	6 611	407	35
Unfälle an Stetigförderern	8 017	288	11
Unfälle an gleislosen Transportgeräten	36 818	1 097	28
Kranunfälle	4 387	204	17
Staplerunfälle	15 300	766	22
Pressenunfälle	12 150	500	10
Unfälle durch Leitungen, Schläuche, Druckbehälter und technische Gase	8 687	175	7
Unfälle durch gefährliche Stoffe	14 682	208	40
Unfälle beim Einsatz von Hebezangen	15 682	839	37
Unfälle beim manuellen Transport	256 322	4 354	75
Unfälle an Be- und Entladestellen	53 031	1 481	27
Unfälle beim innerbetrieblichen Transport	339 954	7 398	206
Unfälle auf innerbetrieblichen Verkehrswegen	133 164	4 153	71
Unfälle bei Arbeiten an haustechnischen Anlagen	29 607	596	10
Unfälle bei Reinigungsarbeiten in/an Gebäuden	8 849	226	4
Unfälle beim untertägigen Bergbau, Stollen- und Tunnelbau	13 761	1 232	34
Unfälle der See- und Binnenschiffahrt	2 892	185	36
Unfälle in Küchen	36 487	224	0
Treppenunfälle	41 812	1 282	13
Leiterunfälle	32 623	3 182	41
Gerüstunfälle	21 759	1 391	61

Quellenverweis: HVBG, Arbeitsschutz und Unfallstatistik

Die Tabelle zeigt die Hauptursachen von Arbeitsunfällen (nur Arbeitnehmer, ohne Selbständige) für das Erhebungsjahr 1989 in Deutschland. Die meisten Unfälle gab es bei innerbetrieblichen Transporten, die meisten Unfälle mit Todesfolge waren Absturzunfälle, vor allem im Baugewerbe (u.a. von Zimmerern, Dachdeckern und Gerüstbauern).

B

BERUFSKRANKHEITEN

Berufskrankheiten insgesamt	**137 084**	Schleimbeutel	360
Blei	186	Drucklähmung der Nerven	87
Quecksilber	50	Wirbelfortsätze	4
Chrom	180	Arbeit in Druckluft	50
Cadmium	17	Lärmschwerhörigkeit	30 239
Mangan	11	Grauer Star	33
Thallium	6	Ionisierende Strahlen	309
Vanadium	8	Infektionskrankheiten	3 089
Arsen	77	von Tieren auf Menschen übertragbare Krankheiten	300
Phosphor(anorganisch)	15		
Beryllium	12	Wurmkrankheit der Bergleute	6
Kohlenmonoxid	393	Tropenkrankheiten	298
Schwefelwasserstoff	68	Silikose	41 269
Schleimhautveränderungen	335	Siliko-Tuberkulose	5 294
Halogenkohlenwasserstoff	419	Asbestose	2 727
Benzol	339	Asbestose mit Lungenkrebs	823
Nitro-/Aminoverbindungen des Benzols	59	Mesotheliom (Asbest)	1 601
Schwefelkohlenstoff	36	Aluminium	40
Methylalkohol	22	Lungenfibrose	64
Phosphor (organisch)	12	Thomasmehl	27
Fluor	78	Nickel	6
Salpetersäure	15	Kokereirohgase	31
Alkyl-, Aryl- oder Alkylaryloxide	116	Farmerlunge	49
Alkyl-, Aryl- oder Alkylarylsulfide	25	Byssinose	28
Zähne (Säuren)	941	Adenokarzinome	90
Auge (Benzochinon)	4	obstruktive Atemwegserkrankung (allergisch)	7 546
para-tertiär-Butylphenol	3		
Sehnenscheiden	845	obstruktive Atemwegserkrankung (toxisch)	1 156
Meniskusschäden	6 762		
Erschütterung durch Druckluftwerkzeuge	6 373	Hauterkrankungen	23 032
		Hautkrebs	162
vibrationbedingte Durchblutungsstörungen	39	Augenzittern der Bergleute	8
		sonstige / §551 Abs. 2 RVO	910

Quellenverweis: HVBG, BK-DOC 1990

Die Tabelle zeigt die Zahlen der entschädigten Arbeitnehmer mit Berufskrankheiten (ohne Selbständige) für das Erhebungsjahr 1990, in Deutschland. Die Zahlen schließen jedoch nicht diejenigen beruflich bedingten Erkrankungen ein, für die keine Entschädigung geleistet wurde

für Arbeiter in der Asbest-, der Förder-, Mühlen- und Produktionsindustrie sowie für Angehörige von Wartungsberufen (Schiffsbau, -reparatur und -abwrakkung) dar.

Allergische *Alveolitis* ist eine Lungenerkrankung infolge des Einatmens organischen Staubs (der oft Pilzsporen enthält). Oft ist sie berufsbedingt (z.B. als "*Farmerlunge*" bei Landarbeitern).

VERGIFTUNGEN DURCH CHEMIKALIEN

Viele Industriechemikalien schädigen beim Einatmen Lunge, Leber, Niere und Knochenmark oder auch andere Organe, wenn sie über die Lunge oder die Haut in den Blutkreislauf gelangen. Nierenschäden sind die Folge, wenn man Kadmium ausgesetzt ist (z.B. beim Schweißen und Galvanisieren). *Beryllium*, das viel in der modernen High-Tech-Industrie gebraucht wird, führt zu Lungenschädigungen. Das in der metallverarbeitenden und in anderen Industrien häufige Blei und seine Verbindungen sowie Benzol (in verschiedenen Industrien eingesetzt, wo Lösungsmittel verwendet werden) rufen Knochenmarksschäden und nachfolgend *Anämien* sowie sonstige Blutanomalien hervor. Die in der chemischen und Kunststoffindustrie vielverwendeten Verbindungen Kohlentetrachlorid und Vinylchlorid sind die Ursache von Leberkrankheiten. Auch Nierenschäden sind eine häufige Folge des Umgangs mit all diesen Substanzen und ihren Verbindungen.

BERUFSBEDINGTE HAUTKRANKHEITEN

Kontakt-*Dermatitis* (Hautentzündung) kann durch eine Allergie oder durch Chemikalien ausgelöst werden, die direkt mit der Haut in Berührung kommen. Es gibt viele Substanzen, die dafür in Frage kommen, vom Zement bis zu Chemikalien, die in der Kautschukproduktion verwendet werden. Auch andere Hautprobleme können berufsbedingt sein, wie z.B. heftiges Jucken durch Glasfasern oder das durch Kontakt mit Teer hervorgerufene *Plattenepithelkarzinom*.

STRAHLUNGSGEFAHREN

Berufliche Tätigkeit im Freien in warmem Klima schafft ein erhöhtes Risiko für Hauterkrankungen wie etwa dem *Basalzellkarzinom*. Beschäftigte in der Kernenergieindustrie und in bestimmten Gesundheitsberufen unterliegen einem berufsbedingt erhöhten Risiko für Krankheiten aufgrund von ionisierenden Strahlungen (s. *Strahlenschäden*).

INFEKTIONSKRANKHEITEN

Einige seltene Infektionskrankheiten treten häufiger als durchschnittlich bei Angehörigen bestimmter Berufe auf, beispielsweise die *Bruzellose* und das *Q-Fieber* (das von Vieh übertragen wird) bei Landarbeitern und die *Psittakose* bei Angestellten von Zoo-Handlungen. Die *Leptospirose* kommt häufiger bei Kanalarbeitern, Bergleuten, Grabenbauern und Fischern vor als in der Durchschnittsbevölkerung. Die Ansteckungsquellen sind Ratten, und bei Landarbeitern in zunehmendem Maße das Vieh. Virale *Hepatitis* und *AIDS* sind Gefahren, denen besonders Beschäftigte ausgesetzt sind, die mit Blut und Blutprodukten umgehen.

SONSTIGES

Krankheiten, die von ständig wiederholten Tätigkeiten oder übermäßiger Beanspruchung bestimmter Körperteile herrühren, reichen vom *Schreibkrampf* bis zum *Karpaltunnelsyndrom* und *Sängerknötchen*. Die *Raynaud*-Krankheit hängt mit dem ständigen Gebrauch vibrierender Werkzeuge zusammen. *Taubheit* ist eine Folge dauernder Lärmbelastung, und Linsentrübungen haben ihre Ursache oft in dem Zusammenwirken einer erhöhten Strahlungsexposition und großer Hitze.

DIAGNOSE UND VORBEUGUNG

Manchmal ist der Zusammenhang zwischen einer Krankheit und der Berufstätigkeit ganz offensichtlich, manchmal aber wird er erst sichtbar, wenn Patienten mit unerklärlichen Leiden ihre Berufstätigkeit schildern. Jede Anamnese geht mit einer Befragung über die berufliche Tätigkeit einher. Doch selbst wenn eine beruflich bedingte Krankheit vorzuliegen scheint, bedarf es in jedem Fall noch einer genauen Inspektion des Arbeitsplatzes, um sicher zu sein. In schweren Fällen kann ein Berufs- oder zumindest Tätigkeits- und Arbeitsplatzwechsel notwendig werden. Stets aber müssen Vorkehrungen getroffen werden, daß die Beschwerden nicht wieder auftreten. Die gesetzlichen Vorschriften des Arbeits- und Betriebsschutzes sollen die Arbeitnehmer vor den Gefahren, die sich aus der Arbeit ergeben, wirksam schützen.

Beruhigung

s. *Sedierung*

Beruhigungsmittel

s. *Tranquilizer*

Berührungssinn

s. *Tastsinn*

B

WIE BETABLOCKER WIRKEN

Betablocker hemmen Betarezeptoren, das sind spezielle Stellen auf dem Körpergewebe, an die *Neurotransmitter* (chemische Substanzen aus den Nervenendigungen) binden. Es gibt zwei Arten von Betarezeptoren: Beta$_1$-Rezeptoren im Herzgewebe und die Beta$_2$-Rezeptoren in Lunge, Blutgefäßen und anderen Geweben. An diesen Rezeptoren werden zwei Substanzen, das Adrenalin und das Noradrenalin, aus den Nervenendigungen in das *sympathische Nervensystem*, jenen Teil des *vegetativen Nervensystems*, mit dem der Organismus Streß, Ängsten und Belastungen begegnet, abgegeben. Die Neurotransmitter binden an Betarezeptoren und erhöhen so die Kraft und die Geschwindigkeit des Herzschlags, weiten die Luftwege und ermöglichen so eine stärkere Luftzufuhr und dilatieren die Blutgefäße.

Kardioselektive Betablocker binden vorwiegend an Beta$_1$-Rezeptoren, nicht kardioselektive an beide Arten.

Betablocker verlangsamen die Herzfrequenz und verringern die Kontraktionskraft des Herzmuskels. Dadurch kann eine beschleunigte Herzfrequenz vermindert und ein unregelmäßiger Schlagrhythmus reguliert werden.

Indem sie damit die Arbeit des Herzmuskels und dessen Sauerstoffbedarf vermindern, beugen B. auch Anfällen von Angina pectoris vor. Durch Minderung von Herzfrequenz und Pumpkraft des Herzens wird ein Bluthochdruck gesenkt. Auch an anderen Stellen des Körpers blockieren B. Betarezeptoren und reduzieren so bei Angstzuständen das Muskelzittern oder wirken einer Schilddrüsenüberfunktion entgegen. Mit Betablockern läßt sich auch die Häufigkeit von Migräneanfällen vermindern, da sie die Weitung der das Gehirn umgebenden Blutgefäße – Ursache der Kopfschmerzen – verhindern. Bei Glaukomen senken B. den Augeninnendruck, indem sie die Flüssigkeitsproduktion im Augapfel reduzieren.

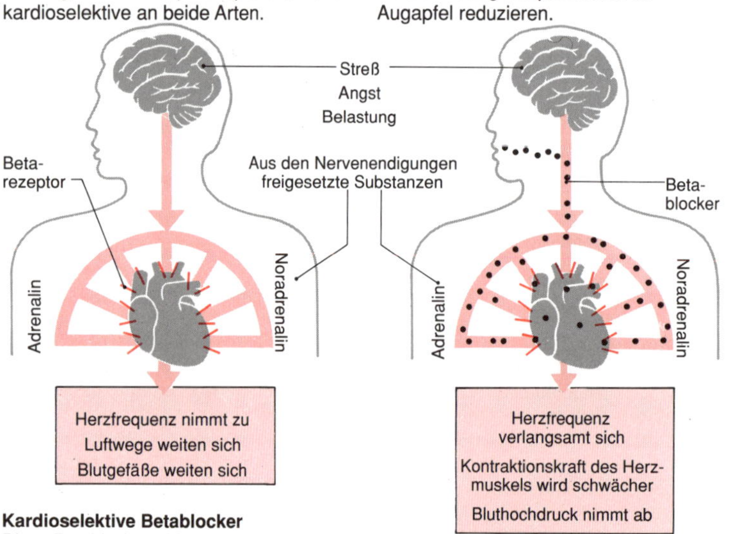

Kardioselektive Betablocker
Diese Betablocker wirken auf Beta$_1$-Rezeptoren im Herzgewebe. Sie haben aber nur geringe Wirkung auf Beta$_2$-Rezeptoren in den Lungenbronchien. Sie werden bei der Behandlung von Herzleiden zur Minderung der Arbeitsbelastung des Herzmuskels verwendet und verlangsamen so die Herzfrequenz und mindern die Kontraktionskraft des Herzens. Sie verursachen seltener Atembeschwerden als andere Betablocker.

Arten von Betarezeptoren
Beta$_1$-Rezeptoren befinden sich vor allem im Herzmuskel, Beta$_2$-Rezeptoren in der Lunge, in Blutgefäßen und bestimmten anderen Geweben. Betablocker binden sich an die Betarezeptoren und blockieren so die Neurotransmitter.

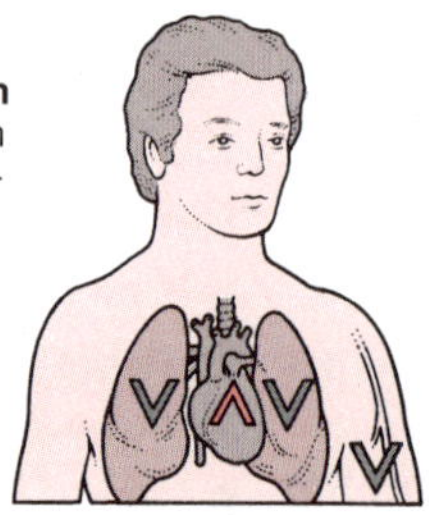

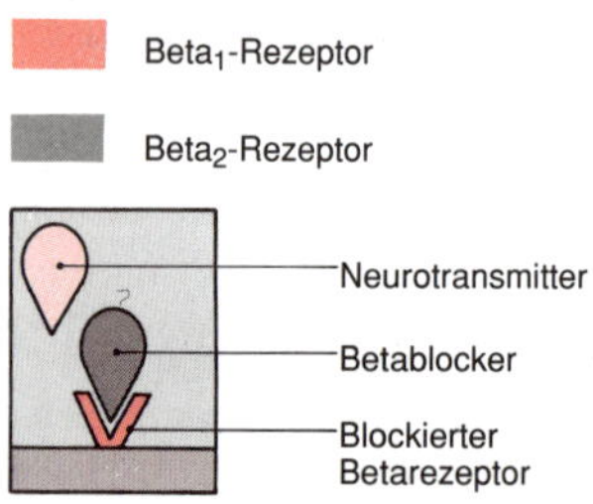

Berylliose

Durch Einatmen von berylliumhaltigem Staub oder Dampf verursachte Berufskrankheit. Das metallische Element Beryllium und seine Verbindungen werden in der High-Tech-Industrie (Kernenergie, Elektronik, Raumfahrt) verwendet. Hohe Berylliumkonzentrationen führen schon, wenn man ihnen nur kurzzeitig ausgesetzt ist, zu schwerer *Lungenentzündung* mit heftigem Husten und Atemnot. Wer, wenn auch in geringen Konzentrationen, dem Beryllium jahrelang ausgesetzt ist, muß mit dauerhaften Leber- und Lungenschädigungen, die schon bei den kleinsten Anstrengungen zu schwerer Atemnot führen, rechnen.

Eine Behandlung mit *Kortikosteroiden* kann helfen, die schweren Symptome der B. zu lindern, nicht jedoch den Verlauf der Krankheit ändern. Am wichtigsten ist deshalb, durch entsprechende Vorbeugungsmaßnahmen, das Einatmen von Berylliumdampf zu vermeiden.

Besenreiservenen

s. *Tel(e)angiektasie*

Besnier-Boeck-Schaumann-Syndrom

s. *Sarkoidose*

Bestrahlung

s. *Strahlenschäden, Strahlentherapie*

Betablocker

KARDIOSELEKTIVE B.
Acebutolol (z.B. *Neptal*® +)
Atenolol (z.B. *Tenormin*® +)
Bisoprolol (z.B. *Concor*® +)
Metoprolol (z.B. *Beloc*® +)
NICHT KARDIOSELEKTIVE B.
Nadolol (z.B. *Solgol*® +)
Oxprenolol (z.B. *Trasicor*® +)
Pindolol (z.B. *Visken*® +)
Propranolol (z.B. *Dociton*® +)

WARNUNG
Plötzliches Absetzen der Medikation mit Betablockern kann eine Rückkehr der vorbestehenden Symptome sowie beträchtliche Blutdrucksteigerung verursachen.

Gruppe von Betarezeptorenblockern, die vorwiegend gegen Herzbeschwerden verschrieben werden. Sie sind seit den 60er Jahren in Gebrauch und werden auch weiterhin viel verwendet, obwohl es mittlerweile neuere Mittel gibt.

WARUM SIE VERWENDET WERDEN
B. werden besonders bei *Angina pectoris* (Brustschmerzen infolge unzureichender Sauerstoffversorgung des Herzmuskels), *Hypertonie* und *Herzrhythmusstörungen* (unregelmäßiger Herzschlag) verabreicht, manchmal auch nach einem *Herzinfarkt*, um das Risiko für weitere Schädigungen des Herzmuskels zu reduzieren. Auch zur Vorbeugung von *Migräne*-Anfällen und zur Verminderung der körperlichen Symptome von Angstzuständen (Herzklopfen, Schweißausbrüche, Zittern) sind sie nützlich, ebenso zur Kontrolle von Symptomen der *Thyreotoxikose* (Schilddrüsenüberaktivität). Gelegentlich dienen B. sogar als Augentropfen bei der *Glaukom*-Behandlung (erhöhter Flüssigkeitsdruck im Augapfel).
WIE SIE WIRKEN
s. Erläuterungskasten.
MÖGLICHE NEBENWIRKUNGEN
Durch Verlangsamung der Herzfrequenz und Verringerung der Luftzufuhr zur Lunge können B. zugleich die körperliche Belastbarkeit herabsetzen, obwohl dies nicht unbedingt auffallen muß, wenn die körperliche Tätigkeit ohnehin durch Herzprobleme eingeschränkt ist. Die Symptome von Asthma, Bronchitis oder anderen Formen von Lungenkrankheiten können sich durch B. verschlimmern. Auch periphere Durchblutungsstörungen treten gelegentlich auf. Wird eine B.behandlung abrupt unterbrochen, können die Krankheitssymptome wiederkehren und der Blutdruck ansteigen. Dies läßt sich durch allmähliche Dosisreduzierung vermeiden.

Betahistin

(z.B. *Aequamen®* +)

Arzneimittel zur Behandlung der Ménière-Krankheit (einer Innenohrerkrankung). Bei regelmäßiger Einnahme reduziert es die Häufigkeit und Schwere der dafür typischen Übelkeits- und Schwindelanfälle, indem es den Druck im Innenohr vermindert. Unerwünschte Nebenwirkungen sind selten, können aber mit Kopfschmerzen und Übelkeit verbunden sein.

Betamethason

(z.B. *Betnesol®* +)

Kortikosteroid-Präparat zur Behandlung von Entzündungen. Gegen *Ekzeme* und *Psoriasis* wird es auf die Haut aufgetragen. Bekannt ist auch seine Wirksamkeit als Inhalationsmittel zur *Asthma*-Linderung. Außerdem wird es gegen allergische *Rhinitis* (Heuschnupfen) verschrieben. Zur Behandlung schwerer Fälle von Asthma und Arthritis wird es oral in Tablettenform eingenommen. Gelegentlich dient es auch bei Zerebral-Ödemen (Schwellungen im Gehirn) und wird Schwangeren vor einer Frühgeburt gegen das Risiko eines *Atemnotsyndroms* des *Neugeborenen* verabreicht.
MÖGLICHE NEBENWIRKUNGEN
Bei der Anwendung von B. als Inhalationsmittel oder Augentropfen treten keine Nebenwirkungen auf, weil kaum etwas davon in den Blutkreislauf gelangt. Bei Anwendung auf der Haut können jedoch größere Mengen absorbiert werden. Deshalb sollte es so nur sparsam und für kurze Zeit angewendet werden. Vorhandene Hautinfektionen können verstärkt werden, darum wird B. oft zusammen mit einem *Antibiotikum* verschrieben. Die Einnahme über lange Zeit oder in hohen Dosen kann Nebenwirkungen hervorrufen, die typisch für Kortikosteroide sind.

Betäubung

s. *Anästhesie*

Betäubungsmittel

(Abk. BTM) Sehr stark wirksame Analgetika, die einer besonderen Verordnungspflicht (Betäubungsmittelgesetz) unterliegen. Sie dürfen nur im Rahmen ärztlicher Behandlung und nur dann verabreicht werden, wenn der Patient auf andere stark wirksame Analgetika nicht mehr anspricht (z.B. Tumorschmerzen). Da all diese Mittel bereits nach kurzer Zeit zu Abhängigkeit führen, wurden diese strengen gesetzlichen Bestimmungen eingeführt. (S. *Analgetika*, stark wirksame)

Bettlägerig

Jemand, der infolge von Krankheit oder Verletzung nicht (mehr) fähig ist, das Bett zu verlassen. Hauptsächlich davon betroffen sind alte Menschen, Todkranke und nach Unfällen Gelähmte.

Bettnässen

Bezeichnung für die mangelnde Blasenkontrolle im Schlaf; s. *Enuresis*.

Bettruhe

Ausdruck zur Bezeichnung der Zeit, die im Bett zugebracht wird. B. ist bei manchen Krankheiten ein ganz wesentlicher Teil der Behandlung, so etwa bei *rheumatischem Fieber* und manchen Verletzungen (Wirbelbrüche, Bandscheibenvorfall etc.). Die Notwendigkeit einer längeren B. kann Komplikationen nach sich ziehen, darunter Muskelschwund, *Wundliegen*, allgemeine Schwäche, Depressionen sowie zu Mineralienverlust in den Knochen und *Steine*-Bildungen in den Harnwegen führender Kalziumverlust. Patienten nach größeren Operationen laufen ein besonderes Risiko, eine Thrombose (s. *tiefe Venenthrombose*) zu entwickeln, und vor allem ältere Personen können sich eine *Lungenentzündung* zuziehen.

Um dies zu verhindern, wird heute auch schon während der B. körperliche Übung und allgemein kürzere B. als früher angestrebt.

Bettschüssel

Behälter aus Metall, Kunststoff oder Glasfaser für bettlägerige Patienten zum Zwecke der Stuhlentleerung, bei Frauen auch des Urinierens. Männer benutzen zum Urinieren ein *Urinal*. Früher wurden B. und Urinal routinemäßig verwendet, heute nur noch, wenn die Patienten überhaupt nicht bewegungsfähig sind und nicht mit Hilfe die Toilette aufsuchen oder einen *Nachtstuhl* am Bett benützen können, was als angenehmer für alle Beteiligten gilt.

Bettwanze

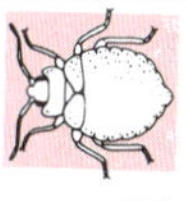

Plattes, flügelloses, braunes Insekt von ca. 5 mm Länge und 3 mm Breite. Es siedelt in Möbeln, besonders Betten und Böden, wo es sich tagsüber aufhält und nachts hervorkommt, um sich von menschlichem Blut zu ernähren. B.n gelten nicht als Krankheitsüberträger, ihre Bisse verursachen aber lästiges Hautjukken und damit Hautläsionen, die sich infizieren können.

Beulenpest

s. *Bubonenpest*

Bewegung

Körperbewegungen bestehen aus den Skelettbewegungen und den B.en der weichen Gewebe und Organe. Jede B. beruht auf der Aktion verschiedener *Muskeln*.
SKELETTBEWEGUNGEN
Die einfachsten Skelettbewegungen bestehen in der Veränderung der Position zweier Knochen zueinander mittels Verkürzung eines an ihnen ansetzenden und über ein *Gelenk* hinweg wirkenden Muskels. Gleichzeitig dehnen sich andere Muskeln und Weichgewebe wie Haut, *Sehnen* und *Ligamente*. An vielen komplexen Skelettbewegungen sind eine Anzahl Knochen, Gelenke und Muskeln beteiligt, die so angeordnet sind, daß ihnen eine Vielzahl von Betätigungen möglich ist, vom Drehen eines Schraubenziehers bis zum Schlagen eines Saltos. Selbst bei einfachen Bewegungsabläufen sind immer mehrere Muskeln in Aktion. Die einen ziehen sich zusammen, um den Beginn und die Fortdauer

B

BEWEGUNG

Während des Lebens finden immer und überall im Körper B.en statt. Alle sichtbaren B.en werden durch Muskelverkürzungen hervorgerufen, meist nur kurzzeitige. Die B.sformen sind entweder steuerbar (willkürlich) oder nicht steuerbar (automatisch).

SKELETTBEWEGUNG

Knochenpartner werden in einem Gelenk gegeneinander bewegt. Der Motor dieser Bewegung sind meist viele Muskeln, die über das Gelenk ziehen.

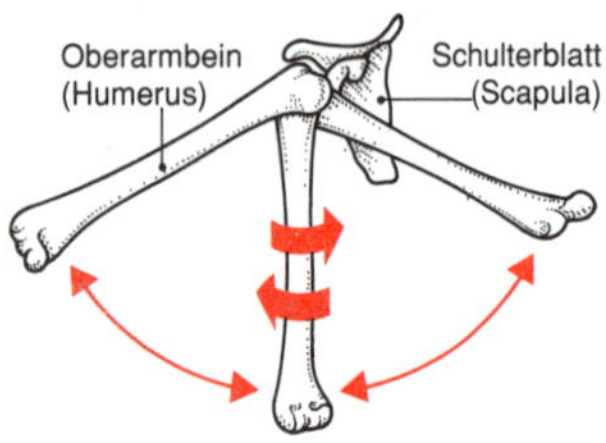

Kombiniert: Drehung und Hebung

Armbewegung
Das Schultergelenk ist ein Kugelgelenk für Bewegungen um alle Achsen.

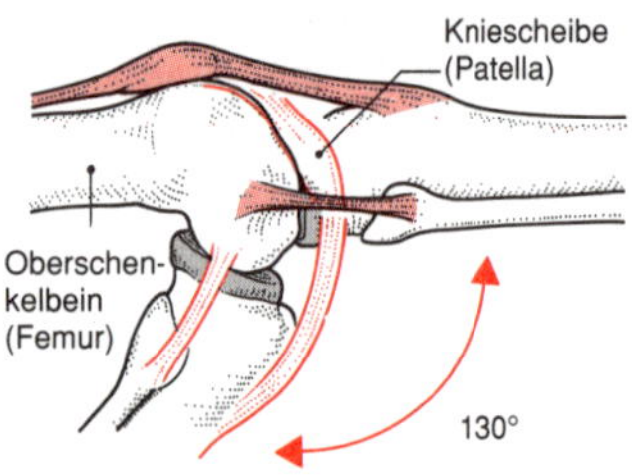

Kniebewegung
Das Knie ist ein Scharniergelenk für Bewegungen um nur eine Achse (in einem Winkel von ca. 130°).

AUGENBEWEGUNG

Für die präzisen Bewegungen des Augapfels in einem Winkel von horizontal ca. 100° und vertikal ca. 80° sorgen sechs äußere Augenmuskeln.

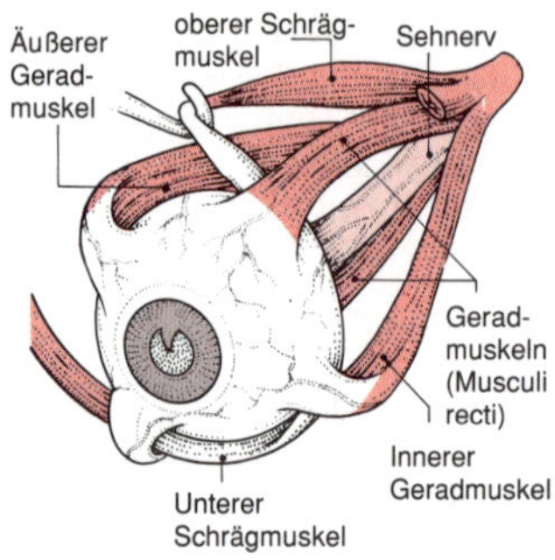

Augenmuskeln
Die vier geraden Augenmuskeln (Musculi recti) setzen vor dem Äquator des Augapfels an, die zwei schrägen (Musculi obliqui) hinter diesem.

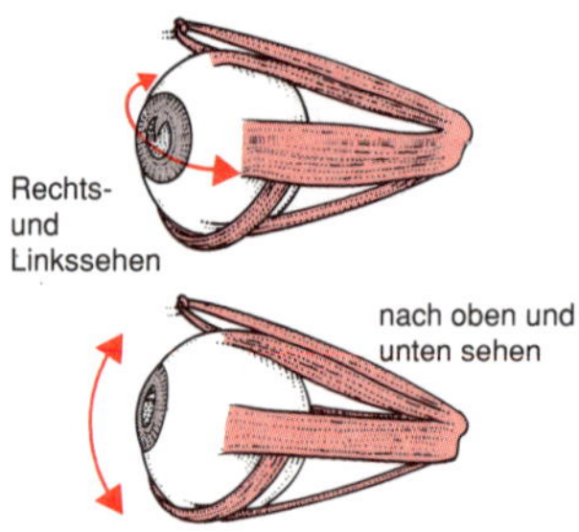

Augenmuskelbewegungen
Zwei gerade Augenmuskeln bewegen den Augapfel nach innen und außen, zwei weitere nach oben und unten; die schrägen sorgen für Rotation.

UNWILLKÜRLICHE BEWEGUNGEN

Viele Bewegungen unterliegen nicht der Willenskontrolle, sondern werden vom vegetativen Nervensystem gesteuert. Ein Beispiel ist der Herzschlag, der automatisch nach den Bedürfnissen der Körperorgane bzw. durch den Anfall von Schlacken des Körperstoffwechsels gesteuert wird.Ein weiteres Beispiel ist die Peristaltik (s. rechts).

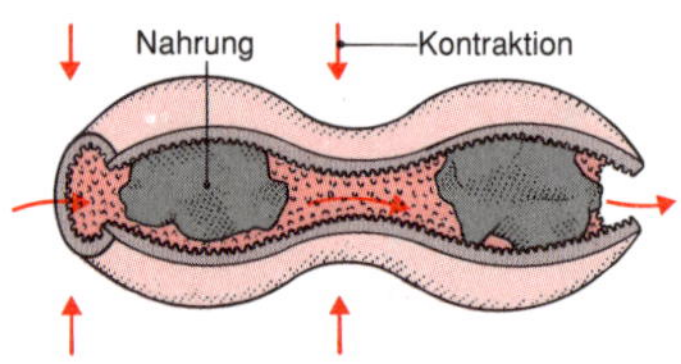

Peristaltik
Die Peristaltik ist ein Beispiel einer unwillkürlichen Bewegung. Wellenartige Kontraktionen schreiten entlang der Muskeln in der Darmwand fort. Sie sorgen so für den Weitertransport des Darminhalts und verhindern dabei eine Stauung.

der betreffenden Bewegung zu ermöglichen, andere wirken mit gegenteiliger Aktion zur Verhinderung abrupter, unkontrollierter Abläufe der Bewegung.

Alle willkürlichen Skelettbewegungen werden von dem Teil des *Großhirns* (der Hauptmasse des Gehirns) ausgelöst, der motorische Rinde genannt wird. Dabei gehen Signale über Nervenfasern in das Rückenmark und anschließend über andere Nervenfasern zu den jeweiligen Muskeln. Die Steuerung hängt von der richtigen Funktion der sensorischen Nervenrezeptoren in den Muskeln und anderswo ab, nämlich von der Meldung der Position der verschiedenen Körperteile und dem Maß der Kontraktion in jedem Muskel. Diese Informationen gelangen in die zuständigen Informationszentren des Gehirns (einschließlich Kleinhirn und Basalganglien), die für Koordination, Beginn und Ende einer Bewegung zuständig sind. Das Erlernen komplexer Abläufe, beispielsweise des Klavierspielens, verlangt auch die Mitwirkung unbewußter Nervenaktivitäten im Kleinhirn.

Skelettbewegungen können auch reine *Reflexe* auf bestimmte sensorische Warnsignale sein.

In diesen Fällen geschieht die Bewegung fast automatisch, weniger kontrolliert, und weitaus weniger Nervenverbindungen sind beteiligt.

SONSTIGE BEWEGUNGEN
Nicht alle Körperbewegungen sind skelettaler Natur. Das Auge und die Zunge beispielsweise werden durch Kontraktionen von mit weichem Gewebe verbundenen Muskeln bewegt. Auch sie können sowohl bewußte Bewegungen wie reine Reflexe sein. Die Bewegungen der inneren Organe sind unwillkürlich. Dazu gehören der *Herzschlag* und die *Peristaltik* (rhythmische Kontraktionen der Wand des Verdauungstrakts).

ERKRANKUNGEN
Jede Störung des Nervensystems, der Muskeln, Gelenke oder Knochen kann die Bewegungsfähigkeit beeinträchtigen. (S.a. *Nervenverletzung*, *Neuropathie*, Kasten "Gehirnerkrankungen" zum Stichwort *Gehirn*, *Rückenmark*, Kasten "Muskelkrankheiten" zum Strichwort *Muskeln*)

Bewegungskrankheit

Zustand, der bei einigen Menschen durch Reisen zu Land, zur See oder in der Luft ausgelöst wird. In ihrer mildesten Form kann B. ein unbestimmtes Gefühl leichten Unwohlseins sein, mit Beschwerden wie Kopfweh etc., in schwereren Fällen aber bis zu starkem Unwohlsein, Schweißausbrüchen, Speichelbildung, Blässe, Übelkeit und Erbrechen reichen.

B

Die Ursache ist die Reaktion des Gleichgewichtsorgans im Innenohr auf ständig wiederholte gleichartige Bewegung.

Es spielen allerdings andere Faktoren ebenfalls eine Rolle, wie Angst, infolge früherer Anfälle dieser Art, stickige oder rauchige Luft oder ein voller Magen. Auch der Anblick von Speisen kann den Zustand beträchtlich verschlimmern, genauso wie ein starrer Blick auf nahe Gegenstände (Lesen!); dagegen hilft der in die Ferne auf den Horizont gerichtete Blick.

VORBEUGUNG

Es gibt heute diverse *Antiemetika* gegen Bewegungskrankheiten. *Hyoscin* beispielsweise nimmt man eine Stunde vor Antritt der Reise ein. Für weitere Reisen eignen sich die länger wirkenden *Antihistaminika* Promethazin oder Meclozin. Manche Medikamente gegen Reisekrankheiten können Benommenheit hervorrufen und verstärken die Wirkung von Alkohol.

Bewegungstherapie

Behandlungsmaßnahme mit dem Ziel, Behinderte oder Unfallopfer zum Wiedergebrauch ihrer Muskelkontrolle und -koordination anzuleiten, damit sie wieder alltägliche Verrichtungen wie Ankleiden und Essen selbständig bewältigen und nach Möglichkeit ihrer alten oder einer neuen beruflichen Tätigkeit nachgehen können. Die Behandlung durch speziell ausgebildete Therapeuten beginnt meist schon im Krankenhaus und kann ambulant oder zu Hause fortgesetzt werden.

Bewußtlosigkeit

Anomaler Verlust des Bewußtseins seiner selbst und seiner Umgebung als Folge einer stark reduzierten Aktivität in der Formatio reticularis im Hirnstamm. Eine normale Form veränderten Bewußtseins ist der *Schlaf*. Aus ihm kann man leicht geweckt werden, aus der B. nur schwer, wenn überhaupt. B. kann kurz und leicht sein, wie bei der *Ohnmacht*, aber auch tiefer und langandauernder (s. *Koma*). Die *Gehirnerschütterung* ist ein kurzer und vorübergehender Zustand der B. infolge einer Kopfverletzung.

ERSTE HILFE: BEWUSSTLOSIGKEIT

1 Stellen Sie fest, ob der Betroffene atmet. Bei erschwerter oder behinderter Atmung Luftwege prüfen und den Mund säubern.

2 Wenn der Betroffene nicht oder nicht genügend atmet, sofort mit Beatmung beginnen (s. a. Erste-Hilfe-Kasten "Beatmung-Atemspende" S. 166).

3 Wenn Atmung vorhanden, Betroffenen nach einer der beiden unten dargestellten Methoden in die stabile Seitenlage bringen (s.a. Erste-Hilfe-Kasten "Stabile Seitenlagerung" S. 992).

ATEMKONTROLLE

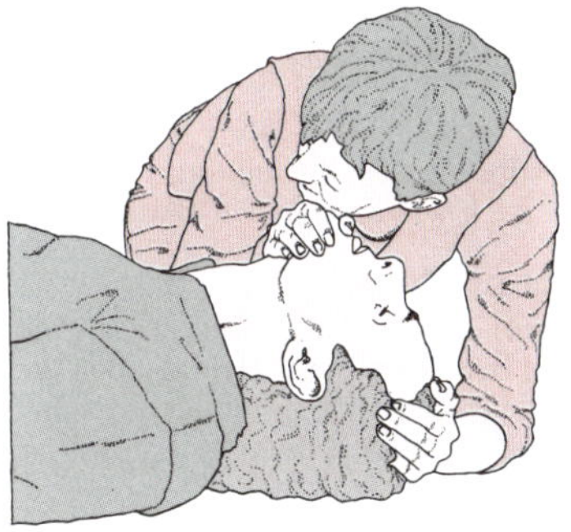

STABILE SEITENLAGERUNG

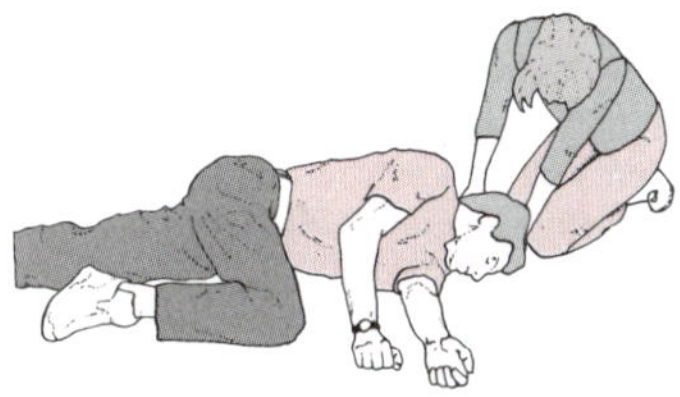

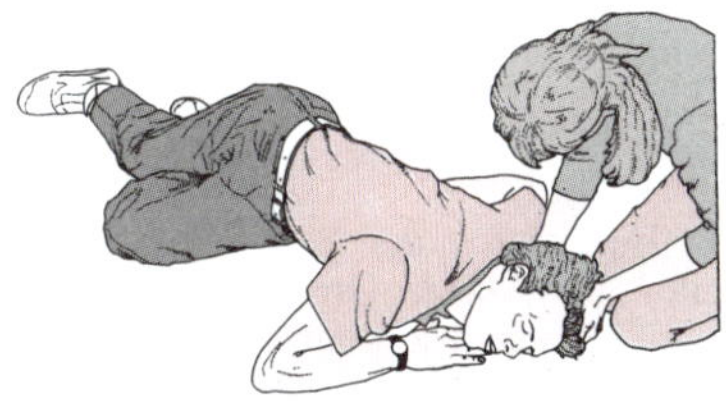

4 Betroffenen gegen Wärmeverlust schützen, beispielsweise eine Decke darüberbreiten.

5 Auf jeden Fall – auch wenn der Betroffene nach kurzer Bewußtlosigkeit wieder zu sich kommt – für ärztliche Hilfe sorgen.

AUF KEINEN FALL
- Bewußtlose allein lassen
- Bewußtlosen während oder unmittelbar nach der Bewußtlosigkeit zu essen oder zu trinken geben

Bewußtsein

Normaler Zustand, sich seiner selbst und seiner Umgebung bewußt zu sein, so daß man weiß, was man tut und vorhat. Das B. hängt von Sinnesempfindungen (speziell Sicht und Gehör), Erinnerungen und Erfahrungen ab. Dazu ist aber eine intakte Gehirntätigkeit erforderlich, speziell im *Großhirn* (der Hauptmasse des Gehirns) und in der Formatio reticularis im *Hirnstamm*. Entscheidend für den B.sgrad ist die Funktion des Großhirns, z.B. das Gedächtnis und die Interpretation der Sinneseindrücke. Der Zustand der Schlaflosigkeit wird dagegen vorwiegend von der Formatio reticularis gesteuert.

Es gibt auch Zustände von B. mit vorhandener Wachheit, aber noch unterhalb der Ebene des B.s. In der Sprache der Psychologie heißt dies *Unterbewußtsein*.

B.sstörungen führen zu beeinträchtigter Wahrnehmung, Konzentration und Verständnisfähigkeit. Das Denken verlangsamt sich, das Gedächtnis fällt aus. Es tritt ein Zustand mangelnder Gedanken- und Handlungszielstrebigkeit ein. Man ist zwar noch ansprechbar, reagiert aber fehlerhaft. Läßt der Wachheitszustand noch weiter nach, kommt es zu *Stupor* (Erstarrung) und *Koma*.

Bewußtseinsspaltung

s. *alternierende Persönlichkeit*

Bezoar

Auch als "Haarball" oder "Magenstein" bezeichnetes Knäuel aus verschluckten Nahrungsrückständen, Schleim, Pflanzenfasern, Haar und anderen unverdaulichen Substanzen im Magen. Kommt bei Erwachsenen nur selten vor, allenfalls nach teilweiser *Gastrektomie* (operativer Magenentfernung). Trichobezoare (aus Haaren) bilden sich bei Kindern oder emotional gestörten Erwachsenen, die an ihren Haaren nesteln und kauen und immer wieder einzelne Haare verschlucken. Sie können Appetitverlust, Verstopfung, Übelkeit, Erbrechen und Bauchschmerzen verursachen. Wenn sie in den Darm gelangen, lösen sie manchmal eine Obstruktion (s. *Darmverschluß*) aus. Diagnostizieren lassen sie sich durch eine *Barium-Röntgenkontrastuntersuchung* oder durch eine *Endoskopie* (Betrachtung des Körperinneren mittels eines Sichtrohrs im Verdauungstrakt). Dann

B

werden sie entweder durch Auswaschen des Magens (s. *Magenspülung*), mit einem Zangenvorsatz am Endoskop, operativ oder mit die Proteinbestandteile auflösenden Medikamenten entfernt. Bei Erwachsenen kann eine ballaststoffarme Ernährung die Neubildung eines B.s verhindern. (S.a. *Fremdkörper*)

Bi-
Vorsilbe mit der Bedeutung zwei oder zweifach wie in *bilateral* (zweiseitig).

Bicuspidalis
Begriff mit der Bedeutung zweizipflig. Wird benützt z.B. für Herzklappen und für die Prämolaren (zweihöckerige Backenzähne). (S.a. *Zähne*)

Bienenstich
s. *Insektenstiche*

Bifokalglas
Brillenglas mit zwei verschiedenen Brennweiten. Bifokalgläser korrigieren sowohl die Nah- als auch die Fernsicht.

Bilateral
Ein Begriff mit der Bedeutung beide Seiten bzw. beide Organe betreffend, wenn sie gepaart vorkommen (z.B. beide Ohren bei bilateraler Taubheit).

Bildgebende Verfahren
Techniken, die sonst nicht sichtbare Bilder von Strukturen im Körperinneren produzieren. Sie sind wertvolle und unentbehrlich gewordene Hilfsmittel zur Diagnostizierung von Anomalien und Krankheiten.

RÖNTGENSTRAHLEN
Die Entdeckung der Röntgenstrahlen 1895 revolutionierte die medizinische Diagnostik, indem sie es erstmals möglich machte, Knochen, Organe und andere Gewebestrukturen im Körperinneren ohne die Notwendigkeit der Körperöffnung sichtbar zu machen. Die Röntgenstrahlen sind elektromagnetisch und von kurzer Wellenlänge. Ein Teil von ihnen wird absorbiert, ein anderer Teil durchdringt Gewebe; so ergeben sich "Schattenbilder", die auf einem fluoreszierenden Bildschirm oder auf Film sichtbar gemacht werden können.

KONTRASTMITTEL
Röntgenstrahlen zeigen Knochenstrukturen sehr deutlich, weiche Gewebe aber bedeutend weniger klar. Um diesen Mangel zu beheben, wurde um 1920 die Technik der Kontrastmittel für bestimmte Röntgenmaßnahmen entwickelt. Sog. Kontrastmittel werden in innere Organe, Blutgefäße oder Gänge eingeführt und ergeben dann auf dem Röntgenbildschirm oder -film ein klares Umrißbild der Körperhöhlungen, die sie füllen. Solche Kontrastmittel werden auf verschiedene Weise eingebracht. Bei der *Cholezystocholangiographie* zur Untersuchung der Gallenblase und der größeren Gallengänge und bei bestimmten *Barium-Röntgenkontrastuntersuchungen* der Speiseröhre, des Magens und des Dünndarms wird das Kontrastmittel in flüssiger oder Tablettenform geschluckt. Bei der *Bronchographie* zur Diagnose diverser Brusterkrankungen wird es in die Bronchien (Luftwege), die die Luftröhre mit der Lunge verbinden, eingebracht, bei der *Angiographie* und *Venographie* für Bilder der Blutgefäße in eine Arterie oder Vene injiziert. Bei der intravenösen *Urographie* wandert das in eine Armvene injizierte Kontrastmittel zur Niere und in die Harnwege.

Bei der *ERCP* (endoskopisch-retrograde Cholangio-Pankreatikographie) zur Untersuchung des Pankreasgangsystems und der Gallengänge gelangt das Kontrastmittel in die Gänge mittels eines Katheters, der durch einen Kanal in einem Endoskop (flexibles Sichtinstrument) eingebracht wird.

SCANNING-TECHNIKEN
Seit den 70er Jahren sind viele Röntgentechniken durch moderne und meistens auch einfachere, sicherere und für die Patienten schonendere Verfahren ergänzt oder abgelöst worden. Die *Ultraschall-Diagnostik* verwendet hochfrequente Schallwellen, die von einem auf die Haut aufgelegten Umwandler durch den Körper geschickt und in unterschiedlichen Graden von Strukturen verschiedener Dichte reflektiert werden, was ein entsprechendes Echobild auf einem Bildschirm ergibt. Diese Technik hat sich inzwischen als erste Wahl bei den Untersuchungen der Gallenblase, des weiblichen Genitalbereichs und von Feten durchgesetzt; auch bemerkenswert deutliche Nierenbilder liefert sie.

COMPUTER
Viele der modernen Scanning-Techniken benützen für ihre Bilderzeugung Computer. Bei der *Computertomographie* (CT) werden Röntgenstrahlen in verschiedenen Winkeln durch den Körper geschickt, und der Computer produziert davon Querschnittbilder ("Scheiben") der zu untersuchenden Gewebe. Bei der *Kernspin(resonanz)tomographie* (MRI, magnet resonance imaging) stellt der Computer die durch Radiofrequenzwellen erzeugten Veränderungen der Magnetfeldlinien der Zell-Wasserstoffprotonen der untersuchten Person in einem starken Magnetfeld bildlich dar. CT und MRI eignen sich besonders gut für Gehirnuntersuchungen, ebenso die noch neuere Technik des sog. PET-Scanning (*Positronen*-Emissions-Tomographie). Dabei werden kurzlebige Radioisotopen durch Körpergewebe geschickt. Die Pfade der dabei entstehenden Gammastrahlen analysiert ein Computer und liefert damit Informationen über die Gehirnstrukturen und -funktionen. Bei der (*Radionuklid-)Szintigraphie* zeichnet eine Gammakamera die von Körpergeweben, in welche eine radioaktive Substanz eingebracht wurde, abgegebene Strahlung auf, und ein Computer wandelt sie in eine Bilddarstellung um; er kann aus den Daten auch weitere Informationen errechnen.

Bilharziose
Anderer Name für die tropische Parasitenkrankheit *Schistosomiasis*.

Biliäre Leberzirrhose
Nicht sehr häufige Form der Leber-*Zirrhose*, deren Ursache Erkrankungen oder Schäden der Gallenwege sind. Sie kommt in zwei Arten vor: als primäre und sekundäre b.L. Beide Arten sind charakterisiert durch *Cholestase* (Gallenstauung) und daraus folgender Beeinträchtigung der Leberfunktion.

PRIMÄRE BILIÄRE LEBERZIRRHOSE
Bei dieser Art entzünden sich die Gallengänge in der Leber und werden zerstört. Die Ursache ist unbekannt, scheint aber mit einer Funktionsstörung im *Immunsystem* zusammenzuhängen. Am häufigsten betroffen sind Frauen mittleren Alters.

Das erste Symptom ist Jucken. Später folgen *Gelbsucht*, Lebervergrößerung, manchmal Bauchschmerzen, fettiger Durchfall und *Xanthomatose* (fettige Ablagerungen unter der Haut) nach. Auch eine *Osteoporose* kann sich entwickeln, und im Laufe von Jahren könnten weitere Symptome von Leberzirrhose und *Leberversagen* dazukommen.

Diagnostiziert wird mittels *Leberfunktionsprüfung*, *Leberbiopsie* und *Cholangiographie* oder *ERCP*. Die medikamentöse Behandlung zielt hauptsächlich auf die Linderung der Symptome wie des Juckens und auf die Minimierung von Komplikationen. Langzeitheilung bringt allenfalls eine *Lebertransplantation*.

SEKUNDÄRE BILIÄRE LEBERZIRRHOSE
Diese Form ist die Folge eines langdauernden *Gallengangsverschlusses* oder einer *Gallengangsatresie* (Anomalität oder völliges Fehlen der Gallengänge von Geburt an). Die Symptome und Anzeichen sind u.a. Bauchschmerzen und Empfindlichkeit, Lebervergrößerung, Fieber und Schüttelfrost und manchmal auch Blutanomalien. Die Behandlung ist die gleiche wie bei Gallengangsverschluß oder Gallengangsatresie.

B

BLICK IN DEN KÖRPER

Im letzten Jahrzehnt ist eine Anzahl neuer Methoden bildgebender Verfahren entwickelt worden. Damit wurde die Einsicht in den Körper erweitert.
So gibt es heute neben den herkömmlichen Röntgenbildern (die hauptsächlich Knochenstrukturen zeigen) Techniken, die Weichteile sehr exakt wiedergeben (CT, Computertomographie; Ultraschalldiagnostik; MRI, magnet resonance imaging, und PET, Positronen-Emissions-Tomographie). Die hier aufgeführten Methoden zeigen Möglichkeiten der Nierendiagnostik.

RÖNTGENSTRAHLEN

Röntgenstrahlen-absorbierende Kontrastmittel liefern manchmal Umrißbilder von Organen; so bei der intravenösen Urographie zur Sichtbarmachung der Nieren und der ableitenden Harnwege.

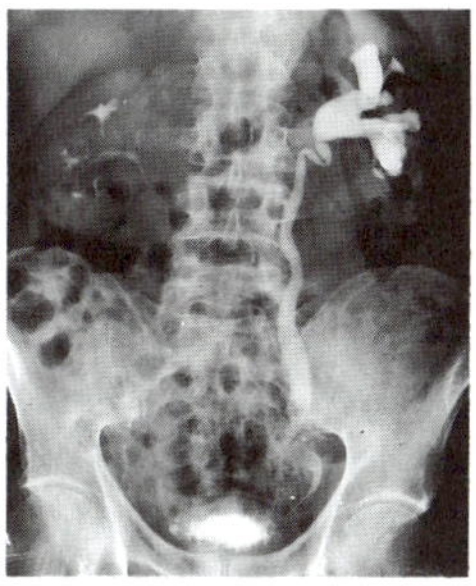

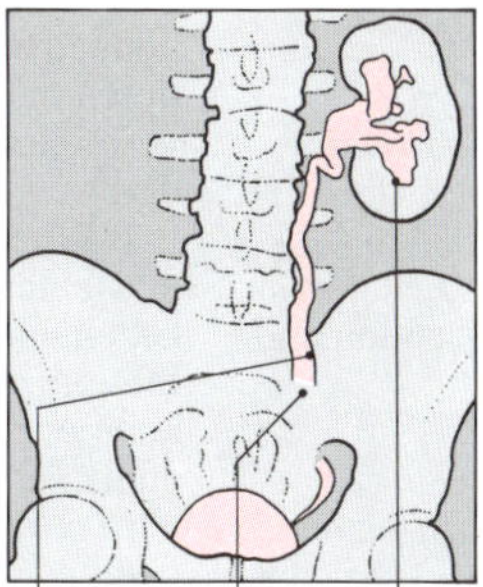

Intravenöses Urogramm
Das intravenöse Urogramm (ganz links) zeigt die linke Niere und den linken Harnleiter. Das Kontrastmittel wurde durch einen den Harnleiter verschließenden Tumor zurückgehalten (Abb. links).

SCANNING-TECHNIKEN

Viele Techniken zur Sichtbarmachung auch der Weichteile sind entwickelt worden. Einige, wie CT, bedürfen des Computers zur Auswertung der gewonnenen Daten und ihrer Umwandlung in ein Bild; andere, wie Ultraschall-Diagnostik und Radionuklid-Szintigraphie, können auch ohne Computer Bilder liefern. Der Einsatz eines Computers verbessert aber auch hier die Darstellungsmöglichkeiten.

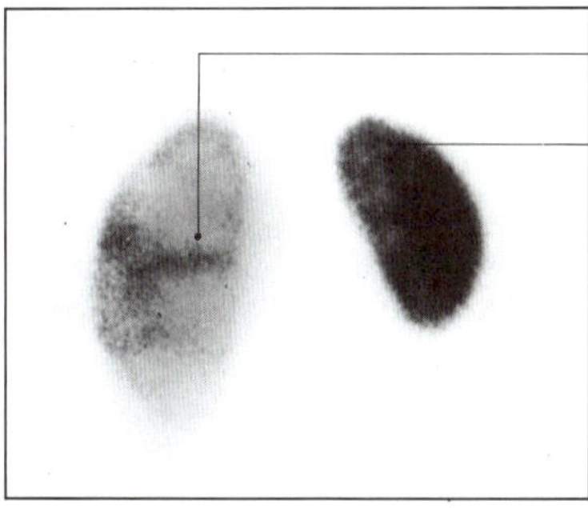

Radionuklid-Szintigraphie
Eine radioaktive Substanz wird injiziert. Die davon ausgehenden Strahlen werden mit einem Gammazähler registriert und geben ein Speicherbild. Die linke Niere hat wenig radioaktive Substanz aufgenommen (und erscheint also nur sehr blaß), ein Beweis, daß sie geschädigt ist.

Ultraschall
Hochfrequente Schallwellen werden in verschiedener Intensität vom Körpergewebe reflektiert und von speziellen elektronischen Geräten in Bilder umgewandelt. Das Bildbeispiel (unten links) ist ein Schnitt durch eine erkrankte Niere. Die inneren Gewebe (Nierenkelch und Nierenbecken) sind stark geweitet, die äußere Rinde ist abnorm dünn (vgl. Diagramm unten rechts.)

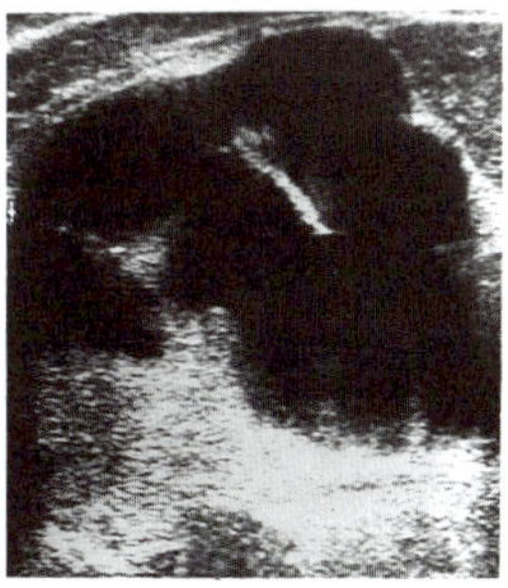

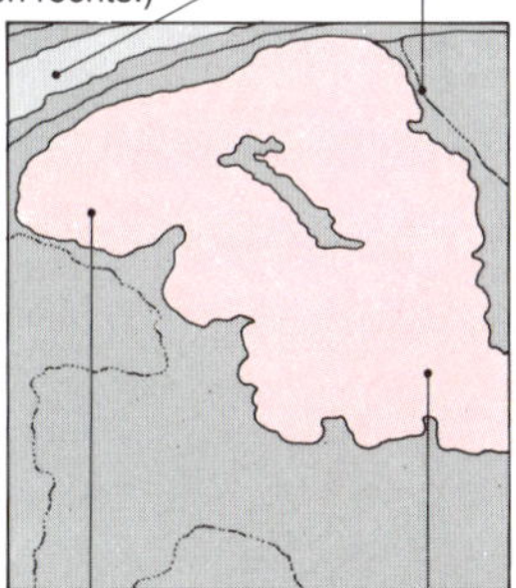

CT (Computertomographie)
Ein CT-Scanner produziert Schnittbilder ("Scheiben") des Körpers. Dieses CT-Bild hier (rechts) zeigt eine stark geweitete rechte Niere von unten (vgl. Diagramm unten rechts).

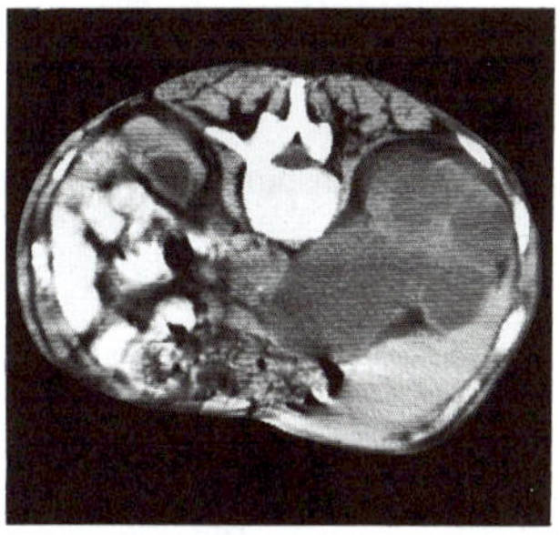

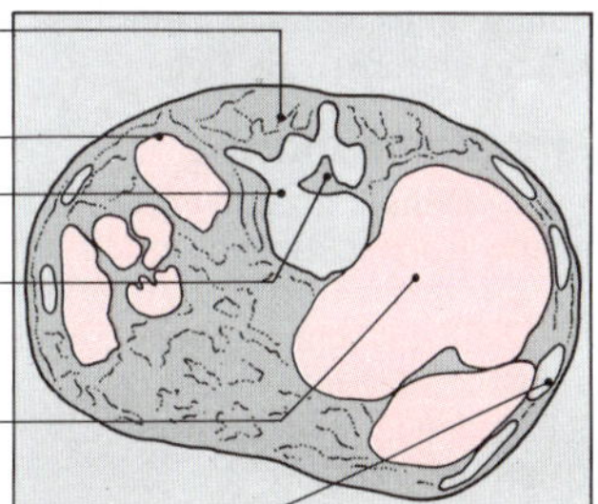

B

Bilirubin
Gelbbrauner, für die *Gelbsucht* typischer Hauptfarbstoff in der *Galle*, ein Abbauprodukt des *Hämoglobins*, des Farbstoffs der roten Blutkörperchen. Abbauprodukte des B.s bestimmen die braune Farbe des Stuhls.

Billings-Methode
"Ovulationsmethode" bei der *Empfängnisverhütung*. Die Frau notiert alle Veränderungen ihres normalen Vaginalausflusses zur Vorhersage der Ovulationszeit zum Zwecke der Kontrazeption und *Familienplanung*.

Billroth-Operation
Methode der teilweisen *Gastrektomie* (operativen Magenentfernung), bei der der untere Teil des Magens entfernt wird. Benannt nach dem in Wien tätigen deutschen Chirurgen Theodor Billroth, der sie als erste erfolgreiche Magenoperation entwickelt hat. Sie ist bis heute eine Standard-Operation zur Behandlung *peptischer Geschwüre* und bestimmter Arten von Magentumoren.

Bindegewebe
Material, das die verschiedenen Körperstrukturen zusammenhält. Einige dieser Strukturen bestehen selbst nur aus Bindegewebe, insbesondere *Sehnen* und *Knorpel*. B. bildet auch die Matrix (Grundsubstanz) der Knochen und der nichtmuskulären Strukturen der *Arterien* und *Venen*.

Bindegewebskrankheiten
s. *Kollagenosen*

Bindehaut
F. Konjunktiva; transparente Membran, die die Sklera (das Weiße des Auges), und die Innenseite der Augenlider überzieht.

Die Zellen in der Konjunktiva produzieren eine tränenähnliche Flüssigkeit zur Befeuchtung der Lider und der Hornhaut. Ihre Blutgefäße sind mit bloßem Auge nicht erkennbar. Bei Bindehautentzündung und anderen entzündlichen Zuständen vergrößern sie sich.

Bindehautentzündung
(*F.* Konjunktivitis) Entzündung der Bindehaut, die Rötung, Beschwerden und Ausfluß aus dem betroffenen Auge verursacht. Die B. ist sehr verbreitet: unter 50 Patienten, die zum Augenarzt kommen, leidet mindestens einer unter B.

URSACHEN UND FORMEN

Bei Kindern ist die B. meist von einer Infektion verursacht; bei Erwachsenen handelt es sich in den meisten Fällen um eine Allergie.

INFEKTIÖSE BINDEHAUTENTZÜNDUNG

Die meisten infektiösen B.en werden von Bakterien verursacht (z.B. Staphylokokken), die von den Händen direkt in die Augen getragen wurden. Doch auch Viren, die sonst Erkältungen, Halsschmerzen oder *Masern* hervorrufen, können eine B. verursachen. Virale B.en treten manchmal epidemieartig auf und verbreiten sich rasch in Schulen und anderen Einrichtungen.

Bei Neugeborenen stellt sich manchmal eine B. ein, die als "*Ophthalmie*" bezeichnet wird. Sie ist Folge einer Infektion aus dem Geburtskanal. Dabei kann es sich um verschiedene Mikroorganismen handeln – bis hin zu den Erregern von *Gonorrhoe*, *Herpes* und zu *Chlamydien*. Solche Entzündungen können sich auf das ganze Auge ausweiten und Erblindung verursachen.

FORMEN DER B.:

Keratokonjunktivitis ist eine Entzündung sowohl der Binde- als auch der Hornhaut; sie wird oft von Viren hervorgerufen. Trachoma ist eine schwerwiegende B., die auf eine Chlamydieninfektion zurückzuführen ist und die vor allem in den Tropen vorkommt.

Allergische B.en werden von verschiedenen Stoffen – z.B. auch von Kosmetika (etwa Maskara) –, Lösungen, in denen Kontaktlinsen aufbewahrt werden, oder Pollen hervorgerufen.

SYMPTOME

Alle Formen der B. verursachen Rötungen, Reizungen, Jucken, Ausfluß aus den Augen und gelegentlich Lichtempfindlichkeit (Photophobie). Bei infektiösen B.en eitert das Auge und ist morgens oft verklebt; bei allergischen Formen ist der Ausfluß klar, die Lider sind häufig geschwollen.

DIE BINDEHAUT
Die transparente Membran überzieht das Weiße des Auges (Lederhaut) und die Innenseite der Augenlider.

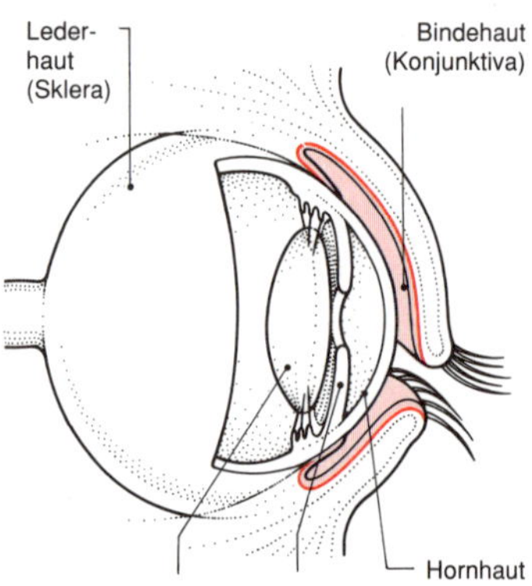

DIAGNOSE

Ein Blick auf das erkrankte Auge reicht aus, um eine B. zu erkennen. Bei Verdacht auf eine Infektion kann der Arzt einen Abstrich machen, um den Erreger zu identifizieren, wenn – wie z.B. bei Neugeborenen – eine exakte Diagnose wichtig ist.

THERAPIE

Verkrustungen und Eiter werden mit warmem Wasser abgewaschen. Infektiöse B.en werden mit antibiotikahaltigen Augentropfen (z.B. *Chloramphenicol*) behandelt. Virale B.en heilen meist ohne besondere Behandlung am besten ab. Bei allergischen B.en haben sich Augentropfen mit *Antihistaminika* bewährt. Auch solche mit *Kortikosteroiden* können verabreicht werden, doch muß vorher eine Infektion ausgeschlossen werden, da sich der Zustand sonst verschlechtern könnte.

Bindung, seelische
Prozeß, in dem eine starke psychische und emotionale Bindung zwischen einem Elternteil und dem Kind entsteht. S.B. ist eine der wichtigsten Voraussetzungen für die gesunde Entwicklung des Kleinkindes.

Die Bedeutung der seelischen Bindung wurde an Gänsen, Affen und anderen Tieren untersucht. Junge Gänse konzentrieren sich z.B. auf das erste bewegliche Objekt, das sie nach dem Schlüpfen sehen, und folgen ihm. Junge Affen, die von ihrer Mutter getrennt werden, entwickeln keine eigenen normalen elterlichen Instinkte. Wird die echte Mutter jedoch durch eine Figur ersetzt, entwikkeln sie sich normal – besonders, wenn die Ersatzmutter ein Fell hat, an dem sich die Jungen festhalten und anschmiegen können.

S.B. beruht auf Gegenseitigkeit; Kind und Eltern reagieren auf des anderen Gesten und Ausdruck. Die s.B. kann gestört sein, wenn ein krankes oder frühgeborenes Baby von seinen Eltern getrennt wird (etwa weil es in den Brutkasten muß). Doch auch diese Säuglinge entwickeln sich später normal, wenn sich ihnen die Eltern, sobald dies möglich ist, intensiv zuwenden.

Probleme können entstehen, wenn junge Eltern aus der eigenen Kindheit keine s.B. kennen. Auch sie können jedoch den richtigen Umgang mit ihrem Baby noch erlernen.

Fehlt die s.B., steigt die Gefahr, daß das Kind vernachlässigt oder gar mißhandelt wird. Es kann in seiner seelischen Entwicklung zurückbleiben, Depressionen haben und hat als Erwachsener evtl. selbst Probleme, zufriedenstellende Beziehungen aufzubauen.

Untersuchungen haben bestätigt, daß berufstätige Mütter eine ebensogute s.B. zu ihren Kindern aufbauen können wie die Nichtberufstätigen. Es hat sich auch gezeigt, daß Kinder nicht leiden, wenn sie mehrere Bezugspersonen haben; auch deren Geschlecht ist unwichtig; es kommt nur darauf an, daß die Beziehung liebevoll und dauerhaft ist.

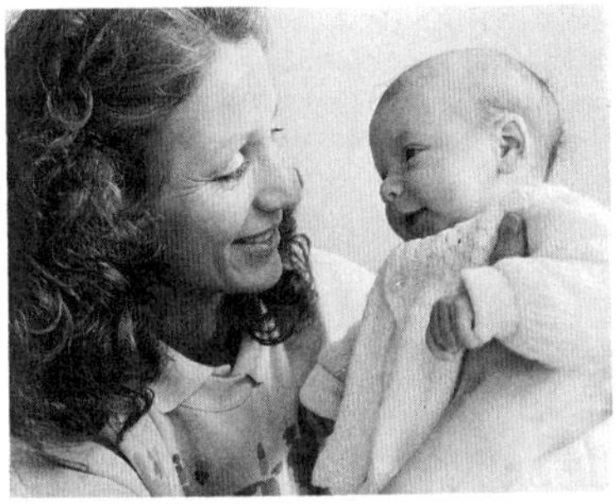

Wie seelische Bindung entsteht
Regelmäßiger Haut- und Blickkontakt läßt seelische Bindung wachsen.

Binet-Simon-Test

Erster *Intelligenztest*, der versucht, höhere geistige Funktionen anstelle primitiver Fähigkeiten, wie z.B. die Reaktionszeit, zu messen. Von Alfred Binet und Theodor Simon 1905 für französische Schulkinder entwickelt.

Bio-

Vorsilbe, mit Bezug auf "Leben": z.B. Biologie ist die Lehre vom Leben.

Biochemie

Wissenschaftszweig, der sich mit den chemischen Abläufen in lebenden Organismen – einschließlich des Menschen – beschäftigt. Der Körper des Menschen besteht aus Millionen Zellen. Alle chemischen Prozesse, die bei deren Versorgung mit Nährstoffen und Energie, bei ihrem Wachstum, bei der Reparatur von Zellschäden, bei normaler und anomaler Zellteilung und schließlich auch beim Absterben der Zelle ablaufen, sind Objekt biochemischer Forschung.

Das Leben wird durch eine Vielzahl chemischer Reaktionen aufrechterhalten, die in den Zellen ablaufen und die auf vielfältige Weise miteinander verbunden sind. Diese Reaktionen stellen zusammen den *Metabolismus* (den *Stoffwechsel*) des Körpers dar. Die Vorgänge, bei denen Nährstoffe und körpereigene Strukturen abgebaut werden und gleichzeitig Energie entsteht, werden "Katabolismus" (Abbaustoffwechsel) bezeichnet; die aufbauenden Prozesse, die auch zur Speicherung von Nährstoffen im Körper führen, heißen "Anabolismus" (Aufbaustoffwechsel).

Der gesamte Metabolismus wird von Hormonen gesteuert (chemische Substanzen, die von den *endokrinen Drüsen* an den Blutkreislauf abgegeben werden); die einzelnen Teilreaktionen von *Enzymen* (biologischen Katalysatoren).

Manche lebenswichtige chemische Prozesse finden in jeder einzelnen Körperzelle statt; doch viele Reaktionen sind an bestimmte Funktionen einzelner Organe gebunden und laufen daher nur in den Zellen dieser Organe ab. So z.B. werden in den Leberzellen Nährstoffe chemisch aufgearbeitet und gespeichert; in den Zellen der Nieren sind wiederum chemische Reaktionen notwendig, die z.B. den Gehalt bestimmter Mineralien im Blut kontrollieren und die Menge der Flüssigkeit im Körper regulieren.

Zwischen der Flüssigkeit, die in und aus den Zellen tritt, dem Blut und dem Urin findet ein ständiger Austausch statt. So ist es möglich, den Gehalt von Mineralien, Gasen, Enzymen, Hormonen und Proteinen in Blut und Urin zu messen und daraus auf die chemischen Abläufe in den Zellen zu schließen. Solche Messungen werden bei Labortests zu Diagnosezwecken durchgeführt; oft ist es auch möglich, anhand der Resultate den Verlauf einer Erkrankung oder die Wirksamkeit einer Theapie zu beurteilen. Zu den wichtigsten biochemischen Untersuchungen gehören in der Medizin die *Bluttests* (z.B. die *Leberfunktions-Tests*) und die Analyse des *Urins).*

Biofeedback-Training

Methode, mit der der Mensch seine Kenntnis über unbewußte Körperfunktionen (z.B. den Blutdruck) dazu nutzt, diese Funktionen bewußt/gezielt zu beeinflussen.

WARUM ES GEMACHT WIRD

B.T. kann bei der Behandlung streßbedingter Beschwerden helfen; z.B. bei bestimmten Formen von *Hypertension* (Bluthochdruck), *Angst* oder *Migräne.*

SO WIRD ES GEMACHT

Bei B.T. wird der Mensch an ein Meßgerät angeschlossen, das die entsprechende Körperfunktion – z.B. den Blutdruck, Puls, Muskeltonus, die Körpertemperatur, Schweißbildung, Gehirnströme oder die Bildung von Magensäure – mißt. Die Veränderungen dieser Funktion werden durch bestimmte Signale, z.B. das Aufleuchten einer Lampe, durch graphische Aufzeichnungen oder durch einen Ton, der sich bei Veränderungen der Funktion ebenfalls verändert, angezeigt.

Mit etwas Training nimmt der Mensch bestimmte Gefühle wahr, die mit den Veränderungen dieser Signale einhergehen. Auch kann er unterschiedliche *Entspannungsübungen* ausprobieren und prüfen, welche Übung zu der gewünschten Veränderung der Signale führt. Mit der Zeit lernt er auch, willentlich und bewußt die Signale – und somit die betreffende Körperfunktion selbst – zu beeinflussen. Nach einiger Zeit kann er dies auch ohne das Gerät tun.

Biologische Verfügbarkeit

Menge eines Wirkstoffes, die vom Kreislauf aufgenommen wird und somit die einzelnen Gewebe erreicht; sie wird meist in Prozenten der verabreichten Menge ausgedrückt. Auf diese Weise kann die Wirksamkeit verschiedener Darreichungsformen eines Medikaments verglichen werden. So z.B. ist die b.V. eines intravenös gespritzten Präparats 100prozentig, da es direkt in den Blutstrom verabreicht wird. Medikamente, die eingenommen werden, haben eine viel niedrigere b.V., weil nur ein Teil des Wirkstoffs durch den Darm in den Blutstrom gelangt. Manche Wirkstoffe werden zuerst in der Leber umgewandelt, ehe sie in den Blutkreislauf gelangen. Präparate mit einer gleichen b.nV. werden als bioäquivalent bezeichnet (s.a. *Medikament*).

Biomechanik

Die B. wendet Erkenntnisse und Methoden der Mechanik auf den menschlichen Körper an, um die Art und Weise der Funktion mancher Körperteile erklären und Störungen besser behandeln zu können. So können z.B. die Bewegungen der Gelenke, das Verhalten des Knochengerüsts bei Belastung oder die Blutströmung aus dieser Sicht beurteilt werden. Praktische Anwendung findet die B. beispielsweise bei der Konstruktion von Gelenkprothesen, Dialysegeräten, Herzklappen u.v.m.

Biopsie

Diagnosemethode, bei der Zell- oder Gewebeproben zwecks mikroskopischer Untersuchung entnommen werden. Meistens handelt es sich dabei um kleine Eingriffe, bei denen keine Betäubung notwendig ist, doch manchmal kann eine örtliche Betäubung oder eine Vollnarkose erforderlich sein. B. ist eine exakte Methode der Diagnostik bei vielen Erkrankungen, einschließlich Krebs. Auch die entnommene kleine Menge von Zellen oder Geweben wird mit dem Begriff Biopsie bezeichnet (obwohl der Begriff "Biopsie-Probe" korrekter wäre).

WARUM ES GEMACHT WIRD

Die mikroskopische Untersuchung von Geweben (*Histologie*) oder Zellen (*Zytologie*) liefert meist eine exakte Diagnose. Die B. gibt Auskunft darüber, ob ein Tumor gut- oder bösartig ist, weil sich die histologischen und zytologischen

B

Eigenschaften beider Tumorarten meist sehr deutlich voneinander unterscheiden. Wenn ein bösartiger Tumor vorliegt, gibt die B. Auskunft, ob sich der Tumor in das umliegende Gewebe oder in die Lymphknoten ausgebreitet hat. Auch bei ungeklärten Infektionen und Entzündungen ist eine B. aufschlußreich.

SO WIRD ES GEMACHT

Inzisions-B.: Ein winziges Stückchen Haut oder Muskel wird abgeschnitten. Dabei ist meistens nur eine örtliche Betäubung notwendig.

Nadel-B.: Eine Nadel wird durch die Haut in das Organ oder den Tumor eingeführt. An ihrer Spitze ist eine Schneidvorrichtung, die die Entnahme einer Gewebeprobe ermöglicht. Aspirations-B. ist eine andere Form der Nadel-B.; dabei werden z.B. die Zellen eines Tumors in die Nadel gesaugt und zytologisch untersucht. Auch bei Nadel-B.en wird meistens nur eine Lokalbetäubung vorgenommen.

Wenn das Organ oder der Tumor, dem eine Probe entnommen werden sollte, weder von außen zu ertasten, noch mit Hilfe eines Endoskops zu sehen war, mußte der Arzt noch vor nicht allzu langer Zeit "blind" arbeiten und konnte sich nur auf seine Erfahrungen und Kenntnisse der Anatomie verlassen. Deshalb wurden tiefe Nadel-B.en sehr selten durchgeführt. Heute ist mit der *Ultraschall-Diagnostik* oder der *Computertomographie* (CT) die genau geführte B. möglich, mit der ganz exakt die gewünschte Stelle angesteuert werden kann. Dadurch ist das Verfahren noch präziser, zuverlässiger und sicherer geworden. Zudem ist durch die heutige Möglichkeit, sehr feine Nadeln zu benutzen, auch die Entnahme von Gewebeproben selbst aus Organen wie Speicheldrüsen und der Bauchspeicheldrüse möglich, bei denen früher mit gröberen Nadeln eine Gewebeentnahme als gefährlich galt.

Endoskopische B.: Ein Endoskop (ein Sichtgerät) mit einem Zusatzgerät an der Spitze (z.B. kleine Zange zur Gewebeentnahme oder Bürste zum Abreiben von Zellen) wird in das Organ eingeführt. Meistens ist dabei eine Betäubung erforderlich. Mit diesem Verfahren werden Gewebeproben der Schleimhäute vor allem von Hohlorganen, z.B. der Lunge, Harnblase, Speiseröhre, dem Magen und Dickdarm, entnommen.

Offene B.: Wird durchgeführt, wenn weder eine Nadel- noch eine Endoskop-B. durchgeführt werden kann, oder wenn es wahrscheinlich ist, daß das Organ oder der Tumor entfernt werden müssen. Die offene B. wird in Vollnarkose durchgeführt; dabei wird der entsprechende Bereich (Brustkorb, Bauchhöhle) geöffnet

BIOPSIEVERFAHREN

NADEL-(ASPIRATIONS-)BIOPSIE

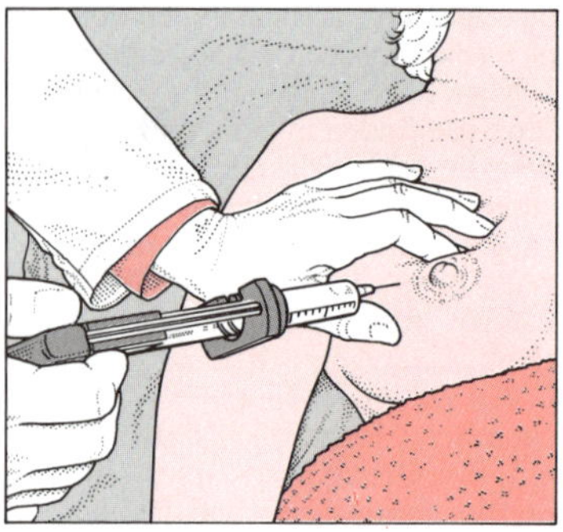

1 In der Regel wird die Einstichstelle örtlich betäubt, doch manchmal ist eine Vollnarkose erforderlich. Die auf einer Spritze sitzende Nadel wird in die Zyste oder in den Tumor eingestochen; anschließend werden Zellen angesaugt, um zytologisch untersucht zu werden.

2 Vor der Untersuchung wird eine flüssige Probe manchmal mit hoher Geschwindigkeit zentrifugiert und vom Bodensatz ein Ausstrich auf einem Glasobjektträger angefertigt.

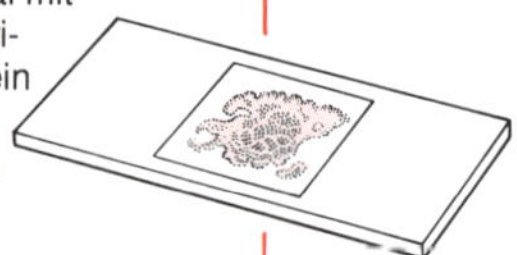

3 Dann werden die Zellen fixiert und angefärbt. Der Zytologe untersucht Einzelzellen auf Anomalität, wobei er besonders auf Größe, Form und Struktur des Zellkerns achtet.

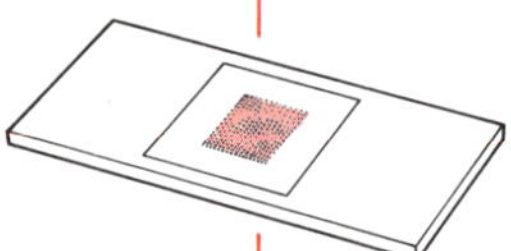

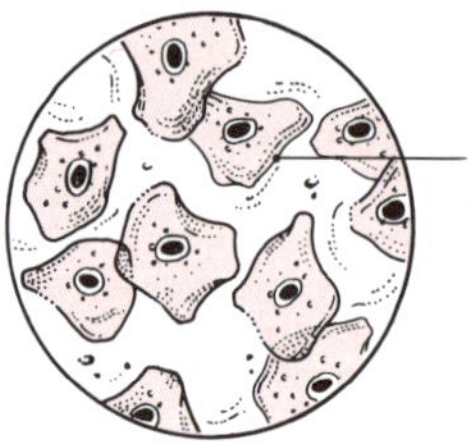

Zellen unter dem Mikroskop

INZISIONS-BIOPSIE

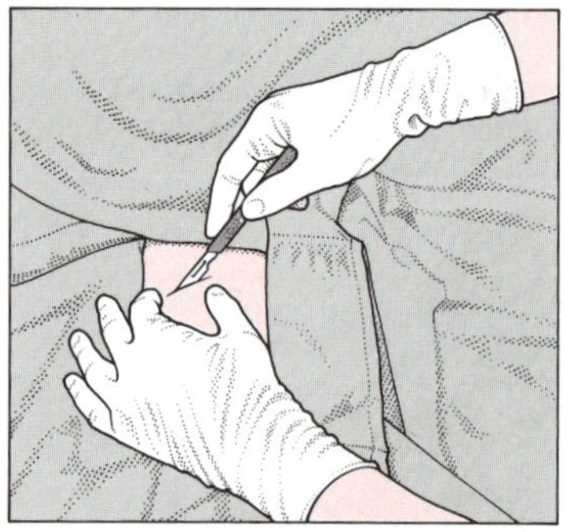

1 Die Einschnittstelle wird örtlich betäubt; mit einem Schnitt wird eine kleine Gewebeprobe entnommen; anschließend wird die Wunde vernäht.

2 Die Gewebeprobe wird in Paraffin eingebettet und damit schneidefähig gemacht. Dies dauert etwa 24 Stunden.

3 Nun werden hauch dünne Scheibchen vom Gewebe geschnitten und auf einen Objektträger gebracht. Bei der mikroskopischen Untersuchung achtet der Pathologe auf Formveränderungen im Gewebe.

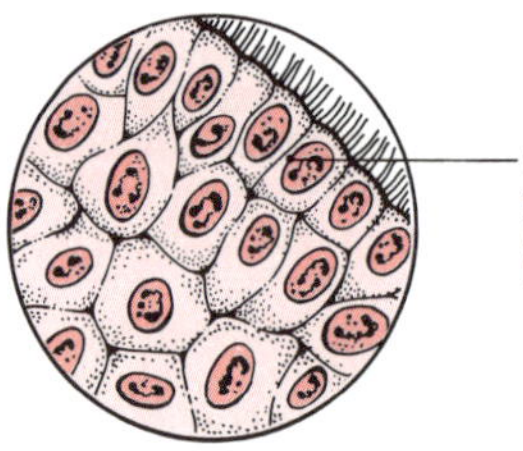

Gewebeprobe unter dem Mikroskop

ENDOSKOP-BIOPSIE

Wenn aus einem erkrankten Gewebe eine Probe entnommen werden muß, führt man eine Zangenvorrichtung durch das Endoskop (s.u.), um ein Gewebestück zu entnehmen.

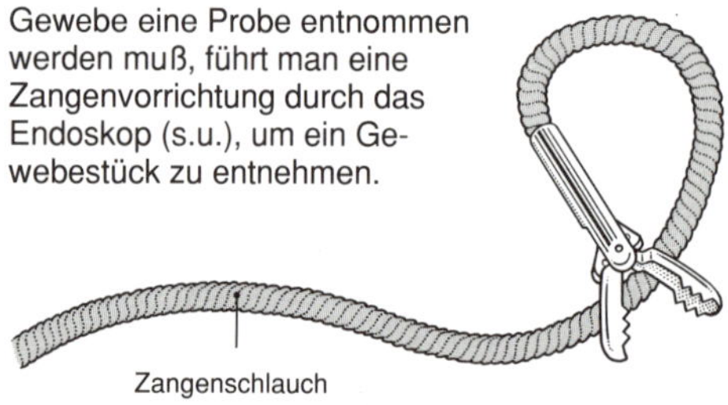

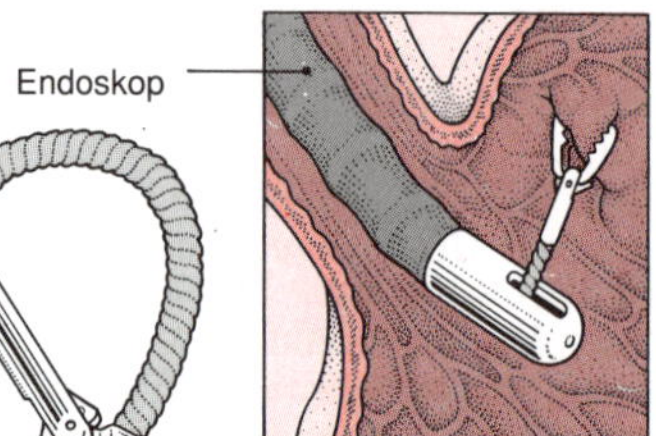

Mit der Zangenvorrichtung wird eine Gewebeprobe aus dem Magen entnommen.

B

und das Organ oder der Tumor freigelegt. Der Chirurg entnimmt die Gewebeprobe, die sofort untersucht wird. Das ermöglicht die Entscheidung, ob das gesamte erkrankte Gewebe sofort zu entfernen ist. Dem Patienten wird dadurch oft eine zweite Operation erspart.

Exzisions-B.: Wenn in der Haut oder in einem Organ – z.B. der Brust – ein Knoten gefunden wird, kann der ganze Knoten herausgeschnitten und zur Laboruntersuchung eingeschickt werden. Wenn der Knoten nur mit Hilfe einer Bildschirmtechnik (z.B. *Mammographie*) sichtbar ist, kann der untersuchende Arzt den Bereich, wo sich der Knoten befindet, mit einer feinen Drahtsonde oder mit eingespritztem Farbstoff markieren, damit der Chirurg den Bezirk erkennt.

AUSWERTUNG

Wenn eine sofortige Diagnose notwendig ist (z.B. um einen Tumor gleich zu entfernen), kann die Gewebeprobe innerhalb von wenigen Minuten zur vorläufigen mikroskopischen Untersuchung vorbereitet werden: Sie wird eingefroren, oder es wird eine Zellschicht auf ein Glasplättchen aufgetragen.

Die Probe kann auch für eine spätere, eingehendere Untersuchung präpariert werden. Gewebeproben werden zu dem Zweck meistens in Wachs gegossen und mit speziellen Farben gefärbt, die es ermöglichen, bestimmte Strukturen klar zu erkennen. Auch einzelne Bestandteile, z.B. *Antikörper* oder *Enzyme*, können durch Einfärbung identifiziert werden. In manchen Fällen werden die Gewebeproben auch elektronenmikroskopisch untersucht, z.B. wenn der Ursprung eines Tumors geklärt werden soll.

Wenn die B. zur Untersuchung einer Infektion oder Entzündung dienen soll, wird die Gewebeprobe oft mit Hilfe verschiedener Antikörper untersucht. Manchmal werden auch Gewebekulturen angelegt.

Viele der spezialisierten Techniken erfordern mehr Zeit, bis die genaue Diagnose vorliegt. Dafür ist sie exakt und präzise und liefert bei manchen Krankheiten auch wichtige Informationen zur Prognose.

Biorhythmus

Der Begriff bezieht sich auf physiologische Funktionen, die einem bestimmten Rhythmus unterliegen (z.B. der Menstruationszyklus, der einen Rhythmus von etwa 28 Tagen hat).

Die meisten B.en beruhen auf einem 24stündigen Zyklus (zirkadianer Zyklus). Der menschliche Körper hat eine hormongesteuerte "innere Uhr"; die Phasen des Wachens und des Schlafes werden von einem *Hormon* der Zirbeldrüse (*Epiphyse*) – dem Melatonin – geregelt: Bei Dunkelheit steigt die Ausschüttung von Melatonin in den Blutstrom an, bei anbrechendem Licht sinkt der Melatonin-Spiegel wieder ab. Wenn die gewohnte Tag-und-Nacht-Einteilung gestört wird – etwa bei Flugreisen in andere Zeitzonen –, geht die "innere Uhr" falsch. Das führt zu dem sog. *Jet-lag*, dessen Symptome theoretisch durch Melatoningaben aufgehoben werden könnten.

Auch die Ausschüttung von Kortisol (einem Hormon der Nebennieren) schwankt abhängig vom Tag-und-Nachtrhythmus: Am Morgen ist der Kortisol-Blutspiegel hoch, am Abend dagegen niedrig.

Die Kenntnis der B.en könnte in verschiedenen Bereichen des Alltags genutzt werden – z.B. bei Asthmakranken. Ihre Beschwerden sind – bedingt durch zirkadiane hormonelle Schwankungen – am frühen Morgen am schwersten. Dieser Umstand wird bereits in der medizinischen Praxis berücksichtigt; auf diese Weise kann der Arzt leichter den idealen Zeitpunkt für die Einnahme von *Bronchodilatatoren* und anderen Medikamenten bestimmen.

Bioverfügbarkeit

s. *biologische Verfügbarkeit*

Bipolare Depression

Eine durch sehr starke Stimmungsschwankungen zwischen den entgegengesetzten Extremen gekennzeichnete Erkrankung; (s. *manisch-depressive Erkrankung*).

Bisexualität

Sexuelles Interesse an beiden Geschlechtern mit oder ohne konkrete sexuelle Betätigung. Zwischen den beiden entgegengesetzten Polen der menschlichen Sexualität – hier pure Hetero-, dort pure Homosexualität – liegt eine in fließenden Übergängen verlaufende Skala der Bisexualität. Sexualität bezieht sich nicht nur auf das Verhalten eines Menschen, sondern auch auf seine individuellen sexuellen Wünsche. Der Begriff B. schließt deshalb auch Personen ein, die ihre homoerotischen Neigungen unterdrücken und sich ausschließlich heterosexuell verhalten.

Die sexuellen Vorlieben können sich im Laufe des Lebens verändern. Alfred Kinsey eruierte in den 40er Jahren in seinen Erhebungen über das Sexualverhalten der Amerikaner auch den Anteil hetero- und homosexueller Aktivitäten in verschiedenen Lebensabschnitten. Er kam zum Schluß, daß fast die Hälfte der Bevölkerung irgendwann im Laufe der sexuell aktiven Lebenszeit sowohl hetero-, als auch homosexuelle Erfahrungen machte oder sexuell auf Personen beiderlei Geschlechts reagiert hat.

Biß

s. *Okklusion*

Bissen

s. *Bolus*

Bißverletzung, Mensch

Verletzung durch einen Biß eines anderen Menschen. Im allgemeinen sind solche Verletzungen gravierender als Bisse von Tieren, weil sie komplizierter und mit einer höheren Infektionsrate verbunden sind. Menschen beißen einander öfter, als man gemeinhin vermuten würde, in der Regel bei tätlichen Auseinandersetzungen, als Bestandteil allgemeiner *Kindsmißhandlungen* und bei sexuellen Handlungen.

GEFAHREN

Menschliche Bisse verursachen nur selten Gewebeverletzungen oder Blutverlust in schwerwiegendem Ausmaß. Dafür sind die Risiken der Infektion durch Mikroorganismen fast noch größer als bei Tierbissen, speziell wenn es sich um einen tiefen Biß handelt. Oft ergibt sich eine *Tetanus*-Gefahr. Bei Personen, die mit *Hepatitis B*, *Herpes simplex*, *AIDS* und *Tollwut* infiziert sind, sind die Viren im Speichel enthalten. Die Übertragung von Hepatitis B und AIDS durch Bisse ist ein theoretisches Risiko. Tollwut kommt bei Menschen äußerst selten vor. Das Risiko einer Infektion durch einen solchen Biß ist im wesentlichen auf Ärzte und Pflegepersonal beschränkt.

THERAPIE

Die Behandlung von hautdurchdringenden Bissen ist die gleiche wie die bei *Bißverletzungen von Tieren* (s.u.).

Bißverletzung, Tier

Jede Verletzung durch die Mundwerkzeuge eines Tiers, von den winzigen Stichen durch den Biß blutsaugender Insekten bis zur massiven Verwundung durch den Biß eines Hais oder eines Krokodils. Spezielle Aspekte des Themas sind in den Stichworten *Schlangenbisse*, *Spinnenbisse*, *Insektenbisse* und *giftige Bisse* sowie *Stiche* behandelt.

VORKOMMEN

Die weltweit weitaus meisten Tierbißverletzungen sind Hundebisse, hauptsächlich von streunenden Tieren. Jährlich an die 200 000 Hundebisse, die schwerwiegend genug sind, um Krankenhausbehandlung zu erfordern, müssen im Beispielsland England (einschließlich Wales) behandelt werden. Darunter sind jedes Jahr auch einige Fälle mit Todesfolge. Gelegentlich gibt es auch

Fälle von Bissen anderer Haustiere wie Pferde, Stallvieh und Schweine.

Schwere Bißverletzungen, zuweilen mit Todesfolge, durch wilde Tiere gibt es alljährlich von Löwen, Tigern, Elefanten, Nashörnern, Flußpferden, Büffeln, Bären, Wölfen, Hyänen und Wildschweinen. Kleine Säugetiere wie Nager verursachen zwar weniger schwere Wunden, doch bei Bissen von ihren scharfen Zähnen ist in der Regel das Infektionsrisiko sehr groß. Weltweit wird pro Jahr von etwa 100 Angriffen von Haien auf Menschen berichtet, von denen etwa die Hälfte tödlich verlaufen. In Afrika sterben alljährlich an die 1 000 Menschen durch Krokodilbisse. Andere Meerestiere, die gefährliche Verletzungen verursachen können, sind Barracudas, Piranhas, Muränen und Meeraale.

HAUPTGEFAHREN

Gewebeverletzungen

Die biologische Funktion des Mundes ist die Aufnahme von Nahrung und Vorbereitung ihrer Verdauung. Die Zähne speziell der Fleischfresser sind auf Reißen, Zerteilen und Aufweichen von Gewebe und Knochen ausgerichtet. Sie können daher auch schwere Verletzungen anrichten.

Blutverlust

Schwere Verletzungen an den Blutgefäßen führen regelmäßig zu starkem Blutverlust und damit zu physiologischem *Schock*.

Infektion

Tiermäuler sind in der Regel stark von Bakterien und anderen Mikroorganismen besiedelt, die auf Nahrungsresten und Abfallstoffen gedeihen. Sie können schwere Sekundärinfektionen auslösen, gerade in Wunden mit bereits erheblichen Gewebeverletzungen. Besonders groß ist bei Tierbissen die *Tetanus*-Gefahr.

Tollwut

In Gebieten, wo Tollwut ausgebrochen ist, kann potentiell jedes Säugetier infiziert sein und das Virus durch Biß übertragen. Weltweit sind hier Hundebisse die häufigste Übertragungsart der Krankheit auf Menschen. In ganz Europa konnte sich bisher nur Großbritannien wegen seiner Insellage und äußerst strikten Quarantänebestimmungen von der Tollwut freihalten.

THERAPIE

Außer bei wirklich nur geringfügigen Verletzungen ist ärztliche Kontrolle von Tierbißverletzungen immer empfehlenswert, und auf jeden Fall, wenn irgendein Verdacht auf Tollwut besteht. Zur Behandlung gehört im allgemeinen die Wundsäuberung und -untersuchung, nötigenfalls unter Narkose. Normalerweise wird die Wunde nicht genäht, sondern offen gelassen und verbunden, weil beim Schließen die Gefahr der starken Vermehrung der durch den Biß übertragenen Bakterien besteht. Vorbeugend werden in der Regel Antibiotika und Tetanusspritzen verabreicht und, wo angezeigt, auch eine passive oder aktive Impfung gegen Tollwut (s.a. *Bißverletzung, Mensch*). Wird jemand im Ausland verletzt, so sollte das Tier, das den Biß verursachte, wenn möglich festgehalten und auf Tollwut untersucht werden.

Bizeps

Heißt zu deutsch "der Zweiköpfige" Oberarmmuskel, weil er sich am oberen Ende in zwei "Köpfe" ("Arme") teilt. Es ist jener Muskel am Oberarm, der die Armbeugung am Ellbogen und die Armdrehung vollzieht. Im Gegensatz zum allgemeinen Sprachgebrauch, der mit Bizeps immer nur den Oberarmmuskel meint, gibt es auch einen B. auf der Rückseite der Schenkel, der das Knie beugt und das Bein streckt.

DER BIZEPS

Wir haben vier Bizepsmuskeln im Körper – in beiden Oberarmen und auf der Rückseite der beiden Oberschenkel

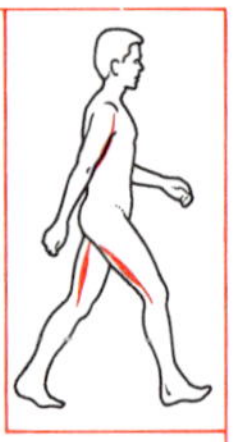

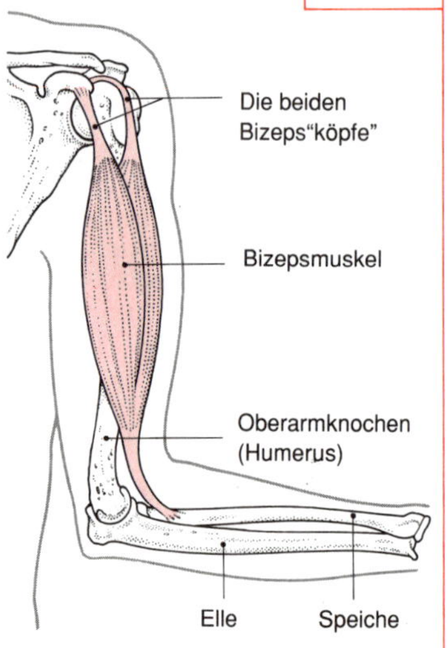

BKS

Abk. für Blutkörperchensenkungsreaktion; die Geschwindigkeit, mit der die roten Blutkörperchen auf den Boden eines Glasröhrchens sinken (BSG). Die BKS ist bei bestimmten Krankheiten erhöht und deshalb eine Diagnosehilfe. Sie dient zur Kontrolle der Wirksamkeit von Behandlungsmaßnahmen.

SO WIRD ES GEMACHT

Eine Blutprobe wird in ein Glasröhrchen aufgezogen, in dem sich eine gerinnungshemmende Substanz (z.B. Natriumcitrat) befindet. Anschließend bleibt das (Westergren-)Röhrchen eine Stunde lang bei konstanter Temperatur stehen. Die roten Blutkörperchen setzen sich allmählich auf dem Boden des Glases ab; sie sind dort als dunkelrote Masse zu erkennen, während über ihnen das klare, gelbliche Blutplasma zurückbleibt. Der BKS-Wert gibt die Strecke in Millimetern an, die die roten Blutkörperchen in der ersten bzw. zweiten Stunde gefallen sind (sie entspricht der Höhe der Plasmasäule im Reagenzglas).

RESULTATE

Bei einem erhöhten Spiegel senkungsaktiver Eiweiße im Blut, z.B. grobdisperser Globine bei entzündlichen Prozessen oder bei *Autoimmunkrankheiten* (z.B. *Riesenzellarteriitis*), steigt die BKS an. Auch bei sehr hohen Blutspiegeln von *Immunglobulin* (einer anderen Form von Bluteiweiß-Molekülen) ist der BKS-Wert hoch, z.B. beim *multiplen Myelom*.

Blackout

Geläufiger Ausdruck für den Verlust des Bewußtseins; s. *Ohnmacht*.

Blähbauch

s. *Flatulenz*

Blähung

Durch den After entweichende Gase, auch "Winde" genannt (*F.* Flatus); sie bestehen aus Wasserstoff, Kohlendioxid und Methan. Die Gase entstehen im Dickdarm durch die dort ansässigen Bakterien, die Kohlenhydrate und Aminosäuren aus der aufgenommenen Nahrung abbauen; aber auch aus Luft, die beim Essen geschluckt wird und in Magen und Darm gelangt. Übermäßiges Schlucken von Luft (*Aerophagie*) kommt vor allem bei hastigem Essen oder in Streßzeiten vor. Große Mengen von Gas können beträchtliche Bauchschmerzen verursachen; sie lassen nach, wenn die Blähung mit einem "Wind" oder bei Stuhlgang abgeht. Bei Menschen, die im Darmbereich sehr empfindlich sind, können auch normale Mengen von Darmgas Beschwerden hervorrufen. (S.a. *Flatulenz*)

Blase

1. s. *Harnblase*.

2."Hautblase": Flüssigkeitsansammlung unter der oberen Schicht der Haut, die sich meist oval oder kreisförmig von der gesunden Haut abhebt. Größere B.n (etwa ab 1 cm Durchmesser) werden in der Fachsprache Bullae genannt, die kleineren Vesiculae.

Die Flüssigkeit in der B. ist Serum, das nach einer kleinen Verletzung aus den darunterliegenden Blutgefäßen ausgetreten ist; meist ist es steril. Die B. ist ein wirksamer Schutz für das verletzte Gewebe.

URSACHEN

Die häufigsten Ursachen für die Entstehung von B.n sind *Verbrennungen* (auch *Sonnenbrand*) und Wundreibung (z.B. durch einen schlechtsitzenden Schuh).

Auch bei verschiedenen Hautkrankheiten entstehen B.n, z.B. bei *Ekzemen*, *Impetigo* (Pustelflechte), *Erythema multiforme* (Scheibenrose), *Epidermolysis bullosa*; ferner bei *Pemphigoid*, *Pemphigus* und *Dermatitis herpetiformis* und bei einigen Formen der *Porphyrie*.

Bei manchen Virusinfektionen – z.B. bei *Windpocken*, *Herpes zoster* (Zoster, Gürtelrose) und *Herpes simplex* – entstehen im Frühstadium kleine B.en; sie enthalten Viruspartikel, mit denen die Infektion übertragen werden kann.

THERAPIE

B.n heilen am besten von selbst ab; sie sollten nicht aufgestochen werden, weil dadurch eine Infektion in das darunterliegende Gewebe eindringen könnte. Ist die Blase groß und schmerzhaft, oder ist die Ursache der B. nicht klar, sollte man sie lieber einem Arzt zeigen. Krankheiten, die mit der Entstehung von Blasen einhergehen, sind ernst zu nehmen und erfordern ärztliche Behandlung.

Blasenekstrophie

Seltene Mißbildung der Harnblase: Durch einen offenen Spalt in der Bauchdecke ist die Blase direkt nach außen geöffnet, die Blasenränder sind ausgestülpt. Die B. geht meistens mit anderen Entwicklungsdefekten einher; so z.B. mit *Epispadie*, wenn auch die Harnröhre mißgebildet ist und als klaffender Spalt nach außen mündet. Ein weiterer Defekt betrifft oft die Schambeine, die vorne nicht zusammenwachsen.

Wird die B. nicht korrigiert, fließt ständig Urin ab. Der Defekt kann chirurgisch behoben werden: Die Bauchdecke wird geschlosssen; ist die Harnblase groß genug, wird sie ebenfalls zugenäht. Wenn die Blase zu klein ist, wird der Urin an eine andere Sammelstelle in der Bauchhöhle geleitet (s. *künstlicher Harnableitungsweg*).

Blasenentfernung

s. *Zystektomie*

Blasenfistel, künstliche

Chirurgisch hergestellte Öffnung in der Harnblase. Dies kann notwendig sein, wenn der Urin abgeleitet werden muß, die Einführung des Katheters (eines biegsamen Schlauchs) durch die Harnröhre jedoch nicht möglich oder nicht empfehlenswert ist.

Blasenhernie

Ausbeulung an der vorderen Seite der Scheide, der die Harnblase benachbart ist. Eine B. kann sich entwickeln, wenn das Gewebe der Scheidenwand geschwächt ist – z.B. bei Gebärmuttervorfall (s. *Uterusprolaps*).

Die B. kann symptomlos sein, doch manchmal verändert sich dadurch die Position der Harnröhre. Das kann zu *Harninkontinenz* führen (unbeabsichtigtes Auslaufen von Urin bei Husten, Heben oder Niesen). Mögliche Folge ist auch, daß sich die Blase beim Wasserlassen nicht vollständig entleert. Der zurückbleibende Urin kann leicht zu Infektionen führen, die mit ständigem, mit Brennen verbundenem Harndrang einhergehen (s. *Zystitis*).

Gymnastikübungen zur Stärkung der Blase, der Gebärmutter und der Beckenbodenmuskulatur lindern die Beschwerden (s. *Beckenbodentraining*). Oft ist aber eine chirurgische Korrektur erforderlich.

Blasenkarzinom

s. *Blasentumoren*

Blasenmole

Seltener gutartiger Tumor, der in der Frühschwangerschaft entsteht – meistens, wenn sich der Embryo fehlerhaft entwikkelt hat oder abgestorben ist. Die B. hat die Form einer kleineren Traube; sie entwickelt sich aus degenerierten *Chorionzotten* – fingerähnlichen Auswüchsen der Plazenta. Die Ursache der B. ist unbekannt.

VORKOMMEN

B.n sind die häufigste Form trophoblastischer Tumoren. Von 2 000 Schwangerschaften entwickelt sich durchschnittlich einmal eine B.; in manchen Entwicklungsländern kommt sie jedoch viel häufiger vor. Etwa 3 Prozent der B.n entwickeln sich weiter in ein *Choriokarzinom* – einen bösartigen Tumor, der in die Wände der Gebärmutter eindringen kann, wenn er nicht behandelt wird.

SYMPTOME, DIAGNOSE UND THERAPIE

Häufig treten Vaginalblutungen und übermäßige morgendliche Übelkeit auf. Eine B. läßt sich mit *Ultraschall-Diagnostik* entdecken. Im Blut- und Urintest werden große Mengen von *Choriongonadotropin* nachgewiesen, das von der B. produziert wird. Der Tumor wird durch Absaugen des Uterusinhalts oder durch *Dilatation* und *Kürettage* entfernt; ggf. kann eine *Hysterektomie* in Betracht gezogen werden.

PROGNOSE

Wegen eines geringen Risikos, daß sich anschließend ein maligner Tumor entwickeln könnte, ist es erforderlich, den Choriongonadotropinspiegel in Blut und Urin einige Jahre lang regelmäßig zu kontrollieren. Solange dieser Wert nicht mindestens ein Jahr lang wieder normal ist, wird von einer erneuten Schwangerschaft abgeraten, da die Wahrscheinlichkeit, daß wieder eine B. entsteht, erhöht ist (einmal in 75 Schwangerschaften).

Blasenspalte

s. *Blasenekstrophie*

Blasenspiegelung

F. Zystoskopie. Untersuchung von *Harnröhre* und *Harnblase* mit einem Zystoskop (in die Harnröhre eingeführtes optisches Instrument; s. *Endoskop*). Moderne Zystoskope haben einen metallenen Schaft mit auswechselbaren Linsen, die einen Sichtwinkel von 0 bis 120° ermöglichen.

WARUM ES GEMACHT WIRD

Anwendung in der Diagnostik: Mit dem Zystoskop können Blasensteine, *Blasentumoren* sowie blutende oder infizierte Stellen der Blase beobachtet werden. Harnproben können aus den einzelnen Harnleitern getrennt entnommen und auf Infektionen oder Tumorzellen untersucht werden. Auch ist es möglich, Kontrastmittel durch das Zystoskop direkt in die Harnleiter einzuführen; eine anschließende Röntgen-Aufnahme ermöglicht es, Behinderungen des Urinflusses zu erkennen (*retrograde Pyelographie*, s.a. *Urographie*).

Anwendung in der Therapie: Viele Erkrankungen der Harnröhre oder -blase können mit Hilfe des Zystoskops behandelt werden. So kann man durch ein Zystoskop Blasentumoren entfernen, um sie anschließend mikroskopisch zu untersuchen und mit Diathermie oder Laser zu behandeln. Auch Blasensteine können durch das Zystoskop erreicht und zertrümmert werden. Wird an die Spitze des Zystoskops eine kleine Zange angebracht, kann der Arzt Steine aus Blase oder Harnröhre entfernen. Bei krankhaft verengter Harnröhre kann durch das Zystoskop ein Schlauch eingeführt werden, der den Urinfluß sichert.

Blasentumoren

Geschwülste, die an der Innenwand der Harnblase entstehen. Bei vielen B. handelt es sich um kleine, warzenartige Gebilde (*Papillome*), die oft wiederkehren und aus denen sich evtl. Krebs entwikkeln kann. Andere, bösartigere Tumoren breiten sich nach innen in die Blase aus, können aber auch durch die Blasenwand

B

DIE BLASENSPIEGELUNG (ZYSTOSKOPIE)

Die Zystoskopie ermöglicht – unter lokaler Betäubung – einen direkten Einblick in die Harnblase. Es besteht keine Verletzungsgefahr für Genitalien oder Harnwege. Der Patient kann lediglich in den ersten Tagen nach der Zystoskopie leichte Beschwerden beim Wasserlassen empfinden.

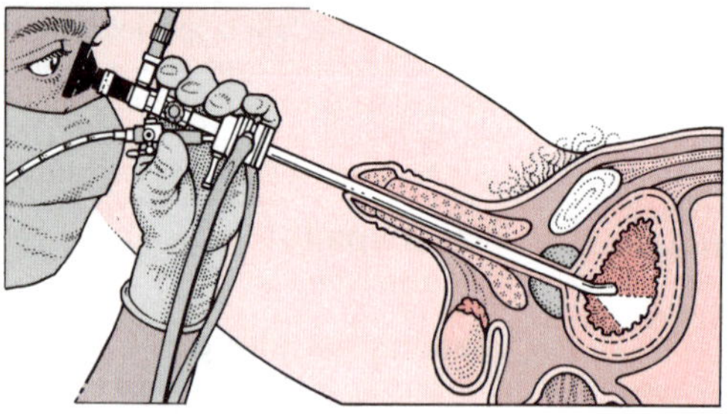

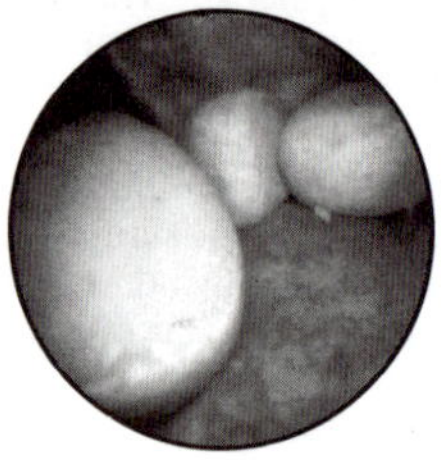

Blasensteine

DAS ZYSTOSKOP

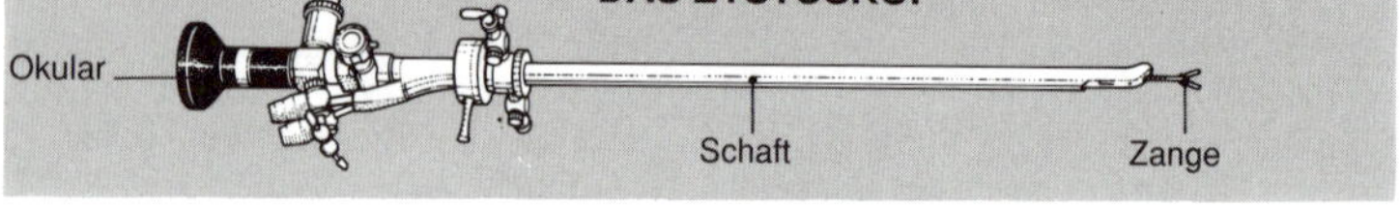

auf benachbarte Organe (Rektum, Dickdarm, Prostata/Uterus) oder in die Lymphdrüsen und Beckenknochen übergreifen.

VERBREITUNG UND URSACHEN

Blasenkrebs macht etwa 5 Prozent aller registrierten Krebserkrankungen aus; etwa die Hälfte der Erkrankungen führt zum Tode. Fast dreimal so viele Männer wie Frauen erkranken an Blasenkrebs. Das durchschnittliche Alter bei der Feststellung des Tumors ist 65 Jahre.

Personen, die bestimmten Risikogruppen angehören, erkranken häufiger an Blasenkrebs: insbesondere Raucher und Beschäftigte in der Farbstoff- und Gummiindustrie. In diesen Industriezweigen wird mit karzinogenen Substanzen gearbeitet, die – ebenso wie Bestandteile des Tabakrauches – die Entstehung der Tumore zu fördern scheinen. In tropischen Gebieten, in denen die Parasiteninfektion *Schistosomiasis* verbreitet ist, kommt Blasenkrebs ebenfalls häufig vor.

VORBEUGUNG

Zu den wichtigsten vorbeugenden Maßnahmen gehört der Verzicht auf das Rauchen. Die Einführung von Schutzmaßnahmen am Arbeitsplatz hat das Vorkommen von B. bei Arbeitern in den erwähnten Industriezweigen stark reduziert. Kontrolluntersuchungen werden bei jenen Mitarbeitern durchgeführt, die in der Vergangenheit den karzinogenen Substanzen ausgesetzt waren.

SYMPTOME

Hämaturie (Blut im Urin) ist das Hauptsymptom. Das Wasserlassen ist normalerweise nicht schmerzhaft, doch wenn sich eine Blaseninfektion entwickelt, wird der Harndrang häufiger; beim Urinieren kommen Schmerzen hinzu. Zuweilen ist die Mündung eines Harnleiters in die Blase durch einen Tumor blockiert; dann kann es zu Urinstau und daraus folgendem Druck und Schmerzen in der Nierengegend kommen. Auch die Mündung der Harnröhre kann von einem Tumor eingeengt sein, so daß Beschwerden beim Wasserlassen entstehen.

DIAGNOSE UND THERAPIE

B. werden durch Zystoskopie (*Blasenspiegelung*) oder *Biopsie* (Gewebeentnahme zur mikroskopischen Laboruntersuchung) diagnostiziert. Im Frühstadium werden die Tumoren durch das Zystoskop chirurgisch entfernt oder mit *Diathermie* (Erhitzen des Tumorgewebes) zerstört. In etwa 60 Prozent kehren die Tumoren jedoch wieder. Deshalb sind regelmäßige Kontrolluntersuchungen (Zystoskopien) erforderlich. Wiederkehrende Tumoren werden erneut operiert; doch es ist auch möglich, krebsbekämpfende Medikamente in einer Lösung in die Blase einzubringen. Hat sich der Krebs weiter ausgebreitet, ist *Strahlentherapie* die übliche Behandlung. Bleibt diese erfolglos, muß evtl. die Harnblase entfernt werden (*Zystektomie*).

PROGNOSE

Die Aussichten hängen weitgehend davon ab, in welchem Stadium die Erkrankung festgestellt wurde. Bei Früherkennung und rechtzeitiger Behandlung sind die langfristigen Aussichten ausgezeichnet. Hat sich der Krebs jedoch schon außerhalb der Blase ausgebreitet, ist die Wahrscheinlichkeit, daß der Kranke die nächsten fünf Jahre überlebt, gering.

Blässe

Ungewöhnlich fahle Haut und Schleimhäute, besonders auffallend im Gesicht. Die Ursachen der B. können vielfältiger Natur sein; nur manchmal ist sie ein Krankheitssymptom.

Bei einigen Menschen ist B. die Folge eines *Melanin*-Mangels in der Haut. Häufig kommt das bei Nachtarbeitern oder bei Bergleuten vor, weil sich diese Menschen nur kurze Zeit in Tageslicht aufhalten. B. ist auch ein Merkmal des erblichen *Albinismus*.

Ein Mensch kann jedoch auch blaß werden, wenn sich die kleinen Blutgefäße der Haut verengen: z.B. bei Schock, starken Schmerzen, bei Verletzung, schwerem Blutverlust, Ohnmacht oder in extremer Kälte. Die Unterbindung des Blutzuflusses in die Haut sichert die Blutversorgung des Gehirns und anderer lebenswichtiger Organe; außerdem bleibt dadurch zumindest zeitweilig die normale Körpertemperatur erhalten.

Bei *Anämie* liegt ein Mangel an Hämoglobin (rotem Blutfarbstoff) vor, wodurch B. entsteht. Menschen, die an Nierenerkrankungen wie *Pyelonephritis* und *Nierenversagen* oder an Schilddrüsenunterfunktion (*Hypothyreose*) leiden, fallen manchmal durch fahle B. auf. Selten ist die B.ursache eine *Bleivergiftung*.

Blattern

s. *Pocken*

Blauer Fleck

Verfärbter Bereich unter der Haut, der von Blut herrührt, das aus verletzten Blutgefäßen ausgetreten ist. Die Farbe ist zunächst blau oder schwarz, später wird sie infolge des *Hämoglobin*-Abbaus gelblich.

Zur Schmerz- und Schwellungslinderung eines großen b.n F.s legt man ein kaltes, nasses Tuch für etwa 10 Minuten auf. Ist der Fleck nach einer Woche noch nicht zurückgegangen oder erscheinen b.F.n ohne erkennbaren Grund, ist ärztliche Konsultation erforderlich. Es könnte sich um Anzeichen einer *Hämorrhagie* handeln (s.a. *Blaues Auge, Purpura*).

Blaues Auge

Blauer Fleck rund um das Auge, meistens Folge einer Verletzung. Jeder direkte Schlag oder Stoß schädigt die kleinen Blutgefäße unter der Haut; das Blut tritt aus und sammelt sich. Weil die Haut an dieser Stelle lose und transparent ist, entsteht am Auge meist ein dunklerer Fleck als an anderen Körperstellen. Kalte Kompressen wirken lindernd.

B

Blausucht
s. *Zyanose*

Bleichen, Zähne
Kosmetische Behandlung verfärbter – auch sog. "toter" – Zähne. Die Oberfläche der Zähne wird mit oxidierenden chemischen Substanzen bestrichen und anschließend mit ultraviolettem Licht bestrahlt.

Bleivergiftung
Schädigung des Gehirns, der Nerven, der roten Blutkörperchen und des Verdauungssystems durch Einatmen von Bleidämpfen oder Schlucken von Bleisalzen.

Eine akute B. kommt verhältnismäßig selten vor, kann aber tödlich sein. Sie tritt ein, wenn eine große Menge Blei binnen kurzer Zeit in den Organismus gelangt. Dagegen kommt es zu chronischer B., wenn über einen längeren Zeitraum kleine Mengen von Blei ständig in den Körper aufgenommen werden. Blei wird aus dem Organismus nur sehr langsam ausgeschieden; es sammelt sich in den Körpergeweben – besonders in den Knochen – an. Experten vermuten, daß auch sehr kleine Mengen von Blei, die noch zu keinen Anzeichen einer B. führen, geistige Schädigungen verursachen können, insbesondere bei Kindern.

URSACHEN UND VORKOMMEN

B.en sind bei Kindern vorgekommen, die alte, bleihaltige Wandfarben leckten oder verschluckten. Von den Erwachsenen sind vor allem Arbeiter in bestimmten Industriezweigen gefährdet, in denen viel mit Blei gearbeitet wird (Schmelzen, Schweißen, Herstellen von Batterien, Glasieren von Geschirr). Auch das Einatmen von Rauch beim Verbrennen alter bleihaltiger Batterien kann zu einer B. führen. Nahrungsmittel oder Getränke, die in mit Blei glasiertem Geschirr gekocht wurden, haben ebenfalls zu B.en geführt. Strittig ist, ob auch Öl- bzw. Petroleum-/Benzindämpfe B.en hervorrufen können. Immerhin ist der Bleigehalt in der Luft durch den zunehmenden Gebrauch von bleifreiem Benzin gesunken. Auch enthalten moderne Farben kaum noch Blei.

SYMPTOME UND ANZEICHEN

B.en können schwere, kolikartige Bauchschmerzen, Durchfall und Erbrechen verursachen. *Anämie*, Appetitverlust und blaue, schwarze oder graue Verfärbungen des Zahnfleisches können dazukommen. Schwerere B.en führen zu Schwäche oder zur Lähmung der Gliedmaßen, doch kommt es heute nur noch selten zu solchen Vergiftungen. Auch die Blei-Enzephalitis (Störungen der Gehirnfunktionen infolge von Bleivergiftung) ist heutzutage rar. Sie wird von Kopfschmerzen, Halluzinationen und Anfällen begleitet, kann zum Koma führen und gelegentlich auch tödlich enden.

DIAGNOSE

Begleitumstände der Erkrankung und Berichte des Patienten lassen oft bereits auf eine B. schließen. Eine Untersuchung von Blut und Urin kann den Verdacht bestätigen, wenn ein erhöhter Bleigehalt nachgewiesen wird. Bei Kindern können im *Röntgen*bild charakteristische Knochenverdickungen auf eine B. hinweisen.

THERAPIE

Zunächst muß sichergestellt werden, daß kein weiteres Blei in den Körper gelangt. *Chelatbildner* werden verabreicht – das sind Medikamente, die Blei binden und die es dem Organismus erleichtern, das Metall rascher auszuscheiden. Bei leichteren B.en reicht dazu *Penicillamin*, in schwereren Fällen wird meist ein weiterer Chelatbildner verordnet.

Blepharitis
Entzündung der Augenlider: sie sind gerötet und gereizt; an den Wimpern bilden sich Schuppen und Krusten, die Wimpernwurzeln sind gelegentlich mitinfiziert und können kleine Geschwüre bilden. Manchmal entzündet sich auch die Oberfläche des Auges und ist ebenfalls gerötet und schmerzhaft.

B. ist keine seltene Erscheinung, sie kehrt häufig immer wieder und kommt manchmal gleichzeitig mit Kopfschuppen oder Ekzemen vor. In Streßzeiten oder während anderer Krankheiten, ebenso bei starker Staub- oder Rauchbelastung, kann sie leicht wieder aufflakkern.

Linderung bringt oft schon ein Abtupfen des kranken Lids mit einem Wattebausch, der in warmes Wasser getaucht wurde. Augentropfen sind hilfreich, können jedoch eine spätere Wiederkehr der B. nicht verhindern. Bilden sich Geschwüre an den Augenlidern, sollte der Arzt konsultiert werden, weil eine schwere B. zu *Hornhautgeschwüren* führen kann.

Blepharoplastik
Kosmetische Operation zur Entfernung runzliger, schlaffer Haut von den oberen oder unteren Augenlidern. Sie wird meistens unter örtlicher Betäubung ausgeführt und dauert etwa eineinhalb Stunden; ein stationärer Aufenthalt ist nicht notwendig.

WARUM ES GEMACHT WIRD

Mit zunehmendem Alter verliert die Haut Fett und auch ihre Elastizität; sie wird runzlig und schlaff. Sorgen oder rascher Gewichtsverlust beschleunigen diesen Prozeß zusätzlich. Die Folge ist, daß die Augenlider "Tränensäcke" bilden. Für das Aussehen ist es vorteilhaft, wenn sie beseitigt werden.

SO WIRD ES GEMACHT

Auf dem Oberlid wird eine der waagrechten Hautfalten entfernt. Die zurückbleibende Narbe ist nicht sichtbar, weil sie sich in der natürlichen Hautfalte befindet. Auf dem unteren Lid wird die schlaffe Haut nach oben gezogen, der Überschuß weggeschnitten und die Wunde vernäht. Auch hier ist die Narbe nicht zu sehen, weil sie sich dicht an den Wimpern befindet und von ihnen beschattet wird. Allenfalls im Augenwinkel kann ein kleines Lachfältchen entstehen.

REKONVALESZENZ

Nach der Operation werden auf beide Augen Eis und Kompressen gelegt, um Schwellungen und Verfärbungen zu lindern; zu Hause wird diese Behandlung weitergeführt. Die Schwellungen legen sich meistens innerhalb von drei Tagen, die Verfärbungen können bis zu zwei Wochen anhalten. Die ersten Fäden können drei bis fünf Tage nach der Operation entfernt werden, die restlichen nach sieben bis zehn Tagen. Die Narben werden innerhalb eines Jahres unsichtbar.

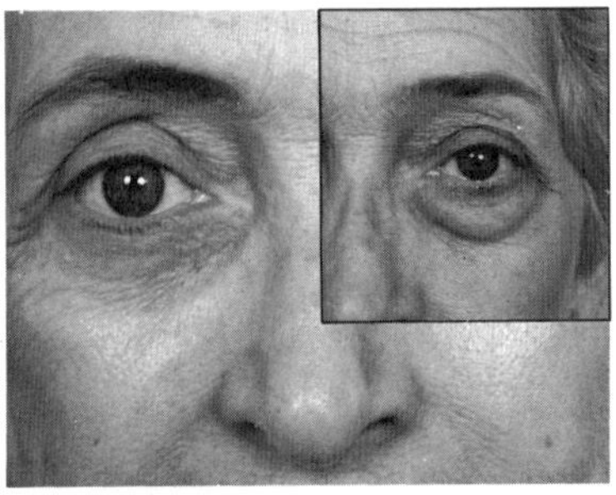

Vorher (eingeklinktes Bild) – nachher
Die Blepharoplastik besteht aus der Entfernung eines halbmondförmigen Hautbereichs und dem darunter befindlichen Fettgewebe von beiden Augenlidern.

Blepharo(r)raphie
s. *Tarso(r)raphie*

Blepharospasmus
Unwillkürliche und langanhaltende Kontraktionen eines Muskels am Augenlid, wodurch sich das Auge schließt. Der Grund für B. kann *Photophobie* sein (extreme Lichtempfindlichkeit), aber auch *Blepharitis* (Augenlidentzündung), *Angst* oder *Hysterie*.

Blinddarm
s. *Caecum, Appendix vermiformis*

Blinddarmentzündung
s. *Appendizitis*

B

Blinddarm-Operation
s. *Appendektomie*

Blindenschrift
s. *Braille-Schrift*

Blinder Fleck
Kleine, ovale Stelle auf der Netzhaut (*F.* Retina) des Auges, wo der Sehnerv aus dem Augapfel austritt. Diese Stelle ist nicht lichtempfindlich, weil sich hier keine Lichtrezeptoren (Nervenenden, die auf Licht reagieren) befinden.

Das Vorhandensein des b.n F.s können Sie folgendermaßen testen: Machen Sie auf ein Papier ein Kreuzchen und 15 cm rechts davon einen Punkt. Fassen Sie das Papier in die ausgestreckte Hand, schließen Sie das linke Auge, und fixieren Sie das Kreuzchen mit dem rechten. Dann nähern Sie langsam das Papier. Wenn der Punkt verschwindet, haben Sie die Entfernung erreicht, bei der der Punkt auf den b.n F. projiziert wird und Sie ihn nicht sehen können.

DER BLINDE FLECK
Der blinde Fleck ist eine kleine Stelle auf der Netzhaut, die keine Lichtrezeptoren besitzt und deshalb nicht lichtempfindlich ist.

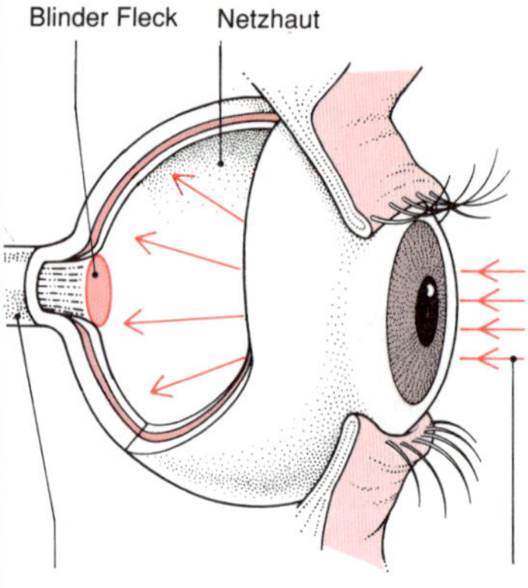

Blindheit
(*F.* Amaurose) Unfähigkeit zu sehen; im allgemeinen ein schwerer, durch *Brillen* nicht mehr korrigierbarer *Sehverlust*. Die Definition von Blindheit und teilweiser Sehfähigkeit ist nicht präzise. Offiziell wird zwischen funktioneller und praktischer B. unterschieden.

Bei der funktionellen B. liegt kein objektiver Augenbefund vor; bei der praktischen B. ist die Sehfähigkeit auf ein Fünfundzwangzigstel bis ein Fünfzigstel der normalen Sehkraft vermindert, so daß sich die Betroffenen in einer ihnen nicht vertrauten Umwelt nicht mehr zurechtfinden können. Bei der teilweisen Sehfähigkeit ist der Grad des Sehverlusts geringer; trotzdem kommt es zu Einschränkungen in der Berufstätigkeit und im täglichen Leben.

VERBREITUNG
Weltweit sind schätzungsweise über 40 Millionen Menschen teilweise oder ganz blind. Schon allein der Mangel an *Vitamin A* ist für die B. von Millionen Kindern in den Entwicklungsländern Afrikas, Asiens und Südamerikas verantwortlich.

URSACHEN
Ursachen von B. können Verletzungen oder Krankheiten sein; aber auch Störungen im Augapfel, im Sehnerv, in den Nervenbahnen oder im Gehirn selbst.

B. DURCH VERÄNDERUNGEN AM ODER IM AUGAPFEL
Voraussetzung für die normale Sehfähigkeit ist, daß das Licht ungehindert durch das Auge bis zur Netzhaut im Augenhintergrund durchdringen kann. Alles, was das Licht daran hindert, dorthin zu gelangen, kann B. verursachen. So z.B. kann die Transparenz der Hornhaut durch verschiedene Erkrankungen beeinträchtigt sein. Beim *Sjögren-Syndrom* ist die Produktion der Tränen eingeschränkt, wodurch es zur sog. *Keratoconjunctivitis* sicca kommt, die eine Trübung der Hornhaut verursachen kann. Auch bei Mangel an Vitamin A, bei Schädigungen durch Chemikalien, bei Infektionen oder bei Verletzungen kann es zu Hornhauttrübungen kommen. *Hornhautgeschwüre* können B. verursachen, wenn nach dem Abheilen Narben zurückbleiben. Zu den häufigsten Ursachen von Hornhautgeschwüren gehören schwere Infektionskrankheiten, z.B. neonatale *Ophthalmie* (Bindehautentzündung bei Neugeborenen) und *Trachom* (besonders in tropischen und überbevölkerten Regionen), ferner *Herpes simplex* und bakterielle Geschwüre.

Auch Entzündungen der Regenbogenhaut (*F.* Iris), des Ziliarkörpers oder der Aderhaut (*F.* Chorioidea) – die sog. *Uveitis* – können B. verursachen. Solche Entzündungen können Folge von *Tuberkulose*, *Sarkoidose*, *Syphilis*, *Toxocariasis* oder *Toxoplasmose* sein; aber auch ohne einen ersichtlichen Grund entstehen.

Ein häufiger Grund für B. ist der *Graue Star* (Linsentrübung). In der Regel handelt es sich dabei um eine Alterserscheinung, doch kann der Graue Star auch angeboren sein oder sich in der Kindheit entwickeln.

Diabetes mellitus, *Bluthochdruck* oder Verletzungen können eine Blutung in der Augapfelhöhle verursachen. Bei der Hyphaemie dringt Blut in das "Kammerwasser" (*F.* Humor aquosus) vor der Linse ein, bei der *Glaskörperblutung* befindet sich Blut in der gallertartigen Masse hinter der Linse.

Verschiedene Erkrankungen und Defekte der Netzhaut (*F.* Retina) haben ebenfalls oft B. zur Folge: z.B. die altersbedingte *Makuladegeneration*, von der das Zentrum der Netzhaut betroffen ist; die Diabetes- oder bluthochdruckbedingte *Retinopathie*; ferner ein Verschluß der Arterien oder Venen, die die Netzhaut versorgen; *Netzhautablösung* und Tumoren, z.B. das *Retinoblastom* und das maligne *Melanom*. Auch die durch Diabetes, Hypertension, Gefäßerkrankungen oder Verletzungen bedingte *Netzhautblutung* gehört zu dieser Gruppe der Ursachen einer B.

Ein weiterer Grund für B. ist das *Glaukom* (erhöhter Augeninnendruck), das zur Degeneration der Nervenfasern am vorderen Ende des Sehnervs führt. Die häufigste Form des Glaukoms führt zur Gesichtsfeldeinschränkung, die allerdings oft erst im fortgeschrittenen Stadium der Krankheit bemerkt wird.

B. DURCH BEEINTRÄCHTIGUNGEN DES SEHNERVS UND DER NERVENBAHNEN
Das auf die Netzhaut einfallende Licht wird in Nervenimpulse umgewandelt, die durch den Sehnerv und die Nervenbahnen ins Gehirn geleitet werden. Die Weiterleitung der Impulse kann von verschiedenen Faktoren beeinträchtigt werden, z.B. durch einen Tumor in der Augenhöhle (*F.* Orbita) oder im Gehirn, der auf die Nervenbahnen drückt, aber auch durch eine mangelhafte Blutversorgung des Sehnervs, was bei Diabetes mellitus, bei Bluthochdruck, bei Tumoren, nach Verletzungen oder bei *Riesenzellarteriitis* eintreten kann. Auch die Entzündung des Sehnervs (*Optikusneuritis*, z.B. bei *multipler Sklerose*), die toxische *Amblyopie* (bei Vergiftungen durch Chemikalien) oder die ernährungsbedingte Amblyopie (Mangel an bestimmten essentiellen Nährstoffen) können die Weiterleitung der Impulse von der Netzhaut in das Gehirn behindern.

GEHIRN
Die Nervenimpulse gelangen von der Netzhaut in einen Bereich des Großhirns (*F. Cerebrum*), der Sehrinde (*F.* optischer Kortex) genannt wird. Dort werden sie analysiert, interpretiert und in bewußt wahrgenommene Bilder umgewandelt. Wenn ein *Hirntumor* oder eine *Gehirnblutung* auf die Sehrinde drückt, kann der Betroffene erblinden. Auch ein *Schlaganfall* kann zu B. führen, wenn die Durchblutung der Sehrinde beeinträchtigt ist. Schließlich kann B. auch bei *Hysterie* (Reaktion auf starke Belastungen, bei der sich Krankheitssympto-

HILFEN FÜR BLINDE

Es gibt viele Möglichkeiten, wie der Alltag der Blinden und Sehbehinderten erleichtert werden kann. So gibt es bereits eine Reihe von Hilfsmitteln und Geräten, die speziell für Blinde hergestellt oder angepaßt wurden, z.B. Schreibmaschinen, Rechenmaschinen und Haushaltsgeräte bis hin zu Hilfen, die es dem Blinden erleichtern, sich außer Hause zu bewegen.

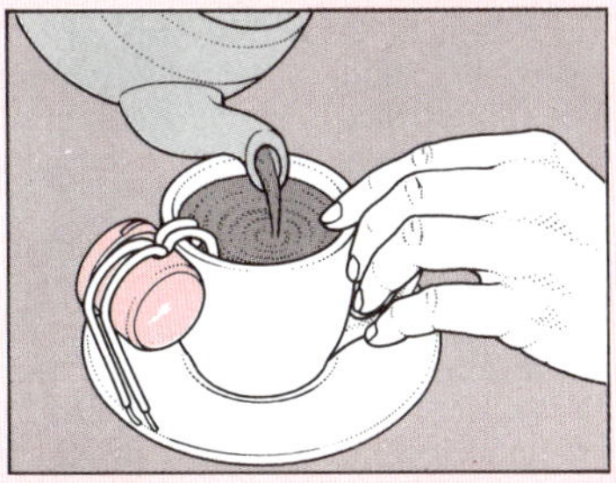

Flüssigkeitshöhenanzeiger
Dieses Gerät mißt die Höhe der Flüssigkeit in Tassen oder Gläsern. Der "Piepser" ist mit zwei unterschiedlich langen Fühlern ausgestattet: Die volle Füllhöhe wird mit Hilfe des kurzen, kleine Mengen der Flüssigkeit am Boden des Gefäßes mit Hilfe des langen Fühlers akustisch angezeigt.

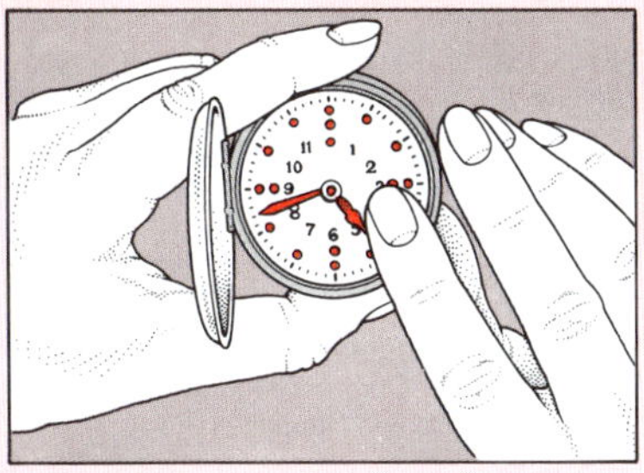

Taschenuhr
Verstärkte Zeiger und erhöhte Punkte ermöglichen Blinden das "Ablesen" der Zeit: drei Punkte bei 12, zwei auf 3, 6 und 9 und je einer auf den anderen Stundenanzeigen.

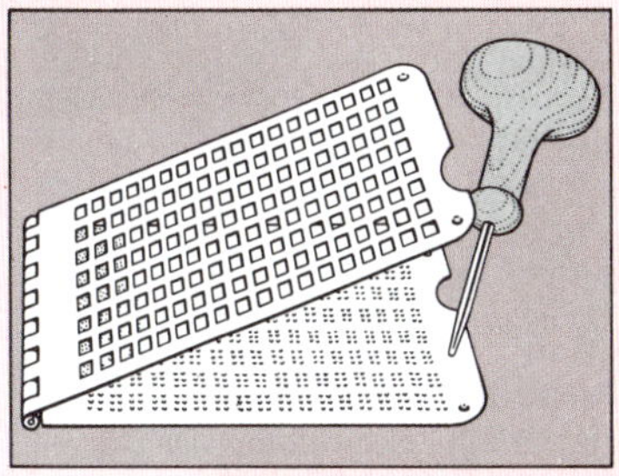

Taschen-Braille-Schreiber
Mit Hilfe dieses Rahmens können Brailleschriftpunkte auf ein darunterliegendes Papier durchgedrückt werden. Die Punkte werden mit einem speziellen Stift eingestochen. Vorgestanzte Punkte in der Unterlage geben die richtige Position an. Zum Ablesen muß das Papier nicht aus dem Rahmen genommen werden.

me ohne physische Ursache einstellen) oder bei *Simulation* eintreten.

DIAGNOSE UND THERAPIE

Bei teilweisem oder gar völligem Verlust der Sehkraft ist sofortige ärztliche Hilfe notwendig. Zur Bestimmung der Diagnose kann der Arzt verschiedene *Sehtests* durchführen. Oft wird er bereits bei der ersten Untersuchung der Augen (Ophthalmoskopie, Spaltlampentests, Tonometrie und Perimetrie) die Ursache des Sehverlusts feststellen. Elektrische Impulse, die bei der visuellen Stimulierung im Gehirn entstehen, können mit der visuellen Potentiometrie gemessen werden (s. *evozierte Potentiale*). Das Alter des Patienten und seine *Anamnese*, die Schilderung, wie sich der Sehverlust entwickelt hat, und weitere Anzeichen und Symptome könne wichtige Hinweise liefern. In manchen Fällen kann eine *Ultraschall-Untersuchung*, *Computertomographie (CT)* oder *Kernspin(resonanz)tomographie (MRT)* erforderlich sein, um Anomalien im Auge, in der Augenhöhle, in der Umgebung des Sehnervs oder im Gehirn zu entdecken. Die Netzhaut (*F.* Retina) und die Aderhaut (*F.* Chorioidea) können mit Hilfe der *Fluoreszein-Angiographie* (einem Verfahren zur Darstellung der Blutgefäße im Auge) untersucht werden.

Die Behandlung der B. hängt von der Ursache ab. Ist der Sehverlust nicht korrigierbar, wird der Betroffene offiziell als "blind" oder "sehbehindert" eingestuft. Dadurch hat er Anspruch auf bestimmte Leistungen und Vergünstigungen. (S.a. *Auge*, *Sehverlust*)

Blindsack-Syndrom

Verdauungsstörungen aufgrund eines ungenutzten Abschnitts oder einer "Sackgasse" ("Blindsack") im Dünndarm. Charakteristisch für B-S. ist *Steatorrhoe* (blaßgelblicher, faulriechender, fettiger und klumpiger Stuhl, der schwer wegzuspülen ist) und allgemeines Unwohlsein, Müdigkeit und Gewichtsverlust. B.-S. tritt meist nach einer Operation auf, kann aber auch angeboren sein.

Beim B.-S. ist der Transport des Darminhalts gestört, wodurch eine Stauung entsteht. In der "Sackgasse" vermehren sich statt der normalen Darmflora Fremdbakterien, die sich weiter in den Verdauungswegen ausbreiten und die Aufnahme von Nährstoffen – inklusive Fett und Vitamin B_{12} – behindern.

Wenn die Behandlung mit Antibiotika, meistens einem *Tetracyclin-Präparat*, erfolglos ist, muß der "Blindsack" chirurgisch entfernt werden, was in der Regel zur völligen Heilung führt.

Blitz-Nick-Salaam-Krampf

BNS-Krampf; seltene Form wiederkehrender Anfälle bei Säuglingen (*F.* progressive myoklonische Enzephalopathie). Die Krämpfe treten meistens im Alter zwischen vier und neun Monaten auf. Es handelt sich um eine Form der *Epilepsie*: Der Kopf des Kindes fällt blitzartig nach vorne, der Körper versteift sich, Arme und Beine werden nach vorne geschleudert. Die Krämpfe werden manchmal von einem Schrei eingeleitet, dauern immer nur ein paar Sekunden und können sich täglich mehrere hundert mal wiederholen. Meistens sind die Krämpfe Anzeichen eines Gehirnschadens, der mit starker geistiger *Behinderung* einhergeht.

Block

s. *Herzblock*

Blockierung

Unfähigkeit, echte Gefühle oder Gedanken auszudrücken; meist Folge eines emotionalen oder mentalen Konflikts. Die Psychotherapie nach Freud geht davon aus, daß B. das Resultat der Unterdrückung schmerzhafter Emotionen in der frühen Kindheit ist. Als Voraussetzung für eine erfolgreiche Behandlung wird deshalb die bewußte Konfrontation mit diesen unbewußten Empfindungen angesehen.

Eine sehr spezifische Form von Gedanken-B. liegt bei der *Schizophrenie* vor. Dabei werden Gedankengänge ständig unfreiwillig unterbrochen und von anderen ersetzt, die in keinem Zusammenhang mit den vorherigen stehen. (S.a. *Psychotherapie*)

Blue Baby

Blausüchtiger Säugling (s. *Zyanose*); vor allem Lippen und Zunge wirken blau. Ursache ist ein Sauerstoffmangel im Blut, meistens Folge eines bestimmten angeborenen Herzfehlers. Dabei fließt ein Teil des sauerstoffarmen Blutes, das aus dem Körper zum Herzen zurückkehrt, nicht in die Lunge, um dort Sauerstoff aufzunehmen, sondern durch einen Defekt der Scheidewand direkt vom rech-

B

ten in den linken Vorhof des Herzens und zurück in den Körperkreislauf. B.B. kann auch von einer blockierten oder verengten Lungenarterie verursacht werden, wenn zuwenig Blut in die Lunge gelangt. Solche Fehler müssen chirurgisch behoben werden. (S.a. *Herzfehler, angeborene*)

Blue Bloater

(engl. "blauer Aufgedunsener") Medizinischer Ausdruck für das Aussehen bestimmter Lungenkranker (s.a. *Lungenerkrankung, chronisch-obstruktive*).

Blumenkohlohr

Schmerzhafte Schwellung der Ohrmuschel, die durch einen Schlag oder starkes Reiben entstanden ist. Ursache ist eine Blutung im weichen Knorpelgewebe. Am häufigsten kommt das B. bei Boxern vor.

THERAPIE

Die Schwellung kann durch eine eiskalte Kompresse gelindert werden. In schweren Fällen ist eine ärztliche Behandlung erforderlich: Das gestaute Blut wird mit einer Spritze abgesaugt, eine Druckbandage wird angelegt. Wiederholte Verletzungen können zu schweren Verformungen des Ohrs führen, die dann nur durch eine plastische Operation behoben werden können.

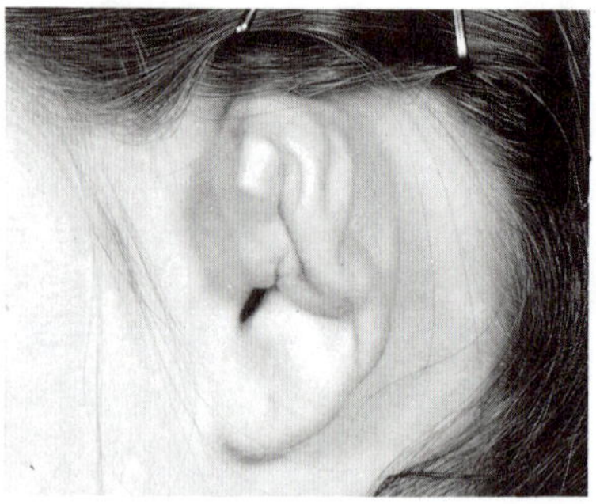

Beispiel eines Blumenkohlohrs
Deformation der Ohrmuschelform – mit Verlust der normalen Hautfalten

Blut

Im Kreislauf zirkulierendes "flüssiges Organ", das als Transportsystem des Körpers dient. Außerdem spielt es eine bedeutende Rolle als Teil des Abwehrsystems z.B. gegen Infektionen.

Ein Erwachsener besitzt durchschnittlich etwa fünf Liter Blut. Im Ruhezustand pumpt das Herz jede Minute ungefähr diese Menge durch die Arterien in die Lungen und alle sonstigen Körpergewebe. Es kommt durch die Venen zum Herz zurück; dieser Kreislauf wiederholt sich ständig (s. *Kreislaufsystem*) . Bei körperlicher Betätigung erhöht sich die Pumpleistung des Herzen auf bis zu 30 l pro Minute oder mehr.

Fast die Hälfte des Blutvolumens machen die Zellen aus: rote (*Erythrozyten*) und weiße (*Leukozyten*) Blutkörperchen sowie (Blut-)Plättchen (*Thrombozyten*). Die andere Hälfte besteht aus dem *Plasma*, einer gelblichen, leicht strohfarbenen Flüssigkeit. Es enthält gelöste Proteine, Zucker, Fette, Salze und verschiedene Mineralien.

BLUTKÖRPERCHEN (*BLUTZELLEN*)

In seiner Hauptfunktion dient das rote Blutkörperchen als Träger des *Hämoglobins*, eines gefärbten und eisenhaltigen Proteins, das Sauerstoff von den Lungen zu den Geweben transportiert, wo dieser gegen das Abfallprodukt Kohlendioxid ausgetauscht wird (s. *Atmung*). Die weißen Blutkörperchen spielen eine

BESTANDTEILE DES BLUTES

Blut zirkuliert als "flüssiges Organ" im Körperkreislauf. Es transportiert Sauerstoff von den Lungen in die Körpergewebe und Kohlendioxid von diesen zurück zur Lunge. Außerdem befördert es vom Verdauungstrakt aufgenommene Nährstoffe wie Zukker, Fette und Proteine sowie die von verschiedenen Drüsen produzierten Hormone. Die im Zellstoffwechsel entstehenden Schlacken werden zur Weiterverarbeitung in die Leber oder zur endgültigen Ausscheidung in die Lungen oder Nieren transportiert.

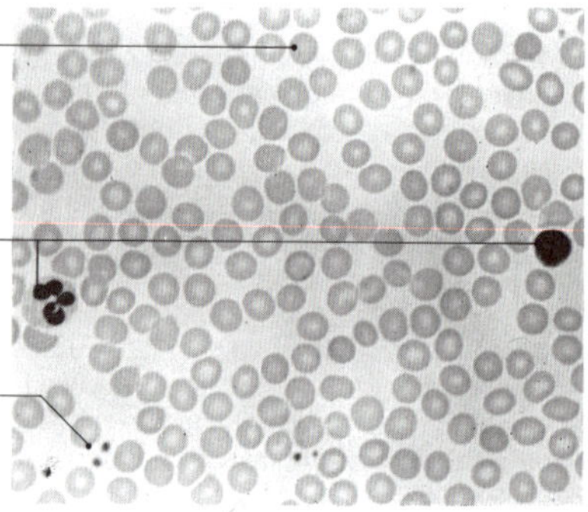

Normaler Blutausstrich
So sieht normales Blut unter dem Mikroskop aus. Das hervorstechende Merkmal ist die große Zahl roter Blutkörperchen, die fast die Hälfte der gesamten Blutsubstanz ausmachen. Lediglich zwei weiße Blutkörperchen (ein Granulozyt, links, und ein Lymphozyt) sind hier zu sehen. Die winzigen dunklen Partikel sind Blutplättchen.

Weiße Blutkörperchen
Diese Blutzellen schützen den Körper gegen Infektionen und bekämpfen sie, wenn sie auftreten. Sie sind größer als die roten Blutkörperchen, aber weitaus geringer an Zahl. Die drei wichtigsten Arten – Granulozyten, Monozyten und Lymphozyten haben Sonderaufgaben bei der Infektionsabwehr.

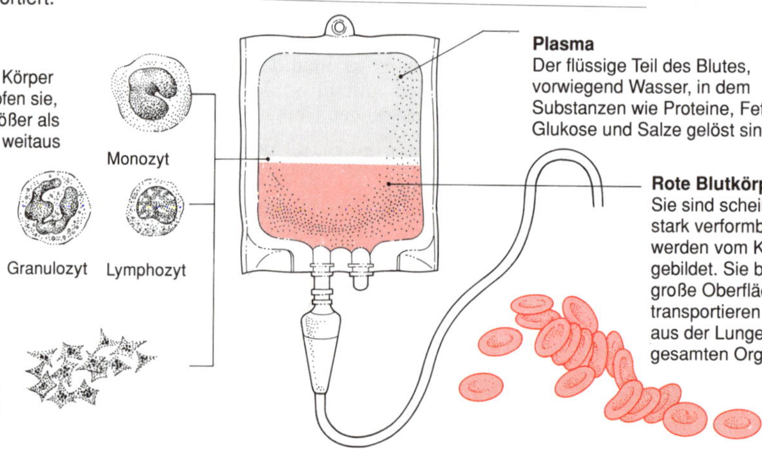

Blutplättchen
Die kleinsten zellulären Strukturen. Sie werden im Knochenmark aus Megakaryozyten gebildet und sind wichtig für die Blutgerinnung.

Plasma
Der flüssige Teil des Blutes, vorwiegend Wasser, in dem Substanzen wie Proteine, Fette, Glukose und Salze gelöst sind.

Rote Blutkörperchen
Sie sind scheibenförmig, stark verformbar und werden vom Knochenmark gebildet. Sie besitzen eine große Oberfläche und transportieren Sauerstoff aus der Lunge in den gesamten Organismus.

BLUTKRANKHEITEN

Anomalien können bei allen Blutbestandteilen auftreten: den weißen und roten Blutkörperchen, den Plättchen und den zahlreichen Plasmakomponenten. *Anämie* ("Blutarmut", Mangel an Farbstoff *Hämoglobin* der roten Blutkörperchen mit nachfolgender Verminderung der Sauerstofftransportkapazität) ist die bei weitem häufigste aller Blutkrankheiten mit zahlreichen möglichen Ursachen. Bei der *Polyzythämie* liegt eine Überzahl roter Blutkörperchen vor, bei der *Leukämie* eine solche der weißen. Letztere verdrängen die normalen Zellen aus dem Knochenmark. Anomalien der Plättchen und des Gerinnungsmechanismus können eine der zahlreichen Formen der *Hämorrhagie* zur Folge haben. Unerwünschte Pfropfbildungen (*Thrombose*) entstehen oft aus Bedingungen, die den Blutgerinnungsmechanismus überaktivieren.
Mangelzustände an Proteinen im Blutplasma sind u.a. die Hypoalbuminämie (*Albumin*mangel) und die Agammaglobulinämie (*Gammaglobulinmangel*). Bekannte Ursachen von Blutkrankheiten sind die im folgenden beschriebenen.

GENETISCHE ERKRANKUNGEN

Bei diesen Krankheiten liegt eine ererbte Störung in der Produktion bestimmter Blutbestandteile vor. Bei der *Sichelzellenanämie* und der *Thalassämie* wird ein anomaler Typ Hämoglobin produziert, der die roten Blutkörperchen anfälliger macht; bei der *Hämophilie* werden bestimmte *Gerinnungs*faktoren nicht ausreichend gebildet. Alle diese Krankheiten sind angeboren und bestehen lebenslang.

NÄHRSTOFFMANGELKRANKHEITEN

Regelmäßiger Blutverlust über längere Zeit hinweg kann bedeuten, daß der für die Hämoglobinbildung unerläßiche Bestand an Eisen im Körper schneller verbraucht wird als durch die Ernährung wieder ersetzt wird (s. *Anämie, Eisenmangel*). Ungenügende Versorgung des Knochenmarks mit Vitamin B_{12} oder Folsäure hat dort eine geringere Bildung roter Blutkörperchen zur Folge, die aber dafür ungewöhnlich groß sind (s. *Anämie, megalo blastische*). Der Vitaminmangel kann zwar aus falscher oder einseitiger Ernährung entstehen, in den Industrieländern jedoch häufiger aus einer unzureichenden Absorption des Vitamins B_{12} im Verdauungstrakt.

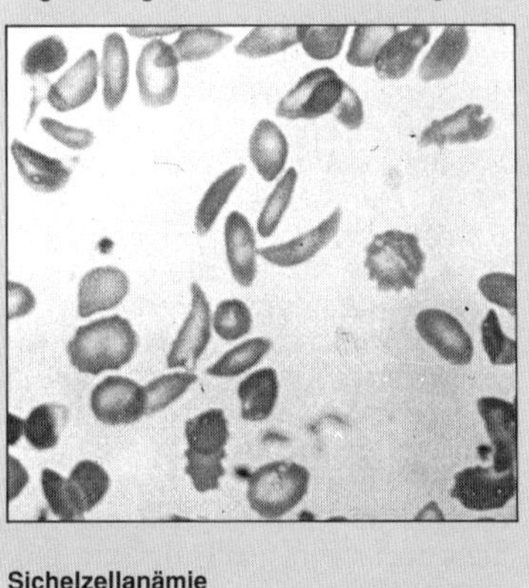

Sichelzellanämie
Genetische, das Hämoglobin betreffende Erkrankung mit "brüchigen" roten Blutkörperchen in charakteristischer Sichelform.

INFEKTION

Das Auftreten von Bakterien im Blut heißt *Bakteriämie*, deren Vermehrung mit Blutvergiftung *Septikämie*. Viele andere Mikroorganismen (*Viren, Pilze, Protozoen* und andere *Parasiten*) können in bestimmten Stadien ihres Lebenszyklus das Blut infizieren. Einige (insbesondere die *Malaria*-Erreger) greifen auch die roten Blutkörperchen direkt an, zerstören sie und verursachen so eine Anämie (s. *Anämie, hämolytische*).

TUMOREN

Alle Formen der *Leukämie* sind die Folge einer krebsartigen Erkrankung des Knochenmarks. Hierbei wird ein übermäßiges Wachstum der weißen Blutkörperchen und damit die Zerstörung des Knochenmarks ausgelöst. Bei der *Polyzythämie vera* läuft ein ähnlicher Vorgang ab, nur daß jetzt die roten Blutkörperchen im Übermaß produziert werden. Eine andere Form des Knochenmarkskrebses, das multiple Myelom, kann ein massives Erscheinen bestimmter Proteine im Blutplasma verursachen.

GIFTE

Kohlenmonoxid beeinträchtigt die Funktion der roten Blutkörperchen direkt, indem es den an das Hämoglobin in den Zellen gebundenen Sauerstoff verdrängt. Eine Bleivergiftung führt zur Bildung defekter roter Blutkörperchen. Auch einige Schlangen- und Spinnengifte zerstören die roten Blutkörperchen und/oder setzen die Blutgerinnung in Gang. *Septikämie* besteht in der Vermehrung von Bakterien im Blut, bei *Toxämie* sind Stoffwechselgifte im Blut.

MEDIKAMENTE

Bestimmte Medikamente haben Nebenwirkungen, die zu Anomalien im Blut führen. Cotrimoxazol oder Thiazid-*Diuretika* und Carbimazol können die Bildung weißer Blutkörperchen und/oder Blutplättchen verhindern, ebenso Chloramphenicol und Sulfonamide bei höheren Dosierungen. Methotrexat und Phenytoin sind ebenfalls möglicherweise Hemmer der Bildung roter Blutkörperchen.
Zu hohe Dosierungen von *Antikoagulantien* verstärken die Neigung zu Blutungen, weil sie den *Gerinnungs*mechanismus zu stark hemmen.

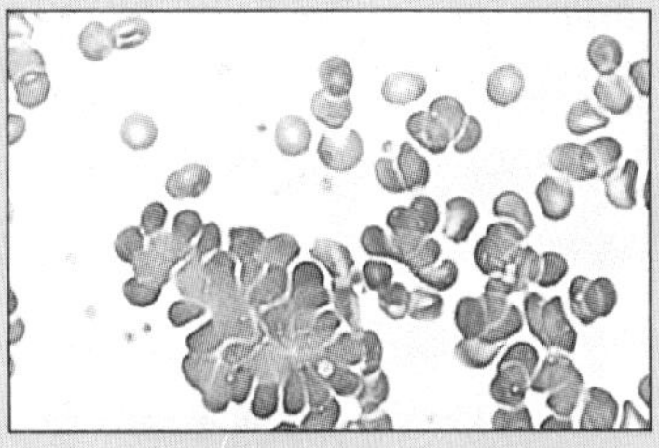

Kälteagglutination
Seltene Blutkrankheit, bei der der Organismus Antikörper gegen die eigenen roten Blutkörperchen entwickelt, so daß diese sich verklumpen. Das geschieht besonders bei großer Kälte; dann unterbrechen die Zellklumpen den Blutzufluß in die Gliedmaßen.

STRAHLUNG

Hohe Dosierungen von *Strahlung* (entweder als Behandlungsmaßnahmen oder nach Kernexplosionen sowie Lecks oder Unfällen in Kernkraftwerken) können das Knochenmark stark schädigen und die Bildung der Blutzellen unterdrücken (s. *Anämie, aplastische*).

SONSTIGE KRANKHEITEN

Albumin ist ein wichtiges Protein im Blutplasma. Ein Mangel kann an einer Leber- (reduzierte Albuminbildung) oder einer Nierenerkrankung (Albuminverlust mit dem Urin) liegen. Leberleiden können auch *Hyperbilirubinämie* (zuviel Bilirubin im Blut), Anämie oder Mangel an einigen Gerinnungsfaktoren nach sich ziehen. Nierenkrankheiten verursachen *Urämie* (zuviel Harnstoff im Blut), manchmal auch Anämie (wegen der zu geringen Produktion des Hormons Erythropoietin) oder sogar komplexe Veränderung der Blutzusammensetzung insgesamt.

UNTERSUCHUNG

Blutkrankheiten werden hauptsächlich durch die diversen *Bluttests* wie *Differentialblutbild, Blutausstrich* und *Blutgerinnungstests* sowie *Knochenmarksbiopsie* diagnostiziert.

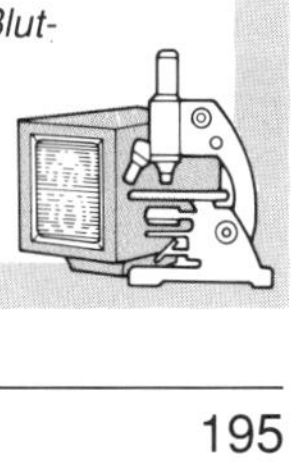

B

wichtige Rolle in der Abwehr von Infektionen und Krebserkrankungen, ebenso bei der Entzündungsreaktion (s. *Immunsystem*). Die Blutplättchen sind unentbehrlich für die Blutgerinnung und die Schließung beschädigter Blutgefäße, in denen sie durch Verklumpung kleine Löcher stopfen und mittels chemischer Substanzen die Blutgerinnung in Gang bringen.

PLASMA
Blutplasma ist eine gelbliche, strohfarbene Flüssigkeit, die zu 95 Prozent aus Wasser besteht bei einem Salzgehalt, der dem des Meerwassers sehr ähnlich ist. Der Anteil sonstiger in ihm gelöster Bestandteile wechselt; ihr jeweiliger Spiegel ist eine wertvolle ärztliche Diagnosehilfe (s. *Bluttest*, *Leberfunktionsprüfung*). Zu den wichtigsten zählen die folgenden.

NÄHRSTOFFE
Sie werden nach der Absorption im Verdauungstrakt oder nach Freiwerden aus den Lagerdepots wie zum Beispiel der Leber zu den Geweben transportiert: Zucker (hauptsächlich Glukose), Fette, Aminosäuren (die von den Zellen zur *Protein*erzeugung benötigt werden) und verschiedene Vitamine und Mineralien. Unmittelbar nach einer fettreichen Mahlzeit hat das Plasma ein milchiges Aussehen als Folge seines dann hohen Fettgehalts .

ABFALLPRODUKTE
Das Hauptabfallprodukt des Gewebestoffwechsels ist *Harnstoff* (*F.* Urea). Er wird als Abbauprodukt des Proteins gebildet und im Plasma zur Niere transportiert. Bei *Nierenversagen* wird der Harnstoffblutspiegel abnorm hoch. Das Abfallprodukt aus dem Abbau des Hämoglobins ist das *Bilirubin*, ein gelber Farbstoff, der normalerweise in der Leber dem Plasma entzogen und mit der *Galle* ausgeschieden wird. Sein Blutspiegel wird abnorm hoch bei Leberversagen und *hämolytischer Anämie*. Bei letzterer findet eine übermäßige Zerstörung roter Blutkörperchen statt.

PROTEINE
Zu ihnen gehören zum einen Substanzen, die den Prozeß der Blutgerinnung fördern (wie das Fibrinogen), und zum anderen solche, die sie verhindern (s. *Blutgerinnung*). Plasmaproteine, wie die *Immunglobulinfraktionen* (die auch *Antikörper* genannt werden), und das *Komplement* sind Teil des Immunsystems. Ein weiteres wichtiges Plasmaprotein ist das Albumin. Es besteht aus relativ großen Proteinmolekülen, so daß es nicht aus dem Blut ins Gewebe gelangen kann; durch diesen Effekt (osmotischer Druck) wird Wasser im Blut gebunden und damit das Blutvolumen konstant gehalten.

HORMONE
Sie werden von verschiedenen Drüsen des endokrinen Systems erzeugt und vom Blut zu den jeweiligen Zielorganen transportiert. Sie sind chemische Botenstoffe.

Blutandrang
s. *Kongestion*

Blutarmut
s. *Anämie*

Blutausstrich
Verfahren, bei dem ein Tropfen Blut auf ein Glasplättchen aufgebracht wird, um ihn mit dem Mikroskop zu untersuchen. Dieser Ausstrich wird mit einem speziellen Mittel eingefärbt, um die Blutkörperchen deutlicher sichtbar zu machen. Aussehen und Form der Blutzellen werden dann auf alle denkbaren Abweichungen hin überprüft, etwa auf sichelförmige rote Blutkörperchen, die eine *Sichelzellenanämie* signalisieren, oder anomale Lymphozyten, die auf eine infektiöse Mononukleose (s. *Mononucleosis infectiosa*) hinweisen. Auch der Anteil der verschiedenen Arten der weißen Blutkörperchen läßt sich auszählen, eine Untersuchung, die hilfreich bei der Infektions- und Leukämiediagnose ist (s.a. *Blutbild*). B.e sind auch bei Infektionen wie *Malaria* nützlich, weil damit die in den roten Blutkörperchen eingeschlossenen Parasiten erkennbar werden. In der Regel werden B.e zusammen mit der Erstellung eines umfassenden *Blutbilds* untersucht.

Blutbestandteile, Fraktionierung
Nach einer *Blutspende* wird das Blut entweder als Ganzes gelagert oder in seine Bestandteile zerlegt, von denen bei einer *Bluttransfusion* jeder seine bestimmte Aufgabe hat.

NORMALES BLUT ("VOLLBLUT")
Dies wird zum Ersatz von Blutverlust bei plötzlichen bzw. starken Blutungen verwendet, z.B. nach einem Verkehrsunfall oder bei einer größeren Operation. Es hält sich höchstens drei bis vier Wochen nach der Spende.

KONZENTRIERTE ROTE BLUTKÖRPERCHEN (ERYTHROZYTENKONZENTRAT)
Sie werden durch Entfernen eines Teils des flüssigen Plasmas gewonnen. Konzentrierte rote Blutkörperchen verwendet man bei der Behandlung chronischer *Anämie*, wenn Medikamente nicht helfen. Sie liefern das notwendige *Hämoglobin*, ohne dabei die Empfänger mit Blutflüssigkeit zu überladen, was *Herzversagen* nach sich ziehen oder verschlimmern könnte. Außerdem kann man sie zur Behandlung von Säuglingen mit *hämolytischer Krankheit des Neugeborenen* einsetzen.

GEWASCHENE ERYTHROZYTEN
Dies ist Blut, aus dem die weißen Blutkörperchen und/oder Plasmaproteine entfernt wurden. Es dient der Reduzierung der Gefahr von allergischen Reaktionen bei Patienten mit *chronischer Anämie*, die Transfusionen über einen längeren Zeitraum hin benötigen.

TIEFGEFRORENE ERYTHROZYTEN
Bei entsprechend niedrigen Temperaturen können rote Blutkörperchen sehr lange gelagert werden. Dies ist nützlich, um auch Konserven für seltene *Blutgruppen* bereithalten zu können.

PLÄTTCHEN (THROMBOZYTEN)
Sie sind unentbehrlich für die Blutgerinnung. Ihr niedriger Spiegel bei manchen Blutkrankheiten ist die Ursache, leichter blaue Flecken zu bekommen und innere Blutungen zu erleiden. Transfusionen von Plättchen, die dem Vollblut entzogen und dann konserviert werden, sind dabei eine Hilfe. Es können bei einer einzigen Transfusion Plättchenpräparate verschiedener Spender verwendet werden.

WEISSE BLUTZELLEN (LEUKOZYTEN)
Granulozyten, eine Unterform der Leukozyten, finden sich in normalem Blut und im Übermaß im Blut von Patienten mit chronischer, myeloischer (granulozytischer) *Leukämie*. Lebensbedrohliche Infektionen in Verbindung mit niedrigen Granulozytenspiegeln können mit ihnen behandelt werden, falls Antibiotika nicht wirken.

TIEFGEFRORENES FRISCHPLASMA
Es wird gewonnen, indem man schnellstmöglich nach einer Blutspende das Plasma abtrennt und einfriert. Frischplasma hat einen hohen Anteil an Gerinnungsfaktoren und wird bei vielen Formen von Blutungen eingesetzt.

PLASMAPROTEINLÖSUNGEN
Der flüssige Anteil normalen Vollblutes, der nicht spätestens drei Wochen nach der Spende verwendet wird, läßt sich in eine konzentrierte, lange lagerfähige Lösung von *Albumin* (des Hauptplasmaproteins) umwandeln. Sie wird, bei großem Blutverlust, so lange bei der *Schock*-Behandlung verwendet, wie kein mit der Patienten-Blutgruppe vereinbares Vollblut zur Verfügung steht. Hochgereinigtes Albumin findet Verwendung bei der Behandlung des *nephrotischen Syndroms* (einer Nierenstörung, die Albuminverlust über den Urin verursacht) und bei chronischer Lebererkrankung (wenn nicht mehr genügend Albumin produziert wird).

GERINNUNGSFAKTOREN
Konzentrate der Gerinnungsfaktoren VIII und IX lassen sich für die Behandlung

der *Bluterkrankheit* (Hämophilie) und der sog. Christmaskrankheit gewinnen (einer Sonderform der Hämophilie, *F.* Hämophilie B). Weil zum Erhalt auch nur einer winzigen Menge das Blut vieler Spender erforderlich ist, muß es hitzebehandelt werden, um das Risiko einer Übertragung von *Hepatitis-* oder *AIDS*-Viren auszuschließen.

IMMUNGLOBULINFRAKTION

Immunglobulinfraktionen (s.a. *Antikörper*) sind im Blut Gesunder vorhanden, die die üblichen Viruskrankheiten überstanden haben. Diese nichtspezifischen Immunglobulinfraktionen können aus dem Blutplasma gefiltert, konzentriert und dann als Injektionen (s. *Immunglobulintherapie*) gegeben werden. Dies ist eine Schutzimpfung mittels passiver *Immunisierung*, wenn ein Mensch seine Antikörper nicht selbst produzieren kann oder zum Beispiel die Gefahr der Infektion mit *Hepatitis A* besteht. Außerdem kann man sie intravenös in hohen Dosierungen zur Behandlung bestimmter *Autoimmunsystemstörungen* wie der thrombozytopenischen *Purpura* verwenden.

Spezifische Antikörper (gewonnen von Genesenen bestimmter Infektionen oder speziell dagegen Geimpften) werden als passive Immunisierung zum Schutz besonders Gefährdeter eingesetzt. Beispielsweise erhalten Kinder mit *Leukämie*, die Kontakt mit Windpockenkranken hatten, Antikörper gegen den Varicella-Zoster-Virus, und Patienten mit schweren Verbrennungen Pseudomonas-Antikörper.

Anti-D-Immunglobulinfraktion, ein spezifischer Antikörper, wird von Patienten gewonnen, die gegen den Rhesus-Blutgruppenfaktor gerichtete Antikörper gebildet haben. Bekommt es eine rh-negative Mutter innerhalb von 60 Stunden nach einer Geburt eines Rh-positiven Kindes, verhindert dies die *hämolytische Krankheit des Neugeborenen* bei allen weiteren Kindern.

Blutbild

F. auch "Differential-B." Bei dieser Untersuchung wird die Hämoglobinkonzentration und die Zahl der roten und weißen Blutkörperchen und Plättchen in einem Kubikmillimeter Blut bestimmt. Der Anteil der verschiedenen weißen Blutkörperchen wird festgestellt, ebenso Größe und Form der roten und weißen Blutkörperchen.

Das B. ist die häufigste Blutuntersuchung und von Bedeutung zum Beispiel für die Diagnose von *Anämie* und allen Erkrankungen, bei denen die Anzahl der Blutkörperchen ungewöhnlich hoch ist (wie z.B. die der weißen Blutkörperchen bei *Leukämie*) oder aber abnorm niedrig (wie die der Plättchen bei der *Thrombo-[zyto]penie*). Für ein B. (das heute in aller Regel von einem automatischen Analysegerät erstellt wird) sind etwa 1-2 ml Blut erforderlich.

BLUTDRUCKVERÄNDERUNGEN

Zu hoher oder zu niedriger Blutdruck können vielfältige Ursachen haben. Bei einer Schwangerschaft pflegt der Blutdruck zu steigen, sinkt danach aber allmählich wieder auf die Normalwerte. Bestimmte Medikamente beeinflussen den Blutdruck als unerwünschte Nebenwirkung. Tagsüber schwankt der Blutdruck je nach Tätigkeit (s.u.). Hypertonie (Bluthochdruck) wird behandelt mit Gewichtsreduktion, kochsalzarmer Diät, Medikamenten und Veränderungen sonstiger Lebensgewohnheiten.

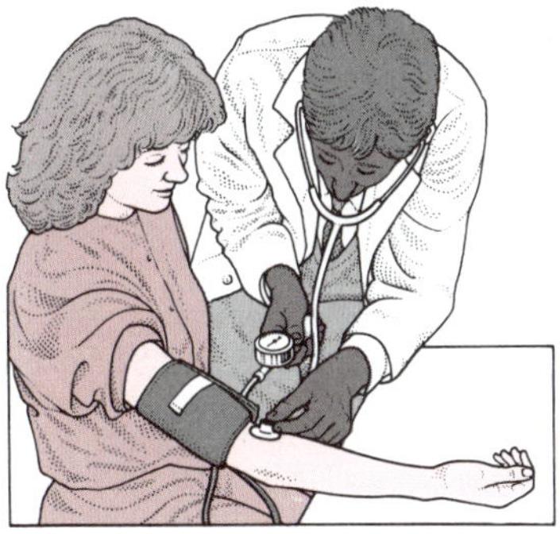

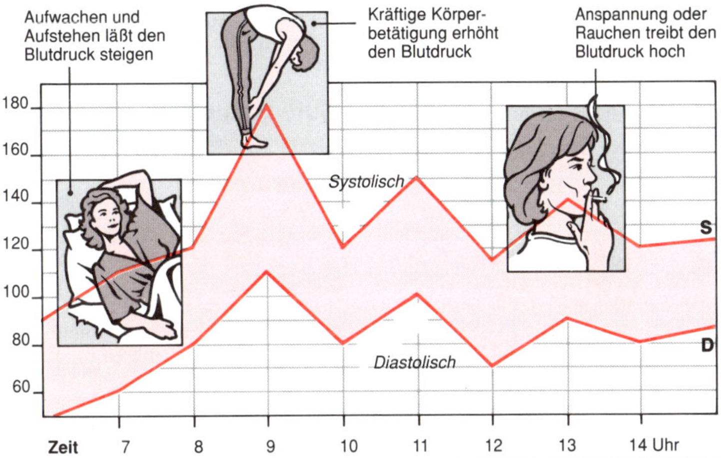

Blutdruck

Der in den Gefäßen (intravasal) herrschende Flüssigkeitsdruck als Ergebnis der Pumptätigkeit des Herzens und des Widerstands in den Blutgefäßen; man unterscheidet einen venösen und arteriellen B. Bei letzterem unterscheidet man einen *systolischen* (höheren) und *diastolischen* Wert. Der systolische B. gibt in erster Annäherung Auskunft über die Pumpfunktion des Herzens, der diastolische B. über die Weitenstellung der kleinen Arterien in der Peripherie des Kreislaufs. Die Spanne zwischen beiden läßt Rückschlüsse auf die Elastizität der arteriellen Blutgefäße zu. Die bei jedem Blutauswurf aus dem Herzen (Herzschlag) entstehende Dehnung der Aortenwand pflanzt sich entlang der Arterien als (tastbarer) *Puls* fort.

BLUTDRUCKMESSUNG

Zur Messung des B. verwendet man ein Blutdruckmeßgerät (*F. Sphygmomanometer*), das aus einer aufblasbaren Manschette und einem angeschlossenen Druckmeßgerät besteht. Die Gummimanschette wird in der Regel um den Oberarm gelegt und mit einem Pumpballon aufgeblasen, bis sie den Blutfluß in der Arm-Hauptschlagader unterbindet. Dann läßt man den Druck allmählich so weit sinken, bis mit einem Stethoskop wieder die erste Pulsation hörbar ist (systolischer Druckwert). Anschließend wird die Luft weiter abgelassen und der Wert, bei dem die Pulsgeräusche verschwinden, registriert (diastolischer Druckwert).

Die übliche B.-Angabe in einem Krankenblatt oder einer Karteikarte lautet z.B.: RR 120/90 mm Hg. RR steht für den Erfinder der unblutigen Manschettenmeßmethode Riva-Rocci (ital. Internist, 1863-1937), 120 ist der systolische, 90 der diastolische B., gemessen in Millimeter Quecksilbersäule. Als Hinweis auf einen Bluthochdruck (*Hypertonie*) gilt der diastolische B.: er muß bei wiederholten Messungen (im Liegen) über 95 mm Hg liegen. Systolischer B. sowie der Abstand zwischen beiden B.-Werten (B.-Amplitude) steigen mit zunehmendem Alter, im wesentlichen als Folge des Elastizitätsverlusts der Arterien. Zu niedriger B. wird als *Hypotonie* bezeichnet.

Exakte B.-Werte erhält man nur über in die Gefäße eingeführte Meßsonden. Für endgültige Beurteilung ist manchmal ein Tagesprofil erforderlich.

Blutdrucksenker

s. *Antihypertensiva*

Blutegel

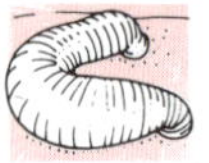

Blutsaugender Wurm mit flachem Körper und Saugnäpfen an beiden Enden. Land-B. leben in tropischen Wäldern und können sich sogar durch die Kleidung zur Haut eines Menschen durchbeißen, um dort zu saugen. Bevorzugt werden dabei die Fußknöchel und Unterschenkel. Wasser-B. leben in warmen Gewässern und saugen sich an Schwimmern fest, manchmal gelangen sie sogar in die Bronchien und in die Speiseröhre.

Ihr Biß ist schmerzlos, sie bringen vor dem Ansaugen von Blut Speichel in die Wunde. Wenn sie sich vollgesaugt haben, fallen sie von selbst ab. B.speichel enthält eine gerinnungshemmende Substanz, das Hirudin, weshalb eine Bißstelle noch Stunden nach dem Abfallen des B.s weiterbluten kann. Es ist nicht ganz auszuschließen, daß B. Krankheiten übertragen können.

BEHANDLUNG EINES BISSES

Angesaugte B. werden durch ein brennendes Streichholz, Alkohol, Salz oder Essig so erschreckt, daß man sie mit sanftem Zug (damit die Saugteile nicht abreißen, in der Wunde bleiben und damit Infektionen verursachen) abziehen kann. Mit einem blutstillenden Mittel sollte anschließend die Wunde versorgt werden. Zur Entfernung von in den Körper gelangten B.n muß gegebenenfalls eine *Endoskopie* (Fiberglasoptik mit einem Zangeninstrument) durchgeführt werden.

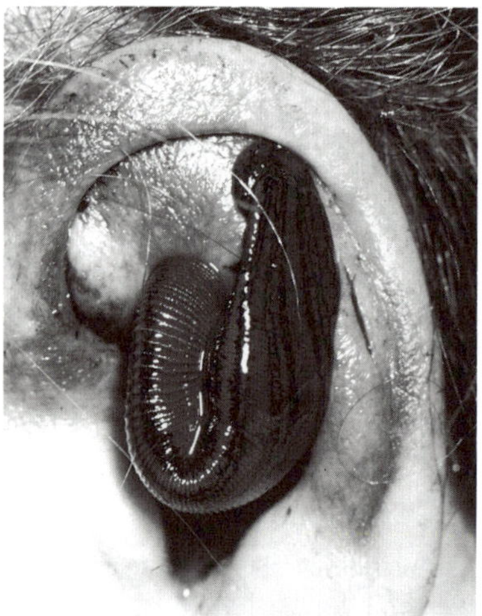

Behandlung mit Blutegel
Hier ist ein Blutegel zum Aussaugen eines Hämatoms (Bluterguß, Ansammlung teilweise geronnenen Blutes) an einem Ohr nach einem Unfall angesetzt. Blutegelbisse sind schmerzlos, doch wegen einer gerinnungshemmenden Substanz in ihrem Speichel können die Wunden stundenlang bluten.

MEDIZINISCHER GEBRAUCH

Früher wurden B. zur Behandlung aller möglichen Krankheiten, deren Ursache man Blutüberschuß zuschrieb, verwendet. Heute werden sie nur noch gelegentlich bei der Drainage eines *Hämatoms* (Bluterguß, Ansammlung teilweise geronnenen Blutes) aus einer Wunde benutzt.

Blutentzündung

s. *Lymphangitis*

Bluterbrechen

(*F. Hämatemesis*). B. ist ein Anzeichen für Blutungen im Verdauungstrakt. Häufig ist es die Folge einer ernsten Erkrankung der Speiseröhre (*Ösophagus*), des *Magens* oder des *Zwölffingerdarms*. Es kann beispielsweise von einem Riß in der Speiseröhre herrühren (s. *Mallory-Weiss-Syndrom*), von blutenden *Ösophagusvarizen* (geweiteten Venen in der Speiseröhre und im oberen Magenbereich), schwerer erodierender *Gastritis* (Entzündung der Magenschleimhaut) oder *peptischen Geschwüren*. Nur ganz selten ist ein Magenkrebs die Ursache. B. kann auch nach Nasenbluten auftreten, wenn das Blut geschluckt wurde.

Erbrochenes Blut ist dunkelrot bis bräunlich oder sogar schwarz und kann Kaffeesatz ähneln (von der einwirkenden Magensäure). Je nach Heftigkeit der inneren Blutung und Menge des Mageninhalts kann es nur in das Erbrochene gemischt sein oder aber einen wesentlichen Teil davon ausmachen. Oft ist es auch von *Melaena* (Teerstuhl: schwarzer, teeriger Stuhl) begleitet.

Nach der Ursache wird mittels einer *Endoskopie* (Beobachtung des Körperinneren mit einer Optik) der Speiseröhre und des Magens oder mit einer *Barium-Röntgenkontrastuntersuchung* gesucht. Wenn starker Blutverlust vorliegt, kann eine *Bluttransfusion* und eventuell sogar eine Operation nötig werden, um die innere Blutung zu stoppen.

Bluterkrankheit

Hämophilie; seltene, in zwei Formen vorkommende, an das X-Chromosom gebundene, rezessiv erbliche (heterozygote Frauen sind Überträgerinnen) Blutungsübel (*Hämorrhagie*). Die B. beruht auf einer Minderaktivität der Gerinnungsfaktoren VIII oder IX (selten beide gemeinsam). Hierbei ist bei normaler Blutungszeit (primäre Blutstillung durch die Thrombozyten) die anschließende Gerinnung (Bildung der Blutthrombokinase) gestört.

Blutgase

Ein Test zur Bestimmung der Säure-/Basen-(pH-)Werte sowie der Konzentrationen von Sauerstoff, Kohlendioxid und Bikarbonat im Blut. Die Sauerstoff- und Kohlendioxidwerte sind nützliche Hilfsmittel bei der Diagnostizierung und Kontrolle von *respiratorischer Insuffizienz*, und die Bikarbonat- und Säurewerte geben das *Säure-Basen-Gleichgewicht* des Körpers wieder, das etwa bei diabetischer Ketoazidose, Aspirinvergiftung, *Hyperventilation* (Überventilation/-atmung) oder wiederholtem Erbrechen gestört ist.

Neuere Geräte können die B. aus wenigen Tropfen Blut bestimmen. Diese sollten allerdings aus einer Arterie, nicht aus einer Vene stammen.

Blutgefäße

Gesamtheit aller arteriellen und venösen Blutbahnen, einschließlich der dazwischenliegenden Mikrostrombahnen (Arteriolen, Kapillaren, Venolen; s. *Kreislaufsystem*).

Blutgerinnung

Erstarren des flüssigen Blutes; zweite Phase nach Verletzung von Blutgefäßen. Die Gerinnung unterstützt das Abdichten der verletzten Blutgefäße, die sich zunächst zusammenziehen, um den Blutverlust auf ein Minimum zu beschränken. Die B. kann, innerhalb eines Gefäßes stattfindend, auch schädliche und tödliche Folgen haben: Sie ist in der Regel Ursache der (venösen) *Thrombose* und (arteriellen) *Infarkte*.

Die Blutgerinnung läuft in zwei Phasen ab. Zuerst findet die Aktivierung und Klumpung der Plättchen im Blut statt, dann die Bildung von Fibrin (s. Kasten "Blutgerinnung").

Zur Verhinderung der Gerinnung innerhalb gesunder, unverletzter Blutgefäße enthält das Blut auch der B. entgegenwirkende und klumpenlösende Mechanismen. Die Balance ist normalerweise so eingestellt, daß sich Gerinnungen wirklich nur an verletzten Stellen der Blutgefäße bilden.

PLÄTTCHENKLUMPUNG

Die Blutplättchen (*Thrombozyten*) müssen aktiviert werden, bevor sie verklumpen. Dies erfolgt, wenn sie in Kontakt mit einer beschädigten Blutgefäßwand oder auch z.B. mit einem künstlichen

Stoff wie Glas kommen, wenn der Blutfluß Wirbel bildet oder wenn bestimmte chemische Substanzen des Blutes auf sie einwirken.

Ist dies geschehen, bilden sie sich zu einer klumpigen, zähen Masse um, die sich an der betreffenden Stelle festsetzt. Sie verändern ihre Form von Plättchen zu kugeligen Gebilden, die sich miteinander verbinden. Schließlich schütten sie chemische Substanzen aus, die weitere Plättchen aktivieren und den Prozeß der Fibrinbildung (s. unten) anstoßen sowie das Blutgefäß selbst veranlassen, sich zusammenzuziehen.

FIBRINBILDUNG

Dieser Vorgang, die sog. Koagulation, wird von chemischen Substanzen entweder der Plättchen oder der Gewebe nach einer Verletzung ausgelöst. Sie steht am Ende einer Serie von Reaktionen im Blutplasma, der sog. Koagulationskaskade. Mit jeder Stufe dieser Kaskade wird ein Koagulationsfaktor im Plasma aus seiner inaktiven in eine aktivierte Form umgewandelt, die ihrerseits mehrere Moleküle des nächsten Faktors der Serie aktiviert, und so weiter, bis der Faktor der letzten Stufe, das sog. Fibrinogen, in Fibrin umgewandelt wird.

Vorausgesetzt, alle Faktoren sind vorhanden, kann die Aktivierung eines einzigen Moleküls des ersten Faktors zur Bildung von bis zu 30 000 Fibrinmolekülen an der Verletzungsstelle führen.

Die an der Koagulation beteiligten Faktoren werden mit römischen Ziffern von I bis XIII bezeichnet. Der Faktor I ist das Fibrinogen, der Faktor II, sein unmittelbarer Vorgänger in der Kaskade, heißt Prothrombin. Die meisten Koagulationsfaktoren werden in der Leber gebildet.

Für die ausreichende Bildung einiger dieser Faktoren ist eine genügende Zufuhr von Vitamin K mit der Nahrung erforderlich; diese findet sich vor allem in grünem Gemüse.

GERINNUNGSHEMMUNGSMECHANISMEN

Die Hemmung unerwünschter Gerinnung und Fibrinbildung wird von gesonderten Mechanismen im Blut bewerkstelligt.

Die Plättchenaktivierung wird vor allem vom sog. Prostacyclin (einer Form des *Prostaglandins*) aus den Wandungen gesunder, unverletzter Blutgefäße unterbunden; die Fibrinbildung hemmen mehrere Mechanismen: Zum ersten neutralisieren eine Anzahl im Blut zirkulierender Hemmer-Enzyme (*Proteine*) aktivierte Koagulationsfaktoren. Das wichtigste davon ist das sog. Antithrombin III. Zum zweiten wird gleichzeitig mit dem Beginn der sog. Koagulationskaskade (siehe oben) eine andere Serie Enzyme aktiviert, die eine Substanz namens Plasmin bilden, welche das Fibrin abbaut (s. *Fibrinolyse*). Außerdem verhindert der Blutfluß selbst eine Koagulation, indem er die aktiven Koagulationsfaktoren von ihrer Entstehungsstelle fortspült. Die Leber schließlich deaktiviert jeden Überschuß an Koagulationsfaktoren.

DEFEKTE UND ERKRANKUNGEN

Störungen können eine breite Skala von Ursachen in den Gerinnungs- und Antigerinnungsmechanismen haben und das Gleichgewicht nach der einen oder anderen Seite verschieben: entweder eine erhöhte Blutungsneigung oder vermehrte Gerinnungsneigung.

Genetische Defekte verhindern die ausreichende Bildung von Koagulationsfaktoren oder bewirken eine zu geringe Produktion von Plättchen. Die Absorption von Vitamin K (das für die Bildung bestimmter Gerinnungsfaktoren erforderlich ist) aus der Nahrung ist unvollständig, oder es werden zuviel koagulationshemmende Enzyme produziert. Jede dieser Ursachen kann eine verstärkte Blutungsneigung zur Folge haben (s. *Hämorrhagie*).

Andererseits kann das Gleichgewicht auch zu vermehrten Gerinnungsvorgängen verschoben sein. Mögliche Ursachen dafür sind Zunahme der Gerin-

BLUTGERINNUNG

Gerinnung bedeutet Festwerden der Blutflüssigkeit. Wird ein Blutgefäß eröffnet, beginnt der Vorgang bereits Sekunden danach und hilft, größeren Blutverlust zu verhindern. Entstehen jedoch innerhalb der Blutgefäße Gerinnsel, können sie Herzinfarkte, Schlaganfälle und andere Krankheiten verursachen. Der Blutungsstopp erfolgt in zwei Phasen, in der Blutstillung (durch Plättchen bewirkt) und der Gerinnung (durch Bildung von Fibrinfäden).

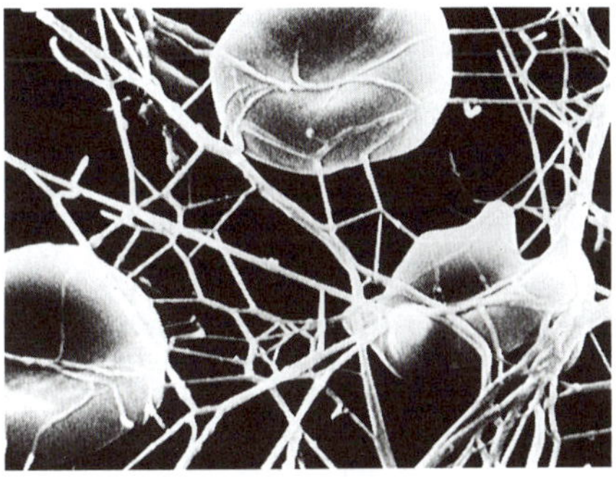

Rote Blutkörperchen, verstrickt in Fibrinnetzen

Fibrin entsteht durch eine chemische Veränderung eines im Blut vorhandenen löslichen Proteins, des Fibrinogens. Die Moleküle bilden lange Fäden, in die sie die Blutkörperchen verstricken und so einen Klumpen bilden. Dieser Vorgang ist der letzte Schritt der sog. Gerinnungskaskade, einer Folge von Reaktionen im Blut nach einer Verletzung und der Plättchenaktivierung.

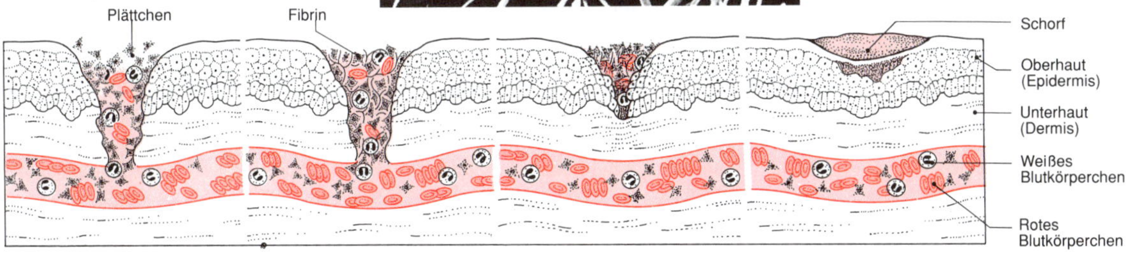

1 Wenn sie in Kontakt mit Verletzungen der Blutgefäßwand kommen, werden die Plättchen aktiviert, werden klebrig, verklumpen sich an der Schadensstelle und setzen sich dort fest.

2 Chemische Substanzen in den Plättchen und den beschädigten Gefäßwandzellen stimulieren die Gerinnungsfaktoren im Blut, Fibrinnetze an der Schadensstelle zu bilden.

3 Die Fibrinfäden vernetzen Plättchen, rote und weiße Blutkörperchen zu einem Pfropfen.

4 Ist die verletzte Stelle erst einmal durch die geronnene Masse (Fibrin, Plättchen, rote und weiße Blutkörperchen) verstopft, zieht sich das Gerinnsel zu einem festen Verschluß, dem Schorf, zusammen.

B

nungsfaktoren wie z.B. in der späten Schwangerschaft oder bei Einnahme bestimmter Antibabypillen, Abnahme der koagulationshemmenden Enzyme als Folge bestimmter Lebererkrankungen oder ein verlangsamter Blutfluß in bestimmten Gefäßen. Dies alles führt zu einer *Thrombose* (intravasale Gerinnung).

Erkennbare gesteigerte Gerinnungsneigungen werden mit *Antikoagulantien* wie Heparin, Warfarin oder Phenprocoumon behandelt. Heparin wirkt durch Erhöhung der Aktivität des Antithrombins III, das aktivierte Koagulationsfaktoren neutralisiert; Warfarin und Phenprocoumon durch Hemmung der Bildung von Koagulationsfaktoren mittels Unterbindung der Aktion des Vitamins K. Wegen des sehr empfindlichen Gleichgewichts zwischen Gerinnungs- und Antigerinnungsmechanismen im Blut muß der Gebrauch von Antikoagulantien exakt überwacht werden, damit keine gravierenden Blutungen entstehen.

Blutgerinnungstests

Tests zur Erkennung von *Hämorrhagien*, die in aller Regel die Folgen von Mängeln oder Anomalien der *Thrombozyten* oder der Blutgerinnungsfaktoren sind (s. *Blutgerinnung*).

Hämorrhagien infolge einer zu geringen Zahl von Plättchen im Blut lassen sich in Verbindung mit einem *Blutbild* durch einen Test der Blutungszeit erkennen. Die Blutungszeit wird bestimmt, indem man in ein Ohrläppchen oder in den Oberarm einritzt und die Zeit mißt, bis die dadurch ausgelöste Blutung zum Stillstand kommt. Normal sind drei bis acht Minuten. Verringerte Plättchenzahl oder -aktivität haben eine längere Blutungszeit zur Folge.

Zur Prüfung der Aktivität der verschiedenen Blutkoagulationsfaktoren dienen verschiedene Tests, die Messung der Prothrombinzeit ("Quick"-Test) und der sog. partiellen Thromboplastinzeit (PTT). Die Zeit bis zur Gerinnung wird nach der Zugabe von Kalzium und anderen gerinnungsfördernden Substanzen gemessen, und die Resultate werden mit der Koagulationszeit normalen Blutes unter denselben Bedingungen verglichen. Auffällige Werte können ein Hinweis auf einen Mangel nur eines ganz bestimmten Gerinnungsfaktors sein (z.B. bei der *Hämophilie*) oder auf den Mangel mehrerer Gerinnungsfaktoren, wie bei gewissen Lebererkrankungen.

FAKTOREN

Eine Behandlung mit *Antikoagulantien* hat die Verlängerung der Prothrombinzeit oder der Gerinnungszeit sowie die Reduzierung des Risikos einer Thrombose bei dafür Gefährdeten zum Ziel. Bei einer solchen Behandlung muß aber mit regelmäßigen Gerinnungstests gewährleistet werden, daß die Dosierung nicht zu hoch ist, was zu Blutungen führen könnte.

Blutgruppen

Systeme zur Klassifizierung von Blut nach verschiedenen Proteinen auf der Oberfläche der roten Blutkörperchen. Diese Markierungsproteine (s.a. *Antigene*) steuern die Fähigkeit der roten Blutkörperchen zur Auslösung einer *Immunantwort*. Die Blutgruppenbestimmung ist unerläßlich für eine sichere *Bluttransfusion*.

ARTEN

A-B-0-GRUPPEN

Versuche im 19.Jh. und auch schon früher, Blut von einem lebenden Menschen auf einen anderen zu übertragen, waren manchmal erfolgreich, manchmal aber führten sie dagegen zu schweren Krankheiten und sogar zum Tod des Empfängers. Im Jahre 1900 begann der deutsche Pathologe Karl Landsteiner, Blut von verschiedenen Menschen zu mischen und fand heraus, daß manche dieser Mischungen verträglich waren und andere nicht. Er entdeckte zwei Arten von Antigenen auf der Oberfläche der roten Blutkörperchen und nannte sie A bzw. B. Je nachdem, ob jemand im Blut das eine oder das andere Antigen besitzt, oder beide, oder gar keines, werden seitdem die Blutgruppen A, B, AB und 0 unterschieden. Landsteiner entdeckte, daß der flüssige Anteil des Blutes manchmal *Antikörper* gegen die Antigene enthält: Diese heißen Anti-A bzw. Anti-B. Wer ein A-Antigen hat (Blutgruppe A), bildet Anti-B-Antikörper, wer ein B-Antigen hat (Blutgruppe B), Anti-A-Antikörper; wer aber A- und B-Antigene hat (Blutgruppe AB), bildet weder Anti-A- noch Anti-B-Antikörper. Wer weder A- noch B-Antigene hat (Blutgruppe 0), besitzt hingegen sowohl Anti-A- wie Anti-B-Antikörper. Niemand darf also eine Transfusion von Blut einer Gruppe mit Antigenen bekommen, zu denen im eigenen Blut Antikörper vorhanden sind (s. Tabelle "Blutgruppenkompatibilität").

In Deutschland ist A die häufigste B. (44%), dann folgen 0 (38%), B (15%) und AB (3%). Die Zahlen variieren von Land zu Land und abhängig von der Bevölkerungszusammensetzung.

RHESUS-FAKTOREN

Ein anderes Blutgruppensystem ist das des Rhesusfaktors (Rh-Faktor oder auch kurz nur Rh bzw. rh, für positiv bzw. negativ, s.u.). Dies entdeckte Landsteiner im Jahre 1940 bei Experimenten mit Rhesusaffen. Dieses System geht von mehreren Antigenen aus, von denen das mit der Bezeichnung Faktor D das wichtigste ist. Dieser findet sich im Blut von circa 85% aller Menschen. Sie werden Rhesus-positiv (Rh) genannt. Bei den übrigen 15 Prozent fehlt er, sie sind also rh-negativ (rh). Die Blutgruppenklassifizierung wird seitdem ergänzt um den Rhesusfaktor, also beispielsweise "Blutgruppe 0 positiv" oder "AB negativ" etc.

Die Bedeutung der Rhesusklassifizierung zeigt sich bei Schwangerschaften rh-negativer Mütter. Ihr Organismus bildet Antikörper gegen das Blut des Kindes, falls diese Rh-positiv ist (s. *Rh[esus]inkompatibilität*). Die Mutter muß deshalb nach der Geburt Antikörper gegen den Faktor D bekommen, um die Bildung von Anti-D-Antikörpern zu verhindern, die bei einer nachfolgenden Schwangerschaft bei Rh-positiven Kindern die *hämolytische Krankheit des Neugeborenen* auslösen könnten.

Transfusionen Rh-positiven Blutes auf rh-negative Patienten können schwere Reaktionen verursachen, wenn diese schon früher Transfusionen mit dem Rh-Antigen erhalten haben.

ANDERE GRUPPEN

Seit der Entdeckung der AB0- und der Rh-Faktoren sind noch ungefähr 400 weitere Antigene entdeckt worden, die allerdings kaum jemals Transfusionsprobleme bereiten.

VERWENDUNG

TRANSFUSION UND KREUZPROBE

Die AB0- und Rh-Gruppen werden bei der Kategorisierung gelagerten Bluts in Blutbanken verwendet. Wenn beispielsweise jemand A+ ist und eine Bluttransfusion benötigt, kann dazu "A+"-Blut aus der Blutbank angefordert werden. In der Praxis wird allerdings vor der Transfusion die sog. Kreuzprobe durchgeführt. Dazu wird jede zu übertragende Blut-Einheit von etwa 500 ml zuerst mit einer kleinen Probe des Empfängerbluts zusammengebracht. Damit soll die geringe Möglichkeit einer doch vorliegenden Unverträglichkeit wegen einer durch eine andere Blutgruppe verursachten Reaktion des Spender- oder Empfängerbluts ausgeschlossen werden. Diese Prozedur nimmt etwa 20 Minuten in Anspruch. In Notfällen wird gegebenenfalls auf sie verzichtet.

BLUTGRUPPEN UND KRANKHEITEN

Einige B. sind gehäuft mit bestimmten Krankheiten verbunden. *Magenkrebs*kranke beispielsweise haben vorwiegend die Blutgruppe A, während bei Patienten mit *peptischen Geschwüren* die Blutgruppe 0 überwiegt.

VATERSCHAFTSBESTIMMUNGEN

Die Blutgruppe bestimmt sich immer nach den von den Eltern ererbten Genen.

Die Blutgruppenbestimmung wird deshalb auch für gerichtliche Vaterschaftsfeststellungen verwendet. Es läßt sich damit u.U. ausschließen, daß ein bestimmter Mann der Vater eines Kindes ist; ein positiver Vaterschaftsbeweis ist dagegen mit Hilfe der Blutgruppen nicht möglich. Heutzutage gelingt dies mit an Sicherheit grenzender Wahrscheinlichkeit durch eine genetische Analyse (s. *Vaterschaftstest*).

KRIMINALUNTERSUCHUNGEN
Blutspuren am Tatort eines Verbrechens können mit dem Nachweis der auf den roten Blutkörperchen vorhandenen Antigene einer der bekannten Blutgruppen zugeordnet werden.

Neue Techniken der genetischen Analyse ermöglichen die Identifizierung eines Verdächtigen mit fast absoluter Sicherheit (s. *genetischer Fingerabdruck*).

ANTHROPOLOGIE
Die AB0-Blutgruppen finden sich bei allen Menschen, ihre jeweilige Häufigkeit aber variiert stark nach Rasse und Geographie. Blutgruppenerhebungen können deshalb für Anthropologen bei der Feststellung z.B. der Herkunft und Wanderungsbewegungen bestimmter Bevölkerungsgruppen nützlich sein.

BLUTGRUPPENKOMPATIBILITÄT

Empfängerblutgruppe	Spenderblutgruppe A	B	AB	0
A	▲	●	●	▲
B	●	▲	●	▲
AB	▲	▲	▲	▲
0	●	●	●	▲

▲ kompatibel ● inkompatibel

Bluthochdruck
s. *Hypertonus, Hypertonie*

Bluthusten
(*F.* Hämoptoe oder Hämoptyse) Wird verursacht durch Verletzungen von Blutgefäßen der Atemwege, der Lunge, Nase oder des Rachens.

Das Blut kann hellrot oder auch rostbraun sein, in Fäden oder Klumpen im oder auf dem Sputum (Auswurf) zu finden sein; oder es ist ein eher rosafarbener Schaum oder reines Blut zu sehen. Das hängt sowohl davon ab, wie groß das verletzte Gefäß war, als auch davon, welche Grunderkrankung vorliegt. B. darf nicht mit Blut im Mund verwechselt werden, das normalerweise von Nasen- oder Zahnfleischbluten stammt.

Wegen der Möglichkeit einer schwerwiegenden Erkrankung bedarf jeder B. sofortiger ärztlicher Untersuchung.

URSACHEN
Jede Krankheit, die einen Dauer-*Husten* verursacht, kann wegen der damit verbundenen Belastung der Blutgefäße der Atemwege auch B. bewirken. Der häufigste Grund für B. sind jedoch Infektionen (wie beispielsweise eine *Pneumonie*, *Bronchitis* oder *Tuberkulose*), bei denen Entzündungen der Bronchien (der Luftröhrenaufgabelungen) und Alveolen (Lungenbläschen) die Blutgefäßwände beschädigen. Bei der *Bronchiektasie* erweitern sich die Bronchien, entzünden sich und können zum Platzen von Blutgefäßen und damit zu B. führen.

Ein weiterer Grund für B. ist eine Überfüllung der Lungenblutgefäße mit nachfolgendem Platzen. Sie ist vielleicht die Folge eines *Herzfehlers* oder *-versagens*, einer *Mitral(klappen)stenose* (das ist die Klappe zwischen linkem Vorhof und linker Herzkammer) oder einer *Lungenembolie* (Blutpfropfen in einer Lungenarterie).

Auch ein bösartiger Krebstumor kann zu B. führen, wenn die Gefäße des Kehlkopfs, der Bronchien oder Alveolen durch ihn zerstört sind.

UNTERSUCHUNG UND THERAPIE
Eine *Röntgen*-Untersuchung des Brustkorbs wird in der Regel angezeigt sein. Bei Rauchern und bei über 40jährigen mit unklarem Röntgenbefund sowie bei allen, die für längere Zeit unter Bluthusten leiden, wird zusätzlich eine *Bronchoskopie* nötig (eine Diagnosemethode, bei der eine biegsame Optik in Atemwege und Lunge eingeführt wird). In etwa einem Drittel aller Fälle von B. findet sich keine Ursache.

Die Behandlung ist natürlich für jeden Einzelfall verschieden; *Antibiotika*, *Antikoagulantien* und *Diuretika* werden in der medikamentösen Therapie häufig eingesetzt.

Blutkörperchen
s. *Blutzellen*

Blutkrebs
s. *Leukämie*

Blutkultur
s. *Kultur*

Blutpfropf
(*F.* Thrombus) Blutgerinnsel, das sich in Venen oder Arterien bilden kann. Der letztere Fall ist lebensbedrohend, wenn er die Blutzufuhr zu einem Organ wie Herz oder Gehirn blockiert.

Ist das Versorgungsgefäß einer Gliedmaße (meist Bein) betroffen, kann eine *Gangrän* resultieren. Ein venöser B. kann dadurch gefährlich werden, daß ein Teil davon abreißt und als Embolus über das Herz in die Lungenarterie geworfen wird (s. *Embolie*).

Ein venöser B. ist außerdem meist von Entzündungserscheinungen (sog. *Thrombophlebitis*) begleitet. (S.a. *Blutgerinnung*, *Thrombose*).

Blutschande
s. *Inzest*

Blutschwamm
s. *Angiom*

Blutspende
Blutspenden erfolgt nach den Richtlinien der Weltgesundheitsorganisation (WHO) und dem ethischen Kodex der Rotkreuz- und Rothalbmondgesellschaften auf freiwilliger und unentgeltlicher Basis.

Über achtzig Prozent des in Deutschland für Patienten und Krankenhäuser benötigten Blutes stammt von den ca. 3 Millionen Blutspendern des Deutschen Roten Kreuzes.

Jeder gesunde Erwachsene zwischen 18 und 65 Jahren kann Blut spenden. Es gibt mehrere Formen der Blutspende:
– Vollblutspende
– Blutplasmaspende (Plasmapherese)
– Blutzellspende (Zytapherese). Eine Blutspende dauert zwischen 45 Minuten und ca. 2 Stunden (Zytapherese).

Zuerst füllt der Blutspender seinen Fragebogen zur gesundheitlichen Vorgeschichte aus, der anschließend mit einem Arzt besprochen wird. Bei bestimmten Erkrankungen (z.B. Hepatitis, Herzerkrankungen, Malaria, HIV-Infektion) oder während einer Schwangerschaft darf kein Blut gespendet werden. In der Regel wird aus dem Finger oder Ohrläppchen eine Blutprobe entnommen, um den *Hämoglobin*wert (Bluteisengehalt) festzustellen. Wenn dieser im Normbereich liegt, Blutdruck und Puls normal sind, kann Blut gespendet werden. In der Regel darf ein gesunder Mensch viermal im Jahr Blut spenden. (Plasma- und Blutzellspenden können auch häufiger erfolgen.)

Bei ruhiger und entspannter Lage des Spenders wird ca. ein halber Liter Blut aus der Armvene entnommen; dies dauert normalerweise 8 bis 10 Minuten. Danach soll zur Schonung des Kreislaufes noch eine 10-minütige Ruhepause eingehalten werden. Beim anschließenden Imbiß wird der Flüssigkeitsverlust durch das Blutspenden wieder ausgeglichen.

Die Blutkonserve wird im Labor der Rotkreuz-Blutspendedienste zuerst verschiedenen Tests unterzogen (Blutgrup-

B

penbestimmung, Suchtest auf irreguläre Antikörper, Hepatitistests, Lebertest, Test auf Syphiliserreger, HIV-Antikörpertest u.a.). Erst wenn alle Tests negativ ausfallen, wird das Blut weiterverarbeitet. Bei positiven Ergebnissen wird die Blutkonserve vernichtet und der Blutspender wird über die Befunde ärztlicherseits informiert.

In der Regel wird die Blutkonserve durch Zentrifugieren in Blutplasma und Blutzellen aufgeteilt, die Blutzellen in Konzentrate roter Blutkörperchen und Blutplättchen getrennt. Das Plasma wird als Einzelspender-Frischplasma verwendet oder gesammelt und in verschiedene Eiweißbestandteile zerlegt (Albuminlösungen, Gerinnungsfaktoren, Immunglobuline). So kann eine einzige Blutspende gleich mehreren Patienten mit unterschiedlichen Erkrankungen helfen.

Für den Blutempfänger bedeutet eine Blutspende in vielen Fällen sogar die Lebensrettung. Der Blutspender opfert nur 1 bis 2 Stunden seiner Zeit und hat neben dem guten Gefühl "Leben zu retten", auch noch einen regelmäßigen Gesundheitscheck. Der Unfallhilfe- und Blutspenderpaß, den jeder Blutspender beim Roten Kreuz erhält, gibt Auskunft über die Blutgruppe, so daß bei einem Unfall schnell geholfen werden kann.

Blutspendetermine in der Nähe erfährt jeder durch Anruf bei seinem örtlichen Roten Kreuz.

Blutspiegel

Konzentration einer bestimmten Substanz im Blutplasma oder Serum. Bei Routine-Bluttests werden meistens die Natrium-, Kalium- und Glukose-Spiegel bestimmt. Die Polizei kann bei Verdacht auf Trunkenheit am Steuer den Blutalkoholspiegel feststellen lassen (sog. "Promille-Test").

Blutstuhl

s. *Faeces, abnorme*; *rektale Blutung*

Bluttest

Analyse einer Blutprobe zur Information über die darin enthaltenen Zellen, Proteine, chemischen Substanzen, Antigene, Antikörper und Gase. Da das Blut das Haupttransportsystem des Organismus ist, können solche Untersuchungen auch Aufschluß geben über den Zustand der wichtigen Organe, über die Atemfunktionen, das Hormongleichgewicht, das Immunsystem und den Stoffwechsel.

ARTEN

Hämatologische Tests

Dabei geht es um die Beschaffenheit des Blutes selbst, einschließlich der Untersuchung zur Zahl, Form und Größe der Blutzellen sowie um die Überprüfung der Gerinnungsfaktoren. Die wichtigsten hämatologischen Tests sind das *Blutbild*, der *Blutausstrich*, die *Blutgerinnungstests* und die *Blutgruppen*-Tests.

Biochemische Tests

Mit diesen Tests wird die Konzentration verschiedener chemischer Substanzen im Blut gemessen: Glukose, Natrium, Kalium, Harnsäure, Harnstoff, Enzyme, Gase, Nahrungsstoffe und Arzneiwirkstoffe (s. *Säure-Basen-Gleichgewicht*, *Nierenfunktionsprüfung*, *Leberfunktionsprüfung*).

Mikrobiologische Tests

Diese Tests suchen nach Mikroorganismen (Bakterien, Viren, Pilze, Parasiten) im Blut sowie nach den entsprechenden Antikörpern (s. *Kultur*, *Immunoassay*).

SO WIRD ES GEMACHT

Die gebräuchlichste Stelle zur Blutentnahme ist die Armbeuge. Um den Oberarm wird eine Manschette gelegt und das Blut mit einer Nadel in eine Spritze abgenommen. Die Prozedur verursacht meistens nur geringe Unannehmlichkeiten. Bis zu 20 ml Blut können erforderlich sein. Da aber im ganzen Kreislauf 4-5 l vorhanden sind (also 250mal mehr), hat eine so geringer Verlust keine Folgen. Werden nur ein paar Tropfen Blut benötigt, gewinnt man sie üblicherweise durch einen Stich in einen Finger. Nur selten ist für einen B. arterielles Blut erforderlich. Dies wird dann aus der Armbeuge, dem Handgelenk oder der Leiste entnommen. Es ist eine etwas umständlichere Prozedur und auch mit einigen Beschwerden verbunden.

Die Blutprobe läßt man entweder gerinnen und untersucht dann mikroskopisch das abgesetzte Plasma, oder man gibt ein Antikoagulans zu, um die *Blutzellen* und Gerinnungsfaktoren zu studieren. Die Probe wird dann ins Labor geschickt, wo je nach Anforderung einer oder mehrere der Hunderte möglicher Tests ausgeführt wird. In modernen Labors erfolgen die Analysen computerisiert, es ist dabei gleichzeitig mit einer kleinen Blutprobe eine große Zahl verschiedener Analysen möglich. Die Resultate werden automatisch mit den jeweiligen Normalwerten ausgedruckt. Dabei verwendet jedoch jedes Labor seine eigenen Skalen, die sowohl von der jeweiligen Untersuchungsmethode abhängig sind als auch von Alter und Geschlecht der Testperson. Manche B.s können auch direkt im Krankenbett oder im ärztlichen Sprechzimmer durchgeführt werden; einige wenige, wie der Blutglukosetest, vom Patienten selbst.

Bluttransfusion

Infusion einer größeren Menge Blut oder Blutkomponenten direkt in den Blutkreislauf, hauptsächlich zum Ausgleich starken Blutverlustes oder zur Behandlung chronischer *Anämie*.

Vor der Entdeckung der *Blutgruppen* in unserem Jahrhundert war eine B. ein höchst riskantes Unternehmen, weil sie oft heftige Reaktionen auslöste oder sogar zum Tod des Empfängers führte. Erst das wachsende Wissen über die komplexe Zusammensetzung des Blutes und seiner Komponenten hat die B. zu einem gefahrlosen Verfahren gemacht, obwohl sie auch heute noch ein gewisses Restrisiko besitzt.

WARUM ES GEMACHT WIRD

B.en werden erforderlich bei starken Blutverlusten etwa nach Verkehrsunfällen oder auch bei größeren Operationen. Innere Blutungen, z.B. bei einem *peptischen Geschwür*, können ein weiterer Grund für eine B. sein, ebenso eine chronische *Anämie* bei *Thalassämie* oder *Leukämie*, wenn sie nicht auf Medikamente anspricht.

Bei einer Austausch-Transfusion wird fast das gesamte Blut durch Spenderblut ersetzt. Das ist hauptsächlich bei Fällen *hämolytischer Krankheit des Neugeborenen* nötig, wo durch abnorm hohe *Bilirubin*spiegel im Blut die Gefahr einer Gehirnschädigung besteht.

SO WIRD ES GEMACHT

Vor einer B. muß zur Sicherstellung der Verträglichkeit die sog. Kreuzprobe durchgeführt werden. Empfängerblut wird mit Spenderblut vermischt, dann wird kontrolliert, daß keine Antikörper im Empfängerblut vorhanden sind, die die Blutzellen des Spenderbluts zerstören. Diese Prozedur dauert in der Regel höchstens eine Stunde. Bei starkem und fortdauerndem Blutverlust kann diese Zeit jedoch zu lange sein. In solchen Notfällen wird auf die Kreuzprobe vorerst verzichtet und universell kompatibles Blut der Gruppe 0 negativ, eine Plasmalösung oder ein Plasmaersatz gegeben, bis getestetes Blut verfügbar ist.

Das Spenderblut wird über eine Armvene infundiert, in der Regel in einer bis vier Stunden pro Einheit, das ist ein halber Liter. In Notfällen geschieht dies innerhalb weniger Minuten. Die erforderliche Blutmenge für eine B. hängt vom Blutverlust oder dem Grad der Anämie ab. Während der B. werden regelmäßig Puls, Blutdruck und Temperatur kontrolliert. Falls irgendein Anzeichen einer Gegenreaktion auftritt, wird die B. sofort abgebrochen.

KOMPLIKATIONEN

Falls Spenderblut nicht sorgfältig einer Kreuzprobe unterzogen wurde, können Antikörper im Empfängerblut die Ursache einer *Hämolyse* (Platzen) der Spenderzellen sein. Die Reaktionen darauf können bis zum *Schock* und *Nierenversagen* reichen, weniger heftige Reaktionen sind Fieber, Schüttelfrost, Hautausschlag oder eine spätere Anämie. Auch allergische Reaktionen auf weiße Blutkörperchen, Plasmaproteine oder Plättchen im Spenderblut sind möglich.

Infektionen mit dem *HIV*-Virus (dem *AIDS*-Virus), mit Hepatitis B, Syphilis oder Malaria können vorkommen wenn Spenderblut nicht sorgfältig überprüft wurde. Aber generell unterliegt heute alles für Transfusionen vorgesehene Blut strengsten Kontrollen, und das Infektionsrisiko ist extrem niedrig.

Bei älteren oder schwer anämischen Menschen kann eine B. den Kreislauf überfordern und *Herzversagen* nach sich ziehen. Dann müssen gleichzeitig *Diuretika* gegeben werden, um dies zu vermeiden. Bei Patienten, die wegen chronischer Anämie über Jahre hinweg B.en erhalten, kann sich mit der Zeit ein Eisenüberschuß (*F. Hämosiderose*) einstellen, was zu Schädigungen der Leber, des Herzens und der Bauchspeicheldrüse führen kann. Einer gefährlichen Anhäufung von Eisen läßt sich mit dem Wirkstoff Desferrioxamin begegnen.

Bluttransfusion, autologe

(Eigenblutspende) Diese Methode ist die Verwendung eigenen, zuvor gespendeten Blutes für eine *Bluttransfusion* während oder nach einer Operation. Dieses Verfahren wird angewendet, um das Risiko infizierten Spenderbluts völlig auszuschließen.

A. B.en wurden erstmals in größerem Maße in den 60er Jahren bei größeren Operationen eingesetzt und in den 70er Jahren weiter verbessert. Die AIDS-Furcht in den 80er Jahren bewirkte eine gesteigerte Nachfrage und breite Anwendung dieser Methode.

WARUM ES GEMACHT WIRD

Die a.B. eliminiert das zwar geringe, aber doch schwerwiegende Risiko beispielsweise einer AIDS- oder Hepatitis-Infektion durch kontaminiertes Blut und ebenso das – weit seltenere – Risiko der Übertragung des *Zytomegalievirus*, der *Malaria* und *Syphilis*.

Ein großer Vorteil ist, daß Transfusionszwischenfälle wegen irgendeiner Inkompatibilität zwischen Spender- und Empfängerblut ausgeschlossen sind.

Illegal ist mit dieser Methode auch schon im professionellen Sport manipuliert worden. Das "Blut-Doping" unmittelbar vor dem Wettkampf steigert die Sauerstoffaufnahmefähigkeit und somit die Ausdauer.

SO WIRD ES GEMACHT

Das Blut wird technisch wie bei jeder anderen *Blutspende* in einer oder in mehreren Etappen abgezapft. Dies geschieht in mehreren Sitzungen im Abstand von mindestens fünf Tagen und soll spätestens drei Tage vor der geplanten Re-Transfusion abgeschlossen sein. Insgesamt können für diesen Zweck bis zu dreieinhalb Litern entnommen und gelagert werden. Eisentabletten werden manchmal verschrieben, damit das Knochenmark ausreichend Ersatzblutzellen produzieren kann.

Blutübertragung

s. *Bluttransfusion*

Blutung

Blutverlust aus dem *Kreislaufsystem* infolge von Verletzungen der Blutgefäße oder durch *Hämorrhagie* irgendeiner Form. Eine Blutung kann sichtbar sein (äußere B.) oder verborgen (innere B.). Plötzlicher, schneller Blutverlust von mehr als 10 Prozent des Blutvolumens kann Symptome wie *Schock*, Ohnmacht, Blässe und Schweißausbrüche nach sich ziehen.

URSACHEN

Die häufigste Ursache einer B. ist eine Verletzung. Die Heftigkeit, mit der Blut aus einer Wunde fließt, hängt von der Art und Größe des Blutgefäßes ab. Aus Kapillaren sickert das Blut, aus Venen fließt und aus Arterien schießt es pulsabhängig heraus. Verletzt ein Unfall die Außenhaut nicht, sammelt sich Blut um das beschädigte Blutgefäß herum an und bildet einen Bluterguß, der als *blauer Fleck* sichtbar wird.

Schädigungen innerer Blutgefäße hingegen gehen zumeist auf Entzündungen, Infektionen, Geschwüre oder Tumore zurück. Blut, welches sich mit anderen Körperflüssigkeiten wie Sputum (Auswurf) oder Urin vermischt, wird alsbald bemerkt. B.en im Verdauungstrakt lassen Erbrochenes und Stuhl dunkler erscheinen, weil das Blut durch die Magensalzsäure angedaut wurde. Gelegentlich wird eine innere Blutung überhaupt erst bemerkt, wenn sich eine schwere *Anämie* entwickelt hat.

Nicht durch Verletzungen verursachte B.en bedürfen besonderer ärztlicher Nachsuche. Ausnahmen sind allenfalls gelegentliches *Nasenbluten* und die normale *Menstruations*-B. Die bei letzterer verlorene Blutmenge variiert von Frau zu Frau und auch von Monat zu Monat. Menstrueller Blutverlust ist nur dann ein Problem, wenn er sehr hoch und häufig ist, weil er dann zur Eisenmangelanämie führen kann.

Blutungen, Behandlung von

Bestandteil der Reaktion des Organismus auf inneren oder äußeren Blutverlust ist es, daß sich die verletzte Stelle des Blutgefäßes zusammenzieht und dort zur Abdichtung der Leckstelle die Blutgerinnung beginnt. Zugleich wird die Durchblutung von Haut und Muskeln reduziert um sicherzustellen, daß Gehirn, Nieren und andere lebenswichtige Organe weiterhin ausreichend mit Blut versorgt bleiben. Starker Blutverlust verursacht sehr rasch einen drastischen Blutdruckabfall, der mit Schwäche, Verwirrtheit, Blässe und Schweißausbrüchen einhergeht – Zeichen, daß der Organismus den Verlust zu kompensieren versucht: Dieses Bild wird *Schock* genannt.

Die Erste Hilfe muß zwei Ziele im Auge haben: die Minimierung des Blutverlustes und die Unterstützung des Organismus, mit dem Blutverlust fertig zu werden. Meist läßt sich die Blutung stoppen oder zumindest eindämmen, indem direkter Druck ausgeübt wird (s. Erste-Hilfe-Kasten "Stillen von Blutungen" S. 204).

ÄRZTLICHE VERSORGUNG

Ist die Blutung stark, werden erste Maßnahmen Infusionen von Salzlösungen und Plasmapräparaten sein, um den bisherigen Flüssigkeitsverlust zu ersetzen. Bei schwerem Blutverlust mag eine *Bluttransfusion* an Ort und Stelle erforderlich werden. Große Wunden müssen durch Klammern und Nähte geschlossen werden. Dies ist besonders bei Kopfwunden nützlich und hält auch die spätere Narbenbildung in Grenzen. Besteht nach einem Unfall der Verdacht auf innere Blutungen, kann eine *Computertomographie* (CT) oder sogar eine Untersuchungsoperation (Laparotomie) notwendig werden. Verursacht eine Kopfverletzung durch innere Blutung Druck auf das Gehirn, muß u.U. zur Entlastung ein Loch in die Schädeldecke gebohrt werden (s. *Trepanation*).

Schwere Blutungen verlangen oft sofortigen Transport in den Operationssaal, wo während der Operation Blutungen kleiner Gefäße durch Zangenklemmen und nachfolgende Schließung durch Abbinden oder *Diathermie* ("Verschweißung" durch Hochfrequenzströme) gestillt werden.

Blutvergiftung

Übliche Bezeichnung für *Septikämie*, *Sepsis* oder *Toxämie*. Die B. ist eine schwere, oft lebensbedrohliche Erkrankung, die durch starke Vermehrung von Bakterien und Auftreten ihrer Toxine (Giftstoffe) im Blut entsteht. Septikämie kann eine Komplikation einer Infektion sein, z.B. einer Verletzungswunde oder einer Verbrennung. Früher war sie besonders gefährlich und gefürchtet bei der Geburt (s. *Kindbettfieber/Wochenbett*).

B

ERSTE HILFE: STILLEN VON BLUTUNGEN

1 Zum Eigenschutz Einmalhandschuhe verwenden, Blutkontakt vermeiden.

2 Verletzte Person bequem hinsetzen oder -legen.

3 Wunde mit Heftpflaster, keimfreier Wundauflage, Verbandpäckchen, Verbandtuch verbinden.

4 Falls Verband durchblutet, einen Druckverband anlegen.

AUF KEINEN FALL
- Wunden berühren
- Wunden auswaschen
- Anwendung von Puder, Salben, Sprays, Desinfektionsmitteln
- Fremdkörper entfernen

DRUCKVERBAND

1 Ersten Verband nicht entfernen. Den Verletzten hinlegen.

2 Druckpolster (elastisches Material, z.B. Verbandpäckchen) auf den Wundbereich legen.

3 Weitere Bindengänge kreisförmig so über das Druckpolster wickeln, daß keine Stauung entsteht.
Die Bindengänge müssen sich decken, dadurch entsteht der erforderliche Druck auf das Druckpolster.

4 Verbundene Körperteile nach Möglichkeit hochlagern.

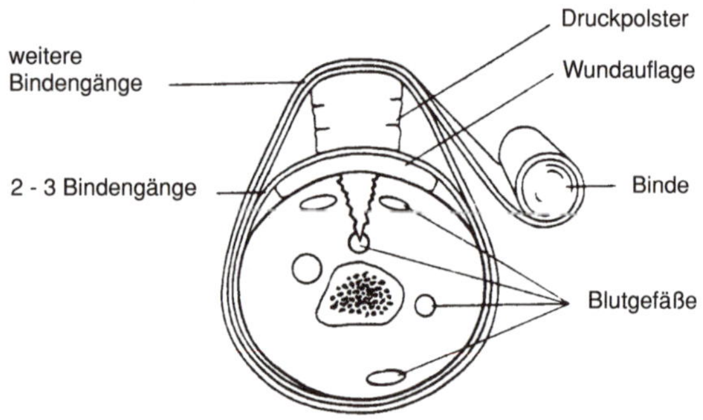

Bei einigen Infektionen kann ein *septischer Schock* die Folge von Bakterientoxinen sein. Die Todesrate bei B. war früher sehr hoch. Seit der Behandlungsmöglichkeit mit *Antiobiotika* und den modernen Intensivmethoden bei der Schockbehandlung ist sie stark gesunken. (S.a. *Bakteriämie*)

Blutverlust
s. *Blutungen, Behandlung von*

Blutvolumenmangel
s. *Hypovolämie*

Blutwäsche
s. *Dialyse, Hämodialyse, Peritonealdialyse*

Blutzellen
Alle Zellen, die sich teilweise oder ständig im Blut befinden: rote und weiße Blutkörperchen sowie die Blutplättchen (*F.* Erythro-, Leuko- und Thrombozyten). Die Zellen machen etwa 45 Prozent des normalen Blutvolumens aus. Alle Zellen entstehen im Knochenmark aus einer Ausgangszelle, der sog. Stammzelle, im Verlauf vieler Teilungen.

ROTE BLUTKÖRPERCHEN (ERYTHROZYTEN)

Sie transportieren den Sauerstoff von der Lunge in sämtliche Körpergewebe, wo sie dafür das Abfallprodukt Kohlendioxid aufnehmen und abtransportieren (s. *Respiration*).

ENTSTEHUNG

Die roten Blutkörperchen werden von Stammzellen im Knochenmark gebildet. Der Vorgang heißt Erythropoese und dauert rd. fünf Tage. Er erfordert eine ausreichende Versorgung mit Nährstoffen wie Eisen, Aminosäuren, Vitamin B_{12} und Folsäure. Wie viele gebildet werden, beeinflußt das von der Niere produzierte Hormon Erythropoetin.

Noch unreife und gerade in den Blutkreislauf abgegebene Erythrozyten heißen Retikulozyten oder Proerythrozyten. Sie entwickeln sich in zwei bis vier Tagen im Blut zu reifen Zellen. Retikulozyten (Proerythrozyten) sind im Blut mit Hilfe spezieller Färbungen leicht erkennbar, und die Kenntnis ihres Anteils erleichtert die Abschätzung der aktuellen Bildungsrate von Erythrozyten.

STRUKTUR UND FUNKTION

In einem Kubikmillimeter Blut befinden sich etwa fünf Millionen der scheibenförmigen, am Rand dickeren roten Blutkörperchen mit einem Durchmesser von ca. 0,0075 mm. Diese Form gibt ihnen eine relativ große Oberfläche, was die Bindung und Abgabe der Sauerstoffmoleküle fördert und auch die Verformung zuläßt, wenn sie sich durch sehr enge Blutgefäße "quetschen" müssen.

Jedes rote Blutkörperchen enthält große Mengen Hämoglobin (ein gefärbtes eisenhaltiges Protein), das mit Sauerstoff eine enge chemische Bindung eingeht, wenn die Sauerstoffkonzentration im Blut hoch ist (also in der Lunge), und den Sauerstoff freigibt, wenn die Sauerstoffkonzentration sehr niedrig ist (also in den Geweben). Oxyhämoglobin, das bei der Sauerstoff-Hämoglobin-Verbindung entsteht, bewirkt die rote Färbung des sauerstoffreichen Bluts, das durch die Körperarterien fließt. Das venöse Blut ist meist sehr viel dunkler, weil es die ungebundene (deoxygenierte) Form des Hämoglobins enthält.

Jedes rote Blutkörperchen enthält außerdem *Enzyme*, Mineralien und Zucker, die es mit der für den Zellen-*Stoffwechsel* nötigen Energie versorgen und damit seine Form, Struktur und Elastizität bewahren. Die Oberflächenstruktur der roten Blutkörperchen ist von Mensch zu Mensch leicht verschieden, was auch die Grundlage für die *Blutgruppen* ist.

ALTERUNG UND ABSTERBEN

Die normale Lebensspanne eines roten Blutkörperchens im Kreislauf beträgt etwa 120 Tage (Blut in Blutbanken muß spätestens nach drei oder vier Wochen verwendet werden; zu dieser Zeit wird der Anteil bereits abgestorbener Zellen darin zu groß). Mit ihrer Alterung nützt sich auch ihr chemischer Apparat ab; sie verlieren an Elastizität und bleiben in den kleinen Blutgefäßen der Milz und anderer Organe stecken, wo sie dann von einer Art der weißen Blutkörperchen, den sog. Makrophagen, abgebaut werden. Die meisten Komponenten des Hämoglobinmoleküls werden wiederverwendet, andere zu dem Abfallprodukt *Bilirubin* abgebaut.

KRANKHEITEN

Anomalien können sich bei der Bildungs- und Zerstörungsrate der roten Blutkörperchen ergeben, bei ihrer Anzahl und ihrer Form, Größe und ihrem Hämoglobingehalt. Dies hat verschiedene Formen von *Anämie* und *Polyzythämie* zur Folge (s. Kasten "Blutkrankheiten" beim Stichwort *Blut*).

WEISSE BLUTKÖRPERCHEN (LEUKOZYTEN)

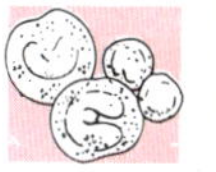

Die wichtigste Rolle der weißen Blutkörperchen oder Leukozyten ist der Schutz des Organismus gegen Infektionen bzw. deren Bekämpfung, wenn sie eingetreten sind. Weiße Blutkörperchen sind größer als die roten (bis zu 0,015 mm Durchmesser), aber weit geringer an Zahl (etwa 7 500 pro Kubikmillimeter Blut). Sie befinden sich eine sehr viel geringere Zeit ihrer Lebensspanne im Blut selbst als die roten Blutkörperchen.

Es werden drei Haupttypen dieser Leukozyten unterschieden: Granulozyten, Monozyten und *Lymphozyten*.

GRANULOZYTEN

Weiße Blutkörperchen dieses Typs heißen auch polymorphe Leukozyten (wegen der Vielfalt ihrer Kerne). Unter dem Mikroskop sieht man, daß sie granulatähnliches Material enthalten (daher der Name) und einen bizarr geformten Kern. Sie zerfallen ihrerseits wieder in drei Typen, sog. Neutrophile, Basophile und Eosinophile. Die Neutrophilen sind die wichtigsten. Sie sind verantwortlich für die Isolierung und Zerstörung von eingedrungenen Bakterien (Eiter besteht vorwiegend aus Neutrophilen). Weil sie die Bakterien quasi "fressen", heißen sie auch Phagozyten, was wörtlich "Freßzellen" bedeutet. Sie bleiben höchstens sechs bis neun Stunden im Blut, bevor sie durch die Blutgefäßwände in das umgebende Körpergewebe eindringen, wo sie noch einige Tage lang leben. Die Eosinophilen spielen eine Rolle bei allergischen Reaktionen und nehmen bei *Parasiten*infektionen stark zu. Die Basophilen schließlich haben mit Entzündungen und ebenfalls mit allergischen Reaktionen zu tun.

MONOZYTEN

Diese Zellen sind ebenfalls eine Art Phagozyten (s.o.). Sie zirkulieren im Blutkreislauf etwa sechs bis neun Tage lang und spielen eine wichtige Rolle innerhalb des *Immunsystems*.

LYMPHOZYTEN

Viele dieser Zellen werden in den Lymphknoten gebildet und nicht im Knochenmark. Sie spielen eine zentrale Rolle im Immunsystem und bewegen sich zwischen Blutstrom, Lymphknoten und den Lymphbahnen hin und her.

Sog. T-Lympozyten sind verantwortlich für verzögerte Hypersensibilitätsphänomene (s. *Allergie*) und produzieren Substanzen, die als Lymphokine bekannt sind und die Funktion vieler Zellen beeinflussen. Sie steuern auch die Aktivität der sogenannten B-Lymphozyten. Diese bilden die *Antikörper*, welche vor einer zweiten Erkrankung an bestimmten Infektionen wie z.B. Masern schützen. Einzelne Lymphozytenzellen können von drei Monaten bis zu zehn Jahren überleben.

KRANKHEITEN

Die *Leukämien* sind Krankheiten mit ungehemmter Bildung weißer Blutkörperchen im Knochenmark. Es kommt aber auch vor, daß es zuwenig sind (s. Kasten "Blutkrankheiten" beim Stichwort *Blut*). Bei *AIDS* werden bestimmte T-Lymphozyten vom *AIDS*-Virus *HIV* befallen, was das Immunsystem beeinträchtigt und ein erhöhtes Risiko für bestimmte Infektionen und Krebserkrankungen bewirkt.

BLUTPLÄTTCHEN (THROMBOZYTEN)

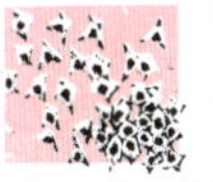

Diese Blutzellen sind die kleinsten von allen (0,002-0,003 mm Durchmesser), zahlreicher als die weißen, aber ebenfalls weitaus weniger zahlreich als die roten Blutkörperchen (ca. 250 000 pro Kubikmillimeter Blut). Wie die anderen Blutzellen entstehen sie aus Stammzellen im Knochenmark. Sie haben eine Lebenszeit im Blut von etwa neun Tagen.

FUNKTION

Sie zirkulieren im Blut in einem inaktiven Zustand, werden aber bei bestimmten Bedingungen klebrig und haften dann an Blutgefäßwänden und aneinander. Dieser Vorgang spielt eine sehr wichtige Rolle bei der Blutstillung und der *Blutgerinnung*. Derselbe Vorgang kann allerdings auch unerwünscht sein: nämlich wenn als *Thrombose* in intakten Blutgefäßen oder bei Fettablagerungen an den Blutgefäßwandungen (s. *Atherosklerose*) Blutpfropfen entstehen.

Wegen ihrer Rolle bei der Blutgerinnung und Verschorfung heißen die Plättchen auch Thrombozyten.

KRANKHEITEN

Anomale Plättchen oder ihr Mangel im Blut können zu bestimmten Formen von *Hämorrhagie* führen.

DIAGNOSE MITTELS BLUTKÖRPERCHEN

Mikroskopische Untersuchungen von Blutpräparaten können nicht nur Blutzellanomalien nachweisen, die für bestimmte Krankheiten typisch sind, sondern auch gesunde Variationen der Anzahl weißer Blutkörperchen als Abwehrreaktion auf Infektionen. Beispielsweise steigt die Anzahl der Neutrophilen bei einer Bakterieninfektion, die der Lymphozyten bei einigen Virusinfektionen.

Generell ist die Bestimmung der Zahl, Form und der Färbung der verschiedenen Blutzellen eine wichtige Hilfe für die ärztliche Diagnose (s. *Blutbild*, *Blutausstrich*).

Bohnenkrankheit

s. *Favismus*

Bolus

1. Portion weich zerkauter Nahrung, die durch das Zusammenwirken von Zunge, Zähnen und Speichel entsteht; in dieser Form kann sie leicht geschluckt werden und gleitet problemlos durch die Speiseröhre.
2. Medikamentendosis, die auf einmal ("im Schuß") in die Vene injiziert wird.

Bonding, dentales

Zahnärztliche Technik zur Reparatur, Wiederherstellung oder Verbesserung von beschädigten oder schadhaften *Zähnen*, bei der Kunstharz-, Acryl- oder Porzellanverkleidungen verwendet werden. D.B. wird zuweilen als Alternative zu Kronen (s. *Zahnkrone*) oder vorbeugend als Zahnschutz durchgeführt.

WARUM ES GEMACHT WIRD

Mit d.m B. können stark verfärbte, fleckige, schadhafte, abgebrochene oder verformte Zähne behandelt werden. Auch Lücken zwischen zu weit auseinanderstehenden Zähnen können mit dieser Technik geschlossen oder auch stark beschädigte Backenzähne ersetzt werden. Manchmal wird d.B. vor dem Einsetzen eines *kieferorthopädischen Apparats* (Zahnspange) durchgeführt. Ebenso ist es als Schutzmaßnahme bei offenliegenden Zahnwurzeln oder bei Zähnen, die auf Temperaturänderungen empfindlich reagieren, geeignet. Auch als Vorbeugung gegen eine Ansammlung von Bakterien in den tiefen Furchen der Backenzähne wird die Versiegelung manchmal durchgeführt.

SO WIRD ES GEMACHT

Normalerweise ist bei d.m B. keine Betäubung notwendig. Die Zahnoberfläche wird zunächst mit einer schwachen Säure angeätzt. Dadurch wird der Zahnschmelz aufgerauht, so daß das Kunstharz, das in flüssiger Form auf den Zahn aufgetragen wird, gut haften kann. Wenn ein Teil des Zahns neu aufgebaut werden muß, kann die ursprüngliche Zahnform aus Kunstharz nachgebildet werden. Anschließend wird es chemisch oder mit einem Speziallicht gehärtet und zuletzt geschliffen und poliert.

Wird das d.B. an stark gefleckten oder sichtbaren Zähnen durchgeführt, kann eine Porzellan- oder Acrylkrone über das Kunstharz gesetzt werden.

ERGEBNISSE

Mit d.m B. lassen sich Struktur und Aussehen der Zähne verbessern. Allerdings muß die Behandlung nach etwa fünf Jahren wiederholt werden, weil das verwendete Material nicht so hart wie die natürlichen Zähne ist und deshalb schneller abgenutzt wird. Aus diesem Grund ist bei stark beschädigten Backenzähnen eine Zahnkrone die bessere und dauerhaftere Lösung. Mit d.m B. wiederhergestellte Zähne können sich durch Speisen oder Getränke verfärben.

Borborygmus

Darmgeräusche; normale Begleiterscheinung der Verdauung. Sie werden durch Bewegungen von Luft und Flüssigkeiten im Darm verursacht. Angst- und Spannungszustände führen bei manchen Menschen zu verstärktem B. Bei bestimmten Darmerkrankungen können sich die Borborygmen verändern, was für die Diagnosestellung hilfreich sein kann. (S.a. *Darmgeräusche*)

Borderline-Syndrom

Form der Persönlichkeitsveränderung – zwischen neurotischen und psychotischen Zuständen. Die Betroffenen sind meist unfähig, stabile persönliche Beziehungen aufzubauen und haben oft abrupte und unangemessene Stimmungsschwankungen. Typisch sind auch häufige Zornausbrüche und impulsive, selbstzerstörerische Handlungen (z.B. Glücksspiele, Ladendiebstähle, Selbstmordversuche). Der Begriff B.-S. wird v.a. in den USA verwendet. Über die Ursache der Krankheit herrscht Uneinigkeit.

Bornholmer Krankheit

Eine von vielen Bezeichnungen für die epidemische *Pleurodynie*, eine infektiöse Viruserkrankung, für die starke Brustschmerzen und Fieber typisch sind.

Botulismus

Seltene, ernste Form von Vergiftung nach Genuß von verdorbenen oder schlecht konservierten Lebensmitteln (aus Dosen), die von *CLOSTRIDIUM BOTULINUM* befallen wurden. Das von der Bakterie produzierte Toxin führt zu einer progressiven Muskellähmung und zu anderen Störungen des zentralen und peripheren Nervensystems.

URSACHEN UND VERBREITUNG

Der Erreger kommt fast überall im Boden und in verunreinigtem Wasser vor. Er besiedelt, ohne dem Wirtsorganismus zu schaden, auch die Verdauungswege vieler Tiere. Die Bakterie produziert Sporen, die an und für sich für den Menschen harmlos sind. In ungenügend oder schlecht konservierten Lebensmitteln und in Abwesenheit von Sauerstoff gedeihen sie jedoch und setzen ein Toxin frei. Bei Verzehr von Lebensmitteln, die das sog. Botulotoxin enthalten, können selbst geringe Mengen schwere Vergiftungen verursachen. B. kommt heute in den Industrieländern nur selten vor.

SYMPTOME UND THERAPIE

Die ersten Symptome – Schluck- und Sprechschwierigkeiten, Übelkeit, Erbrechen und doppeltes Sehen – treten 8-36 Stunden nach dem Verzehr der vergifteten Speisen auf. Eine sofortige Behandlung mit einem *Antidot* kann das Risiko eines tödlichen Ausgangs der Vergiftung unter 25 Prozent absenken. (S.a. *Lebensmittelvergiftung*)

Bourneville-Brissaud-Pringle-Syndrom

s. *tuberöse Hirnsklerose*

Bovine spongiforme Enzephalopathie (BSE)

Rinderwahn(sinn). Infektionskrankheit bei Rindern, die sich durch fortschreitende Degeneration des Gehirns äußert; die Tiere gehen schließlich unter Veitstanz-ähnlichen Muskelzuckungen zugrunde. Ähnliche Krankheitszeichen sind schon seit langem bei Schafen und Ziegen (*Scrapie*) bekannt. Möglicherweise sind in England, wo die BSE bisher gehäuft auftrat, die Erreger der BSE (*Prione*) durch Verfütterung von Tiermehl auf die Rinder übertragen worden.

Bowen-Dermatose

Seltene Hautkrankheit, die manchmal bösartig wird (und deshalb auch als präkanzerös gilt). Die B.-D. äußert sich in platten, regelmäßig geformten, schuppigen roten Hautflecken, die meistens im Gesicht und an den Händen auftreten. Die Flecken können chirurgisch entfernt oder durch Vereisung bzw. *Kauterisation* zerstört werden. Nach der Behandlung kehrt die B.-D. in der Regel nicht wieder. Manche Ärzte nehmen an, daß Personen die B.-D. hatten, ein erhöhtes Risiko von Lungen-, Nieren- oder Dickdarmkrebs haben.

Boxerenzephalopathie

Krankheit, für die eine lallende Sprache, fehlende Konzentrationsfähigkeit und verlangsamtes Denken charakteristisch sind. Ursache der B. sind Hirnschädigungen, die durch wiederholte kurze Bewußtseinsverluste nach Kopfverletzungen entstanden sind.

Die Bezeichnung der Krankheit ist darauf zurückzuführen, daß sie häufig bei Boxern vorkommt.

Bracherium

s. *Bruchband*

Brachialgie

Schmerzender oder steifer Arm; oft kommt es gleichzeitig zu Schmerzen, Kribbeln oder Taubheitsgefühlen in der Hand und in den Fingern und zu einem geschwächten Griff. B. kann ein Begleitsymptom anderer Erkrankungen sein, z.B. der *Schultersteife* oder bei eingeklemmten Nerven bei *zervikaler Osteoarthritis* (Arthritis der Halsknochen).

Bradykardie

Bei Erwachsenen ein Herzschlag unter 60 Schläge pro Minute (normale Herzfrequenz: zwischen 60-100 Schlägen pro Minute; Durchschnitt: etwa 72-78). Viele Sportler und andere gesunde Personen, die regelmäßig trainieren, haben eine B., die bei ihnen jedoch völlig normal ist. Bei untrainierten Menschen ist B. meistens ein Anzeichen für eine Erkrankung, z.B. *Hypothyreose* (Schilddrüsenunterfunktion) oder *Herzblock*. Auch *Betablocker* können eine B. auslösen.

Eine starke oder plötzlich auftretende B. kann einen abrupten Blutdruckabfall verursachen, der sich durch Antriebsverlust, Schwäche und Ohnmachtsanfälle ankündigt. B. ist auch eine Begleiterscheinung der sog. *vagovasalen Synkope*, bei der der Vagusnerv die Herzfrequenz senkt, die Blutgefäße weitet und zu Ohnmacht führt.

Braille-Schrift

Schrift-System aus gestanzten Punkten, das Blinden das Schreiben und Lesen ermöglicht. Es wurde von dem Franzosen

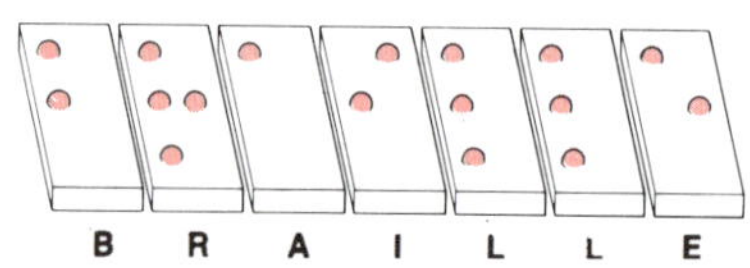

Brailleschrift, Typ I

In diesem System wird jeder Buchstabe durch ein eigenes Punktmuster dargestellt.

Louis Braille entwickelt und ist heute weltweit als Blindenschrift für alle Sprachen, für Musik, Mathematik etc. anerkannt. Das System beruht auf sechs zu ertastenden Punkten, die in verschiedenen Kombinationen angeordnet werden können. Es gibt zwei Typen der B.-S.: Bei Typ I bedeutet jede Punktkombination einen Buchstaben oder ein Satzzeichen; beim Typ II, der häufiger verwendet wird, stellen sie Silben oder ganze Wörter dar.

Brand

s. *Gangrän*

Braxton-Hick-Kontraktionen

Kurze, relativ schmerzlose Uteruskontraktionen während der Schwangerschaft. Im Frühstadium kann sie der Arzt während der Untersuchung fühlen; im späteren Stadium empfindet sie die Schwangere auch selbst. Die B.-H.-K. können sogar von außen auf dem Leib sichtbar sein. Manchmal werden sie für Wehen gehalten, obwohl sie nur vereinzelt auftreten, keine Auswirkung auf den Gebärmutterhals haben und auch nicht so intensiv sind wie die echten Geburtswehen.

Brechkraft des Auges

s. *Refraktion*

Brechreiz

s. *Nausea*

Brechwurz

s. *Ipecacuanha*

Breiumschlag, heißer

Warme Packung aus weicher, feuchter Masse, z.B. Kaolin (Porzellanerde), zwischen zwei Schichten weichen Stoffs.

H. B. wurde früher oft zur Behandlung lokaler Schmerzen oder Entzündungen, zur Furunkelreifung und zur Verbesserung der Blutzirkulation verwendet.

Brille

Einfaches optisches Gerät zur Korrektur der Sehkraft. Größe, Dicke und Schliff der B.ngläser (aus Glas oder Kunststoff) richten sich nach dem Resultat des *Sehtests*.

BRILLENARTEN

Die Gläser können konvex (auswärts gekrümmt), konkav (einwärts gekrümmt) oder zylindrisch sein (s. Kasten rechts). Die meisten Brillengläser haben nur einen Brennpunkt (Fokus), doch gibt es auch Bifokal- und seltener Trifokalgläser, die zwei- bzw. drei Flächen mit verschiedenen Linsenschliffen haben.

Beliebt sind auch Variobrillen, deren Brechkraft sich vom Zentrum zum Rand fließend verändert. Brillengläser können permanent getönt sein oder eine Tönung haben, die sich durch eingeschmolzene chemische Substanzen je nach Lichteinfall verändern kann.

Bromide

Wirkstoffe, die früher v.a. als Sedativa in der Therapie von *Angst*-Zuständen oder als *Antikonvulsiva* bei der *Epilepsie*-Behandlung verschrieben wurden. Werden heute wegen ihrer Nebenwirkungen (Libidoverlust, Akne, Zittern, Koordinationsmängel, Verwirrtheit) nicht mehr eingesetzt.

Bromocriptin

(z.B. *Pravidel*® +)

Arzneimittel, das in der Hirnanhangdrüse (*F.* Hypophyse) die Sekretion des Hormons *Prolaktin* unterdrückt.

WARUM BRILLEN GETRAGEN WERDEN

Für *Weitsichtigkeit* (*F.* Hyperopie) bzw. Alterssichtigkeit (*F. Presbyopie*) sind konvexe, sog. Plus-Gläser notwendig, die das Bild vergrößern.

Kurzsichtigkeit (*F.* Myopie) kann mit konkaven (verkleinernden) Gläsern korrigiert werden (sog. Minus-Gläser).

WEITSICHTIGKEIT

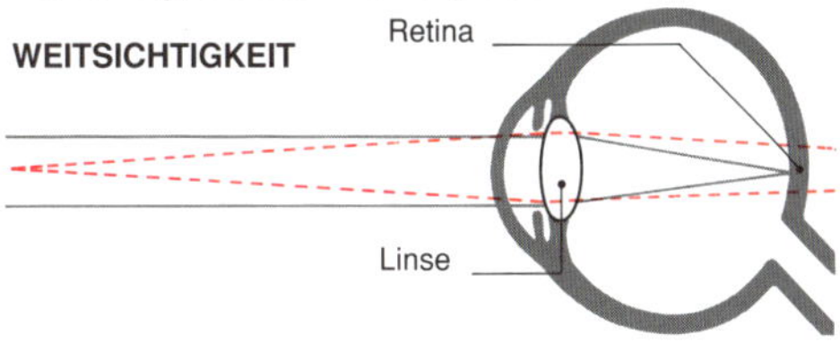

Vor der Korrektur
Bei Weitsichtigkeit werden wegen unzureichender Fokussierung nahe liegende Gegenstände nicht auf, sondern hinter der Retina abgebildet; entfernte Gegenstände werden richtig projiziert.

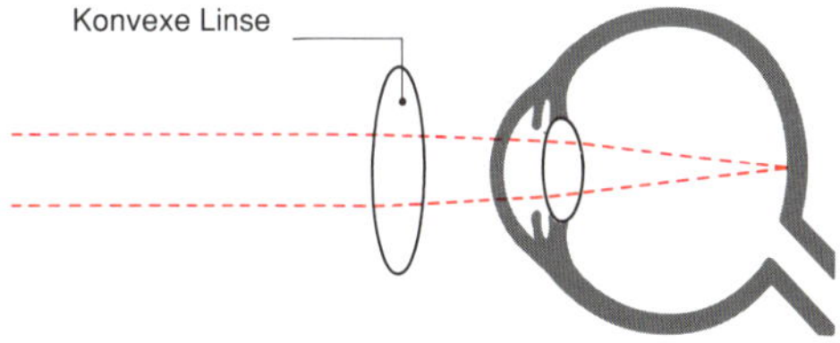

Nach der Korrektur
Die vergrößernden konvexen (sog. Plus-) Gläser korrigieren die Projektion naher Gegenstände auf die Retina.

KURZSICHTIGKEIT

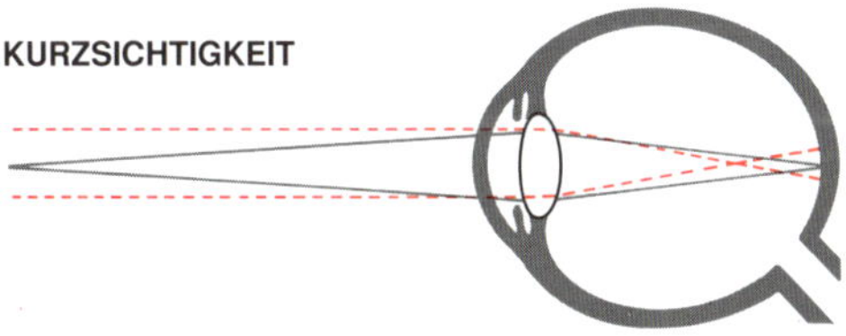

Vor der Korrektur
Entfernte Gegenstände erscheinen unscharf, weil die Brechkraft des Auges zu stark ist. Das Bild eines entfernten Gegenstands wird nicht auf, sondern vor der Retina scharf eingestellt.

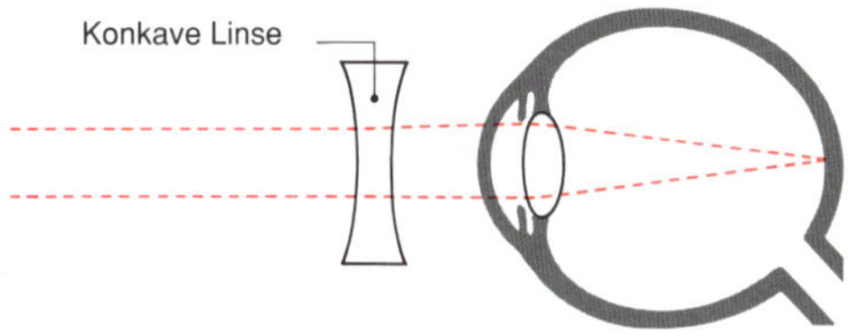

Nach der Korrektur
Verkleinernde konvexe, sog. Minus-Gläser verlagern die Projektion des Bildes auf die Retina.

ASTIGMATISMUS

Beim A. ist die Hornhaut unregelmäßig gekrümmt. Die korrigierenden Gläser sind so geschliffen, daß sie die Unregelmäßigkeiten der Krümmung ausgleichen. Sie müssen entsprechend genau in die Brillenfassung eingesetzt werden, damit die stärkste Krümmung dem flachsten Abschnitt der Hornhaut entspricht. Auch konkave Linsen für Kurzsichtige und konvexe Linsen für Weit- und Alterssichtige können bei A. zusätzlich auf diese Weise geschliffen werden.

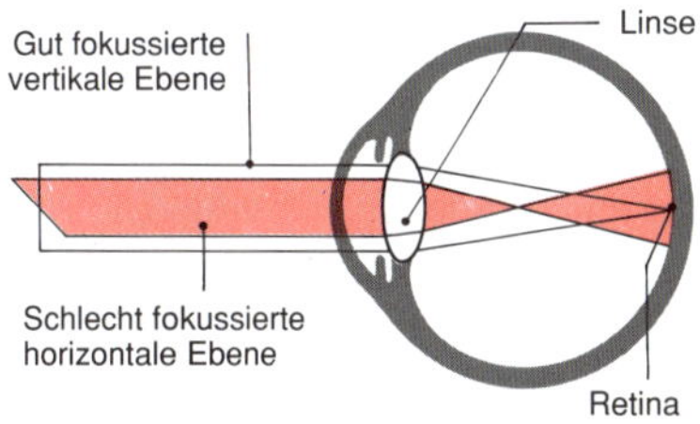

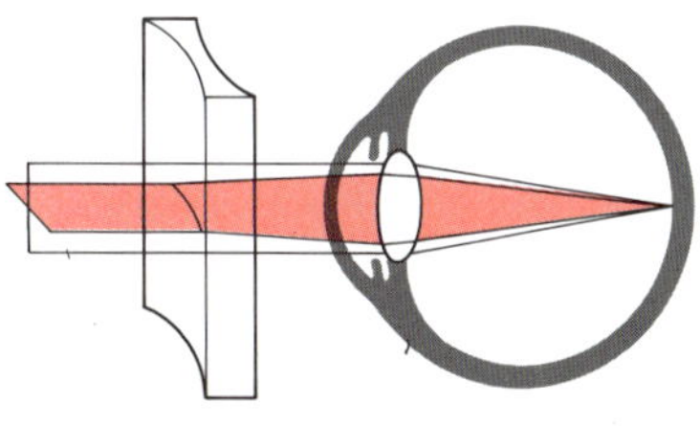

B

WARUM ES VERWENDET WIRD
B. wird zur Behandlung von Krankheitszuständen eingesetzt, die mit einer erhöhten Prolaktin-Ausschüttung einhergehen; z.B. bei *Galaktorrhoe* (spontane Milchabsonderung aus der Brust außerhalb des Stillens); bei manchen Formen der Unfruchtbarkeit bei Frauen und Männern, bei schweren prämenstruellen Brustschmerzen, bei gutartigen Tumoren der Hirnanhangdrüse (*Prolaktinom*) und bei *Akromegalie* (anomales Wachstum bestimmter Körperregionen). B. wird auch zur Unterdrückung der Milchbildung verabreicht, wenn eine Mutter vorzeitig abstillen will oder muß.

Einige Jahre nach der Entwicklung von B. (in den sechziger Jahren) stellte sich heraus, daß die Substanz auch die Symptome der *Parkinson-Krankheit* lindert. Die Eigenschaften von B. sind beinahe identisch mit denen von *Dopamin*, jener chemischen Substanz, der es im Gehirn von Parkinson-Kranken mangelt. B. wird heute häufig zur Behandlung der fortgeschrittenen Parkinson-Krankheit eingesetzt, wenn andere Medikamente keine ausreichende Wirkung zeigen.

NEBENWIRKUNGEN
Zu den häufigsten zählen Übelkeit und Erbrechen. Bei geringen Dosierungen kommt es kaum zu ernsthaften Nebenwirkungen, selten zu Magengeschwüren. Hohe Dosierungen rufen u.U. Benommenheit und Verwirrtheit hervor.

Bronchialasthma
s. *Asthma bronchiale*

Bronchialkarzinom
s.a. *Lungenkrebs*

Bronchialmuskelkrampf
s. *Bronchospasmus*

Bronchiektasie
Lungenkrankheit, bei der die Bronchien überdehnt und an der inneren Wand geschädigt sind. B. kommt am häufigsten im Kindesalter vor und führt zu chronischen Infektionen, die bis in das Erwachsenenalter andauern können.

URSACHEN UND VERBREITUNG
B. kam in der Vergangenheit häufig vor; meist als Folge von Kinderkrankheiten (Masern) oder Infektionen der Atemwege (Keuchhusten, Tuberkulose, schwere bakterielle Lungenentzündungen). Seit diese Infektionen durch *Impfungen* und den Einsatz von *Antibiotika* unter Kontrolle sind, ist das Vorkommen der B. stark zurückgegangen und kommt in den Industrieländern praktisch nicht mehr vor – es sei denn als Folge einer angeborenen Mißbildung oder einer Bronchusblockierung durch einen Fremdkörper.

SYMPTOME
Das Hauptsymptom der chronischen Lungeninfektion bei B. ist Husten, bei dem grüner oder gelber Schleim abgeht, in dem sich Eiter und gelegentlich auch Blut befindet; manchmal hat der Kranke einen schlechten Mundgeruch. Wenn die Krankheit lange andauert, entwickelt sich Kurzatmigkeit.

DIAGNOSE UND THERAPIE
Die Diagnose wird meist aufgrund der Symptome gestellt. Das Ausmaß der Bronchienschädigung wird aufgrund einer Röntgenaufnahme der Lunge oder einer *Bronchographie* beurteilt (Darstellung der Bronchien im Röntgenverfahren nach Injektion eines Kontrastmittels).

Zur Behandlung der Symptome werden Antibiotika verabreicht, und eine *Lagerungsdränage* wird durchgeführt: der Kranke wird angewiesen, sich so hinzulegen, daß Eiter und Schleim besser aus der Lunge abfließen können und sich leichter abhusten lassen. Wenn trotz dieser Behandlung die schweren Symptome anhalten, ist eine Operation angebracht, bei der das geschädigte Lungengewebe entfernt wird.

Bronchiolitis
Akute Virusinfektion der Lunge, die vor allem bei Säuglingen und Kleinkindern vorkommt und bei der sich die Bronchiolen (die kleinen Verzweigungen der Atemwege in der Lunge) entzünden.

URSACHEN UND ANZEICHEN
Die häufigste Ursache der B. ist das sog. RS-Virus (engl. respiratory syncytial virus), doch können auch andere Viren Auslöser sein. Bei Erwachsenen kann B. im Anschluß an eine *Bronchitis* auftreten, die von einem Influenza-Virus hervorgerufen wurde.

B.-Epidemien pflegen in zwei- bis dreijährigen Abständen im Winter aufzutreten. Das Virus verbreitet sich durch Tröpfcheninfektion. Während es bei Erwachsenen häufig nur eine leichte Infektion der oberen Atemwege hervorruft, kann es bei Kleinkindern eine schwere B. verursachen. Deshalb sollten Menschen, die eine solche Infektion haben, den Kontakt zu Kleinkindern möglichst meiden.

SYMPTOME
Die Symptome der B. sind Husten, beschleunigter Atem, Fieber und in schweren Fällen eine bläuliche Gesichtsfarbe, die durch Sauerstoffmangel entsteht. Beim Abhören der Lunge mit dem Stethoskop sind häufig Blubbergeräusche zu hören.

THERAPIE
Wenn sich eine Erkältung bei einem Säugling oder einem Kleinkind plötzlich verschlechtert und beschleunigter, schwerer Atem hinzukommt, muß ein Arzt herbeigerufen werden. Zwar ist manchmal keine besondere Behandlung notwendig, doch in schweren Fällen kann eine Einweisung in ein Krankenhaus erforderlich sein. Dort kann eine *Sauerstoffbehandlung* und *Physiotherapie* zur Befreiung der Bronchien von Schleim durchgeführt werden. Manchmal muß ein Patient an ein *Beatmungsgerät* angeschlossen werden, bis er selbst wieder normal atmen kann. Bei rechtzeitiger Behandlung heilt die B. meist innerhalb weniger Tage vollkommen ab. *Antibiotika* sind bei der Virusinfektion unwirksam. Dennoch werden sie manchmal verordnet, um bakterielle Folgeinfektionen zu verhindern. Erwachsene werden meist mit *Kortikosteroiden* behandelt.

Bronchitis
Entzündung der Bronchien (Luftwege zur Lunge), die mit Husten und manchmal mit der Bildung erheblicher Mengen von Schleim einhergeht. Es gibt zwei Formen der B.: akute B., die plötzlich einsetzt und nur kurze Zeit dauert, und chronische B., die über einen langen Zeitraum anhält und jahrelang immer wieder auftritt. Beide Formen kommen überdurchschnittlich oft bei Rauchern und in Gegenden mit starker Luftverschmutzung vor (s.a. *Bronchitis, akute; Bronchitis, chronische*).

Bronchitis, akute
Entzündungsform der Atemwege, die plötzlich auftritt und meist innerhalb weniger Tage abklingt, mit Ausnahme von Patienten mit geringer Abwehrkraft.

URSACHEN UND ANZEICHEN
Die a.B. ist in der Regel eine Komplikation von Virusinfektionen (Erkältung, Grippe); doch kann sie auch durch Luftverschmutzung entstehen. Auch bakterielle Infektionen können a.B. auslösen oder als zusätzliche Komplikation einer a.n B. eintreten. Am häufigsten kommt a.B. im Winter vor. Raucher, Säuglinge, alte Menschen und Lungenkranke sind am meisten gefährdet.

SYMPTOME
Die entzündeten Schleimhäute der Bronchien schwellen an, sind stark durchblutet und bilden Eiter. Die Hauptsymptome sind ein keuchender Atem, Kurzat migkeit und anhaltender Husten mit gelbem oder grünem Schleim. Schmerzen hinter dem Brustbein und erhöhte Temperatur können dazukommen.

THERAPIE
Feuchte Luft lindert die Beschwerden – entweder durch einen Luftbefeuchter, oder durch Inhalieren von Wasserdampf (Achtung auf Verbrühungen!). Der Kranke soll möglichst viel trinken, da sich dadurch der Schleim löst und besser ab-

gehustet werden kann. Meistens heilt die a.B. ohne weitere Behandlung folgenlos ab; nur in Ausnahmefällen kommt es zu Komplikationen wie *Pneumonie* und *Pleuritis*.

Allerdings sollte ein Arzt herbeigeholt werden, wenn innerhalb von drei Tagen keine Besserung eintritt; bei schwerer Atemnot, wenn Blut abgehustet wird, wenn die Temperatur auf mehr als 38,3 Grad Celsius ansteigt oder wenn es sich um einen chronisch Lungenkranken handelt. Wenn der Verdacht auf eine bakterielle a.B. vorliegt, wird der Arzt *Antibiotika* verschreiben. Diese Medikamente helfen jedoch nicht, falls die a.B. von einem Virus verursacht wurde.

Bronchitis, chronische

Form der Bronchitis, bei der ein Mensch wenigstens drei Monate lang fast täglich Husten mit Schleimbildung hat und dies sich innerhalb von mindestens zwei aufeinanderfolgenden Jahren wiederholt. Folge der Krankheit ist meistens eine weitreichende Verengung und Blockierung der Atemwege in den Lungen. Die chr.B. tritt häufig in Begleitung mit dem *Emphysem* auf, zu dessen Entstehung sie oft beigetragen hat; bei dieser Lungenkrankheit sind die *Alveolen* (Lungenbläschen) überdehnt.

Die chr.B., die mit einem Emphysem einhergeht, wird oft auch als "chronisch-obstruktive Lungenerkrankung" oder "chronisch-obstruktive Atemwegserkrankung" bezeichnet.

URSACHEN UND ANZEICHEN

Rauchen ist die Hauptursache der chr.B. Es stimuliert die Bildung von Schleim in den Schleimhäuten der Atemwege und führt zu einer Verdickung der Muskeln in den Wänden der Bronchien und Bronchiolen (der kleinen Verzweigungen der Atemwege in der Lunge), so daß diese immer enger werden. Dadurch werden die Atemwege anfälliger für Infektionen, was zu weiteren Schädigungen führt. Luftverschmutzung kann ebenfalls solche Auswirkungen haben.

SYMPTOME UND KOMPLIKATIONEN

Die Symptome sind die gleichen wie bei der akuten Bronchitis: Husten, Atemnot und seltener auch Brustschmerzen. Der Unterschied liegt darin, daß die Beschwerden anhalten und meistens nicht von Fieber begleitet werden. Das Anhalten der Symptome erleichtert auch die Abgrenzung der chr.B. von *Asthma*, bei dem das Auftreten des keuchenden Atems und der Atemnot abhängig von der Tageszeit ist und von einem Tag zum anderen variieren kann.

Bei fortschreitender chr.B., oft in Begleitung eines Emphysems (s.o.), ist der Blutfluß durch das Lungengewebe erschwert und es kommt zur *pulmonalen Hypertonie* (erhöhtem Blutdruck in den Lungenarterien) und zur Überanstrengung der rechten Hälfte des Herzens, weil das Pumpen des Bluts durch die Lungenarterien mehr Arbeit erfordert. Der Patient kann an schwerer Atemnot leiden. Manchmal entwickelt sich aufgrund dieser Situation eine *Herzinsuffizienz*, dadurch kommt noch weniger Sauerstoff in das Blut, der Kranke kann zyanotisch (bläuliche Färbung v.a. der Lippen) werden. In den Beinen und Knöcheln entwickeln sich *Ödeme* (Flüssigkeitsansammlung), weil es infolge der Herzschwäche zu einem Rückstau des Blutes in den Blutgefäßen kommt.

Menschen mit chr.r B. erkranken in der Regel jeden Winter mehrere Male an akuten Virus- oder Bakterieninfektionen. Dabei kann es auch zum Abhusten von Blut kommen. In diesem Fall ist immer eine ärztliche Untersuchung angebracht, um einen möglichen *Lungenkrebs* auszuschließen.

VORBEUGUNG

Durch gezielte Verminderung der Luftverschmutzung in den letzten Jahren ist auch das Vorkommen der chr.n B. zurückgegangen.

Die wichtigste Vorbeugungsmaßnahme ist allerdings das Einstellen des Rauchens (bzw. erst gar nicht damit anzufangen), da dies einwandfrei die häufigste Ursache der chr.n B. ist. Kein Raucher sollte sich damit trösten, daß er noch keine Beschwerden hat. Wenn die ersten Symptome auftreten, kann es oft bereits zu spät sein, und die Krankheit ist nicht mehr aufzuhalten.

DIAGNOSE UND THERAPIE

Vor dem Beginn der Behandlung kann es erforderlich sein, einige *Röntgen-Aufnahmen*, *Bluttests*, *Sputum*-Analysen und *Lungenfunktionsprüfungen* vorzunehmen. Zur Linderung der Atmungsbeschwerden können *Bronchodilatatoren* (Medikamente, die die Bronchien erweitern) inhaliert werden. Manchen Patienten helfen Sauerstoffinhalationen. Andere Maßnahmen können das Abhusten des Schleims erleichtern.

Antibiotika werden manchmal verordnet, um bakterielle Infektionen zu behandeln oder zu verhindern. Allerdings schreitet die chr.B. manchmal unerbittlich voran, die Atembeschwerden werden immer massiver, schließlich ist ein vorzeitiger Ruhestand und gar Pflegebedürftigkeit nicht abzuwenden.

BRONCHODILATATOREN

Einengung der Brochiolen kann durch eine Schleimhautschwellung oder einen Krampf der ringförmigen Muskeln hervorgerufen werden; beides führt zu einer verminderten Luftzufuhr zur Lunge. B. führen zu einer Entkrampfung der Muskeln: Sympathomimetika verstärken die Aktivität der Neurotransmitter, die eine Entspannung der Muskeln bewirken; Anticholinergika blockieren wiederum jene Neurotransmitter, die eine Kontraktion der Bronchialmuskulatur hervorrufen. Xanthine wirken sich direkt auf die Muskelfasern der Bronchiolen aus; der genaue Wirkungsmechanismus ist jedoch nicht bekannt.

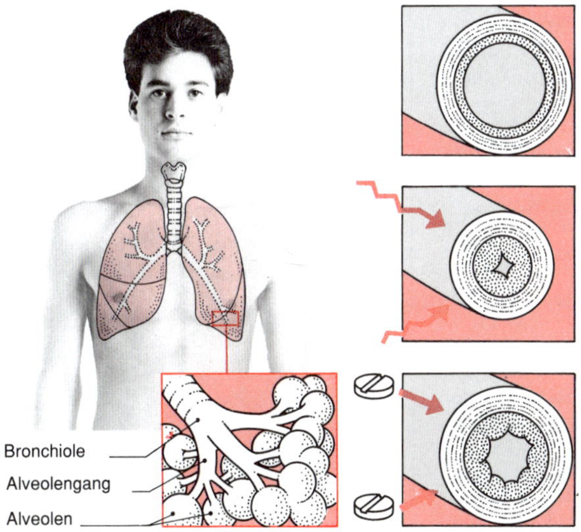

Normale Bronchiole
Die Muskeln in der Bronchiolenwand sind entspannt, die Luftzufuhr ist unbehindert.

Asthmatischer Krampf
Die Muskeln verkrampfen sich, die Schleimhaut schwillt an, der Luftweg verengt sich.

Nach Einnahme eines Bronchodilatators
Die Muskeln entspannen sich, die Bronchiole weitet sich, die Schleimhaut bleibt aber geschwollen.

Bronchodilatatoren

SYMPATHOMIMETIKA
Fenoterol (z.B. *Berotec®* +)
Pirbuterol (z.B. *Zeisin®* +)
Reproterol (z.B. *Bronchospasmin®* +)
Salbutamol (z.B. *Sultanol®* +)
Terbutalin (z.B. *Bricanyl®* +)
Orciprenalin (z.B. *Alupent®* +)
ANTICHOLINERGIKA
Ipratropiumbromid (z.B. *Atrovent®* +)
XANTHINE
Theophyllin (z.B. *Euphyllin®* +)

Gruppe von Arzneimitteln, die die Bronchiolen (die kleinen Verzweigungen der Bronchien in der Lunge) erweitern. Dadurch wird die Luftzufuhr verbessert und das Atmen erleichtert. Die Verengung der Atemwege kann durch Kontraktion der Bronchiolenwände oder durch Verschleimung entstanden sein.

ARTEN

Zu den Bronchodilatatoren zählen drei Gruppen von Arzneimitteln: die sog. Sympathomimetika, *Anticholinergika* und Xanthine. Sympathomimetika werden hauptsächlich zur schnellen Hilfe bei Atemnot eingesetzt, während Anticholinergika und Xanthine eher zur Langzeitprophylaxe von Atembeschwerden verwendet werden.

Die Medikamente können inhaliert oder in Form von Tabletten eingenommen werden. In schwereren Fällen ist das Inhalieren mit Hilfe eines speziellen Geräts – des sog. *Verneblers* – wirksamer, oder der Arzt verabreicht den Wirkstoff in einer Injektion.

WARUM B. VERWENDET WERDEN

B. dienen der Erleichterung der Luftzufuhr in die Lunge, besonders bei Asthma und chronischer Bronchitis.

WIE SIE WIRKEN

Die Wirkungsart der B. in der Rubrik "Bronchodilatatoren" erläutert.

MÖGLICHE NEBENWIRKUNGEN

Sympathomimetika können Herzklopfen und Zittern hervorrufen; Anticholinergika verursachen manchmal trockenen Mund, verschwommenes Sehen und Beschwerden beim Wasserlassen; Xanthine können bei manchen Patienten zu Kopfschmerzen und zu Herzklopfen führen.

Beim Inhalieren von B. nimmt der Körper nur geringe Mengen des Wirkstoffs auf, deshalb sind schwere Nebenwirkungen selten. Wegen ihrer möglichen Wirkung auf die Herzfrequenz werden jedoch Sympathomimetika und Xanthine bei Patienten mit Herzleiden, Bluthochdruck oder Schilddrüsenüberfunktion vorsichtig dosiert. Anticholinergika sind wiederum nicht besonders geeignet für Männer mit einer vergrößerten Prostata oder bei Glaukomgefahr.

Bronchographie

Röntgenuntersuchung der Bronchien – der Atemwege von der Luftröhre zu den Lungenbläschen. In der Vergangenheit wurde die B. zur Diagnose der *Bronchiektasie* durchgeführt; heute werden statt dessen meist andere Untersuchungsmethoden angewendet (z.B. *Computertomographie* und *Bronchoskopie*).

SO WIRD ES GEMACHT

Der Patient erhält ein leichtes Beruhigungsmittel und/oder örtliche Betäubung. Anschließend wird ihm ein dünner Schlauch (eine Kanüle oder ein Bronchoskop) in die Lunge eingeführt und durch diesen ein Kontrastmittel (eine Substanz, die für Röntgenstrahlen undurchlässig ist) verabreicht.

Anschließend werden Röntgenaufnahmen gemacht. Nach Abschluß der Untersuchung wird das Kontrastmittel zum Teil abgehustet, zum Teil wird es auch vom Blut aufgenommen und abtransportiert.

Bronchokonstriktoren

Substanzen, die eine Verengung der Atemwege in der Lunge bewirken. Bronchokonstriktoren, z.B. *Histamine,* werden manchmal verabreicht, um einen *Asthma*-Anfall hervorzurufen (wenn eine Diagnose bestätigt werden soll) oder um die Wirksamkeit eines *Bronchodilatators* zu prüfen.

Bronchopneumonie

Häufigste Form der Lungenentzündung. Von anderen *Pneumonien* (z.B. der lobären Pneumonie) unterscheidet sie sich dadurch, daß die Entzündungsherde nicht auf einen Lungenlappen konzentriert sind, sondern sich über die gesamte Lunge ausbreiten. Bei Patienten, die durch andere, chronische Krankheiten geschwächt sind, ist sie oft schließlich die direkte Todesursache.

Bronchoskopie

Untersuchung oder Behandlung der Bronchien (der Hauptatemwege in der Lunge) mit Hilfe eines dünnen Schlauchs oder eines *Endoskops* (ein flexibles Sichtinstrument, an dessen vorderem Ende sich eine Lichtquelle und eine optische Linse befinden).

WARUM ES GEMACHT WIRD

B. wird zur Bestätigung einer Diagnose oder zur Behandlung bestimmter Lungenkrankheiten durchgeführt. Bei der Diagnosestellung dient die B. nicht nur zur Sichtung der Bronchien; auch Schleim-, Zellen- oder Gewebeproben können entnommen werden, um sie an-

BRONCHOSKOPIE

Es gibt zwei Formen von Bronchoskopen. Das starre Bronchoskop wird unter Vollnarkose durch den Mund in die Bronchien eingeführt. Das dünnere, flexible Glasfaser-Endoskop kann durch den Mund oder durch die Nase weiter in die Lunge eingeführt werden; der Patient erhält lediglich ein leichtes Beruhigungsmittel und/oder eine örtliche Betäubung. Beide Formen können mit Zusatzinstrumenten bestückt werden (Pinzetten, Instrumenten zur Laserbehandlung oder Kryochirurgie). (S.a. *Endoskopie*)

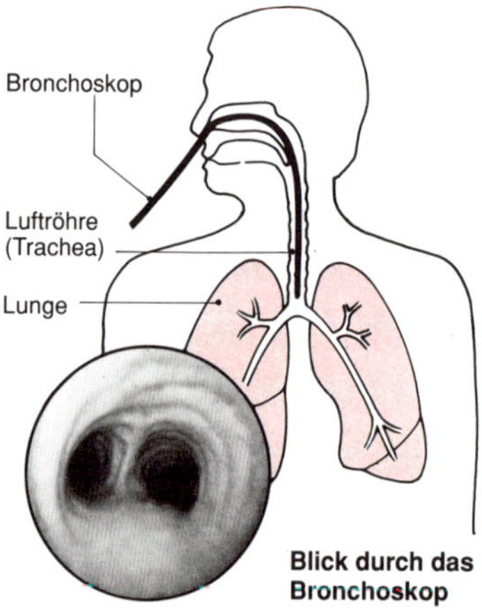

Blick durch das Bronchoskop

DAS BRONCHOSKOP

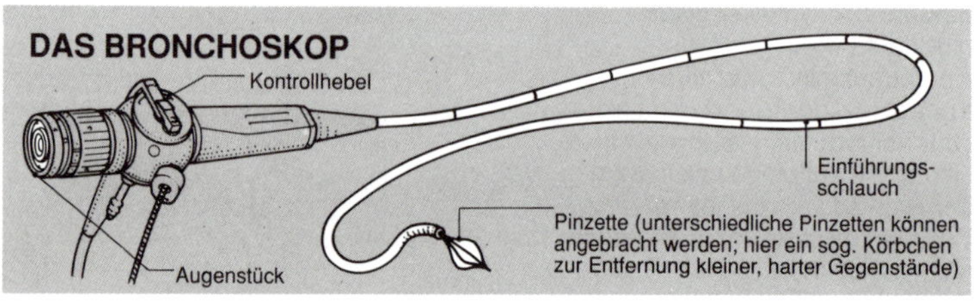

schließend mikroskopisch zu untersuchen. Auch bei einem bestimmten Röntgenverfahren – der *Bronchographie* – wird die B. angewendet.

Bei der Behandlung des Patienten dient die B. unter anderem zur Entfernung von zähem Schleim oder eingeatmeter Fremdkörper. Mit Hilfe der B. können auch Geschwülste zerstört oder beschädigte Blutgefäße versiegelt werden. Bei diesen Verfahren werden *Laser*strahlen, *Diathermie* oder *Kryo-*(Kälte-)*chirurgie* angewendet; die dazu notwendigen Instrumente werden durch das Bronchoskop an den Bestimmungsort eingeführt.

Bronchospasmolytikum

s. *Bronchodilatator*

Bronchospasmus

Vorübergehende Verengung der Bronchien (der Atemwege in der Lunge). Ein B. kann durch eine Kontraktion (Zusammenziehen) der Muskeln in den Bronchienwänden oder durch eine Entzündung der Bronchienschleimhäute entstehen, aber auch durch eine Kombination beider Ursachen.Die Kontraktion und die Entspannung der Muskelfasern in den Atemwegen wird vom autonomen Nervensystem gesteuert. Eine Kontraktion kann aber auch im Laufe einer allergischen Reaktion eintreten.

Bei verengten Atemwegen ist das Ausatmen erschwert, der Mensch bekommt einen keuchenden Atem oder Husten. Die häufigste Ursache von B.en ist *Asthma*, doch auch bei Infektionen der Atemwege, chronischen Lungenerkrankungen (einschließlich *Emphysem* und chronische *Bronchitis*), *anaphylaktischem Schock* oder allergischer Reaktion auf Chemikalien kann ein B. eintreten.

Bronchus

Paariger Hauptast der Atemwege. Sie beginnen als Verlängerung der Luftröhre in der Lunge und teilen sich in je einen B. (Hauptast) in die beiden Lungenflügel und verzweigen sie sich in immer kleiner werdende Bronchien und Bronchiolen.

Bronzediabetes

Bezeichnung für *Hämochromatose*, eine seltene Erkrankung, bei der sich in Leber, Bauchspeicheldrüse und Haut erhebliche Mengen von Eisen ablagern. Die Bezeichnung der Krankheit ist zum einen auf die bronzefarbene Haut zurückzuführen, zum anderen auf *Diabetes*, der sich bei den Erkrankten meistens zusätzlich entwickelt.

Bruch

Geläufige Bezeichnung der *Hernie*, besonders der Bauchhernie.

ZAHNBRÜCKE

Die häufigste Art einer Brücke ist die Überbrückung einer Gebißlücke mit einem oder mehreren künstlichen Zähnen, die zu beiden Seiten auf den zugeschliffenen eigenen Zähne festzementiert werden.

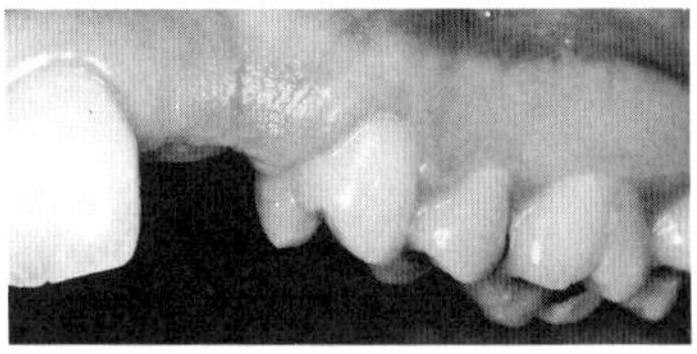

1 Die fehlenden zwei Zähne sollen durch eine Brücke aus zwei Ersatzzähnen und drei Kronen geschlossen werden.

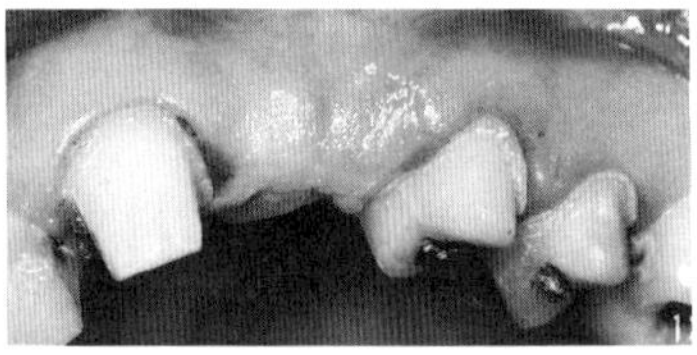

2 Die drei Zähne werden so zugeschliffen, daß die Kronen zu beiden Seiten der Gebißlücke aufgesetzt werden können.

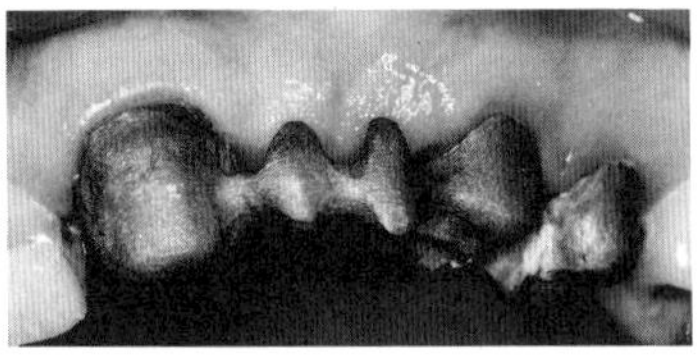

3 Ein nach einem Abdruck gefertigter Metallguß wird angepaßt und die erforderlichen Korrekturen ausgeführt.

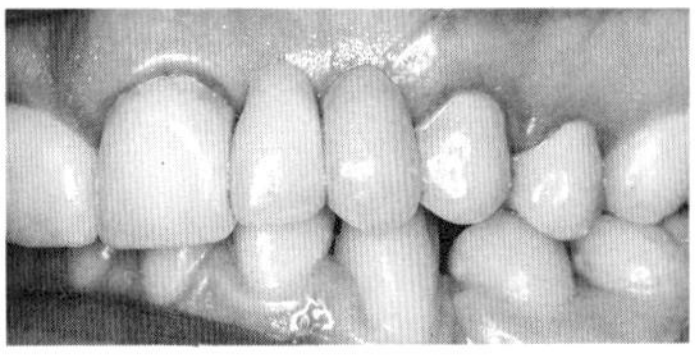

4 Die fertige Brücke ist eingesetzt, die neuen Porzellanzähne sitzen auf dem Metallgerüst.

Bruchband

Gurtband aus Leinen oder gefüttertem Metall, das eine Hernie (umg. "Bruch") an ihrem Platz in der Bauchhöhle stabilisiert. Bei der *Hernie* ist ein Teil des Darmes durch eine geschwächte Stelle der Bauchdecke nach außen hervorgewölbt, sieht oft trotz Bekleidung unvorteilhaft aus und kann auch Beschwerden verursachen. Vor dem Anlegen des B.s legt sich der Patient meist auf den Rükken und drückt die Hernie in die Bauchhöhle zurück. Das B. wird meist von Patienten getragen, die auf einen Operationstermin warten oder bei denen eine Operation nicht durchgeführt werden kann.

Bruchoperation

s. *Herniotomie*

Brücke

F. Pons; Teil des *Hirnstamms* (*Mittelhirn* bzw. Rhombenzephalon).

Brücke, dentale

Künstliche Zähne (in der Regel nicht mehr als vier Stück), die an den verbliebenen eigenen Zähnen zu beiden Seiten einer Zahnlücke befestigt werden. Eine d.B. wird eingefügt, um dem Menschen das Kauen oder Sprechen zu erleichtern oder um eine Verschiebung der noch erhaltenen Zähne in die Zahnlücke zu verhindern. D.B.n, die die vorderen Schneidezähne ersetzen, werden aus keramikverblendeten Edelmetall-Legierungen angefertigt. Backenzähne werden meistens ohne Keramikverblendung aus Gold-, bzw. anderen Legierungen hergestellt. Zum Unterschied von einer *Zahnprothese* hat die d.B. keine Gaumenplatte und ist nicht herausnehmbar.

Bruit

Geräusch, das durch Turbulenzen oder einen anomalen Blutfluß im Herzen, den Arterien oder den Venen entsteht. Dies kann bei verengten (*Arteriosklerose*) oder auch überdehnten Blutgefäßen (*Aneurysma*) der Fall sein, aber auch bei einem Herzklappenfehler (z.B. bei *Endokarditis*). B.s können mit einem *Stethoskop* abgehorcht werden.

Brust

Wichtigste Funktion der weiblichen B. ist die Ernährung des Säuglings. Als *sekundäres Geschlechtsmerkmal* ist die B. jedoch auch Symbol der Weiblichkeit, Schönheit und Erotik. In Größe, Form und Aussehen unterscheidet sich die B. von Frau zu Frau. Die männliche B. entspricht prinzipiell der ruhenden weiblichen B.

BESCHAFFENHEIT

Die weibliche B. besteht aus 15 bis 20 Milchdrüsenläppchen, die in Fettgewebe eingebettet sind. Die Ausgänge der Milchdrüsen – die sog. Milchgänge – münden auf der Brustwarze, die vom dunkler pigmentierten Warzenhof umgeben ist. Die B. enthält keine Muskeln, ist jedoch von feinen Bändern aus Binde-

DIE WEIBLICHE BRUST
Die Brustdrüse besteht aus Milchdrüsenlappen, die in Fettgewebe eingebettet sind. Die Milchgänge münden in die Brustwarze. Im Warzenhof befinden sich Schweiß- und Talgdrüsen sowie Haarfollikel.

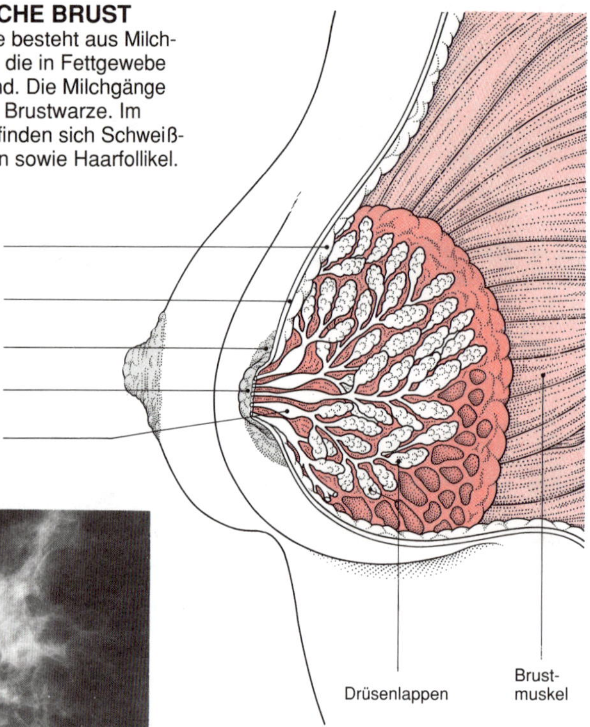

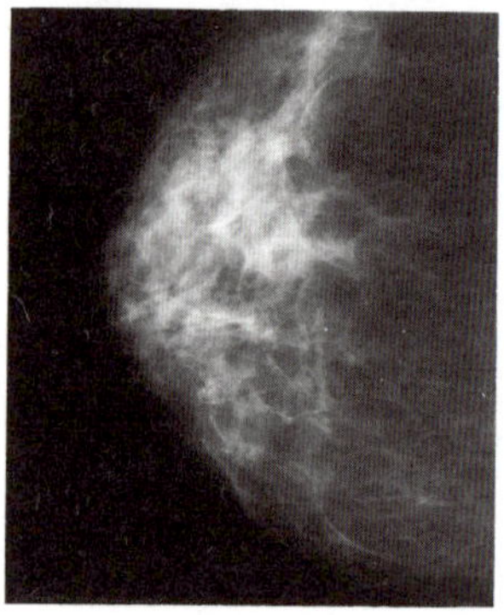

Ein Mammogramm
Röntgenbild einer gesunden Brust. Die weißen fadenartigen Bereiche stellen Bindegewebe dar, das die Fettknötchen stützt.

gewebe durchflochten, die von der Haut ausgehen und die Höhe und Form der Brust bestimmen.

Die Haut über der Brust ist etwas glatter, dünner und transparenter als an anderen Stellen des Körpers. Besonders dünn ist die Haut des Warzenhofs; hier befinden sich Schweiß- und Talgdrüsen sowie Haarfollikel. Die B.warze reagiert empfindlich auf Berührungen und richtet sich bei sexueller Erregung oder bei Kälte auf (durch eine Kontraktion der Muskelfasern).

Bei einer erwachsenen Frau verändert sich die Größe und die Form der Brust in Abhängigkeit vom Menstruationszyklus, während der Schwangerschaft und nach den Wechseljahren.

FUNKTION
Während der Schwangerschaft werden von Eierstöcken und Plazenta die Hormone Östrogen und Progesteron freigesetzt. Sie aktivieren die Milchdrüsen; gleichzeitig vergrößert sich die Brustwarze und bereitet sich so für das *Stillen* vor. Kurz vor oder nach der Geburt des Kindes beginnen die Drüsen, eine wäßrige Flüssigkeit abzusondern – das sog. *Kolostrum*. Es enthält Eiweißstoffe und Antikörper zum Schutz des Neugeborenen vor Infektionen. Etwa nach drei Tagen wird das Kolostrum durch Milch ersetzt. Die Milchproduktion wird von dem Hormon Prolaktin angeregt, das von der Hirnanhangdrüse (Hypophyse) freigesetzt wird.

ENTWICKLUNG DER BRUST
Noch im Mutterleib – etwa beim fünf Monate alten Fetus – beginnt sich aus den sog. Brustknospen die B. zu entwickeln; bei der Geburt ist die B.warze mit rudimentären Milchgängen vorhanden. Während der *Pubertät* beginnt dann beim Mädchen die Weiterentwicklung der B. – der Warzenhof schwillt an; die B.warze wird größer. Anschließend nimmt das Fett- und Drüsengewebe zu, so daß die gesamte B. größer wird. Manchmal rundet sich die B., und die Warzenhöfe werden wieder flacher.

Brust, Eigenuntersuchung

Die visuelle und manuelle Untersuchung der eigenen Brüste ermöglicht Frauen die Entdeckung von Knoten und anderen Veränderungen, die Hinweise auf Brustkrebs sein könnten. Obwohl die *Mammographie* (eine Röntgenaufnahme der Brüste) aussagefähiger ist, hat die Selbstuntersuchung einen großen Stellenwert und sollte jeden Monat etwa zur gleichen Zeit vorgenommen werden.

WARUM ES GEMACHT WIRD
Brustkrebs ist die Haupttodesursache bei Frauen zwischen 35 und 54 Jahren. Er ist heilbar – vorausgesetzt, daß er im Frühstadium erkannt wird. Durch Selbstuntersuchung kann die Frau Veränderungen und kleine Knötchen entdecken, so daß eine Behandlung eingeleitet werden kann in einem Stadium, in dem die Heilungschancen sehr gut sind.

Brust, Spannungsgefühle

Empfindlichkeit der Brüste, oft mit dem Gefühl einer "vollen Brust" einhergehend. Kommt häufig unmittelbar vor der Menstruation (s. *prämenstruelles Syndrom*), in der Frühschwangerschaft oder während des Stillens vor.

Es wird angenommen, daß Spannungsgefühle in der Brust von hormonellen Schwankungen herrühren (vor allem von einem erhöhten Östrogen- oder Progesteronspiegel), die bewirken, daß sich in den Zellen des Brustgewebes Flüssigkeit sammelt. Dies würde auch erklären, warum *orale Kontrazeptiva* ("Antibabypille") bei manchen Frauen solche Gefühle verursachen oder verstärken. Geringe Dosierungen oraler Kontrazeptiva können jedoch, im Gegenteil, bei manchen Frauen eine Linderung der Spannungsgefühle bewirken.

Bei einer stillenden Frau können sie davon herrühren, daß die Brüste mit Milch überfüllt sind; aber auch von einer *Mastitis* (infektiöse Entzündung der Brustdrüsen).

Wenn keine anderen Symptome vorliegen (z.B. Knoten, Ausfluß aus den *Brustwarzen* oder eine heiße, entzündete Haut), sind Spannungsgefühle in der Brust auch außerhalb der erwähnten Situationen kein Hinweis auf eine ernste Erkrankung.

Brustbein

(*F.* Sternum) Der lange, schmale, flache Knochen, der die vordere Mitte des Brustkorbs bildet. Er wird in drei Abschnitte eingeteilt: den oberen, dreieckförmigen (*F.* Manubrium); das lange, schmale Mittelteil (*F.* Corpus) und die untere schmale, leicht bewegliche, blattförmige Fortsetzung – den sog. Schwertfortsatz (*F.* Processus xiphoideus). Mit dem oberen Teil des Manubriums sind durch ein Gelenk die inneren Enden der beiden *Schlüsselbeine* verbunden. An den Rän-

B

SELBSTUNTERSUCHUNG DER BRUST

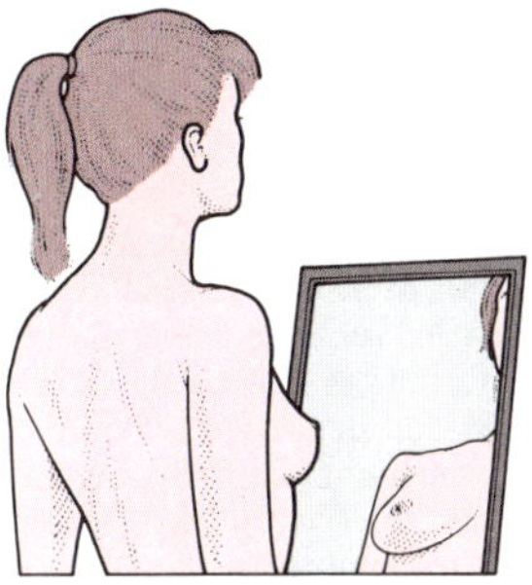

1 Betrachten Sie Ihre Brüste einmal im Monat nach der Periode mit hängenden Armen im Spiegel, und prägen Sie sich Form, Aussehen und Größe und jede Veränderung ein.

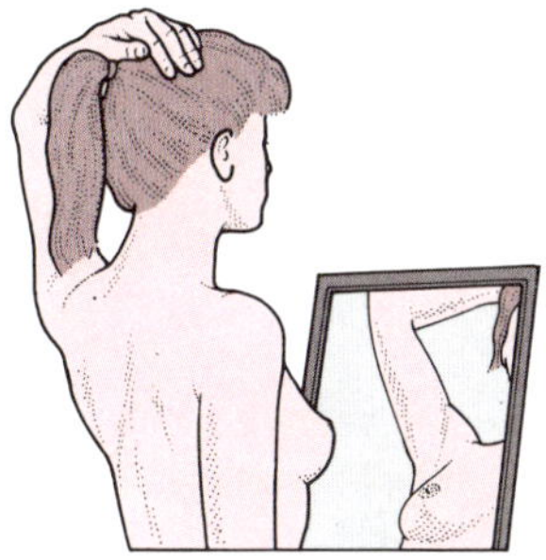

2 Heben Sie zuerst den einen, dann den anderen Arm über den Kopf, und beobachten Sie, ob sich Veränderungen zeigen. Betrachten Sie die Form Ihrer Brüste auch von der Seite.

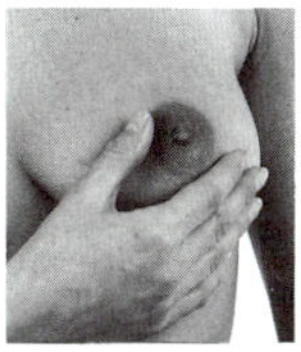

3 Drücken Sie die Brustwarzen sanft, und beobachten Sie, ob Flüssigkeit austritt.

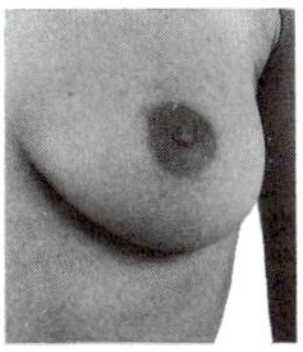

4 Betrachten Sie die Oberfläche der Haut. Eine "Orangenhaut" könnte Hinweis auf einen Knoten sein.

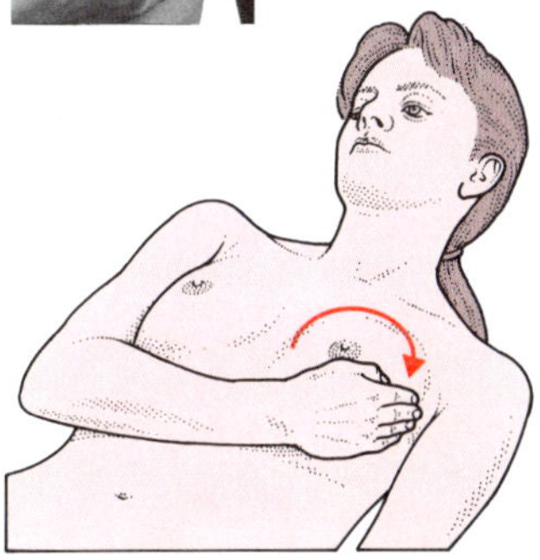

5 Legen Sie sich auf den Rücken, tun Sie ein Kissen unter Schultern und Kopf, und legen Sie einen Arm an den Körper. Tasten Sie mit flacher Hand die Brust der anderen Körperseite im Uhrzeigersinn ab.

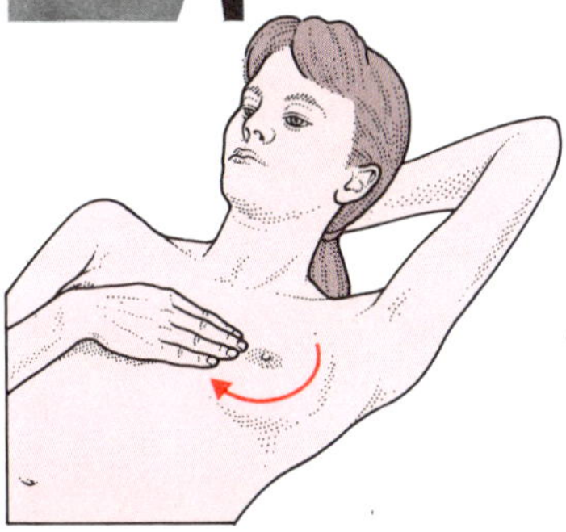

6 Heben Sie den Arm über den Kopf, und untersuchen Sie die innere Seite der Brust. Die Dehnung läßt Knoten leichter erkennen. Tasten Sie auch entlang des Schlüsselbeins und bis in die Achselhöhle.

dern des Manubriums und des Corpus sitzen die sieben Paare der Rippenknorpel; sie verbinden das B. mit den Rippen. Die gelenkähnliche Verbindung zwischen Manubrium und Corpus wird *Symphyse* genannt; sie läßt eine gewisse Beweglichkeit zwischen diesen beiden Teilen des Brustbeins zu, wenn sich die Rippen beim Atmen heben und senken.

Das B. ist sehr kräftig und bricht nicht leicht. Ein B.bruch ist nicht wegen des Bruchs als solchem gefährlich, sondern deshalb, weil ein Ende des B. nach innen gedrückt und das dahinter liegende Herz verletzt werden könnte.

Brustenge

s. *Angina pectoris*

Brustentfernung, operative

s. *Mammaamputation*

Brustgeschwulst

Jede Verhärtung, Zyste oder Schwellung, die sich im Brustgewebe ertasten läßt. Mindestens 80 Prozent aller B.e sind harmlos, die restlichen sind jedoch bösartig (s. *Brustkrebs*). Alle B.e müssen vom Arzt untersucht werden.

URSACHEN UND ARTEN

Die häufigste Ursache einer B. ist *Fibroadenose* (chronische *Mastitis* oder *fibrozystische Krankheit*), bei der sich eine oder mehrere Zysten bilden (Gewebetaschen, die mit Flüssigkeit gefüllt sind). Sie kommt meistens bei Frauen zwischen 30 und 50 Jahren vor und verursacht, daß etwa eine Woche vor Beginn der Menstruation eine oder beide Brüst geschwollen und empfindlich werden.

Eine andere Art von B. kommt häufig bei jungen Frauen vor – das sog. *Fibroadenom*. Hier handelt es sich um eine gutartige, meist einzelne, runde, feste, gummiartige Geschwulst. Sie verursacht keine Schmerzen und läßt sich unter der Haut mit den Fingerspitzen bewegen.

Weniger häufige Formen von B.en: Brustkrebs, *Lipom*, intraduktales *Papillom* und Cystosarcoma phylloides.

Ein Lipom ist ein gutartiger, schmerzloser Tumor aus Fettgewebe, der manchmal die Größe und Form der Brust verändert. Ein intraduktales Papillom ist eine warzenförmige Geschwulst in einem der Milchgänge, das häufigste Symptom dafür ist ein klarer oder auch dunkler und blutiger Ausfluß aus der Brustwarze. Zuweilen ist auch eine erbsengroße Geschwulst nahe der Brustwarze vorhanden. Die intraduktalen Papillome sind harmlos, können jedoch bösartig werden. Ein Cystosarcoma phylloides ist eine seltene Form eines Bindegewebstumors, der in kurzer Zeit eine abnorme Größe erreichen kann. Auch diese B. ist meist gutartig und verändert sich nur selten in einen bösartigen Tumor.

DAS BRUSTBEIN (STERNUM)

Das Brustbein (Sternum) ist flexibel mit den Schlüsselbeinen und den Rippen verbunden. Dadurch ist die Beweglichkeit des Brustkorbs beim Ein- und Ausatmen gewährleistet.

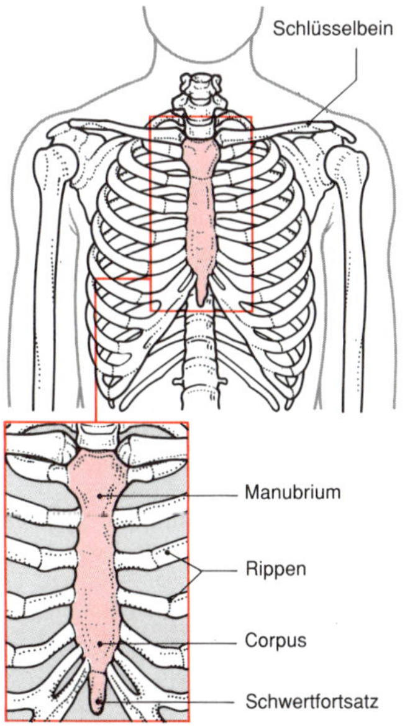

B

ANATOMIE DES BRUSTKORBS

Der knöcherne Käfig besteht aus Brustbein, Rippen und Brustwirbelsäule; er enthält die Lungen, das Herz sowie die großen Durchgangswege – Aorta, Speise- und Luftröhre, die Lungenarterien, Lymphgefäße und den sympathischen Grenzstrang (außerdem schützt er die Organe des Oberbauchs).

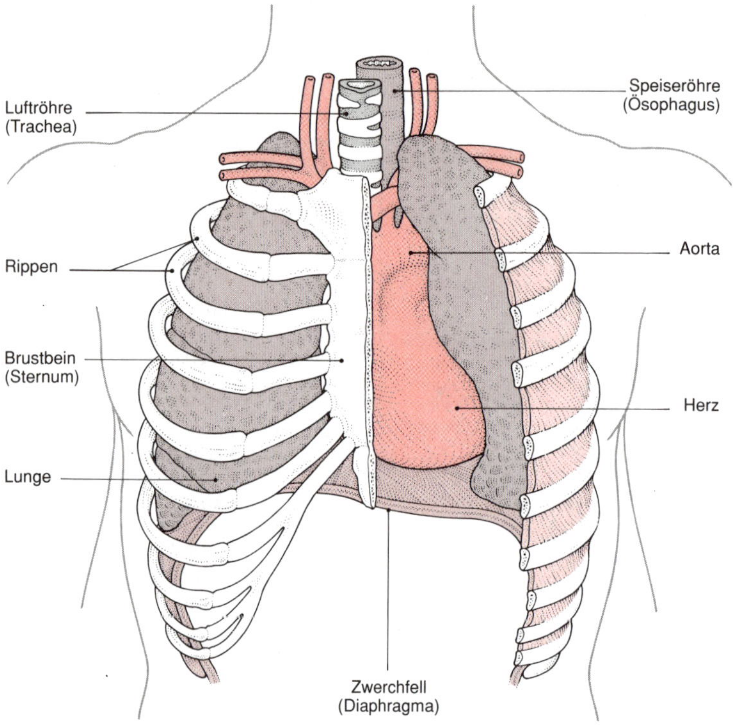

ÄRZTLICHE KONTROLLE

Jede Frau sollte regelmäßig einmal im Monat ihre Brüste selbst untersuchen (s. *Brust, Eigenuntersuchung*), um eventuelle Veränderungen frühzeitig zu entdecken. Wenn sie eine Geschwulst ertastet oder Veränderungen an einer bereits länger vorhandenen Geschwulst feststellt oder wenn aus der Brustwarze Flüssigkeit austritt, ist eine ärztliche Kontrolle erforderlich.

DIAGNOSE UND THERAPIE

Durch eine körperliche Untersuchung allein kann der Arzt nicht feststellen, ob eine B. harmlos ist oder nicht. Deshalb wird eine *Mammographie* und/oder eine *Biopsie* (Untersuchung einer Gewebeprobe) durchgeführt.

Zysten können ambulant abgesaugt werden. Andere Brustgeschwülste können chirurgisch entfernt werden. (Zur Behandlung maligner Brustgeschwülste s. *Brustkrebs*)

Brustknotenentfernung

Operation zur Behandlung von Brustkrebs (s. *Mammaamputation*).

Brustkorb

(*F.* Thorax) Der knöcherne Korb reicht vom Hals bis zum *Zwerchfell* und besteht aus den *Rippen*, dem *Brustbein* und den Brustwirbeln der *Wirbelsäule*. Im Brustkorb befinden sich das Herz, die Lunge, die *Speiseröhre* und große Blutgefäße, wie die *Aorta* und die Lungenarterien.

Brustkrebs

Häufigste Krebserkrankung bei Frauen. B. entwickelt sich bei einer von 20 Frauen; bei Männern sind weniger als einer von hundert betroffen.

Die Todesrate hat sich bei B. – auch im Hinblick auf die Altersgruppen – in unserem Jahrhundert kaum verändert. Zu Beginn der 80er Jahre ergaben Studien aus Schweden und Holland, daß die Todesrate an B. um ein Drittel verringert werden könnte, wenn sich alle Frauen regelmäßig einer Mammographie unterziehen würden. Andere Studien bestätigten den hohen Stellenwert der regelmäßigen Selbstuntersuchung und ärztlicher Kontrollen bei der Früherkennung von B. Lebensbedrohend wird die Erkrankung dann, wenn sie erst erkannt wird, nachdem sie sich bereits über die Brust hinaus ausgebreitet hat.

URSACHEN

Bei der Entstehung von B. sollen, so die überwiegende Meinung, Hormone eine gewisse Rolle spielen. Das Vorkommen von B. ist erhöht bei Frauen, die sehr früh ihre erste Menstruation bekamen und bei denen die Wechseljahre spät eingetreten sind; ferner bei Frauen, die keine Kinder haben oder die ihr erstes Kind erst Ende 20 oder später bekamen; und bei Frauen, deren Mütter oder Schwestern B. hatten. Auch die Ernährung spielt eine Rolle: B. kommt in Japan selten vor, wo die Nahrung weniger fetthaltig ist. Japanische Frauen, die in den USA leben und sich auf dieselbe Weise ernähren wie die amerikanischen Frauen, erkranken genauso oft an B. wie diese. Große, schwere Frauen haben öfter B. als kleine, schlanke. B. kommt auch häufiger bei Frauen vor, die bestimmte Formen von gutartigen Tumoren der Brust hatten.

Einige Untersuchungen aus den späten 80er Jahren weisen darauf hin, daß eine langfristige Einnahme von oralen Verhütungsmitteln das Risiko einer Entstehung von B. noch vor dem 35. Lebensjahr erhöht. Doch in diesem Alter kommt B. so selten vor, daß – selbst wenn eine erhöhte Wahrscheinlichkeit durch die "Pille" gegeben wäre – die reale Beeinflussung kaum nennenswert wäre. Außerdem wird das B.-Risiko dadurch aufgewogen, daß durch die Einnahme der "Pille" andererseits das Risiko eines Eierstock- und Gebärmutterkrebses verringert ist.

SYMPTOME

Unterteilt man die Brust in vier Quadranten, so beginnt der Krebs am häufigsten im äußeren oberen. Der Knoten ist anfänglich nur tastbar und nicht schmerzhaft. In späteren Stadien kann sich die Brustwarze einziehen und dunkles Sekret absondern, die Haut über dem Knoten feinhöckerig verändern (Apfelsinenschalenhaut). In 90 Prozent aller Fälle ist nur eine Brust betroffen.

DIAGNOSE

Durch eine monatliche Selbstuntersuchung der Brüste (s. *Brust, Eigenuntersuchung*) kann jede Frau neue Geschwülste oder Veränderungen an bereits bestehenden Geschwülsten oder an den Brustwarzen noch im Frühstadium entdecken. Frauen, die ein erhöhtes Risiko für B. haben (z.B. wenn in der Familie B. vorgekommen ist), sollten ab ihrem 40. Lebensjahr einmal in drei bis fünf Jahren eine *Mammographie* durchführen lassen. Ab dem 50. Lebensjahr ist eine Mammographie für alle Frauen empfehlenswert.

Wenn eine Frau eine Geschwulst in ihrer Brust bemerkt, sollte sie sofort ihren Arzt verständigen; in diesem Fall ist eine Mammographie angezeigt. Stellt der Arzt fest, daß es sich um eine Zyste handelt, kann er die Flüssigkeit daraus absaugen. Ist nicht auszuschließen, daß es sich bei der Geschwulst um einen Tumor handelt, wird eine Biopsie durchgeführt. Dies kann ambulant geschehen, indem eine kleine Menge des Gewebes mit einer Hohlnadel abgesaugt wird, oder auch während einer Operation, bei der die Geschwulst gleich entfernt wird. In beiden Fällen wird das verdächtige Gewebe mikroskopisch untersucht.

Wenn ein B. vorliegt, werden Bluttests, Röntgenuntersuchungen und Computertomographien durchgeführt, um festzustellen, ob sich die Krankheit in andere Körperregionen verbreitet hat – z.B. in die Knochen oder in die Leber.

THERAPIE

Ein Drittel aller B.fälle, die im Frühstadium entdeckt werden, kann durch eine operative Entfernung des Tumors geheilt werden (d.h. eine Überlebenszeit von 20 Jahren). Es hat sich herausgestellt, daß die Überlebenszeit durch ausgedehnte chirurgische Maßnahmen (z.B. radikale *Mastektomie*) nicht verbessert wird. Viele Chirurgen empfehlen lediglich eine Entfernung des Tumors mit anschließender *Strahlentherapie* und/oder *Chemotherapie*. Die jeweilige Behandlung ist u.a. abhängig vom Alter der Frau und der Größe des Tumors sowie davon, ob Anzeichen für eine Verbreitung des Tumors in die Lymphknoten der Achselhöhle vorliegen. Auch die Empfindlichkeit der Krebszellen gegenüber Hormonen spielt dabei eine Rolle – sie kann mit dem sog. Östrogen-Rezeptor-Test geprüft werden. Sekundäre Tumoren in anderen Körperregionen können zum Zeitpunkt der Diagnose bereits vorhanden sein, sie können sich aber auch Jahre nach einer vermeintlichen Heilung des Primärtumors entwickeln. Sie werden mit Zytostatika und Hormonen behandelt. Diese Therapie trägt meist zur Linderung der Symptome bei und verlängert die Überlebenszeit.

PROGNOSE

Wenn der B. in einem Frühstadium behandelt wird, sind die Aussichten gut; eine vollständige Heilung oder jahrelange Symptomfreiheit ist anzunehmen. Regelmäßige Nachsorgeuntersuchungen sind jedoch notwendig, um einen Rückfall oder einen B. in der anderen Brust rechtzeitig erkennen zu können. Selbstuntersuchung der Brust und regelmäßige Mammographien sind empfehlenswert. Kehrt der B. wieder, kann er über Jahre hinweg mit Medikamenten, Strahlentherapie oder evtl. mit einer weiteren Operation unter Kontrolle gehalten werden.

Brustschmerz

Die Ursachen von B. sind meistens nicht schwerwiegend; doch kann es sich manchmal um Symptome einer behandlungsbedürftigen Erkrankung handeln. Schmerzen können in der Wand des Brustkorbs auftreten (in der Haut, den darunterliegenden Muskeln oder den Rippen) oder in einem Organ, das sich im Brustkorb befindet.

URSACHEN

Die häufigste Ursache von Schmerzen in der Außenwand des Brustkorbs sind Muskelzerrungen (nach anstrengenden Übungen) oder eine Verletzung, z.B. eine Prellung oder ein Rippenbruch (durch einen Schlag oder Sturz).

Ein Druck auf die Nerven, die im Rückenmark wurzeln, kann einen scharfen Schmerz verursachen, der sich bis auf die Vorderseite des Brustkorbs ausdehnen kann. Solche Schmerzen können bei *Osteoarthritis* oder bei einer Verletzung der Wirbelkörper auftreten, seltener auch bei *Bandscheibenvorfall*.

Schmerzen in der Seitenwand des Brustkorbs können von *Pleurodynie* herrühren (einer Entzündung der Muskeln zwischen den Rippen und dem Zwerchfell, meist Folge einer Virusinfektion).

Herpes zoster (Gürtelrose) – ebenfalls eine Virusinfektion – ruft im Brustbereich – im Versorgungsgebiet eines befallenen Spinalnervs – einen gürtelförmigen Schmerz und Bläschenausschlag hervor.

Beim *Tietze-Syndrom* verursachen Überlastung oder Ermüdung (Mikro-) Brüche in Nähe der Gelenke der oberen Rippenknorpel und damit Schmerzen in der Vorderwand des Brustkorbs, die bei Bewegungen stärker werden.

Im Inneren des Brustkorbs kann B. von einer *Pleuritis* (Rippenfellentzündung) herrühren, die ihrerseits ihre Ursa-

BRUSTKRANKHEITEN

Probleme mit den Brüsten sind meist harmlos und sprechen prompt auf eine Behandlung an. Die schwerwiegendsten Ursachen sind Infektionen, Tumoren und Hormonstörungen.

INFEKTIONEN

Kommen außerhalb der Stillzeit kaum vor. Stillende Mütter können an *Mastitis* (Entzündung der Brustdrüsen) erkranken, meist durch einen blockierten Milchgang hervorgerufen. Unbehandelt kann daraus ein Abszeß entstehen.

TUMOREN

Der Brustknoten kann eine *Zyste* (mit Flüssigkeit gefüllter Hohlraum), ein *Fibroadenom* (Geschwulst aus Binde- und Drüsengewebe) oder ein anderer gutartiger Tumor sein, selten *Brustkrebs*.

HORMONSTÖRUNGEN

Viele Frauen kennen das Phänomen, daß ihre Brüste vor der *Menstruation* größer und schwerer werden; nach der Menstruation verschwinden diese Anzeichen wieder. Noch häufiger sind Schmerzen und Spannungsgefühle in der Brust, die kurz vor dem Eintreten der Menstruation auftreten oder Folge einer Hormonbehandlung sind. Hormonstörungen können – selten – eine sog. *Galaktorrhoe* (anomalen Milchfluß) verursachen. Bei Männern kann *Gynäkomastie* als Folge von Hormonstörungen oder einer medikamentösen Behandlung auftreten.

UNTERSUCHUNG

Veränderungen/Erkrankungen der Brust können durch Selbstuntersuchung oder bei einer ärztlichen Untersuchung festgestellt werden. Spezielle Untersuchungsmethoden sind Biopsie und Mammographie.

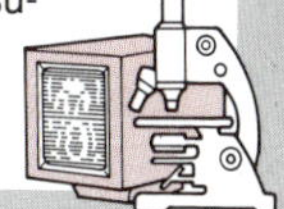

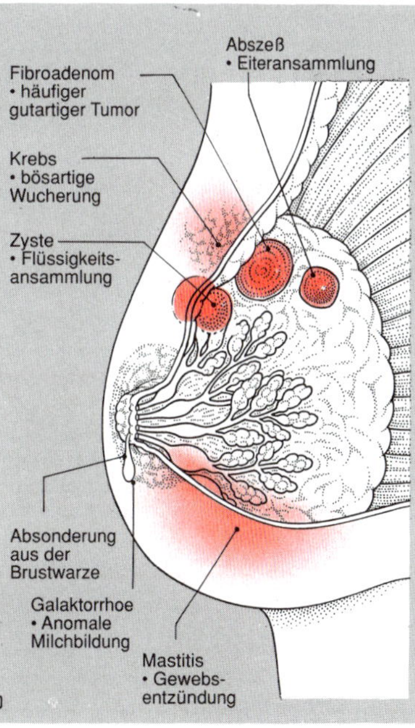

B

BRUSTSCHMERZEN Jeder Schmerz, der zwischen Hals und unterem Ende des Brustkorbs auftritt. Er kann dumpf und anhaltend, stechend, brennend oder drückend sein.

? Ist der Schmerz drückend UND/ODER strahlt er von der Brustmitte bis in den Hals, die Kiefer oder die Arme aus?

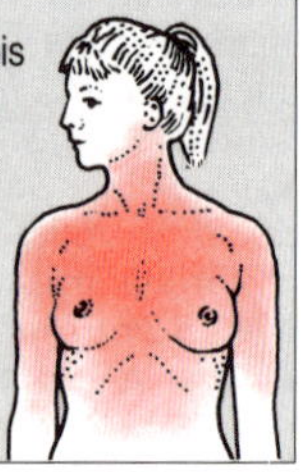

JA → Dauert der Schmerz trotz 15 Minuten Ruhepause weiter an?

JA → ☎ **NOTFALL!**
HOLEN SIE SOFORT ÄRZTLICHE HILFE!
Ein Herzinfarkt ist möglich.
siehe *Myokardinfarkt*

NEIN → Treten die Schmerzen bei Anstrengung auf? Haben Sie sie schon früher einmal verspürt?

JA → ☎
Rufen Sie unverzüglich Ihren Arzt!
Angina pectoris ist die wahrscheinlichste Erklärung für Ihre Schmerzen.
siehe *Angina pectoris*
→ *Koronare Herzkrankheit*

NEIN

NEIN

? Leiden Sie unter Atemnot?

JA → Haben Sie unlängst eine Operation oder eine Verletzung durchgemacht oder waren Sie kürzlich bettlägerig?

JA → ☎ **NOTFALL!**
HOLEN SIE SOFORT ÄRZTLICHE HILFE!
In den Gefäßen Ihrer Lunge kann ein Blutgerinnsel stecken.
siehe *Lungenembolie*

NEIN → Haben Sie Husten oder liegt Ihre Körpertemperatur über 38° C?

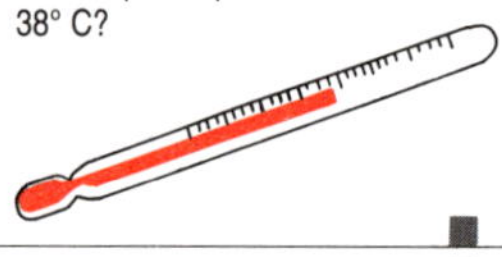

JA → ☎
Rufen Sie unverzüglich Ihren Arzt!
Die Symptome lassen auf eine Lungenentzündung oder Bronchitis schließen.
siehe *Bronchitis*
→ *Lungenentzündung*

NEIN → ☎
Rufen Sie unverzüglich Ihren Arzt!
Es könnte ein Lungenkollaps sein.
siehe *Pneumothorax*

NEIN

ACHTUNG
Jeder, bei dem sich erstmals starke Brustschmerzen einstellen, sollte unabhängig davon, ob er sich sonst krank fühlt oder nicht, sofort einen Arzt aufsuchen – es könnte sich um einen Herzinfarkt handeln.

Fortsetzung nächste Seite

B

? Wird der Schmerz schlimmer, wenn Sie schlucken, sich bücken oder hinlegen?

JA → Ihre Schmerzen können von Sodbrennen, von einem Krampf der Speiseröhre oder von einer anderen Funktionsstörung der Speiseröhre herrühren. Sprechen Sie mit Ihrem Arzt!

siehe *Hiatushernie*
→ *Ösophagospasmus*
→ *Ösophagitis*

NEIN

? Verspüren Sie brennenden Schmerz im unteren Brust- UND/ODER Oberbauchbereich?

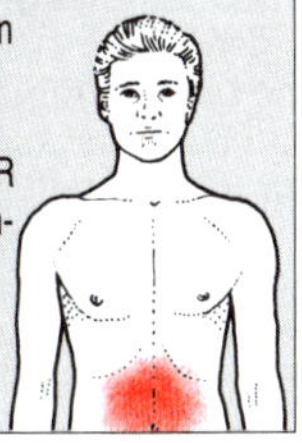

JA → Stellt sich der Schmerz meist kurz nach einer Mahlzeit, nach zuviel oder zu hastigem Essen oder nach zu fetten oder zu würzigen Speisen ein?

JA → Die wahrscheinlichste Erklärung für Ihre Schmerzen ist eine Magenerkrankung oder Verdauungsstörung. Haben Sie die Beschwerden regelmäßig, so sprechen Sie mit Ihrem Arzt.

siehe *Verdauungsstörung*

NEIN

NEIN

? Schmerzt es nur auf einer Seite?

JA → Hatten Sie kürzlich eine Brustverletzung oder einen schweren Husten?

JA → Eine Muskel- oder Bänderzerrung oder eine Verletzung eines Knorpels im Brustkorb ist wahrscheinlich die Ursache für Ihre Beschwerden.

siehe *Sportverletzungen*
→ *Muskelzerrung*
→ *Verstauchung*

NEIN

Ist der schmerzende Bereich druckempfindlich?

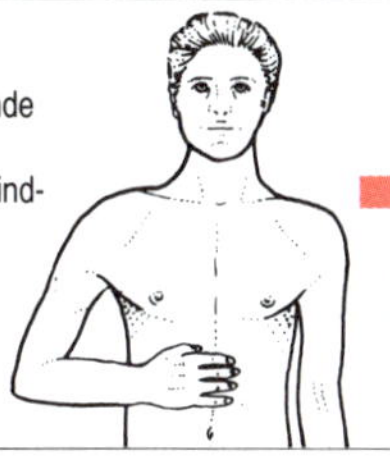

JA → Eine Muskel- oder Bänderzerrung …

NEIN

Haben Sie Schmerzen in der Haut, die unabhängig von der Atmung sind?

JA → Es kann sich um die sog. Gürtelrose – eine virale Nerveninfektion – handeln. Wenn sich nach einigen Tagen entlang der Schmerzlinie ein Bläschenausschlag bildet, ist diese Vermutung bestätigt. Sprechen Sie mit Ihrem Arzt.

siehe *Herpes zoster/Gürtelrose*

NEIN

NEIN

Wenn es Ihnen nach diesem Fließdiagramm nicht möglich ist, eine Diagnose zu erstellen, holen Sie baldmöglichst ärztlichen Rat ein.

B

DIAGNOSE BEI BRUSTSCHMERZ

Soll der Arzt die Ursache eines Brustschmerzes zuverlässig feststellen, braucht er genaue Informationen über die Stelle, die Dauer, die Intensität und die Art des Schmerzes (z.B. Brennen, Drücken, Stechen). Wichtig ist auch die Auskunft darüber, was den Schmerz lindert oder was ihn verschlimmert, sowie über weitere Symptome – z.B. ob Atembeschwerden aufgetreten sind. Anschließend wird der Arzt den Brustkorb mit einem Stethoskop abhorchen, eventuell schmerzende Stellen abtasten und gegebenenfalls weitere Diagnoseverfahren einleiten.

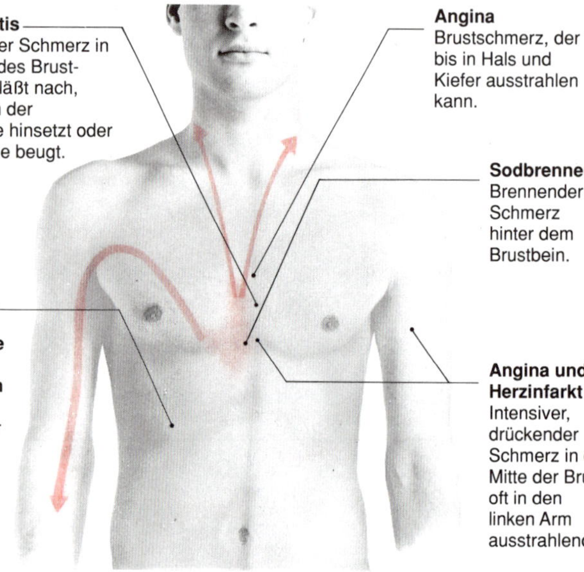

che in einer *Bronchitis*, *Pneumonie* oder, selten, in einer *Lungenembolie* (Blutpfropf in einer Lungenarterie) haben kann. Bei Pleuritis verschlimmert sich der B. beim Einatmen.

Maligne Lungentumoren (s. *Lungenkrebs*, *Mesotheliom*) können B. verursachen, wenn sie groß werden und auf das Rippenfell und die Rippen drücken.

Rückfluß der Magensäure aus dem Magen in die Speiseröhre kann *Sodbrennen* verursachen – einen brennenden Schmerz hinter dem Brustbein. Sodbrennen kann auch ein Symptom einer *Hiatushernie* sein.

Herzkrankheiten können ebenfalls Ursache von B. sein. Am häufigsten handelt es sich dabei um *Angina pectoris* – eine Unterversorgung des Herzmuskels mit Blut und Sauerstoff (meist als Folge einer *koronaren Herzkrankheit*). Der Kranke empfindet den Schmerz ähnlich wie Magenkrämpfe oder wie ein schweres Gewicht auf der Brust; der B. strahlt von der Brustmitte bis hinauf zum Hals, in den Kiefer oder in die Arme aus (meistens in den linken). Die Beschwerden treten oft bei köperlicher Anstrengung auf und lassen im Ruhezustand nach.

Bei *Herzinfarkt* (Schädigung des Herzmuskels infolge unzureichender Blutversorgung) verspürt der Patient ähnliche B.en wie bei Angina pectoris; doch sind sie stärker und halten länger an.

Bei akuter *Perikarditis* (Entzündung des Herzbeutels) empfindet der Kranke den B. in der Mitte des Brustkorbs; er kann so intensiv wie bei einem Herzinfarkt sein. Eine Linderung tritt ein, wenn sich der Kranke nach vorne lehnt. Die akute Perikarditis kommt selten vor; betroffen sind meistens junge Erwachsene während oder im Anschluß an eine Virusinfektion.

Bei *Mitralsegelprolaps* kann ein Stechen in der linken Seite des Brustkorbs auftreten. Angstzustände und emotionaler Streß können mit B. einhergehen (s. *Hyperventilation*, *Panikanfall*).

UNTERSUCHUNG UND THERAPIE

B.en, die nicht auf harmlose Verletzungen zurückzuführen sind, sollten ärztlich geklärt werden. Ob eine notärztliche Behandlung notwendig ist, hängt von der Art und von der Stärke des B.es sowie von den begleitenden Symptomen ab.

Die Behandlung des Brustschmerzes hängt von der Ursache ab. Bei einer Lungenentzündung werden *Antibiotika* verabreicht; bei einem bösartigen Lungentumor oder einer koronaren Herzerkrankung kann eine Operation erforderlich werden. (S.a. Fließdiagramm "Brustschmerzen")

Brustvergrößerung

s. *Mammaplastik*

Brustverkleinerung

s. *Mammaplastik*

Brustwandverletzung, penetrierende

Offene Verletzung des Brustkorbs, wobei Luft aus der Lunge austritt, so daß der betroffene Lungenflügel in sich zusammensackt (s. *Lungenkollaps*). Das Mediastinum (die Mittelteilung des Brustkorbs – der sog. Mittelfellraum) kann sich zur Seite verschieben und so einen teilweisen Kollaps auch des anderen Lungenflügels verursachen.

Folge einer p.n B. ist schwere Atemnot und ein lebensbedrohlicher Sauerstoffmangel; Erste Hilfe ist deshalb lebensrettend. Decken Sie die Wunde mit der Hand ab (legen Sie zunächst eventuell eine luftundurchlässige Folie – z.B. eine Plastiktüte – darauf). Wichtig ist, daß die Öffnung im Brustkorb abgedichtet wird, bis ärztliche Hilfe eintrifft.

Brustwarze

Auf der konisch geformten Erhöhung der B. (*F.* Mamille) etwas unterhalb der Brustmitte münden Ausführungsgänge der Brustdrüse und Talgdrüsen. Die B. liegt im Zentrum des ebenfalls stärker pigmentierten Warzenhofs. Während der *Schwangerschaft* nehmen Größe des Warzenhofs und seine Dunkelfärbung zu. In der Brustwarze befinden sich zahlreiche sensible Nervenendigungen, glatte Muskelzellen und elastische Sehnen, durch die bei Erregung eine Aufrichtung (Erektion) möglich ist.

STÖRUNGEN

Strukturelle Defekte der B.n sind selten; sie können fehlen oder entlang einer Milchleiste (von den Achselhöhlen zur Leiste) vermehrt auftreten. Auch Flach- oder Hohlwarzen werden beobachtet. Die letztere läßt sich als Stillhindernis manuell therapieren. Wenn sich jedoch eine ehemals normale B. nach innen stülpt, kann das ein Hinweis auf *Brustkrebs* sein.

Risse in den B.n kommen häufig während der letzten Schwangerschaftsmonate und in der Stillzeit vor. Tägliches Abwaschen und -trocknen sowie eine nachfolgende Behandlung mit einer geeigneten Salbe kann die Risse verhin-

BRUSTWARZE
Konische Erhöhung im Zentrum des Warzenhofs. Auf ihr münden die Ausführungsgänge der Brust- und Talgdrüsen.

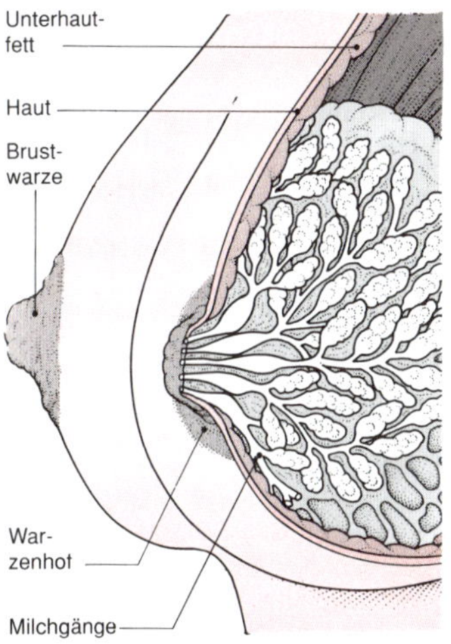

dern, die – außer daß sie schmerzhaft sind – auch zu einer infektiösen *Mastitis* führen können.

Ein B.n-Papillom ist eine gutartige Geschwulst, die an einem Stiel an der Haut festsitzt. Der *Paget-Krebs* erscheint anfangs als ein hartnäckiges B.n-*Ekzem*. Er wird von einem langsam wachsenden Krebs der Milchgänge verursacht und muß operativ entfernt werden.

Ein Ausfluß aus den B.n kann mehrere Ursachen haben. In der Frühschwangerschaft kann ein klarer, gelblicher Ausfluß auftreten; nach dem Abstillen kann er eine milchige Konsistenz haben. *Galaktorrhoe* (wenn Milch außerhalb der Schwangerschaft oder der Stillzeit austritt) kann von einer Hormonstörung herrühren, oder, seltener, von einer Galaktozele (einer Zyste unter dem Warzenhof). Ein eitriger Ausfluß weist auf einen *Abszeß* in der Brust hin, ein blutiger Ausfluß kann von einer *Fibroadenose* oder von Krebs verursacht sein.

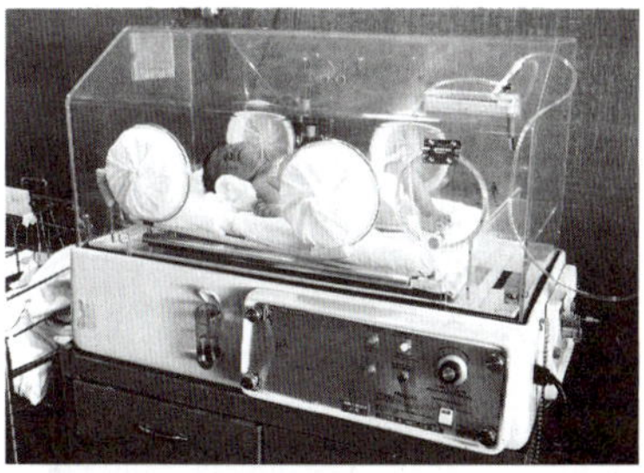

Frühgeburt im Brutschrank
Die Öffnungen ermöglichen den Umgang mit dem Kind, ohne daß das Klima im Brutschrank gestört wird.

Brutschrank

(*F.* Inkubator) Durchsichtiger Kunststoffbehälter, in dem der Sauerstoffgehalt, die Temperatur und die Luftfeuchtigkeit kontrollierbar sind, so daß für unreife oder kranke Neugeborene ideale Überlebensbedingungen geschaffen werden können. Ein B. stellt auch einen Schutz vor Infektionen dar, die durch die Luft übertragen werden. Es gibt Spezial-B.e für Intensivpflege, Transport etc.

Das Kind kann durch geeignete Öffnungen in der Wand des B.s angefaßt werden. Durch kleinere Öffnungen werden Kabelleitungen für Kontrollgeräte und Schläuche für die intravenöse Ernährung und Beatmung geführt.

Bruxismus

Rhythmisches Zähneknirschen oder -pressen, vor allem im Schlaf, aber auch – unbewußt – im Wachzustand. B. kann in jedem Alter auftreten. Die Hauptursachen sind emotionaler Streß, Unbehagen oder ein fehlerhafter Biß.

Andauernder B. kann zu einer verfrühten Abnutzung bis hin zum Verlust der Zähne führen und eine Versteifung der Kiefer verursachen. Wenn die Ursache des B. nicht behoben werden kann, helfen u. U. Beißplatten, die nachts getragen werden und die Folgeschäden mindern.

Bruzellose

Bakterielle Infektion, die von Nutztieren direkt oder über Molkereiprodukte auf den Menschen übertragen werden kann und eine fiebrige Erkrankung hervorruft.

URSACHEN UND VORKOMMEN

B. wird durch verschiedene *BRUCELLA*-Typen verursacht; der Mensch steckt sich von infizierten Rindern, Ziegen und Schweinen an. Am meisten gefährdet sind Landarbeiter, Tierärzte und Beschäftigte der Schlachthöfe. Die Bakterien gelangen durch Verletzungen oder durch Einatmen in den menschlichen Körper.

In Ländern, in denen Milch nicht pasteurisiert wird, kann der Genuß von Milch oder Molkereiprodukten – einschließlich Käse – zur Erkrankung führen. In den Industrieländern kommt die B. praktisch nicht mehr vor.

SYMPTOME

Bei der akuten B. kommt es zu hohem Fieber mit Schüttelfrost und Schweißausbrüchen. Weitere Symptome sind Kopfschmerzen, Appetitlosigkeit, Rückenschmerzen, Schwäche und Depressionen. Bei unbehandelter B. kann es in seltenen Fällen auch zu lebensgefährlichen Komplikationen kommen – etwa zu *Lungen-* oder *Hirnhautentzündung*.

Bei chronischer B. kehren die Anfälle im Abstand von Monaten oder Jahren immer wieder.

DIAGNOSE UND THERAPIE

Die B. kann durch einen Bluttest bestätigt werden. Behandelt wird mit *Antibiotika* und Bettruhe.

BSE

s. *Bovine spongiforme Enzephalopathie*

Bubonenpest

Beulenpest – die verbreitetste Form der *Pest*. Typisch für die B. sind Beulen (Lymphknotenschwellungen), die im Frühstadium der Erkrankung in den Achselhöhlen und in den Leisten entstehen.

Buckel

s. *Kyphose*

Budd-Chiari-Syndrom

Seltene Erkrankung, bei der die aus der Leber führenden Venen verengt oder blockiert sind; dadurch kommt es zu einem Blutstau und zu einer Leberschwellung. Die Folge ist *Leberversagen*, *portale Hypertension* (*Bluthochdruck in der Pfortader*) und ein Rückstau in den Blutgefäßen infolge des langsamen Blutflusses in der Leber.

Die Behandlung liegt in der Beseitigung der Ursache des Venenverschlusses, der von einem Blutpfropfen oder -klumpen, von einem Lebertumor oder auch von einer angeborenen Venenanomalie herrühren kann. Oft ist die Therapie nur begrenzt wirksam; wenn keine Lebertransplantation möglich ist, sterben die meisten Erkrankten innerhalb von zwei Jahren.

Buerger-Gangrän

Seltene Krankheit (*F.* Thromboangiitis obliterans), bei der es zur Entzündung von Arterien, Nerven und Venen in den Beinen und manchmal auch in den Armen kommt. Dadurch verengen sich die Blutgefäße; die Durchblutung der Zehen oder der Finger wird behindert, schließlich kann das Gewebe absterben (*Gangrän*).

Betroffen sind meistens Männer unter 45 Jahren, die viel rauchen. Die meisten von ihnen hatten schon einmal eine Venenentzündung (*Phlebitis*). Das Hauptsymptom sind Schmerzen in Händen und Füßen; die Hände werden bei Kälte zunächst weiß, dann blau und dann rot (s. *Raynaud-Phänomen*).

Das Fortschreiten der Krankheit läßt sich nur durch sofortiges Einstellen des Rauchens aufhalten. *Vasodilatatoren* (Arzneimittel, die die Blutgefäße weitstellen) werden manchmal verabreicht, doch helfen sie selten wirklich. Wenn

B

sich ein Gangrän entwickelt hat, müssen die befallenen Zehen oder Finger amputiert werden.

Bukkal
Begriff aus der oralen Anatomie, vom lateinischen Wort für Wange: zur Wange gerichtet, auf die Wange bezogen.

Bulbus
s. *Medulla oblongata*

Bulimie
Übermäßiges Eßbedürfnis; typisch sind Anfälle von Freßsucht mit nachfolgend absichtlich hervorgerufenem Erbrechen. Die Betroffenen verheimlichen ihr Verhalten oft, so daß meistens genaue Angaben über die Häufigkeit der B. nicht möglich sind. In der Regel leiden Mädchen und junge Frauen zwischen 15 und 30 Jahren an B.

URSACHEN

Die B. ist oft, aber nicht immer, eine Variante der *Anorexia nervosa* – einer Erkrankung, die sich durch übertriebenes Abmagerungsverhalten äußert. Kennzeichnend für beide Zustände ist eine geradezu pathologische Angst vorm Dickwerden. Personen, die monate- oder gar jahrelang zuwenig gegessen haben, entwickeln manchmal plötzlich eine Gier nach Essen und fangen an, sich vollzustopfen; doch die Angst vor dem Übergewicht bleibt bestehen. Das führt dazu, daß die Betroffenen gleich nach dem Essen ein Erbrechen hervorrufen. Manchmal nehmen sie auch große Mengen von Abführmitteln ein (zusätzlich oder anstatt des Erbrechens) – in der Absicht, das Gegessene so schnell wie möglich wieder aus dem Körper zu befördern. B. kann sich manchmal auch ohne vorangegangene Anorexie entwickeln.

SYMPTOME

Personen mit B. können ein völlig normales Körpergewicht oder lediglich ein leichtes Untergewicht haben – nur manchmal sind sie extrem mager. Die Eßanfälle und das darauffolgende selbsterzwungene Erbrechen können ein- oder mehrmals am Tag stattfinden. In schweren Fällen kann das wiederholte Erbrechen zur Entwässerung und starkem Kaliumverlust führen, so daß es zu Schwächeanfällen und Krämpfen kommt. Die Magensäure des Erbrochenen kann auf die Dauer auch die Zähne angreifen. Viele der Betroffenen leiden wegen des zwanghaften Verhaltens an Depressionen, die gelegentlich bis zum Selbstmord führen.

THERAPIE UND PROGNOSE

Erste Voraussetzung einer Behandlung ist die Einsicht und der eigene Wille zur Behandlung – ähnlich wie bei der Anorexia nervosa. Eine Kontrolle der Eßgewohnheiten durch eine dritte Person ist notwendig; manchmal ist auch eine *Psychotherapie* und eine Medikation mit *Antidepressiva* hilfreich. Bei vielen Patienten besteht noch Monate nach Abschluß einer Behandlung das Risiko eines Rückfalls.

Bulla
Große, mit Luft oder Flüssigkeit gefüllte Blase, meistens in der Lunge oder in der Haut.

Wenn bei jungen Erwachsenen Lungen-B.e vorkommen, handelt es sich meistens um einen angeborenen Defekt. Lungen-B.e, die sich im späteren Erwachsenenalter entwickeln, sind meistens Folge einer Lungenerkrankung (Lungen-*Emphysem*), bei der die Alveolen (die Lungenbläschen) sich ausdehnen und verbinden.

Haut-B.e sind einfach große Wasserblasen.

Bundesärztekammer
s. *Ärztekammer*

Buphthalmus
Folge eines zu hohen Augeninnendrucks bei Kleinkindern wegen eines angeborenen *Glaukoms*: Der Augapfel ist groß und steht vor. Meistens ist eine Operation erforderlich, um den Augeninnendruck zu reduzieren; andernfalls ist die Sehkraft des Kindes gefährdet.

Burkitt-Lymphom
Krebs des Lymphgewebes, bei dem sich ein oder mehrere Tumoren in Kiefer, Bauch oder an beiden Stellen bilden.

VORKOMMEN

Die Krankheit ist fast ausschließlich auf Kinder aus unterentwickelten und feuchten tropischen Gegenden Afrikas und Neuguineas beschränkt. In höherem Alter ist das B.-L. vereinzelt in Nordamerika und Europa vorgekommen.

URSACHEN

Experten nehmen an, daß es sich bei den Tumoren um eine ungewöhnliche Reaktion auf die Infektion mit einem weitverbreiteten Virus, dem sog. Epstein-Barr-Virus, handelt. In Afrika ist die Verbreitung des B.-L.s ähnlich der Verbreitung von *Malaria*. Es wird angenommen, daß eine vorangegangene Malaria-Erkrankung dazu führt, daß der Organismus auf die Infektion mit dem Epstein-Barr-Virus anders als sonst reagiert und daß dadurch der Tumor entsteht.

THERAPIE

Mit *Chemotherapie* oder Bestrahlung können etwa 80 Prozent aller behandelten Fälle vollständig oder zumindest teilweise geheilt werden.

Bürokrankheit, amerikanische
Gruppe von Symptomen, über die zuweilen Menschen klagen, die in modernen Bürogebäuden arbeiten; z.B. Antriebsverlust, Kopfschmerzen und trokkene, juckende Augen, Nase oder Hals.

Die Ursachen der a.n B. sind unbekannt. Klimaanlagen, passives Rauchen, das Fehlen einer natürlichen Belüftung und Mangel an Tageslicht, aber auch psychologische Faktoren – zum Beispiel Frust darüber, daß man die Temperatur und Belüftung in der eigenen Umgebung nicht beeinflussen kann – dies alles könnte zu den Ursachen zählen. Auch die Beleuchtung mit Leuchtröhren wurde – wenn auch nicht sehr überzeugend – als Grund für die a.B. genannt.

Versuche, das Arbeitsklima zu verbessern, z.B. durch Einsatz von sog. Ionisatoren, waren bisher erfolglos. Eine Änderung der Verhältnisse am Arbeitsplatz ist vermutlich die beste Lösung.

Bursa
Mit einer geringen Menge Flüssigkeit gefüllter Beutel, der an bestimmten Stellen des Körpers wie ein Kissen einen wiederholt entstehenden Druck mildert oder Gleitbewegungen fördert, z.B. als Bursa omentalis zwischen Magen und Bauchhöhlenrückwand oder als Schleimbeutel in Nachbarschaft von Gelenken, wo Sehnen oder Muskeln Knochen unmittelbar aufliegen. Die wichtigsten B.e befinden sich am Knie, am Ellenbogen und an der Schulter. Eine *Fußballenentzündung* erzeugt eine verdickte B. an der Basis des großen Zehs.

Bursitis
Entzündung eines Schleimbeutels (*F. Bursa)*, begleitet von Schmerzen und Schwellungen, die durch die Flüssigkeitsansammlung hervorgerufen werden. Die B. entsteht meistens durch Druck, Reibung oder eine leichte Verletzung der Gelenkhaut; seltener infolge einer bakteriellen Infektion.

FORMEN

Die präpatellare B. ("Dienstmädchenknie") kommt von langem Knien auf hartem Boden; die Tibialtuberkel-B. ("Pfarrersknie") vom langen Knien auf steilen Böden (z.B. Stufen); die olekrane B. ("Studentenellenbogen") vom ständigen Druck der Ellenbogen auf Arbeitsplatten oder -tische. Eine weitere häufige Form ist die subdeltoide B., von der die Schulter betroffen ist und die – unbehandelt – zur *Schultersteife* führen kann.

THERAPIE

Die geläufige Behandlung ist Ruhe. Normalerweise vergeht die B. innerhalb

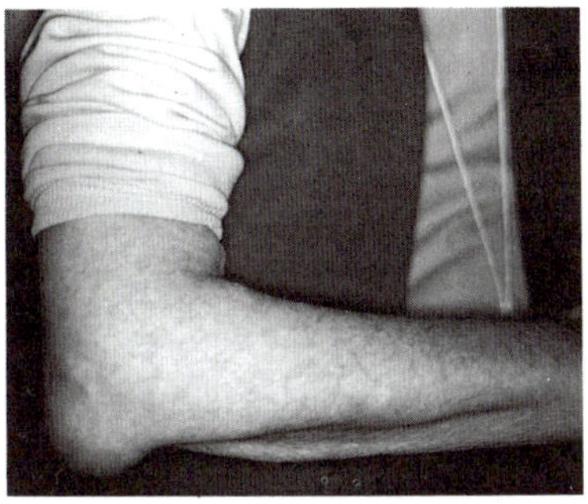

Ellenbogenbursitis
Rund um das Ellenbogengelenk bildet sich eine Schwellung, die mit Flüssigkeit gefüllt ist.

weniger Tage, wenn die Flüssigkeit wieder vom Blut aufgenommen wird. Eispackungen können den Schmerz lindern. Bei bakterieller B. ist eine *Antibiotika*-Behandlung erforderlich.

Wenn die Schwellung anhält, kann der Arzt die Flüssigkeit mit einer Spritze absaugen und anschließend für einige Tage einen Druckverband anlegen, damit sich die Flüssigkeit nicht wieder sammelt. Manchmal werden auch Kortikosteroide gespritzt.

In seltenen, wiederkehrenden Fällen der B. kann die Bursa durch einen kleinen chirurgischen Eingriff entfernt werden. Dabei wird unter Vollnarkose ein kleiner Einschnitt in die Haut über der Bursa gemacht und die Auskleidung des Beutels entfernt, damit sie nicht wieder nachwächst.

Bursitis praepatellaris

s. *Bursitis, Putzfrauenknie, Dienstmädchenknie*

Bypass-Operation

Operation zur Umgehung einer Blockierung oder Verengung einer Arterie, Vene oder von Teilen des Verdauungstrakts.

ARTEN

Bei *Atherosklerose* sind die Arterien verengt oder blockiert; meistens sind es die Halsschlagadern, die Koronararterien (Herz) und die iliofemoralen (in die Beine führenden) Arterien. Solche Verschlüsse lassen sich umgehen, indem synthetische Schläuche oder Teile von Arterien oder Venen (die zuvor dem Patienten entnommen werden) als Umleitung eingesetzt werden.

Es wurde auch schon der Versuch unternommen, im Gehirn einen B. zu legen, indem die Stellen über dem blokkierten Bereich mit einer Halsarterie verbunden wurden. Dieser sog. Extrakranial-introkranial-Bypass war bisher allerdings wenig erfolgreich und wird heute nur selten angewendet.

Venen-B.-O.en werden am häufigsten bei Leberkranken mit *portaler Hypertonie* (erhöhter Druck in den vom Verdauungstrakt ableitenden Venen) und bei blutenden *Ösophagusvarizen* (vergrößerte Venen des unteren Abschnitts der Speiseröhre) durchgeführt. Diese Art Bypass wird als "*Shunt*" bezeichnet.

Darm-B.-O.en werden meistens bei Krebskranken angelegt. Wenn sich ein Tumor bereits zu stark ausgeweitet hat und operativ nicht entfernt werden kann, können durch ein Verbinden der Stellen zu beiden Seiten der Blockierung die Beschwerden gelindert werden. Ein blokkierter Gallengang kann etwa weiter unten in den Darm eingeleitet werden.

Innere B.-O.en zur Behandlung von Fettsucht wurden inzwischen weitgehend von Operationen abgelöst, mit denen die Aufnahmefähigkeit des Magens verringert wird. (S.a. *Gefäßplastik, rekonstruktive; Koronararterienbypass*)

Byssinose

Lungenkrankheit, hervorgerufen von einem unbekannten Erreger im Staub, der bei der Verarbeitung von Flachs, Baumwolle, Hanf oder Sisal entsteht. B. war früher vor allem in England unter den Beschäftigten der Baumwollspinnereien verbreitet. Dank der verbesserten Kontrolle der Staubentstehung in der modernen Textilindustrie kommt B. heute nur selten vor; in Indien und anderen Entwicklungsländern ist sie jedoch noch häufig.

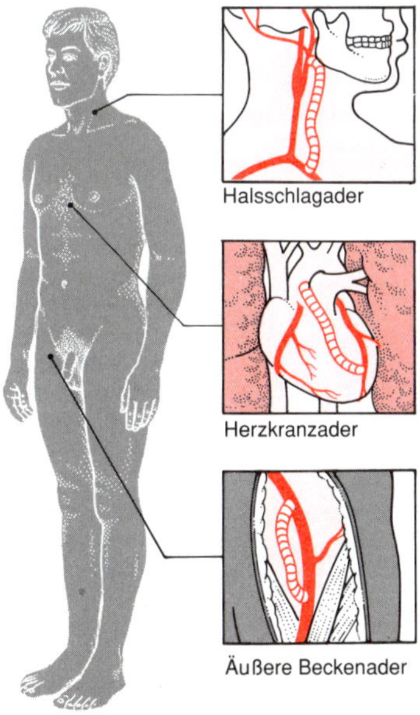

Häufige Bypass-Stellen
Die Halsschlagader (Karotis), Herzkranz-(Koronar-)Arterie und Beckenarterie sind die häufigsten Bypass-Stellen.

SYMPTOME

Engegefühl in der Brust und Kurzatmigkeit, die chronisch werden kann. Anfangs stellen sich die Symptome vor allem zu Beginn der Arbeitswoche ein; mit der Zeit treten die Beschwerden aber an jedem Werktag auf. Bei chronischer B. (deren Risiko durch Rauchen noch vergrößert wird) hält die Kurzatmigkeit auch außerhalb des Arbeitsplatzes an. Ist die Lungenschädigung bereits stark fortgeschritten, kann es zur Lungeninsuffizienz (s. *respiratorische Insuffizienz*) kommen – doch dies ist selten der Fall.

THERAPIE UND VORBEUGUNG

Bronchodilatatoren und andere *Asthma*-Medikamente lindern die Symptome, doch die eigentliche Lösung des Problems liegt in der Vorbeugung. Dazu gehört vor allem eine geeignete Behandlung der Rohtextilien vor der Weiterverarbeitung, eine Verminderung des Staubaufkommens und das Tragen von Atemmasken. B. ist eine anerkannte Berufskrankheit mit den entsprechenden gesetzlich geregelten Entschädigungen.

C

Cadmiumvergiftung
Toxische Effekte von Cadmium, eines zinnähnlichen Metalls. Vergiftungserscheinungen durch Einatmen von Cadmiumstaub oder -rauch sind bei Industriearbeitern eine Berufskrankheit. Die Auswirkungen variieren je nach Dauer und Intensität des Kontakts mit Cadmium. Akutes und direktes Ausgesetztsein kann zu *Pneumonitis* (einer Lungenentzündung) führen, Exposition über lange Zeit kann *Steine* (*F.* Calculi) insbesondere in den Harnwegen (s. *Harnstein; Nierenstein*), *Nierenversagen* oder *Emphysem*-Bildung (permanente Lungenschädigung) verursachen.

C. kann aber auch durch den Verzehr von Gemüse aus mit Cadmium verseuchten Anbaugebieten oder den Genuß von Getränken aus Behältern mit Cadmiumauskleidung entstehen. Cadmium wird im Organismus ein Leben lang gespeichert, vor allem in den Nieren. Obwohl bei Tieren ein Zusammenhang von Cadmium und Bluthochdruck festgestellt wurde, konnte dieser Kausalzusammenhang bisher beim Menschen nicht nachgewiesen werden.

Caecum
Blind beginnender und sehr weitlumi-ger Teil des Dickdarms, der eigentliche "Blinddarm". Er ist verbunden mit dem letzten Teil des Dünndarms (*Ileum*) und dem aufsteigenden Dickdarm (*Kolon*).

Von ihm zweigt ein kurzer Fortsatz ab, der üblicherweise als "Blinddarm" bezeichnet wird, aber genaugenommen nur der "Wurmfortsatz" des Blinddarms (C.) ist (*F. Appendix vermiformis*, s.a. *Verdauungssystem*).

Café-au-lait-Fleck
Milchkaffeefleck. Kaffeefarbene Flekken, die sich überall auf der Haut entwickeln können, meist oval und bis zu mehrere Zentimeter groß. Sind nur einige vorhanden, ist das in der Regel bedeutungslos.

Eine größere Anzahl kann auf eine *v. Recklinghausen-Krankheit (F. Neurofibromatose)* hinweisen, eine Erbkrankheit, die sich in den Umhüllungen der Nervenfasern manifestiert. In diesem Fall ist zusätzlich meist eine Vielzahl kleiner Knötchen in und auf der Haut der Betroffenen vorhanden.

Caisson-Krankheit
s. *Dekompressionskrankheit*

Calcitonin
s. *Kalzitonin*

Calcium
s. *Kalzium*

Calciumantagonisten
s. *Kalzium(kanal)blocker*

Calculus
s. *Stein*

Calculus dentis
Zahnstein. Die verhärteten und verkrusteten Ablagerungen an Zahnkronen und -wurzeln. Sie entstehen durch Ablagerungen von Mineralsalzen aus dem Speichel in schon vorhandener *Plaque*. Kalzium und Phosphor machen etwa 70 Prozent des Calculus aus, der Rest besteht aus organischen Stoffen und Bakterien.

ARTEN

Supragingivaler C.d. ist meistens weiß oder gelblich und bildet sich oberhalb des Zahnfleisches auf dem Schmelz oder der Zahnkrone, meist in den Zwischenräumen, auf der Rückseite der unteren Schneidezähne und außen an den oberen Backenzähnen, also in der Nähe der Speicheldrüsen.

Subgingivaler C.d. entsteht unter dem Zahnfleisch und zwar gleichmäßig auf allen Zähnen. Er ist, wahrscheinlich wegen seines Gehalts an Speiseabbauprodukten, bräunlich bis schwarz und leicht sichtbar, wenn das Zahnfleisch angehoben wird. Er kann auch als dunkler Fleck durch das Zahnfleisch schimmern. Beide Arten des C.d. sind hart und deshalb sehr schwer zu entfernen, wegen seiner Lage und je nach Verkalkungsgrad der subgingivale C.d. schwieriger als der supragingivale C.d.

AUSWIRKUNGEN UND THERAPIE

Da der C.d. porös ist, kann er nicht absolut saubergehalten werden und wird in zunehmendem Maße von Plaque überdeckt (Zahnbelag). Toxische Bestandteile der Plaque verursachen Zahnfleischreizungen und -entzündungen und können zu Zahnfleischschwund führen sowie zur Lockerung der Zähne (s. *Parodontitis*/Paradontose). *Zahnsteinentfernung* durch den Zahnarzt in regelmäßigen Abständen und Beseitigung potentieller C.-d.-herde (wie z.B. mangelhaften Füllungen) sowie regelmäßige und sorgfältige Zahnpflege/*Mundhygiene* sind sehr wichtig, um die Ausbreitung von Zahnstein zu verlangsamen bzw. dessen Neubildung zu verhindern.

Calculus der Harnwege
s. *Harnstein (Harnkonkrement)*

Callositas
s. *Hornschwiele*

Callus, Haut
s. *Hornschwiele*

Callus, Knochen
s. *Knochenkallus*

Candidiasis
(auch *F.* Candidose) Infektion durch den Pilz *CANDIDA ALBICANS*, bekannt als (Mund-)Soor/Soormykose (*F.* Candidamycosis/Kandidamykose oder Moniliose). Der Pilz befällt bevorzugt die Vagina, aber auch die Mundschleimhaut oder nässende Haut.

URSACHEN UND VORKOMMEN

Der Pilz ist in Vagina und Mund vorhanden, wird dort aber von der gesunden Bakterienflora unter Kontrolle gehalten. Gerät diese z.B. durch eine Behandlung mit *Antibiotika* oder bei geschwächter Widerstandskraft des Organismus und dadurch bedingter erhöhter Infektionsanfälligkeit außer Balance, dann kann der Pilz sich übermäßig ausbreiten.

Bestimmte Stoffwechselstörungen wie insbesondere *Diabetes mellitus*, aber auch die normalen hormonalen Veränderungen bei Schwangerschaft oder Einnahme *oraler* Kontrazeptiva können ebenfalls ein übermäßiges Wachstum des Pilzes *CANDIDA ALBICANS* fördern.

C. kann durch Geschlechtsverkehr mit infizierten Partnern übertragen werden. (In England z.B. werden jährlich 60 000 solcher Fälle klinisch registriert.) Die Infektion befällt sehr viel mehr Frauen als Männer. C. am Penis kommt nur selten vor, vorwiegend aber bei Männern ohne Zirkumzision (Beschneidung).

C. breitet sich von den Genitalien oder dem Mund auf nässende Körperstellen aus. Sie kann auch den Magen-Darm-Trakt befallen, wenn das Immunsystem nicht normal funktioniert. Bei Kindern tritt C. zuweilen zusammen mit dem Windelausschlag auf.

SYMPTOME

Vaginale C. verursacht oft dicklich weißen "hüttenkäseartigen" Ausfluß, vaginalen Juckreiz und Beschwerden beim Wasserlassen. Manche Frauen haben jedoch überhaupt keine Beschwerden. Bei Penis-C. kommt es oft zur Balanitis (Eichelentzündung). Mundsoor ist durch cremig-gelbliche Pusteln im Mund zu erkennen. Bei Infektion auf der Haut oder bei Babys im Windelbereich entsteht juckender, geröteter Ausschlag mit weißen, flockigen Stellen.

DIAGNOSE UND THERAPIE

Die Diagnose erfolgt durch Untersuchung von Ausfluß- oder Pustelabstrichen. Zur Behandlung werden *Antimykotika* wie Nystatin, Clotrimazol, Miconazol oder Econazol verabreicht, in der Regel in Form von Vaginalzäpfchen oder Salben zum Auftragen auf die befallenen Stellen. Zur Vermeidung von Neuinfektionen werden meist die Sexualpartner gleichzeitig behandelt .

Die Therapie ist weitgehend erfolgreich, aber die Infektion kehrt auch häufig wieder. Menschen mit einer Neigung zu C. müssen besonders darauf achten, daß die Haut so trocken wie möglich ist. Frauen, welche die "Pille" nehmen, ist ein Wechsel zu nichthormonalen Verhütungsmethoden zu empfehlen.

Caninus

Eckzahn; s. *Zähne*

Cannabis

Psychoaktive Zubereitung aus Bestandteilen des (meist indischen) Hanfs *CANNABIS SATIVA*. (S.a. *Haschisch, Marihuana*)

Capgras-Syndrom

Wahnvorstellung (Delusion), daß sich mit der Person eines Verwandten oder Freundes ein Betrüger/Hochstapler identifiziere, auch als "Doppelgänger-Illusion" bekannt. Kommt am häufigsten bei paranoider *Schizophrenie* vor, aber auch als Folge organischer Erkrankungen (s. *Hirnsyndrom, organisches*) und *Gemütskrankheiten*.

Capistratio

s. *Phimose*

Capsula

s. *Organkapsel*

Capsulitis

Entzündung der Kapsel eines Organs oder Gelenkes. Die Entzündung der Schultergelenkskapsel ist charakteristisch für die sog. *schmerzhafte Schultersteife*.

Captopril

(z.B. *Lopirin*® +)

Erstes Therapeutikum einer Gruppe neuer Arzneimittel, der sog. *ACE-Hemmer*, zur Behandlung von *Hypertonie* (Bluthochdruck) und *Herzfehlern*.

Caput

s. *Kopf*

Carbamazepin

(z.B. *Tegretal*® +)

Seit 1960 verwendetes Antikonvulsivum, chemisch verwandt mit den trizyklischen *Antidepressiva*.

WARUM ES VERWENDET WIRD

C. vermindert die Wahrscheinlichkeit von Anfällen infolge krankhafter Nervenimpulse an das Gehirn. Es wird v. a. in der *Epilepsie*-Langzeittherapie verwendet und hat nicht so starke Sedativwirkungen wie viele andere Antikonvulsiva. Außerdem wird es zur Linderung von *Neuralgie* (d.h. bei regelmäßig auftretenden Schmerzzuständen infolge Nervenschädigungen oder -reizungen) verschrieben.

MÖGLICHE NEBENWIRKUNGEN

Stark beruhigende Wirkung kann möglicherweise eintreten, besonders in Kombination mit Alkohol.

Carbidopa

(*z.B. Nacom*®)

Decarboxylase-Blocker, der in Kombination mit *Levodopa* als relativ nebenwirkungsfreies Antiparkinsonmittel verwendet wird. Die Veringerung der Nebenwirkungen (z.B. Herzrhythmusstörungen) wird dadurch erreicht, daß C. die Decarboxylierung von Levodopa verhindert und dieses somit nicht durch die Bluthirnschranke hindurchtreten kann.

Carbimazol

(*Carbimazol*® +)

Arzneimittel zur Behandlung von *Hyperthyreose* (Schilddrüsenüberfunktion), das mehrere Wochen lang eingenommen werden muß, ehe es voll zur Wirkung kommt. Deshalb werden zur zwischenzeitlichen Symptomkontrolle oft zusätzlich *Betablocker* verordnet. Langzeitbehandlungen mit C. können die Produktion der roten Blutkörperchen durch das Knochenmark vermindern. Deshalb sind regelmäßige Blutuntersuchungen nötig. Als weitere Nebenwirkungen können Kopfschmerzen, Schwindel, Gelenkschmerzen sowie Übelkeit auftreten.

Carboanhydratase-hemmstoffe

werden heute kaum noch als Diuretika, dagegen als Mittel zur Glaukombehandlung eingesetzt.

Carcinoma

s. *Krebs*

Carcinoma ventriculi

s. *Magenkrebs*

Cardio-pulmonäre Reanimation

s. *Herz-Lungen-Wiederbelebung*

Caries

s. *Karies*

Cartilago

s. *Knorpel*

Castellani-Geschwür

Tropisches Geschwür, Sandgeschwür, Marmarikageschwür. Hartnäckiger Haut- und Gewebeverlust durch Infektion, der vor allem in den Tropen auftritt, am häufigsten bei Unterernährung.

Die klassische Erscheinungsform ist der Befall einer Schnittwunde oder Hautschürfung (meist nach einer Verletzung am Fuß oder Bein) durch verschiedene Bakterien.

Die Infektion breitet sich unter der Haut aus, das betroffene Gewebe stirbt ab, schält sich, und das Geschwür liegt offen.

Die Behandlung erfordert *Antibiotika*gaben und eiweißreiche Ernährung. Mit diesen Maßnahmen heilt das Geschwür normalerweise ab, es können aber Vernarbungen und Entstellungen zurückbleiben.

Ähnliche Geschwüre können auch die Folge spezifischer Infektionen sein, wie der Haut-*Diphtherie*, der kutanen *Leishmaniase* und von Frambösie. Die Behandlung ist dieselbe, die Medikamente sind dem jeweiligen Bakterienbefall anzupassen.

Um C.-G.e zu vermeiden, ist es besonders wichtig, jede Schnittwunde oder Aufschürfung sofort gründlich auszuwaschen und mit einem sterilen Verband zu bedecken.

CAT-Aufnahme

Abk. für **C**omputer-**A**xial-**T**omographie. Gebräuchlicher ist dafür heute allgemein die Bezeichnung bzw. Abkürzung *Computertomographie (CT)*.

Cauda equina

Nervenfaserbündel, das vom Ende des Rückenmarks das untere Drittel des Rükkenmarkskanals (den zentralen Raum in der Wirbelsäule) durchzieht. Seine Form wird üblicherweise als "pferdeschwanzähnlich" beschrieben.

Cavitas tympanica

s. *Tympanum*

Cefaclor

(z.B. *Panoral*® +)

Gebräuchliches Antibiotikum vom *Cephalosporin*-Typ.

CERVIX-BIOPSIE

Hat ein Portioabstrich wiederholt fragwürdige, unklare Befunde ergeben, wird zur Klärung eine Scheidenspiegelung (Kolposkopie) und eine gezielte Entnahme verdächtiger Gewebebereiche (Biopsie) vorgenommen. Ist der verdächtige Bezirk nicht völlig einsehbar, wird durch eine Konisation (Konusbiopsie) ein größerer kegelförmiger Gewebsbezirk der Portio vaginalis entnommen; dieses Verfahren dient sowohl der Diagnose als auch der Behandlung.

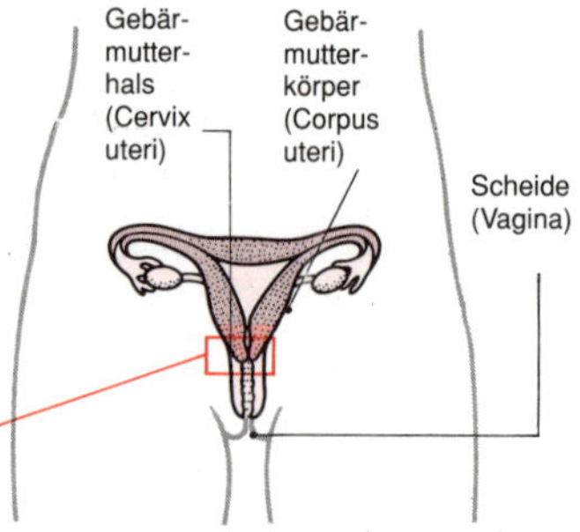

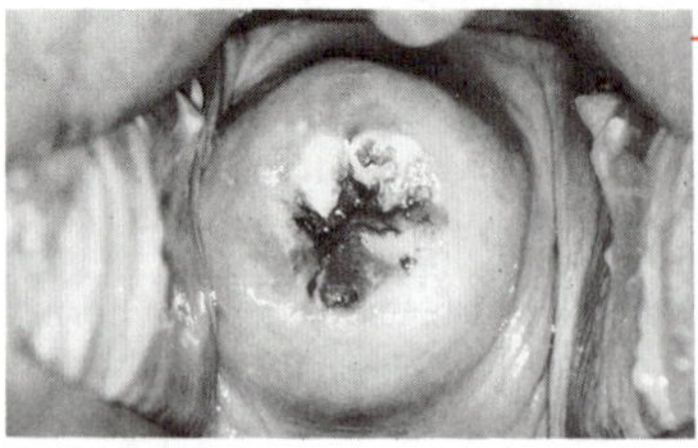

Cervix uteri
Die Photographie zeigt das Aussehen der Cervix uteri , nachdem an ihrer Spitze eine Biopsieprobe entnommen wurde.

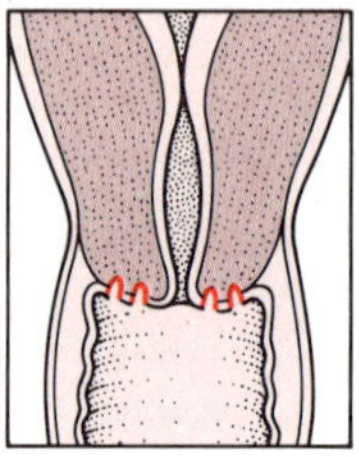

Knipsbiopsie
Weist die Cervixschleimhaut wenige umschriebene, fragwürdige Stellen auf, genügt manchmal die Entnahme von winzigen Gewebestücken zur weiteren Abklärung.

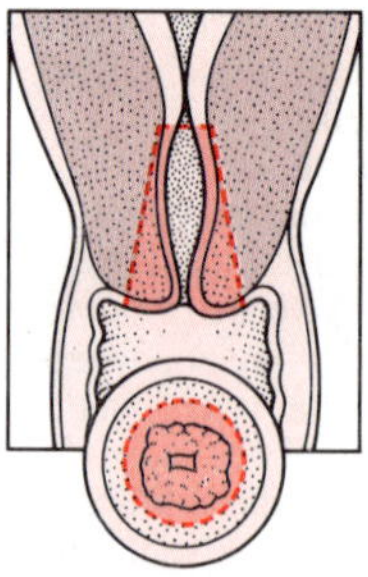

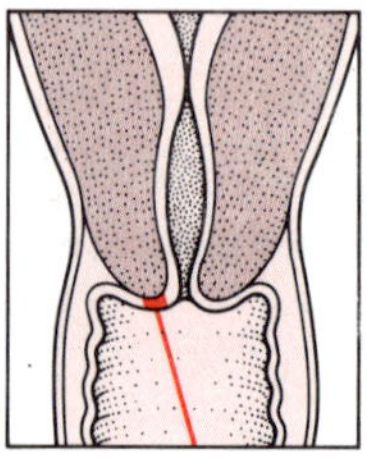

Konisation
Unter Vollnarkose wird mit einem Skalpell ein kegelförmiges Gewebestück aus der Cervix uteri (an einer Stelle mit verdächtigen Zellen) entnommen. Der entstandene Krater wird mit Restgewebe überzogen oder offen gelassen, die Blutung entweder durch Diathermie oder Vereisung gestillt. Mit Laserstrahlen (links) kann verdächtiges Gewebe zerstört werden.

Cefalexin

(z.B. *Oracef*® +)

Gebräuchliches Antibiotikum vom *Cephalosporin*-Typ.

Celsius-Skala

Dezimalskala der Temperaturmessung zwischen 0°C (Gefrierpunkt) und 100°C (Siedepunkt von Wasser). Die Körpertemperatur entspricht 37°C, das sind 98,6°F der in den angelsächsischen Ländern noch üblichen Fahrenheit-Skala mit ihrem Gefrierpunkt bei 32°F und dem Siedepunkt bei 212°F (s. Abb. unten).

Benannt nach dem schwedischen Astronomen Anders Celsius (1701-1744); in Amerika und England wird dafür auch oft noch die (formell als veraltet geltende) Bezeichnung "Centigrade" benützt.

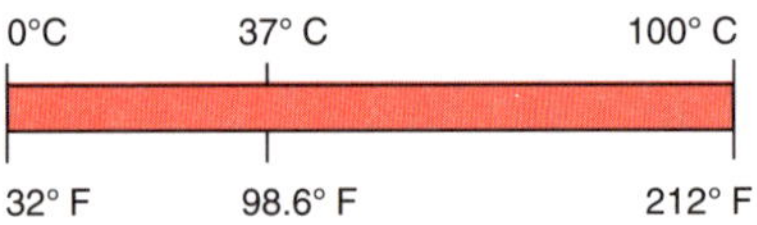

Zur Umrechnung von Fahrenheit in Celsius wird 32 abgezogen und mit 0,56 bzw. 5/9 multipliziert. Celsiusgrade in Fahrenheitgrade umzurechnen, erfordert die Multiplikation mit 1,8 bzw. 9/5 und die Addition von 32. (S.a. *Fahrenheit-Skala*)

Cephalicus

Cephalisch/zephalisch, den Kopf betreffend, wie z.B. cephalisches Erscheinen (Kopflage) bei der *Geburt*.

Cephalosporin(e)

Cefaclor (z.B. *Panoral*® +)

Cefadroxil (z.B. *Bidocef*® +)

Cefalexin (z.B. *Oracef*® +)

Cefamandol (z.B. *Mandokef*® +)

Cefixim (z.B. *Cephoral*® +)

Ceftibuten (z.B. *Keimax*® +)

Cefuroxim (z.B. *Elobact*® +)

Gruppe von *Antibiotika* auf der Grundlage des Pilzes *CEPHALOSPORIUM ACREMONIUM*, der 1948 auf Sardinien entdeckt wurde. Seitdem ist eine große Anzahl synthetischer C.-Arzneimittel gegen eine breite Skala von Infektionserregern entwickelt worden.

WARUM SIE VERWENDET WERDEN
C.e werden in großem Maße zur Bekämpfung von Ohr-, Rachen- und Atemwegs-Infektionen eingesetzt und haben sich außerdem bei der Behandlung von Infektionen der Harnwege als sehr wirksam erwiesen (diese sind oft überaus resistent gegen Behandlungen mit Antibiotika vom Penicillin-Typ), ebenso wie bei der gegen andere Antibiotika resistenten Gonorrhoe (Tripper). Gelegentlich werden sie auch nach Operationen zur Verhinderung von Wundinfektionen verabfolgt.

Ferner können Antibiotika dieser Gruppe Patienten verschrieben werden, die auf solche vom Penicillin-Typ allergisch reagieren; allerdings sind etwa 10 Prozent der Patienten auch gegen Cephalosporin allergisch.

WIE SIE WIRKEN
C.e hemmen die Entwicklung der Bakterienzellwände und verhindern die Produktion von Proteinen in den Bakterien, wodurch diese absterben. Einige Bakterienarten produzieren allerdings ein Enzym, das einige der älteren Formen von C.en inaktivieren kann; die neueren C.e jedoch bleiben von diesem Enzym unbeeinträchtigt.

MÖGLICHE NEBENWIRKUNGEN
Bei manchen Personen treten als Nebenwirkungen allergische Reaktionen mit Ausschlag, Jucken und Fieber auf. Sehr selten ist ein *anaphylaktischer Schock* zu beobachten (eine schwere allergische Kollaps-Reaktion).

Cerebellum

s. *Kleinhirn*

Cerebrum

s. *Großhirn*

Cervix

Anatomische Bezeichnung für Hals (z.B. den Zahnhals, C. dentis; Blasenhals, C. vesicae urinariae).

Cervix uteri

Zervix, Collum uteri, Gebärmutterhals. Kleines, zylindrisches Organ von einigen cm Länge und weniger als 2,5 cm Durchmesser, das den unteren Abschluß und zugleich die Öffnung der Gebärmutter (Uterus) in die Scheide (Vagina) darstellt. Durch die C.u. verläuft axial der Zervikalkanal, durch den der in das Scheidengewölbe ejakulierte Samen in den Uterus bzw. Blut und abgestoßene Uterusschleimhaut bei der Menstruation in die Scheide gelangen. Während der Geburt ist die C.u. passiver Abschnitt des Geburtskanals und wesentliches physiologisches Geburtshindernis (s.a. *Menstruation*, *Geburt*). Die C.u. besteht aus mit glatter Muskulatur durchsetztem Fasergewebe, wodurch ein gut verform- und dehnbarer Schließmechanismus (Sphinkter) gebildet wird.

FUNKTION

Nach der Pubertät sondern Drüsen Schleimsekrete in den Kanal ab. Deren Funktion ist es, den Spermien den Zugang in den als Spermareservoir fungierenden oberen Uterus zu erleichtern. In der Mitte des Menstruationszyklus wird dieses Sekret dünnflüssiger und erleichtert somit den Durchgang von Spermien. In der C.u. sind diese geschützt und werden von dem Sekret auch energetisch mitversorgt.

In der Schwangerschaft vergrößert sich das gesamte Muskelgewebe der C.u., sie streckt sich und schützt gegen den Verlust des Fetus. Gegen Ende der Schwangerschaft verkürzt sie sich in Erwartung der Wehen und der Geburt wieder, während der Wehen weitet sie sich bis zu einem Durchmesser von 10 cm (in der gynäkologisch-geburtshilflichen Fachsprache die Phase der "Eröffnung" genannt), das Kind kann geboren werden. Kurz nach der Geburt beginnt die C.u. sich wieder zusammenzuziehen und auf normale Größe zu schrumpfen.

ANATOMIE DER CERVIX UTERI

Der Gebärmutterhals wird zentral von einem Kanal durchzogen, durch den der Samen, das Menstruationsblut und unter der Geburt das Kind treten müssen. Die Schleimhaut von Kanal und Portiooberfläche enthält Schleimsezernierende und schützende Plattenepithel-Zellen.

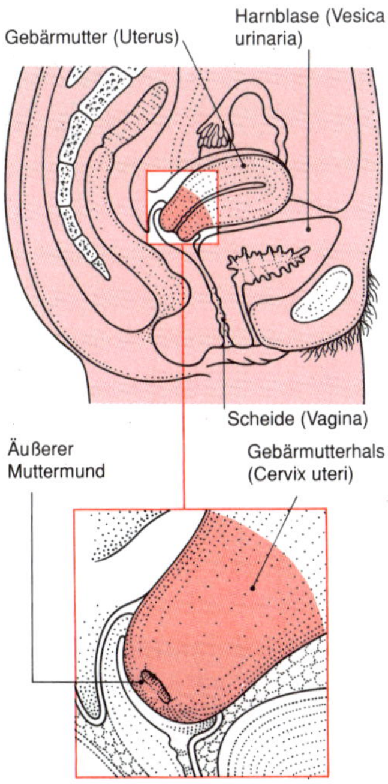

ERKRANKUNGEN

Zu den häufigen Erkrankungen (s. Kasten bei *Zervixinsuffizienz*) der C.u. gehören Verletzungen bei der Geburt, Infektionskrankheiten sowie gutartige und maligne Tumoren.

Cervizitis

s. *Endometritis cervicis*

Chagas-Krankheit

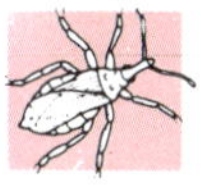

Infektiöse Parasitenkrankheit, die nur in Teilen von Süd- und Mittelamerika vorkommt und von Insekten übertragen wird, im populären Sprachgebrauch "Raub- oder Mörderwanzen". Benannt nach Carlos Chagas (brasilianischer Arzt/Bakteriologe, 1879-1934).

Die Krankheitserreger sind einzellige Parasiten, sog. Trypanosomen, die den Erregern der afrikanischen *Schlafkrankheit* sehr ähnlich sind. Sie siedeln sich im Blut an und können auch Herz, Darm und Nervensystem schädigen.

Zu den Symptomen zählen das Anschwellen der Lymphknoten und Fieber. Langzeitkomplikationen sind u.a. Herzschädigungen. Es gibt noch keine befriedigende Behandlung der C.-K. Zwar kann man die Trypanosomen im Blut mit dem Medikament Nifurtimox abtöten, aber die Nebenwirkungen sind sehr unangenehm und nachteilig.

Chalazion

s. *Hagelkorn*

Charakterstörungen

s. *Persönlichkeitsstörungen*

Charcot-Gelenk

Gelenkschädigung infolge unerkannt gebliebener Verletzungen, weil die Empfindungswahrnehmung verlorenging (s. *neuropathisches Gelenk*).

Charcot-Krankheit

s. *Multiple Sklerose*

Charcot-Marie-(Tooth-Hoffmann-)Syndrom

Muskelschwund; Erbkrankheit vor allem der Beine. (S. *Muskeldystrophie, neurale*)

Check-up

Durchuntersuchung (s. *Untersuchung, ärztliche*)

Cheilitis

s. *Lippenentzündung*

Cheiloschisis

s. *Lippenspalte*

Chelatbildner

Chemische Substanzen zur Behandlung von Schwermetallvergiftungen (Blei, Arsen, Quecksilber). Sie verbinden sich mit diesen Metallen zu weniger giftigen Substanzen. *Penicillamin* ist ein häufig verwendeter C.

Chemonukleolyse

Injektion des Enzyms Chymopapain in eine vorgefallene Bandscheibe (s. *Bandscheibenvorfall/Diskusprolaps*), die auf die Rückenmarksnerven drückt und das *Ischias-Syndrom* (*Lumbago-Ischias-Syndrom*, Cotunnius-Syndrom) verursacht. Das Enzym löst das weiche Zentrum der Bandscheibe auf, wodurch sie schrumpft und geringeren Druck ausübt. Die Prozedur war anfangs sehr populär, hat aber inzwischen viel von ihrer Attraktion verloren.

Chemotherapie

Behandlung von Infektionen und Krebs mit Medikamenten, die gezielt der Krankheitsursache entgegenwirken sollen, allerdings daneben auch gravierende Auswirkungen auf normales Gewebe haben können.

Infektionen werden mit entweder bakteriziden (bakterientötenden) oder bakteriostatisch wirkenden (weiteres Bakterienwachstum stoppenden und dem körpereigenen Immunsystem die Abtötung überlassenden) *Antibiotika* bekämpft. Auf gleiche Weise wirken *Zytostatika* (krebsbekämpfende Mittel) entweder zerstörend auf Tumorzellen, oder sie hemmen deren Vermehrung.

Ein besonderes Problem der C. besteht darin, daß durch natürliche Selektion resistente Bakterien oder Zellen entstehen. Dem läßt sich nur mit ganz gezieltem Einsatz von Antibiotika und in der Krebstherapie mit gleichzeitiger Verabfolgung mehrerer Arten von Zytostatika und Metastasenhemmern begegnen.

Eine weitere Gefahr bei der Krebs-C. ist darin zu sehen, daß die Medikamente auf alle rasch wachsenden Zellen, nicht nur Tumorzellen, einwirken und folglich auch z.B. Knochenmark, Mund, Darmwandungen, Haarfollikel, Eierstöcke und Hoden schädigen können; das sind oft gravierende Nebeneffekte. Antibiotika wirken auf Bakterien selektiv, die anders gebaut sind als die Gewebezellen des Menschen. Deshalb hat die Antibiotika-C. meist weniger drastische Nebenwirkungen als die Krebs-C.

C

Chenodeoxycholsäure

(z.B. *Chenofalk®* +)

Chemischer Bestandteil der *Galle*, der den von der Leber in die Galle ausgeschütteten *Cholesterin*-Anteil reduziert. Zuweilen wird C. als Mittel gegen kleine *Gallensteine* verschrieben, sofern diese hauptsächlich Cholesterin und kein Kalzium enthalten. Die Behandlung dauert mehrere Monate und wird durch regelmäßiges Röntgen oder Ultraschalluntersuchung der Gallenblase kontrolliert. Unerwünschte Nebenwirkungen können Durchfall und, selten, Leberschäden sein. In der Schwangerschaft ist die Einnahme wegen der möglichen Schädigungen des Fetus nicht ratsam.

Cheyne-Stokes-Atmung

Nicht normale Atmung mit rhythmischem Wechseln der Frequenz und Tiefe. Die raschen, tiefen Atemzüge werden allmählich flacher und langsamer, bis sie für 10-20 Sekunden aussetzen; dann beginnt die Atmung mit einem neuen Zyklus, der jeweils einige Minuten dauert.

Ursachen können eine Krankheit oder eine Fehlfunktion in den Atemzentren des Gehirns (manchmal bei *Herzfehlern, Schlaganfall, Kopfverletzung, Stoffwechselstörungen* oder Überdosen von Drogen) sein. Gelegentlich tritt eine C.-S.-A. beim gesunden Menschen im Schlaf, bei Aufenthalt in großen Höhen auf.

Chinarestaurant-Syndrom

Kurzfristige Befindlichkeitsstörung, die nach einem mit Mononatriumglutamat-(MSG-)gewürzten Essen auftreten kann. Nur etwa 5 Prozent der Gesamtbevölkerung sind dafür anfällig.

MSG kommt in natürlicher Form in einigen Nahrungsmitteln der chinesischen Küche vor, wie Sojabohnen und einigen Arten des Seetangs. Die Substanz wird zunehmend als "Geschmacksverstärker" benutzt.

SYMPTOME UND VORBEUGUNG

Meist treten die Symptome innerhalb von drei Stunden nach dem Essen auf: Hals- und Brustschmerzen, Herzklopfen, Hitzewallungen und Kopfweh; auch Übelkeit, Schwindel und andere Symptome sind schon beobachtet worden. Manche Menschen vergleichen die Symptome des C.-S.s mit denen bei Migräne.

Die Symptome gehen aber rasch vorüber und haben keine Nachwirkungen. Wer dagegen anfällig ist, sollte MSG-haltige Speisen und Gewürze meiden.

Chinesische Medizin

Die meisten Techniken der traditionellen chinesischen Medizin beruhen auf der Theorie, daß es eine universale Lebenskraft namens Chi gibt, die sich in zwei Komplementärformen im Körper manifestiert: als Yin und Yang.

Dem traditionellen Verständnis nach müssen die Kräfte des dynamischen Yin und des mehr verhaltenen Yang im Gleichgewicht sein, und das Chi muß gleichmäßig fließen können. Ein Ungleichgewicht zwischen Yin und Yang und eine Störung des Chi-Flusses haben Krankheiten zur Folge.

Traditionelle chinesische Behandlungstechniken haben deshalb die Wiederherstellung des Yin-Yang-Gleichgewichts und die Normalisierung des Chi-Flusses zum Ziel. Dazu sind verschiedene Techniken entwickelt worden, insbesondere *Akupressur*, *Akupunktur* und *T'ai chi chuan*.

Im allgemeinen sind diese Behandlungsmethoden nicht kompatibel mit der westlichen Schulmedizin, und die meisten Ärzte empfehlen sie auch nicht. Einige Techniken allerdings können durchaus helfen, wenn die Standardbehandlung unwirksam bleibt.

Chinidin

(z.B. *Optochinidin®* +)

Antiarrhythmikum zur Behandlung von abnorm schnellem bzw. unregelmäßigem Herzschlag. Es kann Übelkeit, Erbrechen, Durchfall und gelegentlich einen gefährlichen Blutdruckabfall oder eine Verschlimmerung der *Herzrhythmusstörungen* verursachen, manchmal auch Sehstörungen, Schwindelgefühle, Ohrensausen, Kopfschmerzen und auch Hitzewallungen.

Chinin

(z.B. *Limptar®*+)

Ältestes Medikament gegen *Malaria*. Heute wird es nur noch bei Formen eingesetzt, die gegen andere Malariamittel resistent sind. Dazu werden aber hohe Dosen benötigt, die ein beträchtliches Nebenwirkungsrisiko beinhalten (Kopfschmerzen, Sehstörungen, Hörverlust). Häufig wird es auch bei nächtlichen Wadenkrämpfen mit Erfolg eingesetzt (z.B. Limptar ®+).

Chiralität

s. *Händigkeit*

Chiropraktik

Alternative Heilmethode auf der Basis der Theorie, daß Krankheiten zumindest teilweise auf nicht normales Funktionieren des Nervensystems zurückzuführen sind. Anstelle von Arzneimittelbehandlung oder chirurgischen Maßnahmen nehmen Chiropraktiker bei einer großen Zahl von Erkrankungen unterschiedliche Manipulationen an der Wirbelsäule vor. Viele Schulmediziner meinen, die C. sei wissenschaftlich nicht fundiert.

Chirurgie

"Handwirkung". Die Behandlung von Krankheiten, Verletzungen oder sonstigen Funktionsstörungen durch direkte physikalische Körpereingriffe, in der Regel mit Hilfe von Instrumenten (Operation). Der Begriff wird auch zur allgemeinen Bezeichnung derjenigen Bereiche der Medizin verwendet, die sich mit dem Studium, der Diagnose und der Behandlung aller Funktionsstörungen oder Verletzungen befassen, welchen durch operative Maßnahmen begegnet werden kann (im Unterschied zur "inneren" Medizin, die Medikamente, Diäten oder auch Veränderungen im Lebensstil empfiehlt).

Die operative C. dringt durch einen Schnitt (Inzision) in die Haut oder das Körperinnere ein, untersucht Gewebe oder Organe direkt und entfernt kranke, beseitigt Hindernisse für normale Körperfunktionen, verlegt Körperstrukturen und -kanäle an ihren richtigen Ort bzw. in deren normale Stellung zurück. Sie verpflanzt Gewebe oder ganze Organe und setzt künstliche (mechanische oder elektronische) Hilfsmittel ein.

Es gibt die "kleine" und die "große" Chirurgie. Die "kleinen" Operationen werden, wenn auch nicht ausschließlich, bei lokaler Betäubung (*Anästhesie*) durchgeführt, die "großen" unter Vollnarkose, obwohl auch hier zuweilen Lokalanästhesie genügen kann.

Manche Chirurgen, die sogenannten Allgemeinchirurgen, praktizieren viele Operationsarten an fast allen Körper bereichen. Andere sind Spezialisten für ganz bestimmte Operationstechniken bzw. Operationsbereiche (orthopädische C., Neuro-C., gynäkologische und Geburtshilfe-C., Ophthalmologie [Augen-C.], gastrointestinale [Magen-Darm-] C., kosmetische bzw. plastische C.). In jüngster Zeit ist ein Trend zur weiteren Spezialisierung auf ganz eng begrenzte Bereiche bzw. bestimmte Operationsarten zu erkennen (Hand-, Hornhaut-, Haut-C. usw.).

Chlamydieninfektion

In der Frauenarztpraxis auch Trachomatie/Trachomatis genannt (nicht zu verwechseln mit *Trachom*; s. *Urethritis, unspezifische*). Chlamydien sind eine Gruppe von Mikroorganismen, deren

Größe zwischen Bakterien und Viren liegt. Sie verursachen Infektionen bei Menschen und Tieren (vorzugsweise Vögeln). Wie die Viren können sie sich nur vermehren, nachdem sie in Zellen (Wirtszellen) eines anderen Lebewesens eingedrungen sind. Ansonsten verhalten sie sich eher wie Bakterien und sprechen auf Antibiotikabehandlung an.

Zwei Hauptarten der Chlamydien verursachen Krankheiten im menschlichen Organismus: diverse Formen von *CHLAMYDIA TRACHOMATIS* verursachen Infektionen der Genitalien, Augen und Lymphknoten; *CHLAMYDIA PSITTACI* befallen zwar vorwiegend Vögel (Papageienkrankheit, s.a. *Psittakose*), werden gelegentlich aber auch auf Menschen übertragen und infizieren die Lunge.

CHLAMYDIA-TRACHOMATIS-INFEKTIONEN

Genitale Infektionen

In den Tropen verursachen *CHLAMYDIA-TRACHOMATIS*-Arten die sexuell übertragbare Erkrankung *Lymphogranuloma venereum.*

In den Industrieländern finden wir als häufigsten Befall durch *CHLAMYDIA TRACHOMATIS* die unspezifische Urethritis, (*F.* Urethritis non gonorrhoica, Abk. U.n.g.), heute bereits die am stärksten verbreitete sexuell übertragbare Erkrankung überhaupt.

CHLAMYDIA TRACHOMATIS kann bei 50 Prozent der Männer mit unspezifischer Urethritis und bei 20 Prozent der Frauen, die sich deshalb klinisch behandeln lassen, nachgewiesen werden. Bei Männern verursacht die unspezifische Urethritis Penisausfluß und oft Komplikationen wie Hodenschwellungen, die unbehandelt zur Unfruchtbarkeit führen können. Bei Frauen bleibt die gleiche Infektion im allgemeinen symptomlos, sie kann aber eine Entzündung der Eileiter (Salpingitis) auslösen, was ebenfalls Unfruchtbarkeit zur Folge haben kann.

Die Behandlung mit *Antibiotika* wie *Tetracyclin* oder *Erythromycin* ist in der Regel schnell wirksam. Um neue Infektionen zu verhindern, ist eine gleichzeitige Behandlung der Sexualpartner ratsam .

Augeninfektionen

Neugeborene von Frauen mit C.-trachomatis-Infektionen der Cervix können akute Augeninfektionen haben (sog. Neugeborenen-Ophthalmitis, Blennorrhoea neonatorum).

In einigen Regionen Afrikas und Südamerikas, in denen schlechte hygienische Verhältnisse vorherrschen, verursachen bestimmte Arten von *CHLAMYDIA TRACHOMATIS* das Trachom, eine schwere Augenerkrankung, weltweit die häufigste Ursache von Erblindungen.

CHLAMYDIA-PSITTACI-INFEKTIONEN

Die einzige Erkrankung von Menschen durch *CHLAMYDIA PSITTACI*, die Psittakose (Papageienkrankheit), eine Lungenentzündung, ist selten und wird in der Regel von Papageien, Wellensittichen, Tauben und Geflügel übertragen. Sie wird mit Antibiotika behandelt, bei älteren und geschwächten Personen kann sie manchmal zum Tode führen.

Chloasma

Auch Melasma genannt; braune Pigmentflecken auf Stirn, Wangen und Nase, meist während einer Schwangerschaft, können zuweilen zusammenlaufen (sog. "Schwangerschaftsmaske"). In seltenen Fällen treten sie auch bei Einnahme der "Pille" und zu Beginn der Wechseljahre auf.

Die Pigmentierung wird durch Sonnenbestrahlung noch verstärkt. Im allgemeinen klingt sie allmählich wieder ab, kann aber auch auf Dauer bestehen oder bei späteren Schwangerschaften wieder auftreten. Eine Behandlungsmöglichkeit gibt es nicht, es hilft nur die Vermeidung von Sonnenlicht und das Wechseln zu einem anderen Fabrikat der "Pille" (sofern keine Einwände dagegen bestehen).

Chlor

Giftiges, gelblichgrünes Gas mit sehr starker Bleich- und Desinfektionswirkung. Schon beim Einatmen kleinster Mengen wird die Lunge stark gereizt, die Inhalation größerer Mengen kann rasch zum Tode führen.

Chloralhydrat

(z.B. *Chloraldurat*® +)

Eines der ältesten und noch heute gebräuchlichen *Schlafmittel*, hauptsächlich für eine kurzzeitige Behandlung von Schlaflosigkeit älterer Menschen.

Chlorambucil

(z.B. *Leukeran*® +)

Zytostatikum zur Behandlung bestimmter Krebserkrankungen einschließlich der *Hodgkin-Krankheit* und des *Ovarialkarzinoms.*

Chloramphenicol

(z.B. *Aquamycetin*® +)

Häufig als Augentropfen oder Salbe zur Behandlung von bakteriellen Bindehautentzündungen (Konjunktivitis) verschriebenes *Antibiotikum.* In Tablettenform oder als Injektionen ist ein Nebenwirkungsrisiko zu beachten, die aplastische Anämie (Unfähigkeit des Rückenmarks, rote Blutkörperchen zu produzieren). Es kann deshalb nur bei ganz schweren Infektionen, die gegen besser verträgliche Antibiotika resistent sind, eingesetzt werden.

Chloratvergiftung

Toxische Auswirkungen bestimmter in Unkrautvertilgungsmitteln enthaltenen Chemikalien. Das Schlucken von Chloraten kann Nieren- und Leberschäden verursachen, innere Verätzungen und Methämoglobinämie (Hämoglobinämie; eine chemische Veränderung des Blutpigments Hämoglobin). Symptome der Vergiftung sind Mundgeschwüre, Bauchschmerzen und Durchfall. Schon kleine Dosierungen können tödlich wirken, besonders bei Kindern. Ärztliche Hilfe muß deshalb, sobald ein entsprechender Verdacht besteht, umgehend herbeigeholt werden. Unkrautvernichtungsmittel, die auf die Haut oder in die Augen gelangen, müssen sofort mit reichlich Wasser ab- bzw. ausgewaschen werden.

Chlordiazepoxid

(z.B. *Librium*® +)

Benzodiazepin, hauptsächlich zur Behandlung von Angstzuständen, wird auch in der Alkoholentzugstherapie eingesetzt.

Chlorhexidin

(z.B. *Chlorhexamed*®)

Desinfektionsmittel, wird allgemein verwendet zur Hautreinigung vor Operationen oder vor Entnahme von Blutproben, ebenso zum Auswaschen der Blase bei Behandlung von Harnwegsinfektion bei Personen mit Dauer-Harn-Katheter.

C. verursacht gelegentlich Hautirritationen. Blasenwäsche mit einer konzentrierten C.lösung kann Hämaturie (Blut im Urin) verursachen.

C. wird auch als Antiseptikum bei Zahnfleisch- und Halsentzündungen eingesetzt.

Chloroform

Farblose Flüssigkeit, deren Dämpfe beim Einatmen betäubend/narkotisch wirken. Es war deshalb lange Zeit als Narkosemittel weit verbreitet. Da es oft Leberschädigungen verursachte, ist es inzwischen von besser verträglichen Anästhetika abgelöst worden. Es wird aber in manchen Ländern nach wie vor für Notnarkosen bei Erster Hilfe oder im militärischen Sanitätswesen verwendet. Teilweise ist es als Geschmacks- und Konservierungszusatz von Arzneimitteln noch in Gebrauch, obwohl Untersuchungen ergeben haben, daß es karzinogen (krebserregend) wirken kann.

C

Chloroquin

(z.B. *Resochin*® +)

Arzneimittel zur Vorbeugung und Behandlung von Malaria, das gelegentlich auch als Antirheumatikum eingesetzt wird. Zur Malariaprophylaxe wird es meist mit anderen Medikamenten kombiniert verschrieben, weil viele Malariaparasiten heute bereits C.-resistent sind. Bei akuten Malariaanfällen ist C. nach wie vor das Hauptmedikament. Es wird außerdem zur Behandlung rheumatoider Arthritis und von Lupus erythematodes verwendet, wenn andere Arzneimittel nicht wirken. Mögliche Nebenwirkungen sind Übelkeit, Kopfschmerzen, Durchfall, Ausschlag und Bauchschmerzen. Da bei Langzeiteinnahme (wie bei rheumatoider Arthritis) die Augennetzhaut (Retina) geschädigt werden kann, müssen die Augen regelmäßig untersucht werden.

Chlorphenamin

(z.B. *Balkis*®)

Antihistamin-Präparat zur Behandlung von Allergien wie allergischer Rhinitis (Heuschnupfen), allergischer Conjunctivitis (Bindehautentzündung), Urtikaria (Nesselsucht/Quaddelausschlag) und Angioödem (allergische Gesichtsschwellung). Es ist auch in einigen rezeptfreien Erkältungsmitteln enthalten.

Cholangiographie

Darstellung und Betrachtung der *Gallengänge* auf dem Röntgenbild nach Einnahme eines röntgenstrahlenundurchlässigen Kontrastmittels.

WARUM ES GEMACHT WIRD

Die C. ist dann erforderlich, wenn der Verdacht besteht, daß Patienten, denen die Gallenblase schon entfernt wurde, sog. Biliarsteine haben. Das sind *Gallensteine*, die sich in den Gallengängen bilden und nicht in der Gallenblase. In der Regel wird die C. im Anschluß an eine *Ultraschalldiagnostik* ausgeführt, wenn diese keinen eindeutigen Nachweis von Steinen ergeben hat, oder im Laufe einer *Cholezystektomie* (operative Gallenblasenentfernung), um sicherzustellen, daß keine Steine in den Gallengängen zurückbleiben. Die C. ist auch ein hilfreiches Diagnosemittel zur Feststellung von Verengungen der Gallengänge und von Tumoren in ihnen.

SO WIRD ES GEMACHT

Das Kontrastmittel kann langsam in eine Vene injiziert werden, die Leber exkretiert es einige Stunden später mit Galleflüssigkeit in die Gallengänge. Bessere Sichtergebnisse werden erzielt, wenn direkt in die Gallengänge injiziert werden kann, entweder über ein durch den Mund, Magen und Zwölffingerdarm in die Gallengänge eingeführtes Endoskop (ein biegsames Sichtinstrument, s. *ERCP*) oder mit Hilfe einer langen, dünnen, durch die Bauchdecke in die Leber eingeführten Nadel. Sobald die Gallengänge gefüllt sind, wird das Röntgenbild gemacht, und eventuell vorkommende Steine können nachgewiesen werden.

Cholangiom, malignes

Maligne (bösartige) Geschwulst in einem der *Gallengänge*, die Gallenflüssigkeit aus der Gallenblase und der Leber zum Hauptgallengang in den Dünndarm transportieren. Eine sehr seltene Erkrankung mit höchstens einigen hundert Fällen pro Jahr in den Industrieländern, aber in einigen Teilen Afrikas und Asiens verbreitet. Die Ursache dieser Krebsart ist noch unbekannt, die Hauptsymptome sind *Gelbsucht* und Gewichtsverlust.

Cholangitis

Entzündung des Haupt-Gallengangs (s. *Gallengangsystem*) in zwei Erscheinungsformen: akute aufsteigende C. und sklerosierende C.

AKUTE AUFSTEIGENDE CHOLANGITIS

Tritt in der Regel als Folge einer bakteriellen Infektion der Gallengänge und deren Inhalten auf, und zwar nach einer Gallengangblockierung durch einen Gallenstein oder Tumor, nach einer Operation oder in manchen Teilen der Welt nach Wurm- oder Egelbefall des Gallengangs (s. *Gallengangsverschluß*). Die Infektion steigt den Gallengang hinauf und kann auch die Leber befallen.

Die Hauptsymptome sind intermittierende (in Abständen wiederkehrende) Gelbsuchtsanfälle, Bauchschmerzen, Schüttelfrost und Fieber. Die Attacken können von milden, kurzzeitigen Anfällen bis zu schweren, lebensbedrohenden Erkrankungen mit *Septikämie* (Bakterienausbreitung und -vermehrung im Blut) und *Nierenversagen* wegen der im Blut zirkulierenden Toxine reichen.

Diagnostiziert wird C. normalerweise aus den Symptomen. Zusätzlich können *Leberfunktionsprüfungen* und *Ultraschalldiagnostik* vorgenommen werden.

Milde Fälle werden mit *Antibiotika* und sehr viel Flüssigkeitsaufnahme behandelt. Bei schwereren Fällen wird die infizierte Substanz, falls sich binnen 24 Stunden keine Besserung ergeben hat, aus dem Gallengang durch Operation oder Endoskopie entfernt.

Nachdem sich der Patient erholt hat, muß die Ursache der Blockierung festgestellt und die entsprechende Behandlung eingeleitet werden (s. *Gallengangsverschluß*).

SKLEROSIERENDE CHOLANGITIS

Diese Form ist sehr selten, sie betrifft Verengungen sämtlicher Gallengänge und deren Verzweigungen in- und außerhalb der Leber. Die Folgen sind *Cholestase* (Gallestauung in der Leber) und chronische Gelbsucht sowie Hautjucken wegen des überschüssigen Gallenpigments Bilirubin im Blut und in der Haut. Die Leber wird zunehmend geschädigt. Es gibt keine wirksame Behandlungsmöglichkeit außer einer *Lebertransplantation*. Der Juckreiz kann mit *Cholestyramin* behandelt werden.

Chole-

Wortteil mit der Bedeutung Galle, wie z.B. in *Cholelithiasis* (Gallensteine).

Cholegraphie

Sammelbezeichnung für die Verfahren der Röntgenkontrastdarstellung der Gallenblase und/oder der Gallenwege

Cholelithiasis,

s. *Gallenstein*(leiden)

Cholera

Von *VIBRIO CHOLERAE*, kommaförmigen Bakterien, verursachte Infektion des Dünndarms mit wäßrigem Durchfall, der unbehandelt rasch zu Dehydrierung (Wasserverlust) und zum Tode führt. Die Infektion erfolgt ausschließlich durch die Aufnahme von mit den Bakterien kontaminierten Nahrungsmitteln.

GESCHICHTE UND VERBREITUNG

In Indien war die C. schon seit Jahrhunderten bekannt, und bis heute gibt es dort immer wieder C.-epidemien. Im 19.Jh. breitete sie sich mit zunehmendem Welthandel sowie den Wallfahrtsbewegungen der Moslems und Hindus immer weiter aus und forderte in großen Epidemien Millionen Menschenopfer. In der ersten Hälfte des 20. Jh.s gelang es, die C. auf Asien zu beschränken, doch seit 1961 ist von Indonesien her wieder eine pandemische (weltweite) Ausbreitung über weite Gebiete Asiens, Afrikas, des Mittelmeerraums und der Golfküste Nordamerikas feststellbar. In jüngster Zeit traten auch Epidemien in Mittel- und Südamerika auf. In aller Regel haben die Betroffenen zuvor Krustentiere gegessen, die offensichtlich C.bakterien anreichern können.

SYMPTOME

C. beginnt schlagartig einen Tag bis fünf Tage nach der Infektion mit Durchfall, oft begleitet von Erbrechen. Pro Stunde kann mit dem Durchfall mehr als ein halber Liter Körperflüssigkeit ausgeschieden werden. Wird der Wasserverlust nicht sofort ausgeglichen, kann er binnen Stunden zum Tode führen. Verursacht wird diese starke Dehydrierung durch ein von den Cholerabakterien produziertes Toxin, das Dünndarmzellen zu vermehrter Wassersekretion anregt.

THERAPIE

Als erste Behandlungsmaßnahme muß der Wasserverlust durch ausreichende Flüssigkeitsaufnahme ausgeglichen werden (Wasser, angereichert mit Salzen und Zucker, s. *Rehydratation*). Ist der Flüssigkeitsverlust dennoch stärker als der Ausgleich durch Trinken, können zusätzlich *intravenöse Infusionen* gegeben werden. Die Dauer der Durchfallerkrankung (und damit der Infektion) läßt sich mit *Antibiotika*, insbesondere mit *Tetracyclin*, verkürzen.

Bei adäquater Rehydratation gelingt oft eine völlige Genesung. Da aber bei größeren Epidemien, z.B. nach Naturkatastrophen, meist akuter Mangel an sauberem Wasser herrscht, sind oft so viele Menschen infiziert, daß nur wenige Gesunde zur Verfügung stehen, die sich um die Pflege und Versorgung der Kranken kümmern können.

VORBEUGUNG

Weltweit ist die C. an sich durch zunehmende Hygiene unter Kontrolle, insbesondere dadurch, daß immer weniger Abwässer ungeklärt in die Flüsse eingeleitet werden, aus denen das Trinkwasser geschöpft wird. Reisende in Länder, in denen C. herrscht, müssen aber unbedingt darauf achten, nur abgekochtes oder aus zuverlässigen Quellen in Flaschen abgefülltes Wasser zu trinken. Schutzimpfungen vor Reisen nach Afrika und in den Nahen und Fernen Osten sind unerläßlich. Dabei ist zu beachten, daß der Impfschutz nur ein kurzfristiger ist (für sechs Monate) und daß auch trotz der Impfung Vorsichtsmaßnahmen beim Trinkwasser beachtet werden müssen. Einreisende aus Europa und Amerika in die meisten dieser Länder müssen zwar keine Impfzeugnisse vorlegen, doch ändern sich die Vorschriften von Zeit zu Zeit, und auch die Heimatländer haben oft zwingende Impfvorschriften für Durchreisende, die Cholera-infizierte Länder berühren. Die Schutzimpfung, zumindest aber die genaue Information über die Bestimmungen in den einzelnen Ländern, ist unbedingt zu empfehlen.

Cholestase

s. *Gallestauung*

Cholesteatom

Wucherung von Hautzellen und Ansammlung von Zellzerfallsprodukten im Mittelohr, kommt sehr selten vor, ist aber ernst zu nehmen. Meistens ist ein C. die Folge einer langandauernden *Mittelohrentzündung* (*F.* Otitis media) bei gleichzeitiger Trommelfellschädigung (s. *Trommelfellperforation*). In solchen Fällen wächst oft Gewebe vom Ohrkanal in das Mittelohr hinein. Wird dies nicht behandelt, kann es so lange anwachsen, bis es die kleinen Mittelohrknöchelchen samt ihrer umgebenden Knochenstruktur zerstört.

Ein C. muß chirurgisch entfernt werden, entweder durch das Trommelfell oder mittels Mastoidektomie (Entfernung des sog. Warzenfortsatzes des Schläfenbeins hinter dem Ohr zusammen mit dem C.). Bleibt ganzer oder teilweiser Gehörverlust zurück, kann mit rekonstruktiver Chirurgie geholfen werden, andernfalls wird ein Hörgerät erforderlich.

Cholesterin

Chemisch ein *Lipoid (Steroid)*, ein wichtiger Bestandteil unserer Körperzellen. Es spielt eine Rolle bei der Synthese von *Hormonen* und ist auch für die Produktion von Gallensäuren sowie die Verteilung von Fetten (s. *Lipoide*) in den alle Gewebe des Körpers durchziehenden Blutbahnen verantwortlich. Das im Blut enthaltene Cholesterin wird von der Leber aus den verschiedensten Nahrungsmitteln, insbesondere aus den darin enthaltenen gesättigten Fetten, produziert. Ein kleiner Teil des C.s wird aus C.-reichen Nahrungsmitteln (Eier, Molkereiprodukte) auch direkt absorbiert.

Sowohl C. als auch Fette (Triglyzeride) werden im gesamten Organismus in Form von Lipoproteinen transportiert. Dies sind Partikel, in denen C.e und Triglyzeride in variierenden Anteilen mit einer Außenschicht von Phospholipoiden und Apo-("Träger"-)proteinen umgeben sind.

CHOLESTERINABHÄNGIGE KRANKHEITEN

Der C.spiegel im Blut (meßbar durch eine Blutprobenanalyse) wird durch die Ernährung, erbliche Veranlagung und Stoffwechselstörungen wie *Diabetes mellitus* beeinflußt. Es gibt erdrückende Beweise dafür, daß ein zu hoher C.-spiegel im Blut das Risiko von *Atherosklerose* (Fettablagerungen an den inneren Arterienwänden) stark erhöht und damit auch das Risiko von *Herzkranzgefäßerkrankungen* und *Schlaganfall*. Neuere Forschungen haben ergeben, daß das Risiko einer Atherosklerose sogar ziemlich genau ermittelt werden kann, nämlich durch Messung der Anteile an verschiedenen Arten von Lipoproteinen im Blut. Während Cholesterine in Form von Lipoproteinen mit hoher Dichte (HDL) gegen Arterienerkrankungen schützen, gelten Cholesterine in Form von Lipoproteinen niedriger (LDL) oder sehr niedriger Dichte (VLDL) als Risikofaktoren (nach der englischen Fachsprache: High Density, Low Density, Very Low Density Lipoprotein).

Eine Gruppe von Stoffwechselstörungen, die *Hyperlipidämien*, sind durch abnorm hohe Lipoidspiegel im Blut mit der Folge erhöhter Anfälligkeit für Herzerkrankungen und Schlaganfälle gekennzeichnet. Sehr fettarme Diät und Medikamente mit lipoidsenkender Wirkung sind die erforderlichen Gegenmaßnahmen. Als Risikopersonen gelten Menschen, bei deren Familienmitgliedern schon unter 50 Jahren Herzattacken und Schlaganfälle auftraten. Sie sollten regelmäßig Blutuntersuchungen vornehmen lassen.

Cholestyramin

(z.B. *Quantalan*® +)

Lipidsenker zur Behandlung bestimmter Formen der *Hyperlipidämie* (hoher Fettspiegel im Blut). Es reduziert die Reabsorbierung von Gallensalzen aus dem Dünndarm. Dies erhöht die Cholesterinumwandlung zu Gallensalzen in der Leber und senkt dadurch auch den hohen Cholesterinspiegel im Blut. Eine weitere Verwendung des C. ist die Behandlung von Durchfall infolge abnormer Fettverdauung, was eine Begleiterscheinung von Krankheiten wie z.B. der *Crohn-Krankheit* ist.

Cholezystektomie

Operative Entfernung der Gallenblase.

WARUM ES GEMACHT WIRD

C. wird in aller Regel deshalb ausgeführt, weil sich Gallensteine in der Galle befinden, die wiederholt *Gallenkoliken* verursachen. Viele Chirurgen raten auch im Frühstadium einer *Cholezystitis* (Entzündung der Gallenblase) zur C. Gelegentlich ist eine Not-C. erforderlich, wenn es z.B. zu einer Perforation (Bruch) der Gallenblase kommt oder ein *Empyem* (Eiteransammlung) vorliegt. Viele Gastroenterologen halten die Entfernung der Gallenblase mit Gallensteinen erst für erforderlich, wenn die Steine schwerwiegende Symptome verursachen.

SO WIRD ES GEMACHT

Der Ablauf der Operation ist in den Abb. (nächste Seite) dargestellt. Eine einfache C. dauert fast eine Stunde. Müssen auch die Gallengänge untersucht und ausgeräumt werden, kann sie erheblich länger dauern. In der Regel können die Patienten nach 5-7 Tagen das Krankenhaus wieder verlassen.

RISIKEN UND AUSSICHTEN

Das Hauptrisiko der Operation besteht in einer versehentlichen Verletzung des Hauptgallengangs. Manchmal erschweren Entzündungen die genaue anatomi-

C

sche Diagnose, was den Chirurgen veranlassen kann, nur eine Cholezystotomie auszuführen (Entfernung der Gallensteine durch Öffnen der Gallenblase, nicht Entfernung).

Im allgemeinen sind C.n problemlos. In 90 Prozent aller Fälle werden die Patienten von allen Symptomen befreit. Nach der Operation sind drei Wochen Rekonvaleszenz erforderlich. Der Verlust der Gallenblase hat nur geringfügige Auswirkung auf das Verdauungssystem.

Cholezystitis

Entzündung der Gallenblase mit heftigen Leibschmerzen, in akuter und chronischer Form.

URSACHEN

Akute C. hat praktisch immer einen Gallenstein als Ursache, der den Ausgang der Gallenblase (*F.* zystischer Duktus) blockiert. Die Gallenflüssigkeit, die nicht mehr abfließen kann, wird durch Verringerung des Wassergehalts stark konzentriert, sie kann die Gallenblasenwand chemisch reizen, folglich wird die gestaute Galle mit Bakterien infiziert.

Wiederholte, mild verlaufende akute C. kann zu chronischer C. führen. Die Gallenblasenwand verdickt sich, die Gallenblase selbst schrumpft und speichert keine Galle mehr. Unter Ärzten ist jedoch strittig, ob die Symptome einer chronischen C. eine Operation rechtfertigen.

SYMPTOME UND KOMPLIKATIONEN

Das Hauptsymptom einer akuten C. ist ein starker Dauerschmerz auf der rechten Bauchseite direkt unter den Rippen, der sich bei Bewegung verschlimmert. Dazu kommen Fieber und gelegentlich auch *Gelbsucht*. Manchmal entwickeln sich weitere Komplikationen, z.B. ein *Empyem* (die Gallenblase füllt sich mit Eiter) oder, wenn die Gallenblase platzt, eine *Peritonitis* (Entzündung der Bauchdecke). Dies sind lebensgefährdende Situationen, ein chirurgischer Eingriff ist deshalb umgehend erforderlich.

Zu den schwerer zu definierenden gastrointestinalen Symptomen der chronischen C. gehören Verdauungsschwierigkeiten, unbestimmte Schmerzen im oberen Bauchbereich, Übelkeit und Aufstoßen, sie können sich durch zu fettes Essen verschlimmern.

DIAGNOSE UND THERAPIE

Akute C. wird durch zunächst vom Arzt an Hand ihrer Symptome diagnostiziert, eine körperliche Untersuchung folgt. Meistens ist eine sofortige Krankenhauseinweisung nötig. Gleichzeitig werden *Analgetika* (schmerzstillende Medikamente) und *Antibiotika* verabreicht. Die Versorgung mit Flüssigkeit und den wichtigsten Nährstoffen erfolgt durch intravenöse Infusion.

Um sicherzugehen, daß die Leibschmerzen keine andere Ursache haben, wie etwa Zwölffingerdarmgeschwür oder Pankreatitis, kann die Diagnose durch *Ultraschall* oder *Radionuklid-Szintigraphie* bestätigt werden,

Akute C. bessert sich in der Regel auch ohne chirurgischen Noteingriff, doch den meisten Patienten wird geraten, sich einer *Cholezystektomie* (Entfernung der Gallenblase) zu unterziehen, um einem chronischen Verlauf vorzubeugen. Diese Operation kann entweder gleich beim ersten Anfall erfolgen oder auch nach einer Pause von einigen Wochen. Bei bestehender chronischer C. wird sie allgemein empfohlen, obgleich die Erfolgsaussichten dann etwas geringer sind.

CHOLEZYSTEKTOMIE

Eine einfache Gallenblasenentfernung dauert etwa eine Stunde. Diese Zeit kann sich allerdings beträchtlich verlängern, wenn zusätzliche Untersuchungen der Gallenwege erforderlich werden. Die Operation erfolgt bei Vollnarkose. Unterhalb des Brustkorbs rechts wird die Bauchdecke des Patienten im Wechselschnitt (nach Faserverlauf der Bauchdeckenmuskeln) schrittweise durchtrennt.

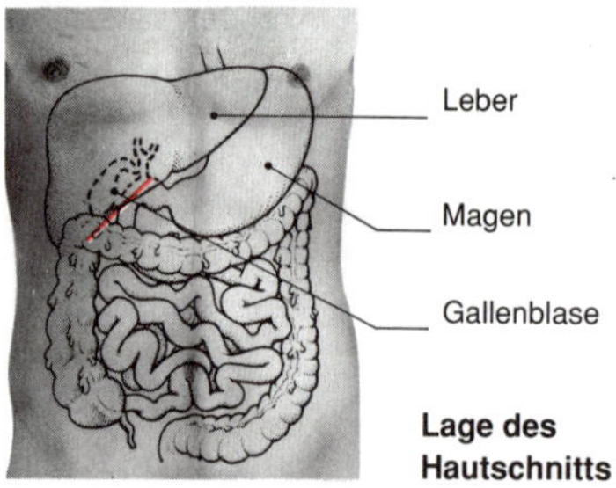

Lage des Hautschnitts

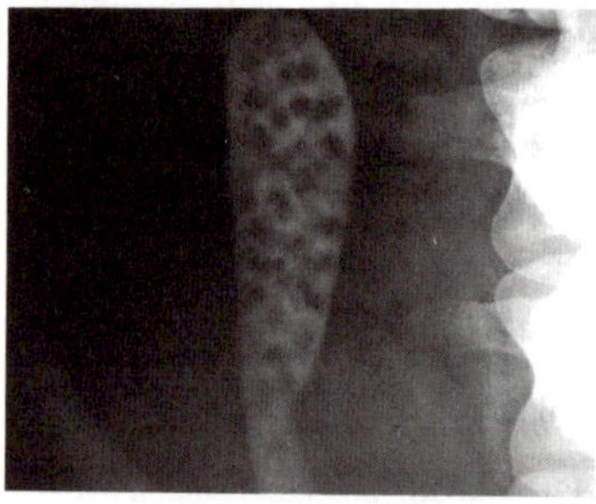

1 Gallensteine, darstellbar mit Ultraschall oder im Cholezystogramm (hier Röntgenbild der Gallenblase), werden mit zunehmendem Alter häufiger.

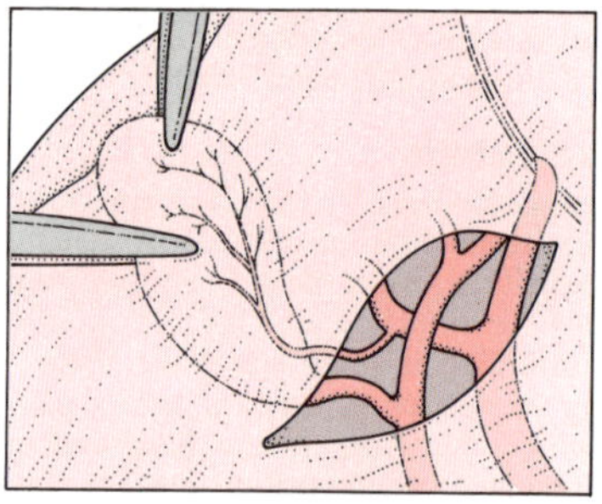

2 Nach dem Einschnitt wird die Leber angehoben, um die Gallenblase freizulegen. Der dünne Bauchfellüberzug wird eröffnet, so daß Gallenblasengang und -arterie sichtbar werden.

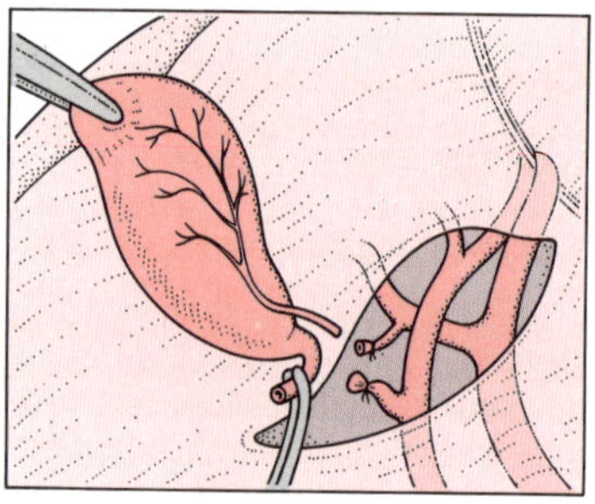

3 Die Arterie zur Gallenblase und der Gallenblasengang werden nach Unterbindung durchtrennt und die Gallenblase abgesetzt. Bei Gelbsucht wird röntgenologisch sichergestellt, daß sich keine Steine im gemeinsamen Gallengang befinden. Ist dies der Fall, werden sie entfernt.

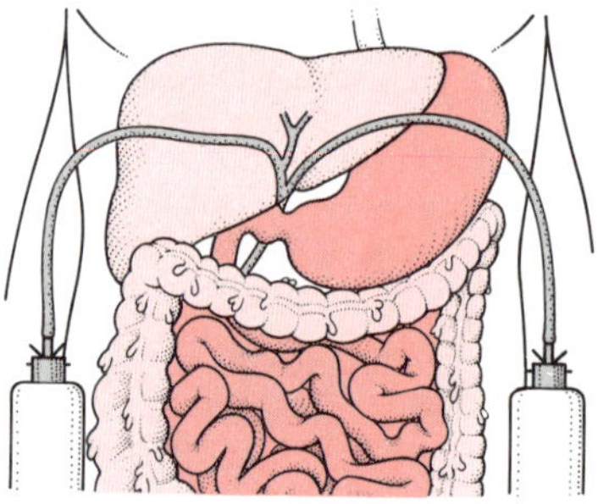

4 Drains werden unter die Leber und in den Gallengang (falls dieser eröffnet wurde) gelegt, und der Bauchschnitt wird vernäht. Die zwei Drains werden 48 Stunden bzw. 8-10 Tage später entfernt, nachdem röntgenologisch die Kontrolle nach weiteren Steinen negativ blieb.

Cholezystocholangiographie

Gleichzeitige Röntgenkontrastdarstellung der Gallenblase und der Haupt- ("größeren") Gallengänge. Zweck der Untersuchung ist der Nachweis von Gallensteinen, in der Regel nach einer nicht ausreichend informativen *Ultraschall-Diagnostik*. Die C. ist normalerweise nicht die erste diagnostische Maßnahme zur Beobachtung der Gallenblase und wird heute generell viel seltener durchgeführt als früher.

SO WIRD ES GEMACHT

Die Patienten nehmen Tabletten mit einem Kontrastmittel zu sich, das die Leber nach etwa 12 Stunden in die Gallenblase ausscheidet. Die Gallenflüssigkeit ist nun für Röntgenstrahlen undurchlässig, in der Röntgenaufnahme werden vorhandene Gallensteine, die das Kontrastmittel nicht absorbieren, als "Löcher" sichtbar.

Chondritis

Entzündung eines *Knorpels*, meistens infolge mechanischen Drucks oder durch Verletzung. Eine Form der C. ist die Costo-C.; sie befällt die Knorpel zwischen Rippen und Brustbein (*F.* Sternum), was zu Spannungen am Brustbein führt, verbunden mit Schmerzen bei Druck auf eine Rippe im vorderen Brustbereich. C. im Bereich der Hüft- und Kniegelenke kann zu *Osteoarthritis* führen.

Chondro-

Wortteil mit der Bedeutung *Knorpel-*, z.B. in Chondroblast, knorpelbildende Zelle.

Chondrodysplasie

Dyschondroplasie. Eine seltene, erblich bedingte Erkrankung, auch Enchondromatose oder multiple Enchondrome genannt, mit zahlreichen aus Knorpelgewebe bestehenden Tumoren in den Gliedmaßenknochen, verursacht durch fehlerhafte Entwicklung der Knochen aus Knorpelgewebe. Kann auch nur eine einzige Gliedmaße betreffen, die dann deformiert und kürzer sein kann. Krebsartig werden solche Tumore sehr selten (s. *Chondrosarkom*).

Chondrodystrophia fetalis

s. *Achondroplasie*

Chondrokalzinose-Syndrom

Pseudogicht. Form der *Arthritis* infolge von Ablagerungen in einem Gelenk, die aus kristallinen Kalziumpyrophosphaten bestehen. Die Primärursache ist unbekannt. In seltenen Fällen tritt C.-S als Komplikation von *Diabetes mellitus, Hyperparathyreoidismus* oder *Hämochromatose* auf. Zu den Symptomen gehören wiederkehrende, gichtähnliche Arthritis-Attacken. Pseudogicht ist von Gicht nur durch die mikroskopische Untersuchung der Kristalle in der Gelenkflüssigkeit (bei Gicht Harnsäurekristalle) zu unterscheiden. Die Behandlung erfolgt mit nichtsteroidalen *Antiphlogistika (NSAR)*.

Chondromalacia patellae

Schmerzen im Knie. *F.* Osteo-(Knochen-)pathie/Osteonekrose (Abbau von Knochengewebe infolge von Stoffwechselstörungen).

Kommt in dieser Form praktisch nur bei Heranwachsenden als Schädigung des Knorpels direkt unter der Kniescheibe (*F.* Patella) vor. Wenn (selten) bei Erwachsenen eine C.p. auftritt, heißt sie retropatellare (hinter der Kniescheibe) Arthritis.

URSACHE

Die Ursache ist nicht mit Sicherheit bekannt. Eine Theorie lautet, daß bestimmte Knieverletzungen oder -belastungen, bei denen das Knie lange Zeit gebeugt bleibt (z.B. beim Reiten), den inneren Teil des Quadrizeps (Streckmuskel des Oberschenkels) schwächen. Eine derart beeinträchtigte Kniescheibe verändert leicht ihre Lage, wenn das Bein wieder gestreckt wird; statt glatt über das untere Ende des Oberschenkelknochens zu gleiten, reibt sie sich daran und schürft die glatten Knorpel am Ende beider Knochen auf.

SYMPTOME UND DIAGNOSE

Das Strecken des Beins ist schmerzhaft, besonders beim Treppensteigen. Bei einer ärztlichen Untersuchung wird auch geröntgt, doch im Röntgenbild sind meist keine spezifischen Anzeichen erkennbar; es dient eher dem sicheren Ausschluß anderer möglicher Ursachen der Beschwerden.

THERAPIE UND PROGNOSE

Zur Schmerzlinderung und um das Knie beweglich zu halten, werden *Analgetika* verschrieben. In vielen Fällen tritt ohne weitere Behandlung Besserung ein. Bleiben die Symptome aber bestehen, dann muß sich die Behandlung auf die Kräftigung des inneren Teils des Quadrizeps richten (Gymnastik, elektrische Stimulierung), was normalerweise hilft. Wenn nicht, ist das ein Hinweis auf eine sehr starke Knorpelschädigung. Eine Operation kann erforderlich werden, um die Lage der Kniescheibe dauerhaft zu verändern, so daß kein Knorpelscheuern mehr möglich ist.

In seltenen schweren Fällen muß die Kniescheibe entfernt werden. Eine solche Operation behindert die Bewegungsfähigkeit danach erstaunlich wenig.

Chondromatose

Zustand, bei dem sich zahlreiche benigne (gutartige) Tumoren (Chondrome) in Knochen finden. Sie bestehen aus Knorpelgewebe und kommen am häufigsten in den Handknochen vor. Normalerweise verursachen sie keinerlei Symptome, gelegentlich führen sie zu Knochenwandverdünnungen, was Brüche begünstigt, die sich ohne gravierende unfallartige Verletzung ereignen können.

Chondrosarkom

Krebsartige Knorpelgeschwülste in oder auf einem Knochen, am häufigsten an den großen Knochen (z.B. Oberschenkelknochen, Schienbein, Oberarmknochen). Eine der wichtigsten Formen von primärem *Knochenkrebs*. Bezogen auf die Gesamtbevölkerung ist C. nur selten anzutreffen.

Das C. entsteht meistens im mittleren Alter, oft aus einem zuvor benignen (gutartigen) Tumor (s. *Chondromatose*, *Chondrodysplasie*) oder in einem zuvor normalen Knochenbereich; es verursacht Schmerzen, Schwellungen und erhöhte Empfindlichkeit. Die *Röntgen*untersuchung kann solche abnormen Knochenzustände nachweisen. Der Tumor wächst nur langsam und breitet sich erst im Endstadium auch anderswohin aus, deshalb ist mit der Amputation des betroffenen Knochens oberhalb des Tumors eine endgültige Heilung möglich. C. unterscheidet sich vom *Osteosarkom* (Krebs der Knochenzellen), das sich in der Regel auch auf andere Körperbereiche (z.B. Lunge) erstreckt, bevor irgendwelche Symptome erkennbar sind.

Chorda penis

Bindegewebsstrang an der Unterseite des Penis zum Hodensack hin; meist bei Männern mit *Hypospadie*, einer angeborenen Fehlmündung der Harnröhre an der Unterseite des Gliedes. Die operative Korrektur erfolgt in der Regel, wenn das Kind zwischen einem und drei Jahren alt ist. Unbehandelt kann der Zustand später den Geschlechtsverkehr wesentlich erschweren.

Chordotomie

Operative Durchtrennung von schmerzleitenden Nervenbahnen im Rückenmark. Methode zur Ausschaltung hartnäckiger Schmerzen, die auf Behandlung mit starken *Analgetika* (schmerzlindernden Mitteln) oder auf perkutane (durch die unverletzte Haut hindurch) Elektrostimulation nicht angesprochen haben. Theoretisch kann mit C. jeder Schmerz irgendwo im Körper beseitigt werden. In der Praxis ist es allerdings oft sehr schwierig, vor allem für den oberen

Körperbereich die verantwortlichen Nerven präzise zu erkennen, weshalb die Operation meist nur für den Unterkörper und die Beine angezeigt ist, oft bei Krebskranken.

C

Chorea

"Veitstanz". Zustand mit unregelmäßigen, ruckartigen, schnellen Bewegungen vor allem im Gesicht, in den Gliedmaßen und im Rumpf. Sie sind unkontrolliert und im Gegensatz zum *Tic* nicht vorhersehbar, sondern ganz willkürlich und zufällig. Manchmal gleichen sie teilweise koordinierten Bewegungen. Im Schlaf verschwinden sie. Manchmal stehen sie in Zusammenhang mit einer *Athetose* (anhaltend einkrümmende Bewegungen) und werden dann als *Choreoathetose* bezeichnet.

ARTEN UND URSACHEN

Die Ursachen sind entweder eine Krankheit oder eine Strukturstörung tief im Gehirn, insbesondere in den paarigen Nervenzellengruppen, den *Basalganglien*. C. ist eine Begleiterscheinung der *C. Huntington* und der *Sydenham-C.* und kann auch in der Schwangerschaft, meist bei Erstgebärenden, auftreten (Schwangerschafts-C., *F.* Chorea gravidarum). Sie kann auch eine Nebenwirkung bestimmter Medikamente sein, z.B. der "Pille" oder von Psychopharmaka und Medikamenten zur Behandlung der *Parkinson-Krankheit*; in diesen Fällen verschwinden die "Veitstanz"-Bewegungen, wenn das Medikament abgesetzt wird.

THERAPIE

Bei C. aufgrund von medikamentösen Nebenwirkungen ist ein Wechsel zu einem anderen Arzneimittel angezeigt. Ist sie Ausdruck einer Krankheit, so werden Medikamente gegeben, die gezielt diejenigen Nervenbahnen hemmen, die den Bewegungsapparat steuern.

Chorea Huntington

Seltene Erkrankung, bei der eine Degeneration der *Basalganglien* (paarige Nervenzellgruppen im Gehirn) *Chorea* (hastige, zappelige, unkontrollierte Bewegungen, "Veitstanz") und *Demenz* (fortschreitenden geistigen Abbau) zur Folge hat. Die Symptome treten erst zwischen dem 35. und 50. Lebensjahr auf, ganz selten bereits in der Kindheit.

Es handelt sich um eine *genetische Krankheit* mit autosomaler Erbdominanz. Wegen des relativ späten Auftretens von Symptomen kann jemand mit dieser Erbkrankheit bereits Kinder haben, ehe die Krankheit bekannt ist. Das Risiko, daß Kinder von Betroffenen ebenfalls an C.H. erkranken, liegt bei 50 Prozent. C.H. kommt statistisch 5-8mal pro 100 000 der Gesamtbevölkerung vor.

SYMPTOME

Gewöhnlich betrifft die C.H. das Gesicht, die Arme und den Rumpf. Die Folgen sind Grimassen des Gesichts und Zuckungen und Verkrampfung der Muskulatur. Die Demenz zerstört die Persönlichkeit und führt zu Verhaltensstörungen. Die Erkrankten sind gereizt, kommunikativ gestört, apathisch und verlieren das Gedächtnis.

Tritt die Erkrankung in der Kindheit auf, kommt es zu Bewegungsarmut und Muskelstarre.

DIAGNOSE

Bis vor kurzem war es nicht möglich festzustellen, ob ein Kind von an C.H. erkrankten Eltern das für die Krankheit verantwortliche Gen geerbt hat. Aufgrund neuer genetischer Forschungen kann jetzt mit 95 Prozent Sicherheit bei Erwachsenen bestimmt werden, ob sie Träger der Erkrankung sind oder nicht. Dies ermöglicht eine Entscheidung bezüglich Nachkommenschaft (s. *genetische Beratung*). Außerdem kann durch *Chorionzottenbiopsie* bei Schwangeren festgestellt werden, ob der Fetus ein hohes oder niedriges Erkrankungsrisiko hat.

THERAPIE UND PROGNOSE

Eine Heilung ist nicht möglich. Die Behandlung beschränkt sich auf eine Verminderung der Bewegungsstörungen durch Medikamente und Linderung der Folgen der Demenz durch gute Pflege.

Die meisten der Kranken überleben ca. 15 Jahre nach Auftreten der Symptome, andere bis zu 30 Jahre danach.

Chorea minor

s. *Sydenham-Chorea*, *Chorea*

Choreoathetose

Krankheit mit unkontrollierten Bewegungen der Gliedmaßen, des Gesichts und des Rumpfs. Sie kombiniert die schnellen, ruckartigen Bewegungen, die typisch für *Chorea* sind, mit den langsameren, merkwürdig geschraubten Bewegungen der Hände und Füße bei *Athetose*. Tritt oft bei Kindern mit *zerebraler Kinderlähmung* oder als Nebenwirkung bestimmter Medikamente auf.

Chorion

Äußere der beiden den *Embryo* umgebenden Eihäute. Das C. liegt dem *Amnion* (Schafhaut) auf und entwickelt sich zum fetalen Anteil der *Plazenta*. Aus dem C.zottengewebe kann zur pränatalen Diagnostik eine Probe entnommen werden. (S. *Chorionzottenbiopsie*)

Chorionepitheliom

Seltener, maligner (bösartiger) Tumor, der sich aus der *Plazenta* im Uterus entwickelt. Eine Tumorform des Trophoblasts, die von Zellen des Haftstiels zwischen dem befruchteten Ei und der Gebärmutterwand nach der Nidation gebildet wird.

VORKOMMEN UND URSACHEN

Ein C. tritt bei ca. einer von je 20 000 Schwangerschaften auf, meistens als Komplikation einer *Blasenmole* (gutartiger Tumor des Trophoblasts). Sehr viel seltener wird das C. nach einer Abtreibung und ganz selten nach einer normalen Schwangerschaft, manchmal sogar erst Monate oder sogar Jahre nach der Schwangerschaft, beobachtet.

Unbehandelt dringt der Tumor in die Uteruswand ein und zerstört sie. Er kann sich in die Vagina und Vulva ausbreiten. Metastasen können auch in entfernteren Körperbereichen – Leber, Lunge, Hirn und Knochen – auftreten.

SYMPTOME

Der Tumor macht sich durch ständige Vaginalblutungen nach einer Abtreibung oder durch länger als acht Wochen nach der Niederkunft andauernde Blutungen bemerkbar. Frühsymptome müssen nicht auftreten; die Krankheit kann auch erst vermutet und erkannt werden, wenn der Krebs sich bereits in die Lunge oder in das Gehirn ausgebreitet hat und entsprechende Symptome wie Atemnot und Bluthusten bzw. mentale Veränderungen nach sich zieht.

DIAGNOSE

Der Erfolg der Behandlung hängt von der Früherkennung ab. Die Diagnose stützt sich auf die *Ultraschall-Diagnostik* und die Messung der HCG-Werte im Blut und Urin (HCG = Abk. für *humanes Choriongonadotropin,* ein in der Plazenta produziertes Hormon). Für trophoblastische Erkrankungen sind abnorm hohe HCG-Spiegel charakteristisch. Frauen mit einer Blasenmole müssen sich nach deren Entfernung mindestens zwei Jahre lang regelmäßig auf Anzeichen eines C.s untersuchen lassen; dazu genügt in der Regel eine Urinprobe.

THERAPIE

Die Behandlung erfolgt mit *Zytostatika*, speziell *Methotrexat*. Die *Hysterektomie* (Entfernung der Gebärmutter) kann bei hartnäckigen Blutungen trotz Medikation notwendig werden. Der Einsatz von Zytostatika hat die Mortalität (Sterberate) dieser früher meist tödlich verlaufenden Krebserkrankung drastisch gesenkt. Heute kann sie, falls sie früh genug erkannt und behandelt wird, fast immer geheilt werden.

Choriongonadotropin, humanes

(Abk. HCG) Hormon, das von der *Plazenta* in der frühen *Schwangerschaft* produziert wird und die *Eierstöcke* zur Produktion der für die Erhaltung einer normalen Schwangerschaft nötigen Hormone *Östrogen* und *Progesteron* anregt. Es wird mit dem Urin ausgeschieden; seine Feststellung und Messung ist die Basis der meisten Schwangerschaftstests (ein hoher Spiegel bestätigt die Schwangerschaft).

HCG-THERAPIE
Aus dem Urin von Schwangeren extrahiertes HCG wird bei bestimmten Formen von *Unfruchtbarkeit* injiziert. In Kombination mit *Clomifen*-Tabletten, die die Hypophyse zur HCG-Ausschüttung stimulieren, kann dadurch bei Frauen ohne spontanen Eisprung eine *Ovulation* induziert werden. Bei Männern sind mit HCG Versuche zur Förderung vermehrter Spermienproduktion unternommen worden.

Manchmal wird HCG auch zur Vorbeugung einer Fehlgeburt gegeben, wenn die Progesteronproduktion der Schwangeren unzureichend ist.

Außerdem wird HCG zur Behandlung von Kryptorchismus (s. *Hodenhochstand*) bei Knaben verwendet, obwohl in solchen Fällen meistens auch operiert werden muß.

Chorionkarzinom
s. *Chorionepitheliom*

Chorionzottenbiopsie
Methode zur Diagnostizierung von Fetusanomalien. Eine kleine Chorionzottenprobe vom Rand der Plazenta wird entnommen und im Labor untersucht. Eine C. wird in der Regel in den ersten drei Schwangerschaftsmonaten ausgeführt, ist aber auch noch in den Mittelmonaten möglich. Sie ist manchmal eine Alternative zur *Amniozentese*, weil sie früher als diese erfolgen kann und außerdem den Vorteil hat, daß die Ergebnisse der Chromosomenanalyse rascher vorliegen.

WARUM ES GEMACHT WIRD
Die C. dient der Erkennung von Chromosomendefekten bei Schwangeren, deren Familiengeschichte oder Anamnese ein erhöhtes Risiko vermuten lassen, daß das Kind eine Chromosomenaberration (z.B. *Down-Syndrom*) oder eine genetische Krankheit (wie *Thalassämie*) aufweist, und der Feststellung, ob die Leibesfrucht davon betroffen ist. Weil durch den Test auch das Geschlecht des Fetus bestimmt werden kann, hat die C. Bedeutung für die Frauen, die Trägerinnen einer geschlechtsgebundenen vererblichen Krankheit (z.B. Bluterkrankheit, *Hämophilie*) sind, zur Voraussage der Erkrankungswahrscheinlichkeit des Kindes.

SO WIRD ES GEMACHT
Die C. kann ambulant erfolgen. Manchmal wird die Schwangere zuvor sediert (d.h., sie bekommt ein Beruhigungsmittel). Die Prozedur dauert etwa eine halbe Stunde.

Meistens wird eine Kanüle (Hohlnadel), die an einer Aufziehspritze befestigt ist, durch die Vagina in den Uterus eingeführt, wobei die Kanüle per *Ultraschall* oder *Endoskop* geleitet wird. Mit der Aufziehspritze wird dann eine Chorionzotten-Gewebeprobe von der Fetusseite der Plazenta abgesaugt, weil diese dort fetusidentisch ist.

Eine Alternative ist der Einstich der Kanüle durch die Bauchdecke in den Uterus (s. Abb. unten), ebenfalls mit Ultraschallkontrolle. Die entnommenen Proben werden im Labor untersucht. Die Zellen werden zuvor in eine Nährlösung (*Kultur*) gelegt und wachsen, bis eine *Chromosomenanalyse* möglich ist.

RESULTATE
Beweisen Tests genetische Anomalien des Fetus, kann den Eltern u.U. die Wahl eines Schwangerschaftsabbruchs freigestellt werden (s. *Abort, eingeleiteter*).

RISIKEN
Gelegentlich treten nach der C. Komplikationen auf (wie z.B. eine Perforation des Amnions, Blutung oder Infektion). Der Test selbst trägt bereits ein gewisses Fehlgeburtsrisiko in sich, das ca. ein bis zwei Prozent höher liegt als das normale Fehlgeburtsrisiko, das in diesem Schwangerschaftsstadium mit drei bis vier Prozent eingeschätzt wird. Doch mit zunehmender Routine ist auch eine weitere Abnahme der Risiken bei diesem Verfahren zu erwarten.

Der Hauptvorteil liegt in der Möglichkeit, sich schon in den ersten drei Monaten für einen Schwangerschaftsabbruch entscheiden zu können. Dadurch wird die Schwangere nicht den erhöhten Gesundheitsrisiken und emotionalen Belastungen durch eine spätere Abtreibung (nach einer Amniozentese) ausgesetzt

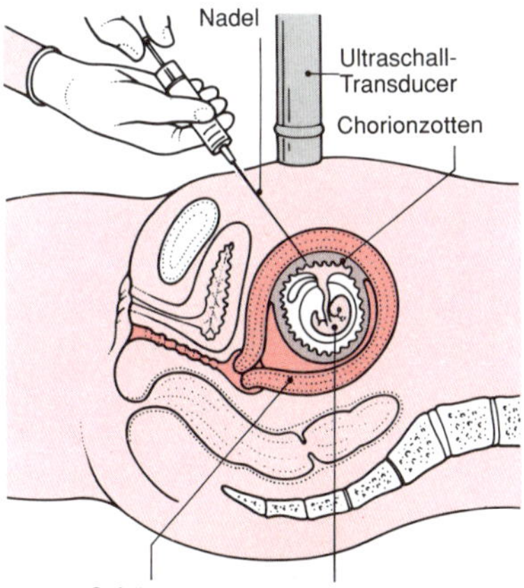

Probenentnahme durch die Bauchdecke
Einige Chorionzotten werden mit einer Hohlnadel von der Plazenta abgesaugt.

Choroidea
s. *Aderhaut*

Choroiditis
Entzündung der Choroidea (*Aderhaut* des Auges). Kann als selbständige Erkrankung auftreten oder als Begleiterscheinung einer allgemeinen Augenentzündung. Die Ursache ist meist eine Infektion wie z.B. *Toxokariasis* oder *Toxoplasmose*, seltener *Sarkoidose*, *Syphilis* oder *Histoplasmose*; auch das Auftreten ohne ersichtlichen Grund kommt vor.

Behandelt wird C. mit *Kortikosteroiden* gegen die Entzündung und mit *Antibiotika* gegen die ursächliche Infektion.

Christian Science
Glaubensgemeinschaft, gegründet von Mary Baker Eddy, die 1862 nach einem beinahe tödlichen Unfall und nach der Lektüre eines Heilungswunders des Neuen Testaments angeblich geheilt wurde und dann den Rest ihres Lebens mit der Verbreitung der Ideen der "Christlichen Wissenschaft" verbrachte. Strikte Anhänger der Sekte lehnen die Schulmedizin ab; sie verweigern beispielsweise auch – für sich und ihre Familienmitglieder – Bluttransfusionen und nehmen lieber den Tod in Kauf, als ihrer Glaubensüberzeugung zuwiderzuhandeln.

Chrom
Metall; chemisches Element, das wegen seiner entscheidenden Rolle für die Aktivität mehrerer *Enzyme* (Substanzen, die biochemische Reaktionen im Organismus veranlassen) lebenswichtig ist, wenn auch nur winzige Mengen erforderlich sind (s. *Spurenelemente*) und Chrommangel eigentlich unbekannt ist. Im Überschuß ist es toxisch; Chromvergiftungen sind aber überaus selten. Auf der Haut verursacht C. Entzündungen und, wenn eingeatmet, Schleimhautschädigungen. Für Personen, die Chromdämpfen ausgesetzt sind, besteht ein erhöhtes *Lungenkrebs*risiko.

Chromatopsie
s. *Farbensehen*

Chromophytose
s. *Pityriasis versicolor*

Chromosomen
Stäbchenförmige Strukturen in den Zellkernen; Träger des Erbgutes mit allen genetischen Informationen, welche die

Zellaktivitäten und damit Wachstum und Funktionen des ganzen Körpers steuern.

Alle Zellen eines Menschen (mit Ausnahme der Keimzellen, d.h. der Eizellen und Spermien) enthalten exakt identische C., weil sich der gesamte Organismus ja aus einer einzigen befruchteten Eizelle entwickelt, die sich durch Teilung immer weiter multipliziert. Mit jeder Zellteilung wird auch das C.material der Ausgangseizelle exakt kopiert. Eine seltene Ausnahme von dieser Regel sind Menschen mit *phänotypischem Mosaik*, in denen ein Teil der Zellen einen C.satz enthält und andere Zellen einen davon leicht abweichenden.

Obwohl die meisten C. für uns alle gleich sind, gibt es einige, die von einem Menschen zum anderen differieren. Diese Verschiedenheiten machen jeden Menschen buchstäblich einzigartig (mit Ausnahme eineiiger Zwillinge). Die C. bestimmen alle körperlichen Merkmale wie Geschlecht, Haarstruktur und -farbe, Haut- und Augenfarbe, Nasenform, Körpergröße und auch (obwohl vermutlich in geringerem Maße) die geistigen Fähigkeiten und die Persönlichkeit.

Jedes C. enthält bis zu mehrere tausend *Gene* (Erbfaktoren) in linearer Anordnung auf seiner ganzen Länge. Ein einziges Gen ist jeweils für eine bestimmte Stoffwechselleistung der Zelle zuständig (z.B. für die Synthese eines bestimmten Enzyms).

STRUKTUR UND ANZAHL

Chemisch besteht ein C. aus einer extrem langen Kette der Erbsubstanz *DNS* (Desoxyribonukleinsäure) mit einer Proteinhülle. Beides zusammen heißt Chromatin. Die Kette der chemischen Einheiten oder Basen in der DNS enthält die kodierten Zellaktivitäts-Instruktionen. Jede Zelle enthält die chemische Ausrüstung zum Entschlüsseln dieser Instruktionen (s. *genetischer Code*, *Nukleinsäuren*).

Ungeachtet ihrer vergleichsweise enormen Größe (im Vergleich etwa zu einem Wassermolekül) sind die DNA-Ketten in ihrer langgezogenen Spiralform so klein, daß C. in den Zellkernen normalerweise nicht sichtbar sind, nicht einmal unter starken Mikroskopen. Kurz vor jeder Zellteilung ziehen sich die DNS-Moleküle zusammen (vermutlich in enge Spiralen), und wenn dann die Zellteilung chemisch unterbrochen und die Zelle künstlich eingefärbt wird, sind die C. unter dem Mikroskop als dunkle Striche im Zellkern erkennbar, gerade ein paar tausendstel Millimeter lang. Mit dieser Technik war nachweisbar, daß menschliche Zellen (mit Ausnahme allein von Ei- und Samenzellen) normal 23 C.paare, also insgesamt 46, enthalten.

AUTOSOMALE UND GESCHLECHTS-CHROMOSOMEN

Von den 23 C.paaren sind 22 in beiden Geschlechtern gleich; sie heißen autosomale C. Die beiden C. der einzelnen Paare sind unter dem Mikroskop nicht unterscheidbar. Sie sind absolut identisch in bezug auf Länge, Lage ihrer Zentromeren (Kontaktpunkte an den Einschnürungsstellen) und auch sonst. Nur molekular besteht ein winziger Unterschied, besonders in der Sequenz der chemischen Basen in ihrer DNS. Das eine stammt jeweils ursprünglich von der Mutter, das andere vom Vater.

Die beiden Rest-Chromosomen heißen Geschlechtschromosomen. Beim weiblichen Geschlecht bilden sie ein Paar und werden X-Chromosomen genannt. Obwohl sie identisch aussehen, unterscheiden sie sich molekular, aber nur minimal. Beim männlichen Geschlecht hingegen sind die beiden Geschlechtschromosomen völlig verschieden. Das eine ist ein X-C., das andere, sehr viel kürzere, ein Y-C. Das Y-C. bestimmt aller Wahrscheinlichkeit nach die männlichen Geschlechtsmerkmale. Fehlt es, entwickeln sich weibliche.

Wie bei den Autosomen stammt auch bei den Geschlechts-C. (die auch Gonosomen oder Allosomen genannt werden) das eine des Paars ursprünglich von der Eizelle der Mutter und das andere (ein X bei Mädchen, ein Y bei Knaben) von der Samenzelle des Vaters.

CHROMOSOMENTEILUNG

Teilt sich eine Zelle, dann duplizieren sich auch alle ihre Bestandteile in die Tochterzellen. Dies trifft auch auf die C. zu. Kurz vor ihrer Teilung wird die DNS in jedem C. kopiert. Das heißt, wird das C. kurz vor der Teilung betrachtet, erscheinen die DNS-Ketten nicht nur einfach, sondern doppelt, verbunden jeweils an ihren Zentromeren. Dies gibt allen 46 C. (nicht nur den Geschlechts-C.) eine X-Form in ihrem Kern. Wenn die normale Zellteilung dann weitergeht (der Vorgang heißt *Mitose*), ziehen sich auch diese verdoppelten C. auseinander und trennen sich an den Zentromeren, so daß jede der beiden Tochterzellen eine Kopie der üblichen 46 C. erhält.

EI- UND SAMENZELLE

Die Keimzellen unterscheiden sich von anderen Körperzellen dadurch, daß sie nur 23 Chromosomen enthalten – je eines der 22 autosomen und ein X-Chromosom (Eizelle) bzw. ein X- oder Y-Chromosom (Samenzelle). Weil sie somit nur die halbe Chromosomenanzahl aufweisen, heißen sie haploid, im Unterschied zu den anderen, den diploiden Zellen.

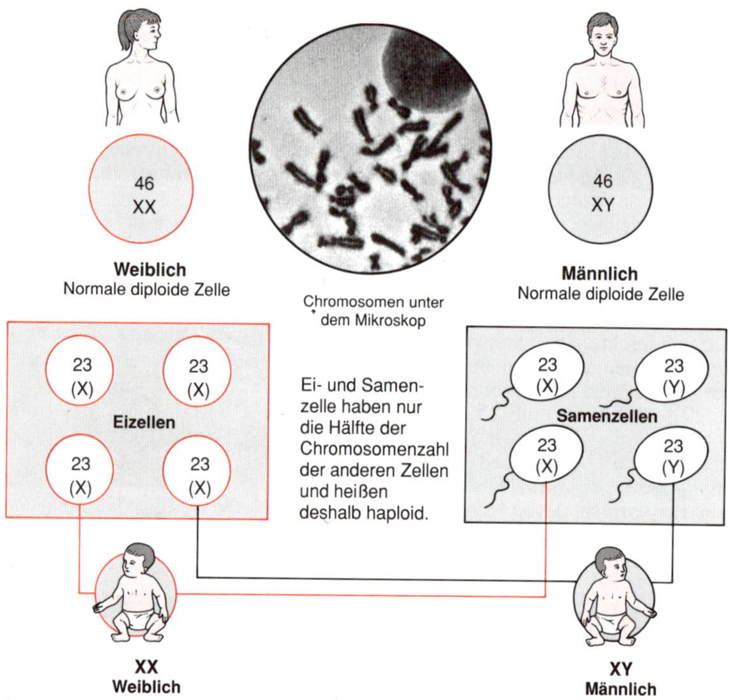

Die meisten Chromosomenpaare haben einen Verbindungspunkt, genannt Zentromer, der sie in kurze und lange "Arme" teilt.

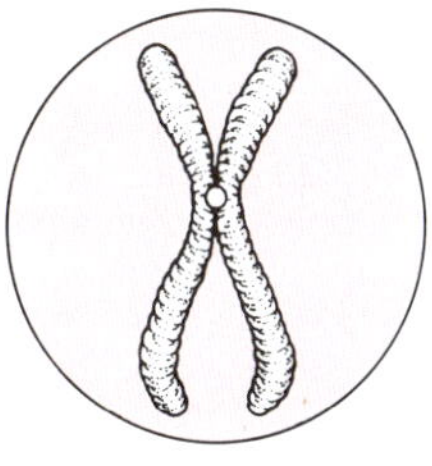

Chromosomengestalt
So sieht ein Chromosom aus, unmittelbar nachdem es sich selbst dupliziert hat. Die beiden Kopien sind am Zentromer miteinander verbunden.

Bei der Bildung der Ei- und Samenzellen (dieser Vorgang heißt *Meiose*) gibt es zwei wesentliche Abweichungen vom sonstigen C.teilungsprozeß. Nach dem Kopieren der DNS, aber noch vor der Zellteilung, werden einige Bereiche des Chromosomenmaterials zwischen den zwei Partnern aller paarigen Chromosomen ausgetauscht. Dies dient der Sicherheit, daß jede Ei- oder Samenzelle eines Menschen verschiedene C.kombinationen aufweist – sonst würden nämlich alle Geschwister so identisch, wie es tatsächlich nur eineiige Zwillinge sein können.

Der zweite Unterschied ist, daß – weil Ei- und Samenzellen nur je 23 Chromosomen aufweisen – zu ihrer Bildung eine zweimalige Teilung erforderlich ist: eine erste, bei welcher die 46 duplizierten C. der Elternzelle in zwei Gruppen zu je 23 geteilt wird, und eine zweite, bei der die 23 duplizierten C. jeder der beiden Tochterzellen getrennt werden. Mit anderen Worten, eine Elternzelle erzeugt vier getrennte Ei- bzw. Samenzellen.

ANOMALIEN
Anomalien bzw. Defekte der C.teilung bei der Bildung von Ei- und Samenzellen (oder, seltener, während der ersten wenigen Zellteilungen eines befruchteten Eis) können zu verschiedenen *C.aberrationen* führen, deren genaue Natur durch detaillierte *C.analyse* feststellbar ist.

Chromosomenaberration

Abweichungen vom Normalen in Anzahl und Struktur der in allen Körperzellen vorhandenen *Chromosomen.* Meistens sind solche Anomalien in allen Zellen vorhanden. Die Auswirkungen können vom einen Extrem zum anderen reichen: von der Todesfolge bis zu gar keinen Auswirkungen, je nach Art der Aberration.

VERBREITUNG UND URSACHEN
Ungefähr eines von je 200 lebendgeborenen Kindern hat irgendeine C. Bei spontanen Fehlgeburten weist jeder zweite Fetus eine Aberration auf. Das läßt den Schluß zu, daß doch die meisten C.en inkompatibel mit dem Leben sind und daß diejenigen, die bei überlebenden Kindern auftreten, im allgemeinen die weniger schwerwiegenden sind.

Ursache ist fast immer ein im Laufe der Chromosomenteilungen auftretender Fehler, entweder schon bei der Keimzellenbildung oder während der ersten wenigen Teilungen der befruchteten Eizelle. Gelegentlich hat auch bereits ein Elternteil eine C. in seinem Erbgut.

ARTEN
Ein kompletter zusätzlicher Satz Chromosomen pro Zelle heißt Polyploidie und ist tödlich. Andere C.en können entsprechend der Tatsache klassifiziert werden, ob sie die 44 Autosomen oder die zwei Geschlechtschromosomen betreffen. Ersteres kommt weniger häufig vor als letzteres, hat allerdings dafür die schwerwiegenderen und verbreiteteren Folgen.

AUTOSOMALE ANOMALIEN
Ein Extra-Autosom bedeutet, eines der 22 autosomen Chromosomenpaare hat drei Chromosomen statt der normalen zwei. Dieses Phänomen wird *Trisomie* genannt. Die häufigste Trisomie (statistisch einmal pro 650 Lebendgeburten) ist das *Down-Syndrom* (das auch *Trisomie 21* genannt wird, weil dabei das Chromosomenpaar Nummer 21 ein "Dreier" ist). Andere Trisomien sind jedoch selten und verursachen in der Regel körperliche Vielfachdefekte und den Tod bald nach der Geburt. Die Trisomiefälle steigen mit zunehmendem Alter der Mutter an.

Gelegentlich tritt auch der entgegengesetzte Fall auf, daß von einem Chromosomenpaar ein Chromosom fehlt, wie z.B. beim *Cri-du-chat-/Katzenschrei-Syndrom*, oder es ist ein zusätzliches Chromosomenstück vorhanden, das an einem anderen Chromosom sitzt.

Alle diese autosomalen Aberrationen sind außer mit körperlichen Defekten verschiedener Schwere in aller Regel auch mit geistigen Behinderungen verbunden.

Es kommt auch vor, daß jemand zwar einen normalen Chromosomensatz besitzt, aber die Lage eines Chromosoms nicht normal ist: Es hängt an einem anderen Chromosom (sog. *Translokation*). Dies beeinträchtigt die Person selbst nicht, kann aber eine C. bei den Nachkommen bewirken, denen zuviel bzw. zuwenig Chromosomenmaterial vererbt wird.

ANOMALIEN DER GESCHLECHTS-CHROMOSOMEN
Etwa eines von je 2 500 geborenen Mädchen kommt mit nur einem statt zwei X-Chromosomen zur Welt (sog. *Turner-Syndrom*). Dieser Chromosomenstatus wird als 45 X0 bezeichnet (45 normale Chromosomenpaare plus 1 X-Chromosom plus 0) im Vergleich zum normalweiblichen Status 46 XX (die normalen 46 Paare einschließlich der normalen zwei X-Geschlechtschromosomen). Das Turner-Syndrom hat charakteristische körperliche Anomalien zur Folge, außerdem mangelhafte weibliche Sexualentwicklung und Unfruchtbarkeit.

Bei allen anderen C.en sind zusätzliche Chromosomen im Spiel. Ein männliches Kind, das mit einem oder sogar mehreren zusätzlichen X-Chromosomen geboren wird, hat das sog. *Klinefelter-Syndrom*, bezeichnet mit 47 XXY oder 48 XXXY, das statistisch einmal pro 500 Knabengeburten auftritt und oft vor der Pubertät gar nicht bemerkt wird. Es ist mit mangelhafter männlicher Sexualentwicklung und Unfruchtbarkeit und manchmal auch mit leichter geistiger Behinderung verbunden.

Manche Frauen werden mit einem überzähligen X-Chromosom geboren (47 XXX) oder Männer mit einem Extra-Y-Chromosom (47 XYY). In der Regel hat dies keinerlei körperliche Defekte zur Folge, jedoch oft leichte geistige Behinderung oder psychische Probleme. Das zusätzliche Chromosom wird meistens nur entdeckt, wenn gezielt danach geforscht wird.

DIAGNOSE UND THERAPIE
C.en werden mittels der *Chromosomenanalyse* diagnostiziert, die heute mit der *Chorionzottenbiopsie* schon im frühen Schwangerschaftsstadium möglich ist. Wegen der fundamentalen Natur der C.en (die ja sämtliche Körperzellen betreffen!) gibt es keinerlei Heilung dafür. Viele von Defekten autosomer Chromosomen verursachte Störungen führen deshalb zum frühen Tod.

Einige, wie das Down-Syndrom, sind überlebensfähig, wenn auch mit körperlichen und geistigen Behinderungen. Vom Down-Syndrom betroffene Kinder und Erwachsene können meistens ein verhältnismäßig normales Leben in der Gesellschaft führen, vor allem, wenn ihnen mit hormonalen oder chirurgischen Maßnahmen Hilfen und Erleichterungen zuteil werden.

Ähnliches gilt auch für Betroffene des Klinefelter-Syndroms und des Turner-Syndroms.

Eltern mit Kindern, die mit C. zur Welt kamen, sollten eine *genetische Beratung* in Anspruch nehmen, um sich über die Lebensrisiken ihrer Kinder beraten zu lassen und andere Wege der Familienplanung zu diskutieren. Zum Glück ist das Risiko einer Wiederholung von C. innerhalb einer Familie sehr gering. (S.a. *genetische Krankheiten*)

Chromosomenanalyse

Untersuchung des Chromosomenmaterials der Zellen von Erwachsenen, Kindern oder Ungeborenen zur Feststellung, ob *Chromosomenaberrationen* vorliegen bzw. deren genaue Art.

WARUM ES GEMACHT WIRD

Bestimmte Feten haben ein überdurchschnittliches Chromosomenaberrationen-Risiko, insbesondere dann, wenn die Mutter älter ist als 35 Jahre, schon zuvor ein Kind mit einem Chromosomendefekt geboren hat, oder wenn bei Vater oder Mutter eine *Translokation* ihrer eigenen Chromosomen vorhanden ist. In solchen Fällen wird den Eltern eine Chromosomenanalyse des Feten mittels *Amniozentese* (um die 16. Schwangerschaftswoche) oder auch *Chorionzottenbiopsie* angeraten, wobei letztere ein etwas größeres Fehlgeburtsrisiko bedeutet, aber den Vorteil hat, daß sie schon in der 8. Schwangerschaftswoche ausgeführt werden kann, womit ein sehr viel früherer und sichererer Schwangerschaftsabbruch aufgrund einer medizinischen Indikation möglich ist, sollte er nötig sein oder gewählt werden.

Beide Tests werden nicht ausgeführt, wenn die Eltern das Risiko möglicher Kindesanomalie in Kauf nehmen und sich für den normalen Schwangerschaftsverlauf bis zum Ende entscheiden. Werden keine Anomalien entdeckt, erspart das den Eltern Ängste. Wird jedoch eine schwere Anomalie festgestellt, etwa eine, die für das Kind das *Down-Syndrom* befürchten oder vermuten läßt, dann kann ein Schwangerschaftsabbruch aufgrund medizinischer Indikation ausgeführt werden. In der Regel erfolgt in solchen Fällen auch eine *genetische Beratung* über die Chancen und Risiken künftiger Schwangerschaften.

Eine C. erfolgt in jedem Fall bei Totgeburten oder Geburtsfehlern, die auf eine Chromosomenaberration hindeuten. Sie klärt Natur und Art des Defekts, und ihr Ergebnis bestimmt die genetische Beratung der Eltern.

Weitere Gründe für eine C. können sein: Feststellung des Geschlechts eines Kindes, wenn dessen Genitalien keine eindeutige Geschlechtsfeststellung zulassen (s. *Zweigeschlechtigkeit*), Feststellung oder Ausschluß von Anomalien der Geschlechtschromosomen wie *Turner-Syndrom* und *Klinefelter-Syndrom* oder Untersuchung der Ursachen einer *Unfruchtbarkeit*.

Chronisch

Zustand, in dem Krankheitssymptome über lange Zeit erhalten bleiben. Bei manchen Erkrankungen, wie z.B. der chronischen aktiven *Hepatitis*, wird dieser Zeitraum mit sechs Monaten und länger gerechnet.

C.e Krankheitszustände werden im allgemeinen von den akuten (plötzliches Auftreten und Abklingen nach kurzer Zeit) unterschieden.

Außer der Zeitdauer ist mit dem Begriff akut auch das Auftreten bestimmter Symptome verbunden (hohes Fieber, starke Schmerzen, Atemnot, rasche Zustandsveränderung des Kranken von einem Tag zum anderen). Bei c.en Erkrankungen ergeben sich hingegen nur wenig Symptomveränderungen von Tag zu Tag; das tägliche Leben kann sogar oft mehr oder minder normal fortgesetzt werden; allerdings kann es immer wieder zu unerwartetem Aufflackern der Symptome kommen.

Bleibende Schädigungen nach akuten Krankheiten (z.B. Schlaganfall) oder Verletzungen durch Unfälle etc. sind jedoch nicht c. zu nennen. Der Begriff schließt das Fortbestehen bzw. das weitere Fortschreiten eines Krankheitsprozesses ein (zuweilen trotz ärztlicher Behandlung).

Chronische Polyarthritis

s. *Polyarthritis, chronische*

Chronisch-obstruktive Lungenkrankheit

s. *Lungenerkrankung, chronisch-obstruktive*

CHROMOSOMENANALYSE

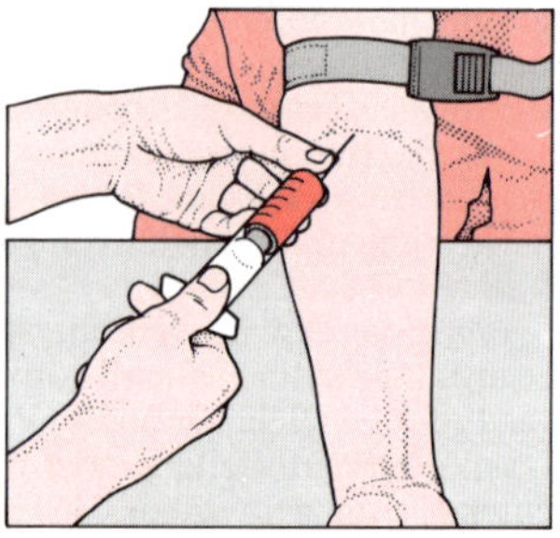

1 Zur Untersuchung werden fetale Zellen durch Amniozentese oder Chorionzottenbiopsie gewonnen, weiße Blutzellen (Leukozyten) dem Blut von Babys, Kindern oder Erwachsenen entnommen.

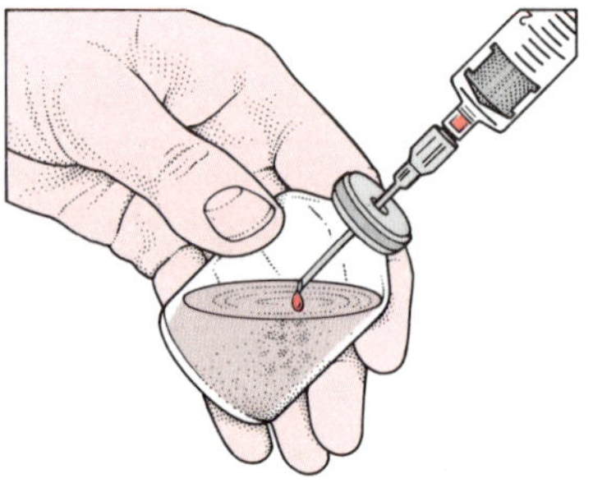

2 Diese Zellen werden in einer Lösung aufgeschwemmt, die sie zur Zellteilung anregt. Zu einer Phase, in der die Chromosomen am besten sichtbar sind, wird der Teilungsvorgang chemisch gestoppt.

3 Anschließend wird die Zellaufschwemmung auf einem Objektträger ausgestrichen, angefärbt und einige Zellen (bei denen im Kern die Chromosomen gut erkenn- und auseinanderhaltbar sind) unter dem Mikroskop fotografiert oder sofort ausgewertet.

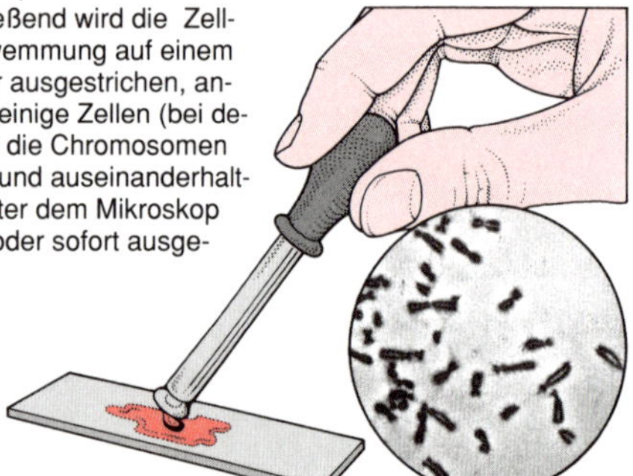

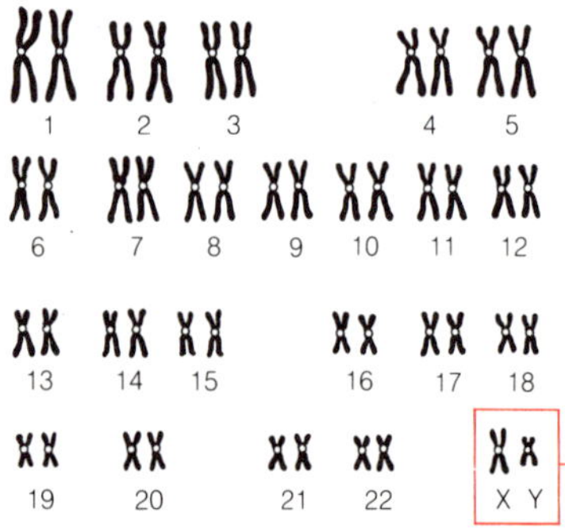

4 Die Chromosomen werden paarweise zusammengestellt zu 22 Autosomen-Paaren und dem Geschlechtschromosomenpaar. Ihre Untersuchung ermöglicht die Feststellung von Anomalien.

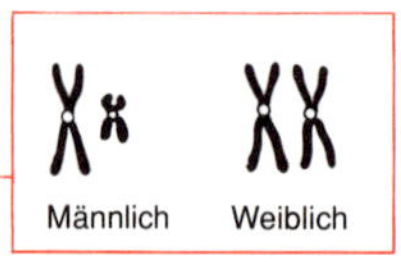

Cicatrix
s. *Narbe*

Ciclosporin
(z.B. *Sandimmun*® +)

Immunsuppressivum, das die natürliche Abwehrreaktion des Körpers gegen anomale Zellen unterdrückt. Seit 1984 in Gebrauch.

WARUM ES VERWENDET WIRD

Das immunsuppressive C. ist in der *Transplantationschirurgie* von besonderem Nutzen, wenn der Organismus versucht, ein Transplantat abzustoßen, das Immunsystem aber nicht übermäßig geschwächt ist. Es wird deshalb heute bei fast allen Transplantationen (Herz, Nieren, Knochenmark, Leber, Bauchspeicheldrüse etc.) verwendet. Die Abstoßreaktionen konnten damit gesenkt und hoch dosierte *Kortikosteroide* reduziert werden. C. muß unter Umständen auf unbegrenzte Zeit nach einer Transplantation eingenommen werden.

MÖGLICHE NEBENWIRKUNGEN

Wegen der immunsuppressiven Wirkung ist das Infektionsrisiko erhöht. Jeder Schnupfen oder sonstige lokale Infektionen erfordern deshalb sofortige ärztliche Behandlung.

Häufige Nebenwirkungen sind Zahnfleischschwellungen und verstärkter Haarwuchs, gelegentlich auch Nierenschäden, weshalb regelmäßige Untersuchungen der Nierenfunktion wichtig sind. Treten Anzeichen einer Nierenschädigung auf, etwa eine Proteinurie (Blut im Urin), ist entweder die C.dosis zu verringern oder ein anderes Medikament zu verordnen.

Cimetidin
(z.B. *Tagamet*® +)

Histamin$_2$*-Rezeptor-Antagonist*, als Arzneimittel zur Heilung von Geschwüren in Gebrauch seit 1976. C. reduziert die Sekretion von Hydrochlorothiazid im Magen und fördert damit das Abheilen von Magen- und Zwölffingerdarmgeschwüren (s. *peptisches Geschwür*) sowie der *Ösophagitis* (Speiseröhrenentzündung).

Die Symptome verschwinden binnen ein bis zwei Wochen, die Heilungsrate liegt nach ein bis zwei Monaten bei über 75 Prozent. Auch nach Abheilung des Geschwürs wird oft noch für längere Zeit eine Erhaltungsdosis verschrieben, da ansonsten das Risiko für ein *Rezidiv* hoch ist.

In seltenen Fällen überdeckt C. zeitweilig erste Symptome eines *Magenkrebses* und verzögert so die Frühdiagnose. Deswegen wird C. in aller Regel nicht länger als zwei Monate verschrieben, sofern ein Tumor nicht bereits durch entsprechende Untersuchungen (*Gustroskopie*, Röntgenkontrastuntersuchungen) ausgeschlossen wurde.

MÖGLICHE NEBENWIRKUNGEN

C. verhindert den Abbau bestimmter Wirkstoffe in der Leber, z.B. von *Antikoagulantien* und *Antikonvulsiva*. Auch Verwirrung, Schwindel und Kopfschmerzen werden mitunter beobachtet. Sie verschwinden aber wieder, wenn C. abgesetzt wird.

Cimex
s. *Bettwanze*

Cinnarizin
(z.B. *Cinnacet*® +)

Antihistaminikum, hauptsächlich zum Gebrauch gegen Übelkeit und Erbrechen bei Reisekrankheiten. Es wird auch gegen Übelkeit und Schwindel bei Erkrankungen des Innenohrs (*Labyrinthitis*, *Ménière-Krankheit*) eingesetzt. In hohen Dosen hat es einen blutgefäßweitenden Effekt und wird deshalb verwendet, um die Durchblutung zu verbessern, beispielsweise bei *peripheren Gefäßerkrankungen* oder der *Raynaud-Krankheit*. Mögliche Nebenwirkungen sind Schläfrigkeit, Lethargie, trockener Mund und verschwommene Sicht.

Cipriani-Krankheit
s. *Favismus*

Cisplatin
(z.B. *Platinex*® +)

Zytostatikum, vor allem zur Behandlung von Hoden- und Eierstockkrebs. Es wird entweder allein oder zusammen mit anderen Zytostatika verordnet.

Claudicatio
Krampfartiger Schmerz in einem oder beiden Beinen, der beim Gehen auftritt und zu ständigem Hinken führen kann. Die übliche Ursache sind verengte oder blockierte Beinarterien infolge einer *Atherosklerose* (s.a. *periphere Gefäßerkrankung*).

Typisch ist, daß man beim Gehen wegen der Wadenschmerzen immer wieder stehenbleiben muß, aber nach kurzer Rast weitergehen kann. Diese Erscheinung nennt man *Claudicatio intermittens*. Sinngemäß wird der Begriff C. auf flüchtige Bewußtseinsstörungen im Gehirn (**t**ransitorische **i**schämische **A**ttacke; Abk. TIA), auf Leibschmerzen nach dem Essen (Durchblutungsstörungen in den Darmgefäßen) und Kaumuskelschwäche bei Aortenbogensyndrom angewandt.

Eine C. infolge Bandscheibenvorfall im Lendenbereich des Rückenmarks mit Druck auf die Nerven, die die Beinmuskeln versorgen, ist seltener.

Clavicula
s. *Schlüsselbein*

C

Clavus
s. *Hühnerauge*

Clindamycin
(z.B. *Sobelin*® +)

Antibiotikum. Da es gravierende Nebenwirkungen hat, wird es nur bei sehr schweren Infektionen verwendet, bei denen andere Antibiotika wirkungslos geblieben sind.

Clofibrat
(z.B. *Regelan*® +)

Lipidsenker, der hohe *Cholesterin-* und Triglyzerid-Spiegel (s.a. *Fette und Öle*) im Blut reduziert. Wird heute nur noch selten bei *Hyperlipidämie* verwendet, da als Nebenwirkung vermehrt Gallensteine auftraten.

Clomifen
(z.B. *Dyneric*® +)

Medikament zur Behandlung der weiblichen *Unfruchtbarkeit* bei fehlender Ovulation. Es kann zu Mehrlingsgeburten kommen.

WIE ES WIRKT

Die normale *Ovulation* (Lösung einer reifen Eizelle aus den Eierstöcken) wird durch zwei *Gonadotropine* (follikelstimulierende bzw. luteinisierende Hormone aus der *Hypophyse*) ausgelöst. Ihre Sekretion wird durch chemische Stoffe aus dem *Hypothalamus* stimuliert.

Wenn keine Ovulation stattfindet (der häufigste Grund für Unfruchtbarkeit), liegt die Ursache meistens in der abnorm niedrigen Produktion dieser beiden Gonadotropine. C. blockiert die Aktivität der *Östrogene* im Hypothalamus, die normalerweise die Abgabe der Gonadotropine aus der Hypophyse hemmen. Folglich erhöht sich die Produktion von Gonadotropin, was manchmal eine Ovulation nach sich zieht.

In einigen Fällen wird C. mit Gonadotropinen eingenommen, um eine Ovulation zu erreichen.

MÖGLICHE NEBENWIRKUNGEN

Als Nebenwirkungen treten fliegende Hitze, Übelkeit, Kopfschmerzen, Brustspannen und gelegentlich auch Sehschwierigkeiten auf. Sie verschwinden bei Reduzierung der Dosis oder bei zusätzlicher Einnahme von Gonadotropinen. Zwischen fünf und 15 Prozent der Frauen, die C. einnehmen, entwickeln Ovarialzysten; diese schrumpfen wieder, wenn die Dosis verringert wird.

C

Clomipramin

(z.B. *Anafranil*® +)

Trizyklisches *Antidepressivum*, v.a. zur Langzeitbehandlung von Depressionen. Wirkt weniger sedierend als viele andere Antidepressiva und ist besonders wirksam, wenn die Depression mit irrationalen Ängsten und Zwangshandlungen einhergeht. Mögliche Nebenwirkungen sind trockener Mund, verschwommene Sicht und Verstopfung. Bei überhöhter Dosis können gefährliche Herzrhythmusstörungen und Koma auftreten.

Clonazepam

(z.B. *Rivotril*® +)

Benzodiazepin, hauptsächlich als *Antikonvulsivum* zur Vorbeugung und Therapie von epileptischen Anfällen in Gebrauch. Besonders wirksam auch in der Behandlung von *Petit-mal*-Anfällen bei Kindern. Mögliche Nebenwirkungen sind Schläfrigkeit, Schwindel, Müdigkeit und Reizbarkeit.

Clonidin

(z.B. *Catapresan*® +)

Antihypertensivum (Medikament gegen zu hohen Blutdruck). Wirkt durch Hemmung der Nervenimpulse vom Gehirn zu Herz und Kreislaufsystem. Wird hochdosiertes C. abrupt abgesetzt, steigt mitunter der Blutdruck gefährlich an. Der gleiche Effekt tritt gelegentlich bei Kombination von C. mit einem *Betablocker* auf. Häufiger treten bei hohen Dosen Nebenwirkungen wie Schläfrigkeit, Schwindel, trockener Mund und Verstopfung auf. Sie lassen meistens nach bei Gewöhnung an das Medikament, andernfalls muß die Dosis reduziert werden.

Clotrimazol

(z.B. *Canesten*®)

Antimykotikum, d.h. ein Medikament zur Behandlung von Pilzinfektionen, insbesondere der *Candidiasis (Soor)*.

Coarctatio aortae

Angeborene Verengung der Hauptschlagader; entweder als sog. Aortenisthmusstenose oder – selten – als abdominale Aortenstenose. Letztere Verengung tritt an der Stelle auf, an der die Aorta den unteren Körperbereich einschließlich der Beine mit Blut versorgt. Der obere Körperbereich ist nicht betroffen. Um den unteren Körperbereich ausreichend mit Blut zu versorgen, schlägt das Herz stärker und verursacht damit einen zu hohen Blutdruck (s. *Hypertonie*) im oberen Körperbereich, während der Blutdruck in den Beinen normal oder sogar erniedrigt ist.

Die Ursache ist unbekannt. Der Defekt tritt bei etwa jedem zehnten Kind mit angeborenem Herzfehler auf (s. *Herzfehler, angeborene*) bzw. bei einem von je 5 000 Neugeborenen.

SYMPTOME UND DIAGNOSE

Die Symptome zeigen sich oft schon in der frühen Kindheit und hängen mit dem abnorm hohen Blutdruck zusammen. Dazu zählen Kopfschmerzen und Schwäche nach Anstrengung, kalte Beine, Atemschwierigkeiten (selten) und Schwellung in den Beinen infolge des Herzfehlers.

Bei der körperlichen Untersuchung der Kinder sieht man meist eine Reihe von Befunden, die mit dem Defekt zusammenhängen. Dazu zählen anomale Herzgeräusche, schwacher oder fehlender Puls in den Leisten, nicht synchroner Puls in den Leisten und am Handgelenk, höherer Blutdruck in den Armen als in den Beinen. Die Diagnose kann durch *Röntgen*untersuchungen der Brust bestätigt werden. Neben anderen Anomalien zeigen sich Ausbuchtungen der Aorta zu beiden Seiten der verengten Stelle.

THERAPIE UND PROGNOSE

Um zu verhindern, daß der Blutdruck ständig weiter ansteigt, ist eine Operation unumgänglich, selbst wenn sonst keine weiteren Symptome vorliegen. Das verengte Stück der Aorta wird herausgeschnitten, die beiden Schnittenden werden zusammengenäht. Der Eingriff erfolgt normalerweise im Alter zwischen vier und acht Jahren. Allerdings kann der Blutdruck trotz erfolgreicher Operation weiter erhöht bleiben. Dann muß medikamentös behandelt werden.

Cobalamin

Komplexes Molekül mit zentral ständigem Kobalt; Baustein von *Vitamin* B_{12}.

Cochlea

Gehörgangsschnecke, eine knöcherne Schnecke im Felsbein (Schädelbasis). Korkenzieherartiges Innenohrorgan, in dem die geräuschbedingten Wellen in Nervenimpulse für das Gehirn umgesetzt werden.

Codein

Derivat aus dem Schlafmohn. C. findet sich als Zusatzstoff in manchen *Analgetika*, *Antidiarrhoika* und häufig auch in *Hustenmitteln* aus der Gruppe der Antitussiva.

WARUM ES VERWENDET WIRD

Am nützlichsten ist C. bei der Milderung gemäßigter Schmerzen. Auch als *Hustenmittel* findet es Verwendung, weil es die Gehirnfunktion unterdrückt, die den Hustenreiz anregt und auslöst, und als *Antidiarrhoikum*, wegen seiner verlangsamenden Wirkung auf die Darmwandkontraktionen.

MÖGLICHE NEBENWIRKUNGEN

Zu den unerwünschten Nebenwirkungen zählen Schwindel und Benommenheit, speziell wenn es zusammen mit Alkohol eingenommen wird. Bei Langzeiteinnahme kann es Verstopfung und Gewöhnung verursachen.

Coitus interruptus

Verhütungsmethode, bei der der Mann den Penis kurz vor der Ejakulation aus der Vagina der Frau zurückzieht. Sie ist nicht zuverlässig, weil Spermien auch schon vor der Ejakulation austreten können. Außerdem macht man ihn für die Entwicklung psychosexueller Schwierigkeiten bei Mann und Frau verantwortlich. (S.a. *psychosexuelle Dysfunktion, Empfängnisverhütung*)

Coitus, schmerzhafter

s. *Beischlaf, schmerzhafter*

Colchicinum

s. *Kolchizin*

Colecalciferol

Anderer Name für *Vitamin* D_3.

Colistin

(*Colistin*® +)

Gehört zur Polymyxin-Gruppe der *Antibiotika*. Wird nur bei schweren Infektionen verwandt, die gegen andere Antibiotika resistent sind, weil das Risiko einer Nieren- oder Nervenschädigung groß ist.

Colitis ulcerosa

Chronische Entzündung mit Geschwüren an *Dickdarm*wand und *Rektum*. Befällt anfangs oft nur das Rektum.

URSACHEN UND VORKOMMEN

Die Ursache ist unbekannt. Am häufigsten kommt die C.u. im frühen Erwachsenenalter und in den mittleren Lebensjahren vor, und zwar zwischen 40 bis 50mal auf je 100 000 der Gesamtbevölkerung.

SYMPTOME UND ANZEICHEN

Hauptsymptom ist blutiger Durchfall. Der Stuhl kann auch Eiter und Schleim enthalten. In ernsten Fällen sind Durchfall und Blutung gravierend, oft begleitet von Oberbauchbeschwerden und -schmerzen, Fieber und generell schlechtem Befinden. Die Häufigkeit der Anfälle variiert stark von Person zu Person. In der Regel treten die Attacken im Abstand von einigen Monaten auf. Manche leiden jedoch auch dauernd daran, andere wieder in unregelmäßigen Abständen.

Hauptgefahr bei schwerer C.u. ist eine *Anämie* infolge des starken Blutverlusts. Andere Komplikationen sind ein toxisches *Megakolon* (abnorm vergrößerter Dickdarm), das lebensgefährlich werden kann, Ausschlag, Mundgeschwüre, *Arthritis* und Augenentzündungen in Form einer *Conjunctivitis* oder *Uveitis*. Bei dauerhafter Entzündung des Dickdarms über mehr als zehn Jahre erhöht sich das Risiko für Dickdarmkrebs (*Kolonkarzinom*).

DIAGNOSE

Die Diagnose erfolgt mit Hilfe einer Rektumuntersuchung einschließlich des unteren Dickdarms (s. *Sigmoidoskopie*) oder des gesamten Dickdarms (s. *Koloskopie*) mit einem optischen Instrument oder einem Bariumeinlauf (s. *Barium-Röntgenkontrastuntersuchung*). Bei der Sigmoidoskopie und der Koloskopie kann auch biopsiert (Entnahme kleiner Gewebeproben zur mikroskopischen Untersuchung) werden. Ebenso werden oft Stuhlproben entnommen, um an Hand ihrer Analyse eine Bakterien- oder Parasiteninfektion als Ursache der Symptome ausschließen zu können. Auch Bluttests werden u.U. nötig. Wenn eine C.u. schon seit Jahren vorliegt, sollten in regelmäßigen Abständen Koloskopien und Biopsien vorgenommen werden, um tumoröse Entwicklungen frühzeitig zu entdecken.

THERAPIE

Mit entsprechenden Medikamenten kann die Krankheit unter Kontrolle gehalten werden. Normalerweise werden *Kortikosteroide* zur Eindämmung der Entzündung und Linderung der Symptome und *Sulfasalazin* (z.B. Azulfidine ® +) zur dauerhaften Befreiung von den Symptomen gegeben. Neuere Medikamente mit Salicylderivaten des Sulfasalazins sind in der Erprobung.

Eine *Kolektomie* (operative Entfernung des Dickdarms) kann angezeigt sein, wenn heftige Entzündungen sich über den gesamten Dickdarm ausgebreitet haben und nicht mehr zu therapieren sind. Unvermeidlich ist eine Kolektomie bei den meisten Patienten mit toxischem Megakolon. Sie verbessert den Allgemeinzustand fast immer, auch wenn sie mit einer *Ileostomie* (künstlicher Darmausgang in Form einer Bauchöffnung) verbunden ist.

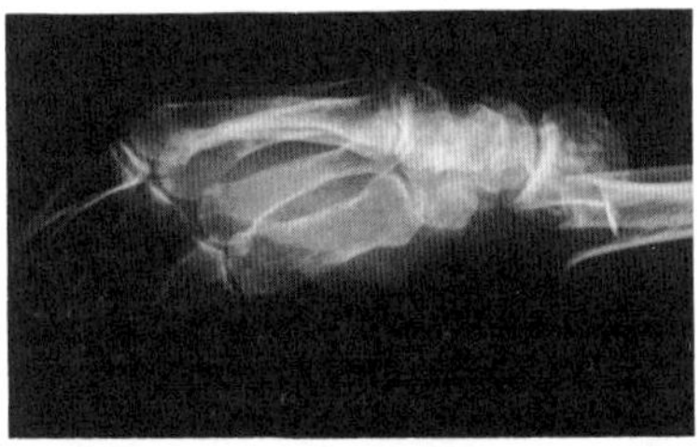

Röntgenbild einer Colles-Fraktur

Das Handgelenk hat sich über den gebrochenen Knochen geschoben. Dies ergibt den klassischen seitlichen "Gabel"-Anblick.

Colles-Fraktur

Bruch im *Radius* (Speiche; Unterarmknochen) direkt über dem Handgelenk, meistens durch Sturz.

Bei einer C.-F. werden Handgelenk und Armknochen nach hinten verschoben, was die Bewegung behindert und starke Schmerzen und Schwellungen verursacht. Bei Menschen über 40 Jahren ist eine C.-F. die häufigste Form eines Knochenbruchs.

URSACHEN

Der Bruch ereignet sich meistens, wenn jemand im Gehen (etwa auf Glatteis) stolpert oder ausrutscht, nach vorne fällt und instinktiv die Hand nach vorne streckt, um den Sturz abzufangen. Bei jungen Menschen führt das selten zu einem Bruch, bei älteren infolge der altersbedingten *Osteoporose* hingegen häufig. Bei jungen Menschen bedarf es schon einer sehr heftigen Verletzung. Eine C.-F. zieht dann meist auch das Handgelenk in Mitleidenschaft.

THERAPIE UND PROGNOSE

Die beiden Enden des gebrochenen Knochens werden normalerweise in ihre Lage zurückgeschoben (unter örtlicher Betäubung oder Vollnarkose) und mit einem *Gipsverband* ruhiggestellt. Der Prozeß der Heilung pflegt etwa sechs Wochen zu dauern. Nach Abnahme des Gipses kann das Handgelenk steif sein und erst mit Gymnastik wieder beweglich werden.

Kleine Verformungen am Handgelenk nach dem Bruch lassen sich selten ganz vermeiden, aber im Normalfall wird die Hand wieder voll beweglich und benutzbar. Handelte es sich allerdings um einen sehr schweren Bruch, besteht ein erhöhtes *Arthritis*-Risiko.

Collum

s. *Hals*

Colon

s. *Kolon*

Colon irritabile

(Auch als Reizkolon bezeichnet) Kombination von in Abständen auftretenden Bauchschmerzen und unregelmäßiger Verdauung (Verstopfung, Durchfall oder beides), ohne daß eine andere diagnostizierte Erkrankung vorliegt. Andere Bezeichnungen des Zustands sind Reizkolon oder Colon spasticum.

Obwohl die Symptome abklingen und zeitweise ganz ausbleiben, kehren sie in der Regel im Laufe des Lebens immer wieder. Sie sind weder lebensgefährlich noch verursachen sie Komplikationen, sind aber trotzdem beschwerlich.

URSACHEN UND VORKOMMEN

Die Ursache ist noch nicht einwandfrei geklärt, aber Hauptgrund dürfte eine Funktionsstörung der unwillkürlichen Muskeln im Dickdarm sein. Die Darmstruktur ist jedoch normal, und die Betroffenen verlieren weder an Gewicht, noch sind sie unterernährt. C.i. ist die häufigste Form von Störungen des Verdauungstrakts. Über die Hälfte aller gastroenterologischen Patienten leiden daran, und zwar doppelt soviel Frauen wie Männer, beginnend im frühen oder mittleren Erwachsenenalter. Die Patienten erfreuen sich ansonsten guter Gesundheit. In aller Regel hält der Zustand schon eine ganze Weile an, ehe sie ärztliche Hilfe in Anspruch nehmen.

Manche Gastroenterologen halten psychische Komponenten, vor allem Ängste, für die Hauptursache. Emotionaler Streß verschlimmert den Zustand meist. Andererseits ist eine unregelmäßige Verdauung eine normale Streßreaktion, auch bei Leuten, die nicht an dieser Erkrankung leiden.

SYMPTOME

Intermittierende krampfartige Bauchschmerzen, Bauchauftreibungen, oft auf der linken Seite, vorübergehende Linderung der Schmerzen nach Stuhlgang oder Blähungen, das Gefühl völliger Entleerung der Eingeweide und heftige Blähungen sind die Hauptsymptome, die durch Nahrungsaufnahme jedesmal noch verstärkt werden. Hinzukommen können Sodbrennen, Rückenschmerzen, Schwäche, Ohnmachtsanfälle, Erregung, rasche Ermüdung, Appetitmangel, Herzklopfen, die genaugenommen nicht zum Syndrom des C.i. gehören.

DIAGNOSE

Die Anfangsdiagnose basiert auf den Symptomen und der körperlichen Untersuchung. Zusätzliche Stuhlproben, Röntgenkontrastuntersuchungen und eine Sigmoidoskopie (Examinierung des Dickdarms mit einem durch den Anus eingeführten optischen Instrument) dienen dem Ausschluß anderer Erkrankungen mit möglicherweise ähnlichen Symptomen wie Krebs (s. *Kolonkarzinom*, *Rektumkarzinom*) oder entzündliche Darmerkrankungen (s. *Crohn-Krankheit*, *Colitis ulcerosa*).

THERAPIE

Ratsam ist eine ballaststoffreiche Diät oder die Einnahme von Kleie oder Me-

C

thylzellulose oder eine kurzzeitige Medikation mit Mitteln gegen *Diarrhoe,* wie *Loperamid* (z.B. Imodium ® +) bei hartnäckigem Durchfall sowie *Spasmolytika* zur Lösung von Muskelkrämpfen. Manchmal hilft auch Hypnose. Diese Behandlungen lindern zwar die Symptome, können das C.i. jedoch nicht heilen.

Colon sigmoideum
s. *Sigmoid*

Columna vertebralis
s. *Wirbelsäule*

Compliance
Art und Weise, wie Patienten ärztlichen Rat befolgen. Untersuchungen haben ergeben, daß die C. im allgemeinen bei Patienten, die adäquat informiert werden, größer ist. Patienten z.B., denen man genau erklärt, welche möglichen Nebenwirkungen ein Medikament hat und unter welchen Umständen die Einnahme abgesetzt werden muß, neigen eher dazu, ein Medikament zu akzeptieren, als uninformierte.

Computertomographie
Abk. CT; Diagnosetechnik, bei der mit einer Kombination von Computer und Röntgenstrahlen von jeder beliebigen Körperstelle Schnittbilder aus verschiedenen Blickwinkeln gewonnen werden. Die Bilder werden klarer und detaillierter als allein mit Hilfe von *Röntgenstrahlen.* Außerdem hat die Methode den Vorteil, daß geringere Strahlenmengen erforderlich sind.

ZWECK

Der erste CT-Apparat ging 1972 in Betrieb und war für das Gehirn entwickelt worden. Seitdem hat die Gehirn-CT die gesamte Diagnostik und Therapie von Tumoren, Abszessen, der Hämorrhagie, des Schlaganfalls und eines verletzten Gehirns revolutioniert. Bis dahin waren dafür Untersuchungen wie die *Angiographie* und die Ventriculographie (eine veraltete Methode zur Betrachtung der Gehirnventrikel) erforderlich, die nicht nur umständlich, langwierig und schwierig, sondern auch mit gewissen Risiken verbunden waren. Eine CT hingegen ist einfach, schnell und genau und bringt nur eine relativ geringe Strahlenbelastung für die untersuchte Person mit sich.

Außer für die Untersuchung des Gehirns ist die Computertomographie heute auch für die Untersuchung aller anderen Körperregionen in Gebrauch, insbesondere zur Auffindung und Darstellung von Tumoren und als Hilfsmittel bei der Nadel-*Biopsie* (Gewebeprobenentnahme mit einer Hohlnadel).

ERGEBNISSE

Mit Hilfe der gewonnenen Daten erstellt der Computer Schnittbilder. Diese werden auf einen Bildschirm projiziert. Sie zeigen weiche Gewebe (einschließlich Tumoren) deutlicher als normale Röntgenbilder. Wegen ihrer scharfen Darstellung der Ventrikel sind sie besonders für Gehirnuntersuchungen hilfreich. Sie können elektronisch weiter bearbeitet und aufgebessert werden, um noch deutlichere Bilder zu gewinnen.

Aus den zweidimensionalen Schnittbildern lassen sich auch dreidimensionale aufbauen, ebenso Ansichten der Schnittbilder in verschiedenen Blickwinkeln und Ebenen.

COMPUTERTOMOGRAPHIE
Die Computertomographie (CT) läßt einen Computer Röntgenstrahlen auswerten, die in verschiedenen Winkeln durch den Körper gesendet werden, und liefert damit klare Querschnittbilder durch Körpergewebe. Vorher kann zur Markierung von Blutgefäßen ein Kontrastmittel gespritzt oder zur Darstellung des Magen-Darm-Trakts ein Kontrastbrei verabreicht werden.

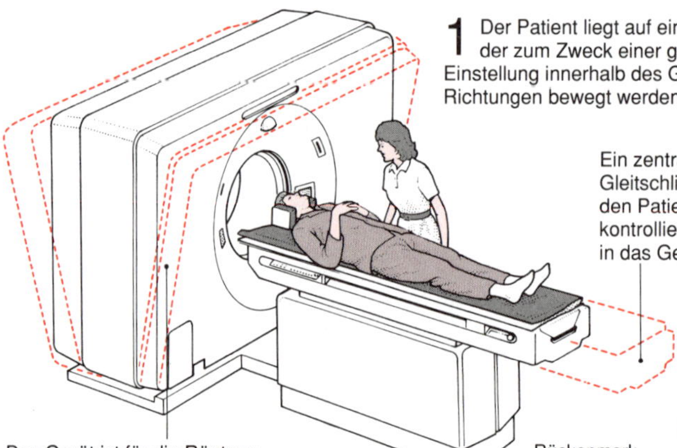

1 Der Patient liegt auf einem Tisch, der zum Zweck einer genauen Einstellung innerhalb des Geräts in alle Richtungen bewegt werden kann.

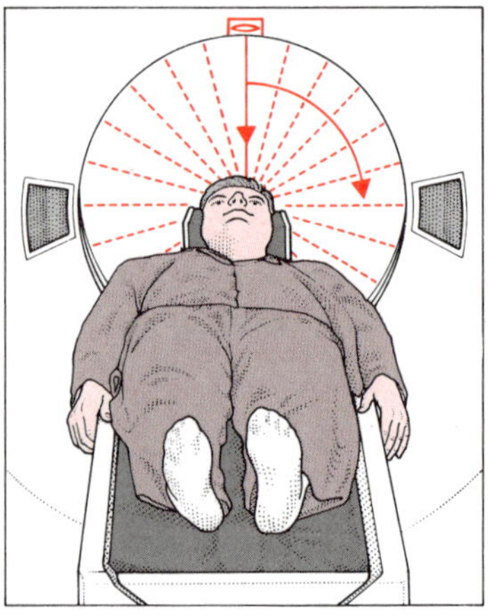

2 Zahlreiche Röntgenstrahlen (jeder nur in geringer Dosis und nur Bruchteile von Sekunden) werden in verschiedenen Winkeln durch den Körper geschickt, während der Scanner um den Patienten rotiert.

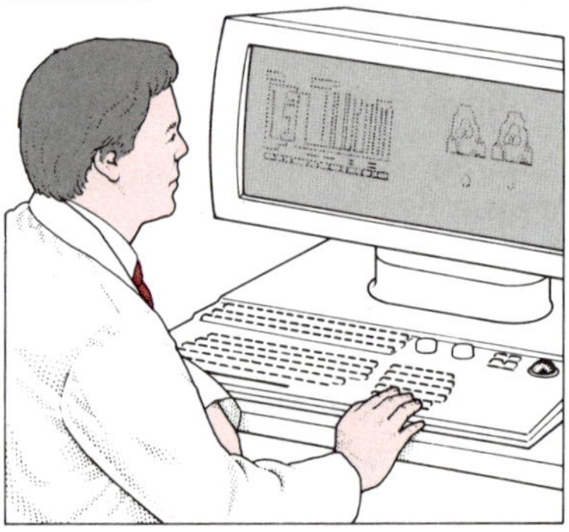

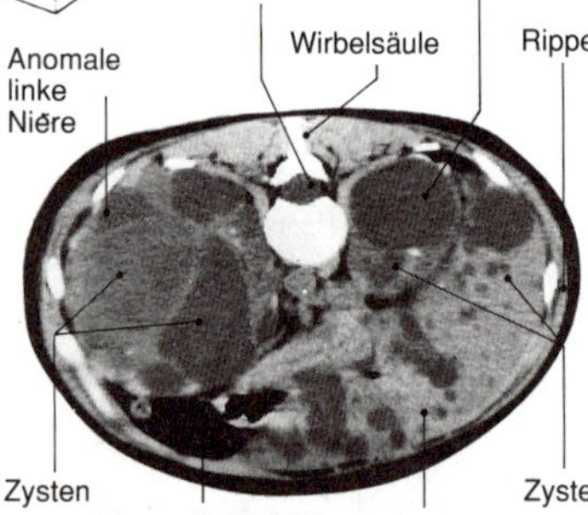

3 Detektoren im Scanner messen die Menge an Röntgenstrahlen, die von den verschiedenen Geweben absorbiert werden; der Computer errechnet daraus ein Bild, das der Radiologe interpretiert.

Computerunterstützte Diagnose
Ärztliche Diagnosestellung unter Berücksichtigung der Symptome, Krankengeschichte, Untersuchung und, falls erforderlich, spezieller Tests und neuer Methoden, die durch die Computertechnik erst möglich wurden, wie z. B. die *Computertomographie* (CT) oder die *Kernspintomographie*.

Weitere Einsatzmöglichkeiten der Computertechnik, wie wir sie bis heute kennen, sind:

SYSTEME AUF WAHRSCHEINLICHKEITS-BASIS

Mit Systemen auf Wahrscheinlichkeitsbasis werden im Computer große Mengen an Information über alle möglichen Krankheitsbilder gespeichert. Beispielsweise können die Symptome von Tausenden von Patienten mit Magenleiden eingespeichert sein, die alle Details vom exakten Typ der Erkrankung, der Lokalisation und der Dauer der Schmerzen, der Begleitsymptome und der dazugehörigen Krankheitsgeschichte sowie der Diagnose enthalten. Von weiteren Patienten mit gleichartigen Beschwerden werden die Daten in den Computer eingegeben, der sie binnen Sekunden mit seinen Speicherdaten vergleicht und dann eine Liste mit den wahrscheinlichsten Diagnosen ausdruckt.

Allerdings sind solche Computersysteme bislang erst in wenigen Kliniken installiert. Sie sind besonders hilfreich, wenn die Patienten von direkter medizinischer Fürsorge und Hilfe abgeschnitten sind, beispielsweise Besatzungen von Ölbohrinseln weit draußen im Meer, Tiefseetaucher etc. Wird dort jemand krank, ohne daß eine Ursache klar erkennbar ist, kann mit Hilfe von Computern eine ziemlich exakte Diagnose gestellt und nötigenfalls der sofortige Transport in eine Klinik an Land veranlaßt werden.

MUSTERERKENNENDE SYSTEME

Computer können auch darauf programmiert werden, visuelle Daten zu erkennen und zu interpretieren.

Ein Beispiel dafür ist die mikroskopische Untersuchung von Zellen. Der entsprechend programmierte Computer kann dabei kranke Zellen erkennen und identifizieren. Dies kann in Zukunft besondere Bedeutung erlangen für *Blutbild*-Vergleiche (z.B. in bezug auf weiße Blutkörperchen) oder bei *Vaginalabstrichen* (von der Zervix entnommene Zellen werden mikroskopisch auf frühe Anzeichen von Krebs untersucht). Heute werden noch Millionen von Tests dieser Art von Labortechnikern, die pro Tag nur wenige Proben bearbeiten können, untersucht.

Concussio
s. *Gehirnerschütterung*

Conduit
s. *künstlicher Harnableitungsweg*

Condyloma acuminatum
s. *Feigwarze*

Conjunctiva
s. *Bindehaut*

Conjunctivitis
s. *Bindehautentzündung*

Conjunctivitis sicca
s. *Keratoconjunctivitis sicca*

Conn-Syndrom
Erhöhte Ausschüttung des Hormons Aldosteron infolge eines benignen Tumors einer Nebenniere (s. a. *Aldosteronismus*).

Contusio
s. *Kontusion*

Cooley-Anämie
Ein früher gebräuchlicher Ausdruck für die erblich bedingte Blutkrankheit Beta-*Thalassämie* major.

Cor
s. *Herz*

Cornu cutaneum
s. *Hornhaut*

Corona dentis
s. *Zahnkrone*

Cor pulmonale
Vergrößerung des rechten Herzens (Vorhof und Kammer) infolge chronischer Lungenerkrankung mit Erhöhung des Strömungswiderstands in den Lungenarterien (*pulmonale Hypertonie*) und einer Überbelastung des rechten Herzens. Auf Dauer entsteht eine Rechts*herzinsuffizienz* mit *Ödemen* (Wasseransammlungen) in den davorliegenden Organen (v.a. Leber und Bauchhöhle).

Corpusculum
s. Korpuskel

Corpus pineale
s. *Zirbeldrüse*

Corpus vitreum
s. *Glaskörper*

Cortex
s. *Rinde*

Cortison
s. *Kortison*

Coryza
Schnupfen: Begriff für die nasalen Symptome der Erkältung. (S.a. *Erkältung, banale; Schnupfen*)

Cotrimoxazol
(z.B. Bactrim® +)

Trimethoprim und Sulfamethoxazol enthaltendes *antibakterielles Medikament*, in Gebrauch zur Vorbeugung und Behandlung von Infektionen der Atem- und Harnwege, des Magen-Darm-Trakts, der Haut und der Ohren, außerdem in der Therapie der *Prostatitis*, *Gonorrhoe* sowie von Pneumozysten (Lungenzysten).

Mögliche Nebenwirkungen sind Übelkeit, Erbrechen, Entzündungen der Zunge, Ausschlag und (selten) Blutkrankheiten und Gelbsucht.

Coxa vara
Hüftverformung mit verringertem Winkel zwischen Hals und Kopf des Femurs (Oberschenkelknochens) und dessen Schaft. Folgen sind ein verkürztes Bein und damit Hinken.

URSACHEN

Häufigste Ursache ist eine Verletzung, z.B. des sich noch entwickelnden Teils des Femurkopfs während der Adoleszenz, oder ein Bruch des Femurhalses. Eine C.v. kann auch auftreten, wenn das Knochengewebe im Femurhals zu weich ist und sich unter dem Körpergewicht verformt. Die Knochenerweichung kann angeboren oder die Folge von Krankheiten wie *Rachitis* oder *Paget-Syndrom* sein.

SYMPTOME, DIAGNOSE, THERAPIE

Symptome sind Schmerzen, Steifheit in der Hüfte und Gehschwierigkeiten. Die Diagnose stützt sich auf *Röntgenstrahlen*, die die Verformung aufzeigen. Die Behandlung hängt von der Primärursache ab. Manchmal muß operiert werden, um den verformten Teil des Knochens zu entfernen und diesen wieder richtig einzurichten (s. *Osteotomie*). Damit wird in aller Regel die Hauptschwierigkeit behoben, und die Patienten können danach wieder verhältnismäßig normal gehen, allenfalls mit geringen Behinderungen.

CPR
s. *Herz-Lungen-Wiederbelebung*

Creatinin-Clearance
s. *Nierenfunktionsprüfung*

Creme
Dicke, halbfeste Zubereitung, um Arzneimittel therapeutisch oder zur Vorbeugung auf die Haut aufzutragen. Nützlich auch für die Behandlung trockener Haut, weil der hohe Wassergehalt von C. einen befeuchtenden Effekt hat.

Crepitatio
s. *Krepitation*

Creutzfeldt-Jakob-Krankheit
s. *Jakob-Creutzfeldt-Krankheit*

C

Cri-du-chat-Syndrom
s. *Katzenschrei-Syndrom*

Crohn-Krankheit
Chronische Entzündung, die jeden Teil des Magen-Darm-Trakts vom Mund bis zum Anus befallen kann. Sie ist mit Schmerzen und Fieber, Durchfall und Gewichtsverlust verbunden. Am häufigsten sind die unteren *Ileum*-Segmente (Ende des Dünndarms am Übergang zum Dickdarm) betroffen. Die Darmwand wird dabei infolge der chronischen Entzündung extrem dick, und es können sich tiefe Geschwüre einnisten. Typisch ist der fleckige Befall ("Pflastersteinrelief"); die Bereiche zwischen den Flecken erscheinen normal, obwohl sie ebenfalls, wenn auch nur leicht, befallen sind.

URSACHEN UND VERBREITUNG

Die Ursache ist unbekannt. Es kann sich um eine allergische oder eine überschießende Reaktion auf infektiöse Erreger wie Bakterien oder Viren handeln. Eine leichte genetische Disposition scheint mit im Spiel zu sein. Die C.-K. kann in jedem Alter auftreten, die statistischen Gipfel liegen jedoch in der Adoleszenz und im frühen Erwachsenenalter sowie nach dem 60. Lebensjahr.

SYMPTOME

Bei jungen Menschen ist normalerweise das Ileum betroffen. Die Krankheit äußert sich in Bauchkrämpfen, Durchfall und chronisch schlechter Befindlichkeit infolge von Appetit- und Gewichtsverlust sowie Anämie. Der Dünndarm resorbiert nur noch in begrenztem Umfang Nahrung. Bei älteren Menschen ist häufiger das Rektum in Mitleidenschaft gezogen, wo Blutungen auftreten. Bei beiden Altersgruppen kann der Anus mitbetroffen sein. Folge sind chronische Abszesse sowie tiefe Fissuren und Fisteln (anomale Darmpassagen). Die C.-K. setzt sich mitunter auch im Dickdarm fest, was blutigen Durchfall nach sich zieht. In seltenen Fällen tritt die Erkrankung im Mund, in der Speiseröhre, im Magen oder im Zwölffingerdarm (dem oberen Teil des Dünndarms) auf.

Komplikationen manifestieren sich im Darmtrakt selbst oder in anderen Körperregionen. Die Verdickung der Wand kann den Darm bis zum Verschluß verengen. Etwa 30 Prozent der Patienten mit C.-K. entwickeln eine Fistel. Interne Fisteln bilden sich zwischen den Darmwindungen, externe vom Darm zur Bauchdecke oder in der Umgebung des Anus (etwa nach einer Operation oder einem Abszeßbruch), wodurch Stuhl direkt aus der Haut austritt. Abszesse (eitergefüllte infektiöse Taschen) sieht man in etwa 20 Prozent der Fälle, viele davon rund um den Anus, einige aber auch im Körperinneren. An anderen Stellen können Komplikationen wie Augenentzündung, schwere Arthritis verschiedener Gelenke, *ankylosierende Spondylitis* und Hauterkrankungen (einschließlich *Ekzemen*) auftreten.

DIAGNOSE

Wenn die Symptome eine C.-K. vermuten lassen, stellt man in der ärztlichen Untersuchung z.B. eine verhärtete Schwellung des Leibes fest, was auf Darmwandverdickungen hinweist. Eine *Sigmoidoskopie* (Untersuchung des sigmoiden Dickdarms und des Rektums mit einem optischen Instrument) kann die Diagnose bestätigen. *Röntgenkontrastuntersuchungen* machen verdickte Darmschlingen mit tiefen Fissuren sichtbar. Schwierigkeiten bereitet es oft, zwischen einer C.-K. im Dickdarmbereich und einer *Colitis ulcerosa*, einer Darmentzündung, die nur im Dickdarm auftritt, zu unterscheiden.

Zweifel werden mit Hilfe der *Koloskopie* (Dickdarmuntersuchung mit einem flexiblen optischen Instrument) und Biopsie (Gewebsprobe zur mikroskopischen Untersuchung) abgeklärt. Zusätzliche *Bluttests* zeigen, ob ein Proteinmangel oder eine *Anämie* vorliegt.

THERAPIE

Meist werden oral einzunehmendes *Sulfasalazin* zur Eindämmung der Entzündung und oral oder rektal einzunehmende *Kortikosteroide* verschrieben. In schweren akuten Fällen kann die Einweisung in ein Krankenhaus zwecks Bluttransfusionen, intravenöser Ernährung und intravenöser Kortikosteroidbehandlung erforderlich werden. Die Schwere der Krankheit variiert beträchtlich. Die Patienten müssen in aller Regel mit einer langfristigen medizinischen Beobachtung rechnen.

In manchen Fällen verschlimmern bestimmte Speisen den Zustand, in anderen hilft eine vitaminreiche und faserstoffarme Diät.

Chronische Verstopfung oder Blutverlust machen manchmal die operative Entfernung des geschädigten Darmstücks erforderlich. Im Dünndarmbereich wird nur der stark befallene Teil herausgeschnitten, weil die Operation nicht kurativ ist. Im Dickdarm dagegen werden mitunter die verengten Teile ganz entfernt. Zuweilen werden bei Abszessen auch Notoperationen nötig. Eine Drainage verursacht externe Fisteln, aber manchmal sind die Patienten zu krank für eine weitergehende Behandlung. Auch bei Verschluß und Perforation des Darms oder bei starken Blutungen muß mitunter operiert werden.

PROGNOSE

Die Krankheit verläuft chronisch. Die Symptome fluktuieren über Jahre und verschwinden in manchen Fällen schließlich. Vielfach aber ist, wenn sich Komplikationen einstellen, irgendwann eine Operation unumgänglich. Rückfälle sind häufig, wenn es auch Jahre dauern kann, bis sie auftreten. Manche Patienten, bei denen die Krankheit festgestellt wurde, haben jedoch keinerlei Symptome und scheinen geheilt. Eine Prädisposition für Darmkrebs besteht nicht.

Croup
s. *Krupp*

Crush-Syndrom
Schädigung eines großen Teils der Körpermuskulatur, am häufigsten als Folge eines schweren Verkehrsunfalls.

Das C.-S. verursacht *Nierenversagen*, weil in den Blutkreislauf gelangte Proteinpigmente die Funktion der Niere zeitweise behindern. Dadurch sammeln sich Substanzen, die normalerweise mit dem Urin ausgeschieden werden, im Blut zu hohen toxischen Konzentrationen an. Unbehandelt führt das Nierenversagen zum Tod. Eine *Dialyse* (Blutwäsche) kann der Niere die Möglichkeit geben, sich wieder zu erholen.

CT
s. *Computertomographie*

Curare
Pflanzenextrakt, von südamerikanischen Indianern jahrhundertelang als Pfeilgift verwendet; nach deren Vorratsgefäßen als Kalebassen-, Topf- und Tubocurare unterschieden. Wirkt als peripheres Muskelrelaxans (Muskelerschlaffer), indem es *Acetylcholin* (*Neurotransmitter*), eine an Nervenenden bei Erregung freigesetzte Substanz, von deren Wirkungsort verdrängt. C. kann bei entsprechender Dosierung durch Lähmung der Atemmuskulatur tödlich sein.

Curatio
s. *Heilung*

Curling-Ulkus
Form von *Streßulkus* (Durchbruch in der Magen- oder Zwölffingerdarmwand) als Folge einer schweren Verletzung, einer Infektion oder eines Schocks. Tritt besonders in Zusammenhang mit ausgedehnten Hautverbrennungen auf. Die Ge-

schwüre entstehen binnen 24 Stunden nach den Verbrennungen. Sie sind in der Regel klein, aber zahlreich. Diagnose und Therapie sind gleich wie bei den anderen Formen von *Streßulkus*.

Cushing-Syndrom

Hormonelle Störung, verursacht durch überhöhte Kortikosteroidspiegel im Blut. Dies kann von einer Überaktivität der Nebennieren oder von einer Dauertherapie mit Kortikosteroiden herrühren. Das C.-S. kann in jedem Alter auftreten, ist aber in den mittleren Lebensjahren am häufigsten.

URSACHEN UND VERBREITUNG

Die meisten der heute auftretenden Fälle sind Folge einer Dauertherapie mit Kortikosteroiden, die zahlreich und in großem Umfang zur Bekämpfung von vielen entzündlichen Erkrankungen wie der *rheumatoiden Arthritis, entzündlichen Darmkrankheiten, Asthma* etc. eingesetzt werden. Der Verlauf ist meist milde. Man spricht dabei dann von C.-S.-ähnlichen Symptomen statt C.-S. Manchmal liegt die Ursache auch in einem *Nebennierentumor*, der eine übermäßige Kortisonsekretion auslöst, oder auch in einer Überaktivität der Hypophyse, z.B. infolge eines Hypophysentumors. Die Hypophyse steuert die Aktivität der Nebennieren, indem sie Hormon ACTH (adrenocorticotropes Hormon) ausschüttet. Dieses regt die Nebennierenrinde zum Wachstum und zur übermäßigen Sekretion von Kortikosteroiden an. Eine derartige Überaktivität der Hypophyse tritt als Ursache häufiger bei Frauen auf und wird dann zuweilen Cushing-Krankheit statt C.-Syndrom genannt. Manche Lungen- oder andere Tumoren erzeugen ein C.-S., indem es zur überhöhten Ausschüttung von ACTH und Kortikosteroiden kommt. Diese Form bei bei Männern häufiger.

SYMPTOME

Charakteristisch für das Erscheinungsbild bei C.-S. ist ein gerötetes rundes Gesicht ("Mondgesicht"). Der Rumpf scheint übergewichtig zu sein, der Rükken wirkt oben leicht bucklig, die Gliedmaßen erscheinen ausgezehrt. Akne sowie purpurfarbene Flecken auf Bauch, Schenkel und Brüsten sind nicht selten. Die Haut ist dünn und schürft sich leicht auf. Die Knochen werden schwach infolge von *Osteoporose* und brechen leicht. Bei Frauen kann verstärkte Behaarung auftreten. Die Anfälligkeit für Infektionen und *peptische Geschwüre* steigt.

Oft sieht man auch *Depressionen*, *Paranoia* oder gelegentlich euphorische Zustände. *Schlaflosigkeit* kann zum Problem werden, ebenso Bluthochdruck (*Hypertonie*) und *Ödeme* (Flüssigkeitsansammlungen in den Geweben). Etwa ein Fünftel aller Patienten entwickelt einen *Diabetes mellitus*. Kinder sind mitunter in ihrem Wachstum beeinträchtigt.

DIAGNOSE

Bei Verdacht auf ein C.-S. sollte eine fachärztliche endokrinologische Untersuchung erfolgen. Zur Bestätigung der Diagnose werden in der Regel die ACTH- und Kortikosteroidspiegel in Blut und Urin untersucht. Außerdem kann auch eine *Computertomographie* der Nebenniere und der Hypophyse angezeigt sein, um eventuelle Anomalien festzustellen.

THERAPIE

Sind Kortikosteroidpräparate die Ursache, wird die Erkrankung nach allmählicher Reduzierung der Dosis abklingen. Bei Tumoren oder übermäßigem Wachstum einer Nebenniere müssen diese operativ entfernt oder durch Bestrahlung und Medikation eingeschrumpft werden. Anschließend ist eine Hormonsubstitution erforderlich, um den Verlust der Nebennieren- und Hypophysenhormone auszugleichen.

Cuspis dentis

s. *Zahnhöcker*

Cutis marmorata

s. *Livedo reticularis*

Cyanide

Salze der Blausäure (*F.* Acidum hydrocyanicum, HCN). Die meisten C. sind hochgiftig, weil sie imstande sind, ein spezifisches *Enzym*, die Cytochromoxidase (das sog. Warburg-Atmungsferment, das eine entscheidende Rolle bei der Sauerstoffaufnahme der Zellen spielt), zu blockieren. In diesem Fall können die Zellen den Sauerstoff nicht mehr verwerten, und es kommt in rascher Folge zu den Symptomen Atemnot, Lähmung, Bewußtlosigkeit und Tod.

Wegen seiner Giftigkeit ist der Gebrauch von C.n in der Industrie (z.B. beim Galvanisieren, Härten und bei der Polymereherstellung) mit hohen Auflagen verbunden. Wasserstoff-C. wird in der Ungeziefer- und Schädlingsbekämpfung verwendet, um z.B. Nagetiere zu töten und Gebäude auszuräuchern. Bestimmte andere C. rufen heftige Augenreizungen hervor und sind Bestandteil mancher Tränengase.

Cyanocobalamin

Name für *Vitamin* B_{12}.

Cyclophosphamid

(z.B. *Endoxan®* +)

Zytostatikum, das hauptsächlich gegen die *Hodgkin-Krankheit* und gegen *Leukämie* eingesetzt wird, oft zusammen mit anderen Zytostatika. Dient auch als *Immunsuppressivum* gegen Abstoßungsreaktionen nach Transplantationen, indem es die Abwehrkräfte des Körpers gegen Fremdzellen moduliert. Ferner wird C. gelegentlich bei der Behandlung bestimmter Bindegewebserkrankungen (systemischer *Lupus erythematodes* u.a.) verwendet. Mögliche Nebenwirkungen sind die gleichen wie bei allen Zytostatika, außerdem eine schwere Form von *Zystitis*.

Cyproteron

(z.B. *Androcur®* +)

Synthetisches Hormon, das die Aktivität der *androgenen Hormone* (männliche Sexualhormone) blockiert und ähnlich wirkt wie das *Progesteron* (ein weibliches Sexualhormon). Es wird zur Behandlung von Prostatakrebs verwandt (s. *Prostatakarzinom*) und gelegentlich auch zur Dämpfung des männlichen Geschlechtstriebs. Zusammen mit einem *Östrogen*-Präparat kann es gegen schwere Akne und übermäßigen Haarwuchs bei Frauen eingesetzt werden. Mögliche Nebenwirkungen, die meist nur anfänglich auftreten, sind Spannen in der Brust und Gewichtszunahme.

Cystitis

s. *Harnblasenentzündung*

D

Dakryozystitis
s. *Tränensackentzündung*

Daktylogramm
s. *Fingerabdruck*

Damm
Bereich zwischen dem Beckenboden (den Muskeln, die die tragende Basis des Beckens bilden) und der umgebenden Knochenstruktur. Durch ihn hindurch gehen der urogenitale Trakt und die Verdauungsorgane. Von außen betrachtet stellt der D. den Bereich dar, der zwischen den Geschlechtsorganen und dem Anus liegt.

Dämmerzustand
Zustand veränderten Bewußtseins, in dem die Betreffenden sich scheinbar in voller Absicht von zu Hause oder dem Arbeitsplatz entfernen und in manchen Fällen sogar eine neue Identität annehmen. Endet der D., bleibt keine Erinnerung an die Geschehnisse.

Ein D. kann Stunden dauern, aber auch Tage. Hält er nur kurz an, ist er oft von Erregung und Verwirrung begleitet. Bei längerer Dauer kann das Verhalten äußerlich ganz normal erscheinen, auch wenn Begleiterscheinungen wie Halluzinationen, Gefühle von Unwirklichkeit oder eine labile Stimmungslage auftreten mögen.

D.e sind selten. Zu ihren Ursachen zählen *dissoziative Störungen*, eine *Temporallappen-Epilepsie*, *Depressionen*, *Kopfverletzungen* und *Demenz*. (S.a. *Amnesie*)

Dammschnitt
s. *Episiotomie*

Danazol
(z.B. *Winobanin*® +)

Arzneimittel zur Behandlung der *Endometriose* (gutartige Wucherung der Gebärmutterschleimhaut außerhalb der Innenschicht der Gebärmutter), fibrösen Mastopathie (Verhärtungen und Spannungen in der Brust, die sich vor der Menstruation verschlimmern) und *Menorrhagie* (starke Menstruationen).

WIE ES WIRKT
D. unterdrückt die Ausschüttung *gonadotropiner Hormone* (Hypophysenhormone, die die Tätigkeit der Eierstöcke steuern). Dadurch wird die Produktion und Sekretion von *Östrogen* aus den Eierstöcken gehemmt. Die Änderung des Hormonspiegels verhindert in der Regel die Ovulation, die Menstruation wird unregelmäßig oder bleibt ganz aus.

Die Behandlung mit D. dauert meistens einige Monate. Die Krankheit kann aber nach Beendigung der Behandlung wiederkehren.

MÖGLICHE NEBENWIRKUNGEN
Mögliche unerwünschte Nebenwirkungen sind Übelkeit, Schwindel, Ausschlag, Rückenschmerzen, Gewichtszunahme und Rötungen im Gesicht. Während einer Behandlung (und noch kurze Zeit danach) sollte eine Schwangerschaft vermieden werden, weil D. bei weiblichen Feten maskuline Züge provozieren kann.

Dandy-Fieber
Eine tropische, von Moskitos übertragene Viruserkrankung, auch *Dengue-Fieber* genannt. Hauptsymptome sind starke Gelenk- und Muskelschmerzen.

Dantrolen
(z.B. *Dantamacrin*® +)

Muskelrelaxans zur Linderung von Muskelkrämpfen infolge einer *Wirbelsäulenverletzung*, eines *Schlaganfalls* oder einer neurologischen Erkrankung wie *spinaler Kinderlähmung* oder *Multipler Sklerose*. D. heilt die Primärursachen nicht, erhöht aber oft die Mobilität.

MÖGLICHE NEBENWIRKUNGEN
D. wirkt vor allem auf die Muskeln, weniger auf das Nervensystem. Daher sediert es weniger stark als viele andere Muskelrelaxantien. Während der Behandlung sollte jedoch Alkohol vermieden werden, weil er die sedierende Wirkung steigert. Mögliche Nebenwirkungen sind Durchfall, Muskelschwäche und in Ausnahmefällen auch Leberschäden. Ebenso selten löst D. Hautausschlag nach Sonnenbestrahlung aus. Sonnenbäder werden während einer Behandlung also besser vermieden.

Dapson
(z.B. *Dapson-Fatol*® +)

Antibakterielles Medikament zur Behandlung der *Hansen-Krankheit* (*Lepra*) und der *Dermatitis herpetiformis*, einer seltenen Hauterkrankung. Als Nebenwirkungen können Übelkeit und Erbrechen auftreten, gelegentlich auch Leber- und Nervenschäden oder eine Schädigung der roten Blutkörperchen. Bei Langzeitbehandlungen sind regelmäßige Bluttests zur Kontrolle der Leberfunktion und der Anzahl der roten Blutkörperchen erforderlich.

Darm
(*F.* Intestinum) Hauptbestandteil des *Verdauungssystems*, vom Magenausgang bis Anus reichend. Der insgesamt 4-7 m lange Schlauch gliedert sich in zwei Hauptabschnitte: Dünndarm (*F.* Intestinum tenue) und Dickdarm (*F.* Intestinum crassum). Seine Aufgabe ist das Aufschließen und die Aufnahme von Nahrung und Wasser ins Blut und das Ausscheiden der Abfallprodukte der Verdauung.

STRUKTUR
An dem etwa 3-5 m langen Dünndarm unterscheidet man drei Abschnitte: (a) den auf den Magen folgenden, 30 cm langen *Zwölffingerdarm* (*F.* Duodenum), der in einer C-förmigen Schlinge an der rückwärtigen Bauchwand (retroperitoneal) liegt und in den die großen Drüsen des Bauches (Leber und Bauchspeicheldrüse) mit ihren Ausführungsgängen (Ductus choledochus – Gallengang und Ductus pancreaticus – Bauchspeicheldrüsengang) münden, (b) den Leerdarm (*F. Jejunum*), der 2/5 des Dünndarms ausmacht und mit Schlingen den oberen und linken Teil des Unterbauches füllt, und (c) den Krummdarm (*F. Ileum*), die letzten 3/5 des Dünndarms, dessen Schlingen sich im unteren und rechten Teil des Unterbauches befinden. Jejunum und Ileum sind frei beweglich in der Leibeshöhle (intraperitoneal) und werden über das Gekröse (*F.* Mesenterium) von der hinteren Rumpfwand aus versorgt. Die Dünndarmwand besteht aus vier Schichten: (1) Schleimhaut (*F.* Mukosa) mit zahlreichen fingerförmigen Zotten (*F.* Villi), deren Zellen nochmals Mikroausstülpungen tragen, wodurch eine für die Aufnahme der Nahrungsstoffe benötigte Oberfläche von ca. 100 m^2 entsteht, (2) Unterschleimhaut (*F.* Submukosa) mit Schleimdrüsen und Nervenzellen zur Steuerung der Darmtätigkeit, (3) Muskelhaut (*F.* Muscularis) aus einer inneren Ring- und äußeren Längsmuskelschicht für die rhythmischen Darmbewegungen (Peristaltik) und (4) Außenhaut (*F.* Adventitia bzw. Serosa) für den Kontakt mit der Umgebung.

Der 110-165 cm lange Dickdarm bildet einen Rahmen um den Dünndarm und ist, mit Ausnahme seines Querteils, direkt an der Rückwand des Rumpfes befestigt (retroperitoneal). Er setzt sich aus dem *Blinddarm* – an dem der etwa fingerlange und -dicke Wurmfortsatz (*Appendix vermiformis*) hängt –, einem aufsteigenden (Colon ascendens) querverlaufenden (Colon transversum), ab-

LAGE DES DARMES
Dick- und Dünndarm nehmen, unterhalb von Magen und Leber gelegen, den gesamten Raum der unteren Leibeshöhle ein.

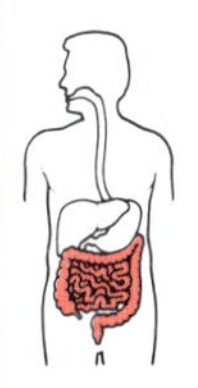

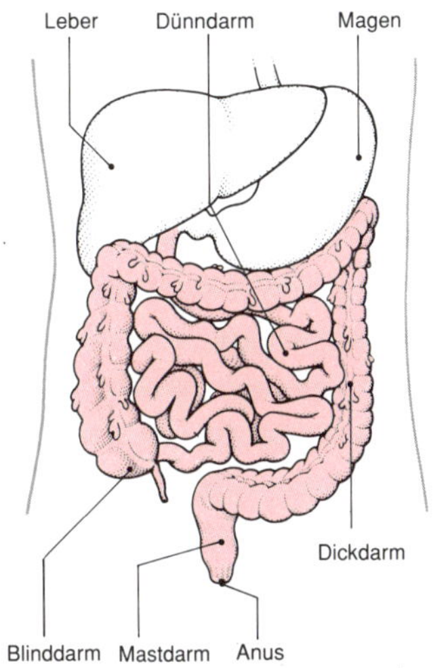

steigenden (Colon descendens) und S-förmigen Teil (*Colon sigmoideum*), dem *Mastdarm* (Rectum) und dem Analkanal (Canalis analis) zusammen. Am Übergang vom normalerweise bakterienfreien Dünndarm zum mit vielen Bakterien (vor allem Coli) besiedelten Dickdarm befindet sich die Dickdarmklappe (Valva ileocaecalis), die einen Rückfluß vom Dick- zum Dünndarm verhindert.

Die Schleimhautoberfläche des Dickdarms trägt keine Zotten, deren Zellen keine Mikrozotten mehr, zwischen wenigen resorbierenden finden sich viele schleimproduzierende (Becher-)Zellen. Seine Längsmuskelschicht konzentriert sich überwiegend auf drei Bänder (Tänien); in Nachbarschaft der sichtbaren Tänie (Taenia libera) hängen an der Außenschicht (Serosa) Fettbürzel (Appendices epiploicae).

FUNKTION
Der Dünndarm hat die Aufgabe, die Nahrung zu verdauen und die Nährstoffe ins Blut abzugeben. Eine erste Verdauung erfolgt bereits im Magen. Im Zwölffingerdarm werden Verdauungsenzyme und Galle hinzugefügt. Drüsen in den Darmwänden jedes Abschnitts produzieren Schleim und weitere Enzyme, die alle am Abbau der Nahrung in leicht vom Kreislauf aufnehmbare Stoffe beteiligt sind. Die zahlreichen Blutgefäße in den Darmwänden transportieren die Verdauungsprodukte in die *Leber* zur weiteren Verarbeitung und Verteilung auf den gesamten Organismus.

Nicht resorbierte Bestandteile der Nahrung verlassen den Dünndarm in Form von Faserstoffen. Auf dem Weg durch den Dickdarm werden Flüssigkeit, Mineralsalze und Vitamine in den Kreislauf aufgenommen, der Rest bleibt als Stuhl zurück. Er besteht aus nichtverdaulichen Nahrungsbestandteilen (*Faeces*), Fettresten, Magen-, Leber-, Bauchspeicheldrüsen- und Darmwandsekreten sowie Bakterien. Diese Bestandteile werden komprimiert in den Mastdarm geschoben. Dessen Ausdehnung löst dann den Drang zur Stuhlentleerung aus. (S.a. *Darmgeschwülste, Darmkrebs, Darmverschluß*)

Darmbewegung, krankhafte
s. *Fäzes, anomale*

Darmgeräusche
s. *Borborygmus*

Darmgeschwülste
Tumoren im Darmbereich können benigne (gutartig) oder maligne (bösartig) sein.

Krebsgeschwülste befallen in der Regel den Dickdarm (s. *Kolon-* und *Rektumkarzinom*), selten den Dünndarm. Lymphome und Karzinoide (die zum *Karzinoidsyndrom* führen) sind weitere manchmal im Darmbereich auftretende Krebserkrankungen.

Gutartige Tumoren des Darmbereichs sind Dickdarm-*Polypen*, *Adenome*, *Leiomyome*, *Lipome* und *Angiome* des Dünndarms. Sie verlaufen meist symptomlos und werden oft nur zufällig entdeckt, wenn etwa eine *Röntgen*kontrastuntersuchung vorgenommen wird.

Darmkarzinom
s. *Darmkrebs*

Darmkrebs
Maligner Tumor im Darm. Sowohl im Dünn- wie im Dickdarm kann sich ein Karzinoid oder ein *Lymphom* entwickeln. Dünnd. ist sehr selten, ganz im Gegensatz zum Dickd., der zu den häufigsten Krebsarten überhaupt zählt. In Deutschland sterben jährlich über 22 000 Menschen an Dickdarmkrebs. (S.a. *Kolonkarzinom, Rektumkarzinom*)

Darmlösliche Tabletten
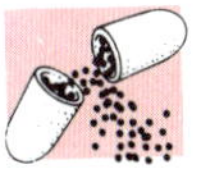
Darreichungsform einer Tablette, die mit einer magensaftresistenten Substanz überzogen ist, so daß die Tablette den Magen unversehrt passiert und sich erst im Dünndarm auflöst und ihre Wirkstoffe abgibt.

Tabletten dieser Art werden verordnet, wenn sie entweder die Magenwände angreifen (wie es beispielsweise bei bestimmten *Kortikosteroiden* wie Prednison der Fall ist) oder aber wenn die Magensäfte die Wirkstoffe zerstören würden, wie es bei Sulfasalazin passieren kann.

Der Nachteil mancher darmlöslicher Tabletten ist, daß sie auch durch den gesamten gastrointestinalen Trakt wandern können, ohne sich aufzulösen.

Darmspiegelung
s. *Koloskopie*

Darmverschluß
Teilweise oder völlige Blockierung des Dünn- oder Dickdarms. Ohne Behandlung verläuft der totale Darmverschluß meist tödlich.

URSACHEN
Die häufigste Ursache des D.es ist der *paralytische Ileus*, bei dem die rhythmischen Muskelkontraktionen aufhören, der Darm sich dehnt und der Darminhalt nicht mehr von der Peristaltik transportiert wird. Andere häufige Ursachen sind eine *Hernie*, eine *Atresie* (angeborene Mißbildung), eine *Stenose* (Verengung), *Adhäsionen* (Narbengewebe), *Volvulus* (Darmverschlingung) und eine *Intussuszeption* (Darmeinstülpung).

D. ist auch eine häufige Begleiterscheinung von Krankheiten, die die Darmwände in Mitleidenschaft ziehen (*Crohn-Krankheit, Divertikel-Krankheit,* Tumoren). Weniger häufig ist die interne Blockierung des Darmtrakts durch eingeklemmte Nahrung oder Stuhl, *Gallensteine* oder zufällig verschluckte Gegenstände.

SYMPTOME
Die Symptome hängen vom Ort und der Schwere der Beeinträchtigung ab. Ist der Dünndarm blockiert, so ergeben sich meistens intermittierende (in Abständen auftretende) krampfartige Schmerzen in der Leibesmitte, die um so schlimmer werden, je stärker der Verschluß ist. Die Schmerzen sind von häufigem Erbrechen sowie von Verstopfung und Blähungen begleitet. Einen D. im Dickdarm, speziell im Kolon-Teil, begleiten ebenfalls Bauchschmerzen und -schwellungen sowie Blähungen und Verstopfung. Manchmal ist der D. auch nur intermittierend oder partiell, so daß Stuhlgang möglich ist und die Symptome zwischendurch schwinden.

DIAGNOSE UND THERAPIE
Die Diagnose gründet sich üblicherweise auf die Symptome der Patienten und eine körperliche Untersuchung. Sie kann mit einer *Röntgen*untersuchung bestätigt werden.

D

DARMERKRANKUNGEN

Der Darm kann Gegenstand verschiedener Mißbildungen und Ziel vieler Entzündung auslösender Erreger sein. Er kann durch Geschwülste, verminderte Blutversorgung und andere Störungen angegriffen werden.

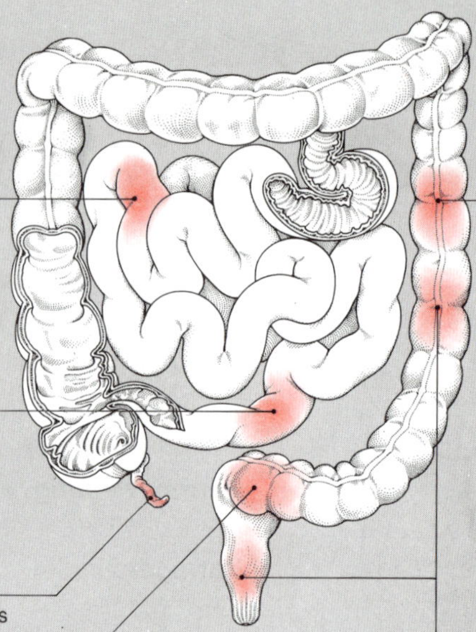

ANGEBORENE DEFEKTE

Manche Kinder werden mit einer Behinderung der Darmwege geboren. Dabei kann es sich um *Atresie* (angeborener Darmverschluß), *Stenose* (Darmverengung), *Volvulus* (Darmverschlingung) oder Blockierung durch *Mekonium* (fetaler Darminhalt) handeln. In den meisten Fällen ist eine frühzeitige Operation erforderlich.

INFEKTION UND ENTZÜNDUNG

Allgemein als *Gastroenteritis* bezeichnet. Ursache können Viren und Bakterien sein, die Folgen banal oder tödlich. *Lebensmittelvergiftungen* und Reisedurchfall gehören ebenso dazu wie ernsthaftere Erkrankungen, etwa *Typhus* oder *Cholera*, die *Amöbiasis* oder *Giardiasis,* die beiden letzteren hervorgerufen durch Darmprotozoen (Einzeller mit abgegrenztem Zellkern – Eukaryonten).
Wurmbefall ist weltweit sehr verbreitet (s. *Rundwürmer, Bandwürmer*).
Zwei wichtige, nichtinfektiöse Entzündungen im Darmbereich sind *Colitis ulcerosa* und die *Crohn-Krankheit* (die jeden Bereich des Verdauungstrakts in Mitleidenschaft ziehen kann, normalerweise aber im Dünndarm auftritt). Manchmal ist die Entzündung auf einen bestimmten Bereich beschränkt wie bei der *Appendizitis* ("Blinddarmentzündung") und der *Divertikel-Krankheit.*

TUMOREN

Dünndarmtumoren sind selten, aber *Lymphome*, Karzinoide (die das *Karzinoidsyndrom* auslösen) und benigne (gutartige) Geschwülste kommen vor. Dickdarmtumoren hingegen sind häufig (s. *Kolonkarzinom*). Bestimmte Formen *familiärer Polyposis* (Wachstum benigner polypenartiger Tumoren im Dickdarm) können sich zu Krebs entwickeln.

VERMINDERTE BLUTVERSORGUNG

Auch der Darm verlangt eine ausreichende Versorgung. Die Mangeldurchblutung (Ischämie) kann verschiedene Ursachen haben, z.B. einen teilweisen oder völligen Verschluß der Darmarterien durch *Atherosklerose*, *Thrombose* oder *Embolie*, eine mechanische Verengung durch Abklemmung – wie bei *Volvulus*, *Intussuszeption* (Einstülpung) oder *Hernien* (Darmbrüche). Die Minderversorgung eines umschriebenen Darmbereichs kann Ursache eines Gewebsbrands (*Gangrän*) sein und erfordert dann einen sofortigen operativen Eingriff.

VERSCHLÜSSE

Darmverschluß kann durch Druck von außen entstehen, durch eine Darmkrankheit (Krebs, Crohn-Krankheit, Divertikel-Krankheit) oder durch eine innere Blockierung (*Gallensteine*, Intussuszeption etc.). Eine der häufigsten Ursachen ist der *paralytische Ileus* (fehlende Darmkontraktionen: Der Darminhalt wird nicht mehr transportiert).

SONSTIGE BESCHWERDEN

Zehn Prozent der Bevölkerung leiden irgendwann an *peptischen Geschwüren* des Zwölffingerdarms. Geschwüre im Dünndarm treten oft bei *Typhus* und der *Crohn-Krankheit* auf. Sie können Darmblutungen oder sogar Durchbrüche zur Folge haben. Auch die Amöbiasis und die Kolitis verursachen Geschwüre im Dickdarm.

Divertikel sind kleine Darmtaschen (Ausstülpungen). Normalerweise sind sie harmlos, aber bei der Divertikel-Krankheit können sie sich entzünden. *Malabsorption* und *Zöliakie* sind die Folge von Veränderungen der Darmwände. Das Reizkolon (*F. Colon irritabile*) schließlich ist mit hartnäckigen Leibschmerzen und Verstopfung oder Durchfall verbunden. Es gehört zu den häufigsten Darmerkrankungen in der westlichen Welt.

UNTERSUCHUNGSMÖGLICHKEITEN

Darmerkrankungen werden diagnostiziert durch körperliche Untersuchung und zusätzliche Techniken wie Röntgen-Kontrastuntersuchungen, Sigmoidoskopie und evtl. eine Kolonoskopie. Ferner werden im Labor Stuhl- und Biopsieproben der Darmschleimhaut untersucht.

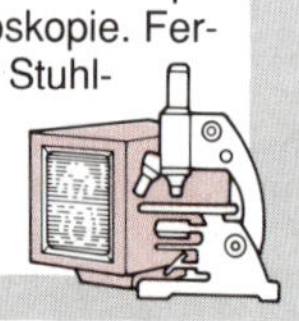

Der Darminhalt wird durch eine in den Mund eingeführte flexible Röhre entfernt. Manchmal wird auch eine Operation unumgänglich, um den D. zu beheben. Die Art der Operation hängt von der Stelle und Schwere des D.es ab.

PROGNOSE

Die Aussichten auf eine völlige Wiederherstellung nach einer Operation sind meist sehr gut, hängen aber auch von der Ursache des D.es, dem Alter der Patienten und ihrem gesundheitlichen Allgemeinzustand ab.

Dauerfraktur

s. *Überlastungsschaden*

Daumenlutschen

Verbreitete Angewohnheit von Kleinkindern. Für das Kleinkind bedeutet D. Wohlbefinden (speziell vor dem Einschlafen), orale Befriedigung, bei Langeweile Vergnügen und Eigentrost besonders in Zeiten von Streß, etwa wenn in der Familie ein neues Kind dazukommt.

Im allgemeinen verliert sich das D. mit etwa drei Jahren. Nur wenige Kinder haben es mit sechs oder sieben noch nicht abgelegt. Im allgemeinen sollten sich Eltern um das D. ihres Kindes nicht weiter kümmern. Ständige Ermahnungen machen es nur schlimmer.

KOMPLIKATIONEN

In den meisten Fällen gibt es keinen Beweis dafür, daß das D. irgendeinen Schaden anrichtet. Allerdings kann eine *Okklusionsstörung* (fehlerhafter Biß) bei den zweiten Zähnen entstehen, wenn das D. noch über das 7. Lebensjahr hinaus fortgesetzt wird.

Die Auswirkungen auf die Zähne sind in der Regel aber nur vorübergehender Natur. Ihr Stand bessert sich meistens beträchtlich oder kehrt sogar ganz zum Normalzustand zurück, wenn das D. aufhört. In ernsten Fällen können allerdings Maßnahmen der *Kieferorthopädie* nötig werden.

DDT

Allgemein übliche Abkürzung für das Insektizid Dichlordiphenyltrichloräthan. Wurde zu Beginn der 40er Jahre in der Schweiz entwickelt. Weil es sehr viel wirksamer war als alle bis dahin bekannten Insektizide, wurde es zu einer wichtigen Waffe gegen von Insekten übertragene Krankheiten, speziell in heißen Zonen. Außer daß DDT hochgiftig und krebserregend ist, ist inzwischen ein weiterer Nachteil, daß manche Insektenarten gegen DDT genetisch resistent wurden, d.h. die Resistenz auch vererben. In Deutschland ist die Verwendung von DDT seit 1972 verboten.

Debilität

Generelle Schwäche; Energieverlust Kann durch Krankheit (wie *Anämie*) oder psychische Störungen (wie *Depression*) entstehen.

Débridement

Operative Entfernung von Fremdkörpern oder krankem, infiziertem oder abgestorbenem Gewebe aus einer Wunde, um gesundes Gewebe freizulegen. Diese Behandlung fördert den Heilungsprozeß bei schwerverletzter Haut, Muskeln und anderem Gewebe.

Defäkation

s. *Stuhlentleerung*

Defatigatio

s. *Erschöpfung*

Defektimmunopathie

s. *Immundefekt*

Defibrillation

Technik, bei der ein kurzer Stromstoß zum Herz gesandt wird, in der Regel mittels zweier auf die Brust gelegter Metallplatten. Wird auch *Kardioversion* genannt und zur Behandlung verschiedener *Herzrhythmusstörungen* (unregelmäßiger oder zu schneller Herzschlag) eingesetzt. Die plötzlichen Stromstöße beseitigen eine *Fibrillation* (schneller, unkoordinierter Herzschlag) oder *Tachykardie* (schneller Herzschlag) und bringen das Herz dazu, wieder normal und regelmäßig zu schlagen. Zur Stabilisierung des Herzrhythmus wird gelegentlich zuvor ein Medikament injiziert.

D. kann als Notmaßnahme bei *Kammerflimmern* vorgenommen werden, das sich häufig nach einem *Myokardinfarkt* einstellt. Sie wird auch bei Herzrhythmusstörungen, die länger als einige Stunden oder Tage andauern, eingesetzt.

Deformität

Mißbildung des Körpers, die angeboren oder Folge einer Verletzung, einer Krankheit, einer Funktionsstörung oder von Nichtgebrauch sein kann.

Die meisten angeborenen D.en sind relativ selten, etwa *Klumpfuß* oder Hasenscharte und Wolfsrachen. Verletzungen, die eine D. nach sich ziehen können, sind Verbrennungen, Muskelrisse, Knochenbrüche und Verrenkungen. Unter den Krankheitsursachen sind Infektionen wie *Tuberkulose* und *Lepra* (Hansen-Krankheit), Nervenerkrankungen oder -schädigungen (z.B. *Fazialislähmung*), bestimmte Mangelkrankheiten wie *Rachitis* oder das *Paget-Syndrom*, eine aus unbekannter Ursache entstehende Knochenkrankheit, zu nennen.

Der Nichtgebrauch von Körperteilen, etwa durch Bettlägerigkeit oder Rollstuhlzwang, kann zu D. infolge von Versteifungen und *Kontraktur* nicht benutzter Muskeln und Sehnen führen.

Viele D.en lassen sich durch *plastische Chirurgie*, orthopädische Maßnahmen (einschließlich Chirurgie), Training oder alle Maßnahmen zusammen korrigieren. So werden heute Hasenscharten und Wolfsrachen schon in früher Kindheit operativ behandelt, und die Resultate sind in aller Regel gut.

Oft läßt sich die Entwicklung einer D. durch Nichtgebrauch von Körperteilen verhindern, indem man die Patienten zu regelmäßigen, zu Hause ausführbaren Bewegungsübungen anleitet und anhält.

Degeneration

Physikalische und chemische Veränderungen in Zellen, Geweben und Organen, wodurch deren Funktion bzw. Leistungsfähigkeit gemindert wird. D. ist eine Folge des Alterungsprozesses oder von Krankheiten, Verletzungen, ungenügender Blutzufuhr, Vergiftung (etwa durch Alkohol) oder Ernährungsmängeln (in bezug auf bestimmte Vitamine z.B.). (S.a. *degenerative Erkrankungen*)

Degenerative Erkrankungen

Oberbegriff für zahlreiche Krankheiten, bei denen sich sowohl die Struktur als auch die Funktion von Teilen des Körpers progressiv verschlechtert. Per Definition sind Krankheiten aufgrund von Infektionen, Entzündungen, einer veränderten Immunlage, chemischer oder physikalischer Schädigungen und maligner (bösartiger) Veränderungen ausgeschlossen. Viele Alterserscheinungen wie Hautfalten und Runzeln sind eine Folge degenerativer Veränderungen der Körpergewebe. Bei degenerativen E. treten sie jedoch schon im früheren Lebensalter in Erscheinung, verlaufen auch schneller. Charakteristischerweise befallen sie nur bestimmte Organe.

Mikroskopische Untersuchungen eines von einer d.E. befallenen Organs zeigen oft auf, daß sich die Anzahl spezialisierter Zellen oder Strukturen verringert hat und *Bindegewebe* oder Narbengewebe ihren Platz übernommen haben.

Manche Erkrankungen, die früher als degenerativ galten, haben sich inzwischen als schleichende Viruserkrankungen erwiesen (z.B. das *Jakob-Creutzfeldt-Syndrom*). Auch der *Parkinsonismus* läßt sich auf Kohlenmonoxid- oder sog. MPTP-Vergiftungen zurückführen, die Folge von unrein produzierten illegalen *Designer-Drogen* sind. Es ist durchaus denkbar, daß künftige Forschungen weitere infektiöse oder Umweltursachen für Erkrankungen entdecken, die heute noch als degenerativ gelten.

NERVENSYSTEM
Die häufigste das Nervensystem betreffende d.E. ist die *Alzheimer-Krankheit*. Sie ist die Hauptursache für präsenile und senile *Demenz*. Bei der *Chorea Huntington* kommen zur Demenz noch Bewegungsstörungen hinzu. Dabei ist die Anfälligkeit für degenerative Veränderungen im Gehirn die Folge einer Anomalie eines einzigen Gens. Die Krankheit wird dominant auf die jeweils nächste Generation vererbt (s. *genetische Krankheiten*). Sowohl bei der Parkinson-Krankheit wie bei d.E., die das *Kleinhirn* (*F.* Cerebellum) in Mitleidenschaft ziehen, sind Bewegungsstörungen das Hauptmerkmal, bei *Motoneuron*-Erkrankungen (wie dem *Werdnig-Hoffmann-Syndrom*) die Muskelschwäche.

AUGEN
Die Leber-*Optikusatrophie* kann aufgrund eines Verlusts von Nervenzellen in der Retina zu Erblindung im frühen Erwachsenenalter führen. Eine andere Degeneration der Retina ist die *Retinitis pigmentosa*, die bei Kindern zur Erblindung führen kann, wobei allerdings bis in die späten mittleren Jahre auch noch ein Rest von Sehfähigkeit erhalten bleiben kann. Beide Erkrankungen sind genetisch bedingt. Die senile *Makuladegeneration* hingegen ist nicht ererbt und entwickelt sich auch nur selten vor dem 60. Lebensjahr.

GELENKE
Die verbreitetste d.E. ist die *Osteoarthritis* (Gelenkentzündung), manchmal auch als degenerative Gelenkerkrankung bezeichnet. Die Anfälligkeit dafür scheint familiär bedingt zu sein. Sie entwickelt sich aber auch bei Sportbegeisterten und körperlich Arbeitenden, die wiederholt an Gelenkschäden erkrankt sind. Als Hauptmerkmale beobachtet man, daß die Gelenkknorpel dünner bis ganz zerstört werden und daß sich an den Knochen rund um die betroffenen Gelenke Auswüchse und Verformungen bilden.

ARTERIEN
Eine gewisse Arterienverhärtung ist altersbedingt. Manchmal aber sind entsprechende degenerative Veränderungen in den Muskelwandungen der betreffenden Blutgefäße ungewöhnlich stark. In Röntgenbildern sieht man dann oft Kalziumablagerungen (wie z.B. bei der Mönckeberg-Sklerose, einer Form der *Arteriosklerose*).

MUSKELN
Die Degeneration von Muskeln sieht man bei bestimmten genetischen Erkrankungen, bekannt als *Muskeldystrophien*. Sie rufen verschiedene Arten von Muskelschwäche hervor, zuweilen vergrößert sich auch die Muskelmasse.

Deglutition

Medizinischer Ausdruck für Schlucken (s. *Schluckakt*).

Dehiszenz

Aufbrechen einer teilweise verheilten Wunde, am häufigsten verwendet für das Platzen einer Operationsnaht oder -klammerung.

Dehydratation

Zustand, bei dem der Flüssigkeitsgehalt des Organismus auf einen gefährlich niedrigen Spiegel gefallen ist. Männer bestehen zu 60 Prozent, Frauen zu 50 Prozent aus Wasser. Damit Zellen und Gewebe gesund bleiben und normal funktionieren können, muß der gesamte Wassergehalt des Körpers in ziemlich engen Grenzen bleiben (s. *Wasser*), ebenso wie die Konzentration von Mineralsalzen und anderen in den Körperflüssigkeiten gelösten Substanzen. In vielen Fällen von D. ist der Salzgehalt des Körpers zu gering geworden.

URSACHEN
Normalerweise wird D. durch Durst verhindert, der zum Trinken anregt, wenn das Wasser im Körper knapp wird. Dieser Mechanismus kann aber gestört wer den, wenn entweder kein Wasser vorhanden ist oder der Körper zuviel Wasser verloren hat.

Selbst in gemäßigtem Klima verliert der erwachsene Mensch binnen 24 Stunden ca. 1,5 l Flüssigkeit – als Schweiß durch die Haut, in die Luft durch die Lunge und als Urin bei der Ausscheidung von Abfallprodukten. Bekommt der Körper einige Tage lang kein Wasser, ist bereits eine ernste D. die Folge. In heißen Zonen verliert man zusätzlich zwei bis fünf Liter Flüssigkeit pro Tag durch Schwitzen, bei harter körperlicher Arbeit sogar bis zu 10 Liter. Große Mengen Flüssigkeit gehen auch bei Erbrechen und Durchfall verloren, besonders wenn letzterer sehr dünn und wäßrig ist (wie bei der *Cholera*). Dies beobachtet man mitunter ebenso bei schlecht eingestelltem *Diabetes mellitus*, bei *Diabetes insipidus* und manchen Fällen von *Nierenversagen*. Dabei kann es jeweils vorkommen, daß das Durstgefühl der Flüssigkeitsaufnahme nicht entspricht, die notwendig wäre.

Kleinkinder sind anfälliger für D. als Erwachsene, weil ihr normaler Flüssigkeitsverlust pro Stunde einen viel höheren Anteil ihres Wassergehalts ausmacht.

SYMPTOME UND ANZEICHEN
Die wichtigsten Anzeichen sind starker Durst, trockene Lippen und Zunge, beschleunigter Herzschlag und erhöhte Atemfrequenz, Schwindelgefühle, Verwirrung und schließlich Koma. Die Haut sieht trocken aus und verliert ihre Elastizität. Es wird nur wenig und dunkel gefärbter Urin ausgeschieden. Ist auch der Salzmangel gravierend (meistens nach heftigem Schwitzen, Erbrechen und Durchfall), sind Lethargie, Kopfschmerzen, Krämpfe und Blässe oft zusätzliche Symptome.

VORBEUGUNG
In heißem Klima oder bei Fieber, Erbrechen und Durchfall ist die einfachste Regel, viel Wasser zu trinken, um gleichmäßig hellen Urin zu erzeugen. Das bedeutet oft, daß weit über den Durst Wasser getrunken werden muß (wenn möglich ein halber Liter pro Stunde während der Tageshitze). Salzverlust durch starkes Schwitzen muß entweder mit der Nahrung ausgeglichen werden oder mit einem Viertel Teelöffel Salz pro halbem Liter Trinkwasser. In Flaschen abgefülltes Mineralwasser hilft ebenso. Bei Erbrechen und Durchfall ist eine *Rehydratation* erforderlich. Es gibt dafür in der Apotheke Salz- und Glukosemixturen. Kinder sind bei Durchfall besonders anfällig für schwere D., weshalb es sich lohnt, solche Mixturen vorsorglich mitzunehmen, wenn man mit kleinen Kindern in warme Länder reist.

THERAPIE
Hat eine D. sich einmal entwickelt, ist Flüssigkeits- und Salzersatz sehr viel rascher erforderlich als bei der Vorbeugung. In schweren Fällen muß Flüssigkeit intravenös gegeben werden. Das Wasser-Salz-Gleichgewicht ist durch Bluttests sorgfältig zu kontrollieren und, wenn nötig, zu korrigieren.

Déjà-vu-Erlebnis

(Frz. "schon einmal gesehen") Das Gefühl, etwas, das sich soeben ereignet, genauso schon einmal gesehen zu haben. Ein sehr verbreitetes Phänomen, das noch nie befriedigend erklärt werden konnte. Es gibt die Ansicht, es handle sich um eine unbewußte gefühlsmäßige Antwort auf Ähnlichkeiten zwischen dem gegenwärtigen und verschiedenen vergangenen Ereignissen. Andere glauben an einen neurologischen "Kurzschluß", bei dem das Ereignis früher im Gedächtnis registriert wird, als es das Bewußtsein erreicht. Treten D.-v.-E.se häufig auf, kann es sich auch um das Symptom einer *Temporallappen-Epilepsie* handeln.

Dekalzifikation, dentale

Mineralauflösung in einem Zahn. D. D. ist die erste Stufe von Zahnkaries. Die Ursache sind Bakterien in der *Plaque*, die raffinierte Kohlenhydrate in der Nahrung (hauptsächlich Zucker) zu Säure umwandeln. Diese Säure bewirkt, wenn sie lange genug oder wiederholt auf den Zahn einwirkt, eine Veränderung seiner Oberfläche. Der dekalzifizierte Bereich ist nach Wegbürsten der Plaque als weißer Fleck zu erkennen. Durch Verwendung mineralisierter (fluoridierter) Lösungen ist dies wieder aufhebbar. Hat die d.D. jedoch bereits den Zahnschmelz angegriffen, breitet sie sich zwischen Schmelz und Dentin (Zahnbein) und dann in dieses aus. Erfolgt in diesem Stadium keine zahnärztliche Behandlung, gelangen Bakterien bis in die Pulpa (den Zahnkern), was die weitere Zerstörung des Dentins durch bakterielle Enzyme zur Folge hat. Eine einmal infizierte Pulpa kann absterben. (S.a. *Zahnkaries*)

Dekompression des Rückenmarks

Operation zur Linderung des Drucks auf das Rückenmark oder auf einen davon ausgehenden Nerv.

WARUM ES GEMACHT WIRD

Der Druck auf das Rückenmark kann auf einen *Bandscheibenvorfall* zurückgehen, auf einen (meistens gutartigen) Tumor in den Rückenmarkhäuten oder des Rückenmarks selbst, eine entweder angeborene oder durch *Osteoarthritis* erworbene Wirbelkanalverengung oder auf einen Wirbelsäulenbruch durch Unfall. In allen diesen Fällen kann sich daraus eine Schwächung oder Lähmung der Gliedmaßen sowie ein Verlust der Blasenkontrolle ergeben.

SO WIRD ES GEMACHT

Bei schweren Fällen von Bandscheibenvorfall und Tumoren ist eine *Laminektomie* unumgänglich. Dabei wird der knöcherne Bogen eines oder mehrerer Wirbel entfernt, um den beschädigten Teil des Rückenmarks oder eines Nervenendes freizulegen.

Stark prolabierte Bandscheiben werden entfernt, und beschädigte Nervenenden werden vom umliegenden Gewebe befreit. Gelegentlich wird die Operation auch von der Vorderseite des Körpers aus vorgenommen.

Ist der Druck die Folge eines Tumors oder Abszesses in einem Rückenwirbel, muß der geschädigte Knochenteil entfernt werden. Ist dies ein großes Stück, bedarf es im Anschluß daran eines Ersatzes durch Knochentransplantation.

REKONVALESZENZ

Anfangs ist flaches Liegen und Bettruhe nötig. Dabei müssen Vorkehrungen gegen *Wundliegen* getroffen werden. Physikalische Therapie hält die Beinmuskeln kräftig. Normalerweise können die Patienten schon nach einigen Tagen wieder aufstehen, müssen aber mehrere Wochen lang vermeiden, schwere Lasten zu heben.

PROGNOSE

Ob Beweglichkeit, Empfindungen, die Blasenkontrolle sowie Schmerzfreiheit wiedergewonnen werden, hängt weitgehend von der Schwere und Dauer des Druckzustandes vor der Operation ab, vom Erfolg des chirurgischen Eingriffs und davon, ob bei der Operation keine Rückenmarks- oder Nervenschädigungen in Kauf genommen werden mußten.

Dekompressionskrankheit

Risiko, das bei der Arbeit von Berufs- und Sporttauchern sowie in Druckkammern mit Überdruck der Luft oder anderen Gasgemischen die dort tätigen Personen bedroht. Wird auch Druckfallkrankheit, Caisson-Krankheit oder Druckluftkrankheit genannt. Ursache ist eine Bildung von Gasbläschen in den Körpergeweben beim Auftauchen aus der Tiefe.

URSACHEN UND VORKOMMEN

Die beispielsweise von Blut oder Körperfett aufnehmbare Gasmenge steigt mit dem Druck (z.B. wenn ein Taucher in die Tiefe geht) und nimmt beim Auftauchen, also bei Druckabfall, wieder ab. In der Tiefe sammeln sich im Taucher große Mengen *Inertgase* aus den Hochdruckgasgemischen, die sie einatmen, an (s. *Sporttaucher-Medizin*). Handelt es sich um Luft (das Übliche bei Sporttauchern), dann ist das Hauptinertgas Stickstoff.

Beim Auftauchen sinkt der Druck und die Blut- und Fettzellen können das Inertgas nicht mehr halten. Fällt der Druck sehr rasch ab, kann das Gas Blasen bilden, wie sich etwa auch beim Öffnen einer Sprudelflasche Gasblasen bilden. Die Bläschen blockieren unter Umständen die Blutgefäße, was verschiedene Symptome nach sich ziehen kann.

Trainierte Taucher und ausgebildete Druckkammerarbeiter der Industrie vermeiden dies mit langsamem Druckabfall über Blut und Lunge durch kontrollierten, sehr langsamen Aufstieg oder in Schleusenkammern.

SYMPTOME

Die Symptome können sich innerhalb von 24 Stunden nach dem Auftauchen einstellen, meistens in Form von Hautjucken und -flecken oder heftigen Schmerzen in den größeren Gelenken, speziell in der Schulter und den Knien. Besonders gravierend sind Symptome des Nervensystems (Schwäche in den Beinen, Seh- und Gleichgewichtsstörungen), aber auch Schmerzen und Enge in der Brust, was auf noch vorhandene Gasblasen in den das Herz und die Lunge versorgenden Blutgefäßen hindeutet.

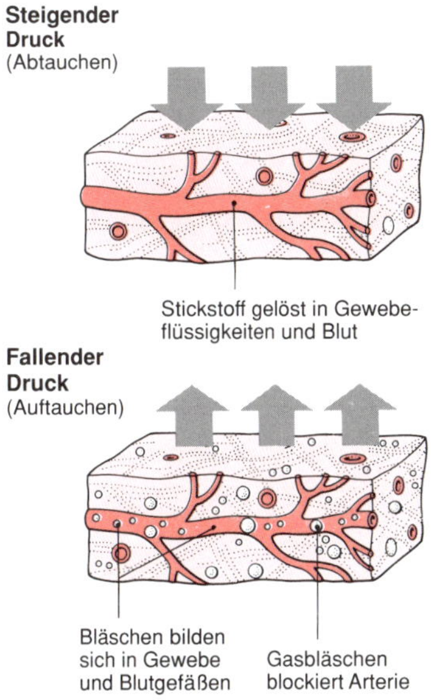

Wie Dekompression wirkt
Beim Auftauchen sinkt der Druck rasch. Das im Blut gelöste Gas bildet Blasen, die Versorgungsstörungen bewirken können. Langsames Auftauchen bannt diese Gefahr.

THERAPIE

Treten die erwähnten Symptome auf, ist der sofortige Transport und die Verbringung in eine Dekompressionskammer erforderlich. Der Druck in der Kammer wird durch Einpumpen von Luft erhöht. Das führt zur Auflösung der Gasbläschen im Körper und zum Schwinden der Symptome. Anschließend wird der Druck in der Kammer wieder langsam gesenkt, bis über Blut und Lunge alles Gas entwichen ist.

PROGNOSE

Bei rechtzeitiger Dekompressions-Behandlung ist eine volle Genesung möglich. In schweren, unbehandelten Fällen hingegen kann es zu langdauernden Komplikationen bis zur Teillähmung kommen. Im Wiederholungsfall steigt das Risiko, sich degenerative Erkrankungen der Knochen und Gelenke zuzuziehen.

Dekubitus

s. *Wundliegen*

Delinquenz

Verhalten Jugendlicher, das bei Erwachsenen als kriminell gilt. Der Ausdruck wird jedoch oft auch auf nichtkriminelles Verhalten angewendet (Schuleschwänzen, Ausreißen von zu Hause, Trinken und Drogenmißbrauch).

Jugendliche D. wird vermutlich durch eine Reihe verschiedener Faktoren sozialer, biologischer und psychologischer

Art hervorgerufen. Nur ein geringer Prozentsatz dieser Jugendlichen leidet jedoch an bestimmten geistigen Störungen oder ist geistig zurückgeblieben. Die Führung des Jugendlichen und eine Therapie jugendlicher Delinquenten und ihrer Familie ist meistens zu empfehlen. Hartnäckige Delinquenten werden manchmal in Erziehungsheimen untergebracht oder unter die Obhut von Bewährungshelfern gestellt.

Delirium

Zustand akuter geistiger Verwirrung, der häufig durch eine körperliche Erkrankung ausgelöst wird. Symptome sind die einer gestörten Gehirnfunktion und variieren je nach Persönlichkeit, Umständen und der Schwere der Krankheit. Sie reichen von der Unfähigkeit, Vorgänge zu verstehen oder sich zu erinnern, über gesteigerte Ängste und körperliche Unrast bis hin zu plötzlichen Stimmungsschwankungen bei fortschreitendem D. Im schlimmsten Stadium kommen *Halluzinationen* und *Illusionen* dazu (beispielsweise werden Krankenschwestern als schreckliche Monster gesehen). Manche Patienten fallen in Panik, schreien oder werden gewalttätig. In der Regel sind die Symptome wegen der Schlafstörungen, der Dunkelheit und der Stille, die visuelle Illusionen noch begünstigen, nachts am schlimmsten.

URSACHEN

Jede schwere Krankheit kann die Primärursache sein. Hohes Fieber und Störungen der Körperchemie sind aber meist die Begleiterscheinungen. Kinder und ältere Leute sind am anfälligsten, speziell nach schweren Operationen oder wenn schon eine Prädisposition einer geistigen Störung wie etwa eine *Demenz* vorliegt. Auch Drogen, verschiedene Gifte und Alkohol sind Auslöser eines D.s.

THERAPIE

Die Behandlung muß die Primärursache angehen und die Angstzustände lindern. Angemessene Beleuchtung, ruhige und klare Kommunikation, Abgeschlossenheit und Ruhe sowie bekannte und vertraute Gesichter sind wichtig. Besonderes Augenmerk muß den Getränken und der Nahrung gewidmet werden. *Neuroleptika* (wie *Haloperidol* oder *Thioridazin*) gegen die körperliche Unrast lassen sich manchmal nicht umgehen. Aufgrund der Behandlung von Infektionen mit *Antibiotika* sind Delirien heute sehr viel seltener als früher.

Delirium tremens

Zustand der Verwirrung, begleitet von Zittern und lebhaften Halluzinationen. Befällt normalerweise chronische Alkoholiker nach Entzug oder Abstinenz, oft nach einer Einlieferung in ein Krankenhaus nach einem Unfall oder weil eine Operation vorgenommen werden muß.

SYMPTOME UND ANZEICHEN

Im Frühstadium zählen Unruhe, Erregung, Zittern und Schlaflosigkeit zu den Symptomen. Die Überaktivität des *sympathischen Nervensystems* verursacht beschleunigten Herzschlag, Fieber, Weitung der Pupillen und starkes Schwitzen, das bis zur *Dehydratation* führen kann. Es folgen Verwirrungs- und Angstzustände mit visuellen und zuweilen auch auditiven Halluzinationen. Die Patienten wirken verängstigt. Gelegentlich treten Krämpfe auf. In der Regel klingen diese Symptome innerhalb von drei Tagen ab.

THERAPIE

Die Behandlung im Krankenhaus beruht auf Ruhe, Rehydratation und Sedierung. Verabreichte *Sedativa* sind *Promazin* und *Chlordiazepoxid*. Dazu kommen noch Vitaminspritzen, insbesondere Thiamin (s. *Vitamin-B-Komplex*), weil anscheinend manche Symptome des Delirium tremens mit einem Thiaminmangel zusammenhängen. (S.a. *Wernicke-Korsakow-Syndrom*)

Dellwarze

s. *Molluscum contagiosum Bateman*

Deltamuskel

Dreieckförmiger Muskel des Schultergürtels, der das gerundete Fleisch des oberen Armbereichs bildet und sich bis über das Schultergelenk hinaufzieht. Das breite Ende sitzt am Schulterblatt (*F.* Scapula) und am Schlüsselbein (*F.* Clavicula). Die Muskelfasern laufen in Dreiecksform auf halber Länge des Oberarmknochens (*F.* Humerus) zusammen. Der zentrale und kräftige Teil des D.s hebt den Arm seitwärts, seine vorderen und hinteren Teile drehen ihn.

DELTAMUSKEL

Der Deltamuskel (Musculus deltoideus) des Schultergürtels bildet den gerundeten oberen Teil des Oberarms und hat seinen Ursprung an Schulterblatt und Schlüsselbein.

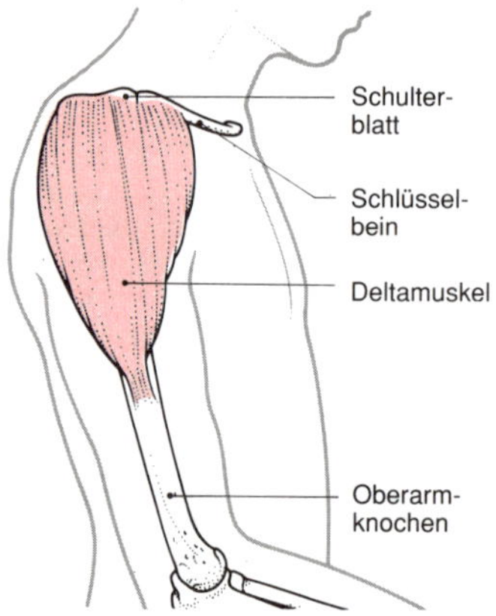

Dementia praecox

Veraltete Bezeichnung für schwere Formen der *Schizophrenie*, die sich in der Adoleszenz oder im frühen Erwachsenenalter entwickeln.

Dementia pugilistica

s. *Boxerenzephalopathie*

Dementia senilis

s. *Demenz*

Demenz

Fortschreitender Verfall der geistigen Fähigkeiten, in der Regel die Folge von Gehirnerkrankungen, am sichtbarsten als Intelligenzverlust.

VERBREITUNG

D. ist das große Gesundheitsproblem der Industrieländer, seit die gestiegene Lebenserwartung eine große Zahl alter Menschen in der Gesellschaft nach sich zieht. Etwa zehn Prozent der über 65jährigen und zwanzig Prozent der über 75jährigen leiden in unterschiedlichem Maße an Demenz.

URSACHEN

Traditionell unterteilte man die Demenz in eine präsenile Form mit Beginn unter 65 Jahren und eine senile Form, die nach dem 65. Lebensjahr einsetzt. Dies wird heute als willkürliche Einteilung angesehen, obwohl behandelbare Ursachen häufiger in jüngeren Lebensaltern zu finden sind. Solche Ursachen sind zum Beispiel *Kopfverletzungen*, *Hirntumoren*, eine *Encephalitis*, ein *Myxödem*, *Syphilis*, *perniziöse Anämie* und *Alkoholabhängigkeit*. Allerdings gehören nur etwa zehn Pozent aller D.patienten zu diesen heilbaren Fällen.

In der Mehrzahl der Fälle ist D. eine Folge einer zerebrovaskulären Erkrankung einschließlich dem *Schlaganfall* oder der *Alzheimer-Krankheit*. Eine zerebrovaskuläre Erkrankung wird oft durch verengte oder blockierte Arterien im Gehirn ausgelöst, was manchmal erfolgreich mit einer antihypertensiven (blutdrucksenkenden) oder kardialen Therapie behandelt werden kann. Wiederholter Blutmangel im Gehirn führt jedoch gewöhnlich zu Abbauerscheinungen, die sich charakteristischerweise allmählich, aber stufenweise vollziehen. Die Alzheimer-Krankheit mit ihrem graduellen Verlust von Hirnzellen und dem Schrumpfen der Gehirnsubstanz ist gegenwärtig noch völlig unheilbar.

SYMPTOME

Demente erinnern sich oft nicht mehr an Ereignisse der jüngsten Vergangenheit, gehen in unmittelbarer Nachbarschaft verloren, verstehen nicht mehr, was um sie herum vor sich geht und bringen Tage und Daten durcheinander. Alle diese Symptome bilden sich allmählich aus und werden anfangs oft gar nicht wahrgenommen. Probleme werden durch *Konfabulation* (erfundene Berichte zur Kaschierung des Erinnerungsverlusts) getarnt. Erste sichtbare Anzeichen können plötzliche emotionale Ausbrüche oder peinliches Verhalten, beispielsweise Urinieren in aller Öffentlichkeit, sein.

Der zunehmende Urteilsverlust ist meist mit einer Verstärkung unangenehmer Persönlichkeitszüge verbunden. Die Familie sieht sich unvernünftigen Forderungen, Anschuldigungen, kleinen Diebstählen und selbst Gewalttätigkeiten ausgesetzt.

Mit fortschreitendem Zustand kommt es auch zu *Paranoia*, *Depression* und *Wahn*vorstellungen. Reizbarkeit und Ängste, die anfangs noch bewußt sind, münden in eine allgemeine Gleichgültigkeit gegen alle Empfindungen. Angewohnheiten verschwinden, Kleidung und Besitz werden zunehmend schmutzig und ungepflegt, die Sprache wird zusammenhanglos. Am Ende benötigen die Patienten auch Hilfe beim Essen, dem Gang auf die Toilette und sämtlichen körperlichen Verrichtungen.

THERAPIE

Mit sachgerechter Behandlung kann der geistige Abbau bei bestimmten Formen der D. gestoppt werden, z.B. durch Operation bei Gehirntumoren oder Substitution mit Schilddrüsenhormonen bei *Myxödem*. Bei der üblichen Alzheimer-Krankheit können nur die Symptome gelindert werden, wozu auch Sauberhaltung und gesunde Ernährung in angenehmer Umgebung mit guter Pflege gehören. Bei großer Unruhe und paranoiden Zuständen werden auch *Sedativa* gegeben. Diese Maßnahmen erleichtern den Patienten und der Familie oft das Zusammenleben. Der Zeitpunkt für eine eventuelle Einweisung in ein Krankenhaus oder ein Pflegeheim sollte sehr sorgfältig überlegt werden.

Forschungen über die mögliche medikamentöse Therapie von Gedächtnisverlusten und geistigem Abbau hatten zwar Anlaß zu Hoffnungen gegeben, aber bislang gibt es keine wirklich effektive Behandlung. Medikamente, die den Acetylcholin-Gehalt im Gehirn vermehrten, wurden erprobt. Bei einigen Patienten beobachtete man eine Besserung, allerdings treten auch gravierende Nebenwirkungen auf.

De-Morgan-Flecken

Harmlose rote oder purpurfarbene Pikkel auf der Haut von ca. zwei Millimeter Durchmesser, die normalerweise im mittleren und höheren Alter auftreten. Zuweilen werden sie auch Kirschflecken oder Kirschangiome genannt (nicht zu verwechseln mit dem sog. kirschroten Fleck = Augenhintergrundbefund beim Tay-Sachs-Syndrom). Es sind Verklumpungen winziger Blutgefäße. Mit zunehmendem Alter werden sie häufiger, aber nicht größer. Sie haben keinerlei Bedeutung, können allerdings bluten, wenn sie verletzt werden.

Demyelinisierung

Abbau der fetthaltigen Außenhaut, die die Nervenfasern umgeben und elektrisch isolieren.

Die Häute versorgen die Nervenfasern mit Nährstoffen und sind auch ihre entscheidenden Impulsleiter. D. schließt die Funktion des Nervs kurz, Folge ist der Verlust von Empfindungen, Koordination und Kraft in bestimmten zugeordneten Körperbereichen. Die betroffenen Nerven können Teil des zentralen Nervensystems sein (ZNS), zu dem Gehirn und Wirbelkanal gehören, oder auch des peripheren Nervensystems, welches das ZNS mit den sensorischen Rezeptoren, Muskeln, Drüsen und Organen verbindet.

Bereiche einer D. sind als wesentlicher Hinweis auf *Multiple Sklerose* zu werten, zu deren Symptomen auch verschwommene Sicht, Muskelschwäche und Koordinationsverlust gehören.

Die Ursache der D. ist unbekannt. Oft wechseln Anfälle mit Zeiten teilweiser oder völliger Wiederherstellung der normalen Nervenfunktion.

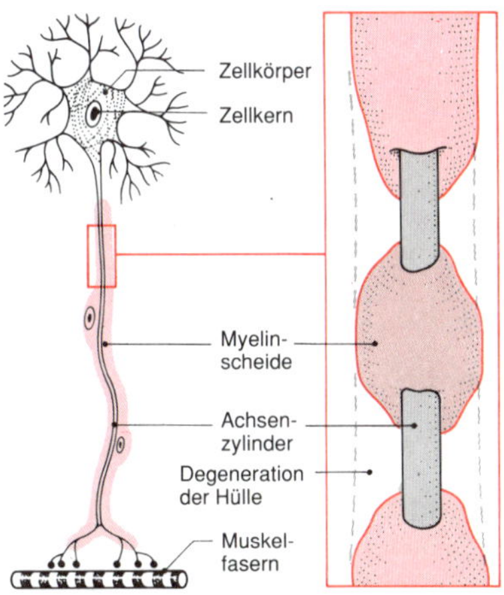

Mechanismus der Demyelinisierung
Schädigung oder Abbau der Markscheide, die die Nervenfaser als Isolierschicht umhüllt, führt zum "Kurzschluß" im Nerv.

Bei der seltenen Erkrankung *Encephalomyelitis* mit Nervenentzündungen im ZNS sieht man zuweilen ebenfalls Bereiche einer D., was die Folge einer Virusinfektion oder, höchst selten, einer allergieartigen Reaktion auf eine Impfung sein kann.

Dengue-Fieber

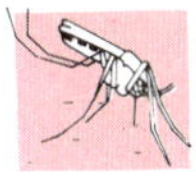

Tropenkrankheit, auch Dandy-Fieber, Sieben-Tage-Fieber oder Pokalfieber genannt; verursacht durch ein Virus, das die Moskitoart *AEDES AEGYPTII* überträgt, verbreitet vor allem in Südostasien, im Pazifik, Teilen von Afrika, Mittel- und Südamerika und in der Karibik. Gelegentlich ist das D.-F. auch in Mexiko, Puerto Rico und auf den Jungferninseln (USA) ausgebrochen.

Symptome und Anzeichen erscheinen fünf bis acht Tage nach der Infektion durch einen Mückenstich, und zwar Fieber, Kopfschmerzen, Ausschlag sowie heftige Gelenk- und Muskelschmerzen. Sie vergehen oft nach etwa drei Tagen, kommen aber einige Tage später wieder zurück und vergehen erneut. Schwere Komplikationen kommen selten vor. Die volle Gesundung kann einige Wochen dauern.

Eine spezifische Behandlung gibt es nicht, obwohl *Analgetika* die Symptome lindern können. Es gibt auch noch keinen Impfstoff dagegen. Vorbeugung muß in Gegenden, wo die Krankheit verbreitet ist, den Schutz gegen Mückenstiche einschließen. (S.a. *Insektenstiche*)

Denken

Geistiger Vorgang, der den Menschen zum Überlegen, zur Urteilsbildung und zu Problemlösungen befähigt. Die wesentlichen Kriterien des D.s sind die Verwendung von Symbolen in Form von Wörtern, Zahlen oder Bildern für Gegenstände, die Formierung dieser Symbole zu Ideen und die Ordnung der Ideen zu einem bestimmten geistigen Konzept. Das Denken eines Menschen teilt sich über Sprache, Schrift und Verhalten mit.

Aspekte des Denkens, die untersucht oder überprüft werden können, sind Geschwindigkeit und Effizienz, Gedankeninhalte und die logische Beziehung der Ideen untereinander. (S.a. *Denkstörungen*)

Denkstörungen

Anomalien in Struktur oder Inhalt des *Denkens*, wie sie sich in Sprache, Schrift oder Verhalten ausdrücken.

In der für *Schizophrenie* (die zuweilen als formelle Denkstörung bezeichnet wird) charakteristischen Form der D. verlieren die Assoziationen ihre logische

D

Verbindung. Man springt von einem Thema zum anderen ohne offensichtlichen Bezug oder macht indirekte oder Klang-Assoziationen (mit Wörtern, die ähnlich klingen, aber logisch nicht zusammengehören).

Weitere für eine Schizophrenie typische D. sind das Erfinden neuer Wörter (s. *Neologismus*), eine Blockierung der Gedanken (plötzliche Unterbrechung mitten in einem Gedankengang), das Gefühl, daß fremde Mächte einem Gedanken einschleusen oder entreißen sowie auditive *Halluzinationen*. Dabei werden Stimmen gehört, die Gedanken diktieren oder die eigenen wiederholen.

Bei allen Formen von *Verwirrtheit* einschließlich der *Demenz* und dem *Delirium* spielt die Unfähigkeit, klar und zusammenhängend zu denken, eine Rolle. Das hektische Springen von einem Gedanken zum anderen (Ideenflucht) als Folge des Verlusts des Assoziationsvermögens ist charakteristisch für die *Hypomanie* und *Manie*. Bei der Depression geschieht genau das Gegenteil: Das Denken wird langsam und schwerfällig, arm an Ideen und Assoziationen. Typisch ist eine Neigung, sich an unwichtigen Themen bis in kleinste Details aufzuhalten. Charakteristikum einer *Zwangshandlung* wiederum ist die ständige Wiederkehr von Gedanken ohne Anlaß.

Schließlich können auch *Wahn*vorstellungen, die keinem rationalen Argument zugänglich sind, und bei Schizophrenie oder anderen psychiatrischen Erkrankungen auftreten, Ausdruck einer D. sein.

Dens incisivus
s. *Schneidezahn*

Densitometrie
Messung der Knochendichte, in Konzentration der verkalkten Strukturen ausgedrückt.

WARUM ES GEMACHT WIRD
Die D. dient der Bestätigung einer *Osteoporose* (Abbau von Knochensubstanz) oder der Diagnose einer *Rachitis* bei Kleinkindern und ist hilfreich bei der Bewertung des Behandlungserfolgs.

SO WIRD ES GEMACHT
Die exakteste Methode ist die Analyse von Gewicht und Gehalt einer Knochen*biopsie*. Diese ist allerdings zeitraubend und bedarf zur Probenentnahme einer Operation. Eine CT (*Computertomographie*) liefert detaillierte Bilder der inneren Knochenstruktur und läßt Veränderungen in der Knochendichte erkennen. Eine relativ neue D.technik ist die einfache oder duale Photonenabsorption. Dabei wird das Muster eines Strahlendurchgangs durch den Knochen elektronisch analysiert. Die duale Photonenmethode dient der Bestimmung des Mineralienanteils der Wirbel und der meisten anderen Knochen, die infolge einer Osteoporose anfällig für Brüche sind.

Dentalfluorose
Verfärbung des Zahnschmelzes infolge übermäßiger Aufnahme von *Fluoriden* bei der *Zahn*bildung. In den schwersten Fällen ist die Verfärbung so stark, daß sich im Zahnschmelz häßliche braune Flecken bilden. Solche Fälle kommen nur in Gegenden vor, in denen das Trinkwasser aus dem einen oder anderen Grund mehr Fluor enthält als die empfohlenen 0,7 bis 1,2 Milligramm pro Liter. In anderen Gegenden kann es durch exzessive Fluoreinnahme zur D. kommen, z.B. wenn Fluortabletten ohne ärztliche Überwachung eingenommen werden.

Milde Formen mit schwacher Zahnmarmorierung kann es manchmal bei Kindern geben, die Wasser mit empfohlenem Fluorgehalt trinken. Die äußere Erscheinung wird davon gewöhnlich nicht besonders beeinträchtigt.

Dentalgie
s. *Zahnschmerz(en)*

Dentes decidui
s. *Milchzähne;* erste Zähne.

Dentifricium(-a)
Zahnpasta, -pulver oder -gel zur Zahnpflege. Das Bürsten der Zähne ohne D. kann zwar Speisereste und teilweise *Plaque* entfernen, doch ist ein leicht schmirgelndes D. erforderlich, um auch den Rest der Plaque und die Pellikula, den dünnen Speichelfilm, zu beseitigen.

Ein D. besteht aus einem milden Schmirgelmittel (meistens ein unlösliches Salz, etwa Dicalciumphosphat), synthetischen Detergentien, Binde-, Feuchtungs- und Verdickungssubstanzen sowie Geschmacks- und Farbstoffen. Die meisten D. enthalten außerdem Fluor, dessen Verwendung zu einer drastischen Abnahme der *Zahnkaries* geführt hat. Es gibt inzwischen auch verschiedene desensibilisierende D. für empfindliche Zähne, deren Zahnbein nahe dem oberen Zahnfleischrand bloßliegt.

Dentin
Zahnbein, der harte Kern um die Pulpa (Kern) eines Zahns. (S.a. *Zähne*)

Dentition
s. *Zahndurchbruch*

Deodorant
Substanz, die die Entstehung von unangenehmem Geruch, speziell Körpergeruch, verhindert. D.ien enthalten oft *Antiseptika* zur Vernichtung von Bakterien, Parfümstoffe, um den Geruch zu überdecken, und *Anthidrotika* zur Schweißhemmung. D.ien sind hilfreich gegen den Körpergeruch, der bei der Zersetzung von Schweiß auf der Haut durch Bakterien entsteht.

Für Patienten nach einer *Kolostomie* oder *Ileostomie* gibt es D.ien wie Wismut zum Einnehmen und in flüssiger Form für die Stoma-Tasche.

Depersonalisation
Gefühl der Unwirklichkeit und des Losgelöstseins von sich selbst und der Umwelt. Es tritt häufig zusammen mit der *Derealisation* auf, bei der die ganze Welt als unwirklich empfunden wird. D. kommt nur selten vor, tritt meist plötzlich auf und kann Augenblicke oder auch Stunden dauern. Manchmal befällt sie auch Menschen, die ansonsten völlig gesund sind, besonders bei großer Müdigkeit oder starken Sorgen. Häufiger allerdings sind Menschen mit *Angstneurosen* davon betroffen, vor allem bei *Hyperventilation* während einer *Panikattacke*. Weitere Ursachen einer D. können Drogen wie *LSD* oder *Marihuana*, *Migräne* oder eine *Temporallappen-Epilepsie* sein.

Depilator
s. *Enthaarungsmittel*

Depotinjektion
Intramuskuläre (in einen Muskel erfolgende) Injektion eines Medikaments, das so zusammengesetzt ist, daß es seine chemischen Wirkstoffe langsam und gleichmäßig in das Blut abgibt. D.en enthalten normalerweise eine sehr viel höhere Dosierung als eine normale Injektion. Die verzögerte Freigabe der Wirkstoffe geschieht mittels Zusätzen wie Öl oder Wachs. Die Freisetzung der aktiven Substanz kann so gestaltet werden, daß sie für Stunden, Tage oder sogar Wochen wirkt, je nach Zweck und Zusammensetzung.

D.en sind für Patienten geeignet, bei denen keine Gewähr besteht, daß sie ihre Medizin korrekt einnehmen. Außerdem ersparen sie eine sonst erforderliche Serie von Injektionen binnen kurzer Zeit. Mögliche Medikamente für D.en sind *Kortikosteroide* und *Psychopharmaka*.

Die Nachteile der Prozedur liegen in Nebenwirkungen infolge ungleichmäßiger Freigabe der Wirkstoffe und ihres längeren Andauerns infolge des langen Behandlungszeitraums.

Depression
Empfindungen von Traurigkeit, Hoffnungslosigkeit, Pessimismus und einer

D

generellen Interesselosigkeit am Leben, zusammen mit reduziertem emotionalem Wohlbefinden. Die meisten Menschen haben solche Empfindungen gelegentlich und meist als Reaktion auf konkrete Ereignisse. Beispielsweise ist es völlig normal, sich beim Tod eines nahen Angehörigen deprimiert zu fühlen. Treten D.en jedoch ohne erkennbaren Anlaß auf, werden stärker und dauern an, so kann dies ein Anzeichen für eine der vielen möglichen psychiatrischen Erkrankungen sein. Sind auch Verhalten und körperlicher Zustand davon betroffen, liegt eine depressive Erkrankung vor.

SYMPTOME

Die Symptome variieren je nach Grad der Erkrankung. Bei einer milden Form der D. sind die Hauptsymptome Ängste und wechselnde Stimmungslagen. Dazu kommen gelegentlich Weinkrämpfe ohne ersichtlichen Anlaß. In schwereren Fällen können Appetitmangel, Schlaflosigkeit, Interesselosigkeit an jeglichem gesellschaftlichen Kontakt, das Gefühl einer allgemeinen Müdigkeit und Konzentrationsmangel dazukommen. Bewegungen und Denken verlangsamen sich. Zuweilen tritt jedoch das genaue Gegenteil in Form von extremer Unruhe und Angst ein. Todes- und Selbstmordgedanken, Schuld- und Unwertgefühle sind ebenfalls häufige Begleiterscheinung einer schweren D. In extremen Fällen schließlich kommt es zu *Halluzinationen* und Wahnvorstellungen, beispielsweise der Überzeugung, jemand wolle einen vergiften. Die Intensität der Symptome variiert oft auch mit der Tageszeit. Meistens bessert sich der Zustand im Laufe des Tages, bei manchen ist er nachts besonders schlimm. Mit dem Fortschreiten der D. werden auch die Symptome immer stärker. Am Ende steht die totale Abkapselung, und die meiste Zeit wird im Bett verbracht.

URSACHEN

In der Regel hat eine echte D. nicht nur eine Ursache. Vielmehr können körperliche Erkrankungen wie eine Virusinfektion, Hormonstörungen wie *Hypothyreose* oder hormonelle Veränderungen wie nach einer Geburt (sog. postpartale Depression) Auslöser sein, auch bestimmte Medikamente einschließlich oraler Kontrazeptiva und *Schlafmittel*. Ist die Depression Teil der *manisch-depressiven* Erkrankung, kann Vererbung eine Rolle spielen, da diese Krankheit familiär gehäuft auftritt.

Bei manchen Menschen tritt ein depressiver Zustand nur in den Wintermonaten auf (s. *depressive Verstimmung, saisonal bedingte*), wahrscheinlich als Reaktion auf die langen Stunden der Dunkelheit in dieser Jahreszeit.

Außer solchen biologischen Ursachen spielen auch soziale und psychologische Faktoren eine Rolle. Das Fehlen einer befriedigenden Kind-Mutter-Beziehung im frühen Alter kann im späteren Leben zu einer D. führen (s. *Bindung, seelische*), besonders, wenn noch schwierige soziale Verhältnisse dazukommen. Beispielsweise ist eine Frau, deren Mutter sehr früh starb, später womöglich besonders verwundbar, wenn sie ein Kind alleine aufziehen muß. Auch eine Folge beunruhigender Erlebnisse oder Veränderungen in den Lebensumständen können eine D. verursachen.

VERBREITUNG

D. ist die häufigste ernsthafte psychiatrische Erkrankung. Schätzungsweise zehn bis 15 Prozent der Gesamtbevölkerung leiden zumindest zeitweise in ihrem Leben darunter, besonders unter den milderen Formen. Die schwerere Form des manisch-depressiven Typs befällt hingegen nur ein bis zwei Prozent aller Depressiven, aber insgesamt nehmen Depressionen aller Formen mit fortschreitendem Alter zu. Dies mag mit sozialer Isolation, schwächer werdenden Geisteskräften oder körperlichen Erkrankungen zusammenhängen.

Im allgemeinen scheinen Frauen häufiger unter D.en zu leiden. Eine von je sechs nimmt im Laufe ihres Lebens mindestens einmal Hilfe in Anspruch. Bei den Männern ist es jeder neunte. Dies mag ein tatsächlicher Unterschied sein oder damit zusammenhängen, daß Frauen eher zum Arzt gehen wegen ihrer Depression, während Männer bei D. vorwiegend zu Alkohol, Gewalttätigkeit oder anderen Äußerungen von Unzufriedenheit neigen.

THERAPIE

Es gibt im wesentlichen drei Arten von Behandlung, je nach Art und Schwere der Erkrankung:

1. *Psychotherapie*. Einzeln oder in Gruppen ist sie sehr nützlich für diejenigen, deren Persönlichkeit und Lebenserfahrung die Hauptursachen der Erkrankung sind. Es gibt eine große Anzahl psychotherapeutischer Methoden, von der informellen, rein praktischen Annäherung an die Problemlösung bis zu strukturierten Ansätzen *kognitiver Verhaltenstherapie* und der *Psychoanalyse*.

2. *Medikation*. Die Behandlung mit Medikamenten ist am Platze, wenn es sich vorwiegend um körperliche Symptome handelt. *Antidepressiva* sind bei etwa zwei Dritteln dieser Patienten erfolgreich, vorausgesetzt, sie werden in ausreichender Dosierung über eine genügend lange Zeit eingenommen.

3. *EKT* (Elektrokrampftherapie, umgangssprachlich Elektroschock). Wird in Vollnarkose verabreicht, nur noch bei therapieresistenten Depressionen und bestimmten Katatonieformen eingesetzt.

PROGNOSE

Depressionen sind eine häufige Ursache für Kummer und soziale Probleme, aber in den meisten Fällen sind die Aussichten auf Heilung sehr gut, fachgerechte Behandlung und Beratung vorausgesetzt. Das Hauptrisiko ist Selbstmord. In den modernen Überflußgesellschaften beträgt die Selbstmordrate etwa 20 pro 100 000 der Gesamtbevölkerung. Mindestens 80 Prozent davon gründen sich auf eine D. in irgendeiner Form. Die Rate ist am höchsten bei älteren, vereinsamten, kranken oder an Schmerz leidenden Menschen, aber sie steigt auch bei jungen Menschen stark an.

Viele Menschen, die an einer D. leiden, erholen sich auch ohne Krankenhausaufenthalt wieder. Menschen mit schwerer und langdauernder D., besonders ältere Menschen, benötigen aber oft eine Dauerbehandlung und sind auch sozial gehandikapt. Indessen beobachtet man auch nach langen Jahren einer Erkrankung noch spontane Heilungen.

Depressive Verstimmung, saisonal bedingte

Form der *Depression*, bei der Stimmungswechsel von den Jahreszeiten abhängig sind. Das Leiden selbst ist sicherlich so alt wie die Menschheit. Eine andere Bezeichnung ist Winter-Depression. Menschen, die an dieser Form der d.n V. leiden, werden fast jedes Jahr im Herbst und Winter depressiv, während der Zustand sich im Frühling wieder bessert. In irgendeiner Weise haben etwa fünf Prozent aller Menschen darunter zu leiden.

Mehrere Studien haben gezeigt, daß Menschen, die in den dunklen, kalten Monaten Depressionen bekommen, dies verhindern können, wenn sie sich in dieser Jahreszeit täglich morgens zwei bis vier Stunden hellem Licht aussetzen.

Deprivation, sensorielle

Entzug der normalen Sinneseindrücke wie dem Sehen, Hören und körperlichen Empfindungen. Dies kann eine ganze Reihe geistiger Veränderungen nach sich ziehen, wie Experimente an freiwilligen Versuchspersonen nachgewiesen haben, die reglos in einem Bett oder warmen Wasserbad liegend Augenmasken und Handschuhe trugen, das Ganze in schalldichten Räumen. Unter diesen Bedingungen entwickelten sie nach längerer Zeit Gefühle der Unwirklichkeit, hatten Denkschwierigkeiten und Halluzinationen, und ihr EEG zeigte eine allgemeine Verlangsamung der Gehirnaktivität.

Ähnlich geht es Gefangenen in Isolationshaft und Kindern, die ohne Kontakt aufwachsen. Sie leiden im späteren Leben unter der Anwesenheit anderer. (S.a. *Bindung, seelische; Gefühlsentzug*)

Dérangement

Überholter Ausdruck für eine schwere geistige Störung. Wurde im 19. Jh. gebräuchlich zur Beschreibung eines "ordentlichen" Geistes, der dann in "Unordnung" geriet. Heute ist der Begriff, soweit noch verwendet, eher auf wildes, gestörtes Verhalten als auf einen spezifischen Geisteszustand beschränkt.

Der Begriff wird außerdem auch für Sehnenzerrungen im Kniegelenk verwendet (z.B. internes Knie-D.).

Derealisation

Gefühl, die ganze Welt sei unwirklich geworden. Tritt üblicherweise zusammen mit einer *Depersonalisation* auf, ebenso plötzlich und mit den gleichen Symptomen und Ursachen. Häufig besteht der Eindruck, die Welt "wie durch eine Glaswand" zu sehen. Exzessive Müdigkeit, *Halluzinogene* oder Gehirnfunktionsstörungen können die Ursache sein.

Dermabrasion, Ponçage

Entfernung der obersten Hautschicht durch Hochgeschwindigkeitsschmirgeln zur ästhetischen Verbesserung vernarbter Haut, z.B. nach schwerer *Akne* oder zur Entfernung von Tätowierungen. Die Haut wird lokal betäubt und dann mit einem Schmirgelschleifrad behandelt. Das Abheilen dauert etwa zwei Wochen, die volle Wirkung der Behandlung wird nach zwei Monaten sichtbar.

Dermatitis

Hautentzündung, manchmal als Folge einer Allergie, oftmals aber ohne erkennbaren Grund. Viele Formen der D. werden *Ekzeme* genannt (z.B. atopisches, diskoides, infantiles oder Hand-E.). Außer den Ekzemen gibt es noch drei Hauptformen von Entzündungen der Haut: seborrhoische D., Kontaktdermatitis und Photodermatitis.

SEBORRHOISCHE DERMATITIS

Diese Form äußert sich in rotem, juckendem Ausschlag im Gesicht (vor allem an der Nase und den Augenbrauen), auf der Kopfhaut, Brust und Rücken. Auf dem Kopf sind Schuppen (s. *Schuppung*) die häufigste Ursache für diese D. Der Ausschlag entwickelt sich oft in Zeiten großer Belastungen, doch ist die exakte Ursache unbekannt. Jede D.behandlung muß auf den Einzelfall zugeschnitten sein. Kortikosteroide und Mikroorganismen abtötende Medikamente sind meist hilfreich. Kratzen an den betroffenen Stellen ist unbedingt zu vermeiden, ebensowenig dürfen sie Reizstoffen wie z.B. Detergentien ausgesetzt werden.

KONTAKTDERMATITIS

Bei dieser Form von D. reagiert die Haut auf Berührung einer bestimmten Substanz mit Ausschlag. Es kann sich um einen direkten toxischen Effekt oder um eine allergische Reaktion handeln.

Ursache sind oft Waschmittel (Detergentien) einschließlich ihrer Rückstände in der Wäsche, Nickel (z.B. in Uhren- oder Schmuckarmbändern, Halsketten oder den Verschlüssen in der Unterwäsche), Chemikalien (z.B. in Gummihandschuhen und Kondomen), einige Pflanzen (z.B. Kreuzkraut/Ambrosia), bestimmte Kosmetika und Medikamente in Creme-, Lotion- oder Tropfenform.

Die Art der Ausschläge variiert beträchtlich je nach Auslöser, juckt praktisch immer, schuppt sich oder bildet Pusteln und tritt dort auf, wo der Kontakt mit der verursachenden Substanz erfolgte. Behandelt wird in der Regel mit Kortikosteroiden.

Ist die verursachende Substanz unbekannt, kann sie durch einen sog. Patch-Test (s. *Hautteste*) ermittelt werden und läßt sich künftig vermeiden.

PHOTODERMATITIS

Diese Form von Dermatitis betrifft Menschen mit einer Überempfindlichkeit gegen Licht. Meist äußert sie sich in Form von Flecken oder Bläschen an sonnenausgesetzten Körperteilen (s. *Photosensibilität*).

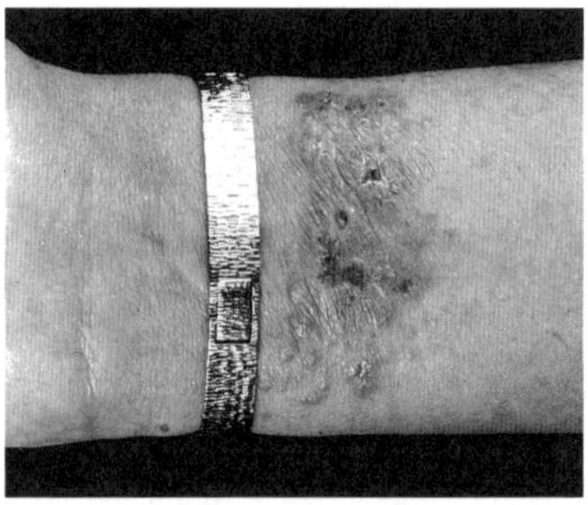

Kontaktdermatitis
Reaktion auf ein nickelhaltiges Uhrenarmband: juckender Pustelausschlag auf der Innenseite des Handgelenks.

Dermatitis artefacta

Selbstbeschädigung der Haut. Kann vom leichten Ausschlag, der unter Streß entwickelt wurde, bis zur schweren Entstellung bei psychologischen Störungen reichen. Die Hautschädigung kann alle denkbaren Formen annehmen; Geschwüre, Pickel und Pusteln, Kratz- und Schürfwunden. Oft nimmt die D.a. bizarre geometrische Formen und Muster an, Fachleute erkennen sie oft daran, daß sie keiner anderen Erscheinungsform von Hautkrankheiten gleicht.

Dermatitis exfoliativa

Entzündung, deutliche Rötung und Schälen der Haut fast am ganzen Leib. Wird auch *Erythrodermie* oder -dermatitis genannt. Kann auf einer allergischen Reaktion gegenüber einem Arzneimittel beruhen oder die Verschlimmerungsform eines Hautleidens wie *Psoriasis* oder eines *Ekzems* darstellen. Manchmal ist sie auch Begleiterscheinung von *Lymphomen* oder Leukämie.

Ein ausgedehnter Ausschlag auf der Haut mit schweren Schuppungen führt zum Verlust der Oberhaut und legt die unteren Hautschichten bloß, was einen erhöhten Wasser- und Proteinverlust auf der Körperoberfläche zur Folge hat. Der Proteinverlust kann *Ödeme* (Flüssigkeitsansammlungen in bestimmten Geweben) und Muskelschwund nach sich ziehen. Weitere mögliche Komplikationen sind Infektionen sowie *Herzschwäche* (s. Herzinsuffizienz) infolge Überbeanspruchung des Herzens bei der Blutversorgung der geweiteten Blutgefäße.

Die Behandlung und die Heilungschancen hängen von den Ursachen ab. Rund 60 Prozent der Fälle heilen binnen zwei bis drei Monaten ab, etwa 30 Prozent der Kranken sterben an den eingetretenen Komplikationen, oder die Erkrankung nimmt chronische Form an, die auf keine Behandlung anspricht.

Dermatitis herpetiformis

Chronische Hautkrankheit mit zahlreichen winzigen, roten und stark juckenden Pusteln, die in symmetrischen Mustern an verschiedenen Körperstellen auftreten, am häufigsten auf dem Rükken, an den Ellbogen oder Knien, am Gesäß und auf dem Kopf. Sie entwickelt sich meist im Erwachsenenalter und scheint mit der *Zöliakie* in Zusammenhang zu stehen, bei der der Dünndarm allergisch gegen Gluten reagiert, das im Weizen und in einigen anderen Getreidearten enthalten ist; eines der Zöliakie-Symptome ist chronischer Durchfall, er tritt zuweilen auch bei der D.h. auf. Beide Zustände bessern sich oft bei Glutenfreier Ernährung.

Dermatitis seborrhoica

s. *Dermatitis*

Dermatologie

Spezialgebiet der Medizin, das sich mit der Haut und ihren Erkrankungen beschäftigt. Dazu gehören auch die Haare und Nägel und deren Erkrankungen. Die behandelbaren Probleme reichen von Hautfalten und Warzen über Haarausfall, Akne und Fußpilz bis zum Hautkrebs. In der fachärztlichen Praxis ist diesem Fachgebiet meist auch der Bereich der Geschlechtskrankheiten zugeordnet (Facharzt für Haut- und Geschlechtskrankheiten).

Zu den Diagnosetechniken in der D. gehört insbesondere die *Hautbiopsie* (Gewebeprobenentnahme zur mikroskopischen Untersuchung). Behandlungsmethoden sind u.a. medikamentöse Therapie, Chirurgie und die Entfernung unerwünschter Auswüchse mittels *Kryochirurgie* (Gefrier-, Kälte-Ch.), *Elektrokauterisation* (Ausbrennen), *Laserbehandlung* und *Strahlentherapie*.

In der Dermatopathologie werden kranke Hautgewebe mikroskopisch untersucht.

Dermatom

Ursprünglich Haut-(Dermis-)Segment. Aus einem Somiten hervorgegangen und deshalb mit der dazugehörigen Muskulatur (Myotom), dem Zentralnervenabschnitt (Neurotom), einem bestimmten Eingeweidebezirk (Enterotom) und einem Bereich der *Wirbelsäule* (Sklerotom) in enger funktioneller Verbindung stehend (s. *Head-Zonen*).

Der Rumpf läßt sich entsprechend der *Rückenmarksnerven* in viele D.e aufgliedern. Bei Viruserkrankung eines Spinalnervs (*Herpes zoster*) oder Druck auf die Nervenwurzel (*Bandscheibenvorfall*) ist der gürtelförmige Hautbezirk mitbetroffen.

Dermatom, chirurgisches

Chirurgisches Instrument für Hautverpflanzungen zum Ausschneiden von Hautlappen verschiedener Dicke. Es gibt verschiedene Typen von ch.n D.en. Das sog. Trommel-D. ermöglicht Hautabnahme in sehr präziser Schichtdicke, das elektrische ch. D. das Herausschneiden langer Hautstreifen.

Dermatomykose

s. *Dermatophytie*

Dermatomyositis

Seltene, manchmal tödlich verlaufende Krankheit mit Muskel- und Hautentzündungen; Muskelschwäche und Hautausschlag sind die Folgen.

URSACHEN UND VORKOMMEN

Die Krankheit gehört zum Formenkreis der sog. *Autoimmunkrankheiten*, bei denen aus noch nicht völlig erforschten Gründen das Immun-/Abwehrsystem körpereigene Gewebe angreift. Zuweilen kann die D. mit einem Organkrebs als Primärursache in Verbindung gebracht werden. Zwei Drittel aller Betroffenen sind Frauen im mittleren Alter.

SYMPTOME

Zu den ersten Anzeichen zählen oft roter Ausschlag auf dem Nasenrücken und den Wangen, gefolgt von einer tiefroten Verfärbung der Augenlider und manchmal Ausschlägen an Knien, Fingerknöcheln und Ellbogen. Danach werden die Muskeln schwach und steif und schmerzen, besonders die des Schultergürtels und des Beckens, und zwar an den Stellen, wo die Gliedmaßen am Rumpf ansitzen. Die Haut über den betroffenen Gelenken fühlt sich dicker an als normal. Die Muskelschmerzen gehen zuweilen dem Ausschlag voran. Übelkeit, Gewichtsverlust und Fieber sind weitere Begleiterscheinungen.

DIAGNOSE UND THERAPIE

Die Diagnose wird durch Bluttest, *EMG* (Elektromyographie, zur Feststellung der elektrischen Aktivität der Muskeln) und Haut- oder Muskel-*Biopsie* (Gewebeprobenentnahme zur mikroskopischen Untersuchung) erhärtet. Behandelt wird mit *Kortikosteroiden*, *Immunsuppressiva* (zur Entzündungsbekämpfung) und *Physiotherapie* (zur Vorbeugung von Muskelvernarbung und -schrumpfung bei der Heilung).

PROGNOSE

In etwa der Hälfte aller Fälle gelingt nach einigen Jahren die vollständige Heilung, bei weiteren 30 Prozent der Fälle bleibt das Krankheitsbild mit Muskelschwäche erhalten, und bei 20 Prozent werden schließlich Lunge und andere Organe in Mitleidenschaft gezogen, was zum Tode führen kann.

Dermatophytie

Hautpilzerkrankung. Pilzinfektionen von Haut, Haaren und Nägeln, die auch als *Tinea* und im allgemeinen Sprachgebrauch als "Flechte" (Bartflechte, Haarflechte etc.) bezeichnet werden.

Dermographismus

(Dermographie, "Hautschrift") Gesteigerte Empfindlichkeit der Haut gegenüber mechanischen Reizen; kann so ausgeprägt sein, daß allein kräftiges Darüberstreichen bereits juckende, deutlich sichtbare Striemen oder Quaddeln erzeugt. Der wörtliche Sinn "Schreiben auf der Haut" ist buchstäblich zu nehmen, da man den Betroffenen tatsächlich mit dem Finger sichtbare Buchstaben und Wörter auf den Rücken schreiben kann.

D. ist eine Form der *Urtikaria* (Nesselausschlag/-sucht) und kommt am häufigsten bei hellhäutigen Menschen mit Neigung zu allergischen Zuständen wie *Ekzemen* vor.

Dermoidzyste

Benigner (gutartiger) Tumor mit einer hautähnlichen Zellstruktur, mit Haaren, Schweiß- und Talgdrüsen. Dermoidzysten können auch Fragmente von Knorpeln, Knochen und selbst Zähnen enthalten und in verschiedenen Körperbereichen auftreten.

An die 10 Prozent aller Eierstocktumore sind Dermoidzysten (Keimzelltumoren); ihre Größe reicht von einigen mm bis zu 10 und mehr cm im Durchmesser. Sie können unangenehm sein und Leibschwellungen verursachen, werden aber nur selten maligne (bösartig, kanzerös: zu Krebs).

Dermoidzysten der Haut treten meistens am Kopf oder Hals auf und verursachen dort eine allerdings schmerzlose Schwellung; diese Form ist in der Regel angeboren und enthält nur Hautgewebe. In den meisten Fällen ist die operative Entfernung problemlos möglich. (S.a. *Teratom*)

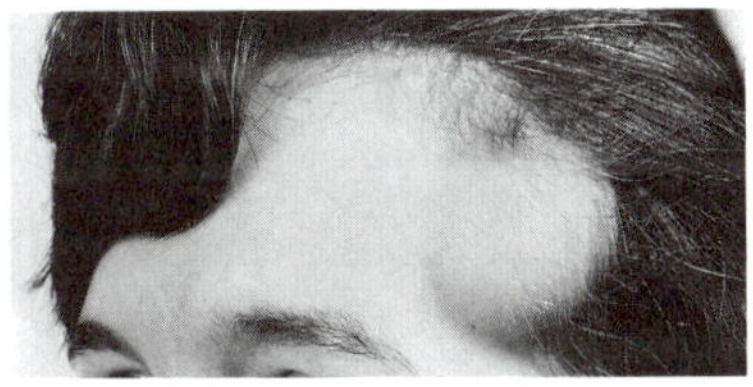

Dermoidzyste am Kopf
Der Auswuchs ist fest und schmerzlos und hat eine Innenhöhlung mit Fett- und zuweilen Haar-, Zahn- und Knochensubstanz.

Dermoreaktionen

s. *Hauttests*

Desensibilisierung

1. Eine Methode der Verhaltenstherapie zur Behandlung von *Phobien* (Ängsten), bei der die Patienten stufenweise mit der Ursache ihrer Furcht konfrontiert werden.
2. Allergische Desensibilisierung: s. *Allergie*; *Hyposensibilisierung*.

Designer-Drogen

> **WARNUNG**
> Designer-Drogen bedeuten ein hohes Risiko für *Drogenabhängigkeit* und schwere Entzugserscheinungen.
> Sie wirken wie Gifte (s. *Medikamentenvergiftung*) und haben gravierende Schäden zur Folge, z.B. im Gehirn.

Eine Gruppe illegal hergestellter und vertriebener chemischer Substanzen, die die Effekte spezifischer Betäubungs-Drogen mißbräuchlich nachahmen. Sie werden in illegal arbeitenden Labors billig hergestellt und unterbieten die Straßenpreise von Drogen wie *LSD* und *Amphetaminen*. Meistens unterscheiden sie sich in ihrer chemischen Struktur nur geringfügig von den Drogen, die sie imitieren. Auf diese Weise werden in manchen Ländern die herrschenden Drogengesetze und die entsprechenden Kontrollen umgangen.

D

ARTEN

Es gibt drei Hauptgruppen: Derivate narkotischer *Analgetika* (schmerzstillender Mittel) wie Fentanyl, Amphetamin-Imitate und Varianten des Phencyclidin (PCP), eines *Halluzinogens*, das ursprünglich zur Tierbetäubung verwendet wurde.

MÖGLICHE NEBENWIRKUNGEN

Designer-Drogen sind hochwirksam. Beispielsweise sind einige Derivate von Fentanyl 20-2000mal stärker als *Morphin* (Morphium). Hohe Todesraten infolge von Drogenvergiftung (s. *Medikamentenvergiftung*) waren die Folge.

Amphetaminderivate verursachen Hirnschäden schon bei nur geringfügig höheren Dosierungen, als für einen stimulierenden Effekt nötig ist. Obwohl sie auch als Aphrodisiaka angepriesen werden, wirken sie bei der Frau eher orgasmus- und beim Mann teilweise erektionsverhindernd.

Viele Designer-Drogen enthalten Verunreinigungen. Sie können *Persönlichkeitsstörungen*, Dauerhirnschäden, Anfälle (s. *Iktus*), *Psychosen* und *Parkinsonismus* auslösen.

Desinfektionsmittel

Substanzen, die Mikroorganismen abtöten und so Infektionen vorbeugen. Der Begriff wird in der Regel für starke Chemikalien gebraucht, die für menschliches Körpergewebe schädlich sind und deshalb nur zur Dekontaminierung nichtorganischer Gegenstände (z.B. medizinische Instrumente, Desinfektion im Krankenhaus) verwendet werden. Dekontaminierungsmittel, die menschliches Gewebe nicht angreifen, heißen *Antiseptika*. (S.a. *Sterilisation*)

Desmoid

Bindegewebsgeschwulst, den Fibromatosen (s. *Fibrom[a]*) zugerechnet, meistens in der Bauchhöhlenwand, hart, mit scharfer Abgrenzung. Desmoid-Tumore wachsen vorwiegend bei Frauen, die bereits geboren haben. Die Dehnung der Bauchwand und Muskelfaserrisse während der Schwangerschaft sind vermutlich die Ursache für ihre Entstehung. D.e bilden sich auch neben Operationsnarben am Bauch oder in anderen Körperbereichen. Oft werden sie für Narbenüberwucherungen gehalten. Sie können operativ entfernt werden, doch wächst der Tumor häufig an der gleichen Stelle wieder nach.

Desobliteration

s. *Endarteriektomie*

Desorientiertheit

Zustand der Verwirrung hinsichtlich Zeit, Ort oder Personen. Die Erfahrung gleicht der nach dem Erwachen aus tiefem Schlaf. Sprache und Verhalten sind benommen, klare Antworten auf Fragen nach Zeit, gegenwärtigem Aufenthalt, Name oder Adresse sind nicht möglich. Ursachen können Kopfverletzung, Intoxikation (Vergiftung) oder eine chronische Gehirnerkrankung wie *Demenz*, gelegentlich auch somatische Störungen (psychologische Erkrankungen wie *Hysterie*, *Ausweichverhalten*) sein. (S.a. *Konfusion*, *Delirium*)

Desoxyribonukleinsäure (DNS)

s. *DNS*, *Nukleinsäuren*

Desoxyribonukleinsäure, rekombinante

Ein Abschnitt der *DNS* (genetische Substanz) eines Organismus, der künstlich in die DNS eines anderen eingepflanzt wird (Gen-Transformation), oft sind das Viren oder Bakterien. Ein Beispiel für die Anwendung der r.n D. ist die Einfügung eines DNS-Abschnitts mit dem genetischen Code eines Hormons wie beispielsweise des Insulins. Wenn die empfangenden Zellen sich anschließend teilen und vermehren, läßt sich das Hormon in großer Menge gewinnen. (S.a. *Gentechnologie*)

Desquamation

Abstoßung von abgestorbenem Körpergewebe. Dazu gehören auch das Abschuppen toter Hautzellen und das Ausstoßen von Uterusschleimhaut bei der Menstruation. D. ist auch als Teil eines Heilungsprozesses anzusehen.

Detergentien, Vergiftung durch

Toxische Effekte beim Verschlucken der Reinigungsstoffe von Shampoo, Waschpulver und Putzmitteln. Sie verursachen Erbrechen, Durchfall und Leibschwellungen. Bestes Gegenmittel: Trinken großer Mengen von Flüssigkeit, um die Substanzen zu verdünnen und auszuspülen.

REKOMBINANTE DNS UND GENETISCH ERZEUGTES INSULIN

In der Gentechnologie kann man Bakterien zur Produktion menschlichen Insulins anregen. Das Insulin-Gen wird aus menschlicher DNS entnommen, gereinigt und in die DNS von Bakterien eingepflanzt, die daraufhin mit der Produktion von Insulin beginnen; für die Insulingewinnung in großem Maßstab werden die Bakterien in Kulturen gezüchtet.

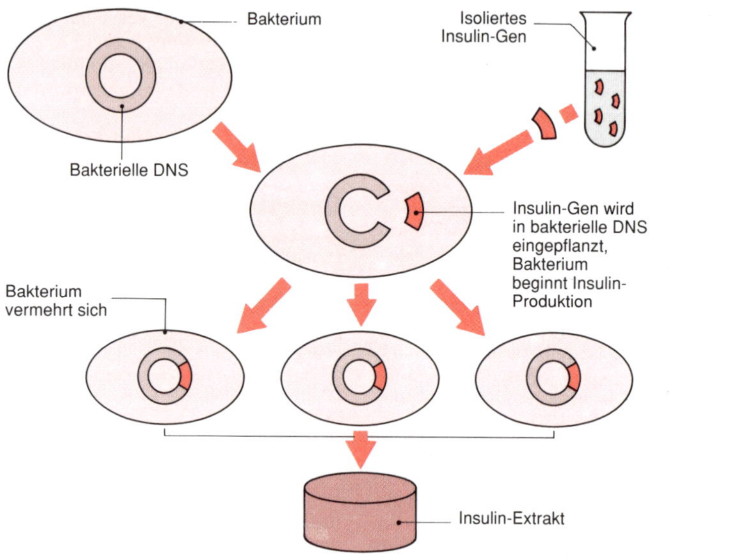

Deutschländer-Fraktur
s. *Dauerfraktur*

Devoratio
s. *Schluckakt*

Dexamethason
(z.B. *Decadron*® +)

Kortikosteroid, das als Nasenspray gegen die verstopfte Nase bei allergischer *Rhinitis* (Heuschnupfen) und als Augentropfen bei der Behandlung von *Iritis* (Iris-Entzündung) verschrieben wird, in Tablettenform auch gegen schwere Formen von *Asthma* und zur Eindämmung von Gehirnentzündungen als Folge von *Kopfverletzung*, *Schlaganfall* oder *Hirntumor*. Gelegentlich wird es auch zur Schmerzmilderung und gegen Versteifung durch Gelenkentzündungen, z.B. bei *Osteoarthritis*, injiziert.

MÖGLICHE NEBENWIRKUNGEN
Das Nasenspray und die Augentropfen können leichte Nebenwirkungen in Form von Nasenbluten oder Augenreizung hervorrufen, die Tabletten bei Langzeitgabe und in hoher Dosierung die bei Kortikosteroiden bekannten Nebenwirkungen.

Dextrokardie
Seltener Geburtsfehler. Das Herz steht "spiegelverkehrt" statt wie üblich auf der linken auf der rechten Körperseite, die Herzspitze ist nach rechts gerichtet; es kann außerdem eine durch eine Entwicklungsstörung bedingte Fehlbildung aufweisen. Manchmal sind auch andere innere Organe seitenverkehrt angeordnet, also die Leber links, der Magen rechts usw. Sind sämtliche Organe seitenverkehrt, spricht man von *Situs inversus* (umgekehrte Lage). Die Ursache ist unbekannt. Es ist keine Behandlung erforderlich, außer es liegt eine Mißbildung vor; dann kann eine Operation nötig sein.

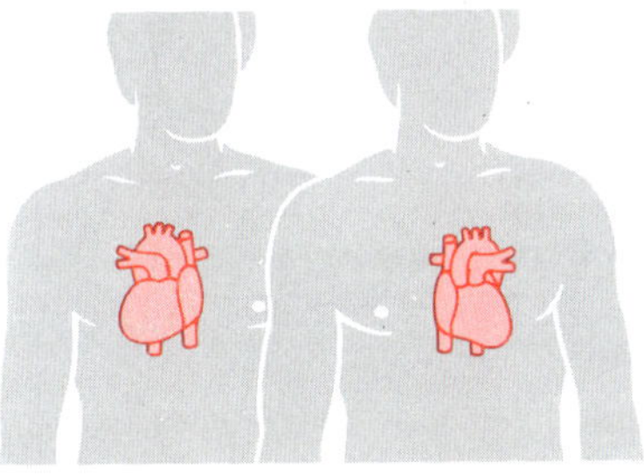

Herzlage
Bei der Dextrokardie befindet sich das Herz seitenverkehrt auf der rechten Körperseite statt wie üblich auf der linken.

Dextromethorphan
(z.B. *Wick Formel 44*®)

Hustenreizstillendes Mittel, Bestandteil vieler rezeptfreier Hustenmittel.

Dextrose
Traubenzucker. *Glukose* (ein Monosaccharid, d.h. ein einfacher, nicht weiter aufspaltbarer Zucker). Wird aus verdauten Kohlenhydraten über die Darmwände vom Blut absorbiert. Kann in Tablettenform oder in Notfällen als Injektion bei *Hypoglykämie* (zu niedrigem Blutzuckerspiegel) gegeben werden. Ist auch Bestandteil der Infusionen bei intravenöser künstlicher Ernährung.

Dezerebrationsstarre
s. *Enthirnungsstarre*

Diabetes insipidus
"Wasserharnruhr". Seltene Erkrankung, deren Charakteristika Polyurie (übermäßige Harnausscheidung) und als Folge davon Polydipsie (übermäßiger Durst) sind. Diese Symptome treten in milderer Form auch im Frühstadium des *Diabetes mellitus* auf, der sehr viel häufiger ist, sich ansonsten aber in jeder Hinsicht vom Diabetes insipidus unterscheidet.

URSACHEN
D.i. entsteht in der Regel, wenn die *Hypophyse* das antidiuretische Hormon *ADH*, das die durch die Nieren in den Urin passierende Wassermenge reguliert, nicht in ausreichendem Maße produziert wird. Krankheiten der Hypophyse einschließlich Schädigungen durch Verletzungen oder Tumore können die ADH-Sekretion unterbinden. D.i. kann sich deshalb auch, meist nur vorübergehend, als Folge einer Gehirnoperation einstellen.

In seltenen Fällen ist D.i. Folge eines Nierenversagens, derart daß auf den normalen ADH-Spiegel nicht reagiert wird; dann heißt der Zustand nephrogener (oder renaler) Diabetes insipidus. Diese Form ist meistens angeboren, kann aber auch von einer Nierenverletzung oder von einigen Medikamenten herrühren.

SYMPTOME, DIAGNOSE UND THERAPIE
Bei D.i. kann die Urinausscheidung zwischen 5 und 20 Litern pro Tag betragen, vorausgesetzt, daß entsprechende Mengen getrunken werden. Ist kein Wasser vorhanden oder wird aus irgendwelchen Gründen vorenthalten, kann rasch *Dehydratation* mit Verwirrtheit, Stupor (Erstarrung) und Koma eintreten.

Die Behandlung des D.i. erfolgt gewöhnlich mit ADH in Form eines Nasensprays. Bei nephrogenem (renalem) D.i. ist dies jedoch wirkungslos. Diese Fälle müssen mit einer Kombination von salzarmer Diät und paradoxerweise Thiazid-*Diuretika* behandelt werden.

Diabetes mellitus
Zuckerkrankheit. Funktionsstörung, bei der die *Bauchspeicheldrüse (Pankreas) Insulin* nicht (mehr) in ausreichender Menge produziert. Insulin ist ein wichtiges Hormon, das einerseits für die Aufnahme/Absorption von Glukose in die Körperzellen zur Deckung des aktuellen Energiebedarfs, andererseits zur Speicherung von Energieträgern in Leber und Fettzellen verantwortlich ist. Bei Insulinmangel steigt der Blutzuckerspiegel abnorm hoch an und verursacht Polyurie (übermäßige Urinausscheidung) und Polydipsie (übermäßigen Durst). Die Unfähigkeit des Organismus, Glukose zu speichern bzw. zu nutzen, hat Gewichtsverlust, Hunger und Müdigkeit zur Folge. Ein gestörter *Lipoid*-(Fett-)Stoffwechsel und eine beschleunigte Degeneration kleinerer Blutgefäße können die Folgen sein.

Außer den Symptomen der Polyurie und des gesteigerten Durstes hat der D.m. aber mit der sehr viel selteneren Erkrankung Diabetes insipidus nichts gemein.

Es gibt zwei Hauptformen des D.m. Der sog. Typ I ist die insulinabhängige und schwerwiegendere Form. Sie tritt meistens schon bei jungen Menschen unter 35, am häufigsten zwischen 10 und 16 Jahren, auf und entwickelt sich rasch. Die insulinproduzierenden Zellen der Bauchspeicheldrüse gehen zugrunde, möglicherweise wegen einer Reaktion des Immunsystems auf eine Virusinfektion, und die Insulinproduktion hört fast völlig auf. Ohne regelmäßige Insulinspritzen wären Koma und Tod die unausweichlichen Folgen.

Die andere Hauptform, der sog. Typ II, ist der nicht insulinabhängige Diabetes, auch Altersdiabetes genannt. Er entwikkelt sich hauptsächlich ab 40 Jahren, bleibt oft lange latent (unerkannt) und wird oft erst bei medizinischen Routineuntersuchungen festgestellt. Die Insulinproduktion funktioniert noch, allerdings wird das Hormon nicht in ausreichender Menge produziert (speziell auch bei Übergewicht). Oft reagiert der Organismus auch abweisend gegenüber dem Insulin. In den meisten Fällen sind Insulinspritzen nicht erforderlich; es genügt eine Kombination von Diätmaßnahmen, Gewichtsabnahme und oraler Medikation (Tabletten), um den Zustand unter Kontrolle zu halten.

URSACHEN UND VERBREITUNG
Es gibt eine familiäre Neigung zu D.m. Von den für den Typ I genetisch Belasteten wird nur ein kleiner Prozentsatz die Krankheit tatsächlich entwickeln. In

diesen Fällen gilt die Erkrankung dann als Spätfolge einer Virusinfektion, die schon Jahre zuvor die Bauchspeicheldrüse geschädigt hatte. Größer ist da schon der Prozentsatz der Prädisponierten, die Diabetes vom Typ II tatsächlich bekommen.

Übergewicht ist zwar das Hauptrisiko, das zur Manifestation eines latenten und sich allmählich verstärkenden D. m. führt, doch keineswegs das einzige. Andere Faktoren sind Krankheiten wie *Pankreatitis* und *Thyreotoxikose*, bestimmte Medikamente wie *Kortikosteroide* und *Diuretika*, Infektionen, oder auch eine Schwangerschaft (s. *Schwangerschaftsdiabetes*).

In den Industrieländern treten ca. 1,4 Fälle von D. m. des Typs I pro 1000 Bewohner bis zum Alter von 16 Jahren auf. Der nicht insulinabhängige "Altersdiabetes" wird rund 10mal häufiger geschätzt.

DIAGNOSE

Der bei einer Diagnose vermutete D. m. kann mit Urinuntersuchungen auf den Glukosespiegel erhärtet werden. Zusätzliche Bestätigungen sind merklich erhöhte Glukosewerte im Blut, das frühmorgens auf nüchternen Magen oder zwei Stunden nach einer Mahlzeit abgenommen wurde. Manchmal werden auch noch Glukose-Toleranztests erforderlich.

THERAPIE

Behandlungziele sind Lebensverlängerung, Symptomlinderung und Verhinderung von Langzeitkomplikationen. Der Erfolg ist davon abhängig, daß der Blutzuckerspiegel so normal wie möglich bleibt, dazu sind das Halten des Normalgewichts, regelmäßiges Körpertraining, sorgfältige Diäteinstellung und, soweit nötig, Insulinspritzen erforderlich.

Beim insulinabhängigen D. m. besteht die Behandlung darin, daß ein- bis viermal täglich Insulin selbst gespritzt wird, entweder das von Tieren gewonnene oder durch Gentechnik (s. *Gentechnologie*) synthetisierte Humaninsulin. Außerdem muß eine genau über den Tag verteilte Diät mit kontrollierten Mengen an Kohlenhydraten strikt eingehalten werden, um größere Schwankungen des Blutzuckerspiegels zu vermeiden.

Trotzdem können Störungen dieser sorgfältig festgelegten Balance zwischen Insulin und Glukose (die sog. Diabetes-

LEBEN MIT DER ZUCKERKRANKHEIT

Wenn der Blutzuckerspiegel steigt, muß zur Ausscheidung das Harnvolumen zunehmen. Das verursacht gehäuften Harndrang und ein ständiges Durstgefühl. Der hohe Glukosegehalt in Blut und Urin beeinträchtigt die Abwehrkräfte des Körpers und führt zu Harnwegsentzündungen (wie *Zystitis* und *Pyelonephritis*), Pilzbefall der Scheide (*Candidiasis*) und wiederholten Hautinfekten. Weil die Körperzellen an Glukosemangel leiden, fühlen sich die Patienten müde und schwach. Die Zellen beziehen zwar einige Energie aus den Abbauprodukten der Fette, wodurch es zum Gewichtsverlust kommt. Die chemischen Prozesse dieses Fettabbaus wirken sich, speziell bei insulinabhängigen Diabetikern, jedoch nachteilig aus. Sie verursachen die Bildung überschüssiger Säuren und Ketone, die zu Koma und sogar Tod führen können. Hinweise auf einen Diabetes können verschwommene Sicht, Furunkel, gesteigerter Appetit, Kribbeln und Taubheitsgefühle in Händen und Füßen sein. Bei unbehandeltem insulinpflichtigem Diabetes entwickeln sich immer Symptome, aber nur in einem Drittel der Fälle bei nicht insulinpflichtigem. Viele Betroffene mit leichtem Diabetes sind sich ihres Zustandes überhaupt nicht bewußt, er wird oft erst nach eingetretenen Komplikationen diagnostiziert.

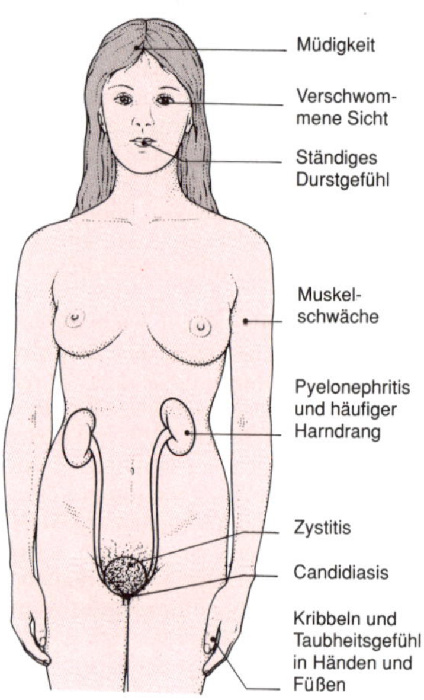

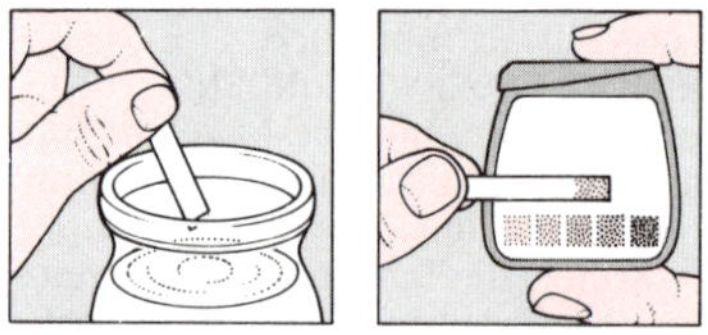

Harnzuckertest
Mit einem chemisch imprägnierten Streifen wird eine Urinprobe auf ihren Glukosegehalt geprüft. Der Streifen wird in den Urin getaucht, und seine Verfärbung zeigt an Hand einer Vergleichstafel den Glukosespiegel an.

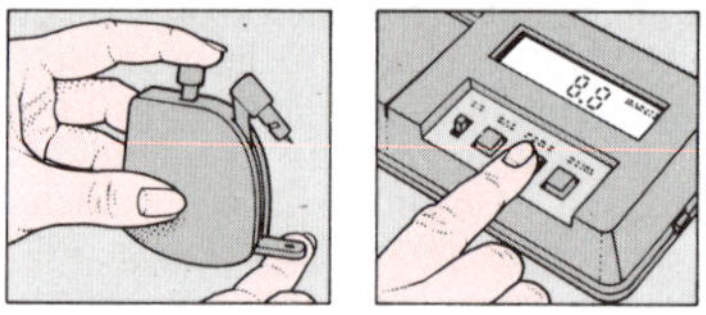

Direkter Blutglukose-Test
Aus der Fingerbeere wird ein Blutstropfen auf einen imprägnierten Teststreifen gebracht. Dieser wird in einem Reflektometer auf den Blutglukosegehalt ausgewertet.

GERÄTE ZUR INJEKTION VON INSULIN
Zur Insulininjektion gibt es Einwegspritzen, füllfederartige Spender mit Nachfüllampullen und Ersatznadeln (unten) oder Dauerpumpen (rechts).

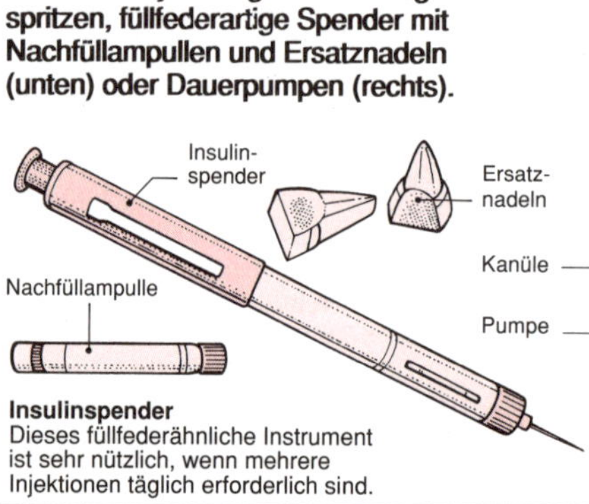

Insulinspender
Dieses füllfederähnliche Instrument ist sehr nützlich, wenn mehrere Injektionen täglich erforderlich sind.

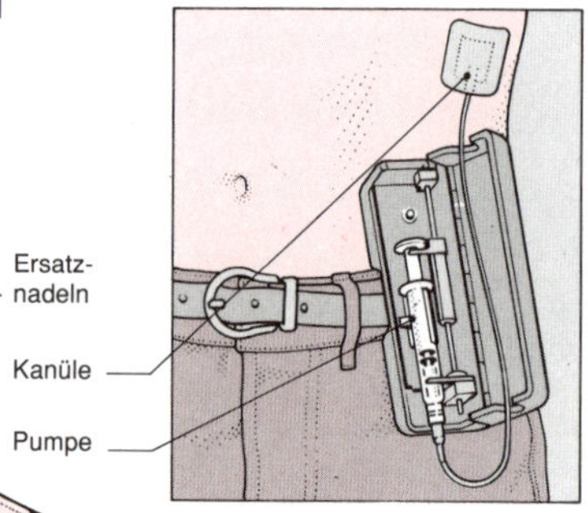

Tragbare Pumpe
Diese Pumpe versorgt den Organismus über eine Kanüle durch die Haut automatisch mit Insulin.

"Einstellung") auftreten, z.B. die *Hyperglykämie* (zu viel Blutzucker) mit den Symptomen der unbehandelten Krankheit oder die *Hypoglykämie* (zu wenig Blutzucker), die sich als Schwäche, Verwirrtheit, Schwindel, durch Schweißausbrüche und selbst Anfälle und Ohnmachten äußern kann. Um das zu vermeiden, muß die "Einstellung" der Diabetiker beider Typen strikt befolgt werden, was durch Selbstkontrolle von Blut- und Urinzuckerspiegel mit entsprechenden Hilfsmitteln bzw. Geräten gut möglich ist (s. Kasten S. 258). Als Vorbeugungsmaßnahme gegen eine *Hypoglykämie* sollen insulinabhängige Diabetiker stets ein Stück Würfelzucker oder etwas Traubenzucker bei sich tragen.

Bei schwerer kontrollierbarem D. m. empfiehlt sich die Insulinpumpe als Alternative zur Spritze. Dabei wird das Insulin durch eine in die Haut implantierte Nadel aus einem nachfüllbaren Beutel automatisch in glukosebezogenen Mengen eingespritzt. Es gibt aber Fälle, die hierauf nicht besser ansprechen als auf das mehrfache tägliche Spritzen.

Nicht insulinabhängiger D.m. (die Bauchspeicheldrüse produziert noch ein wenig Insulin) läßt sich oft allein durch Diätmaßnahmen kontrollieren, was in erster Linie die strikte Regulierung der Kohlenhydrataufnahme durch über den ganzen Tag verteilte Mahlzeiten bedeutet. Damit wird nicht nur der Blutzuckerspiegel gesenkt, sondern auch das Körpergewicht. Reicht die Diät allein nicht aus, den Glukosespiegel im nötigen Maße zu senken, werden zusätzlich hypoglykämisch wirkende Tabletten (sog. orale *Antidiabetika*) verschrieben, sie sollen die Bauchspeicheldrüse zur gesteigerten Insulinproduktion anregen. Wenn nicht gleichzeitig die verschriebene Diät genau eingehalten wird, bleiben sie allerdings wirkungslos.

Diabetiker müssen regelmäßig zur ärztlichen Untersuchung, damit Komplikationen schon im Frühstadium erkannt und bekämpft werden können. Sie sollten für Not-und Unfälle auch stets ihren Diabetikerausweis bei sich tragen.

KOMPLIKATIONEN

Irgendwann haben die meisten Diabetiker Komplikationen zu erwarten. Sie treten um so eher und häufiger ein, je weniger gut sie "eingestellt" sind oder ihre Einstellung befolgen. Allerdings kann es durchaus auch bei guter Einstellung gelegentlich Komplikationen geben. Dazu gehören z.B. die *Retinopathie* (Schädigung der Retina, des lichtempfindlichen Bereichs im hinteren Auge, und der sie versorgenden Blutgefäße), die dann eine Laserbehandlung zur Vermeidung der Erblindung notwendig macht, sowie periphere *Neuropathie* (Schädigung der Nervenfasern) und *Nephropathie* (Nierenschädigung). Letztere kann manchmal *Dialysen* (Blutwäschen) oder sogar eine Nierentransplantation erfordern. Geschwüre an den Füßen, die in schweren Fällen ein *Gangrän* bilden, sind ein weiteres Komplikationsrisiko, das sich aber bei guter Fußpflege meist vermeiden läßt.

Diabetiker haben auch ein überdurchschnittlich hohes Risiko, an *Atheroskle-*

DIE SCHRITTE ZUR DIAGNOSE

Zur Erkennung einer Krankheit geht der Arzt schrittweise vor. Krankengeschichte, körperliche Untersuchung und Tests können wesentliche Schlüssel liefern. Der Arzt stellt wenigstens eine vorläufige Diagnose, bevor er mit der Behandlung beginnt. Diese nämlich könnte die Krankheitszeichen überdecken und eine genaue Diagnose erschweren.

Aufnahme der Anamnese (Krankengeschichte)

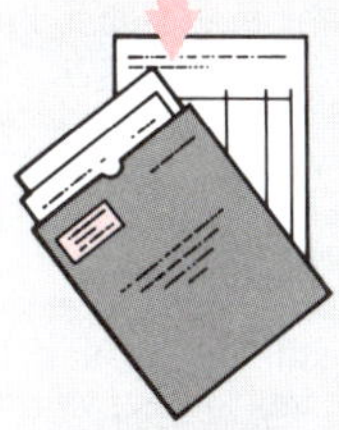

Der vielleicht sogar wichtigste Teil der diagnostischen Prozedur ist der Bericht des Patienten über seine jetzige Krankheit und frühere Gesundheitsprobleme, die sog. Krankengeschichte. Einer der ersten wichtigen Merksätze für alle Medizinstudenten lautet: "Hören Sie Ihren Patienten zu, denn von ihnen erfahren Sie die Diagnose!" Viele Ärzte sind überzeugt, daß die Anamnese tatsächlich die wichtigste Basis jeder Diagnose ist. Zusätzliche Erkenntnisse durch die direkte Patientenuntersuchung sind manchmal unerheblich, zuweilen aber doch entscheidend.

Körperliche Untersuchung

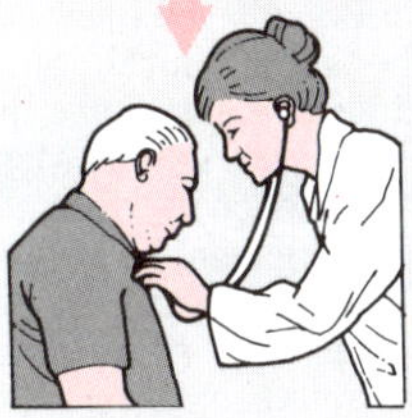

Nach Aufnahme der Anamnese kann die zu stellende Diagnose bereits auf eine Anzahl Möglichkeiten eingegrenzt werden, die Untersuchung am Körper kann so weit führen, daß sich eine "Differentialdiagnose", d.h. Unterscheidung zwischen Krankheitsbildern mit ähnlichen Symptomen, anschließt.

Anordnung spezieller Tests

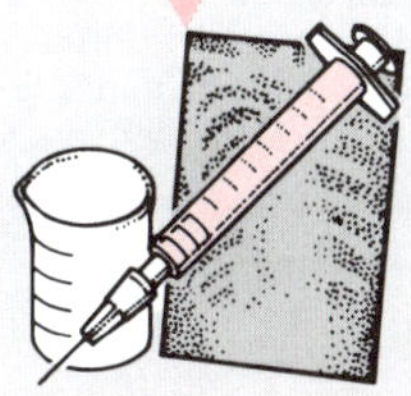

Um die erste "Arbeitsdiagnose" zu erhärten, können die Ergebnisse verschiedener Tests hinzugezogen werden: Untersuchung von Blut- oder Urinproben oder eine Darstellung verdächtiger Bereiche mit bildgebenden Verfahren wie Ultraschall, Röntgen, Computer- oder Kernspintomographie. Die dadurch gewonnenen Erkenntnisse bestätigen entweder die erste Diagnose oder engen die bestehenden Möglichkeiten so weit ein, daß eine mit an Sicherheit grenzender Wahrscheinlichkeit richtige und endgültige Diagnose gegeben werden kann.

Computerhilfe

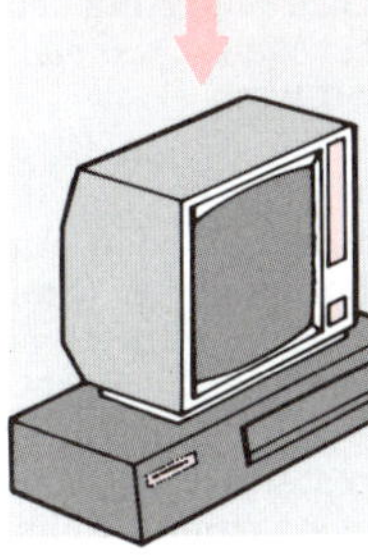

Der Diagnostiker arbeitet heute auch mit Hilfe der Computer, die eine große Anzahl detaillierter Patientendaten erfassen und verarbeiten können. Wahrscheinlichkeiten können quantifiziert und ein sog. Entscheidungsbaum in Form zahlreicher Detailfragen erstellt werden. Mit seiner Hilfe können die Ärzte die tatsächliche Natur einer Erkrankung aus Symptomkombinationen ablesen und sind sicher, keine Deutungsmöglichkeit zu übersehen. Es bleibt dennoch der Verantwortung der Ärzte überlassen, die richtige Auswertung vorzunehmen und über die *rose* (Ansammlung von Fettablagerungen an den Innenwänden von Arterien), *Hypertonie* (Bluthochdruck), sonstigen *kardiovaskulären Störungen* und *grauem Star* (Trübung der Augenlinse) zu erkranken. Es gibt aber auch Diabetiker, die 50 Jahre und länger ein volles, aktives Leben mit nur wenigen Komplikationen führen.

D

PROGNOSE

Mit moderner Behandlung und sorgfältiger Selbstbeobachtung haben heute alle Diabetiker eine normale Lebenserwartung, die sich bei guter "Einstellung" kaum von der der Nichtdiabetiker unterscheidet. Bei Diabetikern vom Typ II (nicht insulinabhängiger Diabetes/"Altersdiabetes") ist die statistische Lebenserwartung etwas geringer, was vor allem durch die begleitenden Herz- und Kreislaufbeschwerden verursacht wird; allerdings sind diese meist schon vor der Diagnostizierung des Diabetes vorhanden gewesen.

Diagnose

Systematische Benennung eines Krankheitsbildes; Summe aller Erkenntnisse als Grundlage des ärztlichen Handelns; Identifizierung des Krankheitsprozesses – etwa Lungenentzündung oder Leberzirrhose – als auch deren Auslöser, wie beispielsweise die sog. Legionärskrankheit als Ursache einer Lungenentzündung oder Alkoholmißbrauch bei einer Leberzirrhose. Die Diagnose ist zum Teil Wissenschaft und zum Teil "Kunst". Erfahrene Ärzte stützen sich hierbei nicht nur auf ihre wissenschaftlichen Kenntnisse und Erfahrungen, sondern auch auf die Intuition, mit der sie Muster von Krankheitsbildern erkennen. (S.a. "Die Schritte zur Diagnose" auf S. 259)

ANAMNESE (KRANKHEITSGESCHICHTE)

Der wohl wichtigste Teil bei der Erstellung einer D. ist die Aufnahme dessen, was der Patient über seine Krankheitsgeschichte selbst berichten kann. Durch Zusatzfragen kann dieses Bild vervollständigt und präzisiert werden. Dieser erste Teil der *Anamnese* (Erfassen der Krankheitsgeschichte) kann 20-30 Minuten dauern, wenn es sich um einen komplizierten Fall handelt oder Arzt und Patient sich noch nicht kennen. Ziel der ärztlichen Fragestellung ist es, ein möglichst eindeutiges Muster an Symptomen zu erhalten, das eine D., d.h. eine zutreffende Krankheitsfeststellung, zuläßt. Beispielsweise sind die Symptome eines Migränekopfschmerzes oder eines Zwölffingerdarmgeschwürs, einer Prostatavergrößerung oder einer Angina pectoris meist bereits eindeutig.

Es gibt aber Fälle, in denen allein durch die Anamnese keine endgültige oder unzweifelhafte Diagnose möglich ist. Hat jemand z.B. seit 48 Stunden einen rauhen Hals, so kann das ärztlicherseits erst einmal symptomatisch gewertet werden, auch Arzneimittel gegen diese Symptome können verschrieben werden, bis die Resultate der genauen Laboruntersuchung des Halsabstrichs vorliegen.

Liegen aber längerdauernde Symptome vor, so wird zumindest eine provisorische D. erstellt, ehe eine Behandlung beginnt, wobei zu bedenken gilt, daß jede Behandlung Symptome zudecken kann, wodurch die weitergehende D. erschwert wird.

UNTERSUCHUNG UND TESTS

Nach der Untersuchung am Körper können zusätzliche medizinische und Laboruntersuchungen angeordnet werden, um eine provisorische Diagnose zu bestätigen. Dazu gibt es mehrere Möglichkeiten, beispielsweise Gewebebiopsie, Kultur von Mikroorganismen oder auch direkte Ursachensuche durch einen chirurgischen Eingriff. Lindert eine spezifische Behandlung (sei es durch Medikamente oder Operationen) die Symptome und heilt den Patienten, so war die Diagnose aller Wahrscheinlichkeit nach richtig, obwohl auch die Möglichkeit besteht, daß der Krankheitszustand sich von selbst gebessert hat und die Behandlung nur zeitgleich mit seinem natürlichen Abklingen zusammenfiel. Falls die Krankheit tödlich endet, läßt sich nur noch pathologisch, nämlich durch Sezieren (*Autopsie*, Leichenöffnung) feststellen, um welchen Krankheitsprozeß es sich gehandelt hat.

Diagnostik, pränatale

s. *pränatale Diagnostik*

Dialyse

"Blutwäsche"; Verfahren zur künstlichen Entfernung von Schad- und Abfallstoffen aus dem Blut bei *Nierenversagen*.

WARUM ES GEMACHT WIRD

Die Hauptfunktion der Nieren ist die Konstanthaltung von Elektrolyt- und Wassergehalt sowie die Exkretion (Ausscheidung) der Abbauprodukte (Stoffwechselschlacken). Ein Fünftel des durch das Herz gepumpten Blutes geht in die Nieren. Diese filtern täglich an die 1500 l Blut und reabsorbieren daraus wichtige Elemente wie Natrium, Kalium, Kalzium, Aminosäuren, Glukose und Wasser. Über den Urin scheiden sie den aus dem Proteinabbau stammenden Stickstoff in Form von Harnstoff aus, ebenso sonstige Mineralien-, Toxin- und Arzneiüberschüsse.

Sind die Nieren geschädigt, kann auch dieser Prozeß nicht mehr oder nicht mehr ausreichend funktionieren. Das kann entweder abrupt geschehen (akutes Nierenversagen) oder auch allmählich (bei der chronischen Form dieser Krankheit). Die (harnpflichtigen) Schlackenstoffe sammeln sich im Blut an, was auf Dauer lebensgefährliche Folgen haben kann. In schweren Fällen muß die ausgefallene Nierenfunktion durch die künstliche D. ersetzt werden. Das kann bei akutem Nierenversagen so lange andauern, bis die Nieren sich erholt haben und wieder normal arbeiten. Bei chronischem Nierenversagen müssen die Patienten sich jedoch, falls sie kein Nierentransplantat erhalten können, für den Rest ihres Lebens regelmäßig D.n unterziehen. Ist das Nierenversagen aber die Folge einer anderen rasch tödlich verlaufenden Krankheit, ist auch die Dialyse keine sinnvolle Hilfe mehr.

SO WIRD ES GEMACHT

Es gibt zwei Methoden der Dialyse. Bei der sog. Hämodialyse werden Abbauprodukte und Schadstoffe mit Hilfe einer sog. "künstlichen Niere" aus dem Blut filtriert. Diese Methode ist seit Beginn der 40er Jahre üblich. Die andere Methode, die sog. Peritonealdialyse, verwendet eine natürliche Filtermembran im Leibesinneren, das Peritoneum (Bauchfell); sie wurde in den frühen 70er Jahren entwickelt.

Die Hämodialyse wird in den meisten Fällen ambulant in Dialysezentren von Fachpersonal betreut. Es gibt aber inzwischen auch schon viele Patienten, die ihre D.n regelmäßig zu Hause mit einer eigenen "künstlichen Niere" selbst durchführen.

Die Peritonealdialyse kann in Krankenhäusern und Kliniken, ebensogut aber (und tatsächlich in zunehmendem Maße) zu Hause erfolgen, wenn erst einmal der für die Methode erforderliche Katheter implantiert ist. Im internationalen medizinischen Sprachgebrauch ist dafür die Bezeichnung CAPD (continuous ambulatory peritoneal dialysis) üblich.

Patienten mit chronischem Nierenversagen brauchen mehrmals wöchentlich eine Hämodialyse. Bei akutem Nierenversagen erfolgt die D. intensiver und kontinuierlich über mehrere Tage hinweg, bis die Nieren wieder normal arbeiten. Komplikationen bei der Hämodialyse können Knochenschwächungen (s. *Osteomalazie* [Knochenerweichung], *Osteodystrophie*), *Anämie*, Infektionen und *Perikarditis* sein; bei der Peritonealdialye kann auch *Peritonitis* auftreten.

PROGNOSE

Die Langzeitdialyse ermöglicht heute Patienten, die früher an chronischem Nierenversagen gestorben wären, ein

DIALYSE

Es gibt zwei Methoden der "Blutwäsche" bei Nierenversagen: die Hämodialyse und die Peritonealdialyse. Die erstere kann auch als Notverfahren bei manchen Vergiftungen oder Drogenüberdosis angewendet werden. Eine sog. künstliche Niere (auch zu Hause anwendbar) übernimmt die Nierenfunktion. Auch die zweite Methode kann zu Hause praktiziert werden, erfordert aber einen Bauchdeckeneinschnitt, der im Krankenhaus ausgeführt werden muß.

WARUM ES GEMACHT WIRD

Die geschädigte Niere ist nicht mehr in der Lage, einen normalen Elektrolyt- und Wasserhaushalt zu gewährleisten, auch nicht die Entsorgung der Abbauprodukte. Das kann schwere und sogar lebensgefährliche Folgen haben. Die Dialyse vermag die Funktion der Nieren zu ersetzen, bis sie wieder normal funktionieren, in schweren Fällen und wenn keine Nierentransplantation erfolgt, kann sie auf Dauer benötigt werden.

Kranke Niere
Diese Niere wurde einem Patienten mit einer polyzystischen Nierenkrankheit entfernt, eine von vielen nierenschädigenden Erkrankungen, die Dialyse erfordern.

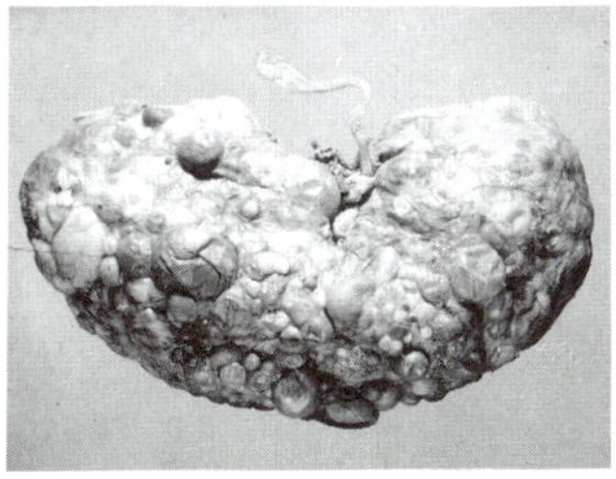

D

HÄMODIALYSE

1 Den Zugang zum Blutstrom für die Dialyse erhält man über einen sog. Shunt oder eine *arteriovenöse Fistel* (künstlicher Kurzschluß zwischen Arterie und Vene).

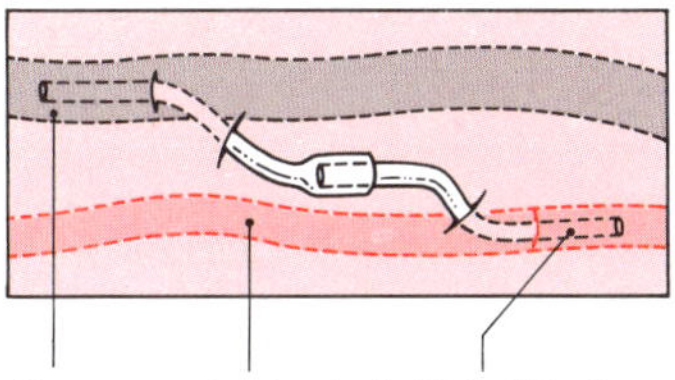

2 Über eine Schlauchverbindung wird das Blut in das Dialysegerät und von dort wieder zurückgeleitet. Die "künstliche Niere" besteht aus zahlreichen Lagen spezieller Membranen.

3 Jede Membrane trennt das Patientenblut vom sog. Dialysat, der Flüssigkeit, die im Blut vorhandene Schlackenstoffe, toxische Moleküle und überschüssige Flüssigkeit aus dem Blut aufnimmt.

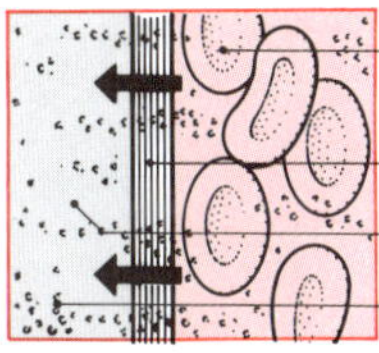

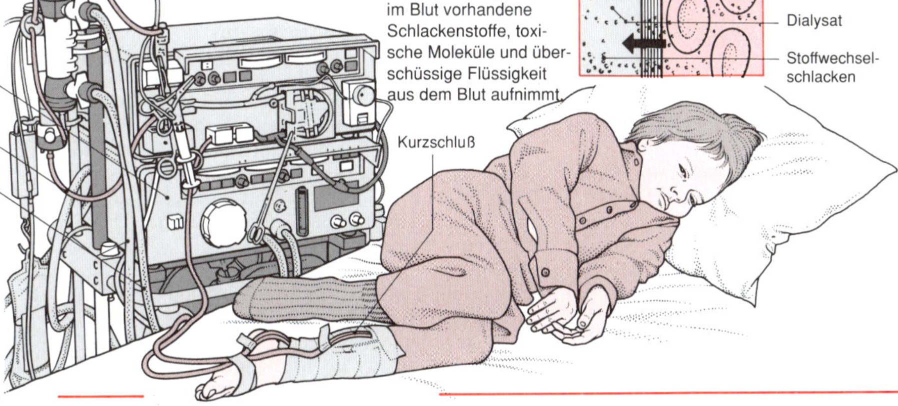

4 Das Dialysat wird verworfen, das "gewaschene" Blut zurückgepumpt. Das Verfahren dauert jeweils 2-6 Stunden.

PERITONEALDIALYSE

1 Ein kleiner Einschnitt in die Bauchdecke unter lokaler Betäubung ermöglicht die Einführung eines Katheters in die Bauchhöhle. Aus einem am Katheter angeschlossenen Behälter fließt das Dialysat in die Bauchhöhle und bleibt dort für einige Stunden.

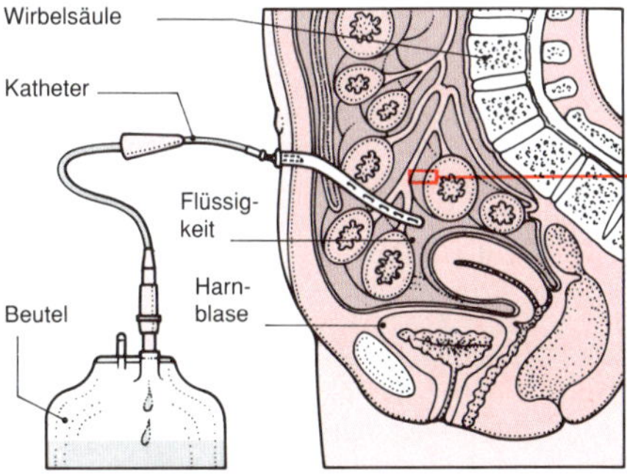

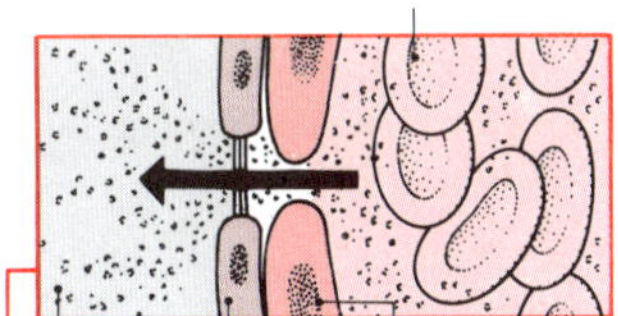

2 Das Dialysat "zieht" die Stoffwechselschlacken und überschüssiges Wasser aus den Blutgefäßen der Organe und Wände der Leibeshöhle (v.a. aus den Gekrösekapillaren), wobei das die Organe und die innere Leibeswand überziehende Bauchfell (Peritoneum) als Dialysemembran dient. Danach wird das Dialysat durch Öffnen einer Klemme am Katheter in den leeren Beutel zurückgeleitet.

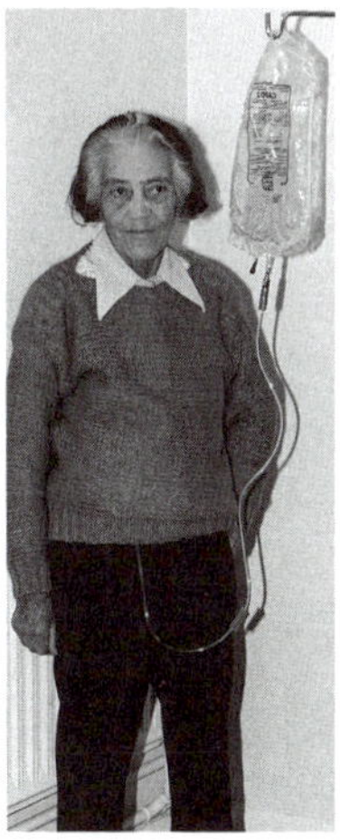

3 Der Beutel wird verworfen und dann durch einen mit frischem Dialysat ersetzt. Das Verfahren dauert etwa eine Stunde und kann tagsüber oder nachts erfolgen.

relativ normales Weiterleben. Ihre Ernährung und Flüssigkeitsaufnahme mag festen Regeln unterliegen und sie mögen sich nicht immer ganz wohl fühlen, aber viele können doch ihrer vollen oder zumindest teilweisen Berufstätigkeit wieder nachgehen. Da aber auf lange Sicht eine ständige D. die Gesundheit beeinträchtigen wird, plädieren viele Ärzte für eine Nierentransplantation, die, wenn sie erfolgreich verläuft, auf eindrucksvolle Weise den normalen Gesundheitszustand wiederherstellt.

D

Diamorphin

Synthetisches, zentral angreifendes, dem *Morphin* (Morphium) ähnliche Substanz. Der in der Umgangssprache übliche Name dafür ist Heroin.

Wegen des Suchtrisikos wird es in der Bundesrepublik Deutschland nicht verschrieben. Nebenwirkungen sind Übelkeit, Erbrechen und Verstopfung. (S.a. *Heroinsucht*)

Diaphanie

s. *Transillumination*

Diaphragma

s. *Zwerchfell*

Diaphragmapessar

Von der Frau anzuwendende Technik zur Empfängnisverhütung (eine der sog. Barrieremethoden). Eine dünne Gummimembran in Form einer Halbkugel mit einer Metallfeder im Außenrand wird über die Portio (in die Scheide ragender Gebärmutterhals) gestülpt. Das D. wird individuell angepaßt (s. *Empfängnisverhütung*, *Barrieremethoden*).

Diaplazentare Infektion

Jede Infektion, die bereits bei der Geburt vorhanden ist und vom Neugeborenen entweder bereits im Uterus oder bei der Passage durch den Geburtskanal erworben wurde.

IM UTERUS ERWORBENE INFEKTIONEN

Viele Viren, Bakterien und andere Mikroorganismen können vom Blut der Mutter in die Plazenta und damit in den Blutkreislauf des Ungeborenen gelangen. Besonders gefährlich sind die Erreger von *Röteln* und *Syphilis* sowie *Toxoplasmose*-Erreger und *Zytomegalieviren*. Alle können *intrauterine Wachstumshemmungen* verursachen. Weitere Beeinträchtigungen hängen vom Stadium der Schwangerschaft zum Zeitpunkt der Infektion ab. Eine Rötelninfektion etwa vor der 12. Woche kann zu *Taubheit*, angeborenen Herzkrankheiten (s. *Herzfehler, angeborene*) und Augenleiden führen. Manche Infektionen in späteren Schwangerschaftsstadien, besonders wenn ein *Herpes*-Virus im Spiel ist, können den Fetus schwer schädigen. Bei HIV-(also mit dem AIDS-Virus)infizierten Schwangeren besteht die Gefahr, den Virus noch während der Schwangerschaft auf das Kind zu übertragen.

GEBURTSINFEKTIONEN

Infektionen dieser Art werden fast immer von mit Mikroorganismen infizierten Vaginal- und Harnwegssekreten der Mutter übertragen. Bricht die Fruchtblase vorzeitig, besteht ebenfalls ein Infektionsrisiko für das Kind durch aus dem Geburtskanal in den Uterus aufsteigende Erreger. Auf solche Weise erworbene Infektionen sind z.B. *Bindehautentzündung* (die oft durch *Gonorrhoe*-Erreger ausgelöst wird), *Herpes* (eine *Chlamydien-Infektion*) sowie Säuglings-*Durchfall*, *Meningitis*, *Hepatitis B*, *Listeriose*, *Staphylokokken*- und *Streptokokkeninfektionen*. Atmet das Kind infizierte mütterliche Sekrete ein, kann es an *Lungenentzündung* erkranken.

VORBEUGUNG

Das Risiko einer Geburtsinfektion für das Kind läßt sich durch Rötelnimpfung schon in der Jugend und durch Vermeiden – oder zumindest alsbaldige Behandlung – sexuell übertragbarer Krankheiten während der Schwangerschaft stark vermindern. Hat die Mutter kurz vor der Niederkunft eine akute Herpesinfektion an den Geschlechtsorganen, so wird normalerweise per Kaiserschnitt entbunden, weil die Infektion des Kindes mit Herpes simplex besonders schwer und meistens sogar tödlich verläuft.

THERAPIE

Sobald eine Geburtsinfektion beim Kind festgestellt wurde, beginnt die Behandlung gegen die betreffenden Erreger. Hatte aber bereits im Mutterleib eine Wachstumshemmung eingesetzt, so kann sie später nicht mehr rückgängig gemacht werden. Manche Arten von Geburtsdefekten durch Infektionen (wie manche Herzfehler) sind heilbar, andere (beispielsweise angeborene Taubheit) in aller Regel nicht.

Diarrhoe

s. *Durchfall*

Diastole

Erschlaffungsphase des Herzmuskels zwischen zwei Kontraktionen (*Systole*).

Diät

s. *Ernährung*

Diät und Krankheit

Bis in die jüngere Zeit hinein konzentrierte sich die Ernährungsmedizin in den Industrieländern auf Ernährungsmängel der ärmeren Bevölkerung. Unterernährung ist hier selten geworden und allenfalls noch ein Problem bei Alkoholikern, Menschen mit Störungen ihres Verdauungssystems oder extremer und einseitiger Diät. Heute entstehen gesundheitliche Probleme eher durch eine Überernährung mit bestimmten Nahrungsmitteln.

In den Entwicklungsländern sind jedoch Nahrungsmängel nach wie vor das Hauptproblem. Hunger und Unterernährung in diesen Ländern führen bei den Kindern zu *Marasmus* (Auszehrung) und *Kwashiorkor* (Eiweiß- und Vitaminmangel), spezifischer Vitaminmangel zu *Rachitis* und Erblindung als Folge von *Keratomalazie* (Hornhauterweichung); Vitaminmangel führt bei Erwachsenen zu *Beriberi*, *Pellagra* ("Mais- und Hirsekrankheit") und *Skorbut*.

FETTE

So gut wie alle Bewohner der Industrieländer haben bis zu einem gewissen Grad *Atherosklerose* (Arterienverengung durch Fettablagerung an deren Wänden); die möglichen Folgen sind kardiovaskuläre Erkrankungen (*Herzkranzgefäßerkrankung*, *Schlaganfall* und *periphere Gefäßerkrankung*). Eine Hauptursache der Atherosklerose ist der zu hohe *Cholesterin*-Blutspiegel, wie die meisten Ernährungswissenschaftler vermuten, bedingt durch einen zu hohen Anteil an gesättigten Fetten in der Nahrung – genauer an Fettsäuren, die in Fleisch, Eiern und Molkereiprodukten enthalten sind. Diese Erkrankung kommt auch tatsächlich sehr viel seltener in Ländern wie etwa Japan vor, wo die Ernährung generell aus wenig und hauptsächlich ungesättigten Fettsäuren besteht.

KALORIEN

Fettleibigkeit ist stets mit erhöhten Gesundheitsrisiken verbunden, speziell hinsichtlich *Diabetes mellitus*, Herzkranzgefäßerkrankungen, Schlaganfall und *Osteoarthritis*. Der ganz einfache Grund dafür ist die übermäßige Zufuhr von *Kalorien* (Energieeinheit, heute ersetzt durch Joule, 1 cal = 4,19 Joule). Etwa ein Drittel der Gesamtbevölkerung der Industrieländer hat Übergewicht, mindestens 10 Prozent davon mehr, als es der auf die Größe bezogenen Toleranz zum Idealgewicht entspricht; ein geringer Teil der Übergewichtigen (20 Prozent und mehr über dem Idealgewicht) leidet an *Adipositas*.

ALKOHOL

Übermäßiger *Alkohol*konsum führt mit der Zeit zu Leber-*Zirrhose*, Gehirnschäden (s. *Wernicke-Korsakow-Syndrom*), peripherer Neuritis und *Kardiomyopathie* (Herzmuskelschaden) und steht auch mit *Pankreatitis*, Speiseröhrenkrebs (s. *Ösophaguskarzinom*) und vielen ande-

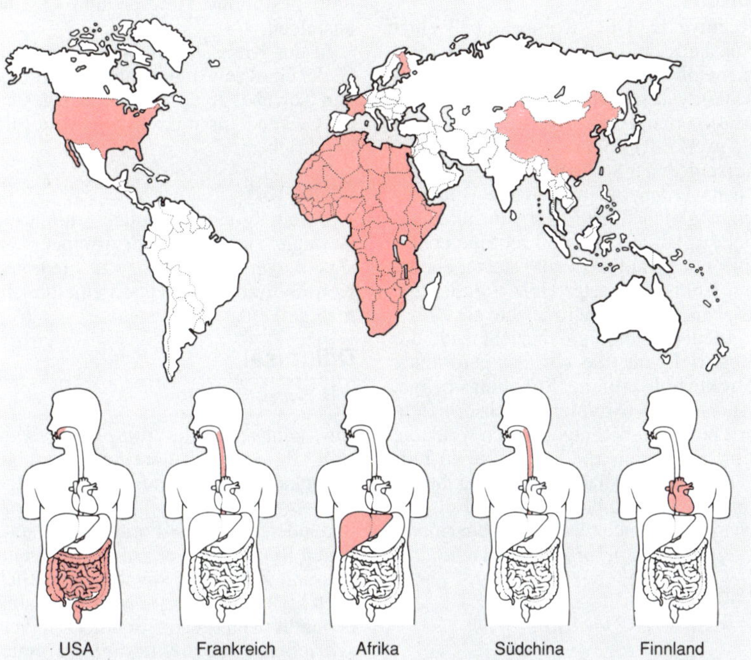

Eßgewohnheiten und Krankheiten weltweit
In den USA sind Darmkrebs – vermutlich wegen fettreicher und ballaststoffarmer Ernährung – und Zahnkaries wegen des hohen Zuckerkonsums stark verbreitet. Bei den Finnen sind infolge fettreicher Ernährung Erkrankungen der Herzkranzgefäße häufig, in Frankreich werden der vergleichsweise hohe Alkoholgenuß und in Südchina bestimmte Speisepilze für die Häufigkeit von Speiseröhrenkrebs verantwortlich gemacht. In Afrika verursachen Aflatoxine verschimmelter Speisen häufig Leberkrebs.

ren Erkrankungen in Zusammenhang. *Alkoholabhängigkeit* führt häufig zu Unterernährung.

BALLASTSTOFFE

Weniger klar als ihre Beteiligung an kardiovaskulären Erkrankungen und Fettsucht ist die Rolle, die sie beiErkrankungen der Verdauungswege übernehmen. Es gibt jedoch genügend Hinweise darauf, daß Ballaststoffmangel in der Ernährung bei bestimmten Krankheiten einen wichtigen Faktor darstellt. Ballaststoffe finden sich in Nahrungsmitteln wie Vollkornbrot und Gemüse und sind notwendig, damit der Dickdarm seine Verdauungsarbeit leisten kann; zudem fördern sie die Nährstoffabsorption im Dünndarm. Bei Ballaststoffmangel kommt es zur *Divertikel-Krankheit* (*F.* Divertikulitis), chronischer *Verstopfung* und *Hämorrhoiden.*

SALZ

In den Industrieländern ist Hypertonie (Bluthochdruck) weitaus stärker verbreitet als in den Entwicklungsländern. Einer theoretischen Überlegung folgend, könnte zu hoher Salzverbrauch eine gewisse genetische Veranlagung zur Entwicklung von Bluthochdruck im mittleren Alter bedingen. Aus diesem Grund halten es manche Ernährungswissenschaftler für ratsam, die Salzaufnahme zu reduzieren.

DIÄT UND KREBS

Vergleichswerte aus verschiedenen Ländern lassen die Vermutung zu, daß bei Krebserkrankungen die Ernährung wohl eine bedeutsame Rolle spielt. Hoher Fett-(und wohl auch Fleisch-)verbrauch scheint mit Darmkrebs (s. *Kolonkarzinom*) und auch mit Brustkrebs in Verbindung zu stehen. Angeschimmelte Nahrungsmittel sind als Ursache von Speiseröhren- und Leberkrebs (*Ösophaguskarzinom*, *Leberkarzinom*) bekannt . Viele andere Zusammenhänge dieser Art werden noch erforscht.

NAHRUNGSMITTELALLERGIEN

Es ist derzeit ein wenig Mode, zahlreiche Erkrankungen "Nahrungsmittelallergien" zuzuschreiben. Tatsächlich aber ist die Anzahl der Fälle, in denen eine Krankheit wirklich auf eine Allergie zurückgeführt werden kann, nur sehr klein, beispielsweise bei *Zöliakie* als Folge einer Unverträglichkeit von Gluten (einem Getreideprotein) oder bei Menschen, die nach dem Genuß von Schalentieren oder weichem Obst Ausschläge bekommen (s. *Urtikaria*). Auch manche *Asthma-Anfälle* und *Ekzeme* gehen auf eine Allergie gegen Eier und Molkereiprodukte zurück, und eine Allergie auf Nahrungsmittelzusätze wie Farbstoffe kann ebenfalls ein Auslöser von Ekzemen oder von Darmreizungen (*F. Colon irritabile*) sein. Es gibt Ärzte, die Allergien auf Nahrungsmittelzusätze für die Hauptursache von Verhaltensstörungen (z.B. *Hyperaktivität* bei Kindern) ansehen, doch wurden solche Zusammenhänge sehr selten konstatiert.

Die Behandlung selbstdiagnostizierter Nahrungsmittelallergien sollte immer ärztlicher Sachkenntnis überlassen bleiben. Sie ist ein recht zeitraubender Vorgang, denn die verschiedenen allergieverdächtigen Nahrungsmittel müssen nacheinander ausgeschlossen werden.

SINNVOLLE DIÄT

Auch wenn nicht in allen Fällen der Zusammenhang zwischen bestimmten Nahrungsmitteln und Krankheiten nachgewiesen ist, gibt es Hinweise genug dafür, daß auf jeden Fall eine fettarme und ballaststoffreiche Ernährung sinnvoll ist. Fette und Zucker sollten durch stärkehaltige Nahrungsmittel und Getreideprodukte ersetzt werden. (S.a. *Ernährungskrankheiten*)

GUTE DIÄTGEWOHNHEITEN

Essen Sie lieber frische Nahrungsmittel als konservierte, verpackte oder Fertigspeisen.

Essen Sie viel Gemüse und Obst. Roh oder nur leicht gedünstet behalten sie einen höheren Nährwert.

Essen Sie Vollkornprodukte einschließlich Vollkornbrot.

Schränken Sie den Genuß von rotem Fleisch ein und essen Sie statt dessen Fisch, Geflügel und Hülsenfrüchte.

Essen Sie fettarm und verwenden Sie Pflanzenöle und mehrfach ungesättigte Fettsäuren anstelle gesättigter Fettsäuren.

Schränken Sie bei allen Zubereitungen den Zuckerverbrauch ein.

Essen Sie als Beilagen Kartoffeln (mit Schale), Vollkornnudeln oder -reis.

Diätetik

Anwendung der Ernährungswissenschaft auf die Erhaltung oder Wiederherstellung der Gesundheit. Dazu gehören nicht nur detailliertes Wissen über die Beschaffenheit von Nahrungsmitteln und Speisen, das Kochen, die Zubereitung und die Erstellung von Diätplänen, sondern auch psychologische Aspekte wie Eßgewohnheiten usw. (s. *Ernährung*).

Diathermie

Tiefenerwärmung. Die Erzeugung von Wärme mit Hilfe hochfrequenter elektrischer Ströme oder Mikrowellen an einer Stelle im Körper. Die so erzeugte Wärme kann dort durchblutungsfördernd wirken oder tiefsitzende Schmerzen bei rheumatischen und arthritischen Krankheitszuständen lindern. Bei Verwendung starker Ströme können durch ausreichend Wärme oder Hitze Tumore und sonstige kranke Stellen auf unblutige Weise zerstört werden. Das D.-Messer ist ein chirurgisches Instrument zur Koagulation (Gerinnung) blutender Gefäße oder zur nichtblutigen Trennung von Geweben (s. *Elektrokoagulation*, *Kauterisation*).

Diathese

Angeborene oder erworbene Bereitschaft (Disposition) des Körpers zu bestimmten krankhaften Reaktionen. Von einer hämorrhagischen Diathese z.B. spricht man bei Blutern (*Hämophilie*), bei denen es nach einer Verletzung zu einer verlängerten Blutungszeit kommt.

Diazepam

(z.B. *Valium*®+)

Eines der bekanntesten und verbreitetsten *Benzodiazepine*, hauptsächlich zur Behandlung von *Angst*zuständen und *Schlaflosigkeit*. Wird außerdem auch als *Muskelrelaxans* (beispielsweise zur Krampflösung der Rückenmuskeln) und als *Antikonvulsivum* bei der Notfallbehandlung von *Epilepsie* eingesetzt. Außerdem wird es vielfach bei Alkohol-Entziehungskuren angewendet.

MÖGLICHE NEBENWIRKUNGEN

Benommenheit, Schwindelgefühle und Verwirrungszustände sind die hauptsächlichen Nebenwirkungen. Autofahren und gefährliche Arbeiten müssen nach Einnahme unterbleiben. Alkohol steigert den beruhigenden (sedativen) Effekt noch und sollte deshalb bei D.-Gebrauch vermieden werden.

Wie auch bei den anderen Medikamenten dieser Gruppe kann längerandauernde Einnahme zu Gewöhnung und Süchtigkeit führen; die Wirksamkeit nimmt mit zunehmender Gewöhnung ab. Wurde D. länger als zwei Wochen eingenommen, sollte es auf keinen Fall abrupt abgesetzt werden. Zur Vermeidung von Entzugserscheinungen (Angstzustände, Schweißausbrüche, Tremor, Herzjagen etc.) muß, ganz besonders nach hohen Dosierungen, unter ärztlicher Kontrolle allmählich reduziert werden.

Dichte

Relative D. Die "Kompaktheit" einer Substanz, definiert als Masse pro Volumeneinheit. Wegen der engen Verwandtschaft zwischen Masse und Gewicht (eine Masse erlangt Gewicht unter Einfluß der Schwerkraft) können die relativen D.n verschiedener Stoffe miteinander verglichen werden, indem man ihre Volumina unter gleichen Bedingungen miteinander vergleicht. Ein Kubikzentimeter Blei z.B. wiegt (auf der Erde) stets mehr als ein Kubikzentimeter Holz, folglich hat Blei auch eine höhere Dichte als Holz.

In der Radiologie bezieht sich der Begriff D. auf die von der geröntgten Struktur absorbierte Strahlungsmenge. Knochen, die Strahlen gut absorbieren, erscheinen auf Röntgenfilmen weiß, die Lunge dagegen, die hauptsächlich Luft enthält und deshalb sehr wenig Strahlung absorbiert, bleibt dunkel. Entsprechendes gilt auch für die *Computertomographie* (s.a. *spezifisches Gewicht*).

Dichtezahl

s. *spezifisches Gewicht*

Dickdarm

s. *Kolon*

Dickdarmentzündung

s. *Kolitis*

Dickdarmfistel

s. *Kolostomie*

Dickdarmkrebs

s. *Kolonkarzinom*

Dicke Backe

s. *Zahnabszeß*

Dienoestrol

(z.B. *Ortho-Dienestrol*® +)

Östrogen-Präparat, als Creme gegen atrophische Vaginitis (Trockenheit der Vagina), einer typischen Erscheinung nach den Wechseljahren.

Dienstmädchenknie

Entzündung der Bursa (flüssigkeitsgefüllter Schleimbeutel), des "Kissens" über der Kniescheibe. Verursacht durch langes und häufiges Knien, kann sich aber auch nach einem heftigen Schlag entwickeln. (S.a. *Bursitis*)

Differenzierung

Vorgang, bei dem sich die Zellen des frühen *Embryos*, die noch fast identisch sind und keine speziellen Funktionen übernommen haben, allmählich voneinander zu unterscheiden beginnen und im Laufe der weiteren Embryonalentwicklung bestimmte Gewebe und Organe ausbilden.

In der Krebs-Terminologie wird mit D. der Grad der Angleichung eines kranken Gewebes an das umgebende gesunde Gewebe im mikroskopischen Bild beschrieben.

Diffusion

Ausbreitung einer Substanz (durch die Bewegung ihrer Moleküle) in einer Flüssigkeit von Stellen hoher zu niedrigen Konzentrationen, wodurch eine gleichmäßige Verteilung entsteht.

Diflunisal

(z.B. *Fluniget*®+)

Ein nichtsteroidales *Antiphlogistikum* (NSAR) zur Schmerzlinderung bei Gelenkschmerzen und -steife infolge *Osteoarthritis*, *rheumatoider Arthritis* und anderen Arthritis-Formen. Wird auch gegen Rückenschmerzen, Verstauchungen und Zerrungen sowie gelegentlich nach kleineren Operationen oder Zahnbehandlungen gegen Schmerzen verschrieben. Nebenwirkungen können Übelkeit und Verdauungsschwierigkeiten, Durchfall und Ausschlag sein.

Digitale Subtraktionsangiographie

s. *Angiographie*

Digitalisglykoside

Gruppe von Arzneimitteln, die aus Blattextrakten von Pflanzen der Digitalis-(Fingerhut-)Familie gewonnen werden. Digitalispräparate sind altbekannte Herzmittel, am bekanntesten sind *Digoxin* und *Digitoxin*.

Digitoxin

(z.B. *Digimerck*® +)

Digitalisglykosid aus der Pflanze Digitalis purpurea, das zur Behandlung von *Herzinsuffizienz* (verminderte Pumpleistung) und bestimmten Formen von *Herzrhythmusstörungen* eingesetzt wird. Bei Patienten mit Nierenleiden meist als Alternative zu *Digoxin* verschrieben.

Digitus

s. *Finger*

Digitus recellens

s. *schnellender Finger*

Digoxin

(z.B. *Lanicor*® +)

Gebräuchlichstes aller *Digitalisglykoside*, gewonnen aus der Pflanze Digitalis lanata. Es wird zur Behandlung der chronischen *Herzinsuffizienz* (zu geringe Pumpleistung) und bestimmter Formen von Herzrhythmusstörungen (unregelmäßiger Herzschlag) wie z.B. *Vorhofflimmern* (unkontrolliert schnelles, unregelmäßiges Schlagen des *Atriums*) eingesetzt.

WIE ES WIRKT

D. steigert die Kraft der Herzmuskelkontraktionen und macht damit die Herztätigkeit effektiver. Es verlangsamt gleichzeitig abnorm schnelle Herzschlagimpulse auf ihrem Weg vom *Atrium* (Herzvorhof) zu den *Ventrikeln* (Herzhauptkammer), so daß sich die Kammern bei jeder Kontraktion vollständig mit Blut füllen und wieder leeren können.

MÖGLICHE NEBENWIRKUNGEN

Wenn D. wirken soll, muß die Dosierung so hoch sein, daß sie nur knapp unter dem toxischen (giftigen) Effekt liegt. Der tatsächliche D.spiegel im Blut muß daher regelmäßig durch einen *Bluttest* kontrolliert werden. Eine zu hohe Dosierung hat möglicherweise Appetitverlust, Übelkeit, Erbrechen und Kopfschmerzen zur Folge. Gelegentlich beeinflußt D. auch den regelmäßigen Herzschlag und verursacht einen *Herzblock* (abnorm langsame Kontraktionen).

Die unerwünschten Nebenwirkungen treten mit höherer Wahrscheinlichkeit auf, wenn der Kaliumspiegel im Blut erniedrigt ist. Das geschieht leicht bei Einnahme von *Diuretika*, weshalb in solchen Fällen regelmäßig der Kaliumblutspiegel kontrolliert werden muß. Weil D. hauptsächlich über den Urin ausgeschieden wird, gibt man Patienten mit Nierenleiden wegen des Risikos, daß sich toxische Blutspiegel bilden, alternativ meistens *Digitoxin*.

Dilatation

Erweiterung, Weitstellung oder Ausweitung eines Hohlorgans. Dies kann ein natürlicher (physiologischer) oder ein krankhafter Vorgang sein (s.a. *Dilatation* und *Kürettage*).

Dilatation und Kürettage

(*F.* Abrasio) Gebärmutterausschabung; gynäkologischer Eingriff zur Entfernung der Uterusschleimhaut. Die D. u. K. dient der Ursachenbestimmung und der Therapie von *Menorrhagie* (starker menstrueller Blutung) und anderer *Uterus*-Beschwerden, aber auch zur Beendigung einer Schwangerschaft (s. *Abort, eingeleiteter*) und wird manchmal im Anschluß an eine *Fehlgeburt* durchgeführt.

SO WIRD ES GEMACHT

In Vollnarkose wird der Muttermund dilatiert (gedehnt), bis die löffelartige Kürette in den Uterus zur Ausschabung des

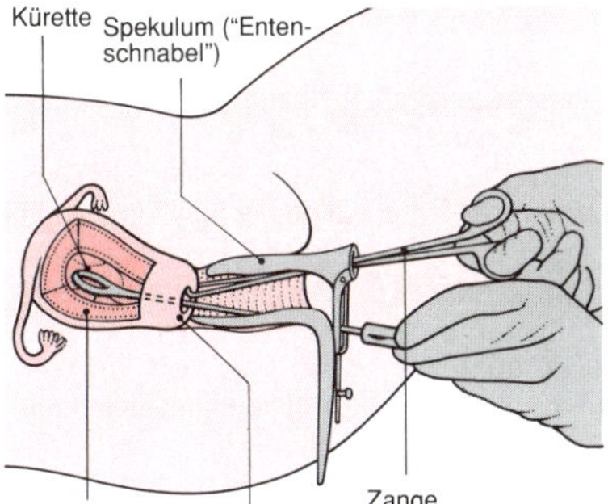

Vorgehen bei Dilatation und Kürettage
Die Vagina wird mit dem Spekulum gespreizt, dann der Muttermund geweitet, so daß eine Kürette in die Gebärmutter eingeführt werden kann. Mit dieser wird die Gebärmutterschleimhaut ausgeschabt.

Endometriums eingeführt werden kann. Das dabei entnommene Gewebe wird zur Beurteilung des Uteruszustands mikroskopisch untersucht.

RESULTATE

Die Entfernung des Endometriums verursacht keine Nebenwirkungen und ist sogar erwünscht, wenn sich die Schleimhaut des Uterus zu stark entwickelt hat und dadurch beschwerliche Menstruationen verursacht. Sie wächst beim nächsten Monatszyklus wieder nach. (S. *Menstruation*).

Dilatator

Instrument zur Dehnung bzw. Weitung von Körperhöhlen und -öffnungen.

Diltiazem

(z.B. *Dilzem*® +)

Kalzium(kanal)blocker zur Behandlung von *Hypertonie* (Bluthochdruck) und *Angina pectoris* (Brustschmerzen infolge ungenügender Blutversorgung des Herzmuskels). Bei regelmäßiger Einnahme reduziert D. die Häufigkeit von Anginaanfällen. Es wirkt jedoch meistens zu langsam, um akute Anfälle zu lindern.

Nebenwirkungen sind Kopfschmerzen, Appetitverlust, Übelkeit, Verstopfung sowie Fußknöchelschwellungen.

Dioxin

Oberbegriff für eine Gruppe chemischer Substanzen. Sie gehören zu den giftigsten bekannten Stoffen und sind enthalten in einigen Entlaubungs- bzw. Unkrautvertilgungsmitteln (s. *Unkrautvertilger, Vergiftung durch*; *Agent Orange*). D.e sind in winzigen Spuren auch in einigen Produkten aus gebleichtem Papier entdeckt worden.

Diphenhydramin

(z.B. *Benadryl*®, *Pellit*®)

Antihistaminikum zur Behandlung verschiedener allergischer Erkrankungen wie z.B. *Urtikaria* (Nesselsucht) und allergischer *Rhinitis* (Heuschnupfen).

D. wird außerdem verschrieben als *Antiemetikum* gegen Übelkeit und Erbrechen in der Schwangerschaft und zur Vorbeugung gegen Reisekrankheit/*Bewegungskrankheit* und ist wegen seiner hustenlösenden Wirkung auch Bestandteil mehrerer *Antitussiva*.

MÖGLICHE NEBENWIRKUNGEN

D. verursacht oft Müdigkeit und wird dieses sedativen Effekts wegen oft gegen *Schlaflosigkeit* eingesetzt. Unter der Einnahme sollten deshalb Autofahren und gefährliche Arbeiten unterbleiben. Ein trockener Mund und Sehstörungen sind weitere mögliche Nebenwirkungen.

Diphenoxylat

(z.B. *Reasec*® +)

Antidiarrhoikum, chemisch mit den *Analgetika* verwandt. Es wirkt durch eine Reduzierung der Muskelkontraktionen der Darmwände, wodurch die Darmbewegung verlangsamt und damit der Stuhlgang seltener wird.

MÖGLICHE NEBENWIRKUNGEN

In gewöhnlicher Dosierung sind Nebenwirkungen wie Benommenheit und Bauchschmerzen selten, bei hohen Dosierungen wirkt D. euphorisierend. Den Mißbrauch der Droge verhindert der Zusatz von *Atropin*. Eine euphorisierende Dosis hat dann unangenehme Nebenwirkungen wie Mundtrockenheit, Hitzewallungen, Sehstörungen und Erbrechen zur Folge.

Diphtherie

Akute bakterielle Erkrankung, die Halsschmerzen, Fieber und manchmal auch ernste oder sogar tödliche Komplikationen nach sich zieht. D. war bis in die 30er Jahre eine der Haupttodesursachen im Kindesalter. Schutzimpfungen und allgemeine Maßnahmen haben die Krankheit aber in den Industrieländern selten werden lassen. In einigen Entwicklungsländern ist sie für nicht geimpfte Reisende immer noch eine Gefahr.

URSACHEN UND VERBREITUNG

Erreger ist das Bakterium *CORYNEBACTERIUM DIPHTHERIAE*. Es befindet sich auf der Haut oder in der Nase einer immunen Person und vermehrt sich rasch im Laufe einer Infektion im Hals oder auf der Haut eines Kranken. Die Komplikationen entstehen durch ein von dem Bakterium in das Blut abgegebenes *Toxin*.

D

D

Die D. ist bei uns relativ selten und wird in der Regel von Einwanderern oder Touristen aus den Entwicklungsländern eingeschleppt. Dort mag die D. von einem gesunden Träger weitergegeben worden sein, dessen Mund- und Nasenschleimhäute von den Bakterien besiedelt sind, der selbst aber durch eine frühere Erkrankung Immunität erlangt hat. Er überträgt die Bakterien in Tröpfchenform beim Niesen oder Husten.

SYMPTOME

Wird eine nicht immune Person angesteckt, vermehrt sich das Bakterium im Hals, was dann als der typische D.belag auf den Mandeln sichtbar wird und sich über den Gaumen und Kehlkopf bis in die Trachea (Luftröhre) ausbreiten kann. Atemschwierigkeit und Heiserkeit sind oft die Folge. Andere Symptome sind vergrößerte Halslymphknoten, ein beschleunigter Herzschlag und leichtes Fieber. Manchmal beschränkt sich die Infektion auf die Haut und verursacht dort lediglich einige gelbe Flecken oder Beläge, die ähnlich aussehen wie ein *Impetigo* (Eiter-, Krustenflechte).

Lebensbedrohliche Symptome entwickeln sich nur bei nicht Geimpften, sie werden vom bakteriellen Toxin verursacht. Manchmal kollabieren Kranke binnen eines Tages nach den ersten Symptomen im Hals und sterben. Häufiger stellen sich aber *Herzinsuffizienz* oder Hals- oder Gliedmaßenlähmungen ein. Diese Spätfolgen können noch bis zu sieben Wochen nach den ersten Halssymptomen auftreten. Wer sie übersteht, wird wieder ganz gesund.

VORBEUGUNG

Schutzimpfungen gegen D. erfolgen schon im ersten Lebensjahr, meist als Dreifachschutzimpfung (*DPT* = Diphtherie, Pertussis und Tetanus, siehe dort) in drei Schritten. Trotz der selten gewordenen Krankheitsfälle sollten diese Schutzimpfungen weiterhin durchgeführt werden, weil die Gefahr der D.-Neueinschleppung aus Entwicklungsländern immer noch besteht. Bei nicht ausreichendem Impfungsgrad der Kinder könnte schnell eine Epidemie entstehen.

Bei Reisen in Entwicklungsländer ist zu überprüfen, ob man als Kind gegen D. geimpft wurde und ob evtl. eine Auffrischungsimpfung erforderlich ist. Wer nicht geimpft ist, sollte dies nachholen. Zwar könnten umfassende Schutzimpfungen in allen Ländern die vollständige und weltweite Ausrottung dieser Krankheit bewirken, so wie es mit den Pocken gelungen ist, die Aussichten dafür sind zur Zeit aber gering.

THERAPIE

Penicilline töten zwar die Diphtherieerreger ab, wirken allerdings nicht gegen das schon ins Blut gelangte Toxin. Besteht D.verdacht, muß schnellstens ein aus dem Blut immunisierter Pferde gewonnenes *Antitoxin* zusätzlich zum Penicillin verabreicht werden. Treten schwere Atembeschwerden ein, kann sogar eine *Tracheostomie* (chirurgische Einführung einer Atemkanüle in die Luftröhre) nötig werden.

Kranke müssen so lange isoliert werden, wie nicht in Nase und Hals die D.bakterien verschwunden sind, was durch Abstriche an sechs Tagen hintereinander bestätigt wird.

Diplopie

Medizinischer Ausdruck für *Doppelsehen.*

Dipsomanie

s. *Trunksucht*

Dipyridamol

(z.B. *Persantin®*)

Wirkstoff, der die Zusammenballung der Thrombozyten im *Blut* hemmt und damit der Bildung anomaler Blutpfropfen in den Arterien (s.a. *Thrombose*) vorbeugen hilft. Zusammen mit *Aspirin* oder Phenprocoumon beugt es auch der Blutgerinnselbildung nach einer Herzklappenoperation (s. *Herzklappenchirurgie*) vor und wird oft auch nach *Herzinfarkten* oder *Koronararterienbypass*-Operationen verschrieben. Ferner kann es die Häufigkeit *transitorischer ischämischer Attacken* (weniger als 24 Stunden dauernde Schlaganfallsymptome) reduzieren. Mögliche Nebenwirkungen sind Kopfschmerzen, Hitzewallungen und Schwindel.

Discus intervertebralis

s. *Bandscheibe*

Discus nervi optici

s. *blinder Fleck*

Diskographie

Technik, bei der ein auf Röntgenfilmen sichtbares Kontrastmittel in eine Bandscheibe (einen der "Stoßdämpfer" der Wirbelsäule) zwischen zwei *Wirbeln* injiziert wird.

WARUM ES GEMACHT WIRD

Die D. ist eine Methode zur Erkennung eines *Bandscheibenvorfalls.* Auf einer normalen Röntgenaufnahme wird die Bandscheibe nicht sichtbar, sie erscheint nur als Aufhellung (dunkler Bezirk) zwischen den Wirbeln.

SO WIRD ES GEMACHT

In lokaler Betäubung wird eine Nadel unter Röntgenkontrolle durch die Haut und das darunterliegende Gewebe in die Bandscheibe eingestochen und ein Kontrastmittel injiziert. Dann wird eine Röntgenaufnahme gemacht. Gelegentlich schmerzt die Einstichstelle für einige Minuten.

RESULTATE

Das so gewonnene Bild zeigt zwar nur einen Umriß der Bandscheibe, aber sehr genau jedes "Leck", aus dem das Kontrastmittel austritt, falls irgendwo ein Riß besteht. Manchmal können die Schmerzen statt von einem Bandscheibenvorfall von feinen Rissen in der Bandscheibe herrühren. Verursacht die D. Schmerzen im Rückgrat, einen *Ischias*-Schmerz die Rückseite eines Beins hinab oder Armschmerzen, so deutet dies auf einen Bandscheibenvorfall hin. Weil die D. jedoch relativ unpräzise ist, wird sie heute zunehmend von *Computertomographie* und *Myelographie* verdrängt.

Diskusprolaps

s. *Bandscheibenvorfall*

Dislokation, Gelenk

s. *Luxation*

Disopyramid

(z.B. *Rythmodul®* +)

Antiarrhythmikum zur Behandlung eines zu schnellen, unregelmäßigen Herzschlags, wie er nach *Herzinfarkt* auftreten kann. Es reduziert die Kraft der Herzmuskelkontraktionen und kann deshalb zuweilen auch eine schon bestehende *Herzinsuffizienz* verschlimmern. Andere Nebenwirkungen können trockener Mund, Verstopfung und auch Sehstörungen sein.

Dissoziative Störungen

Gruppe psychischer Erkrankungen, bei denen eine bestimmte geistige Fähigkeit "abgeschaltet" wird. Zwar ist das Phänomen an sich alltäglich (z.B. wenn man nicht hört, was jemand sagt, weil man auf andere Dinge konzentriert ist), aber in extremer Ausprägung bringt es schwere Probleme mit sich.

Eine häufige Form der d.n.S. ist die hysterische Amnesie. Name und persönliche Erlebnisse werden nicht erinnert, die Fähigkeit zu sprechen, zu lesen und zu lernen ist jedoch nicht beeinträchtigt (s. *Hysterie*). Andere Formen dieser Störungen sind *Dämmerzustand, Depersonalisation* und *alternierende Persönlichkeit* (s.a. *Konversion*).

Distal

Beschreibung der Lage eines Körperteils, der weiter vom zentralen Bezugspunkt (z.B. dem Rumpf) entfernt ist als ein anderer. So sind beispielsweise die

Finger distal zum Arm mit dem Rumpf als Bezugspunkt. Das Gegenteil von d. ist proximal.

Distickstoffoxid

s. *Lachgas*

Distorsion

s. *Verstauchung*

Disulfiram

(z.B. *Antabus*® +)

Medikament zur Unterstützung einer Therapie bei *Alkoholabhängigkeit;* wird heute nur zurückhaltend eingesetzt, oft als Ergänzung zu einer Psychotherapie.

WIE ES WIRKT

Alkohol wird in der Leber zu Acetaldehyd umgewandelt, dieses wiederum zu Acetatsäure. D. hemmt diesen Abbauprozeß, was einen erhöhten Spiegel von Acetaldehyd verursacht. Dessen Folge sind Hitzewallungen, Kopfschmerzen, Übelkeit, Schwindel und Herzklopfen. Diese Symptome beginnen etwa eine Stunde nach dem Alkoholtrinken und können mehrere Stunden andauern.

MÖGLICHE NEBENWIRKUNGEN

Benommenheit und ein metallischer oder Knoblauchgeschmack im Mund sind anfängliche Begleiterscheinungen der Einnahme. Sie verschwinden jedoch nach einigen Tagen. Große Alkoholmengen können während einer Disulfiram-Behandlung Bewußtlosigkeit hervorrufen. Jeder, der Disulfiram laufend einnimmt, sollte deshalb stets eine Warnkarte mit dem Hinweis auf dieses Medikament bei sich tragen.

Dithranol

(z.B. *Psoradexan*®)

WARNUNG
Dithranol darf nicht auf Hautabschürfungen sowie Pickel oder Pusteln aufgebracht werden!

Arzneimittel zur Behandlung der *Schuppenflechte*, einer mit massivem Zellumsatz einhergehenden Hautkrankheit. Es wird als Salbe, Paste oder Creme verschrieben und bewirkt eine Hemmung der Hautzellvermehrung. Dieser Effekt wird manchmal durch ultraviolettes Licht verstärkt (s. *Phototherapie*), die Standardtherapie ist aber tägliches Auftragen. Vor dem Abwaschen bleibt es eine halbe bis eine Stunde auf der Haut.

MÖGLICHE NEBENWIRKUNGEN

Eine leichte Hautentzündung durch D. ist ganz normal, sie kann durch ein *Kortikosteroid* gemildert werden. Die Haut rund um die Schuppenflechteherde sollte mit Vaseline abgedeckt und geschützt werden. Es können für einige Zeit Flecken auf der Haut und Haarverfärbungen zurückbleiben, auch Kleidungsstücke werden verfärbt. Zum Auftragen sollte man also besser alte Handschuhe und Kleidung überziehen.

WIRKUNGSWEISE VON DIURETIKA

In den Nierenkörperchen wird durch Filtration des Blutplasmas der Primärharn gebildet, der neben Wasser und Elektrolyten (v.a. Natrium) die sog. harnpflichtigen Substanzen (wie Harnstoff) enthält. Der größte Teil der Flüssigkeit und der Elektrolyte (ca. 98%) wird in den Nierenröhrchen (Tubuli) wieder in das Blut rückresorbiert und nur ca. 1,5 l pro Tag mit den harnpflichtigen Substanzen als Endharn oder Urin ausgeschieden. Diuretika beeinflussen diese Mechanismen: Die sog. osmotischen D., Schleifen- und Thiazid-D. vermindern die Rückresorption des Primärharns aus den Nierentubuli ins Blut, andere D. erhöhen den Blutstrom durch die Nierenkörperchen und damit eine Steigerung der Filtration. In beiden Fällen nimmt das Endharn-Volumen zu.

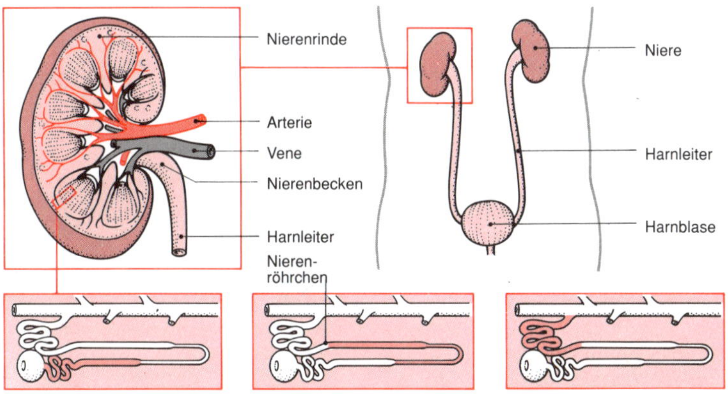

Osmotische Diuretika: Wirken im oberen Tubulusbereich, wo sie die Rückresorption des Primärharns ins Blut einschränken.

Schleifen-Diuretika: Wirken im mittleren Stück des Tubulus, indem sie die Natrium- und Chloridrückresorption verhindern.

Thiazid-Diuretika: Wirken im unteren Tubulusbereich; sie verringern die Natrium- und damit Wasserrückresorption ins Blut.

Diuretika

THIAZID-DIURETIKA
Bendroflumethiazid (z.B. *Docíretic*® +)
Chlortalidon (z.B. *Hygroton*® +)
SCHLEIFENDIURETIKA
Furosemid (z.B. *Lasix*® +)
Piretanid (z.B. *Arelix*® +)
KALIUMSPARENDE DIURETIKA
Amilorid (z.B. *Moducrin*® +)
Triamteren (z.B. *Jatropur*® +)
CARBOANHYDRATASEHEMMER
Acetazolamid (z.B. *Diamox*® +)
OSMOTISCHE DIURETIKA
Mannitol (z.B. *Osmofundin*® +)
PFLANZLICHE DIURETIKA
Birke, Hauhechel usw. (z.B. *Biofax*®)

Gruppe von Arzneimitteln, die die Wasserausscheidung fördern, indem sie die *Urin*-Bildung anregen (sog. "Wassertabletten").

TYPEN

Die verschiedenen Typen der D. unterscheiden sich deutlich nach Wirkzeitpunkt und -art.

THIAZID-DIURETIKA

Diese D. bewirken eine milde Diurese (gesteigerte Urinproduktion) und eignen sich am ehesten für den Langzeitgebrauch.

SCHLEIFENDIURETIKA

Der Name dieser Gruppe beschreibt den Wirkort: Sie beeinflussen den "Henle-Schleife" genannten Bereich der Nieren. Sie wirken rasch und stark, speziell als Injektion gegeben. Schleifendiuretika eignen sich besonders für Notbehandlungen bei *Herzversagen* bzw. *Herzinsuffizienz.*

KALIUMSPARENDE DIURETIKA

Werden oft zusammen mit Thiazid- oder Schleifendiuretika verschrieben, weil die beiden erstgenannten zu Kaliummangel führen können.

CARBOANHYDRATASEHEMMER

Blockieren die Aktion der Carboanhydratase (ein Enzym, das auf die Menge der Bikarbonat-Ionen im Blut Einfluß hat)

D

und lösen eine leichte Diurese aus. Ihre Wirksamkeit ist jedoch nur auf kurze Zeit beschränkt. Deshalb werden Carboanhydratasehemmer heute nicht mehr als D. verwendet. Sie werden aber zur Glaukombehandlung eingesetzt (z.B. Diamox ®+).

OSMOTISCHE DIURETIKA

Stark wirksame D., die zur Aufrechterhaltung der Urinproduktion nach schweren Verletzungen oder größeren Operationen sowie bei akutem Nierenversagen gegeben werden.

PFLANZLICHE DIURETIKA

Viele hochwirksame Pflanzenextrakte wirken diuretisch und gleichzeitig antibakteriell. Deshalb werden sie nicht nur als D. eingesetzt, sondern haben auch Bedeutung bei Infektionskrankheiten der ableitenden Harnwege.

WARUM SIE VERWENDET WERDEN

Durch die Steigerung der Urinproduktion reduzieren D. die Wassermenge im Organismus und damit die *Ödem*-Bildung (Flüssigkeitsansammlung in den Geweben), die Atemnot und Fußknöchelschwellungen bei einer *Herzinsuffizienz*, einem *nephrotischen Syndrom* (einer Nierenerkrankung) und Leber-*Zirrhose* auslöst. Außerdem mildern sie Schwellungen und Brustspannen beim *prämenstruellen Syndrom*.

D. senken den Blutdruck und werden deshalb auch bei der Behandlung von *Hypertonie* (Bluthochdruck) eingesetzt.

MÖGLICHE NEBENWIRKUNGEN

Es sind Beeinträchtigungen des chemischen Gleichgewichts im Blut möglich, am häufigsten die Hypokaliämie (zu niedriger Kaliumspiegel). Symptome sind Schwäche, Verwirrtheit und Herzklopfen. Dagegen helfen meist orale Kaliumgaben oder kaliumsparende D. sowie eine kaliumreiche Ernährung (viel Obst und Gemüse).

Einige D. erhöhen den Harnsäurespiegel im Blut und damit auch das *Gicht*-Risiko. Wieder andere D.arten erhöhen den Blutzuckerspiegel, was einen *Diabetes mellitus* auslösen bzw. verschlimmern kann.

Divertikel

Sackförmige Ausbuchtungen durch die Wand von Hohlorganen (z.B. in Speiseröhre, Dünn- oder Dickdarm). D. können durch erhöhten Druck an bestimmten vorgeschädigten Wandstellen oder durch Zug von außen entstehen. Sie sind charakteristische Zeichen einer *Divertikel-Krankheit*.

Divertikel-Krankheit

Auftreten kleiner, *Divertikel* genannter Aussackungen oder Taschen, die sich durch die Wand eines Hohlorgans des Verdauungstrakts ausstülpen, sowie sämtliche von ihnen verursachten Symptome oder Komplikationen.

Divertikel können sich überall im Verdauungstrakt bilden, meistens aber erscheinen sie im unteren Bereich des Dickdarms. Die Ursache ist nicht geklärt; man nimmt an, daß die Divertikel bei Druck auf schwache Stellen der Darmwand entstehen. Der Begriff *Divertikulose* bezeichnet lediglich das reine Vorhandensein von Divertikeln, während *Divertikulitis* eine durch Entzündung verursachte Komplikation infolge von Verschluß oder auch Durchbruch eines oder mehrerer Divertikel bezeichnet.

Divertikulitis

Entzündung von *Divertikeln* im Verdauungstrakt, speziell im *Kolon*; eine Art der *Divertikel-Krankheit* und eine Komplikation der *Divertikulose*.

Die D. erscheint in Zusammenhang mit einem Divertikel-Durchbruch und kann zur Bildung von Abszessen rund um das Kolon führen. In außergewöhnlichen Umständen sind auch eine *Peritonitis* (Entzündung des Bauchfells), Darmwandblutungen, *Striktur*- (Verengungsstelle) und *Fistel*bildung möglich. Letztere ist ein anomaler Kanal zwischen dem betroffenen Darmbereich und einem anderen Teil des Verdauungstrakts oder auch der Harnblase oder Vagina.

SYMPTOME UND ANZEICHEN

D. verursacht Fieber, Erbrechen, Bauchschmerzen und -spannung über der betroffenen Stelle. Ein Abszeß kann bei der ärztlichen Untersuchung als weicher Knoten erfühlt werden. Innere Blutungen machen sich als rektale Blutung bemerkbar.

THERAPIE

Normalerweise ist Bettruhe erforderlich, und es werden *Antibiotika* verschrieben. In schweren Fällen kann flüssige Ernährung oder sogar *intravenöse Infusion* nötig sein.

Chirurgische Eingriffe sind erforderlich bei Abszessen infolge Durchbruchs oder von Peritonitis, wenn die Blutungen nicht mehr kontrollierbar sind oder wenn eine Striktur entsteht. Bei einer notwendigen Operation wird meistens das betroffene Darmstück entfernt, und die beiden Darmenden werden wieder zusammengenäht. Andere Patienten erhalten eine temporäre *Kolostomie* (einen künstlichen Darmausgang durch die Bauchdecke).

Divertikulose

Vorhandensein von *Divertikeln* im Darmtrakt, speziell im Dickdarm. D. ist eine Form der *Divertikel-Krankheit*. Als seltene Komplikationen treten Darmblutungen und Divertikulitis auf.

URSACHEN UND VORKOMMEN

Ein Mangel an *Ballaststoffen* in der Ernährung spielt nach allgemeiner Meinung eine große Rolle bei der Entwicklung der D., die mit zunehmendem Alter häufiger wird. Vor dem 20. Lebensjahr kommt sie kaum vor, aber bei mehr als der Hälfte der über 80jährigen in Westeuropa und den USA. In den Entwicklungsländern ist sie sehr selten.

SYMPTOME

Nur in etwa jedem fünften Fall von D. treten Symptome auf, meistens als Ziehen oder in Form von Krämpfen an den betroffenen Stellen.

Häufig sind Symptome des *Colon irritabile* (Reizkolon), das manchmal zusammen mit der D. auftritt: Schwellungs- und Schmerzempfindungen im unteren Bauchbereich sowie Verdauungsprobleme (Verstopfung oder Durchfall oder beides abwechselnd). Blutungen finden häufig im Mastdarm statt.

DIAGNOSE

Die D. des Kolons ist mittels einer *Barium-Röntgenkontrastuntersuchung* oder einer *Koloskopie* (Inspektion des Dickdarms mittels einer flexiblen Optik) zu erkennen.

Die ärztliche Untersuchung wird bei Patienten mit D. auch die Möglichkeit einer Krebserkrankung berücksichtigen (s. *Kolonkarzinom*, *Rektumkarzinom*). Tumoren dieser Regionen sind oft schwer diagnostizierbar.

THERAPIE

Bei Patienten mit Muskelkontraktionen, die Krämpfe verursachen, lindern eine ballaststoffreiche Diät, zusätzliche Ballaststoffpräparate und *Antispasmodika* die Symptome. Ersteres reduziert gleichzeitig das Risiko von Komplikationen. Divertikelblutungen geben sich in der Mehrzahl der Fälle auch ohne Behandlung wieder, manchmal ist aber eine operative Behandlung wie bei einer Divertikulitis erforderlich.

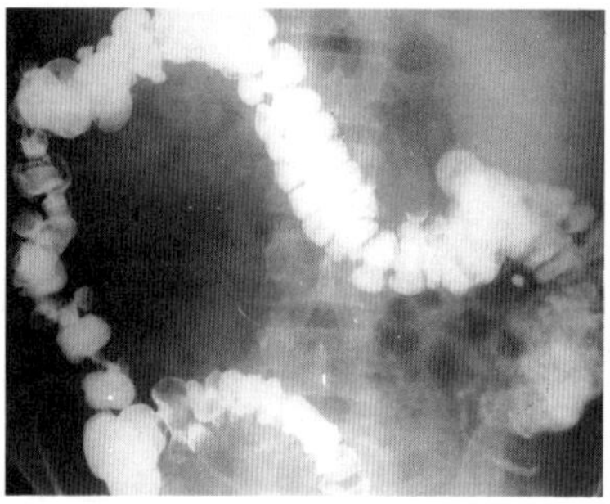

Röntgendarstellung des Dickdarms bei Divertikulose
Mit Barium-Kontrastbrei ist der Dickdarm des Patienten als verschattete Schleife erkennbar; die knotenförmigen Ausstülpungen sind Divertikel.

DNA-Fingerprint

s. *genetischer Fingerabdruck*

DNS

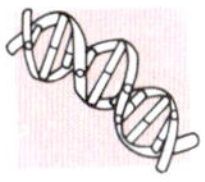

Gebräuchliche Abkürzung für **D**esoxyribo**n**uklein**s**äure, das grundlegende Molekül, das in fast allen Organismen die Erbinformation trägt. Eine Ausnahme bilden bestimmte Viren, bei denen die genetische Information auf Ribonukleinsäure (*RNS*) gespeichert ist. Die DNS befindet sich in den *Chromosomen* der Zellen. Ihre Struktur als Doppelhelix (Doppelspirale) ermöglicht die exakte Kopie der Chromosomen bei der Zellteilung. (S.a. *Nukleinsäuren*)

Domperidon

(z.B. *Motilium*® +)

Antiemetikum gegen Übelkeit und Erbrechen im Zusammenhang mit einigen Erkrankungen des Magen-Darm-Trakts oder einer Krebstherapie mit *Zytostatika* oder *Strahlentherapie*. Zu den seltenen Nebenwirkungen gehören Brustvergrößerung und geringe Milchsekretion aus der Brust.

Dopamin

Neurotransmitter (von den Nervenenden ausgeschüttete chemische Substanz) im Gehirn und um manche Blutgefäße herum; blockiert die Aktivität spezifischer Nerven und ist wichtig für die Kontrolle der Körperbewegungen. Ein D.-Mangel in den *Basalganglien* (Nervenzellenhaufen im Hirnzentrum) verursacht möglicherweise die *Parkinson-Krankheit*.

Synthetisches D. (z.B. Dopamin Fresenius ®+) wird als Notfallmedikament bei *Herzinfarkten* oder *Septikämie* (Sepsis, Blutvergiftung) injiziert, ebenso bei Herzversagen, das auf keine anderen Medikamente reagiert. Es erhöht die Herzschlageffektivität und unterstützt die Normalisierung des Blutdrucks.

Doppelblindversuch

Kontrollierter Test, dessen Ziel die objektive Prüfung der Wirksamkeit einer Behandlung oder des Vergleichs der Vorteile verschiedener Behandlungsmethoden ist. D.e unterscheiden sich von anderen Arten kontrollierter Tests dadurch, daß weder die beteiligten Patienten noch die behandelnden Ärzte wissen, welcher Patient welche Behandlung erhält. Dadurch soll jede Erwartungshaltung beider Seiten ausgeschlossen und ein einseitiger Placebo-Effekt vermieden werden, wodurch das Ergebnis verfälscht würde.

Das Verfahren eines D.es verläuft z.B. bei Vergleich eines Standardpräparats mit einem neuen Medikament wie folgt: Eine neutrale, unbeteiligte Person füllt beide in absolut identische Kapseln ab. Diese werden dann verschiedenen Patientengruppen nach völlig zufälliger Auswahl gegeben. Die Patienten werden hinterher untersucht. Erst nach vollständigem Abschluß aller Erhebungen wird offengelegt, welcher Patient welches Medikament bekam; dies geschieht üblicherweise durch die Person, die auch die Kapsel abgefüllt hat.

Doppelsehen

(*F.* Diplopie) Wahrnehmung zweier Bilder eines Gegenstands.

URSACHEN

Häufig Folge des Schielens, aber nicht jedes Schielen ist von D. begleitet. Üblicherweise durch das sog. paralytische Schielen verursacht. Hierbei ist die Augenbewegung in eine bestimmte Richtung durch die Lähmung (Paralyse) eines oder mehrerer Augenmuskeln beeinträchtigt. Nur ein Schieflegen oder Drehen des Kopfes kann in diesen Fällen das D. verhindern.

Ein Tumor des Augenlides, der auf den Augapfel drückt, kann eine zeitweilige Bildertrennung durch Verformung der lichtbrechenden vorderen Partien des Augapfels hervorrufen. Dadurch kommt es zu einer Verschiebung der Abbildung auf der Netzhaut (Retina). Ein die normalen Bewegungen des Augapfels behindernder Tumor oder Thrombus hinter dem Auge ist ebenfalls als Ursache von D. möglich.

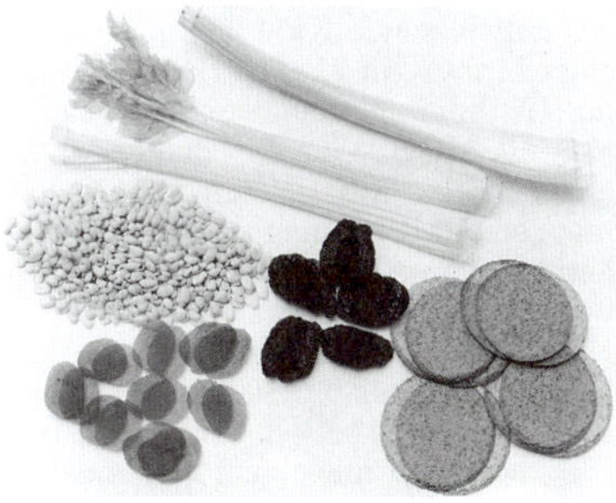

Doppelsehen
Wenn ein doppeltes Bild statt nur ein einziges gesehen wird, ist umgehend eine ärztliche Untersuchung erforderlich.

Beim endokrinen *Exophthalmus* ist eine Hormonstörung schuld an dem heraustretenden Augapfel. Das D. entsteht dann durch die Schwellung und Schwäche der Augenmuskeln mit nachfolgender Fehlstellung und anomaler Bewegung des Augapfels.

Nur selten entsteht D. infolge einer Abnormität im Auge selbst. Eine *Linsenluxation* beispielsweise bewirkt manchmal, daß ein Teil der einfallenden Lichtstrahlen durch die Linse, ein anderer Teil aber um sie herum geleitet wird, was zwei Bilder auf der Retina erzeugt.

DIAGNOSE UND THERAPIE

Ein schielendes Kind, bei dem D. zu vermuten ist, sollte umgehend ärztlich untersucht und behandelt werden. Ohne Behandlung in früher Kindheit kann das Schielen zur *Amblyopie* (Schwachsichtigkeit) führen.

Beginnt D. im Erwachsenenalter, muß sofort geklärt werden, ob die Ursache ein Tumor, ein *Aneurysma* oder eine Anomalie im Nervensystem ist. Meist handelt es sich hier um ein Symptom einer anderen Erkrankung, die ein schnelles ärztliches Handeln erfordert.

Doppeltkohlensaures Natron

s. *Natriumbikarbonat*

Doppler-Effekt

Frequenzänderung von Wellen bei wechselnder Entfernung und rascher Bewegung der Quelle relativ zum Beobachter.

Das Pfeifen eines schnell vorüberfahrenden Zuges wird beim Näherkommen höher und nach Vorüberfahren und weiterem Entfernen tiefer gehört, obwohl sich das Geräusch selbst nicht verändert. Nur die zum sich nicht bewegenden Hörer gelangenden Wellenlängen verändern sich. Sie werden kleiner und ziehen sich dann auseinander.

Dieses physikalische Phänomen heißt Doppler-Effekt und wird in der Medizin z.B. bei der *Ultraschall-Diagnostik* praktisch angewendet. Hier werden pulsierende Ultraschall-(hochfrequente, für unser Gehöhr nicht mehr wahrnehmbare) Wellen ausgesendet. Bei Reflexion von einem sich bewegenden Objekt (durch Blutgefäße fließendes Blut, das schlagende Herz eines Fetus im Mutterleib etc.) ändert sich die Frequenz der Wellen relativ zur gesendeten. Ein spezieller Sensor registriert diese Frequenzänderungen und konvertiert die Daten in entsprechende Information über die Geschwindigkeit des Blutflusses, des Herzschlages des Fetus etc.

Auch zur Messung des Blutdrucks in oberflächlichen Blutgefäßen sowie zur Entdeckung von Luftblasen bei der *Dialyse* und in *Herz-Lungen-Maschinen* dienen ähnliche Techniken.

Dornwarze

s. *Sohlenwarze*

Dorsal

Lagebezeichnung: den Rücken betreffend, dort oder in seiner Richtung befindlich oder als kennzeichnende Beschreibung des obersten Bereichs einer Körperstruktur, wenn jemand auf dem Bauch liegt. Dorsalgie z.B. bedeutet

Rückenschmerzen; der dorsale Teil der Hand ist der Handrücken. In der menschlichen Anatomie bedeutet das Wort auch "hinten"; das Gegenteil ist *ventral* (Vorderseite, bauchwärts).

Dosis

Menge eines Arzneimittels oder auch einer Bestrahlung, die zu einer bestimmten Zeit bzw. bei einer Sitzung einer Strahlentherapie eingenommen bzw. verabfolgt wird.

MEDIKAMENTENDOSIS

Die Dosis eines Medikaments kann auf verschiedene Weise ausgedrückt werden: als Menge seiner Wirkstoffe (normalerweise in Milligramm), als Flüssigkeitsmaß, das eingenommen werden muß (normalerweise in Millilitern), oder als biologisch aktives Potential. Letzteres mißt die Wirkung auf Körpergewebe, wie sie durch Laborversuche festgestellt wurde; dieser Wert wird üblicherweise in (internationalen) Einheiten (I.E.) angegeben.

Der Vergleich der Wirkung verschiedener Medikamente aus derselben Gruppe auf den Körper nur durch Vergleich der Dosis ist nicht möglich, weil manche Medikamente je Einheit stärker (d.h. wirksamer) sind als andere. So haben in ähnlicher Weise verschiedene Getränke einen unterschiedlichen Alkoholgehalt.

STRAHLENDOSIS

Die bei einer Bestrahlung eingesetzte bzw. aufgenommene Strahlenmenge wird in *Rad* oder *Gray* gemessen (s. *Strahlung*, Kasten *Einheiten der Strahlendosis*). Sie sind die Maße für die Menge der Strahlen, die ein bestimmtes Gewebe absorbiert hat, wobei verschiedene Gewebe verschiedene Energiemengen derselben Strahlungsquelle aufnehmen.

Down-Syndrom

Anomale Chromosomenzahl (Chromosomenaberration) mit geistiger Behinderung und typischen körperlichen Merkmalen. Die frühere Bezeichnung "Mongolismus" wird heute nicht mehr verwendet. Sie rührte von der Ähnlichkeit der Gesichtszüge von Kindern mit D.-S. mit denen von Mongolen her.

URSACHEN

Seit 1959 weiß man, daß alle Körperzellen von Menschen mit D.-S. ein Chromosom zuviel aufweisen, also 47 anstatt der normalen 46. Überzählig ist das Chromosom 21, weshalb die Anomalie auch als *Trisomie 21* bezeichnet wird.

Es gibt mehrere Entstehungsmöglichkeiten für diese Trisomie. In den meisten Fällen ist ein Fehler bei der Aufteilung des Chromosomenpaars 21 einer Elternzelle beim ersten Schritt des Ei- bzw. Spermien-Teilungsvorgangs geschehen

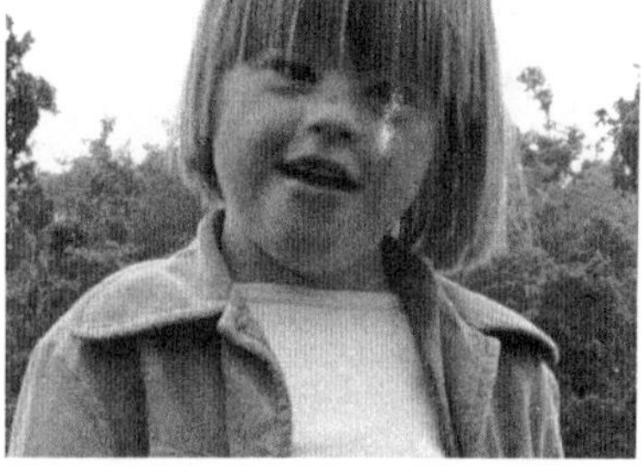

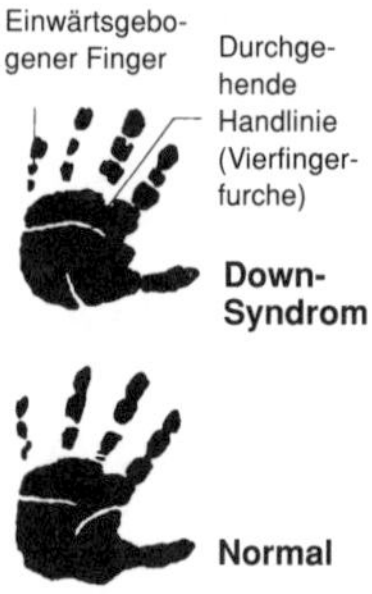

Typische Merkmale
Die äußeren Augenwinkel stehen nach oben, die inneren sind von einer Hautfalte bedeckt; das Gesichtsrelief ist verkleinert, die Zunge hingegen groß und läßt den Mund oft aufstehen. Der Hinterkopf ist gewöhnlich abgeflacht.

(s. *Chromosomen*). Deshalb weisen einige Ei- oder Samenzellen ein Chromosom 21 zuviel auf. Die andere Tochterzelle hat dann kein Chromosom 21 und geht unmittelbar zugrunde. Wird ein solches Ei mit dreifachem Chromosom 21 befruchtet bzw. befruchtet eine solche Samenzelle, dann hat auch das sich daraus entwickelnde Kind dieses zusätzliche Chromosom 21. Die Häufigkeit einer Trisomie steigt an, wenn die Mutter älter als 35 Jahre ist; dies deutet darauf hin, daß eine mit zunehmendem Alter mangelhafte Eireifung eher dafür verantwortlich ist als eine mangelhafte Samenzelle.

Seltener ist eine als *Translokation* bekannte Chromosomenanomalie eines Elternteils. Hierbei ist eines der 21er-Chromosomen mit einem anderen fest verwachsen, was zwar die Trägerperson selbst nicht beeinträchtigt, aber ein hohes Risiko bedeutet, daß ihre Nachkommen mit einem D.-S. geboren werden. Die Translokation kann familiär gehäuft vorkommen, weshalb Verwandte solcher Personen ebenfalls ein höheres Risiko haben, ein behindertes Kind zu bekommen. Sie sollten sich möglichst einer *Chromosomenanalyse* mittels Bluttest unterziehen.

VORKOMMEN

Ungefähr eines von 650 Neugeborenen leidet unter dem D.-S. Der Prozentsatz steigt an, je älter die Mütter sind; eine von je 40 Frauen über 40 Jahren bringt ein solches Kind zur Welt. Schwangeren über 35 und solchen, die schon ein Kind mit einem D.-S. geboren haben, wird üblicherweise eine Chromosomenanalyse mittels *Chorionzottenbiopsie* oder *Amniozentese* angeboten. Wird dabei ein D.-S. festgestellt, kann auf Wunsch der Mutter gemäß den gesetzlichen Bestimmungen ein Schwangerschaftsabbruch vorgenommen werden.

SYMPTOME

Typische äußere Merkmale des D.-S.s sind nach außen aufwärts gestellte Augen und Hautfalten, die den Nasen-Augenwinkel bedecken. Gesicht und Nase sind klein, die Zunge ist groß; der Mund deshalb oft geöffnet. Der Hinterkopf ist abgeflacht, die Hände sind kurz und breit. Der Grad der geistigen Behinderung variiert. Der Intelligenzquotient (IQ) eines Kindes kann zwischen 30 und 80 betragen. Praktisch alle Kinder verfügen über eine begrenzte Lern-, manchmal auch Lesefähigkeit. Sie sind in der Regel anhänglich und gefühlvoll, von freundlichem und heiterem Wesen und kommen mit ihren Angehörigen gut aus.

Etwa ein Viertel hat einen *angeborenen Herzfehler*. Alle leiden gehäuft unter einer Darm-Atresie (Fehlen von Darmabschnitten), angeborener *Taubheit* und akuter *Leukämie*. Sie sind außerdem besonders anfällig für immer wiederkehrende Ohreninfektionen. Die mögliche Instabilität der Halswirbel macht sie ungeeignet für bestimmte körperliche Tätigkeiten. Aus ungeklärten Gründen entwickelt sich bei ihnen im frühen Erwachsenenalter häufig eine *Atherosklerose* (Arterienverengung infolge von Fettablagerungen an deren Wänden), was wiederum ein erhöhtes Herzkrankheitenrisiko nach sich zieht.

DIAGNOSE

Wegen der unverkennbaren äußerlichen Merkmale wird ein D.-S. in aller Regel schon bald nach der Geburt erkannt. Die Diagnose wird durch eine Chromosomenzählung in den weißen Blutkörperchen nach einer Blutprobe bestätigt (s. *Chromosomenanalyse*).

THERAPIE

Für die geistige Behinderung selbst gibt es keine Behandlung, aber durch Erziehung und Hilfsmittel kann viel erreicht werden. Manchmal ist eine Unterbringung in einem Pflegeheim unerläßlich, doch im allgemeinen sind solche Kinder am glücklichsten in einer liebevollen häuslichen, familiären Umgebung.

PROGNOSE

Bis vor ungefähr 20 Jahren überlebten die meisten D.-S.-Kinder ihre Teenagerjahre nicht. Das lag sowohl an der relativen Häufung von Geburtsmißbildungen als auch an ihrer Anfälligkeit gegen Infektionen. Die Fortschritte der internen und chirurgischen Medizin und auch der Langzeitbetreuungsmöglichkeiten haben die Lebenserwartung verlängert, wenn sie auch heute noch nicht über das mittlere Alter hinausreicht.

Doxorubicin

(z.B. *Adriblastin*® +)

Zytostatikum, das injiziert wird, meistens zusammen mit anderen Krebsmitteln. Es wird bei verschiedenen Krebsarten eingesetzt, so bei *Leukämie*, *Hodgkin-Krankheit* und *Lungenkrebs*.

Doxycyclin

(z.B. *Vibramycin*® +)

Tetracyclin-Präparat zur Behandlung chronischer *Prostatitis* (Prostata-Entzündung), *Beckenentzündung*, Brustinfektion sowie chronischer *Bronchitis;* wirksamer als fast alle anderen Tetracyclin-Antibiotika. Wird außerdem auch zur Behandlung mehrerer Arten von Reisedurchfall eingesetzt (s. *Gastroenteritis*). Wegen seiner länger andauernden Wirkung im Vergleich zu anderen Tetracyclinen muß es nur ein- oder zweimal täglich eingenommen werden.

Mögliche unerwünschte Nebenwirkungen sind u.a. Übelkeit und Verdauungsschwierigkeiten. Ihnen kann aber begegnet werden, wenn es zusammen mit dem Essen eingenommen wird; im Gegensatz zu vielen anderen Tetracyclinen beeinträchtigt dies seine Wirkung nicht.

DPT-Impfung

Dreifachimpfung gegen *Diphtherie*, *Pertussis* (*Keuchhusten*) und *Tetanus* (Wundstarrkrampf).

SO WIRD ES GEMACHT

Die DPT-Impfung erfolgt mit dem Kombinationsimpfstoff in drei Injektionen im 3., 5. und 18. Lebensmonat. Sie wird vor allem bei Säuglingen in Gemeinschaftseinrichtungen und in ungünstigen sozialen Verhältnissen vorgenommen, bei denen Keuchhusten eine besondere Gefährdung darstellt. Die Keuchhusten-Impfung (Wirkstoff "P") wird im Einzelfall auch weggelassen. Im 6. Lebensjahr erfolgt eine Auffrischung der Diphtherie- und Tetanusimpfung. Im Säuglingsalter wird eventuell gleichzeitig gegen *Poliomyelitis* (spinale Kinderlähmung) geimpft.

WARUM ES GEMACHT WIRD

Nach der Impfung produziert der Körper *Antikörper* gegen die entsprechenden Infektionen. Der Schutz gegen Diphtherie ist nicht vollständig, verhindert jedoch einen schweren Krankheitsverlauf bei einer Infektion.

Heute sollte in der Gesamtbevölkerung ein hoher Immunisierungsgrad gegen Diphtherie bestehen. Ist dies nicht der Fall oder unsicher, ob die Schutzwirkung noch besteht, kann durch einen *Bluttest* festgestellt werden, ob Antikörper vorhanden sind oder nicht. Die Diphtherieschutzimpfung kann dann jederzeit nachgeholt werden.

Auch die Keuchhustenimpfung gewährt keinen absoluten Schutz, ist aber so ausreichend, daß eine Infektion nur noch milde verläuft. Ohne Impfung kann Keuchhusten sogar tödlich verlaufen. Bei Erwachsenen verläuft die Erkrankung ebenfalls milde, die Kranken können jedoch nichtimmunisierte Kinder anstecken.

Der Schutz gegen Tetanus ist nicht lebenslang. Er muß spätestens etwa alle zehn Jahre aufgefrischt werden, sofort aber nach jeder verschmutzten Wunde, falls die letzte Impfung länger als fünf Jahre zurückliegt.

RISIKEN

Bei Diphtherie und Tetanus produzieren die Bakterien ein potentiell lebensgefährliches Toxin (Gift). Der Impfstoff enthält Toxoide, das sind abgewandelte Versionen der Diphtherie- und Tetanustoxine). Sie regen die Bildung von Antikörpern an. Weil die Toxoide chemische Substanzen und keine Organismen sind, sind Überreaktionen auf sie selten.

Der Impfstoff gegen Keuchhusten besteht aus abgetöteten Bakterien, die die Bildung von Antikörpern stimulieren. Bei dieser Methode besteht eine größere Wahrscheinlichkeit von Reaktionen. Meistens löst sie leichtes Fieber und einige Tage lang nach der Impfung eine gewisse Reizbarkeit aus. Gravierendere Reaktionen sind Anzeichen von Affektionen des Gehirns und des Nervensystems, die sogar bis hin zu Anfällen (*Iktus, Konvulsionen*) gehen können. Auch allergische Reaktionen mit Atemnot und *Schock* sind möglich. Solch schwerwiegende Reaktionen geschehen in weniger als einem Fall pro 100 000 Impfungen. Dauerschäden sind noch seltener.

Aufgrund abnehmender Impfungshäufigkeit kommt es immer noch zu gelegentlichem Auftreten dieser Krankheiten, was eigentlich nicht notwendig wäre.

Die medizinisch maßgebliche Meinung ist zur Zeit, daß die Vorteile der Schutzimpfungen ihre potentiellen und seltenen Nachteile bei weitem übertreffen. Die Impfung soll verschoben werden, wenn ein Kind fiebert. Die Keuchhustenkomponente der Impfung soll Kindern nicht gegeben werden, wenn sie auf eine vorausgegangene Impfung heftig reagierten oder an einer Mißbildung des Nervensystems leiden oder schon einmal einen Anfall erlitten. Auch wenn Geschwister oder Eltern an *Epilepsie* oder die Kinder selbst an einer *Anomalie* des Nervensystems leiden oder sich nur verzögert entwickeln, sollte auf eine Impfung verzichtet werden.

Drahtumschlingung, Kiefer

s. *Kieferdrahtumschlingung*

Drain

Hilfsmittel zur Ableitung von Luft oder Sekreten (Flüssigkeiten) aus einer Körperhöhle oder Wunde nach außen.

ARTEN

Die einfachsten D.s sind weiche Gummischläuche, die Flüssigkeit aus einer Körperhöhle in einen Verband ableiten. Aufwendiger sind dünnwandige Röhren mit großem Durchmesser, die mit einem Sammelbeutel oder einem Glas, bei denen ein Ventil den Rückstrom von Luft oder Flüssigkeit in den Körper verhindert, verbunden werden. Der sog. gewellte D. hat eine Anzahl Rillen zur besseren Flüssigkeitsaufsaugung. Saug-D.s bestehen aus einem dünnen Röhrchen mit vielen kleinen Löchern zum Ansaugen von Flüssigkeit oder Luft in eine Vakuumflasche. Das Ansaugen kann auch mittels einer Vakuumpumpe erfolgen. Der T-D. schließlich wird zur Ableitung von Galle aus dem Gallengang nach einer Operation verwendet.

Drän

s. *Drain*

DRAIN-ARTEN

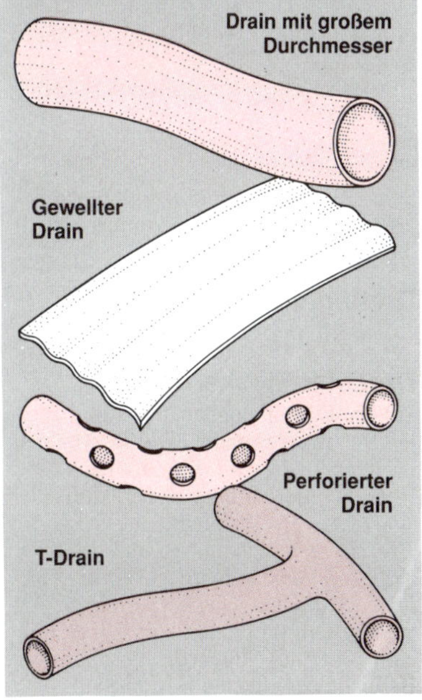

D

D

Dreifachimpfung

Impfung mit einem kombinierten Impfstoff gegen drei Krankheiten gleichzeitig. Wird oft für die Impfung gegen Masern, Mumps und Röteln (MMR-Impfung) verwendet.

Das Ziel ist die Eliminierung dieser Infektionskrankheiten. Ganz besonders gilt dies für die Röteln, die mit einem hohen Mißbildungsrisiko auf ein ungeborenes Kind übertragen werden können, wenn die Mutter während der Schwangerschaft daran erkrankt. Die MMR-Impfung ist auch in Form von Einzelimpfungen möglich und soll ungefähr im 15. Lebensmonat stattfinden.

Bei Mädchen wird allgemein eine Auffrischungsimpfung gegen Röteln im Alter von 8-15 Jahren vor der *Menarche* empfohlen, auch wenn im Kleinkindalter gegen Röteln geimpft wurde.

Die Impfung wird nur abgelehnt, wenn das Kind an einer akuten fiebrigen Erkrankung leidet. Sie unterbleibt bei Kindern mit unbehandelten *Krebs*-Leiden, lebensgefährlichen allergischen Reaktionen oder bei Behandlung anderer Krankheiten mit *Immunsuppressiva*, *Strahlentherapie* oder hohen Dosen von *Kortikosteroiden*. Auch darf nicht geimpft werden, wenn das Kind weniger als drei Wochen zuvor mit einem anderen Lebend-Impfstoff geimpft wurde oder weniger als drei Monate zuvor eine *Immunglobulin*-Injektion erhielt.

Erwachsene Frauen, die die MMR-Impfung erhalten, sollten danach mindestens einen Monat lang eine Schwangerschaft vermeiden.

MÖGLICHE NEBENWIRKUNGEN

Die MMR-Dreifachimpfung ist sicher und wirksam. Geringfügige mögliche Symptome wie Fieber, Ausschlag und Unwohlsein treten gelegentlich 5-10 Tage nach der Impfung auf. Etwa 1 Prozent der Kinder entwickeln drei bis fünf Wochen nach der Impfung geringfügige Schwellungen der Parotis (Ohrspeicheldrüse), wie sie auch bei Mumps auftritt; diese ist allerdings nicht ansteckend.

Dreitagefieber

s. *Roseola infantum*

Dressler-Myokarditis

Seltene Erkrankung; auch postinfarktielles Syndrom genannt. Die D.-M. kann nach einem *Herzinfarkt* oder nach einer Herzoperation auftreten. Charakteristisch sind Fieber, Brustschmerzen, *Perikarditis* (*Herzbeutelentzündung*) und *Pleuritis* (*Rippenfellentzündung*), sie gilt als *Autoimmunkrankheit*. Das körper-eigene Abwehrsystem produziert *Antikörper* (Abwehrproteine) gegen die geschädigten Bereiche des eigenen Herzmuskels.

Erste Anzeichen erscheinen Tage bis Wochen nach dem Herzinfarkt oder der Herzoperation. Die Diagnose wird erhärtet, wenn im Blut Antikörper nachgewiesen werden. Die Behandlung mit *Aspirin* behebt die Beschwerden in aller Regel, nur gelegentlich sind zusätzlich *Kortikosteroide* erforderlich.

Drogenabhängigkeit

Zwang, den Konsum einer Droge fortzusetzen, entweder wegen der erwünschten Wirkung oder aus Angst vor den Entzugserscheinungen beim Absetzen des Stoffes.

ARTEN

D. äußert sich in zwei Formen: psychisch und physisch. Psychische D. liegt vor, wenn die Nichteinnahme emotional negative Folgen hat, physische, wenn der Körper süchtig geworden ist und alle Symptome von Entzugserscheinungen (*Entzugssyndrom*) zeigt, sobald er die Droge nicht mehr bekommt. Der Entzug ist in aller Regel mit schweren körperlichen und geistigen Belastungen verbunden.

URSACHEN UND VERBREITUNG

D. entwickelt sich bei regelmäßigem oder übersteigertem Konsum einer Droge. Sehr viele Menschen sind abhängig vom *Nikotin* im Tabak, vom *Koffein* im Kaffee oder vom *Alkohol*, ein nicht unbeträchtlicher Teil der Bevölkerung von *Psychopharmaka*.

Abhängigkeit entwickelt sich in aller Regel von solchen Stoffen, die die Stimmung oder das Verhalten ändern; die Schnelligkeit der Wirkung ist ein weiterer Faktor. Intravenös gespritzte Drogen beispielsweise haben eine fast sofortige Wirkung, was wiederum das Bedürfnis nach weiteren Injektionen steigert.

Manche Menschen scheinen anfälliger für D. als andere. Dabei spielen folgende Umstände eine Rolle: die mehr oder minder starke Verführung durch Freunde oder Kollegen bzw. Geschäftspartner, und auch gesellschaftliche Faktoren wie Armut, Arbeitslosigkeit, zerrüttete Familienverhältnisse und die Verfügbarkeit der Drogen. Auch erbliche Faktoren werden diskutiert.

SYMPTOME UND ANZEICHEN

Milde Entzugserscheinungen sind Gähnen, Niesen, laufende Nase, tränende Augen und Schwitzen. Zu den schwereren Reaktionen zählen Durchfall, Erbrechen, Zittern, Krämpfe und Verwirrtheit bis hin zu Anfällen und Koma. Diese Symptome legen sich erst bei erneuter Einnahme der Droge.

Die Entzugserscheinungen sind wahrscheinlich Folge der Tatsache, daß der Organismus sich so an die Anwesenheit der betreffenden Droge gewöhnt hat, daß er darauf eingestellt ist; z.B. reduziert Nikotin die Ausschüttung von *Adrenalin* und ähnlichen Substanzen. Ist die Droge nicht mehr vorhanden, wird der entsprechende Mangel mit den entsprechenden Reaktionen deutlich.

KOMPLIKATIONEN

D. hat direkte körperliche Folgen wie Lungen- und Herzkrankheiten durch Rauchen und Leberschäden infolge Trinkens. Mentale Probleme wie Angstzustände und Depressionen sind bei Entzug häufig. Eine D. kann auch zu einer Drogentoleranz (Gewöhnung) führen, d.h., es sind immer höhere Dosierungen zur Erzielung des gewünschten Effekts erforderlich.

Komplikationen können auch indirekte Folgen der D. sein. Beispielsweise sind Betäubungsmittel spritzende Süchtige über schon einmal verwendete und infizierte Nadeln gefährdet, sich *Hepatitis* oder *AIDS* zuzuziehen und daran sogar zu sterben. Oder es führen Überdosen zu schweren Folgen einschließlich Tod, weil die verträglichen Dosierungen nicht beachtet oder eine reinere und intensivere Zubereitung eingenommen wurde. Soziale Komplikationen der D. sind Familienzerrüttung und die Drogenbeschaffungskriminalität.

THERAPIE

Überwachte Entziehungskuren gibt es in speziellen Einrichtungen und in größeren Kliniken. Sie beinhalten in der Regel eine kontrollierte Reduzierung des Drogenkonsums. Gelegentlich können unterstützend und auch zur Behandlung der Entzugserscheinungen harmlosere Medikamente bzw. Drogen eingesetzt werden. Zusätzlich notwendig sind auch Sozialhilfeeinrichtungen und unterstützende Gruppen.

PROGNOSE

Jede Behandlung erfordert eine starke eigene persönliche Motivation, soll sie erfolgreich sein. Regelmäßig gibt es Probleme, wenn der Abhängige wieder in die gleichen Verhältnisse zurückkehrt, die der Anlaß für den Drogenkonsum, -mißbrauch und die folgende D. waren.

Drop-Anfall

Kurzzeitige Funktionsstörung des Nervensystems, in deren Folge eine Person ohne Vorzeichen stürzt. Anders als bei der *Ohnmacht* muß diese nicht mit Bewußtlosigkeit verbunden sein, die Gefahr von Sturzverletzungen (an Kopf, Händen und Füßen) besteht gleichwohl.

URSACHEN UND VORKOMMEN

Ein D.-A. kann sich zwar in jedem Alter ereignen, am häufigsten sind jedoch ältere Frauen betroffen. Die Ursachen sind noch nicht vollständig geklärt, oft aber scheint ein plötzlicher Abfall der Durchblutung im Stammhirn verantwortlich zu sein.

Gelegentlich haben auch ältere Männer einen D.-A. während des Urinierens oder Stehens. Hier kann außer dem abfallenden Blutdruck auch eine abrupte Veränderung im Herzschlagrhythmus schuld sein. Männer sollten nach einem solchen Geschehen nach Möglichkeit nur noch sitzend urinieren.

Eine seltene Ursache von D.-A.en ist eine Blockierung des zerebrospinalen Flusses im Gehirn (Liquor cerebrospinalis), wie er zum Beispiel bei *Hydrocephalus*-Patienten vorkommt. Manchmal werden auch akinetische Anfälle (seltene Form der *Epilepsie*), bei denen ein plötzlicher Sturz mit kurzem Bewußtseinsverlust, jedoch ohne Muskelkrämpfe, zusammentrifft, als D.-A. bezeichnet.

THERAPIE

Es gibt keinerlei Behandlungsmöglichkeit für D.-A.e bei älteren Menschen. Akinetische Anfälle werden mit *Antikonvulsiva* behandelt.

Drosselvene
s. *Jugularvene*

Druckfallkrankheit
s. *Dekompressionskrankheit*

Druckgeschwüre
s. *Wundliegen*

Druckmessung
s. *Manometrie*

Druckstellen
Üblicher Name für Dekubitus, Druckgeschwüre (s. *Wundliegen*).

Druckverband
s. *Kompresse*

Drüse
Gruppe spezialisierter Zellen, die für den Körper nötige chemische Substanzen wie *Hormone* und *Enzyme* produzieren und ausschütten.

Man unterscheidet zwei Typen: Die *endokrinen* D.n haben keinen Ausführungsgang und geben ihre Sekrete direkt in das Blut ab (z.B. *Hypophyse*, *Schilddrüse* und *Nebenniere*).

Die *exokrinen* D.n besitzen Ausführungsgänge und leiten ihre Sekrete entweder an eine äußere oder innere Oberfläche (Haut bzw. Schleimhaut – z.B. Talgdrüsen bzw. Speicheldrüsen). Die Bauchspeicheldrüse sezerniert sowohl endokrin (Insulin) als auch exokrin (Cholezystokinin).

Die *Lymphknoten* (Zellansammlungen im *lymphatischen System*) werden im allgemeinen ebenfalls als Drüsen bezeichnet (*Lymphdrüsen*). Genaugenommen ist das aber unkorrekt, weil die Lymphknoten keinerlei chemische Substanzen ausschütten. Sie dienen als biologische Filterstationen, die in den Lymphkreislauf eingeschaltet sind, und produzieren Lymphozyten. Sie spielen damit eine bedeutende Rolle für unsere Infektabwehr und unser Immunsystem.

Drüsenfieber
s. *Mononukleose, infektiöse*

Drüsen, geschwollene
(*F. Lymphadenopathie*) Vergrößerung der *Lymphknoten* (Lymph"drüsen") aufgrund einer Entzündung oder einer gesteigerten Lymphozytenproduktion.

URSACHEN

Lymphknotenschwellungen sind sehr häufig, in der Regel als Folge harmloser Infektionen. Kinder sind besonders häufig betroffen, zum Teil weil ihr lymphatisches System eine bedeutsamere Rolle bei der Infektionsabwehr spielt als bei Erwachsenen. Auch allergische Reaktionen können geschwollene Drüsen verursachen (s. *Allergie*).

Seltenere Ursachen sind die *Hodgkin-Krankheit* und andere Formen von *Lymphomen* (Lymphdrüsentumoren), *Leukämie* (Krebs der weißen Blutkörperchen) oder *Metastasen* (Absiedelungen von Krebswucherungen in andere Körperbereiche).

Wenn die auslösende Grunderkrankung auf einen bestimmten Körperbereich beschränkt ist, betrifft die Drüsenschwellung ebenfalls einen umschriebenen Bereich. Eine Halsinfektion z.B. bedingt normalerweise Schwellungen der Halsdrüsen.

G.D. unter der Haut (z.B. Leiste, Hals) sind meist als leicht erwärmte Knoten tastbar. Im Körperinneren, wie in der Lunge oder im Bauch, sind sie oft nicht spürbar.

UNTERSUCHUNG UND THERAPIE

In vielen Fällen ist die Ursache von g.n D. in der damit verbundenen lokalen Infektion zu suchen, auch manchmal als allergische Reaktion zum Beispiel auf einen Bienenstich. In anderen Fällen geben die Begleitsymptome einen Hinweis auf die Ursache. Drüsenschwellungen mit Halsschmerzen, Fieber und Müdigkeit sind z.B. deutliche Fingerzeige auf eine infektiöse Mononukleose (Drüsenfieber; *Mononukleose, infektiöse*).

Sind g.D. hartnäckig oder ist kein ersichtlicher Grund für sie vorhanden, können weitergehende Tests erforderlich werden: Blutbild, *Thorax-Röntgen*aufnahmen zur Feststellung etwaiger g.er D. in der Lunge, oder eine *Biopsie* (Gewebeprobenentnahme aus dem betroffenen Lymphknoten zur mikroskopischen Untersuchung).

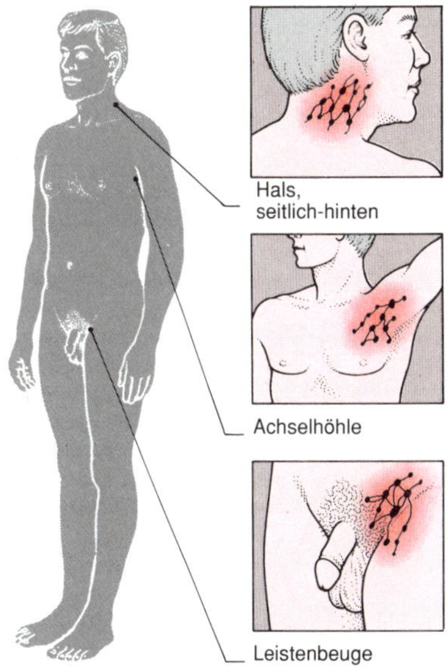

Orte von "Drüsenschwellungen"
Die drei häufigsten Stellen, an denen Lymphknotenschwellungen tastbar werden, sind Hals, Achselhöhle und Leiste.

Die Behandlung hängt im wesentlichen von der Grunderkrankung ab. Gegen Infektionen werden Antibiotika gegeben, gegen Allergien *Antihistaminika*, bei Tumoren schließlich werden *Zytostatika* und *Strahlentherapie* eingesetzt.

DSM III
Dritte und bislang jüngste Auflage des "Diagnostic and Statistical Manual of Mental Disorders" (Diagnostisches und Statistisches Handbuch der Geisteskrankheiten), herausgegeben 1980 von der American Psychiatric Association. Enthält eine Klassifizierung psychiatrischer Krankheiten und gilt auch in vielen anderen Ländern als maßgeblich.

Duchenne-Friedreich-Krankheit
s. *Muskeldystrophie*

Ductuli biliferi
s. *Gallengang*

Ductus
Gang; im engeren Sinne röhrenartiger Ausführungsgang einer Drüse; z.B. fließen die Tränen durch den Tränennasengang (Ductus nasolacrimalis) vom inneren Augenwinkel in die Nasenhöhle oder die Galle von der Leber zum Zwölffingerdarm (D. choledochus).

Ductus arteriosus persistens
Angeborener *Herzfehler*, bei dem sich der Ductus arteriosus (Botalli) bei der Geburt nicht schließt (s.u. Ursachen). Er

LAGE DES SAMENLEITERS

Der Samenleiter zieht vom Nebenhoden aus dem Hodensack durch den Leistenkanal in die Bauchhöhle, durchbohrt die Prostata, vereinigt sich mit dem Samenbläschengang und mündet als Spritzkanälchengang in die Harnröhre.

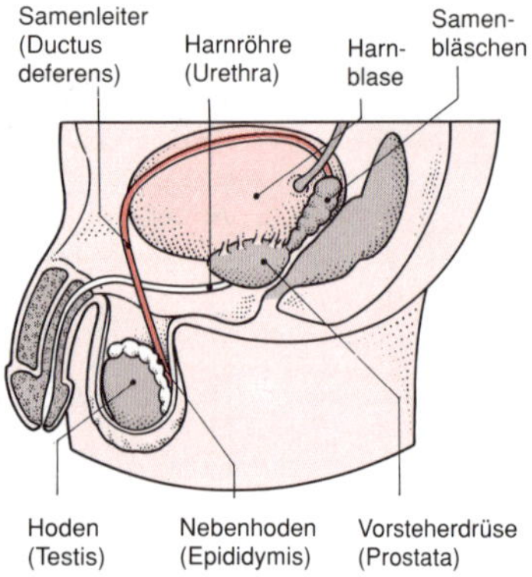

macht ca. 10 Prozent aller angeborenen Herzfehler aus (s. *Herzfehler, angeborene*), die bei rd. 60 von je 100 000 Geburten auftreten.

URSACHEN

Der Ductus arteriosus ist ein funktionell notwendiger Shunt (Kurzschluß) im Embryonalkreislauf zwischen Lungenarterie und Aorta, durch den das Blut aus dem rechten Herzen in Richtung der noch nicht entfalteten und belüfteten Lunge an dieser vorbei direkt in den großen Körperkreislauf geleitet wird (s. *Fetalkreislauf*).

Bei der Geburt oder kurz danach schließt er sich im Normalfall, und das Blut fließt fortan durch die Lunge. Bei einigen Frühgeburten oder Kindern mit Atemschwierigkeiten oder solchen mit Mißbildungen bleibt dieser Vorgang aus. Dieser Zustand wird D.a.p. genannt. Ein Teil des aus der linken Herzkammer kommenden und für den großen Körperkreislauf bestimmten Blutes wird dann durch den D.a.p. in die Lunge geleitet. Daher muß das Herz stärker arbeiten, um immer noch genügend Blut in den Kreislauf zu pumpen.

SYMPTOME UND ANZEICHEN

Oftmals ist der Defekt nicht so schwerwiegend, daß er gewichtige Symptome erzeugt. Gelegentlich jedoch wird das Herz überanstrengt, wenn beträchtliche Blutmengen fehlgeleitet werden. Das Baby nimmt nicht zu, gerät leicht in Atemnot und leidet häufig an Infektionen der Brustorgane. Am Ende kann sich eine *Herzinsuffizienz* (mangelnde Pumpleistung) entwickeln.

DIAGNOSE UND THERAPIE

Die Diagnose erfolgt durch bestimmte Geräusche, die mit dem Stethoskop abgehört werden, sowie mit Röntgenaufnahme, *EKG* und *Echokardiographie*.

Der Wirkstoff Indomethacin regt bei Frühgeburten oft die Schließung des D.a.p. an. Bleibt die Therapie erfolglos, muß er operativ geschlossen werden. Die Operation ist unkompliziert und ohne großes Risiko und ermöglicht dem Kind eine normale Entwicklung.

Ductus deferens

Paariger Samenleiter; speichert und transportiert die Spermatozoen in Fortsetzung des *Nebenhoden*gangs (Ductus epididymidis) in die Harnröhre. Der 60 cm lange D.d. zieht mit Blutgefäßen und Nerven im Samenstrang (Funiculus spermaticus) aus dem *Hoden*sack (Scrotum) durch den Leistenkanal (Canalis inguinalis) in den Bauchraum.

An seinem Ende durchbohrt er als Spritzkanälchen (Ductus ejaculatorius) die Vorsteherdrüse (Prostata) und mündet in die Harnröhre. In jedes Spritzkanälchen öffnet sich der Ausführungsgang je eines Samenbläschens.

Bei einer Sterilisierung des Mannes (*Vasektomie*) werden beide Samenleiter durchtrennt und damit ein Samentransport in die Harnröhre ausgeschlossen.

Dumpingsyndrom

s. *Postgastrektomiesyndrom*

Dunkle Zähne

s. *Zahnverfärbung*

Duodenalgeschwür

s. *Ulcus duodeni*

Duodenitis

Zwölffingerdarmentzündung (erster Abschnitt des Dünndarms, *F.* Duodenum). Erzeugt uncharakteristische gastrointestinale (Magen-Darm-)Symptome meist ohne stärkere körperliche Anzeichen. Die Ursache ist unbekannt.

Die Diagnose der D. erfolgt mittels einer *Gastroskopie*. Die Zwölffingerdarm-Schleimhaut wird mittels einer flexiblen Optik, die durch Speiseröhre und Magen eingeführt wird, untersucht. Meist ist eine diffuse Entzündung mit Rötung und Schwellung erkennbar, oft mit leichter Blutung bei Berührung mit der Spitze des Gastroskops. Bis jetzt ist allerdings kein direkter Zusammenhang zwischen den gastroskopischen Befunden und den Symptomen der D. gesichert worden.

Die Behandlung ist ähnlich wie bei einem *Zwölffingerdarmgeschwür*, hat sich jedoch noch nicht eindeutig als wirksam erwiesen (s.a. *peptisches Geschwür*).

Duodenum

s. *Zwölffingerdarm*

Dupuytren-Kontraktur

Erkrankung der Hand mit einem oder mehreren in Beugestellung (Kontraktur) versteiften Finger(n). In etwa der Hälfte der Fälle sind beide Hände betroffen. Benannt wurde die D.-K. nach dem französischen Chirurgen Baron Guillaume Dupuytren (1777-1835), der sie erstmals beschrieb.

URSACHEN UND VERBREITUNG

Die Ursache ist ungeklärt. In den meisten Fällen gibt es keine erkennbare Ursache, obwohl die D.-K. in bestimmten Gruppen häufiger aufzutreten scheint. Beispielsweise ist sie häufiger bei Berufsgruppen, die mit Greifwerkzeugen arbeiten, besonders bei vibrierenden. Außerdem ist sie eine häufige Begleiterscheinung der Alkohol-Leber-*Zirrhose*. Auch eine leichte familiäre Häufung ist erkennbar, wenn dies auch nicht unbedingt eine Erblichkeit bedeuten muß. Am häufigsten betroffen sind Männer jenseits des 40. Lebensjahres.

SYMPTOME UND ANZEICHEN

Die dreieckige Bindegewebsplatte unter der Haut der Hohlhand (Palmaraponeurose) verdickt sich und schrumpft; zwischen den Beugesehnen wuchern Faszien. Die Krankheit beginnt mit Bildung eines kleinen, harten Knotens und weitet sich dann zu einer derben geschrumpften Platte von Unterhautgewebe aus. Die Finger versteifen in Beugestellung der Grund- und Mittelgelenke. Das kann sich über Monate oder manchmal sogar Jahre hinziehen.

THERAPIE

Die einzige Behandlungsmöglichkeit ist eine Operation. Sie wird durchgeführt, wenn die Verformung unästhetisch wird oder den Gebrauch der Hand beeinträchtigt. Die Bindegewebsplatte wird durchtrennt, die Faszienwucherungen entfernt und die Beugesehnen freigelegt.

Durchblutungsstörung

s. *Ischämie*

Durchbruchblutung

Vaginale Blutung oder "Schmierblutung" zwischen den Menstruationsperioden bei Einnahme der "Antibabypille" (*Empfängnisverhütungsmittel, orale*), speziell solcher mit niedrigem Hormonanteil.

Sie ist häufig während der ersten Monate der Einnahme der "Pille", wenn der Körper sich an die hormonale Umstellung gewöhnen muß. Blutungen während einer Schwangerschaft oder wenn gar keine "Pille" genommen wird, können Symptom einer ernsten Krankheit sein. (S.a. *Vaginalblutung*)

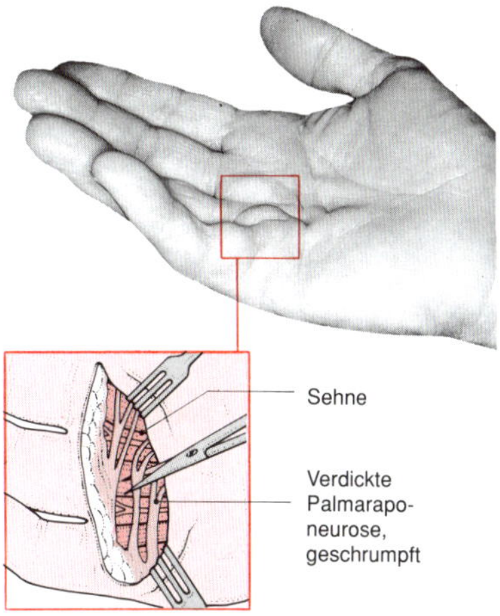

Operation bei Dupuytren-Kontraktur
Die gewucherten und geschrumpften Bindegewebsstränge werden operativ entfernt, damit die Sehnen freiliegen.

Durchfall

(*F.* Diarrhoe) Vermehrte Wäßrigkeit, Häufigkeit oder Menge des *Stuhls* als normal bei einer bestimmten Person. D. ist selbst keine Erkrankung, sondern Symptom verschiedener Krankheiten (s.a. S.275-277).

Akuter D. tritt bei fast jedem Menschen irgendwann einmal auf, meistens nach Genuß kontaminierter Speisen oder Getränke. Dies pflegt sich in der Regel nach ein oder zwei Tagen von selbst zu regeln. Chronischer D. hingegen ist meistens ein Symptom einer ernsthaften Erkrankung des Verdauungstrakts und bedarf ärztlicher Untersuchung.

Bei Kindern und älteren Menschen kann D. zu drastischer – potentiell sogar tödlicher – *Dehydratation* führen. Bei beiden Personengruppen muß D. daher ernst genommen werden.

DURCHFALL BEI ERWACHSENEN

Normalerweise resorbiert das *Kolon* (der größere Teil des Dickdarms) den größten Teil des Wassers aus dem Nahrungsbrei und macht halbfesten *Stuhl* daraus. Bei zu rascher Passage im Dickdarm jedoch oder bei Dünndarmentzündung (Darmkatarrh) mit Flüssigkeitsabgabe in den Darm entsteht D.

URSACHEN

Akuter D. beginnt plötzlich und dauert zwischen einigen Stunden und zwei bis drei Tagen. Die häufigste Ursache ist eine *Lebensmittelvergiftung*. Bekommen zwei oder mehrere Personen innerhalb von sechs Stunden nach einer bestimmten Mahlzeit D., ist dies ein ziemlich sicheres Zeichen dafür, daß deren gemeinsames Essen mit Toxinen von *STAPHYLOKOKKEN*-Bakterien kontaminiert war. Bei Toxinen der *CLOSTRIDIUM*-Bakterien dauert es zwischen 6 und 12 Stunden. Wenn der D. erst zwischen 12 und 48 Stunden nach der betreffenden Mahlzeit auftritt, handelt es sich meistens um *SALMONELLA* oder *CAMPYLOBACTER* bzw. um ein Virus wie z.B. Rotavirus oder das sog. Norwalk-Agens.

Infektiöse *Gastroenteritis* kann auch die Folge einer Tröpfcheninfektion mit Adenoviren oder sog. ECHO-Viren sein. Akuter D. ist ferner auch möglich als Störung der normalen Darmflora (harmlose, immer vorhandene Bakterien im Darm) bei Reisen in fremde Länder, in denen die Bakterien der Darmflora anderer Natur sind.

Sonstige Gründe sind Angstzustände oder seltener eine *Shigellose* (*Bakterienruhr*), *Typhus* und *Paratyphus*, Drogenwirkung (auch Medikamente), Nahrungsmittelallergie und Lebensmittelunverträglichkeit. Bei der *Bakterienruhr* und der *Amöbendysenterie* findet sich meistens Blut im Stuhl.

Chronischer D. tritt meist in wiederkehrenden Anfällen als akuter D. auf. Als Ursachen kommen die *Crohn-Krankheit*, *Colitis ulcerosa*, *Divertikel-Krankheit*, *Kolonkarzinom*, *Thyreotoxikose* und *Colon irritabile* (*Reizkolon*) in Betracht. Bei all diesen Krankheiten außer den beiden letzten kann auch Blut im Stuhl zu finden sein.

THERAPIE

Wasser und Elektrolyte, die bei schwerem D. verlorengehen, müssen rasch ersetzt werden, um eine Dehydratation zu verhindern.

Es gibt käufliche Fertigpräparate von Elektrolytmischungen als Pulver zum Auflösen in Wasser. Pro Stunde sollte ein halber Liter eines solchen Getränks getrunken und keine feste Nahrung eingenommen werden, bis der D. abgeklungen ist. Man kann sich auch selbst eine solche Lösung zubereiten: ein Teelöffel Salz und acht Teelöffel Zucker, der im Darmtrakt die Absorption des Wassers und Salzes erleichtert, auf einen Liter Wasser. Diese Mengenangaben müssen genau beachtet werden, weil zuviel Salz nur eine weitere Dehydratation bewirkt.

Antidiarrhoika sollten grundsätzlich nicht genommen werden, wenn der D. Folge einer Infektion ist, weil sie diese nur verlängern. Hilfreich sind hingegen bei Entkräftung durch den D. oder wenn dieser mit Bauchschmerzen einhergeht, Antidiarrhoika wie *Diphenoxylat* (z.B. Reasec ®+) und *Loperamid* (z.B. Imodium ®+).

Wiederkehrender oder über eine Woche lang andauernder und mit Blut durchsetzter D. erfordert ärztliche Maßnahmen zur Feststellung der Ursache. Neben der körperlichen Untersuchung wird dabei in der Regel auch eine Stuhlprobe für eine *Kultur* genommen, mit der festgestellt wird, ob die Ursache eine Infektion ist oder nicht.

Ist dies nicht der Fall, werden weitere Untersuchungen ausgeführt: *Barium-Röntgenkontrastuntersuchung* nach Einlauf oder Schlucken von Kontrastbrei, *Sigmoidoskopie* oder eine Rektum-*Biopsie*. Je nach der so ermittelten Ursache wird dann behandelt.

DURCHFALL BEI KINDERN

Die meisten Fälle von D. bei (Klein-) Kindern sind akuter Natur und daher mit einem hohen Risiko rascher Dehydratation verbunden. Besonders gilt dies in Verbindung mit Erbrechen. Wird die Dehydratation nicht rasch beseitigt, kann die Krankheit sogar tödlich verlaufen.

URSACHEN

Der häufigste Grund ist eine Gastroenteritis infolge einer Virusinfektion. Ausschließlich gestillte Babys sind in dieser Hinsicht weniger gefährdet als solche mit Flaschennahrung.

Eine Virus-Gastroenteritis kann die Dünndarmschleimhäute zerstören und damit die Nährstoffabsorption unmöglich machen. Dies wiederum bedingt einen temporären Mangel des Enzyms Lactase. So entsteht eine Lactoseunverträglichkeit (der Milchzucker wird nicht mehr absorbiert) mit der Folge einer Diarrhoe, die manchmal wochenlang dauern kann.

THERAPIE

Ein Kleinkind mit D. sollte keine Milch mehr bekommen, sondern eine in der Apotheke erhältliche Elekrolytlösung, die den Wasser- und Salzverlust ausgleicht.

Legt sich der Zustand binnen 24 Stunden, kann am nächsten Tag die übliche Milchernährung wiederaufgenommen werden; zu Beginn im Verhältnis ein Teil Milch auf drei Teile Wasser. Die nächste Mahlzeit besteht dann halb und halb und die dritte aus drei Teilen Milch auf einen Teil Wasser. Ab der vierten Mahlzeit kann dann wieder unverdünnte Milch gegeben werden. Dauert der D. länger an als 48 Stunden, ist ärztlicher Rat einzuholen.

Sofortige ärztliche Hilfe gleich zu welcher Zeit ist unerläßlich, wenn sich Anzeichen von Dehydratation bemerkbar machen: Benommenheit, mangelnde Reaktionen, langanhaltendes Weinen, schlaffe Haut, glasige Augen, eingesunkene Stirnfontanelle und ein trockener, klebriger Mund oder Zunge.

Durchflußzytometrie

Untersuchungsverfahren, das als Mittel zur Erkennung einer malignen (bösarti-

DURCHFALL Häufiger Abgang flüssigen Stuhlgangs

? Hatten Sie in den vergangenen Wochen schon einmal Durchfall?

JA → Löst emotionaler Streß bei Ihnen immer wieder Durchfall aus?

JA → Streß verursacht oft Durchfall. Wenn Sie aber öfter schmerzhafte Unterleibskrämpfe und abwechselnd Verstopfung und Durchfall hatten, holen Sie sich ärztlichen Rat.

siehe *Angst*
→ *Divertikel-Krankheit*
→ *Darmkrebs*
→ *Colon irritabile (Reizkolon)*

NEIN → Hatten Sie öfter Unterleibsschmerzen?

JA → siehe *Bauchschmerzen*

NEIN → ☎ **Holen Sie sofort den Arzt!**
Andauernder Wechsel im Stuhlverhalten muß unbedingt untersucht werden, um eine Krebserkrankung auszuschließen.

siehe *Darmkrebs*

NEIN →

WARNUNG
Ein Kind mit Durchfall kann ernsthaft krank sein, wenn eines der folgenden Anzeichen vorliegt:
- Sechs Stunden oder länger andauernde Bauchschmerzen
- Länger als 12 Stunden lang wiederholtes Erbrechen
- Trinkverweigerung
- Eingesunkene Augen
- Sechs Stunden oder noch länger kein Urin

Sofort ärztliche Hilfe herbeirufen!

? Ist Blut im Stuhl?

JA → ☎ **Holen Sie einen Arzt!**
Im Darm oder Anus können sich offene oder entzündete Stellen gebildet haben. Blutiger Durchfall kann von einer Infektion kommen. Eine erhöhte Wahrscheinlichkeit dafür besteht, wenn Sie kürzlich aus dem Ausland zurückkamen; auch Dysenterie ist möglich.

siehe *Dysenterie*
→ *Colitis ulcerosa*

NEIN ↓

? Fühlen Sie sich heute schlecht, mußten Sie erbrechen, ist Ihre Temperatur über 38° C angestiegen?

JA → Eine Entzündung des Verdauungstrakts durch Infektion oder Lebensmittelvergiftung ist möglich. Holen Sie den Arzt.

siehe *Gastroenteritis*

NEIN ↓

? Haben Sie kürzlich bestimmte Medikamente eingenommen?

JA → Eine Überreaktion auf bestimmte Medikamente kann den Durchfall verursacht haben. Wenn Sie das Gefühl haben, Arzneimittel, die Sie einnehmen, nicht zu vertragen, holen Sie ärztlichen Rat ein.

NEIN ↓

Fortsetzung nächste Seite

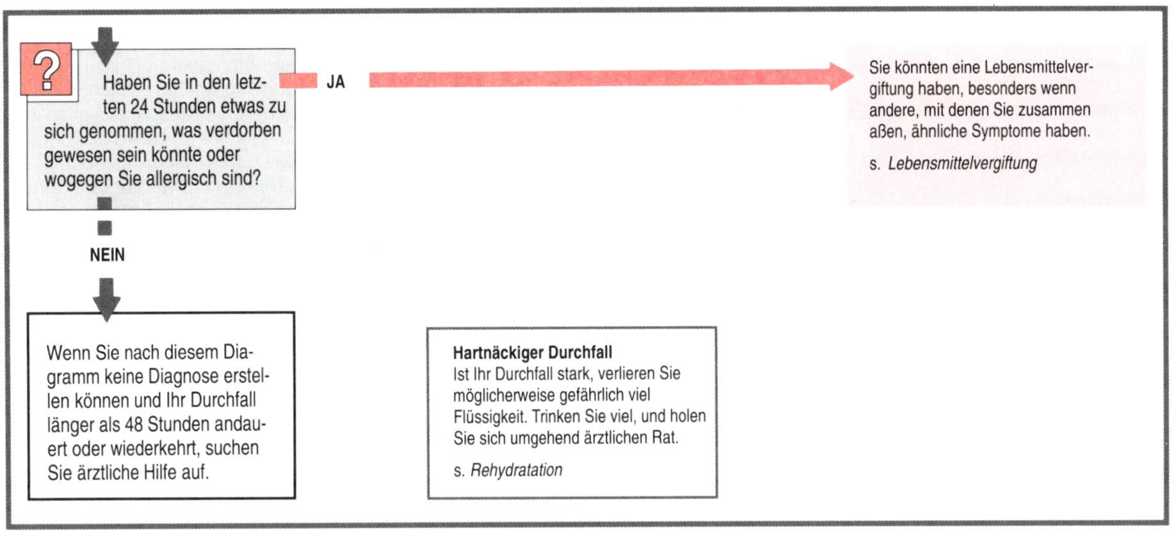

gen) Erkrankung die Anordnung und Menge der *DNS* (des genetischen Materials) in den Zellen betrachtet. Das DNS-Muster in Krebszellen ist anders als in gesunden Zellen. Der Test ist hilfreich zur Unterscheidung benigner (gutartiger) von malignen (bösartigen, krebsbefallenen) Zellen, aber auch für die Kontrolle der Wirkungen von *Zystostatika* (Krebsmedikamenten; s.a. *Zytologie*).

Durst

Verlangen zu trinken; eines der Mittel zur Flüssigkeitskontrolle des Organismus, das andere ist die Menge der Urinausscheidung.

D. wird von einer steigenden Konzentration von Salz, Zucker und bestimmten anderen Substanzen ausgelöst, die sich im Serum, dem flüssigen Anteil des Blutes, befinden. Dies geschieht, wenn die Flüssigkeitszufuhr sinkt oder mit der Nahrung zuviel dieser Substanzen aufgenommen werden. Die wichtigste Substanz in diesem Zusammenhang ist das Salz. In den Blutgefäßen der Hirnanhangdrüse (Hypothalamus) befinden sich Fühler (Rezeptoren), die bei Erregung das D.gefühl auslösen.

Ein D.gefühl wird auch ausgelöst, wenn durch Schwitzen, Durchfall, Erbrechen, größere Wunden oder schwere Verbrennungen ein großer Flüssigkeitsverlust eingetreten ist; manchmal sogar nur bei trockenem Mund, obwohl eine adäquate Hydratation gegeben ist. In diesen Fällen kann man das D.gefühl durch Anfeuchten des Mundes beseitigen.

Eine Schädigung des Hypothalamus, etwa durch eine Kopfverletzung, kann den Verlust der Durstempfindung und damit *Dehydratation* nach sich ziehen.

Durst, exzessiver

Starkes und andauerndes Durstgefühl, meist als Folge einer Dehydratation; außerdem ist er ein Symptom eines unbehandelten oder nicht eingestellten *Diabetes mellitus* bzw. *Diabetes insipidus*. Andere Gründe sind: *Nierenversagen*, Behandlung mit bestimmten Medikamenten wie *Phenothiazinen* und starker Blutverlust. Auch psychische Gründe können für e.n D. verantwortlich sein; dies nennt man psychogene *Polydipsie*.

Dydrogesteron

(z.B. *Duphaston*® +)

Aus *Progesteron* (natürliches weibliches Sexualhormon) gewonnenes Medikament zur Behandlung verschiedener Menstruationsbeschwerden, als deren Ursache ein Mangel dieses Hormons vermutet wird. Es wird beim prämenstruellen Syndrom verschrieben und bei fehlender, unregelmäßiger oder schmerzhafter Periode (s. *Menstruationsstörungen*, *Dysmenorrhoe*), zusammen mit einem *Östrogen-Präparat* als *Hormonersatzbehandlung* nach der *Menopause* (Wechseljahre), gelegentlich gegen *Endometriose* (Vorkommen von Uterusschleimhaut außerhalb ihres normalen Sitzes, z.B. innerhalb der Muskulatur der Gebärmutter) sowie zur Verhütung einer *Fehlgeburt*.

Es wird üblicherweise an bestimmten Tagen des menstruellen Zyklus (sie hängen von der jeweils vorliegenden Störung ab) eingenommen. Mögliche unerwünschte Nebenwirkungen sind u.a. Spannungen in der Brust, geschwollene Fußknöchel, Gewichtszunahme und Übelkeit.

Dys-

Vorsilbe aus dem Griechischen mit der Bedeutung anomal, schwierig, schmerzhaft oder fehlerhaft, wie z.B. in *Dysurie* (Schmerzen beim Wasserlassen).

Dysarthrie

Sprachstörung infolge einer Krankheit oder Verletzung des körperlichen Sprechapparates bzw. der ihn steuernden Nerven.

Der Unterschied zur *Aphasie* (Sprachschwierigkeit, die das Sprechen beeinträchtigt) liegt darin, daß bei der D. keine Schädigung des Sprachzentrums im Gehirn vorliegt. Formulierung, Auswahl und Niederschrift von Wörtern oder grammatikalisch richtigen Sätzen ist möglich. Es mangelt aber an der stimmlichen Aussprachefähigkeit. Weniger gravierend als die D. ist die *Dysphonie*, die sich nur auf bestimmte Defekte der Lautproduktion bezieht, welche sich von Erkrankungen oder Schädigungen des Kehlkopfs und der Stimmbänder ableiten.

URSACHEN

D. ist eine häufige Begleiterscheinung zahlreicher degenerativer Zustände, die das Nervensystem in Mitleidenschaft ziehen. Dies sind z.B. *multiple Sklerose*, die *Parkinson-Krankheit* und *Chorea Huntington*; bei Kindern die *zerebrale Kinderlähmung*. D. kann auch die Folge eines *Schlaganfalls* sein, eines *Gehirntumors* oder eines isolierten Defekts eines bestimmten Nervs, z.B. des Nervus hypoglossus, der die Zungenbewegungen steuernde motorische Hirnnerv. Ebenso mögliche Ursachen sind Mundmißbildungen wie Hasenscharte, Wolfsrachen (*Lippenkiefergaumenspalte*) oder sogar schlechtsitzende Zahnprothesen.

THERAPIE
Es gibt keine spezifische D.-Behandlung. In manchen Fällen ermöglichen Medikamente oder eine operative Behandlung die Wiedergewinnung einer klaren Artikulationsfähigkeit, in anderen ist eine *Sprachtherapie* hilfreich.

D

Dysenterie

Schwere Darminfektion, die oft mit Blut, Schleim und Eiter vermischten Durchfall verursacht und mit Bauchschmerzen verbunden ist. Selbst stundenlanges Sitzen auf der Toilette bringt manchmal nur wenig blutvermischten wäßrigen Schleim hervor.

Es gibt zwei unterscheidbare Arten von D. Die *Shigellose* (*Bakterienruhr*) ist Folge einer Infektion mit Bakterien der Gattung *SHIGELLA*. Der Durchfall beginnt plötzlich und ist wäßrig. Manchmal entwickelt sich eine *Toxämie* (bakterielle Toxine im Blut). Die *Amöben-D.* (Amöbenruhr, Amöbiasis) wird vom protozoischen (einzelligen) Parasiten *ENTAMOEBA HISTOLYTICA* verursacht. Diese Form beginnt eher langsam, ist dafür aber auch hartnäckiger.

Die Hauptgefahr bei der D. ist die *Dehydratation* infolge des großen Flüssigkeitsverlustes durch den Durchfall.

Dyskinesie

Abnorme Muskelbewegungen nach einer Gehirnschädigung. Unkontrollierbares Zucken und schraubenförmige Bewegungen sind nicht willentlich unterdrückbar und beeinträchtigen auch willkürliche Bewegungen. Entweder ist der ganze Körper betroffen oder nur eine bestimmte Muskelgruppe.

Verschiedene Formen der D. sind z.B. *Chorea* (Veitstanz, hauptsächlich ruckartige Bewegungen), *Athetose* (geschraubte, wurmförmige Bewegungen), *Choreoathetose* (die kombinierte Form), *Tics* (ständige zwanghafte Bewegungen), *Tremor* und *Myoklonus* (Muskelverkrampfungen).

Die Ursache der D. kann eine Gehirnschädigung von Geburt an sein oder Nebenwirkung bestimmter Medikamente, speziell einiger Psychopharmaka oder des Antiemetikums *Metoclopramid*. Die betroffene Gehirnregion ist eine Gruppe miteinander verbundener Nervenzentren, das sog. *extrapyramidale System*, zu dem auch die *Basalganglien* gehören.

D. als Folge von Medikamenten verschwindet häufig, wenn das Medikament abgesetzt wird. In anderen Fällen aber ist sie schwer zu kurieren. Medikamente können zwar die Milderung der Symptome unterstützen, oft muß aber eine große Zahl verschiedener Medikamente ausprobiert werden. (S.a. *Parkinsonismus*)

Dyslalie

s. *Dysarthrie*

Dyslexie

Spezifische Leseschwäche mit charakteristischen Schwierigkeiten der Buchstabenerkennung. Der Begriff wird nicht für alle Arten von Leseschwierigkeiten verwendet, z.B. nicht für solche, deren Ursache Gehirnschädigungen, geistige Behinderung oder Sprach- und Sehdefekte sind.

Leseschwäche infolge mangelnder Schulausbildung fällt ebensowenig darunter.

URSACHEN UND VERBREITUNG
Emotionale Probleme, geringfügige Sehdefekte und fehlendes "Gehirntraining" sind schon als mögliche Ursachen der D. ins Feld geführt worden. Inzwischen gibt es jedoch genügend Hinweise darauf, daß echter D. spezifische, manchmal ererbte neurologische Störungen zugrunde liegen. Ungefähr 90 Prozent aller an D. Leidenden sind männlichen Geschlechts.

SYMPTOME
Die wichtigste Eigenschaft der D. ist die Tatsache, daß ein Kind in jeder anderen Hinsicht eine völlig normale Intelligenz besitzt. Damit bleibt seine Lesefähigkeit weit hinter allen anderen geistigen Fähigkeiten und der allgemeinen Intelligenz zurück. In der Regel kann ein solches Kind Zahlen und Musiknoten weitaus leichter lesen als Buchstaben bzw. Wörter.

Während es bei Kindern ganz allgemein nicht ungewöhnlich ist, daß sie anfangs oder zeitweise Buchstaben oder ganze Wörter spiegelverkehrt schreiben (p statt q, b statt d, red statt der, Etne statt Ente), gelingt es den meisten, solche Fehler bald abzustellen; dyslexischen Kindern aber nicht. Es ist ihnen unmöglich, Wörter, die sie korrekt buchstabieren können, auch korrekt zu schreiben. Ganze Wörter werden umgestellt (z.B. leman statt malen). Schreiben nach Diktat fällt ihnen schwer, selbst wenn sie Sätze korrekt abschreiben können.

THERAPIE
Es ist entscheidend, das Problem frühzeitig zu erkennen, um zusätzliche Frustrationen zu vermeiden. Sonderunterricht hilft dem Kind mit bestimmten Tricks, dieses spezielle Defizit zu überwinden. Dabei ist auch wichtig, daß die Eltern keinen tadelnden Druck ausüben und nicht mit Lob für das sparen, was das Kind kann.

Bei angemessener Hilfe und Schulung läßt sich das Problem in der Regel lösen, so daß das Kind normal lebenstüchtig wird. (S.a. *Wortblindheit*)

Dysmelie

s. *Gliedmaßenfehlbildung*

Dysmenorrhoe

Schmerzen oder Beschwerden während oder kurz vor der Menstruation. Die meisten Teenager und jungen Frauen leiden in unterschiedlicher Stärke zeitweise an der sog. Primär-D. Sie tritt für gewöhnlich zwei oder drei Jahre nach der ersten *Menstruation* auf, nachdem der Ovulationsrhythmus sich eingependelt hat. Ab ca. 25 Jahren verringern sich die Beschwerden; nach der ersten Geburt sind sie zumeist verschwunden.

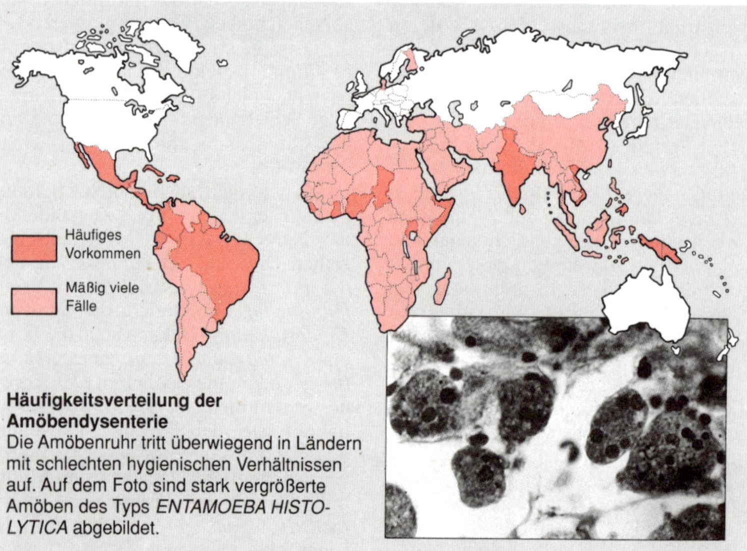

Häufigkeitsverteilung der Amöbendysenterie
Die Amöbenruhr tritt überwiegend in Ländern mit schlechten hygienischen Verhältnissen auf. Auf dem Foto sind stark vergrößerte Amöben des Typs *ENTAMOEBA HISTOLYTICA* abgebildet.

Die D. steht offensichtlich im Zusammenhang mit den hormonalen Veränderungen während der Periode; die genauen Auslösemechanismen sind nicht bekannt. Eine Möglichkeit ist, daß sie eine Folge übermäßiger Produktion von Prostaglandinen sind, den hormonartigen Substanzen, die die Uteruskontraktionen steuern. Vielleicht liegt auch eine übersteigerte Empfindlichkeit gegen sie vor.

Die sog. Sekundär-D. beginnt im Erwachsenenalter und ist Folge einer anderen Grunderkrankung, etwa einer *Endometriose* oder einer *Beckenentzündung*.

Das *prämenstruelle Syndrom* als ein Gefühl von Aufgeblähtsein, Reizbarkeit, Niedergeschlagenheit und einer möglichen Gemütsveränderung in den Tagen vor der Periodenblutung tritt oft zusammen mit der D. auf, doch keineswegs zwangsläufig.

SYMPTOME

Typisch sind krampfartige Schmerzen oder Beschwerden im Unterleib, die in Wellen kommen und gehen. Möglich ist auch ein dumpfer Schmerz im Rücken und manchmal Übelkeit und Erbrechen. Bei der Primär-D. beginnen die Schmerzen kurz vor der Periode und dauern normalerweise keine 12 Stunden. Bei etwa 10 Prozent der Frauen sind die Symptome so heftig, daß sie ihre Arbeit oder sonstige Betätigung beeinträchtigen. Bei der Sekundär-D. beginnen die Beschwerden mehrere Tage vor der Menstruation und dauern darüber hinaus an.

THERAPIE

Milde Formen der Primär-D. lassen sich meistens durch *Analgetika* (Schmerzmittel) behandeln (z.B. *Aspirin*). Manchmal genügt Bettruhe mit einer Wärmflasche. Bei schwereren Formen der Primär-D. kann man die Symptome oft durch eine Hemmung der Ovulation vermeiden, entweder durch *orale Kontrazeptiva* oder andere Hormonpräparate.

Die Behandlung der Sekundär-D. hängt von der Grunderkrankung ab (s.a. *Menstruationsstörungen*).

Dyspareunie

F. für schmerzhaften Geschlechtsverkehr (s. *Beischlaf, schmerzhafter*).

Dyspepsie

F. für *Verdauungsstörung*.

Dysphagie

F. für Schluckbeschwerden (s. *Schluckstörungen*).

Dysphasie

Störung des Sprachausdrucks, der Wortwahl bei Sprechen oder Schreiben. Herdsymptom für die Schädigung des Sprachzentrums im Gehirn (s.a. *Aphasie*).

Dysphemie

s. *Stammeln, Stottern*

Dysphonie

Mangelhafte Stimmbildung beim Sprechen (s. *Sprache*) als Folge von Krankheit oder Schädigungen des *Kehlkopfs* bzw. der die Kehlkopfmuskeln steuernden Nerven. D. ist nicht zu verwechseln mit der *Dysarthrie*, bei der die Sprechfähigkeit infolge von Schädigungen anderer mit der Sprechfähigkeit in Verbindung stehenden Körperregionen oder Nerven beeinträchtigt ist, oder mit der *Aphasie*, bei der eine Schädigung des Sprachzentrums im Gehirn vorliegt. (S.a. Kasten Kehlkopferkrankungen beim Stichwort *Larynx*; *Stimmverlust*)

Dysplasie

Fehlbildung; Fehlgestaltung sowohl einzelner Zellen (zelluläre D.) als auch von Organen, meist des Skelettsystems (z.B. Osteochondrodysplasien). Die zelluläre D. betrifft Größe, Form oder Teilungsrate der Zellen.

Dyspnoe

s. *Atemstörung*

Dysrhythmie, kardiale

Herzrhythmusstörungen; selten alternativ gebraucht für das sinngleiche Wort "Arrhythmie".

Dystokie

Abnorm verlaufende Wehen (s. *Geburt*); sie können die Folge eines ungewöhnlich großen Kindes oder eines zu engen mütterlichen Beckens sein. Mögliche Ursachen sind auch eine ungewöhnliche Kindslage (s. *Fehllage*) und ungenügende Uteruskontraktionen (s.a. *Geburt, Komplikationen*).

Dystonie

Anomale Muskelspannung mit der Folge schmerzhafter Muskelverkrampfungen, ungewöhnlich fixierter Haltung oder eigenartiger Bewegungsmuster. D. betrifft eine bestimmte Körperpartie oder den ganzen Organismus.

Die häufigsten lokal begrenzten Formen sind spastischer *Torticollis* (schmerzhafte Hals-/Nackenkrämpfe) und *Skoliose* (Rückgratverkrümmung) infolge einer Rückenverletzung mit nachfolgender Muskelstarre.

Die allgemeineren Formen entwickeln sich als Folge verschiedener neurologischer Störungen (*Parkinson-Krankheit*, *Schlaganfall*) und möglicherweise sogar als Begleiterscheinung einer *Schizophrenie*. Außerdem kann D. als Nebenwirkung der Einnahme von *Psychopharmaka* entstehen.

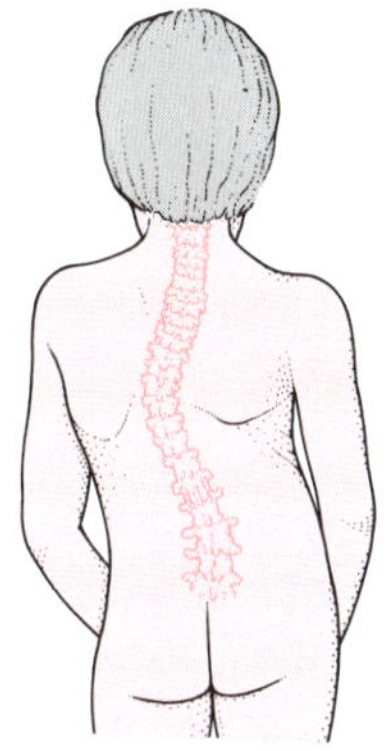

Skoliose durch Dystonie
Rückenverletzungen können zu einer Dystonie und abnormalen Krämpfen der Rückenmuskeln führen, die oft ihrerseits eine Skoliose (Seitwärtskrümmung der Wirbelsäule) nach sich ziehen.

Die D. ist oft schwierig zu behandeln, spricht aber zuweilen auf *Anticholinergika* oder *Benzodiazepine* an. Manchmal hilft auch ein *Biofeedback-Training*. Eine D. der Augenlider (*Blepharospasmus*) läßt sich oft erfolgreich mit Injektionen von Botulismustoxin behandeln, dem Auslöser des *Botulismus*. Die Injektionen wirken jeweils einige Monate lang und können im Bedarfsfall wiederholt werden.

Dystrophie

Funktionsstörung, bei der die Struktur und normale Aktivität von Gewebszellen durch unzureichende Ernährung geschädigt oder beeinträchtigt wird. Meistens ist D. auf eine mangelhafte Blutzirkulation bzw. Gewebedurchblutung zurückzuführen, jedoch kann auch eine Nervenschädigung oder ein spezifischer Enzymmangel als Ursache der Störung in Frage kommen.

Bei den *Muskeldystrophien* entwickeln sich die Muskelzellen nicht normal, was zu Schwäche und Lähmung führt. Bei den *Leukodystrophien* verlieren die Gehirnnerven ihre Hülle (Nervenscheide), wodurch verschiedene Störungen der Empfindungs- und Bewegungsfähigkeit sowie des Verstandes verursacht werden.

Die sehr seltenen und meist erblichen Hornhaut-Dystrophien können zur Erblindung führen. Hier liegt eine Schädigung der Zellen um die Hornhaut vor, wodurch die Augenoberfläche trübe wird.

Dysurie

Beschwerden, auch schmerzhafte, beim Wasserlassen (s. *Harnlassen, schmerzhaftes*).

E

Ebola-Fieber

Hämorrhagisches Fieber mit Ausschlag (*Exanthem*), Rachenentzündung (*Pharyngitis*), Muskelschmerzen *(Myalgien)*, Magen-Darm-Symptomen und Geschwürsbildung an der Mundschleimhaut. Hervorgerufen durch das *EBOLA*-Virus (erstmals 1976 in Zentralafrika in der Region des Ebola-Flusses beschrieben), das der Familie der Rhabdoviren (Gruppe der Filoviren) angehört.

Echinokokkose

s. *Hydatidose*

Echokardiographie

Diagnostische Methode zur Darstellung des Herzens mittels *Ultraschall* (unhörbare, hochfrequente Schallwellen). Die Schallwellen werden von den unterschiedlichen Strukturen des Herzmuskels verschieden reflektiert. Das führt zu einer komplexen Reihe von Echosignalen, die ausgewertet und in sichtbare Form umgesetzt werden.

WARUM ES GEMACHT WIRD

E. ist ein wichtiges Verfahren der Diagnostik. Es wird zur Entdeckung struktureller und funktionellerAnomalien der Herzwandgefäße, Herzklappen und der großen herznahen Blutgefäße eingesetzt. Auch der Blutfluß durch die Herzklappen kann gemessen werden.

Besonders eignet sich die E. für die Untersuchung von Erkrankungen der Herzklappen; jede Abweichung vom normalen Rhythmus des Öffnens und Schließens ist deutlich zu erkennen. Weiteren diagnostischen Nutzen hat die E. bei *angeborenen Herzfehlern*, Erkrankungen der großen Blutgefäße, *Kardiomyopathie* (Erkrankungen des *Herzmuskels*), *Aneurysmen*(Aussackungen der Herzwand oder der Wand von Blutgefäßen), *Perikarditis* (Herzbeutelentzündung) sowie bei einem Blutgerinnsel in einer Herzkammer.

SO WIRD ES GEMACHT

E. ist für den Patienten risikolos und nicht spürbar; sie hat den zusätzlichen Vorteil, daß keine Einführung von Instrumenten in den Körper nötig ist. Der Schallkopf (*E.* Transducer; Tonsignalsender und -aufnehmer) wird so auf die Brust gesetzt, daß die ausgesandten Schallwellen den zu untersuchenden Bereich erreichen. Die wieder aufgefangenen Echowellen werden verstärkt und als Linien auf einem Monitor oder in Kurven auf einem Papierstreifen dargestellt. Die Kardiologen lesen hieraus den Zustand des Herzens, der Herzklappen und ihrer Funktion ab.

In jüngster Zeit ist die Technik der E. weiter durch den Einsatz mehrerer, beweglicher und mit einem Computer verbundener Schallköpfe verbessert worden. Das gestattet die Zusammensetzung von Serien verschiedener Einzelbilder des Herzens zu einem zweidimensionalen Bild. Aufzeichnungen mit einem Videorecorder ergeben darüber hinaus ein übersichtliches Bild der inneren Herzaktion.

Eine Methode indirekter Messung der Blutflußgeschwindigkeit ist die Doppler-E., die sich speziell für den Nachweis angeborener Herz- oder Herzklappenfehler wie z.B. *Aorten(klappen)- stenose* oder *Mitral(klappen)insuffizienz* eignet.

Echolalie

Zwanghafte Wiederholung dessen, was eine andere Person soeben gesagt hat, wobei nicht nur Inhalt, sondern auch Ton und Akzent genau kopiert werden. E. ist Symptom einer *Schizophrenie*, wird aber auch bei *geistig Behinderten* oder bei *Autismus* beobachtet und kann von Echopraxie (Imitieren der Bewegungen anderer) begleitet sein.

Econazol

(z.B. *Epi-Pevaryl®*)

Antimykotikum (pilzabtötendes Mittel) in Creme-/Salbenform gegen Hautpilzinfektionen (s. *Fußpilz*, *Tinea*) und ebenfalls als Creme oder Zäpfchen gegen die vaginale *Candidiasis*. Das Mittel wirkt bereits nach 2-3 Tagen. Eine seltene unerwünschte Nebenwirkung ist Hautreizung.

Economo-Krankheit

s. *Encephalitis lethargica*

EEG

Abk. für Elektroenzephalogramm. Ein EEG zeichnet die schwachen elektrischen Impulse auf, die ständig durch die Gehirnaktivität ausgelöst werden. In der

ELEKTROENZEPHALOGRAPHIE (EEG)

Am Kopf werden mehrere kleine Elektroden angebracht, ohne daß Haare abrasiert werden müssen. Die Elektroden werden an ein Gerät angeschlossen, das die Hirnströme registriert und verstärkt. Die Prozedur ist schmerzlos, ohne Nebenwirkungen und dauert etwa 45 Minuten. Die Aufnahmen der Hirnströme erfolgen in Ruhe, bei geöffneten und geschlossenen Augen, während und nach gesteigerter Atmung und bei Blick in ein Blitzlicht. Speziell zur Abklärung einer *Epilepsie* werden auch EEG-Aufzeichnungen im Schlaf angefertigt.

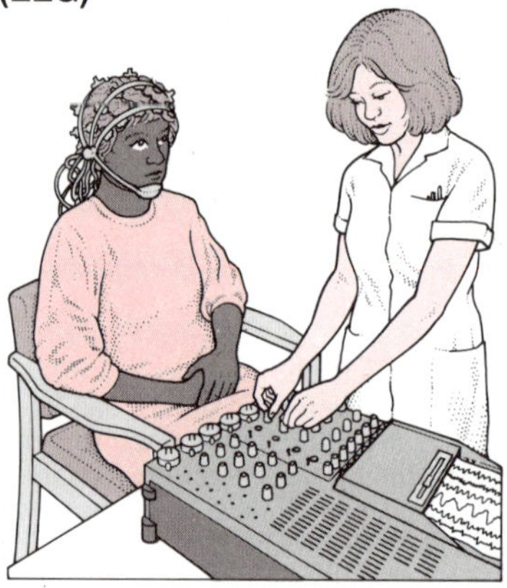

EEG-Kurven

Alphawellen
Typisches Muster eines wachen, entspannten Erwachsenen mit geschlossenen Augen.

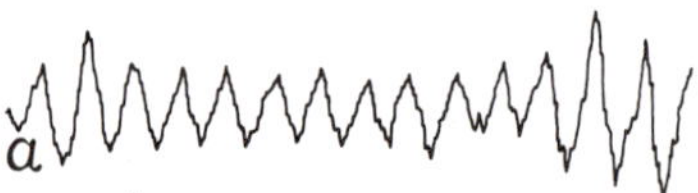

Betawellen
Niedrigere, schnellere Oszillationen bei einer Person, die sich auf einen Reiz von außen konzentriert.

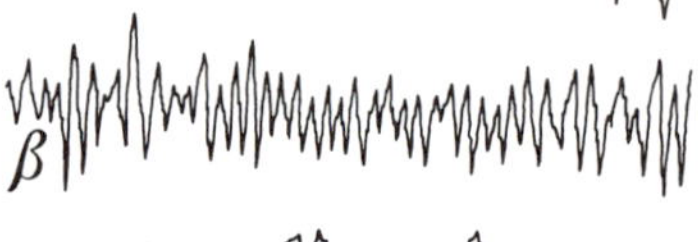

Deltawellen
Typisches Kurvenmuster im Schlaf, aber auch ebenso bei Kleinkindern; selten wird es durch einen Gehirntumor hervorgerufen.

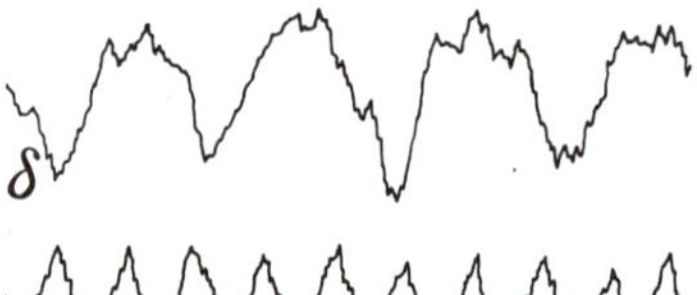

Thetawellen
Vorherrschendes Kurvenmuster bei kleinen Kindern. Bei Erwachsenen kann es auf eine Hirnabnormität hinweisen.

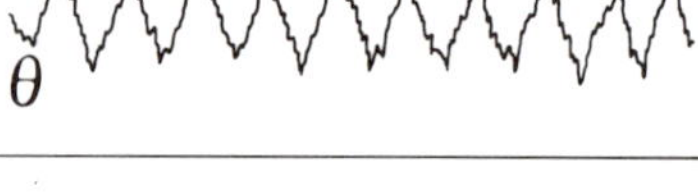

Medizin wurde die Technik 1928 erstmals angewandt, obwohl man schon seit dem 19. Jahrhundert elektrische Gehirnimpulse von Tieren registriert hatte.

WARUM ES GEMACHT WIRD

Ein EEG zeigt über die registrierten Frequenzen der Gehirntätigkeit an, in welchem Zustand die betreffende Person ist: z.B. wach, schlafend oder konzentriert und aufnahmefähig. Im Vergleich mit normalen Impulsen helfen abweichende bei der Diagnose von Krankheiten, hier sind vor allem *Epilepsie* und bestimmte Formen von *Encephalitis* sowie *Demenz* und *Hirntumoren* zu nennen. Außerdem wird manchmal mit Hilfe des EEG der Zustand von Patienten während einer Operation fortlaufend überwacht und die Tiefe der *Anästhesie* festgestellt. Der *Hirntod* wird ebenfalls per EEG festgestellt (dies ist jedoch nicht das einzige Kriterium).

Egel

Sammelbezeichnung für bestimmte Saugwürmer (*F.* Trematoden), die Menschen und Tiere befallen. Die zwei wichtigsten von E.n verursachten Krankheitsbilder sind der weltweit verbreitete *Leberegel*-Befall und die *Schistosomiasis* (Bilharziose), die in den Tropen sehr häufig ist.

Ego

Bewußtsein der eigenen Identität, gleichbedeutend mit dem "Ich". Die *psychoanalytische Theorie* nach Freud versteht das E. als Mittler zwischen den primitiven, unbewußten Triebkräften des *"Es"*, ihrer Kontrolle durch das *"Über-Ich"* (Gewissen) und den Forderungen der Umgebung.

Eheberatung

Therapie durch ausgebildete Fachkräfte für Ehepaare oder Partner in festen Beziehungen zur Lösung von Beziehungsproblemen. Normalerweise nehmen beide Partner gemeinsam an den regelmäßigen Sitzungen teil. Der Therapeut fördert dabei die Kommunikation untereinander und legt die Differenzen der Partner offen.

SO WIRD ES GEMACHT

E. gründet sich heute vorwiegend auf die Theorien und Methoden der *Verhaltenstherapie*. Sie geht davon aus, daß das Verhalten in einer Partnerschaft erworben und erlernt ist. Ein weiterer Ansatz besteht darin, daß bei Beziehungsproblemen immer beide Partner gleichzeitig "schuld" sind, weil sie entweder ihren Partner nicht zum erwünschten Verhalten aufforderten oder selbst nicht auf solche Wünsche reagierten.

Die Therapie beginnt mit der Bestandsaufnahme der guten und schlechten Seiten der Beziehung. Jeder Partner bringt dann vor, wie er sich das Verhalten des anderen wünscht oder vorstellt. Manchmal führt das zu regelrechten, schriftlichen Verträgen, in denen die Partner einander zusichern, das zu tun, was der andere verlangt. Andere Möglichkeiten sind Vereinbarungen über gegenseitige "Belohnungen" der Partner für entgegenkommendes oder hilfreiches Verhalten.

Der Therapeut kann durch Rollenspiele und beispielhafte Szenen den Partnern Wege zu einem anderen Verhalten aufzeigen und ihre Kommunikationsfähigkeit schulen; so wird die Fähigkeit, Gefühle auszudrücken, entwickelt. Bei sexuellen Problemen kann zusätzlich eine *Sexualtherapie* empfohlen werden.

Ehlers-Danlos-Syndrom

Erbliche *Kollagen*-Funktionsstörung (Kollagen ist das wichtigste Bausteinprotein des Körpers). Sie äußert sich in abnorm dehnbarer, dünner Haut, die sehr leicht verletzbar ist. Wunden heilen nur langsam und hinterlassen papierdünne Narben. Eine verstärkte Neigung zu Zahnfleisch- und Magen-Darm-Blutungen ist ein weiteres typisches Merkmal. Die Gelenke sind außergewöhnlich leicht beweglich und verrenken sich wiederholt.

Die Vererbung verläuft in den meisten Fällen, aber nicht ausschließlich, autosomal dominant (s. *genetische Krankheiten*). Das bedeutet, viele Betroffene haben einen Elternteil, der ebenfalls am E.-D.-S. leidet. Für die Kinder von Kranken besteht statistisch ein 50prozentiges Risiko, ebenfalls zu erkranken.

Es gibt keine spezifische Behandlung. Die einzige Möglichkeit ist, unnötige Verletzungsrisiken, z.B. bei Kontaktsportarten zu meiden. Die Prognose hinsichtlich einer normalen Lebenserwartung ist gut.

Ei

s. *Ovum*

Eid des Hippokrates

Ärztliche ethische Grundsätze nach den Schriften des altgriechischen Arztes Hippokrates. Sie beinhalten die Verpflichtung, den Arztberuf nur zum Wohle der Patienten auszuüben, ihnen keinen Schaden zuzufügen, weder absichtlich, fahrlässig noch durch Verschreiben tödlicher Medikamente bzw. durch Ratschläge, die zum Tod führen; außerdem verlangt der E.d.H. das Prinzip der Vertraulichkeit (sog. ärztliche Schweigepflicht) sowie das Verbot, die Beziehung zu den Patienten sexuell zu mißbrauchen (s.a. *Ethik, ärztliche*).

Eierschalennägel

s. *Koilonychie*

DIE EIERSTÖCKE

Jeder der beiden Eierstöcke besteht aus Drüsenzellen und Follikeln, die die Eizellen bilden. Nach der Ovulation wandelt sich jeder Follikel in das Corpus luteum um ("Gelbkörper").

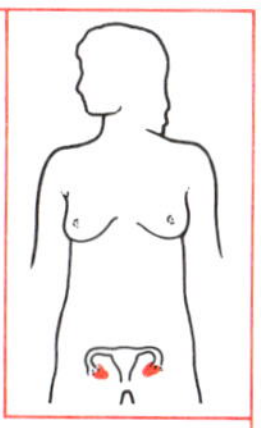

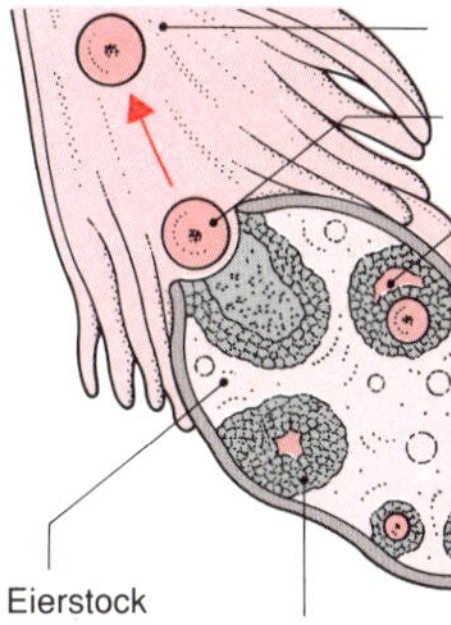

Eierstock

(*F.* Ovarium) Paarige, mandelförmige Keimdrüsen, die sich beidseits der *Gebärmutter* (*Uterus*) direkt unterhalb der Öffnung der beiden Eileiter befinden. Jeder E. ist ca. 3 mal 2 cm groß und enthält zahlreiche Hohlräume, die sog. (Graafschen) *Follikel* (nach dem niederländischen Anatomen Regnier de Graaf, 1641-73, Leiden/Delft), in denen sich die Eizellen (s. *Ovum*) entwickelt haben. Außer den Eizellen produziert jeder E. auch die weiblichen Sexualhormone *Östrogen* und *Progesteron*.

ERKRANKUNGEN

Nichtanlage oder mangelhafte Entwicklung der Eierstöcke sind sehr selten; in diesen Fällen ist die Ursache meist eine *Chromosomenaberration* (s. *Turner-Syndrom*).

Oophoritis (Eierstockentzündung) wird gelegentlich vom *Mumps*-Virus oder durch andere Infektionen wie z.B. *Gonorrhoe* oder *Beckenentzündung* verursacht.

E.zysten (s. *Ovarialzyste*) bilden sich in jedem Alter; sie sind zu mehr als 95 Prozent gutartig. Das polyzystische E.syndrom (s. *Stein-Leventhal-Syndrom*), bei dem sich eine Vielzahl von E.zysten bildet, ist eine Folge fehlerhafter hormoneller E.stimulierung. Die Zysten können kleinere Mengen männlicher Sexualhormone produzieren, hierdurch entsteht gegebenenfalls *Amenorrhoe* (Ausbleiben der Menstruation), *Unfruchtbarkeit* und *Hirsutismus*.

E.krebs (s. *Ovarialkarzinom*) betrifft meist Frauen über 50 und macht sich im

Frühstadium gar nicht oder durch Symptome bemerkbar, die denen einer E.zyste ähneln.

E.versagen hat die vorzeitige *Menopause* (die Beendigung der ovariell gesteuerten Menstruation) zur Folge; hiervon sind ungefähr 5 Prozent aller Frauen betroffen.

Eierstockentfernung
s. *Ovariektomie*

Eierstockkrebs
s. *Ovarialkarzinom*

Eifersuchtswahn
Besessener Gedanke an die vermutete sexuelle Untreue des Partners. Sie tritt häufiger bei Männern auf und besteht in der Überzeugung, die Partnerin habe eine Affäre.

Der E. ist in der Regel eine Folge von *Persönlichkeitsstörungen, Depressionen* oder sogar einer *Paranoia*, ist aber möglich bei *Alkoholabhängigkeit* oder einem *organischen Hirnsyndrom*.

Die Behandlung der Grunderkrankung kann zwar den Zustand bessern, die Prognose ist aber eher schlecht. Psychiater empfehlen oft die Trennung der Partner; E. ist unter Umständen ein Motiv für einen Mord.

Eigenschaft
s. *Merkmal*

LAGE DER EILEITER
Jeder der beiden Eileiter im kleinen Becken verbindet einen Eierstock mit dem oberen Ende der Gebärmutter.

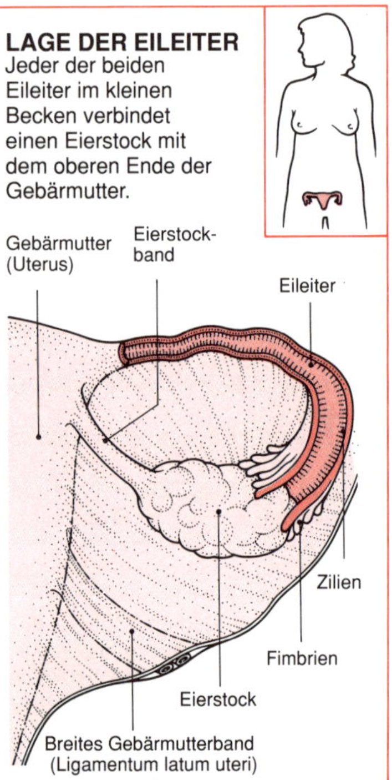

Eileiter
(*F.* Tuba uterina; Tube) Verbindung zwischen *Eierstock* und *Gebärmutter*. Durch die E. wandern normalerweise die Ei- und Samenzellen; in ihnen findet die *Befruchtung* statt.

STRUKTUR
Der E. ist eine etwa 7,5 cm lange Röhre, deren engeres Ende in die Gebärmutter mündet. Der freie, trichterförmige Anfang (Ampulle) trägt sog. Fimbrien. Die Schleimhautzellen sind mit Zilien (Flimmerhaaren) ausgestattet.

FUNKTION
Die Fimbrien fangen das Ei nach der plötzlichen Öffnung des Graaf-Follikels (Eisprung) auf, die Zilien befördern es durch den E. zum Uterus. Nach Geschlechtsverkehr schwimmen die Spermien in der Gebärmutter den E. hinauf dem Ei entgegen. Die E.wand und ihre Sekrete schützen Ei und Spermien und wirken fördernd bei Befruchtung und Ernährung des Eis mit, bis es die Gebärmutter erreicht.

KRANKHEITEN
Eine *Salpingitis* (Eileiterentzündung) ist häufig die Folge einer Bakterieninfektion, sie ist in ca. 15 Prozent aller Fälle von *Unfruchtbarkeit* die verantwortliche Ursache.

Eine *ektopische Schwangerschaft* (Embryoentwicklung außerhalb der Gebärmutter) findet zumeist im E. statt: Verzögerungen bei der Wanderung eines befruchteten Eis durch den E. führen dazu, daß es sich bereits in der Eileiterschleimhaut einnistet. Dieser ist schon räumlich nicht in der Lage, das befruchtete, rasch wachsende Ei zu tragen. Bei fortschreitender Schwangerschaft kommt es deshalb oft zum E.riß mit der Folge schwerer innerer Blutungen.

Eileiterentzündung
s. *Salpingitis*

Eileiterschwangerschaft
s. *Ektopische Schwangerschaft, Eileiter*

Einfühlungsvermögen
s. *Empathie*

Eingewachsener Zehennagel
s. *Zehennagel, eingewachsener*

Eingeweidebruch
s. *Hernie*

Einkoten
(*F.* Enkopresis) Ausdruck, der verwendet wird, wenn Kinder auch nach dem Sauberwerden (meistens spätestens mit zwei bis drei Jahren) ihren Stuhl an unpassenden Stellen und zu unpassenden Zeiten absetzen (s.a. *Sauberkeitserziehung*).

Einlauf
Einbringen von Flüssigkeit durch einen in den Anus eingeführten Schlauch in das Rektum – entweder als Behandlungsmaßnahme, Vorbereitung für eine Darmoperation oder für die Diagnose.

WARUM ES GEMACHT WIRD
Ein E. kann der vollständigen Säuberung des Darms von Stuhl entweder zur Behebung einer *Verstopfung* oder zur Vorbereitung einer Darmoperation dienen. Früher wurde Seifenwasser dazu benutzt, heute gibt es fertige Packungen mit speziellen Flüssigkeiten.

Weitere Gründe für einen E. sind: Verabfolgung von Arzneimitteln, z.B. von *Kortikosteroiden*, zur Blutungs- und Entzündungshemmung bei *Colitis ulcerosa* oder selten von Salzlösungen bei schwerer *Dehydratation*.

Ein Barium-E. ist eine Diagnosehilfe bei Dickdarmerkrankungen (s. *Barium-Röntgen(kontrast)untersuchungen*).

SO WIRD ES GEMACHT
Es ist keine Betäubung nötig, wenn das Einströmen der Flüssigkeit in den Darm auch als leicht unangenehm empfunden wird. Der E. erfolgt in Seitenlage mit durch ein Kissen leicht erhöht gelagerten Hüften. Ein Katheter mit weichem Endstück wird vorsichtig in das Rektum eingeschoben und die zur Vermeidung plötzlicher Darmkontraktionen leicht angewärmte E.flüssigkeit dann allmählich eingebracht.

Einreibemittel
Arzneimittel, das in nicht verletzte Haut eingerieben wird, um Schmerzen der Muskulatur und im Gelenk bei Zerrungen und Verstauchungen zu lindern.

Einschmelzung
s. *Nekrolyse, epidermale*

Einspritzen
s. *Injektion*

Einstülpung
s. *Invagination*

Eintritt des Kopfes
Absinken des Kindskopfs in das Becken der Schwangeren. Bei der ersten Schwangerschaft geschieht dies etwa um die 37. Woche, bei späteren in der Regel erst beim Einsetzen der Wehen. Gelegentlich bleibt der Eintritt des Kopfes aus: bei nicht normaler Kindslage, wenn der Kopf für das mütterliche Becken zu groß ist oder wenn eine *Placenta praevia* vorliegt (anomale Lage der Plazenta vor dem Uterusausgang).

Eintrittswehen
s. *Stellwehe*

Einwärtsschielen

(*F.* Strabismus convergens) Konvergenzschielen; Form des *Strabismus* (Schielen) mit Abweichung eines oder beider Augen nach innen.

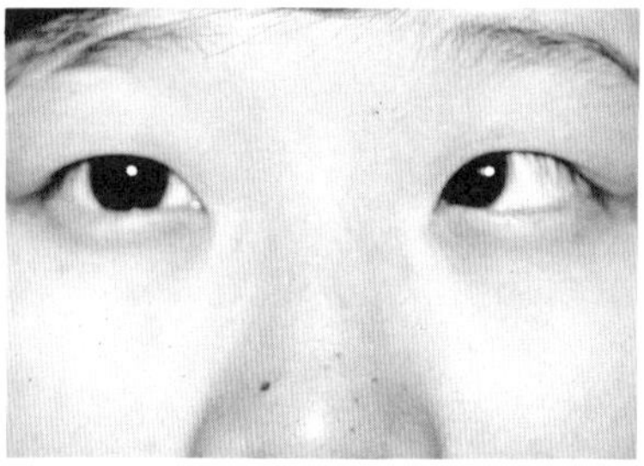

Einwärtsschielen
Viele Fälle von Einwärtsschielen lassen sich korrigieren, um Sehen und Aussehen zu verbessern.

Einwilligung

Aufgrund gesetzlicher Bestimmungen notwendige Zustimmung des Patienten zu jeder ärztlichen Handlung, insbesondere zu Operation, Behandlung mit Medikamenten oder diagnostischen Verfahren. Sie ist nur wirksam und gültig, wenn der Patient vollständig über Zweck und Ablauf, wahrscheinliches Ergebnis sowie über die üblichen als auch seltenen möglichen Komplikationen und Nebenwirkungen aufgeklärt wurde.

VERFÜGBARKEIT VON INFORMATION

Noch bis in die 60er Jahre hinein wurde es von ärztlicher Seite weithin oft für erforderlich erachtet, Patienten und deren Familien nähere Informationen über ihre Krankheit und die Behandlung vorzuenthalten. Zum Beispiel erfuhren sie deshalb oft nicht, daß sie an Krebs litten, selbst wenn die Erkrankung schon fortgeschritten war, oder noch seltener, daß sie sterben würden. In ähnlicher Weise wurde mit Patienten die geringe Wahrscheinlichkeit möglicher ernster Komplikationen oder sogar des Todes nicht erörtert, die bei jeder Operation in Vollnarkose besteht, oder die Skala möglicher unerwünschter Nebenwirkungen bestimmter Arzneimittel.

Die Rechtfertigung dafür bestand in der Überzeugung, daß man kraft Berufes und Ausbildung schließlich am besten wisse, was für die Patienten gut sei und daß die meisten von ihnen sowieso nicht imstande seien, Fachausdrücke und die Bedeutung bestimmter Zustände oder bestimmter Maßnahmen zu verstehen oder richtig einzuschätzen. Erst die zunehmende Aufklärung und das zunehmende Wissen der Patienten brachte in den 70er Jahren eine Änderung dieser traditionellen, patriarchalischen Einstellungen. Die heutige Ärztegeneration ist sich der Tatsache bewußt, daß ihre Patienten vollständige und offene Auskünfte über ihre Krankheiten und deren Behandlung erwarten. Dennoch ist es auch heute noch weithin üblich und nicht unbedingt ungesetzlich, seltene Gefahren zu verschweigen, wenn die Ärzte es nach ihrem besten beruflichen Gewissen im Interesse der Patienten für geboten erachten.

Der Grad der Aufklärung, die Ärzte ihren Patienten geben, variiert: Manche verteilen vorgedruckte Informationsblätter, ehe sie ihre Patienten Einwilligungserklärungen unterschreiben lassen; andere führen lange und detaillierte Gespräche. Wieder andere erklären ihren Patienten, alle Fragen ehrlich beantworten, ihnen aber keine Informationen aufdrängen zu wollen, die sie nicht selbst wirklich und ausdrücklich verlangen.

Steht eine Untersuchung oder Behandlung im unmittelbaren Interesse des Patienten, können die Erläuterungen durchaus kurz und knapp sein. Eingehender müssen sie zwangsläufig werden, wenn eine aktive Beteiligung der Patienten an Untersuchungen oder Forschungen gewünscht wird, die nicht allein zu ihrem unmittelbaren persönlichen Wohl vorgenommen werden. In solchen Fällen ist eine eingehende Erklärung aller Vorgänge einschließlich aller möglichen Risiken unerläßlich. Die Einwilligung zur Teilnahme an Forschungsprojekten ist unwirksam und ungültig, wenn irgendein Druck ausgeübt wurde. Dieser könnte z.B. in der Andeutung bestehen, die Teilnahme werde mit einer Vorzugsbehandlung durch einen bestimmten Chirurgen belohnt.

EINWILLIGUNGSVERWEIGERUNG

Juristisch nicht einwilligungsfähig sind Kinder oder Personen mit schweren geistigen Behinderungen. Die Einwilligung müssen stellvertretend die Eltern oder nächsten Verwandten erteilen (oder auch verweigern). Es gab allerdings in der jüngeren Vergangenheit einige Fälle, in denen Gerichte angerufen wurden, um bei schweren Behinderungen Neugeborener Operationen trotz deren Verweigerung durch Eltern oder Angehörige zu erzwingen. Die Anrufung der Gerichte war dabei Folge der Rechtsauffassung, wonach jede Form der Euthanasie und Beihilfe zum Selbstmord gesetzlich oder ethisch verboten ist, und zwar unabhängig von der Einwilligung des Betroffenen selbst oder für ihn. Übereinstimmend eindeutig besteht die Auffassung, daß eine Einwilligung zur Teilnahme von Kindern oder geistig Behinderten an Forschungsvorhaben nicht möglich ist, die ihnen als Einzelpersonen keinerlei Vorteil bringen. (S.a. *Ethik, ärztliche*)

Eisen

Biologisch wichtiges metallisches Element (*F.* Ferrum), das unerläßlich ist für die Bildung bestimmter *Enzyme* (chemische Reaktionen stimulierende Proteine), z.B. von *Hämoglobin* (sauerstofftragender Farbstoff der roten Blutkörperchen) und *Myoglobin* (entsprechender Farbstoff der Muskelzellen).

Eisenenthaltende Nahrungsmittel sind Leber, Fleisch, Getreide (speziell Vollkornprodukte), Fisch, grünes Blattgemüse, Nüsse und Bohnen. In der Schwangerschaft ist möglicherweise eine zusätzliche E.zufuhr für die gesunde Kindesentwicklung nötig.

Zu Anämie (s. *Anämie, Eisenmangel-*) führender Eisenmangel ist meist die Folge starken Blutverlustes wie etwa bei *Menorrhagie* (anomal starke Menstruationsblutungen) oder *peptischen Geschwüren*, kann aber auch von eisenarmer Ernährung herrühren bzw. solcher mit Nahrungsmitteln, aus denen Eisen nur schlecht absorbiert wird.

Zusätzliche Eisengaben verursachen manchmal *Bauchschmerzen*, *Verstopfung* oder *Durchfall*. Im Einzelfall führen sie zu einer schwarzen Verfärbung des Stuhls.

Exzessive Aufnahme von Eisen kann die Entstehung einer *Leberzirrhose* bedingen.

Eisenmangelanämie

s. *Anämie, Eisenmangel-*

Eisenmenger-Komplex

Angeborener *Herzfehler*, der auch die *Lunge* betrifft (benannt nach Viktor Eisenmenger, 1864-1932, Arzt in Wien). Ein Defekt in der Scheidewand zwischen rechter und linker Herzkammer bewirkt eine Druckerhöhung im rechten Herzen (s. *Lungenhochdruck*) und damit eine *Hypertrophie* der Muskulatur der rechten Herzkammer. Dadurch kommt es zu einem "Rechts-Links-Shunt".

Das sauerstoffarme Blut in der rechten Herzkammer wird infolge des Defekts, statt in die Lunge und damit zur Sauerstoffanreicherung, direkt in die linke Herzkammer und danach wieder in den großen Kreislauf befördert. Das Resultat ist eine zunehmende *Hypoxie* (Sauerstoffmangel im Blut) mit *Zyanose* (Blauverfärbung der Haut), Ohnmacht und Atemnot.

Die Diagnose wird gesichert durch eine *Herzkatheterisierung* (Einführung einer dünnen Sonde durch ein Blutgefäß in das Herz unter ständiger Röntgenüberwachung), deren Zweck die Messung des Blutdrucks und der Zusammensetzung der Blutgase in den vier Herzkammern ist.

E

Hat sich ein E.-K. erst einmal entwikkelt, hilft auch eine operative Korrektur des ursprünglichen Herzfehlers nicht mehr. Dann werden die Symptome mit Medikamenten behandelt. Die meisten Betroffenen sterben mit 30-40 Jahren.

In besonders schweren Fällen eröffnet eine *Herz-Lungen-Transplantation* neue Hoffnung.

E

Eiserne Lunge

Große, klobige Maschine (wissenschaftlicher Name "Tankrespirator"). Sie wurde früher zur Beatmung vor allem Polio-Gelähmter (*Poliomyelitis*, spinale Kinderlähmung) verwendet. Sie ist inzwischen durch weniger sperrige und leistungsfähigere Vorrichtungen ersetzt, z.B. endotracheale Tuben (s. *Beatmung*).

Eispackungen

Auflegen von Eis in einem Handtuch oder Stoffbeutel auf die Haut zur Schmerzlinderung, Blutungsstillung oder Entzündungsmilderung. Kälte bewirkt das Zusammenziehen der Blutgefäße (*Vasokonstriktion*) und damit die Reduzierung des Blutflusses.

WARUM ES GEMACHT WIRD

Die Behandlung mit E. dient der Schmerzlinderung bei einer Vielzahl von Beschwerden, z.B. bei schweren *Kopfschmerzen*, *Hämorrhoiden* und Halsschmerzen nach einer Mandeloperation (*Tonsillektomie*). Sehr nützlich ist die Anwendung von E. bei Sportverletzungen, um Schwellungen, blaue Flecken und weitere Gewebeschädigungen zu vermeiden oder so gering wie möglich zu halten. Dazu werden dann auch Kompressionsverbände angelegt, die verletzte Stelle wird hochgelegt. Auch zum Stillen kleinerer Blutungen wie Nasenbluten eignen sich E.

SO WIRD ES GEMACHT

Eis wird in ein feuchtes Tuch gepackt, damit es die Haut nicht reizt, und auf die Haut gelegt. Es gibt auch spezielle Pakkungen mit Chemikalien, die nach Schütteln oder Schlagen sehr kalt werden.

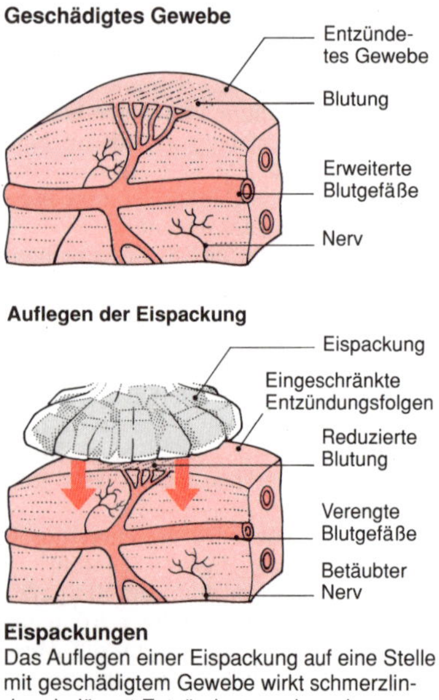

Eispackungen
Das Auflegen einer Eispackung auf eine Stelle mit geschädigtem Gewebe wirkt schmerzlindernd, dämmt Entzündungen ein und verringert Blutungen und Schwellungen.

Eiter

Gelbliche oder grünliche, zähflüssige Absonderung an Orten bakterieller Infektionen. E. besteht aus Millionen abgestorbener weißer Blutkörperchen, teilweise verdautem Gewebe, toten und lebenden Bakterien und geringen Mengen verschiedener sonstiger Substanzen. Eine von Bindegewebe abgekapselte Ansammlung von Eiter heißt *Abszeß*.

Zu den wichtigen e.bildenden Organismen gehören Streptokokken, Pneumokokken und *ESCHERICHIA COLI*. Einige Bakterien bilden einen typischen E.; beispielsweise produziert *PSEUDOMONAS AERUGINOSA* E. mit einem Blaustich.

Eiterbeule

(*F. Furunkel*) Entzündete, eitergefüllte Hautstelle, meistens ein infizierter Haarfollikel (die kleine Hautöffnung, aus der ein Haar wächst). Häufig befallene Stellen sind der Nacken und schweißige Bereiche wie Achselhöhlen und Leistengegend. Eine schwere und größere Form einer E. ist ein *Karbunkel*.

Die häufigste Ursache einer E. ist eine Infektion mit dem Bakterium *STAPHYLOKOKKUS AUREUS*. Manchmal siedeln diese Bakterien in der Nase oder an anderen Körperstellen, doch oft läßt sich der Infektionsort nicht ermitteln.

SYMPTOME

Eine E. beginnt als schmerzhafte, gerötete Verhärtung. Wird sie größer, füllt sie sich mit Eiter, wird kugelig und bekommt eine gelbliche Spitze. Häufig wiederkehren können E.n bei Zuckerkrankheit (latent oder manifest) und in anderen Fällen, in denen die Widerstandskraft gegen bakterielle Infektionen vermindert ist.

THERAPIE

Eine E. soll niemals aufgedrückt werden, da dies die Infektion nur noch weiter ausbreitet. Besser ist das Auflegen einer heißen Kompresse alle zwei Stunden; sie lindert die Beschwerden und beschleunigt das Aufgehen und Abheilen der E. Duschen statt Baden in der Wanne verringert das Risiko einer weiteren Ausbreitung der Infektion.

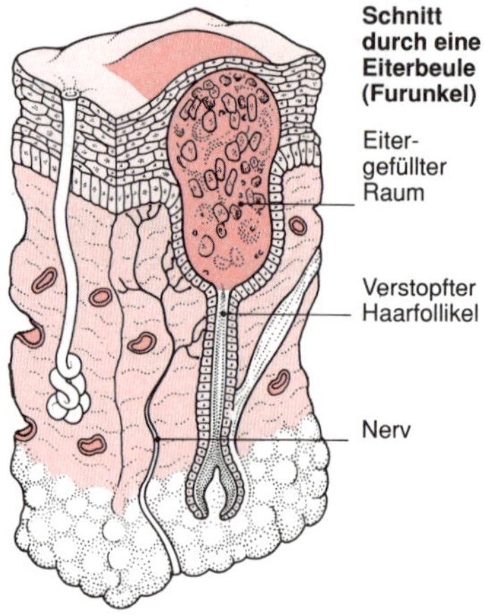

Ist die E. sehr groß und schmerzhaft, ist ärztlicher Rat einzuholen. Es wird dann möglicherweise ein Antibiotikum verschrieben, oder die E. wird fachmännisch mit einer sterilen Nadel geöffnet, damit der Eiter abfließen kann. Sehr große E.n müssen manchmal mit einem Skalpell geöffnet werden; dies geschieht normalerweise in örtlicher Betäubung.

Eiterbläschen

s. *Pustel*

Eiterflechte

s. *Impetigo*

Eiterung

Bildung oder Absonderung von Eiter am Ort einer bakteriellen Infektion. E. kann zu einer Eiteransammlung, also zur *Abszeß*-Bildung im Gewebe oder zu einer *Eiterbeule* oder *Pustel* auf der Haut führen. Offene Wunden eitern oft, insbesondere bei schwerer Heilung, weil das darunterliegende Gewebe sich immer wieder mit Bakterien infiziert.

Ejaculatio praecox

s. *Ejakulation, Störungen*

Ejakulation

Ausschleuderung des Samens aus dem *Penis* beim *Orgasmus*. Die E. ist ein Reflex auf regelmäßigen und rhythmischen Druck auf den Penis, zumeist bei *Geschlechtsverkehr* oder *Masturbation*. Die Stimulierung wirkt auf die Rückenmarksnerven und löst die E. aus.

Kurz vor der E. kontrahieren die Muskeln der das Sperma speichernden *Nebenhoden*, der *Prostata* und der *Samenleiter* rhythmisch und treiben die Spermatozoen dadurch vorwärts; sie vermischen sich in den Samenleitern und der Prostata mit den dortigen Sekreten. Bei der E. wird dieses flüssige Gemisch durch die Harnröhre nach außen getrieben.

Weil der Körperausgang für Sperma und Urin derselbe ist, verschließt sich der Blasenausgang bei der E. automatisch. Dadurch wird verhindert, daß Ejakulat in die Blase gelangt oder Urin den Spermatozoen beigemischt wird. (S.a. *Fortpflanzungsorgane, männliche*)

Ejakulation, Störungen

Störungen beim natürlichen oder zeitlichen Ablauf der *Ejakulation* führen zu psychischen Problemen zwischen Partnern; dies tritt relativ häufig auf.

ARTEN

Vorzeitige Ejakulation

Bei dieser Funktionsstörung (*F.* Ejaculatio praecox) geschieht die Ejakulation schon vor oder kurz nach der Penetration (Peniseinführung). Die vorzeitige Ejakulation ist die häufigste Ursache sexueller Probleme bei Männern und ganz speziell bei Heranwachsenden. Aber auch die meisten erwachsenen Männer haben gelegentlich einmal eine vorzeitige Ejakulation, in aller Regel wegen zu großer Erregung oder aus Angst vor sexuellem Versagen. Ist sie jedoch häufig oder gar regelmäßig und ständig, liegt die Ursache meistens im psychologischen Bereich. Dann können entweder eine Sexualberatung oder Übungen zur Verzögerung der Ejakulation angezeigt sein (s. *Sexualtherapie*).

Ausbleibende Ejakulation

Sie ist ziemlich selten. Die Erektion ist zwar normal oder hält sogar besonders lange an, die Ejakulation aber verzögert sich unverhältnismäßig lange oder bleibt ganz aus. Auch dem können psychologische Ursachen zugrunde liegen, dann hilft Sexualberatung in aller Regel. Es ist aber auch als Komplikation einer Krankheit möglich, z.B. eines *Diabetes mellitus*, oder eine Langzeitfolge der *Alkoholabhängigkeit*. Die Ejakulation kann außerdem als Folge der Einnahme bestimmter Medikamente wie z.B. *Antihypertensiva* (Blutdrucksenker) ausbleiben.

Retrograde Ejakulation

Bei dieser Funktionsstörung bleibt das Schließen der Klappe an der Harnblase während der Ejakulation aus. Dadurch ergießt sich das Ejakulat in die Blase statt nach außen. Eine solche "retrograde" (umgekehrte) Ejakulation kommt als Folge von neurologischen Krankheiten vor, aber auch nach einer Blasenoperation, nach einer Prostataentfernung (*Prostatektomie*) oder einer größeren Beckenoperation. Eine Behandlung ist nicht bekannt, manchmal ermöglicht Verkehr mit voller Blase eine normale Ejakulation. (S.a. *Azoospermie*; *psychosexuelle Störungen*; *Sexualprobleme*)

Ekchymose

F. für kleinere *blaue Flecken*.

EKG

Abk. für Elektrokardiogramm, die Messung der elektrischen Impulse, die der Kontraktion des Herzmuskels unmittelbar vorausgehen. Die dabei aufgezeichneten Kurven werden P-, Q-, R-, S- und T-Wellen genannt.

Das EKG ist ein bewährtes Mittel zur Diagnose von Herzkrankheiten und -beschwerden, die Abweichungen vom normalen Herzstrommuster bewirken; dies sind z.B. *koronare Herzkrankheit*, Herzinfarkt (s. *Myokardinfarkt*), *Koronar-*

ELEKTROKARDIOGRAMM (EKG)

Die Aufzeichnung der Herzstromkurve verursacht keine Unannehmlichkeiten. Mit einem Aufzeichnungsgerät verbundene Elektroden an der Brustwand, im Bereich von Hand- und Fußgelenken registrieren die Herzströme als fortlaufende Kurven auf Papierstreifen oder auf einem Bildschirm. Damit kann jede unregelmäßige Herztätigkeit erkannt werden. Rechts unten sind Beispiele normaler und anomaler EKGs abgebildet. Ein EKG kann zu Hause, in einer Arztpraxis oder in einer Klinik gemacht werden. Ein 24-Stunden-EKG ist mit einem tragbaren Gerät möglich.

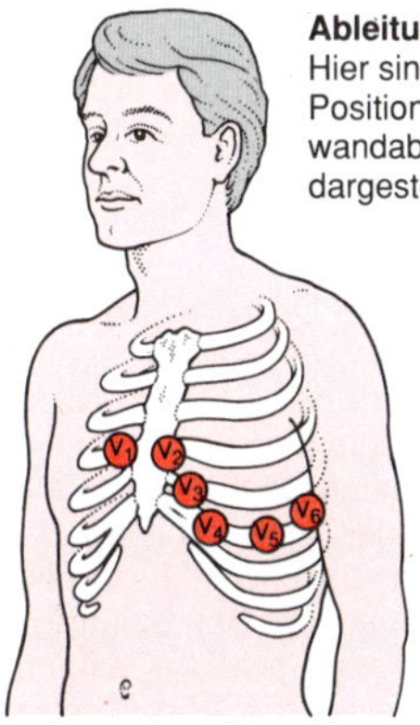

Ableitungsstellen
Hier sind die Positionen der Brustwandableitungen dargestellt.

Tragbares EKG-Gerät
So sieht ein modernes, leichtes, tragbares EKG-Gerät aus. Die mit Vaseline leitfähiger gemachten Elektroden an Brust, Hand- und Fußgelenken der Testperson werden daran angeschlossen.

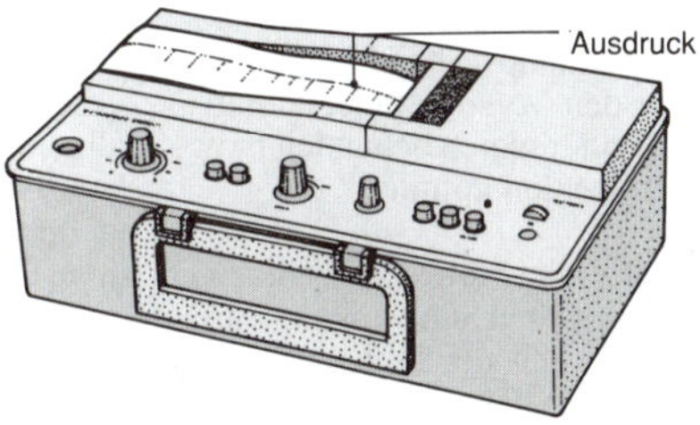

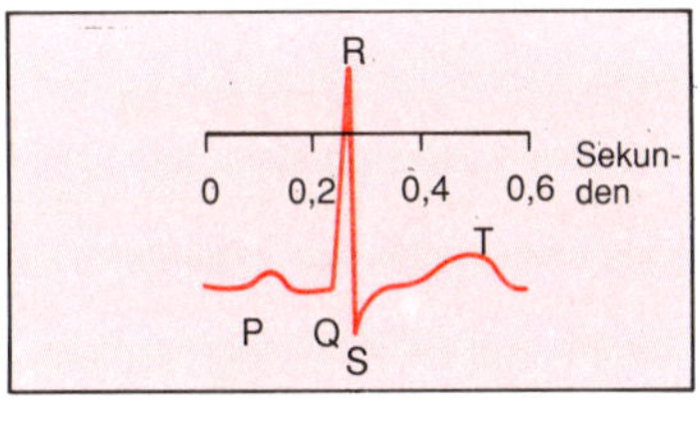

Normales EKG
Herzstromkurve kurz vor einer normalen Herzmuskelkontraktion. Die vertikalen Auslenkungen (Wellen bzw. Zacken) sind Resultate des Gesamtstromflusses über den Herzmuskel. Die P-Welle geht der Vorhofkontraktion, der QRS-Komplex der Kammerkontraktion voran. Die T-Welle zeigt den Erregungsrückgang über den Herzmuskel an.

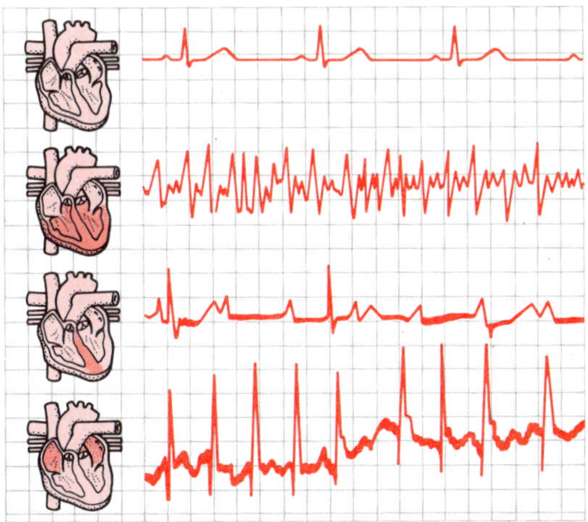

Normaler Rhythmus
Erregungsablauf über Vorhöfe und Kammern regelmäßig

Kammerflimmern
Irregulärer Erregungsablauf über die Herzkammern

Vollständiger Herzblock
Vorhöfe und Kammern werden unabhängig voneinander erregt.

Vorhofflimmern
Schnelle und regelmäßige Entladung von Erregungsquellen im Vorhof

thrombose, *Perikarditis* (Herzbeutelentzündung), *Kardiomyopathie* und *Herzrhythmusstörungen*.

Eklampsie

Zwar seltene, aber schwere Anfälle (Konvulsionen) von Frauen gegen Ende einer Schwangerschaft, während der Wehen oder kurz nach der Geburt; sie führen zuweilen zum Koma und zum Tod. Auch das Leben des Kindes ist bedroht. Sie sind eine Komplikation der mäßigen oder schweren Form der sog. *Präeklampsie*, die in der späten Schwangerschaft auftritt und durch Hypertonie (*Hypertension*, Bluthochdruck), *Proteinurie* (Eiweiß im Urin) und *Ödeme* (Flüssigkeitsansammlungen in den Geweben) gekennzeichnet ist. Eine milde Präeklampsie zeigt keinen so schweren Verlauf.

URSACHEN

Trotz intensiver Forschungen sind die Ursachen von E. und Präeklampsie noch immer weitgehend unbekannt. Die E. scheint aber von Hirnödemen (Flüssigkeitsansammlungen im Gehirngewebe) herzurühren, die ihrerseits eine Folge der Präeklampsie sind. Letztere hielt man früher für die Folge eines Plazentatoxins (-gifts), heute jedoch herrscht die Überzeugung vor, daß es sich um eine falsche *Immunantwort* auf die Schwangerschaft handelt. Die E. betrifft häufiger Frauen, die keine oder nur geringe *Schwangerenbetreuung* erfuhren, weil die Entwicklung einer Präeklampsie bei diesen Frauen nicht bei den Vorsorgeuntersuchungen erkannt und sogleich behandelt bzw. unterbunden werden konnte.

AUFTRETEN

Etwa die Hälfte aller Fälle von E. entwickeln sich in der späten Schwangerschaft, ein Drittel während der Wehenperiode und der Rest nach der Geburt.

SYMPTOME UND ANZEICHEN

Alle Symptome der schweren Präeklampsie sind ebenfalls bei der E. vorhanden: Schwere Kopfschmerzen, Verwirrtheit, verschwommene Sicht und Bauchschmerzen kündigen den Anfall an. Dieser selbst besteht in heftigen rhythmischen Zuckungen der Gliedmaßen infolge krampfartiger Muskelkontraktionen, die auch die Bronchien befallen und damit akute Atemnot auslösen können. Dem Anfall folgt zuweilen ein Koma.

THERAPIE

Die Gegenmaßnahmen bei den Anfällen müssen vor allem sicherstellen, daß die Frau richtig atmen kann. Dazu muß notfalls ein *Endotrachealtubus* in die Luftröhre eingeführt werden. Außerdem werden zur Vorbeugung gegen weitere Anfälle *Antikonvulsiva* gegeben.

Der Zustand des ungeborenen Kindes muß die ganze Zeit über genau kontrolliert werden. Eine rasche Geburt z.B. per Kaiserschnitt wird in aller Regel angestrebt, weil sich der Zustand meistens nach der Entbindung bessert.

PROGNOSE

Früher haben die meisten Kinder eine E. wegen des damit verbundenen Sauerstoffmangels in der Gebärmutter nicht überlebt. Heute hängt das Überleben des Kindes weitgehend davon ab, wie früh in der Schwangerschaft die E. auftritt bzw. erkannt wird.

Nach der Geburt pflegt sich der Blutdruck der Mutter innerhalb ungefähr einer Woche zu normalisieren, die Proteinurie ungefähr binnen sechs Wochen. In einer geringen Zahl von Fällen entwickeln sich vor, während oder kurz nach der Geburt schwere Komplikationen: *Herzversagen*, *Nierenversagen*, *Leberversagen*, *Hirnblutungen*, Lungenentzündung (*Pneumonie*) oder *Lungenödem*.

EKT

Abkürzung für Elektrokrampftherapie. Sie arbeitet mit Elektroschocks, um zur Behandlung schwerster *Depressionen* krampfartige Anfälle (s. *Iktus*) auszulösen. Dies geschieht unter Vollnarkose und dem Gebrauch von *Muskelrelaxantien*, um die Körperzuckungen und die Auswirkungen der EKT auf das Gehirn zu beschränken.

WARUM ES GEMACHT WIRD

Die EKT wird heute fast nur noch in sehr schweren Fällen von Depressionen eingesetzt, die wegen Gewichtsverlustes und allgemeiner Verwahrlosung lebensbedrohend sind. Ganz selten wendet man sie an bei der postnatalen Depression (nach einer Geburt), bei der katatonischen *Schizophrenie* und in manchen Fällen von *Manie*, bei denen andere Behandlungsmethoden nicht angesprochen haben. Nicht anwendbar ist die EKT bei körperlich Schwerkranken oder bei Patienten, die kurz zuvor einen *Herzinfarkt* erlitten haben.

SO WIRD ES GEMACHT

Die EKT wird in Vollnarkose und nach Gabe eines Muskelrelaxans begonnen. An den Schläfen werden zwei Elektroden angesetzt, entweder beidseits eine oder beide auf einer Seite. Durch sie wird ein genau definierter Stromstoß geschickt, bis der gewünschte Anfall ausgelöst wird. Dieser beginnt mit einer kurzen Muskelstarre, der Glieder- und Augenlidzuckungen folgen. Die Patienten verspüren hinterher nur geringe Beschwerden wie etwa nach einer kleinen Zahnoperation.

Die Behandlung besteht in der Regel aus insgesamt sechs bis zwölf solcher Elektroschocks, in einer Woche werden zwei bis drei durchgeführt.

PROGNOSE

Ist bei jeder Behandlung ein Anfall provoziert worden, bessert sich der Zustand des Patienten oft sehr deutlich schon beim dritten Schock. Eine mögliche Nebenwirkung ist eine zeitweilige *Amnesie* (Gedächtnisverlust). Die EKT bringt eine Depression in der Regel rascher zum Abklingen als eine medikamentöse Behandlung.

Ektasie

Medizinischer Begriff mit der Bedeutung Aufweitung, Dehnung. Er wird meist im Zusammenhang mit sekretführenden Gängen von Organen oder Drüsen benutzt. Beispielsweise ist eine Milchgangs-E. eine seltene Erscheinung bei Frauen um die Zeit der Menopause, eine Weitung der Milchgänge innerhalb der Brustdrüse.

-ektomie

Wortteil mit der Bedeutung "chirurgische Entfernung". Eine Tonsillektomie z.B. bedeutet die operative Entfernung der Gaumenmandeln.

Ektoparasit

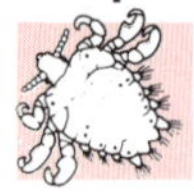

Auf oder in der Haut siedelnder Parasit, der sich durch Blutsaugen oder von Hautschuppen ernährt. Verschiedene *Läuse*, *Zecken* und Würmer (s. *Wurminfestation*) sowie einige *Pilze* sind unter Umständen den Menschen befallende E.en. Im Gegensatz zu ihnen siedeln Endoparasiten im Körperinneren.

Ektopisch

Medizinischer Begriff mit folgender Bedeutung: außerhalb der normalen, üblichen Stelle oder Position in bezug auf ein Körperorgan oder einen Körperteil oder eine Aktivität außerhalb der üblichen Zeit.

Ektopischer Herzschlag

Vorzeitiger Herzschlag infolge einer Erregung, die nicht vom Sinusknoten (Beginn des autonomen Erregungssystems des Herzens), sondern von anderer Stelle kommt. Auf einen solchen, auch als Extrasystole bezeichneten Herzschlag folgt eine längere (kompensatorische) Pause. Der e.H. ist oft ohne Krankheitswert. Bei einer Häufung sind aber *Palpitationen* (Herzklopfen) möglich.

Nach einem Herzinfarkt (*Myokardinfarkt*) ist ein häufiges Auftreten ein Zeichen für die Schädigung des Erregungsleitungssystems des Herzens. Es kann zu *Herzflimmern* (Kammerflimmern) kommen. Ein zu schneller, unkontrollierter Herzschlag hat Kollaps und sogar Tod zur Folge.

Palpitationen auslösender oder nach einem Herzinfarkt auftretender gehäufter e.H. wird mit *Antiarrhythmika* behandelt (s.a. *Herzrhythmusstörungen*).

Ektopische Schwangerschaft

(Eileiter-, Bauchhöhlen-Schwangerschaft) Eine sich außerhalb der Gebärmutter (*Uterus*) entwickelnde Schwangerschaft. Häufig findet sie sich im *Eileiter* (Tuba uterina), zuweilen aber auch im Eierstock (Ovarium) oder sehr selten in der Bauchhöhle oder dem Gebärmutterhals (Cervix uteri). Bei Fortschreiten einer e.n S kommt es oft zu Schäden oder Rissen des benachbarten Gewebes; dies führt dann zu starken Blutungen.

Etwa eine von 200 Schwangerschaften verläuft ektopisch. Die e. S. ist immer potentiell lebensbedrohend und verlangt daher Notfallmaßnahmen. In Deutschland starben im Jahre 1991 drei Frauen an den Folgen einer e.n S.

URSACHE

Die befruchtete Eizelle kann im Eileiter steckenbleiben, falls dort ein angeborener Defekt oder eine andere Schädigung vorliegt. Gründe für Schädigungen sind z.B. Infektionen (s. *Beckenentzündung*) oder Folgen von Operationen. Ein höheres Risiko für eine ektopische Schwangerschaft besteht beim Versagen bestimmter Verhütungsmethoden. So wurden Zusammenhänge festgestellt zwischen e. S. und dem Gebrauch eines *IUP*, von Nur-Progesteron-Pillen und postkoitalen hormonellen Kontrazeptiva (sog. "Pille danach", s. *Empfängnisverhütungsmittel, orale*) sowie Operationsverfahren zur Sterilisierung. Letzteres gilt besonders, wenn dabei die Eileiter durch *Kauterisation* verschlossen wurden (s. *Sterilisierung der Frau*).

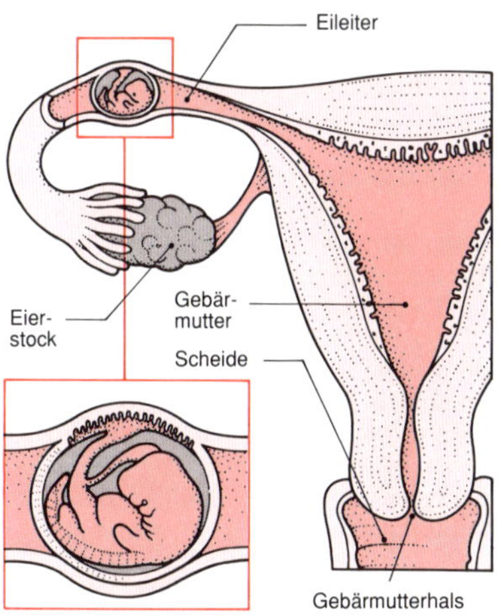

Ektopische Schwangerschaft
Meistens entwickelt sich eine ektopische Schwangerschaft im Eileiter, gelegentlich aber auch im Eierstock, in der Bauchhöhle oder im Gebärmutterhals.

SYMPTOME UND ANZEICHEN

Die meisten e.n S.en werden in den ersten zwei Monaten entdeckt, oft bevor die Frau selbst feststellt, daß sie schwanger ist. Die Periode bleibt nur in etwa 80 Prozent aller Fälle aus. Symptome einer e.n S. bestehen meist in starken Unterleibsschmerzen und vaginalen Blutungen, die irrtümlich leicht für eine Menstruation gehalten werden. Risse oder innere Blutungen verursachen *schock*ähnliche Symptome (Blässe, Schweißausbrüche, Schwächeanfälle, Ohnmachten).

DIAGNOSE UND THERAPIE

Ein *Schwangerschaftstest* bringt bei einer e.n S. oft ein falsch negatives Ergebnis. *Ultraschall-Diagnostik* und *Laparoskopie* (Untersuchung der Bauchhöhle mit einem Spezialendoskop) sind zuverlässiger.

Wird eine e. S. festgestellt, muß operiert werden. Dies dient dazu, den oft bereits abgestorbenen Fetus, die Plazenta und sonstiges geschädigtes Gewebe zu entfernen. Gegebenenfalls wird auch der Eileiter selbst entfernt, wenn er nicht mehr zu erhalten ist, geplatzte Blutgefäße werden verschlossen. Die Entfernung der Eileiter wird häufig vorgenommen, um das Risiko einer weiteren e.n S. zu verhindern. Bei schwerem Blutverlust kann eine *Bluttransfusion* nötig werden.

PROGNOSE

Selbst wenn ein Eileiter entfernt wurde, ist danach eine Schwangerschaft über den anderen möglich; die Chancen einer Befruchtung sind allerdings etwas kleiner. Sind beide Eileiter entfernt, kann eine *In-vitro-Befruchtung* mit dem Ziel einer intrauterinen Schwangerschaft versucht werden.

Ektotoxin

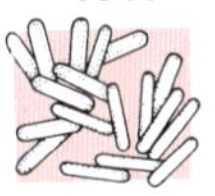

Von einigen Bakterienarten in das Blut abgegebener Giftstoff. E.e lösen schwerwiegende Schäden im ganzen Organismus aus; sie gehören zu den giftigsten bekannten Substanzen überhaupt. Produziert werden sie von Bakterien wie z.B. den *Tetanus*-Bazillen; diese gelangen durch Wunden in den Körper und bilden ein Toxin, das im Nervensystem zu Muskelspasmen und Lähmungen führt. Ein weiteres Beispiel sind die *Diphtherie*-Bakterien, die anfangs den Rachen befallen, dann aber auch ein Herz und Nervensystem schädigendes E. abgeben.

Tetanus-, Diphtherie- und die Bakterien anderer Infektionen, die lebensbedrohende Toxine produzieren, können durch eine Immunisierung mit Impfstoffen aus abgeschwächten E.en gefahr- und wirkungslos gemacht werden. Zur Behandlung einmal ausgebrochener Infektionen verwendet man vor allem *Antibiotika* und *Antitoxine* zur Neutralisierung des E.s. (S.a. *Endotoxin, Enterotoxin*)

Ektropium

Umschlagen des Augenlids nach außen, so daß die Innenseite sichtbar wird.

VORKOMMEN UND URSACHEN

Ein E. ist bei älteren Menschen häufiger und betrifft in der Regel das Unterlid. Oft sind schwächer werdende Lidmuskeln, manchmal Schrumpfungen lidnaher Hautnarben die Ursache. Ein E. kann ebenfalls durch Lähmung des Gesichtsnervs (*Fazialislähmung*) mit Ausfall der mimischen Muskulatur hervorgerufen werden.

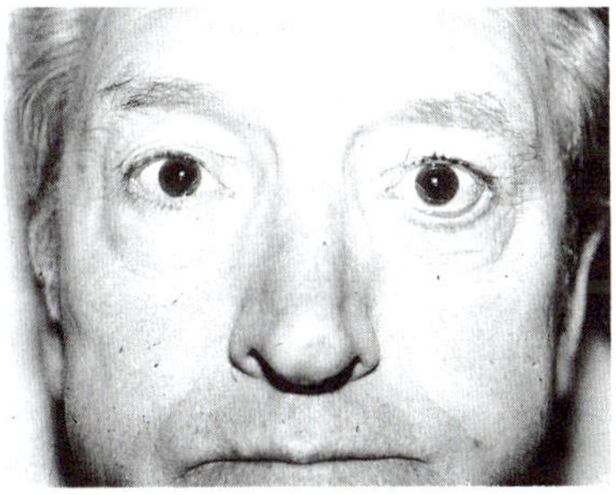

Ektropium
Beispiel eines Ektropiums am Unterlid. Das Lid ist nach außen gewendet und läßt die Bindehaut erkennen.

SYMPTOME UND ANZEICHEN

Auch ein leichtes E. beeinträchtigt den Tränenabfluß, weil die Öffnung des Tränengangs verlegt wird. Dies führt zu einer chronischen *Bindehautentzündung* (*Konjunktivitis*) mit Rötungen, Reizungen und ständigem Tränenfluß, der die Haut näßt und entzündet. Das zwangsläufig ständige Augenwischen hat zur Folge, daß das Lid immer weiter umschlägt.

THERAPIE

Im Frühstadium ist eine operative Straffung des Lids durch die Entfernung eines Gewebsstücks einfach und wirksam; im fortgeschrittenen Zustand kann eine kosmetische Operation mit Gewebeersatz durch eine Hautverpflanzung erforderlich werden.

Ekzem

Juckende Hautentzündung, manchmal mit Schuppungen oder Blasen. Einige Formen von E.en heißen auch *Dermatitis*; z.B. seborrhoische, Kontakt- und Photodermatitis. Gelegentlich werden E.e durch eine *Allergie* ausgelöst, oft aber ist kein ersichtlicher Grund feststellbar.

E

ARTEN

Atopisches Ekzem

(auch endogenes E.) Diese chronische Hautentzündung tritt vorwiegend bei Menschen auf, die eine angeborene Neigung zu allergischen Reaktionen zeigen. Sie selbst oder nahe Blutsverwandte leiden an anderen allergischen Krankheiten wie *Asthma* oder allergischer *Rhinitis* (Heuschnupfen).

Nicht selten ist das atopische E. bei Kleinkindern, beginnend im Alter von 2 bis 18 Monaten. Es ist gekennzeichnet von stark juckendem Ausschlag vor allem des Gesichts und der Arm- und Kniebeugen, wo sich die Haut schuppt, schält und teilweise kleine rote Pickel erscheinen. Das Kind kratzt sich, wodurch sich die Pickel vergrößern und im ungünstigen Fall zu nässenden Bereichen erweitern. Diese wiederum infizieren sich unter Umständen, besonders im Windelbereich.

In milden Fällen wird mit *Emollientia* wie *Vaseline* behandelt, was die Haut geschmeidig hält, in schweren sind manchmal *Kortikosteroide* und *Antibiotika* erforderlich. Zusätzlich werden als Tabletten oder Tropfen gegen den Juckreiz auch *Antihistaminika* angewandt, vor allem, wenn das Kind nachts nicht schlafen kann. Das Kind sollte nicht zu warm eingepackt werden, weil dies den Zustand eher verschlimmert; auf der Haut selbst sollte es mit Baumwollsachen bekleidet sein.

Dieses Beschwerdebild heilt bei Älterwerden oft ab, obschon es schubweise jahrelang wiederkommen kann. Während der Pubertät verschwindet es zumeist.

Nummuläres Ekzem

Diese Form betrifft normalerweise nur Erwachsene; die Ursache ist unbekannt. Es tritt an beliebigen Körperstellen auf, erscheint kreisrund (nummulär = münzenförmig), juckt und schuppt ähnlich wie eine *Tinea* (Hautpilz). Hiervon muß das nummuläre E. jedoch abgegrenzt werden. Kortikosteroide mildern und dämpfen die Entzündung; das E. selbst ist aber oft sehr hartnäckig und behandlungsresistent.

Handekzem

Diese Form entsteht als Folge des Umgangs mit Substanzen wie Detergentien oder Spülmitteln, tritt aber selten auch ohne erkennbaren Grund auf. Es entwikkeln sich bis zu ca. 2,5 cm große juckende Blasen, zumeist auf der Handfläche, und die ganze Hand schuppt und verschorft. Allergietestungen sind grundsätzlich anzuraten. Die Benutzung von Gummi- oder weißen Baumwollhandschuhen beim Umgang mit Reizstoffen hilft oft sehr. Nach jedem Waschen sollen die Hände sorgfältig abgetrocknet werden, die Benützung unparfümierter Handpflegecreme mehrmals täglich ist empfehlenswert. In schweren Fällen werden kurzfristig Kortikosteroide und Antibiotika gegen die Entzündung bzw. Infektion verschrieben.

Stauungsekzem

Wer unter Krampfadern leidet, ist auch besonders anfällig für Reizungen, Entzündungen und Farbänderungen der Haut an den Beinen. Das schwerste Symptom ist aber das Anschwellen der Beine, ihm wird mit elastischen Bandagen oder Gummistrümpfen begegnet. Zeitweise bringt die Anwendung von Kortikosteroidsalben Linderung.

ALLGEMEINE THERAPIE

Zur Reduzierung der Reizerscheinungen und des nachfolgenden Kratzens empfehlen sich Pflegesalben und darüber gegebenenfalls abdeckende Binden. Direkt auf der Haut sollten nur saugfähige und nichtreizende Materialien wie Baumwolle getragen werden, nicht aber Wolle, Seide und rauhe Synthetikstoffe.

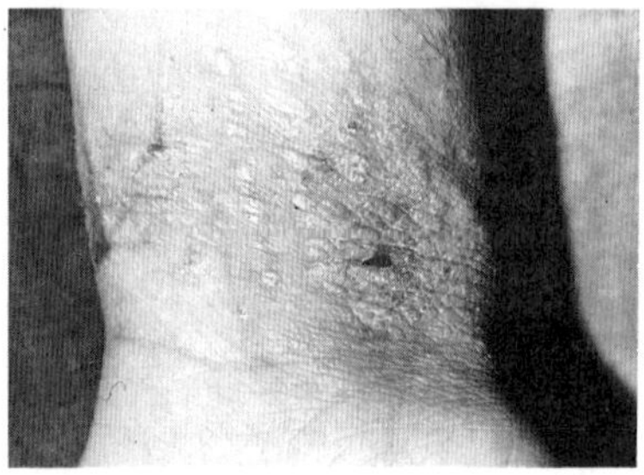

Atopisches Ekzem
Beispiel eines atopischen (endogenen) Ekzems der Handgelenksbeuge mit den charakteristischen Pickeln und der rauhen, sich schuppenden Haut. Weil der Ausschlag stark juckt, wird unweigerlich gekratzt und der Zustand zusätzlich verschlimmert.

Elektroakupunktur nach Voll (EAV)

Verfahren zur Diagnose und Therapie auf der Basis der traditionellen chinesischen Akupunktur; benutzt wie diese die Akupunkturpunkte (Projektionsstellen von Organen oder Organteilen auf festgelegte Punkte an der Hautoberfläche). Die EAV und das zu ihrem Betreiben notwendige Gerät wurden 1955 von dem deutschen Arzt R. Voll (1909 - 1989) erstmals vorgestellt.

Bei dem Verfahren (der Patient hält eine großflächige Messingelektrode = negative Elektrode in der Hand; der Arzt drückt mit einer Kugelelektrode = positive Elektrode auf den Akupunkturpunkt und registriert das Zeigerverhalten auf einer Meßskala; das Standardmeßgerät ist heute das Dermatron ST) wird der Körper einem geringen Belastungsstrom (13 Ampere bei einer Leerlaufspannung von über 1 Volt) ausgesetzt und die Reaktion der Organe an den ihnen entsprechenden Hautpunkten (die meisten an Händen und Füßen) verfolgt. Normal ist ein Zeigerausschlag von 50 (entspr. einem Widerstand von ca. 100 Kiloohm). Schlägt der Zeiger weit darüber aus und (vor allem) fällt dann kontinuierlich ab, ist dies z.B. ein Hinweis auf eine Organentzündung. Nach Meinung ihrer Betreiber gestattet die EAV neben der Diagnose und physikalischen (elektrischen) Therapie auch den sog. Medikamententest – eine qualitative und quantitative Prüfung der Wirksamkeit von Medikamenten (allopathische, homöopathische und Nosoden). Die bisher offiziell nicht anerkannte EAV als Verfahren der sog. alternativen oder komplementären Medizin (manchmal den naturgemäßen Heilverfahren zugerechnet) hat zahlreiche Anhänger in aller Welt, aber auch viele Gegner – vor allem auf seiten der Schulmedizin.

Elektrochirurgie

s. *Kauterisation*

Elektroenzephalographie

s. *EEG*

Elektrokardiographie

s. *EKG*

Elektrokauterisation

Technik zur Gewebezerschneidung mittels Anwendung von Hitze, die durch elektrischen Strom erzeugt wird. Sie wird vor allem zur elektrochirurgischen Entfernung bestimmter Hautanhängsel wie z.B. *Warzen* eingesetzt (s.a. *Kauterisation, Elektrokoagulation*).

Elektrokoagulation

Versiegelung von Blutgefäßen und Blutstillung mittels hochfrequenten Stroms. E. ist bei allen Operationsarten möglich, um kleinere, frisch durchtrennte Blutgefäße zu schließen, ebenso zur Entfernung von Spinnwebmalen und sonstigen anomalen Blutgefäßformationen sowie zum Stoppen von Nasenbluten. Der Strom wird über eine feine Nadel oder bei Operationen mit einem Messer zum unblutigen Schneiden eingesetzt.

Elektrokrampftherapie

s. *EKT*

Elektrolyse, therapeutische

Dauerhafte Entfernung unerwünschten Haarwuchses durch haarwurzelzerstörende Kurzwellenelektrizität.

WARUM ES GEMACHT WIRD

Haarwuchs im Gesicht und am Körper kann für kurze Zeit durch Rasur oder Auszupfen beseitigt werden; andere Mittel sind Enthaarungscremes, Einreibemittel und Wachsauflagen. Die einzige Möglichkeit einer dauerhaften Enthaarung ist aber die t.E.

Vor einer t.n E. sollte man sich vergewissern, daß sie von ausgebildeten Fachkräften vorgenommen wird; eine unfachgemäße Behandlung kann irreparable Entstellungen zur Folge haben.

MÖGLICHE ANWENDUNGSBEREICHE

Mit wenigen Ausnahmen ist die Epilation (Enthaarung) durch t.E. an jeder Körperstelle möglich, an denen die Behaarung unästhetisch empfunden wird. Sie sollte jedoch nicht an den unteren Augenbrauenrändern vorgenommen werden, weil dort über den Lidern die Haut sehr empfindlich ist und leicht geschädigt wird. Auch die Epilation der Achselhaare ist wegen der damit verbundenen hohen Infektionsgefahr umstritten. Keine nachteiligen Folgen hat eine t.E. auf den Brüsten, wo sich manchmal Haarwuchs auf und um den Warzenhof (Areola) entwickelt. Dies gilt auch für das spätere Stillen, wobei es weder von seiten der Mutter noch des Kindes Probleme gibt. Die Beine sind nicht besonders für eine t.E. geeignet, weil ihre Enthaarung so viele Sitzungen erfordert, daß es für die meisten Leute einfach zu zeitaufwendig und zu teuer wird.

ERSTE HILFE: ELEKTROUNFALL

AUF KEINEN FALL
- Erste Hilfe versuchen, ehe der unfallverursachende Strom ausgeschaltet ist
- den Betroffenen mit nassen oder feuchten Gegenständen anfassen

1 Auf jeden Fall erst für Stromunterbrechung sorgen, dabei auf die eigene Sicherheit achten.

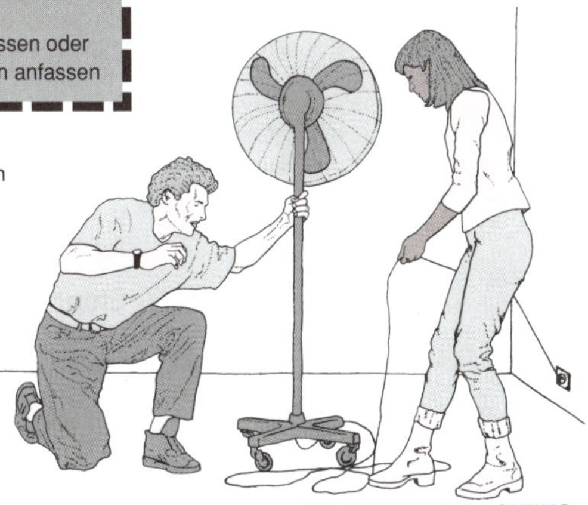

2 Lagerung des Betroffenen je nach Zustand:
- Ruhelage – bei vorhandenem Bewußtsein
- Stabile Seitenlage – bei vorhandener Atmung und vorhandenem Kreislauf, Betroffener aber nicht ansprechbar (s.a. Erste-Hilfe-Kasten "Stabile Seitenlagerung" S. 992)

STROMUNTERBRECHUNG
Stromkabel aus der Steckdose ziehen

STABILE SEITENLAGE

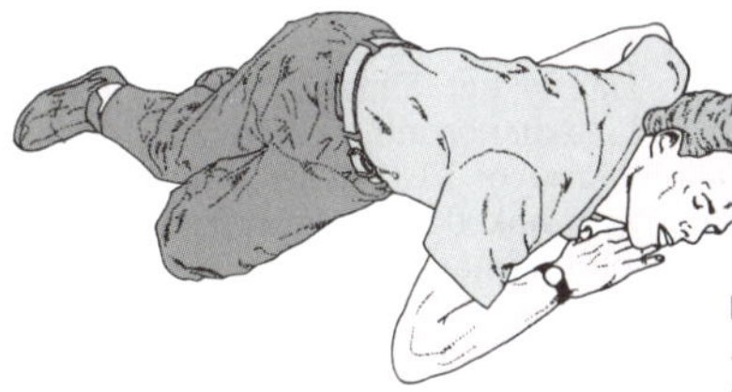

3 Wiederbelebungsmaßnahmen nach Zustand des Betroffenen:
- Atemspende – bei Atemstillstand und vorhandenem Kreislauf (s. S. 166)
- Herz-Lungen-Wiederbelebung – bei Atem- und Herzkreislaufstillstand (s. S. 486)

Notruf:
Rettungsdienst mit ärztlicher Hilfe alarmieren.

4 Brandwunden mit keimfreiem Verbandmaterial bedecken (s. S. 1087)

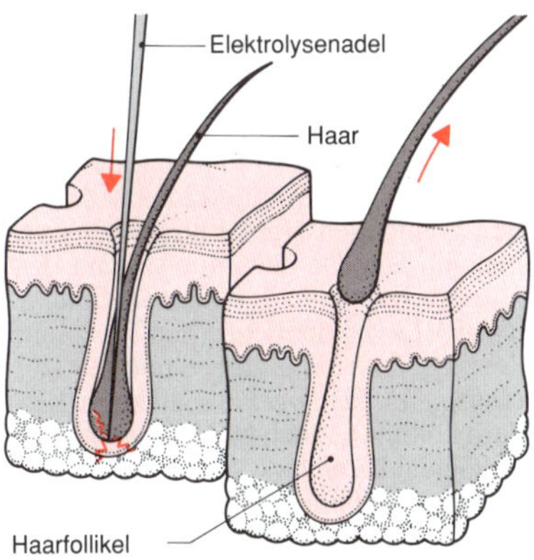

Elektrolyse
Zur Entfernung jedes einzelnen Haares wird eine feine Nadel in den Follikel gestochen. Ein schwacher elektrischer Stromstoß zerstört die Wurzel des Haares, das dann herausgezogen wird. Die Prozedur ist nicht völlig schmerzlos, aber in geschickten Händen ungefährlich.
Bei erfolgreicher Behandlung wachsen keine Haare aus den Follikeln nach.

Elektrolyt

Substanz, deren Moleküle sich bei Lösung oder Schmelzen in die *Ionen*bestandteile teilen. So löst sich beispielsweise Natriumchlorid (Kochsalz) im Wasser in Natrium- und Chloridionen.

Elektromyographie

s. *EMG*

Elektronystagmographie

Verfahren zur Aufzeichnung der verschiedenen Arten des *Nystagmus* (abnorme, ruckartige Bewegungen des Auges) und der Ursachenfeststellung. Die durch die Augenbewegungen hervorgerufenen schwachen Ströme werden von Elektroden an den Augen registriert und zur Analyse graphisch aufgezeichnet.

Elektrophorese

Bewegung elektrisch aufgeladener Partikel in einer *Kolloid*-Lösung in einem elektrischen Feld. Richtung, Strecke und Schnelligkeit der Bewegung variieren je nach Größe, Form und elektrischer Ladung der Partikel.

Die E. dient zur Analyse von Substanzengemischen, speziell zur Identifizierung und Quantifizierung verschiedener Proteine, beispielsweise der Blutproteine. Außerdem ist bei Vergleich der Resultate mit gesunden Personen die Diagnose von Erkrankungen wie *Myelomen* (Tumoren des Knochenmarks) möglich, die sehr hohe Werte spezifischer *Immunglobuline* im Blut produzieren.

Elektropunktur

s. *Elektrolyse, therapeutische*

Elektroschockbehandlung

s. *EKT*

Elektrounfall

Gewebeschädigungen durch Stromschlag und die damit verbundene Hitzeentwicklung.

Die Gewebe im Körperinneren sind sehr wasserhaltig und salzreich und damit gute Stromleiter. Trockene Haut hat einen hohen elektrischen Widerstand (bis zu mehreren 10 000 Ohm), feuchte dagegen einen niedrigen (höchstens einige 1 000 Ohm) und ermöglicht damit einen Stromfluß durch den Körper. Schwere Schädigungen oder sogar Tod durch Stromschlag drohen deshalb besonders im feuchten Milieu. Auch sind bei guter Erdung die Folgen eines Stromschlags schwerwiegender, weil Kontakt mit guten Stromleitern besteht (z.B. in der Badewanne). Je trockener die Umgebung hingegen, desto geringer die Gefahren und Risiken eines Stromschlags; ideal z.B. ist das Tragen von Gummisohlen, weil Gummi ein sehr schlechter Stromleiter ist.

HÄUFIGKEIT

Noch immer gibt es jedes Jahr zahlreiche Todesfälle durch Stromschlag (in der Bundesrepublik Deutschland über 200 jährlich). Sehr viele Unfälle geschehen im Haushalt beim Umgang mit schadhaften oder in der Nähe von Wasser befindlichen Elektrogeräten. Aber auch Berufsunfälle beim Umgang mit Starkstrom kommen immer wieder vor. Ein Tod durch Blitzschlag ist statistisch eine Seltenheit und unwahrscheinlich.

Außer Todesfällen gibt es auch eine große Zahl von Verletzungen durch Stromschlag.

KÖRPERLICHE AUSWIRKUNGEN

Außer sehr leichten führen fast alle Stromschläge zur Bewußtlosigkeit. Das Ausmaß der Gewebeschädigungen hängt von der Stärke und Menge des den Körper durchfließenden Stroms ab. Wechselstrom ist gefährlicher als Gleichstrom, weil er stärkere Muskelkontraktionen bewirkt. Sind hiervon die Hände betroffen, wird unter Umständen das Loslassen der Stromquelle verhindert und damit die Trennung von der Stromeinwirkung.

Bereits geringe Ströme von einem Zehntel Ampere können eine tödliche *Herzrhythmusstörung* verursachen. Das entspricht etwa dem Strom in einer sehr schwachen Glühbirne. Derselbe schwache Strom kann bei Fluß durch das Stammhirn Herz- und Atemstillstand bewirken. Stärkere, hochvoltige Ströme verursachen auch Verbrennungen. Das betrifft dann die Stellen des höchsten Widerstands, in der Regel die Ein- und Austrittsstelle des Stroms.

LAGE DER ELLE

Die Elle ist an der Innenseite des Ellenbogens (Kleinfingerseite) über das Olecranon mit dem Gelenkfortsatz des Oberarmknochens verbunden. Die Speiche rotiert bei der Handumwendbewegung um sie.

Rechter Arm

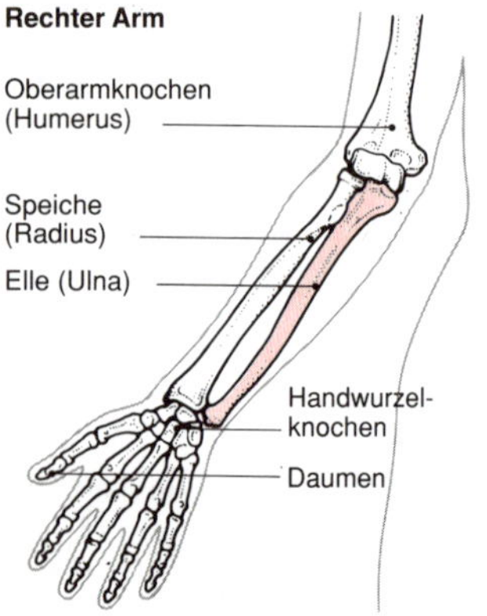

Elephantiasis

Vor allem in den Tropen vorkommende Erkrankung, für die enorme Schwellungen der Arme, Beine und des Hodensacks charakteristisch sind. Die Haut wird dick und dunkel, so daß sie einer Elefantenhaut ähnelt. Meistens ist ein Verschluß der Lymphgefäße als Folge einer *Filariose* (Wurmbefall) die Ursache.

ELISA

Häufig zur Diagnose von Infektionskrankheiten eingesetzter Labortest. Das Akronym ELISA steht für (engl.) enzym-linked immunosorbent assay (Enzym-Immunoassay).(S.a. *Immunoassay*)

Elixier

Klare, gesüßte, meist alkoholische Flüssigkeit als Basis für viele Arzneimittel wie z.B. Hustensaft (s. *Hustenmittel*).

Elle

(*F.* Ulna) Der längere der beiden Unterarmknochen; der andere ist die *Speiche* (*F.* Radius). Bei nach vorne gestreckter Hand mit der Handfläche oben ist die E. der innere kleinfingerseitige Unterarmknochen.

Das obere Ende berührt das der Speiche und bildet mit seinem hakenförmigen Knochenfortsatz (*Olecranon*), dem Speichenköpfchen und dem Gelenkfortsatz des *Oberarmknochens* (Condylus humeri) das *Ellenbogengelenk*. Das untere (distale) Ende der Elle ist gelenkig mit den Handwurzelknochen und der Speiche (distales Radioulnargelenk) verbunden.

Ellenbogengelenk

(*F.* Articulatio cubiti) Gelenk zwischen unterem Ende des *Oberarmknochens* (*F.* Humerus) und den oberen Enden der Unterarmknochen *Elle* (*F.* Ulna) und *Speiche* (*F.* Radius). Es wird vorne, seitlich und hinten durch Bänder stabilisiert. Das E. ermöglicht außer Beugung und

ELLENBOGENGELENK

Ein Scharniergelenk zwischen dem unteren Ende des Humerus (Condylus humeri) und den oberen Enden von Speiche und Elle. Auf das Gelenk wirkt u.a. der Bizepsmuskel, der hier Beuge- und Drehbewegungen ausübt.

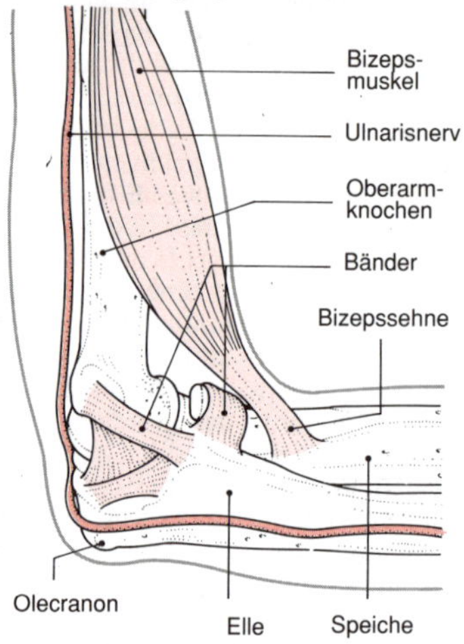

Streckung auch die Drehung des Unterarms um fast 180° in der Längsachse ohne mehr als nur eine kleine Bewegung des Oberarms.

ERKRANKUNGEN

Funktionsstörungen bzw. Erkrankungen sind in der Mehrzahl der Fälle Arthritis und Verletzungen des Gelenks und der umgebenden Sehnen, Muskeln und Bänder.

Verletzungen und Entzündungen der Weichteile

Wiederholte große Belastung der Sehnen der Unterarmmuskeln am Ansatz des Ellenbogens (am Epikondylus genannten Knochenvorsprung) kann dort zu einer Entzündung führen (*F. Epicondylitis*). Die beiden häufigsten Typen sind der sog. *Tennisellenbogen* und der sog. *Golfspielerellenbogen*. Vor allem bei Kindern kommt es auch zu *Verstauchungen* im Gelenkbereich.

Eine Schleimbeutelentzündung über dem Olecranon wird durch örtliche Reizung hervorgerufen. Wiederholte Überanstrengung des Gelenks kann das Knorpelgewebe an seiner Oberfläche schädigen, eine Zerrung führt zu einem *Erguß* (Flüssigkeitsansammlung im Gelenk) oder zu einer schmerzhaften *Synovialitis* (Entzündung der Gelenkkapselinnenhaut).

Ein harter Schlag gegen das Olecranon (die knochige Ellenbogenspitze, im Volksmund auch "Musikantenknochen", "Narrenbein" etc. genannt) wirkt sich manchmal auf den *Ulnaris* aus und verursacht ein vorübergehendes taubes Kribbeln oder auch einen stechenden Schmerz, der den ganzen Unterarm hinab bis in den Ring- und kleinen Finger zieht.

Brüche

Ein Sturz auf die ausgestreckte Hand oder auf die Spitze des Ellenbogens kann alle möglichen verschiedenen Brüche des Oberarms verursachen. Bei Kindern ist dabei der Bruch der *Epiphysen* (Wachstumsbereiche) an den Enden des Oberarmknochens, der Speiche oder Elle möglich. Ein ausgerenktes E. ergibt sich unter Umständen in jedem Alter als Folge eines Sturzes auf die ausgestreckte Hand. Ausrenkungen und Brüche geschehen oft gleichzeitig.

Arthritis

Osteoarthritis, *rheumatoide Arthritis* und infektiöse Arthritis befallen das E.

Ellenbruch

Brüche (*F.* Frakturen) der Elle ereignen sich typischerweise quer durch den Schaft oder am *Olecranon* ("Musikantenknochen"), dem hakenförmigen Vorsprung des Ellenbogens. Eine Schaftfraktur wird meist durch einen Schlag auf den Unterarm oder einen Sturz auf die Hand verursacht. Manchmal bricht zugleich auch die Speiche (s. *Colles-Fraktur*). In aller Regel ist eine Operation erforderlich, um den oder die Knochen wieder einzurichten und zusammenzufügen. Hierbei werden Platten, Schrauben oder lange Nägel durch die Knochenlängsachse verwendet; der Arm wird anschließend bei Stellung des Ellenbogens im rechten Winkel in einem *Gipsverband* ruhiggestellt, bis der Bruch geheilt ist.

Ein *Olecranon*-Bruch ist die Folge eines Sturzes auf den Ellenbogen. Hat sich dabei nicht auch eine Knochenverrenkung ergeben, wird der Arm in einem Gipsverband ruhiggestellt, der den Ellenbogen im rechten Winkel hält. Liegt auch eine Knochenverschiebung vor, muß sie operativ behoben und mit einer Metallschraube fixiert werden. Ist der Knochen in mehrere Stücke zersplittert, werden die kleinsten Splitter entfernt, und der *Trizeps*muskel wird mit seiner Sehne wieder an das gebrochene Ende der Elle angenäht.

Ellennerv

s. *Ulnaris*

Embolektomie

Operative Entfernung eines *Embolus* (Blutgerinnsel), der ein Blutgefäß verschließt (s. *Embolie*). Die Operation erfolgt meist unter Vollnarkose. Nach Eröffnung des betroffenen Gefäßes wird der Embolus abgesaugt. Auch mit Hilfe eines *Ballonkatheters* kann die durch den Embolus verursachte Engstelle geweitet werden. Hier genügt in der Regel eine örtliche Betäubung.

Embolie

Plötzliche Verstopfung eines Blutgefäßes (meist einer Arterie) durch einen *Embolus*. Dieser kann aus Gas (meist Luftbläschen), einem Blutgerinnsel (Thrombus), einem Gewebepartikel (Tumor-, Knochenmark-, Fettzellen) oder Bakterien bestehen.

FORMEN

Die häufigste Ursache einer E. sind Blutgerinnsel. Meist sind sie Fragmente größerer Verklumpungen, die sich an anderer Stelle im Kreislaufsystem gebildet haben. *Lungenembolien* sind in der Regel Folge eines Embolus, der sich aus einer tiefen Venen*thrombose* (Blutgerinnsel aus einer Beinvene), losgerissen hat, über das Herz in eine die Lunge versorgende Arterie gelangt ist und diese verstopft. Häufig ist dies Ursache für einen plötzlichen, unerwarteten Tod. Ähnliche Gerinnsel können sich an der Herzwand z.B. nach einem Herzinfarkt bilden und von dort mit dem Blut ins Gehirn geworfen werden. Dies ist dann Ursache eines Schlaganfalls.

Luftembolien, bei denen eine kleine Arterie durch eine Luftblase verstopft wird, sind selten. Die Fett-E. (Fettkügelchen verstopfen ein Blutgefäß) tritt als mögliche Komplikation bei größeren Arm- oder Beinbrüchen auf. Die Fruchtwasser-E., bei der Fruchtwasser in den mütterlichen Kreislauf gelangt ist, wird in seltenen Fällen in der späten Schwangerschaft beobachtet.

SYMPTOME

Die Symptome werden durch Faktoren wie Größe des Embolus und Ausmaß der Verstopfung sowie Größe, Art und Lokalisation des betroffenen Blutgefäßes bestimmt. Die Lungen-E. geht mit allgemeiner Schwäche, Atemnot und Brustschmerzen einher. Verursacht der Embolus einen Schlaganfall, so hängen die Symptome davon ab, welche Gehirnhälfte betroffen ist. Es kann z.B. die Sprechfähigkeit oder ein Teil des Sehvermögens verlorengehen. Auch Lähmungen bestimmter Körperteile oder Bewußtlosigkeit treten mitunter ein. In den seltenen Fällen einer Fett-E. steigen Herzschlag und Atemfrequenz drastisch an, dazu kommen Unruhe, Verwirrung und Benommenheit.

THERAPIE

Verursachen eine Lungen- oder andere schwere Formen einer E. einen Kollaps, müssen lebensrettende Sofortmaßnahmen ergriffen werden, um Atmung und Kreislauf in Gang zu halten. Gelingt dies, kann eine *Embolektomie* (Operation zur Entfernung des Embolus) vorgenommen werden. Ist eine Operation aus irgendeinem Grund nicht möglich, wird

EMBOLIE-FORMEN

Embolien werden nach dem betroffenen Bereich oder dem Embolustyp benannt. Eine Fett-E. z.B. wird durch Fettkügelchen, die manchmal bei Knochenfrakturen freigesetzt werden, verursacht. Ein losgelöster Embolus wandert durch die Verästelungen der Arterien, bis er irgendwo hängenbleibt und die Blutzufuhr des betreffenden Körperteils abschneidet.

Embolie im Arm
Röntgenbild eines Oberarms nach Injektion eines Kontrastmittels in die Blutgefäße. Es zeigt am oberen Ende einen Embolus, der den normalen Blutfluß einer Armschlagader behindert.

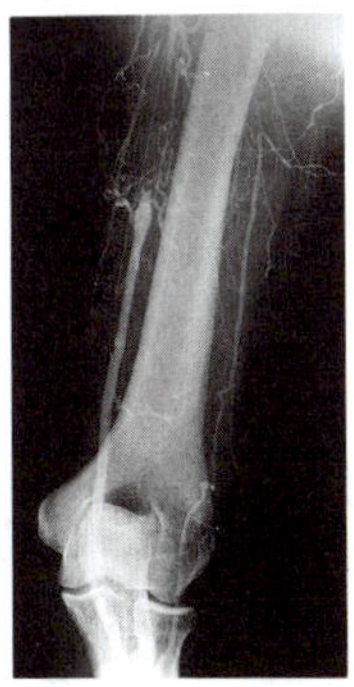

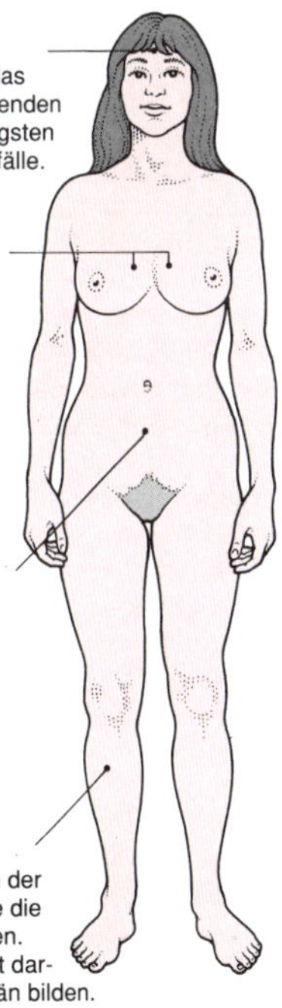

Hirnembolie
Verstopfung einer der das Gehirn mit Blut versorgenden Arterien. Eine der häufigsten Ursachen für Schlaganfälle.

Lungenembolie
Verstopfung einer Lungenarterie. Die Folgen können Brustschmerzen, Atemnot und plötzlicher Tod sein.

Fruchtwasserembolie
Fruchtwasser, in dem das Ungeborene im Uterus schwimmt, gelangt in den mütterlichen Kreislauf und kann dort eine Lungenarterie verstopfen.

Beinembolie
Ein Embolus kann eine der Arterien verstopfen, die die Beine mit Blut versorgen. Das Versorgungsgebiet darunter kann eine Gangrän bilden.

man mit *Thrombolytika* (Arzneimittel, die die Blutgerinnsel auflösen) oder *Antikoagulantien* (Arzneimittel, die Blutgerinnsel verhindern) behandeln.

PROGNOSE

In schweren Fällen einer E. hängt das Überleben vom Erfolg der Wiederbelebungsversuche, der Bedeutung des betroffenen Blutgefäßes und der Schnelligkeit, mit der der normale Blutfluß wieder in Gang gebracht wird, ab. Wird die Ursache des Embolus behandelt, ist die Langzeitprognose für die Patienten gut.

Embolisation

Auch therapeutische E. genannt; absichtliche Verstopfung eines Blutgefäßes, um innere Blutungen zu stillen oder den Blutfluß zu einem Tumor zu stoppen.

WARUM ES GEMACHT WIRD

E. wird in zunehmendem Maße praktiziert, wenn es sich um anders nicht kontrollierbare Blutungen handelt, insbesondere wenn Patienten zu krank sind, um operiert zu werden. Sie wird auch angewandt bei Blutungen aus kleinen Blutgefäßen des Verdauungstrakts, die oft von Mißbildungen der Blutgefäße (ähnlich wie bei Muttermalen) herrühren.

Wird die Technik angewandt, um die Blutversorgung eines Tumors zu unterbrechen, hat dies mehrere Effekte. Die durch das Wachstum des Tumors entstandenen Schmerzen können gelindert werden. Oder der Tumor schrumpft, was seine operative Entfernung erleichtert. Auch wird möglicherweise eine Metastasierung verhindert. In der Tumortherapie werden E.en auch vorgenommen, wenn ein Tumor chirurgisch nicht gut zu entfernen ist, was etwa bei Leberkrebs der Fall ist. Bei bestimmten Gefäßtumoren im Gesicht (z.B. *Hämangiome*), deren operative Entfernung unansehnliche Narben hinterlassen würde, werden E.en ebenfalls eingesetzt.

SO WIRD ES GEMACHT

In der Regel wird eine E. durch Radiologen bei Vollnarkose durchgeführt. Zunächst wird eine Aufnahme des zu blokkierenden Blutgefäßes und der zu ihm führenden Arterien erstellt, und zwar mit Hilfe einer *Angiographie* (Röntgenverfahren, bei dem ein für Röntgenstrahlen undurchlässiges Kontrastmittel mit Hilfe eines *Katheters* in die Blutgefäße gespritzt wird). Der Katheter wird zusammen mit dem *Embolus* mit Hilfe eines Monitors möglichst nahe an das zu verschließende Gefäß geführt. Die Emboli sind aus dem Stoff, der das Blut gerinnen läßt (z.B. Fibrin), aus Draht, Silikon, Wolle oder medizinischem Klebstoff.

RISIKEN

Das Risiko, daß künstliche Emboli sich woanders festsetzen und damit Probleme verursachen, läßt sich niemals ganz ausschließen. So kann ein Embolus, der Blutgefäße im Gehirn verschließt, auch einen *Schlaganfall* verursachen. An der Verbesserung der Methode wird noch gearbeitet.

Embolus

Plötzlich in ein Gefäß hineingeworfener (a.d. Griech. emballein = hineinwerfen) Pfropf oder Fremdkörper, der dieses (meist eine Arterie) verschließt und häufig lebensbedrohend ist (s. *Embolie*).

Embryo

Keim bis zum Erreichen seiner endgültigen Form: Entwicklung in den ersten 12 Wochen nach der *Empfängnis*. Danach und bis zur Geburt wird der Keim als Fetus bezeichnet.

Die Entwicklung des E.s (s. Kasten rechte Seite) wird intern von den von den Eltern ererbten *Genen* und extern von Faktoren wie der Ernährung und der allgemeinen Lebensweise der Schwangeren gesteuert, einschließlich aller Medikamente und Drogen, die sie während der Schwangerschaft einnimmt.

DIE ERSTEN ZWEI WOCHEN

Der E. geht aus einer von einer männlichen Samenzelle befruchteten weiblichen Eizelle hervor (s. *Befruchtung*). Er beginnt als einzelne Zelle, die gerade so groß ist, daß sie mit dem bloßen Auge noch erkennbar ist. Auf ihrer Wanderung den Eileiter hinab zum Uterus teilt sie sich zweimal. Die vier Zellen beginnen nun eine Folge immer weiterer Zellteilungen, wobei sie sich bei jeder verdoppeln. Die Zellen formen sich schließlich zu einer Kugel mit einem kleinen Hohlraum im Inneren. Dort teilen sich die Zellen in zwei sehr verschiedene Gruppen. Die eine baut die äußere Hülle der Kugel auf, die andere dient der Entwicklung des E.s.

Um den sechsten Tag herum erreicht die Zellkugel den Uterus und nistet sich in dessen Schleimhaut ein. An der Stelle, an der die Zellkugel anhaftet, übernimmt die äußere Hülle die Ernährung aus dem Blut der Frau. Dieser Teil entwickelt sich später zur *Plazenta*. Innerhalb der Zellmasse formen sich nebeneinander zwei Blasen und dazwischen eine flache Scheibe aus mehreren Zellschichten, aus denen sich sämtliche Gewebe und Organe des Kindes bilden werden. Um den ganzen wachsenden E. herum bildet sich die Fruchtblase.

DIE DRITTE WOCHE

Zu Beginn der dritten Woche hat die Zellscheibe eine birnenähnliche Form angenommen. An dem runden Ende bildet sich der Kopf des E.s aus und an der Spitze sein Endabschnitt. Entlang des Rückens formt sich eine Zellgruppe zur Chorda dorsalis (Rückensaite), dem Vorläufer der Wirbelsäule. Von nun an hat der E. zwei deutlich unterscheidbare Hälften, die sich mehr oder weniger synchron weiterentwickeln. Der Rückenstrang furcht sich, und seine Ränder wachsen zusammen, bis sie sich zum Neuralrohr geschlossen haben. Dieses wird sich später zum Gehirn und Rückenmark ausbilden.

DIE VIERTE WOCHE

Im Lauf der vierten Woche wird der E. als Säugetier erkennbar. Der Rücken wächst schneller als die Brustseite, was dem E. eine C-Form gibt, und ein Schwanzende wird erkennbar. Im E. bilden sich erste Gewebeknospen der Lunge, Bauchspeicheldrüse, Leber und Gallenblase aus. Das Neuralrohr wächst bis in den E.kopf und bildet dort eine breite Furche, das Anfangsstadium des Gehirns. Die sich entwickelnden Ohren werden zuerst als Mulden erkennbar. Rudimentäre Augen entstehen in Form von Stielen. Die äußeren Zellschichten fangen an, Knospen für Gliedmaßen auszutreiben, ebenso Kiemenbögen und Gewebefalten, die zu Kiefern und Halsstrukturen werden.

An den Seiten des Neuralrohrs erscheinen paarige Ausbuchtungen: die Anfänge der Knorpel, Knochen und Muskeln des Rückens. Auf der Vorderseite gleich unter dem Kopf entsteht die Herzanlage als gerade Röhre. In dem Maße, wie sich die Kiemen entwickeln, sinkt das Herz weiter abwärts in den Brustraum. In dieser Phase besteht das größte Risiko für Fehlentwicklungen durch anomale genetische oder äußere Faktoren (s. *Geburtsfehler*).

DIE FÜNFTE WOCHE

Die Ohren werden sichtbar, Mulden zeigen die Stelle der sich entwickelnden Nase an. Ober- und Unterkiefer bilden sich aus. Die Gliedmaßenstummel werden größer und flachen sich an den Enden, wo Hände und Füße entstehen werden, ab. Die beiden Gewebefalten wachsen vorne zusammen und werden zu Brust- und Bauchfell. Die Nabelschnur entsteht.

DIE SECHSTE BIS ACHTE WOCHE

Das Gesicht nimmt deutlich menschliche Züge an, der Hals bildet sich aus, der Rumpf ist nicht mehr so gekrümmt, und der Kopf wird aufrechter.

Das Schwanzende zwischen den Gesäßbacken schrumpft und verschwindet. Die Gliedmaßengelenke, Finger und Zehen entstehen. Nach acht Wochen ist der Embryo etwa 2,5 cm groß. Fast alle inneren Organe sind bereits vorhanden und ebenso alle äußeren Formen schon erkennbar.

E

ENTWICKLUNG DES EMBRYOS

Von der Empfängnis bis zur zwölften Woche wird der Keim Embryo genannt. Bei der Empfängnis besteht das befruchtete Ei aus einer einzigen Zelle, der Zygote, die das gesamte Erbmaterial von Ei- und Samenzelle enthält. Die Zygote teilt sich mehrmals und bildet einen Zellhaufen, der sich dann in der Gebärmutterschleimhaut einnistet. An dieser Stelle bilden die äußeren Zellschichten die Plazenta, eine innere Zellgruppe entwickelt sich zum Embryo, und um ihn herum entsteht zum Schutz ein Fruchtwasserbeutel. Mit weiterem Wachstum bildet der Embryo allmählich seine Grundformen aus, in der fünften Woche sind bereits Kopf und Gliedmaßenansätze erkennbar.

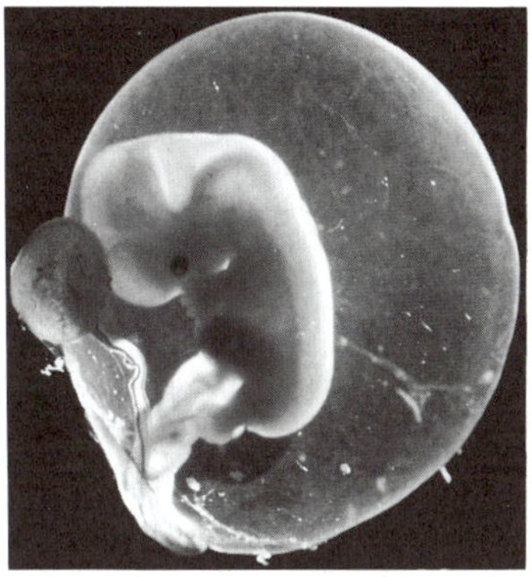

Embryo im Alter von sechs Wochen
Der Embryo schwimmt in der Fruchtblase. Noch wird er aus dem Dottersack (kleiner Beutel links) ernährt.

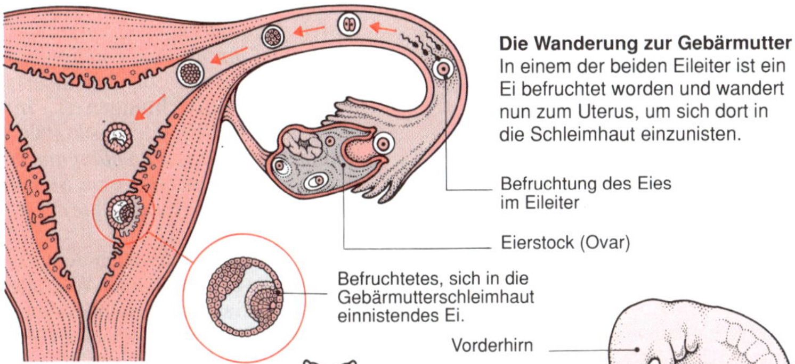

Die Wanderung zur Gebärmutter
In einem der beiden Eileiter ist ein Ei befruchtet worden und wandert nun zum Uterus, um sich dort in die Schleimhaut einzunisten.

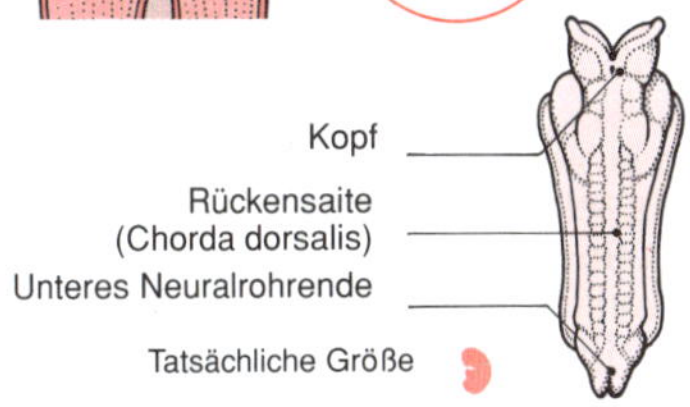

Drei Wochen
Der Embryo wird birnenförmig, mit rundem Kopfteil und nach hinten zu sich verjüngend. Der Vorläufer der Wirbelsäule (Chorda dorsalis) ist über den gesamten Rücken erkennbar.

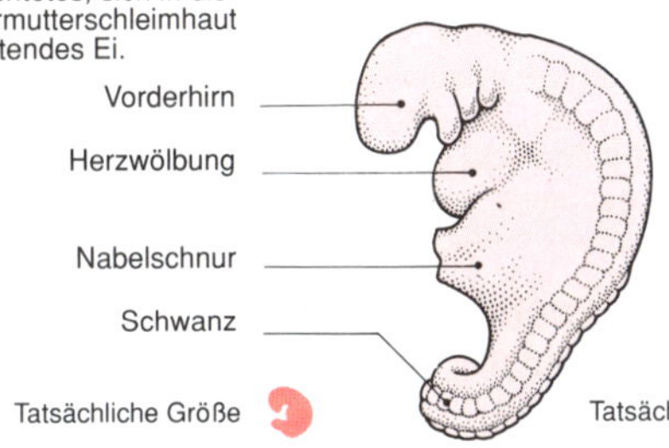

Vier Wochen
Der Embryo krümmt sich C-förmig und erhält einen Schwanz. Die Nabelschnur bildet sich aus, das Vorderhirn wächst.

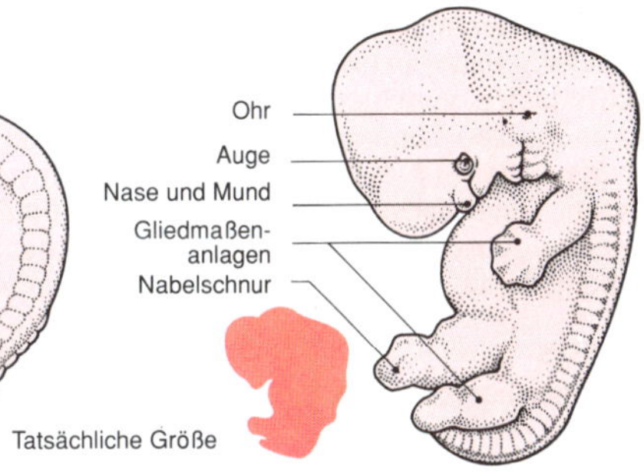

Sechs Wochen
Die Augen werden sichtbar, Mund, Nase und Ohren bilden sich aus. Die Gliedmaßen wachsen rasch aus den ursprünglichen winzigen Anlagen heraus.

INNERE ORGANE NACH FÜNF WOCHEN

Alle inneren Organe wie Leber, Bauchspeicheldrüse, Herz, Lunge, Niere und Geschlechtsorgane sind in der fünften Woche angelegt. In dieser kritischen Entwicklungsphase ist der Embryo besonders anfällig gegen schädliche Substanzen, die die Mutter zu sich nimmt, beispielsweise Alkohol und Arzneimittel; sie können zu Mißbildungen führen.

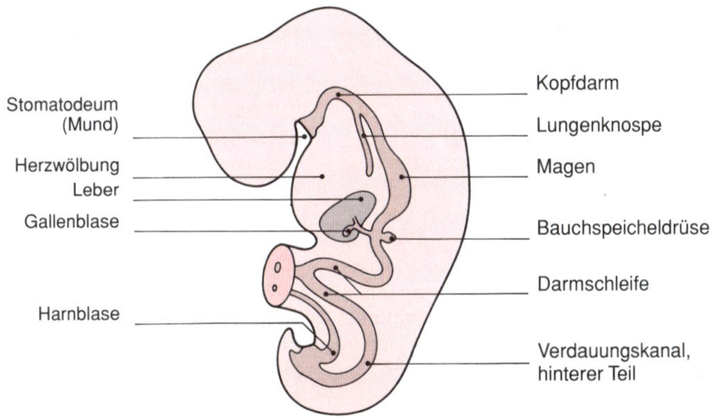

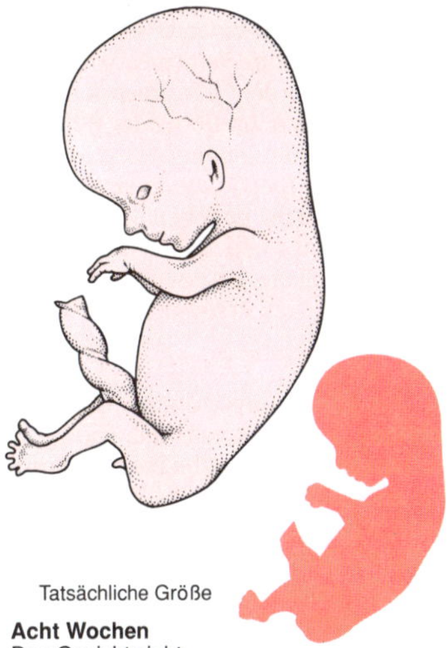

Acht Wochen
Das Gesicht sieht schon menschlich aus, der Kopf hat sich gehoben, der Schwanz ist verschwunden. Die Gliedmaßen erhalten Gelenke; Finger und Zehen treten in Erscheinung.

Embryologie
s. *Entwicklungslehre*

Embryotransfer
Als Teil einer Methode der Behandlung der *Unfruchtbarkeit* (s.a. *In-vitro-Befruchtung*) läßt man in Speziallabors menschliche *Embryonen* einige Tage lang wachsen (bis zu den ersten zwei oder drei Zellteilungen). Meist werden mehr Eizellen befruchtet, als gebraucht werden, da nicht voraussehbar ist, wie viele “anspringen”, d.h. den Prozeß der Zellteilung aufnehmen und wachsen werden. Die überzähligen Eizellen aus dieser frühen Wachstumsphase werden oft für spätere Versuche, eine Schwangerschaft einzuleiten, eingefroren.

Untersuchungen an diesen überzähligen Embryos sind auf die Verbesserung der Resultate der In-vitro-Befruchtung, die Entwicklung besserer Kontrazeptionsmethoden und die Entdeckung genetischer Schäden in frühen Schwangerschaftsstadien gerichtet. Allerdings ist dies in einigen Ländern verboten oder auf die ersten 14 Tage eingeschränkt worden. Auch haben teilweise die betroffenen Ärzte erklärt, aus ethischen Gründen darauf zu verzichten.

Emesis
Medizinischer Ausdruck für *Erbrechen*.

Emesis gravidarum
s. *Schwangerschaftserbrechen*

Emetika
Substanzen, die Erbrechen verursachen, zur Behandlung bestimmter Formen von Vergiftung und bei einer Überdosis von Medikamenten. Ihre Wirkung beruht auf der Stimulierung des Gehirnbereichs, der Erbrechen steuert, und/oder der Reizung der Magenschleimhäute. Meistens wird das Emetikum *Ipecacuanha* verwandt.

E. sollten nicht gegeben werden bei Benommenheit, weil dabei die Gefahr zu groß ist, daß das Erbrochene eingeatmet wird und die Person daran erstickt.

EMG
Abk. für Elektromyogramm, die Aufzeichnung der Muskelströme. Ein E. zu erstellen dauert eine halbe bis eine Stunde, je nach der Anzahl der Muskeln, die geprüft werden sollen.

WARUM ES GEMACHT WIRD
Mit Hilfe eines EMG sind muskuläre Erkrankungen zu erkennen, wie z.B. *Muskeldystrophie*, oder Beeinträchtigungen der Nervenversorgung der Muskeln wie bei der *Neuropathie* oder *Radikulopathie*. Bei Nervenverletzungen läßt sich oft die genaue Lokalisation des Schadens ausmachen.

SO WIRD ES GEMACHT
Die elektrischen Ströme werden während der Muskelkontraktion und in Ruhe gemessen. Dazu werden kleine Scheibenelektroden auf die Haut über dem betreffenden Muskel gelegt. Es gibt auch Nadelelektroden, die in die Muskeln eingestochen werden. Die Impulse zeigt ein Oszillograph an. Sie können auch auf Film festgehalten werden. Veränderungen der Wellenmuster werden zu Diagnosezwecken bei bestimmten Nerven- und Muskelstörungen benutzt.

Emissionscomputer-tomographie
s. *PET*

Emollientia
Substanzen wie Olivenöl, Lanolin oder Vaseline mit wohltuendem, weichmachendem Effekt auf Haut, Augen oder Schleimhäute beispielsweise der Nase und des Mundes. Sie bilden einen öligen Film, der den weiteren Flüssigkeitsverlust aus den betroffenen Geweben verhindert und sie befeuchtet. Sie sind Bestandteile von Cremes, Salben, Nasensprays und Zäpfchen.

Empathie
Das Mitfühlen und Verstehen der Gedanken und Empfindungen anderer, indem man sie mit den eigenen Erfahrungen vergleicht. In der *Psychoanalyse* stützen sich Therapeuten auch auf E., um mittels dieser mit den Patienten eine Beziehung herzustellen.

Empfängnis
Vereinigung einer Eizelle mit einer Samenzelle (auch als *Befruchtung* oder Konzeption bezeichnet; findet beim Menschen meist im *Eileiter* statt) und die darauffolgende (ca. 5 Tage dauernde) Einnistung (*Nidation*) des sich aus der Befruchtung durch *Zellteilung* entwikkelnden Keimbläschens (Blastozyste) in die *Gebärmutterschleimhaut*. (S.a. *Empfängnisverhütung*)

Empfängnisverhütung
Kontrolle der Fruchtbarkeit, um eine *Schwangerschaft* zu verhindern. E. ist auf verschiedene Arten möglich. Ziel ist, zu verhindern, daß eine *Ovulation* bei der Frau stattfindet, daß eine Ei- und eine Samenzelle im Eileiter zusammentreffen (Verhinderung einer Befruchtung) oder daß eine befruchtete Eizelle sich in der Uterusschleimhaut einnistet.

METHODEN
Eine E. ist auf verschiedenen Wegen möglich: durch völlige sexuelle Enthaltsamkeit, durch Methoden, bei denen eine zeitweise sexuelle Enthaltsamkeit erforderlich ist (s. *Empfängnisverhütung, natürliche Methoden*), durch *Coitus interruptus* und durch Barrieremethoden einschließlich des Gebrauchs von Kondomen, Diaphragmen, Spiralen, Spermiziden und kontrazeptiven Schwämmen (s. *Empfängnisverhütung, Barrieremethoden*); des weiteren durch Hormone einschließlich des Gebrauchs oraler Kontrazeptiva, von Implantaten und Injektionen (s. *Empfängnisverhütungsmittel, hormonelle; Empfängnisverhütungsmittel, Implantate; Empfängnisverhütungsmittel, injizierbare; Empfängnisverhütungsmittel, orale*); darüber hinaus sind intrauterine Vorrichtungen (s. *Intrauterinpessar [IUP]*) oder postkoitale Verhütungsmethoden (s. *Empfängnisverhütung, postkoitale*) oder eine *Sterilisierung des Mannes (Vasektomie)* bzw. der Frau möglich.

Früher schrieb man auch dem *Stillen* eine empfängnisverhütende Wirkung zu, da häufiges Saugen des Kindes den Hormonspiegel verändert, was eine Ovulation verhindern kann. Dieser Effekt ist jedoch zu unzuverlässig, als daß man Stillen heute noch zu den Verhütungsmethoden rechnet.

MESSUNG DER EFFIZIENZ VON VERHÜTUNGSMETHODEN
Kontrazeptiva werden weniger nach ihrer Effizienz beurteilt als nach ihrer Fehlerrate. Diese bemißt sich als die Zahl der Schwangerschaften pro 100-Frauen-Gebrauchsjahren. Das meint die Zahl der Schwangerschaften bei 100 Frauen, die die Methode ein Jahr lang praktiziert haben (oder bei 50 Frauen über zwei Jahre). Je niedriger die Fehlerrate, desto zuverlässiger und nützlicher die Methode. Die Fehlerraten rechnen nicht ein, daß im ersten Jahr Fehler häufiger vorkommen, da die Frauen sich noch mit der Methode vertraut machen müssen. Die Effizienz einer Kontrazeptionsmethode wird auf zweierlei Art definiert: eine theoretische bzw. methodische Effizienz und die Effizienz bei Gebrauch, also bei der praktischen Anwendung.

THEORETISCHE (METHODISCHE) EFFIZIENZ
Dies ist die Effektivität einer Verhütungsmethode, insofern sie genau nach Herstellerangaben beziehungsweise ärztlicher oder klinischer Anweisung benutzt wird. Die theoretische Fehlerrate ist in der Regel immer viel niedriger als die bei tatsächlichem Gebrauch.

EFFIZIENZ BEI GEBRAUCH
Dieser Wert gibt die Wirksamkeit der Methode bei tatsächlichem Gebrauch und allen denkbaren Umständen an. Er rechnet Schwangerschaften mit ein, die durch falschen Gebrauch entstehen (beispiels-

VERHÜTUNGSMETHODEN

Es gibt mehrere Arten der Empfängnisverhütung: die natürlichen, hormonellen, postkoitalen und Barriere-Methoden. Die Sterilisierung ist ein Eingriff in das männliche bzw. weibliche Fortpflanzungssystem und macht auf Dauer unfruchtbar.

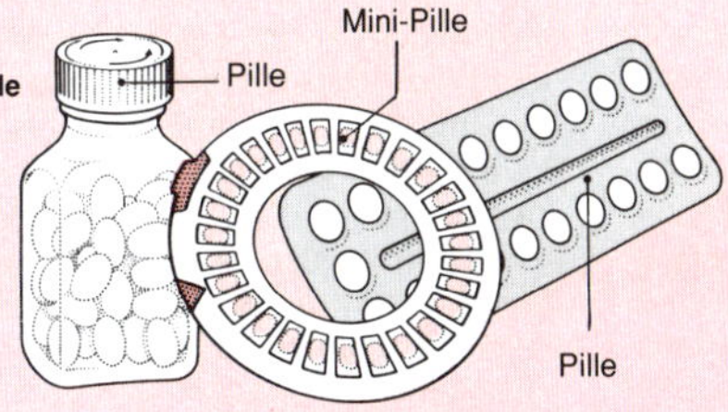

Die Pille
Verhindert die Ovulation bzw. macht den Zervixschleim spermaundurchlässig oder verändert die Uterusschleimhaut so, daß keine Eieinnistung in ihr möglich ist.

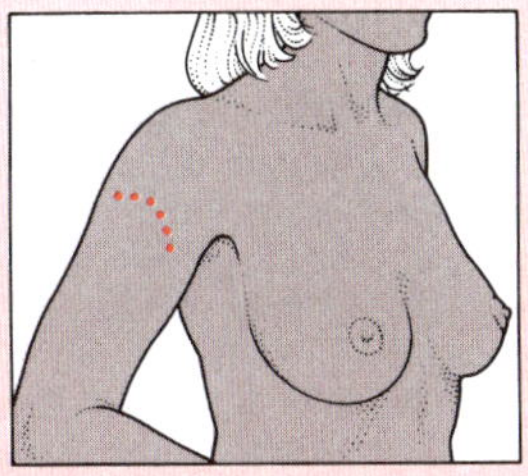

Hormon-Implantat
Kapseln mit Progesteron werden in den Arm implantiert und geben das Progesteron nach und nach in das Blut ab.

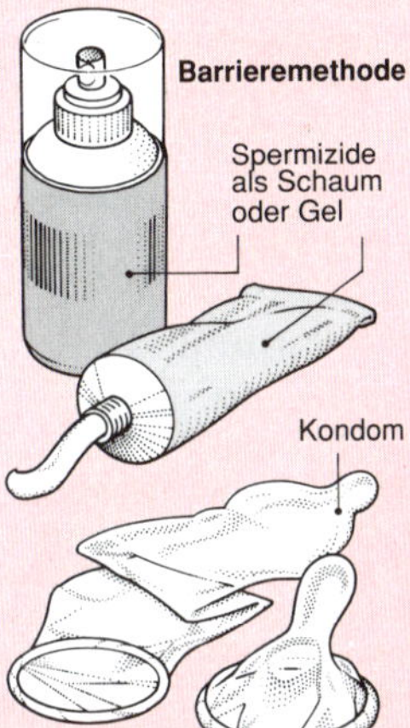

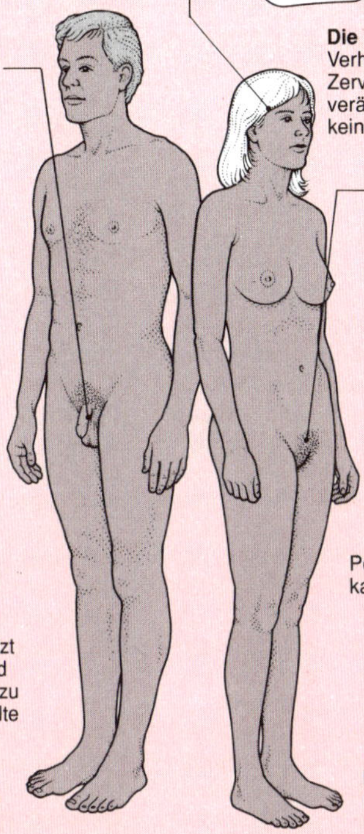

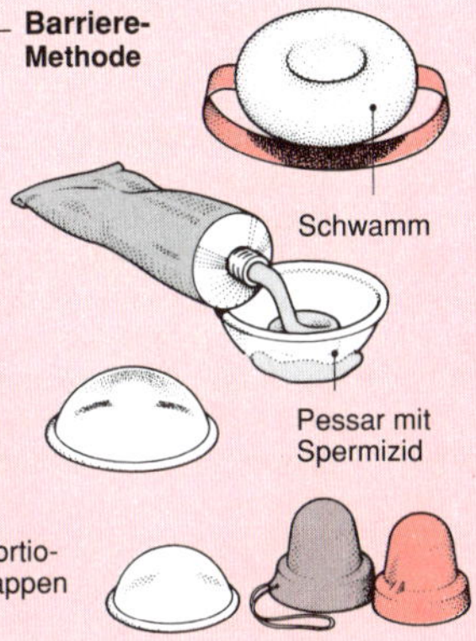

Das Kondom
Ein röhrenförmiger Latexgummi mit einer kleinen Ausbuchtung vorne für das Ejakulat. Sollte zusammen mit Spermizid benutzt und vor Gebrauch auf Risse und Löcher untersucht werden. Um zu verhindern, daß sie platzen, sollte vorne aus der Ausbuchtung die Luft ausgedrückt werden. Der Randring muß beim Zurückziehen festgehalten werden, damit das Kondom nicht abrutscht.

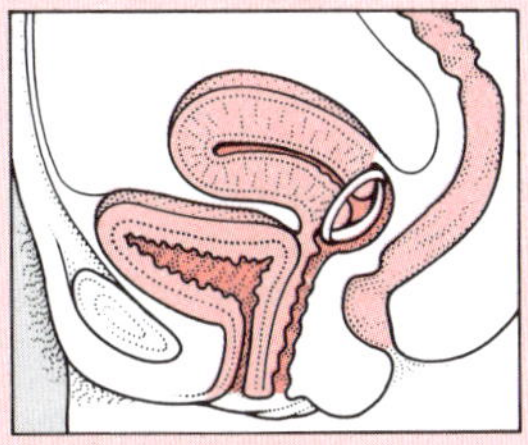

Pessar (Diaphragma)
Bedeckt den Muttermund, hält mittels einer Metallfeder im Rand und verhindert das Eindringen von Sperma in die Gebärmutter.

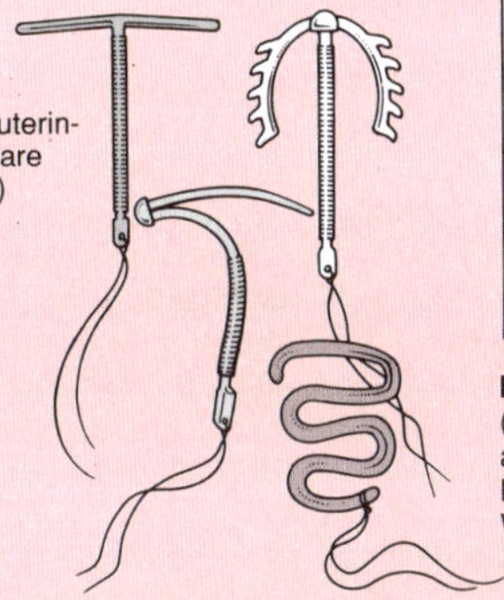

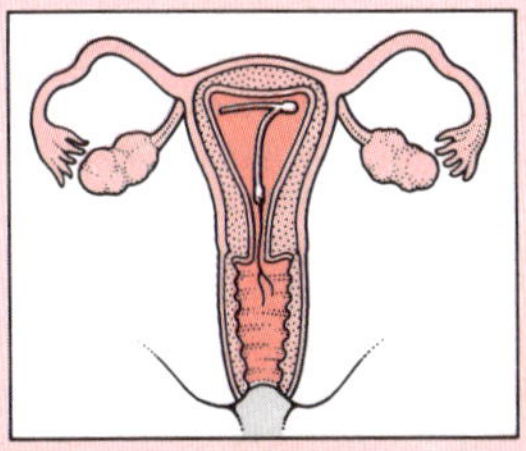

IUP
(Spirale) In verschiedenen Formen aus Kunststoff, manchmal mit Kupfer und weiblichen Hormonen. Wird in der Gebärmutter getragen.

STERILISIERUNG

Die Sterilisierung ist eine fast absolut sichere und zuverlässige Verhütungsmethode, normalerweise aber nicht rückgängig zu machen. Sie hat jedoch keine Auswirkungen auf die Produktion der Sexualhormone; der Mann bildet ein Spermafreies Ejakulat, die Frau weiterhin normale Eier, die jedoch nicht mehr befruchtet werden.

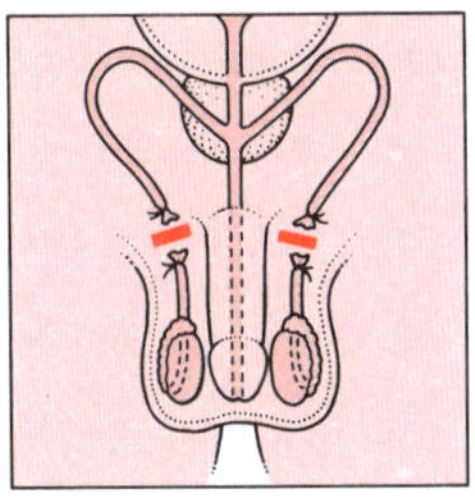

Männliche Sterilisierung (Vasektomie)
Beide Samenleiter (Vasa deferentia) werden durchtrennt, damit keine Spermien von den Hoden in den Penis gelangen können.

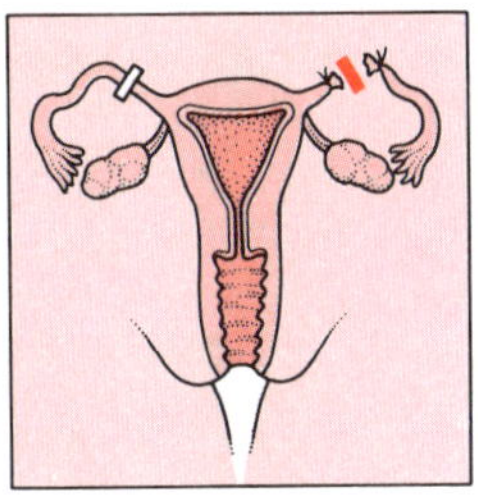

Weibliche Sterilisierung
Durch zwei kleine Schnitte unterhalb des Nabels wird ein Laparoskop eingeführt. Mit einem Spezialansatz werden die Eileiter unter Sicht unterbunden und durchtrennt.

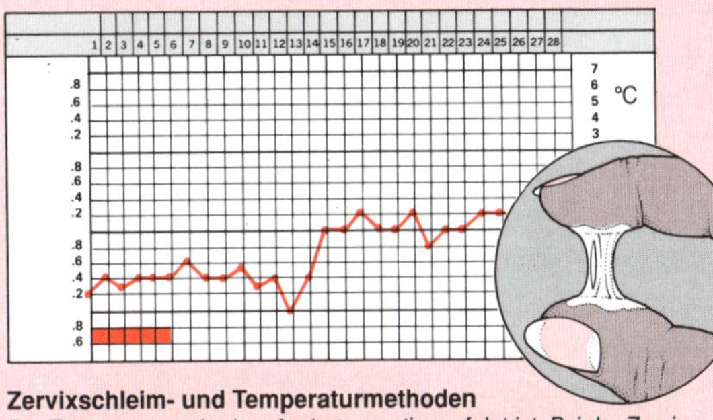

Zervixschleim- und Temperaturmethoden
Die Temperaturmethode erfordert die genaue Aufzeichnung der Körpertemperaturen, um sicher feststellen zu können, ob eine Ovulation erfolgt ist. Bei der Zervixschleim-Messung wird die Schleimbeschaffenheit während des Monatszyklus beobachtet.

weise, wenn die Einnahme der Pille vergessen oder ein Kondom nicht richtig angebracht wurde). Deshalb sind die Werte der Effizienz bei Gebrauch bei anwenderabhängigen Methoden (wie den Barrieremethoden) in aller Regel merklich niedriger als die Werte bei der methodischen Effizienz. Bei den nicht anwenderabhängigen Methoden (IUP, Sterilisation) sind die Diskrepanzen zwischen theoretischer und praktischer Effizienz geringer.

RISIKEN DER VERHÜTUNGSMETHODEN

Die Risiken bei der Anwendung einer Verhütungsmethode hängen weitgehend davon ab, um welche Methode es sich handelt. Das wahrscheinlich größte Risiko ist das Versagen der Methode selbst, die zu unerwünschten Schwangerschaften führt mit all ihren möglichen weiteren Folgen (vor allem selbstgewählte *Abtreibung*, die eine Gefahr für Gesundheit und Leben der Schwangeren und damit auch für bereits vorhandene Kinder werden kann).

Die den Kontrazeptiva innewohnenden Risiken müssen zudem gegen ihre Vorteile abgewägt werden. Hormonelle Methoden etwa tragen das Risiko *kardiovaskulärer Störungen* in sich, vor allem bei Frauen, die über 35 Jahre alt sind und außerdem rauchen. Auch gibt es Hinweise auf einen Zusammenhang mit *Brustkrebs* bei Frauen unter 35 Jahren. Bei der Spirale scheinen vermehrt *Beckenentzündungen* vorzukommen, speziell bei Frauen mit mehr als einem Geschlechtspartner. Die Sterilisierung ist mit dem normalen Risiko jeder Operation verbunden.

VERHÜTUNGSFORSCHUNG

Laufend werden neue Methoden erforscht, wenn auch oft behördliche Einschränkungen, hohe Forschungskosten sowie die Schwierigkeiten der Beschaffung dieser Mittel das Tempo bremsen. Einige hoffnungsvolle Ansätze werden im folgenden beschrieben:

HORMONELLE KONTRAZEPTION

Zu den neuen Formen hormoneller Kontrazeptiva gehört u.a. der Gebrauch eines Faktors, der *luteinisierende Hormone* freisetzt. Das ist ein Hormon, das die Ausschüttung anderer, den Ovulationszyklus regelnder Hormone steuert; es kann in Form eines Nasensprays angewendet werden.

RU-486

Ein Anti-Progesteron, das in der zweiten Hälfte des Menstruationszyklus die Progesteronproduktion zu stoppen scheint, und damit eine Nidation (Einnistung einer befruchteten Eizelle in die Gebärmutterschleimhaut) verhindert. Wegen dieses Effekts ist RU-486 auch als postkoitales Verhütungsmittel verwendbar. Bisher ist es erst in einigen Ländern zum Gebrauch zugelassen, in vielen anderen, so auch in Deutschland, (noch) nicht.

STEROIDALE VAGINALRINGE

Dabei handelt es sich um Progesteron enthaltende Gummiringe. Ihre Entwicklung ist ebenfalls schon sehr weit gediehen. Sie werden in die Vagina eingesetzt. Dort setzen sie Progesteron frei, das direkt auf die Fortpflanzungsorgane einwirkt.

EXAKTE OVULATIONSBERECHNUNG

Es sind mehrere Methoden zur exakten Bestimmung des Ovulationszeitpunkts in der Erforschung. Ihr Erfolg wäre eine große Hilfe zur Verbesserung der natürlichen Empfängnisverhütungsmethoden.

IMPFUNGEN

Sie sind im Versuchsstadium, aber noch mit Problemen behaftet. Es geht um Impfstoffe gegen Spermien, gegen die äußere Hülle der Eizelle und gegen Hormone, die helfen, damit eine Schwangerschaft zustande kommt.

DIE PILLE FÜR DEN MANN

An ihr wird nach wie vor gearbeitet, aber bisher immer noch mit wenig praktischem Erfolg. Das Hauptproblem ist, daß die Hoden ständig Millionen von Spermien produzieren, während die Eierstöcke ab der Geburt eine praktisch festliegende Zahl Eizellen zur Verfügung haben und jeden Monat nur eine einzige davon freigeben. Verständlicherweise macht dieser Tatbestand die Unterdrükkung einer Ovulation einfacher als die der Spermaproduktion.

DIE WIRKSAMKEIT DER VERHÜTUNGSMETHODEN (FEHLERRATE)

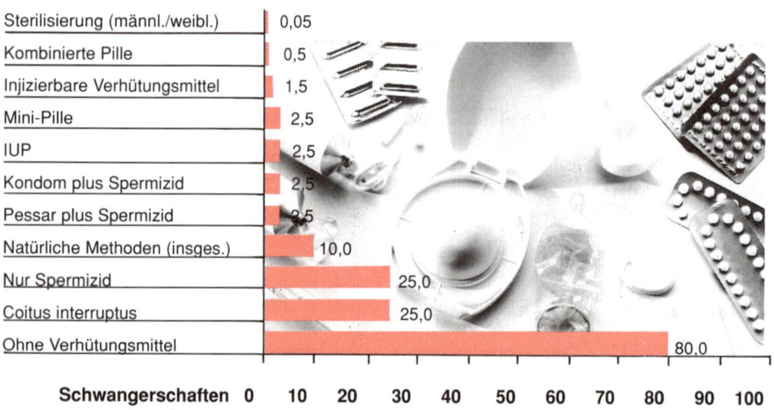

Die Tabelle stellt die ungefähre Anzahl der Schwangerschaften dar, die zu erwarten sind, wenn hundert Paare eine bestimmte (oder keine) Verhütungsmethode im Laufe eines Jahres benutzen.

Empfängnisverhütung, Barrieremethoden

Gebrauch von Hilfsmitteln und/oder chemischen Substanzen, um Spermien den Zugang zur Eizelle zu verwehren und damit eine Befruchtung und Schwangerschaft zu verhindern. Diese Errichtung einer Barriere kann beim Mann mit einem (über den erigierten Penis zu streifenden) Kondom geschehen, bei der Frau mit einem Diaphragma, einem Pessar, einer Spirale, einem Schwamm oder einem Frauenkondom, die alle in der Vagina plaziert werden. Zu diesen Barriere-Vorrichtungen wird als zusätzliche Sicherung auch ein Spermizid empfohlen. Barrieremethoden, besonders Kondome, sind vor allem für Personen mit mehreren Geschlechtspartnern ratsam, weil sie dazu beitragen, die sexuelle Übertragung von Krankheiten z.B. AIDS und Hepatitis B, zu verhindern.

ARTEN

Kondom

Eine Hülle aus hauchdünnem Latexgummi oder Kunststoff, etwa 17 cm lang und in der Regel auch gefeuchtet, um die Anwendung zu erleichtern. Es hat vorne eine Ausbuchtung, um das Ejakulat aufzufangen. Kondome sind im freien Handel in verschiedenen Größen, Formen, Farben und Materialien erhältlich, manche sind zusätzlich bereits mit Spermizid beschichtet.

Ein Kondom muß vor dem Verkehr sorgfältig über den erigierten Penis gerollt werden. Dabei drückt man die Ausbuchtung vorne am besten mit Daumen und Zeigefinger zusammen, damit dort keine Luftblase bleibt, da sonst die Gefahr besteht, daß das Kondom bei der Ejakulation platzt. Der Rand am Ende des Kondoms soll beim Zurückziehen des Penis aus der Vagina nach dem Orgasmus (aber noch vor dem Abschlaffen der Erektion) festgehalten werden, damit es nicht abrutscht.

Diaphragma
Eine Halbkugel aus dünnem Gummi mit einer Metallfeder im Randwulst. Sie wird schräg zur Vorderseite der Vagina über den Muttermund gestülpt. Die Gegenseite liegt an dessen Rand über dem Schambein an. Diaphragmen gibt es in verschiedenen Größen, sie müssen genau angepaßt werden. Größe und Typ bestimmen sich nach der individuellen Anatomie. Zu einem Diaphragma muß immer auch ein Spermizid verwendet werden, und es sollte mindestens noch sechs Stunden nach dem Verkehr an Ort und Stelle bleiben. Kommt es in dieser Zeit zu wiederholtem Geschlechtsverkehr, ist noch einmal ein Spermizid zu verwenden, das Diaphragma aber unverändert zu belassen.

Portiokappe
Sie ist kleiner und starrer als das Diaphragma, aber auch aus Latexgummi, bedeckt jedoch nicht den ganzen Vaginalraum, sondern nur den Muttermund, wo sie allein durch die Saugwirkung hält. Es gibt drei Typen: die Zervikalkappe in Fingerhutform, die Kuppelformkappe als Halbkugel und die sog. Vimulkappe, die eine Kombination der beiden anderen darstellt. Portiokappen eignen sich vor allem für Frauen, für die Diaphragmen aus anatomischen Gründen nicht in Frage kommen, beispielsweise bei Uterus- oder Scheidenvorfall. Wie das Diaphragma muß auch eine Portiokappe genau angepaßt und immer zusammen mit einem Spermizid verwendet werden.

Schwamm
Dies ist ein nach Gebrauch zu entfernender ringförmiger, mit Spermizid imprägnierter Kunstschwamm aus aufgeschäumtem Polyurethan von je etwa fünf Zentimeter Durchmesser und Dicke. Er ist zur leichteren Entfernung mit einer Schlaufe versehen. Bevor er tief in die Vagina eingeschoben wird, muß er zur Aktivierung des Spermizids angefeuchtet werden. Nach dem Verkehr muß er noch mindestens sechs Stunden an Ort und Stelle bleiben.

Frauenkondom
Ein neuer Typ von Barriere-Verhütungsmitteln. Frauenkondome sind dem Männerkondom sehr ähnlich, nur größer und haben einen Ring, um sie während des Verkehrs in der Vagina zu halten.

Spermizide
Es gibt zahlreiche Spermizide, als Sprays, Cremes, Schaum, Gel, als löslicher Plastikfilm oder als Schaumtabletten, die in der Vagina so nahe wie möglich am Muttermund plaziert werden. Einige werden zum gemeinsamen Gebrauch mit einem Kondom, einem Diaphragma oder einer Portiokappe empfohlen, andere sind für die alleinige Anwendung bestimmt und werden mittels einer Art Spritze in die Vagina appliziert. Es gibt auch bestimmte Spermizide, die sich nicht zur gemeinsamen Anwendung mit Gummiprodukten der Barriere-Verhütungsmethoden eignen.

Spermizide sollen immer erst kurz vor dem Verkehr appliziert werden; eine Wiederholung ist bei verlängertem oder wiederholtem Verkehr erforderlich. Sie müssen stets genau nach Herstellervorschrift angewendet werden, weil ihre Wirkungsdauer verschieden ist. Sie dürfen frühestens sechs bis acht Stunden nach dem Geschlechtsverkehr ausgewaschen werden.

WIRKSAMKEIT
Werden sie regelmäßig und vorschriftsmäßig angewendet, stellen die mechanischen und chemischen Barrieremethoden eine zuverlässige Verhütungsart dar. Die Fehlerrate bei Gebrauch (s. *Empfängnisverhütung;* Tabelle Fehlerrate) beträgt zwischen vier und sieben Schwangerschaften auf 100 Frauen-Gebrauchsjahre bei Männerkondomen, Pessaren und Portiokappen, neun bis sechzehn beim Schwamm, und 20 bis 30 bei Spermiziden allein. Über die Effizienz des Frauenkondoms gibt es noch keine Angaben.

Empfängnisverhütung, Entzugsmethode
s. *Coitus interruptus*

Empfängnisverhütung, hormonelle Methoden
Darunter versteht man die Anwendung synthetischer Progesterone, normalerweise in Kombination mit synthetischen Östrogenen, um eine Schwangerschaft zu verhüten. Die bekannteste Form der hormonellen Kontrazeption ist die Antibaby-Pille (s. *Empfängnisverhütungsmittel, orale*), doch können hormonelle Kontrazeptiva auch in Form von Implantaten oder Injektionen benutzt werden (s. *Empfängnisverhütungsmittel, Implantate; Empfängnisverhütungsmittel, injizierbare*). Die hormonellen Verhütungsmethoden wirken durch die Unterdrückung der Ovulation in den meisten (wenn auch nicht allen) Menstruationszyklen und durch die Verdickung des Zervixschleims, so daß er für Spermien undurchdringlich wird. Außerdem verdünnen sie das Endometrium (die Gebärmutterschleimhaut).

Empfängnisverhütung, Kalender- (Knaus-Ogino-) Methode
s. *Empfängnisverhütung, natürliche Methoden*

Empfängnisverhütung, natürliche Methoden
Periodische sexuelle Enthaltsamkeit, um eine Schwangerschaft zu verhüten. Alle natürlichen Verhütungsmethoden zielen darauf ab, die fruchtbaren Tage der Frau um die Zeit der Ovulation zu bestimmen, um in diesen Tagen sexuellen Verkehr und damit eine mögliche Befruchtung zu vermeiden.

Die natürlichen Methoden der Empfängnisverhütung erfordern motivierte Partner, die entschlossen sind, Geschlechtsverkehr zu vermeiden, wenn das Risiko einer Befruchtung besteht. Sie sind im übrigen die einzigen von der katholischen Kirche erlaubten Verhütungsmethoden.

ARTEN

Kalendermethode
Die älteste natürliche Methode, auch Knaus-Ogino-Methode genannt. Sie bestimmt die fruchtbaren Tage nach dem normalen Menstruationszyklus der Frau, wobei angenommen wird, daß 14 Tage vor der Blutung der Eisprung stattfindet. Die Fehlerrate dieser Methode ist jedoch hoch, und sie ist inzwischen von genaueren Methoden weitgehend verdrängt worden, so daß sich die Anwendung nicht mehr empfiehlt.

Temperaturmethode
Sie ist auch als Basaltemperatur-Methode bekannt und bedient sich der Tatsache, daß die Körpertemperatur der Frau in der zweiten Hälfte des menstruellen Zyklus nach der Ovulation höher ist als zuvor. Jeden Tag muß morgens als erstes mit einem speziellen Ovulationsthermometer, das auch Grad-Bruchteile anzeigt, die Temperatur gemessen werden. Der Geschlechtsverkehr gilt als nicht sicher, solange die Temperatur nicht mindestens drei Tage lang erhöht war.

Schleimmessung
Diese Methode hat zum Ziel, die fruchtbaren Tage durch Prüfung von Menge und Konsistenz des Zervixschleims (am Muttermund) im Laufe des menstruellen Zyklus genau festzustellen. Der Menstruation folgen "trockene" Tage, an denen der Zervixschleim einen verdickten, den Muttermund wie ein Pfropfen verschließenden Klumpen bildet. Er ist dann dick und zäh und erscheint an der Vulva (den äußeren weiblichen Geschlechtsteilen). Um die Zeit der Ovulation wird er dünnflüssig, wäßriger, elastisch und glitschig. Ein paar Tage nach dem Eisprung verdickt er sich wieder und bleibt so bis zum Beginn der nächsten Menstruation.

Folgt man dieser Methode, dann muß der Verkehr vom ersten Auftreten des Schleims nach den trockenen Tagen bis etwa vier Tage nach dem letzten Auftreten des dünnen, wäßrigen Schleims, der die Zeit des Eisprungs markiert, unterbleiben.

Symptothermale Methode

Diese Methode kombiniert die Temperatur- und die Zervixschleimmessung. Verkehr ist erlaubt während der trockenen Tage nach der Menstruation, muß aufhören, sobald Schleim erscheint, und kann nach der Temperaturerhöhung und nach dem Ende des Erscheinens dünnen, wäßrigen Schleims wieder aufgenommen werden.

NEBENWIRKUNGEN

Wird die jeweilige Methode einmal beherrscht und kann die Frau ihrer Beobachtungen sicher sein und das Nötige tun, gibt es bei den natürlichen Methoden normalerweise keine Nebenwirkungen. Es wird allerdings verschiedentlich angenommen, daß ein höherer Prozentsatz an Fehlgeburten und Geburtsfehlern vorkommt bei Schwangerschaften, die aufgrund des Versagens einer natürlichen Verhütungsmethode eintreten, und zwar weil dabei oft schon "überalterte" Eizellen und/oder Spermien an der Befruchtung beteiligt sind. Doch diese Vermutung ist bislang weder bewiesen noch widerlegt worden.

Empfängnisverhütung, postkoitale

Versuch, eine Schwangerschaft noch nach einem ungeschützten Verkehr zu verhindern (*F.* postkoitale Kontrazeption), wird normalerweise nur unter außergewöhnlichen Umständen unternommen und muß dann auch schon sehr bald erfolgen. Auch sind die entsprechenden Methoden nicht hundertprozentig sicher. Ein Schwangerschaftstest nach einem Monat zur Sicherstellung der Wirkung ist auf jeden Fall nötig.

ARTEN

Es gibt zwei Arten postkoitaler Verhütung: die Einnahme oraler Kontrazeptiva (manchmal als die "Pille am Morgen danach" bezeichnet), und der Gebrauch eines IUP (Spirale).

Orale Kontrazeptiva

Die Pille sollte spätestens 48 Stunden nach dem ungeschützten Verkehr eingenommen werden. Die verbreitetste Methode ist, schnellstmöglich zwei hochdosierte Verhütungspillen zu schlucken, und nach 12 Stunden noch einmal. Manchmal verursacht diese Behandlung Übelkeit und Erbrechen. Es kann auch ein *Antiemetikum* nötig werden.

IUP

Damit es als postkoitales Verhütungsmittel wirken kann, muß ein Intrauterinpessar (IUP, Spirale) spätestens fünf Tage nach dem ungeschützten Verkehr eingesetzt werden.

Empfängnisverhütungsmittel

Jeder Wirkstoff, der die Wahrscheinlichkeit einer Empfängnis verringert. E. können hormoneller (orale Kontrazeptiva), chemischer (Spermizide) oder mechanischer (Kondome) Natur sein (s. *Empfängnisverhütung*).

Empfängnisverhütungsmittel, Implantate

Hormonelle Methode zur Empfängnisverhütung, bei der ein Kontrazeptivum mit Langzeitwirkung unter die Haut implantiert wird. Es besteht aus einer Kapsel mit einem *Progesteron.* Das Implantat bleibt einige Jahre lang wirksam. Es setzt kontinuierlich Progesteron in den Blutkreislauf frei. Die Fruchtbarkeit kehrt kurz nach der Entfernung des Implantats wieder zurück. Kontrazeptiv-Implantate sind sehr wirksam und eignen sich für Frauen, die einen Langzeitschutz gegen Schwangerschaft wollen und denen die Einnahme der Pille oder das Tragen einer Spirale unmöglich ist (s.a. *Empfängnisverhütung, hormonelle Methoden*).

Empfängnisverhütungsmittel, injizierbare

Hormonelle Methode zur Empfängnisverhütung, bei der ein *Progesteron*-Präparat mit Langzeitwirkung durch Injektion verabreicht wird. Dies muß alle zwei bis drei Monate wiederholt werden.

I. E. eignen sich für Frauen, die Langzeitschutz gegen Schwangerschaft wollen, aber keine Pille oder Spirale nehmen bzw. tragen können oder wollen. Sie sind überaus wirksam. Ihre Fehlerrate beträgt nur zwei auf 100-Frauen-Gebrauchsjahre (s. dazu *Empfängnisverhütung*, Absatz "Messung der Effizienz von Verhütungsmethoden"). Es können aber unangenehme Nebenwirkungen auftreten, besonders in den ersten Monaten. Es kommt mitunter zu Menstruationsstörungen (sehr starke oder sehr schwache Periodenblutungen), zu unregelmäßigen Perioden oder zu völliger *Amenorrhoe* (Ausbleiben der Menstruation). Auch Gewichtszunahme, Kopfschmerzen und Übelkeit sind möglich. Doch selbst bei schweren Nebenwirkungen besteht keine Möglichkeit, die Wirkung eines einmal injizierten Kontrazeptivums zu neutralisieren. Es läuft dann unbeirrbar seinen Weg über die zwei oder drei Monate seiner Wirkungsdauer. Die Rückkehr der Fruchtbarkeit nach Absetzen der Injektionen kann sich außerdem für einige Zeit verzögern.

Empfängnisverhütungsmittel, orale (orale Kontrazeptiva)

Die sog "Antibabypillen" (allgemein gebräuchliche Kurzbezeichnung "die Pille", *F.* orale Kontrazeptiva = durch den Mund einzunehmende empfängnisverhütende Mittel). Eine Gruppe von Präparaten mit *Progesteron,* oft auch kombiniert mit *Östrogen,* für Frauen in Tabletten-(Pillen-)Form zur Verhinderung unerwünschter Schwangerschaften. Neben den kombinierten gibt es auch orale Kontrazeptiva mit Phasenwirkung und sog. Minipillen. Die kombinierten einschließlich der Phasenpillen enthalten immer ein Progesteron und ein Östrogen, "Minipillen" nur Progesteron. (Systematische Einteilung s. nächste Seite)

WIE SIE EINGENOMMEN WERDEN

Kombinierte Pillen müssen so lange, wie eine Schwangerschaft verhindert werden soll, regelmäßig täglich in monatlichen Zyklen eingenommen werden. Sie beginnen am ersten Tag einer Periode oder am fünften Tag nach dem Blutungsbeginn. Zusätzliche Verhütungsvorkehrungen sind in den ersten zwei Wochen noch nötig, wenn mit der kombinierten Pille erst am fünften Tag begonnen wurde, oder auch bei Einnahme der "Mini-Pille". Der Einnahmezyklus ist im Kasten auf der nächsten Seite im einzelnen dargestellt. Einige Phasenkontrazeptiva enthalten sieben Tagespillen mit allenfalls geringen Eisengaben, sonst aber keiner Wirkung, sondern nur mit dem Zweck, die Gewohnheit der täglichen Einnahme nicht zu unterbrechen, damit nicht etwa die Wiederaufnahme des Einnehmens vergessen wird. Es ist aber auch möglich, kontinuierlich kombinierte oder Phasen-Pillen einzunehmen. Dann bleiben auch die Blutungen aus. Doch ärztlicherseits wird davon eher abgeraten. Bei manchen Frauen verursacht allerdings die "normale" Pille ohnehin schon das Aufhören der Menstruation.

VERGESSEN DER EINNAHME

Für eine maximale Wirksamkeit ist es nützlich, die Pille sehr regelmäßig einzunehmen, auch stets zur selben Tageszeit. Für die "Mini-Pille" ist dies sogar ganz besonders wichtig. Sie soll immer innerhalb des gleichen Dreistundenzeitraums am Tag genommen werden. Eine vergessene kombinierte oder Phasen-Pille ist so rasch, wie die Unterlassung bemerkt wird, nachzuholen, selbst wenn das am nächsten Tag die Einnahme von zwei Pillen zugleich bedeutet. Danach aber bedarf es unbedingt wieder der Rückkehr zum normalen Einnahmerhythmus. Ist eine Pilleneinnahme ausgelassen worden, praktiziert man auf jeden Fall am besten die nächsten 14 Tage noch eine zusätzliche Verhütungsmethode.

SYSTEMATISCHE EINTEILUNG DER ORALEN KONTRAZEPTIVA

KOMBINATIONSPRÄPARATE (ÖSTROGEN + GESTAGEN)

Ethinylestradiol + Levonorgestrel (z.B. *Neogynon*® +) Ethinylestradiol + Desogestrel (z.B. *Marvelon*® +)

Ethinylestradiol + Lynestrenol (z.B. *Yermonil*® +)

ZWEI-PHASEN-PRÄPARATE
A) ZUSAMMENSETZUNG DER PILLE IN DER 1. ZYKLUSHÄLFTE:
nur Östrogen oder Östrogen plus niedrig dosiertes Gestagen
B) ZUSAMMENSETZUNG DER PILLE IN DER 2. ZYKLUSHÄLFTE:
Östrogen plus Gestagen in üblicher Dosierung

Beispiele:
Ethinylestradiol (a) + Ethinylestradiol plus Desogestrel (b) (z.B. *Oviol 22*® +)
= nur Östrogen in der ersten Phase
Ethinylestradiol plus Chlormadinonacetat (a) + Ethinylestradiol plus Chlormadinonacetat (b) (z.B. *Neo-Eunomin*® +)
Ethinylestradiol plus Levonorgestrel (a) + Ethinylestradiol plus Levonorgestrel (b) (z.B. *Sequilar*® +)
= gleicher Östrogengehalt in beiden Phasen, unterschiedlicher Gestagengehalt

DREI-PHASEN-PRÄPARATE
A) ZUSAMMENSETZUNG FÜR DIE ERSTEN 6 ZYKLUSTAGE
B) ZUSAMMENSETZUNG FÜR DIE WEITEREN 5 ZYKLUSTAGE
C) ZUSAMMENSETZUNG FÜR DIE WEITEREN 10 ZYKLUSTAGE

Ethinylestradiol + Levonorgestrel (z.B. *Tristep*® +), kombiniert in jeweils verschiedenen Mengen bei (a), (b), (c)

Ethinylestradiol + Norethisteron (z.B. *TriNovum*® +), kombiniert in jeweils verschiedenen Mengen bei (a), (b), (c)

GESTAGENPRÄPARATE ZUR KONTINUIERLICHEN APPLIKATION (SOG. "MINIPILLE")

Levonorgestrel (z.B. *Microlut*® +) Norethisteron (z.B. *Micronovum*® +)

WARNUNG
Wenn Sie orale Kontrazeptiva nehmen und Erbrechen oder Durchfall bekommen, beachten Sie die Hinweise. Ist Ihre Periode mehr als zweimal ausgeblieben, sollten Sie einen Schwangerschaftstest machen.

Bei vorschriftsmäßigem Gebrauch hat die "Pille" eine Fehlerrate von weniger als einer Schwangerschaft pro 100 Frauen-Gebrauchsjahren (s. dazu *Empfängnisverhütung*, Absatz "Messung der Effizienz von Verhütungsmethoden"). Die "Gebrauchs-Fehlerrate" (mit Einrechnung der Anwenderfehler etc.) beträgt allerdings bei kombinierten und Phasen-Pillen bereits 2-3 Schwangerschaften auf 100 Frauen-Gebrauchsjahre (s.o.) und zwischen 2,5 und 4 bei der "Mini-Pille".

Eine Anzahl Arzneimittel können die "Pillen"-Wirkung beeinträchtigen, so etwa *Barbiturate*, *Antikonvulsiva* und einige *Antibiotika*. Deshalb muß bei Einnahme solcher Medikamente der Arzt, der die "Pille" verschreibt, darauf aufmerksam gemacht werden.

VOR- UND NACHTEILE

Außer der hervorragenden Wirksamkeit ist ein bedeutender Vorteil der "Pille", daß sie die sexuelle Spontaneität in keiner Weise beeinträchtigt. Östrogenhaltige Pillen schützen außerdem gegen Gebärmutter- und Eierstockkrebs, *Ovarialzysten*, *Endometriose* und *Eisenmangel-Anämie*. Außerdem fördern sie die Regelmäßigkeit des Monatszyklus und machen die Periodenblutungen leichter und relativ schmerzfrei. Der Hauptnachteil aber ist, daß manche Frauen die "Pille" nicht vertragen und daß sie auch sonst mit dem Risiko unangenehmer Nebenwirkungen verbunden ist.

GEGENANZEIGEN

F. Kontraindikationen. Östrogenhaltige "Pillen" erhöhen das Risiko bestimmter Störungen und Erkrankungen. Sie können auch nicht verschrieben werden bei *Hypertonie* (Bluthochdruck), *Hyperlipidämie* (hoher Blutfettspiegel), Leberleiden, *Migräne*, *Otosklerose* (eine Erkrankung des Innenohrs) oder schon einmal aufgetretener *Thrombose* (Blutgerinnsel im Kreislauf). Das Thrombosierisiko steigt im übrigen bei rauchenden Frauen über 35 stark an. Ebenfalls wegen des erhöhten Thromboserisikos werden östrogenhaltige Pillen normalerweise nicht in den ersten Wochen nach einer Geburt oder den letzten vier Wochen vor einer größeren Operation verschrieben. Auch starkes Übergewicht macht Frauen thromboseanfälliger und damit ebenfalls nicht geeignet für eine Östrogen-"Pille". Ferner wird die "Pille" nicht verschrieben bei starken Herz- und Kreislaufstörungen oder bei ungeklärten Vaginalblutungen.

Kombinierte oder Phasen-Pillen können die Milchbildung beeinträchtigen, weshalb sie ungeeignet für Stillende sind. Die "Mini-Pille" gilt im allgemeinen als ungeeignet für Frauen, die schon einmal eine ektopische Schwangerschaft hatten.

MÖGLICHE NEBENWIRKUNGEN

Östrogenhaltige "Pillen" verursachen zuweilen Übelkeit und Erbrechen, Gewichtszunahme, Depressionen, Anschwellen der Brüste, verringerte Libido, verstärkten Appetit, Bein- und Bauchkrämpfe sowie Kopfschmerzen und Schwindel. Nicht so vergleichsweise harmlos ist die mögliche Nebenwirkung einer *Thrombose*, die ihrerseits einen *Schlaganfall* oder eine *Lungenembolie* nach sich ziehen kann. Außerdem ist mit östrogenhaltigen "Pillen" das Risiko der Verschlimmerung von Herzleiden oder des Entstehens von Bluthochdruck, *Gallensteinen*, *Gelbsucht* und, wenn auch nur sehr selten, *Leberkrebs* verbunden.

Erfahrungen belegen, daß Zervixkrebs überdurchschnittlich häufig bei Frauen auftritt, die östrogenhaltige "Pillen" eingenommen haben, und mehrere Studien in den späten 80er Jahren wiesen auf einen Zusammenhang zwischen Langzeiteinnahme der "Pille" und Brustkrebs bei Frauen unter 35 hin. Dagegen kann man aber ins Feld führen, daß dies von den gleichzeitig durch die "Pille" reduzierten Risiken anderer Krebsarten im Fortpflanzungsapparat aufgewogen wird.

Alle oralen Kontrazeptiva können Blutungen zwischen den Perioden verursachen; ganz speziell gilt dies aber für die "Mini-Pille". Mögliche unerwünschte Nebenwirkungen der "Mini-Pille" sind unregelmäßige Perioden, ektopische Schwangerschaften und Ovarialzysten.

Keinerlei Beweis gibt es dafür, daß die Einnahme der "Pille" allgemein die Fruchtbarkeit/Empfängnisfähigkeit einer Frau auf Dauer verringern würde, auch wenn die Menstruation nach dem Absetzen der "Pille" einige Monate lang unregelmäßig sein oder ganz ausbleiben kann ("post-pill-Syndrom"). Desgleichen gibt es keinen Beweis dafür, daß ein Fetus Schäden erleidet, wenn er empfangen wurde, während seine Mutter die "Pille" einnahm oder sie erst vor sehr kurzer Zeit abgesetzt hatte.

Nebenwirkungen der "Pille" legen sich spätestens einige Monate nach ihrer ersten Einnahme. Falls nicht, kann ein Wechsel zu einer anderen Pille oder überhaupt zu einer anderen Verhütungsmethode angebracht sein. Weil auch das Nebenwirkungsrisiko bei hochdosierten Präparaten höher ist, werden, wenn immer möglich, ohnehin vorwiegend Niedrigöstrogen-Präparate verschrieben. Die "Mini-Pille" ist am geeignetsten für Frauen, denen auch Niedrigöstrogen-Präparate noch Beschwerden verursachen oder für die aus sonstigen medizinischen

Gründen Östrogenprapate nicht in Frage kommen. Generell sollten Frauen, die die "Pille" nehmen, sich regelmäßigen Allgemeinuntersuchungen unterziehen, einschließlich Blutdruckmessungen, Gewichtsfeststellungen und Vaginalabstrichen.(S.a. *Empfängnisverhütung*)

Empfindlichkeit

Schmerzen oder Hypersensibilität in einem Körperbereich bei Druck oder einfacher Berührung. Ist dies bei Palpation (ärztliche Untersuchung durch Abtasten) der Fall, ist es normalerweise ein Hinweis auf eine Entzündung. Eine *Appendizitis* (Blinddarmentzündung) z.B. verursacht E. am Bauch, *Arthritis* (Gelenkentzündung) an dem betroffenen Gelenk. Begleiterscheinungen sind meistens Schwellungen, Rötungen und Erwärmung der betreffenden Stellen.

WIE DIE "PILLE" WIRKT

Die kombinierten und die Phasen-"Pillen" steigern den Östrogen- und Progesteronspiegel, was in der Hypophyse die Produktion der zwei *gonadotropen Hormone* FSH und LH (follikelstimulierendes bzw. Luteinisierungs-Hormon) beeinträchtigt; dies wiederum verhindert die Ovulation. Die "Minipille" macht den Zervixschleim so zähflüssig, daß er spermienundurchlässig wird.

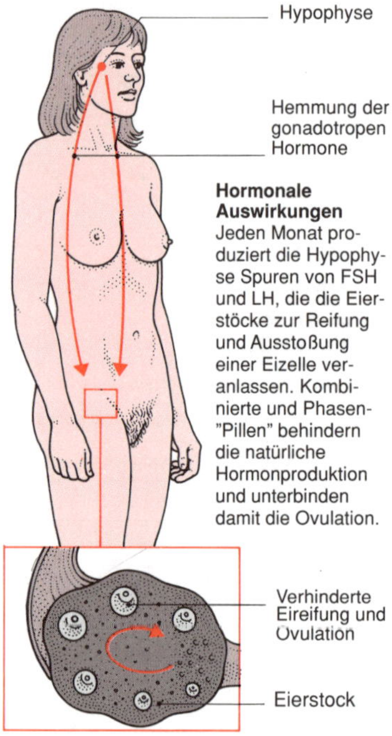

Hormonale Auswirkungen
Jeden Monat produziert die Hypophyse Spuren von FSH und LH, die die Eierstöcke zur Reifung und Ausstoßung einer Eizelle veranlassen. Kombinierte und Phasen-"Pillen" behindern die natürliche Hormonproduktion und unterbinden damit die Ovulation.

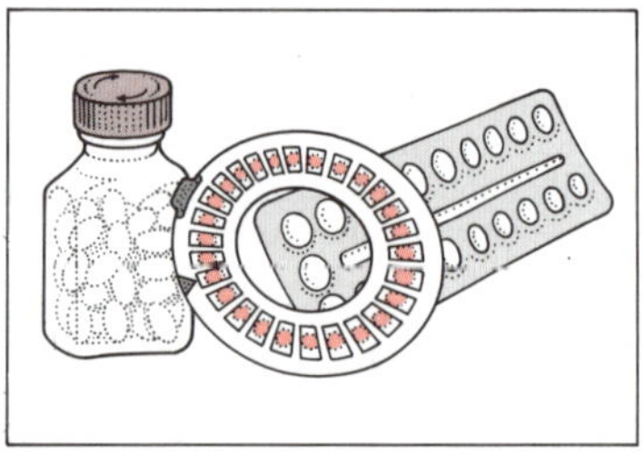

Die Verpackung der "Pille"
Die meisten oralen Kontrazeptiva sind so verpackt, daß sie den Einnahmetag angeben.

Wirkung auf die Eizellen
FSH bewirkt in der Regel die Eireifung, LH die Ovulation; kombinierte und Phasen-Pillen verhindern dies.

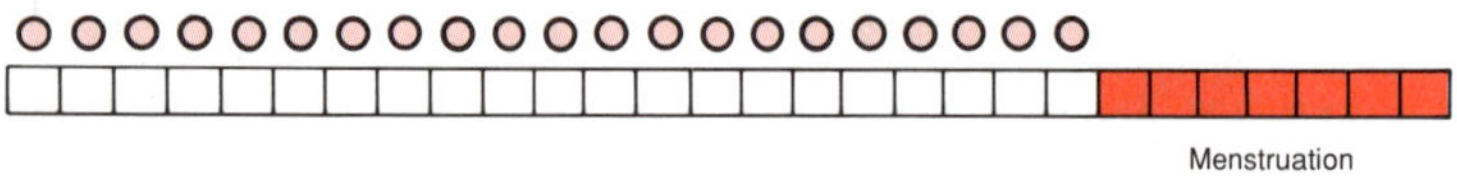

Kombinierte Pille
Diese "Pille" enthält feste Dosierungen eines Östrogens und eines Progesterons. Ein Zyklus besteht aus täglich einer Pille 21 Tage lang. Es folgen 7 pillenfreie Tage zur Zeit der Periodenblutung. Dann beginnt ein neuer Zyklus, gleich ob eine Blutung stattgefunden hat oder nicht.

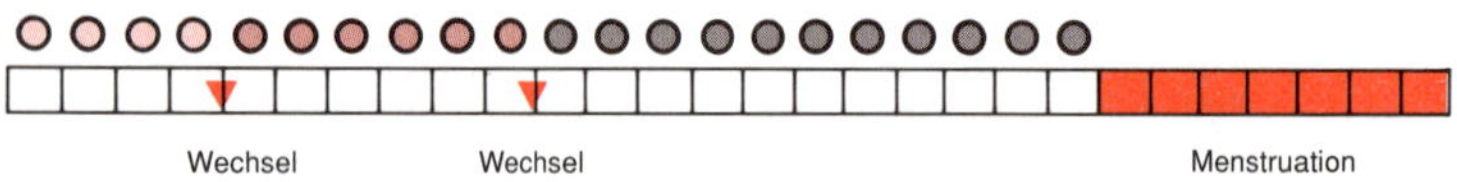

Phasen-Pille; typisches Programm
Diese "Pillen" enthalten ebenfalls sowohl Östrogen wie Progesteron, sind aber in zwei oder drei Gruppen oder Phasen geteilt. Die Progesteron-, manchmal auch Östrogen-Dosierungen wechseln von Phase zu Phase. Ein Zyklus dauert ebenfalls 21 Tage plus 7 pillenfreie Tage.

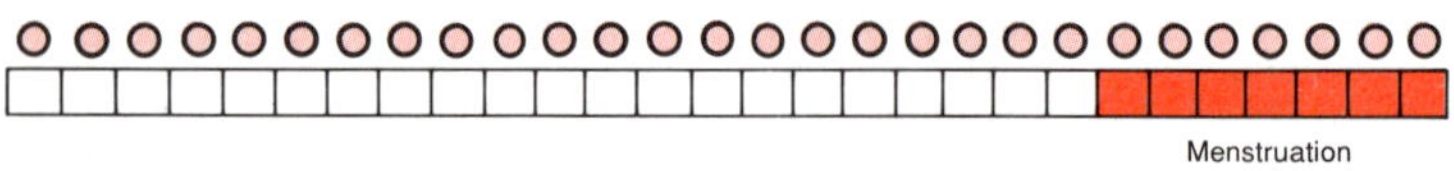

Minipille – nur mit Progesteron
Diese "Pillen" enthalten nur ein Progesteron in gleichbleibender Dosierung. Sie werden ständig, ohne Pausentage, eingenommen. Die Periodenblutung erfolgt normalerweise am Ende jedes Zyklus. Die Minipille hat eine leicht geringere Zuverlässigkeitsrate als die kombinierten und Phasen-Pillen.

Empfindung

Interpretation der Sinnesreize. Diese werden mit den bekannten fünf Sinnen Gesichtssinn (*F. Visus*), *Gehörsinn*, *Geruchssinn*, *Geschmackssinn*, *Tastsinn* aufgenommen. Die Art und Weise, wie diese Informationen verarbeitet und gedeutet werden, hängt aber von anderen Faktoren ab. Zuerst muß die Information in ein bekanntes Erkennungsmuster eingepaßt werden. Beim Sehen beispielsweise muß das Sichtobjekt vom Hintergrund getrennt und festgestellt werden, ob es sich bewegt oder nicht. Danach muß es identifiziert werden, etwa als Freund oder als Stuhl, ein Vorgang, der vom Gedächtnis abhängig ist. Die endgültige Interpretation hängt dann noch von den Einstellungen, Erwartungshaltungen und Stimmungen der Sehperson ab. Hochbewertetes "Sichtgut" wird größer gesehen. Hungrige sehen Nahrungsmittel oder Speisen auch schneller als andere, die gerade gegessen haben.

Halluzinationen sind Symptome von Psychosen und falschen E.en ohne tatsächliche Sinnesreize. (S.a. *Sinneswahrnehmung*)

Empfindungen

s. *Sinne*

Empfindungsstörung

Empfindungsverlust in bestimmten Körperteilen. Entsteht, wenn die Impulsleitung entlang der Sinnes*nerven* behindert ist.

URSACHEN

E.en können natürlich und harmlos sein (beispielsweise, wenn das Bein "einschläft", weil die Blutzufuhr zu einem Nerv im Bein bei übereinandergeschlagenen Beinen vorübergehend abgeklemmt ist). Sie können auch absichtlich verursacht werden (z.B. wenn der Zahnarzt einen Nerv betäubt, bevor er einen Zahn füllt). Sie können jedoch auch die Folge einer Krankheit oder Funktionsstörung im *Nervensystem* oder in dessen Blutversorgung sein.

Multiple Sklerose kann wegen der Schädigungen der Nervenbahnen im zentralen Nervensystem (ZNS) Empfindungsverlust in jedem Körperteil verursachen. Bei einer *Neuropathie* sind periphere Nerven (Nerven außerhalb des ZNS) geschädigt: Bei einem *Schlaganfall* kommt es wegen des Drucks auf Nervenbahnen des Gehirns oder deren

TAUBHEITSGEFÜHLE UND KRIBBELN

Verlust der Empfindungsfähigkeit und/oder Kribbeln und Stechen im Körper.

? Haben Sie Taubheitsgefühle UND/ODER Kribbeln nach Sitzen über längere Zeit in der gleichen Haltung oder nach dem Erwachen bemerkt?

JA → Druck auf einen Nerv, der ihn dehnt oder zeitweise seine Blutversorgung abklemmt, ist oft die Ursache solcher Empfindungsstörungen. Das normale Gefühl dürfte in wenigen Minuten zurückkehren.

NEIN ↓

? Sind nur Ihre Hände betroffen?

JA → Haben Sie auch Steifheit im Genick bemerkt?

- **JA** → Diese Symptome lassen auf eine Nerven- und Knochenerkrankung im Genick schließen, speziell, wenn Sie schon über 50 Jahre alt sind.

  siehe *zervikale Osteoarthritis*

- **NEIN** ↓ Sind diese Symptome nachts schlimmer UND/ODER haben Sie vom Handgelenk den Arm hinaufschießende Schmerzempfindungen?

  - **JA** → Das läßt auf Störungen der durch das Handgelenk führenden Nerven schließen.

    siehe *Karpaltunnelsyndrom*

  - **NEIN** ↓

NEIN ↓

? Betrifft das Taubheitsgefühl UND/ODER Kribbeln nur eine Körperhälfte?

JA → Haben Sie auch eines oder mehrere der folgenden Symptome festgestellt?

· Verschwommenes Sehen
· Verwirrtheit
· Sprachstörungen
· Bewegungsverlust in Armen oder Beinen
· Schwindel

- **JA** → ☎ **NOTFALL! RUFEN SIE SOFORT ÄRZTLICHE HILFE HERBEI!**

  Ihre Symptome können von einer Unterbrechung der Blutversorgung des Gehirns kommen.

  siehe *Schlaganfall*
  → *Transitorische ischämische Attacke*

- **NEIN** ↓

NEIN ↓

? Werden Ihre Finger oder Zehen bei Kälte taub und blau, danach rot, und schmerzen, wenn das Gefühl wiederkommt?

JA → Sie können eine Krankheit haben, die die kleinen Blutgefäße der Gliedmaßen betrifft.

siehe *Raynaud-Krankheit*

NEIN ↓

Wenn es Ihnen nicht möglich ist, mit diesem Fließdiagramm eine Diagnose zu erstellen, holen Sie ärztlichen Rat ein.

unzureichender Blutversorgung oft zum Empfindungsverlust auf einer Körperseite. Schwere Erfrierungen wie *Kälteschäden* ziehen Taubheitsgefühle wegen der direkten Kältewirkung auf die Nerven nach sich. E.en können auch Begleiterscheinungen verschiedener psychischer Störungen sein, etwa bei *Angst, Panikanfällen* oder *Konversions*neurosen.

DIAGNOSE UND THERAPIE

Bei der ärztlichen Untersuchung findet man in der Regel eine Zone, in der die Empfindung gestört oder verlorengegangen ist. Diese Zone entspricht dem Versorgungsbereich eines oder mehrerer peripherer Nerven oder einem ganzen sensorischen Bereich im ZNS. Daraus läßt sich oft bereits auf das Ausmaß und die Natur der Nervenschädigung schließen. Soweit eine direkte Behandlung überhaupt möglich ist, hängt sie von der Primärursache ab.

Emphysem

Außergewöhnliches Auftreten von Luft im Gewebe oder in Körperhöhlen; im engeren Sinn: Luftblähung der Lunge. Die einzelnen Luftbläschen (Alveolen) fließen zu größeren Blasen zusammen. Dadurch vermindert sich die Austauschoberfläche für die Atemgase. Atemnot und in schweren Fällen *respiratorische Insuffizienz* oder *Herzversagen* sind die Folgen.

URSACHEN

Fast immer ist Rauchen die Ursache eines E.s. Manchmal wird ein E. durch starke Luftverschmutzung ausgelöst, selten durch Vererbung aufgrund eines Mangels an Alpha1-Antitrypsin (einer chemischen Substanz) in der Lunge. Die Erkrankung macht sich schon im frühen Lebensalter bemerkbar, wird aber später in aller Regel bis zum vollen Ausbruch durch Rauchen beschleunigt.

Die in jedem Lungenflügel zu Millionen vorhandenen Alveolen sind Gruppen von Luftbläschen am Ende der Bronchiolen (den kleinen Bronchienverzweigungen). Durch ihre dünnen Wandungen gelangt der eingeatmete Sauerstoff in den Blutkreislauf. Kohlendioxid wird aus den Kapillaren "abgeholt", um ausgeatmet zu werden. Man nimmt an, daß Tabakrauch und Luftverschmutzung E.e verursachen, indem sie die Freisetzung chemischer Substanzen aus den Alveolen veranlassen, die die Wand der Alveolen zerstören. Alpha1-Antitrypsin gilt als Schutz gegen diese Zerstörung. Derjenige, dem es fehlt, ist also besonders betroffen. Die Schäden sind anfangs noch gering, bei starken Rauchern verschlimmern sie sich aber rasch. Die Alveolen platzen und schließen sich zu weniger, aber größeren Blasen zusammen, deren Oberfläche immer kleiner wird. Dies reduziert wiederum den Sauerstoff-Kohlendioxid-Austausch. Über die Jahre verliert die Lunge immer mehr Elastizität, was ihre Leistungsfähigkeit weiter verschlechtert.

Der Sauerstoffspiegel im Blut fällt langsam, manchmal erst nach Jahren, ab. Die Folgen sind: Entweder *pulmonaler* Hochdruck (erhöhter Blutdruck in den Lungenarterien) mit nachfolgendem *Cor pulmonale* (Vergrößerung und Überanstrengung der rechten Herzseite) und *Ödemen* (Flüssigkeitsansammlung in den Geweben) besonders in den Unterschenkeln; oder aber die Kompensation des Sauerstoffmangels gelingt teilweise mittels beschleunigter Atmung. Es ist ungeklärt, warum ein Teil der Betroffenen auf die eine und der andere Teil auf die andere Art reagiert.

Chronische *Bronchitis* ist oft eine Begleiterscheinung des E.s; auch sie wird meistens durch Luftverschmutzung und Rauchen ausgelöst.

SYMPTOME UND ANZEICHEN

Anfangs und in leichten Fällen auf lange Zeit treten oft überhaupt keine Symptome in Erscheinung. Doch mit fortschreitendem Zustand wird die Atemfrequenz immer kürzer. Das mag sich anfangs nur beim Treppensteigen oder auf steilen Wegen bemerkbar machen, wird aber nach und nach immer schlimmer, bis es schon bei geringer Anstrengung oder selbst im Ruhezustand auftritt. Anzeichen ist eine faßartig aufgeblähte Brust mit Luftblasen außerhalb der Lunge. Auch chronischer Husten (als Folge der begleitenden Bronchitis) und leichtes Keuchen kommen dazu. Mit fortschreitender Erkrankung zeigen sich, wenn die Folgeerscheinung Cor pulmonale sich bemerkbar macht, Blauverfärbungen infolge des Sauerstoffmangels im Blut. Ödeme lassen die Beine anschwellen. Die meisten Betroffenen zeigen allerdings Symptome, die irgendwo zwischen den beiden Extremen liegen. Mit zunehmender Atem- und Herzinsuffizienz wird das Atmen immer schwieriger.

DIAGNOSE

Die Diagnose erfolgt aufgrund der Symptome und Anzeichen, einer Untersuchung des Brustkorbs und verschiedenen Tests. In Blutproben aus Arterien wird die Konzentration der *Blutgase* (Sauerstoff und Kohlendioxid) gemessen. Eine venöse Blutprobe kann Aufschluß geben, ob die Ursache der Erkrankung in einem Alpha1-Antitrypsin-Mangel liegt. *Röntgen*untersuchungen des Brustkorbs zeigen, ob die Symptome und Anzeichen von anderen Lungenerkrankungen herrühren und in welchem Ausmaß die Lunge von der Erkrankung betroffen ist. Eine *Lungenfunktionsprüfung* stellt die Atem- und Gasaustauschkapazität der Alveolen fest.

THERAPIE

Weil ein E. unheilbar ist (zerstörtes Lungengewebe wird nicht erneuert), kann die Behandlung nur die Krankheit unter Kontrolle halten. Zur Verhinderung weiterer Lungenschäden muß das Rauchen vollständig eingestellt werden. Die Kapazität des noch verbleibenden Lungengewebes läßt sich auf verschiedene Weise verbessern. Mit *Bronchodilatatoren* werden die Bronchiolen geweitet; sie können als normales Spray oder mit einem elektrischen *Vernebler* in Mund und Atemwege gesprüht werden. Gelegentlich sind auch *Kortikosteroide*, die inhaliert werden, nützlich, um Entzündungen in der Lunge zu hemmen. Zur Ödembehandlung werden harntreibende *Diuretika* gegeben, um die Flüssigkeitsansammlung im Organismus zu reduzieren. Fällt der Sauerstoffspiegel im Blut sehr stark ab, kann eine *Sauerstoffbehandlung* angezeigt sein. Die Geräte dafür lassen sich auch zu Hause installieren.

PROGNOSE

Der Krankheitsverlauf hängt davon ab, wie weit der Zustand schon fortgeschritten ist, wenn das Rauchen eingestellt wird. Ist bereits ein großer Teil der Lunge geschädigt oder entwickelt sich ein Cor pulmonale dazu, tritt früher oder später infolge Ateminsuffizienz und Herzversagen der Tod ein.

Emphysem, iatrogenes

Hautemphysem, Luftansammlung im Unterhautbindegewebe nach einem operativen Eingriff (*iatrogen* = vom Arzt ausgelöst). Oft Komplikation nach diagnostischer oder therapeutischer Luftfüllung von Körperhöhlen (z.B. bei *Laparotomie* oder *Pneumothorax*).

Empirische Therapie

Behandlung, die angewandt wird, weil sie sich in verschiedenen ähnlichen Fällen als wirksam erwiesen hat, weniger weil die Natur der Erkrankung und der Wirkungsmechanismus der Behandlung verstanden würde. Bei unklarem Fieber beispielsweise werden mitunter Antibiotika auf der Basis von Erfahrungen in ähnlichen Fällen verschrieben.

Emplastrum

s. *Arzneipflaster*

Empyem

Ansammlung von Eiter in einer Körperhöhle oder in bestimmten Organen. Ein Pleura-E. tritt als seltene Komplikation einer Lungeninfektion auf, etwa bei einer *Lungenentzündung* oder *Pleuritis*.

Es kann aber auch bei einer schweren Brustverletzung, die die Pleurahöhle penetriert, vorkommen. Die wichtigsten Symptome sind Brustschmerzen, Atemnot und Fieber. Die Diagnose wird mit Hilfe von *Röntgen*untersuchungen und Eiterproben zur Laboranalyse erhärtet. Die Behandlung umfaßt die *Aspiration* (Absaugen des Eiters) und die Injektion von Antibiotika. Auch eine Operation zur Öffnung der infizierten Körperhöhlung mit Absaugung des Eiters kann angebracht sein.

Ein Gallenblasen-E. ist meist eine Komplikation bei einer *Cholezystitis*, wobei es gewöhnlich Bauchschmerzen und Fieber verursacht, gelegentlich auch eine *Gelbsucht*. Die Behandlung besteht in einer *Cholezystektomie* (operative Entfernung der Gallenblase).

Enalapril

(z.B. *Pres*® +)

ACE-Hemmer zur Behandlung von *Hypertonus* (Bluthochdruck) und *Herzinsuffizienz* (verminderte Pumpkraft des Herzmuskels). Wird meistens zusammen mit einem *Diuretikum* gegeben.

Enamelum

s. *Zahnschmelz*

Encephalitis

*Gehirn*entzündung, meistens als Folge einer Virusinfektion. Oft wird sie, weil sie auch die *Meningen* (*Hirnhäute*) in Mitleidenschaft zieht, zur *Meningitis* (*Hirnhautentzündung*). Der Verlauf kann so milde sein, daß er kaum bemerkt wird. Meistens ist eine E. aber ernsterer Natur und kann überdies schnell lebensgefährlich werden.

URSACHEN UND VORKOMMEN

Das auch für Erkältungen verantwortliche *Herpes-simplex*-Virus vom Typ 1 ist der häufigste Verursacher der E.; eine zunehmende Anzahl der Fälle geht aber auch auf das Konto einer HIV-Infektion, die AIDS hervorruft. In seltenen Fällen ist sie eine Komplikation bei bestimmten anderen Virusinfektionen wie z.B. *Masern* und *Mumps*.

SYMPTOME UND ANZEICHEN

Die Auswirkungen einer E. sind verschiedener Art. Meistens beginnt sie mit Kopfschmerzen und Fieber, was sich in fortgeschrittenem Zustand bis zu Halluzinationen, Verwirrtheit, teilweisen oder kompletten Lähmungen, Verhaltens-, Sprach- und Gedächtnisstörungen sowie Beeinträchtigungen der Augenbewegung, allmählichem Bewußtseinsverlust und Koma fortentwickeln kann. Auch epileptische Anfälle werden manchmal beobachtet. Sind außer dem Gehirn selbst auch die Hirnhäute betroffen, kommt es zu Nackensteife und anomaler Lichtempfindlichkeit der Augen.

DIAGNOSE

Die Diagnose stützt sich auf Symptome und Anzeichen sowie die Ergebnisse eines Gehirn-CT (*Computertomographie*), *EEGs* (Aufzeichnung der Gehirnströme) und evtl. einer *Lumbalpunktion* (Entnahme von Gehirnwasser aus dem Rückenmarkkanal zur Analyse). Zusätzlich sind mitunter zur Sicherung der Diagnose *Bluttests* und (selten) eine Gehirn-*Biopsie* (Entnahme einer kleinen Gewebeprobe aus dem Gehirn) erforderlich.

THERAPIE UND PROGNOSE

Das durch *intravenöse Infusion* verabreichte antivirale *Aciclovir* hat sich als wirksames Medikament gegen eine E. erwiesen, die durch Herpex-simplex-Viren verursacht ist. Bei anderen Virusinfektionen ist allerdings bisher noch keine effektive Behandlung bekannt.

Je nach Ursache erholen sich manche Patienten von einer E. überhaupt nicht mehr, andere erleiden irreparable Gehirnschäden mit daraus resultierender geistiger Behinderung, Verhaltensstörungen und andauernder *Epilepsie*. Es gibt aber auch Fälle vollständiger Heilung.

Encephalitis lethargica

Epidemische Form der Encephalitis (Gehirnentzündung). Seit den 20er Jahren hat es keine größeren Epidemien mehr gegeben, wenn auch noch immer gelegentlich Fälle vorkommen. Die Symptome sind dieselben wie bei der Encephalitis, es kommen noch Lethargie und Benommenheit dazu. Bei den früheren großen Epidemien starben bis zu 40 Prozent aller Erkrankten, viele der Überlebenden entwickelten einen postenzephalitischen *Parkinsonimus* (eine Bewegungsstörung, für die Zittern, Starre, Immobilität sowie stark beeinträchtigte Augenbewegungen charakteristisch sind).

In den 70er Jahren gab es noch einige Überlebende der großen Epidemien nach dem Ersten Weltkrieg, als ein neues Arzneimittel gegen den Parkinsonismus, *Levodopa*, eine bemerkenswerte Verbesserung ihrer Zustände ermöglichte. Allerdings waren die meisten von ihnen nach einem halben Jahrhundert meist vollständiger Immobilität kaum noch in der Lage, dieses "Erwachen" zu bewältigen, und fielen bald wieder in ihren gewohnten lethargischen Zustand zurück.

Encephalomyelitis

Entzündung von *Gehirn* und *Rückenmark* mit nachfolgenden *Nervenschäden*. Entwickelt sich als eine Komplikation unter 1000 Fällen von *Masern*, wenige Tage nach Erscheinen des Ausschlags. In seltenen Fällen tritt sie nach anderen Virusinfektionen (*Windpocken*, *Röteln*), einer infektiösen *Mononukleose* (Drüsenfieber) oder nach einer *Tollwut*-Impfung auf. Ein ähnliches Syndrom, die *myalgische Encephalomyelitis*, zieht Muskelschwäche, Energieverlust und manchmal monate- oder sogar jahrelange Beeinträchtigungen der Gesundheit nach sich.

SYMPTOME

Zu den Symptomen zählen Fieber, Kopfschmerzen, Benommenheit, Verwirrtheit, epileptische Anfälle, partielle Lähmung oder Empfindungsverlust und gelegentlich auch Koma.

DIAGNOSE UND THERAPIE

Die Diagnose erfolgt wie bei der Encephalitis. Kranke in kritischem Zustand bedürfen voller Krankenhauspflege. Eine Heilung der Erkrankung gibt es nicht. Gegen die Entzündungen werden *Kortikosteroide*, gegen die epileptischen Anfälle *Antikonvulsiva* gegeben.

PROGNOSE

Zwischen zehn und 20 Prozent der Kranken sterben. Die anderen müssen mit Dauerschäden des Nervensystems und nachfolgenden geistigen Behinderungen, epileptischen Anfällen, Lähmungen, *Hypopituitarismus* (Hypophyseninsuffizienz), Empfindungsverlust oder Inkontinenz rechnen.

Encephalomyelitis disseminata

s. *Multiple Sklerose*

Encephalon

s. *Großhirn*

Encephalopathie(a)

Jede Krankheit oder Funktionsstörung des Gehirns, besonders chronische degenerative Zustände (s. Kasten "Gehirnerkrankungen" zum Stichwort *Gehirn*).

Die sog. Wernicke-E. ("Pseudoencephalitis") ist eine degenerative Gehirnerkrankung infolge eines Thiamin- (Vitamin B_1-)Mangels und kommt am häufigsten bei Alkoholikern vor (s. *Wernikke-Korsakow-Syndrom*).

Die hepatische E. entsteht durch die toxischen Substanzen, die sich als Folge eines meist chronischen *Leberversagens* bei einer *Leberzirrhose* im Blut angesammelt haben, und kann Bewußtseinsstörungen, Gedächtnisverlust, Persönlichkeitsveränderungen, Zittern, Anfälle, Stupor (Erstarrung) und Koma nach sich ziehen.

Bei der sog. pilzartigen Rinder-E. (**b**ovine **s**pongiform **e**ncephalopathy; kurz BSE), einer ganz neuen Erkrankung, die durch Futterzusätze aus infiziertem Tierfleisch auf Kühe übertragen wird und deren wahrscheinliche Ursache ein *Slow-Virus* ist, kommt es zu einer - tödlichen - Degeneration des Gehirns des infizierten Tiers. Trotz gewisser Ängste in der Bevölkerung ist diese Erkrankung aller bisherigen Kenntnis nach nicht auf Menschen übertragbar (s.a. *Hirnschaden*).

E

Endangiitis obliterans

s. *Buerger-Gangrän*

Endarteriektomie

Operative Ausräumung einer durch eine – alte – *Thrombose, Embolie* oder lokal begrenzte *Atherosklerose* verschlossenen größeren Arterie durch Ausschälung einschließlich der Arterieninnenhaut. So wird für den von dieser Arterie versorgten Körperbereich wieder eine normale Blutversorgung hergestellt.

WARUM ES GEMACHT WIRD

Die Operation dient der Behandlung zerebrovaskulärer Erkrankungen (erheblich verringerter Blutversorgung des Gehirns; s. *Erkrankung, zerebrovaskuläre*) oder *peripherer Gefäßerkrankungen* (mangelnder Blutversorgung der Gliedmaßen).

SO WIRD ES GEMACHT

Vor der Operation wird der betroffene Bereich der Arterie genau lokalisiert. Dies geschieht bei örtlicher Betäubung mittels *Angiographie* (Röntgenuntersuchung mit Kontrastmittel). Die Operation selbst erfolgt unter Vollnarkose. Sie erfordert großes chirurgisches Geschick und kann mehrere Stunden dauern. Die Arterie wird freigelegt, abgeklemmt, durch einen Schnitt geöffnet und die geschädigte Innenhaut herausgeschält. Sofern ein Thrombus (Blutpfropfen) vorhanden ist, wird dieser mit entfernt. Dann wird die Schnittstelle vernäht.

RESULTATE

Binnen weniger Wochen nach der Operation hat sich an der Operationsstelle neue Arterieninnenhaut gebildet. Die Operation bringt oft eine erhebliche Besserung der Symptome mit sich (z.B. lassen bei *peripheren Gefäßerkrankungen* die Schmerzen in den Beinen nach). Die Langzeitwirkungen sind allerdings eher beschränkt, weil eine Arterienverengung meistens nicht nur auf eine Stelle beschränkt ist. Sind Verengungen sehr ausgedehnter Natur, dann ist rekonstruktive Gefäßchirurgie (s. *Gefäßplastik, rekonstruktive*) zu erwägen.

Endemisch

Medizinischer Begriff zur Bezeichnung einer Krankheit oder Funktionsstörung, die in einer bestimmten Gegend oder Region oder in einer bestimmten Bevölkerungs- oder Personengruppe sehr häufig vorkommt, im Gegensatz zu einer *epidemischen* Krankheit, die selten vorkommt, dafür aber gelegentlich sehr schnell eine sehr große Anzahl von Menschen befällt. AIDS z.B. ist in Zentralafrika bereits e. geworden und hat sich auch über viele andere Teile der Welt ausgebreitet. Die Lungenkrankheit *Pneumokoniose (Staublunge)* war früher bei Arbeitern in Kohlebergwerken endemisch, ehe durch gesetzliche Maßnahmen der Schutz vor dem auslösenden Kohlenstaub obligatorisch wurde.

Endodontie

Spezialisierter Bereich der (v.a. konservierenden) Zahnheilkunde, der sich mit Ursachen, Diagnostik und Behandlung von Erkrankungen und Verletzungen von Zahnnerven, Zahnmark (Pulpa) und *Parodontium* beschäftigt. Übliche endodontische Verfahren sind *Wurzelkanalbehandlung* und *Pulpaamputation.*

Endogen

Im Körper entstehend, aus innerer Ursache, oder auch anlagebedingt. Zum Beispiel kann eine endogene Infektion entstehen, wenn Bakterien aus dem Analbereich sich in den Harnwegen festsetzen. Als e.e Depression galt z.B. eine psychische Erkrankung, deren Ursache man in einem chemischen Ungleichgewicht innerhalb des Gehirns vermutete. Die meisten Erkrankungen sind indessen exogener Natur (Infektionen, Vergiftungen oder Verletzungen).

In der Physiologie beschreibt der Ausdruck e. den Metabolismus (Stoffwechsel) von Substanzen in Geweben oder Zellen bei Fehlen von Nährstoffen.

Endokarditis

Entzündung der Herzinnenhaut (Endokard), speziell der Herzklappen, in der Regel infolge einer Infektion. Betroffen sind vor allem Personen mit bereits geschädigtem Endokard (z.B. durch einen angeborenen *Herzfehler* oder nach einem früher durchgemachten *rheumatischen Fieber*), beeinträchtigtem *Immunsystem* (durch *Zytostatika* oder *Immunsuppressiva*) und Drogenabhängige, die sich spritzen. Außerdem kann E., wenn auch selten, eine Begleiterscheinung einiger Krebsarten und *Autoimmunkrankheiten* wie z.B. *Lupus erythematodes,* sein.

URSACHEN UND VORKOMMEN

Eine E. kann durch Bakterien, Pilze und alle anderen Mikroorganismen verursacht werden, die bei Herzoperationen in den Kreislauf gelangen, speziell wenn künstliche Materialien, wie eine synthetische Herzklappe, implantiert werden. Auch bei Zahnbehandlungen (insbesondere Extraktionen) können Mikroorganismen in großen Mengen ins Blut gelangen, desgleichen bei chirurgischen und diagnostischen Eingriffen im Bereich des Gastrointestinal- und des Urogenitaltrakts (z.B. Blasenuntersuchung durch Zystoskopie etc.) und eben auch durch nicht saubere Spritzennadeln.

Daß Personen mit bereits geschädigtem Endokard besonders E.-anfällig sind, liegt mit daran, daß die sich an der geschädigten Herzwand bildenden Blutgerinnsel (eigentlich ein Reparaturmechanismus) solche Mikroorganismen "einfangen" und den Nährboden für eine rasche Vermehrung bieten. Drogenabhängige sind selbst bei sonst gesundem Herz deshalb ebenfalls besonders anfällig, weil Mikroorganismen, die an einer nicht sauberen Nadel sitzen, oder auch von einer nicht sauberen Haut an der Einstichstelle mit eingespritzt werden und so direkt ins Blut gelangen. Die besondere Anfälligkeit von Personen mit Autoimmunkrankheiten schließlich ist dadurch begründet, daß ihre Resistenz gegen jegliche Infektion nur noch gering ist und bei ihnen schon Organismen, die normalerweise harmlos sind, schwere Infektionen auslösen.

SYMPTOME

Die E. kann subakut oder akut verlaufen. Die subakute Form entwickelt sich unbemerkt, manchmal über Monate hinweg, wobei sie aber in dieser Zeit bereits schwere Herzklappenschädigungen verursacht. Die Symptome sind dabei allgemein und unspezifisch: Der Kranke klagt über Müdigkeit und Schwäche, leichtes Fieber, Nachtschweiß und unbestimmte Beschwerden und Schmerzen. Bei einer Untersuchung sind als einzige Anomalie sich von Zeit zu Zeit verändernde Herzgeräusche (*Bruits*) feststellbar.

Die weniger häufige akute E. kommt ganz plötzlich mit heftigem Schüttelfrost, hohem Fieber, Kurzatmigkeit und sehr schnellem oder unregelmäßigem Herzschlag. Die Infektion schreitet schnell fort und kann die Herzklappen zerstören, was zu einer sich rasch entwickelnden *Herzinsuffizienz* (reduzierte Pumpleistung) führt.

DIAGNOSE UND THERAPIE

Bei jedem Verdacht auf E. wird alsbald eine eingehende ärztliche Untersuchung vorgenommen. Es werden Blutproben entnommen und zur Analyse ins Labor geschickt. Blut-*Kulturen* werden angelegt und auf Bakterien oder Pilze untersucht, und das Ansprechen der Mikroorganismen auf verschiedene *Antibiotika* wird eruiert. Herztests können ein *EKG*, eine *Echokardiographie* und *Angiographie* einschließen.

E

DAS ENDOKRINE SYSTEM

Das System besteht aus einer Anzahl hormonproduzierender Drüsen, von denen viele von auf Drüsen wirkenden (glandotropen) Hormonen der Hypophyse gesteuert werden. Die Hypophyse wird ihrerseits von den Hypothalamus-Hormonen des Zwischenhirns beeinflußt. Hier sind die wichtigsten Drüsen und ihre Hormone dargestellt.

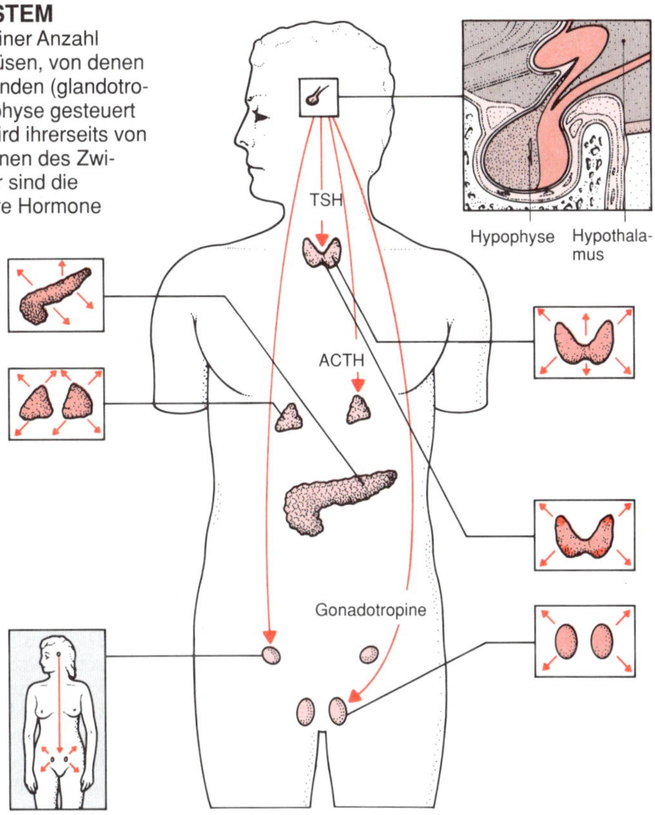

Bauchspeicheldrüse (Pankreas)
Schüttet Insulin und Glucagon aus, die die Zucker(Glukose)-verwertung des Körpers kontrollieren.

Nebennierenrinde
Nach Stimulierung durch ACTH produziert sie Hydrokortison, das vielfältige Auswirkungen auf den Stoffwechsel hat, ebenso Androgene und Aldosteron, das den Blutdruck und den Salzhaushalt steuert.

Eierstöcke (Ovarien)
Produzieren die Hormone Östrogen und Progesteron, die die vielfältigen Funktionen der weiblichen Geschlechtsorgane beeinflussen – Prozesse, die durch von der Hypophyse abgegebene gonadotrope Hormone gesteuert werden.

Hirnanhangsdrüse (Hypophyse)
Sezerniert Hormone, die Nebennieren, Schilddrüse, pigmentproduzierende Hautzellen und Geschlechtsdrüsen stimulieren. Sie schüttet auch das Wachstums- und das antidiuretische Hormon (ADH) sowie Prolaktin und Oxytozin aus.

Schilddrüse (Thyroidea)
Bildet die Hormone Thyroxin, Trijodthyronin und Kalzitonin, die den Stoffwechsel steigern, die Körpertemperatur und das Knochenwachstum steuern. Ihre Aktivität wird von dem von der Hypophyse gelieferten Hormon TSH kontrolliert.

Nebenschilddrüsen (Parathyroidea)
Schütten das den Kalziumhaushalt im Blut steuernde Parathormon aus.

Hoden (Testes)
Produzieren Testosteron als Antwort auf die von der Hypophyse ausgeschütteten Gonadotropine. Eine Kombination von Testosteron und Gonadotropinen veranlaßt die Spermienbildung und die Ausprägung männlicher Merkmale.

DIE STEUERUNG DER HORMONPRODUKTION

Feedback-Mechanismen (Rückkoppelung) sorgen dafür, daß in einer Drüse weder zuviel noch zuwenig Hormon produziert wird. Der als Hypothalamus bezeichnete Teil des Zwischenhirns registriert Veränderungen der Hormonspiegel im Blut und veranlaßt die Hypophyse, durch entsprechende auf Drüsen wirkende (glandotrope) Hormone gegenzusteuern.

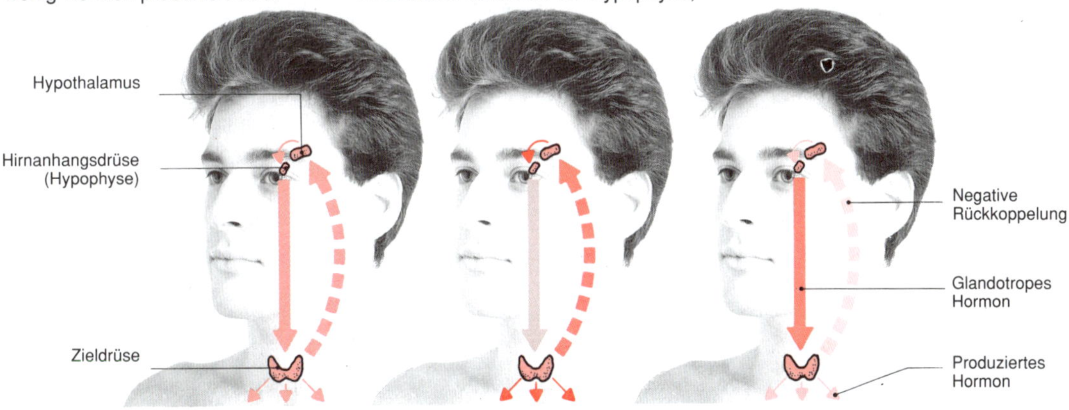

1 Die Hormonproduktion der Zieldrüse (hier die Schilddrüse) und die Produktion des entsprechenden glandotropen Hormons der Hypophyse sind normal.

2 Wenn die Hormonproduktion der Zieldrüse steigt, veranlaßt der Feedback-Effekt die Senkung der Produktion des glandotropen Hormons, wodurch die Situation wieder normalisiert wird.

3 Sinkt die Hormonproduktion der Zieldrüse, vermindern sich die Signale der Feedbacks. Daraufhin werden mehr glandotrope Hormone ausgeschüttet, die Situation normalisiert sich.

Es wird mit hohen Dosen von Antibiotika behandelt, die meistens intravenös verabreicht werden. Die medikamentöse Behandlung, die bis zu sechs Wochen dauern kann, beginnt im Krankenhaus und kann später zu Hause fortgeführt werden. *Herzklappenchirurgie* kann zum Ersatz einer Herzklappe, die bereits stark geschädigt ist, oder auch zum Ersatz einer bereits früher implantierten synthetischen Herzklappe nötig werden. Eine Herzklappenimplantation wird gelegentlich sogar als Notmaßnahme erforderlich sein.

VORBEUGUNG UND PROGNOSE

Patienten mit erhöhter E.gefahr infolge eines Herzdefekts bekommen vor jedem Eingriff, der mit einem erhöhten Risiko des Eindringens von Bakterien in den Kreislauf verbunden ist, *Antibiotika*. Risikopersonen sollten jederzeit auf Warnzeichen einer E. achten und, falls solche auftreten, sich sofort in ärztliche Behandlung begeben. Früher, vor der Entdeckung der Antibiotika, verlief die E. in der Regel tödlich. Heute werden 60 bis 85 Prozent aller Fälle erfolgreich behandelt.

Endokrine Drüse

Drüse ohne Ausführungsgangsystem, die ihr Sekret (*Hormon*) an den Kreislauf (sie durchziehende Kapillaren) abgibt. Beispiele für e.D.n (mit Sekret) sind: *Schilddrüse* (*Thyroxin*), *Eierstock* (*Östrogene*) oder *Nebennieren*rinde (*Kortison*). Die e.n D.n werden als Endokrinium bzw. *endokrines System* zusammengefaßt (s.a. *exokrine Drüse*).

Endokrines System

Alle Drüsen im Organismus, die *Hormone* (für die normalen Körperfunktionen unentbehrliche chemische Substanzen) produzieren. Eine Übersicht über die endokrinen Drüsen zeigt der Kasten "Das endokrine System" auf Seite 305.

Die von den endokrinen Drüsen produzierten Hormone steuern zahlreiche Prozesse im Körper wie Wachstum, Stoffwechsel, Sexualentwicklung und -funktion, und reagieren auch auf Belastungen. Jede vermehrte oder verminderte Produktion eines spezifischen Hormons beeinflußt die Körperfunktionen, die es steuert. Im Gegensatz zu den *exokrinen Drüsen*, deren Sekrete durch einen Gang (*Ductus*) an eine Oberfläche gelangen, sezernieren die endokrinen direkt ins Blut, das diese Signale oder Botenstoffe zu den entsprechenden Organen und Geweben im ganzen Körper transportiert.

ENDOKRINE STÖRUNGEN

Bei allen endokrinen Funktionsstörungen herrscht entweder Mangel oder Überschuß eines Drüsenhormons. Übliche Ursachen anomaler Produktion sind u.a. ein Tumor oder eine Autoimmunkrankheit einer Drüse bzw. eine Funktionsstörung der Hypophyse oder des Hypothalamus, die zusammen eine Reihe von Drüsen steuern. Eine abnorme Hormonproduktion hat oft auch einen Feedback-Effekt auf die Sekretion glandotroper (auf eine bestimmte Drüse wirkender) Hormone der Hypophyse und des Hypothalamus, wie es in zweien der Beispiele dargestellt ist. Die genaue Feststellung der Ursache einer Störung erfordert die Bestimmung der Blutspiegel verschiedener Hormone.

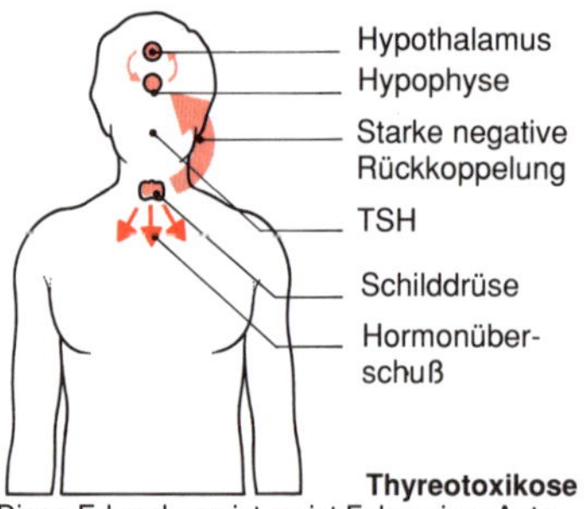

Thyreotoxikose
Diese Erkrankung ist meist Folge einer Autoimmunerkrankung der Schilddrüse. Die Symptome werden durch den Hormonüberschuß verursacht. Die Ausschüttung des schilddrüsenstimulierenden Hormons TSH und seines Releasing-Hormons aus dem Hypothalamus wird gedrosselt, während die Schilddrüse weiter überproduziert.

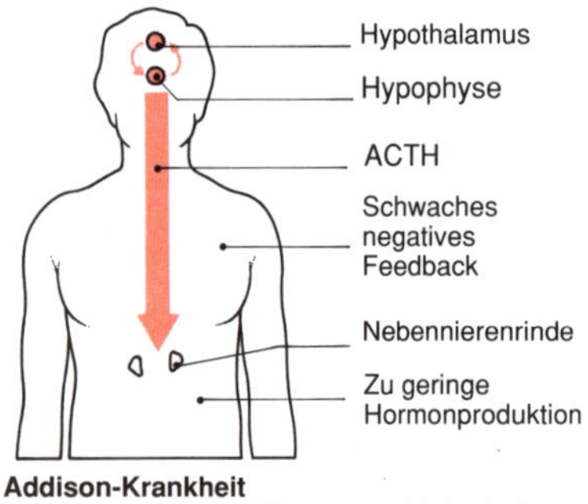

Addison-Krankheit
Durch die zu geringe Hormonproduktion bei beidseits geschädigten Nebennierenrinden ausgelöst. Die Rückkoppelung ist schwach, weshalb die Hypophyse mehr adrenocorticotropes Hormon (ACTH) ausschüttet, das die Nebennierenrinde zur Kortisonbildung anregen soll. Diese kann jedoch nicht mehr reagieren.

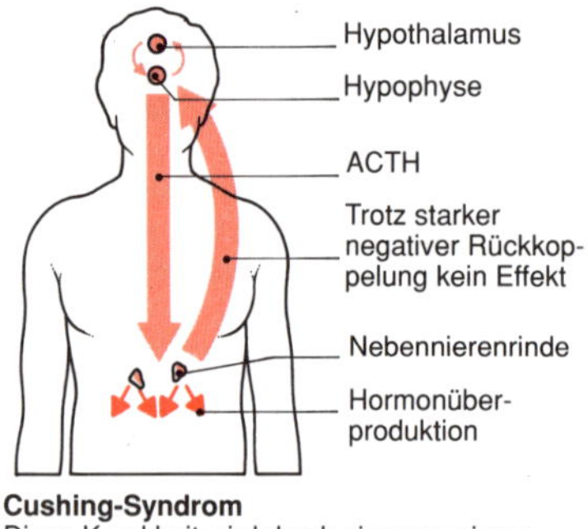

Cushing-Syndrom
Diese Krankheit wird durch eine von einem Hypophysentumor ausgelöste ACTH-Überproduktion verursacht. Dies stimuliert die Nebennierenrinden zur Überproduktion von Hydrokortison, welches die Symptome dieser Krankheit hervorruft. Die Rückkoppelung hat jedoch keinen hemmenden Einfluß auf die ACTH-Ausschüttung durch den Tumor.

Endokrinium

s. *endokrines System*

Endokrinologie

Wissenschaft des *endokrinen Systems* einschließlich der Untersuchung und Behandlung seiner Funktionsstörungen. Ein Arzt, der sich auf die Krankheiten und Funktionsstörungen der endokrinen Drüsen und Hormone spezialisiert, wird als Endokrinologe bezeichnet.

Die Symptome und Anzeichen von endokrinen Erkrankungen wie etwa Funktionsstörungen der *Schilddrüse* oder *Diabetes mellitus* können einem praktischen Arzt Hinweise auf diese Erkrankungen liefern. Die genaue Bestätigung bedarf jedoch der spezialisierten Tests der Endokrinologen einschließlich genauer Messungen der diversen Hormone in Blut und Urin.

Endometriose

Zustand, bei dem sich Zellen des *Endometriums* (der Gebärmutterschleimhaut) an anderen Körperstellen, meistens im kleinen Becken, einnisten und dort wuchern.

VERBREITUNG UND URSACHE

E. kommt bei Frauen vor allem zwischen 25 und 40 vor und kann zu *Unfruchtbarkeit* führen. Warum und wie, ist ungeklärt, aber zwischen 10 und 15 Prozent aller unfruchtbaren Frauen haben eine E. und umgekehrt sind 30-40 Prozent aller Frauen, die an E. leiden, auch unfruchtbar. Auch die genaue Entstehung der E. ist unklar. In manchen Fällen kann man darauf schließen, daß bei der Menstruation abgelöste Gebärmutterschleimhautteile nicht mit dem Menstruationsblut ausgeschieden wurden und statt dessen den Eileiter aufwärts wanderten, von wo sie in die Beckenhöhle gelangten, sich dort festsetzten und auf irgendeinem der dort befindlichen Körperorgane weiterwuchsen.

Die Besonderheit dieser Schleimhautfragmente ist, daß sie auch dort ihren menstruellen Zyklus so fortsetzen, als befänden sie sich nach wie vor im Uterus, und also jeden Monat bluten. Da dieses Blut aber nicht abfließen kann,

LOKALISATION EINER ENDOMETRIOSE

Teile der Gebärmutterschleimhaut können über die beiden Eileiter aus dem Uterus in die Beckenhöhle wandern und sich in oder auf Eierstöcken, Scheide, Gebärmutterhals, Blase und Rektum (Mastdarm) einnisten. Sie folgen auch dort dem Monatszyklus und bluten jeden Monat. Dadurch bilden sich schmerzhafte Zysten unterschiedlicher Größe.

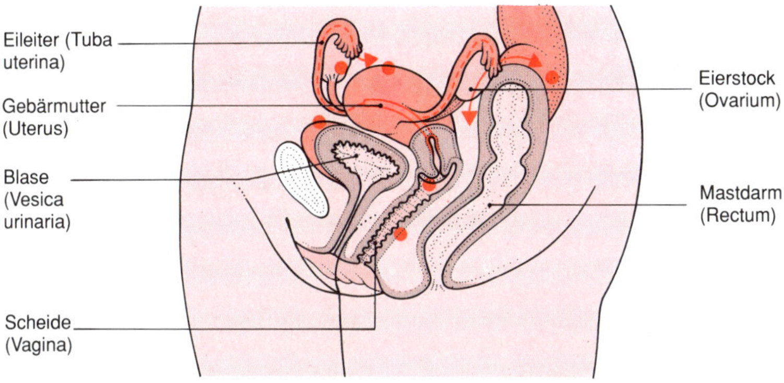

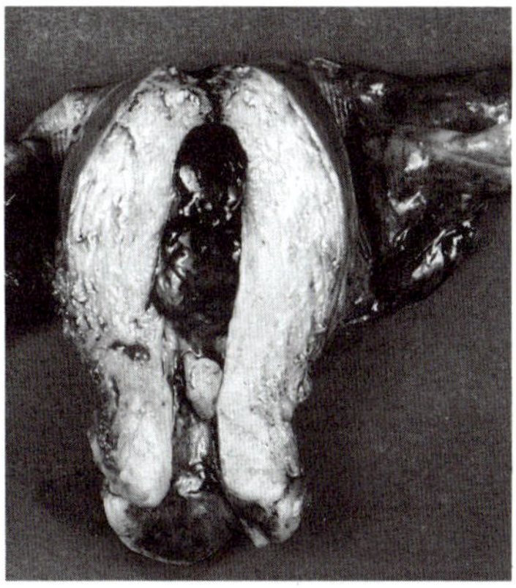

Schwere Endometriose
Gebärmutter, Eileiter (und Eierstöcke) mit großen endometriosebedingten Zysten. Da die Patientin sich bereits der Menopause näherte, wurden die Organe operativ entfernt.

verursacht es eine langsam anwachsende Zyste, die die Größe einer Grapefruit erreichen kann. Das Wachstum und Anschwellen der Zyste sind der Grund für die meistens mit der E. verbundenen Schmerzen.

SYMPTOME UND ANZEICHEN

Die Symptome variieren stark, aber anomale oder starke Menstruationsblutungen sind am häufigsten, und sie können auch mit starken Leib- und Rücken-(Lenden-)schmerzen verbunden sein, die gegen Ende der Menstruation am stärksten werden. Andere mögliche Symptome sind Dyspareunie (s. *Beischlaf, schmerzhafter*) und Symptome im Verdauungstrakt, wie Durchfall, Verstopfung oder Schmerzen bei der Stuhlentleerung. In seltenen Fällen kommt es zur Zeit der Periode auch zu rektalen Blutungen. Gelegentlich treten auch überhaupt keine Symptome auf.

DIAGNOSE UND THERAPIE

Die Diagnose wird mit einer *Laparoskopie* (Untersuchung der Bauchhöhle mit einem Sichtinstrument) gesichert. Die Behandlung hängt von zahlreichen Faktoren ab, darunter Alter und Gesundheitszustand der Patientin sowie Schwere des Zustands. Manche Fälle verlaufen so mild, daß sie keiner Behandlung bedürfen, in anderen wird die E. durch eine Schwangerschaft verdrängt. Mit Medikamenten wie *Danazol*, *Progesteron*-Präparaten oder einer kombinierten "Pille" läßt sich die Menstruation verhindern. In schweren Fällen wird zusätzlich zur Medikation eine operative Entfernung der Zyste nicht zu umgehen sein. Frauen, die ausdrücklich keine Kinder haben wollen oder sich ohnehin bereits den Wechseljahren nähern, können sich eine *Hysterektomie* überlegen.

Endometritis

Entzündung der Gebärmutterschleimhaut (*Endometrium*) infolge einer Infektion; eine Begleiterscheinung der *Beckenentzündung* oder eine Komplikation nach einer Abtreibung oder Geburt, nach der Einlage eines *Intrauterinpessars* (IUP), oder auch Folge einer Geschlechtskrankheit. Zu den Symptomen gehören Fieber, vaginaler Ausfluß und Unterleibsschmerzen. Die Behandlungsmaßnahmen bestehen u.a. in der Entfernung von Fremdkörpern (wie eines IUP oder von zurückgebliebenem Plazentagewebe) und der Gabe von *Antibiotika.*

Endometritis cervicis

Entzündung der Schleimhaut des Gebärmutterhalses (*Zervix*), als Folge von *Gonorrhoe*, *Herpes genitalis*, Verletzung der Zervix bei Geburt und Uterusoperation oder nach einer Infektion z.B. mit *Chlamydien.* Es gibt akute und chronische Formen der E.c.

SYMPTOME

Die akute Form verläuft oft symptomlos und wird häufig erst bei einer ärztlichen Untersuchung aus irgendeinem anderen Grund entdeckt. Die Zervix ist entzündet, und es kann Ausfluß auftreten. Bei der chronischen E.c. kann ebenfalls Ausfluß auftreten, aber auch Blutungen aus der Vagina nach Geschlechtsverkehr oder zwischen den Perioden sowie Unterleibsschmerzen kommen vor, die manchmal nur bei Geschlechtsverkehr auftreten.

KOMPLIKATIONEN

Unbehandelt kann sich der Zustand weiter ausbreiten und zu einer *Endometritis* (Entzündung der Gebärmutterschleimhaut), *Salpingitis* (Eileiterentzündung) oder *Beckenentzündung* entwickeln. Eine *Schwangere* kann die Infektion bei der Geburt auf ihr Kind übertragen. Dieses leidet dann an einer *Ophthalmie* (Augeninfektion) oder seltener an einer durch Chlamydien verursachten Lungenentzündung (*Pneumonie*).

DIAGNOSE UND THERAPIE

Wenn die beschriebenen Symptome auftauchen, ist alsbaldige ärztliche Konsultation erforderlich. Bei der Untersuchung der Zervix wird auch ein Ausflußabstrich genommen, damit im Labor die verursachenden Mikroorganismen identifiziert werden können. Die Behandlung erfolgt mit *Antibiotika*, meist *Tetracyclin* oder *Penicillin*, oder mit *antiviralen Medikamenten* wie Aciclovir, je nach Ursache der Infektion. Bessert sich der Zustand nicht, kann der betroffene Schleimhautbereich durch *Elektrokoagulation*, *Kryotherapie* oder *Laserbehandlung* zerstört werden.

Endometrium

s. *Gebärmutterschleimhaut*

Endometriumkarzinom

s. *Gebärmutterkrebs*

Endorphine

Gruppe von Substanzen, die im Körper gebildet werden und Schmerzen lindern. Sie sind in ihrer chemischen Struktur dem *Morphin* (Morphium) ähnlich; die schmerzstillende Wirkung des Morphiums beruht auf dieser Ähnlichkeit. 1973 wurde entdeckt, daß Morphin auf spezifische Stellen (sog. Opiatrezeptoren) im Gehirn, im Rückenmark und an anderen Nervenendigungen wirkt. Diese Entdekkung führte zur Identifizierung kleiner, vom Körper produzierter Proteinmoleküle, die ebenfalls an Opiatrezeptoren wirken. Diese morphinähnlichen Proteine wurden E. genannt (als Kurzwort für endogene Morphine). Ursprünglich hielt man zwei andere kleine, im Gehirn gebildete Proteine für Beispiele solcher E., doch diese sind inzwischen neu als sog. *Enkephaline* definiert und benannt worden, weil sie von anderen Nervenendigungen ausgeschüttet werden. Als weitere Untergruppe der morphin- oder opiatähnlichen Substanzen wurden die Dynorphine beschrieben. Als Oberbegriff wählte man wegen der opiatähnlichen Wirkungen den Begriff Opioide. Aber auch der Begriff Endorphine wird z.T. als Oberbegriff weiterverwendet.

FUNKTIONEN

Seit ihrer Entdeckung sind die E. in anderen Körperbereichen, darunter in der Bauchspeicheldrüse und in den Hoden, aber auch im Nervensystem gefunden worden. Die Erforschung ihrer gesamten Funktionsbreite ist noch nicht abgeschlossen.

Außer ihrem schmerzlindernden Effekt sind die E. an den Körperreaktionen auf Streß, an der Regulierung der Peristaltik (transportierende Darmwandkontraktionen) und der Stimmung beteiligt. Vermutlich steuern sie auch die Hormonausschüttung der Hypophyse mit, insbesondere die der Wachstumshormone und der auf Eierstöcke und Hoden wirkenden *gonadotropen Hormone*. Die *Sucht* nach stark wirksamen Schmerzmitteln wie Morphium bzw. die *Toleranz* auf sie werden für Folgen der Unterdrükkung der körpereigenen E.-Produktion gehalten. Die nach Aufhören der Morphiumwirkungen eintretenden Entzugserscheinungen könnten somit dem Mangel dieser natürlichen Schmerzmittel entspringen.

Andererseits scheint Akupunktur teilweise durch Stimulierung der Ausschüttung von E.n und Enkephalinen Schmerzfreiheit zu bewirken.

Endoskop

Röhrenförmiges, starres oder biegsames Sichtinstrument mit einem optischen System und einer Lichtquelle, das zum Zwecke der Untersuchung und auch der Behandlung von Krankheiten in eine Körperhöhle eingeführt werden kann. Einige der gebräuchlichsten E.e und ihre Anwendung zeigt der Kasten rechts.

Endoskopie

Untersuchung einer Körperhöhle bzw. des Inneren von Körperorganen mit einem *Endoskop* zu Diagnose- und Behandlungszwecken. Viele Verfahren, die früher einen größeren chirurgischen Eingriff erforderten, sind heute mit der E. sehr viel einfacher möglich.

Die Versuche, mit einer starren, beleuchteten, teleskopähnlichen Röhre Einblick in den Körper zu gewinnen, gehen auf die ersten Jahre nach 1900 zurück. Der tatsächliche Beginn der E. wird jedoch um 1930 datiert, nämlich mit der Erfindung eines halbflexiblen Gastroskops zur Mageninspektion. In den Jahren nach 1960 ereignete sich dann die "zweite Revolution" mit der Einführung der *Faseroptik* (flexible Glas- oder Kunststoffaserbündel als Lichtleiter), womit sehr viel handlichere und vielseitigere Instrumente möglich wurden. Dies wiederum ließ die E. zum Routineverfahren in der Krankenhausmedizin werden. Das Instrument kann zur Aufzeichnung der Endoskopbilder auch mit einer Kamera sowie einem Videorecorder verbunden werden.

ANWENDUNGEN

Die E. hat sich als wertvolle Diagnosetechnik bei Magen-, Blasen-, Lungen- und Beschwerden an anderen Organen etabliert. Sie ermöglicht die exakte Beobachtung und auch Aufzeichnung des Zustands von Körperorganen und die Durchführung von *Biopsien* (Gewebeprobenentnahmen aus dem Körperinneren zur mikroskopischen Untersuchung). Weil sie problemlos in kurzen Abständen wiederholbar ist, dient sie ferner der Kontrolle der Abheilung von Magen- oder Zwölffingerdarmgeschwüren.

Die E. ist außerdem sehr wertvoll bei der Behandlung von Notfällen wie Magenblutungen. Sie erlaubt die Feststellung von Ursache und Ort der Blutung und oft gleich auch eine *Elektrokoagulation* oder *Laserbehandlung*. Auch viele kleinere Knieprobleme, die früher eine größere Operation erforderten, können heute mit ihrer Hilfe leicht und einfach behandelt werden. Weitere Anwendungen sind u.a. die Entfernung von Polypen (kleinen Geschwülsten), verschluckten Gegenständen, die örtliche Anwendung von Arzneimitteln und Sterilisationsoperationen bei Frauen (s.a. *Arthroskopie, Bronchoskopie, Koloskopie, Zystoskopie, ERCP, Gastroskopie, Laparoskopie, Laryngoskopie*).

Endothel(ium)

Herz, Blut- und Lymphgefäße auskleidendes einschichtiges Epithel. Die Zellen sind flach und bilden eine glatte Oberfläche, die den Blut- und Lymphfluß fördert und eine spontane Thromben- (Blutpfropf-)bildung verhindert (s.a. *Epithel*).

Endotoxin

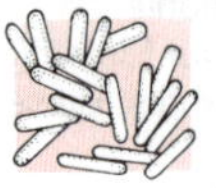

Von bestimmten Bakterien gebildeter Giftstoff, der aber erst nach deren Tod freigesetzt wird; bis dahin verbleibt er in der Zellwand der Bakterien. Freigesetzte Endotoxine verursachen Fieber. Sie machen die Kapillarwände durchlässiger, was zum Durchsickern von Flüssigkeit in die umgebenden Gewebe führt. Dies wiederum löst zuweilen einen beträchtlichen Blutdruckabfall, den sog. Endotoxinschock, aus (s.a. *Enterotoxin, Exotoxin*).

Endotrachealtubus

Schlauch (Tubus) aus Gummi oder Kunststoff, der durch Nase oder Mund in die Luftröhre (*F.* Trachea) eingeführt wird ("Intubation", in der Regel von Anästhesisten vorgenommen). Der E. kann an seiner Spitze mit einem aufblasbaren Vorsatz versehen sein, um einen luftdichten Abschluß zu erzeugen, der nur Sauerstoff und die Narkosegase in die Lunge gelangen läßt. Eine Intubation kann bei Koma, Narkose oder Atmungsunfähigkeit infolge Beeinträchtigungen oder Schädigungen der Lunge und der Atemwege erforderlich werden. Sie wird auch zur Sauerstoffversorgung bei Gerät-*Beatmung* (*Ventilation*) verwendet.

Enema

s. *Einlauf*

Energie

Fähigkeit, Arbeit zu leisten oder körperliche Veränderungen zu vollziehen. Ernährungswissenschaftler sprechen heute auch beim Nährwert bestimmter Nahrungsmittel als deren "Energiegehalt".

Es gibt zahlreiche Formen von E., darunter Licht, Schall, Wärme, chemische, elektrische und kinetische E. (letztere die E. eines Gegenstandes infolge seiner Bewegung), und die meisten von ihnen spielen auch im Körper eine Rolle. Beispielsweise wandelt die Netzhaut Lichtenergie in elektrische Nervenimpulse um und ermöglicht damit das Sehen. Muskeln benötigen die aus der Nahrung gewonnene chemische E. zur Erzeugung kinetischer E. (= Bewegungs-E.) und von Wärme.

E. wird in den Einheiten Kalorie bzw. Joule gemessen. Eine Kalorie ist als die Energiemenge definiert, die erforderlich ist, um 1 g Wasser um 1° C zu erwärmen. 1 Kalorie entspricht 4,2 Joule; umgekehrt ist 1 J = 0,24 cal. Weil dies sehr kleine Einheiten sind, werden Energie-

ENDOSKOPE

Der Lichtleiter eines biegsamen Endoskops besteht aus einem Bündel dünner Glasfasern. An einem Ende befindet sich der Kopf mit der Optik und der Führungsapparatur sowie eine Energiequelle. An der Spitze sitzt eine Lichtquelle, eine Linse und eine Luft- oder Wasserdüse. Es können dort auch Zusatzgeräte angebracht werden, u.a. Minikameras zur elektronischen Bildübertragung auf einen Monitor. Starre Endoskope sind Rohre mit einer Lichtquelle am Ende.

GEBRÄUCHLICHE ENDOSKOPE

Instrumente	Region	Art
Zystoskop	Blase	Starr
Bronchoskop	Bronchien (obere Atemwege der Lunge)	Biegsam o. starr
Gastroskop	Speiseröhre, Magen, Zwölffingerdarm	Biegsam
Kolonoskop	Kolon (Dickdarm)	Biegsam
Laparoskop	Bauchhöhle	Starr
Arthroskop	Kniegelenk	Starr

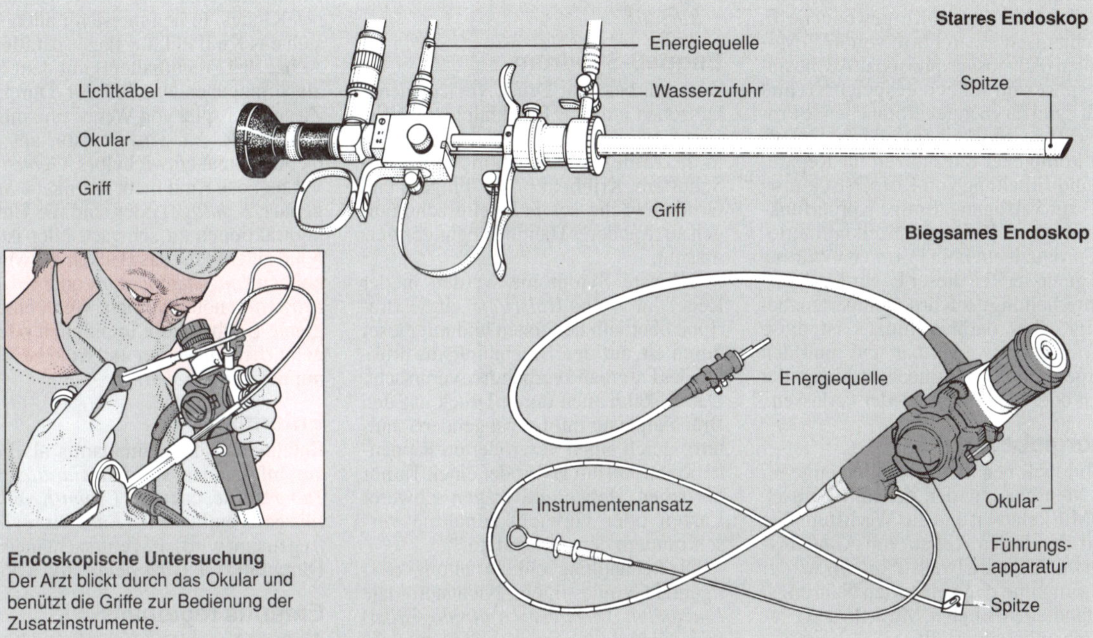

Endoskopische Untersuchung
Der Arzt blickt durch das Okular und benützt die Griffe zur Bedienung der Zusatzinstrumente.

ZUSATZINSTRUMENTE

Je nach Anwendung gibt es verschiedene Spezialaufsätze für Endoskope. Mit ihnen sind diagnostische, aber auch therapeutische Maßnahmen möglich, etwa die Entnahme einer Gewebeprobe zu Untersuchungszwecken.

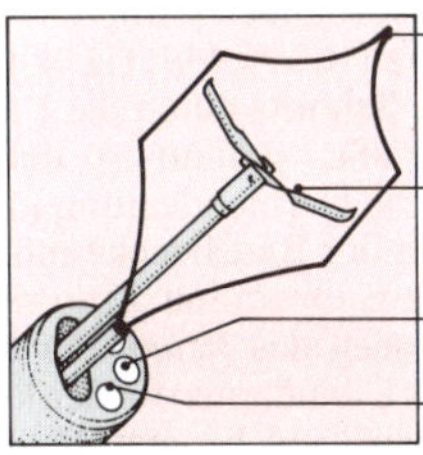

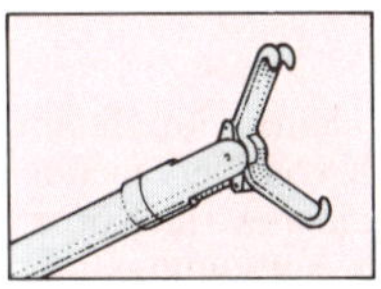

Greifzange
Die scharfzähnige Zange ermöglicht das Ergreifen und Entfernen von Fremdkörpern.

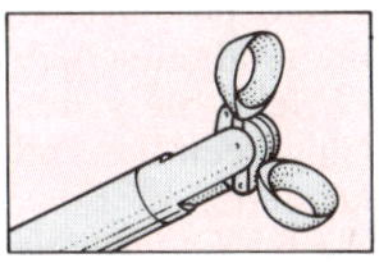

Biopsiezange
Mit ihr werden kleine Gewebeproben zur mikroskopischen Analyse entnommen.

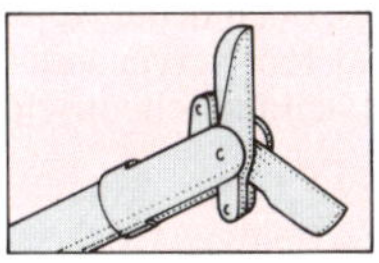

Schere
Winzige Chirurgieschere zum Abschneiden und Herausholen kleiner Geschwülste.

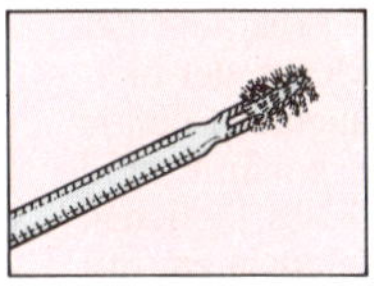

Bürste
Damit werden Zellen für eine zytologische Untersuchung gewonnen.

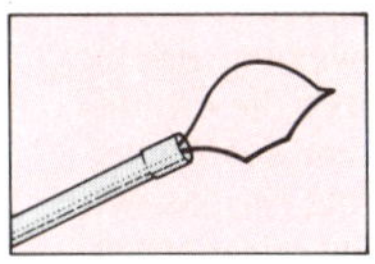

Schlinge
Kleine Drahtschlinge, die unter Strom gesetzt werden kann, zur Polypen-Entfernung.

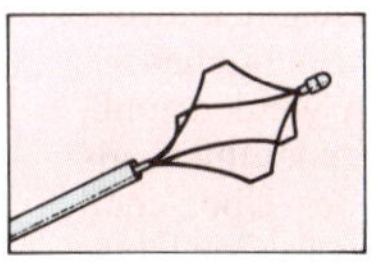

Körbchen
Das Drahtkörbchen dient zum Herausholen von Steinen aus dem Gallengang.

gehalte in der Diätetik aus praktischen Gründen in Kilokalorien bzw. Kilojoule (kcal oder auch einfach nur C bzw. kJ) definiert, also in Tausendereinheiten.

TERMINOLOGIE

Der gesamte Energiegehalt eines Nahrungsmittels heißt Bruttoenergiemenge. Nach Abzug einer Pauschale von ca. 5 Prozent für nichtverdauliche Anteile ist der Rest die verwertbare Energie. Nach Berücksichtigung natürlicher Verluste in den Urin (Stickstoffbestandteile aus Proteinen) ist der Rest für den Stoffwechsel (s. *Metabolismus*) verfügbar. *Kohlenhydrate* und *Proteine* liefern 4 kcal/g, *Fette* 9 kcal/g.

Im allgemeinen wird die aus dem Abbau der Nahrungsstoffe gewonnene E. als chemische E. in Form von *ATP*-Molekülen (Adenosintriphosphat/Adenosinphosphorsäureester) gespeichert und steht dann für energieverbrauchende Prozesse (wie Muskelkontraktionen, Aufbau komplexer Substanzen für Reparatur und Erhaltung von Körperstrukturen etc.) zur Verfügung. Einige Körperfunktionen wie z.B. die Muskelkontraktionen produzieren E. in Form von Wärme. Ein gewisser Teil dieser E. wird zur Aufrechterhaltung der Körpertemperatur benötigt, aber darüber hinaus ist diese Wärme nicht verwertbar und muß den Körper mittels Wärmeabstrahlung der Haut oder Schwitzen wieder verlassen.

Energiebedarf

Individuell benötigte Energiemenge eines Menschen für den Zellstoffwechsel, die Muskelarbeit und das Wachstum. Sie wird durch den Abbau von *Kohlenhydraten*, *Fett* und Eiweiß (*Protein*) aus der Nahrung und den gelagerten Nahrungsbestandteilen in Leber, Muskeln und Fettgeweben bereitgestellt.

ENERGIEVERBRAUCH

Energie ist nötig für den Herzschlag, die Lungentätigkeit und die Erhaltung der Körpertemperatur. Die Menge der hierfür benötigten und verbrauchten Energie wird Grundumsatzrate genannt und nimmt etwa drei Viertel des täglichen Energieumsatzes bei Menschen mit durchschnittlicher Tätigkeit im Sitzen in Anspruch. Jede Art Bewegung erhöht den Energieverbrauch über die Grundumsatzrate hinaus. Während des Wachstums ist zusätzlich Energie für das neu wachsende Körpergewebe erforderlich. Auch in der Schwangerschaft und der Stillzeit erhöht sich der Energiebedarf, da das Kind mitversorgt werden muß. Wird mehr Energie aufgenommen, als verbraucht wird, wird der Überschuß abgelagert, was sich dann als Gewichtszunahme bemerkbar macht. Wird weniger aufgenommen als verbraucht, ist ein Gewichtsverlust die Folge, da dann die Körperreserven aufgebraucht werden. (S.a. *Ernährung, Fettsucht*)

Energieumsatzmessung

s. *Kalorimetrie*

Engelsstaub

(*F.* Phencyclidin) Illegale Droge, die wegen ihrer halluzinierenden Wirkung genommen wird und zu deren Nebenwirkungen verlangsamte Atmung, Erregung, Muskelsteife, Erbrechen und Konvulsionen zählen. Es sind auch schon Todesfälle registriert worden.

Englische Krankheit

s. *Rachitis*

Engpaß-Syndrom

Zustand, bei dem Druck verschiedener Ursachen auf den Brachialplexus (*Plexus brachialis*, Nervenwurzeln vom Hals in die Arme) Schmerzen in Armen und Schultern, Kribbeln in den Fingern und Griffschwäche sowie Beeinträchtigungen auch anderer Handbewegungen verursacht.

Schwere Symptome werden in der Regel durch eine *Halsrippe*, eine Extrarippe oberhalb der ersten und mit dieser durch ein auf den Brachialplexus drükkendes Faserband verbunden, verursacht. Das E. kann auch durch Druck auf den Brachialplexus infolge hängender Schultern, durch einen vergrößerten Rippenhebermuskel am Hals oder einen Tumor entstehen. Heben und Tragen schwerer Lasten oder Gewichtszunahme verschlimmern den Zustand noch.

Die Behandlung schließt haltungskräftigende Gymnastik ein. Nichtsteroidale *Entzündungshemmer (Antiphlogistika)* und *Muskelrelaxantien* helfen manchmal. Schwere Fälle werden durch operative Entfernung der ersten Rippe geheilt.

Enkephaline

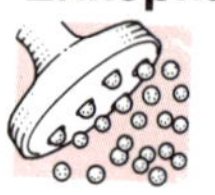

Gruppe kleiner, im Gehirn und auch von Nervenendigungen anderswo im Körper (z.B. im Verdauungstrakt und in den Nebennieren) produzierter Proteinmoleküle mit analgetischem (schmerzstillendem) Effekt. Sie gelten als sedierend, stimmungsbeeinflussend und motivationsstimulierend.

Früher hielt man sie für *Endorphine* (endogene Morphine), doch heute weiß man, daß sie von anderen Nervenendigungen kommen und sich auch chemisch unterscheiden.

Enkopresis

s. *Kotschmieren im Afterbereich; Einkoten*

Enophthalmie

Zurücksinken des Augapfels in die Augenhöhle; z.B. im Alter, bei hochgradiger Abmagerung (Schwund des Augenhöhlenfettgewebes), als Folge eines Bruchs des Augenhöhlenbodens sowie beim *Horner-Syndrom*. Eine andere Ursache ist das Schrumpfen des Augapfels selbst aufgrund der Bildung von Narbengewebe im Anschluß an eine Entzündung oder Verletzung.

Entartung

s. *Degeneration*

Entbindung

Natürliche oder unterstützte Geburt eines Kindes. In den meisten Fällen stellt sich das Kind in Längslage (parallel zur Achse des Fruchthalters) mit dem Kopf als vorangehendem Teil ein. Durch das Zusammenspiel von Wehen und mütterlichem Pressen wird er dann aus dem Geburtskanal entwickelt (s. *Geburt*).

Liegt das Kind nicht normal (s. *Steißgeburt*, *Fehllage*) oder sind die Uteruskontraktionen zu schwach oder ist das Kind zu groß für das Becken der Mutter, können *Zangenentbindung* oder *Vakuumextraktion* nötig werden. Wenn eine vaginale E. überhaupt unmöglich oder zu gefährlich für Mutter und Kind ist, bleibt nur der *Kaiserschnitt*.

Enteritis

Entzündung des Dünndarms als Folge von Infektionen, speziell *Giardiasis* und *Tuberkulose*, oder der *Crohn-Krankheit* (die gelegentlich auch *Enteritis regionalis* genannt wird). E. verursacht meistens Durchfall (s.a. *Gastroenteritis, Kolitis*).

Enteritis regionalis

Anderer Name für *Crohn-Krankheit*.

Enterobiasis

F. für den Darmbefall mit dem kleinen Rundwurm *ENTEROBIUS VERMICULARIS* (s. *Madenwurmbefall*).

Enterostomie

Operation, bei der ein Stück des Dünn- oder Dickdarms mit einem anderen Teil des Magen-Darm-Trakts oder mit der Bauchdecke verbunden wird.

Wird ein Teil des *Kolons* (Dickdarm) mittels eines Schnitts durch die Bauchdecke nach außen geführt, so daß auf diese Weise die Darmentleerung in eine Plastiktüte an der Bauchdecke möglich ist, heißt diese Operation *Kolostomie*; wird statt dessen das *Ileum* (der letzte Abschnitt des Dünndarms) für den künstlichen Darmausgang benützt, heißt die Operation *Ileostomie* (s.a. *künstlicher Ausgang*).

Enterotoxin

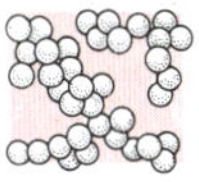

Toxin (ein von bestimmten Bakterien stammendes Gift), das zur Entzündung der Darmschleimhäute führt und dadurch Erbrechen und Durchfall verursacht. *Lebensmittelvergiftung* durch Staphylokokken entsteht, wenn man Nahrungsmittel oder Speisen zu sich nimmt, die durch ein Staphylokokkentoxin verdorben sind. Das Toxin ist hitzeresistent, wird also durch Kochen nicht zerstört. Die Bakterien müssen gar nicht selbst lebendig oder vorhanden sein, um diese Art der Lebensmittelvergiftung auszulösen. Die schweren Durchfälle bei der Cholera werden durch ein E. verursacht, das Cholerabakterien im Darm erzeugten. (S.a. *Endotoxin, Exotoxin/Ektotoxin*)

Entfremdung

s. *Alienation*

Enthaarung

Entfernung von Haaren aus kosmetischen Gründen (*F.* Depilation, Epilation) oder auch bei der Vorbereitung einer Operation durch Glattrasieren der vorgesehenen Einschnittstelle.

SO WIRD ES GEMACHT

Die Methoden der E. hängen von der Körperstelle und davon ab, wie dauerhaft die E. erfolgen soll. Rasieren entfernt die Haare auf Hauthöhe und eignet sich für Beine, Achselhöhlen und Schamhaar sowie bei Männern für den Bartwuchs. Die Rasur ist eine schnelle, einfache und zuverlässige Methode, aber das Haar wächst rasch wieder nach. *Depilator*(*Enthaarungsmittel*)cremes lösen das Haar direkt unter der Hautoberfläche auf und sind eine mildere Prozedur als die Rasur. Sie können allerdings Reizungen verursachen und dürfen an empfindlichen Stellen nur sehr vorsichtig verwendet werden. E.swachs eignet sich vor allem für die Bein- und Gesichts-E.; das Wachs wird aufgetragen und nach Härtung abgezogen, wobei es die Haare mit sich reißt. Das E. mit der Pinzette ist nur für kleine Bereiche empfehlenswert. Nach allen diesen Methoden braucht das Haar mehrere Wochen, bis es wieder nachgewachsen ist. Eine dauerhafte E. ist nur mit der *therapeutischen Elektrolyse* möglich, bei welcher die Haarwurzeln mit Strom zerstört werden und damit das Nachwachsen der Haare nicht mehr möglich ist. Die Elektrolyse ist dafür aber sehr zeitraubend und teuer und wird deshalb meistens nur für kleine Bereiche angewendet.

Enthaarungsmittel

Chemische Haarentferner, z.B. Bariumsulfid, in Form von Creme oder Paste. E. dienen zur Haarentfernung aus kosmetischen Gründen und zur Behandlung von Hirsutismus (übermäßige Körperbehaarung, vor allem bei Frauen –"Damenbart" etc.).

WIE SIE WIRKEN

E. lösen die Haare an der Hautoberfläche auf, erreichen jedoch nicht die Haarwurzeln und bewirken daher auch keine dauerhafte Haarentfernung.

MÖGLICHE NEBENWIRKUNGEN

Es kann mit E.n zu gewissen Hautreizungen bis hin zu Entzündungen oder Schwellungen kommen. Deshalb ist es ratsam, sie erst einmal auf einer kleinen Hautstelle auszuprobieren. Für die Anwendung im Gesicht eignen sie sich normalerweise ohnehin nicht. Sie sollen auch nicht unmittelbar nach heißen Bädern oder Duschen angewendet werden, weil Wärme den Blutfluß zur Haut und den offenen Hautporen verstärkt und somit entsprechend mehr der chemischen Substanzen der E. durch die Haut aufgenommen wird.

Enthirnungsstarre

Krampfhafte Streckhaltung von Rumpf und Gliedmaßen (Dezerebrationsstarre) nach Unterbrechung der Leitung im Hirnstamm von und zum *Großhirn* (Cerebrum), z.B. nach Mittelhirneinklemmung, Hirnverletzung oder Blutung in die Hirnventrikel.

Entmarkung

s. *Demyelinisierung*

Entpersönlichung

s. *Depersonalisation*

Entropium

Einwärtswendung der *Augenlid*-Ränder, so daß die Wimpern an Hornhaut und Bindehaut reiben.

URSACHEN

Das E. ist manchmal angeboren, besonders bei sehr dicken Babys. Bei älteren Menschen kommt es vor allem am unteren Lid wegen der zunehmenden Erschlaffung der Muskeln rund um die Augen häufig vor.

Am oberen oder unteren Lid können Vernarbungen der Lidinnenseite, beispielsweise als Folge eines *Trachoms,* die Ursache sein.

SYMPTOME UND ANZEICHEN

Erkannt wird ein E. meistens von den Betroffenen selbst oder ihren Familienangehörigen. Das Lid rollt sich so ein, daß die Wimpern nicht mehr sichtbar sind, was manchmal zu Bindehautreizungen führt. Bei leichtem Druck mit der Fingerspitze auf das Lid springt der Lidrand mit den Wimpern wieder nach außen.

KOMPLIKATIONEN

Im höheren Alter kann der Zustand Reizungen, *Bindehautentzündungen* oder *Hornhautgeschwüre* verursachen. Ein unbehandeltes E. kann auf die Dauer eine Hornhautschädigung mit Sehbeeinträchtigung und am Ende Erblindung zur Folge haben.

THERAPIE

Bei Babys hat ein E. kaum Folgen; meistens verschwindet es nach einigen Monaten spontan. Bei älteren Menschen hingegen oder bei *Trachom*patienten ist eine Operation erforderlich, um weiteren Hornhautschädigungen vorzubeugen.

Entspannungstechniken

Methoden der bewußten Muskelentspannung, um geistige Ruhe zu bekommen. Sie können allein oder zusammen mit anderen Therapieformen von Nutzen sein.

WARUM ES GEMACHT WIRD

E. können eine Hilfe für Menschen sein, die an *Angst*-Zuständen leiden, sie können zur Senkung einer *Hypertonie* (Bluthochdruck) beitragen und sind auch nützlich zum Abbau von beruflichem oder durch persönliche Probleme bedingtem Streß. Schwangere erlernen E. zur Erleichterung der *Entbindung* (s. *Geburt, natürliche*).

ARTEN

Aktive Entspannung besteht in der abwechselnden An- und Entspannung aller Körpermuskeln, wobei man in der Regel mit dem Kopf beginnt und abwärts bis zu den Füßen fortfährt. Passive Entspannung ist aber auch möglich. Dabei bemüht man sich, alle Ablenkungen auszuschalten, und konzentriert sich ausschließlich auf einen bestimmten Satz oder ein bestimmtes Geräusch. Die Kontrolle des Atems (s. *Atemübungen*) ist ein wesentlicher Teil sowohl der aktiven wie der passiven Entspannung und hilft, *Hyperventilation* (hastige, flache Atmung), die Angstzustände auslöst oder verschlimmert, vorzubeugen. Von Tonbändern etc. abgespielte Instruktionen oder Biofeedback-Training erleichtern das Erlernen der E., die, wenn man sie erst einmal beherrscht, in allen potentiellen Streßsituationen sofort eingesetzt werden können. Traditionelle Methoden wie *Yoga* und *Meditation* verwenden ganz ähnliche Techniken.

Entwicklung

Prozeß des Wachstums und der Veränderungen im Laufe der körperlichen, geistigen, emotionalen und sozialen Reifung. Sie vollzieht sich in einigen Hauptphasen: während der ersten zwei Schwangerschaftsmonate (s. *Embryo*), in geringerem Maße während des Rests der

Schwangerschaft (s. *Fetus*), in den ersten fünf Lebensjahren (s. *Kindesentwicklung*) sowie in der Pubertät und der Adoleszenz.

Entwicklungslehre

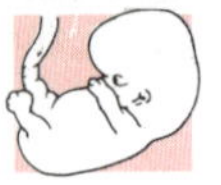

(*F.* Embryologie) Lehre von der Entwicklung des Keimes von der *Befruchtung* bis *zur Geburt* (Embryo- und Fetogenese), aber auch darüber hinaus als Ontogenese die Jugend und das Alter betreffend. Die E. im weiteren Sinne umfaßt auch die Phylogenese (Stammesentwicklung). Die normale E. ist Grundlage der Lehre von den Mißbildungen (Teratologie). So ist das Auftreten von *Herzfehlern* (z.B. *Septumdefekten*) oder von Lageveränderungen der großen Blutgefäße leichter zu verstehen, wenn man mit der normalen E. vertraut ist. Früher mußte sich die E. auf die Beobachtungen der Entwicklung bei tierischen Embryonen beschränken. Heute sind Frühzeitbeobachtungen durch den *Embryotransfer* möglich.

Entwicklungsverzögerung

(*F.* Retardierung) Begriff für die Feststellung, daß ein Säugling oder Kleinkind nicht die Fähigkeiten zeigt, die für seine Altersstufe als üblich und normal gelten.

Entwicklung heißt Zunahme der individuellen Fähigkeiten, und zwar in körperlicher und geistiger, emotionaler und sozialer Hinsicht. Es handelt sich um einen vielfältigen, aber geordneten Ablauf des Auftauchens, Erkennens und Beherrschens neuer Fähigkeiten und Verhaltensweisen zu einer bestimmten Zeit, während andere Verhaltensweisen sich verändern oder auch wieder verschwinden (s. *Kindesentwicklung*).

Verzögerungen in der Entwicklung können von unterschiedlichem Ausmaß sein und einzelne oder auch sämtliche Bereiche erworbener Fähigkeiten betreffen (z.B. die Entwicklung des Aufrechtstehens und Gehens, der feinabgestimmten Hand-Auge-Koordination, des Zuhörens, der Sprache sowie der allgemeinen Kontaktaufnahme mit der Umwelt. Dabei ist E. nicht mit einem langsamen Körperwachstum (s. *Wachstum*, *Zwergwuchs*) oder mit spätem Erscheinen geschlechtlicher Merkmale (s. *Pubertät*) gleichzusetzen oder zu verwechseln. Der Begriff E. wird auch im allgemeinen nur auf Kinder unter 5 Jahren angewendet.

Ganz allgemein muß auch ein Unterschied gemacht werden zwischen einem Kind, das nur in vielleicht einem oder zwei Punkten "später dran" ist als normal, sonst aber in jeder Hinsicht dem Üblichen entspricht oder vielleicht sogar zum Ausgleich in einem oder zwei Punkten der Norm voraus ist, und einem Kind, das in allen oder jedenfalls fast allen Bereichen Entwicklungsrückstände aufweist. Gibt es Anzeichen für verspätete Entwicklungen nur in bestimmten Bereichen, so kann das ein Hinweis auf spezifische (wenn auch oft nicht erkennbare) Mängel wie etwa Seh-oder Hörbehinderungen sein, die bei angemessener Behandlung dem Kind ein rasches Aufholen ermöglichen. Anders ist es bei Kindern mit generellen Entwicklungsverzögerungen. Bei ihnen liegt in aller Regel auch ein allgemeineres Problem vor, beispielsweise Mangel an ausreichender Zuwendung und Anleitung zu Hause oder nur langsames Lernen infolge beschränkter intellektueller Fähigkeiten.

URSACHEN

Einige wichtige Ursachen einer generellen E. listet die nebenstehende Tabelle auf. Dabei ist immer zu beachten, daß beispielsweise ein zu früh geborenes Kind die meisten Entwicklungsstufen etwas später erreicht als andere. Die Eltern sollten deshalb immer einrechnen, wie alt das Kind wäre, wenn es zum normalen Termin statt als Frühgeburt auf die Welt gekommen wäre. Spezielle Verzögerungen und ihre Gründe sind folgende:

GEHEN UND BEWEGUNG

Der Zeitraum, in dem ein Kind gehen lernt, ist sehr breit gefächert. Die meisten Kinder beginnen zwischen 9 und 15 Monaten, aber ein Kind, das sehr schnell und geschickt im Krabbeln ist, kann sich noch eine ganze Zeit darüber hinaus damit zufriedengeben. Bei den meisten Kindern, die spät gehen lernen, liegt keinerlei Anlaß zur Besorgnis vor. Sie fangen eben später damit an, das ist alles. Dies hat auch etwas mit erblicher Veranlagung zu tun und hängt vermutlich mit einer verzögerten Reifung des Nervensystems zusammen. Die Kinder fangen einfach ein paar Monate später an zu laufen als andere, ihre weitere Entwicklung vollzieht sich aber völlig normal. Andere Kinder wiederum entwickeln vielleicht ein etwas ungewöhnliches Bewegungsmuster und kriechen beispielsweise auf dem Bauch oder rutschen auf dem Gesäß herum. Auch derlei kommt häufig als "Familientrend" vor. Solche Kinder können dann das Krabbelstadium völlig überspringen. Aber schließlich stehen auch sie auf und gehen, und ihre weiteren Entwicklungsschritte verlaufen völlig normal.

Ein spezifischer Grund für Verzögerungen beim Stehen und Gehen und der Entwicklung anderer motorischer Fähigkeiten dagegen kann z.B. eine Muskelschwäche in den Beinen und anderen Körperbereichen sein. Dies kann bei Knaben mit einer *Muskeldystrophie* und bei Kindern mit *Spina bifida* vorkommen. Die *zerebrale Kinderlähmung* ist eine Erkrankung, die alle Aspekte der motorischen Entwicklung beeinträchtigt. Sie kann das Erlernen der Kontrolle der Kopf-, Hals/Nacken- und Rückenmuskeln in den ersten Lebensmonaten verlangsamen und erschweren und verursacht außerdem auch Verzögerungen beim Sitzen und Gehen.

HAND-AUGE-KOORDINATION

Jede Beeinträchtigung der Sehfähigkeit oder der die feinen Fingerbewegungen steuernden Nerven und Muskeln kann zur Ursache verzögerter Hand- und Fingerfertigkeit werden. Der häufigste Grund dafür allerdings ist kein organischer als vielmehr fehlende Übung. Anregung, Anleitung und Ermutigung sind deshalb für den Erwerb dieser Fertigkeiten sehr wichtig. Hat ein Kind nur große Spielsachen und wird nicht zum Gebrauch seiner kleinen Fingermuskeln ermuntert, werden sich die entsprechenden Fähigkeiten auch nur verzögert entwickeln. Ebenso wird ein Kind, das die meiste Zeit liegt, anstatt zu sitzen, die Hände nicht in einer geeigneten Position haben, um damit etwas anfangen zu können.

REAGIEREN AUF GERÄUSCHE

Reagiert ein Kind überhaupt nicht auf Geräusche, dann kann schlicht und einfach *Taubheit* der Grund sein. Allerdings werden auch Kinder, mit denen nie jemand spricht, kein Interesse an der menschlichen Stimme entwickeln, auch wenn sie auf andere Geräusche ganz normal reagieren. Und Kinder, die mehr oder minder pausenlos großem Lärm ausgesetzt sind, werden ebenfalls auf die Dauer kein großes Interesse an Geräuschen an den Tag legen.

Eine seltene, aber wichtige Ursache des Nichtreagierens auf Ansprache ist *Autismus*. Das Kind hört zwar normal, zeigt aber wenig Interesse an menschlichem Kontakt überhaupt. Es bleibt in sich versunken, auf sich selbst bezogen; typisch indessen ist ein oft fast besessenes Interesse an bestimmten tonerzeugenden Spielsachen.

SPRECHEN UND SPRACHE

Der wichtigste Grund für Verzögerungen in der Sprachentwicklung ist eine Beeinträchtigung des Hörvermögens. Eine ebenfalls häufige Ursache dafür ist jedoch ein Mangel an Anregung und Zuwendung (Eltern, die sich nicht genügend mit ihrem Kind beschäftigen und nicht mit ihm sprechen). In anderen Fällen (häufiger bei Knaben als bei Mädchen) ist die Sprachverzögerung familientypisch. Zwillinge sind oft Spätent-

URSACHEN ALLGEMEINER ENTWICKLUNGSVERZÖGERUNGEN

Unzureichende elterliche Zuwendung (z.B. Mangel an Zuneigung, Anregung oder Anleitung, fehlende zeitlich und inhaltlich kontinuierliche Verhaltensrichtlinien).

Schwere Sehbehinderung. Sehen ist unerläßlich für eine normale Entwicklung in allen Lebensbereichen. Das Kind lernt die Gegenstände seiner Umgebung selbst eher kennen als deren Namen, es lernt viel über das Hören mittels des Sehens, welche Gegenstände welche Geräusche verursachen, und die Motivation zu krabbeln und zu gehen entsteht aus dem Wunsch nach der Erforschung der sehend wahrgenommenen Umgebung (s. *Sehstörungen, Blindheit*).

Schwere Hörbehinderung (s. *Taubheit*).

Beschränkte intellektuelle Fähigkeiten (s. *Behinderung*).

Gehirnschädigungen vor, während oder nach der Geburt oder im Säuglingsalter. Die Auswirkungen hängen davon ab, welcher und wie schwer ein Gehirnbereich geschädigt ist (s. *Hirnschaden, zerebrale Kinderlähmung*).

Schwere Krankheit anderer Körperorgane oder -systeme (s. *Ernährungskrankheiten* und die Kästen "Krankheiten" zu den Stichworten *Herz, Knochen, Muskeln, Niere*).

wickler, was das Sprechen angeht, möglicherweise weil jeder einzelne weniger elterliche Aufmerksamkeit erhält. Manche Zwillinge entwickeln untereinander eine Art Privatsprache mit nur für sie verständlichen Wörtern und nichtverbaler Kommunikation.

Kinder, die mehrsprachig aufwachsen, können ebenfalls Sprachverzögerungen zeigen und die Sprachen durcheinanderbringen. Doch viele Kinder werden praktisch problemlos zwei- oder auch dreisprachig.

Jede generelle Beeinträchtigung der Muskelkontrolle wirkt sich auf das Sprechen aus. Dieses Problem haben vor allem Kinder mit *zerebraler Kinderlähmung*. Verletzungen oder strukturelle Defekte der Sprechmuskulatur des Kehlkopfs oder des Mundes können ebenso zu Sprechschwierigkeiten führen wie jede Schädigung des Sprechzentrums im Gehirn (s. *Aphasie, Dysarthrie, Dysphonie, Sprachstörungen*).

SAUBERKEITSERZIEHUNG

Das Alter, in dem Kinder sauber werden, also Blasen- und Stuhlkontrolle erlangen, variiert ebenfalls sehr stark. In der Regel wird zuerst die Stuhlkontrolle erlernt. Sehr viel häufiger sind Verzögerungen der Blasenkontrolle, wofür es aber viele mögliche Ursachen gibt (s. *Enkopresis, Enuresis, Kotschmieren im Afterbereich*).

FÄHIGKEITSTEST

Oft sind die Eltern die ersten, die merken, daß ihr Kind sich nicht wie andere Kinder oder ihre älteren Geschwister vor ihnen entwickelt. In diesem Fall sollte ein Kinderarzt hinzugezogen werden. Probleme werden aber auch oft bei den üblichen gesetzlichen (und kostenlosen) Vorsorgeuntersuchungen (in Deutschland z.B. sofort nach Geburt (U1), mit 3-10 Tagen (U2), 4-6 Wochen (U3), 3-4 (U4) und dann 6-7 Monaten (U5) sowie mit ein (U6), zwei (U7) und drei bis vier (U8) Jahren). Werden E. entdeckt, so wird zunächst versucht, mittels einer gründlichen körperlichen Untersuchung und eingehender Fähigkeitstests, die Hör- und Sehprüfungen umfassen, die Ursache(n) zu finden. Wenn notwendig, können weitere Untersuchungen und Tests veranlaßt werden. Das kann Überweisungen zu Spezialkinderärzten, Neurologen, Psychologen, Sprachtherapeuten (Logopäden, s. *Sprachtherapie*), Beschäftigungs- oder Physiotherapeuten (Krankengymnastin) einschließen.

THERAPIE

Sind Ausmaß und Ursache der E. festgestellt, kann eine angemessene Behandlung geplant werden. In vielen Fällen kann man den Eltern versichern, daß keine ernste Störung vorliegt und daß ihr Kind sich ohne Behandlung wahrscheinlich ganz normal weiterentwickeln wird. Manchmal wird man spezielles Spielzeug für das Kind und andere Formen der Anregung und Erziehung empfehlen.

Die Behandlung kann eine *Sprachtherapie* oder *Familientherapie* einschließen oder auch die Verschreibung einer Brille oder eines Hörgeräts. Manchmal mag die Einweisung des Kindes in eine Sonderschule oder ein spezielles Kinderheim (Sprachschule, Behindertenschule etc.) die beste Hilfe sein. Was auch im Einzelfall die genaue Ursache sein mag, in aller Regel kann den Kindern durch entsprechende Behandlungsmaßnahmen geholfen werden, ihr volles Spektrum an Fähigkeiten zu entwickeln. Doch sehr oft sind die Eltern dabei die wichtigste Hilfe für ihr Kind.

Entziehung

Vorgang des sich Zurückziehens von gesellschaftlichen Bindungen und Kontakten. Anzeichen dafür sind in der Regel abweisendes Verhalten, mangelndes Interesse am gesellschaftlichen Leben, die immer ausschließlichere Beschäftigung mit der eigenen Person und Kommunikationsschwierigkeiten.

Der Begriff wird außerdem auf die psychischen und physischen Symptome angewandt, die – bei bestehender Abhängigkeit von Substanzen wie Alkohol, Drogen usw. – durch eine Unterbrechung der Zufuhr eben dieser Substanz entstehen.

Entzugssyndrom

Gruppe unangenehmer geistiger und körperlicher Symptome, die bei Absetzen einer Droge, von der eine Abhängigkeit vorliegt (s. *Drogenabhängigkeit*), auftreten. Im allgemeinen kann jedes Medikament, das Euphorie erzeugt, Schmerzen lindert oder Ängste löst, Abhängigkeit erzeugen und damit auch Entzugserscheinungen hervorrufen. Diese entstehen am häufigsten bei *Alkoholabhängigkeit*, *Tabakrauchen* und *Betäubungsmittel*-Sucht und ebenso nach regelmäßiger Einnahme von *Tranquilizern*. Andere Substanzen, die zu Entzugserscheinungen führen können, sind u.a. *Amphetamine*, *Kokain*, *Marihuana* und *Koffein*.

ALKOHOL

Die Entzugserscheinungen beginnen 6-8 Stunden nach dem letzten Alkoholkonsum und können vier bis sieben Tage andauern. Zu den allgemeinen Symptomen gehören zitternde Hände und Zunge, Schwitzen, Übelkeit, Angstzustände und manchmal auch Krämpfe und Erbrechen. Ernstere Symptome sindAnfälle (s. *Delirium* tremens), *Verwirrtheit* und *Halluzinationen*. Die Entzugserscheinungen können angsterregend werden und enden häufig mit der Wiederaufnahme des Trinkens. Viele Alhoholabhängige brauchen ihr erstes Glas schon am Morgen gegen ihre üblichen kleineren Entzugserscheinungen beim Aufwachen.

DROGEN/BETÄUBUNGSMITTEL

Entzugserscheinungen bei *Heroin*- oder *Morphin*süchtigen beginnen 8-12 Stunden nach der letzten Dosis und können sieben bis zehn Tage dauern. Anfangs ist die stärkste Erscheinung das Verlangen nach der Droge, begleitet von Unruhe, Schweißausbrüchen, tränenden Augen, laufender Nase und Gähnen. Bei fortschreitendem E. treten Durchfall, Erbrechen, Bauchkrämpfe, Pupillenerweiterung, Appetitverlust, Gänsehaut, Reizbarkeit, Zittern, Schwächeanfälle und Depressionen hinzu.

Andere Betäubungsmittel wie *Codein* und einige rezeptpflichtige *Analgetika* (Schmerzmittel) können nach längerer,

E

regelmäßiger Einnahme ähnliche Entzugserscheinungen verursachen. Niedrige Dosen können ebenfalls zu einem E. führen, das dann jedoch meist weniger ausgeprägt ist und sich langsamer entwickelt.

TRANQUILIZER

Entzugserscheinungen von *Barbituraten* und *Meprobamat* beginnen 12-24 Stunden nach der letzten Dosis und weisen eine große Ähnlichkeit mit den Symptomen des Alkoholentzugs auf. Die ersten Anzeichen sind oft Zittern, Angstzustände, Unruhe und Schwäche, manchmal gefolgt von Delirium, Halluzinationen und gelegentlich Anfällen. Das Abklingen der Symptome – je nach Droge nach drei bis acht Tagen – ist meist von einer längeren Schlafperiode begleitet.

Die Entzugserscheinungen von *Benzodiazepinen* beginnen sehr viel langsamer (bis zu 14 Tage nach der letzten Einnahme), können aber in manchen Fällen lebensbedrohlich werden.

RAUCHEN

Die Symptome bei Entzug von Nikotin (der Substanz im Tabak, die die Abhängigkeit erzeugt) entwickeln sich allmählich über 24-48 Stunden. Zusätzlich zu dem immer heftiger werdenden Verlangen nach einer Zigarette sind die häufigsten Erscheinungen Reizbarkeit, Konzentrationsschwierigkeiten, Frustrationen, Kopfschmerzen und Rastlosigkeit.

SONSTIGE DROGEN

Der Entzug von Amphetaminen oder von Kokain geht mit Lethargie, extremer Müdigkeit und Benommenheit einher. Kokainentzug kann zu schweren Depressionen führen und zuweilen auch zu körperlichen Symptomen wie Zittern und Schweißausbrüchen.

Marihuanaabhängige haben über die verschiedensten Entzugserscheinungen geklagt, von Zittern und Schwitzen bis zu Übelkeit, Erbrechen, Durchfall, Reizbarkeit und Schlafstörungen. Koffeinentzugserscheinungen wie Müdigkeit, Kopfschmerzen und Reizbarkeit können nach regelmäßigem Genuß großer Mengen an Kaffee, Tee und anderen koffeinhaltigen Getränken auftreten. Sie beginnen in der Regel einige Stunden nach der letzten Tasse Kaffee, Tee oder ähnlichen Getränken.

THERAPIE

Ernste Entzugserscheinungen erfordern auf jeden Fall medizinische Behandlung. Die Symptome können mit geringen Mengen der jeweiligen Substanz, von der die Abhängigkeit besteht, unterdrückt werden. Häufig werden jedoch auch Ersatz-Drogen verwendet (z.B. *Methadon* bei Betäubungsmittelsucht und zunehmend auch bei Heroinabhängigkeit, Clomethiazol und *Diazepam* bei Alkoholabhängigkeit), deren Dosis dann allmählich immer weiter verringert wird. Das erfordert jedoch sorgfältige Überwachung und läßt sich erfahrungsgemäß am besten stationär in einer Klinik durchführen.

Entzündliche Darmkrankheiten

Allgemeiner Ausdruck zur Bezeichnung chronisch entzündlicher Erkrankungen, des Dünn- und/oder Dickdarmes. Die Ursache ist unbekannt. Bei *Crohn-Krankheit* und *Colitis ulcerosa* herrschen besondere Bedingungen.

Entzündung

Rötung, Schwellung, Erwärmung und Schmerz (*F.* Rubor, Tumor, Calor, Dolor) in einem Körpergewebe als Folge chemischer oder physischer Verletzung oder aufgrund einer Infektion.

Wenn Körpergewebe verletzt wird, schütten die *Mastzellen* u.a. *Histamin* aus – eine chemische Substanz, der der größte Teil der Entzündungsreaktion zugeschrieben wird. Sie verstärkt die Blutzufuhr zu der betroffenen Stelle, was die Rötung und die Erwärmung verursacht, und macht die Kapillargefäße durchlässiger, so daß Blutflüssigkeit ins Gewebe sickert, was dann die Schwellung verursacht. Der mit der E. verbundene Schmerz entsteht durch Reizung der Nervenendigungen durch die ausgeschütteten chemischen Substanzen.

Die E. ist normalerweise von einer Ansammlung weißer Blutkörperchen begleitet, die durch die von den Mastzellen ausgeschütteten Substanzen angelockt werden. Sie helfen, die eindringenden Mikroorganismen zu zerstören und sind auch an der "Reparatur" des geschädigten Gewebes beteiligt. So gesehen ist die E. ein wesentlicher Bestandteil des körpereigenen Abwehrsystems gegen Verletzung und Infektion.

Ist eine E.sreaktion unangemessen (z.B. bei "Gelenkrheumatismus" – *rheumatoide Arthritis* – und anderen *Autoimmunkrankheiten*), kann sie mit *Kortikosteroiden* oder *nichtsteroidalen Antiphlogistika (Entzündungshemmern)* unterdrückt werden.

Entzündungshemmer

Arzneimittel, die Symptome und Anzeichen von *Entzündungen* lindern (s. *Analgetika, Kortikosteroide, nichtsteroidale Antiphlogistika*).

Enuresis

Medizinischer Ausdruck für Bettnässen. E. ist ein weitverbreitetes Phänomen; etwa zehn Prozent aller Kinder über fünf Jahre sind davon betroffen und viele auch noch bis zum achten oder neunten Lebensjahr, Knaben etwas häufiger als Mädchen. E. scheint teilweise in der Familie zu liegen.

URSACHEN

In den meisten Fällen ist das Bettnässen die Folge einer verzögerten Reifung der Funktionen des Nervensystems, die die Blasenkontrolle betreffen. Es kann manchmal auch durch psychischen Streß ausgelöst werden. Nur in einem geringen Teil der Fälle lassen sich körperliche Ursachen, wie angeborene Mißbildungen der Harnorgane, *Diabetes mellitus*, Defekte des Nervensystems wie *Spina bifida* oder Schäden am Rückenmark, oder *Harnwegsinfektionen* feststellen. In diesen Fällen hat das Kind jedoch auch tagsüber Schwierigkeiten mit der Blasenkontrolle (s. *Harninkontinenz*).

UNTERSUCHUNG

Zunächst werden eine körperliche Untersuchung, eine *Harnuntersuchung*, aber auch z.B. Verfahren der *Ultraschall-Diagnostik* und der Urographie (Röntgendarstellung der Harnwege) durchgeführt. Gelegentlich wird auch eine *Zystometrie* (Test der Blasenfunktion) vorgenommen, allerdings in der Regel nur bei älteren Kindern, die auch tagsüber Probleme mit der Blasenkontrolle haben.

THERAPIE

Wenn keine eindeutige Ursache für das Bettnässen festgestellt werden kann, bzw. bis zur Durchführung weiterer Untersuchungen, beginnt die Behandlung mit dem Erlernen einer regelmäßigen Blasenentleerung während des Tages. Das hilft dem Kind, auch im Schlaf zu spüren, daß die Blase voll ist. Ein System der Belohnung mit einem Stern oder einem Punkt auf einer Karte für jede trockene Nacht ist oft erfolgreich.

Haben solche einfachen Methoden jedoch keinen Erfolg, wird der Arzt eine spezielle Alarmeinrichtung empfehlen, deren Grundprinzip eine für Feuchtigkeitsunterschiede empfindliche Betteinlage darstellt, die einen lauten Weckalarm auslöst, sobald sie vom Urin feucht wird. Inzwischen gibt es aber auch kleinere Weckapparate, die keine eigene Betteinlage mehr erfordern. Der Alarm weckt das Kind, das dann auf die Toilette gehen kann. Am Ende wacht das Kind dann automatisch auf, sobald der Urindrang zu stark wird und ein Einnässen droht. Angeblich wirkt diese Methode bei zwei Dritteln aller über siebenjährigen Bettnässer.

Andere Maßnahmen sind z.B., das Kind unmittelbar vor dem Schlafengehen noch einmal zur Toilette zu schicken und dann zwei oder drei Stunden nach dem Einschlafen zu wecken und erneut die Blase entleeren zu lassen. Einige *Antidepressiva* haben sich ebenfalls als erfolgreich gegen Bettnässen erwiesen, jedoch verschreiben viele Ärzte sie gar nicht oder nicht gerne, weil sie Nebenwirkungen haben und bei Überdosierung auch gefährlich werden können.

Grundsätzlich sollten Eltern ihre Kinder wegen Bettnässens nicht bestrafen und auch kein übermäßiges Aufhebens davon machen, da dies das Kind nur noch mehr verunsichert und den Zustand weiter verschlimmert. In den weitaus meisten Fällen legt sich das Bettnässen ohnehin mit der Zeit von selbst.

Enzephalon

s. *Encephalon*

Enzephalopathie

s. *Encephalopathie(a)*

Enzym

Eiweißkörper (Proteine), die als Beschleuniger chemischer Vorgänge im Körper (Biokatalysatoren) wirken. Es gibt Tausende von E.en mit jeweils unterschiedlicher chemischer Struktur. Genau seine Struktur jedoch legt fest, welche Reaktion von dem E. gesteuert wird. Um richtig wirken zu können, bedürfen aber viele E.e einer zusätzlichen Komponente, eines sog. Koenzyms, das häufig als Abkömmling eines *Vitamins* oder *Minerals* gebildet wird. Jede Körperzelle produziert die verschiedensten E.e; in den einzelnen Körpergeweben finden sich unterschiedliche E.muster – je nach seiner Funktion. Die *Bauchspeicheldrüse* produziert z.B. die Verdauungs-E.e Lipase, Protease und Amylase; unter den zahlreichen Leber-E.en sind z.B. einige, die Medikamente verstoffwechseln oder abbauen können.

INDUKTION UND INHIBITION

Die Aktivität der E.e wird von vielen Faktoren beeinflußt. Die der Leberenzyme wird durch bestimmte Wirkstoffe wie z.B. *Barbiturate* gesteigert, wodurch die Verstoffwechselung und der Abbau anderer Wirkstoffe ebenfalls beeinflußt wird. Dieser Effekt wird Enzyminduktion genannt; er ist verantwortlich für viele wichtige Wechselwirkungen von verschiedenen Arzneimitteln untereinander (s. *Medikament*). Andererseits können viele Arzneimittel die Aktivität der E.e auch hemmen (inhibieren) oder blockieren. Einige *Antibiotika* zerstören Bakterien durch die Blockierung bakterieller E.e, während sie die menschlichen E.e nicht beeinträchtigen. Auf gleiche Weise blockieren auch einige Krebsmedikamente (*Zytostatika*) die E.e in den Tumorzellen weitaus stärker als in den gesunden Körperzellen.

WIE ENZYME WIRKEN

Ein Enzym ist ein Protein, das im Körper als Katalysator (Reaktionsbeschleuniger) chemische Prozesse fördert. Bei der Reaktion kann es sich um eine geringfügige Strukturveränderung eines Substrats (chemische Substanz) in einem Körpergewebe handeln, um die Aufspaltung eines Substrats oder auch um die Verbindung zweier Substrate miteinander.

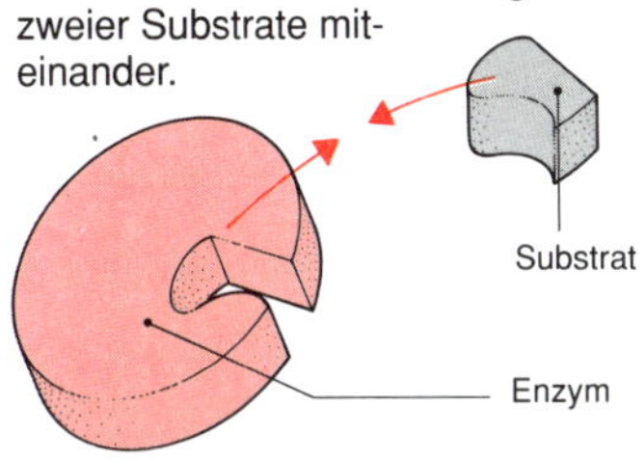

1 Die Form eines Enzyms bestimmt seine Aktivität. Es verbindet sich nur mit einem spezifischen Substrat, dessen Moleküle eine komplementäre (entgegengesetzte) Form aufweisen.

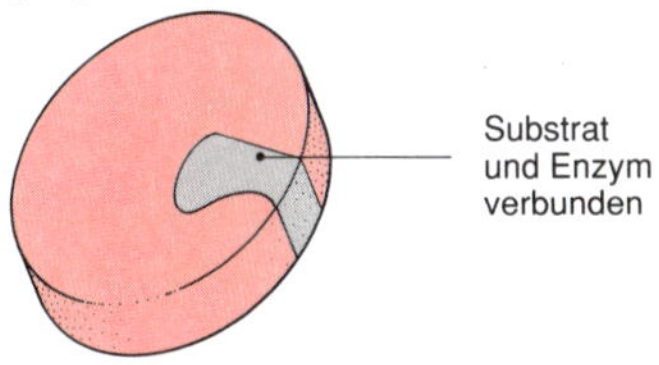

2 Wenn Enyzm und Substrat sich verbinden, bewirkt die Wechselwirkung zwischen ihnen eine chemische Veränderung des Substrates, in diesem Falle die Aufspaltung in zwei Teile.

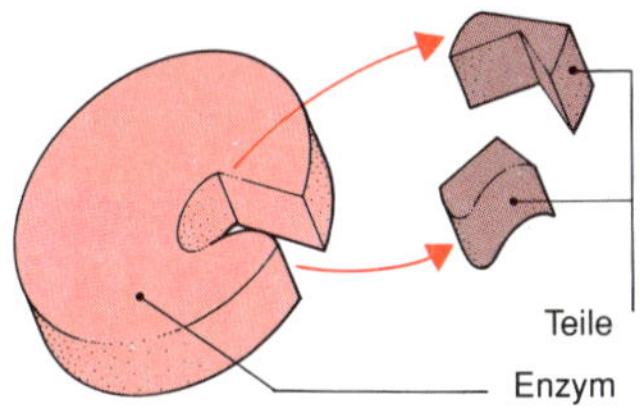

3 Nach der Reaktion ist das Enzymmolekül unverändert und kann den Vorgang mit einem anderen Substratmolekül wiederholen.

ENZYME UND KRANKHEITEN

Die Messung der Enzymspiegel im Blut kann für die Diagnose von Funktionsstörungen bestimmter Organe oder Gewebe sehr von Nutzen sein. So sind beispielsweise die Spiegel der Herzenzyme nach einem Herzinfarkt (*Myokardinfarkt*) erhöht, weil aus den geschädigten Herzmuskelzellen E.e ins Blut freigesetzt werden; bei einer *Muskeldystrophie* sind die Spiegel der Muskel-E.e erhöht, und auch bei Leberfunktionsstörungen können die Spiegel der Leber-E.e – gemessen mittels einer *Leberfunktionsprüfung* – erhöht sein.

Viele ererbte Stoffwechselstörungen wie *Phenylketonurie*, *Galaktosämie* und *G6PD-Defekt* sind das Resultat von Defekten oder dem Fehlen spezifischer E.e.

ENZYME UND THERAPIE

E.e spielen bei der Behandlung bestimmter Krankheiten und Funktionsstörungen eine wichtige Rolle. Bei Funktionsstörungen der Bauchspeicheldrüse und daraus entstehender *Malabsorption* etwa werden Bauchspeicheldrüsen-E.e zur Verdauungsunterstützung verschrieben, schleimlösende E.e werden bei Patienten mit chronischen Lungenerkrankungen eingesetzt, und E.e wie *Streptokinase* und Gewebsthrombokinase (*Gewebsplasminogen-Aktivator*) werden zur Behandlung akuter *Thrombosen*, speziell der Herzkranzgefäße, sowie bei arterieller *Embolie*, speziell Lungenembolie, erfolgreich angewendet. Das aus der Papayafrucht (Frucht des Melonenbaumes) gewonnene Papain läßt sich gut für Wund- und Geschwürverbände verwenden, weil es abgestorbenes Gewebe und koaguliertes Blut auflöst und auf diese Weise auch blaue Flecken und Schwellungen reduziert.

Enzymmangelkrankheit

Genetisch bedingte Stoffwechselstörungen, die durch einen einzigen Gendefekt bedingt sind.

ARTEN UND VERBREITUNG

Es gibt etwa 180 bekannte E.en, die in ihrem Ausmaß von harmlosen Anomalien bis zu so gravierenden Erkrankungen reichen können, daß sie zu Totgeburten führen oder zumindest schwere körperliche und geistige Behinderungen nach sich ziehen. Beispiele hierfür sind das *Tay-Sachs-Syndrom*, die *Phenylketonurie*, *Galaktosämie*, *Porphyrie*, das *Hurler-Syndrom* und die verschiedenen anderen *Mucopolysaccharidosen*, ferner das Lesch-Nyhan-Syndrom, die *Homocystinurie*, die angeborene Fruktoseunverträglichkeit, die Glykogenspeicherkrankheiten sowie die Muco- und die Sphingolipidosen. Im einzelnen sind diese Erkrankungen jedoch sehr selten. Die meisten betreffen statistisch gesehen ein Kind unter 10 000 bis 100 000. Die genauen Häufigkeiten sind jedoch unbekannt, da die Symptome oft unspezifisch sind und nie untersucht und registriert wurden oder die Betroffenen starben, bevor die charakteristischen Symptome der Krankheit sichtbar wurden. Insgesamt ist etwa ein Kind pro 1 000 Geburten von einer E. betroffen.

E

URSACHEN
Alle E.en sind die Folge der gestörten Funktion eines spezifischen *Enzyms* (eines Proteins, das eine chemische Reaktion im Organismus auslöst) aufgrund eines einzigen *Gen*defektes. Die meisten Gendefekte werden autosomal rezessiv vererbt (s. *genetische Krankheiten*). Die einzelnen E.en variieren sehr in ihrem Ausprägungsgrad; bei einigen ist das abnorm veränderte Gen gänzlich inaktiv, bei anderen besteht eine gewisse Restaktivität.

SYMPTOME UND ANZEICHEN
Die Symptome zeigen sich in der Regel sofort oder bald nach der Geburt, wenn es auch vorkommt, daß sie in manchen Fällen erst im späteren Verlauf der Kindheit erscheinen. Die Symptome können in unerklärlichen Krankheiten oder mangelnder Spontanaktivität eines Neugeborenen, Entwicklungsverzögerungen, fehlender Körperspannung, Benommenheit, andauerndem Erbrechen oder Anfällen bestehen. Äußerliche Zeichen können in vergrößerten Körperorganen, Knochenverformungen, *Anämie*, *grauem Star*, lang andauernder *Gelbsucht*, ungewöhnlichem Körpergeruch, wiederholtem Auftreten von *Nierensteinen* und Ausschlag bei Sonnenbestrahlung sowie häufig in der Unverträglichkeit bestimmter Nahrungsmittel bestehen.

Fehl- und *Totgeburten* oder der Tod in sehr frühem Alter haben fast immer etwas mit E.en zu tun.

DIAGNOSE
Zu den diagnostischen Untersuchungen gehören insbesondere die Bestimmung verschiedenster Blutwerte einschließlich *Leberfunktionsprüfung* und *Nierenfunktionsprüfung*. Auch können mittels *Biopsie* gewonnene Gewebeproben auf Gehalt und Funktion spezifischer Enzyme untersucht werden. Eine möglichst frühe Diagnosestellung ist zur Vorbeugung von schweren Komplikationen von großer Bedeutung. Bei jedem Neugeborenen werden routinemäßig Tests für die häufigeren Störungen wie z.B. die Phenylketonurie durchgeführt. Weitere Tests werden je nach der Häufigkeit einer Erkrankung in bestimmten Ländern oder bei ethnischen Gruppen durchgeführt. (Das Tay-Sachs-Syndrom z.B. tritt bei Ashkenasi-Juden sehr häufig auf). Mit der *Chorionzottenbiopsie* und der *Amniozentese* lassen sich bestimmte Defekte schon während der Schwangerschaft feststellen; eine Schwangerschaftsunterbrechung aufgrund einer eugenischen Indikation ist meistens auf Wunsch möglich.

THERAPIE
Einige E.en erfordern keine Behandlungsmaßnahmen, andere sind behandelbar, indem bestimmte Umweltfaktoren vermieden oder ausgeschaltet werden, auf die der Betroffene krankhaft reagiert. Beispielsweise lassen sich manche Formen von Porphyrie durch Vermeiden von Sonnenlicht steuern; bei der Phenylketonurie ist das Vermeiden phenylalaninhaltiger Nahrungmittel lebenswichtig. In manchen Fällen kann man mit Vitaminzusätzen die fehlende Enzymfunktion ausgleichen oder aber durch Injektionen des fehlenden Enzyms. Es gibt auch schon Fälle, in denen funktionstüchtige enzymproduzierende Zellen mit Erfolg von einem Spender transplantiert wurden (z.B. beim Hurler-Syndrom). Forschungen zur Behandlung der E.en bereits auf der Gen-Ebene sind vielerorts im Gange. Allerdings liegt die Aussicht praktischer Behandlungsmöglichkeiten bisher noch in weiter Ferne und ist bestenfalls theoretisch denkbar.

Für Eltern oder nahe Verwandte von Kindern mit E.en ist eine genetische Beratung über die Risiken bei weiteren Geburten bzw. einer Familiengründung empfehlenswert.

Enzymopathie

s. *Enzymmangelkrankheit*

Ependymom

Seltener *Hirntumor*, der vor allem bei Kindern vorkommt. Es handelt sich um ein *Gliom*, das aus den Glia(Stütz)zellen im Nervensystem hervorgeht. Symptome, Diagnose- und Behandlungsmethoden entsprechen denen bei den anderen Hirntumoren.

Ephedrin

Arzneistoff, der die Ausschüttung von *Noradrenalin* (einem von den Nervenendigungen freigesetzten *Neurotransmitter*) anregt (*F.* indirektes Sympathomimetikum). Es wird zur Behandlung von Nasenverstopfungen als Rhinologikum (*Schnupfenmittel*) verschrieben, manchmal auch als *Bronchodilatator* bei Asthma. In Augentropfen lindert es Augenrötungen, indem es die Blutgefäße verengt, die sich als Folge kleinerer Reizungen geweitet haben. Weitere Gebrauchsformen des E.s sind Präparate gegen Reisekrankheit und Enuresis (Bettnässen) bei Kindern.

Epheliden

s. *Sommersprossen*

Epicondylitis

Schmerzhafte Entzündung eines Knochenvorsprungs auf einem Gelenkknorren (Condylus), meist der seitliche Epikondylus am unteren Ende des Oberarmknochens. Einige der Unterarmmuskeln, die Finger und Handgelenke beugen und strecken, setzen mit ihrem *Sehnen*ansatz an den Epikondylen an. Ihre übermäßige Beanspruchung führt infolge des ständigen Zugs der Sehnen an ihrer Ansatzstelle zur E.

Eine E. des Knochenvorsprungs an der Außenseite des Ellenbogens wird wegen der typischen Überbeanspruchung der Streckmuskulatur von Fingern und Handgelenken durch diese Sportart "Tennisarm" oder *Tennisellenbogen* genannt, eine an der Innenseite des Ellenbogens entstehende E. durch Überbeanspruchung der Beugemuskulatur heißt dementsprechend *Golfspielerellenbogen*.

Epidemiologie

Lehre von der Häufigkeit und Verteilung von Krankheiten sowie von deren Ursachen und Risikofaktoren in Bevölkerungsgruppen, nicht im einzelnen Individuum. Ursprünglich befaßte sich die E., wie der Name sagt, hauptsächlich mit den *epidemisch* auftretenden Krankheiten (wie z.B. Cholera, Pest und Grippe) und den Ausbrüchen von Infektionskrankheiten wie etwa Gastroenteritis im Zusammenhang mit Lebensmittelvergiftungen. In jüngerer Zeit hat sich eine Verwendung des Begriffs auch bei weitverbreiteten, aber nicht infektiösen Erkrankungen wie Krebs und Herz-/Kreislaufkrankheiten eingebürgert.

Mitglieder einer oder (bei vergleichenden Studien) mehrerer Bevölkerungsgruppen werden sorgfältig nach Rasse, Geschlecht, Alter, Beruf, sozialer Schicht, Familienstand und so weiter statistisch erfaßt. Dann wird die *Inzidenz* (Neuerkrankungen pro Woche, Monat oder Jahr) und die *Prävalenz* (Anzahl der bereits Erkrankten zu einem bestimmten Zeitpunkt) der jeweiligen Krankheit in der betreffenden Gruppe bestimmt. Diese Erhebungen können in regelmäßigen Abständen wiederholt werden, um im Verlauf der Zeit auftretende Veränderungen feststellen zu können. Das Ergebnis ist am Ende exaktes statistisches Material, das oft wertvolle Hinweise geben kann.

Bevölkerungsgruppen, die ihr ganzes Leben in einem bestimmten Gebiet verbringen, liefern meistens aufschlußreichere Informationen als hochmobile Bevölkerungsgruppen, deren Umgebung und Lebensraum sich im Laufe ihres Lebens häufig und manchmal auch drastisch verändern. Beispielsweise wurde in einer bestimmten Region Chinas und in einer weiteren im Iran eine hohe Inzidenz an Speiseröhrenkrebs festgestellt. Bei Vergleichen mit ähnlichen Bevölkerungsgruppen in anderen Regionen wurden bestimmte Nahrungsmittel als mögliche Ursache festgestellt.

VERGLEICHENDE EPIDEMIOLOGIE
Die vergleichende E. hat sich als eine sehr mächtige Waffe im Kampf um ein besseres Verständnis von Krebs, Herz- und anderen weitverbreiteten Krankheiten der modernen Industrieländer von heute erwiesen. Zwei oder mehr Gruppen werden ausgewählt, die jeweils ein bestimmtes Charakteristikum aufweisen oder nicht aufweisen, das die Häufigkeit der untersuchten Krankheit beeinflussen könnte. So kann beispielsweise bei einer Untersuchung über den Zusammenhang von Rauchen und Lungenkrebs eine der Vergleichsgruppen aus Nichtrauchern bestehen, die andere aus Rauchern. In beiden Gruppen wird dann ermittelt, wie hoch der Anteil der Lungenkrebskranken ist. Bei dieser Art von Studien verwenden die Epidemiologen sehr viel Mühe darauf, daß die beiden Gruppen sich in allen anderen Eigenschaften – wie Alter, Geschlecht, Gewicht, sozialer und wirtschaftlicher Stellung – so ähnlich wie nur möglich sind.

Eine andere Methode ist der Vergleich von Personen, die von einer bestimmten Krankheit betroffen sind, etwa der Hypertonie (Bluthochdruck), mit anderen, die die Krankheit nicht haben, aber sonst vergleichbar sind. Dabei ist die Zielrichtung die Identifizierung von sog. Risikofaktoren wie zum Beispiel Übergewicht und deren Verteilung innerhalb der beiden Gruppen.

Die durch vergleichende E. herausgefundenen Zusammenhänge (etwa hoher Anteil von Fischölen in der Nahrung und geringes Vorkommen von Herzkrankheiten) zeigen jedoch nicht Ursache und Wirkung auf.

So hat man z.B. festgestellt, daß Herzkrankheiten in Ländern, in denen fast jedermann ein Auto besitzt, sehr weit verbreitet sind. Aber es ist offensichtlich, daß man daraus nicht einfach den Schluß ziehen kann, der Besitz eines Autos verursache Herzkrankheiten, sondern allenfalls den, daß ein Auto in aller Regel zu einem Lebensstil mit wenig körperlicher Bewegung führt, und dieses Verbindungsglied erlaubt den Schluß, daß Bewegungsmangel das Risiko von Herzkrankheiten erhöht.

Epidemisch
Medizinischer Begriff für Krankheiten, die normalerweise in einer bestimmten Gegend selten auftreten, dann aber plötzlich sehr schnell eine große Anzahl Menschen befallen. Influenza-(*Grippe*)Epidemien sind wahrscheinlich die häufigsten; sie treten periodisch immer dann auf, wenn das Grippe-Virus seine Form ändert und die Bevölkerung dagegen nicht mehr immun ist (s.a. *endemisch*).

Epidermolysis bullosa (hereditaria)
Gruppe seltener, erblicher Krankheiten, bei denen sich nach kleineren Verletzungen Blasen auf der Haut bilden. Der Ausprägungsgrad der Blasenbildung variiert stark und reicht von einer vereinzelten Blasenbildung an den Füßen bei großer Hitze bis hin zu Blasenbildung über große Hautoberflächen hinweg und Hautrissen am ganzen Körper.

URSACHEN
Die Ursache sind genetische Defekte, die sich entweder dominant oder rezessiv vererben (s. *genetische Krankheiten*). Die Diagnose wird mittels einer Haut-Biopsie (Entnahme einer kleinen Haut-Gewebeprobe zur mikroskopischen Untersuchung) gestellt.

PROGNOSE
Es gibt keine spezifische Behandlungsmöglichkeit. Betroffene können nur darauf achten, Verletzungen aller Art nach Möglichkeit zu vermeiden und dazu einfache Vorbeugungs- und Schutzmaßnahmen zu treffen, um das Hautareal, wenn Blasen erscheinen, nicht noch durch Reibung zusätzlich gereizt wird. Die Aussichten reichen von allmählicher Besserung des Zustandes in milden bis zu weiterer Verschlimmerung in den schwersten Fällen. Eltern betroffener Kinder sollten – falls noch Kinderwunsch besteht – eine *genetische Beratung* in Anspruch nehmen, um das Risiko weiterer Schwangerschaften abwägen zu können.

Epididymis
s. *Nebenhoden*

Epididymitis
s. *Epididymoorchitis*

Epididymoorchitis
Akute Entzündung eines *Hodens* und des zugehörigen *Nebenhodens* (der spiralförmigen zusammengepackten Hodenausführungskanälchen und des Nebenhodenganges). Charakteristisch sind heftige Schmerzen und Schwellungen an der Rückseite des Hodens. In schweren Fällen kommt es zur Schwellung und Rötung des Skrotums (*Hodensack*) insgesamt.

Die Ursache der Entzündung ist eine Infektion. Oft kann keine Infektionsquelle festgestellt werden, manchmal ist es eine bakterielle *Harnwegsinfektion*, die sich über den Samenleiter ausgebreitet hat. In seltenen Fällen entsteht die E. aufgrund einer *Tuberkulose*.

DIAGNOSE
Die Symptome der starken Schmerzen und Schwellung entsprechen denen einer *Hodentorsion*, bei der sich der Hoden (mit dem Samenstrang und den Gefäßen) um seine Längsachse gedreht hat und der Blutfluß blockiert ist. Eine explorative Operation kann nötig werden, um eine genaue Diagnose stellen zu können und den Hoden zu retten. In manchen Fällen kann eine *Ultraschall*-Untersuchung des Hodens hilfreich sein.

THERAPIE
Die Behandlung erfolgt mit *Antibiotika*, außerdem wird Bettruhe verordnet. Für eine möglicherweise zugrundeliegende Harnwegsinfektion muß die Ursache festgestellt werden. Die tuberkulöse Form der E. spricht in aller Regel auf die bei normaler Tbc wirksamen Medikamente an. Es kann unter Umständen mehrere Monate dauern, bis der betroffene Hoden wieder Normalgröße erlangt hat; manchmal allerdings bleibt er dauerhaft etwas vergrößert. (S.a. *Hodenentzündung/Orchitis*)

Epiduralanästhesie
Methode der Schmerzlinderung, bei der ein örtlich wirkendes Betäubungsmittel in den sog. Epiduralraum (den Raum außerhalb der harten Rückenmarkshaut = Dura) in Höhe der mittleren oder unteren Wirbelsäule eingespritzt wird, um die Nerven, die den Brustraum bzw. die untere Rumpfhälfte versorgen, zu betäuben.

Sie wird während und nach Operationen, bei Geburten und manchmal auch bei starken Krebsschmerzen angewendet. Das Anästhetikum wird normalerweise über einen Katheter (einen biegsamen, dünnen Plastikschlauch) in den Epiduralraum eingebracht, der die ganze Zeit dort verbleibt, um, falls nötig, nachspritzen zu können. Eine E. kann auch mit einer leichten Vollnarkose kombiniert werden.

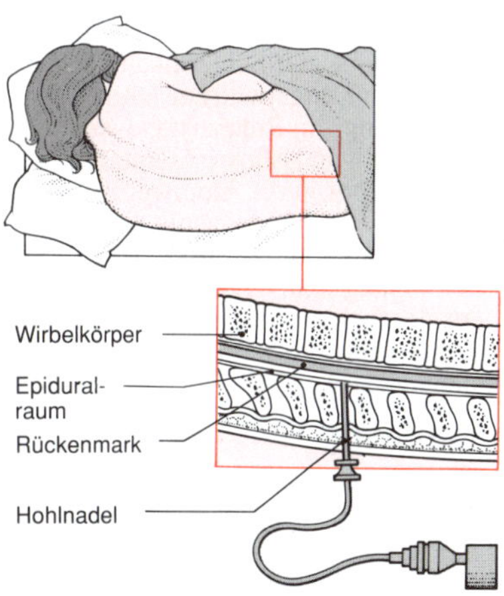

Durchführung einer Epiduralanästhesie
Das Anästhetikum wird in den (das Rückenmark und die Rückenmarkshüllen umgebenden) Epiduralraum im Rückenmarkskanal injiziert.

E

E

Epiduralblutung
s. *Epiduralhämatom*

Epiduralhämatom
Blutung zwischen Innenwand des Schädels und harter Hirnhaut (Dura mater encephali; s. *Hirnhäute*).

URSACHEN UND SYMPTOME

Die Ursache ist meist ein Bruch an der Schädelseite oder -basis (latero-basale Fraktur), bei der eine zwischen Dura und Kalotte laufende Arterie (in der Regel die A. meningea media) zerreißt. Der Patient kann für kurze Zeit das Bewußtsein verlieren und erholt sich dann scheinbar sehr schnell. Es bildet sich jedoch ein größer werdendes Hämatom (Ansammlung verklumpenden Blutes) mit der Folge, daß der Druck im Schädelinneren immer mehr zunimmt, was Stunden oder aber auch erst Tage später zu Symptomen führt: zunehmend stärkere Kopfschmerzen, Benommenheit, Erbrechen, Anfälle und Lähmung einer Körperhälfte. Der Betreffende fällt dann in ein Koma, das unbehandelt zum Tod führt.

DIAGNOSE UND THERAPIE

CT-(*Computertomographie*)Aufnahmen bestätigen die Diagnose. Die operative Therapie besteht im Bohren von Entlastungslöchern in die Schädeldecke (s. *Kraniotomie, Trepanation*), im Absaugen der geronnenen Blutklumpen und dem Verschließen des beschädigten Gefäßes mit Clips. Wird die Blutung frühzeitig festgestellt, d.h. noch bevor schwere Symptome auftreten, sind die Aussichten sehr gut. Aus diesem Grund ist es so eminent wichtig, sich auch bei nur mittelheftigen Schlägen an den Kopf alsbald ärztlich untersuchen zu lassen (s. *Kopfverletzung/Schädel-Hirn-Trauma*).

Epiglottis
Kehldeckel; tennisschlägerförmige Knorpelplatte mit Schleimhautüberzug zwischen Zungenwurzel und Kehlkopfeingang. Im Ruhezustand steht die E. senkrecht und läßt die Atemluft durch den Kehlkopf in die Atemwege passieren. Beim Schlucken schließt sie sich jedesmal reflektorisch über dem Kehlkopfeingang und verhindert somit, daß versehentlich Nahrungsteile oder Flüssigkeiten über die Luftröhre in die Lunge gelangen.

Epiglottitis
Schleimhautentzündung des Kehldeckels. Ist selten, manchmal aber sogar tödlich, und betrifft hauptsächlich Kinder von 2-6 Jahren. Sie wird durch das Bakterium *HAEMOPHILUS INFLUENZAE* verursacht und äußert sich in einer plötzlichen Entzündung und Schwellung der *Epiglottis*, was die Atmung stark beeinträchtigt. Wird sie nicht schnell erkannt und behandelt, droht der Erstickungstod.

SYMPTOME

Die E. tritt ganz plötzlich auf, innerhalb weniger Stunden. Das Kind beginnt zu fiebern, rasselnd zu atmen, hat Schluckbeschwerden und beginnt zu sabbern, weil es den Speichel nicht mehr herunterschlucken kann. Die Atmung wird zunehmend schwieriger, das Kind sitzt lieber aufrecht, da es so leichter atmen kann. Binnen Stunden nach den ersten Symptomen entwickelt sich aufgrund des Sauerstoffmangels eine *Zyanose* (bläuliche Haut- und Schleimhäuteverfärbungen), und das Kind fällt in einen halb bewußtlosen Zustand.

DIAGNOSE

Die Symptome und Anzeichen einer E. ähneln denen des *Krupp*. In der Regel kann nur ein erfahrener Kinderarzt die beiden unterscheiden, weshalb auch so schnell wie möglich kinderärztliche Hilfe in Anspruch genommen werden soll, wenn ein Kind fiebrig wird und rasselnden Atem entwickelt. Falls der Kinderarzt eine E. vermutet, ist eine Krankenhauseinweisung unumgänglich. Dort wird dann in der Regel versucht, mit Hilfe von Röntgenaufnahmen des Halses die Diagnose zu bestätigen.

THERAPIE

Meist ist ein *Endotrachealtubus* erforderlich, der durch Mund oder Nase bis in die Luftröhre (Trachea) eingeführt wird und somit die Atmung sicherstellt. Manchmal wird auch eine Gerät-*Beatmung* (Ventilation) notwendig. Die Medikation besteht aus intravenösen Gaben von *Antibiotika* (üblicherweise *Ampicillin* oder *Chloramphenicol*). Bei rechtzeitiger Behandlung sind die Aussichten sehr gut, und das Kind erholt sich innerhalb einer Woche.

Das *HAEMOPHILUS-INFLUENZAE*-Bakterium ist hochgradig ansteckend, weshalb die Familienmitglieder normalerweise vorbeugend mit Antibiotika behandelt werden.

Epikanthus
Die bei Orientalen normale, bei anderen Rassen aber seltene horizontal verlaufende Hautfalte vom Oberlid zur Nasenwurzel – ausgenommen bei Neugeborenen, bei denen sie aber im Laufe des Wachstums der Nase verschwindet. Ein E. ist ein Symptom des früher aus diesem Grunde so benannten "Mongolismus" (heute *Down-Syndrom*). Sie läßt sich durch einen kleinen schönheitschirurgischen Eingriff beseitigen.

Epikranium
s. *Kopfschwarte*

Epilation
s. *Enthaarung*

Epilepsie
Neigung zu wiederkehrenden Anfällen oder zeitweiligen Veränderungen einer oder mehrerer Gehirnfunktionen.

Anfälle sind definiert als vorübergehende neurologische Anomalien, die durch veränderte Hirnströme verursacht werden. Alle menschlichen Aktivitäten, Gedanken, Vorstellungen, Ideen und Gefühle sind normalerweise das Resultat wohlgesteuerter und -geordneter elektrischer Erregungen der Nervenzellen des Gehirns. Während eines Anfalls finden ungesteuert chaotische elektrische Entladungen der Nervenzellen statt. In manchen Fällen kann dieser Zustand bereits durch einen äußeren Reiz wie ein plötzlich aufblitzendes Licht ausgelöst werden, aber oft treten solche Anfälle ohne einen erkennbaren Auslöser auf.

Viele Menschen mit Epilepsie führen ein ganz normales Leben und zeigen zwischen den Anfällen keinerlei Symptome. Manche können einen bevorstehenden Anfall voraussagen und ankündigen, weil sie kurz vor dem Anfall eine sog. Aura verspüren, ein Gefühl von Unruhe, Reizbarkeit und Unbehagen. Die Epilepsie galt in vielen Kulturen als heilige Krankheit, weil während dieser Aura, die eine tranceähnliche Bewußtseinsstufe darstellt, Wahrnehmungen möglich sind, die dem normalen Wachbewußtsein nicht zugänglich sind.

URSACHEN

Anfälle sind ein Symptom von Hirnfunktionsstörungen und können – wie Symptome in anderen Körperbereichen auch – die Folge eines weiten Spektrums an Krankheiten oder Verletzungen darstellen. Sie können im Zusammenhang mit *Kopfverletzungen*, einer *Geburtsverletzung*, einer Gehirninfektion (*Meningitis* oder *Encephalitis*), einem *Hirntumor* oder *Schlaganfall*, einer Drogenvergiftung, einem Alkohol- oder Drogen-Entzug (s. *Entziehung*) oder auch einer *Stoffwechselstörung* auftreten. Die Neigung zu Anfällen kann sich ohne ersichtlichen Grund entwickeln oder auch durch eine ererbte Anlage.

VERBREITUNG

Schätzungsweise ein Mensch unter 200 leidet an irgendeiner Form von E. Sie beginnt meist im Laufe der Kindheit oder Adoleszenz. Bei vielen heilt die Erkrankung von selbst aus und erfordert auch keine Behandlung.

ARTEN

E.-Anfälle lassen sich in zwei große Gruppen einteilen: in generalisierte und partielle (Teil-)Anfälle. Welche Form ein Anfall annimmt, hängt davon ab, in welcher

Gehirnregion der Anfall beginnt und wie weit und wie schnell er sich von dort ausbreitet.

Generalisierte Anfälle, die mit Bewußtseinsverlust verbunden sind, ziehen den gesamten Körper in Mitleidenschaft und können innerhalb eines großen Bereichs im Gehirn entstehen. Die generalisierten Anfälle lassen sich wiederum in zwei Hauptgruppen unterteilen: "*Grand mal*" und "*Petit mal*" (s.u.). Die fokalen Anfälle sind normalerweise die Folge von Störungen kleinerer Gehirnregionen. Auch bei ihnen unterscheidet man zwei Untergruppen: die einfachen und die komplexen Anfälle. Beide können sich auch auf das gesamte Gehirn ausdehnen und damit dann zu einem generalisierten Anfall werden.

Grand mal

Der sog. "große" epileptische Krampfanfall mit Bewußtseinsverlust. Dabei bricht der Betroffene bewußtlos zusammen, der gesamte Körper verkrampft sich, und es folgen unkontrollierte Zukkungen und Verrenkungen. Es kann auch mit einem Schrei beginnen, die Atmung setzt aus oder wird sehr unregelmäßig. Nach dem Anfall entspannen sich die Muskeln, manchmal bis zum Verlust der Blasen- und Darmkontrolle. Verwirrtheit und Orientierungslosigkeit können zurückbleiben, nicht selten auch Kopfschmerzen und der Wunsch, zu schlafen. Nach einigen Stunden ist dann der Patient normalerweise wiederhergestellt. In der Regel besteht keine Erinnerung an das Ereignis. Länger andauernde Anfälle, "Status epilepticus" genannt, können, ohne notfallmäßige Behandlung, sogar tödlich enden.

Petit mal

Beim sogenannten "kleinen" epileptischen Anfall (Abwesenheitsanfall/"Absenz" bzw. "Absence") kommt es nur zu kurzen Bewußtseinsverlusten, nicht zu abnormen Bewegungen. Tritt vorwiegend bei Kindern auf. Es handelt sich um eine "blanke/leere Periode" von wenigen Sekunden bis zu einer halben Minute oder länger, während der der Betroffene überhaupt nichts wahrnimmt. Für Außenstehende kann es aussehen wie bloßes Tagträumen oder eine kleine Unaufmerksamkeit, und der ganze Anfall kann völlig unbemerkt bleiben. Absenzen dieser Art können sich jedoch bis zu mehreren hundert Mal täglich ereignen und damit die Schulleistungen stark beeinträchtigen.

Einfache Partialanfälle

Bei dieser Form des epileptischen Anfalls bleibt das Bewußtsein voll erhalten. Zuckende Bewegungen, ein kribbelndes Gefühl oder auch Geruchs-, Geschmacks- oder optische Halluzinationen treten ohne Vorwarnung auf und können minutenlang anhalten.

Beim sog. Jackson-Anfall breitet sich ein krampfartiges Zucken von einem Körperteil auf derselben Körperseite langsam aus. Das Bewußtsein bleibt hierbei vollständig klar, und der Anfall wird auch erinnert.

Komplexe Partialanfälle

Bei dieser Anfallsform, die auch als *Temporallappenepilepsie* bekannt ist, geht die bewußte Wahrnehmung und der Kontakt mit der Umgebung verloren. Es kann zu leicht seltsamem Verhalten kommen, das nicht ohne weiteres als epilepsiebedingt erkennbar ist, wie etwa Abwesenheit, fehlende Reaktion auf Ansprache, verbunden mit "nervösem", ziellosem Herumspielen an Knöpfen, Lippenschmatzen oder dergleichen. Solche Reaktionen werden Automatismen genannt, die (wenn auch selten) recht bizarre Formen annehmen können. Typisch ist, daß die Betroffenen sich hinterher an wenig bis gar nichts erinnern.

VORBEUGUNG

Viele Epileptiker bekommen Anfälle, wenn sie sehr müde sind oder unter Streß stehen. Auch Infektionskrankheiten, insbesondere fieberhaft verlaufende, mindern die Auslöseschwelle für Anfälle. Durch das Vermeiden solch belastender Situationen und die regelmäßige Einnahme der vom Arzt verschriebenen Medikamente läßt sich die Anfallshäufigkeit reduzieren. Manchmal entdecken Epileptiker auch von sich aus gewisse Ablenkungsstrategien, mit denen sie einen heraufziehenden Anfall – wenn sie die Aura verspüren – abwenden können.

DIAGNOSE

Für eine genaue Diagnose müssen Arzt oder Ärztin möglichst viele Einzelheiten über Art und Natur der Anfälle erfahren. Nachdem die Betroffenen selbst in aller Regel keine oder kaum Erinnerungen daran haben, müssen Angehörige oder sonstige Augenzeugen befragt werden. Nach einer eingehenden neurologischen Untersuchung wird normalerweise zur weiteren Abklärung ein *EEG* (Elektroenzephalogramm, Messung der Gehirnströme) angeordnet. Dabei ist es wichtig, zu wissen, daß ein EEG nicht immer eindeutig die Diagnose bestätigen oder widerlegen kann und seine Resultate immer im Gesamtzusammenhang der Symptome und Anzeichen gewertet werden müssen. Des weiteren wird in manchen Fällen (bei Erwachsenen) ein *EKG* (Elektrokardiogramm, Messung der Herzströme) durchgeführt, um auszuschließen, daß es sich bei den Anfällen um durch *Herzrhythmusstörungen* bedingte Ohnmachten handelt. Manchmal werden auch ein Gehirn-CT (*Computertomographie*) und verschiedene *Bluttests* durchgeführt.

THERAPIE

Die Meinungen der Fachleute darüber, ob schon ein einziger Anfall einer Behandlung bedarf, sind geteilt; Einmütigkeit herrscht jedoch darüber, bei wiederholten Anfällen mit *Antikonvulsiva* zu behandeln. Sie sind in der Tat erste Wahl bei der Behandlung der E. und reduzieren so gut wie immer die Häufigkeit der Anfälle, wenn sie auch nicht ohne Nebenwirkungen sind – wie etwa Benommenheit und Konzentrationsschwäche. Der Arzt versucht herauszufinden, welches Präparat im einzelnen am besten wirkt; in schweren Fällen sind Kombinationen verschiedener Präparate nötig, um die Anfallshäufigkeit zu senken. Treten dann im Verlauf von zwei oder drei Jahren keine Anfälle mehr auf, kann (je nach ursprünglicher Ursache der Anfälle) eine Reduzierung oder sogar das Absetzen der Medikamente in Erwägung gezogen werden.

Gelegentlich kann auch eine Operation hilfreich oder nötig sein, wenn der Verdacht besteht, daß es sich um einen einzigen gestörten Herd im Gehirn handelt (meist im Temporallappenbereich), der die Anfälle verursacht und Medikation wirkungslos bleibt.

PROGNOSE

Entwickelt sich eine E. in der Kindheit und gibt es sie auch in der Familie, sind die Aussichten gut, daß sich das Problem im Laufe der Adoleszenz verringert oder sogar vollständig verschwindet. Bei der Temporallappen-E. ist die Anfallskontrolle allerdings schwieriger und ebenso, wenn eine schwere Gehirnverletzung die Ursache ist. Ein Drittel aller kindlichen bzw. jugendlichen Epileptiker entwachsen der E. und haben später nie wieder Anfälle. Bei einem weiteren Drittel wird die Zahl der Anfälle unter medikamentö-

ERSTE HILFE: EPILEPTISCHER ANFALL

AUF KEINEN FALL

- den Betroffenen festhalten oder ihm etwas in den Mund schieben
- ihn zu bewegen versuchen, es sei denn, es besteht direkte Verletzungsgefahr

1 Kleidung am Hals vorsichtig lockern.

2 Wenn der Anfall vorüber ist, den Betroffenen in die stabile Seitenlage bringen und das Wiedererlangen des Bewußtseins abwarten.

ser Behandlung deutlich weniger. Beim restlichen Drittel allerdings bleibt der Zustand unveränderlich.

Üblicherweise können Epileptiker ein ganz normales Leben führen, wobei allerdings ihre Berufsmöglichkeiten gewissen Beschränkungen unterliegen. Auch existieren Auflagen für den Führerscheinerwerb. Sofern die Anfälle nicht wirklich sehr gut unter Kontrolle sind, ist es ratsam, Berufe mit hohem Risiko (wie Arbeiten in großen Höhen oder an gefährlichen Maschinen) und auch Sportarten wie z.B. Skifahren zu meiden.

Ratsam ist für Betroffene auch das Mitführen einer Karte, eines Armbands oder Anhängers etc., aus denen ersichtlich ist, daß sie Epileptiker sind. Ebenso wird empfohlen, daß sie ihre Arbeitskollegen unterrichten und auch darüber, was sie bei einem Anfall tun können.

MASSNAHMEN BEI ANFÄLLEN

Die meisten "großen" E.-Anfälle dauern nur eine oder zwei Minuten und bedürfen wenig Hilfe von anderen. Meistens genügt es, dem Anfall einfach seinen Lauf zu lassen und allenfalls sicherzustellen, daß der Betroffene nicht in unmittelbare körperliche Gefahr geraten kann und die Atmung während der Bewußtlosigkeit gesichert ist. Vor allem sollte entgegen landläufiger Meinung (und häufiger Übung!) der Anfallsleidende nicht festgehalten und niedergedrückt werden. Nur beengende Kleidung am Hals sollte gelockert oder geöffnet und nach Möglichkeit etwas Weiches unter den Kopf gelegt werden. Auch der Mund sollte nicht mit Gewalt geöffnet oder offengehalten und nichts zwischen die Zähne geklemmt werden. Sind die Zuckungen abgeklungen, wird der Betroffene am besten in die *stabile Seitenlage* gebracht. Dauert der Anfall länger als fünf Minuten, folgt unmittelbar auf den ersten gleich ein weiterer oder kehrt das Bewußtsein nicht spätestens einige Minuten nach dem Anfall zurück, muß umgehend ärztliche Hilfe gerufen werden (s.a. *Grand mal; Petit mal*).

Epiloia

s. *tuberöse Hirnsklerose*

Epinephrin

In Amerika gebräuchliche Bezeichnung für *Adrenalin.*

Epiphora

s. *Tränenträufeln*

Epiphyse

1. Knochen.-E.: Beide Gelenkenden eines Röhrenknochens, zunächst durch die Wachstumsfuge (knorpelige Epiphysenfuge) vom Knorpelschaft (Diaphyse) ge-

DIE KNOCHEN-EPIPHYSE

Die Epiphysen sitzen an den Gelenkenden der großen Röhrenknochen und sind vom Schaft durch die Epiphysenfuge bzw. -linie abgesetzt.

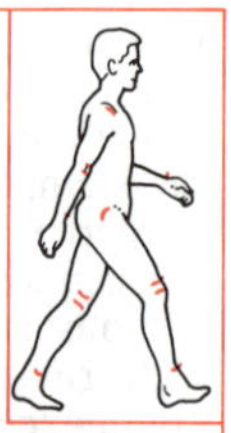

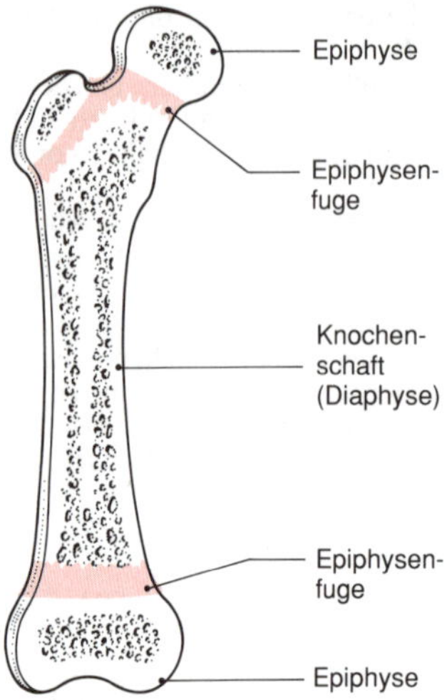

trennt (s. Abbildung oben). Von der Knorpelfuge geht während der Kindheit und Jugend das Längenwachstum des Skeletts aus: Die Knorpelzellen vergrößern sich (Blasenknorpel), bilden Zellsäulen (Säulenknorpel), werden abgebaut und statt dessen primärer Knochen angelagert (sog. enchondrale *Ossifikation*). Die Knorpelscheibe verdünnt sich und wird schließlich durch eine knöcherne Epiphysenlinie ersetzt. Der Zeitpunkt für diesen Umwandlungsprozeß liegt bei den verschiedenen Röhrenknochen zwischen dem 13. und 25. Lebensjahr.

Längeres Fortbestehen (Persistenz) der Wachstumszone führt zu Riesenwuchs, frühzeitiger Schluß zu *Zwergwuchs.*

2. Hirn-E. (E. cerebri, Corpus pineale, *Zirbeldrüse*; 1 cm langes kegelförmiges Organ des Zwischenhirns (Epithalamus), das auf den vorderen beiden Hügeln der Vierhügelplatte unterhalb des Balkens (Splenium corporis callosi) liegt. Die Hirn-E. ist eine endokrine Drüse und beeinflußt durch Bildung des Hormons *Melatonin* (und weiterer Wirksubstanzen) in Abhängigkeit von der Dauer der täglichen und jahreszeitlichen Lichteinwirkung die Freisetzung gonadotroper Hormone und damit die Keimdrüsenentwicklung (s. *Zirbeldrüse*).

Epiphysenlösung

s. *Femur, Epiphysenabriß*

Epiphysose

s. *Wachstumsschmerzen*

Episiotomie

(Scheiden-)Dammschnitt; Erweiterung des Scheideneingangs unter der Geburt durch einen von der Scheide aus geführten Scherenschlag; dabei teilweise Durchtrennung des Dammgewebes. Der *Damm* (Perineum) ist eine ca. 3 cm breite Haut-Muskel-Brücke zwischen Scheide und After.

WARUM ES GEMACHT WIRD

Viele Gynäkologen setzen sich für den Dammschnitt fast schon als Routinemaßnahme ein, weil ein Schnitt besser heile als ein Dammriß, und weil Frauen, bei denen einmal ein Dammschnitt durchgeführt wurde, später weniger Probleme mit der Vaginadehnung hätten. Andere dagegen führen eine E. durch, wenn es unumgänglich ist, ihrerseits mit der Begründung, daß die natürliche Elastizität der Vagina grundsätzlich keine Notwendigkeit eines Dammschnitts schaffe, solange eine Geburt sonst normal verläuft, und daß kleine Risse weniger Schaden und Schmerzen verursachten als eine E.

Dehnt sich das Perineum nicht ganz über den Kopf des Kindes und/oder scheint ein größerer Dammriß unvermeidlich, dann ist eine E. auf jeden Fall ratsam. Sie verhindert einen unregelmäßigen Riß, der noch größere Schmerzen verursacht, schwieriger zu nähen und möglicherweise mit größeren Komplikationen verbunden ist. Bei einer *Zangenentbindung* ist sie fast immer unvermeidlich, weil das Instrument, die Geburtszange, zusätzlich Platz in der Vagina erfordert, ebenso bei einer *Steißgeburt*, bei der es durch den Zeitdruck keine Gelegenheit für eine allmähliche Dehnung des Perineumgewebes gibt. Außerdem wird eine E. in aller Regel ausgeführt, wenn der Verdacht einer ungenügenden Sauerstoffversorgung des Kindes während der Wehen besteht, da eine E. die Entbindung beschleunigt und bei Frühgeburten zur Verringerung des Drucks auf den noch nicht voll entwikkelten und sehr weichen Kopf des Kindes sorgt.

SO WIRD ES GEMACHT

Sobald der Kopf des Kindes sich durch den Geburtskanal des mütterlichen Bekkens gezwängt hat und das Perineum zu dehnen beginnt, wird dieses mit einer Injektion lokal betäubt (sofern die Gebärende nicht ohnehin schon unter Vollnarkose steht). Mit einer Schere wird vom hinteren Ende der Vagina aus ein Schlag durch Perinealhaut und -muskeln geführt, und zwar entweder zur Seite weg (lateral bzw. mediolateral) oder in der Mittellinie zum Anus (median).

WIE SIE VERSORGT WIRD
Normalerweise wird der Schnitt unmittelbar nach vollendeter Geburt versorgt, d.h. genäht (Dammnaht). Die Frau liegt dabei auf dem Rücken mit angehobenen Beinen. Das Perineum wird sorgfältig gesäubert und, falls nötig, noch einmal mit einer Spritze örtlich betäubt. Die Vagina wird genau auf die Tiefe des Schnitts und nach eventuellen weiteren kleineren Rissen untersucht. Dann wird die Wunde lagenweise vernäht, in der Regel mit absorbierbarem Nahtmaterial.

REKONVALESZENZ
Die Frau kann aufstehen, sobald sie es selbst wünscht. Zuweilen sind *Eispakkungen* und *Analgetika* nötig. Das Perineum muß sehr sauber gehalten werden, und jede Verstopfung sollte unbedingt vermieden werden. Die Nahtfäden haben sich nach etwa 10 Tagen von selbst aufgelöst, müssen also nicht eigens entfernt werden. Die Wundheilung verläuft in den allermeisten Fällen schnell und problemlos. Einige Wochen lang kann die Schnittnarbe allerdings unangenehm zu spüren sein.

Episkleritis
Meist umschriebene Entzündung der obersten Schicht der *Sklera* (= Lederhaut des Auges) direkt unter der *Bindehaut* (der transparenten Membran, die die Sklera überzieht), vorwiegend bei Männern im mittleren Alter und in aller Regel ohne erkennbaren Anlaß; sie kann eine Komplikation *rheumatoider Arthritis* sein. Die entzündete Stelle nimmt eine purpurrote Färbung an, ist oval, leicht erhaben und kleiner als 1 mm im Durchmesser; oft verbunden mit dumpfem, pochendem, starkem Schmerz, der nachts noch schlimmer wird. Tagsüber kann eine *Photophobie* (abnorme Empfindlichkeit der Augen gegen Tageslicht) hinzukommen. Meistens klingt der Zustand im Laufe von einer oder zwei Wochen von selbst wieder ab, kann aber wiederkehren. Eine Linderung der Symptome ist mit *Kortikosteroid*-haltigen Medikamenten möglich.

Epispadie
Seltene, angeborene Fehlbildung, bei der die Öffnung der Harnröhre sich nicht in der Mitte der Eichel des Penis befindet, sondern an dessen Oberseite. Der Penis ist oft auch aufwärts gebogen.

Eine operative Korrektur wird bereits in der frühen Kindheit vorgenommen; dabei wird aus Gewebe der Vorhaut ein neuer Harnröhrenausgang angelegt und ein Penis rekonstruiert, der später ein normales Sexualleben ermöglicht. Zuweilen ist dazu mehr als nur eine Operation erforderlich. (S.a. *Hypospadie*)

Epistaxis
F. für *Nasenbluten.*

Epithel
Deckgewebe, dessen Zellen in einer oder mehreren Lagen die äußere Körperoberfläche überziehen, im Körperinneren Hohlorgane auskleiden und hochdifferenzierte Funktionen als Sinnesepithel wahrnehmen. Nicht von Epithel bedeckte Körperstrukturen sind Blut- und Lymphgefäße und das Herzinnere: Sie sind mit *Endothel* ausgekleidet. Die Körperhöhlen (Brust- und Bauchhöhle, Herzbeutel und Hodenhülle) sind mit einem (platten einschichtigen) Serosaepithel (sog. *Mesothel*) ausgekleidet.

Der Aufbau des E.s und die Form seiner Zellen sind lage- und funktionsbedingt: Nach der obersten Zellage unterscheidet man ein Platten-E. (flache Zellen), kubisches (isoprismatisches) und zylindrisches (hochprismatisches) E. Nach den an den E.-Bildung beteiligten Zellschichten trennt man zwischen ein- und mehrschichtigem E. Beim mehrreihigen E. sitzen alle Zellen auf der Basalmembran, ihre Kerne befinden sich jedoch in unterschiedlicher Höhe. Jede Grundform hat zahlreiche Variationen. In den Atemwegen beispielsweise haben die E.zellen bürstenartige Auswüchse, sog. Kinozilien, die in ständiger Flimmerbewegung eingeatmete Staubpartikel durch Bronchien und Luftröhre wieder nach draußen transportieren. Die meisten inneren Organe sind mit einschichtigem E. ausgekleidet, aber die (Außen-)Haut, die stärkeren Einflüssen von außen ausgesetzt ist, besteht aus mehreren Schichten mit einer "toten" obersten, deren abgestorbene Zellen als Schuppen abgestoßen werden (sog. mehrschichtiges, verhorntes Plattenepithel).

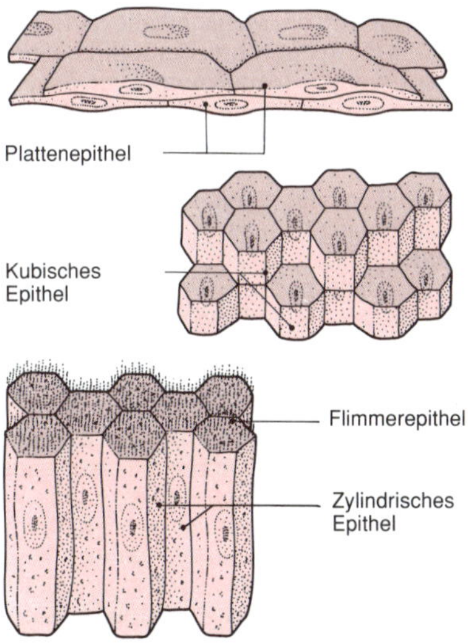

Epithelformen
Die Zellen des Epithels variieren in Form und Größe je nach Funktion. Die drei Grundformen sind Platte, Kubus und Zylinder.

LAGE DER EPITHELKÖRPERCHEN
Diese Drüsen befinden sich paarweise im Halsbindegewebe hinter der Schilddrüse auf beiden Seiten der Luftröhre.

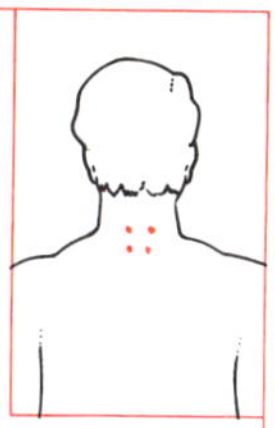

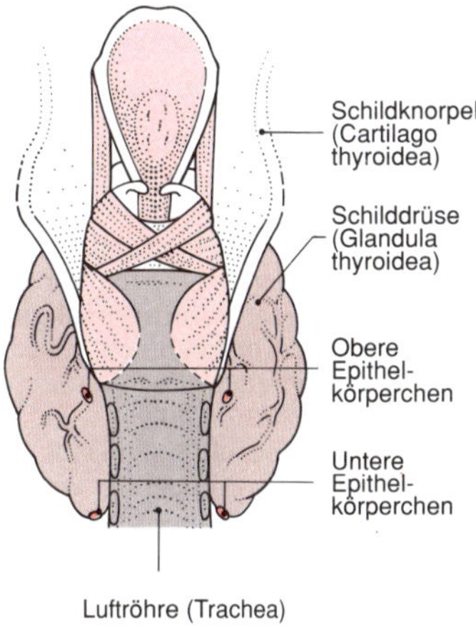

Epithelkörperchen
Nebenschilddrüsen; (*F.* Glandulae parathyroideae); auf der Rückseite der beiden *Schilddrüsen*lappen in der Regel je ein oberes und ein unteres linsenförmiges, 8 mm langes Körperchen; Zahl und Lage variieren. So können oberhalb und unterhalb der Schilddrüse im Halsbindegewebe bis zur Brust zusätzliche Organe gefunden werden.

FUNKTION
Die E. produzieren das E.hormon (Nebenschilddrüsenhormon, Parathormon). Es ist an der Aufrechterhaltung eines in etwa konstanten Kalziumspiegels im Organismus beteiligt, der für eine exakte Muskel- und Nervenfunktion nötig ist.

Sinkt dieser Spiegel, dann reagieren die E., indem sie zusätzliches Parathormon ausschütten. Das hat zur Folge, daß die Knochen mehr Kalzium ins Blut abgeben, der Darm mehr davon aus der Nahrung resorbiert und die Nieren weniger Kalzium in den Urin ausscheiden. Somit wird der Kalziumspiegel relativ schnell wieder ausgeglichen. Bei zu hohem Kalziumspiegel läuft der Regulationsprozeß entgegengesetzt ab.

In seltenen Fällen werden die E. überaktiv (s. *Hyperparathyreoidismus*) und verursachen dann Knochenerosionen und Steinbildungen in den Harnwegen; oder aber sie schütten zuwenig Hormon aus (s. *Hypoparathyreoidismus*), was Tetanie (schmerzhafte Muskelkrämpfe) und Anfälle nach sich zieht.

Epithelkörperchentumor

Vergrößerung eines Epithelkörperchens (Nebenschilddrüse). E.en können übermäßig viel Parathormon ins Blut ausschütten und somit zu einem zu hohen Kalziumspiegel im Blut mit den Symptomen des *Hyperparathyreoidismus* führen. Die meisten E.en sind benigne (gutartige) *Adenome*.

Ein Krebs der Nebenschilddrüsen kommt außerordentlich selten vor und ist meist nicht sehr bösartig (maligne), wenn er sich auch gelegentlich weiter in den Körper ausbreitet.

THERAPIE UND PROGNOSE

Das einen Hyperparathyreoidismus auslösende Adenom wird operativ entfernt (s. *Parathyreoidektomie*). Fast immer kann damit eine vollständige Heilung erzielt werden. Nur selten wächst der Tumor nach oder benötigen die Patienten eine medikamentöse Hypoparathyreoidismus-Behandlung. Bei Nebenschilddrüsenkrebs ermöglicht die Operation ein langdauerndes Überleben ohne Rückfall, vorausgesetzt der gesamte Tumor konnte entfernt werden, bevor er sich weiter ausbreiten und Metastasen bilden konnte.

Epstein-Barr-Virus

Das die infektiöse *Mononukleose* verursachende Virus. Es ist auch beim *Burkitt-Lymphom* und beim Krebs des *Nasenrachenraums* beteiligt.

Erbanlage

s. *Gen*

Erbkrankheiten

s. *genetische Krankheiten*

Erblichkeit

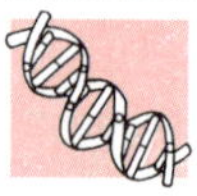

Heredität; Weitergabe von Eigenschaften und Erkrankungen durch genetische Mechanismen. Menschen besitzen eine individuelle Kombination von *Genen* (Erbeinheiten), die je zur Hälfte vom Vater und von der Mutter stammen; sie werden über den Samen und die Eizelle, aus denen das neue Leben entsteht, übertragen. Vom Zusammenwirken dieser Gene werden die besonderen Merkmale eines Menschen und manchmal auch die Erkrankungen oder die Anfälligkeit für Erkrankungen bestimmt. Jeder Mensch gibt die Hälfte seiner Gene an jedes seiner Kinder weiter (s.a. *genetische Krankheiten, Vererbung*).

Erbrechen

Unfreiwillige und heftige Entleerung des Mageninhalts durch den Mund. Meistens gehen dem E. Übelkeit, Blässe, Schweißausbruch, übermäßige Speichelbildung und eine Verlangsamung des Herzschlags voraus.

AUSLÖSER UND ABLÄUFE

Erbrechen wird durch ein dafür zuständiges Zentrum im *Hirnstamm* (sog. Brechzentrum) ausgelöst. Dessen Aktivierung kann direkt durch Informationen aus den vorderen Hirnlappen (*F.* Lobi frontales, Frontalhirn), dem Verdauungstrakt oder auch dem Gleichgewichtsorgan im Innenohr veranlaßt werden, wenn diese entweder gestört oder geschädigt werden. Auch die ebenfalls im Hirnstamm gelegenen Chemorezeptoren können – sobald sie durch die Anwesenheit von Giften oder anderen Substanzen im Blut gereizt werden – das Brechzentrum direkt aktivieren.

Einmal aktiviert, sendet das Brechzentrum Informationen an das Zwerchfell (die Brust- und Bauchhöhle trennende Muskelplatte), das daraufhin ruckartig nach unten auf den Magen und auf die Bauchwand drückt, die dann ihrerseits auf den Magen Druck ausübt. Gleichzeitig schließt sich der (Magen-)Pförtnermuskel zwischen Magenausgang und Zwölffingerdarm, während sich die Muskelenge zwischen Speiseröhre und Mageneingang entspannt. Dadurch erfolgt der Auswurf des Mageninhaltes aufwärts durch die Speiseröhre. Der Kehlkopf mit der Epiglottis (dem Knorpel vor seinem Eingang) verschließt sich dabei reflektorisch, damit nichts von dem Erbrochenen in die Luftröhre gelangt und ein Ersticken oder zumindest eine Lungenentzündung verursacht.

URSACHEN

E. ist eine normale Folge von zuviel Essen und Alkoholgenuß, aber auch eine Nebenwirkung zahlreicher Medikamente, die nicht vertragen werden, und tritt außerdem nicht selten nach einer Narkose auf (s. *Anästhesie, Allgemein-*). Ferner kann E. durch Funktionsstörungen in Magen und Verdauungstrakt verursacht werden, die mit Entzündungen, Reizungen oder Schwellungen einhergehen; dazu gehören *peptische Geschwüre*, akute *Appendizitis*, *Gastroenteritis* und *Lebensmittelvergiftung*.

Weniger häufig ist es ein Symptom von Darmfunktionsstörungen bei *Pylorusstenose*, *Invagination* oder einem Darmtumor. Weitere Ursachen für E. sind Entzündungen von Organen, die mit den Verdauungsorganen in Verbindung stehen, wie etwa der Leber (s. *Hepatitis*), der Bauchspeicheldrüse (s. *Pankreatitis*) und der Gallenblase (s. *Cholezystitis*). Ein anderer möglicher Anlaß für E. kann ein erhöhter Hirndruck sein, wie er bei *Encephalitis*, *Hydrocephalus*, *Hirntumor* oder *Kopfverletzung* entsteht bzw. entstehen kann. Bei sehr schneller Druckerhöhung im Kopf folgt ein überaus heftiges Erbrechen, oft sogar ohne eine vorausgehende und ankündigende Übelkeit. Schließlich ist E. auch ein Symptom bei *Migräne*.

Auch als Begleiterscheinung von Beeinträchtigungen und Funktionsstörungen des Gleichgewichtssinnes und vor allem seines -organs im Innenohr tritt E. auf, vor allem bei *Ménière-Krankheit*, *Innenohrentzündung* oder auch bei ungewöhnlichen Bewegungen wie z.B. auf einem schwankenden Schiff (s. *Bewegungskrankheit*).

Erkrankungen des *endokrinen Systems* wie die *Addison-Krankheit* können ebenso E. verursachen wie Störungen im Hormonhaushalt in der frühen Schwangerschaft (s. *Emesis gravidarum*). Und manchmal ist es ein Symptom einer akuten Stoffwechselstörung wie etwa der Ketoazidose (übermäßige Produktion von Ketonen und Säuren) bei der Entgleisung eines *Diabetes mellitus*. Ein *Bluterbrechen* tritt auf nach inneren Blutungen in der Speiseröhre, im Magen oder Zwölffingerdarm und durch verschlucktes Blut beim Nasenbluten. Ein E. kann auch als Reaktion auf ekelerregende Situationen oder Speisen, auf psychische und emotionale Probleme sowie als Teil der rein psychiatrischen Erkrankungen *Anorexia nervosa* und *Bulimie* auftreten.

UNTERSUCHUNG UND THERAPIE

Hartnäckig anhaltendes E. erfordert ärztliche Untersuchung. Die Behandlung hängt jeweils von der Ursache ab. Solange eine aktive Phase des E.s anhält, soll nichts gegessen und getrunken und es sollen nicht unnötig Medikamente eingenommen werden, sofern nicht ärztlicherseits *Antiemetika* verschrieben werden (s.a. Fließdiagramm "Erbrechen").

Erbrechen, Mittel gegen

s. *Antiemetika*

ERCP

Abkürzung für **e**ndoskopisch-**r**etrograde **C**holangio-**P**ankreatikographie (mit der Variation ERCS, ...-Cholangioskopie). Röntgenverfahren zur Untersuchung des *Gallengangsystems* und des Bauchspeicheldrüsenganges. ERCP bzw. ERCS wird hauptsächlich dann angewandt,

ERBRECHEN Gewaltsames Auswerfen des Mageninhalts, normalerweise einfach erklärbar (Magenirritation durch Infektion oder übermäßige Belastung durch Nahrung oder Alkohol), möglich aber auch als Zeichen einer ernsteren Gesundheitsstörung, insbesondere wenn weitere Symptome vorliegen. Dem Erbrechen kann Übelkeit vorausgehen, muß aber nicht.

E

? Hatten Sie starke Bauchschmerzen, die durch das Erbrechen nicht verschwanden?

JA → **NOTFALL! RUFEN SIE SOFORT ÄRZTLICHE HILFE !**
Diese Symptome könnten eine schwere akute Erkrankung wie eine Blinddarmentzündung oder den Durchbruch eines Zwölffingerdarmgeschwürs bedeuten.

siehe *Appendizitis*

NEIN ↓

? Haben Sie rotes Blut erbrochen, oder war das Erbrochene schwarz bzw. dunkelbraun wie Kaffeesatz?

JA → **NOTFALL! RUFEN SIE SOFORT ÄRZTLICHE HILFE!**
Es könnte sich um Blutungen irgendwo im Verdauungstrakt handeln.

NEIN ↓

? Haben Sie Durchfall UND/ODER ist Ihre Temperatur 38° C oder darüber?

JA → Die Ursache könnte eine Infektion im Verdauungstrakt sein. Falls die Symptome andauern, suchen Sie ärztliche Hilfe.

siehe *Gastroenteritis*

Maßnahmen bei Erbrechen
Wenn Sie erbrochen haben, und es liegen keine Anzeichen für eine gravierende Ursache vor, versuchen Sie die folgenden Selbsthilfemaßnahmen:

- Essen Sie keine feste Nahrung, bis Übelkeit und Erbrechen aufgehört haben.
- Trinken Sie viel Flüssigkeit (natürlich nichtalkoholische) in kleinen Schlucken, auch wenn Sie nichts länger bei sich behalten können.
- Rauchen Sie nicht.
- Nehmen Sie kein Aspirin.

Wenn Sie über mehr als 24 Stunden wiederholt erbrochen haben oder sich weitere Symptome zeigen, begeben Sie sich in ärztliche Behandlung.

NEIN ↓

? Haben Sie in den letzten paar Stunden
- zuviel gegessen?
- viel Schweres, Fettes oder Gewürztes gegessen?
- viel Alkohol getrunken?

JA → Eine Magenschleimhautentzündung (Gastritis) ist oft die Folge von Übermaß. Holen Sie, falls die Symptome sich nicht legen, ärztlichen Rat ein.

siehe *Gastroenteritis*

NEIN ↓

? Haben Sie möglicherweise etwas gegessen, das verdorben war oder wogegen Sie allergisch sind?

JA → Eine Lebensmittelvergiftung durch Bakterien, giftige Substanzen oder durch Nahrungsmittel, gegen die Sie allergisch sind, könnte die Ursache sein. Holen Sie ärztlichen Rat ein.

siehe *Lebensmittelvergiftung*

NEIN ↓

Fortsetzung nächste Seite

E

Haben Sie Kopfschmerzen?

JA → Haben Sie in den letzten 24 Stunden eine Kopfverletzung erlitten?

JA → ☎ **NOTFALL! RUFEN SIE SOFORT ÄRZTLICHE HILFE!**
Sie könnten eine Hirnverletzung haben.

NEIN ↓

Haben Sie eines oder mehrere der folgenden Symptome?
- Schmerzen beim Vorbeugen des Kopfes
- Empfindlichkeit gegen helles Licht
- Benommenheit oder Verwirrtheit

JA → ☎ **NOTFALL! RUFEN SIE SOFORT ÄRZTLICHE HILFE !**
Diese Symptome lassen auf eine ernsthafte Erkrankung des Gehirns schließen.

siehe *Meningitis*
→ *Subarachnoidalblutung*

NEIN ↓

NEIN ↓

Ging Ihren Kopfschmerzen eine Sehstörung, eine Gliedmaßenschwäche und/oder Übelkeit voraus UND ist das Kopfweh auf eine Kopfhälfte beschränkt (mit gelegentlich verschwommener Sicht und Nasenverstopfung)?

JA → Diese Symptome weisen auf einen Migräneanfall hin. Holen Sie ärztlichen Rat ein.

siehe *Migräne*

NEIN ↓

Haben Sie starke Schmerzen in oder um ein Auge UND haben Sie Sehstörungen?

JA → ☎ **HOLEN SIE SOFORT ÄRZTLICHEN RAT EIN !**
Es ist ein akuter Glaukomanfall zu vermuten, bei dem durch zuviel Kammerwasser im Augeninneren der Druck ansteigt; die Wahrscheinlichkeit dafür ist groß, wenn Sie über 40 Jahre sind.

siehe *Grüner Star*

NEIN ↓

Hat sich vor dem Erbrechen alles um Sie gedreht?

JA → Funktionsstörungen im Innenohr verursachen Erbrechen und Schwindel. Holen Sie ärztlichen Rat ein.

siehe *Innenohrentzündung*
→ *Ménière-Krankheit*

NEIN ↓

Erbrechen und Pille
Wenn Sie die Antibabypille nehmen und erbrechen müssen, ist eine sichere Empfängnisverhütung nicht mehr gewährleistet. Nehmen Sie die Pille weiter nach Vorschrift, aber bedienen Sie sich vorsichtshalber bis zum Beginn der nächsten Pillenpackung einer zusätzlichen Verhütungsmethode.

Fortsetzung nächste Seite

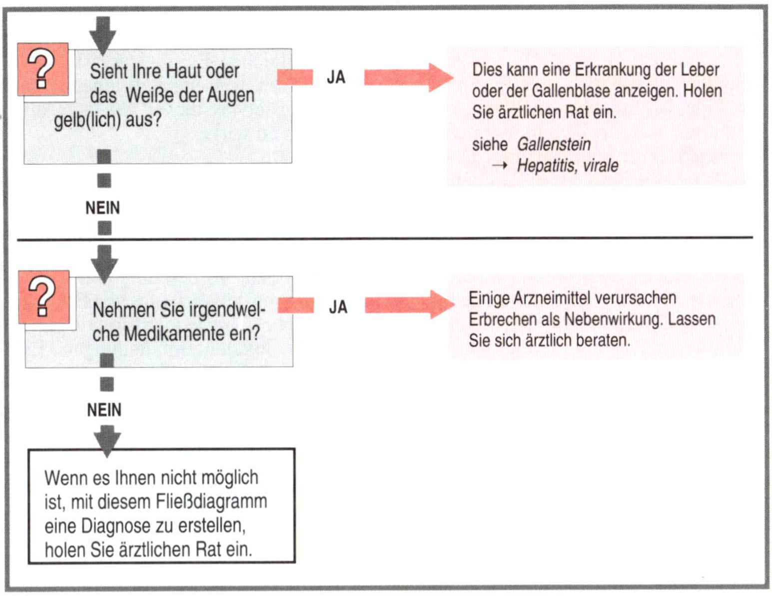

wenn *Ultraschall-Diagnostik* und CT (*Computertomographie*) keine ausreichend detaillierten Bilder liefern.

SO WIRD ES GEMACHT

ERCP/ERCS wird in der Regel ambulant durchgeführt und dauert 20-40 Minuten. Mindestens acht Stunden zuvor darf nichts mehr gegessen und getrunken werden. Meistens wird ein *Sedativum* gegeben, und der Rachen wird örtlich betäubt (mittels Spray).

Ein *Endoskop* (flexibles Sichtinstrument mit Optik und Lichtquelle) wird in die Speiseröhre eingeführt und durch den Magen bis in den Zwölffingerdarm (den oberen Teil des Dünndarms) geschoben. Durch das Endoskop wird anschließend ein Katheter (ein dünnes, biegsames Rohr oder ein Schlauch) in die sog. Ampulla Vateri (die zum Gallengang und Bauchspeicheldrüsengang führende Zwölffingerdarmöffnung) eingebracht und durch ihn dann das Kontrastmittel, das auf Röntgenfilm erscheint, in den Bauchspeicheldrüsengang und alle Gänge des Gallengangsystems gespritzt. Die daraufhin angefertigten Röntgenaufnahmen oder direkt auf einen Bildschirm projizierten Röntgenbilder zeigen jede Anomalie in diesem Gangsystem auf.

Wird dabei eine Erkrankung entdeckt, läßt sie sich manchmal an Ort und Stelle behandeln. Steine, die das untere Ende des Gallengangs blockieren, können z.B. mit einem Zusatzinstrument an der Spitze des Endoskops entfernt werden. Befindet sich in der Ampulle ein schon vermuteter Tumor, kann durch das Endoskop eine *Biopsie* (Entnahme einer Gewebeprobe) oder ein Zellbürstenabstrich zur zytologischen Untersuchung (s. *Zytologie*) durchgeführt werden.

Erdbeer-Nävus

Hellroter, erhabener Fleck auf der Haut, der in früher Kindheit erscheint. Es ist eine Form des *Hämangioms*.

Erektion

Anschwellen, Versteifen und Aufrichten des männlichen *Penis* als Folge sexueller Erregung oder direkter Stimulierung. Ereignet sich aber auch häufig im Schlaf und kommt selbst bei sehr jungen Knaben ohne ersichtlichen Grund vor.

Der Penis enthält drei zylinderförmige sog. Schwellkörper mit einem von den Rückenmarksnerven gesteuerten Netz von Blutgefäßen. Bei einer E. füllt der Penis sich infolge der Dilatation (Weitung) dieser Blutgefäße mit Blut, was einen gesteigerten Blutfluß zur Folge hat. Die Muskeln um diese Blutgefäße kontrahieren und verhindern den Blutabfluß, was die Erektion aufrechterhält.

Erektion, Störungen der

Alles, was den normalen Verlauf einer Erektion stört. Dazu gehören die teilweise oder völlige Unfähigkeit zur Erektion selbst oder ihrer Aufrechterhaltung (s. *Impotenz*), aber auch eine Dauererektion ohne sexuelle Erregung (s. *Priapismus*) und ein bei Erektion nach unten gebogener Penis (s. *Chorda penis*).

Erfrierung

(*F.* Congelatio) Lokal begrenzte Gewebeschädigung durch Kälteeinwirkung – im Unterschied zur *Hypothermie*, unter der eine Unterkühlung des ganzen Körpers verstanden wird; beide können jedoch zusammen auftreten. Die schwerste Form einer E. ist der sog. *Kälteschaden*, eine Gefahr bei sehr starker, trockener Kälte. Haut und Muskeln der betroffenen Körperregion sind kalt, hart und weiß. Die Ursache liegt oft in der Kombination von großer Kälte mit einer verringerten Blutversorgung. Der sog. Fußbrand *(Immersions-Kälte-Nässe-Schaden)* kann entstehen, wenn Beine und Füße stunden- oder sogar tagelang kalt und naß sind und obendrein die Blutversorgung durch enge und drückende Fußbekleidung reduziert ist. Bei beiden Zuständen ist das Hauptrisiko, daß sich die Durchblutung mit der Zeit so stark verringert, daß das Gewebe abstirbt (*Gangrän*, d.h. Gewebetod). Die Behandlung kann dann monatelang dauern.

Weniger schwere Formen der E. sind die *Frostbeule*, die bei zu rascher Wiedererwärmung der Haut nach der Unterkühlung entstehen kann, sowie die *rissige Haut* an Lippen, Nase und Händen, wenn diese zu lange ungeschützt Kälte und Wind ausgesetzt waren.

E

Ergocalciferol

Anderer Name für Vitamin D_2 (s. *Vitamin D*), Calciferol.

Ergometer

Gerät zur Bestimmung der körperlichen Leistungsfähigkeit bei definierter Belastung. Es zeichnet während und nach der vom Patienten absolvierten Übung Herzfrequenz und -rhythmus mittels *EKG* fortlaufend auf, ebenso den Blutdruck, die Atemfrequenz und die Sauerstoffaufnahme aus der Raumluft.

Es gibt E. für Übungen im Liegen, Sitzen oder Stehen (Fußkurbelgerät, Fahrrad-E., Ergostat), je nach dem Untersuchungszweck. Bei einem *Fitneß-Test* wird man den Schweregrad der Übung so festsetzen, daß sie die maximale Leistungsfähigkeit des zu Untersuchenden erfordert, während bei einem *Herzbelastungsversuch* eine bestimmte, vorher festgelegte Belastungsgrenze nicht überschritten wird. Der Test ist beendet, wenn die "Arbeit" Symptome wie Schmerzen in der Brust oder Atemschwierigkeiten auslöst.

Ergometrin

(z.B. *Secalysat*® +)

Arzneistoff (Mutterkornalkaloid), der nach einer *Geburt*, *Fehlgeburt* oder einem *Abort* bei übermäßiger Blutung zur Blutstillung verabreicht wird. Die Wirkung besteht in der Zusammenziehung des Uterus mit der Folge der blutungsverringernden und schließlich -stillenden Verengung der Blutgefäße.

Ergotamin

(z.B. *Ergo Kranit*® +)

Arzneistoff zur *Migräne*behandlung. Die Wirkung besteht in der Zusammenziehung dilatierter (geweiteter) Blutgefäße. E. wird als Alternative zu *Analgetika* (schmerzstillende Arzneimittel) verschrieben, wenn diese nicht vertragen werden oder bei der individuellen Migräneattacke unwirksam sind. Da es sich bei E.präparaten um stark wirksame Arzneimittel handelt, die auch beträchtliche Nebenwirkungen zeigen können (vor allem periphere Durchblutungsstörungen und Herz-Kreislauf-Beschwerden), sollten sie nicht in höheren Dosen oder zur Dauerbehandlung eingesetzt werden.

Erguß

Kreislauf- (*F.* Transsudat) oder entzündungsbedingte (*F.* Exsudat) Flüssigkeitsansammlung in einer Körperhöhle oder im Gewebe (*F.* Ödem). So kann sich z.B. durch eine Schwäche des linken Herzens das Blut in den davorliegenden Lungenvenen stauen und durch den erhöhten Venen- und Kapillardruck Flüssigkeit aus diesen Gefäßen in die Luftbläschen der Lunge gepreßt werden; man spricht dann vom Stauungsödem der Lunge, das die Gasaustauschoberfläche in der Lunge reduziert und u.a. zu Atemnot führt.

Erinnerung

s. *Gedächtnis*

Erinnerungslücke

s. *Amnesie*

Erinnerungsverlust

s. *Amnesie*

Erkältung, banale

Virusbedingte Entzündung der Nasen- und Rachenschleimhäute, die zu verstopfter, laufender Nase, manchmal auch Hals- und Kopfschmerzen und anderen Beschwerden führt.

URSACHEN

Man kennt an die 200 Viren als Erkältungserreger, die ähnliche Symptome hervorrufen. Die am weitesten verbreiteten sind die Rhinoviren und die Corona-Viren. Die meisten Ansteckungen erfolgen durch Einatmen virenhaltiger Tröpfchen, die in die Luft ausgeniest oder ausgehustet wurden, oder durch Reiben von Augen und Nase mit Fingern, an denen sich bei einem Kontakt von Hand zu Hand Viren festgesetzt haben, oder durch kontaminierte Gegenstände wie beispielsweise Handtücher.

VERBREITUNG

Fast jeder Mensch bekommt gelegentlich eine b.E., am häufigsten jedoch Schulkinder, die bis zu 10 Erkältungen pro Jahr durchmachen. Mit zunehmendem Alter werden b.E. immer seltener. Im Durchschnitt hat jeder junge Erwachsene zwei oder drei b.E. pro Jahr, ein älterer Mensch höchstens eine oder gar keine. Der Grund dafür ist, daß die Kinder in der Schule zahlreichen Viren ausgesetzt sind, gegen die sie noch nicht immun sind, und sie dann auch selbst wieder weitergeben. Erwachsene entwikkeln mit der Zeit eine Immunität gegen eine breite Skala von Erkältungsviren.

B.E.en treten am häufigsten im Winter auf, vermutlich deshalb, weil sich in der kalten Jahreszeit die Menschen hauptsächlich in geschlossenen Räumen und so am dichtesten beieinander aufhalten.

SYMPTOME

Die meisten Erkältungen sind auf den Kopf beschränkt – in der Regel auf Nase und Rachen – und werden etwas ungenau mit "Schnupfen" oder "Grippe" bezeichnet. Die ersten Symptome sind meistens Kribbeln oder Kratzen im Hals, wiederholtes Niesen, und die Nase beginnt zu laufen. In manchen Fällen verdickt sich der Nasenfluß und wird gelb oder grünlich. Weitere Symptome können sich entwickeln: tränende Augen, leichtes Fieber, Halsschmerzen, Husten, Glieder- und Kopfschmerzen, Lust- und Teilnahmslosigkeit und Schüttelfrost. Gelegentlich breitet die Infektion sich weiter aus und zieht eine *Laryngitis*, *Tracheitis* (Entzündung der Luftröhre), akute *Bronchitis*, *Sinusitis* oder eine *Mittelohrentzündung* nach sich. In diesen Fällen kann sich eine ernstere Bakteriensuperinfektion anschließen, d. h., auf den von Viren angegriffenen Schleimhäuten siedeln sich zusätzlich Bakterien an.

Erkältungen können auch bestehende Atemwegserkrankungen verschlimmern, z.B. *Asthma*, chronische Bronchitis und chronische Ohrinfektionen und können latente *HERPES-SIMPLEX*-Viren reaktivieren und Lippenherpes hervorrufen.

THERAPIE

Die meisten Erkältungen klingen innerhalb etwa einer Woche von selbst wieder ab. Ärztliche Konsultation ist nur erforderlich, wenn dies nicht der Fall ist und sich die Infektion über Nase und Rachen hinaus ausbreitet oder wenn die Erkältung ein chronisches Herz-, Lungen- oder Ohrenleiden verschlimmert. Besteht Verdacht auf eine hinzukommende Bakterieninfektion, kann die Verschreibung von *Antibiotika* nötig werden.

VORBEUGUNG

Viele Menschen glauben, einer Erkältung könne man vorbeugen, indem man Zugwind und Feuchtigkeit vermeidet oder große Mengen Vitamin C einnimmt und dergleichen. Es gibt jedoch keinerlei gesicherten wissenschaftlichen Nachweis, daß etwas dieser Art tatsächlich vorbeugend wirkt.

PROGNOSE

Die Suche der medizinischen Forschung nach einem wirklichen Erkältungs-Heilmittel geht immer noch weiter. In Studien mit Freiwilligen hat sich der Wirkstoff *Interferon* zur Vorbeugung und zur Abschwächung des Verlaufes von Erkältungen zwar bewährt, jedoch führte er gleichzeitig zu lokalen Entzündungen. Eine andere Forschungsrichtung befaßt sich mit künstlich hergestellten Antigenen (Substanzen, die das Immunsystem zur Produktion von Antikörpern anregen).

Erkältungsmittel

Präparate zur Linderung der Symptome einer Erkältung. Es gibt zahlreiche rezeptfrei erhältliche Mittel. Ihr Hauptbestandteil ist normalerweise ein mildes Analgetikum (Schmerzmittel) wie *Paracetamol* oder *Aspirin*. Weitere übliche Zusätze sind *Antihistaminika* und *Rhinologika* (Schnupfenmittel) gegen verstopfte Nase, ebenso manchmal *Koffein*, das als mildes Stimulans wirkt, und sehr oft auch Vitamin C, das die körpereigenen Abwehrkräfte mobilisieren soll.

Erkrankung, zerebrovaskuläre

Jede Erkrankung, die eine blutversorgende Arterie des Gehirns in Mitleidenschaft zieht, z.B. *Atherosklerose* (Arterienverengung) oder auch konstitutionelle Defekte oder Schwäche der Arterienwände mit der Folge eines *Aneurysmas* (ballonartige Arterienaussackung). Sie kann in ein *zerebrovaskuläres Ereignis* (plötzliche Blockierung oder Platzen eines Blutgefäßes) münden, die Ursache eines *Schlaganfalls* und seinen Folgen. Sehr ausgeprägte Blutgefäßverengungen im ganzen Gehirn können die Ursache von *Demenz* werden.

Ermüdung

s. *Erschöpfung*

Ermüdungsbruch

s. *Marschfraktur*

Ernährung

Aufnahme von flüssigen und festen Substanzen im Körper zur Aufrechterhaltung seiner Lebensvorgänge (Bau- und Betriebsstoffwechsel). Die Wissenschaft der E. wird als Trophologie bezeichnet und bildet als Ökotrophologie (Haushalts- und E.swissenschaft) ein modernes Studienfach. Bis vor etwa 30 Jahren waren die E.swissenschaftler vorwiegend

DIE ESSENTIELLEN NAHRUNGSBESTANDTEILE

Proteine (Eiweiß)	Hauptbaustein der Gewebe und Organe. Wir benötigen Proteine zum Wachstum und zur Reparatur der Zellen. Jedes Protein besteht aus einer ganz spezifischen Kombination von Hunderten, manchmal auch Tausenden sog. Aminosäuren. Im menschlichen Körper gibt es 20 verschiedene Aminosäuren. 12 davon können im Körper selbst hergestellt werden, die übrigen 8 müssen mit der Nahrung zugeführt werden. Auch eine vegetarische Ernährung mit Eiern, Milch und Käse liefert sie in ausreichender Menge. Der strenge Vegetarismus, der sogar Eier, Milch und Käse ausschließt, bedarf hier jedoch einer genauen Planung, um einen Proteinmangel zu vermeiden (s. *Vegetarismus*).
Kohlenhydrate	Die beiden Hauptgruppen der Kohlenhydrate, Zucker und Stärke, stellen die wichtigsten Energiequellen für den Stoffwechsel (die in den Zellen ablaufenden chemischen Prozesse) dar. Kohlenhydrate sollen mindestens die Hälfte der täglichen Nahrung ausmachen. Naturbelassene, unverarbeitete Kohlenhydrateträger wie Vollkornprodukte und Obst sind ballast- und nährstoffreicher als rektifizierte (mehrfach gereinigte) Kohlenhydrate wie Zucker und weißes Mehl.
Fette	Fette liefern Energie für den Stoffwechsel und sind wichtige Zellbausteine. In den Industrieländern wird allerdings zu fettreich gegessen. Die Fette sollten nicht mehr als 30 Prozent der täglichen Nahrung ausmachen. Es gibt drei Haupttypen von Fetten: die gesättigten Fette bzw. Fettsäuren (vorwiegend in Fleisch und Milchprodukten), einfach ungesättigte (in Olivenöl und Avocados) und die mehrfach ungesättigten (in Fisch und Pflanzenöl). Gesättigte Fette führen zu einem (unerwünscht) hohen Cholesterinblutspiegel, während die ungesättigten den gegenteiligen Effekt haben. Es ist wissenschaftlich nachgewiesen, daß ein Zusammenhang besteht zwischen einem hohen Blutspiegel an Lipoproteinen sehr geringer Dichte (**v**ery **l**ow **d**ensity **l**ipoproteins; VLDL) und Herzkranzgefäßerkrankungen. Unser Körper produziert seine erforderliche Menge an Cholesterin zum größten Teil selbst. Ein erhöhter Cholesterinspiegel ist – bis auf sehr seltene Ausnahmen – die Folge einer zu fettreichen Ernährung.
Faser-/ Ballaststoffe	Die nichtverdaulichen Bestandteile pflanzlicher Nahrung. Obwohl sie den Verdauungstrakt ohne Veränderung durchwandern, sind sie doch ein wichtiger Bestandteil gesunder Ernährung. Ein Mangel führt zu Verstopfung, Divertikel-Krankheit und anderen Funktionsstörungen des Darmes. Eine ballaststoffreiche Ernährung (mit viel Obst, Gemüse und Vollkornprodukten) erzeugt Fülle ohne zu viele Kalorien, eine ballaststoffarme Ernährung ist meistens reich an rektifizierten (mehrfach gereinigten) Kohlenhydraten und Fetten und führt damit eher zu Fettleibigkeit, Herzkrankheiten und anderen unerwünschten Folgen.
Wasser	Der Körper besteht zu ca. 60 Prozent aus Wasser. Wasser macht auch einen hohen Anteil vieler Nahrungsmittel aus. Es ist unerläßlich für den Stoffwechsel (die chemischen Prozesse in den Zellen) und für die normalen Verdauungsfunktionen. Außerdem ist die Blutmenge im Kreislauf davon abhängig.
Vitamine	Sie sind Regler des Stoffwechsels und garantieren das normale Funktionieren von Gehirn, Nerven, Muskeln, Haut und Knochen. Zwar liefern sie keine Energie, aber einige von ihnen ermöglichen erst die Freisetzung von Energie aus der Nahrung. Eine gesunde, ausgewogene Ernährung enthält genug Vitamine für den normalen Bedarf. Deshalb ist keine zusätzliche Vitaminzufuhr erforderlich, im Gegenteil, ein Überschuß (vor allem von A, D, E und K) kann sogar gefährlich werden. Der Körper kann nur eine bestimmte Menge wasserlöslicher Vitamine speichern (B und C), doch selbst bei sehr eingeschränkter Ernährung pflegt Vitaminmangel sich frühestens nach einigen Monaten bemerkbar zu machen.
Mineralien	Eine ausgewogene Ernährung liefert in aller Regel auch genug Mineralien. Kalzium ist für gesunde Zähne und Knochen nötig, andere Mineralien wie Zink und Magnesium werden, in winzigen Mengen ("Spurenelemente"), zur Stoffwechselsteuerung gebraucht. Das einzige, gelegentlich zu ergänzende Mineral ist Eisen, z.B. bei Frauen mit starken Periodenblutungen zur Verhinderung von Anämie. Natriumchlorid (Kochsalz) ist für das Flüssigkeitsgleichgewicht erforderlich, zuviel davon führt jedoch zu *Bluthochdruck*.

mit den Problemen der Mangelernährung und mit dem für die Gesundheit nötigen Mindestnährstoffbedarf befaßt. Heute liegt in den westlichen Ländern das Schwergewicht bei der Erforschung der Auswirkungen eines übermäßigen Zucker- und Fettanteils der Nahrung sowie von Nahrungsmittelzusätzen, Farb- und Konservierungsstoffen.

Eine gute E. ist ausgewogen, nicht zu reichlich und enthält alle lebensnotwendigen (essentiellen) *Proteine*, *Kohlenhydrate*, *Fette*, *Vitamine*, *Mineralien*, *Ballaststoffe* und Wasser. Außerdem gehört zu einer guten und gesunden E. viel Abwechslung, da kein Nahrungsmittel alle Nährstoffe enthält, die der Organismus braucht. Die Ernährung soll deshalb täglich Nahrungsmittel aus den folgenden vier Hauptgruppen enthalten: Milch und Milchprodukte, Gemüse und Obst, Getreideprodukte sowie Fleisch/Eier/Hülsenfrüchte.

Der individuelle Nährstoff- und *Energiebedarf* variiert je nach Alter, Geschlecht, Körpergröße und Lebensumständen. Beispielsweise benötigt eine durchschnittliche Frau ca. 2000 kcal (8400 kJ) pro Tag, ein durchschnittlicher Mann 2750 kcal (11 500 kJ) pro Tag (s.a. *Energiebedarf*).

Ernährung, künstliche

Zufuhr von Nahrung auf andere Weise als durch den Mund, meistens über einen durch die Nase gelegten Schlauch in den Magen (Magensonde) oder den Dünndarm. Gelegentlich wird der Schlauch auch operativ direkt in den Magen oder in das *Jejunum* (oberer Abschnitt des Dünndarms nach dem Zwölffingerdarm) eingeführt; dies wird dann enterale Ernährung (enteral = die Eingeweide betreffend) genannt. Ist der Magen-Darm-Trakt überhaupt nicht funktionsfähig, muß intravenös ernährt werden (s. *intravenöse Infusion*), auch parenterale Ernährung genannt (parenteral = unter Umgehung des Verdauungstrakts).

WARUM ES GEMACHT WIRD

Eine Sondenernährung kann bei Magen-Darm-Erkrankungen, die zu *Malabsorption* führen, bei bestimmten Erkrankungen des Nervensystems oder der Nieren notwendig sein. Auch bei Frühgeburten ist sie häufig unumgänglich, wenn der Saugreflex noch nicht entwickelt ist, ebenso bei Patienten mit Fieber oder Verbrennungen wegen des dadurch stark erhöhten Nährstoffbedarfs.

Eine intravenöse Ernährung wird meistens dann erforderlich, wenn große Teile der die Nahrung absorbierenden Dünndarmschleimhaut durch Krankheit zerstört oder operativ entfernt worden sind.

E

QUELLEN DER ESSENTIELLEN (LEBENSNOTWENDIGEN) NAHRUNGSBESTANDTEILE

PROTEIN

Nahrungsmittel	Proteingehalt (g/100 g Nahrungsmittel)
Hefeextrakt	40
Fleisch (mager/gebraten)	31
Thunfisch in Dosen	28
Weizenkeime	27
Käse (Gouda 30%)	26
Hühnchen (mager/gebraten)	26
Erdnüsse (geschält/geröstet)	24
Fisch (Kabeljau, Dorsch, gegrillt)	17
Magerquark	13
Paranüsse (geschält)	12
Eier (gekocht)	12

FETT

Nahrungsmittel	Fettgehalt (g/100 g Nahrungsmittel)
Öl (Koch- und Salatöl)	100
Butter, Margarine	81
Paranüsse (geschält)	67
Erdnüsse (geschält/geröstet)	49
Wurst (Schweinefleisch, gekocht)	42
Rindfleisch (mager m. Fett, gebraten)	40
fettarme Streichwurst	39
Schlagsahne	38
Käse (Emmentaler 45%)	32
Milchschokolade	30
Eigelb	30

KOHLENHYDRATE

Nahrungsmittel	Kohlenhydratgehalt (g/100 g Nahrungsmittel)
Zucker, weiß	100
Reis, weiß, ungekocht	87
Cornflakes	84
Nudeln, ungekocht	84
Honig	81
Mehl, weiß	80
Aprikosen, getrocknet, m. Stein	67
Milchschokolade	57
Bohnen (weiß oder grün, ungekocht)	45
Vollkornbrot	37
Trockenpflaumen	34

FASER-/BALLASTSTOFFE

Nahrungsmittel	Faser-/Ballaststoffgehalt (g/100 g Nahrungsmittel)
Weizenkleie	44
Aprikosen (getrocknet, m. Stein)	24
Trockenpflaumen	14
Erbsen (gekocht)	12
Schwarzwurzeln	9
Paranüsse (geschält)	9
Vollkornbrot	9
Erdnüsse (geschält/geröstet)	8
Bohnen (weiß od. grün, ungekocht)	7
Maiskolben	6
Sellerie	5

Diese Tabellen enthalten Beispiele guter Eiweiß-, Kohlenhydrat-, Fett- und Ballaststoff-Lieferanten mit der Angabe ihres jeweiligen Anteils in 100 g des entsprechenden Nahrungsmittels. Es sind Durchschnittswerte, da der genaue Anteil von verschiedenen Faktoren – wie Art der Nahrungsmittelverarbeitung oder -zubereitung – abhängt (s.a. Sachartikel *Vitamine* und *Mineralien*).

SO WIRD ES GEMACHT

Sondenernährung

Geeignete Mischungen der einzelnen Nahrungsmittelbestandteile oder eigens für diesen Zweck fertig hergestellte Flüssignahrung werden durch einen dünnen Schlauch langsam eingeflößt. Der Schlauch wird durch die Nase (über den Rachen und die Speiseröhre) in den Magen oder Zwölffingerdarm eingeführt. Ist die Sondenernährung die alleinige Ernährungsmethode, muß sie alle erforderlichen Nährstoffe und Flüssigkeit für den täglichen Bedarf enthalten, der aber individuell sehr verschieden sein kann.

Es gibt zwei Methoden der Sondenernährung: Dauertropf und Bolusernährung. Meistens wird der Dauertropf gewählt, weil er verträglicher ist. Die Bolusmethode (Bolus = Bissen: eine zum Verschlucken bereitete Nahrungsmenge) erlaubt dafür rasches "Abfüttern" zu bestimmten Tageszeiten. Bei beiden Methoden läßt sich die Schnelligkeit der Nahrungszufuhr durch Pumpen steuern.

Bei der Sondenernährung bleibt der Schlauch bei Erwachsenen und älteren Kindern an Ort und Stelle, bei kleineren Kindern und Säuglingen wird er aber in der Regel wieder entfernt und für jede Fütterung neu eingebracht.

Intravenöse Ernährung

Diese Methode wird im allgemeinen gewählt, wenn die Schlauchfütterung nicht praktikabel oder wirkungslos ist. Die Risiken hierbei sind das Entstehen einer Infektion über den in der Vene liegenden kleinen Plastikschlauch und das Verstopfen (Thrombose) der verwendeten Vene. In manchen Fällen kann es auch Probleme mit der Leber oder Gallenblase geben. Der *Katheter* (dünner, biegsamer Schlauch) für die intravenöse Infusion wird meistens in einer Armvene oder einer herznahen Hauptvene unter örtlicher Betäubung und strenger *Asepsis* (Keimfreiheit) angelegt. Zuweilen wird sie als Ergänzung zur Sondenernährung durchgeführt, doch wenn nötig, ist sie auch allein ausreichend.

Ernährung, parenterale

Anderer Name für intravenöse Ernährung (s. *Ernährung, künstliche*).

Ernährungskrankheiten

E. können sowohl durch Mangel als auch Überschuß an bestimmten Nährstoffen (s. *Ernährung*) ausgelöst werden, außerdem durch Toxine (giftige Bestandteile) in der Nahrung.

MANGELERNÄHRUNG

Eine Ernährung, die zuwenig *Kohlenhydrate* enthält, weist fast zwangsläufig auch einen *Protein*-Mangel auf, hat also auf die Dauer eine Protein-Kalorien-Unterernährung zur Folge; am häufigsten ist dies in den Armuts- und Hungergebieten Afrikas und Asiens zu beobachten (s. *Kwashiorkor, Marasmus*). Zu einer unzureichenden Protein- und Kalorienzufuhr kann es kommen, wenn allzu rigorose oder einseitige Diäten durchgeführt werden, um Gewicht abzunehmen (s. *Anorexia nervosa*); auch falsch verstandene Vorstellungen über Diät und

Gesundheit können ebenso zu einer Unterernährung führen wie ein fehlendes Interesse am Essen (z.B. bei *Alkohol-* oder *Drogenabhängigkeit.*).

Ein Mangel an bestimmten Nährstoffen kann durch bestimmte Erkrankungen innerhalb des Verdauungssystems – wie *Zöliakie*, *Crohn-Krankheit* oder *perniziöse Anämie* (s. *Anämie, megaloblastische*) – bedingt sein.

ÜBERERNÄHRUNG

Fettsucht ist das Resultat einer längerfristig zu hohen *Energie*-Zufuhr. Eine überhöhte Fettzufuhr gilt als mitverantwortlicher Faktor für die *Herzkranzgefäßerkrankung* und einige *Krebs*-Arten. Aber auch durch zuviel *Mineralien* und *Vitamine* kann es zu E. kommen.

TOXISCHE (GIFTIGE) WIRKUNGEN

Natürlich vorkommende Toxine können Verdauung, Absorption und Verwertung der Nahrung beeinträchtigen oder spezifische Erkrankungen auslösen, so z.B. der *Mutterkorn*-Pilz am Getreide, der zu Ergotismus (Mutterkorn-Vergiftung) führt. Industrielle Luftverschmutzungen, Pestizide, Kunstdünger und andere Chemikalien können Nahrungsmittelvergiftungen verursachen.

Erosion, dentale

Zahnschmelzverlust als Folge der Einwirkung von Säuren oder anderen Chemikalien. Das erste Anzeichen ist ein "Stumpfwerden" des Zahnglanzes. Mit fortschreitender Dauer bilden sich glatte, glänzende und flache Einbuchtungen. Eine d. E. an der Außenseite der Zähne ist meistens durch übermäßigen Genuß von Zitrusfrüchten, Fruchtsäften oder kohlensäurehaltigen Getränken bedingt. Arbeitnehmer, die am Arbeitsplatz mit Säuren hantieren müssen, sind ebenfalls manchmal betroffen. An der Innenseite der Backenzähne tritt eine E. vor allem dann auf, wenn sie häufig mit saurem Magensaft in Berührung kommen – z.B. bei Menschen, die an *Bulimie* oder an *Sodbrennen* leiden. Oft tritt sie zusammen mit dentaler *Abrasion* (der mechanischen Zahnabnutzung) auf oder verstärkt diese noch, was auf die Dauer zu schweren Gebißschäden führt (s.a. *Zahnkaries*).

Erotismus

Charakter und emotionale Natur der sexuellen Erregung. Stammt vom griechischen Begriff für "Begehren", die im Gott Eros personifiziert und vergöttlicht wurde. Sexuelle Erregung kann durch Gedanken, Berührung erogener Zonen (speziell Mund, Brüste, Genitalien und Anus) oder auch durch andere Sinneswahrnehmungen ausgelöst werden (Aussehen und Anfassen bestimmter Kleidungsstücke, der Duft eines Parfüms, bestimmte Musik). In der *psychoanalytischen Theorie* steht der E. dem *Narzißmus* (Selbstverliebtheit) gegenüber; E. ist das reife Liebesgefühl, das nur befriedigt werden kann, wenn auch der Liebespartner befriedigt wird; Narzißmus gilt als typisch bei unreifen Menschen, die nur ihre eigenen Bedürfnisse befriedigen wollen.

Erröten

Kurzzeitiges Erröten im Gesicht und manchmal auch am Hals infolge abrupter Weitung der Blutgefäße an der Hautoberfläche. In aller Regel ein Reflex auf Beschämung, Verlegenheit oder Peinlichkeit. Bei manchen Frauen ist E. auch eine Begleiterscheinung der sog. *fliegenden Hitze* in den Wechseljahren (*Klimakterium*). Ebenso ist es eine Begleiterscheinung beim *Karzinoidsyndrom.*

Ersatzmutterschaft

Bereitschaft einer Frau, schwanger zu werden und ein Kind zur Welt zu bringen, unter der Voraussetzung, daß sie dieses Kind unmittelbar nach der Geburt den "Vertrags"-Eltern überläßt. Wurde unter der Bezeichnung "Leihmütter" weithin bekannt im Zusammenhang mit der *In-vitro-Befruchtung*. Dabei werden Ei- und Samenzellen im Labor vereinigt, und die befruchteten Eizellen können anschließend im Prinzip jeder Frau, die sich in der entsprechenden Zyklusphase befindet, in die Gebärmutter eingesetzt werden. Eine andere Möglichkeit für E. ist die *künstliche Befruchtung* mit dem Sperma des "Vertrags"-Vaters.

Die ethischen und gesetzlichen Aspekte der E. sind vielfältig und noch nicht endgültig geklärt. So ist die E. in manchen Ländern bei eindeutiger Willenserklärung möglich (z.B. in den USA), in anderen ist sie vor allem dann untersagt, wenn sie gegen Entgelt geschehen soll (z.B. in Deutschland).

Erschöpfung

Verbreiteter Zustand, in der Regel die Folge von Überarbeitung oder Schlafmangel, manchmal auch von *Depression* oder *Angst*zuständen, möglich aber auch als Frühsymptom oder Begleiterscheinung ernster Erkrankungen wie etwa *Anämie* oder *Krebs*, wobei im Laufe der Zeit weitere Symptome hinzutreten.

Erste Hilfe

Unter Erster Hilfe versteht man Maßnahmen bei Verletzungen, Erkrankungen oder Vergiftungen, bis professionelle und ärztliche Hilfe zur Stelle ist.

Erste Hilfe leisten heißt, den Betroffenen vor weiteren Gefahren schützen, dafür zu sorgen, daß er in ärztliche Behandlung gelangt. Selbst kleine Verletzungen bergen vielfältige Gefahren. So besteht neben der erkennbaren Blutung nach außen die Gefahr einer nicht erkannten Blutung nach innen. Durch Verunreinigungen der Wunden können schwerwiegende Infektionen entstehen, z.B. *Tetanus*-Infektion. Aus diesem Grunde ist dafür zu sorgen, daß durch eine keimfreie Wundauflage eine weitere Verschmutzung verhindert wird. Durch eine Gewalteinwirkung ohne besondere äußere Merkmale sind innere Verletzungen möglich. Aber auch der Schmerz kann sich nachteilig auf den Betroffenen auswirken.

ERSTE HILFE IM NOTFALL

Das Ziel jeder Ersten Hilfe im Notfall ist die Erhaltung des Lebens selbst, das Verhindern einer weiteren Verschlechterung des momentanen Zustandes, Retten aus dem Gefahrenbereich und Schutz vor weiteren Gefahren, Förderung und Unterstützung der Erholung, Zuspruch für Betroffene und Angehörige.

Wer Erste Hilfe leistet, sollte zunächst versuchen, die Situation zu überblicken, und schnell entscheiden, welche Maßnahmen getroffen werden müssen. Das oberste Gebot bei allen Maßnahmen heißt: Ruhe bewahren und Ruhe ausstrahlen. Daneben sollte man versuchen, Näheres über den Unfallhergang, den bisherigen Krankheitsverlauf zu erfahren, um zu Entscheidungen für die Erste Hilfe zu kommen und auch um dem Rettungsdienst bzw. dem Arzt entsprechende Auskünfte erteilen zu können.

Droht die Gefahr einer *Bewußtlosigkeit*, muß als erstes sichergestellt werden, daß die Atemwege frei sind und freigehalten werden. So sollten sichtbare Fremdkörper aus dem Mundraum entfernt werden, z.B. gelöste Zahnprothesen, Essensreste etc. Eine weitere Gefahr besteht, wenn der Betroffene auf dem Rücken liegt, daß die Zunge des Betroffenen in seinen Rachenraum zurücksinkt und er daran ersticken kann. Die *stabile Seitenlage* hat den Zweck, das Zurücksinken der Zunge zu verhindern und daß Flüssigkeiten und Erbrochenes nach außen abfließen können. Darum wird bei der stabilen Seitenlage der Kopf nach rückwärts gebeugt, und der Mund zeigt zur Erde. Wenn der Betroffene nicht mehr atmet, wird die Mund-zu-Nase-*Beatmung* durchgeführt. Ist der Betroffene nicht ansprechbar, sind keine Atmung und kein Kreislauf feststellbar, muß die *Herz-Lungen-Wiederbelebung* durchgeführt werden. Starke *Blutungen* müssen gestoppt werden. Dies kann durch einen Druckverband erfolgen. Wo dies nicht möglich ist, kann die Blutung auch durch

Aufpressen eines keimfreien Materials gestoppt werden.

Schwerverletzte oder -kranke sollen ohne ausgebildete Helfer auf keinen Fall bewegt werden, ausgenommen sie liegen in einem Gefahrenbereich und es besteht Lebensgefahr. Dies gilt ganz besonders, wenn Anzeichen einer Wirbelverletzung vorliegen. Der Betroffene soll gegen Wärmeverlust geschützt werden, dabei sollte besonderes Augenmerk auf die Auskühlung vom Boden her gerichtet werden. Enge oder behindernde Kleidung sollte geöffnet oder gelöst werden.

Sind durch das Geschehen mehrere Menschen betroffen, so muß derjenige, der Erste Hilfe leistet, die Reihenfolge seiner Maßnahmen festlegen. Höchste Priorität haben Verletzte, die nicht erweckbar sind, keine fühlbare Atmung und keinen feststellbaren Puls haben. Diese schweben in Lebensgefahr, wenn keine Erste Hilfe geleistet wird.

Das Rote Kreuz und auch andere Organisationen bieten Lehrgänge in Erster Hilfe an. Hierüber werden Bestätigungen ausgestellt. Wiederholte Besuche eines Erste-Hilfe-Lehrganges geben Sicherheit.

Ersticken

(*F.* Asphyxie) Teilweise oder völlige Unmöglichkeit zu atmen, als Folge einer Blockierung der Atemwege, meistens durch Nahrungsteile, Flüssigkeiten oder eingeatmete oder verschluckte Fremdkörper. Ist die Luftröhre nur teilweise blockiert, bleibt meistens so viel Luft zum Atmen, daß der Fremdkörper ausgehustet werden kann. Bei vollständiger Blockierung ist keine Atmung mehr möglich, und es tritt der Tod durch Ersticken ein, falls die Blockierung nicht doch noch rechtzeitig beseitigt werden kann.

URSACHEN

Jeder Teil der Atemwege kann blockiert werden, von Rachen (Pharynx) und Kehlkopf (Larynx) über die Luftröhre (Trachea) bis in die Bronchien, die Atemwege von der Luftröhre in die Lunge. Am häufigsten ist das "Sich-Verschlucken" mit Nahrungsteilen oder kleinen Flüssigkeitsmengen, die so in die Luft- statt in die Speiseröhre gelangen. Doch wenn es auch sehr unangenehm und beängstigend sein kann, so wird es doch fast immer wieder ausgehustet. Gefährlicher sind Fremdkörper, die die Luftwege teilweise blockieren, also steckenbleiben. Bei Erwachsenen sind das meistens Fischgräten oder Fleischstücke, bei Kindern, die wegen ihrer engeren Atemwege anfälliger sind, kann schon eine Erdnuß oder eine kleine Spielzeugperle genügen. Ein seltenerer Grund ist das Sich-Verschlucken an Erbrochenem.

THERAPIE

Notärztliche Hilfe muß herbeigerufen werden, wenn die Blockierung der Atemwege nicht zu beseitigen ist. Der Arzt wird es zunächst manuell versuchen und erst, wenn das nicht gelingt, mit einer Not-*Tracheotomie,* d.h. der Eröffnung der Luftröhre durch einen kleinen Schnitt, durch den ein Atemtubus zur Beatmung in die Luftröhre eingelegt wird. Nach dieser Herstellung eines künstlichen Atemwegs kann dann mit einem Laryngoskop, Bronchoskop oder Ösophagoskop (Sichtinstrumente für Kehlkopf, Bronchien oder Speiseröhre) der Fremdkörper lokalisiert und entfernt werden (s.a. *Laryngoskopie, Bronchoskopie, Ösophagoskopie, Asphyxie*).

Ertrinken

Tod durch Ersticken und *Hypoxie* (Sauerstoffmangel) im Zusammenhang mit längerem Eintauchen in eine Flüssigkeit, meist Wasser. In rd. vier Fünfteln aller Todesfälle durch Ertrinken ist Wasser in die Lunge des Opfers gelangt. Das restliche Fünftel sind Fälle sog. "trockenen" Ertrinkens (s. nachfolgendes Stichwort *Ertrinken, trockenes*).

HÄUFIGKEIT UND URSACHEN

Alljährlich gibt es im Sommer Todesfälle durch Ertrinken und ein Vielfaches davon an Fällen von Ertrinken mit erfolgreicher Wiederbelebung. Weltweit schätzt man jährlich rd. 200 000 Fälle von Ertrinken. Viele Opfer sind gute

INHALT VERBANDKASTEN:

1 Heftpflaster 5 m x 2,5 cm (Spule)
1 Wundschnellverband 50 cm x 6 cm
3 Wundschnellverbände 10 cm x 6 cm
1 Verbandpäckchen-G (groß)
3 Verbandpäckchen-M (mittel)
1 Verbandtuch
6 Mullbinden 8 cm x 4 m
3 Mullbinden 6 cm x 4 m
6 Kompressen 100 mm x 100 mm
2 Dreiecktücher
1 Schere
4 Paar Einmalhandschuhe aus PVC
Sicherheitsnadel

ERSTE HILFE: AUFFINDEN EINER PERSON

Wenn sich eine Person in einer Situation befindet, aus der geschlossen werden kann, daß geholfen werden muß, dann ergibt sich nachstehendes Ablaufschema. Generell gilt "Erst fragen – dann helfen". Unter Umständen ist nur eine Unterstützung notwendig, z.B. bei behinderten Menschen. Diese werden dann erklären, wie ihnen geholfen werden kann. Wenn der Betreffende nicht antwortet, sollte man ihn auch anfassen. Unter Umständen erfolgt darauf eine Reaktion.

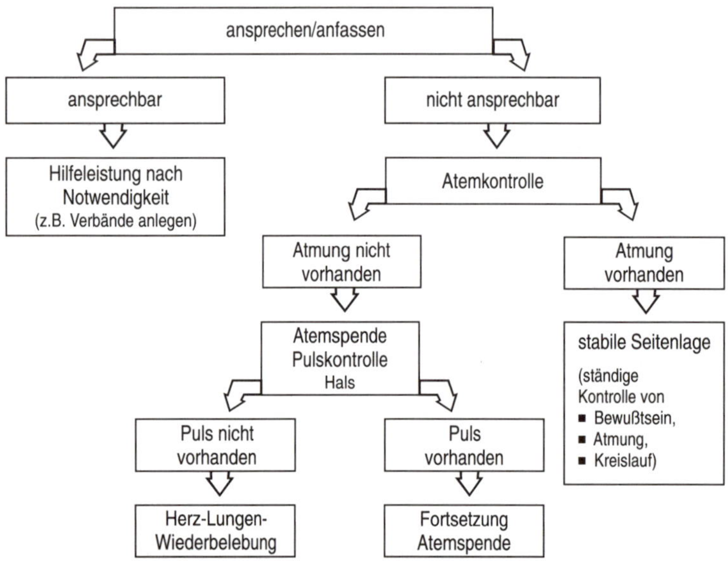

In der Übersicht wird deutlich, daß der Kontrolle von Bewußtsein, Atmung und Kreislauf eine zentrale Bedeutung zukommt.

ERSTE HILFE: ERSTICKEN BEI FREMDKÖRPER IN DER LUFTRÖHRE

BEI BEWUSSTSEIN

Der Griff an den Hals deutet auf einen Erstickungsanfall. Man rät zu kräftigem Husten. Hilft das nichts, beugt man die Person vornüber und klopft ihr kräftig auf den Rücken zwischen die Schulterblätter.

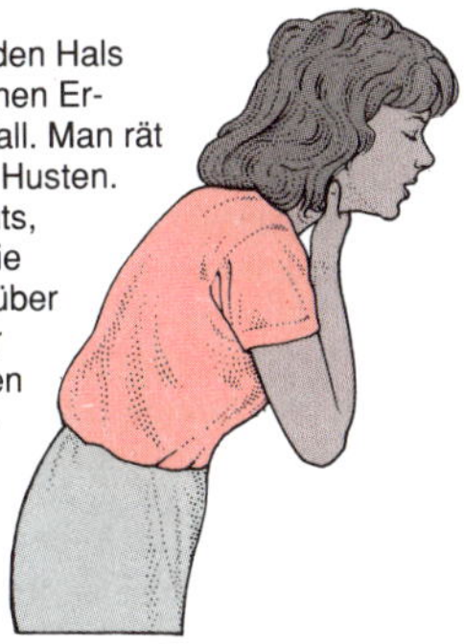

BEI KLEINKINDERN

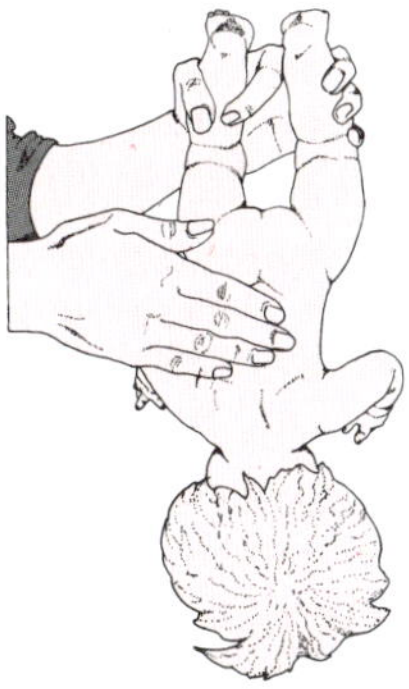

BEI FREMDKÖRPERN IN DER LUFTRÖHRE

- Ansprechen und beruhigen
- Kleinkinder: an den Beinen hochhalten; größere Kinder und Erwachsene: bei herunterhängendem Oberkörper mit der flachen Hand zwischen die Schulterblätter schlagen zur Auslösung von Hustenstößen, die den Fremdkörper wieder herausbefördern
- Rettungsdienst oder Notarzt alarmieren
- Bei Atemstillstand: Atemspende
- Bei zusätzlichem Herz-Kreislauf-stillstand: Herz-Lungen-Wiederbelebung

Wenn bekannt ist, was verschluckt wurde, nach Möglichkeit ein Muster des Fremdkörpers ins Krankenhaus/dem Rettungsdienst mitgeben, damit der Arzt besser und schneller weitere Gefahren erkennen sowie entsprechende Maßnahmen ergreifen kann (bei Kindern z.B. entsprechende Teile des Spielzeugs).

BEI SCHULKINDERN UND ERWACHSENEN

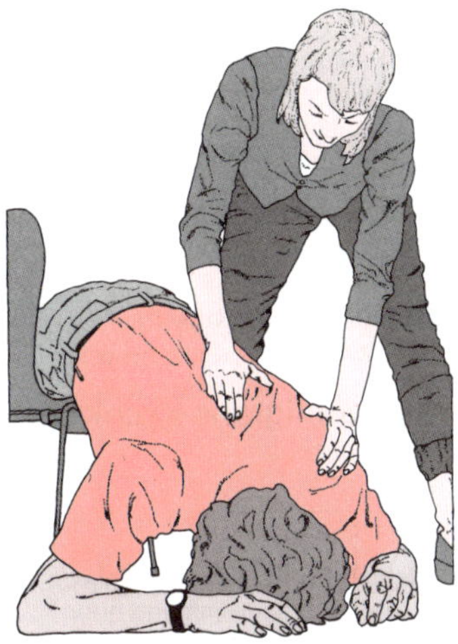

Schwimmer, die allerdings bestimmte Faktoren außer acht gelassen haben (Gezeitenströmungen und Strudel), dann müde wurden und Panik bekamen. Nur relativ wenige Nichtschwimmer ertrinken. Andere Ursachen von Todesfällen durch Ertrinken sind Überflutungen, Schiffsuntergänge, ein Einbruch ins Eis im Winter bzw. in das sehr kalte Wasser darunter. Kleine Kinder können auch schon in ganz flachem Wasser ertrinken. Mehr als ein Drittel aller Ertrunkenen hat Alkohol im Blut. Im alkoholisierten Zustand lassen Urteilsfähigkeit und Vorsicht nach und außerdem auch die körperliche Koordination, was besonders beim Schwimmen eine überaus gefährliche Kombination darstellt. Einige wichtige Regeln zur Verhütung von Unfällen wie auch Rettungsmaßnahmen sind im Kasten (nächste Seite) aufgeführt.

ABLAUF DES ERTRINKENS

Das panikbedingte wilde Umsichschlagen ist nicht dazu geeignet, den Körper an der Oberfläche treiben zu lassen, und es wird nach und nach immer mehr Wasser geschluckt bzw. in die Lunge eingeatmet. Zunächst verhindert der sog. Kehlkopfreflex – die Bewegung eines Muskels am Beginn der Luftröhre –, daß Wasser in die Lunge eindringen kann, und es wird einfach in den Magen geschluckt. Dieses Schlucken bzw. die Bewegung dabei behindert nun jedoch die Atmung, was schnell zu *Hypoxie* (Sauerstoffmangel) und dadurch zu Bewußtlosigkeit führt. Wenn der Betroffene das Glück hat, mit dem Gesicht nach oben auf dem Wasser zu treiben, sind die Überlebenschancen relativ groß, weil der Kehlkopfreflex sich dann löst und das Atmen wieder ermöglicht.

ERSTE HILFE UND THERAPIE

Ertrinkenden, die im Wasser in Panik um sich schlagen, wirft man am besten etwas zu, das groß genug zum Festklammern ist. Im Idealfall nähert man sich mit einem Boot, in das man den Betroffenen ziehen kann. Schwimmt man zu Hilfe, muß man auf jeden Fall versuchen, den Betroffenen bereits aus einer gewissen Distanz mit Worten zu beruhigen, da er sich sonst möglicherweise wehrt oder anklammert und der Rettungsschwimmer selbst in Gefahr gerät. Der wichtigste Rettungsgriff ist der unter das Kinn, so daß der Betroffene mit dem Gesicht über Wasser ist und atmen kann. Man schwimmt mit ihm grundsätzlich das nächste Boot oder die nächstgelegene Uferstelle an. Wenn nötig, ruft man eine Ambulanz herbei und kümmert sich sofort um den Zustand des Betroffenen. Atmet er nicht und ist am Hals kein Puls spürbar, muß sofort mit Maßnahmen zur *Wiederbelebung* begonnen werden (s. *Beatmung; Herz-Lungen-Wiederbelebung*), die fortgesetzt werden müssen, bis der Notarzt eintrifft.

Der sog. "Tauchreflex", ein Primitivreflex, der eine minimale Blutversorgung des Gehirns sicherstellt, ermöglicht oftmals die Wiederbelebung Ertrunkener, die schon verhältnismäßig lange in sehr kaltem Wasser waren (bei starker Unterkühlung sinkt auch der Sauerstoffbedarf) und bereits tot schienen. In allen Fällen erfolgreicher Wiederbelebung sollte der Betroffene auf jeden Fall in einem Krankenhaus untersucht und beobachtet werden. Lebensbedrohliche Situationen können sich noch Tage danach einstellen, falls Wasser aus der Lunge ins Blut gelangt ist und die Lungenschleimhäute angegriffen worden sind.

Ertrinken, trockenes

Form des Ertrinkens, bei dem kein Wasser in die Lunge dringt. Etwa ein Fünftel aller Todesfälle durch Ertrinken sind dadurch bedingt. Wenn der Ertrinkende einen so starken Kehlkopfreflex hat, daß zwar das aufgenommene Wasser in den Magen statt in die Lunge geleitet, jedoch gleichzeitig die Atmung unmöglich gemacht wird. Siehe Kasten nächste Seite.

Eruption

Der Vorgang des Erscheinens oder Durchbruchs, etwa eines Hautausschlags oder auch eines neuen Zahns (s.a. *Zahndurchbruch*).

Erweichende Mittel

s. *Emollientia*

Erysipel

s. *Wundrose*

E

ARTEN DES ERTRINKENS

In vier von fünf Todesfällen durch Ertrinken wurde Wasser in die Lunge eingeatmet. Im fünften Fall ist kein Wasser in der Lunge ("trockenes Ertrinken"), allerdings tritt in beiden Fällen der Tod durch Ersticken ein.

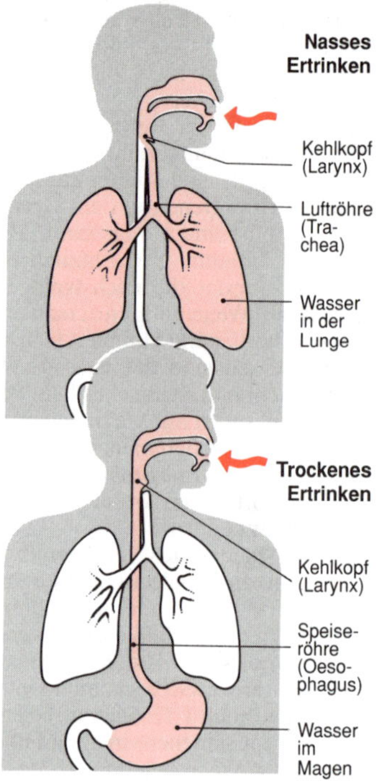

Erythem

Begriff für Hautrötung. Funktionsstörungen mit Hautrötungen als Begleiterscheinung sind u.a. *Erythema ab igne, Erythema multiforme, Erythema nodosum, Lupus erythematodes* und *Erythema infectiosum* (sog. Ringelröteln, früher auch "fünfte Krankheit"). Ein E. kann viele Ursachen haben, darunter *Erröten* (aus Verlegenheit), *Hitzewallungen* (fliegende Hitze), *Sonnenbrand*, erhöhte Temperatur und alle entzündlichen, infektiösen oder allergischen Hautzustände *(Akne, Dermatitis, Ekzem, Erysipel [Wundrose], Rosazea, Urtikaria [Nesselsucht]* usw.)

Erythema ab igne

(*F.* auch Erythema caloricum). Rotgesprenkelte Haut, oft auch trocken und juckend, als Folge direkter starker Hitzeeinwirkung; kommt am häufigsten bei älteren Frauen vor. Kann an den Schienbeinen nach zu dichtem Sitzen an einem offenen Feuer oder auf dem Bauch von einer zu heißen Wärmflasche auftreten. Die Trockenheit der Haut und das Jucken lassen sich mit einem *Emollientium* (Kühlungs-/Linderungscreme) bessern. Die Rötung verblaßt nach einiger Zeit von selbst, verschwindet jedoch selten ganz.

Erythema infectiosum

s. *Ringelröteln*

Erythema-migrans-Krankheit

s. *Lyme-Krankheit*

Erythema multiforme

(auch "Scheibenrose" genannt.) Akute Entzündung der Haut und gelegentlich der inneren Schleimhäute, die die meisten Körperhöhlen auskleiden, manchmal begleitet von allgemeinem Krankheitsgefühl. E. m. bedeutet wörtlich "Hautrötung in vielen Variationen".

URSACHEN UND VERBREITUNG

Ein E.m. kann als Reaktion auf bestimmte Medikamente (Penicillin-Präparate, Sulfonamide, Salicylate, Barbiturate), als Begleiterscheinung von Virusinfektionen (z.B. Herpes simplex mit Erkältungssymptomen) oder von Bakterieninfektionen (wie Streptokokkeninfektionen mit Halsschmerzen) auftreten. Schwangerschaft, Impfung und Bestrahlung sind weitere mögliche Ursachen. In der Hälfte aller Fälle allerdings gibt es keine erkennbare Ursache. Am häufigsten betroffen sind Kinder und junge Frauen.

SYMPTOME

An Armen und Beinen, manchmal auch im Gesicht und auf dem übrigen Körper erscheinen masernähnliche, symmetrische, rote, oft juckende Flecken, die sich entweder zu Pusteln oder größeren roträndrigen Flecken mit einem blassen Zentrum ausbilden. Die Betroffenen können Fieber, Hals- und Kopfschmerzen und/oder Durchfall bekommen. Bei einer schweren Form des E. m., dem sog. Stevens-Johnson-Syndrom, sind Mund- und Augen-Schleimhäute sowie die Genitalien betroffen, die sich entzünden und Geschwüre bilden.

ERTRINKEN: RETTUNGSMASSNAHMEN

Ertrinkenden einen Rettungsring oder ähnliches zuzuwerfen ist nur dann sinnvoll, wenn sie noch bei Bewußtsein, nicht in Panik sind. Andernfalls nähert man sich schwimmend oder mit einem Boot.

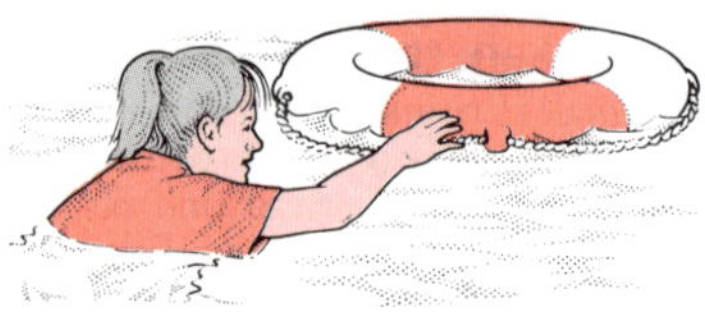

Ring oder Leine auswerfen

Ist kein Rettungsring vorhanden, nimmt man einen großen, schwimmfähigen Gegenstand. Am besten sollte ein Seil daran sein, damit man den Betroffenen heranziehen kann. Auch ein Seil allein kann schon genügen.

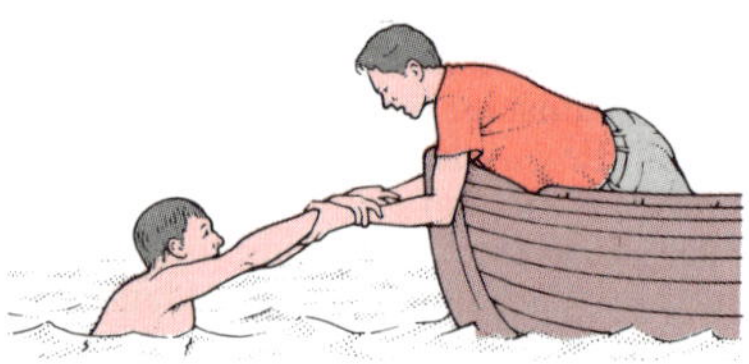

Rettung aus einem Boot

Betroffenen an den Handgelenken fassen und versuchen, ihn mit Schwung ins Boot zu ziehen. Sind zwei Retter im Boot, kann einer ins Wasser springen und von dort aus bei der Bergung helfen.

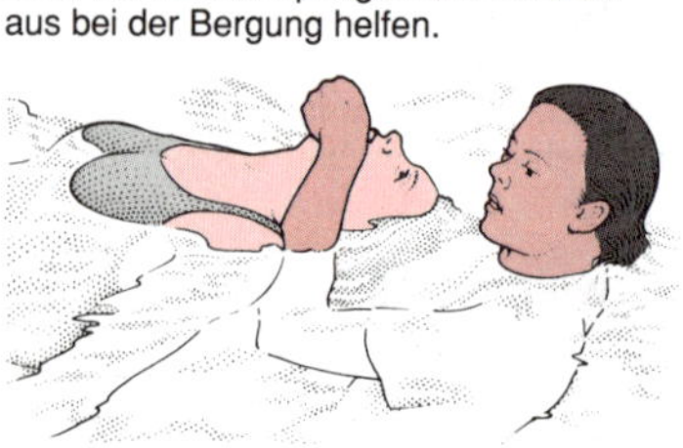

Schleppen

Ein Betroffener in Panik muß vielleicht erst beruhigt werden, damit er nicht den Rettungsschwimmer so umklammert, daß dieser selbst in Gefahr gerät. Der wichtigste Rettungsschwimmergriff ist der unter das Kinn, damit das Gesicht des Betroffenen über Wasser bleibt.

MASSNAHMEN ZUR VORBEUGUNG GEGEN ERTRINKEN

1 Niemals in tiefes Wasser springen, ehe man sich überzeugt hat, daß ein einfacher und vom Wasser aus zu findender Ausstieg vorhanden ist.

2 Bei allen Wassersportarten (insbesondere Segeln und Windsurfen) immer Schwimmweste tragen.

3 Nur in Schwimmbecken schwimmen oder in freien Gewässern, die sicher und/oder bewacht sind.

4 Vor dem Schwimmen oder vor der Ausübung jedes anderen Wassersports keinen Alkohol trinken.

5 Kinder nie unbeaufsichtigt baden und schwimmen lassen.

6 Kinder niemals auf eine Natureisfläche lassen, ohne daß zuvor ein Erwachsener die Festigkeit geprüft hat.

THERAPIE
Es gibt Fälle, in denen die wegen anderer Krankheiten verordneten Medikamente als Ursache des E. m. angesehen werden; diese werden dann abgesetzt. Jede möglicherweise das E. m. verursachende Krankheit wird nach Möglichkeit behandelt. Gelegentlich werden *Kortikosteroide* gegen die Entzündung und Reizung gegeben. Das Stevens-Johnson-Syndrom wird mit *Analgetika* (Schmerzmitteln), viel Flüssigkeit (zuweilen sogar intravenös), *Sedativa* (Beruhigungsmitteln) und manchmal ebenfalls Kortikosteroiden behandelt.

E. m. verschwindet normalerweise im Verlauf von fünf oder sechs Wochen auch von selbst, kann jedoch wiederkehren. Das Stevens-Johnson-Syndrom spricht zwar meistens auf eine Behandlung an, manchmal jedoch sind die Patienten als Folge eines Schocks oder der sich im ganzen Körper ausbreitenden Entzündung schwer krank.

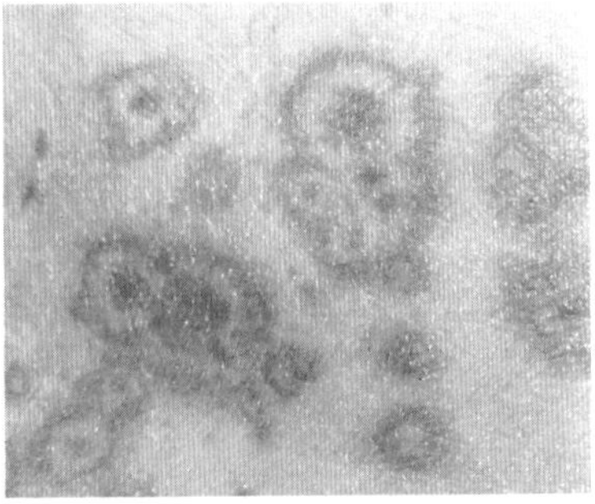

Erythema-multiforme-Ausschlag
Die Flecken dieses Ausschlags jucken normalerweise und haben eine rundliche Form mit konzentrischen Ringen verschiedener Schattierungen von Rot um einen blassen Herd.

Erythema neonatorum
s. *Urtikaria, neonatale*

Erythema nodosum
Purpurrote Schwellungen an den Beinen als Begleiterscheinung anderer Erkrankungen, am häufigsten in der Altersgruppe zwischen 20 und 50 Jahren und häufiger bei Frauen als bei Männern.

URSACHEN UND VERBREITUNG
Die häufigste Ursache ist eine *Streptokokkeninfektion* im Rachen, aber es kann sich auch um eine Begleiterscheinung anderer Krankheiten handeln (meistens handelt es sich um *Tuberkulose* oder *Sarkoidose*) oder um eine Reaktion auf Arzneimittel wie *Sulfonamide*, *Penicillin-Präparate* und *Salicylate*. In etwa einem Drittel der Fälle läßt sich keine Ursache feststellen.

SYMPTOME
Die glänzenden, weichen Schwellungen haben einen Durchmesser von 1-10 cm und treten an Schienbeinen und den Vorderseiten der Oberschenkel auf, seltener auch an den Armen. Meistens sind sie mit Gelenk- und Muskelschmerzen und mit Fieber verbunden.

THERAPIE
Eine wirksame Behandlung der Ursache beseitigt auch die Schwellungen. Bettruhe, *Analgetika* (Schmerzmittel) und gelegentlich auch *Kortikosteroide* können nötig werden. Normalerweise klingt der Zustand innerhalb eines Monats ab.

Erythrasma
Bakterielle Hautentzündung in Form von unregelmäßigen Hauterhabenheiten, im Bereich von Lenden, Achselhöhlen und der Haut zwischen den Zehen, vom *CORYNEBACTERIUM* verursacht. Auf weißer Haut sehen die befallenen Stellen rötlichbraun aus, auf dunkler entweder heller oder dunkler als die normale Haut. Sonst gibt es in der Regel keine Symptome. E. ist bei Diabetikern nicht selten und wird mittels der Betrachtung der Haut unter einem speziellen Licht (sog. Wood-Licht), das die befallenen Stellen rotfluoreszierend erscheinen läßt, diagnostiziert. Das E. pflegt bei Behandlung mit *Erythromycin* gewöhnlich abzuheilen.

Erythrodermie
s. *Dermatitis exfoliativa*

Erythromycin
(z.B. *Paediathrocin*® +)

Antibiotikum zur Behandlung von Haut, Bronchial-, Hals- und Ohreninfektionen, und besonders nützlich auch gegen *Keuchhusten* sowie die *Legionärskrankheit*. Für Kinder unter acht Jahren ist es eine gute Alternative zum Tetracyclin mit dessen Risiko der Bildung bleibender Flecken auf den sich entwickelnden zweiten Zähnen. Mögliche Nebenwirkungen sind u.a. Übelkeit und Erbrechen, Bauchschmerzen, Durchfall und juckender Ausschlag.

Erythrozyt
Anderer Name für rotes Blutkörperchen (s. *Blutzellen*).

Es
Nach Sigmund Freud einer der drei Teile der Persönlichkeit (zusammen mit *Ego* und *Über-Ich*). Er versteht darunter eine primitive, unbewußte Triebkraft, aus der die Nahrungs-, Liebes-, und Sexual"instinkte" und andere Grundbedürfnisse gespeist werden. Es werden die Anteile des Menschen genannt, die genießen und Lust gewinnen wollen und versuchen, Schmerz zu vermeiden. (S.a. *psychoanalytische Theorie*)

Eschar
Verschorfung über einer durch Verbrennung, Schürfung, starkes Kratzen, eine Hautkrankheit oder Infektion verursachten Hautwunde.

Esmarch-Binde
Breite Gummibinde (starke elastische Binde), mit der einem hochgelegten Arm oder einem Bein sozusagen das Blut in Richtung zum Herzen "ausgewickelt" wird, um anschließend ein "blutleeres" Operieren zu ermöglichen. Wird von Zehen oder Fingern aus gliedaufwärts gewickelt. Am Ende wird am Oberarm oder Oberschenkel eine pneumatische (aufblasbare) Manschette angelegt, damit das Blut nicht zurückfließt. Dann wird die E.-B. entfernt, während die aufgepumpte Manschette während der ganzen Operation an Ort und Stelle bleibt.

Essigsäure
Farblose, stechend riechende, organische Säure, die dem Essig seinen charakteristisch sauren Geschmack gibt. In der Medizin ist E. ein Bestandteil antiseptischer Gele zur Wiederherstellung der normalen Säureflora der Vagina bei bestimmten Formen vaginaler Infektionen.

ESWL
Extrakorporale Stoßwellenlithotripsie; s. *Lithotripsie*.

Ethambutol
(z.B. *Myambutol*® +)

Arzneistoff, der zusammen mit anderen Medikamenten zur *Tuberkulose*-Behandlung verwendet wird. E. verursacht nur selten Nebenwirkungen; manchmal kann es zu einer Entzündung des Sehnervs mit der Folge verschwommenen Sehens kommen.

Ethik, ärztliche
Verhaltenskodex, der die Beziehungen zwischen Ärzten und Patienten sowie zwischen Ärzten untereinander regelt. Dazu gehört eine breite Skala von Verhaltensregeln, die von direkten Beziehungen zu den Patienten und ihren Familien über professionelle Kompetenz und dem öffentlichen Image bis zum rein finanziellen Verhalten reicht. Es gibt dafür die Regeln der sog. Standesethik. Angehörige der ärztlichen Berufe sollen und dürfen danach das Vertrauen ihrer Patienten nicht mißbrauchen; insbesondere müssen sie sich unbedingt jeglicher

sexuellen Beziehungen zu ihren Patienten enthalten. Außerdem unterliegen sie der ärztlichen Schweigepflicht, insbesondere über Informationen, die sie von ihren Patienten anvertraut bekamen. In jedem Fall müssen sie in diesen Dingen den Interessen ihrer Patienten klar und eindeutig Vorrang einräumen.

Weiter gehört zur ärztlichen Standesethik die Forderung an jeden Arzt, sich um Erhaltung seiner ärztlichen Fähigkeiten zu bemühen und sich kontinuierlich weiterzubilden, um auf dem Stand seiner Kollegen zu bleiben. Ärzte sollen ihre Patienten nicht zu Heilpraktikern schikken, sondern zu naturheilkundlich ausgebildeten Fachkollegen, oder selbst schulmedizinisch anerkannte Naturheilmethoden lernen, um sie ihren Patienten anbieten zu können. Ihre Honorare sollen sich an den festgelegten Gebührenordnungen orientieren. Rabatte wie im Geschäftsleben sind für Ärzte unethisch.

Ferner widerspricht es der Standesethik, wenn Ärzte alkohol- oder drogenabhängig sind. Sie sind gehalten, sich nicht nur zu versichern, daß ihre Patienten mit allen ihren Untersuchungs- und Behandlungsmaßnahmen einverstanden sind, sondern darüber hinaus diese Zustimmung nach ausführlicher und sachlicher Information und Aufklärung ohne Beeinflussung, Einschüchterung, Druck oder gar Zwang zustande kommt. Dazu gehört die Information über die mit bestimmten Behandlungsmaßnahmen verbundenen Risiken, aber auch über mögliche Alternativen, und eine gründliche Abwägung.

Jede Teilnahme von Patienten an Forschungs- und Versuchsprojekten darf nur erfolgen, wenn sie zuvor genau und sachlich informiert wurden und ihre volle und uneingeschränkte freiwillige Zustimmung erteilt haben, ohne sich etwa aus Gründen der Dankbarkeit wegen früherer Behandlungen dazu verpflichtet fühlen zu müssen.

Außerdem muß (in der Bundesrepublik Deutschland) jede Studie, ob mit Patienten oder gesunden Freiwilligen, von einer Ethikkommission genehmigt werden. Forschungen und Versuche mit Kindern oder geistig Behinderten sollen im allgemeinen nur dann erwogen werden, wenn eine vernünftige Aussicht besteht, daß sie ihnen ganz individuell von Nutzen sein werden und daß die damit verbundenen Risiken und Beschwerden minimal sind.

Die Standesethik befaßt sich schließlich auch mit der Fürsorge für Sterbende, mit dem Schwangerschaftsabbruch, der Sorge für schwerbehindert geborene Kinder und der Fürsorge für geistig Behinderte generell.

Ethinylestradiol

s. *Äthinylöstradiol*

Ethosuximid

(z.B. *Suxinutin*® +)

Antikonvulsivum zur Behandlung des *Petit mal* (einer Form der *Epilepsie*), das gegenüber anderen Antikonvulsiva bevorzugt verschrieben wird, weil es anders als diese nur selten Benommenheit oder Leberschäden als Nebenwirkung verursacht. Allerdings kann es Übelkeit und Erbrechen auslösen, und gelegentlich beeinträchtigt es auch die Produktion roter Blutkörperchen im Knochenmark und führt damit zu aplastischer *Anämie*.

Eubiotik

s. *Diätetik*

Eukalyptusöl

Aus den Blättern des Eukalyptusbaumes destillierte, farblose Substanz mit aromatischem, kampferartigem Geruch und einem kräftig-stechenden, erfrischenden Geschmack. E. wird als Geschmacksstoff verwendet und ist auch Bestandteil vieler Arzneimischungen gegen Husten und Erkältung, zum Einreiben, Inhalieren oder von Tabletten oder Hustenbonbons. Von seiner symptomlindernden Wirkung abgesehen ist eine eigentliche Heilwirkung des E.s jedoch nicht nachweisbar.

Eunuch

Mann, dessen Hoden entfernt oder zerstört worden sind, der somit unfruchtbar (steril) ist und auch keine männlichen Geschlechtshormone mehr produzieren kann. Der Begriff wurde anfangs nur auf Knaben angewendet, die noch vor der Pubertät kastriert wurden, damit sie ihre Sopranstimmen für Kirchenchöre behielten oder als Haremswächter arbeiten konnten. Diese Knaben bekamen dann auch die "typischen" Eunuchen-Eigenschaften: breite Hüften, schmale Schultern und unentwickelte sekundäre Geschlechtsmerkmale (ihr Penis bleibt klein wie bei einem Knaben, sie behalten eine hohe Stimme und entwickeln ein weibliches Muster der Körperbehaarung).

Euphorie

Zustand von Zuversicht und Wohlgefühl, der eine normale Reaktion auf persönlichen Erfolg sein kann, jedoch auch nach Einnahme bestimmter Medikamente, wie z.B. Langzeiteinnahme von *Kortikosteroiden*, und Drogen auftreten kann. E.gefühle ohne äußeren Grund können manchmal jedoch auch Zeichen einer Gehirnerkrankung oder -schädigung, sei es durch *Kopfverletzung* (speziell der vorderen Gehirnlappen), *Demenz, Hirntumor* oder *Multiple Sklerose,* darstellen. Eine länger andauernde, den Betroffenen letztendlich erschöpfende E. tritt während der sog. manischen Phase im Rahmen einer manisch-depressiven Erkrankung (s. *bipolare Depression*) auf.

Eustachio-Röhre

Auch Eustachische Röhre, "Ohrtrompete", *F.* Tuba auditiva oder Eustachii, die Verbindung zwischen *Mittelohr* und *Nasenrachenraum*.

STRUKTUR

Die Röhre ist bei Erwachsenen ca. 36 mm lang und verläuft vom Mittelohr aus nach vorne unten und innen und endet im hinteren Nasenrachenraum oberhalb des weichen Gaumens. Sie wird von einer weichen, feuchten und glatten Schleimhaut (ähnlich der übrigen Nasenrachen-*Schleimhaut*) ausgekleidet.

FUNKTION

Die E.-R. funktioniert als Drainage-(Abfluß-)kanal des Mittelohrs und stellt das Hörvermögen dadurch sicher, daß sie sich regelmäßig öffnet, um einen Druckausgleich zu schaffen. Das untere Ende öffnet sich beim Schlucken und Gähnen und ermöglicht so einen Luftstrom ins Mittelohr, wodurch sich der Luftdruck auf beiden Seiten des Trommelfells angleicht.

Ändert sich der Außendruck schnell und in größerem Ausmaß, kann das Trommelfell so unter Druck geraten, daß es nach innen oder außen verzogen wird. Das ist unangenehm und beeinträchtigt das Gehör. Die meisten Menschen kennen diese Erfahrung aus dem Flugzeug beim Landen oder wenn ein Zug oder Auto in einen Tunnel einfährt. Das beste Gegenmittel ist der Druckausgleich durch mehrmaliges, kräftiges Schlucken.

ERKRANKUNGEN

Wenn bei einer Erkältung die Nasenrachen-Schleimhaut anschwillt, kann die E.-R. verlegt werden. Die Luft im Mittelohr wird von dessen Schleimhaut resorbiert, ohne daß über die E.-R. ein Druckausgleich erfolgen kann. Das Trommelfell wird eingezogen und kann nicht mehr schwingen, was das Hörvermögen deutlich einschränken kann.

Der gleiche Mechanismus liegt zugrunde, wenn bei Kindern durch eine wuchernde Rachenmandel ("Polypen") der Racheneingang zur E.-R. verlegt wird. Das erste Symptom dieser "Mittelohrschwerhörigkeit" kann ein Nachlassen bei den schulischen Leistungen des Kindes sein.

Rasche Druckveränderungen bei blokkierter E.-R. können ein sog. *Barotrauma* ("geplatztes Trommelfell") verursachen: Druckschaden des Trommelfells oder auch anderer Strukturen.

E

ANATOMIE DER EUSTACHISCHEN RÖHRE

Die Eustachio- oder Eustachische Röhre verbindet das Mittelohr mit dem Nasenrachenraum. Sie besteht aus zwei Abschnitten: Der obere verläuft in einem knöchernen, der untere in einem knorpeligen Kanal.

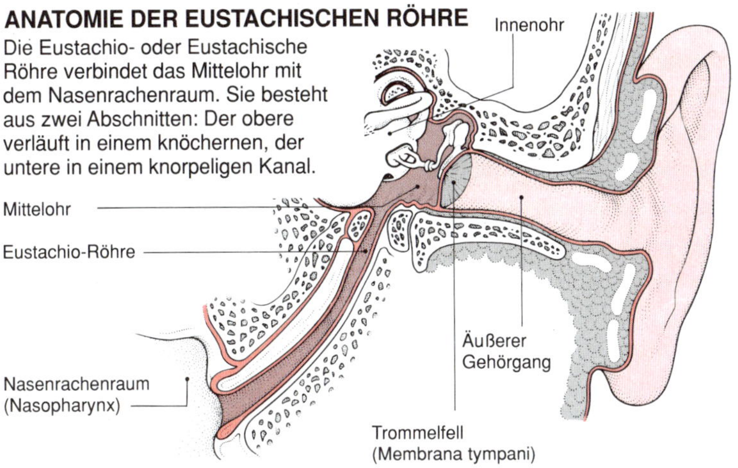

Ein Mittelohrerguß (Flüssigkeitsansammlung im Mittelohr, meist bei akuter *Mittelohrentzündung*) oder eine chronische Mittelohrentzündung können entstehen, wenn die E.-R. blockiert ist und somit kein Sekret aus dem Mittelohr mehr abfließen kann. Dies kann dann zu teilweisem Gehörverlust führen.

Die E.-R. ist bei Kindern kürzer, wodurch sich Halsinfektionen schneller bis ins Mittelohr ausbreiten können.

Euthanasie

Definitionsgemäß die schmerzlose Tötung eines Menschen, um ihn von seinem Leiden zu befreien; wörtliche Bedeutung "leichter Tod".

Doch selbst auf Wunsch eines an einer unheilbaren Krankheit Leidenden verstößt die E. in fast allen westlichen Ländern gegen die bestehenden Gesetze.

E. ist als aktive Handlung strikt von unterbleibenden oder eingestellten Behandlungsmaßnahmen (manchmal auch "passive Sterbehilfe" genannt) zu unterscheiden. Letztere basiert auf der ärztlichen Erkenntnis, daß Patienten im fortgeschrittenen oder unheilbaren Zustand einer Krankheit das Recht haben, eine medizinische Behandlung, die lediglich ihr Sterben verlängern würde, zu verweigern.

Euthyreot

Beschreibt den Zustand einer Person mit einer gesunden, normal funktionierenden Schilddrüse oder aber den von Patienten nach einer erfolgreichen Behandlung gegen *Hypothyreose* (Schilddrüsenunterfunktion) oder *Hyperthyreose* (Schilddrüsenüberfunktion), also wieder normal funktionierender Schilddrüse: "Der Patient oder die Patientin ist gesund und euthyreot."

Eversion

Auswärtsdrehung. Der Begriff wird üblicherweise bei einer Knöchelverletzung oder -deformierung verwendet, bei der der Fuß nach außen gedreht ist.

Evozierte Potentiale

Messung von Gehirnströmen als Antwort auf spezifische äußere Reize. E. P. sind sehr viel kleiner als die mit dem *EEG* aufgezeichneten Impulse, und es handelt sich um eine Verfeinerung dieser Technik. E. P. wurden erstmals 1947 demonstriert. Heute, mit der hochentwickelten computerisierten Elektronik, sind sie als diagnostisches Instrument weit verbreitet.

WARUM ES GEMACHT WIRD

Mit Hilfe dieser Technik läßt sich der Funktionszustand der verschiedenen sensorischen Systeme (Seh-, Gehör-, Tastsinn) genau überprüfen. Die gewonnenen Informationen helfen, Störungen zu entdecken, die etwa durch Entzündungen, Druck von einem Tumor oder sonstige Erkrankungen entstehen können. *Multiple Sklerose* läßt sich ebenfalls mit ihnen nachweisen. Der Test ist überaus empfindlich und ermöglicht sehr oft die genaue Lokalisierung einer Störung.

SO WIRD ES GEMACHT

Die Prozedur ist schmerzlos und nimmt normalerweise eine halbe bis eine Stunde in Anspruch. Kleine Scheibenelektroden werden wie bei einem EEG an verschiedenen Stellen am Kopf angebracht, je nachdem, welches sensorische System getestet werden soll. Ein Computer zeichnet die Gehirnströme auf und druckt die Ergebnisse nach einer bestimmten Stimulationszeit aus. Die Analyse basiert auf der Zeitdifferenz zwischen Stimulierung und Reaktion. Der Computer filtert diese Information aus der Hintergrund-Gehirnaktivität heraus, die gleichzeitig über ein normales EEG dargestellt wird. Bei einem Test des optischen Systems (Gesichtssinn) kann eine Serie von Lichtblitzen eines Stroboskopes verwendet werden. Eine für das Gehirn anspruchsvollere Testanordnung – die auch zuverlässigere Ergebnisse liefert – kann aus einer Tafel mit schwarzen und weißen Quadraten bestehen, die jede Sekunde die Farbe wechseln. Bei Gehörtests wiederum werden verschiedene Töne und Geräusche benützt; für die Untersuchung von Tast- und Schmerzempfindlichkeit werden, beispielsweise an einem Nerv am Handgelenk, verschiedene elektrische Reize gesetzt.

ERGEBNISSE

Tests mit evozierten Potentialen ergeben jedoch nicht immer eindeutige Diagnosen und werden als Ergänzungen anderer Tests des Nervensystems wie z.B. EEG oder EMG bzw. anderer Untersuchungen und radiologischer Methoden wie z.B. CT (*Computertomographie*) herangezogen.

Ewing-Sarkom

Seltene Art von bösartigem Knochenkrebs. Das Ewing-Sarkom tritt am häufigsten in Oberschenkelknochen (*F.* Femur), Schienbein (*F.* Tibia), Oberarmknochen (*F.* Humerus) oder einem der Beckenknochen auf und breitet sich bereits im Frühstadium auf andere Körperbereiche aus. Am häufigsten vom E.-S. betroffen sind Kinder zwischen zehn und fünfzehn Jahren und doppelt so viele Knaben wie Mädchen.

SYMPTOME

Der betroffene Knochen schmerzt, und die Region spannt und kann anschwellen. Der Knochen selbst kann geschwächt werden und leicht brechen. Weitere Symptome sind u.a. Gewichtsverlust, Fieber und Anämie.

DIAGNOSE

Diagnostiziert wird mit Hilfe von Röntgenbildern und einer Knochen-*Biopsie* (Knochengewebsentnahme zur Laboruntersuchung). Bestätigt sich der Verdacht auf ein E.-S., muß das gesamte Skelett geröntgt, szintigraphiert und die Lunge mit CT (*Computertomographie*) untersucht werden, um genau festzustellen, ob und wenn ja, wie weit sich der Krebs bereits ausgebreitet hat. In 15-20 Prozent aller Fälle ist zum Zeitpunkt der Diagnosestellung bereits eine Ausbreitung erfolgt.

THERAPIE

Behandelt wird normalerweise mit *Bestrahlung* und *Zytostatika*. Als es die Chemotherapie noch nicht gab, trat der Tod in aller Regel spätestens zwei bis drei Jahre nach Diagnosestellung ein.

Heute sind die Überlebenschancen erheblich besser. 65 Prozent aller Betroffenen sind nach fünf Jahren noch am Leben, und die meisten von ihnen haben keine weiteren Probleme damit.

Exanthem

F. für Hautausschlag. Als E. bezeichnet man Hauterscheinungen (*F.* Effloreszenzen), die lokalisiert (nur auf eine kleine Hautfläche beschränkt) oder generalisiert (über den ganzen Körper verteilt) auftreten. Die Ärzte unterscheiden je nach Art der Hautveränderung verschiedene Formen von E.en.

Ein blasiger Ausschlag kann als bullöses E. aus großen, oder aber als vesikuläres E. aus kleinen Bläschen bestehen. Ein pustulöses E. setzt sich aus Eiterbläschen zusammen.

Ein makulöses Exanthem besteht aus Flecken, die nicht aus der umgebenden Haut herausragen und sich von ihr nur farblich oder durch ihre Struktur unterscheiden.

Als nodulöses und papulöses E. werden kleine erhabene Knötchen bezeichnet, die auch dieselbe Farbe wie die umgebende Haut haben können.

URSACHEN

Ein E. ist das wichtigste Zeichen einer infektiösen Kinderkrankheit (wie *Windpocken* oder *Scharlach*) oder verschiedener anderer Infektionserkrankungen; z.B. *Typhus*.

Es tritt bei verschiedenen Hautkrankheiten wie *Ekzemen* und *Psoriasis* auf und kann auch Hinweis auf eine internistische Grundkrankheit sein. Beispiele dafür sind unter anderem die typischen dunkelroten Flecken bei *Purpura* (einer Blutungsneigung), der Ausschlag bei einer Vitamin-C-Mangelkrankheit oder die Ausschläge bei systemischem *Lupus erythematodes* und bei anderen *Autoimmunkrankheiten*.

Die Ausschläge bei *Urtikaria* (Nesselsucht) oder einer Kontakt*dermatitis* können durch eine allergische Reaktion auf einen Stoff, der mit der Nahrung aufgenommen wird oder mit der Haut in Berührung kommt, ausgelöst werden. Arzneimittelreaktionen, vor allem auf *Antibiotika* und *Barbiturate*, sind ebenfalls häufige Ursache von E.en.

DIAGNOSE UND THERAPIE

Die ärztliche Diagnose berücksichtigt das Erscheinungsbild und die Verteilung des Ausschlags, eventuelle Begleitsymptome und die Möglichkeit einer Allergie (z.B. auf Medikamente).

Wenn möglich wird stets die zugrundeliegende Ursache behandelt. Ein eventueller Juckreiz kann durch ein *Antihistaminikum*, eventuell in kühlender Gelzubereitung, gemildert werden.

Exanthema subitum

s. *Roseola infantum*

Exenteration

Operative Entfernung aller Gewebe aus einer Körperhöhle in der Hoffnung, einer weiteren Krebsausbreitung Einhalt zu gebieten. Geschieht gelegentlich bei Augenhöhlenkrebs oder im Beckenraum.

Exfoliation

Abschuppung oder Häutung von der Hautoberfläche in dünnen Schichten, wie z.B. bei der *Dermatitis exfoliativa*.

Exkoriation

s. *Abschürfung*

Exkretion

Ausscheidung von Abfallprodukten aus dem Organismus. Zur Gesundheitserhaltung muß der Körper sich von den Nebenprodukten der Verdauung, von den Abfallstoffen der Regeneration des Körpergewebes und von Wasser trennen, letzteres sowohl, um den normalen Flüssigkeitspegel aufrechtzuerhalten als auch zum Ausschwemmen fester Abfallprodukte in gelöster Form.

DIE AUSSCHEIDUNGSORGANE

Die *Niere* scheidet über den Urin überschüssigen Stickstoff in Form von Harnstoff aus, außerdem Wasser- und Salzüberschuß sowie einige Säuren und die meisten Arzneimittel/Drogen.

Die *Leber* scheidet Galle aus. Diese enthält ebenfalls Salze, die Fette im Dünndarm emulgieren, d. h. löslich machen, damit sie resorbiert werden können, und daneben auch Abfallprodukte aus dem Abbau der roten Blutkörperchen. Ein Teil der Galle wird mit dem Stuhl ausgeschieden, dessen braune Farbe von den Gallenfarbstoffen stammt.

Über den *Darm* werden unverdaute Nahrungsanteile, einige Salze und auch etwas überschüssiges Wasser in Form von Stuhl (Kot, *Faeces*) ausgeschieden. Die *Lunge* gibt Kohlendioxid und Wasserdampf in die Luft ab, die *Schweißdrüsen* regulieren über die Ausscheidung von Salzen und Wasser an die Hautoberfläche die Körpertemperatur mit.

Exokrine Drüse

Drüse, die ihre Produkte über einen *Ductus* (Gang) auf eine äußere oder innere Körperoberfläche ausschleust. Dazu gehören z.B. die *Speicheldrüsen*, die Speichel in den Mund sezernieren, die *Schweißdrüsen* und die Tränendrüsen (s. *Tränenapparat*).

Die Ausschüttung dieser exokrinen Drüsensekrete kann durch *Hormone* oder *Neurotransmitter* stimuliert werden (s.a. *endokrine Drüse*).

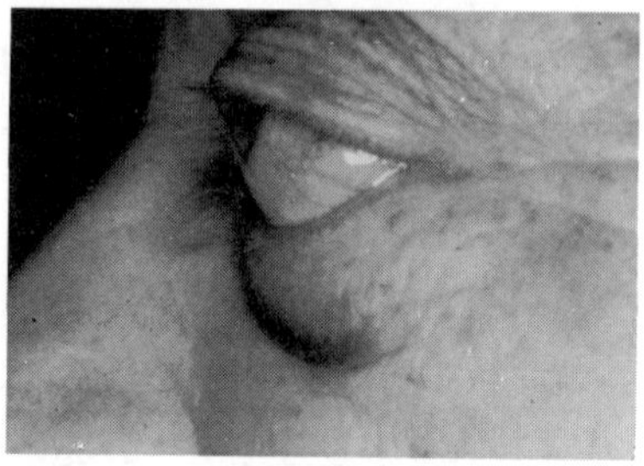

Einseitiger Exophthalmus
Das hier betroffene Auge steht im Vergleich zu einem normalen merklich vor. Häufiger sind beide Augen betroffen.

Exomphalos

s. *Nabelschnurbruch*

Exophthalmus

Stärkeres Hervortreten eines oder beider Augäpfel infolge Schwellung oder Wucherung des Bindegewebes hinter den Augäpfeln in der knöchernen *Augenhöhle* (*F.* Orbita). Dies drückt den Augapfel nach vorne, womit der vordere Teil des Auges zu einem ungewöhnlich großen Teil exponiert ist. Die *Augenlider* werden auseinandergedrängt, was außerdem einen recht starr wirkenden Blick zur Folge hat.

URSACHE

Die häufigste Ursache ist eine *Thyreotoxikose* (*Schilddrüsenüberfunktion*, meist aufgrund einer *Autoimmunkrankheit*, s. *Basedow-Krankheit*). Weitere Ursachen können ein *Augentumor*, eine Entzündung oder ein *Aneurysma* (ballonartige Aussackung einer Arterie) hinter dem Auge sein; in diesen Fällen ist nur ein Auge betroffen.

SYMPTOME UND ANZEICHEN

Ein erstes Anzeichen sind erschwerte Augenbewegungen und dadurch verursachtes *Doppelsehen*. In schweren Fällen wird der Augendruck oft so stark, daß die Blutversorgung des Augennervs behindert ist. Dies kann bis zur Erblindung führen. Die Lider können nicht mehr geschlossen werden, was die Sehfähigkeit stark beeinträchtigt, weil die Hornhaut austrocknet und dadurch mit der Zeit auch geschädigt wird.

THERAPIE UND PROGNOSE

Ist eine Schilddrüsenüberfunktion die Ursache, kann deren Behandlung den E. zuweilen lindern oder beheben; oft ist dies jedoch nicht der Fall.

Eine frühe Erkennung und Behandlung bringt jedoch die normale Sehfähigkeit in den meisten Fällen zurück. Gelegentlich kann eine operative Korrektur des Augenhöhlenüberdrucks auf den Sehnerv und den Augapfel erforderlich werden.

E

AUSSCHLAG MIT FIEBER

Flecken, Verfärbungen oder Bläschen der Haut in Verbindung mit einer Temperaturerhöhung auf 38°C oder mehr. Die wahrscheinlichste Ursache ist eine infektiöse Kinderkrankheit.

? Haben Sie Ausschlag aus roten, juckenden Flecken, die zu Bläschen werden?

JA → Windpocken, eine infektiöse Kinderkrankheit, hervorgerufen durch denselben Virus wie Herpes zoster, sind die mögliche Ursache dieser Symptome. Der Ausschlag beginnt in der Regel im Gesicht und am Rumpf, kann aber auf die Gliedmaßen übergreifen. Suchen Sie ärztlichen Rat.

siehe *Windpocken*

NEIN ↓

? Besteht der Ausschlag aus stumpfen roten Flecken oder Flächen?

JA → Haben Sie mindestens zwei der folgenden Symptome?
- laufende Nase
- Husten
- empfindliche, gerötete Augen

JA → Möglicherweise haben Sie Masern, vor allem wenn der Ausschlag sich in erster Linie auf Gesicht und Rumpf beschränkt und Sie in der Kindheit keine Masern hatten. Suchen Sie ärztlichen Rat.

siehe *Masern*

NEIN ↓

? Besteht der Ausschlag aus rosa Flecken, und haben Sie hinten und seitlich am Nacken schmerzhafte Schwellungen?

JA → Möglicherweise haben Sie Röteln, vor allem wenn Sie diese Krankheit noch nicht hatten und nicht dagegen geimpft sind. Suchen Sie ärztlichen Rat.

siehe *Röteln*

NEIN ↓

? Besteht der Ausschlag aus tiefroten Flecken?

JA → Haben Sie mindestens zwei der folgenden Symptome?
- Erbrechen
- Kopfschmerzen
- Lichtempfindlichkeit
- Schmerzen beim Vorbeugen des Kopfes

JA → ☎ **NOTFALL! HOLEN SIE SOFORT ÄRZTLICHE HILFE HERBEI!**
Ursache der Symptome kann eine Meningitis sein, d.h. eine Entzündung der das Hirn umgebenden Häute aufgrund einer Bakterien- oder Virusinfektion.

siehe *Meningitis*

NEIN → ☎ **Suchen Sie sofort ärztlichen Rat!**
Sie können eine Blutungsneigung haben, die durch Infektion oder Allergie auf Nahrung oder Medikamente verursacht ist.

siehe *Purpura*

NEIN ↓

Wenn Sie aufgrund dieser Tabelle zu keiner Diagnose kommen, suchen Sie ärztlichen Rat.

E

AUSSCHLAG MIT JUCKREIZ Juckende Flecken oder verfärbte und/oder erhabene juckende Hautstellen.

?

Haben Sie einen roten, schuppigen oder feuchten Ausschlag, der in die umgebende Haut verläuft?

JA → Ist der Ausschlag an einer Stelle, an der Sie ein neues Kosmetikum, Kleidungs- oder Schmuckstück verwendet oder getragen haben?

JA → Es kann sich um eine allergische Reaktion auf eine Substanz handeln, mit der die Haut in Berührung gekommen ist. Suchen Sie ärztlichen Rat.

siehe *Dermatitis*
→ *Ekzem*

NEIN → Könnten Sie mit einer Pflanze in Berührung gekommen sein, gegen die Sie empfindlich sind?

JA → (siehe oben: allergische Reaktion)

NEIN → Ist der Ausschlag nur an Ihren Händen, UND haben Sie lange Zeit mit Stoffen (z.B. Reinigungsmitteln), die zu Hautreizungen führen könnten, gearbeitet?

JA → (siehe oben: allergische Reaktion)

NEIN ↓

NEIN ↓

?

Haben Sie einen erhabenen, hellroten Ausschlag mit klaren Rändern?

JA → Es kann eine allergische Reaktion auf ein Arznei- oder Nahrungsmittel, z.B. Schalentiere oder Erdbeeren, sein. Ein solcher Ausschlag kann auch auftreten, wenn die Haut extremer Hitze oder Kälte ausgesetzt wird. Suchen Sie ärztlichen Rat.

siehe *Urtikaria*

NEIN ↓

?

Haben Sie einen ausgedehnten roten Ausschlag, der besonders nachts juckt?

JA → Haben Sie winzige graue Linien oder rote infizierte Flecken zwischen Fingern oder an Handgelenken bemerkt?

JA → Die Ursache könnte eine Parasiteninfektion sein, vor allem wenn Sie engen Kontakt mit befallenen Personen hatten. Suchen Sie ärztlichen Rat.

siehe *Krätze*

NEIN ↓

NEIN ↓

Fortsetzung nächste Seite

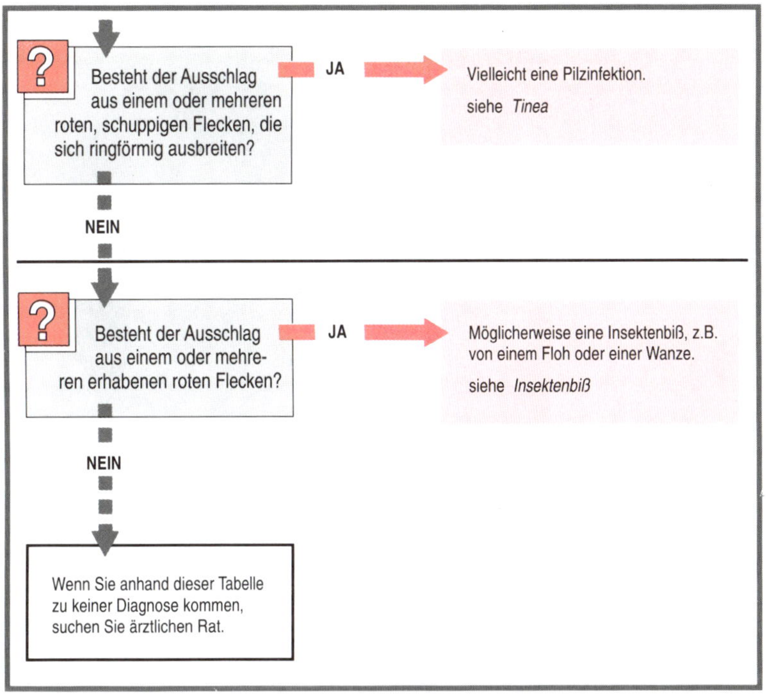

Exostose

Benigner (gutartiger) *Knochentumor* in Form eines Knochenauswuchses, am häufigsten am Ende des Oberschenkelknochens (*F.* Femur) oder des Schienbeins (*F.* Tibia), der etwa 90 Prozent aller Knochentumoren ausmacht und doppelt so häufig bei Männern wie bei Frauen auftritt. In etwa 65 Prozent der Fälle ist er erblich bedingt. Eine E. entsteht auch dann, wenn ein Knochen einem längerdauernden Druck auf eine relativ kleine Stelle ausgesetzt ist.

SYMPTOME

In den meisten Fällen treten überhaupt keine Symptome auf, und der Zustand wird gar nicht bemerkt, allenfalls etwa nach einer Verletzung als harte, schmerzlose Schwellung entdeckt. Nur gelegentlich drückt der Auswuchs auf einen Nerv und verursacht deshalb Schmerzen oder eine Muskelschwäche in dem von diesem Nerv versorgten Bereich (dies in der Regel, wenn er sich unter einem Finger- oder Zehennagel befindet).

DIAGNOSE UND THERAPIE

Eine vorläufige, auf Symptome und Befund gegründete Diagnose läßt sich durch Röntgen absichern und bestätigen. Eine operative Entfernung wird nur dann vorgenommen, wenn die E. Beschwerden macht oder unvorteilhaft aussieht.

Exotoxin

s. *Ektotoxin*

Exotropie

Form des *Schielens* (s. *Strabismus*). Mit einem Auge erfolgt das gezielte Sehen, das andere ist auswärtsgerichtet.

Expektorantien

Schleimlösende *Hustenmittel* (*Mukolytika*), die das Aushusten von Schleim erleichtern und fördern (s.a. *Husten*).

Expektorieren

Das Aushusten und -spucken von Schleim (s.a. *Husten*).

Explorativchirurgie

Jede Operation, die zunächst nur Untersuchungszwecken dienen soll, zu Diagnosezwecken oder um das Ausmaß einer bereits erkannten Erkrankung festzustellen. Beispielsweise ist eine *Thorakotomie* ein explorativer Eingriff in die Brusthöhle und eine *Laparotomie* einer der Bauchhöhle.

Exposition

Begriff für das Ausgesetztsein des Körpers gegenüber bestimmten äußeren Bedingungen (z.B. großer Kälte oder einer Kombination von Kälte, Nässe und starkem Wind). Die Hauptgefahr dabei ist das Absinken der Körpertemperatur (s. *Hypothermie*). Außerdem findet der Begriff aber auch Anwendung im Zusammenhang mit Strahlen und einer Reihe von Umweltgiften.

Exsudat

s. *Erguß*

Exsudation

Austreten von Flüssigkeit aus Blutgefäßen ins umgebende Gewebe oder an dessen Oberfläche. Die austretende Flüssigkeit (sog. *Exsudat* oder Erguß) enthält je nach Ursache der E. Zellen und große Mengen Eiweiß (*Protein*). Die meisten Exsudate sind die Folge einer *Entzündung*, bei der sich die kleinen Blutgefäße der betroffenen Region und die winzigen Poren in den Blutgefäßwänden weiten, und somit ist es Flüssigkeit und Zellen (vor allem weißen Blutkörperchen) möglich, durchzutreten.

Extrakorporale Befruchtung

s. *In-vitro-Befruchtung*

Extrapyramidales System

Netz von Nervenbahnen, das die Nervenkerne an der Oberfläche des *Cerebrums* (Großhirn, Masse des Gehirn) mit den *Basalganglien* tief im Inneren des Gehirns und Teilen des *Hirnstamms* verbindet. Dieses System beeinflußt und verändert laufend die vom Gehirn ausgehenden elektrischen Impulse, die die Bewegungen der Skelettmuskulatur veranlassen. Schädigungen oder Defekte von Komponenten des Systems ziehen Beeinträchtigungen der willkürlichen Bewegungen und des Muskeltonus (Muskelspannung) nach sich und können die Ursache unfreiwilligen Zitterns oder unkontrollierbarer ruckartiger oder verkrampfter Zappelbewegungen sein, wie sie z.B. bei der *Chorea Huntington*, der *Parkinson-Krankheit*, manchen Formen der *zerebralen Kinderlähmung* und auch als unerwünschte Nebenwirkung bei Einnahme von *Phenothiazin-Präparaten* auftreten.

Extrauterine Gravidität

s. *ektopische Schwangerschaft*

Extravertiert

(auch extrovertiert; Gegenteil: *introvertiert*) Mensch, dessen Interesse ständig nach außen auf andere Menschen und seine Umgebung gerichtet ist. E.e sind aktiv, energisch, gesellig, leicht ansprechbar und haben viele nach außen gerichtete Interessen. (S.a. *Persönlichkeit*)

Exzision

Operatives Herausschneiden von krankhaft verändertem – bzw. möglicherweise (Probe-E.) verändertem – Gewebe oder Hautbereichen aus umgebendem, gesundem Gewebe oder gesunder Haut (z.B. kleine Brustknoten, Warzen oder "brandige" Bereiche; s. *Gangrän*).

F

Fabismus
s. *Favismus*

Facelifting
Kosmetische Operation zur Glättung von Falten und Straffung schlaffer Haut in einem alternden Gesicht, um es jünger erscheinen zu lassen. Ein F. wird während eines kurzen stationären Aufenthalts unter lokaler Betäubung durchgeführt. Beide Gesichtshälften werden gleichzeitig korrigiert.

PROGNOSE

Fast immer kommt es zu einigen blauen Flecken im Gesicht; größere Schmerzen treten nicht auf. Die Fäden werden drei bis fünf Tage nach der Operation gezogen. Die Narben verblassen innerhalb eines Jahres und sind in der Regel durch natürliche Gesichtslinien oder Haare verdeckt. Der Effekt eines Faceliftíng hält etwa fünf Jahre an.

In einigen Fällen stellt sich wegen einer Blutansammlung unter der Haut oder wegen einer Entzündung mit starker Narbenbildung keine zufriedenstellende Heilung ein.

FACELIFTING
Genaugenommen handelt es sich um eine Operation zur Anhebung der Haut und nicht des Gesichts. Ihre Wirkung bleibt nicht für immer bestehen. Nach einem Facelifting fühlt sich der Patient nicht gleich wieder rundum wohl, und der kosmetische Erfolg ist nicht sofort sichtbar. Es sollte nur ein in kosmetischer Chirurgie erfahrener Facharzt gewählt werden.

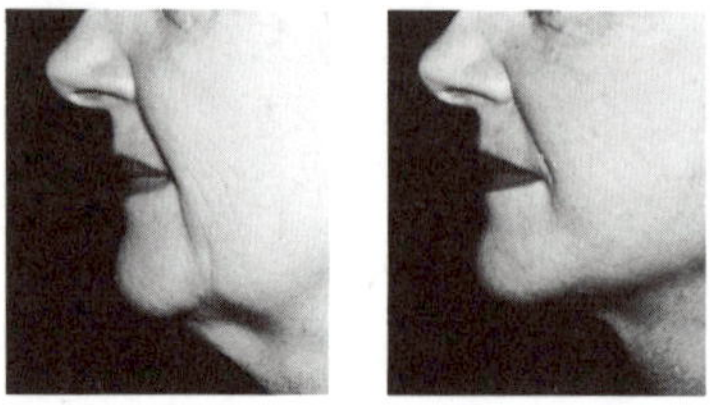

Vor und nach der Behandlung
Die Ergebnisse des Facelifting sind in den meisten Fällen ausgezeichnet. Allerdings muß der Patient sich darüber klar sein, daß das Resultat nicht unbedingt so wie erwartet aussieht; außerdem gibt es keine Operation ohne Risiko.

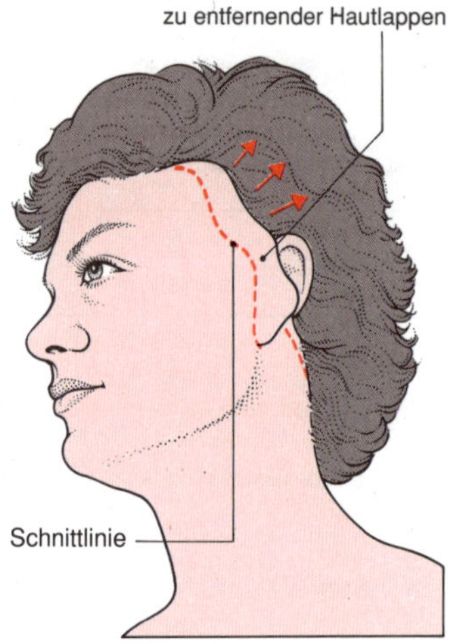

So wird es gemacht
Ein Schnitt wird an der gestrichelten Linie gesetzt. Die Haut wird bis zur Nasenlippenfalte abgehoben, nach oben und hinten gezogen; nach Entfernung des nun überstehenden Hautlappens werden die Wundränder im Bereich des Haaransatzes vernäht.

Facies
Medizinischer Ausdruck für das Aussehen des Gesichts. Ein typisches Beispiel sind die Gesichter bei Kindern mit *adenoiden Vegetationen*: ein leicht törichter Ausdruck mit offenem Mund, da die Nasenatmung wegen *adenoider Vegetationen* erschwert ist.

Faeces
Kot, Stuhl. Die F. werden aus dem Verdauungstrakt durch den Anus ausgestoßen. Sie werden im Dickdarm eingedickt und bestehen aus unverdaulichen Nahrungsresten (Schlacken oder Nahrungsmittelfasern), abgestorbenen Bakterien (die bis zur Hälfte des Kotgewichts ausmachen können), aus der Darmschleimhaut abgeschilferten, abgestorbenen Zellen, Darmsekreten (beispielsweise Schleim), Galle aus der Leber (die den Stuhl braun färbt) sowie Wasser.

Für die Diagnose von Erkrankungen des Verdauungstraktes ist die Untersuchung der Faeces auf Farbe, Geruch, Konsistenz oder das Vorhandensein von Blut, Eiter, Fett, Parasiten oder ungewöhnlichen Mikroorganismen wichtig. (S.a. *Faeces, anomale*)

Faeces, anomale
Stuhl, der sich in Farbe, Konsistenz, im Geruch oder Inhalt von normalem unterscheidet. Die Veränderungen können Ausdruck eines harmlosen Geschehens sein, beruhen jedoch manchmal auf einer Krankheit des *Verdauungssystems* oder eines Verdauungsorgans wie z.B. der *Leber*.

Diarrhoe (Durchfall; häufiger Abgang flüssigen oder sehr weichen Stuhls) kann auf einfacher Aufregung beruhen oder durch eine Darminfektion (s. *Gastroenteritis*), eine Darmerkrankung wie *Colitis ulcerosa* und die *Crohn-Krankheit* oder eine *entzündliche Darmkrankheit* hervorgerufen werden. Ein weicher Stuhl deutet auf *Malabsorption* hin.

Verstopfung (seltener Abgang sehr harter F.) ist meistens harmlos, kann aber ein Zeichen für eine Dickdarmerkrankung sein.

Heller Stuhl ist möglicherweise Folge von Durchfall, Gallenmangel im Darm wegen eines *Gallengangsverschlusses* oder einer Malabsorption verursachenden Krankheit wie *Zöliakie*. Bei der Malabsorption ist die Helligkeit des Stuhls auf den hohen Fettgehalt zurückzuführen; der Stuhl ist ölig, schaumig, faulriechend und schwer wegzuspülen.

Dunkler Stuhl ist vielleicht einfach das Ergebnis ungewöhnlich großer Mengen von Eisen in der Nahrung oder von Rotwein. Allerdings deutet dunkler Stuhl auch auf eine Blutung im Magen, Zwölffingerdarm, Dünndarm oder *Caecum* hin.

Stuhl mit einem übermäßigen Gehalt an Schleim (Mucus) braucht keinen besonderen Grund zu haben, manchmal tritt er jedoch zusammen auf mit einer Verstopfung oder einer *entzündlichen Darmkrankheit*. Auch Dünndarmentzündung (*Enteritis*), Durchfall oder ein Tumor (s. *Darmgeschwülste*) können zu schleimigem, oft mit Blut vermischtem Kot führen.

Blut im Stuhl sieht je nach dem Ort des Blutens anders aus. Blut aus dem Magen oder Duodenum erscheint meist in Form schwarzen, teerigen Kots. Eine durch Erkrankung des Kolons wie z.B. Colitis ulcerosa oder Tumor verursachte Blutung ist rot und wird gleichzeitig mit den Faeces ausgeschieden. Blut aus Mastdarm oder After ist üblicherweise hellrot und wird möglicherweise durch Geschwüre oder Hämorrhoiden verursacht. Das Blut liegt den Faeces auf, ist nur auf dem Toilettenpapier sichtbar oder tropft in die Kloschüssel.

UNTERSUCHUNG

Ernste oder andauernde Unregelmäßigkeit des Stuhls sollte einem Arzt mitgeteilt werden. Dieser kann die Untersuchung einer Stuhlprobe veranlassen, eine rektale Austastung vornehmen oder je nach der vermuteten Diagnose weitere Untersuchungen anregen (s.a. *rektale Blutung*).

Faeces, Blut in den
s. *Faeces, anomale; rektale Blutung*

Fahrenheit-Skala
Temperaturskala, bei der der Schmelzpunkt von Eis bei 32° F und der Siedepunkt von Wasser bei 212 °F liegt. Auf dieser Skala beträgt die normale Körpertemperatur 98,6 °F (das sind 37 °C). Die Skala trägt ihren Namen nach dem deutschen Physiker Gabriel Fahrenheit.

Zur Umrechnung von Fahrenheit in Celsius subtrahiert man vom Fahrenheitwert 32 und multipliziert dann mit 0,56 (oder mit 5/9, d.h. erst mit 5 multiplizieren und dann durch 9 dividieren). Um eine Celsius-Temperatur in Fahrenheit umzurechnen, multipliziert man mit 1,8 (oder 9/5, d.h. mit 9 multiplizieren, dann durch 5 dividieren) und addiert 32 (s.a. *Celsius-Skala*).

Faktor VIII
Einer der Gerinnungsfaktoren; gehört zur sog. Kaskade der Gerinnung, dem stufenartigen *Blutgerinnungs*prozeß.

Eine *Bluterkrankheit* kann auf einem (ererbten) Mangel an Faktor VIII beruhen; hier besteht Neigung zu verletzungsbedingten, ungewöhnlich langen Blutungen mit hohen Blutverlusten.

Bluterkranken werden gefriergetrocknete Konzentrate des Faktors VIII in regelmäßigen intravenösen Infusionen verabreicht. Hiermit wird die Blutungsneigung gemindert und die Lebensqualität verbessert. Einige Bluterkranke führen diese Behandlung selbst zu Hause durch.

Fakultativ
F. wird ein meist chirurgischer Eingriff genannt, der im Augenblick zwar nicht unbedingt erforderlich ist, aber zu gegebener Zeit durchgeführt werden sollte. Da ein fakultativer Eingriff kein Notfall ist, kann der Patient nach Absprache mit dem Arzt einen hierfür passenden Zeitpunkt wählen. Zu den fakultativen chirurgischen Eingriffen gehören die nicht dringlichen Korrekturen von *Hämorrhoiden* oder *Hernien*, ebenso aber auch zum Beispiel eine *Nasenplastik*.

Fallen bei Älteren
s. *Sturzgefahr bei Älteren*

Fallfuß
Zustand, in dem die Fußspitze nicht richtig angehoben werden kann. Der Fuß hängt an den Knöcheln, so daß er beim Gehen über den Boden schleift.

URSACHEN

Eine *Neuritis* (Nervenentzündung) der Nerven, die die Fußheber versorgen, ist häufig die Ursache; die Neuritis kann durch *Diabetes mellitus*, *Multiple Sklerose* oder *Neuropathie* hervorgerufen werden. Druck auf eine Nervenwurzel am Austritt aus dem Rückenmark, zum Beispiel infolge eines *Bandscheibenprolapses* (Bandscheibenvorfalls) oder – seltener – eines Tumors, führt ebenfalls zur Schwächung der Fußmuskulatur.

THERAPIE

Die auslösende Grunderkrankung muß behandelt werden; dennoch bleibt oft die Schwäche bestehen. Man kann eine Fallfußschiene (s. *Stützapparat*) tragen, um den Fuß beim Gehen zu fixieren.

Fallhand
Unfähigkeit, im *Handgelenk* zu strekken, so daß der Handrücken nicht in eine Linie mit der Oberseite des Unterarms gebracht werden kann. Die Folge ist ein kraftloses Greifen, weil die Handmuskulatur nur dann effektiv wirken kann, wenn das Handgelenk gestreckt wird.

Ursache der F. ist ein Schaden des *Radialis*nervs, der meist dort vorliegt, wo der Nerv unter der Achsel durchläuft oder sich um den *Humerus* (Oberarmknochen) windet. Der Nerv kann durch andauernden Druck auf die Achselhöhle (s. *Krückenlähmung*) oder einen Oberarmbruch (s. *Humerusfraktur*) geschädigt sein.

Zur Behandlung gehört das Geradestrecken im Handgelenk. In manchen Fällen wird dies mit Hilfe einer einfachen Schiene erreicht. Bei einem Dauerschaden des Radialis ist die übliche Behandlung die *Arthrodese* (chirurgisches Versteifen) der Handgelenkknochen in gestreckter Stellung.

Fallot-Tetralogie
s. *Tetralogie*

Fallout
s. *Strahlenschäden*

Fallsucht
s. *Epilepsie*

Falsche Zähne
Prothese, die fehlende natürliche Zähne ersetzt. Eine Zahnprothese besteht aus einem Träger aus Acrylmaterial (fester Kunststoff) und/oder Metall, auf dem Zähne aus Acryl oder Keramik angebracht sind. Ein natürliches Aussehen wird erreicht, indem künstliche Zähne nach Größe, Farbe und Gestalt so gewählt werden, daß sie den ursprünglichen Zähnen möglichst ähneln und zur Gesichtsform passen.

ANPASSEN

In der Zahnarztpraxis werden Abdrücke der oberen und unteren Zahnreihe angefertigt. Anhand dieser Abdrücke werden Gipsmodelle gegossen. Grundplatten für Zahnprothesen, die nach diesen Modellen hergestellt werden, passen dann exakt auf den Kieferkamm. Um sicherzustellen, daß nach dem Einsetzen des künstlichen Gebisses eine korrekte Bißstellung gegeben ist, muß der Zahnarzt auch die gegenseitige Position von Ober- und Unterkiefer darstellen. Dazu läßt er den Patienten z.B. auf Wachs beißen, um eine korrekte Zuordnung der Kiefer vornehmen zu können.

Der Patient probiert die Prothese als Zahnaufstellung in Wachs an, damit der Zahnarzt entsprechende Lagekorrektu-

ARTEN VON ZAHNPROTHESEN

Teilprothesen	Teilprothesen werden benutzt, wenn nur einige Zähne fehlen. Sie füllen unansehnliche Lücken, verbessern die Kaufunktion, sorgen für klare Aussprache und halten die verbliebenen Zähne in ihrer Lage. Zähne zu beiden Seiten einer Lücke können kippen, dies erschwert die Mundhygiene, oder sich verlagern, was die Strukturen im Mund unnatürlich belastet. Teilprothesen werden entweder durch Metallklammern festgehalten, die an den benachbarten Zähnen angreifen, oder durch mit Metallauflagen kombinierte Spangen, das sind Fortsetzungen der Prothesenplatte, die auf der Zahnoberfläche ruhen.
Vollprothesen	Vollprothesen sind erforderlich, wenn keine Zähne mehr im Mund verblieben sind. Sie liegen auf den Zahnfleischkämmen auf. Oberkieferprothesen werden auch durch eine gewisse Saugwirkung (Kapillarkräfte) in ihrer Lage gehalten. Das Anpassen verzögert sich meistens einige Monate nach dem Ziehen der Zähne, weil das Zahnfleisch schrumpft und seine Form im Verlauf der Heilung ändert.
Provisorische Prothesen	Sofortprothesen werden unmittelbar nach dem Ziehen von Zähnen eingesetzt. Sie schützen das Zahnfleisch und verhindern das Bluten der Extraktionsstellen. Da hiermit eine Zahnlosigkeit vermieden wird, sind sie besonders nützlich beim Ersatz der Frontzähne. Sie sind relativ teuer und machen häufig weitere Besuche in der Zahnarztpraxis zur Korrektur des Sitzes oder zur Unterfütterung erforderlich, damit sie bequem passen.

ren vornehmen oder die Zahnform und Farbe anpassen kann. Sind Zahnarzt und Patient mit Bißstellung und Aussehen zufrieden, wird das Wachs durch Kunststoff ersetzt. Beim nächsten Zahnarztbesuch werden die fertigen, feinbehandelten Zahnprothesen eingesetzt. Weitere Sitzungen beim Zahnarzt können erforderlich werden, um einen nicht korrekt sitzenden Teil der Grundplatte entsprechend anzupassen, wenn Druckstellen entstanden sind.

Unmittelbar nach dem Ziehen von Zähnen angepaßte Zahnprothesen erfordern meistens zusätzliche Nachbehandlungen in der Zahnarztpraxis, da sich im Verlauf der Heilung das Gewebe verändert und der Sitz korrigiert werden muß. Oft wird nach Abschluß der Heilung an die bestehende Platte ein weiteres Acrylfutter angeklebt. In manchen Fällen wird die Prothese vorübergehend mit einem weichen Material unterfüttert, um auf diese Weise die unter Umständen nach der Entfernung der Zähne auftretenden Schmerzen zu lindern.

Falschgelenk

s. *Pseudarthrose*

Falten

Furchen in der *Haut.* Die F.bildung ist eine natürliche Begleiterscheinung des Alterungsprozesses (s. *Altern*) und durch den Elastizitätsverlust der Haut bedingt. Im Gesicht und an anderen exponierten Stellen sind F. am auffälligsten, sie treten jedoch am gesamten Körper auf. Vorzeitige tiefe F. gehen meistens auf zu lange und zu intensive Einwirkung von ultravioletter Strahlung im Sonnenlicht zurück.

Obwohl zahlreiche "verjüngende" Hautpflegemittel für sich in Anspruch nehmen, die Elastizität der Haut wiederherzustellen, gibt es keine Behandlung, die dies auf Dauer gewährleistet. Dennoch wird die Hautpflege mit bestimmten Vitamin-A-Derivaten als ein Mittel zur Verringerung der Faltenbildung angesehen.

Durch *Facelifting*, d.h. durch Hautstraffung, werden vorhandene F. zwar geglättet, doch die Wirkung hält nur etwa fünf Jahre vor.

Familiär

Merkmal oder Erkrankung, in Familien gehäuft auftretend; wird bei Familienmitgliedern häufiger beobachtet als allgemein im Durchschnitt der Bevölkerung. Beispiel eines familiären Merkmals ist die Glatzenbildung bei Männern (s. *Alopezie*), ein anderes familiäres Leiden ist die *Hyperlipidämie* (abnorm hohe Fettspiegel im Blut).

Familiäres Mittelmeerfieber

Erbleiden, welches in bestimmten Gegenden und Volksgruppen des östlichen Mittelmeerraumes gehäuft vorkommt. Die Ursache ist unbekannt, erste Symptome stellen sich meistens zwischen dem fünften und 15. Lebensjahr ein. Die wichtigsten sind wiederholte Fieberschübe, Bauchschmerzen, Arthritis und Brustschmerzen. Manchmal treten rötliche Hautschwellungen auf, die Betroffenen können psychiatrische Krankheitsbilder zeigen.

Die Anfälle dauern meist 24 bis 48 Stunden, manchmal aber länger. Zwischen den Anfällen bestehen keine Beschwerden. Es gibt zwar keine spezielle Behandlung, es ist aber bekannt, daß die Betroffenen die Häufigkeit der Anfälle durch Einnahme von Colchicin verringern können. Dies Mittel wird normalerweise zur Gichttherapie verwendet. Zum Tod führt manchmal die *Amyloidose*, eine Komplikation dieser Krankheit.

Familienplanung

Absichtliche Begrenzung der Geburtenzahl oder des beabsichtigten Zeitraums zwischen Geburten. Zu den Methoden der Familienplanung gehören die verschiedenen Methoden der *Empfängnisverhütung* und im weiteren Sinn im Rahmen der gesetzlichen Bestimmungen die Abtreibung (s. *Abort, eingeleiteter*).

Die Entscheidungen zur Familienplanung werden von jeder Einzelperson selbst getroffen. Die Regierungen einiger Staaten versuchen, solche Einzelentscheidungen durch finanzielle Anreize oder Strafen zu beeinflussen (s.a. *Geburtenkontrolle*).

Familientherapie

Verfahren der *Psychotherapie*, das die Familie als Ganzes statt nur einen oder mehrere Familienmitglieder einzeln behandelt. F. beruht auf der Überzeugung, daß eine Person mit Problemen im psychischen Bereich nicht isoliert von der Familieneinheit betrachtet werden sollte. Das Verhalten auffälliger Kinder reflektiert unter Umständen Konflikte zwischen den Eltern. Dieser Ansatz hat in den vergangenen Jahren vermehrte Anwendung bei der Behandlung von Problemen von Kindern und Heranwachsenden gefunden.

In der Regel arrangiert der Therapeut regelmäßige Sitzungen mit der Familie, um herauszufinden, welche Gefühle sich hinter dem Umgang zwischen Eltern und Kindern verbergen. Durch die Diskussion und Offenlegung können diese Gefühle allmählich geändert werden, was zu stärkerer Harmonie und zu besserem Verständnis führt.

Famotidin

(z.B. *Pepdul*® +)

Arzneistoff zur Heilung von *Magengeschwüren.* Es weist Ähnlichkeit mit *Antihistaminen* auf. Famotidin reduziert die Sekretion von Säure im Magen, fördert aus diesem Grund das Heilen *peptischer Geschwüre* und verringert die *Ösophagitis* (Entzündung der Speiseröhre).

Fanconi-Anämie

Seltene Art der aplastischen *Anämie*, gekennzeichnet durch stark reduzierte Produktion aller Arten von *Blutzellen* durch das Knochenmark.

Fanconi-Syndrom

Seltene Nierenerkrankung; hauptsächlich Kinder betreffend. Hierbei gehen verschiedene wichtige Nährstoffe und chemische Substanzen über den Urin verloren: z.B. Aminosäuren, Phosphat, Kalzium und Kalium. Daher gedeihen die Kinder nicht und bleiben zu klein; unter Umständen leiden sie an Knochenkrankheiten wie der *Rachitis*.

Das F.-S. tritt als Nebenwirkung einiger Medikamente (z.B. *Tetracycline*), selten infolge eines vererbten Stoffwechseldefekts auf. Häufig ist die Ursache unklar.

Das Kind kann seine normale Wachstumsfähigkeit wiedererlangen, wenn es gelingt, die Störung im biochemischen Stoffwechsel zu korrigieren. Unter Umständen ist auch eine *Nierentransplantation* von Nutzen. Manchmal verschlechtert sich die Nierenfunktion fortschreitend. Dies führt dann zum Tod im Kindesalter oder in der frühen Jugend. Bei Erwachsenen ist die Prognose wesentlich günstiger.

Farbenanomalie

s. *Farbenfehlsichtigkeit*

Farbenblindheit

s. *Farbenfehlsichtigkeit*

Farbenfehlsichtigkeit

Anomalität des Farbensehens, Schwierigkeiten bei der Unterscheidung bestimmter Farben (s.a. *Farbensehen*). Es gibt verschiedene Arten und deutlich abgestufte Schweregrade. Mildere Formen sind mit Abstand die häufigsten und erlauben ein Sehen, das für die meisten Zwecke vollkommen ausreichend ist.

Die echte totale "Farbblindheit" (Monochromasie), bei der die Welt nur in Bildern von Schwarz, Weiß und Grau gesehen wird, ist außerordentlich selten.

URSACHEN UND ARTEN

Die meisten Fälle der Farbenfehlsichtigkeit sind verursacht durch einen erblichen Defekt des lichtempfindlichen Farbstoffes in einer oder mehreren Klassen der Zapfen in der Netzhaut und/oder durch eine Mangelhaftigkeit oder verringerte Anzahl der Zapfen selbst. Eine erworbene Farbenfehlsichtigkeit kann das Ergebnis bestimmter Krankheiten oder Verletzungen der Netzhaut oder des Sehnervs sein.

Die beiden häufigsten Formen der erblichen Farbenfehlsichtigkeit betreffen eine reduzierte Unterscheidungsfähigkeit der Lichtwellenlängen innerhalb des mittleren (grünen) und langen (roten) Teils des sichtbaren Spektrums. In schweren Fällen hat eine Person mit einer reduzierten Grünempfindung (*F.* Deuteranopie) große Schwierigkeiten, die Farben Orange, Grün, Braun und blasses Rot zu unterscheiden. Für jemanden mit stark reduzierter Rotempfindung (*F.* Protanopie) sind alle roten Farben deutlich abgeschwächt. Diese erblichen Krankheiten sind in der Regel geschlechtsgebunden (s. *genetische Krankheiten*), d.h. hier, die Mehrzahl der Betroffenen sind männlichen Geschlechts. Frauen sind mögliche Träger dieser Gene und geben diese Krankheit eventuell an einige ihrer Kinder weiter.

Eine weitere, sehr kleine Gruppe hat eine mangelhafte Blauempfindung (*F.* Tritanopie), die entweder ererbt oder auf toxische Wirkungen von Giften oder Medikamenten auf die Netzhaut bzw. den Sehnerv oder degenerative Prozesse dieser Strukturen zurückzuführen ist.

HÄUFIGKEIT

Bei Mitteleuropäern sind etwa acht Prozent der Männer und weniger als ein Prozent der Frauen entweder von reduzierter Grün- oder Rotsichtigkeit. Die Häufigkeit ist bei Asiaten niedriger, bei Farbigen noch geringer. Die Tritanopie und die Monochromasie sind mit einer betroffenen Person auf 100 000 sehr selten.

SYMPTOME

Die meisten Menschen mit Farbenfehlsichtigkeit haben keinen Grund zu der Annahme, daß an ihrer Art, die Welt zu sehen, irgend etwas nicht stimmt. Sie können ja nicht wissen, wie sich die Welt anderen darstellt, außerdem handelt es sich meistens um milde Fälle, die den normalen Tagesablauf nicht stören. Erkannt wird dieser Mangel meistens nur, wenn jemand bei der Farbunterscheidung Fehler macht, indem er beispielsweise nahe beieinanderliegende Farbschattierungen verwechselt, oder wenn das Farbsehvermögen genau getestet wird.

DIAGNOSE UND MESSUNG

Das Farbsehvermögen sollte mit speziellen Farbtestplatten bei Tageslicht während der Kindheit oder spätestens vor Antritt von Beschäftigungen untersucht werden, für die ein gutes Farbunterscheidungsvermögen erforderlich ist.

Die Anwendung eingehender Testverfahren ist möglich. Das sogenannte Anomaloskop strahlt einen unterschiedlichen Teil Rot und Grün ab, und der Proband wird aufgefordert, die Mischung so lange zu verändern, bis es genau so erscheint wie ein vorgegebenes gelbes Licht. Erscheint das Ergebnis einer Vergleichsperson mit normalem Sehvermögen viel zu rot oder grün, besitzt der Proband ein mangelhaftes Farbsehvermögen. Auch der Schweregrad der Anomalie ist auf diese Weise meßbar.

PROGNOSE

Menschen mit den ererbten Farbenfehlsichtigkeiten behalten diesen Mangel ihr Leben lang. Unter Umständen ist es für sie wichtig, von dieser Anomalität zu wissen, zum Beispiel dann, wenn sie einen Beruf ergreifen wollen, bei dem das Farbunterscheidungsvermögen wichtig ist. Insbesondere könnte jemand mit einer ausgeprägten Farbenfehlsichtigkeit bei bestimmten Beschäftigungen eine Gefährdung darstellen: z.B. als Pilot, Zugführer oder Elektriker. Milde Formen der Farbenfehlsichtigkeit verursachen aber nur selten Probleme.

Farbensehen

Fähigkeit, die verschiedenen Teile des Farbspektrums zu unterscheiden (s. bebilderter Kasten S. 344). Das Farbsehvermögen entwickelte sich vermutlich als Hilfsmittel zum Auffinden und Einfangen von Nahrung.

DAS FARBSPEKTRUM

Vom menschlichen Auge wahrnehmbares Licht besteht aus elektromagnetischer Strahlung (Energie in Wellenform), deren Wellenlänge zwischen etwa 400 und 700 nm liegt (ein Nanometer ist der millionste Teil eines Millimeters).

Vom kurzen zum langen Ende dieses Spektrums gesehen erzeugen verschiedene Wellenlängen die Empfindung Violett, Indigo, Blau, Grün, Gelb, Orange und Rot, wenn sie auf die Netzhaut des Auges auftreffen und damit Nervensignale auslösen, die im hinteren Teil des Gehirns verarbeitet werden.

Ein nur aus einer einzigen Wellenlänge bestehendes Licht – eine sog. reine Spektralfarbe – ist in der Natur selten. Das von den meisten Objekten reflektierte oder ausgesandte Licht besteht aus einer Mischung vieler verschiedener Wellenlängen. Weißes Licht zum Beispiel besteht aus einer relativ gleichmäßigen Mischung aller Wellenlängen des sichtbaren Spektrums. Die Anzahl der möglichen verschiedenen spektralen Mischungen ist theoretisch unbegrenzt, und eine Hauptaufgabe der Netzhaut und des Gehirns ist es, die verfügbaren Informationen zu sortieren und auszuwerten, um eine ausreichend große, aber doch begrenzte Anzahl wahrnehmbarer Farben zu erzeugen. Diese Zahl wird auf einige Millionen geschätzt.

FUNKTION DER ZAPFEN

Die Lichtaufnehmer (Photorezeptoren) der Netzhaut lassen sich gestaltlich und funktionell in zwei Typen trennen: Stäbchen und Zapfen. Die Stäbchenzellen sind mehr für das Dämmerungssehen verantwortlich, die Zapfenrezeptoren (je Auge oder Netzhaut vier bis sieben Millionen) eher für das F. Gehäuft finden sich die Zapfen im Bereich des gelben Flecks (*F.* Macula lutea) der Netzhaut am hinteren Augenpol schläfenwärts des Discus nervi optici. In der Mitte der Macula, in der sog. Fovea centralis, sitzen ca. 25 000 Zapfen. Daraus ergibt sich, daß das Farbensehen am genauesten ist bei unmittelbar fixierten Objekten, am Rand des Sehfelds dagegen eher schwach. Die Farbwahrnehmung erfordert auch ein Minimum an Helligkeit; unterhalb dieses Pegels sprechen nur noch die Stäbchen an, und alles wird als Grauschattierung wahrgenommen (entsprechend unserem Sprichwort: "In der Nacht sind alle Katzen grau").

Wenn Licht auf einen Zapfen trifft, verursacht es eine Änderung in der Struktur des im Zapfen enthaltenen Farbstoffes, was wiederum zur Abgabe eines elektrischen Impulses führt. Licht einer bestimmten, beliebigen Wellenlänge und ausreichender Stärke verursacht eine gewisse Minimalreaktion aller Zapfen, aber jeder einzelne Zapfen spricht auf eine ganz bestimmte Wellenlänge besser an und erzeugt häufigere Impulse als andere Zapfen. Insgesamt geht man von drei Gruppen von Zapfen aus, die jeweils maximal auf Lichtwellenlängen von 445, 535 bzw. 570 Nanometer ansprechen. Jede beliebige Lichtwellenlänge erzeugt ein dazu gehörendes Muster aller Zapfenreaktionen insgesamt, folglich entstehen unterschiedliche Ansprechmuster bei zwei verschiedenen Wellenlängen.

Dies erklärt zwar, wie die Netzhaut Licht unterschiedlicher Wellenlängen unterscheidet, gibt aber kaum einen Hinweis darauf, wie Informationen über komplexe Wellenlängenmischungen aussortiert, an das Gehirn weitergeleitet und interpretiert werden. Die Retina scheint noch weitere Zellen zu enthalten, welche die von verschiedenen Zapfenarten kommenden Signale empfangen, analysieren und vergleichen. Eine weitere Verarbeitung der Signale erfolgt auf ihrem Weg zum Gehirn, wo sie interpretiert werden,

F

so daß ein Farbeindruck wahrgenommen wird. (S.a. *Farbenfehlsichtigkeit; Auge; Perzeption; Visus*)

Färbung

Verfahren in der Histologie (Gewebskunde), Zellen, Gewebe oder Mikroorganismen durch Farbstoffe zu markieren, so daß sie unter dem *Mikroskop* erkenn- und differenzierbar werden. Mit einer geeigneten F. lassen sich auch Einzelheiten innerhalb einer Zelle darstellen.

Zur Herstellung eines mikroskopischen Präparats wird eine Gewebsprobe nach Entnahme fixiert, in einen Block (meist mit Paraffin) gegossen und mit einem Mikrotom in hauchdünne Scheibchen geschnitten. Diese werden auf einen Glasobjektträger gebracht und mit bestimmten Farbstoffen behandelt.

In der Routine-Histologie wird sehr häufig zur Übersicht die Hämatoxylin-Eosin-F. (H-E) benutzt. Mit diesem Zweifachfarbstoff wird der Zellkern blau und das Zytoplasma rosa eingefärbt. Weitere Farbstoffe dienen dem Erkennen bestimmter Mikroorganismen in Geweben oder der Abklärung von Diagnosen. Eine neuere Entwicklung stellt die Benutzung fluoreszierender Färbestoffe dar, die sich an bestimmte chemische Bestandteile von Zellen oder Geweben anheften; bei Betrachtung mit ultraviolettem Licht leuchten die eingefärbten Bezirke hell auf.

Bei der Immunperoxidasefärbung werden Zellen mit einer Lösung vorbereitet,

F

FARBENSEHEN

Licht besteht aus Strahlen unterschiedlicher Wellenlängen. Es wird auf die Netzhaut gebündelt, wo lichtempfindliche Stäbchen und Zapfen zur Abgabe von Impulsen angeregt werden. Eine erste Verarbeitung dieser Signale erfolgt in den Ganglienzellen der Retina, ehe die Impulse über den Sehnerv ins Hirn gelangen.

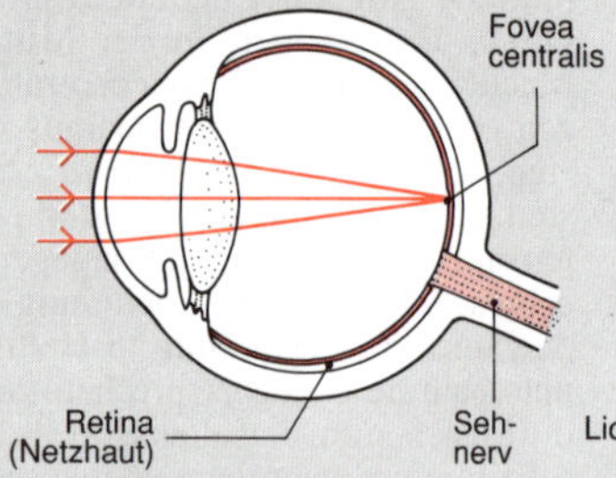

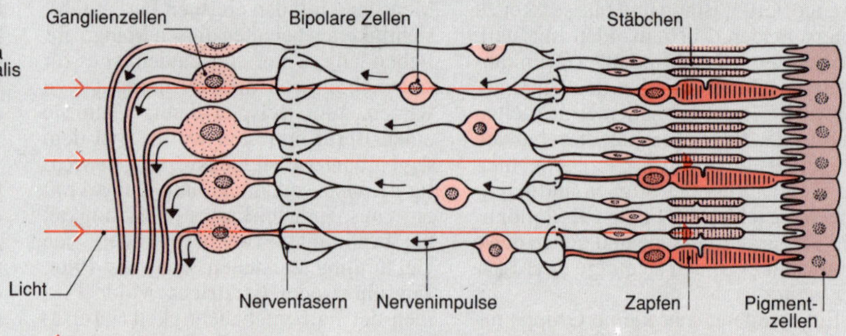

Lage der farbempfindlichen Zellen
Licht tritt erst durch die anderen Zellschichten der Netzhaut, ehe es auf die Stäbchen und Zapfen trifft. Das Farbsehen ist hauptsächlich eine Funktion der Zapfen. Sie sind in einem Bereich der Netzhaut konzentriert, der als Fovea bezeichnet wird.

Farbreaktion der Zapfen
Es gibt drei Gruppen von Zapfen, und die Kurven zeigen, wie sich deren Empfindlichkeit in bezug auf das Lichtspektrum unterscheidet. Eine Gruppe spricht am besten auf Licht langer Wellenlängen an (rotempfindliche Zapfen), eine auf kurze (blauempfindliche) und eine auf Wellenlängen dazwischen (grünempfindliche).

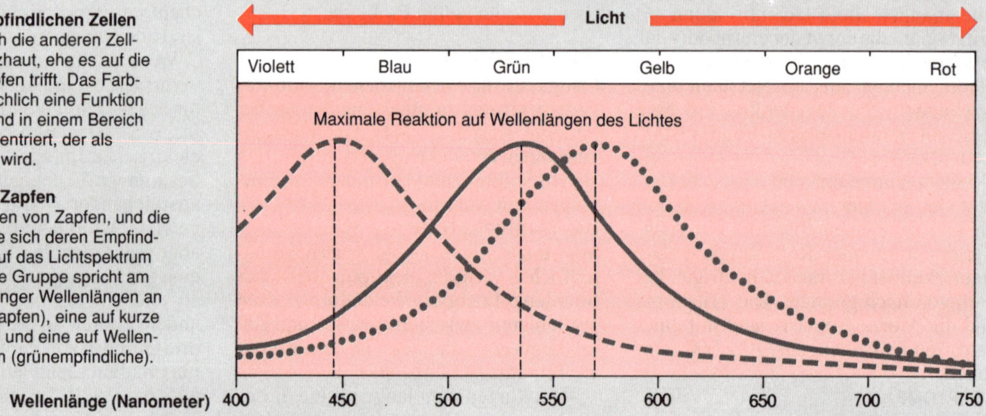

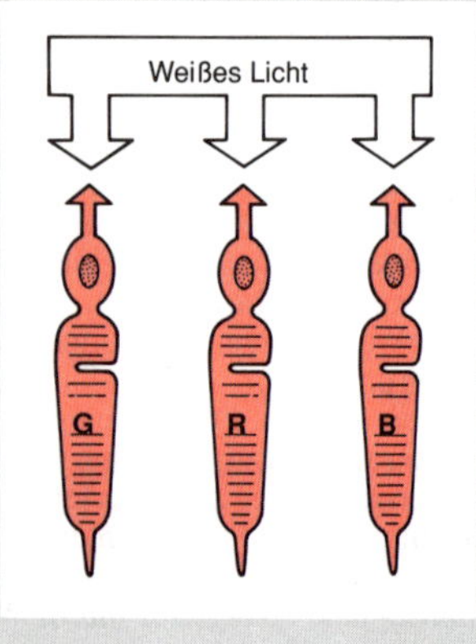

Reaktion auf weißes Licht
Weißes Licht besteht aus einem Gemisch aller Wellenlängen (Farben), so daß es alle drei Zapfengruppen gleichermaßen anregt. Dieses Ansprechmuster erzeugt im Gehirn das Empfinden der Farbe Weiß.

G = grünempfindlich
R = rotempfindlich
B = blauempfindlich

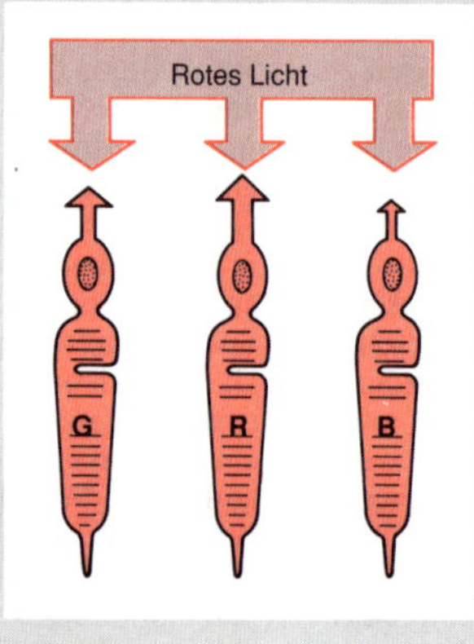

Reaktion auf rotes Licht
Licht langer Wellenlänge (rotes Licht) erzeugt eine starke Reaktion der rotempfindlichen, eine schwache Reaktion der blauempfindlichen und eine mittelstarke Reaktion der grünempfindlichen Zapfen. Dieses Signalmuster wird im Gehirn als Farbe Rot interpretiert.

die spezielle *Antikörper* enthält. Diese Antikörper heften sich an bestimmte Zellkomponenten und chemische Stoffe. Die Markierung der Antikörper mit einem Farbstoff, der unter dem Mikroskop rotbraun erscheint, ermöglicht es dem Untersucher, bestimmte Komponenten oder chemische Stoffe zu erkennen, wenn diese in den Zellen vorhanden sind.

Ein weiteres, klinisch bedeutsames F.-Verfahren ist die *Gramfärbung*, mit der Bakterien unterschieden werden können.

In der *Zytologie* ist die F. nach Papanicolaou Standard; sie gestattet in einem Abstrichpräparat aus der Scheide oder der Gebärmutter eine Differenzierung der Schleimhautzellen in normale, krebsverdächtige und eindeutige Krebs-Zellen.

Farmerlunge

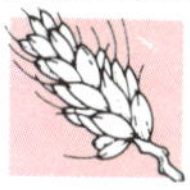

Berufskrankheit, die die Lungen von Landarbeitern befällt. Die F. ist eine Art der allergischen *Alveolitis*. Die Betroffenen zeigen eine *Hypersensibilität* (eine sehr starke allergische Reaktion) gegenüber bestimmten auf Heu, Getreide oder Stroh wachsenden Schimmelpilzen. Die verursachenden Organismen gedeihen am besten unter warmen, feuchten Bedingungen, so daß Ausbrüche der Krankheit in Gegenden mit starken Niederschlägen am häufigsten sind.

SYMPTOME

Typische Symptome entwickeln sich etwa sechs Stunden nach der Exposition mit pilzsporenhaltigem Staub. Sie beinhalten Kurzatmigkeit und grippeartige Symptome, wie Fieber, Kopf- und Muskelschmerzen. Bei akuten Anfällen halten sie etwa einen Tag an. Ist jemand den Bedingungen, die den Anfall verursachten, wiederholt ausgesetzt, kann die Krankheit einen chronischen Verlauf nehmen, der eine dauerhafte Vernarbung von Lungengewebe auslöst.

DIAGNOSE UND THERAPIE

In der Sprechstunde wird der berufliche Werdegang vollständig aufgenommen und mit einem Stethoskop die Brust auf verdächtige Geräusche abgehört. Eine *Röntgen*aufnahme des *Brustkorbs* zeigt unter Umständen Auffälligkeiten; *Lungenfunktionsprüfungen* zeigen, ob der Wirkungsgrad der Lungen eingeschränkt ist. Blutuntersuchungen auf spezifische *Antikörper* weisen den Kontakt mit dem Pilz nach.

Die Betroffenen sollten den weiteren Kontakt mit schimmeligem Heu oder Getreide vermeiden. Wenn die Symptome nicht verschwinden, können *Kortikosteroide* eingesetzt werden. Eine vollständige Erholung ist unter der Voraussetzung möglich, daß die Krankheit vor Entstehung eines dauerhaften Lungenschadens erkannt wird.

VORBEUGUNG

Landwirte können ihre eigene und die Gefährdung ihrer Mitarbeiter für diese Krankheit dadurch mindern, daß sie den Wassergehalt von Heu und Getreide vor dem Einlagern verringern und sicherstellen, daß die Lagerungsbedingungen kühl und trocken sind. Gut belüftete Arbeitsstätten tragen dazu bei, die Anhäufung von Pilzsporen in der Luft zu verhindern; auch das Tragen von Schutzmasken kann helfen.

Fasciitis

Entzündung einer *Faszie* (Bindegewebshülle, z.B. um Muskeln), die Schmerzen und Mißempfindungen verursacht. Eine F. ist oft das Ergebnis einer Überanstrengung oder Verletzung des betroffenen Muskels und seiner Hülle. Häufig tritt eine F. an der Fußsohle auf, manchmal auch bei Menschen, die an *Spondylitis* ankylosans (rheumatische Erkrankung der Wirbelsäule) oder dem *Reiter-Syndrom* (Entzündung der Urethra, Bindehaut und Gelenke) leiden.

Die Behandlung besteht in der Ruhigstellung des betroffenen Bereichs und dem Schutz vor direktem Druck (beispielsweise durch das Tragen von Schuhen mit Polstern, wenn der Fuß betroffen ist). In manchen Fällen werden Injektionen von *Kortikosteroiden* eingesetzt.

Faseroptik

Übertragung von Abbildungen durch ein Bündel dünner, flexibler Glas- oder Kunststoffäden, die Licht durch interne Totalreflexion ausbreiten. Das bedeutet, daß das gesamte Licht einer kräftigen externen Lichtquelle die gesamte Länge der Faser durchläuft, ohne an Intensität zu verlieren.

Faseroptiken haben zur Entwicklung von *Endoskopen* geführt. Das sind Instrumente, die es möglich machen, Strukturen im Innern des Körpers unmittelbar zu betrachten. Ein Faserbündel führt das Licht zur vordringenden Spitze des Instruments, während ein paralleles Bündel das Bild überträgt, welches zum Auge des Betrachters, einer Kamera oder Videoaufzeichnung geleitet wird. Die Flexibilität der Fasern macht es möglich, sie zum Beispiel durch die Dickdarmschleifen oder durch die Magenkrümmung in das Duodenum zu führen, ohne daß dadurch die Abbildung verzerrt wird (s.a. *Endoskopie*).

Fasten

Genereller Verzicht auf Nahrungsaufnahme, es wird ausschließlich Wasser getrunken. In gemäßigtem Klima und bei geringer körperlicher Anstrengung kann ein Mensch mehr als zwei Monate mit Wasser allein überleben; ohne Essen und Trinken tritt der Tod innerhalb von etwa zehn Tagen ein. In heißen und kalten Klimazonen sowie bei starker körperlicher Aktivität sind die Überlebenszeiten entsprechend kürzer.

AUSWIRKUNGEN AUF DEN KÖRPER

Ohne Nahrungszufuhr wird die zum Erhalt unverzichtbarer Körperfunktionen nötige Energie von im Körpergewebe gespeicherten Stoffen geliefert.

Etwa sechs Stunden nach der letzten Mahlzeit beginnt der Körper Glykogen zu verbrauchen, dies ist ein in Leber und Muskeln gespeichertes Kohlenhydrat. Das hält etwa 24 Stunden an, danach stellt der Körper auf eine Energiegewinnung aus gespeichertem Fett und Protein um, welches er beim Abbau von Muskelgewebe gewinnt.

Nach einigen Tagen wird die meiste Energie aus Fett erzeugt, nur noch ein Teil aus dem Muskelabbau. Bei andauerndem Fasten verlangsamt sich der *Metabolismus* des Körpers, um Energie zu sparen. Wegen dieser Verlangsamung wird Fett und Protein aus den Muskeln langsamer verbraucht.

Zu Beginn des Fastens kommt es zu einem schnellen Gewichtsverlust. Später verlangsamt sich dieser, zum einen, weil sich der Stoffwechsel verlangsamt, zum zweiten, weil der Körper damit beginnt, seine Salzausscheidung zu beschränken, was gleichzeitig zum Rückhalt von Wasser führt. Das Wasser, das normalerweise mit dem Urin abgegeben würde, wird im Gewebe eingelagert. Die Flüssigkeitsansammlung verursacht Ödeme (Schwellungen), die hauptsächlich Beine und Bauch betreffen.

Bei länger anhaltendem Fasten wird die Fähigkeit der Verdauung von Nahrung eingeschränkt oder geht völlig verloren, weil der Magen allmählich aufhört, Verdauungssäfte zu produzieren. Ist es soweit gekommen, ist bei Wiederaufnahme des Essens unter Umständen eine medizinische Überwachung nötig. Andauerndes Fasten bringt auch die Produktion der Geschlechtshormone zum Stillstand, dies führt bei Frauen zur *Amenorrhoe* (Ausbleiben der Periode). Die Fähigkeit des Körpers zur Infektionsabwehr verschlechtert sich; dies oder eine Degeneration des Herzmuskels kann zum Tod führen.

FASTEN ZUR GEWICHTSABNAHME

Eine Mahlzeit pro Tag während einer begrenzten Zeitspanne auszulassen oder gelegentlich 24 Stunden nichts zu essen, ist möglicherweise ein wirksames Mittel zur Gewichtsabnahme. Jedoch sollte niemand ohne ärztlichen Rat länger als 24 Stunden auf Nahrung verzichten. (s.a. *Gewichtsreduktion*)

Faszie

*Bindegewebs*blatt, das verschiedene Körperstrukturen umfaßt. Unter der Hautdecke (Integument) wird nahezu der gesamte Körper von einer oberflächlichen Körperfaszie (Fascia corporis superficialis) umgeben. Mit dieser in lockerer Verbindung stehen die Faszienhüllen der Muskeln, die sich in die Muskeln zur Bündelung einzelner Gruppen und Fasern verfolgen lassen; diese Bindegewebsblätter isolieren einzelne Gruppen verschieblich und führen gleichzeitig Gefäße und Nerven in die Tiefe. Auch manche inneren Organe (z.B. die Nieren) werden von Faszien eingehüllt. An Handinnen- und Fußsohlenfläche verdicken sich die Faszien zu sog. Aponeurosen (Palmar- und Plantaraponeurose).

Faszikuläre Zuckungen

Spontane, unregelmäßige und meist einige Momente andauernde Kontraktionen eines eigentlich in Ruhe befindlichen Muskels. Anders als die Kontraktionen bei der *Fibrillation* sind faszikuläre Zuckungen unter der Haut sichtbar, sie werden entweder als fein oder grob beschrieben.

Gelegentliche faszikuläre Zuckungen sind nichts Ungewöhnliches und kein Grund zur Sorge. Andauernde f. Z. mit zusätzlicher Schwäche des betroffenen Muskels deuten jedoch auf einen Schaden oder eine Erkrankung von Nervenzellen im Rückenmark hin. Entweder sind die Nerven betroffen, die den Muskel selbst innervieren, oder die Nervenfasern zwischen Spinalnerven und Muskel. Das *Pyramidenbahn-Syndrom* ist hierfür ein Beispiel.

Fasziotomie

Operation zur Druckentlastung von Muskeln durch einen Einschnitt in die die Muskeln umgebende *Faszie* (Bindegewebshülle).

WARUM ES GEMACHT WIRD

Eine F. wird zur Behandlung des *Kompartmentsyndroms* durchgeführt. Dies ist ein schmerzhafter Zustand, bei dem die Kontraktion einer Muskelgruppe die Blutzirkulation unterbindet; das kann nicht nur vorübergehend sein, sondern sogar zum Absterben der betroffenen Muskeln führen. Die F. gibt den Muskeln genügend Raum zur Ausdehnung.

Die F. ist manchmal eine chirurgische Notmaßnahme, wenn eine Verletzung eine Schwellung des Muskels oder eine Blutung innerhalb eines Muskelfaches verursacht hat.

SO WIRD ES GEMACHT

Die F. wird unter Vollnarkose durchgeführt. Zunächst wird ein Schnitt in die Haut über der betroffenen Muskelgruppe und dann in die darunterliegende Faszie gelegt, damit sich die Muskeln durch die Lücke vorstülpen können. Nur selten ist eine größere Eröffnung der bindegewebigen Muskelhülle notwendig.

Sobald die Muskeln durch die Öffnung genügend Platz haben, wird die Wunde vernäht. In manchen Fällen bauschen sich die Muskeln so stark vor, daß zur Deckung der Wunde eine *Hautlappenplastik* nötig ist.

Favismus

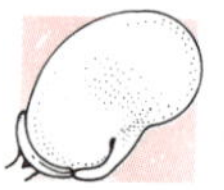

Durch außerordentliche Empfindlichkeit gegenüber der sog. Saubohne, *VICIA FABA*, gekennzeichnete Störung. Bei Genuß dieser Bohnen kann eine darin enthaltene chemische Substanz bei Patienten mit F. die roten Blutkörperchen zerstören; dies führt zu einer schweren Form der Anämie (s. *hämolytische Anämie*).

F. ist ziemlich selten, kommt aber in einigen Gegenden des Mittelmeerraumes, besonders im griechischen Flachland, häufiger vor; bis zu 10 Prozent der Bevölkerung sind davon betroffen. F. ist eine geschlechtsgebundene *genetische Krankheit*, wird also vererbt. Bei Patienten mit F. findet sich ein Defekt im Stoffwechsel ihrer roten Blutkörperchen, der normalerweise deren frühzeitige Zerstörung verhindert. Dabei handelt es sich um den Glucose-6-Phosphat-Dehydrogenase-(*G6PD*-)Mangel.

Kinder mit familiärer Belastung sollten in jungen Jahren auf diesen Defekt hin untersucht werden. Wird die Krankheit nachgewiesen, dürfen sie keine Saubohnen essen und bestimmte Medikamente nicht einnehmen, die eine ähnliche zerstörerische Wirkung auf ihre roten Blutkörperchen haben könnten. Das sind z.B. einige Antimalariamittel und einige *Antibiotika*. Nach Diagnose des F. sollte der Arzt eine Liste der zu meidenden Medikamente dem Kranken mitgeben. Bei Beachtung dieser Vorsichtsmaßnahmen besteht von seiten des F. keine Gefahr.

Fäzes

s. *Faeces*

Fazialiskrampf

Seltene Krankheit, die durch wiederholte Zuckungen der vom *Fazialisnerv* versorgten mimischen (Gesichts-)Muskulatur gekennzeichnet ist. Der F. wird oft als Tic (Muskelzucken) bezeichnet, obwohl dies ein allgemeiner Begriff ist und sich auf krampfhaftes Zucken in jedem Körperteil bezieht. Die Ursache der Störung ist unbekannt; hauptsächlich Frauen mittleren Alters sind betroffen.

Fazialislähmung

Schwäche bzw. Ausfall der mimischen (Gesichts-)Muskulatur aufgrund einer Entzündung oder Schädigung des *Fazialisnervs*. Sie ist meist vorübergehend und betrifft nur eine Seite des Gesichts.

URSACHEN

Die F. ist in der Mehrzahl der Fälle eine sog. *Bell-Lähmung* (nach dem schottischen Chirurgen Sir Charles Bell); ihre Ursache ist unbekannt.

Seltener ist die F. auf einen *Herpes zoster* (Gürtelrose) zurückzuführen, der das Ohr und den Fazialisnerv befällt. Sie kann auch Folge einer Beschädigung des Fazialisnervs durch einen Unfall oder chirurgische Maßnahmen bzw. einer Kompression durch einen Tumor sein (z.B. durch ein *Akustikusneurinom*, welches den Gehörnerv beeinträchtigt).

SYMPTOME

Die F. tritt in der Regel plötzlich auf. Das Augenlid und der Mundwinkel einer Gesichtshälfte hängen herab, auf der gleichen Seite kann es Ohrenschmerzen geben. Ferner ist möglicherweise die Bewegung der Augenbraue eingeschränkt oder das Schließen des Auges, das Lächeln ist verzerrt. Je nach den beeinträchtigten Nervenästen wird auch das Schmecken eingeschränkt, Geräusche werden als extrem laut empfunden.

THERAPIE

F. geht häufig ohne Behandlung vorüber. Die Einnahme von *Analgetika* lindert die Schmerzen, Gesichtsmuskelübungen erleichtern die Wiederherstellung. In manchen Fällen ist es aber nötig, das Augenlid nachts mit einem Pflaster zu fixieren, um eine *Abrasio cornea* zu verhindern.

Die Bell-Lähmung wird manchmal mit *Kortikosteroiden* oder *ACTH* behandelt, um die Entzündung des Gesichtsnervs einzudämmen. Eine Elektrostimulation des Nervs hat keinen nachgewiesenen Wert. Eine chirurgische Dekompression des Fazialisnervs ist bei persistierender Bell-Lähmung von zweifelhaftem Nutzen; eine Verlegung oder Verpflanzung von Nervengewebe ist möglicherweise für Menschen hilfreich, die an einer Lähmung aufgrund einer Verletzung oder eines Tumors leiden.

Fazialisnerv

VII. *Hirnnerv*, auch Gesichtsnerv genannt. Tritt im Bereich der Pons und Medulla oblongata (Teilen des *Hirnstamms*) aus und teilt sich nach seinem Durchtritt durch die Schädelbasis innerhalb der Ohrspeicheldrüse in ein Ner-

LAGE DES FAZIALISNERVS
Ausgehend vom Stammhirn zieht der Fazialisnerv zum Außenohr, zur Zunge, zu den Speicheldrüsen und zu Muskeln des Halses und Gesichts.

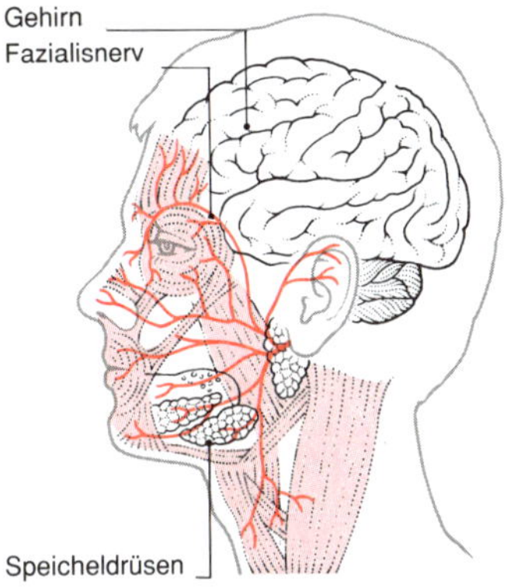

vengeflecht auf (Plexus intraparotideus nervi facialis). Der F. erfüllt sowohl motorische als auch sensorische Funktionen. Seine motorischen Fasern innervieren die mimische (Gesichts-)Muskulatur, regen Unterkiefer- und Unterzungendrüsen zu vermehrter Speichelproduktion an. Außerdem leitet der Fazialisnerv Geschmacksempfindungen der vorderen zwei Zungendrittel und überträgt Hautempfindungen vom Außenohr.

Die Beschädigung des Gesichtsnervs ruft eine Lähmung der mimischen (Gesichts-)Muskulatur hervor (s. *Fazialislähmung*), manchmal auch einen Verlust der Geschmacksempfindung. Dies ist meist auf eine Virusinfektion zurückzuführen, es kann sich aber auch um die Folge eines *Schlaganfalls* handeln. Seltener steckt die Beschädigung des Fazialisnervs infolge eines chirurgischen Eingriffs (typischerweise wegen eines Tumors) im Bereich der Ohrspeicheldrüse oder des Ohres dahinter.

Fazialisparese
s. *Bell-Lähmung; Fazialislähmung*

Febril
Fiebrig; zum *Fieber* gehörend; z.B. febrile *Konvulsionen*, die hauptsächlich bei kleinen Kindern mit erhöhter Temperatur auftreten.

Febris
s. *Fieber*

Febris periodica
Angeborene Veranlagung zu wiederholt auftretenden Fieberanfällen (s. *familiäres Mittelmeerfieber*).

Febris recurrens
s. *Rückfallfieber*

Fehlbildung
s. *Dysplasie*

Fehlgeburt
Abgang eines Feten unter 1000 g Gewicht. Dieser ist nicht lebensfähig, d.h., er ist nicht in der Lage, außerhalb des Uterus ohne künstliche Unterstützung zu überleben (*F.* spontaner Abort).

HÄUFIGKEIT
Schwer zu bestimmen, da nicht alle Frauen, die eine Fehlgeburt erleiden, medizinischen Rat suchen oder überhaupt wahrnehmen, daß sie eine solche erleiden. Es wird geschätzt, daß zwischen 10 und 30 Prozent aller Schwangerschaften mit einem Abort enden. Dies geschieht meist in den ersten 10 Wochen.

URSACHEN
Viele F.en werden von Mißbildungen der Leibesfrucht ausgelöst, z.B. *Chromosomenaberrationen* oder wesentlichen Entwicklungsdefekten. Auch eine ernsthafte Erkrankung der Mutter oder Kontakt mit Toxinen ist als Ursache denkbar. Zu den selteneren Gründen mütterlicherseits gehören eine unzureichende Produktion von Progesteron oder auch eine *Autoimmunkrankheit*.

Nach den ersten drei Monaten der Schwangerschaft sind F.en weniger häufig. Für die drei bis fünf Prozent der Fälle, die zwischen der 12. und 22. Woche zum Abort führen, liegen die Ursachen in der Regel in *genetischen Krankheiten*, *Zervixinsuffizienz* (Unfähigkeit des Gebärmutterhalses, den Feten zu halten), Uterussepten (durch eine zusätzliche Scheidewand unterteilte Gebärmutter) oder großen uterinen *Fibromyomen*. Eine ernsthafte Infektion oder andere Erkrankung der Mutter kann unter entsprechenden Umständen auch jetzt noch einen Abort auslösen.

SYMPTOME UND ANZEICHEN
Krämpfe und/oder Blutungen. Schwache Blutungen während der frühen Schwangerschaftsmonate treten in nahezu der Hälfte aller Schwangerschaften auf und sind meist begründet in einer Plazentaschwäche oder Portioerosion. Viele dieser Schwangerschaften verlaufen ohne besondere Ereignisse bis zur normalen Geburt.

Starke Blutungen mit Krämpfen sind ernster zu nehmen, weil sie eine bevorstehende F. andeuten können. Schmierblutungen und heftige Schmerzen können Anzeichen der drohenden F. oder einer *ektopischen Schwangerschaft* sein (einer sich außerhalb der Gebärmutter entwickelnden Schwangerschaft). Der Schwall einer klaren oder leicht rosafarbenen Flüssigkeit ist durch einen Blasensprung verursacht und stellt ein ernstes Symptom dar.

TYPEN
F.en werden medizinisch in verschiedene Typen unterteilt:

Drohender Abort
Der Fetus ist noch am Leben und trotz vaginaler Blutungen nicht abgegangen.

Unvermeidbarer Abort
Der Fetus ist abgestorben und wird aus dem Uterus ausgestoßen. Ein unvermeidbarer Abort ist entweder vollständig oder unvollständig; bei letzterem wird der Fetus und/oder die Plazenta nicht vollkommen ausgestoßen.

Verhaltener Abort
Der Fetus ist abgestorben, verbleibt aber mit der Plazenta im Uterus.

DIAGNOSE UND THERAPIE
In der frühen Schwangerschaft wird einer Frau mit Blutungen und Krämpfen häufig Bettruhe verordnet, um das Bluten auf ein Minimum zu reduzieren. Dabei hat Bettruhe allein wahrscheinlich keinen Einfluß auf den weiteren Verlauf. Unter Umständen empfiehlt sich eine *Ultraschalldiagnostik*, um sicherzustellen, daß die Schwangerschaft intrauterin lokalisiert ist (d.h. nicht ektopisch) und daß sie einen zeitgerechten Verlauf nimmt. Es findet eine Beckenuntersuchung statt, um zu prüfen, ob die Größe des Uterus angemessen ist und um zu sehen, ob der Muttermund offen oder geschlossen ist.

Bei einer unvollständigen Fehlgeburt und starker Blutung kann eine *Dilatation* und *Kürettage* (Ausschabung der Gebärmutter) erforderlich sein. Ist die Fehlgeburt vollständig, d.h. die Frucht mit dem gesamten Feten- und Plazentagewebe abgegangen, ist unter Umständen keine weitere Behandlung nötig. Ein verhaltener Abort erfordert eine *Dilatation und Kürettage* oder das Einleiten künstlicher *Wehen*, je nach Dauer der Schwangerschaft. Häufig erhalten Frauen Antibiotika und Medikamente zur Verringerung der Blutung. Rh-negative Frauen bekommen in diesem Fall Anti-D-(Rh_0)-Immunglobulin, um Rh-Komplikationen bei späteren Schwangerschaften zu verhüten (s. *Rhesus-Inkompatibilität*).

Nach den ersten drei Monaten ist bei allen Krämpfen und Schmierblutungen ärztlicher Rat nötig; ab dieser Zeit wird eine beträchtliche Zahl möglicher Fehlgeburten durch behandelbare Probleme wie eine Zervixinsuffizienz und weniger durch Mängel des Feten verursacht.

Gibt es Anzeichen für eine Zervixinsuffizienz, kann der Gebärmuttermund zugenäht werden (Cerclage). Bettruhe kann für einen längeren Zeitraum verordnet werden, und Frauen mit uterinen oder zervikalen Problemen erhalten gegebenenfalls Mittel zur Entspannung des Uterus.

Erleidet eine Frau öfter hintereinander eine Fehlgeburt, wird dies als habitueller Abort bezeichnet. Ein habitueller Abort ist möglicherweise durch genetische oder hormonelle Unregelmäßigkeiten, chronische Infektion, eine Autoimmunkrankheit oder Mißbildung des Uterus verursacht. Für die genauere Beurteilung werden genetische Untersuchungen, Prüfung auf hormonelle Probleme und Infektionen sowie eine *Hysterosalpingographie* (Röntgenuntersuchung der Gebärmutter und Eileiter) vorgenommen.

PROGNOSE

Die meisten Frauen, die eine Fehlgeburt erleiden, können später eine Schwangerschaft bis zum Ende austragen. Die verfügbaren diagnostischen und therapeutischen Maßnahmen haben die Aussichten besser werden lassen (s.a. *Abort*).

Fehllage

Zustand, bei dem sich das Baby während der *Geburt* nicht in der üblichen Lage mit dem Kopf voraus befindet. Dies kommt bei etwa fünf Prozent der Geburten vor.

Zu den möglichen Fehllagen gehört die Steißlage (das Gesäß des Babys erscheint zuerst), Gesichtslage (das Gesicht und nicht die Oberseite des Kopfes geht voraus) und die Schulterlage (das Baby liegt quer in der Gebärmutter). Steißlagen sind die häufigsten Fehllagen.

Ein bei Beginn der Wehen in Steißlage liegendes Baby kann durch eine *Steißgeburt* oder durch einen *Kaiserschnitt* auf die Welt kommen. Ein Baby in Querlage macht in den meisten Fällen einen Kaiserschnitt notwendig.

Fehlsichtigkeit

Defekt im lichtbrechenden Teil des Auges. F. beruht meist auf einer Verformung der Gestalt des Augapfels (s. *Astigmatismus; Hypermetropie; Myopie; Presbyopie*).

Feigwarze

Weiche Warzen in und um den Eingang der Vagina, des Anus und am Penis (*F. Condyloma acuminatum*). F.n werden durch Geschlechtsverkehr übertragen und durch ein Papillomavirus verursacht. Es kann ein Intervall von bis zu 18 Monaten zwischen der Infektion und dem Erscheinen der Warzen liegen.

In Großbritannien wird jährlich aus Kliniken für Geschlechtskrankheiten über mehr als 40.000 Fälle berichtet.

Feigwarzen sind in Zusammenhang gebracht worden mit Gebärmutterhalskrebs (s. *Portiokarzinom*). Eine Frau sollte daher nach dem Auftreten von Feig-

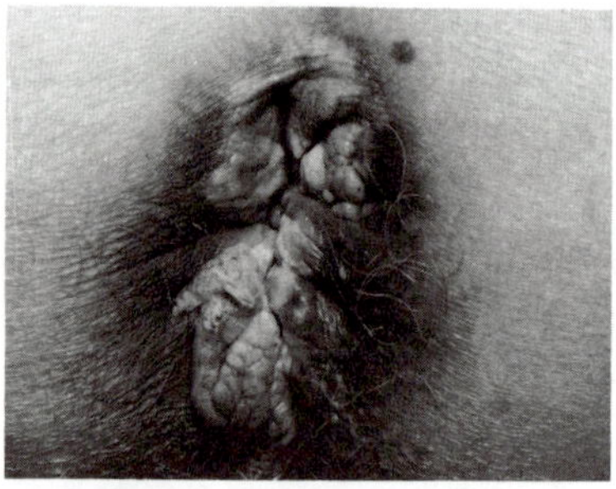

Feigwarzen um den Anus
Die Wucherungen sind schmerzlos, müssen aber behandelt werden. Dies geschieht mit Podophyllotoxin oder durch chirurgisches Abtragen.

warzen, oder wenn ihr Partner welche hatte, jährlich einen Zervixabstrich (s. *Portiosmear*) machen lassen.

F.n werden chirurgisch abgetragen oder durch Betupfen mit Podophyllotoxin (z.B. Condyloxlösung ®+) entfernt. Allerdings besteht die Tendenz, daß die Warzen wieder auftreten.

Felinose

s. *Katzenkratzkrankheit*

Feminisierung, testikuläre

s. *testikuläre Feminisierung*

Femoralisnerv

Neben dem Ischiasnerv Hauptnerv des Beins. Seine Wurzeln befinden sich im Lendengeflecht des Rückenmarks (Plexus lumbalis; L_2-L_4). Nach Austritt aus dem unteren, hinteren Bereich des Rükkenmarkkanals zieht der F. unterhalb des Leistenbands (*F.* Ligamentum inguinale) durch die Lacuna musculorum zum Oberschenkel. Die motorischen Äste versorgen die Musculi iliacus, psoas, quadriceps femoris, sartorius und pectineus. Die sensiblen Hauptäste versorgen die Vorderseite des Oberschenkels und die Innenseite des Unterschenkels.

Die Schädigung des F.s bewirkt eine Hemmung der Streckbewegung im Kniegelenk. Sie geht meist auf einen *Bandscheibenprolaps* im Lendenbereich zurück; seltener kann auch eine Hüftluxation nach hinten oder eine *Neuropathie* Ursache der F.-Lähmung sein.

Femur

Oberschenkelbein, längster Knochen des Körpers. Das untere Ende bildet zusammen mit der Tibia (Schienbein) das Kniegelenk. Das obere Ende ist kugelförmig abgerundet (Femurkopf), paßt so in die Gelenkpfanne der Hüfte und bildet das Hüftgelenk. Der Femurkopf ist mit dem Knochenschaft durch den Schenkelhals verbunden. Der Schenkelhals stellt eine strukturelle Schwachstelle dar und ist häufiger Ort von Knochenbrüchen (s. *Oberschenkelbruch*).

Der F. ist an seinem oberen (proximalen) und unteren (distalen) Ende durch die Haut tastbar: oben palpiert man an der Außenseite den großen Rollhügel (Trochanter major; Ansatz einiger Muskeln), unten innen und außen die beiden Kondylen, über die das Körpergewicht auf den Unterschenkel übertragen wird.

Am F. setzen eine Reihe kräftiger Muskeln an, die für die Bewegungen im Hüft- und Kniegelenk verantwortlich sind. Knochen und Knochenmark sind mit zahlreichen Blutgefäßen versorgt, so daß ein Bruch unter Umständen starken Blutverlust verursacht.

Femur, Epiphysenabriß

Verlagerung der oberen *Epiphyse* des *Femurs* (Oberschenkelknochen), also der für das Wachstum entscheidenden Struktur. Dies ist ziemlich selten und betrifft meistens Kinder zwischen 11 und 13 Jahren. Häufiger sind es Jungen, dickliche Kinder mit verzögerter geschlechtlicher und körperlicher Entwicklung sowie rasch wachsende Kinder.

Solange das Knochenwachstum anhält, ist die Epiphyse vom restlichen Knochenschaft durch einen knorpeligen Knochenteil getrennt. Dadurch entsteht eine verhältnismäßig verletzbare Zone, so daß sich die Epiphyse bei Stürzen oder einer anderen, auch leichteren Verletzung verschieben kann.

LAGE DES FEMUR
Oberschenkelbein als Verbindung zwischen Hüft- und Kniegelenk.

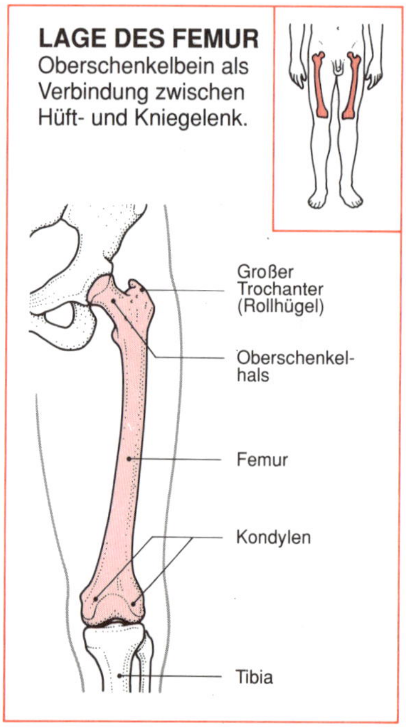

SYMPTOME
Das Kind beginnt zu hinken und hat eher Schmerzen im Knie als in der Hüfte. Das Bein neigt dazu, sich nach außen zu drehen, die Hüftbeweglichkeit ist eingeschränkt.
THERAPIE
In einer Operation unter Vollnarkose werden die verschobenen Teile des Knochens wieder in ihre richtige Lage gebracht und mit Metallstiften befestigt. Um das gleiche Problem am anderen Oberschenkelknochen zu verhindern, wird unter Umständen auch dieser während der gleichen Operation mit Stiften fixiert.
PROGNOSE
Mit dem chirurgischen Eingriff wird normalerweise eine vollständige Wiederherstellung erreicht, und weitere Unfälle der gleichen Art werden verhütet. Nach der Verletzung ist allerdings die Hüfte in höherem Grade von einer *Osteoarthritis* betroffen. Nur sehr selten wird die Hüfte steif und bleibt schmerzhaft.

Fenchel
(*F.* Foeniculi fructus) Fenchel wird in Form von Tee, Sirup oder Honig bei allen dyspeptischen Beschwerden wie Völlegefühl, *Blähungen* und Krämpfe gerne verwendet – bevorzugt auch bei Kindern und Kleinkindern.

Die Hauptinhaltsstoffe des F.s, Anethol und Fenchon, wirken in hohem Maße sekretolytisch (sekretlösend)und spasmolytisch (krampflösend). Ihr großer Vorteil: Sie sind völlig frei von Nebenwirkungen.

Ferment
s. *Enzym*

Ferrum sulfuricum
Eisensulfat (s. *Eisen*).

Ferse
Hinterer Teil des *Fußes* unterhalb des *Sprunggelenks*. Die Ferse besteht aus dem *Fersenbein* (*F.* Calcaneus), einer schützenden und abfedernden Fettschicht und der Haut, die oft als Folge des Drucks beim Gehen verdickt ist.

Fersenbein
(*F.* Calcaneus) Das F. ist einer der Tarsal(Fußwurzel)knochen und der größte *Fuß*knochen.
ERKRANKUNGEN
F.frakturen sind häufig nach Stürzen aus großer Höhe auf den Hinterfuß. Unkomplizierte Brüche werden durch Ruhigstellung in Gips versorgt und heilen meist ohne Probleme. Schwere Bruchverletzungen mit einer Zusammenstauchung des F.s können zu bleibenden Schäden

LAGE DES FERSENBEINS
Das Fersenbein ist der größte der Fußwurzelknochen. Es liegt unter und hinter dem Sprunggelenk.

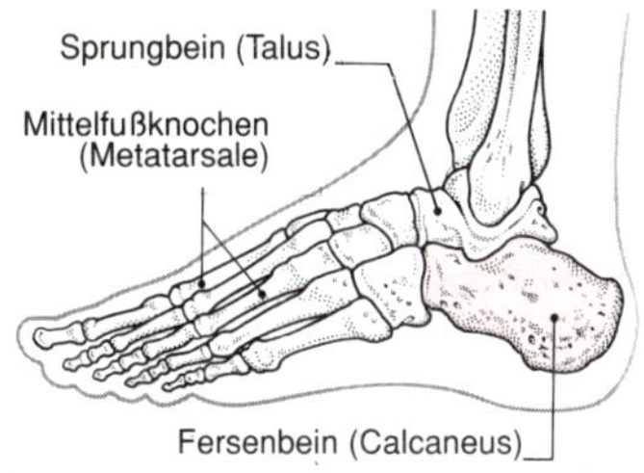

an den Gelenken mit Behinderung der Ein- und Auswärtsdrehung des Fußes, zu Gelenksteife und Schmerzen führen, die durch Gehen verschlimmert werden.

Die *Achillessehne* setzt am hinteren Teil des F.s an und ist an der Senkung der Fußspitze (Zehenstand) beteiligt. Die Ansatzstelle der Sehne am F. kann durch übermäßige oder langanhaltende Belastung, z.B. bei *Laufverletzungen*, überanstrengt werden. Bei Kindern wächst dieser Knochenbereich noch, manchmal entzündet er sich und schmerzt (s. *Osteochondrose*).

Die Sehnen der Fußsohlenmuskeln setzen an der Unterseite des F.s an; die entsprechenden Muskeln bilden die Stützen für die Fußwölbung. Entzündungen dieser Sehnen wie bei einer *Fasciitis* verursachen Schmerzen und Mißempfindungen unter der Ferse beim Stehen und Gehen. Ein Kalkaneussporn (überschießende Knochenbildung) erscheint manchmal bei einer Fußsohlen-Fasciitis, aber auch bei Personen mit sonst gesunden Füßen.

Fertilisation
s. *Befruchtung*

Fertilität
s. *Fruchtbarkeit*

Fetal distress
s. *Fetopathie*

Fetale Herztonregistrierung
Aufzeichnung und/oder Abhören des Herzschlags eines Ungeborenen mit entsprechenden Geräten während der Schwangerschaft und Geburt. Die Überwachung des fetalen Wohlergehens ist während der Wehen in jedem Krankenhaus üblich.
WARUM ES GEMACHT WIRD
Während der Schwangerschaft wird regelmäßig eine Kontrolle der fetalen Herzaktion erfolgen, wenn zu vermuten ist, daß die Plazenta nicht normal funktioniert oder das Wachstum der Leibesfrucht zu langsam ist. Uteruskontraktionen und andere Reize erhöhen die Pulsrate eines gesunden Feten. Die Hebamme oder der Geburtshelfer stellt dies mit einem Herztonregistriergerät fest.

Während der Wehen kann bei der Überwachung eine *Fetopathie* entdeckt werden. Sie entsteht, wenn das Baby nicht genügend Sauerstoff erhält. Ein Fetus zeigt unter Sauerstoffmangel normalerweise einen abnormen Puls. Das kann bei der Überwachung festgestellt werden und erlaubt den Geburtshelfern die Einleitung entsprechender Schritte, wozu unter Umständen Maßnahmen der Notentbindung gehören.
SO WIRD ES GEMACHT
Bei der einfachsten Form der fetalen Herztonüberwachung benutzt die Hebamme oder der Geburtshelfer ein spezielles Stethoskop, um den Herzschlag des Feten abzuhören.

Inzwischen wird zumeist ein Kardiotokograph genanntes elektronisches Gerät zur Überwachung der Pulsfrequenz benutzt; mit diesem ist eine fortlaufende Aufzeichnung der Töne oder eine graphische Registrierung des Herzschlags synchron zu den Gebärmutterkontraktionen möglich. Der Herzschlag wird entweder äußerlich mittels eines am Leib der Mutter befestigten *Ultraschall*senders oder während der Wehentätigkeit innerlich mittels einer Elektrode aufgezeichnet. Letztere wird am Kopf des Babys angebracht und mit dem Aufzeichnungsgerät über einen durch die Vagina der Mutter geführten Draht verbunden. Nach einer Verstärkung ist der Herzschlag als Piepston zu hören und/oder wird als Kurve auf Papier ausgedruckt. Die Uteruskontraktionen werden entweder mittels eines externen Druckmessers am Unterleib der Mutter oder mit Hilfe eines Plastikfühlers, der durch die Vagina in das Fruchtwasser eingeführt wird, gemessen und aufgezeichnet.
VOR- UND NACHTEILE
Die elektronische Überwachung des Feten hat den Vorteil, daß dem Arzt jederzeit eine Abschätzung des Zustandes des Babys möglich ist. Viele Geburtshelfer sind überzeugt, daß bei kontinuierlicher Überwachung die Wahrscheinlichkeit dafür geringer ist, daß ein Baby während der Wehen hypoxisch (d.h. mit Sauerstoff unterversorgt) wird. Das Überwachen trägt deshalb nach ihrer Meinung dazu bei, gesündere Babys auf die Welt zu bringen.

Der routinemäßige Einsatz der elektronischen Überwachung von Feten wird aus verschiedenen Gründen kontrovers beurteilt. Kritiker bringen vor, daß diese Überwachung die Beweglichkeit der Mutter während der Wehen einschränkt und zu einer zu häufigen Diagnose der Fetopathie und nachfolgend zu unnötigen Kaiserschnitten führt. Außerdem setzt die externe Überwachung gesunde Babys unnötigerweise dem Ultraschall aus, und die interne Überwachung erhöht das Risiko einer Infektion während der Wehen, ohne daß der Verlauf von Schwangerschaften mit geringem Risiko günstig beeinflußt wird.

F

Fetalkreislauf

Blutkreislauf des Feten; unterscheidet sich vom nachgeburtlichen Kreislauf (s. *Kreislaufsystem*). Intrauterin erhält der Fetus Sauerstoff und Nährstoffe über den mütterlichen Kreislauf via Mutterkuchen (*Plazenta*) und *Nabelschnur.* Dazu muß der Kreislauf in der noch nicht geblähten fetalen Lunge umgangen werden.

Die Plazenta ist in die Gebärmutterschleimhaut eingebettet und mit dem Fetus durch die Nabelschnur verbunden. Hier treten Sauerstoff und Nährstoffe in das fetale Blut über. Das mit Sauerstoff angereicherte Blut fließt durch die Nabelschnurvene zum Fetus. Dort gelangt es über die untere Körperhohlvene (unter Umgehung der noch nicht voll funktionsfähigen Leber (Umgehungsgefäß = Ductus venosus Arantii) in den rechten Herzvorhof. Von hier wird das sauerstoffangereicherte Blut direkt durch ein im F. noch offenes Fenster in der Scheidewand zum linken Vorhof (Foramen ovale) kurzgeschlossen und gelangt so in den Körperkreislauf des Feten.

Das aus der oberen Körperhälfte (Kopf, Arme) zurückkehrende venöse Blut wird über den rechten Herzvorhof in die rechte Kammer geleitet und von dort in die Lungenarterie gepumpt. Die Lungenarterie ist noch nicht eröffnet, es besteht aber ein Kurzschluß zwischen ihr und der Hauptschlagader (Aorta) des F.s in Form des Ductus arteriosus (Botalli), über den das Blut in den Körperkreislauf umgeleitet wird.

Der F. besitzt also gegenüber dem Kreislauf des Neugeborenen folgende funktionsnotwendigen Kurzschlüsse (Shunts): Ductus venosus (zur Umgehung der Leber), Foramen ovale (zur Umgehung des Lungenkreislaufs) und Ductus arteriosus (zur Umgehung des Lungenkreislaufs). Diese Kurzschlüsse schließen sich kurz nach der Geburt.

In seltenen Fällen bleibt der Verschluß von Foramen ovale oder Ductus arteriosus aus; dann resultiert ein angeborener Herzfehler (s. *Herzfehler, angeborene*).

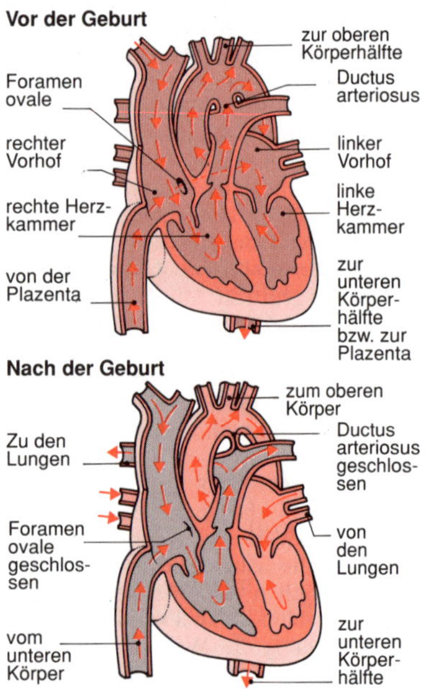

Fetaler Herzkreislauf
Beim Fetus fließt das Blut aus der unteren Körperhälfte vom rechten Vorhof des Herzens durch das Foramen ovale zum linken Vorhof. Der Ductus arteriosus leitet Blut aus dem oberen Körper von der Lungenarterie zur Aorta. Beide Kanäle schließen sich nach der Geburt.

Fetischismus

Notwendigkeit, zur sexuellen Erregung spezielle Gegenstände oder Objekte zu verwenden. F. ist wohl selten und betrifft fast nur Männer; wegen der besonderen Umstände gibt es aber keine zuverlässigen statistischen Zahlen.

Die Objekte brauchen keinen offenkundigen sexuellen Inhalt zu haben. Es sind z.B. Schuhe, Handschuhe, Gummi- oder Lederkleidung und Teile des Körpers wie Füße oder Ohren. Hat irgendein Fetisch einmal erfolgreich zu einem Orgasmus verholfen, scheint es zunehmend schwieriger zu werden, sexuelle Befriedigung ohne ihn zu erreichen. Trotzdem können viele Fetischisten ein stabiles sexuelles Verhältnis haben, vorausgesetzt, ihre Partner sind damit einverstanden und einsichtig.

URSACHEN

Meistens gibt es für F. keinen erkennbaren Grund, nur in seltenen Fällen rührt er von bestimmten Hirnverletzungen her. Von psychoanalytischer Seite wird die Meinung vertreten, der Ursprung könne eine *Fixierung* sexuellen Interesses in der Kindheit auf einen Ausschnitt des Körpers oder der Erscheinung der Mutter sein.

THERAPIE

Solange der F. das sexuelle oder soziale Leben nicht beeinträchtigt, gibt es keinerlei Grund für ein medizinisches Eingreifen. Eine Behandlung ist dann nötig, wenn das Verhalten einen Leidensdruck erzeugt oder kriminelle Handlungen wie den Diebstahl von Fetischen bedingt.

Fetopathie

Sammelbezeichnung für Erkrankungen des ungeborenen Kindes nach abgeschlossener Embryonalperiode. Dazu zählen auch körperliche Beeinträchtigungen, die ein Fetus während der Wehen durch einen Sauerstoffmangel erleidet (*F. fetal distress*).

Die für ein Baby anstrengendsten Momente einer Geburt sind die Kontraktionen, wenn sich die Gebärmutter zusammenzieht und damit die Sauerstoffzufuhr aus der Plazenta zur Leibesfrucht gedrosselt wird. Wenn es dann noch zusätzliche Geburtsprobleme gibt, weil beispielsweise die Mutter Blut verliert oder ein für die Größe des Babykopfes zu enges Becken hat, ist unter Umständen die Sauerstoffzufuhr unzureichend.

ÜBERWACHUNG

F. hat eine Verlangsamung der Pulsfrequenz der Leibesfrucht zur Folge, die sich als Absinken auf dem Kardiotokogramm darstellt (s. *fetale Herztonregistrierung*). Andererseits zeigt ein Baby unter diesen Bedingungen möglicherweise gar keine Änderung der Pulsrate. Ein gesundes Baby dagegen variiert seinen Puls innerhalb eines Bereichs von 120 bis 160 Schlägen pro Minute. Der Herzschlag wird vom Geburtshelfer und der Hebamme kontinuierlich überwacht, sie entnehmen bei Bedarf eine Blutprobe zur Untersuchung aus der Kopfhaut des Babys. Eine *Azidose* (hoher Säuregehalt) ist ein Zeichen dafür, daß das Baby nicht genug Sauerstoff bekommt. Das umgebende Fruchtwasser des Babys wird auf Spuren von *Mekonium* (Kindspech) untersucht, sein Nachweis kann auf eine Fetopathie hindeuten.

ENTBINDUNG

Eine F. ist manchmal ein vorübergehender Zustand; wenn aber die Azidose zu ausgeprägt ist, muß der notleidende Fetus unter Umständen sofort durch einen *Kaiserschnitt* entbunden werden. Dies gilt für ein Auftreten der F. zu Anfang der Wehen, später ist eine *Zangenentbindung* oder Entbindung mittels Saugglocke nötig. (S.a. *Geburt*)

Fetoskopie

Verfahren zur direkten Beobachtung eines Feten im Uterus mit einem Fetoskop, einem Typ des *Endoskops*. Das Fetoskop wird auch zur Entnahme von Blut- oder Gewebsproben für Untersuchungszwecke und zur Behandlung einiger fetaler Störungen benutzt.

WARUM ES GEMACHT WIRD

Die Fetoskopie dient der vorgeburtlichen Diagnose verschiedener *kongenitaler* Mißbildungen und *genetischer Krankheiten*. Das Verfahren ist nicht risikolos, so daß es nur angewandt wird, wenn es eine gewisse Wahrscheinlichkeit für das Vorliegen einer Unregelmäßigkeit bei dem Baby gibt. Das ist z.B. der Fall, wenn die Mutter bereits ein nicht normales Kind hat oder wenn in der Familie eindeutig Fälle genetischer Krankheiten vorliegen.

Die F. macht eine Betrachtung des sich entwickelnden Fetus aus nächster Nähe möglich. Insbesondere Gesicht, Gliedmaßen, Genitalien und Wirbelsäule sind beurteilbar und ermöglichen die Feststellung zum Beispiel von Wirbelsäulenschäden, von Gesichts- und Gliedmaßenanomalien. Durch das Anbringen von zusätzlichen Instrumenten kann ein Fetoskop auch zur chirurgischen Korrektur einiger Fehler, beispielsweise von Störungen im Harntrakt, herangezogen werden (s.a. *Amniozentese; Chorionzottenbiopsie*).

Fett, braunes

Besondere Art von Fett, das bei Neugeborenen einige Wochen lang und bei einigen Tieren, nicht aber bei gesunden Erwachsenen anzutreffen ist. Es befindet sich zwischen und um die Schulterblätter. B.F. ist eine Energiequelle und hilft Kleinkindern, eine gleichbleibende Körpertemperatur beizubehalten.

Fettabsaugen

Umstrittenes Verfahren der *Schönheitschirurgie*; es wird zur Korrektur bei Fettleibigkeit verwendet.

Fette und Öle

Die energiereichsten Nährstoffe; 1g Fett liefert 9 kcal (37,8 kJ), 1g Kohlenhydrate dagegen 4 kcal (16,8 kJ).

Fette (*F. Lipoide*) sind Verbindungen aus Kohlenstoff-/Wasserstoffketten mit einem geringen Sauerstoffanteil. Chemisch gesehen bestehen die meisten Fette aus *Fettsäuren* plus Glyzerin. Es werden zwei Hauptgruppen unterschieden, je nach dem vorhandenen Anteil an Wasserstoffatomen: gesättigte und ungesättigte Fette. Enthalten die Fettsäuren die chemisch maximal mögliche Menge an Wasserstoff, heißen sie gesättigt. Sind dagegen einige Stellen in der Kohlenstoffkette nicht mit Wasserstoffatomen besetzt, heißen sie ungesättigt. Wenn viele Stellen leer sind, spricht man von vielfach ungesättigten Fettsäuren. Einfach ungesättigte Fette sind ungesättigte Fette mit einer Doppelbindung. Tierische Fette in Fleisch und Milchprodukten sind größtenteils gesättigt, während Pflanzenfette eher in unterschiedlichem Ausmaß ungesättigt sind.

Fette und Öle unterscheiden sich durch ihre Konsistenz: Fette sind bei Zimmertemperatur in der Regel fest und verflüssigen sich bei Erwärmung; Öle sind bei Zimmertemperatur flüssig.

ARTEN

Einige Speisefette sind Lieferanten der fettlöslichen Vitamine A, D, E und K und der essentiellen Fettsäuren. Obwohl es sich bei ihnen hauptsächlich um Triglyceride handelt (Kombinationen aus Glyzerin und drei Fettsäuren), umfassen sie auch andere Fettarten. Zu den Fetten in unserer Nahrung gehören nicht nur die sichtbaren Fette (wie Butter, Margarine und pflanzliche Öle), sondern auch die sogenannten unsichtbaren Fette, die im Fleisch, Fisch, Geflügel und in Milchprodukten zu finden sind. Die Öle bestimmter Seefische aus kalten Gewässern schützen möglicherweise vor *koronarer Herzkrankheit*.

Zu den sog. Baustoff-Fetten gehören Triglyceride, Phospholipide und Sterine. Triglyceride sind die Hauptfettart im gespeicherten Körperfett (Fettgewebe). Diese Speicher wirken als Energiereserve und Isolierung sowie als Schutzschicht für empfindliche Organe. Phospholipide sind Bausteine der Zellmembranen. Sterine wie z.B. das *Cholesterin* finden sich in fast allen tierischen und pflanzlichen Geweben; sie erfüllen sehr vielfältige Aufgaben im Körper und werden z.B. durch chemische Vorgänge in Hormone umgewandelt. Phospholipide und Sterine werden im Körper aus der Nahrung hergestellt und müssen daher nicht zugeführt werden.

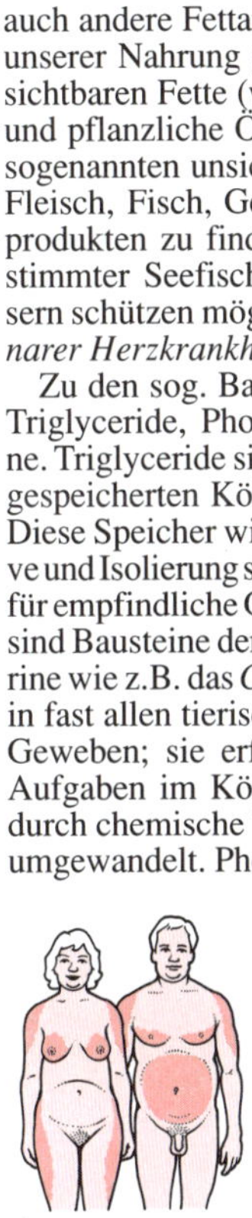

Fettgewebeverteilung
Bei erwachsenen Männern setzt sich Fettgewebe um die Schultern, Taille und den Bauch an; bei Frauen an den Brüsten, Hüften und Oberschenkeln.

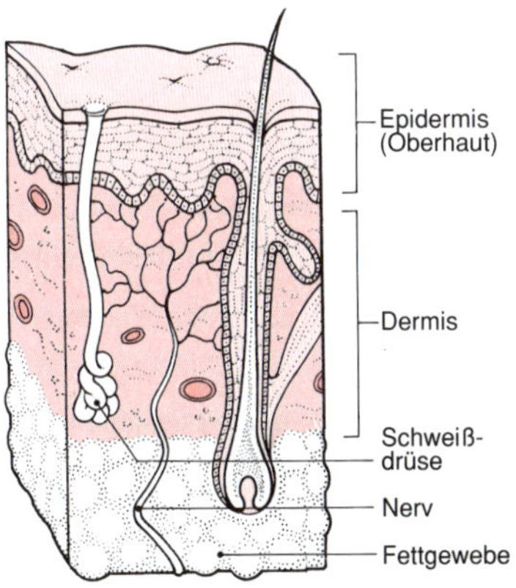

FETTSTOFFWECHSEL

Nahrungsfette werden im ersten Schritt durch die Wirkung von Gallensalzen emulgiert und dann durch das Pankreasenzym Lipase zu Fettsäuren und Glyzerin aufgespalten. Sie werden über das Lymphsystem aufgenommen, ehe sie in den Blutstrom übertreten.

Die Lipide werden im Blut an ein Protein gebunden transportiert und daher als Lipoproteine bezeichnet. Letztere werden in vier Klassen unterteilt: Chylomikronen, Lipoproteine sehr geringer Dichte (VLDL), Lipoproteine hoher Dichte (HDL) und Lipoproteine geringer Dichte (LDL). Die LDL und VLDL enthalten große Mengen an Cholesterin, die sie durch den Blutstrom befördern und in den Zellen ablagern. Die HDL nehmen Cholesterin auf und führen es zur Weiterverarbeitung und Ausscheidung anschließend in die Leber zurück (s.a. *Ernährung*).

Fettgewebe

Fettschicht unmittelbar unterhalb der Haut und um verschiedene innere Organe. Nach der Pubertät unterscheidet sich die Verteilung des Oberflächenfettgewebes bei Männern und Frauen. F. macht bei Frauen einen relativ größeren Teil des Gesamtkörpergewichtes aus als bei Männern.

FUNKTIONEN UND ERKRANKUNGEN

Fettgewebe baut sich aus Fett auf, welches infolge mehr als notwendiger Nahrungsaufnahme gespeichert wird, und dient deshalb als Energiespeicher. Übergroße Mengen an Fettgewebe erzeugen *Fettleibigkeit*. Das F. dient besonders bei Säuglingen als Isolierung für die Körperwärme. Es trägt zur Abfederung von Stößen in Bereichen bei, die plötzlichem oder häufigen Druck ausgesetzt werden, wie das Gesäß und die Füße. Deshalb sind auch Herz und Nieren sowie verschiedene andere innere Organe von Fettgewebe umgeben.

Fettleibigkeit

(*F.* Adipositas) Zustand deutlich zu vielen Körperfetts. F. ist nicht dasselbe wie Übergewicht. Üblicherweise wird jemand erst dann adipös oder fett genannt, wenn er mindestens 20 Prozent über seinem Normalgewicht liegt (s. S. 619).

VERBREITUNG

Nach Schätzungen gelten etwa 30 bis 35 Prozent der Bevölkerung als zu fett, etwa 5 Prozent sind wirklich fettleibig.

URSACHEN

Es ist nicht immer klar, weshalb manche Menschen dick werden. Obgleich F. entsteht, wenn die Energieaufnahme den -verbrauch übersteigt, essen übergewichtige Menschen oft nicht mehr als dünne.

Der Energiebedarf eines Menschen wird zum einen von seinem Grundumsatz bestimmt. Dies ist die zum Erhalt lebenswichtiger Körperfunktionen in Ruhe mindestens nötige Energiemenge (s. *Metabolismus*). Dazu kommt die Energie für die körperlichen Aktivitäten. F. kann sich bei Menschen mit niedrigem Grundumsatz oder wenig körperlicher Tätigkeit und infolgedessen geringerem Kalorienbedarf entwickeln.

Vermutlich spielen auch genetische Faktoren eine Rolle. Es besteht eine ungefähr 10mal größere Wahrscheinlichkeit, daß Kinder fettleibiger Eltern auch übergewichtig werden als Kinder von Eltern mit Normalgewicht. Einige Hormonstörungen gehen mit Fettleibigkeit einher; aber die überwältigende Mehrheit der dicken Menschen leidet nicht an solchen Störungen.

KOMPLIKATIONEN

Übergewicht erhöht die Wahrscheinlichkeit ernsthafter Erkrankungen. Die Wahrscheinlichkeit von *Hypertonie* (hoher Blutdruck) und *Schlaganfall* ist bei fetten Menschen doppelt so hoch wie bei mageren. Auch eine *koronare Herzkrankheit* ist insbesondere bei fetten Männern unter 40 Jahren eher zu erwarten. Das Auftreten eines *Diabetes mellitus* ist bei Fettleibigen fünfmal häufiger, wobei das Risiko mit dem Ausmaß und der Dauer der F. steigt. Zunehmende Grade an Übergewicht bei Männern werden mit einem erhöhten Krebsrisiko des Kolons, Rektums und der Prostata in Verbindung gebracht. Bei zunehmendem Gewicht zeigt sich bei Frauen eine Erhöhung des Krebsrisikos für Brust, Uterus und Zervix. *Osteoarthritis* kann durch Fettleibigkeit verschlimmert werden, da das zusätzliche Gewicht die Hüften, Knie und den Rücken übermäßig belastet. Gewichtsverlust kann die Krankheit zwar nicht heilen, wohl aber Beschwerden und Schmerzen lindern helfen.

THERAPIE

Die wichtigste Maßnahme bei F. besteht in einer Abmagerungsdiät (s. *Gewichtsreduktion*). Wer zu fett ist, sollte eine Diät einhalten, die 500 bis 1 000 kcal weniger enthält als der Energiebedarf. Der Körper gleicht dann das Energiedefizit dadurch aus, daß er einen Teil des überschüssigen, gespeicherten Fetts verbraucht. Ungefähr 0,5 kg Körperfett liefern 3.500 kcal, so daß ein tägliches Defizit von 1 000 kcal theoretisch zum Verlust von etwa 1 kg pro Woche führt. Der Gewichtsverlust wird durch Wasserverluste in der ersten oder den beiden ersten Wochen noch erhöht.

Regelmäßige sportliche Aktivität (s.a. *Aerobic*) hilft die Gewichtsabnahme zu beschleunigen, weil sie zusätzliche Kalorien verbrennt und die Stoffwechseltätigkeit insgesamt heraufsetzt.

Eine strenge Diät kann innerhalb kürzester Zeit zu einem dramatischen Gewichtsverlust führen; in fast allen Fällen aber nimmt mit der Wiederaufnahme der früheren Eßgewohnheiten das Gewicht genauso schnell wieder zu. Die Einnahme von Medikamenten wie z.B. *Appetitzüglern* – früher weit verbreitet – wird heute nur noch ungern eingesetzt.

Drastische Prozeduren werden manchmal an stark fettleibigen Personen vorgenommen, denen eine Gewichtsreduktion nicht gelungen ist. So ist eine *Kieferdrahtumschlingung* möglich, um die Nahrungsaufnahme zu beschränken. Machbar ist auch eine Operation, bei der ein Teil des Magens zusammengeklammert wird. So wird die Magengröße verringert und dem Menschen das Gefühl gegeben, satt zu sein, wenn er nur eine geringe Menge Nahrung zu sich genommen hat. Manchmal wird zur Verringerung der Aufnahmefläche des Verdauungstraktes eine Bypassoperation vorgenommen, bei der ein großer Teil des Dünndarms durch eine Umgehung des Jejunums (oberer Dünndarmabschnitt) und Schaffung einer Verbindung zum Ileum (unterer Dünndarmabschnitt) umgangen wird. Wegen des großen Risikos sind solche Maßnahmen allerdings nur gerechtfertigt, wenn die Gesundheit der betroffenen Person anders nicht wieder herzustellen ist.

PROGNOSE

Viele Menschen, die während eines großen Teils ihres Lebens unter wirklicher F. litten, können dauerhaft Gewicht verlieren. Wie beim Aufhören mit dem Rauchen oder Trinken ist die Motivation der entscheidende Faktor.

Fettsäuren

Organische Säuren, die Kohlenstoff, Wasserstoff und Sauerstoff enthalten und Bestandteile von *Fetten* und *Ölen* sind. Es gibt mehr als 40 verschiedene Fettsäuren in der Natur, die nach der Anzahl ihrer Kohlenstoff- und Wasserstoffatome unterschieden werden.

Da der Körper einige F. nicht synthetisieren kann, müssen sie ihm mit der Nahrung zugeführt werden. Zu diesen Fettsäuren gehören die Linol-, Linolen- und Arachidonsäure, die manchmal zusammen als essentielle Fettsäuren bezeichnet werden (früher Vitamin F). Strenggenommen ist aber nur die Linolensäure essentiell, da der Körper die anderen beiden aus der Linolensäure herstellen kann. (S.a. *Ernährung*)

Fettstoffwechselstörungen

Störungen des Stoffwechsels (der biochemischen Körperreaktionen), die abnorme Mengen an *Lipoiden* im Körper verursachen. Die häufigsten dieser Störungen sind die *Hyperlipidämien*, die ererbt oder durch einen anderen Defekt verursacht oder erschwert werden. Es gibt auch einige sehr seltene F., die ausschließlich vererbt sind, wie das *Tay-Sachs-Syndrom*.

Fettsucht

s. *Fettleibigkeit*

Fetus

Ungeborenes Kind ab dem Ende der 12. Woche nach der Empfängnis bis zur Geburt. Während der ersten 84 Tage wird das ungeborene Kind *Embryo* genannt.

Der Fetus entwickelt sich im *Uterus* der Mutter. Eine mit *Fruchtwasser* gefüllte Blase schützt ihn vor Verletzungen. Der Sauerstoff und die Nährstoffe für den Fetus werden über die *Plazenta* bereitgestellt, ein in der Gebärmutter eingebettetes und über die Nabelschnur mit dem Fetus verbundenes Organ. (S.a. bebilderter Kasten auf der nächsten Seite)

Feuchter Grind

s. *Impetigo*

Fiberoptik

s. *Faseroptik*

Fibrillation

s. *Muskelfibrillieren*

Fibrinolyse

Auflösung von Fibrin, dem Hauptbestandteil der Blutgerinnsel. Fibrin ist ein fadenförmiges Protein, das im Blut aus einer Vorläufersubstanz, dem Fibrinogen, als Endprodukt der Gerinnung entsteht. Zusammen mit *Thrombozyten* und roten Blutkörperchen bildet Fibrin das endgültige Gerinnsel, welches eine beschädigte Gefäßwand verstopft und abdichtet (s. *Blutgerinnung*).

Als Gegenspieler zum Gerinnungssystem enthält das Blut das fibrinolytische System, dessen Endprodukt das Plasmin ist. Es wird aus einem "Plasminogen" genannten Vorläufer gebildet. Plasmin bewirkt unmittelbar das Aufbrechen von Fibrinfasern mit der nachfolgenden Auflösung des Gerinnsels.

Das fibrinolytische System wird im Kreislauf parallel zum Koagulationssystem aktiviert, wenn ein Blutgefäß beschädigt wird. Es hilft bei der Unterdrükkung der Gerinnung in Blutgefäßen. Damit leistet es einen Beitrag zur Verhinderung der Blockierung der Blutgefäße durch Gerinnsel. Es löst ein Gerinnsel

ENTWICKLUNG DES FETEN

Mit der 32. Schwangerschaftswoche sind die inneren Organe des Feten fast vollständig ausgebildet, und er hat seine endgültige Gestalt. In den meisten Fällen hat sich der Fetus so eingestellt, daß er mit dem Kopf nach unten im Becken liegt.

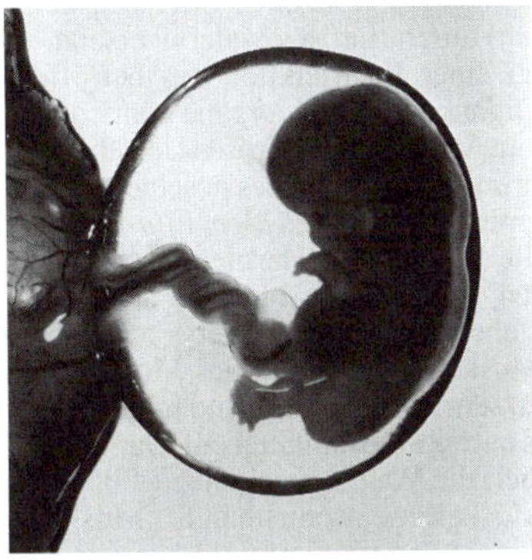

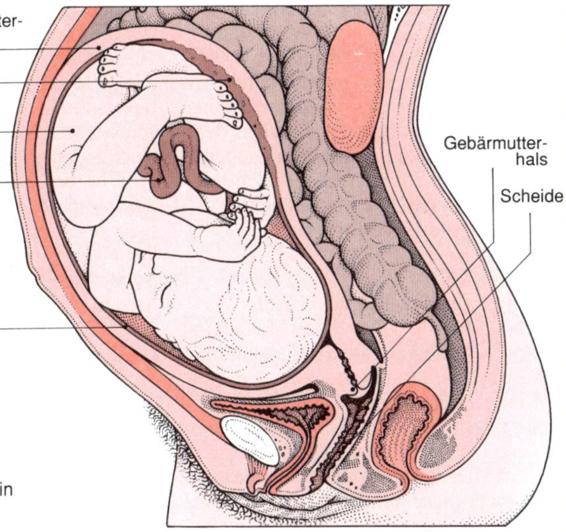

Fetus in der Fruchtblase
Photo eines jungen Feten in seiner Fruchtblase.

WACHSTUM DES FETEN VON DER 8. BIS ZUR 40. WOCHE

Zwischen der achten Woche und dem Ende der Schwangerschaft (40. Woche) wächst der Fetus etwa um das 20fache; sein Gewicht nimmt ca. um das 1700fache zu.

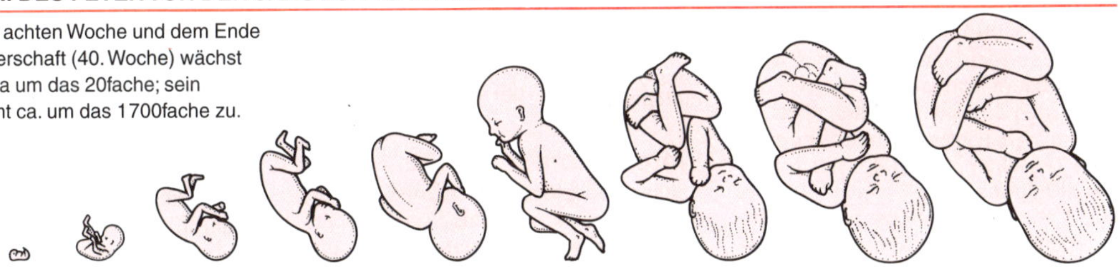

Woche	8	12	16	20	24	28	32	36	40
Länge	2,5 cm	7,5 cm	16 cm	25 cm	33 cm	37 cm	40,5 cm	46 cm	51 cm
Gewicht	2 g	18 g	135 g	340 g	570 g	900 g	1,6 kg	2,5 kg	3,4 kg

auf, sobald die beschädigte Blutgefäßwand abgeheilt ist. *Thrombose* (abnorme Gerinnselbildung) tritt nur dann ein, wenn das Gleichgewicht gestört ist zwischen den Mechanismen, die die Gerinnselbildung fördern (z.B. träger Blutfluß), und denjenigen, die die Gerinnselbildung einschränken und Blutgerinnsel auflösen (z.B. die Fibrinolyse).

Fibrinolytika

Medikamente zum Auflösen von Blutgerinnseln (s. *Thrombolytika*).

Fibroadenom

Gutartige Geschwulst aus bindegewebigem Material. F.e in der Brust sind schmerzlose, feste, kugelige und verschiebliche Knoten mit einem Durchmesser von etwa 1 bis 5 cm. Sie sind bei Frauen unter 30 Jahren am häufigsten. Die Entwicklung mehrerer Tumoren gleichzeitig in einer oder beiden Brüsten ist möglich.

Die Entfernung wird in örtlicher Betäubung oder Vollnarkose durchgeführt. Danach werden die Knötchen auf Vorhandensein bösartiger Zellen untersucht.

Fibroadenose

Übermäßiges Wachstum von Drüsen- und Bindegewebe meist in der weiblichen Brust. Sie verursacht Schmerzen, Mißempfindungen, Anschwellen sowie Zysten oder sonstige Knoten. Diese häufige Erkrankung wird auch gutartige Dysplasie der Brust, chronische Mastitis, fibrozystische Erkrankung oder zystische Mastitis genannt. Die Entwicklung der F. steht möglicherweise in Zusammenhang mit Schwankungen der weiblichen Geschlechtshormone; am häufigsten ist die F. bei Frauen zwischen 30 und 50 Jahren.

SYMPTOME

Eine F. verursacht meist Knotenbildung oder Schmerzhaftigkeit einer oder beider Brüste. Es entstehen entweder ein oder mehrere Knoten in beiden Brüsten. Diese finden sich gehäuft im oberen äußeren Quadranten der Brust und können sich durch ein Schweregefühl, selten durch eine Absonderung der Brustwarze bemerkbar machen. Die Symptome verstärken sich während der zweiten Hälfte des Menstruationszyklus.

DIAGNOSE UND THERAPIE

Mammographie oder *Biopsie* (Entnahme einer Gewebsprobe zur mikroskopischen Beurteilung) dienen der Geschwulstdarstellung oder -diagnose.

In der Regel ist keine spezifische Behandlung notwendig; *Diuretika* mildern oft die Symptome. Bei schweren Symptomen können *Progesteron*, *Danazol* oder *Bromocriptin* verschrieben werden. Zysten in den Brüsten werden mit Injektionsnadel und Spritze abgesaugt.

Frauen mit Fibroadenose sollten ihre Brüste sorgfältig jeden Monat untersuchen (s. *Brust, Eigenuntersuchung*), damit jegliche Veränderung sofort mit dem Arzt besprochen werden kann.

Fibrom(a)

Gutartige Geschwulst der Zellen des *Bindegewebes* (Hüllmaterial von Organstrukturen). Ein Neurofibrom ist z.B. ein Tumor der Zellen, die die Nervenfasern umgeben (s. *Neurofibromatose*). Ein Ovarialfibrom ist eine Geschwulst der Zellen, welche die Follikel umgeben. Aus den Follikeln entwickeln sich die Eier. Eine Therapie ist nur bei nennenswerten Symptomen erforderlich.

Fibromyom

Gutartige Geschwulst des *Uterus*. F.e bestehen aus Bündeln glatter Muskulatur sowie *Bindegewebe*, die langsam innerhalb der Gebärmutterwand wachsen. Im Laufe längerer Zeit kann das F. an Größe zunehmen, so daß die Gebärmutterhöhle verlegt wird; es kann breitflächig der Uteruswand aufsitzen oder nur durch einen Stiel mit der Wand verbunden bleiben. Die Größe von F.en reicht von der Größe einer Erbse bis zu der eines Apfels. Sie können vereinzelt oder zu mehreren auftreten.

VORKOMMEN UND URSACHEN

F.e gehören zu den häufigsten Geschwülsten überhaupt und treten bei etwa 20 Prozent aller Frauen im Alter über 30 Jahren auf. Am häufigsten betroffen sind Frauen zwischen 35 und 45, nur selten unter 20 Jahren.

Die Ursache ist unbekannt. Vermutlich stehen sie mit einer abnormen Reaktion auf *Östrogene* in Zusammenhang. *Orale Empfängnisverhütungsmittel* mit Östrogenanteil und eine *Schwangerschaft* können eine Vergrößerung von F.en verursachen. Mit verminderter Östrogenproduktion nach den Wechseljahren verkleinern sich die F.e meistens.

SYMPTOME

In vielen Fällen verläuft diese Erscheinung symptomlos, besonders wenn das F. relativ klein ist. Wenn ein F. die Gebärmutterschleimhaut infiltriert, kommt es möglicherweise zu starken oder verlängerten Menstruationen; starkes Bluten kann eine Eisenmangel-*Anämie* hervorrufen. Große F.e können durch Druck auf die Harnblase häufiges Harnlassen bewirken, gelegentlich komprimieren sie den Enddarm, so daß es zu Rückenschmerzen oder Verstopfung kommt. Manchmal verdreht sich ein an der Gebärmutterwand hängendes, gestieltes F. und ruft plötzlichen Schmerz hervor. Gedrehte F.e der Gebärmutterhöhle sind eventuell für wiederholte Fehlgeburten oder Unfruchtbarkeit verantwortlich.

DIAGNOSE

F.e ohne weitere Symptome werden häufig nur während einer Routineuntersuchung entdeckt. Besteht der Verdacht, daß sie die Ursache für Menstruationsprobleme oder sonstige Beschwerden sind, bestätigt eine *Ultraschall-Diagnostik* die Diagnose.

THERAPIE

Kleine, symptomlose F.e erfordern keine Behandlung; regelmäßige Untersuchungen sind zur Verlaufsbeobachtung unter Umständen nötig. Ein chirurgischer Eingriff ist bei F.en angezeigt, die ernste Symptome oder Komplikationen verursachen. Manchmal wird eine *Hysterektomie* (Entfernung der Gebärmutter) in Betracht gezogen, z.B. wenn eine große Anzahl von F.en vorhanden ist. Eine Alternative ist die Myomektomie (Ausschälen des F.s aus seiner Kapsel), bei der der Uterus erhalten bleibt.

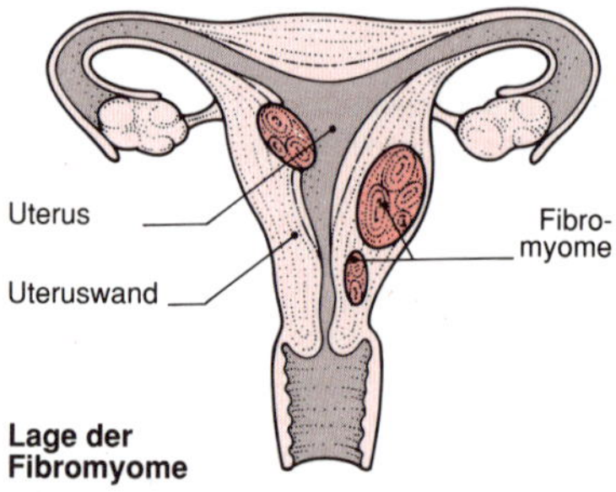

Lage der Fibromyome

Fibrosarkom

Seltene, bösartige Geschwulst (Krebs) der Bindegewebszellen. Das Bindegewebe umgibt die Körperstrukturen und hält sie zusammen. Ein F. kann sich aus einem *Fibrom* (einer gutartigen Geschwulst des Bindegewebes) entwickeln oder ganz neu entstehen.

Meistens entwickelt sich ein Fibrosarkom um die Muskeln einer Extremität, es kann aber auch Knochengewebe oder die Zellen um Nervenfasern betreffen. Die Geschwulst breitet sich oft auf benachbarte Strukturen aus.

Das F. verursacht eine örtlich begrenzte Schwellung, die je nach Lage anfangs nicht bemerkt wird. Gelegentlich erscheinen auf der Haut erweiterte Venen über einem solchen Tumor; das F. kann sich warm oder leicht pulsierend anfühlen.

Die Behandlung besteht in chirurgischer Entfernung oder *Strahlentherapie*. Diese ist unter Umständen nur kurze Zeit erfolgreich, wenn sich Tumorzellen über das Blut im Körper ausgebreitet und an anderen Stellen zu wachsen begonnen haben.

Fibrose

Vermehrung von Narbengewebe oder *Bindegewebe* (Material, das Körperstrukturen umgibt und zusammenhält).

Fibröses Gewebe kann sich als überschießender Heilprozeß nach einer Verletzung, Infektion oder Entzündung bilden. Es ist auch Resultat eines Sauerstoffmangels im Gewebe, der auf unzureichende Durchblutung zurückzuführen ist, z.B. bei einem durch einen *Myokardinfarkt* (Herzinfarkt) geschädigten Herzmuskel.

Bei der F. werden spezialisierte Gewebe (wie Nierenzellen oder Muskelzellen) durch fibröses Material ersetzt, was zu einer Fehlfunktion des betroffenen Organs führt. Hohlorgane können durch eine Vermehrung fibrösen Gewebes komprimiert werden. Dies geschieht z.B. bei einer *retroperitonealen Fibrose,* durch die die Ureteren (Harnleiter von den Nieren zur Harnblase) blockiert werden. Entstehendes Narbengewebe nach einem Muskelriß innerhalb des Muskels führt zu seiner Verkürzung und schränkt seine Kontraktionsfähigkeit ein. Damit erhöht sich die Wahrscheinlichkeit für weitere Muskelrisse, wenn nicht der Muskel gestreckt und trainiert wird.

Fibrosis cystica

s. *zystische Fibrose*

Fibrositis(-Syndrom)

("Weichteilrheuma") Schmerzen und Steifheit in den Muskeln. F. ist kein medizinischer Ausdruck und wird manchmal von Ärzten nicht als Krankheit gesehen, weil die Untersuchung oft keinen Grund für die Symptome offenbart.

Muskelanspannung und schlechte Haltung können dieses Syndrom hervorrufen; es ist bei ängstlichen Menschen und bei denen häufiger, die viel in verkrampfter Position sitzen. Manchmal tritt eine Attacke nach einer Infektion oder einer neuen, ungewohnten Tätigkeit auf. Am häufigsten ist Fibrositis bei Menschen mittleren bis höheren Alters anzutreffen.

SYMPTOME

Es bestehen Schmerzen und Steifheit im Nacken, in den Schultern, der Brust, dem Gesäß, den Knien und dem Rücken. Eine Bewegungseinschränkung liegt meist nicht vor. In den betroffenen Muskeln werden manchmal deutlich empfindlichere Bereiche gespürt. Gelegentlich sind die Schübe von F. – die im allgemeinen bei kaltem, feuchtem Wetter schwerer verlaufen – von Erschöpfung und Schlafstörungen begleitet.

THERAPIE

Analgetika (Schmerzmittel), heiße Bäder, Massage und Entspannungsübungen bringen meistens eine Linderung der Schmerzen und Steifheit. Übungen zur Haltungsverbesserung können, mit einem stufenweisen Programm zur Muskelstärkung beginnend, zur Vermeidung neuer Schübe beitragen (s.a. *Rückenschmerzen*).

Fibrozystische Krankheit

Ausdruck mit zwei Bedeutungen: *zystische Fibrose* oder Mukoviszidose, ein Erbleiden, das durch Sekretion abnormen Schleims verschiedener Drüsen und wiederholt auftretende Atemwegsinfektionen gekennzeichnet ist, oder Auftreten eines einzelnen bzw. mehrerer gutartiger Geschwülste oder Zysten in der Brust (s. *Fibroadenose*).

Fibula

s. *Wadenbein*

Fieber

Ansteigen der Körpertemperatur über den Normalwert (37° C an der Körperoberfläche, also in der Achselhöhle; 38° C im Körperinneren, also in der Mundhöhle oder im After).

Fieber kann mit anderen Symptomen wie Schüttelfrost, Kopfschmerzen, Schwitzen, Durst, einem geröteten Gesicht, erhitzter Haut und beschleunigtem Atmen einhergehen. In manchen Fällen kommt es zu Rigor (Anfälle von starkem Schüttelfrost, nachfolgenden Schweißausbrüchen und plötzlichem Absinken der Körpertemperatur). Manchmal beobachtet man, besonders bei älteren Menschen, auch Zustände von Verwirrung (s. *Verwirrtheit*) oder *Delirium*; sehr hohes Fieber kann mitunter Krämpfe (s. *Fieberkrampf* oder *Koma*) hervorrufen, vor allem bei Kindern.

URSACHEN

Fieber wird meistens durch bakterielle oder virale Infektionen (*Typhoid*, *Tonsillitis*, *Influenza* oder *Masern*) verursacht. In diesen Fällen werden Proteine (*F.* Pyrogene), freigesetzt, wenn die weißen Blutkörperchen des Immunsystems die Krankheitserreger bekämpfen. Die Pyrogene wirken auf das Wärmeregulationszentrum im Hirn und veranlassen es, die Körpertemperatur zu erhöhen, um die eindringenden Mikroorganismen zu zerstören.

Fieber kann auch bei nichtinfektiösen Erkrankungen auftreten, z.B. bei *Dehydratation*, *Thyreotoxikose* (Folgeerscheinung einer Schilddrüsenüberfunktion), *Myokardinfarkt* (Herzinfarkt) und *Lymphom* (ein Tumor des Lymphsystems). Es ist nicht bekannt, welche Funktion das Fieber in diesen Fällen hat (s.a. *Fieber*, Symptomentabelle S. 356-357).

THERAPIE

Bei Fieber, das mehr als drei Tage anhält, oder bei besorgniserregenden Begleitsymptomen wie starken Kopfschmerzen mit steifem Nacken, Bauchweh oder Schmerzen beim Harnlassen sollte ärztlicher Rat eingeholt werden. Sofortige Konsultation eines Arztes ist auch nötig, wenn bei einem Baby im Alter von weniger als sechs Monaten, einem Kind, das schon öfter unter Fieberkrämpfen litt, oder einem älteren Menschen Fieber auftritt.

Zur Behandlung von Fieber aufgrund von Infektionen werden meist antipyretische (fiebersenkende) Medikamente wie *Aspirin* (nur bei Erwachsenen) und *Paracetamol* gegeben; sie lindern auch die mit dem Fieber einhergehenden Schmerzen und Beschwerden. Im übrigen richtet sich die Therapie nach den zugrundeliegenden Ursachen (beispielsweise Verabreichung von *Antibiotika* bei einer bakteriellen Infektion).

Fieberkrämpfe können häufig durch Kühlen des ganzen Körpers in einem lauwarmen Bad oder durch Abwaschen mit lauwarmem Wasser, sobald das Fieber einsetzt, verhindert werden.

Fieberkrampf

Zucken oder ruckartige Bewegungen der Gliedmaßen mit Bewußtlosigkeit bei Kindern, deren Temperatur rasch angestiegen ist. Fieberkrämpfe sind nichts Ungewöhnliches. Etwa jedes 20. Kind leidet einmal oder mehrere Male unter derartigen Attacken. Die Krämpfe kommen oft familiär gehäuft vor. Meist sind sie nicht ernster Natur und treten hauptsächlich bei Kindern zwischen sechs Monaten und fünf Jahren auf.

URSACHEN UND SYMPTOME

Fieberkrämpfe werden durch Unreife des Wärmeregulationszentrums im Hirn ausgelöst. Dadurch steigt die Temperatur zu rasch an, und zwar als Reaktion auf eine Infektion, meist *Masern*, *Roseola infantum*, *Grippe*, oder aufgrund einer Infektion der oberen Atemwege wie *Pharyngitis*, *Tonsillitis* oder *Otitis media* (Mittelohrentzündung). Der plötzliche Temperaturanstieg erregt die Hirnzellen und veranlaßt sie, Impulse an die Muskeln zu senden, die sich daraufhin zusammenziehen. Die zugrundeliegende Ursache ist in solchen Fällen kein Hirnschaden; durch Fieber ausgelöste Krämpfe unterscheiden sich von solchen, die durch Infektionen des zentralen Nervensystems wie *Meningitis* oder *Encephalitis* ausgelöst werden.

Das Kind verliert das Bewußtsein, Arme und Beine zucken einige Minuten lang unkontrolliert. Nach Wiedererlangung des Bewußtseins kann das Kind benommen sein.

THERAPIE

Während eines Krampfes sollten alle Gegenstände, die gefährlich sein könnten, außer Reichweite des Kindes gebracht werden. Beißen auf die Zunge kommt selten vor. Man sollte es nicht durch Aufstemmen des Mundes zu verhindern suchen, weil das zu Schnitt- und Zahnverletzungen führen kann. Sobald der Krampf vorüber ist, empfiehlt sich, das Kind in Ruhelage zu bringen. Es sollte alles unternommen werden, um die Temperatur durch Abwaschen von Gesicht und Körper des Kindes mit lauwarmem Wasser und/oder mittels eines Gebläses (falls ein solches vorhanden) zu senken.

Wenn das Kind vorher noch nie einen Krampf hatte, ist ärztlicher Rat einzuholen; dauert der Krampf länger als fünf Minuten, ist ein Krankenwagen zu rufen. In einigen Fällen werden Untersuchungen wie eine *Lumbalpunktion* vorgenommen, um festzustellen, ob es für das Verkrampfen einen ernsten Grund, z.B. *Meningitis*, gibt. Zur Kontrolle des Krampfes oder zur Abwendung weiterer Episoden wird mitunter eine medikamentöse Behandlung, z.B. mit *Diazepam*, verordnet. In der Regel ist die Ursache des F.es eine Infektion, die entsprechend therapiert wird.

VORBEUGUNG

Wenn sich bei einem empfindlichen Kind eine Infektionskrankheit einstellt, können Eltern häufig durch Absenken der Temperatur des Kindes verhindern, daß es zu Krämpfen kommt. Bei den ersten Fieberanzeichen sollte *Paracetamol* gegeben und dies alle vier bis sechs Stunden nach Bedarf wiederholt werden. Nach den Angaben auf der Verpackung ist die volle Dosis entsprechend dem Gewicht des Kindes zu verabreichen. Das Kind wird am besten im wesentlichen von der Kleidung befreit und durch Abwaschen von Gesicht und Körper mit lauwarmem Wasser sowie mit Hilfe eines Gebläses, falls vorhanden, abgekühlt.

PROGNOSE

Meist sind Kinder mit Fieberkrämpfen weiter nicht krank und erleiden auch keine schlimmen Nachwirkungen von diesen Anfällen. Ein zweiter Anfall tritt in etwa 30 bis 40 Prozent aller Fälle in der Regel innerhalb der folgenden sechs Monate auf. Bei den meisten Kindern ist das Risiko, eine *Epilepsie* (sich wiederholende Krämpfe) zu entwickeln, äußerst gering. Die Wahrscheinlichkeit dafür steigt allerdings, wenn bereits eine Anomalität des Gehirns oder des Nervensystems vorliegt, wenn der erste Fieberkrampf nur auf einen Teil des Körpers (z.B. eine Seite) beschränkt war oder länger andauerte (länger als 15 Minuten) und wenn es Familienmitglieder mit Epilepsie gibt. Kinder, bei denen alle diese Faktoren vorkommen, haben ein Risiko von etwa 1:10, eine Epilepsie zu entwickeln.

Fiebermittel

s. *Antipyretika*

F

FIEBER Temperatur von ca. 38° C oder mehr. Ärztlichen Rat einholen, wenn die Temperatur länger als 48 Stunden erhöht bleibt oder über 40° C steigt

? Husten Sie?

JA → Sind Sie kurzatmig, auch wenn Sie ruhen, UND/ODER werfen Sie beim Husten bräunlichen Schleim aus?

JA → ☎ **Unverzüglich einen Arzt herbeirufen!** Es kann eine Infektion, z.B. Lungenentzündung, vorliegen. Das ist ernst zu nehmen, besonders bei Älteren und Menschen mit schlechter Gesundheit.

siehe *Lungenentzündung*

NEIN → Werfen Sie beim Husten graugelben Schleim aus, UND/ODER keuchen Sie?

JA → Es kann sich um eine Infektion der Atemwege handeln. Arzt konsultieren.

siehe *Bronchitis*

NEIN → Haben Sie eines oder mehrere der folgenden Symptome?

- Kopfschmerzen
- Gliederschmerzen
- Laufende Nase
- Rauhen Hals

JA → Möglicherweise liegt eine allgemeine Virusinfektion vor, etwa eine Grippe. Nach Bedarf Analgetika (Schmerzmittel) nehmen und viel trinken.

NEIN

NEIN

? Haben Sie starke Kopfschmerzen?

JA → Haben Sie zwei oder mehrere der folgenden Symptome?

- Schmerzen beim Vorwärtsbeugen des Kopfes
- Übelkeit oder Erbrechen
- Stört Sie helles Licht
- Benommenheit oder Verwirrung

JA → ☎ **Unverzüglich einen Arzt herbeirufen!** Es kann eine Entzündung der das Hirn umgebenden Hirnhäute aufgrund einer Infektion vorliegen.

siehe *Meningitis*

NEIN → Haben Sie eines oder mehrere der folgenden Symptome?

- Gliederschmerzen
- Laufende Nase
- Rauher Hals

JA → Möglicherweise liegt eine allgemeine Virusinfektion vor, etwa eine Grippe. Nach Bedarf Analgetika (Schmerzmittel) nehmen und viel trinken.

NEIN

NEIN

? Haben Sie einen rauhen Hals?

JA → Sie haben vielleicht eine Halsinfektion. Arzt befragen!

siehe *Pharyngitis*
→ *Tonsillitis*

NEIN

Fortsetzung nächste Seite

F

? Haben Sie eines oder mehrere der folgenden Symptome?
- Schmerzen im Kreuz oder den Leisten
- Abnorm häufiges Harnlassen
- Schmerzen beim Harnlassen
- Rosafarbenen oder trüben Urin

JA → ☎ **Unverzüglich einen Arzt herbeirufen!** Es liegt möglicherweise eine akute Infektion der Nieren oder der Harnblase vor.

siehe *Zystitis*
→ *Glomerulonephritis*
→ *Pyelonephritis*

NEIN

? Waren Sie in den Tropen und sind kürzlich zurückgekehrt?

JA → ☎ **Unverzüglich einen Arzt herbeirufen!** Es kann eine – bei uns seltene – tropische Krankheit vorliegen.

siehe *Malaria*
→ *Typhoid*

NEIN

? Waren Sie den größten Teil des Tages in starkem Sonnenlicht oder in sehr heißer Umgebung?

JA → Der Temperaturanstieg kann auf großer Hitzeeinwirkung beruhen. Meist sinkt die Temperatur wieder auf den Normalwert, wenn Sie sich etwa eine Stunde in einem kühlen Raum ausgeruht haben. Viel trinken. Arzt anrufen, wenn das Fieber weiter steigt.

NEIN

? Sind Sie eine Frau?

JA → Haben Sie in den vergangenen beiden Wochen ein Kind entbunden?

JA → ☎ **Unverzüglich einen Arzt herbeirufen!** Obwohl selten, kann Kindbettfieber die Ursache sein. Es tritt auf, wenn der Uterus und/oder die Vagina nach der Entbindung infiziert wurden. Ist jedoch die Brust gerötet oder schmerzhaft, liegt vielleicht eine Brustinfektion vor.

siehe *Stillen*
→ *Mastitis*
→ *Puerperalsepsis*

NEIN → Haben Sie Schmerzen im Unterleib, UND/ODER haben Sie ungewöhnlich starken oder unangenehm riechenden Ausfluß aus der Vagina gehabt?

JA → Eine Infektion des Uterus und/oder der Eileiter ist eine mögliche Ursache dieser Symptome. Ärztlichen Rat einholen.

siehe *Salpingitis*

NEIN

NEIN

Wenn Sie anhand dieser Tabelle keine Diagnose vornehmen können, holen Sie ärztlichen Rat ein.

Fieber bei Kindern
Fieber wird normalerweise durch eine Virus- oder Bakterieninfektion ausgelöst. Ein Kind kann aber auch fiebern, wenn es sich überhitzt. Kein Aspirin geben, einen Aspirinersatz benutzen. Bei erhöhter Temperatur ist die Stirn des Kindes heiß, es schwitzt und fühlt sich insgesamt krank. Die normale Temperatur schwankt zwischen 36 und 37,5° C. Geringgradige Überschreitungen sind bedeutungslos, wenn das Kind keine sonstigen Beschwerden angibt.

Wenn die Temperatur Ihres Kleinkindes über 39° C steigt, sofort einen Arzt rufen, gleichgültig welche Ursache vermutet wird. Hohe Temperaturen verursachen bei manchen Babys Krämpfe.

Fight-or-flight-Reaktion

Körperliche Reaktion bei Erregung des *sympathischen Nervensystems*. Die Kampf-oder-Flucht-Reaktion bei jeder Art von Gefahr ist allen Tieren und Menschen gemein. Die physiologischen Änderungen stellen sich als Reaktion auf Furcht und bei *Angstneurosen* ein. Die Nebennieren und das Nervensystem schütten *Adrenalin*, *Noradrenalin* und andere Hormone aus, was zu erhöhtem Pulsschlag, Erweiterung der Pupillen, verstärktem Blutstrom zu den Muskeln sowie dazu führt, daß sich die Haare sträuben. All diese Reaktionen machen den Körper leistungsfähiger in der Bekämpfung der oder Flucht vor Gefahr.

Filariose

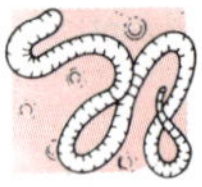

Tropenkrankheit, durch parasitäre Würmer oder deren Larven verursacht; Übertragung durch Insektenstiche. Erwachsene Weibchen, deren Länge zwischen zwei und 50 cm schwankt, erzeugen Tausende von Mikrofilarien (Larven), die über den Blutstrom im ganzen Körper verteilt werden. Blutsaugende Insekten (hauptsächlich bestimmte Moskito-, Fliegen- und Mückenarten) nehmen die Mikrofilarien auf, wenn sie sich vom Blut Infizierter ernähren, und geben sie durch Biß an andere weiter.

Filariose ist im tropischen Afrika, in Indonesien, im Südpazifik, an den asiatischen Küsten, in Südarabien, Südmexiko und Guatemala verbreitet.

ARTEN UND SYMPTOME

Einige Wurmarten leben in den Lymphgefäßen. Geschwollene Lymphknoten und wiederholt auftretende Fieberanfälle sind frühe Anzeichen einer F. Die Entzündung der Lymphgefäße führt zu lokalisierten *Ödemen* (einer Blutansammlung im Gewebe, die Schwellungen verursacht). Nach wiederholten Infektionen vergrößert sich der betroffene Bereich – meistens eine Extremität oder das *Skrotum* – enorm, die Haut wird dick, rauh und rissig, was zur sogenannten *Elephantiasis* führt.

Die Larven anderer Würmer dringen ins Auge ein und machen blind (s. *Onchozerkose*). Eine dritte Wurmart, deren Bewegungen manchmal unter der Haut zu sehen und zu fühlen sind, verursacht *Loiasis*, die sich durch juckende und manchmal schmerzende Ödeme, Calabar-Beulen genannt, auszeichnet.

DIAGNOSE UND THERAPIE

Zur Sicherung der Diagnose einer F. wird das Blut mikroskopisch auf das Vorhandensein von Mikrofilarien untersucht.

Meistens wird die Infektion durch eine dreiwöchige Behandlung mit Diäthylcarbamazin, einem Mittel gegen Wurmparasiten, geheilt; allerdings kann es zu Reaktionen wie Fieber, Übelkeit und Muskel- und Gelenkschmerzen kommen.

VORBEUGUNG

Wo Mittel zur Verfügung stehen, kann F. durch Diäthylcarbamazin verhindert werden; Insektizide, Insektenabwehrmittel, Netze und entsprechende Kleidung schützen vor Insektenbissen. (S. a. *Rundwürmer*; *Insekten*).

DER FILARIOSE-ZYKLUS

Filariose wird durch parasitäre Würmer und/oder deren Larven verursacht. Es gibt verschiedene Entwicklungsstadien dieser Infektion, während sie sich im Körper ausbreitet.

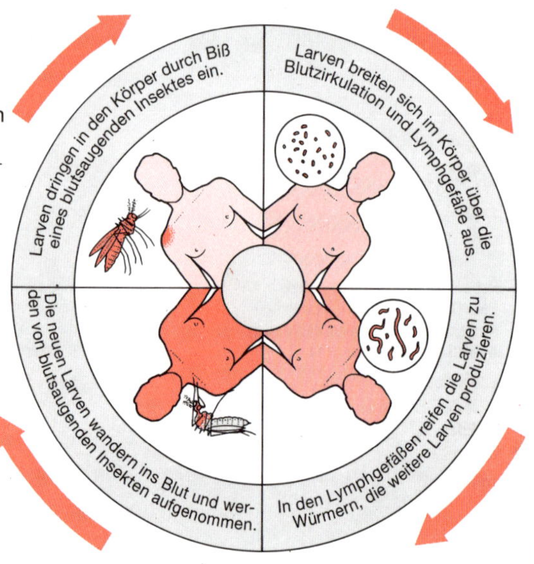

Filmdosimeter

Schutzplakette (an der Kleidung zu tragen) zur Ermittlung der Strahlendosis bei Ärzten und ärztlichem Hilfspersonal, die mit radiologischen (Diagnose- und Therapie-)Einrichtungen in Kontakt kommen.

In der Halterung befindet sich ein Röntgenfilm, dessen beide Seiten unterschiedliche Strahlungsempfindlichkeit aufweisen.

Filzläuse

Kleine, flügellose Insekten, die im Schamhaar leben und sich von Blut ernähren. Sie werden auch als Schamläuse bezeichnet und vor allem durch Geschlechtsverkehr verbreitet. Ihr wissenschaftlicher Name lautet *PHTHIRUS PUBIS*.

Jede Laus hat einen platten Körper, ist bis zu zwei Millimeter breit und mit bloßem Auge zu sehen. Die Weibchen legen winzige Eier (Nissen genannt) auf das Haar, wo sie etwa nach acht Tagen ausschlüpfen.

SYMPTOME UND ANZEICHEN

Läuse und Eier sind im Schamhaar sichtbar. Bei behaarten Männern finden sich Läuse auch im Haar um den Anus, an den Beinen und am Körper, mitunter sogar im Gesichtshaar. Die Bisse verursachen manchmal Juckreiz. Filzläuse können auch Kinder befallen, meist durch Übertragung von den Eltern. Bei Kindern heften sich die Läuse manchmal an den Augenlidern fest.

THERAPIE

Mit einem antiparasitären Mittel (z.B. Jacutin® +), das Lindan enthält, werden die Läuse und Eier kurze Zeit nach dem Auftragen abgetötet. Auch der Geschlechtspartner einer infizierten Person sollte behandelt werden; getragene Kleidung und benutzte Bettwäsche sind vor der Wiederbenutzung bei über 60° C zu waschen.

Finger

(*F.* Digitus) Gliederfortsetzung der *Hand*. Das Knochengerüst jedes F.s besteht aus drei kurzen Röhrenknochen (Phalangen); der Daumen (Pollex) nur aus zwei. Die Grundgelenke des F.s sind Kugelgelenke (das des Daumens ein sog. Sattelgelenk), die Mittel- und Endgelenke reine Scharniergelenke. Jedes Gelenk ist von einer Kapsel umhüllt und von Bändern (Ligamenta collateralia) verstärkt. Die Innenhaut der Gelenkkapseln produziert die Gelenkschmiere (Synovia), die die Reibung bei Bewegungen herabsetzt. An den Seiten jedes F.s (dorsal und palmar) verlaufen Blutgefäße und Nerven zur Versorgung. An der Rück-(Dorsal-)Seite jedes F.endgliedes befindet sich ein *Nagel* (*F.* Unguis), der für die Tastempfindung im Endglied (als Widerlager) von Bedeutung ist.

ERKRANKUNGEN
Zu den Erbkrankheiten gehört die *Polydaktylie* (zusätzliche Finger), *Syndaktylie* (verwachsene Finger) oder fehlende Finger. Manchmal ist die Hautmembran zwischen den Fingern sehr lang und tief und sieht wie *Schwimmhaut* aus.

Verletzungen an den Fingern kommen häufig vor, insbesondere Fleisch*wunden*, *Brüche* und Bänderrisse. Ein *Hammerfinger* bildet sich, wenn die längs des Fingerrückens verlaufende Strecksehne bei einem Schlag oder Stoß auf die Fingerspitze aus ihrer Verankerung reißt.

Eine Entzündung aufgrund *rheumatoider Arthritis* oder *Osteoarthritis* kann die Fingergelenke befallen und zu Steifheit, Schmerzen, Schwellungen und Verformungen führen. Auch die Beugesehnen, die an der Vorderseite der Finger entlanglaufen, entzünden sich manchmal und bleiben an den Sehnenscheiden hängen, was *schnellende Finger* zur Folge hat.

In der Fingerkuppe können Infektionen auftreten; nach geringfügiger Schnittverletzung kommt es manchmal zur *Paronychie* (Nagelfalzentzündung, einer Entzündung des den Nagel umgebenden Gewebes).

Die *Raynaud-Krankheit* wird durch die verschlechterte Kontrolle der Muskeln in den Gefäßwänden und unzureichende Blutzufuhr zu Händen und Füßen hervorgerufen. Dactylitis ist eine spindelförmige Anschwellung der Finger bei *Sichelzellanämie*, manchmal wird sie auch bei Tuberkulose und Syphilis beobachtet.

Eine trommelschlegelartige Verformung der Finger kann als Zeichen einer chronischen Lungenerkrankung, von Lungenkrebs und bei verschiedenen erblich bedingten Herzerkrankungen auftreten.

Fingertumoren sind relativ selten, kommen aber bei der *Chondromatose* vor, einer durch multiple gutartige Knorpelgeschwülste gekennzeichneten Erkrankung.

Fingerabdruck

Abdruck eines Musters feiner, gekrümmter Hautlinien der Fingerbeere auf einer Oberfläche. Die Hautlinien treten in vier Hauptmustern auf – Schleifen, Bögen, Wirbeln und Kombinationen dieser drei. Anhand dieser Hautlinien wird die Klassifikation von Fingerabdrücken vorgenommen.

Gesetzlich werden Fingerabdrücke als Mittel zur Identifizierung akzeptiert, da keine zwei Menschen – nicht einmal eineiige Zwillinge – den gleichen Fingerabdruck haben (s.a. *genetischer Fingerabdruck*).

BAU EINES FINGERS

Die Phalangen (Glieder) sind durch Gelenke verbunden und werden von Muskeln und Sehnen bewegt.

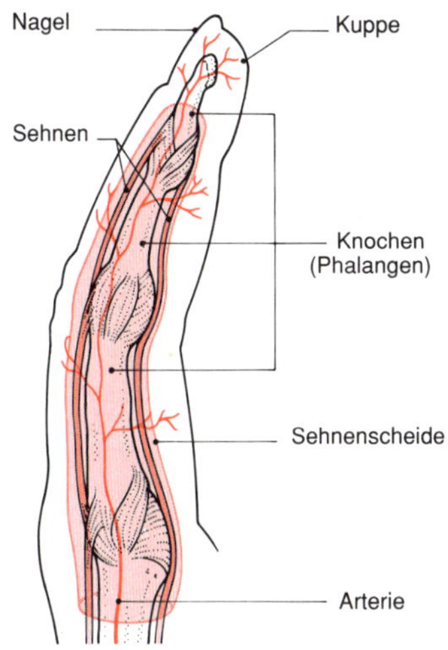

Fingergelenkersatz

Chirurgisches Verfahren, bei dem man Fingergelenke, die durch Krankheit zerstört wurden, durch künstliche Gelenke aus Metall, Kunststoff oder Silikonkautschuk ersetzt.

WARUM ES GEMACHT WIRD
Hauptzweck der Operation ist es, Schmerzen zu lindern und eine gewisse Beweglichkeit der Hände wiederherzustellen. Durch *rheumatoide Arthritis* verkrüppelte Hände z.B. sind geschwächt und instabil, da Knorpel, Knochen und die Auskleidung der Gelenke zerstört wurden.

Weniger häufig erfolgt dieser chirurgische Eingriff, um Schmerzen zu lindern und die Beweglichkeit von Gelenken zu verbessern, bei denen eine *Osteoarthritis* die Knorpel zerstört und zu neuer Knochenbildung geführt hat.

SO WIRD ES GEMACHT
Die Operation wird in lokaler oder allgemeiner Anästhesie vorgenommen. Meistens werden mehrere Fingergelenke gleichzeitig behandelt.

Zunächst wird ein Einschnitt gemacht, um das Gelenk freizulegen; die Enden der beiden erkrankten Knochen im Gelenk werden zusammen mit dem erkrankten Knorpel abgetragen. Dann wird in die Knochenenden ein Kunstgelenk eingesetzt. Nach dem Vernähen des das Gelenk bedeckenden Gewebes und der darüberliegenden Haut wird der Finger in einer Schiene stillgelegt, bis die Wunde geheilt ist.

REKONVALESZENZ
Die Hand wird verbunden und angehoben in einer Schlinge getragen, um ein Anschwellen zu verhindern. Die Fäden werden nach ca. 10 Tagen gezogen, und der Patient wird ermutigt, die Finger zu bewegen und normale Tätigkeiten wieder aufzunehmen. Später können Übungen für die Finger erforderlich sein, um die Fingerfunktion aufrechtzuerhalten.

ERGEBNISSE
Das Verfahren ist gewöhnlich insofern erfolgreich, als es Schmerzen lindert und es dem Patienten oder der Patientin ermöglicht, die Hände wieder zu benutzen. Selten jedoch ist die normale Beweglichkeit der Hand wiederherzustellen, da Gelenkerkrankungen nicht nur Knochen und Knorpel in den Gelenken betreffen, sondern auch das umgebende Gewebe, welches zur Flexibilität der Gelenke beiträgt.

Fingerknöchel

Übliche Bezeichnung für ein Finger*gelenk*.

Fingerumlauf

(*F.* Panaritium) Abszeß an der Fingerkuppe oder, selten, an der Zehe. Am häufigsten ist die akute *Paronychie*. Bei F. schwillt der Finger an und wird äußerst schmerzhaft und druckempfindlich. Ursache kann das Virus sein, das *Herpes simplex* hervorruft, oder ein Bakterium, welches meist durch eine Schnittverletzung in den Körper eindringt.

Ein durch bakterielle Infektion verursachter F. wird mit *Antibiotika* behandelt oder mittels Einschnitt und Drainage in einem kleineren chirurgischen Eingriff unter örtlicher Betäubung, falls die Infektion schlimm ist. Wird der F. durch das Herpes-simplex-Virus verursacht, behandelt man mit einem *antiviralen Medikament*; in diesem Fall sollte nicht mit Schnitt und Drainage gearbeitet werden, da das Risiko für eine Ausbreitung der Infektion groß ist.

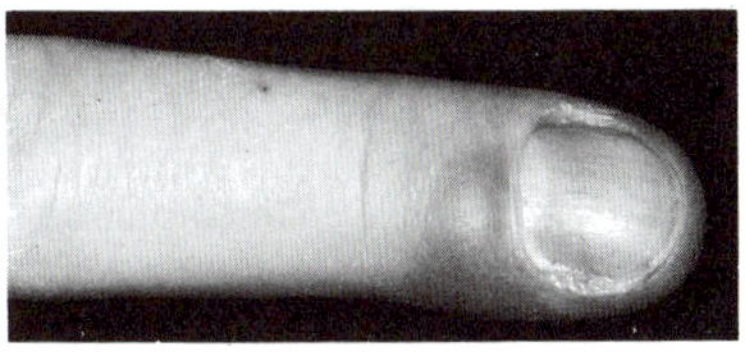

Fingerumlauf aufgrund von Herpes
Bei dieser durch das Herpes-simplex-Virus hervorgerufenen, äußerst schmerzhaften Fingerinfektion hilft das Auftragen einer antiviralen Salbe.

Fischvergiftung

s. *Lebensmittelvergiftung*

Fistel

Unnatürlicher Verbindungsgang von einem inneren Organ zur Körperoberfläche oder zwischen zwei Organen.

Fisteln können kongenital (von Geburt an vorhanden) oder infolge eines Gewebeschadens erworben sein. Angeboren sind *Ösophagotrachealfisteln* sowie branchiogene (s. *Kiemenbögen, Mißbildungen*) und mediane (s. *thyreoglossale Störungen*) Halsfisteln. Erworbene Fisteln entstehen nach Verletzungen, Infektionen oder Krebs. Verschiedene *arteriovenöse* Fisteln (zwischen einer Arterie und einer Vene) werden künstlich gelegt, um unmittelbaren Zugang zur Blutzirkulation zu erhalten, was etwa bei einer *Dialyse* erforderlich werden kann.

Fisteln in den Harnwegen, die von der Harnröhre oder Harnblase ins Perineum (den Bereich zwischen dem Anus und den Genitalien) münden, entstehen häufig als Komplikation bei Strahlentherapie des Beckens oder aufgrund eines Schadens bei einer schwierigen Geburt. Derartige Fisteln führen oft zu *Inkontinenz* oder *Harnwegsinfektion*.

Bei der *Crohn-Krankheit* bilden sich mitunter Fisteln zwischen Darm und Haut. Sie kommen auch als Komplikation bei chirurgischen Eingriffen am Unterleib vor. Der Darminhalt kann durch eine Öffnung zur Haut oder durch eine chirurgische Wunde entweichen.

Einige Fistelarten schließen sich spontan; die meisten müssen chirurgisch entfernt und geheilt werden.

Fitneß

Fähigkeit zu körperlicher Arbeit, so daß die normalen Tagesaktivitäten ohne Erschöpfung erledigt werden können. Fitneß hängt von Kraft (der Fähigkeit zu schieben, ziehen, heben und sonstige Körperfunktionen), Flexibilität (der Fähigkeit, sich nach allen Seiten zu biegen, zu strecken und zu drehen) und Ausdauer (der Fähigkeit, Anstrengungen eine Zeitlang auszuhalten) ab.

WIE FITNESS ERZIELT WIRD

Da die kardiovaskuläre Fitneß Voraussetzung für alle anderen Formen von Fitneß ist, sind aerobische Übungen Grundlage für jedes Fitneßprogramm. Durch sie wird die Sauerstoffausnutzung verbessert. Für ein Gesamtprogramm sollten Übungen zur Entwicklung der Flexibilität und Stärke mit gymnastischen Übungen kombiniert werden. Obgleich ein Fitneßtraining kumulative Effekte hat, die im Laufe von vielen Monaten aufgebaut werden (unter der Voraussetzung einer nachhaltigen Aktivitätssteigerung), sind die Wirkungen für die benutzten Muskeln und die Art ihrer Benutzung spezifisch. Um eine allgemeine Trainingswirkung zu erzielen, sind Aktivitäten verschiedener Art vonnöten.

VORTEILE DER FITNESS

Ein Mensch, der fit ist, verbessert seine Chance, einer *koronaren Herzkrankheit* zu entgehen und die Auswirkungen des Alters und chronischer Krankheiten zu vermeiden. Wenn der Körper fit ist, erhöhen sich Ausdauer und maximale Arbeitskapazität, und eine bestimmte Aufgabe erfordert weniger Anstrengung.

Durch Übungen werden auch Stärke, Ausdauer und Leistungsfähigkeit des Herzens erhöht. Ein trainiertes Herz pumpt im Ruhezustand 25 Prozent mehr Blut pro Minute und während körperlicher Anstrengung über 50 Prozent mehr pro Minute als ein nicht trainiertes Herz. Das Herz eines Menschen, der fit ist, schlägt normalerweise 60 bis 70mal pro Minute; ist er untrainiert, kann der Puls in Ruhe bis zu 100 Schläge pro Minute betragen. Das Herz eines trainierten Menschen ist also leistungsfähiger und folglich weniger streßanfällig als das Herz eines Menschen ohne Fitneß. (S.a. *Aerobic*; *Gymnastik*)

Fitneß-Test

Übungen zur Feststellung des Fitneßgrades eines Menschen, in erster Linie der kardiovaskulären *Fitneß* und der Muskelleistung.

WARUM ES GEMACHT WIRD

Ein Fitneßtest wird meistens vorgenommen, um zu sehen, wie fit jemand ist, ehe er mit einem Trainingsprogramm beginnt. Außerdem wird damit festgestellt, ob die Aufnahme von Übungen riskant ist, besonders nach einem *Myokardinfarkt* (Herzinfarkt). Ein Fitneßtest wird auch periodisch vorgenommen, um den Fortschritt während eines Übungsprogrammes abzuschätzen und zu überwachen.

SO WIRD ES GEMACHT

Meistens wird ein solcher Test in der Arztpraxis oder einer Ambulanz im Krankenhaus durchgeführt. Es ist üblich, eine körperliche Untersuchung vorzunehmen, die Messungen der Größe, des Gewichts und Körperfetts einschließt. Auch Blut und Harn werden untersucht. Der *Cholesterin*gehalt sowie die *Lipoproteine* (HDL und LDL) im Blut werden analysiert, da zwischen hohen Cholesterinspiegeln und *Atherosklerose* (einer Verengung der Arterien durch Fettablagerungen) eine Beziehung besteht.

Bestimmte Tests messen die Herzleistung während körperlicher Arbeit. Die Leistungsfähigkeit des Herzens, Blut zu pumpen, wird anhand der Pulsanzahl (Zahl der Herzschläge) pro Minute beurteilt. Je leistungsfähiger ein Herz ist, um so langsamer arbeitet es während der Anstrengung, und um so schneller kehrt es anschließend zum Normalzustand zurück. Der Puls wird in Ruhe und die Herzleistung bei Übungen mit verschiedenen Intensitätsgraden gemessen, beispielsweise beim Treppensteigen, Fahren auf einem stationären Fahrrad oder beim Gehen oder Laufen auf einer Tretmühle. Nach einer bestimmten Zeitspanne wird mit der Übung aufgehört und der Puls gezählt, um festzustellen, wie stark das Herz auf maximalem Level schlägt. Nach einer Minute wird der Puls erneut gemessen, um zu sehen, wie lange es dauert, bis der Herzschlag wieder normal ist. Nützliche Informationen für Ärzte und Patienten ergibt auch die Reaktion des Blutdrucks auf das Training.

Eine andere Art von Test sieht vor, die Gesamtleistung eines Menschen bei einer Standardübung zu beurteilen. Dies ist bestens geeignet, um den Fortschritt während eines Trainingsprogramms zu testen und Ziele festzusetzen. Der Test kann entweder die in vorgegebener Zeit zurückgelegte Entfernung oder die zum Zurücklegen einer gegebenen Entfernung benötigte Zeit messen. (S.a. *Aerobic*; *Gymnastik*)

Fixierung

Von Sigmund Freud benutzter Ausdruck, der die Bindung der Libido (sexueller Antrieb oder Interesse) eines Menschen an reale oder gedachte Ereignisse während der frühen Kindheit beschreibt. Nach Freuds Meinung entwickeln sich kleine Kinder in verschiedenen Phasen, die mit bestimmten Teilen des Körpers in Zusammenhang stehen. Er bezeichnete sie als orale, anale und phallische Phase, weil Handlungen wie Dinge in den Mund zu stecken, sich mit Kot zu beschäftigen und mit dem Penis oder der Klitoris zu spielen in den jeweiligen Phasen besonders auffallen. In der modernen *psychoanalytischen Theorie* werden die verschiedenen Phasen der Kindheit im Zusammenhang mit den frühen Beziehungen des Kindes, beginnend mit der Beziehung zur Mutter, gesehen.

AUSWIRKUNGEN

Fixierungen sind unbewußt und bestehen bis zu einem gewissen Grad bei allen Menschen; es wird davon ausgegangen, daß Erfahrungen der Kindheit die Gedanken und Gefühle des Erwachsenen dauerhaft beeinflussen. Wenn allerdings die Fixierung sehr stark ist und vor allem aus traumatischen Beziehungen, Erlebnissen oder Erfahrungen herrührt, führt sie zu einem Verhalten, das man eher von einem unreifen Kind erwartet. Deshalb betrachten manche Analytiker die Regression (das Zurückgehen) auf eine dieser frühen Stufen als Ursache bestimmter emotionaler Störungen.

Flaschenernährung

Ernährung von Kleinkindern mit einem meistens auf modifizierter Kuhmilch basierenden Milchpräparat. Obwohl *Stillen* vorzuziehen ist und wo immer möglich empfohlen wird, können sich Eltern für die Flaschenernährung entscheiden. Bei der Flaschenernährung gibt es keine Schwankungen in Qualität oder Quantität der Milch, und die Nahrungsaufnahme des Babys kann gemessen und reguliert werden.

ZUBEREITUNG DER NAHRUNG
Milchpulver muß exakt abgemessen und mit Wasser auf die richtige, auf der Verpackung angegebene Stärke vermischt werden. Die Anteile an Protein, Fett, Laktose (Milchzucker) und Mineralien ähneln denen in menschlicher Milch, Vitamine werden hinzugefügt. Sonst sollte der Nahrung kein weiteres Milchpulver, Zucker oder Getreide beigegeben werden.

Es ist wesentlich, strenge Regeln der Hygiene bei der Zubereitung der Nahrung von Kleinkindern einzuhalten, weil Bakterien in warmer Milch gedeihen. Alle Geräte müssen gründlich gesäubert und nach einem der beiden folgenden Verfahren sterilisiert werden.

ASEPTISCHE STERILISIERUNG
Bei diesem Verfahren werden alle Flaschen, Sauger und Deckel vor der Benutzung durch Eintauchen in kochendes Wasser sterilisiert und in einer aseptischen Lösung, beispielsweise Natrium hypochlorosum, aufgehoben. Dann wird die Nahrung mit abgekochtem Wasser zubereitet und kann unmittelbar nach dem Abkühlen auf lauwarme Temperatur benutzt werden.

ENDSTERILISIERUNG
Bei diesem Verfahren wird die zubereitete Milch zusammen mit den Flaschen in einem speziellen Dampfsterilisierungsgerät oder einem Kochtopf sterilisiert. Bis zu sechs Mahlzeiten – genug für einen Tag – können auf einmal vorbereitet und im Kühlschrank aufgehoben werden. Die Nahrung wird erwärmt, indem man die Flasche in einen Topf mit heißem Wasser stellt oder in ein elektrisches Wärmegerät gibt. Kein Mikrowellengerät benutzen, denn dabei kann sich der Nährwert ändern. Nicht benutzte Milch sollte prinzipiell sofort weggeschüttet werden.

PROBLEME
Wenn die Mahlzeiten sorgfältig zubereitet, die Geräte sterilisiert und die Flaschen mit Liebe und Zärtlichkeit gegeben werden, tauchen selten Probleme auf. Allerdings sollten sich Eltern vor Überernährung hüten; die richtige Menge für einen Säugling beruht auf dem tatsächlichen und dem für das Alter zu erwartenden Gewicht des Babys. Allerdings gibt es Schwankungen in den Bedürfnissen.

Ein ernsteres, langfristiges Problem für manche Flaschenkinder betrifft die Proteine und Peptide in der Kuhmilch. Kommen Säuglinge schon früh damit in Berührung (in der Muttermilch sind sie nicht vorhanden), können sie gegenüber Kuhmilchproteinen empfindlich werden, was im späteren Leben allergische Reaktionen auslösen kann. Kommen Allergien in der Familie gehäuft vor, wird empfohlen, den Säugling mit einer Formel, die kein Kuhmilchprotein enthält, zu ernähren, um allergischen Reaktionen vorzubeugen. In solchen Fällen ist es sinnvoll, ärztlichen Rat einzuholen. (S.a. *Säuglingsernährung*).

FLASCHENERNÄHRUNG
Beim Geben der Flasche den Rücken fest abstützen und Füße flach aufstellen. Das Baby zärtlich in den Arm nehmen, dabei den Kopf oberhalb der Magenhöhe gut abstützen und Augenkontakt halten.

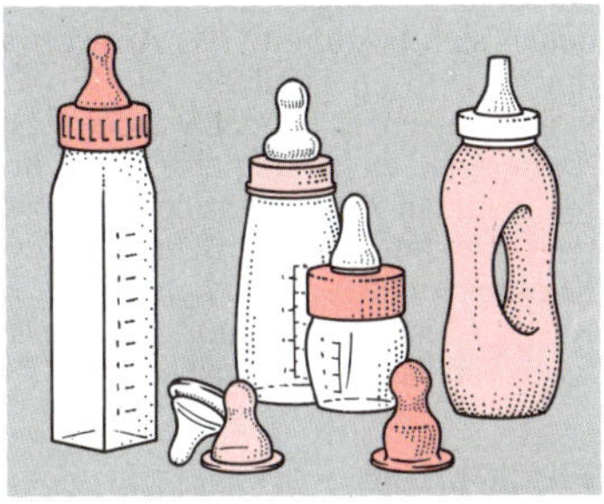

Flaschentypen
Flaschen und Sauger gibt es in verschiedenen Formen und Größen. In den ersten Wochen müssen sie sterilisiert werden.

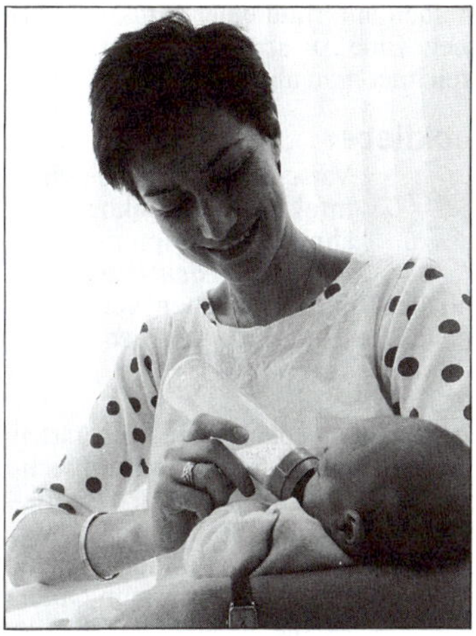

Methode
Die Flasche gekippt halten und für ständigen Milchfluß sorgen; aber nicht zu schnell, um Würgen zu vermeiden.

Flatterbrust

Brustverletzung, meistens nach einem Verkehrsunfall oder als Folge einer Gewaltanwendung. Bei der F. wird durch serielle Rippenfrakturen, meistens an der Vorder- und Seitenwand des Brustkorbs, ein isoliertes Stück Brustkorbwand gebildet. Beim Einatmen wird dieser Bereich nach innen und beim Ausatmen nach außen bewegt; diese Bewegung verläuft entgegengesetzt zur normalen Richtung.

Die Verletzung kann das Atmen ernsthaft beeinträchtigen und zu einem Kollaps durch *respiratorische Insuffizienz* und *Schock* führen. Die F. verursacht starke Schmerzen beim Atmen und Husten und erhöht dadurch die Wahrscheinlichkeit für Brustkorbinfektionen und einen Lungenkollaps (s. *Atelektase*).

THERAPIE
Bei der Notbehandlung wird der Patient auf die verletzte Seite gedreht oder das Flattersegment durch einen festen Verband gestützt. In schweren Fällen ist unter Umständen sofortige Aufnahme in eine Intensivstation notwendig, in der die *Atmung* unterstützt werden kann. Die Behandlung wird etwa zehn Tage lang fortgesetzt, bis die Rippen genügend ausgeheilt sind.

Flatulenz

Unbehagen oder Völlegefühl im Unterbauch; Rülpsen oder Ablassen von Winden aus dem After bringen Erleichterung. Flatulenz ist ein Merkmal vieler Erkrankungen des Magen- und Darmtraktes, insbesondere von *Dyspepsie*, *entzündlichen Darmkrankheiten* und Krankheiten der *Gallenblase*.

Bei einem Menschen in aufrechter Stellung steigt der größte Teil der geschluckten Luft in der Speiseröhre wieder nach oben und tritt durch den Mund aus. In Flachlage kann die Luft dagegen durch Darm und After abgehen. Im Darm gebildetes Gas entweicht nur durch den Anus.

Flatus

s. *Blähung*

Fleck

Ausdruck für eine kleine Verklumpung, Markierung oder einen entzündeten Bereich auf der Haut. Verschiedene Hauterkrankungen rufen bestimmte Flecken hervor, beispielsweise *Mitesser*, *Bläschen*, *Zysten*, *Makulae*, *Knötchen*, *Pa-*

peln, *Pusteln* und *Grind*. Flecken können auch aufgrund einer Infektion entstehen. Eine Ansammlung von Flecken bezeichnet man als *Ausschlag*.

Fleckfieber

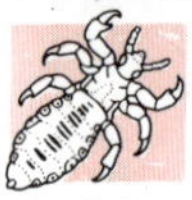

Verschiedene Formen einer infektiösen Krankheit mit ähnlichen Symptomen, die von *Rickettsien* (bakterienähnlichen Mikroorganismen) verursacht und von Insekten und anderen Tieren übertragen wird.

ARTEN

Von den verschiedenen Fleckfieberarten ist das epidemische F. historisch am wichtigsten. Den einstigen F.epidemien fielen, insbesondere in Zeiten von Krieg, Hungersnöten oder Naturkatastrophen, hunderttausende Menschen zum Opfer. Heute gibt es die Krankheit außer in Hochlandregionen Afrikas und Südamerikas kaum noch. Epidemisches F. wird von Mensch zu Mensch über Läuse verbreitet, die die Erreger-Rickettsien (*RIKKETTSIA PROWAZEKI*) in sich tragen, ferner über Blut Infizierter sowie über Ablagerungen infizierter *Faeces* auf der Haut. Die Rickettsien gelangen durch Kratzen in die Blutbahn.

Endemisches (murines) F., das "Fleckfieber" im engeren Sinn, ist eine Rattenkrankheit, die gelegentlich über Flöhe auch auf Menschen übertragen wird. Sporadische Fälle davon werden heute vor allem aus Nord- und Mittelamerika gemeldet. Das sog. Tsutsugamushi-Fieber (engl. Scrub typhus) wird durch Milben übertragen und kommt hauptsächlich in Indien und Südostasien vor.

VORBEUGUNG

Epidemischem F. kann man durch Insektizid-Einsatz beim Befall mit Läusen begegnen. Es gibt auch eine F.-Schutzimpfung. Ihre Schutzdauer beträgt zwar nur ein Jahr, sie kann aber beliebig oft wiederholt werden. Vorbeugende Maßnahmen sind besonders wichtig, wenn nach Naturkatastrophen große Menschenmassen unter mangelhaften hygienischen Bedingungen leben müssen. Die anderen Formen der Krankheit lassen sich bereits durch einfache Vorbeugung wie schützende Kleidung zur Vermeidung von Floh-, Milben- oder Zeckenbissen verhindern.

SYMPTOME UND ANZEICHEN

Bei epidemischem F. treten zuerst Kopfschmerzen, Rücken- und Gliederschmerzen, Husten und Verstopfung auf, die schlagartig beginnen und denen rasch hohes Fieber folgt, verbunden mit Zuständen von Verwirrtheit und Erschöpfung, einem masernähnlichen Ausschlag, schwachem Herzschlag und in vielen Fällen *Delirium*. Unbehandelt ist es meist tödlich, weil *Septikämie*, *Herz-* und *Nierenversagen* oder eine *Lungenentzündung* folgen.

Andere Formen des F.s zeigen ähnliche Symptome und Anzeichen sowie Komplikationen.

DIAGNOSE UND THERAPIE

Die jeweilige Art des F.s wird durch Blutuntersuchungen diagnostiziert, mit denen sich bestimmte, als Antwort auf die Rickettsien gebildete Stoffe nachweisen lassen. Behandelt werden sie mit *Antibiotika*, es können aber zusätzliche Maßnahmen zur Linderung der schweren Symptome und zur Behandlung von Komplikationen erforderlich werden. Die Rekonvaleszenz verläuft oft langsam, besonders bei älteren Menschen.

Fleckfieber, südamerikanisches

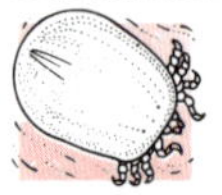

Seltene, infektiöse Erkrankung, die Fieber und Ausschlag hervorruft, mit Flekken, die sich über den Körper ausbreiten, sich verdunkeln, vergrößern und bluten. Diese Krankheit wurde ursprünglich in den Rocky Mountains der Vereinigten Staaten von Amerika entdeckt, kommt aber auch anderswo in Nord- und Südamerika vor. Das s.F. wird durch Rickettsien (einen Mikroorganismus, ähnlich einem Bakterium) ausgelöst und von Hasen und anderen kleinen Säugetieren durch Zeckenbiß übertragen.

Die Diagnose wird durch Blut- und Gewebsproben gesichert. Gewöhnlich ist das s.F. durch Therapie mit *Chloramphenicol* oder *Tetracyclin* zu heilen.

Fliegen

s. *Insekten*

Fliegende Hitze

Rötung von Gesicht, Hals und Oberkörper, meist aufgrund einer verringerten Produktion von *Östrogenen* in den Eierstöcken während oder nach den Wechseljahren. Hitzewallungen treten mitunter auch nach einer *Ovariektomie* auf. Manchmal beobachtet man f. H. auch bei Männern nach einer Hodenentfernung (s. *Orchidektomie*), die den Testosteronspiegel herabsetzt.

Die f.H. dauert meist nur ein bis zwei Minuten. Sie geht einher mit einem Gefühl der Wärme, häufig auch mit Schwitzen, und wird durch Streß verstärkt. Bei starken Hitzewallungen wird oft Linderung durch Hormonsubstitution erzielt.

Fliehendes Kinn

Unterentwicklung des unteren *Kiefers*. Eine Korrektur ist durch gesichts- und kieferplastische *kosmetische Chirurgie* auf dreierlei Weise möglich: Verlängerung jeder Seite des Kiefers durch Einfügen eines Knochenkeils, Vergrößerung der Knochenmasse vorn am Kinn durch ein Knochentransplantat oder Implantation von Knochenersatz aus Kunststoff an der Vorderseite des Kinns.

Flohbiß

s. *Insektenbisse*

Floppy-Infant-Syndrom

Zustand, bei dem den Muskeln eines Babys die normale Spannung oder der Muskeltonus fehlt. Da viele Ursachen in Frage kommen, ist eine sorgfältige medizinische Untersuchung vonnöten. (S. *Hypotonie bei Säuglingen*)

Floppy-Valve-Syndrom

s. *Mitralsegelprolaps*

Flucloxacillin

(z.B. *Staphylex*® +)

Penicillinase–stabiles *Penicillin*, das manchmal zur Behandlung von *Staphylokokkeninfektionen*, wie Wund- und Hautinfektionen, sowie gewisser Arten von Pneumonie eingesetzt wird.

Flügelfell

s. *Pterygium*

Fluktuation

Medizinischer Ausdruck, um die Bewegung innerhalb einer Schwellung zu beschreiben, wenn diese palpiert (durch Abtasten untersucht) wird. Eine derartige Bewegung ist ein Zeichen dafür, daß die Schwellung Flüssigkeit enthält (wie Eiter in einem Abszeß).

Fluor

s. *Ausfluß*

Fluor albus

s. *Leukorrhoe*

Fluoreszein

Xanthenfarbstoff, der in der Augenheilkunde (*Ophthalmologie*) als diagnostisches Hilfsmittel für bestimmte *Augen*erkrankungen benutzt wird.

Fluoreszein wird ins Auge getropft, um nach Bindehautabschabungen zu suchen, die bei Einfärbung gelb erscheinen, oder um *Hornhaut*läsionen und -geschwülste zu finden, die unter weißem Licht grün erscheinen oder unter ultraviolettem Licht glänzend fluoreszieren.

Der Farbstoff wird auch bei einer als Fluoreszein-Angiographie bezeichneten Technik angewandt, die Einzelheiten der Blutzirkulation in Netzhaut (*Retina*) und Aderhaut (*Choroidea*; innerste Augenschichten) zeigt. Bei diesem Verfahren wird eine sterile Fluoreszeinlösung in eine Vene injiziert, danach wird die Netzhaut mit blauem Licht und einem Grünfilter vor der Kamera fotografiert, während das Fluoreszein die Blutgefäße im Auge durchströmt.

Fluorid

Mineralische Verbindung, die hilft, Zahn*karies* (Zahnfäule) zu verhindern. Man vermutet, daß Fluoride die mineralische Zusammensetzung des Zahnschmelzes stärken (s. *Zähne*) und gegen Säureangriffe resistenter machen. Fluoride verringern offenbar auch die Fähigkeit von Mikroorganismen im *Zahnbelag*, Säure zu produzieren.

Das während der Zahnbildung aufgenommene Fluorid ist lebenslang von Nutzen, weil es in die sich entwickelnde Zahnsubstanz inkorporiert wird. Kinder, die von der Geburt an fluoriertes Wasser trinken, haben bis zu 65 Prozent weniger Löcher in den Zähnen und 90 Prozent weniger Zahnextraktionen während der Kindheit als solche, die Wasser mit einem Fluoridgehalt unterhalb der empfohlenen Menge getrunken haben.

Die Wasserversorgung bietet mitunter von Natur aus angemessene Fluoridmengen (der empfohlene Wert liegt bei 0,7 bis 1,2 Milligramm pro Liter), oder es wird Fluorid zugesetzt (s. *Fluoridierung*). Ist der Fluoridspiegel unzureichend, kann man Kindern Fluoridtropfen oder -tabletten geben.

Fluorid ist für Kinder und Erwachsene auch von Nutzen, wenn es unmittelbar auf die Zähne aufgebracht wird. In der zahnärztlichen Praxis werden die Zähne von Kindern z.B. durch einen Anstrich mit einer Fluoridlösung behandelt oder eine mit Fluoridgel gefüllte Schale wird einige Minuten an die Zähne gehalten. Fluoridhaltige Zahnpasta und Mundspülpräparate sind zur Anwendung zu Hause verfügbar.

Die Aufnahme von übermäßig viel Fluorid während der Zahnbildung kann manchmal zu einer *Fluorose* führen, bei der der Zahnschmelz gesprenkelt und manchmal braun verfärbt erscheint.

Fluoridierung

Zusatz von *Fluorid* zum Trinkwasser als Maßnahme zur Verringerung von Zahn*karies* (Zahnfäule). In manchen Gegenden ist der Fluoridspiegel im Trinkwasser von Natur aus hoch; in anderen Gegenden kann Fluorid zugesetzt werden, um die Konzentration auf den empfohlenen Wert von 0,7 bis 1,2 mg pro Liter zu bringen. Mit der Fluoridierung begann man in den USA in den 40er Jahren. Beispielhafte Ergebnisse brachte die Trinkwasser-F. in der Schweiz: Die Stadt Basel hat damit einen deutlichen Kariesrückgang bei Kindern erreicht. Obgleich Fluoridierungsprogramme kontrovers diskutiert werden, gibt es keinen gesicherten Beweis dafür, daß sie auf dem empfohlenen Niveau irgendwelche schädlichen Auswirkungen haben.

Fluorose

s. *Dentalfluorose*

Flurazepam

(z.B. *Dalmadorm*® +)

Benzodiazepin mit hypnotischer Wirkung zur Behandlung extrem starker *Schlaflosigkeit.*

Flush

Rötung des Gesichts und manchmal auch des Halses, verursacht durch eine Erweiterung der Blutgefäße der Haut. Kommt bei *Fieber* vor. Während der Wechseljahre (s. *Menopause*) ist der F. ein Zeichen der *fliegenden Hitze.*

Flüssiges Paraffin

(z.B. *Obstinol mild*®)

Aus Petroleum gewonnenes Laxans (s. *Laxantien*). F.P. kann zur analen Reizung führen. Die Einnahme über längere Zeit beeinträchtigt zumeist die Absorption von Vitaminen aus dem Darm ins Blut.

Foetor

s. *Halitosis*

Foetor ex ore

s. *Halitosis*

Foetus

Alternative Schreibweise für *Fetus.*

Fokussierte Sinnlichkeit, Technik der

Methode, in der Paare unterrichtet werden, die sexuelle Schwierigkeiten aufgrund psychologischer statt organischer Faktoren haben. Ziel dieser Techniken ist es, jedem Partner die von ihm und dem anderen als angenehm empfundenen körperlichen Sinneswahrnehmungen bewußter zu machen und den Leistungsdruck zu reduzieren.

Die Techniken eignen sich besonders gut zur Behandlung des Libidoverlusts, bei fehlender sexueller Erregung (s. *Sexualtrieb, verminderter*) oder der Unfähigkeit, einen Orgasmus zu erreichen (s.

SCHRITTE DER TECHNIKEN FOKUSSIERTER SINNLICHKEIT

Die Techniken eignen sich zur Behandlung verschiedener sexueller Probleme, einschließlich Impotenz und Orgasmusschwierigkeiten.

1 In der ersten Stufe (links) bereitet jeder Partner dem anderen soviel Vergnügen wie möglich, indem er jeden beliebigen Körperteil, ausgenommen Brüste oder Genitalien, streichelt.

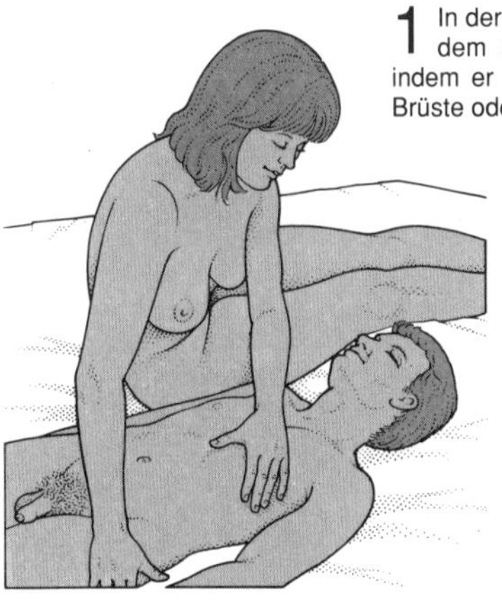

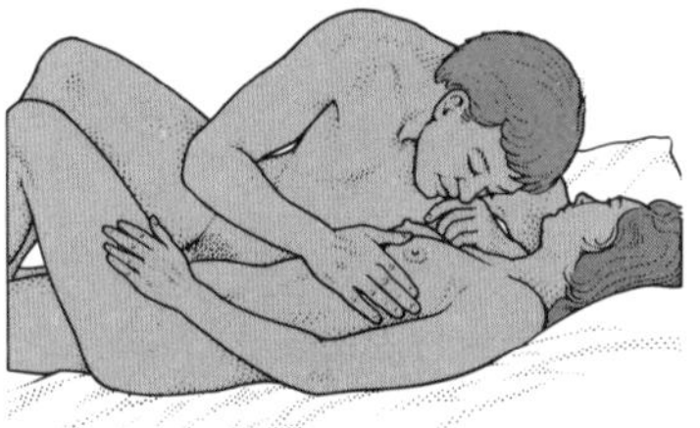

2 In der zweiten Stufe (oben) werden Genitalien und Brüste liebkost, sie endet aber vor dem Orgasmus. Auf dieser Stufe ist der Geschlechtsverkehr noch nicht erlaubt.

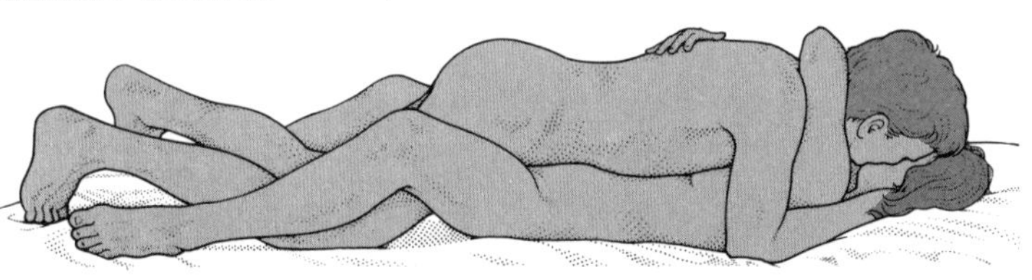

3 Die dritte Stufe besteht aus dem Koitus. Beide Partner konzentrieren sich auf das Genießen und nicht auf den Orgasmus, der nicht Hauptziel ist.

F

Orgasmus, ausbleibender). Sie helfen auch Männern bei *Impotenz* oder vorzeitigem Samenerguß (s. *Ejakulation, Störungen*).

SO WIRD ES GEMACHT

Ideal wäre es, die Techniken in entspannter, romantischer Atmosphäre auszuüben. Es existieren drei Stufen (s. bebilderter Kasten). Gibt es Probleme mit vorzeitiger Ejakulation, kann man zusätzliche Techniken anwenden, um sie zu vermeiden (s. *Sexualtherapie*).

WIRKSAMKEIT

Techniken fokussierter Sinnlichkeit haben eine sehr hohe Erfolgsrate – zwischen 80 und 98 Prozent, je nach den vorliegenden sexuellen Problemen.

Folgekrankheit

Zustand, der sich nach oder infolge einer Erkrankung, Störung oder Verletzung einstellt. Meist handelt es sich um Komplikationen einer Krankheit. So können *Bronchitis*, *Sinusitis* sowie *Mittelohrentzündung* (Otitis media) zu den F.en einer gewöhnlichen Erkältung zählen.

Folie à deux

Ausdruck aus dem Französischen, der die ungewöhnliche Tatsache beschreibt, daß zwei Menschen gemeinsam an der gleichen psychotischen Erkrankung (s. *Psychose*) leiden. Zwischen den beiden besteht meistens eine enge Beziehung (z.B. Ehepaar oder Bruder und Schwester), und sie teilen eine oder mehrere paranoide *Wahn*vorstellungen. Trennt man die beiden Betroffenen voneinander, so verlieren sich die Symptome bei einem der beiden fast immer rasch, da sie von dem dominierenden und wirklich psychotischen Partner nur aufgeprägt oder vermittelt wurden.

Follikel

Kleiner Hohlraum im Körper, beispielsweise ein *Haar*follikel, eine Vertiefung in der Haut, aus der ein Haar wächst. Weitere Beispiele sind die zahlreichen Follikel im *Eierstock*, mit Flüssigkeit gefüllte Hohlräume, in denen sich ein Ei entwickelt.

Follikelstimulierendes Hormon

(Abk. FSH); im Hypophysenvorderlappen gebildetes (*gonadotropes*) *Hormon*, das bei der Frau (zusammen mit LH) die Follikelreifung, beim Mann die Spermienbildung und Entwicklung der Hodenkanälchen fördert.

Follikulitis

Entzündung eines oder mehrerer Haarfollikel infolge einer *Staphylokokkeninfektion*. Eine F. kann nahezu überall auf der Haut auftreten. Meistens sind Hals und Nacken, Oberschenkel, Gesäß oder Armbeugen betroffen, an denen sich *Abszesse* bilden. Auch im Bartbereich des Gesichts entwickeln sich oft Pusteln (s. *Sykose*).

Die Behandlung erfolgt mit *Antibiotika*. Häufig werden andere Familienmitglieder angesteckt. Um das zu verhindern oder um die Infektion unter Kontrolle zu bekommen, hilft häufiges Waschen und getrennte Waschlappen und Handtücher zu benutzen. Auf der Haut getragene Kleidung sollte täglich in kochendem Wasser gereinigt werden.

Fölling-Syndrom

s. *Phenylketonurie*

Folsäure

Essentielles *Vitamin* für die Bildung roter *Blutkörperchen* durch das *Knochenmark*. F. ist in zahlreichen Lebensmitteln, besonders in Leber und rohem Gemüse enthalten; bei normaler Ernährung nimmt man gewöhnlich angemessene Mengen davon auf.

Während der Schwangerschaft spielt F. für die Entwicklung von Nervensystem und Blutkörperchen des Feten eine wichtige Rolle. Während der letzten drei Monate der Schwangerschaft sind Folsäuretabletten unter Umständen als Nahrungsergänzung sinnvoll.

F.mangel ist eine Ursache für die megaloblastische *Anämie*, die mit Ermüdung, Depression und Blässe einhergeht. F.mangel kann auch während ernsthafter Erkrankungen oder bei ungesunder Ernährung auftreten, besonders bei Menschen, die viel Alkohol trinken.

Fontanelle

Membranbedeckte Lücke zwischen den Schädelknochen bei Neugeborenen. Bei der Geburt sind die Schädelknochen noch nicht vollständig zusammengewachsen, und an der Schädeldecke sind zwei weiche Stellen zwischen den Schädelknochen zu fühlen.

Diese weichen Bereiche bestehen aus der vorderen rautenförmigen Fontanelle, die ca. 2,5 cm Durchmesser hat und sich meistens bis zum Alter von 18 Monaten schließt, sowie der hinteren dreieckigen Fontanelle, die ca. sechs Millimeter breit ist und sich etwa zwei Monate nach der Geburt schließt.

STÖRUNGEN

Es ist normal, daß sich die Fontanellen vorwölben und straff werden, wenn ein Baby schreit. Dauernde Spannung zu anderen Zeiten deutet jedoch unter Umständen auf eine Anomalität, insbesondere einen Wasserkopf (Ansammlung von Flüssigkeit im Schädel des Neugeborenen) hin. Eingesunkene Fontanellen sind Zeichen einer möglichen *Dehydratation*. Ist eine Fontanelle sehr groß oder braucht sie besonders lange, um sich zu schließen, liegt eventuell eine Anomalität des Hirns oder der Schädelknochen vor, z.B. *Rachitis*. Verfrühtes Schließen der Fontanellen führt zu Verformungen, *Kraniosynostose* genannt.

Manche Neugeborenen haben eine dritte Fontanelle zwischen den anderen beiden, beispielsweise Babys mit einem *Down-Syndrom*. Andere haben zusätzliche Knochen in der vorderen Fontanelle; das ist nicht krankhaft. Diese Knochen wachsen mit dem Schädel zusammen, wenn sich die Lücke schließt.

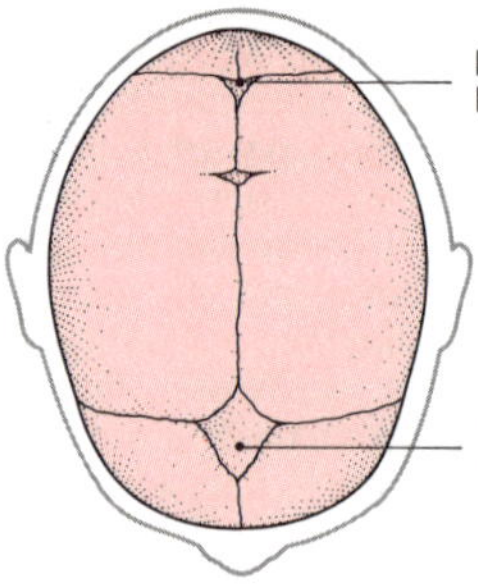

Lage der Fontanellen
Es gibt zwei weiche Bereiche am Schädel des Neugeborenen – die vordere Fontanelle ist rautenförmig, die hintere Fontanelle ist dreieckig.

Foramen

Natürliches Loch oder Durchgang in einem Knochen oder sonstigen Körperteil, meist als Raum für Nerven oder Blutgefäße. Das Foramen magnum ist die große Öffnung in der Schädelbasis, durch die das Rückenmark verläuft.

Forceps

s. *Geburtszange*

Forensische Medizin

Sich mit dem Recht, insbesondere dem Strafrecht, befassender Zweig der Medizin. Ein forensischer Pathologe ist ein Arzt, der auf die Untersuchung von Leichen spezialisiert ist, bei denen die Umstände darauf hinweisen, daß sie eines unnatürlichen Todes (d.h. durch Selbstmord, Mord oder einen Unfall) gestorben sind.

Zu der Untersuchung gehören meist auch Angaben über die Todeszeit (anhand von Daten wie der Temperatur des Leichnams und seines Zersetzungszustandes). Ebenso wird aufgrund der Art der Verletzung auf die mögliche Waffe geschlossen und Blut, Haar und Haut des Opfers mit den an Waffen, an der Kleidung von Verdächtigen oder an Teilen eines Fahrzeugs gefundenen Spuren verglichen.

Forensische Pathologen werden meist auch zur Untersuchung von Opfern herangezogen, wenn der Verdacht auf Vergewaltigung oder Kindsmißhandlung besteht. Ferner beraten sie bei Vergiftungen und möglichem Tod durch Drogen.

Forensische Wissenschaftler untersuchen am Opfer oder in seiner Nähe gefundene Körperflüssigkeiten (wie Blut, Samen und Speichel) im Labor und vergleichen sie mit denen von Verdächtigen. Ferner sind sie in Ballistik und der Identifizierung von Kleidungsfasern geschult.

Forensische Wissenschaftler treten in Strafverfahren auch bei Fragen der *Blutgruppe* und *genetischen Fingerabdrükken* sowie bei umstrittener Vaterschaft als Gutachter auf.

Formaldehyd

(Chem. HCHO), farbloses, stechend riechendes Gas, das leicht polymerisiert (z.B. mit Phenol zu Kunstharz). F. denaturiert Eiweiß, hemmt Enzyme und tötet Bakterien; es läßt sich in Tabakrauch und geräucherten Lebensmitteln sowie Preßspanplatten nachweisen. F. dringt durch die Haut und löst nach Einatmung Vergiftungserscheinungen aus. Wird z.B. in Kliniken als *Desinfektionsmittel,* in der Anatomie zur Leichenkonservierung oder als Härtungs- und Fixiermittel für Gewebepräparate eingesetzt.

Formalin

Wäßrige Lösung von Formaldehyd (35-37 %ig) mit Zusatz von Methanol (zur Verhinderung einer Polymerisation).

Formatio reticularis

Netzartiges System von Nervenzellen im *Hirnstamm.*

Formel, chemische

Ausdrucksweise für Bestandteile einer chemischen Substanz in Symbolen und Zahlen. Für jeden bekannten chemischen Stoff gibt es eine Formel. Die von Wasser ist z.B. H_2O, was anzeigt, daß seine Moleküle aus zwei Wasserstoffatomen (H_2) und einem Sauerstoffatom (O) zusammengesetzt sind.

Formicatio

Unangenehme Empfindung, als ob Ameisen über die Haut laufen. Tritt auf nach Mißbrauch bestimmter Drogen, wie Alkohol, Kokain oder Morphin. Durch Kratzen der Haut bildet sich leicht ein Ausschlag, weswegen mitunter fälschlicherweise eine Hauterkrankung diagnostiziert wird.

Fortpflanzungsorgane, männliche

Geschlechtsorgane des Harn- und Genitalapparats, die der Fortpflanzung dienen. Zu den äußeren zählen Glied (*Penis*) mit Harnröhre (Urethra) und Hodensack (Scrotum), zu den inneren die beiden eiförmigen Hoden (Testes), Nebenhoden (Epididymis), Samenleiter (*Ductus deferens*), die Samenbläschen (Vesicula seminalis) und die Vorsteherdrüse (*Prostata*).

Der Hoden produziert Hormone (s. *androgene Hormone*) und die Samenfäden (Spermien), die zusammen mit abgestoßenen Zellen aus den Hodenkanälchen und der Flüssigkeit aus Samenbläschen und Prostata das *Sperma* oder Ejakulat bilden. Die zwei das Ejakulat führenden Gänge münden, nachdem sie die unter der Harnblase liegende, kastanienförmige Prostata durchtreten haben, in die Urethra, die deshalb ab hier auch Harnsamenröhre genannt wird. Beim *Orgasmus* wird das Sperma durch den erigierten Penis, der sich während des Koitus in der Vagina der Frau befindet, aus der Harnröhre ejakuliert.

Fortpflanzungsorgane, weibliche

Geschlechtsorgane des Harn- und Genitalapparats, die der Fortpflanzung dienen. Zu den äußeren w.n F.n zählen die Scham (Pudendum femininum; in der Klinik *Vulva* genannt) mit Schamberg (Mons pubis) und großen Schamlippen (Labia majora pudendi), mit Scheidenvorhof (Vestibulum vaginae), zu dem Kitzler (Clitoris) und kleine Schamlippen (Labia minora pudendi) gehören, sowie die weibliche Harnröhre. Als innere w.F. faßt man die *Eierstöcke* (Ovarien), Gebärmutter (*Uterus*) mit je einem seitlich anhängenden *Eileiter* (Tuba uterina) sowie die Scheide (Vagina) zusammen. Im monatlichen Zyklus werden Eizellen aus dem springenden Follikel des Eierstocks ausgestoßen, vom Eileiter aufgefangen und zur Gebärmutter transportiert. Hat vorher *Geschlechtsverkehr* stattgefunden, können die in die Vagina ejakulierten Spermien mit eigener Kraft durch Gebärmutterhals (*Zervix*) und Uterus bis in die Eileiter hochwandern und hier eines der Spermien in eine Eizelle eindringen (*Befruchtung*).

Die weiblichen Fortpflanzungsorgane beginnen in der *Pubertät* mit dem Einsetzen der *Menstruation* normal zu funktionieren; die Fruchtbarkeit endet in der *Menopause*.

Fractura femoris

s. *Oberschenkelbruch*

Fragile-X-Syndrom

s. *Martin-Bell-Syndrom*

Fraktur

Meist durch Sturz verursachter Knochenbruch. Gewöhnlich bricht der Knochen direkt längs seiner Breite, die Fraktur kann aber auch in Längsrichtung, schräg oder spiralförmig verlaufen.

FORMEN EINER FRAKTUR

Man unterscheidet gedeckte (sog. einfache) und offene (komplizierte) F.en. Bei einer geschlossenen F. bleiben die Knochenenden unterhalb der Haut, und es wird nur wenig oder gar kein Gewebe in der Umgebung beschädigt. Bei einer offenen F. ragt ein Knochenende oder beide durch die Haut nach außen. Brüche

MÄNNLICHE FORTPFLANZUNGSORGANE

In den Hoden erzeugte Spermien gelangen über die Samenleiter in die Harnröhre. Dabei ziehen die Samenleiter (von hinten oben kommend) durch die am Blasengrund sitzende Prostata und nehmen Ausführungsgänge aus dieser sowie den benachbarten Samenbläschen auf. Das Sperma (Flüssigkeit und Zellen) wird beim *Orgasmus* aus der Harnsamenröhre des Penis ausgeschleudert.

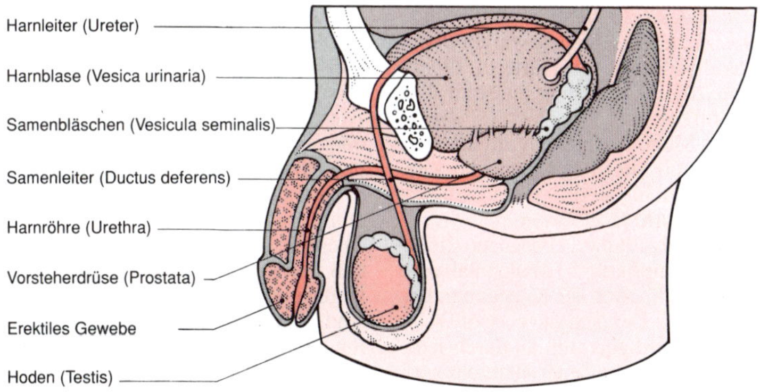

WEIBLICHE FORTPFLANZUNGSORGANE

Im Monatszyklus wird eine Eizelle aus einem der Eierstöcke geschleudert und in dem gleichseitigen Eileiter in Richtung Gebärmutter transportiert. Im Falle einer Befruchtung (Vereinigung von Samen- und Eizelle) beginnt bereits im Eileiter der Teilungsprozeß. Die daraus entstehende Morula bzw. Blastula nistet sich dann in der Gebärmutterschleimhaut ein (Implantation) und reift zum Embryo bzw. Fetus. Bei der Geburt wird das Kind durch den Gebärmutterhals und die Vulva entwickelt.

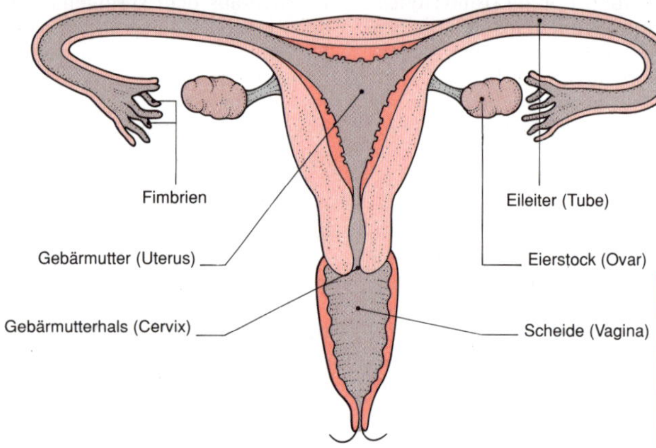

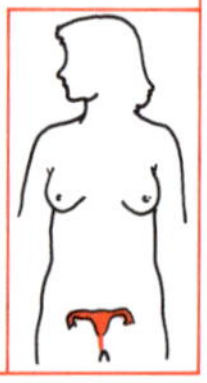

werden auch nach Form oder Bruchmuster unterschieden (s. Kasten).

Haben sich die beiden Knochenenden auseinanderbewegt, handelt es sich um eine verschobene F.; bei einer nicht verschobenen bleiben die Enden in gleicher Richtung, und im Knochen ist nur ein Riß vorhanden.

URSACHEN UND VORKOMMEN

Die meisten Knochenbrüche entstehen durch eine plötzliche Verletzung, die mehr Kraft auf den Knochen ausübt, als er aushalten kann. Die Kraft kann entweder direkt sein, beispielsweise wenn ein Finger vom Hammer getroffen wird, oder indirekt, wenn ein Verdrehen des Fußes das Schienbein zu stark belastet.

Einige Erkrankungen wie die *Osteoporose* und bestimmte Krebsarten schwächen die Knochen so stark, daß sie schon bei geringfügiger und sogar ohne jede Verletzung brechen. Derartige F.en nennt man pathologisch.

F.en sind häufig an der Hand, am Handgelenk (s. *Colles-Fraktur*), am *Sprunggelenk*, am Schlüsselbein sowie am Oberschenkelhals oder der Hüfte (s. *Oberschenkelbruch*), und zwar meist infolge eines Sturzes.

Ältere Menschen neigen am ehesten zu F.en, weil sie öfter fallen und ihre Knochen brüchig sind.

SYMPTOME UND ANZEICHEN

Meistens schwillt die gebrochene Stelle an und ist empfindlich, manchmal verformt sie sich, oder die Knochenenden ragen heraus. Der Schmerz ist oft sehr heftig und wird gewöhnlich durch jede Bewegung des betroffenen Bereichs verschlimmert.

ERSTE HILFE

Jemand, der vermutlich oder sicher eine F. erlitten hat, sollte ins Krankenhaus gebracht werden; kann der verletzte Mensch nicht gehen, ist ärztliche Hilfe zu holen. Man sollte nicht selbst versuchen, einen verschobenen Knochen wieder einzurenken.

Starke Blutungen (s. *Blutungen, Behandlung von*) sind durch Bedecken offener Wunden mit sauberem Verbandmaterial zu versorgen. Die Betroffenen sollten nach Möglichkeit nicht bewegt werden. Schienen von Knochenbrüchen ist Aufgabe des Fachpersonals. Als Erste-Hilfe-Maßnahme kann nur eine behelfsmäßige Ruhigstellung (s.S. 926) vorgenommen werden. Sie dient der Schmerzlinderung. Bei Verdacht auf *Wirbelsäulenverletzung* ist der Betroffene, außer in absolut lebensbedrohlichem Zustand, überhaupt nicht zu bewegen.

Verletzten sind keine Speisen oder Flüssigkeiten zu geben, falls später eine Vollnarkose erforderlich ist.

PROFESSIONELLE THERAPIE

Um die Diagnose zu bestätigen und ein klares Bild von der Art der F. und dem Ausmaß einer möglichen Verschiebung oder Fehlausrichtung zu erhalten, werden Röntgenaufnahmen gemacht.

Knochen beginnen unmittelbar nach dem Bruch zu heilen. Erstes Ziel der Therapie ist es daher, sicherzustellen, daß die Knochenenden aneinander anliegen und in gleicher Linie ausgerichtet sind, damit der Knochen nach der Heilung wieder seine frühere Gestalt bekommt. Verschobene Knochenenden werden in ihre ursprüngliche Lage zurückgebracht – ein Verfahren, das man Reduktion nennt. Der Knochen kann durch die Haut (geschlossene Reduktion) unter örtlicher oder allgemeiner Anästhesie oder durch einen Einschnitt unter Vollnarkose (offene Reduktion) behandelt werden.

Nach der Reduktion der F. wird der Knochen immobilisiert, damit die Bruchstellen zusammenwachsen.

In manchen Fällen werden die Enden des gebrochenen Knochens mit Hilfe von Metallstiften fixiert, die durch die Haut und in den Knochen eingesetzt und durch Befestigung an einem externen Rahmen (externe Fixierung) in ihrer Lage gehalten werden; Stifte und Rahmen werden nach Abheilen der F. entfernt. Manchmal muß aber auch das gebrochene Glied an der verletzten Stelle eröffnet werden. Dadurch können die frakturischen Knochenstücke mit Metallschrauben, Nägeln, Plättchen, Stangen oder Drähten (interne Fixierung) miteinander befestigt werden.

REKONVALESZENZ

Die Zeit, in der F.en heilen, schwankt beträchtlich und hängt von vielen Faktoren ab. Bei Kindern heilen Brüche viel leichter als bei Erwachsenen, bei Säuglingen dauert es oft nur zwei Wochen. Bei Erwachsenen braucht es bis zu sechs Monaten, bis ein gewichttragender Knochen wie das Schienbein wieder vollständig zusammengewachsen ist; Knochen, die kein Gewicht tragen, wie der *Radius* (einer der Unterarmknochen) und das Schlüsselbein, benötigen meistens nur acht Wochen.

KOMPLIKATIONEN

Die meisten F.en heilen problemlos. Manchmal wird die Heilung wegen unzureichender Blutzufuhr zum betroffenen Knochen (infolge beschädigter Gefäße) oder deshalb verzögert, weil die Knochenenden nicht nahe genug beieinander liegen. Wachsen die Bruchstellen nicht zusammen, ist unter Umständen eine interne Fixierung oder eine *Knochentransplantation* nötig.

Gelegentlich wachsen Knochenenden in falschem Winkel zusammen. Bei Deformierung muß unter Umständen operiert werden, um den Knochen erneut zu brechen, korrekt einzurichten und mit Nägeln zu fixieren. Eine mögliche Komplikation bei offenen Brüchen ist die *Osteomyelitis*, die meist schwer ausheilt.

REHABILITATION

Bei der Rehabilitation nach einer F. spielt die *Physiotherapie* eine wichtige Rolle, weil die vollständige Immobilisierung eines Knochens während einer langen Zeitspanne zu Muskelschwund, Steifheit benachbarter Gelenke und *Ödemen* (Flüssigkeitsansammlung) führen kann

FRAKTUREN: ARTEN UND THERAPIE

Man unterscheidet prinzipiell zwei Frakturarten: die einfache (geschlossene) und komplizierte (offene). Innerhalb dieser Kategorien gibt es weitere Unterteilungen, von denen hier einige gezeigt werden.

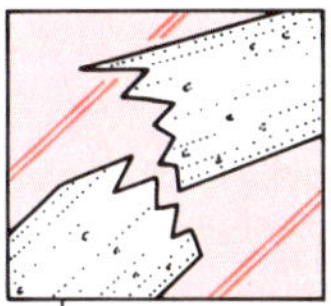

Komplizierte Fraktur
Ein scharfes Knochenstück spießt sich durch die Haut und ist deshalb Erregern ausgesetzt. Hohes Infektionsrisiko.

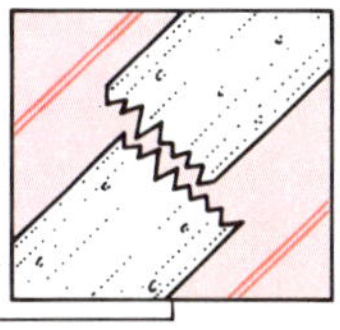

Querfraktur
Kann Folge eines scharfen, direkten Stoßes oder bei Streßfraktur nach zu langem Laufen sein.

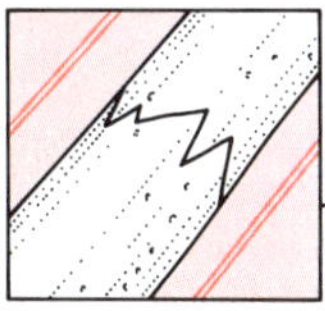

Einfacher Bruch
Der gebrochene Knochen durchstößt die Haut nicht. Infektionen sind selten, weil Keime mit der Bruchstelle nicht in Berührung geraten.

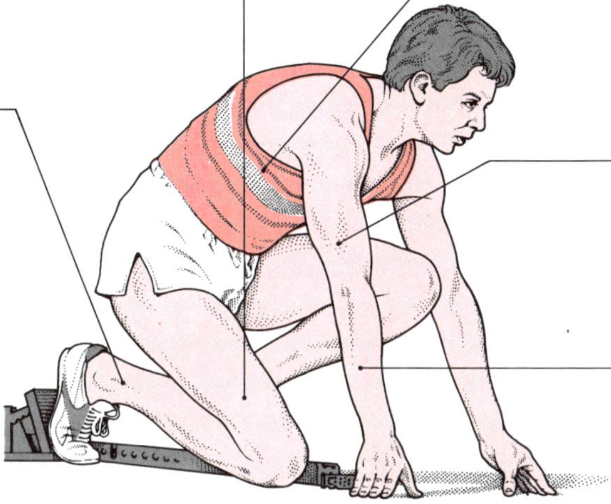

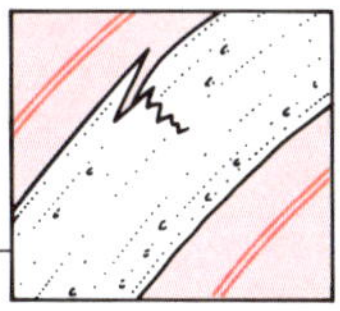

Grünholzfraktur
Tritt meistens bei Kindern auf. Bei plötzlicher Krafteinwirkung wird nur die Außenseite des geknickten Knochens angerissen.

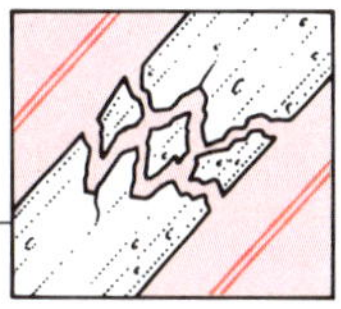

Trümmerfraktur
Der Knochen zerbricht in mehr als zwei Teile. Geschieht meistens bei starker Krafteinwirkung wie bei einem Autounfall.

FRAKTURBEHANDLUNG

Es gibt verschiedene Arten der Behandlung, je nach Knochen, Schweregrad der Fraktur und Alter der Patienten.

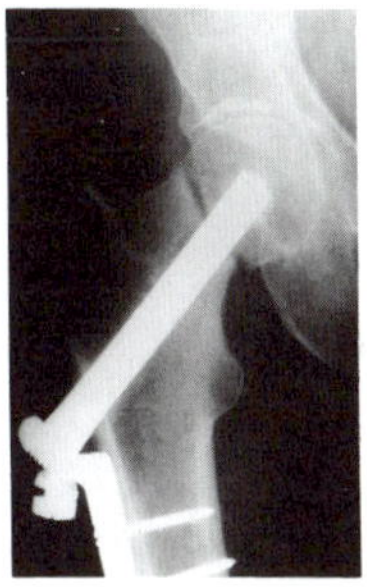

Innere Schienung
Das Röntgenbild zeigt die Stabilisierung eines Schenkelhalsbruchs mit Hilfe eines Schenkelhalsnagels. Dieser ist mit Schraubenplatten am Femurschaft befestigt.

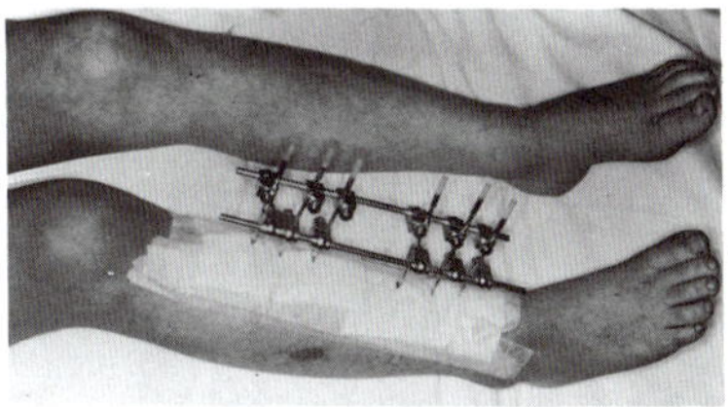

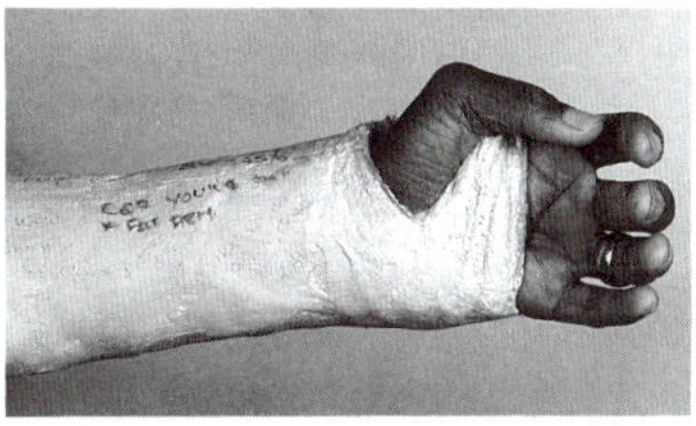

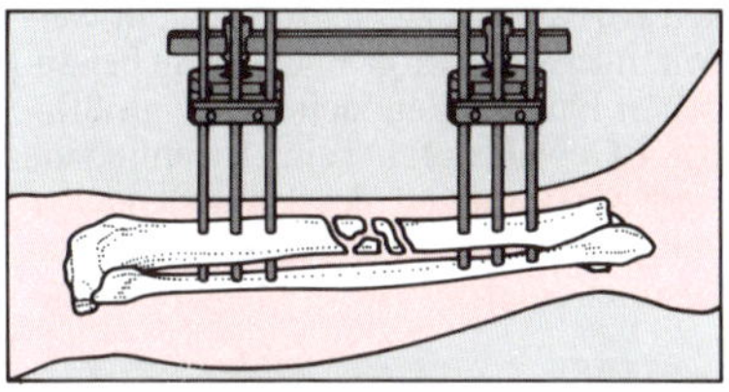

Äußere Schienung
Die Immobilisierung kann mit Hilfe eines Gipsverbands (oben) oder bei instabilen Brüchen des Schienbeins (links und oben links) mit Hilfe von Metallstiften erzielt werden, die zu beiden Seiten der Bruchstelle in den Knochen verbracht und an einem äußeren Metallrahmen in ihrer Lage fixiert werden.

DER HEILUNGSPROZESS DER KNOCHEN

Nach einem Bruch beginnt der Knochen sofort zu heilen. Deshalb muß jede Verschiebung der Knochenenden unmittelbar korrigiert werden, um mögliche Verformungen auf ein Minimum einzuschränken.

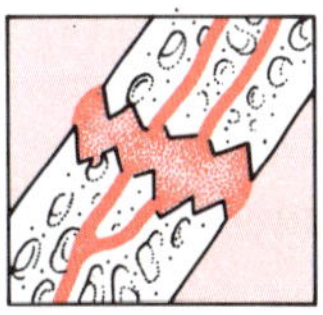

1 Ein Blutgerinnsel bildet sich zwischen den Knochenenden und dichtet die Enden der beschädigten Gefäße ab.

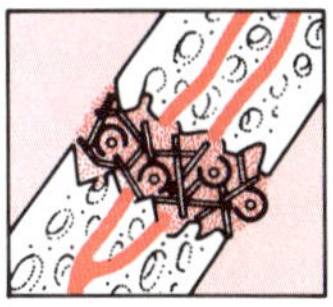

2 Makrophagen wandern in die Bruchstelle ein und entfernen Wundtrümmer. Dann erzeugen Fibroblasten ein Netz, das als Basis für neues Gewebe dient.

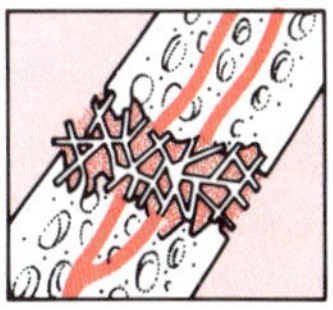

3 Geflechtknochen (Kallus) bildet sich zwischen den Knochenenden und über den Bruchspalt hinweg.

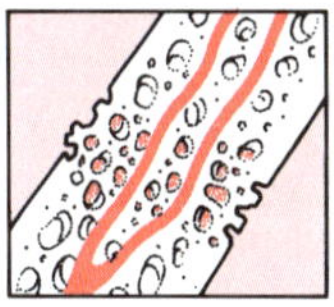

4 Die Neuformung geschieht unter Ablagerung dichteren, festeren Knochens. Neue Blutgefäße haben sich gebildet.

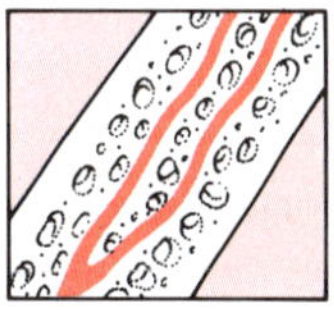

5 Im Verlauf von Wochen nimmt der Knochen seine frühere Gestalt wieder an.

F

FREMDKÖRPER, DIE KINDER IN DIE HAND BEKOMMEN

Kinder hantieren ständig mit den Gegenständen in ihrer Umgebung. Oft stecken sie kleine Dinge in Mund, Nase oder Ohren. Deshalb sind bei ihnen verschluckte oder hängengebliebene Fremdkörper häufig. Es sollte daher versucht werden, alle kleinen Gegenstände außerhalb der Reichweite von Kindern aufzubewahren.

Ohren und Nase
Der Versuch, einen Fremdkörper aus dem Ohr zu entfernen, ist gefährlich. Es besteht nämlich die Gefahr, ihn weiter hineinzuschieben. Der Arzt benutzt Spritze, Sauger oder Zange dazu. Aus der Nase kann ein Fremdkörper oft vom Arzt mit einer Klemme entfernt werden; einem älteren Kind gelingt es unter Umständen, den Fremdkörper auszublasen, wenn das andere Nasenloch zugehalten wird.

Lungen
In die Bronchien gelangte Gegenstände wie Erdnüsse oder Zähne können sich dort festsetzen und die Luftströmung so behindern, daß es zu einer Lungenentzündung oder zu einem Lungenkollaps kommt. Husten und Atemschwierigkeiten stellen sich ein. Bei einem Erstickungsanfall des Kindes ist sofort ein Notarzt zu rufen oder das Kind schnellstens ins Krankenhaus zu bringen.

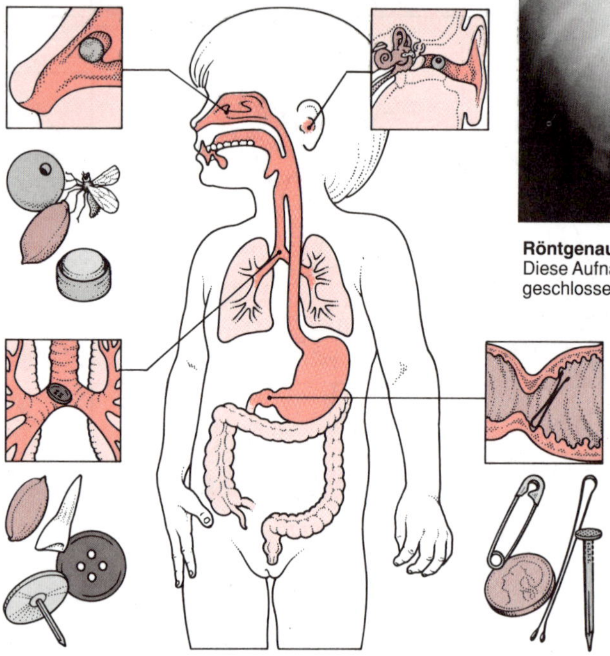

Magen
Zu den im Magen häufig gefundenen Fremdkörpern zählen Münzen, Batterien, Murmeln und Knöpfe. Die meisten glattwandigen Objekte verlassen den Körper ohne Gefährdung mit dem Stuhl; hat aber ein Gegenstand nach sieben bis 10 Tagen den Körper nicht auf diese Weise verlassen oder handelt es sich um scharfe Gegenstände oder Batterien, ist unter Umständen eine Entfernung mittels Endoskopie oder Chirurgie erforderlich.

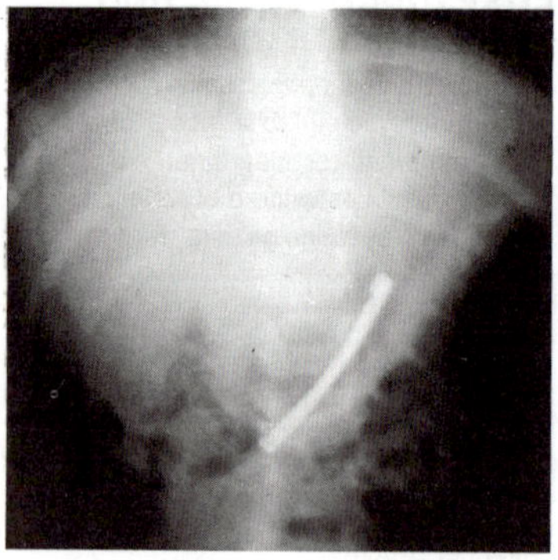

Röntgenaufnahme eines Fremdkörpers
Diese Aufnahme zeigt, daß das Kind eine geschlossene Haarspange verschluckt hat.

und mit dem Risiko einer Dauerbehinderung behaftet ist. Die Patienten werden ermutigt, allmählich den betroffenen Körperteil wieder zu bewegen, sobald die Sicherheit dafür gegeben ist. Mit entsprechenden Übungen wird die Flexibilität und Funktionsfähigkeit der Gelenke wiederhergestellt, und die Muskeln werden gestärkt. (S.a. *Monteggia-Fraktur; Becken; Knöchelbruch; Rippenfraktur; Schädelfraktur*).

Frambösie

Infektionskrankheit, in unterentwickelten subtropischen und tropischen Gebieten der Welt anzutreffen; wird durch eine dem Erreger der *Syphilis* ähnliche Spirochäte (spiralförmiges Bakterium) verursacht. F. ist aber keine Geschlechtskrankheit, sondern wird fast immer in der Kindheit erworben.

Etwa drei bis vier Wochen nach der Infektion erscheint an der Eintrittsstelle eine einzelne himbeerartige, äußerst infektiöse und juckende Wucherung. Durch Kratzen breitet sich die Infektion aus und bildet weitere Papeln oder Geschwüre an anderen Hautstellen.

Ohne Therapie heilt die Haut allmählich in etwa sechs Monaten; häufig kommt es jedoch zu einem erneuten Auftreten der Wucherungen.

F. kann heute mit einer einzigen starken Dosis eines *Penicillins* geheilt werden. In etwa 10 Prozent der nicht behandelten Fälle stellen sich später großflächige Gewebedefekte ein. Anschließend sind Zerstörungen der Haut, Knochen und Gelenke der Beine, der Nase, des Gaumens und des Oberkiefers die Folge.

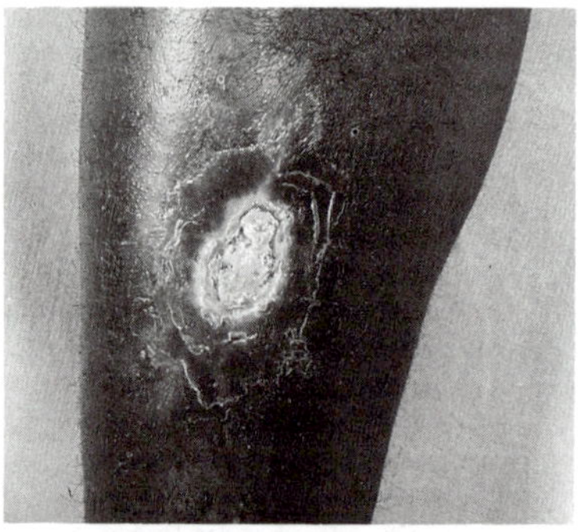

Frambösiegeschwür am Bein
Frambösie ist eine Infektion, die hauptsächlich die Haut und die Knochen betrifft. In fortgeschrittenen Fällen kann es zur Geschwürbildung und Gewebszerstörung kommen.

Francis-Krankheit

s. *Tularämie*

Frauenheilkunde

s. *Gynäkologie*

Freier Gelenkkörper

s. *Gelenkmaus*

Fremdkörper

In einem (Hohl-)Organ oder einer Körperöffnung befindlicher Gegenstand, der dort nicht hingehört. Ein F. kann aus Versehen in den Körper gelangen (z.B. durch Einatmen oder Verschlucken) oder absichtlich eingeführt werden. An folgenden Stellen finden sich F. häufiger: Atemwege (s. *Ersticken*), Ohr (s. *Ohr, Fremdkörper*), Auge (s. *Auge, Fremdkörper*), Rektum, Urethra und Vagina. Splitter und ähnliche Dinge, die durch die Haut eindringen und sich im Körpergewebe einschließen, werden ebenso als F. bezeichnet. (S.a. bebilderter Kasten)

Freßbrechsucht

s. *Bulimie*

Fressende Flechte

s. *Lupus vulgaris*

Freßzelle

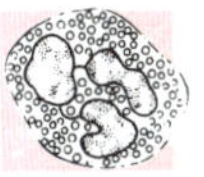

(*F.* Phagozyt) Zelle, die Mikroorganismen wie Bakterien und Viren, Fremdpartikel, die in den Körper eingedrungen sind (wie in die Lungen inhalierte Staubteilchen), und Zelltrümmer einschließen, fressen und verdauen kann.

F.n sind Teil des *Immunsystems* des Körpers (Verteidigung gegen Infektionen) und finden sich im Blut, in der Milz, in Lymphknoten sowie in den Alveolen (kleinste Lungenbläschen) und an einigen anderen Stellen. Einige Arten der weißen Blutkörperchen, insbesondere die Granulozyten und einige Monozyten, sind "freie" Phagozyten. Sie bewegen sich durch verschiedene Gewebe und beseitigen dabei Erreger und Abfallprodukte.

Freud-Lehre

Vom Wiener Neurologen und Psychiater Sigmund Freud (1856-1939) entwickelte Theorie. Die Lehre entstand aus seiner Behandlung neurotischer Patienten mit Hilfe von Hypnose und später der Traumdeutung. Das bildete die Basis seiner Methode der *Psychoanalyse*. Freud war der Meinung, daß Gefühle, Gedanken und Verhalten durch unbewußte Wünsche und Konflikte gesteuert werden und Probleme entstehen, wenn diese Wünsche nicht erfüllt würden oder die Konflikte ungelöst blieben.

Nach Freud nehmen die Konflikte ihren Ausgang in der Kindheit und bleiben bis ins Erwachsenenalter bestehen. Der Kern seiner Lehre betrifft die frühe psychische, insbesondere sexuelle, Entwicklung. Freud definierte mehrere Phasen: die orale, anale und genitale. Damit werden die Körperregionen bezeichnet, auf die die Aufmerksamkeit eines Kindes in unterschiedlichen Altersstufen fixiert ist. Außerdem werden drei Instanzen der Persönlichkeit bezeichnet: das "Es", das "Ich" (*Ego*) und das "Über-Ich" (*Superego*). Sie repräsentieren das Lustprinzip, die Realität bzw. die moralischen und sozialen Normen. Im klassischen Freudschen Modell wird das gesamte Verhalten als in unbewußten Schemata verwurzelt betrachtet, wobei es aber letztendlich durch das Wechselspiel zwischen "Es", "Ich" und "Über-Ich" bestimmt wird (s.a. *psychoanalytische Theorie; Psychotherapie*).

Freud-Versprecher; Freud-Fehlleistung

Versprecher oder kleiner Fehler im Handlungsablauf, der gerade das beinhalten könnte, was die Person tatsächlich beabsichtigte. Dieser Begriff stammt aus Sigmund Freuds Buch "Zur Psychopathologie des Alltagslebens". Da diese Fehlleistung meistens mit Lachen übergangen wird, sah Freud das Geschehen als einen Kompromiß zwischen der Erfüllung eines unbewußten Wunsches und der bewußten Bemühung, ihn zu unterdrücken.

Friedreich-Ataxie

Sehr seltene Erbkrankheit (benannt nach dem Heidelberger Arzt Nicolaus Friedreich, 1825-1883), bei der die Degeneration von Nervenfasern im Rückenmark zu Ataxie (Fehlkoordination von Bewegungen und Gleichgewichtsverlust) führt. Die Krankheit ist Folge eines genetischen Defektes, der meist autosomal rezessiv vererbt wird (s. *genetische Krankheiten*). Betroffen sind etwa zwei von 100 000 Personen.

SYMPTOME

Die ersten Symptome zeigen sich in später Kindheit oder Jugend. Die Hauptsymptome sind Gangunsicherheit, unkoordinierte Handbewegungen, undeutliche Aussprache sowie schnelle, unwillkürliche Augenbewegungen. Oft kommt es auch zu Defekten der Knochenstruktur und Extremitätendeformationen.

THERAPIE UND PROGNOSE

Es gibt bisher keine wirkliche Behandlung dieser Krankheit. Sobald sich die ersten Symptome zeigen, verschlechtert sich der Zustand ständig weiter; innerhalb von 10 Jahren ab Ausbruch der Krankheit ist mehr als die Hälfte der Betroffenen auf den Rollstuhl angewiesen. Kommt es zu einer *Kardiomyopathie* (Herzmuskelerkrankung), ist diese möglicherweise für einen frühen Tod verantwortlich. Personen mit an F.-A. leidenden Blutsverwandten sollten *genetische Beratung* in Anspruch nehmen, bevor sie Kinder haben wollen.

Frigidität

Mangelnder Geschlechtstrieb oder Unfähigkeit zur eigenen Erregung beim Geschlechtsverkehr (s. *Sexualtrieb, verminderter*). F. wird fast ausschließlich auf Frauen bezogen; neuerdings wird die Benutzung dieses Begriffes vermieden wegen der negativen Assoziationen: Die Frau wird für etwas beschuldigt, das möglicherweise nur im Kopf ihres Partners existiert. (S.a. *Orgasmus, ausbleibender*)

Friktionismus

s. *Frottage*

Frostbeule

Juckende, lilarote Beule meist an Zehen oder Fingern, verursacht durch starke Kontraktion kleiner Blutgefäße unterhalb der Hautoberfläche bei großer Kälte. F.n treten häufiger auf bei Kindern und älteren Menschen, Frauen sind mehr betroffen als Männer. Sie heilen in der Regel ohne spezielle Behandlung ab; Talkumpuder lindert den Juckreiz. Für Frostbeulen anfällige Menschen sollten vorsorglich die Hände und Füße bei Kälte warm halten.

Frösteln

Mit Zähneklappern, Blässe, Gänsehaut und Kältegefühl einhergehender Schüttelfrost. Oft geht F. dem *Fieber* voraus. Da wiederholter oder starker Schüttelfrost auf eine ernste Erkrankung hindeutet, ist ärztlicher Rat einzuholen.

Frottage

Das Sichreiben an einer fremden Person zum Zweck der sexuellen Erregung (auch Friktionismus genannt). F. geschieht meist in dichtem Gedränge, wenn ein Mann seine (bedeckten) Genitalien am Gesäß oder den Hüften einer Frau reibt. Solche Männer verfolgen oft auch andere *Perversionen*, haben vielleicht ein *fetischistisches* Interesse an Gesäßen und sind nicht fähig, normale sexuelle Beziehungen aufzubauen.

Fruchtbarkeit

(*F.* Fertilität) Fähigkeit, ohne besondere Maßnahmen Kinder zu zeugen.

FRUCHTBARKEIT DES MANNES

Die Fertilität eines Mannes hängt von der Erzeugung normaler Mengen gesunder *Spermatozoen* in den Hoden und von der Fähigkeit zur *Erektion* und *Ejakulation* in die Vagina während des *Geschlechtsverkehrs* ab.

Die Testes (Hoden) bilden unter dem Einfluß *gonadotroper Hormone* der Hirnanhangsdrüse viele hundert Millionen Spermatozoen. Diese große Menge ist für eine normale F. notwendig, weil nur einer von etwa 80 000 in die Vagina ausgestoßenen Samenfäden den Eileiter erreicht (s. *Befruchtung*).

Eine andere Bedingung einer normalen F. ist ein großer Anteil gesunder Spermatozoen. Nach der Ejakulation müssen sie imstande sein, die feindliche Umgebung saurer Ausscheidungen in der Vagina zu passieren, eine Schleimbarriere um den Gebärmutterhals zu durchdringen und in die Eileiter zu schwimmen.

Männer werden mit der Pubertät fruchtbar und bleiben es, wenn auch abnehmend, bis ins hohe Alter.

FRUCHTBARKEIT DER FRAU

Die Konzeptionsfähigkeit einer Frau hängt von einer normalen *Ovulation* (der monatlichen Ausstoßung eines reifen Eis durch einen der *Eierstöcke*) und von der unbehinderten Passage des Eis durch einen Eileiter bis zum Uterus ab. Wichtig sind außerdem die Verdünnung des die Mündung der Zervix umgebenden Schleims, damit die Spermatozoen leichter eindringen können, und auch die Veränderungen der Gebärmutterschleimhaut, die zur Einpflanzung eines befruchteten Eis notwendig sind. Diese Prozesse hängen ihrerseits von einer normalen Bildung gonadotroper Hormone durch die Hirnanhangsdrüse und der Bildung der Geschlechtshormone *Östrogen* und *Progesteron* durch die Ovarien ab.

Frauen werden mit der Menarche in der Pubertät fruchtbar und bleiben es bis zur *Menopause*, die zwischen dem 40. und 50. Lebensjahr eintritt (s.a. *Fruchtbarkeitsmittel*; *Unfruchtbarkeit*).

F

Fruchtbarkeitsmittel

Vielfältige Gruppe hormoneller oder hormonartiger Mittel, die unter bestimmten Umständen zur Behandlung einiger Fälle männlicher und weiblicher *Unfruchtbarkeit* gegeben werden.

Bei Frauen können Fruchtbarkeitsmittel verschrieben werden, wenn eine anomale Hormonerzeugung der Hypophyse oder Ovarien die Ovulation stört oder verursacht, daß der Schleim um den Gebärmuttermund so dick wird, daß er von Spermatozoen nicht mehr durchdrungen werden kann.

Bei Männern sind Fruchtbarkeitsmittel weniger wirksam, können aber gegeben werden, wenn eine anomale Hormonerzeugung der Hypophyse oder Hoden die normale Produktion von Spermien stört. (S.a. *Clomifen; gonadotrope Hormone; Unfruchtbarkeit; Testosteron*)

Fruchtblase

Das *Amnion* bildet die innere Wand der F., die den Fetus umgibt und sich mit fortschreitender Schwangerschaft mit wäßriger amniotischer Flüssigkeit, dem *Fruchtwasser*, füllt. Das äußere Blatt bildet das *Chorion*.

Fruchtblasenpunktion

s. *Amniozentese*

Fruchtschmiere

s. *Vernix (caseosa)*

Fruchtwasser

Klare, den Fetus im Uterus während der Schwangerschaft umgebende Flüssigkeit. Das F. befindet sich in der *Fruchtblase*.

Der Fetus schwimmt im Fruchtwasser und kann sich während der ersten Monate der Schwangerschaft frei bewegen. Durch das F. wird der Fetus gegen den Druck der inneren Organe abgefedert und vor Verletzung durch die Bewegungen der Mutter geschützt.

FRÜHGEBURT

Ein Frühgeborenes muß unter Umständen im Brutkasten versorgt werden, wo Temperatur und Luftfeuchtigkeit sorgfältig überwacht werden und das Baby genau zu beobachten ist. Sobald Atmungsprobleme auftauchen, können sie durch Beatmung behandelt werden. Sehr kleine Babys können nicht saugen und müssen deshalb intravenös oder durch einen in den Magen eingeführten Schlauch ernährt werden. Wenn sich eine bestimmte Form der Gelbsucht (Frühgeborenen-Ikterus) entwickelt, wird diese durch *Phototherapie* (Lichttherapie) behandelt, die das die Gelbverfärbung der Haut verursachende Bilirubin zerstört.

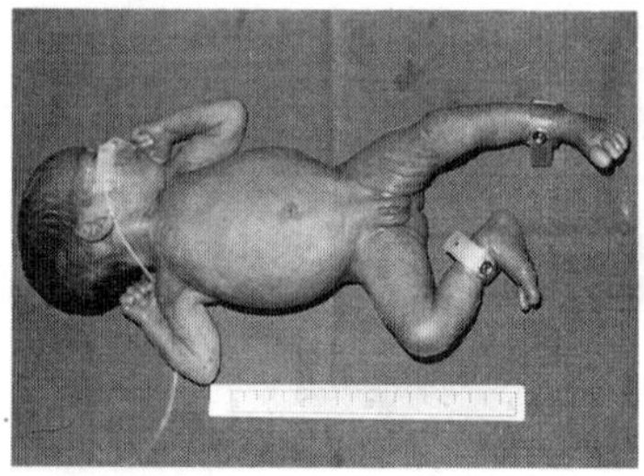

Frühgeborenes
Dieses Mädchen wurde einige Wochen zu früh geboren. Es wird durch einen biegsamen Schlauch ernährt, der durch die Nase und Speiseröhre in den Magen führt.

MERKMALE UND KOMPLIKATIONEN BEI EINER FRÜHGEBURT

Körperliche Merkmale	Komplikationen
Geringes Geburtsgewicht (oft weniger als 2,5 kg) geringe Größe verhältnismäßig großer Kopf und Hände dünne, glatte, glänzende Haut unter der Haut sichtbare Venen wenig Fett unter der Haut schrumpelige Gesichtszüge weicher Ohrknorpel kurze Zehennägel (aber Fingernägel normaler Länge) Wollhaar (Lanugo) wenig Vernix (die Neugeborene bedeckende Fruchtschmiere) aufgetriebener Unterbauch vergrößerte Klitoris (Mädchen) kleiner Hodensack (Jungen) schwaches, winselndes Weinen unregelmäßiges Atmen schwache Saug- und Schluckfähigkeit Neigung zum Herauswürgen der Nahrung	Erhöhtes Risiko einer Verletzung bei der Geburt Respiratory-Distress-Syndrom wiederholter Atemstillstand Gelbsucht Infektion schlechte Wärmeregulierung Anämie Hypoglykämie (niedriger Blutzuckerspiegel) und weitere Störungen im Stoffwechsel des Körpers Rachitis erhöhte Tendenz zu Blutungen Hirnblutung nekrotisierende Enterokolitis (schwere Darmentzündung, die zum Absterben von Darmgewebe führen kann)

Die Flüssigkeit wird von den die Fruchtblase auskleidenden Zellen gebildet und zirkuliert ständig. Sie wird vom Fetus geschluckt, in den Blutkreislauf absorbiert und schließlich von den Nieren des Feten wieder ausgeschieden. Fruchtwasser besteht zu 99 Prozent aus Wasser. Der Rest sind geringe Mengen der im Blutplasma vorhandenen Substanzen sowie Zellen und *Lipide* (Fette), die sich von der Leibesfrucht abgeschilfert haben.

Ab der ersten Woche nach der Empfängnis wird F. gebildet, nimmt bis zur 10. Woche allmählich, dann sehr rasch zu. In der 35. Schwangerschaftswoche hat das Flüssigkeitsvolumen etwa einen Liter erreicht. Dann nimmt es allmählich ab, bis es am Ende nur noch etwas mehr als einen halben Liter ausmacht. Die Schwankungsbreiten bei Schwangeren sind groß.

Bei einigen wenigen Schwangerschaften bildet sich übermäßig viel Flüssigkeit (*Polyhydramnion*); seltener wird zuwenig Fruchtwasser gebildet (*Oligohydramnie*).

Frühgeborenenretinopathie

s. *retrolentale Fibroplasie*

Frühgeburt

Geburt vor der 38. *Schwangerschaftswoche*, nach einer anderen Definition jedes Kind mit weniger als 2500 g Gewicht. Ein vorzeitige Geburt ist für die Mutter wenig gefährlich; aber ein zu früh geborener Säugling ist unter Umständen nicht genügend entwickelt, um außerhalb des Uterus leben zu können, und braucht deshalb besondere Pflege.

Früher waren Frühgeburten eine Hauptursache der hohen Kindersterblichkeit; verbesserte medizinische Techniken haben jetzt die Überlebensrate für Frühgeborene in Industrieländern drastisch erhöht. Von allen Babys werden etwa fünf bis zehn Prozent zu früh geboren.

URSACHEN

Bei etwa 40 Prozent aller vorzeitigen Entbindungen ist der Grund unbekannt. Die übrigen sind auf Umstände zurückzuführen, die die Mutter, die Leibesfrucht oder die Plazenta betreffen.

Präeklampsie ist die häufigste Ursache vorzeitiger Entbindung auf seiten der Mutter. Zu weiteren mütterlichen Ursachen gehören die *Hypertonie* (Bluthochdruck), eine chronische Nierenerkrankung, *Diabetes mellitus* und Herzkrankheiten. Andere Frauen entbinden aus keinem erkennbaren Grund vorzeitig. Meist wird jedoch eine Schwangerschaft durch einen *Kaiserschnitt* oder die Einleitung von Wehen durch den Gynäkologen bei diesen Frauen vorzeitig beendet, um jedes weitere Risiko sowohl von der Mutter als auch dem Kind abzuwenden (s. *Geburtseinleitung*).

Auch eine *Schwangerschaftshämorrhagie*, möglicherweise verursacht durch die Ablösung der *Plazenta* vom Uterus vor der Geburt, kann wegen der irritativen Wirkung von Blut in der Gebärmutter zu vorzeitiger Wehentätigkeit führen. Sie erfordert manchmal die künstliche Einleitung der Wehen. Weitere häufige Ursachen für eine vorzeitige Wehentätigkeit sind intrauterine Infektionen und vorzeitiger Blasensprung.

Die häufigste fetale Ursache für eine Frühgeburt ist die *Mehrlingsschwangerschaft*; sie ist der Grund für etwa 15 Prozent aller Frühgeburten. Eine Mehrlingsschwangerschaft macht manchmal der Mutter so große Beschwerden, daß ein Kaiserschnitt oder die Einleitung der Wehen erforderlich wird. Oder der Uterus wird übermäßig gedehnt, was Kontraktionen und vorzeitige Wehentätigkeit hervorruft. Entsprechendes passiert bei *Polyhydramnion* (zuviel Fruchtwasser) oder bei abnorm kleiner Gebärmutter der Frau.

VORBEUGUNG

Setzen die Wehen vorzeitig ein, versucht der Gynäkologe oft durch Gabe von Wehenhemmern mit Wirkstoffen wie Fenoterol (z.B. Partusisten®+), Ritodrin (z.B. Pre-Par®+) oder Hexoprenalinsulfat (z.B. Tokolysan ®+) die Wehen zu stoppen.

DAS FRÜHGEBORENE

Es ist nicht nur kleiner als ein Baby nach normaler Schwangerschaft, sondern zeigt auch typische körperliche Merkmale: Ihm fehlt subkutanes Fett, es ist mit Wollhaar (*F.* Lanugo) bedeckt und hat eine sehr dünne Haut.

Die inneren Organe des Frühgeborenen sind unreif und nicht vollständig entwickelt, so daß es in einer speziellen Krankenhausabteilung überwacht werden muß, bis die Entwicklung so weit gediehen ist, daß das Baby unabhängig leben kann.

Die Hauptkomplikation für das Frühgeborene ist das *Respiratory-Distress-Syndrom*, eine Folge der unreifen Lungen. Auch andere Organe, insbesondere die Leber, können unterentwickelt sein, hieraus folgt ein erhöhtes Risiko für eine Hirnblutung, *Gelbsucht* und *Hypoglykämie* (niedriger Blutzucker). Ein Frühgeborenes ist nur begrenzt zum Saugen und zur Erhaltung einer konstanten Körpertemperatur fähig. Da außerdem das Immunsystem noch unterentwickelt ist, besteht eine deutlich größere Gefahr für Infektionen.

THERAPIE

Frühgeborene werden in einer gesonderten Intensivabteilung versorgt. Das Baby kommt in einen *Inkubator*, der es wärmt und eine gute Beobachtung ermöglicht. Diese Behandlung schließt gegebenenfalls eine Gerät-*Beatmung* mit ein, ebenso künstliche Ernährung durch einen Magenschlauch oder eine Vene, eine Behandlung mit *Antibiotika* sowie *Eisen-* und *Vitaminzusätzen*. Frühgeborene werden meist in der Klinik behalten, bis sie mindestens 2,5 kg wiegen, zufriedenstellend wachsen und gut ernährt werden können.

PROGNOSE

Die Überlebenschancen eines Frühgeborenen steigen mit der Dauer der Schwangerschaft. Die moderne Technik ermöglicht das Überleben selbst dann, wenn die Geburt nach nur 23 Wochen und mit einem Gewicht von weniger als 1 kg erfolgt; dies bleiben aber Ausnahmen. Von in der 28. Schwangerschaftswoche Geborenen mit Intensivpflege überleben etwa 80 Prozent. Die meisten Frühgeborenen haben vor Beendigung des ersten Lebensjahres vollausgetragene Säuglinge in der Entwicklung eingeholt.

Frühjahr-Sommer-Meningo-Encephalitis

(Abk. FSME) Infektionskrankheit, die von *Zecken* übertragen und von Viren der Familie *TOGAVIRIDAE* ausgelöst wird, mit Hirnhautentzündung (Meningitis) in der zweiten Phase. Vor allem bei älteren Personen kommt es auch zu Hirnentzündung (Encephalitis). Man unterscheidet die zentraleuropäische Form (CEE), die vor allem in Süddeutschland und Österreich und anderen Ländern endemisch auftritt, und die russisch-fernöstliche Form (RFSE, in den europäischen und sibirischen Gebieten der ehemaligen Sowjetunion).

VORBEUGUNG

Gefährdete Personen können sich durch *Immunisierung* (aktiv mit inaktivierten Vakzinen oder passiv mit FSME-Immunglobulinen) vor der Krankheit schützen.

Frustration

Tiefes Gefühl der Unzufriedenheit und negativer Anspannung wegen ungelöster Probleme, nicht befriedigter Bedürfnisse oder deswegen, weil der Weg zu einem Ziel blockiert ist. Psychisch stabile Personen sind fähig, mit der Frustration auf sozial akzeptierte Weise fertig zu werden. Bei labilen kann sie zu *Regression* (Rückfall in kindliches Verhalten), *Aggression* oder *Depression* führen.

FSH

Abk. für *follikelstimulierendes Hormon*. Es gehört zu den *gonadotropen Hormonen*, die vom Hypophysenvorderlappen gebildet werden und das Wachstum sowie die Funktion der Gonaden (Eierstöcke bzw. Hoden) stimulieren.

FSME

s. *Frühjahr-Sommer-Meningo-Encephalitis*

Fulminant

Medizinischer Ausdruck zur Kennzeichnug einer Erkrankung, die sich plötzlich und in schwerer Ausprägung entwickelt bzw. fortschreitet. Dieser Begriff wird häufig für eine Infektion benutzt, die sich rasch im gesamten Blutkreislauf ausbreitet, verschiedene Organe beeinträchtigt und hohes Fieber verursacht.

Einige Arten von *Arthritis* werden ebenso als fulminant bezeichnet, wenn mehrere Gelenke schmerzhaft und steif sind und Deformierungen schon kurz nach Beginn der Symptome entstehen; auch eine sich rasch ausbreitende Krebserkrankung, die erheblichen Gewichtsverlust und einen Abbau der geistigen Fähigkeiten hervorruft, wird manchmal f. genannt.

Fünftagefieber

In den Schützengräben des I. und II. Weltkrieges bei den kämpfenden Soldaten häufige Infektionskrankheit, die aber heute selten und in den meisten Teilen der Welt unbekannt ist. Wie das ihm ähnelnde Fleckfieber wird das F. durch Rickettsien (den Bakterien ähnliche Mikroorganismen) verursacht, die von *Läusen* übertragen werden. Als Symptome treten Kopf- und Muskelschmerzen sowie Fieber in Schüben auf; zur Behandlung werden *Antibiotika* eingesetzt.

Fünfte Krankheit

Infektiöse Kinderkrankheit, die oft großflächige Hautausschläge hervorruft. Sie wird auch Ringelröteln oder Erythema infectiosum genannt. Die f.K. ist die in der breiten Bevölkerung am wenigsten bekannte der fünf häufigsten infektiösen Kinderkrankheiten (die anderen vier sind Masern, Röteln, Scharlach und Mumps).

Die f.K. befällt zumeist Kinder im Alter von zwei bis 14 Jahren; oft tritt diese Krankheit in kleinen Epidemien im Frühjahr auf. Die *Inkubationszeit* beträgt 14 Tage.

SYMPTOME UND THERAPIE

Der Ausschlag beginnt auf den Wangen mit mehreren rötlichen, erhabenen Flekken, die allmählich zusammenfließen. Innerhalb weniger Tage breitet sich der Ausschlag flächenhaft auf die Gliedmaßen aus; der Rumpf ist meist weniger befallen. Oft tritt gleichzeitig ein mildes Fieber auf. Nach ca. 10 Tagen ist der Ausschlag verschwunden, kann aber über einige Wochen erneut aufflackern. Bei Erwachsenen, die allerdings nur selten die f. K. bekommen, sind Gelenkschmerzen und geschwollene Lymphknoten möglich.

Als Behandlung sind Bettruhe, Zufuhr ausreichender Flüssigkeitsmengen und eventuell *Paracetamol* zum Fiebersenken angezeigt.

Fungi

s. *Pilze*

SKELETT DES FUSSES

Der Fuß eines Erwachsenen wird aus ca. 26 Knochen gebildet – das ist ein Achtel der Knochenzahl des menschlichen Skeletts. Das Sprungbein ist auf das Fersenbein geschoben, vor beiden liegt eine zweite Reihe von Fußwurzelknochen (Kahn-, Würfel- und Keilbeine). Zur Fußspitze folgen die Mittelfuß- und Zehenknochen.

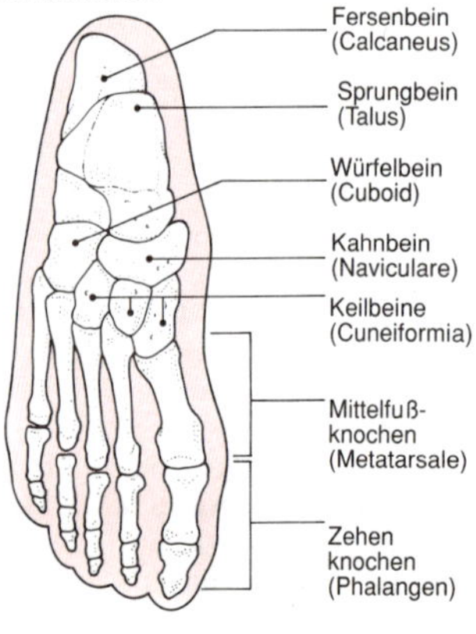

Fungizid

Bezeichnung für die Fähigkeit zur Abtötung von *Pilzen* (Fungi).

Fungizide

s. *Antimykotika*

Funktionelle Störungen

Mit diesem Ausdruck werden Erkrankungen bezeichnet, für die keine organischen Störungen nachgewiesen werden können, obwohl die körperliche Leistung objektiv beeinträchtigt ist.

Furosemid

(z.B. *Lasix* ® +)

Diuretikum, mit dem häufig *Ödeme* (Flüssigkeitsretention) und *Hypertonie* (Bluthochdruck) behandelt werden. Als Injektion wirkt F. rasch. Es wird daher oft bei der Notfallbehandlung von *Lungenödemen* verwendet.

Furunkel

Medizinischer Fachbegriff für *Eiterbeule*.

Fuß

(*F.* Pes) Endabschnitt der unteren Gliedmaße, der zum einen das Körpergewicht trägt, zum anderen bei der Fortbewegung als Hebel dient.

ANATOMIE

Am Fuß unterscheidet man (wie bei der Hand) drei aufeinanderfolgende Abschnitte: Fußwurzel (*F.* Tarsus; in der Klinik Rückfuß), Mittelfuß (*F.* Metatarsus; in der Klinik Mittelfuß) und Zehen (*F.* Digiti pedis; in der Klinik Vorfuß). Ihnen entsprechen als Skeletteile die sog. Tarsal-, Metatarsal- und Zehenknochen.

Die Fußwurzelknochen ordnen sich in zwei Reihen: Die hintere wird gebildet von den beiden größten Knochen des Fußes – *Fersenbein* (*F.* Calcaneus) und Sprungbein (*F.* Talus). Die vordere Reihe besteht aus vier kleineren Knochen: drei Keilbeine (*F.* Ossa cuneiformia mediale, intermedium und laterale) und Würfelbein (*F.* Os cuboideum). Zwischen Sprung- und Keilbeinen befindet sich noch als zentraler Knochen das Kahnbein (*F.* Os naviculare).

Vor den Fußwurzelknochen liegen die fünf Mittelfußknochen (*F.* Ossa metatarsi), von denen die ersten drei mit den Keilbeinen, die letzten beiden mit dem Würfelbein gelenkig verbunden sind. Auf die Mittelfußknochen folgen die Zehenknochen (*F.* Phalanges), an der Großzehe zwei, an den übrigen Zehen jeweils drei kleine Röhrenknochen.

Das Fußskelett bildet einen zweiarmigen Hebel, dessen Querachse durch die Sprungbeinrolle verläuft. Der längere vordere Hebelteil bildet mit seinen Knochen zwei Streben, die sohlenwärts (plantar) eine Hohlrinne (= Längsgewölbe) formen. Diese, wie auch das Fußquergewölbe, wird durch Muskeln, Sehnen und Bänder aufrechterhalten und ermöglicht eine federnde Abstützung des Körpergewichts.

Am Fuß unterscheidet man eine Reihe von Gelenken: oberes und unteres Sprunggelenk – das erstere zwischen Unterschenkelknochen (die Knöchel bilden die sog. Malleolengabel) und Sprungbein, das letztere zwischen Sprung-, Fersen- und Kahnbein –, Fersenbein-Würfelbein-Gelenk, Kahnbein-Keilbein-Gelenk, Fußwurzel-Mittelfuß-Gelenke. Die Gelenke sind von Kapseln eingeschlossen und mehr oder weniger gut durch Bänder gesichert. Der Fuß trägt an seinem Rücken (wenige "Strecker") und seiner Sohle ("Beuger") Muskeln und darüberziehende *Faszien*. Diese sind an der Fußsohle als Plantaraponeurose als derbe Bindegewebsplatte ausgebildet, die das Längsgewölbe stützt. Von ihr ziehen Bindegewebslamellen in die Lederhaut und bilden mit Fettgewebe prall gefüllte Kammern. Die Blutgefäße und Nerven gelangen in "Straßen" vor und hinter dem oberen Sprunggelenk (hinter dem Innenknöchel) zu Fußrücken und -sohle. Die Haut am Fußrücken ist relativ zart, die der Fußsohle derb und mit einer dikken Hornschicht überzogen. Der Puls der Fußrückenarterie (*F.* A. dorsalis pedis) wird seitlich der Sehne des Großzehenstreckers zwischen erstem und zweitem Metatarsalknochen, der der hinteren Schienbeinarterie (*F.* A. tibialis posterior) hinter dem Innenknöchel getastet.

ERKRANKUNGEN UND VERLETZUNGEN

Gewalteinwirkung auf den Fuß führt häufig zu einer Fraktur der Mittelfußknochen und Zehenglieder. Das Fersenbein kann bei einem Sturz aus größerer Höhe brechen.

Fußdeformitäten wie *Klumpfuß*, *Plattfuß* und *Klauenfuß* sind nicht selten und gehen mit einer Senkung der Fußgewölbe einher. Eine andere Deformität ist die *Fußballenentzündung* in Verbindung mit einem *Hallux valgus*, bei der sich ein Schleimbeutel (*Bursa*) im Bereich des Großzehengrundgelenks entzündet.

Die Haut des Fußes betreffen folgende Erkrankungen: *Hühneraugen* sind in die Tiefe reichende Sporne übermäßig verdickter Hornhaut, die in der Regel durch schlechtsitzende Schuhe bedingt sind. *Sohlenwarzen* (Verrucae plantares) entwickeln sich in der Haut der Fußsohle. *Fußpilz* tritt hauptsächlich in der Zwischenzehenhaut auf, die dann juckt sowie wund und rissig wird.

Die *Gicht* als spezielle Form der *Arthritis* befällt sehr oft das Großzehengrundgelenk oder ein anderes Fußgelenk. Der Nagel der Großzehe wächst relativ häufig in die umgebenden Gewebe ein (s. *Zehennagel, eingewachsener*) und verursacht damit eine Entzündung, die *Paronychie* (Nagelfalzentzündung). Der *Fallfuß* (Unfähigkeit der Fußspitzenhebung) ist entweder auf eine Fehlfunktion der verantwortlichen Beinmuskulatur zurückzuführen oder auf eine der diese Muskeln versorgenden Nerven.

Fußballenentzündung

Schleimbeutelentzündung mit Schwellung und Flüssigkeitsansammlung im Grundgelenk der Großzehe, die sehr schmerzhaft werden kann. Sie bildet sich oft als Folge eines *Hallux valgus*, d.h. einer Ballengroßzehe mit stark vorspringendem Zehenballen und Auswärtsstellung der Zehenglieder.

THERAPIE

Unbehandelt verschlimmert sich die F. in jedem Fall. Leichte Fälle können mit gutsitzenden Schuhen und einem Spezialpolster, das die Zehe geraderichtet und in der richtigen Position hält, geheilt werden. In schweren Fällen ist eine chirurgische Korrektur notwendig.

Fußdeformitäten

Klumpfuß ist ein Sammelbegriff für einen *Geburtsfehler*, bei dem die Gestalt oder Ausrichtung des Fußes in verschiedener Weise deformiert ist. Die Ursachen sind noch nicht ganz klar; es wird aber angenommen, daß in den meisten Fällen auf die Kindsfüße in den späten Schwangerschaftswochen ein zu großer Druck vom Uterus der Mutter ausgeübt wird. Sicherlich spielt auch ein genetischer Faktor eine Rolle, denn bei Verwandten eines Betroffenen finden sich vermehrt Fußdeformitäten.

Die häufigste F. ist der sog. Spitz-Klumpfuß (*F.* Pes equinovarus), bei dem die Ferse einwärts und der restliche Fuß nach unten innen gedreht ist. Außerdem ist manchmal zusätzlich das Schienbein fehlgebildet, und die Wadenmuskeln der entsprechenden Seite sind unterentwickelt. Diese Erkrankung ist bei Jungen doppelt so häufig wie bei Mädchen, in ungefähr der Hälfte der Fälle sind beide Füße betroffen.

THERAPIE

Der angeborene Spitz-Klumpfuß wird durch stufenweise kompliziertere Eingriffe an Fuß und Knöchel behandelt; hiermit sollte kurz nach der Geburt begonnen werden. In einigen Fällen wird ein *Gipsverband*, eine Metall*schiene* oder ein Pflasterzugverband notwendig, um den Fuß in der korrigierten Position zu fixieren. Wenn hiermit keine ausreichende Wirkung zu erzielen ist, werden in einer Operation die entsprechenden Bänder und Sehnen getrennt. Danach wird der Fuß mindestens drei Monate in einem Gipsverband immobilisiert. Nach dem dritten Lebensjahr ist eine vollständige Wiederherstellung nicht mehr zu erwarten. Allerdings kann die Funktion durch eine Sehnenverlängerung oder eine *Sehnenverpflanzung* von einem anderen Knochen verbessert werden.

Andere F. werden meist erfolgreich durch wiederholte Streckung und Drehung des Fußes in die normale Lage korrigiert. Manchmal ist eine Immobilisierung des Fußes in einem Gipsverband erforderlich.

WIE FUSSBALLENENTZÜNDUNGEN ENTSTEHEN

Wenn ein abnorm vorspringender Fußballen (Hallux valgus) sich ständig am Schuh reibt, führt das zur Reizung und Entzündung. Häufig ist das abnorm veränderte Großzehengrundgelenk durch das Tragen enger, spitzer Schuhe mit hohen Absätzen verursacht; es kann aber auch die Folge einer erblichen Gelenkschwäche sein.

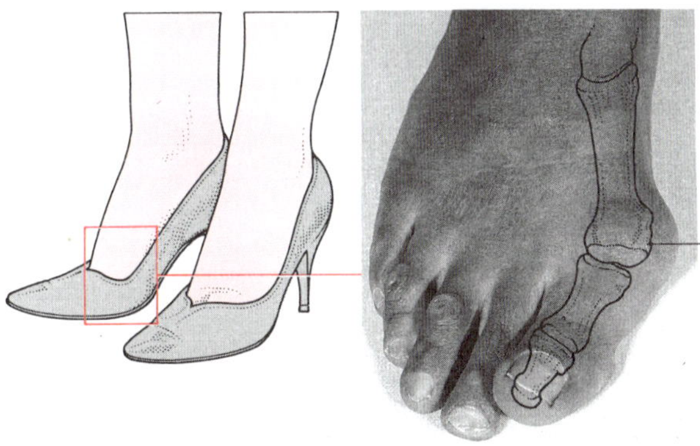

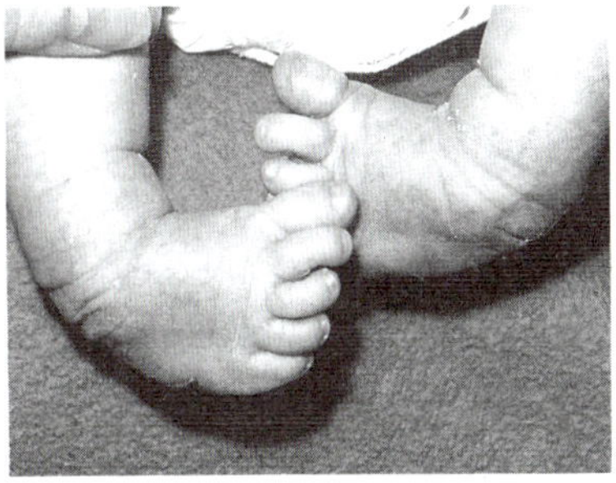

Spitz-Klumpfuß
Diese angeborene Deformierung betrifft etwa einen von 900 Säuglingen. Die Behandlung besteht in sachter, regelmäßiger, oft mehrfach täglicher Drehung und Korrektur.

Fußpilz

(*F.* Tinea pedis) Sehr verbreitete Erkrankung, bei der die Haut zwischen den Zehen zu jucken beginnt, aufreißt, sich abschält und manchmal sogar Bläschen bildet. Die Haut zwischen dem vierten und fünften Zeh ist am häufigsten betroffen. F. ist bei kleinen Kindern eher selten. Er wird mit dem Tragen von Schuhen und dem Fußschweiß in Verbindung gebracht. F. ist selten in Gegenden, in denen die meisten Menschen barfuß gehen.

URSACHEN

Fußpilz wird in der Regel von Dermatophyten (einer Art von Hautpilzen) verursacht, mitbeteiligt können aber auch Bakterien sein. Durch die Hautrisse eindringende Bakterien bewirken manchmal eine Sekundärinfektion.

THERAPIE

F. verschwindet in einigen Fällen ohne Verwendung von Medikamenten. Das sorgfältige Abtrocknen der betroffenen Bereiche ist hilfreich, ebenso das Tragen von Baumwollsocken oder Sandalen. Eine Desinfektion der Böden von Duschen und Umkleideräumen dämmt die Infektionsausbreitung ein.

Die meisten Formen von Pilzinfektionen sprechen gut an auf eine Behandlung mit *Antimykotika*.

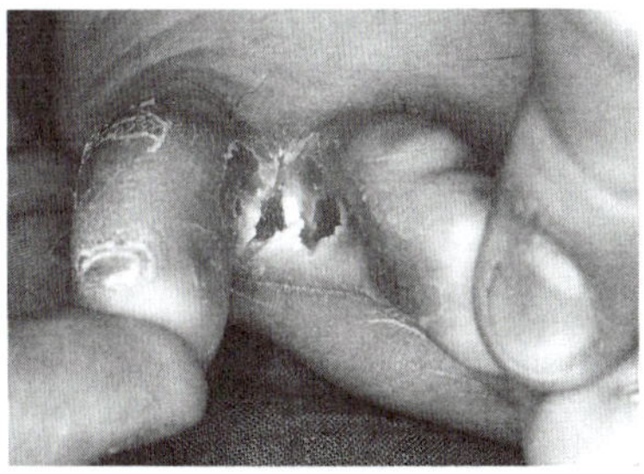

Fußpilz
Typisches Bild mit Aufreißen der Haut zwischen dem vierten und fünften Zeh, oft verbunden mit störendem Juckreiz.

G

G6PD-Defekt

(Abk. für **G**lucose-**6**-**P**hosphat-**D**ehydrogenase) Erbkrankheit, bei der die Chemie der roten Blutkörperchen in der Weise beeinträchtigt ist, daß sie durch Infektionskrankheiten, bestimmte Medikamente oder Nahrungsmittel beschädigt und zerstört werden können (s. *Hämolyse*).

G

URSACHEN UND VORKOMMEN

Der Defekt entsteht dadurch, daß in den roten Blutkörperchen die Moleküle für das *Enzym* Glucose-6-Phosphat-Dehydrogenase (eine Art Protein) falsch hergestellt werden. Deshalb kann dieses Enzym seine normale Aufgabe nicht erfüllen, nämlich die Mitwirkung in einem chemischen Prozeß, der das rote Blutkörperchen vor Beschädigung schützen soll.

Die Erkrankung wird durch einen Gendefekt bei der betroffenen Person verursacht und wird X-chromosomal rezessiv (s. *genetische Krankheiten*) vererbt. Das bedeutet, daß meistens Männer betroffen sind, während das beschädigte Gen bei Frauen nicht zum Tragen kommt, sie es jedoch einigen ihrer Kinder vererben können, wobei dann wieder nur die Söhne erkranken und die Töchter sog. Überträgerinnen sind. Die Krankheit ist bei nordeuropäischen Völkern sehr selten, findet sich jedoch bei 15 Prozent der Südeuropäer und bei Schwarzen.

Medikamente, die bei den Betroffenen eine *Hämolyse* (Zerstörung roter Blutkörperchen) auslösen können, sind in der nebenstehenden Tabelle aufgeführt. Bei einer Art von G.-D., bekannt als *Favismus*, besteht eine hohe Empfindlichkeit gegen eine chemische Substanz in sog. "Saubohnen", die unbedingt vermieden werden sollten.

SYMPTOME

Einige Tage nach der Einnahme bestimmter Medikamente oder Nahrungsmittel oder im Laufe einer Infektionskrankheit können bei Patienten mit G.-D. Symptome einer hämolytischen *Anämie* (z.B. Gelbsucht, Müdigkeit, Kopfschmerzen, Kurzatmigkeit bei Belastung und vom Farbstoff der zerstörten roten Blutkörperchen dunkler Urin) auftreten.

DIAGNOSE

G.-D. kann durch einen Bluttest festgestellt werden. Die Krankheit kann zwar nicht behandelt werden, jedoch kann eine medikamentenbedingte hämolytische Anämie durch Absetzen des Medikaments zum Stillstand gebracht werden. Vollkommene Genesung tritt nach wenigen Tagen ein.

Bei G.-D. in der Familienanamnese sollte vor Einnahme von möglicherweise belastenden Arzneimitteln ein *Screening*-Test durchgeführt werden. Bei positivem Testergebnis ist es ratsam, das Arzneimittel nicht einzunehmen. Menschen mit bekanntem G.-D. sollten außerdem bei jeder Art von Infektionskrankheiten sofort behandelt werden, um eine hämolytische Krise zu vermeiden.

GABA

Übliche Kurzform für Gamma-Amino-Buttersäure (engl. **g**amma-**a**mino**b**utyric **a**cid), einen *Neurotransmitter* (chemische Substanz, die von Nervenenden freigesetzt wird und Nachrichten innerhalb des Nervensystems überträgt). G. steuert den Fluß der Nervenimpulse, indem es die Freisetzung von anderen, Nervenaktivitäten stimulierenden Neurotransmittern (z.B. *Noradrenalin* und *Dopamin*) blockiert. Die Wirkung von G. wird durch *Benzodiazepine* (Beruhigungsmittel) und *Antikonvulsiva* (Epilepsiemedikamente) verstärkt.

Vermutlich nimmt bei Patienten mit *Chorea Huntington* ("Veitstanz"; Erbkrankheit, die sich in mittlerem Alter v.a. durch unfreiwillige Bewegungen, aber auch durch bestimmte Denkstörungen manifestiert) die G.-Produktion in den Nervenzellen der Hirnareale, die für Bewegungskoordinierung zuständig sind, langsam fortschreitend ab.

Gähnen

Unfreiwilliger Vorgang, meist verbunden mit Schläfrigkeit oder Langeweile, wobei der Mund weit geöffnet und dabei tief eingeatmet wird. G. wird von einem momentanen Ansteigen der Herzfrequenz, leichter Verengung einiger winziger Blutgefäße und häufig von wäßrigen Augen (möglicherweise durch Druck auf die Tränendrüsen bei den Gesichtsbewegungen) begleitet.

Der Zweck des G.s ist unbekannt. Nach einer Theorie wird es durch erhöhte Kohlendioxid-Spiegel im Blut ausgelöst; der Zweck wäre eine Senkung des Kohlendioxid- und die Erhöhung des Sauerstoffspiegels im Blut.

Galaktorrhoe

Spontane, anhaltende Milchproduktion einer nicht schwangeren Frau oder nicht in der Stillzeit, oder, in seltenen Fällen, bei einem Mann.

URSACHEN

Auslöser jeder Milchproduktion (Laktation) ist ein ansteigender *Prolactin*-Spiegel (von der Hypophyse produziertes und ausgeschüttetes Hormon) im Blut. Ursache einer G. ist die übermäßige Sekretion von Prolactin als Folge eines *Hypophysentumors* oder einer endokrinen Störung (z.B. *Hypothyreose*). Auch einige *Neuroleptika* und bestimmte Hirnerkrankungen (z.B. *Hirnhautentzündung*) lösen möglicherweise eine verstärkte Prolactinproduktion aus. In ca. 50 Prozent der Fälle wird jedoch keine Ursache gefunden.

SYMPTOME UND ANZEICHEN

Die Brustabsonderungen ähneln Milch. Sind sie andersfarbig oder blutig, liegt wahrscheinlich eine andere Ursache vor (z.B. ein Brusttumor). Überhöhte Prolactin-Spiegel können sich außerdem nachteilig auf die Eierstöcke auswirken und eine *Amenorrhoe* (Ausbleiben der Menstruation) oder *Unfruchtbarkeit* verursachen. Wird die Erkrankung von einem größeren Hypophysentumor verursacht, können zusätzlich Kopfschmerzen und Sehstörungen auftreten.

THERAPIE

Im Falle eines Hypophysentumors ist möglicherweise eine Operation oder *Strahlentherapie* erforderlich. Durch eine Behandlung mit *Bromocriptin* können die Symptome jedoch meist kontrolliert und der Tumor verkleinert werden.

ARZNEIMITTEL, DIE PATIENTEN MIT G6PD-DEFEKT VERMEIDEN SOLLTEN

Gruppe	Arzneimittel, die man vermeiden sollte
Medikamtente gegen Malaria	Primaquin, Chloroquin, Chinin*, Dapson
Antibiotika	Nitrofurantoin, Sulfonamide (wie Cotrimoxazol und Sulfacetamid), Chloramphenicol*, Nalidixinsäure
Analgetika (Schmerzmittel)	Aspirin*
Verschiedenes	Vitamin K (wasserlösliche Form), Probenecid, Chinidin*

* Diese Arzneimittel verursachen bei schwarzen Patienten mit G6PD-Defekt meist keine Beschwerden.

Neben der Behandlung der zugrundeliegenden Ursache kann ein Zuviel an Prolactin und somit auch die Milchproduktion mit Hilfe einer hormonellen oder medikamentösen Therapie unterdrückt werden. Bromocriptin hemmt die Prolactin-Produktion und kann G. bei unbekannter Ursache erfolgreich behandeln und für ein Wiedereinsetzen von Monatsblutung und Fruchtbarkeit sorgen.

Galaktosämie

Sehr seltene Unfähigkeit des biochemischen Systems des Körpers, aufgrund eines fehlenden *Enzyms* in der Leber Galaktose (ein dem Milchzucker Lactose ähnlicher Zucker) in Glukose umzuwandeln. G. wird durch einen autosomal-rezessiv vererbten Gendefekt verursacht (s. *genetische Krankheiten; Vererbung*).

SYMPTOME

G. verursacht keine Symptome bei der Geburt, sehr bald treten jedoch *Gelbsucht*, Durchfall und Erbrechen auf, und das Baby nimmt nicht zu. Eine ausbleibende Behandlung kann zu Leberschaden, *grauem Star* (Trübung der Augenlinse) und *geistiger Behinderung* führen.

DIAGNOSE UND THERAPIE

Die Diagnose wird durch Urin- und Bluttests bestätigt. Ernährung mit milchzuckerfreier Milch führt zu drastischer Besserung; normale Milch muß lebenslang vermieden werden.

Galle

Grünbraune Drüsenflüssigkeit der Leber. Mit ihr werden verschiedene Substanzen aus dem Körper ausgeschieden. Abfallprodukte in der G. sind die Gallenfarbstoffe *Bilirubin* und Biliverdin, die der Flüssigkeit ihre grünbraune Farbe verleihen. Darüber hinaus enthält die G. Gallensäuren und *Cholesterin*. Gallensäuren helfen beim Abbau und der Absorption (Aufnahme) von Fetten im Dünndarm.

G. wird von der Leber über die *Gallengänge* (*F.* Ductus hepaticus und cysticus) in die *Gallenblase* (*F.* Vesica fellea) geleitet, hier eingedickt und gespeichert, bis sie nach einer Mahlzeit ausgeschüttet wird und über den Gallengang (*F.* Ductus choledochus) in den Zwölffingerdarm gelangt. Am Ende des Dünndarms wird der Hauptanteil der Gallensäuren resorbiert und mit dem Blut zur Leber transportiert, um erneut der Gallenproduktion zu dienen. Die Gallenfarbstoffe werden normalerweise mit dem Stuhl ausgeschieden, der dadurch seine dunkelbraune Farbe bekommt. (S.a. *Gallengangsystem; Cholestyramin*)

Gallenblase

(*F.* Vesica fellea) Kleiner, birnenförmiger Sack unterhalb der Leber, der durch Bindegewebe mit ihr verbunden ist. *Galle*, die von der Leber produziert wird, gelangt über den Gallenblasengang (*F.* Ductus cysticus) in die Gallenblase. Dieser Gang zweigt vom größeren *Gallengang* ab, der Galle von der Leber zum Zwölffingerdarm transportiert.

In der G. wird Galle gespeichert und eingedickt (durch Resorption des Wassers über die Wände der G.). Gelangt Nahrungsbrei vom Magen zum Zwölffingerdarm, verursachen Sekretin und

G

ERKRANKUNGEN DER GALLENBLASE

In der Kindheit und im frühen Erwachsenenalter verursacht die Gallenblase selten Probleme, ab dem mittleren Alter jedoch kann die zunehmende Häufigkeit von *Gallensteinen* zu Beschwerden führen.

Da das Verdauungssystem ohne Gallenblase einigermaßen normal funktionieren kann, hat ihre Entfernung bekanntermaßen auch langfristig kaum Auswirkungen.

ANGEBORENE, GENETISCHE DEFEKTE

Zu den angeborenen Fehlbildungen zählen eine nicht oder eine übergroß angelegte Gallenblase oder auch zwei Gallenblasen; diese Defekte verursachen selten Probleme.

STOFFWECHSELKRANKHEITEN

Die häufigste Erkrankung der Gallenblase, mit der auch die meisten Probleme verbunden sind, ist die Neigung zur Bildung von *Gallensteinen*. Gallensteine sind sehr verbreitet, jedoch nur bei 20 Prozent der Gallensteinträger treten Beschwerden oder Komplikationen auf. Bei der Kontraktion der Blasenwand können Steine (Konkremente) in die Gallengänge ausgepreßt werden, was in der Regel heftige Leibschmerzen, sog. *Gallenkoliken*, auslöst.

Man unterscheidet drei Steinformen: Cholesterinsteine, Pigmentsteine und Mischsteine; die meisten Gallensteine fallen unter die erste und dritte Gruppe. Frauen sind viermal so häufig betroffen wie Männer. Jedes Jahr entwickeln Tausende von Menschen Gallensteine. Viele davon haben "stumme" Gallensteine, die keine Symptome oder Beschwerden verursachen.

ENTZÜNDUNG UND INFEKTIOSITÄT

Bleibt ein Gallenstein im Gallenblasenhals stecken, kann die aufgestaute Galle die Wände der Gallenblase reizen und entzünden (akute *Cholezystitis*); die Galle wird infektiös. Das erste Symptom ist möglicherweise eine Gallenkolik, gefolgt von Fieber und Unterleibsempfindlichkeit.

Wiederholte Gallenkoliken und akute Entzündungen können zu chronischer Cholezystitis führen, wobei die Gallenblase schrumpft, ihre Wände sich verdicken und sie ihre Funktion verliert. Eine – sehr selten vorkommende – Entzündung der Gallenblase bei fehlenden Gallensteinen heißt "steinlose" Cholezystitis.

Gelegentlich füllt sich die Gallenblase im Verlaufe einer Cholezystitis mit Eiter (Gallenblasen-*Empyem*). Dies führt dann zu hohem Fieber und starken Leibschmerzen.

TUMOREN

Gallenblasen mit einem *Gallenblasenkarzinom* enthalten gewöhnlich Gallensteine. Im Gegensatz zur häufigen Inzidenz von Gallensteinen ist diese Krebsart jedoch äußerst selten.

ANDERE ERKRANKUNGEN

In seltenen Fällen kann sich eine leere Gallenblase, deren Hals durch einen Gallenstein verschlossen ist, mit von den Gallenblasenwänden abgesondertem Schleim füllen und zu einer geblähten, schleimgefüllten Gallenblase, einer sog. *Mukozele*, führen.

UNTERSUCHUNG

Gallenblasenbeschwerden werden durch ärztliche Untersuchung und Techniken wie z.B. *Ultraschall-Diagnostik, Radioisotopen-Untersuchung, Cholezystocholangiographie* (Röntgenuntersuchung der mit Röntgenkontrastmittel gefüllten Gallenblase und Gallengänge) und *Bluttests* abgeklärt.

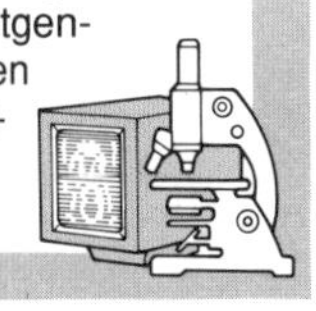

Cholezystokinin (Magen-Darm-Hormone) die Kontraktion der Gallenblase und die Abgabe der Galle in den Zwölffingerdarm, wo die Gallensäuren Fette im Speisebrei emulgieren, d.h. in kleine Teilchen (Kolloide) auflösen, damit sie aufgenommen werden können. (S.a. *Gallengangsystem*)

Gallenblasenentfernung, operative

s. *Cholezystektomie*

Gallenblasenentzündung

s. *Cholezystitis*

Gallenblasenkarzinom

Seltener Krebs unbekannter Ursache, der hauptsächlich in höherem Alter auftritt. Er kommt vornehmlich in Gallenblasen mit *Gallensteinen* vor, führt jedoch nur bei einer geringen Anzahl von Gallenstein-Patienten zu Beschwerden. Die Häufigkeit dieses Krebses liegt bei weniger als 9:100 000 Menschen pro Jahr.

Der Krebs kann zu *Gelbsucht* und Empfindlichkeit im rechten Oberbauch führen, ist jedoch meist lange Zeit symptomlos. Er wird mit *Ultraschall-Diagnostik* festgestellt; gelegentlich wird er bei einer Operation der Gallenblase entdeckt.

Zur Behandlung des Krebses wird der Tumor so weit wie möglich entfernt. Meist ist der Tumor zum Zeitpunkt der Entdeckung bereits in die Leber eingewachsen; dann ist die Prognose relativ schlecht.

Gallengang

Gangsystem (*F.* Ductus), das *Galle* von der Leber zur Gallenblase und in den Zwölffingerdarm (erster Abschnitt des Dünndarms) transportiert.

BESTANDTEILE

Das G.system beginnt mit winzigen Kanälchen (Gallenkapillaren), die zwischen den Leberzellen liegen und die von diesen produzierte Galle aufnehmen. Die Kapillaren vereinigen sich zu größeren Gängen, die sich an der Eingeweideseite der Leber zum Lebergallengang (*F.* Ductus hepaticus) zusammenschließen.

Von diesem zweigt der Gallenblasengang (*F.* Ductus cysticus) zur Gallenblase ab, die in ihrem Bett an der vorderen Leberunterseite liegt und mit dieser bindegewebig verwachsen ist. Die gemeinsame Fortsetzung von Leber- und Gallenblasengang ist der Ductus choledochus, der an der Vater-Papille zusammen mit dem Ausführungsgang der Bauchspeicheldrüse (*F.* Ductus pancreaticus) in den Zwölffingerdarm mündet. (S.a. *Gallengangsystem*)

ANATOMIE DER GALLENBLASE

Kleiner Muskelsack unterhalb der Leber; gibt Galle über die Gallengänge in den Zwölffingerdarm ab.

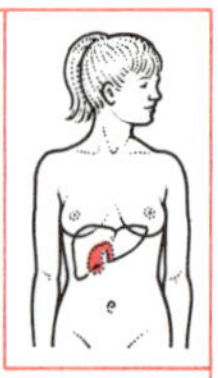

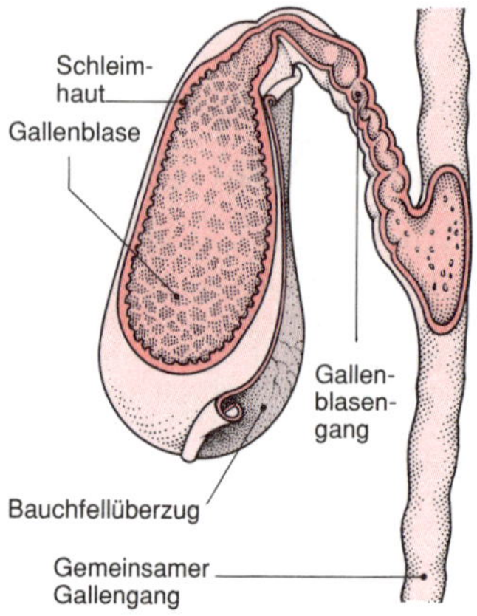

Gallengangsatresie

Seltene, angeborene Fehlbildung, bei der die Gallengänge, entweder innerhalb oder außerhalb der Leber, gar nicht oder falsch angelegt sind. Infolgedessen kann die Galle nicht durch die Gallengänge in den Zwölffingerdarm (erster Abschnitt des Dünndarms) ausgeschieden werden und somit die Leber nicht verlassen (s. *Gallestauung*). Wird die G. nicht behandelt, kommt es zu einer sekundären *biliären Leberzirrhose* mit möglicherweise tödlichem Ausgang.

Die Symptome einer G. sind zunehmende *Gelbsucht*, die gewöhnlich eine Woche nach der Geburt einsetzt, das Ausscheiden von dunklem Urin und hellem Stuhl.

DIAGNOSE UND THERAPIE

Bei Verdacht auf G. werden Bluttests und eine *Leberbiopsie* (Entnahme und Untersuchung einer Probe des Lebergewebes) durchgeführt. Ergeben die Tests, daß die Gelbsucht des Babys nicht anderweitig verursacht wird, z.B. durch Blutgruppenunverträglichkeit (s. *hämolytische Krankheit des Neugeborenen*; *Blutgruppen*) oder *Hepatitis*, kann eine Operation durchgeführt werden, um Leber und Gallengänge direkt zu untersuchen. Wird dadurch die Diagnose der G. bestätigt, erfolgt ein chirurgischer Eingriff, um die Gallengänge zu umgehen, indem eine Dünndarmschlinge direkt mit der Leber verbunden wird. Gelingt dies nicht oder tritt erneut Gelbsucht auf, ist eine *Lebertransplantation* die einzig mögliche Behandlung.

Gallengangsentzündung

s. *Cholangitis*

Gallengangskarzinom

Bösartiges Wachstum in einem *Gallengang*, der Galle von Leber oder Gallenblase zum Dünndarm transportiert. Das G. ist eine seltene Krebsform, die vor allem bei über 60jährigen Männern auftritt. Ein G. entwickelt sich entweder innerhalb der Leber (intrahepatisch; s. *Cholangiom, malignes*) oder außerhalb der Leber (extrahepatisch) als Adenokarzinom. Der Grund dieses Krebses ist unbekannt. Hauptsymptome des G.s sind *Gelbsucht* und *Gewichtsverlust*.

Gallengangsverschluß

Verlegung oder Abschnürung eines Gallengangs, über den *Galle* von der Leber zur *Gallenblase* und dann zum Zwölffingerdarm transportiert wird (s. *Gallengang, Gallengangsystem*).

Der Verschluß führt zur *Gallestauung* in der Leber und zur Entwicklung von *Gelbsucht* aufgrund der Erhöhung des *Bilirubin*spiegels im Blut. Anhaltender G. über mehrere Jahre kann als weitere Folge (sekundär) zu *biliärer Leberzirrhose* führen, einer schweren Form von fortgeschrittener Lebererkrankung.

URSACHEN

Gallengänge können durch viele Mechanismen verlegt oder zugedrückt werden. Die häufigste Ursache sind *Gallensteine*, die gewöhnlich in der Gallenblase entstehen und in den Ductus choledochus wandern.

Ein Tumor der Bauchspeicheldrüse (s. *Pankreaskarzinom*), durch die das untere Ende des Ductus choledochus verläuft, kann ihn im Laufe der Zeit zudrücken. Gelegentlich können sich Tumoren anderer Organe bis zum Gallengangsystem ausbreiten und einen Verschluß verursachen. Ein malignes *Cholangiom* (Krebs der kleinen Gallengänge innerhalb der Leber) ist eine sehr seltene Ursache für einen Verschluß.

G. ist in wenigen Fällen eine Nebenwirkung bestimmter Arzneimittel, wie etwa Tranquilizer, Antibiotika und Geschlechtshormone. Er kann ebenfalls durch eine Verletzung der Gallenwege bei einer Gallenblasenoperation, durch *Cholangitis* (Entzündung der Gallengänge) und sehr selten durch Eindringen von Plattwürmern oder anderen Würmern in die Gallengänge verursacht werden.

SYMPTOME

Die Patienten entwickeln eine *Gelbsucht* mit hellem Stuhl (aufgrund des fehlenden *Bilirubins* im Stuhl) und dunklem Urin (aufgrund des Versuchs der Niere, die Bilirubinerhöhung im Blut auszugleichen) sowie eine gelbe Hautfarbe.

FUNKTION DES GALLENGANGSYSTEMS

Das System besteht aus der Gallenblase und den Gallengängen, die die Galle aus der Leber in die Blase und in den Zwölffingerdarm leiten. Das Sekret hilft als Emulgator bei der Fettresorption im Dünndarm und transportiert Abfallprodukte aus der Leber in den Zwölffingerdarm.

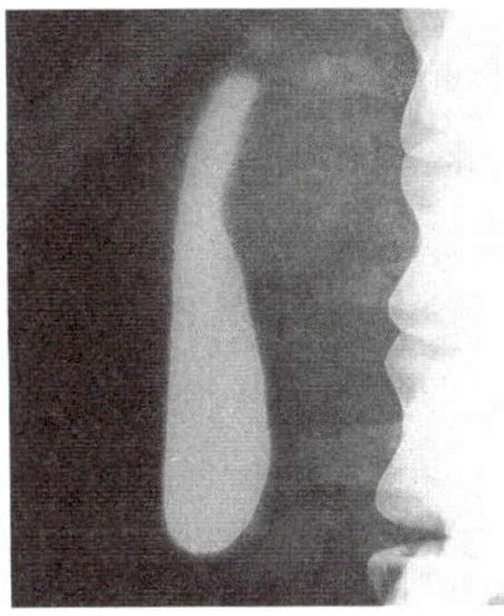

Röntgendarstellung der Gallenblase
Das Photo links zeigt die birnenförmige Gallenblase. Das hier angewendete Röntgenverfahren heißt Cholezystocholangiographie.

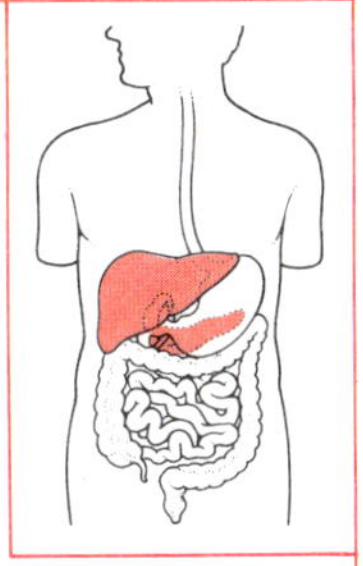

FETTAUFNAHME

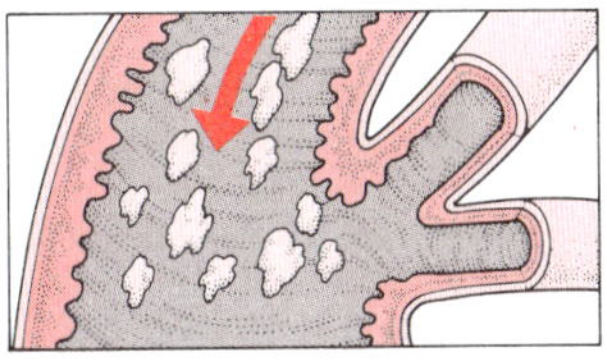

1 Fette gelangen in Form großer Tropfen aus dem Magen in den Zwölffingerdarm.

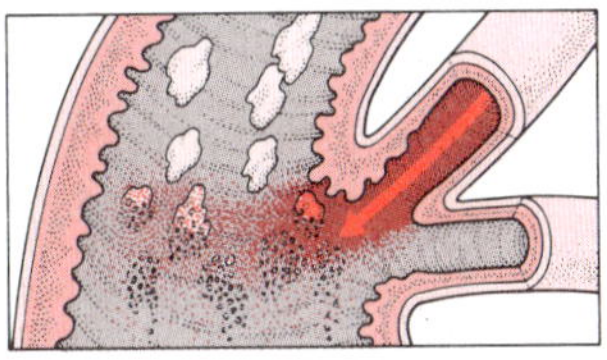

2 Die in den Zwölffingerdarm entleerte Galle enthält Salze, die das Fett zu feinsten Tröpfchen emulgieren.

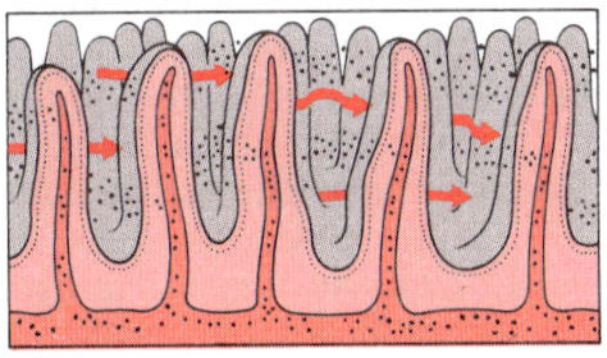

3 Das vom Zwölffingerdarm produzierte Enzym Lipase kann nun die Fette leichter aufspalten, so daß sie von der Darmschleimhaut aufgenommen werden können.

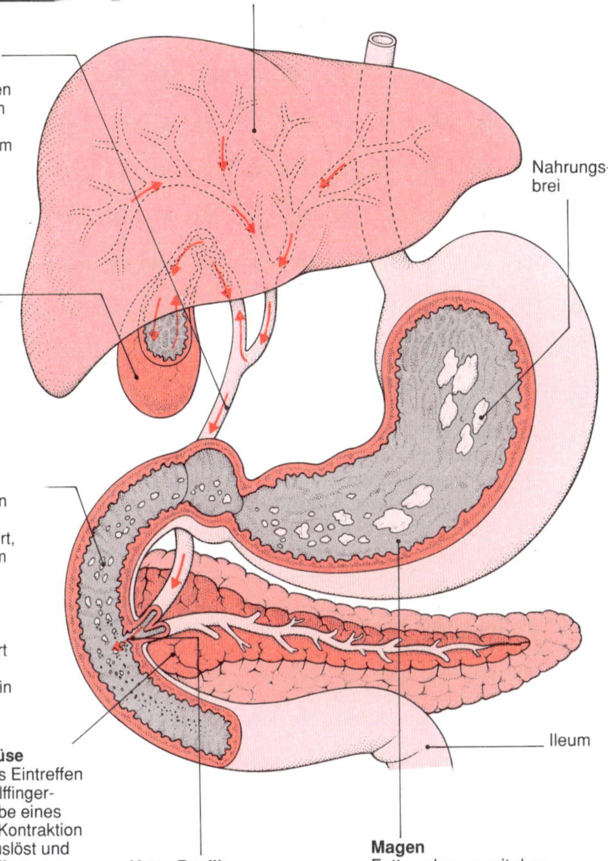

Leber
Die Galle wird von den Leberzellen gebildet und im Gallengangsystem aus der Leber abgeleitet.

Gemeinsamer Gallengang
Die Gallenkanälchen vereinigen sich zum gemeinsamen Gallengang, der zum Darm führt. Von diesem zweigt der Blasengang zur Gallenblase ab.

Gallenblase
Sie sammelt und verdickt die Galle. Wenn sie sich zusammenzieht, entleert sich die Galle in den gemeinsamen Gallengang.

Zwölffingerdarm
Er setzt ein Hormon frei, das die Gallenblase aktiviert, sobald Fett mit dem Nahrungsbrei eintrifft. Die Gallenblase zieht sich dann zusammen, entleert Galle, und diese emulgiert das Fett in feinste Tröpfchen.

Bauchspeicheldrüse
Sie reagiert auf das Eintreffen von Fetten im Zwölffingerdarm mit der Abgabe eines Hormons, das die Kontraktion der Gallenblase auslöst und die Vater-Papille öffnet, so daß Galle in den Zwölffingerdarm fließt.

Vater-Papille
An dieser Stelle gelangt die Galle in den Darm.

Magen
Fette gelangen mit dem Nahrungsbrei aus dem Magen in den Zwölffingerdarm.

Manchmal kann zusätzlich Juckreiz einsetzen, der durch die Ablagerung von Salzen der Gallensäuren in der Haut verursacht wird.

Andere Symptome sind abhängig von der Ursache des G.es – z.B. Schmerzen bei Gallensteinen und Gewichtsverlust bei vielen Krebsarten.

DIAGNOSE UND THERAPIE

Leberfunktionsprüfungen können einen Verdacht auf G. wecken. Die genaue Lokalisation kann durch *Ultraschall-Diagnostik* und *Cholangiographie* oder *ERCP* bestimmt werden.

Wird ein G. durch ein bestimmtes Medikament verursacht, sollte dieses abgesetzt werden. Ein blockierender Gallenstein kann im Anschluß an eine ERCP, bei der Kontrastmittel über ein *Endoskop* im Zwölffingerdarm direkt in die Gallengänge gespritzt wird, mit bestimmten Geräte-Aufsätzen gefaßt und entfernt werden. Gelingt dies nicht, muß operiert werden.

Wird der Verschluß durch Krebs verursacht, der für eine Operation zu weit fortgeschritten ist, wird zur Behandlung der Gelbsucht eine Umgehung (*F.* Bypass) angelegt. Dabei wird eine Darmschlinge entweder mit der Gallenblase oder dem Gallengangsystem verbunden. Alternativ kann ein Katheter (kleiner Plastikschlauch) durch die Blockade gedrückt werden, entweder mit Hilfe eines Endoskops vom Darm aus oder (unter Röntgenkontrolle) von außen durch die Leber. Die Galle kann dann über den Katheter abfließen.

Gallengangsystem

System zum Transport der in den Leberzellen gebildeten *Galle* in Gallenblase und Zwölffingerdarm (s. *Gallengang*). Mit der Galle entledigt sich der Körper bestimmter Abfallprodukte, sie enthält aber auch Gallensäuren und Cholesterin, die zur Verdauung des Fetts im Dünndarm nötig sind.

Galle wird von den Leberzellen in zwischen diesen befindliche kleinste Kanälchen (Gallenkapillaren) ausgeschieden. Diese vereinigen sich im Bindegewebe der Leberläppchenkanten mit Blutgefäßen (Ästen der Leberarterie und Pfortader) zur sog. Glisson-Trias. Durch Zusammenschluß entstehen immer größere Gänge, die schließlich als Ductus hepaticus die Leber an ihrer Pforte verlassen. Von diesem geht zur Gallenblase der Ductus cysticus ab. Die gemeinsame Fortsetzung von Leber- und Gallenblasengang ist der Ductus choledochus, der an der Vater-Papille – meist zusammen mit dem Bauchspeicheldrüsengang (*F.* Ductus pancreaticus) – in den Zwölffingerdarm mündet.

Bei Nahrungszufuhr verursacht Fett im Zwölffingerdarm die Ausschüttung von Cholezystokinin, einem Hormon, das die Vater-Papille öffnet und die Kontraktion der Gallenblase auslöst, wobei gespeicherte Galle über Ductus cysticus und choledochus in den Zwölffingerdarm gelangt. Dort emulgieren die Gallensäuren (als Dispersionsmittel) das Fett aus der Nahrung, das dann wie z.B. in Milch in mikroskopisch kleinen Fetttröpfchen vorliegt und in dieser Form aufgenommen werden kann.

ERKRANKUNGEN

Die häufigsten Erkrankungen des G.s sind angeborene *Gallengangsatresie* (Fehlen oder Fehlbildungen der Gallengänge) und *Gallengangsverschluß*, der z.B. durch Gallensteine oder Geschwülste verursacht wird. Durch den Rückstau in der Galle kann das Lebergewebe stark geschädigt werden.

Gallenkolik

Krampfartige Schmerzen im rechten Oberbauch, die gewöhnlich durch den Versuch der Gallenblase, *Gallensteine* auszustoßen, oder durch die Vorwärtsbewegung von Gallensteinen im Gallengang verursacht werden. Sie sind sehr heftig und dauern oft bis zu einer Stunde. Sie können wie die Schmerzen eines Herzinfarkts erscheinen und bis zur rechten (bei Herzinfarkt allerdings eher die linke) Schulter ausstrahlen und sich bis zur Rückenmitte erstrecken.

Zur Milderung der Kolik können *Analgetika*-Injektionen (Schmerzmittel) und Spasmolytika (krampflösende Mittel) verabreicht werden. Gewöhnlich werden *Cholezystocholangiographie* und *Ultraschall-Diagnostik* durchgeführt, um festzustellen, ob Gallensteine vorhanden sind; wenn ja, wird eine *Cholezystektomie* (operative Entfernung der Gallenblase) in Betracht gezogen.

Gallenstein

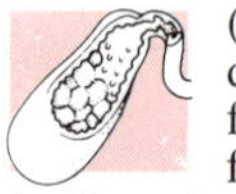

(*F.* Gallenkonkrement) Rundes oder ovales, glattes oder facettiertes Konkrement aus festem Material in der *Gallenblase* (sackartiges Organ unterhalb der Leber, in dem Galle gespeichert und eingedickt wird). G.e finden sich manchmal in den Gallengängen, die Gallenblase und Leber mit dem Zwölffingerdarm verbinden (s. *Gallengang, Gallengangsystem*). In diesen Fällen können die Symptome der sog. Cholelithiasis (Gallensteinleiden) sehr schwer sein. Es können ein großer (=Ausgußstein) oder mehrere kleinere Steine vorhanden sein, mit einem Durchmesser bis zu 25 mm. Am häufigsten sind *Cholesterin-* und Mischsteine, die hauptsächlich aus Cholesterin, aber auch aus *Bilirubin* (einem Gallenfarbstoff) bestehen. Reine Bilirubinsteine sind selten. Alle Gallensteine können im Laufe der Zeit verkalken und werden dann steinhart.

URSACHEN UND AUFTRETEN

G.e entstehen durch eine Störung in der Zusammensetzung der Galle, z.B. wenn die Galle zuviel Cholesterin (bei stark erhöhtem Cholesterinspiegel) oder nicht genug Fettlöser zur Lösung des Cholesterins (Gallensäuren) enthält.

Übermäßiges Cholesterin in der Galle kann zur Bildung von festen Cholesterinfragmenten führen, die sich zu Steinen entwickeln. In einigen Fällen wird dieser Prozeß auch von Bakterien in der Gallenblase ausgelöst. Fasten über einen längeren Zeitraum hinweg kann zur Bildung von Gallensteinen führen, da die Galle in der Gallenblase stagniert.

G.e treten im Kindesalter sehr selten auf, werden mit zunehmendem Alter jedoch häufiger. Viermal mehr Frauen als Männer entwickeln Gallensteine; Autopsien ergaben, daß 20 Prozent aller Frauen bei ihrem Tod G.e haben. Zu Risikogruppen gehören übergewichtige Personen und Frauen, die viele Kinder bekommen haben. Auch die Einnahme der Antibabypille (s. *Empfängnisverhütungsmittel, orale*) kann dazu führen, daß G.e früher als sonst gebildet werden.

VORBEUGUNG

Übergewicht sollte vermieden, der Zukker- und Fettkonsum eingeschränkt werden. Einige Experten sind der Meinung, daß G.bildung durch eine ballaststoffreiche Ernährung verhindert werden kann.

SYMPTOME

Nur 20 Prozent der G.e verursachen Beschwerden. Diese treten normalerweise erst dann auf, wenn ein G. im Gallenblasengang (*F.* Ductus cysticus) steckenbleibt. Dies führt zur *Gallenkolik* (starke Schmerzen am rechten Oberbauch bis hin zur rechten Schulter), zu Unwohlsein und Erbrechen. Verdauungsstörungen, die durch fette Nahrung verstärkt werden, sind häufig mit G.en verbunden. Sehr häufig treten Blähungen auf. Andere Beschwerden sind *Cholezystitis* (Entzündung der Gallenblase) und *Gallengangsverschluß*, der zu *Gelbsucht* führt.

DIAGNOSE UND THERAPIE

Als empfindlichste Methode zum Nachweis von G.en hat sich die *Ultraschall-Diagnostik* erwiesen. Auch mit der *Cholezystocholangiographie* (Röntgenkontrastdarstellung von Gallengängen und -blase nach Einnahme oder Injektion jodhaltiger Kontrastmittel) stellen sich G.e dar.

Symptomfreie G.e bedürfen außer einer Ernährungsumstellung keiner Behandlung. Bei steinbedingten Komplikationen kann eine operative Entfernung der Gallenblase (*Cholezystektomie*) in Erwägung gezogen werden.

In einigen Fällen kann eine medikamentöse Behandlung erfolgen, besonders wenn die Steine klein sind und kein Kalzium enthalten. Diese Behandlung erfolgt oral mit *Chenodeoxycholsäure* oder *Ursodeoxycholsäure*, die über einen Zeitraum von einigen Monaten G.e auflösen können. Zur Verlaufskontrolle werden in Abständen Röntgen- oder Ultraschall-Untersuchungen durchgeführt. In der Hälfte dieser Fälle treten jedoch danach wieder Steine auf. Die Patienten sollten also in den darauffolgenden Jahren regelmäßig mit Ultraschall kontrolliert werden.

PROGNOSE

Neue Behandlungskonzepte finden derzeit Eingang in die Kliniken. Bei der extrakorporalen Stoßwellen-*Lithotripsie* (s.a. *ESWL*) werden die Steine mit Ultraschallwellen zertrümmert. Allerdings ist diese Methode nur bei wenigen (bis 3) Steinen sinnvoll. Auch die endoskopische Gallenblasenentfernung (s. *Endoskopie*) über drei etwa 1 cm große Schnitte in der Bauchdecke, wobei in einen ein starres Endoskop und in die anderen beiden langstielige chirurgische Instrumente eingeführt werden, wird zunehmend durchgeführt. Allerdings meist auch nur bei Gallenblasen mit relativ wenigen und kleineren Steinen. Bei einer anderen Technik wird von außen durch die Leber ein Verweilkatheter in die Galle eingeführt und für etwa drei Tage mit einer sehr wirksamen Substanz zur Auflösung der Steine durchgespült.

Gallestauung

Rückstau von *Galle* in den kleinen *Gallengängen* der Leber, die zu einer charakteristischen Art von *Gelbsucht* und zu Lebererkrankungen führt. Der Gallefluß kann intrahepatisch (in der Leber) oder extrahepatisch (in den Gallengängen außerhalb der Leber) blockiert sein.

URSACHEN

Intrahepatische G. kann die Folge einer viralen *Hepatitis* (Leberentzündung) oder die Nebenwirkung einiger Medikamente sein.

Die Gallengänge außerhalb der Leber können auf verschiedene Art blockiert sein, z.B. durch *Gallensteine* oder Geschwülste (s. *Gallengangsverschluß*); nur selten fehlen die Gallengänge von Geburt an (s. *Gallengangsatresie*).

THERAPIE

Im Falle der viralen Hepatitis gibt es keine spezifische Behandlungsmethode; der Gallenfluß bessert sich mit abnehmender Entzündung. Die therapiebedingte G. verschwindet gewöhnlich, sobald das verursachende Medikament abgesetzt wird.

Ein extrahepatischer Gallengangsverschluß und eine Gallengangsatresie müssen meist operativ behandelt werden, um einen freien Fluß der Galle von der Leber zum Zwölffingerdarm zu gewährleisten.

Gallium

Metallisches Element, dessen radioaktive Form bei der Szintigraphie (s. *Radioisotopen-Untersuchung*; Technik zur Erstellung von Bildern der inneren Organe) verwendet wird. G. wird in den Blutkreislauf injiziert. Etwa 72 Stunden später erfolgt die Untersuchung.

G. sammelt sich v.a. in Tumoren oder Eiter an; es wird insbesondere bei der Suche nach bösartigen Erkrankungen wie *Hodgkin-Krankheit*, aber auch nach *Abszessen* oder *Osteomyelitis* eingesetzt.

Galvanokaustik

s. *Elektrokauterisation*

Gammaglobulin(e)

Antikörper (sog. Immunglobuline) im Blutplasma; können nach Isolation zur Behandlung von Infektionskrankheiten eingesetzt werden (s. *Immunglobulintherapie*).

Gang

1. Anatomische Bezeichnung für einen Kanal oder Ausführungsgang (*F. Ductus*; z.B. Ductus cysticus = Gallenblaseng.).
2. Das Gehen; Bewegung des Körpers in eine Richtung, wobei die Füße abwechselnd gehoben werden und der eine Fuß auf den Boden gesetzt wird, bevor der andere angehoben wird. Die *Gehweise* wird durch Körperform, -größe und -haltung bestimmt und spiegelt häufig die Persönlichkeit des Menschen wider. Ein normales Gehmuster ist im Kasten "Mechanismus des Gehens" unten dargestellt.

Das Gehen wird durch Nervenimpulse vom motorischen Kortex (Teil des *Großhirns*) und über Signale der *Basalganglien* und des *Kleinhirns* gesteuert. Die motorischen Impulse gelangen über das Rückenmark zu den peripheren Nerven, die sie an die Muskulatur weiterleiten. Als Antwort auf Stellungsänderungen erhält das Kleinhirn wiederum Informationen von Muskeln, Gelenken, Augen und dem Gleichgewichtsorgan im Innenohr. Nach diesen Informationen werden Bewegungsmuster entworfen, die gezielte Aktionen und die Aufrechterhaltung des Gleichgewichts gewährleisten.

Einige Nerven zur Steuerung des G.s befinden sich in einem sehr primitiven (alten) Teil des Gehirns. Dieser ist möglicherweise für den Gehreflex bei Neugeborenen verantwortlich, bei dem die Beine automatisch eine Gehbewegung machen, wenn das Kind aufrecht gehalten wird und die Sohlen eine Oberfläche berühren (s. *Reflex, frühkindlicher*). Das Alter, in dem Kinder laufen, variiert sehr stark (s. *Kindesentwicklung*).

MECHANISMUS DES GEHENS

Am Gehvorgang sind viele verschiedene Muskeln beteiligt. Als Antwort auf Bewegungskonzepte, die von der motorischen Hirnrinde ausgesendet werden, kontrahieren sie in einer komplexen, rhythmischen Abfolge. Die Rückinformation von Muskeln und Gelenken zum Gehirn gewährleistet einen weichen, gleichmäßigen und koordinierten Gang.

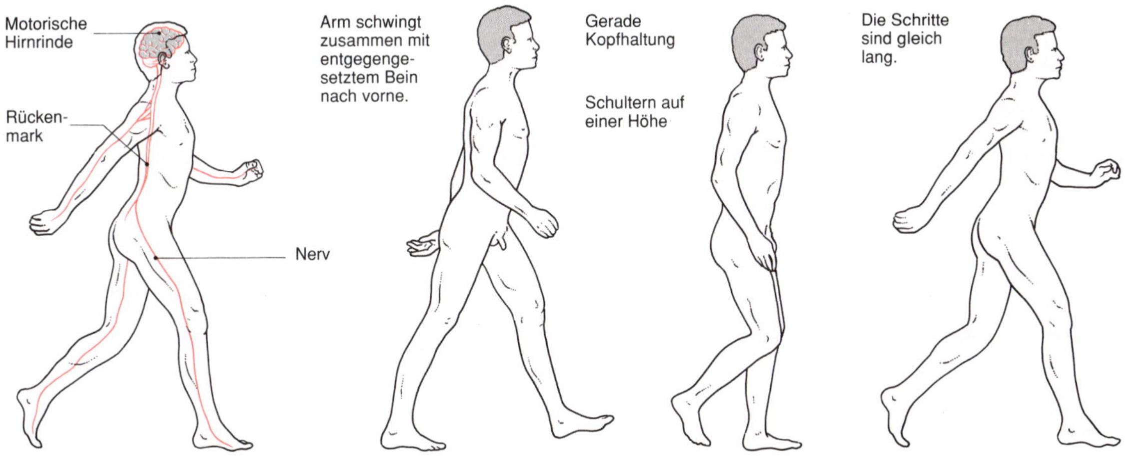

Signalweg. Signale zum Gehen entspringen in der motorischen Hirnrinde und werden über Rückenmark und Nerven zu den Muskeln weitergeleitet.

1 Wenn der linke Fuß den Boden berührt, schwingt der rechte Arm nach vorne, und die rechte Ferse wird angehoben.

2 Sobald der linke Fuß den Boden ganz berührt und das Körpergewicht trägt, wird der rechte Fuß angehoben.

3 Eine Folge von Muskelkontraktionen bewegt das rechte Bein und den linken Arm nach vorne.

G

GEHSTÖRUNGEN
Eine gestörte Gehweise kann durch Muskelschwäche, Anomalien des Skeletts oder Gelenksteife, die zu Unbeweglichkeit der unteren Gliedmaßen oder der Wirbelsäule führt, verursacht werden. Ein anomaler G. kann jedoch auch die Folge neurologischer Erkrankungen sein, die die zentrale Steuerung von Bewegung und Gleichgewicht sowie den Informationsfluß von Muskeln und Gelenken zum Nervensystem stören.

Verschiedene Erkrankungen beeinträchtigen den G. auf unterschiedliche Weise; ärztlicherseits kann vom G. eines Patienten manchmal auf die Ursache seiner Erkrankung geschlossen werden.

MUSKULÄRE URSACHEN
Jeder Zustand, der zu Schwund oder Verlust von Bein- oder Fußmuskeln führt, kann einen gestörten G. verursachen. Bei *Muskeldystrophie* werden die Beine weit auseinandergehalten, und die Person watschelt aufgrund einer Schwäche der Gesäßmuskeln. Bei *Poliomyelitis* oder nach schwerer Muskelverletzung kann die Schwäche einzelner Muskelgruppen aufgrund von unausgeglichener Muskelaktion Hinken verursachen.

SKELETTBEDINGTE URSACHEN
Angeborene Fußdeformitäten, wie z.B. *Klumpfuß*, können einen normalen G. verhindern. Beim Klumpfuß kann die Ferse nicht auf den Boden gebracht werden, was zu einem charakteristischen Hinken führt. Angeborene Dislokation der Hüfte (s. *Hüftverrenkung, angeborene*), die im Säuglingsalter nicht erkannt wurde, wird eventuell erst deutlich, wenn das Kind anfängt zu laufen – der Fuß der betroffenen Seite wird flach auf den Boden gesetzt, wobei das entgegengesetzte Knie gebeugt wird. *Skoliose* (Wirbelsäulenverkrümmung) kann ebenfalls zu anomalem G. führen.

In der Wachstumsphase können Kinder X-Beine (*F.* Genu valgum) oder *O-Beine* (*F.* Genu varum) entwickeln. Beide können einen ungewöhnlichen G. verursachen, verschwinden jedoch normalerweise nach einigen Jahren.

Synovialitis (Entzündung der Gelenkinnenhaut) der Hüfte ist eine häufige Ursache von *Hinken* bei Kindern, meist bei Jungen im Alter von zwei bis zwölf Jahren. Das Hinken, das normalerweise von Schmerzen unterschiedlicher Stärke begleitet wird, beginnt plötzlich und dauert nur wenige Tage oder Wochen. Eine weitere häufige Ursache des Hinkens bei Jungen zwischen fünf und zehn Jahren ist die *Perthes-Krankheit*. Das Hinken kann, muß jedoch nicht, schmerzhaft sein. Jugendliche können ein schmerzhaftes Hinken als Folge einer Epiphysenlösung (s. *Femur, Epiphysenabriß*) entwickeln.

Andere Ursachen des Hinkens sind ein schmerzhafter *Knochentumor* und *Arthritis*.

Nach einem Bruch oder der Erkrankung eines der langen Beinknochen (*Schienbein, Wadenbein* oder *Femur*) kann eine Beinverkürzung auftreten. Dies verursacht immer einen anomalen G., gewöhnlich mit Senken des Körpers zur verkürzten Seite hin.

NEUROLOGISCHE URSACHEN
Die häufigste neurologische Ursache ist der *Schlaganfall*, der meist zu *Hemiparese* (unvollständige) oder *Hemiplegie* (vollständige Lähmung einer Körperhälfte) führt. Da das erkrankte Bein steif und gestreckt ist, muß es beim Gehen nach außen und vorne geschwungen werden. Sind beide Beine geschwächt (Paraparese), werden sie gestreckt und an den Oberschenkeln zusammengepreßt gehalten, so daß nur kurze Schritte möglich sind und die Zehen am Boden entlang schlurfen. Bei einigen Patienten mit Paraparese überkreuzen sich die Beine bei jedem Schritt, wobei eine charakteristische Scherenbewegung entsteht.

Bei Parkinsonismus (und *Parkinson-Krankheit*) besteht die Schwierigkeit im Losgehen; Taille und Hüfte werden nach vorne geneigt, Knie und Knöchel werden dabei gebeugt. Die Schritte sind kurz und schlurfend, wobei die Füße kaum vom Boden gehoben werden. Im weiteren Verlauf können die Schritte immer schneller werden und die Patienten ohne Hilfe schließlich fallen.

Weitere Erkrankungen, einschließlich schwerer peripherer *Neuritis, Multipler Sklerose*, tertiärer *Syphilis* und verschiedener Formen von *Myelitis*, können die sensiblen Nerven oder das Rückenmark beschädigen. Dadurch erhält das Gehirn unzureichende Informationen über die Stellung der einzelnen Gelenke, was zu einem charakteristischen G. führt. Der Körper ist dabei nach vorne geneigt und der Blick auf den Boden gerichtet, die Beine stehen weit auseinander, die Füße werden viel höher als normalerweise angehoben und mit plötzlichen Bewegungen nach vorne geworfen. Diese Patienten sind beim Gehen sehr auf ein gutes Sehvermögen angewiesen. Der G. wird bei mangelndem Sehvermögen noch schlechter.

Eine Erkrankung des *Kleinhirns* oder des *Gleichgewichts*organs im Innenohr, wie bei der *Ménière-Krankheit*, kann zu sehr schweren Gleichgewichtsstörungen oder Instabilität führen, so daß die Patienten vorsichtig mit breiten Beinen gehen und manchmal wie im Rausch zu einer Seite torkeln (s. *Ataxie*). Bei *Chorea* ist der G. bizarr und tänzerisch, mit plötzlichen Hüftbewegungen und Verdrehen von Rumpf und Gelenken. Die Schritte sind unregelmäßig und unterschiedlich lang.

Ganglion

1. Anatomische Bezeichnung für eine Ansammlung von Nervenzellen im zentralen oder peripheren Nervengewebe (z.B. Basalganglien im Endhirn, Grenzstrangganglien des Sympathikus).
2. Zystische Schwellung im Bereich einer *Sehnen*scheide. Tritt sehr häufig und meist am *Handgelenk* auf, obwohl auch Finger oder Füße betroffen sein können. Die Zyste, die mit einer aus Sehnen- bzw. Gelenkflüssigkeit entstandenen, dicken Flüssigkeit gefüllt ist, kann Erbsen- bis (seltener) Golfballgröße annehmen.

Ein G. kann spontan verschwinden; ist dies nicht der Fall, ist eine Behandlung nur erforderlich, wenn die *Zyste* schmerzhaft oder entstellend ist. Die Flüssigkeit kann mit einer Nadel oder Spritze abgesaugt werden. Ein derart behandeltes G. tritt jedoch meist wieder auf. Die beste Behandlung ist eine operative Entfernung, nach der ein G. selten wiederkehrt.

Gangrän

Abgestorbenes Gewebe, gewöhnlich als Folge fehlender Blutversorgung. Es kann eine kleine Hautpartie, ein Finger oder ein großer Teil einer Gliedmaße betroffen sein.

SYMPTOME
Absterbendes Gewebe schmerzt, sobald es jedoch abgestorben ist, wird es gefühllos. Die betroffene Haut und darunterliegendes Gewebe verfärben sich schwarz. Abgestorbenes Gewebe kann sich bakteriell infizieren, was eine Ausbreitung der G. und einen üblen Geruch verursachen kann. Das Gewebe um den schwärzlichen Bereich ist meist rot, geschwollen und kann eitern.

Es gibt zwei Arten von G.: trockene und feuchte. Bei trockener G. liegt gewöhnlich keine bakterielle Infektion vor; ein Bereich stirbt einfach aufgrund unzureichender Blutversorgung ab. Diese Art von G. breitet sich nicht auf umlie-

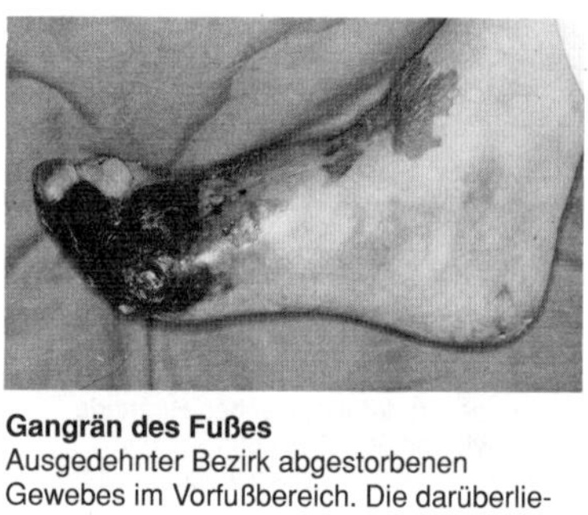

Gangrän des Fußes
Ausgedehnter Bezirk abgestorbenen Gewebes im Vorfußbereich. Die darüberliegende Haut ist schwarz verfärbt.

METHODEN DER GASTREKTOMIE

Bei totaler Gastrektomie wird der ganze Magen entfernt, bei Teil-Gastrektomie eine Hälfte oder zwei Drittel des Magens. Bei der teilweisen Entfernung des Magens gibt es zwei typische Techniken, die nach deren Erstbeschreiber (dem deutschen Chirurgen Chr.-Th. Billroth, 1829-1894) benannt sind: Billroth I und II.

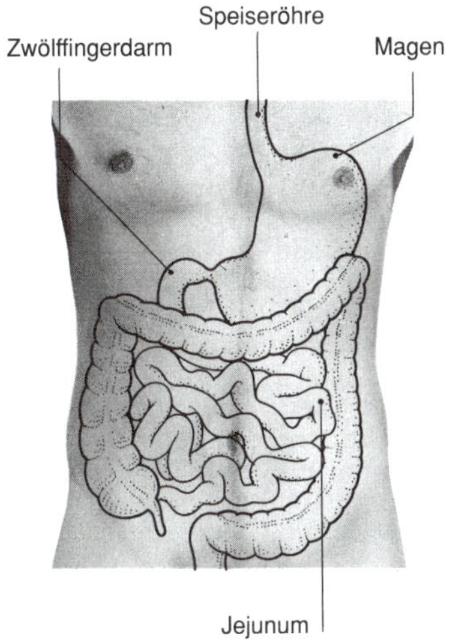

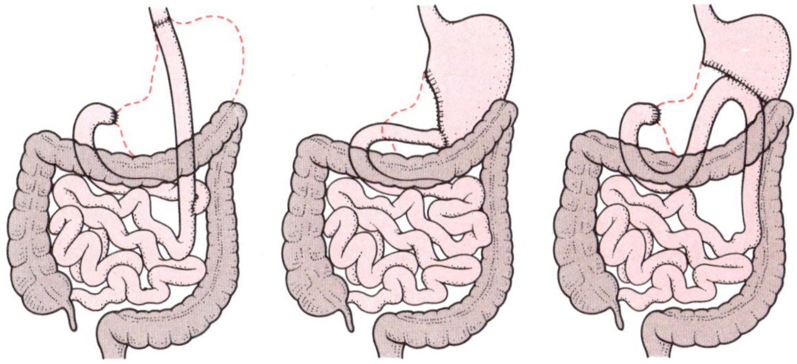

Totale Gastrektomie
Der ganze Magen wird entfernt und die Speiseröhre direkt mit dem Jejunum (mittlerer Abschnitt des Dünndarms) vereinigt.

Billroth-I-Gastrektomie
Der verbleibende Teil des Magens wird mit dem Zwölffingerdarm (erster Abschnitt des Dünndarms) End-zu-End vereinigt.

Billroth-II-Gastrektomie
Das Ende des Teilmagens wird mit der Seite einer Jejunumschlinge verbunden. Der Zwölffingerdarmstumpf wird blind verschlossen.

gendes Gewebe aus. Sie kann durch *Arteriosklerose, Thrombose, Embolie* oder *Frostbeulen* verursacht werden. Eine feuchte G. entsteht, wenn eine trockene G. oder eine Wunde im Bereich schlechter Blutversorgung durch Bakterien infiziert wird.

Eine besonders bösartige Form – bekannt als "Gasbrand" (Syn. Gasödem, Gasphlegmone) – wird durch einen gefährlichen Bakterienstamm verursacht, der unter Luftabschluß vor allem in der Tiefe des Gewebes Muskeln zerstört und ein faulig riechendes Gas bildet. Gasbrand hat in Kriegszeiten Millionen von Menschenleben gekostet, kommt aber in Friedenszeiten äußerst selten vor.

THERAPIE

Die Behandlung von trockener G. besteht aus einer verbesserten Durchblutung (z.B. wechselwarme Bäder, manchmal Medikamente) des betroffenen Körperteils, was insbesondere für das umliegende Gewebe sehr wichtig ist. Bei drohender Infektion des Gewebes werden *Antibiotika* verabreicht, um die Entwicklung einer feuchten G. zu verhindern.

Wird eine feuchte G. diagnostiziert, ist eine *Amputation* des betroffenen Körperteils unvermeidlich. Meist muß auch angrenzendes lebendes Gewebe entfernt werden, da eine Heilung der Wunde nur in ausreichend durchblutetem Gewebe erfolgen kann.

Bei Verdacht auf Gasbrandinfektion muß sofort der betroffene Bezirk großzügig chirurgisch abgetragen und freigelegt sowie der Patient in eine Klinik gebracht werden, die eine Sauerstoffüberdruckbehandlung durchführen kann.

Ganser-Syndrom

Seltene *vorgetäuschte Krankheit*, bei der die Patienten bewußt oder unbewußt andere bezüglich ihres geistigen Zustands irreleiten. Meist tritt das G.-S. bei Häftlingen auf. Charakteristisch sind "ungefähre Antworten" (z.B. 2 x 2 = 5); die Wahl einer Antwort im Bereich der richtigen Antwort läßt vermuten, daß die Patienten die wirkliche Antwort kennen. Die Patienten zeigen außerdem Symptome, die eine *Psychose* simulieren, wie starke Unruhe oder auch Benommenheit.

Ganzheitliche Medizin

Basiert auf der Betrachtung des Menschen als Ganzheit, kennt auch keine Trennung zwischen Körper und Seele, und es wird nicht nur der Körperteil behandelt, der Symptome zeigt, also "krank" ist, sondern der ganze Mensch. Ganzheitliche Heilweisen sind z.B. die *Homöopathie*, die traditionelle *Chinesische Medizin* (u.a. *Akupunktur*) und andere klassische *Naturheilverfahren*.

Gardnerella vaginalis

Bakterium, das meist im vaginalen Ausfluß bei Frauen mit unspezifischer *Scheidenentzündung* auftritt.

Gasbrand

s. *Gangrän*

Gasbrust

s. *Brustwandverletzung, penetrierende*; *Pneumothorax*

Gase

s. *Umweltverschmutzung*

Gaster

s. *Magen*

Gastrektomie

Entfernung des ganzen Magens (totale G.) oder, häufiger, eines Teils des Magens (Teil-G.). Eine G. ist eine schwere Operation und erfordert einen Krankenhausaufenthalt und intensive postoperative Betreuung.

WARUM ES GEMACHT WIRD

Eine totale Gastrektomie ist eine seltene Operation zur Behandlung von *Magenkrebs*. Eine Teil-Gastrektomie dagegen wird relativ häufig bei *peptischen Geschwüren* (in Magen und/oder Zwölffingerdarm) durchgeführt, die mit Diät und medikamentöser Behandlung nicht geheilt werden konnten, oder bei Geschwüren, die sehr stark bluten bzw. die durch Magen- oder Zwölffingerdarmwand durchgebrochen sind.

Bei der Behandlung von Zwölffingerdarmgeschwüren kann eine Teil-G. mit (teilweiser oder kompletter) *Vagotomie* (Durchtrennung des *Vagus*-Nervs zum säureproduzierenden Teil des Magens) verbunden werden, um weiteren Geschwüren vorzubeugen. Auch zur Behandlung von Krebs in der Nähe des

Magenausgangs wird manchmal eine Teil-Gastrektomie durchgeführt.

SO WIRD ES GEMACHT

Unter Voll*narkose* (s. *Anästhesie, Allgemein-*) wird zunächst der Magen mit Hilfe einer Sonde, die durch Nase und Speiseröhre in den Magen eingeführt wird (s. *Nasensonde*), entleert. Im Kasten S. 381 sind verschiedene G.-Verfahren dargestellt.

REKONVALESZENZ

Nach der Operation wird die Nasensonde belassen, damit der Magensaft bzw. nach totaler G. die Verdauungssekrete des Zwölffingerdarmes abfließen können. Sobald das Volumen dieser Sekrete abnimmt, d.h. sich die *Peristaltik* (die rhythmischen Kontraktionen, die den Nahrungsbrei durch das Verdauungssystem transportieren) normalisiert, erhalten die Patienten geringe Mengen Wasser zu trinken. Werden dadurch weder Bauchschmerzen noch Übelkeit verursacht, wird die Magensonde entfernt. Die Flüssigkeitsaufnahme wird langsam gesteigert, und nach wenigen Tagen kann dann mit einer leichten Diät begonnen werden.

KOMPLIKATIONEN

Nach einer Teil-G. treten bei etwa 10 Prozent der Patienten Komplikationen auf, die eine Behandlung erfordern, dieser Anteil ist nach totaler G. noch höher.

Da die Entfernung des Magens die normale Verdauung beeinträchtigt, entwickeln viele Patienten *Postgastrektomie-Syndrome* (Beschwerden nach dem Essen bei Zustand nach Magenoperation). Die häufigsten Beschwerden sind Völlegefühl und Unwohlsein nach den Mahlzeiten, Bildung eines Geschwürs an der Nahtstelle zwischen Magen und Dünndarm, Rückfließen von Galle, was zu *Magenschleimhautentzündung* (Gastritis), *Ösophagitis* (Entzündung der Speiseröhre), Erbrechen von Galle führen kann, Durchfall und *Dumpingsyndrom* (Kreislaufsymptome wie Schwitzen, Übelkeit, Schwindel und Schwäche unmittelbar nach einer Mahlzeit, da die Nahrung den Magen zu schnell verläßt). Diese Beschwerden verschwinden normalerweise mit der Zeit unter einer schonenden Diät, manchmal sind jedoch medikamentöse Behandlung oder eine weitere Operation erforderlich.

Weiterhin kann *Malabsorption* (verringerte Fähigkeit, Nahrung, Minerale und Vitamine aufzunehmen) auftreten, die zu *Anämie* und *Osteoporose* (verminderte Knochendichte) führen kann. Nach totaler G. sind die Patienten nicht mehr in der Lage, Vitamin B_{12} aus der Nahrung aufzunehmen, und erhalten daher lebenslang monatliche Injektionen, damit sie keine Anämie bekommen.

Gastritis

s. *Magenschleimhautentzündung*

Gastritis erosiva

s. *Magenschleimhauterosion*

Gastroenteritis

Magen- und Darmentzündung, die meist plötzlich einsetzt und sich in heftiger Magenverstimmung äußert. Sie dauert gewöhnlich nicht länger als zwei bis drei Tage, die Patienten erholen sich in der Regel ohne besondere Behandlung, wobei jedoch Flüssigkeits- und Salzverlust ausgeglichen werden müssen.

Dysenterie (*Amöben-* und *Bakterienruhr*), *Typhus* und *Cholera* als Beispiele für schwere Infektionen, *Lebensmittelvergiftung* und *Reisediarrhoe* (Montezumas Rache) – sowie leichte Magenverstimmungen – sind verschiedene Formen von Gastroenteritis.

URSACHEN UND AUFTRETEN

G. verläuft in den Industrieländern selten dramatisch, in einigen Entwicklungsländern stellt sie, insbesondere bei Kindern, eine häufige Todesursache dar.

Die Krankheit kann durch Bakterien selbst, ihre Gifte, Viren oder kleine Parasiten, die Lebensmittel oder Wasser verunreinigen, verursacht werden. Auch gibt es einige nichtinfektiöse Ursachen für eine Gastroenteritis – zum Beispiel *Lebensmittelunverträglichkeit* (s. *Zöliakie*), scharfes Essen, bestimmte Arzneimittel und Gifte sowie übermäßiger Alkoholkonsum. Bei vielen Menschen verursachen *Antibiotika* G.-ähnliche Symptome, da die Medikamente das Bakteriengleichgewicht, das normalerweise im Darm besteht, stören.

SYMPTOME

Einsetzen und Grad der Symptome hängen von Art und Konzentration der Mikroorganismen, Lebensmittel oder toxischen Substanzen ab, die die Krankheit verursachen. Symptome sind Appetitlosigkeit, Übelkeit, Erbrechen, Krämpfe und Durchfall. Die Symptome können so leicht sein, daß sie lediglich eine kleine Unterbrechung der täglichen Routine bedeuten; sie können jedoch auch so stark sein, daß sie *Dehydratation*, *Schock* und Kollaps zur Folge haben. Schwere Symptome treten meist bei Säuglingen oder alten Menschen auf.

DIAGNOSE

Bei leichter Erkrankung ist zunächst keine ausführliche *Anamnese* und Untersuchung notwendig. In schweren Fällen jedoch muß gefragt werden, ob Angehörige oder andere Menschen ebenfalls betroffen sind, welche Lebensmittel gegessen wurden und ob in der letzten Zeit vor Ausbruch der G. Auslandsreisen unternommen wurden.

THERAPIE UND PROGNOSE

Leichte Erkrankungen werden zu Hause behandelt. Der Patient sollte sich ausruhen, möglichst im Bett, und in kurzen Abständen in kleinen Mengen Flüssigkeit zu sich nehmen. Wird durch Erbrechen und Durchfall viel Flüssigkeit verloren, ist eine *Rehydratation* erforderlich, um den Flüssigkeitsverlust auszugleichen.

Sollten im Handel keine Präparate erhältlich sein, wird dem Patienten eine Lösung aus einem Teelöffel Salz und acht Teelöffeln Zucker in einem Liter Wasser verabreicht. Feste Nahrung sollte erst bei Abklingen der Symptome zu sich genommen werden.

Bei länger als etwa drei Tage andauernder schwerer Erkrankung wird eine stationäre Behandlung erforderlich sein. Flüssigkeiten werden dann mittels *intravenöser Infusion* verabreicht, um die lebenswichtigen Mineralsalze zuzuführen, die durch Erbrechen und Durchfall verloren wurden.

Nach der akuten Phase werden Wasser und anschließend klare Flüssigkeiten oral verabreicht. Wenn diese Flüssigkeiten keine weitere Verstimmung auslösen, kann mit leichter Diät begonnen werden. Eine Behandlung mit *Antibiotika* wird nur bei bestimmten schweren bakteriellen Infektionen wie z.B. *Typhus* durchgeführt.

In den meisten Fällen klingt die Krankheit ohne besondere Maßnahmen ab; die Rekonvaleszenz erfolgt gewöhnlich ohne Komplikationen.

VORBEUGUNG

Sorgfältige Nahrungsmittelzubereitung und Hygiene können die Gefahr einer G. erheblich reduzieren (s. *Lebensmittelvergiftung, Infektion durch Lebensmittel*). Ein gewisser Schutz gegen Typhus und Cholera kann durch *Impfungen* erreicht werden, bevor man Länder, in denen diese Krankheiten auftreten, bereist. Nahrungsmittelbestandteile, die bekanntermaßen Beschwerden auslösen (s. *Zöliakie*), müssen vermieden werden, um eine Schädigung des Darmes zu vermeiden.

Pfleger von G.-Patienten sollten besondere Sorgfalt bei der persönlichen Hygiene aufwenden, um eine Verbreitung der Keime zu vermeiden.

Gastroenterologie

Studium des Verdauungsapparats, seiner Störungen und Erkrankungen; Teilbereich der Inneren Medizin.

Zum Verdauungsapparat gehören *Mund*, *Speiseröhre*, *Magen*, Dünndarm (Duodenum, Jejunum, Ileum), *Dickdarm* und *Mastdarm*. Auch die Drüsen, die ihr Sekret in den Darm abgeben, insbesondere die *Leber* mit der *Gallenblase* und die *Bauchspeicheldrüse,* zählen dazu.

Die medizinischen Spezialisten dieses Teilbereichs werden Gastroenterologen genannt. Die Arbeit der Gastroenterologen wurde in den vergangenen Jahren durch die Entwicklung des *Endoskops* mit Faseroptik revolutioniert. Ein großer Teil des Gastrointestinaltraktes kann nun direkt durch diese Instrumente betrachtet werden, gleichzeitig können Gewebeproben (s. *Biopsie*) für Laboruntersuchungen entnommen und sogar kleine Eingriffe wie Polypentfernung durchgeführt werden.

Die Behandlung durch einen Gastroenterologen ist, wenn man von den kleinen endoskopischen Eingriffen absieht, konservativ und umfaßt diätetische wie auch medikamentöse Maßnahmen. Wenn angezeigt, wird der Patient zu einem Chirurgen zur operativen Therapie überwiesen.

Gastroenterostomie

Operativ hergestellte Verbindung zwischen *Magen* und *Jejunum* (mittlere zwei Drittel des Dünndarms; s. *Darm*). Eine G. wird z.B. nach einer Billroth-II-Teil-*Gastrektomie* (Entfernung des unteren Magenteils) durchgeführt.

WARUM ES GEMACHT WIRD

Die Operation wurde früher zur Behandlung eines Zwölffingerdarmgeschwürs häufiger angewendet (s. *peptisches Geschwür*), heute jedoch nur noch (als sog. Palliativ-Operation) bei inoperablem Magenkarzinom. Dabei wird die Nahrungspassage direkt vom Magen zum Jejunum ermöglicht, um den Tumor-bedingten Engpaß im Magen oder Duodenum zu umgehen (s. *Bypass*) oder die nach der früher häufigeren kompletten *Vagotomie* auftretenden Magenentleerungsstörungen zu vermeiden.

SO WIRD ES GEMACHT

Unter Voll*narkose* (s. *Anästhesie, Allgemein-*) wird zunächst mit Hilfe einer *Nasensonde* (eine Sonde, die durch Nase und Speiseröhre in den Magen eingeführt wird) der Magen entleert. Nach einer Teilentfernung des Magens wird zur G. eine hohe Jejunumschlinge mit dem Restmagen verbunden. Je nachdem, ob die Darmschlinge an der Magenvorder- oder -hinterwand angeheftet wird, spricht man von einer Gastrostomia anterior bzw. posterior.

Die Nasensonde wird noch einige Tage nach der Operation belassen, damit der Magensaft abfließen kann, denn zunächst dürfen die Patienten noch nichts essen. Die Flüssigkeitsaufnahme wird langsam gesteigert, und nach wenigen Tagen kann dann mit einer leichten Diät begonnen werden.

Gastrointestinale Hormone

Gruppe von Hormonen, die von bestimmten endokrinen Zellen in der Magenschleimhaut, in der *Bauchspeicheldrüse* und im Zwölffingerdarm ausgeschüttet werden, um die verschiedenen Funktionen der Verdauungsorgane zu steuern. Gastrin, Sekretin und Cholezystokinin sind die bekanntesten Hormone (s. illustrierter Kasten, unten).

Weitere g.H. der Darmschleimhaut sind Motilin, Neurotensin und Enteroglucagon; ihre genauen Funktionen werden derzeit noch untersucht.

KRANKHEITEN

G.H. sind selten auch Ursache von Störungen. Am bekanntesten ist das sog. *Zollinger-Ellison-(Strøm-)Syndrom*, das durch eine Geschwulst Gastrin-produzierender Zellen in der Bauchspeicheldrüse oder der Darmwand hervorgerufen wird.

Gastrointestinaltrakt

Teil des Verdauungssystems, der *Mund, Speiseröhre, Magen* und *Darm* umfaßt; Leber, Gallenblase und Bauchspeicheldrüse (Pankreas) gehören nicht dazu.

Gastrolavage

Spülung des Magens mit Wasser, gewöhnlich zur Entfernung von Giften.

SO WIRD ES GEMACHT

Die Patienten werden auf den Bauch gelegt, wobei sich der Kopf unterhalb der Magenhöhe befindet und zur Seite gedreht wird. Ein gleitfähig gemachter Schlauch, auf dessen Ende ein Trichter gesetzt wird, wird durch die Speiseröhre in den Magen eingeführt. (Falls die Patienten nicht ganz bei Bewußtsein sind, wird zusätzlich ein Schlauch durch den Rachen in die Luftröhre eingebracht, um zu verhindern, daß Wasser oder Mageninhalt in die Lungen gerät.) Es wird so lange Wasser in den Trichter gegossen, bis der Magen gefüllt ist. Die Spitze des Schlauchs wird daraufhin gesenkt (auf den Fußboden), damit die Flüssigkeit aus dem Magen in einen Eimer abfließen kann. Dieser Vorgang wird so lange wiederholt, bis das Wasser klar bleibt. Eine erste Probe der Magenflüssigkeit wird entnommen, um das Gift analysieren zu können. In bestimmten Fällen wird dem Wasser ein Gegengift (oder Neutralisationsmittel) zugegeben oder dem Magen nach der G. zugeführt.

Eine G. darf nicht durchgeführt werden, wenn ätzende Substanzen geschluckt wurden, da das Risiko besteht, mit dem Schlauch die Speiseröhre weiter zu schädigen. Ätzmittel oder Alkalien können mit großen Mengen Wasser oder Milch verdünnt bzw. neutralisiert werden (s. *Vergiftung*).

Gastroskopie

Magenspiegelung; Untersuchung der Schleimhautoberfläche von Speiseröhre

HORMONE IM VERDAUUNGSTRAKT

Hormone, die von endokrinen Zellen in Magen, Pankreas (Bauchspeicheldrüse) und Darm abgegeben werden, unterstützen die Verdauung, indem sie die Ausschüttung von Magensäure, von Galle aus der Gallenblase und von Enzymen aus dem Pankreas in den Zwölffingerdarm anregen.

Gastrin

Gastrin wird hauptsächlich von Magenzellen als Reaktion auf Nahrungsaufnahme (besonders Proteine) ausgeschüttet. Es führt zu einer erhöhten Magensäureproduktion und regt die Muskelaktivität in einem Teil des Magens sowie in Dünn- und Dickdarm an. Dadurch wird der Speisebrei im Verdauungstrakt weiterbefördert.

Cholezystokinin

Cholezystokinin wird vom Zwölffingerdarm als Reaktion auf Fette und Magensäure ins Blut ausgeschüttet und führt zur Kontraktion der Gallenblase, wodurch Galle in den Zwölffingerdarm gelangt, und zur Produktion von Pankreasenzymen, die über den Pankreasgang ebenfalls den Zwölffingerdarm erreichen.

Sekretin

Sekretin wird von der Zwölffingerdarmschleimhaut als Reaktion auf Magensäure abgegeben und führt im Pankreas zur Freisetzung von Bikarbonat, das die Säure neutralisiert. Es erhöht außerdem die Freisetzung von Enzymen aus der Bauchspeicheldrüse.

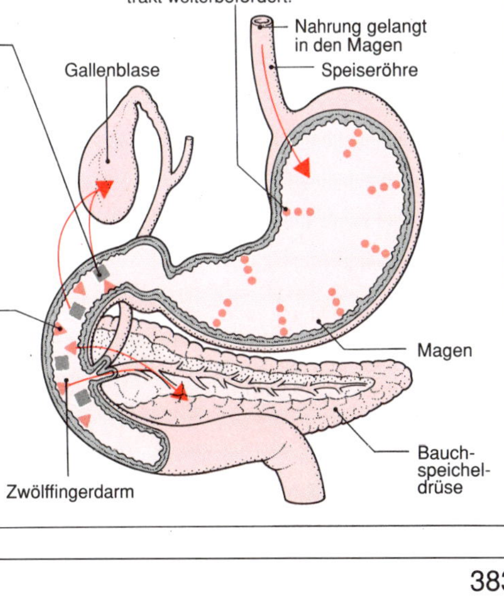

(Oesophagus), Magen und Zwölffingerdarm (erster Teil des Dünndarms) mit Hilfe eines *Endoskops* (langes, biegsames optisches Instrument), auch Gastroskop oder Ösophagoskop genannt, das durch den Mund eingeführt wird.

WARUM ES GEMACHT WIRD

G. dient der Abklärung z.B. von starken Schmerzen im Oberbauch, bei Verdacht auf eine Blutung im oberen *Gastrointestinaltrakt* oder der Suche nach Erkrankungen von Speiseröhre, Magen und Zwölffingerdarm. Außerdem wird sie eingesetzt, um den Erfolg einer Behandlung zu kontrollieren. Bei Blutungen kann mit Hilfe einer G. die Blutungsursache meist gefunden und manchmal auch gleich behandelt werden.

Besondere Zusatzteile am Ende des Instruments ermöglichen die gleichzeitige Entnahme von *Biopsien* (kleinen Gewebsproben zur mikroskopischen Untersuchung). Zahlreiche andere Behandlungsverfahren, wie die Sklerosierung (Verödung, s. *Sklerotherapie*) von *Ösophagusvarizen* (abnorm vergrößerte Venen in der Speiseröhre, meist bei alkoholbedingter *Leberzirrhose*) oder eine *Ösophagusdilatation* (Aufdehnung) einer *Ösophagusstriktur* (narbige Verengung), können ebenfalls mit einem Gastroskop durchgeführt werden.

Ein Gastroskop wird außerdem dazu verwendet, eine *Gastrostomie* anzulegen, d.h. einen Schlauch von außen durch die Haut in den Magen zur künstlichen Ernährung einzuführen.

SO WIRD ES GEMACHT

Eine G. ist nur bei leerem Magen sinnvoll; die Patienten müssen daher mindestens sechs Stunden vorher fasten. Meist wird ein Beruhigungsmittel (s. *Sedativa*) verabreicht, um die Patienten zu entspannen, und der Rachen mit einem Lokalanästhetikum leicht betäubt. Eine Vollnarkose (s. *Anästhesie, Allgemein-*) wird durchgeführt, wenn Patienten besonders ängstlich sind oder wenn umfassende Untersuchungen oder Behandlungen erforderlich sind.

Eine rein diagnostische G. dauert normalerweise fünf bis zwanzig Minuten. Es kann unangenehm sein, wenn der Schlauch durch den Rachen gleitet; nach der Untersuchung können vorübergehend Halsschmerzen auftreten.

Nur sehr selten verursacht eine G. Komplikationen. Die meisten entstehen durch *Aspiration* von Erbrochenem (in die Lunge) oder sind unerwünschte Wirkungen der Beruhigungsmittel.

Gastrostomie

Operative Eröffnung des Magens, meist um von außen einen Ernährungsschlauch in Magen oder Darm einzuführen.

G. wird bei Patienten durchgeführt, die an Speiseröhrenkrebs (s. *Ösophaguskarzinom*) leiden oder aufgrund eines *Schlaganfalls* oder anderer neurologischer Krankheiten nicht kauen und schlucken können. (S.a. *Ernährung, künstliche*)

Gaumen

(*F.* Palatum) Dach der Mundhöhle und zugleich Boden der Nasenhöhle; in den vorderen zwei Dritteln als harter G. (*F.* Palatum durum), im hinteren Drittel als weicher G. (*F.* Palatum molle).

Die Knochenteile des harten G.s stammen vom Oberkiefer (*F.* Processus palatinus der Maxilla) und Gaumenbein (*F.* Lamina horizontalis des Os palatinum). Die *Schleimhaut* ist unverschieblich am Knochen befestigt und besitzt "Reibeleisten". Als weichen G. bezeichnet man das bewegliche G.segel (*F.* Velum palatinum), dessen Hinterrand in das unpaare Zäpfchen (*F.* Uvula) ausläuft. Die Grundlage des G.segels ist eine Sehnenplatte, in die die Sehnen verschiedener Muskeln einstrahlen. In der Schleimhaut finden sich zahlreiche Schleimdrüsen. In Ruhe hängt das G.segel vom harten G. herab, so daß das Zäpfchen dem Zungengrund aufliegt. Beim Schluckakt legt sich das G.segel der hinteren Rachenwand an und trennt so den Speiseweg vom oberen Luftweg.

Etwa eines von 500 Kindern wird mit einer Spalte entlang der Mittellinie des G.s geboren (s. *Lippen-Kiefer-Gaumen-Spalte; Geburtsfehler*).

LAGE DES GAUMENS

Der Gaumen bildet den Boden der Nasenhöhle und das Dach der Mundhöhle. Auf seine Fläche drückt die Zunge beim Kauen und Schlucken.

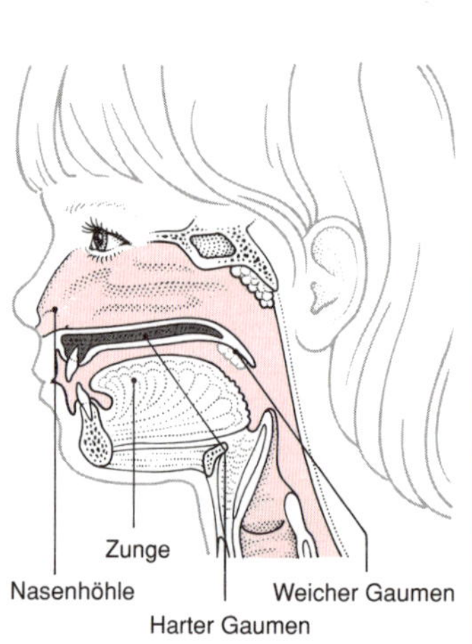

Gay-Bowel-Syndrom

Kombination von Erkrankungen des *Anus*, *Mast-* und *Dickdarms*, die hauptsächlich, jedoch nicht nur, bei Homosexuellen auftritt.

Die Symptome des G.-B.-S.s werden durch verschiedene sexuelle Praktiken, wie penil-analen und oral-analen Verkehr sowie "fisting", d.h. Einführung der Faust in den Anus, verursacht.

Zum G.-B.-S. gehören nichtinfektiöse Krankheiten wie *Hämorrhoiden*, *Polypen*, Fremdkörper im Mastdarm und Verletzungen von Anus und Mastdarm. *Proktitis* (Entzündung des Mastdarms) ist häufig, außerdem können *Abszesse* und *Geschwüre* auftreten. Infektionen sind Afterwarzen (s. *Feigwarze*), *Amöbiasis*, *Virushepatitis*, *Gonorrhoe*, *Syphilis*, *Bakterienruhr* und *Lymphogranuloma venereum*.

Gaze

s. *Verbandmull*

Gebärmutter

s. *Uterus*

Gebärmutterausschabung

(*F.* Abrasio uteri) Stumpfe oder scharfe Kürettage der Gebärmutterschleimhaut (*F.* Endometrium) nach vorheriger schrittweiser Aufdehnung des Gebärmutterhalses. Die G. wird zur Regulierung der *Menstruation* (sog. Karman-Methode), als Diagnosemethode zur feingeweblichen Abklärung von Geschwülsten oder Blutungsanomalien, aber auch zum Abbruch einer frühen Schwangerschaft durchgeführt. (S.a. *Dilatation und Kürettage*)

Gebärmutterentfernung

s. *Hysterektomie*

Gebärmutterentzündung

s. *Endometritis*

Gebärmutterhalskrebs

(*F.* Carcinoma cervicis uteri) Kollumkarzinom, Portiokarzinom; weltweit eine der häufigsten Krebsarten bei Frauen, mit zunehmender Tendenz. Unbehandelt kann sich der G. auf die Nachbarorgane des Beckens ausbreiten. Die verschiedenen Arten, Ursachen, Symptome, Diagnose und Therapie von Gebärmutterhalskrebs sind unter dem Stichwort *Portiokarzinom* beschrieben.

G. hat gut diagnostizierbare Vorstadien. Bevor sich ein Krebs entwickelt, zeigen sich abnorme Veränderungen in den Zellen der Cervix, verursacht durch eine Fehlentwicklung (Dysplasie), die durch eine Abstrichuntersuchung (s. *Portiosmear*) festgestellt werden kann.

Gebärmutterkontraktionen

Krampfartige rhythmische Kontraktionen der *Gebärmutter*-Muskulatur während der *Geburt*. Diese echten Geburtswehen unterscheiden sich von den *Braxton-Hicks-Kontraktionen*, d.h. schwächeren Kontraktionen, die häufig in den letzten Schwangerschaftswochen auftreten. Merkmale echter G. sind einsetzendes Unwohlsein, Regelmäßigkeit und die Tatsache, daß sie von Beginn an immer stärker und häufiger werden.

Gebärmutterkrebs

Bösartige, von Zellen der *Gebärmutterschleimhaut* (*Endometrium*) ausgehende Geschwulst im Bereich des Gebärmutterhalses (Kollumkarzinom) oder des Gebärmutterkörpers (Korpuskarzinom), hier vor allem im Bereich von Fundus und Tubenwinkeln. Eine Einteilung nach Wachstumsstadien (von I = auf den Körper beschränkt bis IV = Mitbefall von Blase und Darm sowie Tochtergeschwülste in Fernbezirken = Fernmetastasen) ist üblich. Selten kann eine bösartige Geschwulst auch von der (glatten) Gebärmuttermuskulatur ausgehen und wird dann als Leiomyosarkom bezeichnet.

AUFTRETEN UND URSACHEN

In Deutschland wurde 1989 die Zahl der jährlich an Gebärmutterhalskrebs erkrankten Frauen auf insgesamt 5 400 (davon 3 700 an Carcinoma *in situ*) geschätzt. Für Gebärmutterkörperkrebs lagen die Schätzungen bei 7 800 Fällen. Damit ist G. die häufigste Krebsart der weiblichen Geschlechtsorgane (Eierstockkrebs: ca. 6 200 Fälle jährlich).

Das Korpuskarzinom ist auffallend häufig bei Frauen mit überhöhtem *Östrogen*spiegel, besonders bei gleichzeitig niedrigem *Progesteron*spiegel. Fettsucht, Ausbleiben der Ovulation in der Anamnese oder längere Einnahme von Östrogenen ohne Ausgleich durch Einnahme von *Gestagen-Präparaten* sind Faktoren, die zum Anstieg des Östrogenspiegels führen. Bei Frauen, die noch keinen Geschlechtsverkehr gehabt haben, ist Gebärmutterhalskrebs selten. Sie betrifft häufiger das Korpuskarzinom. Letzteres wird v.a. bei Frauen diagnostiziert, die nur wenige oder gar keine Kinder haben. Die Einnahme von *oralen Kontrazeptiva* senkt das G.risiko.

SYMPTOME UND ANZEICHEN

Bei Frauen nach der Menopause ist ein blutiger Scheidenausfluß meist das erste Symptom von G. Bei jungen Frauen kann das erste Anzeichen *Menorrhagie* (starke Menstruationen), Blutungen zwischen den Menstruationen oder Blutungen beim Geschlechtsverkehr sein. Solche Blutungen werden ebenso von einer Vielzahl anderer Krankheiten verursacht.

DIAGNOSE

Die Diagnose erfolgt anhand einer Gewebeprobe der Gebärmutterschleimhaut, die durch *Biopsie* oder *Dilatation und Kürettage* entnommen wurde.

THERAPIE

Im Frühstadium wird G. gewöhnlich durch eine *Hysterektomie* und das Entfernen der Eileiter und Eierstöcke behandelt. In fortgeschrittenen Stadien ist es angezeigt, gleichzeitig die Lymphknoten im Becken mit zu entfernen. Hat der Krebs sich bereits ausgebreitet, sollte eine *Strahlentherapie* und eine Behandlung mit *Zytostatika* erfolgen.

PROGNOSE

Bei frühzeitiger Behandlung liegt die Überlebensrate nach 5 Jahren bei 80 Prozent.

SCHMERZLINDERUNG BEI GEBURT UND ENTBINDUNG

Methode	Warum verabreicht	Mögliche Wirkungen auf das Baby
Stark wirksame Analgetika	Routinemäßige Schmerzlinderung während der Wehen	Weniger reaktionsfähig bei der Geburt; Atmungsprobleme, besonders bei Frühgeborenen
Epiduralanästhesie	Routinemäßige Schmerzlinderung während Wehen und Geburt, Zangengeburt und Kaiserschnitt	Kurzer Abfall der kindlichen Herzfrequenz; während und nach der Anästhesie das Kind überwachen!
Parazervikalanästhesieblock	Schmerzlinderung bei Spontangeburt (nachdem der Kopf des Kindes zu sehen ist)	Abfall der kindlichen Herzfrequenz; Atmungsprobleme
Pudendusblock	Zangengeburt	Keine
Lokale Anästhesie des Damms	Zangengeburt, Dammschnitt und Versorgung des Dammrisses	Keine
Vollnarkose	Kaiserschnitt	Verringerte Reaktionsfähigkeit bei der Geburt; Atmungsprobleme, besonders bei Frühgeborenen

Gebärmutterschleimhaut

Faltenlose Auskleidung der Gebärmutter (*F. Endometrium*). Die G. besteht aus einschichtigem, zylindrischem Flimmerepithel und enhält zahlreiche Drüsen. Während der Geschlechtsreife unterliegt sie einem zyklischen Auf- und Abbau. (S.a. *Menstruation; Endometrium*)

Gebärmuttervorfall

s. *Uterusprolaps*

Gebiß, bleibende Zähne

(*F.* Dentes permanentes) Die zweiten *Zähne*, die ca. ab dem sechsten Lebensjahr die ersten Zähne ersetzen. Es gibt 32 bleibende Zähne, in Ober- und Unterkiefer je 16. Jede Kieferhälfte enthält zwei Schneidezähne, einen Eckzahn, zwei Prämolaren (Backenzähne) und drei Molaren (Mahlzähne). (S.a. *Zahndurchbruch*)

Gebiß, Pflege

s. *Mundhygiene*

Geburt

Vorgang, bei dem die Leibesfrucht den Körper der Mutter verläßt. Normalerweise erfolgt die G. nach einer 38- bis 42wöchigen Schwangerschaft (Gestation), gezählt von der letzten Menstruation der Mutter an.

Für die meisten Frauen in Industrieländern, die während der Schwangerschaft und Entbindung angemessene ärztliche Betreuung (s. *Schwangerenbetreuung*) erhalten, ist die G. relativ unproblematisch. In Entwicklungsländern ist jedoch die Zahl der Frauen, die bei einer Geburt sterben, immer noch sehr hoch (s. *Müttersterblichkeit*).

Spezialausstattungen und die ständige Verfügbarkeit von *Bluttransfusionen* und *Antibiotika* haben die G. für Mutter und Kind sicherer gemacht. Die Tendenz geht allerdings zurück zur "natürlichen G.", die auf unnötige medizinische Eingriffe verzichtet, da Schwangere zunehmend eine Übermechanisierung der G. befürchten. In einigen Krankenhäusern dürfen sich die Mütter für diese Art der G. entscheiden, solange es medizinisch vertretbar ist. Sie werden aufgefordert, mit ihren Hebammen und G.shelfern einen "G.splan" aufzustellen, wobei auch mögliche Methoden zur Schmerzlinderung und bevorzugte Stellungen während der Entbindung besprochen werden.

G

GEBURTSPHASEN

Bei Geburtsbeginn dehnt sich der Muttermund, und es setzen schmerzhafte und regelmäßige Kontraktionen ein. Die Mutter wird alle zwei bis vier Stunden vaginal untersucht, um den Grad der "Verstreichung" des Muttermundes zu bestimmen. Die Geburtsdauer hängt von verschiedenen Umständen ab, hauptsächlich jedoch davon, ob es sich bei der Mutter um eine Erst- oder um eine Mehrgebärende handelt. Bei der Klinikentbindung werden die kindlichen Herztöne sowie Häufigkeit, Stärke und Dauer der Gebärmutterkontraktionen aufgezeichnet. Während der zweiten Geburtsphase werden die Kontraktionen stärker, und die Mutter hat das Bedürfnis zu pressen; sie wird jedoch angehalten, nur während einer Kontraktion zu pressen. Sobald das Baby entbunden ist, wird es getrocknet, gewärmt und von der Hebamme oder dem Arzt untersucht. Danach wird es der Mutter auf den Bauch gelegt.

ELEKTRONISCHE ÜBERWACHUNG DES KINDES

Erfolgt als Routinemaßnahme oder bei offensichtlicher Gefährdung des Kindes. Der Detektor wird an ein Überwachungsgerät angeschlossen.

Ausdruck

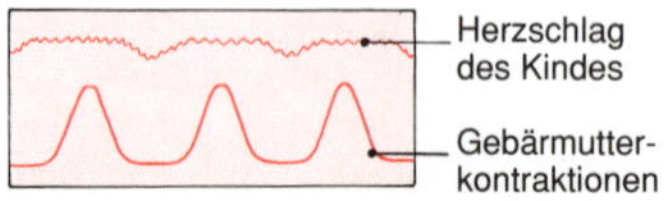

Detektoren
Der Herzschlag des Kindes wird von einer Metallplatte, die am Bauch der Mutter befestigt wird (unterer Gürtel), abgeleitet. Die Platte am oberen Gürtel registriert die Kontraktionen der Gebärmutter. Man kann auch eine Elektrode unter der Geburt am Kindskopf befestigen und mit einem durch die Scheide der Mutter geführten Draht am Gerät anschließen.

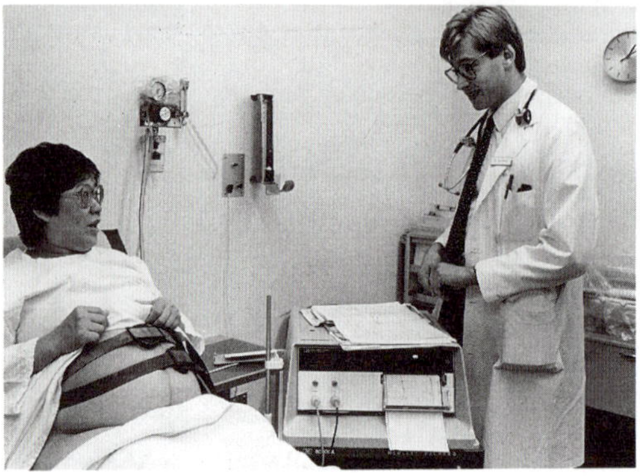

Eröffnungsperiode
Bei den ersten Kontraktionen wird der normalerweise feste, steife Gebärmutterhals weich und dünner (er "verstreicht"), bis er auf gleicher Höhe mit der Gebärmutterwand ist. Bei jeder Kontraktion weitet sich nun der Muttermund, bis er einen Maximaldurchmesser von ca. 10 cm erreicht hat. Dies kann bei Erstgebärenden 12 Stunden oder länger dauern, bei Mehrgebärenden deutlich kürzer (meist nur wenige Stunden).

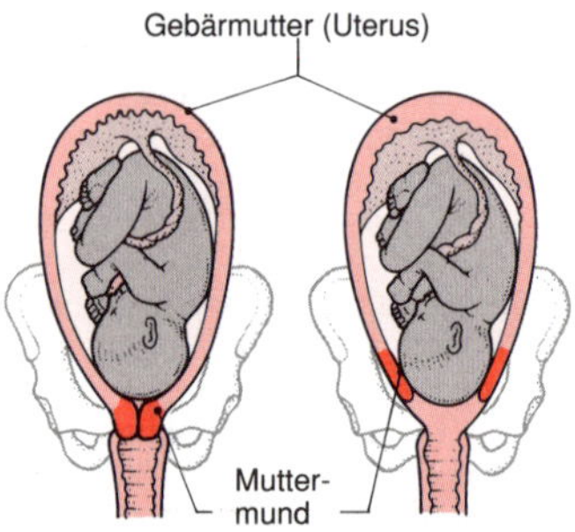

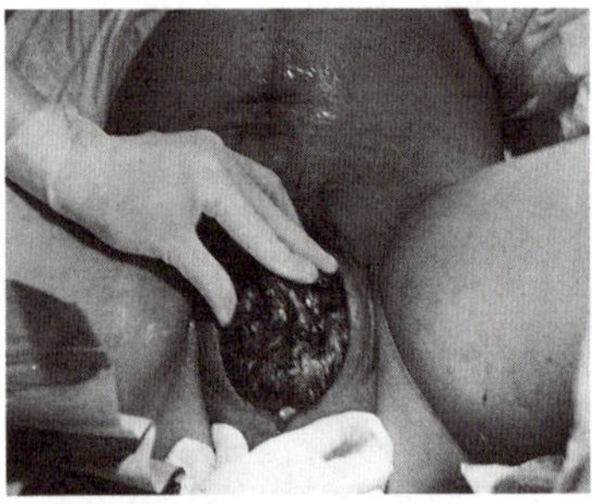

Der Kopf erscheint
In dieser Phase wird manchmal ein Dammschnitt gelegt, um einen Dammriß zu verhindern.

Austreibungsperiode
Wenn der Kopf des Kindes die Beckenbodenmuskulatur erreicht, dreht er sich, bis das Kinn zum Mastdarm der Mutter zeigt. Wird das Kind weiter nach unten gepreßt, wölben sich After und *Damm* nach außen; der Kopf des Kindes wird am Scheideneingang sichtbar. Beim Durchtritt des Kopfes wird das Dammgewebe sehr stark gedehnt; manchmal ist ein *Dammschnitt* erforderlich, damit das Gewebe nicht reißt. Sobald der Kopf geboren ist, dreht er sich, so daß er sich wieder in einer Linie mit dem Körper des Kindes befindet; die Hebamme hilft bei dieser Drehung nach.

Bei den nächsten Kontraktionen kommen nacheinander beide Schultern zum Vorschein; danach gleitet der Rest des Körpers heraus. Nach der Entbindung wird die Nabelschnur abgeklemmt und durchtrennt.

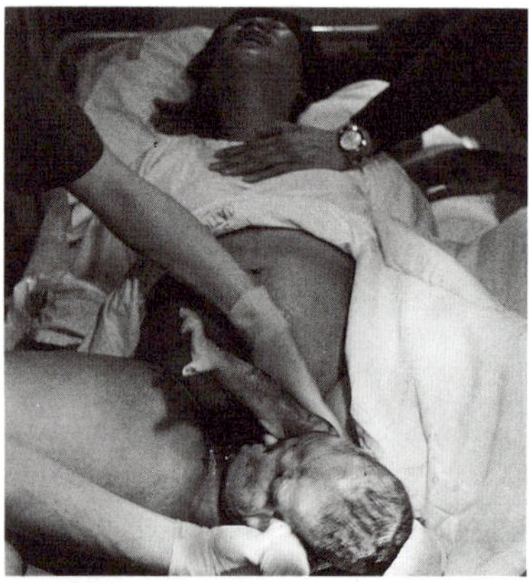

Nachgeburtsperiode
Nach dem Durchtritt der beiden Schultern kann der untere Körperabschnitt des Kindes sehr leicht herausgleiten.

Nachgeburtsperiode
Innerhalb von 3 - 10 Minuten nach der Geburt des Kindes wird die Plazenta (Nachgeburt) ausgestoßen. Dieser Vorgang kann durch Medikamente wie Ergometrin oder Oxytocin unterstützt werden, ggf. muß die Plazenta manuell von Geburtshelfern entfernt werden. Risse oder Einschnitte werden gesäubert und vernäht, meist während die Mutter ihr Baby hält.

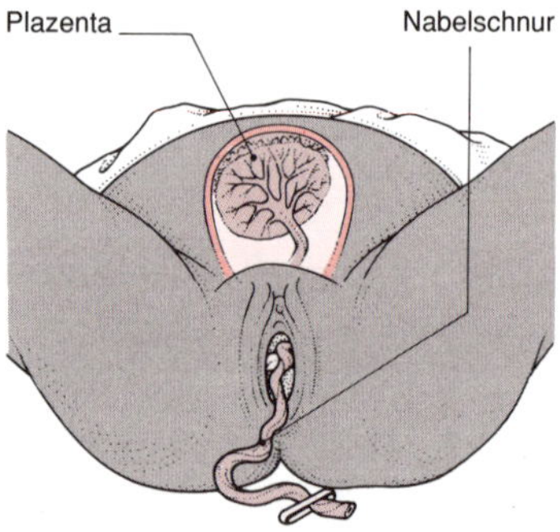

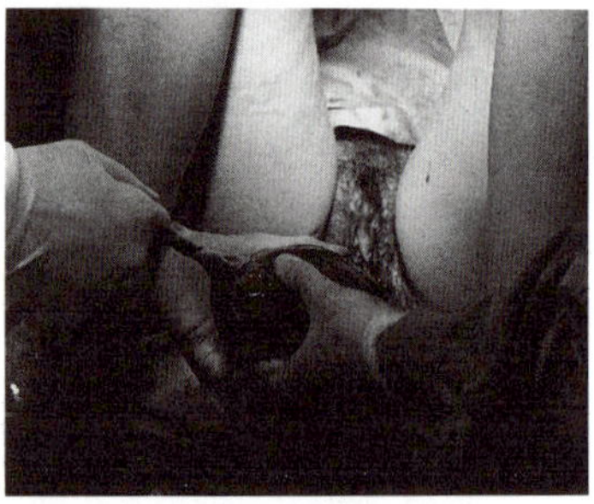

Plazenta wird ausgestoßen
Die Plazenta wird normalerweise wenige Minuten nach Geburt des Kindes ausgestoßen.

NOTGEBURT, ERSTMASSNAHMEN

GEBURTSVORBEREITUNG

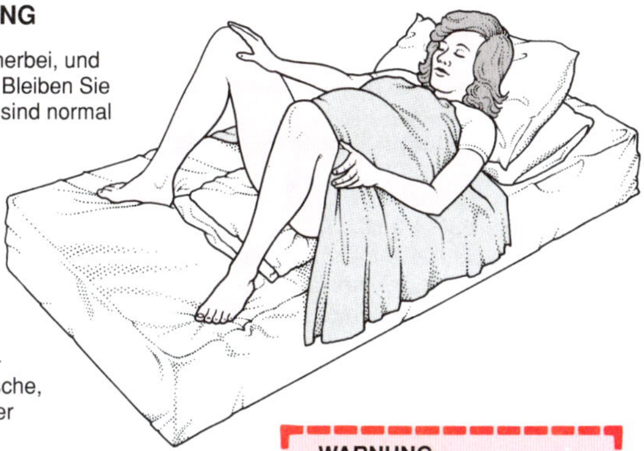

1 Rufen Sie ärztliche Hilfe herbei, und beruhigen Sie die Mutter. Bleiben Sie ruhig – die meisten Geburten sind normal und laufen natürlich ab.

2 Reinigen Sie Hände und Nägel unter fließendem Wasser. Nicht abtrocknen. Hände während der Geburt regelmäßig waschen. Achten Sie darauf, daß alles, was Sie gebrauchen, sauber ist: Bettwäsche, Laken, Handtücher und Tücher

3 Breiten Sie ein sauberes Laken oder ein Handtuch auf einem flachen Untergrund aus.

4 Stützen Sie die Mutter mit Kissen. Die Beine sollten gespreizt und angewinkelt sein, die Füße flach aufliegen.

WARNUNG
Versuchen Sie NICHT, die Geburt zu verzögern, indem Sie die Beine der Mutter kreuzen oder den Kopf des Kindes zurückdrücken. Dies ist sehr gefährlich.

SIE BENÖTIGEN
- Sterilisierte Schere (10 Minuten abkochen und in sauberes Tuch wickeln).
- Saubere Bänder, Schnürsenkel oder Tuchstreifen von ca. 22 cm Länge, um die Nabelschnur abzubinden.
- Behälter, falls sich die Mutter übergibt.
- Behälter oder Plastiktüte für die Nachgeburt (die ärztlich untersucht werden muß).
- Hygienetücher oder saubere Stofftücher, die nach der Geburt auf die Scheide der Mutter gelegt werden.
- Wiege (auch Schachtel oder Schublade) und weiche Decke für das Baby.

G

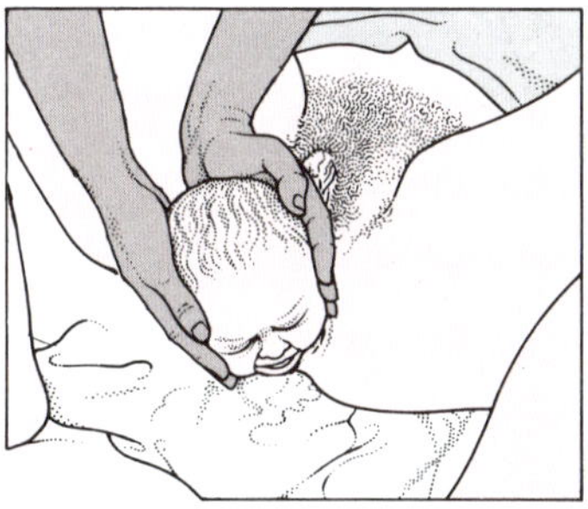

1 Wenn der Kopf des Kindes erscheint, ihn mit gewölbten Händen stützen. Bedeckt eine Membran das Gesicht, diese mit der Hand zerreißen und schnell entfernen. Umschlingt die Nabelschnur den Hals, diese vorsichtig über den Kopf heben. Kopf des Kindes erst berühren, wenn er draußen ist.

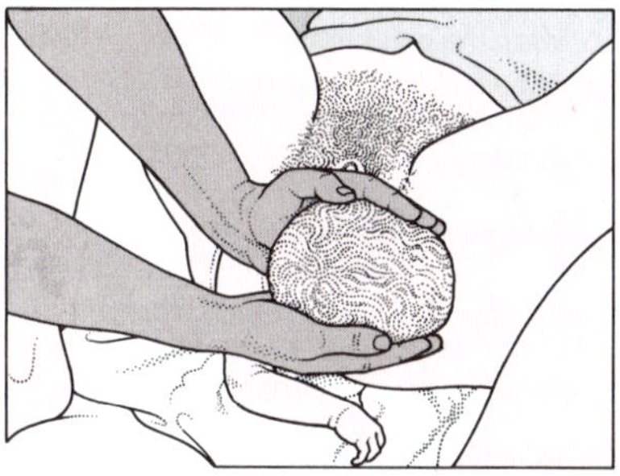

2 Die Schultern beim Herauskommen stützen. Ist die erste draußen, kann die zweite leichter folgen, wenn Sie den Kopf des Kindes vorsichtig heben. Auf keinen Fall am Kopf ziehen.

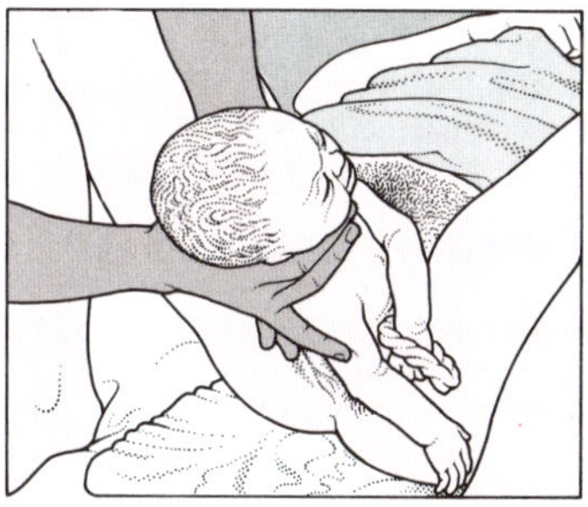

3 Wenn der Körper herauskommt, stützen Sie ihn. Schleim oder Blut am Mund des Kindes mit einem sauberen Tuch entfernen.

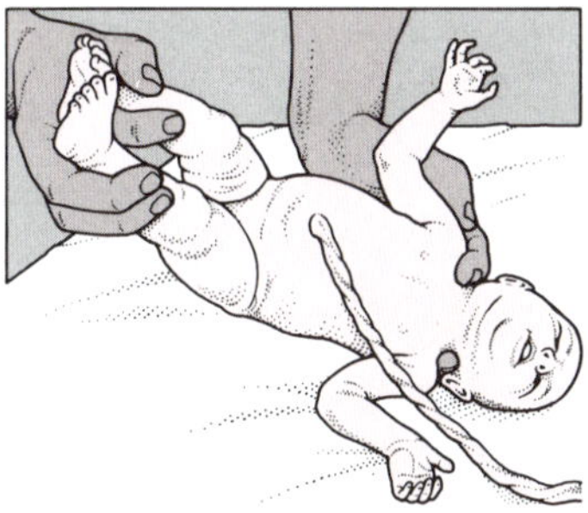

4 Falls das Kind nicht sofort atmet, den Kopf tiefer halten als den Körper, um Schleim abfließen zu lassen. NICHT auf den Rücken klopfen. Fest auf die Brust blasen oder auf die Fußsohlen klopfen. Nützt dies nichts, *Beatmung* einleiten.

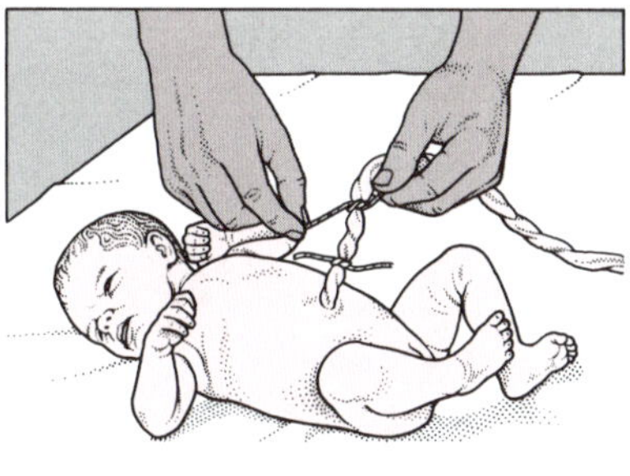

5 Etwa eine halbe bis eine Minute nach der Geburt die Nabelschnur 15 – 20 cm vom Kind entfernt abbinden, dann noch einmal 5 – 10 cm weiter. Mit sterilisierter Schere dazwischen durchschneiden. Baby einwickeln und der Mutter auf den Bauch legen.

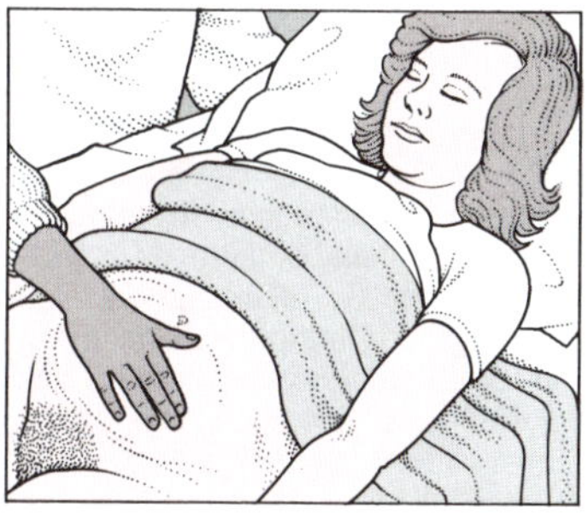

6 Die Nachgeburt wird innerhalb von 10 Minuten ausgestoßen. Inzwischen mit einer aufgelegten Hand die Gebärmutter durch die Bauchdecke vorsichtig massieren, bis sie hart ist. NICHT an der Nabelschnur ziehen, um die Nachgeburt zu entfernen.

GEBURTSBEGINN
Oft ist es schwierig, den G.sbeginn zu erkennen. Während der letzten drei Schwangerschaftsmonate beginnt die Gebärmutter, sich mit Kontraktionen auf die G. vorzubereiten. Diese *Braxton-Hicks-Kontraktionen* können fälschlicherweise für den G.sbeginn gehalten werden. Werden die Kontraktionen allerdings zunehmend schmerzhafter und regelmäßiger und treten sie in kürzeren Abständen auf, ist davon auszugehen, daß die G. begonnen hat.

Oft wird der Schleimhautpfropf, der den Gebärmutterhals während der Zeit der Schwangerschaft verschließt, als blutiger Ausfluß ausgestoßen. Dieser Vorgang wird "(erstes) Zeichnen" genannt und signalisiert, daß der Muttermund sich zu weiten beginnt.

Die das Fruchtwasser umgebende Membran kann jederzeit vor der Entbindung reißen. Dieser "Blasensprung" führt zum Abgang des Fruchtwassers, entweder plötzlich in großer Menge oder als längerer schwächerer Ausfluß.

GEBURTSPHASEN
Die Vorgänge bei der G. lassen sich in drei aufeinanderfolgende Phasen unterteilen (Einzelheiten s. illustrierter Kasten "Geburtsphasen" auf S. 386): Die Eröffnungsperiode beginnt mit regelmäßigen Wehen (zunächst im Abstand von 10 – 15 Minuten) und endet mit der Eröffnung des Muttermundes (Dauer bei Erstgebärenden ca. 12 Stunden, bei Mehrgebärenden nur etwa 7 Stunden).

Die Austreibungsperiode dauert von der vollständigen Eröffnung des Muttermundes bis zur Beendigung der Geburt des Kindes (bei Erstgebärenden 30 – 60 Minuten, bei Mehrgebärenden 20 – 30 Minuten).

Die Nachgeburtsperiode folgt der Geburt und ist mit der Ausstoßung des Mutterkuchens (Plazenta) abgeschlossen.

Geburtenkontrolle

Begrenzung der Geburtenzahl. Dieser Begriff bezieht sich entweder auf Einzelpersonen oder auf eine Bevölkerung. In den meisten Industrieländern praktizieren die Menschen heutzutage G.; infolgedessen ist ihr Bevölkerungswachstum zurückgegangen. In einigen Ländern wird sogar politischer und sozialer Druck ausgeübt, um ein geringeres Bevölkerungswachstum zu erzielen. Dennoch nimmt die Weltbevölkerung insgesamt rapide zu (s. Kasten).

Familienplanung ermöglicht Männern und Frauen die Entscheidung, ob und wann sie Kinder haben wollen; durch die Methoden der *Empfängnisverhütung* lassen sich ungewollte Schwangerschaften vermeiden.

Geburt, Komplikationen

Schwierigkeiten und Komplikationen, die nach dem Geburtsbeginn auftreten. Diese Komplikationen können sowohl die Mutter als auch das Kind betreffen. Einige sind vor allem für das Kind lebensbedrohlich, da sie z.T. die Sauerstoffzufuhr beeinträchtigen und Hirnschädigungen beim Kind verursachen können (s. *Fetopathie*).

PROBLEME BEI DER MUTTER
Setzen die echten *Gebärmutterkontraktionen* oder der Blasensprung vor der 37. Schwangerschaftswoche ein, besteht das Risiko, daß das Kind unvollständig entwickelt und nicht lebensfähig geboren wird (s. *Frühgeburt*). Arzneimittel wie Ritodrin (z.B. Pre-par ® +) können eine Frühgeburt manchmal stoppen. In dafür eingerichteten Krankenhäusern ist es angebracht, bei zusätzlich auftretenden Komplikationen (oder ab der 34. Woche) die Geburt einzuleiten. Auch kann ein frühzeitiger Blasensprung zu einer Infektion der Gebärmutter führen; in diesem Fall muß das Baby so bald wie möglich geboren und die Infektion mit *Antibiotika* behandelt werden.

Das anfänglich langsame Fortschreiten ist bei einer normalen Geburt oft die Folge der mangelnden Erweiterung des Muttermundes, meist aufgrund unzureichender Kontraktionen der Gebärmuttermuskeln. Dieses Problem wird oft durch intravenöse Infusionen mit synthetischem Oxytocin behandelt, um das natürlich vorhandene Oxytocin (Hormon, das die Kontraktion der Uterusmuskulatur bewirkt) zu ergänzen.

Die Mutter kann bei einer langen Geburt ermüden, so daß sie nicht mehr in der Lage ist, stark genug zu pressen;

WELTBEVÖLKERUNG

Der rapide Bevölkerungszuwachs ist ein großes Problem. Aufgrund einer erfolgreicheren Krankheitsbekämpfung und einer besseren Hygiene hat sich die Säuglings- und Kindersterblichkeit verringert. Dadurch erhöht sich gleichzeitig die Anzahl der Menschen, die die Geschlechtsreife erreichen. Da sich die Weltbevölkerung alle 35 Jahre verdoppelt, wird das Ernährungs-, Erziehungs- und Beschäftigungsproblem immer dringlicher.

Weltbevölkerungswachstum
Das Diagramm rechts zeigt das Wachstum von 1750 bis 1988.

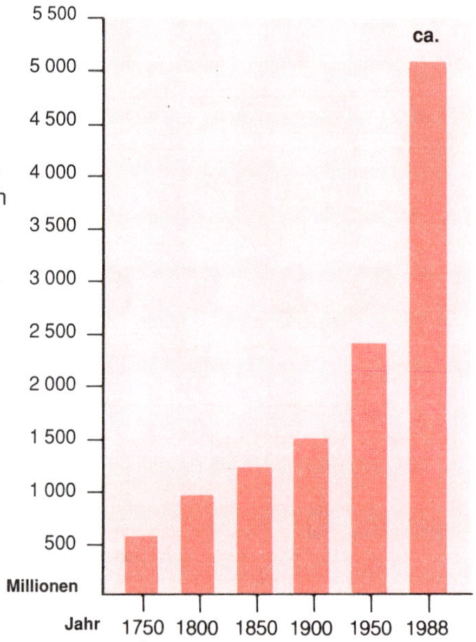

Anteile der Kontinente
Das Diagramm unten zeigt die Verteilung der Bevölkerung auf die verschiedenen Kontinente im Jahre 1984 sowie deren prozentualen Anteil an der gesamten Weltbevölkerung.

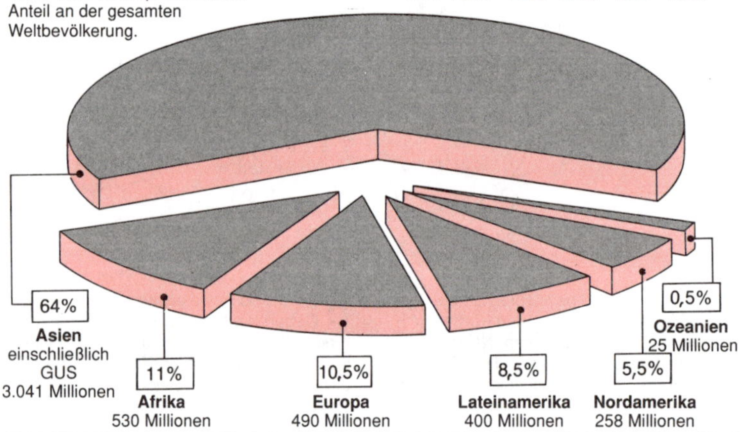

auch können die Muskelkontraktionen der Gebärmutter unwirksam sein. In diesen Fällen ist oft eine *Zangengeburt*, eine *Vakuumextraktion* oder sogar ein *Kaiserschnitt* erforderlich.

Eine häufige Gefahr bei Geburten ist Blutverlust. *Schwangerschaftshämorrhagie* oder Blutungen während der Geburt können auf eine frühzeitige Ablösung der Plazenta von der Gebärmutterwand zurückzuführen sein. Nur selten deuten sie auf *Placenta praevia* hin, bei der sich die Plazenta über dem Muttermund (anstatt an der Gebärmutterwand) befindet. Blutverlust nach der Geburt (s. *Nachgeburtsblutung*) ist in vielen Fällen darauf zurückzuführen, daß die Gebärmutter unfähig ist, sich nach der Entbindung normal zusammenzuziehen; er kann aber auch ein Zeichen dafür sein, daß ein Teil der Plazenta nicht ausgestoßen wurde. Durch Bluttransfusionen sind Hämorrhagie-Komplikationen in den letzten 40 Jahren drastisch zurückgegangen.

In seltenen Fällen leiden Frauen während oder kurz vor der Geburt an *Eklampsie* (Krämpfe, verbunden mit erhöhtem Blutdruck). In diesem Fall wird unter Verwendung von *Antikonvulsiva* und Sauerstoff die Geburt (ggf. auch ein Kaiserschnitt) eingeleitet.

PROBLEME BEIM KIND

Befindet sich das Kind in einer *Fehllage* (liegt es nicht in Schädellage), kann eine vaginale Geburt schwierig oder unmöglich sein. Ein Kind in Steißlage (Becken unten) kann vaginal geboren werden, obwohl eine Geburt durch Kaiserschnitt vorzuziehen ist (s. *Steißgeburt*). Ein Baby in Querlage wird immer mit Kaiserschnitt entbunden, da Arm und Schulter gewöhnlich im Becken eingeklemmt werden.

Mehrlingsschwangerschaften können bei der Geburt Probleme bereiten, da die Position des zweiten oder der nachfolgenden Kinder oft schwierig vorherzusagen ist. Auch werden solche Kinder meist zu früh geboren.

FETAL-MATERNALE PROBLEME

Manchmal ist das Becken der Mutter im Verhältnis zum Kopf des Kindes zu eng (Beckenverengung), wodurch eine vaginale Geburt unmöglich oder gefährlich wird. In diesem Fall ist ein Kaiserschnitt (Sectio caesarea) erforderlich.

Geburt, natürliche

Vermeiden unnötiger medizinischer Eingriffe bei der Geburt eines Kindes. Es werden dabei vor allem *Entspannungstechniken* angewandt, damit die Mutter Schmerzen besser aushalten und somit der Einsatz von Medikamenten reduziert werden kann.

Natürliche Geburtstechniken werden von verschiedenen Organisationen gelehrt. Die Kurse zur natürlichen Geburt werden von Hebammen oder Ärzten abgehalten. Während der letzten drei Schwangerschaftsmonate besuchen viele Frauen solche Kurse mit ihren Partnern. Auf die Einbeziehung des Partners wird bei der n.n G. großer Wert gelegt.

Das wichtigste Ziel dieser Kurse ist allerdings das Erlernen von Entspannungstechniken (oft mit Hilfe von Atemübungen), um den Frauen eine Hilfestellung für spätere Wehenschmerzen zu geben. Die Mütter lernen ihren Körper besser kennen und wissen während der Geburt ihre Muskeln richtig zu entspannen. Durch die Einbeziehung des Partners wird die Frau während der Geburt bestmöglich ermutigt und unterstützt.

Die Kurse vermitteln ebenso Informationen über die weibliche Anatomie, Physiologie der Schwangerschaft, fetale Entwicklung, Geburt, Entbindung und postnatale Zeit. Auch werden Themen wie Ernährung, Stillen und elterliches Verhalten angesprochen.

Geburtseinleitung

Künstliche Förderung des Geburtsvorgangs. Die G. erfolgt, wenn die Gesundheit der Mutter oder des Kindes durch den weiteren Verlauf der Schwangerschaft gefährdet ist. Ist die Schwangerschaft noch nicht abgeschlossen, werden die Risiken einer G. und einer *Frühgeburt* gegeneinander abgewägt.

WARUM ES GEMACHT WIRD

Der häufigste Grund ist, daß die Schwangerschaft den errechneten Geburtstermin bereits überschritten hat. Dadurch erhöht sich das Risiko von Komplikationen unter der Geburt. Die meisten Geburtshelfer leiten die Geburt ein, wenn sie länger als zwei Wochen überfällig ist.

G. erfolgt schon früher, wenn die Mutter an *Präeklampsie* oder chronischem *Bluthochdruck* leidet, wenn eine Rh-Unverträglichkeit zwischen Mutter und Kind besteht (Risiko einer *hämolytischen Krankheit des Neugeborenen*) oder bei Anzeichen *intrauteriner Wachstumshemmung*.

SO WIRD ES GEMACHT

Die häufigste Technik der G. ist die Sprengung der Fruchtblase, die das Kind umgibt. Dadurch wird etwas Fruchtwasser abgelassen, was manchmal genügt, um die Geburt einzuleiten. Wenn nicht, werden Wehenmittel wie z.B. *Prostaglandin-Präparate* (zur Anregung der Wehentätigkeit) in Form von Zäpfchen weit in die Scheide eingeführt. Ebenso kann eine intravenöse *Oxytocin*-Infusion (Hormon, das die Kontraktion der Uterusmuskulatur bewirkt) verabreicht werden.

Bei einer G. ist es wichtig, den Gesundheitszustand von Mutter und Kind sorgfältig zu überwachen. Wenn die Geburt nicht erfolgreich eingeleitet werden kann, wird das Kind mit *Kaiserschnitt* entbunden.

Geburtsfehler

Abnormitäten, die sofort bei der Geburt oder erst in früher Kindheit erkannt werden. Sie werden auch angeborene Fehlbildungen genannt und umfassen sowohl kleinere Anomalien wie *Muttermale* als auch gravierende Fehlbildungen wie *Spina bifida* (unvollständiger Verschluß der Wirbelsäule). In Deutschland wiesen 1989 etwa 0,2 Prozent der Lebendgeborenen eine oder mehrfache Fehlbildungen auf (s. Kasten "Geburtsfehler" S. 390).

URSACHEN

G. können verschiedenste Ursachen haben, wobei auch unbekannte Faktoren eine Rolle spielen. Folgende Ursachen von G.n sind bekannt.

CHROMOSOMENFEHLER

Einige Kinder werden mit mehr oder weniger als den normalen 23 *Chromosomen*-Paaren geboren. Chromosomen sind fadenförmige Strukturen im Zellkern, die die Informationen zur normalen körperlichen Entwicklung enthalten. Teilweise sind Chromosomenstücke überzählig oder fehlen (s. *Chromosomenaberration*). Beim *Down-Syndrom*, bei dem ein Chromosom überzählig ist, sind angeborene Herz- und Darmkrankheiten häufig.

GENETISCHE ODER ERBLICHE FEHLER

Sie können von einem oder beiden Elternteilen vererbt werden (s. *Gen; genetische Krankheiten*). Beispiele für genetische Krankheiten, die bei der Geburt erkennbar sind, sind *Achondroplasie* und *Albinismus*.

MEDIKAMENTE UND ANDERE GEFÄHRLICHE SUBSTANZEN

Gewisse Medikamente können dem Embryo schaden, wenn sie von der Mutter am Anfang der Schwangerschaft eingenommen werden. Das bekannteste Beispiel ist *Thalidomid* (Contergan), ein Schlafmittel, das in den späten 50er und frühen 60er Jahren sehr häufig verschrieben wurde und Mißbildungen, vor allem der Extremitäten, verursachte.

Raucht die Mutter, kann das dem Embryo schaden; einige Tabakbestandteile verzögern das Wachstum des Kindes. Alkohol kann die gleiche Wirkung ausüben und ebenso die Entwicklung des Gehirns und des Gesichtes beeinträchtigen (s. *Alkoholembryopathie*). Substanzen, die nachgewiesenermaßen Mißbildungen hervorrufen, werden als *teratogen* bezeichnet.

BESTRAHLUNG

Eine Bestrahlung des Embryos am Anfang der Schwangerschaft kann Abnormitäten verursachen. Dies ist z.B. der Fall, wenn die Mutter ohne vorherige Feststellung ihrer Schwangerschaft geröntgt wurde oder wenn sie eine *Strahlentherapie* gegen Krebs erhalten mußte. Wann immer Anzeichen darauf hindeuten, daß eine zu behandelnde Frau schwanger ist, wird mit größter Vorsicht versucht zu verhindern, daß die Strahlung den Embryo erreicht.

Eine Schädigung des ungeborenen Kindes kann ebenso durch atomare Strahlung oder atomaren Niederschlag (nach einer Nuklearexplosion oder einem Leck in einem Kernreaktor) erfolgen. Hohe Strahlendosen, wie sie z.B. 1945 nach der Atombomben-Explosion in Hiroshima oder 1986 nach dem Reaktorbrand von Tschernobyl auftraten, verursachen bei Ungeborenen oftmals schwere geistige und körperliche Behinderungen. Selbst eine sehr geringe Strahlendosis erhöht das Risiko des Kindes, später *Leukämie* (s. *Strahlenschäden*) zu bekommen.

INFEKTIONEN DER MUTTER

Bestimmte Krankheiten während der Schwangerschaft können G. verursachen. Erkrankt eine Frau während der ersten drei Schwangerschaftsmonate an Röteln, besteht eine ca. 50prozentige Wahrscheinlichkeit, daß ihr Kind Hirn-, Augen-, Ohren- oder Herzanomalien entwikkelt. Andere Infektionsarten, z.B. *Toxoplasmose*, können eine Entzündung von Augen, Leber, Milz und anderen Organen des Embryos verursachen.

PHYSIKALISCHE EINFLÜSSE IM UTERUS

Wird der Embryo von zuwenig Flüssigkeit umgeben, können die Extremitäten deformiert werden; auf diese Weise mag ein *Klumpfuß* entstehen.

Die Ursache vieler G. ist aber noch unbekannt. Dazu gehören Anomalien des Gehirns und des Rückenmarks. Beim Embryo entwickeln sich diese Strukturen aus einem einfachen, mit Flüssigkeit gefüllten Nervenrohr. Störungen bei seiner Entwicklung können zu *Spina bifida* mit oder ohne *Hydrocephalus* führen.

Die Herz- und Blutgefäße entwickeln sich beim Fetus aus einem zentralen, muskulösen Hohlorgan. Wird diese Entwicklung gestört, können angeborene Herzfehler resultieren, wie z.B. Ductus arteriosus apertus, Septumdefekt, Aortenkoarktation oder Transposition der großen Gefäße (s. *Herzfehler, angeborene*).

Ein weiterer häufiger G. ist die *Lippen-Kiefer-Gaumen-Spalte*, bei der sich die beiden Hälften des fetalen Gesichtes und des Gaumens nicht vollständig schließen.

VORBEUGUNG

Vorbeugende Maßnahmen können das Risiko herabsetzen, ein anomales Kind zu gebären. Vor der Gründung einer Familie sollte dann eine *genetische Beratung* erfolgen, wenn ein Elternteil Verwandte mit genetischen oder erblichen Anomalien hat. Alle Frauen sollten sich vergewissern, daß sie gegen Röteln geimpft sind.

Eine Frau sollte während der Schwangerschaft nicht rauchen und nur mäßig Alkohol trinken. Solange nicht anders vom Arzt verschrieben, sollte in den ersten drei Monaten die Einnahme von Medikamenten jeder Art unterlassen werden.

Verschiedene Tests können durchgeführt werden, wenn der Verdacht besteht, daß der Fetus Defekte aufweist: z.B. *Amniozentese* (Entnahme einer Fruchtwasserprobe), Bluttests, um den AFP-Spiegel (s. *Alphafetoprotein*) der Mutter zu bestimmen, *Chorionzottenbiopsie* (Entnahme einer Probe des Plazentagewebes) und *Ultraschall-Diagnostik*.

GEBURTSFEHLER (Lebendgeborene mit bei der Geburt erkennbaren Fehlbildungen, 1989)

Angeborene Fehlbildungen	zusammen	Knaben	Mädchen
Lebendgeborene mit Fehlbildungen zusammen	**1 360**	**811**	**549**
Lebendgeborene mit einer Fehlbildung zusammen	1 177	701	476
darunter: Anenzephalie	7	5	2
Spina bifida	49	26	23
Hydrocephalus	37	21	16
Mißbildungen des Herzens	69	42	27
Lippen-Kiefer- und/oder Gaumenspalte	244	150	94
Mißbildungen der Geschlechtsorgane	68	63	5
Klumpfuß	135	86	49
Muskel-Skelett- und sonst. Gliedmaßendeformitäten	216	111	105
Mißbildungssyndrome mehrer Organsysteme	151	80	71
Lebendgeborene mit mehrfachen Fehlbildungen	183	110	73

(Gebiet: Bundesrepublik Deutschland, alte Bundesländer)

Geburtsgewicht

Das Durchschnittsgewicht eines Knaben beträgt bei der Geburt nach normaler Schwangerschaftszeit 3,4 kg, eines Mädchens 3,2 kg. In seltenen Fällen wiegen Säuglinge weniger als 2,5 kg oder mehr als 4,5 kg.

Das G. eines Kindes hängt von verschiedenen Faktoren ab, so z.B. von der Größe und geographischen Herkunft der Eltern. Kleine Eltern bekommen meist auch kleinere Kinder.

Neugeborene, die bei der Geburt weniger als 2,5 kg wiegen, gelten als Kinder mit niedrigem G. Bei etwa der Hälfte dieser Kinder ist dies auf eine *Frühgeburt* (Entbindung vor der 37. Schwangerschaftswoche) zurückzuführen. Andere sind klein, weil sie in der Gebärmutter bei insuffizienter Plazenta mangelhaft ernährt wurden. Dies kann z.B. der Fall sein, wenn die Mutter an *Präeklampsie* litt oder in der Schwangerschaft stark geraucht hat.

Übergroße Neugeborene werden häufig von Frauen mit *Diabetes mellitus* geboren.

Während der ersten Lebenswochen verlieren die Neugeborenen meist 10 Prozent ihres G.es, nehmen anschließend jedoch stetig an Gewicht zu.

Geburtshilfe

Bereich der Medizin, der sich mit der *Schwangerschaft*, der *Schwangerenbetreuung*, der *Geburt* und der *postnatalen Pflege* beschäftigt. Zur G. gehört ebenso die Lehre von Aufbau und Funktion der weiblichen *Fortpflanzungsorgane*. In Deutschland ist die G. ein Teilgebiet der *Gynäkologie*.

Geburtskanal

Abschnitt von der Cervix uteri (Gebärmutterhals) bis zum Scheideneingang, durch den das Kind entwickelt wird.

Geburtsverletzungen

Schaden, der bei der Geburt entsteht. Alle Kinder erleiden zumindest ein leichtes Trauma, wie Schürfwunden oder Prellungen. Prellungen und Schwellung der Kopfhaut können bei einer Scheidengeburt auftreten (s. *Kephalhämatom*).

Stärkere Verletzungen treten besonders dann auf, wenn das Kind zu früh geboren wird oder wenn es Schwierigkeiten hat, den Geburtskanal zu passieren, z.B. bei einer schwierigen *Steißge-*

GEBURTSZANGE

Die beiden breiten, stumpfen Blätter sind so geformt, daß sie um den Kopf des Kindes passen. Die Handgriffe sind ineinander so verankert, daß die Blätter einen bestimmten Abstand zueinander haben.

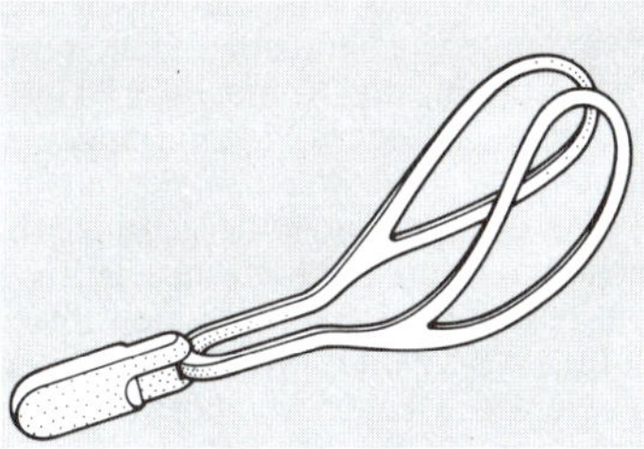

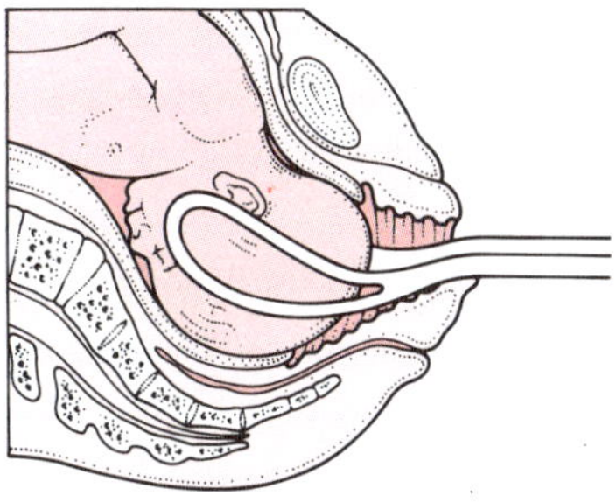

Anlegen

Die Zangenblätter werden seitlich am Kopf des Kindes angelegt, unmittelbar vor den Ohren.

burt. Heutzutage sind G. seltener, schon weil immer mehr Kinder durch *Kaiserschnitt* entbunden werden.

Bei Steißgeburten werden manchmal einige Nerven im Schulterbereich verletzt, wodurch der Arm vorübergehend gelähmt wird. Auch kann der Gesichtsnerv durch Zangen traumatisiert werden, was eine vorübergehende Gesichtslähmung verursacht. Bei schwierigen Entbindungen besteht ebenso die Gefahr von Frakturen, wie z.B. des Schlüsselbeines (Clavicula), des Oberarmknochens (Humerus) oder des Oberschenkelknochens (Femur). Die Knochen heilen jedoch normalerweise schnell.

Viele Fälle von *zerebraler Kinderlähmung*, *geistiger Behinderung* und *Epilepsie* wurden früher den G. zugeordnet. Heute geht man allerdings davon aus, daß sie meist auf pränatale Faktoren zurückzuführen sind. Schlechte Ernährung, Rauchen, Alkoholkonsum der Mutter, Blutungen während der Schwangerschaft und Frühgeburten können zu *Hirnschäden* oder einer anomalen Hirnentwicklung führen. (S.a. *Geburtsfehler*)

Geburtszange

Instrument, das zur Beendigung einer schwierigen Geburt unter Nachahmung des natürlichen Geburtsmechanismus verwendet wird. (S.a. *Zangengeburt*)

G.n bestehen aus zwei Blättern, die den Kopf des Kindes fassen. Jedes Blatt ist an einem gesonderten Griff befestigt, wobei beide Griffe wiederum miteinander verbunden sind; der Abstand der Blätter zueinander ist genau festgelegt (s. illustrierter Kasten oben).

Gedächtnis

Die Fähigkeit, sich zu erinnern. Erinnerung ist ein komplexer Prozeß, der normalerweise in drei Phasen unterteilt wird: Wahrnehmung, Speicherung und Abruf (siehe Kasten rechts).

Viele Faktoren bestimmen, wie gut man sich an etwas erinnert. Dazu gehört die Geläufigkeit, und wieviel Beachtung einer Sache gewidmet wurde. Empfohlene Techniken zur Verbesserung des G.ses basieren auf bewußter Verknüpfung neuer Inhalte mit bereits bekannten. Einer Person wird beispielsweise die Hilfestellung gegeben, sich eine bekannte Straße vorzustellen und sich schwierige Handlungsabläufe in Verbindung mit den einzelnen Gebäuden zu merken.

ERINNERUNGSMECHANISMEN

Es ist nicht bekannt, in welchem Teil des *Gehirns* der Erinnerungsvorgang abläuft. Es scheint keinen bestimmten Erinnerungsbereich zu geben; wird das Gehirn mit Elektroden stimuliert, können verschiedene Erinnerungen an derselben Stelle hervorgerufen werden. Störungen des Temporallappens und des limbischen Systems führen jedoch normalerweise zu G.störungen. Bei Patienten mit *Temporallappen-Epilepsie* kann die Erregung eines bestimmten Teiles der Schläfenlappen immer wieder die gleiche Erinnerung auslösen.

Die Mechanismen zur Speicherung sind unbekannt. Eine Theorie behauptet, das G. bestehe aus bestimmten Strukturen einiger Gehirnzellen, z.B. *DNS*, welche nicht als Träger der genetischen Information benötigt werden. Eine andere Theorie stellt die schwachen elektrischen Wechselwirkungen der Gehirnzellen als Grundlage für das G. in den Mittelpunkt.

Ein gutes G. ist oft gepaart mit einem hohen IQ (s. *Intelligenztest*), obschon einige Menschen ein außerordentliches ("photographisches") G. zeigen, das nicht mit ihren übrigen geistigen Fähigkeiten korreliert. Manche schwer geistig behinderte Menschen haben ein gutes G. für bestimmte Dinge.

ERKRANKUNGEN

G.störungen können durch Probleme in einer der drei Phasen entstehen. Die meisten Störungen sind auf mangelnde Reproduktionsfähigkeit zurückzuführen (s. *Amnesie*). In einigen Fällen rührt das Problem von der Wahrnehmung her, z.B. bei *Manie*, bei der eine ständige Ablenkung erfolgt, oder bei *Depression*, aufgrund von Versunkensein in eigene Gedanken. Einige Patienten mit Temporallappen-Epilepsie zeigen plötzlich unkontrollierbare Rückblenden weit zurückliegender Ereignisse. Die häufigste G.-störung ist die mit dem Alter abnehmende Fähigkeit, sich zu erinnern; diese Erscheinung wird Senilität oder Altersvergeßlichkeit genannt. Dieser Vorgang ist völlig normal. Ein schwerwiegenderer Verlust des G.ses ist möglicherweise ein Früh-Symptom der *Demenz*.

Gedächtnisverlust

s. *Amnesie*

Gedärm

Umgangssprachliches Wort für *Darm*.

Gedeihstörung

Ausbleiben des üblicherweise zu erwartenden Wachstums eines Säuglings oder Kleinkinds – verglichen mit den Durchschnittswerten der Wachstumstafeln (s.a. *Zwergwuchs*).

ERINNERUNGSPHASEN

Phase 1

In der ersten Phase (Wahrnehmungsphase) werden Informationen empfangen und verstanden. Sie werden vorübergehend ins Kurzzeitgedächtnis aufgenommen, dessen Speicherfähigkeit nur begrenzt ist. Werden die Informationen nicht durch Wiederholung aufgefrischt, gehen sie innerhalb von Minuten verloren und werden durch neue Informationen ersetzt.

Phase 2

Erscheinen die Informationen wichtig, findet eine Übertragung ins Langzeitgedächtnis statt. Dieser Speichervorgang beinhaltet eine Verknüpfung mit Worten und Bedeutungen oder mit durch sie hervorgerufenen Sinneswahrnehmungen, Bildern, Gerüchen oder Geräuschen).

Phase 3

Die letzte Phase ist der Abruf (Reproduktion), bei der die im Unterbewußtsein gespeicherten Informationen gezielt in das Bewußtsein zurückholt werden. Die Zuverlässigkeit des Abrufes hängt davon ab, wie gut die Informationen in der 2. Phase verknüpft wurden.

Eine Unterernährung kann auf häusliche Schwierigkeiten zurückzuführen sein, wie z.B. eine unbefriedigende Beziehung zwischen Eltern und Kind. In manchen Fällen findet sich auch eine körperliche Vernachlässigung des Kindes. Solche Kinder zeigen neben einer verzögerten emotionalen und geistigen Entwicklung auch eine Gedeihstörung.

Nimmt ein Baby trotz angemessener Ernährung und gutem Familienklima nicht zu, wird man nach anderen Gründen suchen müssen. Eine G. kann auch durch ernste körperliche Funktionsstörungen entstehen – wie etwa angeborene *Herzkrankheiten*, *Nierenversagen* oder *Malabsorption*.

Ein Baby mit G. wird zunächst einschließlich der Eltern ein bis zwei Wochen beobachtet, um zu sehen, wie sie es ernähren und behandeln. Ernährung und Gewicht werden täglich genau protokolliert. Liegen eher soziale Probleme vor, kann Hilfe in dieser Richtung in die Wege geleitet werden.

G

Gefäßdarstellung, röntgenologische

s. *Angiographie*

Gefäßerweiterung

s. *Angioplastie; Ballonkatheter; Vasodilatation*

Gefäßplastik

Operativer Eingriff zur Wiederherstellung einer Arterie (s. *Gefäßplastik, rekonstruktive*).

Gefäßplastik, rekonstruktive

Operativer Eingriff zur Wiederherstellung verengter, blockierter oder geschwächter Arterien.

WARUM ES GEMACHT WIRD

R.G. dient meist der Wiederherstellung von Arterien, die durch Arteriosklerose (Fettablagerungen an Arterienwänden) verengt oder blockiert sind. Das Verfahren wird ebenfalls bei *Aneurysma* (Auftreibung der Blutgefäße) angewandt, das entweder *angeboren* oder eine Folge von Atherosklerose ist. R.G. wird auch zur Reparatur von Arterien durchgeführt, die durch Verletzung beschädigt wurden.

SO WIRD ES GEMACHT

Überbrückung verengter oder blockierter Abschnitte der Arterie. Eine Venenstrecke (normalerweise aus dem Bein des Patienten) wird über und unter dem verengten Bereich eingenäht. Diese Technik wird häufig bei Herzschlagadern angewandt (s. *Koronararterienbypass*).

Sind andere Arterien beschädigt, wird häufig der erkrankte Bereich herausgeschnitten und durch ein künstliches Gefäß oder einen Venenabschnitt ersetzt, der woanders entnommen wurde.

PROGNOSE

R.G. verläuft abhängig von Gesundheitszustand und Alter des Patienten in der Regel erfolgreich. Bei der operativen Rekonstruktion der *Aorta* (Hauptarterie, die Blut vom Herzen wegtransportiert) liegt die Sterberate bei bis zu fünf Prozent. Das Risiko eines unbehandelten Aneurysmas ist jedoch größer. (S.a. *Angioplastie; Endarteriektomie*)

Gefäßverengung

s. *Vasokonstriktion*

Geflecht

(*F.* Plexus) Netzwerk verflochtener Nerven oder Blutgefäße, z.B. das *Armgeflecht* (Nervengeflecht in Hals und Oberarm).

Gefrierschnitt

Methode zur Vorbereitung einer *Biopsie* (mikroskopische Untersuchung einer entnommenen Gewebeprobe), die der schnellen Indikation dient, ob ein Gewebe gut- oder bösartig ist. Ein G. liefert keine ausreichenden Details und kann die aufwendigere konventionelle Vorbereitung einer Biopsie nicht ersetzen. Der G. wird heute größtenteils durch Techniken ersetzt, die bereits vor einer Operation durchgeführt werden können (z.B. Aspirationsbiopsie).

WARUM ES GEMACHT WIRD

Ein G. wird hauptsächlich vorgenommen, um zu bestimmen, ob eine *Brustgeschwulst* gutartig oder bösartig ist. Gleiches gilt für Schilddrüsen- oder Darmtumoren und die Diagnose von Lymphknotenschwellungen (*Lymphoma*).

SO WIRD ES GEMACHT

Beim G. wird während einer Operation eine Gewebeprobe entnommen und auf schnellstem Wege zur pathologischen Analyse ins Labor geschickt. Dort wird sie in flüssigem Stickstoff gefroren, in sehr dünne Scheiben geschnitten und eingefärbt, so daß die Zellen unter dem Mikroskop untersucht werden können. Der gesamte Vorgang dauert ca. 20 Minuten.

Der G. wird während einer Operation vorgenommen, um mit Hilfe der Ergebnisse sofort entscheiden zu können, ob weiteres Gewebe entfernt werden muß.

Gefrierschutzmittelvergiftung

Die meisten Gefrierschutzmittel enthalten Äthylenglykol, eine farb- und geruchlose, mit Wasser mischbare Flüssigkeit von süßlichem Geschmack. Die Aufnahme von mehr als 100 g Äthylenglykol verursacht Vergiftungserscheinungen; die mittlere tödliche Dosis liegt bei 1,4 ml/kg Körpergewicht. Eine G. ist in der Regel Folge eines zufälligen und unbeabsichtigten Trinkens, selten steckt ein Selbstmordversuch dahinter.

SYMPTOME UND THERAPIE

Eine G. hat anfangs die gleichen Wirkungen wie eine Alkoholvergiftung. Innerhalb weniger Stunden folgen meist Symptome wie Erbrechen, Benommenheit, Krämpfe und Koma; nach 24 bis 36 Stunden kann akutes *Nierenversagen* eintreten.

Wer Gefrierschutzmittel getrunken hat, benötigt sofort medizinische Hilfe. Ist die betroffene Person bei Bewußtsein, sollte sie bis zum Eintreffen des Notarztes kleinere Mengen Alkohol trinken (ungefähr zwei Gläschen Branntwein, z.B. Brandy oder Whisky). Alkohol senkt die Geschwindigkeit, mit der das Gefrierschutzmittel im Körper metabolisiert und somit giftig wird.

Bei einer Krankenhausbehandlung wird der Magen ausgepumpt (s. *Gastrolavage*). Durch intravenöse Infusionen mit *Diuretika*, Alkohol und Bicarbonat kann der Säureüberschuß in der Körperflüssigkeit ausgeglichen werden. Mit Hilfe einer Hämodialyse (s. *Dialyse*) wird das Äthylenglykol aus dem Blut entfernt und ggf. ein Nierenversagen behandelt.

Gefühlsentzug

Mangel an liebevoller Zuneigung und vertrauensvollen Beziehungen während der ersten Lebensjahre. Die Folge sind Schwierigkeiten bei der normalen emotionellen Entwicklung. G. kann u.a. verursacht werden durch eine zu schwache *Bindung* in den ersten Lebensmonaten, durch eine häufige Trennung von den Eltern während der ersten fünf Lebensjahre oder durch die Unfähigkeit der Eltern, die grundlegenden Bedürfnisse des Kindes zu befriedigen.

Kinder, die unter G. leiden, haben oftmals das zwanghafte Verlangen, die Aufmerksamkeit ihrer Umwelt zu erregen. In vielen Fällen ist der natürliche Umgang mit *Aggression* und *Frustration* gestört, die Entwicklung der geistigen Fähigkeiten eingeschränkt.

Gegenanzeige

Jeglicher Faktor im Krankheitszustand des Patienten, der gegen eine gewisse Behandlungsmethode – z.B. medikamentöse Therapie oder Operation – spricht.

Gegengift

s. *Antidot*

Gehhilfen

Hilfsmittel zur Verbesserung der Beweglichkeit bei Gehbehinderungen. Patienten mit *Arthritis* oder anderen Krankheiten, die die Beweglichkeit einschränken, Rekonvaleszenten, die sich von einer Verletzung erholen (z.B. *Fraktur* oder *Verstauchung*) oder nach einer Amputation auf eine *Prothese* (künstliches Glied) warten, können zur Unterstützung G. benötigen.

GEHGESTELLE

Gehgestelle bieten eine sehr stabile Stützung und eignen sich besonders für Patienten mit starken Gleichgewichtsproblemen oder mit Schwäche, Schmerz oder Steifheit auf beiden Seiten. Sie stehen jedoch leicht den Füßen im Weg und ermöglichen nur ein langsames Vorankommen.

Gehgestelle sind meist aus einer leichten, stabilen Legierung hergestellt und haben vier Beine mit Rutschsicherung aus Gummi. Sie können anstelle der vorderen Beine auch Gummiräder haben und sind dann leichter zu lenken.

KRÜCKEN

Krücken ermöglichen eine größere Beweglichkeit als Gehgestelle, eignen sich jedoch nur für Patienten, die ihr eigenes Gewicht abstützen können. Krücken werden häufig von Patienten verwendet, die während des Heilungsprozesses ein verletztes Bein oder einen verletzten Fuß nicht belasten dürfen. Das Körpergewicht wird von den Händen über die Haltegriffe an jeder Krücke übernommen.

Achselstützen werden meist von sonst gesunden Patienten verwendet, die eine Fraktur, eine starke Zerrung oder Verstauchung eines Gelenkes, Bandes oder einer Sehne einer unteren Extremität erlitten haben. Das Körpergewicht sollte bei Achselstützen nicht auf die Achselhöhlen übertragen werden, da dies zu einer Radialislähmung führen kann.

Manchmal sind Unterarmstützen sinnvoll, weil sie einen allmählichen Übergang von weitgehend gestütztem zu beinahe natürlichem Gehen ermöglichen. Patienten mit Arthritis in den oberen Extremitäten sollten keine Unterarmstützen verwenden, da die zusätzliche Belastung der Gelenke die Arthritis verschlimmert.

Krücken bestehen meist aus einer leichten Legierung und sind mit Gummikappen rutschgesichert. Krücken können auf verschiedene Arten verwendet werden (s. illustrierter Kasten).

GEHSTÖCKE

Gehstöcke werden häufig von Patienten mit Schwäche, Schmerz oder Steifheit an einer Seite verwendet. Sie sind meist aus Holz und mit unterschiedlichen Handgriffen für verschiedene Griffarten ausgestattet. Es gibt auch Leichtaluminiumstöcke, die sehr einfach höhenverstellbar sind. Ein Gehstock sollte zur Rutschsicherung mit einer Gummispitze verse-

GEHHILFEN

Für verschiedene Formen und Grade der Behinderung sind verschiedene Arten von Gehhilfen erhältlich. Die Wahl richtet sich nach verschiedenen Faktoren, z.B. ob die Patienten normalerweise gesund oder chronisch behindert sind und ob die Behinderung ein oder beide Beine betrifft.

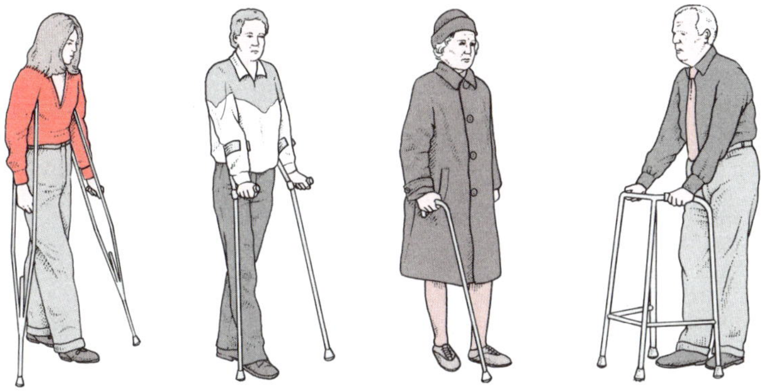

Gehgestell und Gehstock
Gehgestelle eignen sich für Patienten, die beidseitig geschwächt sind, Stöcke für Patienten mit einseitiger Schwäche.

Unterarm- und Achselstützen
Unterarmstützen sind sehr hilfreich für Patienten, die sich von einem Schlaganfall erholen, Achselstützen bei Beinverletzungen.

WIE BENUTZT MAN KRÜCKEN

Krücken eignen sich nur für Patienten, die ihr Gewicht mindestens auf ein Bein stützen können. Krücken können auf verschiedene Weise verwendet werden, wie unten in den Abbildungen dargestellt.

VIER-PUNKT-GEHEN

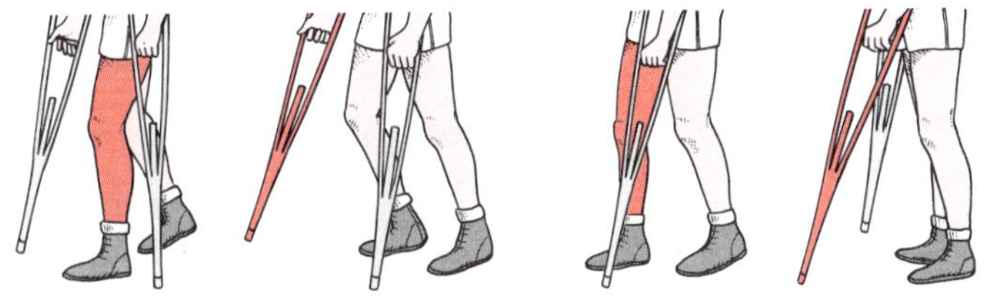

Die Spitzen von Krücken und Füßen weit auseinander – ein Punkt nach dem anderen wird gesetzt. Es gibt zwei mögliche Folgen: rechte Krücke, linker Fuß, linke Krücke, rechter Fuß (oben), oder: rechte, dann linke Krücke, rechter, dann linker Fuß.

DREI-PUNKT-GEHEN

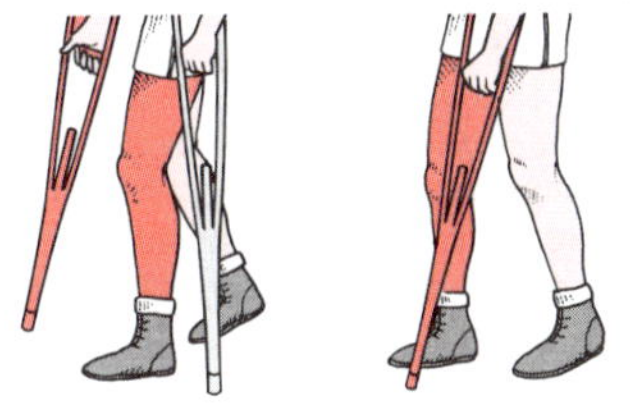

Die Krücken werden gemeinsam versetzt, wobei die Patienten sich auf einem oder beiden Füßen halten; das Gewicht wird dann auf die Krücken übertragen, solange die Füße bewegt werden.

ZWEI-PUNKT-GEHEN

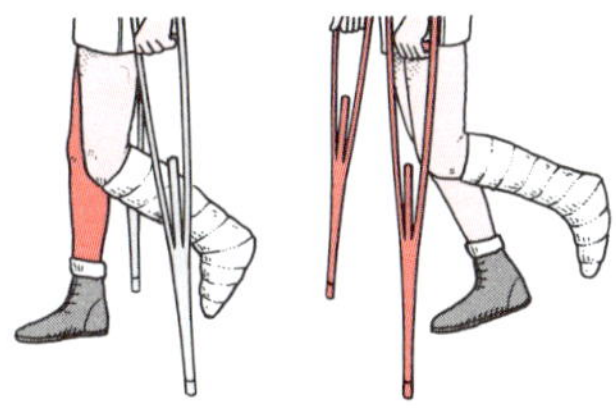

Beim Zwei-Punkt-Gehen mit Krücken werden linker Fuß und rechte Krücke gleichzeitig nach vorne gesetzt, gefolgt von rechtem Fuß und linker Krücke.

hen sein. Zur Erhöhung der Stabilität können Gehstöcke mit drei oder vier kleinen Füßen am Ende des Schaftes versehen sein; diese Stöcke werden Dreifuß- oder Vierfußgehhilfen genannt.

Ein Gehstock sollte immer die richtige Länge haben und eine aufrechte Haltung mit leicht angewinkelten Ellbogen ermöglichen. Am besten geht man mit dem Stock an der starken Seite, damit er vorne ist, wenn der Fuß auf der schwachen Seite nach vorne gebracht wird. Sollte eine Seite jedoch besonders schwach sein, kann der Stock an der schwachen Seite sehr nahe am Bein gehalten werden und mit ihm bewegt werden; er wirkt dann wie eine Art Schiene.

ELEKTROMUSKULÄRE STIMULATION

Computergesteuerte Stimulation der Beinmuskeln durch elektrische Impulse zur Geherleichterung bei Tetraplegikern und Paraplegikern wird zur Zeit untersucht. (S. *Paraplegie*, *Tetraplegie*)

Gehirn

Im knöchernen Schädel (*F.* Cranium) gelegener Zentralteil des Nervensystems. Es ist für das Denken, die Sprache und Gefühle zuständig; zentrales Steuerorgan für alle Körperfunktionen. Das G. hat eine gallertartige Konsistenz und wiegt bei Erwachsenen etwa 1,4 kg.

G. und Rückenmark bilden zusammen das Zentralnervensystem (ZNS). Das ZNS bestimmt körperliche Grundfunktionen wie Herzfrequenz, Atmung und Temperatur. Das G. empfängt, klassifiziert und interpretiert Sinneswahrnehmungen von den Nerven, die sich vom ZNS zu allen anderen Körperteilen erstrecken; es veranlaßt und koordiniert die motorischen Impulse, die zu intellektuellen Leistungen führen.

Drei Hauptstrukturen sind leicht zu erkennen: der *Hirnstamm*, das *Kleinhirn* und, über dem Hirnstamm, das Endhirn, dessen größten Teil das *Großhirn* bildet (s. illustrierter Kasten gegenüber). Vom G. gehen zwölf paarige *Hirnnerven* aus; einige von ihnen nehmen ausschließlich Sinnesempfindungen auf (höhere = sensorisch; niedere = sensibel), andere leiten nur motorische Impulse, und einige sind sowohl sensibel als auch motorisch.

HIRNSTAMM UND KLEINHIRN

Evolutionsgeschichtlich betrachtet sind sie die ältesten Teile des G.s. In Struktur und Form unterscheiden sie sich bei Menschen und anderen Säugetieren nur wenig. Der Hirnstamm steuert hauptsächlich lebenswichtige Funktionen wie Atmung und Kreislauf, das Kleinhirn Muskelkoordination, Gleichgewicht und Haltung.

Beide Hirnregionen arbeiten unabhängig vom Bewußtsein mit *Reflex*-Abläufen, einem System, bei dem bestimmte Reize oder Reizmuster vorprogrammierte oder automatische Reaktionen auslösen. Hirnstamm und Kleinhirn erhalten sensorische Informationen (über Temperatur, Druck, Körperstellung oder Schmerz) von sensorischen Rezeptoren, die im ganzen Körper verteilt sind. Sie senden dann die entsprechende Antwort – z.B. zu Muskeln in den Blutgefäßen oder Extremitäten, um Blutdruck und -fluß oder die Haltung zu ändern.

ENDHIRN

Das Endhirn (*F.* Telencephalon) besteht aus den beiden Hirnhälften (Hemisphären), den Verbindungsstrukturen (Bahnen) und in der Tiefe liegenden Nervenzellanhäufungen (Basalganglien).

ZWISCHENHIRN

Zum vom Endhirn überlagerten Zwischenhirn (*F.* Diencephalon) gehören die paarigen mächtigen Kernansammlungen des "Sehhügels", *Thalamus*, der als Relaisstation für sensorische Informationen zum Großhirn dient. Unterhalb von ihm befindet sich ein kleiner Kernbezirk, der *Hypothalamus*, der für die Regulierung von Körpertemperatur, Durst und Appetit zuständig ist; er beinflußt außerdem das Sexual- und Aggressionsverhalten sowie den Schlaf. Der Hypothalamus ist eng mit der *Hypophyse* verbunden, die Hormone zur Anregung anderer Drüsen produziert und auf diese Weise das Wachstum, die Sexualentwicklung, den Stoffwechsel, Flüssigkeitshaushalt und zahlreiche andere physiologische Vorgänge steuert. Die Thalami werden von einem weiteren Komplex von Nervenzellanhäufungen und -bahnen umgeben, der als *limbisches System* zusammengefaßt wird. Dieser ist z.B. für unser emotionales Verhalten (mit Gesichts- und Geruchsgedächtnis) verantwortlich.

GROSSHIRN

Unter dem Großhirn versteht man die mächtig entwickelte Großhirnrinde (Cortex cerebri) mit ihren vielfältigen Verschaltungen. Es setzt sich aus den beiden Großhirnhälften (Hemisphären) zusammen, die über viele Nervenbahnen (sog. Kommissuren) miteinander verbunden sind. Das Großhirn macht etwa 70 Prozent des Gesamtgewichts des Zentralnervensystems aus. Die Großhirnrinde beider Hemisphären läßt sich in Lappen untergliedern, deren Bezeichnungen von den sie bedeckenden Knochen des Schädels abgeleitet sind: Frontal-, Parietal-, Temporal- und Okzipitallappen. Die Insel bildet einen Sonderfall, da sie durch die Wucherung der übrigen Lappen in die Tiefe verlagert wurde. Die Lappen sind durch Furchen (*F.* Sulci) voneinander getrennt. Durch die Entwicklung von Windungen (*F.* Gyri) mit dazwischenliegenden Furchen erfährt die Hirnrinde eines Erwachsenen eine beträchtliche Oberflächenvergrößerung auf dem eingeschränkten, relativ kleinen Raum der Schädelhöhle.

Die Großhirnrinde besteht aus unzähligen Nervenzelleibern (*F.* Perikaryen), die ihm an der Schnittfläche eine graue Farbe verleihen (graue Substanz); die Nervenzellen des Hirnmantels (*F.* Pallium) sind überwiegend in sechs übereinanderliegenden Schichten angeordnet. Diese Bereiche sind für bewußtes Denken, Empfindungen und Bewegungen zuständig. Sie arbeiten ähnlich wie die einfacheren Teile des G.s, wobei aber ankommende sensorische Informationen einer sehr viel genaueren Analyse unterzogen werden. Verschiedene Bewußtseinsvorgänge, z.B. Wahrnehmung, Erinnerung, Gedanken und Entscheidungen, finden zwischen dem Empfang sensorischer Informationen und dem Auslösen motorischer Reaktionen statt. Handlungen, die von der Großhirnrinde ausgelöst werden – Sprache, Bewegung, Schreiben – können sehr komplex sein.

Die graue Substanz der Hirnrinde bedeckt die meist von Scheiden eingehüllten Nervenzellfortsätze (Nervenfasern), die dadurch als Marklager eine weißliche Farbe (weiße Substanz) erhalten. Die Fasern legen sich zu Bahnen zusammen und verbinden sowohl Zentren innerhalb einer Hemisphäre (sog. Assoziationsbahnen; z.B. Cingulum als Verbindung von Frontal- und Okzipitallappen), zwischen den beiden Großhirnhälften (sog. Kommissurenbahnen; z.B. Balken, (*F.* Corpus callosum) sowie zwischen höher und tiefer gelegenen Abschnitten des Zentralnervensystems (sog. Projektionsbahnen; z.B. Pyramidenbahn von der motorischen Hirnrinde zu den Vorderhornzellen des Rückenmarks). Tiefer innerhalb der Hemisphären befinden sich Zellgruppen, die *Basalganglien* genannt werden; sie sind mit dem Hirnstamm und dem Kleinhirn verbunden und an der Schaltung und Veränderung der motorischen Steuersignale von der Großhirnrinde beteiligt, indem sie Signale zu den Skelettmuskeln weitergeben und Bewegungen koordinieren.

Obwohl das Großhirn symmetrisch erscheint, werden einige kompliziertere Tätigkeiten wie Sprechen und Schreiben von einer – der dominanten – Hirnhemisphäre gesteuert. Bei Rechtshändern ist es die linke Hemisphäre; selbst bei Linkshändern ist die linke Seite meist dominant. Die nichtdominante Seite spielt eine wichtige Rolle bei der visuellen/räumlichen Orientierung und ist außerdem vielleicht an künstlerischen/kreativen Aktivitäten beteiligt.

ANATOMIE DES GEHIRNS

Innerhalb des Gehirns unterscheidet man: Hirnstamm (verlängertes Rückenmark, Brücke und Mittelhirn), Kleinhirn und Vorderhirn (Zwischenhirn und Endhirn). Das Endhirn setzt sich aus zwei scheinbar symmetrischen Hälften (*F.* Hemisphären) zusammen; jede davon besteht aus einer Außenschicht oder Rinde, die reich an Nervenzellen ist (graue Substanz), sowie aus einem inneren Bereich, der reich an Nervenfasern ist (weiße Substanz). Die Oberfläche jeder Hemisphäre weist Windungen (Gyri) auf, die durch Furchen (Sulci) voneinander getrennt sind. Die beiden Großhirnhälften werden durch ein dickes Nervenfaserband, den Balken, verbunden. Tief im Vorderhirn befinden sich verschiedene zentrale Gehirnstrukturen, wie Thalamus, Hypothalamus, Basalganglien und Hypophyse. Das Gehirn wird im Schädel von drei Häuten, den *Meningen*, umgeben.

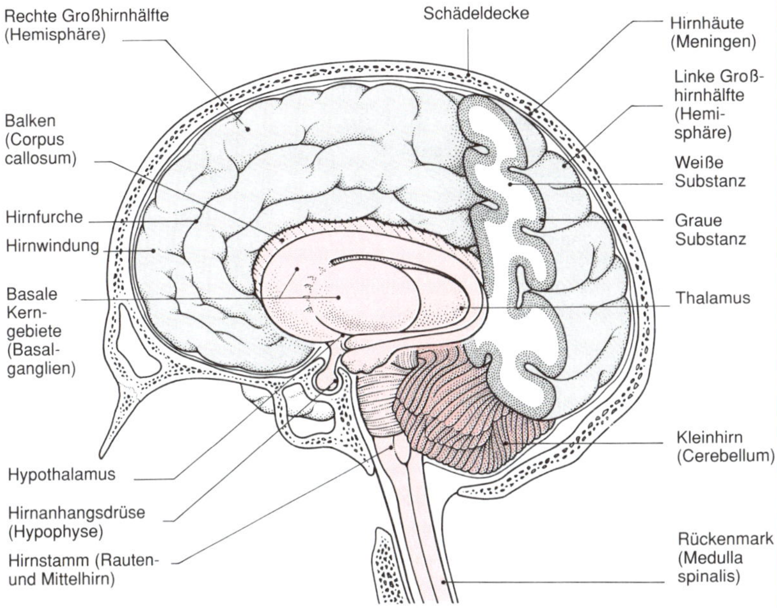

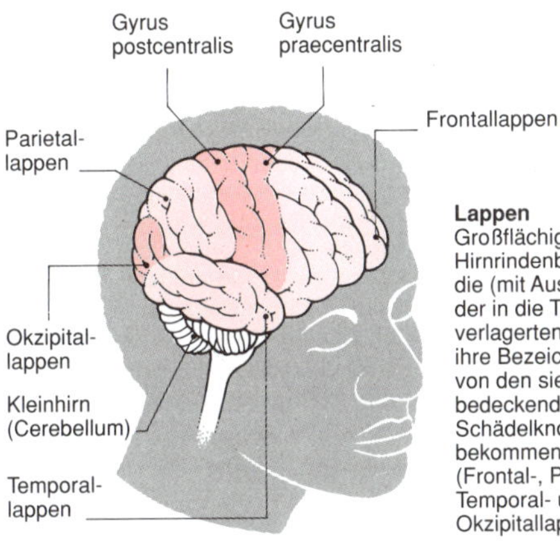

Lappen
Großflächige Hirnrindenbereiche, die (mit Ausnahme der in die Tiefe verlagerten Insel) ihre Bezeichnung von den sie bedeckenden Schädelknochen bekommen (Frontal-, Parietal-, Temporal- und Okzipitallappen).

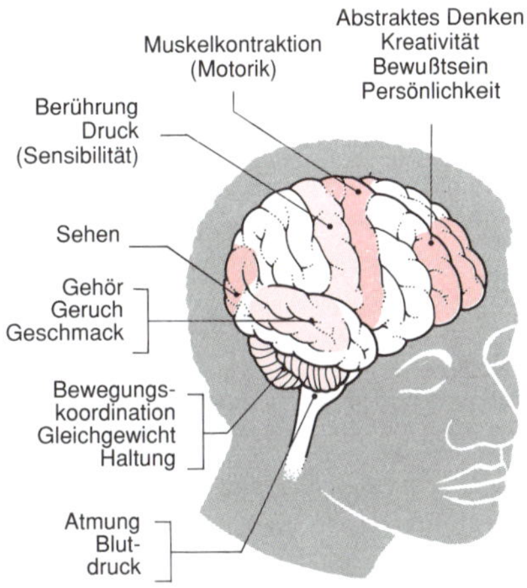

Spezialbereiche
Einige Bereiche des Gehirns sind besonderen Funktionen zugeordnet – z.B. der Okzipitallappen dem Sehen, das Kleinhirn dem Gleichgewicht und der Koordination. Berührungs- und Druckempfindungen werden im Gyrus postcentralis wahrgenommen. Muskelbewegungen werden vom Gyrus praecentralis aus gesteuert; die Sprache wird von einem Bereich im Frontallappen der dominanten Hemisphäre aus gesteuert.

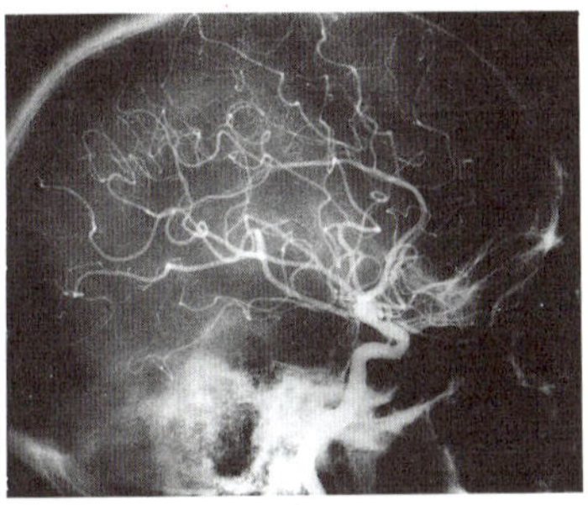

Angiographie
Durch diese Technik werden Blutgefäße deutlich sichtbar. Das Angiogramm oben zeigt die Halsschlagader und ihre Äste.

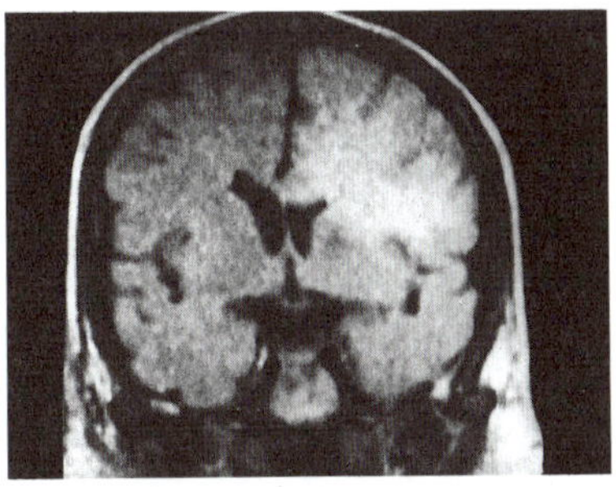

Kernspintomographie (MRT)
Dieses Verfahren wird hauptsächlich zur Darstellung von Anomalien angewendet, die sonst nicht zu erkennen sind. Der helle Bereich oben rechts im Bild ist eine Geschwulst.

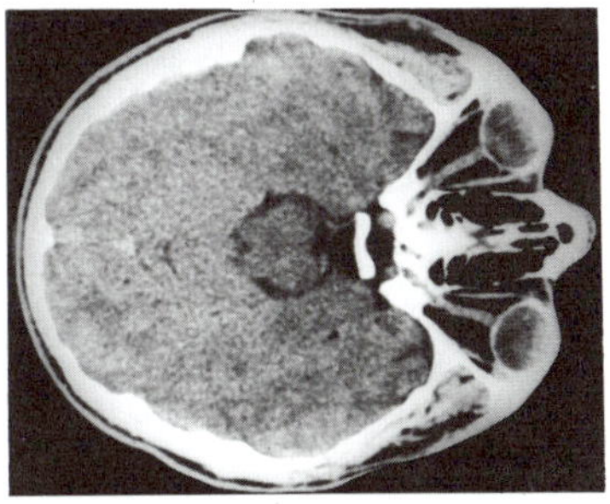

Computertomographie (CT)
Das Computertomogramm oben ist eine Schichtaufnahme des Kopfes. Nase und Augäpfel sind rechts erkennbar, der kleine runde Bereich (Mitte) ist der Hirnstamm.

G

GEHIRNERKRANKUNGEN

Fehler und Erkrankungen des Gehirns haben meist die gleichen Ursachen wie Erkrankungen anderer Körperorgane. Ein besonderes Merkmal des Gehirns ist jedoch, daß es sich in einem starren Gehäuse, dem Schädel, befindet, so daß jeder größere raumfordernde Prozeß (*Abszeß*, Gerinnsel, *Blutung*, Schwellung) einen erhöhten Druck verursacht, der die Funktion des gesamten Gehirns beeinträchtigt. Ein weiteres besonderes Merkmal ist, daß Gehirnzellen, die durch Verletzungen oder Krankheiten zerstört wurden, nicht mehr ersetzt werden können, so daß der Funktionsverlust kaum mehr rückgängig zu machen ist.
Einige Erkrankungen und Fehler des Gehirns sind nur in kleinen Bereichen lokalisiert und können dadurch ganz bestimmte typische Wirkung haben – z.B. *Aphasie* (Sprachverlust). Meist ist der Schaden jedoch ausgedehnter, und die Symptome können sehr unterschiedlich und zahlreich sein, da im Gehirn sehr viele Funktionen miteinander verknüpft sind.

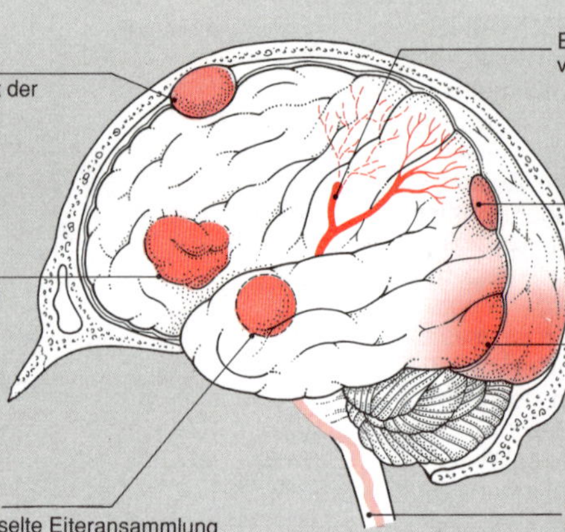

ANGEBORENE DEFEKTE

Kinder können mit Gehirnfehlern geboren werden, die durch Gen- oder Chromosomendefekte verursacht werden, z.B. *Down-Syndrom*, *Tay-Sachs-Syndrom* oder *Katzenschrei-Syndrom* (alle sind mit geistiger Behinderung verbunden). Fehlbildungen, die während der Entwicklung des Feten entstehen, können fundamental und nicht zu behandeln sein, wie ein abnorm kleiner Kopf (*Mikrozephalie*), oder tödlich, wie beim angeborenen Fehlen des Gehirns (*Anenzephalie*). Bei anderen besteht die Möglichkeit, sie zu korrigieren, selbst wenn sich der Fetus noch im Uterus befindet, z.B. beim Wasserkopf (*Hydrocephalus*).

MANGELNDE BLUT- UND SAUERSTOFFZUFUHR

Sie stellen zwei der Hauptursachen für Gehirndefekte dar, weil die Gehirnzellen nur wenige Minuten ohne Sauerstoff überleben können. Sauerstoffmangel (*Hypoxie*) während der Geburt ist eine Ursache von *zerebraler Kinderlähmung*. Im späteren Leben kann zerebrale Hypoxie durch Unfälle wie Ersticken oder Atem- und Herzstillstand nach *Elektrounfall* oder *Ertrinken* eintreten.

Vom mittleren Lebensalter an ist die *zerebrovaskuläre Erkrankung* (s. *Erkrankung, zerebrovaskuläre*) die häufigste Gehirnerkrankung, wobei die Blutversorgung von einem oder mehreren Gehirnbereichen beeinträchtigt ist. Wenn eine Arterie im Gehirn verstopft wird (*Embolie*) oder einreißt und dadurch eine Blutung (*Hämorrhagie*) eintritt, kann dies zu einem *Schlaganfall* führen.

VERLETZUNG

Obwohl das Gehirn vom Schädel geschützt wird, kann es durch schwere Schläge auf den Kopf oder durch Schädelbrüche als Folge eines Sturzes, Stöße bei hoher Geschwindigkeit, Schußverletzungen oder sonstige Gewalteinwirkung beschädigt werden (s. *Kopfverletzung*).

ENTZÜNDUNG

Eine Infektion des Gehirns (*Encephalitis*) oder der Hirnhäute, die das Gehirn umgeben (*Meningitis*), wird in der Regel durch Bakterien hervorgerufen. Encephalitis kann von zahlreichen Viren verursacht werden, von denen die *Rabies-* und *Herpes-simplex-*Viren die bekanntesten und gefährlichsten sind. Ein Abszeß (lokalisierte Eiteransammlung) im Gehirn kann die Folge einer sich ausbreitenden Infektion des Ohrs, der Nebenhöhlen oder anderer Körperbereiche sein (s. *Hirnabszeß*).

GESCHWÜLSTE

Gehirntumoren können entweder primär (aus Gewebe des Schädelinneren) wie bei *Gliom*, *Meningiom*, *Akustikusneurinom* und *Hypophysentumor* oder sekundär als Tochtergeschwulst (Metastase; aus Krebszellen von Tumoren anderer Körperregionen, z.B. der Lunge oder Brust, die sich über die Blutbahn angesiedelt haben) entstehen (s. *Hirntumor*).

DEGENERATION

Multiple Sklerose, eine fortschreitende Krankheit unbekannter Ursache, bei der Nervenscheiden (das Myelin) zerstört werden, tritt häufig im frühen Erwachsenenalter auf. Degenerative Hirnerkrankungen, wie die *Alzheimer-Krankheit* (eine Art Demenz) und *Parkinson-Krankheit* (Übertragungsstörungen im Bereich der Basalganglien), sind besonders wichtige Ursachen von geistigen und körperlichen Behinderungen bei älteren Leuten.

ANDERE KRANKHEITEN

Krankheiten, die durch ihre Symptome bei unbekanntem Anlaß charakterisiert werden, sind z.B. *Migräne*, *Narkolepsie* (anfallsweiser unausweichlicher Schlafzwang) und idiopathische *Epilepsie* (Epilepsie unbekannter Ursache). Epileptische Anfälle können auch auf eindeutige Ursachen (Geschwulst, Narben, etc.) zurückgeführt werden.

Störungen des Denkvermögens, der Gefühle oder Verhaltensweisen werden i.allg. als psychiatrische Erkrankungen oder Geisteskrankheiten bezeichnet. Oftmals ist weder ein physischer Hirndefekt noch eine Hirnerkrankung erkennbar, obwohl anscheinend vielen Geisteskrankheiten, z.B. *Depression* und *Schizophrenie*, eine Störung der biochemischen Vorgänge im Gehirn zugrunde liegt. Einige Geisteskrankheiten mit dem Oberbegriff *organisches Hirnsyndrom* haben eine organische Ursache.

UNTERSUCHUNG

Es gibt eine Reihe von Möglichkeiten, Hirnerkrankungen zu diagnostizieren. Bei einer vollständigen *ärztlichen Untersuchung* wird mit Hilfe von Testmethoden die Gehirnfunktion (geistige Fähigkeiten, Gemütszustand, Sinneswahrnehmung, Bewegungsimpulse, Muskeltonus und Reflexverhalten) geprüft. Elektrische Aktivität im Gehirn kann mit Hilfe von Hirnstromkurven registriert werden. Nach anatomischen Anomalien sucht man mit bildgebenden Verfahren wie *Angiographie*, *CT* oder *Kernspintomographie*. Mit einer *Lumbalpunktion* gewonnener Liquor wird auf krankhafte Veränderungen untersucht.

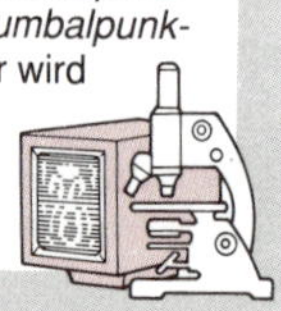

SCHUTZ UND ERNÄHRUNG

Das gesamte G. sowie das Rückenmark wird von drei Hirnhäuten, *Meningen* genannt, umgeben. Die Gehirn-Rückenmark-Flüssigkeit (*F. Liquor cerebrospinalis*) zirkuliert zwischen zwei von diesen Schichten sowie innerhalb der vier wichtigsten Hirnkammern, *Ventrikel* genannt (eine in jeder Hirnhemisphäre, eine dritte im Zentrum des Vorderhirns und eine vierte im Hirnstamm). Diese G.-Rückenmark-Flüssigkeit hilft bei der Ernährung des G.s und schützt es vor Verletzungen, wenn der Kopf schnell bewegt wird oder einen Schlag bekommt.

Das G. als Ganzes verfügt außerdem über eine ausgedehnte Blutzufuhr. Das Blut kommt aus einem arteriellen Ringsystem, das von den beiden inneren Halsschlagadern (die an jeder Halsseite vorne nach oben in die Schädelbasis verlaufen) und von zwei Wirbelarterien, die parallel zum Rückenmark verlaufen, versorgt wird. Das G. erhält etwa 20 Prozent des Blutes, das vom Herzen in die arterielle Blutbahn gepumpt wird. (S.a. Kasten *"Gehirnerkrankungen"*)

Gehirnblutung

Blutung im Gehirn, die durch Zerreißen eines Blutgefässes verursacht wird. (S. *intrazerebrale Hämorrhagie*)

Gehirnentzündung

s. *Encephalitis*

Gehirnerschütterung

(*F.* Commotio cerebri) Kurze Bewußtlosigkeit, die meist nicht länger als einige Sekunden andauert und durch einen heftigen Schlag auf den Kopf oder Hals verursacht wird. Der Bewußtseinsverlust erfolgt aufgrund einer Störung der elektrischen Aktivität im Gehirn und ist in den meisten Fällen nicht mit einem organischen Schaden verbunden. Trotzdem sollte eine G. immer ärztlich abgeklärt werden, da die Möglichkeit schwerwiegender Konsequenzen besteht.

Zu den häufigen Ursachen einer G. zählen Verkehrs-, Sport- und Betriebsunfälle sowie Kämpfe und Schlägereien.

SYMPTOME UND THERAPIE

Die Symptome einer G. sind Verwirrung, Unfähigkeit, sich an die Ereignisse kurz vor der Verletzung zu erinnern, Schwindel, verschwommenes Sehen und Erbrechen. Je länger die Dauer der Bewußtlosigkeit, desto stärker und anhaltender sind meist die Symptome.

Wiederholte G.en – wie sie z.B. bei Boxern vorkommen – können das Gehirn schädigen und Boxerenzephalopathie verursachen (langsames Denken, beeinträchtigte Konzentration und undeutliches Sprechen).

Jeder, der einen Schlag mit anschließender Bewußtlosigkeit erlitten hat, sollte ärztlichen Rat suchen, wobei meist eine Bettruhe von 24 Stunden, entweder im Krankenhaus oder zu Hause, unter Beobachtung verschrieben wird. Der Patient sollte in dieser Zeit nicht Auto fahren oder Sport treiben. Sollten neue Symptome wie Schläfrigkeit, Atembeschwerden, wiederholtes Erbrechen oder Sehstörungen auftreten, muß sofort ein Arzt konsultiert werden, da sie auf einen Schaden eines Teils des Gehirns oder auf eine *Epiduralblutung* (Blutung zwischen Schädel und der harten Hirnhaut) hinweisen könnten.

Die anfänglichen Symptome vergehen meist nach wenigen Tagen. Sollte dies nicht der Fall sein, sofort ärztlichen Rat suchen. (S.a. *Kopfverletzung*)

Gehirnnerven

s. *Hirnnerven*

Gehirn-Rückenmark(s)-Flüssigkeit

(*F.* Liquor cerebrospinalis) Klare, farblose Flüssigkeit in den Innenräumen des Gehirns (*F.* Hirnventrikeln) und als Mantel um Gehirn und Rückenmark in einem Raum zwischen den Hirnhäuten (dem sog. Subarachnoidalraum).

Die Flüssigkeit ist relativ eiweiß- und zellarm, enthält jedoch Salze und Zucker (Glukose). Sie wirkt als Stoßdämpfer und hilft, Schaden an Gehirn und Rückenmark nach einem Schlag auf den Kopf oder Rücken zu verhüten oder zu begrenzen.

Die Untersuchung der G.-R.-F., die normalerweise durch *Lumbalpunktion* gewonnen wird, ist wichtig bei der Diagnose vieler Erkrankungen, wie *Meningitis* und Subarachnoidalblutung, die Gehirn und Rückenmark betreffen.

Eine Stauung der Flüssigkeit im Gehirn während der frühkindlichen Entwicklung (z.B. durch Nichtanlage oder Verlegung der Verbindungskanäle) führt zum sog. Wasserkopf (*F. Hydrocephalus*), einer bei ausbleibender Behandlung immensen Vergrößerung des Schädels.

Gehörgangsentzündung

(*F.* Otitis externa) Entzündung des äußeren Gehörgangs (häufig nach dem Baden, dann Schwimmbadotitis genannt).

URSACHEN

Bakterien können eine allgemeine G. oder eine lokalisierte (als *Furunkel*) hervorrufen, *Pilze* verursachen häufig eine langdauernde Otomykose. Die G. kann aber auch Teil einer systemischen Hauterkrankung sein, z.B. bei allergischem *Ekzem* oder seborrhoischer *Dermatitis*.

Bösartige G. ist eine seltene und zuweilen tödliche Form der Erkrankung, die durch das Bakterium *PSEUDOMONAS AERUGINOSA* verursacht wird. Diese Form betrifft meist ältere Diabetiker mit halbgeschwächter Immunlage und breitet sich schnell in umliegende Knochen und Weichteile aus.

SYMPTOME UND ANZEICHEN

G. verursacht meist Rötung und Schwellung der Haut des Gehörgangs, Ausfluß aus dem Ohr und machmal ein Ekzem im Bereich um die Ohröffnung. Im Frühstadium juckt das Ohr manchmal nur; es kann jedoch schmerzhaft werden. Manchmal blockiert Eiter das Ohr und verursacht Schwerhörigkeit.

DIAGNOSE UND THERAPIE

Der äußere Gehörgang kann bis zum Trommelfell mit einem *Ohrenspiegel* (*F.* Otoskop) eingesehen werden; dabei kann Material zur Laboruntersuchung entnommen werden. Oft genügt eine gründliche Reinigung und Trocknung der Entzündungsstelle. Manchmal muß aber zusätzlich eine lokale, medikamentöse Therapie (*Antibiotika, Antimykotika, Kortikosteroide*) angewendet werden. Zur Behandlung von schweren bakteriellen Infektionen können orale Antibiotika verschrieben werden. Patienten mit Gehörgangsentzündung sollten Feuchtigkeit im Gehörgang vermeiden, bis die Infektion abgeklungen ist.

Gehörgangsspülung

Verfahren zur Beseitigung von übermäßigem *Ohrenschmalz* oder, seltener, eines Fremdkörpers aus dem Gehörgang (s. *Ohr, Fremdkörper*).

Das Ohr wird zuerst vom Arzt untersucht, um festzustellen, ob eine Erkrankung (z.B. ein perforiertes Trommelfell) vorhanden ist. Falls kein solcher Befund vorliegt, ist vorhandenes hartes Schmalz erst einmal zu erweichen, indem Öl ins Ohr getröpfelt wird. Das Ohrenschmalz wird anschließend, wie im illustrierten Kasten auf der nächsten Seite dargestellt, entfernt. Der Gehörgang wird dann, eventuell mit einigen Tropfen Alkohol, getrocknet. Alternativ zum Ausspülen können Schmalz und andere Reste durch Absaugen oder kleine Instrumente entfernt werden.

G. kann sehr unangenehm sein. Plötzlicher Schmerz oder Schwindel sind Anzeichen für eine Perforation des Trommelfells; das Verfahren sollte dann sofort abgebrochen werden.

Gehörsinn

Sinn zur Wahrnehmung akustischer Phänomene (Töne, Geräusche etc.). Das Hörorgan (Funktionsgemeinschaft von Außen-, Mittel- und Innenohr) wandelt die empfangenen Schallwellen in Nervenimpulse um, die zum *Gehirn* geleitet werden.

HÖRVORGANG

Die meisten Schallphänomene gelangen über die sog. Luftleitung zum Innenohr (*F.* Corti-Organ): Das Trommelfell (Membran zwischen äußerem Gehörgang und Mittelohr) wird durch die Schallwellen in Schwingungen versetzt, diese über die Kette der Gehörknöchelchen auf die Innenohrflüssigkeit (*F.* Perilymphe) weitergeleitet. Die so entstandenen Flüssigkeitsschwingungen erregen bestimmte Rezeptoren im Corti-Organ. Der Hörnerv leitet die Impulse zu Kernen im Hirnstamm weiter. Manche Geräusche gelangen aber auch über den Schädelknochen direkt in das Corti-Organ. Diese sog. Knochenleitung ist dafür verantwortlich, daß uns unsere Stimme fremd vorkommt, wenn wir sie von einem Tonträger (nur via Luftleitung) hören.

HÖRSTÖRUNGEN

Hörstörungen (von kleinen Geräuschverzerrungen bis zu totaler Unfähigkeit zu hören) treten dann auf, wenn ein Teil des schallübertragenden und analysierenden Mechanismus beschädigt ist (s. *Schwerhörigkeit*).

GEHÖRGANGSSPÜLUNG

Dieses Verfahren sollte nur von Ärzten oder Krankenpflegern durchgeführt werden; Amateurversuche können das Trommelfell beschädigen.

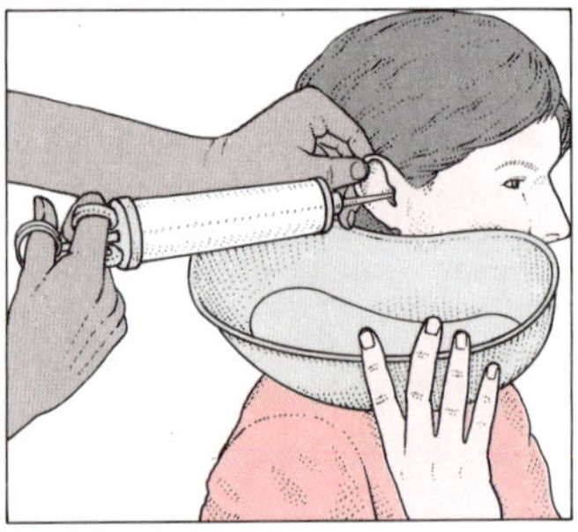

1 Die Tülle einer großen Spritze wird in den äußeren Gehörgang geschoben, dessen Krümmung durch Zug an der Ohrmuschel nach hinten oben ausgeglichen wird.

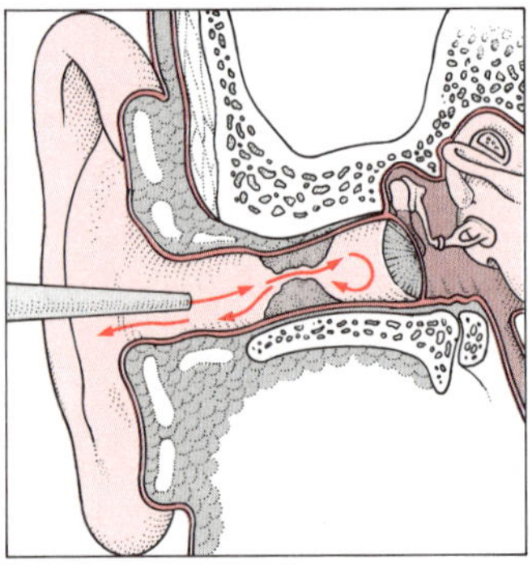

2 Ein Warmwasser- oder Natriumbikarbonatstrahl wird an die obere Wand des Gehörgangs gespritzt, um Ohrenschmalz oder Fremdkörper zu lösen.

Gehweise

Stil oder Art des *Gangs*. Einige neuromuskuläre Krankheiten werden nach Veränderungen im Gang eingestuft.

Geisteskrankheit

Ein allgemeiner Begriff, der jegliche Art von psychiatrischen Krankheiten beschreibt. G. wird im allgemeinen in zwei Kategorien eingeteilt: die gravierende (ernstere) *Psychose* und die weniger gravierende *Neurose*. Die erstere wird wahrscheinlich durch eine komplexe biochemische Hirnkrankheit verursacht, letztere scheint eher mit Erziehung und Persönlichkeit zusammenzuhängen.

Der Begriff G. ist auch aus rechtlichen Gründen sehr wichtig, wenn zu bestimmen ist, ob eine Person ins Krankenhaus zwangseingewiesen werden kann. G. unterscheidet sich von Persönlichkeitsstörungen oder geistiger Behinderung, kann jedoch auch neben diesen anderen geistigen Störungen auftreten. (S.a. *Wahnsinn*)

Geistige Behinderung

Beschränkte intellektuelle Funktion, die Unfähigkeit zu normaler Lebensbewältigung zur Folge hat.

KLASSIFIZIERUNG

Um als geistig behindert eingestuft zu werden, hat eine Person normalerweise einen IQ unter 70 (s. *Intelligenztest*), in der Kindheit *Entwicklungsverzögerungen* erlitten und erlernt normale Fertigkeiten nur sehr langsam. In dieser Gruppe gibt es verschiedene Stufen von g.r B., die verschiedene Grade von Unfähigkeit bewirken.

URSACHEN

Schwere Grade von g.r B. haben meist spezielle körperliche Ursachen; sie treten in allen sozialen Klassen gleichermaßen auf. Etwa ein Viertel sind auf ein *Down-Syndrom* zurückzuführen, ein anderes Viertel auf andere vererbte oder angeborene Erkrankungen (wie *Phenylketonurie*), und etwa ein Drittel resultiert aus Traumata oder Infektionen bei der Geburt oder in früher Kindheit. Bei etwa 15 Prozent der Fälle sind die Ursachen unbekannt; das kürzlich entdeckte Fragile-X-Syndrom könnte jedoch für einige von ihnen verantwortlich sein.

Im Gegensatz dazu hat eine leichte g. B. normalerweise keine spezielle Ursache, sie tritt häufig in unteren sozialen Klassen auf. Armut und Unterernährung sowie Vererbung sind wahrscheinlich Faktoren, die dazu beitragen.

SYMPTOME

Leicht geistig Behinderte zeigen meist keine offensichtlichen psychologischen Symptome, außer langsamer Lösung von Denkaufgaben wie Rechnen oder von Problemen. Vereinzelt ist das Lesevermögen beeinträchtigt.

Bei stark geistig Behinderten ist die Sprache beeinträchtigt oder fehlt; häufig treten *Epilepsie* und andere Anomalien des Nervensystems sowie Stuhl- und Harninkontinenz und Selbstverstümmelung auf.

THERAPIE

Es existieren keine speziellen Heilmittel für ein Intelligenzdefizit; besonderes Training und Verhaltensänderungen können jedoch Fähigkeiten und Lebensqualität eines geistig Behinderten verbessern. Viele geistig Behinderte erhalten Pflege innerhalb der Gemeinschaft, weniger in Institutionen. Die Unterstützung der Familie sowie Beratung können sehr wichtig sein, um einem geistig Behinderten eine feste Existenzgrundlage zu Hause zu geben.

Antikonvulsiva können zur Behandlung von *Epilepsie* und *Neuroleptika* zur Behandlung gewisser Arten von g.r B. eingesetzt werden.

G.B. sollte in Zukunft durch Vorbeugung weniger häufig auftreten. Präventivmaßnahmen umfassen *genetische Beratung*, Beseitigung von Infektionskrankheiten wie *Röteln*, verringerten Alkohol- sowie Drogenkonsum während der Schwangerschaft und die Früherkennung von Fetusanomalien.

PROGNOSE

Geistig Behinderte können, selbst bei schwerer Behinderung, erwiesenermaßen ein glückliches und seelisch stabiles Leben führen. Eine Behinderung wird nicht nur durch eine absolute Grenze des Erreichbaren charakterisiert, sondern durch einen verzögerten Erwerb von Fähigkeiten; mit zunehmendem Alter zeigen geistig Behinderte oft eine Verbesserung der persönlichen und sozialen Lebenstüchtigkeit..

Gelbfieber

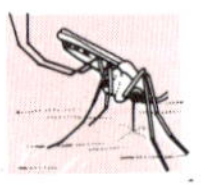

Infektionskrankheit von kurzer Dauer und unterschiedlicher Stärke; sie wird von einem Virus, das von Stechmücken übertragen wird, verursacht. In schweren Fällen wird die Haut wegen einer *Gelbsucht* gelb – aus diesem Grund der Name Gelbfieber.

G

HÖREN

Das Ohr, unser Hörorgan, läßt sich in drei Abschnitte unterteilen: äußeres Ohr (Ohrmuschel, äußerer Gehörgang), Mittelohr (Paukenhöhle mit Trommelfell, Gehörknöchelchen, ovalem und rundem Fenster) und Innenohr (knöcherne Schnecke mit häutigem Schneckengang, der das Corti-Organ enthält, Scala vestibuli und Scala tympani). Schallwellen setzen das Trommelfell und die damit verbundene Kette der Gehörknöchelchen in Schwingungen, die von diesem am ovalen Fenster auf die Flüssigkeit des Innenohrs übertragen wird. Durch die Flüssigkeitsschwingungen werden Rezeptoren des Corti-Organs erregt und die Impulse zum Gehirn weitergeleitet. Damit das Trommelfell in Schwingungen versetzt werden kann, muß im Mittelohr der gleiche Luftdruck herrschen wie im äußeren Gehörgang. Dies wird durch einen Verbindungsgang mit dem Nasenrachenraum, der Ohrtrompete (*F.* Tuba auditiva, Eustachio-Röhre), erreicht.

DIE HÖRBAHN ZUM GEHIRN

Akustische Reize werden von Nervenfasern in der Schnecke aufgenommen und entlang den Gehörnerven zum Rautenhirn (Hirnstamm) geleitet. Von hier aus gelangen sie über den Thalamus zur primären Hörrinde, den Heschl-Querwindungen im oberen Schläfenlappen – dem Teil der Gehirnrinde, der für das Empfangen und Wahrnehmen von Schallphänomenen zuständig ist.

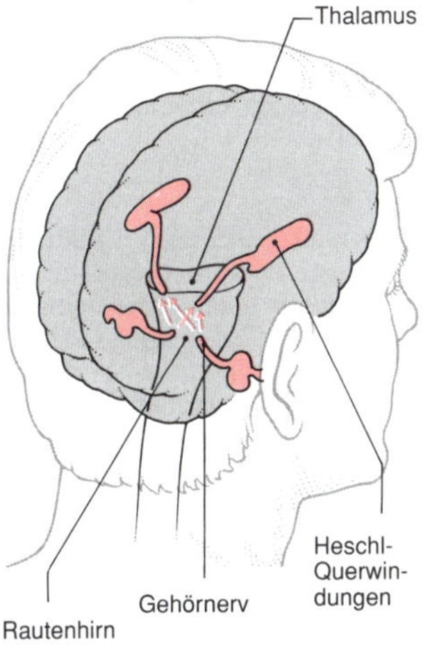

Äußeres Ohr
Die Ohrmuschel erfaßt die Schallwellen, leitet sie in den Gehörgang und zum Trommelfell. Haare und Ohrenschmalz kleiden den äußeren Gehörgang aus.

Hammer (Malleus) und Amboß (Incus)
Der Hammer, am Trommelfell befestigt, überträgt dessen Schwingungen auf den Amboß, dieser auf den Steigbügel.

Steigbügel (Stapes) und ovales Fenster
Die Schwingungen des Trommelfells werden über die Gehörknöchelchen, letztlich den Steigbügel auf die Membran des ovalen Fensters übertragen.

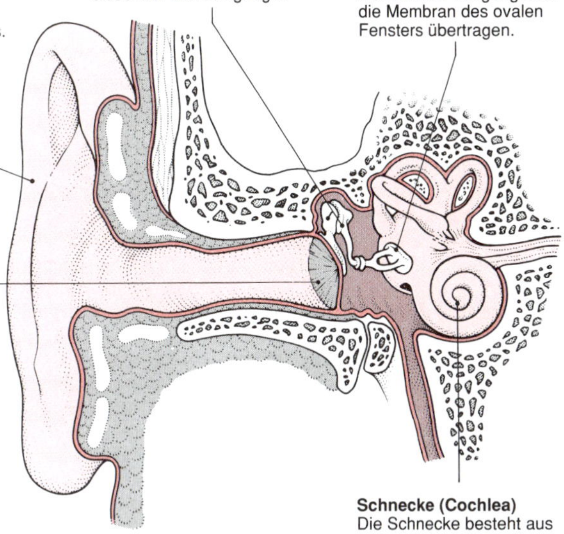

Trommelfell
Straffe Membran zwischen äußerem und Mittelohr. Schallwellen verschiedener Frequenzen lenken das Trommelfell unterschiedlich aus.

Schnecke (Cochlea)
Die Schnecke besteht aus einem korkenzieherartig gewundenen Hohlraum im Felsenbein. Der häutige, flüssigkeitsgefüllte Schneckengang teilt die Cochlea der Länge nach; er ist mit winzigen Härchen besetzt – Rezeptoren, die erregt werden, wenn die Innenohrflüssigkeit durch das ovale Fenster in Wellen versetzt wird.

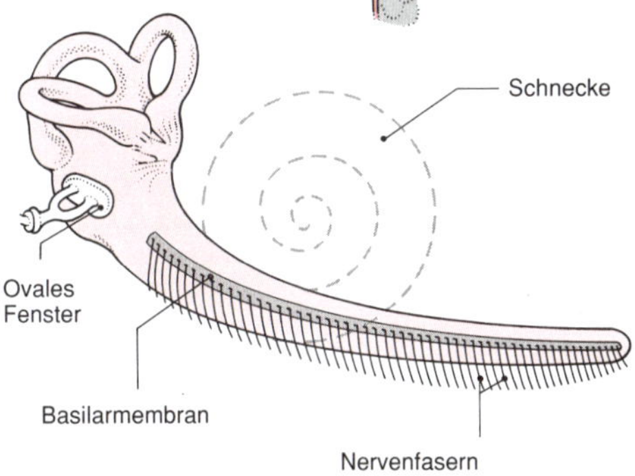

Funktion der häutigen Schnecke
In der Cochlea (ausgerollt dargestellt) reagiert der erste Teil der Basilarmembran hauptsächlich auf Hochfrequenzschwingungen; das äußere Ende registriert nur niedrige Frequenzen.

VERGLEICH VON FREQUENZBEREICHEN

Verschiedene Tiere hören in unterschiedlichen Schallfrequenzbereichen. Das Diagramm zeigt die normalen Schallbereiche in Hertz (Schwingungen pro Sekunde), die Mensch, Fledermaus, Delphin und Hund hören können.

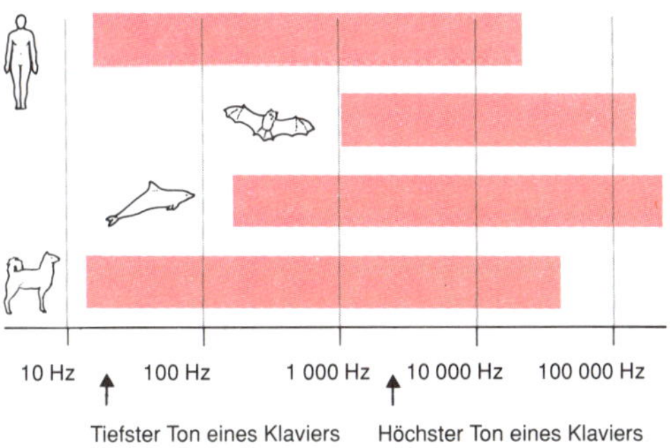

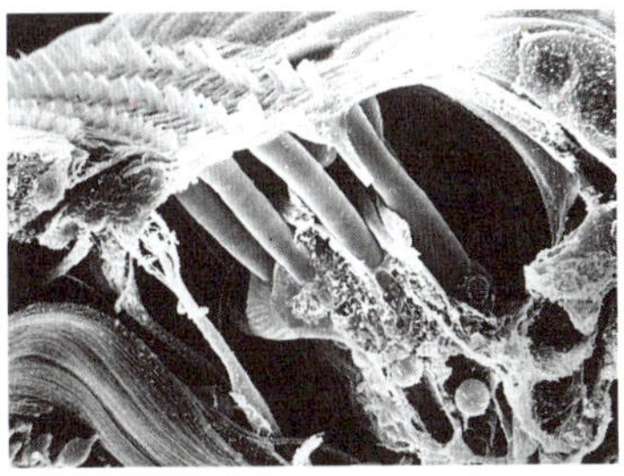

Das Innenohr im Elektronenmikroskop
Dieser Schnitt zeigt vier Reihen von Haarzellen, die Schallwellen in elektrische Impulse umwandeln und zum Gehirn weiterleiten.

URSACHEN
Heutzutage kann Gelbfieber nur in Zentralamerika, in Teilen von Südamerika und in weiten Teilen Afrikas erworben werden. In Waldgebieten übertragen Stechmücken die Infektion von Affen auf Menschen. In Stadtgebieten wird es durch *AEDES-AEGYPTI*-Moskitos von Mensch zu Mensch übertragen.

VORBEUGUNG
Die Ausrottung der Stechmücke in bewohnten Gebieten hat das Vorkommen von Gelbfieber stark reduziert. Impfungen verleihen langfristige Immunität und sollten vor jeder Reise in entsprechende Gebiete vorgenommen werden. Ein Impfpaß ist zur Einreise in viele Länder, in denen diese Krankheit vorherrscht, oder bei der Ausreise aus diesen Gebieten erforderlich.

Eine einzige Injektion dieses Impfstoffes bietet einen Schutz für mindestens 10 Jahre. Kinder unter einem Jahr sollten nicht geimpft werden. Reaktionen auf den Impfstoff sind selten und meist harmlos.

SYMPTOME UND ANZEICHEN
Drei bis sechs Tage nach der Infektion setzen plötzlich Fieber und Kopfschmerzen, häufig mit Übelkeit und Nasenbluten ein. Charakteristisch ist eine niedrige Pulsfrequenz trotz hohem Fieber. In vielen Fällen erholt sich der Patient in etwa drei Tagen.

In schwerwiegenderen Fällen ist das Fieber höher und mit starken Kopfschmerzen sowie Hals-, Rücken- und Beinschmerzen verbunden. Sehr schnell können Leber- und Nierenschäden auftreten, die *Gelbsucht* und *Nierenversagen* nach sich ziehen. Darauf folgen in manchen Fällen eine Phase schwerer Agitiertheit und das Delirium, das zu Koma und Tod führt.

DIAGNOSE UND THERAPIE
Bei Epidemien ist eine Diagnose sehr leicht. Sie kann durch Bluttests zur Isolierung des ursächlichen Virus oder zum Aufspüren von *Antikörpern* gegen das Virus bestätigt werden.

Es gibt kein wirksames Medikament gegen das G.virus; die Behandlung zielt darauf ab, das Blutvolumen aufrechtzuerhalten. Meist sind Flüssigkeitstransfusionen nötig. In leichten und mittelschweren Fällen ist die Prognose ausgezeichnet und das Komplikationsrisiko gering. Es treten keine Rückfälle auf, und ein Anfall verleiht lebenslange Immunität. Insgesamt sterben jedoch 10 Prozent der Betroffenen.

Gelbsucht

(*F.* Ikterus) Gelbliche Verfärbung von Haut und Augenbindehaut, die durch eine Ansammlung des gelbbraunen Gallenfarbstoffs *Bilirubin* im Blut verursacht wird. G. ist das wichtigste Zeichen vieler Erkrankungen der Leber und des *Gallengangsystems*. Viele Neugeborene entwikkeln G. unmittelbar nach der Geburt (s. *Neugeborenengelbsucht*).

ARTEN UND URSACHEN
Bilirubin entsteht beim Abbau alter Erythrozyten aus *Hämoglobin* (dem Sauerstoff-transportierenden Blutfarbstoff), hauptsächlich in der *Milz*. Der Farbstoff wird in der Leber aus dem Blut entfernt, wasserlöslich gemacht und in die Galle abgegeben. Der Vorgang kann auf dreierlei Arten gestört werden, wobei drei Hauptarten von G. verursacht werden: hämolytische, hepatozelluläre und posthepatische.

Hämolytische Gelbsucht
Bei hämolytischer G. ist zuviel Bilirubin im Blut vorhanden; die Leber kann es nicht mehr verarbeiten. Es wird durch eine übermäßige *Hämolyse* (Abbau von Erythrozyten) verursacht, die auf vielerlei Art entstehen kann (s. *Anämie, hämolytische*). Eine Art von G., ähnlich der hämolytischen G., ist die Folge einer leichten Lebererkrankung, *Gilbert-Krankheit* genannt.

Hepatozelluläre Gelbsucht
Bei hepatozellulärer G. staut sich Bilirubin im Blut, da der Übergang von den Leberzellen zur Galle verhindert wird, meist als Folge von akuter *Hepatitis* (Leberentzündung) oder *Leberversagen.*

Posthepatische Gelbsucht
Bei posthepatischer G., auch cholestatische G. genannt, kann Galle aufgrund einer Blockade der *Gallengänge* (s. *Gallengangsverschluß*), die durch Störungen wie *Gallensteine* oder einen Tumor verursacht wird, nicht die Leber verlassen. Posthepatische G. kann auch dann erfolgen, wenn die Gallengänge fehlen (wie bei *Gallengangsatresie*) oder innerhalb der Leber zerstört wurden (z.B. bei *biliärer Leberzirrhose*). Infolgedessen wird eine *Cholestase* (Stauung der Galle in der Leber) verursacht und Bilirubin ins Blut zurückgeführt.

SYMPTOME UND ANZEICHEN
In einigen Fällen, wie akuter Hepatitis, ist G. nur eines von mehreren Anzeichen und Symptomen. In anderen Fällen, wie bei der Gilbert-Krankheit, kann es das einzige Zeichen einer Erkrankung sein.

Posthepatische G. wird meist von zwei weiteren charakteristischen Merkmalen begleitet: hellem Stuhl und dunklem Urin. Der Stuhl ist hell, weil das Bilirubin, das den Kot normalerweise braun färbt, den Darm nicht erreicht; der Urin ist dunkel, da große Mengen von wasserlöslichem Bilirubin aus dem Blut in den Urin gelangen. Bilirubin kann – in der Haut eingelagert – Juckreiz auslösen.

Bei hämolytischer G. sind Urin und Stuhl normal gefärbt. Bei hepatozellulärer G. ist der Stuhl normal, der Urin jedoch dunkel.

DIAGNOSE UND THERAPIE
Bei Verdacht auf übermäßige Hämolyse werden *Bluttests* durchgeführt, um den Gehalt an wasserlöslichem Bilirubin zu bestimmen. Ein Blutausstrich zeigt, ob eine große Anzahl unreifer Erythrozyten vorhanden ist; ist dies der Fall, besteht der Verdacht, daß die G. durch Hämolyse verursacht wird.

Zur Diagnose von hepatozellulärer G. wird das Blut untersucht und eine *Leberbiopsie* (Entnahme einer kleinen Gewebsprobe zur Analyse) vorgenommen.

Wenn ärztlicherseits Verdacht auf Verschlußikterus besteht, werden *Ultraschall-Diagnostik*, ein *Leberfunktionstest* und *Cholangiographie* durchgeführt, um festzustellen, ob die Gallengänge erkrankt oder blockiert sind.

In allen Fällen wird die Primärursache behandelt.

Gelenk

(*F.* Articulatio, Arthros) Verbindung zwischen zwei oder mehreren Knochen. Grundsätzlich unterscheidet man zwischen Haften (*F.* Synarthrosen), bei denen die Knochenpartner – mehr oder weniger gegeneinander beweglich – durch Bindegewebe, Knorpel oder Knochen verbunden sind, und "echten" Gelenken (*F.* Diarthrosen) (s. illustrierter Kasten). Zu einem solchen G. gehören neben den mit G.knorpel überzogenen Knochenpartnern eine G.kapsel, deren innere Schicht die G.schmiere (*F.* Synovia) produziert. Häufig wird die G.kapsel von G.bändern verstärkt, manchmal befinden sich im G.raum Knorpelkörper (*F.* Diskus, Meniscus), die eine bessere Passung der Knochenpartner bewirken. Bei Erkrankungen kann jeder einzelne der G.bestandteile oder alle gemeinsam betroffen sein.

ERKRANKUNGEN
Zu den häufigsten G.verletzungen zählen *Verstauchungen*, Beschädigung des *Knorpels*, Bänder- und Kapselrisse.

Die *Luxation* (Verrenkung) eines G.s wird meist durch Verletzung verursacht; es gibt aber auch *kongenitale* Formen. Eine schwere Verletzung kann *Subluxation* (teilweise Luxation) verursachen. Selten werden die Knochenenden gebrochen, was manchmal aufgrund von *Synovialitis* (Entzündung der G.innenhaut) zu *Haemarthros* (Blutung im G.) oder *Erguß* (Ansammlung von Flüssigkeit in einem G.) führt.

Häufig erkranken G.e an *Arthritis* (Entzündung eines G.s). *Bursitis* (Schleimbeutelentzündung) kann nach einer lo-

GELENKARTEN

Das Gelenk ist eine Verbindung zwischen mindestens zwei Knochen. Dieses kann straff und nahezu unbeweglich sein (sog. Haften; z.B. die Schädelnähte) oder gut gegeneinander verschieblich (sog. echtes Gelenk; z.B. das Schulter- oder Kniegelenk). Bei diesen unterscheidet man wieder nach dem Freiheitsgrad der Bewegung bzw. nach der anatomischen Form des Gelenkpartners.

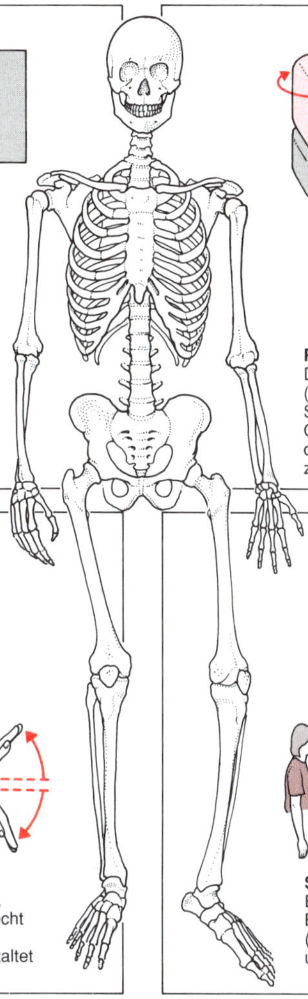

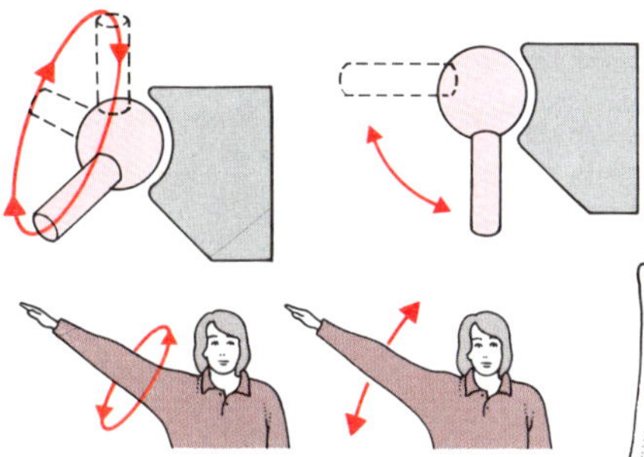

Kugelgelenk
Ein Kugelgelenk ermöglicht den höchsten Bewegungsumfang (um drei Achsen) – rückwärts oder vorwärts, seitwärts und Drehung. Beispiele: Hüft- und Schultergelenke.

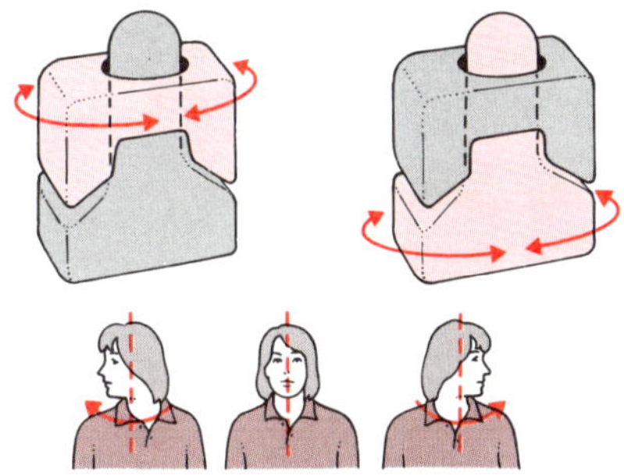

Radgelenk
Das Radgelenk ist einachsig, die Bewegung (Rotation) erfolgt um die Längsachse des Skelettstücks. Dabei dreht sich entweder ein runder Gelenkpartner in einem (osteofibrösen) Ring, oder der Ring um den Knochenzapfen (z.B. Gelenk zwischen erstem und zweitem Halswirbel).

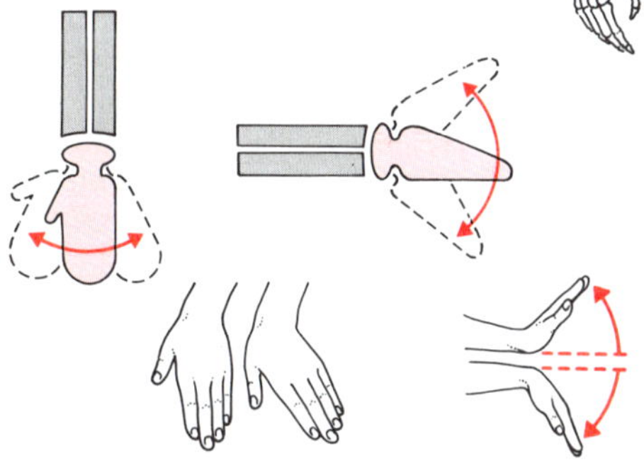

Eigelenk
Bei diesem zweiachsigen Gelenk (Bewegungen seit-, vor- und rückwärts) ist der Gelenkkopf in zwei senkrecht aufeinander stehenden Ebenen unterschiedlich stark konvex, die Gelenkpfanne entsprechend konkav gestaltet (z.B. proximales Handgelenk).

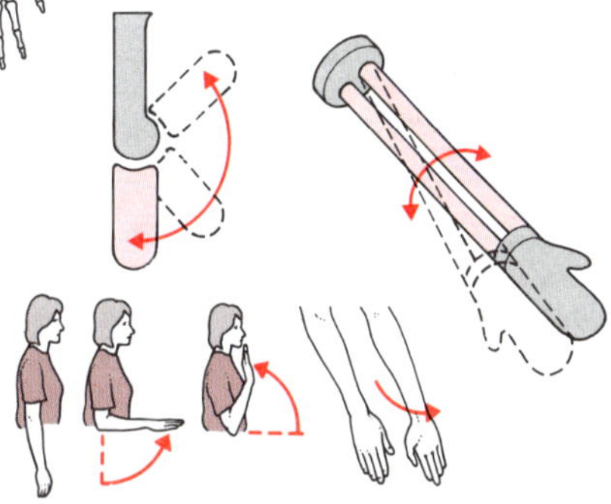

Scharniergelenk
Ebenfalls ein einachsiges Gelenk, das Bewegungen in nur einer Richtung gestattet (z.B. Humeroulnargelenk zwischen Oberarm und Elle).

STRUKTUR EINER HAFTE

Bei diesen sog. Synarthrosen wird der Gelenkspalt durch Bindegewebe (lockeres, knorpeliges oder knöchernes) überbrückt (z.B. Schädelnähte).

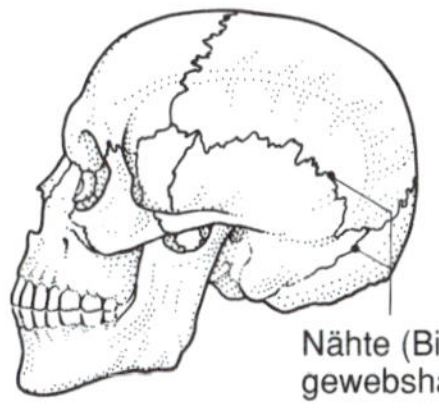

STRUKTUR EINES "ECHTEN" GELENKS

Die Gelenkflächen der Knochenpartner sind mit einem glatten Knorpel überzogen, um die Reibung zu verringern. Das Gelenk ist von einer derben Kapsel umschlossen. Die Synovialmembran, die die Innenflächen der Kapsel auskleidet, erzeugt die Gelenkschmiere (*F.* Synovia). Jedes Gelenk ist von starken Bändern umgeben, die es stabilisieren und übermäßige Bewegungen verhindern. Bewegt wird es von Muskeln, die das Gelenk überziehen und durch Sehnen an einem der Knochenpartner befestigt sind. In der Nähe vieler "echter" Gelenke findet sich mindestens eine Bursa (flüssigkeitsgefüllter Sack), die einen Druckpunkt abpolstert.

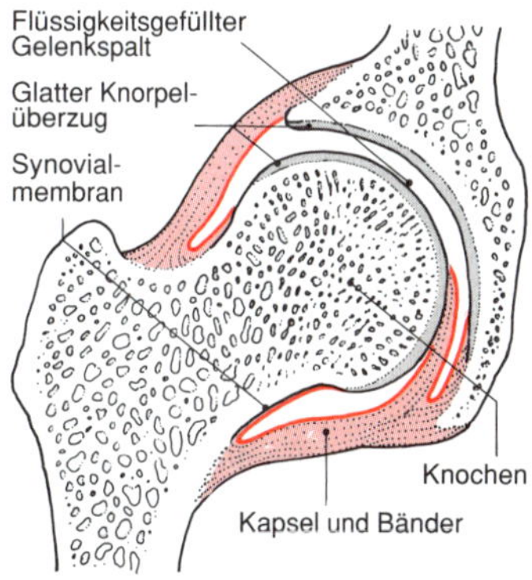

kalen Reizung oder Überanstrengung auftreten. Permanente G.sverformungen können durch schwere Verletzungen oder Arthritis verursacht werden. Vorübergehende Verformungen, meist eines G.s in den Beinen, können in der Kindheit auftreten, verschwinden jedoch während des Heranwachsens. Einige Mißbildungen sind nur mit chirurgischen Eingriffen zu beheben.

Gelenkdarstellung

s. *Arthrographie*

Gelenkentzündung

s. *Arthritis*; *Osteoarthritis*

Gelenkerguß

(*F.* Hydarthros, Hydrops articularis) Ansammlung von Flüssigkeit im Gelenkraum mit Schwellung, Bewegungsbeschränkung und meist Schmerz und Berührungsschmerzhaftigkeit. Ein Gelenk ist von einer Kapsel umgeben, die mit der Gelenkinnenhaut ausgekleidet ist. Diese Membran gibt normalerweise kleine Mengen an Gelenkschmiere (Synovia) ab. Wenn sie beschädigt oder entzündet ist (z.B. bei *Arthritis*), dann produziert sie übermäßige Flüssigkeitsmengen. (S.a. *Erguß*)

THERAPIE

Analgetika (Schmerzmittel), *nichtsteroidale Antiphlogistika* und Injektionen von *Kortikosteroiden* lindern den Schmerz und die Entzündung. Die Schwellung kann durch Ruhigstellung, Bandagierung, Eispackungen und, wenn möglich, Hochlagerung des erkrankten Gelenkes verringert werden. In einigen Fällen muß die Flüssigkeit mit einer durch die Haut eingeführten Hohlnadel in eine Spritze abgesaugt werden. *Antibiotika* werden verabreicht, wenn der G. durch eine infektiöse Arthritis (auch septische Arthritis genannt) verursacht wird. *Physiotherapie* ist eventuell zur Wiederherstellung der Beweglichkeit erforderlich.

Gelenkersatz

Ersatz eines Gelenkes oder Teil eines Gelenkes durch Metall- oder Plastikteile. Die ersten Operationen dieser Art waren Hüftarthroplastiken. Sie sind heute immer noch die erfolgreichsten und werden am häufigsten vorgenommen. Das Ersetzen anderer Gelenke wie Knie (s. *Kniegelenkersatz*), Finger (s. *Fingergelenkersatz*), Ellenbogen und Schulter sind heute ebenso zur Routine geworden.

Die ersten Versuche, einen Teil eines beschädigten Hüftgelenkes durch ein künstliches Implantat zu ersetzen, wurden in den 30er Jahren unternommen. In den 60er Jahren wurden Hüftgelenksoperationen durch die Entwicklung auf drei Gebieten revolutioniert. Erstens wurden Metall- und Plastikmaterialien entwickelt, die stark genug waren, um einen hohen Grad an Aktivität zu gestatten und dabei in gewissem Maß selbstschmierend waren; zweitens verwendete man Zement, um das künstliche Gelenk am Knochen zu befestigen; und drittens wurde das Risiko von Infektionen im Gelenk – einer sehr schweren Komplikation – durch den Einsatz von Antibiotika deutlich verringert. In vielen Krankenhäusern wird die Operation in einem Operationssaal mit gefilterter Luft durchgeführt, wobei alle Mitglieder des Operationsteams sterile, alles bedeckende Kleidung tragen.

Diese Grundsätze werden nun bei jeder Art von G. angewandt. Ingenieure und orthopädische Chirurgen sind immer noch mit der Entwicklung und Verbesserung von Arthroplastiken für Knie und Schulter beschäftigt, da diese viel komplexer sind als die Hüfte.

LAGE DER GELENKINNENHAUT
Jedes "echte" Gelenk wird von einer Bindegewebskapsel umschlossen, deren Innenauskleidung als Gelenkinnenhaut bezeichnet wird.

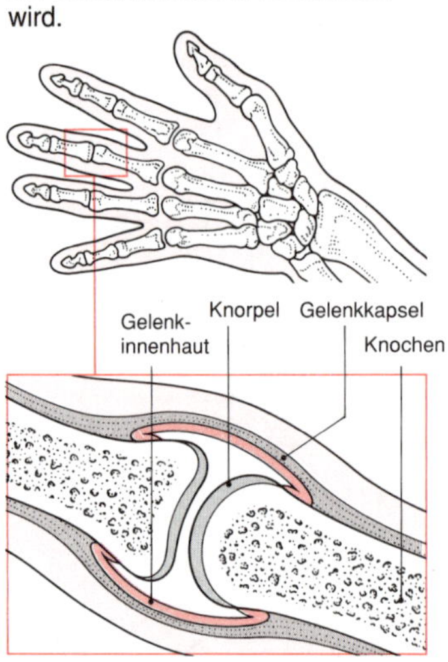

Funktion
Die Gelenkinnenhaut sondert eine fadenziehende Flüssigkeit ab, die das Gelenk schmiert. Wenn das Gelenk verletzt wird, kann sich diese sog. Synovia stauen und Schmerz verursachen.

Gelenkinnenhaut

(*F.* Membrana synovialis) Innenschicht der Bindegewebskapsel, die ein "echtes" *Gelenk* umschließt. Die in Bau und Funktion gleiche Membran hüllt auch die Sehnen an Händen und Füßen in Form der Sehnenscheiden ein. Sie bildet hier mit der Außenschicht (*F.* Membrana fibrosa) die Sehnenscheide, einen bindegewebigknöchernen Kanal, in dem die Sehnen reibungsarm gleiten. Die Membran produziert Synovialflüssigkeit, eine klebrige, dem Eiklar ähnliche Flüssigkeit zur Schmierung des Gelenkes oder der Sehne. Die G. kann sich entzünden, wobei der Fachbegriff *Synovialitis* für Gelenkinnenhautentzündung und *Tenosynovitis* für Entzündung der Innenhaut der Sehnenscheiden steht.

Gelenkmaus

Bruchstücke von Knochen-, Knorpel- oder Kapselauskleidung, die in einem *Gelenk* frei beweglich sind. Freie Gelenkkörper treten bei Schädigungen eines Gelenkes wie *Osteoarthritis* (Degeneration durch Verschleiß), *Fraktur* oder *Osteochondritis dissecans* (Fragmentierung von Knochen oder Knorpel durch Unterbrechung der Blutzufuhr) auf.

SYMPTOME UND ANZEICHEN

Eine G. ist nur dann störend, wenn sie zwischen Gelenkflächen eingeklemmt wird und dabei (meist nur kurzzeitig) eine sehr schmerzhafte Gelenksperre verursacht.

Das Gelenk schwillt mehrere Stunden später an. Obwohl die Schwellung zurückgeht, können Sperre und Schwellung jederzeit wieder auftreten.

DIAGNOSE UND THERAPIE

Röntgenstrahlen und *Arthroskopie* (Untersuchung des Gelenkinneren durch ein Sichtgerät) werden zum Auffinden freier Gelenkkörper eingesetzt.

Die Gelenksperre kann mit einem vorsichtigen Handgriff gelöst werden. Bei wiederholter Gelenksperre werden die freien Gelenkkörper meist durch Arthroskopie oder einen chirurgischen Eingriff entfernt.

Gelenkprothese

s. *Arthroplastik*

Gelenksteife

s. *Ankylose*

Gelenkversteifung, operative

s. *Arthrodese*

Gelenkzwischenscheibe

s. *Meniskus*

Gemütskrankheiten

Veraltete Bezeichnung für psychiatrische Erkrankungen mit schweren Affektstörungen (lat. affectus = Gemüt), bei denen der Gemütszustand zeitweise zwischen *Manie* (übersteigerter freudiger Erregung) und schwerer *Depression* schwankt. (S.a. *bipolare Depression*)

Gen

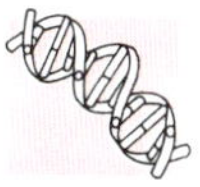

Informationseinheit des Erbmaterials; es besteht aus einem kurzen *DNS*-Abschnitt (Desoxyribonukleinsäure) und befindet sich im Zellkern. Funktionell gesehen hat jedes Gen einen spezifischen Einfluß auf die Zelltätigkeit; die Aktivitäten des gleichen Gens in vielen verschiedenen Zellen können ein bestimmtes körperliches oder biochemisches Merkmal des gesamten Körpers (z.B. Haarfarbe oder Funktion bei der Nahrungsverwertung) ausprägen.

Im Kern jeder menschlichen Zelle befinden sich mehr als 50 000 verschiedene Gene. Durch die Vielzahl ihrer Wirkungen beeinflussen und steuern sie die Entwicklung und Funktion aller Organe und Systeme im gesamten Körper. Kurz gesagt dienen sie als Betriebsanleitung oder Programm für Wachstum, Überlebensfähigkeit, Fortpflanzung und möglicherweise auch für Altern und Tod.

Jede Zelle des Menschen (mit Ausnahme von Ei- und Spermazellen) enthält einen identischen Gensatz. Dies ist darauf zurückzuführen, daß alle Zellen durch einen Teilungsvorgang von einer einzigen befruchteten Eizelle abstammen und die Gene vor jeder Teilung identisch verdoppelt und auf die Tochterzellen verteilt werden. In einer Zelle sind einige Gene aktiv, andere hingegen inaktiv, je nach Spezialisierung der Zelle (z.B. sind in Leber- und Nervenzellen unterschiedliche Gene aktiv). Werden die Gene von zwei beliebigen Menschen (abgesehen von eineiigen Zwillingen) miteinander verglichen, weisen sie immer große Unterschiede auf. Auf diesen Unterschieden basieren alle oder nahezu alle Variationen des menschlichen Organismus wie Geschlecht, Größe, Haut-, Haar- und Augenfarbe und Gestalt sowie Anfälligkeit für bestimmte Krankheiten oder Störungen (s. *Vererbung*; *genetische Krankheiten*). Gene beeinflussen außerdem die Intelligenz, Persönlichkeit, körperliche und geistige Talente und Verhaltensweisen, obwohl man das Ausmaß ihres Einflusses hier nicht eindeutig festlegen kann, da auch Umwelt- und Lernfaktoren eine wichtige Rolle spielen.

GENSTRUKTUR UND GENFUNKTION

Das Erbmaterial, DNS, hat eine sehr lange, kettenähnliche Struktur. Zusammen mit einigen Proteinen bildet es die 23 *Chromosomen*-Paare in allen Zellkernen. Ein Gen entspricht einem kleinen DNS-Abschnitt eines Chromosoms.

Alle Gene erfüllen ihre Funktion bzw. üben Einfluß auf Zellen oder den gesamten Organismus aus, indem sie die Produktion bestimmter Proteine steuern (s. illustrierten Kasten, nächste Seite).

Obwohl viele Proteine bestimmte strukturelle oder katalytische Funktionen haben, werden andere nur deshalb synthetisiert, um die Aktivität anderer Gene, die sie ein- oder ausschalten können, zu kontrollieren. Die Gene, die für die Bildung dieser Proteine verantwortlich sind, werden als "Kontrollgene" bezeichnet. Der gesamte Entwicklungs- und Wachstumsvorgang kann als folgerichtiges Ein- und Ausschalten bestimmter Gene betrachtet werden; dieses Steuerprogramm ist äußerst komplex.

Die Aktivitäten der Kontrollgene sorgen z.B. für die Differenzierung von Nerven- und Leberzellen, wo sehr unterschiedliche Gene aktiv oder inaktiv sind. Eine Störung der Kontrollgene kann dazu führen, daß Zellen ihre spezifischen Fähigkeiten verlieren und beginnen, sich unkontrolliert zu teilen; durch diesen Mechanismus entstehen vermutlich Krebs und andere Tumoren (s. *Karzinogenese*; *Onkogene*).

MUTIERTE GENE

Bei jeder Zellteilung wird das gesamte genetische Material durch DNS-Replikation (s. *Nukleinsäuren*) und Chromosomenteilung (s. *Meiose*; *Mitose*) in beiden Tochterzellen identisch kopiert. Der Kopiervorgang ist jedoch nicht perfekt, und machmal können Fehler auftreten, die zu einer *Mutation* (Veränderung) der Nukleinsäurensequenz führen; diese wiederum verändert die DNS-Struktur in einer der Tochterzellen und führt somit zur Veränderung eines Gens. Dieses mutierte Gen wird dann bei jeder weiteren Zellteilung weitergegeben. Erfolgt eine Mutation während der Bildung einer Ei- oder Spermazelle, die später an der Befruchtung beteiligt ist, befindet sich das mutierte Gen in jeder Zelle des Menschen, der aus dieser befruchteten Eizelle entstanden ist.

WOHER STAMMEN UNSERE GENE?

Ein Mensch erbt seine Gene von den Eltern. Die eine Hälfte wird von der Mutter, die andere vom Vater über Ei- und Spermazelle weitergegeben. Jeder Elternteil stellt eine eigene Auswahl oder "Mischung" seiner Gene für jedes Kind zur Verfügung; daher sind Aussehen, Gesundheit und Persönlichkeit der meisten Geschwister sehr unterschiedlich. Der Mensch trägt in jeder seiner Körperzellen eine Kopie seiner Gene.

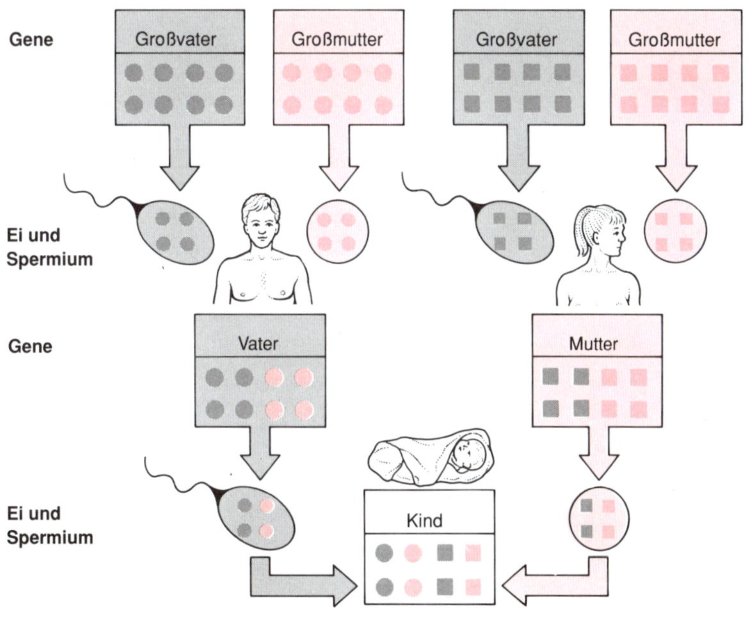

Genübertragung
In dieser Zeichnung werden nur acht Gene dargestellt, tatsächlich enthält jede Körperzelle etwa 50 000 Gene. Die eine Hälfte stammt von der Mutter, die andere Hälfte vom Vater, folglich stammt jedes Viertel der Gene von einem Großelternteil.

G

STRUKTUR UND FUNKTION DER GENE

Gene sind Informationseinheiten des Erbmaterials, die sich in den Zellkernen befinden. Sie tragen die Informationen für alle Aspekte des Wachstums und der Entwicklung des Körpers, indem sie die Produktion der Proteine steuern. Sämtliche Gene eines Menschen stammen von seinen Eltern. Die phänotypischen Unterschiede zwischen den Menschen, z.B. Augen-, Haar- und Hautfarbe, werden durch kleine Unterschiede in der Genstruktur verursacht.

DNS-AUSDRUCK

Dank mühsamster Laborforschung ist die genaue Struktur vieler Gene bekannt.

TTC-GAG-CAT-CTG-GGG-ATG-
TCA-TGT-CCT-TCA-TCG-TTT-
TGA-TTA-CCG-ACC-CCA-TCG-
TAT-GAC-ACG-CAA-GTT-CCG-
CGG-TCA-CGC-ACG-TCA-TGT-
GGG-GAC-TCG-TAA-TCA-CGT-
CAA-GCG-AGT-TTA-AAT-AGA-
CGA-CGC-AGC-TTT-GAA-TTC-
TAT-AAC-TAC-TAA-CTG-TTA-
TTG-TTA-TGT-GAT-GGG-TTA-
ATG-AGC-GGA-GTG-CAT-TAT-

Der Ausdruck zeigt einen kleinen Auschnitt der DNS-Basensequenz des Gens, welches die Information zur Produktion des Eiweißes Trypsin, eines Verdauungsenzyms, liefert.

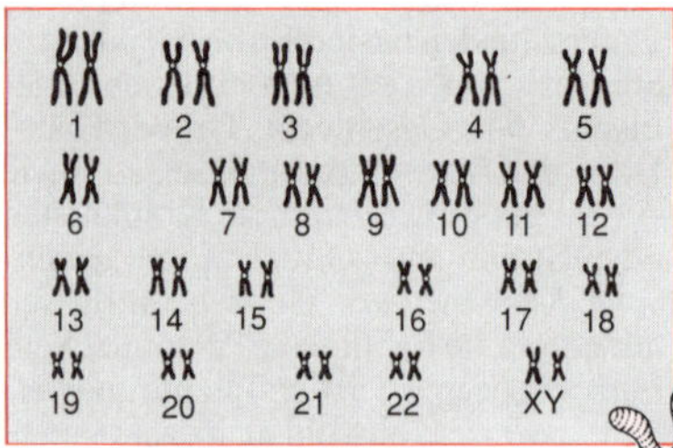

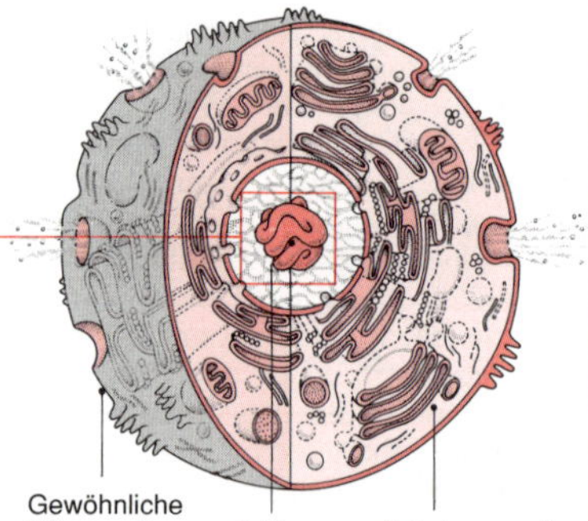

Chromosomen
Gene befinden sich auf den Chromosomen im Kern einer menschlichen Zelle. Jedes Chromosom enthält einen langen Strang der Erbsubstanz Desoxyribonukleinsäure (DNS).

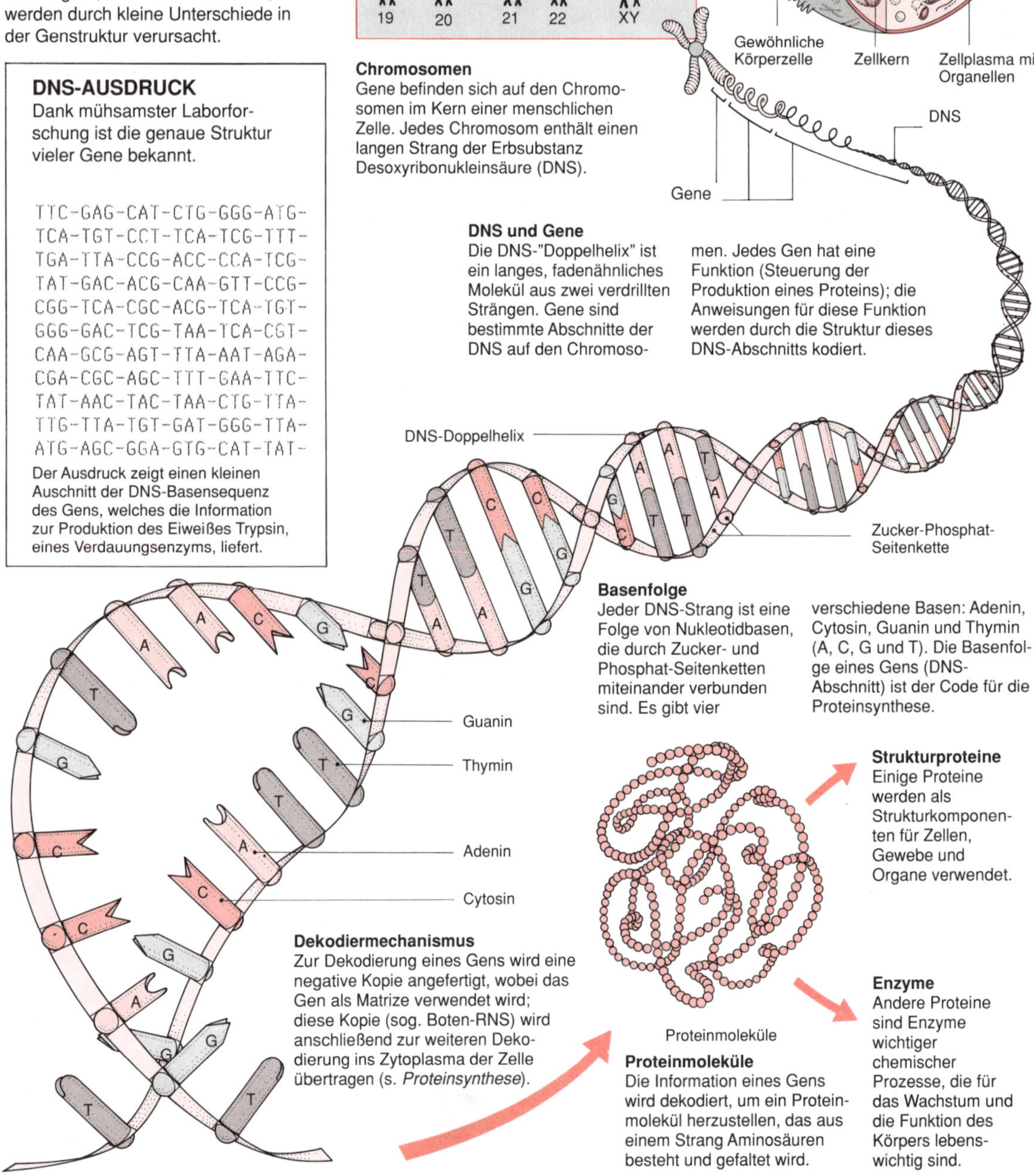

DNS und Gene
Die DNS-"Doppelhelix" ist ein langes, fadenähnliches Molekül aus zwei verdrillten Strängen. Gene sind bestimmte Abschnitte der DNS auf den Chromosomen. Jedes Gen hat eine Funktion (Steuerung der Produktion eines Proteins); die Anweisungen für diese Funktion werden durch die Struktur dieses DNS-Abschnitts kodiert.

Basenfolge
Jeder DNS-Strang ist eine Folge von Nukleotidbasen, die durch Zucker- und Phosphat-Seitenketten miteinander verbunden sind. Es gibt vier verschiedene Basen: Adenin, Cytosin, Guanin und Thymin (A, C, G und T). Die Basenfolge eines Gens (DNS-Abschnitt) ist der Code für die Proteinsynthese.

Dekodiermechanismus
Zur Dekodierung eines Gens wird eine negative Kopie angefertigt, wobei das Gen als Matrize verwendet wird; diese Kopie (sog. Boten-RNS) wird anschließend zur weiteren Dekodierung ins Zytoplasma der Zelle übertragen (s. *Proteinsynthese*).

Proteinmoleküle

Proteinmoleküle
Die Information eines Gens wird dekodiert, um ein Proteinmolekül herzustellen, das aus einem Strang Aminosäuren besteht und gefaltet wird.

Strukturproteine
Einige Proteine werden als Strukturkomponenten für Zellen, Gewebe und Organe verwendet.

Enzyme
Andere Proteine sind Enzyme wichtiger chemischer Prozesse, die für das Wachstum und die Funktion des Körpers lebenswichtig sind.

Ein mutiertes Gen kann verschiedene Auswirkungen haben. In einigen Fällen verändert es die Struktur des Proteins, dessen Produktion von diesem Gen gesteuert wird. Je nach Wichtigkeit des Proteins und dem Grad der Veränderung seiner Struktur hat dies gewöhnlich eine nachteilige Wirkung, die von leicht bis letal reichen kann. Außerdem kann das mutierte Gen auf die Kinder dieser Person weitervererbt werden. Krankheiten oder Störungen, die durch solche mutierten Gene verursacht werden, werden *genetische Krankheiten* genannt. Sehr selten haben genetische Mutationen eine vorteilhafte Wirkung.

ALLELE, DOMINANZ UND REZESSIVITÄT

Die Folgen der Vererbung eines mutierten Gens werden von verschiedenen Faktoren beeinflußt. Für die Produktion jedes Proteins im Körper stehen normalerweise zwei Gene zur Verfügung, eines wird von der Mutter, eines vom Vater vererbt. Diese können auch identisch sein. Die beiden Gene befinden sich an derselben Stelle auf jedem der beiden Chromosomen eines Paares. Wenn eines der beiden Gene mutiert ist und zur Produktion eines veränderten Proteins führen würde, wird es häufig durch die Anwesenheit des normalen Gens auf dem anderen Chromosom des Paares "verdeckt".

Tatsächlich kann jedes Gen am entsprechenden Genort auf einem Chromosom in verschiedensten Formen, Allele genannt, vorkommen, wobei es meist aus einer normalen Form und einer oder mehreren mutierten Formen besteht, die die Produktion eines veränderten Proteins bewirken. Wenn die Wirkungen eines bestimmten Allels die des Allels am gleichen Genort auf seinem Partnerchromosom maskieren oder überlagern, ist es dominant. Das verdeckte Allel ist rezessiv.

Für dominante genetische Merkmale, wie braune Augen und Blutgruppe A, muß das Allel, das die Information für dieses Merkmal trägt, nur in einfacher Form vorliegen, um das phänotypische Merkmal auszuprägen. Bei rezessiven Merkmalen, wie blaue Augen und Blutgruppe 0, muß ein Allel normalerweise in zweifacher Form vorliegen, um die phänotypische Ausprägung zu bewirken.

Die Muster, nach denen verschiedene Merkmale und Störungen von den Eltern auf die Kinder vererbt werden, und die Problematik geschlechtsgebundener und multifaktorieller *Vererbung* von Krankheiten werden unter *Vererbung* und *genetische Krankheiten* besprochen. Medizinische Ratschläge zu genetischen Fragen z.B. für Eltern, bei denen das Risiko besteht, ein Kind mit einer bestimmten Erbkrankheit zu bekommen, sind unter *genetische Beratung* aufgeführt.

Generalisierte Epilepsie

s. *Grand mal*

Generica

Arzneimittel, die nicht unter einem eingetragenen Warenzeichen, sondern unter ihrem offiziellen medizinischen Namen (generic name) im Handel sind. Alle Arzneimittel, auch G., werden vom BGA (Bundesgesundheitsamt) in Berlin benannt, überprüft und zugelassen.

Genetik

Lehre von der *Vererbung,* d.h. der Übertragung erblicher Merkmale von einer Generation auf eine nächste, der chemischen Grundlage, auf der solche Merkmale beruhen, und der Ursachen von Ähnlichkeiten und Unterschieden zwischen Individuen einer Art oder zwischen verschiedenen Arten. Die G. umfaßt vor allem die Erforschung der *DNS* (Desoxyribonukleinsäure), jener Zellsubstanz, die die Merkmale eines Organismus festlegt, und die der *Gene*, die als Informationseinheiten bestimmten DNS-Abschnitten entsprechen.

Ein Bereich der Humangenetik ist die Populationsgenetik, die sich mit der relativen Häufigkeit verschiedener Gene bei unterschiedlichen Menschenrassen beschäftigt; Molekulargenetik untersucht die Struktur und Funktion der DNS und deren Weitergabe von einer Zelle zur nächsten sowie die Entstehung von *Mutationen* (Veränderungen) in der DNS; medizinische und klinische G. umfassen die Lehre und Vorbeugung von Erbkrankheiten.

Genetische Beratung

Beratung (meist durch Ärzte mit Erfahrung auf dem Gebiet der Genetik) von Paaren mit Kinderwunsch, die jedoch besorgt sind, weil sie einen Blutsverwandten (vielleicht ein eigenes Kind) mit einer Erbkrankheit haben oder weil bei ihnen das Risiko besteht, ein Kind mit einer solchen Krankheit zu bekommen.

In den meisten Fällen wird bei der g.n B. die Wahrscheinlichkeit bestimmt, mit der eine Krankheit, an der bereits ein oder mehrere Mitglieder der Familie erkrankt sind, erneut auftreten kann. Diese g.B. hängt von der korrekten Diagnose der Krankheit ab. Der Berater kann dann erklären, warum diese Krankheit aufgetreten ist und wie sie vererbt wird.

Bei einer g.n B. werden auch die Aussichten eines erkrankten Kindes besprochen, es werden Verhütungsmethoden vorgeschlagen, falls sich das Ehepaar dazu entschießt, keine Kinder oder keine weiteren Kinder zu bekommen, und alternative Wege zur Elternschaft aufgezeigt.

WER BERATEN WIRD

Wichtig ist eine g.B. für Eltern eines Kindes mit einer Erbkrankheit wie Mukoviszidose (*Fibrosis cystica*) oder *Hämophilie*, oder einer *Chromosomenaberration* wie *Down-Syndrom* oder *Turner-Syndrom*. Sie kann ebenfalls sinnvoll sein, wenn ein Kind mit einem *Geburtsfehler* wie *Lippenspalte* oder angeborenem *Herzfehler* zur Welt kommt.

Bei vielen anderen Krankheiten, z.B. *Epilepsie*, geistige Behinderung oder anomale geschlechtliche Entwicklung, kann sie eine Hilfestellung geben. Eine g.B. ist für zukünftige Eltern dann sinnvoll, wenn eine dieser Krankheiten bei einem Blutsverwandten aufgetreten ist oder eine Frau schon mehrere *Fehl-* oder *Totgeburten* hatte.

G.B. empfiehlt sich ebenso bei Ehen innerhalb der Verwandtschaft oder wenn die Mutter bereits ein fortgeschrittenes Alter erreicht hat.

SO WIRD ES GEMACHT

G.B. kann durch klinische Genetiker, Kinderärzte oder Hausärzte erfolgen.

Die Berater erstellen einen Stammbaum der Familie. Es werden sämtliche Krankheiten der Familie darin aufgenommen, auch Blutsverwandtschaft unter Ehepartnern oder Fehlgeburten. Möglicherweise sind auch Totenscheine oder Obduktionsberichte von Verwandten erforderlich.

Wenn ein Paar bereits ein Kind mit einer Anomalie hat, erkundigt sich der Berater, ob die Mutter während der Schwangerschaft bestrahlt wurde, Medikamente eingenommen hat oder ob das Kind bei der Geburt verletzt wurde, da dies zu Anomalien in einer sonst gesunden Familie führen kann. Das erkrankte Kind sowie die Eltern werden untersucht und erforderliche Tests wie *Chromosomenanalyse* vorbereitet. Bestimmte Erkrankungen, z.B. *Down-Syndrom*, werden durch eine Anomalie der elterlichen Chromosomen verursacht.

Bei vielen Erbkrankheiten kann heute mit einiger Sicherheit festgestellt werden, ob die Eltern eines erkrankten Kindes Träger eines fehlerhaften Gens sind, wodurch die Wahrscheinlichkeit des Wiederauftretens beachtlich beeinflußt wird. Die eigentlichen Gene werden zwar nicht identifiziert, jedoch ein DNS-Marker (DNS-Fragment, das sich in der Nähe des fehlerhaften Gens auf dem Chromosom befindet). Nach diesen Markern kann mit Hilfe modernster Verfahren, die in immer größerem Maß zur Verfügung stehen (s. *Gen-Sonden*), auf den Chromosomen der Eltern gesucht werden.

Jeder Fall, der von genetischen Beratern untersucht wird, ist einzigartig. Viele verschiedene Faktoren können die Wahrscheinlichkeit, daß eine Krankheit wiederauftritt, beeinflussen, und in einigen Fällen sind komplizierte mathematische Berechnungen erforderlich, um das Risiko für ein Paar abschätzen zu können.

WAS BIETET DIE BERATUNG?

Ein wichtiger Aspekt der g.n B. eines Paares mit einem Kind mit einer Anomalie ist die Aufklärung, wie es dazu kam, wie sich das Kind entwickeln wird, und die Wahrscheinlichkeit, ob Kinder dieses Kindes ebenfalls erkranken.

G

Des weiteren wird bei der Beratung hauptsächlich das Risiko des Auftretens oder Wiederauftretens der fraglichen Krankheit abgeschätzt. Die Entscheidung des Paares, Kinder oder weitere Kinder zu bekommen, hängt teils davon ab, ob sie das Risiko eingehen wollen, teils von anderen Faktoren, z.B. Grad der Erkrankung, die Last, die ein erkranktes Kind für die Familie bedeuten kann, und mögliche Alternativen der Elternschaft.

Nach einer ausführlichen Besprechung mit den Beratern über die Problematik und sämtliche Konsequenzen liegt die Entscheidung hinsichtlich des weiteren Handlungsverlaufs bei den Eltern.

Wenn ein erhöhtes Risiko besteht, ein Kind mit einer Anomalie zu bekommen, können die Eltern versuchen, nur ein gesundes Kind zu bekommen (indem die Schwangerschaft nur ausgetragen wird, wenn bei pränatalen Tests keine Anomalien gefunden wurden). Bei einigen Krankheiten, z.B. *Spina bifida*, *Down-Syndrom*, *Hämophilie*, *Muskeldystrophie* und Mukoviszidose, kann die pränatale Diagnose anhand einer *Amniozentese* oder *Chorionzottenbiopsie* (mit großer Genauigkeit) eine Anomalie schon in der frühen Schwangerschaft feststellen. In den Fällen, in denen man einen genetischen Defekt feststellt, kann ein Schwangerschaftsabbruch in Erwägung gezogen werden.

Wenn ein Paar sich dazu entscheidet, keine Kinder zu bekommen, ist eine Elternschaft durch Adoption oder *künstliche Befruchtung* durch einen Spender möglich (die Eizelle der Mutter wird mit Spendersamen befruchtet). Letzteres ist dann empfehlenswert, wenn beide Elternteile Träger einer seltenen Erbkrankheit sind oder der Vater eine dominante genetische Krankheit hat.

Eine *In-vitro-Befruchtung* einer Spendereizelle mit dem Samen des Vaters, falls die Mutter Trägerin eines anomalen Gens ist, ist noch nicht ohne weiteres möglich.

Genetische Krankheiten

Jede Krankheit, die ganz oder teilweise durch einen oder mehrere Fehler des vererbten genetischen Materials verursacht wird, d.h. Fehler in den *Genen*, die aus *DNS* (Desoxyribonukleinsäure) bestehen und die die *Chromosomen* im Zellkern bilden. Viele Krankheiten haben genetische Ursachen.

Einige g.K. kann man schon bei der Geburt feststellen, sie sind somit kongenital. Die Begriffe genetisch und *kongenital* sind jedoch nicht identisch; viele genetische Defekte wirken sich erst viele Jahre nach der Geburt aus, und viele kongenitale Abnormitäten sind nicht genetischen Ursprungs.

Menschen mit einer Erbkrankheit haben meistens einen oder mehrere Verwandte, die an derselben Krankheit leiden, d.h., die Krankheit ist *familiär*. In einigen Fällen wird ein Kind aber unerwartet mit einem Erbfehler geboren (d.h. ohne Familienanamnese). Es gibt viele Mechanismen, wodurch dieser entstehen kann.

URSACHEN UND ARTEN

Fehlerhaftes genetisches Material kann zu Störungen oder Krankheiten führen, weil Gene die Produktion von *Enzymen* und anderen Proteinen steuern, die unterschiedlichste Funktionen in den Zellen und dem gesamten Körper haben. Ist ein Fehler im genetischen Material, werden anomale Proteine (oder anomale Proteinmengen) synthetisiert, die die Körperchemie stören und Krankheiten verursachen.

Damit sich bei einer Person eine g.K. ausprägt, muß der genetische Defekt normalerweise in allen Zellen vorhanden sein, das heißt, daß dieser ebenfalls entweder in der Ei- oder in der Spermazelle, aus der sich der Mensch entwickelt hat, vorhanden war. Dies kann auf zwei Arten geschehen; entweder haben ein oder beide Elternteile diesen Fehler im eigenen Erbmaterial, oder es liegt eine Mutation (Veränderung des Genmaterials) vor, die während der Bildung der Eioder Spermazelle erfolgte. *Mutation* ist einer der Mechanismen, durch den ein Kind mit einem Erbfehler in einer Familie geboren werden kann, in welcher bisher keine Erbkrankheit aufgetreten ist. Etwa ein Drittel der häufiger auftretenden g.n K., wie Duchenne-*Muskeldystrophie*, werden durch neu auftretende Mutationen verursacht.

G.K. werden in drei Klassen eingeteilt: *Chromosomenaberration*, unifaktorielle und multifaktorielle Erbkrankheiten. Im ersten Fall wird ein Kind mit einer anomalen Anzahl von Chromosomen oder zusätzlichen oder fehlenden Chromosomenteilen in den Zellen geboren. Da sich auf Chromosomen viele Gene befinden, kann dies zu unzähligen Störungen und Krankheiten führen.

Unifaktorielle Krankheiten werden durch ein einziges defektes Gen oder Genpaar verursacht; diese Krankheiten werden nach sehr einfachen Vererbungsgesetzen auf die Mitglieder einer erkrankten Familie übertragen. Multifaktorielle Krankheiten werden neben Umweltfaktoren durch das Zusammenwirken verschiedener Gene verursacht; das Vererbungsmuster ist hier komplexer.

UNIFAKTORIELLE ERBKRANKHEITEN

Diese Krankheiten sind zwar selten, doch gibt es viele Variationen, die dann insgesamt eine Anzahl von Störungen verursachen.

Alle unifaktoriellen Erbkrankheiten sind Folge eines Defekts in einem Gen oder Genpaar, das die Produktion eines bestimmten Proteins steuert. Man kann diese in zwei Gruppen einteilen, geschlechtsgebundene und autosomale Krankheiten, je nachdem, ob die betroffenen Gene auf den Geschlechtschromosomen lokalisiert sind (fast immer das X-Chromosom) oder auf einem der 22 anderen Chromosomenpaare, die als Autosome bezeichnet werden (s. *Chromosomen*).

Autosomale Erbkrankheiten betreffen im allgemeinen beide Geschlechter gleichermaßen und werden wiederum zwei Gruppen zugeordnet, die als autosomal-dominant und autosomal-rezessiv bezeichnet werden, je nachdem, ob die defekten Gene in einfacher oder doppelter Form vorliegen müssen, um die Krankheit phänotypisch auszuprägen.

Geschlechtsgebundene Krankheiten sind ungleichmäßig auf die Geschlechter verteilt. Meist gehören sie zu den X-gebundenen rezessiven Erbkrankheiten und kommen hauptsächlich bei Männern vor. Einige Beispiele der drei verschiedenen Arten unifaktorieller Krankheiten werden in der Tabelle dargestellt.

Autosomal-dominante Erbkrankheiten

Bei diesen Erkrankungen muß das defekte Gen nur in einfacher Form vorliegen, um das Merkmal auszuprägen. Solche Personen werden hinsichtlich dieses Gens als *heterozygot* bezeichnet, d.h., das Gen liegt in normaler und in defekter Kopie vor. Da das defekte Gen dominant ist, also eine größere Wirkung hat als das normale Gen, führt es meist zu einer phänotypischen Anomalie (die jedoch nicht immer schwerwiegend ist).

Erkrankte Personen können das defekte Gen von einem ihrer Eltern geerbt haben. Falls diese Erbkrankheit in der Familie zum ersten Mal auftritt, ist sie durch eine Mutation entstanden.

UNIFAKTORIELLE ERBKRANKHEITEN

Autosomal-dominant
Bei diesen Krankheiten muß das defekte Gen nur in einfacher Form vorliegen, um eine phänotypische Ausprägung zu bewirken. Für jedes Kind einer erkrankten Person besteht eine Wahrscheinlichkeit von 1:2, das defekte Gen zu erben und zu erkranken.

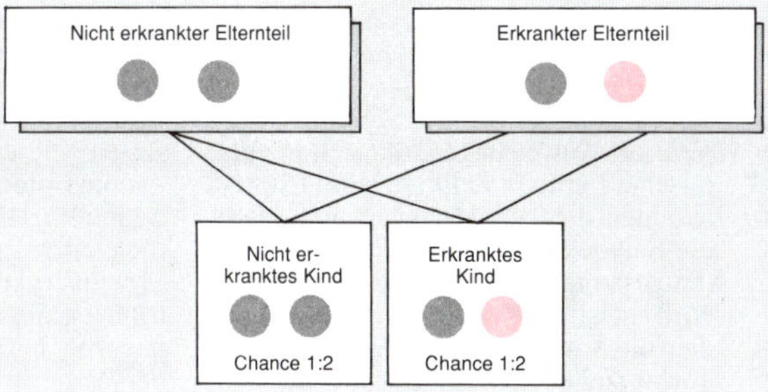

Beispiele
Achondroplasie
familiäre Polyposis
hereditäre Sphärozytose
Chorea Huntington
Marfan-Syndrom
Neurofibromatose
polyzystische Niere (Erwachsenenform)
tuberöse Hirnsklerose

Defektes Gen
Normales Gen

Autosomal-rezessiv
Hier muß ein defektes Gen in doppelter Form vererbt werden, um eine Anomalie zu verursachen. Normalerweise sind beide Elternteile nicht erkrankte Träger des defekten Gens. Für jedes Kind besteht eine Wahrscheinlichkeit von 1:4 zu erkranken und von 2:4, Träger zu sein.

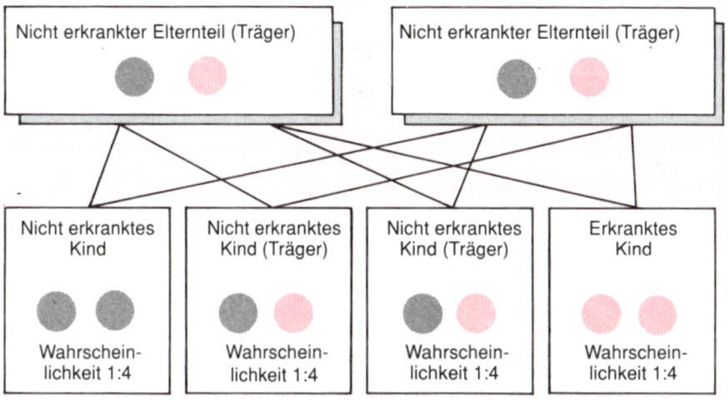

Beispiele
Albinismus (okulokutan)
Mukoviszidose
Friedreich-Ataxie
Galaktosämie
v. Pfaundler-Hurler-Syndrom
Phenylketonurie
Sichelzellenanämie
Tay-Sachs-Syndrom

Defektes Gen
Normales Gen

X-gebunden rezessiv
Diese Erbkrankheiten werden durch Defekte des X-Chromosoms verursacht, die nur bei Männern zu phänotypischer Ausprägung führen, da der Defekt nicht von einem zweiten, gesunden X-Chromosom ausgeglichen werden kann. Frauen können Überträger dieses Fehlers sein, wodurch die Hälfte ihrer Söhne erkrankt.

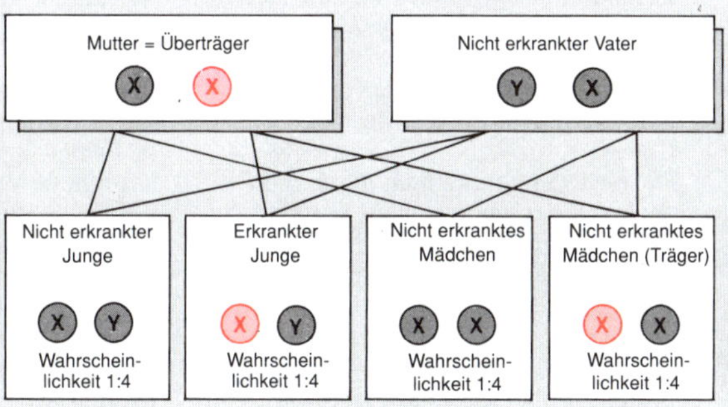

Beispiele
Christmas-Krankheit
Farbenblindheit (meiste Arten)
Martin-Bell-Syndrom (Fragile-X-Syndrom)
G6PD-Defekt
Hämophilie
Muskeldystrophie (Duchenne)

X Defektes X-Chromosom
X Normales X-Chromosom
Y Y-Chromosom

Für jedes Kind einer betroffenen Person besteht eine 50prozentige Wahrscheinlichkeit, das defekte Gen zu erben und die Krankheit zu bekommen. Häufig treten diese Krankheiten in jeder nachfolgenden Generation auf und verlieren sich nur dann, wenn erkrankte Personen in einer Generation keine erkrankten Kinder oder gar keine Kinder haben.

Autosomal-rezessive Erbkrankheiten

Personen, bei denen sich diese Krankheiten ausprägen, haben das entsprechende defekte Gen in doppelter Form erhalten. Sie werden hinsichtlich des defekten Gens als *homozygot* bezeichnet. In den meisten Fällen sind beide Elternteile der erkrankten Person heterozygote Träger d.h., bei ihnen liegt das defekte Gen in einfacher Form neben dem normalen Gen vor. Da das defekte Gen jedoch rezessiv ist und von dem normalen Gen "verdeckt" wird, tritt in diesem Fall bei den Eltern keine phänotypische Erkrankung auf.

Bei allen autosomal-rezessiven Erbkrankheiten ist die Zahl der heterozygoten Träger in der Bevölkerung immer höher als die der tatsächlich Erkrankten. Bei Mukoviszidose (*Fibrosis cystica*), der häufigsten Erkrankung dieser Art, ist jeder 22ste der Bevölkerung Träger des defekten Gens, aber nur eine von 2 000 Personen wird mit dieser Krankheit geboren.

Die Mehrzahl der Träger sind sich der Tatsache nicht bewußt, und die Krankheit ist noch nie in der Familie aufgetreten, da das defekte Gen unbemerkt über viele Generationen hinweg weitervererbt wurde. Wenn zwei heterozygote Träger Kinder haben und eines mit der autosomal-rezessiven Erbkrankheit geboren wird, ist das Auftreten dieser Krankheit meist eine große Überraschung.

Da beide Elternteile Träger sind, besteht für jedes nachfolgende Kind eine Wahrscheinlichkeit von 1:4, die Krankheit zu bekommen.

X-gebundene rezessive Erbkrankheiten

Hier befindet sich das defekte Gen auf dem X-Chromosom. Frauen haben zwei X-Chromosomen in den Zellen, Männer hingegen nur das eine, das sie von ihren Müttern erben und an ihre Töchter weitergeben.

Wenn eine Frau das defekte Gen in einfacher Form erbt, kann seine Ausprägung durch das normale Gen auf ihrem anderen X-Chromosom verdeckt sein, weil es rezessiv ist, und sie entwickelt keine phänotypische Anomalie. Sie ist ein heterozygoter Träger des defekten Gens. Erbt ein Mann jedoch das defekte Gen, ist kein normales Gen auf einem zweiten X-Chromosom vorhanden, um es zu verdecken, und er wird somit die Anomalie entwickeln.

Das Familienmuster dieser Erbkrankheiten zeigt S. 407. Die Zahl der erkrankten Männer ist weit höher als die der erkrankten Frauen, und in allen Fällen haben sie den Gendefekt von ihrer Mutter (die heterozygote Trägerin ist). Diese Väter geben das defekte Gen an keinen ihrer Söhne, aber an alle Töchter weiter, die nun wiederum zum Träger werden. Weibliche Träger vererben das defekte Gen an die Hälfte ihrer Söhne, die erkranken, und an die Hälfte ihrer Töchter, die wiederum Träger werden. Diese Form der Erbkrankheit kann nicht von einem gesunden Mann vererbt werden. Nach diesem Erbmuster erkranken einige Männer betroffener Familien, wohingegen die Frauen in dieser Familie entweder bekannte oder mögliche Träger sind.

MULTIFAKTORIELLE ERBKRANKHEITEN

Viele Erkrankungen wie *Asthma*, insulinabhängiger *Diabetes mellitus*, *Schizophrenie* und eine Anzahl von angeborenen Mißbildungen wie *Klumpfuß*, *Lippen-* und *Gaumenspalte* fallen in diese Kategorie.

In jedem Fall wird die Ausprägung dieser Krankheiten durch Defekte mehrerer Gene verursacht, die neben Umwelteinflüssen eine additive Wirkung haben. Zu welchem Grad jede dieser Erbkrankheiten durch Gene ausgeprägt wird, schätzt man ab und bezeichnet es als *Vererbbarkeit*.

ERKRANKTE FAMILIEN

Die Ursachen, die den g.n K. zugrunde liegen (Gendefekte), können nicht behandelt werden. Es gibt jedoch einige Verfahren, die die Wahrscheinlichkeit, daß ein Kind mit einem Erbfehler geboren wird, vermindern.

Wenn ein Paar einen Kinderwunsch hat, aber einer von beiden, deren Eltern oder nahe Blutsverwandte eine Erbkrankheit haben, sollten sie die *genetische Beratung* aufsuchen. Es ist besonders dann wichtig, wenn das Paar bereits ein Kind mit einer genetischen Krankheit hat.

Bei einer Schwangerschaft kann durch eine Untersuchung des Erbmaterials in den Fetuszellen, die durch *Chorionzottenbiopsie* oder *Amniozentese* entnommen wurden, festgestellt werden, ob bestimmte genetische Defekte vorliegen. In den Fällen, wo eine schwere Krankheit festgestellt wird, kann ein Schwangerschaftsabbruch in Erwägung gezogen werden.

Genetischer Code

Vererbte Anweisungen, die sich in chemischer Form im Zellkern befinden, bestimmen die Zellaktivitäten und damit die Entwicklung und das Funktionieren des gesamten Körpers. Der Begriff g.C. wird auch für das System verwendet, mit dem die Anweisungen einer Zelle für die Tochterzellen kopiert werden, für die chemische Basis, anhand derer die Anweisungen codiert werden, und den "Schlüssel", mit dem die codierten Anweisungen übersetzt werden.

Die Basis des genetischen Codes sind die Moleküle der langen, kettenähnlichen Substanz Desoxyribonukleinsäure (*DNS*). DNS sowie einige Proteine bilden die *Chromosomen*, die sich in den Zellkernen befinden. Ein bestimmtes *Gen*, oder eine Erbeinheit, entspricht einem DNS-Abschnitt im Chromosom. Jedes Gen enthält die codierte Anweisung für eine Zelle, ein bestimmtes Protein herzustellen, das entweder ein *Enzym* mit einer wichtigen Rolle für die Zellaktivität sein kann oder einen strukturellen Zweck im Körper erfüllt. Die häufigste biochemische Aktivität im Körper ist die Herstellung von Proteinen durch die Anweisungen des genetischen Codes.

Erst 1953 konnte man durch die Entdeckung der chemischen Struktur der DNS genaue Erkenntnisse darüber gewinnen, wie DNS-Abschnitte die Herstellung der Proteine bestimmen. Man stellte fest, daß die DNS aus zwei langen verdrillten Strängen ("Doppelhelix") besteht, wobei jeder aus einer Folge von einfachen Chemikalien, Nukleotidbasen genannt, besteht. Vier verschiedene Basen, Adenin, Cytosin, Guanin, Thymin (Abk. A, C, G und T), kommen in der DNS vor. Die Folge dieser Basen in bestimmten Abschnitten eines DNS-Stranges dient als Anweisung zur Proteinherstellung (s.a. Kasten "Struktur und Funktion der Gene" S. 404).

Die Basen A, C, G und T kann man als Buchstaben des Codes betrachten. Die Basensequenz in einem DNS-Abschnitt (z.B. CGGATCCTAGTTGATCATGAC) wäre ohne den Schlüssel des Codes, der vom Decodiermechanismus der Zellen verwendet wird, völlig bedeutungslos. Der Decoder liest jeweils drei Basen gleichzeitig, dabei steht jedes Basentriplett für eine bestimmte Aminosäure, die chemische Einheit, aus der Proteine bestehen. Die Basenfolge ACG beispielsweise in einem DNS-Abschnitt codiert die Aminosäure Cystein und die Folge TGA Threonin. Die Tripletts der Nukleotidbasen werden nacheinander gelesen, dann werden die entsprechenden Aminosäuren zusammengeführt und verbunden. Sobald eine komplette Folge von Basen gelesen wurde, ist eine Kette aus Aminosäuren (eine Polypeptidkette) fertiggestellt. Dies kann ein ganzes Proteinmolekül oder ein Teil einer größeren Proteinstruktur sein. Gewisse Basentripletts, die sich am Ende von Gensequenzen befinden, codieren das Ende der *Proteinsynthese*.

Das System wird deshalb komplizierter, weil der Decodierapparat nicht direkt von der DNS abliest, sondern von einer Vermittlersubstanz, der Boten-RNS (Ribonukleinsäure). Die DNS dient als Matrize für die RNS-Produktion, die wiederum die codierten Anweisungen für die Proteinsynthese liefert.

Unter *Nukleinsäuren* wird der Vorgang beschrieben, durch den DNS kopiert und von einer Zelle auf die Tochterzellen (und über Ei- und Spermazellen auf ein neues Individuum) weitergegeben wird.

Genetischer Fingerabdruck

Verfahren, auch bekannt als DNS-Fingerabdruck, mit dem man Verwandtschaft zwischen Personen feststellen kann. Mit dem g.n F., er wurde erstmals 1984 verwendet, können Vaterschaften bewiesen (s. *Vaterschaftstest*) oder Tatverdächtige bei einem Verbrechen durch Vergleich von DNS-Proben identifiziert werden.

DNS ist das genetische Material, das in allen Zellen, die sich teilen, vorhanden ist. Man kann sie aus Blut-, Samen- und Gewebezellen isolieren. Das Muster der chemischen Bausteine in den DNS-Molekülen ist bei jeder Person anders (außer bei eineiigen Zwillingen), und dieses damit einzigartige Muster ist die Grundlage des genetischen Fingerabdrucks.

SO WIRD ES GEMACHT

Man nimmt von einer verdächtigen Person eine Probe, normalerweise eine Blutprobe, und isoliert die DNS. Diese wird dann von *Enzymen* in Fragmente zerschnitten, die auf einem Agarose-Gel durch Elektrophorese in Banden aufgetrennt werden. Das Querbandenmuster wird auf eine Nylonmembran übertragen und anschließend eine radioaktiv markierte DNS-Probe hinzugefügt; diese Probe verbindet sich auf der Membran mit der spezifischen Sequenz der DNS. Man legt einen Röntgenfilm auf die Membran, um das radioakive Muster zu erhalten. Der Film wird entwickelt, und das Bandenmuster, der genetische Fingerabdruck, wird dadurch sichtbar.

VERWENDUNGSZWECK

Der g.F. einer Probe kann mit dem g.n F. eines anderen Menschen oder mit Gerichtsproben verglichen werden. Auf diese Weise kann man mit dem g.n F. Fälle umstrittener Vaterschaft oder Mutterschaft klären, wobei sich mit Sicherheit feststellen läßt, ob eine Person der Elternteil eines bestimmten Kindes ist. Solche Informationen sind z.B. bei zivilen Vaterschaftsprozessen oder als zusätzliches Beweismittel bei Einwanderungsprozessen erforderlich.

Der g.F. ist in der Gerichtsmedizin von großer Bedeutung, da Gerichtsproben analysiert werden, um Verdächtige zu identifizieren oder zu entlasten. Man kann z.B. eine Blutprobe bei einem Verbrechen oder eine Samenprobe bei einer Vergewaltigung analysieren und den g.n F. mit der Probe des Verdächtigen vergleichen.

Genfer Ärztegelöbnis

s. *Eid des Hippokrates*

Genitalgeschwür(e)

Hautgeschwür an den *Genitalien.* Bei Männern kann das Ulkus (Geschwür) an der Haut des Penis oder am Hodensack auftreten, bei Frauen an der Vulva oder in der Scheide.

URSACHEN

Die häufigsten Ursachen der G. sind *Geschlechtskrankheiten.* Das frühe Stadium der *Syphilis* ist durch einen *harten Schanker* gekennzeichnet, ein schmerzloses Geschwür (Ulkus) an der Stelle, wo die Bakterien in die Haut eindringen. Anschließend kann nach der Ausheilung des Schankers ein flaches, langes Ulkus auftreten. Das *HERPES-SIMPLEX*-Virus verursacht schmerzhafte flüssigkeitsgefüllte Bläschen an den Genitalien; eine Infektion der Bläschen durch Bakterien kann zu einem Geschwür führen (s. *Herpes genitalis*). *Ulcus molle* (weicher Schanker) ist eine häufige tropische Bakterieninfektion, die schmerzhafte G. verursacht. Bei *Granuloma inguinale*, einer bakteriellen Infektion, die ebenfalls sehr oft in den Tropen vorkommt, entstehen schmerzlose G. *Lymphogranuloma venereum* ist eine Chlamydieninfektion, bei der sich Bläschen bilden, die ulzerös werden können.

G. können auch die Folge von Verletzungen oder Schädigungen sein, die während des Geschlechtsverkehrs entstehen.

In manchen Fällen sind G. Nebenwirkungen von Arzneimitteln. Sie können durch Lösungen verursacht werden, die in hoher Konzentration auf Warzen im Genitalbereich (Feigwarzen) aufgetragen werden, oder als Reaktion auf oral verabreichte Medikamente auftreten; *Sulfonamid-Präparate* z.B. können Mundgeschwüre und G. verursachen (s. *Stevens-Johnson-Syndrom*).

Die *Behçet-Krankheit* ist eine seltene Erkrankung, bei der wiederholt weiche Geschwüre im Mund und an den Genitalien entstehen. Penis- oder Vulvakrebs verursacht schmerzlose Geschwüre, bei denen sich die erhabenen Ränder nach außen wölben.

DIAGNOSE

Die Diagnose der Ursachen, die G.n zugrunde liegen, stellt man anhand der Ulkusform und anderer Symptome wie vergrößerte Lymphknoten oder Hautausschlag. Ein Abstrich des Geschwürs wird untersucht und eine Kultur davon angelegt, um nach spezifischen Bakterien oder Viren zu suchen. Mit Bluttests werden *Antikörper* nachgewiesen, die bei bestimmten Infektionsarten typisch sind.

Genitalien

s. *Geschlechtsorgane*

Genmanipulation

s. *Gentechnologie*

Gen-Sonden

Spezifisches Fragment der *DNS* (Desoxyribonukleinsäure), das in Labortests verwendet wird, um festzustellen, ob bei einem Menschen oder einem Fetus bestimmte Gendefekte oder genetische "Marker" im genetischen Material (d.h. in der DNS der *Chromosomen*) vorliegen.

G.-S. setzt man hauptsächlich in der pränatalen Diagnostik von Erbkrankheiten ein und um festzustellen, ob Personen, bei denen ein Erbfehler in der Familienanamnese vorliegt, selbst das defekte Gen tragen. Es kann sich dabei um dominante Gene handeln, die erst im Erwachsenenalter Krankheiten verursachen, und um rezessive Gene, die bei gesunden Genträgern zwar keine Krankheiten verursachen, jedoch auf deren Kinder übertragen werden können, die dann wiederum diese Krankheit entwikkeln würden.

Einige G.-S. entdecken ein abnormes Gen direkt. Dieser Sondentyp dient der Diagnose von Erbkrankheiten. Viele defekte Gene können jedoch nicht direkt aufgespürt werden. In diesem Fall werden G.-S. verwendet, die genetische Marker aufspüren. Die Marker selbst sind harmlos, werden aber mit einem bestimmten defekten Gen gekoppelt weitervererbt. Nach welchen Gesetzen das defekte Gen vererbt wird, kann man vorhersagen, indem man die genetischen Marker in einer bestimmten Familie verfolgt.

Bei einer der wichtigsten Labormethoden, bei der G.-S. verwendet werden, wird die DNS aus den Chromosomen der Zellen des Patienten oder des Fetus isoliert. Diese DNS wird in einem Teströhrchen von *Enzymen* gespalten, und die Fragmente werden auf einem Filter fixiert. Eine radioaktiv-markierte DNS-Sequenz (die Sonde) wird hinzugefügt und verbindet sich mit der Gen- oder Markersequenz in der DNS der getesteten Person. Die Bindung kann anschließend als Querbandenmuster durch Autoradiographie sichtbar gemacht werden.

Gentamicin

(z.B. *Refobacin*® +)

Antibiotikum, das zur Behandlung von schweren Infektionen injiziert wird oder in Form von Tropfen oder Salbe zur Behandlung von Augen- oder Ohreninfektionen verabreicht wird.

G. kann nicht oral eingenommen werden, da es durch den Verdauungsvorgang inaktiviert wird. Es wird als Injektion oft in Kombination mit anderen Antibiotika verabreicht, um schwere Infektionen wie Meningitis, Septikämie (Blutvergiftung) und Endokarditis (Herzinnenhautentzündung) zu behandeln. Da G. die Nieren oder das Innenohr schädigen kann, werden während der Behandlung Bluttests durchgeführt, um den G.spiegel im Blut zu bestimmen und somit eine Kontrolle der Dosis zu gewährleisten.

Gentechnologie

Bereich der *Genetik*, der sich mit der Veränderung des genetischen Erbmaterials lebender Organismen beschäftigt, um gezielt die Eigenschaften eines Organismus zu verändern.

In der Praxis setzt man G. heute hauptsächlich zur Massenproduktion vieler Substanzen, vor allem aus der Gruppe der Proteine, zur medizinischen Behandlung und Diagnose ein. Die Funktion jedes *Gens* besteht darin, die Produktion eines bestimmten Proteins in der lebenden Zelle zu steuern. Wenn ein Gen identifiziert wurde, das für die Synthese eines nützlichen Proteins verantwortlich ist, wird es in eine andere Zelle, die sich häufig teilt, eingesetzt. Damit züchtet man eine Zellkolonie, die dieses Gen enthält und große Mengen des Proteins produzieren kann.

WARUM ES GEMACHT WIRD

G. wurde zur Produktion menschlicher Hormone (besonders *Insulin* und *Wachstumshormon*), einiger Proteine für *Impfstoffe* (z.B. gegen Hepatitis) und *Interferon*, einer Substanz zur möglichen Behandlung von Virusinfektionen, eingesetzt. Viele andere medizinisch wertvolle Substanzen, wie *Faktor VIII* (ein Blutprotein zur Behandlung von Hämophilie) und *Gewebsplasminogen-Aktivator*, eine Substanz zur Auflösung von Blutgerinnseln, werden ebenfalls gentechnologisch hergestellt.

SO WIRD ES GEMACHT

Das wichtigste gentechnologische Verfahren zur Massenproduktion von Proteinen ist das sog. rekombinante DNS-Verfahren. DNS (Desoxyribonukleinsäure) ist das genetische Material der Zellen, das die Produktion von verschiedenen Proteinen steuert.

Der erste Schritt ist die Identifizierung des Gens in der DNS, das die Produktion des bestimmten Proteins steuert. Dies geschieht durch eine Reihe aufwendiger Laborverfahren. Darauf folgt entweder die Isolierung des Gens aus der Zelle oder dessen Synthese, falls man die genaue chemische Struktur des Gens feststellen kann.

Zum Schluß wird das Gen in die DNS einer geeigneten Empfängerzelle überführt. Mit *Enzymen* kann man die DNS der Empfängerzelle an bestimmten Stellen öffnen und so eine Lücke herstellen, in die das Gen eingesetzt werden kann (daher der Begriff rekombinante DNS).

Für solche genetische Veränderungen eignen sich jene Arten von Zellen oder Organismen, die sich anschließend schnell und unbegrenzt vermehren. Die bis heute am häufigsten verwendeten Organismen sind das Darmbakterium *ESCHERICHIA COLI* und einige Hefezellen. Auch Zellen anderer Organismen und menschliche Krebszellen wurden bisher ebenso erfolgreich eingesetzt.

PROGNOSE

In Anbetracht der raschen Vermehrung von Bakterien und anderen Mikroorganismen, die in der G. verwendet werden, und der Möglichkeit, durch Zufall höchst gefährliche Mikroorganismen zu entwickeln und freizusetzen, wurden immer häufiger Bedenken über die Gefahren geäußert, "sich auf diese Art und Weise in die Natur einzumischen". Diese Gefahren bestehen tatsächlich, sind aber den Forschern auf diesem Gebiet bewußt und haben zu strengen Sicherheitsanordnungen und -vorschriften für die Praxis geführt.

Zukünftig könnte es möglich sein, die G. bei der Veränderung des menschlichen Erbmaterials einzusetzen, um Erbkrankheiten zu behandeln.

Gentianaviolett

Violetter Farbstoff, der hauptsächlich von Biologen dazu verwandt wird, Bakterien unter dem Mikroskop sichtbar zu machen. G. hat außerdem antiseptische Eigenschaften und diente früher zur Behandlung von Verbrennungen, Furunkeln, Karbunkeln, Pilzinfektionen und Mundgeschwüren.

Genu valgum

Medizinischer Fachbegriff für *X-Bein*.

Genu varum

Medizinischer Fachbegriff für *O-Bein*.

Geräusch

s. *Bruit*

Geriatrie

Altersheilkunde; Lehre von den Krankheiten alter Menschen. Viele Krankheiten und Störungen, an denen geriatrische Patienten leiden, treten auch bei jüngeren auf. Alte Menschen reagieren jedoch anders auf Krankheiten und Behandlungen. Z.B. verschlechtert sich mit fortschreitendem Alter meist die Funktion wichtiger Organe wie Herz, Lungen, Nieren, Leber und Gehirn. Folglich sind Infektionen dieser Organe oder anderer Stellen im Körper, die bei jungen Menschen nur eine leichte Erkrankung verursachen würden, für alte Menschen mitunter lebensbedrohlich. Jede Krankheit kann bei Menschen ab 75 Jahren vorübergehend, aber deutlich das Denkvermögen verringern und zu *Verwirrtheit* oder anderen Symptomen führen, die fälschlicherweise für *Demenz* gehalten werden. Der Grund liegt in der zusätzlichen Belastung des Gehirns während der Krankheit. Weiterhin werden viele Arzneimittel im Körper von der Leber oder den Nieren abgebaut. Sind diese Organe durch Alterung beeinträchtigt, ist eine Angleichung der Medikamentendosis erforderlich, um gefährliche Nebeneffekte zu vermeiden.

Geriatriker sind Ärzte mit einer Fachausbildung in Altersheilkunde. Sie wählen und dosieren Medikamente altersgerecht und suchen weitgehend zu vermeiden, daß alte Menschen aus ihrer gewohnten Umgebung gerissen werden, es sei denn, ein Krankenhausaufenthalt ist unvermeidlich. Geriatriker bereiten Patienten so gut wie möglich auf ihre alltäglichen Aufgaben nach der Entlassung aus dem Krankenhaus vor und stellen Kontakte zu Sozialeinrichtungen und Freiwilligenorganisationen her. (S.a. *Rehabilitation*)

Gerichtsmedizin

s. *forensische Medizin*

Gerinnungsstörungen

Von G. spricht man bei besonders starken und anhaltenden Blutungen nach einer Verletzung oder wenn sie ohne jede Verletzung auftreten.

Bei G. sind die Mechanismen gestört, die normalerweise für die Blutstillung zuständig sind (s. *Blutgerinnung*). Sie umfassen die Blutgerinnung, den Verschluß beschädigter Blutgefäße durch Blutplättchen und die Konstriktion (Zusammenschnürung) der Blutgefäße.

Störungen im Gerinnungssystem führen leicht zu tiefen Blutungen im Gastrointestinaltrakt, den Muskeln und den Gelenkhöhlen. Bei *Thrombozyten*störungen oder defekten Blutgefäßen treten meist oberflächliche Blutungen an der Haut, am Zahnfleisch oder im Darm- oder Harntrakt auf. G. können überall im Körper Blutungen auslösen.

KOAGULATIONSSTÖRUNGEN

Diese Störungen entstehen meist durch mangelnde Enzyme (Gerinnungsfaktoren), die an der Blutgerinnung beteiligt sind, oder aufgrund einer Anomalie dieser Enzyme. Die Blutgerinnsel bilden sich sehr langsam, sind schwach und dichten die Blutgefäße nicht sicher ab. Koagulationsstörungen können kongenital (angeboren) oder im späteren Leben erworben worden sein.

KONGENITAL

Die wichtigsten kongenitalen Koagulationsstörungen sind die *Hämophilie* A und B und die *v. Willebrand-Krankheit*. In allen drei Fällen ist einer der Gerinnungsfaktoren entweder gar nicht oder nur in geringer Anzahl im Blut vorhanden.

Die Hämophilie A und B werden durch einen Mangel an Gerinnungsfaktoren, entweder Faktor VIII oder Faktor IX, verursacht. Die Vererbung dieser Störungen ist geschlechtsgebunden (s. *genetische Krankheiten*), d.h., daß normalerweise nur Männer erkranken.

Das Willebrand-Jürgens-Syndrom ist ebenfalls eine vererbte Erkrankung mit einem Faktor-VIII-Defekt, wobei beide Geschlechter etwa gleichermaßen betroffen sind.

Menschen mit G. leiden oft an punktförmigen Hautblutungen, an inneren, abnorm heftigen Menstruations- und exzessiven Blutungen aus Wunden. In schweren Fällen treten Blutungen in Gelenken, z.B. im Knie, auf.

ERWORBEN

Eine Störung der Gerinnungsfaktoren kann in jedem Alter auftreten. Sie ist z. B. Folge einer schweren Erkrankung der Leber oder des Verdauungssystems, wobei die Aufnahme von Vitamin K (nötig zur Produktion verschiedener Gerinnungsfaktoren) aus der Nahrung gestört ist. Oder sie tritt nach der Einnahme von *Antikoagulantien* auf, die eine normale Produktion von Gerinnungsfaktoren hemmen. Wie bei kongenitalen G. ist die Neigung zu Blutungen oft verstärkt.

Eine besonders komplexe Koagulationsstörung ist die Verbrauchskoagulopathie (oder disseminierte intravasale Koagulation; Abk. DIC), die durch verschiedene Faktoren ausgelöst werden kann. Bei der DIC finden sich Plättchenaggregationen und Blutgerinnsel in kleinen Blutgefäßen. Gerinnungsfaktoren werden schneller verbraucht und im Blut abgebaut, als sie von der Leber ersetzt werden können, was schwere Blutungen nach sich ziehen kann. Paradoxerweise werden bei dieser Krankheit manchmal Antikoagulantien verabreicht, um die Gerinnungsaktivität zu hemmen. In den meisten Fällen jedoch bessert sich dieser sehr ernste Zustand erst, wenn die zugrundeliegende Erkrankung (z.B. eine Infektion oder Krebs) unter Kontrolle gebracht wurde.

Koagulationsstörungen werden mit Hilfe von *Blutgerinnungstests*, etwa dem *Quick-Test* zur Bestimmung der Prothrombinzeit, untersucht. Die Behandlung der Patienten sieht Transfusionen der fehlenden Gerinnungsfaktoren, von Faktoren in Frischblut oder frisch eingefrorenem Plasma vor. Die synthetische Herstellung dieser Faktoren wird zwar erforscht, zur Zeit stehen jedoch nur Faktoren aus menschlichem Blut zur Verfügung. In der Vergangenheit wurden mitunter Virusinfekte (z.B. *Hepatitis B* und *HIV-Infektionen*) übertragen. Heute werden Blutproben auf pathogene Viren untersucht und gegebenenfalls vernichtet. Durch Hitzebehandlung von Blutprodukten versucht man ebenso, Viren zu zerstören.

THROMBOZYTENSTÖRUNGEN

Blutungen treten auf, wenn das Blut zuwenig Thrombozyten enthält – ein Zustand, der *Thrombozytopenie* genannt wird. Hauptmerkmal dieser Erkrankung sind oberflächliche Blutungen der Haut und im Zahnfleisch, wobei viele kleine punktförmige rote Flecken entstehen.

Gelegentlich liegen die Thrombozyten zwar in normaler Anzahl vor, funktionieren jedoch anomal und verursachen Blutungen. Thrombozytendefekte sind erblich, jedoch zuweilen mit der Einnahme bestimmter Medikamente verbunden (einschließlich *Aspirin*). Oder sie treten als Komplikation bei Knochenmarkerkrankungen wie der myeloischen *Leukämie* auf.

Thrombozytendefekte werden durch Tests wie dem Messen der Blutungs- und Gerinnungszeit sowie Thrombozytenaggregations-Tests untersucht. Unabhängig von der Ursache besteht die Behandlung hauptsächlich in der Transfusion von Thrombozyten von einzelnen Spendern oder von "Pools" (aus verschiedenen normalen Bluttransfusionen). Die Transfusionen erfolgen alle ein bis drei Tage, bis der zugrundeliegende Defekt behoben ist und der Körper seine eigenen gesunden Thrombozyten produziert.

DEFEKTE BLUTGEFÄSSE

Selten werden anomale Blutungen durch defekte Blutgefäße verursacht. Früher war *Skorbut* (eine Vitamin-C-Mangelerkrankung) eine häufige, tödliche Krankheit dieser Art, die Seemänner oder Polarforscher befiel, aber auch alle, die zuwenig frisches Obst und Gemüse aßen. Heute tritt Skorbut gelegentlich bei alten Menschen mit Mangelernährung auf.

Manchmal entwickeln alte Menschen und Patienten, die über einen längeren Zeitraum hinweg *Kortikosteroide* einnehmen, leichte anomale Gewebsblutungen aufgrund mangelnder Blutzufuhr in den kleinen Blutgefäßen der Haut. Eine Behandlung ist selten erforderlich.

Gerontologie

Erforschung aller Aspekte des Alterns (entwicklungsgeschichtlich, biologisch, medizinisch, soziologisch und psychologisch). Das Fachgebiet, das sich mit den medizinischen Problemen alter Menschen beschäftigt, wird *Geriatrie* oder Altersheilkunde genannt.

Gerontoxon

s. *Arcus senilis*

Geroprophylaxe

s. *Altenpflege*

Gerstenkorn

(*F.* Hordeolum) Kleiner eitergefüllter *Abszeß* am Augenlid, bakterielle Infektion der Liddrüsen.

Bei schmerzhaftem G. sorgen warme Kompressen dafür, daß der Eiter ausfließt. Eine antibiotische Augensalbe kann ein Wiederauftreten verhindern.

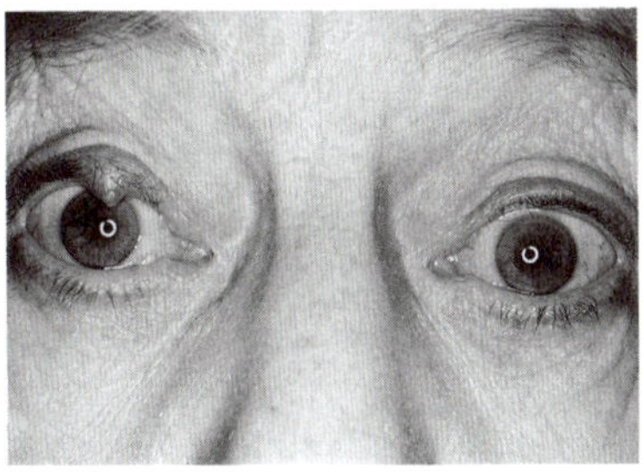

Gerstenkorn am oberen Augenlid
Ein Gerstenkorn entsteht meist nahe bei einem Augenwinkel, kann aber auch am Unterrand in jedem Lidbereich auftreten.

Geruchssinn

Einer der fünf Sinne. Die Mechanismen, mit denen Gerüche wahrgenommen werden, sind im illustrierten Kasten dargestellt. (Abbildung nächste Seite)

STÖRUNGEN

Störungen des G.s sind z. B. die Anosmie (teilweiser oder gänzlicher Verlust des G.s, der vorübergehend oder auf Dauer auftritt) oder die Dysosmie (anomale Geruchswahrnehmung). Geruchs- und Geschmackssinn sind eng miteinander verknüpft. So führen Störungen des G.s oft zu einem gestörten *Geschmackssinn.*

Eine vorübergehende partielle Anosmie entsteht oft durch eine Entzündung der Nasenschleimhaut, etwa bei banalen *Erkältungen*, *Grippe* und verschiedenen Formen von *Nasenschleimhautentzündung*, besonders bei Heuschnupfen. Auch Rauchen verursacht häufig eine Anosmie. Bei der Rhinitis hypertrophica mit Schleimhautwucherungen sind die Geruchsnerven überlagert oder verzerrt, was eine ständige Anosmie nach sich zieht, wenn der Zustand nicht behandelt wird. Bei der sogenannten Stinknase verkümmern die Nervenenden, wobei eine Art ständiger Anosmie erzeugt wird; ein faulig riechender Ausfluß überlagert meist alle anderen Gerüche.

Bei einer Kopfverletzung können die Geruchsnerven zerreißen. Reißen beide Nerven, hat dies eine dauerhafte Anosmie zufolge; in der Erholungsphase von einer leichteren Verletzung kann eine Dysosmie in Form eingebildeter schlechter Gerüche auftreten.

Selten wird eine Anosmie durch Meningiome (Hirnhautgeschwülste) oder einen Tumor hinter der Nase (s. *Nasopharyngealkrebs*) verursacht.

Dysosmie in Form von eingebildeten schlechten Gerüchen kann ein Merkmal verschiedener psychischer Störungen, etwa einer *Depression* oder der *Schizophrenie*, sein. Sie tritt ebenso bei manchen Formen der Epilepsie auf sowie als Entzugserscheinung bei schwer Alkoholkranken. Patienten mit Dysosmie sind zuweilen der Meinung, daß der eigene Körper die Gerüche verursacht. Obwohl ihnen das Gegenteil versichert wird, waschen sie sich übermäßig und vermeiden den Kontakt mit anderen. (S.a. *Sinneswahrnehmung*)

Gesättigte Fette

s. *Fette und Öle; Ernährung*

Geschlechtsbestimmung

s. *Geschlechtsdetermination*

Geschlechtschromosomen

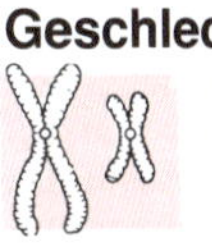

Chromosomenpaar, das das Geschlecht eines Individuums bestimmt. Alle Zellen im Körper eines Menschen (außer Ei- oder Samenzellen) enthalten ein Paar G. zusammen mit 22 anderen Chromosomenpaaren, Autosome genannt. Bei Frauen sind sich die G. äußerlich ähnlich und werden X-Chromosomen genannt. Bei Männern ist eines der

DER GERUCHSSINN

Die Geruchsrezeptoren sind spezialisierte Nervenendigungen in einem kleinen Bereich der Schleimhaut des Nasendachs. Die Axone (Fasern) dieser Sinneszellen verlaufen durch feine Perforationen im darüberliegenden Knochen in zwei verlängerte Riechkolben auf dem Schädelbasisknochen. Diese Kolben sind Nervenumschaltstellen an den Enden der Riechzellen; die Nerven enthalten Millionen von Nervenfasern und führen zum limbischen Kortex. Die Riechzellen leiten Sinnesinformationen zu den Riechzentren im Gehirn.

Riechzentren
Zentren im Gehirn, die für den Geruch zuständig sind. Sie umfassen Teile des limbischen Systems und des Frontallappens.

Riechkolben
Hier sind die Rezeptorzellfasern mit den Nerven verbunden, die ins Gehirn führen.

Nasenhöhle
Im Nasenhöhlendach befinden sich haarähnliche Fortsätze der Riechzellen in der Schleimhaut.

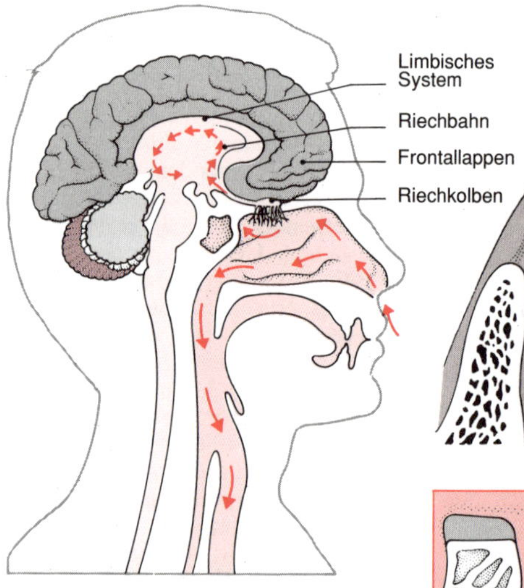

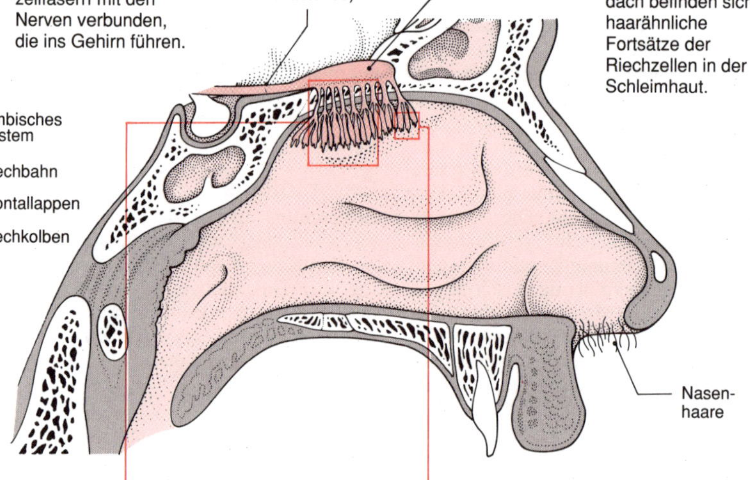

Physiologische Basis des Riechens
Die Rezeptorzellkörper sind am unteren Ende verdickt; an jedem Ende befinden sich mehrere Zilien, die sich nach unten bis zur Schleimhautoberfläche erstrecken. Die Zilien enthalten die Rezeptoren, die durch Moleküle von Geruchssubstanzen stimuliert werden und Nervenimpulse auslösen, die ins Gehirn gelangen. Wir können bekanntlich mehrere tausend verschiedene Gerüche unterscheiden. Die genaue Grundlage dieser außerordentlichen Fähigkeit ist jedoch unbekannt. Die verschiedenen Rezeptoren lassen mikroskopisch keinen Unterschied erkennen.

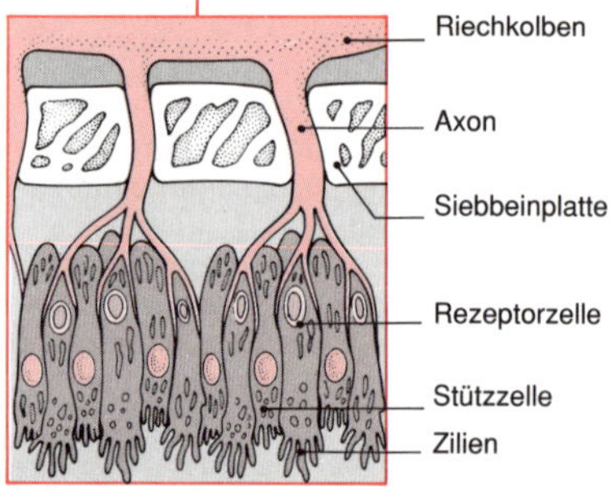

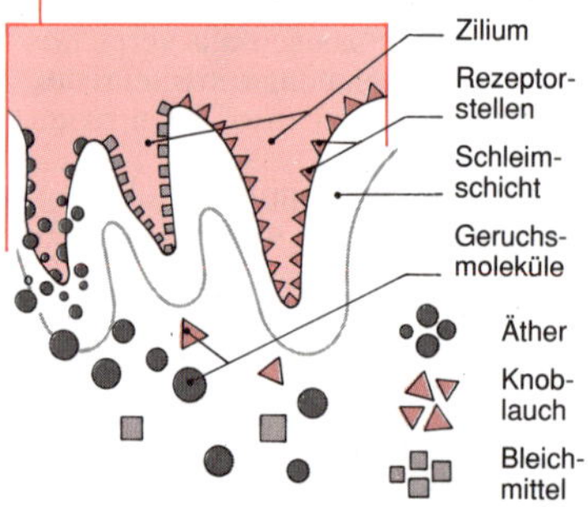

Vermuteter Mechanismus
Der Riechvorgang basiert wahrscheinlich auf einem Schlüssel-Schloß-Prinzip zwischen Geruchsmolekülen und den Rezeptoren. Z.B. lassen die Rezeptoren einiger Zellen nur Äthermoleküle ein, andere nur Bleichmittelmoleküle. Die Moleküle werden in Schleim gelöst, bevor sie die Rezeptoren stimulieren können. Die Empfindlichkeit des Systems ist bemerkenswert; schon vier Moleküle können einen erkennbaren Geruch ausmachen.

G. ein X-Chromosom und das andere, kleinere, ein Y-Chromosom. Also ist das normale G.paar für Frauen XX und für Männer XY.

FUNKTION

Wie alle Chromosomen üben die X- und Y-Chromosomen ihre Wirkungen auf den Körper über die Tätigkeit ihrer *Gene* aus. Sie enthalten die codierten Anweisungen für chemische Vorgänge in den Zellen und für Wachstums- und Entwicklungsmerkmale des gesamten Körpers.

Die X- und Y-Chromosomen unterscheiden sich wesentlich. Gene der Y-Chromosomen dienen ausschließlich der Geschlechtsbestimmung. Sind sie vorhanden, ist das Geschlecht männlich, wenn nicht, ist es weiblich. Das bei beiden Geschlechtern vorkommende X-Chromosom enthält viele Gene, die für allgemeine Entwicklungen und Funktionen wichtig sind. Ohne X-Chromosomen ist ein Leben nicht möglich.

Ein einziges X-Chromosom und 22 Paare Autosome in den Kernen gewöhnlicher Körperzellen stellen den Entwurf für die allgemeine Funktion und Entwicklung des Körpers nach weiblichem Muster dar. Dies wird beim Turner-Syndrom deutlich, bei dem nur ein G., ein X, vorhanden ist. Obwohl sich die weiblichen Geschlechtsmerkmale nie vollständig entwickeln, haben diese Menschen eindeutig weibliche Formen und Identität. Vollständige weibliche Geschlechtsmerkmale entwickeln sich nur, wenn ein zweites X-Chromosom vorhanden ist. Ein zusätzliches Y-Chromosom verändert das weibliche in ein männliches Muster.

Geschlechtsdetermination

Faktoren, die das biologische Geschlecht bestimmen. Die dafür verantwortlichen Determinanten sind die *Geschlechtschro-*

mosomen in den Zellen eines Menschen – zwei X-Chromosomen bei Frauen sowie ein X- und ein Y-Chromosom bei Männern. Während des frühen Embryonalstadiums veranlassen diese Chromosomen die Entwicklung verschiedener Gonaden (primäre Geschlechtsorgane) – die Hoden der Männer und die Ovarien der Frauen. Bei Männern produzieren die Hoden Hormone, die die Entwicklung eines männlichen Fortpflanzungssystems, einschließlich des Penis, anregen. Bei Frauen führt das Fehlen dieser männlichen Hormone zu einem anderen Entwicklungsmuster; es entstehen Eierstöcke, Gebärmutter und Vagina. In der *Pubertät* schütten die Gonaden weitere Hormone aus, die zur Entwicklung der sekundären *Geschlechtsmerkmale* führen, z.B. Bartwuchs bei Männern und Brüste bei Frauen.

Störungen während dieser Vorgänge führen in einigen Fällen zu zweideutiger Geschlechtsausprägung. Menschen mit einer anomalen Kombination von Geschlechtschromosomen (s. *Chromosomenaberration*) entwickeln keinerlei Merkmale eines Geschlechtes. Bei einigen weiblichen Feten werden durch Stoffwechselstörungen verstärkt männliche Hormone produziert (s. *Nebennierenhyperplasie, angeborene*), wobei die weiblichen Geschlechtsorgane männlich ausgeprägt sind (z.B. übermäßige Vergrößerung der Klitoris, so daß ein penisähnlicher Anhang entsteht). Im Gegensatz dazu bilden sich bei manchen männlichen Feten keine männlichen Hormone, oder sie werden zwar produziert, führen jedoch nicht zur *Virilisierung*. Die Geschlechtsorgane des Kindes sind bis zu einem gewissen Grad feminisiert (ein Extremfall dieser Art wird *testikuläre Feminisierung* genannt). *Hermaphroditismus*, bei dem das Kind mit testikulärem und ovarialem Gewebe geboren wird und sowohl eine Scheide als auch einen Penis haben kann, tritt sehr selten auf. Diese Zweigeschlechtlichkeiten unterscheiden sich vom *Transsexualismus*, bei dem das biologische Geschlecht unzweifelhaft ist, jedoch mit der psychologischen Disposition des Menschen im Konflikt steht.

Ist ein Kind mit zweigeschlechtlichen Geschlechtsorganen ausgestattet, wird die Ursache untersucht und dem Kind das Geschlecht zugeordnet, das ihm vermutlich die besten Möglichkeiten für ein gesundes Leben verschafft. Die Entscheidung hängt von den Möglichkeiten ab, das eine oder andere Geschlecht durch hormonelle und/oder operative Behandlung auszuprägen. Meistens werden zufriedenstellende männliche oder weibliche Erscheinungsformen und sexuelle Kapazitäten erzielt. In einigen Fällen besteht sogar die Möglichkeit, Kinder zu bekommen.

Geschlechtsgebundene Vererbung

s. *Vererbung, geschlechtsgebundene*

Geschlechtshormone

s. *Sexualhormone*

Geschlechtsidentität

Inneres Gefühl von Männlichkeit oder Weiblichkeit. Die G. entspricht nicht unbedingt dem biologischen Geschlecht. Sie wird in den ersten zwei bis drei Lebensjahren festgelegt und wird während der Pubertät verstärkt; sobald sie einmal bestimmt ist, ändert sie sich normalerweise nicht mehr. Die Geschlechterrolle ist die öffentliche Erklärung der G. – d.h., das Bild, das Menschen nach außen zeigen, bestätigt ihre innere Einstellung zu ihrem Geschlecht.

Schwierigkeiten hinsichtlich der G. treten dann auf, wenn ein Mensch ein ständiges Unbehagen bezüglich seiner G. empfindet. *Transsexualismus* ist das häufigste Beispiel für dieses Problem.

Geschlechtskrankheiten

Syn. Venerische Krankheiten; Infektionen, die hauptsächlich, aber nicht ausschließlich, durch Geschlechtsverkehr übertragen werden. (S.a. *STD*)

GESCHICHTE UND AUFTRETEN

G. treten meist bei Menschen mit wechselnden Sexualpartnern auf. Einige wichtige G., auch als *STD* (**s**exually **t**ransmitted **d**iseases) bezeichnet, werden durch Blut übertragen und kommen bei Drogenabhängigen vor, die Nadeln gemeinsam verwenden.

Bis vor 25 Jahren war man der Meinung, daß sich G. auf *Syphilis, Gonorrhoe, Ulcus molle* und *Lymphogranuloma venereum* beschränken. Heute stellen diese Krankheiten jedoch nur 10 Prozent aller G. dar, die in den entsprechenden Kliniken beobachtet werden. Andere Erkrankungen, von denen die Fachkliniken berichten, sind *Chlamydieninfektionen, Trichomoniasis, Herpes genitalis, Molluscum contagiosum, Krätze, Schamlaus*, Genitalwarzen, HIV-Infektionen und *AIDS*. Einige Krankheiten, z.B. *Hepatitis* und *Candidiasis*, können zwar durch Geschlechtsverkehr übertragen werden, sind aber nicht immer STD.

Während des Zweiten Weltkriegs war die Inzidenz von G. sehr hoch, nahm jedoch nach der Einführung von Penicillin als Heilmittel gegen Syphilis und Gonorrhoe ab. In den 60er und 70er Jahren traten G. jedoch aufgrund der Einführung oraler Verhütungsmittel wieder vermehrt auf. Die Pille führte nicht nur dazu, daß Frauen mehr Sexualpartner haben, sondern ebenso, daß weniger Paare Barrieremethoden wie Kondome verwenden, die einen gewissen Schutz vor Infektionen bieten.

In den 70er Jahren entdeckte man, daß die sogenannte unspezifische Urethritis meist auf Chlamydien zurückzuführen ist. In den frühen 80er Jahren wurden bei etwa 25 Prozent der Patienten in STD-Kliniken eine *unspezifische Urethritis* und unspezifische Genitalinfektionen diagnostiziert. Bei fast 50 Prozent dieser Fälle lieferten gründliche Labortests Beweise für eine Chlamydieninfektion.

Während der 70er und frühen 80er Jahre konnten die meisten Patienten mit G. eine schnelle Heilung durch Antibiotika erwarten. In den späten 70er Jahren stellte sich jedoch heraus, daß bestimmte G. (besonders Herpes und Hepatitis B) medikamentös nicht geheilt werden können und daß Herpes chronisch und Hepatitis tödlich sein kann. Mit der Entdekkung von AIDS (1982) kam eine weitere, bisher nicht heilbare STD hinzu.

DIAGNOSE UND THERAPIE

Diagnose und Behandlung erfolgen in Spezialkliniken für G. oder von Spezialisten der Urogenitalmedizin. Die Ärzte stellen fest, welche G. vorliegen (es kann sich um mehr als eine handeln), und bewerten die Sensitivität der Infektion auf verschiedene Antibiotika. Sind die Symptome aufgrund der Medikamente abgeklungen, wird mit Tests sichergestellt, daß der Patient nicht länger infiziert ist.

VORBEUGUNG UND PROGNOSE

Um eine weitere Übertragung der Krankheit zu vermeiden, sollten alle vorherigen Sexualpartner aufgespürt, untersucht und ggf. behandelt werden. Suche und Behandlung der Partner muß vertraulich sein; dies ist ein wesentlicher Teil der Handhabung der G.

Die Inzidenz der meisten G. (außer AIDS) fiel Mitte der 80er Jahre ab. 1988 wurde jedoch ein erneuter Anstieg der penicillinresistenten Gonorrhoe in einigen Ländern verzeichnet, was vermuten läßt, daß sich das Muster wieder ändern könnte, besonders dann, wenn keine Safer-Sex-Methoden angewandt werden.

Geschlechtsmerkmale, sekundäre

Körperliche Merkmale, die sich während der *Pubertät* entwickeln und den Beginn der Fortpflanzungsperiode im Leben eines Erwachsenen anzeigen.

Bei Mädchen vergrößern sich zuerst Brustwarzen und Brüste. Kurz darauf erscheinen Schambehaarung und Ach-

G

GESCHLECHTSVERKEHR

Der Begriff Geschlechtsverkehr definiert gewöhnlich den Akt, bei dem der Penis des Mannes in die Vagina der Frau eingeführt wird. Manche verwenden diesen Begriff jedoch für einen umfassenderen Bereich sexueller Aktivität. Physiologisch gesehen ist Geschlechtsverkehr in vier Hauptphasen zu unterteilen – Erregung (zu der im allgemeinen ein Vorspiel gehört), Plateau (wobei gewöhnlich die Penetration erfolgt), Orgasmus und Rückbildung. Die Dauer jeder Phase des Geschlechtsverkehrs variiert.

Erregungsphase bei Männern
Sexuelle Gedanken, der Anblick und die Berührung des Körpers der Partnerin sowie das Vorspiel erregen einen Mann sexuell. Blut dringt in den Penis ein, so daß er fest wird und erigiert.

Plateauphase bei Männern
Während dieser Phase erfolgt gewöhnlich die Penetration, und er beginnt mit stoßenden Bewegungen. Der Penis erreicht seine maximale Größe, die Hoden heben sich.

Orgasmus bei Männern
Muskelkontraktionen in den Gefäßen, die Hoden, Prostata und Penis verbinden, drücken den Samen aus dem Penis heraus, wobei intensive, angenehme Gefühle verspürt werden.

Rückbildungsphase bei Männern
Der Penis verkleinert sich wieder auf die Hälfte, und die Hoden senken sich.

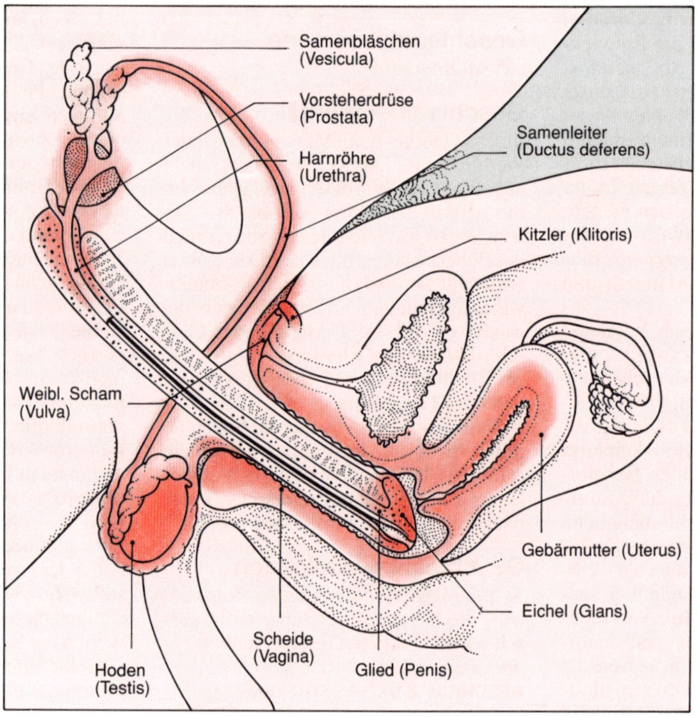

Erregungsphase bei Frauen
Bei Frauen führen ähnliche Faktoren wie bei Männern zur Erregung, obwohl das Vorspiel wichtiger sein mag. Die Klitoris vergrößert sich, die Scheide erweitert sich, und ihre Wände sondern eine Gleitflüssigkeit ab.

Plateauphase bei Frauen
Muskelkontraktionen der Scheidenwände helfen, den Penis zu umklammern. Die Gebärmutter hebt sich, und die Klitoris tritt unter ihre Schutzhaut zurück.

Orgasmus bei Frauen
Rhythmische und starke Kontraktionen des äußeren Teils der Vagina, wobei intensive Gefühlswallungen von der Klitoris durch den Körper strömen.

Rückbildungsphase bei Frauen
Die Klitoris verkleinert sich, allmählich entspannt sich die Vagina, und die Gebärmutter senkt sich.

ATEMFREQUENZ

Atemzüge pro Minute

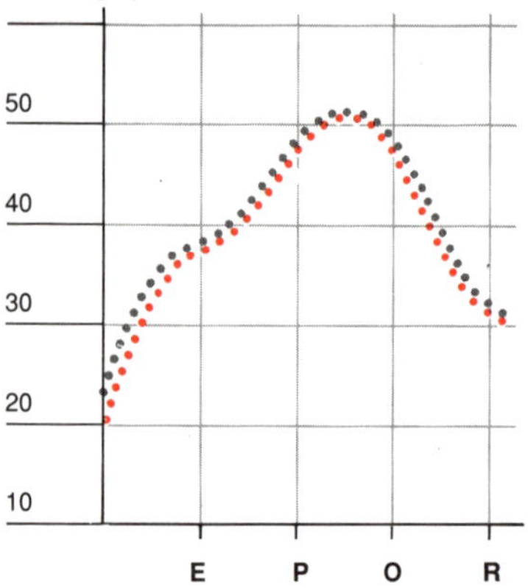

HERZFREQUENZ

Herzschläge pro Minute

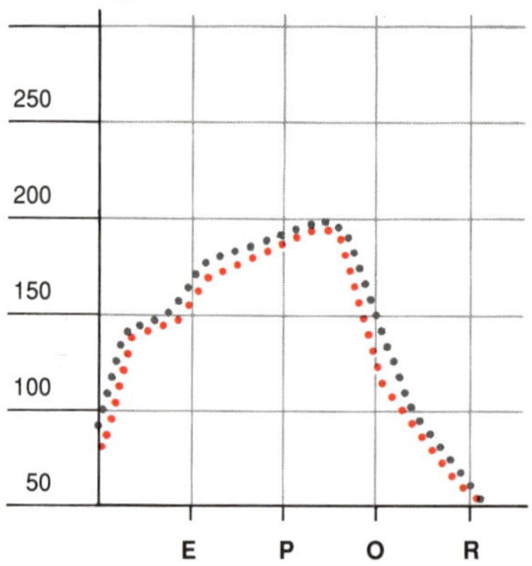

BLUTDRUCK

Systolischer Druck (mm Hg)

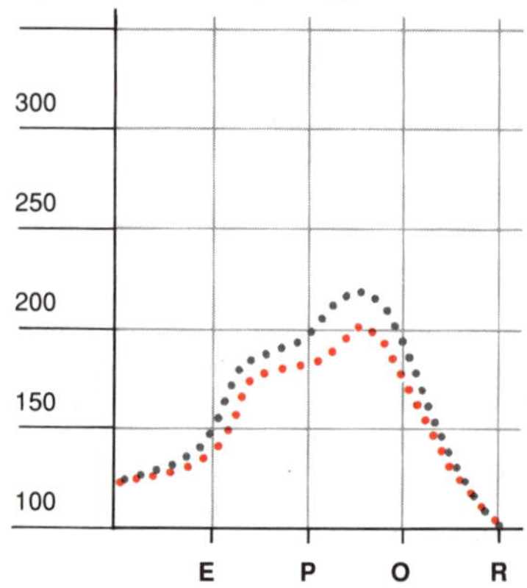

••• Männer ••• Frauen E = Erregung P = Plateau O = Orgasmus R = Rückbildung

Atemfrequenz
Sowohl Männer als auch Frauen atmen bei zunehmender sexueller Erregung schneller und tiefer. Die Frequenz steigt langsam und erreicht beim Orgasmus mit etwa der zweifach normalen Frequenz einen Höhepunkt.

Herzfrequenz
Geschlechtsverkehr ist für das Herz eine große Leistung. Die Herzfrequenz steigt während der Erregungsphase stark an, erfährt beim Orgasmus mit 200 Schlägen pro Minute ihren Höhepunkt und fällt wieder ab.

Blutdruck
Der systolische Blutdruck erhöht sich in ähnlichem Muster wie die Herzfrequenz und erreicht beim Orgasmus ein Maximum. Bei Männern steigt er stärker an als bei Frauen.

selhaare, wobei sich Fett um Hüften, Bauch und Oberschenkel ansetzt und die weibliche Körperform bildet.

Bei Jungen werden zuerst die Hoden größer, wobei die Haut des Hodensacks dünner und der Penis länger wird. Scham-, Bart-, Achsel- und andere Körperhaare wachsen, und die Stimme wird tiefer. Die Muskeln wachsen, und die Knochengröße nimmt zu.

Geschlechtsorgane

Fortpflanzungsorgane, unterteilt in innere und äußere G. Die männlichen G. umfassen *Penis*, *Hoden* (im *Hodensack*), *Vorsteherdrüse* (Prostata), Samenblase und verbundene Gänge sowie *Nebenhoden* und *Samenleiter*. Zu den weiblichen G.n gehören *Eierstöcke*, *Eileiter*, *Gebärmutter*, *Scheide*, *Klitoris*, *Vulva* und *Bartholin-Drüsen*.

Geschlechtsreife

s. *Pubertät*

Geschlechtsumwandlung

Radikaler operativer Eingriff, meist in Kombination mit Geschlechtshormonbehandlung, der das anatomische Geschlecht eines Menschen ändert. G.en werden entweder an Transsexuellen (s. *Transsexualismus*) oder an Menschen vollzogen, die weder komplette männliche noch weibliche äußere Geschlechtsorgane besitzen (s. *Zweigeschlechtlichkeit*).

WARUM ES GEMACHT WIRD

G.en werden an Transsexuellen vorgenommen, um diesen Menschen die körperliche Erscheinungsform zu geben, die ihrer psychologischen *Geschlechtsidentität* entspricht.

G.en an Menschen mit zweigeschlechtlichen Geschlechtsorganen dienen dazu, die anatomische Erscheinung zu verändern oder zu verbessern, um damit eine definiertere Geschlechtsidentität herzustellen.

SO WIRD ES GEMACHT

Transsexuelle

Die G. umfaßt eine Reihe von schweren Operationen am Urogenitaltrakt, die nach Hormonbehandlung und ausführlicher Beratung durchgeführt werden.

Die Umwandlung vom männlichen zum weiblichen Geschlecht ist die häufigere Methode. Brustprothesen werden zur Vergrößerung der Brüste, die zuvor hormonell behandelt wurden, implantiert. Das erektile Penisgewebe wird entfernt und die Harnröhre verlagert. Die Haut des Penis wird für die Scheidenauskleidung verwendet, die im Perineum gebildet wird. Die Hoden werden entfernt, und die Haut des Hodensacks dient zur Bildung der Schamlippen.

Bei einer Umwandlung vom weiblichen zum männlichen Geschlecht werden die Brüste durch Mastektomie entfernt. Anschließend werden Gebärmutter und Eierstöcke entfernt. Es folgt die Bildung eines Penis. Die Umwandlung vom weiblichen zum männlichen Geschlecht ist weniger zufriedenstellend als die Umwandlung vom männlichen zum weiblichen Geschlecht.

Zweigeschlechtlichkeit

Die Operationen werden bereits im Säuglingsalter vorgenommen. Zweigeschlechtliche Neugeborene werden sobald wie möglich nach der Geburt einem Geschlecht zugeordnet, entsprechend operativ und hormonell behandelt und als Mitglied des zugeordneten Geschlechtes erzogen.

Operationen an Erwachsenen mit zweigeschlechtlichen Organen sind heute unüblich. Im allgemeinen sind es die gleichen, die an Transsexuellen vorgenommen werden, wobei Variationen von spezifischen anatomischen Problemen abhängen.

PROGNOSE

Transsexuelle passen sich sehr unterschiedlich ihrem neuen Geschlecht an. Einigen gelingt es vollständig, andere entwickeln schwere psychologische Schwierigkeiten. Eine lebenslange Hormonbehandlung ist notwendig, um die sekundären Geschlechtsmerkmale wie Körperform und Haarverteilung beizubehalten.

Weibliche Transsexuelle können Geschlechtsverkehr vollziehen, jedoch nicht empfangen. Männer können weder befruchten noch ejakulieren; sie sind zu einer Erektion nur mit mechanischer Hilfe imstande (z.B. *Penisimplantate*).

Geschlechtsverkehr

Begriff, der manchmal verwendet wird, um eine Vielzahl von Sexualhandlungen zu beschreiben, sich jedoch meist auf den Akt bezieht, bei dem ein Mann seinen Penis in die Scheide einer Frau einführt.

G. vermittelt angenehme Gefühle, die einen oder beide Partner zum Orgasmus führen können. Durch *Ejakulation* von *Sperma* in die Fortpflanzungsorgane der Frau kann die *Befruchtung* erfolgen.

Der Geschlechtsakt wird von Paaren hinsichtlich der Gefühle, Positionen und Techniken auf sehr unterschiedliche Weise durchgeführt. Bei den meisten Paaren gehen der Penetration Küsse, Zärtlichkeiten und ein Vorspiel voraus. Während des G.s laufen eine Reihe von physiologischen Reaktionen ab.

PHASEN DES GESCHLECHTSVERKEHRS

Physiologisch gesehen kann der G. in vier Phasen eingeteilt werden – Erregungsphase, Plateauphase, Orgasmus und Rückbildungsphase (s. illustrierter Kasten gegenüber).

STÖRUNGEN

Probleme beim G. können körperlicher oder psychischer Natur sein (s. *Beischlaf, schmerzhafter*; *psychosexuelle Dysfunktion*; *Sexualprobleme*).

Geschmackssinn

Einer der fünf Sinne. Der G. selbst ist ein relativ unscharfer Sinn, der lediglich zwischen süß, salzig, sauer und bitter unterscheiden kann. In der Praxis jedoch werden viele verschiedene Geschmacksrichtungen durch die Kombination des G.s mit dem sehr viel differenzierteren Geruchssinn unterschieden. Diese Kombination erklärt, warum ein Verlust des Geruchssinns (z.B. aufgrund einer banalen Erkältung) meist mit dem Verlust des G.s einhergeht (s. *Geschmackssinn, Verlust*). Die vollständige Wahrnehmung des Essens umfaßt zudem weitere Faktoren, z.B. das Erscheinungsbild des Essens, das die Speichelbildung stimuliert, sowie die Beschaffenheit und Temperatur der Nahrung. Die Strukturen der Zunge und der damit verbundene Mechanismus sind im illustrierten Kasten auf der nächsten Seite dargestellt.

Geschmackssinn, Verlust

Verlust des *Geschmackssinns* ist meist Folge eines Verlusts des *Geruchssinns*, der sehr zum Geschmackssinn beiträgt.

Beides wird meist durch eine Entzündung des Nasengangs, z.B. aufgrund einer Erkältung, verursacht.

Verlust des Geschmackssinns ohne den Verlust des Geruchssinns ist relativ selten. Er wird durch jeden Zustand hervorgerufen, der zu *Mundtrockenheit* führt, weil die Geschmacksknospen die für den Geschmack verantwortlichen Stoffe nur dann unterscheiden können, wenn diese in Speichel gelöst sind.

Vollständiger oder teilweiser Verlust des Geschmackssinns tritt gewöhnlich durch die natürliche Degeneration der Geschmacksknospen mit zunehmendem Alter auf. Er entsteht ebenso, wenn Geschmacksknospen aufgrund einer *Stomatitis* (Mundschleimhautentzündung), *Mundkrebs*, *Radiotherapie* im Mundbereich (Eliminierung von Speichelbildung durch Zerstörung der Speicheldrüsen) oder als Nebenwirkung bestimmter Arzneimittel geschädigt werden.

Manchmal wird der Verlust des Geschmackssinns durch eine Schädigung der Hirnnerven, die die Geschmacksempfindungen zum Gehirn übermitteln, verursacht. Nervenschäden entstehen durch Kopfverletzungen, Gehirntumoren oder einen Tumor der Hirnnerven, die für Geschmack zuständig sind, oder bei Operationen an Kopf oder Hals. In diesen Fällen geht der Verlust des Geschmackssinns meist mit einer Gesichtslähmung einher.

Geschmacksstörungen werden auch bei einigen psychiatrischen Erkrankungen beobachtet. Sie sind dann aber eher eine Form von Geschmackshalluzination als von Verlust des Geschmackssinns.

Geschwister-Rivalität

Dieser Begriff beschreibt die intensive Rivalität, die manchmal zwischen Geschwistern (Brüdern und/oder Schwestern) auftritt. Es kann zum Beispiel geschehen, daß ein älteres Geschwisterteil nach der Geburt eines neuen Babys ständig die Aufmerksamkeit der Eltern auf sich lenkt. Rivalitätsgefühle können ein Leben lang bestehen.

Geschwulst

s. *Tumor*

Geschwür

Offene, wunde Stelle auf der *Haut* oder *Schleimhaut*, die durch Beschädigung von Oberflächengewebe entstanden ist. G.e sind flach, tief oder kraterförmig und meist entzündet und schmerzhaft.

Haut-G.e treten hauptsächlich am Bein (s. *offenes Bein*) auf, meist als Folge einer unzureichenden Durchblutung. Seltenere Formen von Haut-G.en sind *Basalzellkarzinome*, eine Art Hautkrebs.

G.e an Schleimhäuten entstehen hauptsächlich im Verdauungstrakt, im Mund (s. *Mundgeschwüre*), Magen oder Zwölffingerdarm (s. *Ulcus pepticum*) oder an Stellen des Dünn- oder Dickdarms (s. *Colitis ulcerosa*).

Haut oder Schleimhäute der Geschlechtsorgane können ebenso G.e entwickeln (s. *Genitalgeschwüre*). Die meisten Genitalg.e werden durch Geschlechtskrankheiten verursacht. Beispiele dieser Art sind harter Schanker, der in der ersten Phase einer *Syphilis* entsteht, sowie weicher Schanker (s. *Ulcus molle*).

G

DER GESCHMACKSSINN

Jeder Mensch besitzt etwa 10 000 Geschmacksknospen, die sich hauptsächlich auf der Zunge, vereinzelt im hinteren Rachen und am Gaumen befinden und mit denen Geschmack differenziert wird. Die Geschmacksknospen liegen in der Wand der Papillen auf dem Rücken der Zunge und an anderen Stellen. Es gibt vier Arten von Geschmacksknospen – empfindlich auf süße, salzige, saure oder bittere Stoffe. Sämtliche Geschmacksvarianten entstehen durch die Mischung dieser vier Geschmacksqualitäten.

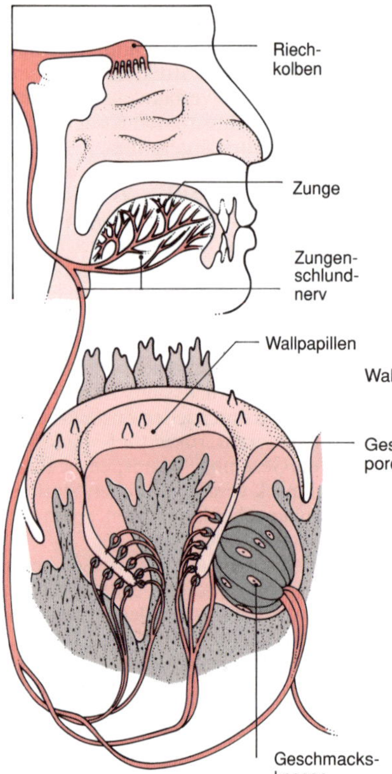

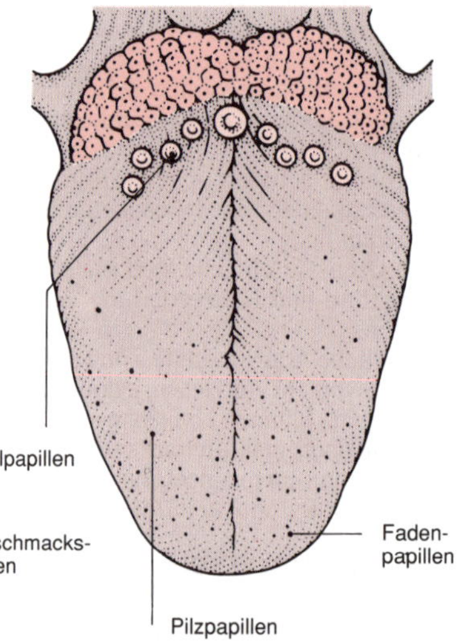

Wie man einen Stoff schmeckt
Chemische Stoffe in unserem Essen und unseren Getränken werden im Speichel gelöst und dringen in die Poren der Papillen auf der Zunge ein. Um diese Poren herum befinden sich Gruppen von Geschmacksrezeptoren – die Geschmacksknospen. Die chemischen Stoffe stimulieren Haare, die von den Rezeptorzellen ausgehen, diese wiederum geben Signale ab, die über Nerven in die Geschmackszentren im Gehirn geleitet werden.

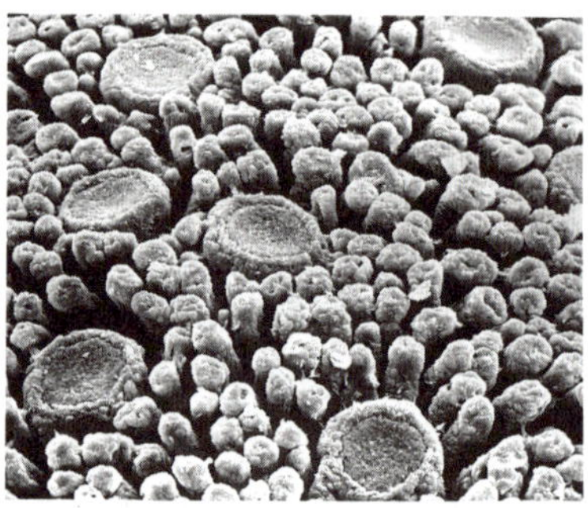

Vergrößerung der Zungenoberfläche
Das Photo zeigt große (Pilz-) und kleine (Faden-) Papillen. Die Geschmacksknospen sitzen an den Geschmacksporen im Epithel der Papillen.

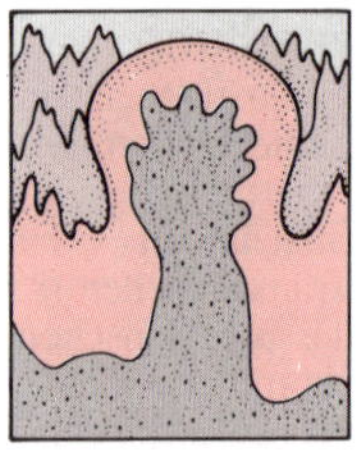

Pilzpapillen
Die pilzförmigen Erhebungen erscheinen in geringer Zahl verstreut auf dem Zungenrücken, hauptsächlich in der Mitte.

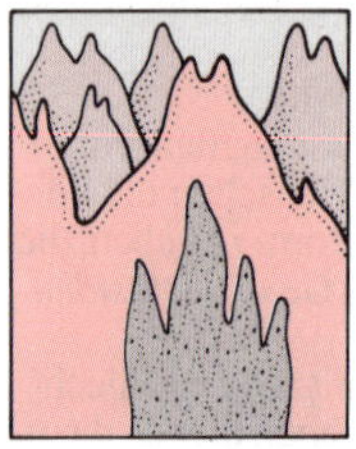

Fadenpapillen
Diese kleinen fadenförmigen Erhebungen erscheinen in großer Zahl auf dem gesamten Zungenrücken, außer auf dem hinteren Teil, und am Gaumen.

Geschmackszentren auf der Zunge
Geschmacksknospen, die auf süße, salzige, saure oder bittere chemische Stoffe reagieren, sind auf bestimmte Areale des Zungenrückens verteilt.

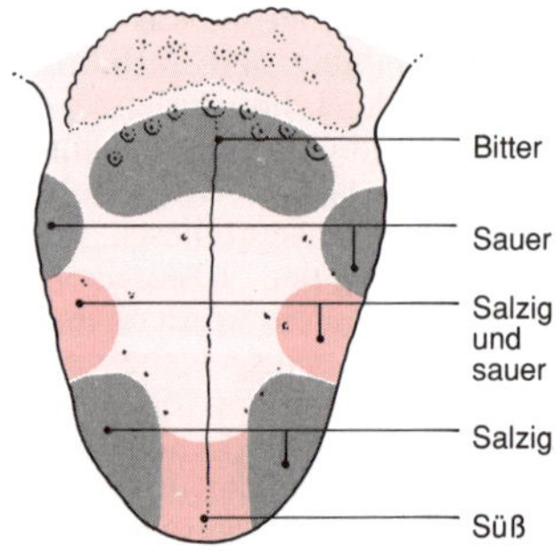

G.e können ebenso auf der Hornhaut, dem durchsichtigen Schutz des vorderen Augapfels (s. *Hornhautgeschwür*), auftreten.

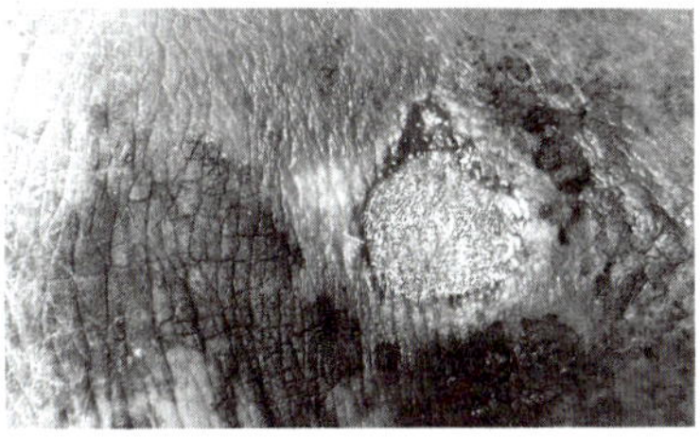

Stirngeschwür
Ein Geschwür in diesem Hautbereich ist oftmals Folge eines Basalzellkarzinoms – eine Art Hautkrebs, der leicht zu behandeln ist.

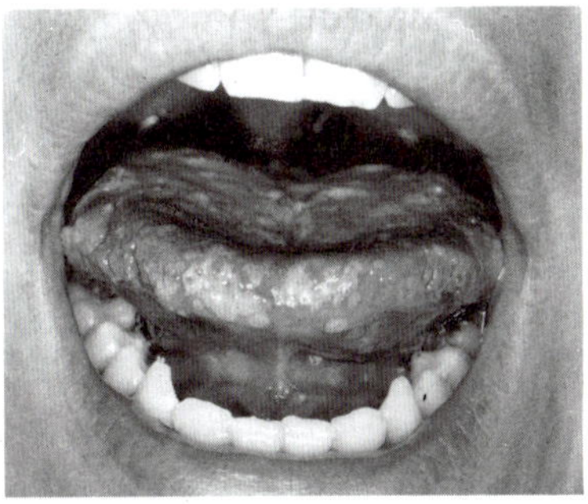

Geschwüre im Mund
Aphthen sind häufig, schmerzhaft und dauern gewöhnlich ein bis zwei Wochen. Sie heilen meist gut, ohne Narben zu hinterlassen.

Gesichtsfeld

Gesamter Bereich, in dem visuelle Wahrnehmung bei nach vorne gerichtetem Blick möglich ist. Das G. erstreckt sich normalerweise nach außen über einen Winkel von etwa 90 Grad auf beiden Seiten der Gesichtsmittellinie, ist jedoch nach oben und unten eingeschränkt, besonders bei tiefliegenden Augen oder stark ausgeprägten Augenbrauen. Die G.er der beiden Augen überschneiden sich in einem bestimmten Bereich, so daß eine Störung im Bereich eines Auges unbemerkt bleibt, wenn beide Augen geöffnet sind (s. illustrierter Kasten).

Der Grad der *Sehschärfe* im G. ist in Bereichen, die vom direkt betrachteten Punkt weiter entfernt sind, niedriger. Es ist z.B. unmöglich, eine kleine Schrift nur fünf Grad vom fixierten Punkt aus zu lesen. Dies gilt besonders für Menschen mit *Makuladegeneration*, die kein zentrales Sehvermögen haben und daher andere Teile des G.s verwenden müssen.

Ein Teilverlust des G.s ist weniger offensichtlich als der Verlust des zentralen Sehens; selbst Menschen mit ausgeprägtem G.ausfall, wie bei *Glaukomen* oder *Schlaganfall*, sind sich dieser Schäden vielleicht nicht bewußt, wenn sie weiterhin über eine gute zentrale Sehschärfe verfügen. (S.a. *Sehstörungen*; *Sehprüfungen*)

Gesichtsfeldausfall

s. *Ringskotom*

Gesichtsneuralgie

s. *Gesichtsschmerz*

Gesichtsschmerz

G. entsteht aufgrund vieler Ursachen sowie aus unbekannten Gründen. Manchmal betrifft die Schmerzursache das Gesicht direkt. Aber auch Schmerzen aufgrund von Krankheiten an anderen Körperstellen können ins Gesicht ausstrahlen.

URSACHEN

G. wird häufig durch eine Verletzung im Gesicht, z.B. durch Schläge oder Schnitte, verursacht.

G. ist ebenso häufig Folge einer Infektion. Eine *Sinusitis* (Entzündung der Nasennebenhöhlen) kann Schmerzen im Augenbereich und an den Wangenknochen hervorrufen. Bei *Mumps* schmerzen oft die Wangen, bevor Schwellungen vor und/oder unter den Ohren auftreten. Schmerzen von einem *Furunkel* in der Nase oder im Ohr sind meist ebenfalls im Gesicht spürbar.

Probleme, die mit Zähnen und Kiefern zusammenhängen, verursachen ebenfalls oft G. Auch Zahnkaries (s. *Karies, Zähne*) oder ein Zahnabszeß sind häufig schmerzhaft. Erwachsene haben auch G.en aufgrund eines eingekeilten Weis-

G

DIE GESICHTSFELDER

Das Gesichtsfeld eines jeden Auges (bei unbewegtem Kopf und nach vorne gerichteten Augen) erstreckt sich über einen Winkel von etwa 130 Grad und wird in einen Bereich geteilt, der das Gesichtsfeld des anderen Auges überlagert (binokulares Sehen), und einen, der nur von einem Auge gesehen werden kann.

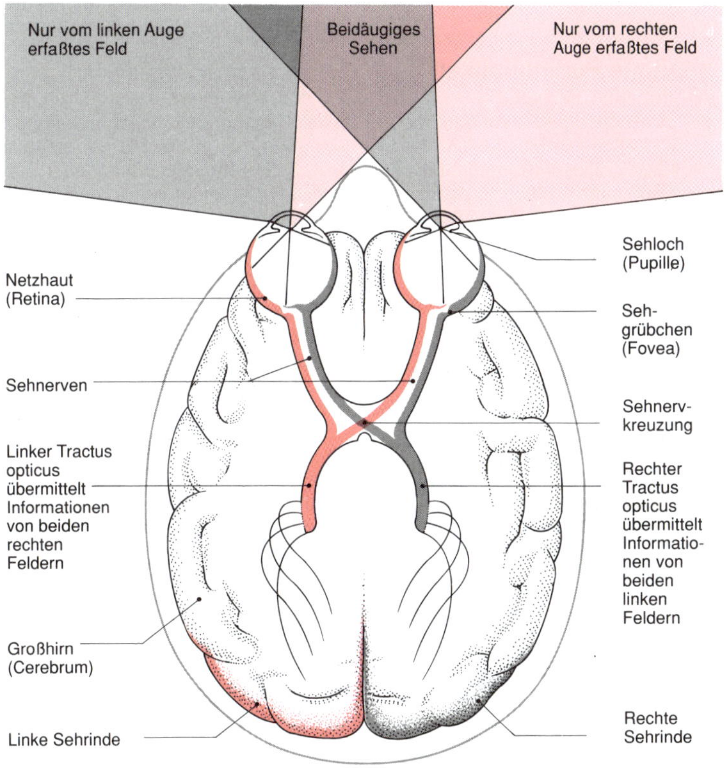

Der Weg der Sehreize
Sämtliches Licht der Bereiche links vom Zentrum beider Augen (grau) fällt auf die rechten Seiten der beiden Netzhäute; Informationen über diese Bereiche gelangen zur rechten Sehrinde. Informationen über die rechten Sehfelder (rosa) gelangen zur linken Sehrinde. Daten über den Bereich des binokularen Sehens gelangen zu beiden Rinden.

heitszahns (s. *impaktierte Zähne*) oder einer Teilverrenkung des Kiefers (s. *Kieferluxation*).

Die Schädigung eines Nervs, der das Gesicht versorgt, kann starke Schmerzen nach sich ziehen. Beispiele sind der schneidende Schmerz, der einem einseitigen Ausschlag bei *Herpes zoster* (Gürtelrose) oder einer *Trigeminusneuralgie* (Schmerztic) vorausgeht, wobei normalerweise nur eine Gesichtshälfte erkrankt. Meist schmerzt das Kauen oder jede Berührung des Gesichts.

Schmerzen strahlen bei verschiedenen Krankheiten ins Gesicht aus. Bei *Angina pectoris* (Brustschmerz aufgrund mangelnder Sauerstoffversorgung des Herzens) ist der Schmerz im Kiefer spürbar. Bei *Migräne* tritt der Schmerz in einer Gesichtshälfte auf. Gesichtsschmerzen ohne ersichtlichen Grund sind gelegentlich auch Symptome einer *Depression*.

THERAPIE

Analgetika (Schmerzmittel) können für vorübergehende Schmerzlinderung sorgen. Bei schwerem oder anhaltendem G. sollte ärztlicher oder zahnärztlicher Rat eingeholt werden.

Gespaltene Persönlichkeit

Begriff für eine *Bewußtseinsspaltung*, bei der ein Individuum zwei oder mehr Persönlichkeiten besitzt, die zu unterschiedlichen Zeiten dominieren; fälschlicherweise auch für die *Schizophrenie* verwandt, bei der die Gefühle des Patienten nicht logisch mit seinen Gedanken verknüpft sind.

Gestagen

s. *Progesteron*

Gestagen-Präparate

Dydrogesteron (z.B. *Duphaston*® +)
Hydroxyprogesteroncaproat (z.B. *Proluton*® +)
Levonorgestrel (z.B. *Microlut*® +)
Medroxyprogesteron (z.B. *Clinovir*® +)
Norethisteron (z.B. *Noristerat*® +)
Progesteron (z.B. *Progestogel*® +)

Gruppe von progesteronähnlichen Arzneimitteln, die aus natürlichem Progesteron und synthetischen Progesteron-Derivaten bestehen.

WARUM SIE VERWENDET WERDEN

G.-P. werden als *orale Kontrazeptiva* eingesetzt, entweder allein (in der Minipille) oder kombiniert mit *Östrogen* (bei Kombinations- oder Phasenpräparaten). Diese Präparate bewirken, daß der Zervixschleimhautpfropf für Spermien undurchdringlich wird. Eine Veränderung der Gebärmutterschleimhaut verhindert die Einnistung eines befruchteten Eis. Die Produktion von *Gonadotropinen* wird durch G.-P. verringert, wodurch die Reifung der Eizellen in den Eierstöcken gehemmt werden kann.

G.-P. werden auch, manchmal in Kombination mit Östrogen-Präparaten, zur Behandlung von Menstruationsstörungen verschrieben (s. *Dysmenorrhoe*).

Bei der *Hormonersatzbehandlung* wird ein G.-P. in Kombination mit einem Östrogen-Präparat eingesetzt, um das Risiko eines Uteruskarzinoms (s. *Gebärmutterkrebs*) zu verringern. Dieses kann erhöht sein, wenn über einen längeren Zeitraum hinweg Östrogene eingenommen wurden. Progesteron/Gestagen veranlaßt das monatliche Abstoßen der Gebärmutterschleimhaut.

G.-P. werden ebenso zur Behandlung des *prämenstruellen Syndroms*, der *Endometriose* (bei der Bruchstücke der Gebärmutterschleimhaut zumeist in die Bauchhöhle wandern) und des *Hypogonadismus* (Unterentwicklung der Eierstöcke) eingesetzt. Gestagen-Präparate werden auch bei der Behandlung gewisser Krebsformen (z.B. Endometriumkarzinom) eingesetzt.

MÖGLICHE NEBENWIRKUNGEN

Zu den Nebenwirkungen gehören Gewichtszunahme, *Ödeme* (Flüssigkeitsansammlung im Gewebe), Appetitlosigkeit, Kopfschmerzen, Schwindel, Hautausschlag, unregelmäßige Menstruation, Brustempfindlichkeit und, seltener, *Ovarialzysten*.

Gestalt-Theorie

Richtung der Psychologie mit der Grundannahme, daß der Gesamteindruck über einen Menschen wichtiger ist als einzelne Elemente seiner Wahrnehmung oder seines Verhaltens. Sie wurde Anfang dieses Jahrhunderts in Deutschland von einer Gruppe gegründet, die sich den Namen Gestalt, d.h. "Form", "Muster" oder "Konfiguration", gab. Im weiteren Sinne bezieht sich G.-T. auf jedes Konzept, dem die Vorstellung zugrunde liegt, daß das Ganze mehr als die Summe seiner Teile ist.

Bei der Erforschung von Gefühlen und sozialen Fragen betont die G.-T., den Menschen als Ganzheit zu sehen, anstatt sein Verhalten in eine Abfolge von Reizen und Reaktionen zu zerlegen. G.-T. wurde als Methode zur Bewältigung psychischer Probleme verbreitet und wird auch heute noch von einigen Therapeuten praktiziert.

Sie zielt auf eine Verbesserung der Selbsterkenntnis ab, indem sie alle Aspekte des Individuums und seiner Umwelt einbezieht.

Gestation

F. für Schwangerschaft, Geburt und Wochenbett; im engeren Sinne Zeitraum von der *Befruchtung* bis zur *Geburt*, in dem sich der heranwachsende Fetus in der Gebärmutter befindet.

Die G. dauert normalerweise ungefähr 270 Tage bzw. etwa neun Monate. Da es sehr schwierig ist, das genaue Datum der Befruchtung zu bestimmen, berechnen Ärzte die Dauer der Schwangerschaft vom letzten Tag der letzten normalen Menstruation an und veranschlagen 284 Tage für die G.speriode (s.a. *Geburt*; *Embryo*; *Fetus*; *Schwangerschaft*).

Gestose

s. *Schwangerschaftstoxikose*

Gesundbeten

Angebliche Fähigkeit einiger Menschen, Krankheiten mit Hilfe ihrer wissenschaftlich unerklärbaren Heilkraft zu heilen. Die Heiler übertragen ihre Heilkraft gewöhnlich durch direkten Kontakt auf den Patienten, indem sie ihre Hände auf den Körper legen ("Auflegen von Händen"). Meist haben Heiler und Patienten einen starken religiösen Glauben und sind der Meinung, daß diese Kraft göttlich sei. In anderen Fällen ist keine Religiosität beteiligt, sondern nur eine starke Überzeugung von den Kräften des Heilers.

Heilungen durch G. wurden verschiedentlich zur Zufriedenheit medizinischer Beobachter vorgeführt. Menschen, die sich dem G. anvertrauen anstatt der Schulmedizin, verpassen jedoch möglicherweise eine frühzeitige qualifizierte Behandlung ihrer Krankheit.

Gesundheit

Im einfachsten Sinne ist G. das Fehlen körperlicher oder geistiger Krankheiten. Im weiteren Sinne jedoch sollten laut Weltgesundheitsorganisation (WHO) alle Menschen die gleichen Chancen besitzen, ihr genetisches Potential zu entfalten. Dies umfaßt die Möglichkeit, sich körperlich und geistig ohne Beeinträchtigung durch unzureichende Ernährung oder Umweltverschmutzung zu entwikkeln und soweit wie möglich gegen Infektionskrankheiten geschützt zu sein (s.a. *Diät und Krankheit*; *Gesundheitsgefahren*).

Gesundheitsgefahren

Umweltfaktoren, die sicher oder vermutlich Krankheiten verursachen. Einige G. sind offensichtlich, z.B. die Verschmutzung von Trinkwasser oder Nahrungsmitteln durch Abwässer sowie die Luftverschmutzung durch Abgase oder giftige Chemikalien. Andere G. sind weniger offenkundig, wie z.B. die Radioaktivität (die nur mit Spezialgeräten festzustellen ist) und das Sonnenlicht.

ARTEN

Für die meisten Menschen in den Entwicklungsländern, mit anderen Worten, für die Mehrzahl der gesamten Weltbevölkerung, entstehen die Hauptgefahren durch mangelnde Versorgung mit sauberem Wasser aufgrund von unzureichender Abwasser- oder Hausmüllentsorgung und durch mangelnde oder verunreinigte Nahrungsmittel. Mit Mikroorganismen, z.B. Bakterien und Schimmelpilzen, verunreinigte Nahrungsmittel stellen erheblich höhere G. dar als Lebensmittelzusätze, die in entwickelten Ländern verwendet werden, um Verunreinigungen zu bekämpfen. Dennoch steigt die Zahl der Lebensmittelvergiftungen in Europa trotz Aufklärungsprogrammen und Richtlinien zur Verbesserung der Lebensmittelhygiene an (s. *Lebensmittel, Zusatzstoffe*; *Infektion, alimentäre*; *Lebensmittelvergiftung*).

Es gibt vier Hauptarten von G., die sowohl in entwickelten als auch in unterentwickelten Ländern auftreten. Erstens zahlreiche *Infektionskrankheiten*, die durch Kontakt, Insekten oder andere Tiere übertragen werden (s. *Bakterien*; *Mykose; Insekten und Krankheiten*; *Viren*; *Zoonose*). Zweitens sind arbeitsbedingte Gefahren zu nennen wie Industrieunfälle und eine Vielzahl von Berufskrankheiten, z.B. *Asbestose*, *Pneumokoniose*, *Bleivergiftung*, Krebs durch Chemikalien (s. *Berufskrankheit und Verletzung*).

Die dritte Kategorie umfaßt alle G., die im alltäglichen und sozialen Leben auftreten wie Unfälle im Haushalt, Straßenverkehr und in der Freizeit wie z.B. Ertrinken. In vielen Industrieländern sind häusliche und Verkehrsunfälle das größte Gesundheitsrisiko im frühen Erwachsenenalter. *Alkohol* und *Rauchen* stellen weitere G. dar.

Viertens gibt es viele Arten globaler Umweltgefahren einschließlich des Sonnenlichts (s. *Sonnenlicht, Nebenwirkungen*), kosmischer Strahlung und Hintergrundsradioaktivität (s. *Radioaktivität*) sowie der allgemeinen *Umweltverschmutzung*.

Gesundheitskost

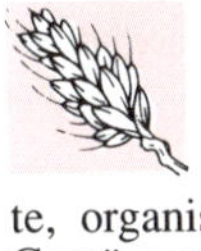

Bezeichnung für Nahrungsmittel zur Förderung der Gesundheit, wie unbehandelte und Vollkorn-Produkte, organisch angebaute Früchte und Gemüse sowie diätetische Ergänzungen. Der Begriff ist irreführend, da man daraus schließen könnte, daß nur G. den Menschen nützt. Tatsächlich basiert eine gesunde Kost auf einer ausgewogenen *Ernährung*.

Gewalt gegen Frauen

Wiederholte, beabsichtigte körperliche Verletzung, die ein Mann einer Frau zufügt. Der Begriff gilt für unverheiratete und verheiratete Paare.

VERBREITUNG

Etwa ein Drittel aller bekannt werdenden Tätlichkeiten sind Angriffe von Männern auf ihre weiblichen Partner. Circa ein Drittel der Frauen, die ihre Scheidung einreichen, klagen über körperliche Mißhandlung. Zweifellos werden viele Fälle von G.g.F. nicht öffentlich. In etwa 20 Prozent der bekannten Fälle erfolgte die Mißhandlung über 10 Jahre.

URSACHEN

Ehemänner, die ihre Frauen mißhandeln, haben häusliche Gewalt meist bei ihren Eltern erfahren, haben eine unreife Persönlichkeit, ein geringes Selbstwertgefühl und erwerben eine Neigung zur Aggressivität oft in sozialen Bezugsgruppen. Verstärkende Faktoren sind *Alkoholabhängigkeit*, *Drogenmißbrauch*, *Streß* und Zwangsvorstellungen hinsichtlich der sexuellen Untreue der Partnerin (s. *Eifersuchtswahn*).

Mißhandelte Frauen bleiben in vielen Fällen aus verschiedenen Gründen bei ihren Partnern. Meist haben sie ein Gefühl persönlicher Unzulänglichkeit, Schuldgefühle, die sie glauben lassen, die Gewalt sei berechtigt, Angst vor dem sozialen Stigma, das damit verbunden ist, anderen von der Mißhandlung zu berichten, unterschwellige Liebe für den Partner, finanzielle Abhängigkeit, Angst, die Familie zu zerbrechen, soziale Isolierung und *Depression*, die zu Apathie führt.

HANDHABUNG DES PROBLEMS

In vielen Städten gibt es Schutzeinrichtungen (Frauenhäuser), die mißhandelten Frauen und ihren Kindern eine vorübergehende Zuflucht bieten. Außerdem würde eine angemessene finanzielle Unterstützung den mißhandelten Frauen den Schritt erleichtern, ihre Partner zu verlassen. *Eheberatung* spielt ebenfalls eine Rolle, vorausgesetzt, beide Partner möchten das Problem offen angehen.

Gewebe

Verband gleichartig entwickelter ("differenzierter") *Zellen* mit typischen Funktionen. In der Gewebslehre (*F.* Histologie) unterscheidet man 4 (5) verschiedene Gewebsarten: Epithelgewebe zum Schutz, Transport oder zur Sekretbildung, *Binde-* und Stütz*gewebe* zur Stütze, Ernährung, Abwehr etc., Muskelgewebe mit der Fähigkeit, sich auf Reiz zusammenzuziehen und zu erschlaffen, Nervengewebe zur Informationsaufnahme und -verarbeitung (Blut als Übertragungs- bzw. Transportsystem).

Gewebeflüssigkeit

s. *Interzellularflüssigkeit*

Gewebetypisierung

Klassifikation bestimmter Gewebseigenschaften möglicher Organspender und -empfänger.

WARUM ES GEMACHT WIRD

G. ist notwendig, um passendes Empfänger- und Spendergewebe zur *Transplantationschirurgie* zu finden und damit das Risiko der Abstoßung eines Spenderorgans durch das *Immunsystem* des Empfängers zu senken.

Die Hauptmerkmale, anhand deren das Immunsystem eines Menschen das eigene Gewebe von dem anderer Menschen unterscheidet, werden *Histokompatibilitätsantigene* genannt. Die wichtigsten unter ihnen sind die humanen Leukozyten-Antigene (HLA), die sich auf der Oberfläche der menschlichen Zellen befinden. Der HLA-Satz eines Menschen wird vererbt und ist einmalig für diesen Menschen (außer bei eineiigen Zwillingen). Daher wird eine perfekte Gewebeanpassung nur bei eineiigen Zwillingen erzielt. Jedoch haben enge Verwandte häufig zueinander passende HLA-Typen.

SO WIRD ES GEMACHT

Der Gewebetyp oder der "HLA-Fingerabdruck" eines Menschen wird anhand von Labortests an Zellen einer Blutprobe bestimmt. Es gibt viele verschiedene mögliche HLA, wobei Vorhandensein oder Fehlen eines jeden einzelnen getestet werden muß. Bei einer einfachen Methode wird der Testprobe ein *Antiserum* mit *Antikörpern* (Substanzen, die mit einem bestimmten Antigen reagieren, in diesem Fall mit einem bestimmten HLA) zugegeben.

Wurde der Gewebetyp eines Empfängers für eine Organtransplantation bestimmt, erfolgt die Wahl eines Spenders, dessen HLA-Gruppe der des Empfängers am ähnlichsten ist. Dadurch wird die Wahrscheinlichkeit der *Transplantatabstoßung* gesenkt. Am einfachsten finden sich solche Spender unter engen Verwandten.

Gewebseinschmelzung

s. *Abszeß*

Gewebslehre

s. *Histologie*

Gewebsnekrose

s. *Nekrose; Infarkt*

Gewebsplasminogen-Aktivator

Substanz, die vom Körpergewebe produziert wird und eine anomale *Blutgerin-*

nung verhindert, auch t-PA genannt. Sie wird in geringen Mengen von der Innenwand der Blutgefäße und den Muskelwänden der Gebärmutter produziert.

MEDIKAMENTÖSE BEHANDLUNG

t-PA kann künstlich durch gentechnologische Verfahren hergestellt werden, um als *Fibrinolytikum* eingesetzt zu werden (Arzneimittel, das Blutgerinnsel auflöst). Er wird zur Behandlung des *Myokardinfarkts* (Herzinfarkt), schwerer *Angina pectoris* (Brustschmerz durch unzureichende Blutversorgung des Herzmuskels) und arterieller *Embolie* (Blockierung einer Arterie) einschließlich *Lungenembolie* eingesetzt.

WIE ES WIRKT

t-PA wird durch *intravenöse Infusion* verabreicht und löst Blutgerinnsel auf, indem Plasminogen (ein chemischer Stoff im Blut) in das Enzym Plasmin umgewandelt wird. Plasmin wiederum zerlegt das Fibrin, den Hauptbestandteil der Blutgerinnsel.

MÖGLICHE NEBENWIRKUNGEN

An der Injektionsstelle können Blutungen oder *Hämatome* (Blutergüsse) entstehen. t-PA kann außerdem Blutungen an anderen Stellen verursachen; diese können jedoch meist kontrolliert werden, da t-PA nur kurzzeitig wirkt. Manchmal kann eine allergische Reaktion auf t-PA auftreten, obwohl dies hier unwahrscheinlicher ist als bei anderen thrombolytischen Medikamenten (s.a. *Fibrinolyse*).

Gewebsschwund

s. *Atrophie*

Gewichtsreduktion

Prozeß, in dem überschüssiges Körpergewicht abgebaut wird. Stark übergewichtige Menschen (s. *Fettsucht*) haben ein höheres Risiko z.B. für *Diabetes mellitus*, *Hypertonie* (Bluthochdruck) und Herzerkrankungen.

SO WIRD ES GEMACHT

Die wirksamste Methode zur G. ist die Nahrungseinschränkung. Zur G. sollte man etwa 500 bis 1 000 kcal (2 100 kJ bis 4 200 kJ) täglich weniger essen, als an Energie verbraucht wird. Dies bewirkt in der Regel eine G. von 0,5 bis 1 kg pro Woche, bis das gewünschte Gewicht erzielt ist. Die G. ist in den ersten beiden Wochen bei reduzierter Kost wegen des Wasserverlusts höher.

Gymnastik bildet einen wichtigen Teil eines Reduktionsplans, wobei zusätzliche Energie verbrannt und der Muskeltonus verbessert wird. Man nimmt an, daß *Aerobic* den Stoffwechsel nach den Übungen beschleunigt; dies gilt jedoch nur für regelmäßiges und anstrengendes Training, wie es von Athleten vorgenommen wird.

RADIKALKUREN

Viele Menschen wollen so schnell wie möglich abnehmen; sie machen Radikal- oder Crash-Diäten mit stark reduzierter Energiezufuhr. Obwohl anfangs ein starker Gewichtsverlust eintritt, sind diese Diäten langfristig unwirksam, das verlorene Gewicht wird schnell wieder zugenommen.

Es gibt eine ganze Reihe von Trinkdiäten mit etwa 330 kcal (1400 kJ) täglich. Einige Ärzte warnen jedoch vor den Folgen dieser Art von Diäten. Jede Diät, bei der weniger als 1000 kcal (4200 kJ) täglich aufgenommen werden, sollte nur unter ärztlicher Aufsicht erfolgen.

Gewichtsverlust

Der Verlust von Körpergewicht erfolgt, sobald eine negative Bilanz zwischen Energiezufuhr und Energieverbrauch besteht. Die Abnahme kann Folge einer freiwilligen *Gewichtsreduktion*, einer veränderten Kost oder eines erhöhten Aktivitätsgrades sein. G. kann ebenso ein Symptom einer Vielzahl von Krankheiten sein. (S.a. Fließdiagramm "Gewichtsverlust" beim Stichwort *Körpergewicht* S. 620-621)

URSACHEN

Viele Krankheiten führen zu Appetitlosigkeit und durch verringerte Energiezufuhr zum G. *Depression* senkt die Motivation zu essen, ein Magengeschwür (*Ulcus pepticum*) verursacht Schmerzen und kann Nahrungsverweigerung auslösen. Einige Nierenkrankheiten verursachen Appetitlosigkeit durch *Urämie* (erhöhte Harnstoffwerte im Blut). Bei *Anorexia nervosa* und *Bulimie* stören komplexe psychologische Faktoren das individuelle Eßmuster.

Die Energiezufuhr kann ebenso durch Verdauungsstörungen beeinträchtigt werden. Anhaltendes *Erbrechen*, z.B. aufgrund von *Gastroenteritis*, führt zu G. Speiseröhrenkrebs (s. *Ösophaguskarzinom*) oder *Magenkrebs* verursachen G. ebenso wie eine *Malabsorption* der Nährstoffe, die bei bestimmten Störungen des Darms oder der Bauchspeicheldrüse auftritt.

Krankheiten, die die Stoffwechselaktivität in den Zellen erhöhen, rufen einen G. hervor, da der Energieabbau erhöht wird. Hierzu gehören alle Arten von *Krebs*, chronische Infektionen wie *Tuberkulose* und *Hyperthyreose* (Überfunktion der Schilddrüse). Unbehandelter *Diabetes mellitus* resultiert in einem G., anfangs aufgrund eines großen Flüssigkeitsverlustes durch vermehrte Urinausscheidung und als Folge von Energieverlust durch *Glykosurie* (Glukose im Urin), später durch den Schwund von Gewebemasse, da Fettspeicher abgebaut werden.

Unerklärlicher G. kann Anzeichen einer Krankheit sein und sollte grundsätzlich diagnostiziert werden. Dazu gehört die Erhebung einer sorgfältigen Krankengeschichte und eine ärztliche Untersuchung. Die Symptome und Beschwerden weisen meist schon auf eine speziel-

EMPFEHLUNGEN ZUR GEWICHTSREDUKTION

Schränken Sie alle sichtbaren Fette wie Butter, Margarine, Sahne und Bratenöle sowie alle verdeckten Fette in Wurst, fettem Käse, Gebäck und Kuchen drastisch ein. Verwenden Sie Magermilch, fettarmen Käse und Joghurt mit niedrigem Fettgehalt.

Wählen Sie mageres Fleisch, und vermeiden Sie fettreiche Wurstwaren wie Salami. Grillen oder braten Sie Fleisch ohne Fett.

Essen Sie mehr gekochtes Gemüse (z.B. Linsen und Bohnen), das proteinhaltig, jedoch sehr fettarm ist.

Vermeiden Sie raffinierte Kohlenhydrate wie Zucker (Saccharose) sowie raffinierte Getreideprodukte wie weißes Mehl und geschälten Reis.

Verwenden Sie mehr unraffinierte Kohlenhydrate. Essen Sie Vollkornbrot, Vollkornreis und Getreideflocken, frisches Obst und viel Gemüse.

Trinken Sie weniger alkoholische Getränke, die sehr kalorienhaltig sind.

Ernährungsempfehlungen zum Gewichtsverlust

Eine sorgfältige Wahl der richtigen Nahrungsmittel – insbesondere das Vermeiden von solchen, die pro Gewichtseinheit sehr kalorienhaltig sind (hauptsächlich Fette) – machen die Zusammenstellung einer kalorienarmen Kost sehr einfach, ohne daß man unbedingt die Nahrungsmenge reduzieren muß.

le Ursache hin, die dem Arzt wiederum die Wahl von angemessenen diagnostischen Schritten erlaubt.

Gewöhnung

s. *Habituation*

Giardiasis

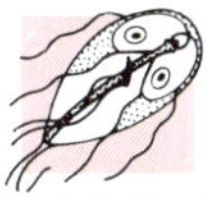

Infektion des Dünndarms, die durch den (einzelligen) Protozoenparasiten *GIARDIA LAMBLIA* verursacht wird. G. tritt in tropischen Gebieten und bei Menschen, die Reisen in die Tropen unternommen haben, sehr oft auf. Seit kurzem ist G. auch häufig in den Industrieländern, hauptsächlich bei homosexuellen Männern, Menschen, die in Heimen leben und bei Vorschulkindern in Kindergärten. G. wird durch verunreinigte Lebensmittel oder Wasser oder durch direkten Kontakt mit einem Infizierten übertragen.

SYMPTOME

Etwa zwei Drittel aller Infizierten haben keine Beschwerden. Wenn Symptome erscheinen, beginnen sie ein bis drei Tage, nachdem der Parasit in den Körper gelangt ist. Es treten schwere Diarrhoeanfälle mit *Flatulenz* (Blähungen) auf; der Stuhl riecht übel, kann schmierig sein und schwimmt im Toilettenbecken. Bauchschmerzen, Krämpfe und Aufschwellung des Bauches sowie Appetitlosigkeit und Übelkeit können auftreten. In einigen Fällen wird die Ansteckung chronisch.

DIAGNOSE UND THERAPIE

Die Infektion wird mit Hilfe einer mikroskopischen Untersuchung einer Stuhlprobe diagnostiziert. Im Zweifelsfall wird eine *Jejunalbiopsie* (Entfernung einer kleinen Gewebsprobe zur mikroskopischen Analyse) durchgeführt.

Die akute G. vergeht meist ohne Behandlung. Eine medikamentöse Behandlung mit *Metronidazol* lindert jedoch schnell die Symptome und verhindert die Verbreitung der Infektion.

VORBEUGUNG

Die Vorbeugung der Ansteckung erfolgt durch gründliches Händewaschen vor jeder Berührung mit Nahrungsmitteln und dem Vermeiden von Lebensmitteln und Getränken, die möglicherweise verunreinigt sein könnten.

Gicht

Störung des (Purin-)Stoffwechsels, die als primäre G. meist erblich ist und die Männer im mittleren Lebensalter (seltener Frauen jenseits der Menopause) trifft. G. setzt mit einer Steigerung der Blutharnsäurewerte (Hyperurikämie) ein und kann jahrelang stumm sein. G. kann mit Nierensteinen verbunden sein (s. *Harnstein*) und zu *Nierenversagen* führen.

SYMPTOME UND ANZEICHEN

Der erste Anfall tritt häufig nachts – meist nach einem "Freß- und Saufgelage", nach starker Anstrengung oder örtlicher Abkühlung – auf und ist auf ein Gelenk beschränkt, in der Regel das Großzehengrundgelenk ("Podagra"; im Volksmund "Zipperlein"; *F.* Arthritis urica). G. kann aber auch Gelenke der Hand (Chiragra), des Knies oder Fußes betreffen.

Das erkrankte Gelenk ist rot, geschwollen und sehr empfindlich; die Schmerzintensität erreicht innerhalb von 24 bis 36 Stunden ihren Höhepunkt. Rötung und Schwellung können sich ausbreiten und mit *Zellulitis* (Gewebsentzündung unter der Haut) verwechselt werden. Der Schmerz kann so stark sein, daß der G.kranke nicht in der Lage ist, auf dem betroffenen Fuß zu stehen oder den Druck der Bettdecke darauf auszuhalten. Manchmal setzt leichtes Fieber ein.

Der erste Anfall erfolgt häufig nur in einem Gelenk und dauert einige Tage. In einigen Fällen treten keine weiteren Anfälle auf; die meisten G.kranken erleiden jedoch zwischen sechs Monaten und zwei Jahren nach dem ersten einen zweiten Anfall. Danach können immer mehr Gelenke erkranken, wobei ein ständiger Schmerz aufgrund einer Schädigung des Gelenkes durch chronische Entzündung entsteht.

THERAPIE

Die bei Gicht auftretenden Schmerzen und Entzündungen können mit hohen Dosen *nichtsteroidaler Antiphlogistika* (NSAR) kontrolliert werden. Um das bestmögliche Ergebnis zu erzielen, sollte sobald wie möglich nach Einsetzen eines Anfalls mit der Behandlung begonnen werden; Patienten mit häufigen Anfällen sollten ihre G.medikamente immer bei sich haben. Bei abklingender Entzündung, meist innerhalb von zwei bis drei Tagen, wird die Dosis langsam gesenkt und schließlich abgesetzt. Reagiert ein G.kranker nicht auf die Behandlung mit NSAR oder Kolchizin, werden *Kortikosteroide* in das erkrankte Gelenk injiziert.

Erhöhte Spiegel von Purin (einem Produkt der DNS) bewirken einen Anstieg der Harnsäurewerte im Blut. Obwohl eine strikte purinarme Kost nicht erforderlich ist, sollten G.kranke purinreiche Nahrung wie Leber und andere Innereien, Geflügel und Hülsenfrüchte vermeiden. Starker Alkoholkonsum sollte vermieden werden, da er einen akuten Anfall auslösen kann.

Oft treten nur wenige G.anfälle auf, und eine weitere Behandlung ist dann gewöhnlich nicht notwendig. Bei wiederholten Anfällen kann die Häufigkeit durch eine medikamentöse Senkung des Harnsäurespiegels reduziert werden. Entweder hemmt man die Bildung von Harnsäure (beispielsweise mit *Allopurinol*), oder man steigert die Ausscheidung von Harnsäure durch die Nieren (mit harntreibenden Medikamenten, z.B. *Probenecid*).

Bei sehr hohem Harnsäurespiegel im Blut ist die medikamentöse Behandlung eventuell lebenslang fortzusetzen, um die mögliche Entwicklung von *Hypertonie* (Bluthochdruck) oder Nierenerkrankungen zu verhindern.

WIE GIARDIASIS VERBREITET WIRD

Giardiasis wird durch Verunreinigungen von Wasser oder Lebensmitteln oder durch persönlichen Kontakt verbreitet. Diese parasitäre Infektion ist in den Tropen sehr häufig, tritt seit kurzer Zeit jedoch auch zunehmend in entwickelten Ländern auf, vor allem bei Kindergartenkindern.

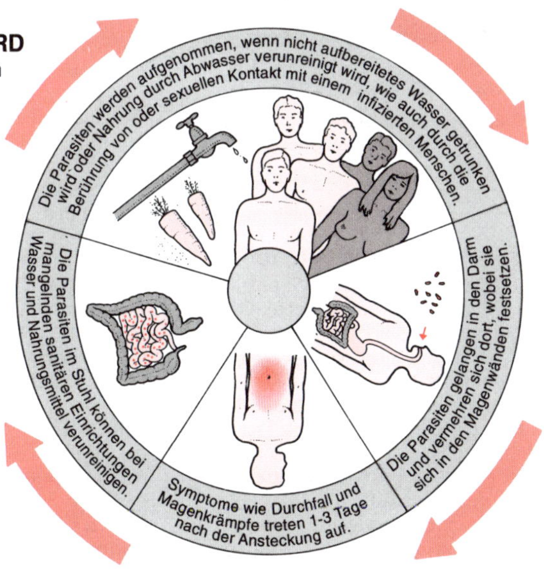

G

GICHT

Gicht ist eine häufige Gelenkkrankheit, an der Männer zehnmal häufiger als Frauen erkranken. Bei Männern kann sie bereits ab der Pubertät auftreten, bei Frauen meist erst nach der Menopause. Oft ist Gicht eine Familienkrankheit. Hyperurikämie (übermäßige Harnsäure im Blut) führt zur Bildung von Harnsäurekristallen in den Gelenken; Kristalle können auch im weichem Gewebe der Ohren und um Sehnen (als sog. Tophi) abgelagert werden.

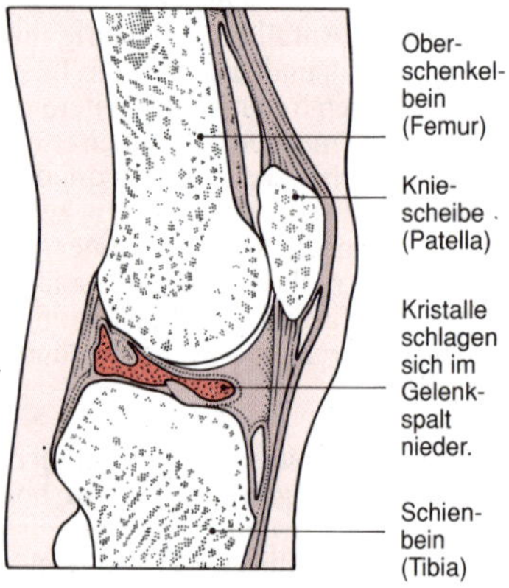

Kristallausfällung
Harnsäurekristalle fällen im Gelenkraum und im Nachbargewebe des Knies aus, wodurch starke Entzündungen und extreme Schmerzen verursacht werden.

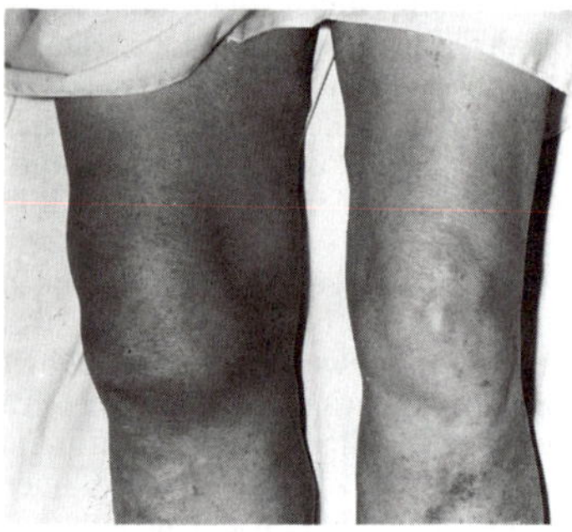

Anzeichen von Gicht
Die Ablagerung von Harnsäurekristallen im Gelenkraum hat eine Entzündung und deutliche Schwellung des erkrankten rechten Knies verursacht.

DIAGNOSE

Gicht wird vermutet, wenn ein Arthritisanfall an einem einzelnen Gelenk auftritt. Gewöhnlich wird ein Bluttest vorgenommen; hoher Harnsäurespiegel weist zusätzlich auf Gicht hin.

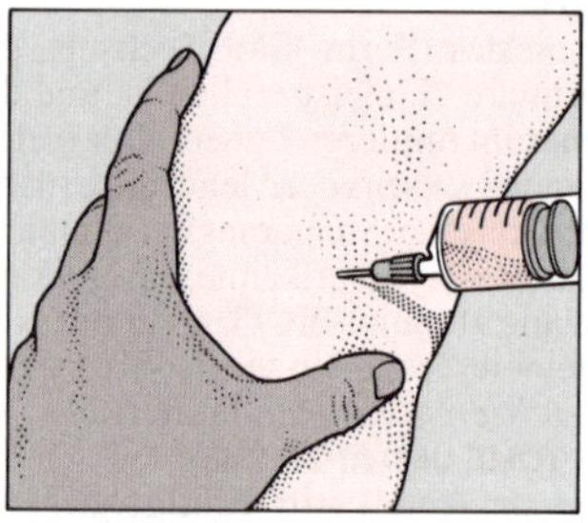

Saugbiopsie
Flüssigkeit wird vom geschwollenen Kniegelenk abgesaugt (d.h. über eine Nadel in eine Spritze gezogen) und unter dem Mikroskop untersucht.

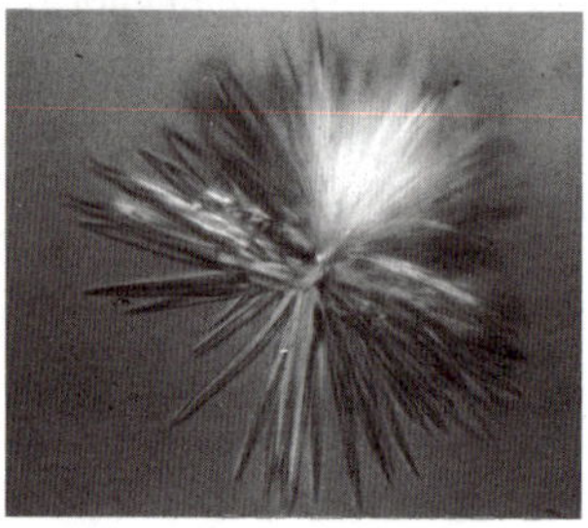

Mikroskopischer Beweis
Harnsäurekristalle bestätigen die Diagnose.

Gichtknoten

s. *Tophus*

Gift

Stoffe, die teils auch schon in relativ geringen Mengen die Struktur und/oder Funktion von Zellen stören. Obwohl *Toxin* oft mit G. gleichgesetzt wird, bezieht sich der Begriff Toxin einzig und allein auf giftige Eiweißstoffe, die von pathogenen (krankheitserregenden) Bakterien, einigen Tieren und Pflanzen produziert werden (s.a. *Medikamentenvergiftung*; *Vergiftung*).

Giftige Bisse und Stiche

Übertragung von Gift durch bestimmte Tiere durch Bisse oder Stachel. Oft dienen diese Gifte rein defensiven Zwecken zur Abschreckung von Raubtieren. Manchmal werden sie zum Töten oder zur Immobilisierung von Beute verwandt. Nur selten greift ein giftiges Tier einen Menschen an, es sei denn, es wird in die Enge getrieben, provoziert, getreten oder anderweitig gestört.

Bestimmte *Schlangenseren* stehen zur Behandlung von vielen Tiergiften zur Verfügung. In Fällen schwerer Vergiftung kann die Verabreichung eines Schlangenserums lebensrettend sein.

GIFTIGE TIERARTEN

Zu den bekannteren Arten giftiger Bisse und Stiche s. *Insektenstiche*, *Quallengift*, *Skorpionstiche*, *Schlangenbisse*, *Spinnenbisse*. Weitere giftige Tiere sind bestimmte Arten von Tausendfüßlern, Asseln und Fischen.

Tausendfüßler und Asseln

Tausendfüßler-Bisse können starken Schmerz und lokale Schwellungen verursachen, sind jedoch nicht lebensgefährlich. Manche Asseln scheiden, oder versprühen zuweilen, eine reizende Flüssigkeit aus, die gefährlich sein kann, wenn sie in die Augen gerät. In diesem Fall Augen sofort mit Wasser ausspülen.

Fischstiche

Giftige Fische können Stiche mit den Flossen oder besonderen Stacheln zufügen. Zu den giftigen Fischen gehören z.B. Drachenfische, Skorpionfische, Feuerfische und Steinfische. Von ihnen sind nur die Drachenfische an den Küsten des europäischen Atlantiks zu finden; die meisten Arten giftiger Fische leben in tropischen Gewässern, wo sie eine Gefahr für Schwimmer, Watende, Schnorchler und Flaschentaucher sind.

Gigantismus

Übermäßiges Wachstum (besonders der Körpergröße) in der Kindheit oder Jugend durch Überproduktion von *Wachstumshormonen* aufgrund eines Tumors der *Hypophyse*. Ohne Behandlung kann der Tumor die Hypophyse zerstören und in frühem Erwachsenenalter zum Tod führen. Ensteht der Tumor nach Abschluß des Längenwachstums, dann ist die Folge eher *Akromegalie* als G.

Eine Übersekretion von Wachstumshormonen vom Kindesalter an kann zu einer einer immensen Körpergröße führen. Der größte bekannte Riese in der Geschichte der Medizin war Robert Wadlow mit einer Größe von 2,72 m, bevor er im Alter von 22 Jahren starb. Solche Fälle sind allerdings selten. Der häufigste Grund für die Größe eines Kindes ist, daß es große Eltern hat. Andere seltene Ursachen für übermäßiges Körperwachstum in der Kindheit sind das *Marfan-Syndrom* und die *Basedow-Krankheit*.

DIAGNOSE UND THERAPIE

G. wird diagnostiziert, wenn *Hirndarstellung* und Bluttests das Vorhandensein eines Hypophysentumors und erhöhte Mengen an Wachstumshormonen bestätigen. Die Behandlung kann mit *Bromocriptin*, einem Medikament, das die Ausschüttung von Wachstumshormonen blockiert, erfolgen bzw. durch Entfernung oder Zerstörung des Tumors durch Operation oder *Radiotherapie*.

Gilbert-Krankheit
s. *Pityriasis rosea*

Gilles-de-la-Tourette-Syndrom
Seltene Bewegungsstörung, benannt nach dem französischen Neurologen, der sie erstmals 1885 beschrieb, heute meist kurz als Tourette-Syndrom bezeichnet; setzt in der Kindheit mit wiederholtem Grimassieren und unwillkürlichen Bewegungen ein, meist an Kopf und Hals, manchmal auch an Armen, Beinen und Rumpf. Unfreiwilliges Keuchen, Grunzen oder andere Geräusche können im Laufe der Krankheit auftreten. In etwa der Hälfte der Fälle hat der Erkrankte auch Anfälle von Koprolalie (unflätige Sprache).

Dieses Syndrom tritt häufiger bei Männern auf und wird wahrscheinlich aufgrund seiner sonderbaren Symptomatik zu selten erkannt. Es ist gewöhnlich von lebenslanger Dauer; *Neuroleptika* wie *Haloperidol* können jedoch in einigen Fällen wirksame Erleichterung verschaffen.

Gingiva
Medizinischer Fachbegriff für *Zahnfleisch*; Schleimhaut um die Zähne (über den Alveolarfortsätzen).

Gingivektomie
Operatives Entfernen von Teilen des Zahnfleischrandes. G. kann zur Behandlung von schweren Fällen gingivaler *Hyperplasie* (Zahnfleischverdickung) angewandt werden, einer Störung, die gewöhnlich durch das Antikonvulsivum *Phenytoin* verursacht wird. G. wird außerdem zum Abtragen von infizierten Zahnfleischtaschen verwandt, die im fortgeschrittenen Stadium von *Parodontitis* (Entzündung des Zahnhalteapparats) entstehen.

G. wird von Zahnärzten unter lokaler Anästhesie durchgeführt. Nach der Operation ist der freigelegte Bereich um den Zahnhals anfangs empfindlich; auch wirken die Zähne durch die Freilegung länger. Es treten keine Komplikationen auf, solange nach der Operation gründliche *Mundhygiene* erfolgt.

Gingivitis
Oberflächliche Entzündung des Zahnfleischsaumes (*F. Parodontitis marginalis*), meist aufgrund einer Infektion; kann aber auch toxisch oder hormonell bedingt sein bzw. Symptom einer Allgemeinerkrankung(z.B. *Leukämie*).

URSACHEN

G. entsteht durch Bildung von Zahnplaque (hartnäckige Ablagerung von Bakterien, Schleim, Essenspartikeln und anderen Reizstoffen) am Zahnhals. Vermutlich wird das Zahnfleisch durch Toxine, die von Bakterien im Plaque produziert werden, gereizt, wodurch das Zahnfleisch infiziert, empfindlich wird und anschwillt. G. kann durch eine Zahnfleischverletzung entstehen, meist aufgrund von zu heftigem Zähneputzen oder zu grober Reinigung mit Zahnseide.

VERBREITUNG

Leichte G. tritt sehr häufig bei jungen Erwachsenen auf. Schwangere Frauen und Menschen mit *Diabetes mellitus* sind aufgrund von veränderten Hormonspiegeln für G. gefährdet.

SYMPTOME

Gesundes Zahnfleisch ist blaßrosa, fest und weist eine feine Stippelung auf. Im Falle von G. wird es rotviolett, weich, glänzend und geschwollen. Das Zahnfleisch blutet leicht, besonders beim Zähneputzen, und ist oft schmerzempfindlich.

VORBEUGUNG UND THERAPIE

Gute *Mundhygiene* ist die wichtigste Vorbeugung und Behandlung von G. Die Zähne sollten gründlich mit einer *Fluorid*-Zahnpasta mindestens einmal pro Tag, am besten nach allen Mahlzeiten gereinigt werden; Zahnseide sollte mindestens einmal pro Tag verwendet werden. Wenigstens einmal pro Jahr sollte ein Zahnarztbesuch erfolgen, um Zahnplaque und *Zahnstein* (mineralisierte Plaque) zu entfernen (s. *Zahnsteinentfernung*).

KOMPLIKATIONEN

Unbehandelte G. kann das Zahnfleischgewebe um den Zahnhals beschädigen und zu Zahnfleischtaschen führen, in denen sich Plaque und Zahnstein sammeln. Bakterien in dieser Plaque können eine Entzündung verursachen, die sich ausbreitet und eventuell zu chronischer Parodontitis, einem fortgeschrittenen Stadium von Zahnfleischerkrankung, führt. Das stützende Zahngewebe und der umgebende Knochen werden zerstört, die Zähne können ausfallen.

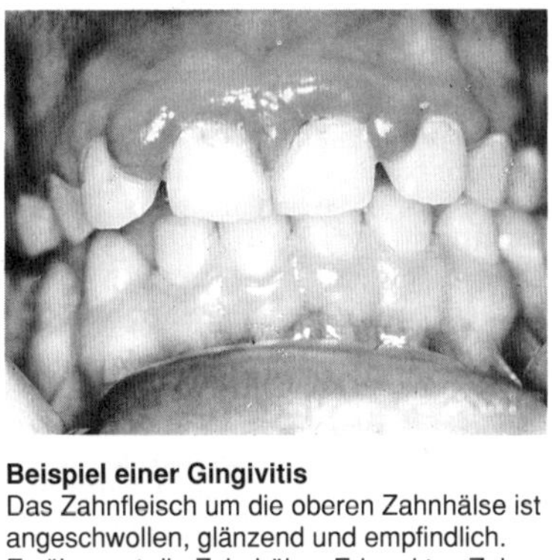

Beispiel einer Gingivitis
Das Zahnfleisch um die oberen Zahnhälse ist angeschwollen, glänzend und empfindlich. Es überragt die Zahnhälse. Erkranktes Zahnfleisch blutet häufig beim Zähneputzen.

Akute ulzeröse Gingivitis kann bei Eindringen von *anaeroben* Bakterien in das Gewebe bei Patienten mit chronischer G. entstehen, besonders bei verminderter Infektionsresistenz (s. *Gingivitis ulcerosa*).

Gingivitis ulcerosa
Schmerzhafte bakterielle Infektion und Geschwürbildung der Zahnfleischoberfläche, auch akute nekrotisierende ulzeröse Gingivitis, Vincent-Stomatitis oder Vincent-Krankheit genannt.

URSACHEN UND AUFTRETEN

Die Erkrankung wird durch anomales Wachstum von Mikroorganismen verursacht, die normalerweise harmlos in geringer Zahl im Zahnfleischrand vorkommen. Eine Anfälligkeit entsteht durch mangelnde *Mundhygiene*, *Rauchen*, Racheninfektionen und emotionalen Streß. In vielen Fällen ist die G.u. Folge von *Gingivitis* oder *Parodontitis*. G.u. ist relativ selten und betrifft hauptsächlich junge Erwachsene im Alter von 15 bis 35 Jahren.

SYMPTOME

Die Symptome treten im Laufe von ein oder zwei Tagen auf. Das Zahnfleisch wird wund, entzündet sich und blutet bei leichtestem Druck. Kraterähnliche, spontan blutende Geschwüre entstehen zwischen den Zähnen, ein faul riechender Geschmack im Mund tritt auf sowie schlechter Atem und manchmal geschwollene Lymphknoten. Bei fortschreitender Erkrankung verbreiten sich die Geschwüre am Zahnfleischsaum und in tieferem Gewebe. Manchmal weitet sich die Infektion auf die Lippen und Wangenschleimhaut aus und verursacht eine Zerstörung des Gewebes (s. *Noma*).

THERAPIE

Zahnärzte verschreiben gewöhnlich eine desinfizierende und schmerzlindernde Mundspülung. Nach wenigen Tagen, sobald das Zahnfleisch weniger empfindlich ist, werden die Zähne gereinigt (s. *Zahnsteinentfernung*), um *Plaque* und *Zahnstein* vom Zahn zu entfernen. In schweren Fällen kann das Antibiotikum *Metronidazol* zur Kontrolle der Infektion verschrieben werden.

Regelmäßige zahnärztliche Nachuntersuchungen sind erforderlich. Die Beratung wird sich darauf konzentrieren, eine gute Mundhygiene zu pflegen, das Rauchen aufzugeben oder zu lernen, mit Streß umzugehen.

Gips
Weißes, aus Calciumsulfat bestehendes Pulver, das nach Lösung in ca. 50 Prozent Wasser eine plastische Masse bildet, die unter Wärmeabgabe rasch abbindet und aushärtet. G. wird in Form des Gips-

verbandes zur Ruhigstellung von Körperteilen und als Modell von Zahnabdrükken verwendet (s. *Abdruck, dentaler*).

Gipsverband

Aus in Wasser getauchten Gipsbinden hergestellter Verband, der ca. 30 Minuten nach dem Anlegen abbindet. Der G. wird meist als individuell anpaßbare äußere Schiene über ein oder mehrere Gelenke an einer Gliedmaße (*F.* Extremität) angelegt, um diese z.B. zur Heilung eines Knochenbruchs vorübergehend ruhigzustellen. Moderne Kunststoffverbände sind stärker und leichter als Gips, jedoch teurer und schwieriger anzulegen. G.e werden mit einer elektrischen Säge entfernt, die den G. durchschneidet, die Haut jedoch nicht beschädigt.

Eine andere Form des G.es bedeckt nur die Hälfte des erkrankten Glieds und wird mit Riemen gehalten. Er wird angelegt, wenn eine Schwellung an der Verletzung zu befürchten ist oder als vorübergehende Maßnahme vor dem Einsetzen einer inneren Schienung.

Glandula

s. *Drüse*

Glandula mammaria

F. für die Brustdrüse (s. *Brust*).

Glandula pituitaria

s. *Hypophyse*

Glandula thyroidea

s. *Schilddrüse*

Glandulae parathyroideae

s. *Epithelkörperchen*

Glandulae salivariae

s. *Speicheldrüsen*

Glandulae sebaceae

s. *Talgdrüsen*

Glandulae sudoriferae

s. *Schweißdrüsen*

Glandulae suprarenales

s. *Nebennieren*

Glasauge

s. *Auge, künstliches*

Glaskörper

(*F.* Corpus vitreum) Durchsichtiges, gallertiges Gebilde, das den hinteren Raum des *Auges* zwischen *Linse* und *Netzhaut* ausfüllt. Der G. besteht fast ausschließlich aus Wasser. Unter bestimmten Umständen kann er einen solchen Zug auf die Netzhaut ausüben, daß ein *Netzhautriß* oder eine *Netzhautablösung* eintritt.

Glaskörperblutung

Blutung in den *Glaskörper*, das gallertartige Gebilde, das die Haupthöhle des *Auges* zwischen *Linse* und *Netzhaut* einnimmt. Eine häufige Ursache für G. ist die diabetische *Retinopathie*, bei der punktförmige Blutungen aus kleinen Netzhautgefäßen in den Glaskörper übertreten.

Jede G. kann das Sehvermögen behindern; eine stärkere Blutung im Zentrum des Glaskörpers verschlechtert die Sehfähigkeit. Blut, das in die Peripherie des Glaskörpers gerät, kann absorbiert und die Transparenz des Glaskörpers somit wiederhergestellt werden; eine starke Blutung kann jedoch über Monate bestehen oder niemals aufklaren.

Glatze

s. *Alopezie*

Glaukom

s. *grüner Star*

Gleichgewicht

Fähigkeit, sich aufrecht zu halten und zu bewegen, ohne umzufallen. Die Aufrechterhaltung des G.s ist ein komplexer Vorgang, der von einem konstanten Informationsfluß über die Haltung des Körpers zum Gehirn abhängt. Die Integration dieser Informationen und ein ständiger Fluß von Anweisungen vom Gehirn ermöglicht es verschiedenen Körperteilen, die Veränderungen vorzunehmen, die zur Aufrechterhaltung des G.s notwendig sind.

Informationen über die Körperhaltung stammen aus drei Quellen: den Augen, die visuelle Informationen über die Körperhaltung relativ zur Umgebung liefern; von sensorischen Rezeptoren (Propriorezeptoren genannt) in der Haut, Muskeln und Gelenken, die Informationen über Haltung und Bewegung der verschiedenen Körperteile liefern; und den drei halbrunden Kanälen des Labyrinths im Innenohr, die auf Richtung und Geschwindigkeit der Kopfbewegungen reagieren. Der Teil des Gehirns, der als *Kleinhirn* bezeichnet wird, vergleicht diese Informationen und weist die Muskeln zur Kontraktion oder Entspannung an, um das G. zu halten.

STÖRUNGEN

Das G. kann durch viele Faktoren gestört werden, besonders durch Erkrankungen des Innenohrs, z.B. bei *Innenohrentzündung* (Entzündung des Ohrlabyrinths) und der *Ménière-Krankheit* (abnorm hoher Druck der Flüssigkeit im Labyrinth). In einigen Fällen kann durch *Otitis media* (Entzündung des Mittelohrs) auch das Innenohr in Mitleidenschaft gezogen werden und das G. stören. Neben dem G.sverlust können diese Erkrankungen *Benommenheit* oder *Schwindel* sowie ein eingeschränktes Hörvermögen verursachen.

Eine Schädigung der Nervenbahnen im Rückenmark, die Informationen von den Propriorezeptoren leiten, kann als Folge von Rückenmarktumoren, Kreislaufstörungen, Nervendegenerationen aufgrund von Vitamin-B_{12}-Mangel oder, seltener, Rückenmarksschwindsucht (eine Komplikation bei *Syphilis*) auftreten. Diese Krankheiten führen zu einem charakteristischen breitbeinigen, unbeholfenen Gang.

Ein Tumor oder Schlaganfall, der sich auf das Kleinhirn auswirkt, verursacht nicht nur Schwerfälligkeit der Arme und Beine, sondern auch Sprachstörungen und andere Merkmale einer eingeschränkten Muskelkoordination.

Glibenclamid

(z.B. *Euglucon*® +)

Orales *Antidiabetikum* zur Behandlung des nicht insulinpflichtigen *Diabetes mellitus*. G. stimuliert die Bauchspeicheldrüse zur Produktion von *Insulin*, das die Aufnahme von *Glukose* (Zucker) in das Muskel- und Fettgewebe fördert und dabei den Glukosespiegel im Blut senkt.

Glied

s. *Penis*

Gliedersatz

s. *Glied, künstliches*

Glied, künstliches

Ersatzprodukt für eine verlorengegangene Gliedmaße oder eines ihrer Teile (*F.* Prothese). Häufig ist der zu ersetzende Gliedmaßenabschnitt infolge einer Verletzung oder eines Tumors amputiert worden (s. *Amputation*). Ein k.G. kann auch zum Ersatz für Gliedmaßen dienen, die von Geburt an fehlen (s. *Gliedmaßenfehlbildung*).

KONSTRUKTION UND MATERIALIEN

K.G.er sind als Fertigmodelle erhältlich. Um beste Ergebnisse zu erzielen, sollte die Anfertigung jedoch nach den speziellen Bedürfnissen des Patienten erfolgen. Vom Stumpf des fehlenden Glieds wird eine Form erstellt, die zur Anfertigung eines Stumpfbettes für den oberen Teil der Prothese dient, in das der Stumpf dicht anliegend und bequem eingesetzt wird. Das Stumpfbett wird aus Holz, Leder oder Plastik hergestellt und wird durch Saugnäpfe oder Riemen am Stumpf befestigt.

Jeder Hauptteil eines k.G.s (als Ersatz für den natürlichen Unterschenkel, Ober-

ARTEN KÜNSTLICHER GLIEDER

Künstliche Glieder müssen so viele Funktionen des verlorenen Glieds ersetzen wie möglich, sollten leicht, einfach an- und abzulegen sein und möglichst natürlich aussehen. Es gibt fertige, recht brauchbare Prothesen, doch die besten künstlichen Glieder werden von Spezialisten angefertigt und den speziellen Bedürfnissen des Trägers individuell angepaßt.

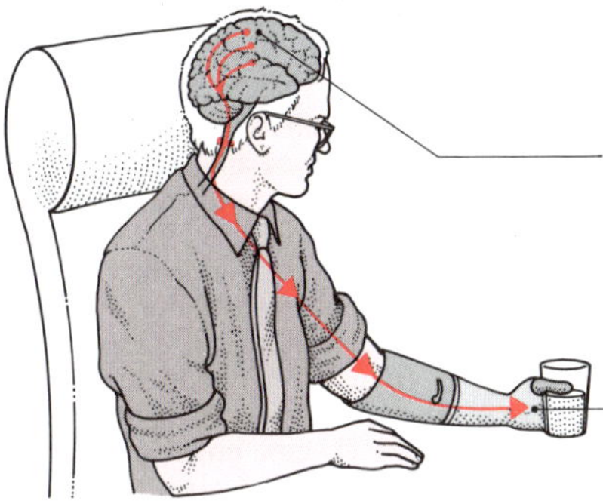

Auslösen der Bewegung
Die Nervenimpulse, die die Prothese bewegen, stammen aus dem Gehirn und werden über das Rückenmark zum Stumpf geleitet.

Prothesenbewegung
Ein elektronischer Schaltkreis in der Prothese nimmt die Nervenimpulse im Stumpf auf und veranlaßt die Prothese, eine beinahe normale Bewegung durchzuführen.

Künstliche Hände
Es gibt viele verschiedene Ausführungen. Die Prothese links ist elektronisch gesteuert und batteriebetrieben; sie ermöglicht Bewegungen von Handgelenk und Fingern. Der Spatengreifer rechts ist eine Prothese, die für einen bestimmten Zweck konstruiert wurde, das gleiche gilt für Präzisionspinzetten und Golfschlägergriffe.

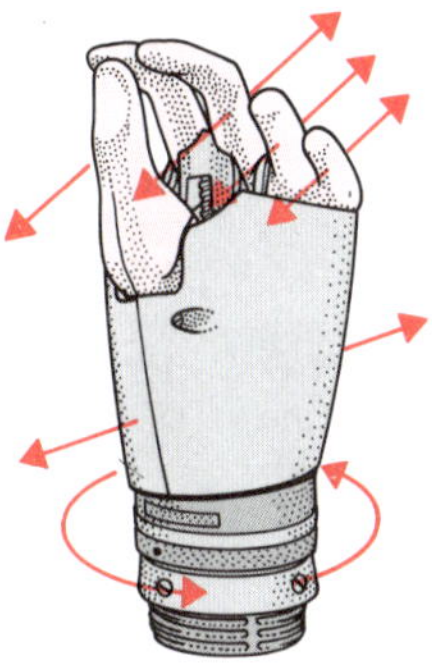

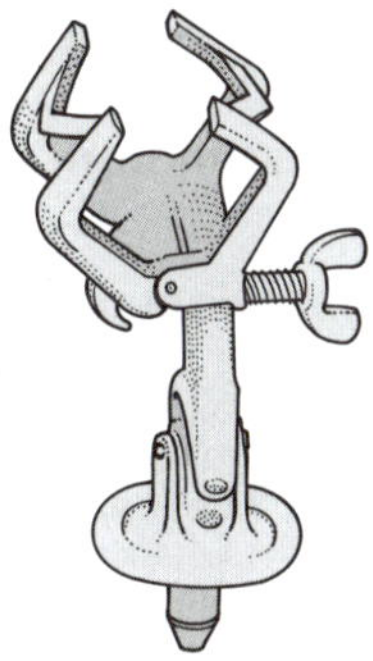

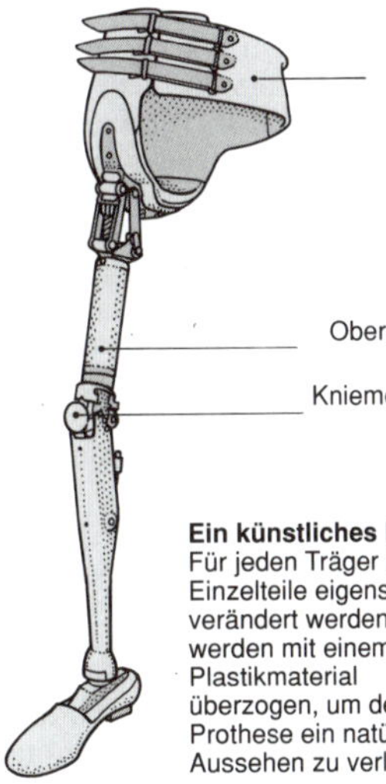

Riemen für Stumpf

Oberschenkelteil

Kniemechanismus

Ein künstliches Bein
Für jeden Träger können Einzelteile eigens verändert werden. Sie werden mit einem Plastikmaterial überzogen, um der Prothese ein natürliches Aussehen zu verleihen.

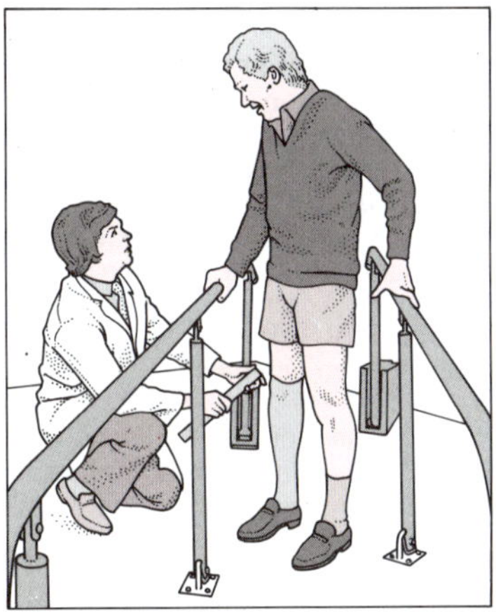

Training mit Prothesen
In besonderen Gehkursen lernen Patienten, sich an ihre neuen Gliedmaßen zu gewöhnen.

schenkel, Unterarm oder Oberarm) wird Verlängerung genannt. Die Verlängerung besteht aus einer inneren Strebe, die aus unterschiedlichem Material sein kann und mit Schaumgummi überzogen ist, der der Form des natürlichen Glieds entsprechend geformt wird. Dieser Teil wird von einer Außenschale aus Metall, Holz oder Leder umgeben.

K.G.er werden meist aus Plastik und Metall hergestellt und können mit komplizierten Mechanismen ausgestattet sein, um Funktionen wie z.B. Drehungs- oder Ausschlagsbewegungen zu kontrollieren.

Im allgemeinen sind künstliche Beine brauchbarer als künstliche Arme, da die Vorwärtsbewegungen des natürlichen Beins einfacher zu kopieren sind als die komplexen Bewegungen des Armes und besonders der Hand. Dennoch ist die Konstruktion von künstlichen Händen heute sehr fortgeschritten. Zur Aufnahme von Muskel- und Nervenimpulsen, die den Stumpf vom Rückenmark aus erreichen, wurden elektronische Schaltungen entwickelt. Die Schaltung wandelt die Impulse in Prothesenbewegungen um. Menschen mit künstlichem Arm oder Bein können durchaus verschiedene Prothesen für unterschiedliche Funktionen tragen. (S.a. illustrierten Kasten, links)

Gliedmaßenfehlbildung

Unvollständige Entwicklung einer oder mehrerer Gliedmaße(n) von Geburt an. In einigen Fällen fehlt das komplette Glied, oder es fehlt nur eine Hand oder ein Fuß oder die obere oder untere Hälfte einer Gliedmaße. Bei der sogenannten *Phokomelie* setzen Hände, Füße oder winzige Finger- oder Zehknospen an Gliedstümpfen an oder wachsen direkt aus dem Rumpf.

G. ist selten; die Inzidenz beträgt lediglich 1 zu 2000 bei Lebendgeburten. In den frühen 60er Jahren wurde weltweit ein Medikament (*Thalidomid*, Contergan ®) bekannt, das als Sedativum und Hypnotikum von Schwangeren in der Frühschwangerschaft eingenommen zu Schädigungen der Leibesfrucht (*F.* Embryopathie) im Sinne von G.en (Dys- bzw. Phokomelie) führte. G. wird manchmal vererbt oder ist Teil eines Syndroms (Gruppe von Anomalien, die kombiniert auftreten). In vielen Fällen ist die Ursache einer G. unbekannt.

VERSORGUNG

Ein Kind mit G. sollte in einem Fachzentrum behandelt werden. Pädiater, Beschäftigungstherapeuten, Psychologen, Sozialarbeiter und andere Fachleute unterstützen beratend und therapeutisch die Entwicklung des Kindes. Ein Prothesenspezialist paßt ein künstliches Glied an (s. *Glied, künstliches*) und lehrt das Kind, damit umzugehen.

Glioblastoma multiforme

Wuchernde, sehr bösartige Art von Hirngeschwulst; bildet sich aus Zellen des zentralnervösen Stützgewebes (*F.* Glia). Die meisten G.m. entstehen im *Großhirn* (der Hauptmasse des Gehirns).

Glioblastome wachsen schnell und neigen zu Blutungen. Die Ursache ihrer Entstehung ist unbekannt.

G

Symptome, Diagnose und Behandlung entsprechen denen anderer Arten bösartiger Hirngeschwülste. Trotz Behandlung sind die Aussichten schlecht, nur wenige Patienten überleben länger als zwei Jahre.

Gliom

Eine vom Hüll- und Stützgewebe des Nervensystems (*F.* Neuroglia) im Gehirn ausgehender *Hirntumor*.

G.e stellen etwa 60 Prozent aller *primären* (d.h. im Gehirn entstehenden, nicht als Tochtergeschwülste eines Primärtumors außerhalb des Schädels dort wachsenden) Hirntumoren dar.

G.arten sind *Astrozytom*, *Glioblastoma multiforme* (eine sehr maligne Form von Astrozytom), *Ependymom*, *Medulloblastom* (häufiger bei Kindern) und *Oligodendrogliom*. Symptome, Diagnose und Behandlung entsprechen denen anderer Arten von Hirntumoren.

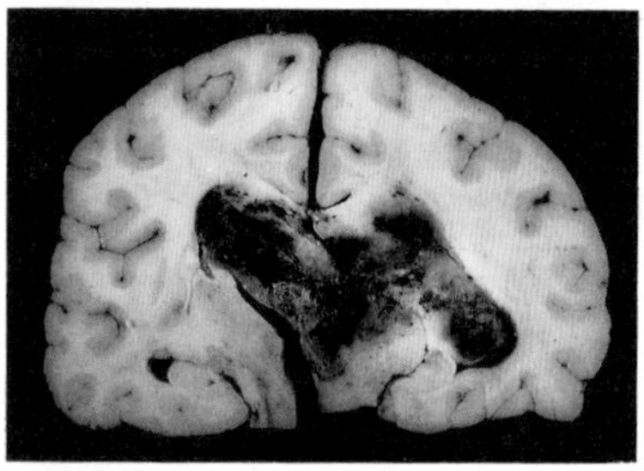

Frontalschnitt durch ein Gehirn
Das Photo eines Schnitts durch ein Gehirn (bei Autopsie entnommen) zeigt den ausgedehnten, vom Gliom infiltrierten Hirnbezirk (dunkle Farbe).

Globulin

Sammelbezeichnung für eine Gruppe von Proteinen, die in Wasser unlöslich, in physiologischer Kochsalzlösung jedoch löslich sind; ein Beispiel sind *Antikörper* (auch *Immunglobuline* genannt).

ARTEN

Globuline im Plasma werden in drei Hauptgruppen eingeteilt, die Alpha-, Beta- und Gamma-Globuline genannt werden.

Zu den Alpha-G.en gehören Alpha$_1$-Antitrypsin und Haptoglobin. Erstgenanntes ist ein *Enzym*, das von Lungen und Leber produziert wird; Mangelerscheinungen sind *Hepatitis* bei Kindern und *Emphysem* (Lungenkrankheit) bei jungen Erwachsenen. Haptoglobin ist im Blutplasma enthalten, wo es *Hämoglobin* (sauerstoffbindendes Protein in den roten Blutkörperchen) bindet und verhindert, daß dieses über die Nieren in den Harn abgegeben wird. Verschiedene andere Alpha-G.e entstehen durch Entzündungen, Gewebeschäden, *Autoimmunkrankheiten* (bei denen das Immunsystem das körpereigene Gewebe angreift) oder durch einige Krebsformen.

Beta-G.e bestehen hauptsächlich aus Lipoproteinen niedriger Dichte (LDL), Stoffe, die am Fetttransport im Blutkreislauf beteiligt sind, sowie Transferrin, das Eisen im Blut transportiert. Der Gehalt an Beta-G.en steigt bei bestimmten Arten von *Hyperlipidämien* (einem anomal hohen Fettspiegel im Blut) an.

Alle Gamma-G.e sind Antikörper, d.h. Proteine, die vom Immunsystem als Reaktion auf Infektionen, als Teil einer allergischen Reaktion und nach Organtransplantationen produziert werden. Gamma-G.e werden außerdem bei Störungen gebildet, die persistierende Entzündungen eines Organs verursachen, wie *Polyarthritis* oder *Leberzirrhose*.

Einige Krankheiten, z.B. ein *multiples Myelom*, bewirken eine Produktion von großen Mengen eines bestimmten Gamma-Globulins.

Globussyndrom

s. *Kloßgefühl*

Glomerulonephritis

Entzündung der Filtereinheiten der *Nieren* (*F.* Glomerulus). Häufig sind beide Nieren betroffen, doch nicht alle Glomeruli erkranken gleichzeitig. Eine Schädigung der Glomeruli behindert die Filterung von Stoffwechselschlacken, Salz und Wasser aus dem Blutkreislauf, was zu ernsthaften Komplikationen führen kann.

URSACHEN UND AUFTRETEN

Die Häufigkeit von G. ist weltweit sehr unterschiedlich, da vor allem einige verbreitete Tropenkrankheiten (z.B. *Malaria* und *Schistosomiasis*) wichtige Ursachen sind. Obwohl diese Krankheiten in den entwickelten Ländern selten G. verursachen, ist G. immer noch der häufigste Grund für chronisches Nierenversagen in den Vereinigten Staaten und Europa.

Einige Formen dieser Erkrankung werden durch das *Immunsystem* des Patienten verursacht, das *Antikörper* zur Beseitigung von Mikroorganismen produziert, meist von Bakterien, die für eine Infektion verantwortlich sind, z.B. Streptokokkeninfektionen des Mundes und Rachens. Die Antikörper verbinden sich mit bakteriellen *Antigenen* und bilden Partikel, die Immunkomplexe genannt werden, sich im Blut befinden und von den Glomeruli eingefangen werden. Dies löst eine Entzündung aus, bei der die Glomeruli beschädigt werden und ihre normale Funktionsfähigkeit verlieren. G. tritt außerdem bei einigen *Autoimmunkrankheiten* auf, beispielsweise dem systemischen *Lupus erythematodes*, einer chronischen Erkrankung des Bindegewebes.

SYMPTOME

Leichte Formen von G. erzeugen keine Symptome. Die Krankheit wird nur zufällig entdeckt, wenn aus anderen Gründen eine Urinprobe untersucht wird. In einigen Fällen wird G. erst festgestellt, wenn die Niereninsuffizienz fortgeschritten ist und sich Schlacken und Flüssigkeit, die normalerweise im Urin ausgeschieden werden, angesammelt haben und Beschwerden verursachen.

Einige Patienten verspüren einen dumpfen Schmerz oberhalb der Nieren. Durch die Schädigung der Filtermembranen in den Glomeruli gelangen Erythrozyten in den Harn und färben diesen rot (*F. Hämaturie*). Außerdem gehen Blutplasmaeiweiße ab (*F. Proteinurie*), wodurch es im Gewebe zu Wasseransammlungen kommt (*F. Ödeme*). Oft schwillt das weiche Gewebe um die Augen an (*F.* Lidödem), wodurch das Gesicht aufgedunsen wirkt. Das gemeinsame Auftreten von Proteinurie, geringem Albumin (Eiweiß) im Blut und Ödemen wird *nephrotisches Syndrom* genannt. In der Regel stellt sich ein Bluthochdruck (*F.* renale *Hypertonie*) ein.

In Einzelfällen kann die akute G. innerhalb von Tagen zu einem *Nierenversagen* führen; die Patienten merken hier oft, daß sie sehr geringe Mengen von Urin produzieren.

DIAGNOSE

Es gibt viele Arten von G., wobei die gleiche Ursache bei verschiedenen Menschen zu unterschiedlichen Formen von G. führen kann. Zur Diagnose gehören *Harnanalyse* (mikroskopische und chemische Untersuchung) und *Nierenbiopsie* (Entnahme einer Nierengewebsprobe zur mikroskopischen Analyse). Anhand von *Nierenfunktionsprüfungen* wird festgestellt, wie gut die Nieren Stoffwechselschlacken ausscheiden und wieviel Eiweiß mit dem Urin verloren wird.

THERAPIE

Die Behandlung wird meist stationär durchgeführt und hängt von Art und Schwere der Erkrankung ab.

Kinder mit nephrotischem Syndrom reagieren auf eine Behandlung mit *Kortikosteroiden* wie *Prednisolon*. G. als Folge einer Streptokokkeninfektion vergeht meist, nachdem die Infektion erfolgreich mit *Antibiotika* behandelt wurde.

Im allgemeinen sprechen Erwachsene weniger gut auf die Behandlung an, eine Niereninsuffizienz kann jedoch durch die Therapie verhindert oder hinausgezögert werden. Zur Vorbeugung der Hypertonie werden Arzneimittel gegeben. Eine spezielle Diät kann die Belastung

DIE AUSWIRKUNGEN VON GLOMERULONEPHRITIS

Die Membranen der Nierenfilter (Glomeruli) werden infolge Schädigung durchlässiger. Im Urin treten rote Blutkörperchen und Eiweiß auf. Der Proteinverlust verursacht eine Flüssigkeitsansammlung im Körpergewebe (Ödem).

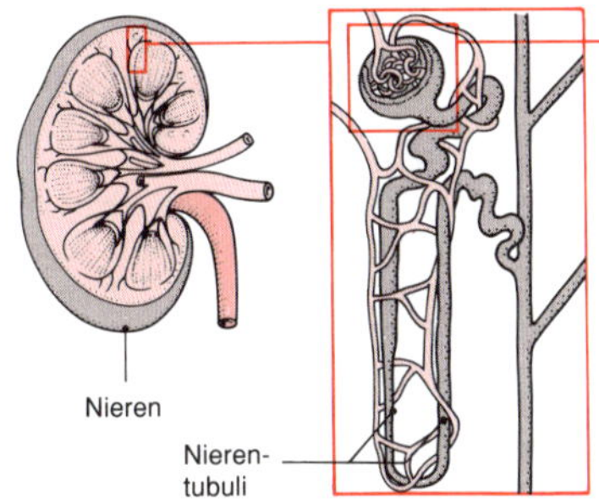

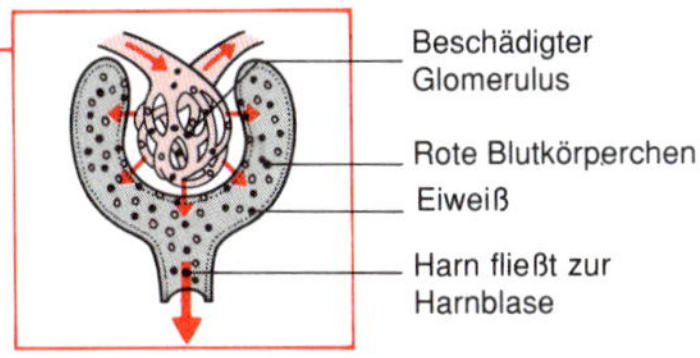

Querschnitt eines geschädigten Glomerulus
Die Glomerulusmembranen werden für rote Blutkörperchen und Eiweiß durchlässig. Der Harn kann sich rot verfärben.

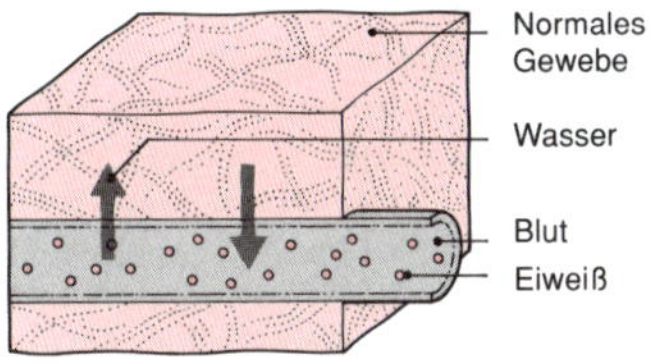

Gesundes Gewebe
Durch osmotischen Druck halten Eiweißmoleküle im Blut das Wasser fest.

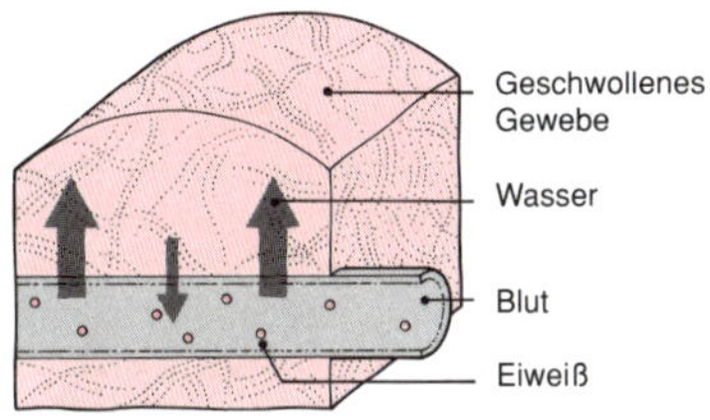

Ödeme
Wird Eiweiß im Harn ausgeschieden, fällt der osmotische Druck des Plasmas, Wasser gelangt vermehrt in das umgebende Gewebe und verursacht Schwellungen.

der Nieren verringern. Einige Patienten mit schwerer G. sprechen auf die Behandlung mit *Immunsuppressiva* oder *Plasmapherese* an.

Glomerulosklerose

Vernarbung als Folge von Schädigungen der Nierenkörperchen (Glomeruli, Filtereinheiten der *Nieren*).

Leichte G. tritt mit zunehmendem Alter auf; nach dem 30. Lebensjahr erfolgt gewöhnlich alle 10 Jahre eine 10prozentige Einschränkung der Nierenfunktion. Selbst bei einer 75prozentigen Einschränkung kann jedoch noch ein normales Leben geführt werden.

G. entsteht bei schweren Formen der *Glomerulonephritis*, die schwer zu behandeln ist und bei der eine fortschreitende Schädigung zur Zerstörung der Nieren führt. Normalerweise geht die Glomerulosklerose mit großem Eiweißverlust durch den Harn (*F. Proteinurie*) und der Wasseransammlung im Gewebe (*F. Ödeme*) einher.

G. tritt in manchen Fällen von *Diabetes mellitus* auf. Sie wird bei der Reflux-Nephropathie (Nierenschaden in Verbindung mit Rückfluß von infiziertem Urin aus der Blase) und bei einigen Patienten mit *Hypertonie* (Bluthochdruck) beobachtet.

Glomus caroticum

Ansammlung parasymphathischer Nervenzellen (Paraganglion) in der Wand der Karotisgabel, die als Chemorezeptor Änderungen des CO_2-Partialdrucks im Blut registrieren und die Atmung entsprechend steuern.

Glomusorgan

(Syn. Hoyer-Grosser-Organ). In der Unterhaut befindliches Gefäßknäuel als Kurzschluß zwischen Arterien und Venen (arterio-venöse *Anastomose*).

Glomustumor

(*F.* Glomangiom, Angiomyoneurom). Von Glomus = Gefäß- oder Nervenknäuel. Kleine, schmerzhafte, bläuliche Hautschwellung, meist an Fingern oder Zehen, in der Nähe eines Nagels oder darunter, die berührungsempfindlich und besonders schmerzhaft bei Kälte oder Wärme ist. Glomustumor ist Folge eines vermehrten Wachstums von Glomusorganen, knäuelartigen Strukturen mit zahlreichen Nervenenden, die normalerweise Blutfluß und Hauttemperatur regulieren. Die Tumore werden operativ entfernt.

Glossa

F. für Zunge (lat. Lingua).

Glossektomie

Operative Entfernung bzw. Teilentfernung der *Zunge* zur Behandlung von *Zungenkrebs* (häufiger ist Strahlenbehandlung). Die G. schränkt das Sprechvermögen und die Nahrungsaufnahme ein; flüssige Kost ist dann erforderlich.

Glossitis

Entzündung der *Zunge*, die schmerzt, angeschwollen ist und rot und glatt aussieht. Angrenzende Mundbereiche können ebenfalls entzündet sein.

G. tritt bei verschiedenen Formen von *Anämie* und bei *Vitamin-B*-Mangel auf. Andere Ursachen sind Mundinfektionen (besonders *Herpes simplex*), Reizung durch Zahnersatz und übermäßiger Alkohol-, Tabak- oder Gewürzkonsum. Eine angeborene Form von G. betrifft den Mittelteil der hinteren Zunge.

Es wird die zugrundeliegende Ursache behandelt. Selbsthilfemaßnahmen sind eine gute *Mundhygiene*, Nichtrauchen und die Vermeidung von Nahrungsmitteln, die das Wundsein verstärken.

Glossopharyngeusnerv

IX. *Hirnnerv*; hat sowohl sensorische als auch motorische Funktionen. Er überträgt Empfindungen, insbesondere Geschmack, vom hinteren Teil der Zunge, reguliert die Speichelproduktion durch die *Ohrspeicheldrüse* und steuert die Tätigkeit der Schlundschnürer.

LAGE DES GLOSSO-PHARYNGEUSNERVS
Der Nerv tritt im verlängerten Rückenmark aus und zieht zu Zunge, Ohrspeicheldrüse und Rachen.

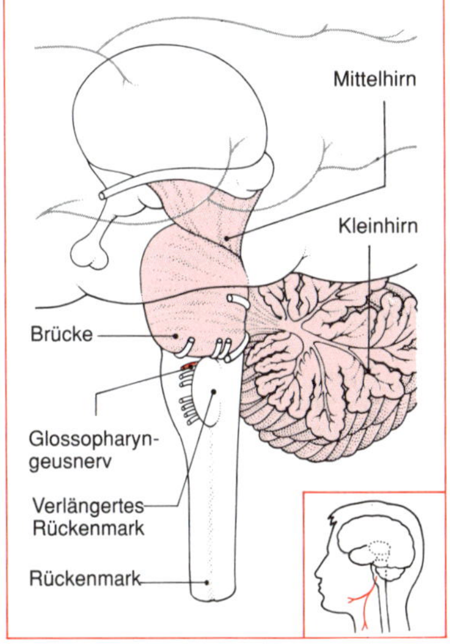

G

Glottis

Stimmbildende, die Stimmritze des *Kehlkopfs* begrenzende Wandteile.

Glucagon

Hormon, das von der *Bauchspeicheldrüse* (*F.* Pankreas) produziert wird und der Gegenspieler des *Insulins* ist. G. fördert den Glykogenabbau (Kohlenhydrat, das in Leber und Muskeln gespeichert wird) in Glukose (Zucker). Die Glukose gelangt anschließend in den Blutstrom, wo sie als Energiequelle für Zellen im ganzen Körper zur Verfügung steht. Somit reguliert G. den Glukosespiegel im Blut; sobald der Spiegel sinkt, wird G. von der Pankreas ausgeschieden.

VERWENDUNG ALS ARZNEIMITTEL

G. wird aus der Bauchspeicheldrüse von Schweinen oder Kühen zur Verwendung als Arzneimittel gewonnen. Es wird durch subkutane Injektion bei der Notbehandlung von Patienten mit *Diabetes mellitus* verabreicht, die aufgrund einer Hypoglykämie (niedriger Blutzucker) ohnmächtig wurden. G. führt zu einer Erholung innerhalb von 15 bis 20 Minuten, anschließend wird dem Patienten oral Glukose gegeben, um einen Rückfall zu verhindern. G. kann gelegentlich Übelkeit und Erbrechen verursachen.

Glucocorticoide

Hormone, die von der Rinde (Außenschicht) der Nebennieren produziert werden und den Kohlenhydratstoffwechsel beeinflussen, indem sie den Blutzuckerspiegel und den Glykogengehalt in der Leber erhöhen. Das wichtigste G. ist *Hydrocortison* (auch Kortisol genannt), das außerdem einen Einfluß auf den Natrium- und Kaliumhaushalt des Körpers ausübt. (S.a. *Nebennierenrinde*; *Aldosteron*)

Glucose

s. *Glukose; Dextrose*

Glucosurie

(Harnzucker) Ausscheidung von *Glukose* im Harn. G. entsteht, wenn die *Nieren* nicht in der Lage sind, Glukose aus dem Primärharn wieder in den Blutkreislauf rückzuresorbieren. G. allein ist nicht unbedingt Zeichen einer schweren Erkrankung.

URSACHEN

Bei normaler Filterung in den Nieren wird Glukose neben vielen anderen Blutbestandteilen und unerwünschten Abfallprodukten aus dem Blut entfernt. Die gefilterte Flüssigkeit fließt durch die zahlreichen Nierentubuli, wo erwünschte Stoffe rückresorbiert und dem Blutstrom erneut zugeführt werden. Unerwünschte Stoffe werden als Harn ausgeschieden. Bei den meisten gesunden Menschen ist Glukose einer der Stoffe, die fast vollständig rückresorbiert werden.

G. kann durch *Hyperglykämie* (anomal hoher Glukosespiegel im Blut z.B. bei *Diabetes mellitus*) verursacht werden. Die Nieren schaffen es nicht, die erhöhte Glukosemenge zurückzuresorbieren.

G. tritt außerdem dann auf, wenn Nierentubuli geschädigt wurden und nicht einmal normale Glukosemengen rückresorbieren können. Eine Schädigung der Tubuli kann Folge einer seltenen, angeborenen *Stoffwechselstörung* oder Folge einer *Medikamentenvergiftung* oder Schwermetallvergiftung sein.

G. tritt ebenfalls bei einigen gesunden Menschen auf, deren Nieren nicht in der Lage sind, die gesamte Glukose, die aus dem Blut herausgefiltert wird, rückzuresorbieren. Diese Störung kommt meist familiär gehäuft vor. G. erscheint häufig während der Schwangerschaft als Folge hormonaler Veränderungen; dies ist normalerweise harmlos, vorausgesetzt, es bestehen keine weiteren Symptome und der Glukosespiegel im Blut ist normal.

DIAGNOSE UND THERAPIE

G. kann bei einer Routineuntersuchung oder wenn ärztlicherseits besondere Tests wegen Verdacht auf Diabetes mellitus durchgeführt werden, entdeckt werden. Glukose im Urin wird mit Hilfe eines chemisch imprägnierten Streifens erkannt, der sich bei Kontakt mit Glukose farblich verändert. Die Behandlung erfolgt je nach der zugrundeliegenden Ursache.

LAGE DES GROSSEN GLUTEALMUSKELS

Ursprung ist u.a. der Kreuz- und Darmbeinkamm, Ansatz das Oberschenkelbein (Femur) und die Oberschenkelfaszie. Der untere Teil ist am Femur befestigt.

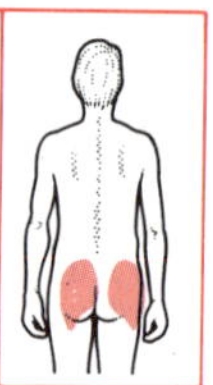

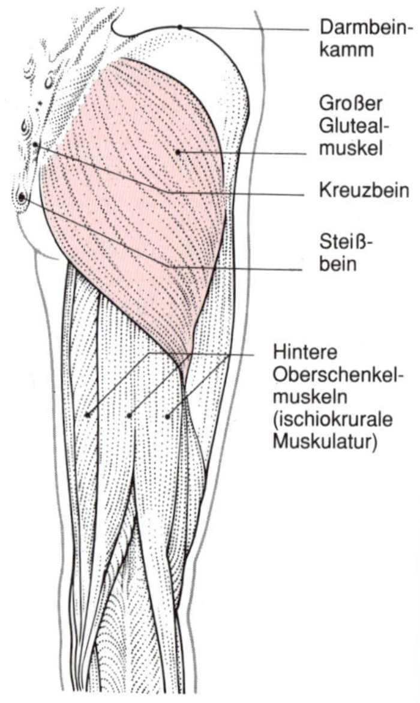

Glukose

Einfacher Zucker (Monosaccharid), der bei der Verdauung von Stärke und Saccharose ensteht; auch Dextrose genannt. G. kommt zusammen mit Fructose in Früchten und Fruchtsäften vor. Sie ist die Hauptenergiequelle des Körpers und wird vom Blut zu allen Körperzellen transportiert. Der Begriff Blutzucker bezieht sich auf den G.spiegel im Blut.

BLUTZUCKERSPIEGEL

Trotz sehr unterschiedlicher Zufuhr an Kohlenhydraten (und daher großer Schwankungen des G.gehalts im Körper) wird der Blutzuckerspiegel normalerweise in engen Grenzen gehalten. Dies geschieht mit Hilfe verschiedener Hormone, besonders *Insulin*, *Glucagon*, *Adrenalin*, *Kortikosteroidhormonen* und *Wachstumshormonen*. Bei anomal hohem Blutzuckerspiegel (als *Hyperglykämie* bekannt) kann *Glucosurie* (G. im Urin) auftreten. Ein zu niedriger Blutzuckerspiegel wird *Hypoglykämie* genannt.

Insulin, das von der Bauchspeicheldrüse als Reaktion auf erhöhten Blutzuckerspiegel ausgeschieden wird, senkt den Blutzuckerspiegel, indem die G.aufnahme der Zellen angeregt wird. In den Zellen wird G. zur Erzeugung von Energie "verbrannt", zur Speicherung (hauptsächlich in Leber und Muskeln) in *Glykogen* umgewandelt oder bei der Produktion von Triglyceriden (Fetten) verwendet.

Glucagon wird bei niedrigem Blutzuckerspiegel von der Bauchspeicheldrüse ausgeschieden. Es regt den Abbau von gespeichertem Glykogen zu Glukose an, die wiederum ins Blut abgegeben wird.

Adrenalin und Kortikosteroidhormone werden von den Nebennieren als Reaktion auf Streß ausgeschieden und haben die gleiche Wirkung wie G., d.h., sie regen die Abgabe von G. zur Steigerung des Blutzuckerspiegels an.

Glutealmuskel, großer

Großer Muskel im Gesäßbereich, der diesem seine runde Form verleiht. Der große Glutealmuskel ist verantwortlich für verschiedene Bewegungen (*Ab-* und *Adduktion*, Streckung, Rotation) des Oberschenkels im Hüftgelenk. (S. Abbildung links)

Gluten

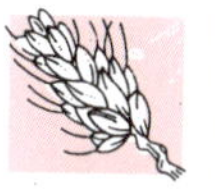

Kombination aus Gliadin und Glutenin (Eiweißformen), die entsteht, wenn bestimmte Sorten von Getreidemehl mit Wasser gemischt werden. Eine Empfindlichkeit auf Gliadin im G. verursacht *Zöliakie*.

Glutenenteropathie

s. *Zöliakie*

Glutenunverträglichkeit

s. *Zöliakie*

Glycerol

Farblose, sirupartige, süßliche Flüssigkeit. G., auch bekannt als Glyzerin, ist Bestandteil verschiedener Arzneimittel und wird in der lebensmittelverarbeitenden Industrie verwendet.

G. wird kommerziell aus *Fetten und Ölen* gewonnen; es ist ein wichtiger Bestandteil der Triglyceride (einfachen Fette). Das Triglyceridmolekül besteht aus einem Molekül G. und drei Molekülen Fettsäuren.

Während der Verdauung wird G. von den Fettsäuren abgespalten und kann sich wieder mit ihnen zur Bildung von Fettspeichern im Körper verbinden oder dient als Körperbrennstoff zur Erzeugung von Energie.

In Form von rektalen *Zäpfchen* lindert G. *Verstopfungen* durch Erweichung harten Stuhls. G. ist Bestandteil von Feuchtigkeitscremes, um Trockenheit und Risse der Haut zu verhindern (z.B. wird es zum Schutz der Brustwarzen in der Stillzeit verwendet). G. wird in Form von Ohrentropfen eingesetzt, um *Ohrenschmalz* zu erweichen, bevor eine Gehörgangspülung vorgenommen wird. Auch in Hustenmitteln ist G. als Bestandteil enthalten, um Hustenreiz zu lindern. Außerdem wird es manchmal Lebensmitteln wie z.B. Kuchen zugesetzt, um sie feucht zu halten.

Glyceroltrinitrat

(z.B. *Nitrolingual*® +)

Vasodilatator (gefäßerweiterndes Mittel), der zur Behandlung und Vorbeugung von Symptomen der *Angina pectoris* (Brustschmerzen aufgrund von unzureichender Blutversorgung des Herzmuskels) eingesetzt wird.

G. kann Kopfschmerzen, Gesichtsröte und Schwindel verursachen. Solch unerwünschte Wirkungen werden gewöhnlich durch eine verringerte Dosis gemildert; dies kann z.B. erreicht werden, indem eine Tablette unter die Zunge gelegt und bei Beendigung des Brustschmerzes vorzeitig ausgespuckt wird.

Glykogen

Wichtigste *Kohlenhydrat*-Speicherform im Körper. G. ist ein Polysaccharid, das aus langen Ketten von *Glukose*molekülen besteht. Es befindet sich hauptsächlich in Leber und Muskeln.

G. spielt eine wichtige Rolle bei der Regulierung des Blutzuckerspiegels. Bei zuviel Zucker (Glukose) im Blut wird der Überschuß in G. umgewandelt. Diese Umwandlung (gesteuert von *Insulin* und *Kortikosteroidhormonen*) findet hauptsächlich in der Leber und in Muskeln statt. Ist der Blutzucker zu niedrig, wird G. wieder in Glukose umgewandelt (ein Vorgang, der von den Hormonen *Glucagon* und *Adrenalin* gesteuert wird) und ins Blut abgegeben.

Glykosurie

s. *Glucosurie*

Glyzerin

s. *Glycerol*

Gold

Antirheumatikum, das bei der Behandlung der *chronischen Polyarthritis* und gelegentlich auch einer Arthritis als Komplikation bei *Schuppenflechte* heute nur noch selten und bei schweren Fällen eingesetzt wird.

WIE ES WIRKT

Gold hat entzündungshemmende Wirkung, es mildert auch Gelenkschmerzen und Steifheit und verhindert weiteren Schaden.

MÖGLICHE NEBENWIRKUNGEN

Häufig tritt eine *Dermatitis* (Entzündung der Haut) auf; bei Juckreiz wird das Medikament gewöhnlich abgesetzt. Gold kann Nieren, Leber und Knochenmark schädigen. Deshalb müssen während der Behandlung laufend Bluttests durchgeführt werden.

Gold kann zu Appetitlosigkeit, Übelkeit, Durchfall, Unterleibsschmerzen und manchmal zu *anaphylaktischem Schock* (schwere allergische Reaktion, die eine Notbehandlung erfordert) führen.

Goldberg-Maxwell-Morris-Syndrom

s. *testikuläre Feminisierung*

Golfspielerellenbogen

Zustand, der durch Entzündung des Epikondylus (Knochenvorsprung) auf der Innenseite des *Ellenbogengelenks*, an der Anheftungsstelle einiger Unterarmmuskeln, verursacht wird. Die Entzündung führt zu Schmerzen und Berührungsempfindlichkeit an der Innenseite des Ellenbogengelenks und manchmal auch im Unterarm.

G. tritt bei Überanstrengung der Muskeln auf, die für die Beugung in Hand- und Fingergelenken verantwortlich sind. Diesen Zustand verursachen Tätigkeiten wie Greifen und Drehen (Gebrauch eines Schraubenziehers) oder Golfspielen mit falschem Griff oder falscher Schwungtechnik.

THERAPIE

Die Behandlung umfaßt die Ruhigstellung des Ellenbogengelenks, Auflegen von Eispackungen und eventuell die Verordnung von *Analgetika* (Schmerzmittel) und/oder entzündungshemmenden Tabletten. Bei schwerem oder anhaltendem Schmerz kann die Injektion von *Kortikosteroiden* hilfreich sein.

Werden die Schmerzen durch einen Sport verursacht, sollte dieser für ein oder zwei Wochen eingestellt werden und eine Beratung über Spieltechniken erfolgen.

Gonaden

s. *Keimdrüsen*

Gonadotrope Hormone

Hormone, die Zellaktivitäten in den Gonaden (Eierstöcken und Hoden) anregen. G.H. sind ausschlaggebend für weibliche und männliche Fruchtbarkeit. Die zwei wichtigsten g.n H. sind das follikelstimulierende Hormon (FSH) und das Luteinisierungshormon (LH), die von der Hypophyse ausgeschieden werden. Ein weiteres g.s H., HCG (s. *Choriongonadotropin, humanes*), wird von der Plazenta produziert.

GONADOTROPE HORMONTHERAPIE

Synthetisches HCG wird zur Behandlung von wiederholter Fehlgeburt und bestimmten Ursachen von Unfruchtbarkeit bei Mann und Frau eingesetzt. Menotropin (HMG, ein Gonadotropin, das aus dem Harn postmenopausaler Frauen gewonnen wird) enthält sowohl FSH als auch LH und dient der Behandlung von weiblicher Unfruchtbarkeit aufgrund ausbleibender Ovulation.

Goniotrabekulotomie

Operativer Eingriff zur Verminderung des *Augenbinnendruckes*. G. wird bei bestimmten Formen des *grünen Stars* (*F.* Glaukom; Erhöhung des *Augenbinnendruckes*) vorgenommen, wenn eine medikamentöse Behandlung nicht ausreicht oder wenn der Ausfall des Gesichtsfeldes aufgrund eines (nicht)geschädigten *Sehnervs* trotz medikamentöser Behandlung zunimmt.

Bei einer G. wird ein neuer Abfluß für das Kammerwasser (Flüssigkeit in der vorderen Augenkammer) vom Auge geschaffen, so daß ein besserer Ausgleich zwischen Produktions- und Abflußrate des Kammerwassers erreicht wird. Auf diese Weise kann der Druck in normalen Grenzen gehalten werden und weiterer Schaden der Sehnervenfasern begrenzt werden.

SO WIRD ES GEMACHT

Die Konjunktiva (s. *Bindehaut*; Schleimhaut, die den vorderen Augapfel überzieht) wird über der Oberkante der *Hornhaut* eröffnet und ein Lappen der *Sklera* (Lederhaut des Auges) in halber Dicke angeschnitten und nach vorne geklappt. Von der Innenschicht am skleral-kornealen Übergang wird ein kleines Rechteck herausgeschnitten, so daß eine Verbindung zur vorderen Augenkammer entsteht. Der äußere Skleralappen wird darübergeklappt, mit feinen Stichen vernäht und die Bindehaut darüber geschlossen.

Gonorrhoe

Weltweit verbreitete *Geschlechtskrankheit*, im Volksmund auch "Tripper" genannt.

URSACHEN UND AUFTRETEN

G. wird vom Bakterium *NEISSERIA GONORRHOEAE* (Gonokokken) verursacht und meist durch Geschlechtsverkehr, einschließlich Oral- und Analverkehr, übertragen. Eine infizierte Frau kann bei der Geburt sogar ihr Baby mit der Krankheit anstecken.

G. ist nach der unspezifischen *Urethritis* (Harnröhrenentzündung) die häufigste Geschlechtskrankheit und tritt vorwiegend bei jungen Erwachsenen mit häufig wechselnden Partnern auf. In der Bundesrepublik Deutschland wurden 1991 über 12 000 Fälle von Gonorrhoe (alte und neue Bundesländer) gemeldet. 1980 waren es noch über 50 000 Fälle allein in den alten Bundesländern.

SYMPTOME UND ANZEICHEN

G. hat eine Inkubationszeit von zwei bis 10 Tagen. Bei Männern stellen sich zunächst Harnröhrenausfluß und Schmerzen beim Wasserlassen ein. Etwa 60 Prozent der infizierten Frauen weisen keine Frühzeichen auf; manchmal wird aber auch über Ausfluß oder Brennen beim Wasserlassen geklagt.

Infektionen, die durch Analverkehr erworben werden, verursachen Gonokokken-*Proktitis* (Entzündung von Mastdarm und Anus). Nur bei 10 Prozent aller Infizierten entstehen Schmerzen und Analausfluß. Oralverkehr mit einer infizierten Person kann zu Gonokokken-*Pharyngitis* (Rachenentzündung), jedoch meist ohne weitere Symptome, führen. Ein Baby, das von seiner Mutter während der Geburt über einen infizierten Geburtsweg angesteckt wurde, kann eine Gonokokken-Ophthalmie (schwere Entzündung) eines oder beider Augen bekommen.

KOMPLIKATIONEN

Unbehandelte G. kann sich auf andere Teile des Körpers ausbreiten. Bei Männern kann sie *Prostatitis* (Entzündung der Prostata) oder *Epididymoorchitis* (Entzündung der Nebenhoden und Hoden) verursachen und zu Unfruchtbarkeit führen. Bei Frauen können bei unbehandelter G. die Eileiter erkranken, was auch zu einer *Beckenentzündung* führen kann. Vorgeschädigte Eileiter sind leichter empfänglich für weitere Episoden von Beckenentzündung, erhöhen das Risiko einer *ektopischen Schwangerschaft* (Einnistung des befruchteten Eies z.B. im Eileiter) und können zu *Unfruchtbarkeit* führen.

Gonokokken können sich auch über den Blutkreislauf verbreiten und gelegentlich eine Gonokokken-*Arthritis* mit Schmerzen und Schwellung der Gelenke im ganzen Körper verursachen. Eine Vermehrung der Bakterien im Blut heißt *Septikämie* und geht mit allgemeinen Symptomen wie Fieber einher. In seltenen Fällen verursacht eine Gonokokken-Septikämie Schädigungen von Gehirn und/oder Herz und kann zum Tod führen.

DIAGNOSE

Viele Krankheiten können Harnröhren- oder Scheidenausfluß verursachen; eine G.diagnose muß anhand von Labortests bestätigt werden. Sie werden mit einer Probe des Ausflusses oder anhand von Abstrichen aus Harnröhre, Muttermund und manchmal vom Mastdarm durchgeführt.

THERAPIE

G. wird mit einem Antibiotikum, normalerweise einem *Penicillin* wie Procainpenicillin oder *Ampicillin,* behandelt. Wird die Infektion von einem Penicillin-resistenten *NEISSERIA-GONORRHOEAE*-Stamm verursacht oder besteht beim Patienten eine Penicillinallergie, können andere Antibiotika wie Cefotaxim, Ciprofloxacin oder Spectinomycin eingesetzt werden. Nach der Behandlung werden erneut Tests durchgeführt, um sicherzustellen, daß die Infektion abgeheilt ist.

PROGNOSE

Die Behandlung von G. ist sehr wirksam, schützt jedoch nicht vor erneuter Ansteckung. Sexualpartner müssen benachrichtigt werden, daß sie G. haben könnten, auch wenn sie keine Symptome haben.

Gonosomen

s. *Geschlechtschromosomen*

Goodpasture-Syndrom

Seltenes, ernstes Krankheitsbild, das durch schnell fortschreitende *Glomerulonephrits* (Entzündung der Filtereinheiten der Nieren), Bluthusten und *Anämie* charakterisiert ist. Wird nicht frühzeitig behandelt, kommt es zu lebensbedrohenden Blutungen in der Lunge und fortschreitendem *Nierenversagen.*

G.-S. ist eine *Autoimmunkrankheit* (wobei das *Immunsystem* des Körpers sein eigenes Gewebe angreift). Es werden *Antikörper* gebildet, die die Kapillaren (winzige Blutgefäße) in Lunge und Nieren angreifen, was eine Entzündung verursacht, die in der Lunge zu Blutungen und bei den Nieren zu Funktionsverlust führt.

Die Krankheit tritt vor allem bei jungen Männern auf, kann jedoch auch bei Frauen und in jedem Alter vorkommen.

THERAPIE

Die Behandlung erfolgt durch Plasmaaustausch oder *Plasmapherese* (Ausfiltern der Autoantikörper aus dem Plasma) und immunsuppressive Therapie (*Immunsuppressiva* und *Kortikosteroide*, die das Immunsystem des Körpers dämpfen). Wenn frühzeitig behandelt wird, erholen sich die Nieren in den meisten Fällen wieder.

Wenn die Nieren bereits zu stark zerstört sind, um noch ausreichend zu arbeiten, muß eine *Dialyse*-Behandlung (mit der "*künstlichen Niere*", zur Entfernung von Stoffwechselschlacken aus dem Blut) und ggf. eine *Nierentransplantation* erfolgen.

Gram-Färbung

In der Bakteriologie häufig verwendete Färbung auf Jodbasis zur Differenzierung verschiedener Bakterienarten. Sie ist auch als Gram-Jod bekannt.

Es gibt verschiedene Methoden der G.-F. Die Proben auf dem Objektträger werden zunächst mit Gentianaviolett gefärbt, und anschließend erfolgt die G.-F. Daraufhin werden sie mit einem Entfärbungsmittel wie Aceton behandelt und schließlich mit einem roten Farbstoff "gegen"gefärbt. Bakterien, die die dunkelviolette Färbung behalten, werden grampositiv genannt, solche, die die Violettfärbung nach der Entfärbung verlieren und die Gegenfarbe aufnehmen (wodurch sie rosa wirken) gramnegativ. Beispiele grampositiver Bakterien sind verschiedene Arten von *STREPTOCOCCUS, STAPHYLOCOCCUS* und *CLOSTRIDIUM*; gramnegative Bakterien sind z.B. *VIBRIO CHOLERAE* (*Cholera*erreger) und auch verschiedene Arten von *SALMONELLA* (*Typhus*erreger).

Grand mal

Sog. großer Epilepsieanfall (oder Krampfanfall), bei dem der Patient, manchmal nach warnenden Symptomen, bewußtlos zu Boden fällt und ruckartige Muskelkontraktionen zeigt. Der Anfall kann einige Minuten dauern. Der Erkrankte bleibt meist für kurze Zeit bewußtlos, schläft dann und kann sich nach dem Aufwachen meist nicht mehr an den Anfall erinnern. (S.a. *Epilepsie*)

Granulationsgewebe

Rotes, feuchtes, körnig wirkendes Gewebe, das z.B. auf der Oberfläche oder am Rand eines Geschwürs oder einer offenen Wunde während der Wundheilung entsteht. Das Gewebe besteht hauptsächlich aus Fibroblasten (Kollagen-, d.h. Bindegewebsbildung) und zahlreichen kleinen Blutgefäßen. (S.a. *Heilung; Wunde*)

Granulom

(Auch Granulationsgeschwulst) Zusammenballung von Zellen in Verbindung mit chronischer Entzündung.

URSACHEN UND FORMEN

G.e treten meist als Reaktion auf infektiöse (z.B. Eiter-) Herde oder Fremdkörper auf, können jedoch auch ohne ersichtliche Ursache entstehen.

Bestimmte Infektionen wie *Tuberkulose, Bruzellose, Lepra* und *Syphilis* sind, obwohl von unterschiedlichen Bakterien verursacht, für die Bildung infektiöser G.e in vielen verschiedenen Organen des Körpers verantwortlich. *Sarkoidose*, eine Krankheit unbekannter Ursache, ist ebenfalls durch G.e in verschiedenen Organen charakterisiert. Auch bei Parasiten- und Pilzinfektionen können G.e auftreten.

Ein Fremdkörper-G. kann als Reaktion auf anorganisches Material wie Staub, Körperpuder, Schmutz oder Nahtmaterial auftreten. Das eiterbildende G. ist ein häufiger, gutartiger Hauttumor, der an exponierten Stellen nach kleinen Verletzungen oder oft an den Händen von Gartenpersonal auftritt. Die Schwellungen sind rot, feucht und berührungsempfindlich und verschwinden oft auch ohne Behandlung allmählich. Eiterbildende G.e können operativ oder durch *Elektrokauterisation* oder *Kryochirurgie* entfernt werden.

Das dentale (auch apikales G. oder Epulis genannte) G., ein im Kieferknochen gelegenes Wurzelspitzen-G. des Zahnes, entsteht in der Folge einer Entzündung der *Zahnpulpa*. Auch ein gutartiger Tumor der *Regenbogenhaut* des Auges wird G. genannt. (S.a. *Granuloma anulare; Granuloma inguinale; Wegener-Granulomatose*)

Granuloma anulare

Harmlose Hauterkrankung, besonders bei Kindern, die durch ringförmig angeordnete, hirse- bis reiskorngroße, weißliche Hautbezirke meist an den Händen, seltener an Fußrücken, Ellenbogen oder Ohren charakterisiert ist. Der erhabene Bereich weitet sich langsam nach außen aus und bildet einen Ring von 2,5 bis 7,5 cm Durchmesser, mit erhabenen Rändern und einem flachen Zentrum. Selten erscheinen mehrere solcher ringförmigen Flecken auf einer größeren Fläche.

Die Diagnose eines G.a. wird meist nur durch sein Erscheinungsbild gestellt, kann jedoch anhand einer Haut*biopsie* (kleine Gewebsprobe zur mikroskopischen Untersuchung) bestätigt werden. Eine Behandlung ist nicht erforderlich. In den meisten Fällen heilt die erkrankte Haut im Laufe mehrerer Monate oder Jahre vollständig ab.

Granuloma gangraenescens

s. *Wegener-Granulomatose*

Granuloma inguinale

(Auch Donovanosis) Chronische, meist durch Geschlechtsverkehr übertragene Infektionskrankheit im Bereich des äußeren Genitale. Die Infektion wird vom (früher Donovan-Körperchen genannten) *CALYMMATOBACTERIUM GRANULOMATIS* verursacht. Granuloma inguinale tritt häufig in bestimmten Teilen der Tropen auf, in den westlichen Industrieländern jedoch selten (hauptsächlich bei Tropenreisenden).

Die ersten Symptome sind schmerzlose, erhabene Knötchen an Penis, Schamlippen oder im Anusbereich. Die Knötchen sind entweder trocken oder zerfallen geschwürig und eitern stark, neigen zur Ausbreitung und führen evtl. zu hochgradigen Verstümmelungen der Geschlechtsorgane und des Mastdarms.

Die Diagnose beruht auf dem Nachweis von Donovan-Körperchen in Gewebeproben (s. *Biopsie*) aus den Knötchen. Die Antibiotika *Tetracyclin* und *Gentamicin* haben sich als wirksame Medikamente erwiesen.

Graphospasmus

s. *Schreibkrampf*

Grauer Star

(*F.* Katarakt; Star [althochdeutsch] = starren) Trübung der durchsichtigen, kristallinen *Linse* des *Auges*. G.S. entsteht durch Veränderungen in den feinen *Protein*fasern innerhalb der Augenlinse, ähnlich der Veränderungen, die bei Erhitzung von Eiweiß entstehen.

G.S. führt niemals zur vollständigen Erblindung, da selbst eine milchig gewordene Linse immer noch lichtdurchlässig ist. Bei zunehmender Linsentrübung entsteht jedoch ein Verlust an Klarheit und Detailgenauigkeit des Bildes. Selbst in sehr fortgeschrittenem Stadium ist ein g.S. für den Beobachter nicht zu erkennen. Erst wenn der vordere Teil der Linse sehr lichtundurchlässig wird, ist die weiße Trübung in der Pupille erkennbar.

G.S. entsteht normalerweise in beiden Augen, in vielen Fällen jedoch ist ein Auge stärker betroffen als das andere.

AUFTRETEN

G.S. tritt meist bei älteren Menschen auf. Jeder Mensch über 65 Jahre hat in der Tat eine getrübte Linse. Die Trübung ist jedoch meist gering und nur auf die Ränder beschränkt, wodurch die Sehfähigkeit nicht beeinträchtigt wird. Sie nimmt mit dem Alter zu, so daß das Sehvermögen der meisten Menschen über 75 durch g.n S. etwas eingeschränkt ist.

URSACHE

G.S. ist bei älteren Menschen so verbreitet, daß er als Teil des normalen Alterungsprozesses angesehen wird. Mit dem Alter wird das Linsenzentrum zunehmend härter, und die Durchlässigkeit der Linsenkapsel für Flüssigkeit nimmt zu.

Kongenitaler g.S. (angeborene Linsentrübung) kann durch eine Infektionskrankheit der Mutter in früher Schwangerschaft entstehen, besonders durch *Röteln*-Virus oder aufgrund der schädigenden Wirkung von Medikamenten, die während der Schwangerschaft eingenommen wurden. Kongenitaler g.S. kann außerdem bei Kindern mit *Down-Syndrom* oder einer Reihe seltener genetischer Erkrankungen, wie z.B. *Galaktosämie*, auftreten.

G.S. kann auch durch eine Verletzung des Auges entstehen und ist fast unvermeidlich, wenn Fremdkörper in die Linse eindringen. G.S. ist bei Menschen mit Diabetes mellitus sehr verbreitet und kann in der Jugend bei sehr hohen Blutzuckerspiegeln auftreten. Andere mögliche Ursachen von g.m S. sind längerfristige Einnahme von *Kortikosteroiden*, Vergiftung durch Stoffe wie Naphthalin (in Mottenkugeln enthalten) oder *Mutterkorn* (entsteht in gelagertem, mit einer Pilzart verunreinigtem Getreide) und viele Strahlungsarten wie *Infrarot*licht, Mikrowellen und *Röntgenstrahlen*.

SYMPTOME

G.S. ist schmerzlos und verursacht nur Symptome im Sehbereich. Sie setzen beinahe unmerklich ein und werden meist nur sehr langsam stärker.

Hauptsymptom ist ein fortschreitender Verlust der Sehschärfe. Eine zunehmende Linsentrübung erzeugt eine stärkere Lichtbrechung, so daß die Erkrankten kurzsichtig werden. Dadurch können Patienten, die zuvor weitsichtig waren, vorübergehend in der Lage sein, ohne Brille zu lesen.

Die Farbdifferenzierung ist meist gestört, wobei Blautöne gedämpft und Rot-, Gelb- und Orangetöne stärker wahrgenommen werden; das vollständige Farbsehen wird nach der Operation auffallend gut wiederhergestellt. Oft führt die Linsentrübung zur Streuung von Lichtstrahlen, was selbst in einem recht frühen Stadium das Autofahren bei Nacht sehr beeinträchtigen kann. Viele Menschen mit g.m S. sind sich dieser Wirkung jedoch nicht bewußt und stellen lediglich fest, daß ein schlechteres Sehvermögen vorhanden ist.

THERAPIE

Wenn normale, klare Bilder wahrgenommen werden sollen, muß die getrübte Linse entfernt und das Brechungsvermögen durch eine Brillenlinse, Kontaktlinse oder Kunststofflinse, die während der Operation implantiert wird, wiederhergestellt werden. Vorausgesetzt, das Auge ist ansonsten gesund, liefert eine Staroperation in den meisten Fällen ausgezeichnete Ergebnisse.

G

Graue Substanz

(*F.* Substantia grisea) Bereiche des zentralen Nervensystems (*Gehirn* und *Rückenmark*), die hauptsächlich aus dicht gepackten und miteinander verbundenen Leibern von Nervenzellen (*F.* Perikaryen) bestehen. Ihre fadenförmigen Fortsätze, die Axone, hingegen bilden die weiße Substanz.

Im Gehirn findet sich die g. S. hauptsächlich in der Außenschicht der sog. Hirnrinde (*F.* Cortex cerebri), in der die komplexen geistigen Hirnfunktionen stattfinden. Aber auch im inneren Marklager des Gehirns findet sich g.S. in Form der sog. Kerne oder Ganglien. Im Rückenmark findet sich die g.S. als zentrale Kernsäule und wird von der weißen Substanz (Nervenbahnen) umgeben.

Graves-Krankheit

s. *Basedow-Krankheit*

Gravida

Medizinischer Fachbegriff für eine schwangere Frau. Der Begriff wird häufig mit einer Vorsilbe versehen, um die Gesamtzahl der Schwangerschaften anzuzeigen (einschließlich der aktuellen) und mit dem Begriff "Para" für tatsächlich stattgefundene Geburt verknüpft. So bedeutet Primigravida, daß eine Frau zum erstenmal schwanger ist. Sekundigravida und Primipara bedeutet, die Frau ist zum zweiten Mal schwanger und hat ein Kind geboren, während Sekundigravida und Nullipara zwar ebenfalls die zum zweiten Mal Schwangere bedeutet, die jedoch aus irgendeinem Grund (z.B. Fehlgeburt) noch kein lebendes Kind geboren hat. Multigravida ist ein allgemeiner Begriff für eine Frau, die mehr als einmal zuvor schwanger war.

Gray

Eine SI (Internationales Einheitssystem)-Einheit der Energiedosis (s. Kasten "Einheiten für Strahlung" S. 1006). 1 Gy (J/kg) entspricht 100 rad (alte Einheit).

Grenzpsychose

s. *Borderline-Syndrom*

Griebe

Volkstümlicher Begriff für *Lippenherpes* (Herpes labialis; s.a. *Herpes simplex*).

Griff

Die menschliche Hand eignet sich durch den opponierbaren Daumen (d.h., der jeden einzelnen Finger berühren kann), eine besondere Haut an Handfläche und Fingern zur besseren Haftung und durch ein komplexes System von Muskeln, Bändern, Gelenken und Nerven, die präzise Bewegungen der Finger ausführen können, besonders gut zum Greifen.

Die Hand kann zwei Grundgriffe vornehmen: Greifen, ein festes Halten mit der ganzen Hand, und Kneifen, ein Präzisionsgriff mit dem Daumen und einem Finger. Beide Griffe werden durch eine Kombination langer Muskeln im Unterarm und kurzer Muskeln in der Hand selbst gesteuert.

Die Greiffähigkeit kann durch jeden Zustand beeinträchtigt werden, der Muskelschwäche oder eine Einschränkung der Sinneswahrnehmung in Handflächen oder Fingern (z.B. *Schlaganfall* oder *Nervenverletzung*) verursacht. Aber auch Erkrankungen von Knochen oder Gelenken der Hand oder des Handgelenks wie *Arthritis* oder *Knochenbruch*, ebenso wie der traumatische Verlust eines Fingers, verschlechtern die Greiffähigkeit.

Grind

Kruste, die sich auf Haut oder Schleimhaut über einer heilenden Wunde oder einem infizierten Bereich bildet. G. besteht aus Fibrin (einem Bluteiweiß, das an der Gerinnung beteiligt ist) und *Serum* (dem flüssigen Teil des Blutes), das aus der Wunde getreten und getrocknet ist, sowie Hautschuppen, Eiter und anderen Überresten. Gleichbedeutend mit G. ist Schorf, ein Begriff, der in der Fachsprache allerdings eher im Zusammenhang mit Verbrennungen verwendet wird.

Grippe

Influenza, Virusgrippe; meist epidemisch in jährlichen Abständen auftretende Infektionskrankheit der oberen Atemwege. Die Erreger, Orthomyxoviren (Influenzaviren) werden meist in der kalten Jahreszeit durch Tröpfchen (Niesen, Husten) übertragen. Nach einer Inkubationszeit von wenigen Stunden bis Tagen treten Frösteln, Schüttelfrost und hohes Fieber (bis 40° C) sowie weitere Symptome (s.u.) auf. Fehlen bei einer Atemwegsinfektion Schüttelfrost und hohes Fieber, handelt es sich in der Regel um eine "banale *Erkältung*".

URSACHEN

Bei den Influenzaviren unterscheidet man drei Typen: A (mit verschiedenen Symptomen), B und C. Jemand, der eine C-Virus-Grippe durchgemacht hat, entwikkelt Antikörper (Proteine, die vom *Immunsystem* gebildet werden), die lebenslange Immunität gegen das Typ-C-Virus verleihen. Jeder, der mit einem bestimmten Stamm des Typ-A- oder -B-Virus infiziert wurde, erwirbt Immunität nur gegen diesen einen Stamm. Die Viren der Typen A und B verändern sich zuweilen, d.h., sie bilden neue Stämme, gegen die die bei früheren Erkrankungen erworbene Immunität nicht schützt.

Das Typ-B-Virus ist relativ stabil, verändert sich dennoch zuweilen ausreichend, um Widerstand zu leisten. Ein neuer Stamm verursacht oft kleine Infektionsausbrüche. Das Typ-A-Virus ist hingegen sehr instabil; ständig entstehen weltweit neue Stämme. Und es sind diese Stämme, die die Grippepandemien (s. *pandemisch*) dieses Jahrhunderts verursacht haben, so 1918 die Spanische G., 1957 die Asiatische G. und 1968 die Hongkong-G., die jeweils nach dem Ort ihres ersten Auftretens benannt wurden.

SYMPTOME

Die klassischen Symptome der G. (Schüttelfrost, Fieber, Kopfschmerzen, Muskelschmerz, Appetitlosigkeit und Müdigkeit) werden von den Typen A und B ausgelöst. Typ C verursacht nur leichte Krankheitserscheinungen, die sich nicht von einer einfachen Erkältung unterscheiden. Im allgemeinen schwächt Typ A mehr als Typ B.

Die allgemeinen Symptome, die häufiger bei Erwachsenen als bei Kindern vorkommen, werden meist von Husten begleitet (oft in Zusammenhang mit Brustschmerz), Angina und einer laufenden Nase. Nach zwei Tagen gehen Fieber und andere Symptome zurück, und nach fünf Tagen sind diese Symptome zumeist verschwunden. Symptome der Atemwege bleiben jedoch bestehen; die Erkrankten fühlen sich schwach und manchmal depressiv.

Die Krankheit vergeht meist vollständig innerhalb von sieben bis zehn Tagen. In seltenen Fällen nimmt sie eine schweren Verlauf und verursacht eine Lungenentzündung, die innerhalb von ein oder zwei Tagen selbst bei gesunden jungen Erwachsenen tödlich sein kann. Die Spanische G. 1918 tötete Millionen von jungen Menschen in allen Ländern der Welt.

Typ-B-Infektionen wirken bei Kindern manchmal wie *Appendizitis* und können ein *Reye-Syndrom* auslösen. Bei Säuglingen kann das Typ-A-Virus auch zu *Fieberkrämpfen* führen.

Häufig tritt eine sekundäre, bakterielle Infektion auf, besonders bei älteren Menschen sowie bei Lungen- und Herzkranken; sie kann dann eine tödlich verlaufende *Bronchitis*, *Bronchiolitis* oder *Lungenentzündung* verursachen.

VORBEUGUNG

G.-Impfstoffe aus toten Stämmen der Viren von Typ A und B sind erhältlich, verhindern eine Infektion jedoch nur mit einer Erfolgsrate von 60 bis 70 Prozent. Außerdem besteht die Immunität nur für kurze Zeit. Die Impfung muß deshalb jedes Jahr vor Beginn der Grippezeit wiederholt werden.

Sie empfiehlt sich vor allem für Menschen in höherem Alter oder mit chronischen Atem- oder Kreislaufbeschwerden, u. a. wenn sie in Anstalten leben.

THERAPIE

G.kranke sollten in einem warmen, gut belüfteten Raum Bettruhe halten. *Analgetika* (Schmerzmittel) lindern Schmerzen und senken das Fieber. Warme Getränke bessern Halsschmerzen, und die Inhalation von Wasserdampf hat mildernde Wirkung auf die Lungen.

Treten bei älteren Menschen oder Lungen- oder Herzkranken erste Symptome auf, sollte sofort ärztliche Hilfe gerufen werden. Amantadin, ein Mittel gegen Viren, kann einen schweren Verlauf verhindern, wenn es innerhalb von 24 Stunden nach Auftreten der ersten Symptome verabreicht wird. Antibiotika können gegen eine sekundäre, bakterielle Infektion gegeben werden.

Ist die Temperatur wieder normal, können die Patienten das Bett verlassen, sollten sich dennoch weiterhin schonen. Haben sie ihre Kräfte wiedergewonnen, können übliche Tätigkeiten langsam wieder aufgenommen werden.

Griseofulvin

(z.B. *Gricin*® +)

Antibiotikum, das antimykotisch wirkt und bei *Tinea*-Infektionen (Gruppe von Pilzinfektionen) eingesetzt wird. G. hilft besonders bei der Behandlung von Infektionen, die Kopfhaut, Bart, Handflächen, Fußsohlen und Nägel betreffen.

Häufige Nebenwirkungen sind Kopfschmerzen, Beeinträchtigung des Geschmackssinns, trockener Mund und *Photosensibilität* (verstärkte Hautempfindlichkeit auf Sonnenlicht). Bei Langzeitbehandlung kann G. Leber- oder Knochenmarksschädigungen verursachen; Bluttests dienen zur Funktionsprüfung dieser Organe.

Größenwahn

Maßlose Überschätzung der eigenen Bedeutung und Fähigkeiten. G. kann die wahnhafte Verkennung der eigenen Macht (z.B. der Glaube, Napoleon zu sein) oder das Bestreben sein, teure Veranstaltungen in großem Rahmen zu unternehmen, an denen viele Leute beteiligt sind (z.B. einen Ozeandampfer für ein Fest leihen). G. ist keine formelle Kategorie einer psychiatrischen Krankheit, obwohl derartige wirre Ideen und Verhaltensweisen häufig bei *Manie* vorkommen.

Großhirn

(*F.* Cerebrum) Beim Menschen besonders stark entfaltete Großhirnrinde (*F.* Cortex cerebri) und ihre Verbindungen. Das G. bedeckt den gesamten Hirnstamm, faßt die Informationen aus dem gesamten Nervensystem zusammen und verarbeitet diese; die Leistungen entstehen erst in enger Verknüpfung mit den untergeordneten Zentren des Zentralnervensystems. Das G. ist Teil des Endhirns (*F.* Telencephalon), das sich aus einer rechten und linken Endhirnhemisphäre und unpaaren Verbindungsteilen zusammensetzt. Die *graue Substanz* des Endhirns gliedert sich in Hirnmantel und die im Inneren gelegenen basalen Hirnkerne (Basalganglien).

Hinsichtlich des Verhältnisses zwischen seiner Größe und dem Körpergewicht sowie seiner Entwicklung findet das menschliche Gehirn im Tierreich keinen Vergleich, außer bei einigen Meeressäugetieren wie den Delphinen. Seine Komplexität stellt die am höchsten entwickelte, von Menschenhand geschaffene Maschine in den Schatten. Intensive Studien in den vergangenen Jahrzehnten haben viele Erkenntnisse zur Funktion einzelner Gehirnbezirke geliefert. Seine gesamte integrative Fähigkeit wird und muß uns letztlich ein Geheimnis bleiben. ("Wir werfen selbst einen Schatten auf das, was wir mit unserem Licht studieren wollen.")

STRUKTUR

Das G. besteht aus Milliarden von miteinander verbundenen Nervenzellen, die in Schichten oder in geschlossenen Gruppen (Kernen) angeordnet sind und aus Nervenfasern, den kurzen und langen Zellfortsätzen, über die ("elektrische") Informationen als Impulse aufgenommen (Dendriten) und weitergeleitet (*Axone*) werden. Diese Weiterleitungsfortsätze – Nervenfasern – sind wie Stromkabel als Bündel oder Nervenbahnen (*F.* Tractus) zusammengeschlossen. Die Nervenzelleiber und ihre Fortsätze sind in ein sog. zentralnervöses Bindegewebe (*F.* Glia) eingehüllt, das dem Schutz, der Ernährung und der Funktion der Nervenzellen dient.

Jede G.-Hemisphäre enthält einen zentralen Hohlraum, sog. Ventrikel, die mit *Gehirn-Rückenmark-Flüssigkeit* gefüllt sind und miteinander in Verbindung stehen. Der überwiegende Teil jeder Hemisphäre besteht aus drei Hauptschichten; einer Innenschicht, die den Ventrikel umgibt und aus Haufen von Nervenzellen, den Basalganglien, besteht; die Mittelschicht, die "weiße Substanz", besteht hauptsächlich aus Nervenfasern; die Außenschicht, Hirnrinde oder auch "graue Substanz" genannt, ist etwa 1 cm dick und besteht aus mehreren Schichten miteinander vielfach verbundener Nervenzellen.

Die Oberfläche jeder Hemisphäre ist in zahlreiche Falten (*F.* Gyri, Einzahl Gyrus) gelegt, die durch Furchen (*F.* Sulci, Einzahl Sulcus) getrennt sind; ein Großteil der Rinde ist in den Furchen verborgen. Weite Oberflächenbereiche oder Lappen jeder Hemisphäre sind nach dem darüberliegenden Knochen benannt; die vier Hauptbereiche sind Frontal-(Stirn), Parietal-(Scheitel-), Temporal-(Schläfen-) und der Okzipital-(Hinterhaupts-)lappen.

Das Muster der Falten der Hirnrinde ist nicht einheitlich, manche Gyri und Sulci sind jedoch bei jedem Menschen gleich und leicht auf der Oberfläche jedes Gehirns erkennbar. Sie haben von Anatomen Namen bekommen. Parietal- und Frontallappen sind z.B. durch den Sulcus centralis getrennt, die Sylvius-Furche verläuft zwischen Temporal- und Frontallappen. Die Fissura longitudinalis cerebri ist eine tiefe Spalte, die von vorne über die gesamte Oberfläche des G.s nach hinten verläuft und somit beide Hemisphären trennt. Anhand dieser Orientierungspunkte kann jede Stelle auf der Rindenoberfläche mit einiger Genauigkeit bestimmt werden.

Es gibt drei Arten von Nervenfasern, die den großen Teil der weißen Substanz jeder Hemisphäre bilden. Assoziationsfasern, die Rindenbereiche innerhalb einer Hemisphäre miteinander verbinden, Projektionsfasern, die Rindenbereiche mit Strukturen des Mittelhirns und des darunterliegenden Hirnstammes verbinden, und Kommissurfasern, die in einem dicken Band (*F.* Corpus callosum) zusammengefaßt sind und die beiden Gehirnhälften verbinden. Ein ständiger Strom von Informationen in Form von elektrischen Impulsen fließt zwischen Gruppen von Nervenzellen an diesen Fasern entlang.

FUNKTION

Ein Großteil Informationen von Sinnesorganen wie Augen und Ohren und von den sensiblen (Vibrations-, Temperatur-, Druck-)Rezeptoren in der Haut gelangen letztendlich zur Großhirnrinde, wo sie sortiert, analysiert und allgemein integriert werden und schließlich als Bilder, Geräusche, Berührungsempfindungen oder ähnliches bewußt wahrgenommen werden. Verschiedene Analysegrade entsprechen vermutlich bestimmten Nervenzellschichten in der G.rinde, wobei vollbewußte Wahrnehmung wahrscheinlich nur in wenigen, obersten Schichten vorkommen.

Bestimmte Sinnesmodalitäten sind spezifischen G.rindenbereichen zugeordnet. So findet die visuelle Wahrnehmung z.B. in einem Teil des Okzipitallappens, Sehrinde genannt, statt. Wenn dieser Teil des Gehirns schwer geschädigt wird, erfolgt ein vollständiger Verlust des Sehvermögens. Berührungs- und Druckempfindungen werden im Bereich des Sulcus postcentralis, unmittelbar hinter dem Sulcus centralis, der Frontal- und Parietallappen voneinander trennt, wahrgenommen. Andere Rindenbereiche, hauptsächlich im Temporallappen, sind mit akustischen (Hören), olfaktorischen (Geruch) und gustatorischen (Geschmack) Empfindungen verbunden, jedoch weniger spezifisch. Bei Zerstörung dieser Bereiche werden die Empfindungen beträchtlich, jedoch nicht vollkommen beeinträchtigt. Einige primitive Empfindungen (z.B. Geschmack und Schmerz) werden vermutlich unterhalb der Rinde wahrgenommen.

Neben sensorischen Bereichen gibt es außerdem motorische Felder, die für die Entstehung von Signalen zur Bewegung der Skelettmuskeln verantwortlich sind. Der wichtigste motorische Bereich der Rinde befindet sich im Frontallappen, am Gyrus praecentralis, unmittelbar vor dem Sulcus centralis. Auch hier werden vermutlich nicht alle Bewegungen von der Rinde ausgelöst. Einige halbautomatische Bewegungen, wie z.B. Gehen, werden von tieferen Gehirnregionen aus gesteuert und lassen der Rinde Freiraum, sich mit neu zu erlernenden, komplizierteren Bewegungen zu beschäftigen.

Mit den relativ klar zuordenbaren sensorischen und motorischen Bereichen sind sog. Assoziationsfelder verbunden, die die Informationen von den Sinnesorganen integrieren. Sie dienen Funktionen wie Verständnis und Erkennen, Gedächtnis und Erinnern, arithmetischen Berechnungen, Denken und Entscheidungsfindung und sind am bewußten Wahrnehmen von Gefühlen beteiligt. Während viele sensorische und motorische Bereiche in beiden G.hälften (jeweils für die entgegengesetzte Seite des Körpers zuständig) vorkommen, sind andere Rindenfunktionen auf eine Hemisphäre beschränkt. Die "dominante" Hemisphäre (bei fast allen Rechtshändern und vielen Linkshändern die linke) steuert eher logische Funktionen, wie Wort- und Sprachverständnis, Sprechen und Zählen, während die nicht dominante Hemisphäre z.B. für die räumlichen Beziehungen und emotionale Reaktionen wie Farbvorlieben verantwortlich ist.

Je komplexer eine Funktion, desto weniger eindeutig ist sie im allgemeinen lokalisiert. Die Bereiche jedoch, die für das Verstehen von Worten (gehörten und gelesenen) und für sprachlichen Ausdruck verantwortlich sind, befinden sich in klar definierten Bezirken der dominanten Hemisphäre. Der Verständnisbereich (Wernicke-Zentrum) befindet sich in der Nähe des Rindenfeldes, das für Geräuschwahrnehmung verantwortlich ist; die Region für den sprachlichen Ausdruck (Broca-Zentrum) befindet sich in der Nähe der motorischen Hirnrinde, die die Sprechmuskulatur steuert.

Von allen Regionen des G.s sind die Funktionen des Frontallappens am wenigsten erforscht. Informationen über seine Funktion und die anderer Bereiche stammen hauptsächlich aus Studien über die Symptome bei lokaler Schädigung oder Erkrankung.

STÖRUNGEN

Eine Schädigung des G.s kann Folge von Verletzung, (s. *Schädel-Hirn-Trauma*), *Hirnblutung* oder anderen Ursachen eines *Schlaganfalls, Hirntumor, Encephalitis* (Gehirnentzündung) oder von einigen Arten von Vergiftung, Mangelernährung oder degenerativen (Abbau-) Prozessen sein.

Eine Schädigung bestimmter Regionen kann spezifische Symptome verursachen. Beispiele sind geistige Apathie und Selbstverleugnung (oder andere persönliche Veränderungen), die durch die Schädigung des Frontallappens verursacht werden. Der Verlust der sensorischen Unterscheidungsfähigkeit, taktile

STRUKTUR DES GROSSHIRNS

Das Großhirn stellt den mit Abstand größten Teil des Gehirns; weite Teile der Oberfläche sind, wie der Querschnitt zeigt, in den Falten versteckt.

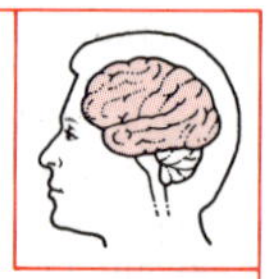

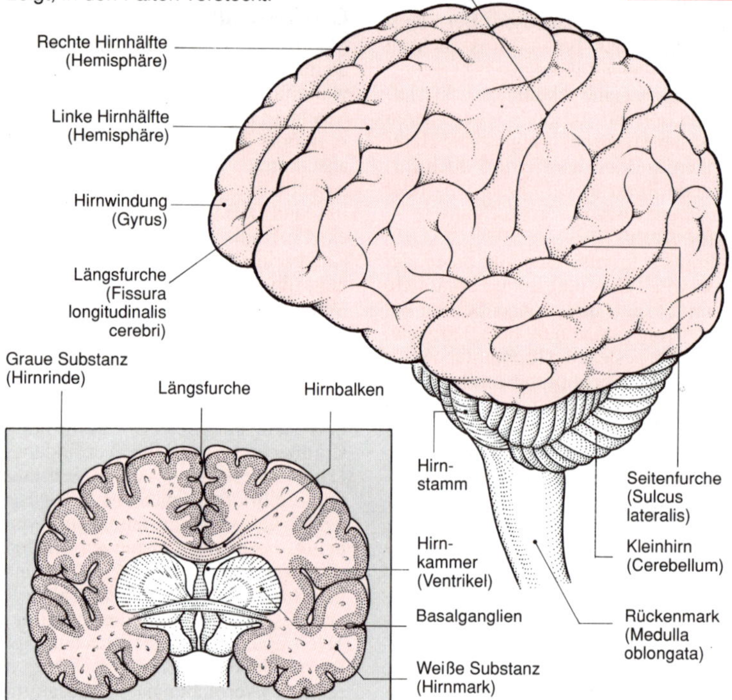

Agnosie (fehlende Fähigkeit, ein Objekt durch Tasten zu erkennen) und räumliche Desorientierung (sich selbst auf vertrautem Gebiet verirren) kann durch eine Verletzung des Parietallappens entstehen. Eine Erkrankung des Temporallappens kann *Amnesie* (Gedächtnisverlust), Geruchs-, Geräusch- und optische Halluzinationen sowie *Aphasie* (Störung von Sprachverständnis oder Lautbildung) verursachen, wenn die dominante Hemisphäre betroffen ist. Spezifische Sehstörungen entstehen bei Verletzung des Okzipitallappens.

Oft verursachen Hirnkrankheiten jedoch unspezifische Symptome wie epileptische Krämpfe oder Kopfschmerzen.

Großzehe

s. *Hallux*

Grubengas

s. *Methan*

Grundgewebe

s. *Bindegewebe*

Grüner Star

(*F.* Glaukom) Zustand, bei dem der Flüssigkeitsdruck im *Auge* (s.a. *Augenbinnendruck*) so weit erhöht ist, daß er Symptome verursacht. Ein Mindestdruck ist erforderlich, um die Form des Augapfels zu wahren; ab einem bestimmten Überdruck jedoch können die kleinen Blutgefäße abgedrückt werden, die die Fasern des *Sehnervs* ernähren. Folgen sind Nervenfaserzerstörung und allmähliche Einschränkung des Sehvermögens.

ARTEN UND SYMPTOME

Die häufigste Form ist das chronische Glaucoma simplex (auch Weitwinkelglaukom), das selten vor dem 40. Lebensjahr auftritt und bis auf eine zunehmende Verschlechterung des Sehvermögens keine Symptome macht. Aufgrund einer allmählich zunehmenden Abflußbehinderung des Kammerwassers (Flüssigkeit in der vorderen Kammer des Auges) über einen Zeitraum von Jahren erfolgt eine kontinuierliche Druckerhöhung. Diese Form tritt in manchen Familien gehäuft auf.

Das akute (Engwinkel-) Glaukom entsteht durch eine plötzliche Abflußbehinderung des Kammerwassers, und der Druck steigt sprunghaft an. Subakuter g.S. verursacht ähnliche, jedoch vorübergehende Anfälle von akutem g.m S.

Kongenitaler g.S. ist durch einen angeborenen abnormen Abflußwinkel der Augen bedingt.

G.S. kann außerdem durch Augenverletzungen oder schwere Augenkrankheiten wie *Uveitis, Linsenluxation* (-verlagerung) oder *Adhäsionen* (Verklebungen durch Bindegewebsbänder, z.B. nach Entzündungen) zwischen Iris und Hornhaut verursacht werden.

AUFTRETEN

G.S. ist eine der häufigsten wichtigen Augenerkrankungen bei Menschen über 60; er ist für mehr als 15 Prozent der Fälle von Blindheit bei Erwachsenen verantwortlich. Beinahe zwei Prozent aller Menschen über 40 Jahren leiden an chronischem Glaucoma simplex. Die Häufigkeit steigt mit dem Alter, und etwa 10 Prozent der über 70jährigen weisen einen abnorm erhöhten Augenbinnendruck auf, der oft auch nur geringe oder keine Störungen verursacht.

SYMPTOME UND ANZEICHEN

Chronisches Glaucoma simplex verursacht oft keine Symptome, da die allmähliche periphere Sichteinschränkung von den Erkrankten kaum wahrgenommen wird. Erst im späteren Stadium der Krankheit, wenn schon schwere, irreversible Schäden eingetreten sind, bemerken die Betroffenen eine Einschränkung des Sehvermögens.

Die Symptome des akuten g.n S.s sind starke, dumpfe oder stechende Schmerzen in und über dem Auge, Schleier vor den Augen und (bei subakuten Anfällen) das Sehen von Halos (Regenbogenringe um Lichtquellen) bei Nacht. Übelkeit und Erbrechen können auftreten, das Auge rötet sich und zeigt eine teilweise erweiterte Pupille und eine trübe Hornhaut.

DIAGNOSE

Chronisches Glaucoma simplex wird meistens bei Routineuntersuchungen des Auges entdeckt. Applanations*tonometrie* (Messung des Augendrucks) ist eine wichtige Diagnosemethode für g.n S., besonders wenn bereits andere Familienmitglieder erkrankt sind. Der Einsatz eines *Ophthalmoskops* zur Untersuchung der Augenhinterwand kann Veränderungen im Bereich des Sehnervs aufdecken. Die Prüfung des Gesichtsfeldes sowie eine Gonioskopie (Untersuchung des Abflußwinkels) können ebenfalls zur Diagnosestellung beitragen.

THERAPIE

Chronisches Glaucoma simplex kann meist mit Augentropfen (z.B. zweimal täglich *Timolol*) behoben werden, die den Augenbinnendruck senken. Wiederholte *Tonometrie* und Gesichtsfeldtests werden durchgeführt, um sicherzugehen, daß der g.S. unter Kontrolle ist; ggf. sollten andere Augentropfen verabreicht werden. Wenn Augentropfen nicht ausreichen, können auch Tabletten oder Kapseln verschrieben werden. Die Medikamente zur Behandlung von chronischem Glaucoma simplex müssen lebenslang eingenommen werden, da der Druck bei Absetzen normalerweise wieder steigt. Kann der Druck bei chronischem Glaucoma simplex nicht gesenkt werden, und das Gesichtsfeld oder das Sehvermögen sind weiterhin eingeschränkt, ist eine Operation erforderlich, um den blockierten Abflußkanal für das Kammerwasser zu öffnen.

Akuter g.S. ist ein medizinischer Notfall, der sofortige Behandlung erfordert. Verschiedene Behandlungsmethoden (Augentropfen, Tabletten, Flüssigkeiten, intravenöse Infusionen) werden zur Senkung des sehr hohen Augenbinnendrucks versucht. Nachdem der Druck gesenkt wurde, ist meistens ein operativer Eingriff erforderlich, um weitere Anfälle zu verhindern. In der Regel wird eine periphere *Iridektomie* durchgeführt, wobei eine kleine Öffnung am Außenrand der Iris angelegt wird, damit das Kammerwasser leichter abfließen kann. Die Iridektomie ist zwar meistens kurativ, d.h., der Patient ist definitiv geheilt, wurde jedoch der Abflußwinkel bei einem Anfall beschädigt, so ist nach der Operation eine weitere medikamentöse Behandlung erforderlich, um den Druck zu kontrollieren. Eventuell sind auch weitere chirurgische Eingriffe – z.B. wie bei chronischem Glaucoma simplex – erforderlich.

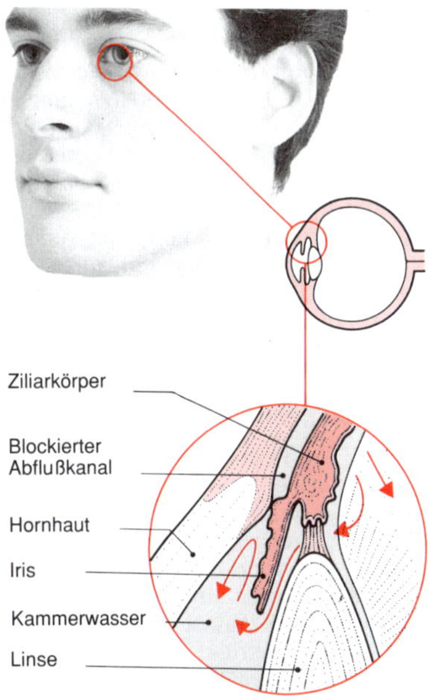

Akutes Engwinkelglaukom
Diese Glaukomart wird durch einen übermäßig engen Winkel zwischen Iris und der peripheren Hornhauthinterwand verursacht. Eine Erweiterung der Pupille kann daher zu einer plötzlichen, vollständigen Abflußbehinderung führen, die einen schnellen Anstieg des Augenbinnendrucks verursacht.

PROGNOSE
Der Druckanstieg des g.n S.s kann normalerweise durch eine Behandlung verhindert werden, frühe Diagnose und Behandlung sind jedoch erforderlich, um jegliche Einschränkung des Sehvermögens zu verhindern.

Gruppentherapie

Jede Behandlung von emotionalen oder psychischen Problemen, bei der Patientengruppen sich regelmäßig mit einem Therapeuten treffen. Die Interaktionen zwischen Gruppenmitgliedern haben vermutlich eine therapeutische Wirkung und werden für effektiver gehalten als traditionelle Patient-Therapeut-Beziehungen.

Eine typische Therapiegruppe besteht aus acht bis zehn Personen. Die Mitglieder treffen sich für eine Stunde oder mehr, einmal oder zweimal pro Woche, um miteinander Probleme zu besprechen, wobei sie von einem Therapeuten geleitet werden.

G. kann Menschen mit Persönlichkeitsstörungen, bei *Alkoholabhängigkeit, Drogenabhängigkeit, Angstneurosen* und Eßstörungen (z.B. *Anorexia nervosa* und *Bulimie*), Hilfe bieten.

G

Guanethidin

(z.B. *Esimil®* +)

Antihypertensivum, das zur Behandlung von schwerer *Hypertonie* (Bluthochdruck), die auf kein anderes Arzneimittel reagiert hat, eingesetzt wird. Nebenwirkungen von G. sind Schwindel bis hin zur Ohnmacht, Durchfälle und Potenzstörungen.

G. wird ebenfalls in Form von Augentropfen in Kombination mit *Adrenalin* zur Behandlung von *grünem Star* (erhöhter Augenbinnendruck) verwendet.

Guar-Gummi

Gummi, das von der Bohne *CYANOPSES TETRAGONOLABA* gewonnen wird. G.-G. wird im Körper nicht verdaut und daher als diätetischer Ballaststoff eingestuft. Es wird zur Kontrolle des Blutzuckerspiegels bei Patienten mit *Diabetes mellitus* verwendet. G.-G.-Körnchen werden auf die Speisen gestreut oder mit Wasser zu einem dickflüssigen Gel verrührt und getrunken.

WIE ES FUNKTIONIERT
G.-G. bildet eine klebrige Lösung im Magen und verlangsamt den Transport des Nahrungsbreis in den Dünndarm. Dies verringert die Geschwindigkeit, mit der *Glukose* aus dem Dünndarm ins Blut resorbiert wird und verhindert somit einen plötzlichen Anstieg des Blutzuckerspiegels nach dem Essen. Es gibt keinen Beweis, daß G.-G. als Hilfe bei einer Schlankheitskur geeignet ist.

MÖGLICHE NEBENWIRKUNGEN
G.-G. hat einen unangenehmen Geschmack und kann Blähungen, Brechreiz und Magenschmerzen verursachen.

Guillain-Barré-Syndrom

Seltene Form der Schädigung der peripheren Nerven (s. *peripheres Nervensystem*), die zu einer Schwäche der Gliedmaßen führt. Die Nerven entzünden sich, besonders dort, wo die Nervenwurzeln die Wirbelsäule verlassen, wodurch sowohl die Empfindungsfähigkeit als auch die Bewegung gestört werden. Die Krankheit wird auch akute Polyneuritis und aszendierende (aufsteigende) Lähmung genannt.

URSACHEN UND AUFTRETEN
Die Ursache der Krankheit ist vermutlich eine allergische Reaktion auf eine Virusinfektion; die Nerven werden durch *Antikörper* geschädigt, die aufgrund dieser Infektion gebildet werden. In den meisten Fällen tritt das G.-B.-S. zwei bis drei Wochen nach einer Infektion auf, in der Regel eine Infektion der oberen Atemwege wie Angina oder Grippe, oder eine Magen-Darm-Grippe. 1976 trat in Großbritannien nach Massenimpfungen gegen Schweinegrippe eine G.-B.-S.-Epidemie auf.

SYMPTOME
Die Schwäche, oft in Verbindung mit Taubheit und einem Prickelgefühl, setzt meist zuerst in den Beinen ein und breitet sich bis zu den Armen aus. Sie wird zunehmend stärker und kann bis zu einer Lähmung fortschreiten. Die Gesichts-, Sprech- sowie Schluckmuskulatur und auch die Atemmuskulatur können ebenfalls betroffen sein und führen zur Einschränkung bis hin zum Ausfall der betreffenden Funktionen.

DIAGNOSE
Die Diagnose erfolgt anhand der Beschwerden und Symptome, den Ergebnissen von elektrischen Messungen der Nervenleitgeschwindigkeit und einer *Lumbalpunktion*, bei der eine Probe der Gehirn-Rückenmark-Flüssigkeit zur Analyse entnommen wird.

THERAPIE UND PROGNOSE
Patienten werden stationär behandelt, was eine genaue Überwachung ihres Zustands ermöglicht. Eventuell – bei Lähmung der Atemmuskulatur – sind *Intubation* (Einsetzen eines Atemtubus in den Hals) und *Beatmung* erforderlich. Plasmapherese (dem Patienten wird Blutplasma entnommen, die Antikörper werden entfernt und das Blut wieder ersetzt) wird in schweren Fällen angewandt.

Die meisten Patienten erholen sich vollständig ohne besondere Behandlung, manche behalten jedoch eine dauerhafte Schwäche der betroffenen Bereiche zurück und/oder bekommen gelegentlich Rückfälle.

Gumma

Weicher Tumor, charakteristisch für die späten Stadien einer unbehandelten *Syphilis*, die in Industrieländern nur noch selten zu finden ist.

Gurgelmittel

Flüssiges Präparat zum Erfrischen, aber auch zum Desinfizieren und Heilen von Rachen und Mund. Das G. sollte nicht geschluckt werden. Je nach Anwendungsgebiet enthält das G. neben Geschmacksstoffen auch *Antiseptika* oder/und Lokalanästhetika. Ein altes Hausmittel zum Gurgeln ist lauwarmes Salzwasser (ca. ½ Teelöffel auf ½ l Wasser).

Gürtelrose

(*F.* Herpes zoster, Zoster). Die Gürtelrose ist eine Viruserkrankung der Nerven, die mit einem schmerzhaften, verkrustenden Ausschlag einhergeht. (S.a. *Herpes zoster*)

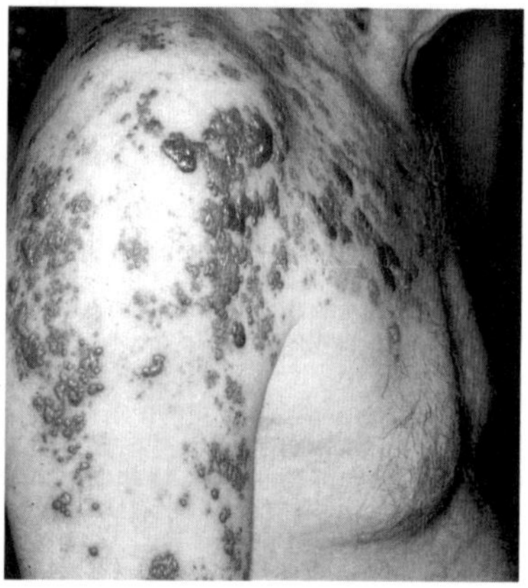

Erscheinungsbild der Gürtelrose
Ein großflächiger, verkrustender Bläschenausschlag breitet sich von einer Halsseite über die Schulter und auf der Vorderseite der Brust aus.

Gutartig

s. *benigne*

Guthrie-(Hemm-)Test

Routine-Bluttest bei Neugeborenen im Alter von 8 bis 14 Tagen; Untersuchung auf *Phenylketonurie*. Es handelt sich dabei um eine Erbkrankheit, bei der die *Aminosäure* Phenylalanin in Blut und Gewebe angehäuft wird, was zu schweren Hirnschäden führt, wenn nicht sofort eine Behandlung einsetzt. Der G.-T. mißt den Phenylalaningehalt im Blut.

WIRKUNGEN DER GYMNASTIK

Während der Gymnastik finden im Körper viele Veränderungen statt. Muskeln benötigen eine stärkere Blutzufuhr, da mehr Energie erforderlich ist; Herz und Lungen arbeiten schneller und wirksamer. Diese Veränderungen werden durch die Freisetzung der *Neurotransmitter* Adrenalin und Noradrenalin vom sympathischen Nervensystem gesteuert.

Die Lungen
Atemtiefe und -frequenz nehmen zu, um in der Lunge eine ausreichende Sauerstoffaufnahme ins Blut zu gewährleisten. Gleichzeitig wird überschüssiges Kohlendioxid abgeatmet, das während der Gymnastik von Muskelzellen produziert wird.

Die Gelenke
Regelmäßige Gymnastik erhält die Beweglichkeit der Gelenke. Eine Stärkung der Muskeln und Sehnen in der Nähe von Gelenken macht sie weniger anfällig für Verletzungen.

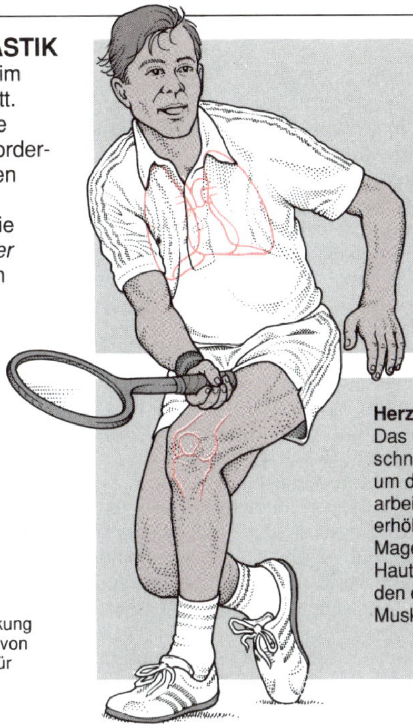

Die Muskeln
Die Stoffwechselaktivität in den Muskelzellen wird erhöht. Sauerstoff- und Glukoseverbrauch nehmen zu.

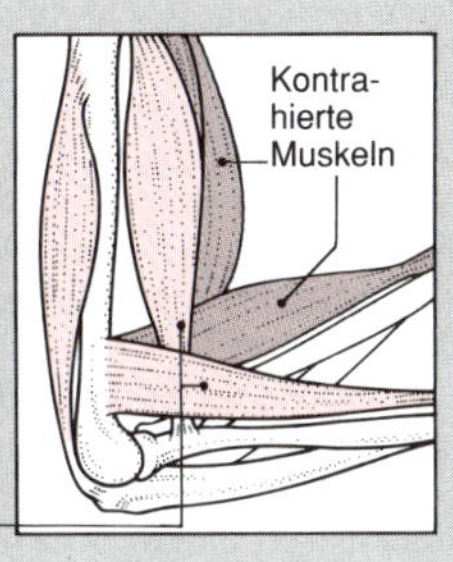

Herz und Kreislauf
Das Herz schlägt schneller und kraftvoller, um den Blutfluß zu den arbeitenden Muskeln zu erhöhen. Blutgefäße im Magen und unter der Haut verengen sich, um den erhöhten Bedarf der Muskeln auszugleichen.

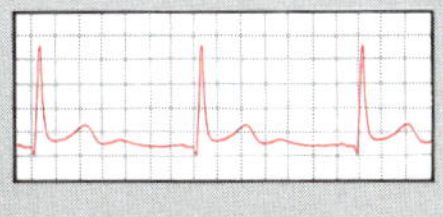

Elektrokardiogramm
in Ruhe (oben) und bei Belastung (unten)

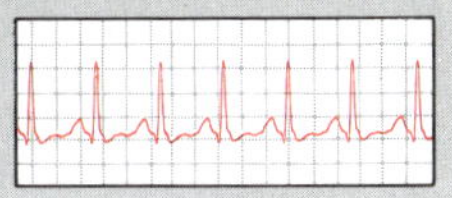

HÄUFIGE GYMNASTIKARTEN

Aerob

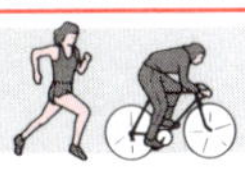

Bei aerobem Training benötigt der Körper kontinuierlich zusätzlichen Sauerstoff, um den erhöhten Bedarf der Muskeln zu decken. Regelmäßiges aerobes Training verbessert die Leistung des Herz-, Kreislauf- und Atemsystems. Jogging, Schwimmen und Radfahren sind Beispiele für solche Sportarten.

Isometrisch

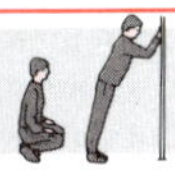

Isometrische Übungen sind Übungen ohne Bewegung, bei denen eine Gruppe von Muskeln Druck gegen ein unbewegliches Objekt oder die entgegengesetzte Muskelgruppe ausübt. Es ist ein wirksames Mittel zur Muskelkräftigung, hat jedoch keine Wirkung auf das Herz-/Kreislaufsystem und die Ausdauer.

Isotonisch

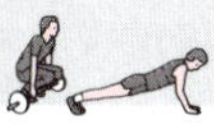

Isotonische Übungen sind Übungen, bei der die Muskelspannung konstant bleibt und der Körper gegen sein eigenes oder ein äußeres Gewicht arbeitet. Isotonisches Training umfaßt Gewichtheben und Gymnastikübungen (mit wenigen Geräten oder ohne). Es stärkt die Kraft, Größe und Ausdauer der Muskeln.

Isokinetisch (auxotonisch)

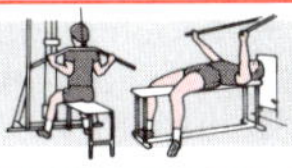

Isokinetisches Training umfaßt sowohl isotonische als auch isometrische Übungen. Die Muskeln bewegen sehr schwere Gewichte und nutzen ihren vollen Bewegungsradius. Isokinetik verbindet Krafttraining mit einigen aeroben Übungen, erfordert jedoch besondere Geräte.

SO WIRD ES GEMACHT
Die Ferse des Neugeborenen wird punktiert, und einige Bluttropfen werden auf ein Filterpapier aufgesogen. Das Papier wird anschließend auf ein Bakterien enthaltendes Nährmedium gebracht, deren Wachstum durch Phenylalanin aktiviert wird. Die Größe der entstehenden Bakterienkolonien ist direkt proportional zum Phenylalaninspiegel im Blut.

ERGEBNISSE
Ab einer Phenylalaninkonzentration von 20 mg pro ml kann eine Phenylketonurie vorliegen; andere, genauere Tests werden dann zur Bestätigung der Diagnose durchgeführt.

Der G.-T. kann auch zur Suche nach anderen Störungen des Aminosäurestoffwechsels angewendet werden, z.B. Tyrosinurie, einer von vielen Störungen mit erhöhtem Phenylalaningehalt im Blut.

Gymnastik

Körperliche Betätigung zur Gesundheitsförderung, zur Erholung oder zur Korrektur einer Verletzung oder Mißbildung des Körpers (s. *Physiotherapie*). Die verschiedenen G.arten haben mindestens eine der folgenden Wirkungen auf den Körper: Manche verbessern die Beweglichkeit, manche die Muskelkraft oder körperliche Ausdauer, und manche den Wirkungsgrad von Herz-, Kreislauf- und Atemsystem. Was die verschiedenen Arten jeweils bewirken, ist im illustrierten Kasten (s. oben) dargestellt und beschrieben.

NUTZEN DER GYMNASTIK
Es ist erwiesen, daß viel Körpertraining mit aerobischen Übungen das Risiko einer *koronaren Herzkrankheit* deutlich reduziert. Regelmäßige G. senkt außerdem den Blutdruck. Der Gehalt an hochdichten Lipoproteinen (HDL) im Blut wird erhöht, was vermutlich einen Schutz vor *Atherosklerose* (Arterienverengung durch Ablagerung von Fettstoffen) und somit *Myokardinfarkt* (Herzinfarkt) bil-

det. G. ist außerdem wertvoll zur Linderung der Symptome bei peripherer Gefäßerkrankung und auch psychischen Erkrankungen wie *Depression.*

Intensive Arbeit an einzelnen Muskeln oder Muskelgruppen, wenn auch nur über kurze Zeit, führt zu Vergrößerung, Kräftigung und Vermehrung der Muskelzellen und zur Stärkung der Sehnen, mit denen sie an den Knochen befestigt sind. Muskelkräftigung im Rükken- und Bauchbereich kann Kreuzschmerzen verhindern oder lindern. Die Stärkung von Muskeln und Sehnen bietet auch Schutz vor Schaden bei unerwarteter Belastung.

Viele ältere Menschen werden inaktiv und büßen ihre Gelenkigkeit ein. Regelmäßige, vorsichtige, rhythmische Übungen erhalten die Beweglichkeit der wichtigen Gelenke. Koordinierung und Gleichgewicht nehmen mit zunehmendem Alter ab; G. erhält die Muskelkraft und verringert das Risiko zu fallen. (S.a. *Aerobic; Fitneß; Fitneß-Test*)

Gynäkologie

Frauenheilkunde; medizinisches Fachgebiet, das sich mit der Erkennung, Verhütung und Behandlung der Krankheiten der weiblichen Geschlechtsorgane und mit Geburtshilfe beschäftigt. G. umfaßt z.B. Abklärung und Behandlung von *Menstruationsstörungen, Unfruchtbarkeit, Sexualproblemen,* Klimakteriumsbeschwerden sowie anderen Störungen, die die weiblichen Fortpflanzungsorgane betreffen, z.B. Uterus*myome*, *Ovarialzysten,* Gebärmutterhals*polypen.* Gynäkologen beraten außerdem über Methoden der *Empfängnisverhütung*. Behandlungsformen sind medikamentöse Therapien und operative Eingriffe, wie *Dilatation und Kürettage* (Aufdehnung und Ausschabung) oder *Hysterektomie* (Entfernung der Gebärmutter).

Die *Geburtshilfe* ist der Zweig der G., der sich mit der ärztlichen Betreuung von Schwangeren vor und während der Geburt sowie der Wöchnerinnen befaßt. Auch die wissenschaftliche Untersuchung des normalen Schwangerschaftsverlaufs bzw. dabei auftretender Störungen und Krankheiten gehört zum Fachgebiet der G.

Gynäkomastie

Ein- oder doppelseitige Vergrößerung der männlichen Brustdrüsen, fast immer aufgrund eines Überschusses des weiblichen Geschlechtshormons *Östrogen* im Blut. Von der echten G. (Vermehrung des Brustdrüsengewebes) muß die unechte (durch Fettansammlung, häufig bei übergewichtigen Menschen auftretend) unterschieden werden.

URSACHEN

Östrogen, das für die Ausprägung der weiblichen sekundären *Geschlechtsmerkmale* verantwortlich ist, wird bei Frauen in großen Mengen, bei Männern ebenfalls – jedoch in kleineren Mengen – produziert (wie auch Frauen geringe Mengen an männlichen Geschlechtshormonen produzieren). Manchmal ist der Östrogenspiegel im Blut außergewöhnlich hoch, was krankheitsbedingt ist oder auf östrogenähnliche Substanzen in der Ernährung zurückgeführt wird.

G. kommt sehr häufig in der *Pubertät* vor, wobei eine oder beide Brüste leicht anschwellen, oft in Verbindung mit erhöhter Berührungsempfindlichkeit. Bei kleinen Jungen kann das Auftreten von G. zu Beunruhigung und Schamgefühlen führen. Man sollte dem Betroffenen dann erklären, daß seine Männlichkeit nicht bedroht ist und die Störung bald vergehen wird. Eine leichte, vorübergehende G. kann auch schon bei der Geburt vorhanden sein.

Tritt sie später auf – meist bei Männern über 50 Jahre – kann die Vergrößerung stark sein, besonders bei fettleibigen Männern. Es handelt sich zwar nicht um eine Krankheit an sich, dennoch ist eine Untersuchung erforderlich, um eine mögliche zugrundeliegende Krankheit auszuschließen. Dabei kann es sich um eine *Leberzirrhose* handeln, wobei die Leber nicht mehr in der Lage ist, Östrogen abzubauen, einen Hodentumor (s. *Hodenkarzinom*), bei dem der Östrogenspiegel im Blut aufgrund vermehrter Produktion ansteigt, oder, wenn nur eine Brust betroffen ist, *Brustkrebs*, wobei die Schwellung durch einen Tumor verursacht wird.

G. bei Erwachsenen – auch eine einseitige – kann auch dann auftreten, wenn das Gleichgewicht der Geschlechtshormone im Blut durch synthetische Hormone und einige Medikamente, z.B. *Digoxin, Spironolacton* oder *Cimetidin,* verändert wird.

DIAGNOSE

Es werden Bluttests durchgeführt. Bei Verdacht auf Krebs erfolgt eine *Biopsie* (Entfernen des gesamten Knotens oder eines Teils des Gewebes zur Analyse); im Falle von Brustkrebs ist eine rechtzeitige Behandlung sehr wichtig.

THERAPIE

Sie richtet sich nach der Ursache. Ist ein Medikament verantwortlich, wird ggf. ein anderes Mittel verschrieben; ansonsten muß eine G. als Nebenwirkung gegenüber den Folgen des Absetzens des Medikamentes abgewägt werden.

Liegt keine Krankheit zugrunde, geht die Schwellung gewöhnlich ohne Behandlung zurück, obwohl dies einige Jahre dauern kann. Ein Mann, der sich der vergrößerten Brustdrüsen schämt, kann sich einer kosmetischen Operation unterziehen.

Bei leichter Schwellung kann eine Operation durchgeführt werden, die nur eine kleine, unsichtbare Narbe um einen Teil der Areola (dunkler Hof um die Brustwarze) zurückläßt. Oft wird diese Operation ambulant unter örtlicher Betäubung durchgeführt. *Mammaplastik*, ein Eingriff, der häufiger bei Frauen vorgenommen wird, erfordert eine Vollnarkose (s. *Anästhesie, Allgemein-*) und hinterläßt größere und manchmal sichtbare Narben.

H

H_2-Rezeptor-Antagonisten

Gruppe geschwürheilender Mittel (s. *Ulkus-Heilmittel*), verwandt mit der Antihistamin-Arzneimittelgruppe. Ihr Name ist eine Abkürzung für Histamin$_2$-Rezeptor-Antagonisten. Diese Mittel blockieren die Einwirkung des *Histamins* auf verschiedene *Rezeptoren*, die sich an der Oberfläche von Zellen befinden, und verhindern die Abgabe von Säure in das Mageninnere. Säurereduktion fördert die Heilung von *peptischen Geschwüren* und mildert Symptome von *Ösophagitis* (Speiseröhrenentzündung). (S.a. *Cimetidin*, *Ranitidin*, *Famotidin*)

Haar

(*F.* Pilus) Fadenförmiges, fast überall an der Körperoberfläche vorkommendes Hautanhangsgebilde. Sein Hauptbestandteil ist *Keratin* (Hornstoff), ein festes Protein, aus dem auch ein Großteil der Hand- und Fußnägel sowie der äußeren Hautschicht besteht. Beim Menschen hat die Körperbehaarung keine eigentliche Funktion mehr.

AUFBAU

Die Haarwurzel, der in der Haut liegende Teil des Haares, steckt im Haarbalg (Haarfollikel). Jedes Haar besteht innen aus dem Haarmark von lockerer Struktur mit winzigen Hohlräumen, dieses wird umgeben von der Haarrinde aus längeren, dünnen Fasern. Nach außen folgen schließlich mehrere sich überlappende Schichten von Zellen (*F.* Cuticula). Solange das Haar wächst, endet die Haarwurzel in der Haarzwiebel; sie besteht aus lebendem Gewebe und bildet das notwendige Keratin. Die Haarzwiebel ist die helle, kolbenförmige Auftreibung am Ende eines Haares.

HAARTYPEN

Beim Menschen unterscheidet man drei Haartypen. Ab dem vierten Monat der Schwangerschaft bis kurz vor der Geburt bedeckt weiches Wollhaar (*F.* Lanugo) den Fetus. Nach der Geburt ist der Großteil des Körpers bedeckt mit feinem und kurzem H., sog. Kurzhaar. Dieses wird schrittweise, verstärkt ab der Pubertät, ersetzt durch den dritten Haartyp, das Terminalhaar. Letzteres wächst an den verschiedenen Körperstellen mit variablen Eigenschaften als Kopf-, Brauen-, Wimpern-, Achsel- oder Schamhaar. Bei den meisten Männern und einigen Frauen finden sich solche Haare auch im Gesicht, an den Gliedmaßen und am Rumpf (s. *Hirsutismus*).

FARBE UND LOCKEN

Entscheidend für die Haarfarbe ist der Gehalt des Haarschafts an *Melanin*, einem Pigment. Melanin wird von den Melanozyten an der Basis des Haarfollikels gebildet. Wenn die Haarzellen kein Pigment aufzeigen und sich feinste Lufteinschlüsse bilden, wird die Haarrinde transparenter, das Haar wird weiß.

AUFBAU EINES HAARES

Der Haarschaft enthält abgestorbene Zellen und *Keratin* (ein Protein). Die Haarwurzel liegt innerhalb der Haut.

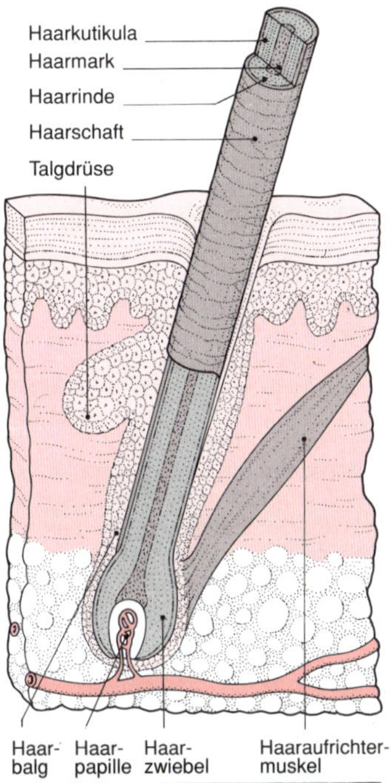

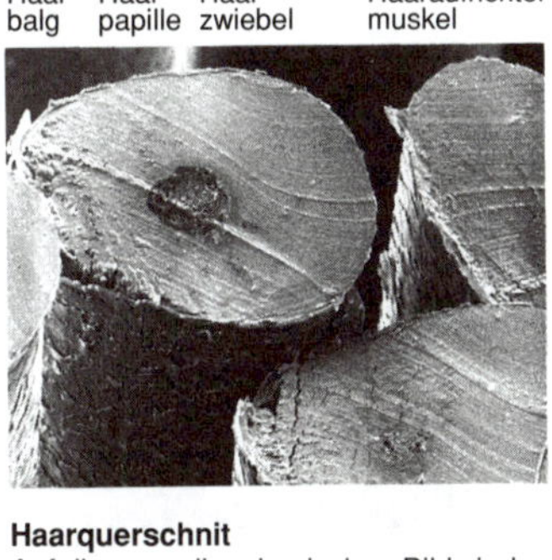

Haarquerschnit
Auf diesem mikroskopischen Bild sind Haarmark, Haarrinde und die Haarkutikula deutlich zu erkennen.

Für die Lockenbildung ist die Form des Follikelquerschnitts von entscheidender Bedeutung.

ERKRANKUNGEN

Viele Unregelmäßigkeiten der Haarstruktur sind kosmetische Mängel, selten sind sie auch Symptome ernsterer Grundkrankheiten.

Brüchiges Haar mit gespaltenen Spitzen ist oftmals die Folge zu häufiger Haarwäsche, übertriebenen Kämmens oder Fönens. Es kann aber auch ein Hinweis auf ausgeprägten Vitamin- oder Mineralstoffmangel sowie auf eine *Hypothyreose* (Unterfunktion der Schilddrüse) sein. Trockenes Haar geht oft auf allzu häufige Anwendung heizbarer Lokkenwickler oder einer Brennschere zurück sowie auf häufige Dauerwellen, Haarfärbung oder -bleichung. Nur selten rührt es von einer Fehlernährung her.

Eingewachsene H.e sind ein Problem in erster Linie von Farbigen oder Personen mit sehr stark gekräuseltem Haar. Das freie Ende des Haars wächst dabei in die Haut neben dem Follikel zurück; es entstehen oft größere Entzündungen.

Haarausfall

s. *Alopezie*

Haarball

(*F.* Trichobezoar) Knäuel aus verschluckten Haaren im Magen. Ein H. ist manchmal bei Personen zu finden, die nervös an ihren Haaren rupfen, lutschen oder kauen. (S.a. *Bezoar*)

Haarrupfsucht

s. *Trichotillomanie*

Haartransplantation

Kosmetische Operation zur Behandlung der Glatzenbildung (s.a. *Alopezie*), bei der haarlose Hautstücke der Kopfhaut durch behaarte Hautstücke von anderen Körperstellen ersetzt werden.

SO WIRD ES GEMACHT

Die folgenden Techniken werden allein oder in Kombination mit anderen Verfahren angewandt:

TRANSPLANTATION VON HAUTSTANZEN

Dies ist die gängigste Methode und wird in Lokalanästhesie bei ambulanten Patienten durchgeführt. Sie besteht im Ausstanzen kreisförmiger Hautlappen (bis etwa 6 mm) aus dem unbehaarten Hautbereich, die entfernt und durch entsprechend große, behaarte Hautlappen ersetzt werden. Die Transplantate werden bis zum endgültigen Anheilen mit Verbänden fixiert.

TRANSPLANTATION VON HAUTSTREIFEN

Diese Methode erfordert eine Vollnarkose und wird im Krankenhaus ausgeführt. Dabei werden kahle Hautstreifen aus der

H

HAARWUCHS

Kopfhaare wachsen monatlich um ca. einen Zentimenter. Die Zahl der Kopfhaare beträgt rund 300 000, ist aber individuell verschieden. Sie hängt von der Zahl der Haarfollikel ab, die von der Geburt an feststeht. Jedes Haar durchläuft abwechselnd die Wachstums- und die Ruhephase. Im Durchschnitt verliert der Mensch 100 - 150 Kopfhaare je Tag.

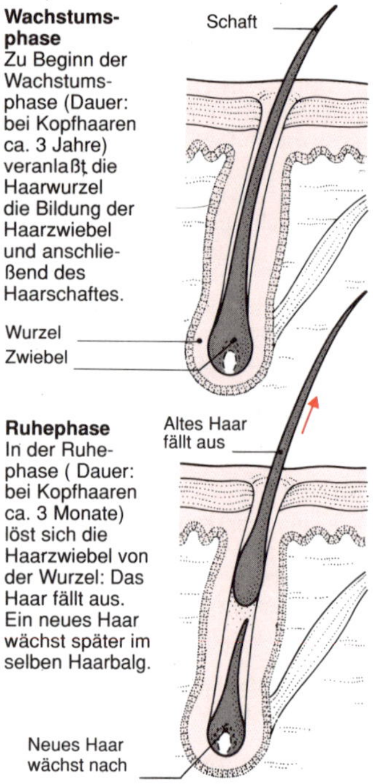

Wachstumsphase
Zu Beginn der Wachstumsphase (Dauer: bei Kopfhaaren ca. 3 Jahre) veranlaßt die Haarwurzel die Bildung der Haarzwiebel und anschließend des Haarschaftes.

Ruhephase
In der Ruhephase (Dauer: bei Kopfhaaren ca. 3 Monate) löst sich die Haarzwiebel von der Wurzel: Das Haar fällt aus. Ein neues Haar wächst später im selben Haarbalg.

oberen Kopfpartie herausoperiert und an ihrer Stelle behaarte Hautstreifen eingenäht.

TRANSPLANTATION VON HAUTLAPPEN

Dieses Verfahren wird häufig zur Korrektur des Haaransatzes verwendet. Es ähnelt der Transplantation von Hautstreifen, nur daß hier behaarte Hautlappen abgehoben, geschwenkt und am Ort früher kahler Bezirke wieder angenäht werden.

GEWEBEEXPANSION

Ein relativ neues Verfahren. Kahle Hautstellen werden entfernt und dann benachbarte – behaarte – Hautstücke so gedehnt, daß sie die kahlen Stellen ersetzen.

ERGEBNISSE

Der Erfolg einer H. ist zweifelhaft. Das Haar der Stanzen-Transplantation fällt oft nach der Operation aus und hinterläßt ein unansehnliches Muster, bis neues Haar wächst. Auch bei der Transplantation größerer Hautbezirke wächst das Haar nicht immer in natürlicher Weise. Bei einer erfolgreichen H. werden die gedeckten Bereiche irgendwann später wiederum kahl.

Habituation

Gewöhnung an (irgend-)einen Reiz. Ganz allgemein wird eine Person um so weniger durch einen Reiz erregt, je öfter sie ihm ausgesetzt ist. Experimente haben zum Beispiel gezeigt, daß schockierende Bilder den Pulsschlag immer weniger beschleunigen, wenn sie häufiger gesehen werden. Menschen gewöhnen sich auch an bestimmte Medikamente oder Drogen und benötigen dann steigende Dosierungen, um die gleiche Wirkung zu erzielen (s.a. *Toleranz*).

Haferzellkarzinom

s. *Karzinom, kleinzelliges*

Hagelkorn

(*F.* Chalazion) Meist schmerzlose, kugelige Schwellung am oberen oder unteren Lid. Ein H. entsteht durch den Verschluß einer der sog. Meibom-Drüsen, die einen zähflüssigen Film zum Schutz der Hornhautoberfläche bilden. Wird der Tumor zu groß, kann er durch Druck auf die Hornhaut zu Verzerrungen des Sehens führen.

Das H. kommt in jedem Alter vor. Häufig tritt es zusammen mit Hautkrankheiten wie *Akne*, *Rosazea* und seborrhoischer *Dermatitis* auf. Wenn sich das H. infiziert, schwillt das Lid stärker an, wird rot und schmerzt. Etwa ein Drittel aller H.er verschwinden ohne Behandlung; große Hagelkörner müssen jedoch (von der Hinterseite des Augenlids her) unter örtlicher Betäubung operativ entfernt werden.

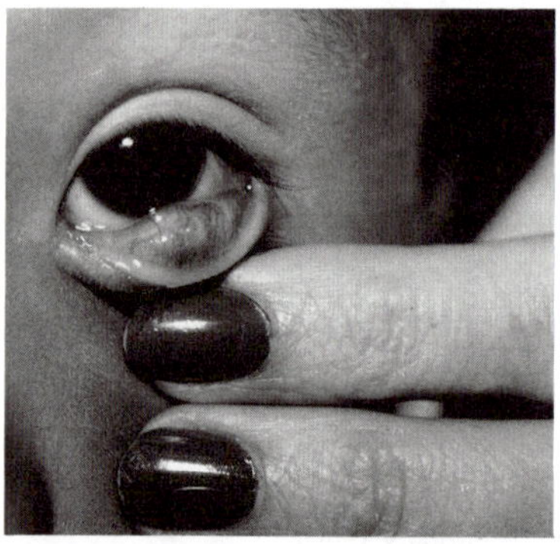

Ein Hagelkorn am unteren Lid
Kleine Hagelkörner verschwinden oft von selbst wieder, größere müssen manchmal chirurgisch entfernt werden.

Hahnemannismus

s. *Homöopathie*

Hakenwurm-Erkrankung

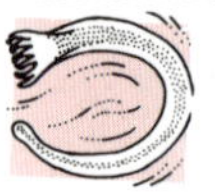

Erkrankung des Dünndarms durch den Befall mit kleinen, blutsaugenden Dünndarmparasiten der Arten *NECATOR AMERICANUS* oder *ANCYLOSTOMA DUODENALE*. Die Würmer sind etwa zwölf Millimeter lang und haben ein hakenähnliches Haftorgan.

VORKOMMEN UND URSACHEN

Etwa 700 Millionen Menschen sind auf der Erde von Hakenwürmern befallen, überwiegend in den unterentwickelten Ländern der Tropen. In Mitteleuropa ist eine H.-E. äußerst selten, das Risiko einer Infektion besteht nur bei Reisen in tropische Länder.

Die Abbildung auf der nächsten Seite zeigt, wie Hakenwürmer in den Körper eindringen und sich dort vermehren. Bei schwerem Befall können sich mehrere hundert Hakenwürmer im Darm befinden und dem Körper bis zu 50ml Blut täglich entziehen.

SYMPTOME UND KOMPLIKATIONEN

Wenn die Larven die Haut durchdringen, kann sich ein einige Tage bestehender, roter, stark juckender Hautausschlag (sog. Ancylostoma-Dermatitis) an den Eintrittstellen entwickeln. In leichten Fällen zeigen sich oft keine weiteren Symptome. In schweren Fällen ruft die Larvenwanderung durch die Lungen Hustenanfälle und Lungenentzündung hervor. Im Darm können die Würmer diffuse Bauchschmerzen verursachen. Das wichtigste Problem bei schwerem Hakenwurmbefall ist jedoch die durch den Blutverlust entstehende *Anämie*.

DIAGNOSE UND THERAPIE

Die Diagnose wird durch eine mikroskopische Untersuchung des Stuhls gestellt, wenn Hakenwurmeier nachgewiesen werden. *Anthelmintika* (Wurmmittel) wie *Mebendazol* (z.B. Vermox ® +) töten die Würmer ab. Die Behandlung umfaßt eine eiweißreiche Kost sowie die Behebung der Anämie durch Eisentabletten oder (selten) Bluttransfusionen.

Das vollständige Verschwinden dieser Krankheit aus einer Bevölkerungsgruppe setzt leistungsfähige sanitäre Einrichtungen und ausreichende Hygiene voraus.

Halbseitenblindheit

(*F.* Hemianopsie) Halbseitiger Ausfall des Gesichtsfelds eines oder beider Augen (uni- oder bilaterale H.). Bei bilateraler H. können beide temporalen bzw. nasalen Gesichtsfeldhälften (heteronyme H., bitemporale oder -nasale H.) oder gleichsinnige Gesichtsfeldhälften (homonyme H.) ausgefallen sein.

Die H. kann Folge einer Schädigung der Sehbahn vor, in oder hinter ihrer Kreuzung (Chiasma opticum) sein. Vorübergehende H. bei jüngeren Leuten ist oft durch *Migräne* verursacht. Bei älteren Menschen tritt sie in Form von *transitorischen ischiämischen Attacken* auf (Symptome eines *Schlaganfalls*, die weniger als 24 Stunden anhalten). Bleibende gleichsinnige H. ist fast immer durch einen Gehirnschlag verursacht; selten ist sie eine Funktionsstörung des hinteren Hirnteils durch einen Tumor, eine Verletzung oder eine Infektion. H. ist ebenso möglich als Folge des Drucks eines Tumors der *Hypophyse* auf die Sehbahn. In diesem Fall fällt die äußere Hälfte beider Gesichtsfelder aus.

Halbseitenlähmung

s. *Hemiparese*

Halbwert(s)zeit

Zeitspanne, bis die Aktivität einer Substanz auf die Hälfte des ursprünglichen Wertes reduziert ist. Mit diesem Begriff bezeichnet man in der Regel die Zeit, bis die Strahlung einer radioaktiven Substanz auf die Hälfte gefallen ist. In der *Strahlentherapie* gibt er an, wie lange ein Stoff im Körper radioaktiv bleibt.

Der Begriff H. ist auch in der Pharmakologie geläufig, um die Zeitspanne anzugeben, die der Körper benötigt, um die Hälfte eines Arzneimittels auszuscheiden.

Halitosis

Schlechter *Mundgeruch*; eine andere *F.* ist "Foetor ex ore". H. ist zwar in seltenen Fällen Zeichen einer Krankheit, normalerweise sind die Ursachen aber Rauchen, Alkoholgenuß, Zwiebeln bzw. Knoblauch oder ungenügende Mund- und Zahnhygiene. *Verstopfung* und Verdauungsstörungen bewirken keine H.

Hartnäckige H. ohne erkennbaren Grund ist manchmal Symptom einer Mund- bzw. Nasennebenhöhleninfektion oder bestimmter Lungenkrankheiten, wie z.B. *Bronchiektasie*.

Hallux

F. für die große Zehe.

Hallux rigidus

Auf eine *Osteoarthritis* zurückzuführende Bewegungseinschränkung im Grundgelenk der Großzehe; oft geht eine Verletzung voraus. Das Gelenk schmerzt und schwillt an; der Schmerz verstärkt sich beim Gehen und Laufen. H.r. wird manchmal mit *Gicht* verwechselt und wird durch eine Röntgenaufnahme diagnostiziert, auf der eine Degeneration des Gelenkes zu sehen ist.

Die Behandlung besteht in der Ruhigstellung der Zehe sowie einer Schuheinlage, die den Vorderfuß stützt und die Belastung der Zehe beim Gehen verringert. Manchmal ist ein chirurgischer Eingriff notwendig.

LEBENSZYKLUS DES HAKENWURMS

Die Erkrankung beginnt mit Larven, die durch die Haut oder mit der Nahrung in den Blutstrom eindringen. Sie wandern durch den Körper in den Dünndarm.

Nach der Geschlechtsreife legen sie Eier ab, die mit dem Stuhl ausgeschieden werden. Daraus schlüpfen dann wieder die Larven.

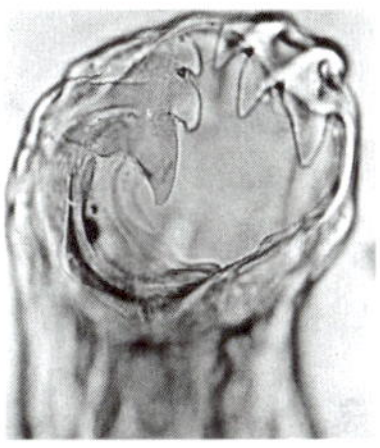

Kopf des Hakenwurms
Der Hakenwurm hält sich mit seinem scharfen, gebogenen, zahnähnlichen Haftorgan an der Darmwand fest.

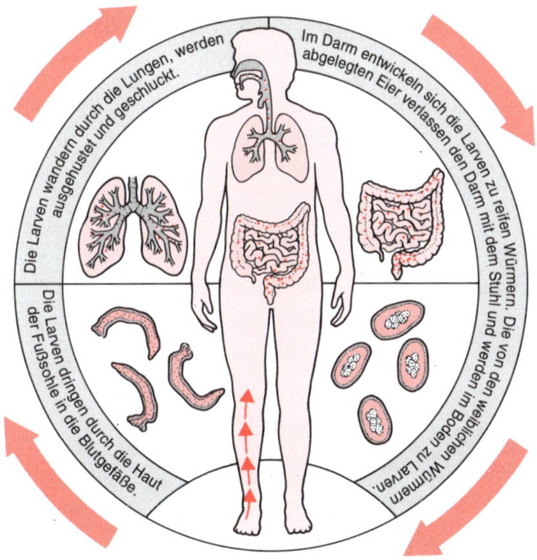

Hallux valgus

Fehlstellung der Großzehe mit stark vorspringendem Zehenballen am Grundgelenk; die Zehenspitze weist schräg nach außen in Richtung auf den Kleinzeh des gleichen Fußes.

Der H.v. ist bei Frauen häufiger und wird in Verbindung gebracht mit dem Tragen enger und spitzer Schuhe mit hohen Absätzen, doch scheint auch eine erbliche Gelenkabnormität eine Rolle zu spielen. Ein H.v. führt oft nach einiger Zeit zu einer *Fußballenentzündung* oder zu einer *Osteoarthritis*.

Eine Behandlung ist nur erforderlich, wenn der betroffene Fußballen sehr groß oder ständig entzündet ist oder wenn die Osteoarthritis Schmerzen verursacht und damit die Beweglichkeit des Fußes einschränkt. In einer Operation wird die Zehe durch eine *Osteotomie* geradegestellt, indem ein Knochenteil entfernt wird und anschließend die Knochenenden gerade ausgerichtet werden.

In manchen Fällen ist eine *Arthrodese* (operative Gelenkversteifung) nicht zu umgehen.

Halluzination

Wahrnehmung von Sinnesreizen, wo objektiv keine entsprechenden Ereignisse vorhanden sind; z.B. das Hören von Stimmen oder das Sehen von Gesichtern, obwohl diese gar nicht da sind. Die H. unterscheidet sich von der *Illusion*, bei der zwar ein äußerer Reiz vorhanden ist, jedoch falsch interpretiert wird; z.B. der Glaube, das Ticken einer Uhr bedeute das Vorhandensein einer Bombe.

ARTEN UND URSACHEN

Am häufigsten sind auditive H.en, das Hören von Stimmen. Sie sind eines der Hauptsymptome der *Schizophrenie*, sind aber auch möglich bei *manisch-depressiver Erkrankung* und bestimmten Gehirndefekten. Optische H.en (Sehen von Bildern) sind Kennzeichen eines *Deliriums*, das entweder durch eine physische Erkrankung, wie z.B. eine Lungenentzündung, oder durch Alkoholentzug (s. *Delirium tremens*) verursacht sein kann. *Halluzinogene* wie z.B. das *Mescalin* sind weitere Auslöser von H.en.

Geruchs-H.en sind relativ oft ein Hinweis auf eine *Temporallappen-Epilepsie*, besonders wenn dieser ein Tumor zugrunde liegt. H.en von Berührungs- oder Geschmacksempfindungen sind selten und kommen wahrscheinlich fast nur bei Schizophrenen vor.

Einige Anzeichen deuten darauf hin, daß auch gesunde Personen zeitweilig Halluzinationen haben können, wenn sie in einer sehr reizarmen Umgebung leben oder außergewöhnlich großem körperlichem Streß ausgesetzt sind.

Halluzinogen

Substanz, die Halluzinationen erzeugt. Zu den H.en (auch Psychedelika, Psychodysleptika genannt) zählen Suchtmittel wie *LSD*, *Marihuana*, *Mescalin* und *Psilocybin*. Alkohol in großen Mengen kann ebenso einen h.en Effekt haben. Halluzinationen entstehen auch bei Alkoholentzug. In seltenen Fällen können bestimmte verschreibungspflichtige Arzneistoffe – einschließlich der *Anticholinergika* und *Levodopa* – bei Patienten Halluzinationen hervorrufen.

Haloperidol

(z.B. *Haldol-Janssen*® +)

Neuroleptikum, das zur Behandlung von Geisteskrankheiten wie *Schizophrenie* und *Manie* angewendet wird. H. wird auch zur Bekämpfung der Symptome des *Gilles-de-la-Tourette-Syndroms* (einer seltenen neurologischen Störung) verabreicht und kann in geringer Dosierung zur Ruhigstellung aggressiver Patienten mit *Demenz* verwendet werden.

MÖGLICHE NEBENWIRKUNGEN

Zu den Nebenwirkungen zählen Benommenheit, Lethargie, Gewichtszunahme, Schwindel und – gefährlicher – *Parkinsonismus* (eine neurologische Störung, deren Symptome anomale unwillkürliche Bewegungen sowie Gesichts- und Gliederstarre sind).

Halothan

Farblose Flüssigkeit, die verdampft als Inhalations-Anästhetikum verwendet wird, um eine Vollnarkose zu erreichen und zu erhalten (s.a. *Anästhesie, Allgemein-*). In seltenen Fällen kann H. Arrhythmie (*Herzrhythmusstörungen*) oder Leberschäden verursachen.

Hals

(*F.* Collum, Cervix) Körperabschnitt zwischen Kopf und Rumpf; Verbindung zwischen den Organen des Kopfes, dem Stamm und den Gliedmaßen.

Durch den H. ziehen, von Muskulatur und Bindegewebe umgeben, die Luftröhre (*Trachea*), *Speiseröhre* (Ösophagus), große Blutgefäße und Nerven sowie der Halsteil der Wirbelsäule mit dem von ihm umschlossenen *Rückenmarks*abschnitt.

Im H. befindet sich am Eingang zur Luftröhre der Kehlkopf, das Organ der menschlichen Stimme. Etwas unterhalb davon liegt zu beiden Seiten der Luftröhre die Schilddrüse, eine Hormon-produzierende (inkretorische) Drüse mit vielfältigen Wirkungen auf den Körper. Am hinteren Rand der Schilddrüse liegen die Nebenschilddrüsen, ebenfalls Hormonproduzenten.

KRANKHEITEN IM HALSBEREICH

Verletzungen

Torticollis (Schiefhals), bei welcher der Kopf nach einer Seite geneigt ist und nicht gerade gehalten werden kann, beruht entweder auf der Schädigung eines Halsmuskels während der Geburt oder auf einer starken Narbenbildung der Haut nach Verbrennungen oder anderen Verletzungen.

Die *Fraktur* und *Dislokation* (*Luxation*) eines Halswirbels verletzen eventuell das Rückenmark und führen zu einer Paralyse (*Lähmung*) oder sogar zum Tod. Ebenso kann ein *Peitschenhiebsyndrom* eine ernste Schädigung des Rükkenmarks bewirken (s.a. *Wirbelsäulenverletzung*).

Degeneration

Die Zwischenwirbelgelenke werden von einer *zervikalen Osteoarthritis* unter Umständen so beeinträchtigt, daß Nakkenschmerzen, Steifheit und gelegentlich Kribbeln und Schwäche in Arm und Hand folgen (sog. Schulter-Arm-Syndrom). Zu ähnlichen Symptomen kann es möglicherweise auch bei einem *Bandscheibenprolaps* (-vorfall) kommen. Die *ankylosierende Spondylitis* bewirkt manchmal durch die Verblockung der Wirbel eine dauernde Halsstarre.

Angeborene Defekte

Eine *Halsrippe* (eine zusätzliche Rippe eines Nackenwirbels) macht oft bis zum mittleren Lebensalter keine Beschwerden. Dann treten vielleicht Schmerzen, Taubheits- und Nadelstichempfindungen im Unterarm und in der Hand auf.

Andere Erkrankungen

Da die verschiedenen Halsorgane so eng benachbart sind, kann jede etwas ausgeprägtere Schwellung (wegen einer Entzündung, Allergie, Blutung oder eines Tumors) die Atmung oder den Schluckakt behindern.

Eine Vergrößerung der Lymphknoten ist meist Folge einer Infektion, andere Ursachen sind allerdings möglich. Eine vergrößerte Schilddrüse (*F.* Struma) kann (neben manchmal hormonellen Auswirkungen – Hyperthyreose) lokal zu einer Kompression der Luftröhre und zu dadurch bedingten Atemstörungen führen.

Unbestimmte Nackenschmerzen ohne augenfällige Ursache sind sehr häufig. Solange keine neurologischen Symptome (z.B. Verlust der Empfindung oder der Muskelleistung) auftreten, sind sie in der Regel harmlos.

Halsdissektion, radikale

Chirurgischer Eingriff zur Entfernung krebsbefallener oder krebsverdächtiger *Lymphknoten* des Halses. Die Operation wird meist durchgeführt als Teil der Behandlung von Krebserkrankungen der Zunge, der *Tonsillen* oder anderer Organe in Mund und Hals.

Ein Hautlappen der betroffenen (oder beider) Halsseite(n) wird in Vollnarkose abgehoben, um den darunterliegenden Kopfwendemuskel (M. sternocleidomastoideus) freizulegen. Der Muskel wird knapp oberhalb des Schlüsselbeines durchschnitten und zur Seite geklappt (manchmal auch ganz entfernt). Das ge-

ANATOMIE DES HALSES

Die Organe des Halses sind Verbindungen der oberen Atem- und Speisewege, des zentralen und peripheren Nervensystems, aber auch eigenständige, wie das Stimmorgan (*F.* Larynx), die Schild- und Nebenschilddrüsen. Ein vor und hinter der Halswirbelsäule angeordnetes System von Muskeln ist für die Grob- und Feineinstellung des Kopfes (mit seinen großen Sinnesorganen), aber auch für Stimmbildung und Kaubewegungen verantwortlich.

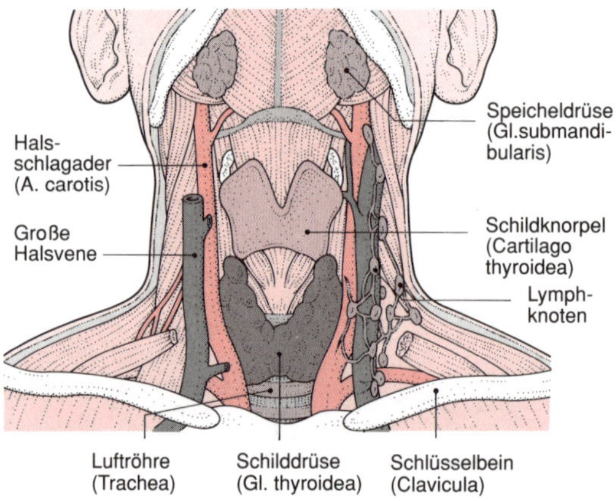

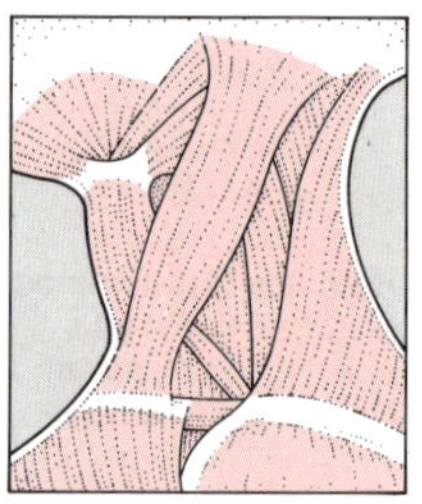

Muskeln des Halses
Die Muskeln im Nacken und an den Seiten des Halses halten und bewegen den Kopf.

LAGE DER HALSRIPPE
Als relativ häufige Variante trägt der siebte Halswirbel eine parallel zur ersten Rippe laufende Halsrippe.

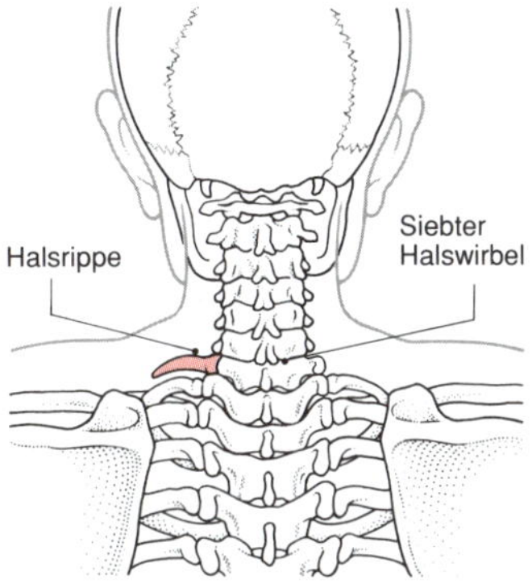

samte erreichbare lymphatische System des Halses (Lymphgefäße wie auch Lymphdrüsen) wird entfernt, dazu die innere Jugularvene (*F.* Vena jugularis interna), die Unterkieferspeicheldrüse und weiteres umgebendes Gewebe je nach Bedarf.

Halsentzündung

(*F.* Angina) Rauhes oder wundes Gefühl im Rachen, das besonders beim Schlukken Beschwerden verursacht.

Eine H. ist ein sehr häufiges Symptom. Es weist meist auf eine *Pharyngitis* (Rachenentzündung) hin, gelegentlich auch auf eine *Tonsillitis* (Mandelentzündung). Andere Ursachen sind ein grippaler Infekt (banale Erkältung), eine Virusgrippe, eine *Laryngitis* (Kehlkopfentzündung), eine infektiöse Mononukleose (*F. Mononucleosis infectiosa*) oder virusbedingte Kinderkrankheiten einschließlich *Windpocken*, *Masern* und *Mumps*.

Die *Streptokokkenangina* als spezielle Form einer H., verursacht durch eine Infektion mit ß-hämolysierenden Streptokokken, erfordert ärztliche Behandlung. Eine unbehandelte Streptokokkenangina kann als Herd (*F.* Fokus) zu einer akuten *Glomerulonephritis* oder zum *rheumatischen Fieber* führen.

Manchmal läßt sich eine H. durch Gurgeln mit Salzwasser lindern, bei Erwachsenen hilft die Einnahme von *Aspirin*. Besteht eine H. länger als 48 Stunden, oder entwickelt sich ein *Hautausschlag*, sollte ein Arzt aufgesucht werden. H.en, die durch bakterielle Infektionen verursacht sind, werden in der Regel mit *Antibiotika* behandelt.

Halskrause, orthopädische

Hilfskonstruktion zur Behandlung von Nackenschmerzen oder -instabilität. Zwei Arten der o.n H. werden unterschieden: weiche (meist aus Schaumstoff) und steife Halskrausen (aus kunststoffverstärktem Schaumstoff).

Eine weiche o. H. dient der Schmerzlinderung durch die Einschränkung der Bewegungsmöglichkeiten des Halses, durch das Verlagern eines Teils des Kopfgewichtes vom Hals auf den Brustkorb und durch eine lokal begrenzte Wärmebildung. Steife Krausen werden als Halsstützen eingesetzt zur endgültigen Abheilung einer Wirbelfraktur oder wenn die Halswirbel aus einem anderen Grund instabil sind.

Hals-, Nasen-, Ohrenchirurgie

Chirurgisches Spezialgebiet, das sich mit der operativen Behandlung von Krankheiten des Ohres, der Nase und der Halsorgane beschäftigt. Allgemein üblich ist die Abk. HNO-Chirurgie.

Hals-, Nasen-, Ohrenheilkunde

(*F.* Otorhinolaryngologie) Übliche Abk. ist HNO-Heilkunde. Häufige, von HNO-Ärzten behandelte Krankheiten sind *Sinusitis* (*Nasennebenhöhlen*entzündung), Otitis media (*Mittelohrentzündung*), *Mittelohrerguß*, Hörschwierigkeiten sowie *Tonsillitis* (Mandelentzündung). Andere Krankheiten, die in dieses Fach fallen, sind die *Otosklerose*, die *Ménière-Krankheit*, Atemwegsbehinderungen bei Kindern, unkontrollierbares *Nasenbluten* und Krebserkrankungen des Kehlkopfs und der Zunge.

Halsrippe

Angeborene *Abnormität*, bei der der siebte Halswirbel eine zusätzliche Rippe trägt.

Die zusätzliche Rippe kann verkümmert (*F.* rudimentär) oder voll entwikkelt, ein- oder beidseitig sein. Die Ursachen sind bis heute unbekannt.

SYMPTOME

Oft fehlen jede Symptome, und die Halsrippe wird auf einer Röntgenaufnahme zufällig entdeckt. Die H. kann aber auch im frühen Erwachsenenalter durch Druck auf den unteren Teil des *Plexus brachialis* (jenes Nervengeflecht, das vom Rükkenmark aus den Arm versorgt) Schmerzen, Taubheits- und Nadelstichempfindungen in Unterarm und Hand auslösen. Diese können oft durch eine Änderung in der Haltung des Arms gelindert werden.

DIAGNOSE UND THERAPIE

Eine Röntgenaufnahme beweist das Vorhandensein einer H., doch müssen auch andere mögliche Ursachen für Schmerzen und Kribbeln in Hand oder Arm ausgeschlossen werden. Dazu zählen zum Beispiel ein *Karpaltunnelsyndrom* oder ein *Bandscheibenvorfall*.

Beschwerden wegen einer H. werden manchmal durch gymnastische Übungen, die die Schultermuskulatur stärken und die Körperhaltung verbessern, gelindert. Ernste und anhaltende Beschwerden machen eine operative Entfernung der Rippe erforderlich.

Halsschlagader

(*F.* Arteria carotis) Hauptblutgefäß zu Hals und Kopf. Die beiden Stamm-Karotiden (*F.* Arteria carotis communis) der linken und rechten Seite teilen sich jeweils in zwei Hauptäste, die innere bzw. äußere Kopfschlagader (*F.* Arteriae carotis interna und externa).

Die linke Carotis communis entspringt aus der *Aorta* (Hauptschlagader) kurz nach deren Ursprung am Herzen und verläuft seitlich der Luftröhre (*Trachea*) durch den Hals. Knapp über der Höhe des Kehlkopfs (*Larynx*) teilt sie sich in zwei Äste, die innere und äußere Kopfschlagader.

Die rechte Carotis communis entspringt dem ersten Ast der Aorta, der Arm/Kopfschlagader (Truncus brachiocephalicus) und nimmt auf der anderen Seite des Halses einen ähnlichen Weg wie die linke Karotis.

Die äußeren Karotiden versorgen mit zahlreichen Ästen und Zweigen das oberflächliche und tiefe Gesicht sowie die Kopfhaut. Die inneren Karotiden ziehen

LAGE DER HALSSCHLAGADER
Die paarigen Stamm-Karotiden teilen sich in je eine innere und äußere Kopfschlagader.

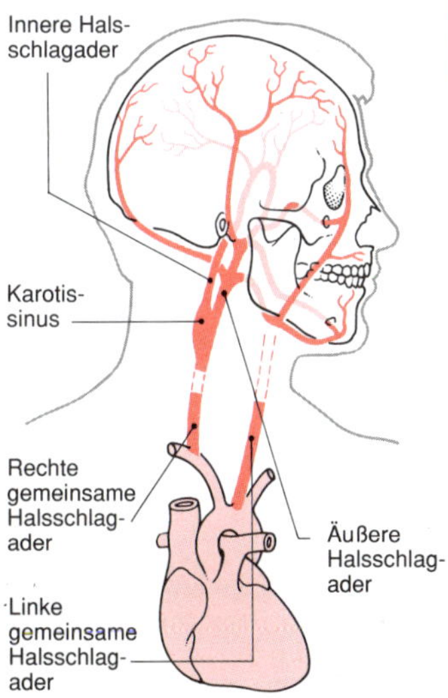

durch einen Kanal in der Schädelbasis in die Schädelhöhle und geben Äste an das Gehirn sowie die Augenhöhle ab. An der Hirnbasis bilden die beiden Arteriae carotis internae mit der aus der Wirbelsäulenarterie hervorgehenden Arteria basilaris einen arteriellen Versorgungsring (*F.* Circulus arteriosus Willisii). Die Verengung eines dieser Gefäße ist oft Ursache einer *transitorischen ischämischen Attacke* (TIA), ihr vollständiger Verschluß führt zu einem Gehirnschlag (s. *Schlaganfall*).

In Nähe der Aufzweigung der Karotisstämme in ihre inneren und äußeren Äste befinden sich Rezeptoren, die den Kreislauf (Pressorezeptoren im Sinus caroticus) und die Atmung (Chemorezeptoren im Glomus caroticum) regulieren.

H

Haem-, Häm-

Vorsilbe aus dem Griechischen mit der Bedeutung"zum Blut gehörend"; z.B.: *Hämoglobin* ist das sauerstoffbindende Eiweißmolekül in roten Blutkörperchen.

Hämangioblastom

Seltener Typ eines *Hirntumors* aus Zellen der Gefäßwände. H.e entwickeln sich in der Regel im *Kleinhirn* (Cerebellum). Sie wachsen langsam und sind meist gutartig. H.e finden sich am häufigsten bei Kindern und Jugendlichen.

H.e rufen in der Regel Kopfschmerz, Erbrechen, *Ataxie* (Inkoordination der Bewegungen) und *Nystagmus* (abnorme ruckartige Bewegungen der Augäpfel) hervor.

Ein H. kann deutlich vom umgebenden Hirngewebe unterschieden und fast immer operativ entfernt werden. In den meisten Fällen bewirkt eine Entfernung des Tumors eine vollständige Heilung.

Hämangiom

Gutartige, flache oder leicht erhabene Geschwulst in Haut, Unterhaut oder Schleimhäuten durch Wucherung von Blutgefäßen (im Volksmund Mutter-, Geburts-, Feuermal).

TYPEN

Feuermale (*F.* Naevus flammeus) sind großflächige, dunkelrote H.e im Hautniveau. Sie bleiben lebenslang und sehen unter Umständen entstellend aus. In seltenen Fällen sind sie mit Abnormitäten der Blutgefäße des Gehirns assoziiert (s. *Sturge-Weber-Syndrom*). Kleine flache H.e (im Volksmund auch "Storchenbiß" genannt) sind nicht selten bei Neugeborenen in der Nackenregion zu finden. Die meisten blassen etwa drei Wochen nach der Geburt immer mehr ab. Erhabene, leuchtend rote H.e vergrößern sich manchmal relativ rasch während der ersten Wochen nach der Geburt. Nach dem sechsten Lebensmonat verblassen sie zunehmend und werden flach. Etwa die Hälfte dieser Male sind um das fünfte Lebensjahr des Kindes verschwunden. Neunzig Prozent bilden sich bis zur Vollendung des zehnten Lebensjahres zurück.

Manche erhabenen H.e erscheinen durch venöses Blut in einem bläulichen Ton. Diese H.e betreffen tieferliegende Gewebe, auch sie bilden sich jedoch meist im Kindesalter zurück.

KOMPLIKATIONEN UND THERAPIE

H.e erfordern nur Behandlung, wenn sie spezielle Probleme verursachen. Beginnt ein H. zu bluten, sollte alsbald ein Arzt konsultiert werden. Bis dahin kann die Blutung durch festen Druck mit einem sauberen Taschentuch unter Kontrolle gehalten werden.

Ein wiederholt blutendes H. macht eventuell eine operative Entfernung erforderlich; dies gilt insbesondere für verletzungsgefährdete und exponierte Stellen an Lippen und Zunge, an der Vulva (äußeres weibliches Genitale) oder am Anus (After). Ein H. im Gesicht muß vielleicht aus kosmetischen Gründen entfernt werden.

Die Entfernung wird durch *Laserbehandlung*, *Kryochirurgie* (Zerstörung von Gewebe durch extreme Kälte), *Strahlentherapie*, *Embolisation* (Verlegung der Gefäße durch künstlich erzeugte Blokkaden) oder *plastische Chirurgie* vorgenommen. Ist eine (vollständige) Entfernung nicht möglich, helfen unter Umständen überdeckende Kosmetika.

Haemarthros

Gelenkblutung, Blutung in einen *Gelenk*spalt mit anschwellender Gelenkkapsel.

URSACHEN

Ein H. tritt oft auf nach schweren Gelenkverletzungen wie Kapselrissen, Bänderrissen oder Brüchen der gelenkbildenden Knochen. Die häufigste Ursache ist eine Sportverletzung des Knies.

Eine seltenere Ursache ist eine *Hämorrhagie* wie z.B. bei der *Hämophilie*. Hier ist der Blutgerinnungsmechanismus gestört und verursacht abnorme Blutungen: Grundsätzlich kann sich in jedem Gelenk ein H. spontan oder als Folge selbst geringfügigster Stöße ausbilden.

Auch Überdosen von *Antikoagulantien* können ein H. bedingen.

SYMPTOME UND ANZEICHEN

Nach einer Verletzung führt das H. zum sofortigen Anschwellen des Gelenks; eine erst 12 bis 24 Stunden später auftretende Schwellung ist meist bedingt durch eine Gelenkinnenhautentzündung (*Synovialitis*). Außer Schwellung und Schmerz führt ein H. möglicherweise zur Gelenksteife in fixierter Stellung als Folge eines Krampfes der umgebenden Muskeln.

DIAGNOSE UND THERAPIE

Als Sofortmaßnahme sind *Eispackungen* ratsam, die das Anschwellen und den Schmerz mildern. Tritt die Schwellung nach einer Verletzung auf, wird mit einer Kanüle Flüssigkeit entnommen, um die Spannung zu vermindern und durch die Analyse des Materials eine genaue Diagnose zu ermöglichen. Besteht der Verdacht auf Knochenbruch, wird eine *Röntgen*aufnahme erforderlich. *Hämophilie*-Patienten erhalten *Faktor VIII*, um die Blutgerinnung zu unterstützen.

Weiteres Bluten wird vom ärztlichen Personal durch Bandagieren und Hochlagerung des Gelenks verhindert. Der Erguß wird dann durch die Zellen der Gelenkkapsel allmählich absorbiert. Manchmal erfordert die Wiederherstellung eines *Ligaments* chirurgische Maßnahmen.

Wiederholte H.e schädigen die Gelenke und können eine *Osteoarthritis* auslösen, die durch Dauerschmerz und Gelenksteife gekennzeichnet ist.

Hamartom

Gutartige, durch eine Über- oder Fehlproduktion embryonaler (Rest-)Gewebe entstandene Geschwulst.

H.e sind überwiegend in der Haut lokalisiert. Das häufigste H. ist das *Hämangiom*, eine Wucherung von Blutgefäßen in der Haut; H.e sind aber auch in den Lungen, im Herz oder in den Nieren möglich.

Hämatemesis

F. für *Bluterbrechen*

Hämatokrit

Anteil des Volumens der roten Blutkörperchen (Erythrozyten) am Gesamtblutvolumen. Der Wert wird als Hämatokritwert (Abk. HK, Hkt) durch Zentrifugation des Blutes (Trennung der Blutkörperchen vom Plasma) und anschließende Messung der Erythrozytensäule ermittelt.

Hämatologie

Teilgebiet der inneren Medizin, das sich mit der Erforschung der *Physiologie* und *Pathologie* des Blutes und der blutbildenden Organe sowie mit der Behandlung ihrer krankhaften Veränderungen befaßt.

Wesentliche Verfahren zur Diagnose von Blutkrankheiten wie *Anämie* oder *Leukämie* sind mikroskopische Untersuchungen und das Zählen von Blut- und Knochenmarkszellen. Die Blutanalyse wird aber auch bei einer Vielzahl von anderen Erkrankungen außerhalb der spezifischen Blutkrankheiten zur Diagnosestellung benötigt.

Hämatom
Bluterguß; begrenzte Ansammlung von meist geronnenem Blut nach einer Blutung aus einem verletzten Blutgefäß. Ein H. kann fast überall im Körper entstehen. Je nach dem Ort und der Menge des ausgetretenen Blutes sind H.e völlig harmlos oder sehr gefährlich und unter Umständen tödlich.

FORMEN

Zu den weniger gefährlichen H.formen gehört z.B. das subunguale H. (unter einem Finger- oder Zehennagel), das sog. "*Blumenkohlohr*" sowie das perianale H. (unter der den After umgebenden Haut). Die Blutansammlung drückt auf die umgebenden Gewebe und erzeugt unter Umständen beachtliche Schmerzen. In diesen Fällen wird ein Arzt vielleicht das H. aufschneiden und entleeren, um den Druck zu beseitigen und so den Schmerz zu lindern. Die meisten H.e verschwinden innerhalb einiger Tage ohne weitere Behandlung.

Zu den gefährlichen H.formen gehören die epiduralen und subduralen H.e, die das Gehirn komprimieren (s. *Epidural-* und *Subduralblutung*). Diese H.e sind fast immer die Folge einer Kopfverletzung. Bei dieser wurden Blutgefäße direkt unter der Schädeldecke zerrissen; die Blutungen sind ohne sofortige Behandlung lebensgefährlich.

Haematoma auris
F. für *Blumenkohlohr*

Hämatom, periorbitales
s. *blaues Auge*

Hämatothorax
Ansammlung von Blut im Interpleuralraum, dem Raum zwischen Brustwand und Lungengewebe.

H. ist meist durch eine Brustwandverletzung verursacht, tritt bei Menschen mit Blutgerinnungsstörungen aber auch spontan und manchmal als Folge einer Krebserkrankung auf.

Der H. führt zu Schmerzen der betroffenen Brustseite und des oberen Bauchraums sowie zu Atmungsbeschwerden. Manchmal ist die Pulsfrequenz erhöht. Bei einer ausgedehnten Blutung komprimiert der H. unter Umständen die Lunge und führt zu einem teilweisen Lungenkollaps. Blut im Interpleuralspalt bleibt oft flüssig und gerinnt nicht. Daher ist es möglich, es mit einer Spritze abzupunktieren.

Hämaturie
Rote Blutkörperchen im *Urin*. Eine H. ist nicht immer mit bloßem Auge zu erkennen, oft färben allerdings schon geringe Blutmengen den Urin deutlich.

URSACHEN

H. entsteht durch die Vermischung von Blut in den Urin an jeder beliebigen Stelle des *Harntraktes* von der Niere bis zur Harnröhrenmündung. Zu den häufigsten Ursachen zählen *Harnwegsinfektionen*; bei Männern ist auch eine *Prostatitis* (Entzündung der Vorsteherdrüse) möglich. Zysten, *Nierentumoren*, *Blasentumoren* und *Harnsteine* sind andere Ursachen für eine H., ebenso auch eine *Glomerulonephritis*, bei der sich die Glomeruli (die filtrierenden Körperchen der Niere) entzünden. Auch Blutkrankheiten selbst können das Auftreten von Blut im Harn bewirken.

UNTERSUCHUNG

Nicht sichtbares Blut wird bei einer mikroskopischen Untersuchung des Harnsediments nachgewiesen. Harnteststreifen sind an einem Ende mit einem Farbreagens beschichtet, das sich beim Eintauchen in bluthaltigen Urin blau verfärbt.

Zur Diagnose der Grunderkrankung dienen *Ultraschall-Diagnostik*, *Computertomographie* und eine intravenöse *Urographie*. Diese Verfahren lassen fast immer vorhandene Zysten, Steine oder Tumoren sichtbar werden.

Vermutet man als Ursache eine Harnblasenerkrankung, wird eine *Zystoskopie* durchgeführt. Hierbei wird die Harnblase mittels eines durch die Harnröhre eingeführten Sichtinstruments untersucht. Bei Verdacht auf einen Nierentumor wird eine *Angiographie* vorgenommen, um die Blutgefäße der Niere sichtbar werden zu lassen. Diese Technik wird inzwischen weitgehend durch die CT (Computertomographie) abgelöst.

Hammerfinger
Erkrankung des Fingerendglieds, in der Regel nach einem heftigen Schlag, der das Glied gewaltsam krümmt. Die Verletzung wird häufig bei bestimmten Sportarten ("Baseballfinger") erworben.

Das plötzliche Abknicken des gestreckten Fingers kann die (Streck-)Sehne am Fingerrücken zerreißen oder ein Knochenstück aussprengen, wenn die Sehne nicht reißt. In beiden Fällen bleibt die Fingerspitze gebeugt.

Die Behandlung besteht in einer äußeren *Schiene* oder einer befristeten Drahtfixierung der Knochen, um den Finger gerade zu halten. Die Verletzung heilt innerhalb von zwei bis drei Monaten aus.

Hammerzehe
Deformierung einer *Zehe*, wobei meist im Grundgelenk eine Überstreckung und im Mittel oder Endgelenk eine fixierte Beugung beobachtet wird; betroffen ist meist die zweite Zehe. Über dem gebeugten Gelenk entwickelt sich infolge des Drucks durch das Schuhwerk ein *Hühnerauge*. Die H. entsteht durch eine Sehnenabnormität im Zeh. Ein schützendes Filzkissen lindert den Druck auf das Gelenk und beseitigt so den Schmerz. Bei anhaltenden Schmerzen ist möglicherweise eine chirurgische Korrektur erforderlich.

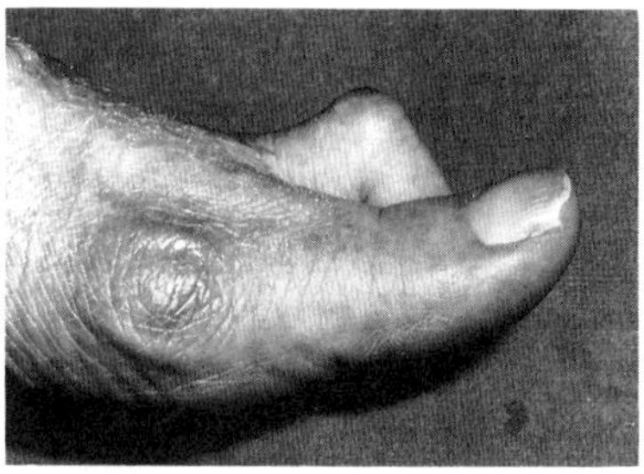

Hammerzehe
Diese Aufnahme zeigt das typische Bild einer Hammerzehe. Das Grundgelenk der zweiten Zehe ist überstreckt, das Mittelgelenk in Beugehaltung fixiert.

H

Hämochromatose
Wahrscheinlich genetische Krankheit, bei der in verschiedenen Körpergeweben zuviel Eisen eingelagert wird. Wegen der typischen Hautverfärbung wird H. manchmal auch als Bronzediabetes bezeichnet. Andere häufig mit Eisen überladene Organe sind Leber, Bauchspeicheldrüse (Pankreas), Herz und Hoden.

URSACHEN

Die Krankheit betrifft häufiger Männer; möglicherweise spielt eine Rolle, daß Frauen regelmäßig Eisen mit ihrem Menstrualblut verlieren. Obschon die genetische Ursache der H. nicht bestritten wird, ist der genaue Weg der Vererbung unklar. Bei männlichen Verwandten einer betroffenen Person ist auf jeden Fall die Wahrscheinlichkeit einer Erkrankung höher als im Durchschnitt zu erwarten.

SYMPTOME UND KOMPLIKATIONEN

Bis ins mittlere Lebensalter verursacht H. kaum Probleme. Die ersten Zeichen sind manchmal ein Verlust des Sexualtriebes und eine Verkleinerung der Hoden. Eventuell bedingt das überschüssige Eisen eine Lebervergrößerung und *Zirrhose* und eine verminderte Insulinproduktion der Bauchspeicheldrüse (Pankreas). Es kommt dann zu Diabetes mellitus (Zuckerkrankheit) und zu einer bronzefarbenen Hautverfärbung, die auf Eisenablagerungen in der Haut zurückzuführen ist und den Namen Bronzediabetes erklärt. Außerdem sind *Herzrhythmusstörungen* und andere Herzbeschwerden möglich sowie im letzten Krankheitsstadium *Leberversagen* und *Leberkarzinom*.

DIAGNOSE UND THERAPIE

Diagnose wird mit *Bluttests* gestellt, die einen zu hohen Eisengehalt im Blut zeigen. Des weiteren zeigt eine *Leberbiopsie* (Entnahme einer kleinen Gewebeprobe zur Analyse) die exzessive Anwesenheit von Eisen.

H. wird durch die Blutentnahme aus einer Vene (*Venaesectio*) behandelt (Aderlaß). Anfangs wird diese Entnahme ein- bis zweimal wöchentlich vorgenommen. Hat sich der Blutspiegel des Eisens damit auf den Normalwert gesenkt, ist ein Aderlaß nur noch drei- bis viermal jährlich erforderlich.

In jungen Jahren verhindert die Behandlung die Entwicklung von Komplikationen. Bei voll entwickelten Bildern ist durch den regelmäßigen Aderlaß eine Lebensverlängerung möglich.

Hämodialyse

Blutwäsche; künstliche Entfernung von niedermolekularen Stoffwechselschlakken aus dem Blut als Ersatz einer funktionsgestörten Niere. Die H. kann mit Hilfe einer künstlichen Niere außerhalb des Körpers (extrakorporale H.) oder als Peritonealdialyse (intrakorporale H.) durchgeführt werden.

Hämodilution

Blutverdünnung; relative Verringerung des Zellanteils am Gesamtblutvolumen (s.a. *Hämatokrit*). Tritt nach jedem größeren Blutverlust auf, bei Nierenversagen und bei übermäßiger Infusion. H. wird therapeutisch zur Verbesserung der Mikrozirkulation (Fließfähigkeit des Blutes in den kleinsten Blutgefäßen) eingesetzt.

Hämoglobin

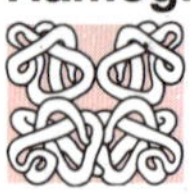

(Übliche Abk. Hb) Sauerstoff- und kohlensäuretransportierender Farbstoff der roten *Blutkörperchen*. Hb bildet mit Sauerstoff das Oxyhämoglobin und gibt dem mit Sauerstoff angereicherten Blut seine hellrote Farbe. In einem roten Blutkörperchen sind 350 Millionen Hb-Moleküle enthalten, von denen jedes vier Sauerstoffmoleküle transportieren kann.

Hb existiert in fast allen Tierarten, von Insekten und Würmern bis zu Vögeln, Fischen und Säugetieren.

STRUKTUR

Hb ist ein relativ großes Molekül, das im Knochenmark aus den zwei Bestandteilen Häm und Globin gebildet wird.

Es gibt verschiedene Varianten des Hb, normalerweise das Hb A_1 (ca. 98 Prozent des Gesamt-Hb) und Hb A_2, sowie Hb F in der Fetalperiode (wird bis zum 3. Lebensjahr durch Hb A_1 und A_2

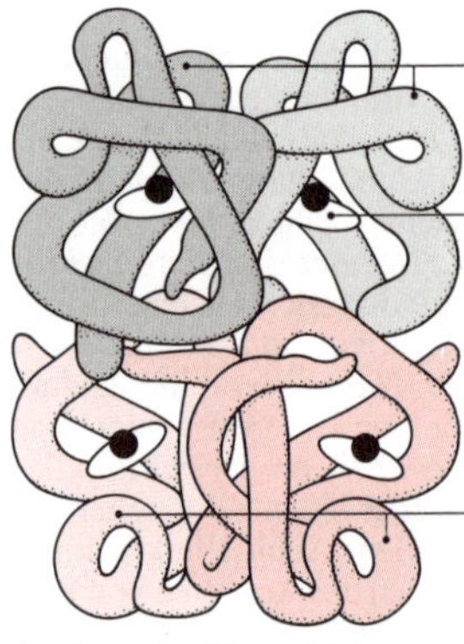

Struktur des Hämoglobins
Jedes Molekül besteht aus vier Globinketten, zwei Alpha- und zwei Betaketten. Jede Kette trägt eine Hämkomponente, die den Sauerstoff bindet.

ersetzt); die Unterschiede ergeben sich aus einer unterschiedlichen Aminosäurensequenz im Globinanteil.

FUNKTION

1. Reversible Bindung molekularen Sauerstoffs (O_2) nach Aufnahme in der Lunge; bei Sättigung transportieren 100 ml Blut ca. 21 ml O_2 ins Gewebe, wo das O_2 abgegeben wird.
2. Reversible Bindung von Kohlensäure (CO_2) im Gewebe und Transport in die Lunge, wo das CO_2 als eine der Schlakken des Zellstoffwechsels im Austausch gegen O_2 abgegeben wird.
3. Puffersubstanz des Blutes.

STÖRUNGEN

Durch Austausch von Aminosäuren im Globinanteil kommt es zur meist erblichen Bildung von anomalem Hb (*F.* Hämoglobinopathie) mit unterschiedlichem Krankheitswert.

Hämoglobinopathie

Sammelbegriff für eine Reihe verschiedener *genetischer Krankheiten*, bei denen Fehler in der Produktion der Globinketten auftreten. Letztere sind Bestandteile des roten Blutfarbstoffs (*F.* Hämoglobin), der für den Gastransport des Blutes verantwortlich ist.

Bei einigen Formen der H. werden abnorme Globinketten gebildet, die dann zur Bildung defekter Hämoglobinmoleküle führen (z.B. *Sichelzellenanämie*).

Bei anderen Formen liegen die normalen Globinketten in exzessiven Mengen vor (z.B. *Thalassämie*). Es gibt auch Mischformen.

Die H.n führen oft zu Anämie und chronischen Krankheitsbildern bei Millionen von Menschen in Asien, Afrika, den Mittelmeerländern und der Karibik sowie bei vielen Menschen der dort heimischen Menschenrassen, die in Nordeuropa und den USA leben.

Hämoglobinurie

Auftreten von *Hämoglobin* (dem roten, gastransportierenden Blutfarbstoff) im *Harn*.

Hämoglobin ist vorwiegend in den roten Blutkörperchen enthalten, geringe Mengen befinden sich frei im Blutplasma. Übermäßige *Hämolyse* (Zerstörung der roten Blutzellen) z.B. durch exzessiven Sport, sehr große Kälte, *Malaria* (*Schwarzwasserfieber*) oder hämolytische *Anämie* erhöht die Konzentration freien Hämoglobins im Blutplasma; dieser Überschuß wird zum Teil mit dem Urin ausgeschieden.

Hämolyse

Auflösung und Zerstörung von roten *Blutkörperchen*. H. ist ein normaler Vorgang, bei dem überalterte rote *Blutzellen* (*Erythrozyten*) wegen des Verlustes ihrer Elastizität zerstört werden. Dies geschieht vorwiegend in der *Milz*. Das bei diesem Vorgang anfallende Eisen wird zum großen Teil zur Verwendung in neugebildeten Erythrozyten zurückgewonnen.

Ein Abfallprodukt der H. ist das *Bilirubin*, welches von der Leber über die *Galle* ausgeschieden wird.

Eine vorzeitige H. verursacht unter Umständen *Anämie* und *Gelbsucht* (s.a. *Anämie, hämolytische*).

Hämolytische Anämie

s. *Anämie, hämolytische*

Hämolytische Krankheit des Neugeborenen

(*F.* Morbus haemolyticus neonatorum; auch: fetale Erythroblastose) Gesteigerte *Hämolyse* (Abbau der roten Blutkörperchen) bei Feten und Neugeborenen durch eine *Antikörper*-Bildung der Mutter. Die h.K.d.N. ist zumeist auf eine *Rhesusinkompatibilität* zurückzuführen. Dies ist eine Blutgruppenunverträglichkeit zwischen Mutter und Kind, die nach den Rhesusaffen benannt ist, bei denen der Rhesusfaktor (Rh) zuerst entdeckt wurde. Leichtere Verlaufsformen dieser Krankheit werden durch eine AB0-Inkompatibilität (meist Mutter Blutgruppe 0, Kind A oder B) oder andere Blutgruppeninkompatibilitäten hervorgerufen.

URSACHEN

Das Auftreten einer h.n K.d.N. ist möglich, wenn die Blutgruppe der Schwangeren rh-negativ ist, die des Fetus Rh-positiv und die Mutter bereits eine Schwangerschaft mit einem Rhesus-positiven Kind hinter sich hat. Die Mutter kann also auch durch eine vorherige Fehlgeburt, einen Schwangerschaftsabbruch oder eine *Amniozentese* mit Rh-positivem Blut des Fetus sensiblisiert sein. In allen Fällen ist irgendwann Blut vom Fetus auf die Mutter übergegangen. Dies hat bei der Mutter die Bildung von Rh-Antikörpern ausgelöst, die gegen die im Blut der Mutter nicht vorhandenen Rh-positiven Blutkörperchen gerichtet sind. Ihr *Immunsystem* hat die Blutkörperchen des Feten als "fremd" eingestuft. Bei der ersten solchen Schwangerschaft bilden sich meist nicht genügend Antikörper, um dem Baby zu schaden. Bei jeder weiteren Schwangerschaft kommt es früh zur Bildung von Rh-Antikörpern, die Plazenta-gängig sind und die Blutkörperchen des Feten zerstören können.

Auch eine ungeeignete *Bluttransfusion* (z.B. von Rh-positivem Blut bei einer Frau mit rh-negativer Blutgruppe) führt gegebenenfalls zu einer Sensibilisierung und darauffolgender Bildung von Rh-Antikörpern.

DIAGNOSE

Anläßlich der ersten Schwangerschaftsvorsorgeuntersuchung wird die Blutgruppe der Schwangeren bestimmt. Rh-positive Frauen untersucht man dann sofort – und später nochmals in der 28. und der 36. Schwangerschaftswoche – auf Rh-Antikörper (bei einer zweiten und jeder nachfolgenden Schwangerschaft noch häufiger).

Wird bei Schwangeren ein Anstieg der Rh-Antikörperspiegel festgestellt, wird in entsprechenden Abständen eine Amniozentese zur Messung der *Bilirubin*-Werte im *Fruchtwasser* durchgeführt. Bilirubin ist ein Abbauprodukt der roten Blutkörperchen; seine Menge gibt Aufschluß über den Schweregrad der Hämolyse beim Fetus.

SYMPTOME UND ANZEICHEN

In milden Fällen tritt beim Neugeborenen in den ersten 24 Stunden eine leichte Gelbsucht durch den Bilirubinüberschuß im Blut und eine leichte Anämie auf. In schwereren Fällen kann der Bilirubingehalt im Blut auf gefährliche Werte ansteigen; es besteht die Gefahr eines *Kernikterus* (Ausbildung eines bestimmten Gehirnschadens). In den schwersten Fällen liegt bei den Feten bereits im Mutterleib eine ausgeprägte Anämie vor, sie können stark anschwellen (*F.* Hydrops fetalis) und werden oft tot geboren.

THERAPIE

In leichten Fällen ist keine Therapie erforderlich. In den anderen Fällen besteht ein Ziel darin, das Kind vor Bildung einer zu starken Anämie auf die Welt zu bringen. Dies bedeutet in der Regel die Einleitung der Geburt in der 35. bis 39. Schwangerschaftswoche.

Kommt es zu schweren Komplikationen, bevor der Fetus reif genug ist, um ohne größere Gefahren geboren zu werden (das trifft in der Regel vor der 30. Schwangerschaftswoche zu), können fetale Bluttransfusionen nötig sein. Dazu wird rh-negatives Blut in die Nabelvene, das Herz oder die Bauchhöhle des Feten injiziert. Diese Prozedur wird mit *Ultraschall-Diagnostik* überwacht. Manchmal sind mehrmalige Wiederholungen von Bluttransfusionen in dieser Form notwendig, bis der Fetus eine ausreichende Größe zur gefahrlosen Einleitung der Geburt erreicht hat.

Nach der Geburt wird das Blut des Neugeborenen in kurzen Abständen untersucht, um die Schwere der Gelbsucht und der Anämie festzustellen. Durch Zufuhr größerer Flüssigkeitsmengen und mit Hilfe von *Phototherapie* wird die Gelbsucht gemindert. Bei der Phototherapie wird die Haut des Säuglings mit Licht bestrahlt, das das Bilirubin in der Haut in ein leicht wasserlösliches Produkt umwandelt, das leichter aus dem Körper ausgeschieden wird. Erreicht der Bilirubingehalt gefährlich hohe Werte, wird meist eine Austauschtransfusion vorgenommen und das Blut des Kindes durch rh-negatives ersetzt.

VORBEUGUNG UND PROGNOSE

Seit Einführung und Verwendung von *Anti-D-(RH$_0$)Immunoglobulin* zu Beginn der 70er Jahre ist die h.K.d.N. sehr selten geworden. Rh-negative Frauen erhalten innerhalb von 72 Stunden nach der ersten Geburt, einer Fehlgeburt oder eines Schwangerschaftsabbruchs eine Injektion mit diesem Präparat. Es zerstört die Rh-positiven Blutkörperchen des Feten vor Sensibilisierung des mütterlichen Immunsystems.

Die Fortschritte in Geburtshilfe und Säuglingspflege haben dazu beigetragen, daß trotzdem vorkommende Fälle einen weniger schweren Verlauf nehmen.

Hämolytisch-urämisches Syndrom

(Auch als Gasser-Syndrom bezeichnet) Seltene Krankheit, bei der es durch eine vorzeitige Zerstörung der roten *Blutkörperchen* und gleichzeitige schwere Nierenschädigung zu *Nierenversagen* kommt. Das h.-u.S. tritt vorwiegend im Säuglings- und Kleinkindalter auf.

URSACHEN

Die genaue Ursache dieser Störung ist unbekannt. Man nimmt an, daß sich aufgrund einer Beschädigung der inneren Gefäßwand der kleinen Blutgefäße in den Nieren Blutgerinnsel bilden. Diese bedingen in dem an ihnen vorbeiströmenden Blut eine *Hämolyse* (Abbau der roten Blutkörperchen), hieraus folgt eine *Anämie*. Die daraus entstehende Schädigung der Nieren führt schließlich zu einem völligen Nierenversagen. Das h.-u.S. taucht häufig bei Epidemien auf und scheint deswegen durch bakterielle oder virale Infektionen ausgelöst zu werden.

SYMPTOME UND ANZEICHEN

Die Krankheit setzt plötzlich mit Kopfschmerzen, Ermüdung, Atemnot und manchmal auch Gelbsucht ein. Es wird nur wenig, möglicherweise Blut enthaltender Urin ausgeschieden. Häufig liegt gleichzeitig eine schwere *Hypertonie* (Bluthochdruck) vor und führt zu *Krisen*.

DIAGNOSE UND THERAPIE

Zur Diagnose der Nierenschädigung werden Blut- und Harntests durchgeführt. Häufig ist eine *Dialyse* (Entfernung von Stoffwechselschlacken aus dem Blut durch Einsatz einer künstlichen Niere) nötig, bis sich die Nieren wieder erholt haben. Zur Senkung des Blutdrucks werden *Antihypertensiva* verabreicht. Zur Behebung der Anämie werden gegebenenfalls Transfusionen mit Erythrozytenkonzentraten durchgeführt. In schweren Fällen werden Transfusionen oder sogar ein vollständiger Austausch des Blutplasmas (flüssiger Anteil des Blutes) erforderlich, um die ständige Bildung von Blutgerinnseln und einen zu starken Abbau der roten Blutkörperchen zu unterbinden. Die meisten Kinder werden wieder völlig gesund.

Hämophilie

Erbliche Blutgerinnungsstörung, die bei Mangel eines im Blutplasma normalerweise vorhandenen Gerinnungsfaktors entsteht. Bei den sog. Blutern, die fast ausschließlich männlichen Geschlechts sind, kommt es immer wieder zu Blutungen, meist in die Gelenke. Die Blutungen treten entweder spontan oder nach Verletzungen auf.

Die zwei wichtigsten Typen sind die H. A und die H. B; erstere ist die "klassische" und wird im folgenden abgehandelt, letztere (auch Christmas-Krankheit genannt) betrifft einen anderen *Gerinnungsfaktor* und wird unter dem Stichwort *Bluterkrankheit* dargestellt.

AUFTRETEN UND URSACHEN

Etwa einer von 10 000 Männern wird mit H. geboren. Das fehlende Plasmaeiweiß (*Faktor VIII*) gehört zu einer Anzahl von Proteinen, die für die *Blutgerinnung* eine entscheidende Rolle spielen.

Der Mangel an Faktor VIII ist auf ein defektes Gen zurückzuführen, das ein geschlechtsgebundenes Vererbungsmuster aufweist (s. *genetische Krankheiten*). Männliche Bluter geben das defekte Gen an keinen ihrer Söhne, aber an alle ihre Töchter weiter, die damit zu Überträgerinnen (Konduktorinnen) dieser Krankheit werden. Einige Söhne der Konduktorinnen sind von der Krankheit betroffen, einige ihrer Töchter werden

H

selbst Konduktorinnen. Viele Bluter haben einen Onkel, Bruder oder Großvater, der ebenfalls Bluter ist. Bei etwa einem Drittel der Fälle lassen sich aber keine anderen Erkrankten in der Familie nachweisen.

SYMPTOME

Der Grad der Krankheit ist verschieden stark ausgeprägt; bei den meisten Erkrankten kommt es zu Blutungen in Gelenke (s. *Haemarthros*) oder Muskulatur. Häufig beginnen die Blutungsphasen, wenn ein Kind zu laufen anfängt. Sie sind meist schmerzhaft und führen oft zu Mißbildungen durch Verkrüppelung der Knie-, Fuß- oder anderer Gelenke, wenn sie nicht sofort behandelt werden.

Jede auch noch so kleine Verletzung und Operation, wie etwa eine Zahnextraktion, kann starke Blutungen verursachen. Infolge innerer Blutungen kommt es zu Symptomen wie *Hämaturie* (Blut im Urin) oder ausgeprägten Blutergüssen.

DIAGNOSE

H. wird anhand von *Blutgerinnungstests* diagnostiziert. Damit wird nachgewiesen, daß die Faktor-VIII-Aktivität extrem niedrig ist. Mit anderen Testmethoden wird festgestellt, ob eine Frau Merkmalsträgerin ist oder nicht. Mit Hilfe von *Amniozentese* und *Chorionzottenbiopsie* wird H. bereits im Mutterleib diagnostiziert.

THERAPIE

Noch vor fünfzig Jahren erreichten die meisten Bluter nicht das Erwachsenenalter; heute werden die periodisch auftretenden Blutungen durch Infusionen mit Faktor-VIII-Konzentraten unter Kontrolle gehalten. Auch zur Vorbeugung werden regelmäßig Faktor-VIII-Infusionen verabreicht. Die Patienten sollten lernen, sich die nötigen Präparate selbst zu spritzen. Ernsthafte oder ungewöhnliche Blutungen machen einen stationären Krankenhausaufenthalt nötig.

Obwohl durch den Einsatz von Faktor VIII die Lebensqualität von Blutern deutlich erhöht wurde, hat die Übertragung von Infektionen durch die Blutkonzentrate große Probleme mit sich gebracht. Faktor VIII wird aus einem großen Pool von Spenderblut gewonnen (zwischen 2 000 und 5 000 Einzelspenden) und trotz der Anstrengungen, die Spender einer strengen Kontrolle zu unterziehen, ist das Blut des Spenderpools manchmal mit Viren verseucht. Dies hat zur Folge, daß Bluter häufig eine *Hepatitis* entwikkeln. Während der ersten Jahre der AIDS-Epidemie und bevor dessen Ursache gesichert war, wurden viele Bluter mit dem HIV-Virus (dem für AIDS verantwortlichen Virus) auf dem Weg über die Faktor-VIII-Infusionen angesteckt. Dies hat dazu geführt, daß ein bestimmter Prozentsatz der Bluter (und auch deren Sexualpartner) vom Virus befallen wurden und manche inzwischen an den Folgen von AIDS gestorben sind.

Zur Verhinderung einer HIV-Übertragung über Bluttransfusionen werden die gespendeten Blutkonserven heute streng überwacht und der Faktor VIII hitzebehandelt, damit auch noch das letzte unentdeckt gebliebene Virus abgetötet werden kann. Trotzdem besteht weiterhin das Risiko einer Hepatitis-Übertragung. Inzwischen wird daran gearbeitet, Faktor VIII mit Hilfe gentechnischer Methoden künstlich herzustellen; damit wären alle Übertragungsprobleme über das Blut für die Bluter beseitigt.

PROGNOSE

Ein Kind mit H. sollte möglichst keinen Aktivitäten mit Verletzungsrisiko wie z.B. Kontaktsportarten wie Fußball oder Judo nachgehen; günstiger für das Kind sind eher Schwimmen oder Laufen.

HIV-positive Bluter sollten die üblichen Vorsichtsmaßnahmen zur Verhinderung der weiteren Übertragung beachten und möglichst keine Kinder bekommen. Bluter mit negativem HIV-Test und weibliche Verwandte von Blutern sollten sich einer *genetischen Beratung* unterziehen, bevor sie sich entscheiden, eine Familie zu gründen. (S.a. *Bluterkrankheit*)

Haemophilus influenzae b (Hib)

Hib sind weltweit verbreitete *Bakterien,* die fast ausschließlich Kinder zwischen dem 3. Monat und dem 5. Lebensjahr befallen. Der Hib-Erreger ist verantwortlich für die meisten *Hirnhautentzündungen* (Meningitiden) und Kehldeckelentzündungen (*Epiglottitiden*) bei Kleinkindern. Diese Komplikationen verlaufen in 5 bis 8 Prozent tödlich. Jedes dritte Kind, das an einer Hib-Hirnhautentzündung erkrankt, bleibt dauergeschädigt (geistig zurückgeblieben oder behält schwere Hör-, Seh- oder Sprachstörungen, Krämpfe u.ä.).

In Deutschland erkranken jährlich rund 2 000 Kleinkinder an Hib; die Häufigkeit der Hib-Infektionen nimmt in den Industrieländern in den letzten Jahren deutlich zu. Seit 1990 gibt es in Deutschland die Möglichkeit, Kleinkinder gegen Hib zu impfen; diese Schutzimpfung wird von der "Ständigen Impfkommission des Bundesgesundheitsamtes" ausdrücklich empfohlen. Die Impfkosten tragen die Krankenkassen.

Um einen vollständigen Schutz vor der Erkrankung zu erzielen, sind drei Teilimpfungen notwendig – im 4., 6., und 15. Lebensmonat; doch auch nach dem 18. Monat können Kleinkinder noch gegen Hib geimpft werden. Nach dem 5. Lebensjahr ist bei gesunden Kindern keine solche Impfung mehr notwendig, weil sich in diesem Alter bereits eigene Abwehrstoffe entwickelt haben. Eine Ausnahme bilden aber Kinder aus Risikogruppen (z.B. bei Immunstörungen, Hirnschäden, *Sichelzellanämie* u.a.).

Hämoptoe

F. für *Bluthusten.*

Hämorrhagie

F. für *Blutung.*

Hämorrhagie, zerebrale

s. *Hirnblutung*

Hämorrhagische Diathesen

s. *Gerinnungsstörungen*

Hämorrhoidektomie

Operative Entfernung von *Hämorrhoiden.*

WARUM ES GEMACHT WIRD

Diese Operation wird vorgenommen, wenn einfachere Behandlungsmethoden wie Abbinden keinen Erfolg gezeigt haben. H. wird meist nur bei Patienten mit großen, prolabierenden, blutenden Hämorrhoiden vorgenommen.

SO WIRD ES GEMACHT

Die verschiedenen Phasen der H. sind in der Abbildung auf der nächsten Seite beschrieben.

REKONVALESZENZ

Nach der Operation werden *Abführmittel (Laxantien)* zur Lockerung und zum leichteren Durchgang des Stuhls gegeben. Durch schwach wirksame *Schmerzmittel (Analgetika)* und warme Bäder können nach dem Eingriff möglicherweise auftretende Beschwerden gelindert werden. Nach drei bis sechs Wochen ist alles wieder verheilt. Um ein erneutes Auftreten von Hämorrhoiden zu verhindern, ist eine Verstopfung zu vermeiden.

KOMPLIKATIONEN

Es kann zu Blutungen kommen. Ein leichter Sensibilitätsverlust im Afterbereich kann zu unkontrollierter Flatulenz (vermehrte Abgabe von Darmgasen) führen.

Hämorrhoiden

Knotenförmige Erweiterungen der Venen in der den Analkanal auskleidenden Schleimhaut. H. können nahe der Afteröffnung auftreten und werden dann äußere H. genannt. Sie können aber auch weiter oben im Analkanal auftreten; in diesem Falle spricht man von inneren H. Manchmal kommt es auch zu einer Vorwölbung der H. aus dem After, den sog. prolabierenden H.

URSACHEN UND VORKOMMEN

H. sind sehr weit verbreitet und treten bei Frauen häufig während der Schwanger-

ENTFERNUNG VON HÄMORRHOIDEN

Bei den im folgenden dargestellten Methoden wird dem Patienten in der Regel zuerst ein Abführmittel gegeben, um den Mastdarm zu entleeren. Bei einer Hämorrhoidektomie wird entweder eine Allgemein- oder eine Epiduralanästhesie vorgenommen.

ABBINDEN VON HÄMORRHOIDEN

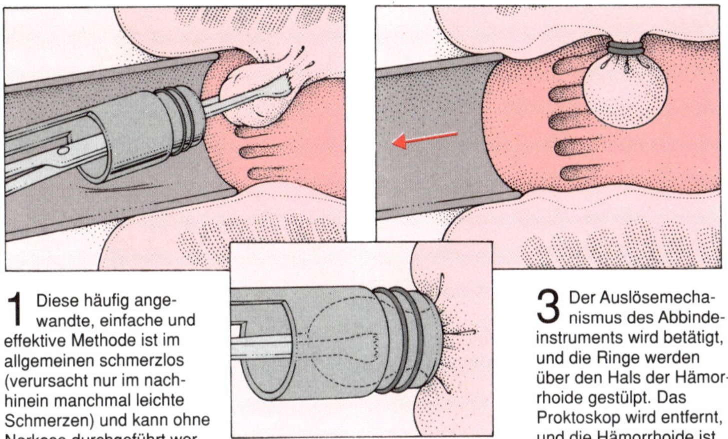

1 Diese häufig angewandte, einfache und effektive Methode ist im allgemeinen schmerzlos (verursacht nur im nachhinein manchmal leichte Schmerzen) und kann ohne Narkose durchgeführt werden. Die Patienten liegen dabei auf der Seite, das Proktoskop (Spezialendoskop) wird richtig positioniert und der Hämorrhoidalknoten mit der Zange gefaßt.

2 Durch sanften Zug wird der Hämorrhoidalknoten in die Öffnung des Abbindeinstruments gezogen, das gleichzeitig durch das Proktoskop an die Wand des Afterkanals gepreßt wird.

3 Der Auslösemechanismus des Abbindeinstruments wird betätigt, und die Ringe werden über den Hals der Hämorrhoide gestülpt. Das Proktoskop wird entfernt, und die Hämorrhoide ist nun am unteren Ende abgeschnürt. Innerhalb von ein paar Tagen schrumpft sie zusammen und fällt ab, ohne Schmerzen zu verursachen.

HÄMORRHOIDEKTOMIE

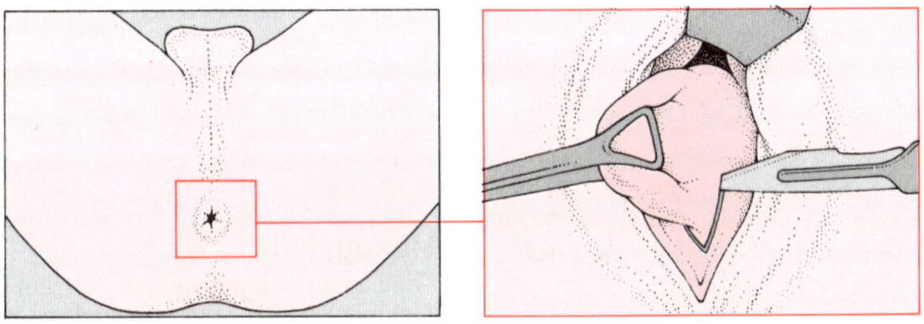

Die Patienten werden unter Vollnarkose oder Epiduralanästhesie mit einem Rektosigmoidoskop untersucht, um ein Karzinom auszuschließen. Sie werden daraufhin in die Steinschnittlage gebracht. Die Hämorrhoide wird mit der Zange gefaßt, leicht herausgezogen, durch Vernähen gesichert und dann mit einem Skalpell entfernt.

schaft und unmittelbar nach der Geburt auf. Bei manchen Menschen liegt eine angeborene Schwäche der Venen im Analkanal vor, wodurch die Wahrscheinlichkeit, H. zu entwickeln, erhöht wird. H. werden durch erhöhten Druck in den Venen des Analkanals verursacht, meist durch starkes Drücken bei hartem Stuhlgang. Verhärteter Stuhl wiederum kann die Folge zu stark verfeinerter Ernährung ohne genügend Ballaststoffe sein.

SYMPTOME

Blutungen im Mastdarm und zunehmende Beschwerden oder gar Schmerzen beim Stuhlgang sind die häufigsten Anzeichen. Bei prolabierenden H. kommt es oft zur Absonderung eines schleimigen Sekrets und zu Juckreiz um die Afteröffnung. Als Komplikation eines Hämorrhoidal-Prolapses kann es zu einer Thrombose und einer Strangulation kommen (wenn sich in der Vene ein Blutgerinnsel bildet, die Vene im Anus nicht mehr in ihre Ausgangslage zurückgeht und die Blutzufuhr dadurch gehemmt wird); starke Schmerzen können die Folge sein. Infolge von längeren Blutungen kann es zu einer Eisenmangel-*Anämie* kommen.

DIAGNOSE

In der Regel wird eine *Proktoskopie* (Untersuchung des Mastdarms mit einem speziellen Endoskop) vorgenommen, um die Möglichkeit von Krebs (s. *Anuskarzinom*; *Rektumkarzinom*) und andere Erkrankungen des Anus und des Mastdarms auszuschließen.

THERAPIE

Bei leichten Fällen können bereits vermehrte Flüssigkeitsaufnahme, ballaststoffreiche Ernährung und regelmäßiger Stuhlgang Abhilfe schaffen. Mit Hilfe von Suppositorien und Salben, die Roßkastanienextrakte, Lokalanästhetika oder in schlimmeren Fällen *Kortikosteroide* enthalten, können die Schwellungen und Schmerzen verringert werden. Zur Behandlung von schlimmeren H. kann eine *Sklerotherapie* (Injektion einer entzündungserregenden Substanz) oder eine *Kryochirurgie* (örtliche Anwendung hochgradiger Kälte) nötig sein, damit die krampfaderartigen Venen zusammenschrumpfen, oder aber ein Abbinden der H. (s. Kasten links).

Alle die genannten Behandlungsmethoden können ambulant durchgeführt werden.

Bei prolabierenden Hämorrhoiden wird im allgemeinen eine *Hämorrhoidektomie* erforderlich.

Hämosiderose

Allgemein vermehrte Eisenablagerung im Organismus. Zu einer H. kann es nach mehrfachen Blutübertragungen oder seltener infolge einer übermäßigen Eisenaufnahme durch die Nahrung kommen. Hämosiderose wirkt sich im allgemeinen nicht auf die Funktion der Körperorgane aus.

Hämospasie

s. *Schröpfen*

Hämospermatismus

s. *Sperma, Blutbeimengungen*

Hämospermie

Medizinischer Fachbegriff für Blutbeimengung im Sperma (s. *Sperma, Blutbeimengungen*).

Hämostase

Blutstillung. Es gibt drei Mechanismen, durch die eine Blutung nach einer Verletzung gestoppt wird. Zum einen stellen sich die kleinen Arterien nach einer Verletzung automatisch eng und machen dadurch die "Löcher" kleiner, aus denen Blut austreten kann. Zum anderen heften sich zahlreiche Thrombozyten an die Verletzungsstelle an und verstopfen diese. Drittens bilden sich aus Eiweißen des Blutplasmas Fibrinfäden, die die Thrombozyten und Erythrozyten zu einem Pfropf verbinden (s. *Blutgerinnung*). Kommt es bei einem der drei Hauptmechanismen der H. zu einer Störung, kann eine Hämorrhagie die Folge sein. (S.a. *Blutungen, Behandlung von*)

Hämostatika

(z.B. *Konakion*® +)

Gruppe von Arzneimitteln zur Behandlung von *Hämorrhagien* und zur Stillung von Blutungen.

Präparate aus Gerinnungsfaktoren stellen einen wichtigen Typus der H. dar. Gerinnungsfaktoren kommen im Körper in natürlicher Form zur Gewährleistung der *Blutgerinnung* vor, können jedoch bei bestimmten Krankheiten nur in unzureichendem Maße vorhanden sein. So werden Faktor-VIII-Präparate z.B. zur Behandlung von *Hämophilie* verwendet; Faktor-IX-Präparate werden zur Behandlung einer anderen Form von Hämophilie, der sog. Christmas-Krankheit (s. *Bluterkrankheit*), eingesetzt. Der Gerinnungsfaktor wird nach ungewöhnlich starken Blutungen zur Anregung der Blutgerinnung oder vor chirurgischen Eingriffen zur Herabsetzung des Risikos einer übermäßigen Blutung injiziert.

Andere häufig verschriebene H. sind zum Beispiel *Vitamin*-K-Präparate (zur Behandlung einer Überdosis an bestimmten *Antikoagulantia*) und Aminokapronsäure, die die *Fibrinolyse* unterbricht (Körpermechanismus zur Auflösung von Blutgerinnseln).

Hämostatische Präparate aus Gelatine und Zellulose können zur Blutstillung auf Haut und Zahnfleisch aufgebracht werden (z.B. nach Zahnextraktion).

Hand

(*F.* Manus) Greiforgan des Menschen; erlaubt es ihm, Gegenstände festzuhalten und zu "handhaben". Diese Fähigkeit ist vor allem darauf zurückzuführen, daß sich der Daumen den übrigen Fingern gegenüberstellen läßt (diese Opposition ist nur dem Menschen möglich) und damit ein wirksamer Umgriff zustande kommt.

AUFBAU

An der H. unterscheidet man drei aufeinanderfolgende Abschnitte: Handwurzel (*F.* Carpus), Mittelhand (*F.* Metacarpus) und Finger (*F.* Digiti manus) mit den jeweils dazugehörigen Knochen (s. Kasten). Die H. verfügt über eine Vielzahl von Gelenken, die ihr eine große Beweglichkeit verleihen. Viele der Muskeln, die die H. bewegen, befinden sich am Unterarm und sind mit der Handwurzel bzw. den Fingern durch Sehnen verbunden. Dort, wo diese über Knochen ziehen, sind sie von schleimbeutelähnlichen Sehnenscheiden (*F.* Vagina tendinis) eingehüllt; eine Gleitschmiere verringert die Reibung. Einige Feinbewegungen der Finger werden von Muskeln bewirkt, die sich am Daumenballen, Kleinfingerballen und in der Hohlhand befinden. Die Versorgung der H. mit Blut erfolgt über die beiden großen Unterarmarterien im Bereich von Elle (Ellenarterie auf Kleinfingerseite) und Speiche (Speichenarterie auf Daumenseite); an der Nervenversorgung beteiligen sich der Mittel-, Ellen- und Speichennerv.

ERKRANKUNGEN

Durch die ständige Verwendung sind die Hände im allgemeinen sehr anfällig für Verletzungen, z.B. für Schnitte, Verbrennungen, Bisse, Brüche, und bisweilen auch Sehnenverletzungen. Da die Haut der H. meist einer beträchtlichen Anzahl von Reizstoffen ausgesetzt ist, tritt häufig eine *Dermatitis* auf.

Darüber hinaus kann es zu einer Kontraktur der H. kommen, einer Dauerverkürzung der H.muskeln z.B. durch ein Zusammenschrumpfen des Gewebes in der H.fläche (s. *Dupuytren-Kontraktur*) oder durch eine Schädigung der Unterarmmuskeln (s. *Volkmann-Kontraktur*). Ein Überbein (*F.* Ganglion, Hygrom) kann als harmlose gallerthaltige Geschwulst von den Sehnenscheiden (vornehmlich am Rücken der Handwurzel) ausgehen.

Osteoarthritis befällt im allgemeinen das Gelenk an der Daumenwurzel, macht Bewegungen schmerzhaft und das Gelenk schließlich unbeweglich. Auch aufgrund von *rheumatoider Arthritis*, die die Gelenke an den Fingerwurzeln angreift und Sehnen abreißen läßt, kann es zu Deformationen der H. kommen.

SKELETT DER HAND

Drei der sieben Handwurzelknochen bilden mit der Speiche und einer Gelenkscheibe vor der Speiche das Handgelenk, die vier restlichen mit den fünf Mittelhandknochen die Handwurzel-Mittelhand-Gelenke.

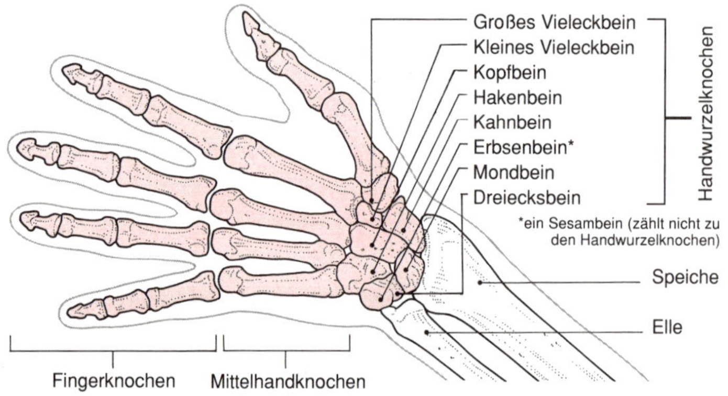

Hand-Fuß-Mund-Exanthem

Allgemein auftretende Infektionskrankheit bei Kleinkindern, die durch das Coxsackie-Virus ausgelöst wird. H.-F.-M.-E. tritt häufig in Form von kleinen Epidemien in Kindergärten, meist während der Sommermonate, auf.

Die Krankheit nimmt in der Regel einen harmlosen Verlauf und dauert nur wenige Tage. Symptome sind Bläschenbildung in der Handfläche, an den Fußsohlen und im Mund, Verweigerung von Essen und leichtes Fieber. Es gibt außer der Gabe leichter *Analgetika* (Schmerzmittel) zur Milderung der Beschwerden durch die Bläschen keine anderen Therapiemaßnahmen. Diese Krankheit hat nichts mit der Maul- und Klauenseuche bei Wiederkäuern und Schweinen zu tun.

Handgelenk

Die Hand verfügt über eine Vielzahl gelenkiger Knochenverbindungen; unter H. versteht man jedoch die Verbindung zwischen Speiche (Radius) und Gelenkscheibe (Gelenkpfanne) sowie den drei Handwurzelknochen der ersten (proximalen) Reihe (Gelenkkopf). Die drei Handwurzelknochen dieses sog. proximalen H.s sind (von der Daumen- zur Kleinfingerseite): Kahnbein (Os scaphoideum), Mondbein (Os lunatum) und Dreiecksbein (Os triquetrum); die Elle (Ulna; hinter der Gelenkscheibe) ist nicht direkt an der Gelenkbildung beteiligt. Zwischen dieser ersten und der zweiten (distalen) Handwurzelknochenreihe – großes Vieleckbein (Os trapezium), kleines Vieleckbein (Os trapezoideum), Kopfbein (Os capitatum) und Hakenbein (Os hamatum) – befindet sich das sog. distale H.

Über das H. ziehen die Sehnen der Unterarmmuskeln, die die Hand beugen und strecken. Die Streckersehnen an Handrücken und Hohlhand sind durch

BAU DER HANDWURZEL

Im Handwurzelbereich befindet sich ein komplexer Gelenkapparat, der eine Bewegung und Streckung (zur Längsachse des Unterarms) um ca. 180°, eine Seitwärtsführung um etwa 70° gestattet.

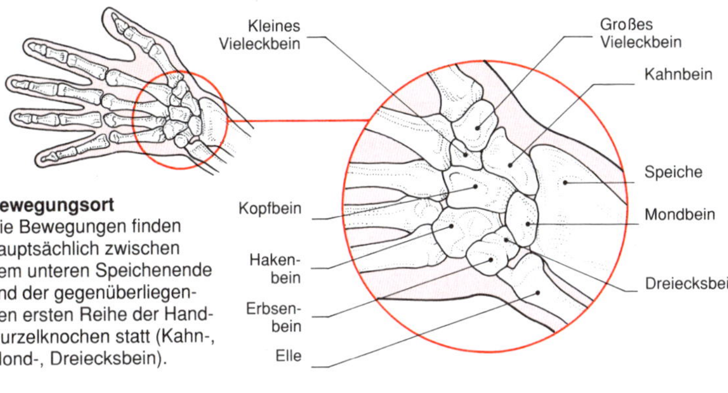

Bewegungsort

Die Bewegungen finden hauptsächlich zwischen dem unteren Speichenende und der gegenüberliegenden ersten Reihe der Handwurzelknochen statt (Kahn-, Mond-, Dreiecksbein).

Bänder (*F.* Retinacula) zusammengefaßt; das Retinaculum flexorum an der Hohlhandwurzel bildet mit den Knochen einen sog. osteofibrösen Kanal, den Karpaltunnel. Durch diesen zieht, neben den von Sehnenscheiden eingehüllten Beugersehnen, der Mittelhandnerv (*F.* Nervus medianus).

ERKRANKUNGEN

H.sverletzungen können durch Einschränkung der Beweglichkeit der Hand schwere Behinderungen zur Folge haben. Dies gilt besonders für Kahnbeinbrüche, die nur selten zusammenheilen, und für Verletzungen, bei denen die Sehnen und Nerven des H.s mitbeschädigt werden.

Eine bei Erwachsenen häufig vorkommende H.sverletzung ist die *Colles-Fraktur*, bei der das untere Ende der Speiche gebrochen ist und die Hand und das H. nach hinten abstehen. Bei kleinen Kindern deuten ähnlich verrenkte Glieder auf einen Bruch der Epiphyse (wachsendes Knochenende) der Speiche hin. Außerdem kann es zu *Verstauchungen* der Bänder des H.s kommen, doch meist sind diese nicht besonders schwerwiegend.

Druck auf den Mittelhandnerv im Bereich des Karpaltunnels kann Taubheitsgefühl, Kribbeln und Schmerzen im Daumen, Zeigefinger und Mittelfinger verursachen (s. *Karpaltunnel-Syndrom*). Eine Beschädigung des die Speiche innervierenden Nervs, etwa durch einen Bruch des Humerus (Oberarmknochens), kann zu einer *Fallhand* (herabhängende Hand mit leicht gebeugten Fingern, die sich nicht mehr strecken lassen) führen.

Andere am H. auftretende Erkrankungen können z.B. *Sehnenscheidenentzündung* (Entzündung der inneren Haut der Sehnenscheide) und *Osteoarthritis* (degenerative Gelenkerkrankung) sein.

Handicap

s. *Behinderungsgrad*

Händigkeit

Bevorzugung der rechten oder linken Hand. Etwa 90 Prozent der gesunden Erwachsenen schreiben mit der rechten Hand; etwa zwei Drittel verrichten die meisten Aktivitäten, bei denen Koordination und Geschicklichkeit nötig sind, mit der rechten Hand. Der Rest ist entweder linkshändig oder ambidexter (mit beiden Händen gleich geschickt). Es gibt weder bei den Rechts- noch bei den Linkshändern einen größeren Anteil an Frauen oder Männern.

Es ist nicht geklärt, wieso nicht einfach alle Menschen beidhändig sind. Bis zum Alter von etwa 12 Jahren, kann die Händigkeit umgelernt werden, wenn z.B. die eine Hirnhälfte eines Menschen geschädigt oder verletzt wurde.

URSACHEN

Meist ist wahrscheinlich Vererbung der Hauptfaktor bei der Festlegung der H. Studien haben ergeben, daß sogar schon im Gehirn eines Neugeborenen mehr Nerven auf eine Seite des Gehirns gehen. Ein Kind, das trotz angeborener Bevorzugung der linken Hand zur Benutzung der rechten Hand gezwungen wird, kann jedoch noch ein Rechtshänder "werden". Früher glaubte man, linkshändige Menschen seien vom Unglück oder Bösen verfolgt, deshalb wurden die Kinder zu Rechtshändern umerzogen. Auch heute noch ist der Druck, mit der großen Anzahl an geborenen Rechtshändern konform zu gehen, sehr stark, besonders in Ländern, in denen die linke Hand in der Regel zum Abwischen des Afters nach dem Stuhlgang benutzt wird. Manche umerzogenen Linkshänder haben vielleicht unterbewußt Probleme mit dem Handwechsel, wenn sie mit gewaltsamen Mitteln zum Wechseln auf die rechte Hand gezwungen wurden.

Die jeweilige Händigkeit hängt mit der Aufteilung des Gehirns in zwei Gehirnhälften zusammen, von denen jede die Bewegungen und die Empfindungen auf der gegenüberliegenden Seite des Körpers steuert. Bei der Mehrzahl der Rechtshänder ist das Sprachzentrum in der linken Gehirnhälfte lokalisiert, weshalb es nach einem *Schlaganfall* mit Auswirkungen auf diese Gehirnhälfte häufig sowohl zu *Aphasie* (Sprachstörungen) als auch zu Lähmung und Schwäche des rechten Armes und Beines kommt. Bei 70 Prozent der Linkshänder befindet sich das Sprachzentrum hingegen in der rechten Großhirnhemisphäre, und eine linksseitige Störung hat keine Aphasie zur Folge.

AUSWIRKUNGEN DER HÄNDIGKEIT

Es ist nicht geklärt, ob eine bestimmte H. mit besonderen Fähigkeiten einhergeht. Linkshändige Tennis- und Bowlingspieler scheinen mehr Erfolg zu haben, weil ihre Aufschläge oder Kugeln aus einem ungewöhnlichen Winkel kommen. Obwohl im allgemeinen die linke Seite mit sprachlicher Ausdrucksfähigkeit und logischem Denkvermögen in Zusammenhang gebracht wird und die rechte Seite mit Gefühlsempfinden und räumlicher Wahrnehmung, gibt es keinen Anhalt dafür, daß es unter den Künstlern mehr Linkshänder und unter den Philosophen mehr Rechtshänder gibt.

Hängelid

s. *Ptose*

Hansen-Krankheit

Lepra, Aussatz; chronische bakterielle Infektionskrankheit, die zu Nervenschädigungen hauptsächlich in den Gliedmaßen und im Gesichtsbereich führt, aber sich auch durch Hautschäden manifestiert. Bleibt die Krankheit unbehandelt, können schwere Komplikationen, wie Blindheit und Verstümmelungen, die Folge sein. Die Ansteckungsgefahr ist im Gegensatz zur weitverbreiteten Meinung nur gering.

URSACHEN

Die H.-K. wird durch ein Bakterium, das *MYCOBACTERIUM LEPRAE*, hervorgerufen und über Tröpfchen des Nasensekrets verbreitet. Eine erkrankte Person ist für andere nur während der ersten Krankheitsstadien ansteckend. Nur Menschen, die sich lange Zeit in engem Kontakt mit Infizierten aufhalten, laufen Gefahr, angesteckt zu werden. Diese Tatsache und die Erkenntnis, daß nur etwa 3 Prozent der Bevölkerung überhaupt auf die H.-K. ansprechen, lassen die früher häufig durchgeführte Isolierung der von H.-K. befallenen Kranken (die in einer Reihe von Ländern immer noch praktiziert wird) heute als ungerechtfertigt erscheinen.

VORKOMMEN

Weltweit gibt es etwa 20 Millionen Menschen mit H.-K., vorwiegend in Asien, Mittel- und Südamerika und Afrika. Wahrscheinlich haben weniger als 20 Prozent dieser Kranken Zugang zu ärztlicher Versorgung. In Großbritannien werden z.B. jedes Jahr 20 Fälle gemeldet. All diese Personen haben sich die Krankheit während eines vorübergehenden Auslandsaufenthalts zugezogen.

SYMPTOME UND ANZEICHEN

Die H.-K. hat eine sehr lange Inkubationszeit, meist 3 bis 5 Jahre. Der größte Teil der zerstörenden Auswirkungen auf das Nervengewebe wird nicht durch das Bakterienwachstum selbst, sondern durch die Reaktion des *Immunsystems* des Körpers auf das Absterben dieser Organismen hervorgerufen.

Man unterscheidet im allgemeinen zwei Hauptformen der H.-K.: die lepromatöse Form, die umfangreiche, fortschreitende und schwere Schädigungen verursacht, und die tuberkuloide Form, deren Verlauf insgesamt milder ist.

Zu Beginn begrenzt sich die Schädigung auf die peripheren Nerven, die für die Versorgung der Haut und der Muskeln verantwortlich sind. Von angegriffenen Nerven versorgte Hautgebiete werden häufig heller oder dunkler, und die Sensibilität und Schweißabsonderung in diesen Bereichen nimmt ab.

Bei fortschreitender Krankheit schwellen die peripheren Nervenfasern an und zerfallen, was Taubheitsgefühl und Muskellähmungen zur Folge hat.

Als Komplikation kann es zu einem völligen Sensibilitätsverlust in Händen und Füßen kommen, so daß kleine Unfälle mit Verbrennungen oder Verletzungen nicht bemerkt werden. Narben oder gar Verlust von Fingern oder Zehen können die Folge sein. Muskellähmungen können weitere Verunstaltungen mit sich bringen. Eine Schädigung der Gesichtsnerven bedeutet, daß die Augenlider nicht mehr geschlossen werden können; die Hornhaut trocknet aus und entwickelt Geschwüre, und die Betroffenen werden blind. Oder aber Bakterien dringen direkt in den Augapfel ein und lösen dort eine Entzündung aus, was ebenfalls zu Blindheit führt. Die Behinderung durch Verlust des Augenlichtes bei gleichzeitigem Ausfall des Tastgefühls ist äußerst schwerwiegend.

Häufig werden die Knorpel und Knochen der Nase zerfressen, aber auch die Knochen in anderen Teilen des Körpers können zerfallen.

Die Hoden können schrumpfen (atrophieren), und Sterilität ist die Folge.

DIAGNOSE

Zur Verhinderung von dauerhaften Entstellungen oder Behinderungen ist eine frühzeitige Diagnose dieser Krankheit entscheidend. Auf der Basis einer Untersuchung des Körpers kann eine provisorische Diagnose gestellt werden; die tatsächliche Infizierung mit dem Bakterium wird durch eine *Biopsie* der Haut (Entfernung eines kleinen Hautteilchens zur Analyse) nachgewiesen.

THERAPIE

Zur medikamentösen Behandlung empfiehlt sich die Gabe einer Kombination von *Dapson, Rifampicin* und Clofazimin, die die auslösenden Bakterien innerhalb von wenigen Tagen abtötet. Eine bereits erfolgte Schädigung ist jedoch nicht mehr rückgängig zu machen. Die Ansteckungssgefahr hört kurz nach Behandlungsbeginn auf. Zur Vermeidung eines Rückfalls müssen die Medikamente in der Regel mindestens noch 2 Jahre lang nach Ausmerzung des Bakteriums eingenommen werden.

Vorbeugungsmaßnahmen gegen Verletzungen der Füße und anderer gefühlloser Körperteile – wie etwa das Tragen geeigneten Schuhwerks und Gesundheitserziehung – sind sehr wichtig. Bei Menschen mit Gesichtsentstellungen kann die *plastische Chirurgie* weiterhelfen. Transplantationen von Nerven und Sehnen können die Funktion geschädigter Gliedmaßen verbessern.

PROGNOSE

Da die meisten von H.-K. betroffenen Kranken aus armen Ländern stammen, hat der Kampf gegen diese Krankheit gerade erst begonnen. Weltweit bemühen sich zahlreiche Wissenschaftler, Impfstoffe gegen die H.-K. zu finden.

Harn

(Urin) Blaßgelbe, von den *Nieren* produzierte Flüssigkeit, die über *Nierenbekken, Harnleiter, Harnblase* und die *Harnröhre* aus dem Körper ausgeschieden wird. Mit Hilfe des H.s werden Stoffwechselabfälle, überschüssiges Wasser, aber auch chemische Substanzen aus dem Körper entfernt.

HARNBILDUNG

In den Kapillarknäueln (*F.* Glomeruli) der (ca. 2 Millionen) Nierenkörperchen werden pro Tag etwa 180 l des sog. Primärharns aus dem Blut abgefiltert, von denen auf ihrem Weg durch ein Kanälchensystem (*F.* Nephron) ca. 99 Prozent wieder ins Blut rückresorbiert werden. Die Nephrone entleeren sich über ein Sammelrohrsystem an den Pyramidenspitzen in die Nierenkelche bzw. Nierenbecken und die weiteren abführenden Harnwege.

Gesunde Erwachsene produzieren pro Tag zwischen 0,5 und 2 l (End-)Harn. Das zur Ausscheidung aller Schlackenstoffe benötigte Mindestvolumen an H. beträgt 0,5 l; jedes darüberliegende Volumen enthält überschüssiges Wasser. Hohe Flüssigkeitsaufnahme erhöht die Menge an gebildetem Harn; hoher Flüssigkeitsverlust infolge von Schwitzen, Erbrechen oder Durchfall verringert die H.produktion.

ZUSAMMENSETZUNG

Die durchschnittliche Zusammensetzung des ausgeschiedenen H.s einer gesunden Person kann dem nachfolgenden Diagramm entnommen werden.

Volumen, Säuregrad und Salzgehalt des H.s werden sorgfältig durch Hormone wie *ADH* (antidiuretisches Hormon), *atriales natriuretisches Hormon* und *Aldosteron* überwacht. Diese Hormone wirken auf die Nieren ein und gewährleisten die relative Konstanthaltung des Wasser-Elektrolyt-Haushalts und des *Säure-Basen-Gleichgewichts* (zwischen sauren und alkalischen Anteilen des Blutes sowie der Gewebeflüssigkeiten).

Die Messung der H.zusammensetzung spielt für die Diagnose einer Vielzahl von Krankheiten eine wichtige Rolle; dies reicht von Nierenerkrankungen über Diabetes bis hin zur Schwangerschaft (s. *Harnuntersuchung*).

H. ist normalerweise nach der Ausscheidung steril und riecht nur schwach. Der unangenehme Geruch von abgestan-

ZUSAMMENSETZUNG VON HARN (g/Liter)

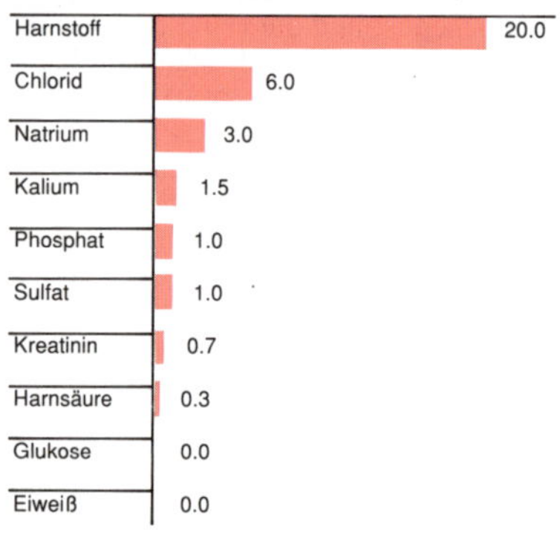

Zusammensetzung von Harn
Aus dieser Tabelle lassen sich die normalen Durchschnittswerte der im Harn außer Wasser enthaltenen Stoffe ablesen. Die wichtigsten Schlackenstoffe sind Harnstoff, Kreatinin und Harnsäure. Außerdem werden verschiedene Mengen an Natrium-, Chlorid-, Wasserstoff- und anderen Ionen zur Regulierung des Wasser-, Elektrolyt- und Säure-Basen-Haushalts ausgeschieden.

denem H. kommt erst durch Bakterieneinwirkung zustande, durch die Ammoniak freigesetzt wird.

Harn, anomaler

Urin in abnormen Mengen oder mit anomaler Farbe und Zusammensetzung.

ABNORME MENGEN

Bei Erwachsenen sind mehr als 2,5 l Urin pro Tag ungewöhnlich, es sei denn, die Betroffenen trinken übermäßig viel oder leiden an einer Krankheit (s. *Polyurie*).

Eine außergewöhnlich niedrige Urinproduktion von weniger als 0,4 l am Tag (*Oligurie*) kann bei einer schweren *Dehydratation* oder in Fällen von akutem *Nierenversagen* auftreten.

Auch wenn die Nieren etwa aufgrund einer *Herzinsuffizienz*, eines *Schocks* oder einer fortgeschrittenen Lebererkrankung nur noch unzureichend mit Blut versorgt werden, wird zuwenig Urin produziert.

Zu einem völligen Einstellen der Urinproduktion durch die Nieren (*Anurie*) kann es bei extrem schweren Nierenschäden kommen. Doch meistens wird die verminderte Ausscheidung von Harn aus der Blase durch ein Hindernis im unteren Bereich der Harnwege verursacht, das durch einen *Blasentumor*, einen Stein (s. *Harnstein*) oder eine vergrößerte Prostata entstanden ist (s. *Prostata, vergrößerte*).

ANOMALES AUSSEHEN

Trüber Urin kann durch *Harnwegsinfektionen* verursacht werden und hat dann einen üblen Geruch. Auch Steine in den Harnwegen können zu trübem Urin führen, ohne daß notwendigerweise eine Infektion vorliegt. Auch wenn bestimmte Salze, wie z.B. Phosphate, sich im Harn befinden, wird der Urin trüb. In seltenen Fällen kann auch *Lymphe* in den Harn gelangen, wodurch dieser ein milchiges Aussehen erhält.

In leichten Fällen von *Hämaturie* (Blut im Urin) bekommt der Urin ein rauchfarbenes Aussehen. Größere Blutbeimengungen führen zu leicht erkennbarem rotem Urin, der auch Blutklümpchen enthalten kann. Eine Rötung des Urins ist allerdings nicht immer auf Blut zurückzuführen. So können manche Farbstoffe, die für Süßwaren verwendet werden, durch den Harn wieder ausgeschieden werden, und auch eine Vielzahl von Medikamenten kann den Urin verfärben (Rifampicin z.B. färbt den Urin orange). Auch Menschen, die rote Bete gegessen haben, können roten Urin bekommen. Bei manchen Patienten, die unter *Porphyrie* leiden, wird der Urin rot, wenn man ihn eine Weile stehenläßt; bei Patienten mit *Gelbsucht* kann er orange oder braun werden. Schäumender Urin enthält zuviel Eiweiß, besonders wenn der Schaum sich nach dem Schütteln nicht legt.

ANOMALE ZUSAMMENSETZUNG

Bei *Diabetes mellitus* geht die überschüssige Glukose aus dem Blut in den Urin über und verursacht eine *Glykosurie*. Bei einer *Glomerulonephritis* (einer Entzündung der Filtermembranen der Nieren) und beim *nephrotischen Syndrom* kann sich überschüssiges Eiweiß im Urin ansammeln (*Proteinurie*). Bei einem *Nierenversagen* ist der Anteil der Abbauprodukte (wie z.B. Harnstoff) im Urin deutlich reduziert.

Andere Nierenkomplikationen, wie etwa das *Fanconi-Syndrom* oder die *renale tubuläre Azidose* können dazu führen, daß der Harn zu säurehaltig oder zu alkalisch wird oder daß er zuviel Aminosäuren, Phophate, Salz oder Wasser enthält.

Harnblase

(*F.* Vesica urinaria) Muskulöses Hohlorgan im kleinen Becken, das als Reservoir für *Harn* fungiert. Die H. eines erwachsenen Menschen kann einen halben Liter Harn oder mehr fassen. Sie liegt hinter dem Schambein, versteckt und geschützt durch die Beckenknochen.

Bei der H. unterscheidet man den Blasenkörper und -grund. Der Körper ist gegen die Bauchfellhöhle gerichtet und wölbt sich mit zunehmender Füllung gegen diese vor. Er kann mit seinem Scheitel so weit über die Schambeinfuge (*F.* Symphyse) ragen, daß die stark gefüllte H. am Symphysenoberrand punktiert werden kann. Die Harnleiter, die den Urin vom Nierenbecken antransportieren, münden hinten am Blasengrund. Dieser verschmälert sich zum Beckenboden und geht am Blasenhals trichterförmig in die Harnröhre über (die außer während des Harnlassens von Harnröhrenschließmuskeln verschlossen ist). Die Wand der Harnblase besteht aus einer inneren Schleimhaut (*F.* Tunica mucosa; mit Übergangsepithel), einer mittleren kräftigen Muskelschicht (*F.* Tunica muscularis; aus glatter Muskulatur in wechselnden Lagen) und einer äußeren Bindegewebshülle.

FUNKTION

Die Funktion der H. besteht im Sammeln von Harn, bis er zu einem geeigneten Zeitpunkt aus dem Körper ausgeschieden werden kann.

Die vollständige Kontrolle bedarf einer längeren Zeit. Bei Kindern erfolgt das Entleeren der H. völlig automatisch, als *Reflex*-Reaktion. Wenn sich die H. füllt und über ein gewisses Maß hinaus dehnt, werden Signale ans Rückenmark gesandt. Nervensignale vom Rückenmark veranlassen daraufhin den Harnröhrenschließmuskel, sich zu entspannen, und bewirken, daß die Blasenmuskulatur sich zusammenzieht, wodurch der Harn über die Harnröhre ausgeschieden wird.

Mit dem Heranwachsen des Kindes entwickelt es allmählich die Fähigkeit, die Harnentleerung hinauszuzögern. Das Ausdehnen der Blase wird bewußt (als Unbehagen) in den Hirnzentren wahrgenommen, die dann, je nach Wunsch, Nervensignale aussenden können, die den Entleerungsreflex unterdrücken. Irgendwann wird die H. jedoch so voll und so stark gedehnt, daß der Drang, Harn zu lassen, stärker wird.

Das Alter, in dem Kinder schließlich ihre H. völlig unter Kontrolle haben, variiert, vor allem was die nächtliche Kontrolle betrifft. Die meisten Kinder sind im Alter von fünf Jahren nachts trocken, bei manchen kann es jedoch auch länger dauern (s. *Enuresis*).

Eine Störung der H.nfunktion, die z.B. Probleme wie *Harninkontinenz* und *Harnverhaltung* mit sich bringt, kann verschiedene Ursachen haben (s. Kasten "Erkrankungen der Harnblase" S. 455).

Harnblasenentzündung

(*F.* Zystitis) Entzündung der Schleimhaut der *Harnblase*, in der Regel infolge bakterieller Infektion.

Alle Faktoren, die zu einer Behinderung der Harnentleerung aus der Blase oder zu einer nur unvollständigen Harnentleerung führen, erhöhen das Infektionsrisiko; aufgestauter Harn in der Blase oder Harnröhre stellt eine ideale Brutstätte für Bakterien dar.

VORKOMMEN UND URSACHEN

Frauen leiden häufig an einer H., da ihre Harnröhre kurz ist und infektiöse Stoffe damit leicht über die Harnröhre in die Blase aufsteigen können. Die Bakterien können aus der Vagina stammen oder aus dem Darm (über den Anus) in die Harnröhre gelangt sein. Die meisten Frauen haben irgendwann einmal eine H. Ein *Stein* in der Blase, ein *Blasentumor* oder eine *Harnröhrenstriktur* können das Infektionsrisiko durch Behinderung des Harnflusses deutlich steigern.

Männer sind seltener von H. betroffen (wegen der längeren Harnröhre); sie tritt normalerweise nur dann auf, wenn es zu einer Behinderung der Harnausscheidung kommt; diese rührt meist von einer vergrößerten *Vorsteherdrüse* her, die am Austritt aus der Blase auf die Harnröhre drückt. Seltener ist die Behinderung durch eine *Harnröhrenstriktur* bedingt.

Bei Kindern ist eine H. meist auf eine ungewöhnliche Struktur der Harnleiter (die Röhren, über die der Harn von den Nieren in die Blase gelangt) zurückzu-

H

führen, und zwar an der Stelle, an der sie in die Blase einmünden. Es kann dadurch beim Zusammenziehen des Blasenmuskels zu einem Rückfluß des Harns in die Harnleiter kommen. Unvollständige Harnentleerung und Infektion sind die Folge.

Eine weitere Infektionsquelle ist die Einführung eines Katheters (Drainageröhre) in die Harnblase – eine Methode der künstlichen Harnentleerung (s. *Harnwegskatheterisierung*), die unter einer Reihe von Umständen nötig wird, z.B. zur Behandlung von Inkontinenz und Harnverhaltung. Diabetiker sind besonders anfällig gegenüber Harnwegsinfektionen.

SYMPTOME

Das Hauptsymptom einer H. sowohl bei Männern als auch bei Frauen ist häufiger Harndrang, wobei jedes Mal nur kleine Mengen an Harn abgegeben werden. Das Harnlassen ist in der Regel von brennenden oder stechenden Schmerzen begleitet. Manchmal riecht der Harn unangenehm und enthält Blutbeimengungen. Außerdem können Fieber und gelegentlich auch Erkältungen und dauernde Beschwerden im Unterbauch dazukommen. Bei Kindern sind möglicherweise im Harn selbst keine Anzeichen zu finden, aber sie können Fieber bekommen und beim Wasserlassen weinen.

DIAGNOSE

Die Diagnose einer H. kann durch die mikroskopische Untersuchung einer Urinprobe nach Eiterzellen und durch Anlegen einer *Kultur* der im Harn gefundenen Bakterien bestätigt werden. Wird bei einem Menschen, der Anzeichen einer H. aufweist, keine Infektion gefunden, kann möglicherweise eine *Harnröhrenentzündung*, eine bakterielle *Prostatitis* (nur bei Männern) oder ein akutes *Urethralsyndrom* (nur bei Frauen) vorliegen, das bei manchen Menschen von Verletzungen beim Sexualverkehr herrühren kann.

THERAPIE

Bei Anzeichen einer H. sollte man große Mengen an Flüssigkeit zu sich nehmen, um die Harnblase (die möglichst bei jeder Harnabgabe vollständig geleert werden sollte) richtig durchzuspülen. Außerdem sollte man versuchen, den pH-Wert des Harns durch Einnahme von einem Teelöffel Natriumbikarbonat in Wasser alle sechs Stunden im basischen Bereich zu halten. Frauen, die leicht anfällig für H.en sind, sollten ihre Blase möglichst bald nach dem Geschlechtsverkehr entleeren.

Liegt eine Infektion vor, werden normalerweise *Antibiotika* zur Abtötung der Bakterien und zur Vorbeugung gegen eine Ausbreitung der Infektion auf die Nieren (s. *Pyelonephritis*) gegeben.

Besonders wenn Eiterzellen im Harn gefunden werden, wird die Antibiotikabehandlung durch den behandelnden Arzt bereits begonnen, ehe das Ergebnis der Bakterienkultur vorliegt. Liegt es vor, wird genau überprüft, ob eine Infektion vorliegt, und untersucht, inwieweit die Bakterien auf verschiedene Antibiotika ansprechen.

Eine sofortige Behandlung der H. mit Antibiotika bringt die Infektion normalerweise innerhalb von 24 Stunden zum Stillstand. Sowohl bei Männern und Kindern mit einer H. als auch bei Frauen mit immer wiederkehrender H. (s. *Harnwegsinfektion*) werden in der Regel umfangreichere Tests durchgeführt.

DIE ANATOMIE DER HARNBLASE

Die Harnblase ist ein Hohlorgan, das Harn speichert. Sie liegt hinter dem Schambein und ist durch das Becken geschützt. Über die Harnleiter wird der Harn von den Nieren in die Harnblase transportiert. Bei Entspannung des Harnröhrenschließmuskels am unteren Ende der Harnblase wird der Harn über die Harnröhre aus dem Körper ausgeschieden.

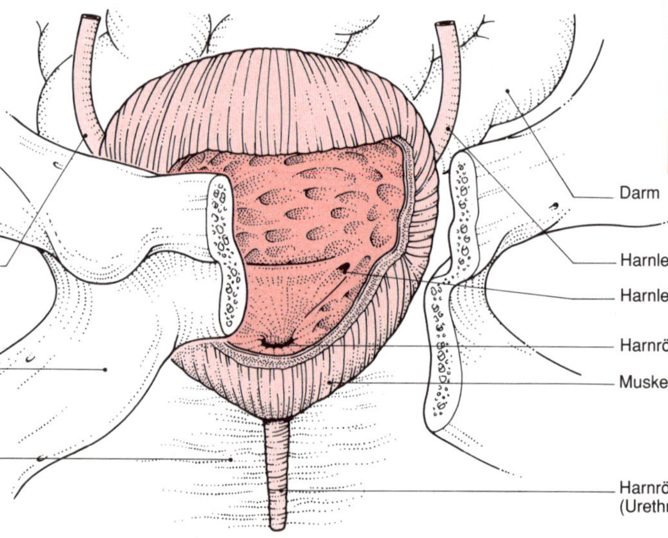

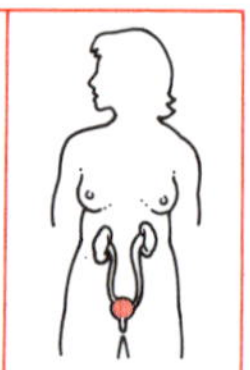

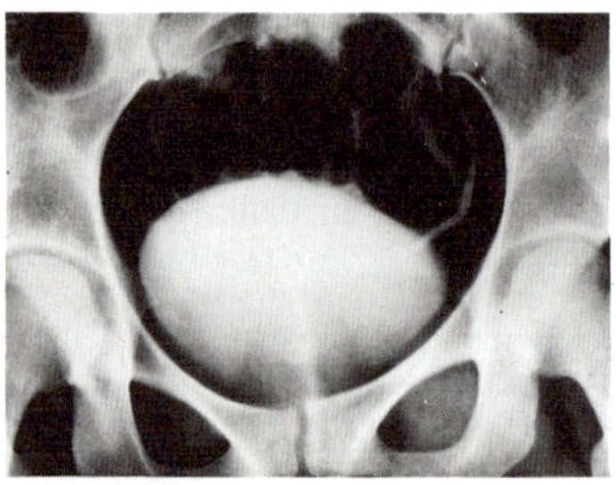

Intravenöse Urographie
Mit dieser speziellen Röntgentechnik wird die Lage der Blase im Becken deutlich sichtbar.

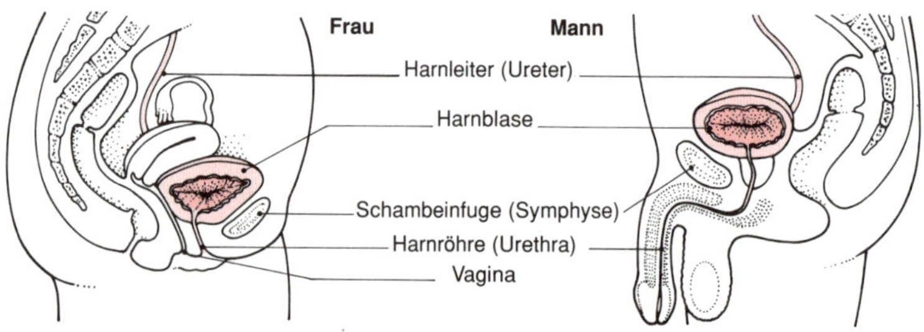

ERKRANKUNGEN DER HARNBLASE

Die häufigsten Ursachen für Probleme der Harnblase sind Infektionen, Tumoren, *Steine* oder eine Störung der Nervenversorgung der Harnblase.

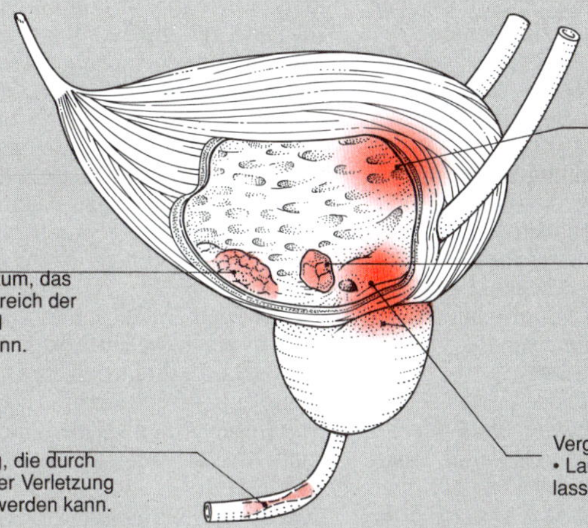

INFEKTION

Eine Harnblasenentzündung, auch *Cystitis* genannt, kommt bei Frauen sehr häufig vor, besonders weil die weibliche Harnröhre deutlich kürzer ist als die männliche und für Bakterien kein so großes Hindernis darstellt. Bei Männern hängt eine Entzündung gewöhnlich mit einer Behinderung des Harnabflusses aus der Harnblase, z.B. aufgrund von Blasentumoren oder einer vergrößerten Prostata, zusammen. In manchen tropischen Ländern stellt die parasitäre Wurminfektion *Schistosomiasis* (Bilharziose) eine häufige Ursache für Blasenerkrankungen dar.

TUMOREN

Blasentumoren können gutartig und bösartig sein und treten im allgemeinen bei Männern häufiger auf als bei Frauen. Sie sind in den Anfangsstadien meist schmerzlos, können jedoch zu *Hämaturie* (Blutbeimengung im Harn) oder Behinderung des Harnabflusses aus der Blase führen. Diese Behinderung kann jedoch auch durch einen Tumor oder eine Vergrößerung der Prostata bedingt sein und teilweise oder vollständige *Harnverhaltung* mit Harnstauung in der Harnblase zur Folge haben.

Rückenmarkstumoren können die Nerven, die die Blasenfunktion steuern, beeinträchtigen und damit entweder Harnverhaltung oder *Inkontinenz* auslösen.

STEINE

Blasensteine, die durch Ausfällungen von gelösten Substanzen, die im Harn enthalten sind, entstehen, kommen in Europa relativ selten vor. Sie treten hauptsächlich bei Männern auf und werden im allgemeinen durch Harnverhaltung und/oder chronische Entzündungen der Harnorgane hervorgerufen. In verschiedenen anderen Teilen der Welt, wie z.B. in Südostasien, kommen sie häufiger vor und sind dort meist auf eine eiweißarme Ernährung zurückzuführen.

VERLETZUNGEN

Eine Verletzung der Harnblase ist relativ selten. Sie kann jedoch vorkommen, wenn ein Beckenbruch vorliegt und die Harnblase gerade voll ist (typisch für Verkehrsunfälle). Die Harnblase reißt, und der Harn dringt in die Bauch- und Beckenhöhle ein.

Eine Schädigung der für die Blasenfunktion verantwortlichen Nerven kann das Füllen und Entleeren der Harnblase stören und je nach Ort der Verletzung entweder zu Inkontinenz oder Harnverhaltung führen. Ursache für eine derartige Nervenschädigung ist häufig eine Rückenmarksverletzung infolge eines Verkehrsunfalles oder ein Bandscheibenvorfall.

ANDERE ERKRANKUNGEN

Störungen der Blasenkontrolle können auch infolge von Nervendegeneration bei *Diabetes mellitus*, *Multipler Sklerose* oder *Demenz* auftreten.

Ein häufig vorkommendes Phänomen ist die instabile oder *Reizblase*, bei der man ständig einen Drang zum Wasserlassen verspürt. Bisher wurden noch nicht alle Ursachen dafür erkannt; häufig wird sie jedoch mit einer *Harnwegsinfektion* oder einem Gebärmuttervorfall in Zusammenhang gebracht. Doch auch viele andere Faktoren, vor allem Spannung und Angst, lösen einen verstärkten Harndrang aus.

Haben Kinder bis zum Alter von drei oder vier Jahren noch nicht gelernt, ihre Harnblase zu kontrollieren, spricht man von Bettnässen (*Enuresis*); dies kann auf eine behandelbare körperliche Ursache zurückzuführen sein, wie z.B. eine Harnwegsinfektion, oder auf psychische Probleme; meist ist es jedoch bedingt durch eine noch nicht vollständige Entwicklung des Nervensystems.

UNTERSUCHUNG

Es gibt verschiedene Methoden. Eine Harnwegsinfektion wird anhand einer Harnprobe diagnostiziert, von der eine Kultur angelegt wird. Die Harnblase kann direkt durch *Blasenspiegelung* untersucht werden. Mit Röntgenmethoden wie der *Miktions-Zystourethrographie* können die Harnblase und die Harnröhre, mit intravenöser *Urographie* alle Harnorgane außer der Harnröhre untersucht werden. Bei der *Zystometrie* wird die Harnblasenkapazität in Beziehung zum Druck gemessen.

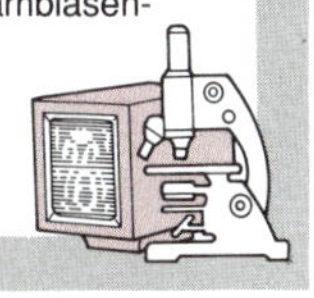

Harndrang

Häufigeres Wasserlassen als normal wird im allgemeinen als "Harndrang" bezeichnet. Die meisten Menschen entleeren ihre Blase durchschnittlich etwa vier bis sechs Mal am Tag und nachts nur gelegentlich. Muß man deutlich häufiger Wasser lassen, spricht man von H.

In manchen Fällen ist der H. eine direkte Folge von erhöhter Harnproduktion (s. *Polyurie*). In anderen Fällen ist das Gesamtvolumen an erzeugtem Harn nicht höher oder sogar geringer als normal.

Meist ist der verstärkte H. auf eine infektionsbedingte *Harnblasenentzündung* zurückzuführen. Eine Verringerung der Flüssigkeitszufuhr hat in diesem Falle eine höhere Konzentration des Harns zur Folge, der damit auch stärker reizend wirkt und zu häufigerem Harnlassen anregt. Bei Harnblasenentzündung sollte mehr Flüssigkeit aufgenommen werden.

Außerdem ist Angst eine der häufigeren Ursachen für verstärkten Harndrang. Andere Ursachen können Steine in der Blase (s. *Harnsteine*) sein sowie eine vergrößerte Vorsteherdrüse (s. *Prostata, vergrößerte*) oder aber in seltenen Fällen ein *Blasentumor*. Bisweilen beobachten auch manche Menschen, die an *Nierenversagen* leiden, daß sie häufiger als normal Wasser lassen müssen, besonders bei Nacht.

Die Behandlung von H. richtet sich nach der zugrundeliegenden Ursache, soweit diese diagnostiziert wurde.

Harninkontinenz

Unkontrollierbarer, unfreiwilliger Abgang von *Harn*, meist infolge von Verletzungen oder Erkrankungen der *Harnorgane* (s.a. *Inkontinenz*). Von H. sind häufig ältere Menschen betroffen, da die Funktionstüchtigkeit der die *Harnröhre* umgebenden Schließmuskeln mit dem Alter nachläßt. H. kommt bei Frauen häufiger als bei Männern vor.

FORMEN UND SYMPTOME

Streßinkontinenz

Unwillkürlicher Abgang einer kleinen Menge von Urin beim Husten, Lachen, Heben schwerer Lasten oder bei übermäßiger körperlicher Aktivität (z.B. beim Sport). Streßinkontinenz (auch Belastungsinkontinenz genannt) tritt besonders häufig bei Frauen kurz nach der Geburt eines Kindes auf, wenn die Harnröhrenschließmuskeln gedehnt sind.

Dranginkontinenz

Zwanghafter Harndrang und Unvermögen, die Blase zu kontrollieren, wenn diese sich unwillkürlich zusammenzieht. Dranginkontinenz kann beim Gehen und Sitzen auftreten, wird jedoch häufig durch einen plötzlichen Stellungswechsel ausgelöst. Hat der Harn erst einmal zu fließen begonnen, hört er erst nach völliger Entleerung der Blase wieder auf.

Absolute Inkontinenz

Völlig fehlende Beherrschung der Harnblasenfunktion infolge totalen Ausfalls der Schließmuskelaktivität. In seltenen Fällen ist die absolute Inkontinenz auf einen Abfluß des Urins unter Umgehung des Harnröhrenschließmuskels zurückzuführen, z.B. bei Frauen mit Blasen-Scheiden-Fisteln (Loch zwischen Blase und Scheide) oder Harnleiterektopie (bei der der Harnleiter z.B. direkt in die Harnröhre übergeht anstatt in die Harnblase).

Überlaufinkontinenz

Diese Art der H. ist typisch für chronische *Harnverhaltung*, eine Krankheit, bei der die Betroffenen nicht zu einer normalen Blasenentleerung in der Lage sind, weil meist eine Behinderung in Form einer vergrößerten *Vorsteherdrüse* vorliegt. Die Harnblase ist immer voll, was zu einem ständigen Harnträufeln führt. Durch Beseitigung des Hindernisses kann eine normale Kontinenz wiederhergestellt werden.

URSACHEN

H. kann auf lokal auftretende Erkrankungen der Harnorgane zurückgehen (z.B. Infektionen, Blasensteine oder -tumoren) oder auf einen Gebärmuttervorfall bzw. einen Prolaps der Scheide. Eine durch mangelnde Kontrolle infolge von Störungen der Gehirnfunktion bedingte Inkontinenz kommt vor allem bei Kindern und Jugendlichen (s. *Enuresis*), älteren Menschen und geistig Behinderten vor. Gehirn- oder Rückenmarksschädigungen infolge von Verletzungen oder Erkrankungen wirken sich genauso auf die Kontrolle der Blasenfunktion aus wie Streß, Wut und Angst. Auch schwache Beckenmuskeln, gebrochene Beckenknochen oder Prostatakrebs können H. zur Folge haben. Bei Vorliegen einer *Reizblase*, bei der sich die Blasenmuskeln in periodischen Abständen zusammenziehen, erhöht sich der Druck in der Blase zum Ausstoßen des Harns über die Harnröhre; dies löst einen starken Drang zum Wasserlassen aus.

DIAGNOSE

In der Regel wird zuerst eine *Harnuntersuchung* durchgeführt, um die Möglichkeit einer Infektion oder Entzündung, eines *Diabetes mellitus* oder Eiweißverlustes auszuschließen. Zur Untersuchung, ob eine Behinderung vorliegt, kann auf *Ultraschall-Diagnostik*, intravenöse *Urographie* (Röntgenaufnahmen der Nieren und Harnleiter nach Injektion eines Kontrastmittels) oder Röntgenaufnahmen direkt beim Urinieren (s. *Miktions-Zystourethrographie*) zurückgegriffen werden. Mit Hilfe der *Zystometrie* (Messung des Blaseninnendrucks) kann bestimmt werden, ob die Blase normal funktioniert oder ob es irgendwelche Schwierigkeiten mit der Nervenversorgung der Blase gibt. Zur Untersuchung, ob eventuell Blasensteine, -tumoren oder -zysten vorhanden sind, wird im allgemeinen eine *Blasenspiegelung* (Untersuchung der Harnröhre und der Blase mit einem Spezialendoskop) vorgenommen.

THERAPIE

Sind schwache Beckenmuskeln die Ursache für eine Streßinkontinenz, kann *Beckenbodentraining* helfen, die normale Schließmuskelfunktion wiederherzustellen. Bisweilen wird auch eine operative Verlängerung oder Verengung der Harnröhre vorgenommen. In schweren Fällen kann ein aufblasbarer künstlicher Schließmuskel um die Harnröhre gelegt werden; soll Wasser gelassen werden, wird ein Knopf gedrückt, um die Luft aus dem Ring zu lassen, damit der Urin abfließen kann.

Ist eine Reizblase die Ursache, werden oft *Anticholinergika* gegeben, um den Blasenmuskel zu entspannen.

Ist die Wiederherstellung einer normalen Harnblasenfunktion nicht möglich, können spezielle Inkontinenzunterhosen (mit Einlagen zur Aufnahme des Urins) die unangenehmen Nebenwirkungen erleichtern. Männer können einen Penisschaft tragen, der in einen Schlauch mit Urintasche mündet. Manche Menschen können auch durch eine vier- bis fünfmalige Eigenkatheterisierung zum Zweck der Blasenentleerung am Tag eine Inkontinenz vermeiden (s. *Harnwegskatheterisierung*).

Schaffen all die genannten Maßnahmen keine Abhilfe, und die Inkontinenz ist schwerwiegend, kann eine Operation zur Errichtung eines *künstlichen Harnableitungswegs* unter Umgehung der Harnblase erforderlich sein.

Harnkonkrement

s. *Harnstein*

Harnlassen, schmerzhaftes

Schmerzen oder Beschwerden beim Harnlassen, in der Medizin auch *Dysurie* genannt. Die dabei empfundenen Schmerzen werden oft als brennend beschrieben. Manchmal geht diesen auch eine Hemmung voraus, mit dem Wasserlassen zu beginnen. Halten sowohl die Schmerzen als auch der Harndrang nach Beendigung des Harnflusses weiterhin an, so spricht man von *Harnzwang* oder Strangurie.

Die häufigste Ursache von Dysurie ist eine *Harnblasenentzündung* (Zystitis), besonders bei Frauen. Dysurie kann jedoch auch durch einen *Blasentumor* oder Steine (s. *Harnstein*) bedingt sein, v.a. wenn mit dem Harn kleine Blutgerinnsel, Steine oder Kristalle ausgeschieden werden. Harnzwang wird gewöhnlich durch Krämpfe der entzündeten Blasenwand verursacht, kann jedoch auch auf Blasensteine zurückzuführen sein.

Andere mögliche Ursachen für s. H. sind z.B. *Harnröhrenentzündung* (Urethritis), häufig infolge von *Gonorrhoe*, bei Männern auch *Prostatitis* (Entzündung der Vorsteherdrüse) oder *Balanitis* (Entzündung der Eichel des Penis) und bei Frauen vaginale *Candidiasis* (Pilzinfektion der Scheide) oder eine Allergie auf Intimsprays.

Leichte Beschwerden beim Harnlassen können auch durch hochkonzentrierten Harn infolge von Fieber oder übermäßigem Schwitzen entstehen.

Zur Diagnose einer Dysurie können *Harnuntersuchungen*, *Urographie* oder eine *Blasenspiegelung* vorgenommen werden. (S.a. *Urethralsyndrom, akutes*)

Harnlassen, übermäßiges

Ausscheidung von mehr als etwa 2,5 Liter Wasser pro Tag. Übermäßige Harnausscheidung wird medizinisch auch als *Polyurie* bezeichnet.

URSACHEN

Übermäßige Harnausscheidung kann bisweilen auf psychische Probleme, die eine Person zu zwanghaftem Trinken veranlassen, zurückzuführen sein. Die hohe Flüssigkeitsaufnahme führt unausweichlich zu einer hohen Harnproduktion.

Verschiedene Krankheiten können die Ursache für eine Ausscheidung von ungewöhnlich hohen Mengen an bestimmten Substanzen über den Harn sein; diese Substanzen ziehen wiederum Wasser an und erhöhen dadurch das Urinvolumen. Die wichtigste Krankheit in dieser Hinsicht ist *Diabetes mellitus,* bei dem ein Glukoseüberschuß im Blut in den Harn ausgeschüttet wird. Bei verschiedenen Nierenerkrankungen, die unter dem Begriff Salzverlust-Syndrom zusammengefaßt sind, kommt es zu einer übermäßigen Salzabgabe in den Harn und damit zu einer Volumenerhöhung.

Bei dem sog. *Diabetes insipidus* centralis rührt die übermäßige Harnausscheidung von einer Abnahme der Bildung von *ADH* (antidiuretisches Hormon) in der Hypophyse her. Dies führt zu einer deutlichen Steigerung des Harnvolumens, denn normalerweise veranlaßt ADH die Nieren, den Urin zu konzentrieren. Liegt hingegen ein Diabetes insipidus renalis vor, der durch eine Reihe von Nierenerkrankungen bedingt sein kann, werden zwar normale ADH-Mengen produziert, doch die Nieren sprechen nicht darauf an.

DIAGNOSE

Jeder Mensch, der ungewöhnlich große Mengen an Harn ausscheidet, sollte sich ärztlich beraten lassen.

Bei einem zwanghaft Trinkenden geht das Volumen sofort zurück, wenn die Flüssigkeitszufuhr reduziert wird. Nicht so bei Patienten mit Diabetes insipidus. Bei Personen mit Diabetes insipidus centralis verbessert sich der Zustand nach Gabe von künstlichem ADH, bei Diabetes insipidus renalis führt dies hingegen zu keiner Veränderung.

Bei Patienten mit Diabetes mellitus ist der Glukosespiegel sowohl im Blut als auch im Urin hoch; bei Menschen mit einem Salzverlust-Syndrom sind hingegen hohe Mengen an Salz im Harn nachweisbar.

THERAPIE

Die Behandlung von Polyurie richtet sich nach der jeweiligen Ausgangskrankheit. (S.a. *Harndrang*)

Harnlassen, zu häufiges

s. *Harndrang*

Harnleiter

(*F.* Ureter) Paariges, leicht abgeplattetes Rohr von 4 - 7 mm Durchmesser und ca. 30 cm Länge im hinteren Bindegewebsraum des Rumpfes (*F.* Retroperitonealraum); verbindet Nierenbecken und Harnblase. Die Wand der H. besteht aus drei Schichten: einer inneren Schleimhaut (Mukosa), die von standorttypischem Übergangsepithel (in der Klinik auch Urothel genannt) überzogen ist, einer mittleren Muskelschicht (Muskularis) aus glatter, spiralförmig angeordneter Muskulatur und einer äußeren Bindegewebshülle (Adventitia). Die H. werden über Blutgefäße und Nerven versorgt.

Der Harn fließt durch die H. zum einen wegen der Schwerkraft, zum anderen hauptsächlich wegen der Pumpaktivität der H., auch Peristaltik genannt, bei der mehrmals pro Minute wellenähnliche Kontraktionen durch die Muskulatur der Harnleiterwand laufen. Jeder H. mündet über einen leicht geknickten Tunnel in die Blasenwand ein, wodurch ein Rückfluß des Harnes in die H. beim Zusammenziehen des Blasenmuskels verhindert wird.

ERKRANKUNGEN

Manche Menschen werden mit einseitig oder auch beidseitig doppelten H.n geboren, die im allgemeinen mit einer teilweisen Doppelung der Niere auf der betroffenen Seite einhergehen. Doppelte H. können entweder über ihre ganze Länge getrennt verlaufen oder sich an einem bestimmten Punkt vereinigen (Y-Form). In vielen Fällen verursacht eine Doppelbildung der H. keine Beschwerden, doch es kann eine Tendenz zum Rückfluß des Harnes in einen der H. bestehen, wenn sie getrennt in die Blase einmünden. Darüber hinaus kann es zu Problemen, wie z.B. *Harninkontinenz* oder Infektion, kommen, wenn ein H. direkt in die Harnröhre oder die Vagina mündet statt in die Blase. Durch chirurgische Eingriffe können solche Fehlbildungen notfalls behoben werden.

Krämpfe in den H.n können möglicherweise von einem Stein (s. *Harnstein*) herrühren, der gerade nach unten wandert oder in einem H. steckengeblieben ist. Diese äußerst schmerzhafte Komplikation nennt man im allgemeinen *Nierenkolik.*

Außerdem kann es zu einer H.entzündung kommen, die meist entweder durch die Verstopfung eines H.s durch einen Stein oder die Ausbreitung einer Infektion von der Blase her bedingt ist.

ANATOMIE DES HARNLEITERS

Die paarigen Harnleiter befördern den Harn von den Nierenbecken zur Harnblase. Sie münden schräg von hinten in den Blasengrund.

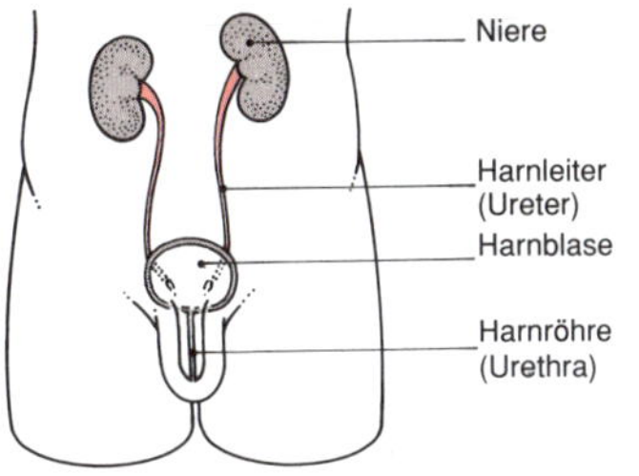

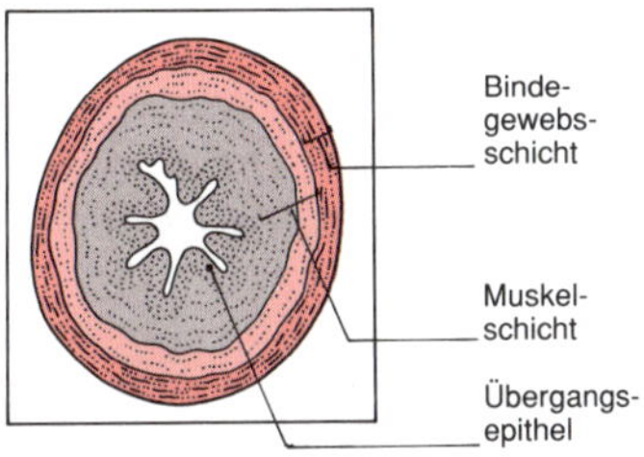

Querschnitt durch einen Harnleiter
Von außen nach innen: Bindegewebsschicht, Muskelschicht und Schleimhaut mit Übergangsepithel.

Harnleiterkolik

s. *Nierenkolik*

Harnorgane

Organe, die für die Produktion und Ausscheidung von *Harn* zuständig sind. Zu den H.n zählen die *Nieren* (mit ihrem Blutversorgungs- und Nervensystem), die Nierenbecken (trichterförmige Sammelorgane zur Ableitung des Harns aus den Nieren), die *Harnleiter*, die *Harnblase* und die *Harnröhre*. (S. Abbildung im Kasten nächste Seite)

In den Nieren wird durch Filterung des Blutes Harn erzeugt. Der Harn wird in den Nierenbecken gesammelt und dann mit Hilfe der Schwerkraft und der Peristaltik (wellenförmige Kontraktionen der Wände der Harnleiter) über die Harnleiter zur Harnblase transportiert. In der Harnblase wird der Harn so lange aufgestaut, bis sich eine genügend große Menge angesammelt hat, um die *Miktion* (das Wasserlassen, Harnlassen) zu stimulieren. Wenn sich die Harnblase zusammenzieht, wird der Harn über die Harnröhre aus dem Körper ausgeschieden.

Harnröhre

(*F.* Urethra) Endabschnitt der Harnwege. Bei Frauen ist die H. kurz und mündet im Scheidenvorhof zwischen den kleinen Schamlippen. Bei Männern ist die H. sehr viel länger. Sie wird am oberen Ende von der Vorsteherdrüse umgeben und verläuft dann in einem Kanal durch die ganze Länge des Penis. Die Lage und relative Länge der männlichen und weiblichen H. wird aus den Abbildungen im zugehörigen Kasten (S. 459) ersichtlich.

ERKRANKUNGEN

Obwohl Verwachsungen und angeborene Fehlbildungen bei Männern wie bei

DIE HARNORGANE

Zu den Harnorganen gehören die Nieren, in denen zur Ausscheidung von Stoffwechselschlacken aus dem Blut Harn erzeugt wird; die Harnleiter, über die der Harn aus den Nieren abtransportiert wird; die Harnblase, in der der Harn so lange angesammelt wird, bis er in geeigneter Form aus dem Körper ausgeschieden werden kann; und die Harnröhre, über die die Harnblase sich nach außen entleeren kann. Aufgrund ihrer Ausscheidungsfunktion ist die Niere eines der am stärksten durchbluteten Organe; pro Minute wird mehr als 1 Liter Blut durch beide Nieren gepumpt.

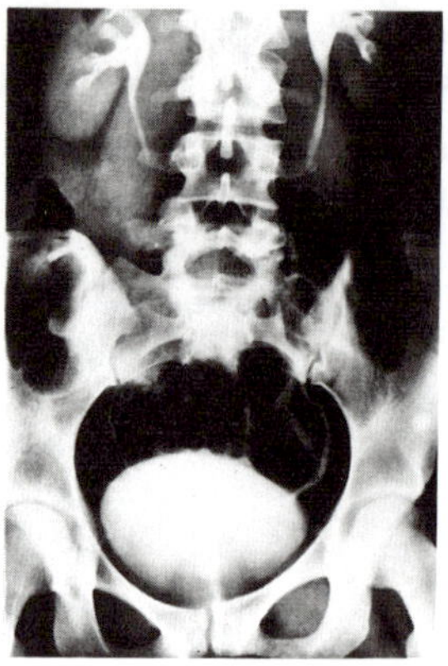

Röntgenaufnahme der Harnorgane
Das mit Hilfe der intravenösen Urographie-Methode erstellte Röntgenbild (links) zeigt (als helle Teile) die Nierenkelche und das Nierenbecken jeder Niere, die Harnleiter und die Harnblase sowie die Knochen der unteren Wirbelsäule und des Beckens.

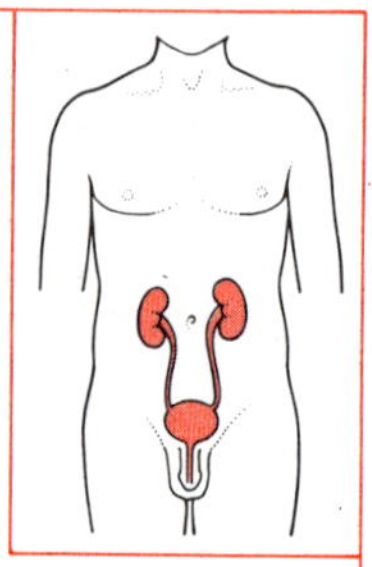

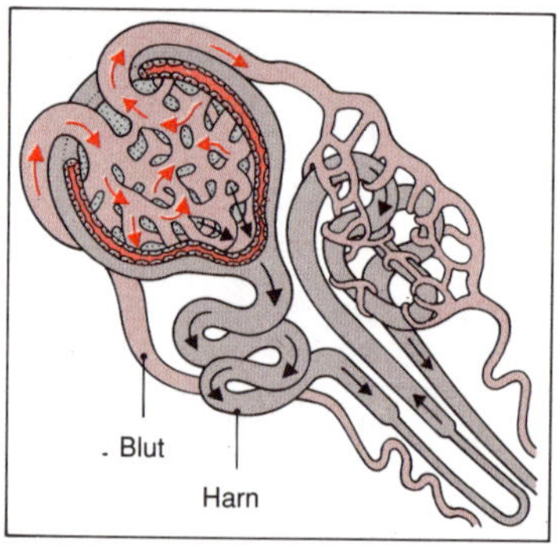

Die Filtereinheiten (Glomeruli)
Jede Niere besteht aus ungefähr einer Million kleinster Gefäßknäuel (Glomeruli), in denen aus Blut (Primär-)Harn gefiltert wird.

HARNBESTANDTEILE

Der Urin besteht im wesentlichen aus Wasser und einem relativ geringen Anteil an sog. harnpflichtigen Substanzen (Harnstoff, Harnsäure, Kreatinin etc.) sowie Kochsalz (Natriumchlorid).

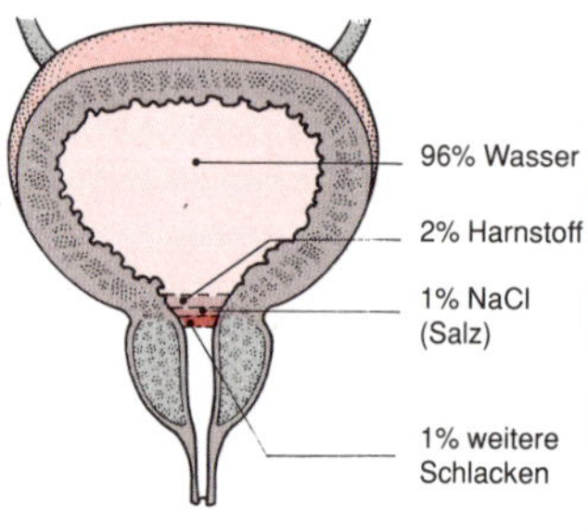

Die Harnblase (innen)
Die beiden Harnleitereinmündungen bilden mit der Öffnung der Harnröhre am Blasengrund ein Dreieck. Bei Männern verläuft die Harnröhre durch die unterhalb der Harnblase gelegene Vorsteherdrüse hindurch.

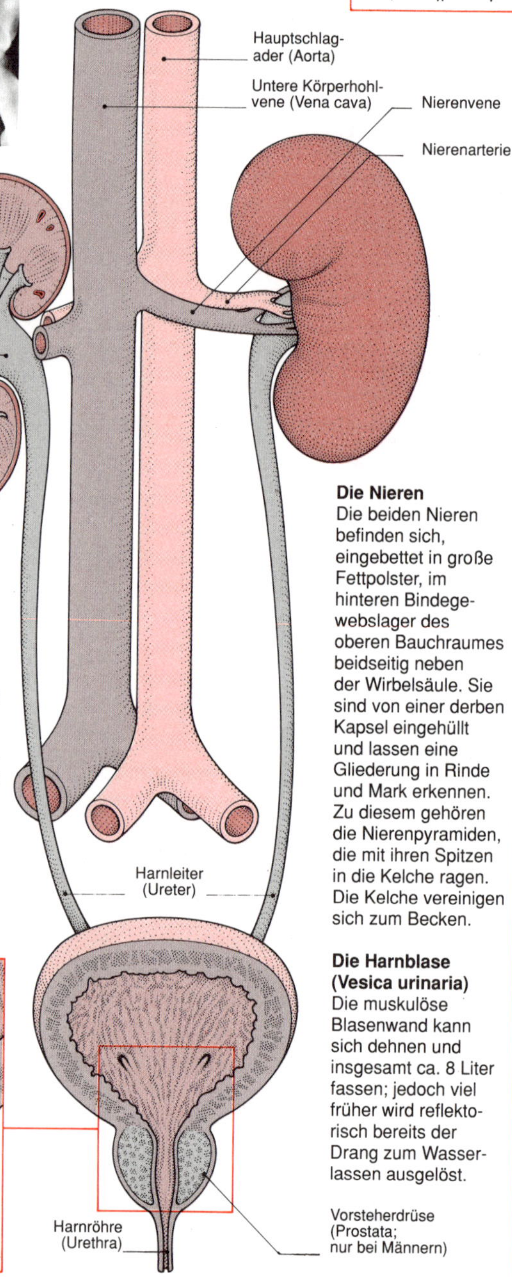

Die Nierenkanälchen
Der Primärharn wird von den Glomeruli in die Nierenkanälchen gefiltert (ca. 180 Liter/Tag) und dort ein großer Teil des Wassers und der gelösten Substanzen wieder in die Blutgefäße der Umgebung rückresorbiert. Der verbleibende, jetzt konzentrierte Endharn (ca. 2 Liter/Tag) wird von den Sammelrohren in die Nierenkelche und von diesen über die Nierenbecken in die Harnleiter transportiert.

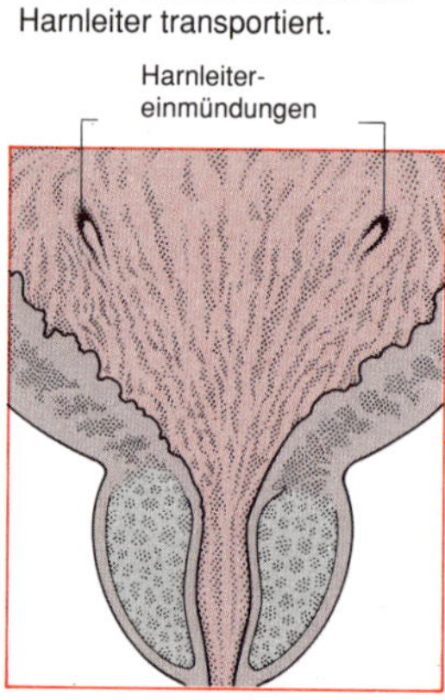

Die Nieren
Die beiden Nieren befinden sich, eingebettet in große Fettpolster, im hinteren Bindegewebslager des oberen Bauchraumes beidseitig neben der Wirbelsäule. Sie sind von einer derben Kapsel eingehüllt und lassen eine Gliederung in Rinde und Mark erkennen. Zu diesem gehören die Nierenpyramiden, die mit ihren Spitzen in die Kelche ragen. Die Kelche vereinigen sich zum Becken.

Die Harnblase (Vesica urinaria)
Die muskulöse Blasenwand kann sich dehnen und insgesamt ca. 8 Liter fassen; jedoch viel früher wird reflektorisch bereits der Drang zum Wasserlassen ausgelöst.

Frauen vorkommen, sind doch Männer relativ häufiger und schwerer von Erkrankungen dieser Art betroffem.

Bei Jungen kommt es z.B. manchmal zu einer Klappenbildung, d.h., ein Teil der Schleimhautauskleidung der H. stülpt sich zu einer Klappe aus und behindert dadurch den Harnfluß. Durch den so entstandenen Engpaß entsteht ein Rückstau, die Blase läuft über, die Harnleiter und die Sammelrohre der Niere füllen sich, was zu starkem Druck auf die Nieren führt. Wird die H.nklappe nicht chirurgisch entfernt, können sich bleibende und schwere Nierenschäden entwickeln.

Außerdem kann es zu *Harnröhrenentzündung* infolge von Infektion, Reizung oder kleineren Verletzungen kommen. Die Entzündung kann in der Folge zu Verwachsungen und *Harnröhrenstriktur* (stellenweise Verengung der H.) führen.

Die männliche H. wird bei Unfällen mit Verletzungen der Beckenknochen oft beschädigt. Zur Wiederherstellung kann ein operativer Eingriff nötig sein. Verletzungen oder Operationen der H. können eine H.nstriktur zur Folge haben.

LAGE DER HARNRÖHRE

Über die Harnröhre wird der Harn aus der Harnblase ausgeschieden. Es gibt keinen willkürlichen Muskel in der Harnröhre. Die Harnausscheidung wird von den Muskeln in der Blasenwand und im Blasenmund gesteuert.

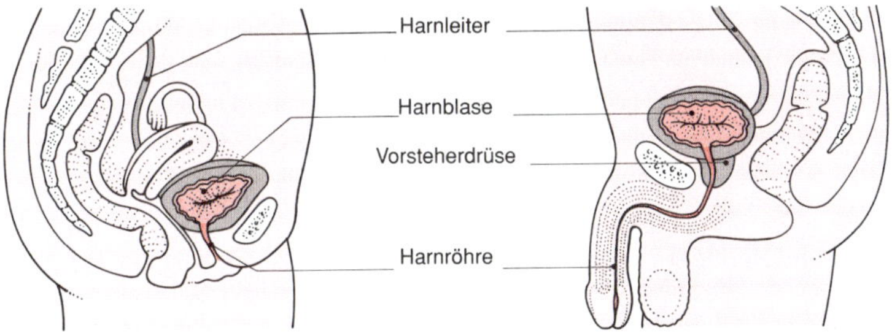

Die Harnröhre der Frau
Die weibliche Harnröhre ist kurz – nur etwa 4 cm lang –, verläuft direkt nach außen und mündet im Scheidenvorhof.

Die Harnröhre des Mannes
Die männliche Harnröhre ist etwa 18-20 cm lang und verläuft durch die Vorsteherdrüse und über die ganze Länge des Penis.

Harnröhrenausfluß

Sekret, das meist bei einer Entzündung aus der Harnröhre abgesondert wird. Bei *Gonorrhoe* ist dieses Sekret gelblich und eitrig; bei anderen Infektionstypen kann die Flüssigkeit auch klar sein.

Harnröhrendehnung

s. *Harnröhrenerweiterung*

Harnröhrenentzündung

(*F.* Urethritis) Entzündung der *Harnröhre*, meist durch Erreger hervorgerufen, manchmal jedoch auch durch andere Ursachen.

URSACHEN

H. kann durch eine Reihe von Erregern hervorgerufen werden, unter anderem auch von dem Bakterium, das *Gonorrhoe* verursacht. Eine *unspezifische Urethritis* kann auf eine Vielzahl von verschiedenen Mikroorganismen zurückgehen, z.B. auf Bakterien, Hefepilze oder Chlamydien (s. *Chlamydieninfektion*). Bakterien können manchmal von der Haut oder vom Darm in die Harnröhre gelangen und dort eine Infektion verursachen.

Auch Verletzungen infolge eines Unfalls oder der Einführung eines *Katheters* oder *Zystoskops* zur Blasenspiegelung können H. hervorrufen. Auch chemische Reizungen können H. auslösen, z.B. Antiseptika und manche spermizide Verhütungsmittel.

SYMPTOME UND KOMPLIKATIONEN

H. verursacht brennende Schmerzen, vor allem beim Wasserlassen. Die Schmerzen können sehr stark sein und werden manchmal mit einem Gefühl, als würden Glassplitter mit ausgeschieden, verglichen. Der Harn kann Blutbeimengungen haben und (speziell bei *Gonorrhoe*) gelblich eitrig sein.

H. kann Verwachsungen und *Harnröhrenstriktur* (Verengung eines Abschnitts der Harnröhre) zur Folge haben, die die Harnausscheidung erschweren.

THERAPIE

Die Infektionen werden mit geeigneten *Antibiotika* behandelt. Antibiotikabehandlung kann auch dann nötig sein, wenn eine bakterielle Infektion auf eine nichtinfektbedingte H. folgt. Zur Behebung von Harnröhrenstrikturen wird im allgemeinen eine *Harnröhrenerweiterung* vorgenommen.

Harnröhrenerweiterung

(*F.* Bougierung) Verfahren, mit welchem eine Harnröhrenverengung (*Harnröhrenstriktur*) geweitet wird. Dafür wird ein dünnes Instrument mit abgerundeter Spitze durch die Öffnung der Harnröhre vorsichtig nach oben vorgeschoben. Eine Harnröhrenerweiterung wird entweder unter örtlicher Betäubung oder unter Vollnarkose vorgenommen. Sie muß unter Umständen wiederholt werden.

Harnröhrenstriktur

Selten vorkommende Harnröhrenverengung. Die *Harnröhre* des Mannes kann sich einschnüren und manchmal auch verkürzen, wenn Narbengewebe in der Wand der Harnröhre schrumpft.

Harnsäure

Abbauprodukt des Stoffwechsels von *Nukleinsäuren* in den Körperzellen. Eine geringe Menge von Harnsäure wird auch bei der Verdauung von Nahrungsmitteln gebildet, welche reich an Nukleinsäuren sind. Dazu gehören vor allem Innereien wie Leber und Nieren.

Die meiste Harnsäure, die der Körper produziert, gelangt mit dem Blutstrom zu den *Nieren*. Diese filtern die Säure aus dem Blut und geben sie in den Urin ab. Ein kleiner Teil der Harnsäure jedoch wandert in den Darm. Dort wird sie durch Bakterien in chemische Substanzen umgebaut, die mit dem Stuhl ausgeschieden werden.

Die Nieren eines gesunden Menschen halten den Harnsäure-Blutspiegel in normalen Grenzen. Ist jedoch die Ausscheidung von Harnsäure gestört, kann es zur *Hyperurikämie* (überhöhter Harnsäurespiegel im Blut) kommen. Hyperurikämie wiederum kann zu Gicht oder Nierenstein führen (s. *Harnstein, Harnkonkrement*). Zu den Ursachen einer Hyperurikämie zählen Nierenerkrankungen, *Leukämie*, *hämolytische Anämie*, erblich bedingter Mangel eines bestimmten Enzyms, das bei der Harnsäurenausscheidung mitwirkt, sowie die Einnahme einiger Medikamente, z.B. *Diuretika* und *Zytostatika*.

Harnsperre

s. *Harnverhaltung*

Harnstein, Harnkonkrement

Stein in den Nieren, den Harnleitern oder in der Blase, verursacht durch Ausfällung bestimmter Substanzen aus dem Harn.

VORKOMMEN

Harnsteine treten in den verschiedenen Teilen der Welt unterschiedlich häufig auf. In den Industrieländern sind Nieren- und Harnleitersteine häufiger als Blasensteine. Beide Arten sind bei Frauen seltener als bei Männern.

Die Steine treten bevorzugt in den Sommermonaten auf, möglicherweise weil in dieser Zeit der Harn aufgrund des Flüssigkeitsverlustes durch Schweiß stärker konzentriert ist. Steine neigen dazu, sich wiederholt zu bilden; ungefähr 60 Prozent aller Patienten, die einmal einen Harnstein hatten, bekommen innerhalb von sieben Jahren wieder einen.

ZUSAMMENSETZUNG UND URSACHEN

Nieren- und Harnleitersteine

In den meisten Fällen läßt sich keine zugrundeliegende Ursache ausmachen. Jedoch wirken gewisse Faktoren fördernd; hierzu gehören ständiger leichter Wassermangel im Körper (z.B. infolge zu geringer Flüssigkeitsaufnahme in einem heißen Klima) und längere Bettlägerigkeit.

Es gibt verschiedene Typen von Harn- und Harnleitersteinen. Ungefähr 70 Prozent bestehen hauptsächlich aus Kalziumoxalat und/oder Phosphat. Oxalat ist ein Endprodukt des *Metabolismus* und ist natürlicherweise im Harn vorhanden. Das Salz, das es zusammen mit Kalzium bildet, ist schwer löslich. Ein abnorm hoher Oxalatspiegel im Harn fördert die Steinbildung. Er kann mit einer Ernährung zusammenhängen, die Speisen und Getränke mit einem hohem Anteil an Oxalatsäure enthält (z.B. Rhabarber, Spinat, Blattgemüse und Kaffee). Kalziumhaltige Steine sind manchmal die ersten Anzeichen einer Stoffwechselstörung, die mit einem *Hyperparathyreoidismus* (Überaktivität der Nebenschilddrüsen) einhergeht.

Über 20 Prozent der Steine hängen mit einer chronischen *Harnwegsinfektion* zusammen; sie heißen deshalb auch Infektionssteine. Diese Steine bestehen aus einer Kombination von Kalzium-, Magnesium- und Ammoniumphosphat. Sie bilden sich in stark alkalischem Harn bei ammoniakalischer Harngärung, die durch die Wirkung von Bakterien auf den Harnstoff (eine Substanz im Urin) zustande kommt. Sitzt ein infektiös bedingter Stein in der Niere, kann er das ganze Netz der harnsammelnden Gänge und den oberen Teil des Harnleiters ausfüllen. Er wächst dann zu einer seltsamen Form an, die an Korallen erinnert.

Harnsäuresteine machen ungefähr 5 Prozent aus. Sie kommen vor allem bei Menschen mit *Gicht*, bestimmten Krebsformen oder mit chronischer *Dehydratation* vor.

Es gibt auch andere, eher seltenere Arten von Harnsteinen. Cystinsteine z.B., die sich aus der Aminosäure Cystin bilden, treten vor allem bei Menschen mit Cystinurie, einer ererbten *Stoffwechselstörung*, auf.

Blasensteine

In ärmeren Ländern entwickeln sich Blasensteine meist als Folge einer eiweiß- und phosphorarmen Ernährung. In den zivilisierten Ländern sind Blasensteine gewöhnlich auf ein Abflußhindernis des Urins in der Blase und/oder auf eine länger bestehende Harnwegsinfektion zurückzuführen. Die Zusammensetzung der Blasensteine ist unterschiedlich, je nachdem, ob der Harn eher sauer oder alkalisch ist. Kalzium-Oxalat-Steine sind bei weitem die häufigsten.

SYMPTOME

Ein Nieren- oder Harnleiterstein meldet sich meistens mit einer *Nierenkolik* (heftiger Schmerz in der Taillengegend). Das häufigste Symptom eines Blasensteins ist erschwertes Wasserlassen.

DIAGNOSE

Bei Verdacht auf einen Harnstein wird gewöhnlich zunächst der Urin auf rote Blutkörperchen und Kristalle untersucht. Aus der sauren oder alkalischen Beschaffenheit des Urins lassen sich schon erste Rückschlüsse auf den Steintyp ziehen. Ungefähr 90 Prozent der Harnleitersteine zeigen sich im Röntgenbild, wo man auch ihre Lage erkennen kann. Bestätigen läßt sich dies durch intravenöse oder retrograde *Urographie*. Diese speziellen Röntgentechniken zeigen auch eine Behinderung des Harntraktes oberhalb des Steines an; mit der *Ultraschalldiagnostik* bzw. der *Sonographie* kann dieser sichtbar gemacht werden. Bei Verdacht auf eine Stoffwechselstörung als Ursache des Steins kann eine Laboranalyse von Blut und Urin hohe Spiegel von Kalzium, Phosphor, Harnsäure oder Cystin entlarven.

THERAPIE

Nierenkolik wird behandelt mit Bettruhe, schmerzstillenden Medikamenten und ausreichender Flüssigkeitszufuhr, damit der Stein durch Harnleiter, Blase und Harnröhre ausgeschwemmt wird. Die meisten Steine von weniger als 5 mm Durchmesser gehen auf diese Weise zu Hause ohne größere Probleme ab.

Handelt es sich um größere Steine, oder liegt eine Infektion bzw. ein Abflußhindernis vor, kann eine chirurgische

HARNSTEINE

Je nach Lage lösen die Steine unterschiedliche Symptome aus. Kleine Nierensteine verursachen oft gar keine Beschwerden. Erst wenn sie in den Harnleiter gelangen, rufen sie eine *Nierenkolik* hervor, einen plötzlichen, schneidenden Schmerz in der Flanke, der zur Leiste zieht; er setzt zwischendurch immer wieder aus und kann mit Übelkeit und Erbrechen einhergehen. Im Urin kann Blut zu sehen sein (F. Hämaturie). Blasensteine betreffen Männer viel häufiger als Frauen; sie können das Wasserlassen erschweren; der Urin kommt dann in dünnem Strahl, oder er tröpfelt nur. Manche Steine sind auf wiederholte *Harnwegsinfektion*en zurückzuführen. Jede Behinderung des Harnabflusses kann eine Nierenbeckenentzündung (*Pyelonephritis*) auslösen und zu schwerer Nierenschädigung führen.

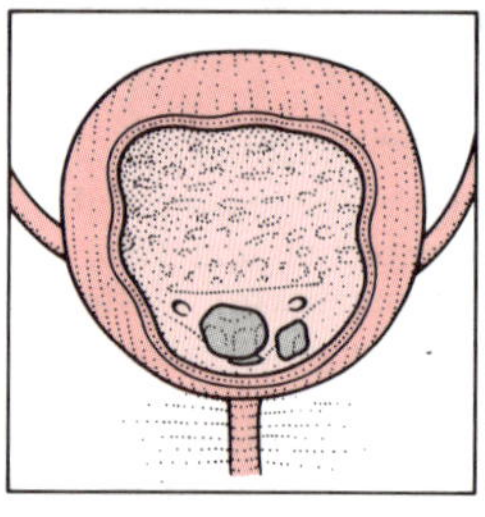

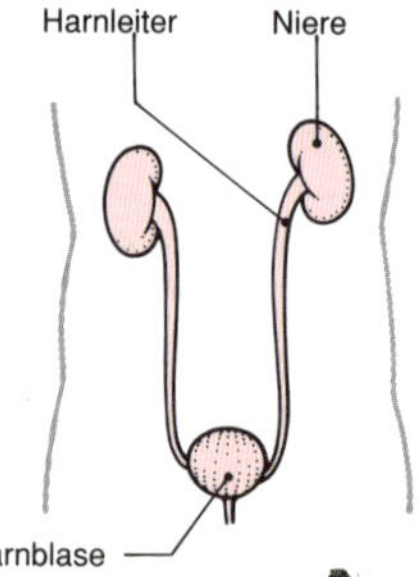

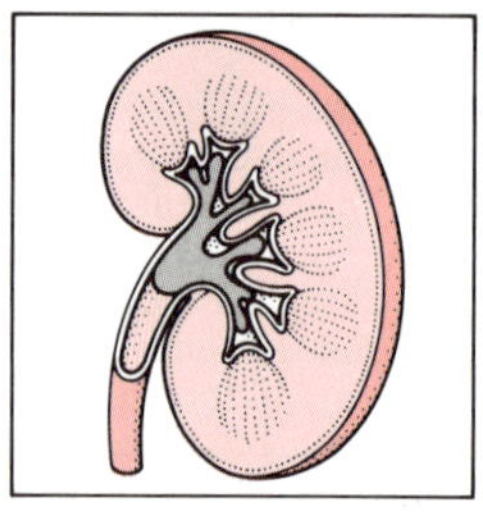

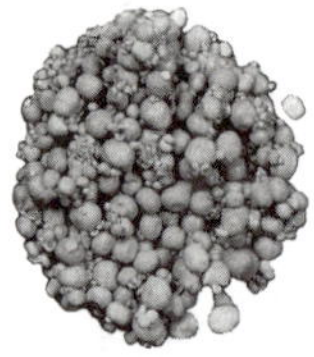

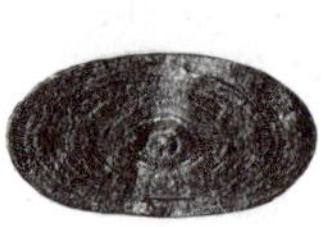

Blasensteine
Oben: Die Steine stammen von einem Patienten mit vergrößerter Prostata, die den Harnabfluß behinderte.
Unten: Querschnitt durch einen viel größeren Stein.

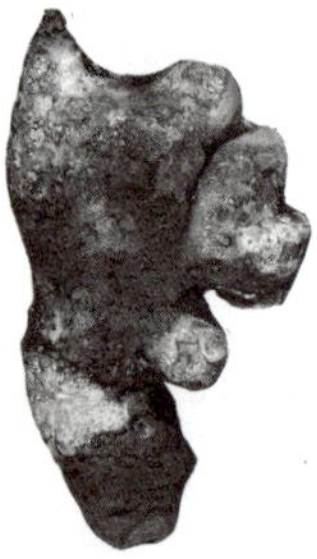

Korallenstein
Steine dieses Typs bilden sich im Nierenbecken und verstopfen den oberen Teil des Harnleiters. Sie sind Folge von Harnwegsinfektionen.

Behandlung nötig sein, damit kein Nierenschaden entsteht. Die traditionelle Methode, Steine aus dem Harnleiter oder dem Übergang zwischen Niere und Harnleiter zu entfernen, ist die Operation unter Vollnarkose. Steine im unteren Harnleiter und in der Blase lassen sich mit der *Blasenspiegelung* (*Zystoskopie*) sprengen und entfernen. (Bei der Zystoskopie wird ein dünnes Sichtrohr mit einer kleinen Zange die Harnröhre hinauf in die Blase geschoben.) Eine andere Methode ist die Ureterorenoskopie (dabei wird ein ähnliches Instrument bis in den Harnleiter geschoben).

In den letzten Jahren haben neu entwickelte Methoden das Vorgehen bei Nieren- und Harnleitersteinen entscheidend verändert. Bei der *Lithotripsie* (Steinzertrümmerung) mit Ultraschall wird eine Ultraschall-Sonde durch ein Teleskop eingeführt; mit ihrer Hilfe können Steine zerkleinert werden, die zu groß sind, als daß sie sich im ganzen entfernen ließen. Ein weiter fortgeschrittenes Verfahren ist die Extrakorporale Stoßwellen-Lithotripsie(ESWL): Von außerhalb des Körpers werden Stoßwellen auf den Stein so gerichtet, daß sie gezielt ihn (nicht das umliegende Gewebe) zertrümmern.

Liegt der Steinentwicklung eine Stoffwechselstörung zugrunde, muß eine bestimmte Diät eingehalten und eventuell ein Medikament genommen werden, damit sich die steinbildende Substanz im Urin verringert; möglicherweise ist auch eine vermehrte Flüssigkeitszufuhr erforderlich. Dieses Vorgehen kann einen vorhandenen Stein auflösen und neue Steine verhüten.

Steine, die bei Hyperparathyreoidismus entstehen, werden so behandelt, wie es ihre Lage erfordert. Meistens ist ein Tumor der Nebenschilddrüse die Ursache, und er wird deshalb entfernt.

Harnstoff

Endprodukt des Eiweißabbaus und hauptsächlicher stickstoffhaltiger Bestandteil des *Harns*. Das Nahrungseiweiß wird im Verdauungstrakt zu *Aminosäuren* zerlegt, die mit dem Blut in die *Leber* gelangen. Dort werden die Aminosäuren, die vom Körper nicht gebraucht werden, in Harnstoff umgewandelt. Dieser wird in den Nieren mit dem Harn ausgeschieden.

Die Nieren können normalerweise ihrer Aufgabe, Harnstoff aus dem Körper zu entfernen, sehr gut nachkommen. Eine eiweißreiche Nahrung erhöht die Menge an Harnstoff, dem aber gesunde Nieren gerecht werden. *Niereninsuffizienz* bzw. Nierenversagen beeinträchtigt die Fähigkeit der Nieren, Harnstoff auszuscheiden, und führt zu abnorm hohen Blutspiegeln von Harnstoff (*Urämie*). Daher gehört die Messung des Harnstoffspiegels im Blut zur Routine der Nierenfunktionsprüfungen.

Harnstoff wird auch durch den Abbau von körpereigenen Zellproteinen gebildet. Werden aus irgendeinem Grunde sehr viele Körperzellen abgebaut (z.B. wegen eines großen Gewebeschadens oder während einer Operation), können die Nieren die anfallenden Mengen von Harnstoff nicht verarbeiten. Die Folge ist eine Urämie.

Unter bestimmten Bedingungen (z.B. bei einem Leberschaden) kann es zu einer Senkung des Harnstoffspiegels im Blut kommen. Auch während einer Schwangerschaft, wenn das Blut verdünnt ist, ist der Harnstoffspiegel auffallend niedriger.

MEDIZINISCHE VERWENDUNG

Harnstoff ist in verschiedenen Cremes und Salben enthalten, die die Haut befeuchten und glätten sollen, z.B. bei der Behandlung von *Schuppenflechte*, atopischer *Dermatitis*, *Ichthyosis* und anderer Störungen, bei denen die Haut trokken und schuppig ist. Gelegentlich dient Harnstoff als ein osmotisch wirkendes Entwässerungsmittel (*Diuretikum*), vorzugsweise um den Hirndruck bei Hirn*ödem* oder den Augeninnendruck bei *Glaukom* zu reduzieren.

Harntrakt

s. *Harnorgane*

Harnuntersuchung

Serie von Tests, denen der *Harn* eines Patienten unterzogen wird. Dazu gehören die Messung und die Bewertung physikalischer Eigenschaften (z.B. Farbe, Konzentration und eventuelle Flockigkeit), die Untersuchung unter dem Mikroskop und die Laboranalyse der chemischen Substanzen. Die Harnuntersuchung wird angewendet, um auf die Nierenfunktion zu schließen, um Störungen im *Harntrakt* aufzuspüren und zu diagnostizieren sowie bestimmte andere Fehlfunktionen aufzudecken.

TESTARTEN

Mikroskopische Untersuchung

Die mikroskopische Untersuchung des Harns kann eine *Hämaturie* aufdecken (rote Blutzellen im Urin), die einen Schaden der Glomeruli (den Harn filternde Gefäßknäuel in den Nieren) oder eine andere Störung der Nieren bzw. im Harntrakt anzeigt. Bruchstücke von Proteinen oder Nierenzellen im Urin können auf verschiedene Nierenerkrankungen hinweisen. Eine *Harnwegsinfektion* zeigt sich gewöhnlich mit Bakterien oder Eiter im Blut. Kristalle im Urin deuten auf die Möglichkeit einer angeborenen Stoffwechselstörung hin (s. *Enzymmangelkrankheit*) oder erwecken den Verdacht auf Steine (s. *Harnsteine*). *Schistosomiasis*, eine Erkrankung durch Parasiten, läßt sich durch die Anwesenheit von Wurmeiern im Urin diagnostizieren.

Bakterienkultur

Wenn ein Tropfen frischen Urins dünn auf der Oberfläche eines Nährgels oder eines Nährbodens ausgebreitet und inkubiert (bebrütet) wird, vermehrt sich jede Bakterie und produziert ganze Kolonien. Diese kann dann ein Mikrobiologe unter dem Mikroskop beurteilen und auf diese Weise die auslösende Ursache einer Harnwegsinfektion erkennen.

Chemische Laboranalysen

Es gibt eine ganze Reihe einfacher Stäbchen- oder Streifentests, die verschiedene Substanzen im Urin nachweisen oder bestimmte Eigenschaften anzeigen, wie z.B. Säuregrad oder Konzentration (Verhältnis gelöster Substanzen zum Wasser). Diese Tests werten mit einer einfachen Farbveränderung am Stäbchen oder Streifen, die in den Urin gehalten werden, aus. Auf diese Weise erkennt man zum Beispiel Zucker (*F.* Glukose) im Urin (ein hoher Spiegel zeigt im allgemeinen einen *Diabetes mellitus* an), Blut, Eiweiß und Galle.

Viele *Schwangerschaftstests* basieren auf dem Aufspüren von menschlichem Choriongonadotropin im Urin.

Aufgrund von Harnuntersuchungen kann man auch erkennen, ob eine Person bestimmte Medikamente oder Drogen eingenommen hat. (S.a. *Nierenfunktionsprüfung*)

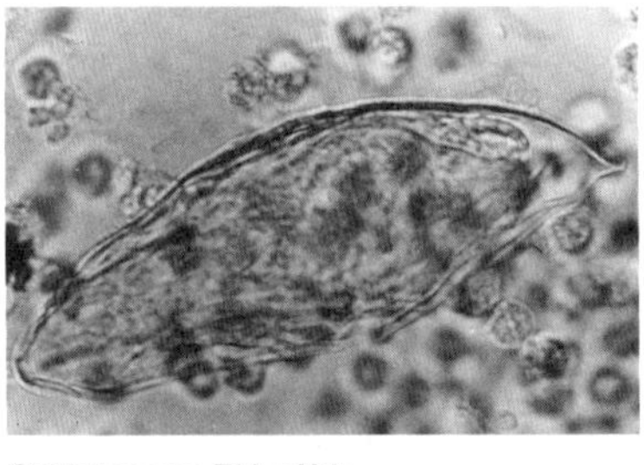

Schistosoma-Ei im Urin
Die Tropenkrankheit Schistosomiasis kann mit der Harnuntersuchung anhand eines Eies des Wurms Schistosoma identifiziert werden.

Harnverhaltung

Harnsperre; Unfähigkeit, die *Harnblase* zu entleeren, oder Schwierigkeiten dabei. H. kann total sein; in diesem Fall ist es nicht möglich, willentlich Wasser zu lassen (obwohl etwas herauströpfeln kann).

Harnverhaltung kann auch inkomplett sein; in diesem Fall entläßt die Harnblase etwas Urin, kann sich aber nicht vollständig entleeren.

H

URSACHEN
Schuld an der Harnverhaltung kann ein Hindernis des Urinabflusses sein. Dieses Problem betrifft vor allem Männer.

Zu den Gründen zählen *Phimose* (Vorhautverengung), *Harnröhrenstriktur*, ein Blasenstein (s. *Harnstein*), *Prostatitis* (Entzündung der Prostata), Vergrößerung der Prostata (s. *Prostata, vergrößerte*) oder ein Tumor der Prostata (s. *Prostatakarzinom*). Bei Frauen kann Harnverhaltung von einem Druck auf die Harnröhre herkommen, sei es durch *Fibromyome* der Gebärmutter oder durch einen Embryo. Bei beiden Geschlechtern kann auch ein *Blasentumor* vorliegen.

Sonst kann H. auch mit einem Defekt entlang der Nervenbahnen zusammenhängen, welche die sensorischen Reize der Blasendehnung und den Anstoß für die Entleerung weiterleiten. Gründe hierfür können eine Vollnarkose bzw. eine Lokalanästhesie der Wirbelsäule oder ein chirurgischer Eingriff sein. Eine gestörte Nervenfunktion kann auch auf einen Schaden der Nervenbahnen oder eine Erkrankung des Rückenmarks zurückgehen.

SYMPTOME UND KOMPLIKATIONEN
Wenn die Nervenbahnen nicht geschädigt sind, verursacht H. Beschwerden und Schmerzen, die unter Umständen erheblich sein können. Die gefüllte Blase kann bei der körperlichen Untersuchung als Schwellung oberhalb des Schambeines ertastet werden. Chronische oder teilweise H. kann auch gar keine Beschwerden verursachen und somit lange Zeit unentdeckt bleiben.

Es besteht das Risiko, daß H. durch Rückstau entlang der Harnwege zu einem Nierenschaden führt. Unvollständige Harnentleerung führt oft zu einer *Harnwegsinfektion*.

THERAPIE
Behandelt wird H. durch Anlegen eines Abflußkatheters, der gewöhnlich in die Harnröhre eingeführt wird (s. *Harnwegskatheterisierung*). Dann werden – falls noch nicht bekannt – die Ursachen der Harnverhaltung gesucht. Liegt ein Hindernis des Abflusses vor, kann es gewöhnlich beseitigt werden. Weniger günstig sind die Aussichten, wenn ein Nervenschaden die Ursache ist; dann ist manchmal ständige oder zeitweilige Katheterisierung notwendig.

KATHETERISIERUNG DER HARNBLASE

Der Katheter wird durch die Harnröhre in die Blase eingeführt. Zuvor wird die Haut der Umgebung mit einem Desinfektionsmittel gesäubert, damit nicht infektiöse Erreger in den Harntrakt gelangen. Das ganze Vorgehen dauert ungefähr 10 Minuten.

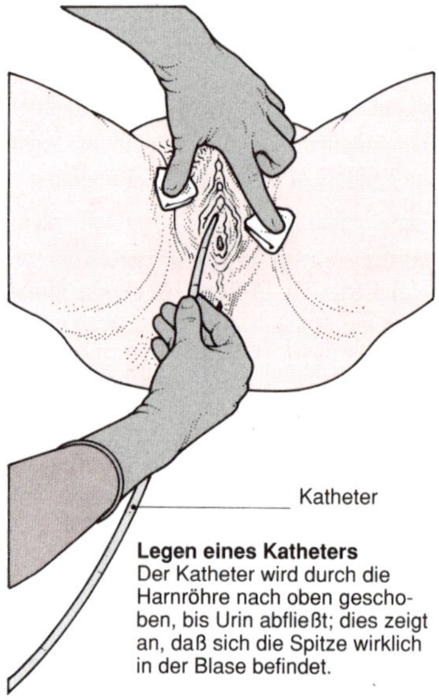

Legen eines Katheters
Der Katheter wird durch die Harnröhre nach oben geschoben, bis Urin abfließt; dies zeigt an, daß sich die Spitze wirklich in der Blase befindet.

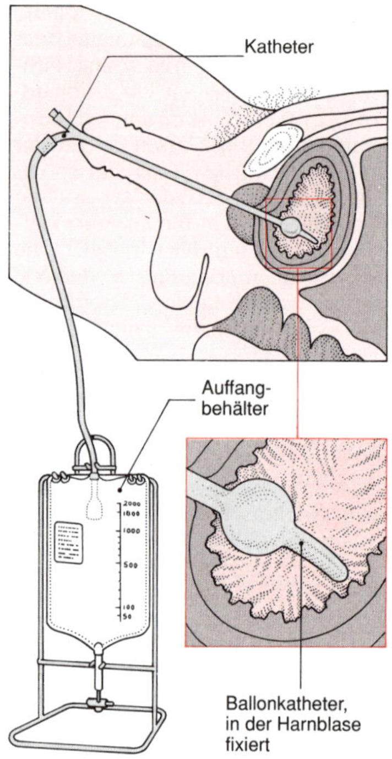

Dauerkatheter
Soll der Katheter in der Blase verbleiben, wird ein selbsthaltender Typ verwendet. Dieser hat an seiner Spitze einen Ballon, der aufgeblasen und mit sterilem Wasser gefüllt werden kann.

Harnwegsinfektion

Entzündung der harnableitenden Wege. Die Ursache ist in der Regel eine krankhafte Besiedelung der Schleimhäute mit Mikroorganismen (Bakterien), kann aber auch ohne Erregernachweis ablaufen.

H. tritt bei Frauen häufiger auf als bei Männern; eine der hier möglichen Ursachen ist die anatomische Situation. Häufig fördert auch eine bestehende *Schwangerschaft* die H. Bei Männern kann eine Vergrößerung der *Vorsteherdrüse* bzw. eine *Harnröhrenstriktur* die H. fördern.

URSACHEN
Schuld an einer *Harnröhrenentzündung* kann eine *Geschlechtskrankheit*, z.B. *Gonorrhoe*, oder eine *unspezifische Urethritis* sein. Andere Infektionen werden gewöhnlich von Organismen verursacht, die aus dem Enddarm kommen und sich über die Harnröhre zur Blase ausbreiten. Infektionen können auch über das Blut in den Harntrakt gelangen.

Bei beiden Geschlechtern können H.en durch einen Stein (s. *Harnstein, Harnkonkrement*) entstehen, durch einen Blasentumor oder durch eine angeborene Anomalie der Harnwege (z.B. doppelte Niere auf einer Seite). Ungenügende Blasenentleerung infolge einer *Spina bifida* oder einer Rückenmarksschädigung aufgrund einer *Wirbelsäulenverletzung* führt fast immer unvermeidlich zu H.en.

Das Risiko einer H. kann vermindert werden durch sorgfältige Hygiene, reichliche Flüssigkeitszufuhr und regelmäßige Blasenentleerung.

SYMPTOME
H. geht mit einem brennenden Gefühl beim Wasserlassen einher. Blasenentzündung löst häufigen Harndrang aus, Schmerzen im Unterbauch, manchmal *Hämaturie* (Blut im Urin) und in vielen Fällen ein allgemeines Krankheitsgefühl mit leichtem Fieber. Pyelonephritis verursacht heftige Schmerzen in der Nierengegend und hohes Fieber.

KOMPLIKATIONEN
H. kann zu Narben in der Harnröhre führen und damit einer *Harnröhrenstriktur* Vorschub leisten. Eine Blasenentzündung verläuft im allgemeinen ohne Komplikationen, sofern die Infektion nicht bis zu den Nieren emporsteigt. Eine unbehandelte oder nicht auskurierte Pyelonephritis kann einen chronischen Nierenschaden nach sich ziehen, ebenso eine *Septikämie* (Überschwemmung des Bluts mit den infektiösen Organismen) und einen *septischen Schock*. Ist die Ursache der H. ein Nierenstein, kann er während der Erkrankung schnell wachsen.

DIAGNOSE
Für die Diagnose einer H. untersucht man eine *Kultur* von einigen Tropfen Urin. Die Urinprobe wird aus dem Mit-

telstrahl genommen, um zu vermeiden, daß sie mit Bakterien in Berührung kommt, die normalerweise im unteren Teil der Harnröhre leben.

Bei Männern sind weitere Untersuchungen für die Suche nach den Gründen erforderlich; bei Frauen vor allem, wenn sie unter wiederholten Blasenentzündungen oder einer Pyelonephritis leiden. Zu diesen weiterführenden Untersuchungen gehört die *Urographie* (eine Röntgenuntersuchung der Harnwege nach Injektion eines Kontrastmittels) und die *Ultraschall-Diagnostik*.

THERAPIE

Die meisten H.en werden mit Antibiotika behandelt; die speziellen Medikamente hängen von der Art der auslösenden Bakterien ab.

Harnwegskatheterisierung

Das Einführen eines sterilen *Katheters* (Schlauch) in die Harnblase, um den Harn abzuleiten.

WARUM ES GEMACHT WIRD

Die H. wird am häufigsten angewendet, wenn eine Person ihre Blase nicht auf normale Weise entleeren kann oder unter *Harninkontinenz* leidet. Patienten mit Harninkontinenz aufgrund neurologischer Störungen können einen Dauerkatheter erhalten oder lernen, sich selbst zu katheterisieren.

Eine H. kann auch bei bestimmten Operationen notwendig werden, wenn z.B. eine gefüllte Blase die Sicht des Chirurgen auf die umliegenden Organe behindern würde. Die H. wird auch bei Schwerkranken durchgeführt, wenn eine sorgfältige Überwachung der Harnproduktion nötig ist.

Die H. wird auch bei bestimmten Untersuchungen der Blasenfunktion durchgeführt, z.B. bei der *Zystometrie* und bei der *Miktions-Zystourethrographie*.

SO WIRD ES GEMACHT

Zwei verschiedene Techniken stehen zur Verfügung: die Katheterisierung über die Harnröhre (s. Kasten links) und die suprapubische Katheterisierung.

Die suprapubische (oberhalb des Schambeins) Katheterisierung kommt zum Einsatz, wenn es nicht möglich ist, einen Katheter durch die Harnröhre zu schieben (z.B. wenn diese abnorm eng ist). Dafür wird die Haut des Unterbauches mit einem Desinfektionsmittel gereinigt und ein Lokalanästhetikum unter die Haut über der Blase gespritzt. Dann wird mit einem Skalpell ein kleiner Einschnitt gemacht und ein Katheter durch die Bauchwand oberhalb des Schambeins in die Blase gelegt.

RISIKEN

Auch wenn die Harnwegskatheterisierung unter sterilen Bedingungen vorgenommen wird, besteht immer das Risiko einer *Harnwegsinfektion*.

Harnzwang

Der H. ist gekennzeichnet durch häufigen und schmerzhaften Drang, die Blase zu entleeren, obwohl dann nur Tropfen kommen.

Zu den Ursachen zählen Entzündungen der Vorsteherdrüse (*Prostatitis*), Harnblase (*Zystitis*), Harnröhre (*Urethritis*), Blasenkrebs (s. *Blasentumoren*) und Blasensteine (s. *Harnstein*).

Hartmannbund

s. *Ärzteorganisationen*

Hartnäckig

Begriff, der jeden Zustand bezeichnet, der nicht auf Behandlung reagiert (*F.* resistent).

Haschisch

Anderer Name für *Marihuana*.

Hashimoto-Thyreoiditis

Autoimmunkrankheit, bei welcher das menschliche Immunsystem *Antikörper* gegen die Zellen seiner eigenen Schilddrüse bildet. Als Ergebnis kann die Schilddrüse nicht genügend *Schilddrüsenhormone* produzieren. Dieser Zustand heißt *Hypothyreose*.

Die Hauptsymptome sind Müdigkeit, Muskelschwäche und Gewichtszunahme. Es kann sich ein Kropf (Vergrößerung der Schilddrüse) entwickeln.

Für die Diagnose wird das Blut im Labor untersucht, um die Spiegel der Schilddrüsenhormone festzustellen und thyreoidale Antikörper aufzuspüren. Die Behandlung besteht in – meist lebenslanger – Gabe von Schilddrüsenhormonen. Bleibt ein Kropf trotz medikamentöser Behandlung bestehen, muß gegebenenfalls operiert werden.

Haupt

s. *Kopf*

Haut

Bedeckung der äußeren Körperfläche. Dieses Organ, beim Erwachsenen ungefähr 1,6 m^2 groß, hat verschiedene Schutz-, Regulations-, Sinnes- und Immunfunktionen.

STRUKTUR

Die Hautdecke (*F.* Integumentum commune) setzt sich aus der Haut (*F.* Cutis) und dem Unterhautbindegewebe (*F.* Subcutis) zusammen. Die Haut wiederum läßt sich untergliedern in die Oberhaut (*F.* Epidermis) und Lederhaut (*F.* Dermis, Corium); beide sind scharf voneinander getrennt. Spezifische Bildungen der Haut sind die Hautsinnesorgane und die sog. Hautanhangsgebilde – Hautdrüsen, *Haare* und *Nägel*. Der Hauptbestandteil der beiden letzteren ist das *Keratin* – eine Substanz, die relativ häufig in den äuße-

BAU DER HAUT

Die Haut, über dem Unterhautbindegewebe gelegener Teil der Hautdekke, besteht aus zwei Schichten: der Epidermis, einer Schutzhülle mit oberflächlicher Hornlage, und der Dermis, die die Versorgungseinrichtungen (Blutgefäße, Nerven) führt.

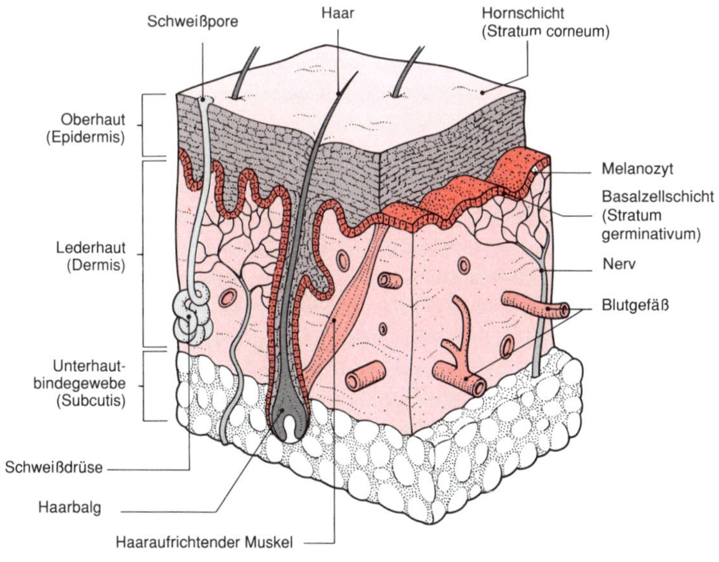

HAUTERKRANKUNGEN

Die Haut ist das wohl verletzungsanfälligste Organ des Körpers. Hautveränderungen sind zwar selten lebensbedrohlich, viele von ihnen beeinträchtigen aber das körperliche und geistige Befinden.

ANGEBORENE STÖRUNGEN

Ein *Muttermal* ist ein seit Geburt bestehender *Nävus* (ein pigmentierter Hautfleck). Zu den Nävi gehören auch Leberflecken und *Hämangiome* (Blutschwämme).

INFEKTIONEN UND ENTZÜNDUNGEN

Zu den Hautinfektionen durch Viren gehören *Herpes labialis, Warzen, Windpocken, Molluscum contagiosum* und *Herpes zoster* (Gürtelrose). Zu den bakteriellen Infektionen zählen: *Furunkel, Erysipel* (Wundrose) und *Impetigo* (Pustelflechte). Pilzinfektionen sind *Tinea* corporis, Fußpilz und (Kopf-)Grind.
Eine Entzündung der Haut besteht bei *Dermatitis* und *Ekzem*; manchmal ist sie bedingt durch eine allergische Reaktion auf ein Metall wie z.B. Nickel, ein Waschmittel, eine Pflanze oder ein Medikament. *Psoriasis* ist eine weitverbreitete chronische Hauterkrankung unbekannter Ursache. Dabei bilden sich oft größere rote Flecken mit silbernen Schuppen. Die sog. *Hitzepickel* entstehen durch eine Verstopfung der Schweißdrüsen.

GESCHWÜLSTE

Gutartige, d.h. nichtkanzeröse Hauttumoren sind relativ häufig; dazu zählt man z.B. die seborrhoischen *Keratosen* und die meisten Nävi. Die gutartige *Bowen-Dermatose* kann nach längerer Zeit krebsig entarten. Die drei häufigsten bösartigen Hauttumoren sind das *Basalzellkarzinom* (Basaliom), das *Plattenepithelkarzinom* und das maligne Melanom (s. *Melanom, malignes*). *Paget-Krebs*, Mycosis fungoides und *Kaposi-Sarkom* sind seltener.

VERLETZUNGEN

Die Haut wird oft durch kleine Verletzungen, Schnitte und Bisse (s. *Bißverletzung, Tier; Insektenstiche*) und auch ernstere Wunden geschädigt. *Verbrennungen* sind sehr problematische Hautverletzungen: Sie verursachen ausgedehnte Narben mit Bewegungseinschränkungen und können sogar zum Tod führen.

HORMONELLE STÖRUNGEN

Akne läßt sich zum Teil mit der Wirkung der Androgene (männliche Geschlechtshormone) auf die Talgdrüsen in Zusammenhang bringen; sie ist überwiegend eine Erkrankung der Heranwachsenden.

ERNÄHRUNGSBEDINGTE HAUTSTÖRUNGEN

Mangel an den Vitaminen A, B und C kann Ausschlag und andere Beschwerden verursachen.

DURCHBLUTUNGSSTÖRUNGEN

Offene Beine (*Ulcus cruris*) machen insbesondere älteren Menschen zu schaffen. Sie sind Folge einer mangelhaften Blutzirkulation aufgrund einer *Arteriosklerose*, einer Blutstauung bei *Krampfadern* oder von geschwollenen Beinen wegen einer Herzschwäche.

MEDIKAMENTE

Viele Medikamente, insbesondere Antibiotika, Barbiturate und Sulfonamide, lösen als unerwünschte Nebenwirkung einen Hautausschlag aus. Andere führen zu Nesselsucht (*Urtikaria*), wieder andere zu Ekzemen, masernähnlichen Flecken oder einer *Photosensibilität.*

STRAHLEN

Alle Formen von Strahlung schädigen möglicherweise die Haut. Ein Zuviel an Sonnenlicht bzw. ultravioletter Strahlung läßt die Haut vorzeitig altern und erhöht das Risiko eines Hautkrebses (s. *Sonnenlicht, Nebenwirkungen*). Hohe Dosen anderer Strahlen wie z.B. von Röntgenstrahlen können die Haut arg schädigen und Krebs verursachen.

AUTOIMMUNKRANKHEITEN

Hierher gehört z.B. der *Lupus erythematodes.* Er betrifft entweder nur die Haut oder gleichzeitig auch andere, innere Organe. Das Kennzeichen der *Vitiligo* sind weiße Hautareale, welche durch Zerstörung von Pigmentzellen entstehen. Die *Dermatomyositis* erkennt man am typischen Hautausschlag und an der Muskelschwäche. Bei der *Morphaea* und der *Sklerodermie* verhärten sich zunehmend Haut und andere Gewebe; beim *Pemphigoid* und beim *Pemphigus* bilden sich große Blasen auf teilweise geröteter Haut.

ANDERE STÖRUNGEN

Das *Keloid* ist eine abnorm große und wulstige Narbe, die durch überschießende Narbenbildung nach der Wundheilung entsteht. *Striae* (Dehnungsstreifen) entwickeln sich oft im Laufe einer Schwangerschaft; sie können auch eine Nebenwirkung der Behandlung mit *Kortikosteroiden* sein.

Erythem heißt wörtlich übersetzt einfach “Rötung” und hat viele Ursachen. Bei der *Purpura* tritt Blut ins Gewebe über und läßt *Petechien* (winzige blutgefüllte Punkte) oder größere blaue Flecken entstehen.

Xanthelasmen sind gelbliche Säckchen, die sich vorzugsweise aus Hauteinlagerungen von Cholesterin im Ober- oder Unterlid entwickeln.

DIAGNOSTIK

Die meisten Hautstörungen lassen sich aufgrund ihres Erscheinungsbildes vom Facharzt einordnen. Manchmal wird eine *Hautbiopsie* (Entnahme einer kleinen Gewebeprobe für die mikroskopische Analyse) durchgeführt; sie soll die Diagnose einer Hauterkrankung sichern bzw. einen Hautkrebs ausschließen.

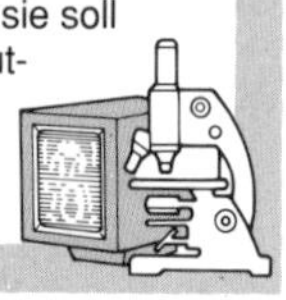

ren Schichten der Oberhaut anzutreffen ist. Das Unterhautbindegewebe dient der Hautverschieblichkeit und ist ein bedeutendes Fettdepot.

EPIDERMIS

Sie wird aus einem sog. mehrschichtigen verhornenden Plattenepithel gebildet, ist an den meisten Stellen 0,04 bis 0,2 mm dick (an Hohlhand und Fußsohlen bis 1,2 mm, in Schwielen sogar über 2 mm). Die Regeneration der verschiedenen Zellschichten erfolgt ständig von der untersten Schicht des Epithels, den sog. Basalzellen. Diese teilen sich besonders häufig und schieben sich nach außen; in etwa 30 Tagen kommt eine Tochterzelle der Basalschicht an die Oberfläche und stirbt auf ihrer Wanderung unter Keratinbildung langsam ab.

Die oberflächlichen abgestorbenen Zellen bilden mit ihrem Keratin die schützende Hornhaut, die als Schuppen natürlich abgerieben werden.

Einige in die Basalzellschicht verlagerte Zellen, die sog. Melanozyten, produzieren den gegen UV-Strahlung schützenden braunen Farbstoff *Melanin.* Dieses Pigment wird bei Sonnenbestrahlung an die benachbarten Basalzellen weitergegeben.

DERMIS

Die Lederhaut besteht aus dicht verwobenen kollagenen und elastischen Fasern, die der Struktur ihre plastische Verformbarkeit und Reißfestigkeit verleihen. Hier finden sich Blut- und Lymphgefäße, Nerven sowie Teile der Anhangsgebilde (Haarbälge, Schweiß- und Talgdrüsen).

FUNKTION

Die wichtigste Aufgabe der Haut ist die Schutzfunktion; sie bildet eine Barriere zwischen der Umwelt und den inneren Organen und schirmt ab vor Verletzung, schädlichen Sonnenstrahlen und infektiösen Erregern.

Als Sinnesorgan ist die Haut ausgestattet mit einer Vielzahl von Zellen, die auf Berührung, Temperatur, Schmerz, Druck und Juckreiz empfindlich reagieren. Sie spielt auch für die Konstanterhaltung der Körpertemperatur eine wichtige Rolle. Bei zu großer Wärme weiten sich die Blutgefäße der Dermis, um die Hitze abzuleiten, und die Schweißdrüsen produzieren mehr Flüssigkeit, die beim Verdunsten kühlt. Bei Kälte ziehen sich die Hautgefäße zusammen und verhindern so einen weiteren Verlust der Wärme

Die Haut enthält einen großen Teil der Zellen des spezifischen Abwehrsystems, sie nimmt in typischer Weise an immunbiologischen Abwehrmechanismen teil. Zeichen dieser spezifischen Reaktion finden sich z.B. in Form der Hautveränderungen nach Scharlach, Masern, Röteln oder Schutzimpfungen.

Hautallergie

Bei dafür empfindlichen Personen lösen eine Reihe von Substanzen durch direkten Hautkontakt eine *allergische* Reaktion aus. Diese Substanz muß jedoch das *Immunsystem* dieser Person durch mindestens einen vorausgegangenen Kontakt sensibilisiert haben. Eine echte allergische Hautreaktion liegt dann vor, wenn die betreffende Substanz nur bei bestimmten, sensibilisierten Menschen eine Reaktion auslöst. Viele Substanzen bewirken bei fast allen Menschen Hautreaktionen (z.B. Glaswolle) und nicht nur bei einigen besonders emfindlichen: Diese werden dann eher als Reizstoffe bezeichnet denn als Allergene.

Es werden mehrere Typen allergischer Hautreaktionen unterschieden. Die Kontakt*dermatitis* zeigt rote, juckende Flecken, die zu Blasen werden und Krusten bilden können. Diese Hauterscheinungen entstehen Stunden bis Tage nach Kontakt mit der auslösenden Substanz und sind auf die Kontaktfläche beschränkt. Zu den bekannten Auslösersubstanzen gehören Klebstoffe oder Heftpflaster, Gummi, Nickel in Schmuck, einige Pflanzen, Kosmetika und Chromsalze aus der Hut- und Schuhindustrie.

Nesselsucht (*Urtikaria*) entwickelt sich meist schon innerhalb einiger Minuten bis wenige Stunden nach dem Kontakt mit bestimmten Stoffen wie Salben, Chemikalien, Pflanzen, Insektengiften in Mücken- oder Bienenstichen oder Nahrungsmitteln. Es zeigen sich rote, jukkende, erhabene Flecken, die auch über die Haut wandern können.

Zwar ist eine Urtikaria als Ausdruck einer H. auf den Verzehr eines bestimmten Nahrungsmittels möglich; die Mehrzahl der Fälle von Nesselsucht sind aber wahrscheinlich keine allergischen Reaktionen. Viele Medikamente zum Beispiel verursachen Hautausschläge ähnlich der Urtikaria, ohne daß dies ein Ausdruck einer H. ist.

Das atopische *Ekzem* ist eine juckende H. vor allem von Säuglingen und Kindern aus Familien, in denen andere allergische Erkankungen wie zum Beispiel *Asthma* vorkommen. Das atopische Ekzem wird offenbar nicht direkt durch den Hautkontakt mit einem Allergen verursacht; nur selten ist es das Symptom einer Nahrungsmittelallergie.

Ist die auslösende Substanz bekannt, sollte der Kontakt nach Möglichkeit vermieden oder auf das nicht vermeidbare Maß beschränkt werden. In anderen Fällen ist es oft schwierig, herauszufinden, welche Stoffe z.B. eines Kosmetikums für die allergische Reaktion verantwortlich sind. Die auslösende Substanz kann unter Umständen durch *Hauttests* gefunden werden, bei denen die Haut den verschiedenen verdächtigen Substanzen ausgesetzt wird.

Hautausschlag

s. *Exanthem*

Hautbiopsie

Entnahme einer Probe erkrankten Hautgewebes für die pathologische Analyse. Eine H. ist bei Verdacht auf *Hautkrebs* notwendig oder wenn die Diagnose bestimmter Hauterkrankungen bestätigt werden soll; dies sind z.B. *Pemphigus* oder *Dermatomyositis*.

Nach lokaler Betäubung wird das entsprechende Hautstück mit einem *Skalpell* oder einer Kürette entfernt. Bei Verdacht auf eine maligne Entartung wie z.B. ein *Melanom*, wird der veränderte Bezirk weit im Gesunden entfernt. In allen anderen Fällen wird möglichst wenig Gewebe entnommen. Die Wunde wird genäht und hinterläßt in der Regel eine kaum sichtbare Narbe.

Hautdesinfektionsmittel

Zumeist Flüssigkeiten mit dem Hauptwirkstoff Äthylalkohol. Sie werden zur Desinfektion der Hände des Operateurs vor Beginn eines Eingriffs benutzt. Eine weitere Anwendung besteht in der Säuberung von Hautstellen vor einer Injektion. Mit Einschränkungen wird damit auch das Wundliegen (*F.* Dekubitus) hinausgeschoben.

Hautentzündung

s. *Dermatitis*

Hautgrieß

Andere Bezeichnung für einen häufigen Typ sog. "unreiner" Haut (s. *Milien*).

Hauthorn

(*F.* Cornu cutaneum) Nicht bösartiges, hornartiges Hautanhängsel. Es findet sich gelegentlich auf der Haut älterer Menschen, besonders im Gesicht. Sie wachsen langsam, manchmal an der Stelle einer früheren Warze. Alle Farbschattierungen von Gelb über Braun bis Schwarz sind möglich.

Unbehandelt wachsen sie zu eindrucksvoller Größe heran und stehen bis zu 2 cm hervor. Sie lassen sich einfach chirurgisch entfernen.

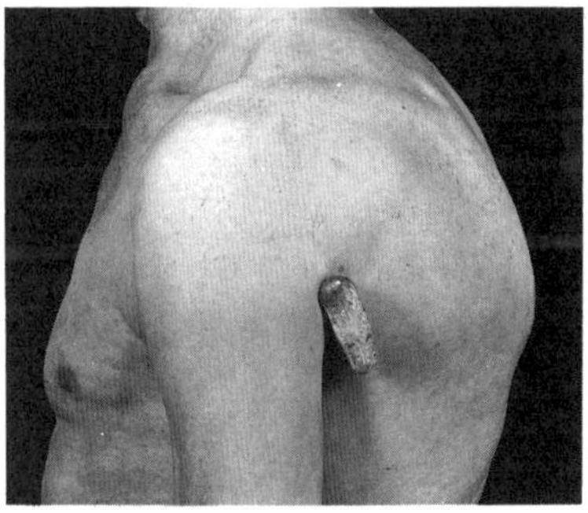

Hauthorn (*F.* Cornu cutaneum)
Der hornartige Auswuchs unter dem Arm hat sich aus überschießend wachsendem *Keratin* gebildet.

Hautinfektionen

s. Kasten Hauterkrankungen S. 464

Hautkrankheitslehre

s. *Dermatologie*

Hautkrebs

Maligner (bösartiger) Tumor der Haut. Die verschiedenen Formen des Hautkrebses gehören zu den häufigsten überhaupt.

Das *Basalzellkarzinom* (*F.* Basaliom), das *Plattenepithelkarzinom* und das *maligne Melanom* sind die gängigsten Hautkrebsformen und stehen sehr wahrscheinlich mit langdauernder Sonneneinwirkung in Zusammenhang. Dies gilt auch für die eher seltene, gutartige *Bowen-Dermatose*, die karzinomatös entarten kann.

Zu den seltenen Hautkrebstypen zählen der *Paget-Krebs* und die *Mycosis fungoides*; beide gehen mit einer ekzemähnlichen Hautentzündung einher. Das *Kaposi-Sarkom* wird häufig bei *AIDS*-

Kranken gefunden, es tritt jedoch auch besonders bei älteren Menschen ohne HIV-Infektion auf.

Die meisten Hautkrebsformen sind dauerhaft zu heilen, wenn sie nur früh genug erkannt werden. Viele Menschen müssen jedoch daran sterben, weil sie sich nicht rechtzeitig in ärztliche Behandlung begeben haben. Dies betrifft vor allem das Plattenepithelkarzinom und das maligne Melanom. Alle verdächtigen Hautveränderungen oder Wucherungen sollten ärztlich begutachtet werden.

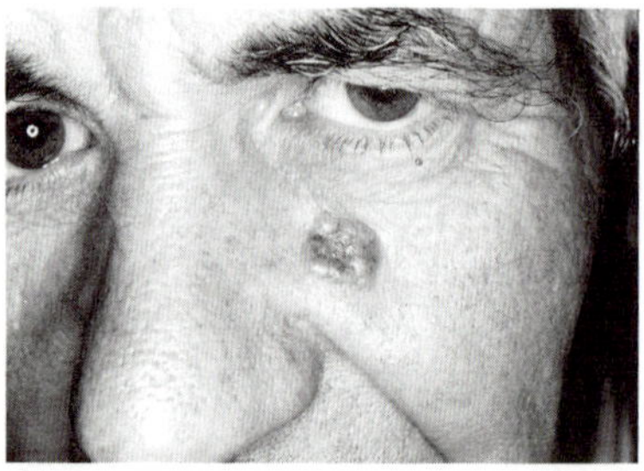

Basalzellkarzinom (Basaliom)
Dieser häufigste Hautkrebs entwickelt sich oft im Gesicht.

Hautläppchen

Kleiner bräunlicher oder hautfarbener Hautanhang, der sich meist ohne besondere Ursache über das normale Hautniveau erhebt; manchmal entsteht er als Folge einer schwierigen Wundheilung. Taschen in der Aftergegend (*F.* Marisken) bilden sich oft als eine Komplikation einer *Analfissur* oder von *Hämorrhoiden*. H. lassen sich oft leicht vom Arzt entfernen.

Hautlappenplastik

Technik der plastischen Chirurgie zur Deckung zerstörter oder verlorener Hautareale. Ein Lappen gesunder *Haut* wird an einem anderen Körperbereich entnommen und auf die geschädigte Stelle verpflanzt. Von diesem Lappen aus wachsen dann neue Zellen und bilden über der geschädigten Stelle vollständig neue Haut.

Je nach Entnahme unterscheidet man Autotransplantate (vom Körper des Patienten selbst), Isotransplantate (von einem eineiigen Zwilling), Homotransplantate (von einem anderen Menschen) und Heterotransplantate (von einem anderen Säugetier entnommen). Homo- und Heterotransplantate werden mehr oder weniger schnell abgestoßen, können als Abdeckung aber vorübergehend wertvolle Dienste leisten.

GRÜNDE

Eine H. wird durchgeführt, wenn das geschädigte Hautareal zu groß zum Zusammennähen ist oder wenn die natürliche Heilung entstellende bzw. bewegungseinschränkende Narben hinterließe.

TECHNIK

Alle Autotransplantate werden von einem anderen Körperteil auf die geschädigte Stelle verpflanzt. Es werden zwei Formen des Hautlappens unterschieden: Vollhaut- und Spalthautlappen (s. Kasten). In manchen Fällen wird mit der Haut auch der darunterliegende Muskel verpflanzt (s. *Vollhautlappen*).

ERGEBNISSE

Alle Lappenplastiken hinterlassen Narben. Vollhaut behält eher die natürliche Farbe und Struktur und fällt weniger auf als Spalthautplastiken. Vollhautlappen sind jedoch schwieriger zu entnehmen.

Hautpilzerkrankung

s. *Dermatophytie*

Hautschrift

s. *Dermographismus*

Hautsegment

s. *Dermatom*

Hauttests

Verfahren zur Bestimmung der Reaktion der Haut auf bestimmte Substanzen; dazu injiziert man die fragliche Substanz

ARTEN DER HAUTLAPPENPLASTIKEN

Die beiden wichtigsten Verfahren zur Defektdeckung zerstörter Hautareale benutzen entweder Spalthaut (am Lappen sind nicht alle Hautschichten beteiligt) oder Vollhaut. Beide Plastiken haben Vor- und Nachteile.

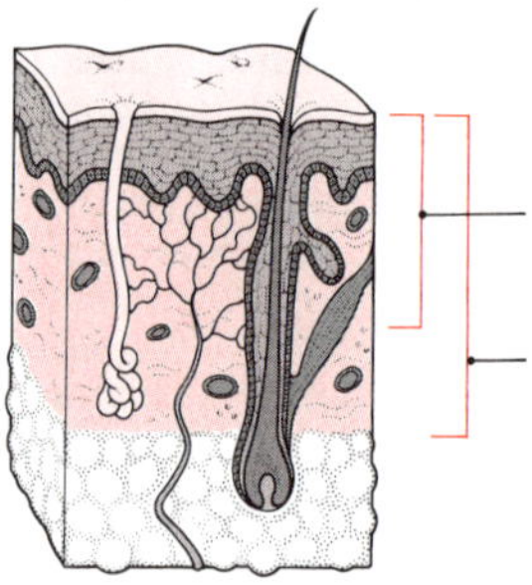

Spalthautplastik
Müssen große Flächen (z.B. nach Verbrennungen) gedeckt werden, bietet sich ein Spalthautlappen an, damit sich die Entnahmestellen in wenigen Tagen regenerieren können. Von diesen Stellen sind dann bei Bedarf weitere Entnahmen möglich.

Vollhautplastik
Diese wird für Bereiche im Gesicht verwendet, weil sie der normalen Haut besser entspricht. Es gibt dafür nur wenige geeignete Entnahmestellen am Körper, die aufwendig versorgt werden müssen.

DURCHFÜHRUNG EINER VOLLHAUTPLASTIK

Die meisten Hautlappenplastiken werden in Vollnarkose durchgeführt. Vollhautlappen werden leicht mit einem Skalpell abgelöst. Unterhautbindegewebe wird nicht mitgenommen, jede Blutung auf dem Empfangsort gestillt.

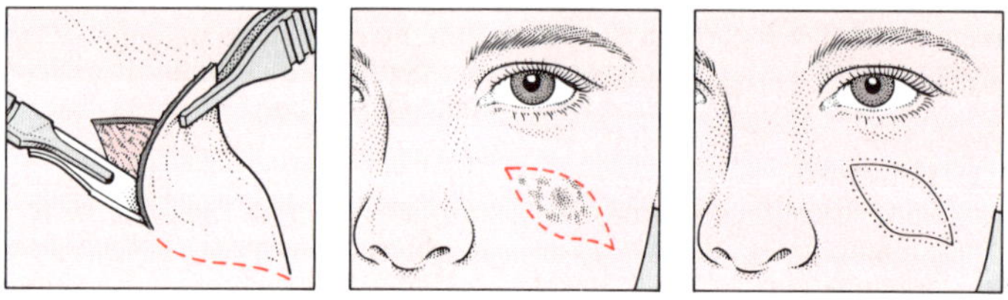

1 Die Haut für eine Vollhaut-Plastik wird oft hinter dem Ohr entnommen.

2 Der Lappen muß größer als die zu deckende Stelle sein, um eine gewisse Schrumpfung zu gestatten

3 Genaue Form und festes Andrücken sind erforderlich, damit der Lappen "angeht".

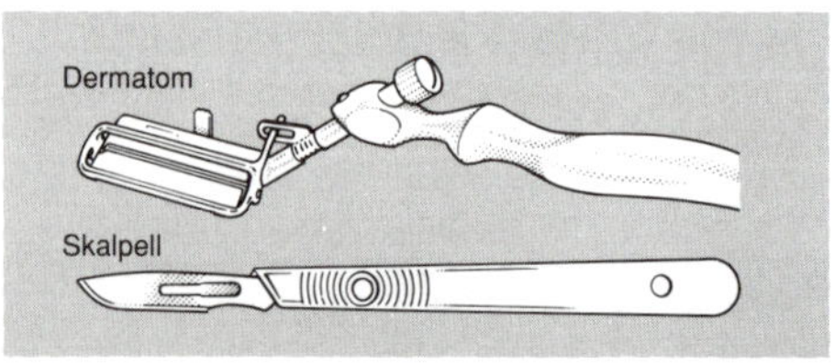

Instrumente
Spalthaut wird zumeist von Bauch oder Oberschenkel mit einem sog. Dermatom entnommen. Bei Bedarf kann die Haut in ein gitterähnliches Netzwerk an der Empfängerstelle ausgespannt werden.

unter oder in die Haut (sub- bzw. intrakutan) oder streicht sie auf die Epidermis.

Zur Diagnose einer Kontaktallergie werden zumeist Pflastertests durchgeführt. Die verdächtigen Substanzen werden mittels Pflastern auf die Haut aufgetragen. Nach einer bestimmten Zeit werden die Pflaster entfernt und die Reaktionen beurteilt. Hat eine Substanz Rötung oder Blasen verursacht, ist die Person allergisch darauf und sollte versuchen, sie in Zukunft zu meiden.

Unter bzw. in die Haut gespritzte Substanzen helfen die Allergene zu bestimmen, die für Bronchialasthma, *Heuschnupfen* oder andere allergische Krankheiten verantwortlich sind. Dies gelingt ebenso, wenn Hautsymptome eigentlich nicht zu den wichtigsten Beschwerden der gesuchten Allergien gehören.

Hauttests dienen auch dazu, den Immunisierungsgrad gegen eine bestimmte Krankheit festzustellen; ein Beispiel ist der *Tuberkulintest*.

Hauttransplantation

s. *Hautlappenplastik*

Hauttumoren

Krankhaftes Wachstum in oder auf der Haut; kann bösartig (maligne) (s. *Hautkrebs*) oder gutartig (benigne) sein.

Zu den häufigsten benignen Hauttumoren gehören die Keratosen (warzenähnliche, schuppende Erhebungen) und *Papillome* (kleine, länglich-runde Wucherungen, manchmal mit Stiel). Andere benigne Hauttumoren sind *Talgdrüsenzysten, Hauthörner, Keratoakanthome* (schnell wachsende, hautfarbene Papeln) und *Hämangiome*.

Hautzone

s. *Dermatom*

Head-Zone

s. *Dermatom*

Heaf-Test

Eine Form des *Tuberkulintests*.

Hebammendienst

Hebammen stehen den Frauen in der *Schwangerschaft* und bei der *Entbindung* bei. Eine Hebamme berät und informiert die Schwangere, überwacht die Wehen und die Geburt des Kindes und betreut Mutter und Kind während des Wochenbetts. Männliche nichtärztliche Geburtshelfer werden als Entbindungspfleger bezeichnet.

Berufsausbildung, Prüfung und Tätigkeit der Hebamme werden durch verschiedene Gesetze und Verordnungen geregelt. Die Ausbildung erfolgt an staatlichen Schulen und dauert 3 Jahre.

Hebammen können freiberuflich, angestellt oder als Beleghebammen tätig sein. Nach dem Hebammengesetz sind sowohl die Schwangere als auch der Arzt zur Hinzuziehung einer Hebamme bei der Entbindung verpflichtet. Die Aufgaben der Hebammen umfassen die Geburtsvorbereitung während der Schwangerschaft, die Geburtshilfe und die Versorgung der Wöchnerin sowie des Neugeborenen. Bei Abwesenheit eines Arztes bei der Geburt kann die Hebamme die erste Kinderfrüherkennungsuntersuchung durchführen. Bei zu erwartenden Komplikationen bei der Geburt ist die Hebamme verpflichtet, ärztliche Hilfe zu holen.

Hefepilze

Verschiedene Arten von *Pilzen*. Manche können Infektionen der Haut oder der Schleimhäute verursachen. Der wichtigste pathogene Hefepilz ist *CANDIDA ALBICANS*, Ursache der *Candidiasis*.

Heilmaßnahmen

s. *Therapie*

Heilung

Prozeß, bei dem der Organismus Schäden durch Verletzung, Infektion oder Krankheit an Geweben wie Haut, Knochen oder Organen zu reparieren versucht. Im allgemeinen Sprachgebrauch meint H. die Wiederherstellung der Gesundheit.

DER HEILUNGSPROZESS

Die Anfangsstadien der Heilung sind im gesamten Körper gleich. Nach einer Verletzung gerinnt das Blut im geschädigten Gewebe. Dort sammeln sich weiße Blutkörperchen, *Enzyme*, *Histamine*, andere chemische Substanzen und *Proteine*, aus denen sich neue Zellen bilden können. In diesen Blutgerinnseln lagert sich faseriges Gewebe ab und bildet eine Stützstruktur. Abgestorbene Zellen werden abgebaut und von den weißen Blutkörperchen aufgefressen. Einige Gewebearten (z.B. Knochen) sind in der Lage, sich durch Vermehrung von Zellen aus dem umliegenden gesunden Gewebe zu regenerieren. Damit werden die ursprüngliche Struktur und Funktion völlig wiederhergestellt.

Anderes Gewebe (z.B. Nerven) kann sich nicht vermehren. Eine unzureichende Blutzufuhr oder Infektion kann die Regeneration des Gewebes beeinträchtigen. In diesen Fällen kann das faserige Gewebe in den geronnenen Blutklümpchen zu hartem Narbengewebe werden; dieses hält zwar die Gewebestruktur aufrecht, kann aber dessen Funktion behindern (wie z.B. manchmal nach einem Muskelriß).

WUNDHEILUNG

Für die Heilung von Hautwunden hat der Körper zwei Wege: Heilung in einer Phase und Heilung in zwei Phasen (Primär- und Sekundärheilung).

Primärheilung ist möglich, wenn die Wundränder nahe beieinanderliegen und wenig Gewebe verlorengegangen ist. Ist die Wunde tief, kann es nötig sein, die Ränder mit Stichen oder einer festen Bandage zusammenzuhalten. Das Blut, das aus den Rändern sickert, formt ein Gerinnsel; dieses bildet eine Basis, aus der sich Narbengewebe entwickeln kann. Nach Vollendung des Heilungsprozesses bleibt nur eine schmale Narbe.

Sekundärheilung tritt ein, wenn die Wundränder nicht zueinander gebracht werden können. Bei diesem langsameren Prozeß wächst rosa *Granulationsgewebe* aus dem offenliegenden Gewebe. Dieses Granulationsgewebe wird nach und nach durch Haut bedeckt, die von den Rändern her langsam über die Wunde wächst. Ist dieser Heilungsvorgang beendet, hat sich das Granulationsgewebe in hartes Narbengewebe verwandelt.

Heimlich-Handgriff

Methode zum Entfernen von Fremdkörpern aus der Luftröhre. Wird überwiegend in den USA gelehrt, in den meisten europäischen Ländern jedoch abgelehnt, da zusätzlich schwerwiegende Verletzungen möglich sind.

Heiserkeit

Rauhe, belegte oder krächzende Stimme, gewöhnlich durch eine Irritation der Stimmbänder (ihrer Schwingung) im Kehlkopf (*Larynx*) verursacht. Die meisten Heiserkeitsepisoden sind kurz, und die Stimme klärt sich von selbst wieder. Bleibt die H. jedoch länger bestehen, muß eine ärztliche Untersuchung der Möglichkeit einer ernsten Erkrankung auf den Grund gehen.

URSACHEN

Vorübergehende H. kann auf eine Überanstrengung der Stimme zurückgehen (zum Beispiel bei Lehrern oder Sängern), weil die kleinen Muskeln im Kehlkopf verspannt sind. Sie kann auch durch eine Entzündung der Stimmbänder entstehen, etwa im Rahmen einer akuten *Laryngitis*, welche gewöhnlich mit einer Infektion der oberen Luftwege, zum Beispiel Schnupfen oder Halsentzündung, einhergeht. (S. nächste Seite)

Dauernde H. hat viele Ursachen. Dazu gehören chronische Reizungen des Kehlkopfes (durch Rauchen oder übermäßigen Alkoholgenuß) und chronische *Bronchitis*. Zur Kehlkopfreizung kann es auch bei *Polypen* (harmlose Wucherungen) der *Nase* kommen, wenn ständig Sekret

H

H

HEISERKEIT ODER VERLUST DER STIMME

Jede anomale Rauheit der Stimme, die so schwer sein kann, daß nur schwache oder gar keine Töne hervorgebracht werden.

? Hat die Heiserkeit in den letzten drei Tagen begonnen?

- **JA** → Haben oder hatten Sie gerade eine Erkältung, Husten oder eine Halsentzündung?
  - **JA** → Wahrscheinlich haben Sie eine Entzündung der Stimmbänder. siehe *Kehlkopfentzündung.*
  - **NEIN** → Haben Sie Ihre Stimme mehr als gewöhnlich beansprucht, bevor die Heiserkeit bzw. der Stimmverlust auftrat?
    - **JA** → Übermäßige Beanspruchung kann die Stimmbänder reizen. siehe *Kehlkopfentzündung*
    - **NEIN** → Sind Sie in letzter Zeit verspannt, nervös, deprimiert gewesen?
      - **JA** → Angst kann manchmal zu einem plötzlichen Verlust der Stimme führen. siehe *Angst*
      - **NEIN** → weiter zur nächsten Frage
- **NEIN** → weiter zur nächsten Frage

? Sind Sie über vierzig Jahre alt und ist Ihre Stimme tiefer geworden?

- **JA** → Fallen Ihnen zwei oder mehr der folgenden Symptome auf?
  - größere Kälteempfindlichkeit als sonst
  - trockene Haut oder trockenes Haar
  - Gewichtszunahme, ohne mehr zu essen
  - unerklärliche Müdigkeit
  - **JA** → Vielleicht haben Sie eine Unterfunktion der Schilddrüse. Diese Ursache ist selten und tritt bevorzugt bei Frauen im mittleren Lebensalter auf. Lassen Sie sich ärztlich untersuchen. Siehe *Hypothyreose*
  - **NEIN** → weiter zur nächsten Frage
- **NEIN** → weiter zur nächsten Frage

? Rauchen Sie?

- **JA** → Rauchen kann zur Entzündung der Stimmbänder führen. siehe *Kehlkopfentzündung*
- **NEIN** → weiter zur nächsten Frage

? Haben Sie kürzlich Alkohol getrunken?

- **JA** → Alkohol kann zur Entzündung der Stimmbänder führen. siehe *Kehlkopfentzündung*
- **NEIN**

Selbsthilfe
Heiserkeit verschwindet gewöhnlich nach einigen Tagen durch einfache Hilfsmaßnahmen wie Stimmschonung und Verzicht auf Alkohol und Tabak.

Fortsetzung nächste Seite

? Brauchen Sie Ihre Stimme viel bei Ihrer Arbeit – zum Beispiel als Lehrer oder Sänger?

JA → Vielleicht sind Ihre Stimmbänder ständig überreizt.

siehe *Kehlkopfentzündung.*

NEIN

? Dauert Ihre Heiserkeit / Ihr Stimmverlust schon länger als eine Woche, und ist es schlimmer geworden? Oder haben Sie in den letzten sechs Monaten mehrmals so etwas erlebt?

JA → **Lassen Sie sich sofort ärztlich untersuchen!**
Wahrscheinlich gibt es eine einfache Erklärung für Ihre Heiserkeit / Ihren Stimmverlust; immerhin besteht die Möglichkeit einer Wucherung in Ihrem Kehlkopf.

siehe *Kehlkopfkrebs.*

NEIN

Sollten Sie aufgrund dieser Aufstellung keine Erklärung für Ihre Heiserkeit / Ihren Stimmverlust finden, begeben Sie sich spätestens nach einer Woche in ärztliche Behandlung.

VORSICHT, KREBS!
Hält Heiserkeit oder Verlust der Stimme länger als eine Woche an, kann dies ein Hinweis auf die Entstehung eines Kehlkopfkrebses sein.
Eine ärztliche Untersuchung ist unverzüglich erforderlich!

am Kehlkopf entlang hinunterfließt, bei allergischer *Rhinitis* (Heuschnupfen), *Sinusitis* (Entzündung der Nasennebenhöhlen) oder einer Deformation der Nasenscheidewand, welche die beiden Nasengänge trennt.

Weitere Gründe für eine hartnäckige, längerdauernde H. sind Stimmbandwucherungen (*Polypen*), bösartige Geschwülste der Stimmlippen oder Schädigungen des die Stimmbänder versorgenden Nervs (N. laryngeus recurrens) bei einer Schilddrüsenoperation.

Besonders bei kleinen Kindern kann Heiserkeit ein Symptom des *Krupp* (Entzündung und Verengung der Atemwege) sein. Ständige Heiserkeit von Erwachsenen hat gelegentlich ernstere Gründe – bis hin zum *Kehlkopfkrebs*. In selteneren Fällen ist Heiserkeit eine Begleiterscheinung von *Schilddrüsenkarzinom* oder *Lungenkrebs*.

SELBSTHILFE

Wer unter Heiserkeit leidet, die wahrscheinlich auf eine Überanstrengung der Stimme zurückzuführen ist, sollte die Stimme schonen, bis sie wieder normal klingt; sonst ist unter Umständen mit einem Dauerschaden der Stimmbänder zu rechnen. Mit einer Stimmschulung lassen sich oft weitere Anfälle von Heiserkeit verhüten. Eine Kehlkopfentzündung klingt schneller ab, wenn in dieser Zeit die Stimme geschont und nicht geraucht oder Alkohol getrunken wird.

UNTERSUCHUNGEN

Dauert eine Heiserkeit länger als zwei Wochen an, muß ärztlich untersucht werden. Dann wird eine *Laryngoskopie* (Untersuchung des Kehlkopfes mit Hilfe eines Spiegels oder eines *Endoskops*) gemacht, um einen Kehlkopfkrebs auszuschließen (dieser kann bei frühzeitiger Erkennung komplett geheilt werden).

Heliotherapie

Behandlung mit Sonnenlicht. Heliotherapie ist eine Form der *Phototherapie.*

Helminthiasis

Infektion durch Wurm-Parasiten (s. *Wurminfestation*).

Hemianopsie

s. *Halbseitenblindheit*

Hemiballismus

Unregelmäßige und unkontrollierbare Schleuderbewegungen von Arm und Bein auf einer Körperseite, hervorgerufen durch eine Erkrankung der *Basalganglien* (Gehirnkerne, die für die Koordination der Bewegungen verantwortlich sind). Die Bewegungen können nicht vorausgesehen werden, weder was den Zeitpunkt noch was die Stärke betrifft; sie können so heftig sein, daß sie die betroffene Person selbst oder andere gefährden. (S.a. *Athetose*; *Chorea, Veitstanz*)

Hemikolektomie

Operative Entfernung der Hälfte oder eines größeren Teils des *Dickdarms* (*Kolons*). Der Chirurg entfernt entweder den vorderen Teil vom Beginn des Kolons hin zum Querdarm oder den End- bzw. Mastdarm, wobei das *Rektum* (Darmausgang) ausgespart oder mitentfernt werden kann. (S.a. *Kolektomie*, *Kolonresektion*)

Hemiparese

Muskelschwäche oder teilweise Lähmung einer Körperseite (s. *Paralyse*).

Hemiplegie

s. *Hemiparese*

Henoch-Schoenlein-Purpura

Kleinfleckige Blutungen an den kleinsten Blutgefäßen ("Petechien") in Haut, Subkutis und Schleimhaut infolge besonderer Blutungsneigung (*F.* hämorrhagische Diathese) durch toxisch-allergische Gerinnungsstörungen, Infekte,

Störungen der Blutplättchen etc. Die Erkrankung wird auch Purpura anaphylactoides (= überempfindlich) genannt. Sie kommt bei Kindern, insbesondere Jungen, relativ häufig vor, zum Beispiel nach einer Halsentzündung. Die genaue Ursache der Henoch-Schoenlein-Purpura ist nicht bekannt. Einige Wissenschaftler vermuten, daß eine allergische Reaktion auf bestimmte Medikamente oder Nahrungsmittel dahintersteht.

SYMPTOME

Das Hauptsymptom ist ein etwas erhabener purpurner kleinfleckiger Ausschlag am Gesäß und an den Rückseiten von Armen und Beinen. Die Gelenke können schmerzhaft anschwellen; auch kolikartige Bauchschmerzen können auftreten. Manchmal findet sich Blut im Stuhl. Es kann zu einer Nierenentzündung mit *Hämaturie* (Blut im Urin) und *Proteinurie* (Eiweiß im Urin) kommen.

DIAGNOSE UND THERAPIE

Zunächst wird ein Blutgerinnungstest vorgenommen, um eine *Gerinnungsstörung* auszuschließen.

Außer Bettruhe und eventuell der Gabe von *Analgetika* (schmerzstillende Medikamente) ist meist keine spezielle Behandlung erforderlich. Die Kinder erholen sich normalerweise innerhalb eines Monats; wenn jedoch eine Nierenentzündung nicht ausheilt, können Komplikationen auftreten. In schweren Fällen werden auch *Kortikosteroide* verordnet.

Hepar

s. *Leber*

Heparin

(z.B. *Calciparin*®+)

Natürlich vorkommender Stoff bzw. Medikament aus der Gruppe der *Antikoagulantien.* Es soll eine abnorme *Blutgerinnung* verhüten und aufheben. H. wird als Injektion gegeben; es dient insbesondere zur Sofortbehandlung tiefer Venen-*Thrombosen* oder *Lungenembolien* (Pulmonalembolien). H. wird aber auch in zahlreichen Salben und Gelees verarbeitet, zur Behandlung des postthrombotischen Syndroms oder einer oberflächlichen Beinvenenentzündung. Zur Linderung von Krampfaderbeschwerden werden meist hochdosierte H.salben (z.B. Thrombareduct 60 000 ®) eingesetzt. Die kühlenden Gelees wirken außerdem bei verschiedenen Arten von Sportverletzungen und Blutergüssen.

MÖGLICHE NEBENWIRKUNGEN

Ein blauer Fleck rund um die Injektionsstelle ist nicht ungewöhnlich. Weitere mögliche Nebeneffekte sind Ausschlag, Knochenschmerzen und abnorme Blutungen an verschiedenen Körperteilen. Langzeitbehandlung kann *Osteoporose* (Brüchigkeit der Knochen) verursachen.

Hepatektomie, partielle

Operative Entfernung eines Teils der *Leber.* Die Leber verfügt über bemerkenswerte Kräfte zur Regeneration; es können bis zu drei Viertel entfernt werden, ohne daß sie ihre Funktion einbüßt.

WARUM ES GEMACHT WIRD

Bei ernsten Leberverletzungen, wie sie zum Beispiel bei Verkehrsunfällen vorkommen können, führen schwere Blutungen zum Absterben des geschädigten Lebergewebes. Bei der Operation wird das geschädigte Gewebe entfernt.

Gutartige Lebertumoren und manchmal auch *Echinokokkosen* erfordern eine partielle Hepatektomie; in seltenen Fällen wird auch *Leberkrebs* so behandelt.

Hepatektomie, totale

Chirurgische Entfernung der *Leber.* Eine Hepatektomie wird in erster Linie für eine *Lebertransplantation* durchgeführt.

Hepatisch

Zur *Leber* gehörend. Die hepatische Vene zum Beispiel ist das Blutgefäß, das das Blut aus der Leber transportiert.

Hepatitis

Entzündung der *Leber*, wobei die Leberzellen geschädigt werden oder gar absterben. Gewöhnlich wird die H. durch ein Virus verursacht; sie kann aber auch durch verschiedene Medikamente, Drogen, Chemikalien oder Gifte entstehen. Die Erkankung verläuft entweder akut oder chronisch.

AKUTE HEPATITIS

Diese Form der H. ist sehr häufig. In Deutschland wurden 1991 insgesamt 13 038 Virushepatitis-Neuerkrankungen registriert. Meistens ist die Ursache eine Infektion mit einem H.-Virus, entweder vom Typ A, Typ B oder vom Typ Non-A-Non-B (s. *Virushepatitis*). Andere Ursachen können Einflüsse bestimmter Chemikalien in sehr hohen Dosen oder Mißbrauch von Medikamenten (z.B. Abhängigkeit von Tranquillantien) sein. Eine akute H. kann starke Trinker mit fortgeschrittenem Leberschaden (s. *Alkoholleber*) leichter befallen.

SYMPTOME

Das auffälligste sichtbare Zeichen einer akuten H. ist *Gelbsucht* (s. *Ikterus*). Vielfach geht der Gelbfärbung ein grippeähnliches Krankheitsgefühl voraus, begleitet von Übelkeit, Erbrechen, Appetitlosigkeit, Spannungsgefühl im rechten Oberbauch, Muskel- und manchmal auch Gelenkschmerzen.

In seltenen, sehr schweren Fällen kann die Gelbfärbung äußerst intensiv werden und damit anzeigen, daß ein *Leberversagen* droht. Dies hat schwere Auswirkungen auf andere Organe (einschl. Gehirn) und kann mit Koma und Tod enden.

DIAGNOSE

Ärztlicherseits läßt sich der Verdacht auf eine akute H. schon allein aufgrund der Symptome begründen, wenn der oder die Erkrankte zu einer Risikogruppe gehört; auch Blutanalysen geben Aufschluß über Art und Ursache der H. Ein *Gallengangsverschluß*, der ebenfalls eine Gelbsucht hervorrufen kann, läßt sich mit *Ultraschall* erkennen. Eine *Leberfunktionsprüfung* kann zur Erkennung der akuten H. beitragen.

THERAPIE

Für die meisten Fälle der akuten H. gibt es keine spezielle Behandlung. In schweren Fällen kann Intensivtherapie im Krankenhaus erforderlich sein. Wenn die Erkrankung auf eine Vergiftung durch Drogen oder Chemikalien zurückgeht, müssen diese Substanzen ab sofort ausgeschaltet werden. Manchmal ist es möglich, den Organismus durch Gabe eines Antidots, eines Gegenmittels, zu entgiften. Unabhängig von der auslösenden Ursache ist bei akuter H. Bettruhe und eine kräftigende Ernährung zu empfehlen. Gewöhnlich erholen sich die Erkrankten innerhalb einiger Wochen. Zur Regeneration der Leber ist eine längere absolute Alkoholabstinenz erforderlich.

CHRONISCHE HEPATITIS

Manchmal heilt eine akute H. nicht völlig aus und hinterläßt Leberzellschäden und eine chronische Entzündung. Das geschieht gewöhnlich – aber nicht ausschließlich – bei bestimmten Formen der *Virushepatitis*.

Chronische H. kann sich über Jahre hinweg schleichend entwickeln, ohne daß akute Attacken auftreten. Daran kann z.B. langer Alkoholmißbrauch schuld sein. Auch eine Störung des *Immunsystems* kommt in Frage (hierbei greifen die natürlichen Abwehrmechanismen körpereigenes Gewebe an) sowie die Reaktion auf eine Medikation oder eine Stoffwechselstörung, welche die Leber in Mitleidenschaft zieht.

Bei der chronischen H. werden verschiedene Formen unterschieden. Eine Form, welche vor allem starke Trinker betrifft (s. *Alkoholleber*), und die chronisch-aktive H. (s. *Hepatitis, chronisch-aktive*) können unbehandelt in *Zirrhose* münden. Eine dritte Form, die sog. chronisch-persistierende H., ist weniger gravierend und birgt ein geringeres Risiko der Zirrhose.

SYMPTOME

Die Anzeichen beschränken sich gewöhnlich auf ein unbestimmtes Gefühl des Sich-nicht-wohl-Befindens.

DIAGNOSE
Oft bleibt die Erkrankung unerkannt, bis anläßlich einer ärztlichen Untersuchung festgestellt wird, daß die Leber vergrößert ist, im Blut ein H.virus bzw. spezielle Antikörper gefunden werden oder die Leberfunktionsprüfung anomale Werte ergibt. Eine *Leberbiopsie* (Entnahme einer Gewebsprobe für die mikroskopische Untersuchung) dient dazu, den Typ der chronischen H. zu identifizieren.
THERAPIE
Für die H. aufgrund von Alkoholmißbrauch ist absolute Abstinenz die einzige Heilungsmöglichkeit. Wenn diese strikt eingehalten wird, kann sich die Leberfunktion wieder normalisieren. Bei der chronisch-persistierenden Form ist gewöhnlich keine besondere Behandlung erforderlich. Bei der chronisch-aktiven Form hängt die Behandlung von der auslösenden Ursache ab.

Hepatitis A
s. *Virushepatitis*

Hepatitis B
s. *Virushepatitis*

Hepatitis, chronisch-aktive
Form der chronischen *Hepatitis*, bei welcher Zellen in bestimmten Gewebestrukturen der Leber von schwerer, fortschreitender Entzündung und Zerstörung erfaßt werden. Es bildet sich Narbengewebe, welches zur *Zirrhose* führt.
URSACHEN
Ch.-a. H. kann auf vierfache Weise entstehen: durch *Autoimmunkrankheiten* (wobei die natürlichen Abwehrkräfte des Organismus körpereigenes Gewebe angreifen), durch eine Virusinfektion, als Reaktion auf Drogen, Medikamente und Chemikalien oder – selten – infolge einer *Stoffwechselstörung*.

Bei der autoimmunen Form bilden sich Antikörper (Proteine zur Abwehr körperfeindlicher Substanzen), die sich fälschlicherweise gegen Leberzellen richten. In Nord- und Westeuropa und den USA ist dies die häufigste Ursache einer ch.-a.n H. Es sind mehr Frauen als Männer betroffen. Auch die primäre Leberzirrhose fällt hierunter.

Virale Infektionen sind in Deutschland die häufigsten Ursachen einer Hepatitis, meist aufgrund des Hepatitis-Virus B oder des Hepatitis-Virus Non-A-Non-B (s. *Virushepatitis*). Männer sind häufiger betroffen als Frauen.

Medikamente wie *Nitrofurantoin* oder *Isoniazid* sind nur selten als Ursache einer ch.-a.n H. auszumachen. Zu den Stoffwechselstörungen, welche eine ch.-a. H. auslösen können, gehören *Hämochromatose* und *Wilson-Syndrom.*

SYMPTOME UND DIAGNOSE
Die Erkrankung kann mit unbestimmter Mattigkeit einhergehen oder gar keine Symptome hervorrufen. Sie wird anhand einer *Leberbiopsie* (Entnahme einer Gewebsprobe aus der Leber für die mikroskopische Untersuchung) diagnostiziert.
THERAPIE
Die autoimmune Form wird mit *Kortikosteroiden* behandelt; sie bringen gewöhnlich Besserung. Gegen virale Infektionen sind antivirale Substanzen bisher ohne Erfolg eingesetzt worden. Bei der durch Medikamente ausgelösten Form kann es genügen, die Medikation abzusetzen. Bei Stoffwechselstörungen hängt die Behandlung von der zugrundeliegenden Dysfunktion ab.

Hepatitis, virale
s. *Virushepatitis*

Hepatogramm
s. *Leberdarstellung*

Hepatom
Form des *Leberkarzinoms*.

Hepatomegalie
Vergrößerung der Leber als Resultat praktisch jeglicher Leberstörung. Die Vergrößerung kann sich durch ein Spannungsgefühl unterhalb der Rippen bemerkbar machen und bei einer ärztlichen Untersuchung ertastet werden. (S.a. Kasten "Leberstörungen" S. 654; *Leber*)

Herba
s. *Kräutermedizin*

Herbstzeitlose
s. *Kolchizin*

Hermaphroditismus
Angeborene Anomalität, bei welcher sowohl männliche als auch weibliche Geschlechtsdrüsen (Hoden und Eierstökke) vorhanden sind. Die äußeren Genitalien sind nicht eindeutig männlich oder weiblich geformt. Echter H. ist extrem selten, seine Ursache unbekannt. Die Mehrheit der betroffenen Kinder werden als Jungen großgezogen, weil das äußere Genitale gewöhnlich eher männlich als weiblich aussieht.

Häufiger ist der sog. Pseudo-H. Hierbei sind die Geschlechtsdrüsen entweder männlich oder weiblich, das äußere Genitale ist jedoch nicht eindeutig einem bestimmten Geschlecht zuzuordnen. Pseudo-H. entsteht durch ein hormonelles Ungleichgewicht (zum Beispiel aufgrund einer angeborenen *Nebennierenhyperplasie*). Pseudo-H. kann gewöhnlich chirurgisch und durch entsprechende Hormongaben behandelt werden.

Hernie
Eingeweidebruch; Verlagerung von Organen oder Organteilen in Nischen innerhalb der Körperhöhlen (innere H.; z.B. *Hiatushernie* = Verlagerung von Magenteilen durch das Zwerchfell in den Brustraum) oder durch Schwachstellen bzw. Lücken (Bruchpforten) der Bauchwand in einen neuentstandenen Hohlraum (Bruchsack) außerhalb der Leibeshöhle (äußere H.). H.en werden außer nach ihrer Entwicklungsrichtung nach dem Bruchinhalt (Eingeweideh., Lun-

BRUCHOPERATION
Bei der Herniotomie wird der Bruchsack samt Inhalt zurückverlagert, die Bruchpforte vernäht, manchmal auch durch ein Netz verstärkt.

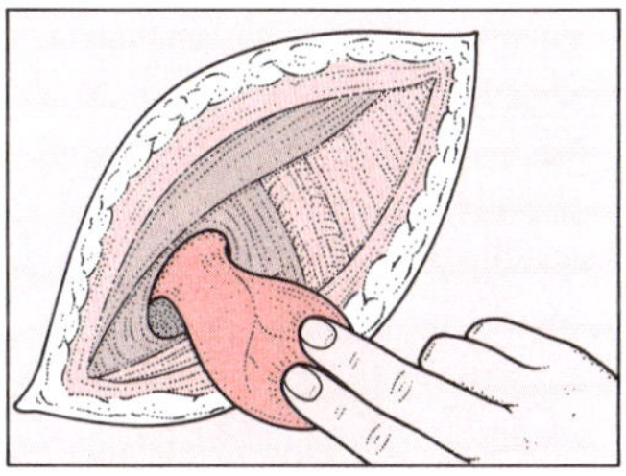

1 Der ausgestülpte Dünndarmabschnitt wird in die Bauchhöhle reponiert; war er eingeklemmt, muß er chirurgisch entfernt werden.

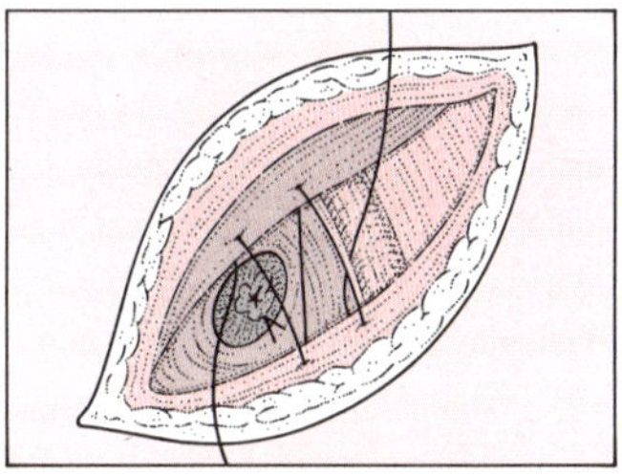

2 Die Bauchwand wird so mit Nähten verschlossen, daß die Ränder der Schwachstellen überlappen.

GROSSE BRUCHPFORTEN

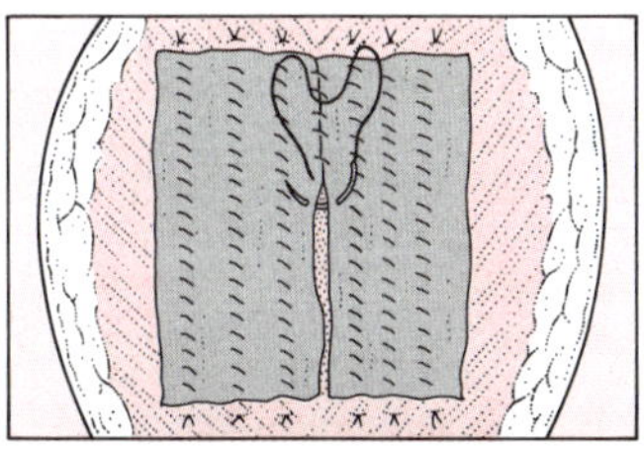

Bei ausgedehnten Hernien können zur zusätzlichen Stabilisierung der Schwachstelle zwei Netze angeheftet und in der Mitte zusammengenäht werden.

H

HAUPTFORMEN DES BAUCHEINGEWEIDEBRUCHS

Leistenbruch (*F.* Hernia inguinalis)

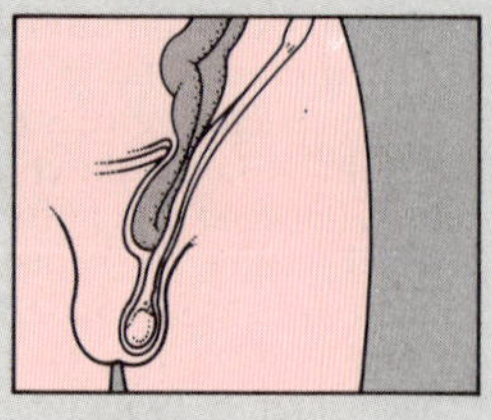

Häufige Bruchart (vor allem bei Männern), bei der ein Darmabschnitt (meist Dünndarm) durch den Leistenkanal (Passage, durch welche in der Fetalperiode die in der Leibeshöhle entstandenen Hoden in den Hodensack hinabwandern) durchtritt. Dadurch bildet sich in der Leistengegend oder im Hodensack (bei Frauen in der großen Schamlippe) eine Vorwölbung. Sie kann im Leistenkanal eingeklemmt werden, weshalb frühzeitige Operation empfohlen wird.

Schenkelbruch (*F.* Hernia femoralis)

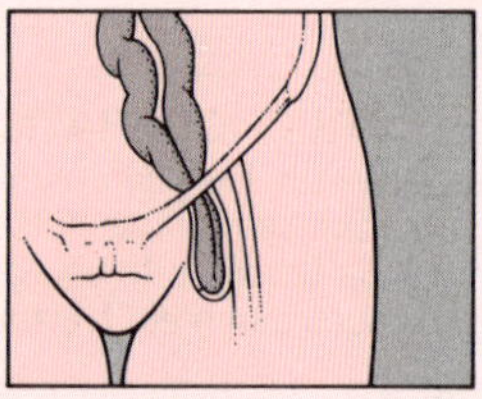

Diese Hernienform tritt überwiegend bei adipösen Frauen auf. Ein Darmteil tritt an der Stelle des vorderen Oberschenkels hervor, wo die große Hautvene des Beines in die Tiefe zieht (sog. Hiatus saphenus). Der verlagerte Darmabschnitt kann sehr groß sein, obwohl die Bruchpforte eng ist; deshalb ist eine Operation erforderlich.

Epigastrischer Bruch (*F.* Hernia epigastrica)

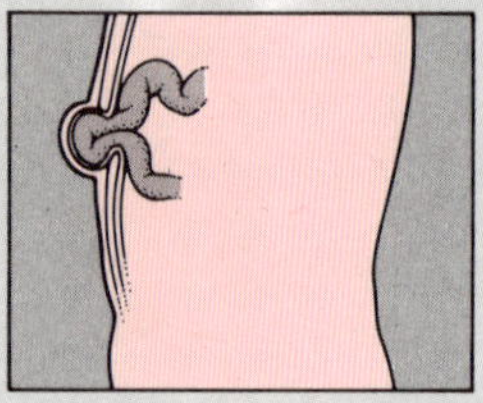

Diese Form der Hernie entsteht bei einer Bindegewebsschwäche (Rektusdiastase) im mittleren Oberbauch. Die Eingeweide treten an einer Stelle zwischen dem Nabel und dem Brustbein durch. Diese Hernienform kommt dreimal häufiger bei Männern als bei Frauen vor, meistens im Alter zwischen 20 und 50 Jahren.

Nabelbruch (*F.* Hernia umbilicalis)

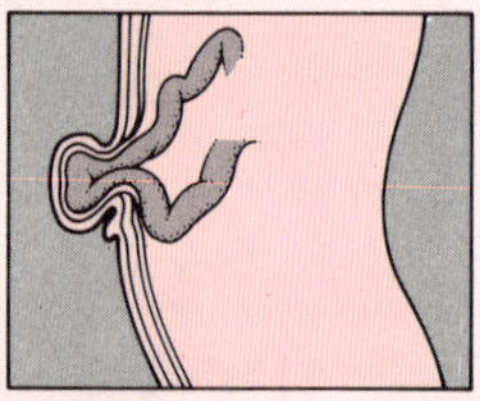

Hier tritt ein Dünndarmteil in der Nabelgegend durch die Bauchwand. Am häufigsten sind Babys betroffen. Der Nabelbruch kann operiert werden oder bis ungefähr zum fünften Lebensjahr von selbst verschwinden. Ein Durchbruch in der Umgebung des Nabels wird auch bei adipösen Frauen beobachtet, die mehrere Schwangerschaften hinter sich haben (parumbilikale H.).

Narbenbruch (*F.* Hernia traumatica)

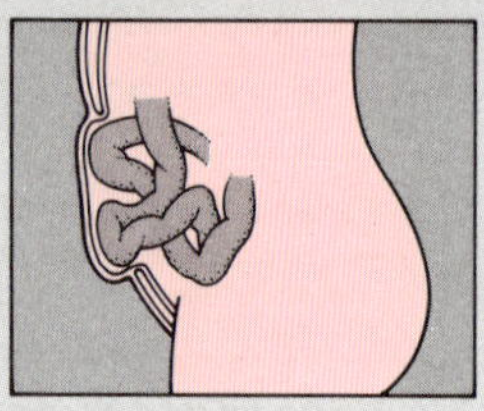

Nach einer Operation oder einer Verletzung der Bauchdecke bleibt manchmal eine Schwachstelle der Bauchwand zurück. Das kann zu einem sog. Narbenbruch führen. Wenn der Defekt sehr ausgedehnt ist, kann ein großer Abschnitt des Dünndarms durch die Bauchwand treten; zur Verstärkung wird bei der Operation manchmal ein Netz in die Bauchwand eingenäht.

genh., Gehirnh.), nach dem Bruchort (Schenkelh., Leistenh., Bauchwandh.) oder nach dem Erstbeschreiber (z.B. Littré-H., Treitz-H.) benannt.

URSACHEN

Baucheingeweidebrüche gehen gewöhnlich auf eine anlagebedingte Schwäche der Bauchwand zurück. Manchmal – besonders in der zweiten Lebenshälfte – entsteht eine H. durch einen plötzlichen Bruch in der Bauchwand, z.B. infolge Hebens schwerer Gegenstände, erheblicher Gewichtszunahme, ständigen Hustens oder starken Pressens beim Stuhlgang; auch eine Operation kann später eine H. nach sich ziehen (Narbenbruch). Der Bruchinhalt besteht zumeist aus Dünndarmabschnitten.

SYMPTOME UND KOMPLIKATIONEN

Das erste Anzeichen eines Baucheingeweidebruchs ist gewöhnlich eine Ausstülpung des Bauchfells mit oder ohne Beschwerden. Manchmal kann das hervorgedrungene Eingeweide wieder zurückgedrückt (reponiert) werden; gelingt das nicht, verursacht die Hernie oft große Schmerzen.

Wird das hervorgetretene Gewebe eingeklemmt (H. incarcerata), kann die Blutversorgung unterbunden sein; eine solche Einklemmung kann zum Absterben des Gewebes (*Nekrose*, *Gangrän*) führen. Eine eingeklemmte H. muß sofort behandelt werden!

DIAGNOSE UND THERAPIE

H.n werden durch körperliche Untersuchung diagnostiziert. Wenn die H. nur leichte Beschwerden verursacht und gut zurückgedrängt werden kann, wird nur ein Bruchband verordnet. H.n, die starke Schmerzen verursachen und nicht wieder reponiert werden können, müssen operiert werden (s. *Herniotomie*).

Herniorrhaphie

Chirurgische Raffnaht bei einer Hernie (s. *Herniotomie*).

Herniotomie

Chirurgische Korrektur einer *Hernie*. Dieses Verfahren wird gewöhnlich durchgeführt, wenn ein Bruch der Bauchwand sehr schmerzhaft ist und das hervorgetretene Gewebe nicht wieder zurückplaziert werden kann. Eine eingeklemmte Hernie erfordert eine Notoperation.

VORGEHEN

Viele Hernien können ambulant korrigiert werden, falls nicht besondere Umstände einen Klinikaufenthalt nötig machen. Eine Herniotomie wird sowohl unter lokaler, epiduraler Anästhesie oder unter Vollnarkose durchgeführt.

Das Ziel der Operation ist, das hervorgetretene Gewebe an seinen ursprünglichen Platz zu bringen und dann die geschwächte Muskelwand zu verstärken (s. Bildkasten).

REKONVALESZENZ UND PROGNOSE

Die Heilungsdauer hängt von dem Allgemeinzustand der Patienten und von der Art der Hernie ab. Mindestens drei bis sechs Monate nach einer H. dürfen keine schweren Gegenstände gehoben werden.

Das Risiko eines neuerlichen Bruches hängt von dem Hernientyp ab. Leisten- und Narbenbrüche neigen dazu, wiederaufzutreten; bei Schenkel- und Bauchhernien geschieht dies nur selten.

Heroinsucht

Mißbrauch von Heroin, einem *Narkotikum* ähnlich dem *Morphium*, zu nichtmedizinischen Zwecken.

Heroin ist ein weißes oder bräunliches Pulver; es kann geraucht, geschnupft oder – in Wasser gelöst – gespritzt werden. Chemisch wird es als Diacetylmorphin oder *Diamorphin* bezeichnet.

Heroinsucht ist in vielen Ländern ein großes Gesundheitsproblem und hat sich zu einem gesellschaftlichen und wirtschaftlichen Problem ersten Ranges entwickelt.

WIRKUNGEN

Heroin hat einen analgetischen, d.h. schmerzstillenden Effekt. Darüber hinaus verschafft es ein Gefühl von Wärme und Ruhe, macht schläfrig und tilgt jegliches Interesse an der Außenwelt.

Langzeitgebrauch führt zu *Toleranz* (dabei werden für denselben Effekt immer größere Mengen der Droge benötigt) und zu psychischer und körperlicher Abhängigkeit (s. *Drogenabhängigkeit*); plötzliches Absetzen der Droge löst Entzugssymptome aus wie Schüttelfrost, Unterleibskrämpfe, Durchfall, Erbrechen, Schlaf- und Ruhelosigkeit. Allgemeine Folgen des Heroingebrauchs sind Injektionsnarben, Abszesse der Haut, Gewichtsverlust und Impotenz. Bei Heroinsüchtigen, die gemeinsam Injektionsnadeln benützen, breiten sich Virusinfektionen wie *Hepatitis B* oder *AIDS* aus. Oftmals führt eine Überdosis des Stoffs zum Tode.

Herpangina

Halsentzündung, die durch *COXSAKKIE*-Viren verursacht wird. H. befällt überwiegend kleine Kinder, aber mitunter auch Erwachsene. Das Virus wird durch Tröpfcheninfektion übertragen, d.h. durch Husten oder Niesen. Viele Menschen sind Träger des Virus, ohne erkrankt zu sein.

SYMPTOME

Nach einer Inkubationszeit von zwei bis sieben Tagen bricht plötzlich Fieber mit Halsschmerzen und Appetitlosigkeit aus. Kopfschmerzen, Bauchbeschwerden und Muskelschmerzen können hinzukommen. Der Rachen rötet sich und wird mit Bläschen belegt; diese werden größer, platzen und bilden flache Geschwüre. Die Erkrankung dauert ungefähr eine Woche.

THERAPIE

Normalerweise bedarf es keiner weiteren Behandlung außer einfacher *Analgetika* (schmerzstillende Medikamente). Es gibt keine spezielle Medikation gegen Viren. Antibiotika bringen meist keinen therapeutischen Nutzen, es sei denn, eine bakterielle Infektion ist als Komplikation hinzugekommen. Wiederholte Erkrankungen an H. können auf eine Infektion mit verschiedenen Virusstämmen zurückzuführen sein.

Herpes

Hauterkrankung, die sich als Ausschlag in Form von meist sehr schmerzhaften Bläschen äußert.

Gewöhnlich wird H. auf eine Infektion mit dem *HERPES-SIMPLEX*-Virus angewandt. Bestimmte Viren sind verantwortlich für Fieberbläschen bzw. *Lippenherpes* (schmerzhafte Bläschen rund um den Mund) und für eine sexuell übertragbare Infektion, die schmerzhafte Bläschen an den Geschlechtsorganen hervorruft (s. *Herpes genitalis*). Das Virus kann auch zahlreiche Irritationen an Haut, Mund, Augen, Gehirn oder – selten – am ganzen Körper auslösen.

Ein eng verwandtes Virus, das *VARICELLA*-Virus, ist schuld an zwei weiteren Hauterkrankungen, bei welchen auch Blasen erscheinen: *Windpocken* und *Herpes zoster* (*Gürtelrose*). Wie das *HERPES-SIMPLEX*-Virus kann das *VARICELLA*-Virus auch die Augen, in seltenen Fällen das Gehirn oder den ganzen Körper befallen.

Herpes gestationis (*Schwangerschaftsherpes*) und *Dermatitis herpetiformis* sind andere Erkrankungen mit H.-ähnlichen Bläschen, aber sie gehören nicht zu den Infektionen durch *HERPES-SIMPLEX*- oder *VARICELLA*-Viren.

Herpes genitalis

Sexuell übertragbare Infektion, die einen schmerzhaften Bläschenausschlag an den Geschlechtsorganen verursacht. Auslöser ist das *HERPES-SIMPLEX*-Virus. Die Infektion erfolgt durch Geschlechtsverkehr mit einer infizierten Person.

SYMPTOME

Nach einer Inkubationszeit von ungefähr einer Woche entstehen in der Genitalgegend juckende, schmerzhaft brennende Bläschen. Sie platzen auf und gehen in kleine, sehr schmerzhafte Geschwüre über, die in 10 bis 21 Tagen abheilen. Die Lymphknoten in der Leiste können anschwellen und schmerzen; die betroffene Person fühlt sich meist unwohl mit Kopfschmerzen und Fieber. Frauen leiden noch zusätzlich, wenn Urin an die Bläschen kommt.

THERAPIE

Gegen H. g. gibt es kein spezielles Medikament. Aber je früher eine allgemeine Behandlung einsetzt, desto größer ist die Wahrscheinlichkeit, daß der Krankheitsschub milder und weniger schmerzhaft verläuft. Antivirale Medikamente wie *Aciclovir* lassen die Bläschen weniger schmerzhaft aufgehen und fördern die Abheilung. Andere lindernde Maßnahmen sind *Analgetika* (schmerzstillende Medikamente) und Sitzbäder in einer Salzlösung (2 gehäufte Teelöffel Salz auf 1 Liter Wasser).

Erkrankungsschübe können bei Angst oder Depression, vor der Menstruation, nach dem Geschlechtsverkehr, nach einem Sonnenbad oder durch Erschöpfung erneut auftreten.

Rückfälle gehen oft auch ohne Behandlung rasch wieder vorbei. Bis die Bläschen verschwunden sind, sollte möglichst kein Geschlechtsverkehr erfolgen, damit der Partner oder die Partnerin sich nicht ansteckt. Wenn eine schwangere Frau zum erwarteten Zeitpunkt der Entbindung gerade einen Schub von H. g. durchmacht, wird ein *Kaiserschnitt* durchgeführt, damit das Baby nicht unter der Geburt infiziert wird.

PROGNOSE

Wenn das Virus erst einmal im Körper ist, bleibt es dort lebenslang. Ungefähr 12 bis 20 Prozent der Träger erleiden nach der Ersterkrankung keine weiteren Schübe mehr. Andere wiederum machen lange Zeit vier bis fünf Attacken im Jahr durch. Allmählich verlaufen die Schübe weniger schwer, und die Intervalle dazwischen werden länger.

Möglicherweise spielt das Herpes-Virus eine Rolle bei der Entstehung eines *Portiokarzinoms* (Gebärmutterhalskrebs); Frauen, die einmal Herpes hatten, sollten jährlich einen *Vaginalabstrich* (Krebsvorsorge) machen lassen.

Herpes gestationis

s. *Schwangerschaftsherpes*

Herpes labialis

s. *Lippenherpes*

Herpes simplex

Verbreitete und sehr lästige Virusinfektion. Sie zeigt sich in mit Flüssigkeit gefüllten Bläschen. Einige Herpes-simplex-Infektionen verlaufen annähernd symptomfrei, andere wiederum können extrem schmerzhaft und quälend sein (insbesondere, wenn die Geschlechtsorgane befallen sind); in Ausnahmefällen können sie sogar lebensbedrohlich werden. Herpes-Virus-Infektionen sind hochansteckend; Vorsicht also vor der Berühung der Bläschen und deren Inhalt.

VIRUS-ARTEN

Es gibt zwei Formen von Herpes-Viren: *HERPES-SIMPLEX*-Virus Typ 1 = HSV1 und *HERPES-SIMPLEX*-Virus Typ 2 = HSV2. HSV1 verursacht gewöhnlich Herpes der Lippen, des Mundes und des Gesichts, HSV2 die Infektionen der Geschlechtsorgane und Herpes-Infektionen, die sich Babys unter der Geburt zuziehen. Es gibt hierbei jedoch auch Überschneidungen:

Manche Erkrankungen, die gewöhnlich durch HSV1 verursacht werden, gehen auf HSV2 zurück und umgekehrt.

Typ-1-Virus

Die meisten Menschen infizieren sich schon als Kinder mit HSV1, im Erwachsenenalter ist fast jeder HSV1-Träger. Zunächst verursacht die Infektion unter Umständen gar keine Symptome oder äußert sich nur als Erkältung mit Mundgeschwüren. Danach zieht sich das Virus in die Nervenzellen der Gesichtspartie zurück. Bei vielen Menschen wird das Virus dann von Zeit zu Zeit wieder aktiviert und verursacht wiederholt Lippenbläschen, die immer an derselben Stelle auftauchen. Die Bläschen bilden sich bevorzugt bei erhöhter Temperatur – sei es durch Fieber oder durch längere Sonnenbestrahlung.

In seltenen Fällen befällt das Virus die Finger; dieser äußerst schmerzhafte Bläschenausschlag (oder Fingergeschwür) heißt *Panaritium*. Bei manchen Menschen, insbesondere wenn sie an *Dermatitis* leiden, ruft das Virus ein ausgedehntes herpetisches Ekzem hervor.

Leidet jemand unter einem *Immundefekt* wie zum Beispiel *AIDS* oder nimmt *Immunsuppressiva* ein, kann die Ansteckung mit dem Virus eine generalisierte Infektion mit unter Umständen tödlichem Ausgang hervorrufen.

Gelangt das Virus ins Auge, kann es zur *Konjunktivitis* führen, die meistens in ein paar Tagen überstanden ist; es kann sich aber auch ein *Hornhautgeschwür* bilden. Sehr selten breiten sich Typ-1-Viren bis zum Gehirn aus, wo sie zur gefürchteten *Encephalitis* (Gehirnentzündung) führen.

Typ-2-Virus

Diese Virusart ist gewöhnlich die Ursache des sexuell übertragbaren *Herpes genitalis*, bei dem sich schmerzende Bläschen auf den Geschlechtsorganen bilden. Auch diese Form des Herpes kommt bei einigen Menschen immer wieder.

THERAPIE

Die Behandlung des H.s. hängt von Virus-Typ, Lokalisation und Schweregrad ab. *Antivirale Medikamente* wie *Aciclovir* sind manchmal hilfreich. Infizieren sich die Bläschen zusätzlich mit Bakterien, kommen *Antibiotika* und Bäder in lauwarmem Salzwasser in Frage.

Herpes zoster

Medizinische *F.* für die *Gürtelrose* (s. Abb. S. 436). H. z. ist eine Infektion von Nerven, die bestimmte Hautareale versorgen. Die Erkrankung geht mit einem äußerst schmerzhaften Ausschlag von kleinen, verkrustenden Bläschen einher. Sind die Bläschen abgeheilt, können noch monatelang oder in Extremfällen jahrelang Nervenschmerzen bestehen bleiben.

H. z. befällt oft halbseitig einen Streifen über den Rippen, seltener einen Streifen vom Hals zum Arm oder einen unteren Körperteil. Manchmal ist eine Seite der oberen Gesichtshälfte und sogar ein Auge betroffen. Gürtelrose in diesem Gebiet heißt H. z. ophthalmicus. H.-z.-Bläschen unterschiedlicher Ausprägung am ganzen Körper nennt man H. z. generalisatus.

URSACHEN

H. z. wird vom *VARICELLA*-Virus hervorgerufen, das auch *Windpocken* auslöst. Während einer Windpocken-Erkrankung werden die meisten Varizellen abgetötet; einige jedoch überleben und ziehen sich in Nervenzellen zurück, wo sie viele Jahre überdauern. Bei manchen Menschen führt eine Schwächung des *Immunsystems* (Abwehrsystem des menschlichen Körpers) dazu, daß die Viren wieder aktiv werden und eine Gürtelrose auslösen.

Die Effektivität des Immunsystems nimmt mit dem Alter ab; dieser Prozeß wird wahrscheinlich durch Streß oder die Einnahme von *Kortikosteroiden* gefördert. So tritt Gürtelrose oft nach einer Streßperiode auf.

VORKOMMEN

H. z. ist relativ selten. Meist sind Menschen über 50 Jahre betroffen, und die Häufigkeit nimmt mit dem Alter zu. H. z. ist nicht selten bei Patienten, deren Immunsystem durch Krankheiten wie *Lymphom* (Lymphknotenschwellung) oder *AIDS* sowie durch Behandlung mit *Immunsuppressiva* oder Chemotherapie gegen Krebs (*Zytostatika*) geschwächt ist.

SYMPTOME

Das erste Anzeichen ist eine sehr hohe Schmerzempfindlichkeit des Gebiets, in dem sich die Gürtelrose etablieren wird; bald folgen – manchmal sehr heftige – Schmerzen, die, bis zum Erscheinen der ersten Bläschen, je nach Lokalisation als Rippenfellentzündung oder Blinddarmentzündung mißdeutet werden können.

Nach ungefähr fünf Tagen erscheint der Ausschlag, zunächst mit kleinen, leicht erhabenen, roten Flecken, die schnell zu Bläschen, gedrängt voll mit Viren, werden. Innerhalb von drei Tagen werden die Bläschen gelb, flachen ab, trocknen aus und überziehen sich mit einer Kruste. In den nächsten beiden Wochen fallen die Krusten ab und hinterlassen oft kleine Narbengrübchen.

Die größte Belastung einer H.-z.-Erkrankung entsteht durch den Schmerz danach, den sog. postherpetischen Nervenschmerz. Dieser Schmerz ist die Folge eines Nervenschadens, aufgrund dessen ständig Schmerzimpulse zum Gehirn geleitet werden. Unter solchem Schmerz leidet ungefähr ein Drittel der von Gürtelrose Betroffenen; er kann sehr heftig sein und Monate bis Jahre anhalten. Je älter die betroffene Person und je stärker der Ausschlag ist, desto größer ist die Wahrscheinlichkeit, daß der Nervenschmerz heftig ausfallen und lange anhalten wird.

Herpes zoster ophthalmicus kann sich auf Augenlid und Stirn beschränken, ohne das Auge selbst zu befallen. Wenn er sich aber auf das Auge ausdehnt, kann er ein *Hornhautgeschwür* oder eine *Uveitis* hervorrufen, beides mit möglicherweise ernsten Folgen.

THERAPIE

Vorausgesetzt, daß die Behandlung bald nach Erscheinen der Bläschen einsetzt, können *antivirale Medikamente* (wie *Aciclovir*) das Krankheitsgeschehen abmildern und die Nervenschädigung begrenzen. Eine Behandlung erst nach dem Frühstadium kann den Verlauf und mögliche postherpetische Nervenschmerzen wenig beeinflussen.

Analgetika erleichtern die Schmerzen. Gegen den postherpetischen Schmerz werden viele Heilmittel empfohlen, aber bisher hat sich noch keines als auf Dauer wirklich effektiv erwiesen. Hierzu gehören regelmäßiges Einreiben der Haut, Elektrostimulation der Nerven, kühlende Sprays, Spritzen von Lokalanästhetika und sogar chirurgisches Durchtrennen der Nerven.

Herz

(*F.* Cor) Kombinierte Druck- und Saugpumpe, die das *Blut* im Lungen- und Körperkreislauf (zwei parallel geschaltete Systeme) funktionsangepaßt befördert. Bei einer Lebenszeit von 70 Jahren muß das Herz etwa 2,2 Milliarden mal schlagen.

BAU

Die Pumpe wird durch ein spezialisiertes Muskelgewebe, das Arbeitsmyokard, gebildet. Die *Herzschläge* (Kontraktionen des Myokards) werden von einem herzeigenen, unabhängigen (autonomen) Reizbildungs- und Erregungsleitungssystem gesteuert, das seine Tätigkeit ohne Einfluß von außen vollbringen kann. Das Myokard umschließt vier Hohlräume, zwei Vorhöfe (*F. Atrien*) und Kammern (*F. Ventrikel*); durch eine zentrale Scheidewand (*F. Septum*) werden diese Räume voneinander getrennt, so daß man ein rechtes H. mit rechtem Vorhof und rechter Kammer von einem linken H. mit linkem Vorhof und linker Kammer unterscheiden kann. Zwischen Vorhof und Kammer auf beiden Seiten befindet sich ein Ventil (sog. Segelklappe), links die (Valva) "Mitralis", rechts die (Valva) "Tricuspidalis"; zwei weitere Ventile (sog. Taschenklappen) liegen in den beiden großen Ausflußbahnen des H.ens: die Aortenklappe am Abgang der *Aorta* aus dem linken Ventrikel und die *Pulmonal*klappe am Abgang des Stamms der Pulmonalarterien aus der rechten

DAS HERZ

Das Herz liegt im Mittelfellraum des Brustraums, seine Vorderfläche (rechtes Herz) reicht an die Hinterseite des Brustbeins (Sternum), der rechte Rand liegt mit dem Herzbeutel auf dem Zwerchfell, die Spitze ragt nach vorne links an die Brustwand (unterhalb der linken Brustwarze).

Das Herz wirkt als kombinierte Druck-Saug-Pumpe. Sauerstoffarmes Blut kommt aus dem Körper durch die Hohlvenen in den rechten Vorhof, wird von der rechten Herzkammer übernommen und durch die Lungenarterien in die Lungen gepumpt. Nach Abgabe von Kohlensäure und Aufnahme von Sauerstoff fließt das (arterialisierte) Blut über die Lungenvenen in den linken Vorhof, von dort in die linke Kammer, die es über die Hauptschlagader (Aorta) in den Körperkreislauf pumpt.

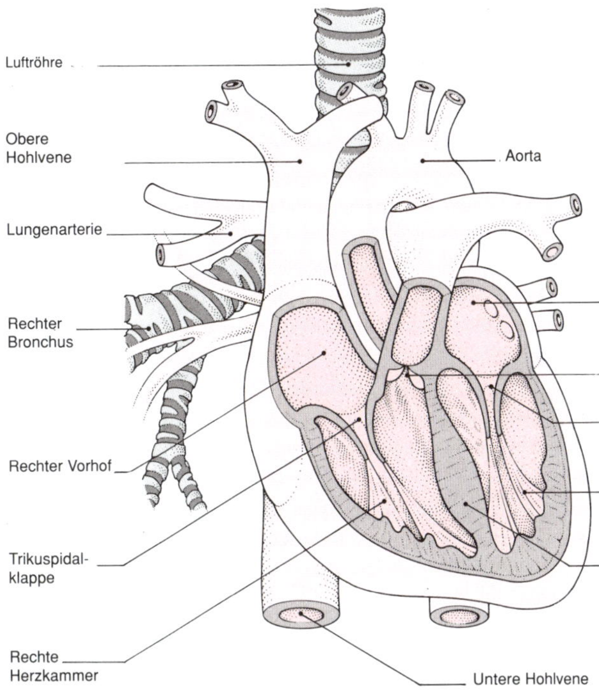

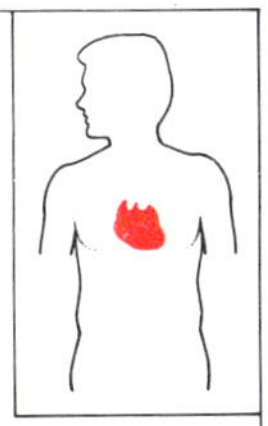

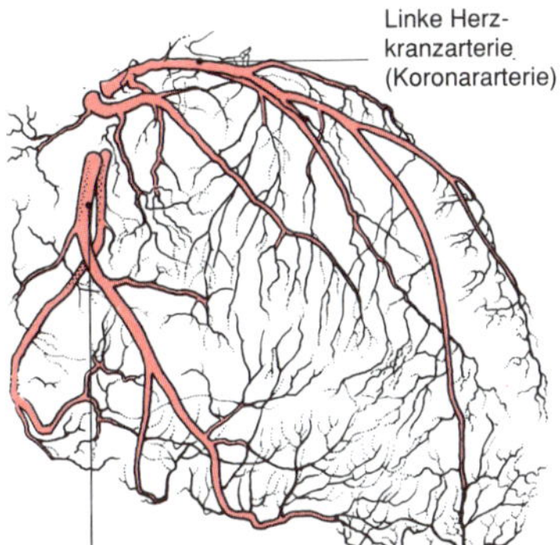

Blutversorgung
Der Herzmuskel pumpt zwar ständig Blut, kann aus diesem Blutstrom jedoch direkt kaum Sauerstoff beziehen und benötigt deshalb seine eigene Blutversorgung. Diese wird durch die beiden der Aorta entspringenden Herzkranzarterien gewährleistet. Mit ihren Verästelungen versorgen diese Arterien den gesamten Herzmuskel.

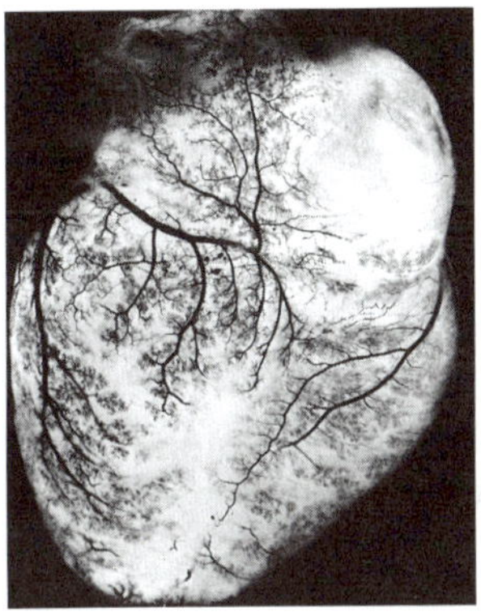

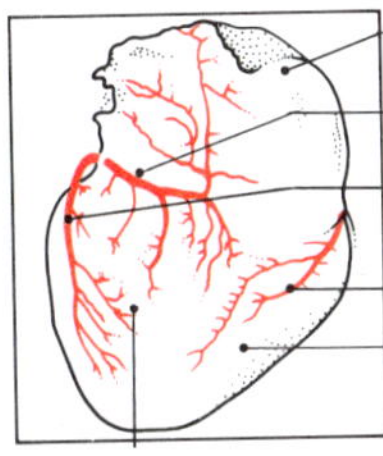

Angiogramm der Herzkranzarterien
Links eine Darstellung der Rückseite des Herzens mit deutlich erkennbaren Herzkranzarterien. Die Darstellung wurde mittels einer Angiographie erreicht; nach Injektion eines Kontrastmittels in die Herzkranzarterien wurde ein Röntgenbild des Herzens gemacht.

Kammer. Die vier Ventile, etwa in gleicher Höhe (der sog. Ventilebene) lokalisiert, bestimmen die Strömungsrichtung des Blutes durch das H. Die Innenräume des H.ens und somit auch die aus kräftigem Bindegewebe konstruierten Klappen sind von einer glatten Haut, dem Endokard, ausgekleidet.

Nach außen ist das H. in einen bindegewebigen Beutel gestülpt, dessen eingeweidiger ständiger, außen das Myokard überziehender Teil als sog. Epikard an den großen abgehenden Blutgefäßen umschlägt auf den wandständigen, den eigentlichen *Herzbeutel* (*F.* Perikard). Zwischen Epi- und Perikard befindet sich ein kapillärer, mit wenig Flüssigkeit gefüllter Spaltraum, der als Verschieberaum für die Kontraktionen des H.ens dient. Am H. unterscheidet man eine im Mittelfellraum (*F. Mediastinum*) nach rechts oben schauende Basis (mit Vorhöfen und großen Blutgefäßen) und die nach links unten zum *Zwerchfell* (an dem das Perikard fixiert ist) gerichtete Spitze. (S. Kasten mit Abb. oben)

FUNKTION

Das kohlensäureangereicherte, sauerstoffarme Blut aus dem Körperkreislauf wird von der oberen und unteren Körperhohlvene (*F.* Vena cava) in den rechten Vorhof geleitet, wo es von der rechten Kammer übernommen wird. Diese pumpt das Blut über die Pulmonalarterien (*F.* Arteriae pulmonales) in den Lungenkreislauf, wo die Kohlensäure abgeatmet und im Austausch Sauerstoff aufgenommen wird. Über die Lungenvenen (*F.* Venae pulmonales; in der Regel vier) gelangt das Blut nun in den linken Vorhof und von dort in die linke Kammer, die es über die Aorta in den Körperkreislauf pumpt.

DER HERZZYKLUS

Bei der H.aktion, der rhythmisch sich wiederholenden, in beiden Herzhälften etwa zeitgleich ablaufenden Tätigkeit, unterscheidet man eine Phase der Muskelkontraktion (*F. Systole*) von der der Erschlaffung (*F. Diastole*); die Systole wird nochmals unterteilt in Anspannungs-

und Austreibungszeit, die Diastole in Entspannungs- und Füllungszeit.

Damit das H. leistungsfähig ist, muß die Kontraktion von Vorhof- und Kammermyokard in einer präzisen zeitlichen Abfolge verlaufen. Dafür sorgt ein geordneter Erregungsablauf über die verschiedenen Muskelabschnitte, der der Kontraktion vorangeht. Die normalen Reize gehen vom *Sinusknoten* aus, der sich als spezialisierter Muskelzellhaufen im oberen rechten Vorhof unmittelbar unter dem Endokard befindet. Dieser sog. *Schrittmacher* bestimmt normalerweise den Herzrhythmus. Der Reiz wird als Erregung über spezialisierte Muskelfasern zur rechten Kammer und beidseits entlang des Kammerseptums zur Herzspitze geleitet, wo er auf das Arbeitsmyokard übergreift und die Muskelwände penetriert.

Um Stauungen in einem der beiden parallel geschalteten Kreisläufe zu vermeiden, müssen rechte und linke Kammer etwa dasselbe Schlagvolumen aufbringen. Da im Körperkreislauf jedoch ein wesentlich höherer Gesamtwiderstand herrscht, müssen die Kontraktionen des linken H.ens kraftvoller sein; seine Muskulatur ist entsprechend stärker entwickelt.

FAKTOREN, DIE HERZFREQUENZ UND HERZAUSWURF BEEINFLUSSEN

Die Frequenz des Herzschlags und das mit jeder Kontraktion ausgeworfene Blutvolumen können, je nach Sauerstoffbedarf der Muskeln, starken Schwankungen unterliegen. In Ruhe beträgt die Herzfrequenz 60 bis 80 Schläge pro Minute. Mit jedem Schlag werden etwa 70 ml Blut ausgeworfen, so daß das H. pro Minute ca. 5 Liter Blut auswirft (Herz-Minuten-Volumen). Bei extremer Belastung kann die Frequenz jedoch auf 200 Kontraktionen pro Minute und der Blutauswurf auf das Doppelte ansteigen, was einen Anstieg der Pumpleistung pro Minute auf insgesamt 40 Liter bedeutet.

Für diese Veränderungen der Herzfrequenz und des Herz-Minuten-Volumens gibt es zwei Ursachen. Erstens kann der Herzmuskel automatisch auf jede Steigerung des aus aktiven Muskeln kommenden Blutvolumens reagieren, indem er die Auswurfleistung erhöht. Je stärker nämlich die Herzkammern während der Füllungsphase des Herzzyklus gefüllt werden, desto kraftvoller kontrahieren sie während der Kammersystole, um das Blut auszustoßen. Zweitens unterliegt die H.frequenz der Regulation durch das *autonome Nervensystem* (dem Teil des Nervensystems, der für die Steuerung der inneren Organe zuständig ist). Die Steuerung des H.ens geht von einer Nervenzellgruppe im Hirnstamm, dem sog. H.zentrum, aus und wird von Fasern des Sympathikus bzw. Parasympathikus ans H. übertragen; dabei wirken die beiden gegensinnig (*F.* antagonistisch).

Die Erregung parasympathischer Nervenfasern (*Vagus*fasern) bewirken über den Sinusknoten eine Verlangsamung der H.frequenz, erhöhte Aktivität der sympathischen Fasern eine Beschleunigung der H.tätigkeit. Die Übertragung der Nervenerregung auf Sinusknoten und Erregungsleitungssystem erfolgt mit sog. *Neurotransmittern* (z.B. *Noradrenalin*).

Das Umschalten von parasympathischer auf sympathische Aktivität kann durch jeden auf das Herzzentrum einwirkenden Reiz ausgelöst werden, der einen erhöhten Blutbedarf signalisiert. Solche Einflüsse können Furcht oder Ärger, niedriger Blutdruck oder ein gesteigerter Kohlensäuregehalt im Blut sein.

Herzasthma

s. *Asthma cardiale*

Herzattacke

s. *Myokardinfarkt*

Herzauswurf

Vom Herzen in einer bestimmten Zeit (meist pro Minute) gepumptes Blutvolumen. Der H. kann als Maßstab für die Leistungsfähigkeit des Herzens herangezogen werden. In Ruhe pumpt das gesunde Herz eines Erwachsenen zwischen 4,5 und 5 l Blut pro Minute; bei Belastung kann dieser Wert auf bis zu 30 l pro Minute ansteigen. Ein niedriger Wert bei Belastung kann ein Hinweis auf eine Herzmuskelschädigung oder einen größeren Blutverlust sein.

Herzbelastungsversuch

Eine Art *Fitneßtest*, der bei Menschen durchgeführt wird, die bei Belastung unter Brustschmerz, Atemnot oder Herzklopfen leiden. Der Test dient dem Erkennen einer *koronaren Herzerkrankung* wie z.B. von *Angina pectoris*. Ein H. kann auch zusammen mit einer *Radionuklid-Szintigraphie* durchgeführt werden, um geschädigte Bereiche des Herzmuskels zu identifizieren.

SO WIRD ES GEMACHT

Der Patient wird zur Aufzeichnung der Herzstromkurve an das *EKG*-Gerät angeschlossen. Dann wird er einer Belastung ausgesetzt, zum Beispiel Gehen auf dem Laufband. Eine Angina- pectoris-Diagnose wird bestätigt, wenn es bei zunehmender Belastung zu spezifischen Veränderungen im Kurvenverlauf des *EKGs* kommt.

Der Test wird unter strenger medizinischer Überwachung und bei vorbereiteten Wiederbelebungsmaßnahmen durchgeführt. Er wird sofort abgebrochen, wenn der Patient zu irgendeinem Zeitpunkt Anzeichen von Brustschmerz, Atemnot oder Unwohlsein aufweist.

Herzbeutel

(*F.* Perikard) Das *Herz* und die Austrittstellen der dort entspringenden großen Gefäße vollständig umgebende Schutz- und Gleithülle. Der H. besteht aus zwei Schichten. Die äußere Schicht ist hart, unelastisch und faserig. Sie ist unten mit dem Zwerchfell und vorne mit dem Brustbein verbunden. Die innere Schicht teilt sich in zwei Blätter auf. Das eine ist fest mit dem Herzen, das andere mit der faserigen Schicht verbunden. Der Raum zwischen den glatten inneren Oberflächen der beiden Schichten wird als Perikardhöhle bezeichnet. Sie enthält eine geringe Menge der dem Herzen als Gleitflüssigkeit dienenden H.flüssigkeit.

Herzbeutelentzündung

s. *Perikarditis*

Herzblock

Häufige Störung des *Herzschlags*, die zu Schwindel, Ohnmachtsanfällen oder *Schlaganfall* führen kann. Ein H. entsteht durch die Unterbrechung der Impulsausbreitung im spezialisierten Erregungsleitungssystem des Herzens. Dadurch kommt es bei normaler Vorhofkontraktion zu verzögerten oder ausbleibenden Kammerkontraktionen. Diese Störung hat nichts zu tun mit der Blokkierung von Gefäßen, wie z.B. bei der *Atherosklerose*.

FORMEN

Es gibt verschiedene Schweregrade des H.s. Bei der leichtesten Form ist die Verzögerung zwischen den Kontraktionen von Vorhof und Herzkammern nur geringfügig über dem normalen Wert (nach dem Erscheinungsbild im *EKG* als verlängerte PR-Zeit bezeichnet). Manchmal wird diese Verzögerung mit jedem Herzschlag stärker, bis eine Kammerkontraktion schließlich ganz ausbleibt. In schwereren Fällen wird nur die Hälfte, ein Drittel oder ein Viertel der Vorhofkontraktionen an die Herzkammern übergeleitet. Bei einem vollständigen H. schlagen Vorhof und Herzkammern unabhängig voneinander. Es kann dann vorkommen, daß die Herzkammern mit einer ungefähr konstanten Frequenz von ca. 40 Schlägen pro Minute kontrahieren, während die Kontraktionsfrequenz der Vorhöfe sich mit der Patientenaktivität verändert.

URSACHEN

Ursache eines H.s können *koronare Herzerkrankung, Myokarditis* (Herzmuskelentzündung), Überdosis eines *Digitalis-*

ERKRANKUNGEN DES HERZENS

Herzerkrankungen sind bei weitem die häufigste Todesursache in den Industriestaaten. Sie beeinträchtigen auch die Lebensqualität von Millionen von Menschen, da sie Schmerzen, Atemnot, Müdigkeit, Ohnmachtsanfälle und Angst verursachen und dadurch die Aktivität einschränken.

GENETISCH BEDINGTE ERKRANKUNGEN

Erbliche und genetische Faktoren spielen als direkte Ursache für Herzerkrankungen keine große Rolle. Indirekt kann eine vererbte *Hyperlipidämie* jedoch zur Entstehung von *Atherosklerose* oder einer *koronaren Herzkrankheit* führen.

ANGEBORENE HERZFEHLER

Anomalien beim Bau des Herzens gehören zu den häufigsten Mißbildungen bei Neugeborenen. Sie entstehen durch Fehlentwicklungen beim Fetus und umfassen Anomalien wie *Septumdefekte* (Löcher in der Herzwand) und verschiedene Fehlbildungen der *Herzklappen*. (S. *Herzfehler, angeborene*)

INFEKTION

Endokarditis ist eine Infektion der Herzinnenhaut und der Herzklappen und tritt gewöhnlich bei Menschen auf, deren Herz bereits durch *rheumatisches Fieber* vorgeschädigt ist, oder die einen angeborenen oder durch degenerative Prozesse erworbenen Herzdefekt haben. Sie kann auch bei Drogenabhängigen bei Verwendung unsteriler Nadeln auftreten. Die Infektion kann eine Schädigung und Fehlfunktion an den Herzklappen verursachen und somit zur *Aortenklappeninsuffizienz* führen (Herzklappenerkrankungen können jedoch auch andere Ursachen haben). Einige Formen der Kardiomyopathie werden durch Virusinfektionen ausgelöst; Viren können *Myokarditis* (Herzmuskelentzündung) verursachen.

TUMOREN

Tumoren im Herzgewebe sind selten, wobei die häufigste Form das gutartige *Myxom* ist, das innerhalb einer der Herzkammern wächst und die Blutströmung oder die Klappenaktivität behindern kann. Gelegentlich entwickelt sich ein bösartiges *Sarkom*. Sekundärtumore, die sich von einer anderen Körperstelle her (wie Brust oder Lunge) ausbreiten, sind häufiger als ein Primärtumor. Diese *Metastasen* wachsen gewöhnlich im Herzmuskel oder Herzbeutel (dem das Herz umgebenden Sack), betreffen jedoch selten die Klappen. Die Tumoren können elektrokardiographische (s. *EKG*) Abweichungen hervorrufen und, bei extensivem Wachstum, zu stauungsbedingter *Herzinsuffizienz* führen.

MUSKELERKRANKUNGEN

Kardiomyopathie ist ein Oberbegriff für die Erkrankungen des Herzmuskels selbst. Eine Form der Kardiomyopathie ist erblich; andere können durch Vitaminmangel, Alkoholvergiftung oder eine Virusinfektion ausgelöst werden.

Myokarditis ist die Entzündung des Herzmuskels. Ursachen können eine Virusinfektion oder bei bakteriellen Infektionen gebildete Giftstoffe sein. Seltene Ursachen sind Medikamente oder Strahlentherapie.

VERLETZUNG

Eine stumpfe Verletzung des Herzens kommt am häufigsten bei Autounfällen durch den Aufprall aufs Lenkrad zustande. Das Herz wird zwischen *Brustbein* und Wirbelsäule zusammengepreßt, die Verletzungen können von einer leichten Quetschung bis zur vollständigen Ruptur reichen. Bei den sofort tödlichen Verkehrsunfällen haben zwei Drittel der Opfer eine Herzkammerruptur erlitten. Durch Anschnallen könnte sicherlich ein Teil dieser Todesfälle verhindert werden.

Stichverletzungen im Herz führen meistens innerhalb von Minuten zum Tod; wenn jedoch das Krankenhaus noch erreicht werden kann, sind die Überlebenschancen sehr gut. Schußverletzungen sind ebenfalls sehr gefährlich; nur ungefähr 10 Prozent der Opfer mit Herzschuß erreichen das Krankenhaus lebend.

ERNÄHRUNGSBEDINGTE ERKRANKUNGEN

Der Herzmuskel reagiert auf gravierenden Nährstoffmangel und kann aufgrund eines Mangels an Protein und Kalorien dünn und schwach werden. Der häufig bei Alkoholikern auftretende Mangel an Thiamin (Vitamin B_1) verursacht *Beriberi* mit stauungsbedingter Herzinsuffizienz. *Fettleibigkeit* ist ein weiterer wichtiger, zur Entstehung einer Herzerkrankung beitragender Faktor, wahrscheinlich durch ihre Wirkung auf andere Riskofaktoren wie *Hypertonie*, *Diabetes* und *Cholesterin*.

VERMINDERTE BLUTVERSORGUNG

Die Hauptursache der Herzerkrankungen in den Industriestaaten ist eine verminderte Blutversorgung. Die das Herz mit Blut versorgenden Herzkranzarterien werden durch *Atherosklerose* verengt, und ein Teil des Herzmuskels erhält keinen Sauerstoff mehr. Die Folge einer koronaren Arterienerkrankung kann *Angina pectoris* und schließlich ein *Herzinfarkt* sein.

VERGIFTUNG

Der häufigste das Herz angreifende Giftstoff ist Alkohol. Ein jahrelanger hoher Alkoholkonsum kann eine Form der Kardiomyopathie mit Herzvergrößerung und der Entwicklung einer Herzinsuffizienz hervorrufen. Bei Abstinenz ist eine Rückbildung möglich.

MEDIKAMENTE

Bestimmte Medikamente können zu einer Störung des Herzschlags oder sogar zu einer dauerhaften Schädigung des Herzmuskels führen. Zu diesen Medikamenten gehören das Zytostatikum Doxorubicin (z.B. Adriblastin ® +), die trizyklischen *Antidepressiva* und sogar viele Medikamente zur Behandlung von Herzerkrankungen.

ANDERE ERKRANKUNGEN

Viele weitverbreitete schwere Herzerkrankungen können Komplikationen einer anderen, zugrundeliegenden Krankheit sein, z.B. Folgen der koronaren Arterienerkrankung, einer Kardiomyopathie oder eines angeborenen Defekts. Zu diesen Krankheiten gehören *Herzrhythmusstörungen*, einige Fälle des *Herzblocks* (bei dem die Kontraktionen von Vorhöfen und Kammern nicht synchron hintereinander ablaufen) und Herzinsuffizienz (Herzschwäche). *Cor pulmonale* ist eine Insuffizienz der linken Herzhälfte; sie entwickelt sich als Folge einer Lungenerkrankung (wie z.B. *Emphysema*), die den Strömungswiderstand des Blutes erhöht.

UNTERSUCHUNGSMETHODEN

Zur Untersuchung von Störungen der Herzfunktion dienen: *Auskultation* (Abhören der Herztöne) und *EKG* (Elektrokardiographie); *Herzdarstellungs*-Verfahren wie *Thorax-Röntgenbild*, *Echokardiographie*, Koronar-Angiographie, *Computertomographie* und *Kernspintomographie*; *Herzkatheterisierung*; Blutuntersuchungen; und in seltenen Fällen eine *Biopsie* des Herzmuskels (Entnahme einer kleinen Gewebsprobe für Untersuchungszwecke).

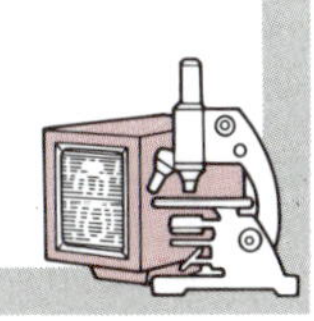

H

glykosids, rheumatisches Fieber oder Syphilis-bedingte *Aortitis* sein. In ungefähr der Hälfte aller Fälle findet sich in der Vorgeschichte des Patienten kein Hinweis auf eine Herzerkrankung.

SYMPTOME

Eine verlängerte PR-Zeit verursacht keine Symptome, selbst wenn sie auf dem *EKG* zu erkennen ist. Auch das Ausbleiben von Kontraktionen kann symptomlos ablaufen.

In anderen Fällen ist die Frequenz der Kammerkontraktionen kleiner als normal; bei einem vollständigen H. kommt es als Reaktion auf Belastung zu keiner Frequenzsteigerung. Manchmal können die Herzkammern die Störung durch einen verstärkten Auswurf pro Kontraktion kompensieren. In anderen Fällen ist der Blutauswurf durch die Kammern nicht adäquat, und es kann zu Atemnot aufgrund von *Herzinsuffizienz*, zu den Brustschmerzen von *Angina pectoris* oder zur Ohnmacht kommen.

Wenn die Herzkammern sehr langsam schlagen oder für einige Sekunden vollständig aussetzen, kann es aufgrund einer Mangeldurchblutung des Gehirns zu Bewußtseinslücken oder Anfällen kommen. Normalerweise setzt der Herzkammerschlag innerhalb einiger Sekunden jedoch wieder ein. Bei längerer Verzögerung bei einem Patienten, dessen Gehirn von Atherosklerose betroffen ist, kann es zu einem Schlaganfall kommen.

DIAGNOSE

Verdacht auf einen H. besteht bei einem langsamen, regelmäßigen Herzschlag (unter 50 Schläge pro Minute), der sich bei Belastung nicht beschleunigt. Die Diagnose wird durch ein EKG bestätigt.

THERAPIE

Bei einigen Fällen von H. ist keine Therapie erforderlich (wenn z.B. keine Symptome oder bei Älteren nur geringe Symptome vorhanden sind). Ein H., der Ohnmachtsanfälle verursacht, wird gewöhnlich durch Einpflanzen eines künstlichen *Schrittmachers* behandelt, der die Aufgabe des natürlichen Schrittmachers und des fehlerhaft funktionierenden Erregungsleitungssystems übernimmt.

Herzchirurgie

Jede am Herzen durchgeführte Operation. H. wurde selten ausgeführt und war risikoreich, bis in den frühen fünfziger Jahren eine Operation mit dem Namen Mitralklappendurchtrennung ein standardmäßig durchgeführtes und erfolgreiches Verfahren wurde. Diese zur Korrektur einer verengten Mitralklappe durchgeführte Operation erfordert das Einführen eines Fingers in das schlagende Herz, um die betroffene Klappe aufzudehnen.

Solche "geschlossenen" Operationen werden heute gelegentlich immer noch durchgeführt, im allgemeinen trat in den Industriestaaten an ihre Stelle jedoch die offene *Herzoperation*, bei der der Herzschlag gezielt abgestellt und das Herz für die Korrekturmaßnahme geöffnet wird. Möglich wurde die offene Herzchirurgie durch Entwicklungen wie das überwachte Abkühlen von Patienten bei Operationen (s. *Hypothermie, kontrollierte*) und in den fünfziger Jahren die Einführung der *Herz-Lungen-Maschine*, die den Chirurgen wesentlich längere Operationszeiten ermöglicht. Die offene Herzchirurgie gestattet die Behandlung vieler ehemals schwerer oder tödlicher Leiden, einschließlich der meisten bereits bei der Geburt vorhandenen Herzdefekte (s. *Herzfehler, angeborene*) und verschiedener Erkrankungen der *Herzklappen*.

Der *Koronararterienbypass*, eine Operation, die zur Behandlung von Verengungen der den Herzmuskel versorgenden Arterien eingesetzt wird, wurde 1967 zum erstenmal und fünf Jahre später bereits überall auf der Welt durchgeführt. 1967 wurde in Südafrika das erste Herz transplantiert; die Ergebnisse der Herztransplantationschirurgie sind heute wesentlich besser, hauptsächlich durch Fortschritte in der Prävention von Organabstoßungen.

Eine weitere wichtige Entwicklung war 1979 die Einführung der Ballon-*Angioplastie* zur Behandlung von Verengungen der Koronararterien. Die Ergebnisse sind hervorragend, und viele Menschenleben konnten dadurch gerettet werden.

Angioplastie-Ballone werden auch zur Erweiterung verengter Herzklappen eingesetzt (s. *Herzklappenplastik*).

Die Verwendung der *Laserbehandlung* für hartnäckige Fälle von Arterienverengung wird gegenwärtig erforscht. (S.a. *kardiovaskuläre Chirurgie*)

Herzdarstellung

Techniken zur Herstellung von Bildern des Herzens und seines Baus. Die H.en dienen der Diagnose von baulichen Anomalien, Erkrankungen oder Funktionsstörungen.

ARTEN

Ein *Thorax-Röntgenbild* ist die einfachste und häufigste Methode, das Herz darzustellen. Ein Röntgenbild kann Größe und Form des Herzens erkennen lassen sowie eine krankhafte Verkalkung der Herzklappen, der großen Gefäße oder des Herzbeutels (häutiger, das Herz umgebender Beutel). *Lungenödem* (Flüssigkeitsansammlung in der Lunge) und Blutstauung in den das Herz und die Lungen verbindenden Gefäßen werden normalerweise auf dem Thorax-Röntgenbild sichtbar und können ein Hinweis auf *Herzinsuffizienz* sein. *Schrittmacher* und künstliche Herzklappen sind auf dem Röntgenbild gut zu erkennen, und ihre Lage kann überprüft werden.

Eine Koronar-*Angiographie* (Technik, bei der nach der Injektion eines Kontrastmittels in die Herzkranzarterien Röntgenaufnahmen gemacht werden) kann der Darstellung der Herzkammern dienen. Kinder mit komplizierten Formen einer angeborenen Herzerkrankung, z.B. einer *Fallot-Tetralogie*, können mit diesem Verfahren untersucht werden. Die Angiographie dient auch der Beurteilung des Zustands der Herzkranzgefäße bei Patienten mit *koronarer Herzkrankheit* und liefert Informationen, die wesentlich zur Entscheidung, ob ein Klappenersatz in Erwägung zu ziehen ist, beitragen.

Echokardiographie (Ultraschall des Herzens) ist der erste hilfreiche Schritt bei der Untersuchung angeborener Herzanomalien oder bei der Beurteilung von Klappen- oder Herzwandanomalien. Eine auf dem *Doppler-Effekt* basierende Ultraschalltechnik ermöglicht die Messung der Blutströmung durch die Klappen.

Die *Radionuklid-Szintigraphie* ist eine Darstellungsform, die nur begrenzt anatomische Einzelheiten zeigt, dafür liefert sie aber einige Informationen über die Herzfunktion, z.B. wie gut die Herzwand kontrahiert und wie effektiv das Herz sich entleert.

Die Entwicklung schnellerer Geräte für die *Computertomographie* ermöglichte den Einsatz dieser Technik für die Bereitstellung wertvoller Informationen über das Herz; frühere Geräte waren zu langsam, um einen Herzschlag "einzufrieren".

Wertvolle H.en können auch durch die Verfahren der *Kernspintomographie* gewonnen werden. Diese Verfahren werden zum Beispiel bei der Beurteilung der Ergebnisse der *Koronararterienbypass*-Chirurgie eingesetzt. In einigen Fällen machen diese Verfahren eine Angiographie und andere Techniken zur Untersuchung angeborener Herzfehler unnötig.

Herzdekompensation

s. *Herzinsuffizienz, dekompensierte*

Herzentzündung

s. *Karditis*

Herzfehler

Oberbegriff für angeborene Fehlbildungen des Herzens (s. *Herzfehler, angeborene)* und erworbene Herzklappenfehler, i.w.S. auch für (sich gegenseitig ausgleichende) Mißbildungen des Herzens und der großen Gefäße. Sie werden ent-

FORMEN ANGEBORENER HERZFEHLER

Die wichtigsten Fehlbildungen sind *Septumdefekt, Aortenisthmusstenose, Transposition der großen Gefäße, Fallot-Tetralogie, Linkshypoplasie-Syndrom, Pulmonalstenose* und *Aortenstenose.* Die Balken (rechts) zeigen das Ausmaß jeder Fehlbildungsform bei Neugeborenen.

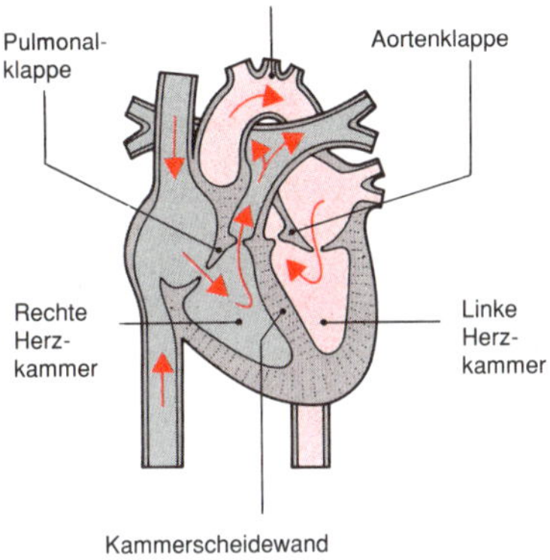

Wie das Blut zirkuliert
Venöses Blut (grau) wird von der rechten Herzkammer in die Lungen gepumpt, wo es Kohlendioxid gegen Sauerstoff eintauscht. Das frisch mit Sauerstoff angereicherte arterielle Blut (rosa) gelangt ins linke Herz und wird dann aus der linken Herzkammer in den Körperkreislauf gepumpt.

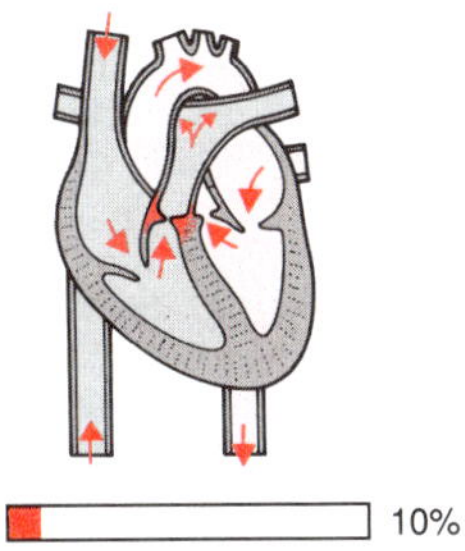

Pulmonalstenose
Eine den Blutstrom in die Lungen vermindernde Verengung der Pulmonalklappe oder (selten) des rechten Vorhofs.

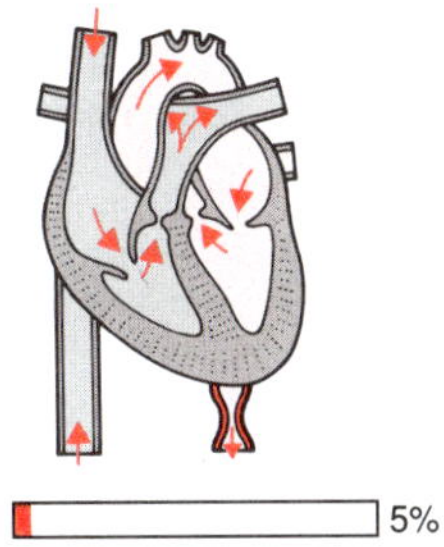

Aortenisthmusstenose
Bei dieser lokalen Verengung der Aorta ist die Blutversorgung im unteren Teil des Körpers vermindert.

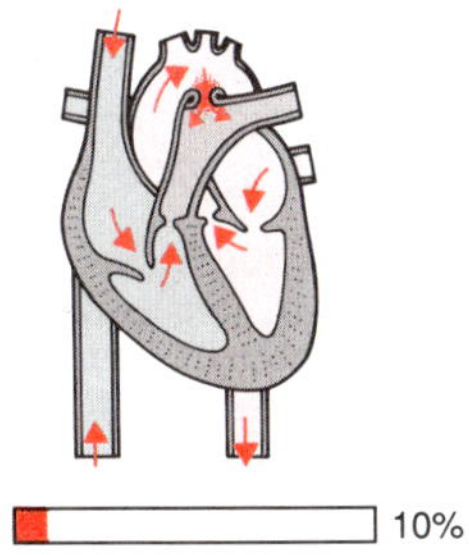

Offener Ductus arteriosus
Der Ductus arteriosus schließt sich nach der Geburt nicht, und Blut aus der Aorta fließt in die Pulmonalarterie.

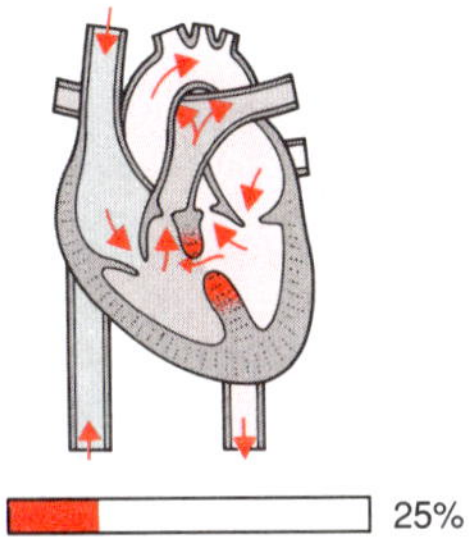

Ventrikelseptumdefekt
Ein Loch in der Kammerscheidewand läßt das Blut aus der linken Kammer in die rechte und von dort in die Lungen strömen.

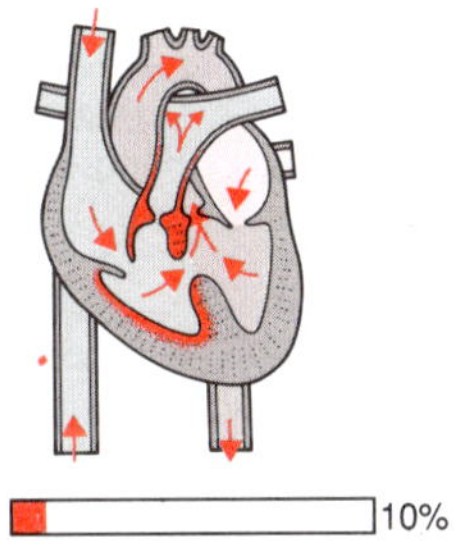

Fallot-Tetralogie
Gemeinsames Auftreten von Ventrikelseptumdefekt, Pulmonalstenose, Verlagerung der Aorta und Verdickung der rechten Herzkammer.

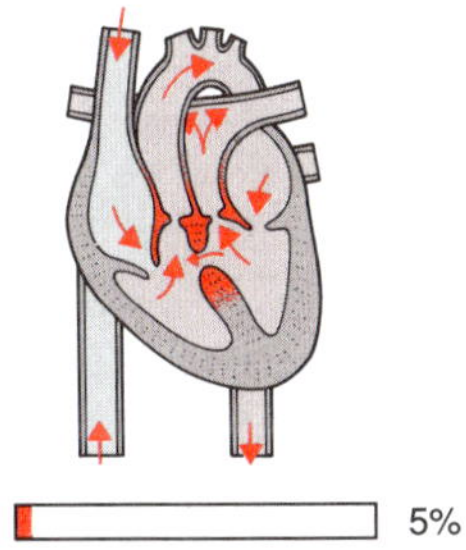

Transposition der großen Gefäße
Sauerstoffreiches Blut strömt zurück in die Lungen statt durch die Aorta in den Körperkreislauf.

weder entsprechend der jeweiligen Mehrbelastung durch Veränderungen des Herzmuskels ausgeglichen oder sind unausgeglichen (s. *Herzinsuffizienz, dekompensierte).*

Herzfehler, angeborene

Von Geburt an bestehende Herzanomalien. A.H. sind die häufigsten Fehlbildungen, die ohne Einbruch der Lebensfähigkeit einhergehen.

Die Defekte können Herzkammern, Herzklappen oder große Blutgefäße betreffen (s. Kasten mit Abb.).

URSACHEN UND VORKOMMEN

Von 100 000 Neugeborenen werden ungefähr 800 mit einem H. geboren. Die zu a.n H.n führenden Entwicklungsstörungen treten sehr früh im Leben eines *Embryos* auf. In den meisten Fällen kennt man die zugrundeliegende Ursache nicht. Der häufigste bekannte Auslösefaktor ist eine Rubella-Infektion (*Röteln*) der Mutter während der ersten drei Monate der Schwangerschaft. Die Infektion kann durch Impfung vor der Empfängnis verhindert werden. Ungefähr ein Drittel aller Neugeborenen mit *Down-Syndrom* haben einen a.n H. Häufig treten a.H. zusammen mit anderen Fehlbildungen auf.

Die Vererbung scheint keine große Rolle zu spielen. Bei den Eltern eines betroffenen Kindes ist das Risiko, daß das zweite Kind ebenfalls betroffen sein wird, gering. Auch wenn die Eltern selbst einen a.n H. haben, ist das Risiko, ein solches Kind zu bekommen, nur geringfügig erhöht. Spezielle *Ultraschall-Diagnostik* ermöglicht heute bei einigen Fehlern eine Diagnose vor der Geburt.

SYMPTOME UND KOMPLIKATIONEN

Die Symptome eines a.n H.s entstehen entweder durch mangelhafte oder übermäßige Durchblutung der Lungen oder des Körpers. Die Defekte in der Herzanatomie können auch bewirken, daß etwas sauerstoffarmes Blut in den Körper statt in die Lungen gepumpt wird. Dieser Zustand wird als "Shunt" bezeichnet. Herzanomalien können zu *Zyanose* (durch verringerten Sauerstoffgehalt im großen Blutkreislauf verursachte Blaufärbung der Haut), Atemnot oder beidem führen.

Je nach Fehler können die ersten Symptome zu jedem beliebigen Zeitpunkt einer sehr großen Altersspanne auftreten. Entsprechend können angeborene Herzfehler zu jedem Zeitpunkt von vorgeburtlich bis ins Erwachsenenalter erkannt werden.

Außer Zyanose und Atemnot kann ein unbehandelter a.r H. auch Minderwuchs und Unterentwicklung von Gliedmaßen und Muskeln zur Folge haben. Harmlose Atemwegsinfekte können zu einer Lungenentzündung führen. Bei länger bestehender Zyanose können sich *Trommelschlegel*-Finger oder -Zehen (Verdickung und Verbreiterung der jeweiligen Endglieder) bilden.

Bei unzureichender Fähigkeit des Herzens, den Blutstrom an die jeweilige Belastung anzupassen, kann das Kind schnell ermüden und möglicherweise nicht am Sportunterricht teilnehmen. Bei einigen unbehandelten Fällen kann es zu einer ernsten Komplikation kommen, dem sog. *Eisenmenger-Komplex* (wobei in den Lungen ein erhöhter Strömungswiderstand herrscht).

H

DIAGNOSE
Ein a.r H. kann durch Verfahren wie *Thorax-Röntgenbilder, EKG, Echokardiographie* und, seltener, *Herzkatheterisierung* diagnostiziert werden.
THERAPIE
Ruhe, Sauerstoff und verschiedene Kreislauf und Lungenfunktion unterstützende Medikamente können den Zustand eine begrenzte Zeit, oder manchmal dauerhaft, verbessern. Einige Fehlbildungen, wie z.B. kleine Septumdefekte, können von allein kleiner werden oder verschwinden. Bei anderen a.n H.n ist es wahrscheinlicher, daß sie sich verschlimmern, und oft kommt hier eine operative Korrektur in Betracht.

Heute besteht für die meisten betroffenen Kinder die Möglichkeit einer operativen Korrektur; das Risiko, bei der Operation zu sterben, nimmt mit jedem Jahr ab. Ein a.r H. – das Linkshypoplasie-Syndrom (bei der die linke Herzhälfte stark unterentwickelt ist) – kann jedoch nur durch eine *Herztransplantation* behoben werden. Verengte Herzklappen können häufig durch Ballon-*Herzklappenplastik* behandelt werden. Bei diesem Verfahren wird ein spezieller Katheter in das Herz eingeführt, um die verengte Klappe aufzuweiten.

In anderen Fällen wird eine *offene Herzoperation* notwendig. Manchmal kann eine der vielen *Prothesen* (künstliche Ersatzteile), wie Herzklappen- oder Gefäßersatz, verwendet werden. In einigen Fällen kann eine Herztransplantation oder eine *Herz-Lungen-Transplantation* notwendig sein.
PROGNOSE
Nach einer erfolgreichen Herzoperation kommt es rasch zur Erholung mit Wiederaufnahme des Wachstums, Aktivitätszunahme und Appetitsteigerung, und das Kind hat gewöhnlich eine beinahe normale Lebenserwartung. Volle Aktivität einschließlich Sport ist im allgemeinen nach drei bis sechs Monaten möglich.

Kinder mit a.n H.n (korrigiert oder unkorrigiert) haben ein erhöhtes Risiko einer bakteriellen *Endokarditis*, einer potentiell gefährlichen Infektion der Herzinnenhaut und der Herzklappen. Zur Vorbeugung werden Kinder mit a.n H.n vor operativen Eingriffen mit *Antibiotika* behandelt.

Herzfrequenz

Zahl der Herzschläge pro Zeiteinheit (meist pro Minute); normalerweise identisch mit Pulszahl.

Sie beträgt in Ruhe bei den meisten Menschen zwischen 60 und 100 Schlägen pro Minute. Die H. ist in der Kindheit höher und nimmt mit zunehmendem Alter geringfügig ab. Bei Leistungssportlern liegt die Ruhefrequenz unter 60 Schlägen pro Minute. Hier ist das Herz so kräftig entwickelt, daß es bei niedriger Frequenz den Körper genauso wirkungsvoll mit Blut versorgen kann wie ein normales Herz mit höherer Frequenz. Belastung oder Streß können die H. erhöhen. In beiden Fällen liegt dies an der Freisetzung der Hormone *Adrenalin* und *Noradrenalin* durch die Nebennieren und von Noradrenalin durch die um den Sinusknoten, den herzeigenen Schrittmacher, herum gelegenen Sympathikusnerven. Bei völliger Entspannung und im Schlaf senkt sich die Herzfrequenz leicht ab.

Vornehmlich bei Jugendlichen kann man eine atemabhängige Unregelmäßigkeit der H. beobachten (*F.* respiratorische Arrhythmie; Einatmung = Steigerung der H.), die harmlos ist.
MESSUNG DER HERZFREQUENZ
Für die Messung von H. und Herzrhythmus (Regelmäßigkeit des Herzschlags) werden vom Arzt zwei Verfahren gleichzeitig angewendet; der Puls (die Ausdehnung einer Arterie als Reaktion auf Kontraktionen des Herzens) wird getastet und das Herz an der Brustwand (in Gegend der linken Brustwarze) mit einem *Stethoskop* abgehört (s. *Herztöne*).

Eine genauere Aufzeichnung von H. und Herzrhythmus liefert das *EKG* (Elektrokardiogramm), wobei das Muster der elektrischen Aktvität des Herzmuskels vor jedem Schlag registriert wird.
STÖRUNGEN DER HERZFREQUENZ
Eine Ruhefrequenz von über 100 Schlägen pro Minute wird als *Tachykardie* und von unter 60 Schlägen pro Minute als *Bradykardie* bezeichnet. Tachykardien und Bradykardien werden als krankhaft eingestuft, wenn sie durch eine Störung hervorgerufen werden, die das Reizbildungs- (Sinusknoten) oder Erregungsleitungssystem beeinflussen, und weniger, wenn sie eine Reaktion des Herzens auf Belastung oder Entspannung darstellen. (S.a. *Herzrhythmusstörungen*)

Herzgeräusch

Mit einem *Stethoskop* hörbare und von den normalen *Herztönen* abweichende Schallphänome, bei denen systolische und diastolische, organische (durch Fehler oder Mißbildungen bedingt) und akzidentelle (funktionelle) H.e unterschieden werden; ihre Beschreibung erfolgt auch nach Klangcharakter, Frequenz, Intensität, Dauer und Lokalisation.

H.e sind nicht unbedingt Anzeichen einer Erkrankung, ein ungewöhnliches Geräusch wird aber als Hinweis auf eine Störung der Blutströmung angesehen. Neben den "harmlosen" H.en liegt die häufigste Ursache einer besonderen Wirbelbildung in einer Störung der Herzklappen, wie z.B. Stenose (Verengung) oder Schlußunfähigkeit (Undichtsein) mit Rückfluß. H.e können auch auftreten bei einigen Formen von angeborenen Herzfehlern (s. *Herzfehler, angeborene*), wie z.B. einem *Septumdefekt* (Loch in der Scheidewand zwischen den beiden Herzkammern) oder einem *Ductus arteriosus persistens*, bei *Perikarditis* (Herzbeutelentzündung) oder bei anderen selteneren Erkrankungen, wie z.B. einem *Myxom* in der Herzkammer.

Das Feststellen der genauen Stelle in der Brustwand, an der das Herz am besten hörbar ist, und seines genauen zeitlichen Auftretens in Relation zu den einfachen Herztönen sowie die Betrachtung dieser Faktoren im Zusammenhang mit anderen Anzeichen und Symptomen ermöglicht meist eine Diagnose, die durch eine *Echokardiographie* bestätigt werden kann.

Herzinfarkt

s. *Myokardinfarkt*

Herzinnenhautentzündung

s. *Endokarditis*

Herzinsuffizienz

Unvermögen des Herzens, seiner Aufgabe, Blut in die Lungen und den Körperkreislauf zu pumpen, gerecht zu werden. H. klingt zwar wie ein lebensbedrohlicher Zustand, kann aber in der Regel behandelt werden und ist mit einer Lebenserwartung von vielen Jahren vereinbar.
FORMEN UND URSACHEN
H. tritt gewöhnlich als Rechts- oder Linksherzinsuffizienz auf.
LINKSHERZINSUFFIZIENZ
Diese kann ihre Ursache haben in *Hypertonie* (Bluthochdruck), *Anämie* oder *Hyperthyreose* (Überfunktion der Schilddrüse), in einem Herzklappenfehler (wie z.B. *Aortenklappen-* oder *Mitralklappeninsuffizienz*) oder in einem angeborenen Herzfehler (wie z.B. *Aortenisthmusstenose*). Bei all diesen Leiden muß die linke Herzhälfte mehr arbeiten, um dieselbe Blutmenge zu pumpen. Manchmal kann diese zusätzliche Arbeitsleistung durch eine Vergrößerung der linken Herzhälfte und eine Zunahme seiner Herzwanddicke oder durch eine höhere Herzfrequenz ausgeglichen werden. Diese Kompensierung ist jedoch nur vorübergehend, und die Herzinsuffizienz tritt später dennoch ein.

Andere Ursachen einer Linksherzinsuffizienz sind auch *Herzrhythmusstörungen* (unregelmäßiger Herzrhythmus), *koronare Herzerkrankung, Myokardinfarkt* (Herzinfarkt) und *Kardiomyopathie* (Erkrankung des Herzmuskels). Bei der Kardiomyopathie ist die Pumpkraft des Herzens herabgesetzt, so daß es seine normale Arbeitslast nicht mehr bewältigen kann.

Was auch immer die Ursache sein mag, die linke Herzhälfte kann sich jedenfalls nicht mehr richtig bei jeder Kontraktion entleeren oder hat Schwierigkeiten, den Rückfluß aus den Lungen aufzunehmen. Das zurückgehaltene Blut erzeugt einen Stauungsdruck, der zu Blutstauungen in den Lungen führt. Dies wiederum erzeugt ein *Lungenödem* (überschüssige Flüssigkeit in den Lungen), dessen wichtigstes Symptom Kurzatmigkeit ist.

RECHTSHERZINSUFFIZIENZ

Ursache einer Rechtsherzinsuffizienz ist meist ein *Lungenhochdruck* (erhöhter Druck und Strömungswiderstand in den Lungen) – seinerseits durch eine Linksherzinsuffizienz oder eine Lungenerkrankung (wie z.B. eine chronische *Bronchitis* oder ein *Emphysem*) ausgelöst. Rechtsherzinsuffizienz kann auch durch einen Klappenfehler (z.B. *Trikuspidalklappeninsuffizienz*) oder einen angeborenen Herzfehler (wie *Septumdefekt, Pulmonalstenose* oder *Fallot-Tetralogie*) verursacht werden. Bei allen Arten der Rechtsherzinsuffizienz besteht im Blutkreislauf ein Stauungsdruck vom Herzen in das Venensystem, der eine Schwellung der Halsvenen, vergrößerte Leber und *Ödeme* (Flüssigkeitsansammlungen im Gewebe) verursacht.

SYMPTOME

Müdigkeit ist ein Frühsymptom einer H.. Eine durch Flüssigkeit in der Lunge verursachte erschwerte Atmung ist das häufigste Symptom der Linksherzinsuffizienz. Atemnot kann anfangs nur bei oder nach Belastung auftreten, verschlimmert sich jedoch, bis sie schließlich auch in Ruhe vorhanden ist. Das Atmen fällt dem Patienten möglicherweise nur noch aufrecht im Bett sitzend leicht. Nachts kann es manchmal zu plötzlichem Erwachen mit anfallsweise auftretender Atemnot, pfeifendem Atmen und Schweißausbrüchen kommen. Anfälle akuter H. können von allein nachlassen oder aber eine lebensrettende Behandlung dringend notwendig machen.

Rechtsherzinsuffizienz verursacht weniger Atemnot und eher Schwellungen an den Knöcheln und Beinen, häufig mit vergrößerter Leber und Stauungen des Darmtrakts, was zu Unwohlsein und Verdauungsstörungen führt.

THERAPIE

Nach der Sofortbehandlung der H. erfolgt eine Behandlung ihrer Ursachen.

Die Sofortbehandlung beinhaltet Bettruhe in aufrechter Position. Der Patient erhält *Diuretika* zur Verstärkung der Harnausscheidung durch die Nieren, um somit dem Körper überschüssige Flüssigkeit zu entziehen und die Blutmenge zu reduzieren. In einigen Fällen können auch *Vasodilatatoren* zur Erleichterung der Arbeitslast des Herzens oder *Digitalisglykoside* zur Stärkung der Kontraktionen des Herzschlags verabreicht werden. Bei akuter Linksherzinsuffizienz wird manchmal als Notfalltherapie *Morphin* verabreicht. Diese Maßnahmen führen gewöhnlich innerhalb einiger Tage zu einer deutlichen Besserung.

Ist die H. erst einmal behandelt, geht der Arzt der zugrundeliegenden Ursache nach. Handelt es sich um eine fehlerhafte Herzklappe, kann diese durch *Herzklappenchirurgie* therapiert werden (obwohl fehlerhafte Herzklappen idealerweise vor der Entstehung einer schweren H. chirurgisch korrigiert werden sollten).

Viele andere Ursachen einer H. sind ebenfalls behandelbar; erhöhter Blutdruck und Herzrhythmusstörungen werden medikamentös und angeborene Septumdefekte durch eine offene Herzoperation behoben. Liegt die Ursache jedoch in einer langanhaltenden Kardiomyopathie oder einer chronischen Lungenerkrankung, ist die Prognose im allgemeinen nicht so gut.

Herzinsuffizienz, dekompensierte

s. *Herzinsuffizienz*

Herzjagen

(*F.* Tachykardie) Herzfrequenz von über 100 Schlägen pro Minute beim Erwachsenen. Die meisten Menschen haben eine Frequenz zwischen 60 und 100 Schlägen pro Minute, wobei der Durchschnitt bei 72 bis 78 Schlägen liegt. H. tritt bei Gesunden bei Belastung auf, wenn das Herz zu schnellerem Kontrahieren angeregt wird, um die Muskeln mit mehr Blut zu versorgen. H. in Ruhe kann durch *Fieber, Angst, Schilddrüsenüberfunktion, koronare Herzkrankheit* oder jede andere Ursache einer Herzerkrankung oder Herzinsuffizienz, durch hohe *Koffein*-Aufnahme oder durch Behandlung mit *Anticholinergika* oder mit *Schnupfenmitteln* verursacht werden. Formen des H.s sind *Vorhofflimmern, Sinustachykardie, supraventrikuläre Tachykardie* und *ventrikuläre Tachykardie.*

Symptome des H.s sind *Palpitation*, Atemnot und Schwindel, je nach Schnelligkeit des Herzschlags und der Pumpeffektivität des Herzens.

Herzkatheterisierung

Diagnostisches Verfahren, bei dem unter Röntgenkontrolle ein dünner, steriler *Katheter* (Schlauch) über ein Blutgefäß in das Herz eingeführt wird (von dem deutschen Chirurgen Forssmann 1929 erstmals benutzt).

Die Technik wird angewendet, um einen angeborenen Herzfehler (s. *Herzfehler, angeborene*) und eine *koronare Herzkrankheit* zu diagnostizieren oder deren Ausmaß festzustellen. Sie dient auch der Diagnose und der Behandlung einiger Erkrankungen der *Herzklappen* (s. *Herzklappenplastik*). H. erlaubt Druckmessungen in den Herzkammern, Blutprobenentnahmen und Gewebeentnahme an der Innenhaut des Herzens für Untersuchungszwecke.

H. kann vorübergehend den Herzrhythmus durcheinanderbringen, deshalb wird sie nur zur Untersuchung potentiell lebensbedrohender Erkrankungen eingesetzt.

SO WIRD ES GEMACHT

In Lokalbetäubung wird eine Arterie oder eine Vene mit einem kleinen Schnitt eröffnet und der Katheter eingeführt. Der Schlauch wird dann unter Röntgenkontrolle bis ins Herz geschoben. Das linke Herz wird mit dem Katheter über eine Arterie im Oberschenkel oder Ellenbogen, das rechte Herz über eine Vene im Leistenbereich oder Ellenbogen erreicht.

Wenn der Katheter richtig liegt, kann mit seiner Hilfe der Blutdruck im Herzen gemessen, Blut zur Bestimmung des Sauerstoffgehalts entnommen oder eine kontrastgebende Substanz zur Röntgendarstellung der Herzräume bzw. zur Koronar*angiographie* eingespritzt werden.

Nach Entfernung des Katheters wird das eröffnete Gefäß vernäht oder für eine gewisse Zeit komprimiert.

Herzklappe

Ventilmechanismus am Übergang der Vorhöfe in die Kammern (sog. Atrioventrikularklappe = Segelklappe) und zwischen Kammern und großen abgehenden Blutgefäßen (Pulmonal-, Aortenklappe = Taschenklappe); es gibt vier H.n. Ihr richtiges Funktionieren ist für die Leistungsfähigkeit des Herzens als Pumpe von wesentlicher Bedeutung.

Das Öffnen und besonders das Schließen der H.n während jedes Herzzyklus ist für die *Herztöne* verantwortlich.

ERKRANKUNGEN

Jede der vier H.n kann krankhaft verengt sein (Stenose), wodurch das Herz gegen einen stärkeren Widerstand arbeitet, oder undicht sein (Insuffizienz), wodurch es zum Rückfluß des Blutes kommt. Diese Defekte verursachen charakteristische *Herzgeräusche*, die für das geübte Ohr hörbar sind.

H.nfehler können von Geburt an bestehen, entweder isoliert oder zusammen mit anderen Geburtsfehlern (s. *Herzfeh-*

ler, angeborene), oder sie können später erworben sein. Die häufigsten angeborenen H.nfehler sind die *Aortenstenose* und die *Pulmonalstenose*.

Erworbene H.nerkrankungen sind gewöhnlich das Ergebnis degenerativer Prozesse oder einer *Ischämie* (mangelhaften Blutversorgung), von der Teile des Herzens betroffen sind und die zur Aortenstenose oder zur *Mitralklappeninsuffizienz* führen.

Das *rheumatische Fieber* war früher Hauptursache für die *Mitralklappenstenose*, Mitralklappeninsuffizienz, Aortenklappendefekte und, weniger häufig, für die *Trikuspidalklappenstenose* und die *Trikuspidalklappeninsuffizienz*. Heute ist das rheumatische Fieber in den Industriestaaten selten, in ärmeren Ländern ist es jedoch immer noch weit verbreitet.

H.n können auch durch bakterielle *Endokarditis* zerstört werden, die häufig bei Fixern auftritt. Bakterielle Endokarditis kann jedoch auch bei allen Herzklappenerkrankungen als Komplikation auftreten.

Die Symptome und Anzeichen einer Herzklappenerkrankung sind unterschiedlich, führen jedoch im allgemeinen zu *Herzinsuffizienz*, Rhythmusstörungen (s. *Herzrhythmusstörungen*) oder Symptomen, die durch mangelhafte Blutversorgung der Körpergewebe bedingt sind.

Herzklappendefekte können durch körperliche Untersuchung (einschließlich *Auskultation* zur Untersuchung der Herztöne), *Thorax-Röntgenbild, EKG, Echokardiographie*, Doppler-Echokardiographie und *Herzkatheterisierung* diagnostiziert werden. Korrigiert werden können sie durch *Herzklappenchirurgie*.

Herzklappenchirurgie

Chirurgische Verfahren, bei denen eine fehlerhafte *Herzklappe* korrigiert oder oft auch ganz entfernt wird. Eine entfernte Herzklappe kann durch eine Herzklappe vom Schwein, durch eine mechanische Klappe (aus Metall oder Plastik) oder durch eine Klappe von einem verstorbenen Spender ersetzt werden. Auch aus anderem Bindegewebe vom Menschen oder Rind kann eine Ersatzklappe geformt und eingesetzt werden.

WARUM ES GEMACHT WIRD

Die Korrektur oder der Ersatz kann erforderlich sein, wenn die Herzklappe verengt oder undicht ist. Am häufigsten werden so Defekte der Mitralklappe oder der Aortenklappe (auf der linken Seite des Herzens) behandelt.

Im allgemeinen kommt eine solche Operation nur dann in Frage, wenn die fehlerhafte Herzklappe das Herz und den allgemeinen Gesundheitszustand so schwer belastet, daß das Leben des Betroffenen gefährdet ist. Wichtig ist die optimale Wahl des Zeitpunktes für die Operation; sie hängt von den Symptomen und den Ergebnissen der Untersuchungen ab (*EKG*, *Röntgen*, *Echokardiographie* und *Herzkatheterisierung*).

SO WIRD ES GEMACHT

Die Abbildungen oben zeigen, wie eine Aortenklappe ersetzt wird.

Bei der *Valvulotomie* erweitert der Chirurg mit dem Finger oder mit einem Instrument die verengte Herzklappe. Die *Herzklappenplastik* ist eine neuere Methode, bei der die Herzklappe mit einem Ballonkatheter erweitert wird.

REKONVALESZENZ UND PROGNOSE

Nach der Operation bleiben die Patienten gewöhnlich 24 Stunden auf der Intensivstation und anschließend noch ei-

HERZKLAPPENERSATZ

Bei jedem der vier Herzventile (Aorten-, Pulmonal-, Mitral- und Trikuspidalklappe) kann ein Ersatz notwendig werden (s. Bild unten rechts). Die einzelnen Schritte eines Aortenklappenersatzes sind nachfolgend beschrieben.

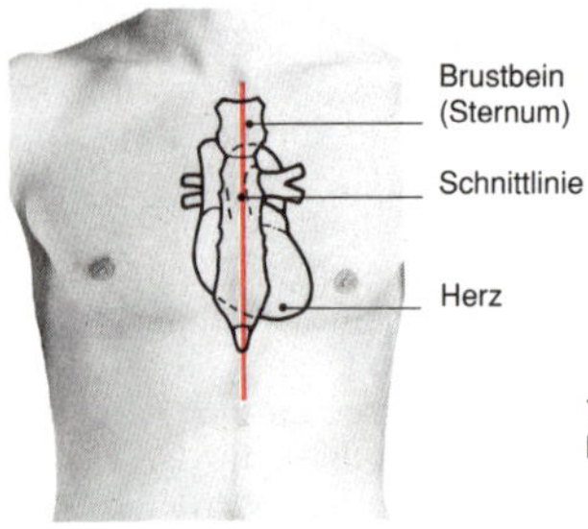

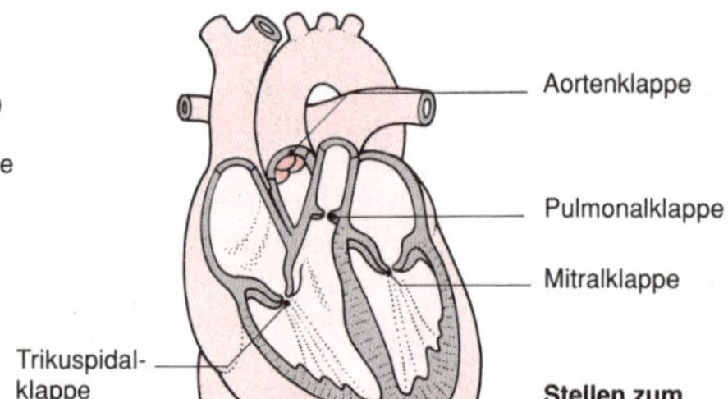

Stellen zum Klappenersatz

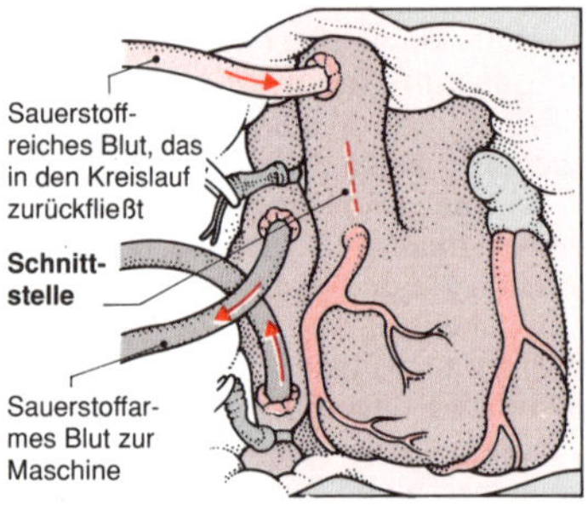

1 Praktisch bei allen Herzklappen-Operationen erfolgt der Zugang zum Brustraum durch das Brustbein. Der Patient wird an eine *Herz-Lungen-Maschine* angeschlossen, das Herz wird stillgelegt und geöffnet.

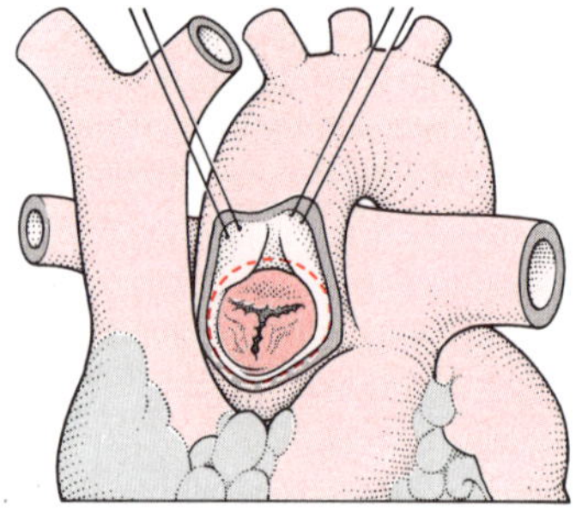

2 Zunächst wird die Klappe auf Korrekturmöglichkeit bzw. Ersatz untersucht. Im letzteren Fall (wie hier) wird die Herzklappe herausgeschnitten (gestrichelte Linie zeigt die Schnittlinie).

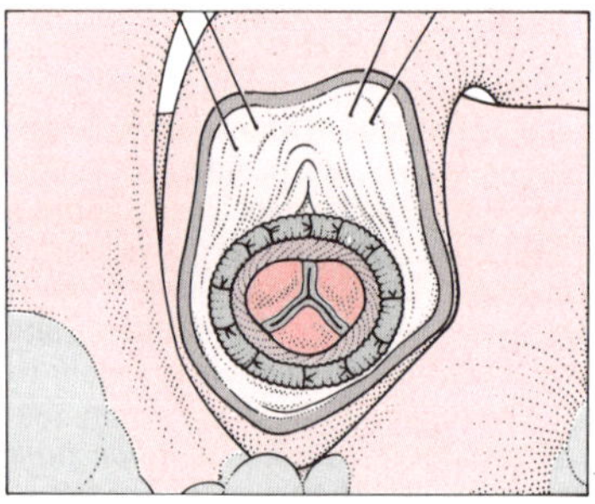

3 Eine Prothese wird an derselben Stelle eingenäht und die Aorta verschlossen. Der Patient wird von der Herz-Lungen-Maschine getrennt, die Brustwand vernäht. Die Operation dauert zwei bis vier Stunden.

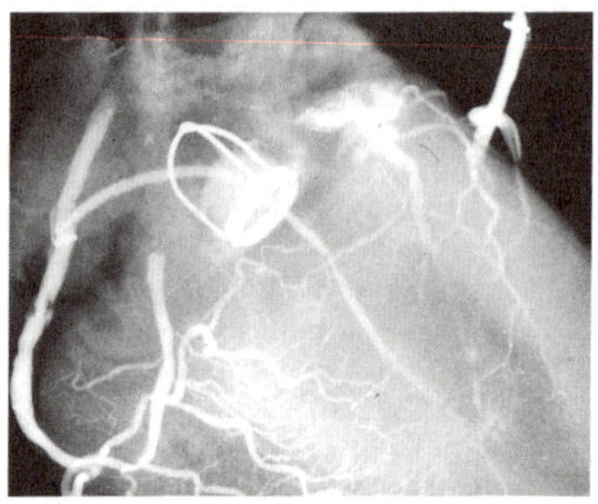

Eine eingesetzte künstliche Herzklappe
Die Röntgenaufnahme zeigt die metallenen Bestandteile einer künstlichen Herzklappe. Eine Kugelventilprothese wurde als Ersatz für die geschädigte Herzklappe verwendet.

HERZKLAPPENPROTHESEN

Die drei Haupttypen
Es gibt drei Typen von Ersatzklappen: biologische, mechanische und (allogen) transplantierte Herzklappen. Zu den biologischen Herzklappen gehören Herzklappen vom Schwein oder solche, die aus Rinder- oder patienteneigenem (autologem) Bindegewebe modelliert werden: z.B. die sog. Carpentier-Edwards-Klappe oder die Ionescu-Shiley-Klappe. Mechanische Klappen werden aus Metall, Plastik und Kohlenstoffasern hergestellt. Es gibt zwei Hauptformen: Kugelventilklappen (wie die nach Starr-Edwards) und solche mit einer oder mehreren kippbaren Scheiben (wie die nach Björk-Shiley und St. Jude); allogene Herzklappen sind Herzklappen von Verstorbenen, deren Herz gesund war.

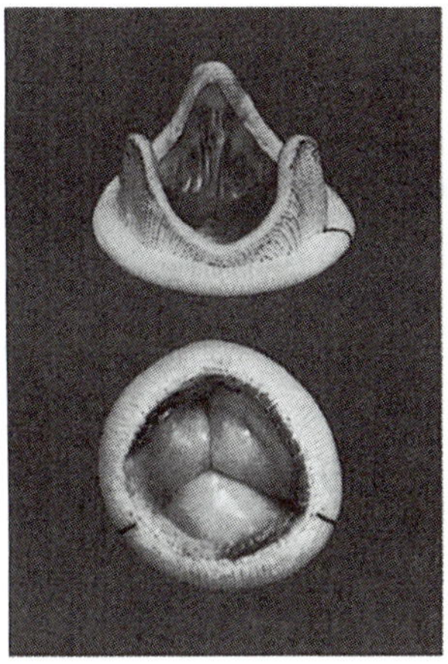

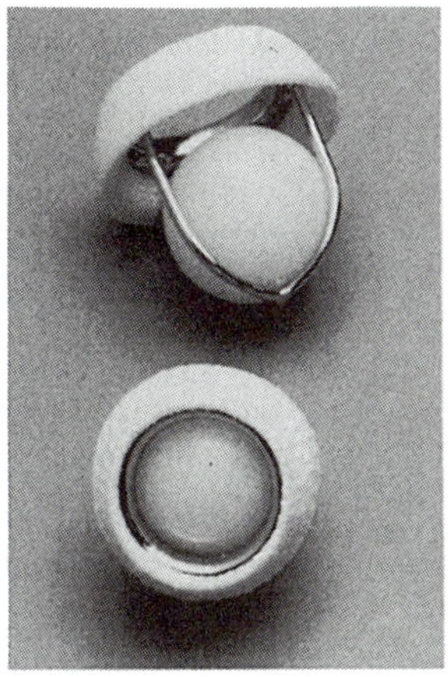

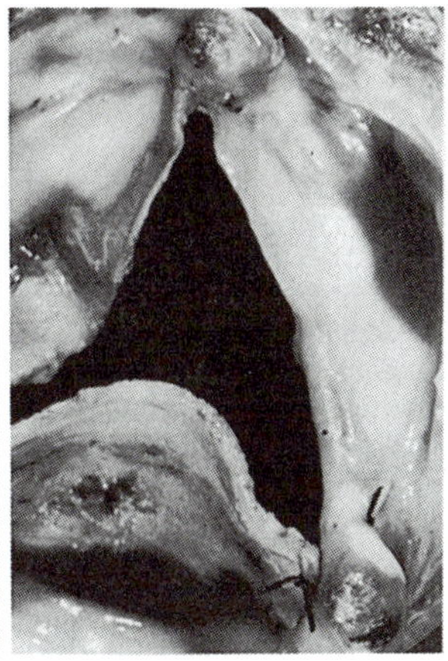

	Biologische	**Mechanische**	**Transplantierte (allogene)**
Beispiele	Carpentier-Edwards; Ionescu-Shiley	Starr-Edwards (Kugelventil); Björk-Shiley (Kippscheibe); St. Jude (zwei Kippscheiben)	Klappen von Verstorbenen
Verfügbarkeit	Leicht erhältlich	Leicht erhältlich	Nur in einigen Zentren
Schweregrad des Einsetzens	Routine	Routine	Spezialverfahren
Geeignete Altersgruppe	über 35	Alle Altersgruppen	Alle Altersgruppen
Haltbarkeit	Ungefähr sieben Jahre	über 12 Jahre	über 12 Jahre
Postoperative medikamentöse Therapie	Kurzfristig Antikoagulantia	Lebenslang Gerinnungshemmer	Nicht notwendig
Mögliche Komplikationen	Infektion; Schlaganfall; Schädigung der Blutzellen	Infektion; Schlaganfall; Verkalkung	Infektion; Verkalkung

nige Tage im Krankenhaus. Ein längerer Aufenthalt kann erforderlich sein, wenn es zu Komplikationen kommt oder wenn der Patient vor der Operation eine schwere Herzinsuffizienz hatte.

Die Beschwerden – etwa Atemnot – können noch wochenlang nach der Operation anhalten, ehe es zu einer Besserung kommt; oft ist auch eine weitere Einnahme von Medikamenten erforderlich, damit die Besserung des Zustands anhält. Manchmal – zum Beispiel bei Patienten mit Herzrhythmusstörungen oder bei Patienten, die eine mechanische Herzklappe erhalten haben – werden über einen längeren Zeitraum *Antikoagulantien* verordnet. Diese Medikamente verhindern, daß sich an der neuen Klappe ein Blutklumpen bildet, der sich loslösen und in das Hirn oder in andere Organe wandern könnte. Bei allen Patienten sind langfristige Kontrolluntersuchungen angezeigt, damit die richtige Funktion der korrigierten oder ersetzten Herzklappe gewährleistet ist. Um das Risiko einer Herzklappeninfektion einzuschränken, erhalten alle Patienten, die eine Herzklappenoperation überstanden haben, vor weiteren chirurgischen Eingriffen (z.B. auch beim Zahnarzt) vorsorglich *Antibiotika*.

Die meisten Herzklappenoperationen sind erfolgreich; die Todesrate ist gering und sinkt immer weiter. Funktioniert eine Ersatzherzklappe nicht richtig, ist es oft möglich, eine neue einzusetzen.

Herzklappenfehler
Defekt an einer oder mehreren *Herzklappen.*

Herzklappenplastik
(*F.* Valvuloplastik) Operation zur Wiederherstellung oder Korrektur einer fehlerhaften Herzklappe. (S.a. *Herzklappenchirurgie*)

Die H. kann als offene Herzklappenoperation durchgeführt werden (wobei der Patient an eine *Herz-Lungen-Maschine* angeschlossen und das Herz geöffnet wird). Eine neuere Technik – die Ballon-Herzklappenplastik – ermöglicht jedoch, eine verengte Herzklappe zu erweitern, ohne den Brustkorb zu öffnen. Dabei wird ein *Ballonkatheter* durch die Haut in ein Blutgefäß und von dort weiter bis in das Herz eingeführt. Durch ein Aufpumpen des Ballons mit Hilfe des Katheters können dann die Lappen einer verengten Herzklappe getrennt werden.

Herzkranzgefäßerkrankung
s. *koronare Herzkrankheit*

Herz-Kreislauf-bedingt
s. *kardiovaskulär*

Herz-Kreislauf-Störungen
s. *kardiovaskuläre Störung*

Herz, künstliches
Einpflanzbare mechanische Ersatzpumpe zur Aufrechterhaltung des Kreislaufs. Nach jahrelanger Erforschung an Tieren kam das k. H. 1985 zum erstenmal beim Menschen zum Einsatz. Die heute zur Verfügung stehenden k.en H.en werden als vorübergehende Maßnahme angese-

hen, um den Patienten einige Tage oder auch Wochen am Leben zu erhalten, bis eine Herztransplantation durchgeführt werden kann.

SO WIRD ES GEMACHT

Der bisher am häufigsten, wenn auch nicht ausschließlich verwendete Typ ist das Modell Jarvik 7. Dies ist eine aus Metall und Plastik bestehende Vorrichtung, die an Stelle des Herzens in die Brust des Patienten implantiert wird. Bei der Implantation wird die Vorrichtung an Teile der Vorhöfe (obere Kammern) des Patienten und an die Lungenarterie und Aorta (Hauptblutgefäße für den Bluttransport vom Herzen weg) angenäht.

Die Energieversorgung des k.en H.ens erfolgt durch eine sich außerhalb des Körpers befindende Maschine, die durch Druckluftleitungen durch die Brustwand mit dem k.en H.en verbunden ist. Die durch diese Leitungen übertragenen pulsierenden Druckwellen erzeugen die Pumptätigkeit. Die Bewegungsmöglichkeiten des Patienten sind eingeschränkt, da er ständig mit dieser Maschine verbunden bleiben muß.

GRENZEN UND RISIKEN

Als vorübergehende Maßnahme hat das k.H. einen festen Platz in der Behandlung lebensbedrohender Herzerkrankungen, nach ärztlicher Meinung sind jedoch zum gegenwärtigen Zeitpunkt alle Versuche, es permanent einzusetzen, abzulehnen.

Als Komplikationen traten bei seiner Verwendung bisher *Nierenversagen*, Infektionen, innere Blutungen, geistige Verwirrung und *Schlaganfall* auf. Nachdem 1985 alle vier amerikanischen Patienten mit eingepflanztem k.en H.en starben, entschlossen sich die Wissenschaftler zur Konzentration ihrer Bemühungen auf Hilfsvorrichtungen, die das geschädigte Herz eher unterstützen als ersetzen sollten.

Eine als intraaortale Ballonpumpe bekannte Vorrichtung ist seit Mitte der siebziger Jahre im Einsatz; sie gilt als hilfreiche, alternative Methode zur Aufrechterhaltung des Kreislaufs bei stark geschädigtem Herzen. Der zusätzliche Vorteil dieser Apparatur liegt in einer Druckerhöhung in den Koronararterien, die den Herzmuskel mit Blut versorgen, und in einer Verringerung der Herzbelastung.

Herz-Lungen-Maschine

Gerät, das vorübergehend die Herz- und Lungenfunktion übernimmt und damit bestimmte Operationen im Brustraum erleichtert. Der Chirurg hat mehr Zeit, und an der Operationsstelle wird eine Sichtbehinderung durch Blut verhindert.

Eine H.-L.-M. kommt bei Operationen wie *offener Herzoperation*, *Herztransplantation* und *Herz-Lungen-Transplantation* zum Einsatz.

Sie besteht hauptsächlich aus einer Pumpe (als Herzersatz) und einem Oxygenator (als Lungenersatz). Das Gerät wird manchmal auch als kardiopulmonaler Bypass oder als Pump-Oxygenator bezeichnet. Ist die Maschine einmal angeschlossen und in Betrieb, werden Herz und Lungen des Patienten umgangen, und das Herz kann geöffnet werden.

WIE ES FUNKTIONIERT

Das Blut wird durch die in untere und obere Hohlvene (die wichtigsten Blut dem Herzen zuführenden Venen) eingeführten Kanülen (Schläuche) geleitet und durch einen Oxygenator gepumpt. Dieser dient als künstliche Lunge, indem er das Blut mit Sauerstoff anreichert und ihm Kohlendioxid entzieht.

Das frisch mit Sauerstoff angereicherte Blut wird dann durch eine in die Aorta (die wichtigste Blut vom Herzen ableitende Arterie) oder die Oberschenkelarterie (eine große Beinarterie) eingeführte Kanüle in den arteriellen Kreislauf zurückgeleitet.

Zwei Oxygenatortypen sind gebräuchlich. Bei einem Typ wird das Blut in eine Säule hochgeleitet, durch die ein Gasgemisch mit hohem Sauerstoffanteil geperlt wird; dadurch wird ihm Sauerstoff zugeführt und Kohlendioxid entzogen. Das Blut wird dann mit einem Entschäumungsmittel behandelt und bis zur Rückleitung zum Patienten in einem Reservoir gehalten. Beim zweiten Typ, dem sog. Membran-Oxygenator, strömen Blut und Gasgemisch auf je einer Seite einer dünnen, semipermeablen Membran, durch die Sauerstoff vom Gasgemisch ins Blut übertritt; Kohlendioxid tritt in umgekehrter Richtung über. Diese Methode kommt der Lungenfunktionsweise sehr nahe.

Die H.-L.-M. enthält auch einen Wärmetauscher. Dieser kann zur Wiedererwärmung des Blutes (das in der Apparatur Wärme verliert) eingesetzt werden, bevor es zum Körper zurückgeleitet wird. In einigen Fällen wird der Wärmetauscher gezielt zur Abkühlung dés Blutes verwendet, um beim Patienten eine Temperaturabsenkung herbeizuführen und dadurch mehr Zeit für die Operation zu gewinnen (s. *Hypothermie, kontrollierte*).

GRENZEN

Bei Verwendung einer H.-L.-M. kann es zur Schädigung der roten Blutzellen und zur Pfropfbildung kommen; diese Risiken können durch vorherige Gabe von *Heparin*, einem gerinnungshemmenden Medikament, auf ein Minimum reduziert werden.

Patienten können nur einige Stunden an eine H.-L.-M. angeschlossen bleiben. Der Einsatz der Apparatur beeinträchtigt die Blutversorgung lebenswichtiger Organe und setzt der verfügbaren Operationszeit damit Grenzen.

Herz-Lungen-Transplantation

Verfahren, bei dem sowohl das Herz als auch die Lungen eines Patienten entfernt und durch die Organe eines durch Totenschein für hirntot erklärten Spenders ersetzt werden. (Zur Frage, wie und warum die Operation durchgeführt wird, s. Kasten mit Abb. rechts).

RISIKEN UND KOMPLIKATIONEN

Die frühen Versuche einer Herz-Lungen-Transplantation waren erfolglos. In den frühen achtziger Jahren wurde das Risiko der Abstoßung des Spenderorgans durch die Einführung des Medikaments *Ciclosporin* verringert. Einige Kliniken erzielen heute sehr gute Ergebnisse. Dennoch birgt die Operation grundlegende Risiken. Außer der Gefahr der Organabstoßung können Probleme durch Verengung der Luftwege und andere Lungenkomplikationen (einschließlich *Bronchiolitis*) entstehen. Es können dieselben langfristigen Probleme auftreten, die auch mit anderen Arten der *Transplantationschirurgie* verbunden sind.

Herz-Lungen-Wiederbelebung

Durchführung von externer Herzmassage und Mund-zu-Nase-Beatmung (s. *Beatmung*) als lebensrettende Maßnahmen bei einem Bewußtlosen mit Kreislaufstillstand (kein Puls am Hals tastbar).

Es ist lebenswichtig, die Zirkulation von sauerstoffreichem Blut in das Gehirn so schnell wie möglich wiederherzustellen, da bei mehr als drei- bis vierminütigem Sauerstoffmangel im Gehirn ein bleibender Hirnschaden wahrscheinlich ist (s. Erste-Hilfe-Kasten S. 486).

WANN ES GEMACHT WERDEN SOLL

Bevor mit der Herz-Lungen-Wiederbelebung begonnen wird, muß festgestellt werden, ob der Betroffene nicht ansprechbar und bewegungslos ist; außerdem dürfen Atembewegungen weder sichtnoch fühlbar, Atemgeräusche nicht hörbar und Arterienpulse am Hals nicht tastbar sein. Alle Anzeichen müssen gleichzeitig feststellbar sein.

SO WIRD ES GEMACHT

Bei der Ein-Helfer-Methode wird die Herzdruckmassage so durchgeführt, daß jeweils nach 15 Kompressionen zweimal beatmet wird. Sofern mehrere Helfer zur Verfügung stehen, können sie sich abwechseln oder zur Zwei-Helfer-Methode übergehen, bei der ein Helfer die Herzdruckmassage durchführt, der andere nach jeder 5. Kompression beatmet.

HERZ-LUNGEN-TRANSPLANTATION

Bei dieser Operation werden Herz und Lungen eines Patienten entfernt und durch die Organe eines hirntoten Spenders ersetzt. Das entfernte Herz kann manchmal einem weiteren Patienten eingesetzt werden.

SO WIRD ES GEMACHT

Herz und Lungen des Spenders und des Patienten müssen entnommen werden; die Spenderorgane werden dann dem Patienten eingesetzt.

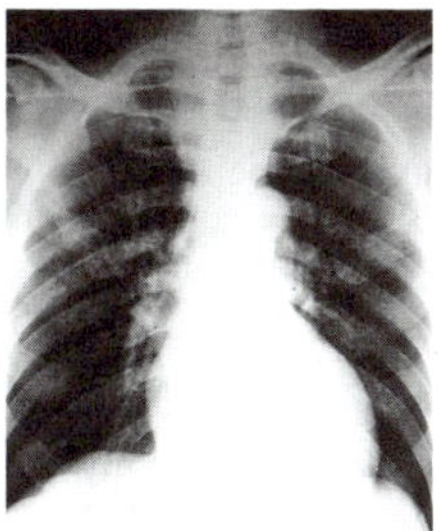

1 Herz und Lungen des Spenders müssen gesund sein, und die Lungen müssen der durch Röntgenbilder ermittelten Brustraumgröße des Patienten entsprechen.

2 Sowohl beim Spender als auch beim Patienten werden Herz und Lungen über einen Schnitt durch das Sternum und Eröffnung des Brustraums erreicht.

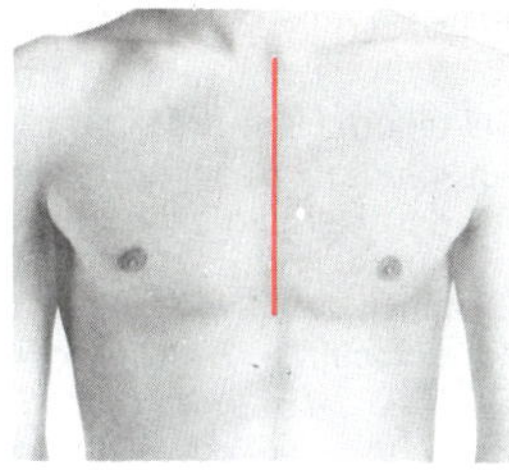

Zugangsstelle

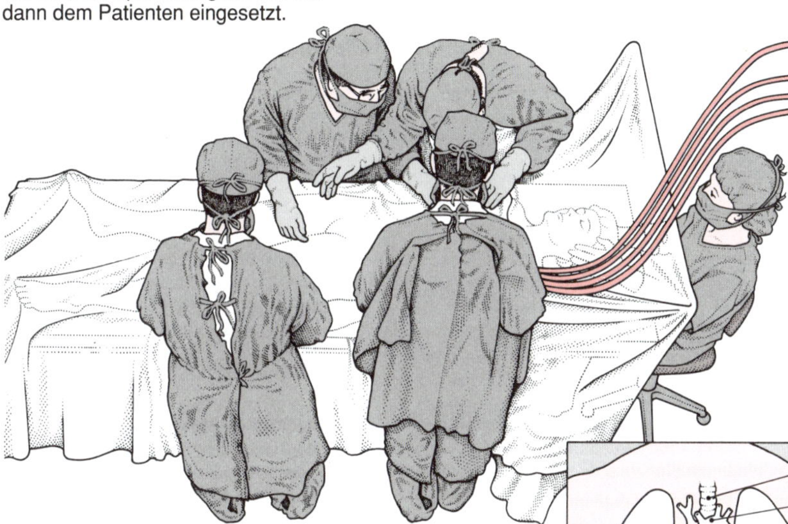

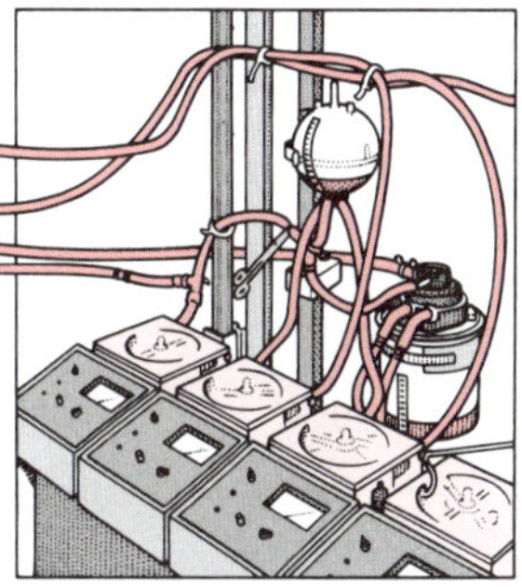

3 Der Patient wird an eine Herz-Lungen-Maschine angeschlossen. Sie übernimmt die Herz- und Lungenfunktion, indem sie das den Hohlvenen entnommene Blut mit Sauerstoff anreichert und durch die Aorta in den Körper zurückpumpt.

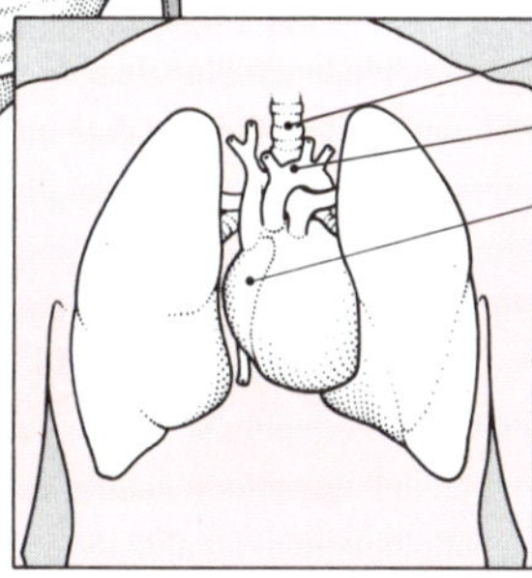

4 Bei Patient und Spender werden Herz und Lungen an Luftröhre, Aorta und am rechten Vorhof mit unterer Hohlvene abgesetzt. Die Herz und Lungen des Spenders verbindenden Blutgefäße werden nicht durchtrennt.

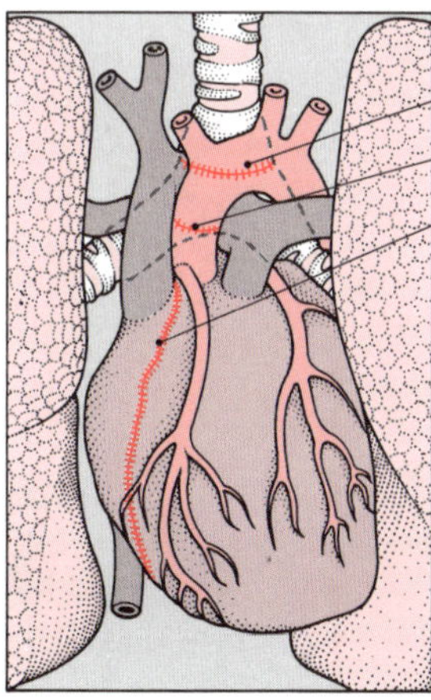

5 Das Einsetzen der Spenderorgane ist in mancher Hinsicht einfacher als bei der Herztransplantation, da weniger Anschlüsse hergestellt werden müssen. Die Hauptanschlüsse sind diejenigen zwischen der Luftröhre und der Aorta von Spender und Patient und zwischen dem rechten Vorhof des Spenderherzens und der Hohlvene des Patienten.

WARUM ES GEMACHT WIRD

Vorausgesetzt, ein Spender ist vorhanden, kann eine H.-L.-T. Hoffnung für Patienten bedeuten, die sonst an einer unheilbaren, chronischen Lungenerkrankung sterben würden, und zwar unabhängig davon, ob sie auch an einer Herzerkrankung leiden. Zu diesen Krankheiten zählen *Emphysem, Mukoviszidose, Sarkoidose* oder *interstitielle Lungenfibrose.* Die H.-L.-T. ist erfolgversprechender als die Lungentransplantation allein.

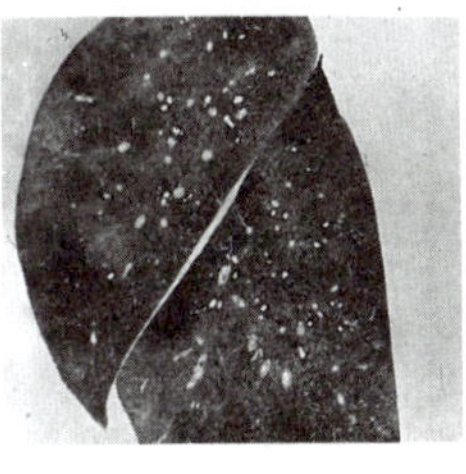

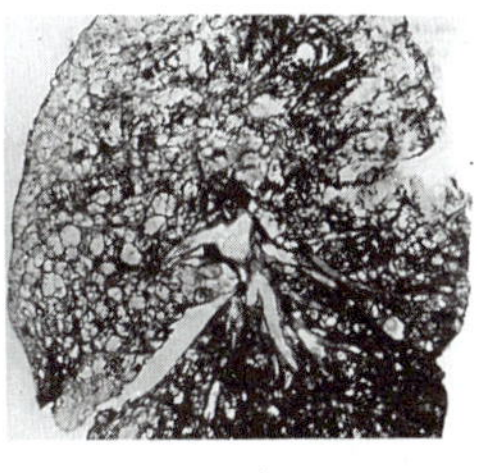

Diese Schnitte stammen von einer gesunden Lunge (links) und einer Emphysemlunge; die Herz-Lungen-Transplantation kann Emphysem-Patienten neue Hoffnung geben.

H

H

ERSTE HILFE: HERZ-LUNGEN-WIEDERBELEBUNG

Bei einem Herz-Kreislauf-Stillstand ist ein sofortiger Beginn der Herz-Lungen-Wiederbelebung nach dem unten gezeigten Ablaufschema notwendig, um den Erfolg zu gewährleisten. Sobald wie möglich, ohne die Maßnahmen zu verzögern oder zu unterbrechen, hat ein Notruf mit der Zusatzinformation "Herz-Kreislauf-Stillstand" zu erfolgen.

Erkennen des Herz-Kreislauf-Stillstands

Bewußtsein:	Betroffener nicht ansprechbar, bewegungslos
Atmung:	keine sicht- und fühlbaren Atembewegungen, kein hörbares Atemgeräusch
Kreislauf:	an beiden Seiten des Halses kein Puls tastbar.

Alle Anzeichen müssen *gleichzeitig* feststellbar sein.

HERZ-LUNGEN-WIEDERBELEBUNG (EIN-HELFER-METHODE)

Betroffenen auf harte Unterlage bringen

Oberkörper freimachen

Druckpunkt aufsuchen

15 x Herzmassage, Frequenz: 80/min. 2 x Atemspende

Nach je 4 Zyklen Kontrolle des Pulses (5 Sek.)

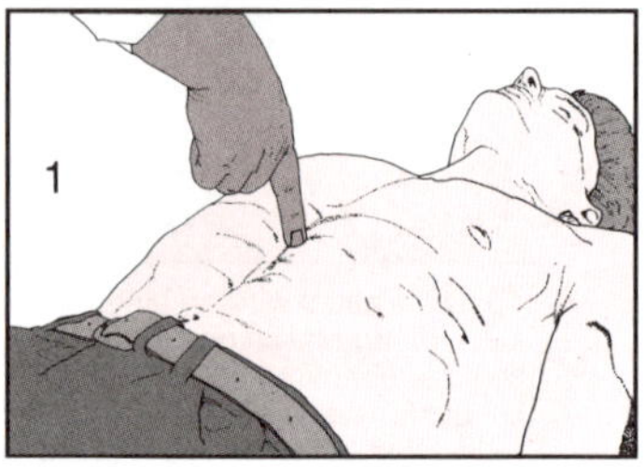

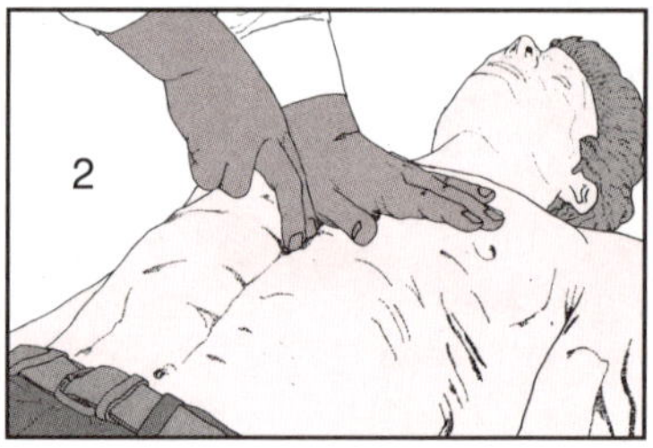

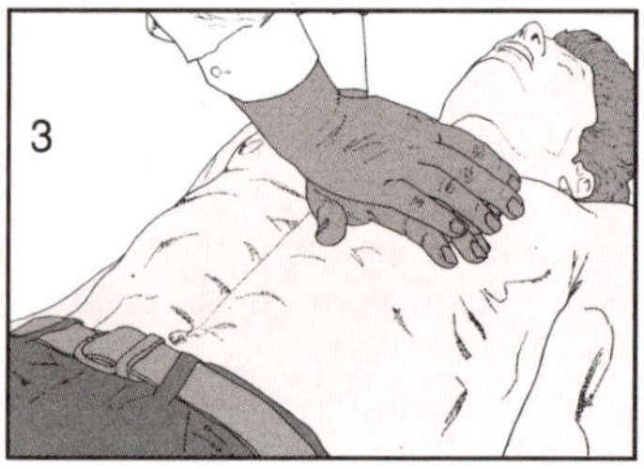

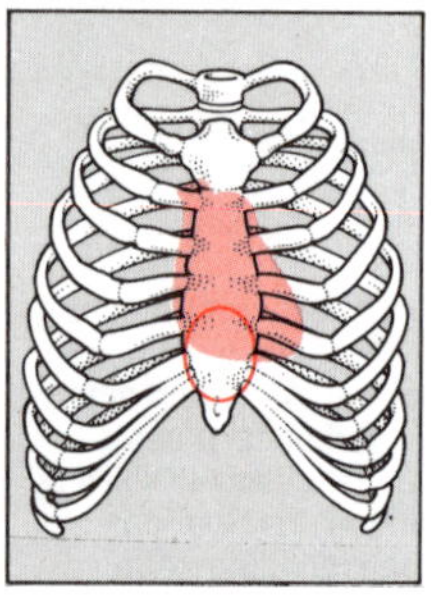

Druckpunkt für die Herzmassage: etwa zwei Querfinger über dem unteren Brustbeinende.

Aufsuchen des Druckpunktes für die äußere Herzdruckmassage
Entscheidend für den Erfolg der Herzdruckmassage ist die Druckausübung an der richtigen Stelle – dem unteren Teil des Brustbeins (siehe Abb. links).
Mit dem Zeigefinger die Brustbeinspitze am unteren Ende des Brustbeins aufsuchen (1). Zwei Querfinger darüber den Handballen auf das Brustbein legen (2). Die andere Hand darauflegen (3). Die Druckübertragung darf nur über die Handballen erfolgen.

Herzmassage/Atemspende
Ist der Helfer allein, sollten pro Minute 80 Kompressionsstöße und nach jeweils 15 Stössen zwei Atemspenden gegeben werden. Stehen zwei geübte Helfer zur Verfügung, kann einer die Herzdruckmassage und der andere die Mund-zu-Nase-Beatmung übernehmen (in diesem Fall eine Atemspende nach jeder fünften Kompression bei 60 Kompressionen pro Minute). Die beiden Helfer können sich auch in der Ein-Helfer-Methode abwechseln.

AUSGANGSPOSITION FÜR DIE HERZDRUCKMASSAGE

Technik der Herzdruckmassage
Der Helfer drückt mit seinem ganzen Körpergewicht und durchgestreckten Ellenbogengelenken senkrecht so fest auf das Brustbein, daß dieses bei jeder Kompression ca. 4 - 5 cm niedergedrückt wird. Nach jedem Druckstoß bleiben die Hände liegen, der Druck muß aber ganz aufhören, damit das Brustbein wieder in seine Ausgangslage zurückkehren kann. Kompression und Entspannung sollten gleich lange dauern.

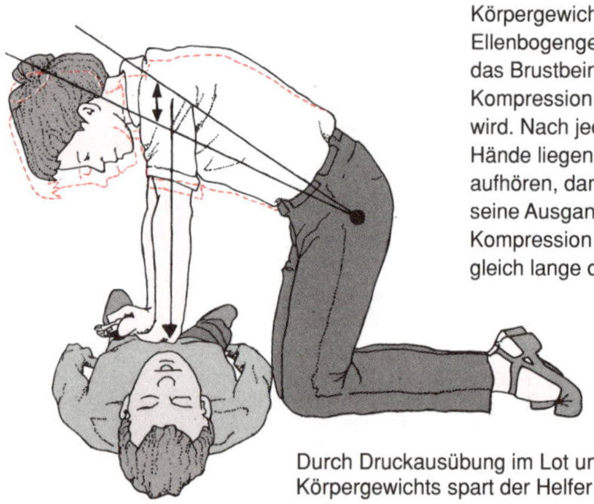

Durch Druckausübung im Lot und den Einsatz seines Körpergewichts spart der Helfer Kräfte.

WARNUNG
Die Herz-Lungen-Wiederbelebung ist eine lebensrettende Maßnahme, wenn keine Atmung vorhanden und Herz-Kreislauf-Stillstand eingetreten ist. Um diese Maßnahmen mit gutem Erfolg einzusetzen, müssen sie gründlich erlernt und immer wieder in Lehrgängen geübt werden.

Herzmangeldurchblutung
s. *ischämische Herzkrankheit*

Herzmassage
s. *Herz-Lungen-Wiederbelebung*

Herzmuskelentzündung
s. *Myokarditis*

Herzmuskelinfarkt
s. *Myokardinfarkt*

Herzmuskelschaden
s. *Kardiomyopathie*

Herzneurose
Übertriebene Angst oder Sorge um den Zustand des eigenen Herzens. H. kommt häufig nach einem *Herzinfarkt* oder nach einer Herzoperation vor, doch auch Personen, die keine Probleme mit ihrem Herzen haben, können an H. leiden.

Die Betroffenen haben Beschwerden, die eine Herzerkrankung vortäuschen, z.B. Schmerzen und Engegefühl in der Brust, Apathie, Herzklopfen und Atemnot. Aus Furcht, diese Symptome zu verstärken, lehnen sie oft Belastungen oder auch die Rückkehr an den Arbeitsplatz ab. Eine Untersuchung des Herzens läßt jedoch keine organische Ursache für die Beschwerden erkennen.

Eine psychotherapeutische Behandlung kann dem Betroffenen helfen, die Ängste zu überwinden. Gelingt das nicht, ist die Rückkehr zu einem normalen, aktiven Leben manchmal nicht möglich.

Herzoperation, offene
Jede Operation am *Herzen*, bei der das Schlagen des Herzens vorübergehend eingestellt wird und eine mechanische Pumpe die Funktion des Herzens übernimmt.

Die ersten Herzchirurgen führten begrenzte Operationen am schlagenden Herzen aus. Bei solchen "geschlossenen" Operationen war es z.B. möglich, einen Finger oder ein speziell geformtes Instrument in das Herz einzuführen, um den Durchfluß einer verengten Herzklappe zu erweitern.

Die Entwicklung zuverlässiger Herz-Lungen-Maschinen in den fünfziger Jahren ermöglichte es, wesentlich aufwendigere Herzoperationen durchzuführen. Nach Anschluß der Pumpe können das Herz geöffnet, Fehler korrigiert und sogar die Hauptkammern wiederhergestellt werden. Während der Operation wird das Herz gekühlt (*Hypothermie*), wodurch eine Schädigung des Herzmuskels durch Sauerstoffmangel vermieden wird.

Die wichtigsten Bereiche, in denen die offene Herzchirurgie angewendet wird, sind angeborene Herzfehler (s. *Herzfehler, angeborene*), Operationen zur Behebung von Herzklappeninsuffizienz oder verengter Herzklappen (s. *Herzklappenchirurgie*) und der *Koronararterienbypass*.

Herzrhythmusstörungen
Abweichung des Rhythmus oder der Frequenz des *Herzschlags*. Herzrhythmusstörungen werden durch eine Störung der elektrischen Impulse im *Herzen* verursacht. Jeder unregelmäßige Herzschlag wird als ektopisch bezeichnet (das muß jedoch nicht unbedingt ein Hinweis auf eine Anomalie sein).

FORMEN
H. werden in zwei Hauptgruppen eingeteilt: Tachykardien (erhöhte Herzfrequenz – mehr als 100 Schläge pro Minute) und Bradykardien (verlangsamte Herzfrequenz – unter 60 Schläge pro Minute). Dabei kann der Rhythmus regelmäßig (jede Kontraktion der Vorhöfe wird von einer Kontraktion der Kammern gefolgt) oder unregelmäßig sein. Der Impuls für den Herzschlag kann bei Rhyhthmusstörungen im sog. Sinusknoten oder auch in einem anderen Bereich des Herzens entstehen (s. Kasten unten).

TACHYKARDIEN
Bei der *Sinustachykardie* ist die Frequenz der Herzschläge erhöht (100 bis 160 Schläge pro Minute), der Rhythmus ist regelmäßig, und die Impulse entstehen im Sinusknoten. Bei der *supraventrikulären Tachykardie* ist die Frequenz höher (120 bis 200 Schläge pro Minute), der Rhythmus ist regelmäßig und die Impulse können überall in den Erregungsleitungsfasern der Vorhöfe entstehen. Wenn schnelle unregelmäßige Schläge (120 bis 200 Schläge pro Minute) in den Ventrikeln entstehen, spricht man von einer *ventrikulären Tachykardie*.

Beim *Vorhofflattern* folgen die Vorhofkontraktionen ("Vorhofschläge") regelmäßig und sehr schnell (200 bis 400 Schläge pro Minute), doch nicht jeder Impuls wird in die Kammern (Ventrikeln) weitergeleitet; diese schlagen mit einer Frequenz von 100 bis 200 Schlägen pro Minute.

Völlig unkoordinierte Kontraktionen der Vorhöfe (ungefähr 300 bis 500 in der Minute) werden als *Vorhofflimmern* bezeichnet. Diese Kontraktionen der Vorhöfe haben absolut unregelmäßige Kontraktionen der Kammern zur Folge.

H

HERZRHYTHMUSSTÖRUNGEN
Jede Krankheit, die die Entstehung der Impulse oder deren Übertragung durch das Erregungsleitungssystem des Herzens beeinflußt (unten), kann Störungen der Herzfrequenz oder des Herzrhythmus hervorrufen. Die EKG-Aufzeichnungen zeigen zwei Formen von Herzrhythmusstörungen: Sinusbradykardie und Vorhofflimmern.

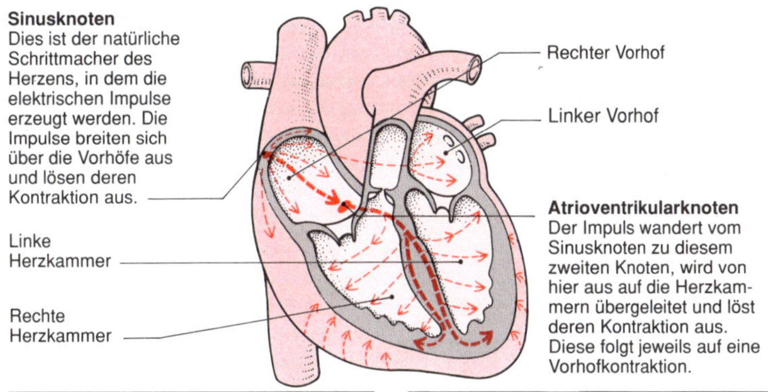

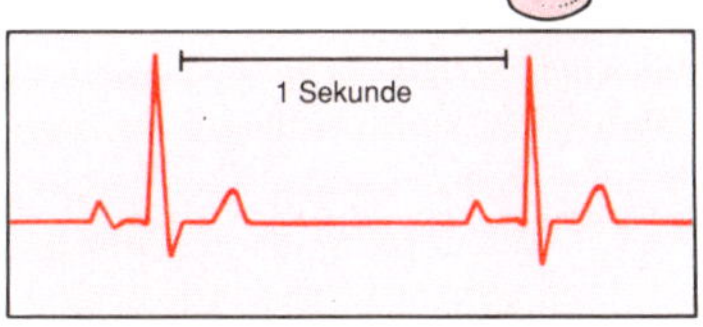

Sinusbradykardie
Die Herzfrequenz ist langsam, der Rhythmus jedoch normal: Auf jede Vorhofkontraktion (kleine Zacke) folgt eine Kammerkontraktion (große Zacke). Tritt häufig bei Sportlern, aber auch als Folge von Hypothyreose auf.

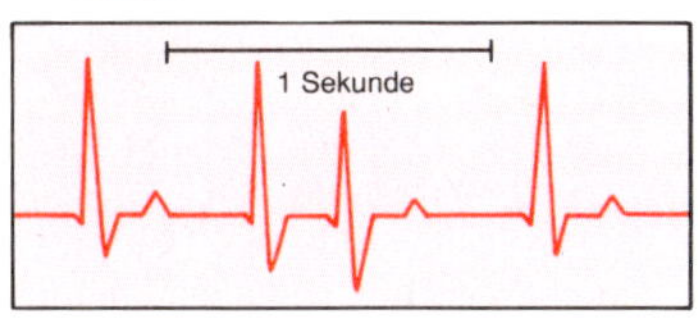

Vorhofflimmern
Die Vorhofkontraktionen sind schnell und unregelmäßig; nicht auf jede folgt eine Kammerkontraktion (große Zacke), u.zw. in unregelmäßigen Abständen. Tritt häufig bei älteren Menschen und bei Hyperthyreose auf.

Kammerflimmern (s.a. Kasten S. 571) ist eine Form des Herzstillstands, bei dem die Kammern (Ventrikel) völlig unkoordiniert sehr schnell aufeinanderfolgende Zuckungen ausführen.

BRADYKARDIEN

Ein langsamer, regelmäßiger Herzschlag wird als *Sinusbradykardie* bezeichnet. Beim *Herzblock* ist die Erregungsleitung im Herzmuskel teilweise oder vollständig blockiert, was zu einem langsamen, unregelmäßigen Herzschlag führt. Ist die Entstehung der Impulse gestört (s. *Sick-Sinus-Syndrom*), können Phasen der Bradykardie mit Phasen der Tachykardie abwechseln.

URSACHEN

Eine häufige Ursache für H. ist die *koronare Herzkrankheit*. In diesem Fall sind die Herzkranzgefäße, die das Herz mit Blut versorgen, durch Fetteinlagerungen (*Atherome*) verengt und nicht fähig, den Herzmuskel ausreichend mit Blut zu versorgen; das hat seine Schädigung zur Folge. Durch koronare Herzkrankheit bedingte H. treten häufiger nach einem *Herzinfarkt* (s. *Myokardinfarkt*) auf.

Eine Sinustachykardie kann als normale Reaktion auf Belastung oder Streß eintreten. Eine Sinusbradykardie kommt hingegen oft bei gesunden Sportlern vor.

Koffein und andere Substanzen können bei manchen Menschen Tachykardie auslösen. In hoher Dosierung können *Amitriptylin* und einige andere *Antidepressiva* schwere H. verursachen.

SYMPTOME

Das plötzliche Einsetzen einer Tachykardie kann Herzklopfen verursachen, so daß der Betroffene spürt, daß das Herz ungewöhnlich schnell schlägt. Plötzliche H. können auch zu Ohnmacht oder Schwindelgefühl führen, weil der Blutstrom in das Gehirn vermindert ist. Wenn eine Bradykardie den Blutstrom in die Lungen verringert, können sich Atembeschwerden einstellen. Bei herzkranken Menschen können Rhythmusstörungen zu *Angina pectoris* (Brustschmerzen, die durch eine verminderte Blutversorgung des Herzmuskels entstehen) oder zu *Herzinsuffizienz* führen.

DIAGNOSE

Durch Pulskontrolle und Abhören des Herzens kann der Arzt eine vorläufige Diagnose stellen. Die Form der H. wird durch ein *EKG* geklärt, das den Verlauf der elektrischen Aktivität im Herzmuskel zeigt. Wenn die H. unregelmäßig einsetzen, ist ein Langzeit-EKG hilfreich, das mit Hilfe eines tragbaren Monitors 24 Stunden lang die elektrische Aktivität des Herzmuskels aufzeichnet.

THERAPIE

Zur Behandlung von H. stehen verschiedene Medikamente zur Verfügung (s. *Antiarrhythmika*). Treten nach einem Herzinfarkt plötzlich H. auf, kann eine *Defibrillation* erforderlich werden (dabei erhält das Herz einen kurzen Elektroschock), um den normalen Herzschlag wiederherzustellen.

Bei einem Herzblock kann ein künstlicher *Schrittmacher* zur Stimulierung der Herzschläge verwendet werden. Es handelt sich um einen kleinen Apparat, der unter die Haut der Brustwand eingepflanzt wird und mit Hilfe von Elektroden elektrische Impulse an das Herz weiterleitet.

Herzschlag

Als H. wird die Kontraktion der *Herzmuskulatur* bezeichnet, die das Blut in die Lungen und in den Körperkreislauf pumpt (s. Kasten rechts).

Den H. kann man leicht auf der linken Seite des Brustkorbs fühlen, wo die Spitze der linken Herzkammer nahe der inneren Brustwand anliegt. Die Geschwindigkeit, mit der die Kontraktionen aufeinander folgen, wird als *Herzfrequenz* bezeichnet. Der Begriff "*Puls*" bezieht sich auf die Frequenz und die Beschaffenheit des H.s, wenn er gemessen wird (z.B. am Handgelenk).

Herzstillstand

(*F.* Asystolie) Aufhören der Herztätigkeit (Reizbildungszentren oder Arbeitsmyokard).

URSACHEN

Am häufigsten steht dahinter ein *Herzinfarkt*, doch auch andere Ursachen sind möglich: z.B. Atemstillstand, *Elektrounfall*, *Hypothermie*, Blutverlust, Überdosis von Medikamenten oder *anaphylaktischer Schock*.

DIAGNOSE UND THERAPIE

Bei einem H. bricht der Mensch plötzlich bewußtlos zusammen, der Puls ist nicht zu fühlen, die Atembewegungen hören auf. Atmet der Mensch noch, handelt es sich nicht um Herzstillstand.

Eine absolut sichere Diagnose kann nur durch Messung der elektrischen Aktivität des Herzmuskels mit Hilfe eines *EKGs* gestellt werden. Die *Herz-Lungen-Wiederbelebung* muß jedoch augenblicklich eingeleitet werden, um das Risiko einer Gehirnschädigung einzuschränken.

Sobald ärztliche Hilfe eingetroffen ist und die entsprechenden Notfallmaßnahmen eingeleitet wurden, kann die Diagnose durch ein EKG bestätigt werden. Mit Hilfe des EKGs kann der Arzt auch feststellen, ob es sich um *Kammerflimmern* oder um *Asystolie* handelt – das sind die beiden Formen von Herzrhythmusstörungen, die zu einem H. führen können.

Das Kammerflimmern – bei dem es zu unkoordinierten Kontraktionen einzelner Herzmuskelfasern kommt – kann durch *Defibrillation* behoben werden (das Herz erhält dabei einen Elektroschock).

Bei Asystolie fehlt jegliche Aktivität des Herzmuskels; diese Form des H.s ist schwerer zu beheben. Eine intravenöse Gabe von *Adrenalin* und Kalzium, eventuell auch eine direkte Adrenalininjektion in das Herz, kann helfen. Auch ein elektrischer *Schrittmacher* kann ein asystolisches Herz stimulieren.

Bei H. ist immer auch das chemische Gleichgewicht des Blutes gestört; das Blut ist übersäuert. Deshalb wird meistens eine Infusion mit Natriumbikarbonat verabreicht. Auch andere Medikamente, die zur Stabilisierung des Herzmuskels beitragen (z.B. Lidocain), können intravenös gegeben werden.

PROGNOSE

Zwanzig bis dreißig Prozent aller Patienten, deren Herzschlag nach einem H. wiederhergestellt wurde, erholen sich und können das Krankenhaus verlassen (allerdings sterben viele von ihnen im Laufe des darauffolgenden Jahres). Bei den übrigen Betroffenen ist die Schädigung des Herzens oder des Hirns so schwer, daß eine Rettung nicht mehr möglich ist.

Herztamponade

Kompression des *Herzens*. H. kann bei einer *Perikarditis* (Herzbeutelentzündung) durch Flüssigkeitsansammlung im Herzbeutel entstehen. Auch eine Blutung in den Herzbeutel nach einer Herzoperation oder penetrierenden Brustverletzung kann zu einer H. führen.

Zu den Symptomen gehören Atemnot und manchmal Kollaps aufgrund der eingeschränkten Leistungsfähigkeit des Herzens, Blut in die Lungen und ins Gehirn zu pumpen. Die Diagnose wird, wenn noch nötig, in der Regel mit Hilfe einer *Echokardiographie* gestellt.

Die Therapie beinhaltet ein sofortiges Absaugen der auf das Herz drückenden Flüssigkeit über eine durch die Brustwand eingeführte Hohlnadel. Bei vorhandenen Blutpfropfen wird gewöhnlich eine *Thorakotomie* zur Eröffnung der Brustwand und Entfernung der Pfropfen durchgeführt.

Herztöne

Schallphänomene, die normalerweise bei jedem Herzschlag entstehen. In jedem Herzzyklus sind zwei Hauptgeräusche wahrnehmbar, die als der erste und der zweite Herzton bezeichnet werden.

Diese beiden H. kann man leicht hören, wenn man das Ohr an den Brustkorb eines Menschen legt. Mit Hilfe eines *Stethoskops* sind die H. sehr viel deutlicher zu hören (manchmal kann der Arzt auch zusätzliche Geräusche oder einen anomalen Klang des ersten oder zweiten Herztons erkennen). Die Interpretation der H. kann für die Diagnose von *Herzklappenfehlern* und anderen Herzanomalien wichtig sein.

Der erste Herzton wird oft als ein "lubb" beschrieben. Er entsteht, wenn sich die Trikuspidal- und die Mitralklappe (die die Vorhöfe von den Kammern trennen) schließen, während die Herzkammern sich zusammenziehen und das Blut aus dem Herzen pumpen. Der zweite Herzton ist ein helleres "dubb". Er wird durch das Schließen der Pulmonal- und der Aortenklappe an den Ausgängen der Herzkammern verursacht, wenn diese die Kontraktion beendet haben. Nach jedem "lubb-dubb" tritt eine Pause ein.

Bei Kindern und Jugendlichen ist nach dem zweiten Ton oft ein dritter, tieferer Herzton zu hören; das ist in diesem Alter normal. Der Ton entsteht vermutlich durch eine Vibration des Herzmuskels. Etwa ab dem vierzigsten Lebensjahr ist ein dritter Herzton allerdings nicht mehr normal und eher ein Anzeichen einer Herzinsuffizienz.

Alle von diesen Herztönen abweichenden Schallphänomene sind krankhaft und werden als "Herzgeräusche" bezeichnet.

DER HERZZYKLUS

Die Herzaktion ist hier in drei Phasen dargestellt. Jedem Schlag (Kontraktion) geht ein geordneter Erregungsablauf über den Herzmuskel voraus, dessen Reiz im Sinusknoten (natürlicher Schrittmacher) entsteht. Der zyklische Erregungsablauf wird durch das Elektrokardiogramm registriert.

Diastole (Füllungsphase)
Während der Ruhephase füllt sich das Herz mit Blut. Sauerstoffarmes Blut strömt in die rechte Herzhälfte; gleichzeitig fließt sauerstoffreiches Blut in die linke Hälfte.

Vorhofsystole
In dieser zweiten Phase ziehen sich die beiden Vorhöfe gleichzeitig zusammen und pressen damit mehr Blut in die beiden Herzkammern, die sich dadurch vollständig füllen.

Kammersystole
Die Herzkammermuskulatur kontrahiert sich und pumpt dadurch sauerstoffarmes Blut in die Lungenarterien und sauerstoffreiches Blut in die Aorta. Nach der Auswurfphase erschlafft der Herzmuskel wieder (Beginn der Diastole).

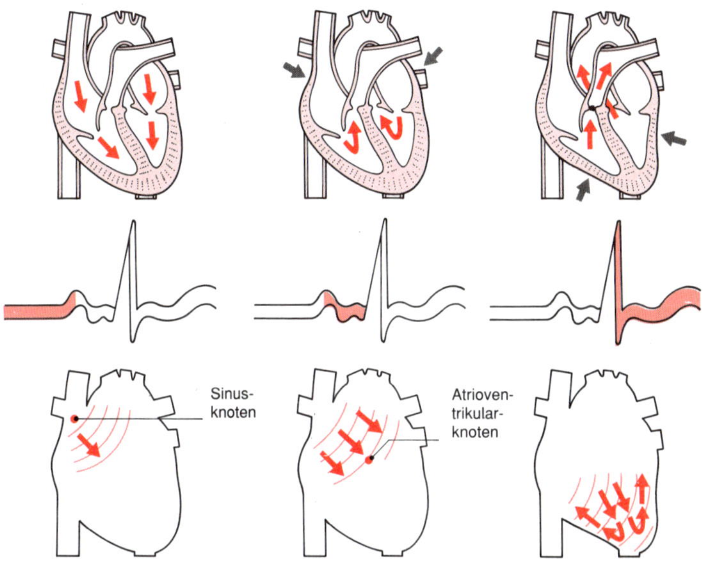

Während der Diastole befindet sich der Herzmuskel im Ruhezustand. Gegen Ende dieser Phase sendet der Sinusknoten einen elektrischen Impuls aus.

Ausgelöst wird die Vorhofsystole durch den vom Sinusknoten abgegebenen, sich über den Vorhof ausbreitenden Impuls. Der Impuls erreicht kurz darauf einen anderen Knoten, den Atrioventrikularknoten.

Ausgelöst wird die Kammersystole durch Erregungswellen, die sich vom Atrioventrikularknoten längs der Kammerschenkel und Purkinje-Fasern des autonomen Leitungssystems über die Herzmuskulatur ausbreiten.

Herztransplantation

Ersetzen eines geschädigten oder erkrankten Herzens durch ein gesundes menschliches Herz, das einem Spender nach erwiesenem *Hirntod* entnommen wurde.

GESCHICHTE

1959 wurde zum erstenmal eine H. bei Tieren durchgeführt. Die erste H. beim Menschen hat 1967 Barnard in Südafrika vorgenommen. Die Ergebnisse der ersten H.en waren jedoch enttäuschend; nur wenige Patienten überlebten länger als einen oder zwei Monate. 1969 begann ein Team unter der Leitung von Shumway (Universität von Stanford, Kalifornien), H.en durchzuführen. Bis 1984 gelang es diesem Team, eine Überlebenszeit von mindestens einem Jahr bei 85 Prozent der operierten Patienten zu erreichen.

H

ANWENDUNGSBEREICH

Verglichen mit den häufiger durchgeführten Nierentransplantationen ist eine H. mit besonderen Problemen verbunden.

So kann schon alleine der Zeitpunkt der H. zu einem Problem werden. Vor einer Nierentransplantation kann der Zustand des Patienten durch *Dialyse* so lange konstant gehalten werden, bis ein Spender zur Verfügung steht. Im Falle eines nichtfunktionierenden Herzens gibt es keine vergleichbare Möglichkeit. Deshalb ist eine Herztransplantation nur dann möglich, wenn ein passendes Spenderherz genau zum richtigen Zeitpunkt zur Verfügung steht.

Bei der H. gibt es außerdem kein "Zurück": Wird das Spenderherz vom körpereigenen *Immunsystem* abgestoßen, bleibt als einzige Hoffnung nur eine weitere Transplantation.

Theoretisch stellt das mechanische künstliche Herz (s. *Herz, künstliches*) eine mögliche Lösung dieser beiden Probleme dar. Praktisch ermöglicht es jedoch bestenfalls einen vorübergehenden Aufschub, bis ein Spenderherz zur Verfügung steht.

Den H.en sind weitere Grenzen gesetzt durch die Tatsache, daß die besten Erfolgschancen dann bestehen, wenn das Spenderherz bei der Entnahme noch schlägt. Ein Grund für den Erfolg der H.en an der Universität von Stanford lag darin, daß Kalifornien als erster Staat erlaubte, einen Totenschein auszustellen, auch wenn das Herz noch schlägt (unter der Voraussetzung, daß das Gehirn durch Krankheit oder Unfall irreversibel zerstört ist). Die Bescheinigung von zentralem Hirntod bei Patienten, die keine spontane Atmung aufweisen, ist heute in den meisten Industriestaaten erlaubt. Somit ist eine Entnahme des Herzens im optimalen Zustand möglich.

WARUM ES GEMACHT WIRD

Eine H. kommt in Frage, wenn der Patient an einer fortschreitenden, unheilbaren Herzerkrankung leidet, sein allgemeiner Gesundheitszustand ansonsten aber gut ist.

Viele dieser Patienten leiden an einer fortgeschrittenen *koronaren Herzkrankheit*; die meisten anderen Patienten an einer *Kardiomyopathie* (Erkrankung des Herzmuskels).

Wenn die Herzkrankheit mit einer Lungenerkrankung einhergeht, kann eine *Herz-Lungen-Transplantation* durchgeführt werden.

SO WIRD ES GEMACHT

Nach der Entnahme wird das Spenderherz in gekühlter Nährlösung aufbewahrt, um es in frischem Zustand zu erhalten. So kann es gegebenenfalls über weite Strecken, häufig auf dem Luftweg, transportiert werden, bevor es einem Empfänger eingepflanzt wird.

Die eigentliche H.s-Operation ist weder leichter noch schwieriger als andere große Herzoperationen. Zuerst werden die großen Blutgefäße des Empfängers an eine Herz-Lungen-Maschine angeschlossen, die während der Operation sauerstoffhaltiges Blut in das Gehirn und andere lebenswichtige Organe pumpt. Sobald das Blut durch diesen Apparat umgeleitet ist, wird das kranke Herz entnommen; die rückwärtigen Wände der beiden Vorhöfe bleiben aber an Ort und Stelle. Daraufhin wird das Spenderherz eingesetzt. Dann werden die großen Blutgefäße angeschlossen, und das neue Herz kann die Aufgabe der Maschine übernehmen.

PROGNOSE

Ist die erste Phase unmittelbar nach der Operation überstanden, sind die weiteren Aussichten gut. In einigen Krankenhäusern überleben mehr als 80 Prozent der Patienten das erste Jahr; danach liegt die Sterblichkeitsrate bei ungefähr fünf Prozent jährlich. Diese Ergebnisse sind viel besser als die Ergebnisse bei Operationen von Lungen- oder Magenkrebs. Die Hauptprobleme der H. sind die Abstoßung des Gewebes, die mit *Immunsuppressiva* (wie *Ciclosporin*, *Prednison* und *Cyclophosphamid*) behandelt werden kann, und Infektionen, die bei der Einnahme von Immunsuppressiva immer eine gewisse Gefahr darstellen, da diese Medikamente die körpereigene Abwehr schwächen. (S.a. *Transplantationschirurgie*)

Herzvergrößerung

s. *Kardiomegalie*

Herzversagen, akutes

s. *Herzinsuffizienz*

Herzzyklus

s. *Herzschlag*

Heterosexualität

Auf das andere Geschlecht gerichtetes sexuelles Interesse. (S.a. *Bisexualität*; *Homosexualität, männliche*; *lesbische Liebe*)

Heterozygot

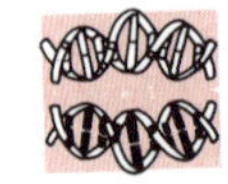

Bezeichnung für ein Individuum, dessen Zellen zwei verschiedene Formen (*F.* Allele) eines *Gens* enthalten, die eine spezifische vererbbare Eigenschaft (Merkmal) bestimmen; im Gegensatz zum Begriff *homozygot*, der ein Individuum bezeichnet, das für diese Eigenschaft zwei identische Allele eines Gens besitzt. (S.a. *Vererbung* und *genetische Krankheiten*)

Heuschnupfen

Im allgemeinen Sprachgebrauch die Bezeichnung für jahreszeitlich bedingten allergischen Schnupfen (s. *Rhinitis allergica*).

Hexachlorcyclohexan

s. *Lindan*

Hexenmilch

Dünnflüssige, weißliche Absonderung aus der Brustwarze eines Neugeborenen. H. ist recht häufig und geht gewöhnlich mit der Vergrößerung der Brustdrüse(n) des Säuglings einher. Der Ausfluß wird durch mütterliche Hormone verursacht, die über die Plazenta in den Kreislauf des Fetus eingetreten sind. Hexenmilch ist eine harmlose Erscheinung, die in der Regel innerhalb weniger Wochen spontan verschwindet.

Hexenschuß

s. *Lumbago*

Hiatusanästhesie

Form der *Nervenblockade*, bei der ein Lokalanästhetikum in den unteren Teil des Rückenmarkkanals (der zentrale Zwischenraum in der Wirbelsäule) eingespritzt wird. H. wird manchmal in der Geburtshilfe und bei gynäkologischen Eingriffen angewendet.

Hiatushernie

Zustand, bei dem ein Teil des *Magens* durch den Spalt (*F.* Hiatus) im *Zwerchfell*, durch den normalerweise nur die Speiseröhre (*F.* Ösophagus) führt, in den Brustraum vorgestülpt wird.

URSACHEN UND AUFTRETEN

Die eigentliche Ursache der H. ist unbekannt. Sie tritt aber im allgemeinen häufiger bei Übergewichtigen (besonders bei Frauen mittleren Alters) und bei Rauchern auf. Manchmal ist die H. auch angeboren.

SYMPTOME

Viele Betroffene haben keine Beschwerden; die Schwächung des Muskels am Übergang der Speiseröhre in den Magen führt jedoch manchmal zu *Ösophagusreflux* (Rückfluß der sauren Magensäfte vom Magen in die Speiseröhre). Dieser Rückfluß kann *Sodbrennen* verursachen, das häufig durch Vornüberbeugen oder Liegen noch verstärkt wird, oder zu Speiseröhrenentzündung (*Ösophagitis*) führen. Die Schmerzen bei einer Speiseröhrenentzündung können ähnlich wie bei der *koronaren Herzkrankheit* sein.

DIAGNOSE

Zur Diagnosefeststellung kann eine Ösophagoskopie durchgeführt werden – eine Form der *Endoskopie*, bei der das Sichtinstrument durch die Kehle in die Speiseröhre eingeführt wird. Dabei kann eine *Biopsie*probe aus dem Gewebe der Speiseröhre für eine mikroskopische Analyse entnommen werden. Meist wird zur Diagnosestellung eine *Barium-Röntgenkontrastaufnahme* durchgeführt. In vornübergebeugter Stellung kann die H. auf dem Röntgenbild aufgrund des Rückflusses des Bariums in die Speiseröhre identifiziert werden. Auch durch *Manometrie* (Druckmessung) kann der verringerte Muskeldruck am Übergang zwischen Speiseröhre und Magen bestätigt werden.

THERAPIE

Um die Symptome der H. zu mildern, sollten die Betroffenen auf ausgiebige, schwere Mahlzeiten verzichten; unmittelbar nach dem Essen nicht liegen und das Vornüberbeugen möglichst vermei-

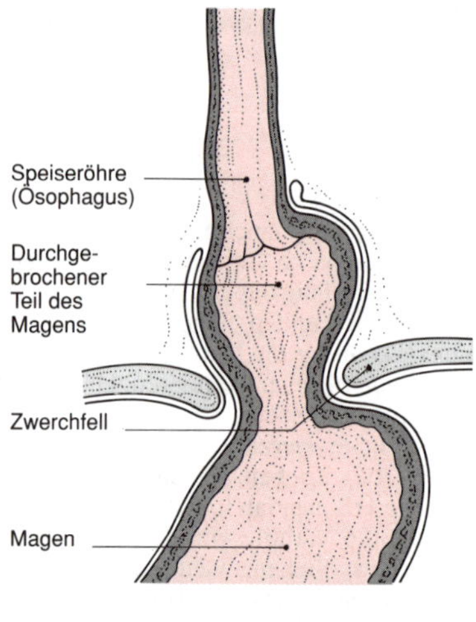

Häufigste Form der Hiatushernie
Der Magen gleitet durch den Hiatus (Spalt) der Speiseröhre in den Brustraum.

den. In der Nacht sollte das Kopfende des Bettes höher gestellt werden. Übergewichtige sollten ihr Gewicht reduzieren und Raucher das Rauchen aufgeben. Um die Speiseröhre vor sauren Magensäften zu schützen und die Magensäure zu reduzieren, können auch *Antazida* verabreicht werden.

In schweren Fällen kann auch eine Operation notwendig werden, um den ausgestülpten Teil des Magens in die Bauchhöhle zurückzubringen und so den weiteren Rückfluß des sauren Mageninhalts in die Speiseröhre zu unterbinden.

Hib-Impfung

s. *Haemophilus influenzae b*

Hinken

(*F. Claudicatio*). Abnorme, ungleichmäßige *Gang*art. Die Bewegungen des einen Beins (oder einer Beckenhälfte) unterscheiden sich von denen des anderen Beines. Ursache des Hinkens kann z.B. eine einseitige Absenkung des Beckens sein oder auch die Unfähigkeit, ein Bein beim Aufsetzen des Fußes vollkommen zu strecken.

Hinterhaupt

s. *Okziput*

Hirnabszeß

Von entzündetem Gewebe umgebene Ansammlung von Eiter im Gehirn oder an dessen Oberfläche. Wie *Hirntumoren* und andere voluminöse Gehirnanomalien führen auch Abszesse zu Symptomen, die durch die Druckerhöhung im Schädel und eine lokale Schädigung der Nervenbahnen entstehen. Am häufigsten treten H.e in den Stirn- und Schläfenlappen des *Großhirns* im Vorderhirn auf.

URSACHEN UND VORKOMMEN

H.e können nach einer Kopfverletzung entstehen, doch in den meisten Fällen ist die Ausbreitung einer Infektion aus einem anderen Körperteil die zugrundeliegende Ursache. Ungefähr 40 Prozent aller Abszesse entstehen durch eine Mittelohr- oder Nebenhöhleninfektion. Auch Infektionen nach einer penetrierenden Gehirnverletzung und Infektionen, die sich über die Blutbahnen ausbreiten (häufig vor allem bei Patienten mit akuter bakterieller *Endokarditis* oder bei bestimmten *Immundefekten*) können einen H. verursachen. Abszesse, die aufgrund einer mit dem Blut übertragbaren Infektion entstehen, treten z.T. mehrfach auf.

SYMPTOME

Die häufigsten Symptome sind Kopfschmerzen, Benommenheit und Erbrechen. Auch Sehstörungen, Fieber, epileptische Anfälle und andere Symptome, die durch lokale Hirnschäden bedingt sind (z.B. Teillähmungen oder Sprachstörungen), können auftreten.

DIAGNOSE UND THERAPIE

Die Diagnose kann durch *Computertomographie* oder *Kernspintomographie* (magnetische Resonanzdarstellung) des Gehirns festgestellt werden. Die Behandlung schließt hochdosierte Gaben von Antibiotika und in der Regel eine Operation ein. Dabei muß eventuell die Schädeldecke geöffnet werden (s. *Kraniotomie*), um den Eiter abzuleiten.

PROGNOSE

H.e sind in ungefähr 10 Prozent tödlich; bei den überlebenden Patienten kommt es oft zu Störungen der Gehirnfunktionen. Nicht selten tritt *Epilepsie* auf, daher werden nach der Entfernung oder Ableitung des Abszesses häufig *Antikonvulsiva* verordnet.

Hirnatrophie

s. *Hirnsyndrom, organisches*

Hirnblutung

Blutungen im oder um das Gehirn herum, die entweder nach einer Verletzung oder nach einem spontanen Riß eines Blutgefäßes entstehen. Es werden vier verschiedene Arten unterschieden: *Subduralblutung*, *Epiduralblutung*, *Subarachnoidalblutung* und *intrazerebrale Hämorrhagie*.

URSACHEN UND SYMPTOME

Epidural- und subdurale Blutungen entstehen meist durch einen Schlag auf den Kopf (s. *Kopfverletzung*); zu den Symptomen gehören Kopfschmerzen, Benommenheit, Verwirrtheit und halbseitige Lähmung. Bei einer Epiduralblutung treten die Symptome innerhalb einiger Stunden auf, bei einer Subduralblutung kann es sehr viel länger dauern (Wochen bis Monate). Eine Untersuchung und Behandlung im Krankenhaus ist dringend notwendig.

Subarachnoidalblutungen und intrazerebrale Hämorrhagien treten meist spontan (d.h. ohne jegliche Kopfverletzung) auf. Sie entstehen durch das Platzen eines *Aneurysmas* oder kleiner Blutgefäße im Gehirn. Das höchste Risiko liegt bei Menschen mittleren oder höheren Alters mit unbehandelter *Hypertonie* (Bluthochdruck). Für die Subarachnoidalblutung sind plötzliche heftige Kopfschmerzen und/oder Bewußtseinsverlust charakteristisch. Die intrazerebrale Hämorrhagie ist eine von den drei Hauptformen des *Schlaganfalls*; als Symptome können dabei Kollaps, Sprachstörungen und Lähmungen der Gesichtsmuskeln oder der Arme und Beine auftreten. Subarachnoidale und intrazerebrale Hämorrhagien sind medizinische Notfälle.

Hirndarstellung

Bildgebende Verfahren des Gehirns; sie werden zur Identifikation von Verletzungen und Erkrankungen angewendet. Durch die Einführung der computergesteuerten Untersuchungstechniken wurden in diesem Bereich in den letzten zehn Jahren enorme Fortschritte erzielt.

ARTEN

Konventionelle Röntgentechniken

Die einfachste und bereits am längsten genutzte Methode zur H. sind *Röntgen-*

STELLEN DER HIRNBLUTUNG

Hämorrhagien innerhalb des Schädels lassen sich in vier Kategorien einteilen – Epidural-, Subdural-, Arachnoidal- und intrazerebrale Blutungen –, entsprechend der Stelle, an der die Blutung im Gehirn oder in den Hirnhäuten auftritt. Die Ursachen und Auswirkungen der Blutungen sowie die Prognose sind bei den einzelnen Formen unterschiedlich.

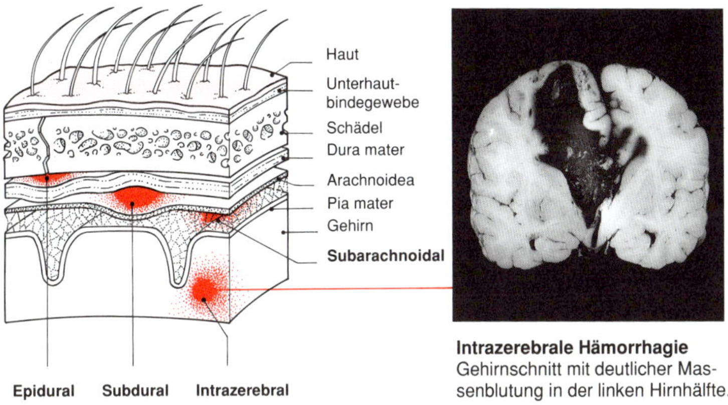

Intrazerebrale Hämorrhagie
Gehirnschnitt mit deutlicher Massenblutung in der linken Hirnhälfte.

H

aufnahmen. Im Röntgenbild können Deformationen und Veränderungen des Schädels erkannt werden, die durch Knochenbrüche, *Hirntumoren*, *Aneurysmen* oder *Hirnabszesse* entstanden sind. Allerdings kann mit Hilfe von Röntgenbildern allein eine Erkrankung des Gehirns nicht direkt erkannt werden, wenn die Hirnsubstanz selbst keine lokalen, durch die Erkrankung entstandenen Verkalkungen aufweist.

Bei der *Angiographie* wird vor der Röntgenaufnahme in die Arterien, die das Gehirn versorgen, ein im Röntgenbild sichtbares Kontrastmittel gespritzt. Mit diesem Verfahren können die Blutgefäße im Gehirn dargestellt werden. Die Angiographie wird bei der Untersuchung von *Subarachnoidalblutungen*, Aneurysmen, Anomalien der Blutgefäße und bei anderen Durchblutungsstörungen angewendet.

Scanning-Techniken

Die *Computertomographie* wurde 1971 speziell für Untersuchungen des Gehirns entwickelt. Im Gegensatz zu konventionellen Röntgenbildern erhält man bei dieser Technik Bilder von der Hirnsubstanz selbst. Dabei werden besonders deutlich die mit Flüssigkeit gefüllten Kammern im Gehirn (die Ventrikel) dargestellt. Tumoren, Blutgerinnsel, Folgen eines Schlaganfalls, Aneurysmen und Abszesse können gut erkannt werden. Häufig werden auch Kontrastmittel eingespritzt, um normales Hirngewebe besser von krankhaftem Gewebe unterscheiden zu können.

Die *Kernspintomographie* liefert noch bessere Bilder des Gehirns als die Computertomographie. Sie ist besonders geeignet, um Tumoren in der Fossa posterior (hinteren Schädelgrube) zu erkennen. Bei dieser Technik wird keine Strahlung verwendet.

Bei der *Radionuklid-Szintigraphie* werden radioaktive Isotope eingesetzt, um Tumoren, Anomalien der Blutgefäße und andere Schädigungen des Gehirns zu entdecken. In den meisten Bereichen wurde diese Technik durch die Computer- und Kernspintomographie ersetzt.

Die *Ultraschall-Diagnostik* wird nur bei Frühgeborenen und bei Säuglingen eingesetzt, weil die Ultraschallwellen die Knochen eines entwickelten Schädels nicht durchdringen können. Diese Methode ist besonders geeignet für die Diagnose von *Hydrocephalus* und Blutungen in die Hirnkammern bei Frühgeborenen.

Das Verfahren kann ohne Risiko beliebig oft wiederholt werden, da keine Strahlung verwendet wird.

Die *Positronen*emissionstomographie (*PET*) verbindet den Einsatz von Radionukliden mit der Computertomographie und liefert Informationen über die Aktivität der verschiedenen Gehirnbereiche.

Hirnhäute

(*F.* Meningen) Drei Membranen, die das *Gehirn* und das *Rückenmark* bedecken und schützen. Die äußerste Schicht, die Dura mater, ist straff und kollagenfaserig; sie kleidet das Innere des Schädels aus und bildet um das Rückenmark herum eine lockere Scheide. Die mittlere Schicht, die Arachnoidea, ist elastisch und spinnennetzartig. Von der innersten Haut, der Pia mater, ist sie durch den Subarachnoidalraum getrennt, in dem sich der Liquor cerebrospinalis befindet. Die Pia mater ist eine dünne, direkt am Gehirn und seinen Falten und Furchen anliegende Schicht.

Die Entzündung der Hirnhäute, die vor allem durch Infektion entsteht, wird als *Meningitis* bezeichnet; Tumoren der Hirnhäute heißen *Meningiome*.

Hirnhautentzündung

(*F.* Meningitis) Gewöhnlich durch Infektionen mit verschiedenen Mikroorganismen (in der Regel Viren oder Bakterien) verursacht. Die virale H. verläuft relativ harmlos, bakterielle H.en sind dagegen lebensbedrohend und müssen unverzüglich behandelt werden.

ANATOMIE DER HIRNHÄUTE

Die Pia mater liegt dem Gehirn an und ist durch den Subarachnoidalraum von der Arachnoidea getrennt. Die Dura mater kleidet das Innere des Schädels aus.

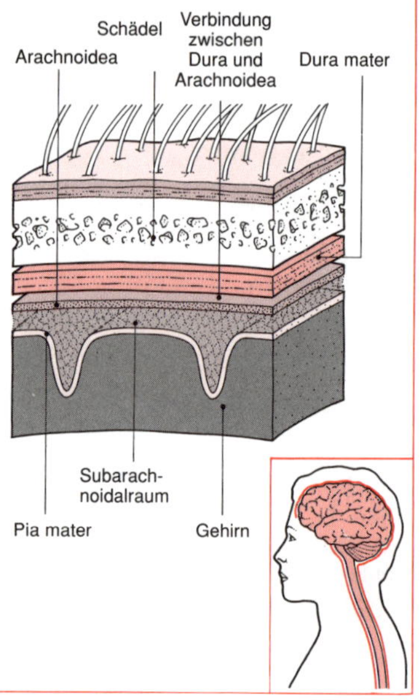

URSACHEN

Die Mikroorganismen, die H. verursachen, stammen von einer Infektion irgendwo im Körper und gelangen gewöhnlich über die Blutbahn zu den Hirnhäuten. Seltener ist die direkte Weiterleitung einer Mittelohr- oder Nasennebenhöhlenentzündung oder die Infektion aus der Luft durch eine Schädelfraktur.

VERBREITUNG

In den Wintermonaten tritt die virale H. häufig epidemieartig auf. Im Deutschland werden jährlich etwa 300 Fälle registriert; die tatsächliche Verbreitung ist wahrscheinlich sehr viel größer.

Die häufigste Form der bakteriellen H. ist die Meningokokken-Meningitis; gelegentlich tritt sie in kleineren Epidemien auf, häufiger sind jedoch Einzelfälle. In Deutschland werden jährlich ungefähr 900 Menschen, meistens kleinere Kinder, infiziert.

Eine seltenere, durch Tuberkulosebakterien verursachte H. kommt vor allem bei kleinen Kindern vor, die in Gebieten mit einem hohen Tuberkulose-Vorkommen leben.

SYMPTOME

Die Hauptsymptome der H. sind Fieber, starke Kopfschmerzen, Übelkeit, Erbrechen, Lichtempfindlichkeit und Nackensteife. Bei der viralen Form sind die Symptome schwächer und denen der Grippe ähnlich.

Bei einer Meningokokken-H. entwickeln sich die Symptome relativ rasch, manchmal innerhalb einiger Stunden; es kommt zu Benommenheit, eventuell auch zu Bewußtlosigkeit. Etwa in der Hälfte aller Fälle tritt auch ein rotfleckiger Hautausschlag auf.

Bei der durch Tuberkulosebakterien verursachten H. können sich die Betroffenen mehrere Wochen lang unwohl fühlen, bevor sich die typischen Symptome einer H. entwickeln.

DIAGNOSE UND THERAPIE

H. wird durch *Lumbalpunktion* diagnostiziert. Dabei wird aus dem Rückenmark eine Probe vom Liquor cerebrospinalis zu Untersuchungszwecken entnommen.

Bei viraler H. ist keine Therapie erforderlich. Bakterielle H. ist dagegen ein medizinischer Notfall, der intravenös mit hohen Gaben von *Antibiotika* behandelt wird.

PROGNOSE

Die virale Hirnhautentzündung verläuft in der Regel nicht schwer, klingt nach ein bis zwei Wochen ab und hat keine weiteren Folgen. Auch bei einer sofort behandelten bakteriellen Hirnhautentzündung erholt sich der Patient in der Regel vollständig; in einigen Fällen können aber Hirnschäden auftreten.

AUFGABEN DER HIRNNERVEN

Einige Hirnnerven sind in erster Linie für die Übermittlung sensorischer Reize von Organen – z.B. der Ohren, der Nase und der Augen – zum Gehirn zuständig. Andere leiten Steuerimpulse für die Bewegung der Zunge, der Augen, der Gesichts- und anderer Muskeln weiter, oder sie stimulieren Drüsen, z.B. die Speicheldrüsen. Manche Hirnnerven haben sowohl sensorische als auch motorische Funktionen. Der X. Hirnnerv, der *N. vagus*, ist die Hauptbahn des *parasympathischen Nervensystems*, das für die Regelung der rhythmischen, automatisch ablaufenden Körpervorgänge zuständig ist. Vagusäste führen zu den Organen des Verdauungstrakts, zum Herzen und zu der Lunge.

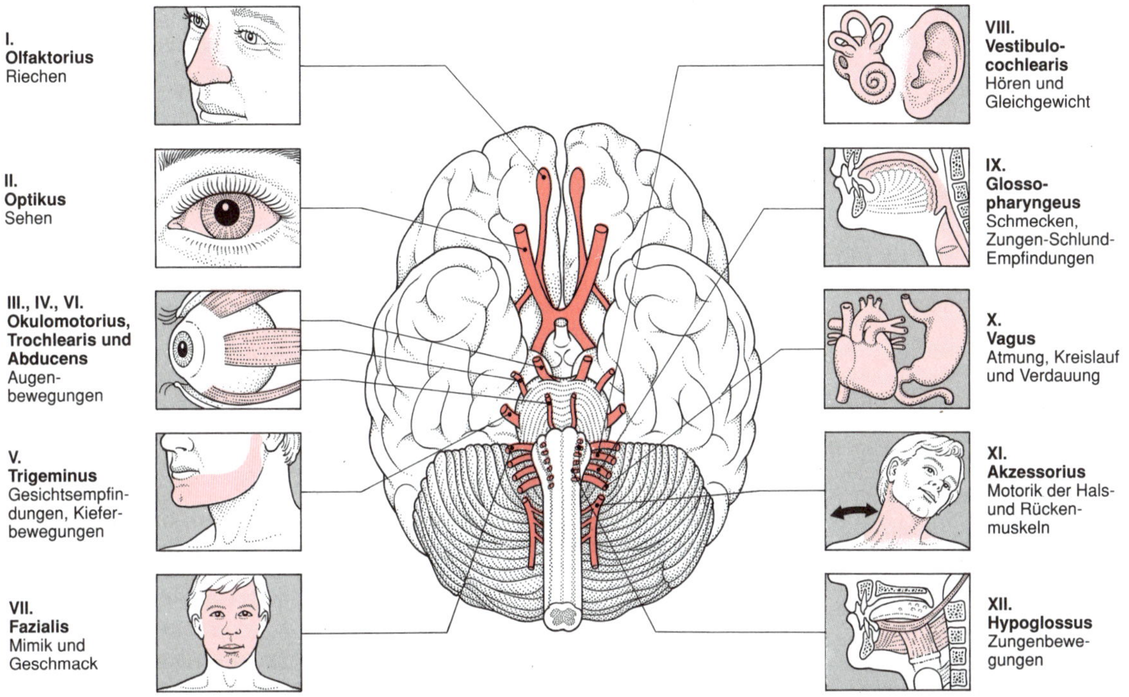

VORBEUGUNG

Epidemien, die durch bestimmte Bakterienstämme verursacht werden, können manchmal durch Impfungen unter Kontrolle gebracht werden. Bei Personen, die mit Infizierten in Kontakt gekommen sind, ist aber im allgemeinen die Verabreichung von Antibiotika wirkungsvoller. Die Impfungen gegen H. haben nur begrenzten Erfolg, da es Impfstoffe nur gegen einige der Erreger gibt und die Schutzwirkung nur eine begrenzte Zeit anhält.

Hirnnerven

(*F.* Nervi cerebrales) Zwölf direkt aus dem Gehirn austretende Nervenpaare (die Spinalnerven treten aus dem Rückenmark aus). Bis auf zwei Paare sind alle Hirnnerven mit den sog. H.kernen des *Hirnstamms* (des untersten Teils des Gehirns) verbunden; lediglich die Geruchs- und Sehnerven binden sich direkt an bestimmte Regionen des Großhirns. Die H. treten durch verschiedene Öffnungen des Schädels aus; viele teilen sich kurz danach in mehrere größere Äste auf.

Hirnoperationen

s. *Psychochirurgie*

Hirn-Rückenmark-Entzündung

s. *Encephalomyelitis*

Hirnschaden

Degeneration oder Absterben von Nervenzellen oder -bahnen im Gehirn. Der Schaden kann auf bestimmte Gehirnbezirke lokalisiert sein und dadurch Ausfälle der spezifischen Gehirnfunktionen verursachen (z.B. Koordinations- oder Sprachstörungen). Er kann aber auch diffuser sein und geistige oder schwere körperliche Behinderungen verursachen.

DIFFUSER SCHADEN

Die wichtigste Ursache für einen diffusen H. ist eine länger anhaltende zerebrale *Hypoxie* (mangelnde Sauerstoffversorgung des Gehirns). Diese kann z.B. während der Geburt eintreten; die Sauerstoffversorgung des Gehirns eines Säuglings darf nicht länger als ungefähr fünf Minuten unterbrochen sein. Allerdings kann es zur Hypoxie in jedem Alter kommen – z.B. durch *Herz-* oder *Atemstillstand* oder durch Vergiftungen, Ertrinken oder durch anhaltende Krämpfe (*Status epilepticus*).

Ein diffuser H. kann auch durch die Ansammlung von Nervenzellgiften im Gehirn entstehen – wie z.B. bei unbehandelter *Phenylketonurie* oder *Galaktosämie*, aber auch durch Umweltgifte, z.B. durch Blei- oder Quecksilberverbindungen (s. *Minamata-Krankheit*), die eingeatmet oder oral aufgenommen wurden.

Auch Infektionskrankheiten, wie z.B. *Encephalitis*, können Ursachen von diffusem H. sein. Sehr selten kommen H. als Folge einer *Immunisierung* vor.

LOKALISIERTER SCHADEN

Ein lokalisierter H. kann als Folge einer *Kopfverletzung* – besonders einer penetrierenden – in jedem Alter entstehen. In höherem Alter kann ein H. auch Folge eines *Schlaganfalls*, *Hirntumors* oder eines *Hirnabszesses* sein.

Bei Neugeborenen kann es durch einen erhöhten *Bilirubin*-Gehalt des Bluts zur lokalen Schädigung der *Basalganglien* (tief im Gehirn sitzender Nervenzellenzentren) kommen; dieser Zustand wird *Kernikterus* genannt. Erhöhte Bilirubinwerte sind Folge einer Zerstörung der roten Blutkörperchen bei der Neugeborenengelbsucht. Für Kernikterus sind Störungen in Bewegungsabläufen und manchmal auch Schwachsinn charakteristisch.

Auch die Einwirkung von Kohlenmonoxid kann zu einer Schädigung der Basalganglien führen.

SYMPTOME UND THERAPIE

Ein H., zu dem es vor, während oder nach der Geburt kommt, kann zur sog. zerebralen Kinderlähmung führen. Diese äußert sich durch Lähmungen und abnorme Bewegungen und ist oft mit geistiger Behinderung und manchmal auch mit Taubheit verbunden.

Kopfverletzungen, Schlaganfälle oder andere Ursachen von lokalisiertem oder diffusem H. können bei den Betroffenen eine ganze Reihe von Behinderungen hervorrufen, z.B. Störungen der Bewegungsabläufe, der Sprache oder des Empfindens, epileptische Anfälle oder geistige Behinderung.

Die Nervenzellen und -bahnen im Gehirn und Rückenmark können, wenn sie zerstört wurden, ihre Funktion nicht wiedererlangen (zum Unterschied von den Nerven in Gliedmaßen oder Rumpf, die sich z.B. nach Durchtrennung langsam regenerieren können). Trozdem kann man auch nach einem H. mit einer gewissen Besserung rechnen, da die Betroffenen lernen, andere Teile des Gehirns und andere Muskelgruppen einzusetzen.

Eine Therapie, die dieses Ziel verfolgt, erfordert oft eine Teamarbeit von Ärzten und Spezialisten für *Physiotherapie*, *Sprachtherapie* und *Bewegungstherapie*.

Hirnstamm

Nervengewebsstrang, der den untersten Teil des Gehirns bildet und mit dem Rückenmark verbunden ist. Der H. stellt einerseits die Verbindungsbahn für die "Nachrichten" zwischen den einzelnen Bezirken des Gehirns und dem Rückenmark dar, andererseits ist er auch mit zehn von den 12 *Hirnnerven* verbunden und steuert einige grundlegende Funktionen, z.B. Atmung und Kreislauf, aber auch Erbrechen und Augenreflexe. Die Aktivitäten des H.s finden unterhalb der Bewußtseinsgrenze statt und laufen größtenteils automatisch ab.

AUFBAU

Der H. setzt sich aus dem Rautenhirn (*F.* Rhombencephalon) und dem Mittelhirn (*F.* Mesencephalon) zusammen. Das Rautenhirn wiederum besteht aus dem verlängerten Rückenmark und der Brücke. Im Nebenschluß dazu liegt das Kleinhirn (*F.* Cerebellum). Es ist in erster Linie für das Gleichgewicht und die Bewegungskoordination zuständig. Längs in der Mitte des H.s verläuft ein Kanal, der sich in der Brücke und im verlängerten Rückenmark zur sog. vierten Hirnkammer (*F. Ventrikel*) erweitert und mit zirkulierendem *Liquor cerebrospinalis* gefüllt ist.

DAS VERLÄNGERTE RÜCKENMARK

Das verlängerte Rückenmark sieht tatsächlich wie eine dicke Verlängerung des Rückenmarks aus. Es enthält die Nervenkerne (Nervenzellenzentren) des IX. bis XII. Hirnnervenpaares, die die Geschmacksempfindungen der Zunge empfangen und weiterleiten und die Signale zu den Muskeln übertragen, die für das Sprechen und für die Zungen- und Nackenbewegungen zuständig sind. Im verlängerten Rückenmark befinden sich auch lebenswichtige Zentren – Gruppen von Nervenzellen, die die automatische Regulation des Herzschlags, der Atmung, des Blutdrucks und der Verdauung steuern. Das verlängerte Rückenmark sendet und empfängt die Informationen zu diesen Funktionen über den X. Hirnnerv (*F.* Nervus vagus).

Viele Nervenstränge, die durch das verlängerte Rückenmark führen, kreuzen sich in dessen unterem Abschnitt, so daß die rechte Seite des Körpers mit der linken Hälfte des Gehirns verbunden ist und umgekehrt.

DIE BRÜCKE

Die Brücke ist wesentlich breiter als das verlängerte Rückenmark und enthält dikke Bündel von Nervenfasern, die zu dem direkt dahinter liegenden Kleinhirn führen. Sie enthält auch die Kerne des V. bis VIII. Hirnnervenpaares und empfängt und überträgt somit die sensorischen Informationen von Ohren, Gesicht und Zähnen sowie die Signale für Kieferbewegungen, für Veränderungen des Gesichtsausdrucks und auch für einige Augenbewegungen.

DAS MITTELHIRN

Das Mittelhirn ist der kleinste über der Brücke liegende Abschnitt des H.s. Es enthält die Kerne des III. und IV. Hirnnervenpaares, die die Augenbewegungen und die Größe und Reaktion der Pupille steuern. Es enthält auch Zellgruppen wie die sog. Substantia nigra und den Nucleus ruber, die an der Feinkoordination der Bewegungen der Gliedmaßen beteiligt sind.

DIE SOG. FORMATIO RETICULARIS

Über den ganzen H. verstreut befinden sich zahlreiche Netze von Nervenzellen, die unter der Bezeichnung Formatio reticularis zusammengefaßt werden. Es wird angenommen, daß sie als Schaltzentren dienen, die beim Eintreffen von neuen oder wichtigen sensorischen Reizen, die eine bewußte Reaktion erforderlich machen, die höheren Gehirnzentren einschalten. Der Schlaf-Wach-Zyklus des Menschen wird durch die Formatio reticularis gesteuert. Viele *Schlafmittel* und *Analeptika* (anregende Substanzen) wirken auf diesen Teil des Gehirns ein.

ERKRANKUNGEN

Der H. kann von derselben Art von Erkrankungen betroffen sein wie das übrige Zentralnervensystem (s. *Gehirn*, Kasten Erkrankungen). Schädigungen der lebenswichtigen Zentren im verlängerten Rückenmark führen rasch zum Tod, während Schädigungen der Formatio reticularis ein *Koma* verursachen können. Die Schädigung einzelner Nervenkerne kann spezifische Auswirkungen haben, z.B. beim VII. Hirnnerv (*F. Nervus facialis*) Gesichtslähmung oder beim XII. Hirnnerv (*F. Nervus hypoglossus*) Zungenlähmung.

Hirnsyndrom, organisches

Störungen des Bewußtseins, des Denkvermögens oder der mentalen Funktionen mit organischem (körperlichem)

LAGE DES HIRNSTAMMS

Der Hirnstamm ist ein 7,5 cm langer, stielförmiger Strang von Nervenzellen und -fasern, der das Rückenmark mit dem übrigen Gehirn verbindet.

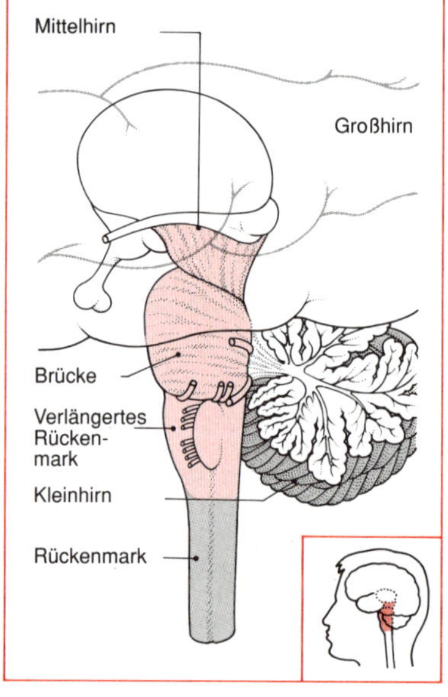

Ursprung (im Gegensatz zu Störungen mit psychischem Ursprung). Zu den möglichen Ursachen gehören degenerative Erkrankungen wie die *Alzheimer-Krankheit*, Stoffwechselstörungen, Infektionen, Auswirkungen bestimmter Medikamente und Giftstoffe, Vitaminmangel, aber auch Verletzungen, *Schlaganfall* und Tumoren.

SYMPTOME

Beim akuten organischen Hirnsyndrom reichen die möglichen Symptome von leichter Verwirrung bis hin zum *Koma*; auch Unruhe, Desorientiertheit, Gedächtnisstörungen, Halluzinationen und Wahnvorstellungen (s. *Delirium*) können auftreten. Die chronische Form des o.en H.s führt zu einem fortschreitenden Verfall des Denkvermögens, des Gedächtnisses und des sozialen Verhaltens (s. *Demenz*).

THERAPIE

Für die Therapie ist die Identifikation und, wenn möglich, auch die Behandlung der zugrundeliegenden Ursache wichtig. Bei der akuten Form sind die Therapieaussichten deutlich besser, bei chronischer Form kann ein irreversibler *Hirnschaden* bestehen bleiben. (S.a. *Psychose*)

Hirntod, zentraler

Endgültiger Stillstand aller Funktionen des gesamten Gehirns, einschließlich des *Hirnstamms*. Eine Feststellung des z.en H.s entsprechend dieser Definition gestattet es Ärzten, eine Todesbescheinigung auszustellen zu einem Zeitpunkt, zu dem Lunge und Herz – durch Apparate unterstützt – noch funktionieren, der Tod jedoch durch das Ausfallen der Gehirnfunktionen bereits eingetreten ist. (S.a. *Tod*)

Hirntumor

Krankhafte Geschwulst im oder auf dem Gehirn. H.en sind zwar nicht immer bösartig, jedoch immer gravierend, da es durch das Tumorwachstum zu einem Anstieg des Innendrucks im Gehirn und zur Abdrückung der angrenzenden Gehirnbezirke kommt.

FORMEN

H.en können direkt im Gewebe innerhalb des Schädels entstehen (Primärgeschwülste) oder als Metastasen von Tumoren aus einer anderen Körperstelle (am häufigsten aus der Lunge oder der Brust) über die Blutbahnen eingewandert sein (Sekundärgeschwülste).

Die Ursachen der primären H.en sind nicht bekannt. Etwa 60 Prozent sind *Gliome* (häufig bösartig), die direkt in der Hirnsubstanz wachsen. Zu den Primärtumoren gehören *Meningiome*, die in den Hirnhäuten entstehen; *Akustikusneurinome* im Hörnerv und *Hypophysentumoren*, die sich in der Hypophyse bilden. Diese Tumoren sind gutartig.

Bestimmte Arten der primären H.en kommen vor allem bei Kindern vor und sind häufig im hinteren Teil des Hirns angesiedelt. Dazu gehören zwei Formen der Glioma-Tumoren, die sog. *Medulloblastome* und die *Astrozytome* des Cerebellums (Kleinhirns).

Sekundärtumoren (Metastasen) sind immer bösartig und können sich auf mehrere Organe ausbreiten.

VORKOMMEN

Primäre H.en treten am häufigsten im Alter von ungefähr 50 Jahren auf, obwohl auch eine bedeutende Anzahl von Kindern betroffen ist. Jährlich sterben mehrere hundert Kinder an primären H.en. Etwa jeder vierte H. ist eine Metastase von Krebserkrankungen an anderer Stelle im Körper.

SYMPTOME

H.en können mit Symptomen einhergehen, die durch verschiedene Mechanismen entstehen. Der Druck auf das Hirngewebe oder die Nervenbahnen in der Nachbarschaft des Tumors kann zu Muskelschwäche, zum Sehverlust oder zu anderen sensorischen Störungen führen oder auch Sprachschwierigkeiten und in ungefähr 20 Prozent der Fälle epileptische Anfälle verursachen.

Ein räumlich ausgedehnter Tumor kann den Schädelinnendruck erhöhen und dadurch Kopfschmerzen, Erbrechen und Sehstörungen hervorrufen und die mentalen Funktionen beeinträchtigen. Wenn durch den Tumor die Zirkulation des Liquor cerebrospinalis behindert wird, kann sich eventuell ein *Hydrocephalus* bilden.

DIAGNOSE

Zur Lokalisierung eines H.s und zur Beurteilung seiner Ausbreitung wird eine Vielzahl unterschiedlicher Techniken eingesetzt. Die wichtigste Rolle spielen dabei die *Computertomographie*, die *Kernspintomographie*, spezielle *Röntgen*untersuchungen und die *Angiographie*.

THERAPIE

H.en werden, sofern es möglich ist, operativ durch die geöffnete Schädeldecke (s. *Kraniotomie*) entfernt. Viele bösartige Geschwülste sind jedoch nicht erreichbar oder zu ausgedehnt. Die Prognose ist in diesen Fällen schlecht; weniger als 20 Prozent der Patienten leben nach der Erstdiagnose länger als ein Jahr. Wenn ein Tumor nicht vollständig entfernt werden kann, wird von ihm zumindest soviel wie möglich entfernt, um den Hirndruck zu senken. *Strahlentherapie* oder Zytostatika werden ebenfalls eingesetzt.

Häufig werden *Kortikosteroide* verabreicht, um die Schwellung des Gewebes um den Tumor herum einzuschränken und damit eine vorübergehende Linderung der Symptome zu erreichen.

Hirschsprung-Krankheit

Angeborene Krankheit, bei der in einem Abschnitt des Darms die Ganglienzellen fehlen, die die rhythmischen Bewegungen des Darms steuern. Dieser Abschnitt erstreckt sich meist vom unteren Ende des Mastdarms bis in den unteren Teil des Dünndarms; er verengt sich und blokkiert die Weiterbeförderung des Stuhls. Dadurch weitet und windet sich der darüberliegende Abschnitt des Darms.

Die H.-K. ist eine seltene Erkrankung; in manchen Familien kommt sie jedoch gehäuft vor. Knaben sind etwa viermal häufiger betroffen als Mädchen.

SYMPTOME

Die Anzeichen – vor allem Verstopfung und ein aufgeblähter Bauch – treten in der Regel im Säuglings- oder Kleinkindalter auf. Das Kind ist appetitlos, auch Wachstumsstörungen können sich einstellen.

DIAGNOSE

Nach einem Bariumeinlauf wird im Röntgenbild der verengte Abschnitt des Darms sichtbar (s. *Barium-Röntgenkontrastaufnahme*). Während einer Proktoskopie (Untersuchung des Rektums mit einem Sichtinstrument) oder bei einem operativen Eingriff kann eine *Biopsie* durchgeführt werden (Entnahme einer Gewebeprobe zur mikroskopischen Analyse). Die Untersuchung der Biopsieprobe kann das Fehlen der Ganglienzellen und damit die Diagnose bestätigen.

THERAPIE

Das verengte Darmsegment wird operativ entfernt; die gesunden Abschnitte werden miteinander verbunden. Bei Kindern, die ein erhebliches Untergewicht haben, kann vor der Operation eine vorübergehende *Kolostomie* erforderlich sein (ein künstlicher Darmausgang durch die Bauchdecke).

Hirsutismus

Ungewöhnlich starke Körperbehaarung, besonders bei Frauen. Die Behaarung ist so kräftig wie bei einem Mann und verteilt sich nach dem männlichen Behaarungsmuster im Gesicht, am Rumpf und an den Gliedmaßen.

URSACHEN UND AUFTRETEN

H. entwickelt sich bei bestimmten Krankheitszuständen – z.B. beim *Stein-Leventhal-Syndrom* und bei der angeborenen *Nebennierenhyperplasie*; in diesen Fällen ist der Blutspiegel der männlichen Geschlechtshormone zu hoch. Auch die Einnahme von *Anabolika* kann H. zur Folge haben.

Am häufigsten stellt sich jedoch H. ohne eine zugrundeliegende Krankheit ein, besonders bei Frauen nach der *Menopause*; in manchen Familien kommt das gehäuft vor. Besonders Frauen mit dunklen Haaren – so z.B. Frauen mit indischer oder spanischer Abstammung – neigen zu H.

THERAPIE

Die Haare können gebleicht oder auf unterschiedliche Weise entfernt werden (s. *Enthaarung*); die einzige Methode zur endgültigen Entfernung der Haare ist die *therapeutische Elektrolyse*. (S.a. *Hypertrichosis*)

Histamin

In den Zellen (vor allem in den *Mastzellen*) vorkommende chemische Substanz, die bei allergischen Reaktionen freigesetzt wird (s. *Allergie*). H. ist mitverantwortlich für das Entstehen von Schwellungen und Rötungen bei *Entzündungen* und verursacht auch Juckreiz; außerdem bewirkt H. eine Verengung der Bronchien (Atemwege) und die Bildung der Magensäure.

Die Auswirkungen von H. können mit *Antihistaminika* gedämpft werden. Die Stimulierung der säurebildenden Drüsen im Magen wird von einer Gruppe von *H_2-Rezeptor-Antagonisten* blockiert.

Histamin$_2$-Rezeptor-Antagonist

s. *H_2-Rezeptor-Antagonist*

Histio-, Histo-

Wortteil mit der Bedeutung Gewebe (s.a. *Histologie*).

Histiozytose X

Seltene Erkrankung im Kindesalter, die durch eine übermäßige Vermehrung einer bestimten Art von Bindegewebszellen – der Histiozyten – gekennzeichnet ist. Die Ursache der Erkrankung ist nicht bekannt; vermutlich liegt eine Störung des *Immunsystems* vor.

Bei der leichtesten Form der H. X ist das rapide Wachstum der Histiozyten auf einen einzigen Knochen beschränkt – in der Regel am Schädel, in einem Schlüsselbein, in einer Rippe oder in einem Wirbel; dort kommt es zu einer Schwellung und zu Schmerzen. Die Prognose ist in solchen Fällen gut.

Die schwerste und seltenste Form der Erkrankung tritt bei Kleinkindern auf. Dabei kommt es zu einem Hautausschlag und zur Vergrößerung der Leber, der Milz und der Lymphknoten. In diesen Fällen sind die Heilungschancen schlecht.

Histokompatibilität

F. für Gewebeverträglichkeit zwischen Spender- und Empfängergeweben bei Transplantationen. Sie beruht auf möglichst weitgehender Übereinstimmung der *Histokompatibilitätsantigene* und der Blutgruppe zwischen Spender und Empfänger (s.a. *Gewebetypisierung*).

Histokompatibilitätsantigene

Gruppe von Proteinen, die in den Körpergeweben vorkommen und eine Rolle im *Immunsystem* spielen. Die Hauptgruppe der H. wird als HLA-System (HLA = human leucocyte antigen) bezeichnet. Der Gewebstyp einer Person (d.h. die spezifische Zusammensetzung der HLA-Proteine im Körpergewebe) wird zur Hälfte vom Vater, zur Hälfte von der Mutter vererbt. Die Hauptaufgabe der HLA ist die Abwehr von Infektionen und Tumoren, doch sie beeinflussen auch den Erfolg einer Organtransplantation (s. *Transplantationschirurgie*) und scheinen sich auch auf die Anfälligkeit eines Inividuums für bestimmte Erkrankungen auszuwirken.

TYPEN UND STRUKTUR

Die Synthese der Histokompatibilitätsantigene findet in den Zellen statt und wird von Genen gesteuert, die als "Major Histocompatibility Complex" (MHC) bezeichnet werden. Die MHC-Gene steuern die Produktion verschiedener Klassen von Antigenen: die sog. HLA-A, HLA-B, HLA-C und HLA-D.

Jedes Histokompatibilitätsantigen setzt sich aus zwei Teilen zusammen: einer konstanten Region (die bei allen Menschen gleich ist) und einer variablen Region (die von Mensch zu Mensch unterschiedlich ist). Die Struktur der variablen Region ist genetisch festgelegt und kann eine bestimmte Form annehmen. Die verschiedenen möglichen Formen der variablen Region werden mit unterschiedlichen Nummern bezeichnet. Ein bestimmtes Antigen kann also durch die Kombination eines Buchstaben (der die Klasse des Antigens bezeichnet) und einer Nummer (die die Form innerhalb dieser Klasse kennzeichnet) beschrieben werden: z.B. HLA-A3, HLA-B13 oder HLA-C5. Die Zahl der möglichen Kombinationen von Antigenen aus verschiedenen Klassen ist gewaltig; identische Kombinationen bei nichtverwandten Personen kommen aber mit einer Häufigkeit von 1 : 50 000 vor. Durch einen Vergleich der Gewebe können von jedem Menschen sog. immunologische "Fingerabdrücke" genommen werden.

IMMUNOLOGISCHE FUNKTION

H. der Klassen HLA-A, B und C kommen praktisch in allen lebenden Zellen des Körpers vor. Sie haben eine entscheidende Bedeutung bei der Funktion bestimmter *Lymphozyten* (weißer Blutzellen mit immunologischer Funktion), der sog. Killer-T-Zellen. Die H. dienen den Killer-T-Zellen als Wegweiser bei der Erkennung und Zerstörung krankhafter Zellen (z.B. Virus-infizierter oder Tumor-Zellen).

Histokompatibilitätsantigene der Klasse HLA-D befinden sich auf der Oberfläche von anderen Zellen mit Abwehrfunktion; sie beeinflussen das Zusammenwirken dieser Zellen bei Bekämpfung von Infektionen und Tumoren.

AUSWIRKUNG BEI TRANSPLANTATIONEN

Bei der Organübertragung von einer Person auf eine andere erkennt das Immunsystem des Empfängers die H. des eingepflanzten Organs als fremd und bekämpft deshalb dieses Organ; dies führt zur Abstoßung. Wird jedoch ein Spender gefunden, dessen HLA-System demjenigen des Empfängers sehr ähnlich ist (häufig ein Blutsverwandter und idealerweise ein eineiiger Zwilling), so verringert sich das Risiko einer Abstoßung.

ASSOZIATION MIT KRANKHEITEN

Bestimmte HLA-Typen kommen häufiger bei Patienten mit bestimmten Erkrankungen vor als in der restlichen Bevölkerung. So geht beispielsweise die *Multiple Sklerose* mit dem HLA-A3 einher; die *Zöliakie* mit dem HLA-B8 und die *ankylosierende Spondylitis* mit dem HLA-B27.

Es wird angenommen, daß der HLA-Typ die Anfälligkeit des Menschen für diese Krankheiten beeinflußt, vermutlich infolge der immunologischen Aktivität. Die Kenntnis solcher Assoziationen ist wichtig, weil es dadurch möglich ist, Menschen mit einem erhöhten Risiko für eine bestimmte Krankheit zu erkennen. Auch die Diagnose kann oft durch die Bestimmung des HLA-Typs erhärtet werden.

VATERSCHAFTSTEST

Der Vergleich der HLA-Systeme zeigt manchmal an, daß zwei Personen wahrscheinlich verwandt sind. Deshalb wird die HLA-Analyse manchmal bei *Vaterschaftstests* eingesetzt. Heute wird diese Methode allmählich durch das moderne Verfahren des sog. *genetischen Fingerabdrucks* abgelöst, wodurch eine Verwandschaft mit größerer Sicherheit nachgewiesen werden kann (s.a. Vaterschaftstest).

Histologie

Lehre von den vier Grundgeweben (Epithelgewebe, Binde- und Stützgewebe, Muskelgewebe sowie Nervengewebe), der die Kenntnis von der Zellehre und ihrer Funktion zugrunde liegt. Zellehre und Histologie sind die Basis der mikroskopischen Anatomie, der Lehre vom Feinbau der Organe und dem Wirkungsgefüge des Organismus.

Histopathologie
Lehre von den krankhaften Veränderungen, die sich im feingeweblichen (mikroskopischen) Bereich des Organismus abspielen; Teilgebiet der pathologischen Anatomie.

Histoplasmose
Infektionskrankheit, die durch das Einatmen von Sporen des Pilzes *HISTOPLASMA CAPSULATUM* verursacht wird. Der Pilz kommt in der Erdkrume vor – besonders, wenn diese durch Ausscheidungen von Vögeln oder Fledermäusen verunreinigt ist. Am häufigsten tritt die Histoplasmose in Gebieten Nord- und Südamerikas, des Fernen Ostens und Afrikas auf.

Hitzedermatosen
Sammelbezeichnung für Hauterkrankungen, die durch Hitzeeinwirkung verursacht oder begünstigt werden. Zu den H. zählen u.a. *Hitzeschäden* nach Verbrennungen und Verbrühungen, Hitzeerythem (s. *Erythema ab igne*) oder Hitze-*Urtikaria*.

Hitzeerschöpfung
(syn. Hitzekollaps) Bei der H. handelt es sich um ein Kreislaufversagen infolge von starkem Wasser- und Kochsalzverlust durch *Schwitzen* (evtl. durch zusätzliches *Erbrechen* oder *Durchfall*). Der Extremzustand einer H. ist der lebensbedrohende Zustand eines *Hitzschlags*.

URSACHEN

Die Hauptursachen, die zu einer H. führen, sind: großer Flüssigkeitsverlust durch starkes Schwitzen und damit großer Salzverlust, bzw. ungenügende Flüssigkeits- und Kochsalzaufnahme bei großer Hitze.

SYMPTOME UND ANZEICHEN

Die Vorboten der H. sind starkes Schwitzen, gerötete Haut, der Mund ist trocken und ein starkes Durstgefühl ist vorhanden, *Kopfschmerzen*, *Schwindel*gefühl sowie Flimmern vor den Augen, stellen sich ein. Die Zeichen für eine ausgeprägte H. sind eine auffallende Blässe und eine hochgradige Schwäche. Der Betroffene fröstelt trotz der warmen Umgebung. Der Puls ist beschleunigt, aber schwach fühlbar. Die Körpertemperatur ist unter Umständen nur leicht erhöht. Der Betroffene ist benommen, und – wird er nicht rechtzeitig hingelegt – kann eine *Bewußtlosigkeit* eintreten.

VORBEUGUNG UND THERAPIE

Einer H. kann man durch entsprechende Akklimatisation an die gegebenen Umstände vorbeugen (s. *Hitzeschaden*).

Bei H. sollte sich der Betroffene an einem kühlen Ort flach hinlegen. Ist er voll ansprechbar, sollte er – langsam – eine schwache Kochsalzlösung trinken (1/4 eines gestrichenen Teelöffels Kochsalz aufgelöst in einem halben Liter kalten Wassers). Bei Bewußtlosigkeit muß der Betroffene in die *stabile Seitenlage* gebracht und für den Transport in ein Krankenhaus gesorgt werden.

Durch Ruhe und Ausgleich des Flüssigkeitsverlustes erholt sich der Betroffene meistens wieder, jedoch sollte er nicht wieder der Belastung ausgesetzt werden, die zu der H. geführt hat.

Hitzeerythem
s. *Erythema ab igne*

Hitzekollaps
s. *Hitzeerschöpfung*

Hitzekrämpfe
Hitzetetanie; schmerzhafte Kontraktionen der Muskeln. Sie werden von Salzmangel verursacht, zu dem es durch übermäßiges Schwitzen gekommen ist. H. entstehen meistens bei anstrengender Tätigkeit in extremer Hitze. H. können allein oder auch als Symptom eines *Hitzeerschöpfung* oder eines *Hitzschlags* auftreten.

Zur Vorbeugung, bzw. zur Behandlung der H. kann man Salztabletten einnehmen oder eine ausreichende Menge schwacher Kochsalzlösung trinken (1/4 eines gestrichenen Teelöffels Kochsalz aufgelöst in einem halben Liter kaltem Wasser). Zuviel Salz ist zu vermeiden, es kann Erbrechen hervorrufen und den Zustand verschlechtern.

Hitzepickel
Juckender Hautausschlag, der bei übermäßigem Schwitzen auftritt (Schweißbläschen, Frieseln). Der medizinische Fachausdruck für Hitzepickel, Miliaria rubra, bedeutet wörtlich "rote Hirsekörner". Dieser Ausdruck bezeichnet die vielen winzigen roten Punkte, mit denen die betroffene, leicht entzündete Haut übersät ist. Das Jucken und Stechen der Pickel steigert sich zunehmend. H. entstehen vor allem an den seitlichen Körperpartien, an denen sich der Schweiß sammelt; besonders an der Taille, am Oberkörper, unter den Achselhöhlen und in der Armbeuge.

Bei der leichteren Form (Miliaria cristallina) bilden sich klare, glänzende, mit Flüssigkeit gefüllte Bläschen, die oft ohne Behandlung rasch abtrocknen.

URSACHEN

Es ist noch nicht ganz geklärt, wodurch H. entstehen, jedoch ist unverdunsteter Schweiß dabei ein wichtiger Faktor. In die Haut lagert sich Wasser ein; die Ausgänge der Schweißporen verstopfen sich, so daß Schweiß eventuell in die Haut eintritt. Der Betroffene kann oft nur im Kühlen schlafen; die Schlaflosigkeit, verbunden mit dem intensiven Juckreiz, kann sehr belastend sein.

THERAPIE UND VORBEUGUNG

Bei Menschen, die in Gebäuden mit Klimaanlage leben und arbeiten, entwickeln sich H. selten. Hat sich der Ausschlag gebildet, kann eine kühle Dusche und das Abwaschen der betroffenen Stellen hilfreich sein; Seife sollte jedoch an den erkrankten Hautpartien nicht verwendet werden. Die Bekleidung soll sauber, nicht gestärkt und locker sein, um die Schweißverdunstung zu fördern. Bei langsamer Gewöhnung an heißes Wetter ist das Risiko von H.n geringer. Tritt das Schwitzen als Folge von Fieber auf, können *Antipyretika* (fiebersenkende Mittel) wie Aspirin oder Paracetamol helfen.

Hitzeschaden
Der menschliche Körper funktioniert am besten bei einer Temperatur von 37°C; jede größere Abweichung davon kann die Körperfunktionen empfindlich stören. Funktionsstörungen oder eine Überlastung der körpereigenen Mechanismen bei dem Versuch, die Körpertemperatur konstant zu halten, können H. verursachen. So kann zum Beispiel eine schlechte Anpassung an hohe Temperaturen zu *Hitzepickeln*, *Hitzekrämpfen*, *Hitzeerschöpfung* oder *Hitzschlag* führen. Auch eine übermäßige Steigerung der Körpertemperatur bei fieberhaften Infekten kann Störungen der Körperfunktionen zur Folge haben.

REGULIERUNG DER KÖRPERTEMPERATUR

Die Mechanismen, durch die der Körper überschüssige Hitze abgibt, um seine optimale interne Temperatur zu halten, werden durch den *Hypothalamus* (Teil des Gehirns) gesteuert. Sind die Abläufe im Hypothalamus gestört (z.B. durch Medikamente oder Fieber), kann der Körper mit zunehmender Überhitzung reagieren, die ohne sofortige Notfallmaßnahmen einen tödlichen Hitzschlag zur Folge haben kann.

Bei einem Anstieg der Temperatur des Blutes sendet der Hypothalamus Nervenimpulse aus, die eine Stimulierung der Schweißdrüsen und eine Weitstellung der Blutgefäße in der Haut bewirken. Die Weitstellung der Blutgefäße verstärkt den Blutstrom dicht unter der Körperoberfläche und führt somit zu höheren Wärmeverlusten. Das Schwitzen selbst hat keine Abkühlung des Körpers zur Folge; der Abkühlungseffekt wird durch die Verdunstung von Schweiß an der Hautoberfläche verursacht. Übermäßiges Schwitzen kann den Salz- und Flüssigkeitshaushalt des Körpers aus dem Gleichgewicht bringen, was einen Hitzekrampf oder Hitzeerschöpfung auslösen kann.

ERSTE HILFE: HITZSCHLAG

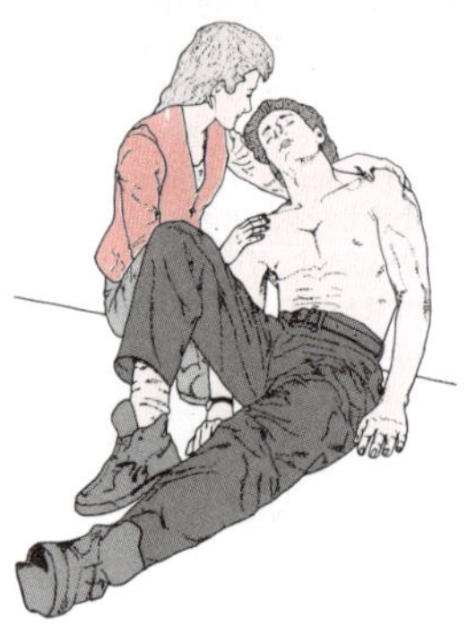

1 Den Betroffenen sofort an einen kühlen, schattigen Ort führen und entkleiden; in halb aufrechter Position lagern und Kopf und Schultern stützen.

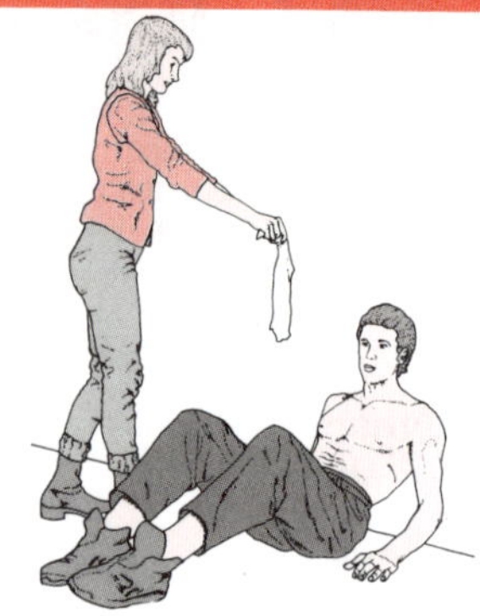

2 Die Haut des Betroffenen anfeuchten und durch Luftzufächeln kühlen (die Verdunstungskälte hilft, die Körpertemperatur des Betroffenen zu senken).

AKKLIMATISATION
Durch eine allmähliche Akklimatisation an hohe Temperaturen können H. meistens vermieden werden. Eine vollständige Akklimatisation dauert zwei bis drei Wochen, in denen die Aufenthalte in der Hitze allmählich länger werden und jeweils mit Ruhepausen in kühlerer Umgebung abwechseln sollen. Anstrengende Tätigkeiten sind dabei zu vermeiden. Häufiges kühles Baden oder Duschen sowie die Einnahme von Salztabletten oder verdünnter Kochsalzlösung (1/4 gestrichener Teelöffel Kochsalz aufgelöst in einem halben Liter kalten Wassers) sind empfehlenswert, ebenso leichte Mahlzeiten, der Verzicht auf Alkohol und eine locker sitzende, leichte Kleidung.

Hitzetetanie

s. *Hitzekrämpfe*

Hitzewallungen

s. *fliegende Hitze*

Hitzschlag

H. – auch als temperaturbedingte *Hyperpyrexie* bezeichnet – ist ein lebensbedrohlicher Zustand, der entstehen kann, wenn nach längerem Einwirken extrem hoher Temperaturen die körpereigene Wärmeregulierung zusammenbricht und so eine gefährliche Überhitzung des Körpers eintritt. Die Körpertemperatur kann 41,5°C und mehr erreichen. Ohne sofortige Notfallmaßnahmen kommt es in rascher Folge zu Koma und Tod.

URSACHEN
Zu H. kommt es meistens durch eine lang anhaltende und ungewohnte Sonneneinwirkung in heißem Klima, vor allem bei hoher Luftfeuchtigkeit, weil dann die Selbstkühlung des Körpers durch Verdunstung von Schweiß nur beschränkt möglich ist.

Ein H. kann auch durch das Arbeiten bei hohen Temperaturen entstehen. Das Risiko eines H.s ist bei Hautkranken und bei älteren Menschen mit schlechtem Allgemeinzustand erhöht. Auch Störungen der Schweißdrüsenfunktion oder die Einnahme von schweißhemmenden *Anticholinergika* können einen H. begünstigen. Überanstrengung, ungeeignete Bekleidung, übermäßiges Essen und Alkoholkonsum können zur Entstehung eines H.s beitragen.

SYMPTOME UND ANZEICHEN
Vorbote eines H. ist häufig ein *Hitzeerschöpfung* mit Müdigkeit, Ermattung, Ohnmacht und übermäßigem Schwitzen. Bei Einsetzen des eigentlichen H.s läßt das Schwitzen nach und hört oft vollkommen auf. Die Haut ist rot, trocken und heiß, der Atem flach, der Puls schnell und schwach. Im weiteren Verlauf steigt die Körpertemperatur plötzlich stark an. Ohne Behandlung kann Bewußtlosigkeit und schließlich der Tod eintreten.

VORBEUGUNG UND THERAPIE
Die beste Vorbeugemaßnahme gegen H. ist die Akklimatisation (s. *Hitzeschaden*).

Bei Eintreten eines H.s ist sofortige ärztliche Hilfe erforderlich. Bis zu deren Eintreffen muß der Betroffene sofort an einen schattigen und kühlen Ort gebracht und mit erhöhtem Oberkörper gelagert werden. Die Kleidung sollte entfernt und die Körperoberfläche feucht und kühl gehalten werden. Dies kann mit nassen, kalten Tüchern und Zufächeln von Luft geschehen. Eine andere Methode der Abkühlung ist das ununterbrochene Abwaschen der Körperoberfläche mit einem kalten, nassen Schwamm. Ist er bewußtlos, muß man ihn in die *stabile Seitenlage* (s. Erste-Hilfe-Kasten S. 992) bringen und in dieser Lage kühlen. Diese Maßnahmen müssen so lange durchgeführt werden, bis die Körpertemperatur auf 38°C sinkt oder bis sich die Körperoberfläche kühl anfühlt. Ist der Betroffene bei Bewußtsein, sollte er schluckweise eine schwache Kochsalzlösung (1/4 gestrichenen Teelöffel Kochsalz in einem halben Liter kalten Wassers) trinken.

Wenn die Behandlung rechtzeitig einsetzt, erholt sich der Betroffene meistens vollständig. Allerdings besteht die Gefahr, daß sich der H. wiederholt.

HIV

Abk. für "**H**uman **i**mmunodeficiency **v**irus". Das HIV gehört zur Klasse der Retroviren (s. *Virus*) und verursacht *AIDS* und den sog. *AIDS-related Complex*.

Das HIV gelangt über Transfusionen infizierten Bluts, über unsterile Spritzen oder beim Geschlechtsverkehr mit einem infizierten Partner in den Körper. Ein Embryo kann über die Plazenta von der Mutter infiziert werden. Das Virus greift die T-*Lymphozyten* an, in denen es sich vermehrt und deren Funktionsfähigkeit es manchmal zerstört. Auch das Gehirn wird vom HIV angegriffen, wo-

WIE SICH DAS HIV VERMEHRT

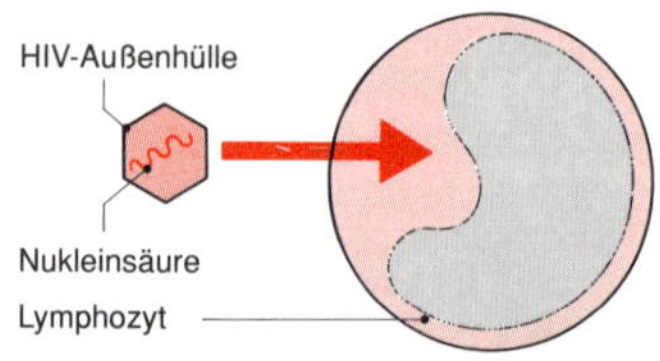

1 Wie jedes Virus setzt sich auch das HIV aus einer Nukleinsäurekette und einer Proteinhülle zusammen. Das Virus dringt in einen Lymphozyt (Art der weißen Blutzellen) ein.

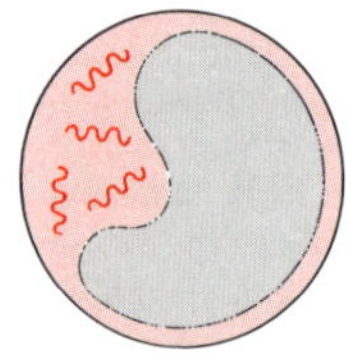

2 Die Nukleinsäure tritt aus der Virushülle heraus und benutzt das Milieu der Wirtszelle, um sich zu vermehren.

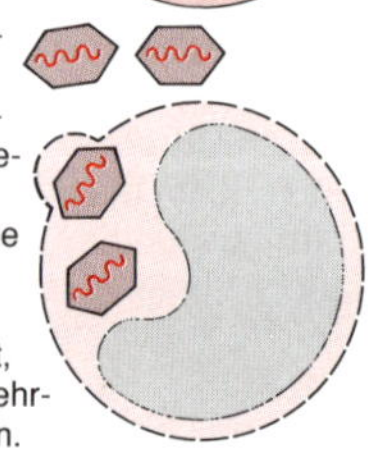

3 Jede neu entstandene Kopie der ursprünglichen Nukleinsäurekette bildet eine eigene Proteinhülle und verläßt die Wirtszelle, die schließlich aufhört, wirksam ihre Abwehrfunktion zu erfüllen.

durch schwere Schäden mit *Demenz* entstehen; die meisten HIV-Infizierten sterben jedoch, bevor diese Phase eintritt.

Das HIV ist nur schwach infektiös; im alltäglichen Kontakt mit einem HIV-Infizierten – etwa am Arbeitsplatz oder zu Hause – besteht keine Ansteckungsgefahr; lediglich für die Sexualpartner oder für Personen, die mit infizierten Menschen gemeinsam Spritzen verwenden.

Das Virus, das AIDS verursacht, wurde am Institut Pasteur in Paris entdeckt und als Lymphadenopathie-assoziiertes Virus (LAV) bezeichnet. 1984 identifizierten Wissenschaftler in den USA ein AIDS-Virus, das sie als Retrovirus einstuften – ähnlich wie die Viren, die mit einer seltenen Leukämie-Form bei Menschen einhergehen. Sie nannten dieses Virus "human T cell lymphotropic virus III" oder HTLV III. Kurz danach stellte sich heraus, daß das LAV und das HTLV III identisch waren. Die Forscher einigten sich, daß der Erreger, der AIDS verursacht, fortan als "human immunodeficiency virus" oder HIV bezeichnet wird.

Neuere Forschungen haben gezeigt, daß einige AIDS-Patienten in Afrika von einem Virus infiziert sind, das dem HIV sehr ähnlich ist. Diese Variante wurde HIV II benannt. Ein drittes verwandtes Virus verursacht eine AIDS-ähnliche Erkrankung bei Affen. Zum jetzigen Zeitpunkt scheinen diese selteneren Viren auf Afrika beschränkt zu sein.

HLA-System

s. *Histokompatibilitätsantigene*

HNO

Abkürzung für Hals-Nase-Ohren (s. *Otorhinolaryngologie*)

Höckerchen

s. *Tuberkel*

Hoden

(*F.* Testis) Teil der inneren männlichen Sexualorgane, die *Spermien* und das männliche Sexualhormon *Testosteron* produzieren.

Die zwei H. bilden sich in einer frühen Entwicklungsphase beim männlichen Fetus innerhalb der Bauchhöhle in der Nähe der Nieren aus. Sie gleiten dann allmählich unter dem Einfluß der von der Mutter und von den H. selbst produzierten Hormone entlang des Leistenkanals in die Leistengegend (Descensus testis). Bei der Geburt liegen sie normalerweise schon an der Körperoberfläche in einer Bauchfellausstülpung im sog. *Hodensack* (*F.* Skrotum).

AUFBAU

In den H. befinden sich die Samentubuli – feine, gewundene Kanäle, die Spermien produzieren. Die hier neugebildeten Spermien werden über 12 bis 20 kleine Röhrchen (Ductuli efferentes) im *Nebenhoden* (*F.* Epididymis), einem auf den H. hinten anliegenden Organ, weitergeleitet, wo sie heranreifen. Die zwischen den Samenkanälchen liegenden Zellen produzieren das männliche Sexualhormon Testosteron, das durch die kleinen Blutgefäße im H. in den Blutkreislauf gelangt.

Jeder H. ist durch eine derbe, faserige Hülle (Tunica albuginea) geschützt und über den Samenstrang (*F.* Funiculus spermaticus) mit der Leibeshöhle verbunden. Der Samenstrang enthält neben dem Samenleiter (*Ductus deferens;* Kanal, der das Sperma vom Nebenhoden zur Harnröhre leitet) noch Blutgefäße und Nerven.

ERKRANKUNGEN

Ein direkter Schlag kann einen Riß in der Hodenwand verursachen, was zu starken Schmerzen und Blutungen in das Hodengewebe führt. Um das Blut abzuleiten und den Hoden wiederherzustellen, kann eine Operation nötig sein.

Gelegentlich entwickelt sich ein H. nicht vollkommen, senkt sich nicht vollständig in den Hodensack ab (s. *Hodenhochstand*), oder es kann zu einer Fehllage des H.s kommen (s. *Hodenektopie*).

Hodenentzündungen, auch Orchitis genannt, werden in der Regel durch eine Infektion mit dem Mumps-Virus verursacht. Bei der *Epididymo-Orchitis*, bei der die H. und die Nebenhoden entzündet sind, handelt es sich meist um eine bakterielle Infektion.

Eine schmerzlose Schwellung des Gewebes, das die H. umgibt, wird meistens durch eine *Hydrozele* (Flüssigkeitsansammlung im Hodensack) hervorgerufen. Weitere Ursachen einer Hodenschwellung können die *Varikozele* (variköse Hodensackvenen), die *Nebenhodenretentionszyste* (mit Flüssigkeit gefüllte Nebenhodenschwellung) oder die *Spermatozele* (mit Sperma gefüllte Nebenhodenschwellung) sein.

Die *Hodentorsion*, bei der der Samenstrang verdreht und dadurch die Blutversorgung der H. unterbunden ist, tritt am häufigsten während der Pubertät auf.

Karzinome entwickeln sich in den H. nur selten (s. *Hodenkarzinom*).

Verschiedene Erkrankungen der H. können eine Verringerung oder völlige Einstellung der Sperma-Produktion verursachen; sind beide H. betroffen, kann es zur *Unfruchtbarkeit* kommen.

LAGE DES HODENS

Jeder Hoden befindet sich mit einem Nebenhoden im Hodensack und ist über den Samenstrang mit der Leibeshöhle verbunden. Dieser enthält neben dem Ductus deferens die den Hoden versorgenden Arterien, Venen und Nerven.

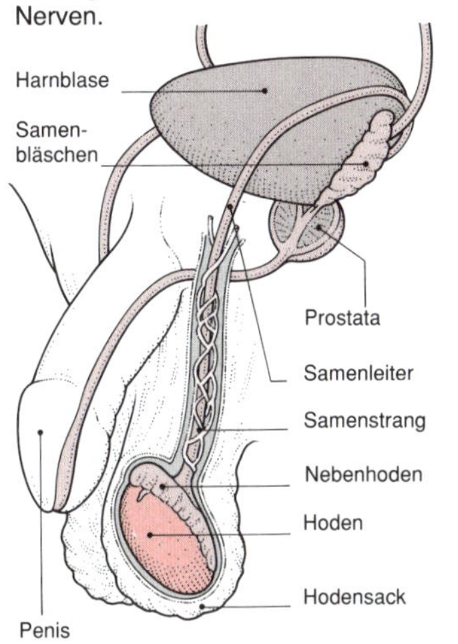

Hodenektopie

Fehllage des *Hodens*; der Hoden liegt nicht im *Hodensack*, sondern z.B. häufig in der Leiste oder an der Peniswurzel. Eine H. wird in der Regel kurz nach der Geburt bei der Routineuntersuchung entdeckt. Die Behandlung der H. schließt einen chirurgischen Eingriff (*Orchidopexie*) ein, durch den der Hoden in die richtige Lage im Hodensack gebracht wird. (S.a. *Hodenhochstand*)

Hodenentzündung

(*F.* Orchitis) Entzündung der *Hoden*, die z.B. durch das Mumps-Virus ausgelöst werden kann.

Ungefähr bei einem Viertel aller männlichen Personen, die nach der Pubertät an Mumps erkranken, entwickelt sich eine Hodenentzündung. Sie ist durch eine Schwellung und starke Schmerzen im betroffenen Hoden und durch hohes Fieber gekennzeichnet. Bei der *Epididymo-Orchitis* (die andere Ursachen hat) ist auch der Kanal, der die Spermien vom Hoden wegführt, entzündet.

Bei der Behandlung der H. werden *Analgetika* (Schmerzmittel) und Eispakkungen zur Linderung der Schwellung und der Schmerzen eingesetzt. *Antibiotika* können auch verabreicht werden, jedoch nicht bei der durch Mumps-Viren bedingten Entzündung. Die Besserung tritt gewöhnlich nach drei bis sieben Tagen ein. Gelegentlich kommt es nach einer H. zur Hodenschrumpfung.

Hodenexstirpation

s. *Orchi(d)ektomie*

Hodenfixierung

s. *Orchidopexie*

Hodenhochstand

(*F.* Hodenretention) Zustand, bei dem ein Hoden nicht aus der Bauchhöhle in den Hodensack abgestiegen ist. Wenn ein Hoden im Hodensack fehlt, handelt es sich aber nicht immer um einen H. (s. *Hodenektopie*, *Hodenretraktion*). Bei etwa einem Prozent der ausgetragenen und bei bis zu 10 Prozent der frühgeborenen männlichen Neugeborenen kommt ein H. vor. In der Regel ist nur ein Hoden betroffen. In vielen Fällen gleitet der steckengebliebene Hoden innerhalb einiger Monate nach der Geburt von allein an die richtige Stelle ab; später tritt eine spontane Absenkung nur noch in Ausnahmefällen ein.

URSACHEN UND SYMPTOME

Das Absteigen der Hoden durch den Leistenkanal in den Hodensack (Descensus testis) wird durch die von der Mutter und von dem Hoden selbst produzierten Hormone gesteuert. Wenn diese Stimuli nicht wirken, kann sich der Samenstrang nicht genügend in die Länge strecken, um eine vollständige Absenkung zu ermöglichen. Auch im Wege liegende Fasern können die Absenkung der Hoden behindern.

Ein nicht abgestiegener Hoden kann sich nicht normal entwickeln und die Sperma-Produktion aufnehmen. Bei beidseitigem H. kommt es dann zur *Unfruchtbarkeit*. Auch stellt H. ein erhöhtes Risiko für ein *Hodenkarzinom* dar.

DIAGNOSE UND THERAPIE

Ein H. wird schon während der Neugeborenenuntersuchung oder später im Säuglingsalter festgestellt. Nur selten bleibt er bis ins Erwachsenenalter unentdeckt.

Der H. wird operativ behandelt – durch die sog. *Orchidopexie* wird der betroffene Hoden in die richtige Lage im Hodensack gebracht. Die besten Aussichten auf eine normale Entwicklung des Hodens bestehen, wenn die Operation in den ersten Lebensjahren durchgeführt wird. Ist ein normal entwickelter Hoden vorhanden, wird der nicht abgestiegene Hoden – falls er stark unterentwickelt ist – entfernt.

Hodenkarzinom

Bösartiger Tumor des *Hodens*. Das H. ist sehr selten. Am häufigsten tritt es bei Männern in jüngerem und mittlerem Alter auf, vor der *Pubertät* und bei Älteren kommt es sehr selten vor. Das Risiko eines H.s ist höher bei Männern, die einen *Hodenhochstand* hatten.

ARTEN

Die häufigsten Arten des H.s sind Seminome und *Teratome*. Seminome bestehen aus einer einzigen Zellart (die wahrscheinlich aus den spermaproduzierenden Zellen entstanden ist), Teratome bestehen aus mehreren verschiedenen Zellarten. Andere Karzinome, die sich aus dem Hodengewebe oder aus dem lymphatischen Gewebe innerhalb des Hodens (s. *Lymphom*) entwickeln, sind äußerst selten.

SYMPTOME UND ANZEICHEN

H. äußert sich meistens durch eine feste, schmerzlose Schwellung des Hodens. Deshalb empfiehlt es sich, die Hoden regelmäßig auf Schwellungen zu untersuchen (s. Kasten mit Abb.). Nur manchmal treten auch Schmerzen und Entzündungen auf.

DIAGNOSE

Als erstes werden die Hoden untersucht und Tests durchgeführt, die andere Ursachen der Schwellung auszuschließen helfen (s. *Hodenschwellung*).

Die Diagnose eines H.s kann nur durch *Orchidektomie* (chirurgische Hodenentfernung) und die mikroskopische Untersuchung des Hodengewebes bestätigt werden. Dadurch kann die Anwesenheit und die Art des Karzinoms festgestellt werden. Andere Untersuchungsmethoden, z.B. *Computertomographie*, *Sonographie* und *Bluttests*, werden durchgeführt, um eventuelle Anzeichen einer Ausbreitung des Karzinoms in andere Körperteile festzustellen.

THERAPIE

Im Frühstadium kann bei H. eine Orchidektomie ausreichend sein. Bei Patienten, bei denen ein hohes Risiko der Ausbreitung des Karzinoms besteht, kann jedoch auch eine präventive Behandlung, Einsatz von *Zytostatika* und Bestrahlung der Lymphknoten im Bauchraum in Frage kommen, selbst wenn noch keine Anzeichen der Ausbreitung vorhanden sind. Ein Karzinom, das sich außerhalb der Hoden ausgebreitet hat, wird in der Regel sowohl durch Orchidektomie als auch mit Zytostatika behandelt. Gelegentlich ist auch eine Entfernung von befallenem Gewebe aus dem Bauchraum notwendig.

PROGNOSE

Die Prognose ist von der Art des Karzinoms und vom Stadium zum Zeitpunkt der Entdeckung abhängig und ist im allgemeinen gut. Die Heilungsrate bei H.en im Frühstadium beträgt 95 bis 100 Prozent. Ist der übriggebliebene Hoden gesund, verursacht die Strahlentherapie und die Behandlung mit Zytostatika im allgemeinen keine Unfruchtbarkeit.

SELBSTUNTERSUCHUNG DES HODENS

Ein im Hoden tastbarer Knoten muß als potentiell bösartig angesehen werden, bis eine chirurgische Untersuchung das Gegenteil nachweist. Karzinome fühlen sich in der Regel fest an und sind weder schmerzhaft noch druckempfindlich.

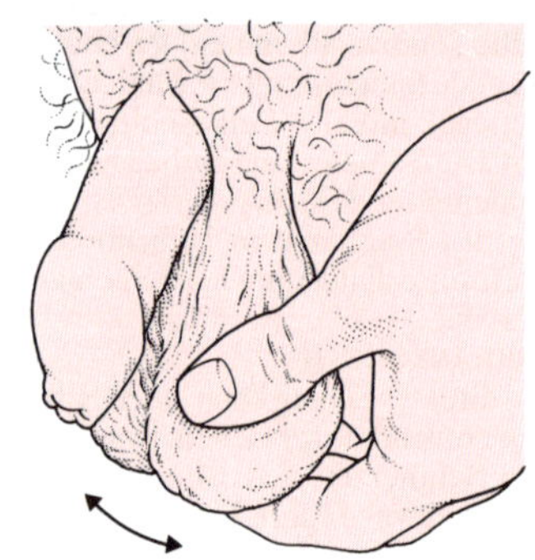

Vorgehen

Nur eine regelmäßige Selbstuntersuchung führt zur Früherkennung und damit zur sicheren Heilung. Die gesamte Oberfläche beider Hoden muß abgetastet werden. Die Haut über den Hoden ist frei beweglich und erleichtert das Abtasten.

Hodenretention

s. *Hodenhochstand*

Hodenretraktion

Hochziehen der *Hoden* in die Leiste durch einen Muskelreflex bei Kälte oder bei Berührung. Die H. ist bei Kleinkindern normal, tritt jedoch normalerweise ab der *Pubertät* nicht mehr ein. Da bei der H. der Hoden zeitweise im Hodensack nicht getastet werden kann, wird dieser Zustand manchmal mit *Hodenhochstand* verwechselt.

Hodensack

(*F.* Scrotum) Beutelförmige Bildung der Bauchhaut hinter dem Penis, die *Hoden*, Nebenhoden und Hodenhüllen einschließt. Der H. besteht aus einer dünnen, faltigen, äußeren Hautschicht und einer darunterliegenden, mit glatten Muskelzellen durchsetzten Lederhaut (sog. Fleischhaut, *F.* Tunica dartos). (S.a. Abbildung nächste Seite)

Schwellungen des H.s können durch einen *Leistenbruch*, eine Hodenschwellung, eine *Hydrozele* (Flüssigkeitsansammlung im H.) oder ein Ödem bei schwerer *Herzinsuffizienz* verursacht sein.

Hodenschmerzen

Der Hoden ist selbst bei schwachen Stößen sehr schmerzempfindlich. Gewöhnlich wird er dabei nicht beschädigt, doch bei einem direkten Schlag, z.B. einem

ANATOMIE DES HODENSACKS
Die Haut des Hodensacks (Scrotum) ist dünn behaart und enthält Talgdrüsen. Eine mediane Scheidewand (Septum scroti) teilt ihn in zwei Kammern für beide Hoden und Nebenhoden.

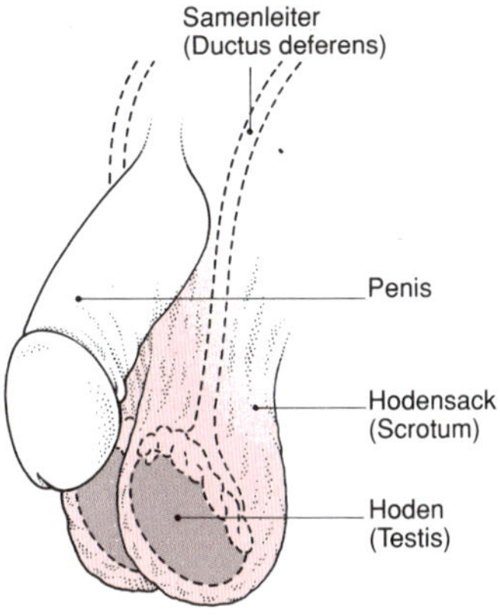

Fußtritt, kann die Hodenkapsel reißen. In diesem Fall treten besonders heftige Schmerzen auf. Zur Blutableitung und Wiederherstellung des Hodens kann dann eine Operation notwendig sein.

Starke Schmerzen und Schwellungen treten auch bei einer Orchitis (*Hodenentzündung*), einer *Epididymo-Orchitis* (Entzündung von Hoden und Nebenhoden) oder einer *Hodentorsion* auf. Ein *Hodenkarzinom* verursacht normalerweise keine Schmerzen.

Scheinbar vom Hoden kommende Schmerzen werden manchmal durch kleine Nierensteine im Harnleiter verursacht (s. *Harnstein*).

In manchen Fällen kann keine Ursache für die Hodenschmerzen gefunden werden; meistens verschwinden solche Schmerzen ohne Behandlung wieder.

Hodenschwellung

Schwellung der *Hoden* oder des an sie grenzenden *Hodensack*gewebes, die schmerzhaft oder schmerzlos sein kann. Die meisten Schwellungen des Hodensacks sind harmlos; in der Regel sind die Hoden selbst nicht betroffen. Trotzdem sollte jede H. ärztlich untersucht werden, um eine Erkrankung auszuschließen.

SCHMERZLOSE SCHWELLUNGEN

Es gibt verschiedene schmerzlose H.en, von denen die *Hydrozele* (Flüssigkeitsansammlung im Hodensack) die häufigste ist. Weitere Ursachen von normalerweise schmerzlosen H.en sind die *Nebenhodenretentionszyste* (mit Flüssigkeit gefüllte Nebenhodenschwellung), die *Spermatozele* (mit Sperma gefüllte Nebenhodenschwellung), die *Varikozele* (variköse Hodensackvenen) und die Hämatozele (mit Blut gefüllte Schwellung nach einer Verletzung).

Das *Hodenkarzinom* kann ebenfalls eine schmerzlose Schwellung verursachen; hier ist eine sofortige Behandlung erforderlich.

SCHMERZHAFTE SCHWELLUNGEN

Eine schmerzhafte H. kann durch ein plötzliches Ereignis, z.B. die Verdrehung des Samenstrangs (s. *Hodentorsion*) oder einen direkten Schlag, verursacht werden. Geht die Schwellung mit Fieber einher, ist sie in der Regel durch eine Infektion des Hodens (s. *Hodenentzündung*) oder sowohl des Hodens als auch des Nebenhodens (s. *Epididymo-Orchitis*) bedingt. Sehr selten ist ein Hodenkarzinom die Ursache einer schmerzhaften Schwellung.

Hodentorsion

Verdrehung des Samenstrangs, die zu akuten, starken Schmerzen und zur Anschwellung des *Hodens* führt. Wenn die H. nicht innerhalb einiger weniger Stunden behandelt wird, kommt es zu einer dauerhaften Hodenschädigung und zur Einstellung der Samenproduktion.

Die H. tritt am häufigsten während der Pubertät auf, kann aber auch bei kleineren Knaben und jungen Männern vorkommen. Das Risiko einer Torsion ist höher, wenn der Hoden im *Hodensack* ungewöhnlich beweglich ist.

SYMPTOME UND ANZEICHEN

Die Schmerzen steigern sich rasch und werden gelegentlich von Bauchschmerzen und Übelkeit begleitet. Der Hoden ist geschwollen und sehr druckempfindlich; die Haut des Hodensacks wird blaß.

DIAGNOSE UND THERAPIE

Die Diagnose wird durch eine ärztliche Untersuchung gestellt.

Die H. wird operativ behandelt. Durch einen Schnitt in die Hodensackhaut kann die Diagnose überprüft und der Hoden gegebenenfalls sofort in seine ursprüngliche Lage zurückgedreht werden. Setzt die Blutzirkulation wieder ein, wird der Hoden im Hodensack mit kleinen Stichen fixiert (Orchidopexie), um eine erneute Torsion zu verhindern. Bei irreversibler Schädigung des Hodens wird eine *Orchidektomie* (Hodenentfernung) durchgeführt. In beiden Fällen wird auch der nichtbetroffene Hoden im Hodensack fixiert, um einer Torsion auf dieser Seite vorzubeugen.

PROGNOSE

Nach der Operation tritt rasch Besserung ein. Bei rechtzeitiger Behandlung erholt sich der Hoden vollständig. Auch wenn ein Hoden entfernt wird, bleibt meistens – durch den anderen Hoden – die Fruchtbarkeit erhalten.

Hodentumor

s. *Seminom*

Hodgkin-Krankheit

Bösartige Krebserkrankung, auch Hodgkin-Lymphom oder Lymphogranulomatose genannt, die Wucherungen im lymphatischen Gewebe (vor allem in den *Lymphknoten* und in der *Milz*) und Schwellungen der Lymphknoten verursacht.

Das lymphatische Gewebe ist ein wichtiger Bestandteil des *Immunsystems*. Die Ursache der H.-K. ist unbekannt.

AUFTRETEN

Die H.-K. ist eine seltene Krebsart. Die Inzidenz in Deutschland liegt bei drei Personen von 100 000. Diese Krankheit kommt bei Männern häufiger als bei Frauen vor und tritt meistens im Alter von 20 bis 30 und 55 bis 70 Jahren auf.

SYMPTOME UND ANZEICHEN

Das häufigste Anzeichen der H.-K. ist das schmerzlose Anschwellen einer Gruppe von Lymphknoten, typischerweise am Hals oder in den Achselhöhlen. Die meisten Symptome werden durch

HODENTORSION
Eine Drehung des Hodens hemmt zunächst den Blutabstrom durch die Venen und verursacht starke Schwellung und Schmerzen. Am häufigsten tritt eine Hodentorsion während der Pubertät auf.

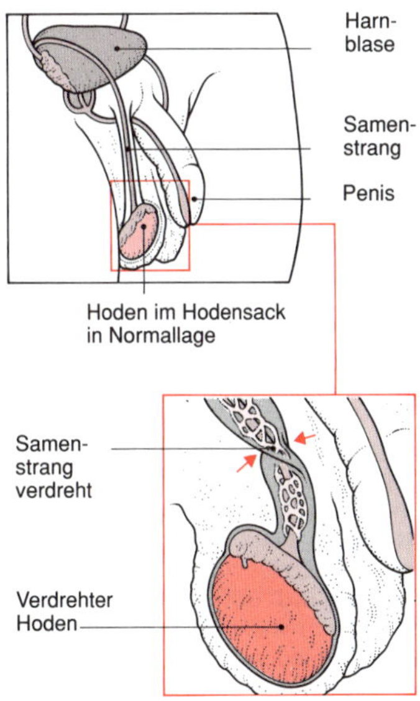

Therapie
Manchmal kann sich der Hoden spontan zurückdrehen, doch eine unbehandelte Torsion ist sehr gefährlich. Eine sofortige Operation ist notwendig.

H

die vergrößerten Lymphknoten, das Eindringen des wuchernden lymphatischen Gewebes in andere Organe oder durch die Beeinträchtigung des Immunsystems verursacht. Die Krankheit kann sich durch ein allgemeines Unwohlsein äußern, das von Fieber, Appetitlosigkeit, Gewichtsverlust und Nachtschweiß begleitet wird. Auch ein allgemeiner Juckreiz und, in seltenen Fällen, Schmerzen nach dem Genuß von Alkohol können auftreten. Die Ausbreitung auf andere Organe kann äußerst unterschiedliche Symptome hervorrufen, z.B. Kurzatmigkeit bei Befall der Lunge oder Lähmungserscheinungen, wenn die Wirbelsäule betroffen ist. Bei fortschreitender Krankheit wird das Immunsystem zunehmend geschwächt. Es können lebensgefährliche Komplikationen auftreten aufgrund von Infektionen, die normalerweise harmlos sind.

DIAGNOSE

Eine Diagnose der H.-K. wird durch den Nachweis der charakteristischen Zellen, der sog. Sternberg-Reed-Zellen, bestätigt. Dafür wird eine *Biopsie* (Entnahme einer Gewebeprobe zur mikroskopischen Untersuchung) der vergrößerten Lymphknoten oder eines anderen befallenen Organs durchgeführt.

Es wird auch das relative Verhältnis von anderen Zellen in der Gewebeprobe, z.B. der Plasmazellen, der eosinophilen Zellen, der Lymphozyten und Granulozyten (verschiedene Typen von weißen Blutkörperchen) untersucht. Das ermöglicht die histologische Klassifizierung der Krankheit, die – neben anderen Faktoren – die Heilungschancen vergrößert.

Das Fortschreiten der Krankheit (*Stadium*) wird auch nach der Zahl der befallenen Lymphknoten einer Körperregion und anderer Organe beurteilt. Die Bestimmung des Stadiums ist für die Wahl der Behandlungsart wichtig. Das Ausbreitungsstadium wird in der Regel mit Hilfe von *Thorax-Röntgenbildern*, *Computertomographie* des Bauches oder *Knochenmarkpunktion* festgestellt.

Auch eine *Laparotomie* (operative Untersuchung der Bauchhöhle), *Leberbiopsie*, *Splenektomie* (Milzentfernung) oder *Lymphangiographie* (Röntgenaufnahme des lymphatischen Systems) des Bauches können zu Untersuchungszwekken eingesetzt werden.

THERAPIE UND PROGNOSE

Je nach dem Stadium der Krankheit werden verschiedene Therapien eingesetzt. Im Frühstadium kann sie meist mit *Strahlentherapie* geheilt werden. Im fortgeschrittenen Stadium, wenn zahlreiche Organe befallen sind, wird jedoch meist eine Therapie mit *Zytostatika* empfohlen, die mehrere Monate dauern kann. In manchen Fällen werden Strahlentherapie und die Behandlung mit Zytostatika kombiniert.

Die Prognose ist vom Stadium und von der histologischen Form der Krankheit abhängig. Etwa 70 bis 80 Prozent der behandelten Patienten überleben jedoch zumindest fünf Jahre. Bei frühzeitiger Behandlung ist diese Krankheit offenbar in den meisten Fällen heilbar. (S.a. *Non-Hodgkin-Lymphom*)

Höhenkrankheit

s. *Bergkoller*

Hoher Blutdruck

s. *Hypertonie*

Hohlnägel

s. *Koilonychie*

Holistische Medizin

s. *ganzheitliche Medizin*

Homatropin

(z.B. *Homatropin-Pos Augentropfen®* +)

Anticholinergikum, ähnlich wie *Atropin*, aber schwächer. H. wird hauptsächlich zur Erweiterung der Pupillen verwendet.

Homöopathie

Von S. Hahnemann (Arzt, 1755-1843) begründetes Heilsystem, dessen Hauptprinzip darin besteht, dem Kranken nur solche Mittel – und zwar verdünnt, d.h. in einer bestimmten "Potenz", was in der Homöopathie Dezimal (D), zentesimal (C) und Fünfzigtausendstel (LM) bedeutet – zu verabreichen, die bei gesunden Menschen ähnliche Erscheinungen hervorrufen wie die zu bekämpfenden Krankheiten ("similia similibus curantur", d.h. "Ähnliches durch Ähnliches heilen"). So wäre z.B. ein Durchfall homöopathisch durch ein stark verdünntes Abführmittel zu behandeln.

Homöostase

Dynamischer Prozeß, mit dessen Hilfe ein Organismus trotz externer Einflüsse seine internen Bedingungen konstant hält. An dieser wichtigen Aufgabe sind die meisten Organe beteiligt. Die Regelung des Blutdrucks, der Körpertemperatur und des Blutzuckerspiegels sind Beispiel homöostatischer Mechanismen.

Die H. ist für den Körper lebenswichtig, weil die Zellverbände und Organe nur bei bestimmten Bedingungen – die sich nur geringfügig verändern dürfen (z.B. Temperatur oder Azidität) – richtig funktionieren können. Die homöostatischen Mechanismen regeln diese Bedingungen durch negatives Feedback. Weicht ein bestimmter Faktor vom optimalen Sollwert ab, greifen automatische Regelmechanismen ein, um die Störung auszugleichen und das innere Gleichgewicht wiederherzustellen. Wenn z.B. die Körpertemperatur zu hoch ansteigt, wird die Schweißabsonderung angeregt, bis die Temperatur wieder normal ist. Entsprechend wird die Atmung stimuliert, wenn der Sauerstoffgehalt des Blutes zu niedrig ist, oder die Herzfrequenz erhöht, wenn der Blutdruck fällt.

Manchmal treten in den homöostatischen Regelmechanismen Störungen auf. So ist bei der malignen *Hyperthermie* der körpereigene Thermostat auf eine über dem Normalwert liegende Temperatur eingestellt. Bei *Diabetes mellitus* (Zukkerkrankheit) versagt die Regelung des Blutzuckerspiegels, weil die Insulinproduktion gestört ist.

Homosexualität, männliche

Auf gleichgeschlechtliche Partner gerichtete Sexualität eines Mannes. Nach den Untersuchungen Alfred Kinseys zum Sexualverhalten aus den vierziger Jahren sind 5 bis 10 Prozent aller Männer uneingeschränkt homosexuell; bis zu einem Drittel aller Männer hatte irgendwann sexuellen Kontakt mit einem Mann.

Homosexuelle gelangen auf verschiedene Arten zum Orgasmus, u.a. durch oralen Geschlechtsverkehr, anale Penetration oder gegenseitige Masturbation.

In einer gleichgeschlechtlichen Beziehung können beide Partner sowohl die aktive als auch die passive Rolle einnehmen, häufiger ist jedoch ein wechselndes Rollenverhalten.

URSACHEN

Zur Ergründung der H. wurden verschiedene Theorien aufgestellt. Einige Untersuchungen haben ein vermehrtes Auftreten von H. bei Männern festgestellt, die ohne oder mit schwachen Vätern aufgewachsen sind und eine enge emotionale Bindung zu ihren Müttern hatten. Eine Beteiligung genetischer Faktoren oder hormoneller Störungen wurde nicht nachgewiesen. Das Vorkommen von H. ist in allen Kulturen im Lauf der Jahrtausende weitgehend gleich geblieben, was darauf hindeutet, daß H. eine konstante Verhaltensvariante ist.

PROBLEME

Obwohl die Einstellung zum Thema H. heute offener ist als früher, fühlen sich einige Homosexuelle ihrer sexuellen Neigung wegen schuldig. Dies kann dazu führen, daß sie ihre Gefühle hinter einer vorgegebenen Heterosexualität verstekken oder ärztlichen Rat suchen.

Da einige Homosexuelle ihre Partner häufig wechseln und sexuell besonders aktiv sind, ist ihr Risiko groß, sich mit einer sexuell übertragbaren Krankheit (s. *STD*) wie z.B. *AIDS* zu infizieren.

Homosexualität, weibliche

s. *lesbische Liebe*

Homozygot

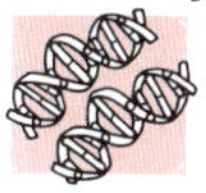

Medizinische Bezeichnung einer Person, bei der ein bestimmtes *Gen* von beiden Eltern identisch vererbt wurde; im Gegensatz dazu wird ein Merkmal bei einem *Heterozygoten* von zwei verschiedenen Genen beeinflußt. (S.a. *Vererbung*; *genetische Krankheiten*)

Homozystinurie

Seltene erbliche Krankheit, bedingt durch einen *Enzym*mangel. Es handelt sich um eine angeborene Stoffwechselstörung (s. *Enzymmangelkrankheit*), die durch eine abnormale Anreicherung von Homocystin (eine *Aminosäure*) in Blut und Urin gekennzeichnet ist. Die Betroffenen sind sehr groß, mit langen Gliedmaßen und langen, spinnenartigen Fingern. Auch Skelettmißbildungen, z.B. eine Verkrümmung der Wirbelsäule, und Fehlbildungen der Augenlinsen kommen manchmal vor.

H. ist nicht heilbar, kann aber in einigen Fällen mit Vitamin B_6 und durch gezielte Diät gelindert werden.

Hordeolum internum

Akute Entzündung der Liddrüsen, die eine Verdickung des normalerweise zähflüssigen Augensekrets verursacht. H. i., im Volksmund *Gerstenkorn* genannt, kommt überwiegend bei Menschen in mittlerem Alter vor, oft in Verbindung mit *Blepharitis* (Augenlidentzündung). H. i. führt häufig zu einem wiederholt auftretenden *Hagelkorn* (Chalazion).

Hörgeräte

Elektronische Hilfsmittel, die das Gehör bei Mittelohr*schwerhörigkeit* verbessern. Ein H. besteht aus einem winzigen Mikrophon (Schallaufnahme), einem Verstärker (Erhöhung der Lautstärke) und einem winzigen Lautsprecher (Schallübertragung ins Ohr).

SO FUNKTIONIERT ES

Der Schall wird über ein winziges Mikrophon aufgenommen und in elektrischen Strom umgewandelt. Der Strom wird verstärkt und über ein Röhrchen zu einem Ohrpaßstück geleitet. Dieses wird im äußeren Gehörgang untergebracht, in seltenen Fällen auch auf dem Knochen hinter dem Ohr. Es wandelt den Strom wieder in Schall (jetzt verstärkt) um.

Die Lautstärke des Schalls kann mit Hilfe eines winzigen Drehknopfs reguliert werden. Das Hörgerät wird individuell so ausgewählt, daß es die Tonlagen verstärkt, die am schlechtesten gehört werden.

Weitere Anpassungen dieser Art können vom H.-Akustiker oder vom HNO-Arzt vorgenommen werden.

ARTEN

Die am meisten verordneten H. sind klein und unauffällig tragbar. Die mechanischen Bauteile und die für die Stromversorgung erforderliche Batterie befinden sich in einem kleinen Kunststoffbehälter, der bequem hinter dem Ohr, in einem Brillenbügel oder im Gehörgang untergebracht wird. Diese In-dem-Ohr-Geräte (IdO) sind heute am beliebtesten.

Leistungsstärkere Taschengeräte mit höherer Schallverstärkung werden nur noch selten verwendet. Bei diesen Geräten befinden sich Mikrophone, Verstärker und Batterie in einem größeren Gehäuse, das in einer Tasche getragen wird; das Ohrpaßstück wird hierbei über eine dünne Leitung mit Strom versorgt.

Patienten mit Schalleitungsschwerhörigkeit (z.B. infolge einer Entzündung oder Flüssigkeitsansammlung im Gehörgang) bekommen Knochenleitungs-H.; diese können auf Brillenbügel oder Haarreifen aufgesteckt werden.

Die meisten Hörgeräte lassen sich heute mittels eines Schalters von der normalen Schallaufnahme über Mikrophon auf die Technik der elektromagnetischen Induktion umschalten. Dieses Verfahren ermöglicht die Aufnahme von Sprachübertragungen am Telefon oder in entsprechend dafür ausgerüsteten öffentlichen Gebäuden. Mit Hilfe der elektromagnetischen Induktion können verstärkte Hintergrundgeräusche automatisch gedämpft werden.

Andere Hilfsmittel für Schwerhörige sind Telefonhörer mit Verstärkern, Signalleuchten anstelle von Türglocken und akustischen Telefonsignalen, auf Geräusche reagierende Vibratoren, Kopfhörer für Fernsehapparate, Fernschreiber und speziell ausgebildete Hunde. (S.a. *Schneckenimplantat*.)

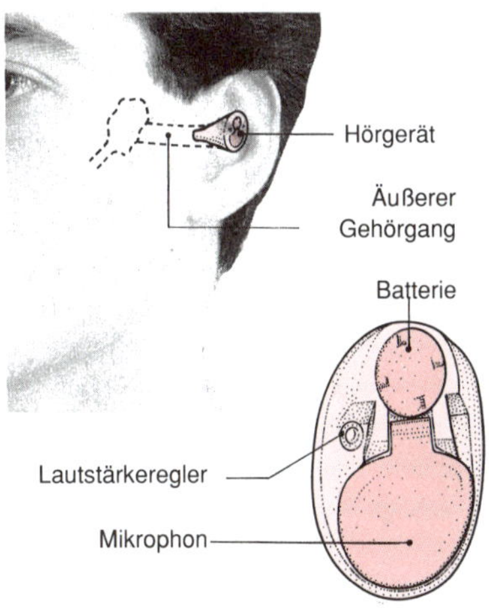

Hörgeräte
Hörgeräte verstärken die Schallwellen. Sie bestehen meist aus einem Ohrpaßstück, einem Mikrophon, einem Verstärker, einem Lautstärkeregler und einer Batterie.

Hormon

Chemischer Stoff, der von bestimmten Drüsen oder Geweben abgegeben wird und (in der Regel auf dem Blutweg) eine spezifische Wirkung auf Gewebe an anderen Stellen des Körpers ausübt.

Viele H.e werden von den Drüsen des *endokrinen Systems* (*Nebennieren*, *Eierstöcke* oder *Hoden*, *Pankreas*, *Epithelkörperchen*, *Hypophyse* und *Schilddrüse*) produziert. Die folgenden Organe bilden in geringen Mengen H.e: Nieren, Darm, Gehirn und bei Schwangeren die *Plazenta*.

H.e regulieren zahlreiche Körperfunktionen, wie z.B. den *Metabolismus* (biochemische Prozesse) der Zellen, das Wachstum, die Geschlechtsentwicklung und die Körperreaktionen auf Streß und Krankheiten. (S. Tabelle nächste Seite)

Hormonale Empfängnisverhütung

s. *Empfängnisverhütung, hormonale Methoden*

Hormonantagonist

Medikament, das die Wirkung eines *Hormons* (von einer Drüse abgesonderter chemischer Botenstoff) aufhebt. So blockiert z.B. *Tamoxifen*, eingesetzt zur Behandlung einiger Arten von Brustkrebs, die Wirkungen von *Östrogenen*.

Hormonersatzbehandlung

Verwendung eines synthetischen oder natürlichen *Hormons* (von einer Drüse abgegebener chemischer Botenstoff) zur Behandlung eines Hormonmangels. Mögliche Formen der H. sind das Verabreichen von *Schilddrüsenhormonen* zur Therapie von *Hypothyreose* und von *Insulin* zur Therapie von *Diabetes mellitus*. H. im engeren Sinne bezieht sich auf die Verwendung von *Östrogenen* zur Behandlung von Symptomen nach der *Menopause*.

WARUM ES GEMACHT WIRD

Die Östrogenersatzbehandlung wird zur Linderung klimakterischer Symptome eingesetzt, wie Hitzewallungen und übermäßiger Nachtschweiß. Östrogene dienen der Vorbeugung von atrophischer *Scheidenentzündung* (Gewebsschwund und Trockenheit der Vagina), die manchmal zu Schmerzen beim Geschlechtsverkehr führt. Eine Östrogenersatzbehandlung wird ebenfalls vorgenommen, um

H

Osteoporose (Verminderung der Knochendichte) und *Arteriosklerose* (Verengung der Arterien durch Fetteinlagerung) vorzubeugen.

SO WIRD ES GEMACHT

Bei der H. werden *Östrogen-Präparate* in Verbindung mit einem *Gestagen-Präparat* verschrieben, weil sich durch die Einnahme von Östrogenen alleine das Risiko für Gebärmutterkrebs erhöht.

Die Medikamente werden meist in einem dreiphasigen monatlichen Zyklus eingenommen: Östrogen während der ersten 11 bis 14 Tage, Östrogen und ein Gestagen während der folgenden sieben bis 10 Tage und keine Medikamente während der letzten sieben Tage, in denen häufig eine leichte Menstruation auftritt. Als Alternative kann Östrogen langsam von einem hormonellen *Implantat* (am Bauch unter der Haut eingesetzt)

ENTSTEHUNGSORTE UND HAUPTSÄCHLICHE WIRKUNGEN EINIGER HORMONE

Organ	Abgesondertes Hormon	Wirkungen
Hypothalamus	Releasing-H.e	Stimulieren die Hormonsekretion der Hypophyse
Hypophyse	Wachstumshormon	Stimuliert das Wachstum und den Stoffwechsel
	Prolaktin	Stimuliert die Milchproduktion nach einer Geburt
	ACTH (adrenocorticotropes H.)	Stimuliert die H.produktion der Nebennieren
	TSH (Thyreotropin)	Stimuliert die H.produktion der Schilddrüse
	FSH (follikelstimulierendes H.); LH (Luteinisierungs-H.)	Stimulieren die Keimdrüsen (Eierstöcke und Hoden)
	ADH (antidiuretisches H.)	Bewirkt eine Urinkonzentration in den Nieren
	Oxytocin	Stimuliert die Uteruskontraktion während der Wehen und die Milchproduktion während des Stillens.
	MSH (Melanozyten-stimulierendes H.)	Wirkt fördernd auf die Produktion von Hautpigment (Melanin)
Gehirn	Endorphine, Enkephaline	Lindern Schmerzen
Schilddrüse	Schilddrüsenhormon	Erhöht den Stoffwechselumsatz, beeinflußt das Wachstum
	Kalzitonin	Steuert den Kalziumspiegel im Blut
Epithelkörperchen	Parathormon	Steuert den Kalziumspiegel im Blut
Thymus	Thymushormon	Stimuliert die Bildung von Lymphozyten
Nebennieren	Adrenalin; Noradrenalin	Stellen den Körper auf Streß ein
	Hydrokortison	Beeinflußt den Stoffwechsel
	Aldosteron	Reguliert die Natrium- und Kaliumausscheidung der Nieren
	Androgene	Beeinflussen das Wachstum und den Geschlechtstrieb
Nieren	Renin	Reguliert den Blutdruck
	Erythropoietin	Stimuliert die Bildung von Erythrozyten
	Vitamin D	Steuert den Kalzium- und Phosphatumsatz
Pankreas	Insulin; Glucagon	Regulieren den Blutzuckerspiegel
Plazenta	Choriongonadotropin; Östrogene, Progesteron	Erhalten die Schwangerschaft
Magen-Darm-Trakt	Gastrin; Sekretin; Cholezystokinin	Regulieren die Sekretion einiger Verdauungsenzyme
Hoden	Testosteron	Beeinflußt die Entwicklung der primären und sekundären männlichen Geschlechtsmerkmale
Eierstöcke	Östrogene; Progesteron	Beeinflussen die Entwicklung der primären und sekundären weiblichen Geschlechtsmerkmale; steuern den Menstruationszyklus; bewirken Erhaltung der Schwangerschaft

Die verschiedenen Drüsen des H.systems stellen ein Steuerungs- und Kommunikationsnetz dar, welches das Nervensystem ergänzt. Die Drüsen produzieren chemische Botenstoffe (H.e), die auf andere Drüsen und Gewebe an verschiedenen Stellen im Körper wirken. Mit dem Blutstrom gelangen H.e an ihre Zielorgane, wo sie ihre spezifischen Wirkungen entfalten. In dieser Tabelle sind die von verschiedenen Organen abgesonderten H.e mit Angabe ihrer mannigfaltigen Wirkungen aufgeführt.

oder von einem Pflaster am Unterbauch in den Blutstrom freigesetzt werden. Das Gestagen wird jedoch weiterhin in Tablettenform eingenommen.

Die Therapie erfolgt über einen Zeitraum von zwei bis fünf Jahren. Durch regelmäßige Untersuchungen, wie zum Beispiel Überprüfung von Gewicht und Blutdruck, Untersuchung von Brust und Becken und *Vaginalabstriche* wird der Erfolg der Therapie überwacht. Manchmal wird auch die Innenwand des Uterus mittels einer *Biopsie* (Entnahme einer Gewebsprobe zur mikroskopischen Untersuchung) auf Krebs untersucht.

MÖGLICHE NEBENWIRKUNGEN

Zu den leichteren Nebenwirkungen gehören Übelkeit, Spannungsgefühle in der Brust, Wasseransammlungen und Krämpfe in den Beinen. Bei einigen Frauen erhöht sich durch die Östrogenersatzbehandlung das Risiko einer anomalen Blutgerinnung. Deshalb wird sie meist nicht bei starken Raucherinnen oder bei Frauen durchgeführt, die an *Thrombose*, einer Leberkrankheit oder starker *Hypertonie* (Bluthochdruck) leiden. Dies gilt auch für Frauen, die bereits einen *Schlaganfall* erlitten haben oder Brust- oder Uteruskrebs hatten.

Hormonstörungen

Erkrankungen, die durch Funktionsstörungen endokriner Drüsen verursacht werden. (S. *endokrines System* und Störungen der *Nebennieren; Eierstöcke; Bauchspeicheldrüse; Epithelkörperchen; Hypophyse; Hoden; Schilddrüse*)

Horner-Syndrom

Kombination von Symptomen, die eine Gesichtshälfte befallen und auf eine Schädigung eines Teils des sympathischen Nervensystems hinweisen (s. *autonomes Nervensystem*). Die Symptome des H.-S.s sind Pupillenverengung, Lidsenkung und fehlende Schweißbildung. Sie werden verursacht durch eine Schädigung oder Zerstörung von Nervenfasern des Sympathikus im unteren Teil des Halses und sind meist erstes Anzeichen einer Erkrankung in diesem Bereich.

Hörnerv

Der H. ist der Teil des *Nervus vestibulocochlearis* (VIII. *Hirnnerv*), der für den Gehörsinn verantwortlich ist.

Hornhaut

(*F.* Cornea) Vorderer, kuppelförmig gewölbter Abschnitt der äußeren Hülle des Augapfels. Die H. hat einen Durchmesser von etwa 12 mm, ist weniger als 1 mm dick und hat eine konvex gekrümmte Oberfläche, ähnlich der äußeren Fläche einer Photolinse. An ihrem Rand geht die H. in die deutlich sichtbare Lederhaut (das Weiße im Auge) über. Die H. ist durchsichtig und deswegen weniger leicht zu erkennen. Hinter ihr wird die schwarze Pupille und die farbige Regenbogenhaut (Iris) sichtbar.

LAGE DER HORNHAUT

Die Hornhaut ist eine durchsichtige, dünnwandige Kuppel, die den vorderen Teil des Augapfels bildet. Sie besteht aus fünf Schichten unterschiedlicher Dicke.

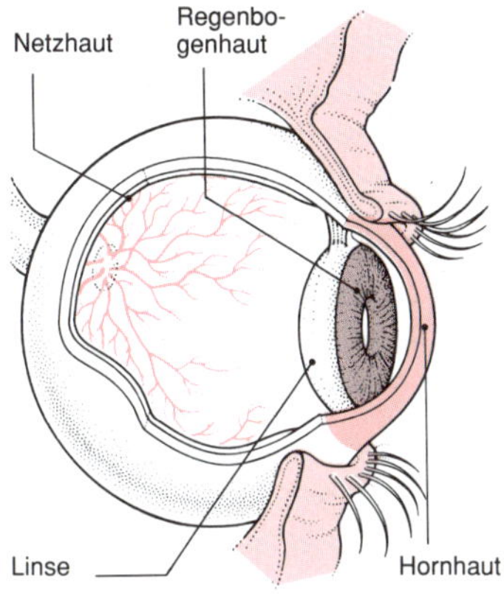

Die H. hat zwei wichtige Funktionen: Sie ist Teil des lichtbrechenden Systems und schützt zugleich den vorderen Augenbereich. Um Verletzungen zu verhindern, reagiert die H. äußerst reiz- und schmerzempfindlich auf kleine Kratzer und Fremdkörper.

Die H. muß durch Tränenflüssigkeit feucht gehalten werden. Diese Funktion erfüllen die Tränendrüsen und die schleim- und flüssigkeitsabsondernden Zellen der Augenlider und der Bindehaut (Schleimhaut, die die Innenfläche der Lider überzieht). Bei Erwachsenen kann sich die innere Zellschicht der H. nicht regenerieren. Eine Aufgabe dieser Zellen ist, überschüssiges Wasser aus der H. abzupumpen, damit sie durchsichtig bleibt. Werden sie schwer beschädigt, kann es zu einer dauerhaften H.trübung kommen.

Hornhautgeschwür

(*F.* Ulcus corneae) Riß, Erosion oder offene Wunde der *Hornhaut*, die manchmal bis in die darunterliegende Zellschicht (Stroma) reicht.

URSACHEN

Häufige Ursachen von H.en sind Kratzer (*Abrasio corneae*), Schädigungen durch Chemikalien oder Infektionen mit verschiedenen Bakterien, Pilzen und Viren (s. *Herpes simplex*; *Herpes zoster*).

Bestimmte Augenkrankheiten können die Geschwürbildung begünstigen, z.B. Trockenheit der Augen (*Keratoconjunctivitis sicca*), Mißbildungen der Augenlider (s. *Entropium*; *Ektropium*) oder ein vermindertes Reizempfinden der Hornhaut, wodurch Verletzungen begünstigt werden.

SYMPTOME, DIAGNOSE UND THERAPIE

H.e sind sehr schmerzhaft, bei längerer Dauer läßt der Schmerz nach. Durch Blaulichtbestrahlung und Fluoreszein-Tropfen sind sie vom Arzt leicht festzustellen; das Fluoreszein sammelt sich im Geschwür und leuchtet grünlich.

Oberflächliche und nichtinfektiöse Geschwüre, die durch eine Verletzung verursacht wurden, heilen meist schnell. Bei Verdacht auf eine Infektion wird mittels eines Tupfers ein Abstrich zur Bestimmung der ursächlichen Mikroorganismen gemacht, um dann eine entsprechende medikamentöse Behandlung zu verschreiben. Manchmal muß neben dem Geschwür auch eine prädisponierende Erkrankung des Auges behandelt werden. Nichtinfektiöse H.e, die nicht rasch heilen, reagieren manchmal auf eine Kontaktschalen-"Auflage" oder eine Tarsorrhaphie (temporärer Verschluß der Lidspalte).

Hornhauttransplantat

s. *Hornhauttransplantation*

Hornhauttransplantation

Chirurgische Verpflanzung von Hornhautgewebe. Die meisten H.en sind allogen; einem menschlichen Spender wird Gewebe entnommen und in das Auge des Empfängers mit einer Hornhauterkrankung eingesetzt. Weitaus seltener sind Autotransplantationen, bei denen die Hornhaut der Patienten nur verlagert wird; sie wird z.B. in eine Lage gedreht, in der eine Narbe auf ihrer Oberfläche weniger stört. Hornhautgewebe eines Spenders kann heute mehrere Tage bis zu seiner Verwendung aufbewahrt werden. Mit dem Begriff "Augenbank" bezeichnet man diejenigen Organisationen, die Hornhautgewebe von Spendern vermitteln.

WARUM ES GEMACHT WIRD

Eine Hornhauttransplantation wird bei Patienten durchgeführt, deren Augen zwar grundsätzlich über ein gutes Sehvermögen verfügen, jedoch durch Narbenbildung oder Hornhauttrübung stark beeinträchtigt sind (s. Kasten "Hornhauterkrankungen" nächste Seite).

SO WIRD ES GEMACHT

Die Patienten erhalten eine örtliche Betäubung oder Vollnarkose. Der erkrankte Bereich der Hornhaut wird herausgeschnitten, ein ähnlich geformtes Stück

Spendergewebe eingesetzt und genäht. Die meisten Hornhauttransplantate werden in vollständiger Dicke verwendet; ist allerdings der rückwärtige Teil der Hornhaut gesund, wird manchmal nur der vordere, erkrankte Teil ausgetauscht.

PROGNOSE

Die Erfolgsquote bei H.en ist hoch, sie ist jedoch abhängig von der Art der Hornhauterkrankung. Prinzipiell sind die Erfolgsaussichten bei H.en weit größer als bei anderen Transplantationen. Dies liegt daran, daß die gesunde Hornhaut nicht von Blutgefäßen durchzogen ist; der Zustrom von weißen Blutkörperchen ist vermindert, die eine Abstoßung von Spendergewebe bewirken. Auch durch die Abstimmung bestimmter Faktoren des Immunsystems von Spender und Empfänger (s. *Histokompatibilitätsantigene*) wurde die Erfolgsquote von H.en verbessert. Im Gegensatz zu Empfängern anderer Transplantate müssen den Empfängern von Hornhauttransplantaten meist keine *Immunsuppressiva* verabreicht werden, um das Risiko einer Abstoßung des Transplantats zu verringern.

Hornschwiele

Hautverdickung durch häufige oder längeranhaltende Druck- oder Reibungseinwirkung. Hornschwielen entstehen oft arbeitsbedingt an den Handflächen, bei Joggern an den Fußsohlen oder bei Gitarristen an den Fingerspitzen.

Hornschwielen können auch bei ungleichmäßiger Belastung durch das Körpergewicht entstehen, z.B. bei dauerhafter Mißbildung eines Fußes. Ein *Hühnerauge* ist eine Hornschwiele an einer Zehe.

THERAPIE

Bereitet eine H. am Fuß Probleme oder Schmerzen, sollte man zur Fußpflege gehen. Dort wird die Hautverdickung schichtenweise mit einem Skalpell abgehobelt. Durch eine Fußmißbildung verursachte Hornschwielen bilden sich immer wieder, bis die zugrundeliegende Ursache z.B. durch einen chirurgischen Eingriff oder eine orthopädische Schuheinlage behoben wird.

Hornstoff

s. *Keratin*

Hörprüfung

Maßnahmen zur lokalen und graduellen Bestimmung einer eventuellen *Hörstörung*. Die Hauptarten der H.en sind in der Tabelle (gegenüberliegende Seite) beschrieben.

WARUM ES GEMACHT WIRD

H.en werden im Rahmen von Routineuntersuchungen zur Beobachtung der *Kindesentwicklung* durchgeführt.

Manchmal werden sie als Teil einer allgemeinmedizinischen Untersuchung vorgenommen; bei Menschen, die arbeitsbedingt einer hohen Lärmbelastung ausgesetzt sind, sollten sie regelmäßig durchgeführt werden.

H.en sind erforderlich, wenn Patienten sich über *Schwerhörigkeit* beklagen, die Sprachentwicklung eines Kindes ge-

HORNHAUTERKRANKUNGEN

Die Hornhaut ist ein lebendiges Gebilde (vergleichbar mit hochspezialisiertem Hautgewebe), das zahlreichen Erkrankungen ausgesetzt ist.

ANGEBORENE FEHLBILDUNGEN

Diese sind selten. Mikrokornea (kleiner als normal) und Megalokornea (größer als normal) können ein oder beide Augen betreffen. Bei *Buphthalmus* ist der ganze Augapfel durch ein *Glaukom* (Steigerung des Augeninnendrucks) erweitert. Führt häufig zu einer Hornhauttrübung.

VERLETZUNGEN

Traumata der Hornhaut kommen häufig vor und sind meist geringfügig. Sie werden verursacht durch leichte oberflächliche Abschabungen (s. *Abrasio corneae*), z.B. durch Fremdkörper im Auge oder zu langes Tragen von Kontaktlinsen. Es besteht Infektionsgefahr und das Risiko eines *Hornhautgeschwürs*. Schwerwiegendere Hornhautverletzungen können durch Narbenbildung und einsetzende Trübung eine schwere Sehbehinderung zur Folge haben.

Hornhautverletzungen können u.a. entstehen, wenn Chemikalien wie Säuren oder Laugen ins Auge spritzen, wobei letztere noch schädlicher sind. Jeder Kontakt mit ätzenden Stoffen ist gefährlich; das Auge muß sofort mit viel Wasser ausgespült werden, um die Sehkraft zu retten.

Mit dem Begriff *Keratopathie* wird jede krankhafte Veränderung der Hornhaut bezeichnet, im engeren Sinne aber bestimmte Schädigungen der Hornhaut: Z.B. ist die aktinische Keratopathie eine Schädigung der äußeren Hornhautschicht durch ultraviolettes Licht. Fehlender Schutz der Hornhaut durch einen Tränenfilm und den Hornhautreflex führt zu einem Austrocknungsgeschwür.

ENTZÜNDUNGEN

Keratitis ist eine Art Hornhautentzündung; da die Hornhaut jedoch keine Blutgefäße enthält, sind echte Entzündungsreaktionen eher ungewöhnlich.

INFEKTIONEN

Die Hornhaut kann mit Viren, Bakterien und Pilzen infiziert werden. Einige dieser Infektionen verursachen die Bildung von Geschwüren, die zur Perforation führen können. *Herpes simplex* ist besonders gefährlich.

ERNÄHRUNGSBEDINGTE STÖRUNGEN

Keratomalazie entsteht durch Vitamin-A-Mangel und tritt häufig bei stark unterernährten Kindern auf. Sie führt zur Erweichung und oftmals auch zur Perforation der Hornhaut. In einigen tropischen Ländern ist Keratomalazie die häufigste Ursache von Erblindungen.

DEGENERATION

Degenerative Veränderungen treten vor allem bei älteren Menschen auf, häufig nach früherer Schädigung des Auges. Zu den Veränderungen der Hornhaut gehören Kalziumeinlagerung, Abnahme der Dicke und spontane Ulzeration.

SONSTIGE STÖRUNGEN

Keratoconjunctivits sicca (Trockenheit der Augen) tritt bei mangelhaftem Tränenfilm auf, verursacht durch das *Sjögren-Syndrom*, das *Stevens-Johnson-Syndrom* oder rheumatische Erkrankungen. Hornhautdystrophien sind angeborene strukturelle oder funktionelle Anomalien der Hornhaut, die unabhängig vom Alter auftreten und zu einer Verminderung der Lichtdurchlässigkeit führen können. Eine Form der Dystrophie ist der *Keratokonus*, bei dem sich die Hornhaut verdünnt und kegelförmig nach vorne aufdehnt. Ödeme (Flüssigkeitsansammlungen) der Hornhaut treten auf, wenn das Endothel (innere Schicht) die Flüssigkeit des Augeninneren nicht vom Eindringen abhalten kann. Diese dringt dann in die Hornhaut ein und beinträchtigt die Sehfähigkeit.

UNTERSUCHUNG

Hornhauterkrankungen werden mit einem stark vergrößernden Spaltlampenmikroskop untersucht. In der Mehrzahl der Fälle liegt ein charakteristisches Erscheinungsbild der jeweiligen Erkrankung vor, was die Diagnose erleichtert. Manchmal wird bei Hornhautgeschwüren vorsichtig eine Probe entnommen, um im Labor eine *Kultur* zur Untersuchung auf Viren, Bakterien oder Pilze anzulegen.

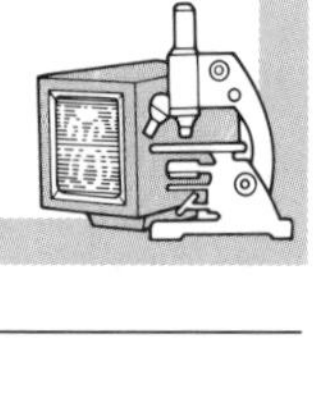

HÖRPRÜFUNGEN

Tests	Bedeutung
Simmgabeltests	Mit diesen Tests läßt sich feststellen, ob es sich um eine Schalleitungs- oder Schallempfindungsstörung handelt. Beim Rinne-Versuch wird die Testperson befragt, ob der Schall lauter ist, wenn die angeschlagene Stimmgabel vor den Gehörgang (Luftleitung) gehalten oder aber am Warzenfortsatz aufgesetzt wird (Knochenleitung). Beim gesunden Ohr bzw. einer Schalleitungsstörung ist die Luftleitung stärker als die Knochenleitung. Bei einer Schalleitungsstörung ist die Knochenleitung stärker als oder gleich stark wie die Luftleitung. Beim Weber-Versuch wird die schwingende Stimmgabel auf die Stirn der Testperon aufgesetzt, um einseitige Hörstörungen festzustellen. Wenn es sich um eine Schalleitungsstörung handelt, hört der Proband die Schwingungen der Gabel besser auf der kranken Seite.
Reintonaudiometrie	Ein Tongenerator erzeugt Schallwellen unterschiedlicher Frequenz und Intensität. Mit dem Audiometer, einem elektrischen Gerät, werden Hörfähigkeits-Meßwerte bei den verschiedenen Frequenzen und Lautstärken registriert. Zuerst wird die Luftleitung durch einen Kopfhörer getestet; das zweite Ohr wird jeweils ausgeschaltet. Die Tonfrequenzen liegen zwischen 125 und 10 000 Hz. Die Lautstärke jeder Frequenz wird so lange verringert, bis der Ton nicht mehr hörbar wird. Die Testperson gibt ein Zeichen, wenn sie den Ton wahrnimmt. Die Meßwerte werden als Kurve (Audiogramm) aufgezeichnet. Dann wird die Knochenleitung durch einen mit dem Audiometer verbundenen Knochenleitungshörer getestet, der am Warzenfortsatz hinter dem Ohr aufgesetzt wird.
EEG-Audiometrie	Mit dieser Prüfmethode werden die durch akustische Reize hervorgerufenen Potentialveränderungen am Gehirn über am Kopf befestigte Elektroden gemessen und ausgewertet. Diese Prüfung versucht, das Hörvermögen von Probanden zu bewerten, die an anderen Hörprüfungen nicht aktiv mitwirken können (z.B. wegen einer geistigen Behinderung). Das Verfahren wird auch bei Babys angewendet. Es ermöglicht den Ausschluß eines Akustikusneurinoms (gutartiger Tumor im Gehörgang).
Impedanz-Audiometrie	Verfahren, das die Art eines Mittelohrschadens bei Fällen von Schalleitungsschwerhörigkeit ermittelt. Ein Prüfgerät wird am Eingang des äußeren Gehörgangs so exakt eingepaßt, daß es ihn gegen Luftdruck und Schall von außen hermetisch abschließt. Das Gerät erzeugt einen konstanten Ton. Luft wird mit unterschiedlichem Druck durch das Gerät in das Ohr gepumpt. Ein im Gerät eingebautes Mikroskop registriert die reflektierten, unterschiedlichen Schallimpedanzwerte bei wechselndem Druck im Gehörgang. Die Werte werden als Kurve (Tympanogramm) aufgezeichnet. Der Kurvenverlauf zeigt die Elastizität des Trommelfells und der Gehörknöchelchen an und liefert dadurch Hinweise auf die Art der Erkrankung, die die Schwerhörigkeit auslöst. Das Gerät kann auch den Luftdruck in einem luftgefüllten Mittelohr messen.

stört ist oder wenn ein älterer Mensch an *Demenz* leidet. Eine Hörprüfung kann auch dazu beitragen, die Ursache von *Ohrensausen* und von Schwindel festzustellen.

WAS FESTGESTELLT WERDEN SOLL

Durch die ärztliche Prüfung des Hörvermögens bei verschiedenen Frequenzen und Lautstärken sollen Grad und Art einer etwaigen Hörschwäche festgestellt werden. Geprüft wird sowohl die geringste Schallintensität, bei der eine Person Wörter gerade noch hören und wiederholen kann (Hörschwelle), als auch die Fähigkeit, Wörter deutlich zu unterscheiden (Sprachverständnisprüfung). Eine Hörstörung kann durch eine Schalleitungs- oder Schallempfindungsschwerhörigkeit bedingt sein. Aufgrund der H.sergebnisse wird gegebenenfalls eine geeignete Therapie gewählt. (S.a. *Audiometrie*)

Hörstörung

Verminderte Fähigkeit der Schallwahrnehmung (s. *Schwerhörigkeit*).

Hörsturz, akuter

Plötzlich auftretende Störung der Schallempfindung im Innenohr bis zur Ertaubung (s. *Schwerhörigkeit, Menière-Krankheit*).

Horton-Syndrom

s. *Arteriitis temporalis*

Hospitalismus, psychischer

Verlust der persönlichen Selbständigkeit nach einem längerem Aufenthalt in einer Nervenheilanstalt, in einem Gefängnis oder in einer anderen großen Einrichtung. Passivität, das bedingungslose Befolgen von Befehlen, das Hinnehmen einer Standardroutine und ein Interesseverlust zählen zu den Hauptmerkmalen des p.n H.

Die Pflege der Personen, die über einen sehr langen Zeitraum hinweg krank sind, in der Gesellschaft (als Alternative zum Krankenhausaufenthalt), zielt auf die Vermeidung des p.n H.prozesses ab.

Hospiz

Krankenhaus (oder Teil davon), das die Pflege sterbenskranker Menschen übernimmt (s. *Sterbebetreuung*).

Hoyer-Grosser-Organ

s. *Glomusorgan*

Hufeisenniere

Angeborene Anomalie, bei der beide Nieren in Form eines Hufeisens an den unteren Polen verschmolzen sind. Eine H. kann pränatal durch *Ultraschall-Diagnostik* festgestellt werden.

Die H. arbeitet meistens normal, allerdings können gleichzeitig andere angeborene Nierenanomalien vorliegen.

Hüfte

1. Seitliche Körperpartie zwischen Bekken und oberem Oberschenkel, gebildet vom Hüftgelenk und den darüberliegenden Weichteilen. 2. Kurzbezeichnung für das Hüftgelenk (*F.* Articulatio coxae zwischen *Becken* und Oberschenkel). Die H. ist ein äußerst belastbares Kugelgelenk; die tiefe, napfförmige Hüftgelenkspfanne (Acetabulum) umfaßt den kugeligen Oberschenkelkopf bis über seinen Äquator. Durch kräftige Bänder ist das Oberschenkelbein (Femur) mit dem Bekken verbunden, wodurch sich die Stabilität des Gelenks weiter erhöht. Die H. muß das Gewicht des Oberkörpers tragen und den Belastungen beim Laufen, Springen und anderen heftigen Beinbewegungen standhalten. Darüber hinaus gestattet der Bau der H. als Kugelgelenk einen hohen Grad der Beweglichkeit des Beins, die nur durch die einzigartige Konstruktion dieses Gelenks möglich ist.

LAGE DES HÜFTGELENKS
Die Hüfte ist ein Kugelgelenk, das aus dem kugelförmigen Femurkopf und der pfannenförmigen Vertiefung im Beckenknochen besteht.

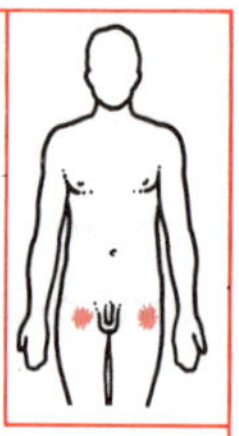

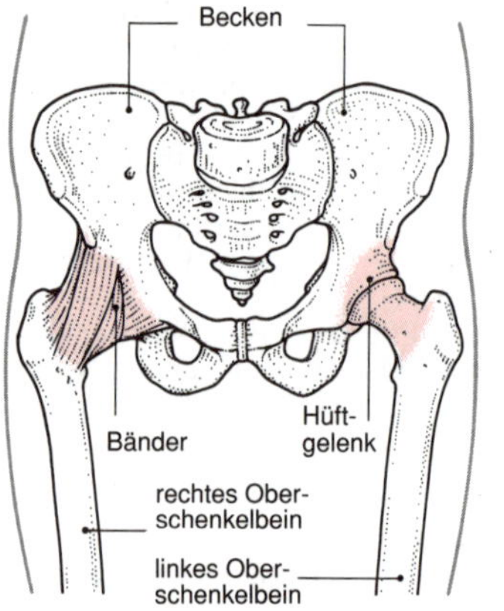

ERKRANKUNGEN

Arthritis

Osteoarthritis der H. ist eine der häufigsten Erkrankungen und verursacht Steifheit und Gelenkschmerzen, vor allem bei Bewegung. Gelegentlich verursachen *ankylosierende Spondylitis* und chronische Polyarthritis der Hüfte ähnliche Beschwerden.

Bruch

Die im allgemeinen Sprachgebrauch oft als gebrochene H. bezeichnete Krankheit (häufig bei älteren Menschen als Folge eines Sturzes) ist in Wirklichkeit ein Bruch des Oberschenkelkopfes oder -halses (s. *Oberschenkelbruch*).

Verrenkung

Die angeborene Hüftverrenkung ist behebbar (s. *Hüftverrenkung, angeborene*). Unfallbedingte Hüftverrenkungen sind selten und geschehen meist nur bei extremer Krafteinwirkung, z.B. bei einem Verkehrsunfall.

Durch eine Verrenkung wird die Blutversorgung des Oberschenkelkopfes unterbrochen, mit der möglichen Folge einer avaskulären Nekrose (Absterben des Knochengewebes aufgrund der mangelhaften Blutzufuhr). Auch eine Verletzung des Ischiasnervs ist möglich, was eine Schwächung des Beins verursacht.

Hüfte, schnappende

Tritt recht häufig bei Erwachsenen auf; bei bestimmten Gelenkbewegungen ist ein typisches Schnappen zu hören und zu fühlen. Eine s.H. ist meist harmlos und kein Anzeichen einer Hüftgelenkserkrankung. Das Schnappen wird durch eine Sehne verursacht, die beim Beugen der Hüfte über den Knochenhügel an der Außenseite des Femur gleitet. Eine s.H. ist zu unterscheiden vom schnappenden Geräusch, das bei der Untersuchung eines Neugeborenen mit einer Hüftverrenkung zu hören ist (s. *Hüftverrenkung, angeborene*).

Hüftgelenk

s. *Hüfte*

Hüftgelenkersatz

Chirurgischer Eingriff, bei dem ein erkranktes Hüftgelenk ganz oder teilweise durch ein künstliches ersetzt wird.

WARUM ES GEMACHT WIRD

Der H. wird zumeist bei älteren Menschen mit einer schmerzhaften Versteifung der Gelenke aufgrund einer Osteoarthrose vorgenommen, u.U. auch, wenn eine *rheumatoide Arthritis* das Hüftgelenk befallen hat und das Laufen erschwert, oder bei einem komplizierten Bruch des Oberschenkelhalses (s. *Oberschenkelbruch*).

Jungen Patienten wird meist nicht zu einer Operation geraten, weil durch ihre größere Aktivität die Gelenke einer stärkeren Belastung ausgesetzt sind und nicht bekannt ist, wie lange ein H. hält.

SO WIRD ES GEMACHT

Eine Technik des H.es ist auf der rechten Seite mit Abbildungen dargestellt.

GENESUNGSDAUER

Nach der Operation ist das Gelenk etwa ein bis zwei Wochen lang nicht gefestigt; die Patienten müssen in dieser Zeit darauf achten, eine zu starke Belastung des neuen Gelenks zu vermeiden. Sie sollen auf dem Rücken schlafen und ihre Beine nicht überkreuzen. Sie müssen lernen, aus dem Bad zu steigen und sich hinzulegen, ohne das Gelenk zu überanstrengen.

PROGNOSE

H. ist eine erfolgreiche Operation, die die Lebensqualität vieler Menschen entscheidend verbessert hat, die zuvor an starken Schmerzen und Versteifung litten. Im Verlauf der Zeit zeigt sich jedoch bei einer erheblichen Zahl auf dem Röntgenbild eine Lockerung der Zementverbindung zwischen Knochen und Metallteilen. Chirurgen und Ingenieure arbeiten an der Entwicklung neuer Gelenkkonstruktionen, die ohne Zement befestigt werden.

Hüftverrenkung, angeborene

(Hüftluxation; *F.* Luxatio coxae congenita) Angeborener Defekt, bei dem der kugelförmige Oberschenkelkopf außerhalb der Gelenkpfanne sitzt. Dies betrifft eine oder beide Seiten.

URSACHEN UND AUFTRETEN

Die Ursache der a.n H. ist nicht bekannt. Sie tritt häufiger bei Kindern auf, die in Steißlage geboren werden (s. *Steißgeburt*) sowie nach Schwangerschaften mit einer *Oligohydramnie* (Fetus ist von wenig Fruchtwasser umgeben).

Etwa 400 von 100 000 Neugeborenen leiden an einer mangelhaften Stabilität der Hüftgelenke. In den meisten Fällen wächst sich dies bald aus, nicht jedoch, wenn eine echte Hüftverrenkung vorliegt. Von dieser Fehlbildung, die in manchen Familien gehäuft auftritt, sind Mädchen ungefähr fünfmal häufiger betroffen als Jungen.

DIAGNOSE

Bei allen Kindern wird kurz nach der Geburt eine Routineuntersuchung durchgeführt, die man in gewissen Abständen wiederholt, bis die Kinder anfangen zu laufen; hierbei wird die Stabilität der Hüftgelenke und deren Bewegungsfähigkeit überprüft. Derzeit wird die *Ultraschall-Diagnostik* auf ihre Eignung für Reihenuntersuchungen zur Früherkennung geprüft. Wird eine angeborene Hüftverrenkung nicht frühzeitig erkannt, ist ein hinkender Gang die Folge, sobald das Kind anfängt zu laufen.

THERAPIE

Bei rechtzeitiger Entdeckung der Fehlbildung werden die Oberschenkel leicht geschient, um das Gelenk in der Pfanne zu halten (Spreizhose). Meist läßt sich diese Fehlbildung mit Hilfe der Schienen korrigieren, die zwei bis vier Monate getragen werden.

Entdeckt man diese Fehlbildung erst später, wird sie durch Anwendung von *Traktion* behandelt: Der Femurkopf wird in die korrekte Stellung gebracht, in der er mit einem System von Rollen und am Bein befestigten Gewichten gehalten wird, oder das Bein wird unter Dauerzugbelastung mit Hilfe eines Gestells hochgelagert.

Eine zu spät entdeckte a. H. wird eventuell durch eine Operation in Vollnarkose korrigiert. Das Kind bleibt mehrere Wochen im Krankenhaus und trägt einen *Gipsverband*.

Hühnerauge

(*F.* Clavus) Kleiner Bereich verdickter Haut an einer Zehe, verursacht durch Druck, z.B. durch zu enge Schuhe. Am häufigsten sind Menschen mit einem hohem Rist betroffen; durch die Wölbung verstärkt sich beim Laufen der Druck auf die Zehenspitzen.

Wenn ein H. Schmerzen verursacht, sollte vor allem bequemes Schuhwerk getragen werden. Das H. geht im Normalfall zurück. Man kann einen Ring aus Schaumgummi oder ein medizinisches

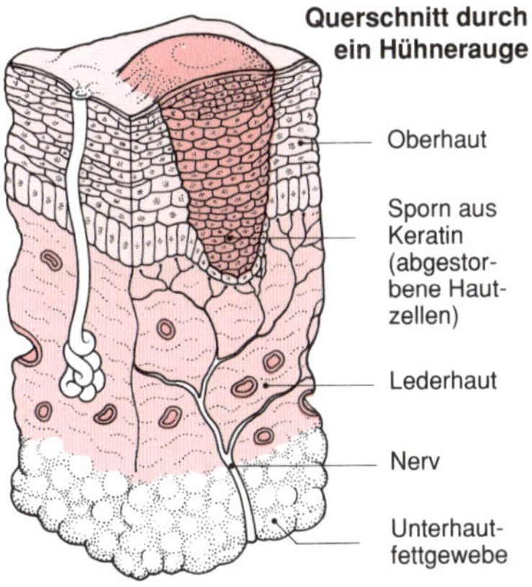

H.npflaster zur Druckentlastung auflegen. Bildet sich das H. nicht zurück, wird es mit einem Skalpell entfernt.

Human

Den Menschen betreffend, vom Menschen stammend, “menschlich”.

Humerus

s. *Oberarmknochen*

Humerusfraktur

s. *Oberarmbruch*

Humor

Im Körper vorkommende Flüssigkeit oder gallertartiger Stoff. Der Begriff wird meist für den H. aquaeus verwendet (die wasserklare Flüssigkeit in der vorderen *Augen*kammer) oder für den Humor vitreus (die Gallerte in der hinteren Augenkammer).

Bis zum Mittelalter unterschied man vier, den Körper durchfließende Säfte: Blut, Schleim, schwarze und gelbe Galle. Eine Störung ihres Mischungsverhältnisses galt als eigentliche Ursache einer Erkrankung.

Humoral

Eine Körperflüssigkeit betreffend, durch eine Körperflüssigkeit übertragend.

Hunde, Erkrankungen durch

Durch Kontakt mit Hunden werden eine Reihe infektiöser oder parasitärer Krankheiten übertragen. Diese Krankheiten sind durch Viren, Bakterien, Pilze, Protozoen, Würmer, Insekten oder Milben bedingt, die im Körper oder im Fell eines Hundes leben.

Verschiedene Parasiten kommen sowohl bei Hunden wie auch bei Menschen vor, wenn auch viele von ihnen bevorzugt Hunde befallen. Sie werden manchmal jedoch durch Streicheln des Hundefells oder Berühren von befallenem Kot auf den Menschen übertragen.

TYPISCHE KRANKHEITEN
Tollwut; Die Infizierung erfolgt meistens durch Bisse. In einigen Ländern ist die Tollwut praktisch ausgerottet; bei Fernreisen sollte man nach Bissen von tollwutverdächtigen Hunden vorsichtig sein. Hundebisse können auch schwere Blutungen und Schock verursachen, u. U. infizieren sich die Verletzungen.

Zwei gefährliche, aber seltene Erkrankungen sind die *Toxokariasis* und *Hydatidose*. Sie werden durch die orale Aufnahme von Wurmeiern verursacht. Eine Infektion mit Toxokariasis tritt vor allem bei Kindern auf. Die Wurmlarven wandern durch den Körper, können dabei allergische *Asthma*- und Augensymptome verursachen. Die Hydatidose kann

ERSATZ EINES HÜFTGELENKS

Bei dieser Operation werden die umliegenden Muskeln zur Seite geschoben oder durchtrennt, um das Hüftgelenk freizulegen. Der Femur (Oberschenkel) wird abgesägt und das Becken ausgefräst, um Platz für die beiden Teile des künstlichen Gelenks zu schaffen. Diese Teile werden eingepflanzt, der große Rollhügel wird wieder an den Femur angefügt, Muskeln und Sehnen werden in Ausgangslage befestigt.

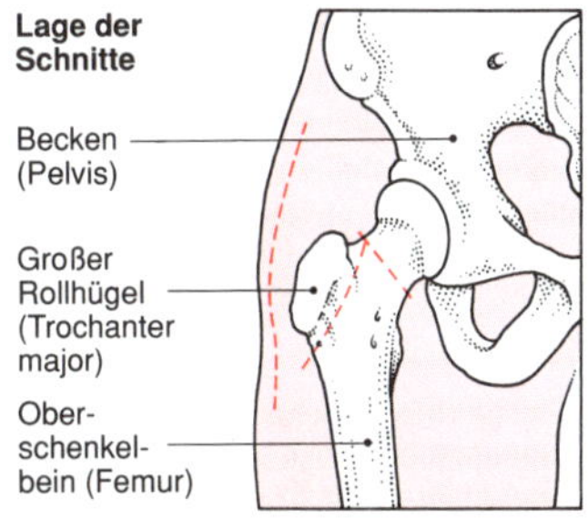

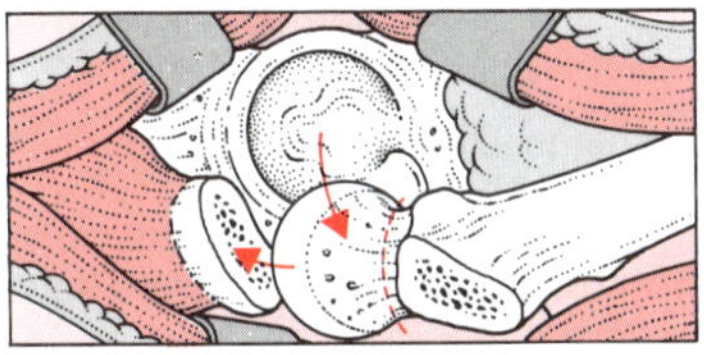

1 Der Trochanter major am oberen Ende des Femur wird entfernt, und das Gelenk wird getrennt, indem der Hüftkopf aus der Pfanne genommen wird. Dann wird der Hüftkopf abgetrennt.

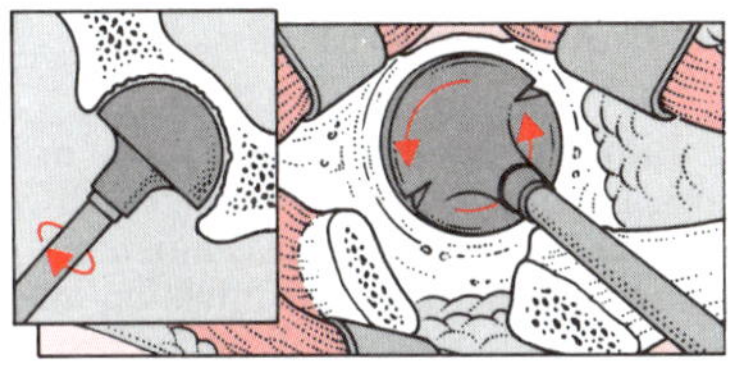

2 Mit einer Knochenfräse wird die Gelenkpfanne erweitert, damit die aus zwei Komponenten bestehende, napfförmige Pfanne des künstlichen Hüftgelenks eingesetzt werden kann.

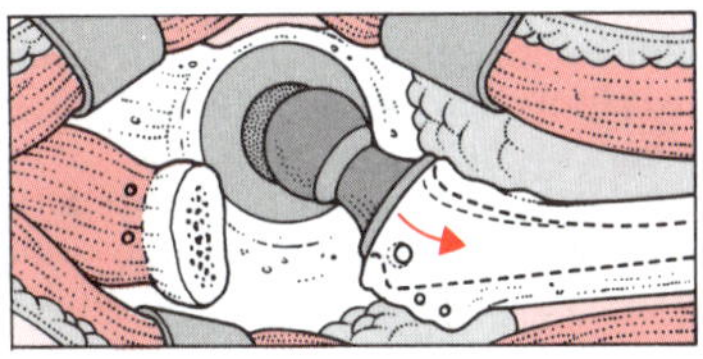

3 Mit einer groben Raspel wird die Markhöhle des Femur zur Aufnahme des Prothesenschaftes mit der Gelenkkugel erweitert. Die Gelenkteile werden mit Spezialzement im Knochen verankert

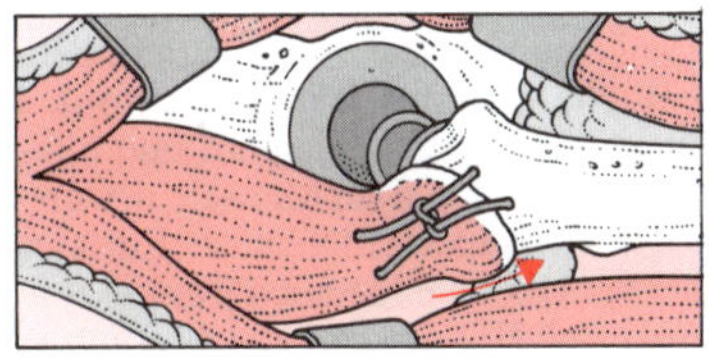

4 Die Gelenkkugel wird in die Pfanne gesteckt, der Trochanter major mit Draht am Femur fixiert. Muskeln und Sehnen werden wieder in ihrer Ausgangslage befestigt; der Schnitt wird geschlossen.

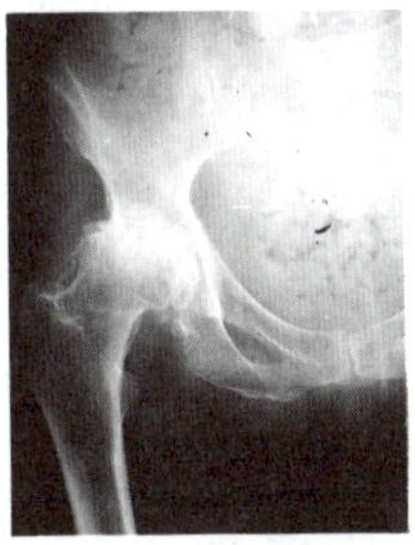

Vorher
Röntgenbild eines durch Arthrose stark geschädigtes Hüftgelenks.

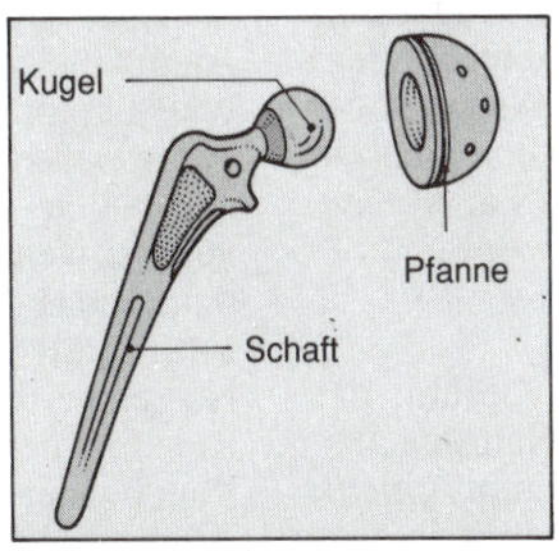

Gelenkteile
Das künstliche Hüftgelenk besteht aus zwei Teilen: Kugel und Schaft aus Titan; die Pfanne aus Titan oder Plastik.

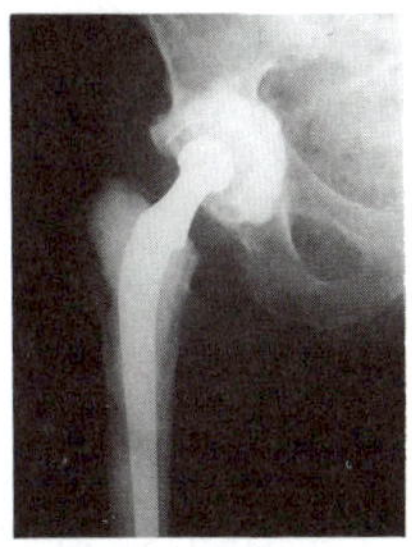

Nachher
Röntgenbild eines implantierten künstlichen Hüftgelenks.

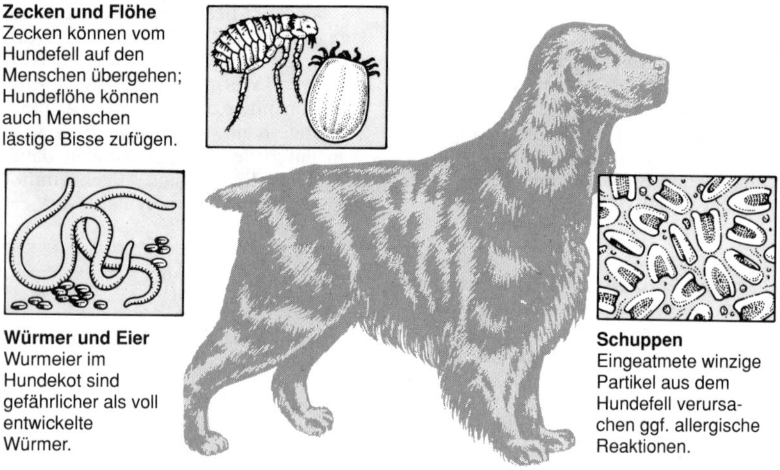

Zecken und Flöhe
Zecken können vom Hundefell auf den Menschen übergehen; Hundeflöhe können auch Menschen lästige Bisse zufügen.

Würmer und Eier
Wurmeier im Hundekot sind gefährlicher als voll entwickelte Würmer.

Schuppen
Eingeatmete winzige Partikel aus dem Hundefell verursachen ggf. allergische Reaktionen.

Infektiöse Übertragung
Die Übertragung erfolgt bei Berühren von Hundekot (häufig bei Kindern) oder bei intensivem Streicheln des Hundes und anschließender oraler Aufnahme infektiöser Organismen. Eine Infektion kann auch durch Lebensmittel, die durch Hundekot verunreinigt sind, verursacht werden. Andere Infektionswege können Speichel oder direkter Kontakt mit einem infizierten Hund sein.

zur Bildung schmerzhafter Zysten in Leber, Lunge, Gehirn oder anderen Organen führen. Normalerweise infizieren sich Schafe, die dann die Infektion an Hunde weitergeben; deshalb ist das Risiko in Schaftzuchtgebieten am größten.

In den Tropen kann Barfußlaufen auf durch Hundekot verunreinigtem Sand zu einer Infektion mit Hunde-Hakenwürmern führen.

Gelegentlich kommt es zu einer Belästigung durch Bisse von Hundeflöhen. Die Flöhe halten sich im Haus an den Ruheplätzen von Hunden auf und hüpfen auch manchmal auf Menschen, wenn der Hund nicht verfügbar ist. Ein verbreitetes Übel stellen auch *Zecken* und *Milben* von Hunden dar; eine bestimmte Hundemilbe verursacht auch *Krätze*. Hautpilze, die *Tinea* auslösen, führen beim Hund zu fortschreitendem Haarausfall; sie befallen auch den Menschen.

Manche Menschen sind allergisch auf Tierpartikel (winzige Haar- und Hautpartikel, die sich im Hausstaub finden) und zeigen Symptome wie Asthma oder *Urtikaria* (Nesselsucht), wenn sich ein Hund im Haus befindet. (S.a. *Katzen, Erkrankungen durch*; *Zoonose*)

Hunger

Als unangenehm erlebtes Gefühl, das durch das Verlangen nach Nahrung ausgelöst wird (im Gegensatz zum *Appetit*, einer angenehmen Empfindung in Vorfreude auf eine Mahlzeit).

H. verspürt man bei leerem Magen und niedrigem Blutzuckerspiegel. Der Hypothalamus im Gehirn reagiert auf diese Reize mit Signalen an die Magenwandmuskulatur, die sich daraufhin rhythmisch zusammenzieht und so das Verlangen nach Nahrung anzeigt. Starke Kontraktionen verursachen Hungerschmerz.

Durch einen niedrigen Blutzuckerspiegel verursachter H. rührt meist von körperlicher Anstrengung her, kann jedoch auch bei bestimmten Krankheiten auftreten. So vor allem bei der *Thyreotoxikose*, einer Funktionsstörung der Schilddrüse mit deutlich beschleunigtem Stoffwechsel, und beim insulinabhängigen *Diabetes mellitus*, wenn eine Störung des Gleichgewichts zwischen Insulin und der Zufuhr von Kohlenhydraten zu einer *Hypoglykämie* (zu niedrigem Blutzuckerspiegel) führt.

Hurler-Syndrom

s. *v. Pfaundler-Hurler-Syndrom*

Husten

(*F.* Tussis) Reflexbewegung, mit der die Atemwege von Schleim, Sputum (Auswurf), Fremdkörpern oder anderen Reizstoffen oder Blockierungen befreit werden sollen. Man spricht von produktivem H., wenn, im Gegensatz zum unproduktiven H., Schleim ausgeworfen wird.

URSACHEN

Husten wird häufig ausgelöst durch eine Reizung der Atemwege durch Staub, Rauch oder Gase oder durch von der Nasenhöhle herablaufenden Schleim. Eine andere häufige Ursache ist eine Entzündung der oberen Atemwege, meist aufgrund einer Virusinfektion (s. *Erkältung, banale*; *Laryngitis*; *Pharyngitis*; *Tracheitis*).

Bei Kindern kann eine Entzündung des oberen Respirationstrakts eine Verengung der Atemwege verursachen, die zu *Krupp* (typische Symptome sind Heiserkeit, geräuschvolles Atmen und bellender H.) und Atmungsbeschwerden führen kann. Eine bakterielle Infektion mit *BORDETELLA PERTUSSIS* verursacht die für *Keuchhusten* typischen Hustenanfälle.

Bei einer *Bronchitis* (Entzündung der Bronchien, der Luftwege in die Lungen) bildet sich dicker Schleim und Auswurf, verbunden mit starkem H. Die Erkrankung kann durch eine Infektion ausgelöst werden, tritt aber auch häufig bei Rauchern auf (s. *Raucherhusten*). Bei der *Bronchiektasie* (Verformung oder Erweiterung der Bronchien) sammelt sich sehr viel infektiöser Schleim in den Bronchien, der ständiges Abhusten, auch verbunden mit Bluthusten, bei den Patienten verursacht.

Ein *Bronchospasmus* (zeitweilige Verengung der Bronchien) führt zu trockenem H., der nachts meistens stärker wird. Er tritt bei *Asthma* auf, kann aber auch auf eine Infektion oder eine allergische Reaktion zurückzuführen sein.

Die durch *Pneumonie* (Lungenentzündung) verursachte Schädigung des Lungengewebes löst einen schmerzhaften, produktiven Husten aus. Eine Schädigung der Lunge durch pulmonale *Ödeme* (Ansammlung von Flüssigkeit in der Lunge) ruft einen zunächst trockenen Husten hervor, der später aber von blutig-schaumigem Auswurf begleitet sein kann. Der H. in Verbindung mit einer Virusbronchitis oder einer Viruspneumonie ist oft trocken und hartnäckig und kann den Schlaf stören.

Verschiedene chronische Lungeninfektionen, vor allem *Tuberkulose*, können H. verursachen. H., meist begleitet von Kurzatmigkeit, tritt auch bei vielen *Pneumokoniosen* (Lungenerkrankungen durch Staub) auf.

Ein inhalierter Fremdkörper (z.B. eine Erdnuß), der im Kehlkopf steckenbleibt, verursacht heftiges H., um die Atemnot zu beheben. Wandert der Fremdkörper weiter nach unten und blockiert eine Bronchie, so bildet sich an der Blockade eine Entzündung und Schleim. Ständiges H. ist die Folge.

Lungenkrebs und, seltener, andere Tumore der Atemwege verursachen gewöhnlich zuerst einen leichten H., der sich später verstärkt, eventuell mit blutigem Auswurf.

Vor allem bei Kindern tritt H. manchmal als eine nervöse Streßreaktion auf.

SELBSTHILFE

In manchen Fällen kann man einen trokkenen H. durch Lutschen von Halspastil-

HUSTEN Geräuschvolles Ausstoßen von Luft aus der Lunge, mit Auswurf von Sputum (Schleim) oder "trocken".

? Ist der H. trocken, ohne Auswurf von Schleim?

JA → Sind Sie heiser, oder haben Sie Ihre Stimme verloren?

- JA → siehe *Heiserkeit* → *Stimmverlust*
- NEIN ↓

Haben Sie vielleicht beim Essen einen Fremdkörper aspiriert, z.B. eine Erdnuß?

- JA → H. ist eine normale Reaktion, um einen Fremdkörper aus den Atemwegen zu entfernen. Gelingt dies nicht, und hält der H. länger als eine Stunde an, begeben Sie sich in ärztliche Behandlung. siehe *Fremdkörper*
- NEIN ↓

Haben Sie vielleicht Dämpfe einer Reizsubstanz eingeatmet (z.B. ammoniakhaltige Reinigungsflüssigkeit)

- JA → Der H. ist vermutlich durch Dämpfe verursacht, die Ihre Atemwege gereizt haben. Bessert sich der Zustand nicht innerhalb einer Stunde, begeben Sie sich in ärztliche Behandlung.
- NEIN ↓

Haben Sie schon seit über einem Monat einen trockenen H. ohne sonstige Symptome?

- JA → ☎ **Begeben Sie sich unverzüglich in ärztliche Behandlung!** Ursache Ihres Hustens ist wahrscheinlich eine Entzündung, aber er kann auch Symptom eines Tumors sein. siehe *Lungenkrebs*
- NEIN ↓

NEIN ↓

? Sind Sie kurzatmig, obwohl Sie sich nicht körperlich betätigt haben?

- JA → siehe *Atemstörung*
- NEIN ↓

? Husten Sie fast täglich dicken grauen oder grüngelben Schleim ab?

- JA → Eine anhaltende Entzündung der Atemwege kann Ursache eines H.s mit Auswurf sein, vor allem, wenn Sie rauchen und in den vergangenen Wintern zeitweise auch schon an hartnäckigem H. gelitten haben. Begeben Sie sich in ärztliche Behandlung. siehe *Bronchitis, chronische*
- NEIN ↓

VORSICHT, KREBSGEFAHR!
Hartnäckiger Husten, der sich verschlimmert, kann ein Anzeichen von Lungenkrebs sein, vor allem, wenn Sie rauchen.
Konsultieren Sie sofort Ihren Arzt!

Fortsetzung auf der nächsten Seite

H

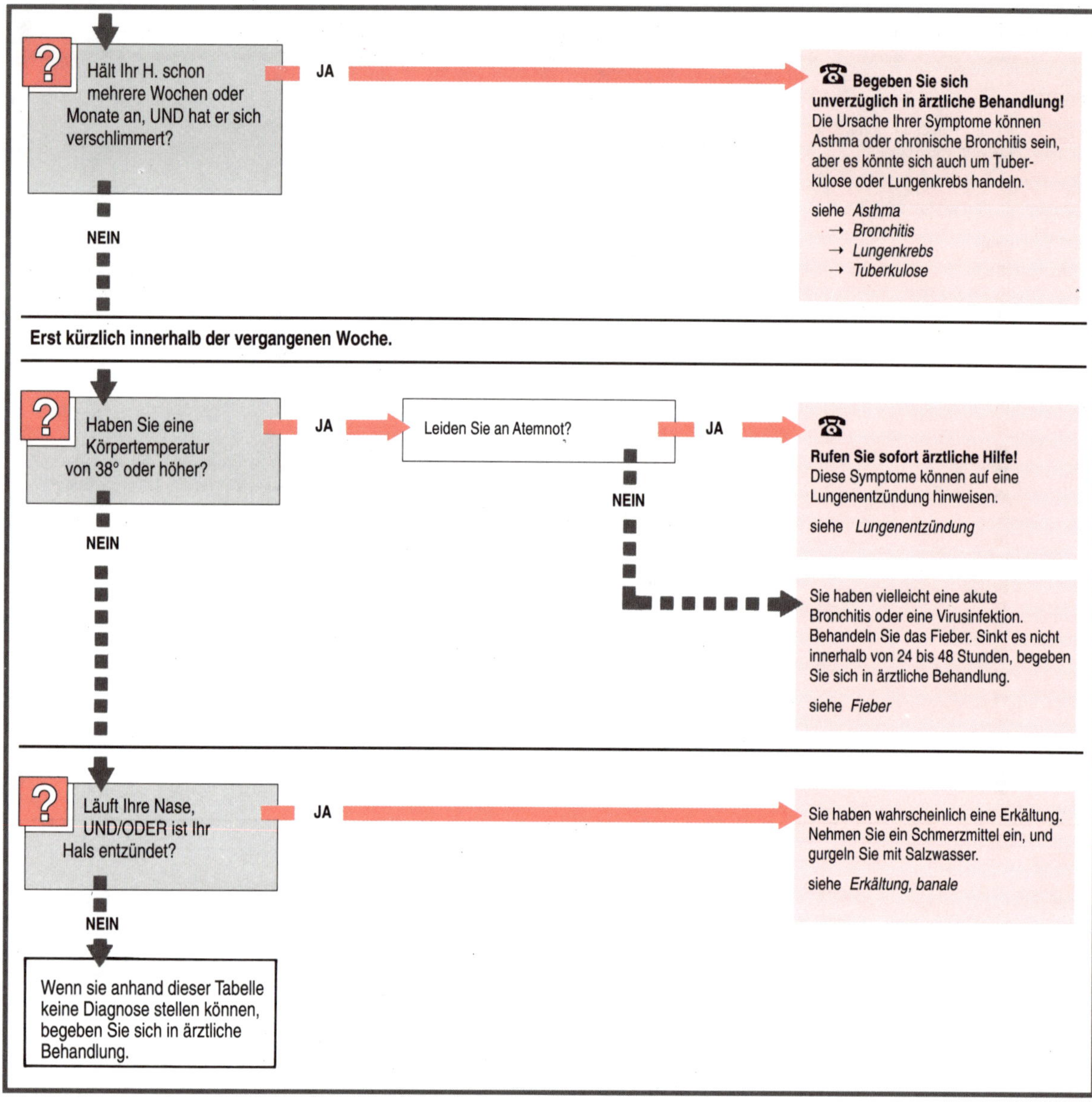

len oder mit warmen, reizlindernden Getränken, wie in Wasser gelöstem Honig, mildern. Zeigt dies keine Wirkung, so helfen beruhigende H.mittel, die Symptome zu lindern. Sie sind besonders abends hilfreich, um ungestört schlafen zu können.

Durch produktives H. wehrt sich der Körper gegen Behinderungen der Atemwege durch Schleim und Sputum. Deshalb sollte in diesen Fällen auf Mittel, die den Hustenreflex hemmen, verzichtet werden, da sie möglicherweise mehr schaden als nützen. Ein Hustenmittel, das die Schleimentfernung fördert, und/oder die Aufnahme großer Flüssigkeitsmengen kann dazu beitragen, hartnäckigen Schleim, der sich nicht abhusten läßt, zu lösen.

Wenn ein H. länger als eine Woche anhält, sehr schwer ist oder mit anderen Symptomen wie Schmerzen in der Brust, grünem oder blutigem Auswurf oder Atemnot einhergeht, ist ärztliche Hilfe erforderlich.

THERAPIE

Die Behandlung hängt von der Ursache des H.s ab. Bei einer bakteriellen Infektion kann z.B. ein *Antibiotikum* verabreicht werden; bei Asthma ein *Bronchodilatator* und/oder ein *Kortikosteroid*. Bronchiektasie und chronische Bronchitis kann man mit *Atemübungen* und *Lagerungsdrainage* (Patienten werden so gelagert, daß Schleim aus den Bronchien abfließen kann) behandeln. Bei Krebs sind chirurgische Eingriffe oder Radiotherapie angezeigt.

Hustenmittel

ANTITUSSIVA
Benproperin (z.B. *Tussafug*®)
Clobutinol (z.B. *Silomat*®)
Codein (z.B. *Codipront*® +)
Dihydrocodein (z.B. *Paracodin*® +)

Dropropizin (z.B. *Larylin Hustensirup®*)
Pentoxyverin (z.B. *Sedotussin®*)
Pipazetat (z.B. *Transpulmin®*)
EXPEKTORANTIEN
Acetylcystein (z.B. *Fluimucil akut®*)
Ambroxol (z.B. *Mucosolvan®*)
Bromhexin (z.B. *Bisolvon®*)
Guaifenesin (z.B. *Wick Formal 44®*)
Oleum Terebinthinae (z.B. *Ozothin®*)
Saponine (z.B. *Eres N®*)

Zur Hustentherapie gibt es eine große Auswahl an rezeptfreien Arzneimitteln. Die meisten Hustenmittel bestehen aus einer sirupartigen Lösung, der verschiedene Wirk- und Geschmacksstoffe zugesetzt werden.

Man kann zwei Hauptgruppen von Mitteln unterscheiden: Expektorantien, die bei produktivem Husten, d.h. Husten mit Sputum (Auswurf) verabreicht werden, und Antitussiva, die für trockenen Husten vorgesehen sind.

Die richtige Wahl der Art des Arzneimittels ist wichtig: Wird bei produktivem Husten ein Antitussivum eingenommen, kann dies den Auswurf behindern und die Genesung verzögern.

SO WIRKEN SIE

Expektorantien lösen Husten, indem sie die Bildung wäßriger Sekrete in der Lunge stimulieren. Einige Hustenmittel aus der Gruppe der Expektorantien haben auch einen mukolytischen Effekt (direkte Einwirkung auf den Schleim, der dünnflüssiger gemacht wird).

Antitussiva wirken auf das Hustenzentrum im Gehirn ein, das den Hustenreflex steuert. Hierzu gehören einige *Antihistaminika* und das narkotische *Analgetikum* Codein.

MÖGLICHE NEBENWIRKUNGEN

Alle Antitussiva haben eine dämpfende Wirkung und können schläfrig machen. Die Einnahme von H.n zur Linderung der Symptome eines anhaltenden Hustens kann unter Umständen die Diagnose einer ernsthaften Erkrankung verzögern.

Hydarthros

s. *Gelenkerguß*

Hydatidose

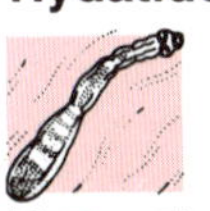

Seltene Infektion, die durch die Finnen des kleinen Bandwurms *ECHINOCOCCUS GRANULOSUS* erfolgt. Die Finnen nisten sich meist in der Leber, der Lunge oder den Muskeln ein und verursachen langsam wachsende Zysten. In seltenen Fällen sind das Gehirn oder andere Organe befallen.

URSACHE UND VERBREITUNG

Der Kasten unten zeigt, wie Eier und Finnen in den Körper gelangen. Die H. ist nur in Regionen der Erde verbreitet, wo Schafhaltung mit Hunden betrieben wird, z.B. in Australien und Neuseeland. In Deutschland ist sie sehr selten.

SYMPTOME

Die Infektion erfolgt meistens im Kindesalter. Da die Zysten aber sehr langsam wachsen, treten Beschwerden, wenn überhaupt, vor allem erst im Erwachsenenalter auf. In vielen Fällen zeigen sich gar keine Symptome.

Leberzysten können einen druckempfindlichen, abgegrenzten Knoten hervorrufen oder einen *Gallengangsverschluß* und Gelbsucht verursachen. Zysten in der Lunge können auf die Atemwege drücken und Entzündungen hervorrufen; die Perforation einer Lungenzyste kann Schmerzen in der Brust, Bluthusten und pfeifende Atemgeräusche verursachen. Zysten im Gehirn können zu Anfällen und sonstigen Symptomen führen, wie sie ähnlich auch bei einem Gehirntumor auftreten. Die Perforation einer Zyste löst in seltenen Fällen einen anaphylaktischen Schock (eine schwere allergische Reaktion) aus, der tödlich sein kann.

DIAGNOSE UND THERAPIE

Hydatidose-Zysten werden mit *Computertomographie* erkannt. Die Zysten werden operativ entfernt oder sterilisiert und durch Drainage entleert. Medikamentöse Behandlungsmethoden werden noch erforscht.

Hydralazin

(z.B. *Treloc®*+)

Antihypertensivum, das besonders zur Notfallbehandlung der *Hypertonie* eingesetzt wird. H. wird auch oft gegeben, wenn sich ein erhöhter Blutdruck nicht mit einer Kombination von *Diuretika* und *Betablockern* senken läßt.

H. kann Übelkeit, Erbrechen, Kopfschmerzen, Schwindel und unregelmäßigen Herzschlag hervorrufen. Seltenere Nebenwirkungen sind Appetitlosigkeit, Hautausschlag und Gelenkschmerzen. Wird H. in hoher Dosierung über einen längeren Zeitraum verschrieben, kann dies zu *Lupus erythematodes* führen.

ENTSTEHUNG DER HYDATIDOSE

Der Befall beschränkt sich im allgemeinen auf Hunde und Schafe, aber gelegentlich nehmen Kinder Eier aus Hundekot auf. Diese werden zu Larven, die durch den Körper wandern, vor allem in die Leber oder die Lunge, wo sie langsam wachsende Zysten bilden. Symptome treten erst nach Jahren auf.

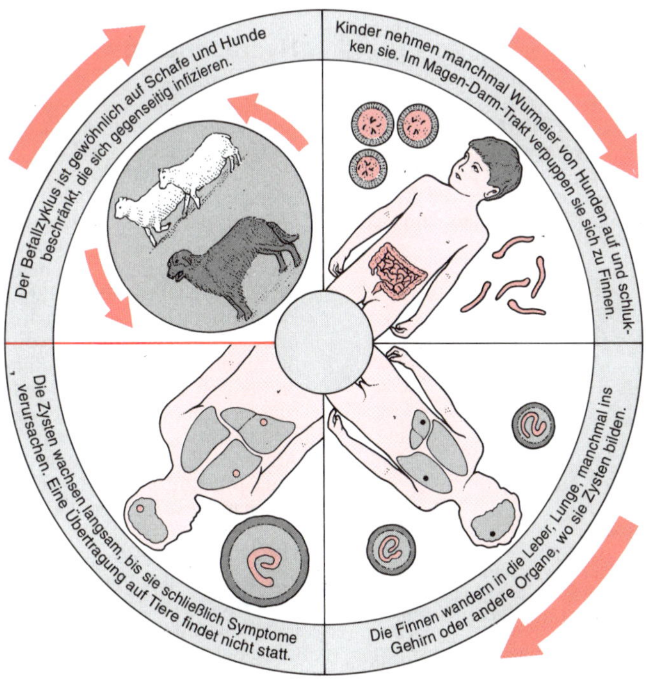

H

Hydramnion

s. *Polyhydramnion*

Hydrocephalus

Zu große Menge von Liquor (Gehirnflüssigkeit) im Schädel, meist unter erhöhtem Druck. Der Ausdruck Wasserkopf, der für diese Störung manchmal gebraucht wird, ist kein medizinischer Begriff. H. tritt oft zusammen mit anderen angeborenen Anomalien auf, vor allem mit *Spina bifida*.

URSACHEN

Ein H. kann angeboren sein, also schon bei Geburt bestehen, oder er entwickelt sich aufgrund einer schweren Kopfverletzung, Hirnblutung, Infektion (z.B. *Meningitis*) oder bei einem Tumor.

Ein H. entsteht durch übermäßige Produktion von Gehirnflüssigkeit und/oder eine Blockade der Liquorzirkulation.

SYMPTOME

Bei angeborenem H. ist das Hauptmerkmal ein vergrößerter Kopf, der anomal schnell weiterwächst, weil die Knochen noch nicht fest sind und dem Druck der Hirnflüssigkeit nachgeben. Andere Merkmale sind Steifheit der Beine, *Epilepsie*, Reizbarkeit, Lethargie, Erbrechen und das Fehlen normaler Reflexe. Erfolgt keine Behandlung, schreitet die Erkrankung fort bis zu extremer Benommenheit, schweren Hirnschäden und Anfällen. Sie kann innerhalb weniger Wochen zum Tod des Kindes führen.

Tritt der H. im späteren Kindesalter oder erst im Erwachsenenalter auf, wenn der Schädel fest ist, so zeigen sich Symptome aufgrund des gesteigerten Drucks im Schädelinneren – Kopfschmerzen, Erbrechen, Koordinationsverlust und Abnahme der geistigen Funktionen.

DIAGNOSE UND THERAPIE

Die *Computer-* oder *Kernspintomographie* zeigt Lage und Art einer Blockade.

Die Therapie zielt meist darauf ab, die übermäßige Flüssigkeit aus dem Gehirn in einen anderen Teil des Körpers abzuleiten, z.B. in die Bauchhöhle, wo sie absorbiert werden kann. Die Ableitung erfolgt mittels eines Ventils und eines *Shunts* (Schlauch), der durch eine Öffnung in der Schädeldecke in das Gehirn geführt wird. Der Shunt muß in manchen Fällen für unbestimmte Zeit liegenbleiben.

Bei älteren Kindern und Erwachsenen wird manchmal nur die zugrundeliegende Ursache behandelt.

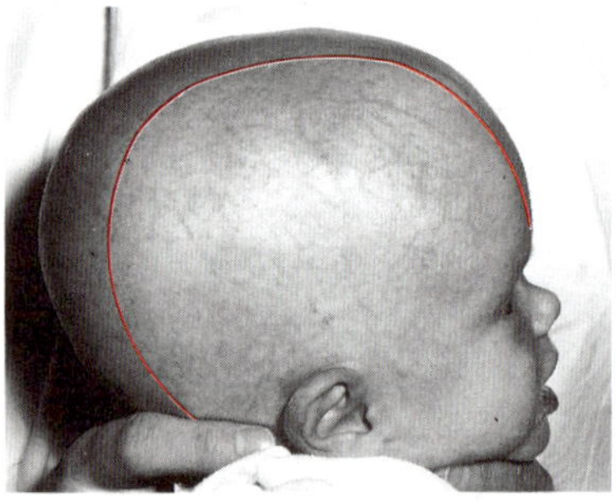

Hydrocephalus bei einem Baby
Stau der Hirnflüssigkeit in den Liquorräumen des Gehirns übt Druck auf den Schädel aus, der über die normale Größe (rote Linie) hinauswächst. Um Hirnschäden zu verhüten, muß ein küstlicher Liquorabfluß geschaffen werden.

Hydrochlorothiazid

(z.B. *Tri-Thiazid* ® +)

Die Natriumrückresorption hemmendes *Diuretikum*, das zur Behandlung von *Ödemen* (Ansammlung von Flüssigkeit) bei Menschen mit *Herzinsuffizienz* (reduzierter Pumpkraft des Herzens), *nephrotischem Syndrom* (einer Nierenerkrankung), *Zirrhose* der Leber oder Spannungsgefühl in der Brust vor der Menstruation eingesetzt wird. H. wird auch zur Therapie von *Hypertonie* (Bluthochdruck) verabreicht, manchmal auch, um die erneute Bildung bestimmter Arten von Nierensteinen (s. *Harnstein*) zu verhindern. In Deutschland als Kombinationspräparat in Verbindung mit Triamteren (z.B. Tri-Thiazid ® +) oder mit Amilorid (z.B. Moduretic ® +) erhältlich.

MÖGLICHE NEBENWIRKUNGEN

H. kann Beinkrämpfe, Lethargie, Schwindel, Hautausschlag und Impotenz, selten *Gicht* hervorrufen und bei *Diabetes mellitus* eine Verschlechterung bewirken.

Hydrocortison

(z.B. *Ficortril* ® +)

Kortikosteroid, das in Salben, Sprays und anderen topischen (lokal anwendbaren) Formen zur Behandlung entzündlicher oder allergischer Zustände, wie *Colitis ulcerosa* oder *Dermatitis*, Anwendung findet. H., auch Kortisol genannt, ist ein von der Nebenniere produziertes Hormon.

MÖGLICHE NEBENWIRKUNGEN

Hochdosierte H.salben können dazu führen, daß die Haut an den entsprechenden Stellen dünner wird. Bei verdünnten Präparaten ist dieses Risiko jedoch gering. Deshalb gibt es mittlerweile niedrigdosierte H.-Präparate zur topischen Anwendung, die nicht mehr verschreibungspflichtig sind (z.B. Ebenol ®). Sie dürfen maximal 0,25 Prozent H. enthalten.

Hydronephrose

Zustand, bei dem eine Niere aufgrund einer Blockierung im Harntrakt mit Urin angefüllt und stark angeschwollen ist. Ohne Behandlung wird die Niere schwer geschädigt. Sind beide Nieren betroffen, kann ein Nierenversagen eintreten.

URSACHEN

Bei vielen Menschen mit H. liegt eine angeborene Verengung des Harnleiters vor. Ein Abflußhindernis im Harnleiter kann ein Stein (s. *Harnstein*), ein Nierentumor oder auch ein Blutgerinnsel sein. Manchmal schwillt die Niere an, weil der Harnabfluß aus der Blase durch eine vergrößerte Prostata behindert wird.

SYMPTOME UND ANZEICHEN

Eine akute H., die durch eine plötzliche Blockierung im Harnleiter verursacht ist, führt zu heftigen Schmerzen in der Lendengegend. Bei der chronischen H. entwickelt sich die Abflußbehinderung über einen längeren Zeitraum. Beschwerden treten oft erst auf, wenn der Harnleiter völlig undurchlässig geworden ist und es zum Nierenversagen kommt. Eine mögliche Komplikation ist die Infektion der Niere, die zu einer Pyonephrose (eitergefüllte Niere) führen kann.

DIAGNOSE UND THERAPIE

Mit Hilfe der Ultraschalldiagnostik können Niere und Harnleiter dargestellt werden. Ist dabei ein Hindernis im Harnleiter zu erkennen und ist die Niere noch relativ wenig geschädigt, wird die Abflußbehinderung chirurgisch vollständig oder teilweise entfernt. Meist nimmt die Niere danach wieder ihre normale oder annähernd normale Funktion auf. Manchmal ist die Niere jedoch so schwer geschädigt, daß sie entfernt werden muß (s. *Nephrektomie*). Falls die verbleibende Niere gesund ist, wird sie die Funktion des entfernten Organs mitübernehmen.

Hydrophobie

Heute ungebräuchliche Bezeichnung für Tollwut. H. bedeutet Angst vor Wasser und nimmt darauf Bezug, daß Tollwuterkrankte nicht in der Lage sind zu trinken.

Hydrophthalmus

s. *Buphthalmus*

Hydrops

Abnorme Flüssigkeitsansammlung in Körpergeweben oder -höhlen (Hohlorgan oder hohle Körperstruktur).

H. fetalis kann durch eine schwere *Rhesus*-Unverträglichkeit verursacht sein und ist durch ein generalisiertes Ödem (Flüssigkeitsansammlung im Gewebe) beim Fetus gekennzeichnet.

Hydrotherapie

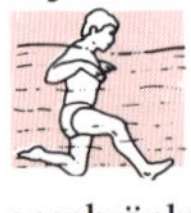

Äußerliche Wasseranwendung zur Unterstützung des Genesungsprozesses nach Verletzungen oder bei eingeschränkter Mobilität (wesentlicher Bestandteil einer Kneipp-Kur). Bei der H. kommen Übungsbecken, Whirlpools und Güsse zur Anwendung.

Patienten, die eine Gliedmaße (z.B. wegen Arthritis oder nach einer Fraktur) nicht voll belasten können, können in einem H.becken oft sehr viel wirkungsvoller krankengymnastische Übungen durchführen. Die Tragkraft des Wassers erweitert die Beweglichkeit und ermöglicht einen intensiveren und dabei praktisch schmerzfreien Einsatz der betroffenen Gliedmaßen.

Warme Whirlpool-Bäder bieten eine sanfte, stimulierende Massage und lindern Steifheit. (S.a. Wärmetherapie)

Kalte Bäder oder Duschen können nach einer Verletzung die Blutung stillen, das Abklingen von Schwellungen und Blutergüssen fördern und dazu beitragen, daß die Gewebsschädigung sich in Grenzen hält. (S.a. *Eispackungen*)

Hydroxocobalamin

Synthetisches Vitamin-B_{12}-Präparat mit Langzeitwirkung, das per Injektion verabreicht wird.

Hydrozele

s. *Wasserbruch*

Hygiene

Lehre und Praxis der Gesundheitsfürsorge. Heute wird H. meist mit Sauberkeit, insbesondere mit körperlicher Reinlichkeit, in Verbindung gebracht.

Im letzten Jahrhundert und Anfang dieses Jahrhunderts wurde der Begriff Hygiene jedoch gleichbedeutend mit Volksgesundheit verwendet. Er bezog sich allgemein auf die Untersuchung der Wirkung von Umwelteinflüssen auf die Gesundheit; insbesondere auf die Bereitstellung sauberen Wassers, sanitärer Einrichtungen, guter Wohnverhältnisse und sicherer Arbeitsbedingungen.

Der Begriff Arbeitshygiene meint die Messung, Bewertung und Beeinflussung von Arbeitsbedingungen und Gegebenheiten am Arbeitsplatz mit dem Ziel, das Auftreten von Berufskrankheiten zu verhindern.

Hygrom

s. *Ganglion*

Hygroma cysticum

Form des Lymphangioms, das im Kopf- und Halsbereich, in den Achselhöhlen und in der Leistenregion auftreten kann. Ein H.c. ist mit klarer Flüssigkeit gefüllt. Es entsteht während der frühen Kindheit, erreicht seine größte Ausdehnung am Ende des zweiten Lebensjahres und bildet sich dann allmählich zurück. Meist wird in diesen Prozeß nicht eingegriffen. Ist das H. c. jedoch entstellend oder behindert es außerdem die Atmung, ist eine chirurgische Entfernung erforderlich.

Hymen

s. *Jungfernhäutchen*

Hyoid

s. *Zungenbein*

Hyoscin

(z.B. *Buscopan*®)

(Heutige Bezeichnung: Scopolamin) *Anticholinergikum*, das in zwei Darreichungsformen zur Anwendung kommt.

Butylscopolaminiumbromid lindert Spasmen z.B. des Magen-Darm-Trakts und der weiblichen Geschlechtsorgane (beispielsweise bei Regelschmerzen).

Scopolaminhydrobromid wird zur Behandlung der Reisekrankheit und zur Linderung der Übelkeit bei der Ménière-Krankheit verschrieben. Im Rahmen der Prämedikation wird es oft als Injektion verabreicht, da es die Sekretabsonderung in Mund und Lunge vermindert.

Mögliche Nebenwirkungen beider Formen sind Mundtrockenheit, Sehstörungen, Schwindelgefühle und Verstopfung.

Hyper-

Wortteil, der "darüber", "zu hoch" oder "über dem normalen Wert" bedeutet. Beispiele: Hypertonie (Bluthochdruck) und Hyperthyreoidismus (Schilddrüsenüberfunktion).

Hyperaktivität

Verhaltensmuster von Kindern, die einen ständigen Aktivitätsdrang haben und sich nur schwer auf eine Tätigkeit konzentrieren können.

In den USA wird H. häufig diagnostiziert, während deutsche Ärzte glauben, daß eine echte H. selten ist.

URSACHEN

Man nimmt man, daß bei einigen hyperaktiven Kindern, insbesondere wenn die motorischen Fähigkeiten schwach entwickelt sind, ein subtiler minimaler Hirnschaden vorliegt. Einen schlüssigen Beweis gibt es für diese Hypothese jedoch nicht. Oft waren die Väter hyperaktiver Kinder als Kinder selbst hyperaktiv, was auf genetische Faktoren schließen läßt. Kinder mit geistiger Behinderung, zerebraler Kinderlähmung oder Temporallappen-Epilepsie können ebenfalls hyperaktiv sein. Eine Nahrungsmittelallergie wird manchmal als Ursache angesehen, obwohl wissenschaftliche Studien gezeigt haben, daß eine solche Allergie nur selten der Auslöser von H. ist.

SYMPTOME

Hauptkennzeichen der H. ist ein ständiger Bewegungsdrang. Die betroffenen Kinder sind aufgedreht, voller Energie und unruhig und scheinen weniger Schlaf als ihre Altersgenossen zu benötigen. Oft sind sie auch impulsiv und draufgängerisch, ohne Gespür für Gefahren, außerdem reizbar, emotional unreif und aggressiv. Ihre Aufmerksamkeitsspanne ist kurz, so daß sie sich nur schwer in geordnete Abläufe einfügen. Trotz eines normalen Intelligenzquotienten haben diese Kinder oft Lernschwierigkeiten.

DIAGNOSE

Ein ständiger Bewegungsdrang allein heißt noch nicht, daß ein Kind hyperaktiv ist. Er kann auch durch eine belastende familiäre Umgebung oder eine körperliche Erkrankung verursacht sein. Bis zu einem gewissen Grad sind die hier erwähnten Verhaltensweisen außerdem bei allen Kindern zu beobachten. Nach Ausschluß anderer Ursachen und bei Fortbestehen des betreffenden Verhaltens in außergewöhnlich starker Form über das vierte Lebensjahr hinaus kann wohl von H. ausgegangen werden.

THERAPIE

Paradoxerweise läßt sich die beste Wirkung mit Stimulantien (wie z.B. Amphetaminen) erzielen. Dies weist darauf hin, daß die H. auf eine fehlende Stimulierung des Mittelhirns zurückzuführen ist, das nun keine Dämpfung und Steuerung von Bewegungen und Empfindungen vornimmt. Stimulantien scheinen das Mittelhirn so weit anzuregen, daß die überschüssige Aktivität unterdrückt wird. Darüber hinaus erweisen sich Verhaltenstherapie und Beratung des Kindes und der Eltern als hilfreich.

Auf spezielle Diäten, die bestimmte Nahrungsmittel, künstliche Zusätze oder Farbstoffe ausschließen, scheinen nur sehr wenige Kinder anzusprechen.

Hyperaktive Kinder sollten von erfahrenen Pädagogen und Psychologen betreut werden. Viele brauchen Hilfe beim Schreiben und Lesen.

PROGNOSE

Oft legt sich die H. mit Beginn der Pubertät vollständig. In anderen Fällen klingt zwar die H. ab; an ihre Stelle treten jedoch Schlappheit, Depression und Launenhaftigkeit. Diese Jugendlichen versagen häufig in der Schule und zeigen antisoziales Verhalten. Manchmal bleiben die Symptome der H. bis ins Erwachsenenalter erhalten.

Hyperakusis

Außergewöhnlich gut entwickelter Gehörsinn. Bei H. können laute Geräusche Schmerzempfindungen auslösen.

Hyperaldosteronismus

Form einer Stoffwechselstörung, die durch eine Überproduktion des Hormons *Aldosteron* durch die Nebennieren verursacht wird. (S. *Aldosteronismus*, *Conn-Syndrom*)

Hyperalimentation
Extrem hohe Kalorienzufuhr, meist intravenös oder über eine Magensonde (s. *Ernährung, künstliche*)

Hyperämie
s. *Kongestion*

Hyperästhesie
s. *Hypersensibilität*

Hyperazidität
Störung, bei der der Magen zuviel Säure produziert. H. wird oft mit *Ösophagusreflux* (Ursache eines brennenden Gefühls im Oberbauch und unteren Brustbereich) oder Hypersalivation (*wäßrigem Mund*) verwechselt. Bei Zwölffingerdarmgeschwüren (s. *peptisches Geschwür*) ist meist eine zu starke Säureproduktion festzustellen. Besonders viel Säure bildet der Magen beim *Zollinger-Ellison-Syndrom*.

Hyperbare Oxygenation
s. *Überdruckbeatmung*

Hyperbilirubinämie
Zu hoher Anteil von Bilirubin (einem beim Abbau der roten Blutkörperchen entstehenden Abfallprodukt) im Blut. H. läßt sich oft nur durch eine Blutuntersuchung nachweisen. Erreicht der Bilirubinspiegel allerdings das Zweifache des Normalwertes, ist Gelbsucht als äußerliches Symptom erkennbar.

Hyperchlorhydrie
s. *Hyperazidität*

Hyperemesis
Medizinische Bezeichnung für heftiges Erbrechen, das zu Austrocknung und Gewichtsverlust führt. In der Schwangerschaft spricht man von H. gravidarum (Schwangerschaftserbrechen).

Hyperglucosämie
s. *Hyperglykämie*

Hyperglykämie
Überhöhter Blutzuckerspiegel, der bei Menschen mit nicht behandeltem oder schlecht eingestelltem *Diabetes mellitus* auftritt. Bei Diabetikern kann auch eine Infektion, Streß oder ein chirurgischer Eingriff zur H. führen.

Die Symptome der H. sind die gleichen wie bei Diabetes: Durst, übermäßiges Wasserlassen, *Glucosurie* (Glukose im Urin) und *Ketose* (eine Ansammlung von Ketonen im Körper). In schweren Fällen kann H. zu Verwirrtheitszuständen und Koma führen, was eine sofortige notärztliche Behandlung mit *Insulin* und intravenöser Flüssigkeitszufuhr erfordert.

Hypergonadismus
Überfunktion der *Keimdrüsen* (Hoden und Eierstöcke), die zu einer Überproduktion von *androgenen Hormonen* oder *Östrogenen* führt. H. kann durch Erkrankungen der Keimdrüsen oder durch eine Störung der *Hypophyse*, die eine Überproduktion *gonadotroper Hormone* bewirkt, verursacht sein. Bei Kindern löst H. sexuelle Frühreife und übermäßiges Wachstum aus.

Hyperhidrose
Bezeichnung für übermäßiges Schwitzen. Es kann sich um lokale Beschwerden handeln, die lediglich Achselhöhlen, Füße, Handflächen oder Gesicht betreffen, oder um eine generalisierte Störung, die sämtliche mit Schweißdrüsen ausgestatteten Körperregionen umfaßt.

URSACHEN

Übermäßiges Schwitzen wird meist durch hohe Umgebungstemperaturen, körperliche Anstrengung oder Angst verursacht. In manchen Fällen steht eine Erkrankung wie etwa eine Infektion, *Thyreotoxikose*, *Hypoglykämie* oder eine Störung des Nervensystems dahinter. Meist ist H. jedoch eine idiopathische Störung (d. h., die Ursache ist unbekannt). Sie beginnt gewöhnlich in der Pubertät und klingt um das 25. oder 30. Lebensjahr ab.

THERAPIE

Betroffene sollten besonderen Wert auf körperliche Hygiene legen. Kleidung und Schuhe aus natürlichen Materialien (wie Baumwolle und Leder) sind eher zu empfehlen als Kunstfasern, die eine geringere Saugfähigkeit haben. Die regelmäßige Anwendung von Deodorants kann hilfreich sein. Vom Arzt können hochwirksame Präparate aus Aluminiumchlorid und Aluminiumhydroxychlorid verschrieben werden. Manche Betroffene sprechen gut auf eine Behandlung mit *Anticholinergika* an.

Hyperkalzämie
Überhöhter *Kalzium*spiegel im Blut. Leichte Formen der H., die ohne Relevanz für das Allgemeinbefinden sind, finden sich relativ häufig bei ansonsten gesunden Menschen.

URSACHEN

H. wird zumeist durch *Hyperparathyreoidismus* (Überproduktion des Nebenschilddrüsenhormons, das an der Regulierung des Kalziumgehalts im Blut beteiligt ist) verursacht.

Auch Krebserkrankungen können zu H. führen. Dies geschieht durch Ausweitung der Tumoren auf Knochen oder durch die Ausschüttung abnormaler Hormone, die Kalzium aus den Knochen lösen und auf diese Weise Knochenerweichung verursachen.

Seltenere Ursachen der H. sind Überdosierungen von *Vitamin D*, das an der Regulierung der Kalziumabsorption beteiligt ist, oder bestimmte entzündliche Erkrankungen wie z.B. *Sarkoidose*.

SYMPTOME

H. führt zu Übelkeit, Erbrechen, Antriebslosigkeit, Depressionen, gesteigertem Durst und verstärkter Harnausscheidung. Bei sehr hohem Kalziumgehalt im Blut kommt es zu Verwirrtheit, starker Müdigkeit und Muskelschwäche. Wird die Erkrankung nicht behandelt und steigt der Kalziumgehalt im Blut weiter an, kann die H. zu Herzrhythmusstörungen, Nierenversagen, Koma und sogar zum Tod führen. Chronische H. kann *Nephrokalzinose* (Nierenverkalkung) oder Nierensteine (s. *Harnstein*) verursachen.

DIAGNOSE UND THERAPIE

Die Diagnose wird durch Messung des Kalziumspiegels im Blut gestellt. Bestätigt sich der Verdacht auf H., werden zur Feststellung der zugrundeliegenden Erkrankung weitere Untersuchungen durchgeführt. Die Therapie orientiert sich an der Grunderkrankung.

Hyperkapnie
Überhöhter Kohlendioxidspiegel im Blut. Kohlendioxid ist ein Abfallprodukt der Stoffwechselvorgänge, die in den Körperzellen Energie erzeugen, und wird über die *Atmung* ausgeschieden. Normalerweise unterliegt der Kohlendioxidgehalt des Blutes nur geringen Schwankungen. H. wird durch das Versagen der Mechanismen, die den Kohlendioxidgehalt im Blut regulieren (z.B. die Atemfrequenz), verursacht. Sie führt im allgemeinen zur respiratorischen *Azidose*.

Hyperkeratose
Verdickung der äußeren Hautschicht durch eine Zunahme des Proteins *Keratin* (eines festen Proteins, das Hauptbestandteil der äußeren Hautschicht ist). Die häufigsten Formen der H. sind *Hühneraugen* und *Hornschwielen*, die durch andauernden Druck oder Reibung entstehen. H. liegt bei Warzenbildung an den Fußsohlen (s. *Sohlenwarzen*) sowie bei *Lichen planus* vor. Manchmal werden auch abnorme Verdickungen der Nägel als H. bezeichnet.

Hyperkinese
s. *Choreoathetose*

Hyperkinetisches Syndrom
Andere Bezeichnung für *Hyperaktivität*.

Hyperlipidämie
Gruppe von *Stoffwechselstörungen*, die durch hohen Gehalt an *Lipiden* (Fetten) im Blut gekennzeichnet sind.

FORMEN

H.n lassen sich in sechs Kategorien einteilen, die danach unterschieden werden, wie hoch der Blutspiegel der verschiedenen Lipide ist (siehe nachfolgende Tabelle).

Lipide werden im Blut in verschiedenen Formen (hauptsächlich *Cholesterin*, Triglyzeride und Lipoproteine) transportiert. Lipoproteine bestehen aus an Proteinmoleküle gebundenen Fett- und Cholesterinmolekülen. Sie werden nach ihrer Dichte, d. h. nach dem Mengenverhältnis von Cholesterin und Proteinen, klassifiziert. Je höher der Cholesterinanteil, desto geringer ist die Dichte des Lipoproteins. Entsprechend dieser Klassifizierung werden Lipoproteine in folgende Klassen eingeteilt: VLDL (sehr niedrige Lipoproteindichte), LDL (niedrige Lipoproteindichte) und IDL (mittlere Lipoproteindichte). Es gibt auch Lipoproteine mit hoher Dichte (HDL). Diese sind jedoch an den H.n nicht beteiligt. Chylomikronen (mikroskopisch kleine Fetttröpfchen im Blut) werden üblicherweise auch als Lipoproteine eingestuft.

URSACHEN

H.n können angeboren sein oder auf dem Boden einer anderen Erkrankung (z.B. *Hypothyreose*, *Alkoholabhängigkeit*, *Diabetes mellitus*, *Nierenversagen* und *Cushing-Syndrom*) entstehen. H.n können auch als Begleiterscheinung einer Therapie mit *Kortikosteroiden* oder *Östrogenen* auftreten.

RISIKEN

H.n gehen mit einer Reihe schwerer Erkrankungen einher, insbesondere *Arteriosklerose* (Verengung der Arterien durch Ablagerung von fetthaltigen Substanzen) und *koronarer Herzkrankheit*. Daher sollten bei Auftreten einer dieser Erkrankungen bei nahen Verwandten (insbesondere, wenn Angehörige vor dem 50. Lebensjahr einen Herzinfarkt erleiden) auch die anderen Familienmitglieder auf H. untersucht werden.

SYMPTOME, DIAGNOSE UND THERAPIE

Symptome und Therapie der verschiedenen Formen der H. sind der nachfolgenden Tabelle zu entnehmen. Da viele dieser Formen mit ähnlichen Symptomen einhergehen, wird die Diagnose meist anhand von Blutuntersuchungen gestellt, mit denen der Blutspiegel der verschiedenen Lipidarten gemessen wird.

Die Behandlung ist bis zu einem gewissen Grad von der Form der H. abhängig, aber in allen Fällen zielt sie darauf ab, den Blutlipidspiegel zu senken und damit das Risiko einer Arteriosklerose zu verringern.

Hypermetropie

s. *Hyperopie*

Hypernephroides Karzinom

Verbreitetste Form des Nierenkrebses (s. *Nierenkrebs*).

Hypernephrom

Andere Bezeichnung für das hypernephroide Karzinom, eine Form des *Nierenkrebses*.

Hyperopie

Medizinische Bezeichnung für Weitsichtigkeit. Dabei handelt es sich um einen Brechungsfehler (s. *Refraktion*), durch den anfangs das Erkennen naher Gegenstände, später auch das Erkennen entfernter Gegenstände erschwert wird. H. wird meist als Veranlagung innerhalb von Familien weitergegeben.

Die H. entsteht durch eine Verkürzung des Augapfels, die dazu führt, daß der Punkt der größten Bildschärfe hinter der Netzhaut liegt. Leichte Formen der H. bei jungen Menschen werden durch die

FORMEN DER HYPERLIPIDÄMIE

Form	Erhöhtes Lipoprotein	Blut-cholesterin-spiegel	Blut-triglycerid-spiegel	Symptome und Zeichen zusätzlich zum Risiko der Herzerkrankung	Behandlung
I	Chylomikronen	Geringfügig erhöht	Stark erhöht	Fettknoten in der Haut, Bauchschmerzen, Entzündung der Bauchspeicheldrüse	Streng fettarme Diät
IIa	Low-density Lipoproteine	Geringfügig bis mäßig erhöht	Normal	Fettknoten an den Sehnen (insbesondere Achillessehne und Handsehnen) und über Gelenken, weiße Linie um den Hornhautrand	An gesättigten Fettsäuren und Cholesterin arme Diät; Colestyramin, Colestipol oder Clofibrat können verschrieben werden.
IIb	Low-density und very-low-density Lipoproteine	Geringfügig bis mäßig erhöht	Geringfügig erhöht	Fettknoten auf den Augenlidern; weiße Linie um den Hornhautrand	An gesättigten Fettsäuren, Cholesterin und Kohlenhydraten arme Diät; Colestyramin oder Colestipol können verschrieben werden.
III	Lipoproteine mittlerer Dichte	Geringfügig bis mäßig erhöht	Geringfügig bis mäßig erhöht	Fettablagerungen in Handflächen und manchmal über den Gelenken	Fett- und kohlenhydratarme Diät; Clofibrat, Nikotinsäure oder Gemfibrozil können verschrieben werden.
IV	Very-low-density Lipoproteine	Normal	Geringfügig bis mäßig erhöht	Fettknoten in der Haut; Patient ist oft adipös	Kohlenhydratarme Diät; Gewichtsreduktion; Clofibrat und manchmal Nikotinsäure oder Gemfibrozil können verschrieben werden.
V	Chylomikronen und very-low-density Lipoproteine	Geringfügig erhöht	Geringfügig bis mäßig erhöht	Fettknoten in der Haut; Bauchschmerzen, Entzündung der Bauchspeicheldrüse; Patienten manchmal adipös	Fett- und kohlenhydratarme Diät; Gewichtsreduktion; Gemfibrozil und Nikotinsäure können verschrieben werden.

H

HYPERPARATHYREOIDISMUS

Bei dieser Störung produzieren die Nebenschilddrüsen zuviel Parathormon (PTH). Die auftretenden Symptome sind durch einen erhöhten Kalziumspiegel in Blut und Harn, die Kalziumverarmung des Knochens und eine Kalzinose (Einlagerung von Kalzium in verschiedenen Geweben) verursacht. Zur Vermeidung von Komplikationen wird das abnormale Nebenschilddrüsengewebe chirurgisch entfernt.

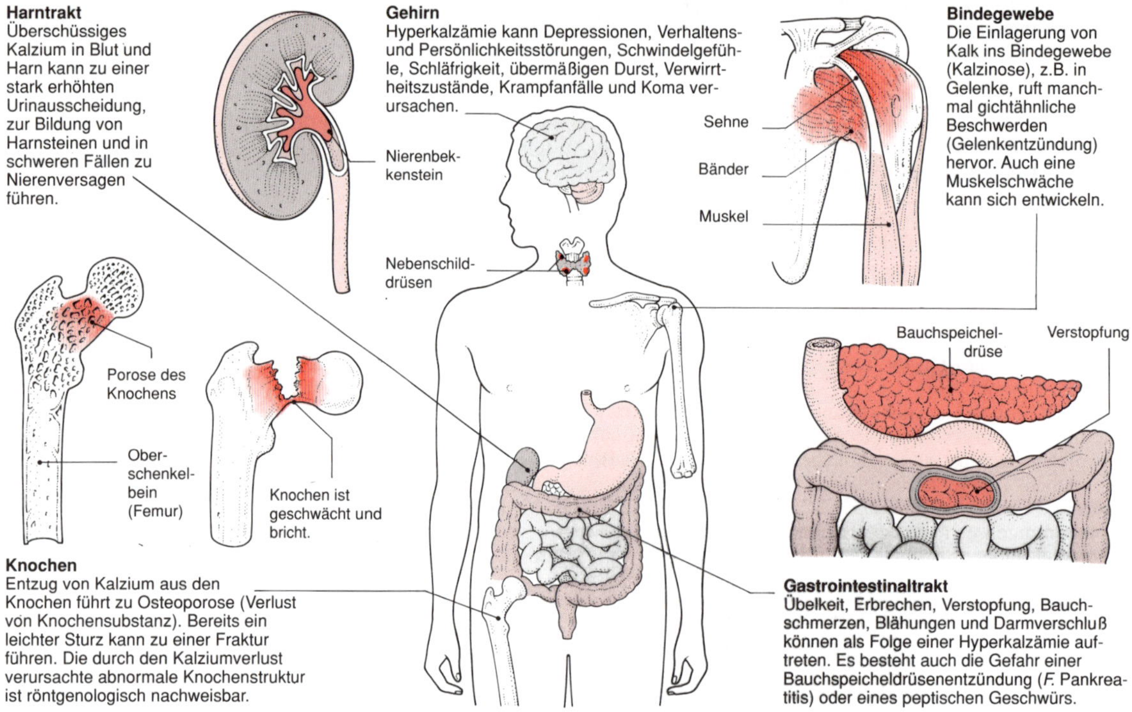

Akkomodation (Veränderung der Linsenform durch die Aktivität der Ziliarmuskeln) ausgeglichen, d. h., der Punkt der größten Schärfe wird nach vorne verlegt.

SYMPTOME UND URSACHEN

Obwohl der Fehler von Geburt an vorhanden ist, machen sich die Symptome meist erst später bemerkbar. Je ausgeprägter die H., desto früher hat der Betroffene Schwierigkeiten, nahe Gegenstände klar zu erkennen, da das Akkomodationsvermögen mit zunehmendem Alter nachläßt. Mit der Zeit werden dann auch entferntere Gegenstände verschwommen wahrgenommen.

THERAPIE

Falls notwendig, wird eine Brille oder werden Kontaktlinsen mit konvexen Linsen verschrieben, die die Sehschärfe verbessern.

Hyperparathyreoidismus

Überfunktion der *Nebenschilddrüsen*. Die erbsengroßen Drüsen sind in der Schilddrüse, die sich im Hals befindet, eingebettet und produzieren das Nebenschilddrüsenhormon (Parathormon, PTH). Zusammen mit *Vitamin D* und *Kalzitonin* (einem von der Schilddrüse erzeugten Hormon) steuert das PTH den Kalziumstoffwechsel im Organismus. Eine Überproduktion des PTH führt zum Anstieg des Kalziumspiegels im Blut (der sog. *Hyperkalzämie*) durch Entzug von Kalzium aus den Knochen. Dies kann wiederum Knochenerkrankungen wie die *Osteoporose* nach sich ziehen.

Um den hohen Kalziumspiegel im Blut auszugleichen, scheiden die Nieren hohe Mengen an Kalzium mit dem Harn aus, was die Bildung von Nierensteinen zur Folge haben kann (s. *Harnstein*).

URSACHEN UND HÄUFIGKEIT

H. wird meist durch einen kleinen, gutartigen Tumor einer oder mehrerer Nebenschilddrüsen verursacht. Er kann auch durch eine Vergrößerung der Nebenschilddrüsen ausgelöst werden, deren Ursache unbekannt ist.

Etwa 40 von 100 000 Menschen sind von H. betroffen, der meist nach dem 40. Lebensjahr auftritt und bei Frauen doppelt so häufig ist wie bei Männern.

SYMPTOME

H. kann zu unspezifischen Stichen und Schmerzen, Depression und Bauchschmerzen führen. Oft bestehen lediglich Beschwerden durch Nierensteine.

Bei schwerer Hyperkalzämie kann es zu Übelkeit, Erbrechen, Schläfrigkeit, übermäßigem Wasserlassen, Verwirrtheitszuständen und Muskelschwäche kommen.

DIAGNOSE UND THERAPIE

Die Störung wird mit Hilfe von Röntgenaufnahmen der Hände und des Schädels sowie durch Bestimmung des Kalzium-, Phosphor- und PTH-Spiegels im Blut diagnostiziert.

Meist läßt sich H. durch chirurgische Entfernung des gesamten abnormalen Nebenschilddrüsengewebes beheben. In manchen Fällen bleibt nicht genügend Nebenschilddrüsengewebe erhalten, um den Bedarf des Körpers zu decken, so daß eine Behandlung auf *Hypoparathyreoidismus* (Unterfunktion der Nebenschilddrüsen) erforderlich wird.

Hyperplasie

Wucherung; Vergrößerung eines Organs oder Gewebes aufgrund einer Zunahme der Zellen. Die neuen Zellen sind, anders als Tumorzellen, normal. Meist ist die H.

die Folge einer hormonellen Reizung. Dabei kann es sich (wie beispielsweise bei der Zunahme des Brustgewebes und des Gebärmuttermuskels während der Schwangerschaft) um einen normalen Vorgang handeln. Die H. kann aber auch auf eine Störung hinweisen, wie z.B. bei einer Vergrößerung der Schilddrüse, die auf eine Überproduktion bestimmter Hypophysenhormone zurückzuführen sein kann. Eine H. der Prostata ist eine bei Männern mittleren Alters verbreitete gutartige Störung. (S.a. *Hypertrophie*)

Hyperplasie, gingivale

Abnormale Vermehrung des Zahnfleischs. Dabei handelt es sich häufig um eine Begleiterscheinung einer *Gingivitis* (Zahnfleischentzündung), besonders wenn sie während der Schwangerschaft auftritt. Die g. H. kann sich auch als Folge ständiger Mundatmung im Bereich der Schneidezähne entwickeln. Sie kann außerdem durch Phenytoin, ein zur Behandlung der Epilepsie eingesetztes Antikonvulsivum, verursacht sein. Ein schlechtsitzendes Gebiß kann zur Bildung fibrösen Zahnfleischgewebes unter den Gebißrändern führen.

Zahnfleischwucherungen sollten zahnärztlich untersucht werden. In manchen Fällen ist eine chirurgische Entfernung erforderlich.

Hyperpyrexie

Medizinische Bezeichnung für eine extrem hohe Körpertemperatur (gleichbedeutend mit Hyperthermie). Hitzehyperpyrexie ist eine andere Bezeichnung für *Hitzschlag*.

Hypersensibilität

Überreaktion des *Immunsystems* (des Abwehrsystems) auf ein *Antigen* (als körperfremd erkanntes Protein). H.sreaktionen treten erst beim zweiten oder einem späteren Kontakt mit bestimmten Antigenen auf, nachdem das Immunsystem beim Erstkontakt sensibilisiert wurde. Solche Reaktionen laufen nach demselben Mechanismus ab wie Reaktionen, die zur Immunität gegen bestimmte Krankheitserreger führen. Während letztere vor Krankheiten schützen, führen H.sreaktionen jedoch zu Gewebeschädigung und Erkrankung.

H. ist der Allergie sehr ähnlich. Jedoch steht nur eine der vier Formen der Hypersensibilitätsreaktion (Form I) in engem Zusammenhang mit allergischen Erkrankungen.

FORMEN

Es gibt vier Formen der H.sreaktion:

FORM I

Form I wird auch als Sofortreaktion oder anaphylaktische H. bezeichnet. Nach dem Erstkontakt mit einem Antigen (bei dem es sich um eine harmlose Substanz wie Graspollen handeln kann) werden *Antikörper* (Substanzen, die das Antigen erkennen und sich daran binden) gebildet. Diese Antikörper lagern sich an sog. Mastzellen in verschiedenen Geweben an. Beim Zweitkontakt verbinden sich Antigen und Antikörper, wodurch sich die Mastzellen auflösen und chemische Substanzen freisetzen, die die Symptome von *Asthma*, *Rhinitis allergica* (Heuschnupfen), *Urtikaria* (Nesselsucht), *anaphylaktischem Schoc*k (einer schweren allergischen Reaktion) oder anderen Erkrankungen allergischer Natur verursachen.

FORM II

Bei Form II werden Antikörper, die sich auf den Oberflächen der Zellen an Antigene binden, gebildet, was zur Zerstörung der Zellen führen kann. Reaktionen vom Typ II sind möglicherweise für bestimmte Störungen des *Immunsystems* (bei denen Antikörper körpereigenes Gewebe angreifen) und für einige Fälle von *Hämolyse* (Zerstörung roter Blutkörperchen), die durch bestimmte Medikamente ausgelöst werden, verantwortlich.

FORM III

Antikörper bilden zusammen mit Antigenen sog. Immunkomplexe, die sich in verschiedenen Geweben einlagern und weitere Reaktionen des Immunsystems auslösen können, wodurch Gewebe geschädigt wird. Diese Form der H.sreaktion ist für die *Serumkrankheit*, für allergische *Alveolitis* (eine Lungenerkrankung, die durch Kontakt mit bestimmten Pilzsporen entsteht) und für starke Schwellungen, die manchmal nach Auffrischimpfungen auftreten, verantwortlich.

FORM IV

Diese Form wird auch als verzögerte H. bezeichnet. Bei Form IV binden sich sensibilisierte T-Lymphozyten (ein bestimmter Typ weißer Blutkörperchen, die eine wichtige Komponente des Immunsystems sind) und setzen anschließend sog. Lymphokine frei, die eine Entzündungsreaktion nach sich ziehen. Reaktionen vom Typ IV verursachen die Kontakt*dermatitis* und den *Masern*ausschlag. Sie spielen eine wichtige Rolle bei der Abwehrreaktion des Körpers gegen *Tuberkulose* und sind möglicherweise auch an einigen allergischen Reaktionen auf Medikamente beteiligt.

THERAPIE

Die wirksame Behandlung einer H.sreaktion hängt von Form, Ursache und Schweregrad ab. Nach Möglichkeit ist der Kontakt mit dem auslösenden Antigen zu vermeiden.

Hypersomnie

s. *Pickwickier-Syndrom*

Hypersplenismus

Überfunktion der Milz, die zu einer Blutkrankheit führt oder damit einhergeht. Eine der Funktionen der Milz besteht darin, gealterte rote Blutkörperchen abzubauen. Eine überaktive Milz kann ihre Fähigkeit einbüßen, zwischen verschiedenen Zelltypen zu unterscheiden, und dann alle Arten von Blutzellen zerstören. In den meisten Fällen ist die Milz auch vergrößert.

H. kann als primäre Erkrankung ohne erkennbare Ursache auftreten. Weitaus häufiger ist er jedoch Folge einer Grunderkrankung, die mit einer vergrößerten Milz einhergeht, wie etwa die *Hodgkin-Krankheit* oder *Malaria*.

SYMPTOME UND THERAPIE

Bei H. treten meist die Symptome einer *Anämie* (aufgrund der Zerstörung roter Blutkörperchen) oder der *Thrombozytopenie* (Mangel an Blutplättchen) auf. Wegen eines Mangels an weißen Blutkörperchen ist die Infektionsabwehr geschwächt. Hinzu kommen die Symptome der zugrundeliegenden Erkrankung wie der Malaria.

Die Behandlung eines sekundären H. zielt auf die Beseitigung der zugrundeliegenden Ursache ab. Ein primärer H. macht die *Splenektomie* (Entfernung der Milz) erforderlich.

Hypertension

Erhöhung eines Drucks oder einer Spannung über den normalen Wert (z.B. Muskulatur, Blutdruck). (S.a. *Hypertonie, Hypertonus)*

Hyperthermie

Medizinischer Fachausdruck für extrem hohe Körpertemperatur (s.a. *Hitzschlag*).

Hyperthermie, maligne

Rascher Anstieg der Körpertemperatur auf gefährlich hohe Werte bei der *Narkose* (deshalb auch Narkose-Hyperthermie-Syndrom genannt). Es handelt sich dabei um eine relativ seltene Komplikation, die nur bei einer von 50 000 Operationen vorkommt. Meist ist die Prädisposition genetisch bedingt, doch auch Menschen mit Muskelerkrankungen können gefährdet sein.

Die Körpertemperatur der Patienten steigt bald nach Gabe des Anästhetikums an. Gleichzeitig werden große Mengen von *Milchsäure* aus den Muskeln ins Blut ausgeschüttet, was zu *Azidose* führt. Die Muskeln verkrampfen sich, die Patienten laufen blau an; ohne sofortige Notfallmaßnahmen kann es zu Krampfanfällen und schnellem Tod kommen.

Auf m.H. kann geschlossen werden, wenn Patienten sich in der Einleitungsphase der Narkose nicht normal entspannen oder wenn extreme Muskelkontraktionen nach Gabe von Succinylcholin (einem Medikament zur Muskelrelaxation bei Operationen) beobachtet werden.

THERAPIE

Bei Auftreten von m.r H. muß sofort ein Abbruch der Narkose und eine Kühlung des Patienten mit Eispackungen erfolgen. Außerdem können 100%iger Sauerstoff und intravenöse Injektionen von Natriumbikarbonat gegeben werden, um der Azidose entgegenzuwirken. Danach sollte in Abständen von 5 bis 10 Minuten Dantrolen-Natrium intravenös injiziert werden.

Hyperthyreose

Überfunktion der *Schilddrüse* mit vermehrter Abgabe von *Schilddrüsenhormonen.*

URSACHEN UND AUFTRETEN

Die am häufigsten auftretende Form von H. ist die *Basedow-Krankheit*, eine Störung des *Immunsystems*, bei der der Körper Antikörper entwickelt, die eine Überproduktion an Schilddrüsenhormonen stimulieren. Von dieser Krankheit sind etwa ein Prozent der Erwachsenen betroffen, mehr junge Frauen und Frauen im mittleren Alter. H. kann auch durch Bildung eines sog. heißen (Hormon-produzierenden) Knotens in der Schilddrüse verursacht werden.

SYMPTOME UND ANZEICHEN

Die Symptome und Anzeichen werden im nachfolgenden illustrierten Kasten beschrieben.

DIAGNOSE UND THERAPIE

Die Diagnose von H. erfolgt durch Bestimmung des Schilddrüsenhormonspiegels im Blut. Die Behandlung erfolgt mit Medikamenten, die die Bildung von Schilddrüsenhormonen hemmen, oder durch eine operative Entfernung eines Teils der Schilddrüse. Bei älteren Patienten wird alternativ eine Therapie mit radioaktivem Jod (Einmaldosis) durchgeführt, das von der Schilddrüse aufgenommen wird und einen Teil ihres Gewebes zerstört.

Hypertonie

Erhöhter Druck oder Spannung (z.B. Muskulatur, Blutdruck) (s. *Hypertonus)*; meist jedoch speziell für hohen *Blutdruck* (Druck des Blutes in den Arterien). Die Erhöhung des Blutdrucks ist eine ganz normale Reaktion auf Streß und körperliche Aktivität. Ein Mensch mit H. hat jedoch auch im Ruhezustand einen hohen Blutdruck.

Viele Menschen haben H., ohne es überhaupt zu wissen; da jedoch bei Vorliegen von H. ein erhöhtes Risiko für den Betroffenen besteht, einen *Schlaganfall* oder eine Herzerkrankung zu erleiden, werden regelmäßige ärztliche Untersuchungen zur Früherkennung von H. empfohlen.

Der Blutdruck wird anhand von zwei Werten gemessen, die beide in Millimeter (mm) Quecksilbersäule (Hg = chemisches Symbol für Quecksilber), also mm Hg, ausgedrückt werden. Der systolische Blutdruck ist der höchste Druckwert in der Arterie, der diastolische der niedrigste. Üblicherweise wird vom Arzt nach einer Messung notiert: RR 125/80 mm Hg, d.h., mit dem Manschettenmeßverfahren und dem Stethoskop (Methode nach Riva-Rocci) wurden ermittelt: ein systolischer Druckwert von 125, ein diastolischer Wert von 80 mm Hg.

SYMPTOME UND ANZEICHEN VON HYPERTHYREOSE

Die gesteigerte Sekretion von Schilddrüsenhormonen löst Symptome aus, die mit einer Überaktivität des Stoffwechsels (erhöhter Grundumsatz) im Körper einhergehen. Gewichtsverlust trotz Heißhungers, Hitzeunverträglichkeit und Schweißausbrüche sind frühe Anzeichen; auch Tremor und Steigerung der Herzfrequenz werden häufig beobachtet. Oft geht die H. mit Schilddrüsenvergrößerung einher, es kann zu körperlicher und geistiger Hyperaktivität und Herzmuskelschädigung kommen.

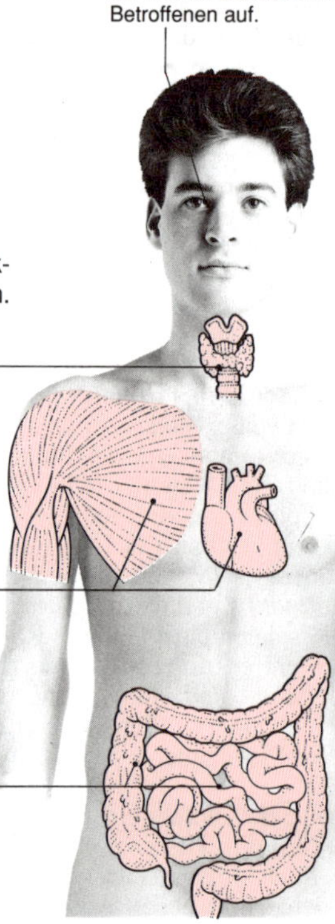

Hervortretende Augen
Dieses Symptom (Exophthalmus genannt) tritt bei 30 bis 50 Prozent der von der Basedow-Krankheit Betroffenen auf.

Vergrößerung der Schilddrüse
Der Kropf kann Ursache einer Hyperthyreose sein, ist meist aber Folge einer Jodmangelernährung (und damit eher Hinweis auf eine Unterfunktion; Hypothyreose).

Muskelschädigung
Schwere Hyperthyreose kann sowohl die Skelettmuskeln als auch den Herzmuskel angreifen und zu Unregelmäßigkeiten des Herzrhythmus führen.

Heißhunger
Das Symptom ist auf die durch die Hyperthyreose verursachte Steigerung der Stoffwechselaktivität zurückzuführen. Trotz Heißhungers kommt es oft zu Gewichtsabnahme.

HERZFREQUENZ BEI HYPERTHYREOSE

Die Überproduktion von Schilddrüsenhormonen kann Auswirkungen auf die Herzfrequenz haben, d.h., das Herz schlägt zu schnell oder unregelmäßig.

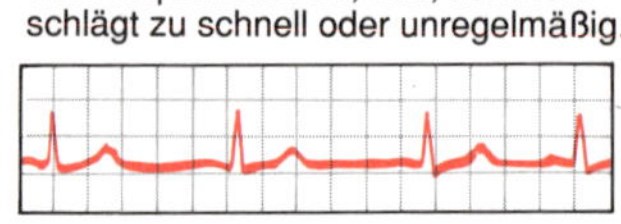

EKG bei normalem Rhythmus
Ein gesundes Herz hat einen regelmäßigen Rhythmus und eine normale Herzschlagfrequenz.

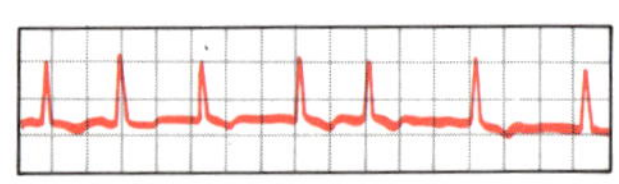

EKG bei Hyperthyreose
Hyperthyreose kann zu unregelmäßigem oder zu schnellem Herzschlag führen.

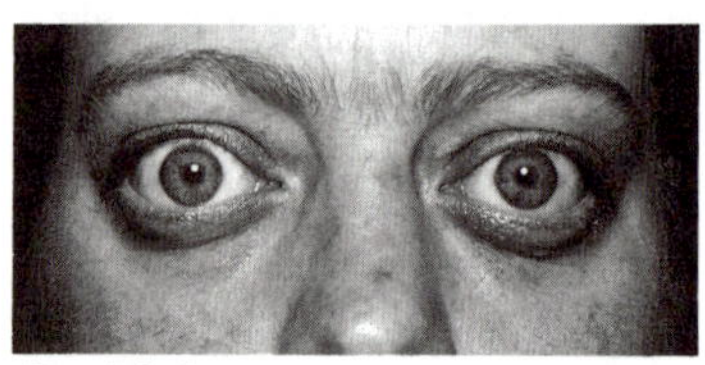

Exophthalmus
Durch Hyperthyreose kann es zum Anschwellen des Gewebes rund um die Augen kommen, was den Blick starr erscheinen läßt.

HYPERTONIE

In Deutschland sind etwa 10 bis 20 Prozent der Erwachsenen von Hypertonie betroffen. Für die Diagnose von Hypertonie muß der Blutdruck einer Person im Ruhezustand dauernd erhöht sein. Der Blutdruck wird anhand von zwei Werten – dem systolischen und dem diastolischen Druckwert – in Millimeter Quecksilbersäule gemessen.

Hypertonie löst zwar selten Symptome aus, ist jedoch eine ernstzunehmende Erkrankung. Bei nichtbehandelter Hypertonie erhöht sich das Risiko für einen Schlaganfall und andere schwere Krankheiten. In vielen Fällen ist keine eindeutige Ursache erkennbar; in manchen Fällen hingegen liegt eine spezifische Ursache vor (z.B. Nierenschaden, Schwangerschaft oder die Einnahme von oralen Verhütungsmitteln). Hypertonie tritt in Verbindung mit Übergewicht und bei manchen Menschen mit hohem Kochsalzkonsum auf. Rauchen scheint die Auswirkungen von Hypertonie zusätzlich zu verschlimmern.

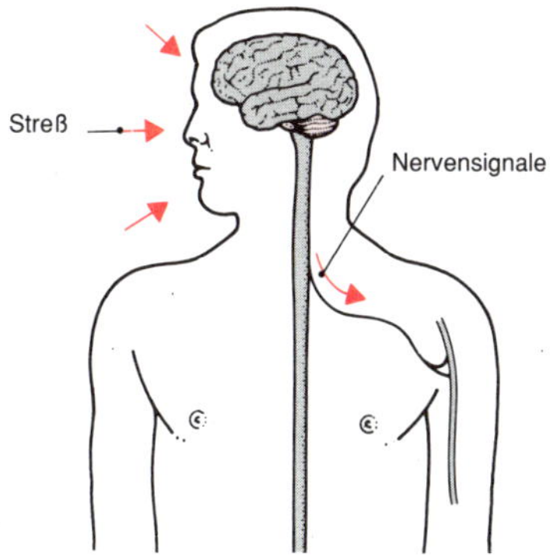

Streß und Hypertonie
Streß wirkt auf das Nervensystem ein, löst damit eine Verengung der Blutgefäße aus, das Herz arbeitet gegen einen höheren Gefäßwiderstand. Ein vorübergehender Blutdruckanstieg ist die Folge. Deshalb sollte eine Blutdruckmessung bei einem Menschen immer im entspannten Zustand vorgenommen werden. Es ist möglich (doch nicht nachgewiesen), daß häufiger Streß mit der Zeit Hypertonie verursacht.

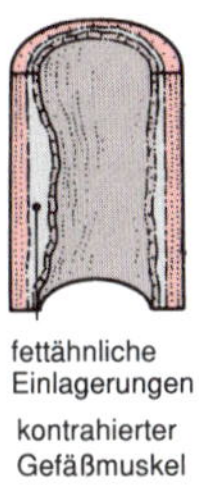

Atherome
Es besteht sowohl ein enger Zusammenhang zwischen Hypertonie und Arteriosklerose, bei der es zu einer Verengung der Arterien kommt (links), sowie zwischen diesen beiden Krankheiten und Fettleibigkeit.

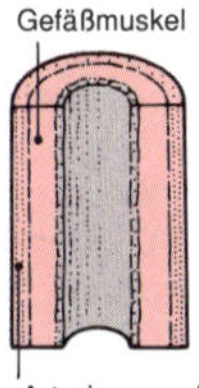

Gefäßverengung
Faktoren wie Nikotin im Tabak verursachen eine Verengung der Arterien (links) und damit einen kurzfristigen Blutdruckanstieg, der die Hypertonie noch verstärken kann.

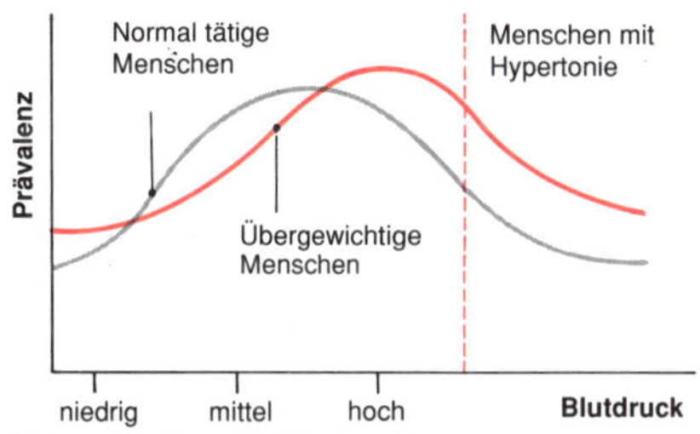

Unterschiedliche Blutdruckwerte
Innerhalb jeder Bevölkerungsgruppe gibt es eine große Variationsbreite zwischen den Blutdruckwerten verschiedener Menschen (ähnlich wie zwischen ihrer Größe). Viele Menschen werden als Hypertoniker betrachtet, da sich ihre Blutdruckwerte am oberen Ende der Skala bewegen (siehe oben). Auch innerhalb der Gruppe der übergewichtigen Personen gibt es große Unterschiede, doch ist die Kurve insgesamt nach oben verschoben; das bedeutet, daß mehr übergewichtige Menschen Hypertoniker sind.

RISIKOFAKTOREN UND VORBEUGUNGSMASSNAHMEN

Mit essentieller Hypertonie gemeinsam auftretende Faktoren	Alter (häufiger bei älteren Menschen); Familiär-erbliche Disposition; Geschlecht (häufiger bei Männern als bei Frauen)
Die Hypertonie verstärkende Faktoren	Rauchen; Übergewicht; Übermäßiger Alkoholkonsum; Diabetes mellitus; Streß
Selbsthilfemaßnahmen und Therapie	1. Regelmäßige Blutdruckkontrollen sind wichtig für die Früherkennung und Vermeidung späterer Komplikationen. 2. Empfehlungen für Patienten mit essentieller Hypertonie: abnehmen, nicht mehr rauchen, weniger oder gar kein Alkohol, weniger Kochsalz, Entspannungsübungen zur Streßverringerung 3. Mit blutdrucksenkenden Mitteln (auf ärztliche Verschreibung) kann der Bluthochdruck im allgemeinen gut kontrolliert werden.

Es gibt keine strenge Grenze zwischen "normalem" und "hohem" Blutdruck, doch die WHO definiert H. als einen Blutdruck, der ständig höher als 160 mm Hg (systolisch) und 95 mm Hg (diastolisch) ist. Ein Mensch, der einen systolischen Blutdruck von 140-160 mm Hg und einen diastolischen Blutdruck von 90-95 mm Hg aufweist, hat eine milde oder sog. Grenzwert-H. Es ist jedoch zu beachten, daß bei älteren Menschen systolische Blutdruckwerte in diesem Bereich oder darüber ganz normal sind, da der Blutdruck mit dem Alter zunimmt. Kleine Kinder haben im allgemeinen einen Blutdruck, der weit unter diesen Werten liegt.

VORKOMMEN UND URSACHEN

H. ist eine extrem weit verbreitete Erscheinung; in Deutschland weisen schätzungsweise 10-20 Prozent der Erwachsenen zu hohe Blutdruckwerte auf. Männer sind in stärkerem Maße davon betroffen als Frauen, und insgesamt ist die Verbreitung in den Bevölkerungsgruppen mittleren und höheren Alters am höchsten. Doch auch viele junge Erwachsene leiden bereits unter Bluthochdruck.

Der Blutdruck steigt an, wenn sich der Strömungswiderstand im arteriellen System erhöht. Der Widerstand in den großen Blutgefäßen nimmt zu, da sich diese mit zunehmendem Alter verhärten. Der Strömungswiderstand in den kleinen Blutgefäßen hängt hingegen davon ab, wie stark sie sich zusammenziehen, und dies wiederum wird von den Nerven und chemischen Vorgängen gesteuert.

Bei etwa 90 Prozent der Hypertoniker ist keine nachweisbare Ursache für den erhöhten Blutdruck zu erkennen; in diesem Falle wird von essentieller (oder primärer) H. gesprochen. Weitere Risikofaktoren für eine essentielle H. (neben Alter und männlichem Geschlecht) sind: Rauchen, Fettleibigkeit, übermäßiger Alkoholgenuß, familiär-erbliche Disposition, Bewegungsarmut und ein hohes Maß an arbeitsbedingtem und sozialem Streß. Bei den restlichen 10 Prozent der Hypertoniker kann eine eindeutige Ursache nachgewiesen werden; in diesem Falle spricht man von sekundärer H. Zu den häufigsten Ursachen zählen verschiedene Störungen und Erkrankungen der *Nieren* und *Nebennieren*, *Präeklampsie* (schwangerschaftsbedingte Erkrankung), *Aortenisthmusstenose* (angeborener Herzfehler) und die Einnahme bestimmter Medikamente. So scheint die Einnahme der kombinierten, östrogenhaltigen "Pille" zur hormonalen Kontrazeption das H.-Risiko deutlich zu erhöhen.

SYMPTOME UND KOMPLIKATIONEN

H. verursacht im allgemeinen keine Symptome und bleibt meist unerkannt, bis sie bei einer ärztlichen Routineuntersuchung aufgedeckt wird. Schwere H. geht bisweilen mit Kopfschmerzen, Atemnot, Schwindel und Sehstörungen einher.

Durch H. werden das Herz und die Blutgefäße schwer belastet. Außer der Erhöhung des Schlaganfallrisikos und der Wahrscheinlichkeit, eine *Herzinsuffizienz* oder *koronare Herzkrankheit* zu entwickeln, kann Bluthochdruck mit der Zeit auch zu einer Schädigung der Nieren und zu *Retinopathie* (Veränderung des Augenhintergrunds) führen. Bei schwerer H. kann es zu Verwirrung und vorübergehenden schlaganfallartigen Attacken (Insulten) kommen.

Je ausgeprägter die H., desto höher sind all diese Risiken. Für einen Mann in den Vierzigern bedeutet zum Beispiel jeder Anstieg des systolischen Blutdrucks um 10 mm Hg eine 20prozentige Erhöhung des Risikos, an einer Herzkrankheit zu erkranken.

DIAGNOSE

Aufgrund der H.-bedingten Gesundheitsrisiken sollte man seinen Blutdruck mindestens alle fünf Jahre überprüfen lassen. Wurden bereits bei früheren Messungen eine Grenzwert-H. oder erhöhte Blutdruckwerte festgestellt, sollte die Überprüfung häufiger erfolgen. Viele Hausärzte sind inzwischen dazu übergegangen, ihren Patienten mittleren und höheren Alters bei jedem Arztbesuch den Blutdruck zu messen.

Die Kriterien für die Diagnose einer H. liegen im allgemeinen erst dann vor, wenn der Blutdruck des Patienten im Ruhezustand zu drei verschiedenen Zeitpunkten erhöhte Werte aufweist. Allerdings kann H. bisweilen bereits nach der ersten Blutdruckmessung diagnostiziert werden, wenn der Blutdruck außergewöhnlich hoch ist und gleichzeitig eine der typischen Hypertonie-begleitenden Komplikationen wie Retinopathie vorliegt.

THERAPIE

In den schwersten Fällen von H. kann bisweilen eine sofortige Krankenhauseinweisung zur Notfallbehandlung, Aufdeckung der Ursachen sowie Bettruhe erforderlich sein.

Bei milder und mittelschwerer H. wird jedoch im allgemeinen – wenn keine direkte Ursache wie etwa Nierenschädigung zu erkennen ist – zuerst einmal versucht, die Patienten zu einer Änderung ihres Lebensstils zu bewegen. Es wird empfohlen, das Rauchen aufzugeben und den Alkoholkonsum einzuschränken. Übergewichtigen Patienten mit H. wird eine Gewichtsreduzierung durch Verringerung der Nahrungszufuhr und allmähliche Steigerung der körperlichen Bewegung nahegelegt. Besonders die Aufnahme von tierischen Fetten (die vor allem in Milch, Sahne, Käse, fettem Fleisch und Eiern enthalten sind) sollte eingeschränkt werden. Auch eine Verringerung des Kochsalzkonsums wird bisweilen empfohlen. All diese allgemeinen Gesundheitsmaßnahmen eignen sich natürlich auch ebenso zur H.-Vorbeugung.

Manche Patienten sprechen auch gut auf *Biofeedback-Training* als Methode zur Blutdrucksenkung an. In den Therapiesitzungen wird der Blutdruck der Patienten ständig aufgezeichnet und über akustische oder optische Signale bewußt wahrnehmbar gemacht; sie lernen dann nach und nach Entspannungstechniken, mit denen sie ihren Blutdruck senken können.

Erweisen sich Selbsthilfemaßnahmen als wirkungslos, oder liegt eine schwerere Form von H. vor, können blutdrucksenkende Mittel (*Antihypertensiva*) verschrieben werden. Dafür steht eine breite Palette an verschiedenen Antihypertensivatypen wie Diuretika, Betablocker, Vasodilatatoren und Kalziumantagonisten zur Verfügung, die zur Blutdruckreduzierung auf unterschiedliche Weise auf Herz, Blutgefäße und Nervensystem einwirken. Die Verschreibung von einem oder einer Kombination dieser Medikamente führt in der Regel zu einer zufriedenstellenden Kontrolle der H. Im allgemeinen empfehlen die Ärzte zur Überwachung des Behandlungserfolges danach eine Blutdruckmessung alle zwei bis vier Wochen, damit im gegebenen Falle die Dosis verändert oder das Medikament gewechselt werden kann. Bei Auftreten von Nebenwirkungen sollte ärztlicher Rat eingeholt werden, da möglicherweise geeignete Alternativtherapien zur Verfügung stehen.

In vielen Fällen müssen die Patienten diese Medikamente jahrelang oder gar bis zum Ende ihres Lebens einnehmen. Doch dies ist ein geringer Preis für die vielen zusätzlichen Jahre an Lebenserwartung, die ihnen durch die Kontrolle der H. geschenkt werden.

Hypertonus

Erhöhter Tonus, Hochdruck (s.a. *Hypertonus des Muskels, Hypertonie).*

Hypertonus des Muskels

Erhöhung des Muskeltonus. Kann durch Schädigung der versorgenden Nerven oder durch Zellveränderungen im Muskel selbst verursacht werden. Eine derartige Erhöhung des Muskeltonus kann zu Phasen mit anhaltenden Muskelkrämpfen führen (wie z.B. in der Blasenwand, wenn der Urinfluß durch eine vergrößerte Prostata behindert wird).

Anhaltender H. in den Muskeln der Gliedmaßen nach einem *Schlaganfall* oder einer schweren *Kopfverletzung* führt zu *Spastizität* oder *Rigor* (erhöhte Steifheit). Ein veränderlich erhöhter Muskeltonus in Verbindung mit einer Störung natürlicher Bewegungsabläufe und Körperhaltung wird als *Dystonie* bezeichnet.

Hypertrichosis

Vermehrte Körperbehaarung, oft an Stellen, die normalerweise nicht behaart sind. H. tritt häufig nach Einnahme bestimmter Medikamente (wie z.B. *Ciclosporin*, *Minoxidil* und Diazoxid) auf. Mit dem Begriff H. bezeichnet man auch den Haarwuchs auf dunkelfarbigen, fleischigen Muttermalen.

H. ist nicht zu verwechseln mit *Hirsutismus*, einem Terminus, der eine vermehrte Behaarung vor allem bei Frauen infolge hoher Spiegel an männlichen Hormonen bezeichnet.

Hypertrophie

Vergrößerung von Organen oder Geweben durch Zunahme des Zellvolumens bei gleichbleibender Zellzahl. So vergrößern sich z.B. die Skelettmuskeln in Anpassung an eine höhere körperliche Belastung. (S.a. *Hyperplasie)*

Hyperurikämie

Vermehrung der *Harnsäure* im Blut. H. kann sich mit der Zeit durch die Ablagerung von Harnsäurekristallen in den Gelenken als *Gicht* manifestieren; darüber hinaus kann sie auch Nierensteine (s. *Harnstein*) und an anderen Stellen des Körpers, bevorzugt jedoch um Gelenke, Kristallablagerungen (s. *Tophus*) hervorrufen.

URSACHEN

H. kann verursacht sein durch angeborene *Stoffwechselstörungen* (s.a. *Enzymmangelkrankheit*), durch rasche Zellzerstörung infolge einer Krankheit wie etwa *Leukämie* oder durch die Einnahme von Medikamenten (wie z.B. *Diuretika*), die die Harnsäureausscheidung über die Nieren verringern. Durch eine erhöhte Aufnahme von *Purin* (einer stickstoffhaltigen Substanz) über die Nahrung kann es zu einer Zunahme der Harnsäure im Blut kommen, was wiederum zu *Gicht* führt.

THERAPIE

Zur Vermeidung von Komplikationen können die Patienten lebenslang mit Medikamenten wie *Allopurinol* (zur Verringerung der Harnsäureproduktion im Körper) und *Probenecid* (zur Vermehrung der Harnsäureausscheidung über die Nieren) behandelt werden. Purinreiche Nahrungsmittel (wie Leber, Geflügel und Hülsenfrüchte) sollten vermieden werden.

Hyperventilation
Ungewöhnlich tiefe oder rasche Atmung, meist bedingt durch *Angst*. Zu H. kann es auch infolge von unkontrolliertem *Diabetes mellitus*, Sauerstoffmangel, *Nierenversagen* und manchen Lungenkrankheiten (wie etwa *Lungenödem* oder *Emphysem*) kommen.

Die H. führt zu einem vermehrten Verlust an Kohlendioxid im Blut und kann eine *Alkalose* (starke Alkalivermehrung im Blut) erzeugen. Symptome sind Taubheitsgefühl der Glieder, Ohnmachtsanfälle, *Tetanie* (schmerzhafte Muskelkrämpfe vor allem in Händen und Füßen) und das Gefühl, nicht tief Atem holen zu können. Die Effekte der Alkalose verstärken häufig noch die bereits bestehenden Angstgefühle und können zum sog. "H.s-Syndrom" führen, das bei den Betroffenen eine Weltuntergangsstimmung auslöst.

Bei einem H.s-Anfall kann die Rückatmung in eine Plastik- oder Papiertüte helfen, den Kohlendioxidverlust einzudämmen und das Risiko einer Alkalose zu vermeiden.

H. im Zusammenhang mit unkontrolliertem Diabetes mellitus oder Nierenversagen ist ein Ausdruck für die Anstrengungen des Körpers, überschüssiges Kohlendioxid aus dem Körper auszuscheiden, um einer bestehenden *Azidose* (Übersäuerung des Blutes) entgegenzuwirken.

Hyphaema
Blut in der Vorderkammer des *Auges*, meist durch eine Verletzung verursacht, bei der kleine Blutgefäße in der Iris oder im Ziliarkörper geplatzt sind.

Solange das Blut mit dem Augenkammerwasser vermischt ist, sieht man verschwommen, doch sobald die roten Zellen absinken, wird die Sicht wieder klar. Meistens verschwindet das Blut innerhalb von ein paar Tagen ganz, und man sieht wieder normal. Es besteht allerdings die Gefahr, daß drei bis fünf Tage nach der Verletzung erneut Blutungen auftreten.

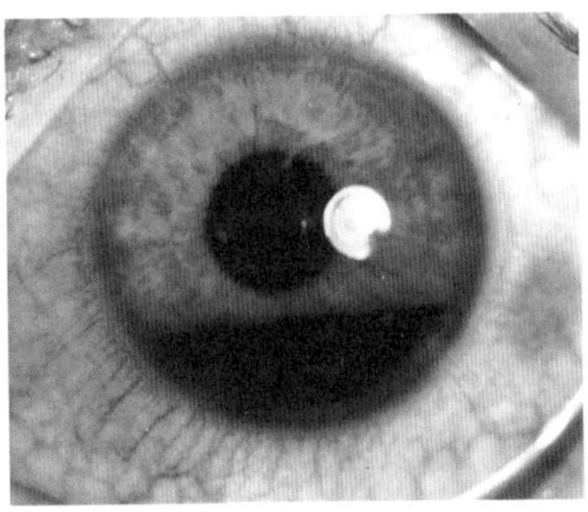

Hyphaema
Das in der Vorderkammer des Auges angesammelte Blut vor der Iris ist klar erkennbar. Hyphaema wird im allgemeinen durch Verletzungen verursacht.

Hypnose
Tranceähnlicher Zustand mit Bewußtseinsveränderung und extrem gesteigerter Beeinflußbarkeit (Suggestibilität). Obwohl man früher davon ausgegangen ist, daß es sich dabei um eine Art Schlaf handelt, weist das *EEG* (elektrische Aufzeichnung der Gehirnwellenaktivität) eines hypnotisierten Menschen keine normalen Schlafmuster auf.

GESCHICHTE
Eine Form der Hypnose wurde von dem österreichischen Arzt Franz Mesmer im 18. Jahrhundert praktiziert. Der Mesmerismus (später nach dem griechischen Gott des Schlafes in Hypnotismus umbenannt) fand bei bekannten Persönlichkeiten der Ärzteschaft im 19. Jahrhundert große Beachtung. Der gefeierte Pariser Arzt Charcot führte öffentliche Demonstrationen durch, und auch Freud benutzte die H. bei der Frühbehandlung von Hysterie. Auch heute genießt die H. sowohl bei Theoretikern als auch bei Praktikern noch großes Interesse, doch wird sie im medizinischen Bereich in Deutschland kaum eingesetzt.

SO WIRD ES GEMACHT
Eine Voraussetzung für den Erfolg der H. ist, daß sich die Person hypnotisieren lassen will. Die zweite Voraussetzung ist Entspannung; dazu sind im allgemeinen ein bequemer Stuhl und ein ruhiger, nur schwach beleuchteter Raum nötig. Die zu hypnotisierende Person wird normalerweise gebeten, ihre Aufmerksamkeit auf einen bestimmten Gegenstand zu konzentrieren, während der Hypnotiseur mit ruhiger Stimme Sätze wiederholt, wie etwa "Du bist ganz ruhig und hörst auf meine Stimme" oder "Mache deinen Kopf frei von allen Gedanken". Die Person wird nach und nach immer entspannter, verliert ab einem bestimmten Punkt den Kontakt zu ihrer Umgebung und hört nur noch die Stimme des Hypnotiseurs. Am Ende der Sitzung "wacht" sie auf entsprechenden Befehl des Hypnotiseurs wieder "auf".

Mit etwas Übung kann man lernen, sich selbst zu hypnotisieren (Autohypnose), indem man sich immer wieder bestimmte Sätze wiederholt oder sich entspannende Szenen vorstellt.

Manche Menschen lassen sich leichter hypnotisieren als andere, meist sind dies Menschen mit einer ausgeprägten Phantasie. Die H.-Fähigkeit scheint mit frühen Kindheitserlebnissen zusammenzuhängen, und sie kann auch teilweise vererbt sein.

MERKMALE
Hypnotisierte Personen warten passiv auf die Anweisungen, die sie vom Hypnotiseur bekommen, und lassen sich leicht durch Suggestion beeinflussen – sie berühren z.B. imaginäre Gegenstände oder nehmen sie in die Hand und spielen suggerierte Rollen. Sie gehorchen normalerweise jedoch keinen Befehlen, die ihrem normalen Verhalten widersprechen oder sie in Gefahr bringen könnten.

Die Aufmerksamkeit ist im allgemeinen äußerst eingeschränkt, so daß sie immer nur einen Menschen auf einmal hören. Häufig gehorchen die Personen auch Anweisungen, alles in der Hypnose Erlebte zu vergessen, oder aber, sich an die in der Hypnose erlernten Verhaltensweisen zu erinnern und sie zu wiederholen (ein Phänomen, das auch posthypnotische Suggestion genannt wird).

THERAPEUTISCHE EINSATZMÖGLICHKEITEN
Manche Psychoanalytiker wenden H. an, um den Patienten zu helfen, sich an beunruhigende Ereignisse oder Gefühle, die aus dem Bewußtsein verdrängt wurden, zu erinnern und mit ihnen fertig zu werden. Häufiger wird H. jedoch zur reinen Entspannung der Patienten angewendet. Sie ist besonders nützlich bei Patienten, die unter *Angst, Panikanfällen* und *Phobien* leiden, und eignet sich manchmal auch zur Behandlung von Suchtverhalten, wie z.B. Rauchen. Allerdings sind diese Ergebnisse nur unzureichend durch wissenschaftliche Studien belegt, und Meldungen von Wunderheilungen sollten mit Vorsicht behandelt werden.

Hypnotika
Schlaf herbeiführende Mittel (s. *Schlafmittel*).

Hypo-
Wortteil mit der Bedeutung "unter", "unterhalb" oder "unter der Norm". Beispiele: Hypogastrium (Unterbauch), *Hypoglykämie* (Absinken des Blutzuckers unter Normalwert) und *Hypotonie* (Blutdruckwert unter der Norm).

Hypoadrenokortizismus
Hormonunterproduktion der Nebennierenrinde (äußerer Teil der *Nebennieren*). Diese kann erstens akut (plötzlich einsetzend) oder auch chronisch (mit allmählich einsetzender Verschlechterung) sein. H. kann durch eine Störung der Nebennierenfunktion ausgelöst werden; in diesem Fall spricht man von *Addison-Krankheit*.

Zweitens kann H. auch durch eine verminderte Stimulierung der Nebennierenrinde durch *ACTH*, ein von der Hypo-

H

physe freigesetztes Hormon, ausgelöst werden (s.a. Kasten “Erkrankungen der Nebennieren” S. 756).

Hypoaldosteronismus

Selten vorkommender Mangel des in der Nebennierenrinde produzierten Hormons *Aldosteron*. H. wird durch Schädigung oder Erkrankungen der Nebennieren hervorgerufen. Durch diese Mangelerscheinung kommt es zu einer Schwächung, die mit der Substanz Fludrocortison behandelt werden kann.

Hypochondrie

Unrealistische Befürchtung oder Vermutung, an einer schweren Krankheit zu leiden, trotz gegenteiliger medizinischer Befunde.

SYMPTOME

Hypochonder machen sich ständig Sorgen um ihren körperlichen Gesundheitszustand und sehen jedes auch noch so geringfügige Symptom ihres Körpers als Anzeichen für eine schwere Krankheit an. Die befürchtete Krankheit kann den ganzen Körper betreffen oder sich nur auf ein bestimmtes Organ oder eine spezielle Krankheit beziehen, wie z.B. bei *Herzneurose* (Angst, eine Herzerkrankung zu haben). Menschen mit H. halten sich ständig bei Ärzten auf und lassen meist alle möglichen Tests und Behandlungen mit sich durchführen.

URSACHEN

H. kann als Begleiterscheinung anderer psychischer Störungen wie *Zwangshandlungen, pathologische Angst, Schizophrenie, Depression* und Hirnerkrankungen wie *Demenz* auftreten.

Bei nicht erkennbarer Grundkrankheit ist die Ursache von H. unsicher. H. scheint jedoch häufiger bei Menschen vorzukommen, die bereits eine schwere organische Krankheit in ihrer Kindheit durchgemacht oder ständig mit kranken Verwandten zusammengelebt haben. Der Grund dafür könnte sein, daß der Hypochonder darauf programmiert wird, auf jedes Körpergefühl übertrieben zu reagieren. In manchen Fällen kann jedoch auch eine erblich bedingte Schmerzüberempfindlichkeit die Ursache sein. Andere begünstigende Faktoren können sozialer Streß und ein bestimmter Persönlichkeitstyp sein (meist der besonders ordentliche und hartnäckige Typ).

THERAPIE

Bei zugrundeliegender psychischer Störung wird diese entsprechend behandelt. Ist die auslösende Ursache der H. nicht bekannt, ist es schwieriger, eine geeignete Therapieform zu finden, doch verständnisvolle Ärzte können viel zur Verringerung der Besorgnisse und Befürchtungen beitragen.

Hypochondrium

(*F.* Regio hypochondriaca) Die Oberbauchgegend (beidseitig) unterhalb des Rippenbogenbereichs.

Hypoglossusnerv

XII. *Hirnnerv* (*F.* Nervus hypoglossus) steuert die motorischen Bewegungen der *Zunge*. Eine Schädigung des H.s kommt zwar selten vor, äußert sich jedoch gegebenenfalls (z.B. nach einem Schlaganfall) als einseitige Lähmung der Zunge (s. Kasten rechts).

VERLAUF DES HYPOGLOSSUSNERVS

Der Hypoglossusnerv hat seinen Ursprung in der Medulla oblongata (dem untersten Teil des Hirnstamms), tritt an der Schädelbasis aus und zieht am Rachen entlang zur Zunge.

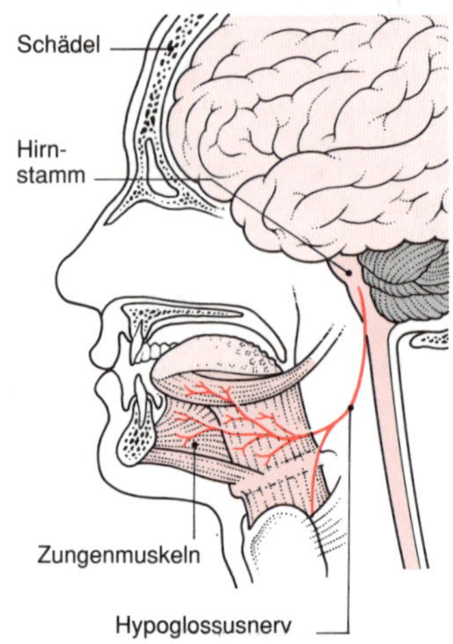

Hypoglykämie

Absinken des Blutzuckers (Glukose) unter den Normalwert. Fast alle Fälle von H. werden bei Patienten mit insulinabhängigem *Diabetes mellitus* beobachtet. Da die Bauchspeicheldrüse bei dieser Krankheit nicht genügend *Insulin* (ein Hormon, das den Glukosespiegel im Blut reguliert) produziert, kommt es zu extrem hohen Blutzuckerwerten. Zur Senkung des Glukosespiegels nehmen Diabetiker im allgemeinen oral (über den Mund) blutzuckersenkende Mittel (s. *Antidiabetika, orale*) zu sich oder bekommen Insulin injiziert. Sind die Dosen dieser Präparate zu hoch, sinkt der Blutzuckerspiegel zu weit ab, und den Körperzellen wird dadurch zuviel Energie entzogen. Es kann ebenfalls zu einer H. kommen, wenn Diabetiker eine Mahlzeit auslassen, beim Essen nicht genügend Kohlenhydrate zu sich nehmen oder sich körperlich zu sehr anstrengen.

In seltenen Fällen kann auch übermäßiger Alkoholgenuß oder ein *Inselzelladenom* (ein insulinproduzierender Bauchspeicheldrüsentumor) zu H. führen. Manche Kinder leiden aus unersichtlichen Gründen unter H., doch in den meisten Fällen ist dies nur eine vorübergehende Erscheinung.

H. ist eine ernstzunehmende Erkrankung. Gelangt nicht genügend Glukose ins Gehirn, können anhaltende Bewußtseinsstörungen die Folge sein.

SYMPTOME

Die am häufigsten auftretenden Symptome sind: Schwitzen, Schwäche, Hungergefühl, Schwindel, Zittern, Kopfschmerzen, Herzklopfen, Verwirrung und manchmal auch Doppelsehen. Das Verhalten ist oft unvernünftig und aggressiv, und die Bewegungen sind unkoordiniert; der Zustand wird deshalb manchmal mit Trunkenheit verwechselt. Der Betroffene kann bei extrem niedrigen Blutzuckerwerten in ein Koma fallen.

THERAPIE

Insulinabhängige Diabetiker sollten immer Zucker bei sich haben (möglichst in praktischer Form, d.h. als Zuckerwürfel oder Traubenzuckertabletten), den sie beim ersten Anzeichen eines hypoglykämischen Anfalls zu sich nehmen können. Besteht bei einer bewußtlosen Person der Verdacht auf einen hypoglykämischen Anfall, sollte so schnell wie möglich ärztliche Hilfe herbeigerufen werden. Behandelt wird im allgemeinen durch Injektion einer Glukoselösung oder des Bauchspeicheldrüsenhormons Glukagon; Glukagon wirkt den Effekten von Insulin entgegen und erhöht den Blutzuckerspiegel durch Stimulation der Umwandlung von Glykogen in Glukose.

Hypogonadismus

Hormonale Unterfunktion der Keimdrüsen (*Hoden* oder *Eierstöcke*). H. kann durch Störungen der Keimdrüsen- oder der *Schilddrüsen*-Funktion verursacht sein, die zu einer verminderten Produktion von *gonadotropen Hormonen* führt. Bei Männern löst H. Symptome eines Mangels an *androgenen Hormonen* aus, bei Frauen treten Anzeichen eines *Östrogen*-Mangels auf.

Hypohidrose

Unterfunktion der *Schweißdrüsen*. Die H. kann ein Merkmal für ektodermale Dysplasie sein, eine seltene, erblich bedingte, unheilbare Erkrankung, gekennzeichnet durch verminderte Schweißbildung und meist einhergehend mit trokkener, schrumpeliger Haut, dünnem, trokkenem Haar, kleinen, spröden Fingernägeln und konischer Zahnform.

HYPOPHYSENHORMONE

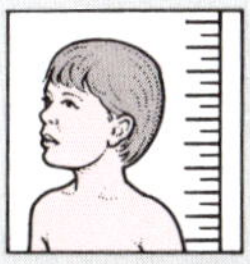

Wachstumshormon
stimuliert die Zellteilung und Proteinsynthese in Geweben von z.B. Knochen und Knorpeln und regt damit das Wachstum an.

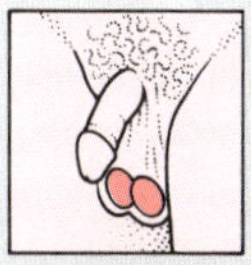

Luteinisierendes Hormon und follikelstimulierendes Hormon (LH und FSH)
beeinflussen die Funktion der männlichen und weiblichen Geschlechtsorgane.

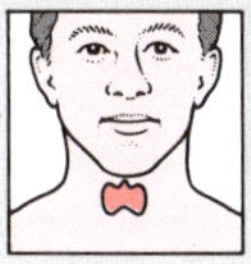

Thyreoidea-stimulierendes Hormon (TSH)
stimuliert die Schilddrüse zur Ausschüttung verschiedener Hormone, die für den Stoffwechsel des Körpers wichtig sind.

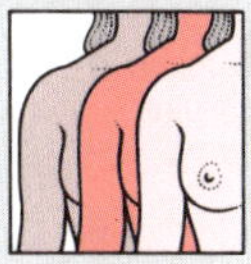

Melanozytenstimulierendes Hormon (MSH)
reguliert die Dunkelfärbung der Haut durch Stimulation der Pigmentzellen

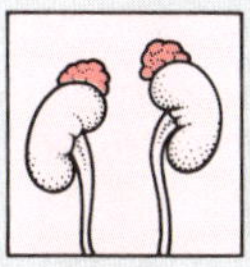

Adrenocorticotropes Hormon (ACTH)
regt die Nebennieren zur Freisetzung von Hormonen an, die bei Stoffwechselvorgängen eine vielseitige Rolle spielen.

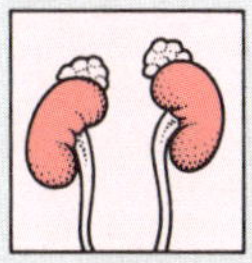

Antidiuretisches Hormon (ADH)
veranlaßt die Nieren zu einer Eindämmung des Wasserverlusts über die Harnausscheidung und verringert damit das Harnvolumen.

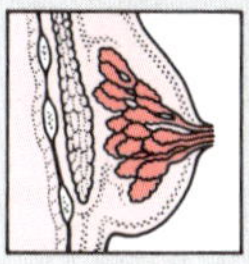

Prolaktin
stimuliert die Entwicklung der weiblichen Brust und die Milchproduktion, sobald das Kind anfängt zu saugen.

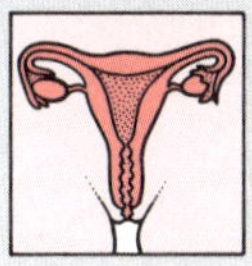

Oxytocin
stimuliert die Uteruskontraktionen während des Geburtsvorgangs und die Milchproduktion in den Brüsten.

Andere Ursachen von H. können sein: *Dermatitis exfoliativa* und Einnahme von *Anticholinergika*.

Hypokalzämie

Erniedrigter *Kalzium*spiegel im Blut. Als häufigste Ursache wird *Vitamin-D*-Mangel infolge schlechter Ernährung oder manchmal auch aufgrund von Sonnenscheinmangel angesehen. In selteneren Fällen kann chronisches *Nierenversagen* und die damit verbundene schlechte Kalziumaufnahme aus der Nahrung verantwortlich sein oder aber *Hypoparathyreoidismus* (eine Unterfunktion der Nebenschilddrüsen), bei dem es zu einer verminderten Absonderung von Parathormon kommt, das für die Kontrolle der Kalziumspiegel im Blut wichtig ist.

Bei leichter H. treten keine Symptome auf; in schwereren Fällen können die Auswirkungen der niedrigen Kalziumwerte im Blut auf die Muskelaktivität jedoch zu *Tetanie* (schmerzhaften Muskelkrämpfen besonders in Händen und Füßen) führen. Darüber hinaus kann Knochenerweichung eintreten. Dies manifestiert sich bei Kindern in Form von *Rachitis* und bei Erwachsenen in Form von *Osteomalazie*.

Hypomanie

Leichte Form der *Manie*.

Hypoparathyreoidismus

Verminderte Produktion von Parathormon durch die *Nebenschilddrüsen*, die am oberen und unteren Pol hinter den beiden *Schilddrüsen*lappen liegen. Das Parathormon reguliert zusammen mit *Vitamin D* und *Kalzitonin* (einem in der Schilddrüse produzierten Hormon) den *Kalzium*spiegel im Blut. Parathormon-Mangel hat *Hypokalzämie* (verminderter Kalziumgehalt im Blut) zur Folge.

URSACHEN

Die häufigste Ursache für die Entstehung von H. ist die versehentliche Entfernung der Nebenschilddrüsen bei einer Schilddrüsenoperation. Bisweilen tritt H. jedoch auch nach einer Operation an den Nebenschilddrüsen selbst auf, bei der ein Teil von ihnen entfernt werden soll, weil ein *Hyperparathyreoidismus* (eine Überfunktion der Nebenschilddrüsen) vorliegt. In manchen Fällen fehlen die Nebenschilddrüsen bei der Geburt auch ganz oder stellen ihre Funktion aus unbekannten Gründen ein.

SYMPTOME

Niedrige Kalziumkonzentrationen im Körper lösen vor allem *Tetanie*, eine neuromuskuläre Übererregbarkeit, aus, die zu unkontrollierbaren, schmerzhaften, tonischen Muskelkrämpfen in Händen, Füßen und anderen Teilen des Körpers führt. In ganz seltenen Fällen kann es zu allgemeinen Krampfanfällen ähnlich epileptischen Anfällen kommen.

DIAGNOSE UND THERAPIE

Die Diagnose erfolgt anhand von Messungen der Kalzium- und Parathormonspiegel im Blut.

Bei akuten Tetanieanfällen wird langsam intravenös Kalzium injiziert, was rasch zu einer Linderung der Schmerzen verhilft. Zur Aufrechterhaltung normaler Kalziumkonzentrationen im Blut ist die ständige Einnahme von Kalzium- und Vitamin D-Tabletten (Vitamin D ist zur Steigerung der Kalziumaufnahme aus der Nahrung nötig) unerläßlich. Regelmäßige Untersuchungen zur Kontrolle der Blutkalziumwerte werden dringend empfohlen.

Hypophyse

Hirnanhangsdrüse; übergeordnete *endokrine* (die Hormone direkt in den Blutkreislauf freisetzende) *Drüse*. Die H. reguliert und kontrolliert die Funktionen anderer endokriner Drüsen und viele Körperprozesse (s. *endokrines System*).

STRUKTUR

Etwa erbsengroßes Organ, das am Boden des Zwischenhirns unterhalb der Sehnerven lokalisiert ist und in einer Vertiefung der Schädelbasis (*F.* Fossa hypophysialis) liegt. Sie ist über einen kurzen, aus Nervenfasern bestehenden Stiel direkt mit dem *Hypothalamus* verbunden, einer Gehirnregion, die die H.nfunktion durch Nervenstimulation und hormonfreisetzende Faktoren (releasing factors) kontrolliert. Die H. besteht aus dem Hypophysen-Vorderlappen (Adenohypophyse), zu dem der Zwischenlappen zählt, und dem Hypophysenhinterlappen (Neurohypophyse).

FUNKTION

In den verschiedenen H.nlappen werden eine Vielzahl von Hormonen produziert.

Allein im Vorderlappen werden sechs Hormone gebildet: das *Wachstumshormon* zur Stimulation des Wachstums,

LAGE DER HYPOPHYSE

Die an der Hirnbasis hängende Hirnanhangsdrüse wird vom darüber befindlichen Hypothalamus kontrolliert.

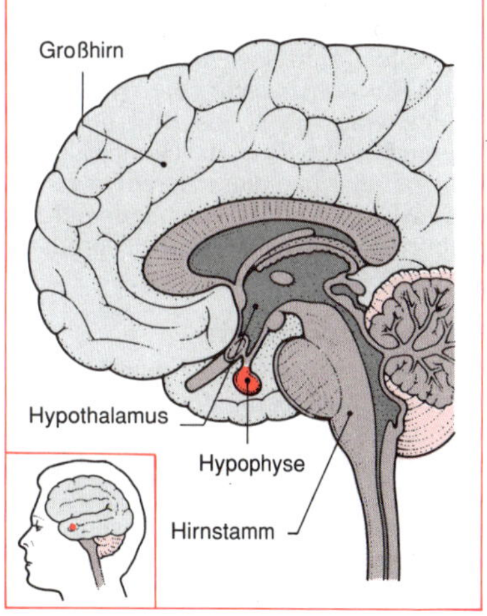

H

STÖRUNGEN DER HYPOPHYSENFUNKTION

Jede Fehlbildung oder Funktionsstörung der Hypophyse hat im allgemeinen eine Über- oder Unterproduktion von einem oder mehreren Hormonen zur Folge, was wiederum Veränderungen in anderen Körperbereichen bewirkt. Lokal kann vor allem die Vergrößerung der Hirnanhangsdrüse ernsthafte Beschwerden hervorrufen; sie kann auf die angrenzenden Sehnerven drücken und zu Sehstörungen führen.

ANGEBORENE UND GENETISCHE STÖRUNGEN

Ein Mangel an *Wachstumshormon* kann entweder genetisch, durch Fehlen bzw. zu geringe Größe der Hypophyse bei der Geburt oder durch Verletzung beim Geburtsvorgang bedingt sein. In jedem Falle führt ein Mangel an Wachstumshormon zu Zwergwuchs.

Ein angeborener Wachstumshormonmangel kann auch mit einem Mangel an anderen Hypophysenhormonen einhergehen, vor allem an *ACTH* (adrenocorticotropes Hormon), den *gonadotropen Hormonen* und dem Thyreoidea-stimulierenden Hormon (TSH).

TUMOREN

Hypophysentumoren sind im allgemeinen gutartig, können jedoch entweder zu einer Überproduktion an Hypophysenhormonen (Hyperpituitarismus) oder zu einer Unterproduktion (Hypopituitarismus) führen.

VERLETZUNGEN

Sowohl eine Verletzung der Hypophyse bei der Geburt als auch Kopfverletzungen in jedem Alter können einen Ausfall der Hypophysenfunktion bewirken.

MANGELNDE BLUTZUFUHR

In seltenen Fällen kann es zu einer Unterbrechung der Blutversorgung der Hypophyse kommen, wenn ein wachsender Tumor auf die Blutgefäße drückt. Dies kann einen plötzlichen Ausfall der Hypophysenfunktion hervorrufen, der tödlich sein kann, oder aber einen allmählichen Ausfall, der mit Anzeichen einer allgemeinen Unterfunktion der Hypophyse einhergeht. Eine ähnliche Unterbrechung der Blutzufuhr kann sich als Komplikation eines massiven Blutverlusts bei der Geburt (Sheehan-Syndrom) ergeben. Aufgrund der daraus resultierenden Unterfunktion der anderen endokrinen Drüsen kann es zu einem Ausfall der Milchproduktion und einer breiten Palette anderer Nebenwirkungen kommen. Mangelnde Blutzufuhr kann auch durch eine *Vaskulitis* oder ein *Aneurysma* einer benachbarten Arterie bedingt sein, das auf die Drüse drückt.

BESTRAHLUNG

Durch Strahlentherapie kann eine allgemeine Unterfunktion der Hypophyse ausgelöst werden.

UNTERSUCHUNG

Störungen der H.funktion werden mit den folgenden Techniken untersucht: Analyse der Blut- und Urinspiegel von H.n-Hormonen und von Hormonen, die von anderen, von der H. kontrollierten, endokrinen Drüsen gebildet werden; Aufnahme der H. mit Hilfe von *Röntgenstrahlen, CT* und *Kernspinresonanztomographie; Angiographie* zur Darstellung der Verlagerung von Blutgefäßen infolge eines H.n-tumors. Außerdem wird häufig ein Gesichtsfeldtest durchgeführt (s. *Sehtest*).

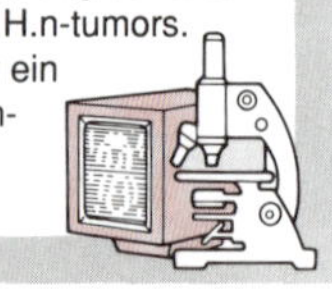

Prolactin zur Anregung der Milchproduktion nach der Geburt (s. *Stillen*), *ACTH* (adrenocorticotropes Hormon) zur Stimulation der Hormonbildung in den Nebennieren, *TSH* (Thyreoidea-stimulierendes Hormon) zur Anregung der Hormonproduktion in der Schilddrüse und die *Gonadotropine* FSH (follikelstimulierendes Hormon) und LH (luteinisierendes Hormon) zur Stimulation der Keimdrüsen.

Der Zwischenlappen ist der Bildungsort des melanozytenstimulierenden Hormons (MSH), das die Dunkelfärbung der Haut über eine Stimulation der Pigmentzellen reguliert.

Im Hinterlappen werden zwei Hormone gebildet, zum einen *ADH* (antidiuretisches Hormon), welches die Wiederaufnahme von Wasser ins Blut über die Nieren steigert, damit die Harnproduktion herabsetzt, und zum anderen *Oxytocin*, das die Uteruskontraktionen während des Geburtsvorgangs und die Milchproduktion in der Stillzeit stimuliert.

Hypophysektomie

Hypophysenausschaltung durch Entfernung oder Zerstörung des Organs.

WARUM ES GEMACHT WIRD

H. wird z.B. vorgenommen, um *Hypophysentumoren* zu entfernen, die verschiedene endokrine Störungen, wie *Akromegalie* und *Cushing-Syndrom*, auslösen können.

Die Operation erfolgt häufig auch im Rahmen der Behandlung von verschiedenen Krebsformen in Brust, Eierstöcken oder Prostata, deren Wachstum durch die von der Hypophyse freigesetzten Hormone stimuliert wird.

SO WIRD ES GEMACHT

In manchen Fällen wird die Hypophyse unter Vollnarkose operativ über die Nase entfernt. Bei der Beseitigung sehr großer Tumoren kann eine Eröffnung des Schädels nötig sein (s. *Trepanation*).

In anderen Fällen wird die Hirnanhangsdrüse mit Hilfe eines radioaktiven Implantats zerstört, das durch eine *stereotaktische Hirnoperation* eingepflanzt wird.

Hypophysentumor

Geschwulstartige Vergrößerung der *Hypophyse*. H.en sind selten; sie machen nur etwa 10 Prozent der primären *Hirntumoren* aus. Die meisten sind gutartig (nichtkanzerös). Da sich jedoch die Hypophyse in einer kleinen Knochenvertiefung an der inneren Schädelbasis befindet, birgt das Wachstum eines H.s nach oben stets die Gefahr, daß Druck auf den Sehnerv entsteht, was zu Störungen bzw. Einengungen des Gesichtsfelds führt.

URSACHEN UND FORMEN

Die Ursachen von H.en sind unbekannt. Die am häufigsten vorkommende Tumorform ist der hormonell inaktive H. Durch das Tumorwachstum werden hormonfreisetzende Zellen in der Hypophyse zerstört, und es kann zu *Hypopituitarismus* (verringerter Hormonproduktion) kommen. Dies löst häufig Störungen der Sexualfunktion aus und hat bei Frauen ein Ausbleiben der Menstruation und bei Männern eine verminderte Spermienproduktion zur Folge.

Andere Tumorformen veranlassen die Hypophyse, zuviel eines bestimmten Hormons zu produzieren. Ein Tumor am Hypophysenvorderlappen kann z.B. zu einer übermäßigen Ausschüttung von Wachstumshormon und in der Folge zu *Gigantismus* oder *Akromegalie* führen. Zuviel Thyreoidea-stimulierendes Hormon (TSH) kann eine *Hyperthyreose* auslösen. Ein Übermaß an adrenocorticotropem Hormon (ACTH) kann das *Cushing-Syndrom* verursachen. Und schließlich kann eine Überproduktion von Prolaktin bei Frauen zu *Galaktorrhoe* (außergewöhnlicher Milchproduktion), Ausbleiben der Menstruation und Unfruchtbarkeit führen. Bei Männern können Impotenz, Unfruchtbarkeit, Feminisierung und ebenfalls Galaktorrhoe die Folge sein.

Tumoren am Hypophysenhinterlappen können die Bildung des antidiuretischen Hormons (ADH) unterbinden oder zu *Diabetes insipidus* führen.

DIAGNOSE UND THERAPIE

Zur Diagnose werden die Werte von verschiedenen Hormonen im Blut und im

Urin bestimmt, das Gehirn mit Hilfe von *Computertomographie* und *Kernspinresonanztomographie* untersucht und im allgemeinen auch Gesichtsfeldtests gemacht (s. *Sehtest*).

Die Therapiemaßnahmen reichen von operativer Entfernung des Tumors über *Strahlentherapie* bis zur Zuführung der fehlenden Hormone oder können eine Kombination dieser Techniken sein. Bisweilen werden H.en, die mit einer Überproduktion von Prolaktin oder Wachstumshormon verbunden sind, mit *Bromocriptin* (z.B. Pravidel ® +) behandelt, einer Substanz, die die Freisetzung dieser Hormone hemmt.

Hypopituitarismus

Unterfunktion des *Hypophysen*vorderlappens, die in der Folge zu unzureichender Produktion von Hypophysenhormonen führt. Dieser Mangel an einem oder mehreren Hypophysenhormonen kann sich auf vielfältige Weise auf die Körperfunktionen auswirken, je nachdem, um welche Hormone es sich handelt.

Mögliche Ursachen des H. sind *Hypophysentumoren*, Störungen der Funktion des *Hypothalamus* (benachbarter Hirnbereich) oder Verletzung der Hypophyse. Außerdem kann H. nach chirurgischen Eingriffen oder *Strahlentherapie* auftreten. Die Behandlung erfolgt durch Zuführung der fehlenden Hormone.

Hypoplasie

Angeborene oder anlagebedingte Unterentwicklung eines Organs oder Gewebes, das nicht seine normale Größe erreicht (z.B. *Schmelzhypoplasie*).

Hyposensibilisierung

Vorbeugemaßnahme zur *Allergie*-Behandlung mit Substanzen wie Graspollen, Hausstaubmilben und Bienen- oder Wespengift. Zur H. werden langsam zunehmende Dosen eines Allergens (Stoff, gegen den eine Person allergisch ist) verabreicht. Dadurch reagiert das *Immunsystem* mit der Zeit weniger sensibel auf diesen Stoff, wahrscheinlich weil die Produktion eines speziellen "hemmenden" *Antikörpers* angeregt wird, der die Allergiesymptome lindert, sobald er mit dem Stoff in Berührung kommt.

Vor der Behandlung versuchen Ärzte und Patienten im allgemeinen, die allergieauslösenden Faktoren herauszufinden. Es werden Haut- und manchmal auch Bluttests durchgeführt, um das spezifische Allergen herauszufinden, gegen das ein Mensch Antikörper entwickelt hat. H. wird im allgemeinen nur dann empfohlen, wenn vorauszusetzen ist, daß eine Person selektiv allergisch auf ein ganz bestimmtes Allergen reagiert.

LAGE DES HYPOTHALAMUS

Diese kleine Gehirnregion befindet sich im Zwischenhirn unterhalb des Thalamus und oberhalb der Hypophyse.

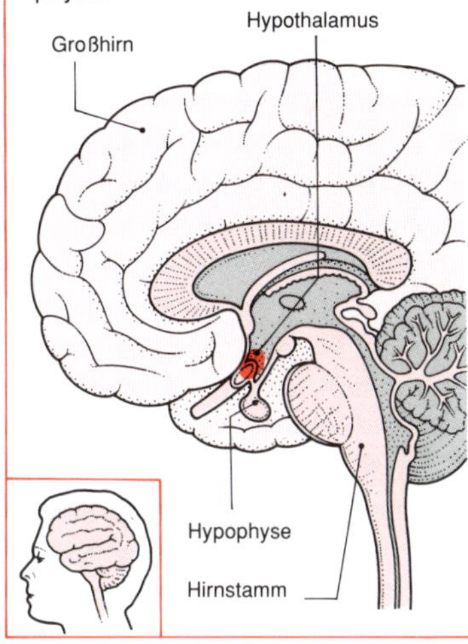

SO WIRD ES GEMACHT

Eine kleine Menge des reinen Extrakts eines Allergens wird in die Haut des Armes injiziert. Innerhalb einer Behandlungsphase werden mehrere Injektionen vorgenommen. Häufig ist es nötig, die Behandlung mehrere Jahre lang einmal pro Jahr zu wiederholen.

RISIKEN

Kurz nach der Injektion besteht die Gefahr eines *anaphylaktischen Schocks* (schwere allergische Reaktion). Aus diesem Grund muß eine H. unter strengster medizinischer Überwachung durchgeführt werden.

Hypospadie

Kongenitale Fehlbildung, bei der die *Harnröhre* an der Unterseite des Penis bzw. im vorderen Scheidengewölbe mündet. Bei Männern kann sich die Harnröhrenmündung sowohl auf der Unterseite der Eichel als auch am Penisschaft befinden. In manchen Fällen ist der Penis durch innere Stränge nach unten gekrümmt – auch *Chorda penis* genannt –, und die Vorhaut ist auf die Vorderseite des Penis beschränkt.

Bei schweren Fällen von H. liegt die Harnröhrenöffnung weit unten am Penis nahe dem Hodensack. Der Hodensack ist möglicherweise klein, und ein *Hodenhochstand* liegt vor. In diesen Fällen ist es schwer, das wahre Geschlecht des Kindes zu bestimmen.

THERAPIE

H. kann durch eine einmalige Operation korrigiert werden, bei der der Penis gestreckt und eine Röhre aus Haut (oder gelegentlich auch Blasenwand) eingesetzt wird, die als neue Harnröhre dient und bis an die Spitze des Penis reicht. Diese Operation wird meist durchgeführt, bevor das Kind zwei Jahre alt ist; eine Zirkumzision sollte nicht vorgenommen werden, solange die H. nicht korrigiert ist, da die Vorhaut möglicherweise für die Operation gebraucht wird.

Die Operation verläuft im allgemeinen erfolgreich, d.h., das Kind kann danach normal Harn lassen und in späteren Jahren befriedigenden Sexualverkehr haben.

Hypotension

Druckerniedrigung, Spannungserniedrigung (z.B. der Muskeln, Augen und des Blutdrucks). (S. *Hypotonie, Hypotonus*)

Hypothalamus

Etwa kirschgroße Region des Zwischenhirns unterhalb der Kernmassen des Thalamus; liegt in Seitenwand und Boden des 3. Hirnventrikels (mit Liquor gefüllter Innenraum des *Gehirns*). Der H. ist über Nervenbahnen mit den meisten anderen Teilen des Nervensystems verbunden.

FUNKTION

Der H. ist das zentrale Regulationsorgan des sympathischen Nervensystems (Teil des *autonomen Nervensystems*). Als Reaktion auf plötzlichen Alarm oder Aufregung werden von höheren Hirnregionen Signale an den H. gesandt, der daraufhin die Aktivität des sympathischen Nervensystems stimuliert. Als Folge davon beschleunigt sich der Herzschlag, die Atmung wird schneller, die Pupillen weiten sich, und mehr Blut wird in die Muskeln gepumpt (all diese Reaktionen werden insgesamt auch *"Fight-or-flight"-Reaktion* genannt).

Andere Gruppen von Nervenzellen im H. sind für die Regulierung der Körpertemperatur zuständig. Manche sind hitze- und kälteempfindlich, d.h.: Fließt Blut ins Hirn, das wärmer oder kälter als normal ist, löst der H. temperaturregulierende Mechanismen (u.a. Schwitzen oder Schüttelfrost) aus. Der H. erhält außerdem von den Sinneszentren Informationen über den Wassergehalt des Körpers und den Glukosegehalt des Blutes; sind diese zu niedrig, so stimuliert der H. Durst- und Hungergefühle. Außerdem spielt der H. eine wichtige Rolle bei der Regulierung von Schlaf, Sexualität, Beeinflussung des Gemütszustandes und Ausdruck von Gefühlen.

Darüber hinaus kommt dem H. die Rolle des Koordinators zwischen Nervensystem und endokrinem System (Hormonsystem) für den ganzen Körper zu. Der H. ist über einen kleinen, aus Nervenfasern bestehenden Stiel mit der *Hypophyse* verbunden und reguliert die Hormonfreisetzung in dieser Drüse. Dies geschieht zum einen direkt über die Nervenbahnen und zum anderen über die sog. Releasing-Hormone, die von besonderen Nervenzellen ins Blut ausgeschüttet werden und auf diesem Wege zur Hypophyse gelangen. Auf diese Weise ist es dem H. möglich, Nervensignale in Hormonsignale umzuwandeln. Über diese Mechanismen übt der H. einen indirekten Einfluß auf viele endokrine Drüsen aus, u.a. auf die Hypophyse, die *Schilddrüse*, die Rinde der *Nebennieren*, die *Eierstöcke* und die *Hoden*.

ERKRANKUNGEN

Erkrankungen und Störungen des H. treten im allgemeinen infolge von Gehirnblutungen im hypothalamischen Bereich (s. *intrazerebrale Hämorrhagie*) oder durch die Ausdehnung eines *Hypophysentumors* auf. Der Ausfall der H.funktion kann verschiedene Auswirkungen haben, die von Hormonstörungen über Regulationsstörungen der Körpertemperatur bis hin zu Steigerung oder Verringerung des Bedürfnisses nach Essen, Sex und Schlaf reichen können.

Hypophysen-Zwischenhirn (-Hypothalamus)-System

Übergeordnetes Steuerungssystem zahlreicher Funktionen der Körperorgane und -zellen – vornehmlich der endokrinenen Drüsen (z.B. Gonaden, Schilddrüse, Nebenniere etc.). So bildet der Hypothalamus u.a. Releasing-Hormone, die die Ausschüttung bestimmter Hormone in der Adenohypophyse anregen. Dieses System reguliert auch sich selbst: Ein Anstieg der Hypophysenhormone im Blut hemmt die weitere Freisetzung der hypothalamischen Realeasing-Hormone.

Hypothermie

Unterkühlung; akutes oder anhaltendes Absinken der Körpertemperatur unter 35°C; führt zu Benommenheit, Puls- und Atemverlangsamung und kann Bewußtlosigkeit oder Tod auslösen. Viele Betroffene sind ältere Menschen, die sich im Winter nicht genügend warm halten können.

Unter H. versteht man auch die gezielt herbeigeführte Senkung der Körpertemperatur bei manchen Operationen (s. *Hypothermie, kontrollierte*).

URSACHEN

Die meisten Fälle von H. treten bei älteren Menschen auf, die in schlecht beheizten Wohnungen leben. Mit dem Alterungsprozeß des Körpers geht ein langsamer Verlust der Kälteempfindlichkeit einher. Deshalb fängt ein älterer Mensch möglicherweise nicht an zu frieren, wenn die Temperatur absinkt. Je älter eine Person wird, desto weniger ist der Körper außerdem in der Lage, einem Absinken der Körpertemperatur entgegenzuwirken. Das H.-Risiko ist noch erhöht, wenn die Person an einer Krankheit leidet, bei der die Wärmeproduktion des Körpers herabgesetzt (z.B. bei *Hypothyreose*), die Hirnfunktion gestört (z.B. bei *Demenz*) oder die Mobilität eingeschränkt ist (z.B. bei *Arthritis*).

Auch Neugeborene und Säuglinge sind von H. besonders gefährdet, da ihre Körpertemperatur rasch fällt und ihr Körper noch nicht in ausreichendem Maß ein Absinken der Körpertemperatur ausgleichen kann.

Darüber hinaus kann bei Personen jeder Altersgruppe infolge von zu langem Aufenthalt in extremer Kälte eine H. auftreten. Bei mäßig kalten Temperaturen kann es zu H. kommen, wenn die Kleider feucht sind. Deshalb sind die Betroffenen häufig schlecht ausgerüstete Wanderer. Schwimmen in kaltem Wasser kann zu H. führen. Man ist heute überzeugt davon, daß viele Todesfälle, die man in der Vergangenheit auf Ertrinken zurückführte, in Wirklichkeit durch H. ausgelöst wurden. Meer, Flüsse und Seen in Nordeuropa z.B. sind fast das ganze Jahr über so kalt, daß eine rasche Abkühlung des Körpers eintreten kann.

Durch die Einnahme mancher Medikamente kann es zu einer H. kommen. So setzen z.B. *Tranquilizer* (wie Chlorpromazin) den Bewußtseinsgrad herab und verringern die Fähigkeit, Schüttelfrost zu bekommen, der normalerweise dem Körper hilft, sich gegen Kälte zu schützen.

ANZEICHEN

Eine Person mit H. ist im allgemeinen bleich, teilnahmslos, hat ein aufgedunsenes Gesicht und zeigt veränderte Verhaltensweisen, d.h., sie wirkt weggetreten und apathisch. Die Herzfrequenz ist verlangsamt, und die betroffene Person fühlt sich möglicherweise benommen und verwirrt. Körperbereiche, die normalerweise warm sind (wie Achselhöhlen oder Leistengegend), erkalten.

Bei schwerer H. ist die Atmung deutlich verlangsamt und flach, die Muskeln sind häufig steif, die Person kann bewußtlos werden, und das Herz schlägt nur noch schwach und unregelmäßig, oder aber es hört ganz zu schlagen auf – besonders wenn die Körpertemperatur unter 32,2°C sinkt.

DIAGNOSE

An den oben genannten Symptomen und der Umgebung, in der sich der Betroffene befindet, ist eine H. im allgemeinen leicht erkennbar.

Um zu bestimmen, wie kalt der Körper bereits geworden ist, wird die Temperatur rektal mit einem speziellen Niedrigtemperaturthermometer gemessen. Als Alternative kann auch die Urintemperatur bestimmt werden.

THERAPIE

Bei unfallbedingter H. handelt es sich um einen medizinischen Notfall; wenn also der Verdacht besteht, daß eine Person an H. leidet, sollte sofort ärztliche Hilfe herbeigerufen werden.

ERSTE HILFE: HYPOTHERMIE – UNTERKÜHLUNG

1 Den Betroffenen nach Möglichkeit in einen Raum mit Zimmertemperatur bringen, die nasse Kleidung entfernen und ihn in Decken hüllen.

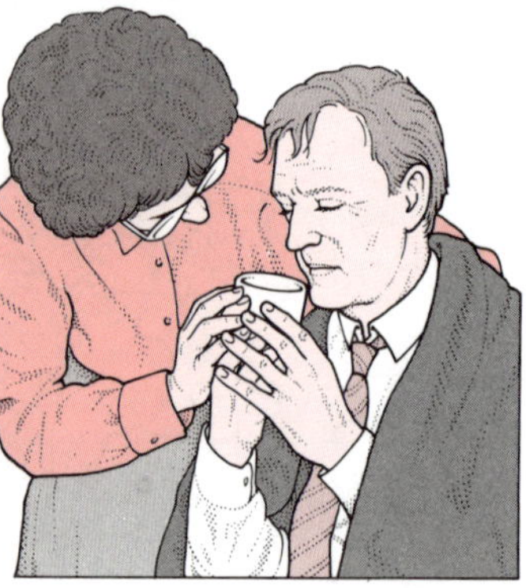

AUF KEINEN FALL
- den Betroffenen aufstehen und umhergehen lassen
- den Betroffenen durch Reiben der Haut aufwärmen
- dem Betroffenen Alkohol geben
- den Betroffenen durch direkte Wärmeeinwirkung aufwärmen.

2 Bei vorhandenem Bewußtsein können dem Betroffenen warme Getränke zu trinken gegeben werden.

3 Bei Bewußtlosigkeit und vorhandener Atmung den Betroffenen in die *stabile Seitenlage* bringen. Atmet er nicht, muß sofort beatmet werden. Ist auch kein Kreislauf festzustellen, muß umgehend mit der *Herz-Lungen-Wiederbelebung* begonnen werden.

NOTRUF: Sofort ärztliche Hilfe holen!

Bei leichten Fällen helfen bereits warme Getränke und die Bedeckung des Kopfes (über den der Körper bis zu 20 Prozent seiner Wärme verliert), um den Zustand der Patienten zu bessern.

Ein schnelles Aufwärmen, z.B. durch ein Bad, kann sich als gefährlich erweisen, da der Körper möglicherweise nicht in der Lage ist, mit einer solch schnellen Aufwärmung fertig zu werden, bei der infolge der raschen Beförderung des Blutes an die Körperoberfläche der Blutfluß zum Herzen und zum Gehirn verringert wird.

Den Unterkühlten aus dem Gefahrenbereich an einen windstillen Ort bringen. Soweit möglich in einem Raum mit Zimmertemperatur lagern, nicht überwärmen. Solange der Betroffene bei Bewußtsein ist, die nasse Kleidung entfernen, ihn in Decken hüllen und in völlige Ruhelage bringen, weder aktiv noch passiv bewegen. Dabei jedoch weder die Schocklage anwenden noch die Gliedmaßen massieren. Bei vorhandenem Bewußtsein können warme Getränke gegeben werden, aber auf keinen Fall Alkohol. Immer wieder kontrollieren: Bewußtsein, Atmung und Puls.

Bei lebensgefährlicher H. sollten die Betroffenen auf eine Intensivstation zur kontrollierten Erwärmung eingeliefert werden. Dazu kann den Patienten Blut aus dem Kreislauf entzogen werden, das erwärmt und dem Organismus wieder zugeführt wird. Alternativ kann man warme isotone Flüssigkeit in die Bauchhöhle einfließen lassen.

VORBEUGUNG

Der Wohnbereich einer älteren Person sollte immer eine Raumtemperatur von mindestens 18°C haben. Verwandte und Nachbarn einer alleinstehenden älteren Person sollten sichergehen, daß sie im Winter zusätzliche Möglichkeiten (z.B. warme Decken, geeignete Kleidung) hat, um sich warm zu halten. Zur Verhinderung eines Wärmeverlustes sollte immer, wenn es kalt ist, eine warme Kopfbedeckung getragen werden.

Alle älteren Menschen sollten auf nährstoffreiche Ernährung achten, warme Mahlzeiten und mehrmals täglich warme Getränke zu sich nehmen.

Wanderer oder Bergsteiger, die bei kaltem Wetter unterwegs sind, sollten stets eine Notfalltasche bei sich haben, die Isolationsdecken enthält, in die sie sich einwickeln können, falls sie einen Unfall haben oder von schlechtem Wetter überrascht werden und auf Hilfe warten müssen.

Hypothermie, kontrollierte

Die gezielte Senkung der Körpertemperatur zur Verlängerung der Zeit, in der die normale Blutzufuhr zu lebenswichtigen Organen während einer *offenen Herzoperation* gefahrlos (teilweise oder ganz) unterbrochen werden kann.

Die Kälte verringert die Umsetzungsrate der Stoffwechselvorgänge in Zellen und Geweben und erhöht damit die Toleranz für einen Sauerstoffmangel.

In den Anfängen der Herzchirurgie war es den Chirurgen durch eine k.H. möglich, schnelle Operationen am Herzen auszuführen (8-10 Minuten), bei denen die Blutzirkulation im ganzen Körper unterbrochen wurde.

Heutzutage wird bei offenen Herzoperationen normalerweise die allgemeine Blutzirkulation über eine *Herz-Lungen-Maschine* aufrechterhalten. Gleichzeitig wird jedoch weiterhin eine leichte k.H. als Sicherheitsvorkehrung erzeugt – die Körpertemperatur wird von 37°C auf etwa 28-31°C abgesenkt. Dies macht es möglich, mehrstündige Herzoperationen durchzuführen. Ein Wärmetauscher, der in den Kreislauf der Herz-Lungen-Maschine eingebaut ist, kann zur Abkühlung des Blutes benutzt werden, bevor es dem Körper wieder zugeführt wird, und damit zur Erzeugung einer Hypothermie dienen.

Durch die Unterbrechung der Blutversorgung des Herzens bei einer offenen Herzoperation muß auch der Herzmuskel selbst stark gekühlt werden. Die Kühlung kann durch kontinuierliche Zuführung von kalter Salzlösung (etwa 4°C) in die offene Brusthöhle erfolgen. Durch diese Vorsichtsmaßnahme ist der Schaden des Herzmuskels aufgrund von Sauerstoffmangel minimal, auch wenn die Operation sich über mehrere Stunden hinziehen sollte.

Das Aufwärmen der Patienten am Ende der Operation wird zeitlich sorgfältig mit dem Wiederingangsetzen des Herzschlags und dem Abschalten der Herz-Lungen-Maschine abgestimmt.

Hypothyreose

Unterfunktion der *Schilddrüse* und unzureichende Versorgung der Körperzellen mit *Schilddrüsenhormonen*.

URSACHEN UND AUFTRETEN

Die meisten Fälle von H. entstehen dadurch, daß der Körper *Antikörper* gegen seine eigene Schilddrüse produziert (eine *Autoimmunkrankheit*), und dies löst wiederum eine verminderte Bildung von Schilddrüsenhormonen aus. Ein Beispiel für dieses Phänomen ist die *Hashimoto-Thyreoiditis*. In selteneren Fällen tritt die H. nach einer operativen Entfernung eines Teils der Schilddrüse oder nach Radiojodtherapie zur Behandlung einer *Hyperthyreose* (Schilddrüsenüberfunktion) auf.

Etwa ein Prozent der erwachsenen Bevölkerung ist von H. betroffen. Am häufigsten tritt sie bei älteren Frauen auf, doch auch in anderen Altersstufen unabhängig vom Geschlecht.

SYMPTOME UND ANZEICHEN

Die Schilddrüsenhormone sind für die Energieproduktion im Körper verantwortlich; ein Mangel hat demnach allgemeine Müdigkeit und Lethargie zur Folge. Es kann auch zu Muskelschwäche, Krämpfen, verlangsamtem Herzschlag, trockener und rauher Haut, Haarausfall, einer tiefen, heiseren Stimme und Gewichtszunahme kommen. Darüber hinaus kann sich ein *Myxödem* entwickeln, ein Syndrom, bei dem sich die Haut und andere Körpergewebe verdicken. In manchen Fällen kann sich auch ein *Kropf* (Vergrößerung der Schilddrüse) bilden, doch nicht jeder Kropf ist auf eine Hypothyreose zurückzuführen.

Die Schwere der Symptome hängt von dem Grad der Schilddrüsenunterfunktion ab. Bei geringer Unterfunktion treten keine Symptome auf; bei starker Unterfunktion können alle oben aufgeführten Symptome auftreten.

Eine unbehandelte H. bei Kindern kann eine Verzögerung des Wachstums und der sexuellen Entwicklung zur Folge haben sowie eine Hemmung der normalen Entwicklung des Gehirns.

DIAGNOSE UND THERAPIE

Die Störung wird durch Bestimmung der Schilddrüsenhormonspiegel im Blut diagnostiziert.

Die Therapie besteht in der Substitution mit dem Schilddrüsenhormon Thyroxin; meistens muß die Hormonbehandlung ein Leben lang fortgeführt werden. Reicht diese Behandlung nicht zur Eindämmung eines Kropfes aus, kann seine operative Entfernung nötig werden.

Hypotonie

Erniedrigung eines Drucks oder einer Spannung unter die Norm (z.B. der Muskeln, Augen und des Blutdrucks) (s. *Hypotonus*, *Hypotension*). Speziell oft medizinische Bezeichnung für niedrigen *Blutdruck*. Manche gesunden Menschen mit normalem Herzen und normalen Gefäßen haben einen Blutdruck, der für ihr Alter weit unter dem Durchschnitt liegt. Von H. spricht man im allgemeinen nur, wenn der Blutdruck so sehr gefallen ist, daß nicht mehr genügend Blut ins Hirn fließt und es zu Schwindel und Ohnmachtsanfällen kommt.

Bei der am häufigsten vorkommenden Form von H., der sog. orthostatischen H., zeigen sich die Symptome nach abruptem Aufstehen oder Aufsitzen. Normalerweise steigt der Blutdruck nach solchen Veränderungen der Körperhaltung leicht an; bei Menschen mit orthostatischer H. bleibt dieser normale Blutdruckanstieg aus. Manchmal kommt es zu orthostatischer H. infolge von Behandlung mit *Antidepressiva* oder *Antihypertensiva* (Mittel zur Behandlung von Bluthochdruck). Außerdem sind Menschen mit *Diabetes mellitus* häufig davon betroffen, da es dabei zu Nervenschädigungen kommt, die den Ausfall der normalen blutdruckregulierenden Reflexe zur Folge haben.

Eine andere Form der H. kann plötzlich nach schweren Verbrennungen und Verletzungen mit starken Blutverlusten und *Schock* auftreten. Zu einer akuten H. kann es außerdem kommen, wenn der Schock durch eine Krankheit, wie z.B. *Myokardinfarkt* (Herzinfarkt) oder *Hypoadrenokortizismus*, ausgelöst wurde.

Die Behandlung von H. hängt von den auslösenden Faktoren ab.

Hypotonie bei Säuglingen

Diese Form der H., häufig auch *Floppy-Infant-Syndrom* genannt, bezeichnet eine extreme Muskelschlaffheit bei Kindern.

ANZEICHEN

Hypotone Säuglinge können ihre Gliedmaßen nicht gegen die Schwerkraft anheben und liegen deshalb meist mit flach ausgestreckten Armen und Beinen in ihrem Bettchen. Die Gliedmaßen und Gelenke wirken auch bei der Bewegung durch eine andere Person schlapp. Säuglinge mit einem derartig verminderten Muskeltonus bewegen sich weniger als normale Babys, und möglicherweise haben die Mütter bereits während der Schwangerschaft wenig Bewegungen des Kindes registriert.

Hält man den Körper "schlaffer" Säuglinge waagrecht mit dem Gesicht nach unten, so hängen ihre Gliedmaßen schlapp nach unten.

URSACHEN

Bei Frühgeburten ist ein verringerter Muskeltonus gegenüber voll ausgetragenen Babys ganz normal; die Muskelspannung nimmt mit zunehmendem Wachstum dann zu.

H.b.S. ist meist bedingt durch eine allgemeine Erkrankung, wie *Hypothyreose* oder *Down-Syndrom*. Sie kann jedoch auch eine frühes Anzeichen für *zerebrale Kinderlähmung* infolge einer Gehirnschädigung sein und tritt auch im Zusammenhang mit Rückenmarkserkrankungen, z.B. beim *Werdnig-Hoffman-Syndrom*, und bei manchen Kindern mit *Muskeldystrophie* auf.

Hypotonus

Druck-, Spannungs- bzw. Tonuserniedrigung (z.B. bei Augen, Blut, Muskeln). (S. *Hypotension*, *Hypotonie*)

Hypotonus des Muskels

Ungewöhnliche Schlaffheit der Muskeln. Normalerweise hat ein Muskel, der nicht benutzt wird, eine bestimmte Eigenspannung, doch bei verschiedenen Krankheiten in Zusammenhang mit dem Nervensystem (z.B. bei *Chorea Huntington*) ist diese natürliche Spannung (auch Muskeltonus genannt) deutlich bis erheblich verringert.

Hypovolämie

Verminderung der zirkulierenden Blutmenge infolge starker Blutverluste nach Verletzungen, inneren Blutungen oder chirurgischen Eingriffen. Außerdem tritt H. auch im Zusammenhang mit schweren Verbrennungen und Dehydratation auf.

Die Gefahr einer H. sollte nicht unterschätzt werden, denn unbehandelt kann sie einen *Schock* auslösen, der tödlich sein kann.

Hypoxie

Ungenügende Sauerstoffversorgung der Körpergewebe.

URSACHEN

Eine vorübergehende H. kann nach schweren körperlichen Anstrengungen auftreten, wenn die normale Sauerstoffversorgung für den zusätzlichen Bedarf in den Geweben nicht ausreicht. In diesem Fall hört die H. wieder auf, sobald die Anstrengung vorbei ist und durch die Atmung wieder genügend Sauerstoff in die Gewebe fließt.

Zu den schwereren Ursachen zählen starke Atembeschwerden (s. *respiratorische Insuffizienz*) meist aufgrund einer Lungenerkrankung, *Ischämie* (verringerte Durchblutung eines Gewebes oder Organs), häufig bedingt durch Gefäß- oder Herzkrankheiten, und *Anämie*, bei der die Sauerstoff-Transportkapazität des Blutes herabgesetzt ist. Eine weitere, seltenere Ursache kann eine *Kohlenmonoxid*-Vergiftung sein, bei der das Blut nicht mit genügend Sauerstoff versorgt werden kann. In ganz schweren Fällen kann jede der zuletzt genannten Ursachen zu einer *Anoxie* (weitgehendes Fehlen von Sauerstoff in einem Gewebe) führen, die bei längerem Anhalten ein Absterben des Gewebes zur Folge hat.

SYMPTOME UND ANZEICHEN

H. in Muskeln zwingt die Muskelzellen zur Energieproduktion über den *anaeroben* Stoffwechsel, wobei als Nebenprodukt Milchsäure erzeugt wird. Eine starke Milchsäurekonzentration in Muskeln löst jedoch Krämpfe aus. H. im Herzen kann Schmerzen in der Brust erzeugen wie bei *Angina pectoris*. Bei H. im Gehirn kommt es anfänglich zu Verwirrung, Schwindel und Inkoordination, dauert der Zustand jedoch an, können Bewußtlosigkeit und Tod die Folge sein.

THERAPIE

Zur Behandlung von schwerer, möglicherweise lebensbedrohlicher Hypoxie kann *Sauerstoffbehandlung* oder *Beatmung* nötig sein. Im anderen Falle hängt die Therapie von den auslösenden Faktoren ab.

Hysterektomie

Entfernung der Gebärmutter. Die H. ist eine in Deutschland sehr häufig ausgeführte Operation.

WARUM ES GEMACHT WIRD

H. wird oft zur Entfernung von *Uterusmyomen* (gutartigen Gebärmuttertumoren) ausgeführt, die zu Symptomen geführt haben. Außerdem wird sie zur Therapie bei *Gebärmutterkrebs* oder Gebärmutterhalskrebs (s. *Portiokarzinom*) eingesetzt. Auch bei Fällen von *Menorrhagie* (verstärkte Menstruationsblutung) oder *Endometriose* (gutartige Wucherung der Gebärmutterschleimhaut in der Bauchhöhle außerhalb der Gebärmutter), die auf andere Behandlungsformen nicht angesprochen haben, wird H. vorgenommen sowie bei ausgeprägtem Gebärmuttervorfall (s. *Uterusprolaps*).

FORMEN

Die häufigste Form der H. ist die totale H., bei der die Gebärmutter zusammen mit dem Gebärmutterhals entfernt wird. Manchmal werden auch die Eileiter und die Eierstöcke mit herausgenommen. Die subtotale H. (oder Uterusamputation), bei der der Gebärmutterhals in der Bauchhöhle belassen wird, wird heute wegen der Gefahr einer Karzinomentwicklung nur noch selten ausgeführt. Bei Gebärmutterhalskrebs ist eine radikale H. (bei der auch die Beckenlymphknoten mit entfernt werden) nötig.

REKONVALESZENZ

Nach der Operation kann ein Drainageschlauch an der Operationsstelle eingelegt werden. Es kann ein paar Tage lang zu Vaginalblutungen, Ausfluß und Schmerzen kommen, und die Patientinnen können äußerst empfindlich sein. Die Dauer der Krankenhausaufenthalts hängt vom Alter und von dem Gesundheitszustand der Frauen ab und ob es nach der Operation zu Komplikationen kommt. Bis zur vollen Wiederherstellung der Gesundheit vergehen etwa drei bis sechs Wochen; etwa vier Wochen nach der Operation ist wieder Geschlechtsverkehr möglich.

PROGNOSE

Nach einer H. kann die Frau keine Kinder mehr bekommen; sie hat keine Menstruationsblutungen und braucht keine Verhütungsmittel mehr. Wenn bei einer Frau vor oder um die *Menopause* auch

DURCHFÜHRUNG EINER HYSTEREKTOMIE

Eine Hysterektomie kann entweder durch die Bauchhöhle oder über die Vagina durchgeführt werden. Bei einer abdominalen Hysterektomie wird der Schnitt am Unterbauch geführt (siehe unten). Bei der vaginalen Hysterektomie wird die Gebärmutter durch einen Schnitt an der Vorderseite der Vagina entfernt.

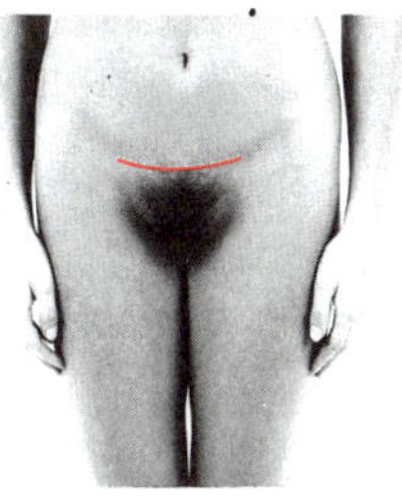

Schnittstelle bei der abdominalen Hysterektomie
Der Schnitt wird am Unterbauch (in diesem Fall waagrecht) am oberen Rand der Schambehaarung durchgeführt.

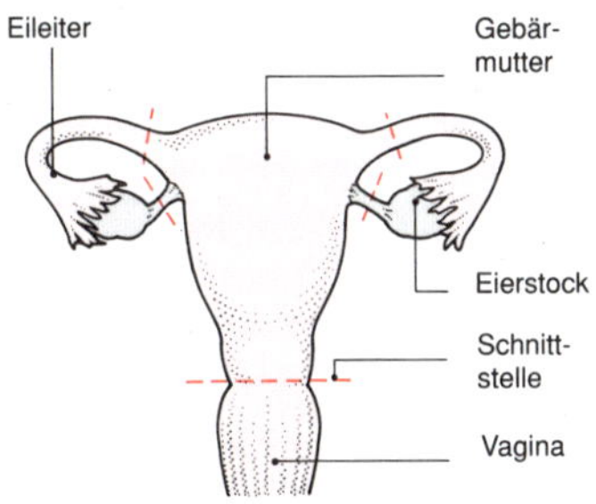

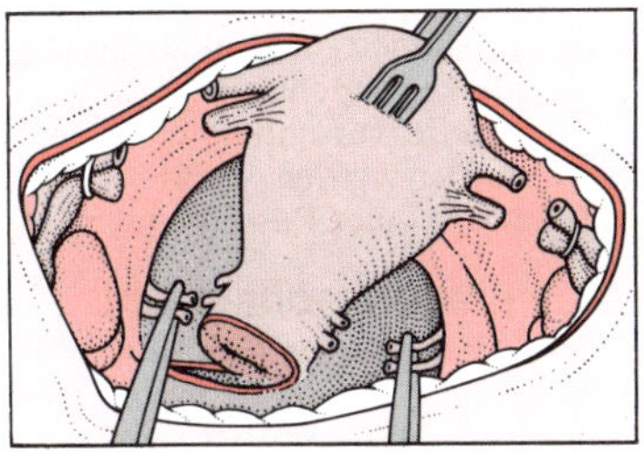

Abdominale Hysterektomie
Die Gebärmuttergefäße werden abgeklemmt, der Uterus wird am oberen Ende herausgezogen, die Gefäße werden zugenäht und danach getrennt. In manchen Fällen werden auch die Eileiter abgetrennt und zusammen mit den Eierstöcken im Bauchraum belassen.

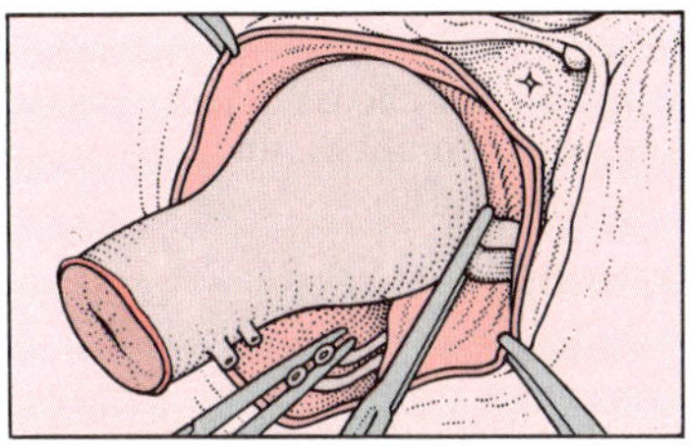

Vaginale Hysterektomie
Nach einem Vaginalschnitt wird die Gebärmutter und der Gebärmutterhals entfernt (die Eierstöcke können bei einer Hysterektomie über die Vagina nicht mitentfernt werden). Die Vorderseite der Vagina wird danach wieder zusammengenäht.

die Eierstöcke mitentfernt wurden, sollte eine *Hormonersatzbehandlung* in Betracht gezogen werden.

Viele Frauen haben Bedenken, daß ihr Sexualleben darunter leiden wird, aber erfahrungsgemäß dürfte es eigentlich zu keinen großen Veränderungen kommen. Frühzeitige Beratung kann den Frauen helfen, ihre Ängste zu überwinden. Bei unzureichender Betreuung oder mangelnder Beratung kommt es nicht selten zu Depressionen.

Hysterie

Begriff für verschiedene physische und geistige Erscheinungsbilder, die auf geistigen Streß zurückzuführen sind.

Abgeleitet von dem griechischen Wort für Gebärmutter, bezeichnete der Begriff ursprünglich bestimmte körperliche Erkrankungen bei Frauen. Im 19. Jahrhundert glaubte man, die H. sei psychisch bedingt und bezeichnete damit alle möglichen seltsamen Zustände (wie Halluzination, Trancezustände und Schlafwandeln).

Viele Psychiater halten den Begriff H. heute für die Diagnose nicht mehr für geeignet. In verschiedenen modernen Klassifikationen werden die Symptome, die früher unter H. zusammengefaßt wurden, heute spezifischeren diagnostischen Kategorien zugeordnet, z.B. *Konversion, dissoziative Störungen, vorgetäuschte Krankheiten* und *Ausweichverhalten.*

Trotzdem wird der Begriff immer noch manchmal allgemein benutzt, um ein schwieriges oder ungewöhnliches Verhalten zu beschreiben, das mit den Symptomen oder der Situation der Person in keinem Verhältnis zu stehen scheint. Unter Massenhysterie versteht man die Ausbreitung psychisch hervorgerufener Symptome (wie etwa Ohnmachtsanfälle) von einer Person auf andere Personen. Dieses Phänomen kommt vor allem in Schulen oder Einrichtungen bei jungen Frauen infolge von Gruppenspannungen oder -ängsten vor und wird meist durch eine charismatische Führungspersönlichkeit ausgelöst.

Hysterosalpingographie

Methode zur Untersuchung der Gebärmutterhöhle und der Eileiter mit Hilfe von *Röntgenstrahlen.*

WARUM ES GEMACHT WIRD

Diese Untersuchung wird häufig im Rahmen der *Sterilitäts*-Diagnostik durchgeführt. Durch *Laparoskopie* kann zwar nachgewiesen werden, ob die Eileiter blockiert sind, aber eine H. kann nötig sein, um den genauen Ort der Blockade zu bestimmen, die meist auf Verwachsungen und narbige Veränderungen infolge einer früheren Infektion zurückzuführen ist. Mit Hilfe der H. kann jede Veränderung in der Gebärmutter, wie angeborene Fehlbildungen oder ein *Uterus*myom, sichtbar gemacht werden.

SO WIRD ES GEMACHT

Bei der H. handelt es sich um eine ambulante Maßnahme, die von einem Radiologen und/oder einem Frauenarzt durchgeführt wird. Die Untersuchung kann unangenehm sein, und es kann zu krampfartigen Schmerzen kommen, deshalb empfiehlt es sich, den Patientinnen zuvor ein leichtes Beruhigungsmittel zu verabreichen.

Eine *Kanüle* (Röhre) aus Plastik oder Metall wird in den Gebärmutterhals eingeführt, um das Röntgenkontrastmittel (zur Sichtbarmachung der Organe auf dem Röntgenbild) in die Gebärmutter und die Eileiter einspritzen zu können. Danach werden Röntgenbilder gemacht, um jede unnatürliche Veränderung sichtbar zu machen. Der ganze Vorgang dauert zwischen 10 und 30 Minuten.

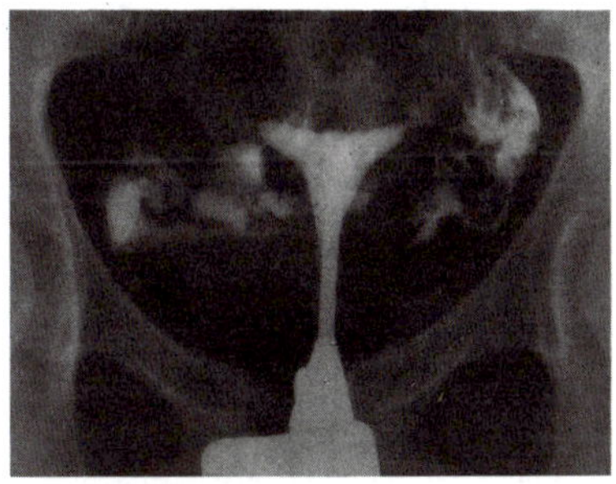

Normales Hysterosalpingogramm
Auf dem Röntgenbild ist das Kontrastmittel zu erkennen, das die Gebärmutter ausfüllt und durch die Eileiter in die Beckenhöhle geflossen ist.

Hysterotomie

Operative Eröffnung des Bauches und der Gebärmutter durch Schnitt (u.a. zur Schnittentbindung). Früher wurde diese Methode auch zum späten Schwangerschaftsabbruch (Entfernung des Fetus) angewendet. Da diese Methode jedoch äußerst kompliziert und risikoreich ist, wird sie heute kaum noch eingesetzt. Statt dessen werden heute zur späten Schwangerschaftsunterbrechung wehen-einleitende *Prostaglandin-Präparate* gegeben. (S.a. *Abort, eingeleiteter*)

Iatrogen
Bezeichnung mit der Bedeutung "durch ärztliche Einwirkung entstanden". I. kann sich auf den Gesundheitszustand, eine Krankheit oder sonstige Nachteile beziehen, die durch medizinische Behandlung entstanden sind. Ein i.er Zustand muß nicht unbedingt auf mangelnde Fürsorge bzw. mangelndes Wissen seitens des Arztes zurückzuführen sein. Kaum eine der herkömmlichen Behandlungsformen ist je, wenn überhaupt, ganz frei von unerwünschten Nebenwirkungen. Z.B. ist Schläfrigkeit bei Einnahme von Antihistaminika ein i.er Zustand.

Ibuprofen
z.B. *Aktren*®

Nichtsteroidales Antiphlogistikum, das als Schmerzmittel bei der Behandlung von Kopfschmerzen, Menstruationsbeschwerden und bei schmerzhaften Verletzungen der weichen Gewebe (wie Muskeln und Bänder) eingesetzt wird. Die entzündungshemmende Wirkung von I. lindert Gelenkschmerzen und Gelenksteifheit, die sich bei gewissen Arthritisarten, wie *rheumatoider Arthritis* und *Osteoarthritis*, manifestieren.

I. kann Bauchschmerzen, Durchfall, Übelkeit, Sodbrennen sowie in selteneren Fällen Schwindel hervorrufen. I. kann auch ein *peptisches Geschwür* verursachen, obwohl dies bei I. im Gegensatz zu anderen nichtsteroidalen Antiphlogistika weit weniger wahrscheinlich ist.

Ichthyosis
Seltene angeborene Krankheit, bei welcher die Haut durch eine Störung der *Keratin*produktion (ein Protein, das den Hauptbestandteil der Haut bildet) trokken, verhornt, schuppig und ungewöhnlich dunkel erscheint. Die Bezeichnung I. stammt vom griechischen Wort "ichthys" (= Fisch) ab und wird üblicherweise Fischschuppenkrankheit genannt.

Normalerweise manifestiert sich die I. bei oder kurz nach der Geburt und bessert sich im allgemeinen während der Kindheit. Die Oberschenkel, die Arme und die Handrücken sind die am häufigsten befallenen Körperregionen.

Es gibt keine gezielte Therapie für I., aber emulgierende Salben können die Trockenheit lindern und Badeöle die Hautfeuchtigkeit erhöhen. Die Anwendung von Seife verschlimmert I. und sollte vermieden werden. Warme, feuchte Luft führt zu einer Besserung der I.

Icterus gravis neonatorum
s. *hämolytische Krankheit des Neugeborenen*

Icterus neonatorum
s. *Neugeborenengelbsucht*

Idiopathisch
Ohne erkennbare Ursache entstanden. Man bezeichnet z.B. die Epilepsie ohne erkennbare Ursache als idiopathische Epilepsie. Das Wort idiopathisch kommt von den griechischen Wörtern "idios" (eigen, eigentümlich) und "pathos" (Krankheit, Leiden).

Idoxuridin
z.B. *Virunguent*® +

Antivirales Medikament für die topische Behandlung von durch *Herpes simplex* und *Herpes zoster* hervorgerufene Infektionskrankheiten. I. kann zu Reizungen an den Stellen führen, auf die es aufgetragen wird. So können Augentropfen eine Photophobie (gesteigerte Lichtempfindlichkeit) und getrübtes Sehen hervorrufen.

IDU
s. *Idoxuridin*

Ikterus
F. für *Gelbsucht*

Iktus
Plötzliches Auftreten unkontrollierter elektrischer Entladung von Nervenzellen im *Gehirn*, auch als Anfall bekannt. Wiederholte Anfälle bezeichnet man als *Epilepsie*. Die Anfälle können partiell oder generalisiert sein.

Bei einem partiellen Anfall bleibt die anomale elektrische Entladung auf eine Gehirnregion begrenzt. Die betroffene Person fühlt ein Kribbeln oder Zucken kleiner Bereiche im Gesicht, am Körper oder an einer Extremität. Andere mögliche Symptome können *Halluzinationen*, sehr starke Angstgefühle oder ein *Déjà-vu-Erlebnis* sein.

Bei einem generalisierten Anfall breitet sich die anomale elektrische Entladung auf das ganze Gehirn aus, was zu Bewußtlosigkeit und zu den Symptomen des *Grand mal*, *Petit mal* oder weniger geläufigen Formen des generalisierten Anfalls führt.

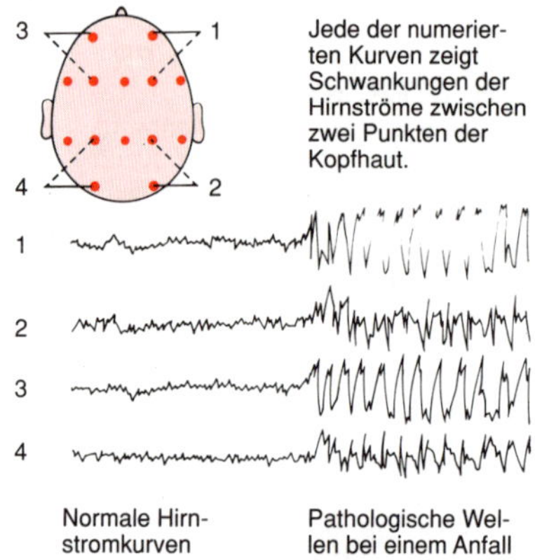

EEG-Veränderungen bei einem Anfall
Die Kurven zeichnen die Aktionsströme im Gehirn des Patienten auf. Dazu werden Elektroden an verschiedenen Stellen der Kopfhaut befestigt und an ein Registriergerät angeschlossen. Das Elektroenzephalogramm zeigt die Veränderungen der Hirnströme zu Beginn eines Anfalls.

Anfälle können unterschiedliche neurologische bzw. medizinische Ursachen haben, wie *Kopfverletzungen*, *Schlaganfall*, *Hirntumor*, Infektionen, Stoffwechselstörungen, Entzugserscheinungen bei *Alkoholabhängigkeit* oder vererbte Alkoholintoleranz. Welche Ursache auch vorliegt, die Therapie mit *Antikonvulsiva* kann den Verlauf der Anfälle steuern oder zumindest die Häufigkeit ihres Auftretens reduzieren.

Ileitis regionalis/terminalis
s. *Crohn-Krankheit*

Ileostomie
Chirurgischer Eingriff, bei dem das *Ileum* (unterer Abschnitt des Dünndarms) durchtrennt und das Ende als künstlicher Darmausgang durch einen Einschnitt in der Bauchdecke nach außen geführt wird. Die Ausscheidungen werden in einem an der Bauchhaut befestigten Beutel aufgefangen. Eine I. wird normalerweise auf Dauer angelegt.

WARUM ES GEMACHT WIRD
Dauerhafte I. wird normalerweise bei Patienten mit *Colitis ulcerosa* oder *Crohn-Krankheit* eingesetzt, deren Gesundheitszustand sich trotz medikamentöser Behandlung wegen chronischer Entzündung des Dickdarms (*F.* Kolon) weiter verschlechtert. Diesen Patienten kann man nur dadurch helfen, daß eine *Kolektomie* (operative Entfernung des Kolons und Rektums) mit anschließender I. durchgeführt wird.

Zeitweilige I. kann manchmal bei partieller Kolektomie (Entfernung eines Teils des Dickdarms) notwendig sein, damit

I

DURCHFÜHRUNG DER ILEOSTOMIE

In die Bauchwand (normalerweise rechts) werden zwei Schnitte gelegt, ein kleiner runder für das spätere Stoma (meist ca. 5 cm unterhalb der Taille und vom Hüftknochen bzw. von der Leistenfalte entfernt) und ein senkrechter Einschnitt für den Zugang zu Darm und *Mesenterium*.

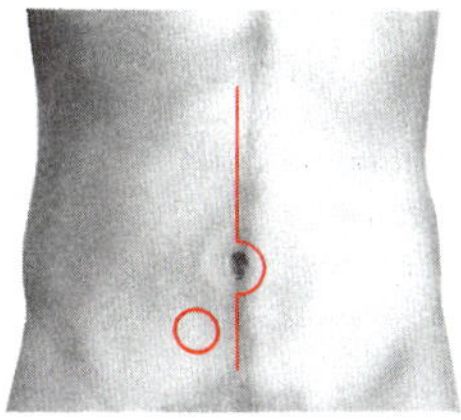

Lage der Einschnitte

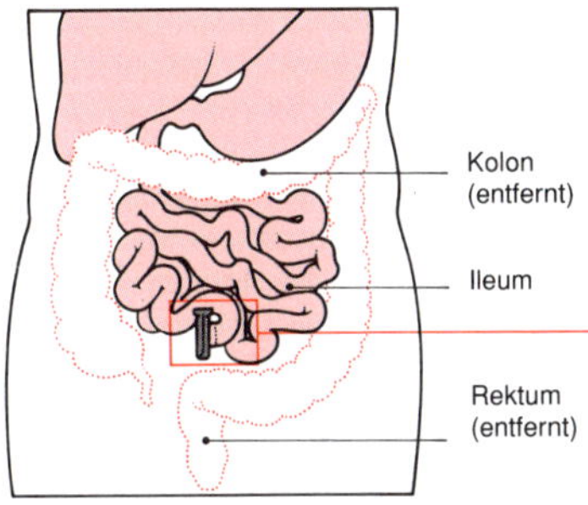

1 Nach Entfernung des Dickdarms wird das Ende des Ileums abgeklemmt und ein Teil des Mesenteriums reseziert, um ein Ileumsstück für das Stoma freizulegen.

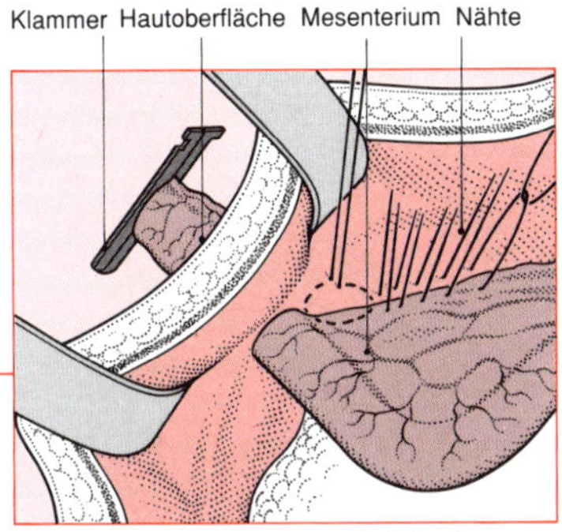

2 Das Ende des Ileums wird durch den runden Einschnitt in der Bauchdecke durchgeschoben; dann wird das Mesenterium an die innere Bauchdecke angenäht.

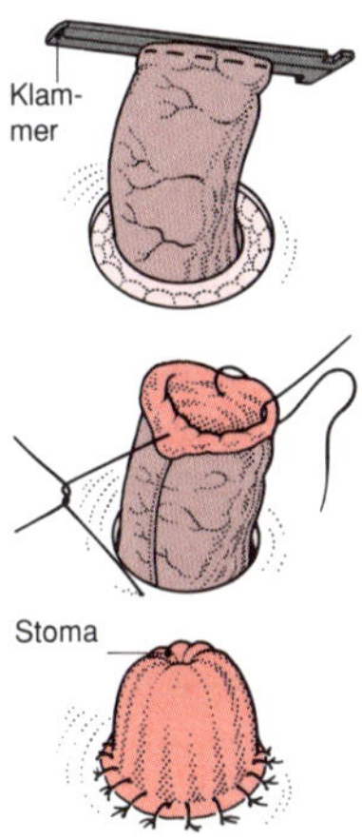

3 Der senkrechte Hautschnitt wird geschlossen und die Klemme am herausragenden Ende des Ileums entfernt (oben). Dieses Ende wird dann zurückgestülpt und an der Bauchdecke festgenäht (Mitte). Dadurch entsteht ein kleines herausragendes Stoma (unten). Bei einer temporären Entlastungsfistel wird meistens sofort ein temporärer Verschluß vorgesehen.

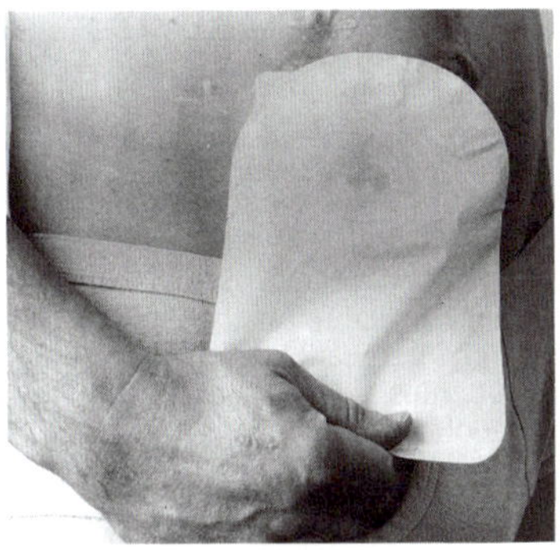

4 Nachdem der Darm seine normale Funktion wieder aufgenommen hat, wird ein Kunststoffbeutel an das Stoma angepaßt und mit Klebebändern dicht an der Haut befestigt.

das Kolon heilen kann, bevor es die Ausscheidungsstoffe wieder passieren. Temporäre I. (Entlastungsfistel) kann auch als Notfallmaßnahme bei Patienten durchgeführt werden, die akut wegen eines Verschlusses im oberen Dickdarmbereich, der die normale Stuhlentleerung verhindert, erkrankt sind. In diesem Fall wird eine temporäre Entlastungsfistel oberhalb des Verschlusses angebracht. Durch die Entleerung von Ausscheidungsstoffen wird eine Genesung soweit ermöglicht, daß partielle Kolektomie zur Beseitigung des Verschlusses durchgeführt werden kann. Temporäre I.n können nach Heilung des zusammengefügten Kolons wieder verschlossen werden.

SO WIRD ES GEMACHT

Nach der vollständigen Entfernung des Dick- und Mastdarms wird das durchtrennte Ende des Ileums durch einen Schnitt in die Bauchwand an die Körperoberfläche gebracht.

Bei einer temporären I. wird eine Darmschlinge an die Körperoberfläche geführt und geöffnet, damit die Ausscheidungsstoffe austreten können. Ein Stoma (künstlicher Ausgang) wird geschaffen, indem die Ränder der Darmöffnung mit der Haut am Rand des Baucheinschnittes zusammengenäht werden – in der Regel auf der rechten Seite etwa 5 cm unterhalb der Taille und vom Hüftknochen entfernt.

POSTOPERATIVE VERSORGUNG

In den ersten Tagen wird der Patient durch *intravenöse Infusion* künstlich ernährt. Danach beginnt der Darm wieder normal zu funktionieren; halbflüssige Ausscheidungsstoffe werden über das Stoma in einen Kunststoffbeutel ausgeschieden, der mittels Klebestreifen auf der Haut angebracht wird.

Während der Rekonvaleszenz spielt die Beratung der Patienten mit dauerhafter I. eine wichtige Rolle. Sie müssen lernen, mit dem veränderten Erscheinungsbild und dem Stoma zurechtzukommen. Außerdem müssen sie in dieser Zeit die sachgemäße Stomaversorgung lernen. Die Entleerung der Ausscheidungen durch das Stoma läßt sich im Gegensatz zum natürlichen Vorgang nicht über Muskeln kontrollieren. Außerdem sind die Ausscheidungen halbflüssig und enthalten Enzyme, die die Haut um das Stoma herum angreifen können. Deshalb muß der Patient den Beutel ständig tragen. Eine für die Stomaversorgung besonders ausgebildete Krankenschwester zeigt und erklärt, wie der Beutel gewechselt und entsorgt wird und wie sich eine optimale Abdichtung zwischen Beutel und Körper erreichen läßt, um die Bauchhaut zu schützen und ein Auslaufen zu vermeiden.

Die volle Rekonvaleszenz bei diesem Eingriff dauert etwa sechs Wochen. Die Patienten sollten während dieser Zeit jede physische Anstrengung vermeiden.

PROGNOSE

Der Gesundheitszustand der Patienten verbessert sich drastisch, nachdem sie sich nach der Entfernung eines chronisch entzündeten Kolons einer I. unterzogen haben.

Nach der Rekonvaleszenz sollten Patienten zu ihrer normalen Arbeit, ihrem Lebensstil, ihrer Familie und ihren sozialen Verpflichtungen zurückkehren. Nach einer I. muß der Patient größere Mengen Wasser trinken und für ausreichende Salzzufuhr sorgen, um das Fehlen des Kolons auszugleichen (dessen Hauptfunktion die Absorption von Wasser und Salz ist). Abgesehen davon kann der Patient wieder ganz normal essen.

Eine ärztliche Kontrolle des Stomas ist nur gelegentlich notwendig. Der Arzt ist sofort zu benachrichten, wenn sich die Funktionsfähigkeit bzw. das Aussehen des Stomas verändert. In einigen Fällen verengt sich der Kanal des Stomas, oder das Stoma prolabiert (fällt zu weit aus der Bauchhaut hervor), was chirurgische Korrektur erfordert.

Es gibt zahlreiche Varianten des künstlichen Darmausgangs, die ohne äußeren Kunststoffbeutel auskommen und nur ein- oder zweimal pro Tag zu festgelegten Tageszeiten entleert werden müssen, darunter einige, die interne Speicher aus Dünndarmschlingen, magnetische Verschlüsse und Aktivkohlefiltersysteme für Darmgase enthalten. Aber keine dieser Alternativen ist wirklich zuverlässig, und die meisten Patienten entscheiden sich immer noch für die konventionelle I.

Ileum

F. für Krummdarm; letzter, längster und engster Teil des Dünndarms; schließt an das Jejunum an und und mündet in den Dick-(Blind-)darm.

Die Aufgabe des I.s ist es, Nährstoffe aus der Nahrung zu resorbieren, die im Magen und in den ersten beiden Teilen des Dünndarms verdaut wurden. Millionen von *Villi* (fingerförmigen Fortsätzen der Dünndarmschleimhaut), die das I. auskleiden, vergrößern dessen Oberfläche erheblich und damit auch seine Resorptionsfähigkeit.

STÖRUNGEN

Ein Darmverschluß (*F.* Ileus) kann auftreten, wenn das I. durch eine Schwachstelle der Bauchwand bricht (s. *Hernie*) oder wenn es im Anschluß an eine Unterleibsoperation mit Narbengewebe verwächst (s. *Adhäsion; Strangulation*; *Darmverschluß*).

Weitere Störungen des I.s schließen *Meckel-Divertikel* (Ausstülpungen der I.wand, die die Gefahren eines Ulkus in sich bergen) ein sowie Krankheiten, bei welchen die Resorption von Nährstoffen gestört ist, wie z.B. *Crohn-Krankheit*, *Sprue* und *Lymphom*.

LAGE DES ILEUMS
Untere zwei Drittel des Dünndarms; verbindet das Jejunum mit dem Blinddarm (erster Abschnitt des Dickdarms).

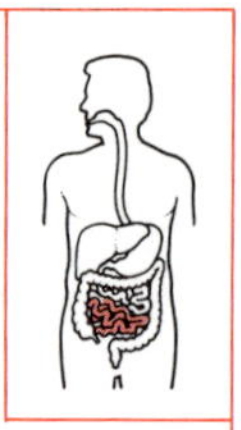

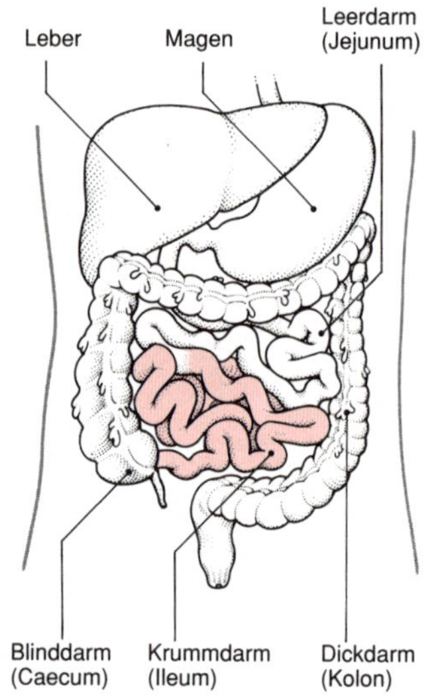

Ileus

s. *Darmverschluß*

Illusion

Wahrnehmungstäuschung. Die Illusion ist eine Fehldeutung von realen Sinneseindrücken (z.B. wird ein Kugelschreiber als Dolch, eine quietschende Bremse als ein Schrei fehlgedeutet). Illusion ist jedoch keine *Halluzination*, bei welcher auch ohne Sinnesreize eine Wahrnehmung zustandekommt.

Im allgemeinen sind Illusionen nur von kurzer Dauer und können verstanden werden, wenn man sie aufklärt. Sie können durch Müdigkeit, Angst, Drogen oder bestimmte Gehirnschäden zurückgeführt werden. *Delirium tremens* ist ein klassischer Auslöser von Illusionen.

Imipramin

z.B. *Tofranil*® +

Trizyklisches *Antidepressivum*, das häufig für eine Dauertherapie von *Depressionen* verwendet wird. Ein Teilerfolg zeigt sich oft erst nach sechs Wochen.

Mögliche Nebenwirkungen sind übermäßiges Schwitzen, verschwommene Sicht, trockener Mund, Schwindel, Verstopfung, Übelkeit sowie bei älteren Männern Schwierigkeiten beim Harnlassen. Eine Überdosis kann, besonders bei Kindern, tödlich sein.

Immersions-Kälte-Nässe-Schaden

Eine Art *Erfrierung*, die einsetzt, wenn die Füße längere Zeit kalt und naß sind. Sie tritt überwiegend bei Schiffbrüchigen und Soldaten auf. Zuerst werden die Füße bleich und weisen keinen tastbaren Puls auf; später werden sie rot, geschwollen, schmerzen und weisen einen starken Puls auf.

THERAPIE

Wenn die Füße noch bleich sind, sollten sie langsam und vorsichtig wieder aufgewärmt werden. Überhitzung kann zu *Gangrän* (Gewebetod) führen. Sind die Füße dagegen schon rot und geschwollen, sollten sie langsam gekühlt werden. Manchmal sind *Analgetika* erforderlich.

Wird die Erfrierung ignoriert, und sie verschlimmert sich, kann sie zu Muskelschwäche, Hautgeschwüren oder sogar Gangrän führen. Sogar in leichten Fällen können die Füße jahrelang auf Kälte schmerzhaft und empfindlich reagieren.

Immobilisation

Orthopädischer Begriff für Techniken, die angewandt werden, um die Bewegung von Gelenken oder die Verschiebung gebrochener Knochen zu unterbinden, damit letztere richtig zusammenwachsen können. (S. *Fraktur*)

Immobilität

Eingeschränkte körperliche Aktivität und Bewegung. I. ist besonders bei älteren Menschen gefährlich, da sie zu Muskelschwund und fortschreitendem Verlust von Muskelfunktionen führt.

URSACHEN

Totale I. ist selten und tritt nur nach einem *Schlaganfall*, wegen eines *Hirntumors* oder einer schweren *Kopfverletzung* ein. *Katatonie* steht in Verbindung mit verschiedenen Schweregraden der I.

Während der Rekonvaleszenz nach jeder ernsten Erkrankung wie *Myokardinfarkt* (Herzinfarkt) oder nach einem größeren chirurgischen Eingriff kann es für einige Tage zu einem zeitweiligen Mobilitätsverlust kommen.

Knochenbrüche im unteren Beinbereich therapiert man zumeist durch *Traktion* (hierbei müssen die Patienten einige Wochen liegen) oder durch einen *Gipsverband*, der ebenfalls die Mobilität beeinträchtigt.

Auch die Symptome einer spezifischen internistischen Erkrankung wie *Asthma* oder *Angina pectoris* (Brustschmerzen infolge verminderter Blutversorgung des Herzmuskels) können I. verursachen. Schwere Fälle beider Erkrankungen können sich durch Körperbetätigung verschlimmern. *Arthritis* (Gelenkentzündung) begrenzt die Mobilität, wenn die Hüften, Knie, Sprunggelenke oder Füße von Schmerzen und Steifheit befallen sind. Störungen des Zentralnervensystems, die I. bewirken, umfassen *Halbseitenlähmung* (Lähmung einer Körperseite), *Parkinson-Krankheit* und *Multiple Sklerose*.

Nachlassende Sehkraft kann in manchen Fällen auch Ursache für verminderte Mobilität sein. Auf der anderen Seite können *Depressionen*, die Wirkung von Alkohol oder anderen Drogen (wie *Tranquilizer*) eine reduzierte Mobilität mit sich bringen.

KOMPLIKATIONEN

Völlige I. kann zu *Wundliegen*, zu *Lungenentzündungen* infolge von Sekretansammlung in der Lunge oder zu *Kontrakturen* (Mißbildung durch Schrumpfung von Weichteilen) führen.

Eine häufige Komplikation der partiellen I. ist ein *Ödem* (krankhafte Flüssigkeitsansammlung im Gewebe), das ein Anschwellen der Beine verursacht, da die Wadenmuskulatur die Flüssigkeit nicht über das Kreislaufsystem zurück zum Herzen transportiert. In seltenen Fällen bildet sich ein *Thrombus* (krankhafter Blutpfropf) in den Beinvenen, da der Blutfluß durch fehlende Mobilität zu träge wird.

Fettleibigkeit tritt gewöhnlich nur bei Menschen auf, die sich körperlich nicht betätigen. Steifheit kann sich in jedem Gelenk, das nicht richtig bewegt wird, entwickeln. Muskelschwund und *Osteoporose* (Knochenbrüchigkeit) sind häufige Probleme, die bei älteren Menschen durch I. hervorgerufen werden.

THERAPIE

Regelmäßige *Physiotherapie* und eine geeignete Krankenpflege sind für Patienten, die sich nicht bewegen können, sehr wichtig. Häufiges Wechseln der Liegestellung sowie die Verwendung spezieller Matratzen und Betten vermindert das Risiko des Wundliegens. Streckübungen können Kontrakturen vermeiden helfen.

Man legt großen Wert auf frühzeitige Mobilisierung nach schwerer Krankheit oder nach einer großen Operation, um die Probleme zu vermeiden, die längere Bettruhe verursacht. Nach einem Knochenbruch der unteren Extremität beginnt der Patient so früh wie möglich mit dem Gehen an Krücken.

Mit Hilfsmitteln für Körperbehinderte (s. *Behinderung*) kann man für größere Mobilität bei Beinschwäche, Steifheit, Gleichgewichtsstörungen oder schlechter Koordination sorgen. Ist ein Patient trotz aller Hilfsmittel nicht in der Lage zu gehen, können Übungen im Stuhl oder im Bett gemacht werden, damit die Muskeln und Gelenke einigermaßen funktionstüchtig bleiben.

Immunantwort

Abwehrreaktion des Körpers auf eindringende Mikroorganismen, Krebszellen, transplantiertes Gewebe sowie andere Stoffe oder Substanzen, die als antigen bzw. "körperfremd" (d.h. anders als die eigenen Körperbestandteile) erkannt werden.

Die Antwort besteht in der Produktion von Substanzen, *Antikörper* bzw. *Immunglobuline* genannt, von sensibilisierten Zellen, den *Lymphozyten*, und anderen Substanzen und Zellen, die den antigenen Stoff zerstören. (S.a. *Immunsystem*)

Immundefekt

Störungen, die zum Versagen des *Immunsystems* bei der Bekämpfung von Infektion und Tumoren führt. I.e können vererbte oder angeborene, *kongenitale* Störungen sein, die die normale Entwicklung des Immunsystems verhindern, oder durch Krankheit erworbene Störungen, die die Funktionsweise des Immunsystems stören. Das Ergebnis ist in beiden Fällen das Auftreten dauerhafter oder ständig wiederkehrender Infektionen durch Mikroorganismen, die gewöhnlich keine Krankheit verursachen, schlechtes Ansprechen auf eine normalerweise wirksame Therapie, unvollständige Rekonvaleszenz nach einer Erkrankung sowie eine übermäßige Anfälligkeit für bestimmte *Krebs*arten.

Die Infektionen, die bei Patienten mit I. auftreten, werden als *opportunistische Infektionen* bezeichnet, da die Mikroorganismen die verminderte Abwehrfähigkeit des Körpers ausnützen. Infektionen dieser Art umfassen die *Pneumonie*, die durch *PNEUMOCYSTIS CARINII* hervorgerufen wird, die weitverbreiteten *Herpes-simplex*-Infektionen und viele *Pilzinfektionen*.

VERERBTE IMMUNDEFEKTE

Der anpassungsfähige Teil des Immunsystems (der die Abwehrreaktionen gegen gewisse Mikroorganismen oder Tumorzellen bewirkt) setzt sich aus zwei Hauptkomponenten zusammen. Die erste ist die humorale Immunität, die auf der Produktion von *Antikörpern* (bzw. *Immunglobulinen*) durch *B-Zellen* basiert. Der andere Bestandteil wird zellvermittelte Immunität genannt und basiert auf der Aktivität von *T-Lymphozyten*. Angeborene oder vererbte I.e können bei beiden Bestandteilen der Immunität vorkommen.

Defekte der humoralen Immunität umfassen Hypogammaglobulinämie (Störung der Produktion einer oder mehrerer Klassen von Immunglobulinen) und Agammaglobulinämie (fast vollständiger Mangel an B-Lymphozyten und Immunglobulinen). Die häufiger vorkommende Hypogammaglobulinämie trifft schätzungsweise eine Person von 600 und verursacht nomalerweise keine Symptome, außer daß sie manchmal zu wiederkehrenden Atemwegsinfektionen führt. Agammaglobulinämie ist ein seltenes, lebensbedrohliches Leiden, das oft in der frühen oder späteren Kindheit zum Tod führt.

Angeborene I.e der T-Lymphozyten können unter anderem zu andauernder und stark ausgeprägter *Candidiasis* führen, die die Haut, Mund (Mundsoor), Rachen und Vagina befällt. Erkrankungen dieser Art sind auf die Unfähigkeit des Immunsystems, die Pilzinfektionen zu bekämpfen, zurückzuführen.

Es gibt auch eine Kombination der I.e beider Komponenten, als schwerer kombinierter Immundefekt bekannt. Er führt bei Kindern in der Regel im ersten Lebensjahr zum Tode.

ERWORBENE IMMUNDEFEKTE

Erworbene I.e können entweder durch Krankheit oder durch Schädigung des Immunsystems infolge von künstlicher Unterdrückung mit Arzneimitteln entstehen.

Krankheiten, die diese I.e verursachen, umfassen einmal die Infektion mit *HIV* (human immunodeficiency virus), die zur *AIDS*-Erkrankung (acquired immune deficiency syndrome) führt, dann schwere Unterernährung, besonders den Eiweißmangel, und viele Krebsarten.

Gezielte Unterdrückung des Immunsystems mit *Immunsuppressiva* und *Kortikosteroiden* wird in der Regel als Teil der Therapie bei *Autoimmunkrankheiten* eingesetzt oder in der *Transplantationschirurgie*, um das Risiko einer Abstoßungsreaktion bei Organtransplantation zu reduzieren.

IMMUNDEFEKTE BEI ÄLTEREN PERSONEN

I.e nehmen auch einfach als Folge des Älterwerdens zu. Der *Thymus*, der für die Produktion der T-Lymphozyten wichtig ist, erreicht sein Leistungsmaximum in der Pubertät und schrumpft danach allmählich. Dies führt mit zunehmendem Alter zu einer Abnahme der Anzahl und Aktivität der T-Lymphozyten; außerdem nehmen auch die B-Lymphozyten ab.

Immunglobulin

Protein im Blut und in Gewebeflüssigkeiten, auch *Antikörper* genannt. I.e werden von den Zellen des *Immunsystems*, den B-Lymphozyten, produziert. Ihre Aufgabe ist es, sich an Stoffe anzulagern, die als fremde *Antigene* (meistens Oberflächenproteine von Bakterien und Viren) erkannt werden. Diese Anlagerung ist Bestandteil bei der Zerstörung der Mikroorganismen, die die Antigene tragen.

I.e spielen auch eine zentrale Rolle bei *Allergien* und *Hypersensibilitäts*reaktionen. In diesem Falle lagern sie sich an Antigene an, die zwar nicht gesundheitsschädigend sind, was aber dennoch eine entzündliche Reaktion auslösen kann. Es gibt fünf Klassen von I.en; davon ist das Immunglobulin G (IgG) das wichtigste im menschlichen Blut. Das IgG-Molekül besteht aus zwei Untereinheiten, wovon eine sich an das Antigen anlagert und die andere sich mit anderen Zellen des Immunsystems verbindet. Zu diesen anderen weißen Blutzellen zählen die Phagozyten, die dann die Antigen-tragenden Mikroorganismen verschlingen.

Die Antigen-Bindungsstelle des IgG-Moleküls weist eine veränderliche Struktur auf. Dadurch können sich die verschiedenen Varianten des Moleküls an viele verschiedene Antigene binden.

I.e kann man aus dem Blut genesener infizierter Patienten isolieren und für eine passive *Immunisierung* gegen bestimmte ansteckende Krankheiten verwenden.

Immunisierung

Prozeß, bei dem *Immunität* als Vorsorgemaßnahme gegen gewisse Infektionskrankheiten erzeugt wird. Die Häufigkeit vieler Krankheiten (z.B. *Diphtherie*, *Poliomyelitis*) hat seit der Einführung von wirkungsvollen Immunisierungsvorschriften drastisch abgenommen; die Infektionskrankheit *Pocken* konnte sogar ausgerottet werden.

In vielen Ländern einschließlich der USA ist die I. gegen bestimmte Infektionen eine Voraussetzung für die Einschulung; dadurch sind nicht nur Diphtherie und Kinderlähmung, sondern auch *Masern* und *Keuchhusten* seltener geworden. Allerdings muß man die routinemäßige I. weiterführen, damit die Häufigkeit dieser Krankheiten nicht wieder ansteigt. Solange sich nur ein geringer Bevölkerungsanteil einer I. unterzieht, bleibt das Risiko einer Epidemie bestehen.

IMMUNISIERUNG UND IMPFUNG

Es gibt eine aktive oder passive I. (s. Kasten rechts). Die Bezeichnungen Impfung und aktive I. werden synonym gebraucht.

WER SOLLTE SICH IMMUNISIEREN LASSEN

Einige I.en, wie die I. gegen Kinderlähmung, Masern, Mumps und Röteln (s. *Dreifachimpfung*) sowie gegen Diphtherie, Keuchhusten und Tetanus (s. *DPT-Impfung*) werden allgemein durchgeführt, vor allem bei Kleinkindern (s. Impfkalender für Kinder und Jugendliche S. 26). Andere I.en sind dagegen für spezielle Gruppen gedacht, wie z.B. für Menschen, die bei Epidemien gefährlichen Infektionen ausgesetzt sind oder am Arbeitsplatz gefährdet sind (z.B. Labormitarbeiter oder Tierärzte).

Die I. vor Auslandsreisen kann eine Voraussetzung zur Einreise in gewisse Länder sein (heutzutage bezieht sich dies nur auf die I. gegen *Gelbfieber*) und dient zum Schutz des Reisenden gegen Infektion. Reisende sollten einige Monate vor der Abreise feststellen, welche I.en notwendig sind oder empfohlen werden. In der Tabelle unten sind Einzelheiten eines typischen Impfplans in der Kindheit aufgelistet. (S.a. *Reise-Impfvorschriften*)

SO WIRD IMMUNISIERT

Die meisten I.en erfolgen durch Injektion, üblicherweise unter die Haut oder in den Muskel des Oberarms. Bei großen Flüssigkeitsmengen kann die Injektion in das Gesäß verabreicht werden. Der Polioimpfstoff wird oral als Schluckimpfung verabreicht.

ARTEN DER IMMUNISIERUNG

Es gibt zwei Möglichkeiten. Bei der passiven I. werden Antikörper (Schutzproteine) verabreicht, um einen sofortigen, allerdings nur kurzzeitigen Schutz gegen bestimmte krankheitserregende Bakterien, Viren oder Toxine zu erhalten. Die aktive I. veranlaßt den Körper, eigene Antikörper gegen solche Mikroorganismen zu produzieren, und verleiht dadurch länger anhaltende Immunität.

PASSIVE IMMUNISIERUNG

1 Man nimmt einem mit einem bestimmten Mikroorganismus infizierten Menschen oder Tier Blut ab und erhält daraus Antikörper gegen den Erreger.

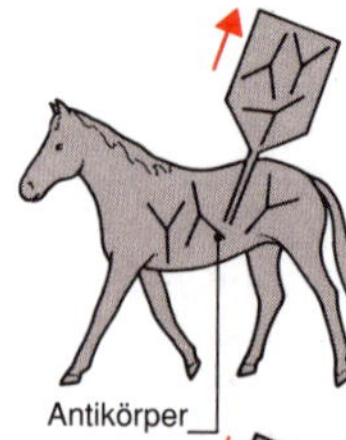

2 Eine Fraktion des Blutes, das die Antikörper enthält (Immunserum oder Antiserum genannt), wird der Person, die immunisiert werden soll, injiziert.

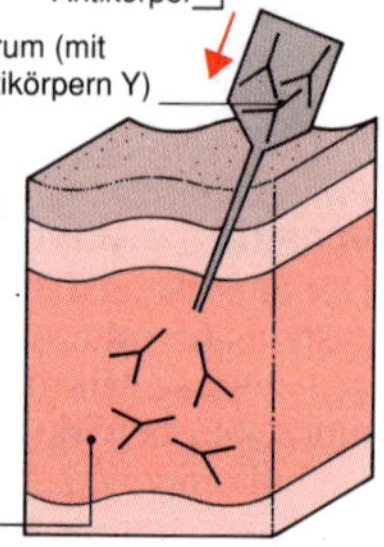

3 Die Antikörper (Y) helfen, die Mikroorganismen zu zerstören, wenn sie im Blut vorhanden sind oder in den nachfolgenden Wochen auftreten.

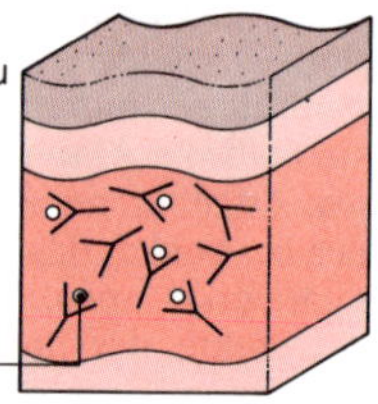

AKTIVE IMMUNISIERUNG

1 Die aktive Immunisierung erfolgt durch Verabreichung eines Impfstoffs, der abgetötete oder abgeschwächte Erreger enthält (die selbst nur noch eine schwache Reaktion auslösen).

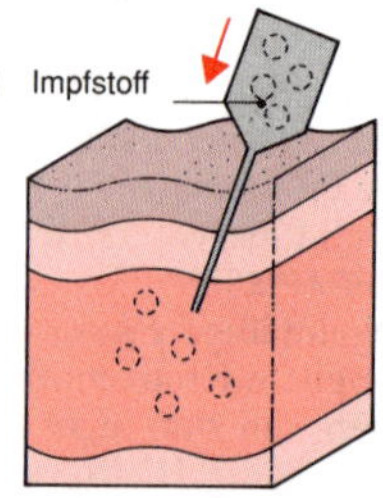

2 Das Immunsystem produziert Antikörper gegen den abgeschwächten Mikroorganismus und speichert ihn im "Gedächtnis".

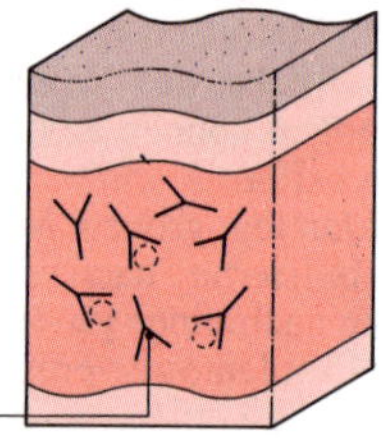

3 Falls später einmal der Erreger in die Blutbahn eindringt, wird eine große Anzahl Antikörper produziert, um die Infektion zu bekämpfen.

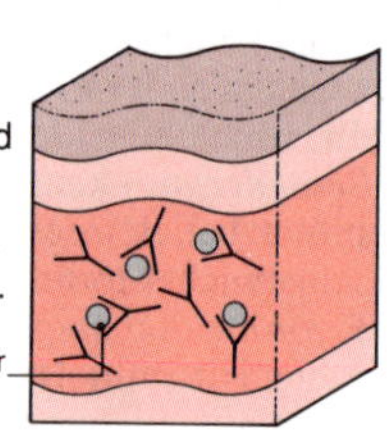

NEBENWIRKUNGEN

Nach der I. kommt es normalerweise zu keiner Nachwirkung. Einige Impfstoffe verursachen allerdings Schmerzen und Schwellung an der Injektionsstelle, leicht erhöhte Temperatur, Reizbarkeit und Unwohlsein oder grippeähnliche Symptome. Kleinen Kindern, die nach der I. Fieber bekommen, sollte man *Paracetamol* geben. Andere Impfstoffe, wie der gegen Masern, können einen schwachen Ausbruch der Krankheit bewirken.

In sehr seltenen Fällen aber treten heftige Reaktionen (wie Anfälle) nach der I. auf. Dies hat zu einer heftigen Diskussion über die Ratsamkeit einiger Impfun-

TYPISCHER IMPFPLAN FÜR KINDER *)

Alter	Krankheit	
3 Monate	Diphtherie, Keuchhusten, Tetanus *	Poliomyelitis ▪
5 Monate	Diphtherie, Keuchhusten, Tetanus *	Poliomyelitis ▪
9 Monate	Diphtherie, Keuchhusten, Tetanus *	Poliomyelitis ▪
15 Monate	Masern, Mumps, Röteln *	
4-5 Jahre	Diphtherie, Tetanus *	Poliomyelitis ▪
	* Kombinationsimpfung	▪ Schluckimpfung

*) S.a. Impfkalender für Kinder und Jugendliche S. 26

gen, besonders der gegen Keuchhusten, geführt. Bei den meisten Menschen sind jedoch die Risiken der Impfung bei weitem geringer als das Gefahrenrisiko der Krankheit selbst.

Obwohl die meisten modernen Impfstoffe eine zuverlässige Methode zur Vorbeugung von Infektionskrankheiten darstellen, bieten sie nicht immer einen vollständigen Schutz. Die Schutzimpfungen gegen *Cholera* und *Typhus* beispielsweise schützen nur teilweise vor einer Infektion. Daher müssen andere Vorsorgemaßnahmen (hauptsächlich Nahrungsmittel- und Wasserhygiene) bei Reisen durch Gebiete mit Erkrankungsgefahr getroffen werden.

WER SOLLTE NICHT IMMUNISIERT WERDEN

Wer an einem *Immundefekt* oder stark ausgebreitetem Krebs leidet, sollte nicht immunisiert werden. Wer *Kortikosteroide* einnimmt oder bereits eine heftige Reaktion auf denselben Impfstoff hatte, sollte ebenfalls nicht immunisiert werden. Einige Impfstoffe (z.B. gegen Typhus und Gelbfieber) sind für Kleinkinder nicht geeignet. Bei Fieber oder einem Infekt muß man die Schutzimpfung verschieben. Auch sollten einige Impfstoffe nicht während der Schwangerschaft verabreicht werden, da Gefahr für den Fetus bestehen kann.

Immunität

Schutzzustand gegen eine Krankheit durch das *Immunsystem*. Die angeborene I. besteht von Geburt an und ist die erste Art der Verteidigung gegen die meisten ansteckenden Krankheitserreger. Erworbene I. stellt die zweite Art der Verteidigung dar und entsteht entweder durch Kontakt mit den eindringenden Mikroorganismen (nachdem sie die Schranke der angeborenen I. durchbrochen haben) oder durch *Immunisierung*.

Immunmangel

s. *Immundefekt*

Immunoassay

Sammelbezeichnung für Labortechniken, die ELISA (enzyme linked immunosorbent assay) und Radioimmunoassay umfassen. Beide Verfahren werden bei der Diagnose von Infektionskrankheiten eingesetzt; Varianten des Radioimmunoassays, wie der radioimmunologische In-vitro-Test (RIA) und der Radioimmunosorbent-Test (RIST), werden auch bei der Diagnose von *Allergien* sowie bei der Messung von *Hormon*konzentrationen im Blut eingesetzt.

ELISA und Radioimmunoassay können beide das Vorhandensein oder Fehlen eines bestimmten Proteins im Blut feststellen – wie z.B. eines *Antigens* (Protein auf der Oberfläche eines Mikroorganismus bzw. eines Allergens), eines spezifischen *Antikörpers* (eines vom *Immunsystem* gebildeten Proteins, das ihn vor bestimmten Mikroorganismen oder Allergenen schützt), oder anderer Proteine wie Hormone.

Das Prinzip beruht auf der Tatsache, daß es für jedes bestimmte Antigen auch einen bestimmten Antikörper gibt. Wenn Moleküle dieser beiden Proteine in engen Kontakt kommen, binden sie sich aneinander. Jeder Antikörper bindet sich ausschließlich an das dazugehörige Antigen und umgekehrt.

SO WIRD ES GEMACHT

Zuerst wird die Innenwand eines Reagenzglases mit dem spezifischen Protein (Antigen oder Antikörper) beschichtet, das sich an den Antikörper oder an das Antigen bindet, dessen Vorhandensein im Blut getestet werden soll. Beispielsweise wird beim ELISA-Test für Antikörper gegen *HIV* (das *AIDS*-Virus) die Innenwand des Reagenzglases mit geringen Mengen des HIV-Antigens beschichtet.

Das Reagenzglas wird anschließend mit Blutplasma gefüllt; falls der zu bestimmende Antikörper (oder das Antigen) im Blutplasma vorhanden ist, wird es sich fest an die behandelte Oberfläche binden. Die Oberfläche wird dann gespült und ein weiteres Substrat zugegeben, das sich an das gebundene Protein anlagert. Das Substrat ist wiederum an ein als Peroxidase bezeichnetes Enzym (beim ELISA-Test) oder beim Radioimmunoassay an ein radioaktives Isotop gebunden.

Überschüssiges Substrat wird abgespült, wobei die Peroxidase oder die Radioaktivität an die Oberfläche gebunden bleibt, sofern der Antiköper bzw. das Antigen vorhanden war. Die Peroxidase kann dadurch nachgewiesen werden, daß ein weiterer chemischer Stoff, der bei Vorhandensein von Peroxidase einen Farbwechsel vollzieht, zugegeben wird; die Radioaktivität kann man mit einem Szintillationszähler messen.

RIST unterscheidet sich von den anderen Radioimmunoassay-Verfahren dadurch, daß das Blutserum, das auf einen bestimmten Stoff getestet wird, zuerst mit einer Lösung gemischt wird, die denselben Stoff, allerdings radioaktiv markiert, schon enthält. Die radioaktive und die nachzuweisende Form wetteifern miteinander um die Bindung an das Prüfsubstrat. Nach dem Spülen stellt man das Ergebnis fest: je weniger Radioaktivität am Prüfsubstrat gebunden hat, desto mehr von dem nachzuweisenden Stoff muß im Blutserum vorhanden gewesen sein.

Immunologie

Die medizinische Disziplin, die sich mit dem *Immunsystem* befaßt. Immunologen erforschen die Funktionsweise des Immunsystems und untersuchen bzw. behandeln dessen Störungen, wie *Allergien*, *Autoimmunkrankheiten*, und *Immundefekte* wie *AIDS*.

Fachärzte auf dem Gebiet der I. suchen neue Wege, auf welchen das Immunsystem stimuliert werden kann, um Immunität zu entwickeln (hauptsächlich durch die Anwendung von *Impfstoffen*).

Immunologen spielen auch eine wichtige Rolle bei der *Transplantationschirurgie*, da sie sich präoperativ um die Anpassung zwischen Spender- und Empfängerorgan kümmern und postoperativ das Immunsystem des Empfängers unterdrücken, um eine Transplantatabstoßung auf ein Mindestmaß zu beschränken.

Immunprophylaxe

Gabe von Präparaten aus der *Immunglobulin*fraktion (*Antikörper*), um Infektionskrankheiten vorzubeugen oder in manchen Fällen zu therapieren. Solche Präparate werden auch als Immunglobuline bzw. Gammaglobuline bezeichnet.

Man verwendet I. hauptsächlich zur Vorbeugung der *Virushepatitis* (z.B. vor einer Reise in ein Land, in dem diese Krankheit verbreitet ist). Sie schützt auch Personen vor *Masern* und *Röteln*, die diesen Infektionen ausgesetzt sind und trotz vorausgegangener Infektion oder *Immunisierung* noch keine Immunität besitzen.

Diese Prophylaxe wird auch bei Personen mit *Immundefekten* (gestörter natürlicher Abwehr) eingesetzt.

SO WIRD ES GEMACHT

Die I. verleiht Immunität gegen eine Reihe von Infektionskrankheiten. Sie wirkt, indem die Antikörper weitergegeben werden, die aus dem Blut von Personen isoliert wurden, die bereits diese Krankheiten gehabt und entsprechende Antikörper produziert haben.

MÖGLICHE NEBENWIRKUNGEN

Die I. kann Ausschlag, Fieber, Schmerzen und Empfindlichkeit an der Injektionsstelle verursachen.

Immunstimulantien

Sammelbezeichnung für Arzneimittel, die die Aktivität des körpereigenen *Immunsystems* (der natürlichen Abwehr gegen Infektionen und anomale Zellen) steigern. Zu den I. zählen *Impfstoffe* (s. *Immunisierung*), *Interferon* und Interleukin-2, die zur Therapie viraler Infektionen und gewisser Krebsarten eingesetzt werden.

Ein *Adjuvans* steigert die Fähigkeit eines Impfstoffes, das Immunsystem zu aktivieren, und wird aus diesem Grund Impfstoffen beigegeben. Aluminiumphosphat zum Beispiel erhöht die Wirksamkeit der *Tetanus*impfung.

Immunsuppressiva

ANTITUMORMITTEL
ALKYLANTIEN
Chlorambucil (z.B. *Leukeran*® +)
Cyclophosphamid (z.B. *Endoxan*® +)
ANTIMETABOLITE
Methotrexat (z.B. *Methotrexat*® +)
Azathioprin (z.B. *Imurek*®+)
HYDRAZINDERIVATE
Procarbazin (z.B. *Natulan*® +)
ALKALOIDE
Vinblastin (z.B. *Velbe*® +)
ANTIBIOTIKA
Actinomycin D (z.B. *Lyovac-Cosmegen*® +)
KORTIKOSTEROIDE
Prednisolon (z.B. *Duraprednisolon*® +)
Prednison (z.B. *Decortin*® +)
ANTILYMPHOZYTENSERUM
Antilymphozytenglobulin (z.B. *Lymphoglobulin*®+)
Ciclosporin (z.B. *Sandimmun*® +)
Immunglobuline (z.B. *Partobulin*® +)

Sammelbezeichnung für Arzneimittel, die die Aktivität des körpereigenen *Immunsystems* (der natürlichen Abwehr) unterdrücken. I. werden nach einer *Transplantation* verordnet, um die Abstoßung des fremden Gewebes zu verhindern. Sie werden auch verabreicht, um das Fortschreiten von *Autoimmunkrankheiten* (bei denen sich das Immunsystem gegen körpereigenes Gewebe richtet) aufzuhalten, falls andere Therapien nicht wirksam sind. I. können jedoch bereits zerstörtes Gewebe nicht mehr wiederherstellen.

SO WIRKEN SIE

Die Wirkung von I. beruht darauf, daß sie die Produktion und Aktivität der *Lymphozyten* unterdrücken. Diese weißen Blutzellen spielen eine wichtige Rolle bei der Bekämpfung von Infektionen und bei der Beseitigung von anomalen Zellen, die bösartige Tumore bilden können.

MÖGLICHE NEBENWIRKUNGEN

Neben mannigfaltigen Nebenwirkungen, z.B. starke Übelkeit, Haarausfall etc. der einzelnen Immunsuppressiva, erhöhen sie das Infektionsrisiko und die Entstehung gewisser Krebsarten.

Immunsystem

Ansammlung von Zellen und Eiweißen, deren Aufgabe es ist, den Körper vor potentiell gefährlichen infektiösen Mikroorganismen (mikroskopischen Lebensformen), wie Bakterien, Viren und Pilzen, zu schützen. Das I. spielt auch bei der *Krebs*bekämpfung eine Rolle und ist außerdem für *Allergien*, *Hypersensibilität* und für die Probleme der Abstoßungsreaktion nach einer *Transplantation* verantwortlich.

Einige Hauptbestandteile des Immunsystems werden im Kasten auf der nächsten Seite beschrieben.

Bis zu einem gewissen Grad ist ein Neugeborenes dank seiner angeborenen Immunität gegen Infektionen geschützt. Diese Immunität besteht aus physikalischen Barrieren wie der Haut; aus Substanzen, die im Mund, im Ausscheidungstrakt oder auf der Augenoberfläche vorhanden sind und Mikroorganismen zerstören, sowie aus *Antikörpern* oder *Immunglobulinen* (Schutzproteine), die von der Mutter auf das Kind übertragen wurden (einschließlich der in der Muttermilch enthaltenen Immunglobuline).

Die angeborene Immunität kann den Körper nicht vor allen krankheitserregenden Organismen schützen. Während das Kind heranwächst, kommt es mit Mikroorganismen in Berührung, die die angeborene Abwehr überwinden und somit Krankheiten verursachen. Die zweite Abwehrart des I.s, das erworbene I., spielt dann eine wichtige Rolle. Bei diesem System findet eine spezifische Anpassung statt, so daß jeder eindringende Organismus gezielt bekämpft werden kann. Darüber hinaus speichert das System diesen Eindringling in seinem "Gedächtnis", damit in Zukunft die Abwehrkräfte sofort mobilisiert werden können. Damit besitzt man eine erworbene Immunität gegen die Infektion. Sollte derselbe Mikroorganismus noch einmal in den Körper eindringen, wird er schnellstens erkannt und bekämpft (das erklärt, warum man selten zweimal an Krankheiten wie Masern oder Diphtherie erkrankt).

Die Entwicklung der erworbenen Immunität durch Infektion kann Tage oder Wochen dauern. In der Zwischenzeit kann es zu ernsten Erkrankungen und zum Tode kommen. In der Vergangenheit war die *Mortalitäts*rate sehr hoch, doch heute sind die Chancen, eine Infektion zu überwinden und zu überleben oder sie sogar gänzlich zu vermeiden, erheblich besser. Dies beruht zum einen auf einem besseren allgemeinen Gesundheitszustand und besserer Ernährung (die das I. unterstützt, und zum anderen auf der vorbeugenden Wirkung von Impfungen, der künstlichen *Immunisierung* gegen spezifische Mikroorganismen.

ANGEBORENE IMMUNITÄT

Die Haut bildet eine unpassierbare Barriere gegenüber einer Vielzahl von Krankheitserregern, von denen die meisten nur über die Schleimhäute (d.h. die Auskleidung des Mundes, des Rachens, der Augen, des Darms, der Scheide oder der Harnorgane) in den Körper eindringen können. Diese Bereiche werden durch Schleim oder durch andere Flüssigkeiten (wie Tränen) und Enzyme (wie Lysozym) geschützt, die Bakterien zerstören. Wenn Mikroorganismen durch die Haut bzw. über die Schleimhaut in den Körper eindringen, werden sie sofort von weißen Blutzellen, den sog. Phagozyten ("Freßzellen") angegriffen, die versuchen, sie zu zerstören. Ihnen zu Hilfe kommen weitere weiße Blutkörperchen wie z.B. die zelltötenden (zytotoxischen) Zellen. Daneben werden die eingedrungenen Mikroorganismen von natürlich produzierten Substanzen (wie *Interferon*) und von einer Gruppe von Blutproteinen, dem sog. Komplementsystem, angegriffen.

ERWORBENE IMMUNITÄT

Die erworbene I. ist äußerst komplex und bis heute nur teilweise erforscht. Ihre Aufgabe ist es, eine spezifische Abwehr gegen eine Vielzahl unterschiedlicher eindringender Organismen oder Tumorzellen zu bilden. Man weiß, daß zunächst ein Teil eines eindringenden Organismus oder einer Tumorzelle als *Antigen* (ein Protein, das als körperfremd oder als unterschiedlich zu jedem natürlichen körpereigenen Protein identifiziert wird) erkannt wird.

Anschließend erfolgt dann eine Immunantwort (entweder humoral oder zellvermittelt) auf das Antigen. Die humorale Immunanwort besteht aus der Produktion wasserlöslicher Proteine, Antikörper bzw. Immunglobuline, die von den sog. B-Lymphozyten produziert werden. Zellvermittelte Immunantworten konzentrieren sich auf die Aktivitäten von sog. T-Lymphozyten.

HUMORALE IMMUNITÄT

Diese Art der Immunität ist für die der Abwehr von Bakterien besonders wichtig. Nach einem komplexen Erkennungsprozeß werden bestimmte B-Lymphozyten veranlaßt, sich zu vermehren. Diese Zellen produzieren dann sehr viele Antikörper, die mit dem Blutplasma zirkulieren (daher humoral genannt) und die sich an die Antigene anlagern können. Nach dieser Bindung sind die mit

DAS ANGEBORENE IMMUNSYSTEM

Jeder Mensch besitzt viele angeborene Abwehrmechanismen gegen Infektionen, darunter die äußeren Schutzwälle (unten), die Entzündungsreaktion (rechts) und die Phagozytose (unten rechts). Weitere Mechanismen umfassen Substanzen, die man Komplement (das durch Bakterien aktiviert wird und sie zerstört) und Interferon (das eine antivirale Wirkung besitzt) nennt.

Diese Abwehrmechanismen sind unspezifisch und setzen schnell ein. Im Gegensatz dazu richtet das erworbene Immunsystem (s. nächste Seite) gezielte Angriffe gegen bestimmte Mikroben. Die dazugehörigen Zellen entfalten ihre höchste Wirksamkeit beim zweiten Kontakt der Erreger mit dem Organismus.

Die beiden Teile des Immunsystems ergänzen sich; die durch das erworbene Immunsystem erzeugten Antikörper helfen bei der Phagozytose.

DIE ENTZÜNDUNGSREAKTION

Wenn Erreger die äußeren Barrieren des Körpers überwunden haben, stellt die Entzündungsreaktion den zweiten Abwehrmechanismus des Körpers dar. Chemische Stoffe (wie Histamin) werden freigesetzt, die unten dargestellten Vorgänge und die Anziehung von Phagozyten zu den Mikroben werden aktiviert. Die Symptome der Entzündung sind Rötung, Schmerz, Schwellung und Hitze.

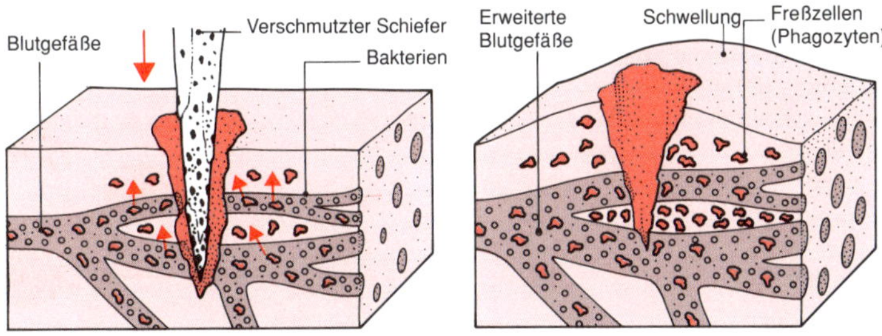

Nach einer Gewebeverletzung (hier durch einen Schiefer) dringen Bakterien oder andere Mikroben ein. Infolgedessen erweitern sich die Blutgefäße an dieser Stelle, wobei mehr Flüssigkeit mit Blutzellen aus dem Blut in das Gewebe austreten kann. Dies gewährt den Bestandteilen des Immunsystems, die die Eindringlinge bekämpfen, wie Phagozyten und löslichen Faktoren (Komplement), einen leichteren Zugang.

Physikalische und chemische Schutzwälle

Die nachfolgend charakterisierten Barrieren stellen die erste Verteidigungslinie gegen gefährliche Mikroben (Bakterien, Viren und Pilze) dar.

Augen
Die von den Tränendrüsen produzierte Flüssigkeit spült Mikroorganismen fort; die Tränen enthalten zusätzlich das Ferment Lysozym, das Bakterien zerstören kann.

Mund
Im Speichel ist ein Ferment (Lysozym) enthalten, das Bakterien zerstört.

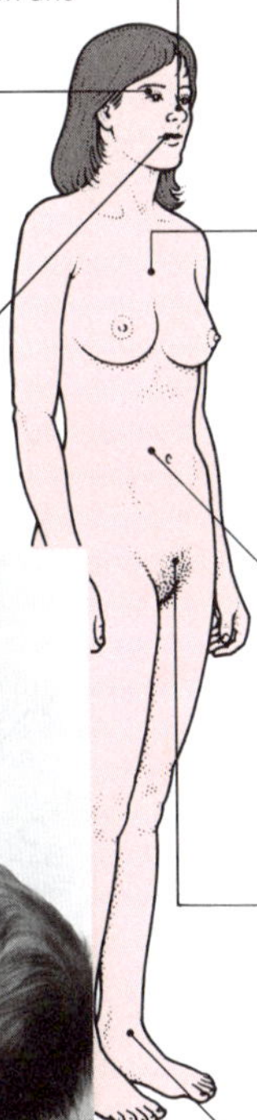

Nase
Nasenhaare (Vibrissae) verhindern das Eindringen von Mikroorganismen aus der Luft. Der Niesreflex unterstützt diesen Abwehrmechanismus.

Atmungstrakt
Der Schleim, der von Zellen abgesondert wird, die den Hals, die Luftröhre und die Bronchien auskleiden, hält Mikroben auf, die dann von Flimmerhärchen (Zilien an Zellen der Schleimhautoberfläche) fortgetragen oder von Phagozyten (weiße Blutkörperchen) einverleibt werden. Der Hustenreflex trägt ebenso dazu bei, Erreger aus dem Körper auszustoßen.

Magen und Darm
Die Magensäure zerstört die meisten Mikroorganismen. Im Darm befinden sich ungefährliche Bakterien (Kommensalen), die mit den gefährlichen Bakterien konkurrieren und sie normalerweise beherrschen.

Harn-Geschlechts-System
Scheide und Harnröhre beherbergen ebenfalls Kommensalen und werden zusätzlich durch eine Schleimschicht geschützt.

Haut
Eine unversehrte Haut bietet eine wirksame Barriere gegen die meisten Mikroben. Die Talgdrüsen der Haut sondern chemische Substanzen ab, die auf viele Bakterienarten hochtoxisch wirken.

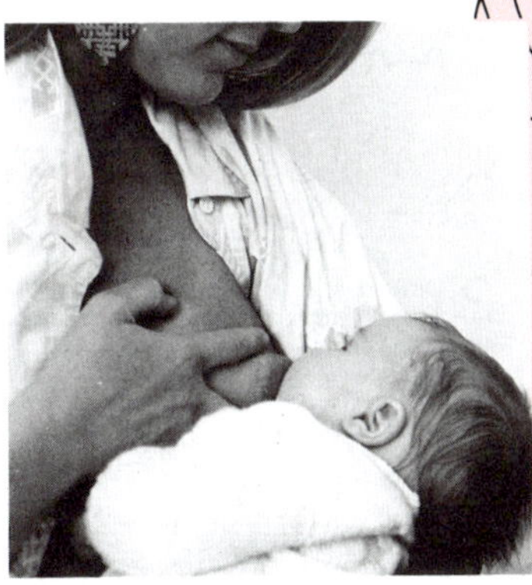

Stillen
Antikörper (Eiweiße mit Schutzfunktion), die von der Mutter gegen bestimmte Erreger gebildet werden, werden mit der Muttermilch an das Kind weitergegeben. Somit wird dem Baby zusätzliche Immunität verliehen, bis es seine eigenen spezifischen Antikörper produzieren kann.

DIE FUNKTIONSWEISE DER PHAGOZYTEN

Diese weißen Blutkörperchen werden von Infektionsstellen angelockt, wo sie Mikroorganismen und Zelltrümmer auffressen und verdauen.

Anheften

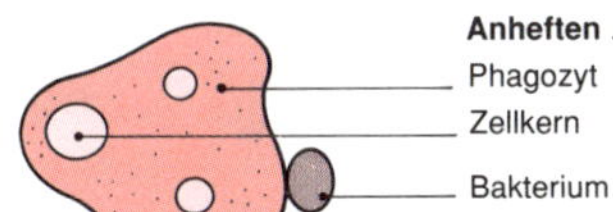

1 Die Freßzelle erkennt eine Mikrobe durch Kontakt als körperfremd. Dieser Vorgang wird von chemischen Stoffen unterstützt, die während der Entzündung freigesetzt werden.

Einschließen

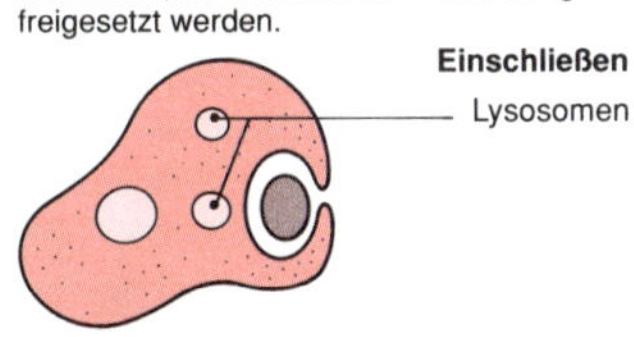

2 Der Phagozyt bildet mit der Zellmembran eine Tasche, in die die Mikrobe aufgenommen wird. Flüssigkeitsgefüllte Partikel, Lysosomen, bewegen sich zur Mikrobe hin.

Verdauung

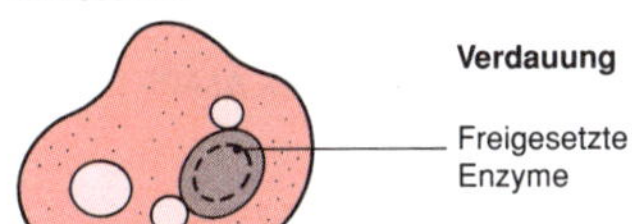

3 Aus den Lysosomen werden Enzyme in die Tasche abgesondert, um die Mikrobe zu verdauen. Später werden die dabei entstandenen Zelltrümmer ausgestoßen.

DAS ERWORBENE IMMUNSYSTEM

Es basiert auf den sog. Lymphozyten und besteht aus zwei Teilen: der humoralen Immunität (Produktion von Antikörpern, die im Blut zirkulieren und spezifische Mikroben angreifen, durch B-Lymphozyten) und der zellvermittelten Immunität, bei der T-Lymphozyten aktiviert werden, um spezifische Mikroben oder anomale Zellen (wie virusinfizierte Zellen oder Tumorzellen) anzugreifen.

DIE HUMORALE IMMUNITÄT

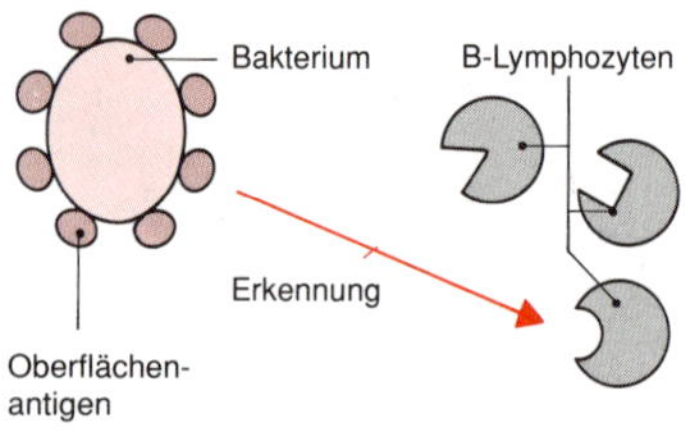

1 Die humorale Antwort setzt ein, wenn ein Antigen (Fremdeiweiß), hier auf der Oberfläche eines Bakteriums, bestimmte B-Lymphozyten aktiviert.

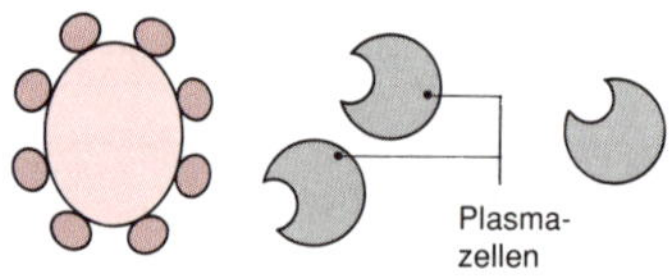

2 Dieser B-Lymphozyt vermehrt sich, wobei er Plasmazellen bildet, die Antikörper produzieren, um gezielt dieses Bakterium anzugreifen.

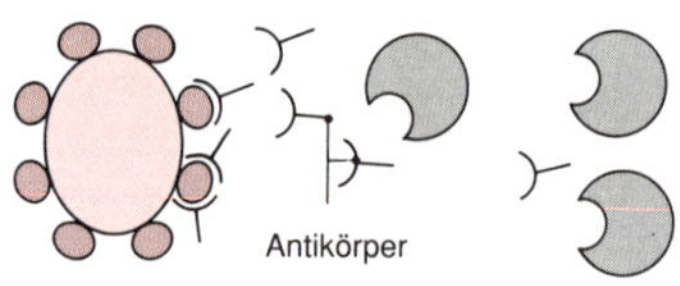

3 Nach einigen Tagen werden die Antikörper freigesetzt. Sie zirkulieren und binden sich an die Antigene, wodurch weitere Reaktionen ausgelöst werden, die schließlich das Bakterium zerstören.

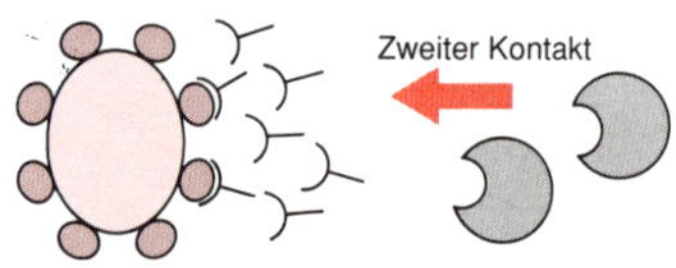

4 Einige B-Lymphozyten verbleiben im Körper als Gedächtniszellen. Falls dieses Bakterium nochmals in den Körper eindringt, produzieren die B-Lymphozyten schnellstens Antikörper, um die Infektion aufzuhalten.

DIE ZELLVERMITTELTE IMMUNITÄT

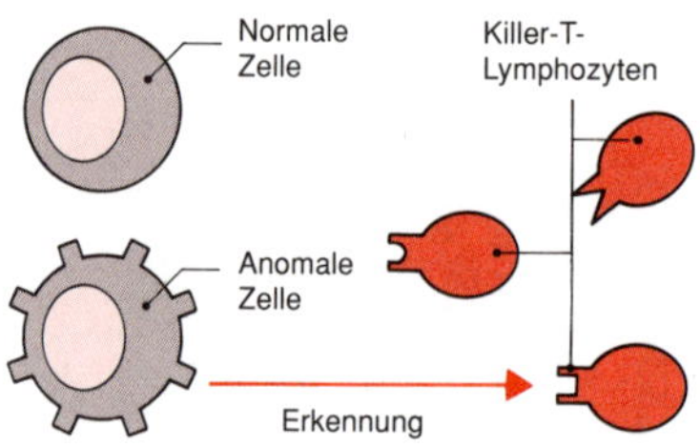

1 Ein Antigen, hier auf der Oberfläche einer anomalen Zelle (z.B. einer virusinfizierten Zelle oder Tumorzelle), wird von spezifischen Killer(zytotoxischen)-T-Lymphozyten erkannt und aktiviert diese.

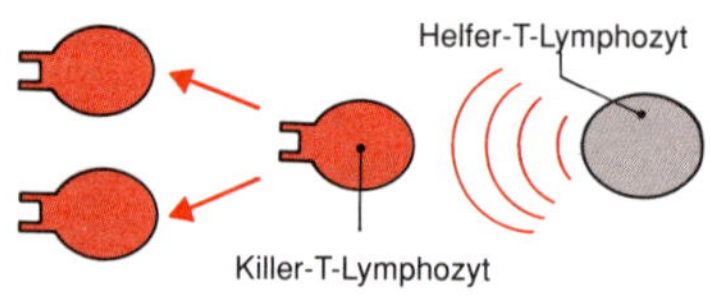

2 Mit Unterstützung der Helfer-T-Zellen (einer weiteren Form von T-Lymphozyten) fangen die Killer-T-Lymphozyten an, sich zu vermehren.

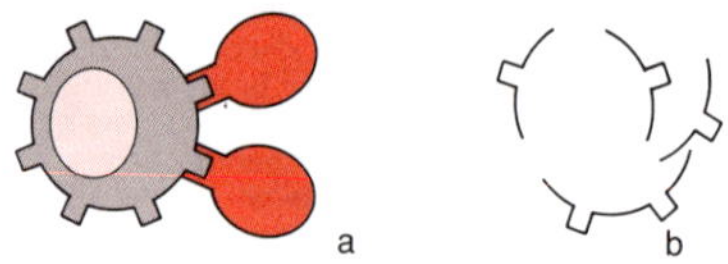

3 Die Killer-T-Lymphozyten finden anomale Zellen (a) and lagern sich an, was zu deren Zerstörung führt (b). Sie selbst nehmen dabei keinen Schaden und können weitere Zielzellen zerstören.

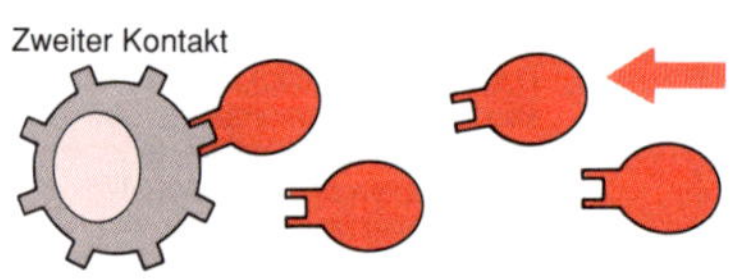

4 Einige der Killer-T-Lymphozyten verbleiben als Gedächtniszellen im Körper. Sie sind imstande, wiederauftauchende anomale Zellen (z.B. nach einer erneuten Infektion mit dem Virus) schnell anzugreifen.

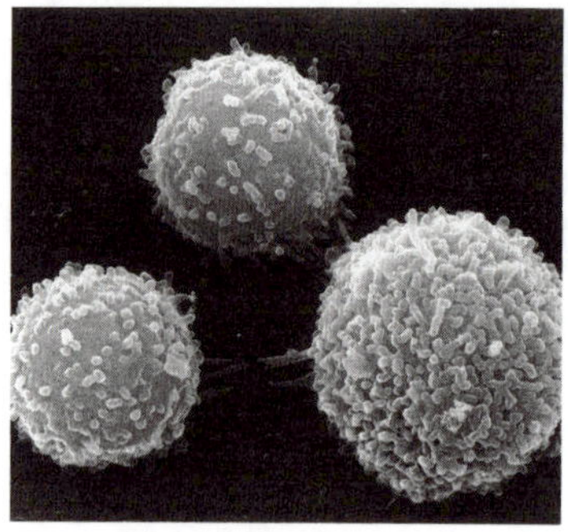

Lymphozyten
Lymphozyten kommen im Blut und in lymphatischen Organen (wie Lymphknoten, Milz und Thymus) vor. Die zwei Hauptarten, B- und T-Lymphozyten, ähneln sich unter dem Mikroskop sehr, unterscheiden sich aber in ihrer Funktion.

AIDS UND DIE ZELLVERMITTELTE IMMUNITÄT

HIV, das AIDS-Virus, unterbricht den zellvermittelten Anteil des erworbenen Immunsystems.

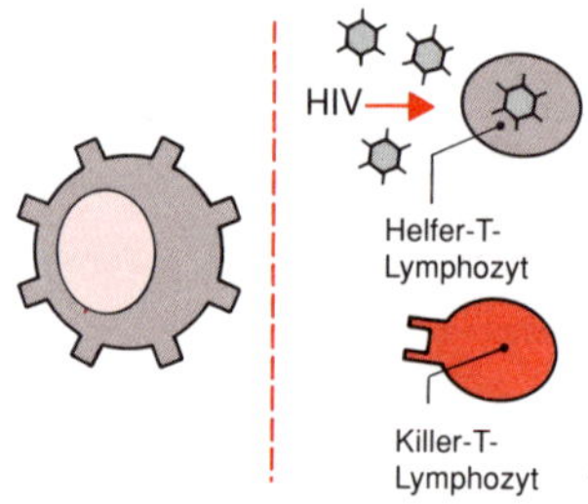

1 HIV dringt ein und zerstört die Helfer-T-Lymphozyten. Somit unterbleibt die Hilfe, die die Helfer-Zellen normalerweise den Killer-T-Lymphozyten leisten.

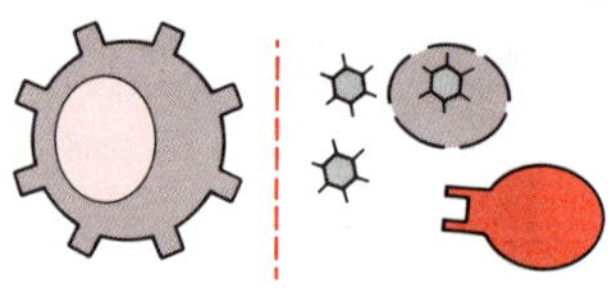

2 Infolgedessen vermehren sich die Killer-T-Lymphozyten nicht und greifen auch keine anomalen Zellen bzw. eindringenden Mikroorganismen an.

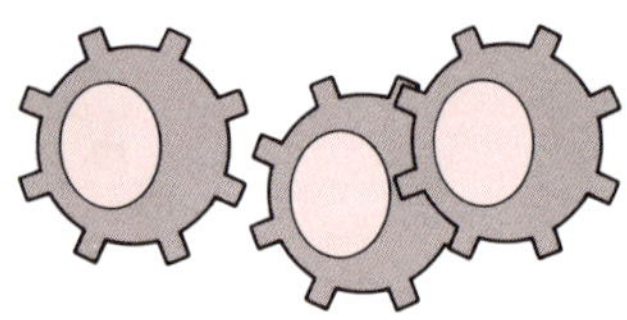

3 Opportunistische Viren und andere Mikroben oder Tumorzellen können sich unkontrolliert vermehren, was die typischen Merkmale der AIDS-Erkrankung bewirkt.

BEISPIELE FÜR BEKÄMPFTE INFEKTIONSERREGER

Humorale Immunität ist besonders wichtig gegen:	Zellvermittelte Immunität ist besonders wichtig gegen:
Einige Viren (z.B. Masern)	Viele Viren (z.B. Herpes simplex)
Viele Bakterien (z.B. Cholera)	Einige Bakterien (z.B. Tuberkulose)
Einige Parasiten (z.B. Malaria)	Einige Pilze (z.B. Candidiasis)

Antigenen behafteten Organismen leicht für die Phagozyten ("Freßzellen") zu finden. Die Antikörper-Antigen-Bindung aktiviert auch das Komplementsystem, welches die Effizienz der Phagozyten bei der Einverleibung und Zerstörung der eindringenden Organismen zusätzlich steigert.

ZELLVERMITTELTE IMMUNITÄT

Diese Art der Immunität ist speziell bei der Verteidigung gegen Viren und einige Parasiten, die sich in den Zellen verstekken, und vielleicht bei der Bekämpfung von Krebszellen besonders wichtig. Die T-Lymphozyten im Mittelpunkt der zellvermittelten Immunität umfassen zwei Arten, die man als Helferzellen und Killerzellen bezeichnet. Helferzellen spielen bei der Erkennung von Antigenen eine wichtige Rolle und aktivieren neben einigen anderen Aufgaben die Killerzellen. Killerlymphozyten setzen sich an Zellen fest, die von Viren oder anderen Parasiten befallen wurden, welche erkennbare Antigene auf der Zelloberfläche hinterlassen haben. Dann zerstören sie die befallenen Zellen. Ähnlich können sie auch gegen Tumorzellen und gegen Zellen in transplantiertem Gewebe vorgehen.

Das "Gedächtnis" des I.s (der erworbenen Immunität gegen gewisse Krankheiten) liegt in der Tatsache begründet, daß die Lymphozyten, die beim ersten Kontakt mit einem bestimmten Antigen aktiviert und sensibilisiert wurden, lange Zeit im Körper verbleiben.

STÖRUNGEN DES IMMUNSYSTEMS

Das I. ist ein lebenswichtiger Vorteil bei der Verteidigung des Körpers gegen Infektionserreger und wohl auch gegen Krebs. Bei *Immundefekten* wird die Immunantwort entweder durch eine vererbte Störung oder nach einer Infektion mit gewissen Viren wie *HIV*, dem *AIDS*-Virus, unterdrückt.

Bei den sog. *Autoimmunkrankheiten* verkennt das I. körpereigene Proteine als Antigene und richtet einen immunologischen Angriff gegen sie.

Als weitere Störung kennt man die unangemessen heftige Reaktion des I.s auf Antigene, die normalerweise harmlos sind, wie Pollen, die zu *Hypersensibilität* oder *Allergie* führt.

IMMUNSUPPRESSIONSTHERAPIE

Unter bestimmten Umständen, wie nach Gewebetransplantationen und bei Autoimmunkrankheiten, kann es notwendig sein, das I. (besonders die erworbene Immunität) durch *Immunsuppressiva* zu unterdrücken, um eine Abstoßung des Spenderorgans durch Lymphozyten und andere Zellen, die Proteine im transplantierten Gewebe als Antigene erkennen, zu verhindern.

Immuntherapie

Stimulation des *Immunsystems*, um *Krebs* zu therapieren. I. als Krebstherapie befindet sich noch im experimentellen Stadium, doch kann sie sich als brauchbare Ergänzung zu anderen Therapien, wie der Anwendung von *Zytostatika*, bei der Behandlung von *Leukämie*, *Lymphom* und anderen Krebsarten erweisen.

ARTEN

Ein in der Krebstherapie angewendetes I.verfahren basiert auf der Anwendung von *Immunstimulantien*, Stoffen, die eine allgemeine Aktivierung des Immunsystems bewirken.

Ein weiteres Verfahren sieht die Behandlung von Krebspatienten mit Tumorzellen bzw. Zellextrakten vor, die durch radioaktive Bestrahlung "entschärft" wurden und von Patienten mit der gleichen Krebserkrankung isoliert wurden. Das so angesprochene Immunsystem produziert dann eigene *Antikörper*, die wiederum die Tumorzellen angreifen.

Des weiteren können Antikörper von Patienten mit der gleichen Tumorart gegeben werden. Mit Hilfe der *Gentechnologie* sind in jüngster Zeit *monoklonale Antikörper* künstlich hergestellt worden, die gegen Tumoren gerichtet sind. *Interferon* oder Immunotoxine können an diese Antikörper gebunden werden und dadurch ihre Fähigkeit, Tumorzellen zu zerstören, gesteigert werden.

BESCHRÄNKUNGEN

Nachteilig bei der Anwendung mancher Zytostatika ist, daß auch sie vom Immunsystem des Patienten als Fremdstoff erkannt werden und dadurch entweder allergische Reaktionen (wie die Serumkrankheit) oder eine erneute Antikörperproduktion auslösen, die dann die krebsbekämpfenden Prozesse stören.

Immunthyreoiditis

s. *Hashimoto-Thyreoiditis*

Impaktierte Zähne

Im Kieferknochen falsch liegende, eingekeilte Zähne, die während des Wachstums nicht vollständig durch das Zahnfleisch brechen können. Ein impaktierter Zahn bleibt ganz oder teilweise im Knochengewebe eingebettet.

Wenn nicht mehr genügend Platz für die zuletzt erscheinenden Zähne (Weisheits- und obere Eckzähne) vorhanden ist, werden diese im Kiefer zurückgehalten (s.a. *Zahnengstand*). Ein impaktierter Zahn kann auch dadurch entstehen, daß ein Zahn in die falsche Richtung wächst und durch feste Knochen am Durchbrechen gehindert wird.

IMPAKTIERTE WEISHEITSZÄHNE

Verkeilte Weisheitszähne kommen häufig vor und verursachen normalerweise keine Probleme, es sei denn, der Zahn bricht nur teilweise durch das Zahnfleisch durch, wodurch die Zahnkrone zum größten Teil von einem Gewebelappen überdeckt bleibt.

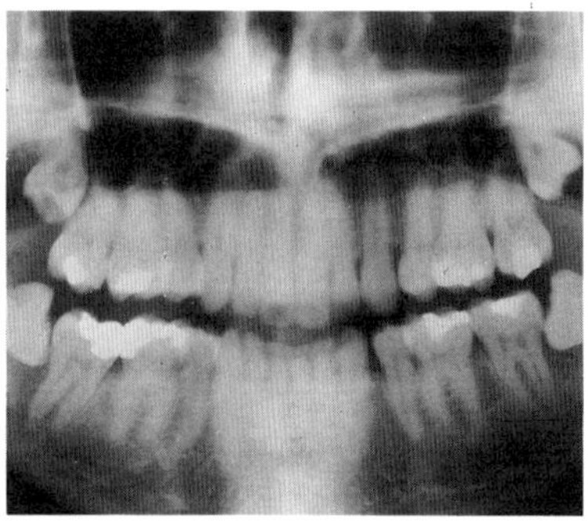

Impaktierte Weisheitszähne
Die Panoramaaufnahme zeigt impaktierte Weisheitszähne; die unteren liegen waagerecht im Unterkiefer. Sie sind mit den benachbarten Backenzähnen verkeilt und können nicht normal durch das Zahnfleisch brechen.

Zwischen Zahn und Zahnfleisch können sich dann *Plaque*, Bakterien und Essensreste ansammeln, zu Karies, Entzündungen und Zahnschmerzen führen. Als Folge schwellen die *Lymphknoten* im oberen Halsbereich an, wodurch es manchmal zu einer schmerzhaften Mundsperre kommen kann.

Die Symptome lassen sich mildern, indem man mit lauwarmem Salzwasser spült und *Analgetika* (Schmerzmittel) einnimmt; Weisheitszähne sollten nach der Diagnose möglichst bald entfernt werden.

IMPAKTIERTE OBERE ECKZÄHNE

Die oberen Eckzähne sind für das Beißen und Kauen sehr viel wichtiger als die Weisheitszähne. Impaktierte obere Eckzähne werden normalerweise nicht gezogen, sondern durch *kieferorthopädische Apparate* in die richtige Position gebracht.

Impetigo

Höchst ansteckende Hautinfektion, häufig bei Kindern, die sich im allgemeinen im Nasen- und Mundbereich ausbildet.

URSACHEN UND VERBREITUNG

I. wird durch ein Bakterium verursacht, das durch eine Verletzung wie einen Schnitt, *Lippenherpes* oder durch ein *Ekzem* in die Haut eindringt. Infektionen kommen in der warmen Jahreszeit öfter vor. Während I. früher sehr häufig auftrat, ist dieses Krankheitsbild heute dank besserer Körperhygiene relativ selten geworden. Kleine Epidemien treten dann und wann in Schulen auf.

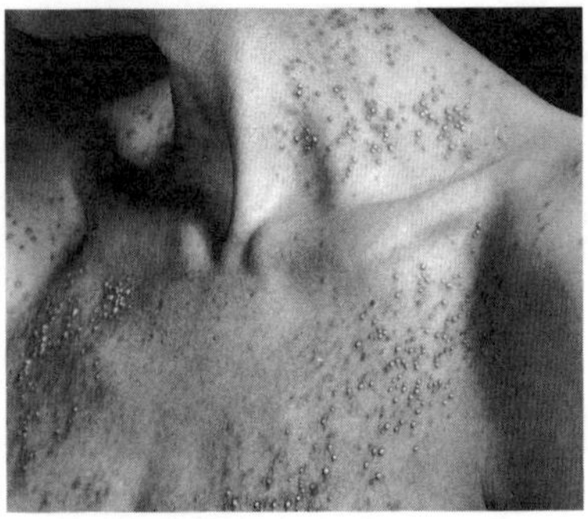

Erscheinungsbild der Impetigo
Flüssigkeitsgefüllte Bläschen bilden sich auf der Haut (hier am Hals und an der Brust). Die Bläschen platzen auf, ihre Flüssigkeit tritt aus und hinterläßt nach dem Abtrocknen gelbliche Krusten.

I

ZEICHEN UND SYMPTOME
Die Haut wird rötlich und mit kleinen flüssigkeitsgefüllten Bläschen überzogen. Die Bläschen platzen leicht, und die Haut näßt an diesen Stellen, denn die Flüssigkeit läuft aus, trocknet dann und bedeckt die Haut mit honiggelben dikken Krusten. Die infizierten Hautbereiche dehnen sich am Rande aus, oder ein weiterer Krankheitsherd bildet sich in der Nähe. In ernsten Fällen kommt es zu einer Anschwellung der *Lymphknoten* im Gesicht oder im Halsbereich, die von Fieber begleitet wird. Nur in seltenen Fällen kommt es zu Komplikationen, wie *Septikämie* (Blutvergiftung) oder *Glomerulonephritis* (einer Art Nierenentzündung).

THERAPIE
Weil I. sich schnell ausbreitet, sollte ärztlicher Rat gesucht werden. *Antibiotika* in Form von Tabletten oder Salben führen normalerweise zu einem Abklingen der Erkrankung innerhalb von fünf Tagen. Lose Krustenteile sollten behutsam mit Seife und Wasser abgewaschen und die Stellen abgetupft werden.

Um eine Übertragung der Krankheit zu vermeiden, sollten Kopfkissen, Hand- und Badetücher nicht gemeinsam benützt werden und nach Gebrauch gekocht werden. Kinder sollten die befallenen Hautpartien nicht berühren und wegen der Ansteckungsgefahr bis zum Abklingen der Krankheit der Schule fernbleiben.

Impfstoff

(*F.* Vakzine) Präparat, das *Immunität* gegen eine Infektionskrankheit erzeugt. Ein I. sensibilisiert das körpereigene *Immunsystem* gegenüber einem bestimmten krankheitserregenden Bakterium, einem bakteriellen Toxin oder einem Virus. Falls der gleiche Infektionserreger zu einem späteren Zeitpunkt in den Körper eindringt, produziert das bereits dagegen sensibilisierte Immunsystem *Antikörper*, die entweder den Krankheitserreger selbst oder das von ihm erzeugte Toxin zerstören.

Die meisten I.e enthalten die Erreger (bzw. Teile davon), gegen die Schutz entwickelt werden soll. Damit diese Organismen keine Krankheit verursachen, werden sie abgetötet oder in abgeschwächter Form verabreicht. Die Bezeichnung “Lebendimpfstoff” bedeutet, daß die Erregerstämme virulenzabgeschwächt und somit ungefährlich sind. Diese Abschwächung erreicht man, indem entweder die Gene des Erregers verändert werden oder indem man mehrere Labortiere nacheinander mit dem Erreger infiziert, um auf diese Weise gering veränderte Organismen zu erhalten. Bei diesen Keimen ist dann die Fähigkeit, Krankheiten auszulösen, erheblich herabgesetzt, ohne daß sie jedoch ihr Potential, als Immunstoff zu wirken, reduziert haben. Andere I.e bestehen aus chemisch modifizierten bakteriellen *Toxinen*. Auch hier wird die Gefährlichkeit des Toxins durch eine Veränderung beseitigt, ohne dabei die Immunfaktoren zu beeinträchtigen.

Es gibt mittlerweile I.e gegen viele Infektionskrankheiten. Lebendimpfstoffe schützen beispielsweise vor *Masern*, *Mumps*, *Röteln* (s. *Dreifachimpfung*), *Gelbfieber* und *Kinderlähmung*. Die Diphtherie- und Wundstarrkrampfimpfstoffe dagegen enthalten das inaktivierte bakterielle Toxin. Bei der Impfung gegen *Cholera*, *Typhus*, *Keuchhusten*, *Tollwut* und *Grippe* werden die getöteten Organismen verwendet. Vor *Hepatitis B* schützt heute ein gentechnologisch hergestellter I.

In der Regel impft man durch Injektion in den Oberarm. Bei der Schluckimpfung gegen Kinderlähmung wird der I. auf einem Zuckerwürfel oder als Tropfen auf die Zunge verabreicht. Manche Schutzimpfungen müssen in mehreren Dosierungen im zeitlichen Abstand von einigen Wochen wiederholt werden; andere dagegen erfordern nur eine einzige Dosierung. Die I.e bieten in den meisten Fällen vollständigen Schutz, in manchen Fällen jedoch ist man nur teilweise oder schwach geschützt (z.B. gegen Typhus oder Cholera). Auch die Wirksamkeitsdauer der Impfungen variiert zwischen einigen Monaten und lebenslangem Schutz. (S.a. *Immunisierung*)

Impfung

(*F.* Vakzination) Häufigste Form der *Immunisierung* (ein Vorgang zur Aktivierung oder Unterstützung des körpereigenen *Immunsystems*). I. ist eine alternative Bezeichnung für die aktive Immunisierung, bei welcher abgetötete Mikroorganismen oder deren virulenzabgeschwächte Form meistens durch Injektion in den Körper eingebracht werden. Diese Keime sensibilisieren das Immunsystem derart, daß dieselben Krankheitserreger, die zu einem späteren Zeitpunkt in den Körper eindringen, durch *Antikörper* oder andere Immunmechanismen schnell vernichtet werden.

Die weitere Form der Immunisierung – die passive Immunisierung, bei welcher fertige Antikörper injiziert werden, um eine kurzfristige Immunität zu gewähren – fällt nicht unter den Begriff Impfung.

Implantat

Jedes natürliche oder künstliche Material, das als plastischer Ersatz, zur mechanischen Verstärkung oder aus Gründen der Behandlung in den Körper eingebracht wird (s. Kasten nächste Seite; s.a. *interstitielle Strahlentherapie*).

Implantate, dentale

Hohl- oder Kompaktschrauben bzw. Zylinder, heute meist aus Titan, die zum Ersatz eines Einzelzahns, bei reduzierter Bezahnung für eine Brücke oder bei zahnlosem Kiefer zur Fixierung einer Prothese in den Kieferknochen fest eingepflanzt werden.

D.I. verhindern einen weiteren Knochenschwund und sind besonders von Nutzen bei Unverträglichkeit des üblichen Zahnersatzes oder bei Prothesenträgern, die wegen ihres Berufs (z.B. Redner, Schauspieler, Sänger) einen festsitzenden Zahnersatz benötigen.

Die Implantation erfolgt häufig in zwei bzw. drei Schritten: Zunächst wird unter der Schleimhaut in den Knochen eine paßgenaue Höhle gebohrt und nach Einbringen des d.n I.s wieder verschlossen. Nach ca. 3monatiger Einheilung (Osseointegration) wird die Schleimhaut über dem d.n I. wieder geschlitzt und der entsprechende Aufbau (Suprakonstruktion; meist aus hochwertigen Legierungen) angefertigt. In einer dritten Sitzung wird dieser dann endgültig eingesetzt.

Implantation, Ei

s. *Nidation*

Impotenz

(*F.* Impotentia coeundi) Im engeren Sinn Unvermögen des Mannes, eine *Erektion* zu erreichen bzw. zu halten. I. ist die häufigste Sexualstörung des Mannes und trifft irgendwann fast jeden Mann.

URSACHEN
In den meisten Fällen ist die I. psychologisch bedingt. Die Gründe können ent-

ARTEN DER IMPLANTATE

Implantate können an verschiedenen Stellen im Körper eingesetzt werden. Dabei können sie erkrankte Körperteile ersetzen, das Aussehen verbessern, die richtige Funktionsweise eines inneren Organs aufrechterhalten, bestimmte Störungen therapieren oder Medikamente und Hormone freisetzen.

Hormonimplantate
Einige Hormonpräparate (z.B. Oestradiol und Progesteron) können in Implantate gefüllt werden, die dann – unter die Haut gesetzt – das Medikament langsam über einen längeren Zeitraum abgeben.

Brustimplantate
Mit Silikonimplantaten kann man nach Mastektomie (operative Entfernung einer Brust) wegen Krebs die natürliche Brustform wiederherstellen oder die Brust aus kosmetischen Gründen vergrößern (Brustvergrößerungsplastik).

Therapeutische Implantate
Radioaktive Stoffe in abgedichteten Implantaten können ins Gewebe eingesetzt werden, um bösartige Tumoren, wie Gebärmutterhalskrebs, mit Strahlen zu behandeln.

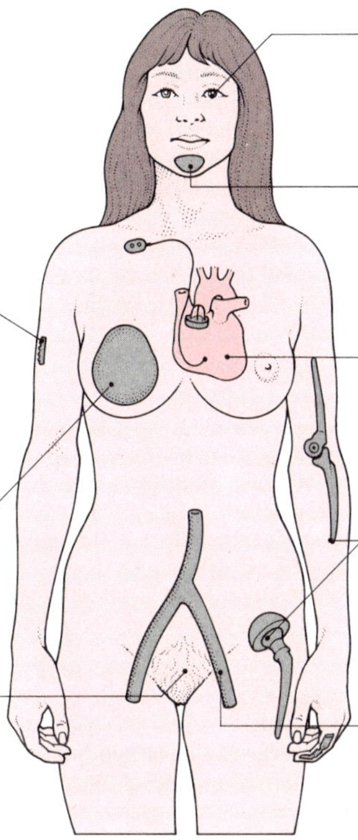

Augenimplantate
Ein Implantat kann die Linse ersetzen, nachdem diese wegen grauen Stars entfernt wurde, oder als Ersatz für den ganzen Augapfel dienen, falls man diesen nach Verletzung oder Erkrankung entfernen mußte.

Gesichtsimplantate
Knochenstücke aus anderen Körperteilen oder vorgeformte Silikonteile können in das Gesicht implantiert werden, um z.B. ein fliehendes Kinn zu korrigieren oder um die Konturen an einer Bruchstelle wiederherzustellen.

Herzimplantate
Herzschrittmacher (batteriebetriebene elektronische Geräte, die mit dem Herzmuskel über Drähte verbunden sind) werden unter die Haut gepflanzt, um den Herzschlag zu regulieren; erkrankte und zerstörte Herzklappen kann man durch künstliche oder natürliche ersetzen.

Gelenkimplantate
Defekte Gelenke ersetzt man durch künstliche Prothesen, um die volle Funktionsfähigkeit des Gelenks wiederherzustellen. Ellenbogen-, Hüft-, Knie-, Finger- und Schultergelenke können heute so ausgetauscht werden.

Gefäßprothesen
Arterienabschnitte, wie Teile der Bauchaorta oder gemeinsamen Beckenarterie (s. Illustration) können durch Schlauchmaterialien aus Kunstfasern ersetzt bzw. überbrückt werden.

weder vorübergehender Natur sein (z.B. aus Müdigkeit oder Streß) oder anhaltend (z.B. aus Angst- oder Schuldgefühlen heraus, die aus der Kindheit stammen). Die I. kann auch ein Zeichen starker *Depressionen* sein.

In ca. 10 Prozent der Fälle wird die I. durch ein physisches Leiden (z.B. *Diabetes mellitus* oder Störung des *endokrinen Systems*) oder eine neurologische Störung (z.B. Verletzung des *Rückenmarks* oder *alkoholbedingte Krankheit*) ausgelöst. Auch die Einnahme verschiedener Arzneimittel, wie *Antidepressiva*, *Neuroleptika*, *Antihypertensiva* und *Diuretika*, kann I. verursachen. I. tritt mit zunehmendem Alter häufiger auf, vielleicht aufgrund von Durchblutungsstörungen oder seltener durch den gesenkten Blutspiegel des männlichen Hormons *Testosteron*.

DIAGNOSE UND THERAPIE

Durch Untersuchungen kann man ein mögliches physisches Leiden ausschließen. Auch Medikationswechsel kann angezeigt sein, um festzustellen, ob ein Arzneimittel die Ursache der I. ist.

Wenn eine physische Ursache vorliegt, kann entsprechend therapiert werden. Penisimplantate können helfen, wenn die I. durch eine Erkrankung verursacht wurde. In manchen Fällen injiziert man bestimmte *Vasodilatatoren*, insbesondere Papavarin, oder man versucht eine Depression oder *alkoholbedingte Krankheit* zu behandeln.

Sofern die Ursache der I. psychologischer Natur ist, kann eine Beratung oder Sexualtherapie (vorzugsweise zusammen mit dem Partner) hilfreich sein. Eine solche Therapie führt in mehr als der Hälfte aller Fälle von anhaltender I. psychologischen Ursprungs zum Erfolg.

Inanition

Zustand, der durch Nahrungsmangel über lange Zeit verursacht wird, mit einem sich daraus ergebenden Gewichtsverlust, mit Veränderungen im *Metabolismus* (Stoffwechsel) und extremem Hungergefühl. (S.a. *Anorexia nervosa*; *Fasten*; *Ernährungskrankheiten*)

Incisivus

s. *Schneidezahn*

Incontinentia alvi

s. *Stuhlinkontinenz*

Incontinentia urinae

s. *Harninkontinenz*

Indigestion

s. *Verdauungsstörung*

Indische Medizin, traditionelle

Im Gegensatz zur chinesischen Medizin, die sich der Philosophie verschrieb, baute die t.i.M. auf empirische Beobachtungen und Praxis auf. Die älteste religiöse Schrift der Inder, der Weda, der ca. 1 500 v.Chr. niedergeschrieben wurde, enthält ausführliche Beschreibungen zahlreicher Erkrankungen und deren Behandlungen.

Ayurveda, wie man die wedische Medizin bezeichnet, basierte hauptsächlich auf Kräutertherapie, obwohl sich die frühen wedischen Ärzte auch einfacher chirurgischer Techniken bedienten und künstliche Gliedmaßen und sogar Augen erfanden.

Die wedische Ära endete ca. 800 v.Chr., die medizinische Tradition des Ayurveda überlebte jedoch und wurde (besonders die chirurgischen Aspekte) von Brahmanen, der Kaste der Weisen, weiterentwikkelt. Infolgedessen wurde die t.i.M. ca. 500 n.Chr. zu einem wissenschaftlich fundierten System mit einem breiten Spektrum chirurgischer Techniken (z.B. Eingriffe bei grauem Star und Nierensteinen) neben der Kräutertradition. Die Brahmanen jedoch umgaben ihre medizinischen Kenntnisse mit dem Deckmantel der Theologie, des Aberglaubens, und die t.i.M. stagnierte. Heute folgt die i.M. hauptsächlich westlichen Praktiken.

Indometacin

(z.B. *Amuno*® +)

Nichtsteroidales Antirheumatikum (NSAR), das Schmerzen, Steifheit und Entzündungsprozesse bei Erkrankungen wie *Osteoarthritis*, *rheumatoider Arthritis*, *Gicht*, *Spondylitis* und *Tendinitis* lindert. I. wird auch verschrieben, um Schmerzen nach Verletzungen von Weichteilen, wie Muskeln und Bändern, zu lindern.

Die Therapie mit I. kann jedoch zu Bauchschmerzen, Übelkeit, Sodbrennen, Kopfschmerzen, Schwindel und einem erhöhten Risiko eines peptischen Geschwürs führen.

Induratio penis plastica

Erkrankung des *Penis*, bei der es zu einer Verdickung von Teilen des fibrösen Bindegewebes kommt. I.p.p. bewirkt bei der Erektion eine Abknickung des Glieds, meistens einseitig, was den Geschlechtsverkehr schwierig und schmerzhaft macht. Die Erkrankung tritt am häufigsten bei Männern über 40 Jahren auf; die Ursache ist ungeklärt.

In der Regel sind die Verdickungen und Verhärtungen bei erschlafftem Glied als feste Knoten tastbar. Manchmal kann es auch zu einer Verhärtung des Schwellgewebes (der Schwellkörper, die für die Erektion verantwortlich sind) kommen.

In einigen Fällen tritt eine Besserung auch ohne Therapie ein. Manchmal bringt eine lokale Injektionsbehandlung mit *Kortikosteroiden* eine Besserung. Bei längerer Dauer können die verhärteten Areale chirurgisch entfernt und durch eine Transplantation von gesundem Gewebe ersetzt werden. Dieser Eingriff führt jedoch manchmal zu Narbenbildung, was das Problem noch zusätzlich verschlimmern kann.

Infarkt

Gewebetod durch *Ischämie* (Durchblutungsstopp). Bekannte Beispiele sind der *Myokardinfarkt* (Herzmuskelinfarkt) und der Lungeninfarkt, d.h. ein Lungenschaden, der durch eine *Lungenembolie* (ein Blutgerinnsel, das in ein Lungengefäß einwandert und den Blutfluß stoppt) verursacht wird. (S.a. *Nekrose*)

Infekt

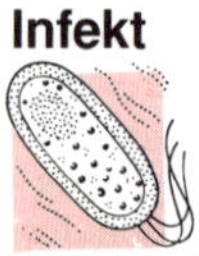

Festsetzen einer Kolonie krankheitserregender Mikroorganismen (z.B. Bakterien, Viren oder Pilze) im Körper. Die Organismen vermehren sich aktiv und verursachen eine Krankheit direkt durch Schädigung von Zellen oder indirekt durch freigesetzte *Toxine*. Ein I. löst in der Regel eine Anwort des *Immunsystems* aus, worin viele Zeichen der Infektion begründet liegen.

Toxische Symptome wie Fieber, Schwäche und Gliederschmerzen sind Zeichen einer *Infektionskrankheit*. In solchen Fällen haben sich die Keime im ganzen Körper ausgebreitet ("systemische" Infektion). Der I. kann auch auf bestimmte Gewebe bzw. Körperregionen begrenzt sein; oft werden Organismen von Körperstellen, wo sie unschädlich sind, an Stellen verschleppt, wo sie erheblichen Schaden anrichten können (gelangen z.B. Mikroorganismen aus dem Darm in den Bauchraum, können sie dort *Peritonitis* verursachen).

Ein lokaler I. kann auch dadurch ausgelöst werden, daß Keime vom Boden in offene Wunden eindringen oder bei einem chirurgischen Eingriff in das Körperinnere gelangen. In den Anfängen der Chirurgie stellte der I. der inneren Körperhöhlen eines der größten (und häufig tödlichen) Operationsrisiken für den Patienten dar. Antiseptische chirurgische Techniken haben dieses Problem weitgehend beseitigt.

VERMEIDUNG

Lokale I.e (im Gegensatz zu Infektionskrankheiten) können durch die Standardhygiene vermieden werden, d.h. indem man die Hände sauberhält, keine Pickel ausdrückt, indem man Schnitte und Abschürfungen der Haut säubert und abdeckt, indem man offene Wunden durch einen Arzt behandeln läßt und regelmäßig den Zahnarzt aufsucht.

SYMPTOME, DIAGNOSE, THERAPIE

Lokale I.e werden immer von *Entzündungs*reaktionen begleitet, wodurch mehr Blut und somit weiße Blutkörperchen und andere Bestandteile des Immunsystems an die infizierte Stelle transportiert werden. Schmerzen, Rötung, Schwellung, eitrige Abzesse an der I.stelle sind in der Regel Symptome und Zeichen einer Entzündungsreaktion, manchmal auch erhöhte Temperatur.

Bei jedem verdächtigen I. sollte ärztlicher Rat eingeholt werden. Hat man den krankheitserregenden Mikroorganismus entdeckt, bekämpft man ihn mit *Antibiotika* oder anderen antimikrobiellen Mitteln.

Infektion, alimentäre

s. *Infektion durch Lebensmittel*

Infektion, diaplazentare

s. *diaplazentare Infektion*

Infektion durch Lebensmittel

Infektionskrankheit, die durch die Aufnahme von Lebensmitteln verursacht wird, die mit Viren, Bakterien, Würmern und sonstigen Organismen verseucht sind.

URSACHEN

Es gibt zwei Wege, durch die Lebensmittel infiziert werden können.

Erstens können viele Tierarten, die als Nahrungsquelle gefangen oder gehalten werden, Krankheitserreger in ihrem Fleisch oder den Innereien beherbergen.

SO WERDEN INFEKTIONSKRANKHEITEN ÜBERTRAGEN

In den Industrieländern werden die Erreger von Infektionskrankheiten meistens durch Geschlechtsverkehr, durch die Atemluft, über Blut oder auch durch direkten Hautkontakt übertragen. Dagegen sind in den ärmeren Ländern Insekten, Nahrungsmittel und das Trinkwasser die wichtigsten Infektionsquellen. Einige Infektionen können auch über das Blut durch die Plazenta von der Mutter an das Kind weitergegeben werden.

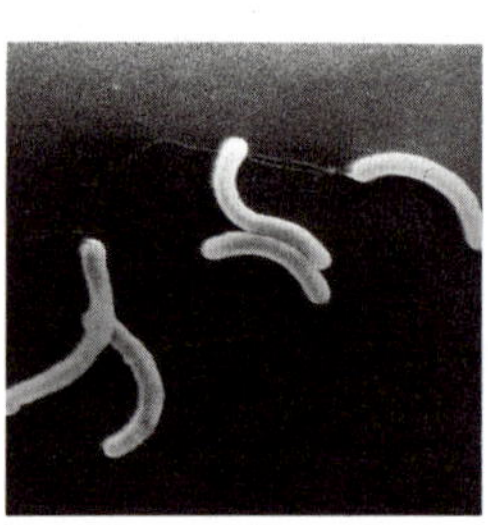

Cholerabakterien
Die kommaförmigen Bakterien, Erreger der Infektionskrankheit Cholera, kommen in verseuchtem Wasser vor.

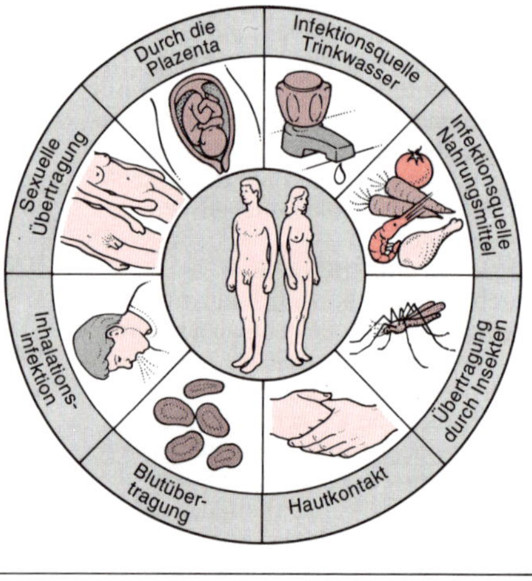

Wenn man Fleisch oder Milch dieser Tiere zu sich nimmt, ohne daß es zuvor vollständig gargekocht bzw. pasteurisiert wurde, können die Mikroorganismen zu einer Erkrankung des menschlichen Wirts führen. Die häufigste Form ist eine *Lebensmittelvergiftung* durch unsachgemäß zubereitetes Fleisch, Geflügel, Fisch, Schalentiere oder Eier.

Zweitens können Lebensmittel mit Krankheitserregern verseucht werden, die infizierte Personen oder Tiere verbreiten. Meist sind es Fliegen, die Krankheitskeime vom Kot auf Nahrungsmittel übertragen.

VORBEUGUNG

Diese I.en d.L. können durch sachgemäße Hygiene und Abfallbeseitigung teilweise beherrscht oder ganz vermieden werden; ebenso durch entsprechende Gesetzgebung und Vorschriften zur sachgemäßen Tierhaltung; durch Überwachung der Lebensmittelproduktion auf Bauernhöfen und in Fabriken sowie deren spätere Lagerung und Verteilung; und durch einen allgemein hohen Standard der persönlichen Hygiene, was das Essen und den Umgang mit Lebensmitteln betrifft.

In einigen ärmeren Ländern existieren viele dieser Kontrollen nicht, deshalb ist das Risiko einer I.d.L. erheblich größer. Bei Auslandsreisen in solche Länder ist es deshalb ratsam, bestimmte Speisen, besonders Salate, Fleisch oder Fisch, die etwas fragwürdig aussehen oder nicht ganz durchgekocht sind, sowie Schalentiere, Milch, Butter, Sahne und Speiseeis zu meiden. Rohes Obst und Gemüse sind dann unbedenklich, wenn die äußere Schale bzw. Haut entfernt wird.

Gegen einige Infektionen durch Lebensmittel und verseuchtes Wasser wie *Typhus* und *Cholera* gibt es eine prophylaktische Immunisierung, die jedoch nur unvollständigen Schutz bietet und auf keinen Fall ein Ersatz für Lebenmittelhygiene ist. (S.a. *Wasser, Infektion durch*)

Infektionskrankheit

Von einem bestimmten Mikroorganismus verursachte Gesundheitsstörung.

VORKOMMEN

I.en bilden eine große und wichtige Gruppe von Krankheiten und waren bis vor kurzem eine der Hauptursachen für Krankheits- und Todesfälle in der ganzen Welt. (In vielen Ländern der Dritten Welt sind sie noch heute eine der häufigsten Todesursachen.) Durch vier wesentliche Fortschritte im letzten Jahrhundert hat sich die Situation in den Entwicklungsländern erheblich verbessert. Erstens konnte durch gezielte Maßnahmen wie bessere sanitäre Hygiene, Reinigung des Trinkwassers, Pestkontrolle, häusliche Reinheit und bessere Körperpflege die schnelle Ausbreitung von Krankheitserregern eingedämmt werden. Zweitens wurden viele wirksame *Antibiotika* und antimikrobielle Mittel entwickelt. Drittens sorgten Impfstoffe und andere Präparate für eine Immunität gegen bestimmte I.en (s. *Immunisierung*). Viertens haben ein allgemein verbesserter Gesundheitszustand und bessere Ernährung zu verstärkter Immunität geführt und die Überlebenschancen erhöht.

In den Entwicklungsländern haben solche Maßnahmen zu einem drastischen Rückgang einiger gefährlicher Krankheiten (wie *Poliomyelitis*, *Diphtherie* und *Tuberkulose*) sowie zur völligen Beseitigung von *Pocken* geführt. Trotzdem stellen die I.en in den ärmeren Ländern immer noch ein immenses Problem dar, und zwar aufgrund fehlender Mittel, Unwissenheit, aufgrund eines niedrigen Niveaus an öffentlicher Gesundheitspflege und persönlicher Körperpflege. Auch Insekten als Krankheitsüberträger und der vielleicht wichtigste Faktor, die Unterernährung, fördern das Auftreten von I.en. Masern beispielsweise führt bei unterernährten Kindern zu einer Sterblichkeitsrate von 20 Prozent.

URSACHEN

Die krankheitserregenden Organismen werden in mehrere genau definierte Gruppen unterteilt. Die wichtigste Gruppe umfaßt die *Viren*, *Bakterien* und *Pilze*, neben drei kleineren Gruppen, den Rikkettsien, Chlamydien und Mykoplasmen. Alle Organismen sind verhältnismäßig einfach gebaut und können sich bei Abwehrschwäche leicht im Gewebe des Wirts vermehren.

Weitere Gruppen bilden die *Protozoen* (einzellige Tierparasiten), die Würmer und die *Egel*. Diese etwas komplexeren Parasiten können auch nur einen Teil ihres Lebenszyklus im menschlichen Gewebe verbringen, während sie den restlichen Zyklus in einem anderen Tier verbringen bzw. im Boden verweilen. Man bezeichnet eine Besiedelung durch Würmer und Egel (zusammen mit externen Parasiten wie *Milben* und *Läuse*) als Infestation. (Siehe hierzu die Beispiele der Übertragungsmechanismen in der Tabelle auf S. 546 ff.)

VERMEIDUNG

Schwere I.en kann man im großen und ganzen vermeiden, indem man Maßnahmen wie Impfungen, sorgfältige Hygiene bei Lebensmitteln und Getränken, Händewaschen nach der Toilettenbenutzung, Kontaktvermeidung mit tierischem Kot und Sekreten und Umsicht in der Partnerwahl (bzw. vorbeugende Maßnahmen wie die Verwendung von Kondomen) ergreift. Bei Reisen außerhalb Nordeuropas, den Vereinigten Staaten, Kanadas, Australiens und Neuseelands werden zusätzliche Impfungen und in manchen Fällen Malariamittel sowie Schutzmaßnahmen gegen Insektenstiche vom Reiseveranstalter oder Arzt empfohlen.

SYMPTOME UND DIAGNOSE

Die Symptome einer I. werden zum Teil dadurch verursacht, daß die Mikroorganismen Zellen und Gewebe zerstören, Toxine freisetzen und die Nährstoffreserven des Wirtsorganismus angreifen. Die Symptome sind aber auch auf die Bemühungen der körpereigenen Abwehr (des Immunsystems) zurückzuführen, die Keime zu zerstören. Das Ergebnis hängt davon ab, ob die Mikroorganismen oder die Abwehrkräfte (manchmal unterstützt durch medikamentöse Behandlung) die Oberhand gewinnen. Die Abwehrkraft des jeweiligen Immunsystems, auch ein Maß des allgemeinen Gesundheitszustandes, hat einen erheblichen Einfluß auf dieses Ergebnis.

Fieber ist ein Kennzeichen vieler I.en; in der Regel hängen die Symptome mit dem befallenen System bzw. Organ zusammen – z.B. Husten, Durchfall oder Hautausschlag.

Abgesehen von Krankheiten, bei denen die Symptome und Anzeichen leicht erkennbar sind (wie bei *Windpocken*), baut die Diagnose darauf auf, den Krankheitserreger zu identifizeren. Die Suche nach dem Keim kann die mikroskopische Untersuchung einer Probe des infizierten Gewebes oder von Körperflüssigkeit, Zellkulturtechniken oder auch den Nachweis von *Antikörpern* (vom Körper produzierte Proteine zur Abwehr eines bestimmten Organismus) im Blut umfassen (s. *Serologie*).

Ein besonderes Problem bei I.en ist die zeitliche Verzögerung (Inkubationszeit), die zwischen dem Eindringen des Erregers in den Körper und dem ersten Auftreten der Krankheitssymptome liegt. Die Inkubationszeit kann wenige Stunden bis einige Jahre betragen; während dieser Zeit kann die infizierte Person den Mikroorganismus auf andere übertragen. In manchen Fällen treten bei einer infizierten Person nie Symptome auf, obwohl sie die Krankheitserreger in ihrem Körper trägt und unbeabsichtigt auch andere anstecken kann.

Aus diesem Grund kann sich eine Epidemie weit verbreiten, bevor sie überhaupt erkannt und Kontrollmaßnahmen eingeleitet werden können. Besonders verheerend ist es, wenn es sich dabei um eine völlig unbekannte Krankheit handelt, die eine lange Inkubationszeit sowie eine hohe Mortalität aufweist (*AIDS* bietet hier das aktuelle Beispiel).

THERAPIE
In der Standardtherapie setzt man Antibiotika und andere antimikrobielle Mittel ein. Die medikamentöse Behandlung muß sorgfältig nach Anlegen einer Kultur und genauer Bestimmung des Krankheitserregers gewählt werden, da einige Mikroorganismen nur auf spezielle Medikamente ansprechen. Gegen viele Virusarten gibt es keine *antiviralen Medikamente*; hier therapiert man mit unterstützenden Maßnahmen, wie Senkung der Körpertemperatur, Aufrechterhaltung der Nahrungs- und Flüssigkeitzufuhr usw.

PROGNOSE
Obwohl große Fortschritte bei der Bekämpfung der I.en erzielt worden sind, bleiben viele Probleme, sogar in den Industrieländern, ungelöst. Die Verbreitung bestimmter Krankheiten (wie Geschlechtskrankheiten) im Zaum zu hal-

WICHTIGE INFEKTIONSKRANKHEITEN

VIRUSINFEKTIONEN

Infektionserreger	Übertragung	Inkubationszeit	Symptome	Therapie
AIDS-Virusinfektion				
HIV (human immunodeficiency virus)	Geschlechtsverkehr; gemeinsame Benutzung von Injektionskanülen; Mutter auf Kind; Infusion von infizierten Blutkonserven	Unterschiedlich, meistens mehrere Jahre	Fieber; Gewichtsverlust; Müdigkeit; Durchfall; geschwollene Lymphknoten; Kurzatmigkeit	Behandlung der Infektionskomplikationen; *Zidovudin* kann die Lebenserwartung verlängern
Windpocken				
Varizella-Zoster-Virus (Herpes-Zoster-Virus)	Tröpfcheninfektion; Kontaktinfektion	11 bis 21 Tage	Leichtes Fieber; Unwohlsein; charakteristischer Ausschlag	Linderung der Symptome; *Aciclovir* hilft bei Erwachsenen
Banale Erkältung				
Zahlreiche Rhinoviren, Coronaviren	Tröpfcheninfektion; Hautkontakt	1 bis 3 Tage	Niesen; Schüttelfrost; Muskelschmerzen; Schnupfen; Husten	Linderung der Symptome
Virushepatitis				
Hepatitis-Virus, Typ A bzw. B; andere Erreger	Infiziertes Lebensmittel oder Wasser (Typ A); Geschlechtsverkehr; Blutübertragung; gemeinsame Benutzung von Injektionskanülen (Typ B)	3 bis 6 Wochen (Typ A); einige Wochen bis mehrere Monate (Typ B)	Grippeähnliche Erkrankung; Gelbsucht; bei vielen Personen asymptomatisch	Linderung der Symptome; in einigen Fällen kann *Interferon* helfen
Grippe				
Influenzaviren, Typ A, B oder C	Tröpfcheninfektion	1 bis 3 Tage	Fieber; Schüttelfrost; Schmerzen; Kopfschmerzen; Halsentzündung; Husten; Schnupfen	Linderung der Symptome; Flüssigkeitszufuhr
Masern				
Masernvirus (Paramyxovirus)	Tröpfcheninfektion	7 bis 14 Tage	Fieber; erkältungsähnliche Symptome; charakteristischer Ausschlag; Bindehautentzündung	Linderung der Symptome
Meningitis, virale				
Verschiedene Viren	Verschiedene; auch Nagetiere	Unterschiedlich	Fieber; Kopfschmerzen; Schläfrigkeit; Verwirrtheit	Linderung der Symptome; *Aciclovir* in manchen Fällen
Infektiöse Mononukleose				
Epstein-Barr-Virus	Vielleicht durch Speichel ("Studentenkußkrankheit")	1 bis 6 Wochen	Geschwollene Drüsen; Fieber; Halsentzündung; Kopfschmerzen; Unwohlsein; Lethargie	Linderung der Symptome; Ruhe; Flüssigkeitszufuhr
Kinderlähmung				
3 Polioviren	Schmierinfektion (Faezes); Tröpfcheninfektion	Leichte Fälle 3 bis 5 Tage Schwere Fälle 7 bis 14 Tage	Leichte Fälle: Halsentzündung; Kopfschmerzen; Erbrechen Schwere Fälle: Fieber; steifer Hals / Rücken; Muskelschmerzen; Lähmung	Linderung der Symptome
Tollwut				
Tollwut-Virus (Rhabdovirus)	Biß eines infizierten Tieres	10 Tage bis 8 Monate	Fieber; Unwohlsein; Unberechenbarkeit; Rachenkrämpfe; Hydrophobie	Impfung
Röteln				
Röteln-Virus (Rubella-Virus)	Tröpfcheninfektion; Mutter auf Kind	2 bis 3 Wochen	Erhöhte Temperatur; charakteristischer Ausschlag	Linderung der Symptome

CHLAMYDIENINFEKTIONEN

Infektionserreger	Übertragung	Inkubationszeit	Symptome	Therapie
Urethritis, unspezifische				
Chlamydia trachomatis	Geschlechtsverkehr	1 bis 4 Wochen	Schmerzen beim Wasserlassen; wäßriger, schleimiger Ausfluß	Antibiotika
Psittakose				
Chlamydia psittaci	Einatmen von Staub, der Kot von infizierten Vögeln enthält	1 bis 3 Wochen	Grippeähnlich und fiebrig; Kurzatmigkeit	Antibiotika

RICKETTSIOSEN

Infektionserreger	Übertragung	Inkubationszeit	Symptome	Therapie
Q-Fieber				
Coxiella burneti	Einatmen von infiziertem Staub	7 bis 14 Tage	Plötzlicher Fieberanfall und Schweißausbrüche; Husten; Brust- und Kopfschmerzen	Antibiotika
Fleckfieber, epidemisches				
Rickettsia prowazekii	Biß einer infizierten Kleiderlaus	Ca. 7 Tage	Starke Kopfschmerzen; hohes Fieber; Müdigkeit; Ausschlag	Antibiotika

BAKTERIELLE INFEKTIONEN

Infektionserreger	Übertragung	Inkubationszeit	Symptome	Therapie
Gonorrhoe				
Neisseria gonorrhoeae	Geschlechtsverkehr; Mutter auf Kind	2 bis 6 Tage	Schmerzen beim Wasserlassen; Ausfluß; Bauchschmerzen	*Penicillin; Ampicillin;* andere Antibiotika gegen resistente Formen
Meningitis, bakterielle				
Neisseria meningitidis (Meningococcus); Streptococcus pneumoniae; andere	Mutter auf Kind durch die Vagina; Keimverschleppung aus anderen Organen über den Blutkreislauf	Weniger als 3 Wochen, möglicherweise weniger als 24 Stunden	Hohes Fieber; steifer Hals; Übelkeit; Verwirrtheit	Antibiotika-behandlung
Pertussis (Keuchhusten)				
Bordetella pertussis	Tröpfcheninfektion	1 bis 2 Wochen	Schnupfen und mäßiges Fieber; leichter Husten, der in typische Hustenanfälle übergeht	*Erythromycin* im frühen Stadium; bei Kleinkindern kann die Einweisung in ein Krankenhaus notwendig sein
Lungenentzündung				
Streptococcus pneumoniae; Legionella pneumophila; andere	Tröpfcheninfektion	1 bis 3 Wochen	Husten; Fieber; Brustschmerzen; Kurzatmigkeit	Antibiotika
Tuberkulose				
Mycobacterium tuberculosis	Tröpfcheninfektion; Kuhmilch	Einige Wochen bis mehrere Jahre	Unwohlsein; Gewichtsverlust; Husten; Kurzatmigkeit; Brustschmerzen	Verschiedene Antibiotika; möglicherweise Chirurgie
Typhus				
Salmonella typhi	Lebensmittel oder Trinkwasser, durch infizierten Kot verseucht	1 bis 2 Wochen, manchmal länger	Kopfschmerzen; Lethargie; Darmverstimmungen; sehr hohes, lang andauerndes Fieber	Einige wirksame Arzneimittel; das Fieber sinkt erst nach längerer Therapie

PILZINFEKTIONEN

Infektionserreger	Übertragung	Inkubationszeit	Symptome	Therapie
Kryptokokkose				
Cryptococcus neoformans	Einatmen der Pilze aus Taubenkot	Unbekannt	Kopfschmerzen; steifer Hals; Lichtempfindlichkeit	Antimykotika
Tinea				
Epidermophyton spp; Microsporon spp; Trichophyton spp	Direkter Kontakt mit infizierten Menschen oder Tieren	Unterschiedlich	Juckende Hautstellen; stellenweise kreisrunder Haarausfall; Hautrisse zwischen den Zehen	Antimykotika

PROTOZOENINFEKTIONEN

Infektionserreger	Übertragung	Inkubationszeit	Symptome	Therapie
Amöbiasis				
Entamoeba histolytica	Lebensmittel oder Trinkwasser, durch Kot verseucht	Einige Wochen bis viele Jahre	Starker Durchfall	Antiprotozoika (z.B. *Metronidazol*)
Giardiasis				
Giardia lamblia	Lebensmittel oder Trinkwasser, durch Kot verseucht; Geschlechtsverkehr	3 bis 40 Tage	Durchfall; Bauchbeschwerden; Blähungen	Antiprotozoika (z.B. *Metronidazol*)
Malaria				
Plasmodium falciparum; Plasmodium vivax; andere	Biß einer infizierten Mücke	10 bis 40 Tage	Schüttelfrost; hohes Fieber; Schweißausbrüche; Kopfschmerzen; Müdigkeit	Verschiedene Medikamente (z.B. *Chloroquin*)

ten ist schwierig, es sei denn, man ändert das menschliche Verhalten. Gegen viele Infektionen gibt es keine wirksamen Impfstoffe. Die meisten Viruserkrankungen können mit Medikamenten nicht erfolgreich bekämpft werden, und einige Bakterienstämme haben eine *Resistenz* gegen die vorhandenen Antibiotika entwickelt.

Wenn eine neue I. auftritt, kann es Jahre dauern, bis wirksame Impfstoffe oder medikamentöse Behandlungen entwickelt worden sind. In der Zwischenzeit können sehr viele Menschen der Krankheit zum Opfer fallen (AIDS liefert hierbei wiederum das aktuellste Beispiel).

Infektiöse Mononukleose
s. *Mononukleose, infektiöse*

Inferioritätskomplex
Neurotische Gemütsverfassung, die sich aus wiederholten Demütigungen bzw. Mißerfolgen in der Vergangenheit entwickelt. Der I. entsteht aus einem Konflikt zwischen dem positiven Wunsch, als wertvoller Mensch zu gelten, und der quälenden Angst vor Frustration und Scheitern. Versuche, das Gefühl der Wertlosigkeit zu überwinden, können in Aggression und Gewalt oder in einem übertriebenen Bedürfnis nach Betätigung ausarten.(S.a. *Superioritätskomplex*)

Infertilität
s. *Unfruchtbarkeit*

Infestation

Der Befall mit Parasiten (wie Milben, Zecken, Läusen) an Haut und Haaren, oder das Vorkommen von Würmern (wie Bandwürmern) im Körperinneren.

Infibulation
Beschneidung der Frau, bei der die Labia majora (die äußeren Schamlippen) entfernt und der Scheideneingang verengt wird. (S. *Umschneidung, weibliche*)

Infiltrat
Ansammlung von Substanzen oder Zellen innerhalb eines Gewebes, die entweder normalerweise nicht an dieser Stelle oder wenn, dann in viel geringeren Mengen dort vorkommen.

I.e können durch ein Medikament (wie ein lokales Anästhetikum), das in das Gewebe injiziert wurde, oder durch Ansammlung einer Substanz innerhalb eines Organs entstehen (wie die Ablagerung von Fettstoffen in der Leber durch übermäßigen Alkoholkonsum).

Radiologen verwenden den Begriff, um ungewöhnliche Abweichungen auf einer Röntgenaufnahme, z.B. einen Tumor oder Anzeichen von Pneumonie, zu umschreiben.

Inflammation
s. *Entzündung*

Influenza
s. *Grippe*

Infrarot
Bezeichnung für einen Teil des elektromagnetischen Spektrums unmittelbar nach dem Ende des roten Teils des sichtbaren Lichts. Wenn infrarote Strahlung auf die Haut gerichtet wird, kommt es zur Erwärmung der Haut sowie des darunterliegenden Gewebes. Das infrarote Wellenspektrum umfaßt auch Wärmestrahlen; ein Infrarotstrahler bietet daher die Möglichkeit der *Wärmetherapie*.

Infusion, intravenöse
s. *intravenöse Infusion*

Infusionspumpe
Gerät zur kontinuierlichen, kontrollierten Verabreichung eines Medikaments oder einer Flüssigkeit durch eine Nadel, die in eine Vene bzw. unter die Haut eingeführt wird.

Eine I. besteht aus einer kleinen batteriebetriebenen Pumpe, die den Flüssigkeitsstrom aus einem Vorratsbehälter in die Nadel reguliert. Die Pumpe, die der Patient am Körper trägt, ist so vorprogrammiert, daß die Flüssigkeitsmenge mit gleichbleibender Geschwindigkeit abgegeben wird. Falls erforderlich kann man sie auch so programmieren, daß zu bestimmten Zeiten größere Mengen Medikation oder zusätzliche Flüssigkeiten abgegeben werden.

I.n werden im allgemeinen dazu eingesetzt, Krebspatienten kontinuierlich mit Morphin oder anderen Medikamenten oder auch Diabetiker mit dem notwendigen Insulin (s. *Insulinpumpe*) zu versorgen.

Ingestion

Aufnahme einer Substanz (z.B. Nahrungsmittel, Getränke oder Medikamente) durch den Mund. Der Begriff bezieht sich auch auf den Vorgang, wenn bestimmte Phagozyten ("Freßzellen"; z.B. weiße Blutkörperchen) kleinere Teilchen umschließen und aufnehmen.

Inguinal

Die Leistengegend (Bereich zwischen Bauch und Oberschenkel) betreffend; z.B. eine Hernia inguinalis (Leistenbruch – das Baucheingeweide bricht in diesem Fall durch die Muskeln im Bereich des Leistenkanals).

Inhalation

Das Einatmen (s. *Atmung*). I. bedeutet auch das Einatmen eines bestimmten Arzneimittels in Form von Gas, Dampf, Pulver oder Aerosol.

Inhalator

Gerät zur Verabreichung eines Medikaments in Pulver- oder Dampfform. I.en werden in erster Linie zur Therapie verschiedener Atemwegserkrankungen wie *Asthma* und chronischer Bronchitis eingesetzt. Die auf diese Weise verabreichten Arzneimittel umfassen u.a. *Bronchodilatatoren* (zur Erweiterung der Bronchien) und *Kortikosteroide* (zur Bekämpfung von Entzündungen).

Inhibition

Prozeß, durch den eine geistige oder körperliche Aktivität gehemmt wird. Eine I. im Gehirn und Rückenmark wird von speziellen Nervenzellen bewirkt, die die Aktion der anderen Nervenzellen dämpfen, um die Gehirnaktivität im Gleichgewicht zu halten.

Psychologisch gesehen können bestimmte geistige Aktivitäten als Unterdrückung für andere Gedanken oder Reflexe gesehen werden.

In der Psychoanalyse bezieht sich eine I. auf die unbewußte Einschränkung instinktiver Impulse. Eine solche I. kann Symptome hervorrufen, wie beispielsweise eine vorübergehende Unfähigkeit zu schreiben, weil das Schreiben verbotene Gedanken weckt.

Injektion

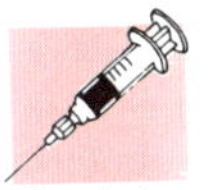

Einbringung einer Substanz aus einer I.sspritze durch eine Nadel in den Körper. I.en können intravenös (in eine Vene), intramuskulär (in einen Muskel), subkutan (unter die Haut) oder intraartikulär (in ein Gelenk) verabreicht werden, manchmal auch intrakutan (in die Haut) oder intraarteriell (in eine Arterie).

Injektionsspritze

Ärztliches Instrument zum Einspritzen von Flüssigkeiten in Körperhöhlen, Blutgefäße oder Gewebe bzw. zur Flüssigkeitsentnahme daraus. Die meisten I.n bestehen aus einem Zylinder mit einem Kolben an einem Ende und mit einer Düse am anderen Ende, an der eine Hohlnadel befestigt werden kann. Der Zylinder ist geeicht, um die korrekte Dosierung des Medikaments zu gewährleisten. Moderne I.n sind Einwegspritzen aus Kunststoff, die sterilisiert und in Fertigpackungen geliefert werden.

Subkutane Injektionsspritzen dienen nur dazu, Injektionen knapp unter die Haut zu spritzen. Identische Instrumente werden jedoch auch verwendet, um intramuskuläre (in einen Muskel) und intravenöse (in eine Vene) Injektionen zu verabreichen.

Inkontinenz

Verhaltensstörung; *F.* für die Unfähigkeit, Körperausscheidungen (Urin und Stuhl) kontrolliert zurückzuhalten. (S.a. *Harninkontinenz*; *Stuhlinkontinenz*)

Inkoordination

Verlust der Fähigkeit, harmonische Muskelbewegungen auszuführen, was zu Ungeschicktheit und Gleichgewichtsstörungen führt. I. kann auch bedeuten, daß eine Organgruppe nicht mehr gut zusammenarbeitet. (S.a. *Ataxie*)

Inkubationszeit

Zeit, in der sich eine *Infektionskrankheit* entwickelt, vom Zeitpunkt des Eindringens des Erregers in den Körper bis zum Auftreten von Symptomen. Jede Infektion hat eine typische I. Windpocken beispielsweise 14 bis 21 Tage oder Masern 7 bis 14 Tage. Die I. für Cholera dagegen kann nur einige Stunden dauern.

Inkubator

s. *Brutschrank*

Innenohrentzündung

(*F.* Labyrinthitis) Entzündung des Labyrinths (flüssigkeitsgefüllte Kammer im Innenohr, zuständig für das Gleichgewichtsgefühl); verursacht Schwindel.

SO BENÜTZT MAN EINEN INHALATOR

Unabhängig von der Art des Inhalators führt der Benutzer die Düse in den Mund, drückt auf das andere Ende, um das Medikament freizugeben, und atmet gleichzeitig durch den Mund ein. Bei sachgemäßer Bedienung wird das Arzneimittel in den Bronchien verteilt. Ein Vernebler ist eine besondere Art des Inhalators, der das Medikament in Form eines feinen Nebels über eine Gesichtsmaske abgibt.

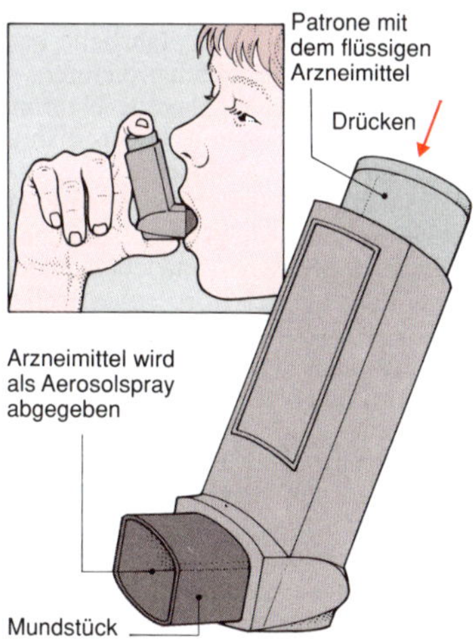

Aerosolinhalator
Wenn die Patrone heruntergedrückt wird, gibt der Inhalator das Arzneimittel als Aerosolspray ab.

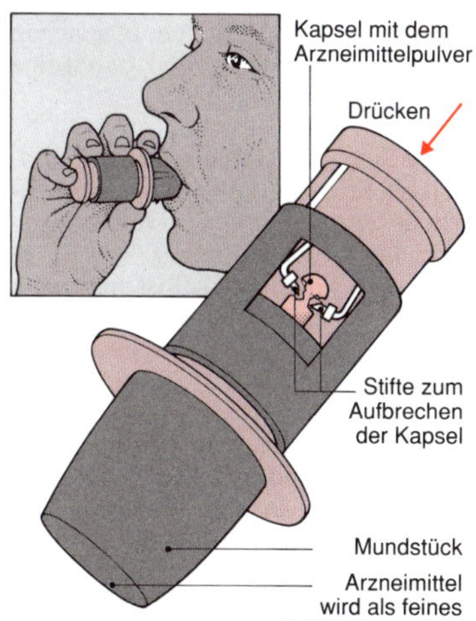

Spinhaler
Die Arzneimittelkapsel wird in die Kammer am Geräteende gesteckt; durch Druck auf das obere Ende wird die Kapsel aufgebrochen, und das Arzneimittel tritt aus.

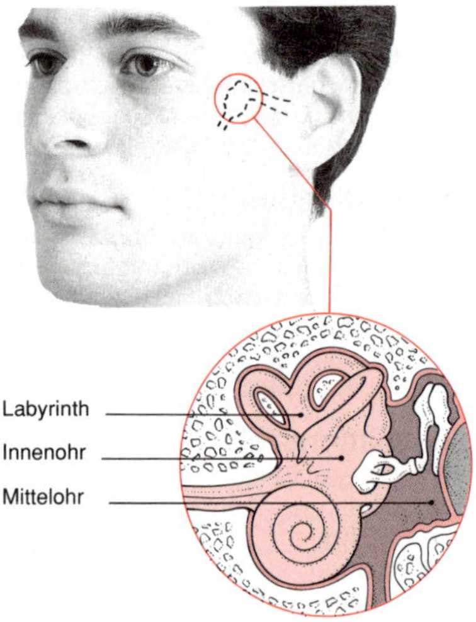

Vorgänge bei Innenohrentzündung
Eine Entzündung der flüssigkeitsgefüllten Kammer (Labyrinth) des Innenohrs verursacht eine Störung des Gleichgewichtsgefühls. Meistens löst eine virale oder bakterielle Infektion diese Entzündung aus.

URSACHEN
Die I. ist meistens eine bakterielle oder virale Infektion. Virale I. kann während einer grippeähnlichen Erkrankung, bei Masern oder Mumps auftreten. Eine bakterielle I. dagegen folgt auf falsch behandelte Mittelohrentzündung, vor allem, wenn sich ein Cholesteatom (entzündete Ansammlung von Zellzerfallsprodukten im Mittelohr) gebildet hat und sich weiter auf das Innenohr ausbreitet. Die Infektionserreger können auch aus anderen Körperregionen (über den Blutkreislauf) ins Innenohr gelangen. In seltenen Fällen wird eine bakterielle I. durch eine Kopfverletzung ausgelöst.
SYMPTOME UND THERAPIE
Neben Schwindel können bei einer I. Übelkeit, Erbrechen, *Nystagmus* (unwillkürliches Augenzucken), Ohrensausen und Gehörverlust auftreten.

Die virale I. heilt von selbst, man kann jedoch die Symptome mit Antihistaminika mildern. Bakterielle Infektionen erfordern sofortige antibiotische Behandlung, da sie andernfalls zu bleibender Taubheit führen können oder der Erreger verstreut wird und eine Meningitis (Gehirnhautentzündung) verursacht.

Ein chirurgischer Eingriff kann notwendig sein, um den Eiter oder das Cholesteatom aus dem Ohr zu entfernen.

Innenschielen
(*F.* Strabismus convergens) Bezeichnung für das Schielen zur Nase hin. Ein Auge schaut direkt auf das Objekt, während sich das andere Auge nach innen dreht.

Inokulation
(lat. inoculatio = Einpflanzung) Einbringung einer kleinen Menge Fremdstoff in den Körper, in der Regel durch Injektion, um das *Immunsystem* zu stimulieren, *Antikörper* (Schutzproteine) gegen den Fremdstoff zu produzieren. I. wird normalerweise durchgeführt, um den Körper vor zukünftigen Infektionen durch bestimmte Bakterien oder Viren zu schützen. (S. *Immunisierung*)

Inoperabel
Bezeichnung dafür, daß ein Leiden durch operative (chirurgische) Maßnahmen weder gemildert noch geheilt werden kann. Beispiele inoperabler Krankheiten sind fortgeschrittener Krebs, der sich auf viele Teile des Körpers ausgebreitet hat, oder ein Gehirntumor, der chirurgisch nicht zugänglich ist.

Insekten
Insekten sind Tiere mit sechs Beinen, einem Antennenpaar, einem festen Panzer und meistens einem Flügelpaar. Dazu gehören Ameisen, Bienen, Kakerlaken, Flöhe, Fliegen, Läuse und Mücken, nicht aber Milben, Zecken oder Spinnen (die im weiteren Sinne zu den Arachniden [Spinnentieren] zählen). Die Insekten und Arachniden werden als Arthropoden (Gliederfüßer) zusammengefaßt.
DURCH INSEKTEN VERURSACHTE KRANKHEITEN
Es gibt mehr als eine Million bekannter Insektengattungen und wahrscheinlich mehrere Millionen, die noch nicht identifiziert und klassifiziert worden sind. Die meisten Insekten sind harmlos und sogar nützlich für die Menschheit. Viele für Mensch und Tier gefährliche Insekten verursachen Schaden dadurch, daß sie die Ernte oder gelagerte Nahrungsmittel befallen, somit Unterernährung und Hungersnot auslösen.

Andere Insekten verursachen Krankheiten auf direkterem Weg. Parasiten befallen den Menschen und leben unter der Haut oder auf der Körperoberfläche (s. *Läuse*, *Sarcopsyllosis*, *Myiasis*). Manche Insekten stechen, wenn sie gereizt werden, und verursachen dadurch Beschwerden, die von mäßigem Unbehagen (in den meisten Fällen) bis zu ernsten lebensbedrohlichen Reaktionen reichen (s. *Insektenstiche*).

Die lästigsten Insekten sind Fliegen und verschiedene beißende Insekten. Viele Fliegenarten lassen sich zuerst auf menschliche oder tierische Exkremente und danach auf Nahrungsmittel nieder, um ihre Eier zu legen oder Nahrung aufzunehmen. Sie können über ihre Beine und Füße Krankheitserreger von den Exkrementen auf die Nahrungsmittel übertragen. Dies spielt vermutlich bei der Verbreitung von Darminfektionen wie *Typhus* und *Bakterienruhr* eine wichtige Rolle.

Insektenbisse sind zwar unangenehm, doch gefährlich nur dann, wenn ein Insekt durch den Biß Krankheitserreger überträgt. Krankheiten, die durch blutsaugende Insekten verbreitet werden, sind *Malaria* und *Filariose* (Übertragung durch Mücken), *Schlafkrankheit* (durch den Biß der Tsetsefliege), *Leishmaniase* (Übertragung durch Sandfliegen), endemisches *Fleckfieber* (Übertragung durch Läuse) und die *Pest* (Übertragung durch Rattenflöhe). Darüber hinaus verbreiten viele Moskitos, Sandfliegen und Zecken aus der Gruppe der Arthropoden virale Erkrankungen durch ARBO-Viren. Dazu zählen *Gelbfieber*, *Dengue-Fieber* und einige Arten der viralen *Encephalitis*.

Die Erreger, die ein Insekt mit dem Blut eines infizierten Tieres oder Menschen aufnimmt, können im Körper des Insekts überleben und sich vermehren. Durch den erneuten Biß werden diese Organismen über Insektenspeichel direkt auf einen neuen Wirt übertragen oder

DURCH INSEKTEN ÜBERTRAGENE KRANKHEITEN
Malaria ist die am weitesten verbreitete durch Insekten übertragene Erkrankung. Etwa 200 bis 300 Millionen Menschen erkranken jährlich daran.

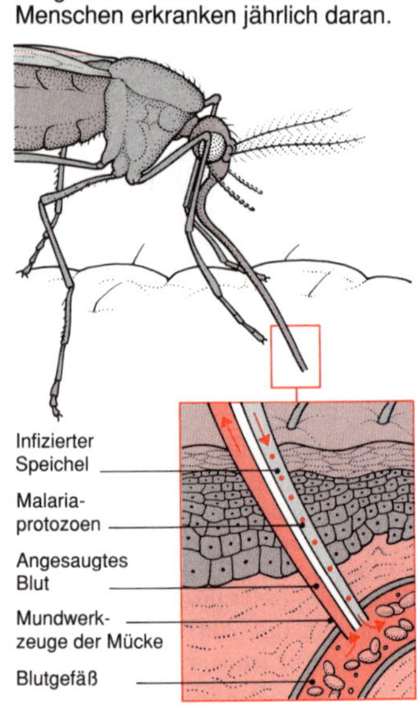

Malariaübertragung
Wenn eine infizierte *ANOPHELES*-Mücke sticht und Blut saugt, dringen mit dem Speichel des Insekts die Malaria verursachenden Protozoen in die Blutbahn ein.

über Insektenkot, der sich an und neben der Bißstelle befindet und von dem Betroffenen selbst in die Haut oder in die Bißstelle eingerieben wird.

Die meisten von Insekten übertragenen Krankheiten (die wichtigste ist Malaria) sind auf die Tropen und Subtropen beschränkt.

VERMEIDUNG

Durch Insekten übertragene Krankheiten lassen sich meist dadurch vermeiden, daß man Fliegen von Nahrungsmitteln fernhält, sich mit geeigneter Kleidung und Insektenschutzmitteln schützt und in den Ländern, in denen Malaria vorkommt, Moskitonetze, *Pestizide* und Malariamittel verwendet.

Insektenbisse

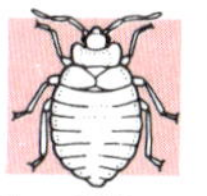

Winzige Stichwunden in der Haut, zugefügt von blutsaugenden Insekten, Mücken, Stechmücken, Bremsen, Sandfliegen, Flöhen, Läusen und Bettwanzen. Ähnliche Verletzungen verursachen kleine achtbeinige Tiere wie Spinnen, Milben und Zecken, die sogenannten Arachniden.

Die meisten Bisse schmerzen nur zeitweilig bzw. jucken für ein bis zwei Tage, doch kommt es manchmal zu einer starken Hautreaktion. In den Tropen bzw. Subtropen sind I. potentiell gefährlicher, da bestimmte Gattungen stechender Insekten Krankheiten übertragen können (s. *Insekten*).

URSACHEN

Insekten beißen, um sich vom Blut des Opfers zu ernähren. Ihre Mundteile sind dazu ausgebildet, die Haut zu durchstechen und Blut aufzusaugen. I. findet man meist an freien Stellen am Kopf, an den Händen, Armen oder Beinen.

Stechmücken (die hauptsächlich nach der Dämmerung aktiv werden) sind zwar in der Regel am lästigsten, doch werden viele Bisse, die auf sie zurückgeführt werden, von Katzen- oder Hundeflöhen verursacht. Diese Flöhe bewohnen verschiedene Stellen im Haus, wo das Haustier gewöhnlich ruht (z.B. Teppiche, Schlafkörbe oder Sofas). Sie springen mitunter auch auf Menschen über, um sich zu ernähren, wenn der gewohnte Wirt nicht zur Verfügung steht.

Von den besser sichtbaren Insekten fügen Bremsen sehr schmerzhafte Bisse zu, während Stechmücken besonders lästig werden, wenn sie in Schwärmen kommen.

SYMPTOME

Alle I. provozieren Hautreaktionen. Dabei handelt es sich in erster Linie um allergische Reaktionen (s. *Allergie*) auf Substanzen im Speichel oder Kot des Insekts, die oft in bzw. in der Nähe der Bißstelle hinterlassen und beim Kratzen in die Bißstelle eingerieben werden. Die Symptome erstrecken sich von harmlosen roten Pickeln bis zu schmerzhaften Schwellungen (die nässen können) oder einem juckenden Ausschlag. Reaktionen auf das gleiche Insekt fallen bei verschiedenen Menschen meist unterschiedlich aus; bei manchen können sie äußerst heftig sein.

VERMEIDUNG

I. zu vermeiden ist für alle sehr wichtig, die gern zelten und wandern, in einem moskitoverseuchten Gebiet leben sowie in die Tropen reisen oder dort leben.

Wenn man sich draußen aufhält, kann man sich gegen Bisse schützen, indem man lange Hosen, Strümpfe und langärmelige Hemden oder Blusen trägt (besonders in der Nacht, wenn Moskitos am aktivsten sind) sowie durch Anwendung insektenvertreibender Mittel.

Hält man sich drinnen auf, schützt man sich, indem man offene Fenster mit Insektengittern versieht und vor dem Zubettgehen im Schlafzimmer ein insektenvertreibendes Mittel sprüht. Sollten diese Maßnahmen erfolglos bleiben, kann man Moskitonetze sowie langsam brennende "Antimoskitoschlangen", die insektenvertreibende Substanzen abgeben, verwenden.

THERAPIE

Bisse und Bißstellen sind gründlich mit Seife und Wasser zu waschen und mit einer lindernden Salbe zu behandeln. Man sollte möglichst nicht kratzen. Kommt es zu einer heftigen Reaktion, ist ärztlicher Rat einzuholen. Eine Antihistaminika-haltige Creme ist unter Umständen vonnöten. Heftiges Jucken der Kopfhaut bzw. der Schamhaare läßt auf eine mögliche Lausinfestation schließen, die mit Insektiziden (s. *Läuse*) behandelt wird. Bei Flohbissen muß unter Umständen die ganze Wohnung (und nicht nur das Haustier) einer Behandlung mit Insektiziden unterzogen werden, um die Flöhe zu töten bzw. zu vertreiben. (S.a. *Spinnenbisse*; *Milben und Krankheit*; *Zecken, Krankheiten durch.*)

Insektenstiche

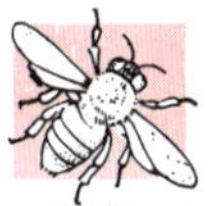

Eine verhältnismäßig kleine Anzahl von Insekten (Bienen, Wespen und Hornissen) können stechen. Insektengift enthält entzündliche Substanzen, die lokale Schmerzen, Rötungen und ca. 48 Stunden lang Quaddeln hervorrufen. Normalerweise sind Stiche nur in sehr großer Zahl (Hunderte bei einem Erwachsenen) lebensgefährlich. Doch heute reagiert etwa jeder 200. allergisch auf Insektengifte. Das heißt, nachdem das *Immunsystem* auf das Insektengift durch einen Stich sensibilisiert wurde, kann jeder nachfolgende Stich (vielleicht Monate oder sogar noch Jahre später) eine heftige allergische Reaktion hervorrufen, die möglicherweise zum *anaphylaktischen Schock* führt. Die Symptome reichen von juckendem Ausschlag (Nesselsucht), Schwindel, Schwellungen im Gesichts- und Halsbereich und pfeifender Atmung bis zu Erbrechen, Atembeschwerden und Kollaps.

Personen mit einer nachgewiesenen Allergie auf Insektengift (besonders Bienen- und Wespengift) wird in der Regel eine *Hyposensibilisierung* empfohlen.

THERAPIE

Eine Biene hinterläßt oft Stachel und Giftblase in der Wunde. Sie müssen sorgfältig mit einem Messer oder ähnlichem entfernt werden; man sollte sie nicht mit den Fingern oder mit einer Pinzette greifen, da damit nur noch mehr Gift eingespritzt wird. Die Einstichstelle ist dann mit Seife und Wasser zu waschen. Eine kalte Kompresse und *Analgetika* lindern die Beschwerden.

Sollte es zu den Symptomen eines anaphylaktischen Schocks kommen, ist sofortige ärztliche Behandlung angezeigt, die zunächst in einer Injektion von *Adrenalin* besteht. Gefährdete Personen, die eine bekannte Hypersensibilität gegen Bienen- oder Wespengift haben, tragen am besten immer ein Gegenmittel (*Adrenalin*ampulle mit Fertigspritze) für den Notfall bei sich. In lebensgefährlichen Fällen benötigt der Betroffene *Wiederbelebungs*maßnahmen.

Ein Stich in Mund oder Rachen kann gefährlich werden, da die Schwellung die Atmung behindern kann. Hier ist sofortige ärztliche Hilfe nötig. Sofern möglich, sollte der Betroffene Eiswürfel lutschen. (S.a. *Skorpion-Stiche*)

Inselzelladenom

Seltener, gutartiger Tumor der insulinproduzierenden Zellen des Pankreas. Eine solche Geschwulst kann die Insulinproduktion drastisch erhöhen, wodurch der Glukosespiegel im Blut (der durch Insulin herabgesetzt wird) gefährlich niedrig wird. Diesen Zustand nennt man *Hypoglykämie*; er führt zu *Koma* und letztlich zum Tode, sofern nicht sofort Zucker verabreicht wird.

Beim Fasten sind die *Insulin*werte normalerweise niedrig. Ein I. kann dadurch diagnostiziert werden, daß nach einer Fastenzeit hohe Insulinspiegel vorliegen. Zur Therapie wird ein Medikament (Diazoxid) verabreicht, mit dessen Hilfe Hypoglykämien so lange vermieden werden, bis der Tumor chirurgisch entfernt wird.

Insemination
s. *künstliche Befruchtung*

In situ
Lateinische Bezeichnung für "an Ort und Stelle". Der Begriff "Carcinoma in situ" beschreibt eine Epithelveränderung (v.a. der Haut oder am Gebärmutterhals), bei welcher nur die Zellen an der Gewebeoberfläche von Krebs befallen sind; das Gewebe ist von normalen Zellen umgeben, und es gibt keine Anzeichen einer Ausbreitung des Krebses in tieferliegende Schichten.

Insomnie
Schlafstörung. Personen, die an I. leiden, haben Ein- und Durchschlafstörungen. Sie klagen über gesteigerte Müdigkeit tagsüber, Reizbarkeit und kommen nur schwer mit dem Alltag klar. Die I. ist weit verbreitet: jeder dritte Erwachsene leidet irgendwann an einer I. Darum gehören Schlafmittel zu den meistverwendeten Medikamenten überhaupt.

URSACHEN

Sorgen (z.B. schlechte Nachrichten während des Tages oder eine schwierige Aufgabe am nächsten Tag) und die Unfähigkeit abzuschalten sind die häufigsten Ursachen einer I. In der Hälfte aller Fälle werden jedoch auch andere Gründe angeführt.

Dies sind u.a. physische Leiden wie Schlafapnoe, das *Restless-Legs-Syndrom*, Umweltfaktoren wie störender Lärm oder Licht, ungesunde Lebensgewohnheiten, z.B. zuviel Kaffee am Abend, mangelnde Bewegung am Tage, unregelmäßiger Tag/Nacht-Rhythmus oder der Mißbrauch von Schlafmitteln (wie *Benzodiazepine* und *Barbiturate*).

I. kann auch Symptom einer psychischen Erkrankung sein. Menschen, die unter Angst oder *Depression* leiden, fällt das Einschlafen schwer; Depressive wachen meist früh auf. Ein verringerter Schlafbedarf geht gewöhnlich mit einer *Manie* einher, bei der die Betroffenen so dynamisch und energiegeladen sind, daß sie ohne viel Schlaf auskommen. Schizophrene nachtwandeln manchmal, weil sie von "Stimmen" oder einer Wahnidee umgetrieben werden. Menschen, die an *Demenz* oder an anderen Gehirnstörungen erkrankt sind, fürchten sich vor der Dunkelheit und werden ruhelos und laut, da sie durch Geräusche und Schattenspiele der Nacht gestört werden.

Das Absetzen von Schlafmitteln, *Antidepressiva, angstlösenden Medikamenten* und einigen Drogen (s. *Medikamentenmißbrauch*), z.B. Heroin, führt zu Entzugserscheinungen, die vorübergehend (einige Wochen) Schlafstörungen provozieren können.

Viele Menschen glauben zu Unrecht, daß sie an einer I. leiden, da sie von einem falschen Schlafbedarf ausgehen. Dieser läßt sich nicht allgemein festlegen; er schwankt z.B. zwischen vier Stunden für den einen und zehn Stunden oder mehr für den anderen. Oft sind Menschen, die sich für schlafgestört halten, nur "aus dem Takt". Sie liegen stundenlang wach nach dem Zubettgehen, können aber normal lang schlafen, wenn sie erst spät aufstehen müssen.

UNTERSUCHUNG UND THERAPIE

Offensichtliche physische oder psychische Ursachen für eine I. müssen behandelt werden. Bei chronischer I. ohne erkennbare Ursache sind *EEG*-Aufzeichnungen der Gehirnströme und eine Auswertung der Atem-, Muskel- und sonstigen Funktionen während des Schlafs sinnvoll, um Ausmaß und Art der Störung festzuhalten. Außerdem kann ein Protokoll des Schlafmusters Aufschluß über eine Störung geben.

Untersuchungen haben gezeigt, daß viele Menschen, die an einer I. leiden, eigentlich mehr schlafen, als sie selbst meinen. Sie neigen allerdings dazu, überdurchschnittlich oft wach zu werden. Bei der I. geht es mehr um die Qualität und nicht so sehr um die Quantität des Schlafs. Personen, die an I. leiden, sollten tagsüber aktiv sein und sich an einen regelmäßigen Schlaf/Wach-Rhythmus gewöhnen. Schlafmittel sind nur nach ärztlichem Rat einzunehmen.

Inspektion
Nach der Anamnese zweiter Teil einer ärztlichen Untersuchung des Patenten. Durch Betrachtung des menschlichen Körpers werden nach Feststellung des körperlichen Zustandes (Habitus) auffällige Merkmale des äußeren Körpers – manchmal in Ruhe und Bewegung – registriert. Eine Inspektion des Körperinneren wird als Endoskopie bezeichnet.

Inspiration
Einatmung; Phase der äußeren Atmung, bei der durch die aktive Erweiterung des Brustraums (durch die Inspirationsmuskeln) atmosphärische Luft in die Lunge gesogen wird (sog. Inspirium); in der Klinik wird "Inspirium" allerdings oft in Zusammenhang mit einem hörbaren Atemgeräusch benutzt. Das Inspirationsvolumen eines Erwachsenen in Ruhe liegt bei ca. 500 ml Luft (Atemvolumen).

Im übertragenen Sinn gilt der Begriff auch als geistige "Eingebung".

Instabilität
Mangelnde Fertigkeit z.B. als Folge des "nur" bindegewebig ausheilenden Brucks (Fraktur) eines Röhrenknochenschafts. In der Psychiatrie auch benutzt für mangelnde Willensfestigkeit, Unbeständigkeit oder psychomotorische Hemmungslosigkeit bzw. Konzentrationsschwäche.

Instillation
Tropfenweise Verabreichung eines Medikaments in den Körper, z.B. Flüssigkeiten mit Antibiotika als Dauertropf (über einen Schlauch und eine Kanüle in eine Armvene.

Instinkt
Angeborener elementarer Trieb. Das Bedürfnis nach Wärme, Nahrung, Liebe und Sex – all dies sind I.formen, während der Überlebens-I. wahrscheinlich der stärkste ist. Man unterscheidet zwischen I. und Reflex, einer unwillkürlichen Reaktion auf einen Reiz (wie beim Wegziehen der Hand vom Feuer).

Bei Tieren nehmen I.e oft die Form bestimmter angeborener Verhaltensmuster an. Enten zum Beispiel folgen dem Muttertier, und Biber bauen Dämme – beides Aktivitäten, die anscheinend nicht gelernt werden müssen.

Menschen weisen wenige derart festgelegte Verhaltensmuster auf. Hier werden I.e eher als Motivationsfaktoren für Verhalten betrachtet. Dieser Gedanke wurde erstmals als Kernpunkt der Freudschen Lehre entwickelt. Freud glaubte, daß I.e der Energie entspringen, die im Unbewußten entsteht. Ziel des I.s war bei ihm, Erregung durch Ablenkung der Energie auf einen äußeren Gegenstand (z.B. führt sexuelle Erregung zu Geschlechtsverkehr und Orgasmus) zu befriedigen.

Insulin
Hormon der B-Zellen der Langerhans-Inseln in der Bauchspeicheldrüse (Isolierung durch Banting und Best 1920; Reindarstellung durch Abel 1926; Aufdeckung der Primärstruktur durch Sanger 1950; erste künstliche Herstellung durch Zahn 1963); wird heute mit Hilfe der Gentechnologie produziert.

Das Peptidhormon wird im Körper abhängig vom Blutzuckerspiegel (Glukose) produziert und in den Kreislauf freigesetzt. Kohlenhydrate werden als Glukose absorbiert, was zu einer Erhöhung des Blutzuckergehalts führt und den Pankreas zur I.produktion anregt. I. fördert die Aufnahme von Glukose in die *Leber* und die Muskelzellen (wo sie in Energie umgewandelt wird). Glukose wird in der Leber als Glykogen gespeichert, das bei Streß oder körperlicher Betätigung in Glukose zurückverwandelt wird. So verhindert I. eine Ansammlung von Glukose im Blut, während es gleichzeitig gewährleistet, daß die verschiedenen Körpergewebe ausreichend damit versorgt werden. Wenn der Pankreas wenig oder gar kein I. produziert, kommt es zu *Diabetes mellitus* und *Hyperglykämie* (anomaler Blutzuckeranstieg). Ein *Inselzelladenom* ist ein seltener, gutartiger Tumor, der eine Überproduktion von I. auslösen kann.

INSULINTHERAPIE

Die I.ergänzungstherapie wird seit 1922 in der Behandlung des Diabetes mellitus eingesetzt. I.präparate werden aus der Bauchspeicheldrüse von Rind oder Schwein oder durch Gentechnik von Mikroorganismen gewonnen. Viele Präparate mit kurz-, mittel- oder langfristiger Wirkung stehen zur Verfügung.

Mit I. wird in allen Fällen von I.-pflichtigem *Diabetes mellitus* (es wird kein eigenes *Insulin* produziert) behandelt und gelegentlich, wenn orale Antidiabetika (s. *Antidiabetika, orale*) nicht in der Lage sind, den nichtinsulinpflichtigen Diabetes mellitus (mangelhafte Insulinproduktion) zu kontrollieren, z.B. bei schwerer Krankheit, großen Operationen oder in der Schwangerschaft. Eine I.therapie vermeidet Hyperglykämien und *Ketosen* (Ansammlung bestimmter Säuren im Blut), die in ernsten Fällen zum Koma führen können.

I. wird verabreicht, um die körpereigene Produktion des natürlichen Hormons nachzuahmen. I.injektionen können sich Diabetiker vor Mahlzeiten selbst verabreichen, um auf den Anstieg des Blutglukosespiegels nach der Mahlzeit zu reagieren. Statt Injektionen werden auch I.pumpen (s. *Insulinpumpe*) eingesetzt, die dem Körper während des Tages bzw. in der Nacht Insulin zuführen; vor jeder Mahlzeit wird die Dosis erhöht.

Oft ist eine Anpassung der Dosis notwendig, z.B. bei Veränderungen der Ernährungsgewohnheiten, bei körperlicher Betätigung und während einer Krankheit (insbes. bei Erbrechen). Um eine adäquate Kontrolle zu gewährleisten, ist eine regelmäßige Selbstüberwachung der Glukosewerte erforderlich, entweder durch Bluttests oder Urinkontrollen.

MÖGLICHE NEBENWIRKUNGEN

I.injektionen können gereizte oder faltige Haut zur Folge haben. Eine zu hohe I.dosis löst eine *Hypoglykämie* (abnorm niedriger Glukosespiegel im Blut) aus, deren Symptome (Schwindel, Schwitzen, Reizbarkeit und Schwäche) durch Essen oder ein zuckerhaltiges Getränk zu lindern sind. Eine schwere Hypoglykämie geht mitunter bis zum Koma, dem durch eine Injektion von Glukose oder *Glucagon* (einem Hormon, das der I.wirkung entgegensteuert) als Notfallmaßnahme entgegengesteuert wird.

Allergische Reaktionen auf I., wie Hautausschlag oder Atemnot, sind selten. I. vom Ochsen oder Schwein veranlassen den Körper zuweilen, *Antikörper* zu produzieren, die die Effizienz des I.präparats herabsetzen. In diesem Falle sollte ein anderes Präparat verabreicht werden.

Insulinantagonisten

Hormone, die im Stoffwechsel eine dem Insulin entgegengesetzte Wirkung besitzen (z.B. Glukagon).

Insulinpumpe

Art Infusionspumpe (s. *Infusionspumpe*), die bei Patienten mit *Diabetes mellitus* die konstante Insulingabe übernimmt. Die Nadel wird unter die Haut eingeführt, in der Regel in den Oberarm oder in die Bauchwand. Die Dosierung wird so gewählt, daß der Blutglukosespiegel (Zucker) konstant bleibt.

Insulinresistenz

Wirkungslosigkeit von Insulin; durch Antikörper hervorgerufen, die die biologische Wirksamkeit des Hormons vermindern und den Bedarf u.U. auf mehr als 100 IE pro Tag erhöhen. Als Ursachen können eine erhöhte Abspaltung des Hormons von seinen Rezeptoren oder eine verminderte Bindung an diese diskutiert werden.

Insulinrezeptoren

Einrichtungen in der Zellmembran von bestimmten Organen (z.B. Muskulatur, Leber, Bindegewebe), das Inselzellhormon zu binden.

Insulinschock

Aufgrund zu hoher Insulinzufuhr sich entwickelnder *Schock*, u.U. mit posthypoglykämischem Koma verbunden.

Insulintest

Sog. Insulinnüchternversuch nach Radoslav. Kontrolle der Insulinempfindlichkeit durch Blutzuckergehalt-Messung nüchtern sowie eine halbe, eine, eineinhalb, zwei und drei bis sechs Stunden nach einer Injektion nach 16 IE-Einheiten (unter der Haut = subkutan) bei Bettruhe und Nahrungskarenz. Die Höhe des darauffolgenden Blutzuckerabfalls gibt Hinweise, ob eine *Insulinresistenz* oder eine Überempfindlichkeit (eventuell bei Hirnanhangsdrüsenschwäche) vorliegt.

Integumentum commune

s. *Haut*

Intelligenz

Fähigkeit, Konzepte zu verstehen und zu durchdenken. Es herrscht viel Unklarheit in bezug auf eine genaue Definition der I. Der Begriff wird von vielen benutzt, um einen besonderen Wissensstand zu bezeichnen. Die weitverbreitete Anwendung von *Intelligenztests* hat zu der Ansicht geführt, daß I. eine einzelne Eigenschaft sei.

Viele Wissenschaftler ziehen es vor, die I. in verschiedene Faktoren zu unterteilen. Manche meinen, die I. bestehe aus drei Teilen – Denkgeschwindigkeit, Lernfähigkeit und Problemlösung. Andere treten für einen allgemeinen I.faktor ein, der aus sieben besonderen Fähigkeiten besteht – Verständnis von Wortbedeutungen, Redegewandtheit, Arbeiten mit Zahlen, räumliche Vorstellungskraft, Gedächtnis, Wahrnehmungsgeschwindigkeit und Fähigkeit des abstrakten Denkens. Andere Forscher gehen weiter und unterteilen die I. in mehr als 100 verschiedene Faktoren.

I. kann auch in drei Formen getrennt werden – die abstrakte I. (das Verständnis von Ideen und Symbolen); die praktische I. (Fähigkeit zur Bewältigung praktischer Probleme wie Reparieren von Maschinen); und die soziale I. (ein vernünftiges und einsichtiges Umgehen mit zwischenmenschlichen Beziehungen). Bei der letzten Art der I. spielt die Persönlichkeit eine wichtige Rolle.

ALTER UND INTELLIGENZ

Wie die I. auch definiert wird, sie nimmt bis zum Alter von sechs Jahren zu und bleibt dann stabil. Der durch Intelligenztests gemessene Intelligenzquotient (IQ) nimmt bis zum Alter von 26 Jahren weiter zu, bleibt bis zum Alter von ungefähr 40 Jahren auf diesem Niveau und nimmt dann allmählich ab (wobei der Rückgang bei Menschen mit geistig anspruchsvollen Beschäftigungen später einsetzt).

VERERBUNG UND INTELLIGENZ

Die Rolle der Vererbung bei der Intelligenz ist zwar heiß umstritten, doch besteht kein Zweifel, daß Intelligenz ähnlich wie etwa die Körpergröße vererbt wird.

Das Umfeld spielt hier eine große Rolle, wie auch die körperliche Verfassung und die Persönlichkeit. Intelligente Eltern haben eher intelligente Kinder, doch selbst innerhalb derselben Familie können einige Kinder aufgeweckter als andere sein. Adoptierte Kinder aus ärmlichen Verhältnissen mit einem IQ, der dem ihrer leiblichen Eltern näherkommt als dem ihrer Adoptiveltern, weisen oft bessere Testergebnisse auf, als zu erwarten gewesen wäre, wenn sie von ihren leiblichen Eltern erzogen worden wären.

Die beiden Extreme der I. reichen von der *geistigen Behinderung* (durch einen niedrigen IQ definiert) bis zu den Hochbegabten (mit einem IQ über 140).

Personen mit sehr hohen IQ-Werten sind oft, aber nicht immer erfolgreich. Persönlichkeit und soziale Anpassung spielen eine genauso große Rolle.

Intelligenztest

Tests, die konzipiert sind, um die geistigen Fähigkeiten eines Menschen einzuschätzen.

ARTEN

Hamburg-Wechsler-Intelligenztest

Dieser Test ist heutzutage von allen I.s am weitesten verbreitet. Es gibt zwei Grundversionen – den Intelligenztest für Erwachsene ("HAWIE") und den für Kinder ("HAWIK"). Jede Testart ist in sprachliche und sprachfreie Handlungstests unterteilt, die entweder einzeln oder zusammen eingesetzt werden können, um ein Gesamtergebnis zu bilden. Die sprachlichen Handlungsaufgaben befassen sich mit verbalen Fähigkeiten; dabei werden Wortreichtum und -verständnis, allgemeines Wissen, verbales Denken und verbales Gedächtnis gefordert. Die sprachfreien Handlungstests messen das Konstruktionsvermögen und visuellräumliche sowie konzeptionelle Fähigkeiten (Verständnis von Formen).

Die sprachfreien Handlungstests können auch einzeln bei Menschen mit Sprachproblemen angewandt werden. Leistungstests messen die grundlegenden geistigen Fähigkeiten, während verbale Tests eher kulturgebunden sind, da sie Fähigkeiten testen, die den sozialen Hintergrund reflektieren.

Binet-Simon-Test

Dieser (früher als Stanford-Binet-Test bezeichnete) I. wurde von dem Franzosen Alfred Binet (1856-1911) entwickelt. Er wird noch heute eingesetzt, v.a. um schulische Fähigkeiten zu prüfen.

Andere Testarten

Es gibt zahlreiche Tests, die sich auf die Prüfung eines bestimmten Aspekts der Intelligenz beschränken. Der Goodenough-Harris-Test bewertet die Leistung eines Kindes, das das Bild eines Mannes malen soll; das Ergebnis hängt von der Komplexität der Zeichnung ab, z.B. den Details und den Körperproportionen.

AUSWERTUNG

In den meisten I.s beruht die Bewertung der Testergebnisse auf dem Verhältnis des Intelligenzalters (IA) zum Lebensalter (LA), da die Intelligenz in der Regel mit dem Reifungsprozeß steigt. Der Intelligenzquotient (IQ) ist daher IA geteilt durch LA mal 100, um die Ergebnisse zu vereinfachen. Die Tests werden so entworfen, daß Dreiviertel der Bevölkerung einen IQ zwischen 80 und 120 aufweisen. Die Tests werden auch genormt, damit die Testergebnisse in allen Altersgruppen die gleichen relativen Fähigkeiten widerspiegeln. Unabhängig davon bedeutet ein IQ von 65 oder 135, daß nur noch jeweils ein Prozent der Bevölkerung dieser Altersgruppe ähnlich geistig minder- beziehungsweise hochbegabt ist.

ANWENDUNGEN

Mit I.s läßt sich vorhersagen, ob ein Mensch die Fähigkeiten besitzt, um eine bestimmte Arbeit oder Prüfung zu meistern. Deshalb werden sie benutzt, um Schulleistungen oder die Eignung für eine bestimmte Arbeit zu beurteilen. I.s sind jedoch auch der Voreingenommenheit gegenüber Geschlecht und Rasse bezichtigt worden. Die Tests dienen auch dazu, um eine *geistige Behinderung* bei Gerichtsverfahren festzustellen und um die Auswirkungen einer *Demenz* oder anderer *Gehirn*erkrankungen zu beurteilen. Um den Grad der Erkrankung abzuschätzen, hilft z.B. das Ausmaß der Unterschiede zwischen den verbalen und nichtverbalen Aufgaben. Kinder mit einer bestimmten Störung (z.B. spätem Lesenlernen) können getestet werden, um Schwere und Art des Problems zu bestimmen und den Förderunterricht entsprechend zu planen.

DAS MESSEN DER INTELLIGENZ

Die Intelligenz läßt sich weder genau definieren noch zufriedenstellend messen. Dennoch sind verschiedene Tests entwickelt worden, die eine Schätzung der geistigen Fähigkeiten eines Menschen erlauben. Die meisten derartigen Tests messen Fähigkeiten auf mehreren Gebieten der geistigen Funktionen, von denen im allgemeinen angenommen wird, daß sie wichtige Komponenten bzw. Indikatoren der Intelligenz sind – z.B. mathematische Fähigkeiten, logisches Denkvermögen, Wortschatz, Verständnis, allgemeines Wissen, Gedächtnis, Vorstellungskraft und Mustererkennung sowie die Fähigkeit, Beziehungen zwischen Begriffen oder Objekten zu verstehen. Die rechts dargestellten Fragen sind hypothetische Beispiele (in verschiedenen Schwierigkeitsgraden), ähnlich wie die Fragen, die in einem typischen Intelligenztest gestellt werden könnten.

Wie geht die Reihe weiter?

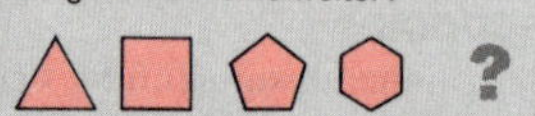

Wenn ein Mann 10 Äpfel à DM 0,50 das Stück und 20 Äpfel à DM 0,75 das Stück einkauft und dann 7 Äpfel à DM 0,30 das Stück und die restlichen Äpfel à DM 0,80 verkauft, wieviel Gewinn (oder Verlust) macht der Mann?

Angenommen, die Symbole &#*$+*^ bedeuten das Wort "Greifen". Wofür stehen die Symbole *$+#$&?

Ordnen Sie folgende Formen so an, daß sie das Bild eines gewöhnlichen Gegenstandes ergeben.

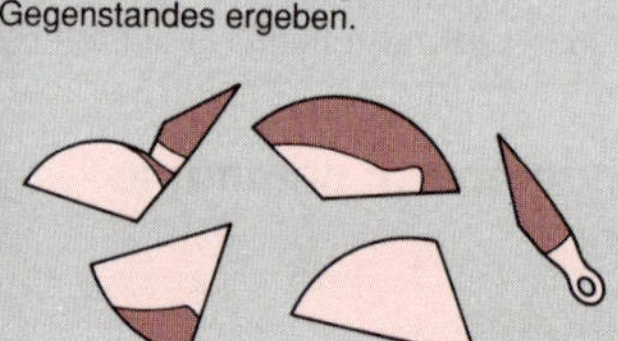

Intensivbehandlung

Kontinuierliche sorgfältige Überwachung von Schwerkranken, wodurch bei bedrohlicher Verschlechterung des Zustands therapeutische Sofortmaßnahmen eingeleitet werden können.

Die Intensivstation eines Krankenhauses umfaßt elektronische Überwachungsgeräte, die eine ständige Auswertung vitaler Funktionen wie Blutdruck, Herztätigkeit und Atmung gestatten. Die Urinproduktion, der Flüssigkeitshaushalt und die Blutchemie der Patienten auf der Intensivstation werden in regelmäßigen Abständen aufgezeichnet. Die Zahl der Ärzte bzw. der Pflegekräfte ist im Verhältnis zur Patientenzahl sehr hoch; das Personal ist besonders geschult in Techniken der Reanimation.

Die I. wird in erster Linie bei *Beatmung* (Ventilation), Bewußtlosigkeit, Atemstillstand oder einer Erkrankung der Atemwege benötigt. Eine gewissenhafte Überwachung auf der Intensivstation empfiehlt sich auch für Patienten nach einem *Myokardinfarkt* (Herzinfarkt) oder nach einem größeren operativen Eingriff, für Schockpatienten, die auf eine Notbehandlung nicht reagieren, und für Patienten mit akutem Nierenversagen, die eine Dialyse brauchen.

Inter-

Wortteil mit der Bedeutung "zwischen", wie *interkostal* (zwischen den Rippen). (S.a. *intra-*)

Interferone

Bezeichnung für eine Gruppe von Proteinen, die als Reaktion auf Virusinfektionen und andere Reize auf natürliche Weise von den Körperzellen selbst produziert werden. I. hemmen die Virusreplikation (s. Abbildung S. 556) und erhöhen die Aktivität der natürlichen Kil-

EINE TYPISCHE INTENSIVSTATION

Eine moderne Intensivstation verfügt über eine Reihe raffinierter, hochtechnischer Geräte, um den Zustand eines Schwerkranken ständig zu überwachen und bei Lebensgefahr Sofortmaßnahmen einleiten zu können.

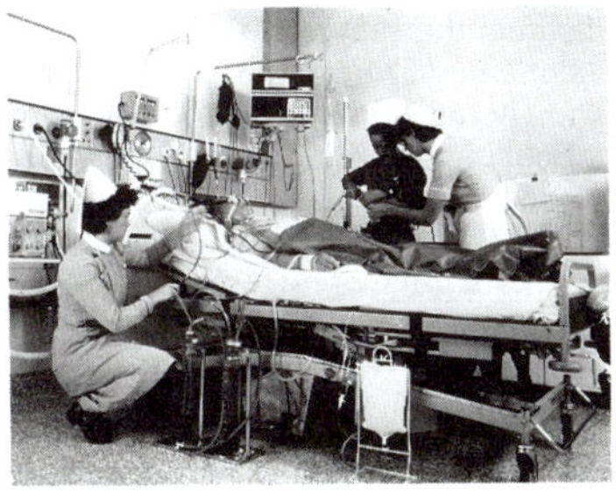

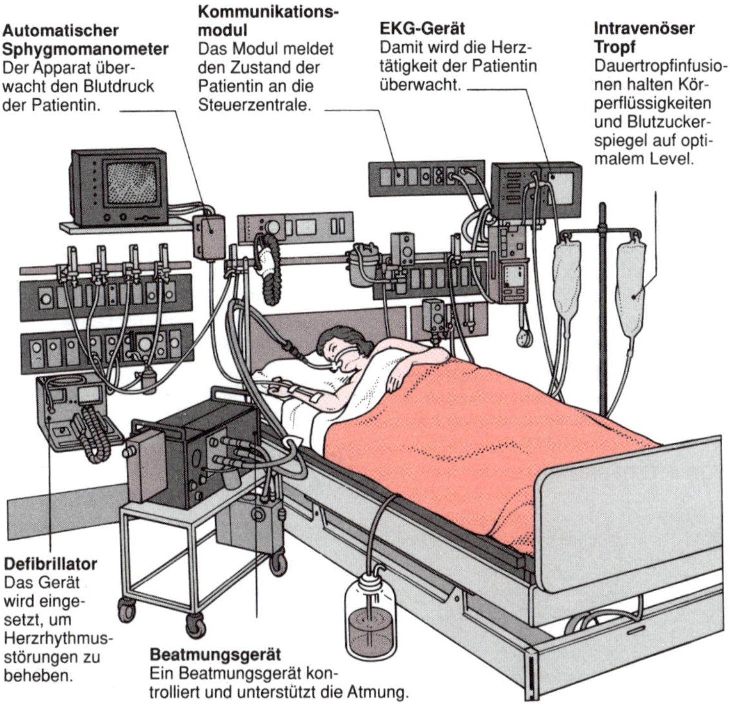

lerzellen – Lymphozytenarten, die Teil des Immunsystems (natürliche Körperabwehr) sind.

VERWENDUNG ALS ARZNEIMITTEL

Bestimmte Interferone wurden für die Therapie einer Leukämie-Art zugelassen. Sie werden gegenwärtig als Mittel gegen verschiedene Krebsarten, besonders das *Kaposi-Sarkom* (ein Hautkrebs, der bei *AIDS*-Kranken häufig auftritt), geprüft. Interferone werden auch zur Behandlung lebensbedrohlicher Virusinfektionen, besonders bei Menschen mit *Immundefekt*, getestet. Interferone werden aus einer Kultur menschlicher Zellen, die einem bestimmten Virus ausgesetzt wurden, oder im Labor aus bestimmten *Nukleinsäuren* (genetisches Material) synthetisiert. Man verabreicht sie als Injektion. Mögliche Nebenwirkungen sind Fieber, Kopfweh, Muskelschmerz, Müdigkeit, Übelkeit und Erbrechen, Haarausfall sowie anomale Blutungen.

Interkostal

Medizinische Bezeichnung für "zwischen den *Rippen* liegend", wie im Falle der i.en Muskeln, der dünnen Muskelschichten zwischen den Rippen, die zur Brustkorbverengung und -erweiterung während der Atmung beitragen.

Intersexualität

Anomalien, bei denen keine eindeutigen Genitalien da sind (sondern anomale äußere Geschlechtsorgane, die weiblich oder männlich sein können), oder äußere Genitalien, die in ihrem Aussehen nicht dem chromosomalen Geschlecht des Menschen entsprechen. S. *Geschlechtsdetermination.*

Interstitielle Lungenfibrose

Vernarbung und Verhärtung des tiefen Lungengewebes, was zur Kurzatmigkeit führt. Die wichtigste Form der i.L. ist als idiopathische i.L., diffuse i.L. oder fibrosierende Alveolitis bekannt.

URSACHEN

Die genauen Ursachen einer idiopathischen i.L. sind nicht bekannt, doch scheint sie eine Autoimmunerkrankung zu sein (wobei das *Immunsystem* das körpereigene Gewebe angreift).

Zu den selteneren Auslösern der i.L. gehören berufsbedingte Arbeiten mit Mineralstaub und chemischen Dämpfen, eine Strahlentherapie, Reaktionen auf bestimmte Arzneimittel und eine allergische *Alveolitis.*

SYMPTOME UND DIAGNOSE

Typisch für eine i.L. sind fortschreitende Kurzatmigkeit, Husten, Brustschmerzen und Trommelschlegelfinger sowie alle Symptome der zugrundeliegenden Erkrankung. Die Diagnose, die auf der Symptomatik und einer körperlichen Untersuchung beruht, wird durch ein *Thorax-Röntgenbild* und eine Lungenbiopsie (Gewebeprobe zur mikroskopischen Analyse) gesichert.

THERAPIE UND PROGNOSE

Die Therapie der idiopathischen i.L. umfaßt i.d.R. die Verabreichung von *Azathioprin-* und *kortikosteroid*haltigen Arzneimitteln (z.B. Imurek ® +), die das Immunsystem unterdrücken. In anderen Fällen wird die Grunderkrankung behandelt.

Die Aussichten auf eine Genesung sind bei berufsbedingten Staubkrankheiten und bei idiopathischer i.L. mit progressiver Verhärtung des Lungengewebes im allgemeinen schlecht. Mit dem Fortschreiten der Krankheit kommt es mitunter auch zu *Herzfehlern* und *Bronchopneumonien.*

Liegt der i.L. eine allergische Alveolitis zugrunde, ist die Behandlung einfacher; die Prognose ist dann nicht so schlecht.

Interstitielle Strahlentherapie

Behandlung eines bösartigen Tumors, indem radioaktives Material in das wachsende oder benachbarte Gewebe eingepflanzt wird (s. *Implantat*). Mit dieser Methode kann das erkrankte Gewebe präziser bestrahlt werden, als dies bei der Strahlentherapie mit Hilfe von Röntgenstrahlen möglich ist; überdies ist das Risiko geringer, gesundes Gewebe durch die Strahlung zu schädigen.

WIE ES GEMACHT WIRD

Der Patient erhält eine Vollnarkose. Radioaktives Material (normalerweise künstliche Radioisotope) wird in Drähten oder kleinen Röhren in das kranke

Gewebe oder in seiner Nähe eingepflanzt. Ist der Tumor leicht zugänglich (z.B. im Mund), sind die kleinen Behälter mit Hilfe spezieller Nadeln leicht einzuführen; befindet sich der Tumor weiter im Körperinneren, ist ein chirurgischer Eingriff unerläßlich. Die Substanz bleibt unterschiedlich lange im Körper (manchmal für immer), je nach Art des radioaktiven Materials und des zu behandelnden Tumors. (S.a. *intrakavitäre Behandlung*; *Radiotherapie*)

Intertrigo

(volkstümlich "Wolf") Wundsein, verursacht durch das Aneinanderreiben zweier Hautflächen. I. tritt meist bei fettleibigen Menschen auf. Betroffen sind in der Regel die Innenseiten der Oberschenkel, die Achselhöhlen, die untere Seite der Brüste, die Bauchfalten und der Bereich zwischen Fingern und Zehen. Die betroffenen Hautstellen sind gerötet und feucht, oft bilden sich Schuppen und Blasen sowie ein unangenehmer Geruch. Schweiß verstärkt die Symptome. I. geht manchmal mit seborrhoischer *Dermatitis* oder *Candidiasis* (Soor) einher.

Die Therapie umfaßt Gewichtsabnahme, Sauber- und Trockenhalten der betroffenen Stellen und – bei Dermatitis oder Candidiasis – *Kortikosteroid*- oder *Antimykotika*-haltige Cremes.

Interzellularflüssigkeit

Wäßrige Flüssigkeit in den winzigen Spalten zwischen den Körperzellen, auch bekannt als interstitielle Flüssigkeit. I. ist eine Komponente der Extrazellularflüssigkeit (jeder Körperflüssigkeit außerhalb der Zellen, einschließlich Blut und Lymphe).

Um die Zellen zu erreichen, müssen Sauerstoff und Nährstoffe von den Blutgefäßen in die Gewebsflüssigkeit gelangen. In ähnlicher Form fließen Kohlendioxid und andere Abfallprodukte in umgekehrter Richtung aus den Zellen in die I. und dann in den Blutkreislauf. Zusätzlich zu den Nähr- und Abfallstoffen enthält die I. auch *Ionen*. Die Konzentration an Natriumionen ist höher, die an Kaliumionen wesentlich geringer als bei der Intrazellularflüssigkeit. Dieser Unterschied in der Ionenkonzentration trägt dazu bei, die Bewegung des Wassers in und aus den Zellen durch *Osmose* zu steuern; Ionenkonzentrationen spielen auch eine wichtige Rolle bei der Übertragung elektrischer Impulse durch Nerven und Muskeln.

I. entsteht durch Austritt von Flüssigkeit durch die Wand des vorderen Teils der Blutkapillaren (d.h. in unmittelbarer Nähe einer Arteriole). Verantwortlich dafür ist der hohe Blutdruck in diesem Teil der Kapillaren. Im hinteren Abschnitt (in unmittelbarer Nähe einer Venole), ist der Blutdruck viel niedriger; so fließt I. in die Kapillaren zurück; ein weiterer Teil fließt in die lymphatischen Gefäße ab. Dadurch entsteht ein kontinuierlicher Fluß, der die Menge an I. konstant hält. Verschiedene Krankheiten – wie *Hypertonie* (hoher Blutdruck) – unterbrechen diesen Fluß, wodurch sich überschüssige Flüssigkeit im Gewebe bildet – bekannt als *Ödem*.

BEKÄMPFUNG VON VIRUSINFEKTIONEN DURCH INTERFERONE

Interferone sind Teil des körpereigenen Immunsystems und bilden die Abwehr gegen verschiedene virusinfizierte Zellen und Tumorzellen. Bei Virusinfektionen werden sie auf natürliche Art und Weise im Körper selbst produziert, können jedoch auch als Arzneimittel zur Verstärkung ihrer natürlichen Wirkung verabreicht werden.

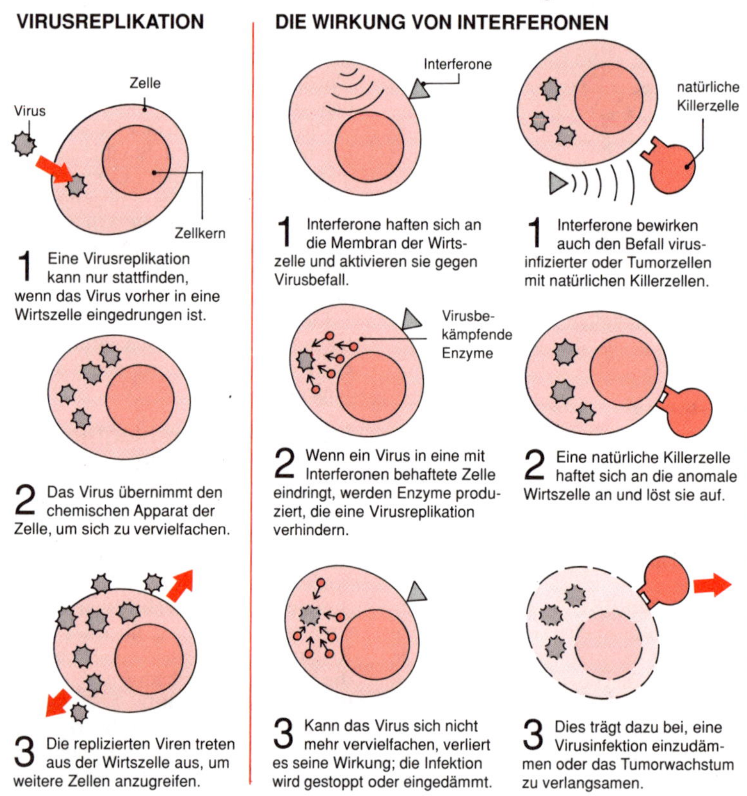

Intestinale Lipodystrophie

s. *Whipple-Krankheit*

Intestinum

s. *Darm*

Intoxikation

Allgemeiner Begriff für *Vergiftung*. I. bezieht sich in der Regel auf die Folgen exzessiven Alkoholgenusses (s. *Alkoholvergiftung*), umfaßt aber auch *Medikamenten*-I., Vergiftungen durch die Anhäufung von Nebenprodukten des Stoffwechsels im Körper oder die schädlichen Auswirkungen von Industriegiften (zum Beispiel Blei- und Lösungsmittelvergiftung).

Intra-

Wortteil mit der Bedeutung "innerhalb" wie bei *intramuskulär* (in einem Muskel). (S.a. *Inter-*)

Intrakavitäre Behandlung

Behandlung eines bösartigen Tumors in einer Körperhöhle, indem radioaktives Material oder *Chemotherapeutika* in die entsprechende Höhle gebracht werden.

Die intrakavitäre *Radiotherapie* wird hauptsächlich zur Behandlung von Gebärmutter-, Zervix- (Gebärmutterhals), vaginalem und Mastdarmkrebs eingesetzt. Radioaktives Material (normalerweise in Form von künstlichen Radioisotopen in Drähten oder kleinen Röhren) wird in die Höhle eingeführt und für eine Zeitlang dort belassen.

Die intrakavitäre Chemotherapie wird zur Behandlung eines bösartigen Transsudats (einer Ansammlung von Flüssigkeit, die krebsartige Zellen enthält) eingesetzt werden. Eine Nadel, in manchen Fällen mit einem Katheter (dünne Röhre), wird durch die Bauchwand oder den Brustkorb in die Bauchhöhle oder die Pleurahöhle (der Raum um die Lungen) eingeführt. Mit der Nadel wird zunächst das Transsudat aus der Höhle gezogen. Anschließend werden *Chemotherapeutika* direkt in die Höhle gespritzt. (S.a. *interstitielle Strahlentherapie*; *Implantat*)

Intramuskulär

Medizinischer Begriff für "innerhalb des Muskels", zum Beispiel intramuskuläre Injektion, bei der ein Arzneimittel tief in einen Muskel gespritzt wird. Diese Art von Injektion wird normalerweise in den oberen, äußeren Gesäßmuskel vorgenommen. Das Medikament wird vom Muskel in den Blutkreislauf aufgenommen und im ganzen Körper verteilt.

Intrauterine Wachstumshemmung

Langsames Wachstum des Feten, normalerweise aufgrund mangelnder Versorgung mit Nährstoffen durch die *Plazenta* oder aufgrund fetaler Erkrankung. Bei i.r W. ist der Fetus kleiner, als für die Schwangerschaftswoche zu erwarten.

URSACHEN

I.W. kann auf einen chromosomalen Defekt zurückzuführen sein, zum Beispiel ein Down-Syndrom, infolgedessen der Fetus in seiner Größe nicht seinem Entwicklungsstadium entspricht. Weitere Ursachen für verlangsamtes Wachstum sind Infektionen der Mutter, z.B. Röteln, wenn das Virus durch die Plazenta dringt. In den meisten Fällen ist der Fetus sonst aber normal entwickelt.

Auch mütterliche Erkrankungen ziehen mitunter i. W. nach sich. Dazu gehören *Präeklampsien*, *Hypertonus* (hoher Blutdruck) oder chronische *Niereninsuffizienz* sowie mangelhafte Ernährung. Neben Unterernährung und Alkoholismus zählt Zigarettenrauchen zu den Hauptursachen einer i.n W.

DIAGNOSE UND THERAPIE

Bei der pränatalen Diagnostik wird der Uterus abgetastet und festgestellt, ob er kleiner ist als erwartet; weiterhin kann man mit *Ultraschall* das Wachstum des Feten beurteilen. Bei i.r W. wird der Mutter Ruhe verordnet; zudem wird die Plazentafunktion regelmäßig untersucht, werden Blutproben entnommen und die Herztöne des Fetus aufgezeichnet.

Wird eine i.W. diagnostiziert, ist die Schwangerschaft sorgfältig zu überwachen und die zugrundeliegende Ursache für die Plazentainsuffizienz – wenn möglich – zu behandeln. Verlangsamt sich das Wachstum des Babys, wird es u.U. notwendig, die Geburt einzuleiten oder einen *Kaiserschnitt* vorzunehmen.

PROGNOSE

Aufgrund chronischer Unterernährung im Mutterleib sind Babys mit i.r W. meist untergewichtig. Frühgeburten entstehen, wenn die Geburt eingeleitet werden mußte. Da diese Säuglinge zu *Hypoglykämie* (niedrigem Glukosespiegel im Blut), *Hypothermie* und Infektionen neigen, kommen sie in der Regel unmittelbar nach der Geburt in einen *Inkubator* und werden sorgfältig betreut.

Intrauterinpessar

s. *IUP*

Intravenös

Bezeichnung für "in eine Vene", z.B. eine *intravenöse Infusion* (langsames Einführen einer Substanz in eine Vene) und eine intravenöse *Injektion* (Spritzen einer Substanz in eine Vene).

Intravenöse Infusion

Langsames, meist tropfenweises Einbringen einer medizinischen Lösung in eine Vene (meist Hautvene an Handrücken oder Ellenbeuge). Das Infusat befindet sich in einem Plastik- oder Glasbehälter und fließt über einen Plastikschlauch und eine Kanüle in die anpunktierte Vene. Ein Klemmventil gestattet die Einstellung der Tropfgeschwindigkeit (ablesbar in einem Schauglas innerhalb des Plastikschlauchs).

Eine i.I., in der medizinischen Umgangssprache Tropf genannt, wird als Blut- oder Plasmaersatz für bei Unfällen oder Operationen verlorenes Blut verabreicht (s. *Bluttransfusion*). Eine i.I. wird auch bei Patienten, die weder Nahrung noch Flüssigkeit aufnehmen können, als Ersatz oder für den Erhalt der Körperflüssigkeiten (sog. parenterale Ernährung) eingesetzt. In diesem Fall besteht der Inhalt in der Regel aus Glukose (Zukker) und Kochsalz (NaCl). Mit einer i.n I. werden zudem Patienten, die Nahrung nicht auf herkömmliche Art und Weise verdauen können (s. *Ernährung, künstliche*), mit abwechslungsreicheren und konzentrierten Nährstoffen versorgt. Auch bestimmte Arzneimittel werden derart verabreicht.

Intravenöse Pyelographie

s. *Urographie*

Intrazerebrale Hämorrhagie

Blutung im Gehirn aufgrund eines geplatzten Blutgefäßes. Intrazerebrale Hämorrhagie gehört zu den drei Hauptursachen für einen *Schlaganfall*.

AUFTRETEN UND URSACHEN

I.H.n verursachten früher häufig Schlaganfälle. Doch dank der verbesserten Behandlung des *Hypertonus* (hoher Blutdruck) sind sie heute nur für einen von zehn Schlaganfällen verantwortlich. Es handelt sich meist um Menschen in mittlerem oder höherem Alter mit unbehandelter Hypertonie (hohem Blutdruck) oder *Atherosklerose* (Arterienverengung durch Ablagerungen von Fettstoffen) im Gehirn. Im Gegensatz zu den meisten Fällen einer *Subdural*- und *Epiduralblutung* (Blutung zwischen der Gehirnoberfläche und dem Schädel) treten i.H.n auch ohne Kopfverletzung auf.

Die geplatzte Arterie befindet sich in der Regel im Zerebrum (der Hauptmasse des Gehirns), manchmal ist sie auch in anderen Gehirnstrukturen lokalisiert (etwa im Kleinhirn oder Hirnstamm). Das austretende Blut dringt nach außen und bildet eine runde oder ovale Masse, die bis zu ein paar Zentimetern groß wird. Hält die Blutung an und tritt weiter Blut aus, wird an diesen Stellen Gehirngewebe zerrissen und benachbartes Gewebe weggedrückt.

SYMPTOME

Zu den Symptomen gehören einschießende Kopfschmerzen, Schwäche und Verwirrung, oft auch Bewußtlosigkeit. Meist fallen die Betroffenen ohne Vorwarnung in Ohnmacht. Anzeichen für eine Schädigung des Gehirngewebes (Sprachverlust, Gesichtslähmung oder einseitige Schwäche) halten minuten- oder stundenlang an.

DIAGNOSE, THERAPIE UND PROGNOSE

Die Diagnose erfolgt durch *Computertomographie*. Operative Eingriffe sind in der Regel aufgrund der Unzugänglichkeit der Rißstelle nicht durchführbar. Die Behandlung zielt daher auf die Unterstützung der vitalen Funktionen und eine schrittweise Senkung des Blutdrucks.

Große Blutungen verlaufen in der Regel tödlich; insgesamt überleben nur ca. 25 Prozent der Patienten. Wiederholte Blutungen an derselben Stelle kommen normalerweise nicht vor. Prognose und Rehabilitation für Patienten, die eine i.H. überleben, ähneln denen bei anderen Arten von Schlaganfall.

Introitus

Allgemeiner Begriff für Öffnungen in Hohlräume des Körpers, meist zur Scheide (I. vaginae).

Introvertiert

Bezeichnet Menschen, die mehr mit ihrem Innenleben beschäftigt sind. I.e Menschen ziehen es vor, alleine zu arbeiten, sind schüchtern, still und unter Streß in sich gekehrt. (S.a. *extravertiert*; *Persönlichkeit*)

Intubation

Einführung eines Rohres oder Schlauches (Tubus) in eine natürliche Körperhöhle bzw. ein Hohlorgan. Medizinisch am häufigsten zur Beatmung als Hohlsonde in die Luftröhre (Trachea) eingeführt (*Endotrachealtubus*). Endotracheal-I.en werden notwendig, wenn eine mechanische *Ventilation* zur Sauerstoffversorgung der Lunge gebraucht wird – z.B bei Patienten im Koma, unter Betäubung oder mit schweren Atemwegserkrankungen.

Zunächst werden mit Hilfe eines Laryngoskops (Instrument zur Kehlkopfspiegelung) die Stimmbänder geprüft. Anschließend wird ein Endotrachealtubus durch den Mund und zwischen den Stimmbändern durch den Rachen in die Trachea geschoben. Der Tubus kann auch durch die Nase eingeführt werden. Das äußere Ende des Tubus wird mit Klebestreifen gesichert. Ein aufblasbarer Ballon am unteren Ende des Tubus dient zur Abdichtung der Luft in der Trachea.

Eine I. kann auch zur Magenauspumpung oder künstlichen (enteralen) Nahrungszufuhr notwendig werden (s. *Ernährung, künstliche*).

Intussuszeption

s. *Invagination*

Invagination

Ein Darmabschnitt schiebt sich in sich selbst und bildet ein Rohr innerhalb eines Rohres (als ob man ein Stück des Hemdsärmels nach innen stülpt). Dies führt in der Regel zu *Darmverschluß*.

I. tritt am häufigsten zwischen dem *Ileum* (hinterer Abschnitt des Dünndarms) und dem *Caecum* (vorderer Abschnitt des Dickdarms) auf.

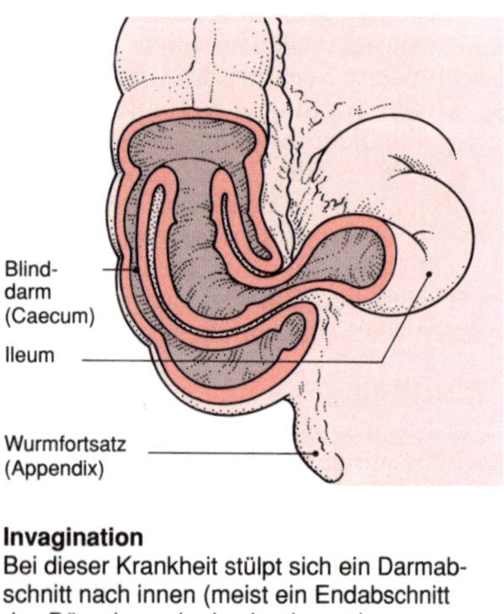

Invagination
Bei dieser Krankheit stülpt sich ein Darmabschnitt nach innen (meist ein Endabschnitt des Dünndarms in den beginnenden Dickdarm).

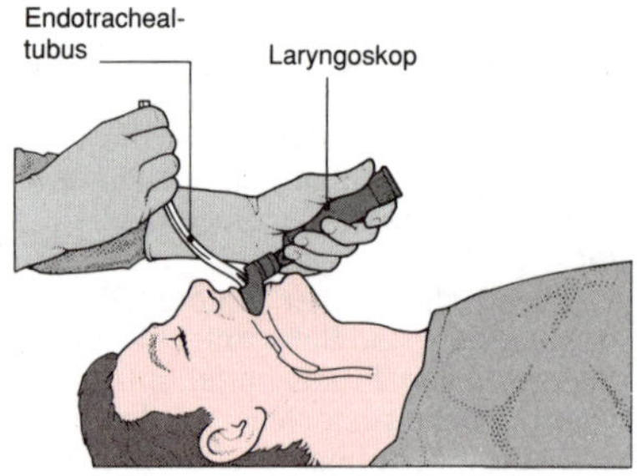

Endotrachealintubation
Der Endotrachealtubus wird von einem Anästhesisten unter Sicht durch den Mund und den Rachen des Patienten in die Trachea geführt.

URSACHEN UND VORKOMMEN
Die Ursachen für die I. sind nicht genau bekannt, aber in einigen Fällen geht sie auf einen vorherigen Infekt zurück. Manchmal bilden *Polypen* oder *Divertikel* (kleine beutelartige Ausstülpung des Ileums) die Ursache für eine I.

Eine I. tritt am häufigsten bei Säuglingen auf, die älter als einen Monat sind. Die Hälfte der Fälle wird innerhalb des ersten, drei Viertel in den ersten beiden Lebensjahren beobachtet. Zwei von 1000 Säuglingen erkranken daran.

SYMPTOME
Das erkrankte Kind leidet unter starken Bauchkoliken und Schreikrämpfen. Häufig kommt Erbrechen sowie Blut- und Schleimabgang dazu. In schweren Fällen wird die Blutversorgung im Darm blockiert, was eine *Gangrän* (Gewebebrand), eine *Peritonitis* (Bauchfellentzündung) oder eine *Perforation* (Durchbruch) nach sich ziehen kann.

DIAGNOSE UND THERAPIE
Ein Bariumeinlauf (s. *Barium-Röntgenkontrastuntersuchung)* zeigt in der Regel einen Darmverschluß auf. Manchmal dient der Bariumeinlauf auch als Therapie. Der beim Einlauf entstehende Druck kann den eingestülpten Abschnitt wieder in seine ursprüngliche Position bringen. Andernfalls wird ein operativer Eingriff notwendig. Meist wird der Darm leicht zusammengepreßt, um den inneren Teil nach außen zu drücken und so die Ursache zu beseitigen, die zur Einstülpung des Darmabschnitts geführt hatte. In schweren Fällen muß das eingestülpte Darmsegment herausgeschnitten werden.

Invasiv

Eindringend; der Begriff wird bei bösartigen Tumoren oder schädlichen Mikroorganismen verwendet, die sich im (Nachbar-)Gewebe ausbreiten. Man spricht auch von einem invasiven Verfahren, wenn ein Instrument in Gewebe eingeführt wird, z.B. bei einer Angiographie. (S.a. *nichtinvasiv*)

In vitro

Ablauf biologischer Prozesse im Labor und nicht im Körper; in vitro heißt wörtlich "im (Reagenz-) Glas". Versuche, die in vitro erfolgreich durchgeführt werden, laufen jedoch im Körper nicht immer auf gleiche Art und Weise ab.

In-vitro-Befruchtung

Methode zur Behandlung der weiblichen Unfruchtbarkeit, bei der eine Eizelle chirurgisch dem Eierstock entnommen und außerhalb des Körpers befruchtet wird. Der Begriff in vitro, wörtlich: "im (Reagenz-) Glas", bezieht sich auf die gläserne Petrischale, in welcher die Befruchtung durchgeführt wird. Zur ersten erfolgreichen Geburt nach einer I.-v.-B. kam es 1978 in Großbritannien.

WARUM ES GEMACHT WIRD
Die I.-v.-B. wird bei Frauen eingesetzt, deren Eileiter verklebt oder nicht vorhanden sind. Man kann diese Methode auch durchführen, wenn bei einem Mann eine sehr geringe Spermienanzahl vorliegt oder die Spermien durch Antikörper im Zervixschleim der Frau abgetötet werden.

SO WIRD ES GEMACHT
Die einzelnen Verfahrensschritte werden im Schaukasten gezeigt und erläutert.

Nach der I.-v.-B. bleibt die Frau einige Tage unter Beobachtung, um festzustellen, ob sich die befruchteten Eizellen sicher in die Gebärmutterwand eingenistet haben. Einmal eingenistet, verläuft die Schwangerschaft in den meisten Fällen normal, obwohl das Risiko einer frühen Fehlgeburt hoch ist und es auch zu Mehrfachgeburten kommen kann, wenn sich mehr als eine Eizelle eingenistet hat.

PROGNOSE
Es ist eher unwahrscheinlich, daß die I.-v.-B. zumindest in nächster Zukunft eine weitverbreitete Therapie bei Sterilität wird. Zur Zeit steht dieses hochspezialisierte Verfahren nur in sehr wenigen Kliniken zur Verfügung, da es mit hohen Aufwendungen, aber niedrigen Erfolgsraten verbunden ist. Neueste Forschungsergebnisse zeigen, daß mehr als die Hälfte aller Eizellen anomale Chromosomen aufweisen und sich somit kein normaler Embryo entwickeln kann; obwohl sich die Eizelle nach der Befruchtung zu teilen beginnt, endet die Schwangerschaft mit einer Fehlgeburt.

Nur bei ungefähr 10 Prozent der Ehepaare, die sich einer I.-v.-B. unterziehen, kommt es auf Anhieb zu einer Schwangerschaft. Manchmal sind viele Versu-

DAS VERFAHREN DER IN-VITRO-BEFRUCHTUNG

Mit der Befruchtung der Eizellen außerhalb des Körpers der Frau können einige Arten der Sterilität behandelt werden. Die wichtigsten Verfahrensschritte bei der In-vitro-Befruchtung werden unten beschrieben.

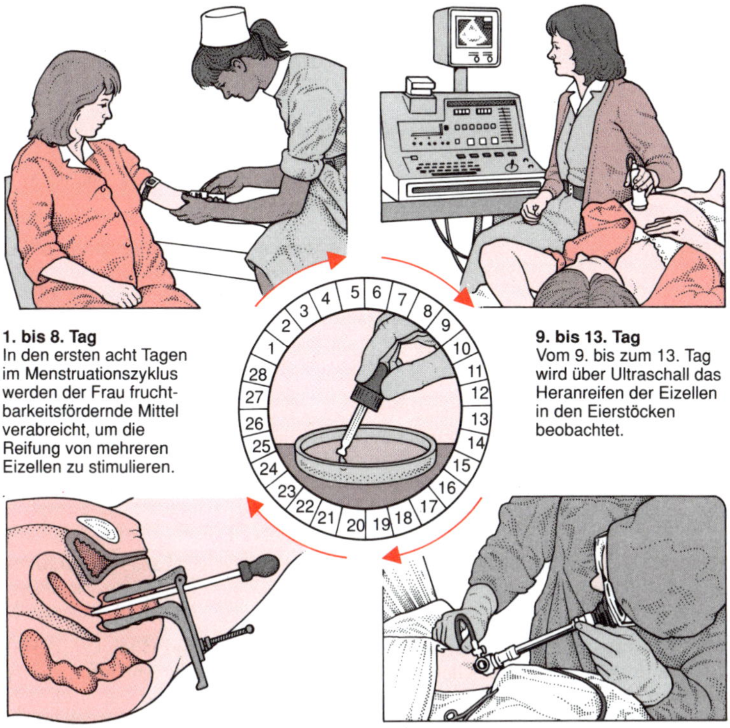

1. bis 8. Tag
In den ersten acht Tagen im Menstruationszyklus werden der Frau fruchtbarkeitsfördernde Mittel verabreicht, um die Reifung von mehreren Eizellen zu stimulieren.

9. bis 13. Tag
Vom 9. bis zum 13. Tag wird über Ultraschall das Heranreifen der Eizellen in den Eierstöcken beobachtet.

14. bis 15. Tag
Unmittelbar vor dem Eisprung (der auch medikamentös ausgelöst werden kann) werden die reifen Eizellen durch Laparoskopie, ultraschallgeführte Saugbiopsie transvaginal oder transabdominal entnommen. Die Eizellen werden in einer Petri-Schale mit dem Sperma des Mannes vermischt und in den Brutschrank gestellt.

16. bis 17. Tag
Nach ungefähr 40 Stunden werden die Eizellen untersucht, um festzustellen, ob sie befruchtet wurden und sich zu teilen beginnen. In diesem Fall werden einige Embryos (in der Regel im zwei- bzw. vierzelligen Stadium) transvaginal in die Gebärmutter der Frau eingesetzt.

che notwendig, bis eine Schwangerschaft eintritt. Obwohl sich die Erfolgsraten zusehends verbessern, sind modifizierte Methoden wie der intratubare Gametentransfer (s. *Unfruchtbarkeit*) einfacher und billiger als das ursprüngliche Verfahren.

In vivo

Biologische Prozesse, die im Körper stattfinden. (S.a. *in vitro*)

Inzest

(Inzucht) Geschlechtsverkehr zwischen engen Verwandten. Von I. spricht man bei Beischlaf mit einem Elternteil, einem Sohn oder einer Tochter, einem Bruder oder einer Schwester, einem Onkel oder einer Tante, einem Neffen oder einer Nichte, einem Großelternteil oder einem Enkelkind.

In den meisten Ländern ist I. illegal oder ein Tabu; er verstößt auch gegen die Moralvorstellung der meisten Religionen. Die Definition ist jedoch von Kultur zu Kultur unterschiedlich. Das fast universelle Verbot ist wahrscheinlich auf die Erfahrung zurückzuführen, daß sich bei Inzucht die Gefahr angeborener Abnormalitäten erhöht.

Wie häufig I. tatsächlich vorkommt, ist nicht bekannt. Forschungsergebnisse zeigen, daß fünf bis zehn Prozent der Frauen mit dem Vater, Bruder oder anderen männlichen Verwandten und ein bis zwei Prozent der Männer mit einem männlichen oder weiblichen Verwandten Geschlechtsverkehr hatten.

Sexueller Mißbrauch von Kindern ist heute allgemein bekannt. Telefonische Seelsorgedienste, pädiatrische, psychiatrische und soziale Dienste bieten in zunehmendem Maße Unterstützung. Familienberatung mag in manchen Fällen hilfreich sein; doch meistens werden die Kinder den Eltern entzogen und in Pflege gegeben.

Inzidenz

Eines der beiden wichtigsten Meßdaten (das andere ist die *Prävalenz*), um zu beschreiben, wie häufig eine Krankheit in einer bestimmten Bevölkerungsgruppe auftritt.

Die Inzidenz bezeichnet die Anzahl an Neuerkrankungen, die in einem bestimmten Zeitraum beobachtet werden (z.B. 17 neue Fälle pro 100 000 Personen im Jahr).

Prävalenz dagegen beziffert die Gesamtzahl der Krankheitsfälle, die zu irgendeinem Zeitpunkt bestehen; sie umfaßt sowohl neue als auch alte Fälle. Bei 100 000 Menschen kann es also eine I. von angenommen 400 Fällen einer bestimmten Krebsart pro Jahr geben. Die Prävalenz beträgt in diesem Fall 4 000, weil die Krankheit durchschnittlich zehn Jahre andauert, bevor die Patienten geheilt werden oder sterben.

Inzision

Einschnitt mit einem Skalpell (Operationsmesser) in das Körpergewebe. Der Zweck der meisten I.en ist es, Zugang zum Innenraum des Körpers zu erhalten (in der Regel zur Wiederherstellung oder zum Entfernen eines kranken Organs) oder um Druck herabzusetzen (z.B. von Eiter in einem Abszeß). Im Kasten auf Seite 560 werden die Einschnittstellen für Eingriffe in den Bauch erläutert.

Ionen

Elektrisch geladene Teilchen (Atome oder Atomgruppen); positiv geladene Ionen heißen Kationen und negativ geladene Anionen. Wichtige Kationen im Körper sind Natrium, Kalium, Wasserstoff und Kalzium. Wichtige Anionen sind Bikarbonat, Chlorid und Phosphat.

ROLLE IM KÖRPER

Viele lebensnotwendige Vorgänge im Körper sind von der Ionenbewegung an den Zellmembranen abhängig. Der Austausch von Kalium und Natrium an den Membranen von Nerven- und Muskelzellen zum Beispiel dient der Weitergabe von Nervenimpulsen und der Muskelanspannung. Kalzium spielt auch eine bedeutende Rolle bei der Muskelkontraktion, ebenso bei der Blutgerinnung und beim Knochenwachstum.

Natrium ist das wichtigste Kation in der Extrazellularflüssigkeit (die alle Körperzellen umgibt), wo es den Wasserfluß in und aus den Zellen (s. *Osmose*) und dadurch die Konzentration der Körperflüssigkeiten beeinflußt. Die Natrium-,

Kalium- und Kalziumkonzentrationen werden von den Nieren reguliert, die die vom Körper in den Urin verlorene Menge kontrollieren. Der Kalziumspiegel hängt auch von hormonellen Einflüssen auf die Knochen ab. Die Säure des Blutes und anderer Körperflüssigkeiten ist von der Konzentration an sauren Kationen abhängig, die bei verschiedenen Stoffwechselprozessen produziert werden. Um eine Übersäuerung zu verhindern, werden saure Kationen durch Bikarbonat-Anionen in der Extrazellularflüssigkeit und im Blut sowie durch Phosphat-Anionen in den Zellen (s. *Säure-Basen-Gleichgewicht*) neutralisiert.

IONENSTÖRUNGEN

Zur Aufrechterhaltung der normalen Körperfunktionen muß die Konzentration aller Ionen innerhalb enger Grenzen gehalten werden; jede größere Abweichung führt zu Beschwerden, z.B. zu Muskelschwäche, die durch Hypokaliämie (zu niedrige Kaliumkonzentration im Blut) verursacht wird.

Dehydratation durch mangelnde Wasserzufuhr oder zu großen Wasserverlust (bei Durchfall, Erbrechen oder Schwitzen) erhöht die Konzentration aller Ionen. Dies zieht Durst, Muskelkrämpfe, Schwindel und Ohnmacht nach sich.

WICHTIGE IONEN UND IHRE FUNKTIONEN

Kationen (positiv geladene Ionen)	**Wichtige Funktionen im Körper**
Ammonium	Säure-Basen-Gleichgewicht; bedingt durch Eiweißstoffwechsel
Kalzium	Nervenleitung; Muskelkontraktion; Blutgerinnung; Knochen- und Zahnbildung; Herztätigkeit
Wasserstoff	Säure-Basen-Gleichgewicht; Bestandteil der Magensäure
Magnesium	Nervenleitung; Muskelkontraktion; Knochen- und Zahnbildung; Enzymaktivierung; Eiweißstoffwechsel
Kalium	Nervenleitung; Muskelkontraktion; Wasserhaushalt; Säure-Basen-Gleichgewicht
Natrium	Nervenleitung; Muskelkontraktion; Wasserhaushalt; Säure-Basen-Gleichgewicht
Anionen (negativ geladene Ionen)	
Bikarbonat	Säure-Basen-Gleichgewicht; neutralisiert Magensäure
Chlorid	Säure-Basen-Gleichgewicht; Wasserhaushalt; Bestandteil der Magensäure
Phosphat	Säure-Basen-Gleichgewicht; Knochen- und Zahnbildung; Eiweißstoffwechsel; Energiestoffwechsel; Struktur der Zellmembranen

Ionisierer

Gerät zur Herstellung von Ionen (elektrisch geladenen Teilchen). I., die negative Ionen herstellen, werden zur Neutralisierung positiv geladener Ionen in der Atmosphäre verwendet. Manche Menschen sind der Ansicht, daß durch die Verwendung eines I.s Symptome wie Kopfschmerzen und Müdigkeit, die möglicherweise auf eine Anhäufung von positiv geladenen Ionen durch elektrisch betriebene Maschinen zurückzuführen sind, gemildert werden.

CHIRURGISCHE SCHNITTE IN DIE BAUCHWAND

Häufig werden chirurgische Eingriffe im Bauchraum vorgenommen. Durch die standardisierten Einschnittstellen wird der gezielte Zugang zu erkrankten Abschnitten ermöglicht, wobei die Bauchwand nur minimal geschwächt wird. Die häufigsten Einschnittstellen sind im Diagramm unten beschrieben.

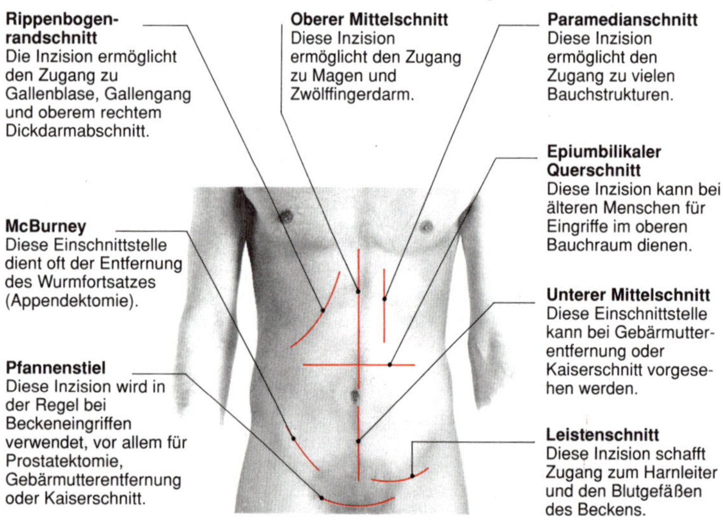

Ipecacuanha

(Brechwurzel) Wurde früher bei Vergiftungen als Brechmittel verwendet. I. (auch als Ipecac bekannt) ist die Wurzel einer Pflanze, die in Süd- und Mittelamerika, aber auch in Indien und auf dem Malaiischen Archipel vorkommt. In kleinen Dosen wirkt I. (z.B. als Teeaufguß) auf reflektorischem Wege expektorierend und schleimlösend. Es wird heute noch bei *Keuchhusten, Bronchitis* und *Bronchialasthma* therapeutisch verwendet.

IQ

Abkürzung für Intelligenzquotient, ein altersbezogenes Maß für Intelligenz (s. *Intelligenztests*).

Iridektomie

Eingriff am *Auge* zur Entfernung eines Teiles der Iris. Die häufigste Art der I., bekannt als "periphere I.", wird in der Regel bei der Behandlung des akuten *grünen Stars* verwendet. Dabei wird operativ oder mit einem Laser eine kleine Öffnung an der Iriswurzel (am äußeren Rand) gemacht und ein Abflußkanal für das Kammerwasser gebildet.

Bei der totalen I. wird ein ganzes Segment der Iris entfernt. Diese Art der I. wird zum Beispiel eingesetzt, wenn Regenbogenhaut und Linse verkleben.

Die I. wird in manchen Fällen zur Entfernung von Tumoren und zur Verbesserung des Sehvermögens bei Kindern, die kleine Linsentrübungen in der Augenmitte haben, eingesetzt.

Iridozyklitis

Entzündung der Iris und des Ziliarkörpers. (S.a. *Augen*erkrankungen S. 141)

Iris

s. *Regenbogenhaut*

Iritis

s. *Regenbogenhautentzündung*

Irradiation

s. *Bestrahlung*

Ischämie

Mangelnde Blutzufuhr zu bestimmten Organen oder Geweben. I. wird in der Regel durch Verlegung einer kleinen (sog. End-) Arterie oder durch Ablagerungen von Fettstoffen (*Atherosklerose*) und folgende Arterienverengung verursacht, kann aber auch von einer Gefäßverletzung, einer Gefäßverengung aufgrund von Krämpfen der in der Gefäßwand befindlichen Muskeln oder von einem unzureichenden Blutfluß wegen Herzinsuffizienz herrühren.

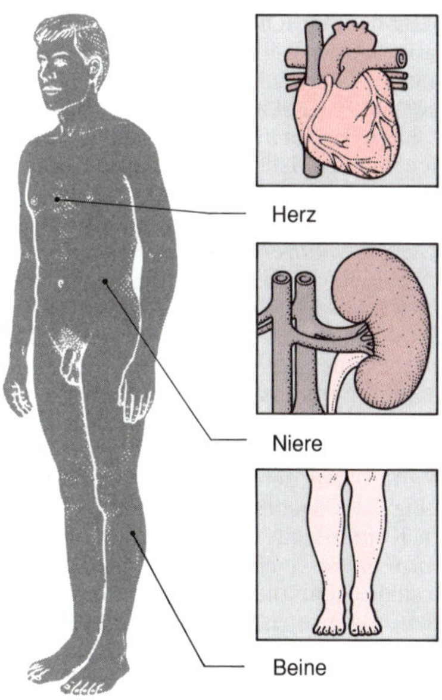

Symptome einer Ischämie
Die Ischämie (mangelnde Blutversorgung) des Herzens verursacht die bei Angina pectoris auftretenden Brustschmerzen. Bei einer Ischämie der Blutgefäße in den Beinen spürt man krampfartige Schmerzen bei Bewegung. Eine Ischämie der Nieren führt zu Niereninsuffizienz, eine Ischämie des Gehirns zu Schlaganfall.

Die Symptome der I. sind von der betroffenen Stelle im Körper abhängig. Die Therapie umfaßt die Verabreichung von gerinnsellösenden Substanzen, *Vasodilatatoren* zur Erweiterung der Blutgefäße oder – in ernsteren Fällen – eine *Angioplastie* oder *Bypass-Operation.*

Ischämische Herzkrankheit

Häufigste Form von Herzerkrankungen, bei der es aufgrund verengter oder blokkierter Herzkranzgefäße zu einer mangelnden Durchblutung des Herzmuskels kommt (s. *koronare Herzkrankheit*).

Ischialgie

s. *Ischiassyndrom*

Ischiasnerv

(*F.* Nervus ischiadicus) Hauptnerv im Bein, längster Nerv im Körper. Jeder I. ist ein Zweig des lumbosakralen Nervengeflechts (Plexus lumbosacralis) im Bekken und entspringt mehreren lumbalen und sakralen *Rückenmarksegmenten.*

Vom sakralen Plexus verläuft der I. unter dem sakroiliakalen Gelenk (hinten am Becken, in der Nähe des Kreuzbeins) und nach hinten zur Gesäßbacke, von dort hinter das Hüftgelenk und an der Rückseite des Oberschenkels abwärts. Oberhalb der Rückseite des Knies teilt sich der I. in den Schienbeinnerv und den Wadenbeinnerv.

Der I. versorgt das Hüftgelenk, viele Oberschenkelmuskeln und die Haut an der Rückseite des Oberschenkels. Die Schien- und Wadenbeinnerven führen zum Knie und Fußgelenk, allen Muskeln des unteren Beines und Fußes und dem Großteil der Haut unterhalb des Knies.

ERKRANKUNGEN

Die häufigste Erkrankung des I.s ist das *Ischiassyndrom*, das oft durch Bandscheibenprolaps und den dadurch hervorgerufenen Druck auf die Wurzeln der Rükkenmarknerven (s. *Diskusprolaps*) provoziert wird. Der obere Teil des Nervs kann auch durch eine Hüftluxation Schaden nehmen, was im schlimmsten Fall zu Taubheitsgefühlen und Lähmung der Muskeln unterhalb des Knies führt.

Eine Verletzung am Wadenbeinnerv, oft verursacht durch einen *Wadenbein*bruch (des äußeren Knochens im Unterschenkel), zieht häufig *Fallfuß* und Taubheit der Haut am Unterschenkel und am hinteren Teils des Fußes nach sich.

Der Schienbeinnerv liegt tief im Gewebe und wird deshalb nur selten lädiert. Bei Verletzungen durch eine Knieluxation kommt es jedoch mitunter zu Lähmungserscheinungen in Unterschenkel und Fuß sowie zu Taubheitsgefühlen in der Fußsohle.

LAGE DES ISCHIASNERVS
Hier ist der Nerv nach der Entfernung der rückwärtigen Oberschenkelmuskulatur von hinten zu sehen.

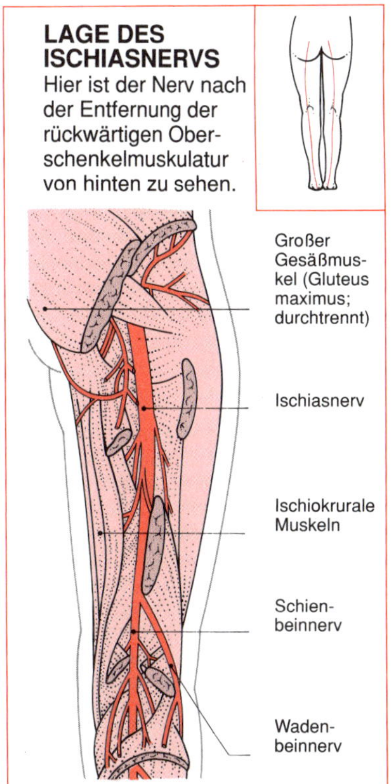

Ischiassyndrom

Schmerzen, die entlang des *Ischiasnervs* auftreten. Die Schmerzen strahlen in den Gesäßmuskel, den Oberschenkel und manchmal bis in das Bein und den Fuß aus. Schlimmstenfalls gehen die Schmerzen mit Taubheit und/oder Schwäche in den betroffenen Körperteilen einher.

URSACHEN

Die häufigste Ursache für ein I. ist der Bandscheibenvorfall, der auf eine Wurzel der Rückenmarknerven (s. *Diskusprolaps*) drückt. Ursachen wie der Druck eines Tumors, Abszesses oder Blutgerinnsels auf den Nerv, lokale Muskelkrämpfe oder einfach unbequemes Sitzen in unnatürlicher Position sind seltener. Jedes Nervenleiden (bestimmte Infektionskrankheiten, *Diabetes mellitus* oder *Alkoholabhängigkeit*) kann den Ischiasnerv beeinträchtigen und zum I. führen.

THERAPIE UND PROGNOSE

Die Therapie ist zunächst auf die Ursache des I.s gerichtet, obwohl sie in vielen Fällen nicht genau zu bestimmen ist. Deshalb besteht die Behandlung in Maßnahmen der physikalischen Therapie, der Schmerzlinderung, einschließlich der

Verabreichung von *Analgetika* (Schmerzmittel) und in Bettruhe.

In aller Regel verschwinden die Schmerzen damit innerhalb weniger Tage, in schweren Fällen halten sie einige Wochen an. I. ist eine Erkrankung, die leicht chronifiziert.

Ischiokrurale Muskeln

Muskelgruppe an der Rückseite des Oberschenkels. Die Sehnen der i.n M. entspringen am Becken (Sitzbein), die Muskelgruppe setzt mit Sehnen an Schien- und Wadenbein an. Die i.n M. sind Beuger des Kniegelenks und Strekker des Hüftgelenks.

ERKRANKUNGEN

Eine Zerrung der i.n M. kommt im Sport sehr häufig vor, vor allem beim Sprinten. Muskelrisse treten plötzlich auf und sind sehr schmerzhaft. Blaue Flecken an der betroffenen Körperstelle kommen erst einige Tage später zum Vorschein. Wiederholte anstrengende Übungen führen zur Verstauchung von Muskeln mit sich allmählich entwickelnden Schmerzen (s. *Überlastungsschaden*). Beide Verletzungen sind in der Regel durch Aufwärmübungen zu vermeiden.

Das *Ischiassyndrom* (ein Schmerz entlang der Rückseite des Beines, verursacht durch Druck auf den Ischiasnerv) ist bei den i.n M. besonders stark ausgeprägt.

Schmerzhafte Krämpfe der ischiokruralen Muskeln treten manchmal auch als Schutzreaktion nach einer Knieverletzung auf; indem sie die Bewegung des verletzten Kniegelenks einschränken, verringern die Muskelkrämpfe das Risiko weiterer Verletzung.

Isolierung

Form der Krankenpflege, auch bekannt als Quarantäne, damit andere Patienten nicht angesteckt werden oder sie sich selber anstecken. In beiden Fällen werden die Kranken meist in einem abgetrennten Isolierzimmer untergebracht.

ARTEN

Totale Isolierung

Wird eingerichtet, wenn ein Patient eine ansteckende Krankheit hat, etwa *Lassa-Fieber*, das durch direkten Kontakt und durch Staub- oder Tröpfcheninfektion auf andere übertragen werden kann. Das gesamte Personal trägt Masken, Kittel, Hauben und Handschuhe, die danach verbrannt oder sterilisiert werden. Leintücher, Eßgeschirr, Bettpfannen und alle anderen Gegenstände, mit denen die Patienten in Kontakt kommen, werden ebenso sterilisiert; auch wenn das Personal Handschuhe trägt, muß es sich nach jeder Behandlung gründlich die Hände waschen.

Partielle Isolierung

Wird vorgenommen, wenn das Risiko einer Ansteckung geringer ist – zum Beispiel nur durch Atmung (wie bei *Tuberkulose*), nur durch Kontakt mit kranker Haut (wie bei *Impetigo*) oder durch Kot (wie bei der *Cholera*). In diesen Fällen sind einige der Vorsichtsmaßnahmen, die bei der totalen Isolierung getroffen werden, überflüssig.

Umkehrisolation

Mit dieser Art der Isolierung werden Patienten, deren Widerstandsfähigkeit gegenüber Infektionskrankheiten stark geschwächt ist, geschützt. Die Luftzufuhr zum Krankenzimmer wird gefiltert. Krankenbesuche werden drastisch reduziert. Das gesamte Personal und alle Besucher tragen Hauben, Kittel, Masken und Handschuhe. Leintücher und alle von den Patienten verwendeten Gegenstände werden sterilisiert. Wenn diese Maßnahmen zum Schutz der Patienten nicht ausreichen (wie nach einer *Knochenmarktransplantation*), werden Isolationszelte (Plastikzelte) oder spezielle Einzelzimmer zur Quarantäne benutzt.

In einigen Fällen ist eine strenge Umkehrisolierung über einen langen Zeitraum hin bei Patienten notwendig, die an einem schweren kombinierten Immundefekt leiden (s. *Immunmangel*); diese Patienten haben von Geburt an kein normales Abwehrsystem gegen Infektionskrankheiten.

Isoniazid

(z.B. *Isozid*® +)

Tuberkulostatikum, das zur Vermeidung oder Therapie von Tuberkulose verwendet wird. I. wird denjenigen zur Vorbeugung verabreicht, die engen Kontakt mit Tuberkulosekranken haben.

Zur Behandlung der Krankheit wird Isoniazid zusammen mit anderen antibakteriellen Medikamenten in der Regel mindestens sechs Monate lang verabreicht.

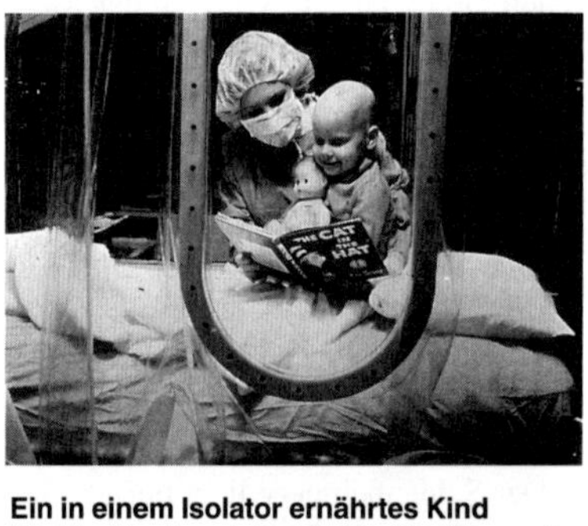

Ein in einem Isolator ernährtes Kind
Ein Plastikzelt und strenge Sterilisationsmaßnahmen schützen den kleinen Patienten vor Infektionskrankheiten.

Selten vorkommende Gegenanzeigen sind Übelkeit, Müdigkeit, Taubheit eines Gliedes, nervöses Zucken und Schlaflosigkeit. Da I. die Menge des vom Körper ausgeschiedenen Pyridoxin (Vitamin B_6) erhöhen kann, sollten zur Vermeidung möglicher Nervenschäden Vitaminzusätze verabreicht werden.

Isosorbiddinitrat

(z.B. *Isoket*® +)

Lange wirkendes *Nitratpräparat*, das als *Vasodilatator* wirkt. I. wird zur Reduzierung der Schwere und Häufigkeit von Angina pectoris (Brustschmerz aufgrund mangelnder Blutzufuhr zum Herzmuskel) verabreicht. I. wird auch zur Behandlung schwer geminderter Herzpumpleistung eingesetzt.

Gegenanzeigen sind Kopfschmerz, Hitzewallungen und Schwindel.

Isotopen-Szintigraphie

s. *Radioisotopen-Untersuchung*

Isotretinoin

(z.B. *Roaccutan*® +)

Von *Vitamin A* abgeleitetes Medikament zur Behandlung schwerer *Akne*, wenn andere Präparate sich als unwirksam erweisen. I. verringert die Bildung von Sebum (natürlichen Hautfetten) und Keratin (einem zähen Protein, Hauptbestandteil der äußeren Hautschicht).

MÖGLICHE NEBENWIRKUNGEN

I. kann zu Juckreiz, Trockenheit und Schälen der Haut sowie zu aufgesprungenen Lippen führen. Selten kommt es zu Leberschäden und einem erhöhten Risiko *koronarer Arterien-* und *peripherer Gefäßerkrankung*. I. kann einem sich entwickelnden Fetus schaden; eine Schwangerschaft sollte während und mindestens drei Monate nach der Behandlung mit I. vermieden werden.

-itis

Wortteil mit der Bedeutung “Entzündung”. Fast jedes Organ oder Gewebe im Körper kann entzündlich (häufigste Form eines Gewebeleidens) erkranken; deshalb ist -itis die Wortendung in der Medizin, die am meisten vorkommt. Ein Beispiel ist *Bronchitis* (Entzündung der Bronchien). Die Endung -itis wird nur bei Fällen von geröteten, schmerzhaften, heißen und geschwollenen Entzündungen verwendet. Sie sollte nicht wahllos für allgemeine Leiden, für die die Endung “-opathie” angebracht ist, verwendet werden.

IUDR

s. *Idoxuridin*

IUP

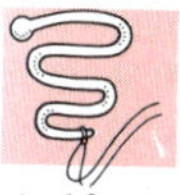

Abk. für **Intrauterinpessar.** Ein IUP oder eine Spirale wird zur *Kontrazeption* in den Uterus eingeführt. IUPs sind für manche Frauen nicht empfehlenswert, für andere dagegen ein wirksames und geeignetes Mittel zur Empfängnisverhütung. Die Zuverlässigkeit von IUPs ist relativ hoch; das Risiko beträgt ungefähr zwei bis drei Prozent.

Es sind verschiedene Arten von IUPs erhältlich. Manche bestehen aus reinen, geformten Kunststoffen; bei anderen ist der Stamm mit einem Kupferdraht umwickelt. Die meisten IUPs haben eine Kunststoffschnur, die durch die Zervix in die Vagina reicht. Die Schnur erleichtert das Entfernen des IUPs und weist auf seine Existenz hin.

WIE SIE WIRKEN

Obwohl die Wirkungsweise von IUPs nicht restlos geklärt ist, nimmt man an, daß sie vor allem die Einnistung des befruchteten Eis in die Wand des Uterus verhindern (s. *Implantation*, *Ei*).

WIE SIE EINGESETZT WERDEN

Ein IUP wird von praktischen Ärzten oder Gynäkologen eingesetzt. Das kann jederzeit während des Menstruationszyklus passieren, am besten jedoch während der Menstruation oder kurz danach (da so die Wahrscheinlichkeit einer Schwangerschaft so gut wie ausgeschlossen werden kann und der Gebärmutterhals nicht so eng ist). Nach einer Schwangerschaft sollten Frauen mindestens sechs Wochen mit der Einführung eines IUPs warten.

Ein IUP wird durch Vagina und Zervix in den Uterus eingeführt. Meist wird das IUP in ein kleines Rohr aus Kunststoff plaziert, das durch den Zervikalkanal geschoben wird; dann wird es behutsam mit Hilfe eines Kolbens aus dem Rohr hinausgedrückt. Ist es an Ort und Stelle, bietet es sofort Schutz. Frauen mit einem IUP sollten ein- bis zweimal die Woche prüfen, ob die Schnur noch vorhanden ist. Wenn nicht, hat sie sich meistens in den Uterus aufgerollt; manchmal wird ein IUP auch ausgestoßen. IUPs, die teilweise aus Kupfer bestehen, sind alle drei bis fünf Jahre auszutauschen.

WER KEIN IUP BENUTZEN SOLLTE

Wahrscheinlich erleiden Frauen, die noch nie schwanger waren, eher Komplikationen als Frauen, die schon Kinder geboren haben. Sie haben in der Regel größere Schmerzen beim Einführen des IUPs, höhere Ausstoßungsraten und stärkeren menstrualen Fluß. Bei Fibromen sollte kein IUP benutzt werden. Das gleiche gilt für Frauen mit Beckenerkrankungen oder Eileiterentzündungen in der Anamnese. Frauen, die häufig den Partner wechseln (oder deren Partner andere Geschlechtspartner hat), gehen ein erhöhtes Risiko ein, an *Pelveoperitonitis* zu erkranken, und sollten deshalb keine IUPs verwenden. Junge Frauen haben eine höhere Infektionsrate als ältere.

Frauen mit starken oder schmerzhaften Menstruationen stellen oft fest, daß IUPs ihre Symptome verschlimmern.

KOMPLIKATIONEN

Unmittelbar nach Einführung kommt es gelegentlich zu Blutungen, Schmerzen, oder das IUP wird wieder ausgestoßen. Die Regelblutung kann nach der Einführung stärker und schmerzhafter als zuvor sein.

Bei Frauen, die trotz eines IUPs schwanger werden, erhöht sich das Risiko für eine *ektopische Schwangerschaft*. Entzündliche Unterleibserkrankungen können gefährlich sein und zu dauerhafter Unfruchtbarkeit führen. Komplikationen wie Uterusperforationen sind selten. Dabei bohrt sich der IUP durch die Wand des Uterus in die Bauchhöhle.

IVF

s. *In-vitro-Befruchtung*

IZSH

Abkürzung für **I**nterstitial**z**ellen-**s**timulierendes **H**ormon (s. *luteinisierendes Hormon*).

IUP (INTRAUTERINPESSAR)

Ein IUP besteht meistens aus Kunststoff. Es dient zur Empfängnisverhütung und wird durch den Gebärmutterhals in den Uterus eingeführt. IUPs sollen die Einnistung des befruchteten Eis in den Uterus verhindern.

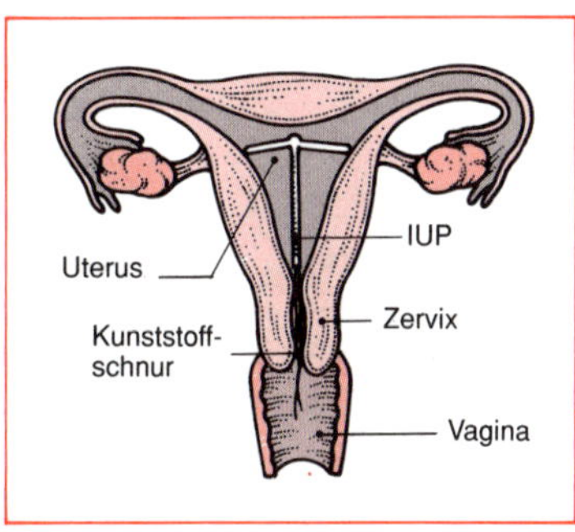

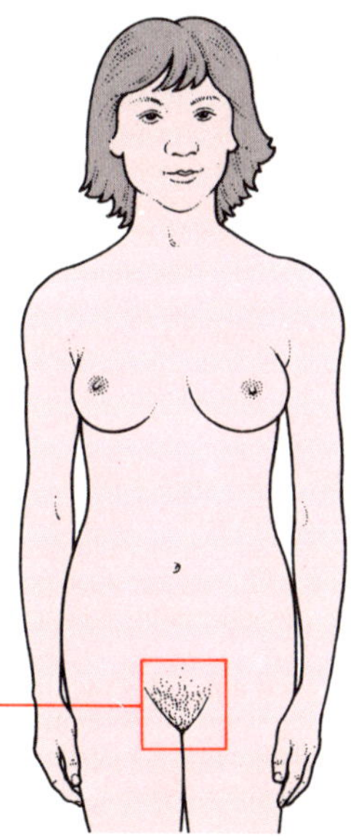

Lage eines IUPs

Ein IUP wird in die Gebärmutter eingeführt; es hat eine Kunststoffschnur, die durch den Gebärmutterhals in die Scheide hinunterhängt. Alle IUPs werden von besonders dafür ausgebildetem Personal in Krankenhäusern oder in der niedergelassenen Arztpraxis eingesetzt.

J

Jakob-Creutzfeldt-Krankheit

Sporadisch auftretende degenerative Gehirnerkrankung, die zu den *Prion-Krankheiten* zählt.

Gesichert ist die Diagnose, wenn postmortal nach Entnahme des Gehirns ein entsprechender pathohistologischer Befund erhoben oder biochemisch der Nachweis des verursachenden *Prions* (PrP^{Sc}) geführt wurde.

Die Diagnose ist wahrscheinlich, wenn über eine fortschreitende *Demenz* und typische Veränderungen des *EEG* (Abk. für Elektroenzephalogramm, Aufzeichnung der Gehirnströme) hinaus mindestens zwei der folgenden vier Zeichen beobachtet werden:
– plötzliche Muskelzuckungen (*Myoklonus*),
– Seh- und Sprachstörungen (visuelle und zerebelläre (das Kleinhirn betreffende) Symptome,
– motorische Störungen (pyramidale/extrapyramidale Zeichen) oder
– *akinetischer Mutismus.*

Die Erkrankung beginnt schleichend mit zunehmendem Gedächtnisverlust und plötzlichen Muskelzuckungen. Die Muskelkoordinierung läßt nach, der Geist und die Persönlichkeit verfallen, es kann zu Blindheit kommen. Im fortgeschrittenen Stadium geht die Sprechfähigkeit verloren, der Körper wird steif. Es gibt für die Jakob-Creutzfeldt-Krankheit bisher keine Therapiemöglichkeiten, in der Regel tritt der Tod innerhalb von 3-12 Monaten nach dem Auftreten der Symptome ein.

Jaktationen

Anhaltendes, rhythmisches Schlagen des Kopfes, meist gegen eine Wand oder gegen einen festen Gegenstand. J. findet man bei geistiger Behinderung, insbesondere bei Kindern und Jugendlichen, die in Heimen wenig oder gar keine menschliche Zuwendung erfahren. Dabei kann es zu ernsthaften Verletzungen kommen. Schutzhelme und *Verhaltenstherapie* können helfen.

Auch bei Kleinkindern kommt es zu J. wenn sie frustriert oder wütend sind, oder als Trost beim Einschlafen. Zuweilen treten J. auch im Schlaf auf.

Bei den meisten Kindern legen sich die J. In der Mehrzahl der Fälle ignoriert man am besten das Problem; bei schweren bzw. anhaltenden Formen ist ärztlicher Rat angezeigt.

Jejunalbiopsie

Diagnostischer Test, bei dem eine kleine Gewebeprobe der Schleimhaut des Leerdarms (*Jejunum*; nach dem Zwölffingerdarm obere zwei Drittel des Dünndarms) zur mikroskopischen Untersuchung entnommen wird.

WARUM ES GEMACHT WIRD

Bei der Diagnosestellung der *Crohn-Krankheit*, eines *Lymphoms* und weiterer Ursachen der *Malabsorption* ist dieses Verfahren besonders nützlich, da die J. von erkennbaren Veränderungen im Dünndarm begleitet werden.

SO WIRD ES GEMACHT

Vor der Behandlung kann der Patient medikamentös ruhiggestellt werden. Ein kleines Gerät (Crosby-Sonde) wird mit Gleitmittel versehen und geschluckt. Die Sonde wird durch die Speiseröhre, den Magen und das Duodenum bis zum Jejunum geführt. Die Lage der Sonde wird röntgenologisch kontrolliert. Mit einer Spritze wird dann etwas Schleimhaut in die Sonde angesaugt und abgeschnitten. Die Sonde wird danach herausgezogen und die Gewebsprobe entnommen.

Jejunum

(Leerdarm) Mittlerer Abschnitt des Dünndarms, zwischen Duodenum und Ileum; obere zwei Fünftel der am Gekröse beweglich innerhalb der Leibeshöhle hängenden Dünndarmschlingen, im oberen und linken Unterbauch gelegen. Jejunum und das kaum zu unterscheidende Ileum stehen im Dienst der Verdauung, insbesondere der Aufnahme der in den oberen Abschnitten des Magen-Darm Trakts aufgeschlossenen Nahrungsbestandteile. Erkrankungen: *Zöliakie, Crohn-Krankheit, Lymphom.*

Jet-lag

Störung des Schlaf-Wach-Rhythmus mit Müdigkeit und anderen Symptomen, die durch längere, sich über viele Zeitzonen erstreckende Flugreisen zu einer Verschiebung des normalen Körperrhythmus führt.

Schläfrigkeit am Tag, Wachliegen in der Nacht, allgemeine Erschöpfung, verminderte geistige und körperliche Aktivität und schlechtes Gedächtnis sind die Symptome.

URSACHEN

Wenn ein Flugpassagier mehrere Zeitzonen überquert, verlängert bzw. – je nach Flugrichtung – verkürzt sich der Tag (auf einer externen Uhr gemessen) entsprechend. Viele *Biorhythmen* (natürliche Körperrhythmen) des Flugpassagiers stellen sich nicht sofort auf diesen verlängerten bzw. verkürzten Tag um, was nach dem Flug zum J.-l. führt.

Die Auswirkungen des J.-l.s sind nach einem Flug in östlicher Richtung, der zu einem verkürzten Tag führt, stärker als nach einem Flug in westlicher Richtung. Am ausgeprägtesten zeigt sich der J.-l. bei Personen über 30 Jahren, die normalerweise einen festen Tagesablauf haben.

VORBEUGENDE MASSNAHMEN

Die Symptome des J.-l.s können auf ein Minimum reduziert werden, indem man während des Fluges viel trinkt (keinen Alkohol) und schwere Mahlzeiten vermeidet. Geht der Flug nach Osten, sollte man einige Tage vor dem Flug früher ins Bett gehen; Personen, die in westlicher Richtung fliegen, sollten etwas später ins Bett gehen. Sofern möglich, sollte der Passagier am frühen Abend in der neuen Zeitzone ankommen und früh schlafen gehen.

Es kann einige Tage dauern, bis der Körper sich an die neue Zeitzone gewöhnt. Man muß mit ca. einem halben bis zu einem vollen Tag für jede überflogene Zeitzone rechnen. Das Aufteilen eines überlangen Fluges auf mehrere kurze Etappen mit jeweiligen Ruhepausen erleichtert die Umstellung.

ANATOMIE DES JEJUNUMS

Am Gekröse beweglich hängende obere zwei Fünftel der Dünndarmschlingen zwischen Duodenum und Ileum (ca. 2-3 m lang).

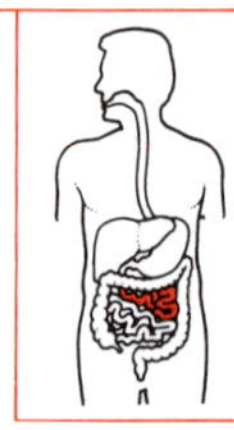

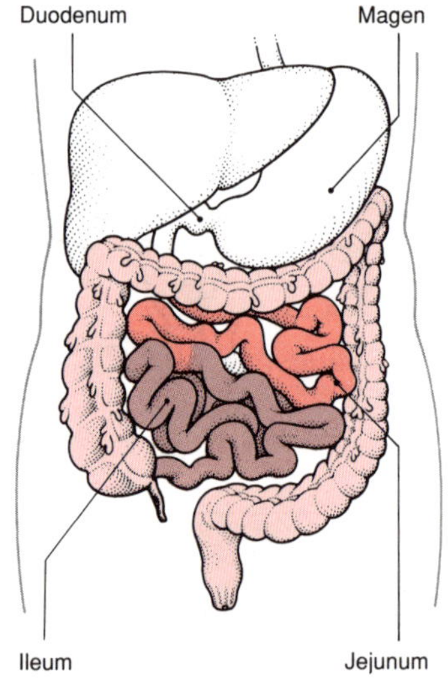

Dem *Melatonin*, einem Hormon der Hypophyse, wird eine zentrale Rolle bei der Steuerung des Schlaf-Wach-Rhythmus zugeschrieben; die mögliche Anwendung dieses Hormons zur Vermeidung des J.-l.s wird z.Z. erforscht.

Jod

Essentielles Element zur Bildung der *Schilddrüsenhormone* Trijodthyronin (T_3) und Thyroxin (T_4). Diese Hormone steuern den *Metabolismus* (Stoffwechsel) sowie das Wachstum und die Entwicklung des Körpers. Täglich werden ca. 100 bis 300 mg Jod benötigt. Eine jodarme Ernährung kann zu einem *Kropf* (einer Vergrößerung der Schilddrüse) oder zu *Hypothyreose* (einer Unterfunktion der Schilddrüse) führen. Jodmangel bei Neugeborenen kann *Kretinismus* zur Folge haben.

Die J.menge in der Nahrung hängt vom Jodgehalt des Tierfutters und des Bodens ab; ein Joddefizit kommt in Kalksteingebieten vor. Solche Defizite können zum größten Teil durch mit Jodid bzw. Jodat angereichertem Speisesalz ausgeglichen werden.

MEDIZINISCHE ANWENDUNGEN

Manchmal wird J. verabreicht, wenn mit radioaktivem J. verseuchte Nahrungsmittel oder Getränke aufgenommen wurden. Dabei verdrängt das nichtradioaktive Jod das bereits vorhandene radioaktive Jod.

Radioaktives Jod wird bei *Thyreotoxikose* (einer Überfunktion der Schilddrüse mit schwerem, toxischem Krankheitsbild) verwendet, um die Schilddrüsenaktivität zu verringern.

Jodverbindungen werden als Antiseptika und in Röntgenkontrastmitteln (s. *bildgebende Verfahren*) angewendet.

MÖGLICHE NEBENWIRKUNGEN

Jodzusätze können u.U. zu einer Thyreotoxikose führen, wenn sie nach einer längeren jodarmen Ernährung aufgenommen werden. In seltenen Fällen kann Jod zu allergischen Reaktionen wie Ausschlag, Gesichtsschwellungen, Bauchschmerzen, Erbrechen und Kopfschmerzen führen.

Jogger-Brustwarze

Durch Scheuern der Kleidung hervorgerufenes Wundsein der Brustwarze, meistens bei Joggern oder Langstreckenläufern.

Männer wie Frauen sind gleichermaßen betroffen. Die J.-B. kann man dadurch vermeiden, daß man vor einem längeren Lauf ein Gleitmittel wie Vaseline auf die Brustwarzen aufbringt. Das Tragen eines sauberen Trikots schafft auch Abhilfe, da Schweiß das Krankheitsbild verschlimmern kann. Als Therapie kann man die Brustwarzen mit einem Verband bedecken, um die Reibung und somit ein Wundwerden zu vermeiden.

Joule

Internationale Maßeinheit der Arbeit, Energie und Wärmemenge. Ca. 4 200 Joule (Symbol J) bzw. 4,2 Kilojoule (kJ) ergeben 1 Kilokalorie (kcal); 1 kJ entspricht ca. 0,24 kcal. (S.a. *Kalorie*)

Juckreiz

(*F.* Pruritus) Intensive, quälende Reizung oder Kitzeln der Haut, entweder generalisiert (eine allgemeine Reizung der gesamten Hautoberfläche) oder lokalisiert (nur auf einen Bereich begrenzt). Die Ursachen für solche Reizungen sind oft nicht genau bekannt.

Der J. ist das auffälligste Symptom vieler Hautkrankheiten, bedeutet aber nicht unbedingt, daß eine zugrundeliegende Hauterkrankung vorhanden sein muß. Die individuelle Toleranz gegenüber dem J. ist von Mensch zu Mensch verschieden und wird durch Streß, Gefühle oder andere Faktoren unterschiedlich stark beeinflußt.

Der J. scheint schlimmer zu sein, wenn die Haut warm ist oder wenn es wenig äußere Ablenkung gibt; deshalb ist der J. nachts unangenehmer.

URSACHEN

Generalisierter Juckreiz

Ausgedehntes Baden, das den natürlichen Fettfilm der Haut beseitigt und die Haut übermäßig trocken und schuppig macht, ist eine häufige Ursache. Manche Menschen bekommen einen J. nach der Einnahme bestimmter Medikamente und Drogen, wie Kokain, Codein und einigen Antibiotika. Seife, Detergentien und grober Stoff (z.B. aus Wolle) können bei manchen Personen auch zu J. führen.

Viele ältere Menschen leiden ohne ersichtlichen Grund an trockener, juckender Haut, besonders am Rücken. Ähnliche Beschwerden haben auch jüngere Personen, besonders bei kalter Witterung. Während der Schwangerschaft tritt der J. häufig auf.

Viele Hauterkrankungen führen zu einem juckenden Ausschlag z.B. *Windpocken*, *Urtikaria* (Nesselsucht), *Ekzem* und Pilzinfektionen (s. *Tinea*). Weniger häufige Ursachen sind dagegen *Psoriasis* (Schuppenflechte) oder *Dermatitis herpetiformis*.

Der generalisierte J. kann auch die Folge von *Diabetes mellitus*, *Niereninsuffizienz*, *Gelbsucht* und Schilddrüsenstörungen sein. Bluterkrankungen (wie die *Leukämie*) und Störungen des lymphatischen Systems (z.B. *Hodgkin-Krankheit*) können hin und wieder zu J. führen.

Lokalisierter Juckreiz

Juckreiz am After (Pruritus ani) tritt bei Erwachsenen insbesondere bei *Hämorrhoiden*, *Analfissur* und anhaltendem Durchfall auf. Pruritus ani kann auch auf eine Reizung zurückzuführen sein, die durch übereifriges Waschen nach dem Stuhlgang hervorgerufen wird. Die wahrscheinlichste Ursache von J. bei Kindern ist *Wurminfestation*.

Eine andere Form intensiver Hautreizung, die sich auf eine Körperpartie beschränkt, ist der Pruritus vulvae, der die externen Geschlechtsorgane der Frauen befällt. Diese Erkrankung kann auf *Candidiasis*, hormonelle Veränderungen (in der Pubertät, Schwangerschaft und Menopause) oder auf die Anwendung von Spermiziden, Scheidenzäpfchen, Salben und Deodorantien zurückzuführen sein.

Läuse- und *Krätze*infektionen und *Insektenbisse* können ebenfalls zu einem intensiven J. führen.

THERAPIE

Eine gezielte Behandlung hängt von der Ursache der Erkrankung ab, sofern sie bekannt ist. Kühlende Gelees, die Isoprenalinsulfat enthalten (z.B. Ingelan ®), oder beruhigende Lotionen mit pflanzlichen Bestandteilen wie Kamille, Melisse usw. bringen häufig schon große Erleichterung.

Oft reizen Seifen empfindliche Haut, besonders wenn ein Ausschlag vorhanden ist; ein mildes Reinigungsmittel oder Wasser alleine genügen meistens, die Haut ausreichend sauberzuhalten. Mit juckender Haut sollte man sehr vorsichtig umgehen. Kratzen führt zu einer zeitweiligen Linderung des J.es, doch verschlimmert sich dadurch der J. auf lange Sicht. Lindernde Lotionen, Salben oder nasse Kompressen können helfen, das Kratzbedürfnis vorübergehend zu unterdrücken.

Jugendirresein

s. *Dementia praecox*

Jugularvene

(Drosselvene) Am Hals unterscheidet man drei J.n: Die äußere und die vordere sind Hautvenen (oberflächlich der Halsfaszie), die das Blut aus der seitlichen und hinteren Kopfhaut bzw. von der Haut des Mundbodens und Halses in die Unterschlüsselbeinvene herzwärts ableiten.

Die größte ist die innere J. (Vena jugularis interna); sie führt das venöse Hirnblut (aus den Sinus) und zieht (in Begleitung der Halsschlagader und des Vagusnervs von der Schädelbasis in einer Gefäß-Nerven-Scheide unter dem Kopfnikkermuskel (Sternocleidomastoideus) zur Unterschlüsselbeinvene (Vena subclavia), mit der sie sich am sog. Venenwin-

ANATOMIE DER JUGULARVENE
Die drei Venen auf beiden Seiten des Halses führen Blut vom Kopfbereich zum rechten Herzen zurück.

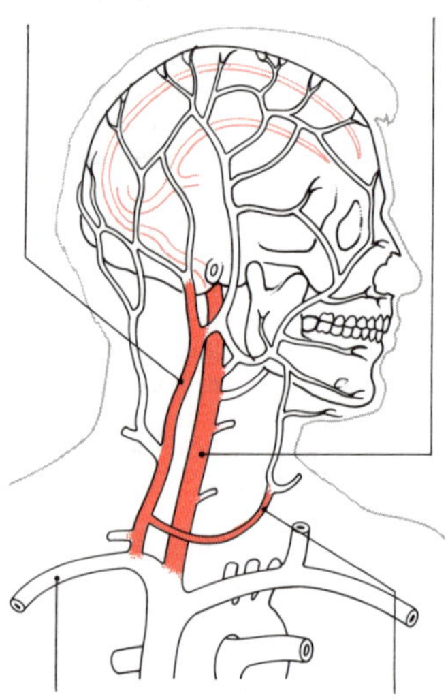

kel (zur Vena brachiocephalica) vereinigt. Da die J. tief im Halsgewebe eingebettet ist, wird sie nur selten verletzt.

Jung-Theorie

Lehre des Schweizer Psychiaters Carl Gustav Jung (1875-1961). Ursprünglich ein Mitarbeiter Sigmund Freuds, trennte sich Jung im Jahre 1913 von diesem, um seine eigene Schule der analytischen Psychologie zu gründen. In erster Linie teilte er nicht die Auffassung Freuds, daß der Geschlechtstrieb die alleinige Antriebskraft aller menschlichen Aktivitäten sei. Statt dessen stellte er die Theorie auf, daß bestimmte Bilder oder Vorstellungen (Archetypen), die im Menschen aus der Frühgeschichte genetisch verankert sind, im Unbewußten präsent sind und sein Lebensgefühl beeinflussen. Jung nannte diese archaischen Bilder das "kollektive Unbewußte".

Obwohl Jung glaubte, daß jedes Individuum auch ein persönliches Unbewußtes mit Erfahrungen aus dem eigenen Leben besitze, betrachtete er das kollektive Unbewußte als übergeordnet. Daher zielte seine Therapie darauf ab, die Patienten mit dieser Quelle archaischer Bilder in Berührung zu bringen, vor allem durch Traumdeutung.

Jungs therapeutischer Ansatz basierte auch auf seiner Persönlichkeitstheorie, die zwei Grundtpyen postuliert: den *Extravertierten* und den *Introvertierten*. Er glaubte, daß einer dieser Typen das Bewußtsein eines Menschen beherrscht, während der andere Typ erst bewußt gemacht und mit dem dominierenden Typ in Einklang gebracht werden muß, damit ein Mensch eine ganzheitliche Persönlichkeit entwickeln kann.

Jungfernhäutchen

(*F.* Hymen) Schleimhautfalte, die den Scheideneingang verschließt. Das J. weist eine Öffnung auf, die durch die Verwendung von Tampons bzw. beim ersten Geschlechtsverkehr gedehnt oder eingerissen wird. Einmal gerissen, verbleibt das J. als unregelmäßiger Ring von Gewebe um den Scheideneingang.

Hymen imperforatus ist eine seltene Störung, die durch das angeborene Fehlen der Öffnung des J.s gekennzeichnet ist. Bei Eintritt der ersten Menstruation sammelt sich das Regelblut in der Scheide, was zu Unterleibsschmerzen führt. Ein kleiner operativer Eingriff schafft Abhilfe.

LAGE DES HYMENS
Die Hautfalte, die das Jungfernhäutchen bildet, verschließt zunächst (meist nur unvollständig) die Scheidenöffnung.

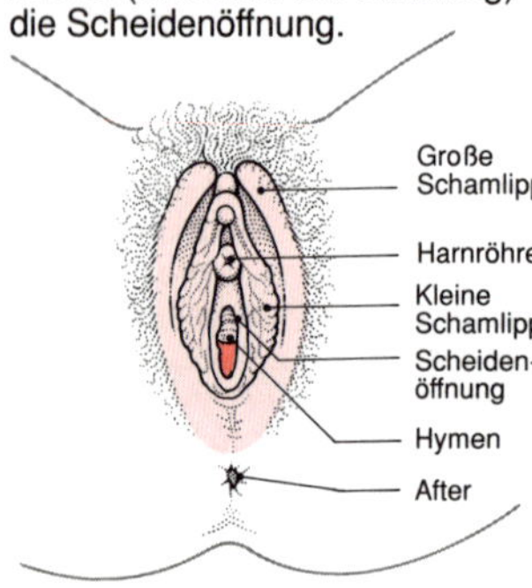

Jünglingsalter

s. *Adoleszenz*

Juvenile rheumatoide Arthritis

s. *rheumatoide Arthritis, juvenile*

K

Kachexie

Auszehrung; allgemeiner Gewebsschwund des Organismus mit schweren Organfunktionsstörungen, Abmagerung und Kräfteverfall. K. tritt auf bei Krebs (Tumor-K.), bei chronischen Infektionen (Tuberkulose) und schweren Stoffwechselstörungen.

Kahnbein (der Hand)

(*F.* Os scaphoideum) Das daumenwärts gelegene, der ersten Reihe der (zweireihig angeordneten 7) Handwurzelknochen zugehörige K. ist an der Bildung des (proximalen) *Handgelenks* beteiligt.

Die K.fraktur ist die häufigste Verletzung des Handgelenks, die zumeist durch einen Fall auf die ausgestreckte Hand entsteht. Charakteristisches Anzeichen dieser Verletzung ist ein erhöhtes Schmerzempfinden zwischen den beiden vorstehenden Sehnen an der Daumenwurzel auf dem Handrücken (in der sog. Tabatière). Dieses Symptom kann mit größerer Wahrscheinlichkeit auf eine K.fraktur hinweisen als eine Röntgenaufnahme. Die Therapie besteht in der Ruhigstellung des Handgelenks mittels eines *Gipsverbands.*

Eine nicht erkannte, nicht behandelte K.fraktur heilt unter Umständen nicht und geht in eine *Osteoarthritis* (Gelenkdegeneration) oder eine *Nekrose* (Absterben) eines Teils des Knochens über. Diese Komplikationen sind von anhaltenden Schmerzen im Handgelenk und Bewegungseinschränkung begleitet.

Kaiserschnitt

(*F.* Sectio caesarea) Schnittentbindung. Entbindung des Kindes unter operativer Eröffnung der Gebärmutter (Hysterotomie), nachdem die Bauchdecken median vertikal oder oberhalb der Schambeinfuge horizontal aufgeschnitten wurden. Ein K. wird durchgeführt, wenn die vaginale Entbindung unmöglich oder gefährlich ist. In Deutschland finden heute etwa zehn Prozent der Entbindungen auf diese Weise statt.

SO WIRD ES GEMACHT

Die Vorgehensweise bei einem K. ist in der Abbildung dargestellt (s. nächste Seite).

REKONVALESZENZ

Nach dem K. erhält die Mutter nach Bedarf *Analgetika* (Schmerzmittel). Sie darf in der Regel nach 12 Stunden Flüssigkeiten und nach 24 Stunden feste Nahrung zu sich nehmen. Die Erholung erfolgt zumeist schneller, wenn statt einer Vollnarkose (s. *Anästhesie, Allgemein-*) eine *Epiduralanästhesie* eingesetzt wird. Wenn keine Komplikationen auftreten, dauert der Krankenhausaufenthalt nach dem K. zirka eine Woche.

Kala-Azar

Form der von Insekten übertragenen parasitären Erkrankung *Leishmaniase*. K.-A. tritt in Teilen Afrikas, im Mittelmeerraum, in Indien und Südamerika auf.

Kalium

Mineral, das in Verbindung mit *Natrium* und *Kalzium* den normalen Herzrhythmus aufrechterhält, den Wasserhaushalt des Körpers reguliert und für die Leitung von Nervenimpulsen und die Muskelkontraktion verantwortlich ist.

Der Körper eines Menschen mittlerer Größe enthält etwa 140 g K., das sich größtenteils in der Intrazellularflüssigkeit befindet. Da nahezu alle Lebensmittel K. enthalten, ist ein ernährungsbedingter K.mangel selten. Besonders hoch ist der K.gehalt z.B. bei magerem Fleisch, Vollkorn, grünen Blattgemüsen, Bohnen und vielen Obstsorten (vor allem Bananen und Orangen).

KALIUMMANGEL

Ein verminderter Gehalt des Blutes an K. (Hypokaliämie) entsteht gewöhnlich als Folge einer *Gastroenteritis* oder einer anderen Störung des Magen-Darm-Trakts mit Verlusten von Magen-Darm-Sekreten durch Durchfall und/oder Erbrechen. Kinder sind besonders anfällig für diese Art von K.verlust.

Andere mögliche Ursachen für Hypokaliämie sind Langzeitbehandlung mit *Diuretika* oder *Kortikosteroiden*, Mißbrauch von *Laxantien* (Abführmitteln), *Diabetes mellitus*, *Cushing-Syndrom* (Überproduktion von Kortikosteroiden durch die Nebennierenrinde), *Aldosteronismus* (Überproduktion des Hormons Aldosteron durch die Nebennierenrinde), bestimmte Nierenerkrankungen, übermäßiger Kaffee- oder Alkoholkonsum und starkes Schwitzen.

Symptome eines leichten Kaliummangels sind u.a. Mattigkeit, Schläfrigkeit, Schwindel und Muskelschwäche. In schwereren Fällen kann es zu Herzrhythmusstörungen oder Muskellähmungen kommen.

KALIUMÜBERSCHUSS

Ein vermehrter K.gehalt des Blutes (Hyperkaliämie) ist weitaus seltener als die Hypokaliämie. Ursachen sind übermäßige K.zufuhr, in der Regel in Form von Ergänzungsmitteln zum Ausgleich von Hypokaliämie, schweres *Nierenversagen*, die *Addison-Krankheit* oder Langzeitbehandlung mit Kalium-sparenden Diuretika.

Eine Hyperkaliämie führt u.a. zu Taubheit, Ohrensausen, Muskellähmung, Herzrhythmusstörungen und, in schweren Fällen, zu Herzstillstand.

Kaliumpermanganat

Chemikalie mit antiseptischer (s. *Antiseptika*) und adstringierender (s. *Adstringentien*) Wirkung, die sich in der Behandlung von *Dermatitis* (Hautentzündung) bewährt hat. K. wird manchmal als Umschlag aufgelegt, kann in Wasser gelöst als Bindemittel verwendet oder direkt auf die Haut aufgetragen werden. Es kann gelegentlich zu Hautreizungen führen und Flecken auf Haut und Kleidung hinterlassen.

Kalkaneus

s. *Fersenbein*

Kalorie

Energieeinheit. Genaugenommen ist eine K. definiert als die Wärmemenge, die nötig ist, um 1 g Wasser um 1 °C zu erwärmen. In der Medizin und der Ernährungslehre wird der Energiegehalt von Nahrungsmitteln und die bei der Verrichtung verschiedener Tätigkeiten verbrauchte Energie manchmal in Kilokalorien gemessen (1 Kilokalorie = 1000 K.). Diese beiden Einheiten werden oft verwechselt, da beide als K.n bezeichnet werden. Für die medizinische Einheit steht jedoch die Abkürzung Cal oder kcal, während die gewöhnliche "kleine" K. als cal abgekürzt wird.

Wenn die tägliche K.nzufuhr eines Menschen seinem Energieumsatz entspricht, bleibt sein Körpergewicht in der Regel konstant. Wenn die Zufuhr über dem Verbrauch liegt, nimmt er gewöhnlich zu; liegt sie unter dem Verbrauch, nimmt er normalerweise ab. Grundsätzlich enthält Fett die meisten K.n pro Gewichtseinheit: 9 kcal pro g im Vergleich zu Kohlenhydraten und Proteinen mit 4 kcal pro g.

K.n als Einheit der Energie sind durch die Einheit Joule ersetzt worden; 1 K. (cal) entspricht 4,2 Joule. (S. *Kalorimetrie*; *Diät und Krankheit*)

Kalorienbedarf

Energie, die für den *Stoffwechsel* der Zellen, Muskelbewegungen und das Wachstum eines Organismus benötigt wird. Diese Energie wird gewonnen aus der Spaltung von *Kohlenhydraten*, *Fet-*

VORGEHEN BEIM KAISERSCHNITT

Bei einem Kaiserschnitt erfolgt die Entbindung des Kindes durch einen horizontalen oder vertikalen Schnitt durch die Bauchdecken und die Gebärmutterwände. Zur Betäubung wird eine Epiduralanästhesie (bei der die Mutter bei Bewußtsein bleibt) oder eine Vollnarkose eingesetzt.

SO WIRD ES GEMACHT

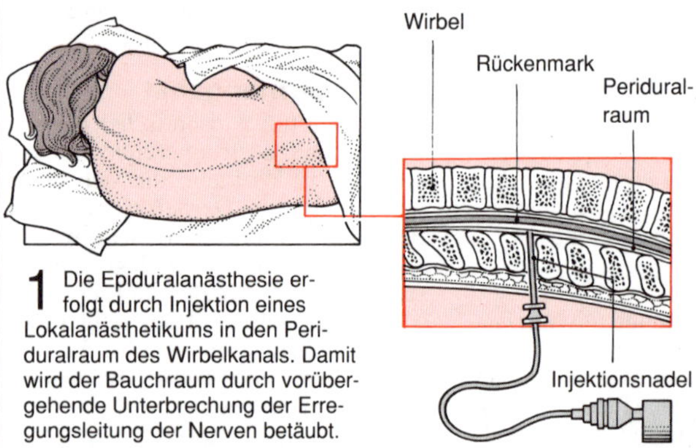

1 Die Epiduralanästhesie erfolgt durch Injektion eines Lokalanästhetikums in den Periduralraum des Wirbelkanals. Damit wird der Bauchraum durch vorübergehende Unterbrechung der Erregungsleitung der Nerven betäubt.

WARUM ES GEMACHT WIRD

Diese Operation ist erforderlich, wenn das Kind nicht durch das Becken der Mutter paßt, vor der völligen Öffnung des Muttermunds Anzeichen von *Fetal distress* (Sauerstoffmangel) zeigt oder wenn sich die Plazenta (Nachgeburt) in der Nähe des Muttermunds befindet (*F.* Placenta praevia), wenn die künstliche Erzeugung von Wehen nicht gelingt, bei Vernarbung des Uterus aufgrund früherer operativer Eingriffe, bei *Steißgeburt* und *Übertragung*.

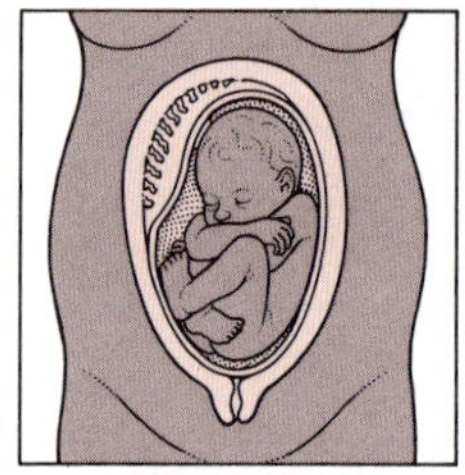

Steißlage

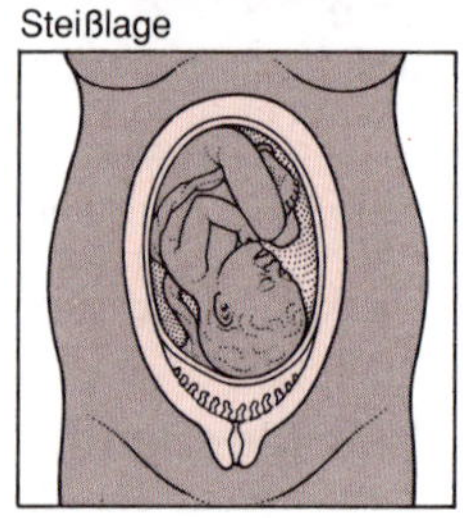

Placenta praevia

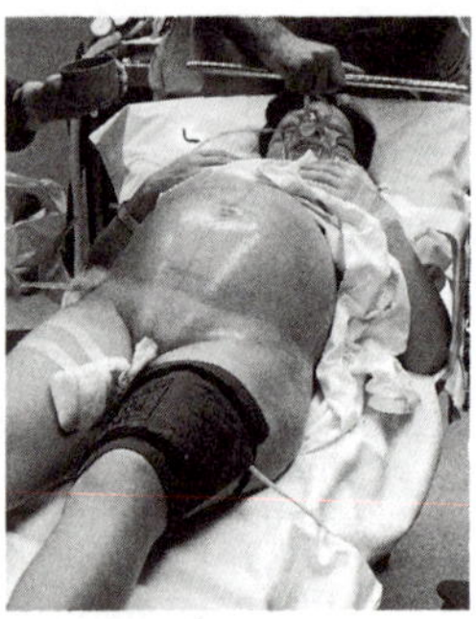

2 Die Blase wird durch Einführen eines *Katheters* entleert. Die Eröffnung des Bauchraums erfolgt dann in der Regel durch einen horizontalen Schnitt knapp oberhalb des Schambeins. Diese Art von Schnitt heilt am besten.

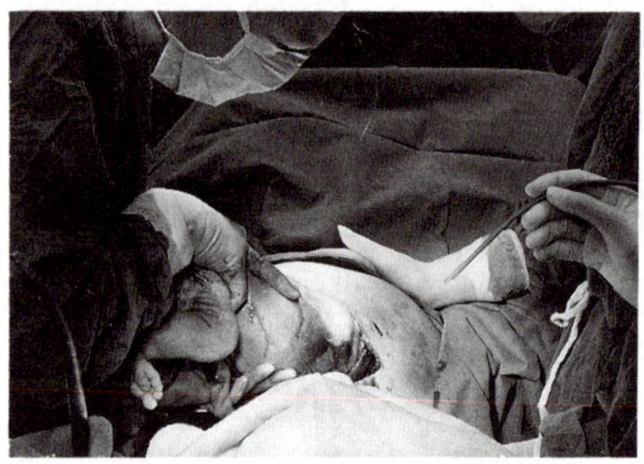

3 Das Fruchtwasser wird abgesaugt. Das Kind wird durch einen Schnitt im unteren Segment des Uterus herausgeholt; die Nabelschnur wird durchtrennt und die Plazenta entfernt.

4 Dann werden die Inzisionen der Gebärmutter und der Bauchdecke zugenäht. Der Mutter wird zur Anregung der Uteruskontraktion und zur Blutungshemmung Methergin injiziert.

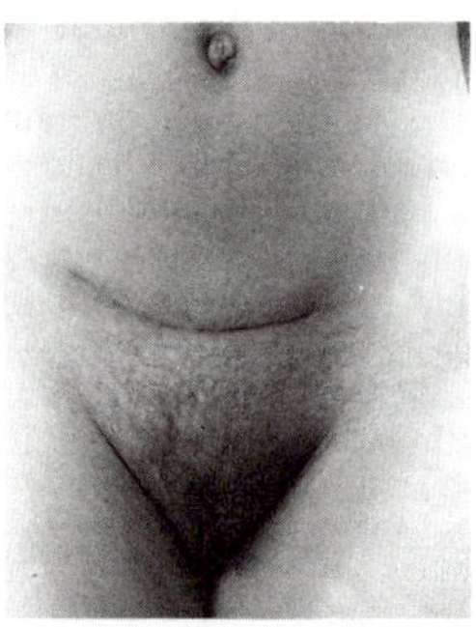

5 Die zurückbleibende Narbe fällt kaum auf und befindet sich unterhalb der "Bikinilinie".

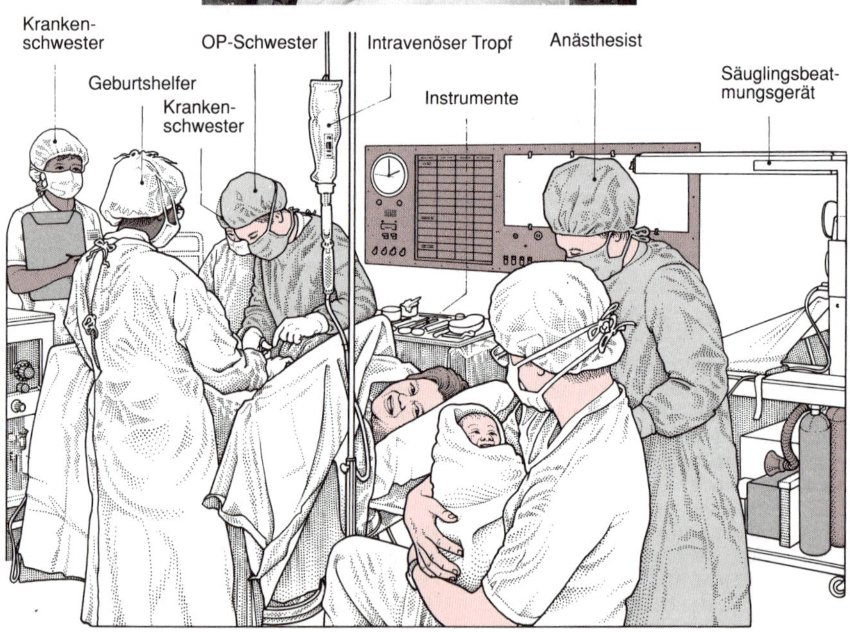

ten und *Proteinen* aus der Nahrung sowie aus Nährstoffen, die in der Leber, in den Muskeln und im Fettgewebe gespeichert sind.

ENERGIEUMSATZ

Energie wird benötigt zur Aufrechterhaltung des Herzschlags, der Lungenfunktion und der Körpertemperatur. Die Energiemenge für diese Prozesse in Ruhe nennt man Grundumsatz. Dieser macht drei Viertel des gesamten täglichen Energieverbrauchs eines durchschnittlichen sitzenden Menschen aus. Jede Art der Bewegung steigert den Energieumsatz über den Grundumsatz hinaus.

Während des Wachstums wird zusätzliche Energie für neues Körpergewebe benötigt. In der Schwangerschaft und während der Stillzeit nimmt der Energiebedarf der Mutter zu, da sie neben ihrem eigenen Bedarf auch noch den des Kindes decken muß.

Wenn die mit der Nahrung aufgenommene Energie den Energieverbrauch übersteigt, wird dieser Überschuß gespeichert und führt meist zur Gewichtszunahme. Liegt die Energiezufuhr unter dem Energieverbrauch, nimmt man im allgemeinen ab, da die im Körper gespeicherten Reserven aufgebraucht werden. (S.a. *Ernährung*, *Fettleibigkeit*)

Kalorimetrie

Energieumsatzmessung; die Messung des *Kalorien*- oder Energiewerts von Nahrungsmitteln oder des Energieumsatzes eines Menschen.

Mit Hilfe der direkten K. berechnet man in der Regel den Brennwert eines bestimmten Nahrungsmittels. Dieser Brennwert kann dann in die Kalorienanzahl einer bestimmten Verzehrmenge umgerechnet werden. Das Nahrungsmittel wird gewogen und dann in einem speziell abgedichteten, Kalorimeter genannten Behälter entzündet; der Kalorimeter wird dann in eine bekannte Wasservolumenmenge getaucht. Aus dem Temperaturanstieg des Wassers nach vollständiger Verbrennung des Nahrungsmittels errechnet man den Brennwert.

Die Energiefreisetzung im Menschen läßt sich indirekt leichter bestimmen. Es ist bekannt, daß jeder in den Körper aufgenommene Liter Sauerstoff 4,8 Kilokalorien Energie erzeugt. Daher muß bei der Berechnung des Energieumsatzes lediglich die Sauerstoffaufnahme gemessen werden. Dies erfolgt zum Beispiel durch einen Vergleich zwischen dem Sauerstoffgehalt der ein- und ausgeatmeten Luft.

Kalorische Prüfung

Methode, um festzustellen, ob bei Patienten mit *Schwindel* und Hörverlust eine

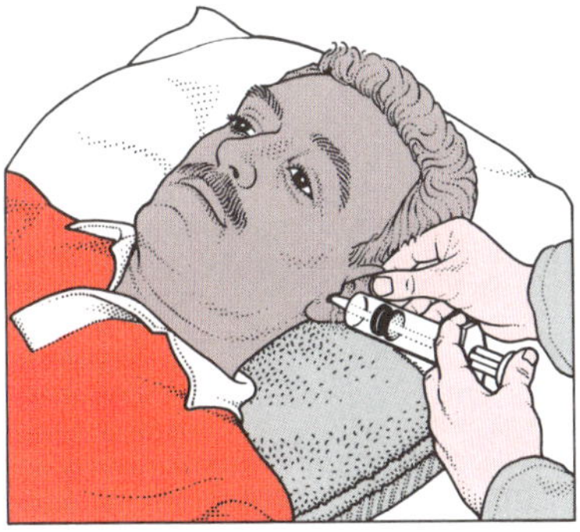

Durchführung einer kalorischen Prüfung
Der äußere Gehörgang wird mit Wasser unterschiedlicher Temperatur gespült. Danach kann man ein reflexartiges Augenzittern beobachten.

Störung des Labyrinths (Teil des Innenohrs) vorliegt.

In den äußeren Gehörgang wird kurzzeitig Wasser unterschiedlicher Temperatur über- und unterhalb der normalen Körpertemperatur eingebracht. Diese Spülung führt zu Konvektionsströmen in den halbkreisförmigen Kanälen des Innenohrs.

Bei intaktem Labyrinth tritt während eines vorhersagbaren Zeitraums *Nystagmus* (rasches, reflexartiges Augenzittern) auf. Bei erkranktem Labyrinth ist entweder gar kein Nystagmus zu beobachten, oder er dauert weniger lange als im Normalzustand. Auftreten und Dauer des Nystagmus kann direkt beobachtet oder elektronisch mittels der *Elektronystagmographie* aufgezeichnet werden.

Kälteschaden

Gewebsschädigungen, die durch extrem tiefe Temperaturen hervorgerufen werden. Kälteschäden können jeden nicht richtig bedeckten Teil des Körpers angreifen, aber Nase, Ohren, Finger und Zehen sind am häufigsten davon betroffen. Je niedriger die Temperatur, desto schneller tritt ein K. auf; Wind und Schneestürme begünstigen K. ebenfalls.

Erstes Anzeichen ist ein Prickeln, gefolgt von vollständigem Taubheitsgefühl. Die Haut erscheint weiß, kalt und hart, rötet sich dann und schwillt an. Betrifft der K. nur die Haut und die unmittelbar darunterliegenden Gewebsschichten, ist eine völlige Wiederherstellung möglich. Wenn Blutgefäße betroffen sind, kann *Gangrän* (Brand) folgen. Nach dem Auftauen des Gewebes bilden sich Blasen; manche Teile der Haut werden dann schwarz, was auf Gewebstod hindeutet.

ERSTE HILFE: KÄLTESCHADEN – ERFRIERUNG

AUF KEINEN FALL
- betroffene Körperteile reiben
- versuchen, Blasen zu öffnen
- betroffene Bereiche mit direkter Wärme behandeln
- Patienten auf einem kältegeschädigten Fuß laufen lassen

WARNUNG
Kälteschaden wird häufig von Hypothermie begleitet, die vorrangig zu behandeln ist. Fachgerechte medizinische Hilfe ist rasch herbeizuholen, aber Erste Hilfe sollte unverzüglich geleistet werden.

BEI OBERFLÄCHLICHEN KÄLTESCHÄDEN

1 Schützen Sie den Betroffenen vor weiterer Kälteeinwirkung, öffnen Sie enganliegende Kleidung und Schuhe.

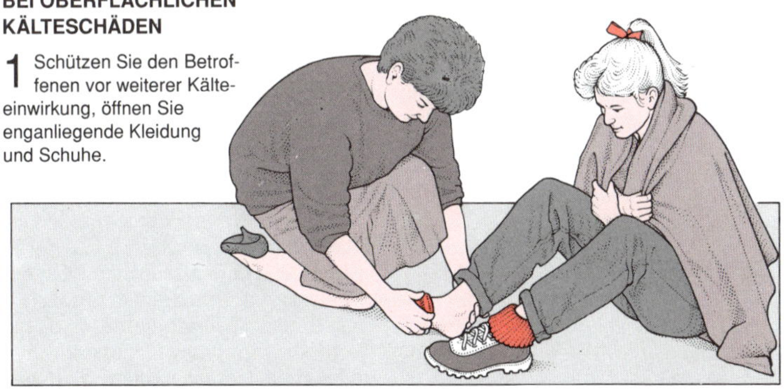

2 Erwärmen Sie den angegriffenen Bereich, indem Sie ihn mit warmen Händen oder Kleidung bedecken. Kältegeschädigte Hände in den Achselhöhlen der Patienten wärmen, Füße in den Achselhöhlen des Helfers.

3 Körper durch zusätzliche Kleidung oder Decken erwärmen und die kältegeschädigte Stellen mit keimfreiem Verbandmaterial oder frisch gebügelten Tüchern bedecken.

In solchen Fällen ist das Gewebe dauerhaft geschädigt; der betroffene Körperteil muß unter Umständen amputiert werden.

THERAPIE

K. muß sofort behandelt werden, doch sollte man das Gewebe nur dann auftauen, wenn keine Gefahr einer erneuten Erfrierung besteht. Die Patienten sollten vor weiterer Kälteeinwirkung geschützt werden. Eine Bewegung der kältegeschädigten Körperteile ist zu vermeiden; Massage ist nicht zweckmäßig. (S.a. Erste-Hilfe-Kasten auf der vorhergehenden Seite)

Kalziferol

Veraltete Bezeichnung für Vitamin D_2. Der heute gebräuchliche Begriff lautet Ergocalciferol. (S. *Vitamin D*)

Kalzifikation

Ablagerung von Kalziumsalzen in Körpergeweben. K. ist Teil des normalen Knochen- und Zahnbildungsprozesses und für die Bruchheilung erforderlich. K. kann in einem verletzten Muskel auftreten und kommt häufig in Arterien vor, die von *Atherosklerose* befallen wurden. K. kann auch bei erhöhtem Blutkalziumspiegel infolge einer Störung der *Epithelkörperchen* auftreten.

Kalzifikation, Zähne

Ablagerung von Kalziumkristallen bei der Zahnentwicklung. Kalzium und Phosphatsalz werden im Blut zu den Zähnen transportiert, wo die Kristalle bis zu 96 Prozent des Zahnschmelzes und 70 Prozent des Zahnbeins ausmachen. Die K. der Milchzähne beginnt beim Fetus im 3. bis 6. Schwangerschaftsmonat; die K. der bleibenden Zähne (mit Ausnahme der Weisheitszähne) beginnt zwischen der Geburt und dem Ende des vierten Lebensjahrs.

Krankhafte K. tritt auf bei Amelogenesis imperfecta, einer erblichen Schmelzentwicklungsstörung (s. *Schmelzhypoplasie*). Die befallenen Zähne haben aufgrund ungenügender K. einen dünnen, gefurchten Überzug. Eine weitere Ursache der krankhaften K. ist eine Fluor-Vergiftung (s. *Fluorose*).

Kalzinose

Krankhafte Ablagerung von *Kalziumsalzen* in verschiedenen Geweben wie z.B. der Haut, den Muskeln oder den *Bindegeweben*.

Die krankhaften Kalziumablagerungen bilden Knötchen im befallenen Gewebe. K. tritt meistens in Verbindung mit einer zugrundeliegenden Bindegewebsstörung wie z.B. *Sklerodermie* oder *Dermatomyositis* auf.

Der Begriff "K." wird in der Regel mit einem weiteren Wort zur Bezeichnung des betroffenen Körperteils kombiniert, wie z.B. Hautkalzinose (*F.* Calcinosis cutis). (S.a. *Kalzifikation*)

Kalzitonin, Calcitonin

(z.B. *Karil®* +)

In der *Schilddrüse* gebildetes Hormon. K. trägt zur Steuerung des Blutkalziumspiegels bei, indem es die Freisetzung von *Kalzium* aus den Knochen hemmt.

WARUM ES VERWENDET WIRD

Eine synthetische Form von K. wird vor allem zur Behandlung der *Osteoporose*, aber auch des *Paget-Syndroms* mit schmerzhaften abnormen Knochenverdickungen oder -verkrümmungen und erhöhter Bruchgefahr verwendet. Eine K.-Injektion hemmt die abnorme Knochenbildung nach etwa einer Woche und kann innerhalb einiger Monate die Schmerzen lindern.

Mit K. wird auch eine durch Überfunktion der *Epithelkörperchen* oder durch Knochenkrebs hervorgerufene *Hyperkalzämie* (krankhaft erhöhter Blutkalziumspiegel) therapiert. K. lindert aus der Hyperkalzämie resultierende Übelkeit und Erbrechen, indem es den Blutkalziumspiegel rasch senkt. K. kann in Verbindung mit einem Kortikosteroid verschrieben werden, das ebenfalls den Blutkalziumspiegel senkt.

MÖGLICHE NEBENWIRKUNGEN

K. ruft normalerweise keine unangenehmen Nebenwirkungen hervor. Reaktionen des Magen-Darm-Trakts wie z.B. Übelkeit, Erbrechen und Durchfall klingen bei weiterer Verwendung ab.

Kalzium

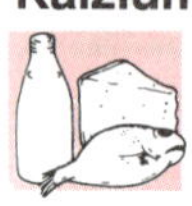

(Calcium, chemische Abkürzung: Ca) Häufigstes Mineral im Körper, das mehrere wichtige Funktionen erfüllt. Ca ist unerläßlich für die Zellfunktionen, die Muskelkontraktion, die Weiterleitung von Nervenimpulsen von Nervenendfasern zu Muskelfasern und die Blutgerinnung. Als Ca-Phosphat (Hydroxylapatit) ist es ein Hauptbestandteil der Zähne und Knochen. Ein Mensch mittlerer Größe enthält etwa 0,9 bis 1,1 kg Ca, das sich größtenteils in den Knochen befindet.

Lebensmittel mit besonders hohem Ca-Gehalt sind Milchprodukte, Eier, Fisch (wenn die Gräten mitgegessen werden) und einige Gemüsesorten (z.B. grüne Blattgemüse). Mehl kann mit Ca versetzt werden.

STEUERUNG DES KALZIUMSPIEGELS

Vitamin D und bestimmte Hormone tragen zur Steuerung des Gesamtkalziumspiegels im Körper bei, indem sie die Ca-Menge regulieren, die über die Nahrung aufgenommen und von den Nieren (die überschüssiges Ca aus dem Blut herausfiltern und im Harn ausscheiden) dem Körper entzogen wird.

Zwei Hormone sind für die Steuerung des Ca-Spiegels verantwortlich: das in den *Epithelkörperchen* produzierte Parathormon und das in der *Schilddrüse* produzierte Kalzitonin. Normalerweise enthält Blutplasma weniger als 0,1 Prozent der Gesamtkalziummenge im Körper – die optimale Menge für ein wirksames Funktionieren aller Körperzellen. Wenn der Blutkalziumspiegel absinkt, scheiden die Epithelkörperchen mehr Parathormon aus, das den Blutkalziumspiegel erhöht, indem es Ca aus dem in den Knochen gespeicherten Vorrat freisetzt. Bei einem Ansteigen des Blutkalziumspiegels sondert die Schilddrüse mehr Kalzitonin ab, das dem Parathormon entgegenwirkt und den Ca-Spiegel senkt.

STÖRUNGEN DES KALZIUM-STOFFWECHSELS

Ein übermäßig hoher oder niedriger Ca-Spiegel im Blut kann die Zellfunktionen, vor allem in Muskeln und Nerven, stark beeinträchtigen. Ein Ca-Überschuß im Blut wird *Hyperkalzämie* genannt, ein Ca-Mangel *Hypokalzämie*. (S.a. *Kalzium(kanal)blocker*; *Mineralzusatz*)

Kalzium(kanal)blocker

Diltiazem (z.B. *Dilzem®* +)

Nifedipin (z.B. *Adalat®* +)

Verapamil (z.B. *Isoptin®* +)

Relativ neue Gruppe von Medikamenten zur Behandlung von *Angina pectoris* (Brustschmerzen infolge ungenügender Blutversorgung des Herzmuskels), *Hypertonie* (Bluthochdruck) und bestimmten Formen von *Herzrhythmusstörungen* (unregelmäßiger Herzschlag).

WIE SIE WIRKEN

Bei der Behandlung von Angina pectoris und Bluthochdruck wirken die K. regulierend auf die Muskelkontraktionen. Sie verhindern, daß das für die Mechanismen der Muskelkontraktionen wichtige Kalzium durch die Muskelzellwände dringt. Das vermindert die Pumpaktivität des Herzens und damit den Blutdruck, wodurch die Blutzufuhr und -zirkulation zum/im Herzmuskel verbessert wird.

K. verlangsamen auch den Durchgang der Nervenimpulse durch den Herzmuskel, wodurch bestimmte Formen von Herzrhythmusstörungen günstig beeinflußt werden.

MÖGLICHE NEBENWIRKUNGEN

Mögliche Nebenwirkungen der K. beruhen auf deren Wirkungsweise, nämlich der Förderung des Blutflusses durch die Gewebe. Das kann Kopfschmerzen zur Folge haben sowie Hautrötungen oder Schwindelanfälle (beim Aufstehen). Mit zunehmender Dauer der Behandlung lassen diese Nebenwirkungen in den meisten Fällen nach.

Kammerextrasystole

s. *ventrikuläre Extrasystole*

Kammerflimmern

Lebensbedrohliche *Herzrhythmusstörung* mit raschen, wirkungslosen, unkoordinierten Kontraktionen des *Herzens*. K. wird von Störungen im Erregungsleitungssystem in den Ventrikeln (Herzkammern) hervorgerufen. K. tritt häufig als Komplikation beim *Herzinfarkt (Myokardinfarkt)* auf und kann durch Starkstromunfälle oder Ertrinken verursacht werden. Das Herz kann seine Pumpfunktion nicht mehr wirksam erfüllen. Dieser Zustand ist tödlich, wenn nicht rasch ein normaler Herzrhythmus hergestellt wird.

K. wird mittels *EKG* (Messung der Erregungsausbreitung und -rückbildung des Herzens) nachgewiesen, dessen Kurvenbild hohe, unregelmäßige Wellen zeigt (s. Abbildung).

Zur Therapie eignen sich die *Defibrillation* (Verabfolgung eines Elektroschocks auf das Herz) und *Antiarrhythmika*. Als vorläufige lebensrettende Maßname kann die Herz-Lungen-Wiederbelebung, (*cardio-**pulmonäre** **Reanimation***) CPR eingesetzt werden.

Kammertachykardie

Schwere *Herzrhythmusstörung*, bei der die einzelnen Herzschläge von einer Erregungsbildung in den Ventrikeln (Herzkammern) initiiert werden und nicht vom Sinusknoten im rechten Atrium (Vorhof). Ergebnis ist eine unnatürlich schnelle Herzfrequenz von 140 bis 220 Schlägen pro Minute.

Ursache der K. ist eine schwere Herzerkrankung wie z.B. *Myokardinfarkt* (Herzinfarkt) oder *Kardiomyopathie* (Herzmuskelschaden). K. kann wenige Sekunden, aber auch mehrere Tage anhalten. Sie wird mittels *EKG* (Messung der Erregungsausbreitung und -rückbildung des Herzens) nachgewiesen, dessen Kurvenbild gleichmäßig hohe, anomale Wellen zeigt (s. Abbildung).

Als Notfallbehandlung eignet sich die *Defibrillation* (Verabfolgung eines Elektroschocks auf das Herz) oder die Injektion eines *Antiarrhythmikums* wie z.B. *Lidocain*. Das Medikament wird danach meist mehrere Monate lang oral verabreicht.

VENTRIKULÄRE HERZRHYTHMUSSTÖRUNGEN

Die Ventrikel (Herzkammern) schlagen normalerweise regelmäßig als Reaktion auf die Erregung, die sich von den Vorhöfen ausbreitet.

Herzrhythmusstörungen (die auf eine Herzerkrankung hindeuten können) sind in der Aufzeichnung der Herzstromkurve (Elektrokardiogramm; EKG) zu sehen.

Normaler Herzschlag

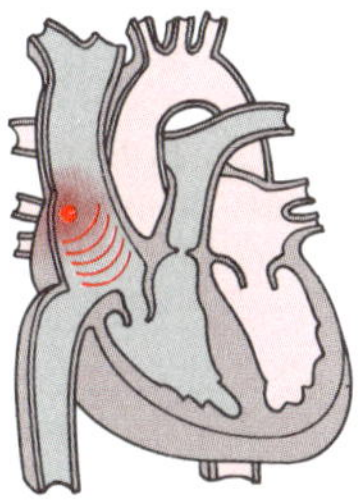

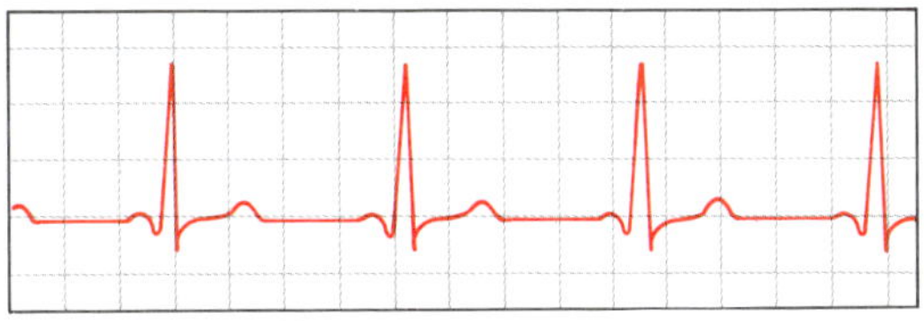

Normaler Herzschlag
Normales Bild des Erregungsablaufs über den Herzmuskel, wie er von den Gliedmaßen abgeleitet werden kann (sog. Extremitätenableitung nach Eindhoven). Die regelmäßigen hohen Ausschläge nach oben (R-Zacken) gehen der Herzkammerkontraktion (Systole) voraus, die kleinen Erhebungen davor (P-Zacken) zeigen die Erregung der Vorhöfe an und werden von deren Kontraktion gefolgt.

Ektopischer Herzschlag

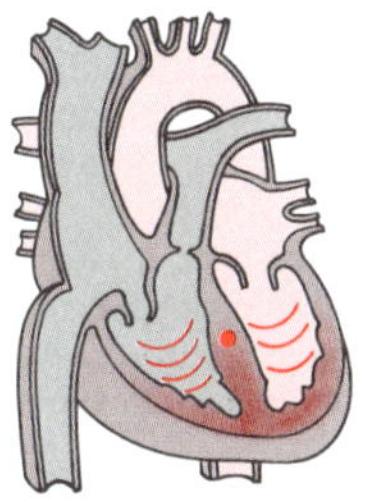

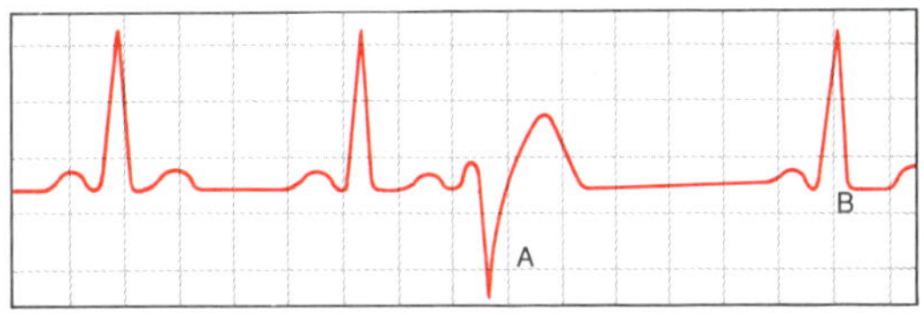

Ventrikuläre Extrasystole
Das Kurvenbild zeigt eine anomale (ektopische) Erregung, die auf dem EKG als breite, bizarr geformte Welle erscheint und unmittelbar vor der erwarteten normalen Herzaktion auftritt. Bei den Patienten entsteht u.U. der Eindruck, daß das Herz zum Zeitpunkt A stehenbleibt und zum Zeitpunkt B wieder ruckartig zu schlagen beginnt.

Kammertachykardie

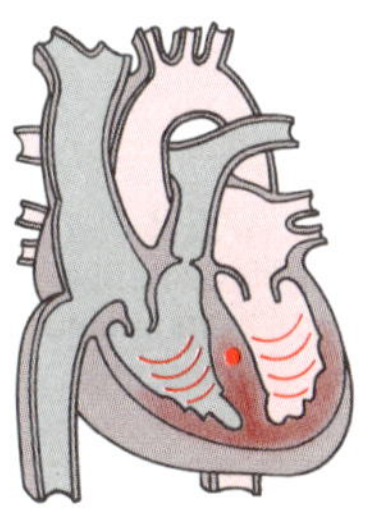

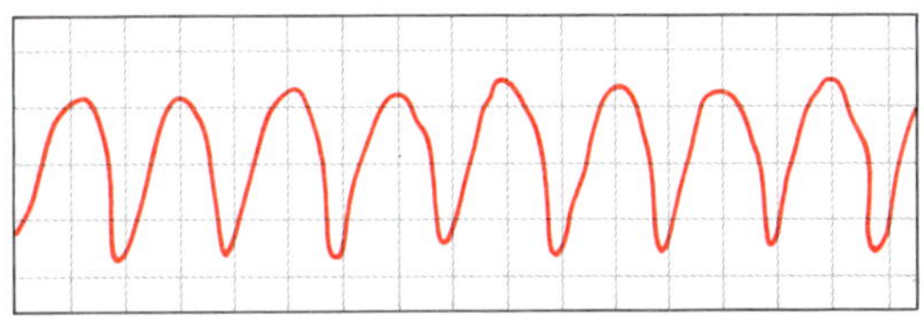

Kammertachykardie
Das Kurvenbild zeigt eine rasche Folge anomaler Herzaktionen infolge Erregungsbildung in einem Ventrikel. Ein solches EKG deutet meist auf eine schwere zugrundeliegende Herzerkrankung hin. Die Herzfrequenz kann sehr hoch sein – bis zu 220 Schläge pro Minute.

Kammerflimmern

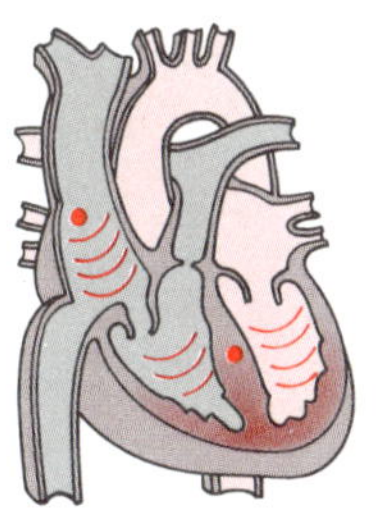

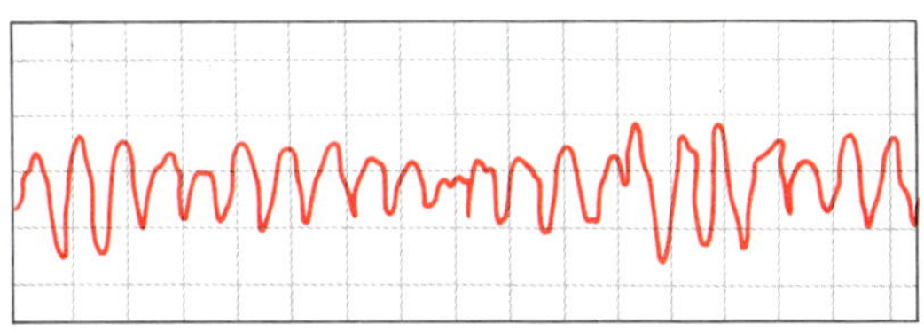

Kammerflimmern
Dieses Kurvenbild sieht man nur, wenn das Herz praktisch stillsteht, im allgemeinen nach einem Herzinfarkt, wenn die Ventrikel rasch und völlig unkoordiniert arbeiten. Wenn kein normaler Herzrhythmus hergestellt werden kann (z.B. durch Defibrillator), führt dieser Zustand rasch zum Tode.

Kanüle

Kunststoff- oder Metallrohr mit einer glatten, nicht geschärften Spitze, das zum Einbringen oder Ablassen von Flüssigkeiten in Blut- oder Lymphgefäße oder Körperhöhlen eingeführt wird.

Zum Einführen einer K. wird zunächst die betreffende Stelle mit einer langen, dünnen Nadel punktiert, dann die K. darübergezogen und die Nadel entfernt. Alternativ kann man auch einen Trokar (Stab mit spitzem Dorn) in die K. einführen und ihn nach Einführen der K. herausziehen.

K.n werden häufig für *Bluttransfusionen* und *intravenöse Infusionen* sowie für das Ablassen eines *Pleuraergusses* eingesetzt. In manchen Fällen kann die K. mehrere Tage in der gleichen Stelle verbleiben, z.B. wenn über einen bestimmten Zeitraum hinweg Blut für serologische Untersuchungen benötigt wird.

Kaolin

(z.B. *Kaoprompt-H®*)

*Aluminium*verbindung, die manchen *Antidiarrhoika* zugesetzt wird. K. erhöht die Stuhlmasse. Man glaubt auch, daß K. *Bakterien*, *Viren* und *Toxine* (Gifte) aus dem Darm aufsaugt und sie zur Ausscheidung im Kot durch den Darm transportiert.

Kapillaren

Haargefäße; Netz kleinster Blutgefäße zwischen arterieller und venöser Strombahn. Die K. verbinden Endarteriolen und Venolen und werden in ihrer Gesamtheit als End- (terminale) Strombahn bezeichnet. Ihre Länge liegt in der Regel bei 1 mm, ihre Weite zwischen 0,003 und 0,01 mm, und ihre Wand besitzt im Gegensatz zu den größeren Blutgefäßen keine Muskelschicht mehr.

Durch ihre Vernetzung bilden sie eine riesige Oberfläche, durch die der Stoffaustausch zwischen Blut und Gewebe stattfindet. Außer den roten Blutkörperchen und den großen Plasmaeiweißen können alle anderen Bestandteile des Blutes die Wände der K. passieren – in Form der Diffusion oder Filtration.

K. sind nicht ständig für die Blutzufuhr offen; sie werden je nach Bedarf (bzw. Anfall von Stoffwechselschlacken) in den verschiedenen Organen geöffnet oder schließen sich wieder. Beim Laufen sind also viele K. in den Beinmuskeln offen; im Ruhezustand hingegen sind viele geschlossen. Das Öffnen und Schließen der Hautk. spielt eine wichtige Rolle bei der *Temperatur*regelung. Die Blutzufuhr jeder K. wird durch einen winzigen Muskelring der Endarteriole gesteuert.

ERKRANKUNGEN

Ein Schlag direkt auf den Körper kann zum Platzen der dünnen K.wände führen und Blutungen unter der Hautoberfläche, Schwellungen und Quetschungen hervorrufen.

K. werden schwächer bei älteren Menschen, bei Patienten, die *Kortikosteroide* in hohen Dosen nehmen, und bei Menschen, die unter *Skorbut* (Vitamin-C-Mangel) leiden. Sie alle neigen zu *Purpura* (kleine blauviolette K.blutungen unter der Haut).

K.*hämangiome* sind gutartige Geschwülste der K.wände, die rote Flecken unterschiedlicher Größe und Form auf der Haut oder der Schleimhaut hervorrufen können. Solche Hämangiome können kongenital (angeboren) sein oder im Laufe des Lebens entstehen.

Kaposi-Sarkom

Von bösartigen Hauttumoren gekennzeichnete Erkrankung, die häufig in Verbindung mit *AIDS* auftritt. Früher entwickelte sich K.-S. ganz langsam und war äußerst selten. Bei AIDS-Patienten ist K.-S. sehr aggressiv; die Tumore breiten sich rasch aus.

Die blauroten, knötchenartigen Geschwülste entstehen meist zuerst am Fuß und am Knöchel, disseminieren die Beine hinauf und erscheinen dann auf Händen und Armen. Bei AIDS-Patienten sind Tumoren sowohl häufig im Magen-Darm-Trakt als auch in den Atmungsorganen zu beobachten, wo sie schwere innere Blutungen hervorrufen können.

Bei leichten Fällen von K.-S. wirkt zumeist eine niedrig dosierte *Radiotherapie*. In schwereren Fällen müssen u.U. *Zytostatika* gegeben werden, um die Ausbreitung der Tumoren zu verlangsamen.

Kapsel

Harte oder weiche, meist aus Gelatine bestehende Hülle eines Medikaments. K.n werden eingenommen und besitzen gegenüber harten Tabletten vor allem zwei Vorzüge: Zum einen lassen sie sich durch ihre längliche Form leichter schlucken; zum andern ist bei der Einnahme der unangenehme Geruch oder Geschmack bestimmter Substanzen des Medikaments nicht wahrnehmbar.

Manche K.n besitzen einen Spezialüberzug, der verhindert, daß das Medikament im Magen freigesetzt wird und ihn reizt. Andere K.n lösen sich erst im Dünndarm auf und setzen dort den Wirkstoff langsam und gleichmäßig frei, so daß ein Präparat weniger häufig eingenommen werden muß.

In der Medizin wird die Hülle, die manche Organe oder Gelenke umschließt, als *Organkapsel* bezeichnet.

BAU DER KAPILLAREN

Diese kleinsten Blutgefäße haben Wände, die gut durchlässig sind für Gase sowie Wasser mit darin gelösten Substanzen (Ionen, Glukose etc.) und auch weiße Blutkörperchen.

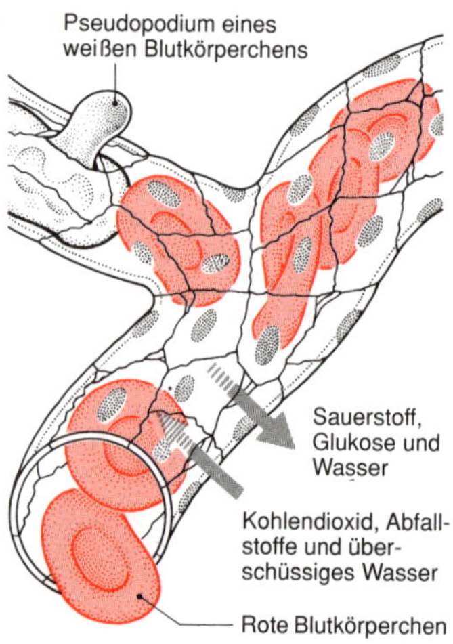

Kapuzenmuskel

s. *Trapezius*

Karbunkel

Zusammenfließen mehrerer *Furunkel* (schmerzhafte, eitrige Entzündungen des Haarbalgs). K. werden in der Regel von der Bakterie *STAPHYLOCOCCUS AUREUS* hervorgerufen; sie beginnen zumeist als einzelne Furunkel – häufig am Nacken oder im Gesäßbereich – und breiten sich dann aus.

K. sind seltener als einzelne Furunkel. Sie treten vor allem bei Menschen mit größerer Infektionsanfälligkeit auf, insbesondere bei Patienten, die unter *Diabetes mellitus* leiden.

THERAPIE

Ein K. muß auf jeden Fall ärztlich behandelt werden. In der Regel wird ein *Antibiotikum* verschrieben. Heiße *Kompressen* können die Öffnung der eitergefüllten Furunkel vorantreiben und so den Schmerz lindern. Wenn sich die Furunkel geöffnet haben, sollte das K. mit einem Verband bedeckt werden, bis es völlig abgeheilt ist. Inzision oder Drainage (mit Entfernung des K.kerns) ist erforderlich, wenn Eiterabgang und Heilung nicht von selbst erfolgen.

Kardia

(griech. = Herz) Auch Übergang von der Speiseröhre zum Magen (Pars cardiaca ventriculi).

Kardiale Dekompensation

s. *Herzinsuffizienz, dekompensierte*

Kardiologie

(Von griech. Kardia = Herz) Teilgebiet der Inneren Medizin, das sich mit der Herzforschung, der Diagnose und Therapie von Herz- und Kreislauferkrankungen, insbesondere *Arteriosklerose* und *Hypertonie*, beschäftigt.

Das Herz nimmt anatomisch und physiologisch eine zentrale Stellung im Körper ein. Seine wichtigste Aufgabe ist es, gleichzeitig Blut in die Lungen und in den Körperkreislauf zu pumpen. Die mit den einzelnen Herzkontraktionen verbundenen Vorgänge sind sehr kompliziert.

Einer mangelnden Pumpfunktion des Herzens können verschiedene Ursachen zugrunde liegen, wie z.B. *Herzrhythmusstörungen, koronare Herzkrankheiten* (bei denen die Blutversorgung des Herzmuskels gestört ist), *Kardiomyopathie* (Anomalien im Herzmuskel selbst) oder *Herzklappenfehler.*

Auch Erkrankungen der Lunge und der Blutgefäße können sich negativ auf die Herzfunktion auswirken. Manche Kinder kommen mit Fehlern im Herzaufbau und/oder den davon abzweigenden Blutgefäßen auf die Welt (s. *Herzfehler, angeborener*).

Herzerkrankungen rangieren in der BRD bei den Todesursachen an erster Stelle. Die Untersuchung des gesunden und kranken Herzens ist daher ein wesentlicher Bestandteil der medizinischen Ausbildung; Ärzte für Allgemeinmedizin sind mit der Behandlung von Patienten mit häufigen Erkrankungen wie z.B. koronaren Herzkrankheiten und Bluthochdruck vertraut.

Für kompliziertere Untersuchungen und Therapien können Herzpatienten an Kardiologen (Herzspezialisten) überwiesen werden, die Tests wie *Echokardiographie* und detaillierte Interpretationen eines *EKGs* (Elektrokardiogramms) durchführen und *Thorax-Röntgenbilder* herstellen können. Kardiologen wiederum überweisen Patienten an Herz- und Gefäßchirurgen, falls ein chirurgischer Eingriff nötig ist.

In den letzten zehn Jahren haben sich die Kenntnisse über Herzkrankheiten, ihre Ursachen, ihre Untersuchung und ihre Therapie stark erweitert.

Kardiomegalie

Herzvergrößerung. In einigen Fällen tritt K. in Form von Hypertrophie (Zunahme der Herzmuskelmasse) auf, in anderen in Form von Dilatation (Volumenvergrößerung) der Herzkammern.

URSACHEN

Hypertrophie des Herzmuskels ist dann zu beobachten, wenn das Herz zur Blutversorgung des Kreislaufs stärker als normal pumpen muß, z.B. bei *Hypertonie* (Bluthochdruck), die zu einer Wandverdickung des linken Ventrikels (Herzkammer) führt, bei *pulmonaler Hypertonie* (Lungenhochdruck), die zu einer Wandverdickung des rechten Ventrikels führt, und bei einer Form der *Kardiomyopathie* (Herzmuskelerkrankung), bei der eine Verdickung einer oder beider Herzkammern auftreten kann.

Die Dilatation einer Herzkammer kann verursacht werden durch einen Herzklappenfehler (eine Klappe, die nach einer Kontraktion nicht richtig schließt).

Bei der *Aortenklappeninsuffizienz* kann zum Beispiel durch ungenügendes Schließen der Aortenklappe nach jeder Kontraktion Blut in die linke Herzkammer zurückfließen und letztlich zu einer Kammervergrößerung führen.

SYMPTOME

Symptome treten erst auf, wenn K. ein Stadium erreicht, in dem das Herz nicht mehr mit zusätzlichen Belastungen fertig werden kann (z.B. infolge sportlicher Betätigung oder einer Infektion). Die daraus resultierende Verringerung der Pumpwirkung des Herzens kann zu *Herzinsuffizienz* führen, Atemnot und Ödeme (Schwellungen an Armen und Beinen) bewirken.

DIAGNOSE UND THERAPIE

K. wird durch körperliche Untersuchung, *Thorax-Röntgenbilder* und *EKG* (Messung der Herzstromkurve) nachgewiesen. Die Therapie richtet sich nach der zugrundeliegenden Erkrankung.

Kardiomyopathie

Erkrankung des Herzmuskels, die eine Schwächung der Herzkontraktionen zur Folge hat, wodurch es zu einer Beeinträchtigung der Leistungsfähigkeit des Blutkreislaufs kommt. Ursache der K. können u.a. Infektionen, Stoffwechselstörungen, Vergiftungen oder Autoimmunkrankheiten sein; häufig ist die Ursache unbekannt.

FORMEN

Es gibt drei Hauptformen: hypertrophische, dilatative und restriktive K.

Die hypertrophische K. ist meist angeboren; bei dieser Form liegt eine Anomalie der Herzmuskelfasern vor. Die Ursache der Krankheit ist nicht bekannt.

Bei der dilatativen K. ist der Stoffwechsel der Herzmuskelzellen gestört; unter dem Druck des Blutes kann es zur Dilatation (Ausweitung) der Herzwände kommen. Auch bei dieser Krankheit ist die Ursache bisher nicht geklärt.

Die restriktive K. entsteht durch eine Vernarbung des Endokards (der inneren Auskleidung des Herzens) oder durch *Amyloidose* (Einlagerung einer stärkeähnlichen Substanz in den Herzmuskel).

Herzmuskelerkrankungen können auch durch Vergiftungen (z.B. Alkoholvergiftung), einen Mangel an Vitaminen oder Mineralien (z.B. Vitamin-B_1-Mangel) entstehen.

VORKOMMEN

K.n sind seltener als andere Herzkrankheiten. Die Häufigkeit der einzelnen Formen ist nicht bekannt, weil oft nur wenige oder gar keine Symptome auftreten. Manchmal wird die Schädigung des Herzmuskels erst bei einer Autopsie festgestellt, nachdem der Betroffene an einer anderen Ursache gestorben ist.

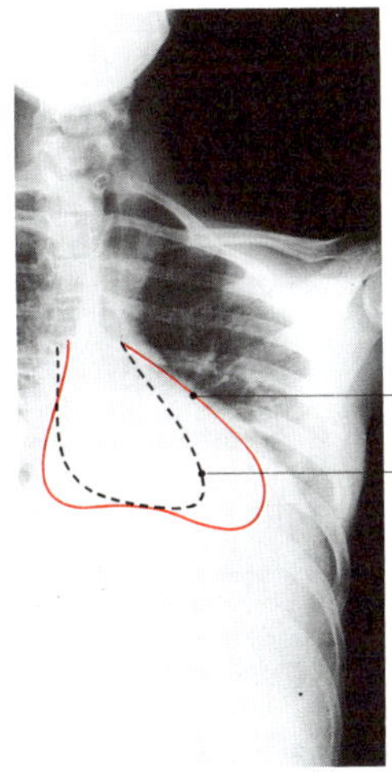

Kardiomyopathie auf dem Thorax-Röntgenbild
Das Herz ist infolge einer Erkrankung des Herzmuskels stark vergrößert.

SYMPTOME UND ANZEICHEN

Symptome der K. sind u.a. Müdigkeit, Schmerzen im Brustbereich und Herzklopfen, das durch eine gesteigerte Wahrnehmung des Herzschlags oder durch *Herzrhythmusstörungen*, z.B. *Vorhofflimmern* (rasche, unkoordinierte Kontraktionen des Vorhofs), entsteht.

Herzinsuffizienz (mangelnde Pumpwirkung des Herzens) kann zu Atemnot und Ödemen (Schwellungen) an Armen und Beinen führen.

DIAGNOSE

In der *Thorax-Röntgenaufnahme* ist in der Regel ein vergrößertes Herz zu sehen. Infolge der Hypertrophie des Herzmuskels sind im *EKG* häufig verstärkte elektrische Impulse zu beobachten.

Die Untersuchung einer *Biopsie*probe des Herzmuskels kann die Diagnose bestätigen (im Mikroskop sind Anomalien der Zellen des Herzmuskels sichtbar).

THERAPIE

Wenn die Ursache der K. nicht bekannt ist (das ist häufig der Fall), ist eine spezifische Therapie nicht möglich. Zur Symptombehandlung können u.a. *Diuretika* zur Milderung der Herzinsuffizienz oder *Antiarrhythmika* zum Ausgleich von Herzrhythmusstörungen verabreicht werden. Patienten mit alkoholbedingter K. müssen den Alkoholkonsum einstellen. In manchen Fällen haben sich *Immunsuppressiva* bewährt.

Bei manchen Patienten verschlechtert sich die Funktion des Herzmuskels immer weiter; eine *Herztransplantation* ist die einzige verbleibende Alternative.

Kardiotokographie

s. *fetale Herztonregistrierung*

Kardiovaskulär

Herz und Gefäße betreffend.

Kardiovaskuläre Chirurgie

Operationen des Herzens und der Blutgefäße, bei denen Fehlbildungen oder Schädigungen des Herzens oder der Gefäße korrigiert oder behoben werden; z.B. bei angeborenen Herzfehlern (s. *Herzfehler, angeborene*), bei *Arteriosklerose* oder nach einem *Myokardinfarkt* (Herzinfarkt). Zu den Methoden der k.n C. gehören u.a. die *Herzklappenplastik, Koronararterienbypass* und *Herztransplantation.*

Kardiovaskuläre Störung

Herz-, Blutgefäß- und Kreislaufstörungen. (S. *Arterien, Krankheiten*; *Herz;* Kasten "Erkrankungen des Herzens"; *Venen, Krankheiten*)

K

Kardioversion

Alternativbezeichnung für *Defibrillation*

Karditis

Allgemeiner Ausdruck für Entzündungen von Teilen des Herzens oder der Membranen, die das Herz einhüllen bzw. auskleiden. Es gibt drei Formen von K.: *Myokarditis* (Entzündung des Herzmuskels) – meist infolge einer Virusinfektion; *Endokarditis* (Entzündung der Innenhaut der Herzkammern und Herzklappen) – meist infolge einer bakteriellen Infektion; und *Perikarditis* (Entzündung des Herzbeutels), die mit einem sog. Perikarderguß einhergehen kann. Die Perikarditis wird im allgemeinen von Virus- oder Bakterieninfektionen hervorgerufen, kann aber auch bei einem *Herzinfarkt* oder bei *Autoimmunkrankheiten* vorkommen.

Karies

Zahnfäule. Allmähliche Zerstörung des Zahnschmelzes (der harten Schutzschicht an der Zahnoberfläche) und des Zahnbeins (Dentin).

URSACHEN

Eßgewohnheiten (Süßigkeiten), mangelnde Zahnhygiene und daraus resultierender *Zahnbelag* (Plaque) sind die Hauptursachen (s. Kasten). Die Karies beginnt meist an Stellen, wo sich Zahnbelag am leichtesten festsetzen kann, z.B. in den Fissuren an den Kauflächen der Backenzähne, an den Seitenflächen der Zwischenräume und am Zahnfleischrand.

HÄUFIGKEIT

In den vergangenen 10 - 15 Jahren hat die K.häufigkeit bei Kindern in den westlichen Industrieländern erheblich (z.T. um 35 bis 50 Prozent) abgenommen. Das ist ein ermutigendes Zeichen. Ein Teil dieses Erfolges ist einer verbesserten Hygiene und den *Fluoriden* zu verdanken, die den Schmelz härten und sich als wirksame Waffe im Kampf gegen K. erwiesen haben. Sie sind in vielen Zahnpasten enthalten, können aber auch in Tablettenform ab dem Säuglingsalter verabreicht, in Form von Gel oder Spülungen auf die Zähne aufgetragen oder dem Trinkwasser beigemengt werden (die Stadt Basel hat mit der Trinkwasserfluoridierung und verbesserter *Mundhygiene* beispielhafte Erfolge erzielt).

SYMPTOME

Im Anfangsstadium verursacht Karies keine Symptome. Hauptsymptom einer fortgeschrittenen Karies sind Zahnschmerzen, die sich verschlimmern, wenn der Betroffene besonders süße, heiße oder kalte Speisen oder Getränke zu sich nimmt. Es kann auch Mundgeruch auftreten.

THERAPIE

Die Behandlung besteht im Entfernen der befallenen Zahnsubstanz und anschließendem Ersatz (s. *Zahnfüllung*), entweder durch *Amalgam*, Gold oder Keramik, der farblich genau auf die Zähne abgestimmt werden kann).

Wenn der Zahnverfall schon sehr weit fortgeschritten ist, muß manchmal auch die infizierte Pulpahöhle (Zahnmarkraum) ausgeräumt und gefüllt (s. *Wurzelkanalbehandlung*) oder der Zahn gezogen (s. *Zahnextraktion*) werden.

VORBEUGUNG

K. ganz zu verhindern ist angesichts unserer heutigen Eßgewohnheiten fast utopisch, selbst bei gewissenhafter Vorbeugung. Dennoch kann man das Risiko ganz entscheidend verringern, wenn man weniger Zucker und andere verfeinerte Kohlenhydrate ißt und konsequent *Mundhygiene* betreibt, d.h. die Zähne regelmäßig und gründlich putzt.

Süßspeisen sollten nur im Rahmen der Mahlzeiten auf den Tisch kommen, die kleinen Naschereien "zwischendurch" eingeschränkt werden. Eine sorgfältig

URSACHEN DER KARIES

Die Hauptursache für Karies ist *Zahnbelag* (Plaque) – eine zähe Masse, die sich an den Zähnen festsetzt. Sie besteht aus Speiseresten, Abbauprodukten von Schleim und Speichel und im Mund lebenden Bakterien, die sich hauptsächlich von gärungsfähigen Kohlenhydraten (einfachen Zuckern und Stärken) ernähren und bei deren Abbau Säuren freisetzen. Diese Säuren greifen zunächst den Zahnschmelz an, es entstehen Löcher. Wenn der Prozeß nicht gestoppt wird, geht die Zerstörung im Zahnbein (Dentin) weiter, das Loch wird immer größer, und die Bakterien gelangen bis in die Zahnhöhle.

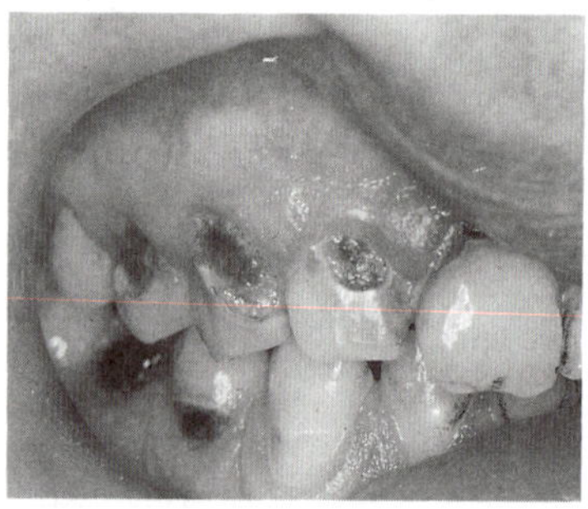

Fortgeschrittene Karies
Die Hälse mehrerer Zähne im Ober- und Unterkiefer weisen kariöse Stellen auf.

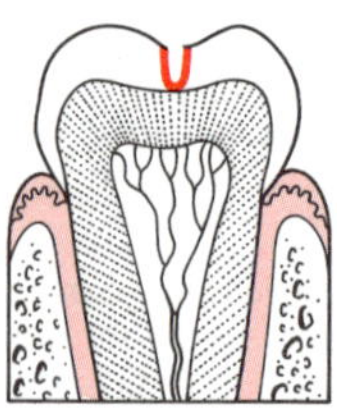

1 Nahrung wird abgebaut, dabei entstehen Säuren, die nach und nach Löcher in den Zahnschmelz fressen.

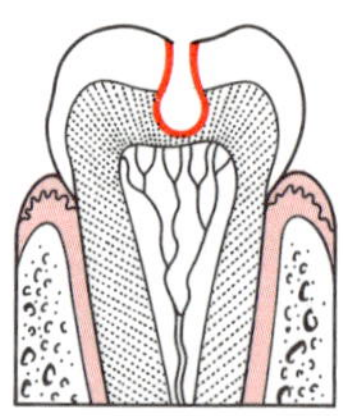

2 Unbehandelt greift die Karies auf das Zahnbein (Dentin) über.

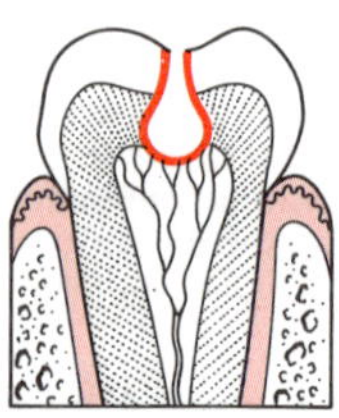

3 Das Loch vergrößert sich, die Bakterien können in den Zahnmarkraum (Pulpahöhle) eindringen.

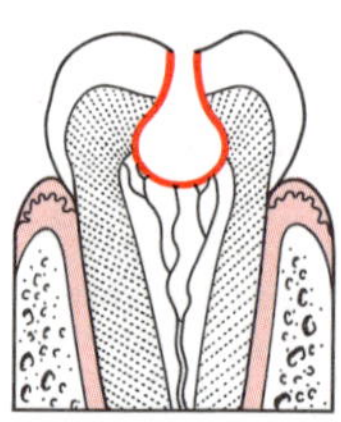

4 Wird die Karies nicht behandelt, stirbt die Pulpa (Zahnmark) ab; der Zahn wird zerstört.

zusammengestellte Ernährung vom Säuglingsalter an ist ganz wesentlich für die Vermeidung von Schäden, die Zukker und verfeinerte Kohlenhydrate an den Zähnen anrichten können. Babys sollte man keine "Nuckelflaschen" mit Milch, Fruchtsaft oder anderen zuckerhaltigen Flüssigkeiten zum Einschlafen geben; diese schlechte Angewohnheit kann zu frühen, weitreichenden Zahnschäden führen.

Zähneputzen mit fluoridhaltiger Zahnpasta und Reinigung der Zahnzwischenräume mit Zahnseide gehören zum täglichen Zahnpflegeprogramm. In regelmäßigen Abständen sollte eine Kontrolluntersuchung beim Zahnarzt erfolgen.

Karotin

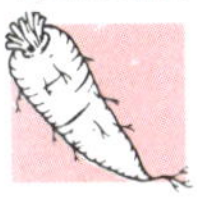

Orangefarbenes Pigment, das in Karotten, Tomaten und anderen bunten Pflanzen sowie in grünem Blattgemüse vorkommt. Das mit der Nahrung aufgenommene K. wird zum großen Teil in den Darmwänden in *Vitamin A* umgewandelt. Dieses Vitamin ist für die Sehschärfe und die normale Funktion der Haut und anderer Organe wichtig.

Eine übermäßige Aufnahme karotinhaltiger Nahrung, vor allem von Karotten, führt zu Karotinämie (K.-Überschuß im Blut). Sie ist harmlos, bewirkt aber eine gelbliche Verfärbung der Haut, vor allem an den Handflächen und Fußsohlen. Im Gegensatz zur Gelbsucht verfärbt sich bei der Karotinämie die Augenbindehaut nicht. Der Pigmentüberschuß verschwindet rasch, wenn Karotten und andere karotinhaltige Pflanzen aus der Ernährung gestrichen werden.

Neuere Untersuchungen deuten darauf hin, daß K. eine Schutzwirkung vor bestimmten Krebserkrankungen haben kann, doch wurde dafür bislang noch kein schlüssiger Beweis erbracht.

Karpaltunnelsyndrom

Taubheitsgefühl, Prickeln und Schmerzen in Daumen, Zeige- und Mittelfinger, die sich oft in der Nacht verschlimmern. Das K. kann an einer oder an beiden Händen auftreten und manchmal auch mit einer Schwäche der Daumenmuskeln (Atrophie) einhergehen.

URSACHEN UND AUFTRETEN

Das K. entsteht durch einen Druck auf den Nervus medianus an der Stelle, wo er durch den sog. Handwurzelkanal (einen knöchernen Kanal mit einem darüberliegenden Bindegewebsband) läuft. Dieser Nerv übermittelt sensible Informationen vom Daumen und einigen Fingern und steuert auch Bewegungen verschiedener Handmuskeln. Eine Schädigung des Nervus medianus führt zu Empfindungsstörungen, insbesondere zu Taubheit und Prickeln sowie zu Muskelschwäche.

Das K. kommt – meist ohne erkennbare Ursache – besonders bei Frauen mittleren Alters vor; am häufigsten bei Schwangeren und bei Frauen, die unlängst mit der Einnahme eines oralen Verhütungsmittels (s. *Empfängnisverhütungsmittel, orale*) begonnen haben oder unter dem sog. *prämenstruellen Syndrom* leiden. Auch bei Patienten mit *Polyarthritis*, *Myxödem* oder *Akromegalie* tritt ein K. häufiger auf.

DIAGNOSE UND THERAPIE

Die Diagnose des K.s wird durch eine Messung der Impulsleitung durch den Nervus medianus zu den Handmuskeln bestätigt. Oft vergehen die Beschwerden ohne Behandlung. Eine Ruhigstellung der Hand bei Nacht lindert meistens die Symptome. Bei anhaltenden Beschwerden kann der Arzt unter das Bindegewebsband des Handgelenks *Kortikosteroide* injizieren. Führt das zu keiner Besserung, kann das Band chirurgisch getrennt werden, um den Druck auf den Nerv zu lindern.

Karyokinese

s. *Mitose*

Karzinogen(e)

(Kanzerogene) Stoffe, die Krebs verursachen können, z.B. Tabakrauch, ionisierende Strahlen oder Asbestfasern.

CHEMISCHE KARZINOGENE

Die größte Gruppe der K. bilden bestimmte chemische Substanzen. Zu den wichtigsten gehören polyzyklische aromatische Kohlenwasserstoffe (PAK), die in Tabakrauch, Teer, Teerdämpfen und Ruß enthalten sind. Sie können *Krebs* der Atemwege und auch Hautkrebs verursachen.

Weitere bedeutsame chemische K. sind bestimmte aromatische Amine, wie sie vor allem in der chemischen Industrie und bei der Herstellung von Gummi verwendet werden. Eine Langzeiteinwirkung dieser Substanzen kann Blasenkrebs hervorrufen.

PHYSIKALISCHE KARZINOGENE

Das bekannteste physikalische K. sind ionisierende Strahlen (radioaktive Strahlen und *Röntgen*strahlen). Hohe Dosen dieser Strahlen zerstören die Körperzellen (in der *Radiotherapie* wird das zur Zerstörung von Tumoren genutzt); extrem hohe Dosen können innerhalb weniger Stunden zum Tod führen. Eine geringere Dosis zerstört die Zellen oft nicht, kann aber bösartige Veränderungen bewirken. Am meisten werden von den Strahlen solche Zellen beeinflußt, die sich schnell teilen, z.B. die Vorstufen der weißen Blutkörperchen im Knochenmark, was zu Leukämie führen kann.

Eine jahrelange Einwirkung von UV-Strahlen aus dem Sonnenlicht kann – besonders bei hellhäutigen Menschen – Hautkrebs verursachen.

Asbestfasern sind ein weiteres physikalisches Karzinogen. Der sogenannte weiße Asbest kann Lungenkrebs hervorrufen – vor allem bei Arbeitern, die über Jahre hinweg diesem Asbest ausgesetzt waren oder deren Lunge bereits durch Asbesterkrankungen (s. *Asbest, Erkrankungen durch*) vorgeschädigt war, oder wenn sie rauchen. Der sogenannte blaue und in geringerem Maße auch der sogenannte braune Asbest können *Mesotheliome* hervorrufen (Tumoren der Bauchhöhle).

BIOLOGISCHE KARZINOGENE

Nur wenige biologische Stoffe sind krebserregend. So können die Eier von *SCHISTOSOMA HAEMATOBIUM*, einem der Erreger der Tropenkrankheit *Schistosomiasis*, Blasenkrebs verursachen.

ASPERGILLUS FLAVUS, ein Pilz, der gelagertes Getreide und Erdnüsse befällt, produziert das Gift *Aflatoxin*, das verdächtigt wird, Leberkrebs zu verursachen.

Bestimmte Viren gelten ebenfalls als K. Das Papilloma-Virus spielt vermutlich eine Rolle bei der Entstehung von Gebärmutterhalskrebs; das Hepatitis-B-Virus wird mit Leberkrebs in Verbindung gebracht; das Epstein-Barr-Virus gilt als eine der Ursachen des *Burkitt-Lymphoms*, eines bösartigen Tumors des Kiefers und des Bauchraums, unter dem vor allem Kinder in Afrika leiden. *Das Kaposi-Sarkom* wird möglicherweise ebenfalls von einem Virus hervorgerufen (wahrscheinlich vom Zytomegalie-Virus). Obwohl das Kaposi-Sarkom nicht unmittelbar vom *HIV* (dem *AIDS*-Virus) verursacht wird, tritt es häufiger bei HIV-Infizierten auf.

PRÜFUNG AUF KARZINOGENITÄT

Jede Substanz, die eventuell ein Karzinogen sein könnte (z.B. Lebenmittelzusätze, Kosmetika oder Chemikalien in Medikamenten), muß auf Karzinogenität geprüft werden, bevor eine Genehmigung zur Produktion erteilt wird. Beim ersten Orientierungstest wird meist ein bestimmter Bakterienstamm mit der geprüften Substanz behandelt. Treten bei den Bakterien *Mutationen* (genetische Veränderung) auf, gilt die Substanz als potentielles K. Sie wird dann an Labortieren, z.B. an Ratten, weitergeprüft. Wenn bei den mit der Substanz behandelten Tieren Tumoren häufiger auftreten als sonst, wird diese Substanz in der Regel nicht für den freien Verkauf zugelassen.

WIE MAN KARZINOGENE MEIDET

Die industrielle Anwendung nachgewiesener Karzinogene ist verboten oder nur dann erlaubt, wenn es sich um äußerst wichtige Stoffe handelt. Die Beschäftigten dürfen mit solchen Stoffen nur in ganz beschränktem Umfang in Berührung kommen und müssen regelmäßig medizinisch untersucht werden – wie z.B. die Beschäftigten in der Atomindustrie oder in Röntgenabteilungen von Krankenhäusern.

Außerhalb der Industrie kommen Menschen nur sehr selten mit bekannten hochgradig krebserregenden Stoffen in Kontakt. Trotzdem sollten – wegen der langen Latenzzeit (Zeitspanne von der Exposition bis zur Entstehung der Krebserkrankung) – alle Chemikalien mit höchster Sorgfalt und Umsicht angewendet werden. (S.a. *Karzinogenese*)

Karzinogenese

Entstehung von *Krebs* (bösartigen Geschwülsten) durch die Einwirkung von bestimmten Chemikalien, Viren, bestimmten Nahrungsmitteln, Strahlen oder unbekannten Faktoren auf ursprünglich normale Zellen.

K

Krebserregende Stoffe werden als *Karzinogene* bezeichnet. Es wird angenommen, daß Karzinogene die *DNS* (das genetische Material) der Zellen verändern; vor allem die Struktur der sog. *Onkogene*, die normalerweise das Wachstum und die Teilung der Zellen steuern. Eine veränderte Zelle teilt sich übermäßig schnell und gibt die Veränderung an alle Tochterzellen weiter. Die so entstandene Zellgruppe unterliegt den normalen körpereigenen Wachstumsbeschränkungen nicht mehr.

Karzinoidsyndrom

Seltene Erkrankung, für die sog. fliegende Gesichtsröte (*Flush*), Durchfall und asthmaähnliche Anfälle charakteristisch sind. Die Ursache ist ein Dünndarm- oder ein Lungentumor – ein sog. Karzinoid –, der übermäßige Mengen des Hormons Serotonin ausscheidet.

Symptome treten häufig erst dann auf, wenn der Tumor auf die Leber übergreift oder Metastasen in der Lunge entstehen.

DIAGNOSE UND THERAPIE

Die Diagnose wird durch Messung des Gehalts eines Abbauprodukts von Serotonin im Urin nachgewiesen.

Das K. wird manchmal chirurgisch behandelt; der Tumor wird aus dem Dünndarm, der Lunge oder auch aus der Leber entfernt. In vielen Fällen helfen jedoch chirurgische Maßnahmen nicht. Die Symptome können dann mit Medikamenten, die die Auswirkungen von Serotonin hemmen, gelindert werden.

Karzino(ko)lytika

s. *Zytostatika*

Karzinom

Bösartiger Tumor (Krebsgeschwulst), der in den Zellen der äußeren oder inneren Deckschichten (*Epithel*) eines Organs entsteht – zum Unterschied zu *Sarkom*, das seinen Ursprung in Knochen, Muskeln oder Bindegewebe hat. Zu den K.en gehören die häufigsten Krebsarten der Lunge, der Brust, des Magens, der Haut, des Gebärmutterhalses und des Dick- und Mastdarmes. Die Begriffe Karzinom und Krebs werden vielfach abwechselnd benutzt, auch wenn sie eigentlich nicht gleichbedeutend sind. (S.a. *Krebs*)

Karzinomatose

Durchsetzung des Körpers mit bösartigen Wucherungen als Folge der Ausbreitung von Krebszellen eines bösartigen Tumors.

SYMPTOME

Die Betroffenen leiden unter Gewichtsverlust, Antriebslosigkeit und anderen Symptomen, abhängig von der Körperregion, die von den *Metastasen* (Tochtergeschwülsten) befallen wurde. Metastasen in der Lunge können Husten und Atemnot hervorrufen; Tochtergeschwülste in der Leber Gelbsucht.

DIAGNOSE UND THERAPIE

K. kann durch *Röntgen*untersuchung oder *Radioisotopen-Untersuchung* der Knochen und Lungen, durch biochemische Tests oder im Rahmen einer Operation oder *Autopsie* nachgewiesen werden. Die operative Entfernung des primären (ursprünglichen) Tumors kann nur dann helfen, wenn dieser Tumor ein Hormon produziert, das das Wachstum der Metastasen direkt anregt. Nach Entfernung des primären Karzinoms können die Metastasen gegebenenfalls mit *Zytostatika* oder *Radiotherapie* behandelt werden.

Bei manchen Krebsarten (Hoden-, Prostata- und Schilddrüsenkrebs) ist eine medikamentöse oder hormonelle Behandlung der Metastasen möglich. Ein längerfristiges Nachlassen der Symptome oder sogar eine Heilung ist heute häufig. Metastasen von Lungen- oder Darmkrebs sprechen weniger auf eine Therapie an; die Aussichten sind in solchen Fällen deutlich schlechter.

Karzinom, kleinzelliges

Gefährlichste, schnell metastasierende Art des *Lungenkrebses*. Diese auch Haferzellkarzinom genannte Tumorart tritt bei etwa 25 Prozent aller Lungenkrebspatienten auf. Die meisten k.n K.e sind zur Zeit der Diagnosestellung in einem inoperablen Stadium. Eine Lebensverlängerung durch einen chirurgischen Eingriff gelingt in etwa 10 Prozent aller Fälle, aber selbst für diese Patienten ist die Prognose schlecht. Die Bildung von Metastasen in anderen Körperteilen ist nahezu unausweichlich.

Das k.K. wird meist mit *Zytostatika*, gegebenenfalls in Verbindung mit *Radiotherapie*, behandelt. In letzter Zeit wurden auch *Knochenmarktransplantationen* versucht.

Karzinophobie

(Syn. Kankrophobie) Übertriebene Angst, an einer Krebskrankheit zu leiden, die in keinem Verhältnis zum tatsächlichen Risiko steht. Das Verhalten und die Lebensweise der Betroffenen ist durch diese Befürchtung einschneidend verändert. Personen, die an K. leiden, sind überzeugt, daß alle Symptome (z.B. Hautreizungen, Verstopfung oder Schluckbeschwerden) Anzeichen von Krebs sind, und suchen ärztliche Hilfe. Anstatt auf eine vernünftige Ernährung und vorbeugende Maßnahmen (z.B. Einstellen des Rauchens) zu achten, neigen sie zu extremen Verhaltensweisen, die für *Zwangshandlungen* typisch sind (z.B. langwierige Waschrituale, Vermeidung von Sozialkontakten, seltsame Eßgewohnheiten). Eine *Psycho-* oder *Verhaltenstherapie* kann helfen. (S.a. *Phobie*)

Kastoröl

s. *Rizinusöl*

Kastration

Entfernung der Hoden (s. *Orchidektomie*) oder der Eierstöcke (s. *Ovariektomie*).

Eine K. wird durchgeführt, um die erkrankte Gonade zu entfernen oder um die Mengen von *Testosteron* (von den Hoden produziertes männliches Hormon) bzw. *Östrogen* (von den Eierstöcken produziertes weibliches Hormon) im Körper zu senken. Mit Einwilligung der Patienten kann K. z.B. bei der Therapie von Brust- oder Prostatakrebs durchgeführt werden, da Östrogen das Wachstum bestimmter Arten von Brustkrebs und Testosteron das Wachstum von Prostatakrebs fördert. Eine K. im Erwachsenenalter hat keine unmittelbare Auswirkung auf die Libido (Geschlechtstrieb), obwohl langfristig das sexuelle Verlangen abnehmen kann.

In der Vergangenheit wurden Knaben kastriert, um ihre hohe Singstimme zu erhalten. Auch männliche Sklaven, die als Haremswächter dienten, wurden kastriert.

Katalepsie

Körperhaltung, bei der die Muskeln des Gesichts, des Körpers und der Glieder in einer Halbstarre verharren. K. kann mehrere Stunden anhalten; während dieser Zeit verändert sich weder der Gesichtsausdruck noch die Körperhaltung, unabhängig davon, wie unbequem sie sind. Die Betroffenen wehren sich gegen Versuche, ihre Körperhaltung zu verändern, oder verharren dann in der neuen Position. K. tritt bei Patienten mit *Schizophrenie*, *Epilepsie* oder *Konversion* auf, kann aber auch von hirnorganischen Erkrankungen oder einigen Medikamenten hervorgerufen werden.

Kataplexie
Plötzlicher Verlust der Muskelspannung, der zu einem Zusammenbruch ohne Bewußtseinsverlust führt. K. dauert in der Regel wenige Sekunden und wird durch starke Emotionen, vor allem durch Lachen, ausgelöst. Die K. – eine seltene Ursache für plötzliches, unwillkürliches Zusammenbrechen – kommt fast ausschließlich bei Patienten vor, die an *Narkolepsie* oder anderen *Schlaf*störungen leiden.

Katarakt
s. *grauer Star*

Kataraktoperation
s. *Staroperation*

Katarrh
Entzündung der *Schleimhaut* mit vermehrter Absonderung von Schleim. K. entsteht meist durch eine Infektion oder Allergie und kann die Nase (s. *Rhinitis*), das Mittelohr (s. *Mittelohrentzündung*) oder die Nasennebenhöhlen (s. *Sinusitis*) betreffen.

Katatonie
Durch abnorme Körperhaltungen gekennzeichneter Zustand. Die Betroffenen scheinen wach zu sein, machen aber freiwillig keine Bewegungen. Sie können eine starre, oft bizarre Haltung einnehmen und Veränderungsversuchen passiv widerstehen. K. ist ein Symptom einer seltenen Form von *Schizophrenie* und kommt auch bei verschiedenen hirnorganischen Erkrankungen vor.

Kater
Unangenehme Folgen, die manchmal beim Erwachen nach übermäßigem *Alkohol*konsum auftreten: Kopfschmerzen, Übelkeit, Schwindel und Niedergeschlagenheit. Die Schwere eines Katers hängt von der Menge und der Art des konsumierten Alkohols ab. Brandy und Rotwein haben z.B. einen hohen Anteil an Nebenprodukten der Alkoholgärung, die einen besonders schlimmen K. verursachen können.

Alkohol erhöht die Urinausscheidung, deshalb sind einige Symptome auf leichte Dehydratation zurückzuführen. Das Trinken großer Mengen von Wasser vor dem Einschlafen kann Abhilfe schaffen. Die Erholung von einem K. ist im allgemeinen nur eine Frage der Zeit. Alkoholiker (s. *Alkoholabhängigkeit*) können einen besonders schweren und länger anhaltenden K. haben oder unter Entzugserscheinungen leiden. (S.a. *Alkoholvergiftung*)

Katharsis
Begriff, der soviel wie Reinigung bedeutet. Als K. wird z.B. der Prozeß der Darmentleerung bezeichnet. In der *psychoanalytischen Theorie* wird das Abreagieren unterdrückter Gefühle und Erinnerungen als K. bezeichnet. Dieser Begriff wurde ursprünglich in der Psychiatrie von Sigmund Freud verwendet; er glaubte, daß die Bewußtmachung "vergessener" Erinnerungen und der damit verbundenen Emotionen von Angstzuständen, Spannungen und anderen Symptomen befreien kann.

Durch Hypnotisierung oder medikamentöse Behandlung können Patienten in einen suggestiven Zustand versetzt werden, der es ihnen ermöglicht, traumatische Erinnerungen wachzurufen und die damit verbundenen Gefühle zum Ausdruck zu bringen. Die Methode des *Psychodramas* (das schauspielerische Durchleben solcher Ereignisse) dient ebenfalls der emotionalen Befreiung der Patienten. Sie gilt als besonders erfolgreich in der Therapie von *posttraumatischen Streßreaktionen*.

Katheter
Röhrenförmiges Instrument, durch das eine Flüssigkeit abgeleitet oder verabreicht oder ein Druck auf ein Gefäß ausgeübt werden kann. K. werden häufig bei der Urinableitung aus der Blase eingesetzt (s. *Harnwegskatheterisierung*). Andere K.arten dienen zur Entnahme von Blutproben aus dem Herzen oder zur Injektion von Kontrastmitteln in die Blutgefäße bei Röntgenuntersuchungen (s. *Herzkatheterisierung*). K. werden auch zur Wiederherstellung der Durchgängigkeit oder zur Weitung von blockierten Blutgefäßen und zur Kontrolle von Blutungen verwendet. (S.a. *Ballonkatheter*)

Katzen, Erkrankungen durch
Katzen sind Träger von verschiedenen Parasiten und infektiösen Organismen, die auf Menschen übertragbar sind. Einige davon kommen nur bei Katzen vor, andere befallen auch Hunde. Eine gepflegte Katze stellt keine ernsthafte Bedrohung für die menschliche Gesundheit dar, doch sollten sich Katzenbesitzer der möglichen Probleme bewußt sein.

SPEZIFISCHE KRANKHEITEN
Die gefährlichste Krankheit, die von einer infizierten Katze übertragen werden kann, ist die *Tollwut*. Jeder, der in einem Land mit Tollwutvorkommen von einer Katze (oder einem anderen Tier) gebissen wird, sollte sofort ärztliche Hilfe suchen.

K

WIE KATZEN INFEKTIONEN ÜBERTRAGEN
Es gibt im wesentlichen drei Übertragungswege von Infektionen oder parasitären Erkrankungen.

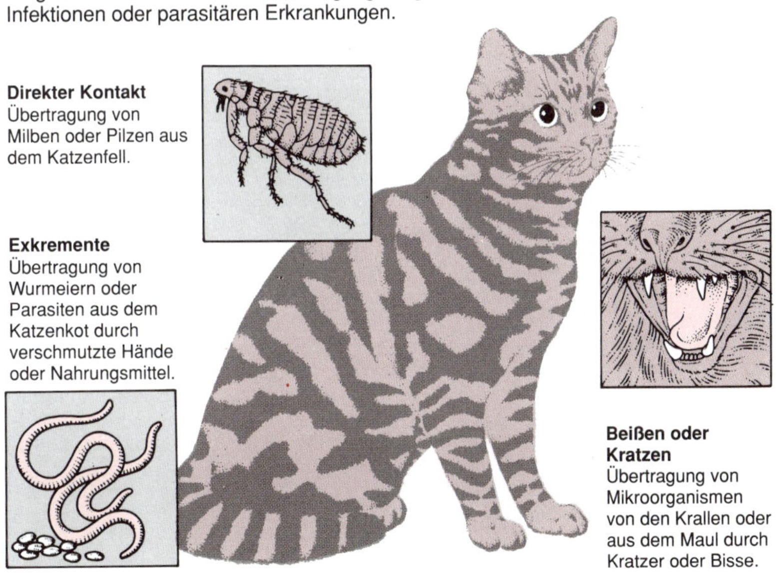
Direkter Kontakt
Übertragung von Milben oder Pilzen aus dem Katzenfell.
Exkremente
Übertragung von Wurmeiern oder Parasiten aus dem Katzenkot durch verschmutzte Hände oder Nahrungsmittel.
Beißen oder Kratzen
Übertragung von Mikroorganismen von den Krallen oder aus dem Maul durch Kratzer oder Bisse.

Katzenkratzkrankheit ist eine seltene, im allgemeinen durch Kratzer oder Bisse einer Katze übertragene Erkrankung. Die Ursache der Krankheit ist vermutlich ein noch nicht identifiziertes Bakterium.

Katzen sind häufig Träger des Protozoons (einzelligen Parasiten) *TOXOPLASMA GONDII* – des Erregers der *Toxoplasmose*. Eine Form des Parasiten findet sich in den Exkrementen der Katzen. Die Infektion ruft oft keine oder nur wenige Symptome hervor. Bei der Ansteckung während der Schwangerschaft können aber die Parasiten über die Plazenta auf den Fetus übertragen werden. In der Frühschwangerschaft kann die Infektion zu einer spontanen Fehlgeburt oder zu schweren Mißbildungen führen; in der späteren Schwangerschaft kann sie eine Schädigung des Nervensystems und manchmal auch eine Erblindung des Kindes verursachen. Deshalb sollten Schwangere keine Katzenstreu wechseln.

Katzenkot kann auch Eier des Katzenspulwurms enthalten, der wahrscheinlich die *Toxokariasis* verursacht. In seltenen Fällen kann sich eine aus einem aufgenommenen Ei geschlüpfte Larve im Auge einnisten und zur Verschlechterung der Sehschärfe oder sogar zur Erblindung führen. Am häufigsten sind Kinder betroffen, die mit Erde oder Sand gespielt haben, die von infiziertem Hunde- oder Katzenkot verschmutzt waren.

Zu den häufigsten, wahrscheinlich von Katzen übertragenen Krankheiten gehören die zahlreichen *Tinea* (Hautpilzerkrankungen), vor allem der Kopfgrind. Im Gegensatz zu Hunden entwickeln Katzen selten Symptome, doch kann man den Pilz durch eine Felluntersuchung unter UV-Licht nachweisen, da infizierte Haut und Haare fluoreszieren.

Bisse von Katzenflöhen (s. *Flohbiß*) sind nicht selten; viele Stiche, die den Mücken oder Moskitos zugeschrieben werden, sind eigentlich Flohbisse. Die Flöhe springen besonders bei warmem Wetter und wenn die Katze gerade abwesend ist, auf Menschen über. Am häufigsten betroffen sind die Fußknöchel und Unterschenkel; die Bisse können sehr störend sein.

Manche Menschen entwickeln allergische Reaktionen auf in der Luft schwebende Haut- und Fellschuppen der Tiere. Sie leiden dann gegebenenfalls unter *Asthma* oder *Nesselsucht*, wenn eine Katze im Haus ist.

VORBEUGUNG

Die Übertragung von Krankheiten durch Katzen läßt sich leicht durch Sauberkeit vermeiden – vor allem Händewaschen, wenn der Verdacht besteht, daß sie mit Katzenexkrementen verunreinigt wurden. Kleinkinder sollten möglichst nur unter Aufsicht mit Katzen und anderen Tieren spielen, solange ihnen die Risiken nicht bewußt sind. Offensichtlich kranke Tiere sollten tierärzlich behandelt werden; zur regelmäßigen Gesundheitspflege gehören auch Wurm- und Flohkuren.

Katzenkratzkrankheit

Seltene Krankheit, die meist nach einem Kratzer oder Biß durch eine Katze auftritt. Die Infektion wird vermutlich durch eine kleine Bakterienart verursacht, die noch nicht identifiziert wurde. Die Katze selbst erkrankt nicht. Drei Viertel aller Betroffenen sind Kinder; die Krankheit kommt besonders im Herbst und Winter häufig vor.

SYMPTOME

Symptome treten im allgemeinen 3 bis 10 Tage nach dem Biß oder Kratzer auf – manchmal ist keine Hautverletzung zu sehen, obwohl die Patienten von einem Kontakt zu einer Katze berichten. Hauptsymptom der K. ist ein geschwollener Lymphknoten in der Nähe der Kratzer. Der Knoten kann schmerzhaft und druckempfindlich sein und in seltenen Fällen auch eitern. Manchmal bildet sich an der verletzten Hautstelle eine kleine, infektiöse Blase. Auch Fieber, Ausschlag oder Kopfschmerzen können auftreten.

DIAGNOSE UND THERAPIE

K. wird durch *Biopsie* (Entnahme einer kleinen Gewebsprobe zur mikroskopischen Analyse) des geschwollenen Lymphknotens und durch einen Hauttest nachgewiesen. Zur Linderung von Fieber und Kopfschmerzen können *Analgetika* (Schmerzmittel) verabreicht werden. Bei schweren Entzündungen der Lymphknoten oder der Bläschen kann eine chirurgische Drainage erforderlich sein. In den meisten Fällen klingt die Infektion innerhalb von zwei Monaten vollständig ab. Die Katze muß nicht eingeschläfert werden.

Katzenschrei-Syndrom

Angeborenes Leiden mit typischer "miauender" Stimme infolge eines zu kleinen Kehlkopfs. Weitere charakteristische Merkmale sind geistige Behinderung, Gehirnmißbildungen, ein kleiner Kopf, ein ausgeprägtes Mondgesicht mit kleinem Kiefer und weit auseinanderstehenden Augen, geringes Geburtsgewicht und Kleinwüchsigkeit.

K.-S. ist selten und entsteht durch eine *Chromosomenaberration*; in den Körperzellen fehlt ein Teil eines bestimmten Chromosoms.

Eine Therapie ist nicht möglich. Das Kind benötigt besondere Pflege und Schulung, wenn es die ersten Lebensjahre übersteht. (S.a. *genetische Beratung*)

Kauakt

s. *Mastikation*

Kaudal

Bezeichnung für eine Position im unteren Bereich der Wirbelsäule. K. bedeutet wörtlich "steißwärts".

Kaudalanästhesie

Art des *Nervenblocks*, bei der ein Lokalanästhetikum in den unteren Bereich des Wirbelkanals (Rückenmarkskanal in der Wirbelsäule) eingespritzt wird. K. wird manchmal in der Geburtshilfe oder bei gynäkologischen Eingriffen eingesetzt.

Kaumuskelkrampf

s. *Trismus*

Kausalgie

Anhaltende, brennende Schmerzen, meist in einem Arm oder Bein. Die Haut über der schmerzenden Stelle kann gerötet und druckempfindlich oder auch bläulich und feuchtkalt sein.

K. entsteht meist als Folge einer Nervenverletzung durch eine tiefe Schnittwunde, einen Knochenbruch oder einen Schuß. Manchmal werden die Schmerzen durch emotionale Faktoren oder sogar durch normale Sinneswahrnehmungen wie Berührung oder einen kalten Luftzug verstärkt.

In der Regel gibt es bei K. keine zufriedenstellende Therapie, bei einigen Patienten hilft aber eine *Sympathektomie* (operative Nervendurchtrennung).

Kaustisch

Bezeichnung für Substanzen, die eine ätzende Auswirkung auf Körpergewebe oder einen beißenden Geschmack haben; z.B. Natriumhydroxid (Ätznatron), Höllenstein (Lapis infernalis).

K.e Substanzen können Körpergewebe zerstören und sollten daher nicht ohne angemessenen Schutz, z.B. Gummihandschuhe, verwendet werden. Wenn eine k.e Chemikalie mit der Haut oder dem Auge in Berührung kommt, sollte sie sofort mit fließendem Wasser ausgewaschen werden. Dabei ist darauf zu achten, daß sie nicht auf andere Hautbereiche oder in das andere Auge gespült wird.

Kauterisation

Anwendung eines erwärmten Instruments oder *kaustischen* Mittels am Gewebe zur Gewebszerstörung, Blutstillung oder Förderung der Heilung.

Früher wurde die K. häufig zur Beseitigung von *Hämorrhoiden*, zur Behandlung von *Portioerosion* und zur Blutstillung bei Operationen eingesetzt. Heute wird K. hauptsächlich durch die wirksamere und anwendungsfreundlichere

K

Elektrokoagulation (Verwendung von Hochfrequenzstrom) ersetzt. Chemikalien, wie z.B. Argentum nitricum (Höllenstein), werden noch immer zur Verätzung von *Warzen* benutzt.

Kavität, Zahn
s. *Zahnkavität*

Kawasaki-Syndrom
Akute, auch mukokutanes lymphonodales Syndrom genannte Kinderkrankheit, die viele Körperorgane in Mitleidenschaft zieht. Das K.-S. wurde erstmals in den 60er Jahren in Japan beobachtet. Es tritt aber auch immer häufiger in westlichen Ländern auf. Meist erkranken die Kinder während der ersten zwei Lebensjahre. Die Ursache ist unbekannt.

SYMPTOME

Das erste Anzeichen der Krankheit ist Fieber, das meistens ein bis zwei Wochen anhält. Weitere typische Symptome sind *Konjunktivitis* (Bindehautentzündung), trockene und spröde Lippen und geschwollene *Lymphknoten* im Nacken. Gegen Ende der ersten Krankheitswoche werden die Handflächen und Fußsohlen rot, und die Hände und Füße schwellen an, außerdem tritt ein masernähnlicher Ausschlag am ganzen Körper auf. Gegen Ende der zweiten Woche schält sich die Haut an den Fingerspitzen und Zehen; die übrigen Symptome lassen nach.

THERAPIE UND PROGNOSE

Bei K.-S. gibt es keine direkte Therapie. Um mögliche Herzkomplikationen zu vermeiden, kann *Aspirin* eingesetzt werden. Die meisten Kinder erholen sich vollständig. In 1 bis 2 Prozent der Fälle tritt jedoch nach der akuten Krankheitsphase ein plötzlicher Tod ein, der meist auf eine *koronare Herzkrankheit* zurückzuführen ist.

Kehldeckel
s. *Epiglottis*

Kehlkopf
s. *Larynx*

Kehlkopfentfernung
s. *Laryngektomie*

Kehlkopfentzündung
s. *Laryngitis*

Kehlkopfkrebs
s. *Larynxkarzinom*

Kehlkopfnerv
s. *Laryngeus*

Kehlkopfspiegelung
s. *Laryngoskopie*

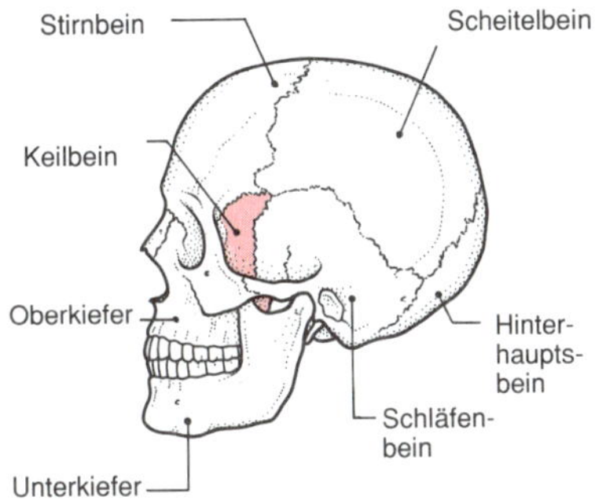

Lage des Keilbeins
Das K. ist ein keilförmiger Knochen, der vor dem Schläfenbein an der Schädelbasis liegt.

Keilbein
1. (*F.* Os sphenoidale) Zentraler, keil- (bzw. wespen-) förmiger unpaarer Knochen der Schädelbasis mit Verbindungen zum Stirn-, Hinterhaupts- und Schläfenbein, bestehend aus einem Körper (der die mit Luft gefüllte K.-Höhle als Nasennebenhöhle enthält), den davon beiderseits abgehenden kleinen und großen K.-Flügeln (Ala major und minor) und den nachgerichteten Flügelfortsätzen (Processus pterygoidei). Die K.-Flügel beteiligen sich an der Bildung der knöchernen Augenhöhle (Orbita) und bilden Durchtrittsstellen für die meisten Hirnvenen. Der K.-Körper weist an der inneren Schädelbasis eine Grube (*F.* Fossa hypophysialis, Türkensattel) zur Aufnahme der Hirnanhangsdrüse auf.
2. Ossa cuneiformia; Sammelbezeichnung für die drei Keilbeine der distalen Fußwurzelreihe (s. Abbildung S. 372).

Keim
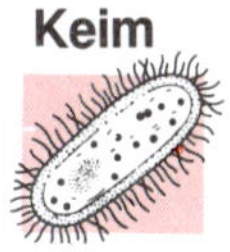
Bezeichnung für jede Art von krankheitserregenden Mikroorganismen, z.B. *Viren* oder *Bakterien*. In der Medizin werden als K. auch einfache, undifferenzierte Zellen bezeichnet, die sich zu spezialisiertem Gewebe entwickeln können (z.B. das befruchtete Ei und dessen erste Entwicklungsstadien).

Keimdrüsen
Geschlechtsdrüsen (*F.* Gonaden) – die *Hoden* des Mannes und die *Eierstöcke* der Frau. Die im Hodensack liegenden Hoden produzieren Sperma und das Hormon *Testosteron*. Die Eierstöcke im Bauchraum geben in der Regel jeden Monat ein Ei (Ovum) abwechselnd aus dem rechten oder linken Eierstock frei. Sie produzieren auch die Hormone *Östrogen* und *Gestagen*.

Die Tätigkeit der K. wird von *Gonadotropinen* gesteuert, die von der Hirnanhangsdrüse ausgeschüttet werden.

Keimfreiheit
s. *Asepsis*

Keimzelltumor
Tumor, der aus unreifen Samenzellen im Hoden oder aus unreifen Eizellen in den Eierstöcken entsteht. Ein Seminom ist eine Art von Keimzelltumoren (s. *Hodenkarzinom*).

Keloid
Wulstige, harte, unregelmäßig geformte, juckende Hautnarbe. Ein K. entsteht während der Narbenbildung durch Ablagerungen von überschüssigem *Kollagen* (ein zähes, faseriges Protein). K.e sind bei dunkelhäutigen Rassen häufiger als bei hellhäutigen.

K.e können überall am Körper entstehen, treten aber am häufigsten über dem Brustbein (Sternum) und an der Schulter auf. Die Narbe vergrößert sich zuerst und wirkt manchmal unansehnlich. Nach einigen Monaten flachen aber die meisten K.e ab und hören auf zu jucken.

Eine Injektion von *Kortikosteroiden* direkt in das K. kann den Juckreiz lindern und sein Zusammenziehen bewirken. Ein chirurgisches Entfernen ist oft nicht sinnvoll, da sich häufig an der neuen Narbe wieder ein K. bildet.

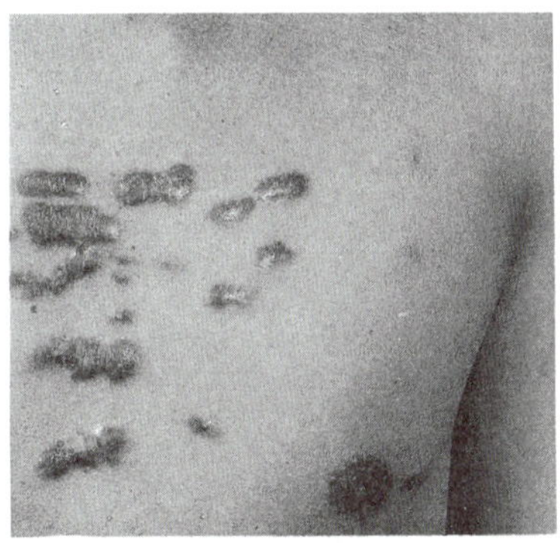

Keloide über dem Brustbein
Die Wucherungen des Narbengewebes verflachen meist nach einigen Monaten oder Jahren und sind dann weniger auffällig.

Kephalgie
s. *Kopfschmerz*

Kephalhämatom
Ausgedehnte, weiche Schwellung auf dem Kopf eines Neugeborenen. Sie wird verursacht durch einen Bluterguß zwischen den Knochen des Hirn*schädels* (Kranium) und der umhüllenden, faserigen Haut (Periost oder Pericranium). Die Schwellung entsteht während der Entbindung, wenn der auf den Kopf des Kindes ausgeübte Druck zum Platzen von kleinen Blutgefäßen führt. Das viel-

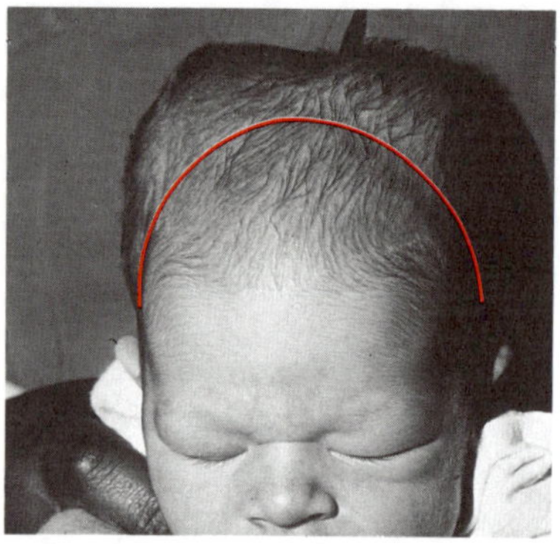

Beidseitiges Kephalhämatom
Dieses Kind wurde mit einem beidseitigen Kephalhämatom am Hinterkopf geboren. Die rote Linie auf dem Foto zeigt den normalen Kopfumfang.

leicht beunruhigend aussehende Kephalhämatom ist ungefährlich und erfordert keine Behandlung.

Ein Kephalhämatom soll jedoch nicht unnötig berührt werden. Wenn der Bluterguß resorbiert wird, läßt die Schwellung allmählich nach; das kann allerdings in manchen Fällen mehrere Wochen dauern.

Keratin

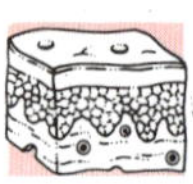

Faseriges Protein; Hauptbestandteil der äußersten Schicht der *Haut*, der *Nägel* und der *Haare*. K. ist ein zäher, gegen viele Chemikalien und Umwelteinflüsse beständiger Stoff.

Keratitis

Entzündung der *Kornea* (der transparenten Hornhaut des Auges), im Gegensatz zur *Keratopathie* (nichtentzündliche Erkrankungen der Kornea). Die häufigste Form einer K. ist das *Hornhautgeschwür*. Bei der K. interstitialis, die bei 70 Prozent der Jugendlichen mit angeborener *Syphilis* vorkommt, greift die Entzündung auf tiefgelegene Korneaschichten über.

Symptome der K. sind u.a. Augenschmerzen, gesteigerter Tränenfluß, Sehstörungen und Photophobie (Lichtscheu als Folge von erhöhter Blendempfindlichkeit). Bei langanhaltender K. wachsen Blutgefäße in die Hornhaut ein.

Keratoakanthom

Harmloses Hautknötchen, das sich meist auf dem Gesicht oder den Armen älterer Menschen bildet.

Ein K. ähnelt zunächst einer kleinen runden Warze mit weichem Zentrum. Es wächst rasch, etwa acht Wochen, bis zu einem Durchmesser von ca. 2 cm. Das reife Knötchen hat wulstartige Ränder und kann in der Mitte weißlich erscheinen. Ohne Behandlung verschwindet das K. langsam, nachdem es das Reifestadium erreicht hat. In den meisten Fällen ziehen die Patienten jedoch eine chirurgische Entfernung des K.s vor.

K.e sind relativ häufig. Ihre Ursache ist nicht bekannt; sie treten etwas häufiger bei Personen auf, die jahrelang starkem Sonnenlicht ausgesetzt waren, sowie bei Langzeitanwendung von *Immunsuppressiva*.

Um ein K. von einem *Plattenepithelkarzinom* (einer Hautkrebsart) unterscheiden zu können, kann die mikroskopische Untersuchung einer kleinen Gewebsprobe erforderlich sein.

Keratoconjunctivitis sicca

Hartnäckige Trockenheit der Hornhaut (*Kornea*) und der *Bindehaut* als Folge unzureichender Tränenproduktion. K.s. entsteht bei Störungen des Immunsystems (s. *Autoimmunkrankheiten)* wie z.B. *Polyarthritis*, *Sjögren-Syndrom* und systemischem *Lupus erythematodes*. Bei allen diesen Krankheiten können die Tränendrüsen geschädigt werden. Die anhaltende Trockenheit der Hornhaut kann zu Sehstörungen, Augenbrennen, Jukken und einem Gefühl von einem Fremdkörper im Auge führen. In schweren Fällen kann es zu *Hornhautgeschwüren* oder Narbenbildung auf der Hornhaut kommen. Die wirksamste Therapie ist die häufige Verwendung von künstlichem Filmbildner (s. *Tränenersatz*).

Keratokonjunktivitis

Entzündungen der Hornhaut (*Kornea*) und der *Bindehaut* des Auges. Die häufigste Form ist die von einem Virus hervorgerufene K. epidemica, die auch zu schmerzhaften Schwellungen der kleinen, vor dem Ohr gelegenen *Lymphknoten* führt. K. epidemica ist hochinfektiös und wird meist durch die gemeinsame Verwendung von Handtüchern sowie durch unsterile Instrumente oder Augentropfen übertragen.

K. ist oft eine schwere Erkrankung, mit deutlicher Rötung, Schwellung oder Zerstörung der obersten Schicht der Bindehaut. Sie hinterläßt auf der Bindehaut eine weißliche Membrane. 7 bis 10 Tage nach Beginn der Krankheit bilden sich in der Hornhaut winzige milchige, schneeflockenähnliche Punkte. Sie können monatelang bestehen bleiben und manchmal zu Sehstörungen führen.

Für die K. epidemica gibt es keine spezifische Therapie. Die Trübung der Hornhaut kann manchmal durch *Kortikosteroid*haltige Augentropfen eingeschränkt werden. (S.a. *Keratoconjunctivitis sicca*)

Keratokonus

Erbliche Entwicklungsstörung, die zu einer zentralen, kegelförmigen Aufdehnung der Hornhaut (*Kornea*) führt. Beide Augen sind betroffen.

K. beginnt meist in der Pubertät und verursacht eine zunehmende *Myopie* (Kurzsichtigkeit) und fortschreitenden *Astigmatismus*, der durch eine Brille nicht völlig ausgeglichen werden kann. Harte Kontaktlinsen verbessern im Anfangsstadium die Sehschärfe, sind jedoch bei fortschreitender Krankheit weniger wirksam.

Verschlechtert sich das Sehvermögen deutlich, so daß Kontaktlinsen nicht mehr helfen, wird meist eine *Hornhauttransplantation* durchgeführt. Der Ergebnis einer Transplantation ist im allgemeinen ausgezeichnet.

Keratolytika

(z.B. *Remederm*®)

Medikamente zur Aufweichung und Auflösung der hornartigen Außenschicht der Haut, die hauptsächlich aus *Keratin* (einem zähen Protein) besteht. K., zu denen Präparate mit *Harnstoff* und *Salizylsäure* gehören, werden für die Behandlung von Krankheiten der Haut und Kopfhaut verwendet, z.B. *Warzen*, *Hornschwielen*, *Akne*, *Schuppen* und *Schuppenflechten*.

Keratomalazie

Durch schweren *Vitamin-A*-Mangel hervorgerufene Augenkrankheit, mit Trübung und Geschwürbildung auf der Hornhaut. Häufig kommt es zur Perforation der Hornhaut, was oft zum Verlust des Auges durch Infektionen führt. Keratomalazie ist eine häufige Ursache der Erblindung in Entwicklungsländern. Unter der Krankheit leiden meist nur extrem unterernährte Kinder. In den Industrieländern kommt Keratomalazie sehr selten vor.

Länger andauernder Vitamin-A-Mangel verursacht zunächst Sehschwäche in der Dämmerung, starke Austrockung der Augen und einen typischen schaumigen Fleck in den Bindehautecken. Weitere Symptome können ein sandiges Gefühl unter den Augenlidern und erhöhte Lichtempfindlichkeit sein.

Die Behandlung mit hohen Vitamin-A-Dosen in diesem Stadium beseitigt die Folgen des Mangels. Unbehandelt führt K. zu irreparablen Schäden und oft zur Erblindung.

Keratopathie

Allgemeine Bezeichnung für eine Vielzahl von Erkrankungen der Hornhaut des Auges (*Kornea*).

Aktinische K. ist eine Schädigung der äußeren Hornhautschicht durch *ultravioletttes Licht*, entweder durch die Sonne oder durch künstliche Lichtquellen wie Lichtbogenschweißgeräte oder UV-Lampen. Bei dieser Form löst sich die äußere Hornhautschicht häufig ab, wodurch die Nervenenden freigelegt und starke Schmerzen verursacht werden. Bei Skifahrern oder Bergsteigern wird dieses Phänomen als Schneeblindheit bezeichnet.

Die sog. Expositions-K. entsteht, wenn die Hornhaut nicht ausreichend durch den Tränenfilm oder durch den Lidschlagreflex geschützt wird. Dies ist z.B. der Fall bei einer Reihe von Krankheiten, bei denen das Augenlid die Hornhaut nicht vollständig bedeckt, wie z.B. schwerer *Exophthalmus*, *Fazialisparese* und *Ektropium*.

Keratoplastik

s. *Hornhauttransplantation*

Keratose

Oberbegriff für Hautkrankheiten, die durch vermehrte oder gestörte Produktion von *Keratin*, dem Hauptbestandteil der obersten Hautschicht, gekennzeichnet sind. Einige K.n sind erblich bedingt.

FORMEN

Seborrhoische Keratosen

Diese Form wird auch als seborrhoische Warze oder "Alterswarze" bezeichnet. Sie äußert sich als verschieden dunkle, rauhe und manchmal warzenähnliche Hauterscheinung. Die obere Kruste löst sich gelegentlich ab. Sie sind meist am Rumpf lokalisiert und völlig harmlos.

Licht-Keratosen

Diese Flecken werden auch Seemanns- bzw. Landmannshaut genannt. Sie treten an den dem Sonnenlicht ausgesetzten Körperpartien auf und sind hautfarben bis rötlich und leicht geschuppt. Selten entwickeln sie sich nach Jahren zu einem *Plattenepithelkarzinom*.

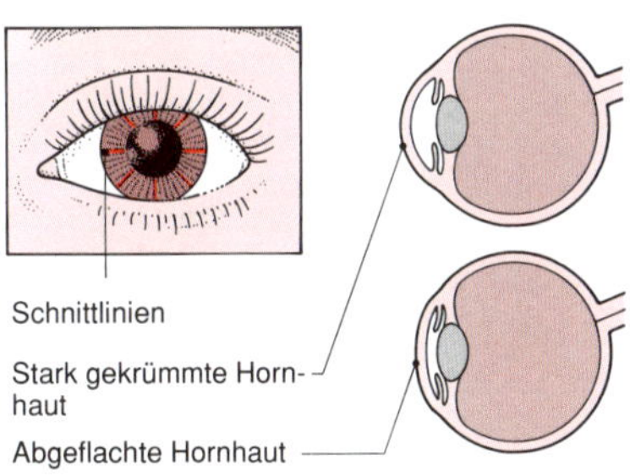

Verfahren der Keratotomie
Die Hornhaut wird achtfach oder noch öfter radial eingeschnitten, wobei der zentrale Bereich ausgelassen wird. Durch die Narbenkontraktion während der Heilung wird die Hornhaut flacher und weniger lichtbrechend.

THERAPIE

Seborrhoische K.n müssen nur aus kosmetischen Gründen behandelt werden, Licht-K.n wegen der Gefahr der Entartung zu Hautkrebs in jedem Fall. Beide Hauterscheinungen werden in der Regel mittels *Kürettage* entfernt.

Keratosis pilaris

Häufige Hautkrankheit, bei der rauhe Hautstellen an Oberarmen, Oberschenkeln und am Gesäß entstehen. Durch *Keratin* (ein faseriges Protein, Hauptbestandteil der äußeren Hautschicht) werden die Öffnungen der Haarfollikel verstopft und vergrößert; die darin wachsenden Haare können sich verformen.

K.p. hat die Tendenz, familiär aufzutreten, am häufigsten bei größeren Kindern, Jugendlichen und fettleibigen Menschen. Sie verschlimmert sich oft im Winter. K.p. ist harmlos und verschwindet meist von selbst. In schweren Fällen können die Krankheitssymptome gelindert werden durch Einreiben der betroffenen Stellen mit einer Mixtur aus Salicylsäure und Weichparaffin; auch das Abreiben mit einem Luffaschwamm kann helfen.

Keratotomie, radiale

Verfahren, bei dem strahlenförmige Einschnitte in die Hornhaut des Auges eingebracht werden (bis knapp vor der innersten Schicht), um Kurzsichtigkeit (*Myopie*) zu korrigieren.

Die r. K. bringt unterschiedliche Ergebnisse und ist nicht immer von anhaltender Wirkung. Es können auch schwere Komplikationen auftreten. Das Verfahren wird nicht empfohlen, wenn die Sehschwäche mit Brillen oder Kontaktlinsen korrigiert werden kann.

Kerion

Pilzerkrankung, von der meistens die Kopfhaut befallen wird und die sich durch eine rote, pustelige Schwellung äußert (s. *Tinea*). Die Entzündung klingt im allgemeinen nach 6 bis 8 Wochen ab, kann aber in schweren Fällen Narben hinterlassen und einen dauerhaften Haarverlust an den betroffenen Regionen verursachen. Zur Behandlung wird auf die erkrankte Stelle eine *antimykotische* Salbe (s. *Antimykotika*) aufgetragen und ein Antibiotikum (*Griseofulvin*) verordnet.

Kern

(*F.* Nucleus) Mittelpunkt, zentraler Teil eines Objekts. Der Kern einer lebenden *Zelle* ist eine runde Struktur etwa in der Mitte der Zelle. Im Zellkern befinden sich *Chromosomen*, die zum größten Teil aus *Nukleinsäure* bestehen und für die Steuerung der Zellfunktionen verantwortlich sind. Der Zellkern ist von einer Membran umgeben, in der sich Poren befinden, durch die verschiedene Substanzen aus dem Kern in das Zytoplasma (den übrigen Teil der Zelle) und umgekehrt hindurchtreten können. Der Kern eines Atoms (Atomkern) setzt sich aus Protonen und Neutronen zusammen und macht fast die gesamte Masse eines Atoms, aber nur einen geringen Teil seines Volumens aus. Durch Veränderungen der Masse und Struktur von Atomkernen wird *Kernenergie* freigesetzt.

Als Nervenk. wird eine Gruppe von *Neuronen* (Nervenzellen) im Gehirn oder im Rückenmark bezeichnet, die bei der Ausübung einer bestimmten Funktion zusammenwirken (auch Ganglion).

Kernenergie

K. – auch als Atomenergie bezeichnet – ist die Energie, die durch Veränderungen in Atomkernen entsteht. Sie wird in Form von Wärme, Licht und ionisierender *Strahlung* – z.B. Gamma-Strahlen – freigesetzt.

K. kann auf natürlichem Wege entstehen – etwa beim spontanen Zerfall natürlich vorkommender radioaktiver Stoffe (z.B. in Uranerzen) oder bei Kernreaktionen, die in der Sonne und anderen Sternen ablaufen. K. wird auch künstlich in Kernreaktoren und durch Explosionen von Atomwaffen freigesetzt.

Kernikterus

Seltene Erkrankung, bei der bestimmte Hirnzentren (sog. Kerne) von Neugeborenen – besonders bei Frühgeburten – infolge einer schweren Gelbsucht (s. *Neugeborenengelbsucht*) geschädigt werden. Ein K. kann durch eine unverzügliche Behandlung der Gelbsucht verhindert werden.

Neben den Symptomen der Gelbsucht stellt sich bei dem kranken Kind eine zunehmende Apathie ein. Außerdem ist für den K. eine bestimmte Haltung charakteristisch: Das Baby beugt den Rükken und den Nacken nach hinten.

Ein unbehandelter K. endet meist innerhalb der ersten Lebenswoche tödlich. In leichteren Fällen kann das Kind überleben, doch stellen sich dauerhafte Hirnschäden ein, die zur sog. *zerebralen Kinderlähmung* führen können.

Kernspinresonanz

s. *NMR*

Kernspin(resonanz)-tomographie

(MRT) Diagnoseverfahren, das qualitativ hochwertige Bilddarstellungen (Querschnitte und dreidimensionale Darstellungen) einzelner Organe und Körperstrukturen liefert, ohne den Einsatz von *Röntgen-* oder anderen Strahlen.

WIE ES FUNKTIONIERT

Während der Aufnahme liegt der Patient in einem starken zylindrischen Magnet. Unter normalen Bedingungen sind die Kerne der Wasserstoffatome, die sich im Körper befinden, wahllos in alle Richtungen orientiert. In dem Magnetfeld richten sie sich jedoch parallel zueinander aus, wie Reihen winziger Magnete. Wird diese Anordnung durch einen starken Radiowellen-Impuls kurzfristig gestört, kehren die Kerne anschließend wieder in die parallele Ausrichtung zurück und geben dabei einen meßbaren elektromagnetischen Impuls ab.

Magnetspulen im Gerät nehmen diese Signale auf. Signale, die aus unterschiedlichen Gewebearten kommen, haben eine unterschiedliche Intensität; ein Computer verarbeitet sie zu einer Querschnitts- oder dreidimensionalen Abbildung. Wasserstoffreiche Gewebe (z.B. Fett) ergeben helle Flächen; Gewebearten, die wenig oder kaum Wasserstoff enthalten (z.B. Knochen), erscheinen dunkel.

WARUM ES GEMACHT WIRD

K.-Bilder sind in vielerlei Hinsicht den von der *Computertomographie* gelieferten Bildern ähnlich, doch erscheinen bei der K. die Kontraste zwischen gesunden und erkrankten Geweben viel deutlicher.

K. ist besonders bei Untersuchungen des Gehirns und des Rückenmarks hilfreich. Die in der Computertomographie relativ schlecht zu unterscheidende weiße und graue Masse ist bei der K. deutlich zu erkennen und klar abgegrenzt. K. liefert scharfe Bilder von Gehirn- und Rückenmarkstumoren. Auch der innere Aufbau des Auges und des Ohres ist in der K. klar und deutlich zu sehen.

K. erstellt zudem detaillierte Bilder des Herzens und größerer Blutgefäße, stellt den Blutstrom dar und wird erfolgreich auch bei Untersuchungen von Gelenken und Weichgeweben eingesetzt, besonders am Knie. Bei der Darstellung von Organen in der Bauchhöhle sind die Vorzüge der K. nicht so ausgeprägt.

SO WIRD ES GEMACHT

K. wird meist ambulant durchgeführt. Während der Untersuchung darf sich der Patient nicht bewegen; Kindern wird deshalb manchmal eine Vollnarkose verabreicht. Eine K. dauert in der Regel etwa eine halbe Stunde.

RISIKEN

Risiken oder Nebenwirkungen der K. sind bisher nicht bekannt. Dieses Verfahren verwendet keine Strahlung und kann daher ohne negative Auswirkungen für den Patienten wiederholt durchgeführt werden. Träger von Herzschrittmachern,

KERNSPIN(RESONANZ)TOMOGRAPHIE (MRT)

Dieses wertvolle Diagnoseverfahren wird seit den frühen 80er Jahren eingesetzt. Der Patient liegt in einem starken Elektromagnet und wird kurzen Impulsen starker Magnetfelder und Radiowellen ausgesetzt. Diese Impulse stimulieren die Wasserstoffkerne im Gewebe des Patienten zur Abgabe elektromagnetischer Signale, die von einem Computer aufgezeichnet und zu einem "Schichtbild" des Körpers verarbeitet werden.

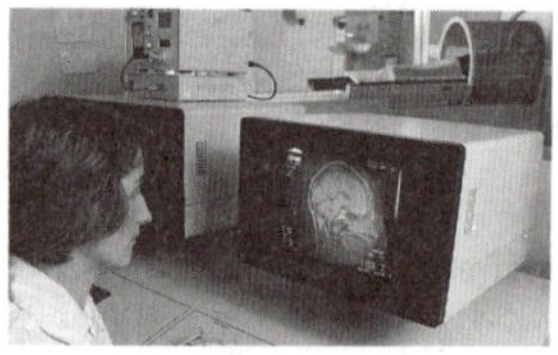

Kernspintomographie-Computer
Ein an den MRT-Scanner angeschlossener Rechner erstellt ein Bild des gerasterten Bereichs; dieses wird auf einem Bildschirm sichtbar.

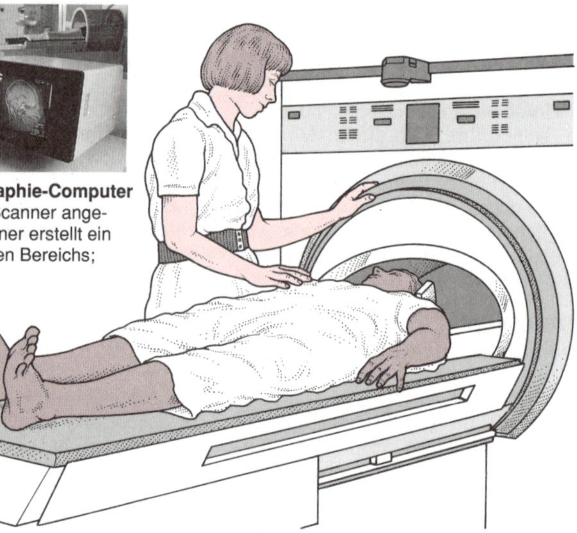

ABTASTVERFAHREN

Ein Kernspintomographie-Scanner besteht aus einem starken Elektromagneten, einem Radiowellensender und einem Radiowellenempfänger. Eine Körperebene wird gewählt und der Elektromagnet eingeschaltet.

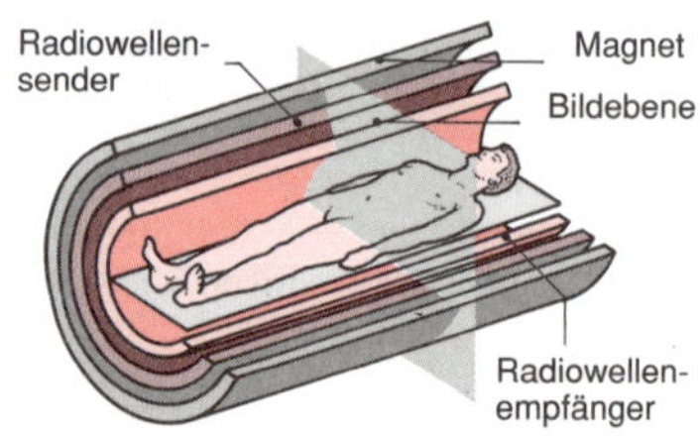

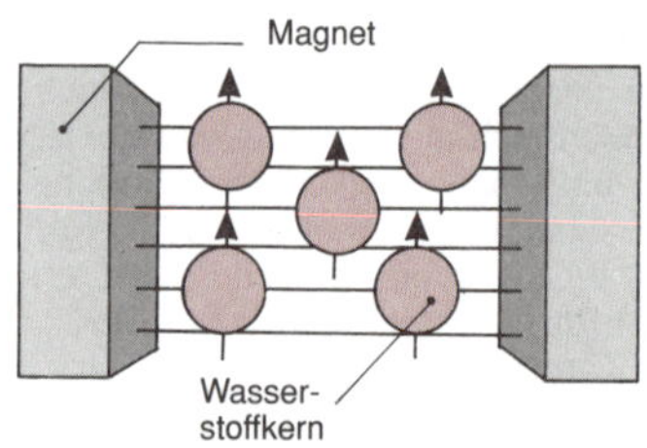

1 Normalerweise sind die Kerne der Wasserstoffatome im Körper wahllos ausgerichtet. Unter dem Einfluß des starken Magnetfelds ordnen sie sich jedoch alle in eine Richtung.

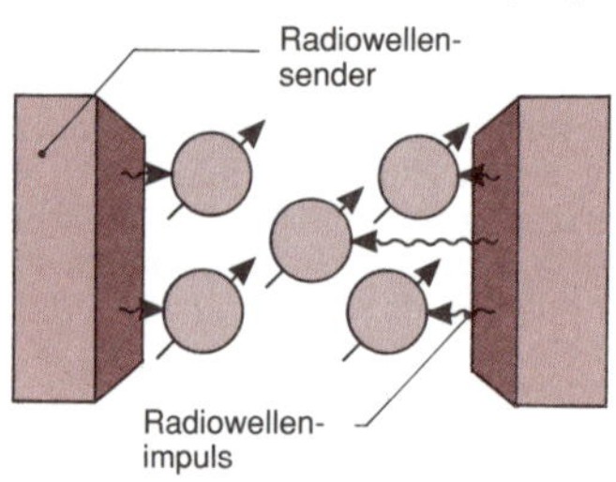

2 Danach wird diese Ausrichtung der Wasserstoffkerne durch starke Impulse von Radiowellen gestört.

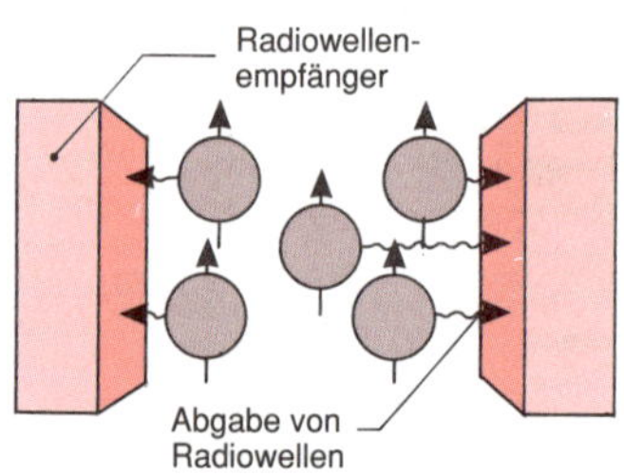

3 Millisekunden später richten sich die Protonen wieder parallel aus und geben dabei schwache elektromagnetische Signale ab, die von dem Radiowellenempfänger aufgezeichnet werden.

Hörgeräten u. ä. müssen davon jedoch den Arzt unterrrichten, da die Geräte durch das Verfahren evtl. beschädigt werden könnten.

PROGNOSE

K. ist eine teure, noch nicht überall verfügbare Untersuchungsmethode. Eine Weiterentwicklung dieses Verfahrens – die sog. Kernspinresonanz-Spektroskopie – soll künftig die Eigenschaften anderer chemischer Elemente im Körper (z.B. von Phosphor und Kalzium) nutzen. Forscher erwarten, daß diese Methode in Zukunft auch Informationen über die Funktion der Organe liefern wird.

Ketoconazol

(z.B. *Nizoral®* +)

Orales *Antimykotikum* zur Behandlung schwerer *Mykosen* (Pilzinfektionen) der Lunge, des Gehirns, der Niere und der Lymphdrüsen. K. wird auch örtlich zur Behandlung von *Candidiasis* (Soor) der Haut, des Mundes oder der Scheide eingesetzt, wenn andere Antimykotika nicht ansprechen. K.tabletten können Übelkeit (die bei einer Einnahme mit Nahrungsmitteln vermindert werden kann), Ausschläge und – in seltenen Fällen – Leberschädigungen hervorrufen.

Ketoprofen

(z.B. *Orudis®* +)

Nichtsteroidales Antiphlogistikum, das als *Analgetikum* (Schmerzmittel) bei der Behandlung von Weichteilverletzungen (z.B. von Muskeln oder Bändern) verschrieben wird. K. wird auch verabreicht zur Linderung von Gelenkschmerzen und -steifheit bei Patienten mit Arthritisformen wie z.B. *Polyarthritis*, *Osteoarthritis* und ankylosierender Spondylitis (s. *Spondylitis, ankylosierende*).

K. kann Schmerzen im Bauchraum, Übelkeit und Verdauungsstörungen hervorrufen und das Risiko eines *peptischen Geschwürs* erhöhen.

Ketose

Erkrankung, bei der sich im Körper übermäßige Mengen von Ketonen ansammeln. Ketone sind chemisch mit Azeton verwandt, das in Lösungsmitteln – z.B. in Nagellackentferner – enthalten ist. Die Krankheit entwickelt sich, wenn keine Glukose zur Verfügung steht und der Körper als Energiequelle Fette verbraucht. Dadurch gelangen Fettsäuren, die in Ketone umgewandelt werden, in das Blut.

Eine K. kann durch Fasten oder Hungern entstehen, aber auch ein unbehandelter oder schlecht eingestellter *Diabetes mellitus* (bei dem wegen Insulinmangels die Verwertung von Glukose als Brennstoff nicht möglich ist) kann K. auslösen. Zu den Symptomen und Anzeichen der K. gehören ein süßlicher, "fruchtig" riechender Atem, Appetitlosigkeit, Übelkeit, Erbrechen und Bauchschmerzen. Unbehandelt kann K. zu Verwirrtheit, Bewußtlosigkeit und schließlich zum Tod führen.

K. kann mit einem Urintest nachgewiesen werden. Die Krankheit wird genauso wie Diabetes behandelt. Wenn Fasten oder Hungern Ursache der K. ist, wird der Patient schrittweise an eine nährstoffreiche Diät gewöhnt.

Keuchhusten

s. *Pertussis*

Kiefer

s. *Oberkiefer*; *Unterkiefer*

Kieferbruch

s. *Kieferfraktur*

Kieferchirurgie

Teilgebiet von Chirurgie und Zahnheilkunde, das sich mit der operativen Behandlung von Verformungen, Verletzungen oder Erkrankungen von Zähnen, Kiefer und anderen Teilen des Mundes beschäftigt.

Alle Kieferchirurgen haben ein medizinisches und zahnmedizinisches Studium sowie eine Fachausbildung in Kiefer- und Gesichtschirurgie absolviert.

Zu den von Kieferchirurgen durchgeführten zahnmedizinischen Behandlungen gehören u.a. die Extraktion festsitzender Weisheitszähne (s. *impaktierte Zähne*) und die Entfernung eines Zahns samt umliegendem Knochen zur besseren Anpassung von Gebissen.

Zu den komplizierteren Eingriffen gehören z.B. Operationen, bei denen Kiefermißbildungen und Fehlstellungen des Gebisses korrigiert werden, Operationen zur Wiederherstellung gebrochener Kiefer, plastische Chirurgie zur Korrektur von Lippen-Kiefer-Gaumen-Spalten und die Entfernung gut- und bösartiger Geschwülste aus der Mundhöhle.

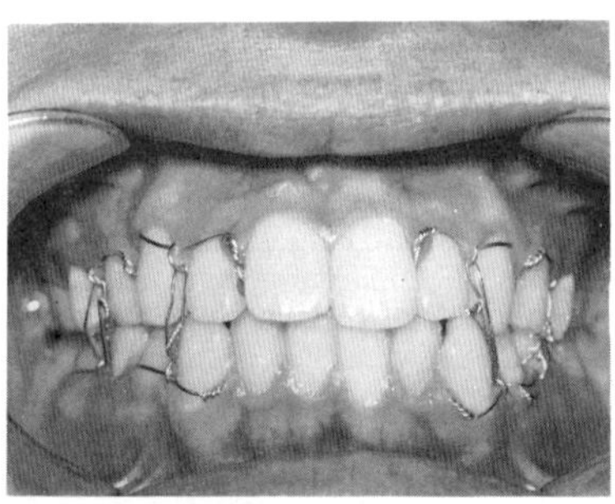

Kieferdrahtumschlingung
Acht Zahnpaare wurden durch Drähte miteinander verbunden, um den Kiefer während der Heilung eines Knochenbruchs ruhigzustellen.

Kieferdrahtumschlingung

Ruhigstellung des Kiefers durch Metalldrähte zur Heilung einer *Kieferfraktur* oder als Teil einer Therapie gegen *Fettleibigkeit*. Bei der am häufigsten verwendeten Methode werden dünne, haarklammerförmige Drähte mit einer Öse in der Mitte jeweils um nebeneinanderliegende Zähne geschlungen; etwa sechs Drähte werden an den Zähnen am Ober- und Unterkiefer befestigt. Die Drähte werden dann durch die gegenüberliegenden oberen und unteren Ösen gezogen und verdrillt, um den Kiefer in einer starren Position zu halten.

Bei Frakturbehandlungen wird der Kiefer etwa sechs Wochen lang mit einer K. ruhiggestellt. Zur Förderung der Gewichtsabnahme wird der Kiefer bis zu einem Jahr verdrahtet. In beiden Fällen können die Patienten nicht kauen und nur dünn- oder dickflüssige Nahrung zu sich nehmen. Zur Gewichtsreduzierung wird die Kalorienzahl überwacht, und die Patienten stehen unter ärztlicher Aufsicht. Diese Art der Diätbehandlung ist zwar während der K. wirksam, doch wird der Erfolg zunichte gemacht, wenn die Übergewichtigen danach wieder zu ihren früheren Eßgewohnheiten zurückkehren.

Kieferfraktur

*Unterkiefer*brüche sind meistens Folge eines direkten Schlags ins Gesicht. Bedingt durch die Form des Kiefers bricht häufig nicht nur die Stelle, wo der Betroffene den Schlag erhalten hat, sondern auch das andere Ende des Kiefers.

SYMPTOME

Ist der Kieferknochen nur angebrochen, sind unter Umständen die einzigen Anzeichen Druckempfindlichkeit, Schmerzen beim Kauen und eine leichte Kiefersteife. Bei komplizierten K.en können die Zähne gelockert oder beschädigt, die Kieferbewegungen stark eingeschränkt und die Lippe gefühllos sein.

DIAGNOSE UND THERAPIE

Bei Verdacht auf eine K. wird von der betroffenen Stelle eine Röntgenaufnahme gemacht (s. *Röntgenstrahlen*). Geringfügige K.en heilen in der Regel spontan.

Bei schwereren K.en, bei denen Knochen verschoben wurden, ist eine Operation erforderlich. Die Knochen bzw. -splitter werden zunächst wieder in die richtige Stellung gebracht. Stark beschädigte Zähne müssen unter Umständen entfernt werden. Der Kiefer wird während der Heilung ruhiggestellt, meist

K

durch Drahtumschlingung der oberen und unteren Zahnreihe (s. *Kieferdrahtumschlingung*). Für zahnlose Patienten können spezielle Zahnprothesen als Halterung für die Drähte hergestellt werden.

Einige K.en können durch Kieferdrahtumschlingung nicht ausreichend ruhiggestellt werden. In solchen Fällen wird der Kieferknochen durch einen Einschnitt in die Haut freigelegt; in jeden Knochenteil werden Löcher gebohrt und Metallplatten (Titan) verbindend eingeschraubt. Die Haut wird anschließend vernäht.

REKONVALESZENZ

Bei einer Drahtumschlingung der Zähne erhalten die Patienten flüssige Nahrung. Die Drähte werden in der Regel nach etwa sechs Wochen, die Platten nach einem Jahr entfernt.

Kiefergelenk

(*F.* Articulatio temporomandibularis; Temporomandibulargelenk) Gelenkige Verbindung zwischen *Unterkiefer* (Mandibula) und Schläfenbein (Os temporale).

K

Kiefergelenk-Syndrom

Schmerzen und Beschwerden im Bereich des Kopfes, des Kiefers und des Gesichts. Sie entstehen vermutlich dadurch, daß die *Kiefergelenke* und die beteiligten Muskeln und Bänder nicht richtig zusammenarbeiten (Dysgnathie).

URSACHEN

Häufige Ursache ist eine Verkrampfung der Kaumuskeln, die oft durch Zähneknirschen (*F.* Bruxismus) bei emotionaler Anspannung entsteht. Auch ein fehlerhafter Biß, der die Kaumuskeln zusätzlich belastet, kann ein K.-S. hervorrufen.

Die Verschiebung des Kiefers infolge einer Kiefer-, Kopf- oder Nackenverletzung kann ebenso ein K.-S. hervorrufen; in seltenen Fällen ist auch *Osteoarthritis* (Gelenkdegeneration) die Ursache.

SYMPTOME

Anzeichen eines K.-S.s sind Kopfschmerzen, druckschmerzhafte Kaumuskeln und starke, dumpfe Schmerzen im Gesicht, die im Bereich der Ohren schärfer werden. Schwierigkeiten und Knacken beim Öffnen und Schließen des Mundes, *Kiefersperre* oder Schmerzen beim Kauen erfordern eine gründliche zahnärztliche Untersuchung, falls diese Symptome über längere Zeit hinweg auftreten.

THERAPIE

In den meisten Fällen zielt die Therapie auf die Beseitigung des Muskelkrampfes und auf Schmerzlinderung ab. Hilfreich ist das Einwirken von feuchter Wärme auf die schmerzenden Regionen, die Einnahme von *Muskelrelaxantien*, ferner die Massage der Muskeln, das Ausweichen auf weiche Nahrung oder auch die Anwendung einer Aufbißschiene während des Schlafens, wodurch Zähneknirschen oder ein Zusammenbeißen der Zähne verhindert wird. Auch *Biofeedback-Training* und Entspannungsübungen können helfen.

Manchmal muß der Biß durch eine Schiene, andere *kieferorthopädische Apparate* oder durch eine Anpassung der Kauflächen (durch Abschleifen einzelner Zähne) korrigiert werden. In besonders schweren Fällen wird ein chirurgischer Eingriff an einem oder beiden Kiefergelenken versucht.

LAGE DES KIEFERGELENKS

Das Unterkieferköpfchen vollführt Dreh-Gleit-Bewegungen an den Gelenkflächen des Schläfenbeins (Gelenkgrube und -höckerchen).

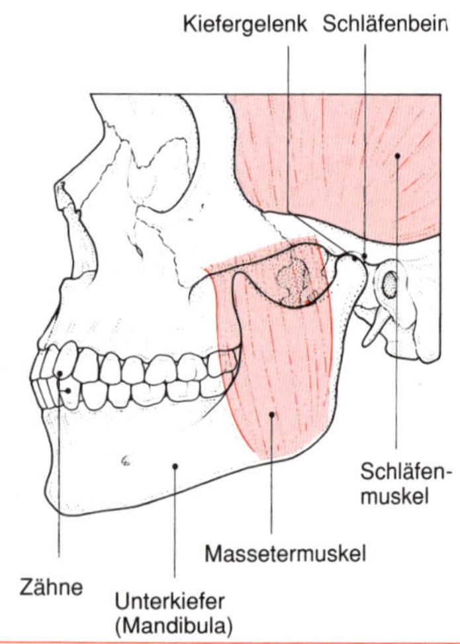

Kieferknochenplastik

Kieferchirurgischer Eingriff zur Entfernung von Höckern und zur Glättung unebener Stellen am Kieferknochen. K. wird gemacht, wenn der Kiefer nicht glatt genug ist für die problemlose Anpassung oder das bequeme Tragen eines künstlichen Gebisses.

Kleinere Eingriffe können unter Lokalanästhesie durchgeführt werden, doch meistens ist eine Vollnarkose erforderlich (s. *Anästhesie, zahnärztliche*). Das Zahnfleisch wird eingeschnitten und zurückgeschoben, so daß der unebene Knochen freigelegt wird; anschließend wird er in die gewünschte Form gebracht. Zum Schluß wird das Zahnfleisch wieder über den Knochen gezogen und die Wunde vernäht. Bei dem Eingriff kann es zu Quetschungen und Schwellungen in der Mundhöhle kommen, doch innerhalb von zwei Wochen heilt das Zahnfleisch meist ab.

Kieferluxation

Verrenkung ("Herausspringen") des Unterkiefers aus einem oder beiden *Kiefergelenken*. Eine K. wird meist durch einen Schlag oder Gähnen hervorgerufen.

K.en kommen von allen Verrenkungen am häufigsten vor; das hängt damit zusammen, daß das Kiefergelenk verhältnismäßig instabil ist. War es einmal verrenkt, kommt es oft zu weiteren Kieferluxationen.

SYMPTOME

Bei einer K. treten Schmerzen im Bereich des Ohres an der betroffenen Seite (evtl. an beiden Seiten) auf; der Unterkiefer ist nach vorne geschoben. Der Betroffene kann den Mund nicht schließen, wodurch es zu Speichelfluß und Schwierigkeiten beim Essen und Sprechen kommt.

THERAPIE

Der verrenkte Kiefer kann leicht von einer anderen Person eingerenkt werden: Man muß sich dazu vor den Patienten stellen, an beiden Seiten den Daumen auf die unteren Backenzähne des Betroffenen auflegen und fest nach unten drükken. Der Unterkiefer springt dann meist in die richtige Stellung zurück. Um Verletzungen beim Zusammenklappen der Zähne zu vermeiden, sollte man sich vorher die Daumen mit einem Stück Stoff umwickeln.

Bei wiederholten K.en kann eine Operation zur Stabilisierung des Kiefers erforderlich werden – z.B. eine Verstärkung der Bänder. Allerdings ist eine solche Operation selten eine endgültige Lösung des Problems.

Kieferorthopädie

Zweig der Zahnheilkunde, der sich mit der Vermeidung und Behandlung von *Okklusionsstörungen* (nicht gut aufeinander passenden oberen und unteren Zahnreihen) beschäftigt. Meistens werden Kinder und Jugendliche behandelt, weil sich die Zähne und Kiefer noch in der Entwicklung befinden und verschoben werden können. Doch auch Erwachsene können von einer kieferorthopädischen Behandlung profitieren.

Zur genauen Diagnose der Okklusionsstörungen kann manchmal das Anfertigen eines Zahnabdrucks (s. *Abdruck, dentaler*) erforderlich sein, damit der Kieferorthopäde feststellen kann, wie sich die Zähne beim Zusammenbeißen berühren. *Röntgen*aufnahmen des Kopfes ermöglichen eine Beurteilung der Position der Zähne in bezug auf die Gesichtsknochen; ein Röntgenbild der Kiefer dient zur Untersuchung ihrer Beschaffenheit und Position.

Im Rahmen einer kieferorthopädischen Behandlung werden Anomalien der

Zahnstellung durch einen sanften, von *kieferorthopädischen Apparaten* (Zahnspangen) ausgeübten Druck korrigiert. In manchen Fällen ist es notwendig, vorher einige Zähne zu ziehen (häufig handelt es sich um die vorderen Backenzähne), um mehr Platz für die zu verschiebenden Zähne zu schaffen.

Kieferorthopädische Apparate

Als Zahnspangen bezeichnete Vorrichtungen, die zur Korrektur von *Okklusionsstörungen* dienen. Besonders häufig werden sie Kindern und Jugendlichen verordnet, deren Zahn- und Kieferentwicklung noch nicht abgeschlossen ist.

WARUM ES GEMACHT WIRD

Zahnspangen werden im allgemeinen zur Korrektur der Zahnstellung eingesetzt – vor allem, wenn die Zähne unregelmäßig und zu dicht zusammengedrängt sitzen (s. *Zahnengstand*) oder wenn die Zähne nach außen gespreizt, nach innen gekippt oder seitlich verdreht sind. Häufig werden Zahnspangen auch zur Regulierung eines Überbisses (s. *vorstehende Zähne*) eingesetzt. Mit einer Zahnspange können die oberen und unteren Backenzähne verschoben werden, wenn eine Kieferfehlstellung einen korrekten Biß verhindert und beim Kauen stört.

ARTEN

Feste Zahnspangen

Eine feste Zahnspange kann der Träger nicht herausnehmen – sie übt einen stetigen Druck auf die Zähne aus, die auf diese Weise in jede beliebige Richtung verschoben werden können. In der Regel wird eine feste Zahnspange angepaßt, wenn viele Zähne reguliert werden sollen; sie wird meistens an allen Zähnen der entsprechenden Zahnreihe befestigt. Der einzelne Zahn wird dabei von einem festen, bogenförmigen Stahldraht verschoben, der genau einstellbar ist und an jedem Zahn durch eine Klammer gefädelt wird.

Um auf bestimmte Zähne einen zusätzlichen Druck ausüben zu können, sind einige Klammern mit kleinen Häkchen versehen, an denen über Nacht ein Zuggurt befestigt werden kann, der um den Kopf gespannt wird.

Feste Zahnspangen bleiben so lange angepaßt, bis sich die Zähne in der richtigen Position befinden – das kann ein Jahr oder auch länger dauern. Anschließend kann für einige Monate oder Jahre das Tragen einer festen oder herausnehmbaren Platte erforderlich sein, die die Zähne in der richtigen Stellung hält, bis – im frühen Erwachsenenalter – das Wachstum von Zähnen und Kiefer abgeschlossen ist.

Feste Zahnspangen ermöglichen eine präzisere Steuerung der Zahnverschiebungen als herausnehmbare Zahnspangen, doch ihre Anpassung und genaue Einstellung ist aufwendiger. Außerdem lagert sich an dieser Art von Zahnspangen *Plaque* an, wodurch das Sauberhalten des Gebisses erschwert wird.

Manchmal werden sog. "unsichtbare" Zahnspangen eingesetzt: Sie werden an die innere Seite der Zahnreihe (auf der Zungenseite) angepaßt.

Herausnehmbare Zahnspangen

Herausnehmbare Zahnspangen werden verwendet, wenn nur wenige Zähne oder lediglich ein Zahn in die richtige Position gebracht werden müssen. Diese Zahnspangen bestehen aus einer Kunststoffplatte, die an den Gaumen oder – seltener – an den Boden der Mundhöhle angepaßt wird und über den Backenzähnen verankert ist. Der Druck auf die entsprechen-

WIE KIEFERORTHOPÄDISCHE APPARATE FUNKTIONIEREN

Die Zahnfächer (Alveolen) lassen sich durch nachhaltigen Druck auf die Zähne ausgesprochen leicht verändern. Diesen Druck erzeugen feste oder herausnehmbare Zahnspangen. Selbst ein sanfter Druck in eine bestimmte Richtung verschiebt die Zähne. Bei der Bewegung der Zähne verändert sich auch der Knochen, so daß die neue Stellung stabil wird.

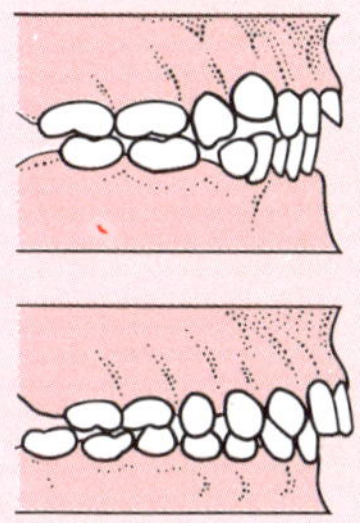

Zahnengstand
Wenn sich Zähne auf zu kleinem Raum drängen, führt dies oft zu Okklusionsstörungen. Durch die Entfernung einiger Zähne wird Platz geschaffen; die übrigen Zähne werden in eine geordnete Zahnreihe gebracht.

FESTE ZAHNSPANGEN

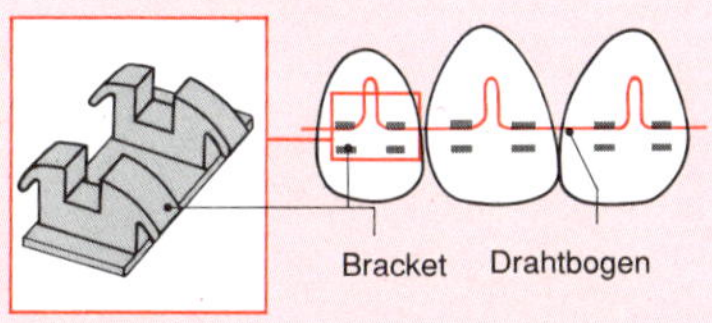

Brackets und Drähte
Brackets sind feste Vorrichtungen, die auf die äußere Oberfläche der Zähne zementiert werden. An ihnen befinden sich Einkerbungen, in denen die Drähte befestigt werden können.

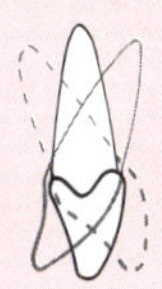

Durch eine sorgfältige Anpassung von Drähten und Federn kann in jede erforderliche Richtung Druck ausgeübt werden, der den Zahn in die gewünschte Position verschiebt.

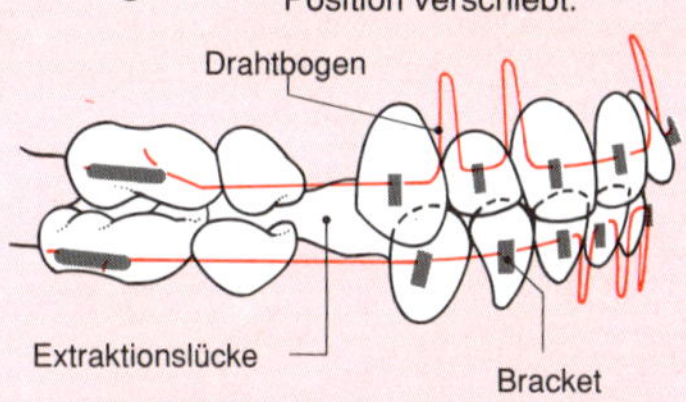

1 Zähne werden gezogen, um Platz zu schaffen; eine Zahnspange wird angefertigt, um die Ausrichtung der restlichen Zähne zu korrigieren und die Lücken dazwischen zu schließen.

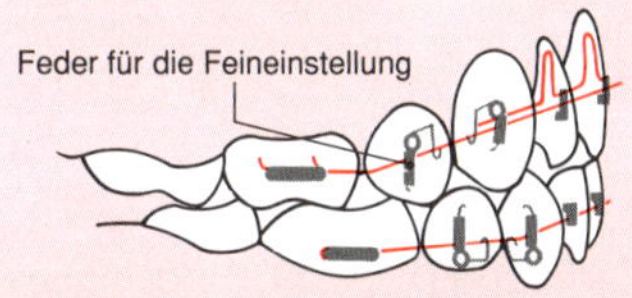

2 Nach Ausrichtung der oberen und unteren Zahnreihe wird die Zahnspange so eingestellt, daß durch das Kippen oder Drehen der Zähne ein gutes Aussehen und ein funktionsgerechter Biß gewährleistet ist.

HERAUSNEHMBARE ZAHNSPANGEN

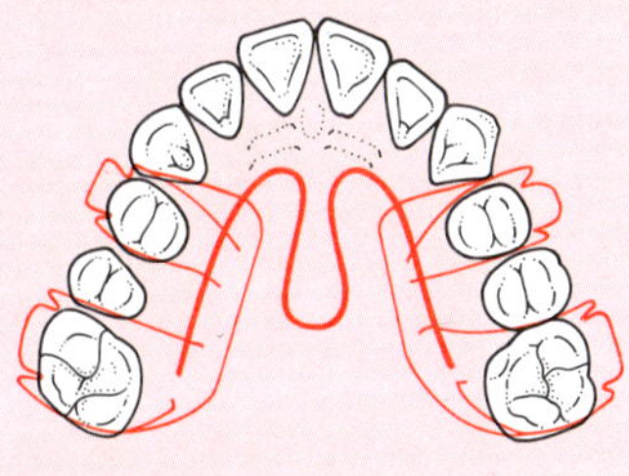

Sind leichter zu reinigen und stören weniger als feste Zahnspangen, sind aber u.U. beim Sprechen hinderlich. Ihre Wirksamkeit hängt von gewissenhaftem Tragen ab. Die abgebildete Zahnspange übt Druck nach außen auf die Seitenzähne aus.

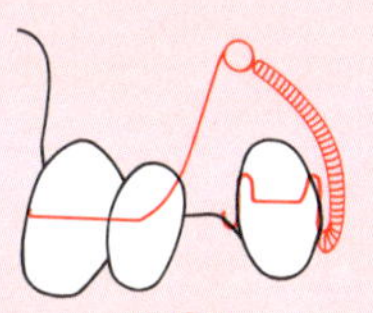

Drahtschlingen
Der Druck dieser einfachen Drahtfeder bewirkt die Verschiebung des Zahnes. Viele sind wesentlich komplizierter.

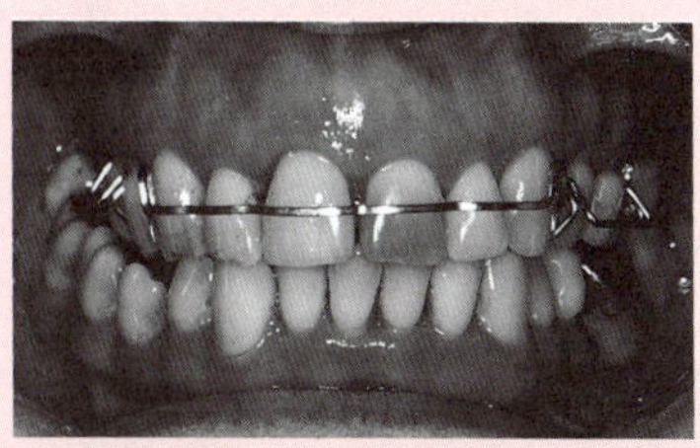

Herausnehmbarer Bügel
Eine der vielen Variationen einer Zahnspange. Diese übt seitlich Druck auf die Zähne aus, richtet sie gerade und verschiebt sie nach außen.

den Zähne wird dann über eine Drahtschlinge oder eine Schraube u.ä. ausgeübt; diese sind fest in die Platte eingebaut. Manchmal werden auch Gurte, die um den Kopf gespannt werden, an der Zahnspange befestigt, um den Druck auf die Zähne zu steigern. Bei Kindern, deren Gesichtswachstum noch nicht abgeschlossen ist, wird auch eine besondere Art herausnehmbarer Zahnspangen verwendet. Hier handelt es sich um zwei miteinander verbundene Kunststoffplatten – eine für den Ober- und eine für den Unterkiefer –, die den Kiefer gegen den Zug der Muskeln leicht unter Spannung setzen und so die Zähne mit der Zeit in die gewünschte Position drücken.

Mögliche Nachteile der herausnehmbaren Zahnspangen sind Behinderungen beim Sprechen durch die sperrige Zahnspange und die Gefahr, daß sie zu oft herausgenommen werden, so daß sie nicht richtig wirken können.

K

Kieferorthopädische Operationen

Operationen zur Korrektur von Kieferdeformationen und schweren *Okklusionsstörungen* (die obere und untere Zahnreihe passen beim Zusammenbeißen nicht gut aufeinander), die mit Kieferdeformationen unweigerlich einhergehen.

SO WIRD ES GEMACHT

K.O., für die im allgemeinen ein Krankenhausaufenthalt erforderlich ist, werden unter Vollnarkose (s. *Anästhesie, Allgemein-*) durchgeführt.

Ein vorstehender Unterkiefer kann gekürzt werden, wenn an beiden Seiten je ein Teil des Kiefers entfernt wird. Ein zu kurzer Kiefer kann korrigiert werden, indem der Knochen auf beiden Seiten durchgetrennt wird; anschließend wird der vordere Kieferteil nach vorne geschoben. Die Lücken werden durch Transplantation von Knochengewebe aus anderen Teilen des Körpers geschlossen.

Nach der Reposition müssen die Kieferknochen häufig bis zur vollständigen Heilung fixiert werden (s. *Schienung, Zähne*).

Kiefersperre

(*F.* Trismus) Schmerzhafter Krampf der Kiefermuskeln, der das Öffnen des Mundes schwierig oder unmöglich macht. K. ist eines der häufigsten Symptome bei Wundstarrkrampf (s. *Tetanus*).

Kieferverrenkung

s. *Kieferluxation*

Kiemenbögen, Mißbildungen

Gruppe von Mißbildungen infolge einer Fehlentwicklung der für die Gesichts- und Halsentwicklung verantwortlichen Kiemenbögen beim *Embryo*. Dazu gehören unter anderem branchiogene Zysten und Fisteln.

Eine branchiogene Zyste ist eine weiche Schwellung mit einem Durchmesser von 2 bis 5 cm, die zu Beginn des Erwachsenenalters seitlich am Nacken erscheint. Die Schwellung enthält eine klare oder eiterähnliche Flüssigkeit, die reich an Cholesterin ist.

Die Diagnose wird bestätigt, wenn in einer Flüssigkeitsprobe, die mit einer Hohlnadel aus der Zyste entnommen wird, Cholesterinkristalle nachgewiesen werden. Branchiogene Zysten werden operativ entfernt.

Eine branchiogene Fistel ist ein – normalerweise nicht vorhandener – röhrenförmiger Gang, der von der seitlichen Rachenwand zur Außenseite des Halses führt und dort in einer kleinen Öffnung mündet. Meist wird die Fistel bereits bei der Geburt entdeckt. Wenn die Öffnung am Hals nicht bis zur Rachenwand reicht, handelt es sich um eine Kiemengangfistel; sie kann angeboren sein oder durch Infektionen und das Platzen einer branchiogenen Fistel entstehen. Branchiogene Fisteln und Kiemengangfisteln können Schleim oder Eiter absondern; in diesem Fall können sie operativ entfernt werden.

Kilojoule

Energiemenge von 1 000 *Joule*; die Abkürzung lautet kJ. Eine kcal (Kilokalorie) entspricht ca. 4,2 kJ.

Kilokalorie

Die Energiemenge, die 1 000 *Kalorien* entspricht; abgekürzt auch als kcal geschrieben. In der Ernährungslehre wird eine Kilokalorie manchmal einfach als Kalorie bezeichnet (Abkürzung Cal).

Kindbett

(*F.* Puerperium) s. *Wochenbett*

Kindbettfieber

Infektionen, die im Genitaltrakt innerhalb von zehn Tagen nach einer Geburt, Fehlgeburt oder Abtreibung entstehen. K. ist selten; es kommt bei ein bis drei Prozent aller Schwangerschaften vor. Die Infektion beginnt in der Regel in der Scheide und greift dann auf die Gebärmutter über.

URSACHEN

K. kann von Bakterien verursacht werden, die normalerweise in der Vagina vorkommen und harmlos sind. Sie können aber eine Erkrankung hervorrufen, wenn die Widerstandskraft der Frau geschwächt ist oder wenn Plazentagewebe im Genitaltrakt verbleibt. Die Infektion kann auch von Bakterien verursacht werden, die von anderen Teilen des Körpers oder von außen in den Geburtskanal eindringen.

SYMPTOME UND THERAPIE

Die wichtigsten Anzeichen des K.s sind Fieber, übelriechender Wochenfluß (*Lochien*), Kopfschmerzen, Schüttelfrost und Schmerzen im Unterleib.

Wenn die Infektion auf die Eileiter übergreift (s. *Salpingitis*), kann dies zum Eileiterverschluß und zur Unfruchtbarkeit (*Infertilität*) führen. Eine weitere Ausbreitung der Infektion kann zu *Peritonitis* und *Septikämie* führen, die ohne Notbehandlung nach kurzer Zeit tödlich sind.

Zur Behandlung werden *Antibiotika* eingesetzt, und das gegebenenfalls noch zurückgebliebene Plazentagewebe wird entfernt.

Kinder, Erziehungsbeistand

Fachübergreifendes Beratungsangebot für Kinder, die unter emotionalen Problemen oder *Verhaltensstörungen* leiden wie schlechten Schulleistungen, Anpassungs- oder Kontaktproblemen in der Schule und zu Hause. Anlaufstellen sind die Sozialämter. Bei Problemen wie Gesetzesübertretungen oder *Drogenmißbrauch* schalten die Sozialämter entsprechende Beratungsstellen mit ein.

WO MAN HILFE BEKOMMT

Spezialisten aus verschiedenen Fachgebieten beraten die Kinder und ihre Familien und kümmern sich ggfs. um die Überweisung an zur Diagnose und evtl. Therapie geeignete Fachkräfte.

Psychiater sind Mediziner mit besonderem Interesse an psychischen Störungen und einer Fachausbildung für die Behandlung seelischer Probleme. Ihre Methoden reichen von der Psychotherapie bis zur – bei Kindern selten eingesetzten – medikamentösen Behandlung.

Klinische- und Schulpsychologen sind nichtärztliche Fachleute, deren Hauptaufgabe in der Diagnose und Beurteilung durch Intelligenz- und Persönlichkeitstests besteht. Sie können auch die Fortschritte eines Kindes während einer Therapie einschätzen. Viele klinische Psychologen bieten auch Psychotherapie an.

Auch psychiatrisch geschulte Sozialarbeiter sind nichtärztliche Spezialisten. Sie sind eigens für den Umgang mit familiären Problemen und Beziehungen innerhalb der Familie ausgebildet. In manchen Fällen überträgt man ihnen das Sorgerecht für Kinder mit schweren Persönlichkeits- oder Familienproblemen.

Diese Fachleute arbeiten oft in den pädiatrischen Abteilungen der Krankenhäuser, in Schulen für Lernbehinderte oder in speziellen Kinderkliniken eng zusammen.

SO WIRD ES GEMACHT

Es gibt verschiedene Methoden der Diagnostik und Therapie, je nach dem Alter des Kindes und seinem Problem. Bei kleineren Kindern eignet sich v.a. die Spieltherapie zur Diagnosestellung (Beobachtung des Verhaltens während des Spiels) und auch zur Therapie, indem man ein Umfeld schafft, in dem das Kind seine Empfindungen frei äußern kann.

Bei älteren Kindern versucht man es oft mit einer Beratung oder Psychotherapie. Bei Kindern, die in der Schule zurückbleiben oder Lernschwierigkeiten haben, ist unter Umständen eine Untersuchung ihrer intellektuellen Fähigkeiten erforderlich.

Gruppentherapie kann bei älteren Kindern eingesetzt werden. In einer Gruppe entwickeln sich verschiedene Interaktionen; unter der Führung fachlich qualifizierter Gruppenleiter können diese untersucht und diskutiert werden, um den Kindern Einsichten in ihre Probleme zu verschaffen.

Familientherapie kann in den Fällen empfohlen werden, in denen Konflikte oder Schwierigkeiten zwischen dem Kind und einem oder beiden Elternteilen aufgetreten sind.

Kinderlähmung

s. *Poliomyelitis*

Kindesentwicklung

Kinder erwerben körperliche, geistige und soziale Fähigkeiten in gut erkennbaren Entwicklungsphasen. Obwohl die Geschwindigkeit des Fortschritts bei jedem Kind anders ist, entwickeln die meisten Kinder bestimmte Fähigkeiten in einem vorhersehbaren Alter (s. Kasten nächste Seite).

FAKTOREN, DIE DIE ENTWICKLUNG BEEINFLUSSEN

Ein Kind kann nur dann bestimmte Fertigkeiten erlernen, wenn sein Nervensystem reif dafür ist. Die für die Entwicklungsreife benötigte Zeit ist bei jedem Menschen genetisch bestimmt und wird von der Umwelt – in der Gebärmutter und nach der Geburt – beeinflußt. So z.B. laufen und sprechen Mädchen oftmals früher als Jungen. Zu früh geborenen Kindern fehlt ein Teil der Wachstumszeit im Uterus; die für ihre Entwicklung benötigte Zeit sollte ab dem errechneten Geburtstermin und nicht ab der tatsächlichen Geburt berechnet werden.

Das Seh- und Hörvermögen spielen in der Entwicklung des Kindes eine große Rolle; Störungen beeinflussen seine Fähigkeit zu beobachten, zuzuhören, zu lernen und nachzuahmen. Auch die Intelligenz beeinflußt die K., vor allem den Spracherwerb und die Fähigkeit, Muskeln für präzise Bewegungsabläufe (z.B. Halten eines Bleistifts) zu koordinieren.

Die häusliche Umgebung hat einen bedeutenden Einfluß auf die Entwicklung bestimmter Fertigkeiten. Für die Sprachentwicklung und die Einübung neuer körperlicher Fähigkeiten ist das Spielen mit Altersgenossen von grundlegender Bedeutung. Die gemeinsame Erziehung mit anderen Kindern bringt für ein zwei- bis dreijähriges Kind eine Fülle neuer Anregungen.

WIE EIN KIND FÄHIGKEITEN ENTWICKELT

Die bei der Geburt vorhandenen unbewußten Reflexe (s. *Reflex, frühkindlicher*) verschwinden allmählich, wenn das Kind lernt, willentlich zu handeln. Nach und nach entwickelt es ausreichende Muskelkraft und -kontrolle für bewußte Handlungen. Die Fähigkeit, einzelne Körperteile zu kontrollieren, entwickelt sich oft aus zunächst anscheinend nicht zusammenhängenden Bewegungen. Bei den meisten Kindern beginnt die körperliche Entwicklung mit der Steuerung des Kopfes, dann folgen Arme, Rumpf und Beine. Bis zum selbständigen Laufen müssen mehrere Entwicklungsstufen erreicht werden: das Liegen mit erhobenem Kopf, freies Sitzen, Krabbeln, freies Stehen und die ersten Schritte.

Von der Geburt an üben Säuglinge die Koordination der Hände und Augen. Sie beobachten Gegenstände, lernen zu fokussieren und Entfernungen abzuschätzen. Sie erkennen die Verbindung zwischen Sehen und Greifen durch Beobachten ihrer Hände. Bei älteren Kindern kann die Koordination zwischen den Händen und Augen und zwischen dem Körper und den Gliedern z.B. durch Ballspiele gefördert werden.

Neugeborene teilen ihre Bedürfnisse durch Schreien mit. Nachdem das Seh- und Hörvermögen ausreichend entwikkelt ist, beobachtet das Kind aufmerksam den Mund der Eltern und lernt zu lächeln. Es hört ihnen auch beim Sprechen zu, bevor es selbst versucht, Laute nachzuahmen. Ein Kind konzentriert sich auf das Erlernen einer neuen Fähigkeit und vergißt dabei manchmal andere, vor kurzem erworbene Fertigkeiten. Sie kommen aber irgendwann später wieder zum Vorschein.

ENTWICKLUNGSPHASEN

Die Entwicklung eines Kindes wird von Fachleuten aufgrund der Fortschritte in vier Hauptbereichen beurteilt: Bewegungen; Hören und Sprechen; Sehen und Feinmotorik und schließlich das Spiel- und Sozialverhalten. Die meisten Kinder erwerben die einzelnen Fähigkeiten etwa in der gleichen Reihenfolge; so kann z.B. ein Kind nicht stehen, bevor es sitzen kann. Es gibt aber deutliche Unterschiede in der Zeit, die für das Erlernen der einzelnen Fähigkeiten benötigt wird. Eine gezielte Untersuchung durch Spezialisten ist jedoch nur dann erforderlich, wenn die Fortschritte des Kindes deutlich unter dem Durchschnitt liegen oder die Eltern aus einem anderen Grund besorgt sind (s. *Entwicklungsverzögerung*).

Kindesmißhandlung

Jede Form der körperlichen oder seelischen Züchtigung eines Kindes durch Handlungen oder Unterlassungen, die tatsächlich oder möglicherweise Schädigungen der Gesundheit, des Wohlbefindens oder der Entwicklung des Kindes hervorrufen bzw. das Kind unnötigen Gefahren oder Qualen aussetzen. K. umfaßt auch den sexuellen Mißbrauch von Kindern.

Heute werden immer häufiger Fälle von K. aufgedeckt, was wahrscheinlich nicht nur auf eine stärkere Verbreitung der K., sondern auch auf ein verstärktes Problembewußtsein zurückzuführen ist.

K. kommt in allen Gesellschaftsschichten vor, in den unteren Gesellschaftsschichten scheint sie häufiger aufzutreten, möglicherweise aufgrund der größeren Belastungen, die Familien mit einem schlechten Lebensstandard tragen müssen, wenn sie keine Unterstützung erhalten. In höheren sozioökonomischen Schichten ist K. wahrscheinlich weniger leicht erkennbar.

Meist werden die Kinder von einem Elternteil mißhandelt, doch können auch Stiefeltern, Freunde oder Partner der Eltern, Betreuer oder Geschwister die Täter sein.

URSACHEN

Menschen, die in ihrer Kindheit und Jugend selbst benachteiligt oder mißhandelt wurden, neigen anscheinend dazu, ihre eigenen Erfahrungsmuster zu wiederholen und ihre Kinder auch zu mißhandeln. Besonders wahrscheinlich ist dies, wenn solcherart belastete Menschen bereits in jungen Jahren Eltern werden, wenn sie noch zu unreif und unerfahren sind, um mit den Belastungen und Anforderungen fertig zu werden, die ein Kleinkind stellt. *Alkoholabhängigkeit*, *Drogenabhängigkeit* oder seelische Störungen sind weitere Ursachen für K., da sie sich negativ auf die Selbstkontrolle der Eltern auswirken können.

Ein unerwünscht geborenes Kind kann einem erhöhten Mißhandlungsrisiko ausgesetzt sein, ebenso wie ein Kind, dessen Bindung an die Mutter bei der Geburt gestört wurde.

ENTWICKLUNG DES KINDES

MOTORISCHE FÄHIGKEITEN

Mit 6 Monaten heben Kinder Kopf und Brust und drehen sich vom Bauch auf den Rücken und umgekehrt. Sie können mit Unterstützung sitzen, auf und nieder wippen und, wenn man ihnen hilft, ihre Beine belasten.

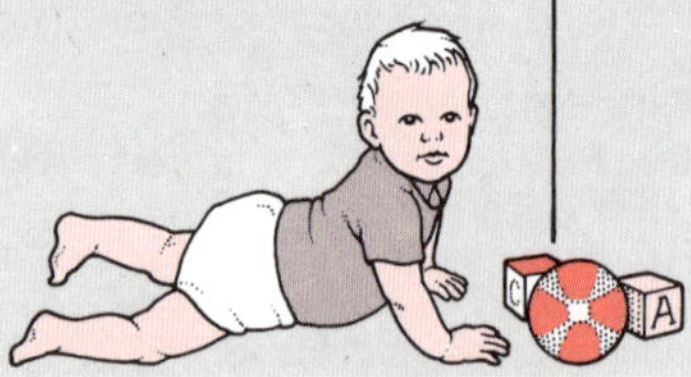

Mit 9 Monaten versuchen Kinder zu krabbeln, sitzen frei, ziehen sich zum Stehen oder Sitzen hoch und setzen zielstrebig einen Fuß vor den anderen, wenn man sie dabei führt.

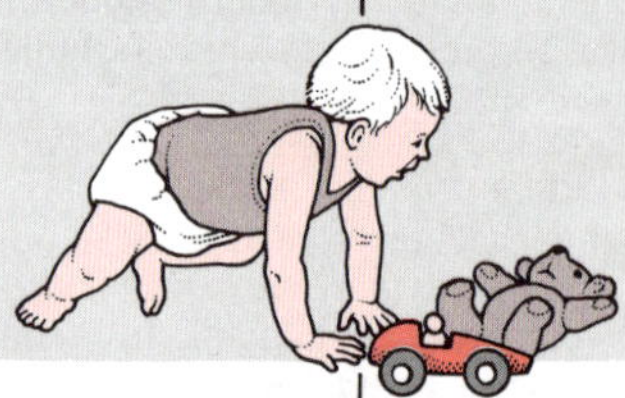

Mit einem Jahr krabbeln Kinder auf Händen und Knien, laufen an Möbeln entlang (wobei sie sich daran festhalten) oder können frei oder an der Hand geführt gehen.

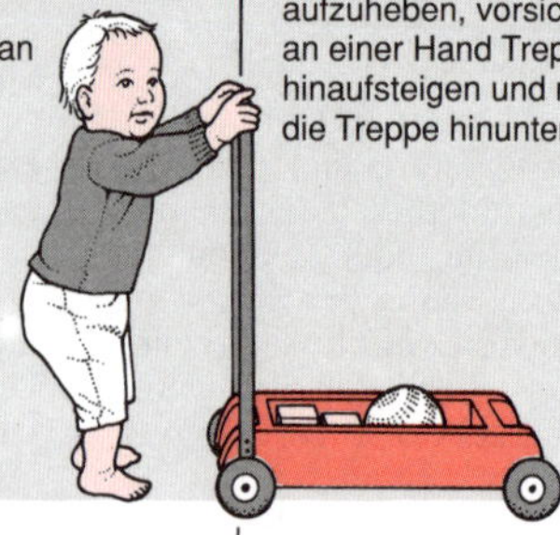

Mit 18 Monaten können Kinder sicherer, mit nur wenig breitgestellten Beinen gehen, sich bücken, um Gegenstände aufzuheben, vorsichtig rennen, an einer Hand Treppen hinaufsteigen und rückwärts die Treppe hinunterkrabbeln.

SEHVERMÖGEN UND FEINMOTORIK

Mit 6 Monaten sehen Kinder alles und jeden aufmerksam an. Sie folgen Gegenständen mit den Augen und greifen danach mit einer oder beiden Händen. Gegenstände werden von einer in die andere Hand gewechselt und zum Mund geführt.

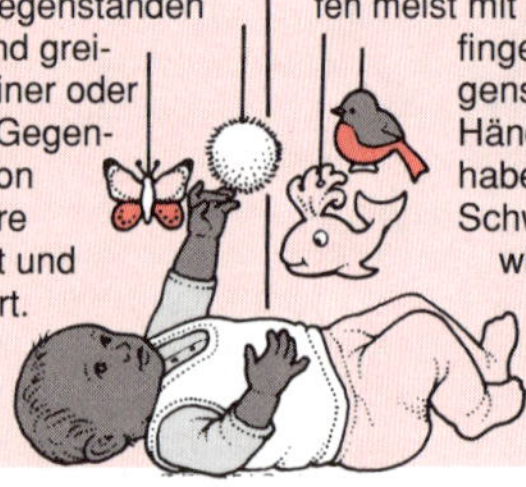

Mit 9 Monaten sind Kinder visuell sehr interessiert. Sie greifen meist mit Zeige- und Mittelfinger zu, können Gegenstände mit beiden Händen bewegen, haben aber noch Schwierigkeiten, sie willentlich loszulassen.

Mit einem Jahr können Kinder kleine Gegenstände gut greifen und auch loslassen. Beide Hände werden verwendet. Sie können in jeder Hand einen Bauklotz halten und die Klötze aneinanderschlagen.

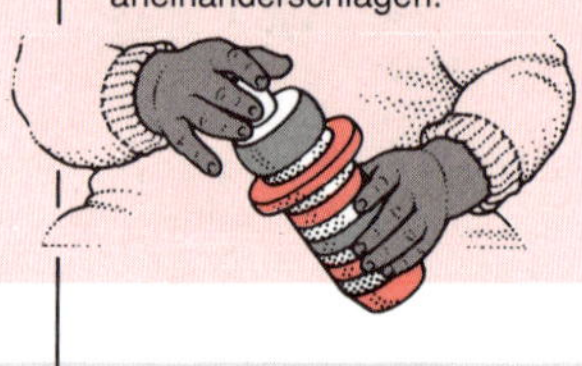

Mit 18 Monaten können Kinder einen Turm aus drei Klötzen bauen (wenn man es ihnen zeigt), blättern gerne in Büchern, können Farbstifte festhalten und damit kritzeln und Punkte machen; eventuell bevorzugen sie dabei eine Hand.

HÖREN, VERSTEHEN UND SPRECHEN

Mit 6 Monaten wenden Kinder den Kopf auf der Suche nach Geräuschquellen und verstehen allmählich den Tonfall der Eltern. Sie genießen es, Vokale und melodische Laute zu lallen. Sie lachen, kichern und quietschen.

Mit 9 Monaten lauschen Kinder auf Geräusche und verstehen "Nein" und andere Wörter. Sie brabbeln in langen Lautketten (z.B. ba-ba, da-da, ma-ma) und beginnen, durch Laute die Aufmerksamkeit auf sich zu lenken. (Taube Babys geben monotone Laute von sich, die nicht komplexer werden.)

Mit einem Jahr reagieren Kinder auf die Nennung ihres Namens. Sie können manchmal die jeweilige Laune anderer Menschen erkennen, kennen den Verwendungszweck der meisten Haushaltsgegenstände, plappern bewußt mit sich selbst und können zwei oder drei Wörter sprechen.

Mit 18 Monaten verstehen Kinder kurze, direkt an sie gerichtete Sätze, jedoch nicht den Unterschied zwischen Aussagen, Befehlen und Fragen. Ihr Vokabular umfaßt 6 bis 20 Wörter.

SOZIAL- UND SPIELVERHALTEN

Mit 6 Monaten lieben Kinder es, ihr Spiegelbild zu betrachten und Guck-Guck zu spielen. Sie können nach Gegenständen greifen und sie schütteln, damit klopfen und ähnliches. Sie suchen allerdings nicht nach Gegenständen, wenn man ihnen diese zeigt und dann versteckt. In diesem Alter fremdeln die Kinder.

Mit 9 Monaten suchen Kinder nach Gegenständen, die man ihnen gezeigt und dann versteckt hat – es sind dies die ersten für andere erkennbaren Gedächtnisleistungen. Sie ahmen Händeklatschen nach, winken und versuchen entschlossen, Gegenstände zu erreichen. Sie fremdeln immer noch.

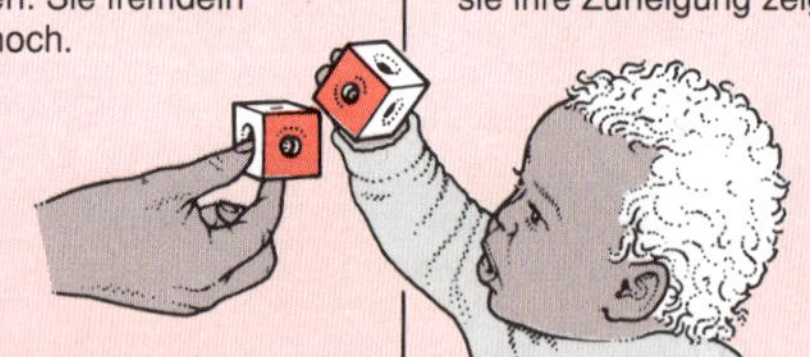

Mit einem Jahr stecken Kinder seltener Gegenstände in den Mund und üben mehr das Loslassen; Gegenstände werden geworfen, fallen gelassen, in Kisten gesteckt. Die Kinder lieben Fingerspiele und sind gerne mit einer Bezugsperson zusammen, der sie ihre Zuneigung zeigen.

Mit 18 Monaten erforschen Kinder aktiv ihre Umwelt. Sie lieben es, Gegenstände in Schachteln zu verstecken und herauszunehmen, und sehen sich gerne Bilderbücher an. Sie essen mit dem Löffel, trinken aus der Tasse und können Schuhe und Strümpfe ausziehen. Sie sind eigensinnig, impulsiv, egoistisch und lassen sich nur schwer überzeugen. Bezugspersonen gegenüber schwanken sie zwischen Anhänglichkeit und Loslösung.

MOTORISCHE FÄHIGKEITEN

Zweijährige können auf Möbel klettern und Treppen hinauf- und hinabsteigen (mit beiden Füßen auf jeder Stufe).

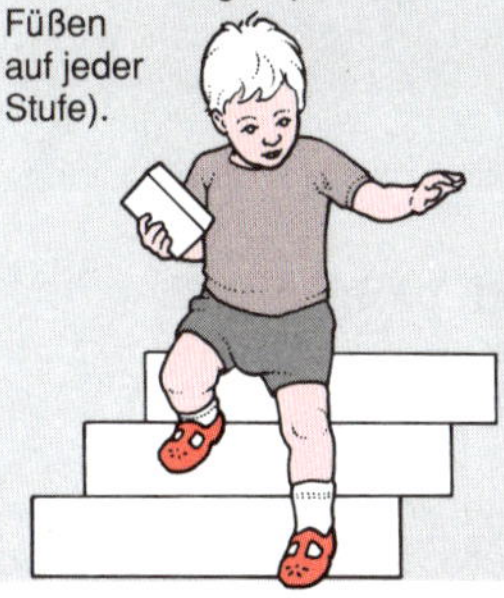

Dreijährige können flink klettern, Bälle werfen und treten, Dreirad fahren und um Ecken rennen.

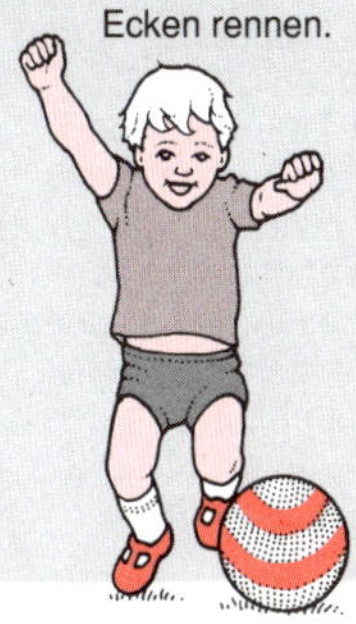

Vierjährige können Treppen mit einem Fuß auf jeweils einer Stufe hinauf- und hinabsteigen, auf Zehenspitzen stehen, gehen und rennen.

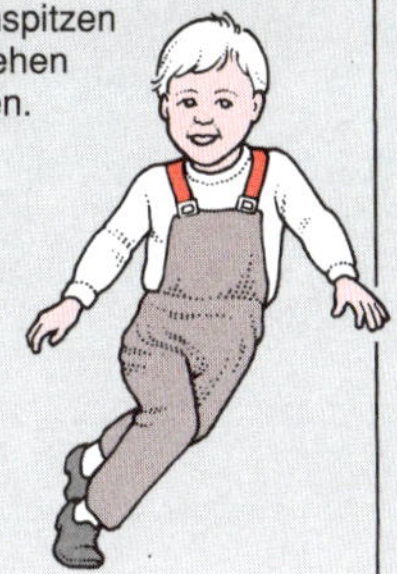

Fünfjährige können auf einem Fuß stehen und hüpfen und geschickt rollen, rutschen und schaukeln.

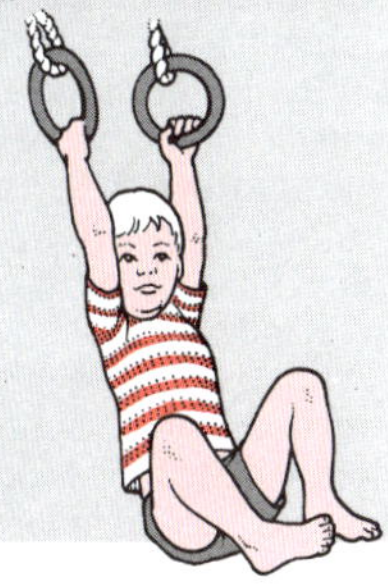

SEHVERMÖGEN UND FEINMOTORIK

Zweijährige können Türme aus 6 oder 7 Klötzen bauen, einen Deckel aufschrauben und bevorzugen eindeutig eine Hand.

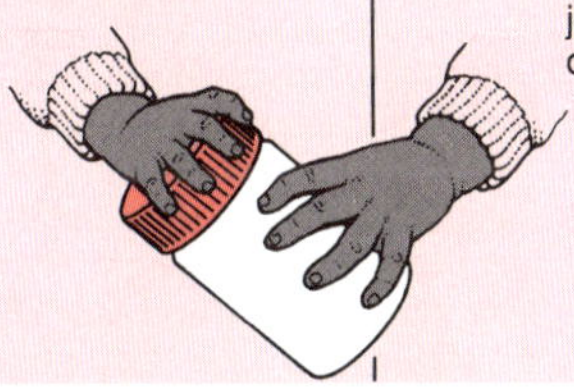

Dreijährige können Bleistifte wie ein Erwachsener halten, Knöpfe auf-, aber nicht immer zuknöpfen. Sie sind jetzt eindeutig Rechts- oder Linkshänder.

Vierjährige können einen Bleistift sicher halten, einfache Buchstaben (O, T, H oder V) abschreiben und einen Turm aus mehr als 10 Klötzen bauen.

Fünfjährige können 10 bis 12 Farben unterscheiden, viele Buchstaben abschreiben und eine Menschenfigur mit erkennbarem Kopf und Gesichtszügen zeichnen.

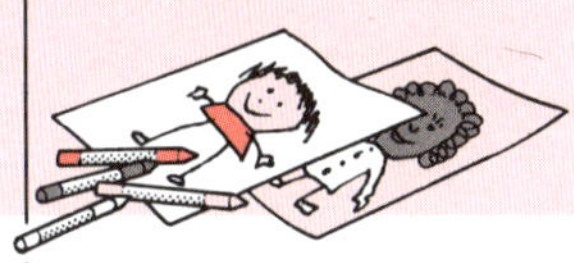

HÖREN, VERSTEHEN UND SPRECHEN

Zweijährige beginnen, allgemeinen Gesprächen zu folgen. Sie führen einfache Anweisungen aus und können mindestens 50 Wörter sinnvoll verwenden. Sie sprechen ständig mit sich selbst und können Sätze aus zwei oder mehr Wörtern bilden.

Dreijährige hören allgemeinen Gesprächen zu und lieben Geschichten. Sie kennen den Unterschied zwischen Aussagen, Befehlen und Fragen. Sie haben einen großen Wortschatz und sprechen in klaren Sätzen, machen aber manchmal Fehler.

Vierjährige können leise, im Abstand von einem Meter gesprochene Worte wiederholen. Sie sprechen flüssig und grammatikalisch richtig und können ihren vollständigen Namen, ihr Alter und ihre Adresse angeben. Sie erzählen lange Geschichten, in denen sie Wirklichkeit und Phantasie vermischen.

Fünfjährige sagen gerne Gedichte auf, erzählen Geschichten und genießen es, wenn man ihnen vorliest.

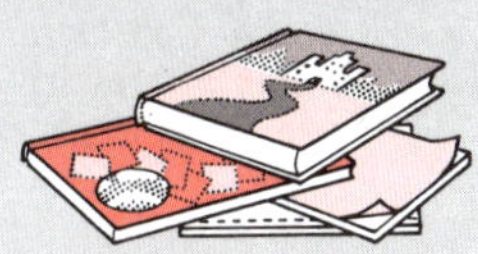

SOZIAL- UND SPIELVERHALTEN

Zweijährige fragen nach den Namen aller Dinge und spielen gerne bei Kinderreimen und Liedern mit. Sie verlangen Essen und Trinken und sagen, wenn sie zur Toilette müssen. Sie beginnen, phantasievoller mit ihren Spielsachen zu spielen, teilen sie aber vielleicht nicht gerne mit anderen. Sie sind sehr fordernd und bekommen Wutanfälle, wenn ihre Wünsche nicht erfüllt werden.

Dreijährige stellen pausenlos Fragen. Sie können sich an- und ausziehen und mit Löffel und Gabel essen. Sie sind tagsüber und manchmal auch nachts sauber. Sie spielen phantasievolle Spiele und teilen ihre Spielsachen mit anderen. Man kann vernünftig mit ihnen reden; sie haben weniger Wutanfälle. Sie sind auch liebevoller zu jüngeren Geschwistern.

Vierjährige stellen weiterhin dauernd Fragen. Sie sind selbständiger und können gut essen, sich an- und ausziehen und waschen. Sie brauchen Spiele mit anderen Kindern und können teilen. Sie können Vergangenheit, Gegenwart und Zukunft unterscheiden.

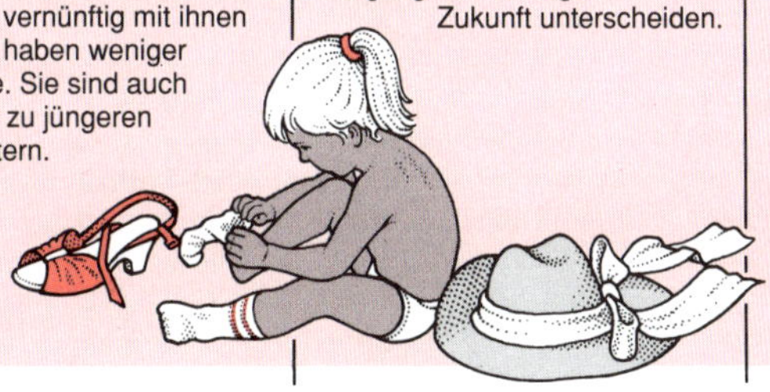

Fünfjährige fragen nach der Bedeutung abstrakter Worte. Sie bauen gerne komplizierte Konstruktionen aus Bausteinen und anderen Gegenständen. Sie spielen nach wie vor Phantasie- und Rollenspiele. Sie lieben Gesellschaft und verstehen die Bedeutung von Regeln und Fairneß. Sie verstehen zeitliche Konzepte und sind zumeist vernünftig, beherrscht und selbständig.

Bei Kindern unter drei Jahren ist die Gefahr der körperlichen oder seelischen Mißhandlung besonders groß, da sie sehr fordernd sind und aufgrund ihres Alters vernünftige Argumente noch nicht verstehen.

KÖRPERLICHE MISSHANDLUNG

Körperliche Verletzungen sind die am leichtesten erkennbaren Formen der K. Der Begriff *Battered-Child-Syndrom* bezieht sich auf diese Art der K. In Westeuropa und den USA liegt die Rate der geschlagenen Kinder bei 6 Prozent. In einem Prozent der Fälle führt K. zum Tod des Kindes.

Verletzungen werden Kindern meist im Affekt beigebracht, d.h. infolge eines plötzlichen Verlusts der Kontrolle. Säuglinge und Kleinkinder werden z.B. hochgehoben und heftig geschüttelt, was zu Augenschäden und dem Platzen von Blutgefäßen im Gehirn und letztlich zu schweren geistigen Störungen führen kann. Schläge und Stöße erfolgen meist auf den Kopf und rufen Blutergüsse oder andere Gesichtsverletzungen, Platzwunden im Mundbereich und Knochenbrüche hervor. Durch K. entstandene Verwundungen (z.B. Verbrühungen oder Verbrennungen durch Zigaretten) weisen andere Merkmale auf als zufällig entstandene Verletzungen und zeigen Kinderärzten oder anderen untersuchenden Personen, daß K. die wahre Ursache ist, gleich welchen Grund die Eltern für die Verletzung angeben.

Vorsätzliche, wiederholte körperliche Mißhandlungen sind selten. Kommen sie dennoch vor, weisen sie auf schwere Verhaltensstörungen bei dem betreffenden Elternteil hin und bedeuten besondere Risiken für das Kind. Derartige Übergriffe können zu mehrfachen Brüchen, Schädigungen innerer Organe und sogar zum Tod führen. Diese Form der K. geht meist mit einer bewußten Vernachlässigung einher; das Kind wird nicht ordnungsgemäß ernährt und gekleidet.

Körperliche K. umfaßt auch die unsachgemäße Verabreichung von Medikamenten an Kinder, z.B. zur Beruhigung eines hyperaktiven Kleinkinds oder manchmal auch zur absichtlichen Vergiftung des Kindes. Manchmal werden auch offensichtlich süchtig machende Drogen gegeben.

Kinder mit Verletzungen, die von K. herrühren, werden im allgemeinen für umfassende Untersuchungen und Tests ins Krankenhaus aufgenommen. Sie werden unter Umständen von ihren Eltern getrennt, während Mitarbeiter des Gesundheits-, Sozial- und Bildungswesens und häufig auch Angehörige der Polizei oder Juristen den Fall beurteilen und in einer gemeinsamen Besprechung über die beste Vorgehensweise entscheiden. Die Interessen des Kindes stehen an erster Stelle, aber den möglicherweise unter großen Belastungen leidenden Eltern sollte ebenfalls Hilfe angeboten werden.

SEELISCHE MISSHANDLUNG UND VERNACHLÄSSIGUNG

Die Vernachlässigung körperlicher und seelischer Bedürfnisse nach Liebe, Zärtlichkeit oder Anleitung ist eine weitere Form der K., die erst in neuerer Zeit von den Gerichten anerkannt wird. Derartige Mißhandlungen sind oft unbeabsichtigt und die Folge des Unverständnisses der Eltern gegenüber den Bedürfnissen der Kinder. Die Eltern können selbst unter seelischen Störungen leiden und brauchen vielleicht psychiatrische Hilfe.

Anzeichen für seelische K. sind u.a. Reifungs- und Entwicklungsstörungen, schlechte Lernfähigkeit und das Fehlen normaler Gefühlsreaktionen. Seelisch mißhandelte Kinder sind oft unsicher, leiden unter schwachem Selbstbewußtsein und auch mangelnder Beziehungsfähigkeit.

Die Diagnose bestätigt sich meist, wenn das Kind nach Aufnahme ins Krankenhaus zur Beobachtung oder bei Pflegepersonen sich körperlich und seelisch entwickelt. Die in dieser Situation ergriffenen Maßnahmen zielen auf die ganze Familie ab und sind die gleichen wie bei der körperlichen K.

SEXUELLER MISSBRAUCH

Sexueller Mißbrauch wird als Benutzung von Kindern zur sexuellen Befriedigung von Erwachsenen definiert. In den letzten Jahren wurde sexueller Mißbrauch von Kindern immer häufiger erkannt. In den meisten Fällen findet er innerhalb der Familie statt; die Opfer sind meist Mädchen, obwohl auch Jungen gefährdet sind. In der Pornographie und der Prostitution werden beide Geschlechter mißbraucht.

In den meisten Fällen nützt der Vater, ein enger Verwandter oder ein Freund der Familie die Zuneigung eines Mädchens aus, um von ihr sexuelle Gefälligkeiten zu verlangen. Diese Form des Mißbrauchs wird in der Regel geheimgehalten, da sich der Mann der Schwere seines Vergehens bewußt ist. Aufgrund der Macht, die er über das Mädchen hat, übt er zudem moralischen Druck zum Schweigen aus.

Sexueller Mißbrauch kann infolge einer eindeutigen Aussage des Kindes, eines Verwandten oder Freundes entdeckt werden. Das Kind kann auch Verhaltensstörungen oder Symptome einer *venerischen Erkrankung* (*Geschlechtskrankheit*) zeigen. Polizei, Psychiater und Sozialarbeiter arbeiten in der Regel bei der Lösung des Problems zusammen. Das Hauptziel besteht darin, weiteren sexuellen Mißbrauch zu verhindern und das Kind durch Psychotherapie wieder zu stabilisieren. (S.a. *Battered-Child-Syndrom*)

Kindsbewegungen

Bewegungen der Leibesfrucht während der *Schwangerschaft*, die in der Regel ab der 16. bis 20. Schwangerschaftswoche von der Mutter wahrgenommen werden.

Kindstod, plötzlicher unerwarteter

(*F.* Mors subita infantum; z.B. Sekundenherztod) Plötzlicher, unerwarteter Tod eines Säuglings, der oft selbst nach einer Autopsie nicht erklärt werden kann. Solche, auch Krippentod genannten Fälle treten häufig bei scheinbar gesunden Säuglingen auf, denen beim Zubettbringen noch nichts fehlte und die später tot aufgefunden werden.

URSACHEN UND VORKOMMEN

In Industrieländern ist der plötzliche, unerwartete Kindstod die häufigste Todesursache bei Kleinkindern zwischen drei Monaten und einem Jahr; in 75 Prozent der Fälle sind die Kinder weniger als sechs Monate alt. P.u.K. ist bei Jungen, Zweitgeborenen und im Winter etwas häufiger und tritt bevorzugt zwischen Mitternacht und 9 Uhr morgens sowie am Wochenende auf.

Die Forschung konzentriert sich auf mögliche Risikofaktoren, wie z.B. Frühgeburt und geringes Geburtsgewicht, Flaschenernährung, kaltes Wetter, junge, alleinerziehende Mütter, Rauchen, Drogenabhängigkeit oder Anämie der Mutter, schlechter sozioökonomischer Hintergrund, p.u.K. eines Geschwisters und Säuglinge, die bereits dem Tode nahe aufgefunden und gerade noch rechtzeitig wiederbelebt wurden.

Die meisten Experten glauben, daß der p.u.K. nicht auf eine einzige Ursache zurückzuführen ist. Wahrscheinlich sterben einige Kinder an einer plötzlichen Infektion der Atemwege, andere an unbekannten angeborenen Stoffwechselstörungen (s. *Enzymmangelkrankheit*). Die meisten Todesfälle führt man auf Anomalien der Atmung und Herzfrequenz zurück. Ein anomaler Atemrhythmus kann infolge einer Fehlbildung im Hirnstamm entstehen; es kann eine Luftwegsreflexanomalie vorliegen oder eine Anomalie der grenzflächenaktiven Substanzen, die das Zusammenfallen der Lungenbläschen verhindern.

Auch wenn die meisten Todesfälle ohne Vorwarnung auftreten, gibt es Hinweise, daß manche Säuglinge vor ihrem Tod mehrere Tage lang unter leichten

K

LAGE DES KITZLERS

Der Kitzler ist ein kleines, empfindliches, erektiles Organ direkt unterhalb des Schambeins. Er ist teilweise von den Schamlippen umschlossen.

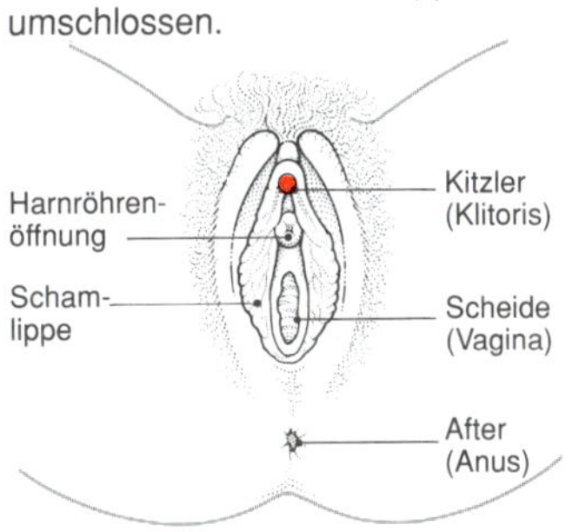

Beschwerden litten (z.B. Erkältung mit verstopfter Nase) oder aus unerklärlicher Ursache Gewicht verloren hatten.

VORBEUGUNG

Zu den möglichen Vorbeugemaßnahmen gehören *Schwangerenbetreuung*, Vermeidung des Rauchens und der unnötigen Einnahme von Medikamenten während der Schwangerschaft, gute geburtshilfliche Versorgung, Stillen und mehrtägige, genaue Beobachtung des Kindes bei leichteren Erkrankungen.

Eltern, die bereits ein Kind durch p.u.K. verloren haben oder ihr Kind bereits dem Tode nahe aufgefunden haben, können zu ihrer Beruhigung eine Alarmanlage installieren, die einen Atemstillstand des Kindes meldet. Es gibt jedoch keinen Beweis dafür, daß die Verwendung einer solchen Anlage das Sterberisiko mindert. Zudem kann irrtümlich ausgelöster Alarm die Angst der Eltern steigern, anstatt sie abzubauen.

FOLGEN

Der Tod eines Kindes infolge plötzlichen, unerwarteten Kindstods ist ein erschütternder Verlust.

Die Trauer manifestiert sich auf vielerlei Weise, von Verschlossenheit über Ärger bis hin zu körperlichen Symptomen. Starke Schuldgefühle sind möglich, und die familiären Beziehungen können durch unangebrachte Schuldzuweisungen und heftige, anhaltende Trauer stark beeinträchtigt werden. Die Eltern können das Vertrauen in ihre Fähigkeit zur ordnungsgemäßen Kinderversorgung verlieren. Die Familie sollte auf einen Besuch der Polizei und auf die erforderliche Autopsie des Kindes vorbereitet sein. Der Tod wirkt sich auch auf Geschwister aus; ihre Trauer äußert sich in Alpträumen, Bettnässen, Aggressivität oder Regression zu bereits überwundenen Gewohnheiten. Manche Geschwister fürchten, auf die gleiche Weise sterben zu müssen.

Fachleute wie z.B. Haus- oder Kinderärzte, Sozialarbeiter oder Geistliche können der Familie helfen. Auch Gespräche mit Eltern, die ähnliche Erfahrungen durchgemacht haben, können in solchen Fällen Trost spenden.

Kinetose

s. Reisekrankheit

Kitzler

(*F.* Klitoris) Teil des äußeren weiblichen Genitale. Das kleine, empfindliche, erektile Organ liegt direkt unterhalb des Schambeins und ist teilweise von den Falten der *Schamlippen* umschlossen. Der K. ist reich an Nervenenden und Blutgefäßen. Während der sexuellen Stimulation schwillt er an und wird noch empfindlicher.

Klappe

Ventil, das Flüssigkeiten oder halbflüssigen Substanzen den Fluß durch eine Röhre oder Passage in eine Richtung ermöglicht, sich aber so schließt, daß es den Rückfluß verhindert. Lebenswichtige K.n im Körper sind z.B. die *Herz*ventile (zwischen Vorhöfen und Kammern bzw. zwischen Kammern und großen Ausstromgefäßen des Herzens). Durch diese Herz-K.n wird die Strömungsrichtung des Blutes durch das Herz bestimmt und damit sein Pumpeffekt begründet. Kleinere Taschen-K.n gibt es in den *Venen* und im *lymphatischen System*. Die Muskelringe an den Verbindungen von Magen und Zwölffingerdarm (Magenpförtner) und zwischen Dünn- und Dickdarm werden ebenfalls K.n genannt; z.T. sind sie aber nur Durchflußregler.

Störungen an den *Herzklappen* treten in Form von Stenose (Verengung) oder Insuffizienz (mangelnde Rückflußverhinderung) auf. Beides kann zu *Herzversagen* führen. Störungen der Klappen in den Venen (vorwiegend den Beinvenen) haben *Krampfadern (s. variköser Symptomenkomplex)* zur Folge.

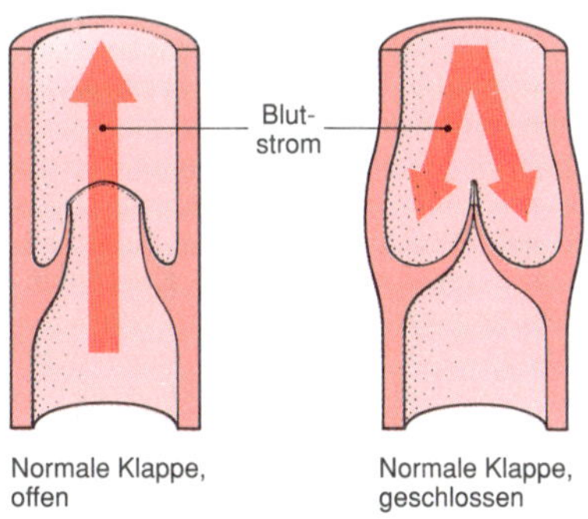

Klappen im Kreislaufsystem
Die Klappen sind Ventile, die sich öffnen, um das Blut in eine Richtung fließen zu lassen, die sich aber zur Verhinderung des Blutstroms in die entgegengesetzte Richtung schließen.

Klappenersatz

Chirurgischer Eingriff zum Ersatz einer geschädigten oder erkrankten Herzklappe (s. *Herzklappenchirurgie*).

Klauenfuß

(*F.* Pes cavus) Deformierung des Fußes, (Hohlfuß) mit überstarkem Fußbogen und Einwärtsdrehung der Zehen nach unten. Es kann sich um einen Geburtsfehler handeln oder um die Folge einer Schädigung der Nerven oder der Blutversorgung der Fußmuskeln. Einlagen fördern die Gewichtsverteilung auf den ganzen Fuß. Gelegentlich empfiehlt sich das operative Durchtrennen einer Sehne auf der Fußunterseite als Maßnahme zur Flachstellung des Fußes.

Klauenhand

Deformierung der Hand mit dauerhafter verkrümmter Fehlstellung der Finger. Die Ursache ist eine Verletzung des *Ulnaris* (Ellennerv), der einige der für die Hand- und Fingerbewegungen maßgeblichen Muskeln steuert. Behandelt wird, falls möglich, der geschädigte Nerv selbst. Ansonsten lassen sich die Symptome durch Fingerschienen oder operative Durchtrennung einiger Sehnen am Handgelenk, damit die Finger geradegestreckt werden können, etwas abmildern.

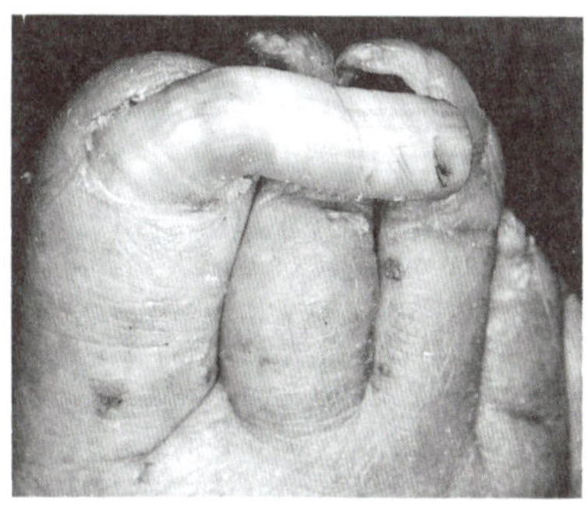

Klauennagel
Diese außergewöhnliche Verdickung und Verwachsung, die der Klaue des mythologischen Greifs ähnelt, kann Zehennägel und auch Fingernägel befallen.

Klauennagel

(*F.* Onychogryp[h]osis) Abnorme Verdickung, Verhärtung und Krümmung der Nägel (s. *Nagel*). Tritt hauptsächlich bei älteren Leuten auf. Die genaue Ursache ist ungeklärt, es scheinen Zusammenhänge mit *Pilzinfektionen* oder Kreislaufbeschwerden zu bestehen.

Klauenzehe
s. *Krallenzehe*

Klaustrophobie
(Platzangst) Intensive Angst vor und bei Aufenthalt in geschlossenen Räumen wie Aufzügen oder kleinen Zimmern, aber auch vor großen Menschenmengen. Klaustrophobie kann von einer früheren traumatischen Erfahrung herrühren (beispielsweise dem Eingeschlossensein in einem Schrank). Die übliche Behandlungsmethode ist in den meisten Fällen die *Verhaltenstherapie*.

Klecksographie
s. *Tintenklecks-Test*

Kleie
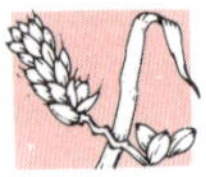

Faserige äußere Hülle von Getreide. Regelmäßiges Essen von Kleie, sei es in Form von Vollkornbrot und Müsli oder als Zutat zu Speisen, steigert den *Ballaststoff*-Gehalt der Nahrung. K. dient der Vorbeugung von *Verstopfung* und reduziert damit das Risiko von Darmerkrankungen.

Kleienflechte
s. *Pityriasis alba*

Kleinhirn
(*F.* Cerebellum) Gehirnregion, die vor allem die Körperhaltung und -bewegung und die Koordination aller Bewegungen reguliert.

STRUKTUR

Das K. ähnelt einer Kugel und befindet sich hinter dem *Hirnstamm*, mit dem es durch dicke Nervenstränge verbunden ist. Es macht ca. 11 Prozent der gesamten Gehirnmasse aus. Mit seiner unebenen Oberflächenform ähnelt es dem *Großhirn*, der Hauptmasse des Gehirns. Äußerlich besteht das K. aus zwei Hälften zu beiden Seiten des Vermis ("Kleinhirnwurm"), eines Auswuchses aus dem Stammhirn. Die Rinde beider Hälften besteht aus parallelen Furchen, die so tief sind, daß nur ein Sechstel der Gesamtoberfläche sichtbar ist. Aus jeder Hälfte kommen drei Nervenstränge (*F.* Pedunculi, Kleinhirn-Stiele) als Verbindung zu verschiedenen Bereichen des Stammhirns und Leitbahnen aller Signale zwischen Kleinhirn und Gehirn. Ein mikroskopischer Schnitt durch das K. zeigt, daß die Fasern dieser Nerven strahlenförmig auswärts zu der gefurchten Kleinhirnrinde verlaufen. Diese besteht aus grauer Substanz von in drei Schichten miteinander verbundenen Nervenzellen. Besonders bedeutsam in der Mittelschicht sind die großen sog. Purkinje-Zellen, von denen jede Kontakte zu bis 100 000 anderen Zellen hat (Purkinje, Johannes Evangelista, 1787-1869, Physiologe, Breslau/Prag).

DAS KLEINHIRN

Das Kleinhirn befindet sich hinter dem Stammhirn und ist mit diesem durch Nervenstränge verbunden.

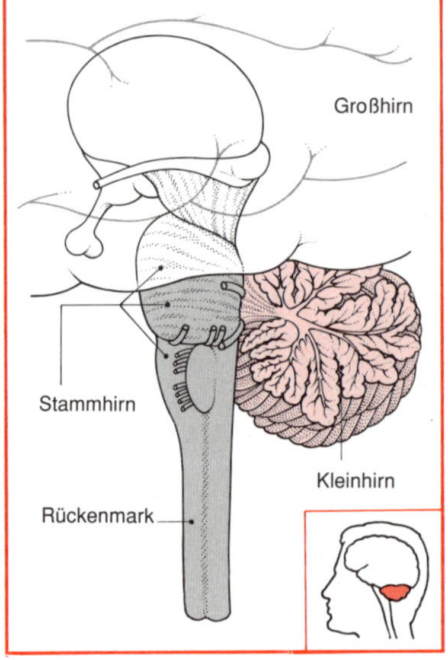

FUNKTION

Über seine Verbindungen mit dem Stammhirn erhält das K. von den Sehnen und dem Gleichgewichtsorgan im Innenohr Informationen über die Körperhaltung und den Zustand der Muskeln (Entspannung oder Kontraktion). Im Zusammenwirken mit den *Basalganglien* (Nervenansammlungen tief im Gehirninneren) reguliert das K. mit diesen Informationen die Feineinstellung der von den Muskeln an die motorische Gehirnrinde gelangenden Signale mit dem Resultat koordinierter Bewegung und Balance.

FUNKTIONSSTÖRUNGEN

Erkrankungen oder Schädigungen des K.s können die durch ruckartige, zuckende Bewegungen, steifen Gang, lallende Sprache und andere Koordinationsstörungen charakterisierte *zerebellare Ataxie* auslösen. Auch *Alkoholvergiftung* beeinträchtigt die Funktion des K.s und kann Symptome hervorrufen, die denen einer Gehirnerkrankung ähneln.

Kleinhirnbrückenwinkeltumor
s. *Akustikusneurinom*

Kleptomanie
Wiederkehrende zwanghafte Unfähigkeit zum Widerstand gegen den Impuls, weder wirklich benötigte noch gewünschte Gegenstände zu entwenden. Entgegen verbreiteter Ansicht und der häufig von Laden- und ähnlichen Dieben gebrauchten entsprechenden Ausrede kommt echte K. nur selten vor. Hier geht dem Diebstahl ein zunehmendes Gefühl der Anspannung voraus, die Ausführung wird von Erleichterung oder Befriedigung begleitet. Dabei ist die Tat nicht vorausgeplant, den Konsequenzen wird wenig Beachtung geschenkt, wenn sich auch später meist Ängste und Depressionen über die Tat und ihre möglichen Folgen entwickeln.

In der Regel ist K. Ausdruck einer unreifen, neurotischen Persönlichkeit. Sie kann aber auch die Folge einer *Demenz* oder anderer Gehirnschädigungen sein.

Klimaanlage
Technische Anlage zur Regulierung von Sauberkeit, Feuchtigkeit und Temperatur der Luft in Räumen oder Gebäuden. Sie ist vor allem wichtig für die Hygiene in Krankenhäusern, Hotels, Büros u.dgl.

WARUM SIE BENÜTZT WIRD

Die Klimatisierung trägt zu komfortablen Lebens- und Arbeitsbedingungen bei, indem sie aus der in Innenräumen bereits vorhandenen und von außen in sie einfließenden Luft Staubpartikel, Pollen, Rauch und üble Gerüche ausfiltert. Dies geschieht entweder durch Hinzufügung oder Entzug von Feuchtigkeit, Wärme oder Kälte, damit eine mittlere Temperatur erzielt wird. Von außen einströmende oder angesaugte Luft wird gefiltert und durch ultraviolette Strahlen sterilisiert. Damit werden auch die Risiken von durch die Luft übertragenen Infektionen und Allergien herabsetzt.

Sterile klinische Abteilungen für Hochrisiko-Patienten besitzen K.n mit speziellen Bakterienfiltern zur größtmöglichen Verhinderung von Infektionen.

BEEINTRÄCHTIGUNGEN

Trotz ihrer im allgemeinen positiven Wirkung können K.n auch Nachteile haben. So sind beispielsweise einige Epidemien der *Legionärskrankheit* (eine Sonderform von Pneumonie) mit kontaminierten K.n in Verbindung gebracht worden, ebenso das Befeuchterfieber (eine mit Fieber, Husten und Atemnot verbundene Lungenkrankheit). Auch das sog. Sick-Building-Syndrom, das als Auswirkung der Arbeitsplatzverhältnisse gilt und von Kopfschmerzen, Reizbarkeit und Energieverlust gekennzeichnet ist, wird mit K. in Verbindung gebracht.

Klimakterium
"Wechseljahre"; Übergangsphase von der Geschlechtsreife zum Alter bei der Frau, die gekennzeichnet ist von einem Abfall

der Östrogen- und einem Anstieg der *gonadotropen* und der *androgenen Hormon*spiegel im Blut. Physische und psychische Veränderungen im Körper der Frau sind die Folge. Das K. umfaßt den Zeitraum der Prämenopause, der *Menopause* (dem Zeitpunkt der letzten Menstruation) und der Postmenopause.

SYMPTOME UND ANZEICHEN

Bei etwa 70 Prozent der Frauen treten in unregelmäßigen Abständen und Schweregraden *Hitzewallungen* und nächtliches Schwitzen auf. Die Hitzewallungen können zwei bis fünf Jahre, manchmal auch länger anhalten; bei etwa 25 Prozent der Frauen sind sie so stark, daß diese ärztlichen Rat einholen.

Vaginale Trockenheit (bei 20 Prozent aller Frauen) ist das Hauptsymptom im K.; sie hängt mit einer Verdünnung der vaginalen Haut und einem durch die geringere Östrogen-Produktion bedingten Rückgang der Sekrete zusammen. Die Vagina selbst zieht sich zusammen, wird weniger elastisch und anfälliger für Infektionen; Geschlechtsverkehr kann durch die Trockenheit (s. *Scheidenentzündung*) erschwert und schmerzhaft werden. Auch der Blasenhals und die Harnröhre verändern sich in ähnlicher Weise; dies kann zu einem Urethralsyndrom mit häufigem Drang zum Wasserlassen führen.

Dem K. werden oft psychologische Symptome zugeschrieben; es ist aber nicht klar, ob sie mit dem Mangel an Östrogen zusammenhängen oder eine Reaktion auf die physischen Veränderungen und Schlafstörungen durch das nächtliche Schwitzen sind. Die häufigsten Symptome sind schlechtes Gedächtnis, Konzentrationsschwierigkeiten, Weinerlichkeit, Beklemmungen und vermindertes sexuelles Interesse.

Veränderungen im *Stoffwechsel* (der Chemie des Körpers) treten auch während des K.s auf, rufen aber oft erst später Symptome hervor. Besonders in den ersten zwei bis fünf Jahren des K.s werden die Knochen dünner; über etwa 15 Jahre kann sich eine *Osteoporose* entwickeln (geringere Dichte und erhöhte Brüchigkeit der Knochen). Stoffwechselbedingt kann sich der Fettspiegel im Blut erhöhen, der *Atherosklerose* (Verengung der Arterien durch Fettablagerungen) fördern und die Neigung zur *koronaren Herzkrankheit* und zum *Schlaganfall* vergrößern kann.

THERAPIE

Falls starke Symptome auftreten und das Befinden beeinträchtigen, kann eine *Hormonersatzbehandlung* gegen die physischen und psychischen Symptome und eine mögliche Osteoporose oder Herzkrankheit empfohlen werden. Frauen, die eine solche Behandlung nicht vertragen (z.B. nach einer Brustkrebsoperation), werden *Betablocker* empfohlen.

Klimax

s. *Orgasmus*

Klinefelter-Syndrom

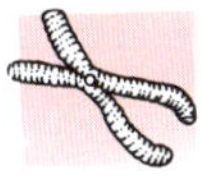

Chromosomenaberration mit einem oder mehreren zusätzlichen *X-Chromosomen* in den Zellen beim Mann; d.h. eine Konstellation von XXY oder, seltener, XXXY, XXXXY usw. statt XY, wie normal. Das K.-S. tritt statistisch bei etwa einem von 500 männlichen Neugeborenen auf, wobei sich das Risiko mit zunehmendem Alter der Mutter erhöht.

SYMPTOME UND ANZEICHEN

Die Erscheinungsformen variieren nach dem Grad ihrer Schwere beträchtlich. Oft wird das K.-S. bis zur Pubertät, wenn eine *Gynäkomastie* (Brustwachstum) auftritt und die Hoden klein bleiben, überhaupt nicht bemerkt. Die mit dem Syndrom verbundene *Unfruchtbarkeit/* Zeugungsunfähigkeit hat ihre Ursache in der *Azoospermie* (fehlende Spermaproduktion). Die Betroffenen sind in der Regel hochgewachsen und hager mit eher weiblichen als männlichen Körperproportionen. Die Verbreitung *geistiger Behinderung* ist bei Betroffenen des K.-S.s höher als im allgemeinen Bevölkerungsdurchschnitt.

DIAGNOSE UND THERAPIE

Die Diagnose wird durch eine *Chromosomenanalyse* bestätigt. Eine Behandlungsmöglichkeit gibt es nicht. Allenfalls lassen sich, wenn psychologische Belastungen entstehen, Begleiterscheinungen wie die Gynäkomastie operativ durch Mastektomie *(*Brustentfernung*)* korrigieren und die Ausbildung *sekundärer Geschlechtsmerkmale* wie z.B. Bartwuchs mit Hormonbehandlungen etwas fördern. Eltern von Kindern mit dem K.-S. sollten eine *genetische Beratung* in Anspruch nehmen.

Klinger-Churg-Syndrom

s. *Wegener-Granulomatose*

Klinische Prüfung

Test mit freiwilligen Versuchspersonen zur Überprüfung der Wirksamkeit und Sicherheit eines Arzneimittels. Auch ein systematischer Vergleich verschiedener medizinischer oder chirurgischer Behandlungsarten bei einer bestimmten Gesundheitsstörung wird als k. P. bezeichnet. K. P.en werden auch zur Feststellung der Nützlichkeit neuer medizinischer oder chirurgischer Anwendungsarten, Einrichtungen, Geräte und/ oder sonstiger Hilfsmittel unternommen.

Bei der Entwicklung neuer Arzneimittel folgt die k.P. nach dem Tierversuch, bei dem hauptsächlich die toxischen Effekte getestet werden (s. *Tierversuche*), und steht in aller Regel erst am Ende der Untersuchungen vor der Aufnahme der Produktion und Einführung in den pharmazeutischen Handel. Der Zweck der k.n P. ist der Nachweis, daß das neue Arzneimittel wirksam, sicher und bisher schon existierenden vergleichbaren Medikamenten überlegen oder ihnen zumindest gleichwertig ist. Außerdem soll erprobt werden, ob das neue Medikament Wirkungen oder auch Nebenwirkungen hat, die sich bei den Tierversuchen zuvor nicht gezeigt haben.

Um irreführende Resultate auszuschließen, muß eine k. P. stets sehr sorgfältig geplant und durchgeführt werden. Versuchsanordnungen, die persönliche Voreingenommenheiten oder *Plazebo*-Effekte in der k.n P. nicht eliminieren können, sind in aller Regel von geringem Wert. Aus diesem Grund werden die meisten k.n P.en als *kontrollierte Tests* mit Zufallszuordnungen durchgeführt.

Klistier

s. *Einlauf*

Klitoridektomie

Eingriff zur Entfernung der Klitoris (s. *Kitzler*; *Umschneidung*).

Klitoris

s. *Kitzler*

Klon

Exakte Kopie. In der Medizin bezieht sich der Begriff in der Regel auf drei Haupttypen: Zell-, Gen- und Organismus-K. Zell-K.e stammen alle von einer einzigen Zelle ab. Viele Krebsformen gelten als Zell-K.e einer einzigen anomalen Zelle. Monoklonale Antikörper (Substanzen aus einem Zellklon) werden zur Identifizierung von bestimmten Krebsformen und Infektionen eingesetzt (s. *Antikörper, monoklonaler*). Gen-K.e sind Duplikate eines einzelnen Gens. Das Klonen von Genen ist ein sehr nützliches Instrument der Forschung, weil man mit den aus einem Gen entstandenen vielen K.en dieses Gen sehr detailliert untersuchen kann.

Organismus-K.e lassen sich herstellen, indem man einem Individuum Zellen entnimmt, daraus den Zellkern isoliert und diesen in eine Eizelle eines anderen Individuums transplantiert. Die Eizelle reift dann zu lebenden Pflanzen oder Tieren heran, die alle miteinander identisch sind, nachdem sie ja auch alle nur die Gene des Spenderzellkerns enthalten. Bis jetzt läßt sich die Methode allerdings nur bei einfachen Organismen praktizieren.

Klonus

Anomale *Muskel*-Reaktion auf Dehnung. Normalerweise reagieren Muskeln auf Dehnung, indem sie sich einmal zusammenziehen und dann entspannen. Bei einem K. löst die Dehnung eine rasche Folge von Muskelkontraktionen aus. Ein K. ist ein Zeichen für Schädigungen von Nervenfasern, die Impulse von der motorischen Rinde im *Großhirn* (*F.* Cerebrum) zu dem betreffenden Muskel leiten. Ein typisches Beispiel ist der sog. Knöchel-K. Er kann, etwa bei einer ärztlichen Untersuchung, auch absichtlich herbeigeführt werden, indem der Fuß geschüttelt wird. Die Wadenmuskulatur dehnt sich dadurch und wird zu einer ganzen Serie rhythmischer Kontraktionen veranlaßt. K.-Muskelkontraktionen sind auch eine typische Begleiterscheinung großer epileptischer Anfälle (s. *Epilepsie*, *Grand mal*).

Kloßgefühl

(*F.* Globussyndrom) Unangenehmes Enge-/Fremdkörpergefühl im Hals (einen Kloß im Hals haben). Behindert das Schlucken und die Atmung, manchmal bis zu dem Eindruck, überhaupt nicht mehr atmen zu können. Die Atmung wird hastig und abrupt, Angstgefühle mit *Hyperventilation* (überschnelle Atmung) entstehen, und *Panikanfall*-Symptome folgen nach. Es gibt Patienten, die Stein und Bein schwören, ihr Adamsapfel habe sich vergrößert oder irgendwie verschoben. In den meisten Fällen aber gibt es tatsächlich keinerlei körperliche Ursache für die Beschwerden. K. ist rein psychisch bedingt, die Folge von Ängsten oder Depressionen, und auch nicht lebensbedrohlich. Das Ein- und Ausatmen mit einer kleinen, eng um Nase und Mund gelegten Papiertüte behebt die Symptome der Hyperventilation meistens schon. Solange nicht wirklich ein organischer Grund für das K. entdeckt wird, besteht die Behandlung in einem Atemkontrolltraining und, wo nötig, in psychologischer Behandlung (z.B. *Psychotherapie*). *Psychopharmaka*, wie *Traquilizer* oder *Antidepressiva* sind hier selten hilfreich.

Klumpfuß

Angeborene Fußdeformierung, s. *Fußdeformitäten.*

Klumpke-Lähmung

Unterarmlähmung mit Schwund der kleinen Handmuskeln und Taubheitsgefühl in den Fingern mit Ausnahme des Daumens sowie der Innenseite des Unterarms. Die Ursache ist eine Verletzung des ersten Thoraxnervs (einer der *Rückenmarksnerven*) im Brachialplexus (Armplexus, Nervennetz hinter dem Schulterblatt). Eine Verletzung dieses Nervs ist in der Regel die Folge einer Auskugelung der Schulter.

Knaus-Ogino-Methode

s. *Empfängnisverhütung, natürliche Methoden*

Kniegelenk

(*F.* Articulatio genus) Gelenk zwischen Oberschenkelknochen (*F. Femur*) und *Schienbein* (*F.* Tibia). Die Kniescheibe (*F. Patella*) liegt davor. Das Knie ist ein modifiziertes Scharnier-*Gelenk* mit der Fähigkeit zur Streckung und Beugung sowie auch leichter Drehung in der Beugestellung.

STRUKTUR

Zwei halbmondförmige Knorpel-Scheiben, die sogenannten Menisken (s. *Meniskus*), passen Oberschenkelknochen und Schienbein teilweise an. Sie mindern die Reibung bei der Bewegung und erhöhen zugleich die Stabilität des K.s. Teilweise ist das K. von einer fibrösen Kapsel mit einer Flüssigkeit sezernierenden Gelenkinnenhaut (*F.* Synovialmembran) umhüllt, die die Gelenkknorpel versorgt und Reibungen vermindert. Starke Bänder zu beiden Seiten stützen das K. und begrenzen seine seitliche Bewegung. *Kreuzbänder* im K. selbst, die sich diagonal vom Oberschenkelknochen zum Schienbein überkreuzen, sorgen für zusätzliche Sicherung, verhindern das Überbeugen und Überdehnen und begrenzen außerdem die Gleitbewegungen zwischen den Knochen.

Über und unter der Kniescheibe sowie hinter dem K. befinden sich Schleimbeutel (s. *Bursa*). Die *Quadrizeps*-Muskeln an der Vorderseite des Oberschenkels strecken im K., die rückwärtige (*ischiokrurale*) *Muskel*gruppe führt zu einer Beugung.

FUNKTIONSSTÖRUNGEN

Plötzliches Verdrehen des K.s kann eine Bänderzerrung oder einen Meniskusriß verursachen. Ist ein Meniskus gerissen und sind dabei Knorpelpartikel zwischen das Gelenk geraten, kann es zeitweise in einer bestimmten Stellung blockiert sein. Schwere K.schädigungen sind meistens Sportverletzungen und mit einem *Haemarthros* (Gelenkblutung) verbunden. Geringere Verletzungen können immer noch eine *Synovialitis* (Entzündung der Gelenkinnenhaut) nach sich ziehen. Bei Vorschädigung können sich stets wiederholende Überbelastungen (Jogging) zu Schäden des Gelenks und der gelenknahen Sehnen führen. Kinder bekommen leicht das *Osgood-Schlatter-Syndrom*, bei dem sich der Knochenhöcker unter dem Knie (*F.* Tuberositas tibiae) vorübergehend entzündet. *Bursitis* (Entzündung eines Schleimbeutels) entsteht bei starkem Druck von vorne auf das Knie. Fließt aus einer Bursa hinter dem K. Flüssigkeit aus, kommt es zu einer *Baker-Zyste*. *Osteoarthritis*, *rheumatoide Arthritis* und die retropatellare Arthritis (Entzündung der Unter-/Rückseite der Kniescheibe) befallen nicht selten das K. Der letzteren ähnlich ist die *Chondromalacia patellae* oder der vordere Knieschmerz, der in der Adoleszenz häufig auftritt. Brüche (s. *Fraktur*) des Oberschenkelknochens oder des Schienbeins nahe des K.s bzw. Frakturen der Kniescheibe verhindern die normale Beweglichkeit des K.s.; ein Schlag auf das K. kann zur *Dislokation* oder *Luxation* der Kniescheibe führen.

X-Beine und *O-Beine* sind Deformierungen in der Kindheit, die sich häufig aber von selbst auswachsen. Bei Erwachsenen können beide die Folge von Verletzungen oder von Krankheit sein.

DAS KNIE
Das Knie ist das Gelenk zwischen Oberschenkelknochen und Schienbein. Die Kniescheibe (Patella) befindet sich davor.

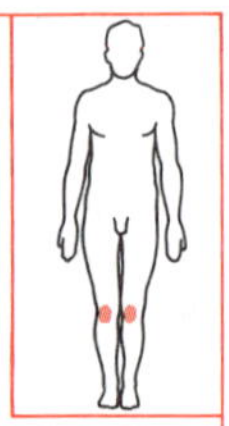

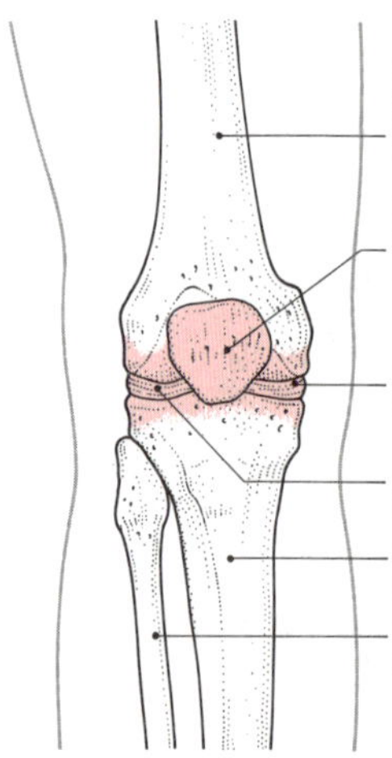

Kniegelenkerguß

Gebräuchliche Bezeichnung für Wasseransammlungen im oder um das Knie (*F. Exsudat*-Bildung). Häufigste Ursache ist eine *Bursitis* (Entzündung einer *Bursa* [flüssigkeitsgefüllte Taschen, die Druckpunkte im Körper kissenartig bedecken und schützen]). Auch Flüssigkeit im Kniegelenk kann eine Ursache sein (s.a. *Gelenkerguß*).

Kniegelenkersatz

Operation zum Ersatz eines erkrankten *Kniegelenks* durch ein künstliches. Die ersten künstlichen Kniegelenke waren wenig mehr als große Scharniere. Heute sind fast alle genaue Nachbildungen der natürlichen Gelenkteile aus Metall und Kunststoff, die das abgenützte Knorpelgewebe ersetzen. Das Ziel moderner K.chirurgie ist, soviel vom natürlichen Gelenk zu erhalten wie nur möglich.

WARUM ES GEMACHT WIRD

Der K. wird am häufigsten bei alten Leuten nötig, deren Kniegelenke infolge von *Osteoarthritis* oder *rheumatoider Arthritis* stark abgenützt und daher in ihrer Bewegungsfähigkeit beeinträchtigt sind, deshalb aber auch stark schmerzen. Bei jungen Patienten ist ein K. nicht so ohne weiteres empfehlenswert, da ein künstliches Kniegelenk immerhin nicht die volle natürliche Bewegungsfreiheit bieten kann und auch nicht starker körperlicher Aktivität standhält.

REKONVALESZENZ

Der *Gipsverband* wird in der Regel nach etwa fünf Tagen nach der Operation abgenommen. Danach beginnt ein Rekonvaleszenz- und Rehabilitationsprogramm zur Stärkung des *Quadrizeps*-Muskels. Nach zwei oder drei Wochen kann das Bein wieder leicht belastet werden.

PROGNOSE

Wenn K.operationen auch Schmerzen lindern und einen gewissen Grad von Beweglichkeit zurückgeben, so sind die Operationsergebnisse doch oft recht unsicher, und die Dauerhaftigkeit der künstlichen Teile ist begrenzt. Die Erforschung stabilerer und dauerhafterer Materialien und Bindemittel (Zement, Klebstoffe) dafür und die Konstruktion besserer Ersatzteile ist aber weiter im Gange.

Kniescheibe

s. *Patella*

Kniesperre

Zeitweiliges Unvermögen, das *Kniegelenk* zu bewegen. Die Ursache können ein geschädigter Knieknorpel oder auch freie Gelenkkörper (*Gelenkmaus*) sein.

Knöchelbruch

Bruch und *Dislokation* der Fußknöchel infolge übermäßiger oder zu heftiger Drehung. Das Wadenbein (der äußere der beiden Unterschenkelknochen, *F.* Fibula) bricht direkt über dem Außenknöchel, das Schienbein (*F.* Tibia) am

KNIEGELENKERSATZ

Nach einem langen Einschnitt durch Gelenkkapsel und Synovialis (Gelenkinnenhaut) wird die Kniescheibe zur Seite geschoben, um an das Gelenk selbst zu gelangen. Mit Spezialinstrumenten werden genaue Messungen vorgenommen und Knochenteile entfernt, damit das künstliche Ersatzgelenk exakt und funktionsgerecht eingepaßt werden kann.

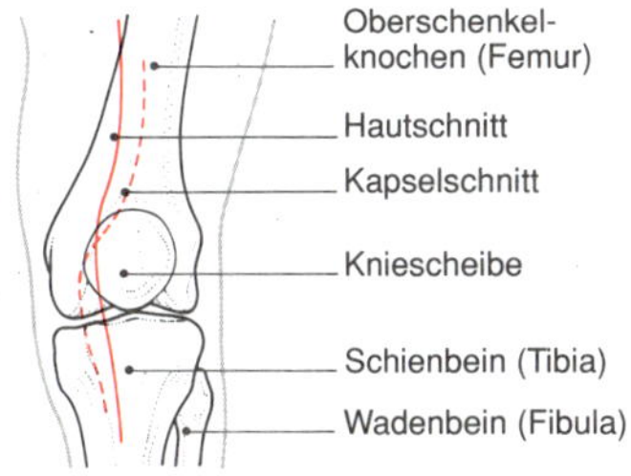

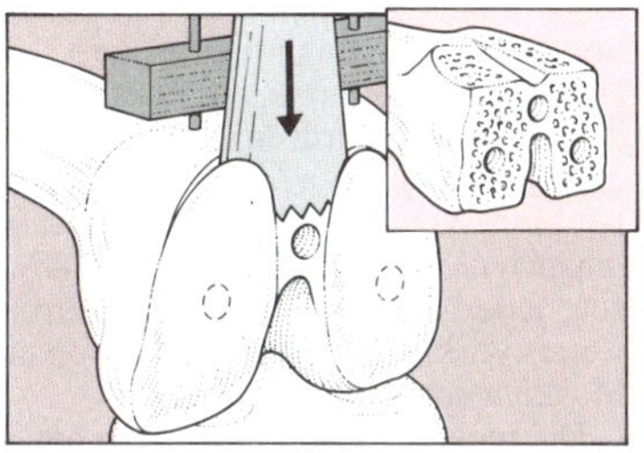

1 Mit orthopädischen Spezialinstrumenten wird das untere Ende des Oberschenkelknochens zugeschliffen, und Löcher für die Stifte der Prothese werden gebohrt.

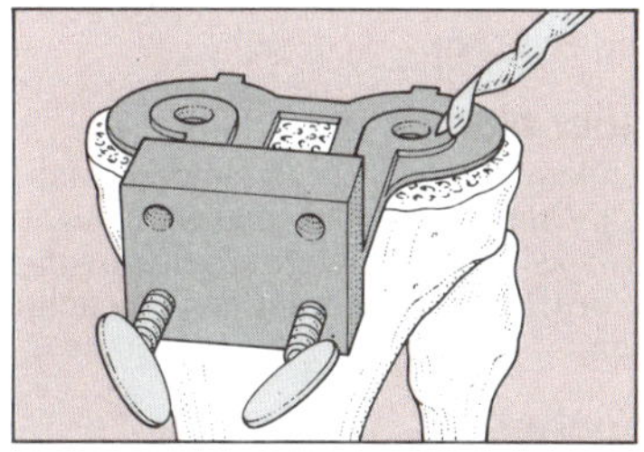

2 Ebenfalls mit orthopädischen Spezialinstrumenten wird das obere Ende des Schienbeins zugeschliffen, und Löcher für die Stifte der Prothese werden gebohrt.

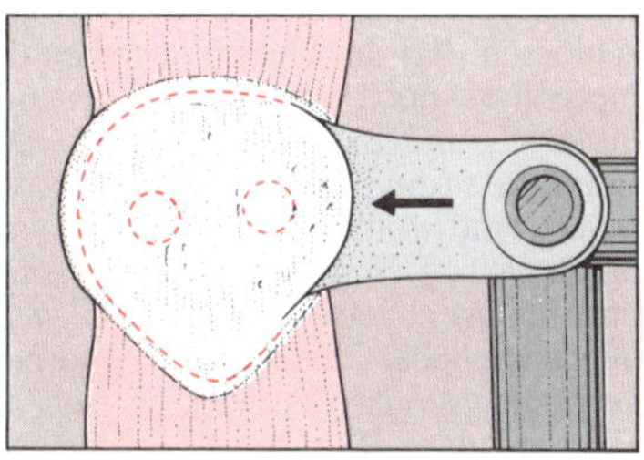

3 Der hintere Teil der Kniescheibe wird entfernt, damit eine flache Oberfläche entsteht, in die kleine Löcher für das Gelenkteil der Prothese gebohrt werden.

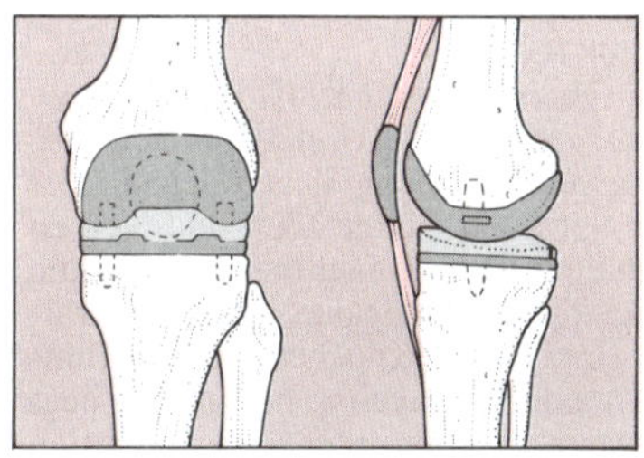

4 Ist das künstliche Kniegelenk richtig eingesetzt und genau montiert, wird es einzementiert. Überschüssiger Zement wird entfernt und die Beweglichkeit des Ersatzgelenks ein letztes Mal überprüft.

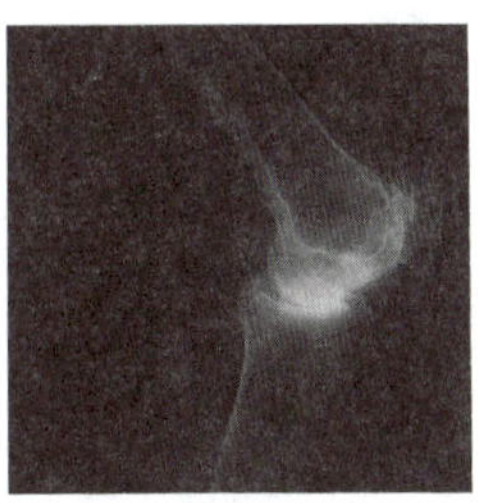

Arthritisches Knie
Die Röntgenaufnahme zeigt deutlich die Knochen- und Knorpelabnutzungsschäden dieses Kniegelenks.

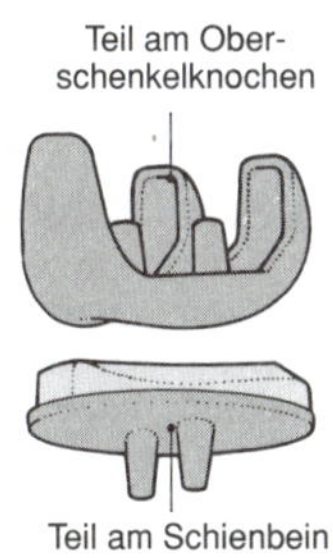

Knieprothese
Die beiden Hauptteile der Knieprothese werden am Oberschenkelknochen und am Schienbein eingepaßt.

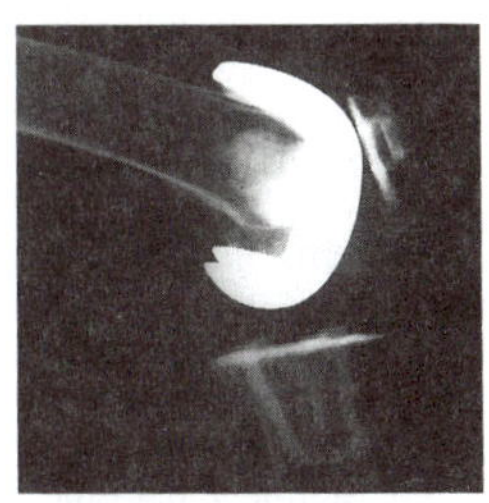

Künstliches Kniegelenk
So sieht ein künstliches Kniegelenk nach dem Einsetzen in der Röntgenaufnahme aus.

K

Innenknöchel, oder zumindest reißen dessen Bänder, was dann die Dislokation verursacht.

Die Behandlung besteht in der Einrichtung der Knochen, im allgemeinen unter Vollnarkose, und der Ruhigstellung von Fuß, Knöchel und Unterschenkel durch einen Gipsverband für die Dauer von acht bis zehn Wochen. Manchmal werden zusätzlich Metallnägel eingesetzt, um die gebrochenen Knochen richtig zusammenzufügen und -zuhalten. Komplizierte Brüche können zur Knöchelversteifung führen, was dann die Wahrscheinlichkeit einer späteren Osteoarthritis erhöht.

Knöchelchen

Kleinknochen wie z.B. Hammer (*F.* Malleus), Amboß (*F.* Incus) und Steigbügel (*F.* Stapes) im Mittelohr, die Schwingungen des Trommelfells auf das Innenohr leiten.

Knochen

K

(*F.* Os) Baumaterial des Körperskeletts. K.gewebe besteht aus Zellen (*F.* Osteozyten) und dazwischen befindlicher, verkalkter K.grundsubstanz. Diese besteht aus organischem (kollagene Fasern, Kittsubstanz) und anorganischem Material (komplexe Kalziumphosphate; Hydroxylapatit).

STRUKTUR

Die Oberfläche der K. ist mit der *Knochenhaut* (*F.* Periost), einer dünnen Bindegewebsmembran, überzogen, in der ein Netz von Blutgefäßen und Nerven enthalten ist. Darunter befindet sich die harte, dichte, kompakte, elfenbeinfarbige eigentliche Knochenschale (Kompakta oder Kortikalis). Im Inneren liegt eine netz-, waben- oder schwammartige Substanz (Spongiosa). Der innere Hohlraum mancher Knochen und auch die Hohlräume in der Spongiosa sind mit fettreichem Gewebe angefüllt: dem *Knochenmark*, in dem die roten Blutkörperchen, die Blutplättchen und auch die meisten weißen Blutkörperchen gebildet werden.

Die Kompakta unter dem Periost besteht aus Säulen von ineinander geschichteten K.zylindern (sog. Osteon oder Havers-System), in deren Innerem ein Havers-Kanal (mit Blutgefäßen) liegt. Die Richtung dieser Osteone entspricht den auf den K. einwirkenden mechanischen Kräften. Der K. selbst ist empfindungslos, der Schmerz bei einem Stoß bzw. einer *Fraktur* rührt von der Irritation oder Verletzung der K.haut her.

FUNKTIONEN

Die Skelettknochen stellen feste Ansatzstellen für die Muskeln dar. Teile des Skeletts schützen auch die inneren Organe (Herz und Lunge im Brustkorb, das Gehirn im Schädel, Uterus und Blase im Becken). Zusammen mit den Muskeln und Gelenken bilden die K. das Skelett.

WACHSTUM

Das Wachstum der K. folgt genetischen und funktionellen Bedingungen. Dabei regen Knochenbildnerzellen (Osteoblasten) die Ablagerung des Minerals Kalziumphosphat in das Proteingerüst der K. an, die Knochenfreßzellen (Osteoklasten) ziehen es aus ihnen ab.

Die Tätigkeit der beiden Zellgruppen steuern Hormone: die Wachstumshormone aus der Hypophyse, die Sexualhormone Östrogen und Testosteron, die Nebennierenhormone, das Parathormon der Nebenschilddrüsen und das Schilddrüsenhormon Thyreocalcitonin. Diese Hormone kontrollieren auch den Kalziumspiegel im Blut in sehr engen Grenzen; jede Unterschreitung des Normalwertes wirkt sich sofort auf Nerven und Muskeln aus.

Die meisten K. beginnen sich bereits in der fünften oder sechsten Schwangerschaftswoche beim Embryo zu bilden. Zunächst entsteht Knorpelgewebe, das dann durch K.gewebe ersetzt wird. Dieser Vorgang heißt chondrale *Ossifikation* und setzt um die achte bis neunte Schwangerschaftswoche ein, ist aber erst im frühen Erwachsenenalter völlig abgeschlossen. Bei der Geburt bestehen die meisten K. noch aus Knorpelsubstanz, die nach und nach ersetzt wird. Die Epiphysen (die Enden der großen Röhrenk.) sind vom K.schaft (Diaphyse) durch die sog. Epiphysenfugen (Wachstumsfugen) abgetrennt. Einige K., z.B. die des Schädels, haben keine Knorpelvorbilder, sondern entwickeln sich direkt aus dem Bindegewebe (desmale Ossifikation).

Knochenabszeß

Örtliche Ansammlung von Eiter in einem Knochen (s. *Osteomyelitis*).

Knochenbruch

s. *Fraktur*

Knochenbrüchigkeit

Knochen mit erhöhter Neigung zu brechen; ein Merkmal der *Osteoporose* (Knochenverdünnung), die bei Frauen nach den Wechseljahren nicht selten ist. Auch lange Bettlägerigkeit, die Einnahme von *Kortikosteroiden* oder bestimmte Hormonstörungen begünstigen eine K. Bei der *Osteomalazie* (einer Mangelkrankheit an Vitamin D) werden die Knochen weich und neigen sowohl zur Verformung wie zu Brüchen. Eine seltene Ursache der K. ist die erbliche Gewebeanomalie *Osteogenesis imperfecta*, die gelegentlich auch Knochenbruchkrankheit genannt wird.

Knochendarstellung

Techniken zur bildhaften Aufzeichnung der Struktur und Funktion von Knochen, um krankhafte Veränderungen oder Verletzungen festzustellen.

ARTEN

Da Knochen *Röntgenstrahlen* stärker absorbieren als andere Gewebe, zeigen Röntgenbilder die Knochenstruktur sehr deutlich. Dies macht sie ideal zur Diagnostizierung von Brüchen und Verletzungen, ebenso aber zur Entdeckung von Tumoren und Infektionen, die Veränderungen im Knochenbau verursachen. Noch detailliertere Untersuchungen kleiner Veränderungen oder Anomalien, die durch umgebende Strukturen im Röntgenbild vielleicht verborgen bleiben, ermöglicht die *Tomographie*, eine Technik der Anfertigung von Röntgenaufnahmen in verschiedenen Schichten der zu untersuchenden Struktur mit CT und MRT (*Computertomographie* und *Kernspintomographie*). Die MRT zeigt Tumoren und Infektionen sowie die Auswirkungen eines geschädigten Knochens auf umgebende Muskeln, Bänder und Fettgewebe; beide Verfahren sind gut geeignet zur Untersuchung von *Bandscheibenvorfall* bei Vorliegen starker Schmerzen im unteren Rückenbereich.

Die *Szintigraphie* dient der Darstellung der Knochenfunktion, indem sie die Durchblutung und die Zellaktivität in den Knochen registriert. Diese Technik wird in erster Linie zur Klärung der Frage angewandt, ob sich ein Krebs schon bis in einen oder mehrere Knochen ausgebreitet hat. Sie kann aber auch wertvolle allgemeine Informationen über Knochenverletzungen, -infektionen und -tumoren sowie über Arthritis und Stoffwechselstörungen wie die *Rachitis*, die die Knochen in Mitleidenschaft zieht, liefern.

Knochenentzündung

s. *Ostitis*

Knochenerweichung

s. *Osteomalazie*

Knochengerüst

s. *Skelett*

Knochengeschwulst

s. *Knochentumor*

Knochenhaut

(*F.* Periost) Gewebe, das alle Knochen des Körpers mit Ausnahme der Gelenkoberflächen umgibt. Die K. enthält kleine Blutgefäße, die die darunterliegende

DER KNOCHENBAU

Am Knochen unterscheidet man: eine dünne Bindegewebshaut (Periost), die kompakte äußere Schicht (Kompakta, Kortikalis) und die innere Schwammschicht (Spongiosa), in der sich das Knochenmark befindet.

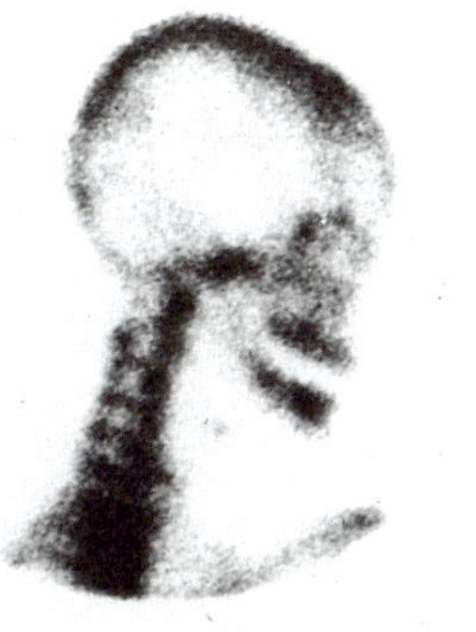

Knochen-Szintigramm
Diese Darstellung zeigt Kopf und Hals. Die Technik wird hauptsächlich zur Krebsdiagnostik benützt.

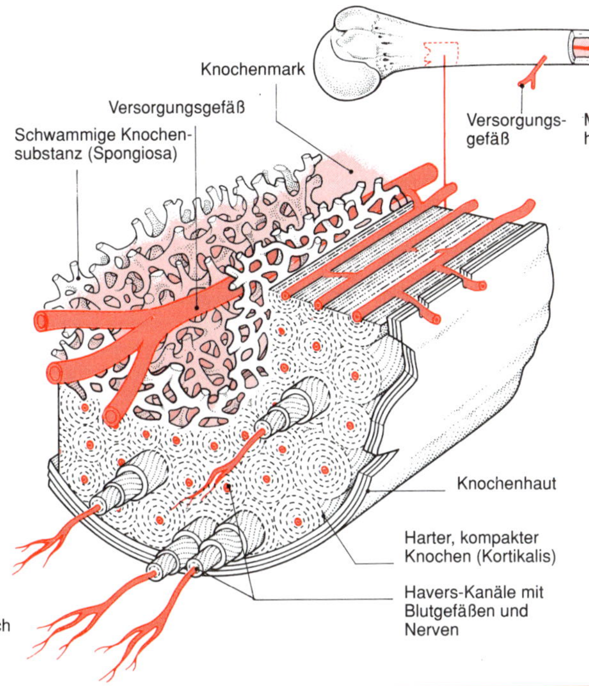

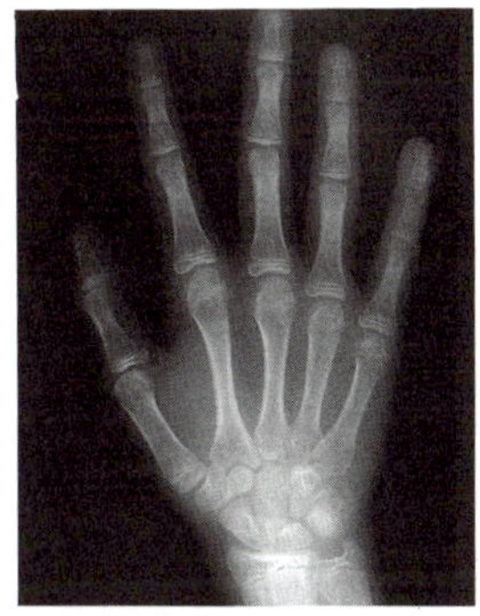

Röntgenbild der Hand
Knochen sind für Röntgenstrahlen wenig durchlässig, was eine ideale Voraussetzung für Skelettaufnahmen darstellt.

Knochensubstanz mit Nährstoffen versorgen, und Nerven, die auf Schmerz durch Verletzung oder Krankheit reagieren. Die K. bildet nach einem Knochenbruch (s. *Fraktur*) im ersten Stadium der Heilung neue Knochensubstanz.

Knochenhautentzündung

s. *Periostitis*

Knochenkallus

Neu gebildete Knochensubstanz bei Bruchheilung (Bindegewebsknochen). K. wird später durch feste, strukturiertere Knochensubstanz ersetzt; bis dahin kann er oft als klumpige Verformung um eine Bruchstelle herum erfühlt werden und ist auf einem Röntgenbild sichtbar. K. ist vor allem ein eindeutiger Beweis dafür, daß der Heilungsprozeß begonnen hat. Bei fortschreitender Heilung nimmt dann der Knochen seine normale Form wieder an.

Knochenkrebs

(*F.* Sarkom) Malignes (bösartiges) Wachstum in einem oder mehreren Knochen. K. kann in einem Knochen selbst entstehen (Primär-K.) oder aber, was sehr viel häufiger ist, sich dorthin von anderen Körperregionen her ausbreiten (Sekundär-K.). Das Krebsgeschwür verdrängt Knochensubstanz und verursacht damit Schmerzen sowie auch Schwellungen. Der Knochen wird anfällig gegen Brüche, auch ohne äußere Einwirkungen. Befällt der K. die Wirbelsäule, kann es zu Wirbelkompressionen oder -einbrüchen kommen und damit zur Schädigung des Rückenmarks mit der Folge von Lähmungen einer oder mehrerer Gliedmaßen.

PRIMÄRKNOCHENKREBS

Alle Formen von Primär-K. sind selten. Die am häufigsten vorkommende Art ist das *Osteosarkom*, das vorwiegend die Beine von Kindern und jungen Erwachsenen befällt. Symptome sind Schmerzen und Empfindlichkeit sowie Schwellungen vor allem direkt ober- und unterhalb des Knies. Zur Bestätigung der Diagnose werden Röntgenbilder, Knochenuntersuchungen (s. *Knochendarstellung*) und die *Biopsie* verwendet. Andere Formen von Primär-K. sind das vom Knorpelgewebe ausgehende *Chondrosarkom* und das sich aus dem Fasergewebe entwickelnde *Fibrosarkom*. Außerdem kann K. auch im Knochenmark entstehen (s. *Ewing-Sarkom, multiples Myelom*).

Die Behandlung von Osteosarkom, Chondrosarkom und Fibrosarkom hängt davon ab, wie weit die Erkrankung sich bereits ausgebreitet hat. Ist sie noch auf die betroffenen Knochen selbst beschränkt, kann eine Amputation sinnvoll sein. Andernfalls können Bestrahlung und/oder Chemotherapie die Tumoren eindämmen. Mit den modernen *Zytostatika* haben sich die Heilungsaussichten generell verbessert.

SEKUNDÄRKNOCHENKREBS

Der Sekundär- oder metastatische K. ist sehr viel häufiger als der Primär-K.; er kommt in höherem Lebensalter öfter vor. Die sich am leichtesten in die Knochen ausbreitenden Krebsarten sind der Brust-, Lungen-, Prostata-, Schilddrüsen- und Nierenkrebs. Knochenmetastasen treten vorwiegend in der Wirbelsäule, im Bekken, in den Rippen und in den Schädelknochen auf.

Das Hauptsymptom auch beim Sekundär-K. ist der Schmerz, der oft nachts am schlimmsten ist. Die betroffenen Knochen sind abnorm bruchanfällig, selbst ohne äußere Einwirkung. Ein solcher Bruch (pathologische Fraktur) kann überhaupt das erste Indiz der Krebserkrankung sein.

Die erste Diagnose läßt sich mit einer Knochendarstellung mit bildgebenden Verfahren bekräftigen. Ist der Krebsherd nicht eindeutig identifizierbar oder bekannt, können auch weitere Tests nötig werden.

Sekundär-K.e der Brust und Prostata sprechen oft auf Hormontherapien an. Das Weiterwachsen der Tumoren läßt sich mit Östrogen oder Hypothalamushormonen, bei manchen Brustkrebsarten mit *Hormonantagonisten*, bremsen. Manchmal ist die wirksamste Therapie die Entfernung der Eierstöcke, Hoden oder Nebennieren. Brüche erfordern meistens orthopädische Chirurgie ein-

KNOCHENERKRANKUNGEN

Knochen werden von denselben Krankheiten befallen wie alle anderen Körpergewebe, aber Bau und Funktionen bedingen zusätzliche Komplikationen. Bei direktem Schlag oder wiederholter Belastung kann ein Knochen brechen (*Fraktur*). Bei einer Infektion (z.B. infolge *Osteomyelitis* oder *Knochenabszeß*) kann die daraus entstehende Entzündung die Blutversorgung beeinträchtigen und das Absterben eines Teils des Knochens verursachen.

GENETISCHE KRANKHEITEN

Das Knochenwachstum kann von mehreren genetischen (erblichen) Faktoren wie *Achondroplasie* und *Osteogenesis imperfecta* beeinträchtigt werden. Sie führen oft zu *Zwergwuchs*.

ERNÄHRUNGSSTÖRUNGEN

Ungenügende Kalzium- und Vitamin-D-Versorgung durch die Ernährung kann, mit der Folge von Knochenerweichung und -verformung, bei Kindern *Rachitis* und bei Erwachsenen *Osteomalazie* verursachen.

HORMONSTÖRUNGEN

Produziert die Hypophyse vor der Pubertät zuviel Wachstumshormon, kommt es zu übermäßigem Wachstum der Knochen und Organe, was zu Riesenwuchs *(Gigantismus)* führt. Übermäßige Parathormonproduktion verursacht *Knochenzysten*. Ebenso ist *Osteoporose* häufig die Folge von Hormonstörungen.

GESCHWÜLSTE

Die Knochen können von verschiedenen Arten benigner und maligner Wucherungen befallen werden (s. *Knochentumor, Knochenkrebs*).

VERSCHLEISSERSCHEINUNGEN

Mit zunehmendem Alter nehmen auch die Verschleißerscheinungen an den Knochen zu. Bei der *Osteoarthritis* sind die Gelenkoberflächen verschiedener Knochen davon betroffen.

AUTOIMMUNKRANKHEITEN

Bei solchen Erkrankungen greift das körpereigene Abwehrsystem das eigene Körpergewebe an. Bei den Knochen ist dies in erster Linie bei der *rheumatoiden Arthritis* der Fall.

SONSTIGE ERKRANKUNGEN

Das *Paget-Syndrom* besteht in der Verdikkung der äußeren Knochenschichten bei Schwammigwerden des Knocheninneren.

UNTERSUCHUNG

Knochenschäden werden mit Techniken wie *Röntgen*, CT (*Computertomographie*), *Szintigraphie, Biopsie* und biochemischen *Bluttests* diagnostiziert; mit letzteren lassen sich Anomalien der Hormon- und Nährstoffspiegel (Kalzium, Vitamin D) feststellen.

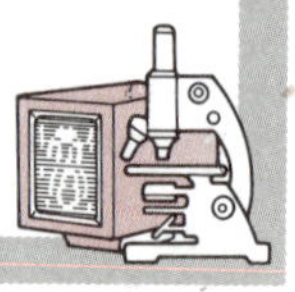

schließlich des Einsetzens von Nägeln und Platten in die gebrochenen Knochen.

Knochenmark

(*F.* Medulla ossium) Bindegewebe in den Hohlräumen der Knochenspongiosa und in den Markhöhlen. Rotes K. ist blutproduzierendes (retikuläres) Bindegewebe, das bei der Geburt in allen Knochen vorhanden ist. In den Teenagerjahren wird es in einigen Knochen nach und nach von weniger aktivem gelbem Mark ersetzt. Erwachsene haben rotes K. nur noch in den Wirbelkörpern, im Brustbein, in den Rippen, Schlüsselbeinen, Schulterblättern, Becken- und Schädelknochen. Rotes K. ist die Produktionsstätte für *Blutzellen*: für rote Blutkörperchen, Blutplättchen und die meisten weißen Blutkörperchen. Erythropoietin, ein Nierenhormon, stimuliert die Stammzellen im K. (Zellen, deren Abkömmlinge sich zu verschiedenen spezialisierten Zellen entwickeln) zur Bildung roter Blutkörperchen. Die Blutzellen durchlaufen noch im K. mehrere Reifungsstadien, ehe sie in den Blutkreislauf abgegeben werden. Gelbes K. besteht hauptsächlich aus Fettgewebe. Braucht der Organismus mehr Blut, wird ein Teil des gelben K.s wieder in rotes umgewandelt.

Es kann vorkommen, daß das K. nicht genügend normale Blutzellen produziert, etwa bei *aplastischer Anämie* oder wenn K. durch Geschwülste verdrängt wird. Eine andere Störung ist die Überproduktion bestimmter Blutzelltypen wie z.B. bei *Polyzythämie* oder *Leukämie*.

Knochenmarkbiopsie

Maßnahme zur Erlangung von Knochenmarkszellen (Aspirations-[Saug-]Biopsie) oder einer Knochenstanze mit Knochenmark (Trephin-[Bohr-/Fräs-]Biopsie). In der Regel wird die Probe aus dem Brustbein oder aus dem Beckenkamm entnommen. Die mikroskopische Untersuchung dieser Proben liefert Informationen über die verschiedenen Bestandteile des Blutes und das etwaige Vorhandensein knochenmarksfremder Zellen. Viele Blutkrankheiten wie *Anämie*, *Leukämie*, Knochenmarksschäden und bestimmte Infektionen lassen sich damit diagnostizieren, und es ist feststellbar, ob das Knochenmark etwa von einem Lymphom (einer Krebsform des Lymphgewebes) oder von sonstigen Tumoren befallen ist.

Für die Trephinbiopsie benötigt man zur Knochensubstanzentfernung (normalerweise aus dem Beckenkamm) eine lange, dicke Nadel. Diese Form wird angewandt, wenn ein Tumorwachstum das Ansaugen von Substanz unmöglich macht oder wenn beispielsweise die Struktur des Knochenmarks untersucht werden muß.

Die K. kann auch mehrmals wiederholt werden, um zu kontrollieren, wie eine Erkrankung auf eine bestimmte Behandlung reagiert.

Knochenmarkentzündung

s. *Osteomyelitis*

Knochenmarkpunktion

s. *Knochenmarkbiopsie*

Knochenmarktransplantation

(Gebräuchliche Abkürzung: KMT) Technik, degeneriertes oder geschädigtes Knochenmark durch gesundes zu ersetzen. Bei der autologen KMT wird patienteneigenes, bei der allogenen Knochenmark das eines Spenders mit sehr ähnlichem Gewebetyp genommen; in der Regel sind das Geschwister der Empfänger. Diese beiden Methoden werden nur von darauf spezialisierten Kliniken praktiziert.

WARUM ES GEMACHT WIRD

Weil sie nicht ohne Risiken sind, werden KMTen nur zur Behandlung potentiell tödlicher Blut- und Immunsystemkrankheiten, wie schwere *aplastische Anämie*, *Leukämie*, schwerer kombinierter *Immundefekt*, oder einiger angeborener Stoffwechseldefekte (s. *Enzymmangelkrankheit*) vorgenommen.

SO WIRD ES GEMACHT

Allogene KMT

Zunächst werden Spender- und Empfänger-Blutproben auf Verträglichkeit untersucht. Vor der eigentlichen Transplantation muß noch sämtliches Knochenmark (krankes und gesundes) des Empfängers zerstört werden. Dies geschieht mit einer Therapie mit zytotoxischen Medikamenten oder durch Bestrahlung. Damit wird nicht nur jeglicher Abstoßungsreaktion auf das Spendermark vorgebeugt, sondern zugleich werden auch alle im Empfänger-Knochenmark vorhandenen Krebszellen eliminiert. Anschließend wird auf einer Isolierstation (s. *Isolierung*) jedes Risiko einer Infektion unterbunden. Die Prozedur der Entnahme des Knochenmarks vom Spender

KNOCHENMARKTRANS-PLANTATION

Krankes oder geschädigtes Knochenmark wird durch normales, gesundes ersetzt, allogen durch solches von einem Spender, autolog durch körpereigenes gesundes.

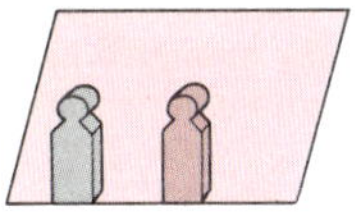

Mit einem Bruder oder einer Schwester ist die Chance, einen geeigneten Spender zu finden, 25 Prozent.

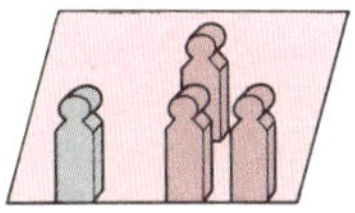

Bei drei Geschwistern steigen die Chancen auf das Dreifache.

Einen geeigneten Spender finden
Je mehr Geschwister man hat, desto größer die Chance. Bei drei oder mehr Geschwistern sind die Chancen dafür schon gut.

WIE ES GEMACHT WIRD

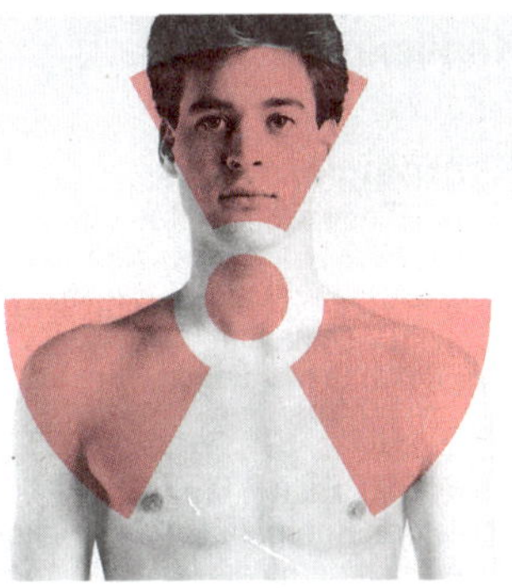

1 Vor der Transplantation wird sämtliches Knochenmark des Empfängers funktionsunfähig gemacht; damit werden auch seine Krebszellen zerstört.

KNOCHENMARK

In den Hohlräumen der Knochen befindet sich (retikuläres) Bindegewebe, das die Fähigkeit der Blutzellbildung besitzt (Knochenmark). Im frühkindlichen Alter enthalten nahezu alle Knochen dieses sog. rote K. (rot wegen der vielen roten Blutkörperchen). Mit zunehmendem Alter wird mehr und mehr Fett eingelagert, das K. gibt die Blutzellproduktion auf und wird zum gelben K. (Fettmark). Zur Transplantation wird nur rotes K. verwendet.

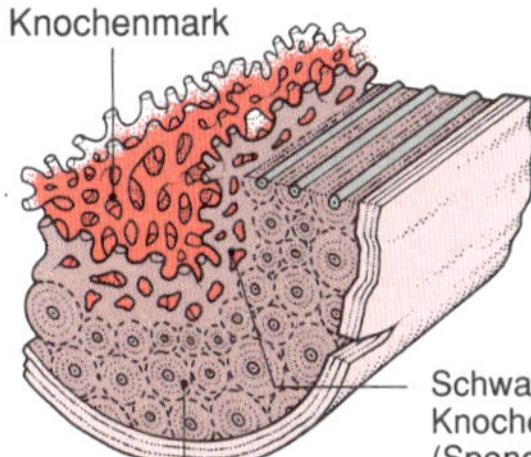

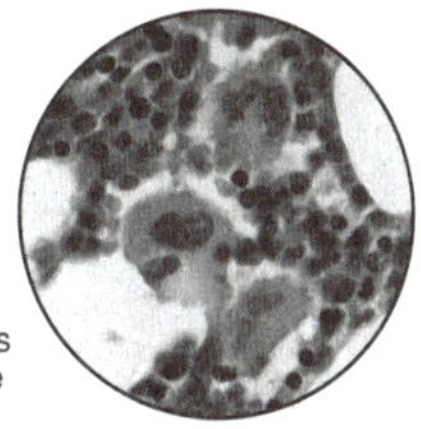

Knochenmark-Ausstrich unter dem Mikroskop

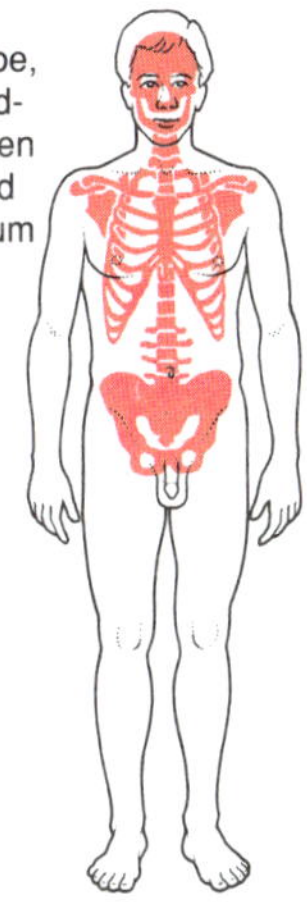

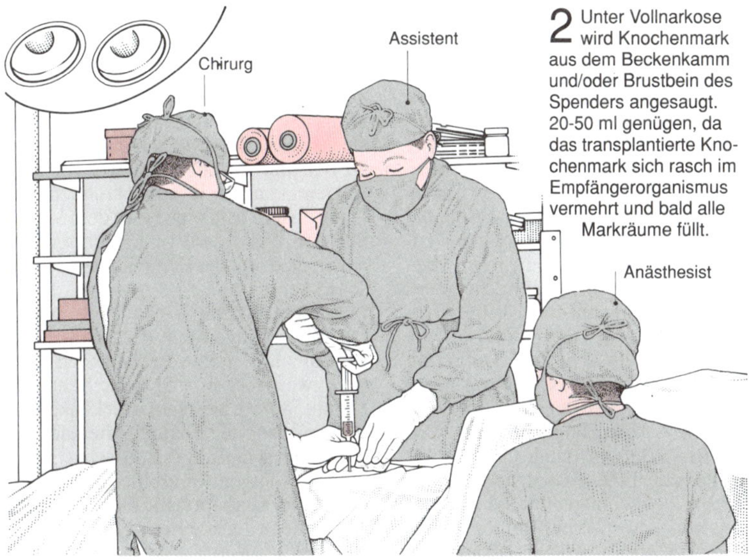

2 Unter Vollnarkose wird Knochenmark aus dem Beckenkamm und/oder Brustbein des Spenders angesaugt. 20-50 ml genügen, da das transplantierte Knochenmark sich rasch im Empfängerorganismus vermehrt und bald alle Markräume füllt.

3 Das angesaugte Knochenmark wird intravenös auf den Empfänger übertragen. Die Knochenmarkszellen finden ihren Weg durch den Kreislauf in die Knochenhohlräume, wo sie dann sofort zu wachsen beginnen.

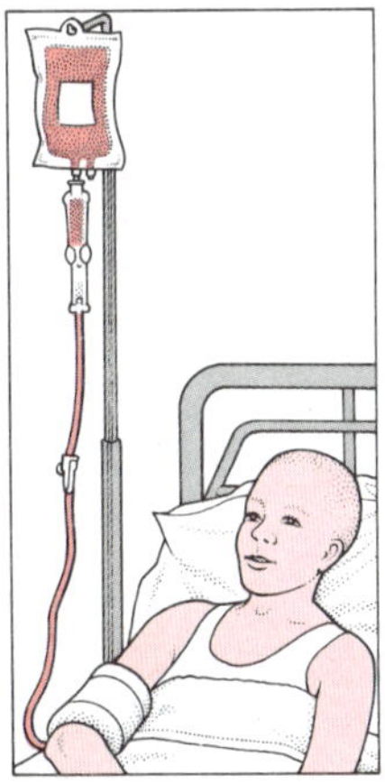

ASPIRATIONS-(SAUG-)BIOPSIE

Eine Hohlnadel wird in den Knochen (am Beckenkamm oder Brustbein) eingeführt. Ein Stilett (eine dünne, scharfe Lanzette) wird durch diese Nadel geschoben und dann mit kurzen, drehenden Bewegungen durch die Knochenrinde gebohrt. Dann wird das Stilett wieder entfernt und das Knochenmark mit Hilfe einer Spritze über die Kanüle abgesaugt.

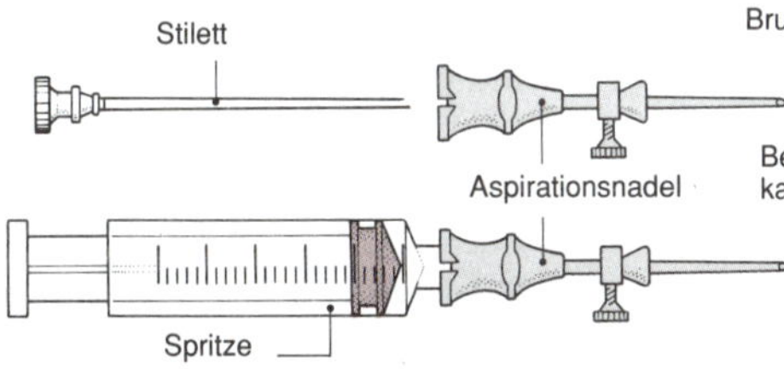

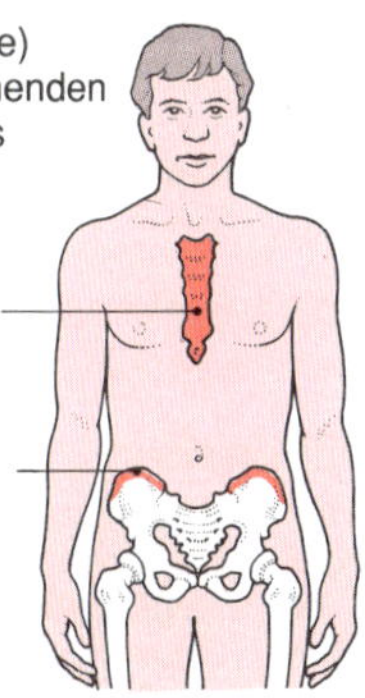

K

und der Transplantation auf den Empfänger ist im Kasten auf der Seite zuvor dargestellt.

Autologe KMT

Knochenmark wird dem Patienten (normalerweise jemand, der an einer bösartigen Erkrankung leidet) zu einem Zeitpunkt entnommen, da die Krankheit in Remission ist (= nicht aktiv); es wird in *Kryokonservierung* (Gewebegefriertechnik) eingelagert. Vor dem Einfrieren wird es zuweilen noch mit dem Ziel der Eliminierung aller etwa noch vorhandenen malignen Zellen behandelt. Allerdings ist diese Methode für die meisten Fälle noch im Experimentierstadium. Bei Wiederkehr der Krankheit kann das gelagerte Knochenmark aufgetaut und zur Reinfusion verwendet werden, nachdem zuerst wie bei der allogenen KMT alles vorhandene Knochenmark zerstört wurde.

KOMPLIKATIONEN

Eine Infektion kann ein gravierendes Problem bei der Rekonvaleszenz werden. Deshalb müssen die Isolierungsmaßnahmen etwa sechs Wochen lang fortdauern, bis das neue Knochenmark ausreichende Mengen weißer Blutkörperchen gebildet hat.

Bei der allogenen KMT ist eine *Abstoßungsreaktion* (internationale Abkürzung GVH: **g**raft **v**ersus **h**ost, Transplantat gegen Empfänger) eine mögliche zusätzliche Komplikation. Sie tritt ein, wenn Lymphozyten im Spenderknochenmark den Empfängerorganismus als fremd erkennen. Dann treten Symptome auf wie Ausschlag, Gelbsucht und Durchfall. *Immunsuppressiva* wie Cyclosporin und *Kortikosteroide* beugen dem vor bzw. wirken der Abstoßung entgegen. Das GVH-Risiko läßt sich auch durch Entfernung der sog. T-Zellen (s. *Lymphozyten*) aus dem Knochenmark mittels *monoklonaler Antikörper* vor der Reinfusion reduzieren. Generell können Komplikationen noch lange nach der Transplantation auftreten bzw. andauern.

Knochenmarkübertragung

s. *Knochenmarktransplantation*

Knochennaht

s. *Sutur*

Knochennekrose

s. *Knochenabszeß*

Knochenspan

Knochentransplantation; eine Operation, bei der ein kleines Stück (ein Span) eines Knochens entnommen und zur Behebung eines Knochenschadens an einer anderen Stelle des Körpers verwendet wird. Durch das Anbringen des K.s an den geschädigten Knochen wird dieser mit einem das Knochenwachstum anregenden Protein versorgt. Der verpflanzte K. stirbt zwar ab, wirkt aber zuvor als Gerüst, auf dem neue Knochensubstanz wachsen kann.

WARUM ES GEMACHT WIRD

Die K.prozedur hat im wesentlichen vier Gründe: die Bruchheilungsanregung, Ersatz von durch Verletzung verlorener Knochensubstanz, Ersatz von krankheitshalber operativ entfernter Knochensubstanz und verbindendes Hilfsmittel für das Wiederzusammenwachsen eines Knochenbruchs. In der kosmetischen Chirurgie kann ein K. der Formverbesserung von Gesicht oder Schädel dienen.

SO WIRD ES GEMACHT

Der Knochen, von dem der Span entnommen werden soll, wird freigelegt und der Span entnommen. Am häufigsten nimmt man Teile vom Beckenkamm (oberer Rand des Hüftbeins), da diese Knochen viel schwammige Knocheninnensubstanz enthalten und sich deshalb für diesen Zweck besonders gut eignen. Auch von den Rippen, wegen ihrer gebogenen Form, und von der Elle am Unterarm erhält man hervorragende Knochenspäne. Danach wird auch der Knochen, an den der K. angesetzt werden soll, freigelegt und der K. mit Schrauben oder Draht an ihm befestigt. Nach dem Vernähen der Wunde wird ein Gipsverband angelegt, damit der K. nicht mehr verrutschen kann.

REKONVALESZENZ

Die Verfärbungen und der Schmerz an der Entnahmestelle vergehen nach einer oder zwei Wochen, und es bleibt nur die Schnittnarbe über dem Beckenkamm. Der Fortgang der Heilung, die nach ca. 6 Wochen schon abgeschlossen ist, wird mittels Röntgen kontrolliert. Die meisten dieser Operationen sind erfolgreich und stellen wieder einen gesunden Knochen her.

Knochensporn

s. *Osteophyt*

Knochentransplantation

s. *Knochenspan*

Knochentumor

Wucherung in einem Knochen. K.en können bösartig (kanzerös) oder gutartig (nicht kanzerös) sein (s. *Knochenkrebs*). Von den gutartigen K.en unterscheidet man drei Arten. Die häufigste ist das *Osteochondrom*, eine Wucherung von Knochen- und Knorpelsubstanz, die oft in der Kindheit beginnt. Die zweite Art ist das *Osteom*, ein glatter, gerundeter Tumor aus Knorpelzellen vorwiegend an den Händen und Füßen (s. *Chondromatose*). Osteom und Chondrom sind schmerzlos. Sie können jeden Knochen befallen. Eine Behandlung ist nicht erforderlich, es sei denn, die Schwellung wird sehr groß und entstellend oder verursacht durch ihre Größe Druck auf andere Körperstrukturen wie Arterien oder Nerven. Dann kann eine operative Entfernung angezeigt sein. Der dritte Typ gutartiger K.en schließlich ist das Osteoklastom (Riesenzelltumor), das vorwiegend junge Erwachsene in einem Arm oder Bein befällt. Es schmerzt und ist druckempfindlich und sollte entfernt werden.

Knochenzyste

Anomale Höhlung in einem Knochen, die meistens auch mit Flüssigkeit gefüllt ist. Typisch ist ihr Auftreten am Ende langer Knochen. Eine K. wird oft nur zufällig nach einem Knochenbruch an der Stelle der Zyste entdeckt. Zur Korrektur bedarf es normalerweise nur einer kleineren Operation mit Auskratzen der Zyste und Auffüllen des Hohlraums mit Knochenpartikeln.

Knollennase

s. *Rhinophym*

Knorpel

(*F.* Cartilago) Plastisches Stützgewebe aus K.zellen (Chondrozyten), die in eine Grundsubstanz (Matrix) eingebettet sind. Je nach Fasergehalt der Matrix unterscheidet man hyalinen K. (nur kollagene

KNORPELARTEN

Die drei Knorpelarten unterscheiden sich durch den verschiedenen Fasergehalt in ihrer Festigkeit und Elastizität.

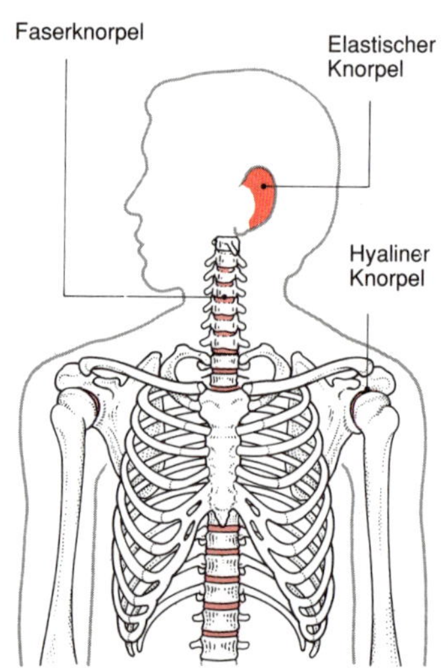

Fasern), elastischen K. (kollagene und elastische Fasern) sowie Faserknorpel (mit sichtbaren kollagenen Fasern). Die Grundsubstanz enthält außerdem noch Chondromukoid und Chondroitinschwefelsäure als Kittsubstanz.

ARTEN UND VORKOMMEN

Das fetale Skelett besteht überwiegend aus hyalinem K., der im Laufe des jugendlichen Wachstums zunehmend von Knochen ersetzt wird. Beim Erwachsenen bleiben davon nur noch die Gelenküberzüge erhalten, die die Reibung bei Bewegungen vermindern. *Osteoarthritis* bzw. *Arthrose* ist von Verschleiß und Degeneration des Gelenkk.s gekennzeichnet. Elastischer K. findet sich z.B. in den Ohrmuscheln oder dem Kehldekkel (*Epiglottis*), wo Zugbelastungen auftreten.

Faserknorpel kommt an ebenfalls mechanisch höher belasteten Stellen des Bewegungsapparats vor, so z.B. in den Zwischenwirbel- (*Band-*) *scheiben*.

Knorpelentzündung

s. *Chondritis*

Knötchen

Kleiner Gewebeklumpen, in der Regel größer als 5 mm im Durchmesser, der aus der Hautoberfläche herausragen oder sich auch tief unter der Haut bilden und sowohl weich als auch hart sein kann.

Knoten

Runder Gewebskörper. Am häufigsten wird der Begriff auf die *Lymphknoten* angewandt, die zum lymphatischen System gehören.

Knotenrose

s. *Erythema nodosum*

Koagulation

Übergang eines kolloidalen Systems aus dem Sol- in den Gelzustand; bei der *Blutgerinnung* wird dieser Prozeß von den Gerinnungsfaktoren gefördert. Als letzter Schritt entsteht aus dem flüssigen Fibrinogen das Fasereiweiß Fibrin, das den Hauptanteil bei der Blutverfestigung (Gerinnung) ausmacht. (S.a. *Blutgerinnung*)

Koagulopathie

s. *Gerinnungsstörungen*

Kobalt

Metallisches Element (Co) und Bestandteil von Vitamin B_{12}. Radioaktives K. wird bei der *Radiotherapie (Strahlentherapie)* verwendet.

Kochsalz

s. *salinisch*

WIRKUNGEN VON KOFFEIN AUF DEN KÖRPER

Koffein hat eine stimulierende Wirkung auf alle Organe und Gewebe. Es wirkt durch Beeinflussung der chemischen Reaktionen direkt auf die einzelne Zelle ein.

Ein indirekter Effekt entsteht durch die Steigerung der Ausschüttung von Adrenalin und Noradrenalin (zellaktivitätsstimulierende Hormone) aus der Nebenniere.

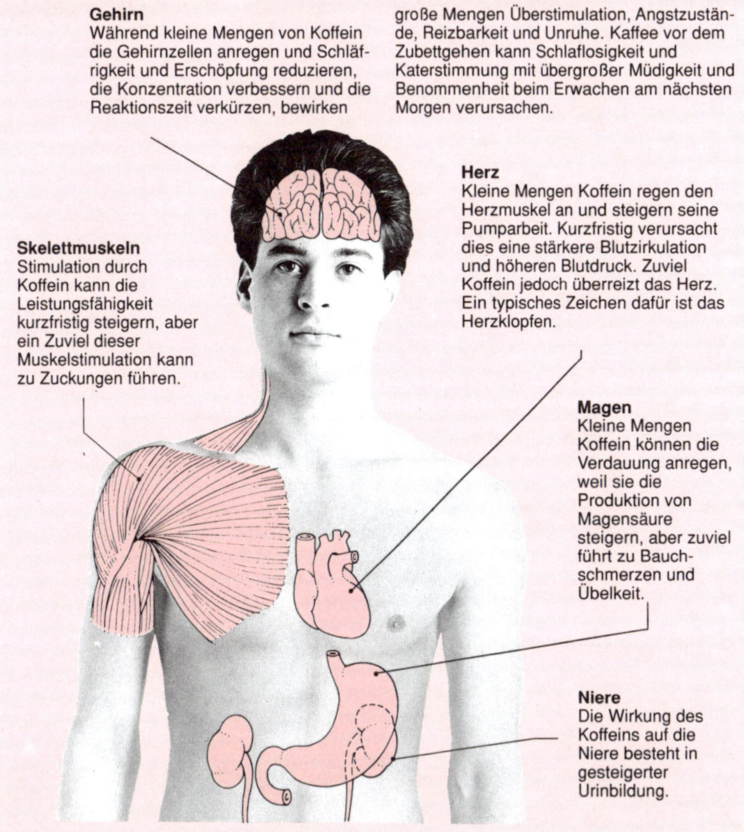

Kochsalzlösung, physiologische

Bei größeren Blutverlusten (z.B. bei Unfällen und Verletzungen von Schlagadern) in Notfällen als kurzfristiger Volumenersatz verwendete Kochsalzlösung mit einem Gehalt von 0,9 Prozent NaCl. Sie wird v.a. dann als Blutersatz eingesetzt, wenn die Blutgruppe des Verletzten nicht bekannt ist und daher eine Blutspende nicht möglich ist. Als p.K. bezeichnet man sie deshalb, weil sie mit dem Blutserum isotonisch ist, d.h. diesem in bezug auf den osmotischen Druck genau entspricht (s.a. *Osmose*).

Die physiologische Kochsalzlösung enthält im Gegensatz zu anderen Plasmaersatzstoffen keine Kolloide. Sie wird rasch ausgeschieden bzw. von den Körpergeweben aufgenommen.

Kodein

s. *Codein*

Koffein

Aufputschmittel (s. *Stimulantien*), das in der Kaffee- und der Kakaobohne, in den Teeblättern (dort auch Teein genannt) und den Kolanüssen vorkommt und sich in daraus zubereiteten Getränken löst. In Getränken hat K., im Übermaß genossen oder bei empfindlichen Personen, unangenehme Nebenwirkungen wie Erregung und Zittern. Starke Kaffeetrinker (= mehr als ca. 5 Tassen täglich) merken oft, daß ihre *Toleranz* (Gewöhnung) sich mit der Zeit erhöht, daß sie also immer mehr trinken müssen, um dieselbe stimulierende Wirkung zu verspüren. Bereits nach wenigen Stunden stellen sich Entzugssymptome wie Müdigkeit, Kopfschmerzen und Reizbarkeit ein (s. *Drogenabhängigkeit*).

K. findet sich in diversen Medikamenten, speziell in Kombination mit *Analgetika* (Schmerzmitteln). Allerdings ist sein

KOFFEINGEHALT (mg pro Tasse)

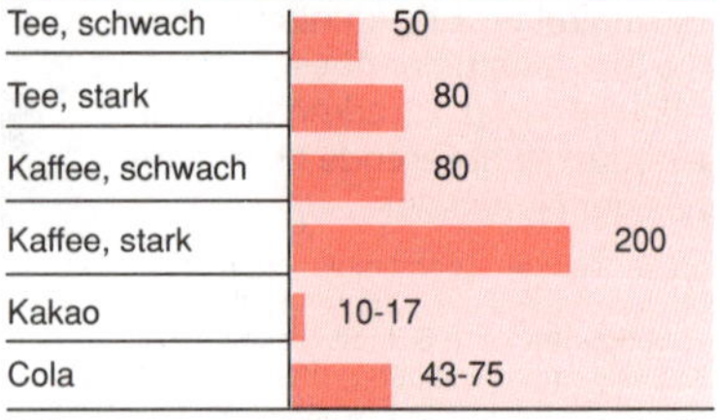

Die Stärke und die Zubereitungsart bestimmen den genauen Koffeingehalt eines Getränks (in mg pro Tasse).

pharmazeutischer Wert in dieser Form zweifelhaft, weil es nicht zur schmerzstillenden Wirkung beiträgt. Auch in Kombination mit *Ergotamin* wird K. als Vorbeugungsmittel gegen Migräne pharmazeutisch verwendet.

Kofferdam

Gummituch zur Isolierung eines oder mehrerer Zähne bei bestimmten Zahnbehandlungen, als Schutz gegen Speichel und das Verschlucken oder Einatmen von Partikeln oder kleinen Instrumenten. In das Tuch werden kleine Löcher gestanzt, durch die die zu behandelnden Zähne passen. Das Tuch selbst wird mit Klammern und einem Rahmen befestigt.

K

Kognitive Verhaltenstherapie

Methode der Behandlung psychischer Erkrankungen auf der Grundlage der Vorstellung, daß die Art, wie wir die Welt und uns selbst sehen (= unsere Kognition), unsere Emotionen und unser Verhalten beeinflußt.

Wer an *Depression* leidet, glaubt leicht, alles Unerfreuliche sei die Folge des eigenen Verhaltens und alles Erfreuliche nur Zufall. Die Aufgabe der Therapie ist es, aufzuzeigen, daß solche Interpretationen falsch sind. Es geht darum, positivere Sicht- und Denkweisen zu vermitteln sowie außerdem zu deren Erprobung im täglichen Leben zu ermutigen.

Weil die k.V. daran ansetzt, wie der einzelne sich zu seiner Umwelt stellt und verhält, kann sich die Therapie stärker als die traditionellen Formen der *Verhaltenstherapie* an den Besonderheiten des individuellen Einzelfalls orientieren.

Kohabitation

s. *Geschlechtsverkehr*

Kohle

Form des Kohlenstoffs. K. wird in der Medizin als K.tablette (*F.* Carbo medicinalis) bei Durchfall verwendet, aber auch als Notbehandlung bei manchen Vergiftungen.

Kohlendioxid

Farb- und geruchloses Gas, das in geringen Mengen in der Luft enthalten und ein Nebenprodukt des körperlichen *Stoffwechsels (Metabolismus)* ist. Es besteht aus einem Kohlenstoff- (C) und zwei Sauerstoffatomen (O) und hat also die chemische Formel CO_2.Gekühlt und gepreßt bildet es weißes, festes *Trokkeneis*, das bei der *Kryochirurgie* Verwendung findet.

CO_2 ist ein Abfallprodukt der Stoffwechselreaktionen beim Abbau bzw. der Umwandlung verschiedener Nährstoffe, speziell von Kohlenhydraten und Fetten, in Energie. Es wird vom Blut in die Lunge befördert und von dort ausgeatmet. Deshalb ist einer der Faktoren der Atemkontrolle die Feststellung des CO_2-Gehalts des Blutes.

Bei körperlicher Tätigkeit steigt der Anfall von CO_2; der daraus resultierende hohe CO_2-Gehalt im Blut ist die Ursache dafür, daß man außer Atem gerät und durch kräftigere und beschleunigte Atmung die größeren Mengen CO_2 rascher eliminieren und mehr Sauerstoff aufnehmen muß.

Kohlenhydrate

Gruppe von Verbindungen aus Kohlenstoff, Wasserstoff und Sauerstoff, die die wichtigste Energiequelle des Körpers darstellen.

ARTEN UND VORKOMMEN

Es gibt zwei große Gruppen K.: die verwertbaren (sie werden im Körper metabolisiert [chemisch verändert, abgebaut]) und die nicht verwertbaren, die vom menschlichen Organismus bzw. durch seine Verdauungs-*Enzyme* nicht abbaubar sind.

Die verwertbaren K. sind z.B. die Stärken (= komplexe K.) und die Zucker (= einfache K.). Sie finden sich in den Getreiden, Rüben und Früchten. Zu den nichtverwertbaren K.n zählen insbesondere die Zellulosen und Halbzellulosen,

Monosaccharide	Glukose, Galaktose, Fruktose
Disaccharide	Saccharose, Laktose, Maltose
Polysaccharide	Stärke, Zellulose

Arten von Kohlenhydraten
Monosaccharide sind die einfachsten; sie bestehen aus einem einzigen Zuckermolekül. Disaccharide bestehen aus zwei miteinander verbundenen Saccharidmolekülen, Polysaccharide aus langen Ketten vieler Saccharidmoleküle. Das wichtigste aller Kohlenhydrate ist die Stärke.

KOHLENHYDRAT-STOFFWECHSEL

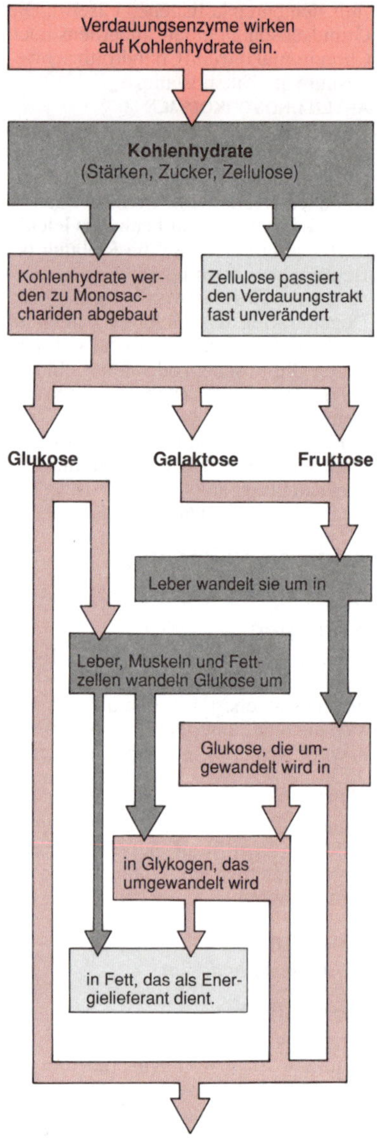

Glukose wird vom Blut aufgenommen, um über den ganzen Organismus verteilt zu werden, oder sie wird direkt von den Körperzellen verbraucht.

die den Körper unverändert durchwandern und den Großteil der sog. *Ballaststoffe* ausmachen. Der Begriff der raffinierten K. bezieht sich im allgemeinen auf die verfeinerte Saccharose aus Zuckerrohr oder Zuckerrüben ohne andere Nährstoffe (Raffinadezucker). Getreidemehl und Getreidestärke sind ebenfalls Raffinade-K. aus reiner Stärke.

DER KOHLENHYDRAT-STOFFWECHSEL

Die sog. einfachen Zucker (Monosaccharide) Glukose (Traubenzucker), Galaktose (Milchzucker) und Fruktose (Fruchtzucker) werden unverändert und direkt vom Blut absorbiert. Die sog. Doppelzucker (Disaccharide) wie Saccharose und Laktose (ein Milchzucker) müssen zuerst zu einfachen Zuckern abgebaut werden, ebenso die Stärken. Dann werden diese Monosaccharide (vor allem Glukose) durch die Darmwände in den Blutkreislauf resorbiert und gelangen mit ihm in den ganzen Körper. Bestimmte Zellen wie die Gehirnzellen und die roten Blutkörperchen brauchen zum Überleben eine konstante Versorgung mit Glukose. Ein Teil davon wird sofort von ihnen verbraucht (nämlich in einer Serie chemischer Reaktionen zwecks Energiegewinnung "verbrannt", s. *Metabolismus*), der Rest gelangt in die Leber, in die Muskeln und in die Fettzellen, wo er zu *Glykogen* (tierische Stärke) und Speicherfett umgewandelt wird. Bei verstärktem Energiebedarf kann es wieder zurück zu Glukose konvertiert und als solche in den Blutkreislauf zur weiteren Verteilung in den Organismus abgegeben werden.

Fett kann nicht in Glukose umgewandelt, aber als "Treibstoff", um Glukose einzusparen, verbrannt werden. Anders als die Glukose können Galaktose und Fruktose nicht direkt von den Körperzellen aufgenommen werden; sie müssen zuerst von der Leber zu Glukose umgewandelt werden. Danach aber wird die so entstandene Glukose in gleicher Weise verwendet wie die direkt aufgenommene.

Bei hohem Blutglukosespiegel, wie beispielsweise nach dem Essen, wird der K.stoffwechsel vor allem vom *Insulin*, dem Hormon der Bauchspeicheldrüse, gesteuert. Es normalisiert den Glukosespiegel wieder, indem es Leber, Muskeln und Fettzellen zur Glukoseablagerung in Form von Glykogen und Fett veranlaßt. Bei der Krankheit *Diabetes mellitus* ist dieser K.stoffwechsel infolge von Insulinmangel gestört bzw. findet er nicht oder nur ungenügend statt, so daß keine Speicherung der K. in den meisten Zellen möglich ist.

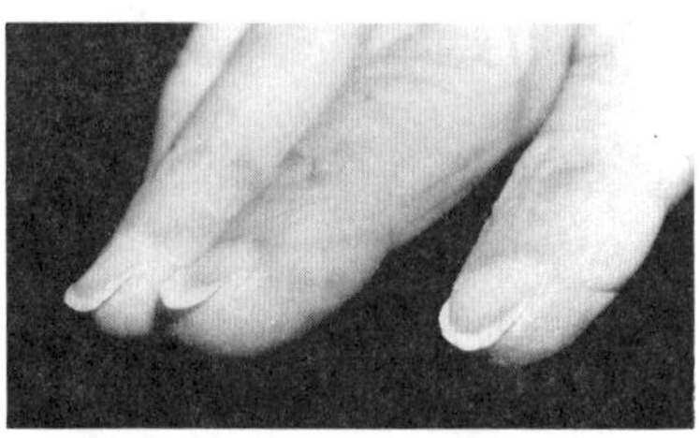

Koilonychie
Bei der Koilonychie sind die Nägel ganz flach und sehen brüchig aus; sie biegen sich, wo sie über die Finger hinausragen.

Der Aktion des Insulins entgegen steuert das *Glucagon*, ebenfalls ein Hormon der Bauchspeicheldrüse. Ist der Blutzuckerspiegel niedrig, z.B. am Morgen oder nach körperlicher Betätigung, so geht die Insulinausschüttung zurück, und das Glucagon regt die Umwandlung von Glykogen in Glukose und seine Ausschüttung in das Blut an. Auch das Adrenalin und die Kortikosteroidhormone der *Nebennieren* tragen in Streßzeiten zur Erhöhung des Blutzuckerspiegels bei.

Kohlenmonoxid

Farb- und geruchloses giftiges Gas, das sich in den Abgasen benzingetriebener Motoren findet und bei der ineffizienten Verbrennung von Kohle, Benzin, Öl oder Flaschengas der Haushaltsheizung entsteht. Es besteht aus je einem Kohlenstoff- (C) und Sauerstoffatom (O) und hat somit die chemische Formel CO.

VERGIFTUNGEN

CO ist giftig, weil es sich mit Hämoglobin (dem sauerstofftransportierenden Molekül der roten Blutkörperchen) verbindet und dieses an der Sauerstoffbindung hindert. Die Folge ist, daß die Gewebe und Organe keinen Sauerstoff mehr bekommen und ersticken. Fortgesetztes Einatmen des Gases kann zu bleibenden Hirnschäden führen oder sogar zum Tod. Die ersten Symptome einer CO-Vergiftung (die manchmal mit denen einer Lebensmittelvergiftung verwechselt werden können) sind Schwindel, Kopfschmerzen, Übelkeit und Ohnmacht. Der Betroffene muß sofort an die frische Luft, weil sonst Bewußtlosigkeit droht. Hat die Atmung bereits ausgesetzt, muß beatmet und umgehend der Notarzt gerufen werden (s. *Beatmung*). Selbst bei anscheinend rascher Erholung an der frischen Luft ist es ratsam, ärztlichen Rat einzuholen, um sicherzugehen, daß keine Langzeitfolgen eintreten.

Kohlenstoff

Nichtmetallisches Element, vorhanden in allen organischen Molekülen (den fundamentalen Molekülen aller lebenden Organismen wie beispielsweise Eiweiße, *Fette* und *Kohlenhydrate*), aber auch in einigen nichtorganischen Molekülen wie *Kohlenmonoxid* und *Kohlendioxid* oder *Natriumbikarbonat* (doppeltkohlensaures Natron). Reiner K. kommt in der Natur als Hauptbestandteil von Diamanten und Graphit vor. Das K.-Isotop ^{14}C (Kohlenstoff 14) wird in der medizinischen Diagnostik verwendet.

Koilonychie

Trockene, dünne und brüchige Nägel, die sich schließlich löffelförmig einbiegen. Die Ursache kann eine Nagelverletzung sein. K. der Zehen ist häufig in Ländern, in denen keine Schuhe getragen werden. Sonstige Ursachen können eine *Eisenmangelanämie* oder *Lichen planus* sein. Erblich ist der Zustand nur selten.

Koitus

s. *Geschlechtsverkehr*

Koitus interruptus

"Entzugsmethode", s. *Coitus interruptus*. (S.a. *Empfängnisverhütung*)

Kokain

Eine aus den Blättern der *ERYTHROXYLUM COCA* und ähnlicher in Teilen Südamerikas heimischer Pflanzen gewonnene Droge.

WARUM ES GENOMMEN WIRD

Früher wurde K. nur als lokales Anästhetikum verwendet (s. *Anästhesie, lokale*), vor allem bei kleineren chirurgischen Eingriffen in Auge, Ohr, Nase oder Rachen. Manchmal wird es auch vor einer endoskopischen Lungen- oder Magenuntersuchung in den hinteren Rachenraum eingesprüht. Wegen seines hohen Mißbrauchs- und Suchtpotentials ist es inzwischen weitgehend von anderen lokalen Anästhetika abgelöst worden. Die K.anästhesie setzt sehr rasch ein und dauert etwa eine Stunde. Das K. zieht die Blutgefäße zusammen, was dazu beiträgt, daß die Wirkung örtlich bleibt. Allerdings wird einiges K. immer auch in das Blut aufgenommen, und dies beeinträchtigt dann die Aktion chemischer *Neurotransmitter* im Gehirn, mit der Folge von Gefühlen der Euphorie und gesteigerter Energie.

MISSBRAUCH

Die Wirkungen des K.s auf das Gehirn haben zu seinem Mißbrauch geführt. Regelmäßiges Inhalieren der Droge (das "K.schnupfen") zerstört nach und nach die Nasenwände, und der fortgesetzte Gebrauch führt oft zur Sucht (s. *Drogenabhängigkeit*); bei hohen Dosierungen kann es auch zu *Psychosen* kommen. Außerdem haben Überdosierungen oft *Anfälle* und *Herzstillstand* zur Folge. Das sog. "Crack", eine Droge, die eine gereinigte Form des K.s darstellt, zeigt noch raschere und intensivere Wirkungen, die aber auch sehr rasch wieder nachlassen; infolge daraus entstehender starker Herz-Gegenreaktionen sind durch diese Droge zahlreiche Todesfälle eingetreten. (S.a. *Medikamentenmißbrauch*)

Kokken

Kugelförmige *Bakterien*, die verschiedene Infektionen verursachen (s. *Staphylokokkeninfektionen*, *Streptokokkeninfektionen*).

K

Kokzygodynie

Schmerz in der Steißbeingegend. Die Ursache ist meistens ein Fall oder Sturz, bei dem das Ende der Wirbelsäule auf eine harte Oberfläche auftraf, oder längerer Druck auf das Steißbein, beispielsweise bei gewohnheitsmäßig nachlässiger und schlechter Haltung auf Stühlen, oder aber auch die Lithotomie-(Steinschnitt-)Lage bei einer Geburt (Rückenlage mit angezogenen und weit geöffneten Beinen).

Kolchizin (Colchicinum)

(z.B. *Colchysat®* +)

Aus der Herbstzeitlose extrahiertes Alkaloid, das seit dem 19. Jahrhundert als *Gicht*-Medikament in Gebrauch war. Es ist heute weitgehend durch neuere Arzneimittel ersetzt (vor allem auch, weil es viele unerwünschte Nebenwirkungen hat), dennoch aber nicht gänzlich verschwunden und wird vor allem noch bei akuten Gichtanfällen verwendet.

K

Kolektomie

Teilweise oder völlige operative Entfernung des Dickdarms (*Kolon*).

WARUM ES GEMACHT WIRD

Eine Teil-K. wird meistens ausreichen, um schwere Fälle von *Divertikelkrankheit* zu lindern, einen Darmkrebs zu entfernen oder eine Darmverengung bzw. einen Darmverschluß, der den Stuhldurchgang nicht mehr ermöglicht, zu beseitigen. Die Total-K. dagegen ist unvermeidlich bei nicht mehr mit Medikamenten behandelbarer *Colitis ulcerosa*, in Fällen langdauernder Colitis ulcerosa, bei der eine *Koloskopie* (Kolon-Untersuchung mittels eines eingeführten Sichtinstruments) die Vermutung ergab, daß ein verborgener Krebsherd vorhanden ist, sowie bei *familiärer Polyposis*, einer seltenen Erkrankung, bei welcher die Kolon-Schleimhäute Gewebsbezirke enthalten, die entarten können.

SO WIRD ES GEMACHT

Bei der Teil-K. wird der erkrankte Darmabschnitt herausgeschnitten und die Schnittstellen wieder vernäht. Sie wachsen im Laufe einiger Wochen zusammen. Eine temporäre *Kolostomie* (mit der die Stuhlausscheidung vom Dickdarm durch eine Öffnung in der Bauchdecke ermöglicht wird) kann u.U. dabei zusätzlich erforderlich werden; nach dem Zusammenwachsen der Schnittstelle wird sie wieder beseitigt und die Bauchdeckenöffnung geschlossen. Bei der Total-K. wird der gesamte Dickdarm, entweder mit oder auch ohne Rektum (das Endstück des Dickdarms), entfernt. Wird auch das Rektum entfernt, muß mit einer *Ileostomie* ein künstlicher Darmausgang geschaffen werden. (Eine Ileostomie hat denselben Zweck wie eine Kolostomie, nur daß sie vom Dünndarm abgeführt wird und nicht wie die Kolostomie vom Dickdarm.) Wird das Rektum nicht entfernt, kann das Ileum (der Endabschnitt des Dünndarms) direkt mit ihm verbunden werden.

REKONVALESZENZ

In der Regel ist ein Krankenhausaufenthalt von 8-12 Tagen nötig. Die anschließende Operations-Rekonvaleszenz zu Hause kann noch bis zu zwei Monate dauern. Ist eine Ileostomie oder Kolostomie gemacht worden, bedarf es noch vor der Entlassung aus dem Krankenhaus der Anleitung und Gewöhnung dazu durch ausgebildete Fachkräfte, insbesondere wie mit der künstlichen Öffnung in der Bauchdecke umzugehen ist.

PROGNOSE

Nach den meisten Teil-K.n funktioniert die Verdauung weiter ganz normal. Ist ein verhältnismäßig großes Darmstück entfernt oder sogar das Ileum direkt mit dem Rektum verbunden worden, kann die Folge dieser stark verkürzten Darmwege und der damit stark verringerten Flüssigkeitsaufnahmefähigkeit des Verdauungstrakts Durchfall sein, dem in diesen Fällen mit *Antidiarrhoika* wie *Codein*, *Loperamid* oder *Diphenoxylat* zu begegnen ist.

Kolik

Starker, krampfartiger Schmerz, der wellenartig in zunehmender Intensität kommt, einen Höhepunkt erreicht und dann kurz abklingt, ehe er von neuem beginnt. Die Schmerzzunahme ist am stärksten, wenn sich der betreffende Körperbereich zusammenzieht. *Gallenkolik* oder *Nierenkolik* sind oft das Resultat von Gangverschlüssen durch Steine. Eine Darmkolik kann von einem *Darmverschluß*, von Darminfektionen oder einfach nur von Gasblähungen ausgelöst werden. (S.a. *Nabelkolik*)

Kolik, kindliche

s. *Nabelkolik*

Kolitis

Entzündung des *Kolons* (Hauptteil des Dickdarms) mit der Folge von meist blut- und schleimvermischtem Durchfall. Dazu kommen häufig Bauchschmerzen und Fieber.

URSACHEN

Die Ursache kann eine Infektion mit verschiedenen Arten von Mikroorganismen, z.B. *CAMPYLOBACTER* und Shigella-Bakterien (s. *Shigellose* [*Bakterienruhr*]), Viren oder Amöben sein. Auch *Antibiotika* lösen zuweilen eine Form der K. aus. Lange Einnahme von Antibiotika hat häufig einen direkten Reizeffekt auf das Kolon; gelegentlich verursachen Antibiotika eine K., weil sie auch Bakterien der normalen Darmflora abtöten und damit die Ausbreitung von Bakterien des Typs *CLOSTRIDIUM DIFFICILE* ermöglichen, die ein Kolon-irritierendes Toxin erzeugen.

Ischämie (Beeinträchtigung der Blutversorgung) der Darmwände ist eine sehr seltene Ursache von K. bei älteren Menschen und meistens die Folge einer *Atherosklerose* (Ansammlung von Fettablagerungen an den Arterienwänden).

K. ist auch eine Begleiterscheinung der *Colitis ulcerosa* und der *Crohn-Krankheit*, beides ernste Krankheiten der Verdauungswege, aber unbekannten Ursprungs, die häufig im frühen Erwachsenenalter entstehen. Weitere Krankheiten mit K.-ähnlichen Symptomen sind z.B. die *Proktitis* (Rektumentzündung), *Divertikulitis* (Entzündung von Kolon-Windungen) oder der Dickdarmkrebs (s. *Kolonkarzinom*).

DIAGNOSE

Der Verdacht auf Kolitis kann sich bei der Abklärung der Ursachen schweren Durchfalls mit oder ohne Blut und Schleim ergeben, der mehr als fünf Tage andauert, obwohl keine feste Nahrung eingenommen wurde und die Ernährung auf klare Flüssigkeiten wie Wasser, Tee oder Suppen beschränkt blieb. Eine Laboruntersuchung einer Stuhlprobe bringt dann Klarheit, ob Mikroorganismen vorhanden sind. Ergibt sich, daß keine Infektion vorliegt, kann zusätzlich mit einer *Sigmoid(e)oskopie* (Rektum- und Kolonuntersuchung mit einem Sichtinstrument) oder *Koloskopie* (Dickdarmuntersuchung mit einem Sichtinstrument) nach Entzündungsherden oder auch Geschwürbildungen an den Darmschleimhäuten gesucht werden. Eine *Biopsie* (Gewebeprobenentnahme zur mikroskopischen Untersuchung) entzündeter Bereiche oder Geschwüre kann der Kontrolle über Veränderungen bei Colitis ulcerosa oder Crohn-Krankheit dienen. Mit einem Barium-Einlauf (s. *Barium-Röntgenkontrastuntersuchung*) lassen sich Verengungen oder schwere Entzündungen im Kolon feststellen.

THERAPIE

Infektionsbedingte K. vergeht meistens auch ohne ausdrückliche Behandlung wieder. Campylobakter-Infektionen allerdings lassen sich manchmal mit dem Antibiotikum *Erythromycin* gut behandeln, Amöbeninfektionen mit *Metronidazol* und Clostridieninfektionen mit Metronidazol oder Vancomycin ® +. Eine Ischämie-verursachte K. ist nur mit operativer Entfernung des befallenen Kolonabschnitts zu heilen.

Kollagen

Zähes, faseriges *Protein*. Es ist das hauptsächliche Gerüsteiweiß (Skleroprotein) des Körpers und bildet einen Großteil der *Sehnen*, *Knochen* und *Bindegewebe*. Weil es so zäh und unlöslich ist, trägt es wesentlich zum Zusammenhalt der Körperzellen und -gewebe bei.

Kollagenosen

Zwei Gruppen von Krankheiten werden K. genannt: die sog. echten K. und die Bindegewebs-K. Die ersteren sind selten, meistens erblich und eine Folge fehlerhafter Bildung von *Kollagen*-Fasern. Zu ihren Erscheinungsformen gehören dünne, schlaffe Haut und schlechte Wundheilung. Die Bindegewebs-K. sind Formen von *Autoimmunkrankheiten* (bei denen sich die körpereigenen Abwehrmechanismen gegen körpereigene Organe oder Gewebe richten), und diese ziehen oft die Blutgefäße in Mitleidenschaft. Das Resultat sind Sekundärschäden in den Bindegeweben. Zu diesen gelegentlich auch als Kollagenvaskulärkrankheiten bezeichneten Zuständen gehören u.a. die *rheumatoide Arthritis*, der system(at)ische *Lupus erythematodes*, die *Polyarteriitis nodosa*, die *Sklerodermie* und die *Dermatomyositis*.

Koller

Wutausbruch, häufig bei Kleinkindern als Ausdruck von Frustrationen und Zorn, vor allem im Alter zwischen 15 Monaten und vier Jahren und ganz speziell bei Zweijährigen. Bei einem solchen Ausbruch oder Anfall kann das Kind schreien, brüllen, heulen, stoßen und schlagen, mit Füßen und Fäusten stampfen und trommeln, sich auf dem Boden rollen, rot anlaufen, spucken und beißen. Manche Kinder halten den Atem an, manchmal bis sie blau und, in seltenen Fällen, vorübergehend vielleicht sogar ohnmächtig werden (s. *Luftanhalten, Anfälle*).

URSACHEN

Die Anfälle geschehen in dem Zeitraum, in dem das Kind sich seiner eigenständigen Persönlichkeit bewußt wird und Frustrationen angesichts von Beschränkung durch andere erleidet, aber noch nicht imstande ist, diese Gefühle verbal auszudrücken. Die Ausbrüche erfolgen auch eher, wenn das Kind müde ist, und der Anlaß ist oft eine Meinungsverschiedenheit zwischen Kind und Eltern. Der Zustand kann leicht auch mit der Familienvergrößerung durch ein weiteres Kind beginnen, wenn das ältere spürt, daß dem neuen Baby auf einmal alle Aufmerksamkeit der Eltern gewidmet wird.

Die meisten Kinder haben gelegentlich einen K. Nur häufige oder regelmäßige K. jedoch signalisieren allenfalls ein Verhaltensproblem, das auf emotionalen Streß oder Kommunikationsprobleme zurückzuführen ist.

THERAPIE

K. wird am besten soweit nur möglich einfach ignoriert. Eine zornige oder aufgebrachte Reaktion wird das Kind nur noch erregter machen. Fester und bestimmter Umgang mit dem Kind ist von ausschlaggebender Bedeutung. Mit einem Spiel oder einer Unternehmung läßt sich die Aufmerksamkeit des Kindes meistens ablenken. Bei den meisten Kindern verliert sich der K. auch mit zunehmender verbaler Ausdrucksfähigkeit. Eltern, die dennoch nicht damit fertig werden oder bemerken, daß das Kind diesem Stadium nicht natürlich zu entwachsen scheint, sollten Hilfe in Anspruch nehmen (s. *Kinder, Erziehungsbeistand*).

Kolloid

Zustandsform ähnlich der Emulsion (wie z.B. Milch), nämlich gleichmäßig in einer Flüssigkeit verteilte nichtlösliche Bestandteile. Bei der Emulsion sind die Partikel so groß und schwer, daß sie sich durch Zentrifugieren (Drehschleudern mit hoher Geschwindigkeit) abtrennen und absetzen. Dasselbe gilt prinzipiell für das K., nur sind seine Partikel sehr viel kleiner und leichter als die einer Emulsion und nur mittels Ultrazentrifugierung, also mit extrem hoher Drehgeschwindigkeit, abtrennbar.

In der Medizin werden K.präparate mit *Plasmaproteinen* (Proteinen in den flüssigen Bestandteilen des Blutes) oder bestimmten komplexen Kohlenhydratmolekülen bei der *Schock*-Behandlung verwendet; sie werden Plasmaexpander genannt. Gold- oder Technetium-haltige K.e braucht man für einige *Szintigraphie*-Techniken. Außerdem wird der Begriff K. auf die proteinhaltige Substanz in den Schilddrüsenfollikeln angewendet.

DICKDARM (KOLON)

Der Dickdarm (Kolon), bildet als ca. 7 cm dickes und 1,3 m langes Rohr einen Rahmen um den Dünndarm.

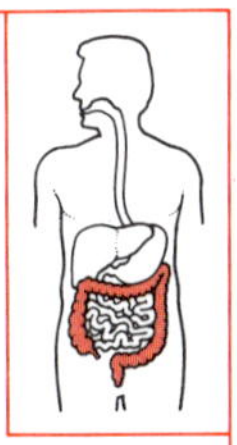

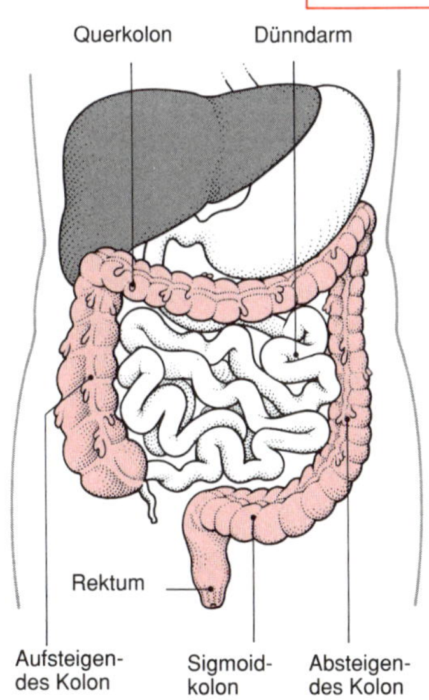

Kollumkarzinom

s. *Portiokarzinom*

Kolon

("Grimmdarm"; Colon) Längster Abschnitt des Dickdarms, der im rechten Unterbauch am Blinddarm (Caecum) beginnt, mit einem aufsteigenden (C. ascendens), querverlaufenden (C. transversum) und absteigenden Teil (C. descendens) den Darmbauch einrahmt und als S-förmige Schleife (C. sigmoideum) den Bauchraum in Richtung kleines Bekken verläßt; hier wird es zum Mastdarm (Rektum). Am Übergang von aufsteigendem zu querem und von diesem zum absteigenden Teil macht das K. eine abrupte Biegung (Flexur). Die rechte K.flexur liegt an der Leberpforte und ist der rechten Niere an der Hinterseite des Oberbauchs benachbart, in Nähe der linken K.flexur befinden sich im linken Oberbauch Magen, Milz und linke Niere.

STRUKTUR

Das K. unterscheidet sich durch vier Merkmale vom Dünndarm: (1) regelmäßige Aussackungen (Haustren). (2) Längsmuskelstreifen (Taenien). (3) Fettgewebsanhängsel (Appendices epiploicae) und (4) im Inneren halbmondförmige Falten (Plicae semilunares). Die Wand des K.s besteht aus vier Schichten (von innen nach außen): Schleimhaut (Mukosa; mit Muscularis mucosae), Unterschleimhautbindegewebe (Submukosa), Muskelschicht (Muscularis, mit innerer Ringmuskulatur und den drei äußeren Taenien) sowie lockeres *Bindegewebe* (Adventitia) bzw. ein glatter Überzug (Serosa) von Bauchfell, wo das K. in die Bauchhöhle vorragt.

Jede der Schichten hat eine besondere Funktion: Die Mukosa bildet mit zahlreichen Drüsen den Gleitschleim und entzieht dem Darminhalt Wasser, die Submukosa dient als Verschiebeschicht und enthält Versorgungseinrichtungen (Blut-, Lymphgefäße, Nervengeflechte), die Muscularis fördert mit rhythmischen Kontraktionswellen (*Peristaltik*) den Transport des Darminhalts, die Adventitia baut das K. in seine Umgebung ein und führt ebenfalls Versorgungseinrichtungen.

FUNKTION

Die hauptsächliche Funktion des Kolons ist, dem Inhalt Wasser und kleine Mengen Mineralsalze zu entziehen und nichtverdauliche Abfallbestandteile zur Ausscheidung als Fäzes (Stuhl) zu konzentrieren. Wenn der Darminhalt in das Kolon gelangt, ist der eigentliche Verdauungsvorgang bereits abgeschlossen, und die Substanz ist flüssig. Bei der Passage dieser flüssigen Substanz durch das Kolon werden das darin enthaltene Wasser und die Salze von den Blutgefäßen der submukösen Schicht aufgenommen. Bis zur Ankunft im Rektum ist dann so gut wie alles Wasser entzogen. (S.a. *Verdauungssystem*; Kasten "Darmkrankheiten" S. 246)

Kolonkarzinom

Maligne (bösartige, Krebs-) Geschwulst im *Kolon* (größter Teil des Dickdarms), wo mit die häufigsten Krebserkrankungen auftreten. In Deutschland starben 1989 insgesamt über 20.000 Menschen an Kolonkarzinom, das waren über 10 Prozent aller durch Krebs verursachten Todesfälle.

URSACHEN

Für das K. kennt man eine ganze Anzahl möglicher auslösender Faktoren. Sein häufigeres Vorkommen in den westlichen Ländern läßt darauf schließen, daß Umwelt- (vor allem Ernährungs-)faktoren mitwirken: Fleisch- und fettreiche und ballaststoffarme Ernährung begünstigt offenbar die *Karzinom*-Bildung. Auch genetische Faktoren scheinen beteiligt zu sein. Geschwister und Kinder von K.kranken weisen ein höheres Risiko auf. Häufig tritt ein K. auch in Gemeinschaft mit anderen Kolonerkrankungen wie *Colitis ulcerosa* oder *familiärer Polyposis* auf.

SYMPTOME

Nicht erklärbare und bis zu 10 Tagen währende Verdauungsveränderungen (entweder Durchfall oder aber Verstopfung) können die ersten Anzeichen eines K.s sein. Ein weiteres Warnsignal ist Blut im Stuhl (im Gegensatz zu Blut von *Hämorrhoiden*, das in der Regel den Stuhl bedeckt bzw. umgibt). Befindet sich das K. allerdings weit oben im Kolon, kann es sein, daß das Blut im Stuhl nur mit chemischen Tests feststellbar ist. Schmerzen und Empfindlichkeit im Unterleib können auftreten, aber oft gibt es überhaupt keine Symptome, bis der Krebs bereits so groß ist, daß es zu Darmverengungen oder -verschlüssen (s. *Darmverschluß*) oder Durchbrüchen (Rissen) kommt.

DIE KOLOSTOMIE

In die Bauchdecke wird ein kleiner Einschnitt gemacht und durch diesen ein Schnittende (oder im Falle der Rektum- und Anusentfernung das Endstück) des Dickdarms nach außen geführt und so ein künstlicher Darmausgang geschaffen, der groß genug ist, um die Stuhlentleerung zu ermöglichen. Das Dickdarmende wird an die Schnittstelle in der Bauchdecke genäht.

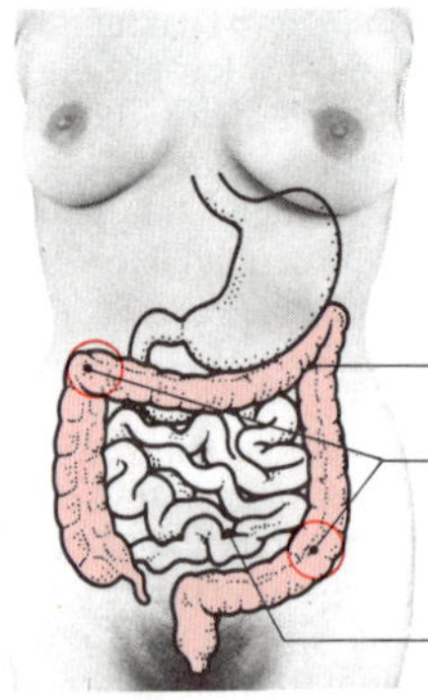

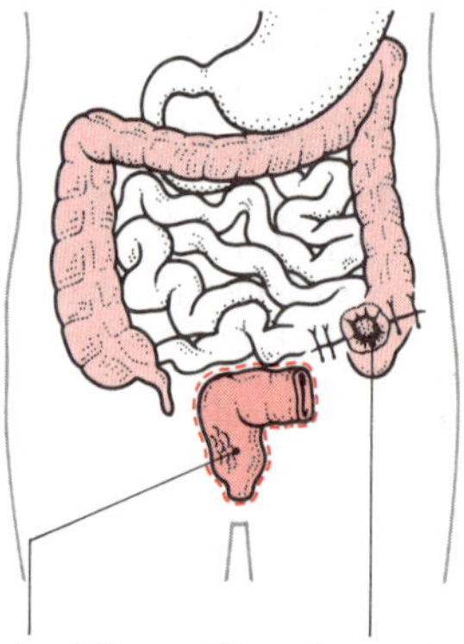

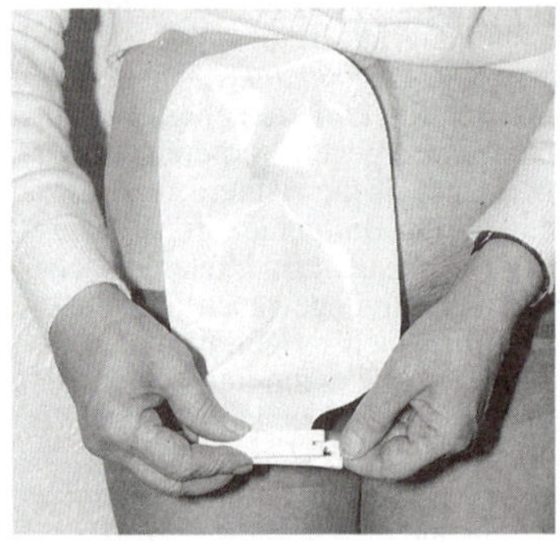

Lage des Kolostomiebeutels
Der Beutel wird mit Heftpflaster an der Haut um das Stoma befestigt. Nach jedem Stuhlgang wird der Beutel ausgewechselt.

DIAGNOSE UND THERAPIE

Zur Diagnoseerhärtung gibt es die Möglichkeiten der Stuhluntersuchungen, der *Barium-Röntgenkontrastuntersuchung* und der *Sigmoid(e)oskopie* bzw. *Koloskopie* (Kolon-/Rektum- bzw. nur Koloninspektion mit einem Sichtinstrument). Die Behandlung hängt vom Entwicklungsstadium des Krebses ab. Eine Teil-*Kolektomie* (operative Kolon-Entfernung) ist normalerweise aber das mindeste. Das kranke Gewebe und vorsorglich noch ein kleiner Teil darüber hinaus wird herausgeschnitten und die Schnittstelle wieder vernäht. Ist der Zustand jedoch schon sehr weit fortgeschritten, kann es sein, daß keine Operation mehr möglich ist.

PROGNOSE

Die Langzeitaussichten variieren entsprechend dem Zustand bei seiner Entdeckung. Über die Hälfte aller Patienten überleben nach einer Kolektomie noch mehr als fünf Jahre bei guter Gesundheit. Nichtchirurgische Behandlungsmethoden können bestenfalls das weitere Wachstum des Krebses eindämmen oder stoppen, nicht aber heilen. Je früher das K. entdeckt wird, desto besser sind die Chancen nach einer Behandlung. Wer über 50 ist und unerklärliche Verdauungsveränderungen über mehr als einige Tage hin feststellt, sollte sich baldmöglichst zu einer ärztlichen Untersuchung begeben. (S.a. *Rektumkarzinom*)

Kolonoskopie

s. *Koloskopie*

Kolonresektion

s. *Kolektomie*

Kolonstörungen

s. Kasten "Darmkrankheiten" S. 246

Koloskopie

Untersuchung des *Kolons* (größter Teil des Dickdarms) mit einem langen, biegsamen Glasfaser-Sichtinstrument (s. *Endoskopie*).

WARUM ES GEMACHT WIRD

Die K. dient der Erforschung von Symptomen (wie Blut im Stuhl) und der Suche nach Erkrankungen des Dickdarms (Colitis, Polypen [kleine, gutartige, traubenförmige Wucherungen], Krebs). Zusatzinstrumente ermöglichen die Entnahme von Biopsie-Gewebeproben zur mikroskopischen Untersuchung oder die Entfernung der Polypen.

SO WIRD ES GEMACHT

Einen oder zwei Tage vor der K. bekommen die Patienten *Abführmittel* für eine völlige Darmentleerung. Weil die Prozedur ein wenig unangenehm ist, gibt man auch ein leichtes Sedativum. Das Koloskop wird durch den Anus in den Dickdarm eingeführt. Ein optisches Linsensystem ermöglicht die Betrachtung des Darminneren. Die komplette Untersuchung kann 10 Minuten dauern, aber auch mehrere Stunden.

Kolostomie

Operation, bei der ein Endstück des *Kolons* (größter Teil des Dickdarms) durch einen Schnitt in die Bauchdecke nach außen geführt und so ein künstlicher Darmausgang (*F. Stoma* bzw. Anus praeter[naturalis] = der an unnatürlicher Stelle befindliche Darmausgang) hergestellt wird, über den der Stuhl in einen angeschlossenen Plastikbeutel entleert werden kann (s. Abb. links). Die K. kann vorübergehend nötig sein oder auch als Dauerzustand.

WARUM ES GEMACHT WIRD

Bei Schwerkranken kann eine K. sich als Notmaßnahme bei Vorliegen eines die normale Defäkation (Stuhlentleerung) verhindernden Darmverschlusses oder eines Dickdarmdurchbruchs anbieten. Die K. wird oberhalb der Verschlußstelle angelegt. Infolge der dadurch möglichen Stuhlentleerung kann sich der Zustand soweit bessern, daß eine Teil-*Kolektomie* (operative Entfernung des betroffenen Dickdarmstücks) durchführbar wird. Eine temporäre K. kann zusammen mit einer Kolektomie vorgenommen werden, um sicherzustellen, daß bis zur Verheilung der Kolektomienaht keine die Heilung gefährdende Fäzesverschmutzung stattfindet. Sobald die Wunde verheilt ist, wird die temporäre Kolostomie wieder geschlossen.

Eine permanente K. hingegen ist erforderlich, wenn Rektum und Anus ganz oder teilweise entfernt werden müssen (z.B. wegen einer Krebswucherung) und damit die normale Stuhlentleerung nicht mehr möglich ist.

REKONVALESZENZ

Zwei oder drei Tage lang nach der Operation ist intravenöse Ernährung nötig. Dann kann mit leichter Diät begonnen werden, und die Stuhlentleerung erfolgt über das Stoma (künstlicher Darmausgang, Anus praeter) in einen leichten Plastikbeutel, der mit Klebeband an der Haut um den Anus praeter befestigt ist. Nach jedem Stuhlgang wird dieser Beutel erneuert. Um mit dieser Prozedur vertraut zu werden, bedarf es anfangs fachlicher Anleitung und Übung und auch weiterhin noch eine Zeitlang der Kontrolle. Nach der Entlassung aus dem Krankenhaus ist eine Rekonvaleszenzperiode bis zu mehreren Wochen erforderlich, ehe das normale Leben wieder aufgenommen werden kann.

PROGNOSE

Im Laufe der Zeit läßt sich mit einer K. wieder eine annähernd normale Verdauung einrichten und ein nahezu normales Leben führen. Die Stuhlentleerung erfolgt ein- bis zweimal täglich, Komplikationen gibt es in der Regel keine. Gelegentliche Probleme wie der Vorfall (*F.* Protrusion) des Kolons aus dem künstlichen Darmausgang oder die Erschwerung der Stuhlentleerung infolge einer Verengung des Anus praeter lassen sich meistens chirurgisch beheben.

Kolostrum

"Vormilch"; dicke, gelbliche Flüssigkeit aus der Mutterbrust in den ersten Tagen nach einer Geburt, aus der dann am vierten oder fünften Tag die normale Muttermilch wird. Im Vergleich zu dieser ist das K. weniger fett- und zuckerhaltig, hat dafür aber mehr Mineralien und Eiweiß. Außerdem enthält es einen hohen Prozentsatz *Lymphozyten* (weiße Blutkörperchen) und *Immunglobulinfraktion*, die dazu dienen, Infektionen des Neugeborenen zu verhindern.

Kolpitis

s. *Scheidenentzündung*

Kolporrhaphie

s. *Scheidenplastik*

Kolposkopie

s. *Scheidenspiegelung*

Koma

Zustand tiefer Bewußtlosigkeit und Nichtansprechbarkeit, der sich vom *Schlaf* vor allem dadurch unterscheidet, daß kein Erwachen auf äußere (Anrufen, Kneifen etc.) oder innere Stimulation (z.B. volle Blase) hin möglich ist.

URSACHEN

K. ist das Resultat einer Störung oder Schädigung von Gehirnbereichen, die an der Bewußtseinsaktivität bzw. der Erhaltung des Bewußtseins beteiligt sind. Das sind vor allem Teile des *Großhirns* (*Cerebrum*, die Hauptmasse des Gehirns), obere Bereiche des *Hirnstamms* und zentrale Gehirnbereiche wie insbesondere das *limbische System*. Die Schädigungen können das Resultat einer *Kopfverletzung* oder einer Anomalie wie *Hirntumor*, *Hirnabszeß* oder *intrazerebrale Hämorrhagie* sein; alle lassen sich durch *Hirndarstellung* über Bildschirmtechniken in Augenschein nehmen. Häufiger indessen führen Ansammlungen giftiger Substanzen zur Intoxikation von Gehirngewebe (beispielsweise durch Drogenüberdosierungen, fortgeschrittene Leber- und Nierenerkrankungen oder nicht eingestellten *Diabetes mellitus*), oder es ergab sich eine mangelnde Blutversorgung eines bestimmten Gehirnbereichs mit der Folge einer zerebralen *Hypoxie* (Sauerstoffmangel). Auch *Encephalitis* (Gehirnentzündung) und *Meningitis* (Hirnhautentzündung) können bis zum Koma führen.

SYMPTOME

Es lassen sich variierende Tiefen von K. feststellen. In weniger schweren Fällen ist eine Reaktion auf Stimulierung in Form einiger Worte oder etwa durch Armheben möglich, in schwereren allerdings fehlt jede Reaktion auch auf kräftige Stimulierungen. Dennoch können selbst Tiefkomatöse noch gewisse automatische Reaktionen zeigen, beispielsweise selbständiges Atmen, Husten, Gähnen, Augenzwinkern und Augenrollen, was alles Anzeichen dafür sind, daß das Stammhirn, das alle diese Reaktionen steuert, noch intakt ist und auch arbeitet. Die Feststellung der Komatiefe ist wichtig für die Beurteilung und Behandlung. Veränderungen lassen sich mit Instrumenten feststellen, die das Koma je nach Patientenreaktion (Sprechfähigkeit, Bewegungen, offene, geschlossene oder rollende Augen etc.) klassifizieren. Auch in einem Zustand tiefen Komas ist das Weiterleben noch viele Jahre lang möglich, solange nur das Stammhirn noch funktioniert (und natürlich auch vorausgesetzt, die erforderliche Pflege und Sorge ist gewährleistet). Wird jedoch das untere Stammhirn geschädigt oder krank, behindert dies auch die vitalen Lebensäußerungen wie Atmung, Husten und Schlucken. Dann bedarf es einer Gerät-Beatmung und künstlicher Aufrechterhaltung des Kreislaufs, um das Leben zu erhalten. Der komplette und irreversible Verlust aller Stammhirnfunktionen führt zum Tod (s. *Hirntod, zentraler*).

Kombinationsimpfstoff

s. *Dreifachimpfung*

Kombinationspräparat

Arzneimittelzubereitung, die mehr als einen pharmazeutischen Wirkstoff (eine aktive therapeutische Substanz) enthält. Ein bekanntes Beispiel eines K.s ist das Antibiotikum Co-Trimoxazol, das Sulfamethoxazol und Trimethoprim (z.B. Bactrim ® +) enthält.

Komedo

F. für *Mitesser*

Kommensale
Ein im Körper lebendes normalerweise harmloses Bakterium oder ein anderer Mikroorganismus. Gelegentlich können K.n aber auch Krankheiten auslösen, speziell wenn das Immunsystem bereits geschwächt ist.

Kompartmentsyndrom
Symptomatik, die sich durch Druck auf Bestandteile entwickelt, die sich in einem Raum (Kompartiment) befinden; häufig handelt es sich dabei um Muskelgruppen, die von einer kräftigen Bindegewebshülle (sog. Gruppenfaszie) eingeschlossen sind. Ein Beispiel ist das Schienbein-K. der Muskeln um das Schienbein. Das K. kann sich bei durch körperliche Betätigung oder Verletzung vergrößerten Muskeln ergeben. Bei körperlicher Betätigung nimmt die Muskeldurchblutung zu, und der Muskel vergrößert sich leicht. Beim K. werden die Muskeln zusammengepreßt, was dann wegen des behinderten Blutdurchflusses zu Krämpfen führt. Tätigkeitsbedingte Krämpfe hören normalerweise auf, wenn auch die Tätigkeit aufhört. Schwere Fälle brauchen unter Umständen Behandlung durch *Fasziotomie*-Chirurgie zur Verbesserung der Durchblutung und Verhinderung der Entwicklung einer permanenten *Kontraktur* (Verformung infolge Gewebeschrumpfung).

K

Kompensationsneurose
Psychologische Reaktion auf Verletzungen mit der Erwartung finanziellen Schadensersatzes, auch Unfalls- oder Renten-Neurose (Begehrensneurose) genannt (insbesondere eine, die nicht in angemessenem Verhältnis zur erlittenen Beeinträchtigung steht). Die Symptome sind individuell sehr verschieden, aber häufig gehören Kopfschmerzen, Schwindelanfälle, Konzentrationsverlust, Angst und leichte Depression dazu, ebenso neurologische Symptome wie Schmerzen und Kribbeln in den Beinen oder Taubheitsgefühle in dem verletzten Körperteil. Alle Symptome können ganz unabhängig von den wirklich erlittenen Verletzungen oder deren Schwere sein.

Es gibt Spezialisten, die die K. für eine echte und dauerhafte psychiatrische Reaktion halten. Andere bleiben bei der Ansicht, daß es sich um bewußte oder unbewußte Manipulationsversuche zur Vorteilsausnützung der Situation handelt. Mehrfache medizinische Begutachtungen, rechtliche Vorbringungen und einander widersprechende Sachverständigenurteile machen dieses Thema zu einem der schwierigsten Gebiete psychiatrischer Diagnostik. Neuere Studien haben die Ansicht von den echten Neurosen gestützt und aufgezeigt, daß bei manchen Patienten die Symptome selbst noch nach zufriedenstellender Regelung ihrer Versicherungsansprüche weiterwirkten.

Komplement
Gruppe von Eiweißen im *Blut*-Plasma. Wichtiger Bestandteil des *Immunsystems* mit der Aufgabe, körperfremde Zellen zu zerstören. Das K.system wird normalerweise durch Reaktionen zwischen Antigenen und Antikörpern aktiviert.

Komplex
Begriff mit der Bedeutung Gruppe, Kombination zusammengehörender Dinge. In der Medizin wird er beispielsweise zur Bezeichnung einer ein Syndrom bildenden Kombination von Anzeichen und Symptomen verwendet (etwa *Eisenmenger-Komplex* etc.) oder für eine Ansammlung von Substanzen ähnlicher Beschaffenheit oder Funktion (wie beim *Vitamin-B-Komplex*).

In der Psychologie versteht man unter einem K. eine Gruppe unbewußter Vorstellungen, Überzeugungen oder Erinnerungen von großer emotionaler Bedeutung. Sigmund Freud und Carl Jung haben den Begriff erstmals verwendet und damit Summen psychologischer Zustände benannt, die sich aus Erfahrungen und Beziehungen der Kindheit ergaben. Der alle Bereiche des Verhaltens und der Lebenseinstellungen im Erwachsenenalter beeinflussende *Ödipuskomplex* ist ein bekanntes und berühmtes Beispiel dafür.

Komplikation
Von einer Krankheit oder erfolgten Behandlung dieser Krankheit herrührender Zustand. Bei einer *Appendizitis* z.B. kann der entzündete Blinddarm (bzw., genau gesagt, Wurmfortsatz) durchbrechen und die Infektion sich in die ganze Bauchhöhle ausbreiten. Und dies verursacht dann eine schwere K., nämlich eine *Peritonitis*. Die Kinderkrankheit *Mumps* zieht gelegentlich K.en nach sich, die durchaus gravierend werden können, speziell *Encephalitis* (Gehirnentzündung) oder *Orchitis* (Hodenentzündung). Die Rekonvaleszenz nach einer Operation kann mit K.en in Form einer *Wundinfektion* belastet sein.

Kompresse
Auflage oder Verband, die mit einer festen Bandage umwickelt werden. Die Auflage kann etwa in eiskaltes Wasser getaucht oder um einen Eiswürfel gewickelt sein (kalte K. zur Schmerz- und Schwellungslinderung oder Blutergußreduzierung nach einer Verletzung, s. *Eispackungen*) oder in heißes Wasser (heiße K. zur Kreislaufanregung und zum Aufgehen von Furunkeln). Trockene K.n dienen zur Blutstillung einer Wunde (s. Kasten "Erste Hilfe" zum Stichwort *Blutung*) oder zum Auftragen einer Salbe.

Kompressionsstellen, arterielle
s. *arterielle Kompressionsstellen*

Kompressionssyndrom
Sammelbegriff von Symptomen infolge Drucks auf einen muskelversorgenden und reizleitenden Nerv in einem bestimmten Körperbereich, etwa Taubheitsgefühle, Kribbeln, unangenehme Empfindung und Muskelschwäche. Am bekanntesten ist das durch Druck auf den Mediannerv an der Stelle, wo er unter einem der Handgelenksbänder verläuft, verursachte *Karpaltunnelsyndrom*.

Konditionierung
Bildung einer spezifischen Reaktion oder Verhaltensweise auf ein spezifisches Stimulans in der Umgebung. Die K.stheorien gehen weitgehend auf die Arbeit des russischen Physiologen Pawlow und des amerikanischen Psychologen Skinner zurück.

ARTEN

Klassische Konditionierung
Wird ein Stimulans, das dauerhaft eine bestimmte Reaktion erzeugt, wiederholt mit einem zweiten kombiniert, das selbst diese Reaktion nicht auslösen würde, dann wird dieses zweite ("konditionierte") Stimulans schließlich auch allein die Reaktion auslösen, auch wenn das erste ("unkonditionierte") nicht vorhanden ist.

Die klassische K. ist von Pawlow beschrieben worden und seitdem fast redensartlich: die Pawlowschen Hunde bzw. der Pawlowsche (Hunde-)Reflex. Pawlow fand, daß Futter (unkonditioniertes Stimulans) Hunde zur Speichelbildung anregte (unkonditionierte Reaktion). Nachdem er das Futter fortan stets mit einer Glocke ankündigte (konditioniertes Stimulans), produzierten die Hunde die konditionierte Reaktion der Speichelbildung schließlich auch, wenn sie nur die Glocke hörten, gleich ob Futter folgte oder nicht.

Er fand auch heraus, daß eine konditionierte Reaktion auf ein spezifisches konditioniertes Stimulans auch auf ein ähnlich konditioniertes Stimulans erfolgt: Ein Hund, der den Speichelbildungsreflex produziert, wenn ihm ein runder Gegenstand gezeigt wird, produziert ihn in gleicher Weise auch auf einen elliptischen Gegenstand. Die konditionierte Reaktion läßt allerdings mit der Zeit nach, wenn sie nicht durch gemeinsames Zeigen der konditionierten und unkonditionierten Stimulantien von Zeit zu Zeit aufgefrischt wird.

Wirksamkeitskonditionierung

Das zentrale Konzept dieser Art K. ist, daß sich Verhalten mittels Belohnung und Bestrafung beeinflussen läßt. Ein großer Teil der frühen wissenschaftlichen Arbeit daran geht auf Skinner zurück, der das Phänomen an Laboratoriumstieren demonstrierte. Er setzte eine hungrige Ratte in eine Kiste, wo sie plan- und ziellos wild herumrannte, dabei gelegentlich ganz unabsichtlich und zufällig, aber zwangsläufig an einen Hebel stieß, der dann eine Portion Futter freisetzte. Die Ratte lernte schließlich, daß der Gebrauch dieses Hebels zu der Belohnung durch Futter führte. Die Ratte wurde also auf diese Weise dazu konditioniert, den Hebel zu drücken, sooft sie Futter haben wollte.

AUSWIRKUNGEN

Viele Verhaltenspsychologen glauben, daß alles Verhalten durch K.sprozesse erlernt wird. Sie halten bestimmte psychiatrische Probleme für durch K. erworbene falsche Verhaltensmuster, weshalb auch die Behandlung solcher Probleme mit den Prinzipien der K. erfolgen könne: Mit ihnen lasse sich auch eine Veränderung falscher Verhaltensmuster bewerkstelligen.

Kondom

Hilfsmittel einer der sog. Barrieremethoden der Empfängnisverhütung in Form eines hauchdünnen Gummi- oder Kunststoffüberzugs für den Penis beim Geschlechtsverkehr (s. *Empfängnisverhütung, Barrieremethoden*). Außer dem kontrazeptiven Zweck schützt das K. auch beide Partner bis zu einem gewissen Grad vor Ansteckung mit Geschlechtskrankheiten (heute bevorzugte exaktere Ausdrucksweise: "sexuell übertragbare Krankheiten"). Die früher bei uns fast ausschließlich übliche Bezeichnung "Präservativ" = wörtl. Vorbeugungsmittel ist in den letzten Jahren im Zusammenhang mit den internationalen Anti-AIDS-Kampagnen so gut wie vollständig von dem im Englischen gebräuchlichen Wort K. verdrängt worden.

Kondom für die Frau

Hilfsmittel einer der sog. Barrieremethoden zur Empfängnisverhütung in Form eines vor dem Geschlechtsverkehr statt über den Penis zu ziehenden in die weibliche Vagina einzubringenden Kondoms (s. *Empfängnisverhütung, Barrieremethoden*).

Konfabulation

Gebrauch einer fiktiven Geschichte zur Verschleierung einer Erinnerungslücke. K. unterscheidet sich vom Lügen dadurch, daß sie durch die Notwendigkeit oder das Bedürfnis motiviert ist, einem Gesprächspartner die eigene Handlungsweise in der Vergangenheit plausibel zu machen, also allenfalls eine (bewußte oder auch nur teilweise bewußte) Notlüge darstellt. Das Phänomen betrifft am häufigsten Alkoholiker, die am *Wernike-Korsakow-Syndrom* leiden, gelegentlich aber ebenso auch Opfer von Kopfverletzungen.

Konfusion

Zustand einer psychischen Verwirrung, in dem die Fähigkeit, sich zu erinnern, klar und rational zu denken, beeinträchtigt ist.

ARTEN UND URSACHEN

Die K. kann akuter oder auch chronischer Natur sein. Akut kann sie als Symptom von *Delirium* auftreten, bei dem die Gehirnaktivität durch Fieber, Drogen, Gifte oder auch Verletzung beeinträchtigt ist. Ältere Menschen sind in dieser Hinsicht besonders anfällig, ganz speziell durch Medikamente bzw. Drogen wie beispielsweise *Tranquilizer* oder *Alkohol*. Die chronische K. ist oft eine Begleiterscheinung der *Alkoholabhängigkeit*, des Langzeitgebrauchs angstlösender Medikamente und bestimmter körperlich bedingter geistiger Krankheiten. So ist sie insbesondere eine Begleiterscheinung von *Demenz*, einer Gehirnerkrankung, die im allgemeinen eine Folge des Altersabbaus und des Absterbens von Gehirnzellen ist.

SYMPTOME UND ANZEICHEN

Bei der akuten K. mangelt es an der Fähigkeit zu geordnetem Denken. Auch bedrohliche Halluzinationen können auftreten, es kann zu gewalttätigem und irrationalem Verhalten kommen. Ist alles vorüber, bleibt häufig keinerlei Erinnerung daran zurück. Den chronischen Zustand erkennt man an geistiger Abwesenheit, der Neigung zu ständigen Wiederholungen und an depressiven und frustrierten Zuständen, die aber normalerweise nicht in Aggressivität oder Gewalttätigkeit münden. Die meisten der chronischen Zustände entwickeln sich langsam immer weiter.

DIAGNOSE UND THERAPIE

Die Ursache läßt sich außer aus der gründlichen körperlichen Untersuchung oft aus der detaillierten Beschreibung der Symptome (meistens von Angehörigen) schließen. Manchmal bedarf es für eine exakte Diagnose auch noch zusätzlicher Tests.

Die Behandlung variiert individuell sehr stark, je nach der Primärursache. Sie kann oft beachtliche Erfolge erzielen. Sedativa erweisen sich bei akuten Erscheinungsformen häufig als sehr nützlich. Bei älteren chronisch Kranken helfen Medikamente allerdings meist wenig. Für sie ist gute und erfahrene fachliche Pflege der wichtigste Aspekt der Behandlung.

Kongenital

Angeboren, bereits bei der Geburt vorhanden. Eine k.e Anomalie kann also eine von den Eltern ererbte sein, aber auch die Folge einer Schädigung oder Infektion im Uterus während der Schwangerschaft oder erst bei der Geburt selbst. Deshalb werden k.e Schäden auch als *Geburtsfehler* bezeichnet.

Dabei ist zu beachten, daß k. nicht notwendigerweise gleichbedeutend mit erblich/ererbt ist. Nicht alle k.en Anomalien sind ererbt, und viele Erbkrankheiten (z.B. *Chorea Huntington*) sind bei der Geburt gar nicht sichtbar oder erkennbar. Weder k.e noch ererbte, sondern durch äußere Faktoren (Infektion, Verletzung oder Vergiftung) verursachte Krankheiten oder Funktionsstörungen werden "erworben" genannt.

K

Kongenitale Herzfehler

s. *Herzfehler, angeborene*

Kongestion

Bezeichnung einer Ansammlung übermäßiger Mengen von Blut, *Gewebeflüssigkeit* oder *Lymphe* in bestimmten Körperbereichen.

Einer der häufigsten Gründe dafür ist eine gesteigerte Durchblutung der betreffenden Körperregion, wie sie bei einer Entzündung geschieht. Andere Gründe sind reduzierter Blutabfluß, wie es bei *Herzversagen* vorkommt, und bei Venenleiden wie dem *varikösen Symptomenkomplex* oder bei *Lymph*-Krankheiten. Bei der nasalen K. (verstopfte Nase) ist vermehrte Schleimbildung eine Begleiterscheinung der entzündeten Nase.

König-Syndrom

s. *Chondromalacia patellae*

Konisation

Ausschneiden eines kegelförmigen Abschnitts (Konus) aus dem in die Scheide ragenden Gebärmutterhals zu diagnostischen und therapeutischen Zwecken.

WARUM ES GEMACHT WIRD

Eine K. wird gemacht, wenn ein Vaginalabstrich oder auch eine Serie davon anomale Ergebnisse gezeigt haben oder eine visuelle Betrachtung der Cervix bei einer *Kolposkopie* keinen eindeutigen Aufschluß über den genauen Bereich einer Krebs- oder Vorkrebssituation ergaben (s. *Portiokarzinom*). Manchmal wird eine K. gemacht, wenn ein Vaginalabstrich zwar den Krebsverdacht ergibt, eine Kolposkopie aber keine Anomalie der äußeren Cervix oder des Muttermundkanals zutage fördert. In diesem Fall kann eine Vorkrebssituation gegeben sein, die im Muttermundkanal lokalisiert ist, wo das Kolposkop nicht hinreicht.

K. ist heute auch mit *Laser* oder *Kryochirurgie* möglich. (S.a. Kasten "Cervix-Biopsie" zum Stichwort *Cervix uteri*)

Konjunktiva
s. *Bindehaut*

Konjunktivitis
s. *Bindehautentzündung*

Konkrement
s. *Stein*

Konkussion
s. *Gehirnerschütterung*

Konservierungsmittel
s. *Zusatzstoff*

K

Konstipation
s. *Verstopfung*

Konstriktion
Zusammenziehen oder Verengung, auch krankhaftes Zusammenschnüren eines Hohlorgans.

Kontagiös
Der Begriff bedeutet ansteckend in der Form der Übertragbarkeit einer Krankheit von Mensch zu Mensch in der Wohnung oder am Arbeitsplatz. Alle ansteckenden Krankheiten, von Schnupfen über Windpocken bis zu Masern, sind infektiös, aber nicht alle *Infektionskrankheiten* (so etwa AIDS, Syphilis, Typhus) sind k. (sondern sie werden auf andere Weise übertragen: durch Wasser oder Nahrungsmittel, die durch menschliche Exkremente kontaminiert sind, durch sexuellen Kontakt oder durch kontaminiertes Blut).

Kontaktlinsen
Sehr dünne, schalenartige, transparente Kunststofflinsen zum Aufsetzen auf die *Hornhaut* des Auges zwecks Sichtkorrektur (s. *Sehschärfe*). Durch entsprechende Krümmung verändern sie die Fokussierung der Hornhaut.

Leonardo da Vinci war 1508 der erste, der die Möglichkeit von K. beschrieb. Die ersten K. fertigte dann 1878 Eugen Frick, noch aus Glas und den ganzen Augapfel bedeckend. Die heute üblichen Hornhautlinsen aus Kunststoff wurden in den späten 40er Jahren eingeführt und seitdem millionenfach getragen.

PFLEGE UND EINSETZEN VON KONTAKTLINSEN

Für harte Linsen braucht man Mittel zur Reinigung, zur Anfeuchtung und evtl. auch zur Lagerung. Letzteres muß wieder sorgfältig abgewaschen werden. Größeren Aufwand erfordert die Pflege weicher Linsen. Weil sie luftdurchlässig sind und deshalb auch alle möglichen Chemikalien absorbieren, müssen ihre Pflegeflüssigkeiten schwächer sein. Zur Kontaminierungs- und Infektionsvorbeugung ist Desinfektion mit einem chemischen Mittel nötig. Zur Entfernung von Schleim und Proteinen werden Enzymtabletten oder ein sauerstoffaktivierendes Mittel gebraucht.

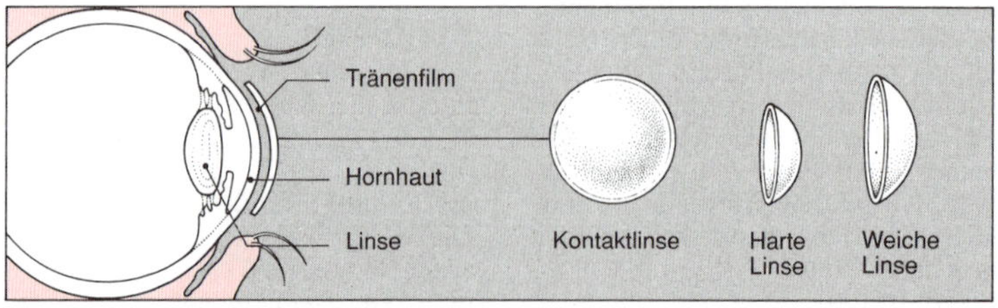

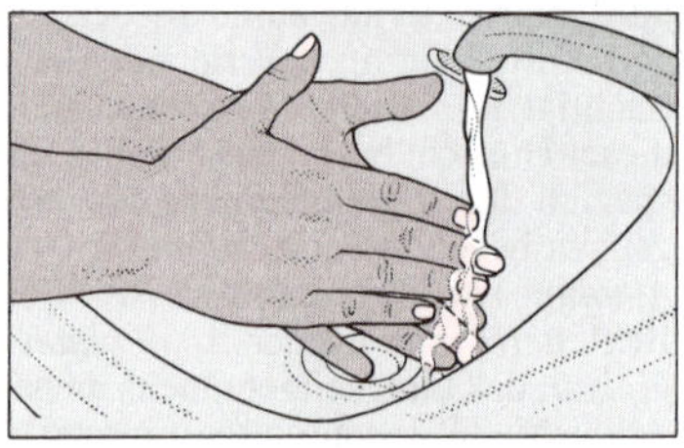

1 Waschen Sie sich die Hände gut unter fließendem Wasser, und spülen Sie sorgfältig alle Seifenreste ab.

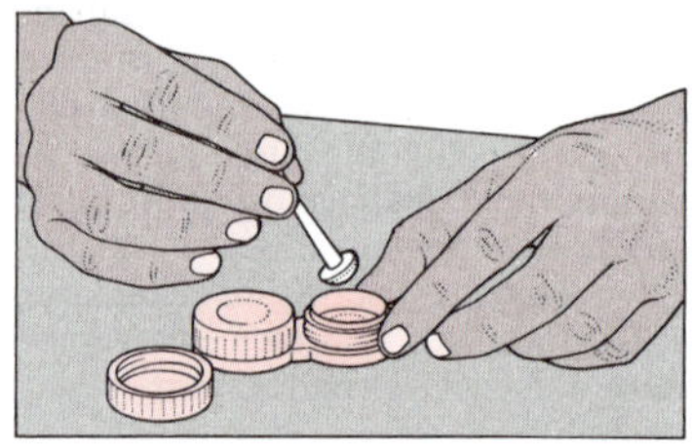

2 Zum Anheben der Linse aus dem Behälter gibt es Gummisauger. Spülen Sie die Linse gründlich sauber.

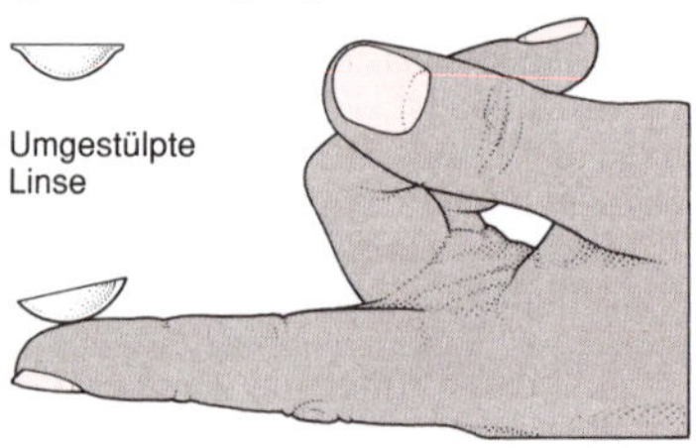

3 Legen Sie sich die Linse auf den Zeigefinger. Bei weichen Linsen achtgeben, daß sie nicht umgestülpt sind! (Am nach außen zeigenden Rand erkennbar!)

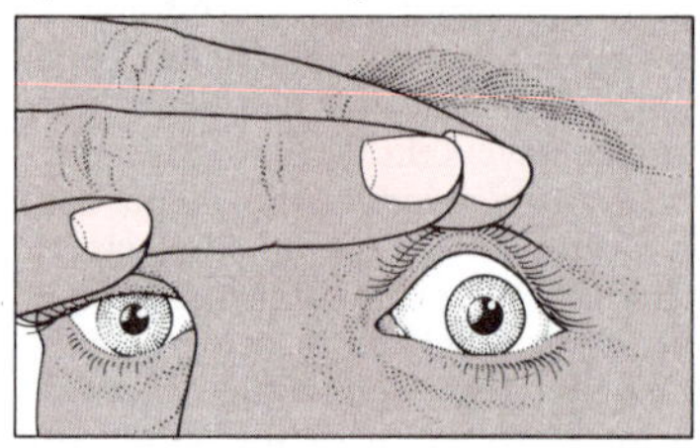

4 Halten Sie beide Augen offen, und ziehen Sie bei gerade nach vorne oder direkt auf die Linse gerichtetem Blick das Oberlid hoch.

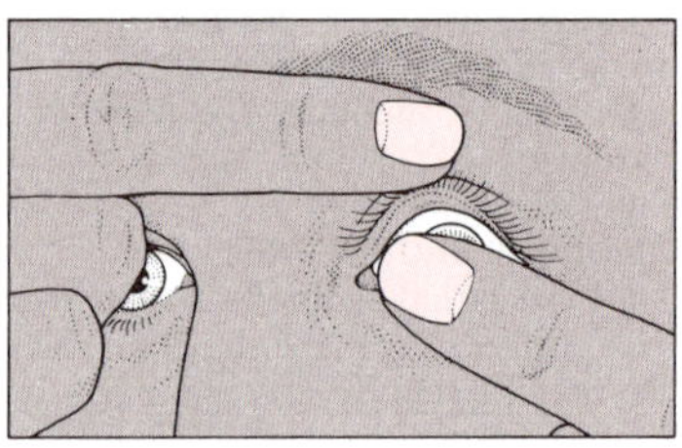

5 Setzen Sie die Linse auf das Auge. Blicken Sie dann nach unten, und lassen Sie das Oberlid los. Falls nötig, läßt die Linse sich durch sanftes Reiben am Lid zentrieren. (Das Foto rechts zeigt eine korrekt sitzende harte Linse.)

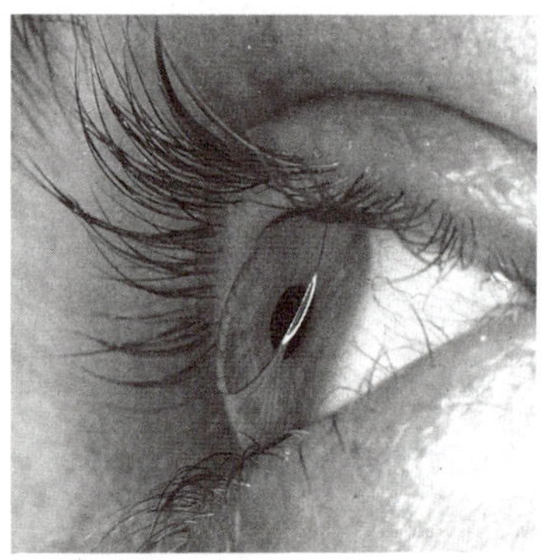

WARUM SIE GETRAGEN WERDEN
Kontaktlinsen können praktisch sämtliche Sehfehler, für die auch Brillen verschrieben würden, korrigieren und darüber hinaus sogar manche, die mit Brillen nicht mehr korrigierbar sind.

Die allermeisten K. werden aus Eitelkeit und Bequemlichkeit getragen. Anders als eine Brille sind K. praktisch kaum sichtbar, fallen normalerweise nicht herunter, werden weder von Regen getroffen, noch laufen sie an. Wichtiger ist, daß sie auch bei speziellen optischen oder medizinisch bedingten Sehproblemen nützlich sind. Bei extremer Kurzsichtigkeit (Myopie) oder nach Staroperationen sind K. einer Brille oft vorzuziehen, weil in diesen Fällen Brillen erhebliche Sehstörungen verursachen. Außerdem können K. Narben auf der Hornhaut kaschieren und auch Hornhautverformungen (nach Hornhautverletzungen, -geschwüren und -operationen bzw. -verpflanzungen).

ARTEN

Harte Kunststofflinsen
Sie bieten gute optische Sicht, sind langlebig und haltbar (bis zu fünf Jahren und mehr), billig und pflegeleicht. Allerdings sind sie zuweilen problematisch zu tragen und fallen gelegentlich auch heraus. Geraten Staubpartikel ins Auge und unter die Linse, kann dies starke Schmerzen verursachen. Werden sie nach längerem Tragen abgenommen und durch eine Brille ersetzt, kann die Sicht die erste Zeit verschwommen sein.

Harte gasdurchlässige Linsen
Sie kamen zu Beginn der 80er Jahre auf den Markt und haben dieselben optischen Qualitäten wie die harten Linsen, sind aber angenehmer zu tragen und leichter zu gewöhnen, weil sie Sauerstoff auf das Auge durchlassen. Sie sind indessen weniger haltbar (höchstens bis zu fünf Jahren) und teurer.

Weiche Linsen
Gelegentlich werden sie wegen ihrer starken Wasseraffinität auch hydrophil genannt. Sie sind wegen ihres hohen Wassergehalts (38-80 Prozent) die trägerfreundlichsten, von Anfang an problemlos und lange zu tragen und auch ideal für nur gelegentlichen Gebrauch, weil das Auge sie auch bei nur unregelmäßigem Einsetzen stets völlig und sofort toleriert. Sie können sowohl Kurzsichtigkeit als auch *Weitsichtigkeit (Hyperopie)* korrigieren, jedoch nicht *Astigmatismus*, weil sie, da flexibel, sich selbst der Augenkrümmung anpassen und damit also auch nicht eine Deformierung der Hornhaut, die die Ursache dafür ist, ausgleichen können. Weitere Nachteile der weichen Linsen sind ihre leichte Zerbrechlichkeit, ihre relativ kurze Lebensdauer (12 bis18 Monate), ihre aufwendigere Pflege und ihr höherer Preis.

Extrem dünne, spezialgefertigte weiche "Langzeit"-Linsen von hohem Wassergehalt können bis zu einem Monat ununterbrochen getragen werden, was allerdings mit einem auch erhöhten Infektionsrisiko verbunden ist.

Speziallinsen
Starre "Sklerallinsen", die die gesamte Vorderfront des Auges bedecken, dienen der Kaschierung durch Verletzung oder Krankheit entstellter Augen. Harte oder weiche Bifokallinsen sind zwar machbar, ob sie aber wirklich genau passen und immer die richtige Sicht ermöglichen, ist oft Glückssache. Sog. torische Linsen mit unregelmäßiger Krümmung sind ein Spezialtyp weicher Linsen zur Korrektur von sehr starkem Astigmatismus. Diese Linsen können aus allen Linsen-Materialien gefertigt werden.

PFLEGE
Die Grundpflege von K. ist im Kasten nebenan dargestellt. Regelmäßige Kontrolluntersuchungen sind nötig, um sicherzustellen, daß die Linsen nach wie vor passen und die Augen in keiner Weise schädigen.

PROBLEME
Es gibt Menschen, die keine K. tragen können, weil sie besonders empfindliche Augen oder sehr komplizierte Sehfehler haben oder auch schlechte persönliche Hygienegewohnheiten. K. können das Auge reizen, weil es infolge von Problemen mit den Tränendrüsen zu trocken ist; dies ist häufig der Fall bei alten Menschen. Harte Kunststofflinsen können bei zu langem Tragen die Hornhaut abschaben. Das schmerzt stark, und die Augen tränen übermäßig. Mit dem Abdecken des Auges oder der Augen mit einer Augenklappe und mit antibiotikahaltigen Augentropfen läßt sich dies in der Regel binnen 24 Stunden wieder beheben. Manchmal ist die Folge des Tragens weicher Linsen eine zunehmende Augen- und Lidempfindlichkeit, entweder als Reaktion auf das benützte Linsenreinigungsmittel oder auch auf die Schleimveränderung. Die Verträglichkeit der K. sinkt dann, es juckt und sticht, die Linsen schwimmen stärker auf dem Auge herum, die Schleimabsonderung verstärkt sich, und die Bindehaut wird rot. Ist dies der Fall, empfiehlt es sich, die K. einige Monate lang nicht zu tragen und dann mit neuen und mit einem anderen Reinigungsmittel wiederzubeginnen. Weitere mögliche Probleme mit K. aller Arten sind Infektionen, Augenrötungen und unerwartete Veränderungen der Augen selbst. Grundsätzlich sollten K. nicht mehr getragen und eine augenärztliche Untersuchung veranlaßt werden, wenn die Augen sich durch sie röten oder entzünden, die Sicht unscharf oder das Tragen der Linsen selbst unangenehm wird.

Kontraindikation
s. *Gegenanzeige*

Kontraktur
Dauerverkürzung von Geweben, die mittel- oder unmittelbar auf ein Gelenk wirken. Man unterscheidet nach der Ursache u.a. muskulaturbedingte (myogene), bänder-, faszienbedingte (desmogene), sehnenbedingte (tendogene), von Mangeldurchblutung hervorgerufene (ischämische) und nervenbedingte (neurogene) K.en. Haut-K.en ereignen sich häufig als Folge von Vernarbungen nach starken Verbrennungen. Besondere Beispiele sind die *Dupuytren-Kontraktur* an den Sehnen und Fasergeweben der Hand und die *Volkmann-Kontraktur*, bei der Muskelfasern im Arm zerstört werden, in der Regel als Folge schlechter Durchblutung nach einer Verletzung.

Kontrazeption
s. *Empfängnisverhütung*

Kontrazeptiva
s. *Empfängnisverhütungsmittel*

Kontrollierter Test
Methode zur Überprüfung der Wirksamkeit einer Heilbehandlung, etwa eines neuen Arzneimittels, oder des Vergleichs der Wirksamkeit verschiedener Behandlungsmethoden.

WARUM ES GEMACHT WIRD
Die Wirksamkeit einer Behandlung läßt sich nicht allein dadurch feststellen, daß man sie bei einer Anzahl Kranker ausprobiert und registriert, ob sich ihr Zustand verbessert. Bei vielen Krankheiten bessert sich der Zustand mit der Zeit von selbst wieder, auch wenn die Behandlung dagegen ganz nutzlos ist. Das hat seine Ursachen sowohl in der heilenden Wirkung der Zeit selbst, in den psychologischen Wirkungen ärztlicher Aufmunterungen und auch darin, daß oft sowohl die Ärzte als auch die Patienten daran glauben, daß die gewählte Behandlung hilft und heilt (der sog. *Plazebo*-Effekt). Ein k.T. hingegen ist ein Versuch, wissenschaftlich objektiv festzustellen, wie ein Medikament oder eine Behandlungsmethode unabhängig und getrennt von der psychologischen Seite des "Geheiltwerdens" wirkt.

SO WIRD ES GEMACHT
Bei einem typischen k.n T. werden die repräsentativ ausgewählten und an der Krankheit, gegen die das zu testende Heilmittel helfen soll, leidenden Personen willkürlich in zwei Gruppen einge-

K

teilt, wobei allerdings beide möglichst nach Alter, Geschlecht, sozialer Schicht etc. etwa gleich besetzt sein sollen. Die eine Gruppe bekommt normale Dosierungen des Medikaments, also beispielsweise eine Tablette pro Tag, die andere ebenso in gleicher Weise, nur daß ihre Tabletten Plazebos sind, also imitierte Tabletten ohne jederlei pharmazeutischen Wirkstoff, sondern nur aus Stärke oder einer sonstigen neutralen Substanz; sie kann aber auch im Gegenteil ein längst und erfolgreich etabliertes Arzneimittel bekommen, allerdings so neutral oder getarnt, daß es genauso aussieht wie das zu testende.

Nach Abschluß der Testperiode werden beide Gruppen medizinisch untersucht. Ist die Besserung des Zustands in der Gruppe, die das zu testende Medikament bekam, deutlich größer als in der anderen Gruppe, ist dies ein signifikanter Hinweis darauf, daß das getestete Arzneimittel tatsächlich die erwartete Heilwirkung hat, wobei durch die völlig gleiche Behandlung beider Gruppen auch erkennbar wird, was für Effekte sich (einschließlich der Nebenwirkungen) über die rein pharmazeutische Wirkung hinaus ergaben.

Um aussagekräftig zu sein, muß ein k.T. "blind" erfolgen, d.h., die Versuchspersonen selbst dürfen nicht wissen, zu welcher Gruppe sie gehören, ob sie also das echte Medikament erhalten oder nur das Plazebo. Oft versucht man die Ergebnisse sogar noch mit dem sog. Doppelblindversuch zu verfeinern; dabei weiß außer den Versuchspersonen auch das testausführende ärztliche Personal nicht, wer was bekommt. Und generell bedürfen die Versuchsergebnisse genauer und sorgfältiger statistischer Analyse, bevor irgendwelche Schlußfolgerungen gezogen werden.

Kontusion

Prellung, stumpfe Organverletzung, meist mit Quetsch- oder Schürfverletzungen der darüberliegenden Haut.

Konversion

Psychische Störung, bei der schmerzliche Emotionen unterdrückt und unbewußt in körperliche Symptome umgewandelt werden; wobei das körperliche Symptom symbolisch dem unterdrückten psychischen Thema entspricht. Ein gelähmter rechter Arm beispielsweise ist dann der Ausdruck des Schuldgefühls über die Verletzung, die jemandem mit diesem Arm zugefügt wurde; Stummheit kann sexuelle Schuld symbolisieren (der Mund symbolisiert die Vagina).

Sinn und Zweck des Phänomens ist die Ableitung von Angstgefühlen; allerdings kann auch Nutzen daraus gezogen werden in Form des damit erlangten Mitleids und damit der Befreiung von der Verantwortung. Außerdem können die gleichen Symptome auch Ausdruck anderer seelischer oder organischer Störungen sein.

Die Behandlung erfordert eine *Psychotherapie* einschließlich der Erforschung der ganzen Lebensgeschichte und der Kindheitserlebnisse.

Konvulsion

s. *Iktus* (Anfall), *Fieberkrampf*

Konzeption

s. *Empfängnis*

Konzeptionsverhütung, Kalendermethode

s. *Knaus-Ogino-Methode; Empfängnisverhütung, natürliche Methoden*

Kopf

Schädel (*F.* Cranium) mit äußeren und inneren Strukturen (*F.* Caput); im weiteren Sinn auch (kugelförmige) Auftreibung von Skeletteilen der Gliedmaßen (Gelenkkopf) oder benutzt als Bezeichnung bei einem Muskel mit mehreren Ursprüngen. In der Geburtshilfe spricht man bei einer Geburtsgeschwulst des Kopfes vom Caput succedaneum, das sich jedoch einige Tage nach der Entbindung wieder verliert.

Kopfkontrolle, fehlende

Zurückfallen des Kopfes, wenn ein Baby in sitzende Position gebracht wird. Bei einem Neugeborenen ist dieses Zurückfallen des Kopfes ganz normal, da die Nackenmuskulatur noch schwach ist; mit vier Monaten sollte ein Baby seinen Kopf selbständig in gleicher Linie mit dem Rumpf halten können. Die Erlangung der Kopfkontrolle ist ein Zeichen für die motorische Entwicklung (s. *Kindesentwicklung*); die Fähigkeit, den Kopf selbständig aufrecht zu halten, ist Voraussetzung dafür, daß das Baby sitzen lernen kann.

Kopfschmerz

(*F.* Kephalgie) Eine der häufigsten Schmerzarten überhaupt. K. ist nur gelegentlich ein Symptom für eine ernsthafte Krankheit. Der Schmerz kommt nicht aus dem Gehirn (das gar keine sensorischen Nerven enthält), sondern aus der Gehirnhaut (s. *Meningen/Hirnhäute*), der Kopfhaut und deren Blutgefäßen sowie von Verspannungen der Kopf-, Nacken- und Gesichtsmuskulatur.

K. kann im ganzen Kopf verspürt werden oder auch nur in einem bestimmten Bereich, z.B. im Genick, in der Stirn oder an einer Seite. Manchmal wandert der K. auch von einem Bereich in den anderen. Außerdem kann K. oberflächlich, aber auch tief sein, pochend oder stechend, und es können Begleit- oder Voraussymptome wie Übelkeit, Erbrechen und visuelle und sensorische Störungen auftreten.

ARTEN

Viele K.en sind einfach nur die körperliche Reaktion auf negative Stimulantien wie z.B. Hunger oder Wetterumschwung. Diese Art K. vergeht spätestens nach Stunden wieder und hinterläßt keine weiteren Nachwirkungen.

Spannungs-K. infolge von Verhärtungen der Gesichts-, Hals- oder Kopfhautmuskulatur sind ebenfalls weitverbreitet. Sie können Tage oder Wochen dauern und verschiedene Grade der Beeinträchtigung des Wohlbefindens verursachen. Einige Arten von K. aber sind ganz besonders schmerzhaft und hartnäckig, wenngleich dennoch kein Anzeichen einer schwereren Erkrankung. Migräne ist eine solche Art heftiger, zu allem unfähig machender K.en. Ihr gehen Seh- und Magenstörungen voran oder begleiten sie. Die sog. Horton-Neuralgie (oder Histamin-K.) ist mit starken Schmerzen hinter einem Auge und oft mit wochen- oder monatelangen Perioden nächtlichen Erwachens verbunden.

URSACHEN

Verbreitete Ursachen von K. sind *Kater*, unregelmäßige Mahlzeiten, lange Reisen, schlechte Haltung, ein lauter oder stickiger Arbeitsplatz, allgemeine Aufregung und zuviel Schlaf. Neuere Forschungen haben ermittelt, daß auch bestimmte Nahrungs- und Genußmittel (z.B. Käse, Schokolade, Rotwein) bei empfindlichen Menschen K. verursachen, desgleichen *Lebensmittel-Zusatzstoffe*. Weitere Ursachen können Nasennebenhöhlenentzündungen (*Sinusitis*), *Zahnschmerzen*, *Kopfverletzungen* und *zervikale Osteoarthritis* sein. Unter den eher seltenen Ursachen sind *Hirntumoren*, *Hypertonie* (Bluthochdruck), *Riesenzellarteriitis/Arteriitis temporalis* (Entzündung von Gesichts-, Hals- und Kopfhautarterien), *Aneurysma* (Ballonauftreibung von Blutgefäßen, in diesem Falle im Gehirn) und überhöhter Druck im Kopf.

UNTERSUCHUNG

Bei hartnäckigem K. ohne ersichtlichen Grund und ohne Wirkung üblicher Selbsthilfemittel ist ärztliche Konsultation anzuraten. Dabei wird nach der genauen Art und Stelle des K.es und den Abständen des Auftretens gefragt und eine sorgfältige allgemeine körperliche und neurologische Untersuchung durchgeführt,

KOPFSCHMERZ Schmerzen im Kopf, die mild bis unerträglich sein können.

? Liegt Ihre Körpertemperatur bei 38° C oder darüber?

- **JA** → Viele fiebrige Krankheiten können Kopfschmerzen verursachen.
  siehe *Fieber*
- **NEIN** ↓

? Haben Sie sich in den letzten Tagen am Kopf verletzt?

- **JA** → Fühlen Sie sich ungewöhnlich benommen, UND/ODER war Ihnen übel, oder mußten Sie erbrechen?
  - **JA** → ☎ **NOTFALL! RUFEN SIE SOFORT ÄRZTLICHE HILFE HERBEI!**
    Eine Hirnverletzung könnte vorliegen.
    siehe *Epiduralblutung*
  - **NEIN** → Hartnäckige Kopfschmerzen sind normale Folgen einer Kopfverletzung.
    siehe *Schädel-Hirn-Trauma*
- **NEIN** ↓

? War Ihnen übel, oder mußten Sie erbrechen?

- **JA** → Haben Sie starke Schmerzen in und um ein Auge, UND sehen Sie auf diesem Auge schlecht oder nur verschwommen?
  - **JA** → ☎ **Suchen Sie unverzüglich ärztliche Hilfe auf!**
    Es besteht die Möglichkeit erhöhten Augeninnendrucks.
    siehe *Glaukom*
  - **NEIN** ↓

  Haben Sie zwei oder mehrere der folgenden Symptome?
  · Schmerzen, wenn Sie sich vom Kinn zur Brust fahren
  · Empfindlichkeit gegen helles Licht
  · Benommen- oder Verwirrtheit
  - **JA** → ☎ **NOTFALL! RUFEN SIE SOFORT ÄRZTLICHE HILFE HERBEI!**
    Hirnverletzung oder Hirnhautentzündung ist möglich.
    siehe *Subarachnoidalblutung*
  - **NEIN** ↓

  Hat plötzlich ein pochender Schmerz in einer oder beiden Schläfen begonnen?
  - **JA** → ☎ **Holen Sie baldmöglichst ärztlichen Rat ein!**
    Eine Entzündung der Schläfenarterie ist denkbar, vor allem, wenn Sie über 50 Jahre alt sind.
    siehe *Arteriitis temporalis (Riesenzell-arteriitis)*
  - **NEIN** ↓

  Waren die Schmerzen einseitig, oder gingen ihnen Sehstörungen voraus?
  - **JA** → Sie könnten einen Migräneanfall haben.
    siehe *Migräne*
  - **NEIN** ↓
- **NEIN** ↓

Fortsetzung nächste Seite

K

Haben oder hatten Sie ähnliche Kopfschmerzen schon mehrere Tage lang beim Aufwachen?

JA → Stehen die Kopfschmerzen in Verbindung mit übermäßigem Alkoholkonsum am Vorabend?

JA → Sie haben möglicherweise einen Kater.

siehe *Kater*

NEIN → ☎ **Konsultieren Sie Ihren Arzt unverzüglich!** Solche Kopfschmerzen können ein Verspannungszeichen (wenn im Hinterhaupt) oder ein Zeichen für hohen Blutdruck sein. Seltener steckt eine Gehirngeschwulst dahinter.

siehe *Hirntumor*
→ *Hypertonie*

NEIN ↓

Lief Ihnen kürzlich die Nase, ODER haben Sie immer noch Schnupfen bzw. eine verstopfte Nase?

JA → Spüren Sie einen dumpfen Druck und Überempfindlichkeit um die Augen und Wangenknochen, die sich beim Vornüber beugen verschlimmern?

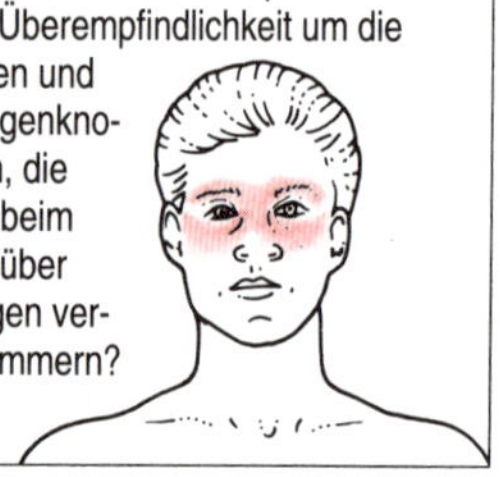

JA → Sie könnten an einer Nasennebenhöhlenentzündung leiden.

siehe *Sinusitis*

NEIN → Es könnte eine banale Erkältung vorliegen.

siehe *Erkältung, banale*

NEIN ↓

Fühlen Sie sich angespannt, unter Streß, oder haben Sie schlecht geschlafen?

JA → Ängstlichkeit und Übermüdung verursachen Spannungskopfschmerzen.

siehe *Angst*
→ *Kopfschmerzen*

NEIN ↓

Treten die Kopfschmerzen beim Lesen oder Nähen auf?

JA → Die Anspannung der Nackenmuskulatur kann die Kopfschmerzen verursacht haben.

siehe *Kopfschmerzen*

NEIN ↓

KREBSWARNUNG
Häufig wiederkehrende Kopfschmerzen beim Aufwachen zusammen mit Übelkeit oder Erbrechen können (wenn es auch nur sehr selten ist) einen Gehirntumor anzeigen.
Holen Sie sofort ärztlichen Rat ein!

Fortsetzung nächste Seite

K

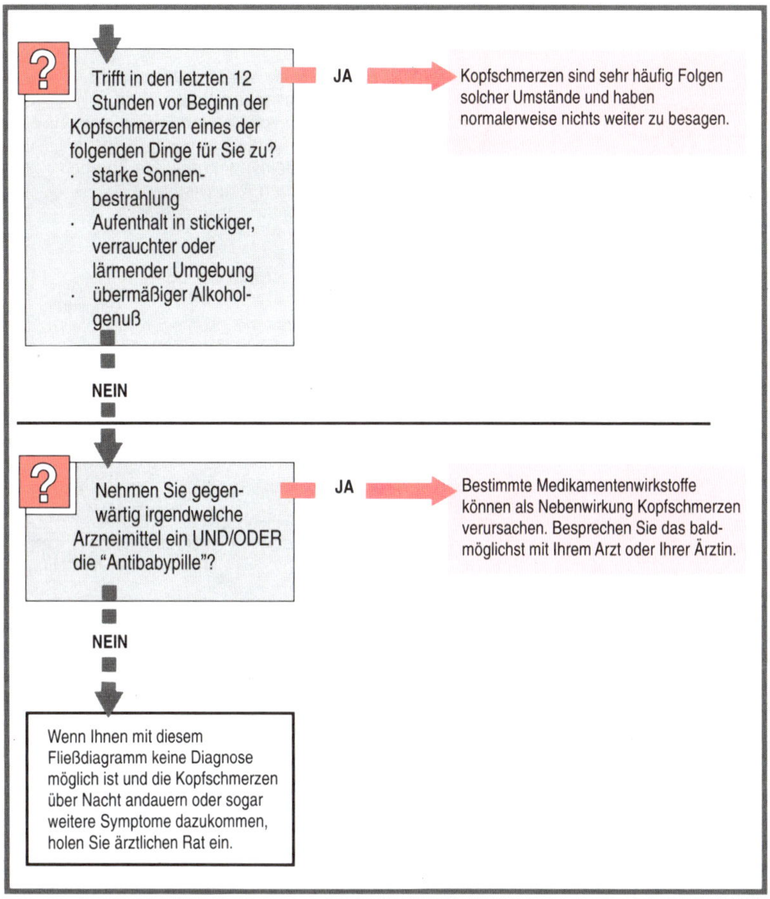

unter Umständen auch mit CT und MRT (*Computertomographie* bzw. *Kernspin[resonanz]tomographie*), vor allem wenn neurologische Ursachen zu vermuten sind.

THERAPIE

Vorbeugen ist besser als behandeln. Viele der bekannten Ursachen lassen sich leicht vermeiden, speziell wenn bekannt ist, wogegen man in dieser Hinsicht empfindlich und anfällig ist. Hat K. aber einmal begonnen, so empfehlen sich (vorausgesetzt, es handelt sich nicht um eine Migräne oder um "Histamin-K." [Horton-Neuralgie], s.o.) die folgenden Maßnahmen zur Schmerzlinderung: Entspannung in einem heißen Bad, Hinlegen, Vermeiden verschlimmernder Umstände (Lärm, Aufenthalt in einem stickigen Raum), Strecken und Massage der Nacken-/Schulter- und Gesichtsmuskeln und der Kopfhaut, Einnahme milder *Analgetika* (Schmerzstiller), Schlaf.

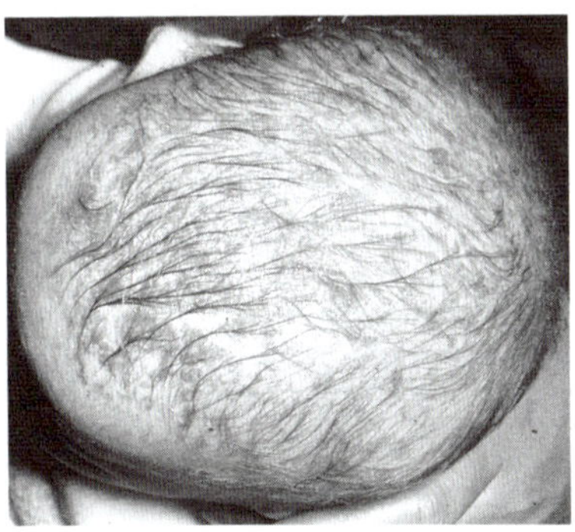

Kopfschorf
Kopfschorf tritt meist zwischen dem 3. und 9. Monat auf. Seine Ursache ist ungeklärt, keinesfalls hat er aber etwas mit mangelnder Hygiene zu tun.

Kopfschorf

Gelblich-schorfiger, festhaftend-grobschuppiger Belag auf dem (behaarten) Kopf von Kleinkindern; solange keine Infektion dazukommt, ist der K. grundsätzlich harmlos. Diese Erscheinung tritt oft mehrmals auf.

Der K. ist ein Erscheinungsbild des *seborrhoischen Ekzems*, das auch im Gesicht, am Hals, hinter den Ohren und in der Windelregion (Windeldermatitis) auftritt. Die betroffenen Hautpartien sind rot, gereizt und entzündet. Einige Ärzte halten den K. für ein Frühsymptom der *Neurodermitis*.

THERAPIE

Eine gute Behandlung besteht in täglicher vorsichtiger Kopfwäsche mit einem speziellen Shampoo; unter Umständen helfen auch Kopfmassagen mit warmem Oliven- oder Erdnußöl. Es soll entsprechend der Ausprägung über Nacht auf die Kopfhaut einwirken, damit der Schorf aufgeweicht wird und am Morgen vorsichtig abgewaschen werden kann.

Tritt keine Besserung ein, oder verschlimmert sich der Zustand und die Kopfhaut entzündet sich, ist ärztlicher Rat einzuholen. Eventuell wird kurzfristig mit einer milden Salbe, die ein *Antibiotikum* oder ein schwaches *Kortikosteroid* enthält, behandelt.

Kopfschwarte

(*F.* Epikranium; Skalp) Die normalerweise mit Haaren bedeckte obere Schädelhaut mit ihren darunterliegenden Schichten. Die Haut der K. unterscheidet sich von der Haut anderer Körperbereiche. Sie ist härter und zäher und liegt mit einer großflächigen Muskelplatte, die sich von den Augenbrauen bis hin zum Genick erstreckt, locker der Schädeldecke auf. Daher löst sich die K. relativ leicht ab oder kann abgerissen werden: z.B. wenn das Haar in eine Maschine gerät. Die K. ist reich an Blutgefäßen, daher bluten Wunden in diesem Bereich oft sehr stark.

Die K. ist Ort einer Vielzahl von Haar- und Hautkrankheiten: Häufig sind Schuppenbildung (s. *Schuppung*) und speziell bei Männern Haarausfall (Glatzenbildung, s. *Alopezie*) sowie *Talgdrüsen(retentions)zysten*, *Psoriasis*, Pilzinfektionen (s.a. *Tinea*), Parasiten- und *Läuse*-Befall. Bei Kleinkindern nicht selten ist der *Kopfschorf*, eine Form des *seborrhoischen Ekzems (Dermatitis seborrhoica)* mit Schorfbildung auf der K.

Kopfschwartenhämatom

s. *Kephalhämatom*

Kopfverletzung

s. *Schädel-Hirn-Trauma*

Koplik-Flecken

Im Vorläufer-(Prodromal-)stadium von Masern, ca. 1-2 Tage vor dem Hautausschlag, auftretende punktförmige, grauweiße Flecken an der Wangenschleimhaut (*F.* Enanthem). Da sie keine Beschwerden machen, werden sie oft übersehen.

Koprolith

s. *Kotstein*

K

KORONARARTERIENBYPASS-OPERATION

Eine der heute am häufigsten durchgeführten größeren operativen Eingriffe am Herzen. In Deutschland wird sie jährlich bei über 30 000 Patienten mit großem Erfolg vorgenommen. Ihr Medikamentenverbrauch wird erheblich vermindert, sie können wieder ein weitgehend normales Leben führen.

SO WIRD ES GEMACHT

Ein Koronararterienbypass erfordert eine größere Operation mit mindestens zwei Chirurgen und einer Dauer von bis zu 5 Stunden.

1 Der erste Chirurg öffnet die Brust durch einen senkrechten Schnitt und anschließend auch den Herzbeutel (*F.* Perikard), um das Herz freizulegen.

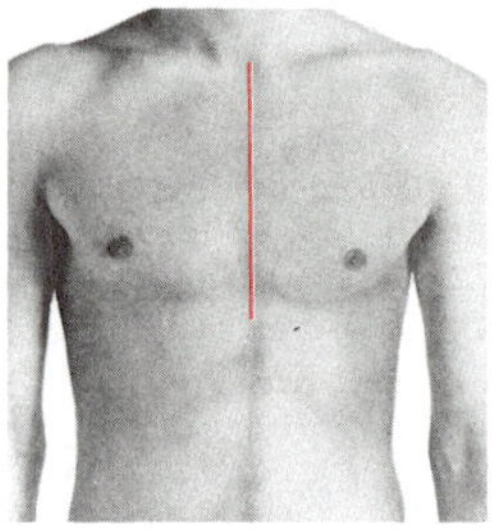

Stelle der Brusteröffnung

2 Gleichzeitig werden bereits im Bein mehrere Einschnitte gemacht, und dort wird das Segment einer Vene entnommen.

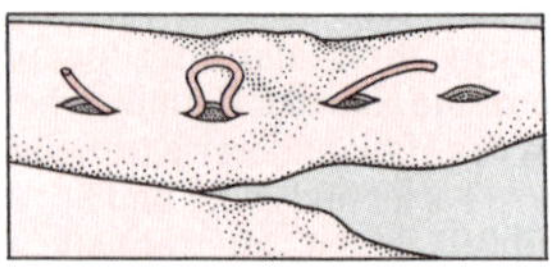

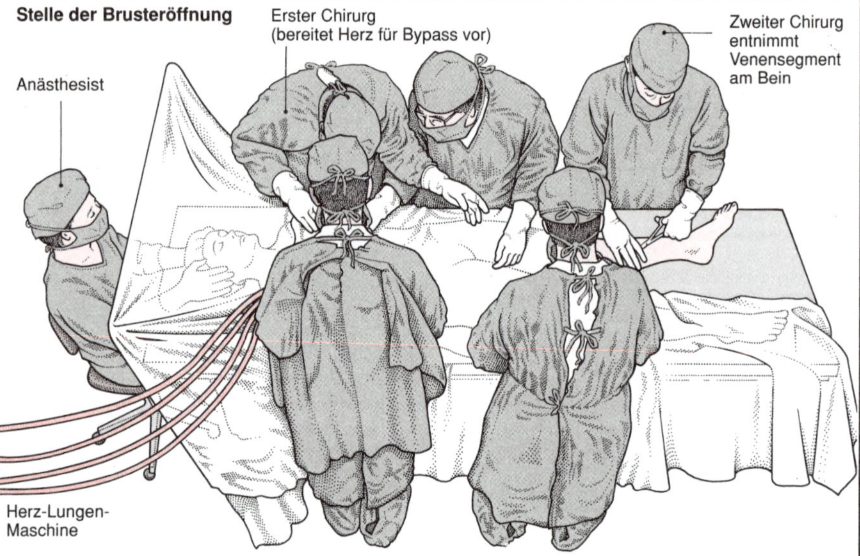

3 Ehe die Operation am Herzen selbst beginnt, wird der Patient an die Herz-Lungen-Maschine angeschlossen, die während der Operation die Herz- und Lungenfunktion des Patienten übernimmt.

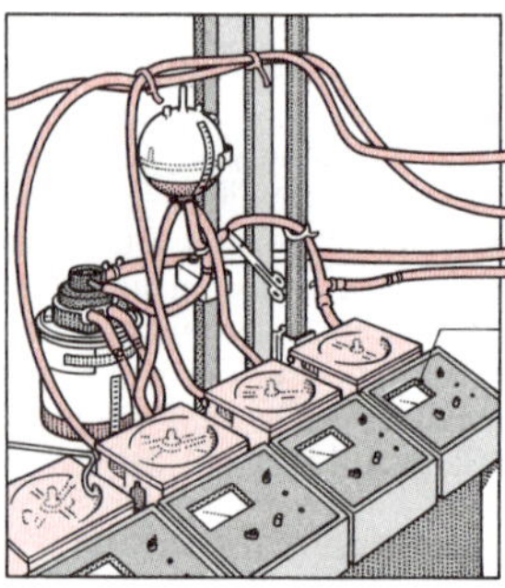

4 Das vom Bein entnommene Venenstück wird an der Aorta und hinter der Verengungsstelle angenäht. Sind mehrere Arterien blockiert, können mit anderen Stücken der entnommenen Vene oder einem aus der Brust entnommenen Arterienstück weitere Umgehungen angelegt werden.

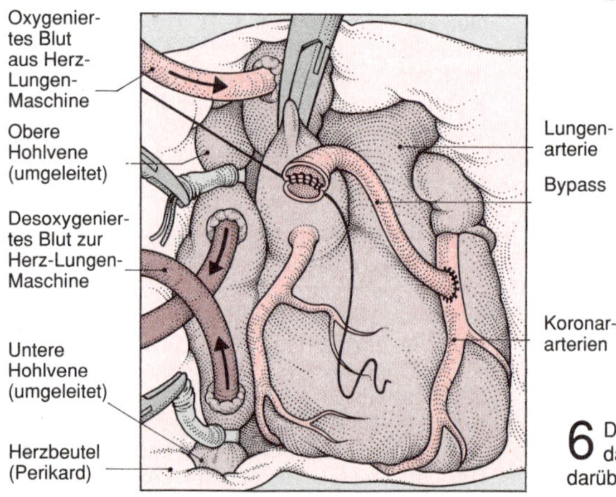

5 Die Herz-Lungen-Maschine wird abgekoppelt, das Blut fließt wieder durch die Koronararterien.

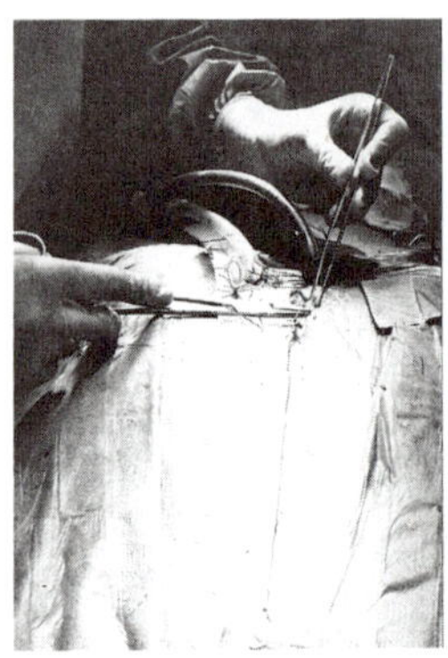

6 Der Herzbeutel wird verschlossen, das Brustbein verdrahtet und die darüberliegende Haut zugenäht.

WARUM SIE ERFOLGT

Verengte Koronararterien können das Herz nicht mehr ausreichend mit Blut versorgen; es leidet also unter Sauerstoffmangel. Die Folge davon können Angina pectoris oder Herzgewebeschäden sein. Mit einem Gefäßsegment, das normalerweise aus einer Beinvene, gelegentlich auch aus einer Brustarterie entnommen wird, wird eine Umgehung (Bypass) der verengten Stelle angelegt.

Vor der Operation **Nach der Operation**

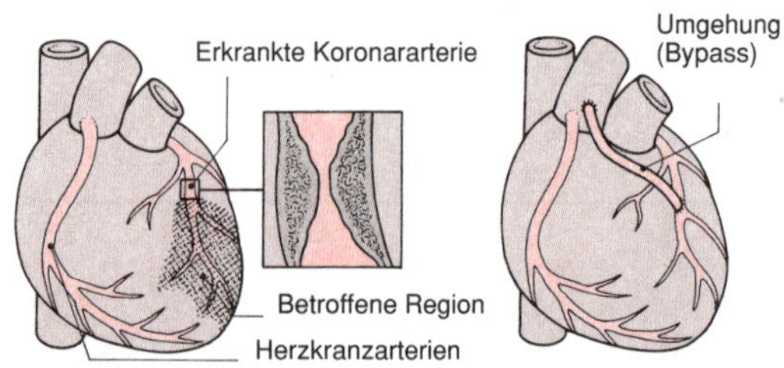

Korektomie
s. *Iridektomie*

Kornea
s. *Hornhaut*

Korneitis
s. *Keratitis*

Korneotomie
s. *Keratomie, radiale*

Koronar
Ganz allgemein bezeichnet dieser (adjektivische) Begriff jede von einem Kranz/einer "Krone" (= corona) umgebene Struktur. In der Praxis allerdings verbindet man k. vor allem mit den das Herz umgebenden und dieses versorgenden Herzkranzgefäßen (Koronararterien, Koronarvenen).

Koronararterienbypass
Operation zur Umgehung verengter oder blockierter Herzkranzarterien durch Einsetzen/Verpflanzen von Gefäßstücken aus anderen Körperbereichen im Sinne einer "Umleitung" des Blutstroms an dieser Stelle.

Ein K. wird in der Regel erforderlich, wenn sich die Symptome einer *koronaren Herzkrankheit* durch Medikamente oder sonstige Behandlungsmaßnahmen (wie Gewichtsabnahme, Einstellung des Rauchens, kontrollierte Ernährung und Lebensweise allgemein) nicht bessern lassen. Manchmal kann bereits eine *Angioplastie* (Dehnung und Weitung der verengten Blutgefäßstelle durch Einführen eines aufblasbaren Katheters) helfen, doch in den meisten Fällen, in denen Medikamente nichts nützen, wird eine K.-Operation am Ende doch unvermeidlich sein.

SO WIRD ES GEMACHT

Zunächst wird die verengte Stelle durch eine röntgenologische Kontrastdarstellung der Herzkranzarterien (Koronar-*Angiographie*) lokalisiert. Die eigentliche, etwa fünf Stunden dauernde Bypass-Operation führen mindestens zwei Chirurgen aus (s. Kasten nebenan). Nachdem eine *Herz-Lungen-Maschine* den Bluttransport und die Sauerstoffsättigung des Blutes übernommen hat, wird das Herz stillgelegt und der Bypass eingesetzt (s. Kasten nebenan).

REKONVALESZENZ UND PROGNOSE

Nach einer Bypassoperation muß der Patient zur Kontrolle noch zwei bis vier Tage auf der Intensivstation bleiben. Nach einem Krankenhausaufenthalt von insgesamt 12-14 Tagen kann die normale Lebensführung im allgemeinen nach etwa sechs Wochen wiederaufgenommen werden.

Koronare Herzkrankheit
Schädigung oder Funktionsbeeinträchtigung des Herzens infolge Verengung oder Blockierung der den Herzmuskel mit Blut versorgenden Koronararterien. Die beiden häufigsten Erscheinungsformen sind *Angina pectoris* (Brustschmerzen infolge ungenügender Blutversorgung des Herzmuskels) und der *Myokardinfarkt* (Herzinfarkt).

VORKOMMEN

Die k.n.H.en gehören zu den verbreitetsten Zivilisationskrankheiten überhaupt und sind in manchen Ländern für bis zu einem Drittel aller Todesfälle der Altersgruppe zwischen 45 und 64 verantwortlich. In den letzten 20 Jahren haben sie allerdings in den meisten Industrieländern zahlenmäßig abgenommen, wenn auch der Prozentsatz nach wie vor hoch ist. Diese Abnahme wird sowohl den inzwischen verbesserten Behandlungsmöglichkeiten der *Hypertonie* (Bluthochdruck) als auch den heute besseren Operationstechniken bei verengten Arterien zugeschrieben. Außerdem ist auch die Notfallbehandlung von Herzattacken stark verbessert worden, und schließlich hat ein Großteil der Gesamtbevölkerung heute seinen Lebensstil umgestellt, er ist viel herzschonender geworden; schließlich wird mehr Sport getrieben, gesünder gegessen und weniger geraucht.

In Deutschland ist die Sterberate an direkten Folgen von Krankheiten des Kreislaufsystems in den letzten Jahren (1987 bis 1991) mit 51 Prozent relativ konstant geblieben.

URSACHEN

Die Symptome der k.n H. werden alle durch eine verminderte Versorgung des Herzmuskels mit Blut ausgelöst. Zuerst verengen sich die Koronararterien, und schließlich sind sie durch Atherome (sog. Plaques, cholesterinreiche Fettablagerungen, die zur *Atherosklerose* führen) ganz blockiert. Thromben (Blutpfropfen), die sich an den aufgerauhten Rändern der Plaques bilden, können die Arterien noch weiter verengen bzw. blockieren.

Die Atherosklerose ist die Folge zahlreicher sich gegenseitig bedingender Ursachen, z.B. Rauchen, Bewegungsmangel, Übergewicht und erhöhter Cholesterinspiegel im Blut (der selbst teilweise auf eine an Milchprodukten und Tierfetten reiche Ernährung zurückzuführen ist). Auch eine genetische Veranlagung und Krankheiten wie *Diabetes mellitus* und Hypertonie spielen offenbar eine Rolle.

Es ist allerdings immer noch strittig, wieweit persönliche Eigenheiten und Verhaltensweisen oder auch Streß als Ursachen k.r H. in Frage kommen. Es gibt Verfechter der These, die Krankheit komme häufiger bei Personen vor, die hektisch, immer eilig, ungeduldig sind und andere mitten im Satz unterbrechen, die allerdings auch Manager und "Macher" sind.

Es gibt Anzeichen für gehäuftes Auftreten von Herzattacken nach Depressionen, etwa nach dem Tod eines Angehörigen, dem Verlust des Arbeitsplatzes oder sonstigen Schicksalsschlägen. Nach übereinstimmender Meinung der Fachleute spielen solche psychisch und verhaltensmäßig bedingten Umstände jedoch eine weniger bedeutende Rolle als körperliche Faktoren wie Rauchen, ungesunde Ernährung, hoher Blutdruck und Bewegungsmangel.

SYMPTOME

Im Frühstadium ist eine Atherosklerose der Koronararterien symptomlos. Das erste Symptom ist meistens eine Angina pectoris oder ein Herzanfall.

Typisch für den Schmerz bei Angina pectoris ist, daß er bei Anstrengung verstärkt wird und im Ruhezustand nachläßt. Der Patient hat ein dumpfes Schmerzgefühl in der Brustmitte oder ein Druckgefühl, das sich hinauf bis zum Hals oder bis in einen Arm (häufiger in den linken als in den rechten) ziehen kann. Gelegentlich macht der Schmerz sich auch nur im Hals oder in einem Arm bemerkbar. Er kommt voraussehbar nach einem gewissen Maß körperlicher Anstrengung, etwa auf halber Höhe der Treppe im Haus, und verschwindet wieder nach einer kurzen Rast von etwa einer Minute.

Angina pectoris tritt auf, wenn der Herzmuskel stark pumpen muß, aber zuwenig Blut für diese Arbeitsleistung erhält. Ist für einen Teil des Muskels die gesamte Blutversorgung durch einen Blutpfropf (Koronarthrombose) oder eine Verkrampfung blockiert, dann ist das direkte Resultat ein Herzinfarkt, also das Absterben eines Teils des Herzmuskels. Sein Hauptsymptom ist ein intensiver Schmerz in der Brust von der gleichen Art wie bei Angina pectoris, der sich allerdings im Ruhezustand nicht wieder gibt und auch nicht notwendigerweise die Folge einer Anstrengung gewesen sein muß. Zusätzlich kann es dabei zu einem Kältegefühl kommen, zu heftigen Schweißausbrüchen, Schwäche und Übelkeit oder sogar Ohnmacht, wenn das Herz immer schwächer pumpt und ein Schock eintritt.

Angina pectoris und Herzinfarkt können auch zu Störungen des Reizleitungssystems des Herzens und damit zu *Herzrhythmusstörungen* führen, von *ektopischen Herzschlägen* (Herzschlägen, die durch eine außerhalb des Sinusknotens erfolgende Erregung zustande kommen) bis zur *Tachykardie* (schnellen Herzschlä-

HERZKRANKHEITEN, STERBERATE (je 100 000 der Altersgruppe 35-74)

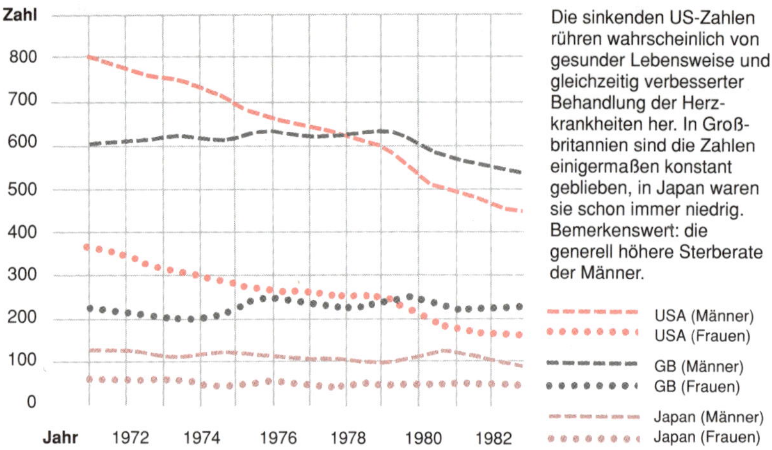

Die sinkenden US-Zahlen rühren wahrscheinlich von gesunder Lebensweise und gleichzeitig verbesserter Behandlung der Herzkrankheiten her. In Großbritannien sind die Zahlen einigermaßen konstant geblieben, in Japan waren sie schon immer niedrig. Bemerkenswert: die generell höhere Sterberate der Männer.

TODESFÄLLE AN ISCHÄMISCHEN HERZKRANKHEITEN IN DEUTSCHLAND

(pro 100 000 Einwohner; früheres Bundesgebiet) M - Männer; F - Frauen; Z - Zusammen

	1972	1974	1976	1978	1980	1982	1984	1986	1988	1990
M	229,0	237,1	259,2	262,3	246,1	246,0	249,3	243,1	235,2	223,8
F	155,8	171,1	195,3	202,1	177,6	185,0	197,4	202,9	207,5	210,2
Z	190,8	202,7	225,7	230,8	210,4	214,2	222,2	222,1	220,8	216,8

Wegen Systematikumstellung 1979 ist der zeitliche Vergleich beeinträchtigt.

gen) und *Kammerflimmern* (unkontrollierte Zuckungen); letzteres führt rasch zur Bewußtlosigkeit und ist tödlich, falls nicht binnen Minuten behandelt wird.

DIAGNOSE UND UNTERSUCHUNG

Ein Herzinfarkt hat in aller Regel so eindeutige Symptome, daß an der Diagnose kein Zweifel besteht. Bestätigt wird sie durch ein EKG (Elektrokardiogramm) und Messungen der sog. Herzmuskelenzyme, die von den untergehenden Zellen ins Blut abgegeben werden. Normalerweise wird das EKG sowohl in Ruhe als auch bei körperlicher Betätigung aufgezeichnet (s. *Herzbelastungsversuch*).

Handelt es sich um eine hartnäckige, schwere oder in ihrer Ausprägung wechselnde Angina pectoris, oder ist sie erst vor kurzem aufgetreten, dienen die verschiedenen Techniken zur *Herzdarstellung* (z.B. Koronar*angiographie*: Injektion einer Kontrastsubstanz in die Arterien und nachfolgende Röntgenaufnahme) der Feststellung des genauen Krankheitsbildes. Sie liefern präzise Daten über das Ausmaß der Arterienverengung und der schon eingetretenen Herzmuskelschädigungen und ermöglichen damit eine exakte Entscheidung, ob konservativ (mit Medikamenten) oder operativ zu behandeln ist.

THERAPIE

Angina pectoris läßt sich mit einer Anzahl blutflußfördernder und herzbelastungsmindernder Medikamente behandeln. Dazu gehören Glyceroltrinitrat (Nitroglycerin); (z.B. Nitrolingual ® +) und ähnliche *Nitrat-Präparate*, *Betablocker*, *Kalzium(kanal)blocker* und *Vasodilatatoren*. Herzrhythmusstörungen werden gewöhnlich mit Betablockern, Kalzium(kanal)blockern und spezifischen *Antiarrhythmika* behandelt. Pumpt das Herz bereits nur noch schwach, dann greift man oft zu Vasodilatatoren oder *Digoxin*.

Lindert Medikation die Symptome nicht, oder ergibt die Untersuchung eine starke Verengung der Koronararterien, kann sich zur Normalisierung der Durchblutung eine *Koronararterienbypass*-Operation anbieten (Anlegen einer Umgehung der verengten oder blockierten Arterienstelle mit einem Venenstück, das aus dem Bein entnommen wird). Vielleicht hilft, wenn es sich nur um eine oder zwei Stellen handelt, auch schon eine *Angioplastie*, bei der mit einem aufblasbaren Katheterballon die betreffende Stelle von innen gedehnt wird. Ein Herzinfarkt wird in aller Regel anfangs auf einer Intensivstation behandelt, z.B. mit *Thrombolytika*, um den Blutpfropf in der Koronararterie aufzulösen. Dann wird entweder ein Versuch mit der Angioplastie unternommen oder gleich eine Bypass-Operation durchgeführt. Oder man richtet die Therapie darauf ab, daß sich das Herz durch natürliche Heilungsprozesse von selbst erholt.

PROGNOSE UND VORBEUGUNG

Die k.H. ist typisch für das mittlere und höhere Alter; allerdings werden die Grundlagen dazu bereits im zweiten Lebensjahrzehnt und den frühen Erwachsenenjahren gelegt. Diese Risiken lassen sich durch einen "herzgesunden" Lebensstil beträchtlich senken. Wer nie geraucht hat, sich regelmäßig körperlich betätigt, normales Gewicht und normalen Blutdruck hat und sich vernünftig ernährt, braucht im späteren Leben bis ins hohe Alter kaum Krankheiten dieser Art zu befürchten.

Selbst wenn sich Symptome zu entwickeln beginnen, kann eine rechtzeitige sinnvolle Behandlung das Fortschreiten der Krankheit verhindern. Erhebungen an Bypass-Patienten, bei denen alle größeren Koronararterien betroffen waren, haben ergeben, daß 80-90 Prozent von ihnen fünf Jahre nach dieser Operation noch leben. Die Überlebensrate bei den weniger gravierenden Formen der k.n H., die meist schon mit Medikamenten allein heilbar sind, ist sogar noch höher. Sie erhöht sich generell, wenn mit dem Rauchen aufgehört wird.

Koronarthrombose

Verengung oder Blockierung einer der (den Herzmuskel mit Blut versorgenden) Koronararterien durch einen *Thrombus* (Blutpfropf), was das Absterben eines Teils des Herzmuskels infolge Sauerstoffmangels zur Folge hat.

Die K. ist eine der Haupterscheinungsformen der *koronaren Herzkrankheit*. Das plötzliche Blockieren einer Herzschlagader hat einen akuten *Herzinfarkt* (Absterben eines Teils des Herzmuskels) zur Folge. Die Begriffe K. und Herzinfarkt sind damit mehr oder minder austauschbar, wenn auch letzterer der medizinisch exaktere für die sog. Herzattacke ist.

Körpergeruch

Geruch, den Schweiß auf der Haut verursacht. Schweiß selbst ist zwar geruchlos, verbleibt er aber einige Zeit auf der Haut, verursacht die beginnende bakterielle Zersetzung den K. Schweiß kann auch stark nach Knoblauch, Curry oder anderen Speisegewürzen riechen. Die bakterielle Schweißzersetzung konzentriert sich hauptsächlich auf die Achselhöhlen und den Genitalbereich, weil die *apokrinen Drüsen* dort Protein- und Fettsubstanzen enthalten, die das Wachstum von Bakterien fördern. Schweiß in anderen Körperbereichen besteht vorwiegend aus (nicht baktierenwachstumsförderndem) Salzwasser. Ausnahme: die Füße, weil sie für viele Stunden unter warmen, luftarmen Bedingungen den idealen Nährboden für Bakterien und Pilze darstellen.

GEWICHTSTABELLE: MÄNNER

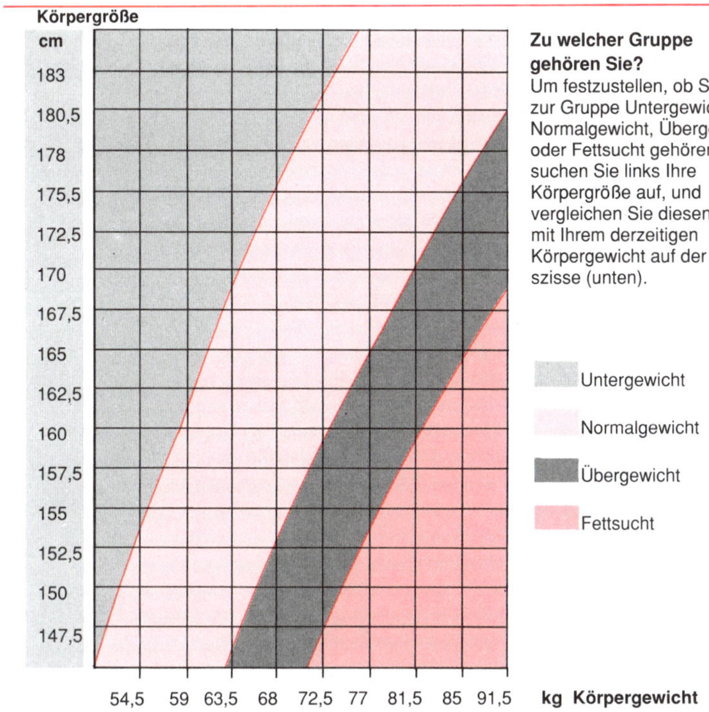

Zu welcher Gruppe gehören Sie?
Um festzustellen, ob Sie zur Gruppe Untergewicht, Normalgewicht, Übergewicht oder Fettsucht gehören, suchen Sie links Ihre Körpergröße auf, und vergleichen Sie diesen Wert mit Ihrem derzeitigen Körpergewicht auf der Abszisse (unten).

GEWICHTSTABELLE: FRAUEN

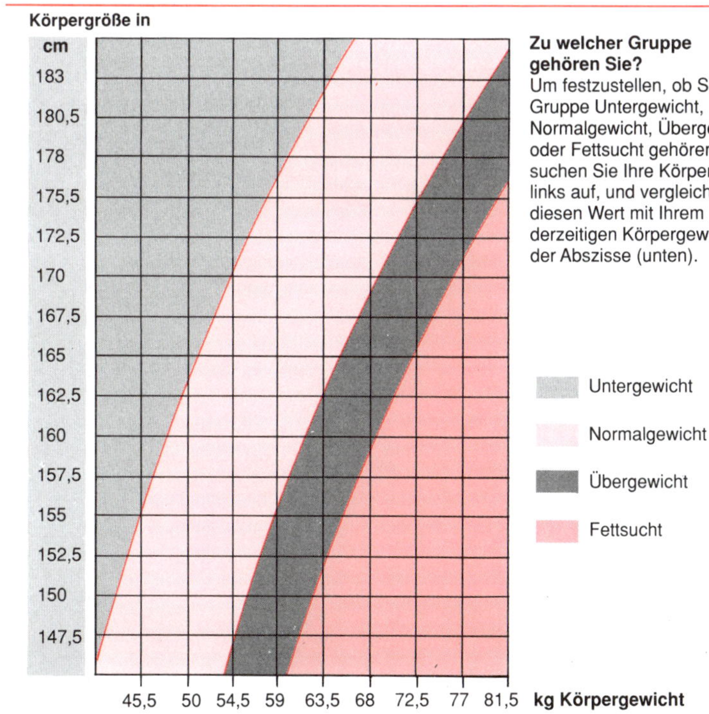

Zu welcher Gruppe gehören Sie?
Um festzustellen, ob Sie zur Gruppe Untergewicht, Normalgewicht, Übergewicht oder Fettsucht gehören, suchen Sie Ihre Körpergröße links auf, und vergleichen Sie diesen Wert mit Ihrem derzeitigen Körpergewicht auf der Abszisse (unten).

VERMEIDUNG VON KÖRPERGERUCH
Wird K. ein Problem, dann ist die Ganzwäsche mindestens einmal täglich die beste "Behandlung". Nach dem Waschen verhindert der Gebrauch eines anthidrotikumhaltigen *Deodorants* das Austreten von Schweiß an die Hautoberfläche.

Körpergewicht

Schwere einer Person. Bei Kindern ist das K. ein Routine-Index für das normale Wachstum. Abweichungen vom sog. Normalgewicht wirken sich aber in jedem Lebensalter auf den Gesamtzustand des Betroffenen aus. Deshalb gehört die Feststellung des K.s ganz selbstverständlich zu jeder körperlichen Untersuchung. Viele Menschen messen regelmäßig zu Hause auf ihrer Badezimmerwaage ihr K. Der ideale Zeitpunkt dafür übrigens ist vor dem Frühstück, nicht oder allenfalls leicht bekleidet.

Der Vergleichsstandard für das K. sind die sog. Normalgewichtstabellen (s. Abbildung) nach Größe, Geschlecht und Alter. Liegt das K. unter 80 Prozent des tabellarischen Normalgewichts, so handelt es sich um Untergewicht wegen unzureichender *Ernährung* oder Krankheit;

Im Normalfall bleibt beim gesunden Erwachsenen das K. ziemlich konstant, weil die Energiezufuhr durch die Nahrung dem Energieverbrauch entspricht (s. *Stoffwechsel*). Deshalb bedeutet Gewichtsverlust bzw. -zunahme in aller Regel einen Verlust dieses Gleichgewichts. (S. Kasten "Gewichtsverlust" auf den folgenden Seiten)

Fettsucht kann durch das Gewicht einer Person in bezug zur Körpergröße bewertet werden. Eine Person wird als fettsüchtig erachtet, wenn ihr Gewicht höher als 20 Prozent des in Normalgewichtstabellen angegebenen Wertes ist. Eine Alternativmethode der K.swertung ist der sog. Körpermassen- oder Quetelet-Index. Dabei wird das Kilogramm-K. durch das Quadrat der Körpergröße geteilt; ein Index über 27 (d.h. prozentual über 85) gilt als Übergewicht.

Körperhaltung

Relative Position verschiedener Körperteile in Ruhe oder bei Bewegung. Eine gute K. besteht in einer idealen Balance des Körpergewichts um den Körperschwerpunkt im unteren Rückgrat und im Becken. Sie ist abhängig von der Formung der *Wirbelsäule* und den ausgeglichenen *Muskel*-Kontraktionen um die Wirbelsäule und in allen Gliedmaßen. Gute K. dient auch der Vorbeugung gegen Nacken- und *Rückenschmerzen*.

Oft ist schlechte K. reine Gewohnheit, wie das Zusammengesunken-auf-Stühlen-Sitzen, das Stehen mit hängenden

GEWICHTSVERLUST Geringfügige Schwankungen des Körpergewichts als Folge von mehr körperlicher Betätigung oder weniger Nahrungsaufnahme sind normal. Unbeabsichtigter, deutlicher Gewichtsverlust in Kombination mit anderen Symptomen, vor allem Appetitlosigkeit, muß jedoch ärztlich abgeklärt werden.

? Ist Ihr Appetit ebenso gut wie sonst?

JA → Stellen Sie zwei oder mehrere dieser Symptome bei sich fest?
- übermäßiges Schwitzen
- Schwäche oder Zittern
- unerklärliche Müdigkeit
- hervortretende Augäpfel

JA → Möglicherweise liegt eine Überfunktion der Schilddrüse vor, vor allem, wenn Sie eine Frau sind. Holen Sie ärztlichen Rat ein.

siehe *Basedow-Krankheit*
→ *Hyperthyreose*

NEIN → Stellen Sie eines oder mehrere dieser Symptome bei sich fest?
- ungewöhnlich häufiges oder reichliches Wasserlassen?
- vermehrter Durst
- unerklärliche Müdigkeit
- generalisierter Juckreiz

JA → Die Ursache könnte Diabetes mellitus sein, eine Krankheit, bei der oft die Bauchspeicheldrüse zuwenig Insulin produziert.

siehe *Diabetes mellitus*

NEIN → Wenn Sie sich wohl fühlen, gibt es vermutlich keinen schwerwiegenden Grund für den Gewichtsverlust. Wenn Sie aber weiter abnehmen, lassen Sie Ihren Arzt die – geringe – Wahrscheinlichkeit einer Erkrankung abklären.

NEIN

VORSICHT, KREBSGEFAHR!
Wenn Gewichtsverlust mit Appetitverlust und Bauchschmerzen ODER Veränderungen beim Stuhlgang einhergeht, kann Krebs die Ursache sein.
HOLEN SIE SOFORT ÄRZTLICHEN RAT EIN!

? Trifft eines der folgenden Symptome auf Sie zu?
- wiederholte Durchfälle
- wiederholte Verstopfung
- wiederholte Bauchschmerzen
- Blut im Stuhl
- wiederholter Brechreiz oder Erbrechen

JA → ☎ **Holen Sie sofort ärztliche Hilfe!**
Eine Erkrankung des Verdauungstrakts könnte die Ursache sein.

siehe *Crohn-Krankheit*
→ *Darmkrebs*
→ *Colon irritabile*
→ *Malabsorption*
→ *Peptisches Geschwür*
→ *Magenkrebs*

NEIN

Anzeichen für Gewichtsverlust
Wenn Sie abnehmen, ohne eine gezielte Abmagerungskur zu machen, sollten Sie den Gründen dafür nachgehen, vor allem, falls weitere Symptome auf die Möglichkeit einer Erkrankung hindeuten. Wenn Sie sich nicht regelmäßig wiegen, erkennen Sie Gewichtsverlust auch an folgenden Anzeichen:
- Bekannte machen Bemerkungen über Ihr verändertes Aussehen
- Die Wangen werden hohl
- Hosen oder Röcke werden um die Taille zu weit
- die Kragen sitzen lockerer
- Sie brauchen einen kleineren BH

Fortsetzung nächste Seite

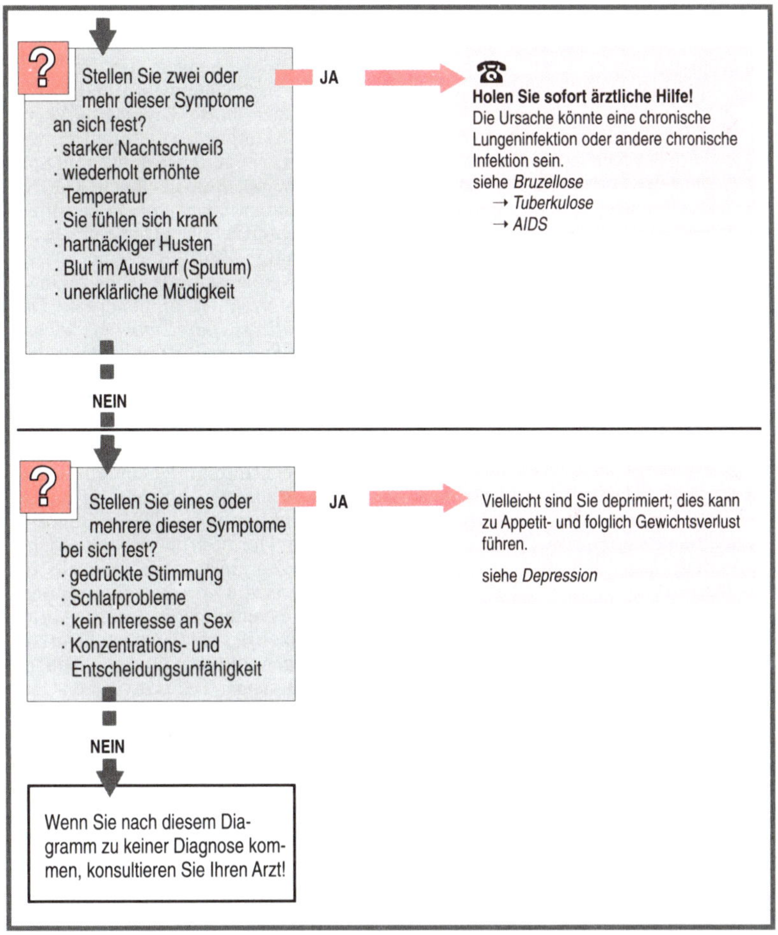

Schultern oder gekrümmtem Rücken). *Fettleibigkeit* erhöht ebenfalls das Risiko schlechter K., genauso wie neurologische Erkrankungen (z.B. *Parkinson-Krankheit*), Muskelerkrankungen (z.B. *Muskeldystrophie*) oder Gelenk- und Knochenerkrankungen (z.B. *ankylosierende Spondylitis*).

Körperhohlvene

(F. Vena cava) Zwei Sammelvenen, die das sauerstoffarme, kohlensäurereiche Blut aus den beiden Körperhälften in den rechten Vorhof des *Herzens* leiten (siehe Kasten Seite 622). Die obere K. geht aus rechter und linker Arm-Kopf-*Vene* hervor und beginnt im Brustraum rechts hinter dem *Brustbein* unter dem Rand der ersten Rippe. Ihre lichte Weite liegt bei 2,5 cm, sie ist etwa 6 cm lang. Nach unten ziehend nimmt sie die vom hinteren Rumpf kommende Vena azygos auf und gelangt durch den Herzbeutel in den rechten Vorhof. Die untere K. wird in Höhe des 5. Lendenwirbels durch den Zusammenfluß von rechter und linker gemeinsamer Beckenvene (Vena iliaca communis) gebildet. Sie zieht rechts vor der Wirbelsäule nach oben, schneidet in die Hinterfläche der Leber ein, tritt durch das Sehnenzentrum des Zwerchfells (*F.* Foramen venae cavae) aus dem Bauch- in den Brustraum und durch den Herzbeutel von unten in den rechten Herzvorhof. Die wichtigsten Zuflüsse zur unteren K. sind neben den beiden Beckenvenen (die Blut aus den unteren Gliedmaßen und dem kleinen Becken zuführen) die Venen der inneren Geschlechtsorgane, die Nierenvenen und die Lebervenen (die das von allen unpaaren Bauchorganen abgegebene Blut nach der Leberpassage aufnehmen).

Korpuskel

("Körperchen") Jede kleinere Zelle oder jeder kleinere Körper, z.B. die roten und weißen Blutkörperchen (*Blutzellen*) oder bestimmte Nervenendigungen.

Korsakow-Syndrom

s. *Wernicke-Korsakow-Syndrom*

Korsett

Stützapparat zum Tragen um den Rumpf gegen *Rückenschmerzen* und Wirbelsäulenverletzungen oder -verformungen (s. Kasten "Erkrankungen der Wirbelsäule" zum Stichwort *Wirbelsäule*).

Weiche K.s, normalerweise aus plastik- oder metallversteiften Baumwollstoffen, haben meistens Riemen, die man zusammenziehen kann. In der Regel werden K.s vom Arzt gegen Rückenbeschwerden verschrieben, sie funktionieren wie die Gurte, die Übergewichtige tragen und die deren auf die untere Wirbelsäule drückendes Körpergewicht auf den Bauchraum verlagern. Sie lindern auch schmerzhafte Bewegungen und helfen, den Rücken warm zu halten.

Starre K.s aus Gips oder leichtem Kunststoff müssen dem Körper genau angepaßt werden. Sie dienen in erster Linie zur Ruhigstellung und Stützung einer infolge Verletzung instabil gewordenen Wirbelsäule oder auch zu deren Korrektur bei Verformungen.

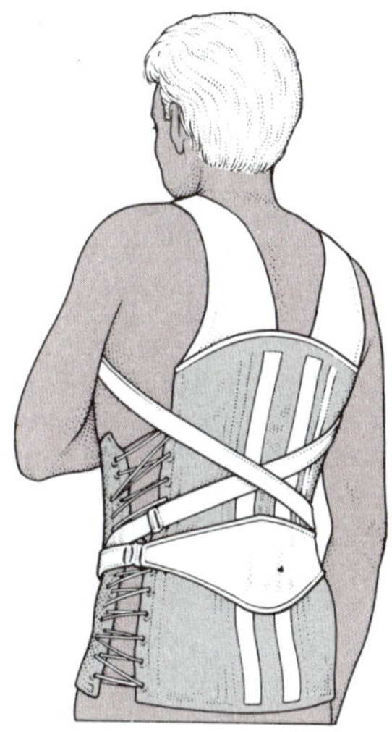

Wirbelsäulenstützkorsett
Wird häufig bei anhaltenden Rückenschmerzen verschrieben, gefertigt aus metall- oder kunststoffversteifter Baumwolle.

Kortex

s. *Rinde*

Kortikosteroide

HYDROCORTISON UND ANDERE STOFFE MIT VORWIEGEND GLUCOCORTICOIDER WIRKUNG.
Beclometason (z.B. *Beconase®* +)
Budesonid (z.B. *Pulmicort®* +)
Betamethason (z.B. *Betnesol®* +)
Cortison (z.B. *Cortison Ciba®* +)
Dexamethason (z.B. *Fortecortin®* +)

Flunisolid (z.B. *Syntaris®* +)	
Fluocortolon (z.B. *Ultralan®* +)	
Hydrocortison (z.B. *Ficortril®* +)	
Methylprednisolon (z.B. *Urbason®* +)	
Prednisolon (z.B. *Decortin-H®* +)	
Prednison (z.B. *Decortin®* +)	
Prednyliden (z.B. *Decortilen®* +)	
Triamcinolon (z.B. *Volon®* +)	
STOFFE MIT VORWIEGEND MINERALO-CORTICOIDER WIRKUNG	
Fludrocortison (z.B. *Astonin H ®* +)	

WARNUNG
Abruptes Absetzen von Kortikosteroiden kann schwere Erkrankungen und sogar Tod verursachen. Es bedarf ärztlicher Information, wenn Sie Kortikosteroide nehmen oder bis vor kurzem genommen haben.

K

Gruppe von Arzneimitteln, die den natürlichen Kortikosteroid-Hormonen, wie sie die *Nebennieren*rinde produziert, ähnlich sind und daher als Ersatz (Substitute) für diese Hormone verwendet werden.

WARUM SIE VERWENDET WERDEN
K. haben einen großen Anwendungsbereich. Sie werden verschrieben als Hormonersatz bzw. -ausgleich bei Mangel an natürlichen Kortikosteroiden infolge der *Addison-Krankheit*, nach operativer Entfernung der Nebennieren oder wenn die *Hypophyse* krankheits-, operations- oder bestrahlungsgeschädigt bzw. ganz zerstört ist.

Ferner werden K. bei der Behandlung entzündlicher Darmkrankheiten wie *Crohn-Krankheit* und *Colitis ulcerosa* eingesetzt sowie bei der Notbehandlung der *Arteriitis temporalis* (Riesenzellarteriitis, Horton-Syndrom), bei der zur Verhinderung der Erblindung die Entzündung der zur Retina (Netzhaut) führenden Arterie gedämpft werden muß.

Andere Krankheiten, die sich häufig mit K.n bessern lassen, sind u.a. *Asthma*, *rheumatoide Arthritis*, *Ekzem*, *Iritis* (Irisentzündung) und *Rhinitis allergica* (Heuschnupfen). Die Injektion von K.n an entzündeten Sehnen oder Gelenken wirkt schmerzlindernd, speziell bei Beschwerden wie dem *Tennisellenbogen* und der *Arthritis*. Und schließlich eignen sich die K. auch zur Unterdrückung des Immunsystems, wenn nach Transplantationen Abstoßungsreaktionen vorgebeugt werden soll (s. *Transplantationschirurgie*), sowie zur Behandlung bestimmter Krebsarten wie *Lymphom(a)* oder *Leukämie*.

MÖGLICHE NEBENWIRKUNGEN
Auftreten und Schwere von Nebenwirkungen auf K. hängen von der Dosierung, der Darreichungsform und der Einnahmedauer ab. Bei Cremes sind kaum Nebenwirkungen zu befürchten, weil dabei nur sehr geringe Mengen im Spiel sind bzw. ins Blut gelangen. Die Nebenwirkungsrisiken von Inhalationen und Tabletten in hohen Dosierungen und über längere Zeiträume sind *Ödeme* (Flüssigkeitsansammlungen in Geweben), *Hypertonie* (Bluthochdruck), *Diabetes mellitus*, *peptisches Geschwür*, *Cushing-Syndrom*, *Hirsutismus* (übermäßige Körperbehaarung), gebremstes Wachstum bei Kindern und, in seltenen Fällen, *grauer Star*.

Die Anfälligkeit gegen Infektionen wird größer (infolge der Unterdrückung der körpereigenen Abwehrkräfte), und die Produktion von *ACTH* (adrenokortikotropes Hormon) durch die Hypophyse wird gebremst, was seinerseits die Produktion von Kortikostoidhormonen durch die Nebennieren bremst. Abruptes Absetzen des Medikaments kann Nierenversagen mit der Folge von Kollaps, Koma und sogar Tod provozieren.

Kortikosteroidhormone

Gruppe von Hormonen, die von der *Nebennieren*rinde produziert werden und die Nahrungsverwertung im Körper sowie die Salz- und Wasserausscheidung über den Urin steuern.

Kortikotropin

Anderer Name für *ACTH* (adrenokortikotropes Hormon).

Kortisol (Cortisol)

Anderer Name für *Hydrocortison*, ein von der *Nebennieren*rinde produziertes Kortikosteroidhormon. Der K.spiegel im Blut dient auch zur Messung der Funktion der *Hypophyse* und der Nebenniere.

Kortison (Cortison)

Synthetisches *Kortikosteroid* zur Reduzierung von Entzündungen bei schweren Allergien und bei rheumatischen und Bindegewebserkrankungen. Wird auch als Ersatzhormon bei der *Addison-Krankheit*, die mit einem Hormonmangel verbunden ist, eingesetzt, ebenso nach operativer Entfernung der *Nebenniere*.

Kosmetische Chirurgie

Operationen vorwiegend zur Verbesserung der äußeren Erscheinung und nicht zur Behebung von Funktionsstörungen oder zur Krankheitsheilung.

WARUM ES GEMACHT WIRD
Die k. C. kann die äußere Erscheinung auf vielfache Weise verbessern, Flecken

DIE KÖRPERHOHLVENEN (VENAE CAVAE)
Das gesamte Blut des Körperkreislaufs wird letztendlich durch die beiden Körperhohlvenen dem rechten Herzen zugeführt; dabei sammelt die obere das Blut aus der oberen Körperhälfte (aus Kopf, Hals und Armen), die untere das Blut aus der unteren Körperhälfte (aus der Bauchregion und den Beinen).

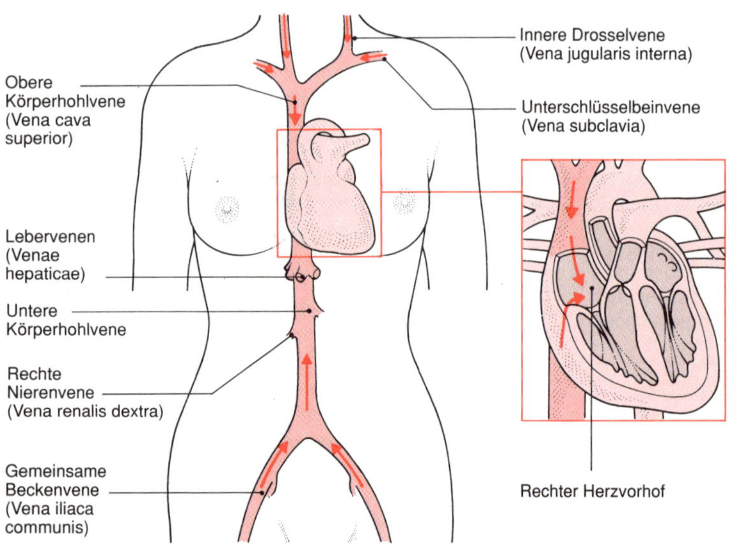

WIRKUNGSWEISE DER KORTIKOSTEROIDE

Als Hormonersatztherapie ergänzen oder ersetzen Kortikosteroide natürliche Hormone. Hohe Dosierungen haben einen entzündungshemmenden Effekt, da sie die Produktion von Prostaglandinen hemmen. Außerdem unterdrücken sie durch Ausschüttung und Aktivierung weißer Blutkörperchen das Immunsystem.

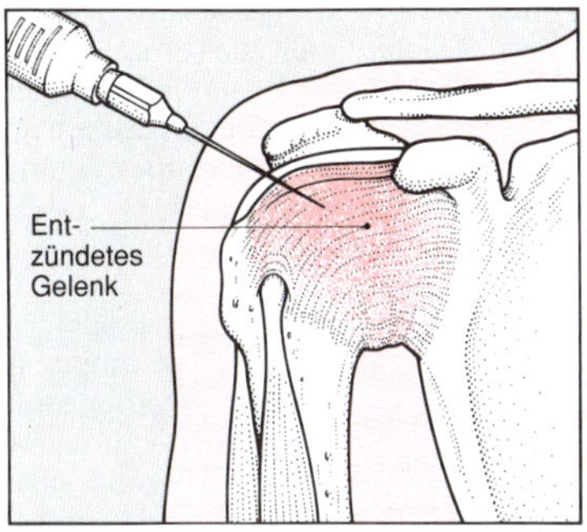

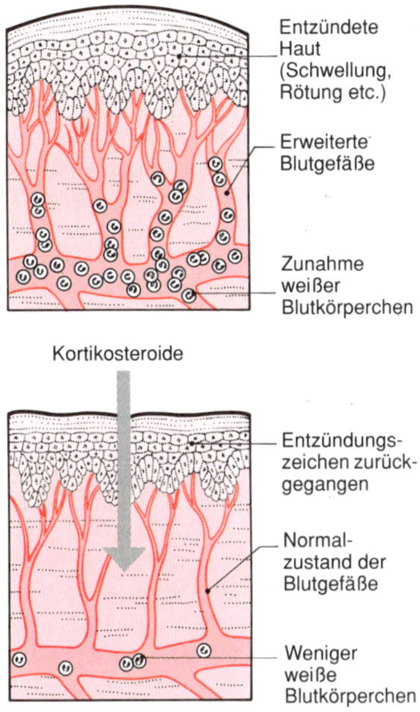

auf der Haut beheben, entstellende Narben korrigieren, Form und Größe der Nase, des Kinns, der Kiefer oder der weiblichen Brust verändern und alters- oder durch Gewichtsabnahme bedingte Falten und Fett im Gesicht, an den Lidern, Brüsten oder am Bauch entfernen.

Allerdings sind die Erwartungen in die Möglichkeiten der kosmetischen Chirurgie oft viel zu groß. Sie kann nicht eine dramatische Veränderung der Persönlichkeit bewirken oder Depressionen infolge der körperlichen Erscheinung beheben, und ebensowenig ist sie zu Nachbildungen anderer Menschen imstande. Einige Methoden wie *Facelifting* oder *Haartransplantationen* müssen im Laufe der Jahre ein- oder mehrmals wiederholt werden, soll der zuerst erzielte Effekt erhalten bleiben, andere (wie die reine *Schönheitschirurgie*) sind immer mit einem gewissen Risiko ungleichmäßiger Fettverteilung oder entstellender Narbenbildungen verbunden. Über jede kosmetische Operation sollte man sich schon aus diesen Gründen zuvor eingehend ärztlich informieren und beraten lassen.

Kostal

Zur Rippe (lat. costa) gehörig; auf die Rippe bezogen.

Kostalgie

Schmerzen des Brustkorbs infolge einer Verletzung der Rippen oder einer der dazwischenliegenden Interkostalnerven. Eine gebrochene Rippe verursacht starke Schmerzen und Empfindlichkeit in ihrer Umgebung, was bei tiefem Einatmen schlimmer wird und oft noch Wochen nach der Verletzung andauert.

Schmerzhafte Interkostalnerven sind meistens Folge einer *Gürtelrose* (Infektion mit *Herpes-zoster*-Virus) und schwer zu behandeln. Die Schmerzen dauern oft einige Monate bis Jahre.

Kot

s. *Faeces*

Kotschmieren im Afterbereich

Das Absetzen von Kot an unpassenden Stellen nach dem Alter, in dem ein Kind üblicherweise "sauber" ist (also etwa zwischen drei und vier Jahren). Der Begriff wird normalerweise für das "In-die-Hose-Machen" verwendet, also für das unabsichtliche Einkoten weichen, ungeformten Stuhls in die Kleidung. Mehr als die Hälfte der Kinder mit diesem Problem sind auch Bettnässer (s. *Enuresis*).

Die Ursachen sind verzögertes Einsetzen der Stuhlkontrolle, langdauernde *Verstopfung* (bei der sich Fäkalflüssigkeit um harten Stuhl sammelt und den Dickdarm blockiert), mangelnde Sauberkeitserziehung (s. *Sauberkeitserziehung*) und psychischer Streß (beispielsweise zum Schulbeginn). Dabei ist das K.i.A. für sich allein gesehen schon eine psychische Belastung für das Kind, das oft versucht, die bekotete Kleidung zu verstecken.

ARTEN KOSMETISCHER CHIRURGIE

Es gibt zahlreiche Methoden kosmetischer Chirurgie. Einige der häufigsten sind unten aufgeführt. Dauerhaftigkeit der Resultate und die Wahrscheinlichkeit, ein zufriedenstellendes Erscheinungsbild zu erhalten, variieren jedoch stark.

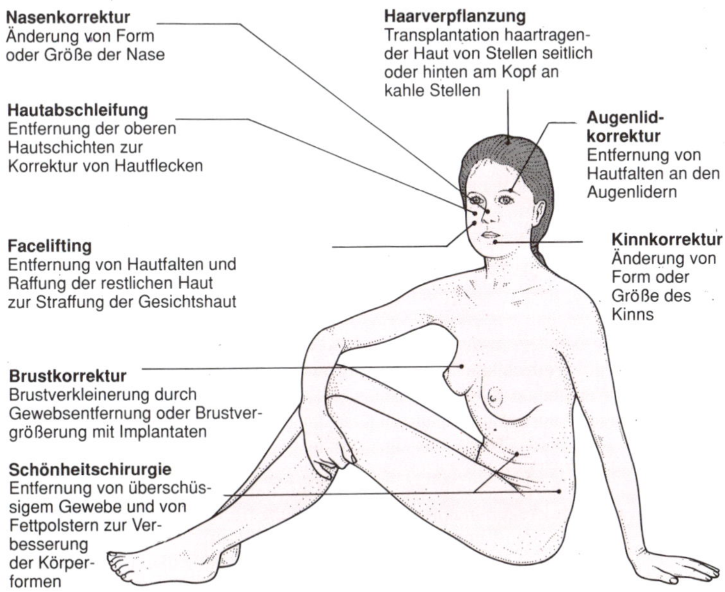

Ist Verstopfung die Ursache, kann dies mit einer Behandlung behoben werden. Bei allen nicht körperlich bedingten Ursachen legt sich das Problem oft nach einer verständnisvollen Aussprache zwischen dem Kind, den Eltern und dem Arzt; wenn nicht, kann eine *Psychotherapie* angezeigt sein.

Einkoten ist eine Form des Kotschmierens, bei dem die Kinder bewußt Kot an unpassenden Stellen ablegen, wie an ihrer Kleidung oder hinter den Möbeln. Solche Kinder haben kein spezielles körperliches Problem, sondern wollen oft nur keinen Topf oder keine Toilette benutzen. Das Einkoten gibt sich mit der Zeit und tritt selten nach dem Alter von 10 Jahren auf.

Kotstein

(*F.* Koprolith) Kleines, hartes, fast steinartiges Stück Kot, das sich gelegentlich in einem *Divertikel* (Tasche oder Sack, meistens im Dickdarm) bildet, aber harmlos ist, solange es nicht den Eingang zum Wurmfortsatz (mit der Folge einer *Appendizitis*) oder zu einem Divertikel (mit der Folge einer *Divertikulitis*) versperrt.

K

Krallenhand

s. *Klauenhand*

Krallenzehe

(*F.* Digitus flexus; Klauenzehe) Eine oder auch mehrere deformierte Zehe(n), die sich abwärts biegen und sich so unter sich selbst rollen. Die Ursache ist ungeklärt. Vorne an der Zehe oder oben auf dem gebogenen Gelenk kann sich auch ein schmerzendes Hühnerauge bilden. Pflaster können ein wenig den Druck des Schuhwerks lindern, in schweren Fällen muß der Zustand jedoch operativ behoben werden.

Krampf

(*F.* Spasmus) Oft schmerzhafte Dauerkontraktion von Fasergruppen eines *Muskels*. Kommt häufig vor, dauert aber meistens nur wenige Augenblicke.

URSACHEN

K.e ereignen sich oft während oder unmittelbar nach körperlicher Anstrengung aufgrund starker Anhäufung von Milchsäure und anderen chemischen Substanzen in den Muskeln (durch starke Beanspruchung) und in kleineren Muskelpartien mit geschädigten Fasern.

K.e. können auch bei längerdauernden gleichartigen Bewegungen wie etwa Schreiben (s. *Schreibkrampf*) oder nach längerem Sitzen oder Liegen in unnatürlicher Haltung auftreten. Ferner kann alles, was starkes Schwitzen verursacht (Fieber, große Hitze, zu lange körperliche Anstrengung), in den ruhenden Muskeln zu K.en führen, weil der starke Salzverlust (durch den Schweiß) die Aktivität der Muskelzellen stört. Nächtliche Krämpfe haben meistens keinen erkennbaren Grund. Manchmal können sie die Folge einer *peripheren Gefäßerkrankung* (Verengung von Blutgefäßen der Beine) sein.

THERAPIE

Krämpfe lassen sich durch Massage oder Strecken der Muskeln lösen. Treten sie regelmäßig nachts auf, kann ein hochdosiertes Magnesiumpräparat (z.B. Magnesiocard ®) oder ein chininhaltiges Medikament (z.B. Limptar ®+) verschrieben werden, um einem schmerzhaften Rückfall vorzubeugen.

Dauern K.e länger als höchstens eine Stunde an, dann ist die Wahrscheinlichkeit groß, daß sie Anzeichen einer ernsteren Erkrankung sind, und es ist umgehend ein Arzt aufzusuchen.

Krampfaderbruch

s. *Varikozele*

Krampfadern

(*F.* Varizen, Einzahl Varix oder Varize) Vergrößerte, gewundene oder verdrehte Abschnitte von Blutgefäßen, normalerweise Venen. Diese werden dann als variköse Venen bezeichnet. Obwohl sie an sich überall auftreten können, kommen sie doch weitaus am häufigsten in den Beinen vor. *Ösophagusvarizen* sind vergrößerte K. am unteren Ende der Speiseröhre.

Krämpfe, frühkindliche

s. *Blitz-Nick-Salaam-Krampf*

Kraniopharyngiom

Sehr seltener Hypophysentumor. Über die Hälfte der Betroffenen sind jünger als 20 Jahre.

Symptomatisch äußert sich das K. in Kopfschmerzen, Erbrechen, Sehbeeinträchtigungen, Wachstumsstop und fehlender Sexualentwicklung. Unbehandelt kann ein K. zu Gehirnschäden führen.

Erkennen läßt sich der Zustand mit den Techniken der *Hirndarstellung*. Das K. wird gewöhnlich operativ entfernt.

Kraniosynostose

(auch Kraniostenose) Vorzeitiger Verschluß einer oder mehrerer Schädelnähte (Synostosen, s. *Sutur*) zwischen den gekrümmten, abgeflachten Schädelknochen (s. *Schädel*).

Dreimal mehr Knaben als Mädchen sind betroffen. Die K. kann sich bereits vor der Geburt vollziehen; bei einem Drittel dieser Fälle liegen dann auch noch andere *Geburtsfehler* vor. Aber sie kann sich auch bei einem sonst gesunden Kind einstellen oder als Begleiterscheinung einer Krankheit wie der *Rachitis*. Gelegentlich scheint eine familiäre Disposition eine Rolle zu spielen.

Sind sämtliche Schädelnähte betroffen, kann Druck auf das Gehirn des heranwachsenden Kindes entstehen, der innerhalb des Schädels zunimmt.

DIAGNOSE UND THERAPIE

Die Diagnose erfolgt nach dem äußeren Erscheinungsbild des Kopfes und wird durch *Röntgen*aufnahmen oder CT (*Computertomographie*) gesichert. Bei Druck auf das Gehirn muß zur Vermeidung von Hirnschäden eine Behandlung eingeleitet werden. Durch eine Operation werden die Verwachsungen entfernt und die Knochenplatten getrennt.

Kraniotomie

Entfernung eines Teils der Schädeldecke zur Ausführung einer Gehirnoperation zum Zweck einer Gewebsprobeentnahme, der Entfernung eines Tumors oder Blutpfropfs oder einer Abszeßdrainage.

Nach der Operation wird das entfernte Stück der Schädeldecke wieder eingesetzt, die Hirnhäute, der Muskel und die Haut wieder an den ursprünglichen Stellen angenäht. Bei erfolgreichem Verlauf ist die Entlassung aus dem Krankenhaus innerhalb einer Woche möglich. Eine Zeitlang wird der Patient unter Kopfschmerzen, aber wenig anderen Schmerzen leiden (s. Kasten gegenüberliegende Seite).

Kranium

s. *Schädel*

Krankenhaus

Öffentliche oder private Einrichtung des Gesundheitswesens zur Erkennung und Behandlung (einschließlich Nachsorge) von Krankheiten und zur Geburtshilfe. Man unterscheidet das Allgemein-K. mit mehreren Fachabteilungen (v.a. chirurg., internist., gynäkol. Abteilungen, ohne bestimmten Schwerpunkt) vom Fach-K., das sich auf eine bestimmte Fachrichtung spezialisiert hat. Beide K.er versorgen Patienten mit akuten Erkrankungen. Ein Sonder-K. ist ein Allgemein- oder Fach-K. mit speziellen Aufgaben, wie Aufnahme bestimmter Personengruppen (z.B. Gefängnis-K.) oder Durchführung bestimmter Versorgungsmaßnahmen bzw. Behandlungsverfahren (z.B. Rehabilitations-K.).

Nach dem Versorgungsauftrag teilt man ein in: K.er der Grundversorgung, die bis zu drei Fachrichtungen umfassen und der ortsnahen Krankenversorgung dienen, K.er der Regelversorgung, die mit einem entsprechend differenzierten medizinischen Leistungsangebot zusätz-

DIE KRANIOTOMIE
Vor der Operation wird die Kopfhaut rasiert. Unter Vollnarkose werden an der Operationsstelle die Haut, Unterhautbindegewebe und Sehnenplatte über dem Schädeldach eröffnet und als Lappen zur Seite geklappt, anschließend wird der Schädelknochen trepaniert, und die Bohrlöcher werden mit einer Säge verbunden. Danach wird die Dura (die äußere harte Hirnhaut) eröffnet, um die inneren Häute und das Gehirn freizulegen.

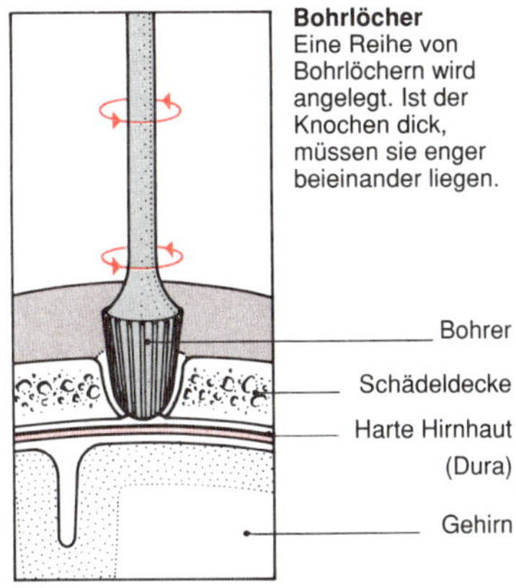

Bohrlöcher
Eine Reihe von Bohrlöchern wird angelegt. Ist der Knochen dick, müssen sie enger beieinander liegen.

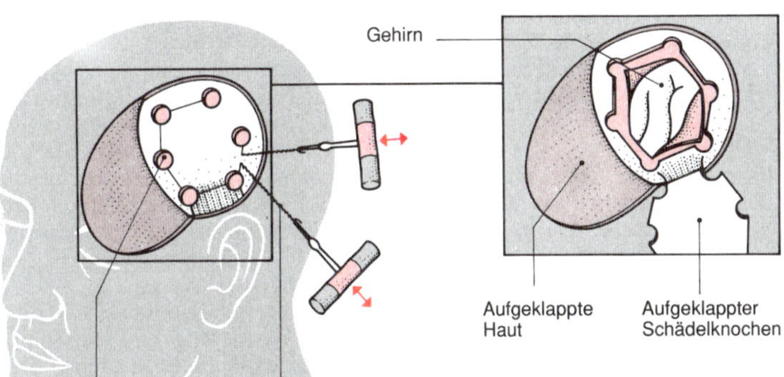

Gigli-Säge
Die Schnitte zwischen den Bohrlöchern werden mit der sog. Gigli-Säge vorgenommen, die den Knochen von innen nach außen gewebeschonend durchtrennt.

lich überregionale Aufgaben erfüllen, und die noch umfassender ausgestatteten K.er der Schwerpunktversorgung, zu denen auch die Universitäts-K.er gehören.

Träger der öffentlichen K.er sind Gebietskörperschaften (auch der Staat) oder eine sonstige Körperschaft des öffentlichen Rechts, Träger der freigemeinnützigen K.er religiöse, humanitäre oder soziale Vereinigungen. Private K.er werden von privaten Trägern nach erwerbswirtschaftlichen Grundsätzen betrieben.

Krankenhausbetten

Spezielle Betten, die zur Pflege Kranker oder Verletzter dienen; sie werden in Krankenhäusern und zuweilen auch zu Hause verwendet.

ARTEN

Standard-Krankenhausbett
Dieses Bett ist zur leichteren Desinfektion aus Metall, steht zur leichteren Beweglichkeit in alle Richtungen auf Gelenkrollen und ist in der Höhe verstellbar. Die höhere Stellung erleichtert die Pflege, die niedrigere das Aufsuchen und Verlassen des Betts. Die Matratze ist fest, und somit hat der Patient eine solide Unterlage bei all seinen Verrichtungen.

Drehrahmen
Diese Betten ermöglichen es, Patienten mit schweren Verbrennungen, Mehrfach-, Becken- oder Rückgratverletzungen bei einem Minimum an Aufwand und ohne Veränderung ihrer Lage umzudrehen. Die Patienten liegen auf dem Bauch oder dem Rücken auf dem leinwandbezogenen Rahmen. Wenn das Umdrehen erforderlich ist, wird ein zweiter Leinwandrahmen obenauf gelegt, und beide Leinwände mit dem Patienten dazwischen werden um 180 Grad gedreht. Die nun oben liegende Leinwand kann danach entfernt werden.

Drehbares Rundbett
Dieses Bett dient demselben Zweck wie die von Hand revolvierbaren Betten, ermöglicht aber mehr Sitz- und Aufrechtpositionen in jedem beliebigen Winkel zwischen horizontal und vertikal. Es ist damit besonders geeignet für Wirbelsäulenverletzte, die leicht eine *Hypotonie* entwickeln, wenn sie sich nach langer Bettlägerigkeit aufsetzen oder aufrichten. Auch die allmähliche Rehabilitation wird mit diesem Typ Bett erleichtert, weil die Patienten sich langsam und allmählich wieder an eine aufrechte Position gewöhnen können und dabei doch sicher gestützt bleiben.

Luft- und Wasserbetten
Betten mit Luft- oder Wassermatratzen tragen dazu bei, das *Wundliegen* zu vermeiden, indem sie den ganzen Körper gleichmäßig stützen. Luftbetten sind immer noch häufiger als Wasserbetten, weil sie leichter und auch für die Patienten bequemer sind. Ein moderner Typ von Luftbett, das Riffel-Bett, ist mit einem kleinen Motor ausgestattet, der alternierend die einzelnen Furchen der Matratze mit Luft füllt oder diese abläßt und damit eine geriffelte Struktur erzeugt. Die ständige Veränderung wirkt kreislaufanregend, und dies soll die Gesunderhaltung der Haut fördern und weniger anfällig machen für Wundliegen.

Balkanrahmen
Dieser Typ Bett ermöglicht das Anbringen von Zugapparaten und besitzt auch einen Haltegriff, an dem die Patienten sich emporziehen können.

K

Krankenkassen

s. *Krankenversicherung*

Krankenpflege

Versorgung aller körperlichen und auch emotionalen Bedürfnisse Kranker mit dem Ziel der Wiederherstellung, Verbesserung, Aufrechterhaltung oder Förderung der Gesundheit. Krankenschwestern und -pfleger helfen bei der Erholung von Krankheit und Verletzung, fördern den Willen zur Heilung, die Wiedergewinnung der Selbständigkeit und versuchen bei Krankheiten im Endzustand, das Sterben in Würde und ohne mehr Leiden als nötig zu ermöglichen.

Krankenschwestern und -pfleger arbeiten in Krankenhäusern, Kliniken, Gesundheitszentren, Arztpraxen, in Pflegeheimen, Betrieben, Schulen und als Hausbesucher(innen). Zu ihren Tätigkeitsbereichen gehören die allgemeine Krankenpflege, die Säuglingspflege, die Pflege von psychisch Kranken, Behinderten und kranken Kindern sowie Bezirkspflege und Hausbesuche. Hebammen sind besonders für die Schwangerschafts- und Geburtshilfe sowie die Wochenbett- und Säuglingspflege ausgebildet (s. *Hebammendienst*).

Krankentrage

s. *Tragbahre*

Krankenversicherung

Gesellschaft zur kollektiven Abdeckung der Risiken, die im Zusammenhang mit

Erkrankung, Krankheitsvorsorge und Schwangerschaft entstehen. In der BRD ist die K. in gesetzliche K. (GKV) und private (PKV) gegliedert.

In die GKV eintreten müssen in der BRD alle Arbeiter und Angestellten mit einem monatlichen Einkommen, das einen gewissen Höchstbetrag nicht übersteigt, Auszubildende, Wehrdienst- und Zivildienstleistende, Rentner, Studenten, land- und forstwirtschaftliche Unternehmer und ihre mitarbeitenden Familienangehörigen sowie Arbeitslose. Außerdem sind die in Jugendhilfe-, Behinderten- und Rehabilitationseinrichtungen untergebrachten Personen sowie selbständige Künstler und Publizisten unter bestimmten Bedingungen versicherungspflichtig.

Versicherungsberechtigt sind diejenigen, die aus der Pflichtversicherung ausgeschieden sind, vor allem bei Überschreitung der Pflichtversicherung, sowie Ehegatten und auch Kinder, die nicht mehr über die Familienversicherung mitversichert sind.

Versicherungsfrei sind außer den geringfügig Beschäftigten v.a. Beamte (die sich privat versichern müssen und daneben Beihilfe erhalten) sowie Ärzte und Zahnärzte.

Ungefähr 90 Prozent der Bevölkerung der Bundesrepublik Deutschland sind in der GKV versichert. Die Leistungen der GKV lassen sich untergliedern in Regelleistungen, d.h. die vorgeschriebenen gesetzlichen Mindestleistungen, und die Mehrleistungen. Träger der GKV sind als Körperschaften des öffentlichen Rechts die *Krankenkassen*. Zuständig ist in erster Linie die Allgemeine Ortskrankenkasse (AOK), die alle jene Beschäftigten versichern muß, die nicht einer Betriebskrankenkasse (für größere Betriebe), einer Innungskrankenkasse (für handwerkliche Betriebe), der Bundesknappschaft (für Bergleute), der Seekrankenkasse (für Seeleute), einer landwirtschaftlichen Krankenkasse oder einer Ersatzkasse angehören.

Finanziert wird die GKV durch Beiträge der versicherten Arbeitnehmer und deren Arbeitgeber, durch Beiträge der versicherten Rentner und Studenten sowie durch Zuschüsse des Staates (Mutterschaftsgeld).

Von 1965 bis 1987 sind die Ausgaben der GKV von rund 16 Mrd. DM auf 125 Mrd. DM gewachsen, während im gleichen Zeitraum das Bruttoeinkommen der Versicherten um durchschnittlich 50 Prozent und die Höhe der Beitragssätze von 6 Prozent (1950) auf durchschnittlich 13 Prozent (1989) angestiegen sind. Dies führte seit 1977 zu zahlreichen Kostendämpfungsgesetzen.

Die PKV ist als Zweig der Personenversicherung ein Teil der Individualversicherung. Im Gegensatz zur GKV, die auf dem Grundsatz der Solidargemeinschaft fußt, ist die PKV eine reine Risikoversicherung mit Beitragssätzen nach der Risikoäquivalenz. Versichert sind Personen, die nicht gewerblich versichert zu sein brauchen, und diejenigen, die sich zusätzlich zur GKV versichern wollen.

Im Gegensatz zur GKV werden die Beiträge in der PKV nicht nach dem Einkommen bemessen, sondern nach dem Tarif, dem Eintrittsalter, dem Geschlecht und dem Gesundheitszustand der zu versichernden Person.

Getragen wurde die PKV 1986 von 40 Versicherungsvereinen auf Gegenseitigkeit (VVaG) und 13 K.-Aktiengesellschaften sowie einigen kleineren, unter Länderaufsicht stehenden VVaG.

Krankheit

Subjektive Feststellung, sich nicht wohl zu fühlen. K. kann physische wie auch psychische Ursachen haben. Im Sozial- und Arbeitsrecht ist K. "der regelwidrige Verlauf leiblicher, seelischer oder geistiger Lebensvorgänge".

Krankheiten, degenerative

s. *degenerative Krankheiten*

Krankheitsentstehung

s. *Ätiologie*

Krankheitsüberträger

s. *Überträger*

Krankheitszeichen

Objektive Indikation einer Krankheit oder Gesundheits- bzw. Funktionsstörung (z.B. *Gelbsucht*), die sich ärztlich erkennen und beobachten läßt, im Gegensatz zum *Symptom* (wie z.B. Schmerz), das der Patient an sich selbst feststellt.

Krätze

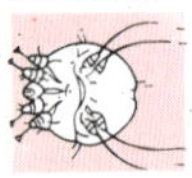

(*F.* Skabies; Acarodermatitis) Hautbefall durch die Milbe *SARCOPTES SCABIEI*, die sich in die Haut eingräbt und dort ihre Eier ablegt. K. ist bei engem Körperkontakt hochansteckend. Sie kommt am häufigsten bei Klein- und Schulkindern vor, bei jungen Erwachsenen und in Gemeinschaftseinrichtungen.

SYMPTOME

Die Einnistungen der Milbe auf der Haut lassen sich als kleine, graue, schorfige Schwellungen, normalerweise zwischen den Fingern, an den Handgelenken, Genitalien und unter den Achseln, erkennen. Später erscheinen oft an Rumpf und Gliedmaßen rötliche Schwellungen. Heftiges Jucken, speziell nachts, verursacht starkes Kratzen mit der Folge von Hautläsionen und Verschorfungen.

THERAPIE

Es gibt Insektizidlotionen für den gesamten Hautbereich, mit Ausnahme des Kopfes, wie das Lindan (Hexachlorcyclohexan; z.B. Jacutin®+), das die Milben abtötet. Doch das Jucken kann auch dann noch bis zu zwei Wochen lang andauern. Alle Sexualpartner und Familienangehörigen sollen, selbst wenn sich bei ihnen noch keine Anzeichen des K.befalls zeigen, ebenfalls vorbeugend das Insektizid benutzen.

Kraurosis vulvae

s. *Vulvitis*

Kräutermedizin

Medizinische Behandlungsweisen, bei denen verschiedene Teile bestimmter Pflanzen zur Behandlung von Symptomen und zur Förderung der Gesundheit verwendet werden. Die K. war in den meisten Kulturen viele Jahrhunderte lang die verbreitetste Heilmethode überhaupt.

Krebs

(*F.* Cancer, Carzinoma, Karzinom) Bösartige Wucherung (maligner Tumor) von Zellen epithelialer Herkunft. Am häufigsten entwickelt sich der K. aus Zellen größerer Organe (Leber, Brustdrüsen, Darm, Haut, Magen, Bauchspeicheldrüse), was jedoch die Entstehung in kleineren Bereichen, wie den Nasennebenhöhlen, Hoden, Eierstöcken, Lippen oder der Zunge, nicht ausschließt. Auch in den blutzellenbildenden Geweben, wie dem Knochenmark (die sog. *Leukämien*), und dem lymphatischen System, den Muskeln oder Knochen sind Zellentartungen möglich.

K. ist jedoch nicht die einzige Form abnormer Geschwulstbildung (*Neoplasma*) im Körper. Allerdings unterscheidet sich ein K. von einer gutartigen Geschwulst (benigner Tumor) wie beispielsweise einer *Warze* oder einem *Lipom* in zwei entscheidenden Punkten. Bei seinem Wachstum breitet er sich auch in benachbarte Gewebe aus (er infiltriert sie), kann dabei Kanäle verlegen sowie Nerven und Knochen zerstören. Außerdem können K.zellen über die Blutgefäße und Lymphkanäle auch in andere Körperregionen wandern und sich dort als neue K.herde (Tochtergeschwülste = *Metastasen*) ansiedeln.

VERBREITUNG

K. begleitet den Menschen tatsächlich schon seit prähistorischen Zeiten und ist auch mindestens ebenso verbreitet bei Haus- und Nutztieren, Vögeln und Fischen. Etwa jeder dritte Mensch in den

KREBSAUSLÖSENDE FAKTOREN

Die Tabelle gibt Schätzungen für Krebstodesfälle wieder, deren Ursachen bestimmten Stoffen oder Verhaltensweisen zugeordnet werden können: Rauchen hat viel mit Lungen- und Blasenkrebs zu tun, Alkohol mit Zungen-, Kehlkopf- und Speiseröhrenkrebs. Das Sexual- und Fortpflanzungsverhalten beeinflußt den Gebärmutterhalskrebs (je mehr Sexualpartner eine Frau hat, desto höher ihr Risiko) und den Brustkrebs (in relativ jungem Alter Kinder zu haben, schützt gegen dieses Risiko). Bemerkenswert ist die Bedeutung von Ernährungsfaktoren.

KREBSAUSLÖSENDE FAKTOREN

Auslöser	% der Krebstode
Natürliche Bestandteile von Nahrungsmitteln	35
Tabak	30
Sexual- und Fortpflanzungsverhalten	7
Berufsbedingtes K.-R.	4
Alkohol	3
Nahrungszusätze	1
Sonstige	20

Industrieländern leidet irgendwann an irgendeiner K.art. K. ist auch die zweithäufigste Todesursache in diesen Ländern (nach den Herzkrankheiten), wobei jeder fünfte daran stirbt. In Deutschland verstarben 1989 ca. 205 000 Menschen an K., das entspricht ca. 23 Prozent der Todesfälle des Jahres 1989. Abgesehen von K.erkrankungen in der Kindheit, die oft durch krebsverursachende Einwirkungen während der Schwangerschaft entstehen (Strahlenbelastung der Mutter etc.), sind die meisten bösartigen Geschwüre bei Erwachsenen eine Begleiterscheinung des Alterungsprozesses.

URSACHEN

Ein K. beginnt zu wachsen, wenn die *Onkogene* (Zellwachstum und -teilung kontrollierende Gene) in einer oder mehreren Zellen durch sog. *Karzinogene* (auch Kanzerogene genannt) verändert werden.

Sobald eine normale Zelle in eine tumorbildende umgewandelt ist (sog. maligne Transformation), übertragen die Onkogene diesen veränderten Zustand auch auf alle ihre Nachfolgezellen. Auf diese Weise entsteht zuerst eine kleine Gruppe abnormer Zellen, die sich dann auch schneller als normale zu teilen beginnen. Außerdem zeigen diese abnormen Zellen auch einen Mangel an *Differenzierung*, d.h., sie beschränken sich nicht mehr auf die ihnen eigentlich zukommenden speziellen Aufgaben innerhalb des Gesamtorganismus bzw. ihres Ursprungsgewebes und entziehen sich auch den normalen Kontrollen und Steuerungen durch die Hormone und Nerven. Kurz, sie sind Parasiten geworden, die nur noch die Nährstoffe ihrer Wirtsgewebe konsumieren, ohne funktionelle Integration in den Gesamtorganismus.

Es können Jahre vergehen, bis K.-zellenverbände groß genug geworden sind, um Symptome zu verursachen. Allerdings variiert das Wachstumstempo stark, je nach Organ oder Gewebe. Nach gegenwärtigen Erkenntnissen brauchen bestimmte Lungen- und Brustkrebse gut fünf Jahre, bis sich Symptome bemerkbar machen. Während dieser sog. "okkulten" Phase (der unbemerkten Wachstumsphase) können sich aber bereits Metastasen in der Leber, der Lunge, den Knochen oder im Gehirn gebildet haben, und dann ist jeder Versuch einer chirurgischen Behandlung aussichtslos, weil der K. sich eben schon viel zu weit von seinem ursprünglichen Entstehungsort entfernt und ausgebreitet hat.

SYMPTOME

Die Symptome der diversen K.erkrankungen sind sehr zahlreich. Sie hängen ab von der Lokalisation, vom Ursprungsgewebe und der Ausdehnung des K.es. Sie können eine direkte Folge der Wucherungen sein (beispielsweise Knoten oder Hautveränderungen), sich aus Verlegungen oder Blutungen der Hohlorgane (Lungenluftwege, gastrointestinaler Trakt, Harnwege etc.) oder der Funktionsstörung eines wichtigen Organs ergeben. Tumoren, die Druck auf Nerven ausüben und deren Funktion beeinträchtigen, erzeugen Störungen im Nervensystem und Schmerzen. Manche Tumoren lösen eine Überproduktion bestimmter Hormone aus und führen dadurch zu Komplikationen und Auswirkungen an weit entfernten Stellen des eigentlichen Krankheitsherdes. Unerklärlicher Gewichtsverlust ist eine Begleiterscheinung vieler K.arten.

Die wichtigsten K.-Warnzeichen, die immer sofortiger ärztlicher Untersuchung und Kontrolle bedürfen, sind im Kasten auf der nächsten Seite aufgeführt.

DIAGNOSE

Sowohl die Möglichkeiten, den K. in einem Frühstadium zu erkennen, als auch die der Behandlung haben sich allein im vergangenen Jahrzehnt auf drastische Weise verbessert.

Vorsorgeuntersuchungen zum Beispiel bei Brust-, Gebärmutterhals- und Darmk. haben die Mortalität bei diesen K.formen erheblich gesenkt. Allerdings ist es noch immer so, daß die meisten Tumoren erst diagnostiziert werden können, wenn bereits die ersten Symptome aufgetreten sind. Die Diagnose stützt sich auf die ärztliche Befunderhebung und wird durch die mikroskopische Untersu-

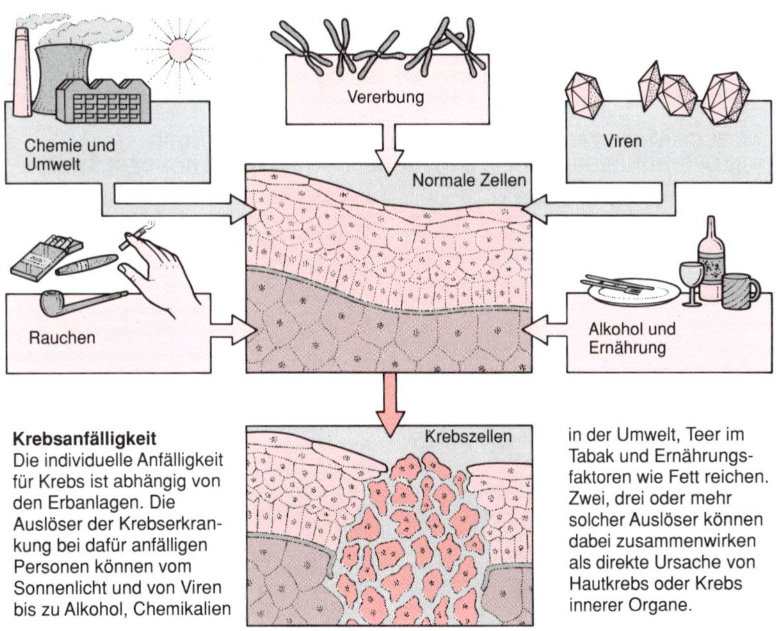

Krebsanfälligkeit
Die individuelle Anfälligkeit für Krebs ist abhängig von den Erbanlagen. Die Auslöser der Krebserkrankung bei dafür anfälligen Personen können vom Sonnenlicht und von Viren bis zu Alkohol, Chemikalien in der Umwelt, Teer im Tabak und Ernährungsfaktoren wie Fett reichen. Zwei, drei oder mehr solcher Auslöser können dabei zusammenwirken als direkte Ursache von Hautkrebs oder Krebs innerer Organe.

KREBSHÄUFIGKEIT

Die Wahrscheinlichkeit, Krebs zu bekommen, nimmt mit dem Alter zu. Bei 20jährigen ist das Risiko noch gering, innerhalb der nächsten 10 Jahre an Krebs zu erkranken. Zwischen dem 30. und 40. Lebensjahr verdoppelt sich jedoch dieses Risiko, und ebenso in jedem folgenden Lebensjahrzehnt. Nach demTod von über 90jährigen ergibt die sorgfältige Untersuchung der inneren Organe häufig, daß ein kleiner Krebs vorhanden war, der nur keine Symptome verursachte. Der örtlich begrenzte Prostatakrebs findet sich bei fast allen älteren Männern. Die heute zahlenmäßig größere Verbreitung von Krebs hängt auch mit dem sehr viel größer gewordenen Bevölkerungsanteil alter Menschen zusammen.

KREBSWARNZEICHEN

Krebs kann eine Vielzahl kleinerer Symptome erzeugen. Krankheitszeichen, die ohne offensichtliche Ursache länger andauern, sollten sorgfältig ärztlich nachgeprüft werden. Je früher Krebs erkannt wird, desto größer sind die Heilungschancen.

- Rapider Gewichtsverlust ohne erkennbare Ursache
- Schürfungen, offene Wunden, Geschwüre, die nicht binnen drei Wochen verheilen
- Flecken oder Muttermale, die sich vergrößern, bluten oder jucken
- Häufige starke Kopfschmerzen
- Schluckbeschwerden
- Hartnäckige Heiserkeit
- Knoten in der Brust oder Veränderungen ihrer Form
- Anhaltende Bauchschmerzen
- Blut im Urin, ohne Schmerzen
- Veränderungen der Form und Größe der Hoden
- Veränderungen der Verdauung
- Bluthusten
- Blutungen oder Absonderungen aus den Brustwarzen
- Vaginal- oder Schmierblutungen zwischen den Perioden und nach den Wechseljahren

Lokalisation

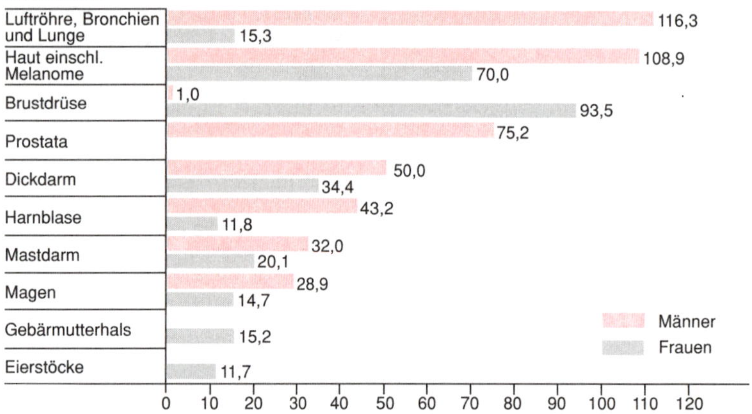

Häufigkeit verschiedener Krebsarten
Die Graphik links zeigt die Inzidenz der häufigsten Krebsarten im Saarland für das Beispielsjahr 1990 (pro 100 000 Einwohner; bezogen auf die Standardbevölkerung der BRD 1987). Bei Männern ist Lungenkrebs die häufigste Krebsart, gefolgt von Haut- und Prostatakrebs. Bei Frauen ist Brustkrebs am häufigsten, gefolgt von Haut- und Dickdarmkrebs.

Neuerkrankungen
pro 100 000 Einwohner (Standardbevölkerung BRD 1987)

GESCHÄTZTE ZAHL JÄHRLICH AN KREBS ERKRANKENDER IN DER BUNDESREPUBLIK DEUTSCHLAND 1989 (ALTE BUNDESLÄNDER)

Lokalisation	Männer	Frauen
Mundhöhle und Rachen	6 550	1 600
Speiseröhre	2 500	650
Magen	9 000	8 350
Dickdarm	11 200	15 400
Mastdarm	6 900	6 750
Darm (ges.)	18 600	22 600
Leber	2 150	1 300
Gallenblase	1 400	3 850
Bauchspeicheldrüse	3 700	4 400
Verdauungsorgane (ges.)	37 700	41 800
Kehlkopf	2 800	400
Lunge	23 400	5 600
Atmungsorgane (ges.)	27 100	6 500
Knochen	400	250
Bindegwebe und sonst. Weichteile	700	600
Malignes Melanom der Haut	2 400	3 050
Brustdrüse	-	34 000
Carc. in situ d. Gebärmutterhalses	-	3 700
Gebärmutterhals	-	5 400
Gebärmutterkörper	-	7 800
Eierstöcke	-	6 200
Weibliche Geschlechtsorgane (ges.)	-	21 500
Prostata	16 700	-
Hoden	1 600	-
Männliche Geschlechtsorgane (ges.)	18 700	-
Harnblase	10 350	4 050
Niere	3 950	3 500
Nervensystem	2 500	3 300
Schilddrüse	550	1 450
Ungenaue oder nicht bezeichnete Lokalisation	5 650	7 150
Krebs gesamt (ohne nichtmel. Hautkrebs)	117 700	128 100
Non-Hodgkin-Lymphome	2 800	3 000
Hodgkin-Lymphom	900	750
Myelom	1 700	2 150
Leukämien	3 600	3 050
Lymphome und Leukämien	8 900	9 000
Alle bösartigen Neubildungen (ges.)	126 500	137 000

Altersgruppe
in Jahren

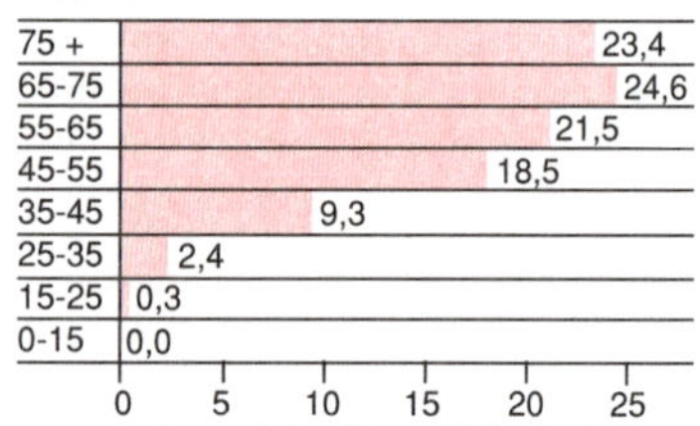

in Prozent der Gesamtfallzahl 1990 (578 Fälle) im Saarland

Brustkrebshäufigkeit und Alter
Unter 25 Jahren kommt Brustkrebs so gut wie nicht vor, über 25 Jahren aber steigt das Vorkommen rapide an: von 2,4 Prozent der jährlichen Neuerkrankungen bei Frauen in der Altersgruppe zwischen 25 und 35 Jahren bis auf 24,6 Prozent in der Gruppe der 65-75jährigen.

chung des durch Biopsie gewonnenen Zellmaterials bestätigt (K.zellen lassen sich deutlich von normalen unterscheiden).

Die modernen Test- und Darstellungstechniken liefern heute mehr Informationen denn je, bei sehr viel geringeren Unannehmlichkeiten für die Patienten. Im wesentlichen handelt es sich um vier Testarten: zytologische Untersuchungen, bildgebende Techniken, Labortests und direkte Untersuchung (s. unten, Übersicht in der Tabelle "Erkennungsmöglichkeiten von Krebs").

PROGNOSE

Fast die Hälfte aller K.erkrankungen wird heute vollkommen geheilt, und auch Heilungserfolge sowie die Überlebensrate für die verschiedenen Jahre nach Diagnosestellung verbessern sich ständig. Bei bestimmten Organerkrankungen kann die Diagnose K. sogar bessere Heilungsaussichten ergeben als andere Diagnosen. Allerdings sind Heilung, Überlebensrate und das Risiko eines erneuten Auftretens des K.es (Rezidiv) je nach betroffenem Organ oder Gewebe sehr verschieden.

Für zusätzliche Informationen über K.erkrankungen einzelner Organe, ihre Verbreitung, Ursachen, Symptome, Behandlungsmöglichkeiten und Aussichten vgl. die entsprechenden Organ-Stichworte (z.B. *Brustkrebs*, *Lungenkrebs*, *Magenkrebs* ...).

KREBSBEHANDLUNG

Viele Krebsarten werden nach wie vor hauptsächlich chirurgisch behandelt. Das Herausschneiden eines Tumors im Frühzustand bringt oft gänzliche Heilung. Weil es zum Zeitpunkt der Operation kleine, noch nicht zu entdeckende Metastasen geben kann, werden Krebsoperationen in aller Regel auch noch mit *Bestrahlungen* und Krebsmedikamenten (*Zytostatika*) kombiniert. Deren Sinn und Zweck ist es, weitere Zellteilungen in den nach der Operation eventuell noch vorhandenen Tumorzellen abzubremsen oder ganz zum Stillstand zu bringen Krebsmedikamente haben oft unangenehme Nebenwirkungen, weil es schwierig ist, spezifische Wirkstoffe so gezielt einzusetzen, daß außer den Krebszellen keine normalen, gesunden Zellen und Gewebe in Mitleidenschaft gezogen werden.

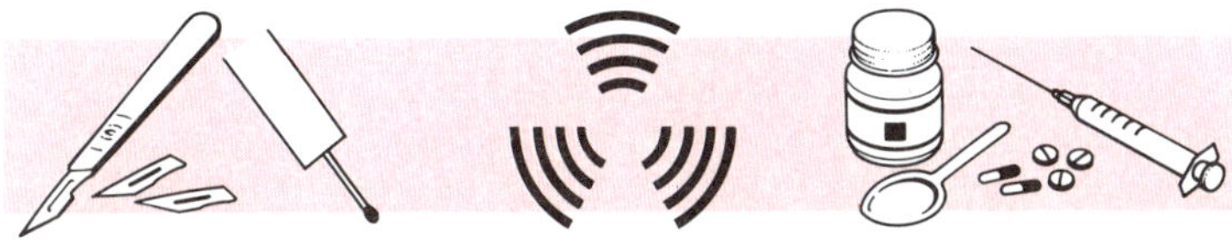

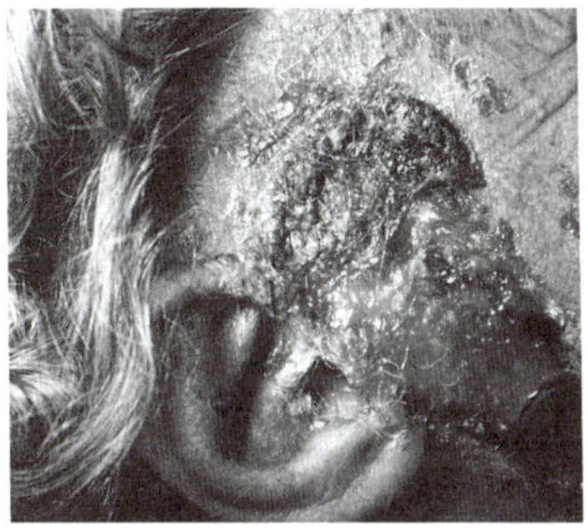

Vor Strahlentherapie
Das Foto zeigt einen Hautkrebs am Ohr vor der Behandlung.

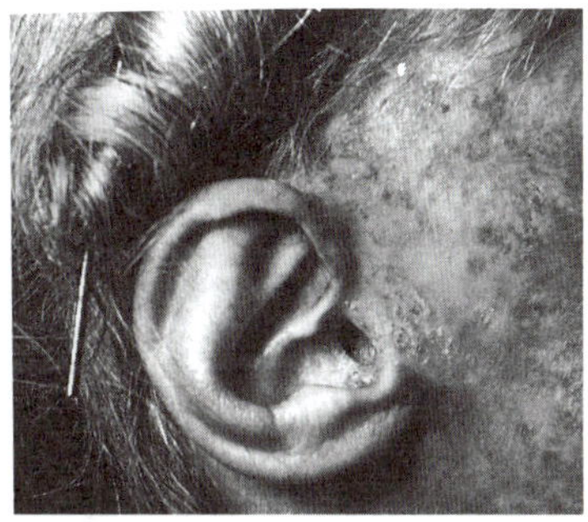

Nach Strahlentherapie
Einige Wochen später nach einer Serie von Bestrahlungen.

Krebsangst
s. *Karzinophobie*

Krebsekzem (der Brust)
s. *Paget-Krebs*

Krebsentstehung
s. *Karzinogenese*

Krebserreger
s. *Karzinogen*

Krebsuntersuchung
s. *Vorsorgeuntersuchung*

Kreislauf, fetaler
s. *Fetalkreislauf*

Kreislauf, Störungen des
Alle Beeinträchtigungen des normalen Blutstroms vom Herzen durch den gesamten Organismus (s. *Arterien, Krankheiten*; *Venen, Krankheiten*; *Kapillaren*).

Kreislaufsystem
(*F.* kardiovaskuläres System) *Herz* und Blutgefäße, die zusammen verantwortlich sind für die Aufrechterhaltung der ständigen Blutzirkulation im Körper. Das K. versorgt sämtliche Körpergewebe kon-

ERKENNUNGSMÖGLICHKEITEN VON KREBS

Zytologietests	Diese Tests suchen nach abnormen Zellen. Ein Beispiel dafür ist der *Vaginalabstrich*, bei dem Zellen vom Gebärmutterhals abgeschabt und auf potentielle oder frühe Krebsbildungen mikroskopisch untersucht werden. Ein anderes Beispiel ist der regelmäßig vorgenommene Urin-Zytologie-Test bei allen Beschäftigten in Industriezweigen, die als risikobelastet für Blasenkrebs gelten.
Bildgebende Techniken	Sie können manchmal sehr früh Veränderungen durch beginnende Gewebswucherungen aufzeigen. Ein besonderes Beispiel ist die systematisierte Früherkennung von Brustkrebs durch die *Mammographie*. Bisherige Forschungen haben auch ergeben, daß sich in ähnlicher Weise die *Ultraschall-Diagnostik* gut für die Früherkennung von Eierstockkrebs eignen könnte.
Labortests	Mit diesen Tests lassen sich Substanzen nachweisen, die Hinweise für eine Krebserkrankung geben können, beispielsweise kleinste Mengen von Blut im Stuhl oder hohe Blutspiegel des Enzyms saure Phosphatase.
Direkte Untersuchung	Die ärztliche Untersuchung der inneren Organe auf Krebs erfolgt in der Regel mit einem *Endoskop* (einem Sichtinstrument mit Optik), das in das zu beobachtende Organ eingeführt wird Beispiele für diese Technik sind *Koloskopie*, *Gastroskopie*, *Zystoskopie* und *Laparoskopie*, wobei diese Prozeduren in der Regel erst dann vorgenommen werden, wenn sich bereits ein klinischer Verdacht ergeben hat.

KREISLAUFSYSTEM

Herz und Blutgefäße gewährleisten im Körper eine kontinuierliche Zirkulation des Blutes, die der Versorgung aller Körperzellen mit Sauerstoff und Nährstoffen, gleichzeitig aber auch dem Abtransport der Stoffwechselschlacken dient. Im Lungenkreislauf wird ein Teil der Schlacken (z.B. Kohlensäure) ausgeschieden und im Tausch dazu Sauerstoff ins Blut aufgenommen.

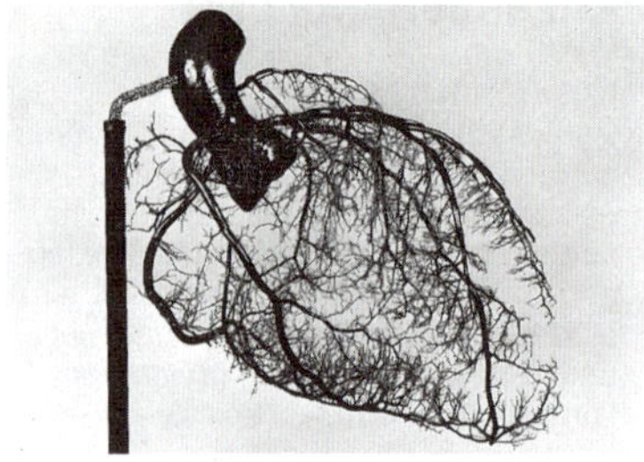

Kunststoffausguß der Herzkranzadern
Links sind an einem Gefäßausguß die Aorta (dicker gebogener Kunststoffteil), die von ihr abgehenden Herzkranzarterien (Koronararterien) und deren weite Verzweigungen zu erkennen, die als arterielle Blutgefäße den Herzmuskel mit Sauerstoff und Nährstoffen versorgen.

KÖRPERKREISLAUF

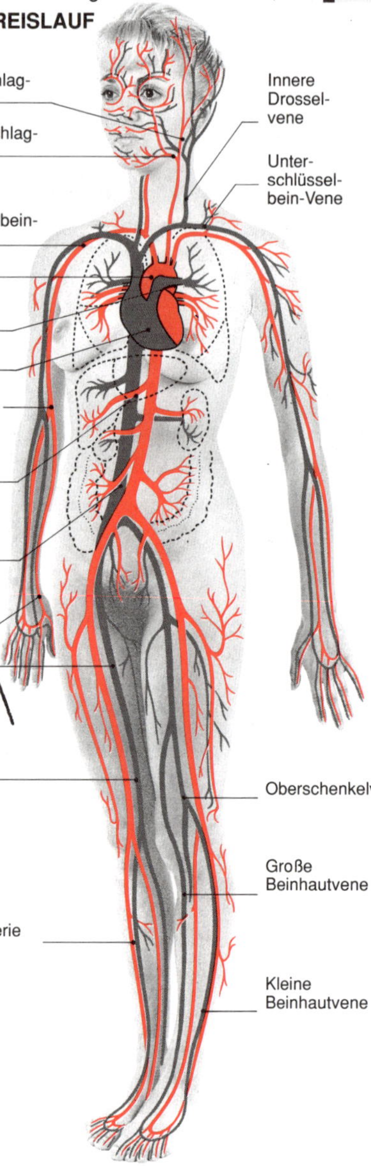

Sauerstoffangereichertes (arterielles) Blut

Sauerstoffarmes (venöses) Blut

LUNGENKREISLAUF

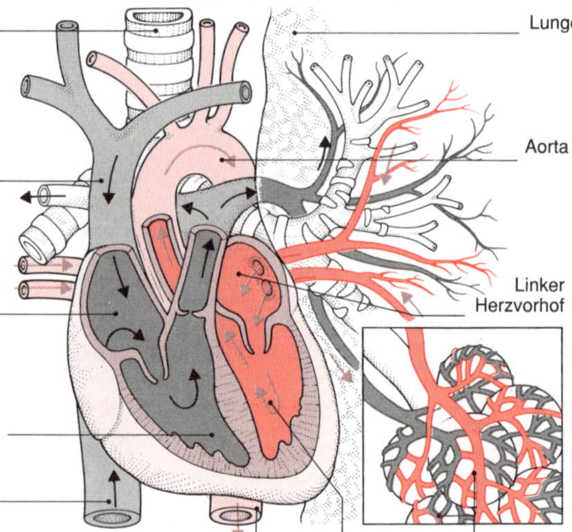

Aus dem linken Herz wird Blut über die Arterien in den ganzen Körper gepumpt und gibt dort seinen Sauerstoff ab. Über die Hohlvenen kommt es in das rechte Herz zurück, wird von dort in die Lunge transportiert, nimmt in den Alveolen Sauerstoff aus der Atemluft (im Austausch mit Kohlensäure) auf und kehrt zum linken Herz zurück.

KAPILLÄRES NETZWERK

Alle Gewebe sind von einem feinen Netz kleinster Blutgefäße, den Kapillaren, durchzogen. Sie erhalten Blut über die Arteriolen und geben es an die Venulen ab.

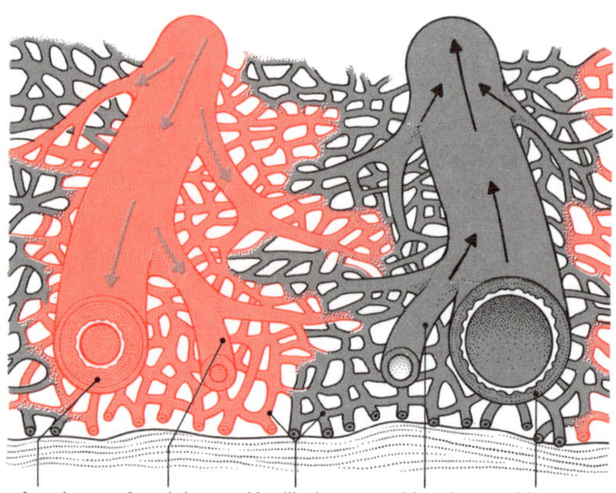

tinuierlich mit Sauerstoff und Nährstoffen und transportiert Kohlendioxid und andere Stoffwechselschlacken zu ihren Ausscheidungsorten.

STRUKTUR UND FUNKTION

Das K. besteht aus zwei parallel geschalteten Systemen, dem Körperk. (sog. großer Kreislauf), der alle Körperorgane mit Blut versorgt, und dem Lungenk. (sog. kleiner Kreislauf), in dem das Blut vom Kohlendioxid (dem gasförmigen Endprodukt des Stoffwechsels) befreit und mit Sauerstoff beladen (oxygeniert; s. Kasten nebenan) wird.

Der linke Herzvorhof übernimmt das in der Lunge oxygenierte Blut und gibt es an die linke Herzkammer weiter, die es in die Hauptschlagader des Körpers (Aorta) pumpt (die Aortenklappe verhindert einen Blutrückfluß). Von der Aorta gehen die großen arteriellen Blutgefäße für Kopf, Rumpf und innere Organe ab. Mit zunehmender Aufzweigung entstehen immer kleinere Arterien, schließlich die Arteriolen als kleinste arterielle Gefäße (mit zum Schluß nur noch einer Muskelzelle in ihrer Wandung). An die Arteriolen schließen sich die muskelfreien Kapillaren (Durchmesser: 0,01 bis 0,0035 mm; Länge: bis 1 mm) an, die als ein weitverzweigtes Netz mit einer riesigen Austauschoberfläche alle Organe durchsetzen (keine Zelle unseres Gewebes ist weiter als 0,01 mm von der nächsten Kapillare entfernt).

Der Austausch läuft prinzipiell auf zwei Wegen ab: Filtration und Diffusion. Das Strombett der Kapillaren (die sog. terminale Strombahn; Mikrozirkulation) sammelt sich zum venösen Schenkel wieder, aus den Kapillaren werden Venulen, die sich zu kleinen und dann größeren Venen vereinigen (häufig liegen Arterie und Vene bzw. zwei Venen in einer gemeinsamen Bindegewebshülle). Die Venen der unteren Körperhälfte finden letztendlich Anschluß an die untere, die der oberen an die obere Körperhohlvene (Vena cava inferior und superior). Beide münden in den rechten Herzvorhof. Während der Diastole übernimmt die rechte Herzkammer das venöse Blut und pumpt es während der Systole in den Lungenk. Auch dieser besteht aus Arterien, Arteriolen, einem daraus hervorgehenden weitverzweigten (um die Luftbläschen befindlichen) Kapillarnetz, das in Venulen übergeht. Läppchenvenen vereinigen sich zu Lappenvenen. Schließlich gehen aus jeder Lunge meist zwei Lungenvenen (Venae pulmonales) hervor, die am Lungenstiel austreten und in den linken Herzvorhof münden. Während die Arterien des Körperk.s arterielles (oxygeniertes) und seine Venen venöses (kohlendioxidangereichertes) Blut transportieren, ist es im Lunkenk. umgekehrt: hier führen die Arterien venöses und die Venen arterielles (arterialisiertes) Blut.

Der Blutstrom in den Gefäßen wird durch ein Druckgefälle zwischen Hauptschlagader und Körperhohlvene aufrechterhalten, das auf dem arteriellen Schenkel des K.s (sog. Hochdrucksystem) größer ist als auf dem venösen (sog. Niederdrucksystem). In vereinfachter Betrachtung sind Aorta und Vena cava über eine Vielzahl parallel geschalteter Versorgungssysteme miteinander verbunden. Die Systeme lassen sich aufgrund der Konstruktion des Verbindungsgliedes unterteilen in (a) Organe bzw. Organkomplexe mit einem einzigen Kapillarbett (Kopf, Stamm, Gliedmaßen oder Herzwände), (b) Organe mit zwei hintereinander (in Serie) geschalteten Kapillarbetten (z.B. Nieren) und (c) Organsysteme mit komplexen Verschaltungen (z.B. Pfortadersystem), wo mehrere Kapillarbetten, wie z.B. das der Milz und das des Gekröses, parallel, beide zusammen jedoch mit dem Kapillarbett (bzw. den Sinusoiden) der Leber in Reihe geschaltet sind.

Der Kreislauf verfügt an verschiedenen Stellen über Sondereinrichtungen, die dem – meist gerichteten – Bluttransport dienen, so z.B. Herz- und Venenklappen, Einbau in Bindegewebssepten der Gliedmaßenmuskulatur, arteriovenöse Kurzschlüsse (sog. Anastomosen) etc.

Krepitation

Hörbares oder auch fühlbares knarrendes, knisterndes Reiben; entsteht beim Aneinanderreiben zweier rauher Oberflächen, speziell etwa an einer Knochenbruchstelle oder in einem abgenutzten Gelenk wie bei *Osteoarthritis* (Gelenkentzündung mit Knochenbeteiligung). Das Geräusch ist meistens laut genug, um mit dem bloßen Ohr vernehmbar zu sein. Schwächere, nur mit einem *Stethoskop* wahrnehmbare Geräusche entstehen in der Lunge als Begleiterscheinung einer Entzündung, beispielsweise bei der Lungenentzündung (Pneumonie).

Der Begriff wird auch für das Geräusch gebraucht, wenn ein manueller Druck auf die Haut ausgeübt wird, in deren Unterhaut sich Areale mit Luft (Hautemphysem) oder Gas (Gasbrand) befinden.

Kretinismus

Angeborene geistige Entwicklungsverzögerung, gebremstes Wachstum und Vergröberung der Gesichtszüge bei Kindern. Die Ursache ist fetal aufgetretene ungenügende oder mangelnde Produktion von Thyroxin (ein *Schilddrüsenhormon*). Deshalb wird bei den routinemäßigen Neugeborenenuntersuchungen auch darauf geachtet. Mit einer Thyroxin-Hormonersatztherapie ist eine völlige Heilung möglich, rechtzeitige, d.h. Früherkennung vorausgesetzt. (S.a. *Hypothyreose*)

Kreuzbänder

(*F.* Ligamenta cruciata) Zwei Bänder (Ligamente) im Knie, die kreuzförmig voreinanderliegen (daher der Name) und die kniegelenksbildenden Flächen des Schienbeins und Oberschenkelbeins verbinden. Ihre spezielle Aufgabe ist die Verhinderung von Überdehnungen und Überstreckungen des Kniegelenks. Wenn sie reißen, wird das Knie instabil und schmerzt.

Kreuzbein

(*F.* Os sacrum) Die große, dreieck-/schaufelförmige, aus fünf zusammengewachsenen Kreuzwirbeln entstandene Knochenplatte im unteren Bereich der *Wirbelsäule*. Die breite obere Basis ist durch eine keilförmige Zwischenwirbelscheibe mit dem fünften (untersten) Lendenwirbel verbunden, die untere Spitze mit dem *Steißbein*. Seitlich bestehen Verbindungen durch die Darmbein-Kreuzbein-Gelenke zu den großen Beckenknochen. Das K. bildet auf diese Weise als eine Art Keil den hinteren Teil des knöchernen Beckens.

ERKRANKUNGEN

Das K. hat eine kräftige Knochenstruktur und bricht nur selten. Wenn, dann ist dies die Folge eines harten Sturzes oder direkten heftigen Schlags. Zu den an-

KREUZBEIN

Das Kreuzbein (Os sacrum) besteht aus den fünf schaufelförmig miteinander verwachsenen Kreuzbeinwirbeln.

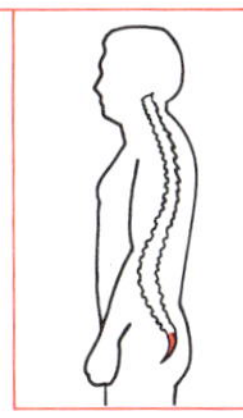

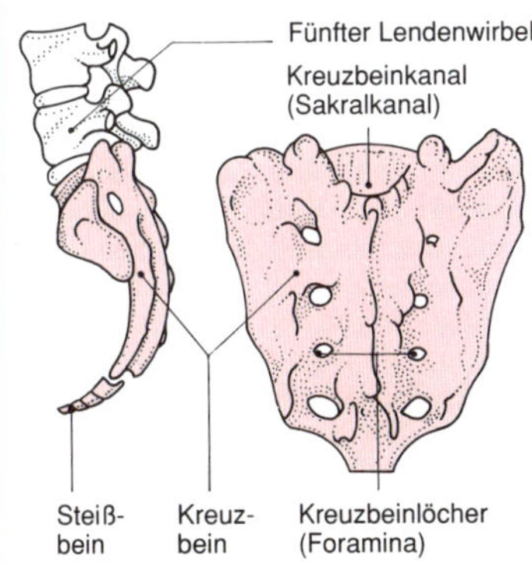

deren Erkrankungen zählen *Sakralgie* (Schmerz im K., manchmal als Folge eines Bandscheibenvorfalls), *Spondylolisthesis* ("*Wirbelgleiten*": Der fünfte Lendenwirbel schiebt sich über das K.) und *Sakralisation* (das K. verwächst mit dem fünften Lendenwirbel. (S.a. Kasten "Knochenerkrankungen" beim Stichwort *Knochen*, Kasten "Erkrankungen" beim Stichwort *Wirbelsäule*)

Kreuzbiß

Okklusionsstörung, bei der einige oder alle unteren Schneidezähne gegen die oberen überstehen; beim normalen Biß ist dies umgekehrt.

Kreuzprobe

Methode zur Bestimmung der Blutkompatibilität zwischen Spender und Empfänger vor einer *Bluttransfusion*. Rote Blutkörperchen des Spenders werden mit dem Serum des Empfängers vermischt und umgekehrt. Nach kurzer Zeit untersucht man beide Mischungen unter dem Mikroskop. Haben sich die roten Blutkörperchen verklumpt, bedeutet dies das Vorhandensein von Antikörpern im Serum, also Nichtverträglichkeit von Spender- und Empfängerblut. Haben sich keine Gerinnsel gebildet, kann die Bluttransfusion ohne Gefahr vorgenommen werden.

Kribbeln

s. *Akantästhesie*

Krisenintervention

Umgehende Rat- oder Hilfeleistung bei akuten persönlichen oder auch sozialmedizinischen Problemen. Es gibt für diese Zwecke zahlreiche Freiwilligenorganisationen, Beratungsstellen, Hilfezentren und sonstige Sozialeinrichtungen. Außer konkreter Problemlösungshilfe bieten viele dieser Einrichtungen auch *Beratung* an, normalerweise aber nur zur direkten aktuellen Lebenshilfe, nicht als langfristige Behandlung.

Krisenulkus

s. *Streßulkus*

Krisis

Begriff für den Höhe- und Wendepunkt im Ablauf einer Krankheit, an dem sich entscheidet, ob die Gesundung beginnt oder eine weitere Verschlimmerung des Zustands eintritt und eine Notmaßnahme erforderlich ist. Auch eine Periode großer emotionaler Belastung (beispielsweise wegen einer Scheidung, einer schweren Krankheit oder eines Todesfalls in der Familie) wird als K. bezeichnet. Als es noch keine Antibiotika gab, war der Begriff vor allem für die Patientenbetreuung auf dem Höhepunkt einer (heute seltenen) Lobär-*Pneumonie* allgemein üblich.

Kritisch

Medizinisch wird der Begriff in der Bedeutung schwer/ernsthaft krank bzw. zur Beschreibung des entscheidenden Stadiums eines Krankheitsverlaufs verwendet, in dem noch unsicher ist, ob eine Heilung eintritt oder nicht.

Kropf

(*F.* Struma) Als Schwellung am Hals manchmal sichtbare Vergrößerung der *Schilddrüse* (*F.* Glandula thyroidea).

URSACHEN

Die Schilddrüse kann sich ohne erkennbare Funktionsveränderung in der Pubertät, während einer Schwangerschaft oder als Folge der Einnahme der Antibabypille vergrößern. In vielen Teilen der Welt ist der Hauptgrund für die K.bildung aber der Mangel an ausreichenden Mengen von *Jod* im Trinkwasser bzw. in der Nahrung. Die Schilddrüse benötigt das Jod zur Bildung ihres Hormons Thyroxin; ist das Jodangebot zu gering, versucht die Schilddrüse dies durch Wucherung auszugleichen.

Die *Basedow-Krankheit* als Funkionsstörung der Schilddrüse ist gekennzeichnet durch die sog. Merseburger Trias: Kropf, Glotzauge (*Exophthalmus*) und Schilddrüsenüberfunktion (*Hyperthyreose*). Dies wird auch allgemein als *Thyreotoxikose* bezeichnet; Zeichen hierfür sind psychische und motorische Erregbarkeit, Schlafstörungen, feinschlägiges Zittern der Hände, Schweißneigung, Durchfälle, Haarausfall, Gewichtsabnahme, Herzstörungen.

K. kann außerdem eine Begleiterscheinung verschiedener Schilddrüsenentzündungen (*Thyreoiditis*) sein, so z.B. der *Hashimoto-Thyreoiditis* (Autoimmunkrankheit) oder der De-Quervain-Thyreoiditis; beide führen zu Organschäden.

Darüber hinaus kann ein K. durch Geschwülste (grob- oder feinknotig) entstehen, durch Einnahme von Medikamenten gegen eine Überfunktion und, seltener, durch einen Krebs (*Schilddrüsenkarzinom*).

SYMPTOME

Die K.größe variiert stark. Er kann eine kaum sichtbare oder eine starke Schwellung am Hals sein. Ein großer K. drückt auf Speise- und Luftröhre und erschwert Schlucken und Atmen.

DIAGNOSE UND THERAPIE

Die Diagnose orientiert sich an der Art der Halsschwellung und den begleitenden Symptomen. *Schilddrüsenfunktionsprüfungen*, Bluttests und auch die sogenannte *Szintigraphie* sind weitere Möglichkeiten zur Kontrolle der Schilddrüsenfunktion.

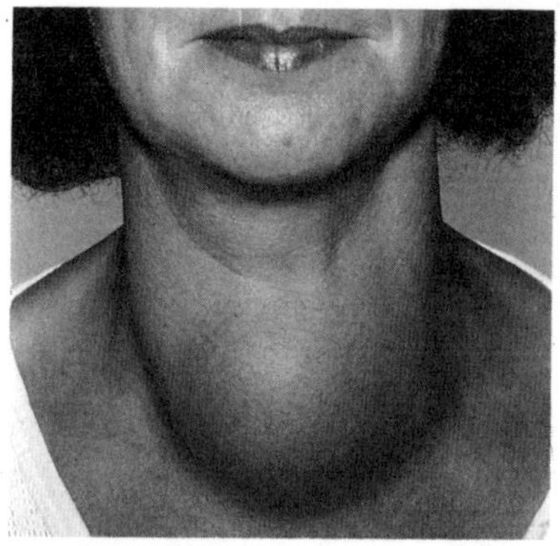

Der Kropf
Die Schilddrüsenvergrößerung (Kropf) kann verschiedene Ursachen haben, vor allem Jodmangel in der Ernährung, außerdem Entzündungen oder Autoimmunsystemstörungen.

Ein nicht durch eine Erkrankung entstandener K. kann sich von selbst wieder zurückbilden oder so klein bleiben bzw. wieder werden, daß er keiner besonderen Aufmerksamkeit oder Behandlung bedarf. Ist er allerdings groß und unansehnlich oder verursacht Beschwerden beim Schlucken und Atmen, wird eine teilweise oder ganze Entfernung (s. *Thyr(e)oidektomie*) zu überlegen sein. Ist Jodmangel als Verursacher ausgemacht, empfiehlt sich eine fischreiche Ernährung und die Verwendung jodhaltigen Salzes. Bei krankheitsbedingtem K. richtet sich die Behandlung nach der Primärursache. Ist ein Medikament der Auslöser, so geht der K. auch wieder zurück, sobald es abgesetzt wird bzw. die Behandlung beendet ist.

Krückenlähmung

Schwächung oder Lähmung von Finger- und Daumenmuskeln infolge des Drucks unter den Achseln auf die Nerven dieser Muskeln, der z.B. von einer Krücke herrühren kann (daher der Name). Eine Krükke verursacht aber nur dann eine K., wenn sie zu hoch ist oder zu lange mit ihr gelaufen wird. Sie muß bei aufrechter Haltung bequem unter den Arm passen. Das Hauptgewicht muß die Hand tragen. Der Effekt der K. kann auch eintreten, wenn man z.B. mit einem Arm über einer Stuhllehne schläft, so daß diese in die Achselhöhle drückt. Nachdem dies früher nicht selten Betrunkenen widerfuhr, erhielt die K. auch den Namen "Samstagabendlähmung".

Die Symptome vergehen normalerweise nach kurzer Zeit wieder von selbst, weil die Nervenschädigung nur temporär ist. Allerdings können in seltenen Fällen Gelenk- und Fingerübungen notwendig werden, um den Normalzustand wiederherzustellen.

Krummdarm

s. *Ileum*

Krupp

(Croup) Kinderkrankheit, deren Namen vermutlich von dem harten Hustenlaut herrührt, der mit ihr verbunden ist (schottisch kropan, schreien). Eine entzündliche Kehlkopfenge führt zu Atemnot, Heiserkeit, Pfeifgeräusch und bellendem Husten. Krupp ist bei Kindern unter vier Jahren sehr häufig. Bei älteren Kindern und Erwachsenen sind die Atemwege weiter und die Kehlkopfknorpel härter, so daß sich bei ihnen Schwellungen und Entzündungen weniger stark bemerkbar machen.

URSACHEN

Krupp wird meist durch eine den Kehlkopf bzw. die ihn bedeckende Epiglottis (Kehldeckel, s. *Epiglottitis*) oder die Luftröhre in Mitleidenschaft ziehende Virus- oder Bakterieninfektion verursacht. Infektiöser Krupp tritt hauptsächlich im Winter auf. Andere Ursachen sind *Diphtherie*, *Allergie*, Krämpfe durch *Kalzium*-Mangel und das Einatmen von Fremdkörpern wie beispielsweise einer Erdnuß.

THERAPIE

Die meisten Fälle sind milder Art und gehen rasch vorüber. Eltern sollten ruhig bleiben und das Kind lieber trösten; das trägt auch dazu bei, daß es ruhiger und leichter atmet. Warme und feuchte Atemluft (Luftbefeuchter, feuchte Tücher über einem Heizkörper etc.) hilft ebenfalls.

Ist das Kind sehr mitgenommen und man selbst besorgt, ist es besser, möglichst rasch ärztliche Hilfe zu rufen. Ringt das Kind schwer nach Luft oder läuft sogar blau an, ist sofortige ärztliche Hilfe erforderlich. Das Kind soll ins Krankenhaus gebracht werden, wo es in einem Sauerstoffzelt mit feuchtem Sauerstoff versorgt werden kann. Ist die Atmung ernsthaft gefährdet, wird entweder ein Trachealtubus eingeführt, schlimmstenfalls muß eine *Tracheostomie* vorgenommen werden, bei der ein Tubus (Schlauch, Rohr) zur Umgehung der Atemwegsverengung durch einen Halsschnitt in die Luftröhre eingeführt wird. Der Tubus kann nach einigen Tagen wieder entfernt werden; einer vollständigen Heilung und Erholung steht in der Regel nichts weiter im Wege.

Kryo-

Vorsilbe mit der Bedeutung eisig. Wird oft zur Beschreibung von Prozeduren benützt , die mit Einfrieren oder niedrigen Temperaturen verbunden sind (s. nachfolgende Stichwörter *Kryochirurgie*, *Kryokonservierung*, *Kryotherapie*).

Kryochirurgie

Einsetzen von Gefriertemperaturen zur Gewebezerstörung. Auch die Anwendung von Kälte in der Chirurgie zur Adhäsion zwischen einem Instrument und Körpergewebe wird mit dem Begriff bezeichnet. K. ist erst seit einem Jahrzehnt üblich, hat sich aber in vielen Fällen als eine sehr brauchbare Alternative zu den traditionellen Formen der Chirurgie oder der Strahlentherapie erwiesen.

WARUM ES GEMACHT WIRD

Da sie nur sehr geringe Vernarbungen hinterläßt, ist die K. besonders geeignet für die Operation maligner (bösartiger) Tumoren an und in der Cervix (Muttermund/Gebärmutterhals) und an größeren Organen wie der Leber oder dem Darm, wo starke Vernarbungen lebenswichtige Öffnungen oder Gänge blokkieren würden. Außerdem eignet sich K. sehr gut für die Operation an sehr kleinen Körperstrukturen wie am und im Auge und hat sich bei *Staroperationen* und *Netzhautablösungen* sehr bewährt. Zu einer bereits sehr verbreiteten Operationstechnik ist sie auch bei der Entfernung von *Warzen*, *Hautläppchen*, Muttermalen und bestimmten Arten von Hautkrebs wie z.B. dem *Basalzellkarzinom* geworden. *Hämmorrhoiden* und ähnliche Geschwüre und Gewächse am Anus lassen sich ebenfalls sehr einfach, schnell und wirksam mit K. entfernen.

SO WIRD ES GEMACHT

Die Beseitigung eines inneren Tumors mit K. ist eine große Operation, die eine Vollnarkose erfordert. Die Geschwulst wird entweder durch Anlegen einer auf die Temperatur flüssigen Stickstoffs (ca. - 160 Grad) abgekühlte Metallsonde oder durch direktes Besprühen mit verflüssigtem Stickstoff entfernt. K. auf der Haut und an den Hämorrhoiden läßt sich in der Regel ambulant durchführen. Der Eingriff mit der kalten Metallsonde ist völlig schmerzlos, weil durch die extrem niedrige Temperatur die Nerven in der Haut ausgeschaltet werden. Nach der Behandlung entwickeln sich Blasen und Pusteln, die ein paar Tage lang nässen, bevor sie wieder abheilen. Zwar bleiben so gut wie keine Narben zurück, allerdings wird die behandelte Hautstelle meistens etwas heller bleiben als die umgebende Haut.

Kryokonservierung

Aufbewahrung lebender Zellen in tiefgefrorenem Zustand. Die Technik wird hauptsächlich zur Lagerung von menschlichen Eizellen, Sperma und Blut für eine spätere Verwendung praktiziert.

WARUM ES GEMACHT WIRD

Einer wegen verklebter Eileiter unfruchtbaren Frau können Eizellen direkt aus den Eierstöcken entnommen und tiefgefroren eingelagert werden, bis sie für eine *In-vitro-Befruchtung* benötigt werden. Eine Krebsbehandlung mit Bestrahlung oder Chemotherapie ist immer mit einem leichten Risiko der Spermaschädigung verbunden. Will ein Mann sich dennoch eine sichere Option für eine spätere Vaterschaft erhalten, kann er vor Beginn der Behandlung eigenes Sperma für eine spätere *künstliche Befruchtung* einfrieren lassen. Auch Spendersamen kann tiefgefroren aufbewahrt werden und später einer Frau injiziert werden, deren Mann unfruchtbar ist, die aber ein Kind haben möchte.

Plasma- und Blutkonserven insbesondere von seltenen Blutgruppen können eingefroren lange aufbewahrt werden und stehen bei Bedarf auf Abruf von sog. Blutbanken bereit.

SO WIRD ES GEMACHT

Die zu konservierenden Zellen werden zuerst in eine Flüssigkeit eingebracht. In der Regel ist dies Glycerin, das in die Zellen eindringt und sie umhüllt, so daß sie damit von dem normalerweise zerstörenden Effekt des Einfrierens geschützt sind. Die Temperatur wird dann kontinuierlich gesenkt, während die Konzentration der Flüssigkeit immer dichter wird, bis die endgültige Lagertemperatur von ca. -180 Grad erreicht ist.

PROGNOSE

Außer der bereits weitverbreiteten K. von Zellen hat es auch bereits erfolgreiche Versuche mit dem Einfrieren und Wiederverwenden ganzer Gewebe gegeben, z.B. von Augenhornhaut und ganzen Hautlappen. Dies hat zu weiteren (bisher noch nicht anwendbaren) Experimenten mit der K. ganzer Organe (Herz, Leber, Niere) von verstorbenen Spendern zur Transplantation geführt. Der Erfolg dieser Methode würde es ermöglichen, künftig Organtransplantationen innerhalb ganz normaler Zeitpläne vorzunehmen, nicht mehr wie bisher gezwungenermaßen in stets neuem Wettlauf gegen die Zeit.

Kryotherapie

Gebrauch von Kälte(Gefrier)techniken in der medizinischen Therapie (s. *Kryochirurgie*).

Kryptogen

s. *endogen*

Kryptokokkose

Seltene, durch das Einatmen des Pilzes *CRYPTOCOCCUS NEOFORMANS* verursachte Infektion. Dieser Pilz ist weltweit verbreitet und findet sich besonders in von Taubenexkrementen kontaminiertem Boden. Die Infektion kann zu *Meningitis* (Hirnhautentzündung) oder zu Granulargewächsen in der Lunge, auf der Haut oder an sonstigen Körperstellen führen. Am häufigsten, wenn auch keineswegs ausschließlich, sind Personen davon betroffen, deren Immunsystem durch *AIDS* und *Hodgkin-Krankheit* oder durch eine Behandlung mit *Immunsuppressiva* stark geschwächt ist.

SYMPTOME

Meningitis ist die häufigste und ernsteste Komplikation dieser Erkrankung. Die Symptome sind Kopfschmerzen, Nackensteife, Fieber, Benommenheit, verschwommene Sicht und taumelnder Gang. Wird nicht behandelt, sind Koma und Tod die Folge. Greift die Erkrankung die Lunge an, verursacht sie Brustschmerzen und Husten, der manchmal Schleimhusten wird. Auch Hautausschläge und Geschwürbildungen kommen vor.

DIAGNOSE UND THERAPIE

Die K.-Meningitis wird nach einer Flüssigkeitsprobe aus dem Rückenmark diagnostiziert. Zur Entdeckung von Schäden in der Lunge kann eine Röntgendurchleuchtung erforderlich werden, dazu die Laboruntersuchung von *Sputum*, eine Lungen-*Biopsie* (Gewebeprobenentnahme zur mikroskopischen Analyse) oder eine *Bronchoskopie* (Untersuchung der Bronchien mit einem Sichtrohr). Ist nur die Lunge betroffen, bedarf es zumeist keiner besonderen Therapie. Sind die Meningen (Hirnhäute) in Mitleidenschaft gezogen, werden normalerweise für etwa sechs Wochen *Amphotericin B* (z.B. Ampho-Moronal ® +) in Kombination mit einem *Antimykotikum* wie Flucytosin (z.B. Ancotil® +) verschrieben. Obwohl diese Medikation meistens erfolgreich ist, sind Rückfälle nicht auzuschließen.

Kryptorchismus

Entwicklungsstörung bei Knaben im Säuglingsalter; die Hoden senken sich nicht normal in den Hodensack (*F.* Skrotum) ab (s. *Hodenhochstand*).

Kryptosporidiose

Von *Protozoen* verursachte Form einer Durchfallinfektion. Sie kann von Mensch zu Mensch übertragen werden, aber auch von Haustieren (insbesondere Kälbern) auf Menschen. Am verbreitetsten ist diese Krankheit bei Kindern, sie kommt aber auch bei männlichen Homosexuellen vor. Das Hauptsymptom ist normalerweise wäßriger Durchfall, der etwa eine Woche lang anhält. Er kann mit Fieber, Übelkeit und Bauchschmerzen einhergehen. Die Infektion verläuft sehr viel dramatischer bei einer Schwäche des *Immunsystems*, speziell bei *AIDS*.

Die Diagnose wird durch die mikroskopische Untersuchung einer Stuhlprobe gesichert. Sofern es sich nicht um Patienten mit Immunschwäche handelt, ist eine spezifische Behandlung, außer einer *Rehydratation*, nicht erforderlich.

Kugelzell(en)anämie

s. *Sphärozytose, erbliche*

Kuhpocken

Von dem *VACCINIA*-Virus verursachte Infektion, die in der Regel Kühe befällt. Die Infektion mit K. verlieh einst Immunität gegen die *Pocken* (die heute als ausgestorben gelten können), weil die Viren beider Krankheiten einander sehr ähnlich waren. Eben dies war auch der Ausgangspunkt der Pockenimpfung. Der *VACCINIA*-Virus, der den Fachwörtern Vakzin und Vakzination (Impfstoff, Impfung) den Namen gab, wurde bis zur Ausrottung der Pocken in den 70er Jahren als Pockenimpfstoff benützt.

Kultur

Künstlich unter Laborbedingungen gezüchtete Bakterien oder andere Mikroorganismen, Zellen und Gewebe.

WARUM ES GEMACHT WIRD

Man sammelt und kultiviert Mikroorganismen, um die Ursache einer Infektion genau diagnostizieren zu können. Mit der Kulturzüchtung bekommt man größere und für weitere Tests verwendbare Mengen der Mikroorganismen. Zellkulturen werden angelegt, um pränatal, also schon vor der Geburt, bestimmte Defekte oder Mißbildungen zu erkennen oder Chromosomen zu untersuchen. Menschliches Gewebe wie die Haut kann mit K.en gezüchtet werden, um für Transplantationen größere Mengen von ihnen zu erlangen. Andere Gewebe, besonders menschliches *Amnion* (Fruchtwasser) und Affennieren, werden als Nährboden gezüchtet, um darauf Viren anzusiedeln und dann im Labor zu identifizieren, nachdem Viren sich nur auf lebenden Zellen vermehren.

SO WIRD ES GEMACHT

Mikroorganismen

Welche Proben von einzelnen Patienten untersucht werden, hängt von der vermuteten Infektion ab. Beispielsweise wird ein Halsabstrich gemacht, wenn eine Streptokokkeninfektion angenommen wird, und eine Urinprobe untersucht, wenn eine Infektion der Harnwege wahrscheinlich ist. Eine Sputumprobe dient der Klärung des Verdachts auf eine Infektion der Atemwege, eine Stuhlprobe wird genommen, wenn es sich um eine gastrointestinale Infektion zu handeln scheint. Besteht ein Verdacht auf eine Blutinfektion, wird eine Blutprobe verwendet. Bakterien, Pilze und gelegentlich auch Viren lassen sich direkt aus dem Blut kultivieren.

Die jeweilige Probe wird in einen sterilen Behälter gegeben und dort auf einem sorgfältig ausgewählten Nährboden bei Körpertemperatur gehalten. Als Bakterien-Nährboden dienen sowohl flüssige wie feste Medien, in der Regel Agar-Gel oder Fleischbrühe. Sie enthalten genug Nährstoffe für die Vermehrung von etwaigen Erregern. Sie können auch mit Substanzen versetzt sein, die das Wachstum anderer Organismen verhindern.

Die Bakterien vermehren sich auf der Kultur und bilden sichtbare sog. Kolonien. An ihnen läßt sich dann die genaue Bakterienart gut unter dem Mikroskop identifizieren. Bakterienkulturen kann man auch mit Antiobiotika testen, um herauszufinden, welches am wirksamsten bei einer bestimmten Infektion ist.

Zellen und Gewebe

Für die pränatale Diagnose von Anomalien werden per *Amniozentese* oder *Chorionzottenbiopsie* Zellproben entnommen. Zellen für eine *Chromosomen-Analyse* kultiviert man aus weißen Blutkörperchen oder aus von der Mundschleimhaut abgestrichenen Zellen. Zur Zucht von Zellen und Gewebe für Analysen oder zur Verpflanzung benötigt man nur geringe Mengen Nährlösung, die alle für das Wachstum erforderlichen Substanzen enthalten.

Kummer

Empfindung von starkem Unglück und seelischem Schmerz, in der Regel durch den Verlust eines geliebten Menschen (s. *Trauerreaktion*) verursacht.

Kunstauge

s. *Auge, künstliches (Glasauge)*

Künstliche Beatmung

s. *Beatmung*

Künstliche Befruchtung

1. s. *In-vitro-Befruchtung*
2. Künstliche Insemination: Die Einführung von Samen in die *Cervix uteri* (Muttermund/Gebärmutterhals) mit einem Instrument, um eine Empfängnis und Schwangerschaft auszulösen.

ARTEN

Man unterscheidet Eigen- (homologe) und Fremd- (heterologe) Insemination, je nachdem, ob das Sperma vom Ehemann oder Lebenspartner der Frau oder von einem anonymen Fremdspender stammt. Die homologe Insemination, internationale Abkürzung AIH (**a**rtifizielle **I**nsemination, das H steht für engl. **h**usband, Ehemann) wird bei Paaren praktiziert, die keinen normalen Geschlechtsakt vollziehen können, sei es aus psychosexuellen Gründen wie beispielsweise Impotenz oder wegen körperlicher Verletzungen oder Mißbildungen. Gelegentlich wird AIH aber auch praktiziert, wenn der Samen des Ehemanns/Partners einen sehr niedrigen Spermiengehalt aufweist oder die Ejakulatmenge sehr gering ist oder wenn Antikörper in den Genitalien der Frau die Spermien schädigen.

Eine weitere Anwendung der AIH ist die Insemination mit Sperma aus einer Samenbank, in der der Ehemann/Partner vor einer medizinischen Behandlung, die ihn steril machte (beispielsweise einer Chemotherapie), eigenen Samen deponiert hat.

Die heterologe Insemination, Abkürzung AID (das D steht für engl. **d**onor, Spender), verwendet Sperma eines anonymen Spenders. Oft wird in der Praxis Sperma verschiedener Spender gemischt, um jede eindeutige Identifizierung eines biologischen Vaters zu verhindern, selbst wenn die Identität eines einzelnen Spenders bekannt würde. Diese Methode wird angewandt, wenn der Partner unfruchtbar, also zeugungsunfähig, ist, eine genetisch bedingte Erkrankung aufweist oder auch nur Erbgutträger einer Erbkrankheit ist. Außerdem ist die AID für Frauen geeignet, die sich Kinder wünschen, aber keinen Partner haben.

SO WIRD ES GEMACHT

Die k.B. erfolgt in darauf spezialisierten Praxen oder Kliniken mit ausgebildetem Personal und den Sperma-Banken. Sie wird von eingehenden Konsultationen und Beratungen vor und nach dem Eingriff begleitet.

Für eine AIH wird in aller Regel frisches Sperma verwendet. Spendersamen wird in flüssigem Stickstoff eingefroren und gelagert. Vor der Verwendung wird sichergestellt, daß er keinerlei infektionsverursachende Mikroorganismen enthält. Samenspender müssen bei guter Gesundheit sein und werden in aller Regel auch äußerst gründlich auf etwaige körperliche und geistige Störungen untersucht. *Hepatitis-B-* und *AIDS*-Viren sind in der Praxis jedoch schon durch Samenspender übertragen worden. Um dies grundsätzlich zu verhindern, wird heute Spendersamen zunächst isoliert gelagert und auf Antikörper dieser Viren getestet. Das Sperma darf nicht verwendet werden, bis zwei separate Negativergebnisse vorliegen, die im Abstand von mindestens drei Monaten erhoben wurden. Es gibt indessen keine Sicherheitsgarantie gegen die Verwendung von Sperma eines Mannes, der unwissentlich Träger genetisch defekten Erbguts ist.

Die eigentliche künstliche Befruchtung erfolgt mit einer Injektion des Spermas in den Gebärmutterhals der Frau mittels einer kleinen Spritze. Während der zwei bis vier optimal empfängnisfähigen Tage im Monatszyklus der Frau werden zwei oder drei solcher Injektionen vorgenommen. Wenn sie nicht schon das erste Mal erfolgreich ist, wird diese Prozedur in fünf aufeinanderfolgenden Zyklen wiederholt.

ERFOLGE

Bei der Verwendung frischen Spermas beträgt die statistische Erfolgsrate für eine Schwangerschaft über einen Zeitraum von sechs Monaten 60-70 Prozent, mit eingelagertem und tiefgefrorenem Sperma 55 Prozent.

Künstliche Niere

Gebräuchlicher Name für das *Hämodialyse*-Gerät.

Künstlicher Ausgang

Operativ angelegtes Ventil als Schließmuskel-(*Sphinkter*-)Ersatz zur Verhinderung von Urin- oder Stuhl-*Inkontinenz*. Ein künstlicher Harnsphinkter besteht aus einer aufblasbaren Muffe, die um die Basis der Blase oder den oberen Teil der Harnröhre gelegt wird. Wird sie aufgeblasen, verhindert dies durch Abklemmen den Urinaustritt aus der Blase. Die Pumpe zum Aufblasen/Wiederablassen wird bei Männern in der Regel im Skrotum (Hodensack) und bei Frauen neben den Labien (Schamlippen) plaziert.

HARNABLEITUNG ÜBER DEN DÜNNDARM

Standardoperation nach Harnblasenentfernung oder bleibender mangelhafter Blasenfunktion. Die Bauchdecke wird in der Medianen eröffnet und im rechten Unterbauch eine Öffnung (Stoma) für den späteren künstlichen Ausgang angelegt.

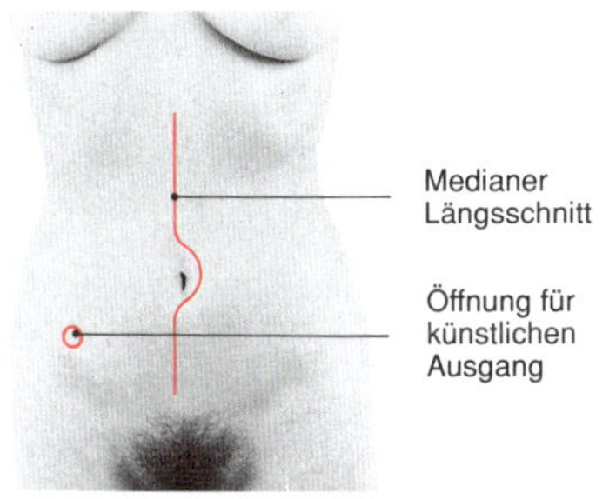

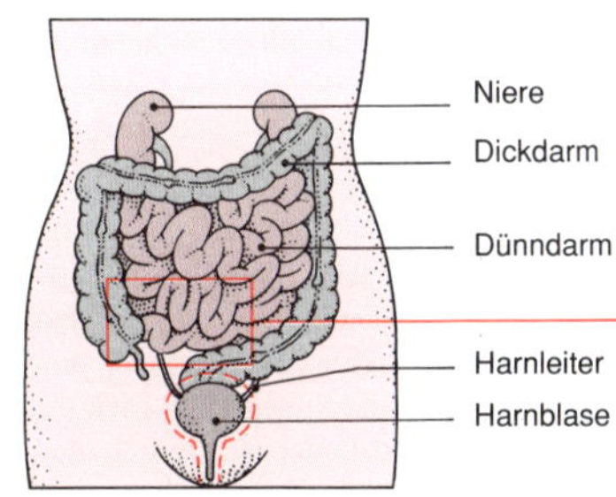

1 Ein kurzes Stück des Ileums (unterer Teil des Dünndarms) wird zusammen mit seinem Mesenterium (Gekröse mit Versorgungseinrichtungen) ausgeschaltet.

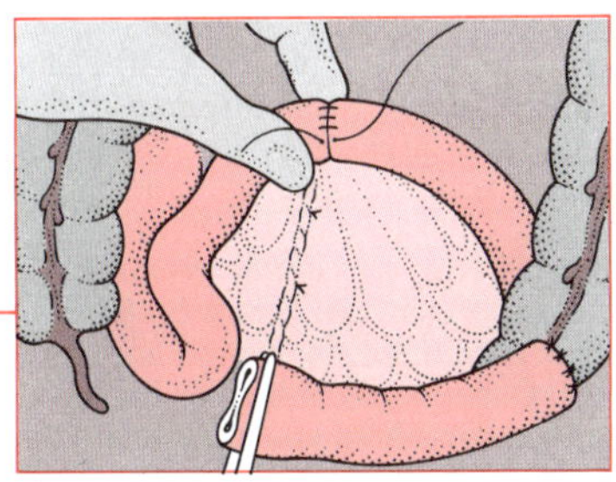

2 Die Schnittstellen des Dünndarms werden vernäht, die Kontinuität dadurch wiederhergestellt. Das eine Ende des isolierten Dünndarmsegments wird geschlossen, das andere vorläufig abgeklemmt.

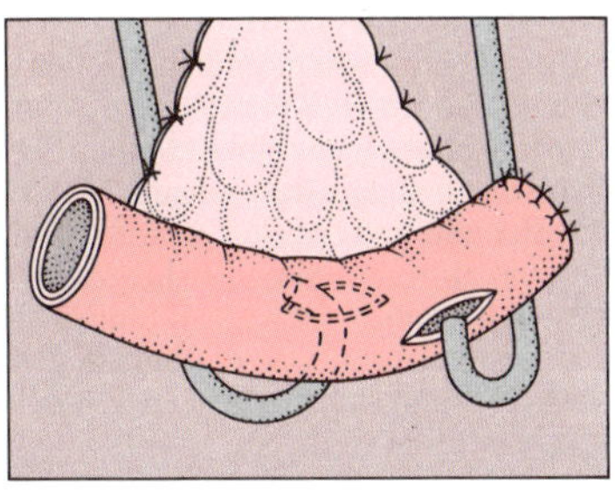

3 Die Harnleiter werden in das abgeklemmte Dünndarmsegment eingepflanzt. Dessen offenes Ende wird zur Bauchdecke geführt und dort eingenäht.

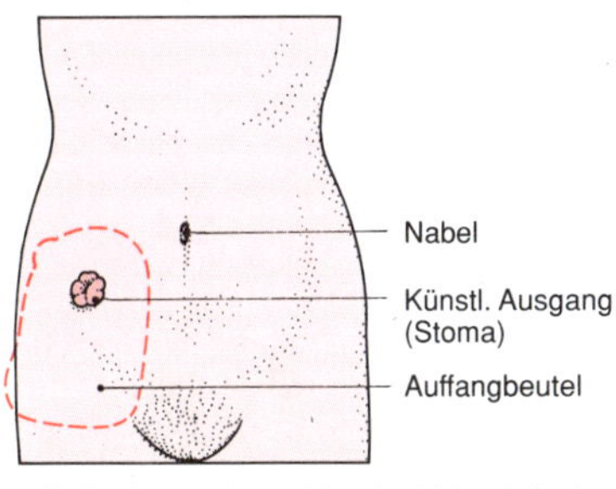

4 Ein Auffangbeutel für den Urin wird mit Klebeband über dem künstlichen Ausgang (Stoma) an der Bauchdecke angebracht.

K

Ein künstlicher Sphinkter zur Verhinderung von Stuhlinkontinenz wird als Alternative zur konservativen *Ileostomie* angelegt, wenn Kolon und Rektum ganz entfernt werden mußten. Für eine solche Kontinenz-Ileostomie wird ein Stück des Ileums benötigt, mit dem eine Stuhl-Sammeltasche gebildet werden kann. Die Stuhlentleerung daraus wird dann durch den künstlichen Sphinkter geregelt, der ebenfalls chirurgisch aus einem Stück des Ileums geformt wird. Eine ähnliche Kontinenz-Ileostomie kann nach einer Entfernung der Blase wegen eines Blasenkrebses vorgenommen werden. Auch dabei werden die Harnleiter in ein zu einer Tasche geformtes Ileumstück eingeführt. Diese Methode ist allerdings noch in der Erprobung, wie auch andere Methoden der Kontinenz-Harnableitung. (S.a. *künstlicher Harnableitungsweg*)

Künstlicher Harnableitungsweg

Operative Maßnahme zur Urinableitung, wenn der normale Weg durch die harnableitenden Wege, also über Blase und Harnröhre, blockiert oder sonst funktionsunfähig oder wenn die Blase durch Operation entfernt worden ist.

TEMPORÄRE ABLEITUNG

Ein temporärer k.H. kann notwendig werden, wenn der natürliche Weg infolge *Prostata*-Vergrößerung oder einer *Harnröhrenstriktur* blockiert ist. Dann wird eine kleine Schnittöffnung in der Bauchdecke direkt über dem Schambein angelegt und durch sie ein Ableitungsschlauch nach außen in die Blase eingeführt (s. *Harnwegskatheterisierung*). Auch nach manchen Harnwegs-Operationen ist ein solcher temporärer k.H. nötig. Dabei wird ein kleiner Schlauch direkt in die Niere eingeführt und zur Bauchdecke ausgeleitet, um den Heilungsprozeß zu ermöglichen.

DAUERABLEITUNG

Ein dauernder k.H. wird nach einer (meist wegen eines Blasenkrebses) vollständigen Blasenentfernung nötig oder wenn die neurologische Blasenkontrolle stark beeinträchtigt ist, etwa nach schweren Rückenmarksverletzungen, oder auch, wenn bei einer Frau eine irreparable *Fistel* (abnormer Kanal) zwischen Blase, Harnleiter und Vagina vorliegt.

Die permanente Ableitung wird in der Regel als sog. Ileum-Conduit (ilealer Bypass, Ileumausschaltung) angelegt (s. Kasten S. 635). Ein Teil des Ileums wird entfernt, damit eine Ersatz-Blase angelegt werden kann, an deren Ende die Harnleiter angeschlossen werden. Das andere Ende wird durch den Bauchdeckenschnitt wie bei einer *Ileostomie* nach außen geführt und der so abgeleitete Urin in einem Plastikbeutel aufgefangen.

In den letzten Jahren ist die sog. Kontinenz-Harnableitung erprobt worden, die es ermöglicht, das Harnlassen mit dem periodischen Entleeren einer inneren Ileal-Tasche per Katheterabsaugung zu kontrollieren, was einen gewissen Grad von Kontinenz bedeutet. Die Anfangsresultate sind zwar ermutigend, doch befindet sich die Methode noch immer im Versuchsstadium.

Kupfer

(Cuprum; chem. Zeichen Cu) Metallisches Element, wesentlicher Bestandteil mehrerer *Enzyme* (Substanzen, die die biochemischen Prozesse im Körper veranlassen und fördern). Es wird allerdings nur in minimalen Quantitäten benötigt (s. *Spurenelemente*). Schon deshalb sind Mangelzustände äußerst selten. Auch K.vergiftungen sind selten und kommen fast nur bei Personen vor, die selbstgebrannten Alkohol trinken, der in Kupferbottichen gebraut wurde. Die Symptome solcher Vergiftungen sind Übelkeit, Erbrechen und Durchfall. Ein K.überschuß im Körper kann auch vom *Wilson-Syndrom* herrühren, einer seltenen Erbkrankheit, die in einer Störung des Kupferstoffwechsels besteht.

Kupferfinnen

s. *Rosazea*

Kürettage

Gebrauch eines chirurgischen Instruments, der sog. *Kürette*, zum Ab- und Auskratzen oder -schaben anomalen Gewebes oder von Gewebeproben zu Untersuchungszwecken (von Organschleimhäuten oder der Haut).

Auch zur Entfernung von infizierter Substanz eines Abszesses wird die K. praktiziert, ebenso zur Ausschabung des Uterus als Teil einer *Dilatation und Kürettage* sowie zur Entfernung kleinerer Wucherungen auf der Haut. (S.a. *Kürettage, dentale*)

Kürettage, dentale

Ausschaben von Schleimhauttaschen um einen Zahn mit der Kürette, einem schmalen, löffelförmigen zahnärztlichen Schabeinstrument. Die d.K. ist eine Methode zur Behandlung bei *Parodontitis*. Dabei werden die Taschen sowohl gesäubert als auch krankes Gewebe um die Zahnwurzeln entfernt. Das darunterliegende Gewebe kann sich nun neu an den Zahnwurzeln festsetzen.

Kürette

Löffelförmiges chirurgisches Instrument zum Ab- und Auskratzen von Substanzen oder Gewebe aus Organen, Körperhöhlungen oder von Oberflächen.

Kurieren

Erfolgreich behandeln; heilen; d.h. nach einer Krankheit die volle Gesundheit wiederherstellen. Der Begriff wird normalerweise für das völlige Verschwinden der Erkrankung gebraucht, nicht lediglich für das Anhalten ihres weiteren Fortschreitens. Allerdings wird auch jede Behandlung in einem Krankheitsverlauf bereits Kur genannt (Auskurieren), ebenso wie Gesundheitspflegemaßnahmen allgemeiner Art (Badekur).

Im allgemeinen können Infektionen und manche Tumoren kuriert werden. Im Gegensatz dazu sind chronische Erkrankungen wie beispielsweise die *Osteoarthritis* oder endokrine Mangelkrankheiten wie *Hypothyreose* (Schilddrüsenunterfunktion) nicht kurierbar, sondern durch andauernde oder zumindest wiederkehrende Beschwerden gekennzeichnet und allenfalls mit einer Langzeit-Medikation eindämmbar.

Kuru

Fortschreitende und zum Tode führende *Gehirn*-Infektion, die im Hochland von Neuguinea vorkommt, heute aber auch dort selten ist. Ursache ist ein durch Kannibalismus verbreitetes, sog. langsames Virus, das erst nach vielen Monaten oder sogar Jahren aktiv wird; die Inkubationszeit kann bis zu 30 Jahre währen. Zu den Symptomen zählen zunehmende Schwierigkeiten der Bewegungskoordination und im Endstadium *Demenz*.

Die Krankheit hat in jüngerer Zeit gesteigerte Aufmerksamkeit auf sich gezogen, weil bestimmte Ähnlichkeiten des K.-Virus mit dem *AIDS*-verursachenden *HIV* bestehen, das ebenfalls Gehirnveränderungen nach Art des K. auslöst.

Kurzschluß

s. *Shunt*

Kurzsichtigkeit

s. *Myopie*

Kutan

(*F.* cutaneus) Adjektivisch gebrauchter Begriff mit der Bedeutung Haut (lat. cutis), auf die Haut bezogen.

Kutislappen

s. *Vollhautlappen*

Kwashiorkor

Schwere Form kindlicher Unterernährung, wie sie hauptsächlich in ländlichen Gegenden der Tropen vorkommt, fast ausschließlich bei Kindern zwischen einem und drei Jahren. Der Name kommt von einem ghanesischen Wort mit der Bedeutung "Krankheit eines Kindes, das von der Mutterbrust genommen wurde".

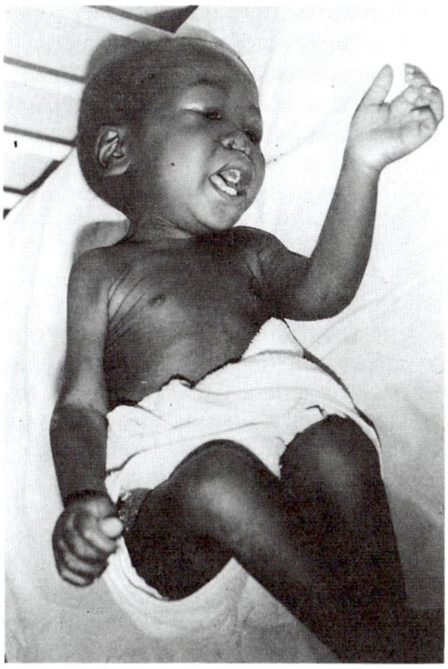

Kwashiorkor
Dieses kleine Kind hat ein aufgedunsenes Gesicht, ebensolche Beine, nur wenig Haare und ist teilnahmslos, alles typische Merkmale des Kwashiorkor.

URSACHEN
Die Krankheit beginnt, wenn ein Kind abrupt entwöhnt oder auf eine Ernährung umgestellt wird, die arm ist an Kalorien, Eiweiß und Spurenelementen (Zink, Selen, Vitamine A und E). Sie wird durch Appetitmangel infolge der Krankheit noch weiter verschlimmert. Masern und andere in den Tropen verbreitete Infektionskrankheiten ziehen bei unterernährten Kindern auch K. nach sich.

SYMPTOME UND ANZEICHEN
Das Wachstum der erkrankten Kinder verlangsamt sich, sie sehen infolge von *Ödemen* (Flüssigkeitsansammlungen im Gewebe) aufgedunsen aus und machen insgesamt einen apathischen, schwachen, empfindlichen und inaktiven Eindruck. Oft beginnt sich ihre Haut zu schälen, ihr Kraushaar wird glatt, dünn, brüchig und hellt sich auf. Die Leber vergrößert sich, oft kommt überdies eine Dehydratation hinzu (ungeachtet des gleichzeitigen Vorhandenseins von Ödemen), die Widerstandskraft gegen Infektionen sinkt immer mehr, was zum Tod führen kann. Im schweren, fortgeschrittenen Stadium ist die Krankheit oft auch von Gelbsucht, Benommenheit und sinkender Körpertemperatur begleitet.

THERAPIE
Das wichtigste in schweren Fällen ist es, das Kind warm zu halten, den Flüssigkeitsverlust zu ersetzen und jede Infektion zu behandeln. Anfangs bekommt das Kind Milch (in kleinen Mengen, aber häufig) und, sofern möglich, Vitamin- und Mineraltabletten. Zinkgaben sollen das Schälen und Schuppen der Haut stoppen. Nach dem Ausschwemmen der Ödeme und der Wiederkehr seines Appetits muß das Kind eine kalorien- und proteinreiche Kost bekommen.

PROGNOSE
Die meisten Kinder erholen sich gut, wenn sie behandelt werden, allerdings werden die meisten, die noch unter zwei Jahren waren, an einem permanenten Wachstumsmangel zu leiden haben. Die Überlebensrate von Kindern, die so krank waren, daß sie in Krankenhäusern behandelt werden mußten, liegt bei 85 Prozent. (S.a. *Marasmus*)

Kyphose

Nach rückwärts gerichtete Krümmung der Wirbelsäule, im mäßigen Ausmaß normal im Brust- und Kreuzbereich; krankhaft, wenn stärker ausgeprägt oder im Hals-Lenden-Bereich auftretend.

Die Ursache einer krankhaften K. kann eine der vielen möglichen Wirbelsäulenerkrankungen sein, sei es die *Osteoporose* (Knochenverdünnung infolge Kalziumverlusts), ein Wirbelbruch oder ein Wirbeltumor (s. Kasten "Wirbelsäulenerkrankungen" zum Stichwort *Wirbelsäule*). Früher war die Hauptursache eine spinale *Tuberkulose*. Die Behandlung (die allerdings nur selten erfolgreich ist) richtet sich nach der Primärursache.

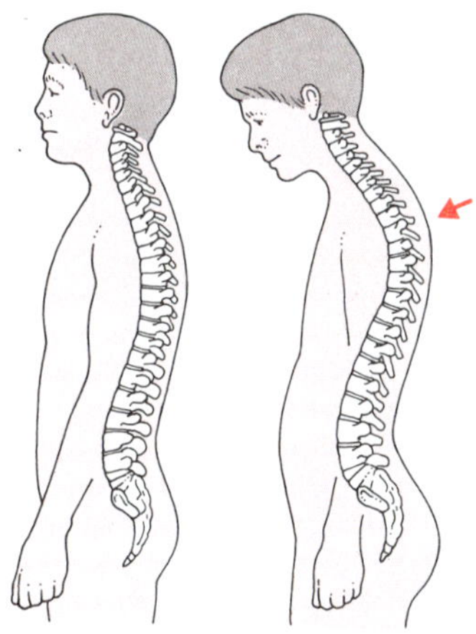

Erscheinungsbild der Kyphose
Bei dieser krankhaften Kyphose ist die Brustwirbelsäule abnorm stark nach rückwärts gekrümmt und bildet einen Buckel.

Kyphoskoliose

Fixierte Auslenkungen der Wirbelsäule in zwei Ebenen (nach vorn/hinten sowie seitlich); früher häufiger beobachtet als Folge eines Vitamin-D-Mangels.

K

L

Labia
Lippen, meist als Bezeichnung für die Schamlippen der *Vulva* (der äußeren Genitalien der Frau), die die Scheiden- und Harnröhrenöffnung schützen. Es gibt zwei Schamlippenpaare: Die äußeren Schamlippen, Labia majora pudendi, sind fettreiche, außen behaarte Hautfalten mit Talg- und Schweißdrüsen. Sie bedecken die kleineren, haarfreien, inneren Hautfalten, die Labia minora pudendi, die vorne zusammenlaufen und dort den Kitzler (Klitoris; s. *Kitzler*) als Vorhaut einhüllen.

Labil
Instabil; leicht veränderlich. Vitamine sind labil, da sie durch Faktoren wie Hitze und starke Säure leicht aufgespalten werden können. Blutdruck mit Neigung zu Schwankungen kann als labil bezeichnet werden. In der Psychiatrie wird das Adjektiv labil zur Bezeichnung emotionaler Instabilität verwendet.

LAGE DER SCHAMLIPPEN
Die Labia majora pudendi erstrecken sich vom Damm nach vorn und gehen oben in den Schamberg über. Die Labia minora liegen darunter.

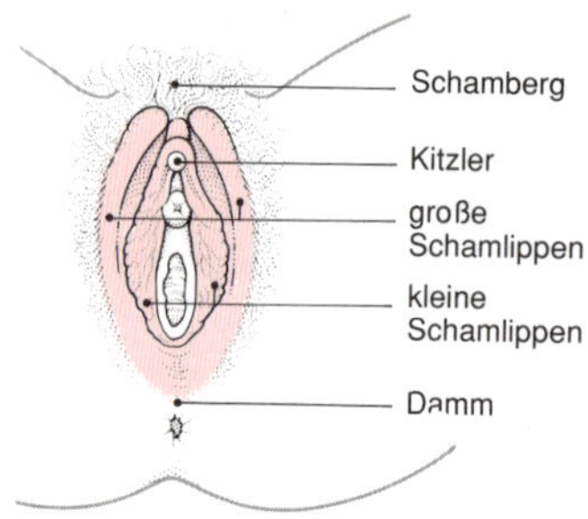

Labyrinth
Flüssigkeitsgefüllte Kammer im Innenohr, zuständig für das Gleichgewichtsgefühl (s. *Ohr*).

Labyrinthitis
s. *Innenohrentzündung*

Lachgas
Gängiger Name für *Distickstoffoxid*, ein Gas, das mit Sauerstoff gemischt bei einer allgemeinen Anästhesie (s. *Anästhesie, allgemeine*) inhaliert wird. Der Name Lachgas kommt von seiner euphorisierenden Wirkung.

Lactasemangel-Syndrom
Fehlen von Lactase, einem normalerweise in den Dünndarmzellen vorkommenden *Enzym*, das Lactose (Milchzucker) spaltet. Das L.-S. verursacht eine Störung der Lactoseverdauung.

ARTEN

Das L.-S. kann von Geburt an bestehen, sich unmittelbar nach dem Abstillen oder auch erst in der Pubertät oder später entwickeln.

Ein angeborenes Lactasemangel.-Syndrom kann dauerhaft bestehen, häufiger ist es jedoch nur von vorübergehender Natur. Es beruht auf einer verspäteten Enzymreife und kommt insbesondere bei Frühgeburten vor.

Ein bleibendes L.-S. befällt ca. 80-90 Prozent der schwarzen und orientalischen und ca. 5-15 Prozent der weißen Bevölkerung. Lactasemangel kann ebenfalls als Komplikation bei Darmkrankheiten (einschließlich *Zöliakie* und *Gastroenteritis*) auftreten; in solchen Fällen geht der Mangel häufig bei einer Besserung der Grundkrankheit vorüber.

SYMPTOME, DIAGNOSE UNDTHERAPIE

Unverdaute Lactose gärt im Darm und verursacht schwere Bauchkrämpfe, Völlegefühl, Blähungen und Durchfall; Gewichtsverlust und Mangelernährung können ebenfalls auftreten.

Die Diagnose wird durch Blut- und Stuhlproben gestellt. Die Therapie umfaßt eine lactosefreie Diät, die Patienten dürfen keine Milch zu sich nehmen, können jedoch gegärte Milchprodukte, wie

TECHNIK DER LAGERUNGSDRAINAGE
Die Patientin befindet sich in einer bestimmten oder einer Folge von verschiedenen Lagen auf einem Bett, um die verschiedenen Lungenareale zu drainieren. Kräftiges Ausatmen, begleitet von Oberarmstößen gegen den seitlichen Brustkorb, sowie gelegentliches Beklopfen der Brustwand sollen die Lungensekrete lösen.

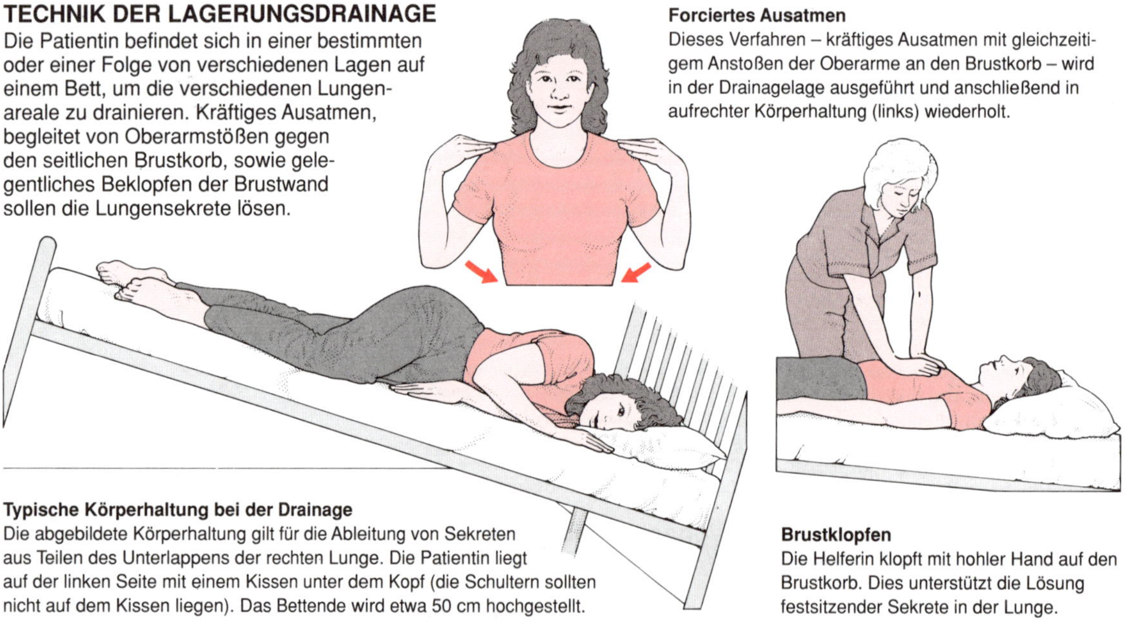

Forciertes Ausatmen
Dieses Verfahren – kräftiges Ausatmen mit gleichzeitigem Anstoßen der Oberarme an den Brustkorb – wird in der Drainagelage ausgeführt und anschließend in aufrechter Körperhaltung (links) wiederholt.

Typische Körperhaltung bei der Drainage
Die abgebildete Körperhaltung gilt für die Ableitung von Sekreten aus Teilen des Unterlappens der rechten Lunge. Die Patientin liegt auf der linken Seite mit einem Kissen unter dem Kopf (die Schultern sollten nicht auf dem Kissen liegen). Das Bettende wird etwa 50 cm hochgestellt.

Brustklopfen
Die Helferin klopft mit hohler Hand auf den Brustkorb. Dies unterstützt die Lösung festsitzender Sekrete in der Lunge.

etwa Joghurt, verzehren. In manchen Fällen werden Enzympräparate (die Lactose entweder teilweise oder ganz spalten) gegeben.

Lactose

Milchzucker. Chemisch ist L. ein Disaccharid, ein aus zwei Monosacchariden (Einfachzuckern) bestehendes *Kohlenhydrat.*

L. wird durch Lactase (ein *Enzym*, das von der Dünndarmwand abgegeben wird) in die Monosaccharide Glukose und Galaktose gespalten, die dann in das Blut übergehen. Patienten mit *Lactasemangel-Syndrom* leiden an einer Störung der L.-Verdauung.

Lactose-Intoleranz

Störung der Lactose-(Milchzucker-)Verdauung. L.-I. kann durch Lactasemangel, ein Enzym des Dünndarms (s. *Lactasemangel-Syndrom*) entstehen. In seltenen Fällen tritt L.-I. auch bei Personen ohne Lactasemangel auf.

Lactosemangel

s. *Lactose-Intoleranz*

Lactulose

(z.B. *Laevilac®*)

Laxans zur Therapie von *Verstopfung* und *Leberversagen.* Lactulose bewirkt, daß die Kotentleerung durch Wasseraufnahme aus den Blutgefäßen des Darmes erleichtert wird. L. findet Anwendung bei der Therapie von Leberversagen, da es dazu beiträgt, dem Blut Ammoniak zu entziehen und mit dem Kot auszuscheiden.

Lagerungsdrainage

Verfahren zur Ableitung von Schleim oder anderen Sekreten aus der Lunge. Die Person wird dabei so gelagert, daß die Sekrete durch Schwerkraft in die Luftröhre (Trachea) fließen und von dort abgehustet werden (s. gegenüberliegende Seite). Eine L. wird zur Behandlung von Erkrankungen vorgenommen, bei denen eine Infektion des Sekretstaus aufgetreten ist (wie bei *chronischer Bronchitis*, *Bronchiektasie* und *Mukoviszidose*).

Eine L. wird auch in Verbindung mit einem leichten Klopfen auf den Brustkorb vorgenommen, um festsitzende Sekrete zu lösen.

SO WIRD ES GEMACHT

Die betroffene Person liegt auf einem Bett. Bei veränderter Körperlage wird sukzessive jeder Lungenlappen drainiert. Dabei liegt die betreffende Person nacheinander auf dem Rücken, dem Bauch und der Seite. Eine Verlagerung einzelner Körperteile wird außerdem durch Verstellung des Bettendes und durch die Verwendung von Kissen erreicht. Die Lungensekrete lösen sich durch forciertes Ausatmen, durch Heben und Senken der Ellenbogen und gelegentlich durch Klopfen mit der hohlen Hand auf den Brustkorb. Letzteres übernimmt eine assistierende Person. Eine weitere Hilfe bietet ein *Vibrator*, der an den Brustkorb angelegt wird.

Lähmung

Bezeichnung für bestimmte Formen der *Paralyse.* Beispiele sind *zerebrale Kinderlähmung*, *Fazialislähmung* und Erb-Lähmung (Lähmung des Oberarms und der Schulter auf einer Körperseite).

Laktation

Milchproduktion und -sekretion nach der Geburt (s. *Stillen*).

Lambliasis

s. *Giardiasis*

Laminektomie

Chirurgische Teil- oder Totalentfernung einer oder mehrerer Laminae (Wirbelbögen) zur Freilegung des Rückenmarks. Die L. wird als erster Schritt zur Druckentlastung des Rückenmarks oder der austretenden Nervenwurzeln durchgeführt (s. *Dekompression des Rückenmarks*).

SO WIRD ES GEMACHT

In den Rücken des Patienten wird zur Freilegung der Laminae ein Schnitt gelegt. Um den Zugang zum Rückenmark zu ermöglichen, werden Teile eines oder mehrerer der umliegenden Wirbelbögen entfernt. In seltenen Fällen müssen mehrere Laminae komplett entfernt werden. In diesem Fall kann eine *Spondylodese* (Versteifung der Wirbelsäule durch Metallstäbe und Knochentransplantate) zur Vermeidung einer späteren Wirbelsäuleninstabilität erforderlich sein.

Landesärztekammer

s. *Ärztekammer*

Lanolin

Mischung gelber, öliger Substanz aus Schafwolle und gereinigtem Wasser, dient als *Emolliens* bei der Behandlung trockener Haut. Lanolin ist gewöhnlich in Badeölen und Handcremes enthalten; es wird ebenfalls zur Therapie leichter *Dermatitis* verwendet. Gelegentlich kann Lanolin allergische Reaktionen hervorrufen.

Lanugo

Feines, weiches, flaumiges Haar, das den Fetus bedeckt. L. tritt im vierten oder fünften Schwangerschaftsmonat auf und verliert sich bis zum 9. Monat. L. ist manchmal noch bei Frühgeburten vorhanden.

L. kann erneut bei an Krebs erkrankten Erwachsenen, insbesondere bei Brust-, Blasen-, Lungen- und Dickdarmkrebs, auftreten wie auch bei Patienten mit *Anorexia nervosa* oder als Nebenwirkung bestimmter Medikamente (insbesondere *Ciclosporin*).

Lanzette

Kleines, spitzes, zweischneidiges Messer zur Öffnung und Ableitung von Läsionen wie Furunkeln und Abszessen.

Laparoskopie

Bauchspiegelung; Methode der direkten Untersuchung des Bauchraumes mit Hilfe eines optischen Sichtinstruments (Laparoskop; s. Abbildung auf der folgenden Seite).

WARUM ES GEMACHT WIRD

Die Bauchspiegelung wird im allgemeinen durchgeführt, um die Ursachen von Beckenschmerzen oder gynäkologischer Symptome (wie etwa Verdacht auf *ektopische Schwangerschaft* oder *Beckenentzündung*) zu klären, die durch eine Allgemeinuntersuchung nicht nachgewiesen werden können. Sie wird ebenfalls häufig zur Untersuchung der Eileiter in Fällen von *Unfruchtbarkeit* vorgenommen. L. kann auch zur Untersuchung des Blinddarms, der Gallenblase und der Leber ausgeführt werden.

Bei Frauen wird eine *Sterilisierung* in der Regel mittels eines Laparoskops vorgenommen (s. Beschreibung des Operationsverlaufs beim Stichwort "Sterilisierung der Frau").

Laparotomie

Operative Eröffnung des Bauches, um die Ursache einer anders nicht diagnostizierbaren Krankheit zu erkennen. L. bezieht sich auf jede Art der Bauchoperation, da auch bei einer Operation zur Therapie eines bekannten Leidens eine genaue Untersuchung des gesamten Bauchraums durchgeführt wird.

Dank neuer Diagnoseverfahren wie etwa der *Computertomographie*, der *Ultraschall-Diagnostik* und der *Laparoskopie* wird eine L. heutzutage seltener durchgeführt als früher.

WARUM ES GEMACHT WIRD

Eine Laparatomie wird im allgemeinen dann vorgenommen, wenn durch andere Diagnoseverfahren die Ursachen von Symptomen und Beschwerden nicht erkannt werden konnten. Häufige Gründe für die Durchführung einer Laparotomie sind chronische Bauchschmerzen und *Peritonitis* (Entzündung des Bauchfells). Bei schweren Bauchverletzungen

L

LAPAROSKOPIE

Eine Hohlnadel wird unmittelbar unter dem Nabel durch die Bauchdecke gestochen (unter örtlicher Betäubung) und durch die Kanüle Kohlendioxidgas gepumpt, um die Bauchhöhle aufzublähen. Dann wird das Laparoskop durch einen zweiten Schnitt eingeführt, und damit werden (s. rechts) die inneren Organe inspiziert. Das Gas in der Leibeshöhle kann noch einen oder zwei Tage darauf Unwohlsein verursachen.

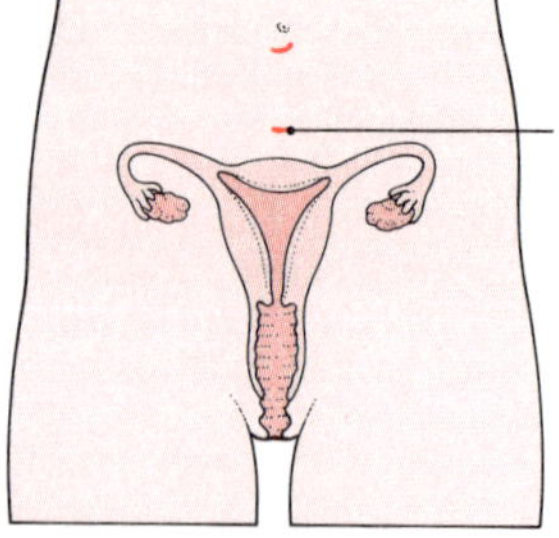

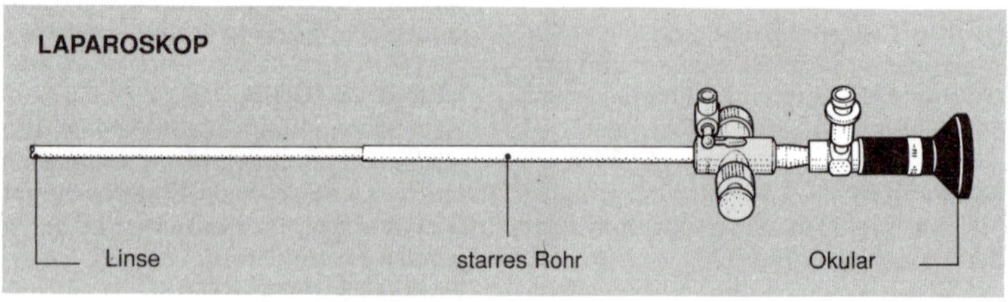

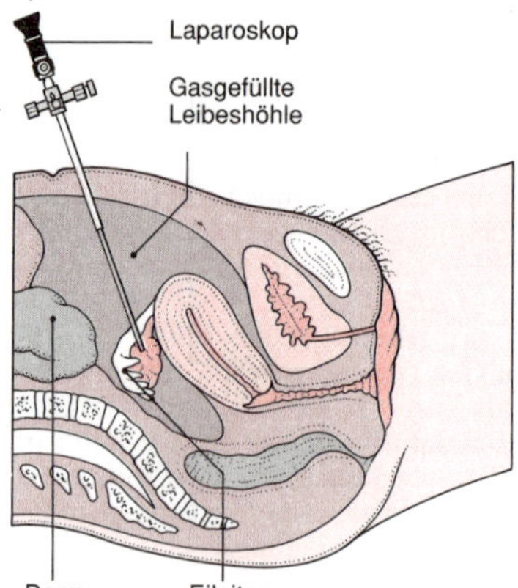

Gynäkologische Laparoskopie
Sie dient vor allem Diagnosezwecken und der Entnahme von Eiern für eine künstliche Befruchtung, ist aber auch das gängige Verfahren für die Sterilisierung von Frauen.

nach einem Unfall wird eine Laparatomie als Notfalltherapie durchgeführt.

SO WIRD ES GEMACHT

Die Bauchhöhle wird mit einem Schnitt durch die Bauchdecke eröffnet und auf Krankheitszeichen untersucht. Erkrankte Organe werden wiederhergestellt oder entfernt, der Schnitt wird anschließend genäht.

Die Dauer der Rekonvaleszenz hängt von der Art und dem Schweregrad der durch die L. erkannten und therapierten Erkrankung ab.

Lappen

(*F.* Lobus) Klar abgrenzbarer, bindegewebig begrenzter Teil eines Organs, wie etwa des Gehirns, der Leber, der Lunge und der Schilddrüse. Auch ein vorspringendes, flaches, hängendes Körperteil, wie das Ohrläppchen, wird so bezeichnet.

Lärm

Ungeordnetes, eine unangenehme Sineswahrnehmung hervorrufendes, ungewünschtes oder die Hörfähigkeit beeinträchtigendes Geräuschphänomen.

Der *Gehörsinn* kann durch eine kurzzeitige Einwirkung sehr starken Lärms (z.B. durch eine Explosion in geringer Entfernung) oder bei längerer L.exponierung (wie es in einem Maschinenraum oder einer Gießerei der Fall ist) geschädigt werden. Jeglicher Lärm über 90 Dezibel kann zu Schädigungen führen. Je stärker der Lärm, desto kürzer ist die Zeit, bis eine Schädigung eintritt (s. Tabelle rechte Seite).

WIE LÄRM DEN GEHÖRSINN SCHÄDIGT

Die Einwirkung eines plötzlichen, sehr starken Lärms, meist über 130 Dezibel, kann eine unmittelbare und bleibende Schädigung hervorrufen.

Normalerweise reagieren die Muskeln im Mittelohr auf besonders starke Geräusche durch eine Zügelung der Gehörknöchelchen (der Knochenkette, die Schwingungen an das Mittelohr überträgt), vermindern somit ihre Schwingungsfähigkeit und dämpfen die Lärmintensität.

Bei unerwarteter Lärmeinwirkung bleibt diesen Schutzmechanismen jedoch keine Zeit zu reagieren. Der gesamte Druck der Schwingungen wird in das Innenohr geleitet und verursacht schwere Schädigungen der empfindlichen Hörzellen in der Schnecke. Gelegentlich kann durch starken Lärm ein Trommelfellriß auftreten.

Häufiger tritt eine Schädigung durch starken Lärm über einen längeren Zeitraum hinweg auf, was zu einer allmählichen Zerstörung der Hörzellen der Schnecke und zu bleibender Schwerhörigkeit führt.

SYMPTOME DER LÄRMSCHÄDIGUNG

Schall mit 90 Dezibel oder darüber kann Schmerzen oder vorübergehende minuten- oder stundenlange Schwerhörigkeit hervorrufen. Dies ist ein Alarmzeichen für das Eintreten einer Gehörschädigung, sofern die Schallquelle nicht beseitigt wird oder geeignete Schutzmaßnahmen getroffen werden. Anhaltender *Tinnitus aurium* (Ohrensausen oder -klingeln), der nach der Lärmeinwirkung auftreten kann, ist ein Hinweis auf eine mögliche Schädigung.

Eine langzeitige Einwirkung starken Lärms führt anfangs zum Verlust der Fähigkeit, bestimmte hohe Töne zu hören. Später greift die Schwerhörigkeit auf alle hohen Frequenzen über, und es kommt zu einer Störung der Sprachwahrnehmung. Die Störung kann sich schließlich auch auf niedrige Töne ausdehnen.

VORBEUGENDE MASSNAHMEN GEGEN LÄRMSCHÄDEN

Es bestehen Verordnungen über maximale Schallpegel am Arbeitsplatz. Personen, die eine Einwirkung starken Lärms nicht vermeiden können (etwa Arbeiter an Preßluftbohrern), sollten einen Gehörschutz tragen. Personen, die ständig hohen Schallpegeln ausgesetzt sind, sollten regelmäßig ihr Gehör kontrollieren lassen. L. von Tieffliegern kann den Schlaf und Alltagsaktivitäten wie Unterhaltungen oder Musikhören stören. Zur Kontrolle der Schallpegel in der Nähe von Flughäfen bestehen Lärmschutzvorschriften.

Larva migrans

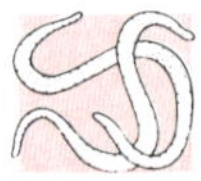

Infektion mit Larven bestimmter Würmer; die Symptome entstehen durch das Wandern der Würmer im menschlichen Körper.

Viszerale L.m., besser bekannt als *Toxokariasis*, wird durch eine Wurmart hervorgerufen, die normalerweise als Parasit bei Hunden auftritt. Kutane Larva migrans entsteht durch die Larven der Hakenwürmer, der Parasiten, die Hunde, Katzen oder andere Tiere befallen können. Kutane L.m., auch bekannt als Hautmaulwurf, wird durch Barfußlaufen auf mit Tierkot verunreinigtem Boden oder Sand übertragen. Die Larven dringen durch die Haut der Füße,

RELATIVE SCHALLPEGEL

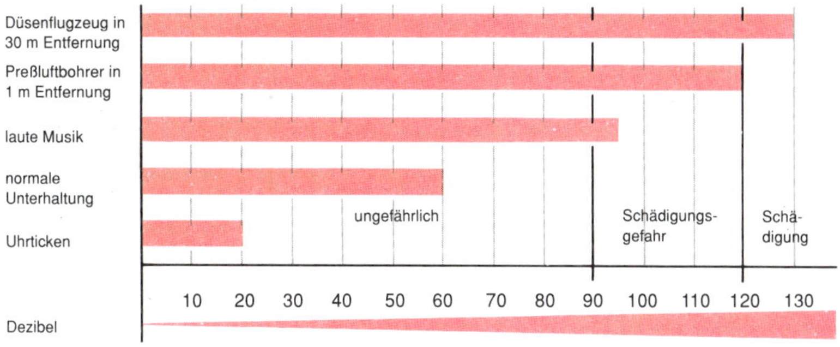

wandern umher und erzeugen stark juckende Linien, zuweilen verbunden mit Blasenbildung.

Eine Therapie beider Typen der Larva migrans kann durch *Anthelmintika* wie Praziquantel (z.B. Biltricide ® +) erfolgen.

Laryngektomie

Teilweise oder vollständige operative Entfernung des Larynx (Kehlkopfes) zur Behandlung des Larynxkarzinoms im fortgeschrittenen Stadium (siehe *Kehlkopfkrebs*). Nach der Operation sind die Patienten nicht mehr in der Lage, normal zu sprechen.

WARUM ES GEMACHT WIRD

Wird ein Larynxkarzinom frühzeitig erkannt, so bestehen in den meisten Fällen mittels Radiotherapie gute Heilungschancen. Doch bei großen Tumoren und bei solchen, die nicht auf *Radiotherapie* ansprechen, ist eine operative Entfernung erforderlich. Unter Vollnarkose erfolgt ein Schnitt in den Hals, der Kehlkopf wird entfernt. Der oberste Teil der Luftröhre (Trachea) unmittelbar unter dem Kehlkopf wird dann an die Haut um die Operationswunde genäht, wodurch eine dauerhafte Öffnung, ein Stoma, zur Atmung entsteht.

REKONVALESZENZ

Die Patienten erhalten sofort nach der Operation eine Klingel oder einen Summer sowie Stift und Papier zur Kommunikation. Im Stoma verbleibt einige Tage ein Schlauch, so daß sich die Öffnung durch die Heilung des umliegenden Gewebes nicht schließt. Die Luft im Krankenzimmer wird befeuchtet, um die Schleimbildung im Stoma zu reduzieren, zusätzlicher Schleim wird abgesaugt.

Zu Beginn wird jegliche Nahrung durch einen dünnen Schlauch, der über die Nase in den Magen verläuft, zugeführt. Nach ungefähr 10 Tagen wird die Magensonde entfernt, und die Nahrung (zunächst flüssig oder halbflüssig) kann wieder normal aufgenommen werden.

Die Dauer der Rekonvaleszenz hängt vom Alter und dem Gesundheitszustand des Patienten/der Patientin ab sowie davon, ob vor der Operation eine Radiotherapie durchgeführt wurde.

PROGNOSE

Mit Hilfe eines Sprachtherapeuten und mit viel Ausdauer können Patienten neu sprechen lernen (Rülpssprache). Dabei wird zunächst Luft geschluckt, die dann kontrolliert ausgestoßen wird. Zunge, Gaumen und Lippen modulieren die Laute, und es werden rauh klingende, doch deutliche Wörter gebildet. Diese Technik erfordert sehr viel Übung. Als Alternative können Patienten einen elektronischen Kehlkopf benützen, der ein summendes Geräusch abgibt und oben gegen den Hals gehalten wird. Bei der Artikulation von Wörtern überträgt die Elektronik den Summton in Sprache.

Schwimmen ist nicht möglich, auch beim Duschen und Baden ist nach einer L. Vorsicht geboten.

Laryngeus

(*F.* Nervus laryngeus) Kehlkopfnerv mit motorischen und sensiblen Fasern, Ast des Vagus (X. Hirnnerv). Man unterscheidet zwei Paare, die beiden oberen und die beiden unteren Laryngeusnerven. Die letzteren sind die Endäste der rückläufigen Laryngeusnerven (Nervus laryngeus recurrens).

Der Vagus entspringt am verlängerten Rückenmark und verläßt am Foramen jugulare der Schädelbasis die Schädelhöhle. Im Halsbereich zieht er zusammen mit der Halsschlagader und der inneren Drosselvene. Hier gibt er u.a. den oberen Laryngeus ab, der einige Rachen- und äußere Kehlkopfmuskeln sowie die Schleimhaut der oberen Kehlkopfhälfte versorgt. Im unteren Halsbereich geht der rückläufige Laryngeus ab, der sich rechts um die Unterschlüsselbeinarterie, links um den Aortenbogen schlingt und wieder zum Kehlkopf hochzieht. Als unterer Laryngeus innerviert er die inneren Kehlkopfmuskeln und die Schleimhaut der unteren Kehlkopfhälfte.

Eine Schädigung eines oder beider rückläufigen L.nerven ruft eine Lähmung der Kehlkopfmuskeln und damit der *Stimmbänder* hervor, die zu Stimmverlust und zuweilen zu Atembehinderungen führt.

Laryngitis

Entzündung des *Larynx* (des Kehlkopfes), im allgemeinen hervorgerufen durch eine Infektion, die zu *Heiserkeit* führt.

L. kann akut, nur einige Tage lang, oder chronisch, über einen längeren Zeitraum, auftreten.

URSACHEN

Akute L. entsteht im allgemeinen durch eine Virusinfektion, wie etwa eine Erkältung, kann jedoch auch auf eine durch Arzneimittel, Pollen oder andere Substanzen ausgelöste Allergie zurückzuführen sein.

Chronische L. entsteht durch stimmliche Überbeanspruchung, starken Husten, Reizung durch Tabakrauch, Alkohol, Dämpfe oder Schädigung während einer Operation.

SYMPTOME

Das häufigste Symptom ist Heiserkeit bis zu Stimmverlust. Auch treten Schmerzen oder ein Unbehaglichkeitsgefühl im Hals (insbesondere beim Schlucken) sowie trockener Reizhusten auf. L. infolge eines Virusinfekts geht häufig mit Fieber und einem allgemeinen Krankheitsgefühl einher.

VERLAUF DER LARYNGEUS-NERVEN

Der rückläufige Laryngeusnerv geht im unteren Halsbereich aus dem Vagusnerv hervor; der rechtsseitige umfährt die Unterschlüsselbeinarterie, der linke den Aortenbogen; beide ziehen nahe der Schilddrüse (an deren hinteren Polen) zurück zum Kehlkopf (Larynx).

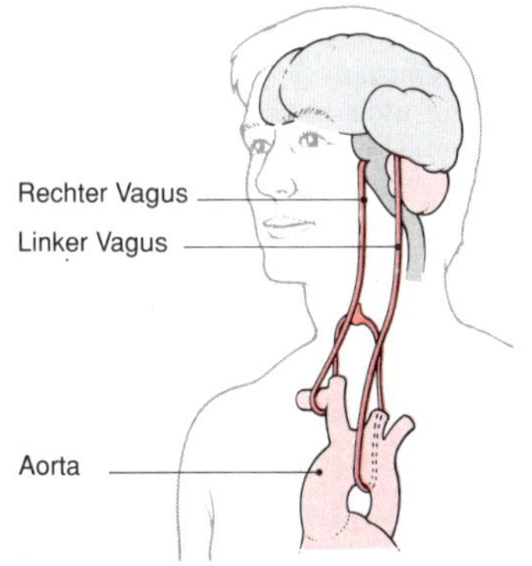

L

THERAPIE

Patienten mit L. sollten Bettruhe einhalten, Tabak und Alkohol meiden, die Atemluft durch Luftbefeuchtung feucht halten und zur Fiebersenkung und Schmerzlinderung Medikamente wie *Paracetamol* einnehmen.

Verschwinden die Symptome innerhalb von vier oder fünf Tagen nicht, wird Sputum (Schleim) ausgeworfen oder dauert die Heiserkeit einige Wochen an, sollte ärztlicher Rat gesucht werden. Im Falle einer bakteriellen Infektion werden *Antibiotika* verschrieben. Bei Verdacht auf eine andere Ursache als eine Infektion sind diagnostische Untersuchungen erforderlich, auch um Krebs auszuschließen (s. *Larynxkarzinom*), der bei frühzeitiger Erkennung heilbar ist.

Laryngoskopie

Kehlkopfspiegelung; Untersuchung des *Larynx* (des Kehlkopfs) mittels eines Spiegels, der gegen die Rachenwand gehalten wird (indirekte L.), oder mittels einer optischen Sonde, dem Laryngoskop (direkte L.). Ein Laryngoskop ist entweder starr oder biegsam.

WARUM ES GEMACHT WIRD

Eine Untersuchung des Larynx erfolgt bei chronischer Heiserkeit oder anderen Stimmveränderungen, bei anhaltendem Stridor (rauhem Geräusch bei der Einatmung) oder bei Einatmungsstörungen. Eine L. wird ebenfalls bei Halsschmerzen oder Schluckbeschwerden durchgeführt.

INDIREKTE LARYNGOSKOPIE

Das Verfahren kann zur Erkennung der Laryngitis (Kehlkopfentzündung), benigner (gutartiger) oder maligner (bösartiger) Kehlkopftumoren und jeder Bewegungseinschränkung der Stimmbänder angewendet werden.

DIREKTE LARYNGOSKOPIE

Die Methode ermöglicht eine genauere Untersuchung des Larynx als die indirekte Laryngoskopie. Auch erlaubt sie die Durchführung komplizierterer Verfahren wie etwa einer *Biopsie* (Entnahme einer Gewebsprobe zur mikroskopischen Untersuchung) sowie einer Entfernung eines Fremdkörpers oder eines gutartigen Tumors. Die direkte Laryngoskopie wird auch vor einer *Intubation* vorgenommen.

SO WIRD ES GEMACHT

Die Verfahren der indirekten und direkten L. werden im Schaubild erläutert.

VERFAHREN EINER LARYNGOSKOPIE

Es gibt zwei Methoden: Bei der indirekten Laryngoskopie wird der Hals mittels eines Spiegels, bei der direkten Laryngoskopie mit einem einführbaren Instrument, dem Laryngoskop, untersucht. Bei der Verwendung eines starren Laryngoskops ist eine Vollnarkose erforderlich, bei einem biegsamen Laryngoskop reicht eine leichte Beruhigung.

INDIREKTE LARYNGOSKOPIE

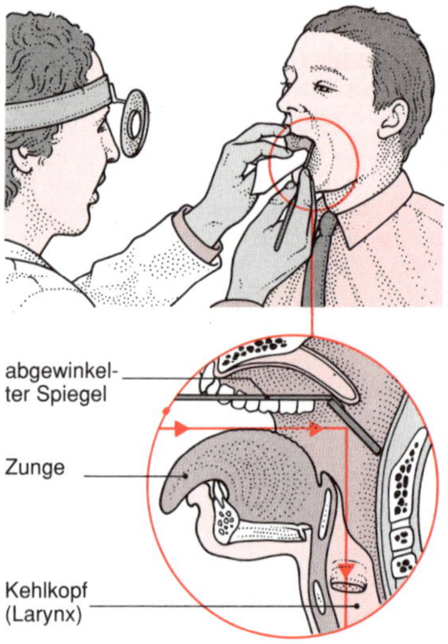

Bei herausgestreckter Zunge wird ein abgewinkelter Spiegel mit seiner Rückseite an den weichen Gaumen gelegt. Eine Lampe oder ein Stirnspiegel beleuchten den Larynx, der im Spiegel reflektiert wird.

DIREKTE LARYNGOSKOPIE

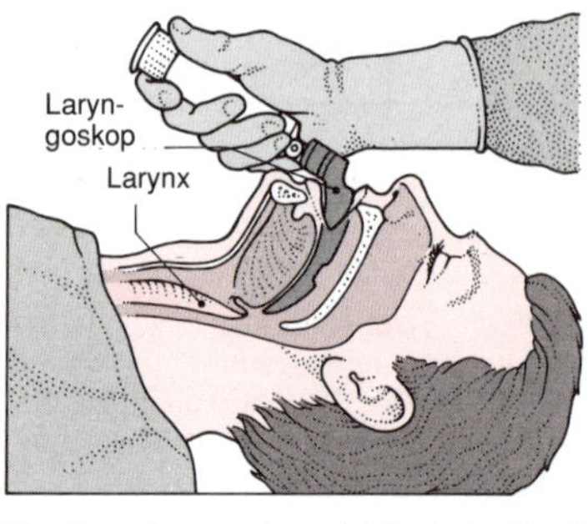

Ein starres Laryngoskop wird durch den Mund in den Rachen eingeführt, ein biegsames dagegen durch die Nase.

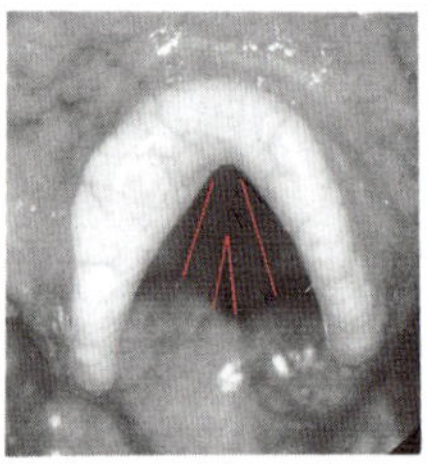

Blick auf den Larynx
Blick durch das Laryngoskop: In der Mitte befinden sich die Stimmbänder (rot), der Kehldeckel bildet den Bogen oben.

Laryngotracheobronchitis

Entzündung von *Larynx, Trachea* und *Bronchien*. L. wird in einem Viertel bis einem Drittel aller Fälle durch ein Virus hervorgerufen; in manchen anderen Fällen tritt sie auch infolge einer bakteriellen Infektion auf. L. kann eine leichte, manchmal jedoch auch lebensbedrohliche Krankheit sein. Bei kleinen Kindern ist L. eine häufige Ursache des *Krupp*.

Larynx

Kehlkopf; kompliziert gebauter Verschlußapparat am Beginn des unteren Atemwegs mit stimmbildender Funktion.

LAGE UND BAU

Der L. liegt vor der unteren Rachenetage (Hypopharynx) am Eingang zur Luftröhre (*Trachea*). Der Bug des Schildknorpels ist am Hals (hinteres Ende des Mundbodens) als sog. Adamsapfel zu tasten. Der L. ist vielgliedrig aus Knorpeln, Bändern und Muskeln aufgebaut. Durch seine muskuläre Anheftung an das Zungenbein (sog. infrahyale Muskeln) nimmt er an allen Schluckbewegungen teil. Das Kehlkopfskelett besteht aus dem Schildknorpel, der mit seinen beiden seitlichen Platten die übrigen L.teile schützt. Die Platten laufen in der Mitte zu einem Bug zusammen. Der Schildknorpel wird vom darunter befindlichen siegelringförmigen Ringknorpel getragen. Auf seinem nach hinten zeigenden Siegel sitzen, beweglich angeordnet, die beiden Stellknorpel. Diese sind über die beiden *Stimmbänder* mit der Innenseite des Schildknorpelbugs verbunden. Durch Drehung und Gleiten der Stellknorpel auf dem Siegel läßt sich der Abstand der Stimmbänder zueinander (die Stimmritze) verändern, durch Kippbewegung zwischen Schild- und Ringknorpel die Spannung der Stimmbänder.

Der Kehldeckelknorpel ist an die Mitte der Innenseite des Schildknorpelbugs angeheftet.

FUNKTION

Der L. schließt die unteren Atemwege beim Schluckakt ab und verhindert ein Eindringen von Fremdkörpern, andererseits gibt er bei der Atmung die Luftwege frei. Gelangen trotzdem Nahrungsbestandteile in den L., lösen sie einen Hustenreiz aus.

Die zweite Funktion des L. ist die Stimmbildung: Die aus den Lungen strömende Luft setzt die Stimmbänder in Schwingungen und ruft Laute hervor, die durch den darüber befindlichen Stimmapparat modifiziert und in *Sprache* bzw. Gesang umgewandelt werden.

LAGE DES KEHLKOPFS

Der Kehlkopf (Larynx) liegt unterhalb des Mundrachenraums vor der untersten Rachenetage (Hypopharynx) am Eingang zur Luftröhre.

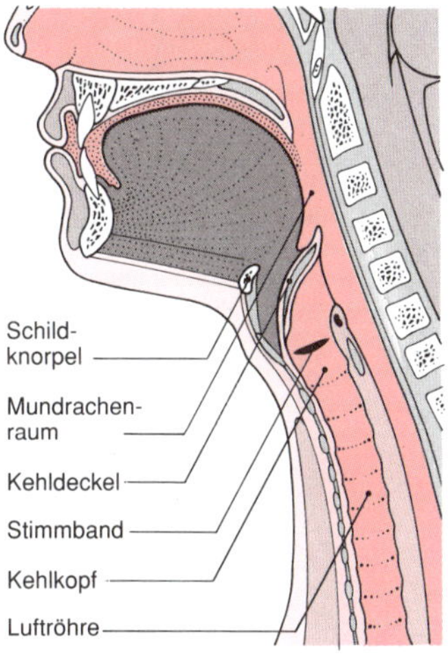

Larynxkarzinom

Bösartiger Tumor des Kehlkopfs *(Larynx)*, der oft dauerhafte Heiserkeit verursacht. Das L. stellt etwa 2 Prozent aller Krebserkrankungen dar.

URSACHEN UND VORKOMMEN

Die genauen Ursachen des L.s sind nicht bekannt, doch sind starke Raucher am häufigsten betroffen. Es wird auch mit gesteigertem Alkoholkonsum in Verbindung gebracht.

Das L. tritt meist bei über 60jährigen auf, häufiger bei Männern als bei Frauen.

SYMPTOME

Das Hauptsymptom des L.s ist Heiserkeit, vor allem bei Tumoren auf den Stimmbändern. Bildet sich die Geschwulst an einer anderen Stelle des Kehlkopfs, wird die Erkrankung oft erst in fortgeschrittenem Stadium entdeckt, wenn der Tumor Halsbeschwerden, Atemnot, Schluckbeschwerden und Bluthusten hervorruft.

DIAGNOSE

L.e können mit Hilfe der *Laryngoskopie* (Kehlkopfspiegelung) entdeckt werden. Zur Bestimmung der Gut- oder Bösartigkeit der Geschwulst wird unter Lokal- oder Allgemeinanästhesie eine *Biopsie* (Entnahme einer kleinen Gewebsprobe zur mikroskopischen Analyse) durchgeführt. Durch sie können auch erste Anzeichen von krebsartigen Veränderungen an der Schleimhaut des Kehlkopfs entdeckt werden.

THERAPIE

Wird der Tumor im Anfangsstadium entdeckt, sind die Heilungsaussichten meist günstig. Sie liegen bei 95 Prozent bei einem kleinen L. auf den *Stimmbändern*. Es kann die *Radiotherapie* oder *Laserbehandlung* eingesetzt werden.

Bei größeren L.en (und bei solchen, die auf keine Therapie ansprechen) wird eine teilweise oder völlige *Laryngektomie* (Kehlkopfentfernung) in Betracht gezogen, außer bei schwachen oder betagten Patienten. Die Heilungschancen bei chirurgischen Eingriffen hängen von der Position und der Größe des Tumors ab. Patienten mit Laryngektomie müssen neue Sprechtechniken erlernen.

Hat sich der Tumor im gesamten Kehlkopf oder auch an anderen Teilen der Kehle (in seltenen Fällen auch auf andere Körperteile) ausgebreitet, werden die Patienten mit Radiotherapie und *Zytostatika* behandelt. Diese Kombination lindert die Symptome und hemmt oft vorübergehend das Fortschreiten der Krankheit.

Laser

Gerät zur Erzeugung gebündelter konzentrierter Lichtstrahlung. Laser ist eine Abkürzung für **l**ight **a**mplification by **s**timulated **e**mission of **r**adiation (Lichtverstärkung durch induzierte Strahlungsemission). Durch dauernde Zufuhr von Energie von außen wird das Medium auf ein hohes Energieniveau gepumpt und fällt durch zusätzliche Anregung unter Aussendung von Lichtquanten in das Grundniveau zurück (sog. stimulierte Emission). Ein Laserstrahlenbündel ist parallel, hat eine spezifische Wellenlänge (oder manchmal eine enge Bandbreite von Wellenlängen) und ist kohärent (d.h. alle Scheitelpunkte der einzelnen Wellen fallen zusammen).

Laserbehandlung

*Laser*strahlen finden in einer Vielzahl medizinischer Verfahren Verwendung,

L

KEHLKOPFERKRANKUNGEN

Erkrankungen des Larynx (Kehlkopfs) treten häufig auf. Im allgemeinen erzeugen sie *Heiserkeit*, da sie die Tätigkeit der Stimmbänder stören. Andere Symptome sind Atemstörungen, Stridor (ein pfeifendes Geräusch bei Ein- und/oder Ausatmung), Halsschmerzen und Husten. Bei anhaltender Heiserkeit sollte ärztlicher Rat gesucht werden.

GEBURTSFEHLER

Selten werden Kinder mit einem weichen, schwachen Larynx geboren, der sog. Laryngomalazie. Die Hauptanzeichen dafür sind *Stridor* und geräuschvolle Atmung beim Füttern. Im Alter von zwei Jahren hat der Larynx im allgemeinen seine normale Festigkeit erlangt.

ENTZÜNDUNG

Laryngitis (Kehlkopfentzündung) ist die häufigste Larynxerkrankung bei Erwachsenen. Symptome sind Heiserkeit, Fieber und Halsbeschwerden. Bei Kindern bis zum Alter von vier Jahren tritt sehr häufig *Krupp* (Entzündung und Verengung der Atemwege) auf. Weitaus seltener ist *Epiglottitis* (Entzündung des Kehldeckels, der den Larynx während des Schluckens verschließt). Bei kleinen Kindern ist dies eine lebensbedrohende Erkrankung.

GESCHWÜLSTE

Auf den Stimmbändern können sich verschiedene Formen einer gutartigen Wucherung bilden. Die häufigste ist der Polyp, eine Bindegewebswucherung, die im allgemeinen durch Rauchen, eine Infektion, wie etwa Grippe, oder stimmliche Überbeanspruchung entsteht. Bei Kindern entwickeln sich an den Stimmbändern gelegentlich Warzen. Sowohl Polypen als auch Warzen machen eine Entfernung und mikroskopische Untersuchung erforderlich, um Krebs auszuschließen. *Sängerknötchen* sind kleine gutartige Wucherungen, die bei starker Beanspruchung der Stimme an den Stimmbändern auftreten. Sie verleihen der Stimme einen heiseren Ton.

Bösartige Tumoren, die dauerhafte Heiserkeit hervorrufen, entstehen gewöhnlich durch Rauchen und Alkoholkonsum (s. *Larynxkarzinom*).

ANDERE ERKRANKUNGEN

Ein Tumor, eine Infektion oder die operative Entfernung einer vergrößerten Schilddrüse (Strumektomie) können zu einer Schädigung des rückläufigen Laryngeusnervs führen. Bei seinem Ausfall kommt es zu Heiserkeit bis völligem Stimmverlust, auch die Atmung kann beeinträchtigt sein.

UNTERSUCHUNG

Untersucht werden Kehlkopferkrankungen mittels *Laryngoskopie*. Manchmal wird zur *Biopsie* eine Gewebsprobe entnommen; Röntgenuntersuchungen, insbesondere Schichtaufnahmen, können weiteren Aufschluß geben.

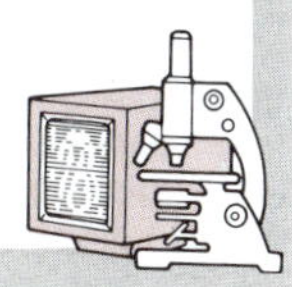

EINSATZ EINES LASERS

Für das konzentrierte Lichtbündel, das von einem Laser freigesetzt wird, gibt es eine Vielzahl medizinischer Anwendungsgebiete. Bei niedriger Intensität werden durch den Laser die Gewebsheilung gefördert sowie Schmerzen, Entzündungen und Schwellungen gemindert. Bei hoher Intensität zerstört der Lichtstrahl die Zellen, auf die er gerichtet ist, ohne jedoch die umliegenden Zellen zu schädigen. Eine Gewebsdurchtrennung ohne Blutungen ist mit Laser ebenfalls möglich.

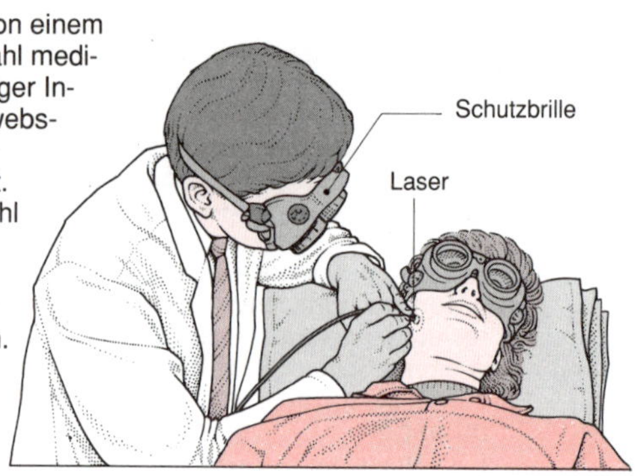

Argonlaser
Eine Lichtkoagulation von Blutgefäßen tritt auf, wenn das blaugrüne Licht dieses Lasers vom Hämoglobin absorbiert wird.

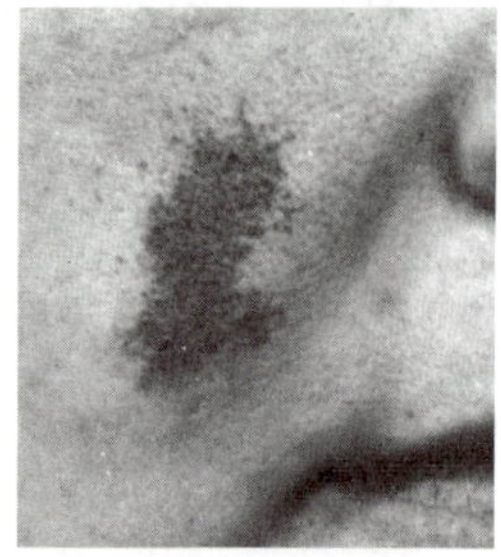

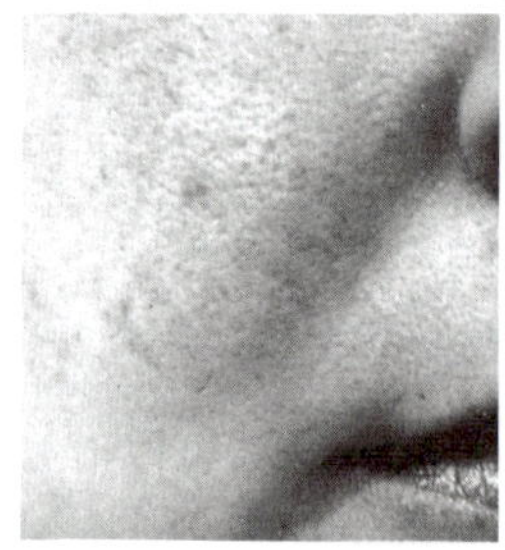

Entfernung von Flecken auf der Haut
Diese Photos vor und nach einer Laserbehandlung zeigen, daß ein Feuermal gut entfernt werden kann. Die Behandlung ist nicht immer so erfolgreich, es bleiben manchmal Narben.

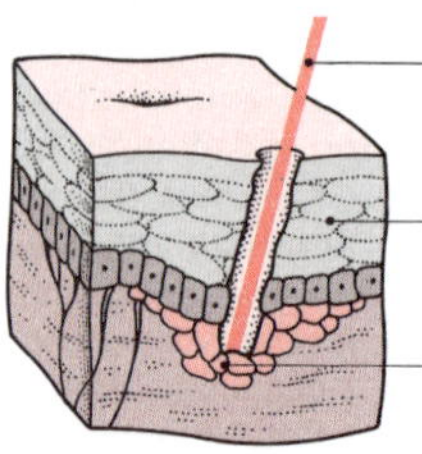

Fokussierender CO_2-Laser
Dieser Laser ist ideal für Präzisionsschnitte oder zur Zerstörung krankhafter Zellen, da der fokussierende Strahl das umliegende Gewebe erhält.

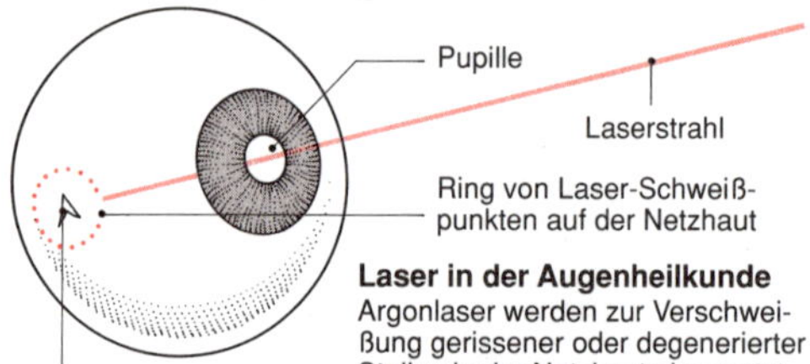

Laser in der Augenheilkunde
Argonlaser werden zur Verschweißung gerissener oder degenerierter Stellen in der Netzhaut eingesetzt, um eine Netzhautablösung zu verhindern. Sie werden auch bei diabetischen Retinopathien verwendet.

zum Beispiel zur Durchtrennung von Gewebe, zum Verschweißen kleiner Netzhautrisse oder zur Zerstörung mancher Tumoren.

BEHANDLUNG MIT NIEDRIGER STRAHLUNGSINTENSITÄT

Eine Behandlung mit Laserstrahlen niedriger Strahlungsintensität regt die Gewebsheilung an und lindert Schmerzen, Entzündungen und Schwellungen. Die Wirkung beruht auf einer Verbesserung der Durchblutung und des Lymphstromes sowie auf einer verringerten Bildung von *Prostaglandinen* (hormonähnlichen Substanzen, die Entzündungen fördern und Schmerz erzeugen). Laserbündel mit niedriger Strahlungsintensität werden bei der Therapie von Muskelrissen, Bänderzerrungen sowie Sehnen- und Gelenkentzündungen eingesetzt.

BEHANDLUNG MIT HOHER STRAHLUNGSINTENSITÄT

Eine Behandlung mit hoher Strahlungsintensität zerstört Zellen direkt unter dem Strahlenbündel, während die umliegenden Zellen nicht beschädigt werden; sie wird daher in der Therapie mancher Tumoren angewendet. Der Strahl durchtrennt dås Gewebe und führt gleichzeitig eine Blutgerinnung herbei, was ihn zu einem nützlichen chirurgischen Instrument macht.

LASER IN DER AUGENHEILKUNDE

Laser werden zur Behandlung diabetischer *Retinopathie* (zur Koagulation und somit zur Vermeidung von Blutungen aus anomalen Blutgefäßen) herangezogen, zur Vorbeugung und Behandlung der *Netzhautablösung* (durch Verschweißen kleiner Risse oder degenerierter Stellen in der Retina), zum Einbrennen eines Lochs in die Iris (um den hohen Druck bei einem *Glaukom* zu vermindern) und zur Zerstörung kleiner Tumoren der Retina. Der Laser kann ebenfalls dazu verwendet werden, um ein Loch in die Mitte der Linsenkapsel zu machen, wenn es nach einer *Staroperation* zu einer Trübung der Linsenkapsel gekommen ist. Mit diesem Eingriff kann die Sehkraft wiederhergestellt werden.

LASER IN DER GYNÄKOLOGIE

Laserstrahlen werden manchmal verwendet, um die Eileiter durch das Entfernen vernarbten Gewebes, das sich nach einer Infektion oder *Sterilisierung* gebildet hat, durchgängig zu machen. Laser werden zudem zur Zerstörung krankhafter Zellen in der Cervix uteri herangezogen.

ANWENDUNGSGEBIETE

Laser werden häufig zur Entfernung kleiner Muttermale und Tätowierungen eingesetzt; die Ergebnisse sind unterschiedlich gut. Frühzeitig erkannte maligne Tumoren im Larynx können mit Laser ohne Beschädigung der Stimmbänder erfolgreich entfernt werden.

Es werden noch viele neue Anwendungsbereiche untersucht. So umfaßt z.B. der potentielle Einsatz von Lasern die Entfernung von *Plaque* bei Arteriosklerose aus dem Inneren der Arterien. Auch zur Zertrümmerung von Blasen- und Nierensteinen sowie zur Entfernung sonst unzugänglicher Tumoren im Gehirn und an den Stimmbändern (s.a. Schaubild) ist der Einsatz von Lasern denkbar.

Läsion

Umfassende Bezeichnung für jegliche Störung einer Struktur oder Funktion in einem Körperteil. Dies kann sich auf eine Wunde, eine Infektion, einen Tumor, einen Abszeß oder eine chemische Anomalie beziehen.

Lassa-Fieber

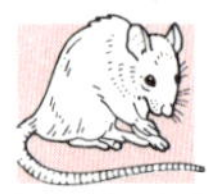

Gefährliche, durch ein Virus hervorgerufene Infektionskrankheit. Das L.-F., das erstmals in Lassa, Nigeria, im Jahre 1969 beobachtet wurde, kommt gelegentlich in Westafrika zum Ausbruch; eine geringe Anzahl von Fällen wurde nach Europa und die USA eingeschleppt. In Afrika, wo eine Rattenart Träger dieses Virus ist, kann man sich durch das Einatmen von Urintröpfchen einer infizierten Ratte anstecken. Ärzte und Pflegepersonal laufen Gefahr, sich durch das Blut einer infizierten Person oder durch abgehustete Tropfen in der Luft mit dem Virus zu infizieren.

SYMPTOME UND THERAPIE

Nach einer Inkubationszeit von 3-17 Tagen kommt die Krankheit mit Fieber, Kopfschmerzen, Muskelschmerzen und Halsentzündung zum Ausbruch. Später treten starker Durchfall und Erbrechen auf. In schweren Fällen verschlechtert sich der Zustand der Patienten in der zweiten Woche rapide. Ca. ein Viertel bis ein Drittel der wegen dieser Erkrankung in ein Krankenhaus eingewiesenen Patienten sterben daran.

Lassa-Fieber kann mittels einer Blutuntersuchung diagnostizert werden. Infizierte Personen müssen isoliert werden. Die Behandlung der Patienten umfaßt die Injektion eines Serums mit speziellen Antikörpern gegen das Lassa-Virus. Die antivirale Substanz Ribavirin lindert erfolgreich die Symptome der Krankheit.

Lassitudo

Bezeichnung für ein Gefühl der Müdigkeit, Schwäche oder *Erschöpfung*.

Latenzperiode

s. *Inkubationszeit*

Lateral

Bezieht sich oder befindet sich auf eine(r) Seite. Bilateral bedeutet beidseitig.

Latissimus

Kurzbezeichnung für Musculus latissimus dorsi, einen großen, flachen, dreieckigen Rückenmuskel. Er entspringt an den Dornfortsätzen der unteren sechs Brustwirbel und der Rückseite des Bekkens; die Fasern laufen in einer kleinen Sehne zusammen, die knapp unterhalb der Schulter an den Humerus (Oberarmknochen) geheftet ist. Durch die Muskelkontraktion wird der Arm nach unten und nach hinten bewegt.

Laudanum

Eine *Opium*lösung, die früher als Beruhigungs- und Schmerzmittel sowie zur Behandlung von Durchfall verwendet wurde.

Laufenlernen, verzögertes

Die meisten Kinder laufen im Alter von ungefähr 15 Monaten. Ein Verdacht auf verzögertes Laufenlernen besteht, wenn das Kind mit 18 Monaten nicht ohne fremde Hilfe laufen kann (s. *Entwicklungsverzögerung*).

Laufverletzungen

Störungen durch die Auswirkungen von Jogging oder Laufen auf den Körper. Solche Verletzungen treten häufig auf, könnten jedoch meistens durch einfache Vorsichtsmaßregeln vermieden werden. Laufverletzungen betreffen in den häufigsten Fällen Füße und Beine, dort vor allem die Gelenke.

ARTEN

Häufige Arten von L. sind Tendinitis (Sehnenentzündung), *Streßfraktur* der Tibia (des Schienbeins), des Wadenbeins (des anderen großen Unterschenkelknochens) oder eines Fußknochens und plantare *Fasciitis* (Entzündung des Gewebes der Fußsohle).

Kurzstreckenläufer leiden häufig an einem Riß der *ischiokruralen Muskeln* an der Oberschenkelrückseite. Langstrekkenläufer dagegen leiden häufiger an Rückenschmerzen aufgrund der Stauchung der Wirbelsäule, an einem Tibialis-anterior-Syndrom (schmerzhaftem Krampf im Unterschenkel durch Muskelkompression, Schmerzen am inneren Unterschenkelrand).

VORBEUGUNG

Die Schuhe sollten gut sitzen, um Stabilität zu schaffen, den Fuß jedoch nicht einschnüren. Einlegsohlen sind nötig, um das Aufschlagen von Beinen und Wirbelsäule auf den Boden abzufedern. Schuhe sollten nicht abgetragen sein, da dies eine anomale Fußstellung während des Laufens bewirken und zu Muskelzerrungen am Fuß führen kann.

Vor dem Laufen sollten zur Minderung der Verletzungsgefahr Aufwärmübungen gemacht werden. Anfänger sollten mit kurzen Strecken beginnen, erfahrene Läufer sollten die Anstrengung in vernünftigem Maße halten. Laufen sollte man in aufrechter Körperhaltung mit entspannten Armen, Hals und Rumpf. Längere Laufstrecken bergauf und bergab oder auch entlang eines Hanges sollten aufgrund der erhöhten Belastung auf Knöchel und Knie möglichst vermieden werden.

Laurence-Moon-Biedl-Bardet-Syndrom

Sehr seltenes Erbleiden mit zunehmender *Fettsucht* und *Retinitis pigmentosa*, das zu Blindheit, *Oligophrenie*, *Polydaktylie* und *Hypogonadismus* führen kann. Das Leiden weist ein autosomal-rezessives Vererbungsmuster auf (s. *genetische Krankheiten*).

Das Laurence-Moon-Biedl-Bardet-Syndrom wird wahrscheinlich durch eine Störung des *Hypothalamus* (des Teiles des Gehirns, der den Hormonhaushalt im ganzen Körper regelt) verursacht. Es gibt für die Erkrankung keine Therapie. Die Eltern eines betroffenen Kindes sollten eine *genetische Beratung* aufsuchen.

Läuse

Kleine, flügellose Insekten, die menschliches Blut saugen. Es gibt drei Arten: *PEDICULUS HUMANUS CAPITIS* (Kopflaus), *PEDICULUS HUMANUS CORPORIS* (Kleiderlaus), *PHTHIRUS PUBIS* (Filz- oder Schamlaus). Alle L. haben flache Körper und werden bis zu 3 mm groß. Der Befall mit Menschenläusen wird als Pedikulose bezeichnet.

KOPFLÄUSE

Diese Läuseart lebt auf und saugt Blut von der Kopfhaut. Kopfläuse hinterlassen kleine, rote Punkte, die stark jucken und zu Kratzen, *Dermatitis* (Hautentzündung) und *Impetigo* (bakterieller Hautentzündung) führen. Die Weibchen legen täglich kleine, weißliche Eier (Nissen), die an die Haare nahe der Kopfhaut angekittet werden. Die Nissen schlüpfen nach ca. 7 Tagen. Eine Laus kann bis zu mehreren Wochen leben.

Kopfläuse treten in allen Gesellschaftsschichten auf. Am häufigsten werden Kinder befallen, Frauen gelegentlich, Männer selten. Läuse werden durch direkten (jedoch nicht unbedingt durch Kopf-zu-Kopf) Kontakt übertragen.

Lotionen mit Malathion (z.B. Organodermlösung ® +) töten Läuse und Nissen schnell ab. Man sollte die Lotion zwölf Stunden nach Anwendung ausspülen und tote Läuse und Nissen mit einem Kamm mit engen Zinken aus dem Haar kämmen. Haarwaschmittel mit Malathion sind bei wiederholter Anwendung über einige Tage hinweg ebenfalls wirksam. Kämme und Haarbürsten sollten mit heißem Wasser gereinigt werden, um angeklebte Nissen abzutöten.

KLEIDERLÄUSE

Diese L. leben und legen ihre Eier an Kleidung nahe der Haut. Sie befallen den Körper nur zur Blutaufnahme. Kleider-L. übertragen epidemischen *Bauchtyphus* und *Rückfallfieber*, Krankheiten, die heutzutage nur selten anzutreffen sind, früher jedoch häufig in Naturkatastrophen- oder Kriegsgebieten auftraten.

Diese L. befallen nur Personen, die ihre Wäsche selten wechseln. Kleider-L. können abgetötet werden, indem man die infizierte Kleidung entweder 5 Minuten lang in einen heißen Wäschetrockner gibt, sehr heiß wäscht oder verbrennt.

FILZLÄUSE

Diese Läuseart lebt in der Schambehaarung oder, in selteneren Fällen, in der Achselhöhle, in Bärten oder Wimpern. Filzläuse werden in den meisten Fällen durch Geschlechtsverkehr übertragen (s. *Schamlaus*).

Laxantien

FÜLLMITTEL
Leinsamen (z.B. *Linusit®*)
Plantago ovata (z.B. *Metamucil®*)
STIMULANTIEN (schleimhautreizende L.)
DÜNNDARMREIZENDE ABFÜHRMITTEL
Rizinusöl (z.B. *Laxopol®*)
DICKDARMREIZENDE ABFÜHRMITTEL
A) ANTHRACHINON-GLYKOSIDE
(v.a. Senna, Aloe, Rhizoma Rhei u.ä.)
verschiedene Anthrachinonglykoside, v.a. Senna (z.B. *Agiolax Granulat®*) oder (z.B. *Depuran®*) oder (z.B. *Kräuterlax®*) oder (z.B. *Neda-Würfel®*)
B) SYNTHETIKA
Bisacodyl (z.B. *Dulcolax®*)
Natriumpicosulfat (z.B. *Laxoberal®*)
Phenolphthalein (z.B. *Agarol®*)
GLEITMITTEL
Paraffinöl (z.B. *Obstinol mild®*)
OSMOTISCHE ABFÜHRMITTEL
Lactulose (z.B. *Bifiteral®*)
Magnesiumsulfat (z.B. *Passage®*)
Natriumsulfat (*Glaubersalz*)
Milchzucker (z.B. *Edelweiß Milchzucker®*)

WARNUNG
Sollte die Verstopfung länger als eine Woche andauern, ist dringend ärztlicher Rat einzuholen; es könnte etwas Ernstes sein.

Gruppe von Arzneimitteln zur Behandlung von *Obstipation*. Die Einnahme von Abführmitteln kann häufig durch eine *ballaststoff*reiche Ernährung, vermehrte Flüssigkeitszufuhr- und richtige Toilettengewohnheiten vermieden werden. Abführmittel sollten generell nur dann eingenommen werden, wenn Stuhlzwang vermieden werden sollte (z.B. nach einer Entbindung, einer Bauchoperation oder einem *Myokardinfarkt)*. L. werden zuweilen zur Reinigung des Darms vor Operationen oder Untersuchungen eingenommen.

ARTEN

Füllmittel

Diese L. führen durch die Wasseraufnahme zu einer Volumenzunahme und Erweichung des Stuhls. Eine größere Kotmasse regt die Fortbewegung des Stuhls durch den Darm an und erleichtert die Stuhlentleerung.

Stimulantien

Diese Arzneimittel regen die Kontraktion der Darmwand an und beschleunigen dadurch die Darmentleerung. Da der Stuhl über einen kürzeren Zeitraum im Darm verbleibt, wird weniger Wasser in die Blutgefäße rückresorbiert, wodurch der Stuhl weich bleibt.

Anthrachinonhaltige Abführmittel (Senna) können in extremer Weise die Darmwand schädigen und die natürliche Peristaltik weitgehend lähmen. Außerdem führen sie bei übermäßigem oder zu langem Gebrauch zu Kaliumverlusten, die im schlimmsten Fall eine Herzinsuffizienz zur Folge haben. Aus diesen Gründen sind die pflanzlichen Abführmittel (anthrachinonhaltige Laxantien) den synthetischen Produkten nicht immer unbedingt vorzuziehen.

Gleitmittel

Diese Substanzen erweichen den Stuhl und erleichtern dadurch den Stuhlabgang. Die gebräuchlichste Substanz ist hier flüssiges Paraffin.

Osmotische Abführmittel

Diese L. wirken durch eine Zurückhaltung von Flüssigkeit im Darm und somit durch eine Erhöhung des Wassergehalts und des Stuhlvolumens.

MÖGLICHE NEBENWIRKUNGEN

Bei übermäßiger Dosierung können L. zu Durchfall führen. Längerdauernde Einnahme kann eine Abhängigkeit zur Folge haben. Die Einnahme von L. sollte daher eingestellt werden, sobald sich die Stuhlentleerung normalisiert hat.

Stimulantien und Lactulose können Bauchkrämpfe und Blähungen verursachen. Längerdauernde Einnahme einiger osmotischer Abführmittel kann zu einem gestörten chemischen Gleichgewicht im Blut führen. Gleitmittel können den Darm mit einem Belag überziehen und auf diese Weise die Vitaminaufnahme beeinträchtigen.

Lazeration

Unregelmäßige Rißwunde im Gegensatz zur *Inzision,* einem geraden Schnitt. Ein Beispiel für eine Lazeration ist das Zerreißen des Perineums (Raum zwischen Anus und Vagina) während einer Entbindung.

LD_{50}

Abkürzung für die mittlere letale Dosis, das ist die Menge eines Arzneimittels, die benötigt wird, um 50 Prozent einer Gruppe von Tieren zu töten. Diese Dosis wird bei Experimenten zur Beurteilung der Toxizität neuer Arzneimittel festgelegt.

LE

s. *Lupus erythematodes*

Lebenserwartung

Die Anzahl der zu erwartenden Lebensjahre einer Person.

In den meisten westlichen Ländern beträgt die L. zum Zeitpunkt der Geburt ca. 70 Jahre für Männer und 75 Jahre für Frauen. Dieser Unterschied zwischen den Geschlechtern soll darauf zurückzuführen sein, daß in der ersten Hälfte dieses Jahrhunderts weitaus mehr Männer als Frauen rauchten. Jedoch hat sich das Verhältnis der Raucher bei den Geschlechtern seitdem eingependelt, und es läßt sich eine Zunahme an Todesfällen bei Frauen durch Lungenkrebs feststellen. Daraus ergeben sich geringer werdende Geschlechtsunterschiede hinsichtlich der L.

Das erwartete Sterbealter wird höher, je höher das Lebensalter einer Person ist, so daß eine 70jährige Person eine L. von 15 Jahren haben kann; selbst eine 100jährige Person kann noch eine L. von ein bis zwei Jahren haben.

LEBENSERWARTUNG UND -DAUER

Von der L. zu unterscheiden ist die Lebensdauer. Seit hierüber Aufzeichnungen gemacht wurden, hatten einige Menschen bereits weit über 70 Lebensjahre erreicht. Gerontologen stimmen überein, daß die normale durchschnittliche Lebensdauer, wenn keine Krankheiten auftreten, ca. 85 Jahre beträgt (s. *Altern*).

Die natürliche Lebensdauer wird weitgehend von genetischen Faktoren be-

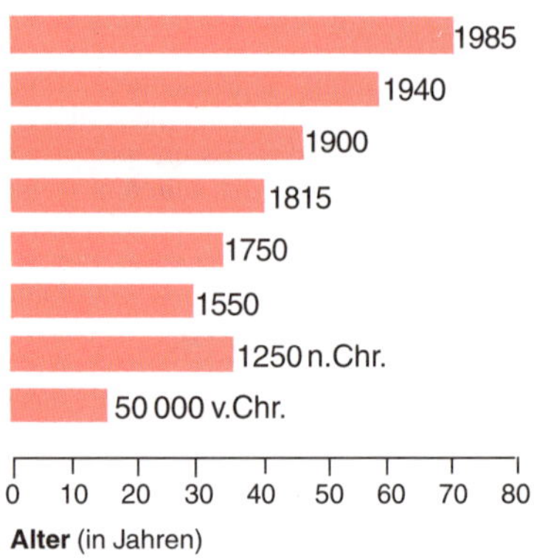

Lebenserwartung im Laufe der Geschichte
Der medizinische Fortschritt hat die allgemeine Lebenserwartung stark erhöht. Sie schwankte in Deutschland mehrere Jahrhunderte lang zwischen 30 bis 35 Lebensjahren, ehe sie Anfang des 19. Jahrhunderts 40 Jahre betrug und in den letzten Jahrzehnten auf über 70 Jahre anstieg. Dieses Muster trifft auf die meisten Industrieländer zu.

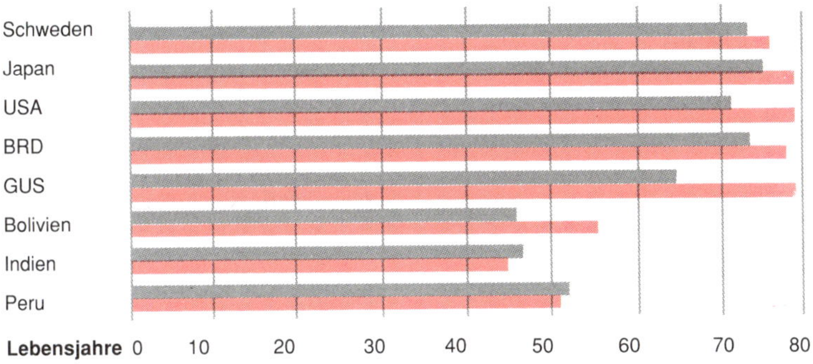

Geschlecht und Lebenserwartung
In reichen und armen Ländern ist die L. bei der Geburt generell für Frauen höher (graue Balken) als für Männer (rote Balken). Indien bildet eine Ausnahme.

Nationalität und Lebenserwartung
In den meisten Industrieländern beträgt die durchschnittliche L. bei der Geburt heute 70 oder mehr Jahre, in den Entwicklungsländern dagegen 40-55 Jahre.

stimmt. Personen, deren Eltern und Großeltern ein Lebensalter von 90 Jahren erreicht haben, werden wahrscheinlich ein ähnlich hohes Alter erlangen. Jedoch wird das Ausmaß, bis zu dem Einzelpersonen ihrem genetischen Potential entsprechen, von Umweltfaktoren, wie etwa Ernährung und Unfällen sowie Krankheiten, beeinflußt.

Der Anteil der Bevölkerung, der seine natürliche Lebensdauer erreicht, hängt vom allgemeinen Gesundheitszustand dieser Bevölkerung ab, so daß die Lebenserwartung eine gute Methode zum Vergleich der gesundheitlichen Verhältnisse in verschiedenen Ländern oder in verschiedenen Teilen eines Landes darstellt.

Die Lebenserwartung zum Zeitpunkt der Geburt kann in einigen Entwicklungsländern nur 35 Jahre betragen. Jedoch ist diese Zahl, obwohl sie statistisch gesehen korrekt ist, irreführend, da sie die hohe Kindersterblichkeit widerspiegelt. Aufzeichnungen belegen, daß weltweit die L. im Alter von 40 Jahren nicht stark variiert.

Lebensfähigkeit

Die Fähigkeit zu selbständigem Überleben und eigenständiger Entwicklung. Ein normaler menschlicher Fetus wird allgemein ab der 28. Schwangerschaftswoche als lebensfähig erachtet. Jedoch überleben heutzutage Feten, die bereits in der 23. bis 24. Schwangerschaftswoche geboren werden, gewöhnlich nach einer Pflege auf der Intensivstation für Neugeborene.

Lebensmittelunverträglichkeit

Unverträglichkeitsreaktion auf ein Lebensmittel bzw. einen Bestandteil davon, die jedes Mal bei Verzehr der Substanz auftritt, nicht auf eine psychologische Ursache oder *Lebensmittelvergiftung* zurückzuführen ist und nicht das *Immunsystem* angreift.

URSACHEN

Die Ursache für eine L.unverträglichkeit ist weitgehend unbekannt, doch rührt sie manchmal von verschiedenen unbekannten Reizstoffen, *Toxinen* oder Lebensmittelzusätzen her. Dieser Zustand kann mit einer Unverträglichkeitsreaktion gegen grüne Paprikaschoten, Gebratenes oder Zwiebeln in Verbindung gebracht werden. Eine L.unverträglichkeit kann durch einen angeborenen oder erworbenen Mangel, wie etwa das *Lactasemangel-Syndrom* (Störung der Milchzuckerverdauung), ausgelöst werden.

Lebensmittelvergiftung

Bezeichnung für plötzlich ausbrechende Erkrankung, gewöhnlich mit Leibschmerzen, Erbrechen und Durchfall, bei Verdacht auf Verzehr von kontaminierten Lebensmitteln. Meistens tritt sie infolge einer Verunreinigung von Lebensmitteln durch Bakterien oder Viren auf.

Ein Verdacht auf Lebensmittelvergiftung liegt gewöhnlich dann vor, wenn verschiedene Personen in einem Haushalt (oder Besucher eines Restaurants) nach dem Verzehr derselben Lebensmittel erkranken.

ARTEN UND URSACHEN

L.en lassen sich je nach Ursache in infektiöse und nicht infektiöse Arten unterteilen. Einige Lebensmittel können beide Vergiftungsformen hervorrufen. Zum Beispiel können Meeresfrüchte, wie Miesmuscheln, Venusmuscheln und Austern, durch Bakterien oder Viren sowie durch Toxine von giftigem Plankton (kleine Meerestiere und -pflanzen) oder durch chemische Schadstoffe im Wasser verunreinigt sein.

Bakterielle Ursachen

In Deutschland steigt die Anzahl von Erkrankungen durch Lebensmittel trotz Aufklärungsprogrammen und einer Gesetzgebung zur Verbesserung der allgemeinen Normen der Lebensmittelhygiene. Jährlich treten in Deutschland über 130 000 Fälle von bakterieller L. auf. Die auslösenden Bakterien gehören meist der Gattung der *SALMONELLA* und *CAMPYLOBACTER* an, Arten, die sich im Darm rapide vermehren und großflächige Entzündungen hervorrufen. Außerdem ist eine L. durch Bakterien der Gattung *LISTERIA* heute in zunehmendem Maße festzustellen (s. *Listeriose*).

Einige Tiere auf Bauernhöfen, insbesondere Geflügel, sind häufig Träger solcher Bakterien. Wird eingefrorenes Geflügel vor dem Kochen bzw. Braten nicht völlig aufgetaut oder wird nicht ausreichend lange gekocht oder gebraten, kann dies leicht eine Vergiftung zur Folge haben. Eier von befallenem Geflügel können ebenfalls krankheitserregende Bakterien beherbergen.

Sofern nicht bekannt ist, ob die Eier gesund sind, sollten sie vor dem Verzehr, vor allem bei Säuglingen, kranken oder älteren Menschen, gründlich gekocht oder gebraten werden.

Bakterien können ebenso durch den Kot infizierter Personen oder Tiere übertragen werden, entweder durch Fliegen oder wenn infizierte Personen Lebensmittel berühren. Dies ist besonders der Fall, wenn nach dem Toilettengang die Hände nicht gewaschen wurden. Werden kontaminierte Lebensmittel eine Zeitlang in warmer Umgebung belassen, kann sich eine ganze Bakterienkolonie heranbilden, ohne daß zunächst offensichtlich wird, daß die Lebensmittel verdorben sind.

Einige Bakterienformen führen zu Toxinbildung, die selbst bei gründlichem Kochen bzw. Braten nur schwer zu zerstören ist. Toxinbildende Stämme der *STAPHYLOKOKKEN* zum Beispiel können von einem septischen Abszeß auf der Haut eines Lebensmittelhändlers auf Lebensmittel übergreifen.

Der Erreger *CLOSTRIDIUM PERFRINGENS* ist hitzeresistent und kann bei unsachgemäßer Lagerung in vorgekochten Nahrungsmitteln, wie Eintopfgerichten oder Pasteten, überleben. *Botulismus*, hervorgerufen durch ein Bakterientoxin, ist eine lebensbedrohende Form der Lebensmittelvergiftung und wird heutzutage meist mit fehlerhafter häuslicher Konservierung in Verbindung gebracht.

Virale Ursachen

Die am häufigsten vorkommenden Viren bei einer L. sind das Norwalk-Virus (eine häufig bei Meeresfrüchten auftretende Verunreinigung) und das Rotavirus. Diese Viren führen zu einer L.,

L

wenn rohe oder teilweise gekochte bzw. gebratene Lebensmittel mit durch menschlichen Kot verunreinigtem Wasser in Kontakt kommen.

Nichtinfektiöse Ursachen

Diese umfassen Giftpilze (s. *Pilzvergiftung*) und mit hohen Dosen an Insektiziden kontaminiertes frisches Obst und Gemüse. Eine chemische Vergiftung kann auch auftreten, wenn Lebensmittel in einem ungeeigneten Behältnis aufbewahrt werden – z.B. wenn ein Behälter, in dem vorher Gift war, zur Lagerung von Lebensmitteln verwendet wird oder säurebildende Fruchtsäfte in einem teilweise aus Zink bestehenden Metallbehälter aufbewahrt werden.

Verschiedene exotische Lebensmittel (etwa der in Japan als Delikatesse erachtete Kugelfisch oder Maniok, ein Grundnahrungsmittel in vielen tropischen Ländern) können bei unsachgemäßer Zubereitung ebenfalls zu einer leichten bis tödlichen Vergiftung führen.

SYMPTOME

Der Ausbruch der Symptome variiert je nach Vergiftungsursache. Die Symptome entwickeln sich im allgemeinen bei chemischer Vergiftung innerhalb von 30 Minuten, in Fällen von Bakterientoxinen innerhalb von einer bis 12 Stunden und bei den meisten viralen und bakteriellen Infektionen innerhalb von 12 bis 48 Stunden. Symptome unterscheiden sich je nachdem, wie stark die Lebensmittel kontaminiert waren, jedoch treten gewöhnlich Übelkeit, Erbrechen, Durchfall, Magenschmerzen und in schweren Fällen *Schock* und Kollaps auf. Die Symptome bei Botulismus unterscheiden sich deutlich davon, da bei Botulismus das Nervensystem angegriffen wird und Sprach- und Sehstörungen, Muskellähmung sowie Erbrechen auftreten.

DIAGNOSE

Die Diagnose bei bakterieller L. stützt sich in der Regel auf das Ergebnis einer *Kultur* aus dem Erbrochenem oder einer Stuhlprobe der Person. Eine chemische L. kann häufig durch die Beschreibung dessen, was verzehrt wurde, sowie – falls vorhanden – mittels der Analyse einer Probe des verdächtigen Lebensmittels diagnostiziert werden.

THERAPIE

Leichte Fälle können zu Hause behandelt werden. Die erkrankte Person sollte keine festen Nahrungsmittel, jedoch zum Ausgleich des Flüssigkeitsmangels viel Flüssigkeit mit etwas Salz und Zucker darin, zu sich nehmen (s. *Rehydratation*).

Liegen starkes Erbrechen und Durchfall vor oder kommt es zu einem Kollaps,

INFIZIERTE TIERISCHE ERZEUGNISSE

Einige Tiere tragen in ihrem Gewebe Krankheitserreger (z.B. Bakterien, Würmer und Parasiten), welche Infektionen hervorrufen können, falls Fleisch- oder Milchprodukte roh oder unsachgemäß gekocht bzw. gebraten verzehrt werden. Bandwurm-Befall, Salmonellenvergiftung und Bruzellose von Rind-, Schweinefleisch und Fisch können so übertragen werden.

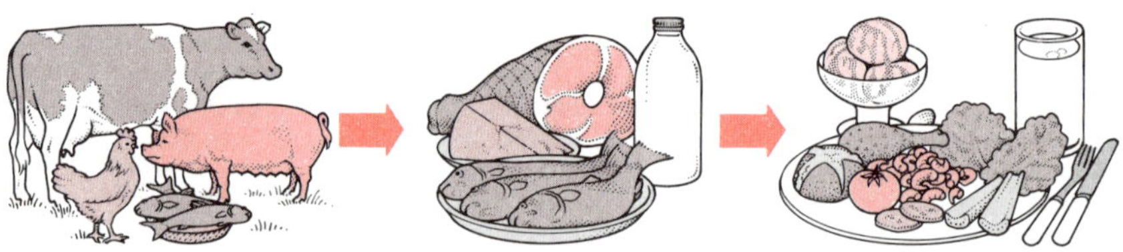

1 Kühe, Schweine, Geflügel, Eier und Meeresfrüchte sind Quellen von bakteriellen, viralen oder Wurminfektionen oder -befall.

2 Eine richtige Milch-Pasteurisierung sowie Fleisch- und Fischbeschau vor dem Verkauf verhindert die meisten Infektionen und Infestationen dieser Art.

3 Gründliche Zubereitung sowie Kochen bzw. Braten von Fleisch, Fisch, Meeresfrüchten, Geflügel und Eiern mindert die Infektionsgefahr.

LEBENSMITTELVERUNREINIGUNG

Darminfektionen können von einer Person auf eine andere übertragen werden, wenn Erreger im Kot direkt oder indirekt Lebensmittel kontaminieren. Dies kann eintreten, wenn Gemüsepflanzen mit Abwasser besprüht werden, Fliegen sich zuerst auf Kot und dann auf Lebensmitteln niederlassen oder wenn eine infizierte Person, ohne sich vorher die Hände zu waschen, Lebensmittel berührt.

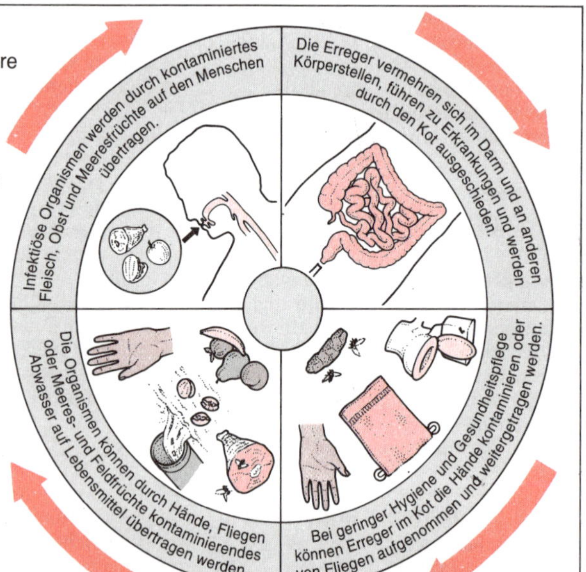

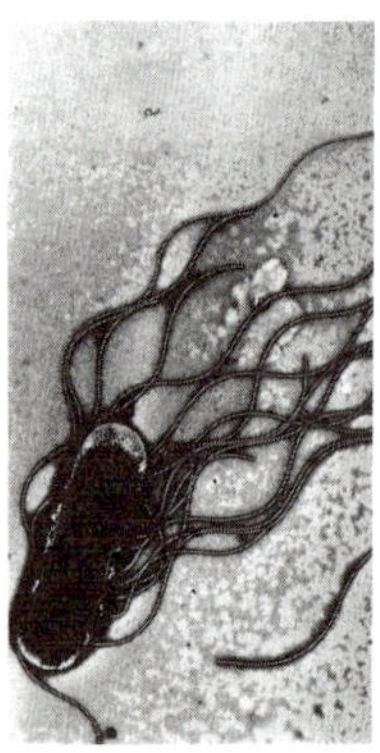

Kontaminierende Organismen

Das Photo (links), aufgenommen mit einem Elektronenmikroskop, zeigt ein typisches *SALMONELLA*-Bakterium. Der Organismus bewegt sich mittels einer großen Anzahl von Geißeln (peitschenähnlichen Strukturen) fort. *SALMONELLA* ist ein häufiger Verunreiniger bei Geflügel, Eiern und Eiprodukten und kann zu schwerer Lebensmittelvergiftung führen.

sollte ärztlicher Rat gesucht werden. Falls möglich, sollten Speisereste einer vor kurzem eingenommenen Mahlzeit aufbewahrt werden, da diese dazu beitragen können, die Ursache festzustellen und möglicherweise eine weitere Verbreitung der Vergiftung zu verhindern.

In schweren Fällen kann eine Klinikbehandlung nötig sein. Bei Verdacht auf chemische oder Bakterientoxine kann eine Magenspülung (*Gastrolavage*) vorgenommen werden. Sonst konzentriert sich die Behandlung im allgemeinen auf die Vorbeugung oder Behandlung der Dehydratation; Flüssigkeit und Elektrolyte (Salze) werden durch den Mund oder intravenös zugeführt.

Mit Ausnahme des Botulismus und einigen Fällen der Pilzvergiftung sind die meisten L.en keine ernsten Erkrankungen. Die Rekonvaleszenz tritt innerhalb von 3 Tagen ein.

VORBEUGUNG

Einige einfache Maßnahmen können die Möglichkeit einer L. praktisch ausschließen. Das heißt: Vor dem Berühren von Lebensmitteln prinzipiell immer die Hände waschen; frisches Obst und Gemüse mit sauberem Wasser spülen. Schneidebretter und Küchenwerkzeuge, die für rohes Fleisch verwendet wurden, vor der Verwendung für andere Lebensmittel ebenfalls spülen. Tiefgefrorenes Geflügel vor dem Kochen bzw. Braten immer erst vollständig auftauen und ebenso gut durchbraten.

Da rohes Fleisch und Geflügel Träger von krankheitserregenden Organismen sind, ist Händewaschen unmittelbar nach der Berührung dieser Lebensmittel und ehe man zur Zubereitung anderer Lebensmittel übergeht unerläßlich. Die Krankheitserreger werden durch korrektes Kochen bzw. Braten abgetötet.

Vor Zubereitung und Verzehr unbekannter Lebensmittel ist es ratsam, sich entsprechend zu informieren. Verdächtige Speisen – wie Miesmuscheln, die sich beim Kochen nicht öffnen, aufgeblähte Dosen oder alle Lebensmittel, die offensichtlich verdorben riechen oder aussehen – sollten nicht verzehrt werden. Personen, die zu Hause Lebensmittel konservieren, sollten darauf achten, die Lebensmittel gründlich durch 30minütige Erhitzung bei 120°C in einem Schnellkochtopf zu sterilisieren (s.a. *Cholera, Dysenterie, Typhus*).

LEBENSMITTELZUSÄTZE

Antioxidationsmittel	Bemerkungen	Mögliche Verwendung in
E 300-02	L-Ascorbinsäure/Ascorbate (Vitamin C)	Fruchtsäften
E 307	Synthetische Alpha-Tocopherole	Säuglingsnahrung
E 322	Lecithine	mageren Brotaufstrichen
Farbstoffe		
E 102 *	Tartrazin (gelb/orange)	alkoholfreien Getränken
E 104 *	Chinolingelb (grünlich/gelb)	Räucherfisch
E 160	Carotinoide/Annattofarbstoff (orange)	Käse
Emulgatoren und Stabilisatoren		
E 406	Agar (Meeresalgenextrakt)	Speiseeis
E 412	Guarkernmehl (Buschbohnenextrakt)	Päckchensuppe
E 440	Pektin (natürlich in Obst und Pflanzen)	Marmeladen
Konservierungsmittel		
E 210-219 *	Benzoesäure/Benzoate	Obsterzeugnissen
E 220-227 *	Schwefeldioxid/Sulfite	Fleischprodukten
E 249-252 *	Nitrite/Nitrate	Koch- und Pökelfleisch

* Wichtig – bei empfindlichen Personen sind allergische Reaktionen möglich.

Die meisten innerhalb der EG zugelassenen Zusatzstoffe haben eine E-Nummer, deren Art und Bezeichnung bzw. Nummer auf den Lebensmittelaufschriften verzeichnet sein muß. Einige Beispiele für Zusatzstoffe und Lebensmittel, in denen diese enthalten sind, sind oben aufgeführt. Antioxidationsmittel verbessern die Qualitätserhaltung gewisser Lebensmittel durch die Verhinderung unerwünschter chemischer Veränderungen. Konservierungsmittel tragen ebenfalls dazu bei, die Qualitätserhaltung zu steigern, jedoch durch die Eindämmung des Wachstums von Mikroorganismen. Emulgatoren und Stabilisatoren verbessern die Lebensmittelbeschaffenheit.

Lebensmittel, Zusatzstoffe

Alle Substanzen, die Lebensmitteln zum Zweck der Haltbarkeit oder zur Verbesserung ihrer Akzeptanz zugesetzt werden. Im Gegensatz zur weitverbreiteten Meinung sind nicht alle L.zusatzstoffe künstlich; Zucker und Salz werden wahrscheinlich häufiger verwendet als alle anderen. Alle L.zusatzstoffe müssen amtlich genehmigt werden, ehe sie in der Lebensmittelverarbeitung verwendet werden dürfen.

ARTEN UND VERWENDUNG

Zusatzstoffe lassen sich in vier Hauptgruppen einteilen: Konservierungs-und qualitätserhaltende Mittel, Stoffe zur Beeinflussung der Beschaffenheit, geschmack- und aussehenbeeinflussende Mittel und verschiedene Zusatzstoffe wie Treib- und Glasiermittel, "Mehlaufbesserer" und Schaumhemmer.

Konservierungsstoffe, wie Natriumnitrat, werden Lebensmitteln zugesetzt zur Wachstumskontrolle von Bakterien, Schimmelpilzen und Hefen, die nach der Herstellung zur Kontamination der Lebensmittel führen könnten.

Andere Zusatzstoffe, wie Antioxidationsmittel, verbessern die Erhaltung der L.qualität durch die Vermeidung ungewünschter Veränderungen (z.B. das Ranzigwerden fetthaltiger Lebensmittel).

Zusatzstoffe zur Verbesserung der Beschaffenheit sind Emulgatoren, Stabilisatoren, Verdickungs- und Geliermittel. Sie verändern das "Geschmacksempfinden" und die Konsistenz der Lebensmittel. Lecithin, das in allen tierischen und pflanzlichen Zellen natürlich vorkomt, ist ein Emulgator, der Margarine zugesetzt wird, um eine Entmischung zu vermeiden.

Aussehen und Geschmack werden häufig durch Farb-, Aroma-, und Süßstoffe sowie Geschmacksverstärker aufgebessert. Farb- und Aromastoffe dienen vor allem dazu, Mängel bei der Verarbeitung auszugleichen, bestehende Farben und Aromen zu verstärken und die Produktvereinheitlichung sicherzustellen. *Künstliche Süßstoffe*, wie Saccharin und Aspartame, werden als Zuckerersatzmittel verwendet, insbesondere bei Diabetiker- und Diätprodukten.

RISIKEN

L.zusatzstoffe unterliegen einer sorgfältigen Überwachung und genauen Vorschriften. Es bestehen keine Hinweise, daß Zusatzstoffe für die Bevölkerung insgesamt bedenklich sind. Obgleich Zusatzstoffe für eine Mehrzahl der Menschen unschädlich sind, können sie bei anderen doch allergische Reaktionen hervorrufen. Der bekannteste Geschmacksverstärker, *Natriumglutamat,* kann das *Chinarestaurant-Syndrom* auslösen. Tartrazin, ein häufig verwendeter gelber Leberfarbstoff, ruft bei einer geringen Anzahl von Personen manchmal allergische Reaktionen hervor.

Zusatzstoffe werden häufig für *Hyperaktivität* bei Kindern verantwortlich gemacht, doch nach Meinung der meisten Ärzte reagiert die Mehrzahl hyperaktiver Kinder nicht auf Nahrungsmittelzusätze allergisch.

Lebenszeichen

Hinweis, daß eine Person noch lebt. Lebenszeichen sind Bewegungen des Brustkorbs, das Vorhandensein eines Pulses (ein Zeichen, daß das Herz schlägt) und die Konstriktion der Pupille unter Einwirkung hellen Lichts. Bei Fehlen all dieser Zeichen kann ärztlicherseits der *Tod* bescheinigt werden. Zusätzliche Untersuchungen, wie die Messung der Gehirnfunktion, können unter gewissen Umständen auch erforderlich sein, insbesondere bei Patienten an Herz-Lungen-Maschinen.

Leber

(*F.* Hepar) Mit ca. 2000 g Gewicht größte Drüse des Körpers; ihr (exokrines) Sekret ist die *Galle*, die u.a. zur Verdauung des Fetts im Darm benötigt wird. Gleichzeitig übt die L. als größtes Stoffwechselorgan des Körpers zahlreiche andere Funktionen aus. Die Leber füllt den rechten Oberbauch (Regio hypochondriaca) vollständig aus und liegt unmittelbar unter dem Zwerchfell, die obere Lebergrenze entspricht praktisch der Zwerchfellkontur.

STRUKTUR

Nach der Verzweigung der Blutgefäße läßt sich die L. in zwei Lappen und diese in jeweils zwei L.segmente einteilen. Bei Lupenvergrößerung erkennt man eine Untergliederung in L.läppchen, die einen Durchmesser von 1-2 mm haben. Die vieleckigen Läppchen bestehen aus radiär gestellten L.zellbalken und dazwischen befindlichen kapillären Blutgefäßen (Sinusoide), die in einer zentralen Venule (Vena centralis) münden. In den Bindegewebszwickeln der Läppchen liegen die sog. periportalen Felder mit der Glisson-Trias: einer Vena interlobularis (aus der Vena portae), einer Arteria interlobularis (aus der eigentlichen Leberarterie) und einem *Gallengang*. Das zur L. fließende Blut stammt aus zwei Quellen: (a) aus der Bauchaorta über die eigentliche L.arterie (zur Ernährung der L.zellen) und (b) aus den unpaaren Bauchorganen (z.B. Magen-Darm-Trakt etc.) über die Pfortader (zur Verarbeitung in den L.zellen). An der Eingeweidepforte der L. (wo die Gefäße eintreten) kommt der gemeinsame Gallengang heraus, der die von den L.zellen produzierte Galle sammelt und zur *Gallenblase* bzw. in den *Zwölffingerdarm* weiterleitet.

FUNKTION

Die L. übt zahlreiche Stoffwechselfunktionen aus. Sie produziert eine ganze Reihe von Blutplasmaeiweißen, darunter Albumin (regelt den Wasseraustausch zwischen Blut und Gewebe), Komponenten des Komplementsystems (Proteingruppe, die im *Immunsystem* eine Rolle spielt), Gerinnungsfaktoren (führen zur Blutgerinnung bei Schädigung einer Blutgefäßwand) und Globin (Eiweißkomponente des sauerstofftragenden Pigments *Hämoglobin)*. Die L. bildet zudem *Cholesterin* und besondere Proteine zum Fetttransport im Körper.

Ferner nimmt die L. Glukose auf, die von den Körperzellen nicht unmittelbar benötigt wird, und speichert sie als Glykogen. Benötigt der Körper mehr Energie und Wärme, wandelt die L. (unter Hormonstimulierung) Glykogen wieder in Glukose um und gibt es an das Blut ab.

Weiterhin reguliert die L. den Blutspiegel an *Aminosäuren*, den Bausteinen der Eiweiße. Bei einem zu hohen Aminosäurespiegel im Blut (z.B. nach einer Mahlzeit) baut die L. einen Teil ab in Glukose, in Proteine, in andere Aminosäuren und in Harnstoff. Letzterer wird von den Nieren mit dem Urin ausgeschieden.

Gemeinsam mit den Nieren ist die L. auch für die Reinigung des Blutes von Arzneimitteln und Giftstoffen zuständig, die sich sonst im Blut ansammeln würden. Die L. nimmt die aus dem Blut zu entfernenden Substanzen auf, verändert ihre chemische Struktur, macht sie wasserlöslich und sondert sie in die Galle ab. Die Galle transportiert Abfallprodukte von der L. ab und trägt zum Abbau und der Aufnahme von Fetten im Dünndarm bei (s. *Gallengangsystem*).

Trotz ihrer komplexen Funktionen ist die L. ein außergewöhnlich unverwüstliches Organ. Bis zu drei Viertel der L.zellen können zerstört oder operativ entfernt werden, ehe die Leber ihren Aufgaben nicht mehr gerecht wird.

LAGE DER LEBER

Die Leber ist ein rotbraunes, etwa kegelförmiges Organ, das den rechten Oberbauch unmittelbar unter dem Zwerchfell ausfüllt; mit diesem ist sie auch an der Hinterfläche verwachsen. An ihrer Unterseite hat sie Kontakt zum Magen, Zwölffingerdarm und zur rechten Niere. Angeheftet in einer Vertiefung an der Leberunterseite befindet sich die Gallenblase.

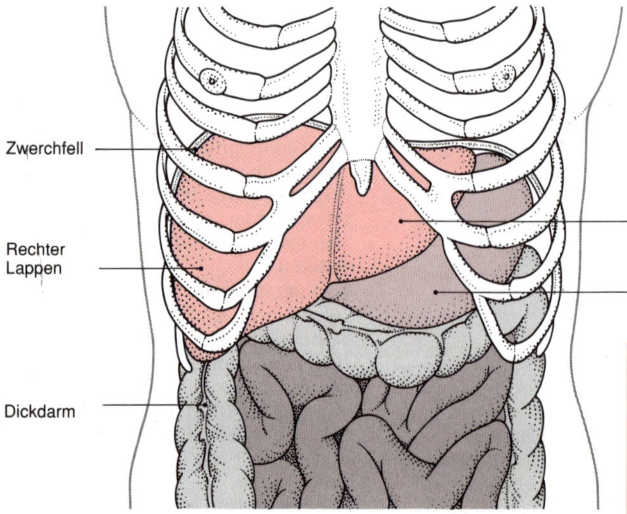

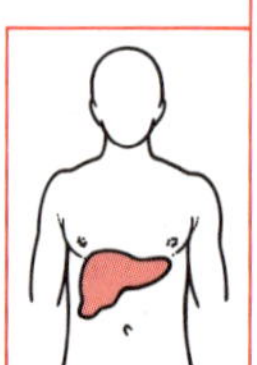

Leberabszeß

Herdförmige Eiteransammlung in der Leber. Die häufigste Ursache ist eine Ausbreitung von Bakterien aus dem Darm bei *Divertikulitis* oder *Blinddarmentzündung* sowie bei *Amöbiasis* (Amöbeninfektion). In manchen Fällen kann die Ursache der Infektion nicht geklärt werden. Symptome sind hohes Fieber, Schmerzen im rechten Oberbauch und,

STRUKTUR UND FUNKTION DER LEBER

Als größte Drüse erfüllt die Leber zahlreiche Funktionen. Sie nimmt Sauerstoff und Nährstoffe aus dem Blut auf, reguliert den Glukose- und Aminosäurespiegel im Blut, fördert die Ausscheidung von Arzneimitteln und Toxinen und bildet Eiweiße, wie Albumin und Blutgerinnungsfaktoren. Zudem produziert die Leber Galle, die Abfallstoffe ausscheidet und die Fettaufnahme im Dünndarm unterstützt.

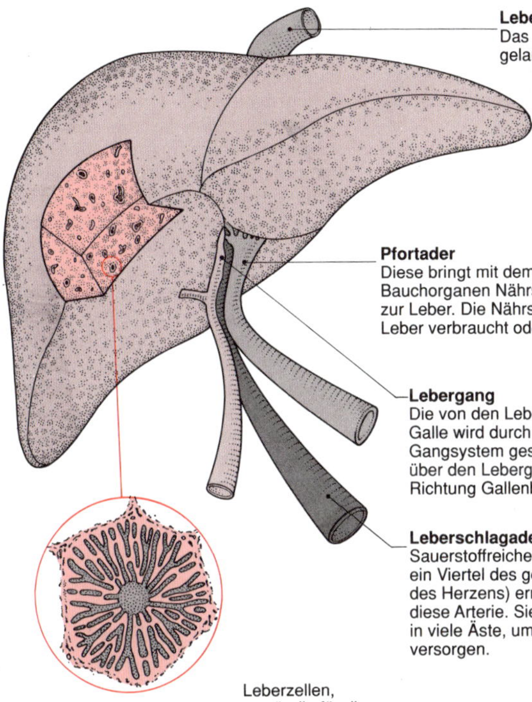

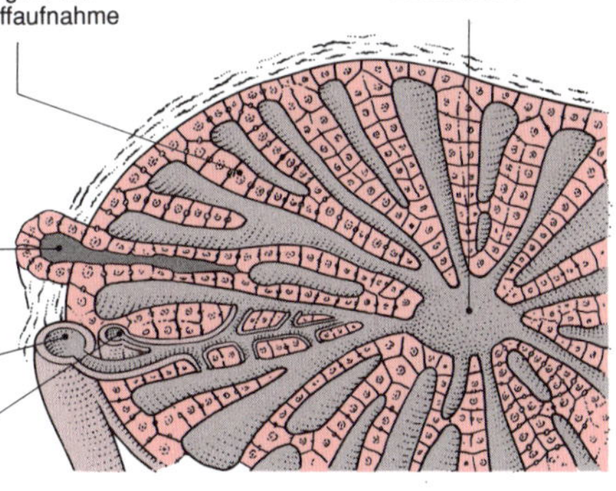

Schnitt durch ein Leberläppchen
Blut fließt durch die Sinusoide zwischen den Zellbalken zur Zentralvene

insbesondere bei älteren Menschen, geistige Verwirrung.

DIAGNOSE UND THERAPIE

Mittels *Ultraschall-Diagnostik* läßt sich der Abszeß meist gut erkennen. Um die Mikroorganismen zu identifizieren, kann mit Hilfe einer Punktion des Leberabszesses (mit einer langen Hohlnadel von außen) Eiter abgesaugt werden. Ein Leberabszeß kann dabei manchmal durch das Absaugen des gesamten Eiters (unter Einsatz von Ultraschall zur Führung der Nadel durch die Bauchwand) therapiert werden; andernfalls ist eine Bauchoperation zur Ausräumung des Abszesses erforderlich.

Leberbiopsie

Diagnostische Untersuchung, bei der eine Gewebeprobe der Leber entnommen wird. Das Verfahren ist relativ sicher, Komplikationen treten nur in selten Fällen auf (s.a. *Biopsie*, Kasten "Biopsieverfahren" S. 186).

WARUM ES GEMACHT WIRD

Die Hauptfunktion dieser Untersuchung ist die Diagnose von Lebererkrankungen wie der Zirrhose oder bestimmter Hepatitisformen. Eine L. kann ebenfalls zur Sicherung der Diagnose von Erkrankungen wie *Lymphomen* und anderen systemischen Tumoren, die sich im ganzen Körper ausbreiten und zahlreiche Organe angreifen, beitragen. Zudem kann sie als wichtige Kontrolle für die Wirksamkeit der Therapie von Lebererkrankungen (z.B. der chronisch-aktiven Hepatitis) dienen.

SO WIRD ES GEMACHT

Eine Leberbiopsie wird meist unter örtlicher Betäubung (s. *Anästhesie, lokale*) ausgeführt. Während der Patient den Atem anhält, wird die Nadel durch einen kleinen Hautschnitt über den rechten unteren Rippen in die Leber eingeführt. Die Nadel wird zusammen mit einer kleinen Gewebeprobe wieder entfernt. Die Struktur sowie die Zellen des Lebergewebes werden anschließend von einem Pathologen mikroskopisch untersucht.

Eine Leberbiopsie wird auch manchmal im Rahmen einer Bauchoperation vorgenommen.

Leberdarstellung

Bildgebende Verfahren zur Wiedergabe von *Leber*, *Gallenblase*, *Gallengängen* sowie die Leber versorgenden Blutgefäßen, um Anomalien und Erkrankungen zu lokalisieren.

ARTEN

Konventionelle Röntgenverfahren

Cholezystocholangiographie und *Cholangiographie* sind Verfahren, bei denen zur Darstellung z.B. von Verschlüssen durch *Gallensteine* oder Tumoren ein jodhaltiges Kontrastmittel (für Röntgenstrahlen undurchlässig) verwendet wird. *ERCP* (endoskopisch-retrograde Cholangio-Pankreatographie) ist ein weiteres Verfahren zur Untersuchung des *Gallengangsystems* mittels eines Kontrastmittels. Sie ist besonders geeignet zur Lokalisierung eines Verschlusses oder einer Verengung des Gallengangs oder des Ausführungsgangs der Bauchspeicheldrüse.

Eine *Angiographie* stellt die Blutgefäße in der Leber dar und kann zum Nachweis der Diagnose eines *Hämangioms* oder zur Planung der Therapie von Lebertumoren und anderen Erkrankungen vorgenommen werden.

Scanning-Techniken

Ultraschall-Diagnostik wird zur Darstellung der Leber am häufigsten angewandt. Sie ist einfach, sicher, nicht*invasiv* und liefert heute ausgezeichnete Bilder, insbesondere bei Gallensteinen. *Computertomographie* erzielt ebenfalls eine gute Bildqualität und wird angewendet, wenn mit Ultraschall keine Diagnose gestellt werden konnte.

Eine *Radioisotopen-Untersuchung* kann auf eine Zyste oder einen Tumor hinweisen. Sie ist ebenfalls nützlich bei der fortlaufenden Aufzeichnung der von der Leber über die Galle erfolgenden Ausscheidung radioaktiver Isotope.

Leberegel

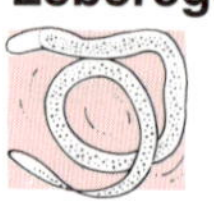

Gruppe von Egeln (kleinen, abgeflachten Würmern), die bei verschiedenen Säugetieren und dem Menschen die kleinen *Gallengänge* in der *Leber* befallen. Der weltweit verbreitete "Große Leberegel" heißt *FASCIOLA HEPATICA*, der Haupterreger der Faszioliasis. Erwachsene Egel befallen in der Regel Schafe und legen Eier, die mit dem Kot der Schafe ausgeschieden werden. Die Eier werden von Schnecken gefressen, aus der unreife Formen des Egels hervorgehen. Diese enzystieren (umgeben sich mit einer Kapsel) dann an Wasserpflanzen, insbesondere an Brunnenkresse. Leberegel-Krankheit tritt heutzutage in Westeuropa nur sehr selten auf.

Faszioliasis hat zwei Stadien. Im ersten Stadium wandern die jungen Egel durch die Leber und lösen Druckempfindlichkeit und Vergrößerung der Leber, Fieber, Nachtschweiß und zuweilen flüchtigen Hautausschlag aus. Im zweiten Stadium befinden sich die erwachsenen Würmer in den Gallengängen und im Zwölffingerdarm. Dies kann *Cholangitis* (Gallengangentzündung) sowie *Gallengangverschluß* hervorrufen, wobei letzteres zu *Gelbsucht* führen kann. Bei leichteren Infektionen treten oft auch keine Symptome auf.

Die Diagnose der Krankheit erfolgt durch Wurmeier-Nachweis im Stuhl. Eine Behandlung mit dem *Anthelmintikum* Praziquantel (z.B. Biltricide ® +) kann helfen.

Eine weitere Leberegelart, *CLONORCHIS SINENSIS*, ist im Fernen Osten weit verbreitet. Die Infektion wird typischerweise durch den Verzehr von rohem oder nicht durchgekochtem Süßwasserfisch erworben. Symptome und Therapie entsprechen weitgehend denen der Faszioliasis.

Leberentzündung

s. *Hepatitis*

Leberfunktionsprüfung

Blutspiegeluntersuchungen bestimmter Substanzen, die Auskunft geben über die Leistungsfähigkeit der *Leber*, gewisse Stoffe neu zu bilden, alte abzubauen bzw. auszuscheiden, und ob die Leberzellen selbst gesund oder geschädigt sind. Die Tests finden eine breite Anwendung in der Diagnostik von Leberstörungen und zur Beurteilung eines therapeutischen Erfolgs.

Leberfunktionsprüfungen sind besonders zweckmäßig zur Unterscheidung von akuten und chronischen Leberschäden, Hepatitis (Leberentzündung) und *Gallestauung*. Die am häufigsten durchgeführten Tests sind in der Tabelle unten aufgeführt.

Leberkarzinom

Bösartige Geschwulst in der *Leber*. Sie kann primär (von der Leber selbst ausgehend) oder sekundär (von einer anderen Körperstelle ausgehend; *Metastase*) sein. Es gibt zwei Hauptformen des primären Tumors – das Hepatom, das von den Leberzellen ausgeht, und das *maligne Cholangiom*, das von den Wandzellen der *Gallengänge* ausgeht.

URSACHEN UND INZIDENZ

Maligne Hepatome sind weltweit die häufigste Krebsart. Es besteht ein enger Zusammenhang mit einer Hepatitis-B-Infektion (s. *Virushepatitis*), die in ganz Afrika und im Nahen und Fernen Osten auftritt.

In Westeuropa ist Hepatitis B relativ selten, die Inzidenz von Hepatomen daher ziemlich niedrig: jährlich werden in Großbritannien z.B. ca. 700 neue Fälle registriert. Sie stellen in der Regel eine Komplikation der *Leberzirrhose* dar.

Ein sekundäres Leberkarzinom dagegen ist relativ häufig (ca. 20 mal häufiger als primäres Leberkarzinom). Es geht meistens von kleinen, symptomlosen Magen-, Bauchspeicheldrüsen- oder Dickdarmkarzinomen (kolorektale Primärgeschwülste) aus, die bis zu ihrem Übergreifen auf die Leber unerkannt blieben.

SYMPTOME UND ANZEICHEN

Häufigste Anzeichen eines L.s sind Gewichtsverlust, Appetit-und Antriebslosigkeit. Viele Patienten haben zudem Schmerzen im rechten Oberbauch. Die späteren Stadien der Krankheit sind gekennzeichnet durch *Gelbsucht* und *Aszites* (Flüssigkeit im Bauch).

TABELLE DER LEBERFUNKTIONSPRÜFUNGEN

Prüfung	Bedeutung
Serumbilirubin	Bilirubin ist das gelbe Abbauprodukt der roten Blutzellen, das die Leber aus dem Blut ausfiltert und mit der Galle ausscheidet. Es verleiht der Haut bei Gelbsucht die gelbliche Farbe. Ein hoher Bilirubinspiegel kann auf eine gestörte Galleproduktion in der Leber oder auf eine Gallestauung hindeuten.
Serumalbumin	Das in der Leber gebildete Albumin hat als großes Eiweißmolekül im Blut eine hohe Wasserbindungskapazität. Ein niedriger Albumingehalt des Blutes, wie er v.a. bei chronischen Leberfunktionsstörungen auftritt, hat vermehrten Flüssigkeitsaustritt aus den Blutgefäßen zur Folge, was z.B. bei Knöchelödemen oder Aszites (Flüssigkeitsansammlungen um die Knöchel bzw. in der Leibeshöhle) der Fall ist.
Alkalische Serumphosphatase	Alkalische Phosphatase ist ein Gallenenzym. Der Blutspiegel dieses Enzyms steigt bei Gallestauung (Cholestase).
Serumaminotransferasen (Transaminasen)	Aminotransferasen sind Zellenzyme, die bei einer Schädigung der Leberzellen freigesetzt werden. Ihre Blutkonzentration steigt bei akuter und chronischer Hepatitis.
Prothrombinzeit	Ein normales Ergebnis dieses Blutgerinnungstests ist abhängig vom Vorhandensein eines in der Leber aus Vitamin K gebildeten Proteins im Blut. Die Prothrombinzeit ist verlängert, wenn aufgrund einer Leberzellenschädigung kein Protein gebildet wird oder bei einer Behinderung des Gallenabflusses in der Leber, die zu einem Gallensäuremangel im Darm führt, was wiederum die Fett- und Vitamin-K-Aufnahme hemmt.

DIAGNOSE
L.e werden meist mittels *Ultraschall-Diagnostik* erkannt, bei der veränderte Bezirke in der Leber auffallen. Die Sicherung der Diagnose erfolgt durch eine *Leberbiopsie* (Entnahme einer kleinen Gewebsprobe von der Leber zur mikroskopischen Untersuchung).

Bei ca. 80 Prozent der Hepatome kommt es zu einer erhöhten Bildung der Substanz *Alphafetoprotein* in der Leber. Die Messung des Blutspiegels dieses Proteins wird in Gegenden mit häufigen Krebserkrankungen als Screening-Verfahren eingesetzt. *Angiographie* (Röntgendarstellung nach Injektion einer für Röntgenstrahlen undurchlässigen Substanz in eine Arterie) wird ebenfalls zur Erkennung sehr kleiner Hepatome herangezogen.

THERAPIE
Ein Leberkarzinom bleibt lange Zeit auf die Leber beschränkt. In Fällen, in denen nicht gleichzeitig eine Zirrhose vorliegt (relativ selten), ist die Entfernung des gesamten Tumors möglich, was zur Heilung führen kann. In anderen Fällen können *Zytostatika* das Leben der Patienten verlängern. Eine *Lebertransplantation* kann gelegentlich in Betracht gezogen werden.

Bei sekundärem L. gibt es keine Heilung, doch können Zytostatika dazu beitragen, das Fortschreiten der Krankheit zu verzögern. Eine Durchtrennung oder Unterbindung der Leberarterie oder einer ihrer Äste (um dem Tumor die Blutzufuhr zu sperren) wie auch das Einsetzen eines Katheters in die Arterie zur hochdosierten, lokalen Behandlung mit Zytostatika werden ebenfalls in bestimmten Fällen als Therapiemaßnahmen durchgeführt.

Lebertran
Hellgelbes Öl aus der Leber des Dorsches. L. ist reich an *Vitamin A* und *Vitamin D*. Als Vitamintabletten noch nicht gebräuchlich waren, wurde Kindern häufig Lebertran als Nahrungsergänzung verabreicht, um eine gesunde Entwicklung von Knochen und Haut sicherzustellen. Übermäßige Verwendung kann allerdings gefährlich sein.

Lebertransplantation
Austausch einer erkrankten *Leber* durch die gesunde Leber eines Spenders, der für hirntot (s. *Hirntod, zentraler*) erklärt wurde. L. ist ein technisch kompliziertes Verfahren, das heute jedoch als durchführbare und geeignete Therapie einiger Formen von fortgeschrittenen Lebererkrankungen anerkannt ist. Die Chancen, mit einer transplantierten Leber noch für Jahre weiter zu leben, steigen, sind jedoch nicht so hoch wie nach einer *Nierentransplantation*.

WARUM ES GEMACHT WIRD
Eine Transplantation ist vorläufig nur für Patienten mit lebensbedrohlicher oder stark schwächender Lebererkrankung erwägenswert. Patienten, bei denen die Krankheit sehr weit fortgeschritten ist, überleben die Operation meist nicht. Eine Beurteilung der wahrscheinlichen Überlebensdauer und der Lebensqualität mit und ohne Operation ist unbedingt zu empfehlen.

Die besten Erfolge der L. werden bei Patienten mit fortgeschrittener *Leberzirrhose* aufgrund von lange bestehender chronisch-aktiver *Hepatitis* oder primärer *biliärer Leberzirrhose* erzielt. Bei akutem *Leberversagen* besteht das Problem, genau zu dem Zeitpunkt eine geeignete Spenderleber zu finden; Patienten mit weniger akuter Krankheit und z.B. mit *Budd-Chiari-Syndrom* wurden jedoch erfolgreich therapiert. Patienten mit primärem *Leberkarzinom* werden selten für eine L. in Erwägung gezogen, da das Risiko eines Tumorrezidivs sehr hoch ist.

Bei Kindern ist angeborene *Gallengangsatresie* der häufigste Grund für eine Lebertransplantation.

SO WIRD ES GEMACHT
Das Spenderorgan wird entnommen, wenn der zentrale *Hirntod* festgestellt wurde, die Leber jedoch noch gesund ist. Das Organ wird einige Stunden in kalter Salzlösung aufbewahrt.

Unter Vollnarkose (s. *Anästhesie, Allgemein-*) wird der Bauch des Empfängers eröffnet. Die erkrankte Leber wird entfernt, das Spenderorgan eingesetzt, und die Hauptblutgefäße und der Gallengang werden wieder verbunden.

REKONVALESZENZ
Die ersten Tage nach der Operation bleiben die Patienten auf der Intensivpflegestation. Immunsuppressiva (v.a. *Ciclosporin*, z.B. Sandimmun ® +) werden zur Verminderung des Risikos der Transplantatabstoßung verabreicht.

PROGNOSE
In einigen Fällen tritt eine Abstoßungsreaktion auf, die einzige Hoffnung besteht dann in einer zweiten Transplantation. Die Ein-Jahres-Überlebensrate liegt heute bei 60-80 Prozent, nach fünf Jahren ist noch die Hälfte der Patienten am Leben. Im allgemeinen ist die Lebensqualität ausgezeichnet, Patienten nehmen innerhalb einiger Wochen nach der Operation fast wieder ihre normalen Tätigkeiten auf.

Leberversagen
Komplikation der akuten *Hepatitis* (*Leberentzündung*) mit so schwerer Beeinträchtigung der Entgiftungsfunktion der Leber, daß andere Organe, insbesondere das Gehirn, geschädigt werden. L. kann sich auch auf ein kritisches Stadium der Leberzirrhose beziehen.

SYMPTOME
Die Hauptsymptome des akuten L.s entsprechen zunächst denen der ursächlichen Hepatitis, später treten die Symptome einer Störung der Gehirnfunktion hinzu. Letztere beruht wahrscheinlich darauf, daß die Leber gewisse Substanzen (wie Ammoniak) nicht mehr abbauen kann. Diese sammeln sich im Blut an und vergiften oder verändern dann die elektrische Überleitung von Nervenerregungen im Gehirn. Als Symptome können Übererregung und Unruhe, gefolgt von Benommenheit oder Verwirrtheit bis zur Bewußtseinsstörung (sog. Leberkoma) auftreten – ein Zustandsbild, das als hepatische *Enzephalopathie* bekannt ist.

Geht L. mit Leberzirrhose einher, so können neben der hepatischen Enzephalopathie auch Symptome wie *Aszites* (Bauchwassersucht) und innere Blutungen auftreten. Die Zeichen der zerebralen Fehlfunktion entwickeln sich langsamer und in wiederholten Schüben mit Benommen- oder Verwirrtheit. Diese Schübe werden häufig durch bakterielle Infekte, eine Veränderung der Arzneimittelbehandlung oder der Ernährung ausgelöst.

DIAGNOSE UND THERAPIE
Die Diagnose wird aufgrund von Krankengeschichte, körperlicher Untersuchung, *Leberfunktionsprüfung* und Tests auf Hepatitis-Viren gestellt.

Bei akutem L. ist erfahrene intensivmedizinische Betreuung nötig. Es gibt keine spezifische Therapie; durch die Verabreichung von *Antibiotika* und *Lactulose* können die Darmbakterien und somit auch das von ihnen produzierte, über die Darmwand aufgenommene und von der Leber nicht mehr abbaubare, giftige Ammoniak reduziert werden.

Bei manchen Patienten ist eine *Lebertransplantation* angezeigt und durchführbar. Nur ca. ein Viertel der Patienten überlebt ein akutes L.

Tritt eine zerebrale Fehlfunktion als Komplikation der Zirrhose auf, so führt eine Behandlung der zusätzlich auslösenden Ursache (z.B. Infektion) häufig zu einer Besserung.

Leberzirrhose
Durch chronische Schädigung der Leberzellen hervorgerufene Lebererkrankung. Bindegewebsstreifen (Narbengewebe, s. *Fibrose*) zerstören die normale Leberstruktur. Die verbleibenden Zellen vermehren sich und bilden Regeneratknoten (Zellinseln, die durch Narbenge-

LEBERSTÖRUNGEN

Die weitaus häufigste Ursache von Lebererkrankungen in den Industrieländern ist übermäßiger Alkoholkonsum (s. *Alkoholleber*). Alkoholbedingte Erkrankungen, zu denen Alkohol-Hepatitis und *Leberzirrhose* zählen, sind mehr als fünfmal so häufig wie Lebererkrankungen anderer Ursache.

Weltweit ist die Verteilung der Lebererkrankungen unterschiedlich. In Teilen Afrikas und Asiens sind bis zu 20 Prozent der Bevölkerung Träger des *Hepatitis-B-Virus*; in diesen Teilen der Erde sind die wichtigsten Lebererkrankungen durch Viren ausgelöste Zirrhose und primäres *Leberkarzinom*.

Neben Alkohol- und Virus-bedingten Störungen kann ein Leberleiden auch von Geburtsfehlern, bakterieller oder parasitärer Infektion, Kreislauf- und Stoffwechselstörungen, Vergiftung und Autoimmunprozessen herrühren.

Leberversagen (völliger Zusammenbruch der Leberfunktionen) kann infolge akuter Hepatitis, Vergiftung oder Zirrhose auftreten. Zwei gewöhnliche Anzeichen einer Lebererkrankung sind Lebervergrößerung (Hepatomegalie) und *Gelbsucht*.

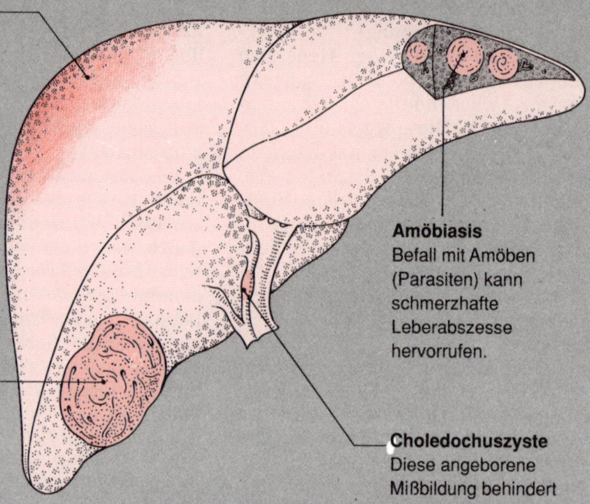

L

GEBURTSFEHLER

Fehler in der Leberstruktur bei der Geburt betreffen vornehmlich die Gallengänge. Die Choledochuszyste ist eine angeborene Erweiterung des Ductus choledochus (gemeinsamer Gallengang – nach Blasen- und Lebergang – zum Dünndarm), die bei Kleinkindern zu einer Behinderung des Gallenabflusses führen (und Gelbsucht auslösen) kann und entfernt werden muß. Bei *Gallengangsatresie* fehlen die Gallengänge (führt ebenfalls zu Gelbsucht).

INFEKTION UND ENTZÜNDUNG

Die Leberentzündung (*Hepatitis*) kann durch Viren (Hepatitis-A-, B-, C-, D- oder E-Virus, s. *Virushepatitis*) hervorgerufen werden. Bakterien können sich im Gallengangsystem zur Leber hin ausbreiten und *Cholangitis* oder *Leberabszeß* auslösen. Parasitäre Erkrankungen, die die Leber schädigen können, sind *Schistosomiasis*, *Leberegel*-Befall und *Hydatidose* (durch verschiedene Wurm- oder Egelarten hervorgerufen) sowie *Amöbiasis* (durch einzellige Parasiten ausgelöst).

VERGIFTUNG UND ARZNEIMITTEL

Außer Alkohol werden in der Leber zahlreiche Arzneimittel und Toxine abgebaut. Auch Lebensmittelvergiftungen (z.B. Miesmuscheln o.ä.) können eine akute Leberentzündung (Hepatitis) hervorrufen, deren Folge eine Schädigung der Leberzellen sein kann.

Eine Vergiftung durch verschiedene Pilzarten kann akutes Leberversagen auslösen (s. *Pilzvergiftung*).

AUTOIMMUNKRANKHEITEN

Autoimmunreaktionen (bei denen das Immunsystem das körpereigene Gewebe angreift) können sich gegen Leberzellen und Gallengänge richten. Das Hauptproblem bei autoimmunbedingter chronisch-aktiver Hepatitis (s. *Hepatitis, chronisch-aktive*) ist die allmähliche Leberzerstörung. Der langsam fortschreitenden Schädigung der Gallengänge, die bei primärer *biliärer Leberzirrhose* und sklerosierender Cholangitis auftritt, liegt möglicherweise ebenfalls eine Autoimmunerkrankung zugrunde.

STOFFWECHSELSTÖRUNGEN

Die beiden wichtigsten Stoffwechselstörungen, die die Leber angreifen, sind *Hämochromatose* (zu hoher Eisenspiegel im Körper) und das *Wilson-Syndrom* (zu hoher Kupferspiegel).

GESCHWÜLSTE

In der Leber siedeln sich häufig von Magen-, Bauchspeicheldrüsen- oder Dickdarmkarzinomen ausgehende Tochtergeschwülste (Metastasen) an. Leber- und Milzvergrößerung sind häufig bei *Leukämie* und *Lymphomen* zu beobachten. Primäre Lebertumoren treten viel seltener auf (s. *Leberkarzinom*).

ANDERE ERKRANKUNGEN

Das *Budd-Chiari-Syndrom*, bei dem ein Verschluß der ableitenden Lebervenen z.B. durch *Thrombose*, Tumor oder *Hydatidose* zugrunde liegt, ist durch eine schmerzhafte Leberschwellung und schweren *Aszites* (Bauchwassersucht) gekennzeichnet. Der Verschluß der Pfortader ist eine Ursache für portalen Hochdruck, der zu Ösophagusvarizen (sackartig erweiterte Venen in der Speiseröhrenwand) und Aszites führt. Pfortaderhochdruck stellt auch eine der häufig bei Leberzirrhose auftretenden Komplikationen dar.

UNTERSUCHUNG

Lebererkrankungen können mit Hilfe von körperlicher Untersuchung, *Leberbiopsie*, *Leberfunktionsprüfungen*, *Ultraschall-Diagnostik* und *Computertomographie* abgeklärt werden.

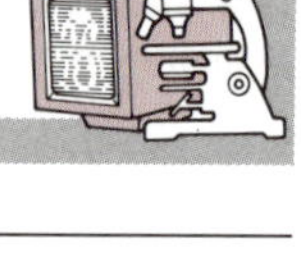

webe getrennt sind). Da diese Knötchen nur unzureichend mit Blut versorgt werden, wird die Leberfunktion allmählich eingeschränkt – z.B. erfolgt keine wirksame Entfernung mehr von giftigen Substanzen aus dem Blut (s. *Leberversagen*). Zudem führen die Veränderung und Fibrose der Leber zu *Pfortaderhochdruck* (Bluthochdruck in den Venen aus Darm und Milz zur Leber), der schwere Komplikationen auslösen kann.

INZIDENZ UND URSACHEN

In Deutschland starben 1991 insgesamt 13 106 Menschen an L.

In Industrieländern ist starker Alkoholkonsum die häufigste Ursache der L. Das Risiko hängt eher von der Alkoholmenge als von der -art ab, Frauen sind anfälliger dafür als Männer (s. *Alkohol*).

Hepatitis (Leberentzündung) kann ebenfalls zu L. führen. Chronische *Virushepatitis* (v.a. Hepatitis B) ist die häufigste Ursache der L. im Nahen und Fernen Osten sowie in Afrika (s. *Virushepatitis*). Ein spezifisches Entzündungsmuster in Form einer chronisch-aktiven Hepatitis geht der L. normalerweise voraus (s. *Hepatitis, chronisch-aktive*). Eine durch gestörte Autoimmunprozesse bedingte chronisch-aktive Hepatitis, bei der es zu denselben Leberveränderungen kommt, jedoch keine Virusinfektion nachweisbar ist, tritt v.a. in Industrieländern auf.

Seltenere Ursachen einer L.: Krankheiten und Störungen des *Gallengangsystems*, die eine primäre oder sekundäre *biliäre Leberzirrhose* auslösen können, *Hämochromatose* (Eisenspeicherkrankheit), bei der vermehrt Eisen aufgenommen wird, was dann in der Leber abgelagert wird und diese zerstört, das *Wilson-Syndrom* mit einem Anstieg der Kupferaufnahme, *Mukoviszidose*, bei der die Gallengänge durch einen zu zähflüssigen Schleim blockiert werden, sowie ein chronisches *Herzversagen*, das zu andauerndem Blutandrang in der Leber und dadurch zu deren bindegewebiger Umwandlung führt.

SYMPTOME UND ANZEICHEN

L. kann lange ohne Symptome bleiben; es ist möglich, daß die Erkrankung erst durch eine medizinische Routineuntersuchung oder einen aus einem anderen Grund vorgenommenen Bluttest erkannt wird. Die häufigsten Symptome sind leichte *Gelbsucht*, *Ödem* (Flüssigkeitsansammlung im Gewebe), geistige Verwirrung sowie Bluterbrechen. Eine Untersuchung kann eine Leber- und Milzvergrößerung ergeben.

Bei Männern werden Brustvergrößerungen und ein Rückgang der Körperbehaarung beobachtet, was auf einen durch die Beeinträchtigung der Leberfunktion verminderten Abbau der auch beim Mann vorkommenden weiblichen Sexualhormone zurückzuführen ist.

KOMPLIKATIONEN

Bei L. werden verschiedene Komplikationen beobachtet, von denen jedes als erstes Symptom auftreten kann. Aszites (Flüssigkeitsansammlung in der Bauchhöhle) entsteht aufgrund des niedrigen *Albumin*-Spiegels im Blut und des *Pfortaderhochdrucks*. Der hohe Venendruck im Bereich der Pfortader führt auch zu *Ösophagusvarizen* (erweiterten Venen in der Speiseröhrenwand), die platzen und Bluterbrechen hervorrufen können. *Verwirrtheit* und *Koma* können die Folge einer Ansammlung von das Gehirn schädigenden toxischen Substanzen sein, die von einer gesunden Leber normalerweise abgebaut und entgiftet werden. *Hepatom* ist ein Primärkarzinom der Leberzellen, das als Komplikation bei jeder Form der Zirrhose auftreten kann.

DIAGNOSE

Obwohl Symptome und Anzeichen sowie die Ergebnisse der *Leberfunktionsprüfungen* auf eine L. hindeuten, wird die endgültige Diagnose durch eine *Leberbiopsie* (Entnahme einer Gewebsprobe zur mikroskopischen Untersuchung) gestellt; diese erlaubt oft, auf die Ursache zu schließen. Spezielle Bluttests und eine *Cholangiographie* (Röntgendarstellung der Gallengänge) können durchgeführt werden, um seltenere Ursachen auszuschließen.

THERAPIE

Der zirrhotische Umbau kann durch eine Verlangsamung des die Schädigung der Leberzellen verursachenden Prozesses beeinflußt werden. Alkoholabstinenz kann zu beachtlicher Besserung führen. Für manche verursachenden Erkrankungen existieren spezielle Behandlungsmethoden.

Aszites kann durch *Diuretika* und eine Verringerung der Salzaufnahme gebessert werden. Durch Injektion einer Verödungslösung (Flüssigkeit, die die betroffenen Venen verschließt) können Ösophagusvarizen im Rahmen einer *Gastroskopie* verödet werden. Der Venendruck kann mittels einer *Shunt*operation zur Umgehung der geschwollenen, erweiterten Venen bei der Blutversorgung gesenkt werden.

Die geistige Verwirrtheit kann im allgemeinen durch Maßnahmen gebessert werden, die darauf hinzielen, die Menge der im Blut zirkulierenden toxischen Abfallstoffe und anderer Giftstoffe zu reduzieren.

Solche Maßnahmen können die Verminderung der Proteinaufnahme bei der Ernährung und die Verabreichung von *Antibiotika* zur Reduzierung der Anzahl der Darmbakterien sein. In manchen Fällen bietet jedoch eine *Lebertransplantation* die einzige Chance einer langfristigen Heilung.

Lederhaut des Auges

s. *Sklera*

Leerdarm

s. *Jejunum*

Legionärskrankheit

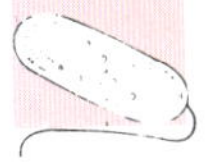

Form der Pneumonie (Lungenentzündung), benannt nach einem Krankheitsausbruch mit 29 Todesfällen unter den Teilnehmern eines Veteranentreffens der American Legion in einem Hotel in Philadelphia im Jahre 1976. Das auslösende Bakterium wurde isoliert und *LEGIONELLA PNEUMOPHILA* genannt. Die darauffolgenden Tests zeigten, daß dieser Erreger in Wassersystemen wie z.B. von Klimaanlagen häufig vorkommt und wahrscheinlich schon früher Epidemien von Lungenentzündungen (deren Ursache damals nicht erkannt worden war) verursacht hatte.

URSACHEN UND INZIDENZ

Das Bakterium vermehrt sich am besten in warmer, feuchter Umgebung. Bei der Mehrzahl der Erkrankten war die Infektionsquelle das Wasser der Klimaanlagen von großen öffentlichen Gebäuden. Die Infektion erfolgt durch Einatmung von Tröpfchen bakteriell verseuchten Wassers, die von der Klimaanlage in die Luft geblasen werden, oder beim Duschen. Ältere Menschen, v.a. starke Raucher und Trinker, sind hierbei besonders gefährdet.

Die Erkrankung tritt sowohl in örtlich begrenzter Anzahl als auch vereinzelt auf. Ca. 130 bis 200 Fälle, davon 10 bis 40 mit tödlichem Ausgang, werden z.B. jährlich in England und Wales registriert. Bei Männern tritt die Krankheit mehr als doppelt so häufig auf als bei Frauen, über zwei Drittel aller Erkrankten sind Personen über 50 Jahre.

Die Verhinderung von Krankheitsausbrüchen erfordert eine gründliche Desinfektion der Wassersysteme sowie außerdem die Einhaltung der richtigen Wassertemperatur.

SYMPTOME UND ANZEICHEN

Die ersten Symptome, Kopfschmerzen, Muskel- und Bauchschmerzen, Durchfall und trockener Husten, zeigen sich innerhalb einer Woche nach Ansteckung. Im Laufe der folgenden Tage entwickelt sich eine Lungenentzündung mit hohem Fieber, Schüttelfrost, Auswurf zähen Schleims, Benommenheit und zuweilen Delirium. Wie bei anderen Formen der Lungenentzündung verschlimmert sich die Krankheit in der Regel zunächst, sofern keine Therapie erfolgt. Dieses Stadium dauert etwa eine Woche, anschließend setzt entweder eine allmähliche Besserung ein, oder die Atembeschwerden verstärken sich zunehmend.

DIAGNOSE UND THERAPIE

Patienten werden ins Krankenhaus eingewiesen, eine Untersuchung des Auswurfs (eine Kultur wird auf speziellem Nährboden angelegt) läßt den die Pneumonie auslösenden Mikroorganismus erkennen. Handelt es sich um *LEGIONELLA PNEUMOPHILA*, so wird Patienten das Antibiotikum *Erythromycin* (z.B. Eryhexal ® +) verabreicht – meist intravenös –, was im allgemeinen zu einer schnellen Besserung führt. Gelegentlich kann die Gabe von *Rifampicin* (z.B. Eremfat ® +) als weiterem Antibiotikum erforderlich sein.

PROGNOSE

Der Krankheitsverlauf ist abhängig von Alter und allgemeinem Gesundheitszustand der Patienten. Bei jüngeren Menschen heilt die L. in der Regel vollständig aus, ein beträchtlicher Anteil älterer Patienten mit schlechter körperlicher Verfassung stirbt jedoch. Der Tod erfolgt meist infolge einer irreversiblen Lungenschädigung.

Leib

s. *Bauch*

Leibschmerzen

Häufig verwendete Bezeichnung für Beschwerden im Oberbauch (s. *Bauchschmerzen*; *Verdauungsstörung*)

Leiche

(Leichnam) Toter tierischer (Kadaver) oder menschlicher Körper; unterliegt zivilrechtlich besonderen Bestimmungen. In Universitätskliniken unterschreibt der Patient bei der Aufnahme, daß im Fall seines Todes die Leiche zur Ursachenfeststellung eröffnet (seziert) werden darf. Bei vorheriger schriftlicher Genehmigungserteilung in Vermächtnisform darf die L. in der Anatomie zur ärztlichen Ausbildung und zu Studienzwecken schrittweise eröffnet (präpariert) werden. Auch Organentnahmen zu Transplantationszwecken bedürfen einer vorherigen Bewilligung.

Leimschnüffeln

s. *Schnüffeln*

Leiomyom

Knotige oder knollige, gutartige Geschwulst aus glatten Muskeln (unwillkürliche Eingeweidemuskulatur). L.e treten häufig an den glatten Muskeln der Gebärmutter auf, wo sie allmählich durch Bindegewebe ersetzt werden. L.e entwickeln sich sehr selten auch aus den glatten Muskeln in den Blutgefäßwänden der Haut, wo sie weiche Klumpen bilden.

Gewöhnlich treten mehrere L.e auf. Obwohl sie nicht bösartig sind, kann eine operative Entfernung bei Auftreten von Beschwerden erforderlich sein.

Leishmaniase

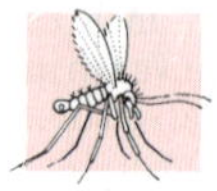

Reihe von Erkrankungen der Haut, Schleimhaut und inneren Organe, die durch eine Infektion mit einer der Leishmania-Arten hervorgerufen werden. Die einzelligen Parasiten sind in verschiedenen Teilen der Welt zu finden. Sie befallen hauptsächlich Hunde und Nagetiere und werden von dort aus durch die Stiche der Sandmücke auf andere Tiere und den Menschen übertragen.

Die Anzahl der Erkrankungen beim Menschen wird weltweit auf ca. 12 Millionen geschätzt.

FORMEN UND INZIDENZ

Die schwerste Form von L., die vorwiegend die inneren Organe befällt, ist Kala-Azar oder viszerale L. Sie kommt am häufigsten in einigen Teilen Asiens, Afrikas und Südamerikas vor, tritt jedoch auch in einigen Mittelmeerländern gelegentlich auf.

Daneben gibt es verschiedene Formen der kutanen L. (die v.a. die Haut befällt), von denen einige im Vorderen Orient, in Nordafrika und in Mittelmeerländern verbreitet sind, während andere nur in Teilen Mittel- und Südamerikas vorkommen.

Reisende können die Infektionsgefahr durch Maßnahmen zur Abwehr von Sandfliegenstichen minimieren (s. Insektenbisse).

SYMPTOME

Kala-Azar verursacht anhaltendes Fieber, Milzvergrößerung, Anämie und später dunkle Hautverfärbung. Die Krankheit kann sich bis zu 2 Jahre nach der eigentlichen Infektion entwickeln und unbehandelt tödlich verlaufen.

Die kutanen Formen der L. zeigen an der Einstichstelle durch die Sandfliege ein hartnäckiges Geschwür, das in fast allen Fällen nach einiger Zeit abheilt, manchmal jedoch eine häßliche Narbe hinterläßt. Bei den südamerikanischen Formen wird das Gewebe meist stärker geschädigt; größere Entstellungen, häufig im Gesicht, sind die Folge.

DIAGNOSE UND THERAPIE

Kala-Azar wird durch *Knochenmarkbiopsie* (Punktion) bzw. durch Bluttest diagnostiziert. Bei kutanen Formen der L. erfolgt der Parasitennachweis, indem vom Rand befallener Hautareale abge-

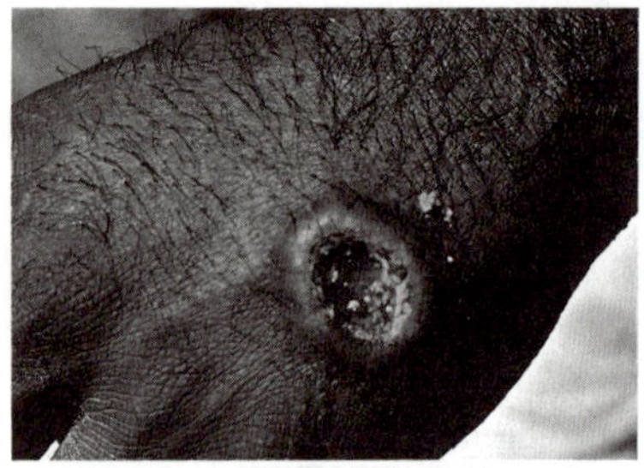

Leishmaniase-Geschwür

Dieses an der Stelle eines Sandfliegenstichs entstehende Hautgeschwür ist typisch für die Hautläsionen bei kutaner Leishmaniase.

kratzte Hautpartikel untersucht werden. Alle Formen der L. werden mit Chemotherapeutika wirksam behandelt.

Leiste

Region um die Beugefalte zwischen Unterbauch und Oberschenkel (s.a. *Leistenschwellung*, *Leistenzerrung*).

Leistenband

(*F.* Ligamentum inguinale) Verdickter Bindegewebsstreifen zwischen oberem vorderem Darmbeinstachel (Spina iliaca anterior superior) und Schambeinhöcker (Tuberculum pubicum); untere Begrenzung des Leistenkanals. Oberhalb des L.s treten die Leistenhernien, unterhalb die Schenkelhernien durch.

Leistenbruch

s. *Hernie*

Leistenhernie

s. *Hernie*

Leistenhoden

s. *Kryptorchismus*

Leistenschwellung

Schwellung in der Beuge zwischen Unterbauch und Oberschenkel. Häufigste Ursache für eine L. ist eine Lymphknotenvergrößerung aufgrund einer Infektion (s. *Drüsen, geschwollene*). Daneben kann eine *Hernie* ("Bruch"), bei der die Eingeweide durch eine schwache Stelle in der Bauchwand hindurchtreten, eine L. hervorrufen.

Weitere Ursachen können *Abszeß* (abgegrenzte Eiteransammlung), *Lipom* (gutartige Fettgewebsgeschwulst) oder *Hodenhochstand* sein. In seltenen Fällen kann eine L. auf eine erweiterte Vene (s. *variköser Symptomenkomplex*) oder ein *Aneurysma* (ballonartige Erweiterung einer Arterie) zurückzuführen sein.

DIAGNOSE UND THERAPIE

Die Ursache einer Leistenschwellung wird oft schon bei der ärztlichen Untersuchung festgestellt. Die Wahl der Behandlungsmethode hängt von der Ursache ab.

Leistenzerrung

Schmerzen und Empfindlichkeit in der Leistengegend, verursacht durch Muskelzerrung, im typischen Falle während des Laufens oder bei sportlicher Betätigung. Die üblicherweise betroffenen Muskeln sind die Adduktoren (an der Oberschenkelinnenseite), die für das Drehen und Beugen des Oberschenkels sowie das Heranziehen des Beines zuständig sind, sowie der gerade Oberschenkelmuskel (an der Oberschenkelvorderseite), der ebenfalls zur Beugung des Oberschenkels dient.

Ähnliche Schmerzen wie bei einer Muskelzerrung und Empfindlichkeit in der Leiste können manchmal auch durch eine *Gelenkentzündung* in der Hüfte oder im unteren Teil der Wirbelsäule, durch *Ostitis* pubis (Entzündung des Schambeins, des vorderen Beckenknochens) oder durch eine Leistenhernie (Leistenbruch, Vortreten der Eingeweide durch eine schwache Stelle in der Bauchwand oberhalb des Leistenbands) hervorgerufen werden.

UNTERSUCHUNG UND THERAPIE

Die Therapie einer L. ist schwierig, und die Rekonvaleszenz kann langwierig sein. Ist die Ursache eine einfache Muskelzerrung, so beschränkt man sich auf physiotherapeutische Maßnahmen. Besteht jedoch Verdacht auf eine andere Ursache oder spricht die vermutete Muskelzerrung nicht auf die *Physiotherapie* an, können Röntgen-Untersuchungen (s. *Röntgenstrahlen*) erforderlich sein. Diese können Auskunft geben, ob bei der Muskelzerrung eventuell ein kleines Knochenstück vom Becken abgerissen ist; in diesem Fall kann eine Operation nötig werden, um den Knochen wieder in seine normale Position zu bringen.

Lemming-Fieber

s. *Tularämie*

Lende

Teil des Rückens zu beiden Seiten der Wirbelsäule zwischen dem untersten Rippenpaar und dem Beckenkamm.

Lentigo

Flacher, verfärbter, sommersprossenähnlicher Hautfleck. Lentigines (Mehrzahl von L.) sind in der Regel hellbraun und können einzeln oder gruppiert auftreten. Im Gegensatz zu Sommersprossen treten sie ebenso häufig auf bedeckten wie auf Licht-exponierten Körperteilen auf und verschwinden im Winter nicht. Lentigines sind häufig bei Menschen mittleren und höheren Alters (sog. Altersflekken), insbesondere bei denjenigen, die den Körper intensiver Sonnenbestrahlung aussetzen.

Lentigines sind harmlos, eine Therapie ist nicht erforderlich.

Bilden sich unter ihnen jedoch erhabene, dunkelbraune Flecken, sollte der Arzt aufgesucht werden, da die Gefahr besteht, daß sich diese Flecken zu bösartigen Melanomen entwickeln (s. *Melanom, malignes*).

Lepra

Chronische bakterielle Infektion, v.a. an den Gliedmaßen und im Gesicht, die eine Nervenschädigung hervorruft und zu Hautschädigungen führen kann (s. *Hansen-Krankheit*).

Leptospirose(n)

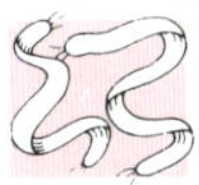

Reihe seltener Krankheiten, die durch fadenförmig gewundene Bakterien der Gattung *LEPTOSPIRA* (gehören zur Ordnung der Spirochaeten) ausgelöst werden. Die Überträger sind Nagetiere, die Ausscheidung erfolgt durch deren Urin. Eine Form ist auch als *Weil-Krankheit* bekannt. Gefährdet sind insbesondere Kanal-und Feldarbeiter.

SYMPTOME

Nach einer Inkubationszeit von ein bis zwei Wochen bricht die akute Krankheit mit Fieber, Frösteln, pochendem Kopfschmerz, starken Muskelschmerzen, Augenentzündung und flüchtigem Hautausschlag aus. In den meisten Fällen werden die Nieren angegriffen – häufig stark. Auch eine zu Gelbsucht führende Leberschädigung ist nicht selten.

THERAPIE

Antibiotika sind gegen Spirochaeten wirksam, müssen jedoch so früh wie möglich gegeben werden. Bei ca. einem Drittel der Fälle tritt eine sofortige Besserung ein. Doch oft kommt es zu einem längeren Krankheitsverlauf mit nur langsamer Erholung von Nieren- und Leberfunktion. Dabei kann auch das Nervensystem angegriffen werden, und es kann zu einer *Hirnhautentzündung* kommen.

Lernen

Prozeß des Erwerbs von Wissen und Fähigkeiten oder ein Prozeß der Verhaltensänderung.

Es wurden verschiedene Theorien entwickelt, um den Vorgang des Lernens zu erklären. Die behavioristischen Theorien betonen die Rolle der *Konditionierung* beim L. Die kognitiven Theorien dagegen basieren darauf, daß L. die Entwicklung abstrakter "kognitiver" Modelle unter Anwendung mentaler Fähigkeiten wie *Intelligenz*, *Gedächtnis*, Einsicht und Auffassungsgabe darstellt. Theorien des sozialen L.s kombinieren Aspekte der behavioristischen und kognitiven Lerntheorien. Eine Theorie allein kann sicherlich die Komplexität des L.s nicht erfassen. Wahrscheinlicher ist, daß manches durch Konditionierung erlernt wird und anderes durch komplexe Denkvorgänge, bei denen eine Reihe von Einzelinformationen berücksichtigt werden.

Lernstörungen

Spektrum psychischer und körperlicher Probleme oder Störungen, die das Lernen behindern. L. können allgemeiner Natur sein oder nur einzelne Aspekte betreffen.

Ursachen von allgemeinen Lernstörungen sind mangelnde oder niedrige *Intelligenz*, *geistige Behinderung* und *Hyperaktivität*.

Beispiele für spezifische L. sind *Dyslexie* (Leseschwierigkeit), Dyskalkulie (Rechenschwierigkeit) und Dysgraphie (Schreibstörungen). Eine Ursache kann bei den spezifischen L. meistens nicht festgestellt werden. Einige Psychologen vertreten die Meinung, daß spezifische L. bei Kindern mit normaler Intelligenz durch *Minimalhirnschäden*, die ererbt sein können, bedingt sind.

Weitere Ursachen für allgemeine oder spezifische L. sind Taubheit, Sprachdefekte (s. *Sprachstörungen*) und *Sehstörungen*. Schulische Probleme infolge emotionaler und milieubedingter Entbehrungen oder infolge schlechten Unterrichts werden nicht als L. klassifiziert.

FESTSTELLUNG UND THERAPIE

Kinder mit Verdacht auf Lernstörungen werden in der Regel zur Untersuchung und Beurteilung an Ärzte und Psychologen überwiesen.

Die Behandlung kann medizinische Therapie (z.B. Korrektur von Hörfehlern), Training, z.B. zur Sprachverbesserung (s. *Logopädie*), oder pädagogische Hilfestellung (wie Nachhilfestunden, Unterbringung in eine spezielle Gruppe oder Sonderschule) umfassen.

Lesbische Liebe

Homosexualität zwischen Frauen. Nach in den 40er Jahren von Alfred Kinsey durchgeführten Studien sind die sexuellen Aktivitäten bei ca. 5 Prozent aller Frauen ausschließlich auf Frauen gerichtet, obwohl ungefähr 15 Prozent aller Frauen im Alter von 45 Jahren über homosexuelle Erfahrungen verfügen.

L. L. ist weniger verbreitet als männliche Homosexualität (s. *Homosexualität, männliche*). Masturbation, Oralverkehr und gegenseitiges Reiben der Klitoris sind die gebräuchlichsten Praktiken, um zum Orgasmus zu gelangen.

Lethargie

Gefühl der Müdigkeit, Benommenheit oder Mangel an Antriebskraft.

Leukämie

("Blutkrebs") Sammelbegriff für maligne Entartung und Reifungsstörungen weißer *Blutzellen* mit Auftreten unreifer, von der Norm äußerlich und biochemisch unterscheidbarer Zelltypen v.a. in Blut und Knochenmark (Gewebe, in dem alle Blutzellen gebildet werden). Die Bildung roter Blutzellen, der Blutplättchen und normaler weißer Blutzellen ist durch Verdrängung aus dem Knochenmark durch leukämische Zellen gestört.

Es kann nach und nach zu Funktionsstörungen anderer Organe (Leber, Milz, Lymphknoten, Hoden oder Gehirn) kommen, je stärker diese von leukämischen Zellen infiltriert werden. Die Anzahl der im Blut zirkulierenden leukämischen Zellen kann sehr hoch sein.

Man unterteilt die L.n in akute und chronisch verlaufende Formen, eine weitere Klassifizierung erfolgt nach der Art der sich vermehrenden weißen Blutzellen. Wenn die anomalen Zellen von Lymphozyten oder Lymphoblasten (unreife Vorstufe der Lymphozyten) abstammen, spricht man von lymphatischer oder lymphoblastischer Leukämie. Erfolgt die Bildung der anomalen Zellen aus anderen Formen weißer Blutzellen oder deren Vorstufen, spricht man von myeloischer, myeloblastischer oder Granulozyten-Leukämie.

Die Zahl der Neuerkrankungen an L. in Deutschland wurde für 1989 auf 6650 für die alten Bundesländer geschätzt. Im Jahre 1991 starben 5603 Menschen (alte und neue Bundesländer) an L. (s.a. *Leukämie, akute*; *Leukämie, chronische lymphatische*; *Leukämie, chronische myeloische*).

Leukämie, akute

Verlaufsform der Leukämie, bei der die im Knochenmark übermäßig gebildeten weißen Blutzellen unreife Zellen (Blasten) sind. Unbehandelt verläuft die a.L. innerhalb weniger Wochen bis Monate tödlich. Eine Therapie kann heute häufig eine Lebensverlängerung und sogar vollständige Heilung bringen.Die anomalen Zellen können zweierlei Formen haben: Lymphoblasten (unreifzellige Lymphozyten) bei akuter lymphoblastischer, und Myeloblasten (unreifzellige Formen anderer Arten weißer Blutzellen) bei akuter myeloblastischer Leukämie. Verschiedene Unterformen werden je nach den biochemischen Eigenschaften dieser Zellen unterschieden.

INZIDENZ UND URSACHEN

A.L. tritt 20mal seltener auf als chronische Leukämie. In Deutschland ist es weniger als ein Fall auf eine Million Einwohner im Jahr. Die Inzidenzen der beiden häufigsten Formen (akute lymphoblastische und akute myeloblastische Leukämie) in verschiedenen Altersstufen werden im nebenstehenden Schaubild aufgezeigt.

Beide Formen scheinen aus einer Mutation der genetischen Struktur in einer einzelnen weißen Blutzelle zu entstehen. In der Zelle laufen dann eine Reihe unkontrollierter Zellteilungen ab, bis Milliarden von Kopien der anomalen Zelle in Knochenmark, Blut und anderem Gewebe existieren.

Es gibt mehrere mögliche Ursachen für die ursprüngliche Mutation. Eine Form der akuten lymphoblastischen L. wird durch ein dem *AIDS*-Erreger ähnliches Virus (HTLV 1) verursacht.

Bestimmte chemische Substanzen (wie Benzol und einige *Zytostatika*) und radioaktive Strahlung durch Lecks von Kernreaktoren können eine weitere Ursache für a.L. sein. Erbliche Faktoren können ebenfalls eine Rolle spielen; bei Personen mit bestimmten Erbkrankheiten (s. *genetische Krankheiten*) wie *Fanconi-Anämie* oder *Chromosomenaberration* (wie dem *Down-Syndrom*) findet sich eine erhöhte Inzidenz. Bei bestimmten Blutkrankheiten, wie z.B. chronischer myeloischer Leukämie (s. *Leukämie, chronische myeloische*) und primärer *Polyzythämie* besteht ein stark erhöhtes Risiko für akute Leukämie.

SYMPTOME UND ANZEICHEN

Sie werden bei beiden Formen der a.n L. durch die Überflutung und Verdrängung des Knochenmarks mit Blasten und deren Infiltration in andere Organe hervorgerufen. Im Knochenmark können aufgrund der Verdrängung schließlich keine normalen Blutzellen aller Arten mehr gebildet werden (s. nebenstehendes Schaubild).

DIAGNOSE

Die Diagnose einer a.n L. erfolgt mittels *Knochenmarkbiopsie*, durch die sich eine überhöhte Anzahl von Blasten nachweisen läßt. Die Blastenzellen sind manchmal auch im Blut erkennbar. Zur Sicherung der Diagnose einer akuten lymphoblastischen L. wird in der Regel eine *Lumbalpunktion* vorgenommen, um die *Gehirn-Rückenmark-Flüssigkeit* auf Blastenzellen zu untersuchen.

THERAPIE

Die Therapie umfaßt Blut- und Blutplättchentransfusionen sowie die Verabreichung von *Zytostatika* zur Abtötung der Blastenzellen. Da Patienten durch diese Arzneimittel noch infektionsanfälliger werden, muß diese Behandlung unter strengem Infektionsschutz oder sogar mit *Antibiotika* durchgeführt werden.

Ein dicker Katheter (Tubus) wird in eine große Vene in der Nähe des Herzens eingeführt, durch den alle Arzneimittel und Transfusionen gegeben werden. Die Abtötung der leukämischen Zellen in der Gehirn-Rückenmark-Flüssigkeit erfolgt durch direkte Injektion von Arzneimitteln in diese Flüssigkeit und durch anschließende *Bestrahlung* von Kopf und Wirbelsäule. Bei der Behandlung akuter lymphoblastischer L. wird in der Regel häufiger bestrahlt als bei akuter myeloblastischer L.

Die Arzneimitteltherapie kann mehrere Wochen andauern. Sind keine leukämischen Zellen mehr in Blut oder Knochenmark nachweisbar, so ist der Zustand der Remission erreicht. Wird diese Therapie jedoch nicht wiederholt, tritt häufig ein Rückfall (Rezidiv) ein. Daher wird die Arzneimittelbehandlung im allgemeinen noch mehrere Wochen nach der Remission weitergeführt. Bei rezidivierender Leukämie nach der ersten Remission kann eine *Knochenmarktransplantation* in Betracht gezogen werden. Die Praxis geht zunehmend dahin, eine Knochenmarktransplantation während der ersten Remission zum Schutz gegen ein Rezidiv anzubieten, da sie zu diesem Zeitpunkt die besten Aussichten auf Erfolg zu bieten scheint.

PROGNOSE

Für Patienten mit akuter lymphoblastischer L. sind die Aussichten generell besser als bei akuter myeloblastischer L., auch bestehen bessere Aussichten für Kinder als für Erwachsene. Die Überlebensraten werden in nebenstehendem Schaubild dargestellt.

Leukämie, chronische lymphatische (CLL)

Form der *Leukämie*, die durch eine Vermehrung der reifzelligen *Lymphozyten* (Art der weißen *Blutzellen*, die eine wichtige Rolle im *Immunsystem* des Körpers spielen) hervorgerufen wird. Obwohl diese Erkrankung nicht heilbar ist, muß sie nicht unweigerlich zum Tod führen.

INZIDENZ UND URSACHEN

In Deutschland treten jährlich etwa 10 Fälle je 1 Mio. Einwohner auf. Die Patienten sind meist über 50 Jahre alt. Die Ursache der Krankheit ist unbekannt.

SYMPTOME UND ANZEICHEN

Die Symptome entwickeln sich langsam, manchmal im Laufe mehrerer Jahre. Eine Reihe von Fällen wird zufällig bei einem Bluttest erkannt. Neben den häufig bei akuten Formen von L. vorkommenden Merkmalen (s. Schaubild) können als Symptome und Anzeichen eine Vergrößerung von Leber und Milz,

LEUKÄMIE

Bei allen Formen der Leukämie vermehren sich entartete weiße Blutzellen im Knochenmark. Es gibt 4 Hauptformen: akute lymphatische (ALL), akute myeloische (AML), chronische lymphatische (CLL) und chronische myeloische (CML). Die Häufigkeiten sind altersbedingt verteilt (s. rechts). Bei den akuten Formen ist der Verlauf rapide. Es besteht die Gefahr, daß ein nicht beherrschbarer Infekt oder Blutverlust zum Tod führt, doch moderne Therapieverfahren haben die Überlebensraten stark erhöht (unten) und können zur Heilung führen. Die chronischen Formen schreiten langsamer fort, sind über lange Zeit kontrollierbar, im Grunde jedoch unheilbar.

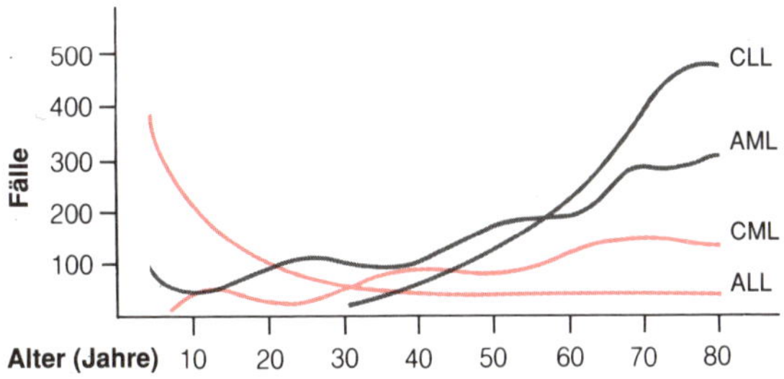

Inzidenz
Das Diagramm zeigt die altersbedingte Inzidenz der 4 Leukämie-Hauptformen. Akute lymphatische Leukämie (ALL) tritt in der Regel bei Kindern, die chronische lymphatische Leukämie (CLL) v.a. bei über 40jährigen auf.

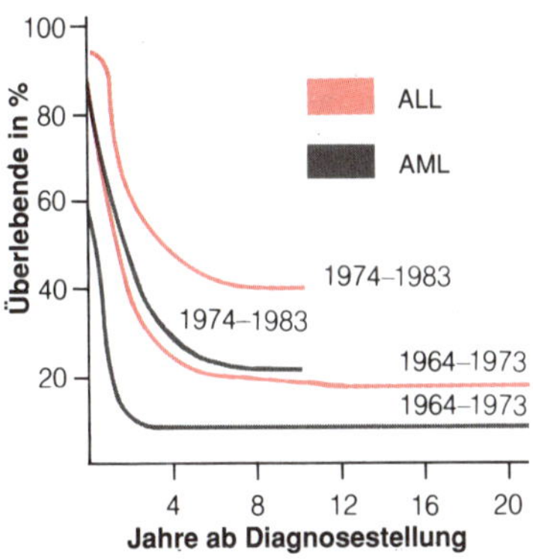

Überlebensraten bei akuter Leukämie
Das Diagramm zeigt die Überlebensrate bei akuter lymphatischer (ALL) und akuter myeloischer Leukämie (AML) bei Fällen, die in den Jahren 1964-1973 und 1974-1983 diagnostiziert wurden. Der Anstieg der Überlebensraten ist Folge früherer Erkennung und erfolgreicher Therapie.

Symptome der akuten Leukämie
Sie werden dadurch verursacht, daß die entarteten weißen Blutzellen die anderen Zellen im Knochenmark verdrängen (so daß die Bildung einer ausreichenden Anzahl der Blutzellen aller Arten nicht mehr möglich ist) und andere Organe befallen, wo sie sich unkontrolliert ausbreiten.

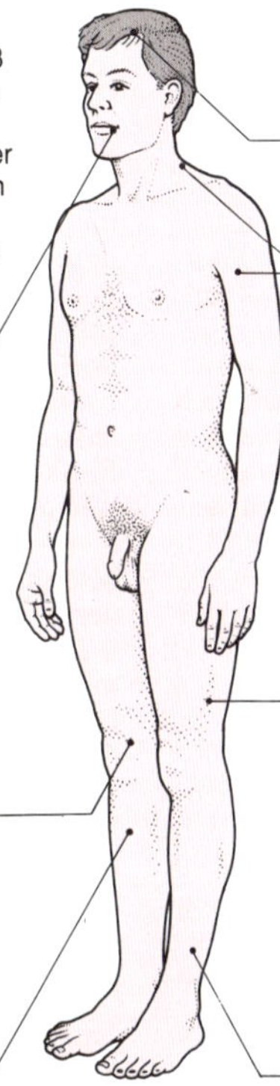

Zahnfleischbluten
Durch die ungenügende Zahl der vom Knochenmark gebildeten Blutplättchen kann es zu spontanem Zahnfleischbluten kommen, da sie bei der Blutstillung eine wichtige Rolle spielen.

Knochenschmerzen
Wenn das Knochenmark mit unreifen weißen Blutkörperchen durchsetzt ist, werden die Knochen schmerzempfindlich (v.a. bei Kindern mit ALL).

Neigung zu blauen Flecken
Die verminderte Anzahl von Blutplättchen kann zu punktförmigen, spontanen Hautblutungen (Petechien) und zu blauen Flecken schon bei geringsten Traumen führen.

Kopfschmerzen
Sie können durch Anämie oder durch den Befall des Nervensystems mit entarteten weißen Blutzellen hervorgerufen werden.

Vergrößerte Lymphknoten
Die Lymphknoten in Hals, Achselhöhle und Leiste können auf Grund einer großen Anzahl unreifer weißer Blutzellen anschwellen. Leber, Milz und Hoden können sich ebenfalls vergrößern.

Anämie
Blutzellarmut entwickelt sich bei unzureichender Bildung von roten Blutzellen im Knochenmark und ruft Müdigkeit, Blässe und Atemnot bei Anstrengungen hervor.

Infekte
Weiße Blutzellen spielen eine wesentliche Rolle bei der Abwehr von Infektionen. Bei akuter Leukämie werden jedoch nur unreife, funktionsuntüchtige weiße Blutzellen gebildet, so daß Patienten an wiederholten Lungen-, Hals-, Haut- und anderen Infektionen oder Herpes zoster leiden.

L

WIE LEUKÄMIE DEN KÖRPER ANGREIFT

Leukämie ist eine Krebsform mit anomaler Vermehrung der Zellen – entarteter weißer Blutzellen –, die im Knochenmark im ganzen Körper verteilt und nicht in einem einzigen Tumor gruppiert sind. Die anomalen Zellen können in das Blut übertreten, andere Organe infiltrieren und deren Funktion behindern. Sie können außerdem durch Verdrängung die Bildung normaler Blutzellen (roter und weißer sowie Blutplättchen) stören. Patienten werden daher sehr anfällig für schwere Infektionen, Anämie und Blutungen.

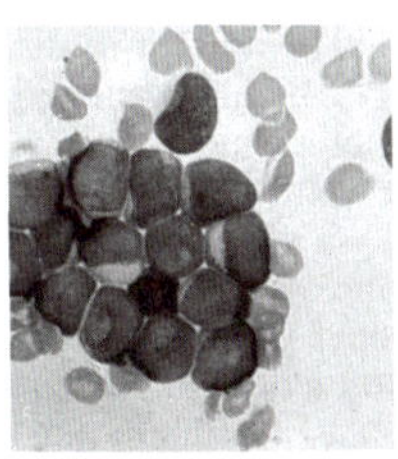

Photo von Blutzellen
Blut bei akuter Leukämie. Die großen Zellen sind anomale, unreife weiße Blutzellen, die kleinen, helleren sind rote Blutzellen.

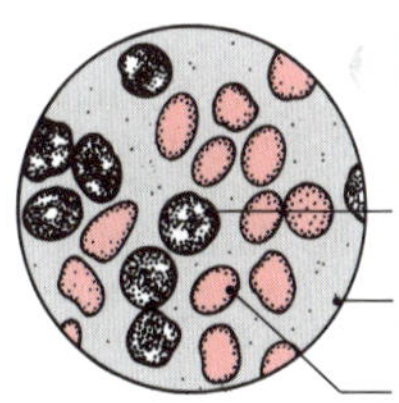

Blutausstrich bei Leukämie

Anomale weiße Blutzellen – Infektionsanfälligkeit

weniger Blutplättchen – Blutungstendenz

weniger rote Blutzellen – Anämie

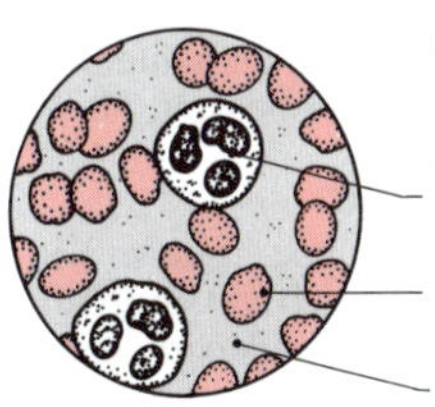

Normaler Blutausstrich

Weiße Blutzellen bekämpfen Infektionen

Rote Blutzellen transportieren Sauerstoff

Blutplättchen unterstützen die Blutgerinnung

Blutbild bei Leukämie
Bei Leukämie (oben) enthält das Blut in der Regel viele anomale weiße Blutzellen und weniger rote Blutzellen und Blutplättchen.

Normales Blutbild
Ein Blutausstrich (links) besteht aus einer großen Anzahl roter Blutzellen, vielen Blutplättchen und einigen weißen Blutzellen.

anhaltend erhöhte Temperatur und Nachtschweiß auftreten.

DIAGNOSE UND THERAPIE

CLL wird durch den Nachweis einer großen Anzahl von gleich aussehenden Lymphozyten im Blut und mittels *Knochenmarkbiopsie* diagnostiziert. Der Schweregrad der Krankheit läßt sich am Ausmaß von Leber- und Milzvergrößerung, an der Ausprägung der Anämie und der Erniedrigung der Blutplättchenzahl beurteilen. In vielen Fällen ist bei leichter Erkrankung keine Therapie erforderlich. In schwereren Fällen werden *Zytostatika* oral verabreicht, selten in Verbindung mit einer *Strahlentherapie*. Andere Maßnahmen sind Blut- und Blutplättchentransfusionen, Antibiotika zur Bekämpfung von Infektionen und eine Immunglobulintherapie zur Stärkung des körpereigenen Immunsystems.

PROGNOSE

CLL schreitet nur sehr langsam voran. Über 50 Prozent der Patienten leben noch 5 Jahre nach Diagnosestellung. Der Tod kann schließlich infolge einer massiven Infektion eintreten. Viele Patienten sterben an Ursachen, die nicht mit der CLL zusammenhängen.

L

Leukämie, chronische myeloische (CML)

Form der *Leukämie*, auch als Granulozyten-Leukämie bekannt. Eine Knochenmarksstammzelle entartet, vermehrt sich unkontrolliert und bildet neutrophile Leukozyten (eine Gruppe der weißen Blutkörperchen) im Übermaß. Eine große Anzahl dieser Zellen tritt in verschiedenen Reifestadien ins Blut über.

INZIDENZ UND URSACHEN

Jährlich erkranken in Deutschland etwa 10 Menschen auf 1 Mio. Einwohner, wobei der Altersgipfel im mittleren Lebensalter liegt.

Die Ursache der CML ist unbekannt. Meistens findet sich in den Zellen der Patienten jedoch eine besondere *Chromosomenaberration*, das Philadelphia-Chromosom. Ein Teil dieses Chromosoms ist mit einem anderen Chromosom verschmolzen.

SYMPTOME

Diese Form der Leukämie läßt sich in der Regel in zwei Phasen einteilen – das chronische Stadium, das mehrere Jahre andauern kann, und dann die letzte Phase, den sog. Blastenschub, der wie eine akute Leukämie verläuft, wo eine große Zahl unreifzelliger und somit funktionsuntüchtiger Granulozyten (Blasten) gebildet wird.

In der chronischen Phase entwickeln sich die Symptome langsam: Müdigkeit, Fieber, Nachtschweiß und Gewichtsverlust können auftreten. Die Milz schwillt sehr stark an und kann sogar auf den Magen drücken, was zu Druckgefühl und Übelkeit führen kann. Bei sehr starkem Anstieg der weißen Blutzellen wird das Blut zähflüssiger und kann durch *Thrombose*bildung zur Störung der Sauerstoffversorgung verschiedener Organe führen. Dies kann zu Sehstörungen und Bauchschmerzen aufgrund des Gewebstods in der Milz führen. Auch *Priapismus* (schmerzvolle Dauererektion des Penis) tritt zuweilen auf.

Die Symptome der zweiten Phase entsprechen denen der akuten Leukämie (s. Schaubild S. 659).

DIAGNOSE UND THERAPIE

Der Verdacht auf CML entsteht manchmal erst durch einen aus anderen Gründen durchgeführten Bluttest. Die Diagnose wird aufgrund der erhöhten Anzahl von Granulozyten in Blut und Knochenmark (ergibt sich bei einer *Knochenmarkbiopsie*) gestellt. Eine *Chromosomenanalyse* zum Nachweis des Philadelphia-Chromosoms wird sehr selten durchgeführt, jedoch wird ein Enzym (alkalische Phosphatase) im Blut bestimmt, das einzig bei dieser Form der L. erniedrigt ist.

In der frühen chronischen Phase wird mit recht gutem Erfolg mit *Interferon* behandelt, ansonsten mit Zytostatika. Geht die Krankheit in die akute Phase über, erfolgt die gleiche Therapie wie bei akuter L. Bei sehr starkem Anstieg der Anzahl weißer Blutzellen im Blut können zur Verhütung von *Thrombosen* den Patienten die Zellen mit Hilfe eines sog. Zellseparators entfernt werden.

Die Therapie der akuten Phase ist nur selten erfolgreich: Patienten sterben in der Regel an Blutungen oder Infekten. Eine *Knochenmarktransplantation* während der chronischen Phase der Erkrankung ist die einzige Therapieform, die die Krankheit zur Ausheilung bringen kann, birgt jedoch selbst auch gewisse Risiken in sich.

PROGNOSE

Die durchschnittliche Überlebensdauer ab der ersten Diagnosestellung beträgt ca. drei Jahre. Ca. ein Fünftel der Patienten überleben jedoch 10 Jahre oder länger. Eine erfolgreiche Knochenmarktransplantation kann die Aussichten verbessern (5-Jahres-Überlebensrate 50 %).

Leukodystrophie

Selten auftretende Gruppe erblicher Kinderkrankheiten; dadurch gekennzeichnet, daß die *Myelin*-Scheiden, die einen Schutzmantel um die Nervenzellfortsätze bilden, zerstört sind.

Erkrankungen dieser Gruppe sind metachromatische L. (führt zu Sprachstörungen, Blindheit, Lähmung, Demenz und innerhalb von einigen Jahren zum Tod), Krabbe-Syndrom (führt zu Blindheit, Taubheit, Anfällen, Lähmungen und innerhalb eines Jahres zum Tod), Pelizaeus-Merzbacher-Krankheit (verursacht fortschreitende Koordinationsstörungen, Sprachschwierigkeiten, Lähmungen und geistigen Verfall vom Säuglingsalter bis zum in frühkindlichem Alter eintretenden Tod).

Leukoplakie

Erhabene weiße Herde auf den Schleimhäuten im Mund oder im Bereich der *Vulva* (Gegend um die vaginale Öffnung), die auf eine Gewebsverdickung zurückzuführen sind. L. tritt am häufigsten bei älteren Menschen auf und wird zunehmend bei mit *AIDS* infizierten Personen festgestellt.

URSACHEN

Leukoplakie im Mund, meist auf den Lippen, tritt in der Regel als Folge des Rauchens (insbesondere Pfeifenrauchen) oder durch das Reiben eines rauhen Zahns oder einer Zahnprothese auf.

Die Ursachen für die Bildung von Leukoplakie an der Vulva sind bislang nicht bekannt.

SYMPTOME UND THERAPIE

Die sich langsam entwickelnden Flekken verursachen keine Beschwerden und sind im allgemeinen harmlos. Gelegentlich führen sie zu einer bösartigen Veränderung des befallenen Gewebes. Daher sollte bei Leukoplakie immer ärztlicher Rat gesucht werden.

Leukoplakie im Mund kann nach einer Behandlung der Ursache abklingen. Bleibt die Leukoplakie bestehen, können die Herde unter Lokalanästhesie entfernt werden. Leukoplakie der Vulva wird ebenso behandelt. Das entfernte Gewebe wird nach den Anzeichen einer malignen Veränderung mikroskopisch untersucht (s.a. *Mundkrebs*; *Vulvakarzinom*).

Leukorrhoe

s. *Scheidenausfluß*

Leukotomie

s. *Lobotomie, frontopolare*

Leukozyten

Jede Art weißer *Blutzellen*.

Levodopa

(z.B. *Dopaflex*® +)

Medikament zur Therapie der Parkinson-Krankheit, einer durch einen Mangel des Neurotransmitters Dopamin hervorgerufenen neurologischen Störung in einem Teil des Gehirns.

WIE ES WIRKT
L. wird vom Gehirn aufgenommen und in Dopamin umgewandelt. L. wird in der Regel in Kombination mit einem Enzyminhibitor, wie Carbidopa (z.B. Nacom ® +), verabreicht, um zu verhindern, daß das L. von der Leber abgebaut wird, ehe es das Gehirn erreicht. Dies ermöglicht die Einnahme geringerer Dosen von L. und senkt somit die Gefahr von Nebenwirkungen.

NEBENWIRKUNGEN
Als Nebenwirkungen können Übelkeit, Erbrechen, Nervosität und Agitiertheit auftreten. Eine Einnahme über einen längeren Zeitraum beeinträchtigt die Wirksamkeit der Therapie und erhöht die Schwere der Nebenwirkungen.

Levonorgestrel

(z.B. *Microlut*® +)

Gestagen, das in manchen oralen Kontrazeptiva (s. *Empfängnisverhütungsmittel, orale*) verwendet wird.

LH

Abkürzung für *luteinisierendes Hormon* – ein von der Hypophyse gebildetes gonadotropes (auf die Geschlechtsorgane wirkendes) Hormon.

LHRH

Abkürzung für *luteinisierungshormonfreisetzender Faktor*. Dieses Hormon wird vom *Hypothalamus* abgegeben.

Libido

Den Sexualtrieb begleitende psychische Erscheinungen bzw. im weiteren Sinne die jeden Trieb begleitende psychische Energie. Die L. sexualis z.B. ist bei jungen Menschen besonders ausgeprägt und wird mit zunehmendemAlter allmählich weniger. Ein Verlust der Libido ist häufige Ursache für zahlreiche physische Erkrankungen sowie außerdem für *Depression, Medikamentenmißbrauch* und *Alkoholismus*.

Nach der Libidotheorie des Wiener Neurologen und Psychoanalytikers Sigmund Freud verläuft die sexuelle Entwicklung während der Kindheit in der oralen, analen und genitalen Phase (nach den verschiedenen Körperteilen, auf die sich die Aufmerksamkeit eines Kindes in den einzelnen Altersstufen richtet). Freud vertrat die Ansicht, daß gewisse Nervenleiden und sexuelle Störungen auf eine Fixierung der Libido auf eine dieser Phasen zurückzuführen sind. Wurde die Libido (oder "Liebesenergie") dagegen von der eigenen Person weg auf andere Personen oder Objekte gerichtet, wurde dies als Zeichen der Reife erachtet (s.a. *Narzißmus*; *Sexualtrieb, verminderter*).

Lichenifikation

Verdickung und Vergröberung der Haut durch wiederholtes Kratzen. L. tritt infolge von häufigem Kratzen zur Linderung des starken Juckreizes bei Erkrankungen wie atopischem *Ekzem* oder *Lichen simplex* auf.

Lichen planus

Häufige Hautkrankheit unbekannter Ursache, die vorwiegend bei Personen mittleren Alters auftritt; kleine, glänzende, stark juckende, rosa- bis dunkelrote, erhabene Hautflecken an Handgelenken, Unterarmen oder Unterschenkeln. Häufig bedeckt ein feinmaschiges Netz weißer Flecken die Wangenschleimhaut.

Die Therapie erfolgt mit *Kortikosteroiden*. Zur Behandlung des flüchtigen Hautausschlags werden Cremes, in schweren Fällen ergänzt durch Injektionen, verwendet. In den meisten Fällen ist die Haut innerhalb von 18 Monaten wieder rein.

Lichen simplex

Verdickte, juckende und zuweilen verfärbte Herde auf der Haut infolge wiederholten Kratzens. Typischer Sitz sind Hals, Handgelenke, Ellbogen und Knöchel. L. s. tritt am häufigsten bei Frauen auf und ist vermutlich psychisch bedingt. Bei Agitiertheit oder in Streßsituationen reiben Patienten häufig an den Herden (ohne sich dessen bewußt zu sein). Somit entsteht ein Zyklus, in dem wiederholtes Kratzen zur Linderung des Juckreizes zu weiterer Hautverdickung und stärkerem Jucken führt, was dann wiederum stärkeres Kratzen bedingt.

Eine Therapie erfolgt mit oralen *Antihistaminika* und *Kortikosteroid*-Cremes zur Linderung des Juckreizes. Es kann auch ein Verband angelegt werden, um die Haut zu schützen und den Zyklus zu unterbrechen. Dies ermöglicht ein Nachlassen der Symptome und die Wirkung der Therapie.

Lichttherapie

s. *Phototherapie*

Lidfalte

s. *Epikanthus*

Lidkrampf

s. *Blepharospasmus*

Lidocain

(z.B. *Xyloneural*® +)

Wird als Lokalanästhetikum, Antiarrhythmikum sowie in der Neuraltherapie eingesetzt. L. wird verabreicht, um das Gewebe vor kleinen Operationen zu betäuben und als *Nervenblockade* (zur Betäubung einer von einem bestimmten Nerv versorgten Stelle). L. wird auch als Spray eingesetzt zur Linderung von Beschwerden bei der Einführung eines *Katheters* (Schlauch) oder eines *Endoskops* (optisches Instrument) sowie zur Linderung von Reizungen, z.B. aufgrund von *Hämorrhoiden*.

L. wird zuweilen nach einem *Herzinfarkt* durch intravenöse Injektion gegeben, um das Risiko des *Kammerflimmerns* (so schneller Herzschlag, daß fast kein Blut mehr gepumpt wird) herabzusetzen.

MÖGLICHE NEBENWIRKUNGEN
Hohe, durch Injektion verabreichte Dosen führen gelegentlich zu Übelkeit und Erbrechen.

Lidspaltenfleck

(*F.* Pinguecula) Kleiner, gutartiger, gelblicher Fleck auf der *Bindehaut* im Bereich der weißen Augenhaut (*Sklera*). Die Bildung von L.en wird manchmal der ultravioletten Strahlung des Sonnenlichts zugeschrieben und tritt häufig bei älteren Menschen auf. Gelegentlich können L.en aus kosmetischen Gründen entfernt werden.

Lien

s. *Milz*

Life support

Prozeß der Lebenserhaltung durch *Beatmung* und, falls nötig, die Aufrechterhaltung eines regelmäßigen Herzschlages durch einen *Schrittmacher*.

Ligament

(Ligamentum) Aus kollagenen Fasern (und manchmal elastischen Netzen) bestehendes, den Muskelsehnen ähnelndes Band, das der Stabilisierung dient. L.e trifft man häufig im Bereich echter Gelenke (z.B. Seitenbänder des Kniegelenks), aber auch in anderen Körperregionen, wie beispielsweise zum Halt innerer Organe (z.B. Leber, Gebärmutter, Harnblase, Brustdrüse etc.). (S.a. *Leistenband*)

VERLETZUNGEN
Ligamente, insbesondere jene im oberen *Sprunggelenk* und Kniegelenk, werden relativ häufig durch Verletzungen geschädigt. Leichte Verletzungen werden mit Eis, Bandagen und *Physiotherapie* behandelt. Bei einem Bandriß wird das Gelenk zur Heilung entweder durch einen *Gipsverband* ruhiggestellt oder das Band operativ wiederhergestellt.

Eine Zerrung der Bänder im Bereich des Rückens kann unspezifische *Rückenschmerzen* hervorrufen, die im allgemeinen mit Krankengymnastik behandelt werden.

Ligamenta cruciata

s. *Kreuzbänder*

Ligamenta vocalia

s. *Stimmbänder*

Ligatur

Operative Technik der Unterbindung eines Blutgefäßes zur Vermeidung von Blutungen oder zum Verschluß eines Ductus (Ganges) mit Faden oder Klammern. Die Bezeichnung wird bei der Tubenligatur verwendet, einer Art der Sterilisierung, bei der eine Unterbindung der Eileiter vorgenommen wird (s. *Sterilisierung der Frau*).

Limbisches System

Ringförmige Region im tiefen End- und Zwischenhirn, bestehend aus einer Reihe zusammenhängender Nervenzellgruppen. Das l.S. stellt Beziehungen zwischen Bewußtseinsvorgängen her und regelt die Lebensfunktionen (s.a. *vegetatives Nervensystem*); verschiedene Strukturen werden dem l.S. zugerechnet, so z.B. Hippocampus, Gyrus cinguli, Amygdala und Fornix.

Das l.S. wurde durch Untersuchungen zum Verhalten von Tieren und Menschen erforscht, deren Zwischenhirn durch Krankheit oder Verletzung geschädigt ist. Häufig beobachtete Auswirkungen sind ein übermäßiges sexuelles Interesse und abnorme emotionelle Reaktionen: z.B. unangebrachtes Weinen oder Lachen, erhöhte Reizbarkeit, krankhaft gesteigerte Angst und Depressionen.

Lincomycin

(z.B. *Albiotic*® +)

Antibiotikum, wird manchmal zur Behandlung schwerer Infektionen von Lunge, Haut, Knochen, Gelenken und Becken eingesetzt, die auf *Penicillin-Präparate* nicht ansprechen. In seltenen Fällen kann L. eine Form der *Kolitis* (Dickdarmentzündung), die sog. Colitis pseudomembranacea, auslösen.

Linctus

Milde, dickflüssige, meist gesüßte Mixtur zur Linderung der Reizung bei einer Rachenentzündung: Einfaches L. enthält kein aktives Arzneimittel, wird gewöhnlich jedoch als Arzneimittelträger verschiedener *Hustenmittel* (z.B. Codein) verwendet.

Lindan

(z.B. *Jacutin*® +)

In Form einer Lotion oder Creme verwendetes Arzneimittel zur Behandlung bei Befall von Krätze und einigen *Läusearten*. L., Hexachlorcyclohexan genannt, wird zudem als Pestizid eingesetzt.

L. verursacht manchmal Hautirritationen und Juckreiz. Bei Anwendung in großen Mengen kann es, insbesondere für Kinder, giftig sein. Eine Vergiftung kann Erbrechen, Durchfall, Konvulsionen, Leberschädigungen und Anämie hervorrufen.

FUNKTION DER LIGAMENTE

Die kräftigen, bindegewebigen Bänder verbinden knöcherne Gelenkpartner.

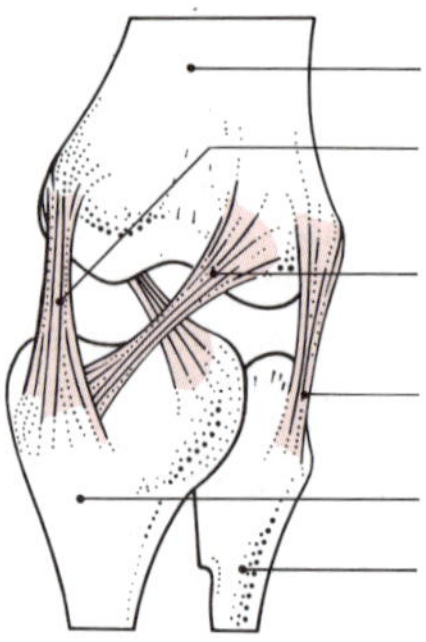

Bandriß

Häufig auftretende Verletzung bei Fußballspielern. Ein Riß der Kniegelenksbänder geschieht meistens dann, wenn bei belastetem, gebeugtem Knie gleichzeitig eine Drehbewegung gemacht wird.

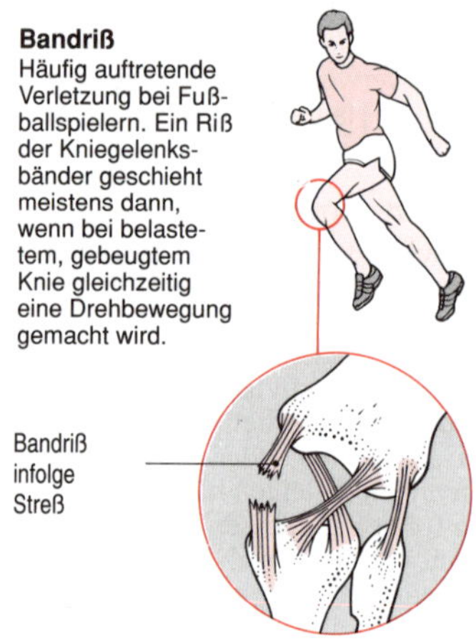

Linearbeschleuniger

Gerät zur Beschleunigung subatomarer Teilchen. Ein L. erzeugt hochenergetische Elektronen und *Röntgenstrahlen*, mit denen in der *Radiotherapie* gearbeitet wird; dabei wird das den Tumor umgebene, gesunde Gewebe weniger geschädigt als bei Anwendung geringerer Strahlenenergie.

Lingua

s. *Zunge*

Liniment

Flüssige Salbe zur äußeren Anwendung gegen Muskel- und Gelenkversteifung. Einige L.e enthalten ein Hautreizmittel zur Steigerung der Durchblutung (z.B. Bienengift, Salicylate etc.). Das L. sollte 2-3 mal täglich in die Haut einmassiert werden.

Linkshypoplasie-Syndrom

Schwere und meist tödlich verlaufende Form eines seltenen angeborenen *Herzfehlers*, der bei 1-2 Neugeborenen unter 10 000 Lebendgeburten auftritt. Der Säugling wird u.a. mit einer unterentwickelten linken Herzkammer (Ventrikel) geboren. Das Blut kann nur über einen Gang (Ductus arteriosus) in die fehlgebildete *Aorta* (Hauptschlagader) gelangen. Dieser Gang ist die Verbindung zwischen der Lungenarterie und dem Aortenbogen (s. Abbildung S. 663).

Der Ductus arteriosus verschließt sich innerhalb der ersten zwei Tage nach der Geburt; die Säuglinge werden blaß und atmen nur noch flach, in vielen Fällen sterben sie innerhalb einer Woche. Das L.-S. ist inoperabel, wobei in manchen Fällen eine *Herztransplantation* erfolgreich sein kann. Die Gefahr, daß Eltern ein weiteres Kind mit dieser Erkrankung zeugen, ist gering.

Linse

(*F.* Lens) Teil des *Auges* zwischen Iris und Glaskörper, der für die Anpassung der Brennweite zuständig ist. Der lichtbrechende Apparat (zu dem noch die *Hornhaut* gehört) soll die einfallenden Lichtstrahlen bündeln und somit die Voraussetzung dafür schaffen, daß auf der *Netzhaut* (Retina) ein Bild entsteht. Die L. ist durch zarte Fasern am Ziliarkörper aufgehängt. Sie ist elastisch, durchsichtig und vorne schwächer gewölbt als hinten (s. Abbildung S. 663).

Der jeweilige Grad der Linsenkrümmung bestimmt die Brennweite, wodurch normalerweise sowohl nahe als auch weiter entfernte Objekte scharf gesehen werden können (s. *Akkomodation).*

Alle Formen des Durchsichtigkeitsverlustes der L. bezeichnet man als *Katarakt.* (S.a. *Linsenluxation)*

Linsenimplantation

s. *Linsenplastik*

Linsenluxation

Totalverlagerung der Augen*linse*. L. wird fast immer durch eine Verletzung ausgelöst, bei der alle oder einige der Ziliarfasern reißen, die Linse und Ziliarkörper verbinden. Beim *Marfan-Syndrom* sind diese Fasern besonders schwach, wodurch es häufig zu einer L. kommt.

Eine luxierte Linse kann sich zur Seite, nach oben, nach unten oder in den Glaskörper verlagern; starke Sehstörungen oder Doppelbilder sind die Folge. Eine L. nach vorne durch die Pupille verursacht einen Verschluß des Kammerwinkels (s. *grüner Star*). In einigen Fällen ist eine Entfernung der Linse erforderlich (s.a. *Aphakie*).

Linsenplastik

Prothese aus Kunststoff, die nach einer *Kataraktoperation* die entfernte Linse ersetzt. Es gibt eine Vielzahl verschiedener Implantate; sie werden entweder vor der Iris eingebracht, an die Pupille angeklammert oder hinter der Pupille in die erhaltene Linsenkapsel eingepflanzt.

Personen mit einer L. sind in der Regel weitsichtig.

Lipektomie, Absaugung

Absaugen überschüssigen Fettgewebes durch einen kleinen Hautschnitt (s.a. *kosmetische Chirurgie*).

Lipidsenker

ARYLOXYALHANCARBONSÄUREN (senken überwiegend den Trigycerid- und Cholesterol-Blutspiegel)
Bezafibrat (z.B. *Cedur* ® +)
Clofibrat (z.B. *Regelan* ® +)
Etofibrat (z.B. *Lipomerz* ® +)
Fenofibrat (z.B. *Lipanthyl* ® +)
ANIONENAUSTAUSCHERHARZE (senken überwiegend den Cholesterol-Blutspiegel)
Colestyramin (z.B. *Quantalan* ® +)
Colestipol (z.B. *Colestid-Granulat* ® +)
CHOLESTEROL-SYNTHESE-ENZYM-HEMMER (CSE-Hemmer)
Lovastatin (z.B. *Mevinacor* ® +)
Pravastatin (z.B. *Pravasin* ® +)
Simvastatin (z.B. *Zocor* ® +)
SONSTIGE
Probucol (z.B. *Lurselle* ® +)
Sitosterin (z.B. *Sito-Lande* ®)
Phospholipide (z.B. *Lipostabil* ®)

Arzneimittel zur Behandlung der *Hyperlipidämie* (anomal hoher Blutspiegel eines oder mehrerer *Lipoide*, wie z.B. *Cholesterin*). L. werden zur Minderung der Gefahr schwerer *Atherosklerose* in der Regel dann verabreicht, wenn diätetische Maßnahmen keinen Erfolg zeigen.

WIE SIE WIRKEN

Einige L. verändern die *Enzym*aktivität in der *Leber* und verhindern so die Bildung einer oder mehrerer Arten von Lipoiden aus Fettsäuren. Dies führt zu einer Herabsetzung des Lipoidspiegels im Blut.

Andere L. hemmen die Aufnahme von *Galle*nsalzen aus dem Darm in das Blut. Gallensalze enthalten große Mengen Cholesterin; eine Verringerung ihrer Konzentration im Blut regt die Leber an, mehr Cholesterin in Gallensalze umzuwandeln und führt damit zu einem geringeren Cholesterinspiegel im Blut.

MÖGLICHE NEBENWIRKUNGEN

Einige L., die die Leber beeinflussen, bewirken eine erhöhte Anfälligkeit für *Gallensteine*. L., die die Gallensalze beeinflussen, können zu Übelkeit und Erbrechen führen.

LINKSHYPOPLASIE-SYNDROM

Rechts sind die für dieses Leiden typischen Herzfehler dargestellt; zum Vergleich zeigt das linke Bild ein gesundes Herz. Weder die linke Herzkammer noch die Aorta sind richtig entwickelt.

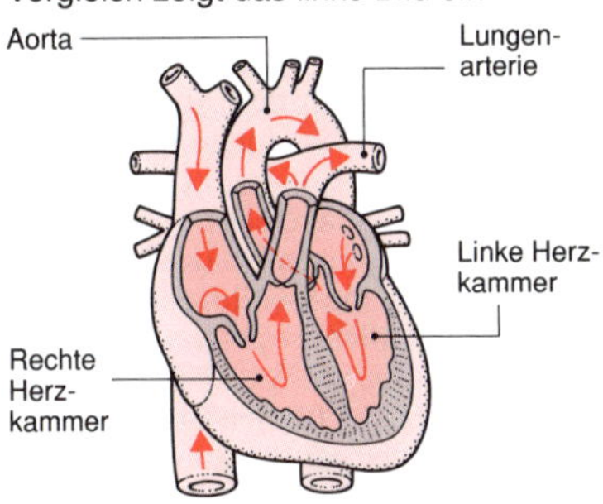

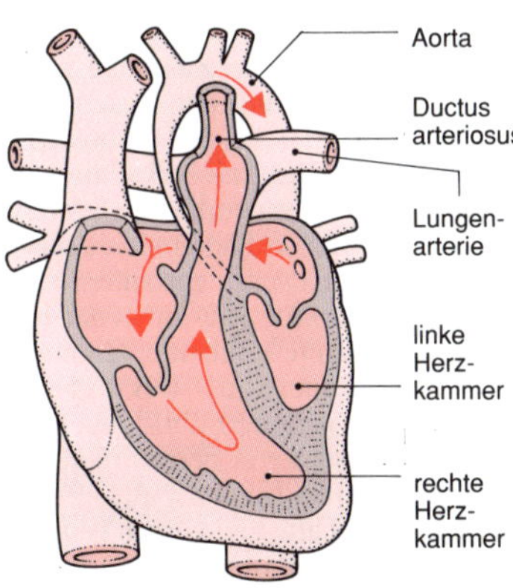

Bei einem gesunden Herzen wird Blut von der linken Herzkammer in die Aorta gepumpt. Ist die linke Herzkammer unterentwickelt, kann das Blut nur durch den Ductus arteriosus in den Körperkreislauf gelangen; dieser verschließt sich jedoch kurz nach der Geburt.

LAGE DER LINSE

Dieses elastische und durchsichtige Organ liegt hinter der Iris und ist durch zarte Fasern am Ziliarkörper aufgehängt. Die Linse gehört mit der Hornhaut und dem Kammerwasser zum lichtbrechenden System.

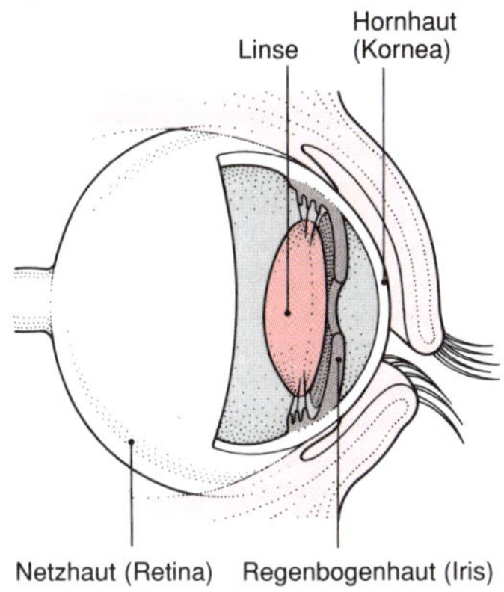

Lipoatrophie

*Fettgewebs*schwund. Umschriebene L. entsteht durch wiederholte *Insulin*-Injektionen in eine Hautpartie. Andere Ursachen sind Störungen des Fettstoffwechsels (Lipodystrophien) und *Malabsorption* von Fett.

Lipodystrophia intestinalis

s. *Whipple-Krankheit*

Lipoide

Allgemeine Bezeichnung für *Fette* und *Öle*, auch Lipide genannt. Lipoide umfassen Triglyzeride (einfache Fette), Phosphatide (wichtige Bestandteile der Zellmembranen und des Nervengewebes) sowie Steroide, z.B. *Cholesterin*.

Lipom

Langsam wachsende, *gutartige* Fettgewebsgeschwulst. L.e bilden sich häufig, bevorzugt an Oberschenkeln, Stamm und Schultern. Sie sind schmerzlos und bedürfen keiner Therapie, werden jedoch aus kosmetischen Gründen meist entfernt.

Liposarkom

Seltenes Fettgewebskarzinom, das überwiegend bei älteren Menschen auftritt. L.e treten v.a. im Bauch oder am Oberschenkel auf, wo sich harte Geschwülste bilden. Die Tumoren werden operativ entfernt, die Rückfallquote ist jedoch hoch.

Lippe

(*F.* Labium oris) Äußere Wand des Mundvorhofs, außen von Gesichtshaut, innen

L

von Mundschleimhaut bedeckt. Die Übergangszone ist transparent und zeigt deshalb als Lippenrot die Kapillaren unter den Deckzellen.

Die Form der L.n bestimmt der ringförmige Muskel des Mundes, der auch an der Stimm- und Lautbildung (Pfeifen) beteiligt ist. Die kleineren Muskeln der Mundwinkel sind für die Mimik zuständig.

ERKRANKUNGEN

R*issige Haut*, *L.entzündung* (Cheilitis), *Lippenherpes*, harter Schanker (Frühanzeichen von *Syphilis)* und *L.karzinom.*

Lippenentzündung

(*F.* Herpes labialis) Entzündete, rissige und trockene Lippen, verursacht durch schlechtsitzende Zahnprothesen, lokale Infektionen, Allergien auf Kosmetika, intensives Sonnenbaden und Vitamin-B_2-Mangel. Bei letzterem werden vor allem die Mundwinkel angegriffen. Bis zur Beseitigung der eigentlichen Ursache hilft eine Creme zur Pflege der wunden Haut.

Lippenherpes

(*F.* Herpes labialis) Durch das *HERPES-SIMPLEX*-Virus hervorgerufene, bevorzugt in Gruppen auftretende Hautbläschen in der Mundregion.

L

URSACHE UND INZIDENZ

Der Lippenherpes auslösende Virusstamm heißt HSV1 (*HERPES-SIMPLEX*-Virus Stamm 1). Weltweit infizieren sich ca. 90 Prozent der Bevölkerung mit dem Virus. HSV1 verursacht oft grippeähnliche Erkrankungen sowie schmerzhafte Mund- und Lippengeschwüre (Gingivostomatitis).

Das Virus verbleibt anschließend latent in den Nervenzellen und wird in vielen Fällen zu späteren Zeitpunkten wieder aktiv. Das ist besonders dann der Fall, wenn betroffene Personen sich Sonnenbestrahlung oder starkem Wind aussetzen oder ihr Organismus beispielsweise durch eine Infektion geschwächt ist. Länger andauernde Schübe treten bei Patienten auf, die *Immunsuppressiva* einnehmen oder deren Immunsystem längerfristig angegriffen ist.

SYMPTOME

Dem Ausbruch geht meist Stunden zuvor ein Lippenkribbeln voraus. Zunächst bilden sich schnell größer werdende Bläschen, die Juckreiz verursachen; nach wenigen Tagen platzen sie auf und verkrusten. Lippenbläschen heilen in der Regel innerhalb einer Woche ab.

THERAPIE

Bei besonders schmerzhaftem L. wird *Idoxuridin* (z.B. Virunguent-Salbe ® +) zum Einpinseln oder *Aciclovir* (als Creme oder in Tablettenform) verschrieben. Beide Therapien sind bei frühzeitiger Anwendung am wirksamsten.

Es gibt keine effizienten Vorbeugemaßnahmen; das Auftragen einer Lippensalbe zum Schutz vor starker Sonnenbestrahlung ist jedoch auf jeden Fall sinnvoll (s.a. *Herpes simplex*).

Lippenkarzinom

Bösartiger Tumor, in der Regel an der Unterlippe. L. betrifft überwiegend ältere Menschen, die häufig starker Sonnenbestrahlung ausgesetzt waren oder über einen längeren Zeitraum geraucht haben. Obwohl L. die häufigste Form des Mundkarzinoms ist, macht es nur 1 Prozent aller Krebsfälle aus.

SYMPTOME

Zunächst bildet sich auf der Lippe ein weißer Fleck. Die Haut wird schuppig und rissig und verkrustet gelb. Der Fleck wächst und wird zum Geschwür. In manchen Fällen greift L. auf die Lymphknoten in Kiefer und Hals über.

DIAGNOSE UND THERAPIE

Dauert Lippenherpes länger als einen Monat an, sollte man sich in ärztliche Behandlung begeben. Durch die mikroskopische Untersuchung einer entnommenen Gewebsprobe (*Biopsie*) kann ggf. genau festgestellt werden, um welche Art von L. es sich handelt. Eine häufig auftretende Form ist das *Plattenepithelkarzinom.*

Die Behandlung besteht in der operativen Entfernung, *Radiotherapie* oder einer Kombination beider Verfahren. Hat das L. auf die Lymphknoten im Hals übergegriffen, sind eine *Halsdissektion* und weitere Bestrahlungen erforderlich.

Lippen-Kiefer-Gaumen-Spalte

(*F.* Cheilognathopalatoschisis; "Wolfsrachen") *Geburtsfehler.* Vertikale, exzentrisch liegende Spalte in der Oberlippe, entweder als kleine Kerbe oder bis an die Nase reichend; in manchen Fällen ist das Zahnfleisch des Oberkiefers ebenfalls gespalten und die Nase deformiert.

Eine Gaumenspalte ist eine meist an der Mittellinie des *Gaumens* verlaufende Spalte, die sich vom hinteren Gaumen nach vorne bis hinter die Zähne erstreckt, wobei die Verbindung zur Nasenhöhle nicht geschlossen ist. Viele Personen mit einer Gaumenspalte sind halbseitig taub und leiden u.U. an weiteren *Geburtsfehlern.* In manchen Fällen sind Lippen oder Gaumen beidseitig gespalten.

Eine *Lippenspalte* tritt entweder isoliert oder kombiniert mit einer Gaumenspalte auf. Ca. eines von 870 Babys wird mit einer oder beiden Mißbildungen geboren. Zwei von neun betroffenen Babys leiden an einer Lippenspalte, drei an einer Gaumenspalte und vier an beidem. Die Vererbung ist kompliziert; bei einem Drittel der Fälle leiden Verwandte an einer oder beiden Mißbildungen.

DIAGNOSE UND THERAPIE

Säuglinge sollten unmittelbar nach der Geburt auf eine Lippen- oder Gaumenspalte hin untersucht werden. Neugeborene mit einer Lippenspalte können gestillt werden, bei einer Gaumenspalte ist hingegen eine Flasche mit Spezialsauger notwendig.

Durch eine Operation, in der Regel im Alter von 3 Monaten, kann bei einer Lippenspalte der Normalzustand fast wiederhergestellt werden; Sprachfehler treten danach nur selten auf. Bei einer Gaumenspalte erfolgt die Operation im Alter von ungefähr einem Jahr. In manchen Fällen sind hier jedoch weitere Operationen, Zahnbehandlungen und eine Sprachtherapie erforderlich.

Lippenlesen

Methode, Wörter visuell zu verstehen (s. *Schwerhörigkeit).*

SO WIRD ES GEMACHT

Die Grundlage des L.s besteht darin, daß gewisse Sprachlaute durch Bewegungen und Positionen von Kiefer, Lippen und Zunge charakterisiert werden. Durch die große Anzahl der verschiedenen Laute sind auch Gesichtsausdruck und Kontext von Bedeutung.

WIRKSAMKEIT

Tests haben gezeigt, daß durch Training der Anteil entschlüsselter Wörter um 20-60 Prozent steigen kann. Der Erfolg des L.s ist abhängig von langsamem Sprechen und freiem Blickkontakt.

Lippenspalte

("Hasenscharte") Angeborene Spalte in der Oberlippe als Entwicklungsstörung in der Embryonalphase.

L. tritt in den meisten Fällen kombiniert mit einer Gaumenspalte auf (s. *Lippen-Kiefer-Gaumen-Spalte*).

Liquor cerebrospinalis

s. *Gehirn-Rückenmark(s)-Flüssigkeit*

Lispeln

Häufigste Form der *Sprachstörung.* Beim L. tritt die Zunge zwischen den Zähnen hervor, so daß die "S"-Laute durch Zischlaute ersetzt werden. Mund und Lippen weisen bei den meisten Betroffenen keine Fehlbildungen auf, in manchen Fällen ist jedoch eine *Lippenspalte* (s.a. *Lippen-Kiefer-Gaumen-Spalte*) die Ursache für den Sprachfehler. L. verschwindet bei den meisten Kindern ohne Therapie. Bei Fortbestehen nach dem 4. Lebensjahr wird eine *Sprachtherapie* in Betracht gezogen.

Listeriose

Meldepflichtige, bakterielle Infektion, die ursprünglich überwiegend Rinder,

Schweine und Geflügel befallen hat. Trotz geringer Inzidenz beim Menschen steigt die Anzahl der L.-Fälle weltweit.

L. wird durch *LISTERIA MONOCYTOGENES* ausgelöst, ein Bakterium mit großer Verbreitung. Mögliche Ursachen für eine Infektion des Menschen sind der Verzehr von Weichkäse, Milch, Fertigsalaten, gekühlten Fertiggerichten und ungenügend gekochtem bzw. gebratenem Fleisch. Die Bakterien werden normalerweise durch Pasteurisierung vernichtet; sie können sich jedoch vermehren, wenn befallene Lebensmittel eingefroren werden. Daher sollten gekühlte Nahrungsmittel nicht mehr nach dem angegebenen Verfallsdatum gegessen werden. L. kann ebenfalls durch direkten Kontakt mit infizierten Tieren übertragen werden.

SYMPTOME

Die Symptome sind Fieber, Hals- und Bindehautentzündungen, Durchfall und Bauchschmerzen. In schweren Fällen kann es zu *Lungenentzündung, Septikämie* und *Hirnhautentzündung* kommen. Bei älteren Menschen oder Personen mit geschwächtem *Immunsystem*, auch bei Schwangeren und Neugeborenen ist L. lebensgefährlich. Ein durch das Blut der Mutter infizierter Fetus kann tot geboren werden; L. ist selten die Ursache für eine wiederholte Fehlgeburt.

DIAGNOSE UND THERAPIE

L. wird mittels Blut- und Urintests diagnostiziert. Eine Therapie erfolgt mit *Antibiotika*, z.B. *Ampicillin*. Bei frühzeitiger Therapie kann eine vollständige Heilung eintreten. Schwere Infektionen, insbesondere bei Neugeborenen, können jedoch tödlich verlaufen.

Lithium

(z.B. *Lithium-Duriles*® +)

Medikament zur Langzeittherapie von *Manie* und *manisch-depressiven Erkrankungen*, bei denen starke Stimmungsschwankungen symptomatisch sind.

WIE ES WIRKT

L. reduziert übermäßige Nerventätigkeiten im Gehirn, indem es das chemische Gleichgewicht in den Nervenzellen verändert.

MÖGLICHE NEBENWIRKUNGEN

Folgende Symptome deuten auf einen zu hohen Lithiumgehalt im Blut hin: Übelkeit, Erbrechen, Durchfall, Muskelzukkungen, Benommenheit, Hautausschlag und eine Verschlechterung der Augen. In seltenen Fällen führt eine Lithiumvergiftung auch zu einer Schädigung der Nieren. Zur Überwachung des Lithiumgehalts im Körper werden regelmäßig Bluttests durchgeführt. Der übermäßige Verzehr von Tee bzw. Kaffee erhöht das Risiko der Nebenwirkungen. Übermäßiges Natrium in der Nahrung mindert die Wirksamkeit der Behandlung.

Lithotomie

Operative Steinentfernung; der Begriff L. im engeren Sinne bezieht sich auf den klassischen Blasenschnitt.

Der sog. Steinschnitt ist eine der ältesten Operationen. Früher wurden Blasensteine mittels urologischem Einschnitt entfernt; dabei lag der Patient in der sog. *Steinschnittlage*, die heutzutage noch bei gynäkologischen Untersuchungen üblich ist.

Ureterolithotomien und *Nierensteinentfernungen* werden mittlerweile nur noch bei sehr großen Steinen durchgeführt; kleine werden in der Regel zertrümmert und mittels eines Zystoskops (s. *Zystoskopie)* entfernt, bzw. durch *Lithotripsie* mit Ultraschall pulverisiert.

Lithotripsie

Verfahren zur Zertrümmerung von *Nieren-* und *Gallensteinen*. Es gibt verschiedene Methoden, z.B. die extrakorporale Stoßwellenl. (ESWL) und die perkutane L. (s.a. *Harnsteine*).

WARUM ES GEMACHT WIRD

L. erfolgt, um Steine (Calculi) in den Harn- oder Gallenwegen in kleine Partikel zu zertrümmern. Diese werden dann mit dem Urin oder Stuhl ausgeschieden.

Bei kleinen Steinen wird ESWL vorgenommen, bei größeren perkutane L.; sind die Steine sehr groß, werden beide Verfahren kombiniert.

WIE ES GEMACHT WIRD

Beide Verfahren erfolgen unter Vollnarkose oder Epiduralanästhesie, obgleich bei manchen Geräten keinerlei Betäubung notwendig wäre.

ESWL

Das sog. "Verfahren von außen" arbeitet mit einem *Lithotriptor*, der zur Zertrümmerung der Steine gebündelte, hochenergetische Stoßwellen erzeugt. Die ESWL wird auf einem Röntgenmonitor überwacht, um die genaue Lage des Steins lokalisieren zu können. Ist der Stein vollständig pulverisiert, wird er im Laufe der folgenden Wochen auf natürlichem Wege aus dem Körper ausgeschieden. Durch die ESWL konnte die Behandlung von Nieren- und Gallensteinen um einiges verbessert und vereinfacht werden.

PERKUTANE LITHOTRIPSIE

Über Lendenpunktion wird ein Nephroskop in das Nierenbecken geführt, um es optisch zu untersuchen. Durch das Nephroskop wird eine Ultraschallsonde geschoben, die den Nierenstein in kleine Teilstücke zertrümmert; diese werden wiederum anschließend durch das Nephroskop entfernt (s.a. Kasten S. 666).

REKONVALESZENZ

Bis ca. 12 Stunden danach kann Blut im Urin auftreten; auch können nach einer ESWL an den Ein- und Austrittsstellen der Stoßwellen blaue Flecke zurückbleiben. Bei den meisten Patienten ist innerhalb einer Woche der frühere Gesundheitszustand wiederhergestellt.

KOMPLIKATIONEN

Auch nach einer ESWL können durch im Harnleiter eingeklemmte Steinpartikel starke, krampfartige Schmerzen im Nierenlager auftreten (s.a. *Nierenkolik*). Nach Gallensteinbehandlungen müssen häufig Steinrückstände medikamentös (z.B. mit Rowachol ®) entfernt werden.

Lithotriptor

Gerät zur Zertrümmerung kleiner *Steine* (*Calculi*) bei einer extrakorporalen Stoßwellen*lithotripsie* (ESWL).

Livedo reticularis

"Marmorierte" Haut; netzartige, violette oder blaue Hautfleckung, in der Regel an den Unterschenkeln. L.r. wird hervorgerufen durch Erweiterung der unmittelbar unter der Haut liegenden Blutgefäße.

L.r. ist harmlos, besteht jedoch lebenslang mit der Tendenz zur Verschlechterung bei Kälte. Am häufigsten betroffen sind Personen mit anomaler Kälteempfindlichkeit oder *Vaskulitis*.

Lobektomie

Operative Entfernung eines Gehirnlappens (s. *Lobotomie, frontopolare*), eines Leberlappens (s. *Hepatektomie, partielle*), eines Lungenlappens (s. *Lobektomie, Lunge*) oder eines Schilddrüsenlappens (s. *Thyr[e]oidektomie)*.

Lobektomie, Lunge

Operative Entfernung eines *Lungen*lappens, im allgemeinen bei einem bösartigen Tumor. L. wird ebenfalls vorgenommen zur Therapie lokalisierter *Bronchiektasie*, wenn der Patient auf Medikamente nicht anspricht. Bevor *Tuberkulose* medikamentös behandelt werden konnte, war L. das übliche Verfahren. Nach einer L. dehnen sich die anderen Lungenlappen aus und füllen den Brustraum.

SO WIRD ES GEMACHT

Unter Vollnarkose wird ein Bogenschnitt durch die Haut gelegt, der in der Achselhöhle beginnt, sich über den Rücken zieht und dabei der Linie des unteren Schulterblattrandes folgt. Die Muskeln werden durchtrennt und die Rippen auseinandergedehnt; ggf. wird eine Rippe entfernt, um die Lunge freizulegen. Die zum erkrankten Lappen führenden Blutgefäße und Bronchien werden unterbunden und durchtrennt, der Lappen wird entfernt. Bevor der Einschnitt wieder

L

VERFAHREN EINER LITHOTRIPSIE

Steine können ohne einen operativen Eingriff entfernt werden. Bei der Lithotripsie werden Ultraschall- oder Stoßwellen zur Steinzertrümmerung eingesetzt. Bei perkutaner Lithotripsie werden die Steinfragmente durch einen kleinen Einschnitt entfernt, nach extrakorporaler Stoßwellenlithotripsie (ESWL) können sie auf natürlichem Wege ausgeschieden werden.

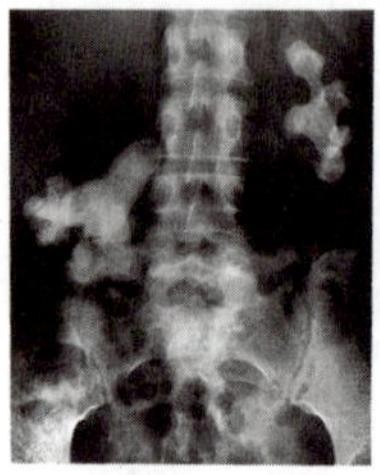

Steine in der Bauchregion
Dieses Röntgenbild zeigt Ausgußsteine in beiden Nierenbecken. Vor der Entwicklung der L. konnten sie nur durch einen größeren, operativen Eingriff entfernt werden.

PERKUTANE LITHOTRIPSIE

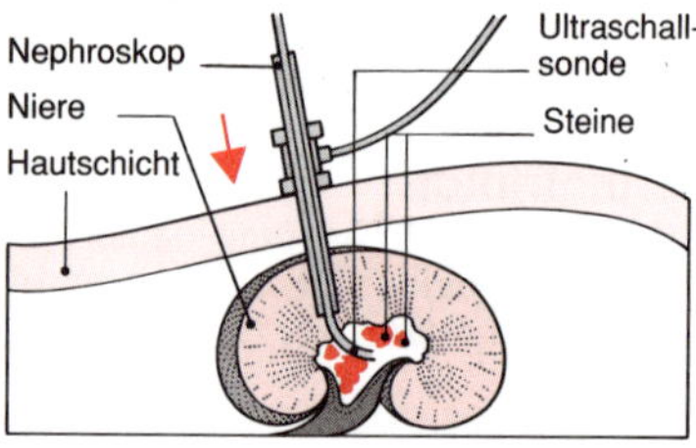

1 Nach einem tiefen Hautschnitt wird das Nephroskop (ein optisches Sichtgerät) in das Nierenbecken eingeführt.

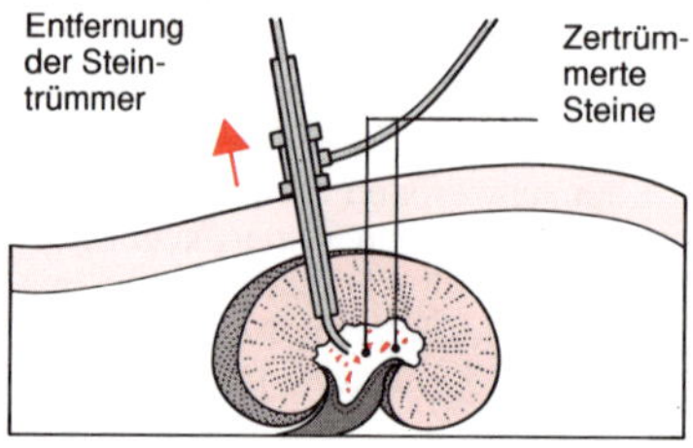

2 Eine Ultraschallsonde wird durch das Nephroskop geschoben, um die Steine zertrümmern zu können. Steinfragmente werden anschließend entfernt.

EXTRAKORPORALE STOSSWELLENLITHOTRIPSIE (ESWL)

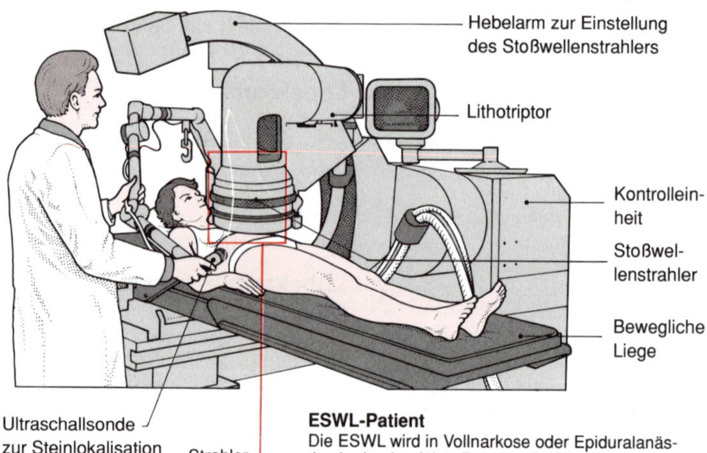

ESWL-Patient
Die ESWL wird in Vollnarkose oder Epiduralanästhesie durchgeführt. Der dem Bauch aufliegende Lithotriptor erzeugt Stoßwellen, die direkt auf den Stein gerichtet sind.

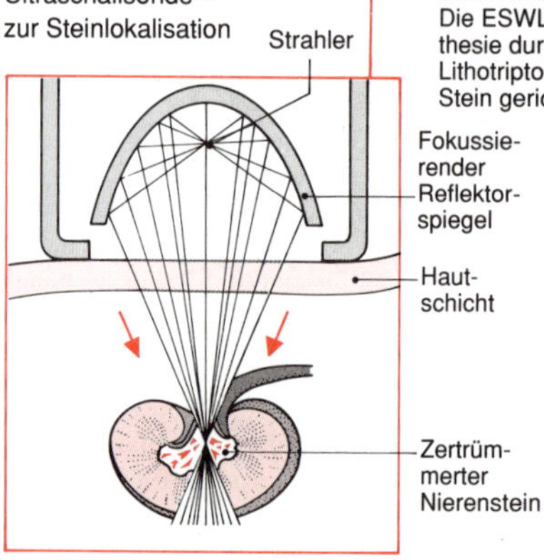

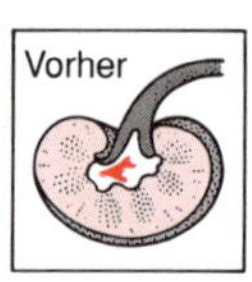

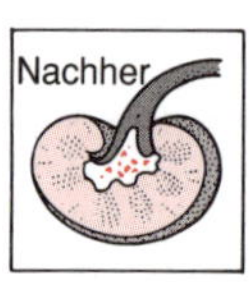

Wirkung und Nebenwirkungen
Die Pulverisierung erfolgt durch Konzentration der gesamten Stoßwellenenergie auf den Stein. Patienten müssen reichlich Flüssigkeit zu sich nehmen, um alle Steintrümmer aus dem Harntrakt ausscheiden zu können. Blut im Urin oder blaue Flecke auf dem Bauch treten häufig auf, ernste Komplikationen sind jedoch ungewöhnlich.

vernäht wird, wird eine Drainage in den die Lunge umgebenden Pleuraraum zur Absaugung von Flüssigkeit eingeführt. Sie wird nach etwa 24 Stunden entfernt.

Bei der L. ist im allgemeinen ein mehrwöchiger Krankenhausaufenthalt erforderlich; es kann einige Monate dauern, bis der Patient wieder belastbar ist.

Lobotomie, frontopolare

Durchtrennung einiger Faserverbindungen zwischen Stirnlappen und übrigem *Gehirn*. F.L. wurde in den 40er und 50er Jahren zur Therapie schwerer psychiatrischer Störungen durchgeführt, was jedoch häufig nachteilige Persönlichkeitsveränderungen mit sich brachte. Das Verfahren ist heute weitgehend durch zielgerichtetere Hirnoperationen ersetzt (s.a. *Psychochirurgie*).

Lobus

s. *Lappen*

Lochien

Wochenfluß; in den ersten sechs Wochen nach der Entbindung auftretender, blutiger Ausfluß. Absonderung von Wundsekreten von der Stelle der Uterusauskleidung, an der die Plazenta angeheftet war. Der Wochenfluß ist in den ersten 3-4 Tagen rot und wird mit Verlauf der Heilung heller.

Lofepramin

(z.B. *Gamonil*® +)

Trizyklisches *Antidepressivum* zur Langzeittherapie von *Depressionen*.

Löffelnägel

s. *Koilonychie*

Logopädie

s. *Sprachtherapie*

Loiasis

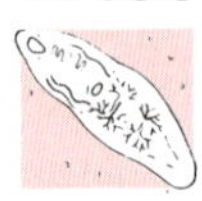

Form der parasitären, nur im tropischen Regenwald vorkommenden Erkrankung *Filariose*: Der westafrikanische Augenwurm *LOA LOA* wird noch als Larve durch Stiche der *CHRYSOPS*-Fliege ins Bindegewebe innerer Organe übertragen. Er wird 3-7 cm lang, wandert unter der Haut und bildet stark juckende Schwellungen.

Lokalanästhesie

s. *Anästhesie, lokale*

Lokomotorisch

Die Fortbewegung betreffend; z.B. lokomotorische *Ataxie*: unkoordinierte, gestörte Bewegungsabläufe infolge mangelhaften Zusammenspiels der Muskeln.

Loperamid

(z.B. *Imodium akut*®)

Antidiarrhoikum zur Therapie wiederkehrender und plötzlich auftretender Durchfallschübe. L. wird ebenfalls zur Regulierung der Darmtätigkeit nach *Ileostomie* verabreicht.

Loperamid verursacht gelegentlich einen flüchtigen Hautausschlag. Andere, selten auftretende Nebenwirkungen, wie Fieber, Bauchkrämpfe und Völlegefühl, sind häufig nur schwierig von den Symptomen der die Diarrhoe auslösenden Erkrankung abzugrenzen.

Lorazepam

(z.B. *Tavor*® +)

Benzodiazepin zur Behandlung akuter und chronischer Angstzustände, Sedierung vor diagnostischen und operativen Eingriffen, Behandlung von Psychoneurosen und schweren Schlafstörungen. Wird die Verwendung von L. nach regelmäßiger Einnahme über einen Zeitraum von mehr als 3 Wochen plötzlich eingestellt, können Entzugserscheinungen auftreten (s. *Arzneimittelsucht).*

Lordose

Nach vorne gerichtete Krümmung der *Wirbelsäule,* die in geringem Maße normal ist. Eine verstärkte L. (Hyperlordose) wird bedingt durch schlechte Körperhaltung; sie betrifft häufig übergewichtige Personen mit schwacher Bauchmuskulatur. Eine Hyperlordose ist in der Regel ein lebenslänglicher Zustand, der zu Gelenkentzündungen (*Osteoarthritis*) und zu einem *Bandscheibenvorfall* führen kann (s.a. *Diskusprolaps*). Bei einer *Kyphose* ist die Krümmung der Wirbelsäule rückenwärts gerichtet.

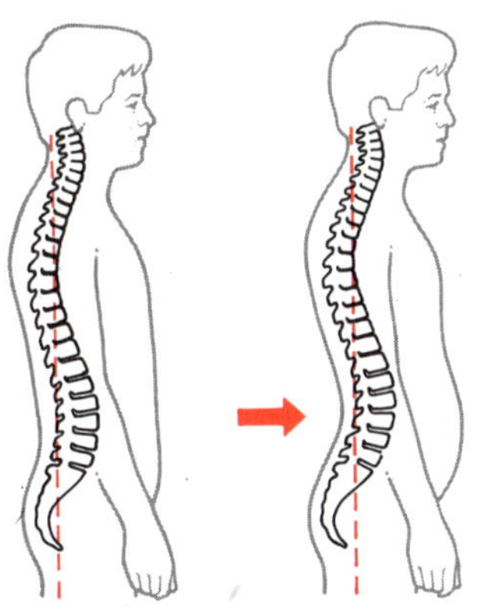

Normale und anomale Lordose
Die normale Wirbelsäulenkrümmung (links) ist bei der Hyperlordose verstärkt (rechts).

Die normale L. kann auch aufgehoben werden, z.B. durch einen Spasmus der Rücken- oder Halsmuskeln ("Steilstellung"). Bei erfolgreicher Behandlung der Ursache reguliert sich dieser Zustand jedoch von selbst.

Lösungsmittel-Abusus

s. *Schnüffeln*

Lotion

Flüssiges Hautmittel. L.en haben eine kühlende, beruhigende Wirkung und eignen sich besonders zum Einreiben großer Hautflächen.

Löwen-Krankheit

s. *Chondromalacia patellae*

LSD

Abk. für Lysergsäurediäthylamid, ein synthetisches *Halluzinogen.* LSD wird aus Mutterkorn, einer Pilzart, gewonnen. Um den Mißbrauch weitgehend einzudämmen, fällt LSD unter das Drogengesetz.

LSD löst psychotische Erscheinungen aus ("Horrortrips"), wobei es u.a. zu verzerrten Sinneswahrnehmungen und physischen Symptomen wie Übelkeit, Schwindel und Schwäche kommt. In schweren Fällen ist ein mehrtägiger Krankenhausaufenthalt erforderlich. Sogenannte "flashbacks" auf vorhergegangene Rauscherlebnisse können Monate oder sogar Jahre später noch auftreten.

Obgleich nicht nachgewiesen ist, daß LSD *Psychosen* hervorruft, kann es bei dazu veranlagten Personen doch der Auslöser einer Geisteskrankheit sein.

Nachgewiesen ist jedoch, daß LSD in fast allen Fällen zu einer Chromosomenschädigung führt.

Ludwig-Angina

(*F.* Angina Ludovici) Im Mundboden ablaufende "eitrige Zellgewebsentzündung" (Mundbodenphlegmone), die bei Übergreifen auf den Hals lebensbedrohlich werden kann. Das befallene Bindegewebe entzündet sich und schwillt an.

Die Erkrankung wird in der Regel durch *Karies* hervorgerufen (s.a. *Mundhygiene*). Häufige Symptome sind Fieber, bretthärte Schwellungen in Mund und Rachen und Schluckschmerzen.

Erfolgt keine sofortige Therapie mit *Antibiotika,* kann das geschwollene Rachengewebe Atemnot verursachen. Um ein Ersticken zu verhindern, ist ggf. eine *Tracheotomie* (Schnitteröffnung der Luftröhre und Einführung eines Atemrohrs) erforderlich.

Lues

s. *Syphilis*

Lues cerebri

s. *Neurosyphilis*

Luft

Farb- und geruchloses Gasgemisch, das die Erdatmosphäre bildet. L. besteht aus 78 % *Stickstoff,* 21 % *Sauerstoff,* kleinen Mengen *Kohlendioxid,* Edelgasen und Wasserdampf.

Das Gleichgewicht zwischen den verschiedenen atmosphärischen Gasen wird weitgehend durch die symbiotischen Beziehungen von Fauna und Flora aufrechterhalten: Tiere (und Menschen) verbrauchen Sauerstoff und geben Kohlendioxid als Abfallprodukt ab; Pflanzen verbrauchen Kohlendioxid und setzen bei der Photosynthese wiederum Sauerstoff frei. Durch die großflächige Abholzung und Verbrennung fossiler Brennstoffe steigt der Kohlendioxidgehalt in der Luft an. Diese Störung des atmosphärischen Gleichgewichts führt längerfristig zu einer globalen Erwärmung (Treibhauseffekt). (S.a. *Umweltverschmutzung)*

Luftanhalten, Anfälle

Bei Säuglingen und Kleinkindern, in der Regel als Ausdruck von Schmerz, *Frustration* oder Zorn.

Das Kind fängt an zu weinen, stößt Luft aus den Lungen aus und hält den Atem an. Nach einigen Sekunden bekommt sein Gesicht eine rötliche oder blaue Färbung, in manchen Fällen wird das Kind sogar kurzzeitig ohnmächtig. Da die Atmung allerdings ein natürlicher Reflex ist, geht der Anfall in der Regel schnell vorüber. Das Luftanhalten führt manchmal zu krampfartigen Zuckungen, ansonsten sind derartige Anfälle aber harmlos.

URSACHEN UND INZIDENZ

L. betrifft 1-2 Prozent aller Kleinkinder bis zwei Jahre, insbesondere Kinder mit ausgeprägter Persönlichkeit.

Kinder dieses Alters beginnen gerade, sich selbst als Individuum zu verstehen, und versuchen, die Grenzen ihres Einflusses auf ihre Umwelt zu testen. Sie begreifen schnell, daß derartige Anfälle die Eltern ärgern oder ängstigen, und setzen sie oft unbewußt als Mittel zur Manipulation ein.

UMGANG MIT BETROFFENEN KINDERN

Eltern sollten im Umgang mit dem Kind entschlossen, geduldig und konsequent sein, derartige Anfälle sollten weitgehend ignoriert werden. Wird das Kind durch gesteigerte Aufmerksamkeit der Eltern belohnt, fühlt es sich in seinem Verhalten bestätigt und wird weiterhin dieses offensichtlich wirksame Mittel einsetzen. Anfälle des L.s geben sich in der Regel spätestens im Alter von vier

L

Jahren; Eltern, für die sie in der Zwischenzeit eine zu große Belastung darstellen, sollten sich allerdings relativ schnell von einem Arzt beraten lassen.

Luftembolie

Selten vorkommende, venöse oder arterielle Verstopfung durch mit dem Blutstrom verschleppten Gasbläschen. L. entsteht nach Eindringen von Luft in den Kapillarbereich, entweder durch eine Verletzung oder während einer Operation. In seltenen Fällen ist L. die Folge eines Druckunfalls, bei dem z.B. Sporttauchern oder Flugpassagieren das Lungengewebe reißt und Luftbläschen in den Blutstrom gelangen.

Luftfahrtmedizin

Spezialgebiet der Medizin, das sich in Wissenschaft und Praxis mit den physiologischen Auswirkungen eines Fluges beschäftigt. L. umfaßt u.a. die Beurteilung der Flugtauglichkeit, die Handhabung medizinischer Notfälle in der Luft, die Durchführung und Auswertung von Belastungstests und die Untersuchung von Flugunfällen.

AUSWIRKUNGEN DES GERINGEREN SAUERSTOFFGEHALTS

Mit zunehmender Höhe nimmt der Luftdruck und somit der Sauerstoffgehalt in der Luft ab. Beim Fliegen in großer Höhe besteht die Gefahr, daß sich die Sauerstoffkonzentration in Blut und Gewebe stark vermindert (*Hypoxie*).

Wird in der Kabine kein Druckausgleich hergestellt, sinkt die Sauerstoffsättigung von fast 100 Prozent (Bodenwert) auf beispielsweise 80 Prozent in 3 000 m Höhe. Um eine Hypoxie zu vermeiden, werden Verkehrsflugzeuge konstant auf einem Druck gehalten, der dem Außendruck in 1800 m Höhe entspricht, obwohl die Flughöhe 12 000 m und höher sein kann. Das bedeutet, daß der Kabinendruck ca. 30 Prozent niedriger ist als auf dem Boden, doch weitaus höher als der Außendruck während des Fluges. Ein plötzliches Versagen des Druckkörpers führt zu einem rapiden Druckabfall in der Kabine (s. *Dekompressionskrankheit*).

Diese Zwischenfälle ereignen sich in der zivilen Luftfahrt selten; im Notfall werden Sauerstoffmasken verteilt, bis das Flugzeug in eine sichere Höhe abgestiegen ist.

Angst und Hyperventilation

Hypoxie und häufiger noch Flugangst führen zu einer übermäßigen Steigerung der Atmung (*Hyperventilation*). Dabei kommt es zu einer stärkergradigen Abnahme des Kohlendioxidgehalts, was den Säuregehalt im Blut verschiebt. Symptome wie Kribbeln um den Mund, Muskelkrämpfe und Benommenheit tragen wiederum dazu bei, daß die Angst der betroffenen Person noch gesteigert wird.

Eine hyperventilierende Person sollte mehrmals in eine Papiertüte ein- und ausatmen, wodurch der Kohlendioxidverlust verringert wird.

Dekompressionskrankheit

Die Dekompressionskrankheit kann auftreten, wenn eine Person einer starken Druckveränderung ausgesetzt wird. Druckunfälle ereignen sich u.a. beim Tauch- und Flugsport. Passagiere ziviler Verkehrsflüge sind nur betroffen bei stärkeren Druckveränderungen, z.B. durch plötzlichen Druckabfall in der Kabine oder unmittelbar vorangegangenes Sporttauchen, was 24 Stunden vor Antritt eines Fluges vermieden werden soll.

Druckauswirkung auf Körperhöhlen

Während eines Fluges wirken sich Kabinendruck und Höhenveränderungen auf mit Gasen gefüllte Körperhöhlen aus, vorwiegend auf Mittelohr, Nasennebenhöhlen, Lunge und Darm. Das Gasvolumen steigt bei Druckabfall während des Aufstiegs; entsprechend vermindert es sich wieder beim Abstieg, wenn der Außendruck zunimmt.

Sofern es nicht zu einem extremen Drucksturz kommt, wird beim Aufstieg Luft über die Luftröhre (Trachea) ausgestoßen. Luft in Mittelohr und Nasennebenhöhle wird über Verbindungsgänge mit der Nasenhöhle bzw. -rachenraum abgegeben, während auch Luft aus Dickdarm und Magen ungehindert entweichen kann. Manchmal führt im Dünndarm eingeschlossene Luft zu Völlegefühl.

Während des Abstiegs kann es passieren, daß Druckveränderungen in Ohren und Nebenhöhlen der Erhöhung des Kabinendrucks nicht standhalten. Werden keine vorbeugenden Maßnahmen getroffen, verursacht dies Schmerzen und in seltenen Fällen auch eine Schädigung (s.a. *Barotrauma*).

Beschleunigung und Geschwindigkeitsabnahme

Passagiere sind in der zivilen Luftfahrt selbst bei Start und Landung so geringen Beschleunigungskräften ausgesetzt, daß außer dem Anlegen eines Sicherheitsgurtes keine weiteren Vorkehrungen erforderlich sind. Piloten von Militärflugzeugen hingegen müssen aufgrund einer starken Beschleunigung Spezialanzüge tragen; um Blutansammlungen in den Füßen und eine damit verbundene Bewußtlosigkeit durch Minderdurchblutung des Gehirns zu vermeiden, sind derartige Flugzeuge mit Liegesitzen ausgestattet.

Andere Auswirkungen

Reisekrankheit ist bei Flugpassagieren in der Regel ein geringeres Problem als bei Schiffs- und Autoreisenden. Personen, die dazu neigen, sollten ein Medikament gegen Reisekrankheit einnehmen.

Die mit Luftreisen häufig verbundene Zeitumstellung wirkt sich in vielen Fäl-

GESUNDHEITSZUSTAND UND FLUGTAUGLICHKEIT

Gesundheitsbedingte Faktoren	Bemerkungen
Lungenerkrankungen (wie chronische Bronchitis oder Emphysem) Starke Anämie Herzleiden (z.B. Angina pectoris, Herzinsuffizienz oder kürzlich erfolgter Herzinfarkt)	Der niedrigere Kabinendruck verringert den Sauerstoffgehalt in größeren Höhen. Bereits bestehende Störungen der Sauerstoffversorgung von Blut und Gewebe werden dadurch verschlimmert, was schwere Atemnot und einen Kollaps herbeiführen kann. Sind betroffene Personen in der Lage, 50 m zu gehen, ohne daß Brustschmerzen oder Atemnot auftreten, können sie, nach Abspache mit einem Arzt, die Flugreise antreten.
Kürzlich erfolgter Schlaganfall	Hier ist ärztlicher Rat einzuholen. Es sollten u.U. einige Wochen vergehen, ehe eine Flugreise angetreten wird.
Kürzlich erfolgte Mittel- oder Innenohr-, Bauch-, Brust- oder Gehirnoperation bzw. Lungenkollaps oder Schädelfraktur	Hier ist ärztlicher Rat einzuholen. Vor Antritt einer Flugreise sollte u.U. einige Zeit vergehen, um Schäden zu vermeiden, die durch Gasausdehnungen in Brust, Bauch und Schädel entstehen können.
Schwangerschaft	Nach der 34.-36. Schwangerschaftswoche ist Fliegen bei den meisten Fluglinien untersagt.
Neugeborene	Neugeborene sollten frühestens nach 48 Stunden fliegen.
Psychiatrische Krankheiten	Die Begleitung einer speziell dafür ausgebildeten Person ist u.U. erforderlich.
Infektionskrankheiten, Kranke im Endstadium oder mit Erbrechen	Der Zutritt zum Flugzeug kann verwehrt werden; ggf. vorher bei der Fluglinie informieren.

len negativ auf den Schlaf-Wach-Zyklus aus (s.a. *Jet-lag*).

FLUGTAUGLICHKEIT

Für die meisten Flugpassagiere ist ein Flug in einer Kabine mit Druckausgleich gut verträglich. Patienten sollten sich jedoch vor einer Flugreise von einem Arzt beraten lassen; es besteht das Risiko, daß ihre Erkrankung sich durch eine leichte Hypoxie bei normalem Kabinendruck verschlimmert.

SPEZIALISTEN DER LUFTFAHRTMEDIZIN

Die meisten großen Fluglinien haben eine luftärztliche Betreuungsstelle für das Flugpersonal. Sie gibt z.B. Anweisungen zum Thema Hygiene, zum Transport erkrankter Passagiere und zum Verhalten bei Erkrankungen, die während eines Fluges auftreten.

Luftharnen

s. *Pneumaturie*

Luftröhre

Häufig verwendete Bezeichnung für die *Trachea.*

Luftschlucken

s. *Aerophagie*

Luftverschmutzung

s. *Umweltverschmutzung*

Lumbago

Im Volksmund "Ischias"; allgemeine Bezeichnung für *Rückenschmerzen* in der Lendengegend. L. kann durch verschiedene Erkrankungen verursacht werden, aber in vielen Fällen ist keine eindeutige Ursache zu erkennen.

Durch einen *Bandscheibenvorfall* kann L. ausgelöst werden, ebenso dadurch, daß ein Teil der *Gelenkinnenhaut* (der dünnen Membran, die die Gelenkkapsel auskleidet) zwischen zwei kleinen Zwischenwirbeln eingeklemmt ist, oder durch eine momentane *Subluxation* (unvollständige Verrenkung) eines Zwischenwirbelgelenks mit einer Überbelastung der Bänder (*Ligamente*). L. wird zudem häufig durch eine plötzliche Dreh- oder Bückbewegung hervorgerufen, kann jedoch auch allmählich einsetzen.

L. verschlimmert sich durch Bewegung und bessert sich in Ruhestellung. Eine Therapie sieht im allgemeinen Bettruhe und weitere geeignete Maßnahmen vor (s. *lumbosakraler Krampf*).

Lumbago-Ischias-Syndrom

s. *Ischiassyndrom*

Lumbal

Die *Lende* betreffend. Die L.region der *Wirbelsäule* besteht aus den 5 Lendenwirbeln zwischen dem untersten – also 12. – Brustwirbel und dem Kreuzbein. Sie befindet sich zwischen dem untersten Rippenpaar und dem Becken.

Lumbalanästhesie

s. *Spinalanästhesie*

Lumbalpunktion

Verfahren, bei dem eine Hohlnadel in den unteren Teil des Rückenmarkskanals zur Entnahme von *Liquor cerebrospinalis* (wäßrige *Gehirn-Rückenmark-Flüssigkeit*) oder zur Injektion von Medikamenten oder anderen Substanzen eingeführt wird. Seit *Computertomographie* und *Kernspintomographie* als diagnostische Verfahren eingesetzt werden, wird die L. seltener angewandt.

WARUM ES GEMACHT WIRD

Eine Lumbalpunktion erfolgt hauptsächlich, um die Gehirn-Rückenmark-Flüssigkeit auf Hinweise für Erkrankungen des Gehirns und Rückenmarks (wie *Meningitis* und *Subarachnoidalblutung*) zu untersuchen. Dieses Verfahren dient auch zur Injektion von Medikamenten in die Gehirn-Rückenmark-Flüssigkeit (z.B. *Zytostatika* bei der Therapie von *Leukämie* und maligner Erkrankungen des zentralen Nervensystems). Daneben wendet man dieses Verfahren zur Einspritzung eines Kontrastmittels an, um auf einem Röntgenbild das Rückenmark darzustellen (s. *Myelographie).* Durch Lumbalpunktion kann eine Leitungsanästhesie vorgenommen werden, um eine umfassende Betäubung ohne Bewußtlosigkeit zu erzielen.

SO WIRD ES GEMACHT

Der Patient liegt auf der Seite, das Kinn auf der Brust und die Knie angezogen, um die Dornfortsätze der Wirbel aufzuklappen. Die Einstichstelle (Mitte zwischen den Dornfortsätzen des 1. und 2. Lendenwirbels) wird mit einem Lokalanästhetikum betäubt, dann eine Hohlnadel schrittweise vorgeschoben, bis bei Überprüfung helle, bernsteingelbe Flüssigkeit abtropft. Nun kann Liquor entnommen, können Medikamente oder Röntgenkontrastmittel injiziert werden.

Nach dem Entfernen der Nadel wird die Punktionsstelle mit sterilem Verband abgedeckt. Das Verfahren dauert ungefähr 20 Minuten. L. verursacht normalerweise keine Beschwerden, obgleich manche Patienten danach über kurzzeitige Kopfschmerzen klagen.

Lumbosakraler Krampf

Verlängerte, übermäßige Kontraktion der Muskeln, die den unteren Teil der *Wirbelsäule* umgeben und stützen. Ein l.K. verursacht *Rückenschmerzen* und kann gelegentlich zu vorübergehender *Skoliose* (seitlicher Verkrümmung der Wirbelsäule) führen. Man behandelt einen l.K. mit *Analgetika* (Schmerzmittel) oder *Muskelrelaxantien* und verordnet Bettruhe.

Lumen

Lichtung eines Hohlorgans. Die Bezeichnung wird vorwiegend für die Bauchhöhle verwendet.

Lumpektomie

s. *Brustknotenentfernung*

Lunatismus

"Mondsüchtigkeit". Veraltete Bezeichnung für Krankheiten, die mit den Mondphasen (lat. "luna") in Zusammenhang gebracht wurden, wie Lunambulismus, das Schlafwandeln zu Vollmondzeiten. (S.a. *Somnambulismus*)

Lunge

(*F.* Pulmo) Atmungsorgan, das (mit zwei "Flügeln") den seitlichen Brustraum ausfüllt. Über die L. wird Sauerstoff aus der umgebenden Luft in den Körper aufgenommen und Kohlensäure abgegeben.

STRUKTUR

Die *Trachea* (Luftröhre) gabelt sich in der Brust in zwei Hauptbronchien (Luftwege), die die rechte und linke Lunge versorgen. Die Hauptbronchien verzweigen sich in kleinere *Bronchien* und dann in Bronchiolen, die wiederum in traubenartige Luftbläschen, *Lungenalveolen,* münden. Durch die dünnen Alveolenwände findet der Gasaustausch (v.a. Sauerstoff und Kohlendioxid) mit dem Blut statt.

Die L. ist (bis auf ihren Stiel) von einer Doppelmembran eingehüllt: Das Lungenfell (Pleura pulmonalis) liegt dem Organ fest an, das Rippenfell (Pleura costalis) ist den Rippen (und als Pleura diaphragmatica dem Zwerchfell) angeheftet. Zwischen beiden Fellen befindet sich ein flüssigkeitsgefüllter, kapillärer Spaltraum, der die Atemverschiebungen gestaltet (s.a. *Respiration*).

Lungenalveole

Lungenbläschen (*F.* Alveolus pulmonalis). Die L.n gelten als *Atmung*skammern der Lunge am Ende des Bronchialbaums und haben einen Durchmesser von 0,06 bis 0,2 mm. Eine Lungenalveole wird von 4 bis 12 Kapillaren netzförmig umsponnen und ist der eigentliche Ort des Gasaustauschs. Jede Lunge enthält etwa 300 Millionen L.n.

Lungenbläschen

s. *Lungenalveole*

Lungendarstellung

Bildgebende Verfahren zur Beurteilung von Lungenveränderungen.

ARTEN

Konventionelle Röntgenverfahren

Eine Thorax-Übersichtsaufnahme gibt eine gute Darstellung der Lunge, anhand deren die meisten Lungenerkrankungen erkannt werden können. Bei einer *Tomographie* entsteht ein scharfes Tiefenbild des Organs im Querschnitt; es wird zur Darstellung des Lungeninneren verwendet, wenn wegen erkrankter darüberliegender Schichten eventuelle Veränderungen nicht deutlich erkennbar sind, oder um einen Knoten in der Lunge genauer zu identifizieren.

Bei der pulmonalen *Angiographie* wird ein Kontrastmittel (eine Röntgenstrahlen-undurchlässige Substanz) in die Lungenarterie injiziert, um eine *Lungenembolie* (Verstopfung durch ein Blutgerinnsel) zu erkennen. Eine *Bronchographie* (das Kontrastmittel wird in die Bronchien injiziert) wurde früher häufig zur Untersuchung durch chronische Infekte geschädigter Bronchien durchgeführt; erfolgt heute meist mit *Bronchoskopie*.

Scanning-Techniken

Computertomographie ermöglicht eine detailliertere L. als das herkömmliche Röntgenbild und spielt eine bedeutende Rolle bei der Erkennung von *Lungentumoren* und deren Ausbreitung. Eine *Sonographie* wird zur Erkennung eines *Pleuraergusses* (Flüssigkeit im Zwischenfell-Spaltraum) durchgeführt.

Weitere, weniger häufig angewendete Verfahren der L. sind *Radionuklid-Szintigraphie* zur Erkennung einer Lungenembolie und digitale Radiographie, bei der über Computer ein herkömmliches Röntgenbild erstellt wird. Mit Hilfe des Computers werden auf dieser Aufnahme alle ungewollten Elemente, wie die Rippen des Brustkorbes, entfernt, wodurch eine deutlichere Darstellung der zu untersuchenden Strukturen möglich wird.

Lungenembolie

Verschluß einer Lungenarterie oder eines ihrer Äste durch einen Pfropf (*Embolus*), meist ein abgerissenes Gerinnsel (Thrombus) aus dem vor dem rechten Herzen befindlichen *Venen*system (s. Kasten folgende Seite). Verlegt der Pfropf eine größere Arterie, ist dies lebensbedrohlich. L. tritt bei Frauen doppelt so häufig auf wie bei Männern; Operationen, Schwangerschaft und wenig Bewegung erhöhen das Risiko.

SYMPTOME

Die Symptome hängen z.T. von der Größe des Embolus ab. Ein massiver Embolus, der die Hauptlungenschlagader verstopft, kann zum plötzlichen Tod führen. Kleinere Emboli können zu starker Kurzatmigkeit, schnellem Puls, Schwindel aufgrund niedrigen Blutdrucks, starken Brustschmerzen, die sich beim Atmen verschlimmern, und Bluthusten führen. Bei kleinen Emboli können die Symptome ausbleiben, treten sie jedoch wiederkehrend auf, können sie schließlich zu *pulmonaler Hypertonie* (erhöhtem Blutdruck in der Lunge) führen.

DIAGNOSE

Zur Untersuchung der Lunge kann man eine Thorax-Übersichtsaufnahme, *Radionuklid-Szintigraphie* oder pulmonale *Angiographie* heranziehen. Das *EKG* zeigt Veränderungen der Herzströme; die *Venographie* trägt dazu bei, den Ursprung der Embolie aufzudecken.

THERAPIE

Hängt von der Größe des Embolus und dem Schweregrad der Embolie ab. Ein kleiner Embolus löst sich allmählich auf, doch besteht die Gefahr, daß sich weitere Emboli bilden. *Antikoagulantien* (wie Heparin und Warfarin) hemmen die Blut-

BAU DER ALVEOLEN

In den Wänden dieser kleinen Lungenbläschen befinden sich Kapillarnetze, durch die der Gasaustausch stattfindet.

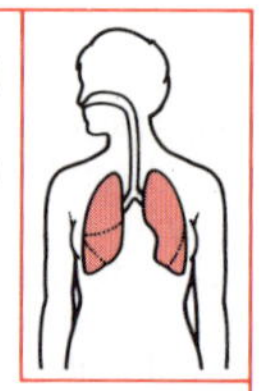

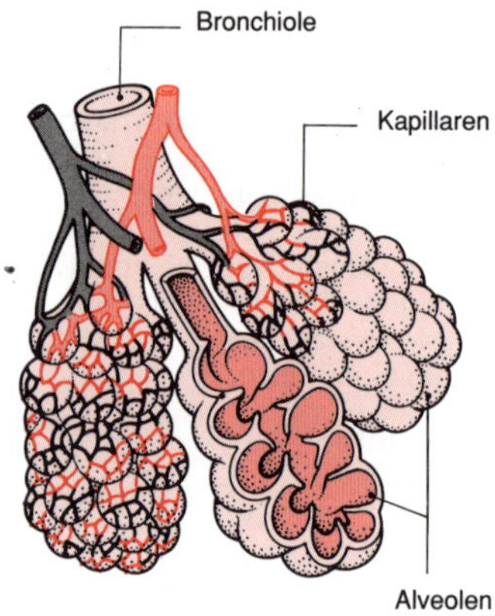

LAGE UND BAU DER LUNGE

Die beiden Lungen liegen in ihrem Rippenkäfig, mit der atmosphärischen Luft über die oberen (Nase, Rachen) und unteren Atemwege (Luftröhre, Bronchialbaum) verbunden. Die Luftröhre verzweigt sich in die beiden Hauptbronchien, die sich dann in Lappen- und Segmentbronchien sowie in Bronchiolen aufteilen. Diese enden in den Alveolen, in denen der Sauerstoff-Kohlendioxid-Austausch stattfindet. Bei der Exspiration (Ausatmung) verläßt die Luft den Brustkorb auf demselben Wege.

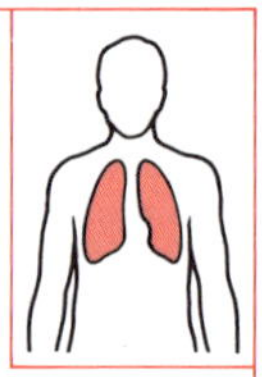

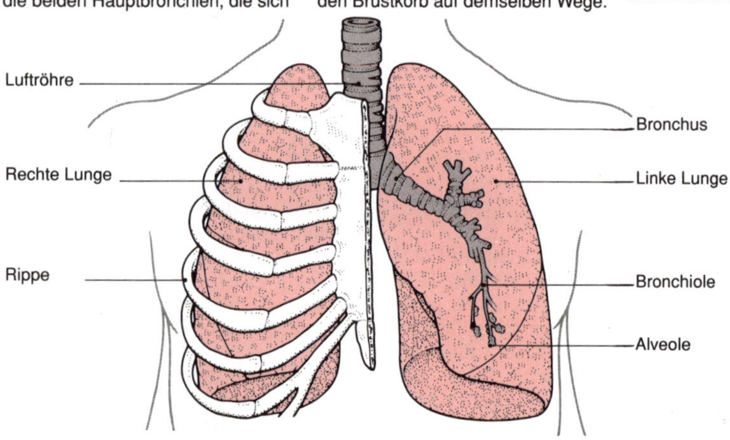

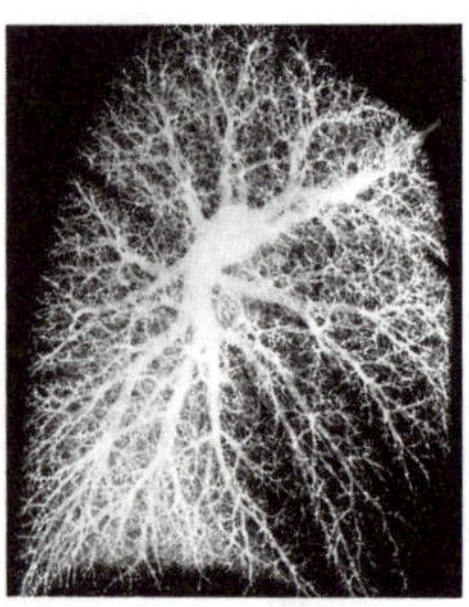

Blutgefäße in der Lunge

Die feinsten "Äste" dieses dichten "Blutgefäßbaums" bilden die Kapillaren, die die Alveolen (Luftbläschen) in der Lunge umgeben. Zwischen den Alveolen und den Kapillaren findet der Gasaustausch von Sauerstoff und Kohlendioxid statt.

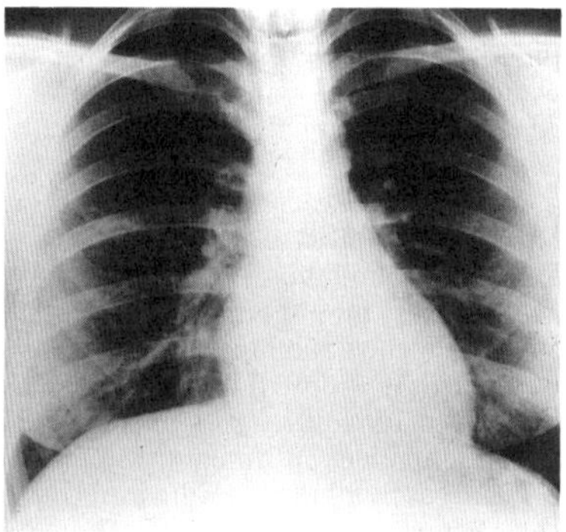

Thorax-Übersichtsaufnahme
In der Praxis am häufigsten verwendetes Verfahren zur röntgenologischen Darstellung der Lungen sowie ihrer großen Luft- und Blutzuführenden Wege.

gerinnung und verhindern die Bildung weiterer Pfropfen. *Thrombolytika* beschleunigen die Auflösung von Blutgerinnseln. Ein sehr großer Embolus kann eine Notoperation erforderlich machen.

Lungenentfernung

s. *Pneumonektomie*

Lungenentzündung

(*F.* Pneumonie) Entzündliche Infiltration eines Teiles oder der ganzen *Lunge* aufgrund einer Infektion (s. Kasten S. 673). L. ist eine häufig auftretende Spätkomplikation jeder ernsteren Erkrankung und fordert jährlich zahlreiche Tote. Lungenentzündung kommt häufiger bei Männern vor, besonders im Kindesalter und im hohen Alter, sowie bei Menschen mit verminderter Infektionsabwehr (wie bei Alkoholikern).

Es gibt zwei Hauptarten: Lobärpneumonie und Bronchopneumonie. Bei Lobärpneumonie ist anfangs nur eine Lunge befallen. Bei Bronchopneumonie beginnt die Entzündung in den Bronchien und Bronchiolen und breitet sich dann auf das Gewebe einer oder beider Lungen aus.

URSACHEN

Die meisten Fälle von L. werden durch Viren oder Bakterien hervorgerufen (s. Tabelle im Kasten S. 673). Erreger viraler L. sind Adenoviren, RS-Viren (Respiratory Syncytial Virus) oder Coxsackie-Viren. Die am häufigsten auftretende bakterielle Pneumonie wird von *STREPTOCOCCUS PNEUMONIAE* verursacht.

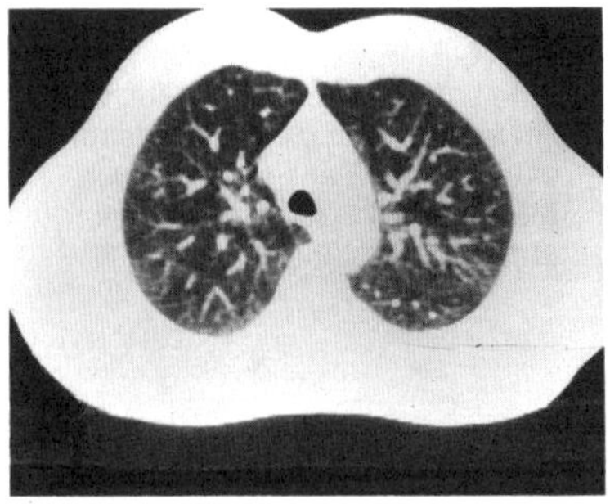

Computertomographie
Solche detaillierten horizontalen Schnitte durch die Lunge werden zur Darstellung des Ausmaßes und der Ausbreitung von Lungentumoren verwendet.

Weitere Erreger bakterieller L. sind *HAEMOPHILUS INFLUENZAE*, *LEGIONELLA PNEUMOPHILA* (s. *Legionärskrankheit*) und *STAPHYLOCOCCUS AUREUS*. L. kann ebenfalls durch *Mykoplasmen* (Organismen, die eine Zwischenform von Bakterium und Virus darstellen) oder durch Chlamydien hervorgerufen werden; *Q-Fieber* wird durch *Rickettsien* verursacht. In seltenen Fäl-

LUNGENERKRANKUNGEN

Die Lunge ist ständig krankheitserregenden Stoffen ausgesetzt, die in der Luft vorkommen, wie Bakterien, Viren und Allergenen. In der Regel stören hierdurch ausgelöste Erkrankungen den Gasaustausch nicht; ist dies jedoch der Fall, bedeutet es eine erhebliche Gesundheitsbeeinträchtigung.

INFEKTE

Infektionskrankheiten der Lunge sind häufig, insbesondere *Tracheitis* (Entzündung der Luftröhrenwand) und *Krupp* (Virusinfektion bei kleinen Kindern). *Bronchitis* (Entzündung der Bronchien), *Bronchiektasie* (Dehnung der Bronchien) und *Bronchiolitis* (Entzündung der Bronchiolen) sind Folgen einer Erkältung oder *Grippe*. *Pneumonie* (Lungenentzündung) kann durch Viren oder Bakterien hervorgerufen werden. Pilzinfektionen der Lunge, wie *Aspergillose*, *Aktinomykose*, *Histoplasmose* und *Candidiasis* sind relativ selten.

ALLERGIEN

Bronchial*asthma*, eine Kontraktion der Bronchialmuskeln mit Atemwegsverengung, findet man häufig bei Personen mit starker Sensibilisierung auf Pollen, Hausmilben, Pilzsporen, tierische *Schuppen* und andere Wirkstoffe. Allergische *Alveolitis* (Entzündung der Alveolen) kann durch organischen Staub, z.B. von modrigem Heu, ausgelöst werden.

GESCHWÜLSTE

Lungenkrebs ist einer der häufigsten bösartigen Tumoren; in den meisten Fällen steht er in Zusammenhang mit Zigarettenrauchen. Sekundäre maligne Tumoren, die von anderen Körperteilen auf die Lunge übergreifen, kommen ebenfalls häufig vor. Gutartige Lungentumoren dagegen bilden sich nur selten.

VERLETZUNGEN

Die Lunge kann durch Verletzungen des Brustkorbs in Mitleidenschaft gezogen werden. *Pneumothorax* (Luft in der Pleurahöhle) und *Hämatothorax* (Blut in der Pleurahöhle) gehen im allgemeinen auf eine Eröffnung der Brustwand zurück; in beiden Fällen fällt die Lunge zusammen (Kollaps) und kann ohne Hilfe nicht mehr beatmet werden. Eine Lungenverletzung kann ebenfalls durch das Einatmen von giftigem Staub, Giftgasen oder anderen toxischen Substanzen entstehen. Beispiele dafür sind *Silikose* und *Asbestose*, die durch das Einatmen von Kieselsäure bzw. Asbest verursacht werden und zu fortschreitender *Lungenfibrose* führen können.

STÖRUNGEN DER BLUT- UND SAUERSTOFFVERSORGUNG

Bei der *Lungenembolie* löst sich in der Regel ein Gerinnsel aus dem venösen Körperkreislauf und wird vom rechten Herzen in eine Lungenarterie geworfen. Dies kann sehr schnell zum Tod führen. Das *Lungenödem*, eine Flüssigkeitsansammlung in den Lungenbläschen, kann durch Herzversagen ausgelöst werden. Das *Respiratory-distress-Syndrom*, an dem sowohl Neugeborene als auch Erwachsene erkranken, hat vielerlei Ursachen. Hierbei sickert Flüssigkeit in die Alveolen, wodurch die Sauerstoffversorgung empfindlich beeinträchtigt wird. Ein *Emphysem*, bei dem die kleinen Lungenbläschen zu größeren zusammenfließen und damit die Oberfläche für den Gasaustausch verringern, ist häufig bei Personen mit chronischer Bronchitis und Asthma zu beobachten.

UNTERSUCHUNG

Lungenerkrankungen werden mit körperlicher Untersuchung, röntgenologisch durch *Bronchoskopie*, *Lungenfunktionsprüfungen*, einer *Sputum*analyse, *Bluttests* diagnostiziert. Zuweilen wird eine Biopsie von Lungengewebe zur Analyse vorgenommen.

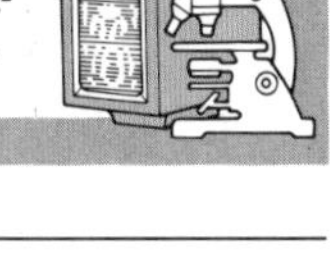

LUNGENEMBOLIE

Eine Lungenembolie entsteht, wenn ein Gefäßpfropf mit dem Blutstrom in eine Lungenarterie geworfen wird. Meist handelt es sich dabei um abgerissene Gerinnsel aus einer Venenthrombose vor dem rechten Herzen. Die Auswirkungen hängen von der Größe und Anzahl der Emboli ab sowie vom Allgemeinzustand von Lunge und Herz des Patienten.

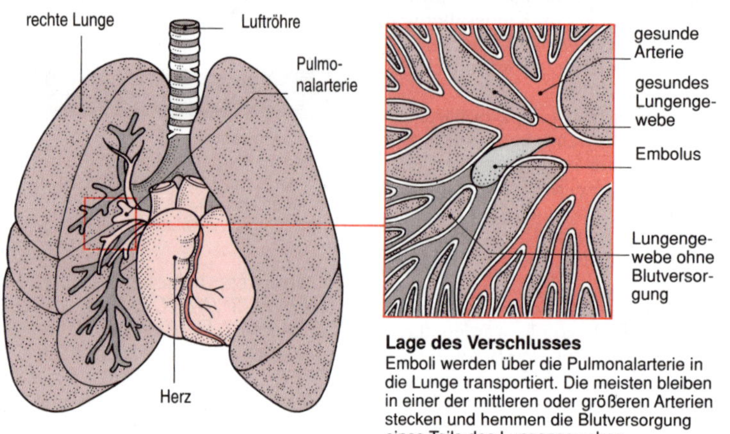

Lage des Verschlusses
Emboli werden über die Pulmonalarterie in die Lunge transportiert. Die meisten bleiben in einer der mittleren oder größeren Arterien stecken und hemmen die Blutversorgung eines Teils des Lungengewebes.

len kann eine L. auf andere Mikroorganismen, wie Pilze, Hefepilze oder Protozoen, zurückzuführen sein. Diese Formen treten im allgemeinen nur bei Personen mit *Immundefekten* auf. Von Protozoen hervorgerufene *pneumozystische Pneumonie* tritt z.B. bei *AIDS*-Patienten auf.

SYMPTOME UND ANZEICHEN

Eine L. ist in der Regel begleitet von Fieber, Frösteln, Kurzatmigkeit, Husten mit gelbgrünem Auswurf und gelegentlichem Bluthusten. Brustschmerzen, die sich beim Einatmen verschlimmern, können auf einer *Pleuritis* (Lungen- bzw. Rippenfellentzündung) beruhen.

Mögliche Komplikationen sind *Pleuraerguß* (Flüssigkeit im Pleuraspalt), *Empyem* (Eiter im Lungenbereich) und in seltenen Fällen ein Lungen*abszeß* (Eiteransammlung).

DIAGNOSE

Nach einer Körperuntersuchung mit Abhören der Atemgeräusche (Stethoskop) wird eine Thorax-Übersichtsaufnahme angefertigt sowie der Auswurf und das Blut nach Infektionserregern untersucht.

THERAPIE

Patienten mit leichter L. können in der Regel zu Hause behandelt werden, in schweren Fällen ist die Einweisung in ein Krankenhaus erforderlich. Die Verordnung von Arzneimitteln hängt von den verursachenden Mikroorganismen ab, z.B. können *Antibiotika* oder *Antimykotika* verschrieben werden. *Aspirin* oder *Paracetamol* kann man zur Fiebersenkung einnehmen. In schweren Fällen ist *Sauerstoffbehandlung* und *Beatmung* erforderlich.

PROGNOSE

Meistens tritt innerhalb von 2 Wochen eine vollständige Rekonvaleszenz ein. Ältere oder geschwächte Patienten sprechen jedoch nicht auf die Therapie an: Lungengewebe wird in fortschreitendem Maße befallen, und der Tod tritt infolge von respiratorischer Insuffizienz ein.

Lungenentzündung, herdförmige

s. *Bronchopneumonie*

Lungenerkrankung, chronisch-obstruktive

Kombination aus chronischer *Bronchitis* und *Emphysem,* bei der eine anhaltende Störung des Luftstroms in die und aus der Lunge auftritt. Patienten mit chronisch-obstruktiver Lungenentzündung werden zuweilen nach ihrer Hautfarbe als PP-Typ (Pink puffer) oder BB-Typ (Blue bloater) bezeichnet.

Der PP-Typ kann den normalen Sauerstoffgehalt im Blut durch schnellere Atmung aufrechterhalten, seine Hautfarbe ist deshalb trotz schwerer Lungenschädigung "rosa". Er leidet fast ständig an Kurzatmigkeit.

Der BB-Typ weist eine bläuliche Verfärbung der Haut und Schleimhäute infolge des verminderten Sauerstoffgehalts im Blut auf. Er wirkt aufgedunsen durch Flüssigkeitsansammlungen in den Geweben (*Ödeme*), was vorwiegend auf einen aus der Lungenschädigung resultierenden Herzfehler zurückzuführen ist.

Lungenfibrose

Vernarbung und Verdickung des Lungengewebes, im allgemeinen als Folge einer Lungenentzündung, wie *Pneumonie* oder *Tuberkulose*. L. kann an beiden Lungen (s. *interstitielle Lungenfibrose*) oder nur an einer auftreten.

Häufiges Symptom ist Kurzatmigkeit. Die Diagnose wird durch eine Thorax-Übersichtsaufnahme gestellt. Die Therapie hängt von der Grunderkrankung ab, doch meistens ist L. irreversibel.

Lungenfunktionsprüfung

Eine Reihe von Verfahren zur Überprüfung der Funktion der *Lunge* und zur Diagnose von Lungenerkrankungen. L.en werden ebenfalls vor jeder Lungenoperation, wie etwa einer *Lobektomie* (Entfernung eines Lungenlappens), vorgenommen, um sicherzustellen, daß die verminderte Leistungsfähigkeit der Lunge keine Behinderung für die betreffende Person mit sich bringt.

Spirometrie und Messung des Lungenvolumens werden durchgeführt, um eingeschränkte Lungenausdehnung oder Verschluß des Luftstroms nachzuweisen. Ein *Peak-Flowmeter* wird zur Feststellung des Grades eines *Bronchospasmus* (Verengung der Atemwege) angewendet, während eine Untersuchung der Blutgase (Messung der Sauerstoff- und Kohlendioxidkonzentration im Blut) die Leistungsfähigkeit des Gasaustausches in den Lungenalveolen ergibt.

Eine weitere L. zeigt die Leistungsfähigkeit der Lunge bei der Abgabe von Gas in das Blut (Diffusionskapazität). Nach dem Einatmen einer geringen Menge von Kohlenmonoxid wird das Volumen des wieder ausgeatmeten Gases gemessen.

Lungenhochdruck

(*F.* pulmonale Hypertonie) Erkrankung, bei der der Blutdruck in den Lungenarterien zu hoch ist (s. Kasten S. 674). L. entwickelt sich aufgrund eines erhöhten Blutströmungswiderstandes durch die Lunge. Um nun eine adäquate Durchblutung aufrechtzuerhalten, muß die rechte Herzkammer, die das Blut in die Lungen pumpt, vermehrt Pumparbeit leisten. Dies ruft eine Vergrößerung der Herzmuskelwand hervor und kann zu rechtsseitigem *Herzversagen* führen.

URSACHEN

Verschiedene Faktoren können einen erhöhten Blutströmungswiderstand durch die Lunge verursachen. Der häufigste Grund ist eine unzureichende Sauerstoffversorgung der Lungenbläschen, z.B. aufgrund einer chronischen *Bronchitis*. Bei Sauerstoffmangel verengen sich die kleinen Äste der Lungenarterien, ihre Wand verdickt sich, woraus ein höherer Strömungswiderstand resultiert. Andere Ursachen sind *Lungenembolie* (Verschluß einer oder mehrerer Arterien in der Lunge durch ein Blutgerinnsel), *interstitielle Lungenfibrose* (Verdickung und Vernarbung des Lungengewebes aus vielerlei Ursachen) und einige Formen von angeborenen Herzfehlern (s. *Herzfehler, angeborene*).

Essentieller L. bezeichnet Fälle mit unbekannter Ursache.

SYMPTOME UND ANZEICHEN

Solange durch Anpassung der Muskulatur des rechten Herzens ein normaler Blutkreislauf aufrechterhalten werden kann, besteht noch kein Grund zur Besorgnis.

Mit dem Einsetzen des Rechts*herzversagens* werden die Symptome deutlich: hervortretende Halsvenen, Lebervergrößerung und generalisiertes *Ödem* (Schwellung durch Flüssigkeitsansammlung im Gewebe).

LUNGENENTZÜNDUNG

Pneumonie ist keine Einzelerkrankung, sondern eine Bezeichnung für verschiedene, durch Erreger hervorgerufene Entzündungen. Das versehentliche Einatmen von Erbrochenem oder einer Flüssigkeit kann die Infektion auslösen. Die Symptome, Therapie und Prognosen sind sehr unterschiedlich und hängen von der Ursache sowie dem Allgemeinzustand des Patienten ab.

Lobärpneumonie

Bei dieser in den Industrieländern heute sehr seltenen Krankheit wird meist nur ein Lungenlappen, häufig der Unterlappen, befallen.

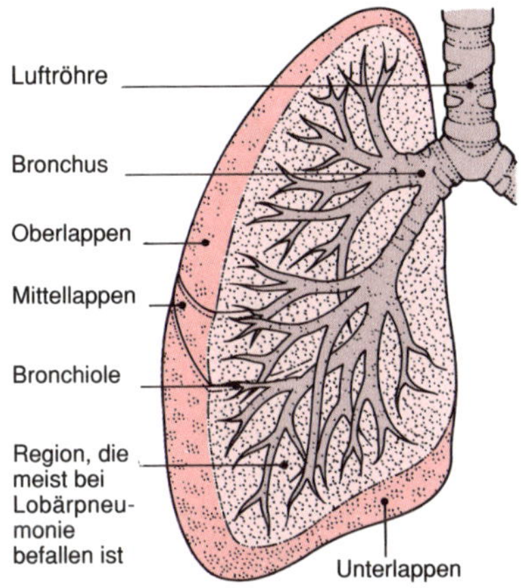

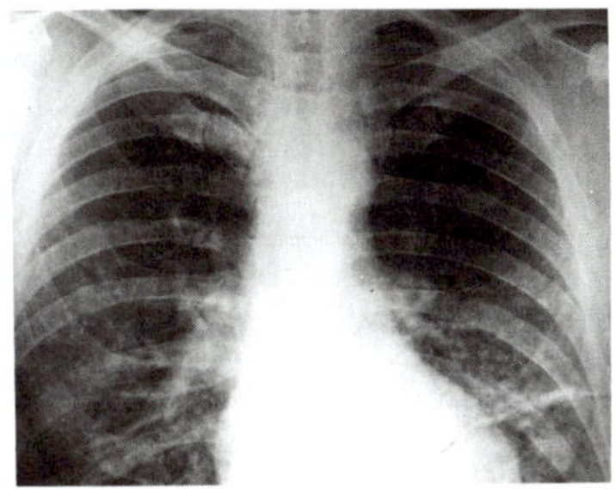

Thorax-Übersichtsaufnahme bei Bronchopneumonie
Das Röntgenbild zeigt deutlich eine Bronchopneumonie. Die fleckigen, weißen Bereiche innerhalb der dunkleren Regionen entsprechen den Herden der entzündeten Lunge.

FORMEN, URSACHEN UND THERAPIE EINER LUNGENENTZÜNDUNG

Formen	Erreger	Symptome	Arzneimitteltherapie	Andere Therapien
Immer oder meist durch Bakterien hervorgerufene Lungenentzündungen				
Lobärpneumonie	Streptococcus pneumoniae	Husten, Schmerzen beim Atmen, erhöhte Temperatur, rostfarbener Auswurf	Penicillin	Maschinelle Belüftung der Lunge zur Unterstützung der Eigenatmung kann in manchen Fällen nötig sein sowie Physiotherapie, um die Lunge von Auswurf zu befreien.
Bronchopneumonie	Haemophilus influenzae oder andere Organismen	Husten, oft Fieber, grüner oder gelber Auswurf	Verschiedene Antibiotika	
Aspirationspneumonie	Verschiedene Erreger. Tritt nach dem Einatmen von Auswurf, Erbrochenem, Flüssigkeiten etc. auf.	Fieber, Husten	Verschiedene Antibiotika	
Legionärskrankheit	Legionella pneumophila	Fieber, Husten, Schmerzen in verschiedenen Bereichen	Erythromycin	
Nicht durch Bakterien hervorgerufene Lungenentzündungen				
Viruspneumonie	Windpockenvirus, Influenzavirus, Adenovirus und andere	Husten, Fieber, wenig Auswurf	Antibiotika (falls die Lunge zusätzlich von Bakterien infiziert wird)	Maschinelle Belüftung der Lunge zur Unterstützung der Eigenatmung kann in schweren Fällen nötig sein.
Psittakose	Chlamydia psittaci, bakterienähnlicher Erreger, durch Vögel übertragen	Husten, erhöhte Temperatur, wenig Auswurf	Tetracyclin oder Erythromycin	
Q-Fieber	Coxiella burneti (Rickettsien)	Husten, erhöhte Temperatur, wenig Auswurf	Tetracyclin oder Erythromycin	
Mykoplasmenpneumonie	Mykoplasma pneumoniae, bakterienähnlicher Erreger	Husten, erhöhte Temperatur, wenig Auswurf	Tetracyclin oder Erythromycin	

L

THERAPIE
Die Therapie ist auf die Grundkrankheit (sofern bekannt) und Auswirkungen des Rechtsherzfehlers gerichtet. *Diuretika* können zur Linderung der Ödeme verabreicht werden, manchmal ist auch eine *Sauerstoffbehandlung* sinnvoll.

Lungenkollaps

s. *Atelektase; Pneumothorax*

Lungenkrebs

Lungenkarzinom; unter den Krebserkrankungen häufigste Todesursache bei Männern und zweithäufigste bei Frauen (nach Brustkrebs). Im Jahre 1991 starben in Deutschland insgesamt 28 657 Menschen an L., darunter 22 550 Männer und 6 107 Frauen. Die meisten Todesfälle treten im Alter von 60-80 Jahren auf. Vor dem 40. Lebensjahr kommt die Krankheit nur selten zum Ausbruch.

URSACHEN
Aufgrund statistischer Erhebungen spielt das Zigarettenrauchen eine bedeutende Rolle bei der Entstehung des L.es. Je mehr Zigaretten pro Tag geraucht werden und je niedriger das Alter ist, in dem das Rauchen begonnen wurde, desto größer ist das L.risiko. Für Zigarren- oder Pfeifenraucher ist das Risiko zwar geringer, jedoch immer noch weitaus höher als für Nichtraucher (s. *Rauchen).* Es hat sich ebenfalls gezeigt, daß passives Rauchen (Einatmung von Tabakrauch durch Nichtraucher) das L.risiko erhöht.

Ein Lebensumfeld mit starker Luftverschmutzung bzw. ein Arbeitsplatz mit Substanzen wie radioaktiven Mineralien oder Asbest kann ebenso die Entwicklung des L.es fördern.

FORMEN
Die am häufigsten vorkommenden Formen sind Plattenepithelkarzinom, kleinzelliges Karzinom (wird auch als Haferzellkarzinom bezeichnet), Adenokarzinom und riesenzelliges Karzinom. Jede dieser Formen zeichnet sich durch charakteristisches Wachstum aus und spricht unterschiedlich auf eine Therapie an. Das Entstehen eines Plattenepithel-, kleinzelligen und riesenzelligen Karzinoms ist eng verknüpft mit Tabakkonsum; bei Adenokarzinomen ist dieser Zusammenhang weniger deutlich.

SYMPTOME UND ANZEICHEN
Das erste und häufigste Anzeichen, das bei ca. 80 Prozent der Patienten mit L. auftritt, ist Husten. Ungefähr die Hälfte aller an L. Erkrankten leidet an chronischem Husten aufgrund einer *Bronchitis.* Andere Symptome sind Bluthusten, Kurzatmigkeit, Brustschmerzen und Keuchatmung.

L. kann sich lokal ausbreiten und das unmittelbar die Lunge umgebende Gewebe befallen oder sich (als Metastasen) in anderen Körperorganen, insbesondere Leber, Gehirn und Knochen, ansiedeln. Hier können Schmerzen auftreten; auch Gewichtsverlust ist ein häufiges Symptom. Ein lokaler Befall kann zu einem Lungenkollaps (s. *Atelektase)* oder zu *Lungenentzündung* (Pneumonie) führen; er kann die Pleura (die Lunge überziehende Haut) schädigen und einen *Pleuraerguß* (Flüssigkeitsansammlung zwischen der Lunge und der Brustwand) zur Folge haben.

DIAGNOSE
Ein Verdacht auf Lungenkrebs kann aufgrund der Symptome sowie der ärztlichen Untersuchung bestehen. In den meisten Fällen wird Lungenkrebs jedoch an charakteristischen Schatten auf der Lunge in der Thorax-Übersichtsaufnahme erkannt.

Zur Bestätigung der Diagnose wird eine mikroskopische Gewebeuntersuchung auf Krebszellen (s. *Zytologie)* durchgeführt. Der einfachste Nachweis ist die Untersuchung von Sputumproben (Schleim), da die Krebszellen möglicherweise bereits auf die Atemwege übergegriffen haben und im Sputum zu finden sind.

Eine *Bronchoskopie* (Untersuchung der Bronchien mit einem optischen Instrument) wird im allgemeinen zur Überprüfung des Lungenzustands vorgenommen. Eine *Biopsie* (Entnahme einer Gewebeprobe zur mikroskopischen Analyse) kann während einer Bronchoskopie ausgeführt werden. Die Zellen für eine Biopsie können auch mit Hilfe einer Nadel, die in den Brustkorb eingeführt wird, entnommen werden, oder der Brustkorb kann zur operativen Entfernung des Tumors eröffnet werden.

THERAPIE
Wird Lungenkrebs in einem frühzeitigen Stadium diagnostiziert, kann eine *Pneumonektomie* (Entfernung der Lunge) oder eine *Lobektomie* (Entfernung eines Teils der Lunge) erfolgen. Eine Operation ist in der Regel nur dann möglich, wenn das Karzinom noch ziemlich klein und auf eine Lunge begrenzt ist und sofern der allgemeine Gesundheitszustand des Betroffenen einen großen operativen Eingriff erlaubt. *Zytostatika* und *Radiotherapie* können verwendet werden, um die Metastasierung des Karzinoms einzudämmen sowie Krebszellen zu zerstören. Man setzt diese Medikamente auch zur herkömmlichen Therapie kleinzelliger Karzinome ein.

PROGNOSE
Es leben weniger als 10 Prozent der an Lungenkrebs erkrankten Patienten noch 5 Jahre nach Diagnosestellung. Nach einer Operation liegt die Fünfjahresüberlebensquote zwischen 15 und 30 Prozent; es gibt auch Fälle langzeitigen Überlebens bei Patienten mit kleinzelligen Karzinomen, die mit Zytostatika therapiert wurden.

Die besten Heilungschancen bestehen bei frühzeitiger Erkennung und Therapie des Karzinoms. Bei einer Metastasie-

LUNGENHOCHDRUCK
Der Strömungswiderstand des Blutflusses durch die Lunge (rote Pfeile) ist erhöht, meist aufgrund einer Lungenerkrankung. Der Druck in den Pulmonalarterien, im rechten Herzen (graue Linien und Pfeile) und in den davorliegenden Venen steigt an.

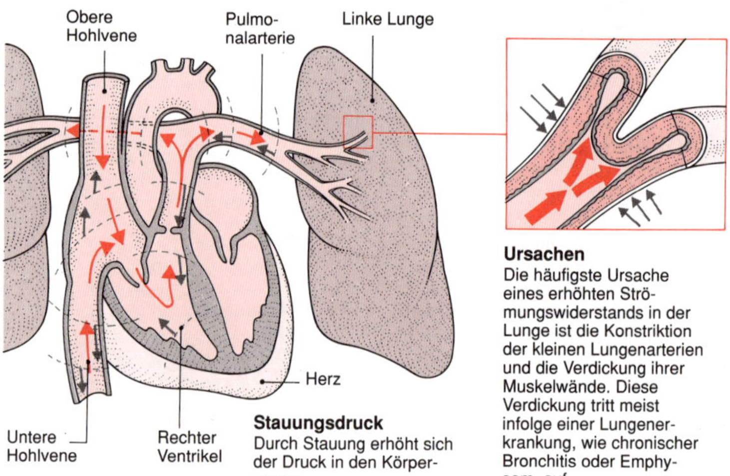

Stauungsdruck
Durch Stauung erhöht sich der Druck in den Körpervenen.

Ursachen
Die häufigste Ursache eines erhöhten Strömungswiderstands in der Lunge ist die Konstriktion der kleinen Lungenarterien und die Verdickung ihrer Muskelwände. Diese Verdickung tritt meist infolge einer Lungenerkrankung, wie chronischer Bronchitis oder Emphysem, auf.

L

rung des Karzinoms über den Brustraum hinaus ist eine Heilung äußerst unwahrscheinlich.

Lungenödem

Ansammlung von Flüssigkeit in der *Lunge*. Ein L. wird in der Regel durch ein Linksherzversagen hervorgerufen, das zu einem Flüssigkeitsstau in der Lunge führt. Es kann ebenfalls auf eine Brustinfektion, das Einatmen von Reizgasen (wie Schwefeldioxid und Chlor) oder auf eine der Ursachen eines generalisierten *Ödems* zurückzuführen sein.

SYMPTOME UND ANZEICHEN

Das Hauptsymptom ist Luftnot, die sehr stark ausgeprägt sein kann und sich gewöhnlich verschlechtert, wenn der Patient flach liegt (ein als Orthopnoe bezeichnetes Symptom), und die dazu führt, daß der Patient nachts plötzlich aufwacht. Zudem tritt Husten mit schaumigem, rosa gefärbtem Auswurf auf. Beim Atmen ist ein rasselndes oder pfeifendes Geräusch zu hören (ein Zustand, der manchmal als Herzasthma bezeichnet wird). Die Rasselgeräusche im Brustkorb sind meist mit dem Stethoskop hörbar.

DIAGNOSE UND THERAPIE

Die Diagnose eines L.s erfolgt nach ärztlicher Untersuchung. Eine Thorax-Übersichtsaufnahme zeigt Verschattungen als Hinweis auf Flüssigkeit in der Lunge.

In der Regel hilft die Verabreichung von Strophantin und *Diuretika*. In schweren Fällen kann es erforderlich sein, diese Arzneimittel zu spritzen. Manchmal muß dem Patienten zusätzlich Sauerstoff angeboten werden. In einigen Fällen kann eine *Beatmung* erforderlich sein.

Lungentumor

Geschwulst in der Lunge, die gutartig oder bösartig (s. *Lungenkrebs*) sein kann. Gutartige L.en entwickeln sich seltener als maligne und treten oft bei jüngeren Menschen auf. Sie lassen sich nicht mit Rauchen in Zusammenhang bringen.

Der häufigste gutartige L. ist ein von der Bronchialwand ausgehendes Bronchialadenom. *Adenome* lösen häufig einen Bronchialstau aus; es kann auch zu Bluthusten kommen. Meist wird eine operative Entfernung des L.s notwendig.

Andere selten auftretende gutartige Tumoren sind *Fibrome* (aus Bindegewebe) und *Lipome* (aus Fettgewebe). Sofern diese L.en keine Probleme bereiten, ist Behandlung nicht erforderlich.

Lupus erythematodes

(Abkürzung: LE, L.e.) Gefäßentzündung (Immunkomplexvaskulitis), die je nach Verlaufsform zu charakteristischen Hautveränderungen führt. Die häufigere Form, der diskoide L.e. (DLE), befällt ungeschützte Hautregionen. Die schwerere und potentiell tödliche Form, der systemische L.e. (SLE), greift neben der Haut innere Organe (Niere, Gelenke, Herzinnenhaut) an.

URSACHEN

L.e. ist eine *Autoimmunkrankheit*, bei der das körpereigene *Immunsystem* aus unbekannten Gründen das Bindegewebe als körperfremd ansieht und angreift, was eine Entzündung hervorruft. Es ist möglich, daß die Krankheit erblich ist und auch hormonelle Faktoren eine Rolle spielen. Manchmal kann die Wirksubstanz, die die Immunreaktion auslöst (z.B. eine Virusinfektion oder Sonnenlicht), nachgewiesen werden. Auch können gewisse Medikamente einige der Symptome der SLE verursachen, insbesondere bei älteren Menschen: Die in den meisten Fällen hierfür verantwortlichen Medikamente sind das *Antihypertensivum* Hydralazin (z.B. Treloc ® +), das *Antiarrhythmikum* Procainamid (zum Beispiel Procainamid Duriles ® +) und das Tuberkulostatikum Isoniazid (z.B. Isozid ® +).

VORKOMMEN

Bei Frauen, v.a. im gebärfähigen Alter, tritt L.e. neunmal häufiger auf als bei Männern. L.e. kommt weltweit vor, obwohl die Häufigkeit bei manchen ethnischen Gruppen, wie bei Farbigen und Chinesen, höher ist. Bei diesen Risikogruppen kann L.e. bereits bei einer von 250 Frauen auftreten.

SYMPTOME

Die Symptome beider Abarten von L.e. klingen periodisch ab und kehren mit unterschiedlichem Schweregrad wieder.

Bei DLE beginnt der Hautausschlag mit einem oder mehreren roten, runden, verdickten Hautflecken, die später vernarben. Sie können im Gesicht, hinter den Ohren und auf der Kopfhaut, wo sie oft zu bleibendem Haarausfall an den befallenen Regionen führen, auftreten.

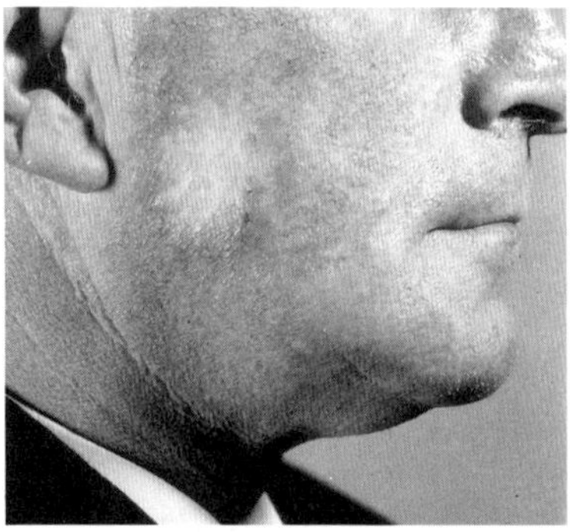

Diskoider Lupus erythematodes auf der Wange
Die Erkrankung ruft runde, gerötete Flecken auf der Haut hervor. Der hier abgebildete Herd heilt von der Mitte her ab und hinterläßt weißes Narbengewebe.

SLE zeigt eine Vielzahl von Symptomen, zu denen gewöhnlich ein charakteristischer roter, fleckiger, schmetterlingsförmiger Hautausschlag über Nasenrücken und Wange gehört. Es tritt keine Narbenbildung ein. Die meisten Patienten fühlen sich krank und leiden unter Müdigkeit, Fieber, Übelkeit, Appetitlosigkeit, Gelenkschmerzen und Gewichtsverlust. Zudem können auch *Anämie*, neurologische oder psychiatrische Beschwerden, *Nierenversagen*, *Pleuritis* (Rippenfellentzündung), *Arthritis* und *Perikarditis* (Entzündung des Herzbeutels) auftreten.

DIAGNOSE

Zum Nachweis der spezifischen *Antikörper*, die sich gegen das körpereigene Gewebe richten, werden Bluttests und öfter eine Haut*biopsie* (Entnahme einer kleinen Gewebeprobe zur mikroskopischen Untersuchung) vorgenommen.

THERAPIE

Die Therapie zielt auf ein Nachlassen der Entzündung sowie die Linderung der Symptome; eine Heilung ist nicht möglich. *Nichtsteroidale Antiphlogistika* können zur Linderung der Gelenkschmerzen, Malariamittel gegen den Hautausschlag und *Kortikosteroide* gegen Fieber, Pleuritis und neurologische Symptome verschrieben werden. Zytotoxische *Immunsuppressiva* werden an Patienten mit Nierenschaden oder ernsten neurologischen Symptomen verordnet. Patienten, deren Symptome sich durch Sonnenlicht verschlechtern, sollten die Sonne meiden und *Sonnenschutzmittel* verwenden.

PROGNOSE

Die Aussichten für Personen mit SLE haben sich in den vergangenen 20 Jahren deutlich verbessert, obwohl die Krankheit bei Befall der Nieren lebensbedrohlich sein kann. Heute leben viele Patienten mit SLE noch länger als 10 Jahre nach Diagnosestellung. Diese Besserung dürfte auf eine frühzeitigere Diagnose, insbesondere bei leichten Fällen, sowie auf eine wirksamere Therapie von Nierenleiden zurückzuführen sein. In Fällen, bei denen die Beschwerden durch die Einnahme bestimmter Medikamente verursacht wurden, erfolgt meistens eine vollständige Rekonvaleszenz nach Absetzen des auslösenden Arzneimittels.

Lupus pernio

Abart der *Sarkoidose*, mit violetten, frostbeulenähnlichen Schwellungen an Nase, Wangen oder Ohren. Lupus pernio tritt bei Frauen deutlich häufiger auf als bei Männern.

Lupus vulgaris
Eine Form der *Tuberkulose*, die die Haut, insbesondere an Kopf und Hals, angreift. Es bilden sich schmerzlose, klare, rotbraune Knötchen, die zunächst geschwürig werden. Anschließend heilen sie ab und hinterlassen tiefe Narben.

Luteinisierendes Hormon
(Abkürzung: LH) Von der *Hypophyse* gebildetes *gonadotropes Hormon*, wird auch als Interstitialzellen-stimulierendes Hormon (ICSH) bezeichnet.

Luteinisierungshormon-freisetzender Faktor
Natürlich vorkommendes Hormon, das vom *Hypothalamus* im Gehirn abgegeben wird; wird auch synthetisch als Medikament hergestellt. Das natürliche LHRH (für **L**uteinizing **H**ormone **R**eleasing **H**ormone) regt die Freisetzung von *gonadotropen Hormonen* aus der *Hypophyse* an. Gonadotrope Hormone wiederum regeln die Produktion von *Östrogenen* und *androgenen Hormonen*.

WARUM ES VERWENDET WIRD

Synthetisches LHRH wird zur Therapie einer anomal früh beginnenden Pubertät verabreicht. Gegenwärtig wird seine Verwendung als empfängnisverhütendes Mittel sowie zur Therapie bei *Fibromyomen* an der Gebärmutter, *Prostatakarzinom* und einigen Formen von *Brustkrebs* erforscht.

WIE ES WIRKT

Synthetisches LHRH verringert die Menge an natürlichen, von der Hypophyse freigesetzten gonadotropen Hormonen und somit die Menge an Östrogenen und androgenen Hormonen, die von den Eierstöcken und den Hoden gebildet werden. Dadurch wird die Zelltätigkeit in den Organen, die von den Geschlechtshormonen stimuliert werden (Gebärmutter, Brust, Eierstöcke, Hoden und Prostata) reduziert.

MÖGLICHE NEBENWIRKUNGEN

LHRH kann zu Kopfschmerzen, Übelkeit, Hitzewallungen, Scheidentrockenkeit und unregelmäßigen Monatsblutungen führen.

Luxation
Verrenkung; vollständige Verschiebung der Knochenpartner in einem Gelenk, so daß keinerlei Verbindung zwischen den Knochenenden mehr besteht, meist als Folge eines Unfalls. Eine unvollständige Verrenkung, bei der die Knochen teilweise in Berührung bleiben, wird als *Subluxation* bezeichnet. Eine L. geht häufig einher mit einem Gelenkbandriß und einer Schädigung der Gelenkkapsel (Membran, die das Gelenk umgibt); der Bänderriß macht diese Verletzung so schmerzhaft. Bei einer Verletzung, die eine L. auslöst, kommt es außerdem häufig zu einer Fraktur eines oder beider daran beteiligter Knochen.

SYMPTOME UND KOMPLIKATIONEN

Die Bewegung des Gelenks ist bei einer L. nur noch eingeschränkt oder gar nicht mehr möglich und verursacht starke Schmerzen. Das Gelenk befindet sich in anomaler Stellung und schwillt an. Zum Beispiel kann eine L. der Wirbelknochen infolge einer schweren Rückenverletzung die Wirbelsäule schädigen und zuweilen eine Lähmung unterhalb der betroffenen Wirbel auslösen. Eine L. des Schulter- oder Hüftgelenks kann Hauptnerven des Arms oder des Beines schädigen, was ebenfalls zu einer Lähmung führen kann.

Manchmal sind die Muskeln und das Gewebe um das verrenkte Gelenk so schwach, daß nach einer Einrenkung des Gelenks ein nur geringfügiger Druck ausreicht, um eine erneute L. (sog. habituelle L.) zu verursachen.

THERAPIE

Erste Hilfe

Medizinische Laien sollten nicht versuchen, das Gelenk wieder einzurenken, da die Gefahr einer schweren Schädigung der Nerven um das betroffene Gelenk oder die Verschlimmerung einer begleitenden Fraktur besteht. Zur Ruhigstellung des Gelenks sollte eine *Schiene* oder, im Falle einer ausgerenkten Schulter, eine *Schlinge* verwendet werden. Die betroffene Person sollte weder feste noch flüssige Nahrung zu sich nehmen, da zur Einrenkung der Knochen eine Narkose erforderlich sein kann.

Ärztliche Hilfe

Zunächst röntgt man das Gelenk zur Feststellung einer Fraktur. Dann werden die Knochen so schnell als möglich wieder in die richtige Stellung gebracht; falls eine Einrenkung so nicht möglich ist, erfolgt sie durch einen operativen Eingriff. Anschließend wird das Gelenk durch eine Schiene oder einen Gipsverband ruhiggestellt, um eine ungestörte Heilung zu ermöglichen. Bei wiederholter L. ist meist eine operative Kürzung und Straffung der Bänder des Gelenks zur Stabilisierung notwendig.

Lyme-Krankheit
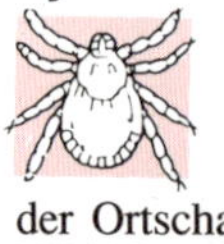

Erkrankung mit Hautveränderungen, grippeähnlichen Symptomen und Gelenkentzündungen. 1975 erstmals in der Ortschaft Old Lyme (Connecticut, USA) beschriebene Krankheit.

URSACHEN UND VORKOMMEN

L.-K. wird durch das Bakterium *BORRELIA BURGDORFERI* verursacht, das durch Zeckenbiß übertragen wird. Nach seiner Erstregistrierung in den USA hat sich der Erreger in der Zwischenzeit auch in Europa verbreitet, so daß ein Zeckenbiß heute in erster Linie wegen einer anschließenden "Lyme-Borreliose", erst in zweiter Hinsicht wegen einer Frühsommermeningoenzephalitis (FSME) gefürchtet werden muß.

SYMPTOME UND KOMPLIKATIONEN

An der Stelle des Zeckenbisses zeigt sich manchmal ein roter Punkt, der allmählich einen bis zu 5 mm großen, geröteten Fleck bildet. In manchen Fällen bleibt der Zeckenbiß jedoch unbemerkt. Meistens entwickeln sich Symptome, wie Fieber, Kopfschmerz, Lethargie und Muskelschmerzen, gefolgt von charakteristischen Gelenkentzündungen mit Rötungen und Schwellungen, die im typischen Fall die Kniegelenke oder andere große Gelenke befallen.

Diese Symptome können unterschiedliche Schweregrade haben und in einwöchigen Zyklen auftreten. Ohne Diagnosestellung und Therapie können sich die Symptome über mehrere Jahre mit allmählich zunehmendem Schweregrad fortsetzen. Im allgemeinen kommt es zu keinem bleibenden Gelenkschaden.

Es können unter Umständen Komplikationen am Herzen (*Myokarditis; Herzblock*) und Nervensystem (z.B. *Meningitis*) auftreten.

DIAGNOSE UND THERAPIE

Personen, bei denen sich obengenannte Symptome, v.a. nach einem Zeckenbiß, zeigen, sollten einen Arzt aufsuchen. Die Diagnose der L.-K. kann durch Bluttests gestellt werden.

Erfolgt die Diagnosestellung vor dem Auftreten einer Gelenkentzündung, kann die Erkrankung schnell mit *Antibiotika* zum Abklingen gebracht werden. In fortgeschrittenerem Stadium werden *nichtsteroidale Antiphlogistika* und manchmal *Kortikosteroide* verabreicht.

Lymphadenitis
Medizinische Bezeichnung für eine Entzündung der Lymphknoten, häufige Ursache der Lymphadenopathie (geschwollenen Drüsen). (S. *Drüsen, geschwollene*)

Lymphadenitis mesenterica acuta
s. *Mesenteriallymphadenitis*

Lymphadenopathie
Bezeichnung für geschwollene Lymphknoten (s. *Drüsen, geschwollene*). Die generalisierte L., eine Lymphknotenschwellung am gesamten Körpers, entwickelt sich bei manchen mit *HIV* (*AIDS*-Virus) infizierten Personen.

Lymphadenopathie-Syndrom bei AIDS

Kombination von Gewichtsverlust, Fieber und vergrößerten Lymphknoten bei einer mit *HIV* (*AIDS*-Virus) infizierten Person, bei der AIDS jedoch noch nicht zum Ausbruch kam. Viele Patienten mit L.-S. bei AIDS (LAS) entwickeln nach einiger Zeit das Krankheitsbild von AIDS.

Lymphangiographie

Diagnostisches Verfahren zur Darstellung von Lymphgefäßen und Lymphknoten (s. *lymphatisches System*) nach Verabreichung eines Kontrastmittels (strahlenundurchlässige Substanz) auf einem Röntgenbild.

WARUM ES GEMACHT WIRD

Bis vor kurzem wurde eine L. vorgenommen, um festzustellen, inwieweit sich ein Karzinom im Körper ausgebreitet hat (da Lymphknoten Krebszellen einfangen). Durch verbesserte Verfahren wie *Computertomographie* und *MRT* lassen sich heute krankhafte Lymphknoten deutlich erkennen, so daß diese Untersuchungsmethoden nun weitgehend anstelle der L. eingesetzt werden. Dennoch ist bei manchen Krebsarten (wie etwa Hoden- oder Zervixkarzinom) die durch L. zusätzlich gewonnene Information für die Therapieplanung und die Überprüfung des Therapiefortschritts wichtig.

SO WIRD ES GEMACHT

Das Schaubild zeigt die einzelnen Schritte der häufigsten Art der L. Eine L. an den Armen zeigt die Lymphknoten des Oberkörpers.

Lymphangiom

Selten vorkommender gutartiger Tumor der Haut oder Zunge, bestehend aus einer Ansammlung krankhafter Lymphgefäße. Ein L. ist in der Regel angeboren.

Es gibt zwei Arten von L.en. Eine Form besteht aus einer Gruppe klarer Bläschen, die bei der Geburt unauffällig, jedoch im Alter von 2 Jahren im allgemeinen zu erkennen sind. Bei einer Schädigung füllen sich die Bläschen mit Blut, wodurch das L. eine rot-weiße Färbung erhält. Die Geschwulst verschwindet manchmal von selbst, muß jedoch in den meisten Fällen entfernt werden.

Die andere Form des L.s, die sogenannte Wassergeschwulst, ist eine weiche Schwellung, die traubenartig direkt unter der Haut, meist am Hals, sitzt.

Ein L. kann sehr groß und entstellend werden und wird daher in der Regel im Alter von 5 Jahren entfernt.

VORGEHEN BEI EINER LYMPHANGIOGRAPHIE

Zur Therapieplanung und -kontrolle bei manchen Krebsarten, wie Hoden- oder Zervixkarzinom, werden Röntgendarstellungen der Lymphgefäße und -knoten angefertigt. Dazu wird ein lymphgängiges Kontrastmittel in das Unterhautbindegewebe des Fußes gespritzt, das dann vom lymphatischen System aufgenommen wird. Das Verfahren dauert ca. 2 1/2 Stunden.

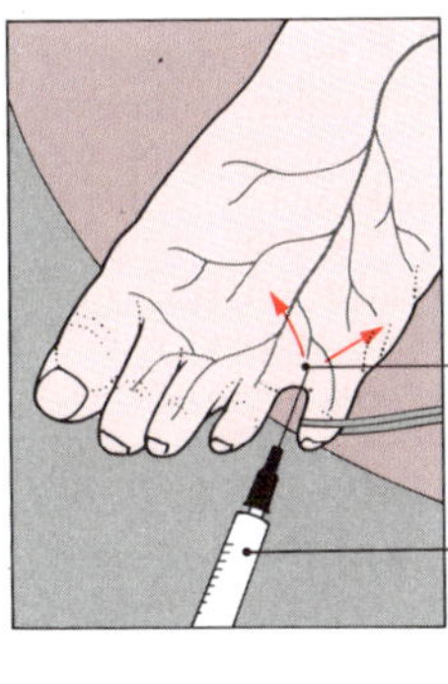

1 Blauer Farbstoff wird mit einer Spritze in die Zwischenzehenhaut jeden Fußes eingespritzt. Der Farbstoff breitet sich schnell in den kleinen Lymphgefäßen des Fußrückens aus und macht diese sichtbar.

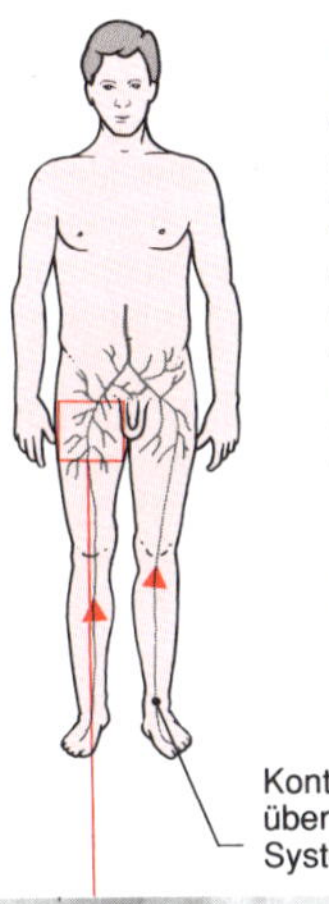

2 Nach einer Lokalanästhesie wird in jedem Fuß ein Schnitt über einem verfärbten Lymphgefäß gemacht. Durch eine Nadel wird nun das Kontrastmittel in die angefärbten Lymphgefäße gespritzt und steigt in die Beine, die Leiste und den Bauch. Ist die Grenze der Verbreitung erreicht, werden die Nadeln entfernt und die Schnitte genäht.

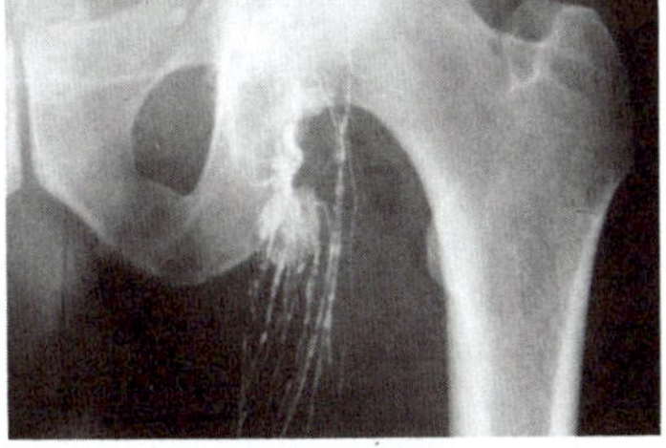

3 Die Kontrastmittel enthaltenden Lymphgefäße und -knoten lassen sich gut auf Röntgenbildern erkennen. Nach 24 Stunden werden weitere Lymphangiogramme erstellt.

Lymphangitis

Entzündung der Lymphgefäße (im Volksmund "Blutentzündung") durch Bakterien (gewöhnlich Streptokokken) aus einer infizierten Wunde. Die Entzündung ist so ausgeprägt, daß schmerzhafte rote Streifen auf der Haut über den Lymphgefäßen enstehen. Diese Streifen ziehen sich vom Infektionsherd zum nächstliegenden Lymphknoten (z.B. von einem infizierten Finger hin zu den Lymphknoten in der Achselhöhle). Die befallenen Lymphknoten schwellen an und werden druckempfindlich. L. geht in der Regel mit Fieber und einem allgemeinen Gefühl des Krankseins einher.

L. ist ein deutlicher Hinweis auf eine schwere Infektion und erfordert dringend eine Therapie mit *Antibiotika*. Bei Behandlung klingt die Erkrankung meistens ohne Komplikationen schnell wieder ab (s.a. *Lymphadenitis*).

Lymphatisches System

Gesamtheit von Lymphorganen und -gefäßen im menschlichen Körper; im engeren Sinn die Lymphgefäße und die in ihnen als biologische Filterstationen befindlichen Lymphknoten. Das l.S. ist Teil des *Immunsystems* und spielt eine wichtige Rolle bei der körpereigenen Abwehr von Infektionen und Krebs.

STRUKTUR UND FUNKTION

Beim Stoffaustausch in der terminalen Strombahn wird ein Teil der filtrierten Flüssigkeit von den Venulen nicht wieder rückresorbiert. Das "Nettofiltrat" wird von einem Drainagesystem, den blind beginnenden Lymphkapillaren, aufgenommen und über die Lymphgefäße in Richtung rechtes Herz dem Blut zurückgeführt (s. nachfolgendes Schaubild, S. 679). Diese Gewebsflüssigkeit, *Lymphe*, enthält außer den filtrierbaren zellulären und plasmatischen Bestandteilen des Blutes auch Fremdpartikel (z.B. Bakterien), die ins Gewebe eindringen.

In die Lymphbahnen sind *Lymphknoten* eingeschaltet, durch die die Lymphe fließt. Diese Knoten sind Filter, die Mikroorganismen und andere Fremdkörper abfangen. Die Lymphknoten enthalten viele Lymphozyten (weiße Blutzellen), die die eingedrungenen Bakterien und Viren unschädlich machen oder abtöten können. Bei einer Entzündung oder Erkrankung in einem Körperteil schwellen die nächstliegenden (lokalen) Lymphknoten an, da sie die Ausbreitung der Erkrankung eingrenzen (s. *Drüsen, geschwollene*) und werden druckempfindlich. Bei einer besonders virulenten Infektion kann auch eine Entzündung der Lymphgefäße eintreten, die in Form dünner roter Linien an einer Gliedmaße zu erkennen ist (s. *Lymphangitis)*.

Das l.S. ist ebenfalls an der Aufnahme von Fetten aus dem Darm beteiligt. Während die Endprodukte der Kohlenhydrat- und Proteinverdauung direkt in den Blutstrom gelangen, werden Fette in die Dünndarmlymphgefäße abgegeben; in diesen Lymphgefäßen ist die Lymphe so fetthaltig, daß sie milchig erscheint.

STÖRUNGEN

Nach therapeutischen Maßnahmen, wie z.B. einer radikalen Mastektomie (heute selten), vor allem aber nach einer anschließenden Bestrahlungsbehandlung, können die Lymphabflüsse mit zerstört werden. Dies verursacht einen Lymphstau, ein sog. *Lymphödem* und dadurch die Verhärtung und Schwellung der Gliedmaße.

Krebs breitet sich gewöhnlich über das l.S. aus. Ein Primärtumor greift die Lymphgefäße an, abgelöste Tumorfragmente (Metastasen) wandern zu den lokalen Lymphknoten, wo sich das Metastasenwachstum fortsetzt und Sekundärtumoren bildet. Dies zeigt sich besonders deutlich bei *Brustkrebs,* bei dem bereits im frühen Stadium die Lymphknoten in der Achselhöhle mitbefallen sind.

Lymphdrüse

Volkstümliche Bezeichnung für *Lymphknoten* (s.a. *lymphatisches System*).

Lymphe

Gewebsflüssigkeit, die Lymphozyten (weiße Blutzellen), Proteine und Fette enthält. L. sammelt sich außerhalb der Blutgefäße in den Gewebsspalten und wird durch die Lymphgefäße aufgefangen und erneut dem Blutstrom zugeführt. L. spielt eine wichtige Rolle bei der *Immunantwort* sowie bei der Aufnahme von Fetten aus dem Darm.

Lymphknoten

Millimetergroße, bohnenförmige Organe, die in die Lymphstrombahn eingeschaltet sind; volkstümlich als Lymphdrüsen bezeichnet (s. Kasten S. 679).

STRUKTUR UND FUNKTION

L. kommen in sehr unterschiedlicher Größe vor, von mikroskopisch klein bis zu einem Durchmesser von ca. 2,5 mm. Jeder L. besteht aus einer dünnen, bindegewebigen Kapsel und innen aus Lymphgewebe. Mehrere kleine Lymphgefäße (die Lymphe zu den L. transportieren) und ein einzelnes, größeres Gefäß (das Lymphe abtransportiert) führen durch die Kapsel ins Innere der Lymphknoten.

Lymphgewebe bildet *Antikörper* und beherbergt *Lymphozyten* (weiße Blutzellen), beide spielen eine wesentliche Rolle bei der Infektionsbekämpfung. L. enthalten auch Makrophagen – große Zellen, die Bakterien und andere Fremdkörper unschädlich machen. Sie agieren als Schranke für Infektionserreger, filtern Bakterien heraus oder vernichten sie, ehe sie in den Blutstrom gelangen können (s.a. *Drüsen, geschwollene; lymphatisches System*).

Lymphknotenentzündung

s. *Adenitis; Lymphadenitis*

Lymphknotenerkrankung

s. *Lymphadenopathie*

Lymphödem

Anomale Ansammlung von *Lymphe* im Gewebe, was z.B. zu Schwellung einer Gliedmaße führt. Ein L. bildet sich bei Verschluß, Schädigung oder Entfernung von Lymphgefäßen und führt zu einem Stau des normalen Lymphabflusses (s. *lymphatisches System*).

URSACHEN

Es gibt verschiedene Ursachen: Bei der Tropenkrankheit *Filariose* kann z.B. ein Lymphgefäßverschluß durch parasitäre Würmer auftreten. Ein Verschluß kann ebenfalls durch Metastasierung eines Karzinoms in das lymphatische System und die Verschleppung von Krebszellen in die Lymphgefäße verursacht werden.

Eine operative Entfernung der Lymphknoten in der Achselhöhle oder der Leiste oder eine Radiotherapie bei einem Tumor, durch die Lymphknoten und -gefäße zerstört werden, führt manchmal ebenfalls zu einem L.

Die Ursache für ein L. kann auch unerkannt bleiben: Es kann angeboren sein oder sich später entwickeln. Ein L. mit unbekannter Ursache tritt bei Frauen doppelt so häufig auf wie bei Männern.

SYMPTOME UND ANZEICHEN

Bei ca. 10 Prozent aller Frauen, bei denen eine radikale *Mastektomie* vorgenommen wurde, bildet sich ein L. am Arm (gewöhnlich jedoch nicht an der Hand) auf der Seite, wo die Brust entfernt wurde. In manchen Fällen tritt ein Schweregefühl im Arm auf. Die Häufigkeit von L.en ist bei neueren Operationsverfahren weitaus geringer.

Ein L. kann auch die unteren Gliedmaßen betreffen. Zunächst bildet sich nur eine leichte, in Schüben verlaufende Schwellung um einen Knöchel, die sich allmählich auf das ganze Bein ausdehnt und auf das andere Bein übergreift. Die Schwellung ist im allgemeinen nicht schmerzhaft, doch tritt ein Schweregefühl in den Beinen auf.

Bei manchen Patienten können die Beine zu unförmiger, das Gehen behindernder Dicke anschwellen (*F.* Elephantiasis), bei anderen hingegen besteht selbst 40 Jahre nach dem Einsetzen des L.s eine nur geringfügige Schwellung.

THERAPIE

Die Therapie erfolgt mittels *Diuretika,* Massagen der betroffenen Extremität, Tragen einer elastischen Binde oder eines Kompressionsstrumpfes sowie Übungen mit hochgelagertem Bein oder Arm. Diese Maßnahmen führen jedoch nur zu geringfügiger Besserung. Ist das Bein oder der Arm in schweren Fällen so geschwollen, daß dadurch eine Behinderung entsteht, kann das geschwollene Gewebe und ein Teil der darüberliegenden Haut operativ entfernt werden.

Lymphogranulomatose

s. *Hodgkin-Krankheit*

Lymphogranuloma venereum

Durch eine *Chlamydieninfektion* hervorgerufene Geschlechtskrankheit. Die Erkrankung tritt häufig in den Tropen auf.

Als erstes Anzeichen der Infektion kann sich zwischen drei und 21 Tagen nach der Infektion ein genitales Bläschen bilden; das Bläschen heilt innerhalb weniger Tage ab und hinterläßt keine Narbe. Fieber, Kopfschmerzen, Muskel- und Gelenkschmerzen sowie ein Hautausschlag können auch auftreten.

In der Folge kommt es zu einer schmerzhaften Vergrößerung und Entzündung der Lymphknoten, insbesondere in der Leiste. Zudem können sich Abszesse und Geschwüre auf der Haut über den angegriffenen Lymphknoten bilden; die Heilung der Geschwüre dauert mehrere Monate.

Eine Therapie eines L.v. erfolgt mittels *Antibiotika.*

Lymphom(a)

Karzinomart, bei der sich die Zellen des Lymphgewebes (im *Lymphknoten* und der *Milz*) unkontrolliert vermehren.

L.e lassen sich in zwei Gruppen einteilen. Bei Vorhandensein typischer krankhafter Zellen (Reed-Sternberg-Zellen) wird diese Erkrankung als Hodgkin-Lymphom bezeichnet. Alle anderen Formen werden Non-Hodgkin-Lymphome genannt. (S. *Burkitt-Lymphom; Hodgkin-Krankheit; Non-Hodgkin-Lymphom*).

Lymphosarkom

Veralteter Name für Non-Hodgkin-Lymphom (s. *Non-Hodgkin-Lymphom*).

Lymphozyten

Gruppe weißer *Blutzellen,* verantwortlich für die erworbene Immunität unseres Körpers. Diese bewirkt eine gezielte Abwehrreaktion, wenn gefährliche Or-

BAU UND FUNKTION DES LYMPHATISCHEN SYSTEMS

Das lymphatische System besteht aus Organen, Gefäßen und Geweben mit der Doppelfunktion der Ableitung von Gewebsflüssigkeit (Lymphe) zurück in den Blutstrom und der Infektionsbekämpfung. Die Gewebsflüssigkeit (Nettofiltrat) wird als Lymphe durch ein Kanalsystem (die Lymphgefäße) abgeleitet. Weiße, von den lymphatischen Organen gebildete Blutzellen zirkulieren als Infektionsabwehr durch das lymphatische System.

Lymphatisches Netzwerk
Das lymphatische System besteht aus einem Netzwerk von Lymphgefäßen, in die Lymphknoten eingeschaltet sind. Die Knoten treten meistens gruppiert auf, v.a. am Hals, in den Achselhöhlen und in der Leiste.

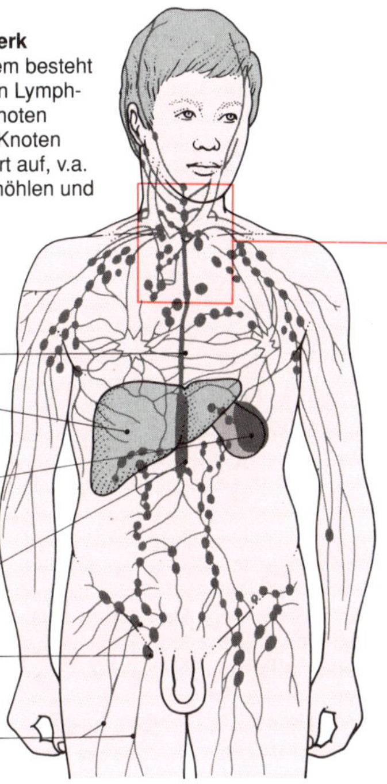

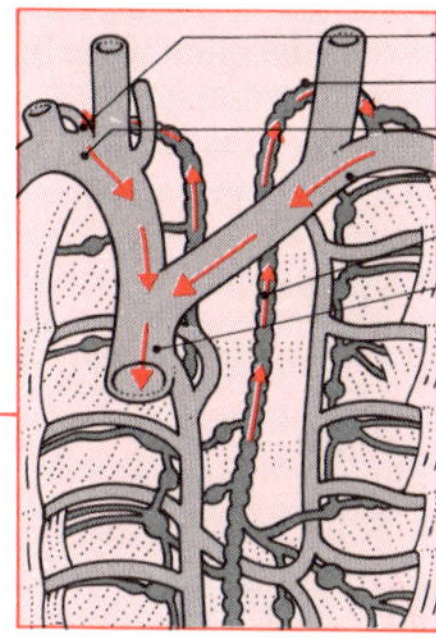

Lymphdrainage
Milchbrustgang und rechte Hauptlymphbahn gehen unterhalb des Halses in die beiden Unterschlüsselbeinvenen über. Diese beiden Venen vereinigen sich zur unteren Hohlvene, die ins Herz führt. Auf diesem Weg wird die Lymphflüssigkeit wieder in den Blutkreislauf eingeschleust.

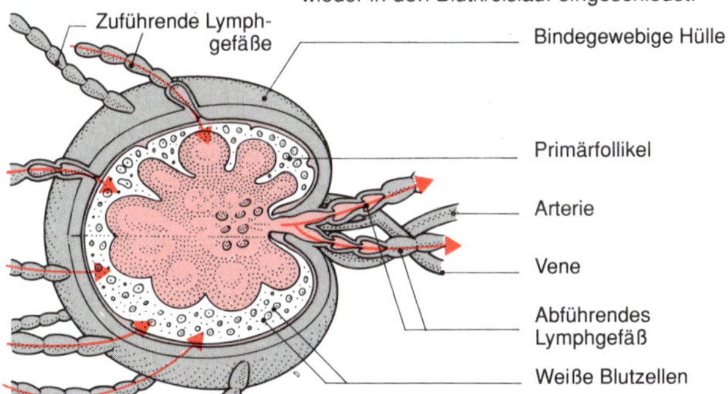

Bau eines Lymphknotens
Jede in das lymphatische System aufgenommene Flüssigkeit passiert mindestens einen Lymphknoten und ein engmaschiges Netz weißer Blutzellen (von denen einige in Primärfollikeln gruppiert sind), bevor sie in den Blutkreislauf abgegeben wird. Diese Blutzellen greifen gefährliche Organismen an und zerstören sie. Jeder Lymphknoten wird durch eine eigene kleine Arterie und Vene versorgt.

BEWEGUNGEN DER KÖRPERFLÜSSIGKEIT

Die Lymphe fließt ständig durch den Körper, allerdings besitzt das Lymphsystem keine Pumpe wie das Herz. Lymphe zirkuliert durch die Bewegung der Körpermuskeln. Durch Ventile in den Lymphgefäßen wird die Lymphe herzwärts geleitet. Außerdem wird durch körperliche Betätigung Flüssigkeit vom Körpergewebe in den Blutstrom abgegeben.

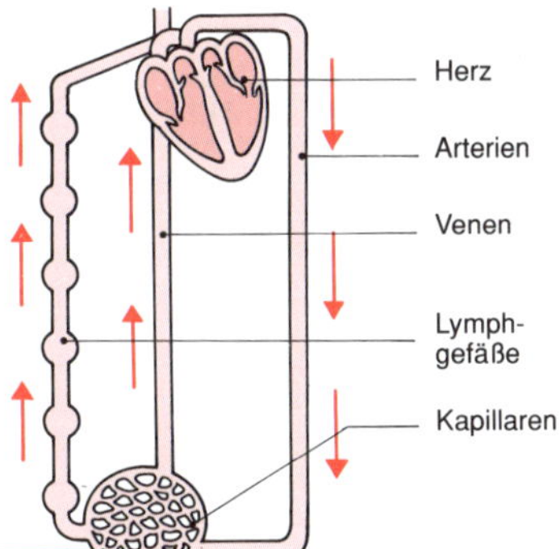

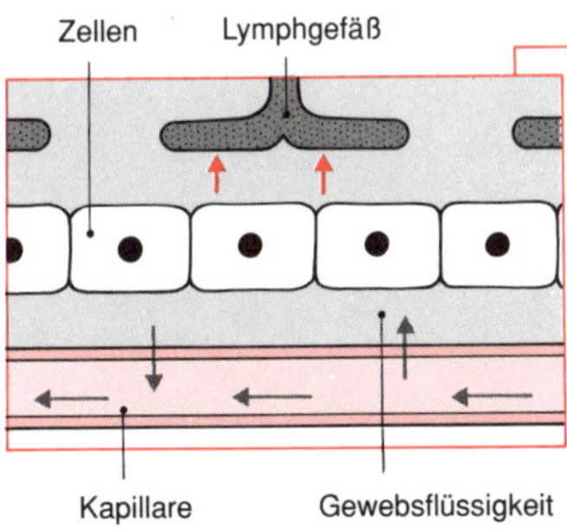

Flüssigkeitsaustausch
In einer Zeitspanne von 24 Stunden werden ca. 24 Liter einer serumähnlichen Flüssigkeit aus dem Blutstrom in das Körpergewebe filtriert. Diese Flüssigkeit fließt in die Zellen und versorgt sie mit Sauerstoff und Nährstoffen. Im gleichen Zeitraum werden ca. 20 Liter Flüssigkeit vom Gewebe wieder in den Kreislauf resorbiert; sie transportieren Kohlendioxid und andere Abfallstoffe ab. Die restlichen 4 Liter fließen vom Gewebe in das lymphatische System und werden schließlich von da erneut dem Blutkreislauf zugeführt.

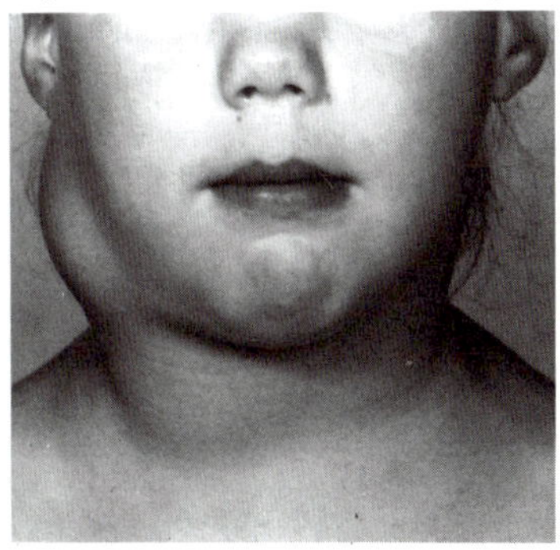

Vergrößerte Lymphknoten
Seitliche Anschwellung des Halses. Die Ursache ist ein Hodgkin-Syndrom, ein Karzinom der Lymphknoten. Lymphknotenschwellung kann auch durch eine Infektion auftreten.

L

ganismen die allgemeinen Abwehrkräfte des Körpers (die von anderen weißen Blutzellen aufgebaut werden) überwunden haben.

Einige L. speichern als Gedächtniszellen Informationen über bestimmte eindringende Mikroorganismen, so daß bei erneutem Kontakt eine rasche Abwehr erfolgen kann. Diese "Memory"-Funktion wird durch *Impfstoffe* angeregt. L. bilden einen Schutz gegen die Entwicklung von Tumoren und rufen eine Abstoßungsreaktion nach Organtransplantationen hervor.

FORMEN

Es gibt zwei Hauptformen von L.: B-Lymphozyten und T-Lymphozyten.

B-Lymphozyten

Ca. 10 Prozent der zirkulierenden L. sind B-Lymphozyten. Wird ein *Antigen* (spezifisches körperfremdes Protein, wie etwa eine Substanz auf der Oberfläche eines Bakteriums) vom Immunsystem erkannt, stimuliert dies bestimmte B-Lymphozyten zur Vergrößerung, Zellteilung und Umwandlung in sog. Plasmazellen. Die Plasmazellen sondern eine große Anzahl spezifischer *Immunglobuline* oder *Antikörper* in das Blut ab, die sich an das Antigen auf der Oberfläche des Mikroorganismus anheften. Dies setzt den Prozeß der Zerstörung des Mikroorganismus in Gang. Die Schutzwirkung der Immunglobuline wird als humorale Immunität bezeichnet.

T-Lymphozyten

Mehr als 80 Prozent der zirkulierenden L. sind T-Lymphozyten. Sie stammen von weißen Blutzellen ab, die zu einem bestimmten Zeitpunkt in die *Thymus*drüse gelangt sind, wo sie eine bestimmte Funktion erhalten haben.

Es gibt drei Hauptformen von T-Lymphozyten: Killer-T-Zellen (zytotoxische Zellen), Helferzellen und Suppressorzellen. Die Killerzellen (wie B-Lymphozyten) werden durch Antigene an anomalen Körperzellen (z.B. von Viren angegriffene Zellen, Zellen in transplantiertem Gewebe und Tumorzellen) sensibilisiert und zur Vermehrung angeregt. Im Gegensatz zu den B-Lymphozyten bilden die Killerzellen keine Antikörper; statt dessen wandern sie zu den als anomal erkannten Zellen und binden sich an diese an. Die Killerzellen geben dann chemische Substanzen ab, die sog. Lymphokine, die die veränderten Zellen zerstören. Dies wird als zellvermittelte Immunität bezeichnet.

Helfer-T-Zellen verstärken die Wirkung der Killer-T-Zellen und B-Zellen und regulieren noch weitere Aspekte der Immunantwort. Bei mit HIV (*AIDS*-Virus) infizierten Personen wird die Anzahl der Helfer-T-Zellen verringert, wodurch die körpereigene Infektions- und Krebsabwehr beeinträchtigt wird. Suppressor-T-Zellen können die Immunreaktion unterdrücken.

"Memory"-Funktion

Einige L. sind nicht direkt an der Immunreaktion beteiligt. Sie speichern als Gedächtniszellen die Informationen von verschiedenen Antigenen, mit denen bereits Kontakt bestand. Diese Zellen haben eine Lebensdauer von vielen Jahren.

Lypressin

(z.B. *Vasopressin-Sandoz Spray®* +)

Synthetisches Präparat von *ADH* (antidiuretisches Hormon), ein Hormon, das die als Urin ausgeschiedene Wassermenge reguliert. L. wird zur Therapie von *Diabetes insipidus* (krankhaft vermehrte Harnausscheidung und gesteigerter Durst infolge ADH-Mangels) als Nasenspray verwendet.

Mögliche Nebenwirkungen von L. sind Bauchkrämpfe, Harnzwang und Schnupfen.

Lyse

Medizinische Bezeichnung für Auflösung, die meist für die Auflösung von Zellen nach der Zerstörung der äußeren Zellmembran verwendet wird. Ein geläufiges Beispiel hierfür ist *Hämolyse,* die Auflösung von roten Blutkörperchen. Eine L. kann durch einen chemischen Prozeß, wie durch ein *Enzym,* oder auch durch einen physikalischen Vorgang, wie durch Wärme- oder Kälteeinwirkung, ausgelöst werden. L. bezeichnet gelegentlich auch einen allmählichen Fieberabfall.

Lysozym

Enzym in Tränen, Speichel, Schweiß, Nasenschleim, Brustmilch und anderem Gewebe. L. tötet Bakterien ab, indem es deren Zellwände zerstört.

Lyssa

s. *Tollwut*

M

Madenwurmbefall

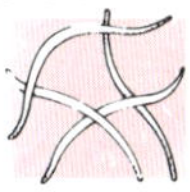

Infestation durch *ENTEROBIUS VERMICULARIS* – einen kleinen Wurm, der in den Gedärmen schmarotzt. Dieser Parasit wird auch als Springwurm bezeichnet.

URSACHEN, VERBREITUNG UND SYMPTOME

Von Madenwürmern werden hauptsächlich Kinder befallen. In milden Klimazonen ist der Madenwurm der am stärksten bei Kindern verbreitete Parasit. Es wird angenommen, daß zwischen 10 und 20 Prozent aller Kinder in Deutschland zumindest einmal von Madenwürmern befallen werden.

Die weiblichen Madenwürmer sind weiß und werden etwa 10 mm lang. Sie legen ihre Eier in der Haut um den Anus ab. Besonders nachts verursachen sie durch ihre Bewegung in der Analgegend ein Kitzeln und Jucken, was das Kind zum Kratzen veranlaßt. Über die Finger gelangen die Eier direkt in den Mund und somit zurück in den Körper, oder sie werden z.B. durch Spielsachen oder Decken auf andere Kinder übertragen. Aus den geschluckten Eiern schlüpfen die Würmer, die nach zwei bis sechs Wochen voll entwickelt sind.

DIAGNOSE UND THERAPIE

Erwachsene Würmer sind manchmal im Kot oder direkt am Gesäß zu sehen. Zur mikroskopischen Untersuchung können auch die Wurmeier abgenommen werden, indem ein Papier mit Klebeschicht auf die Analgegend gepreßt wird.

Um den Juckreiz zu lindern, werden lokal Salben aufgetragen. In der Regel kann ein vom Arzt verschriebenes *Anthelmintikum* das Problem lösen. Es empfiehlt sich eine Behandlung aller Familienmitglieder. Sorgfältige Hygenie und Vorbeugungsmaßnahmen, wie das Tragen von Pyjamas, kurzgeschnittene Fingernägel und gewissenhaftes Händewaschen, verstehen sich von selbst und führen schneller zum Erfolg.

ZYKLUS DES MADENWURMBEFALLS

Die geschlechtsreifen Würmer leben im Dickdarm. Von dort wandern die weiblichen Würmer zur Analgegend, um ihre Eier abzulegen. Die Eier können – durch Finger, Decken oder Spielsachen übertragen – in den Mund gelangen und werden geschluckt; damit beginnt ein neuer Befallszyklus. Bei Mädchen kann manchmal ein voll entwickelter Wurm in die Vagina oder in die Blase wandern und Ausfluß oder eine Blasenentzündung verursachen.

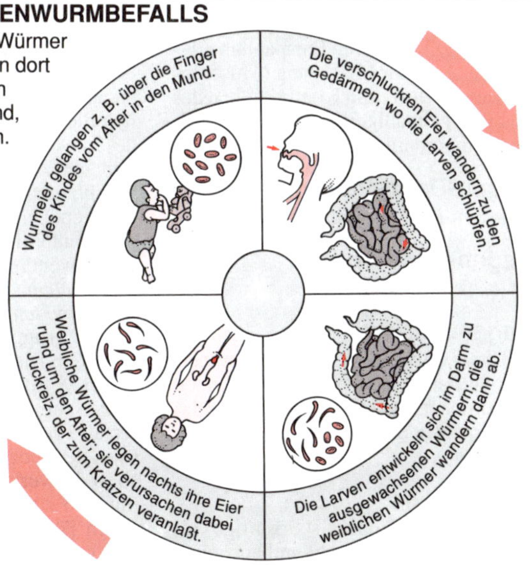

Magen

(*F.* Ventriculus, Gaster) Teil des *Verdauungssystems*, der die Nahrung speichert, sie chemisch und mechanisch auf die Darmverdauung vorbereitet und dann in kleinen Portionen an den Dünndarm weitergibt.

LAGE UND STRUKTUR

Der M. beginnt (mit einer Pars cardiaca) am unteren Ende der Speiseröhre (Oesophagus), nachdem diese (am Hiatus oesophageus) durch das Zwerchfell getreten ist. Das im Oberbauch liegende sackartige Organ wird in M.grund (Fundus), M.körper (Corpus) und Pförtnervorhof (Antrum pyloricum) untergliedert. Am Pförtner (Pylorus) geht der M. in den Zwölffingerdarm (Duodenum) über. Im Leerzustand ist seine Wand gefaltet, gefüllt kann er ca. 1,5 Liter an Speisebrei (Chymus) aufnehmen.

Die M.wand besteht (wie der gesamte Rumpfdarm) aus vier Schichten: eine innere Schleimhaut (Mukosa) zur Sekretion der M.säfte, ein Unterhautbindegewebe (Submukosa) als Verschiebeschicht (mit Blutgefäßen und Nerven), eine Muskelschicht für die Durchmischung des Speisebreis und dessen Weitertransport sowie ein glatter Bauchfellüberzug (Peritonealhaut), der die Gleitfähigkeit gegenüber den anderen Oberbauchorganen bewirkt.

Der M. befindet sich in Nachbarschaft von linker Niere, Milz, Bauchspeicheldrüse und Leber.

FUNKTION

Die wichtigste Aufgabe des M.s liegt in der Nahrungsverarbeitung. Er funktioniert darüber hinaus als Nahrungsspeicher; sonst müßte Nahrung etwa alle 20 Minuten aufgenommen werden anstatt zwei- bis dreimal täglich.

Der Anblick, der Geruch und die Aufnahme der Nahrung stimulieren die Produktion von M.säften. Der von der M.schleimhaut abgesonderte M.saft enthält Pepsin, ein eiweißspaltendes En-

LAGE DES MAGENS

Die Nahrung gelangt von der Speiseröhre in den Magen und von dort weiter in den Zwölffingerdarm. Die Magenschleimhaut sondert Magensäfte und – zum Schutz des Magens – auch Schleim ab.

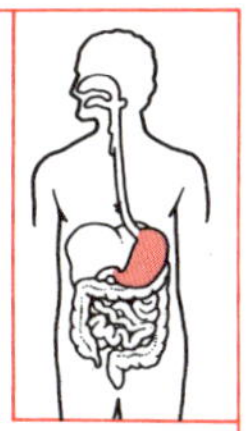

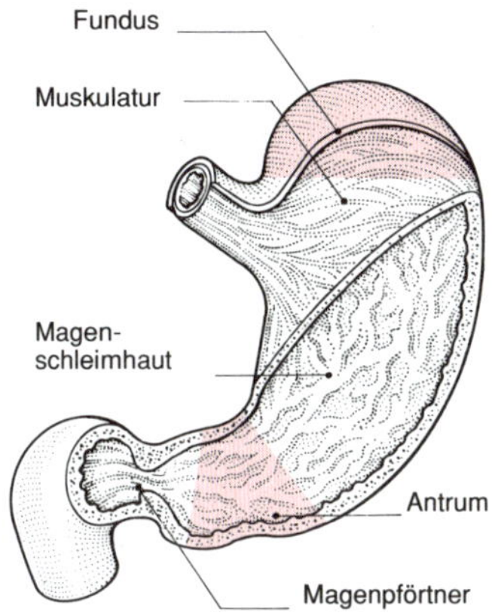

Die Teile des Magens
Zwei wichtige Abschnitte des Magens sind der sog. Fundus und das sog. Antrum. Der Magenmund kontrolliert den Eingang, der Magenpförtner den Ausgang aus dem Magen.

MAGENSTÖRUNGEN

Magenstörungen können verschiedene Ursachen haben. Da der Magen als Nahrungsspeicher dient, können z.B. Störungen bei der Entleerung des Magens auftreten. Andere Probleme hängen mit der Aufgabe zusammen, die aufgenommene Nahrung für die Verdauung vorzubereiten.

INFEKTIONEN

Der Magen produziert eine große Menge von Salzsäure, die viele Bakterien, Viren und Pilze, die mit der Nahrung aufgenommen wurden, abtötet; dadurch wird der Magen geschützt. Wenn dieser Schutz nicht ausreichend funktioniert, kann es zu verschiedenen Magen-Darm-Infektionen kommen.

GESCHWÜLSTE

Die Anfangszeichen von *Magenkrebs* werden oft fälschlicherweise als *Verdauungsstörung* interpretiert, deswegen wird er häufig erst dann entdeckt, wenn eine Heilung nicht mehr möglich ist. Jede Veränderung der gewohnten Funktionsweise des Verdauungssystems kann hier von Bedeutung sein, besonders nach dem 50. Lebensjahr. Ständiges Völlegefühl oder Schmerzen nach oder vor dem Essen sollten in keinem Fall ignoriert werden. Unerklärliche Appetitlosigkeit oder häufige Übelkeit sollten immer ärztlich untersucht werden. Ein Tumor im oberen Magenbereich in der Nähe der Speiseröhre kann zu Behinderungen und Beschwerden beim Schlucken führen. Manchmal kann sich ein Tumor "still" verhalten, die ersten Symptome treten erst dann auf, wenn Tochtergeschwülste (Metastasen) sich an anderen Körperstellen angesiedelt haben. Im Magen können sich auch gutartige (nichtkrebsartige) *Polypen* entwickeln.

GESCHWÜRE

Der Magen produziert Magensäure und andere Verdauungssäfte, die die Magenschleimhaut angreifen können. Die von der Magenwand produzierte schützende Schleimschicht und die schnelle Erneuerung geschädigter Oberflächenzellen verhindern, daß der Magen sich selbst verdauen kann. Dieses fein abgestimmte Gleichgewicht kann durch verschiedene Einflüsse gestört werden; am häufigsten durch übermäßige Säureproduktion. Die daraus resultierenden peptischen Geschwüre stellen wahrscheinlich die am häufigsten auftretenden schweren Magenstörungen dar. Peptische Geschwüre können sich manchmal auch durch Streß oder Verletzungen – z.B. starke Verbrennungen und Unfälle – sowie nach Operationen oder schweren Infektionen entwickeln; oft treten sie ohne ersichtlichen Grund auf. Die Magenschleimhaut kann durch große Mengen Aspirin oder Alkohol geschädigt werden, was zu einer *Gastritis* (Entzündung der Magenschleimhaut) führt. Diese kann sich weiter zu einem Geschwür der Magenschleimhaut entwickeln.

AUTOIMMUNKRANKHEITEN

Wenn die Magenschleimhaut nicht ausreichende Mengen des sog. Intrinsic-Faktors produziert, entwickelt sich eine *perniziöse Anämie*. Ursache dafür ist, daß der Intrinsic-Faktor die Aufnahme von Vitamin B_{12} aus der Nahrung ermöglicht, welches für die Bildung der roten Blutkörperchen unentbehrlich ist. Zur unzureichenden Produktion des Intrinsic-Faktors kommt es bei Magenschleimhaut-Atrophie, die auch eine mangelnde Produktion von Magensäure zur Folge hat. Die Untersuchung der Aufnahmefähigkeit von Vitamin B_{12} ist ein wichtiger Bestandteil der Magendiagnostik. Die perniziöse Anämie ist meist Folge einer Störung des *Immunsystems* (s. *Autoimmunkrankheiten*).

ANDERE STÖRUNGEN

Eine Vernarbung eines chronischen peptischen Geschwürs am Magenausgang kann zu *Pylorusstenose* führen – einer seltenen, aber schweren Erkrankung, bei der sich der Magenausgang verengt. Dadurch kommt es zur Vergrößerung des Magens. Seltener kommt es vor, daß sich der Magen verdreht; auch der sog. Magenverschluß (*Volvulus*) ist selten.

UNTERSUCHUNG

Die verschiedenen Magenstörungen werden hauptsächlich mit Hilfe der *Barium-Röntgenkontrastuntersuchung* und der *Gastroskopie* diagnostiziert. In manchen Fällen wird auch *eine Biopsie* (Entnahme einer Gewebsprobe zur mikroskopischen Untersuchung) vorgenommen.

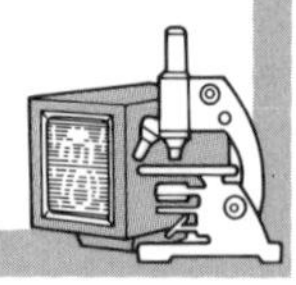

zym; außerdem Salzsäure, von der die Bakterien abgetötet werden, die mit der Nahrung aufgenommen wurden, und die ein geeignetes Milieu schafft, in dem Pepsin seine Wirkung gut entfalten kann. Im M.saft ist der sog. Intrinsic-Faktor enthalten, der für die spätere Aufnahme von Vitamin B_{12} im Dünndarm wichtig ist. In der Schleimhaut befinden sich außerdem Drüsen, die M.schleim produzieren; dieser bildet einen Schutzfilm und verhindert, daß sich der M. selbst verdaut.

Die Muskelschichten der M.wand führen etwa alle 20 Sekunden rhythmische Kontraktionen aus, die Nahrung und die M.säfte werden bewegt und vermischt. Durch die Bewegungen und durch das Wirken der Verdauungssäfte wird die halbfeste Nahrung in ein breiartiges Gemisch (Chymus) umgewandelt. Dieser Vorgang dauert je nach Art der Nahrung unterschiedlich lang. Allgemein gilt: Je nahrhafter das Essen, desto länger dauert die Entleerung des M.s. Die halbverdaute Nahrung wird durch Entspannung des Ringmuskels am M.ausgang (Musculus sphincter pylori) und Kontraktionen des M.s in regelmäßigen Intervallen in den Zwölffingerdarm weitergeleitet.

Magen-Darm-Passage

s. *Barium-Röntgenkontrastuntersuchung*

Magen-Darm-Trakt

s. *Gastrointestinaltrakt*

Magengeschwür

(*F.* Ulcus ventriculi) Umschriebene Zerstörung der den Magen auskleidenden Schleimhaut, meist im Bereich des Magenkörpers oder Pförtners (s. *peptisches Geschwür*).

Magenkrebs

(*F.* Carcinoma ventriculi) Bösartige Geschwulst der Magenschleimhaut, auch Magenkarzinom genannt.

URSACHEN UND VERBREITUNG

Die Ursachen des M.es sind nicht genau bekannt. Es gibt allerdings Hinweise darauf, daß äußere Faktoren, wahrscheinlich die Ernährung, bei der Entstehung des M.es eine Rolle spielen. So wird zur Zeit ein Zusammenhang zwischen M. und übermäßigem Genuß von gesalzenen, gepökelten oder geräucherten Nahrungsmitteln in Erwägung gezogen. Auch einige weitere Faktoren, wie z.B. *perniziöse Anämie*, partielle Magenresektion (s. *Gastrektomie*) oder die Zugehörigkeit zur Blutgruppe A, tragen anscheinend zu erhöhtem Risiko für diese Krebsart bei.

Der M. tritt nur selten im Alter unter 40 Jahren auf; Männer sind häufiger betroffen als Frauen. Starke Unterschiede gibt es in der geographischen Verbreitung – so ist das Vorkommen des M.es in Japan mit 80 bis 100 Fällen pro 100 000 Menschen jährlich sehr hoch im Vergleich z.B. mit 25 bis 30 Fällen pro 100 000 in Deutschland. Für das frühere Bundesgebiet wurde die Neuerkrankungsrate auf ca. 17 350 Fälle jährlich geschätzt (Zahlen für 1989). In den letzten 50 Jahren wurde weltweit ein starker Rückgang des M.es verzeichnet.

SYMPTOME UND ANZEICHEN

Die Symptome des M.es (sofern sie überhaupt auftreten) sind meistens von den Symptomen des *peptischen Geschwürs* nicht zu unterscheiden. Im fortgeschrittenen Stadium werden in der Regel Appetitlosigkeit, ein sich schnell einstellendes Völlegefühl, Übelkeit, Brechreiz und Gewichtsverlust beobachtet.

DIAGNOSE UND THERAPIE

M. kann mit Hilfe der *Barium-Röntgenkontrastuntersuchung* entdeckt und der Befund durch Magenspiegelung (*Gastroskopie*) bestätigt werden. Mit einem Gastroskop kann auch eine *Biopsie* der Magenschleimhaut (Entnahme einer kleinen Gewebsprobe zur mikroskopischen Untersuchung) durchgeführt werden.

Die einzige effiziente Therapie besteht in einer totalen Magenresektion (s. *Gastrektomie*). Allerdings kann eine solche Operation nur bei etwa 20 Prozent der Patienten vorgenommen werden. Meistens hat sich der Tumor zum Zeitpunkt der Diagnose bereits zu weit ausgebreitet. Bei inoperablen Fällen in einem fortgeschrittenen Stadium kann eine *Strahlentherapie* in Verbindung mit *Zytostatika* angewendet werden.

PROGNOSE

Wenn der Krebs in einem frühen Stadium entdeckt wird, bevor er sich über die Magenschleimhaut hinaus ausgedehnt hat, bestehen hohe Heilungschancen. In Japan, wo allgemeine Früherkennungsuntersuchungen (Gastroskopie) durchgeführt werden, leben nach einem operativen Eingriff 85 Prozent der Patienten länger als fünf Jahre. In fortgeschrittenem Stadium sind die Aussichten allerdings weitaus schlechter; fünf Jahre nach dem Eingriff leben weniger als 10 Prozent der Patienten.

Magen, röntgenologische Darstellung

s. *Barium-Röntgenkontrastuntersuchung*

Magenschleimhautentzündung

(*F.* Gastritis) Entzündung der Schleimhaut (*Mukosa*), die den Magen auskleidet. Die akute Form der Krankheit kann als plötzlicher Anfall einsetzen; die chronische Form entwickelt sich langsam über einen längeren Zeitraum hinweg.

URSACHEN

Eine akute M. kann durch Reizung der Magenschleimhaut durch Medikamente (z.B. durch Aspirin) oder Alkohol entstehen. Aber auch eine bakterielle Mageninfektion (*CAMPYLOBACTER*) sowie extremer physischer Streß (z.B. *Kopfverletzungen*, *Verbrennungen* oder beginnendes *Leberversagen*) können eine akute M. verursachen.

Bei andauernden Reizungen des Magens durch Alkohol, *Rauchen* oder *Gallen*flüssigkeit kann sich eine chronische M. entwickeln. Auch von einer *Autoimmunkrankheit*, die die Magenschleimhaut schädigt (s. *Anämie, megaloblastische*), oder durch altersbedingte Schwächung der Magenschleimhaut kann eine chronische M. hervorgerufen werden.

SYMPTOME

Die Symptome bei der M. sind ähnlich wie bei einem Magengeschwür, so daß die beiden Krankheiten verwechselt werden können. Eine M. äußert sich durch Beschwerden im Oberbauch (oft verstärkt nach dem Essen), Übelkeit und Brechreiz. Bei einer akuten M. kann sich der Kot durch das bei Magenblutungen ausgetretene Blut schwarz färben; bei der chronischen M. kann ein schleichender Blutverlust zu Anämie führen (s. *Anämie, Eisenmangel-*), die sich durch Blässe, Müdigkeit und Kurzatmigkeit äußert.

DIAGNOSE

Die Diagnose wird mit Hilfe der *Gastroskopie* gestellt (Magenuntersuchung mit Hilfe eines biegsamen Sichtgeräts – des Gastroskops). Mit einer Zusatzvorrichtung am Ende des Gastroskops kann gleichzeitig auch eine Biopsie des Magens (Entnahme einer kleinen Gewebsprobe zu Analysezwecken) durchgeführt werden. Eine mikroskopische Untersuchung der Probe gibt Aufschluß über die Art der Entzündung. Der Zusammenhang zwischen dem mikroskopischen Befund und den Symptomen ist aber nicht immer eindeutig.

THERAPIE

Ein Patient mit M. sollte Alkohol meiden, nicht rauchen und als Schmerzmittel anstelle von Aspirin lieber *Paracetamol* verwenden. Verschiedene Medikamente – vor allem *Wismut*-haltige Präparate – können die Entzündung der Magenschleimhaut lindern.

Magenschleimhauterosion

Verletzung der oberen Schicht der Magenschleimhaut (Mukosa). Geht eine Verletzung tiefer als bis zu dieser Schicht, entsteht ein Magengeschwür (s. *peptisches Geschwür*). Zu einer M. kann es manchmal nach einer Magenschleimhautentzündung kommen.

URSACHEN UND SYMPTOME

Die Ursachen der M. sind nicht genau bekannt; in vielen Fällen kann sie aber auf den Genuß von *Alkohol* sowie auf die Einnahme von Eisentabletten, *Aspirin* oder *nichtsteroidalen Antiphlogistika* (Penylbutazon, Indomethacin) zurückgeführt werden. Auch Streß oder schwere Krankheiten wie *Septikämie*, *Nierenversagen* oder *Verbrennungen* können zu einer M. führen.

Oft liegen keine Symptome vor, obwohl es an den erodierten Stellen der Schleimhaut zu Blutungen kommt, die zu *Bluterbrechen* oder zu Schwarzfärbung der Exkremente führen können. Der geringfügige, aber beständige Blutverlust kann auf die Dauer eine *Anämie* verursachen.

DIAGNOSE UND THERAPIE

M. kann bei einer *Gastroskopie* (Magenuntersuchung mittels eines biegsamen Sichtgeräts) diagnostiziert werden, die kleine Blutungen der Magenschleimhaut entdecken hilft.

M.en heilen gewöhnlich innerhalb weniger Tage durch Behandlung mit Antazida, wie Hydrotalcit (z.B. Talcid ®), und geschwürheilenden Medikamenten wie *Cimetidin* (z.B. Tagamet® +), *Ranitidin* (z.B. Zantic ® +) oder *Famotidin* (z.B. Ganor ® +).

Magenspiegelung

s. *Gastroskopie*

Magenspülung

s. *Gastrolavage*

Magnesium

Essentielles Element, das wichtig ist für die Knochen- und Zahnbildung, Muskelkontraktionen, die Übertragung von Nervenimpulsen und die Aktivierung von vielen *Enzymen*. Im Körper eines durchschnittlich großen Menschen sind ca. 35 g M. gespeichert, das sich hauptsächlich in Knochen und Zähnen befindet.

M. ist vor allem in Getreide (besonders im Vollkorn), in Nüssen, Soja, Bohnen, Milch, Fisch, Fleisch enthalten.

MAGNESIUMHALTIGE MEDIKAMENTE

M.verbindungen werden in verschiedenen Medikamenten verwendet: z.B. Magnesiumkarbonat und Magnesiumhydroxid in vielen Magensäure-bindenden Mitteln (*Antazida*) und Magnesiumsulfat in Abführmitteln (*Laxantien*). Auch viele Mineralien- und Vitamin-Präparate enthalten M.

MANGEL UND ÜBERSCHUSS

Die meisten Nahrungsmittel enthalten ausreichend M. Zu M.mangel kommt es meistens bei schwerem Nierenleiden, *Alkoholabhängigkeit* und bei Magen-Darm-Störungen, bei denen die Aufnahme von M. und Kalzium behindert ist. Der Mangel kann auch durch eine langfristige Einnahme von *Diuretika* oder

Digitalisglykosiden bedingt sein. Die Symptome des M.mangels sind Angstzustände, Unruhe, Muskelzittern, Herzklopfen und Depression; auch das Risiko einer Harnsteinbildung (s. *Harnstein*) oder einer *koronaren Herzkrankheit* kann durch M.mangel erhöht sein. M.mangel wird mit M.präparaten behandelt.

Ein M.überschuß entsteht in der Regel durch die übermäßige Einnahme von Antazida oder Abführmittel, die M. enthalten. Der Überschuß kann zu Übelkeit, Erbrechen, Durchfall, Schwindel und Muskelschwäche führen. Bei leichtem M.überschuß ist eine Behandlung meistens nicht notwendig. Sehr große Mengen können jedoch das Herz schädigen oder Atemnot verursachen, besonders bei Menschen mit Nierenschäden. In solchen Fällen kann eine Einlieferung in ein Krankenhaus notwendig werden, damit die Atmung und die Herzaktivität überwacht (und wenn nötig, unterstützt) werden können. Auch Medikamente, die die Ausscheidung von überschüssigem M. unterstützen, werden verabreicht.

Magnesiumkarbonat

Magnesiumverbindung, die als Magensäure-bindendes Mittel *(Antazidum)* oder Abführmittel *(Laxans)* verwendet wird.

Magnetic resonance imaging

s. *Kernspin(resonanz)tomographie*

Makro-

Wortteil mit der Bedeutung "groß", wie z.B. in "Makrophagen" (große Zellen, die im Immunsystem bei der Bekämpfung von Bakterien und anderer Fremdkörper eine wichtige Rolle spielen) oder in "Makroglossie" (Vergrößerung der Zunge).

Makrobiotik

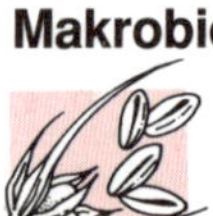

Ernährungssystem, das auf der Annahme basiert, daß Lebensmittel entweder Yin oder Yang sind (negative oder positive Kräfte besitzen, s. *Yin und Yang*). Für die Gesundheit ist dabei das Gleichgewicht zwischen Yin und Yang wichtig. Die Lebensmittel werden nach verschiedenen Kriterien in Yin und Yang eingeteilt, z.B. nach Farbe, Struktur, Geschmack und nach dem Anbaustandort.

Bei der makrobiotischen Ernährung gibt es verschiedene Stufen; die extremste besteht praktisch nur aus Vollkorn. Eine solche Diät kann zu schwerer Unterernährung, *Skorbut* oder *Anämie* führen, aufgrund des Mangels an Proteinen, Vitaminen und wichtigen Mineralien.

Makroglossie

Anomale Vergrößerung der Zunge. M. ist ein Begleitmerkmal des *Down-Syndroms,* der *Hypothyreose* (Unterfunktion der Schilddrüse) und der *Akromegalie. Amyloidose* sowie Tumoren der Zunge wie *Hämangiom* oder *Lymphangiom* können ebenfalls M. verursachen.

Abgesehen von der Unansehnlichkeit kann eine anomal große Zunge Schnarchen und manchmal *Schlafapnoe* verursachen. Eine Behandlung – soweit überhaupt möglich – hängt von der zugrundeliegenden Ursache ab.

Makula

1. Fleck; eine Stelle an der Hautoberfläche, die nur durch unterschiedliche Farbe oder Struktur erkennbar ist.
2. Abk. für Macula lutea, *F.* für den gelben Fleck der Netzhaut des Auges.

Makuladegeneration

Progressiv verlaufende Erkrankung, die den zentralen Teil der *Netzhaut* betrifft und einen schrittweisen Verlust des zentralen Sehfeldes verursacht. M. ist ein schmerzfreies Leiden, das häufig im Alter auftritt. Meistens sind beide Augen betroffen.

Die Makula (Macula lutea) ist ein Teil der Netzhaut, der für die Detailerkennung in der Mitte des Sehfelds zuständig ist. Die Degeneration beginnt mit einem teilweisen Zusammenbruch der Isolierschicht zwischen der Netzhaut und der *Aderhaut.* Dabei tritt Flüssigkeit aus, und neue, aus der Aderhaut wachsende Blutgefäße zerstören das Nervengewebe der Netzhaut, das durch vernarbtes Gewebe ersetzt wird. Es entsteht ein mehr oder weniger runder blinder Bereich, der so groß werden kann, daß bei normalem Leseabstand zwei bis drei Wörter wie weggewischt erscheinen. Durch den Verlust des zentralen Sehfeldes ist es für den Betroffenen schwierig, Gesichter zu erkennen und zu lesen.

Bei einer frühzeitigen Diagnose kann der Flüssigkeitsaustritt manchmal durch *Laserbehandlung* versiegelt werden; meistens ist eine Behandlung der M. nicht möglich. Sie führt dennoch nicht zu völliger Erblindung, da in den Randbereichen des Sehfeldes die Sehkraft erhalten bleibt.

Malabsorption

Unzureichende Aufnahme von Nährstoffen, Vitaminen oder Mineralien durch die Wandschichten des Dünndarms.

URSACHEN

Eine M. kann verschiedene Ursachen haben. Bei *Lactasemangel-Syndrom* wird im Darm der Abbau und die Absorption von Laktose (ein Milchzucker) durch den Mangel des Enzyms Lactase behindert. Bei der *zystischen Fibrose* und bei der chronischen *Pankreatitis* fehlen, aufgrund der Schädigung des Pankreas, Enzyme, die für die Verdauung und Absorption von Fetten und anderen Nährstoffen notwendig sind.

Bei der einheimischen Sprue *(Zöliakie)* können – wegen der Empfindlichkeit des Dünndarms auf Glutenproteine – viele Nährstoffe nicht aufgenommen werden. Zu den seltenen Erkrankungen, bei denen die Schleimhaut des Dünndarms geschädigt ist, gehören die *Crohn-Krankheit,* die *Amyloidose, Giardiasis,* die *Whipple-Krankheit* und *Lymphoma.*

Auch durch die Entfernung eines Teils des Dünndarms sowie durch Magenoperationen, die dazu führen, daß die Nahrung den Verdauungstrakt schneller passiert, kann es zur M. kommen.

Es gibt auch Krankheiten, bei denen die Zufuhr oder die Aufnahme der Gallenflüssigkeit in den Dünndarm gestört ist und dadurch der Abbau und die Absorption von Fetten behindert wird, z.B. *Gallengangsverschluß, biliäre Leberzirrhose* und die Crohn-Krankheit.

SYMPTOME UND DIAGNOSE

Allgemeine Begleiterscheinungen der M. sind Durchfall und Gewichtsverlust; in schweren Fällen kann auch Unterernährung (s. *Ernährungskrankheiten*), Mangel an *Vitaminen* oder *Mineralien* (s. *Avitaminose*) oder *Anämie* hinzukommen.

Die Diagnose der M. kann bestätigt werden durch die Untersuchung des Stuhls auf nicht absorbierte Fette, durch spezielle Kohlenhydrat-Absorptionstests (z.B. der Xylose-Toleranztest) sowie durch Blutuntersuchungen, bei denen Anämie und Vitamin-, Mineralien- oder Nährstoffmängel aufdeckt werden.

Die zugrundeliegenden Ursachen der M. können mit Hilfe verschiedener anderer Untersuchungen festgestellt werden, z.B. mit der *Barium-Röntgenkontrastuntersuchung* des Dünndarms oder mit der *Jejunalbiopsie* (Entnahme einer Gewebsprobe aus dem *Jejunum* zur mikroskopischen Untersuchung).

THERAPIE UND PROGNOSE

Die Behandlung ist von der Ursache der M. abhängig. Oft hilft schon die Änderung oder Ergänzung der Ernährung. Liegt eine schwere irreparable Schädigung der Schleimhaut des Dünndarms vor, kann auch eine intravenöse Infusion von Nährstoffen notwendig sein (s. *Ernährung, künstliche*).

Malaria

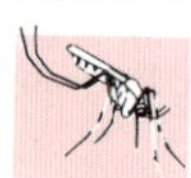

Schwere parasitäre Erkrankung, die durch die Mücke *ANOPHELES*, auch Moskito genannt, übertragen wird. Die Erkrankung verursacht hohes Fieber und in manchen Fällen auch schwere

DIE VERBREITUNG DER MALARIA

Die Malaria-Parasiten (Plasmodien) werden durch Stiche der infizierten *ANOPHELES*-Mücken übertragen. Die Plasmodien wandern zuerst in die Leber und dann die roten Blutkörperchen, wo sie sich vermehren. Wenn die roten Blutkörperchen platzen, befallen einige der freigesetzten Parasiten weitere rote Blutkörperchen; andere Plasmodien entwickeln sich zu Formen, die die Moskitos infizieren können.

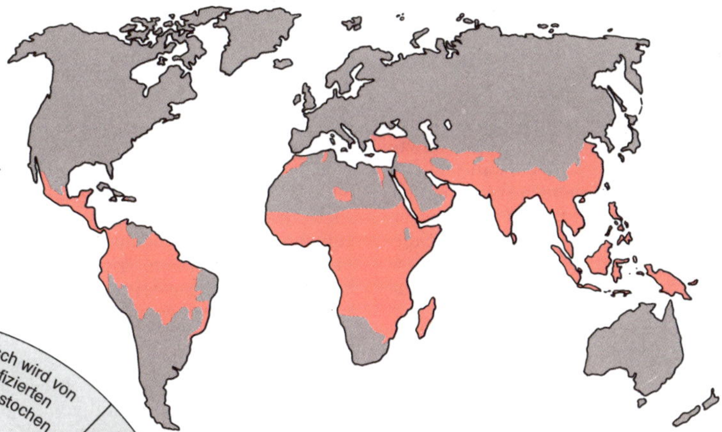

Gebiete, in denen Malaria vorkommt

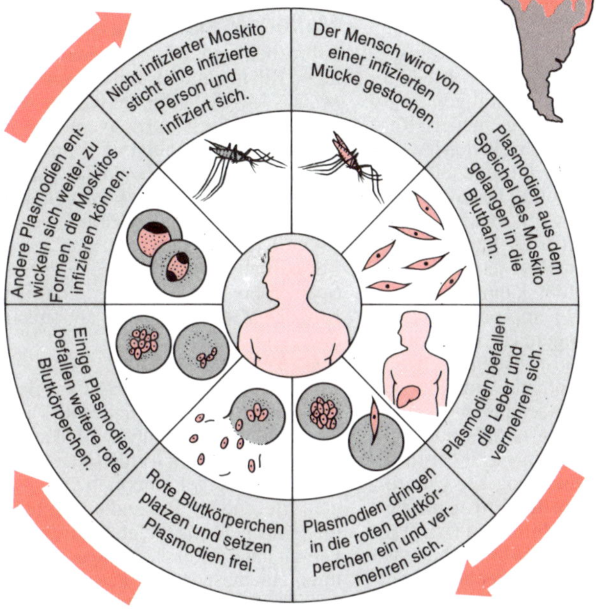

Vorkommen der Malaria
Die Malaria ist in den Tropen ein großes Gesundheitsproblem. Weltweit werden jährlich etwa 200 bis 300 Milionen Menschen von ihr befallen; mehr als eine Million sterben daran allein in Afrika pro Jahr.

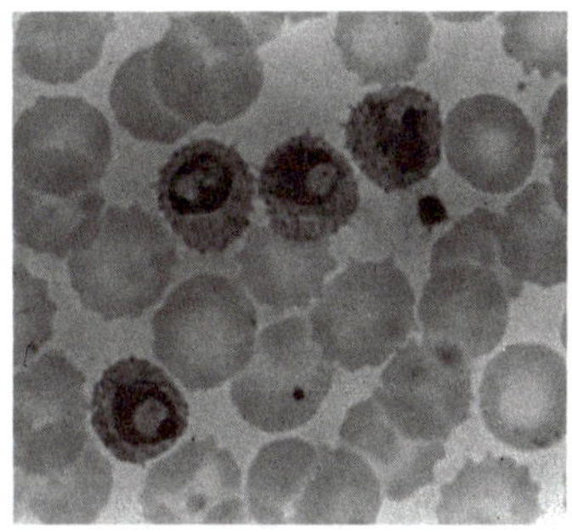

Infektion von Blutzellen durch Malaria
Vier rote Blutkörperchen weisen die für eine M.-Art typische Siegelringform auf.

Komplikationen, von denen Niere, Leber, Gehirn und Blut betroffen sein und die zum Tode führen können.

Die M. ist in den Tropen verbreitet; weltweit erkranken jährlich etwa 300 Millionen Menschen daran. Für Reisende in warme Klimazonen stellt M. die wichtigste Gefährdung der Gesundheit dar. Die Weltgesundheits-Organisation hat breitangelegte Programme zur Eindämmung der M. durchgeführt; in den letzten 20 Jahren wurden jedoch nur sehr wenige Fortschritte erzielt. Die Moskitos haben Resistenz gegenüber Insektiziden entwickelt, und in vielen Gebieten sind auch die M.parasiten gegenüber M.-Medikamenten resistent geworden.

URSACHEN

Die für die M. verantwortlichen Parasiten sind *Protozoen* der Gattung Plasmodium. Vier verschiedene Arten können beim Menschen eine Erkrankung hervorrufen: *PLASMODIUM FALCIPARUM, PLASMODIUM VIVAX, PLASMODIUM OVALE* und *PLASMODIUM MALARIAE*. Die Parasiten verbringen einen Teil ihres Lebenszyklus im Menschen und einen Teil in der *ANOPHELES*-Mücke (s. Kasten oben).

VORKOMMEN

M. stellt in den meisten tropischen Ländern ein großes Gesundheitsproblem dar (s. Karte "Verbreitung der Malaria" oben). In den betroffenen Gebieten werden Kinder oft wiederholt infiziert, viele von ihnen sterben. Allein in Afrika sterben jährlich etwa eine Million Säuglinge und Kinder an M. Die meisten Menschen, die in M.gebieten leben, haben eine gewisse Immunität gegen diese Krankheit entwickelt.

Die Zahl der registrierten M.erkrankungen in Europa hat sich in den letzten Jahren erhöht. Dies ist v.a. auf verstärkte Reiseaktivitäten zurückzuführen. Die meisten durch *PLASMODIUM FALCIPARUM* verursachten M.erkrankungen stammen aus Afrika; mit dem weniger gefährlichen *PLASMODIUM VIVAX* sind meist Besucher und Immigranten aus dem indischen Subkontinent infiziert.

Die Wahrscheinlichkeit, sich in unserer Klimazone mit M. anzustecken, ist extrem niedrig. Trotzdem sind einige Fälle bei Drogensüchtigen bekannt, die sich durch gemeinsam mit Infizierten benutzte Injektionsnadeln angesteckt haben, oder bei Personen, die eine Transfusion mit infiziertem Blut erhielten.

SYMPTOME

Die Zeitspanne zwischen dem Mückenstich und dem Auftreten der ersten Symptome beträgt in der Regel ein bis zwei Wochen. Sie kann aber bis zu einem Jahr dauern. Die Symptome der M. – Zittern, Schüttelfrost und Fieber – treten erst auf, wenn die mit Parasiten infizierten roten Blutkörperchen aufplatzen und so weitere Parasiten ins Blut gelangen.

Das Hauptsymptom der M.infektion ist das klassische Wechselfieber. Mit Ausnahme der meisten Falciparum-

M.fälle hat das Fieber drei Stadien: ein "Kaltstadium" mit nicht kontrollierbaren Kälteschauern (Starrezuständen); ein Hitzestadium, in dem die Temperatur auf 40,5°C ansteigen kann; und schließlich ein Stadium mit starkem Schwitzen, während das Fieber sinkt. Ein Malaria-Anfall kann von starken Kopfschmerzen, allgemeinem Unwohlsein und Erbrechen begleitet werden. Nach einem Anfall fühlt sich der Patient schwach, er ist müde und schläft. Häufig platzen die von Parasiten befallenen roten Blutkörperchen bei jedem Zyklus zum gleichen Zeitpunkt, so daß die Fieberanfälle in Zyklen verlaufen: bei Vivax- und Ovale-Infektionen alle zwei Tage und bei Malariae-Infektionen alle drei Tage.

PLASMODIUM FALCIPARUM befällt die roten Blutkörperchen in jedem Altersstadium; dagegen infizieren die anderen M.-Arten nur die jungen oder nur die alten Blutkörperchen. Bei der Falciparum-Malaria ist somit eine größere Anzahl der Blutkörperchen betroffen; sie ist schwerwiegender. Diese Form der M. kann nach Auftreten der ersten Symptome innerhalb weniger Tage zum Tode führen. Das Fieber hält länger an und kommt unregelmäßiger vor. Die Symptome sind zunächst ähnlich wie bei einer Grippe, so daß die Schwere der Erkrankung oft nicht erkannt wird. Die mit Parasiten befallenen roten Blutkörperchen werden klebrig und blockieren die Blutgefäße in lebenswichtigen Organen, insbesondere in der Niere. Die Milz vergrößert sich, und auch das Gehirn kann betroffen werden. Das kann zu Krämpfen und sogar Koma führen. Eine Zerstörung der Blutzellen führt zu hämolytischer Anämie (s. *Anämie, hämolytische*). Auch Nierenversagen und Gelbsucht sind für die Falciparum-M. typisch.

Selbst bei Einnahme von M.-Medikamenten und bei Vorkehrungen gegen Mückenstiche kann es zu einer M.-Infektion kommen. Wer nach der Rückkehr aus den Tropen unter Kopfschmerzen und Fieber leidet, sollte sobald wie möglich den Arzt aufsuchen und ihn über die Reise informieren.

DIAGNOSE

M. wird durch die Analyse von Blutproben, die in 6- bis 12-stündigen Intervallen entnommen wurden, diagnostiziert. Die verschiedenen Entwicklungsphasen des Parasiten sind unter dem Mikroskop klar zu erkennen.

THERAPIE

Die M., besonders die Falciparum-Malaria, ist häufig ein medizinischer Notfall und wird im Krankenhaus behandelt. Zur Therapie werden Malariamittel eingesetzt; in schweren Fällen können auch *Bluttransfusionen* erforderlich sein.

Die bei allen Arten der M. übliche Therapie ist die Behandlung mit *Chloroquin* (z.B. Resochin ® +), das die M.-Parasiten im Blut abtötet. *Chinin* (z.B. Chininum dihydrochloricum Büchler ®) wird allgemein zur Behandlung der Chloroquin-resistenten FALCIPARUM-M. verwendet, die heute in vielen Tropengebieten verbreitet ist. Bei der VIVAX- oder OVALE-M. muß darüber hinaus auch *Primaquin* (z.B. Primaquine ® +) eingenommen werden, um die Parasiten in der Leber abzutöten. Primaquin kann bei Patienten, die einen *G6PD-Defekt* haben, zu hämolytischer Anämie führen.

VORBEUGUNG

Jeder Tropenreisende (auch schwangere Frauen) sollte vorbeugend M.-Medikamente einnehmen. Die jeweiligen Empfehlungen werden ständig erneuert; Reisende sollten vor Reiseantritt den jeweils aktuellen Rat (beim Gesundheitsamt) über Medikamente und Dosierung einholen. Chloroquin wird oft für Gebiete empfohlen, in denen es gegen dieses Medikament keine Resistenz gibt; bei längerer Anwendung kann *Proguanil* (z.B. Paludrine ® +) empfohlen werden (wegen seiner geringeren Nebenwirkungen). In Chloroquin-resistenten Gebieten kann eine Kombination aus Chloroquin und Proguanil oder aus Pyrimethanin (z.B. Daraprim ® +) und Dapson (z.B. Dapson-Fatol ® +) eingesetzt werden. Ebenfalls zur Vorbeugung für Chloroquin-resistente Gebiete wird heute besonders das neuere Mefloquin (z.B. Lariam ® +) empfohlen, da die Nebenwirkungen bei diesem Arzneistoff besonders gering sind. Auch zur Therapie der M.-FALCIPARUM ist Mefloquin hervorragend geeignet. Alle Medikamente gegen M. müssen einige Zeit vor (ein bis zwei Wochen) und nach (mindestens vier Wochen) dem Aufenthalt in den Tropen eingenommen werden.

Zusätzlich zur medikamentösen Vorbeugung sollten Reisende in den Tropen alles tun, um *Moskitostiche* zu vermeiden. Am Abend sollte Schutzkleidung (lange Ärmel, lange Hosen) getragen und Insektenmittel (Repellents) sollten verwendet werden. Weitere Abwehrmaßnahmen gegen Moskitostiche sind Moskitonetze und Insektizid-Sprays.

Maligne

Bösartig. Begriff, der zur Beschreibung einer Krankheit verwendet wird, die sich progressiv verschlechtert und oft tödlich endet. Im Gegensatz dazu verlaufen *benigne* (gutartige) Erkrankungen relativ harmlos und führen meist nicht zum Tod. Der Begriff "maligne" wird hauptsächlich auf *Tumoren* bezogen, die sich ausweiten, in anderen Körperteilen Tochtergeschwülste (Metastasen) bilden und dadurch lebensbedrohlich sein können.

Malignes Cholangiom

s. *Cholangiom, malignes*

Malignes Melanom

s. *Melanom, malignes*

Malleolengabelfraktur

s. *Knöchelbruch*

Malleus

s. *Rotz*

Mallory-Weiss-Syndrom

Erbrechen von Blut, verursacht durch einen Riß im unteren Teil der *Speiseröhre*. Das M.-W.-S. kommt häufig bei Alkoholikern nach exzessivem Alkoholgenuß vor und geht mit Würgen und Erbrechen einher. Manchmal kann der Riß auch durch starkes Husten, einen starken Asthmaanfall oder durch epileptische Krämpfe hervorgerufen werden. Vermutlich entsteht die Verletzung der Speiseröhre durch heftige Kontraktionen des Zwerchfells bei anhaltendem Würgen und Erbrechen.

DIAGNOSE UND THERAPIE

Mit Hilfe eines *Endoskops* (optisches Instrument mit Lichtquelle), das in die Speiseröhre eingeführt wird, kann die Diagnose bestimmt werden. Der Riß verheilt in der Regel innerhalb von 10 Tagen. Besondere Behandlungsmaßnahmen sind nicht angezeigt, es sei denn, der Patient hat erhebliche Mengen Blut verloren; in diesem Fall kann eine Bluttransfusion erforderlich sein.

Malnutrition

s. *Ernährungskrankheiten*

Malokklusion

Fehlstellung der *Zähne* im *Kiefer*, so daß von oben oder unten betrachtet keine gleichmäßige Bogenform zu erkennen ist. (S.a. *Okklusionsstörung*).

Der Begriff M. beschreibt auch eine *Fraktur*, bei der die Knochenenden keine gerade Linie bilden. Die Knochen müssen in ihre ursprüngliche Position zurückgebracht werden, damit nach dem Verheilen keine Deformitäten verursacht werden.

Maltafieber

Alter Name für *Bruzellose.*

Mamma

s. *Brust, Brustdrüse*

Mammaabszeß

Ansammlung von Eiter in der Brust; kommt meistens bei stillenden Frauen

M

vor, oft innerhalb des ersten Monats nach der Entbindung. Ein M. kann sich aus einer akuten *Mastitis* (Entzündung der Brust, meist infolge einer Infektion) entwickeln, wenn diese nicht rechtzeitig mit *Antibiotika* behandelt wird.

SYMPTOME

Es stellen sich die gleichen Symptome ein wie bei der akuten Mastitis: Die Brust spannt und ist empfindlich, Fieber und Schüttelfrost können hinzukommen. Die Stelle, an der sich der M. entwickelt, ist hart, rot und sehr schmerzhaft.

THERAPIE UND VORBEUGUNG

Einfache *Analgetika*, z.B. Paracetamol, können den Schmerz lindern. Zur Heilung wird unter Vollnarkose eine Drainage angelegt, die den Eiter aus dem Abszeß ableitet. Das Drainageröhrchen kann u.U. einige Tage lang in der Wunde bleiben. Nach der Operation lassen die Schmerzen rasch nach. Die Heilung wird durch Infrarot-Bestrahlung beschleunigt.

Zur Vorbeugung von Infektionen der Brustdrüse sollte die Brust nach jedem Stillen gewaschen und abgetrocknet werden. Durch regelmäßiges Entleeren der Brust können Milchstauungen vermieden werden; dadurch verringert sich auch das Risiko der Mastitis und des Mammaabszesses.

Mammaamputation

Vollständige oder teilweise operative Entfernung der *Brust*. Wird in der Regel als Behandlung gegen Brustkrebs angewandt; es folgen oft *Strahlentherapie* und *Zytostatika*.

Wieviel von der Brust und dem umgebenden Gewebe entfernt werden muß, hängt von Größe und Lokalisation und von der Ausbreitung des Krebsgeschwürs sowie von Alter und allgemeinem Gesundheitszustand der Patientin ab.

FORMEN

Bis in die späten 60er Jahre bestand die Standardoperation in einer radikalen M. Dabei werden die betroffene Brust, die Brustmuskulatur, die Lymphknoten in der Achselhöhle, angrenzendes Fettgewebe und Haut entfernt. Wenn einige Brustmuskeln intakt bleiben, wird die Operation als modifizierte Radikal-M. bezeichnet.

Heute wird ärztlicherseits oft eine Lumpektomie (nur krebsbefallenes Gewebe wird entfernt) oder eine Quadrantenresektion (ein Quadrant der Brust wird entfernt) empfohlen. In vielen Fällen aber besteht die Behandlung immer noch in einer M. Dabei werden die betroffene Brust und oft einige Lymphknoten in der Achselhöhle entfernt. Die darüberliegende Schicht wird manchmal intakt gelassen, so daß die Brust rekonstruiert werden kann.

SO WIRD ES GEMACHT

Alle Operationen erfolgen unter Vollnarkose. Für eine Lumpektomie oder Quadrantenresektion wird oberhalb des Brustknotens ein Einschnitt angebracht. Der Knoten wird freigelegt und mit angrenzendem Brustgewebe entfernt.

Bei einer M. setzt der Einschnitt in der Achsel an und umfaßt die gesamte Brust. Das darunterliegende Gewebe wird freigelegt und entfernt; ein Drainageschlauch wird eingelegt. In allen Fällen wird die Haut mit Nähten oder Clips wieder geschlossen. In der Regel werden diese nach einer Woche entfernt. Manchmal ist eine Hauttransplantation erforderlich. M.en können gelegentlich subkutan ausgeführt werden. Die Haut bleibt intakt,

ARTEN DER MAMMAAMPUTATION

Die Wahl der Operationsart hängt von vielen Faktoren, wie der Lage des Tumors und dem Gesundheitszustand der Frau, ab. Kleine Tumoren können mit Lumpektomie behandelt werden; andere Fälle erfordern einen größeren Eingriff.

LUMPEKTOMIE

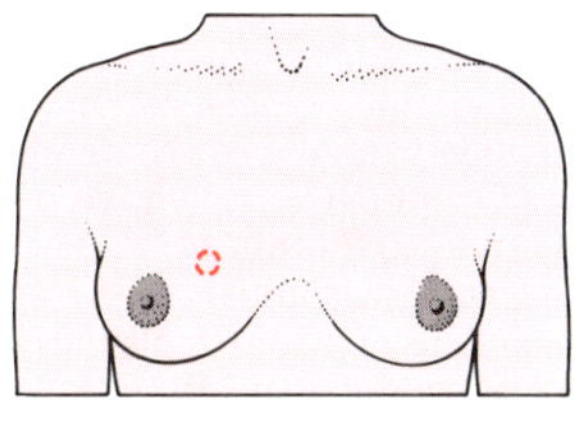

Nur das krebsbefallene Gewebe wird entfernt. Die Lumpektomie ist der kleinste Eingriff. Die Form der Brust bleibt erhalten.

QUADRANTENRESEKTION

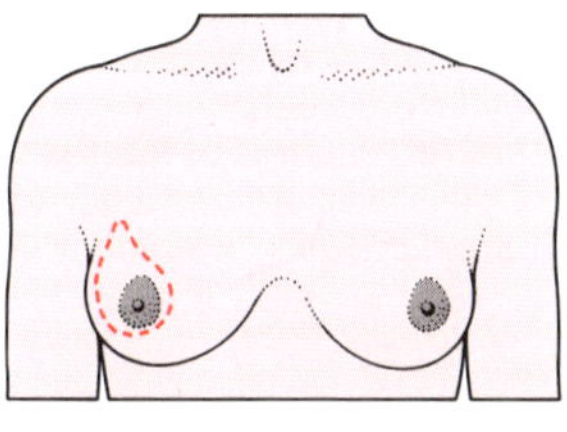

Das krebsbefallene Gewebe und ein angrenzender Gewebeteil werden keilförmig entfernt, eventuell auch die Lymphknoten in den Achselhöhlen. Die Brust wird nach der Operation etwas kleiner.

SUBKUTANE MAMMAAMPUTATION

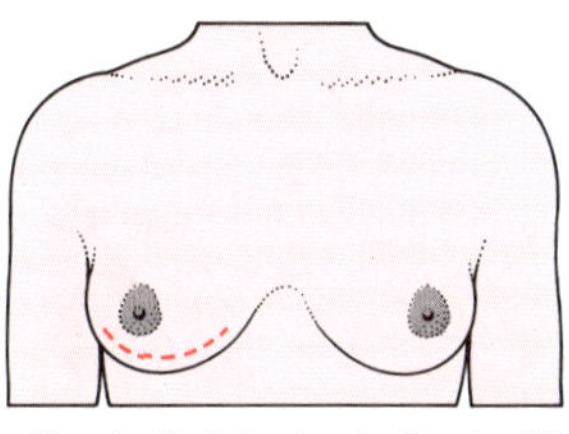

Der Einschnitt wird unter der Brust geführt. Das innere Brustgewebe wird entfernt, wobei die Haut weitgehend intakt bleibt. Die Brustwarze ist nicht betroffen, aber die Milchkanäle werden gekappt. In manchen Fällen kann die Form der Brust durch Einsetzen eines Silikon-Gummi-Implantats oder autologen Fettgewebes sofort wiederhergestellt werden. Meistens wird dies jedoch erst später durchgeführt.

TOTALE MAMMAAMPUTATION

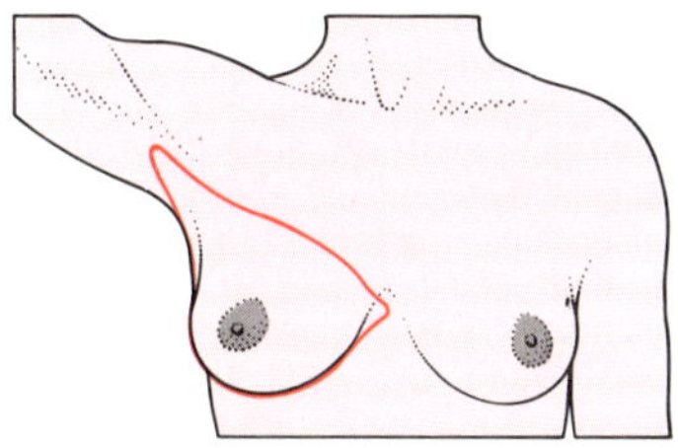

1 Ein großer, ellipsenförmiger Einschnitt; schließt die Brustwarze und manchmal die gesamte Brust mit ein. Der Einschnitt geht bis in die Achselhöhle.

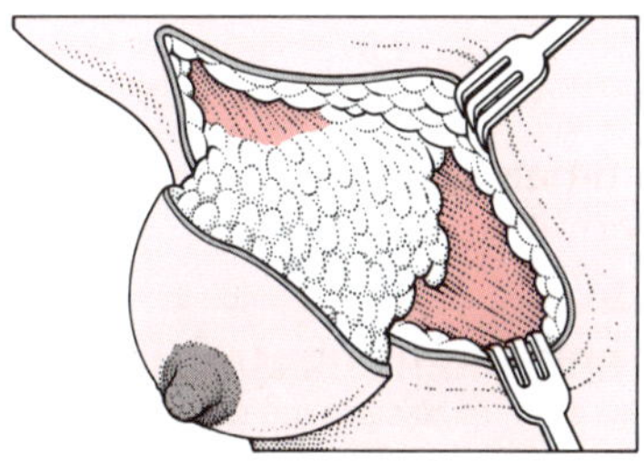

2 Das gesamte Brustgewebe mit Haut und Fettgewebe wird bis auf den Brustmuskel abgenommen (ausgeräumt). Die Ausräumung geht unter der Haut bis in die Achselhöhle weiter; so wird auch der obere und äußere Ausläufer des Brustgewebes mit den Lymphknoten herausgenommen. Alle blutenden Gefäße werden abgebunden, bevor ein Drainageschlauch eingelegt und die Haut durch Naht oder Clips geschlossen wird.

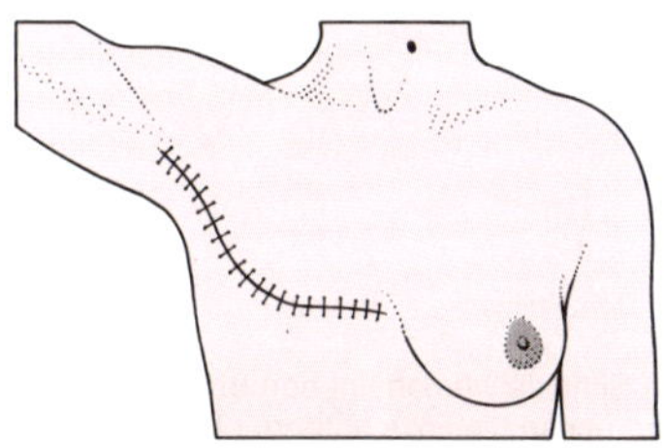

3 Die Narbe nach der Operation. Die Patientin kann eine Prothese tragen oder später ein Implantat einsetzen lassen.

M

und ein Silikon-Gummi-Implantat bzw. autologes Fettgewebe wird eingesetzt, um die Form der Brust zu erhalten.

REKONVALESZENZ

Die Patientin kann ein oder zwei Tage nach einer Lumpektomie oder Quadrantenresektion die Klinik verlassen. Nach etwa zwei Wochen kann sie die meisten Aktivitäten wieder aufnehmen.

Nach anderen Eingriffen beträgt der Krankenhausaufenthalt meist mehrere Tage; der Drainageschlauch wird am zweiten oder dritten Tag entfernt. Die Gabe von Schmerzmitteln (Analgetika) kann während der ersten Woche erforderlich sein.

PROGNOSE

Der Heilungsprozeß nach einer Lumpektomie oder Quadrantenresektion verläuft meist sehr gut ohne merkliche Narbenbildung. Wundinfekte sind selten. Die Vernarbung der Haut kann bei größeren Eingriffen stärker sichtbar sein, geht aber innerhalb eines Jahres zurück.

Als Langzeitkomplikationen sind besonders bei der radikalen M. *Lymphödeme* (Ansammlung von Lymphflüssigkeit im Gewebe) oder Steifheit von Arm oder Schulter möglich.

Wenn die gesamte Brust entfernt wurde, wird eine Art Prothese (künstliche Brust) eingesetzt. Sie kann extern oder intern eingesetzt werden und entweder sofort oder in einer zweiten Operation (s. *Mammaplastik*) angepaßt werden.

Mammakarzinom

s. *Brustkrebs*

Mammaplastik

Kosmetische Operation zur Verkleinerung außergewöhnlich großer oder hängender *Brüste*, zur Vergrößerung extrem kleiner Brüste oder zur Wiederherstellung einer Brust, die wegen *Brustkrebs* teilweise oder ganz entfernt worden ist. Die M. wird unter Vollnarkose ausgeführt.

BRUSTVERKLEINERUNG

Bei der Brustverkleinerung wird die Brust eingeschnitten, und das überschüssige Gewebe wird entfernt; anschließend wird die Brust in eine natürliche Lage angehoben. Die Patientinnen sind in den meisten Fällen mit dem Ergebnis sehr zufrieden. Die Narben an der Brustwarze und unterhalb der Brust sind meist verdeckt und nicht zu sehen; lediglich die senkrechte Naht fällt manchmal auf. In solchen Fällen kann die Narbe durch eine weitere Operation korrigiert werden.

BRUSTVERGRÖSSERUNG

Durch einen Einschnitt an der Seite oder unter der Brust wird ein Implantat eingesetzt. Das unmittelbare Resultat ist zumeist hervorragend. Im späteren Verlauf kann sich innen um das Implantat ein Narbengewebe bilden, wodurch sich die Form verändern und die Brust härter werden kann. Die Form kann manchmal durch Druck von außen wiederhergestellt werden, doch auch eine weitere kleine Operation ist in solchen Fällen eventuell erforderlich.

WIEDERHERSTELLUNG DER BRUST

Diese Operation wird entweder gleichzeitig mit einer *Mammaamputation* (Entfernung der Brust) oder zu einem späteren Zeitpunkt ausgeführt. Je nach Art der Mammaamputation gibt es zwei Arten der Wiederherstellung.

Wenn die gesamte Brust enfernt worden ist, wird ein Stück Haut mit darunterliegendem Fett- und Muskelgewebe von einem anderen Körperteil genommen und an die Stelle der Brust transplantiert; gleichzeitig wird ein Silikon-Implantat eingesetzt. In diesem Fall kommt es zu starken Vernarbungen.

Immer häufiger wird nur der Tumor und das angrenzende Gewebe entfernt und die Haut darüber unversehrt belassen. Hier kann ein Implantat unter die Haut eingesetzt werden; dabei entstehen nur geringe Narben. Die Größe der anderen Brust kann in solchen Fällen angepaßt werden.

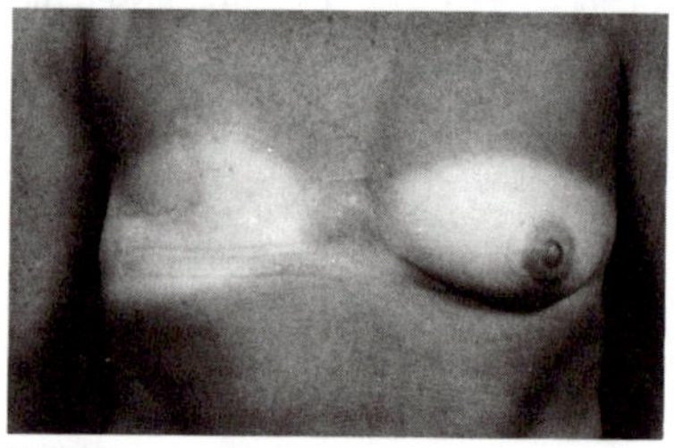

Vorher

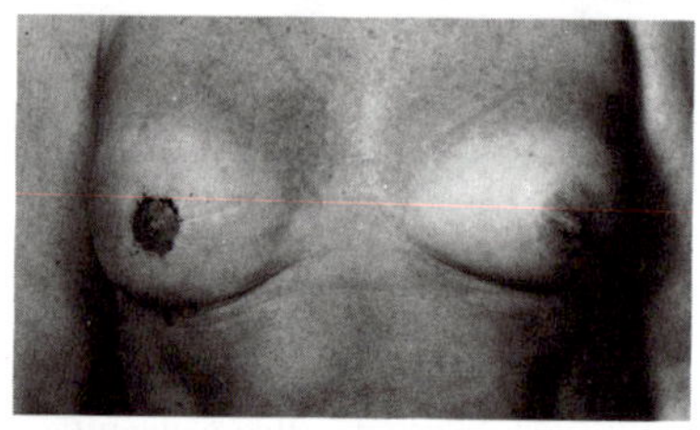

Nachher

Wiederherstellung einer Brust

Die Brust, die bei einer Mammaamputation entfernt wurde, kann mit Hilfe eines Implantats wiederhergestellt werden.

VERFAHREN DER MAMMAPLASTIK

Die Mammaplastik, eine der gängigsten kosmetischen Operationen, soll die weibliche Brust verschönern: Überschüssiges Fettgewebe und Haut wird entfernt oder die Brust durch ein Implantat vergrößert.

BRUSTVERKLEINERUNG

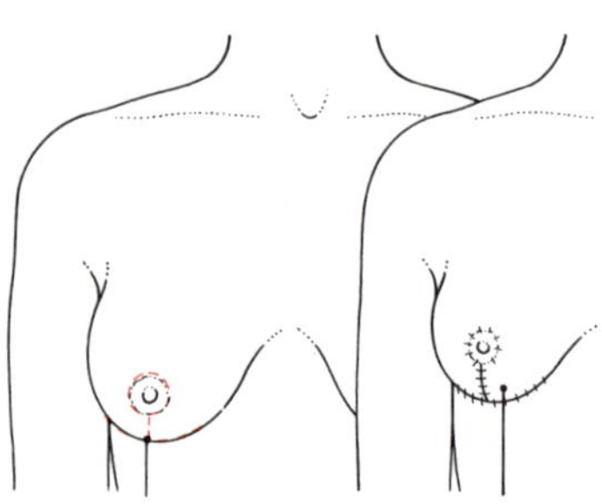

Die Schnitte werden um den Brustwarzenrand und in die Falte unter der Brust gelegt und durch einen dritten, senkrechten Schnitt verbunden. Überschüssiges Fett- und Hautgewebe wird entfernt, die Schnitte werden vernäht.

BRUSTVERGRÖSSERUNG

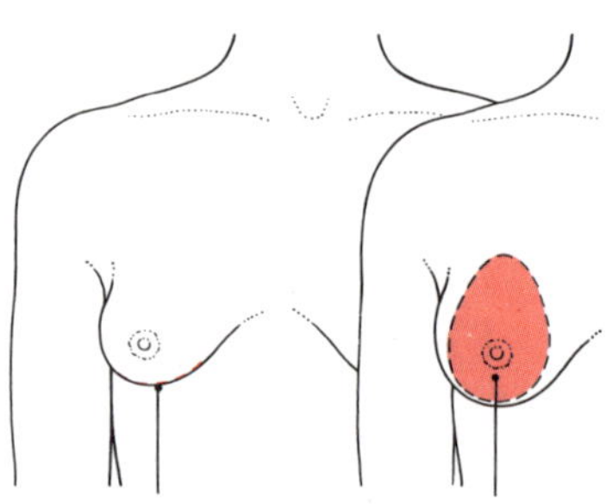

In der Achselhöhle oder entlang der Hautfalte unter der Brust wird ein Schnitt gelegt und hinter der Brust eine Tasche gebildet, in die das Implantat eingelegt wird. Dann wird die Schnittlinie vernäht.

Mammatumor

s. *Brustgeschwulst*

Mammographie

Röntgenverfahren zur Untersuchung der *Brust*. Die M. wird bei Frauen zur Untersuchung von *Brustgeschwülsten* und zur *Brustkrebs*vorsorgeuntersuchung angewendet.

Die M. ermöglicht es, Tumoren in der Brust zu entdecken, die zu klein sind, um durch bloßes Abtasten erkannt zu werden (s. *Brust, Eigenuntersuchung*). Da die erfolgreiche Behandlung von Brustkrebs von seiner frühen Erkennung abhängig ist, trägt die M. erheblich zur Verringerung der Zahl der Todesfälle durch Brustkrebs bei. (S. Kasten rechts)

DAS VERFAHREN DER MAMMOGRAPHIE

Die Mammographie ist einfach, sicher und problemlos. Die angewendete Strahlendosis ist gering. Die Brust kann von oben und/oder von der Seite belichtet werden; manchmal wird in einem Schrägwinkel geröntgt.

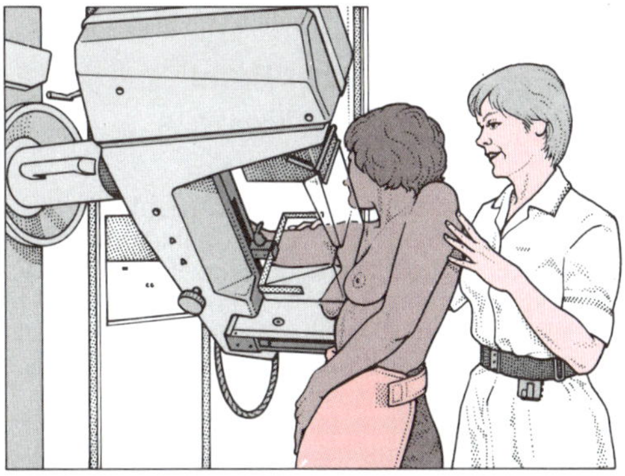

Wie die Mammograpie ausgeführt wird
Bei der hier dargestellten Methode wird die Brust zwischen eine Röntgenplatte (von unten) und eine Plastikabdeckung (von oben) gelegt und leicht flachgedrückt; dadurch kann sie gut auf dem Bild dargestellt werden. Verschiedene Blickwinkel können erfaßt werden. Bei einer anderen Methode hängt die Brust frei und wird von der Seite geröntgt.

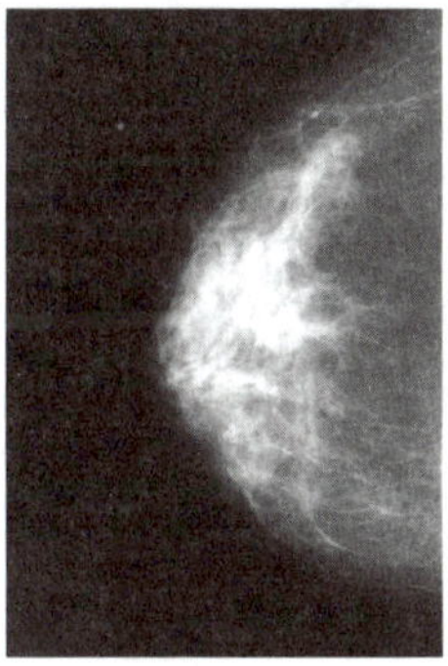

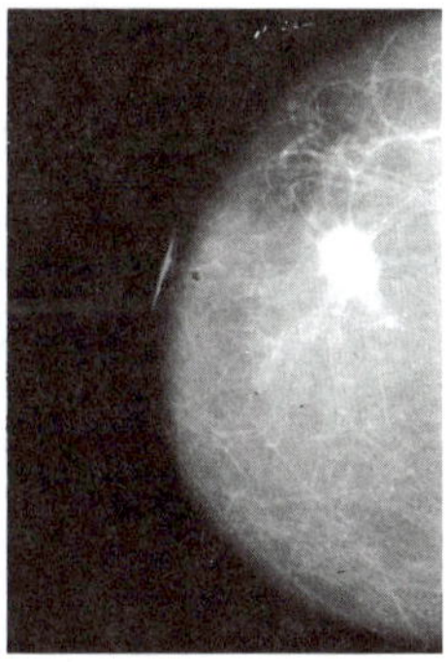

Mammogramme
Das normale Mammogramm (links) zeigt die Seitenansicht einer gesunden Brust; die Milchkanäle erscheinen etwas dichter. Das Mammogramm (rechts) zeigt im oberen Teil ein unregelmäßig dichtes Gewebe, das auf einen Tumor hinweist. Eine Biopsie (Entnahme einer Gewebsprobe, die analysiert wird) ist erforderlich, um festzustellen, ob es sich um Krebs handelt.

Mandel(n)

s. *Tonsille(n)*

Mandelabszeß

(*F.* Peritonsillarabszeß) Abszeß an oder hinter einer Rachenmandel (Tonsille); tritt meist als Komplikation einer Mandelentzündung (s. *Tonsillitis*) auf. Eine Bakterieninfektion verursacht Halsschmerzen, Fieber, Kopfschmerzen, Schwierigkeiten beim Sprechen, tröpfchenweisen Eiteraustritt und geschwollene, druckempfindliche Halslymphknoten, häufig begleitet von Kaumuskelkrampf (Kieferklemme). Das Zäpfchen, das vom weichen Gaumen herabhängt, ist zur gesunden Halsseite hin verlagert.

Bei frühzeitiger Behandlung mit *Antibiotika* heilt der M. in manchen Fällen ab; wenn nicht, ist meist eine chirurgische Eröffnung erforderlich, damit der Eiter abfließen kann. In der Regel werden die Tonsillen nach Ausheilen des M.es entfernt.

Mandelentzündung

s. *Tonsillitis*

Mandibula

s. *Unterkiefer*

Mangelernährung

s. *Ernährungskrankheiten*

Manie

Psychische Störung; gekennzeichnet durch Perioden von Überaktivität, gehobener Stimmung oder Erregbarkeit. Die M. ist meistens Teil einer *manisch-depressiven Erkrankung*.

SYMPTOME

Das wichtigste Symptom der M. besteht in einer abnormen Erhöhung der Aktivität (z.B. ein ununterbrochenes Programm an sozialen Aktivitäten). Weitere Symptome können sein: übermäßiges Geldausgeben; ständiges Beginnen neuer Projekte; geringes Schlafbedürfnis; erhöhter Bedarf an Essen, Alkohol, Sex, Sport; unbegründete Wutausbrüche, Lachanfälle, plötzliche Geselligkeit; das Gefühl, alles besser zu wissen als andere. Dies kann zu Größenwahnvorstellungen führen (z.B. der Patient hält sich für Gott). Bei geringer ausgeprägten Symptomen spricht man von Hypomanie.

In der Regel kommt es vor dem 30. Lebensjahr zu den ersten Manieanfällen, die einige Tage oder mehrere Monate andauern können. Wenn die ersten Anfälle erst mit 40 Jahren einsetzen, dauern sie in der Regel länger an.

THERAPIE

Schwere Manie führt meistens zu sozialem Fehlverhalten oder auch zu Gewalttätigkeit; in der Regel ist ein Krankenhausaufenthalt nicht zu umgehen. Die Therapie stützt sich im allgemeinen auf *Neuroleptika*; Rückfällen wird durch *Lithium* oder *Carbamazepin* vorgebeugt.

Manipulation

Therapeutisches Verfahren, bei dem durch bestimmte Handgriffe ein Körperteil, ein Gelenk oder ein Muskel zur Behandlung mancher Störungen bewegt wird. Die M. ist eine wichtige Technik in der *Orthopädie*, der *Physiotherapie* und in der *Chiropraktik*.

Ärzte und Physiotherapeuten wenden die M. bei manchen Knochen- oder Gelenkleiden an, um Deformitäten oder Steifheit zu beheben; gelegentlich kann dazu eine Vollnarkose erforderlich sein. Auch um fehlgestellte Knochen nach einer *Fraktur* auszurichten, ein verrenktes Gelenk nach *Dislokation* wieder einzurenken oder eine *Kontraktur* (verkürzter Muskel oder Sehne) zu dehnen, kann die M. angewendet werden; ebenso zur Behandlung von *Schultersteife* und zur Vergrößerung des Bewegungskreises bei einem steifen Gelenk. Steifheit aufgrund von *Arthritis* (Gelenkentzündung) kann durch M. meist nicht behoben werden.

M

Manisch-depressive Erkrankung

Psychische Störung mit starken Stimmungsschwankungen als Hauptsymptom. Sie kann unipolar (sich in *Manie* oder *Depression* äußern) oder bipolar (zwischen den beiden Formen schwanken) ausgeprägt sein. Bei einer schweren Form der Erkrankung, oft als manisch-depressive Psychose bezeichnet, können die Stimmungsschwankungen mit Größenwahnvorstellungen oder extrem negativen Einbildungen einhergehen.

URSACHEN

Manche Erkrankungen des Gehirns, bestimmte Medikamente und eindeutig auch eine vererbte Anlage zählen zu den bekannten Ursachen der Erkrankung. Es wurde festgestellt, daß mindestens ein Gen – am Chromosom Nr. 11 – dafür verantwortlich ist. Außerdem wurde festgestellt, daß Stimmungsschwankungen mit Schwankungen des *Dopamin*-Spiegels in bestimmten Bezirken des Gehirns einhergehen.

VERBREITUNG
Depressionen kommen sehr häufig vor; etwa jeder zehnte Mann und jede fünfte Frau leiden irgendwann im Laufe des Lebens an einer Depression. Etwa ein Drittel dieser Erkrankungen kann als schwer eingestuft werden. Dagegen kommt die Manie (unipolar oder bipolar) selten vor; Männer und Frauen sind gleichermaßen betroffen – etwa acht Personen unter tausend.

THERAPIE
Bei der schweren Form der m.-d.n E. ist oft ein Krankenhausaufenthalt erforderlich. Zur Behandlung von Depressionen werden *Antidepressiva* angewandt. Zur Bekämpfung der manischen Symptome werden *Neuroleptika* (beispielsweise *Haloperidol*) verabreicht. Auch eine Langzeittherapie mit *Lithium* kann Rückfällen vorbeugen.

Zur Behandlung neurotischer Störungen oder nach Perioden schwerer Erkrankung empfehlen sich *Gruppen-, Familien-* und Einzel*therapie* oder auch eine *kognitive Verhaltenstherapie.*

PROGNOSE
Zwar wirken sich akute Phasen auf den Patienten sehr negativ aus, die Aussichten bei m.-d.r E. sind jedoch im allgemeinen gut: Über 80 Prozent der Betroffenen werden wieder gesund.

Wiederholt auftretende schwere Erkrankungen oder eine anhaltende Depression können allerdings das Leben des Betroffenen stark beeinträchtigen. Viele der Erkrankten begehen Selbstmord (s. *Suizid*), unternehmen Selbstmordversuche oder leiden unter sozialer Isolierung, Verarmung und *Alkoholabhängigkeit.* Eine breit angelegte Lithiumtherapie ermöglicht es dennoch, die Betroffenen in ein nahezu normales Leben zurückzuführen.

Mannitol

(z.B. *Osmofundin®*)

Diuretikum. M. wird *bei Glaukom* (erhöhter Druck im Augapfel) als Kurzzeittherapeutikum vor chirurgischen Eingriffen verabreicht. Auch zur Einschränkung von *Ödem*bildungen (Flüssigkeitsansammlungen) vor und nach Gehirnoperationen (z.B. der Entfernung eines Tumors oder eines Blutgerinnsels) und zur Vorbeugung von *Nierenversagen* nach einem Schock ist M. geeignet. Bei Medikamentenvergiftungen bewirkt die Gabe von M. eine gesteigerte Produktion von Urin, wodurch die Ausscheidung des Medikaments aus dem Körper beschleunigt wird.

Mögliche Nebenwirkungen von M. sind Kopfschmerzen, Übelkeit, Erbrechen, Schwindelgefühl und Verwirrtheit.

Manometrie

Druckmessung (von Flüssigkeit oder Gas) mit einem speziellen Instrument – dem Manometer.

Das einfachste Manometer besteht aus einem U-förmigen Glasröhrchen, das Quecksilber, Öl oder Wasser enthält. Das eine Ende des Röhrchens ist mit der Quelle des Drucks verbunden, der gemessen wird; das andere Ende kann offen oder geschlossen sein. Durch Veränderungen des Drucks steigt der Spiegel der Flüssigkeit im Röhrchen auf der einen Seite hoch, während er auf der anderen Seite abfällt. Bei empfindlicheren Manometern wird zur Druckmessung eine Spiralfeder oder eine Membran eingesetzt, oder die Druckveränderungen werden in elektrische Impulse umgewandelt.

Die M. wird zur *Blutdruck*messung mit Hilfe eines *Sphygmomanometers* angewendet. Sie wird auch bei der Messung des Drucks der *Gehirn-Rückenmark-Flüssigkeit* (Liquor cerebrospinalis) im Rückenmarkskanal, des Drucks in der unteren Speiseröhre bei bestimmten Beschwerden, u.a. bei *Hiatushernie* (Zwerchfellhernie), sowie des Drucks im Rektum und im After bei Konstipation (s. *Verstopfung*) und Stuhlinkontinenz (*F.* Incontinentia alvi) angewendet.

Maprotilin

(z.B. *Ludiomil®* +)

Antidepressivum. Wegen seiner sedativen Wirkung kann M. bei *Depressionen* mit Angstzuständen oder Schlaflosigkeit eingesetzt werden. Die Wirkung von M. tritt meistens nach vier bis sechs Wochen ein. Mögliche Nebenwirkungen bestehen in Schwindelgefühl, Benommenheit, Herzklopfen und Hautausschlag.

Marasmus

Schwere Form von Mangelernährung; häufig bei Hungersnot und anderen Hungerzuständen. In Entwicklungsländern ist M. bei Kindern unter drei Jahren sehr verbreitet. Die Ursache dafür liegt meist darin, daß sie zu früh abgestillt und auf eine nicht angemessene oder nicht ausreichende Kost umgestellt wurden, oder sie wurden, im Gegenteil, zu lange ohne zusätzliche Ernährung gestillt.

Von M. betroffene Kinder sind verkrüppelt, ausgemergelt und in der Regel hungrig; wegen Muskel- und Fettverlust ist die Haut über den Gelenken und am Gesäß faltig. Weitere Anzeichen sind dünnes, brüchiges Haar, Durchfall und Entwässerung.

DIAGNOSE UND THERAPIE
Die Diagnose stellt der Arzt bei der Untersuchung des Kindes und der Überprüfung seiner bisherigen Ernährung. M. wird durch Wärme und Zufuhr von kalorien- und proteinreicher Nahrung behandelt. Anhaltender M. kann eine dauerhafte Verzögerung der geistigen Entwicklung und eine Behinderung des Wachstums verursachen (s.a. *Kwashiorkor.*)

Marburger Bund

s. *Ärzteorganisationen*

Marfan-Syndrom

Seltene angeborene Krankheit, die das Bindegewebe betrifft und zu Anomalien des Skeletts, des Herzens und der Augen führt. Das M.-S. kommt bei etwa zwei von 100 000 Personen vor. Die genaue Ursache der Erkrankung ist nicht bekannt.

SYMPTOME UND ANZEICHEN
Die für das M.-S. typischen Anzeichen tauchen in der Regel nach dem 10. Lebensjahr auf. Die Betroffenen werden sehr groß und dünn, die Finger sind lang und spinnenhaft dünn (Arachnodaktylie), Brust und Wirbelsäule weisen oft Deformitäten auf, und die Bänder, Sehnen und Gelenkkapseln sind schwach, was zu einer Art "Gummigelenken" und häufigen Dislokationen führt. In 90 Prozent der Fälle weist das Herz oder die Aorta Anomalitäten auf; bei über 60 Prozent der Patienten sitzt die Linse im Auge nicht an der korrekten Stelle.

DIAGNOSE
Für das M.-S. gibt es keine spezifischen Diagnosetests. Durch *Echokardiographie* können Anomalitäten des Herzens festgestellt werden; auch eine Augenuntersuchung kann Aufschluß geben.

THERAPIE UND AUSSICHTEN
Zur Korrektur der deformierten Wirbelsäule können orthopädische *Korsette* oder eine Operation notwendig sein.

Betablocker (z.B. Propranolol) können bei Herzbeschwerden eingesetzt werden; manchmal ist auch eine Herzoperation erforderlich.

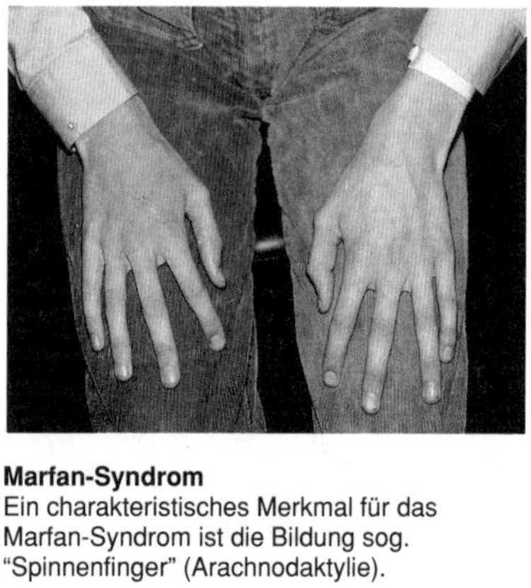

Marfan-Syndrom
Ein charakteristisches Merkmal für das Marfan-Syndrom ist die Bildung sog. "Spinnenfinger" (Arachnodaktylie).

M

Menschen, die an M.-S. leiden, sollten sich, wenn sie eine Familie planen, an eine Stelle für *genetische Beratung* wenden. Es besteht nämlich eine 50prozentige Wahrscheinlichkeit, daß ihre Nachkommen die Krankheit erben. Bei Frauen mit M.-S. besteht ein erhöhtes Risiko von Herzkomplikationen während einer Schwangerschaft.

Viele M.-S.-Patienten werden kaum älter als 50 Jahre – sie sterben in der Regel an *Herzversagen* oder durch das Platzen eines Aorten*aneurysmas*.

Marihuana

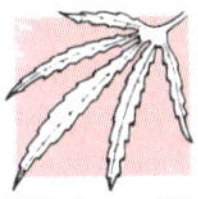

Getrocknete Blüten und Blätter der weiblichen Pflanzen des indischen Hanfs, *Cannabis sativa*. M. enthält den Wirkstoff THC (Tetrahydrocannabinol), der auch im Harz dieser Pflanze (Haschisch) enthalten ist. Die geschnittenen Blätter werden als Zigaretten (Joints) geraucht, als Tee getrunken oder als Beimengung zu Nahrungsmitteln gegessen.

WIRKUNGEN

Wenn M. geraucht wird, tritt die Wirkung innerhalb von Minuten ein und hält eine Stunde oder länger an. Wird es gegessen, macht sich die Wirkung erst nach zwei bis drei Stunden bemerkbar und hält mehrere Stunden an.

Zu den körperlichen Auswirkungen gehören trockener Mund, leichte Rötung der Augen, Schwerfälligkeit und gesteigerter Appetit. Subjektiv herrscht meist ein Gefühl des Wohlbefindens und der Ruhe vor, doch gelegentlich können auch Depressionen bis hin zu massiven Angstzuständen auftreten. Wer M. konsumiert, nimmt die Realität verfremdet wahr, ist entspannt, lacht gerne und hat subjektiv das Gefühl, daß die Zeit langsamer verstreicht. Man sieht und hört intensiver, die Phantasie wird gesteigert, und zufällige Zusammenhänge zwischen den Dingen erscheinen bedeutsamer.

Größere Mengen M. können zu panikartigen Zuständen, Todesangst und Illusionen führen. Selten tritt eine echte Psychose (Verlust des Bezuges zur Wirklichkeit) auf, die paranoide Wahnvorstellungen, Verwirrung und andere Symptome hervorruft. Diese Symptome verschwinden in der Regel nach einigen Tagen, wenn sie von der Droge ausgelöst wurden und diese sich vielleicht nur auf eine Grunderkrankung ausgewirkt hat. Eine länger anhaltende Apathie oder Interesselosigkeit (die auch als Antriebslosigkeits-Syndrom bezeichnet wird) wird regelmäßigem M.-Konsum über einen längeren Zeitraum zugeschrieben.

Regelmäßiger M.-Konsum kann zu psychischer, möglicherweise auch zu körperlicher Abhängigkeit führen. Ob das Rauschgift Hirnschäden oder andere Gesundheitsschäden bewirkt, ist heftig umstritten. Der Besitz und die Verwahrung von M. sind in Deutschland gesetzlich verboten.

Mark

(*F.* Medulla) Innerster Teil eines Organs oder einer Körperstruktur: Das Nebennierenmark ist der Zentralbereich einer Nebenniere; das Innere der Knochen ist von M. ausgefüllt (s. *Knochenmark*). Aber auch der im Wirbelkanal befindliche Teil des Zentralnervensystems trägt die Bezeichnung "Mark" (*Rückenmark*; Medulla spinalis).

Marmorknochenkrankheit

s. *Osteopetrose*

Marschfraktur

Bruch eines der *Mittelfußknochen* (lange Knochen im Skelett des Fußes) durch wiederholte Erschütterungen. Meistens ist der zweite oder dritte Mittelfußknochen betroffen. Ursache sind Laufen oder Gehen über große Strecken auf hartem Boden. Die Bezeichnung dieser Brüche rührt daher, daß die M. häufig bei Soldaten nach langen Märschen vorkommt.

Die Bruchstelle schwillt an, wird empfindlich und schmerzt. Auf *Röntgen*bildern ist die Fraktur manchmal erst zu erkennen, wenn der Heilungsprozeß bereits eingesetzt hat; dann ist der Kallus (neuer Knochen) als weißer Schatten wahrzunehmen. Zur Behandlung der M. wird der Fuß ruhiggestellt; eventuell in einem *Gipsverband* (s.a. *Streßfraktur*).

Marsupialisation

Chirurgische Technik, mit der bei bestimmten Abszessen oder Zysten (z.B. einer *Bartholin-Drüse* am Eingang der Vagina) eine Drainage eingesetzt wird, um weiteren Abszeßbildungen vorzubeugen. Bei der M. einer Bartholin-Drüse wird ein Teil der Abszeßwand und etwas Vaginagewebe herausgeschnitten und die geöffnete Abszeßwand mit einigen Stichen mit der Wand der Vagina taschenförmig verbunden.

Die M. wird auch bei bestimmten Zysten der Bauchspeicheldrüse und der Leber angewendet.

Martin-Bell-Syndrom

Angeborener Defekt des *X-Chromosom*s; nach dem *Down-Syndrom* die häufigste Ursache geistiger Behinderung.

Die Störung tritt in Familien entsprechend dem X-gebundenen, rezessiven Erbschema (s. *genetische Krankheiten*) auf. Betroffen sind vor allem Männer. Eine Frau kann Trägerin des genetischen Defekts sein, sie gibt ihn an einen Teil ihrer Söhne weiter, die von der Krankheit betroffen werden, und an einige Töchter, die zwar nicht erkranken, aber ebenfalls Trägerinnen dieses Defekts werden.

Von 1500 Männern ist etwa einer betroffen; eine von 1000 Frauen ist Trägerin des genetischen Defekts. Die betroffenen Männer sind geistig behindert, meistens groß, physisch kräftig, Nase und Kinn sind stark vorstehend, die Ohren sind lang, die Hoden groß; die Betroffenen neigen zu epileptischen Anfällen. Etwa ein Drittel der weiblichen Trägerinnen weisen Intelligenzdefekte auf.

Das M.-B.-S. ist nicht heilbar. Frauen, in deren Verwandtschaft die Erkrankung vorgekommen ist, sollten sich vor einer Schwangerschaft genetisch beraten lassen, um die Wahrscheinlichkeit zu berechnen, mit der sie ein betroffenes Kind zur Welt bringen.

Masern

(*F.* Morbilli) Potentiell gefährliche Viruskrankheit mit charakteristischem Hautausschlag und Fieber. Vor allem Kinder sind von M. betroffen, doch kann die Krankheit in jedem Alter vorkommen. Eine einmalige Erkrankung führt in der Regel zu lebenslang wirkender Immunität.

URSACHEN UND VERBREITUNG

Das M.-Virus ist äußerst infektiös und verbreitet sich vornehmlich durch die sog. Tröpfcheninfektion (in der Luft schwebende Tröpfchen, die dorthin z.B. durch Niesen gelangen). Die Inkubationszeit beträgt acht bis 14 Tage; danach treten die Symptome auf. Ein Infizierter kann das Virus schon kurz nach der Ansteckung und bis zu einer Woche vor dem Ausbruch der ersten Symptome auf andere Menschen übertragen. Säuglinge unter acht Monaten stecken sich selten an, da sie über eine gewisse Immunität verfügen, die sie noch vom mütterlichen Organismus erhalten haben.

Die M. waren früher eine weltweit verbreitete Krankheit; sie trat in Epidemien auf. Heute sind M. in entwickelten Ländern durch *Immunisierung* selten geworden. In den USA wird ein Immunitätsnachweis gefordert, bevor Kinder zur Schule zugelassen werden; inzwischen kommen dort jährlich nur einige tausend Fälle vor. Seit einigen Jahren gibt es auch in Deutschland einen kombinierten Impfstoff gegen Masern, Mumps und Röteln (s. *Dreifachimpfung*).

Vorbeugung gegen M. ist wichtig, da die Krankheit – zwar selten – zu schweren Komplikationen führen kann und bei Kindern sehr schwer, manchmal sogar tödlich verlaufen kann; besonders dann, wenn das Immunsystem des Kindes ge-

M

schwächt ist (z.B. bei *Leukämie* oder Infektionen durch das *AIDS*-Virus).

In den Entwicklungsländern sind die M. immer noch verbreitet und führen jedes Jahr bei mehr als einer Million Menschen zum Tode; besonders betroffen sind unterernährte Kinder, deren Abwehrsystem geschwächt ist.

SYMPTOME UND ANZEICHEN

Die Erkrankung beginnt mit Fieber, triefender Nase, Husten und allgemeinem Unwohlsein. Nach drei oder vier Tagen erscheint der Hautausschlag. Er beginnt in der Regel an Kopf und Nacken und breitet sich auf den ganzen Körper aus; mehrere Tupfen ergeben manchmal einen großen roten Flecken. Die Lymphdrüsen können vergrößert sein. Nach drei Tagen gehen der Hautausschlag und die anderen Symptome zurück.

Die häufigsten Komplikationen bestehen in Infektionen der Ohren oder der Atemwege; meistens treten sie zwei oder drei Tage nach dem Hautausschlag und mit erneutem Fieber auf. Auch Durchfall, Erbrechen und Bauchschmerzen können eintreten.

Fieberkrämpfe sind bei M. häufig und in der Regel nicht schwerwiegend.

Eine schwere Komplikation ist die *Encephalitis* (Gehirnentzündung); sie kommt bei einem von 1 000 Fällen vor und verursacht Kopfschmerzen, Benommenheit und Erbrechen. Die Gehirnentzündung beginnt sieben bis zehn Tage nach Auftreten des Hautausschlags. Plötzliche Anfälle und Komazustände können eintreten, die zu geistiger Behinderung und manchmal zum Tode führen können.

Ganz selten (etwa bei einem von einer Million Fällen) entwickelt sich Jahre nach der akuten Erkrankung eine progressive Erkrankung des Gehirns, die auch als subakute Sklerose-Panencephalitis bezeichnet wird.

M. während der Schwangerschaft führen in etwa 20 Prozent der Fälle zum Tod des Feten.

THERAPIE

Reichliche Flüssigkeitszufuhr und die Verabreichung von *Paracetamol* senken das Fieber. Antibiotika sind für die Behandlung der M. selbst nicht erforderlich, können aber bei Komplikationen gegen bakterielle Infektionen eingesetzt werden.

IMMUNISIERUNG

Eine Immunisierung gegen die Masern wird in der Regel im Alter von etwa 15 Monaten empfohlen und führt bei 97 Prozent zur Immunität. Die Nebenwirkungen des Masern-Impfstoffes sind meistens harmlos. Nach der Impfung können leichtes Fieber, Erkältungssymptome und etwa eine Woche nach der Impfung ein leichter Hautausschlag auftreten. Bei Kindern, die jünger als ein Jahr sind oder die besonderen Risikogruppen angehören, (s. *Immunisierung*), ist die Impfung nicht zu empfehlen.

Maskulinisierung

s. *Virilisierung*

Maskulinismus

s. *Virilismus*

Masochismus

(*F.* Passivismus) Wunsch nach körperlicher, geistiger oder seelischer Demütigung. Der Name stammt von dem österreichischen Schriftsteller Leopold Sacher-Masoch (1835 – 1895).

Der Begriff M. bezieht sich meistens darauf, daß sexuelle Befriedigung ausschließlich oder bevorzugt durch eigenes Leiden erreicht werden kann. Typisch ist, daß sich der Betroffene freiwillig fesseln, auspeitschen und verbal erniedrigen läßt. Der Masochismus kann lebensbedrohlich werden, wenn sich das Ausmaß der masochistischen Handlungen steigert. Masochisten suchen nur selten von sich aus professionelle Hilfe – meist nur auf Betreiben des Partners (s.a. *Sadismus; Sadomasochismus*).

Massage

Physiotherapie; Reiben oder Kneten bestimmter Körperteile zur Linderung schmerzhafter Muskelverspannungen, zur Behandlung von Muskelverletzungen, zur Einschränkung von Ödembildung (Flüssigkeitsansammlung im Gewebe) und – bei der Behandlung von Narben – zur Linderung von Spannungen der Haut und des darunterliegenden Gewebes. Die M. beschleunigt die Blutzirkulation und lindert tief sitzende Schmerzen durch Stimulierung der Nervenenden in der Haut, entspannt die Muskeln und verbessert die Elastizität der Haut (s.a. *Reflexzonenmassage*).

Mastdarm

(*F.* Rektum) 12 - 15 cm langer Endabschnitt des Dickdarms; schließt an das

SELBSTMASSAGE

Massage ist zwar am wirksamsten, wenn sie von einer anderen Person ausgeführt wird, doch kann auch Selbstmassage hilfreich sein. Manchmal kann man damit Schmerzen, die durch Muskelverspannungen entstehen, mildern.

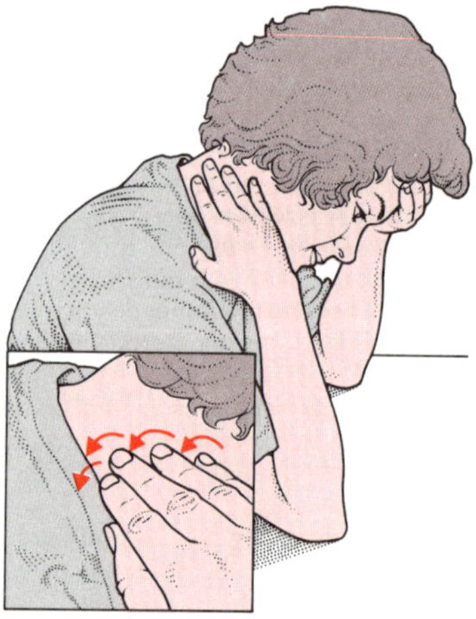

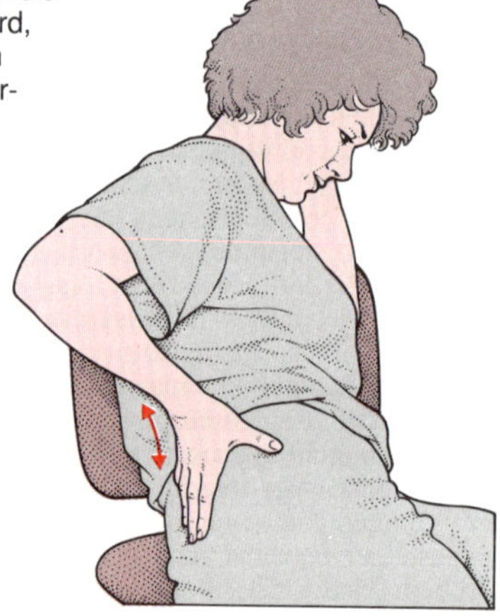

Knetmassage in der Kreuzbeingegend
Für die Selbstmassage werden die Hände mit nach vorn zeigendem Daumen und nach hinten weisenden, eng beisammenliegenden Fingerspitzen aufgelegt. Für diesen Bereich ist kräftiger Fingerdruck erforderlich.

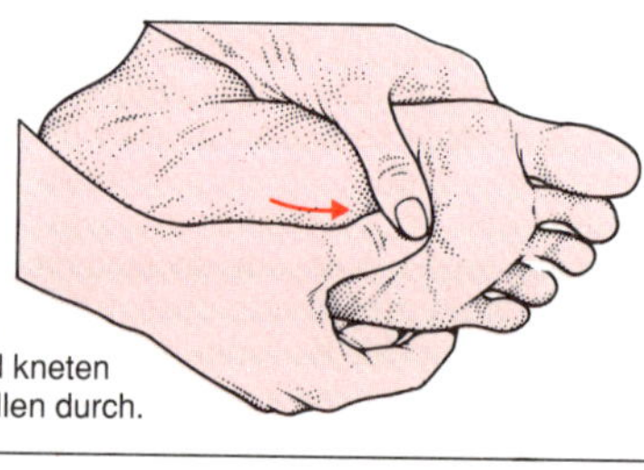

Knetmassage an Hals und Fuß
Für die Halsmassage werden zunächst die Ellenbogen auf eine feste Unterlage (z.B. Tisch) abgestützt, der Kopf wird mit einer Hand gehalten; die Fingerspitzen der anderen Hand kneten den Hals im Nacken und an der Seite. Sind Sie mit einer Seite fertig, wechseln Sie die Hände und massieren die andere Seite. Für die Fußmassage legen Sie die Daumenspitzen aufeinander und kneten damit die Fußsohle von der Ferse zum Fußballen durch.

STRUKTUR DES MASTDARMS
Der auf das Sigmoid folgende Endabschnitt des Dickdarms, das Rektum, ist 12 cm lang und prinzipiell, wie die übrigen Darmwände, aus vier Schichten aufgebaut. Kräftig entwickelt ist die Muskelschicht; die Schleimhautauskleidung sorgt für Gleitfähigkeit.

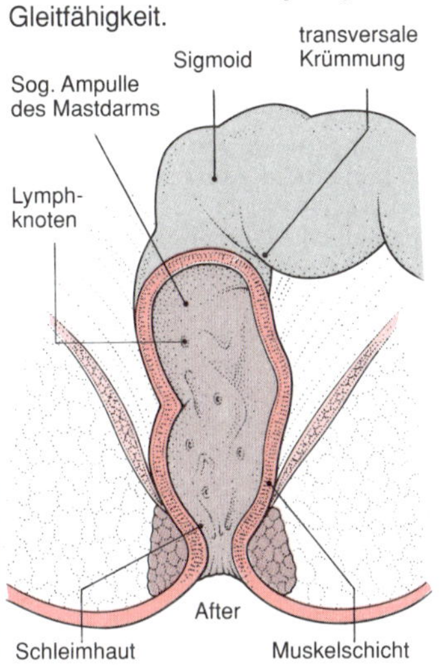

Sigmoid an, verläßt etwa in Höhe des 3. Kreuzwirbels die Bauchhöhle ins kleine Becken und mündet in den Analkanal. Der M. weist in seinem Verlauf drei Krümmungen und in seinem Inneren drei Querfalten auf, ist durchweg frei von Längsmuskelzügen (Tänien) und Ausbuchtungen (Haustren) und befindet sich in Nachbarschaft von Harnblase, Prostata und Samenbläschen bzw. Gebärmutter und Scheide. Bei der rektalen Untersuchung kommt der Arzt mit seinem Untersuchungsfinger bis zur mittleren Querfalte (sog. Kohlrausch-Falte). Unterhalb dieser Falte liegt beim Mann die Prostata, bei der Frau das Scheidengewölbe.

STRUKTUR

Wie der gesamte Darm besteht der erste Teil des M.s aus vier Schichten: der äußersten Schicht – der sog. serösen Haut; der Muskelschicht; der sog. submukösen Schicht (die unter der Schleimhaut liegt) und der innersten Schicht – der Schleimhaut, die für die Gleitfähigkeit im M. sorgt. Die letzten acht bis zehn Zentimeter des M.s haben keinen serösen Überzug mehr.

FUNKTION

Im M. sammelt sich der Stuhl aus dem Verdauungstrakt (sog. Kontinenzorgan). Durch Druck auf die M.-Wand werden Nervenimpulse an das Gehirn gesandt. Stuhldrang entsteht ab einer Füllung mit ca. 120 ml; die Stuhlentleerung (Defäkation) kann willentlich verzögert werden.

ERKRANKUNGEN

Sehr selten kommt ein Säugling ohne M. oder Anus zur Welt (s. *Anus imperforatus*).

Der M. kann von verschiedenen Erkrankungen oder Störungen betroffen werden; so z.B. Entzündung *(Proktitis)*, *Polypen* (traubenartige Wucherungen), familiäre *Polyposis* (mehrere Polypen, die sehr oft karzinomatös entarten) und Krebs (s. *Rektumkarzinom*).

Ein M.-Verschluß kann durch eine Verengung hervorgerufen werden, die durch *Strahlentherapie*, *Granuloma inguinale* (wird durch Geschlechtsverkehr übertragen) oder als Folge einer Beckeninfektion entstanden ist. In seltenen Fällen entwickelt sich im M. ein Geschwür, das Blutungen und Ausfluß zur Folge hat; diese Symptome können aber auch von einer Verletzung des M.s durch analen Geschlechtsverkehr oder durch in den Mastdarm eingeführte Fremdkörper herrühren.

Von einem M.vorfall (Rektumprolaps) spricht man, wenn Teile der M.schleimhaut aus dem After hervorragen. Bei einer *Rektozele* wölben sich M. und Scheidenrückwand in das Scheidengewölbe hervor.

Die Diagnose von Erkrankungen des M.s erfolgt in der Regel durch Abtasten (s. *rektale Untersuchung*) und durch eine Untersuchung mit Hilfe eines Sichtinstruments (s. *Proktoskopie; Sigmoidoskopie*).

Mastdarmkrebs

s. *Rektumkarzinom*

Mastdarmvorfall

s. *Rektumprolaps(us)*

Mastektomie

s. *Mammaamputation*

Mastikation

Kauprozeß bei der Nahrungsaufnahme. Die M. erfolgt in zwei Phasen: Zuerst wird die Nahrung durch die Eck- und Schneidezähne (Frontzähne) abgeteilt, dann von der Zunge zwischen die oberen und unteren Prämolaren (Backenzähne) und Molaren (Mahlzähne) geschoben, und durch seitliche und kreisförmige Bewegungen des Unterkiefers zermahlen. Während der M. wird die Nahrung mit Speichel vermischt, wodurch das Schlukken der zerkauten Portion erleichtert wird.

Nahrung, die zwischen Zahnfleisch und die Wangen gerät, wird durch Kontraktionen des Trompetermuskels (Musculus buccinator) wieder zurückbefördert. Die M.s-Muskeln, die auf das Kiefergelenk wirken, werden durch Signale der sensorischen Nerven im Mund gesteuert; dadurch wird eine Überlastung vermieden.

Die normale M. kann lediglich durch starke Abweichungen in der Position der oberen und unteren Zähne (s. *Malokklusion; Okklusionsstörung*) behindert werden.

Mastitis

Entzündung des Brustgewebes; am häufigsten durch eine bakterielle Infektion, manchmal auch durch hormonelle Veränderungen hervorgerufen.

URSACHEN

In der Regel entsteht eine M. beim *Stillen*, wenn Bakterien durch die Brustwarze in die Brust eindringen. Diese Form der M. ist während des ersten Stillmonats sehr häufig, besonders wenn die Brustwarzen rissig sind.

Eine M. kann auch durch Veränderungen des Blutspiegels der Geschlechtshormone hervorgerufen werden. Diese Form von M. kann manchmal bei Neugeborenen (durch Hormone aus dem Kreislauf der Mutter) und während der *Pubertät* auftreten. *Fibroadenose* (chronische M. mit empfindlichen und schweren Brüsten) wird ebenfalls hormonellen Schwankungen zugeschrieben.

SYMPTOME

Bei allen Formen der M. treten Schmerzen, Empfindlichkeit und Schwellungen einer oder beider Brüste auf. Eine bakterielle M. während der Stillzeit kann zu Rötungen und *Milchstauung* führen und einen *Mammaabszeß* verursachen.

THERAPIE

Eine durch Infektion verursachte M. wird mit *Antibiotika* und *Analgetika* (Schmerzmittel) behandelt. Um den Milchstau zu mildern, wird die *Milch* abgepumpt. Das Stillen sollte nicht unterbrochen werden; es sei denn, die Brustwarze eitert.

Bei Säuglingen und während der Pubertät dauern die Begleitsymptome einer M. meistens nur einige Wochen an und klingen ohne weitere Behandlung ab.

Mastoid

s. *Warzenfortsatz*

Mastoiditis

Entzündung des *Warzenfortsatzes* (Processus mastoideus), eines hinter dem Ohr tastbaren Vorsprungs des Schläfenbeins.

URSACHEN UND VERBREITUNG

Die Erkrankung wird durch eine Mittelohrentzündung (s. *Otitis media*) verursacht, die sich auf den Hohlraum im Warzenfortsatz (Antrum mastoideum) ausweitet und von dort aus auf die lufthaltigen, mit Schleimhaut ausgekleideten Warzenfortsatzzellen übergreift.

Die M. ist selten geworden, seit bei Mittelohrentzündungen *Antibiotika* eingesetzt werden.

SYMPTOME UND ANZEICHEN

M. verursacht starke Schmerzen, Schwellungen und Druckempfindlichkeit hinter dem Ohr sowie Schmerzen im Ohr. Sie geht in der Regel mit Fieber, cremeartigem Ausfluß aus dem Ohr, fortschreitendem Gehörverlust und bestimmten Veränderungen am Außenohr einher.

KOMPLIKATIONEN

Es besteht die Gefahr, daß sich die Infektion ausweitet und zu *Meningitis, Hirnabszeß* oder Blutgerinnseln in Gehirnvenen führt. Auch der VII. Hirnnerv (*Nervus facialis*) kann mit einbezogen werden, was zu einer Gesichtslähmung (*Fazialislähmung*) führen kann.

DIAGNOSE UND THERAPIE

Wegen der möglichen Komplikationen ist eine frühzeitige Diagnose von großer Bedeutung.

Bei der Therapie werden Antibiotika eingesetzt, wodurch die Infektion in der Regel abheilt. Bei einer fortdauernden Enzündung kann eine Operation (die sog. Mastoidektomie) notwendig sein. Dabei wird hinter dem Ohr ein Einschnitt durchgeführt, der Warzenfortsatz wird geöffnet, die infizierten Zellen werden entfernt. Danach wird die Wunde zugenäht und ein Drainageröhrchen angelegt, das ein oder zwei Tage später entfernt wird.

Mastopathia neonatorum

s. *Hexenmilch*

Mastozytose

Seltene Erkrankung, auch Urticaria pigmentosa genannt, für die viele juckende, unregelmäßige, gelbe oder orange-bräunliche Schwellungen der Haut typisch sind. Die M. tritt meistens auf dem Rumpf auf und verschlimmert sich durch Baden oder Kratzen.

In manchen Fällen sind auch andere Organe betroffen, z.B. Leber, Milz und Darm. Symptome wie Durchfall, Erbrechen und Ohnmacht können dann auftreten. In seltenen Fällen kann M. einen *anaphylaktischen Schock* hervorrufen, der tödlich verlaufen kann.

Die M. tritt in der Regel im ersten Lebensjahr auf und verschwindet in der Adoleszenz. Eine Therapie ist schwierig; *Antihistaminika* können manchmal die Symptome lindern.

Masturbation

Sexuelle Selbststimulierung, in der Regel bis zum Orgasmus; wird heute als normal akzeptiert. Über 90 Prozent der Männer und über 65 Prozent der Frauen praktizieren die M. über eine gewisse Zeit hinweg. Die übliche Methode besteht im Massieren des Penis oder der Klitoris.

Es gibt keinerlei Hinweise darauf, daß die M. physische oder psychische Schäden verursacht. Im 19. Jahrhundert glaubte man, daß sie zu Geisteskrankheit, Erblindung und anderen Erkrankungen führen könnte. Dies stützte sich wohl auf die Beobachtung, daß geistig Behinderte oder an *Schizophrenie, Demenz* oder anderen Geisteskrankheiten Leidende manchmal öffentlich masturbieren. Diese Verhaltensweise ist jedoch ein Anzeichen und keine Ursache einer Geisteskrankheit.

Mastzelle

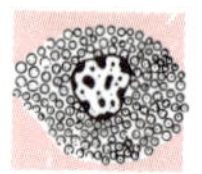

Zellart, die in den meisten Körpergeweben vorkommt; sie spielt bei *Allergie*n eine wichtige Rolle. Bei einer allergischen Reaktion stimuliert ein Allergen die Ausschüttung von *Antikörpern*, die sich an die M.n binden. Daraufhin setzen die M.n im Gewebe unter anderem *Histamin* frei (eine der chemischen Substanzen, die für allergische Symptome verantwortlich sind).

Maxilla

s. *Oberkiefer*

McArdle-(Scharid-Pearson-) Syndrom

Seltene *genetische Krankheit*, für die Muskelsteife und schmerzhafte Krämpfe, die während und nach körperlicher Anstrengung zunehmen, typisch sind. Die Krankheit wird durch den Mangel eines *Enzyms* verursacht, das in den Muskelzellen den Abbau von *Glykogen* (ein komplexer Kohlenwasserstoff) zu Glukose (ein Zucker) stimuliert. Der Enzymmangel bewirkt die Anreicherung von Glykogen in den Muskeln und behindert die Ausschüttung von Glukose (einer wichtigen Energiequelle) bei Anstrengung.

Die ersten Symptome treten in der Regel im Alter von 20 bis 30 Jahren auf. Durch die Schädigung der Muskelzellen kommt es zu Myoglobinurie (Muskelzellenpigmente im Urin); allerdings kommt es nur selten zu *Nierenversagen*. Die Betroffenen sind in der Regel gesund, abgesehen von der Notwendigkeit, körperliche Anstrengungen zu vermeiden.

Für das M.-S. gibt es keine Therapie; die Symptome können durch Einnahme von Glukose und Fruktose vor körperlicher Anstrengung gemildert werden.

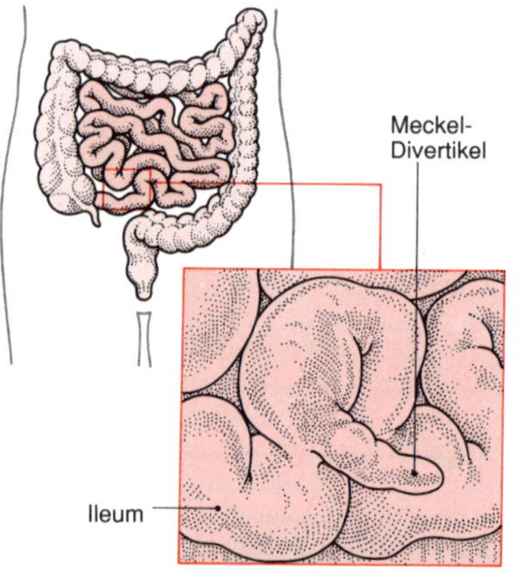

Anatomie des Meckel-Divertikels:
Bei dieser angeborenen Fehlentwicklung findet sich eine Wurmfortsatz-ähnliche Aussackung im Ileum (dem letzten Teil des Dünndarms).

Meatus

Gang oder Kanal; meist in Verbindung mit dem Gehör als äußerer oder innerer Gehörgang (Meatus acusticus externus bzw. internus) benutzt.

Mebendazol

(z.B. *Vermox*® +)

Anthelmintikum zur Behandlung von *Wurminfestation* im Darm. M. wird für die Behandlung von Wurmbefall in anderen Körperbereichen wie Lunge und Leber geprüft; z.B. bei der *Hydatidose*.

Mögliche Nebenwirkungen sind Unterleibsschmerzen und Diarrhoe.

Meckel-Divertikel

Überbleibsel des embryonalen Dottersackgangs (Ductus omphaloentericus); Aussackung unterschiedlicher Länge im *Ileum* (dem letzten Abschnitt des Dünndarms). Das M.-D. kommt bei etwa zwei Prozent der Bevölkerung vor.

Beschwerden macht ein M.-D., wenn sich seine Schleimhaut entzündet (*Divertikulitis*) oder sich ein *peptisches Geschwür* bildet (es enthält z.T. Zellen, die denen des Magens gleichen). Das häufigste Symptom sind schmerzfreie Blutungen, die plötzlich und sehr stark einsetzen können, so daß eine sofortige *Bluttransfusion* erforderlich werden kann. Bei einer Entzündung des M.-D.s ähneln die Symptome manchmal denjenigen einer akuten Blinddarmentzündung (*Appendizitis*); die richtige Diagnose stellt sich erst bei der Operation.

Ein M.-D. kann zur Einstülpung (*Invagination*) oder zur Verdrehung (*Volvulus*) des Dünndarms führen. Für die Diagnose wird gelegentlich auch die *Radionuklid-Szintigrapie* mit Technetium eingesetzt. Bei Komplikationen wird das Divertikel entfernt.

Medial

Anatomischer Begriff für: zur Mitte des Körpers hin gelegen. Manchmal bezieht sich dieser Begriff auch auf die mittlere Schicht einer Struktur.

Medianus

(*F.* Nervus medianus) Aus dem *Plexus brachialis* im unteren seitlichen Halsbereich hervorgehender motorisch-sensibler Nerv, der zunächst in Begleitung der Armarterie, dann unter der Bizepsaponeurose in der tiefen Vorderarmschicht über die Innenseite der Handwurzel (durch den sog. Karpaltunnel) zur inneren Handfläche zieht.

Der M. innerviert die Unterarmbeuger, die Muskeln des Daumenballens und die kurzen Fingerbeuger, sensibilisiert die Haut von Handwurzel, Hohlhand und der ersten drei Finger sowie der daumenseitigen Hälfte des Ringfingers.

STÖRUNGEN

Bei einer Schulterverletzung kann der M. an der Stelle, wo er am Plexus brachialis beginnt, geschädigt werden. Bei einer *Colles-Fraktur* kann er kurz vor dem Handgelenk verletzt werden. Die Zeichen des Karpaltunnelsyndroms sind im wesentlichen durch Druckschädigung des M. bedingt. Hierzu gehören Muskelschwäche und ein Gefühl der Taubheit in den Bereichen, die vom M. kontrolliert werden.

Medianuskompressions-syndrom

s. *Karpaltunnelsyndrom*

Mediastinoskopie

Untersuchung des *Mediastinums* – des Bindegewebsraums in der Mitte des Brustkorbs, in dem das Herz, die Speiseröhre und die Trachea liegen – mit einem *Endoskop* (optisches Instrument mit Lichtquelle).

Die M. wird meistens durchgeführt, wenn eine *Biopsie* der Lymphknoten (Entnahme einer kleinen Gewebsprobe zur mikroskopischen Untersuchung) notwendig ist. Unter Vollnarkose wird im seitlichen unteren Halsbereich bzw. neben dem Brustbein ein Hautschnitt gelegt, durch den ein Endoskop in das Mediastinum eingeführt wird. Die Gewebeprobe wird mit Hilfe von winzigen Klingen am Ende des Endoskops entnommen.

Mediastinum

Mittelfellraum; mittelständiges Bindegewebslager im Brustkorb zwischen den beiden, die Lungen beinhaltenden Brustfellhöhlen (Cavitates pleurales); seine vordere Grenze ist das Brustbein (Sternum), seine hintere die Wirbelsäule. Das M. reicht von der oberen Brustkorböffnung (Thoraxapertur) bis zum Zwerchfell (Diaphragma).

Das M. wird unterteilt in einen oberen und unteren, dieser wiederum in einen vorderen, mittleren und hinteren Abschnitt. Oberes und hinteres M. bilden hauptsächlich einen Verkehrsweg für Luft- und Speiseröhre sowie die Versorgungsleitungen zwischen Brust- und Bauchraum (z.B. Aorta, Brustmilchgang, Vena azygos und rechter bzw. linker Vagusnerv). Das mittlere M. wird nahezu vollständig vom *Herz* und seinem Beutel ausgefüllt (dazu die Vasa pericardiacophrenica und der Nervus phrenicus), das vordere M. ist ein flacher Bindegewebsraum mit dem Thymus bzw. seinem Fettkörper als Inhalt.

Medikament

Jede chemische Substanz, die die Funktion eines oder mehrerer Organe oder den Ablauf einer Erkrankung verändert. Rezeptpflichtige Medikamente, frei verkäufliche Mittel und Substanzen wie Alkohol, Tabak und Drogen, die aus keinem medizinischen Grund genommen, also mißbraucht werden, gehören zu den M.en. Viele Nahrungsmittel oder Getränke enthalten kleine Mengen an Substanzen, die als M.e gelten – z.B. Tee, Kaffee und Colagetränke enthalten Koffein, das stimulierend und diuretisch wirkt.

In der Regel hat jedes M. drei Bezeichnungen: eine detaillierte beschreibende chemische; eine kürzere allgemeine, offiziell anerkannte (s. *Generica*); und einen Markennamen der Herstellerfirma.

M.e in Form von Arzneimitteln unterstehen entweder einer Verschreibungspflicht durch den Arzt oder können frei in der Apotheke über den Ladentisch verkauft werden.

HERKUNFT

Früher bestanden alle Arzneimittel aus natürlichen Substanzen pflanzlicher, tierischer oder mineralischer Herkunft. Heute werden die meisten Arzneimittel synthetisch (künstlich) im Labor hergestellt; dadurch wird ein höherer Reinheitsgrad und eine genau definierte Wirkungsstärke erzielt, und sie sind für den medizinischen Einsatz sicherer. Manche M.e wie *Insulin* und *Wachstumshormone* werden heute hauptsächlich gentechnologisch produziert.

Neue M.e werden auf verschiedenen Wegen entwickelt: durch Testen einer Substanz, die auf verschiedene Art und Weise gegen eine Krankheit helfen kann; durch Verändern der Struktur eines bekannten M.s oder auch durch Entdecken einer neuen Anwendung für ein M.

EINTEILUNG

M.e können folgendermaßen eingeteilt werden: 1. entsprechend ihrer chemischen Zusammensetzung (z.B. ein *Kortikosteroid*); 2. nach Art der zu behandelnden Erkrankung (*Antihypertensiva* werden z.B. gegen zu hohen Blutdruck eingesetzt) oder 3. nach der spezifischen Wirkung, die das M. im Körper entfaltet (z.B. wirken *Diuretika* diuretisch, also harntreibend).

ÜBERPRÜFUNG

Jedes neue M. wird in der Regel in drei Teststufen auf Wirksamkeit und Sicherheit überprüft: Tierversuche im Labor; Laborversuche an freiwilligen Testpersonen und klinische Tests an Patienten.

Wenn die Testergebnisse zeigen, daß ein M. die strengen Richtlinien über Wirksamkeit und Sicherheit erfüllt, gibt die Gesundheitsbehörde (Bundesgesundheitsamt im Berlin, BGA) ihre Genehmigung; sie ist auch verantwortlich für die Festlegung von Standards zur Qualität, Reinheit und Herstellung sowie korrekten Etikettierung von Arzneimitteln.

Die Überprüfung geht auch nach der allgemeinen Zulassung eines Arzneimittels weiter. Eine Arzneimittel-Lizenz kann wieder eingezogen werden, wenn Fälle von Toxizität auftreten oder einige Patienten im Zusammenhang mit einem Arneimittel schwer erkranken. Die Ärzte informieren die Gesundheitsbehörden über alle Vorkommnisse unerwünschter Nebenwirkungen.

WARUM MEDIKAMENTE EINGESETZT WERDEN

M.e können für die Behandlung, Vorbeugung oder Diagnose einer Erkrankung eingesetzt werden. Sie werden verschrieben, um physische oder psychische Symptome zu mildern, um eine fehlende Substanz der Natur zu ersetzen (z.B. ein *Hormon*) oder um die übermäßige Produktion eines Hormons oder anderen Körperstoffes zu verringern. Manche M.e können Fremdkörper wie Bakterien oder Viren zerstören. *Impfstoffe* stimulieren das körpereigene *Immunsystem* (natürliche Abwehrkräfte) und die Bildung von *Antikörpern*.

Antibiotika, *Diuretika*, *Analgetika* (Schmerzmittel) und *Tranquilizer* gehören zu den am häufigsten verschriebenen M.en. Die wichtigsten frei verkäuflichen M.e sind Analgetika, *Hustenmittel, Vitaminpräparate* und tonische Zusammensetzungen (s. *Tonikum*).

WIE DIE MEDIKAMENTE WIRKEN

M.e wirken auf die Körperzellen oder den infizierenden Organismus durch Stimulieren oder Blockieren chemischer Reaktionen. Oft geschieht dies dadurch, daß das M. einen natürlichen Körperstoff imitiert.

METHODEN DER MEDIKAMENTENVERABREICHUNG

Wie sie genommen werden	Wirkung
Geschluckt (oral) 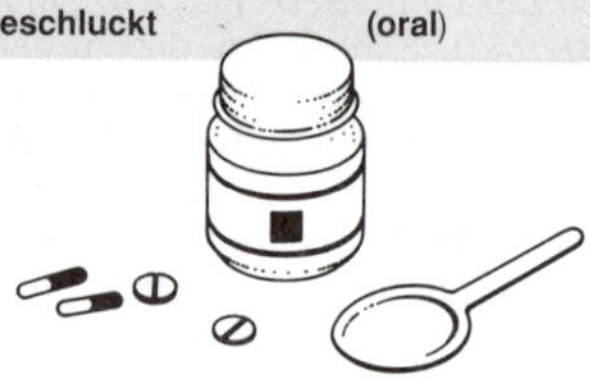	Das Medikament wird geschluckt und vom Darm wie ein Nährstoff aufgenommen. Die Geschwindigkeit der Wirkung hängt von der Resorptionsgeschwindigkeit im Magen-Darm-Trakt ab. Diese wird bestimmt durch die Zusammensetzung des Medikaments, seine Löslichkeit und den Einfluß der Magensäfte darauf.
Injiziert (parenteral) 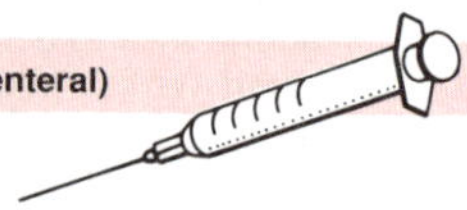	Eingespritzte Medikamente wirken sehr schnell. Eine Injektion umgeht den Abbau des Medikaments durch die Magensäfte.
In Cremeform, als After- oder Scheidenzäpfchen, als Pessar, Nasenspray oder durch Inhalieren. 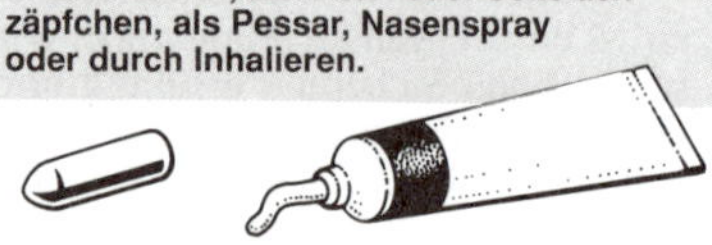	Diese Medikamente wirken sowohl lokal als auch allgemein auf das System, wenn sie vom Kreislauf aufgenommen werden.

Manche M.e wirken, indem sie sich an einen M.en-Rezeptor (bestimmter Ort auf der Oberfläche einer Zelle, der genau mit der chemischen Struktur des M.s zusammenpaßt) anheften. Dies löst eine Veränderung in der chemischen Aktivität der Zelle aus. Andere M.e wirken, indem sie von der Zelle absorbiert werden und dort den chemischen Prozeß direkt beeinflussen.

M.e können auch einen *Plazebo*effekt haben, der aufrund der Erwartungshaltung des Patienten an das M. eintritt.

METHODEN DER DARREICHUNG

M.e werden in verschiedenen Formen, auf verschiedenen Wegen verabreicht (s. Tabelle), abhängig von Faktoren wie Schwere der Erkrankung, betroffener Körperteil, Eigenschaften des M.s und wie schnell und über welchen Zeitraum die Wirkung des M.s erzielt werden soll.

AUSSCHEIDUNG

Oral eingenommene M.e, die vom Darm nicht absorbiert werden, werden über den Stuhl ausgeschieden. M.e, die in die Blutbahn eintreten, werden über die Nieren im Urin ausgeschieden. Manche Arzneimittel werden durch *Enzyme* in der Leber zu inaktiven Substanzen abgebaut, bevor sie ausgeschieden werden.

BEFOLGEN ÄRZTLICHER ANWEISUNGEN

Um eine erfolgreiche Behandlung mit einem M. zu erzielen, muß es, wie ärztlich verschrieben, über einen bestimmten Zeitraum eingenommen werden. Man schätzt, daß zwei von fünf Patienten die ihnen verschriebenen Arzneimittel, wenn überhaupt, zumindest nicht korrekt einnehmen, weil die Instruktionen nicht verstanden wurden, Nebenwirkungen befürchtet werden oder einfach aus Nachlässigkeit und Bequemlichkeit.

WECHSELWIRKUNGEN VON MEDIKAMENTEN

Die Wirkung eines M.s auf nüchternen Magen kann sich stark verändern, wenn es in Kombination mit Nahrung oder Alkohol eingenommen wird. Solche Wechselwirkungen sind möglich, wenn die Stoffe der verschiedenen Substanzen auf die gleichen Rezeptoren ansprechen oder ein Stoff Aufnahme, Abbau oder Ausscheidung eines anderen beeinflußt.

Oft werden solche Wechselwirkungen ärztlicherseits gezielt eingesetzt, um eine höhere Wirksamkeit zu erzielen; so werden Arzneimittel-Kombinationen häufig zur Behandlung von Infekten, Krebs oder Blutdruckerhöhung verschrieben. Viele Wechselwirkungen sind allerdings nicht beabsichtigt; so kann die Wirkung eines Arzneimittels verringert oder seine Menge im Blut erhöht werden; beides führt zu unerwünschten Nebenwirkungen.

Patienten in Langzeitbehandlung wird empfohlen, für Notfälle immer eine Warnung über M.e mit potentiell gefährlicher Wechselwirkung bei sich zu tragen. Ein Patient sollte seinem Arzt immer mitteilen, wenn er andere Arzneimittel nimmt, damit dieser bei neuen M.en-Verschreibungen Wechselwirkungen vermeiden kann.

UNERWÜNSCHTE NEBENWIRKUNGEN

Die meisten M.e können auch in normalen Dosen unerwünschte, schmerzhafte oder unangenehme Nebenwirkungen hervorrufen. Diese können eingeteilt werden in bekannte Nebenwirkungen, die sich aus der chemischen Struktur des M.s ergeben, und überraschende Nebenwirkungen, die mit der normalen chemischen Reaktion des M.s im Körper nichts zu tun haben.

Die bekannten Nebenwirkungen hängen mit der Tatsache zusammen, daß die Wirkung eines M.s schwerlich auf ein einziges Organ beschränkt werden kann. Es werden z.B. *Anticholinergika* zur Krampflösung im Darm verschrieben; sie verursachen aber auch eine verschwommene Sicht (s. *verschwommenes Sehen*) und Trockenheit im Mund. Die Symptome können zurückgehen, wenn der Körper sich an das M. gewöhnt.; sie können auch durch Reduktion der Dosen oder weniger häufige Einnahme gemildert werden.

Durch jegliche Veränderung von Absorption, Abbau oder Ausscheidung eines Arzneimittels (z.B. verursacht durch ein Leber- oder Nierenleiden) erhöht sich die Wahrscheinlichkeit unerwünschter Nebenwirkungen, wenn diese Veränderung die M.en-Konzentration im Blut erhöht.

Überraschende Nebenwirkungen von M.en können mit genetischen Krankheiten (z.B. Fehlen eines bestimmten Enzyms kann das M. wirkungslos machen), allergischen Reaktionen oder der Bildung von gewebeschädigenden *Antikörpern* zu tun haben. Häufig sind Hautausschlag, Schwellungen im Gesicht oder Gelbsucht. So kann es auch zu einem anaphylaktischen Schock (starke allergische Reaktion) kommen, der typischerweise mit Atembeschwerden oder Kollaps einhergeht.

Viele M.e gehen durch die Plazenta; manche können Wachstum und Entwicklung des Fetus behindern. Die meisten M.e gelangen auch in die Muttermilch und können dem Säugling schaden.

Ein M. ist nur sinnvoll, wenn sein allgemeiner Nutzen größer ist als die Wahrscheinlichkeit oder die Schwere möglicher Nebenwirkungen. Die Forschung nach neuen Arzneimitteln hat z.T. das Ziel, Zusammensetzungen zu finden, die sich gezielt nur für ein Organ einsetzen lassen, um so unerwünschte Nebenwirkungen bei anderen Geweben zu vermeiden.

Medikamentenmißbrauch

Verwendung eines Medikaments bzw. Arzneimittels für einen anderen Zweck als den, für den es vorgeschrieben oder empfohlen wurde. Zu den Gründen für M. gehören z.B. der Wunsch, der Realität zu entfliehen oder ein übersinnliches Erlebnis zu erreichen, Neugierde über die Wirkungen eines Medikaments oder die Suche nach Selbsterfahrung.

M. wird am häufigsten mit *Stimulantien* wie *Amphetaminen* getrieben, ebenso mit Medikamenten, die das zentrale Nervensystem betäuben – wie *Alkohol* und *Barbiturate*; mit *Halluzinogenen* wie

LSD; und *mit Narkotika* – wie *Kokain* und *Heroin*. Manche Medikamente werden im Sport zur Leistungsverbesserung mißbraucht (s. *Sport und Medikamente; Steroide, Anabolika*).

Die Probleme, die sich aus dem M. ergeben, entstehen z.B. durch Nebenwirkungen der Arzneimittel, durch unbeabsichtigte Vergiftungsunfälle und durch den Gewöhnungseffekt, der zur *Drogenabhängigkeit* führen kann.

Medikamentenüberdosierung

Einnahme einer zu großen Menge eines Medikaments, wodurch eine toxische Wirkung eintreten kann (s. *Medikamentenvergiftung*).

Medikamentenvergiftung

Schädliche Auswirkungen einer zu großen Menge eines Medikaments, die verschiedene Organe betreffen können.

URSACHEN UND AUFTRETEN

Eine M. kann versehentlich oder absichtlich geschehen. Eine versehentliche Vergiftung kommt häufig bei Kindern unter fünf Jahren vor; sie schlucken farbige Tabletten in der Annahme, es wären Süßigkeiten. Durch kindersichere Verschlüsse an den Arzneimittelpackungen wurde dieser Risikofaktor deutlich verringert. Bei Erwachsenen kommt eine unbeabsichtigte M. hauptsächlich bei älteren oder verwirrten Menschen vor, die die Anwendung oder Dosierung ihrer Medikamente verwechselt haben. Auch beim *Medikamentenmißbrauch* ist eine versehentliche Vergiftung möglich.

Eine absichtliche M. endet in der Regel nicht tödlich, sie ist vor allem als ein Hilferuf gedacht (s. *Suizid; Suizidversuch*). Die dabei am häufigsten verwendeten Medikamente sind *Benzodiazepine, Antidepressiva, Paracetamol* oder *Aspirin*.

THERAPIE

Die Erste-Hilfe-Maßnahmen nach einer M. hängen vom Zustand des Patienten ab. Ist er bewußtlos, muß sichergestellt werden, daß die *Atemwege* frei und Atmung sowie Puls normal sind, bevor der Patient in die *stabile Seitenlage* gebracht und der Notarzt gerufen wird. Atmet der Betroffene nicht, muß sofort eine *Beatmung* eingeleitet werden.

Jeder, der eine Überdosis von Medikamenten genommen hat, und jedes Kind, das irgendwelche Tabletten geschluckt hat, muß ärztlich untersucht werden. Es ist wichtig, festzustellen, welche Medikamente eingenommen wurden. Medikamentenverpackungen oder Reste von Medikamenten in der Nähe des Vergifteten können wichtige Hinweise sein; alles, was gefunden wird, sollte aufbewahrt werden und bei der Notaufnahme im Krankenhaus dem Arzt mitgeteilt werden. Wenn der Patient bei Bewußtsein ist, sollte er zum Erbrechen gebracht werden, indem ihm ein Helfer die Finger in den Rachen steckt oder *Emetika* (Brechmittel) verabreicht werden.

Manche Medikamente können in Überdosen zu Unterkühlung (*Hypothermie*) führen; wenn dies der Fall ist, muß der Betroffene mit Decken warm gehalten werden.

Im Krankenhaus kann der Magen des Patienten ausgespült werden, indem mehrere Liter Wasser durch ein Rohr in den Magen eingeführt werden (s. *Gastrolavage*). Dies ist aber nur innerhalb weniger Stunden nach Einnahme der Überdosis sinnvoll.

Manchmal kann die orale Verabreichung von Aktivkohle helfen, die Aufnahme des Medikaments aus dem Darm in die Blutbahn einzuschränken. Durch eine *intravenöse Infusion* kann die Harnproduktion und damit die Ausscheidung des Medikaments aus dem Blut beschleunigt werden; je nach eingenommenem Medikament wird eine saure oder eine alkalische Infusionslösung verabreicht.

Gegengifte (s. *Antidot*) sind nur für bestimmte Medikamente verfügbar; z.B. *Naloxon* zur Milderung von Atembeschwerden, die durch *Morphin* verursacht wurden; Methionin, das bei einer Paracetamolvergiftung die Bildung von toxischen Stoffen in der Leber verringert; und *Chelatbildner*, wie Desferrioxamine, zur Absorption und Inaktivierung von Eisen.

KOMPLIKATIONEN

Eine M. kann durch die Einwirkung auf das Gehirn zu Schläfrigkeit und Atmungseinschränkung führen. Ebenso kann es zu unregelmäßigem Herzschlag, gelegentlich auch zu Herzstillstand, zu Anfällen und zur Schädigung von Nieren oder Leber kommen. Nach einer M., die Auswirkungen auf das Herz hat, wird in der Regel der Herzschlag in den ersten 24 bis 48 Stunden mit einem *EKG* überwacht. Beim Auftreten von Unregelmäßigkeiten des Herzschlags werden *Antiarrhythmika* verabreicht. Anfälle werden mit *Antikonvulsiva* behandelt. Bei starker, durch das Medikament bedingter Atmungsverlangsamung ist in manchen Fällen eine *Beatmung* des Patienten erforderlich.

Wenn das Medikament auf die Leber oder die Nieren toxisch wirkt, wird die Funktion dieser Organe mit Bluttests und Urinkontrollen überwacht.

Medikation

Jede Substanz, die zur Behandlung einer Erkrankung verschrieben wird (s. *Medikament; Medizin*).

Medinawurmkrankheit

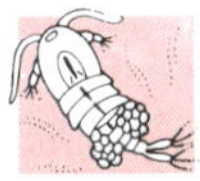

Tropenkrankheit, die durch einen mehr als einen Meter langen weiblichen Schmarotzerwurm hervorgerufen wird. Die Ansteckung erfolgt durch Wasserflöhe der Gattung *CYCLOPS*, die mit verunreinigtem Wasser getrunken werden und als Zwischenwirt für die Larven des Wurmes dienen. Die Larven durchdringen die Darmwand und reifen im Körpergewebe heran. Etwa ein Jahr später kommt das trächtige Weibchen an die Hautoberfläche und erzeugt eine entzündete Blase, die später aufspringt und ein Ende des Wurms freigibt.

Die Krankheit kommt in Afrika, Südamerika, in der Karibik, im Mittleren Osten und in Indien vor.

SYMPTOME UND THERAPIE

Während der Entstehung der Blase kommt es oft zu Nesselausschlag (Urtikaria), Übelkeit, Erbrechen und Durchfall. Die klassische Behandlung besteht darin, den Wurm vorsichtig aus der Haut herauszuziehen, indem er auf einen kleinen Stab aufgedreht wird. Der Gesundheitszustand des Patienten bessert sich gewöhnlich, sobald der Wurm vollständig entfernt worden ist.

Zur Milderung der Entzündung und gegen Sekundärinfekte werden *Antibiotika* verabreicht. Der Patient wird gegen *Tetanus* immunisiert.

Meditation

Konzentration auf ein Objekt, ein Wort oder einen Gedanken, um ein verändertes Bewußtsein zu erlangen. Verschiedene Formen der M. sind wichtiger Bestandteil vieler Religionen, insbesondere im Fernen Osten. Für M. im christlichen Sinne geben Exerzitien des hl. Ignatius von Loyola detaillierte Anleitungen.

Im tiefsten Stadium kommt die M. einer Trance nahe oder wird als tiefe geistige Versunkenheit empfunden. Meistens stellt sie eine Beruhigungstherapie für Körper und Geist dar. Klinische Versuche haben ergeben, daß M. streßmildernd wirkt und bei der Therapie von streßbedingten Erkrankungen helfen kann. Die im Westen bekannteste Form der M. ist die sog. transzendentale M. (TM), die in den 60er Jahren von Maharishi Mahesh Yogi eingeführt wurde. In Form des autogenen Trainings wird die M. therapeutisch für Entspannungsübungen und in der Psychotherapie eingesetzt.

Medizin

Heilkunde – eine Wissenschaft, die die Krankheiten des Menschen, deren Ursachen, Häufigkeit, Behandlung und Vorbeugung studiert. Der Begriff M. be-

MEILENSTEINE DER MEDIZIN: DIAGNOSE

Datum	Entwicklung
um 400 v. Chr.	**Begriff der Krankheit** Eingeführt durch den griechischen Arzt Hippokrates.
1612	**Medizinisches Thermometer** Erfunden von dem italienischen Arzt Sanctorius.
um 1660	**Lichtmikroskop** Mikroskop mit einer Linse, entwickelt von dem niederländischen Naturforscher Antonj van Leeuwenhoek, der damit die Mikroorganismen entdeckte. Ein brauchbares zusammengesetztes Mikroskop wurde erst im 19. Jh. gebaut.
1810	**Stethoskop** Erfunden von dem französischen Arzt René Laennec.
1850-1900	**Erregertheorie** Aufgestellt von dem französischen Wissenschaftler Louis Pasteur und weiterentwickelt von dem deutschen Bakteriologen Robert Koch.
1851	**Ophthalmoskop** Erfunden von dem deutschen Wissenschaftler Hermann von Helmholtz.
1895	**Röntgenstrahlen** Entdeckt von dem deutschen Physiker Wilhelm Röntgen. Er erstellte auch das erste Röntgenbild.
1905	**Röntgenkontrastmittel** Demonstriert (bei retrograder Pyelographie) von Jean Athanese Sicard in Paris.
1906	**Elektrokardiograph (EKG)** Erfunden von dem niederländischen Physiologen Willem Einthoven.
1929	**Herzkatheterisierung** Erstmals eingesetzt von dem deutschen Chirurgen Werner Forssmann.
um 1932	**Elektronenmikroskop (EM)** Konstruiert von den deutschen Wissenschaftlern Max Knoll und Ernst Ruska.
1957	**Fiberendoskop** Erstmals ausgeführt an der Universität Michigan durch den in Südafrika geborenen Arzt Basil Hirschowitz.
1972	**Computertomograph** Erfunden von dem britischen Ingenieur Godfrey Hounsfield, EMI Laboratories, England, und dem in Südafrika geborenen Arzt Alan Cormack, Tufts Universität, Massachusetts.
1975	**Monoklonale Antikörper** Entwicklung der Methode zur Massenproduktion von monoklonalen Antikörpern von dem in Argentinien geborenen Wissenschaftler César Milstein, Medical Research Council, England.
1976	**Chorionzottenbiopsie** Entwickelt von chinesischen Gynäkologen für eine frühe Diagnose von genetischen Krankheiten.
1981	**Kernspintomograph** Entwickelt von Wissenschaftlern der Thorn-EMI Laboratories, England, und der Universität von Nottingham.
1985	**PET (Positronen-Emissionstomographie)** Entwickelt von Wissenschaftlern der Universität von Kalifornien.

zeichnet umgangssprachlich auch Substanzen, die zur Behandlung einer Erkrankung verschrieben werden.

DIE ANFÄNGE DER MEDIZIN

In vielen alten Kulturen war die M. eng mit der Religion verbunden, denn Krankheit wurde als eine Strafe der Götter angesehen. Folglich suchten die Opfer Hilfe bei einem Priester, der zusätzlich die Funktion des M.manns erfüllte. Eine Trennung zwischen M. und Religion vollzog sich wahrscheinlich dadurch, daß sich begabte Menschen auf die Behandlung von Verletzungen, z.B. von gebrochenen Knochen oder ausgerenkten Gelenken, spezialisiert haben. Solche Heilkundigen zogen zunächst Patienten an und bildeten später auch Lehrlinge aus.

Im fünften Jahrhundert v. Chr. hat der griechische Arzt Hippokrates die M. als Beruf mit einem Lehrgebäude und ethischem Kodex etabliert. Dieser Kodex wurde von Generation zu Generation weitergegeben (der Hippokrates-Eid bestimmt noch heute die ethischen Grundsätze ärztlichen Handelns). Die herausragende Figur der M. nach Hippokrates war im zweiten Jahrhundert der in Griechenland geborene römische Arzt Galen. Sein Beitrag zur Entwicklung der M. war bedeutend; allerdings wurden auch seine vielen fehlerhaften Theorien über die Anatomie und Physiologie über 13 Jahrhunderte völlig kritiklos hingenommen; dadurch wurde der medizinische Fortschritt lange Zeit behindert.

DIE ENTDECKUNGEN DER RENAISSANCE

Mit der Renaissance begann die M. aus ihrer langen Stagnationsphase zu erwachen. 1543 verfaßte der flämische Anatom und Arzt Andreas Vesalius (1514 - 1564) den ersten wirklich korrekten anatomischen Text; 1628 demonstrierte der englische Arzt William Harvey (1578 - 1657) zum erstenmal, wie das Blut durch den Körper fließt. Im gleichen Jahrhundert hat der Begründer der Mikroskopie, der Niederländer Antoni van Leeuwenhoek (1632 - 1723), zum erstenmal Mikroorganismen und die Struktur von Muskeln, Blutzellen und Spermien beobachtet und beschrieben.

DIE MODERNE MEDIZIN

Zwar waren die Erfolge der Medizin in der Renaissance und einige Zeit danach beachtlich – so z.B. die Entdeckung der Impfung durch den englischen Arzt Edward Jenner (1749 - 1823) gegen Ende des 18. Jahrhunderts; die Grundsteine der modernen M. wurden aber erst im 19. Jahrhundert gelegt. Es war dies ein Resultat der wachsenden Erkenntnis, daß die M. eine Wissenschaft mit systematischen Prinzipien ist, die auf genauen Beobachtungen und Forschungen basieren muß. Auch bedeutende Fortschritte in anderen Disziplinen spielten dabei eine wichtige Rolle. So wurde z.B. im 19. Jahrhundert das erste brauchbare starke Mikroskop entwickelt; 1851 wurde das Ophthalmoskop (Instrument zur Untersuchung der Augen) erfunden; das erste brauchbare Thermometer gab es um 1860; und 1895 entdeckte der deutsche Physiker Wilhelm C.R. Röntgen (1845 - 1923) die nach ihm benannten Strahlen, was eine Revolution für die medizinische Diagnose bedeutete. Diese Entwicklungen, die von Louis Pasteur (1822 - 1895) aufgestellte Theorie, daß Mikroorganismen Krankheiten auslösen können, sowie die Überlegungen und Studien des Bakteriologen Robert K. Koch (1843 - 1910) brachten bei zahlreichen Krankheiten neue Erkenntnisse.

Heilen und Vorbeugen wurde bei vielen Krankheiten erst im 20. Jahrhundert möglich, nachdem Impfstoffe gegen mehrere schwere Krankheiten (z.B. Typhus, Cholera und Diphtherie) entwickelt worden waren. Auch Insektizide und verbesserte Hygienebedingungen ermöglichten die Kontrolle von Krankheiten, wie z.B. bei Malaria, Gelbfieber oder Schlafkrankheit.

Das 20. Jahrhundert brachte eine sichere Anästhesie, eine wirksame Chirurgie und eine ständig wachsende Menge neuer Medikamente. Ende der 30er Jahre wurde das erste antibakterielle Medikament (Sulfonamid) eingeführt, gefolgt in den 40ern von Penicillin, Streptomycin und den Tetrazyklinen; diese Medikamente retteten Millionen von Menschen das Leben.

Zu den wichtigen Errungenschaften der modernen M. zählen: die Entwicklung hochauflösender, bildgebender Verfahren (wie z.B. Kernspintomographie, Computertomographie und Ultraschall), wirksamerer Medikamente oder anderer Therapiemaßnahmen (wie z.B. Strahlentherapie) und die Weiterentwicklung der Operationstechniken, wodurch Organtransplantationen oder das Verbinden durchtrennter Nerven möglich wurde.

Heute verwischen sich die Grenzen zwischen der Medizin und den anderen Wissenschaften immer mehr; die medizinische Forschung wird zunehmend auch von Wissenschaftlern betrieben, die keine oder kaum eine direkte medizinische Ausbildung haben. (S.a. "Meilensteine der Medizin" auf S. 698 - 700 mit medizinischen, chirurgischen und pharmazeutischen Angaben.)

Medizinische Forschungseinrichtungen

Medizinische Forschung wird in der BRD in staatlichen, halbstaatlichen und priva-

MEILENSTEINE DER MEDIZIN: CHIRURGIE

Datum	Entwicklung
1545	**Elementare Grundsätze der Chirurgie** Von dem französischen Chirurgen Ambroise Paré.
1842	**Vollnarkose** Die erste Operation unter Vollnarkose wurde von dem amerikanischen Chirurgen Crawford Long mit Äther durchgeführt. 1845 verwendete der amerikanische Zahnarzt Horace Wells Stickstoffoxid (Lachgas) als Anästhetikum. 1847 führte der britische Geburtshelfer James Simpson die Chloroform-Anästhesie ein.
1870	**Antiseptische Chirurgie** Von dem britischen Chirurgen Joseph Lister eingeführt, der ein Karbolsäure-Spray (Phenol) gegen Infektionen während der Operation einsetzte.
1901	**Blutgruppen** Die AB0-Blutgruppen wurden von dem österreichischen Pathologen Karl Landsteiner entdeckt; damit wurde die Grundlage für sichere Bluttransfusionen geschaffen.
1951	**Koronarbypassoperation** Zum erstenmal von dem kanadischen Chirurgen Arthur Vineberg im Royal Hospital, Montreal, durchgeführt.
1955	**Nierentransplantation** Erste erfolgreiche Nierentransplantation (zwischen eineiigen Zwillingen) durch ein Team amerikanischer Chirurgen unter Joseph Murray, Harvard Medical School, Massachusetts.
1967	**Herztransplantation** Erste Herztransplantation beim Menschen durch den südafrikanischen Chirurgen Christiaan Barnard am Groote Schuur Hospital in Kapstadt.
1976	**Koronar-Angioplastie** Eingeführt durch den Schweizer Chirurgen Andreas Grüntzig am Universitäts-Hospital in Zürich.
1987	**Transplantation von fetalem Gewebe** Erste Transplantation von fetalem Gehirngewebe in das Gehirn von Patienten mit Parkinson-Krankheit, ausgeführt von Forschungsgruppen aus Mexiko, den USA und Europa.

MEILENSTEINE DER MEDIZIN: ANDERE BEHANDLUNGSFORMEN

Datum	Entwicklung
um 1270	**Brille** Wurde vermutlich in Italien erfunden. Die Kontaktlinsen wurden 1887 von dem Schweizer Optiker Eugen Frick erfunden.
1817	**Künstliches Gebiß (Zahnprothese)** Eingeführt von dem amerikanischen Zahnarzt Anthony Plantson.
1891	**Inkubator** Eingeführt von dem französischen Arzt Alexandre Lion.
1901	**Hörgerät (elektrisch)** Erfunden von dem Amerikaner Miller Reese Hutchinson. Das erste Miniatur-Hörgerät wurde 1952 von der Sonotone Corp. eingeführt.
1945	**Dialyseapparat** Entwickelt von dem niederländischen Chirurgen Willem Kolff zur Behandlung von Nierenversagen.
1978	**"Retorten-Baby"** Das erste Retorten-Baby (Louise Brown) wurde in England nach in-vitro-Befruchtung geboren; die Befruchtungsmethode wurde von dem britischen Gynäkologen Patrick Steptoe und dem Embryologen Robert Edwards entwickelt.
1979	**Stoßwellenlithotripsie** Zum erstenmal von Forschern am Universitätskrankenhaus in München ausgeführt.

MEILENSTEINE IN DER MEDIZIN: MEDIKAMENTE

Datum	Entwicklung
1666	**Chinin** Der britische Arzt Thomas Sydenham verwendete die (chininhaltige) Chinarinde zur Behandlung von Malaria.
1785	**Digitalis** Erstmalige Verwendung durch den britischen Arzt William Withering zur Behandlung von Herzversagen.
1796	**Pockenimpfung** Die erste Impfung wurde von dem britischen Arzt Edward Jenner ausgeführt. Der erste wirkliche Impfstoff (aus abgeschwächten Mikroorganismen) wurde 1880 von dem französischen Wissenschaftler Louis Pasteur gegen die Cholera bei Hühnern entwickelt.
1805	**Morphin** Extrakt aus Opium. Erstmals von dem deutschen Pharmazeuten Friedrich Sertürner als Schmerzmittel eingesetzt.
1899	**Aspirin** Als Medikament von dem deutschen Wissenschaftler Felix Hoffmann entwickelt.
1911	**Salvarsan** Zur Behandlung der Syphilis; von dem deutschen Bakteriologen Paul Ehrlich eingeführt.
1928	**Penicillin** Die antibakterielle Wirkung wurde zuerst von dem britischen Bakteriologen Alexander Fleming erkannt. Wurde 1940 von dem in Australien geborenen Pathologen Howard Florey und dem in Deutschland geborenen britischen Biochemiker Ernst Chain als Medikament hergestellt.
1935	**Sulfonamide** Die antibakterielle Wirkung wurde von dem deutschen Pharmakologen Gerhard Domagk entdeckt.
1951	**Antibabypille** Entwickelt von den amerikanischen Ärzten Gregory Pincus, John Rock und dem in Österreich geborenen Chemiker Carl Djerassi.
1959	**Librium** (**Chlordiazepoxid**) Der erste Benzodiazepin-Tranquilizer; eingeführt von der Schweizer Pharma-Firma Hoffmann-LaRoche.
1984	**Gentechnisch hergestelltes menschliches Insulin** Entwickelt von Wissenschaftlern der Gentech, Kalifornien.
1986	**Interferon Alpha-2a** (Roferon A® +) Der amerikanische Konzern Roche Nutley bringt erstmals ein Interferon in industriellen Mengen auf den Markt.
1986	**Zidovudin** (ursprünglich AZT genannt) Zur Behandlung von *AIDS*; entwickelt von Wissenschaftlern der Burroughs Wellcome Research Laboratories in North Carolina.

ten Forschungseinrichtungen betrieben. Zu den ersteren, für die die Zuständigkeit zwischen Bund und Ländern aufgeteilt ist, gehören die Bundesanstalten (wie das Bundesgesundheitsamt in Berlin), selbständige, vom Staat geförderte Organisationen (wie die Gesellschaft für Strahlen- und Umweltforschung mbH in Neuherberg und das Deutsche Krebszentrum in Heidelberg), die Hochschulforschung an Universitäten und Universitätskrankenhäusern sowie die Max-Planck-Institute. Daneben fördern die Deutsche Forschungsgemeinschaft und die Fraunhofer-Gesellschaft verschiedene m.F. Der Bund ist auch an internationalen Forschungseinrichtungen beteiligt. Private m.F. werden von der Industrie betrieben.

Medroxyprogesteron

(*z.B. Clinovir® +*)

Gestagenpräparat; wird zur Behandlung von *Endometriose* und bestimmten Typen von *Brustkrebs* und *Gebärmutterkrebs*, aber auch von Menstruationsstörungen wie Zwischenblutungen oder *Amenorrhoe* (Ausbleiben der Menstruation) eingesetzt.

M.-Injektionen werden als *Kontrazeptivum* (s. *Empfängnisverhütung, hormonale Methoden*) in dreimonatigen Intervallen gespritzt.

Mögliche Nebenwirkungen bestehen in Gewichtszunahme, geschwollenen Knöcheln und Empfindlichkeit der Brust.

Medulla

s. *Mark*

Medulla oblongata

Verlängertes Rückenmark, Nachhirn (Myelencephalon); der unterste Teil des *Hirnstamms*. Die M.o. setzt das Rückenmark im Schädel fort und geht in das Hinterhirn (Brücke mit Kleinhirn) über.

Medulla spinalis

s. *Rückenmark*

Medulloblastom(a)

Maligner *Hirntumor*; tritt vor allem bei Kindern auf (häufigster Hirntumor bei Kindern). Er geht in der Regel vom *Kleinhirn* (Zentrum für Haltung, Gleichgewicht und Koordination) aus. Ein M. wächst schnell und kann auf andere Hirnbereiche sowie auf das Rückenmark übergreifen.

Typisch sind morgendliche Kopfschmerzen, wiederholtes Erbrechen und ein ungeschickter Gang mit häufigen Stürzen, bedingt durch eine Störung des Kleinhirns. Die Diagnose erfolgt mittels *Computer-* oder *Kernspintomographie*. Der Tumor spricht oft auf Strahlentherapie an; in Kombination mit einem chirurgischen Eingriff und *Zytostatika* kann ein Überleben von fünf oder mehr Jahren erreicht werden.

Mefenaminsäure

(z.B. *Ponalar®* +)

Nichtsteroidales Antiphlogistikum. M. wird nach kleineren Operationen, bei Verletzung von Geweben (wie Muskeln oder Bändern) oder zur Behandlung von Gelenkschmerzen und Gelenksteife (bei verschiedenen Formen von Arthritis wie *Osteoarthritis* und *Polyarthritis*) zur Linderung von Schmerzen eingesetzt; wird auch bei *Dysmenorrhoe* (Schmerzen bei der Menstruation) empfohlen.

Mögliche Nebenwirkungen der M. sind Unterleibsschmerzen, auch Übelkeit, Erbrechen. Bei längerer Einnahme kann sich ein *peptisches Geschwür* entwickeln.

Mega-

Wortteil; bedeutet "sehr groß" wie in *Megakolon* (stark vergrößertes Kolon). Der Wortteil megalo- ist mit mega- synonym.

M

Megacolon congenitum
s. *Hirschsprung-Krankheit*

Megakolon
Stark gedehntes (vergrößertes) Kolon (Teil des Dickdarms), in der Regel begleitet von schwerer, chronischer Verstopfung. Das M. kann angeboren sein oder sich später entwickeln; tritt in allen Altersgruppen auf.

URSACHEN
Hauptauslösefaktoren für ein M. sind bei Kindern das Vorliegen der *Hirschsprung-Krankheit, Analfissuren* und psychologische Faktoren aus der Zeit der ersten Reinlichkeitsgewöhnung.

Bei älteren Menschen kann ein M. durch Langzeiteinnahme starker *Laxantien* bedingt sein, insbesondere wenn diese Sennesblätter, Rhabarber oder Cascara-Rinde enthalten.

Auch Patienten mit chronischen *Depressionen* oder *Schizophrenie* leiden oft an einem M., besonders wenn sie in einer klinischen Einrichtung untergebracht sind. Andere Ursachen wie *Hypothyreose*, neurologische Krankheiten (z.B. Rükkenmarksverletzung) und bestimmte Medikamente (besonders die stark wirksamen Analgetika *Morphin* und *Codein*) sind eher selten.

SYMPTOME
Die Symptome sind starke Verstopfung und Blähungen im Unterleib; manchmal ist ein M. die Ursache von Appetitlosigkeit und damit einhergehend von Gewichtsverlust. Vereinzelt kommt es durch flüssigen Stuhl, der zu dem verstopfenden harten Stuhl auftritt, zu Durchfall.

DIAGNOSE
Das M. wird durch *Proktoskopie* (Untersuchung des Mastdarms mit einem optischen Instrument), *Barium-Röntgenkontrastuntersuchung* und Testen der Darmmuskelfunktionen diagnostiziert. Bei Verdacht auf das Vorliegen von Hirschsprung-Krankheit kann eine *Biopsie* (Entnahme einer kleinen Gewebsprobe zur Untersuchung unter dem Mikroskop) im Dickdarm vorgenommen werden.

THERAPIE
In schweren Fällen kann der eingeklemmte Stuhl manuell entfernt werden. Meistens kann der Dickdarm aber durch einen Salzeinlauf geleert werden.

-megalie
Wortteil; bedeutet Vergrößerung – wie in *Akromegalie*; bei dem sich aufgrund einer Überproduktion an Wachstumshormonen durch die Hypophyse Schädel, Kiefer, Hände und Füße im Erwachsenenalter stark vergrößern.

Megalomanie
s. *Größenwahn*

MEHRLINGSSCHWANGERSCHAFT
Etwa jede 80. Schwangerschaft ist eine Mehrlingsschwangerschaft (z.B. Zwillinge oder Drillinge). Bei Frauen in den Dreißigern ist die Rate am höchsten. Mehrlingsschwangerschaften sind höher mit Risiken (etwa dem Risiko einer Frühgeburt) belastet als Einzelschwangerschaften.

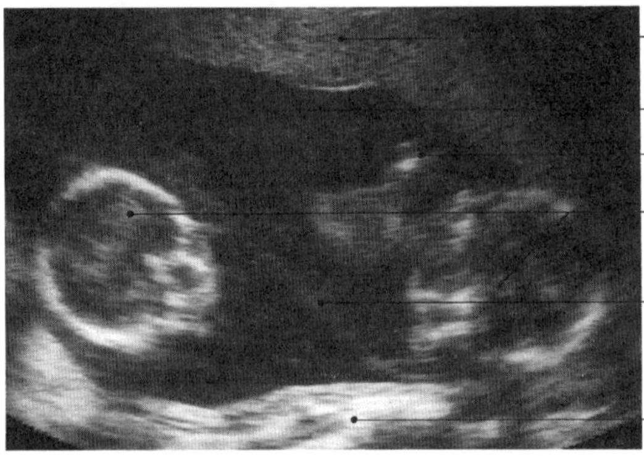

Ultraschallbild von Zwillingen
Eine Ultraschalluntersuchung in den ersten Schwangerschaftswochen kann Zwillinge bereits erkennen lassen. Auf dem Bild hier sind die Köpfe zweier Feten, eine Gliedmaße des rechten Feten sowie die Trennmembran zwischen den Fruchtblasen zu sehen.

Megestrol
(z.B. *Megestat*® +)

Gestagen-Präparat zur Behandlung bestimmter Arten von *Brustkrebs* und *Gebärmutterkrebs*. M. wird in der Regel verschrieben, wenn ein Tumor nicht durch Operation entfernt werden kann, nach einer Operation wieder auftritt, andere *Zytostatika* oder eine *Strahlentherapie* keine Wirkung zeigen.

Mögliche Nebenwirkungen sind Anschwellen der Knöchel, Appetitverlust, Schwindelgefühl, Kopfschmerzen, Hautausschlag und Erhöhung des Kalziumspiegels im Blut.

Mehrlingsschwangerschaft
Mehr als ein Fetus im Uterus. Die M. tritt auf, wenn zwei oder mehr Eizellen von den Eierstöcken produziert und gleichzeitig befruchtet werden; sie kann auch ausgelöst werden, wenn sich ein befruchtetes Ovum in einem frühen Entwicklungsstadium teilt. Heute sind die meisten Schwangerschaften mit drei oder mehr Babys auf *Fruchtbarkeitsmittel* zurückzuführen.

VORKOMMEN
Die statistische Wahrscheinlichkeit, daß Zwillinge geboren werden, liegt bei 1 : 80; für Drillinge bei 1 : 8 000; für Vierlinge bei 1 : 73 000. M.en sind häufig bei Frauen, die auf Fruchtbarkeitsmittel angesprochen haben, oder wenn bei einer *In-vitro-Befruchtung* mehrere bereits befruchtete Eizellen eingepflanzt wurden.

DIAGNOSE UND THERAPIE
Bei den pränatalen Untersuchungen (s. Tabelle "Schwangerschafts-Vorsorgeuntersuchungen" S. 949) kann ärztlicherseits mehr als ein Fetus erfühlt und festgestellt werden, daß der Unterleib für das Entwicklungsstadium sehr groß ist; möglicherweise kann mit dem Stethoskop auch mehr als ein fetaler Herzschlag gehört werden. Zur Bestätigung der Diagnose kann eine *Sonographie* (s. *Ultraschall-Diagnostik*) erstellt werden.

Die Frau sollte während der Schwangerschaft viel liegen und verstärkt Proteine sowie *Eisen-* und *Folsäure*tabletten zu sich nehmen.

KOMPLIKATIONEN
Bei einer M. kommt es häufiger zu *Hypertonie* (Bluthochdruck), *Polyhydramnie, Hämorrhagie* nach der Entbindung und *Fehllage. Frühgeburt* ist eine häufige Komplikation; und das Gewicht der einzelnen Babys ist in der Regel niedriger als bei der Geburt eines einzigen Kindes. Bei der M. ist ein Kaiserschnitt öfter erforderlich als bei Einzelschwangerschaften.

Meigs-(Cass-Demons-) Syndrom
Seltene Erkrankung; *Aszites* (Wasseransammlung in der Bauchhöhle) und ein *Pleuraerguß* (Flüssigkeit um eine der Lungen) begleiten einen Tumor im *Eierstock*. Die Flüssigkeitsansammlungen verschwinden in der Regel mit Entfernung des Tumors.

M

MECHANISMUS DER MEIOSE

Bei der M. teilt sich eine 46 Chromosomen enthaltende Zelle im Eierstock oder in den Hoden derart, daß vier Keimzellen (Sperma oder Eizellen) mit jeweils 23 Chromosomen gebildet werden. Die Keimzellen verfügen nur über die Hälfte des Chromosomenmaterials; damit erhält ein Kind von jedem Elternteil nur die Hälfte der Gene.

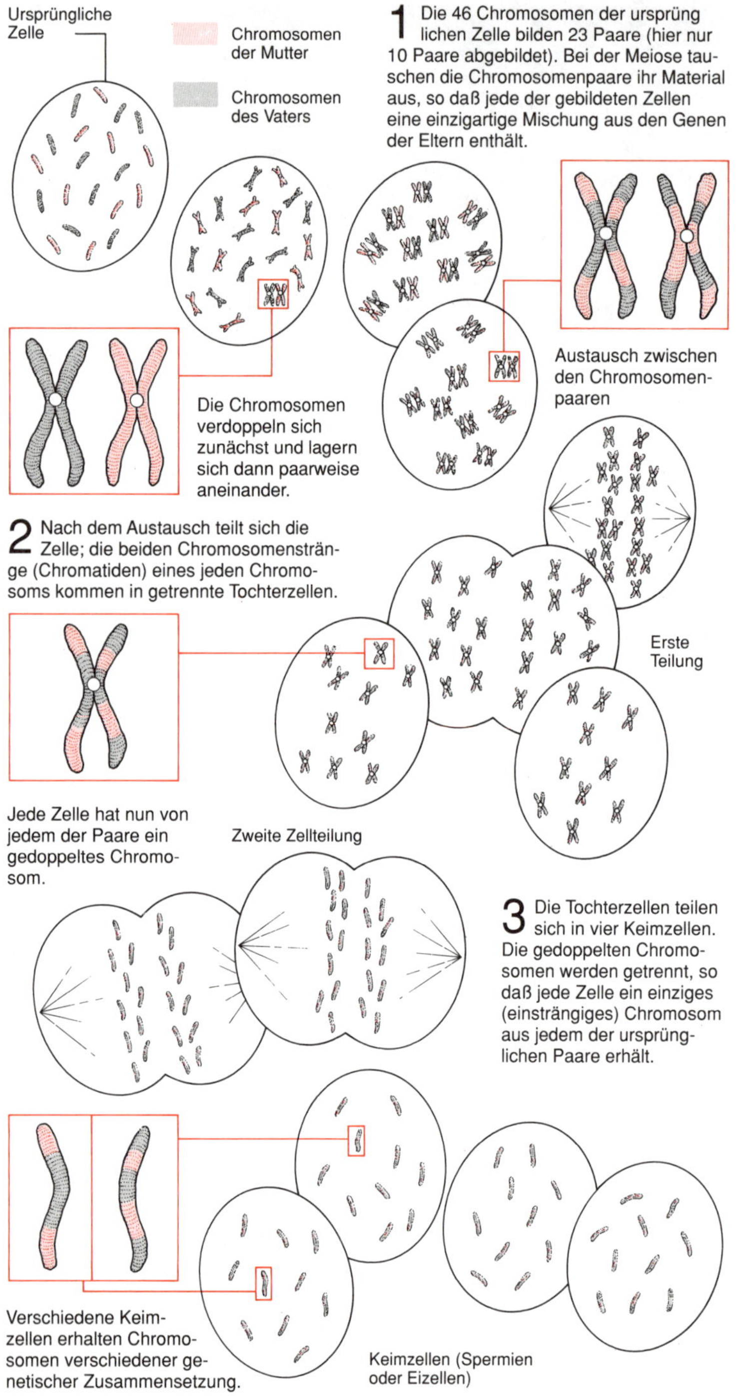

Meiose

Reduktions-, Reifeteilung, spezielle Art der Zellteilung; kommt nur bei den Keimzellen vor. Die Meiozyten sind Vorläufer der Ei- und Spermazellen.

Bei der M. werden die *Chromosomen* (das ererbte genetische Material) in einem Zellkern zunächst verdoppelt. Danach wird in zwei aufeinanderfolgenden Zellteilungen das Chromosomenmaterial durch vier geteilt; jeder dieser vier Teile bildet eine Tochterzelle, die jeweils nur die Hälfte und jeweils nur eine "Auswahl" des ursprünglichen Chromosomenmaterials beinhaltet. Folglich unterscheidet sich jede Ei- oder Spermazelle, die im Eierstock oder den Hoden gebildet wird, in der Zusammensetzung der Chromosomen. Dadurch gibt jeder Elternteil nur die Hälfte seines genetischen Materials an jedes Kind weiter, und die "Auswahl" fällt bei jedem Kind verschieden aus.

Von der M. deutlich zu unterscheiden ist die *Mitose*, eine viel häufigere und simplere Art der Zellteilung; die Chromosomen werden zunächst genau verdoppelt und dann durch eine einzige Teilung auf zwei Tochterzellen aufgeteilt. (S.a. Kasten "Mechanismus der Meiose")

Mekonium

Dickflüssiger, klebriger, schwarzgrüner Stuhl von Neugeborenen an den ersten ein oder zwei Tagen nach der Geburt. Besteht aus Galle, Mukus und abgestoßenen Darmzellen. Mit Beginn der Nahrungsaufnahme verändern sich Farbe und Konsistenz des Stuhls langsam.

Der Fetus kann auch M. ins *Fruchtwasser* ablassen; häufiger bei Babys, die bei körperlicher Arbeit der Mutter gefährdet sind oder die überreif sind (ab der 40. Schwangerschaftswoche). M. im Fruchtwasser kann bei Einsetzen der Atmung vom Neugeborenen eingeatmet werden; dadurch können die Atemwege blockiert, und die Lunge kann geschädigt werden.

Bei Babys mit *Mukoviszidose* kann das M. so fest und klebrig sein, daß es zu einem Darmverschluß kommt.

Melaena

Teerschwarzer Stuhl; in der Regel durch Blutungen im oberen Magen-Darm-Trakt (Speiseröhre, Magen und Zwölffingerdarm) ausgelöst. M. sollte als Symptom niemals ignoriert werden. Meistens ist M. auf ein *peptisches Geschwür* zurückzuführen; es kann aber auch auf Krebs oder eine andere Erkrankung des Magen-Darm-Trakts hinweisen (s. *Blutstuhl*).

Der Stuhl kann sich auch durch Eisen, Wismut oder Lakritze schwarz färben.

Melancholie

Veraltete Bezeichnung für *Depression*; kommt von dem griechischen Wort für schwarze Galle; man machte ein Zuviel davon für schlechte Stimmung verantwortlich. Der Begriff M. bezeichnet heute bestimmte Symptome der schweren Depression wie Verlust der Freude an vielen Aktivitäten, keine Reaktion auf positive Stimulierung und grundlose Schuldgefühle.

Melanin

Braunes oder schwarzes Pigment; verantwortlich für die Farbe von Haut, Haaren und Iris. Die M.menge ist abhängig von der Rasse und dem Kontakt mit Sonnenlicht. Das Pigment wird von den Melanozyten produziert, deren Aktivität von einem durch die *Hypophyse* im Gehirn ausgeschütteten Hormon gesteuert wird.

Die M.produktion erhöht sich bei stärkerem Kontakt mit Sonnenlicht; Melanin schützt die Haut gegen die schädliche ultraviolette Strahlung und färbt sie dunkler.

Eine lokale Überproduktion von M. in der Haut erzeugt einen Pigmentfleck, der meist in Form einer Sommersprosse oder eines Muttermals (s. *Nävus*) auftritt.

Melanom, benignes juveniles

Erhöhter, rotbrauner Hautfleck; kann in der frühen Kindheit auftreten. Ein b.j.M. ist eine Art *Nävus*, der schnell bis zu einem Durchmesser von 2 cm anwächst; in der Regel harmlos. Wenn aber Verdacht auf *Hautkrebs* besteht oder der Fleck sehr häßlich aussieht, kann das b.j.M. operativ entfernt werden.

Melanom, malignes

Schwerste von drei Hautkrebsformen (die anderen sind das *Basalzellkarzinom* und das *Plattenepithelkarzinom*). Das m.M. ist ein Tumor aus Melanozyten, den *Melanin*-produzierenden Zellen (Melanin ist ein Haut, Haare und Iris der Augen färbendes Pigment).

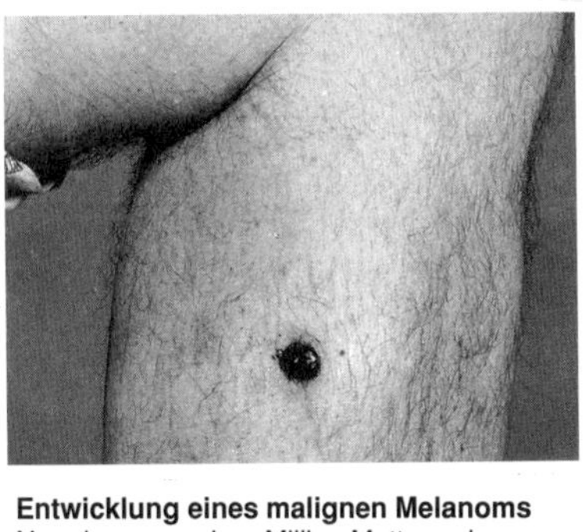

Entwicklung eines malignen Melanoms
Nur eines von einer Million Muttermalen entwickelt sich bösartig; Anzeichen sind Veränderungen in Form, Färbung, Empfindlichkeit, Schmerzen, Jucken oder Geschwürbildung.

URSACHEN UND VORKOMMEN

Das m. M. tritt am häufigsten bei älteren, blaßhäutigen Menschen auf, die über viele Jahre allzu intensiver Sonneneinstrahlung ausgesetzt waren. Dieser Hautkrebs ist in sonnigen Ländern wie Australien und den Südstaaten der USA viel stärker verbreitet als in Mitteleuropa; jedoch wird die Erkrankung hier und in ähnlichen Klimazonen immer häufiger – wohl, weil Urlaub und Sonnenbaden in sonnigen Ländern sehr beliebt sind, obwohl die Gefährlichkeit übermäßiger Sonnenbestrahlung bekannt ist.

In Deutschland wird die Zahl der jährlich an m.m M. Erkrankenden auf etwa 5 450 (alte Bundesländer) geschätzt.

SYMPTOME UND ANZEICHEN

Der Tumor kann sich überall auf dem Körper, auch unter den Fingernägeln oder im Auge (s. *Augentumoren*), bilden. Das M. geht in der Regel von einem Muttermal aus; es wird größer, massig, blutig, verändert seine Farbe, kann einen schwarzen, sich ausweitenden Rand bilden, sich zu einem Schorf entwickeln und jucken. Ein m. M. kann auch auf normaler Haut entstehen.

DIAGNOSE UND THERAPIE

Da der Tumor oft sehr bösartig ist und auf andere Körperteile übergreift, ist eine frühzeitige Diagnose von größter Bedeutung. Sie wird anhand einer *Biopsie* (Entnahme einer kleinen Gewebsprobe zur Untersuchung unter dem Mikroskop) erstellt.

Die Therapie besteht in einer operativen Entfernung des m.n M.s. An sichtbaren Stellen kann eine Hauttransplantation ausgeführt werden, um eine starke Narbenbildung zu vermeiden; auch *Strahlentherapie* oder *Zytostatika* können erforderlich werden.

Melanosis coli

Schwarze oder braune Verfärbung der Kolonschleimhaut im Zusammenhang mit chronischer Verstopfung und Langzeiteinnahme von *Laxantien* wie Sennesblättern, Rhabarber oder Cascara-Rinde.

Die M.c. ist vor allem bei älteren Menschen verbreitet und verläuft ohne Symptome; sie hängt in seltenen Fällen mit einem Darmkrebs zusammen. Nach Absetzen der Laxantien geht die Verfärbung zurück.

Melasma

s. *Chloasma*

Melatonin

Von der Epiphyse produziertes *Hormon*, dem auch die Steuerung der Tagesrhythmen der Körperfunktionen zugeschrieben wird. Derzeit wird es auf seine Wirkung gegen den *Jet-lag* untersucht.

Melkerknoten

s. *Orf*

Melphalan

(z.B. *Alkeran*® +)

Zytostatikum, das hauptsächlich gegen das *multiple Myelom* (ein Knochenmarkkrebs), aber auch gegen bestimmte Arten von *Brustkrebs* und *Ovarialkarzinom* eingesetzt wird.

Mögliche Nebenwirkungen sind Übelkeit, Erbrechen, Halsschmerzen und Appetitverlust. Melphalan kann auch eine aplastische Anämie, anomale Blutungen und eine höhere Infektionsneigung auslösen.

Membran

Haut, oft sehr dünne Gewebeschicht als Abdeckung oder Beschichtung einer Körperoberfläche oder als Barriere; wie z.B. die *Meningen*, die das Gehirn und das Rückenmark einhüllen; das *Peritoneum*, die Auskleidung der Bauchhöhle; das Trommelfell, das den äußeren Gehörgang vom Mittelohr trennt; oder die Zellmembran, die die äußere Begrenzung für jede einzelne Zelle bildet.

Membrana synovialis

s. *Gelenkinnenhaut*

Menarche

Einsetzen der *Menstruation*; beginnt in der Regel im Alter von etwa 13 Jahren, zwei oder drei Jahre nach Auftauchen der ersten Anzeichen für die *Pubertät*.

Mendel-Mantoux-Probe

Hautreaktionstest zur Feststellung von Tuberkulose (s. *Tuberculintest*).

Ménière-Krankheit

Erkrankung des Innenohrs mit wiederholtem Auftreten von *Schwindel*gefühl, Hörverlust (s. *Schwerhörigkeit*) und *Ohrensausen*. In 80 bis 85 Prozent der Fälle ist nur ein Ohr betroffen.

URSACHEN UND VORKOMMEN

Die Krankheit wird durch eine erhöhte Flüssigkeitsansammlung im häutigen Labyrinth (Gleichgewichtsorgan) verursacht. Das Labyrinth und die angrenzende Cochlea (spiralförmiges Organ, das Schall empfängt und an das Gehirn übermittelt) können dadurch Schaden nehmen (s. Kasten nächste Seite).

Die Ursache für die erhöhte Flüssigkeitssekretion ist meistens unbekannt. Die M.-K. tritt selten vor dem 50. Lebensjahr auf.

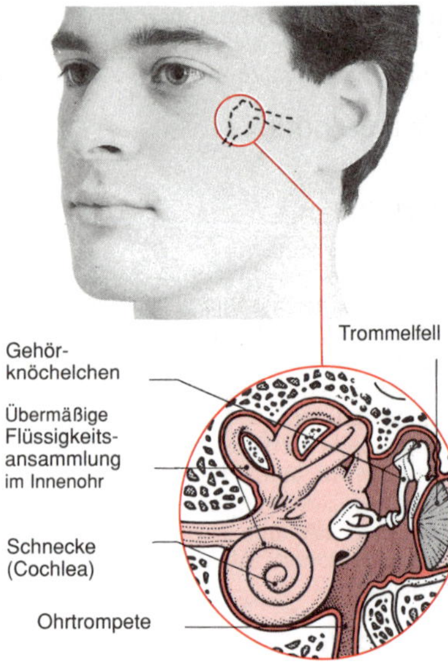

Ursache der Ménière-Krankheit
Exzessive Flüssigkeitsansammlungen im Labyrinth und der Schnecke des Innenohres schädigen dieses und führen dadurch zur Ménière-Krankheit

M

SYMPTOME UND ANZEICHEN

Das wichtigste Symptom sind plötzliche Schwindelanfälle, die den Patienten zu Boden werfen können. Dazu in der Regel Übelkeit, Erbrechen, Nystagmus (ruckartige Augenbewegungen), Hörverlust, Tinnitus (Ohrensausen) und ein Druck- oder Schmerzgefühl im betroffenen Ohr. Die Anfälle treten mit sehr unterschiedlicher Häufigkeit und Dauer (eine Minute bis mehrere Stunden) auf; Hörverlust und Tinnitus dauern zwischen den Anfällen oft an.

DIAGNOSE UND THERAPIE

Die M.-K. wird in der Regel mittels Audiometrie (s. *Hörprüfung*), einer *kalorischen Prüfung* oder durch andere Untersuchungen diagnostiziert.

Bei Anfällen sollte der Patient im Bett bleiben. Zur Milderung von Übelkeit und Tinnitus können Antiemetika (wie Dimenhydrinat; z.B. Vomex®) gegeben werden.

Der Gehörsinn verschlechtert sich zunehmend; bei völliger Taubheit gehen die anderen Symptome in der Regel zurück.

Meningen

s. *Hirnhäute*

Meningiom(a)

Gutartiger *Tumor* im *Gehirn* (seltener im Wirbelkanal); geht von den Meningen (Hüllen von Gehirn und Rückenmark) aus. Wird durch Zellen in der mittleren Schicht der Meningen (Arachnoidea) ausgelöst und heftet sich an die Außenschicht (Dura mater).

M.e sind selten. Sie können in jedem Alter auftreten. Der Tumor wächst langsam; Symptome treten manchmal erst auf, wenn das M. bereits fortgeschritten ist.

SYMPTOME

Manchmal treten Kopfschmerzen, Erbrechen und Behinderung der Hirnfunktionen durch ansteigenden Schädeldruck auf; typische Symptome bestehen im Verlust der Sprache oder des Sehens durch Druck des M.s auf darunterliegendes Hirngewebe. Der Tumor kann auch die darüberliegende Schädeldecke betreffen; dadurch kommt es zu einer Verdickung und Anschwellung der Schädelregion.

DIAGNOSE UND THERAPIE

M.e werden durch *Röntgen*untersuchung, *Computer-* oder *Kernspintomographie* nachgewiesen. Wegen ihrer meist klaren Abgrenzung gegenüber dem darunterliegenden Hirngewebe können M.e durch Operation oft völlig entfernt werden. Bei inoperablen Tumoren wird *Strahlentherapie* angewendet.

Meningitis

s. *Hirnhautentzündung*

Meningomyelozele

Anderer Name für Myelozele (s. *Spina bifida*).

Meningozele

Vorwölbung der Meningen (Schutzhüllen) des Rückenmarks unter der Haut; Ursache ist ein angeborener Wirbelsäulendefekt (s. *Spina bifida*); keine so schwerwiegende Erkrankung wie Myelozele, bei der sowohl das Rückenmark als auch die Meningen hervortreten.

Meniskektomie

Operation, bei der ein *Meniskus* (halbmondförmige, faserknorpelige Scheibe) ganz oder teilweise aus dem Kniegelenk entfernt wird.

WARUM ES GEMACHT WIRD

Eine M. wird in der Regel vorgenommen, wenn das Knie wegen einer Schädigung (meist Verletzung) des Meniskus leicht blockiert oder nachgibt. Durch Entfernung des geschädigten Teils werden diese Symptome behoben und die Wahrscheinlichkeit einer vorzeitigen *Osteoarthritis* im Gelenk reduziert.

SO WIRD ES GEMACHT

Mittels einer *Arthroskopie* (bei der ein optisches Instrument durch einen Einschnitt in das Gelenk eingeführt wird) wird festgestellt, ob der Meniskusschaden tatsächlich die Ursache für die Symptome ist und wo sich die Schädigung befindet; der geschädigte Teil wird dann mit durch das Arthroskop eingeführten Instrumenten entfernt, der Einschnitt mit einem Stich geschlossen und das Gelenk bandagiert.

Alternativ kann das Kniegelenk auch mit einem Einschnitt auf der Seite der Kniescheibe (Patella) operativ geöffnet werden. Nach dem Eingriff wird die Wunde genäht, elastisch bandagiert und eine Gipsschiene angelegt.

REKONVALESZENZ

In der Regel kann der Patient nach einem arthroskopischen Eingriff noch am gleichen Tag entlassen werden und innerhalb weniger Tage wieder normal gehen.

Nach einer offenen Operation bleibt der Patient einige Tage im Krankenhaus und kann das betroffene Bein nach etwa zwei bis drei Tagen wieder belasten. Etwa eine Woche später wird die Schiene abgenommen. Die normalen Aktivitäten können erst nach vier bis sechs Wochen wieder aufgenommen werden.

Nach beiden Formen der M. sollte die Oberschenkelmuskulatur zur Stabilisierung des Knies durch Übungen gestärkt werden.

PROGNOSE

Die beiden Formen der M. sind etwa gleich effizient, um die Symptome zu beheben und die Kniefunktionen wiederherzustellen; nur die Narbe nach einer offenen Operation ist größer. In jedem Fall ist das Riskio für eine vorzeitige Osteoarthrose erhöht, wobei dieses Risiko ohne den Eingriff noch größer wäre.

Meniskus

(lat. = kleiner Mond; *F.* Meniscus articularis) Halbmondförmige, aus Faserknorpel gebaute Gelenkzwischenscheibe, die (im Gegensatz zum Discus articularis) das Gelenk nur unvollständig in zwei Räume trennt (s. Abbildung S. 705). Im Kniegelenk finden sich zwei im Querschnitt keilförmige Menisken, die als bei der Bewegung wandernde Gelenkflächen den Kontaktbereich der sich gegeneinander verschiebenden Knochenenden vergrößern und den Gelenkdruck verteilen. Beide Menisken sind an ihren Enden nach innen zu knöchern verankert, der Innenmeniskus zusätzlich noch über die Kapsel mit dem medialen Seitenband verwachsen, weshalb er weniger beweglich (und deshalb leichter verletzbar) ist als der Außenmeniskus (s.a. *Kniegelenk*).

Menopause

Zeitpunkt der letzten *Menstruation*. Die M. tritt meistens im Alter zwischen 45 und 50 ein. Die Follikel in den Eierstökken produzieren weniger Östrogen und keine Ova (Eizellen) mehr. Sie fällt zeitlich in die Wechseljahre (*s. Klimakterium*)

MENISKUS

Die Zeichnung rechts zeigt, wo sich im Körper besondere Gelenkzwischenscheiben befinden. Unten eine detaillierte Darstellung der Menisken am Knie.

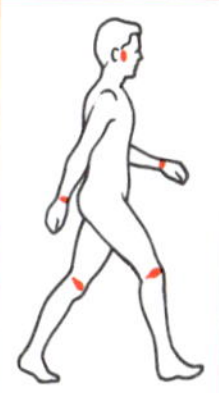

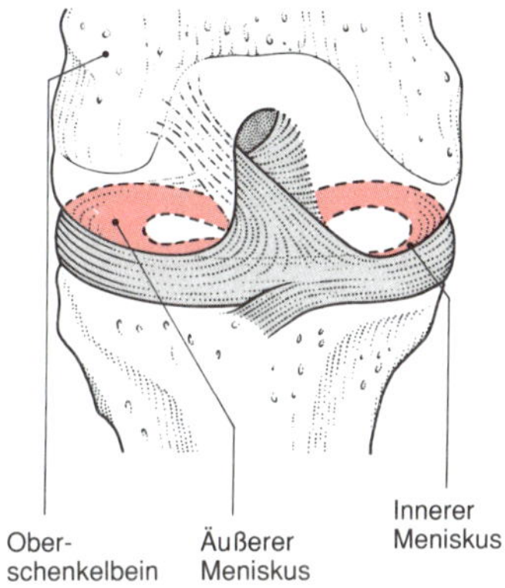

der Frau, die mit der Prä-M. beginnen und über die M. in die Post-M. übergehen.

Menorrhagie

Übermäßiger Blutverlust während der *Menstruation*. Im Durchschnitt liegt der Blutverlust bei einer normalen Menstruationsblutung bei 60 ml; bei 90 ml und mehr spricht man von M. Bei manchen Frauen tritt die M. regelmäßig, bei anderen kaum oder gar nicht auf.

Die M. kann durch ein Ungleichgewicht der *Östrogen-* und *Progesteron*hormone verursacht werden, die die Menstruation steuern; dadurch wird eine Wucherung der Gebärmutterschleimhaut bewirkt.

Jede den Uterus betreffende Störung kann eine M. hervorrufen; so auch *Fibromyome*, *Polypen*, ein *Intrauterinpessar* oder eine *Beckeninfektion*. Manche Fälle können nicht mit physischen Ursachen in Beziehung gebracht werden.

THERAPIE

Die Therapie hängt von der Stärke der Blutungen, dem Alter der Frau und dem Wunsch nach Kindern, aber auch von eventuell sonst vorhandenen Krankheiten ab. Zur Feststellung der Ursachen kann eine *Dilatation und Kürettage* durchgeführt werden. Zur Verringerung der Blutungen können Hormone verschrieben werden, besonders wenn die Patientin sehr jung ist. In schweren Fällen kann eine *Hysterektomie* (Entfernung der Gebärmutter) erwogen werden.

Eine neue Behandlungstechnik der M. besteht in einer Abtragung der Gebärmutterschleimhaut; ein Endoskop wird in den Uterus eingeführt und die Gebärmutterschleimhaut mittels *Diathermie* oder Laser zerstört.

Menotrophin

Gonadotropes Hormon zur Stimulation der Zellaktivität in Eierstöcken oder Hoden. M. wird aus menschlichem Gonadotropin hergestellt, das aus Urinproben von Frauen nach der Menopause gewonnen wird.

M. wird zusammen mit *humanem Choriongonadotropin* zur Behandlung weiblicher oder männlicher *Unfruchtbarkeit* verwendet. M. bereitet die Eierstöcke auf die Ovulation vor und kann die Spermaproduktion stimulieren.

M. kann bei Frauen zu Mehrlingsschwangerschaft, Unterleibsschmerzen, Blähungen und Gewichtszunahme führen. Bei Männern kann es eine Vergrößerung der Brust auslösen.

Menstruation

Mit Blutung einhergehende periodische Abstoßung der Gebärmutterschleimhaut (Endometrium) bei der nicht schwangeren Frau. Die M. ist ein Zeichen für die fruchtbaren Jahre im Leben einer Frau. Die erste M. hat ein Mädchen in der Pubertät (in der Regel zwischen elf und 16 Jahren); sie kehrt in monatlichen Abständen bis zur *Menopause* (in der Regel zwischen dem 45. und 55. Lebensjahr) wieder.

MECHANISMUS

Eine M. ist das Endergebnis einer komplizierten Reihe hormoneller Wechselwirkungen. Am Anfang des Menstruationszyklus wuchert die Gebärmutterschleimhaut aufgrund von *Östrogen*-Hormonen, um den Uterus für eine mögliche *Befruchtung* vorzubereiten; dies ist bekannt als Proliferationsphase oder Follikelphase.

Die *Ovulation* (Eisprung) findet in der Regel in der Mitte des Menstruationszyklus statt und wird von einem Anstieg der *Progesteron*produktion begleitet. Durch dieses Hormon schwellen die Zellen des Endometriums mit zurückgehaltener Flüssigkeit an und wuchern. Diese Veränderungen, die während der Sekretionsphase (Lutealphase) des Menstruationszyklus auftreten, schaffen die Bedingungen für die Einnistung eines befruchteten Eis in das Endometrium. Wenn keine Befruchtung stattfindet, kommt es zu einem Abfall der Östrogen- und Proge-

MENSTRUATIONSZYKLUS

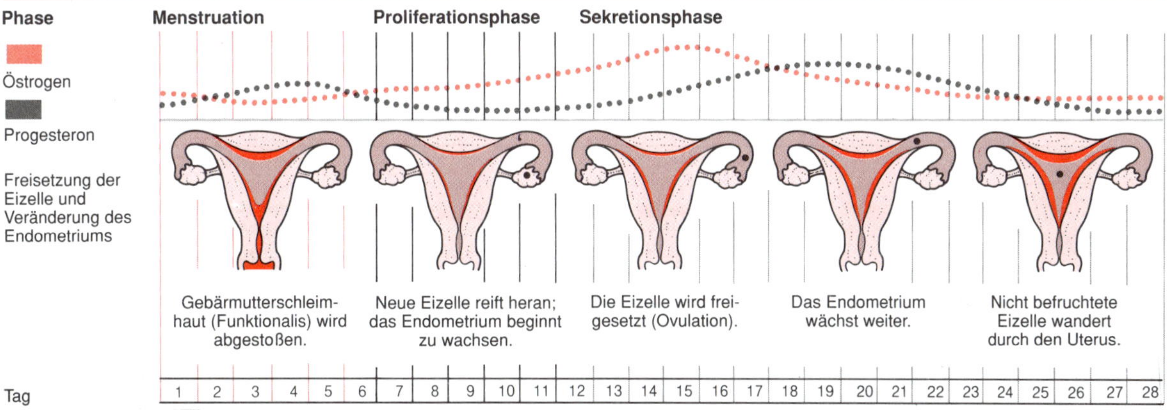

Während der Menstruation sind Östrogen- und Progesteronspiegel niedrig; die nicht befruchtete Eizelle wird mit der Funktionalis abgestoßen. Nach der Menstruation regt ein Hormon der Hypophyse die Eierstöcke zur Produktion von Eifollikeln an; sie sondern Östrogen ab, und einer stößt schließlich eine Eizelle aus. Der leere Follikel produziert auch Progesteron; zusammen mit dem Östrogen bereitet es die Uterusschleimhaut für die Aufnahme der Eizelle vor. Bleibt das Ei unbefruchtet, sinken die Follikel-Hormonspiegel ab; es beginnt ein neuer Menstruationszyklus.

MENSTRUATION, UNREGELMÄSSIGE Bezeichnung für jede Art von Unregelmäßigkeit in den Abständen zwischen den Menstruationsperioden, in Blutungsdauer oder Blutverlust, für Blutungen zwischen den normalen Perioden, während der Schwangerschaft oder nach der Menopause. Eine vereinzelte unregelmäßige Periode ist in der Regel kein Problem, wenn sie sonst normal verläuft.

Keine oder verminderte Blutung

? Sind Sie über 16 Jahre alt und haben noch keine Periode gehabt?

JA → In manchen Familien tritt die Menarche spät ein. Wenn Sie der Meinung sind, daß ihre erste Periode fällig ist, holen Sie ärztlichen Rat ein.

siehe *Amenorrhoe*

NEIN ↓

? Hatten Sie Perioden, die plötzlich oder nach und nach aufgehört haben?

JA → Hatten Sie kürzlich besonders viel Sport getrieben UND/ODER haben Sie mehr als 5-6 kg abgenommen?

JA → Durch viel Sport oder große Gewichtsabnahme kann die Periode ausbleiben.

siehe *Anorexia nervosa*

NEIN ↓ Waren Sie krank, standen Sie unter Streß, oder haben Sie schwere Zeiten durchgemacht (z.B. Scheidung)?

JA → Physischer oder emotionaler Streß kann das hormonelle Gleichgewicht stören.

siehe *Amenorrhoe*
→ *Streß*

NEIN ↓

? Könnten Sie schwanger sein?

JA → Schwangerschaft ist der häufigste Grund für das Ausbleiben der Periode.

NEIN ↓

? Haben Sie vor kurzem entbunden?

JA → Nach einer Geburt ist das Wiedereinsetzen einer regelmäßigen Periode noch so lange unwahrscheinlich, wie Sie stillen.

siehe *Geburt*

NEIN ↓

? Sind Sie über 40?

JA → In diesem Alter wird die Periode unregelmäßig.

siehe *Menopause*

NEIN ↓

Fortsetzung nächste Seite

Bei stärkerer oder abnorm häufiger Blutung

? Hatten Sie nur eine einzige starke Periode, die verspätet begonnen hat?

JA → Eine frühe Fehlgeburt kann die Ursache sein; allerdings kann auch eine verspätete, normale Periode mal sehr stark ausfallen. Wenn Sie glauben, daß es eine Fehlgeburt war, holen Sie ärztlichen Rat ein.

siehe *Fehlgeburt*

NEIN

? Sind Ihre Perioden im Vergleich zu früher immer stärker und länger geworden?

JA → Eine Erkrankung der Gebärmutterschleimhaut, z.B. eine gutartige Wucherung oder die Bildung von Uterusgewebe außerhalb des Uterus, kommt als Ursache in Frage. Holen Sie ärztlichen Rat ein.

siehe *Endometriose*
→ *Fibromyome*
→ *Menorrhagie*

NEIN

? Nehmen Sie die Antibabypille oder wurde Ihnen ein Intrauterinpessar (IUP) eingesetzt?

JA → Ein IUP kann starke Monatsblutungen verursachen; bei beiden Verhütungsmethoden kann es zu Zwischenblutungen kommen. Sprechen Sie mit Ihrem Arzt darüber.

NEIN

? Bluten Sie nach dem Geschlechtsverkehr?

JA → **Rufen Sie sofort Ihren Arzt an!** Es kann sich um eine Anomalie der Zervix-Zellen handeln.

siehe *Portioerosion*
→ *Portiokarzinom*

NEIN

Wenn Sie aufgrund dieses Diagramms keine Diagnose erstellen können, holen Sie bitte ärztlichen Rat ein.

VORSICHT, KREBSGEFAHR!
Eine Blutung zwischen den Perioden sollte niemals ignoriert werden. Es kann sich um Hinweise auf einen Zervix- oder Gebärmutterkrebs handeln, vor allem wenn Sie über 40 sind, seit über sechs Monaten keine Periode mehr hatten oder die Blutungen nach dem Geschlechtsverkehr auftreten. **Holen Sie unverzüglich ärztlichen Rat ein!**

steronproduktion der Eierstöcke. Das mit Flüssigkeit gefüllte Endometrium wird nicht mehr gebraucht und wird etwa vierzehn Tage nach Beginn der Ovulation abgelöst. Uteruskontraktionen sorgen dafür, daß es zur Blutung und zur Abstoßung der Gebärmutterschleimhaut kommt.

Die Höhe des Blutverlustes ist von Zyklus zu Zyklus und von Frau zu Frau unterschiedlich, liegt jedoch im Durchschnitt bei 60 ml. Der Menstruationszyklus, der vom ersten Tag der Blutung bis zum letzten Tag vor der nächsten M. gezählt wird, dauert bei 95 Prozent der Frauen zwischen 24 und 35 Tagen; durchschnittlich beträgt er 28 Tage. Die Dauer der Blutung ist auch sehr verschieden – in der Regel ein bis acht Tage; im Mittel liegt sie bei fünf Tagen.

Menstruationshygiene

s. *Monatsschutz*

Menstruationsstörungen

Abnormitäten im Monatszyklus der Menstruationsblutung. Eine regelmäßige *Menstruation* hängt ab von einer gesund entwickelten Gebärmutterschleimhaut und regelmäßiger zyklischer Produktion von *Östrogenen* und *Progesteron*. Dieses sensible Gleichgewicht wird leicht gestört – daher gehören M. zu den häufigsten Beschwerden bei Frauen. Wenn sich die Periode einer Frau verändert, kann dies mit Problemen im Beckenbereich zusammenhängen und z.B. durch *Fibromyome* im Uterus, eine *Endometriose* oder eine *Beckenentzündung* bedingt sein.

Das am stärksten verbreitete Leiden ist die *Dysmenorrhoe* (schmerzhafte Perioden). Meistens ist die Ursache dafür nicht bekannt.

Amenorrhoe (Ausbleiben der Menstruation) hängt meistens mit einer Schwangerschaft zusammen; hormonelles Ungleichgewicht, Streß, Unterernährung und *Anorexia nervosa* kommen als weitere Ursachen in Betracht. Polymenorrhoe (zu häufige Menstruation), wenn der Menstruationszyklus kürzer als 22 Tage ist, hängt in der Regel mit einem hormonellen Ungleichgewicht zusammen. Oligomenorrhoe bezeichnet seltene Perioden oder sehr geringen Blutverlust.

Menorrhagie (exzessive Blutung) kann mit einem hormonellen Ungleichgewicht, einem *Intrauterinpessar*, *Fibromyomen* oder *Polypen* zu tun haben.

Bei manchen Frauen schwanken die Abstände der Perioden, die Blutungsdauer und der Blutverlust von Monat zu Monat (s. *Menstruation, unregelmäßige*).

Menstruation, unregelmäßige

Abweichen vom normalen *Menstruationsrhythmus.* Die Menstruation gilt als unregelmäßig, wenn die Intervalle zwischen den Regelblutungen stark differieren und wenn die Blutungen unterschiedlich lang oder stark sind.

URSACHEN

Abweichungen vom normalen Menstruationszyklus einer Frau können durch Streß, Reisen oder einen Wechsel der Verhütungsmethode verursacht werden. Häufiger ist eine Störung des Gleichgewichts zwischen *Östrogenen* und *Progesteron* verantwortlich, die den Menstruationszyklus steuern. In den ersten Jahren nach Beginn der Menstruation und in den letzten Jahren vor der *Menopause* verlaufen die Zyklen oft unregelmäßig, und eine Ovulation findet möglicherweise nicht statt.

Manchmal hängt die Unregelmäßigkeit mit einer unvermuteten Schwangerschaft, einem Abgang oder Erkrankungen der Gebärmutter, der Eierstöcke oder des Beckenraums (s. *Vaginalblutungen*) zusammen.

Menthol

Ätherisches Öl, Hauptbestandteil des Pfefferminzöls, das aus Pfefferminzblättern gewonnen wird. M. ist Bestandteil vieler freiverkäuflicher Arzneizubereitungen, die gegen Erkältungskrankheiten, bei verstopfter Nase und Sinusitis verwendet werden.

Meprobamat

(z.B. *Visano*® +)

Ein *angstlösendes Medikament* zur Behandlung von *Angst* und *Streß.* Wirkt muskellösend. M. wird mit *Aspirin* zur Schmerzmilderung bei rheumatischen Erkrankungen (wie *Osteoarthritis*) oder Verletzungen weicher Gewebe (wie Muskeln oder Bänder) eingesetzt.

Wegen seiner beruhigenden Wirkung kann M. Müdigkeit und Schwindelgefühl verursachen. Wenn es nach Langzeiteinnahme abgesetzt wird, können starke Entzugserscheinungen (wie z.B. ein *Iktus*) auftreten.

Mercaptopurin

(z.B. *Puri-Nethol*® +)

Zytostatikum zur Behandlung bestimmter *Leukämie*arten (Krebs der weißen Blutkörperchen).

Mögliche Nebenwirkungen bestehen in Übelkeit, Erbrechen, Geschwüren im Mund und Appetitlosigkeit. In seltenen Fällen kann M. Leberschädigung, Anämie oder auch abnorme Blutungen verursachen.

Merkmal

Alle ererbten Eigenschaften oder Erkrankungen (durch ein oder mehrere *Gene* angelegt); z.B. blaue oder braune Augen, dunkle oder helle Haut, Körperproportionen und Form der Nase.

Die meisten M.e (wie die Augenfarbe) haben keinen erkennbaren Einfluß auf die Gesundheit. Manche können unter bestimmten Umweltbedingungen einen kleinen Vorteil (z.B. dunkle Haut bei sonnigem Klima) oder eine kleine Beeinträchtigung bedeuten (z.B. *Farbenfehlsichtigkeit*). Schwer behindernde M.e wie *Mukoviszidose* oder *Osteogenesis imperfecta* sind selten. Da es aber sehr viele verschiedene solcher M.e gibt, treten sie insgesamt recht häufig auf (s. *genetische Krankheiten*).

Der Begriff M. wird auch im engeren Sinne für die milde Form einer rezessiven genetischen Krankheit verwendet. So spricht man bei rezessiven Trägern des Sichelzellengens von einem Sichelzellen-M. Treffen bei einer Person zwei (rezessive) Sichelzellengene zusammen, verursachen sie die viel schwerere *Sichelzellenanämie.*

Mesalazin

(z.B. *Salofalk*®)

Medikament zur Behandlung von *Colitis ulcerosa* bei Patienten, die *Sulfasalazin* (z.B. Colon-Pleon ® +) nicht vertragen. Mögliche Nebenwirkungen sind Diarrhoe, Übelkeit, Unterleibs- und Kopfschmerzen.

Mescalin

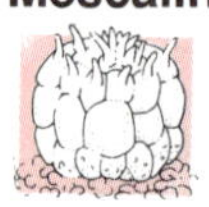

Droge, die aus dem in Mexiko gedeihenden Peyote-Kaktus gewonnen wird; M. gilt als psychedelisch und wird als *Halluzinogen* bezeichnet. Die Mexikaner und die nordamerikanischen Indianer verwenden die getrockneten Knospen seit Jahrhunderten bei religiösen Ritualen.

Die Wirkung hält in der Regel vier bis acht Stunden an und ist der von *LSD* ähnlich; sie besteht in Illusionen, Stimmungswechsel, dem Gefühl, Unbekanntes zu erahnen, führt zu einer tiefen Versenkung ins Selbst und einem veränderten Zeitbewußtsein.

Meistens verläuft der "Trip" angenehm und erschließt scheinbar neue Erkenntnisse; M. kann aber auch Schreckensbilder erzeugen, die zu Panik führen. Nach Abklingen der Wirkung können echte Psychosen und Suchtverhalten auftreten.

Mesencephalon

s. *Mittelhirn*

Mesenteriallymphadenitis

Akute Unterleibserkrankung mit einer Entzündung der *Lymphknoten* im *Mesenterium* (Gekröse; Membran, mit der der Dünndarm beweglich an der hinteren Rumpfwand angeheftet ist). Die M. betrifft hauptsächlich Kinder. Die Ursache ist nicht bekannt; es könnte sich aber um eine Art Virusinfektion handeln.

Die Hauptsymptome sind Schmerzen und Empfindlichkeit im rechten Unterbauchbereich wie bei einer Blinddarmentzündung; manchmal kommen leichtes Fieber und vor Ausbruch der Erkrankung Halsschmerzen, eine Infektion im Brustraum oder geschwollene Lymphknoten im Nacken dazu. Die Erkrankung klingt meistens schnell wieder ab. Zur Schmerzmilderung und Fiebersenkung können Schmerzmittel (*Analgetika*) verabreicht werden. Bessert sich der Zustand nicht innerhalb einiger Stunden oder verschlimmern sich die Symptome, kann eine *Laparotomie* (Öffnung der Bauchhöhle) eine Blinddarmentzündung (s. *Appendizitis*) ausschließen.

Mesenterium

Gekröse des Dünndarms; mit Bauchfell überzogene Bindegewebsmembran, die den in der Leibeshöhle beweglichen Dünndarm mit der hinteren Rumpfwand verbindet. Im M. befinden sich Blut- und Lymphgefäße, Lymphknoten sowie Nerven zur Versorgung des Dünndarms.

Mesothel

Einschichtige, platte Zellage als Deckschicht (*Epithel*) der sog. serösen Häute. Solche Häute finden sich in den Körperhöhlen als Wandauskleidung und gleichzeitig als Überzug für die darin befindlichen Organe (z.B. Rippenfell = Tapete des Brustkorbs, Lungenfell = Überzug über die Lunge; *Pleura*). Das M. produziert eine geringe Menge an dünner (seröser) Flüssigkeit, die das Gleiten der Organe gegen die Höhlenwand bzw. gegen andere Organe erleichtert. Zu den M.ien gehören außerdem das Bauchfell (*Peritoneum*) und die Innenschichten des *Herzbeutels* (Perikard).

Mesotheliom

Vom *Mesothel* ausgehende Geschwulst in der Leibeshöhle (gut- bzw. bösartig) oder Brusthöhle (bösartig). Das M. der *Pleura* findet sich gehäuft nach Einatmung von Asbeststaub (s. *Asbest, Erkrankungen durch*).

Ein solches M. kann symptomlos sein, aber auch Husten, Schmerzen im Brustbereich und Atembeschwerden verursachen, insbesondere bei einem *Pleuraerguß* (Ansammlung von Flüssigkeit in der Pleurahöhle).

Auf einem Röntgenbild der Brust sind abnorme Schatten zu erkennen; die Diagnose wird durch Untersuchung einer Flüssigkeitsprobe aus einem Erguß oder durch eine Pleura*biopsie* (Entnahme einer Gewebeprobe zur Untersuchung unter dem Mikroskop) bestätigt.

Durch eine operative Entfernung eines noch kleinen Tumors kann eine völlige Heilung erzielt werden. In der Regel kommt es aber erst zur Diagnose, wenn der Tumor bereits auf einen großen Teil der Pleura übergegriffen hat. In diesem Fall gibt es keine wirksame Behandlung; *Strahlentherapie* kann die Symptome mildern.

Mestranol

(z.B. *Mestranol Jenapharm®* +)

Östrogen-Präparat; Bestandteil in einigen oralen *Kontrazeptiva*.

Metabolismus

Stoffwechsel; Oberbegriff für alle chemischen Vorgänge im Körper. Der M. wird in Katabolismus und Anabolismus eingeteilt. Im katabolischen Prozeß wird eine komplexe Substanz zu einfacheren Stoffen abgebaut, wobei meist Energie freigesetzt wird; z.B. werden durch "Verbrennung" von Glukose in den Körperzellen Energie und als Nebenprodukte Kohlendioxid und Wasser erzeugt. Im anabolischen Prozeß werden aus einfachen Substanzen höhere Stoffe gebildet. Dabei wird meist Energie verbraucht; die Synthese von komplexen *Proteinen* aus *Aminosäuren* ist ein anabolischer Prozeß.

UMSATZ

Der Grundumsatz (GU) bezeichnet die Energiemenge, die notwendig ist, um die Körperfunktionen (d.h. Atmung, Herzschlag, Körpertemperatur und andere elementare Körperfunktionen) in Ruhestellung aufrechtzuerhalten. Sie wird in Joule pro m^2 Körperoberfläche in der Stunde gemessen. Der Umsatz erhöht sich bei Bewegung, Streß, Angst und Krankheit. Er wird von verschiedenen Hormonen (wie den *Adrenalin-*, *Noradrenalin-*, *Insulin-*, *Kortikosteroid-* und *Schilddrüsenhormonen*) gesteuert. Sie beeinflussen die chemischen Vorgänge in den Körperzellen (s.a. *Stoffwechselstörungen; Enzymmangelkrankheit*).

Metabolit

Substanz, die an einer Stoffwechselreaktion (biochemische Reaktion im Körper) teilnimmt. Die M.en beim Glukoseabbau, der Energie freisetzt, sind Glukose, Sauerstoff, Kohlendioxid und Wasser. Manchmal bezeichnet der Begriff M. die Produkte eines Stoffwechselprozesses (s. *Metabolismus*).

Metakarpalia

s. *Mittelhandknochen*

Metamizol

(z.B. *Novalgin®* +)

Schwaches synthetisches *Analgetikum* zur kurzfristigen Milderung starker oder mittelstarker Schmerzen. M. wird zur Schmerzlinderung nach Operationen, Verletzungen, bei einer Geburt oder bei Schmerzen durch Nierensteine gegeben.

Im Gegensatz zu manchen anderen Schmerzmitteln ist M. gut magen- und kreislaufverträglich.

Metaplasie

Gewebeveränderung aufgrund einer Umwandlung von einem Zelltyp in einen anderen; in der Regel harmlos, kann aber *präkanzerös* sein. Die Auskleidung verschiedener Organe, z.B. der Bronchien (Atemwege) oder der Blase, können von einer M. betroffen sein. Eine M. der Cervix (z.B. bei *Portioerosion*) wird durch *Portiosmear* festgestellt.

Metastase

Bösartige Tochtergeschwulst, die von einem Primär*krebs* ausgeht und auf andere Körperteile übergreift; z.B. kann eine M. in der Leber Folge eines primären Dickdarmkarzinoms sein. Als Metastasierung bezeichnet man den Vorgang dieser Ausbreitung in einem entfernten Körperbereich. Der Grad der Bösartigkeit des Tumors hängt ab von seiner Fähigkeit, angrenzendes Gewebe zu durchdringen und in anderen Körperteilen M.n zu verursachen.

M.n verbreiten sich über die Lymphbahnen, den Blutkreislauf und quer durch Körperhöhlen (wie z.B. der Höhle zwischen der inneren und äußeren Schicht des Peritoneums).

Metatarsalgie

Schmerzen im Mittelfuß. Zu den Ursachen gehören die Fraktur eines *Mittelfußknochens*, *Plattfüße* oder ein *Neurom* (gutartiger Tumor) eines Fußnervs.

Metatarsalia

s. *Mittelfußknochen*

Metatarsophalangealgelenk

s. *Zehengrundgelenk*

Metformin

(z.B. *Glucophage®* +)

Orales Antidiabetikum zur Behandlung des von Insulin unabhängigen *Diabetes mellitus*. M. reduziert den Blutzuckerspiegel durch eine Verringerung der Glukoseproduktion durch die Leberzellen und durch Erhöhung der Zellempfindlichkeit auf *Insulin*, so daß sie Zucker effizienter aus dem Blut aufnehmen.

Mögliche Nebenwirkungen bestehen in Appetitlosigkeit, einem metallischen Geschmack im Mund, Übelkeit, Erbrechen und Diarrhoe.

Methadon

(z.B. *L-Polamidon®* ++)

Synthetisches betäubendes *Analgetikum* (Schmerzmittel); ähnelt *Morphin*. Bei Entzug kommt es nur zu leichten Entzugserscheinungen; daher wird M. zur Erleichterung der Entzugssymptome in kontrollierten Heroin- oder Morphin-Entgiftungskuren eingesetzt.

Mögliche Nebenwirkungen bestehen in Übelkeit, Erbrechen, Verstopfung, Schwindelgefühl und Mundtrockenheit.

Methan

Farb- und geruchloses, leicht brennbares Gas; kommt in Ölquellen und Kohlezechen vor; verursacht Explosionsgefahr. Erd- und Nordseegas bestehen fast vollständig aus M. M. entsteht auch beim Abbau organischer Stoffe; es ist eines der Darmgase (s. *Blähung*). M. allein ist, im Gegensatz zum Steinkohlegas (das Kohlenmonoxid enthält), nicht giftig. Daher sind Fälle von Gasvergiftung selten geworden. Große Mengen von M. sind nur lebensgefährlich, wenn zuviel Sauerstoff aus der Atemluft verdrängt wurde.

Methanol

Giftiger *Alkohol*; wird als Lösungsmittel oder Farbentferner und in manchen Frostschutzmitteln verwendet; auch als Holzgeist oder Methylalkohol bekannt. Das Trinken von M. ist lebensgefährlich und kann auch zu Erblindung führen.

METHANOLVERGIFTUNG

M. ist giftig; in der Regel kommt es zu Vergiftungen, wenn M. als Ersatz für normalen Alkohol (Äthanol oder Äthylalkohol) getrunken wird, wobei die berauschende Wirkung geringer ist.

Die Vergiftungssymptome entwickeln sich innerhalb von 12 bis 24 Stunden nach Einnahme; sie bestehen in Kopfschmerzen, Schwindelgefühl, Übelkeit, Erbrechen und Bewußtlosigkeit. Die Symptome werden durch den Abbau von Methanol in Formaldehyd und Ameisensäure hervorgerufen, die Netzhaut und Sehnerven schädigen und verschwommenes Sehen verursachen. Wiederholte Einnahme oder große Mengen M. können zu bleibender Erblindung führen.

THERAPIE

Wenn die Betroffenen nach Einnahme von M. bei Bewußtsein sind, sollten sie zum Erbrechen gebracht werden. Ärztliche Hilfe ist notwendig. Meist wird der Magen ausgepumpt (s. *Gastrolavage*). Alle Maßnahmen sind jedoch nur innerhalb von zwei Stunden nach Einnahme des M.s (bevor er in die Blutbahn gelangt ist) sinnvoll. Man kann auch Äthanol ins Blut injizieren, denn es verlangsamt den Abbau von M. in der Leber. Zur Neutralisierung der Säureprodukte im Blut wird mitunter eine *intravenöse Infusion* von Natriumbikarbonat gelegt. Manchmal wird auch eine Reinigung des Blutes per *Dialyse* vorgenommen.

Methocarbamol

(z.B. *Ortoton®* +)

Muskelrelaxans zur Milderung von Steifheit (bedingt durch eine Muskelverletzung) und Rückenschmerzen. M. wird auch gegen die Symptome von *Tetanus* (Wundstarrkrampf) gegeben. Bei Langzeitbehandlung kann M. Müdigkeit, Schwindelgefühl und in selten Fällen eine Leberschädigung verursachen.

Methotrexat

(z.B. *Lantarel®* +)

Zytostatikum zur Behandlung von *Lymphoma* (Lymphknotenkrebs) und anderen Formen der *Leukämie*. Wird auch bei bestimmten Krebsarten in Uterus, Brust, Eierstöcken, Lunge, Blase und Hoden eingesetzt; oder bei einer schweren *Psoriasis*, wenn andere Therapien keine Wirkung erzielen konnten.

Mögliche Nebenwirkungen bestehen in Übelkeit, Erbrechen, Diarrhoe und Wucherungen im Mund. Auch Anämie, erhöhte Infektionsneigung und abnorme Blutungen sind möglich.

Methylalkohol

Anderer Name für *Methanol*.

Methylcellulose

Laxans mit Ballaststoffen; weit verbreitet zur Behandlung von *Verstopfung, Divertikeln* und *Colon irritabile*. M. wird auch zur Verbesserung der Stuhlfestigkeit bei chronischer Wasser*diarrhoe* oder zur Regulierung der Stuhlkonsistenz nach einer *Kolostomie* oder einer *Ileostomie* gegeben.

M.-Präparate können in Kombination mit geeigneter Diät auch gegen *Fettleibigkeit* eingesetzt werden. Die Ballaststoffe dehnen sich aus und vermitteln ein Gefühl von Fülle; man kann sich leichter an eine Reduktionsdiät halten.

M. kann auch in Form von Augentropfen gegen Augentrockenheit durch zu starke Sonnen-, Wind- oder sonstige Einwirkung verabreicht werden.

MÖGLICHE NEBENWIRKUNGEN

M. kann Blähungen, Flatulenz und Unterleibsschmerzen hervorrufen; wenn nicht genügend Flüssigkeit zugeführt wird, kann es sogar einen Darmverschluß verursachen.

Methyldopa

(z.B. *Presinol®* +)

Antihypertensivum; wird in der Regel mit anderen Medikamenten aus dieser Gruppe zusammen zur Behandlung von *Hypertonie* (Bluthochdruck) eingesetzt. M. ist eines der wenigen Antihypertensiva, die auch während der Schwangerschaft eingenommen werden können.

Mögliche Nebeneffekte sind Müdigkeit, Depression und verstopfte Nase.

Methylprednisolon

(z.B. *Urbason®* +)

Kortikosteroid; wird gegen schweres *Asthma*, Hautentzündungen, *entzündliche Darmkrankheit* und Formen der *Arthritis* wie *Polyarthritis* eingesetzt. Mögliche Nebenwirkungen sind die für die gesamte Gruppe der Kortikosteroide bekannten.

Methysergid

(z.B. *Deseril retard®* +)

Vorbeugendes Medikament gegen *Migräne* oder andere, besonders periodisch wiederkehrende, starke *Kopfschmerzen*. M. wird in der Regel nur gegeben, wenn andere Therapien wirkungslos geblieben sind und die Kopfschmerzen ein normales Leben unmöglich machen.

Bei Langzeitbehandlung mit M. kann es zu abnormen Gewebewucherungen in der Lunge, im Bereich des Uterus oder um die Blutgefäße kommen; (sie führen zu Schmerzen im Brustraum, Nierenversagen oder Krämpfen in den Beinen). Weitere Nebenwirkungen sind Schwindelgefühl, Müdigkeit, Übelkeit und Diarrhoe.

Metoclopramid

(z.B. *Paspertin®* +)

Antiemetikum zur Vorbeugung oder Behandlung von Übelkeit und Erbrechen, auch wenn dies Begleiterscheinungen von *Migräne*kopfschmerzen sind. Wirkt auch gegen Reflux-*Ösophagitis* und gegen Übelkeit und Erbrechen durch *Zytostatika, Strahlentherapie* oder Anästhetika (s. *Anästhesie, Allgemein-*).

M. wird oft mit einer *Prämedikation* (zur Entspannung und Beruhigung vor Operationen) gegeben, um eine normale Magenaktivität zu unterstützen. Damit wird das Risiko vermieden, daß Erbrochenes im Betäubungszustand inhaliert werden könnte.

WIE ES WIRKT

M. reduziert die Nervenaktivität im Brechzentrum des Gehirns. M. beschleunigt auch die Magenpassage von Nahrung und Flüssigkeiten.

MÖGLICHE NEBENWIRKUNGEN

M. kann Trockenheit im Mund, Sedierung oder Diarrhoe verursachen. Große Dosen können zu unkontrollierbaren Bewegungen von Gesicht, Mund und Zunge führen.

Metolazon

(z.B. *Zaroxolyn®* +)

Diuretikum gegen *Hypertonie* (Bluthochdruck). M. wird bei *Herzinsuffizienz* (verringerte Pumpkraft), Nierenerkrankungen, *Leberzirrhose* oder *prämenstruellem Syndrom* zur Verringerung von *Ödemen* (Flüssigkeitsansammlungen) gegeben.

M. ist auch zur Behandlung bestimmter Formen von Nierensteinen (s. *Harnstein*) sinnvoll, da es die im Harn ausgeschiedene Kalziummenge verringert.

Mögliche Nebenwirkungen bestehen in Mattigkeit, Lethargie und Schwindelgefühl aufgrund der erhöhten Ausscheidung von Kalium im Harn.

Metoprolol

(z.B. *Beloc®* +)

Kardioselektiver *Betablocker*; wird zur Behandlung der *Angina pectoris* (durch eine behinderte Blutzufuhr zum Herzmuskel entstehende Schmerzen im Brustraum) und *Hypertonie* (Bluthochdruck) eingesetzt. M. wird auch gegen die Symptome des *Hyperthyreose* (Überfunktion der Schilddrüse) oder auch, um nach einem *Myokardinfarkt* (Herzmuskelinfarkt) weitere Herzschädigungen zu verhindern, verordnet.

Mögliche Nebenwirkungen sind Lethargie, kalte Hände und Füße, Alpträume und Hautausschlag.

Metronidazol

(z.B. *Arilin®* +)

Antibiotikum; besonders wirksam gegen Infektionen, die von *anaeroben* Bakterien (benötigen keinen Sauerstoff) verursacht wurden (wie z.B. *Zahnabszeß* und *Peritonitis*). M. wird auch gegen Infektionen eingesetzt, die von *Protozoen* verursacht werden, z.B. *Trichomoniasis, Amöbiasis* und *Giardiasis*.

Mögliche Nebenwirkungen sind Übelkeit, Erbrechen, Appetitlosigkeit, Unterleibsschmerzen und dunkle Färbung des

Urins. Alkoholgenuß während einer M.-Behandlung führt oft zu schweren Nebenerscheinungen wie Übelkeit, Erbrechen, Unterleibsschmerzen, Hitzewallungen, Herzklopfen und Kopfschmerzen.

Meulengracht-Gilbert-Syndrom

Erbkrankheit; betrifft die Verarbeitung von *Bilirubin* in der *Leber.*

Etwa zwei Prozent der Bevölkerung sind von dem M.-G.-S. betroffen. In der Regel treten keine Symptome auf, die Betroffenen sind meist gesund; eine Therapie ist nicht erforderlich. Mitunter wird eine leichte Gelbsucht mit gelegentlichem Unwohlsein, Appetitlosigkeit und Unterleibsschmerzen beobachtet.

Mexiletin

(z.B. *Mexitil*® +)

Antiarrhythmikum zur Behandlung bestimmter Herzrhythmusstörungen; wird vor allem nach einem *Myokardinfarkt* (Herzmuskelinfarkt) verordnet. Mögliche Nebenwirkungen sind Übelkeit, Erbrechen, Schwindelgefühl und Tremor.

Mianserin

(z.B. *Tolvin*® +)

Antidepressivum zur Behandlung starker *Depressionen.* M. wirkt auch beruhigend und empfiehlt sich daher bei Depressionen mit *Angst*zuständen oder *Insomnie* (Schlafstörung).

Die Wirkung setzt in der Regel erst nach einigen Wochen voll ein. Mögliche Nebenwirkungen sind Trockenheit im Mund, unscharfes Sehen, Verstopfung, Schwindelgefühl und Müdigkeit. Bei Langzeiteinnahme kann es zu einer Reduktion der Blutzellenproduktion im Knochenmark kommen; daher werden während einer Therapie regelmäßig *Blutbilder* erstellt.

Miconazol

(z.B. *Daktar*® +)

Antimykotikum zur Behandlung von *Tinea*-Hautinfektionen wie Fußpilz, vaginaler Candidiasis (Soor) und seltener Pilzinfektionen der inneren Organe.

In Cremeform oder als Vaginalzäpfchen kann M. brennen oder einen Hautausschlag hervorrufen. Injektionen können Übelkeit, Erbrechen und Fieber verursachen.

Midlife-Krise

Gängiger Begriff für emotionale Krisen, die Menschen im Alter zwischen 35 und 45 oft durchleben, wenn sie realisieren, daß sie nicht mehr jung sind. Meistens sind Männer gemeint, die in außerehelichen Abenteuern nach Jugend suchen, plötzlich ihre Arbeit wechseln oder sich sehr jugendlich kleiden. Manchmal lösen Angstzustände oder Depressionen aus Furcht vor Schwäche und Tod psychiatrische Erkrankungen aus. In der Regel helfen entsprechende Beratung und Unterstützung.

Mieder

s. *Korsett*

Migräne

Starke Kopfschmerzen mit Sehstörungen und/oder Übelkeit und Erbrechen, die zwischen zwei Stunden und zwei Tagen andauern können. M. tritt als einzelner Anfall, meist jedoch in unregelmäßig wiederkehrenden Abständen auf.

URSACHEN UND AUFTRETEN

Unter M. leiden mindestens zehn Prozent der Bevölkerung, Frauen dreimal so häufig wie Männer. Sogar bei dreijährigen Kindern kommt sie vor. 60 Prozent der Betroffenen haben ihren ersten M.-Anfall vor dem 20. Lebensjahr; nach dem 50. Lebensjahr tritt sie sehr selten erstmalig auf.

Die M. hat nicht nur eine Ursache; die Veranlagung dafür kann in der Familie liegen, wobei die Vererbungsmechanismen nicht bekannt sind. Liegt eine Disposition vor, sind es meist mehrere Faktoren, die isoliert oder kombiniert einen Anfall auslösen. Sie stehen oft in Zusammenhang mit Streß (Ärger, Sorgen, Aufregung, Depression, Schock, Überanstrengung, Änderungen in den Gewohnheiten oder im Klima), mit der Ernährung (insbesondere Schokolade, Käse und andere Milchprodukte, Rotwein, Gebratenes und Zitrusfrüchte), mit Sinnesreizen (helles Licht oder Lärm), der Menstruation oder der Einnahme der Antibabypille.

MIGRÄNE-ARTEN

Es gibt zwei verschiedene M.-Typen: die einfache und die klassische M. Die einfache M. entsteht langsam und entwikkelt sich bis zu hämmernden Schmerzen, die sich bei jeder Bewegung oder jedem Geräusch verstärken. Oft ist der Schmerz nur halbseitig und geht mit Übelkeit und Erbrechen einher. Den meisten Patienten, vor allem Kindern, geht es nach dem Erbrechen besser.

Die klassische M. ist vergleichsweise selten. Vor den Kopfschmerzen treten Sehfeldstörungen mit Flimmerrand auf. Sie können bei jedem Auge bis zur Hälfte des Sehfelds einnehmen und dauern meist etwa 20 Minuten; oft folgen starke halbseitige Kopfschmerzen mit Übelkeit, Erbrechen und Lichtempfindlichkeit. Auch zeitweilige neurologische Ausfallerscheinungen, wie z.B. Schwächegefühle in einer Körperhälfte, werden beobachtet.

DIAGNOSE

Spezielle Tests sind selten erforderlich; in der Regel reichen die Schilderungen des Patienten und eine körperliche Untersuchung aus. Halten die Symptome an (wie Kribbeln in den Gliedmaßen) oder werden die Kopfschmerzen stärker, wird in der Regel eine umfassende neurologische Untersuchung vorgenommen, um schwere Erkrankungen auszuschließen.

THERAPIE

Treten M.-Anfälle seltener als einmal im Monat auf, wird nur eine Behandlung der jeweils akuten Symptome empfohlen. Bei häufigeren Anfällen sollten Präventivmaßnahmen ergriffen werden; sie bestehen zunächst darin, bekannte Auslösefaktoren zu vermeiden; ein sorgfältig geführtes Tagebuch ist bei der Feststellung dieser Faktoren meist sehr hilfreich.

Als beste Therapie eines akuten M.-Anfalls gilt *Aspirin* oder *Paracetamol* mit einem *Antiemetikum* (meist in Zäpfchenform). Wenn dies nicht hilft, wird meist *Ergotamin* verordnet; es kann einen Anfall verhindern, wenn es vor Beginn der Kopfschmerzphase eingenommen wird. Oft wird ein verdunkelter Raum als wohltuend empfunden.

Bei häufigeren Anfällen werden Medikamente zur Vorbeugung (z.B. *Betablocker* und *Kalziumkanalblocker*) eingesetzt.

Mikro-

Wortteil mit der Bedeutung von klein, wie in Mikroorganismus (winzige Lebewesen, meist nicht mit bloßem Auge wahrnehmbar).

Mikroangiopathie

Erkrankung der kleinen Blutgefäße. Eine M. kann Zeichen verschiedener Erkrankungen sein, z.B. von *Diabetes mellitus*, von Nierenerkrankungen wie der *Glomerulonephritis* (Entzündung der Filtereinheiten der Nieren) oder *hämolytisch-urämischem Syndrom* (Zerstörung der roten Blutkörperchen mit Nierenschaden). Auch bei der *Eklampsie* (eine Erkrankung mit Anfällen in den letzten Schwangerschaftsmonaten), der *Septikämie* (Blutvergiftung) und bei *Krebs* im fortgeschrittenen Stadium wird sie beobachtet. Kommt zu diesen Erkrankungen eine M. hinzu, werden die kleinen Blutgefäße derart geschädigt, daß die roten Blutkörperchen zerstört werden können. Das führt zur mikroangiopathischen hämolytischen Anämie (s. *Anämie, hämolytische*).

Eine weitere Ursache für eine M. ist die thrombotisch- thrombozytopenische *Purpura*; eine seltene, oft tödlich verlaufende Krankheit, die vorwiegend junge Erwachsene betrifft. Bei dieser Erkrankung werden kleine Blutgefäße in vielen Organen blockiert und die Gefäßwände geschädigt; es kommt zur hämolytischen Anämie, zu Fieber und einem fleckigen, dunkelroten, als Purpura bezeichneten Hautausschlag.

Mikrobe

Gebräuchlicher Ausdruck für *Mikroorganismus*, besonders solche, die Erkrankungen verursachen.

Mikrobiologie

Lehre von den *Mikroorganismen*, insbesondere den *pathogenen* (krankheitserregenden).

Die M. begann im 17. Jahrhundert mit dem niederländischen Mikrobiologen Antoni van Leeuwenhoek (1632-1723), der im Mikroskop Mikroorganismen entdeckte, die mit dem bloßen Auge nicht erkennbar waren. Bis zum 19. Jahrhundert gab es allerdings kaum Fortschritte. Erst dann entdeckten Louis Pasteur (1822-1895) und Robert Koch (1843-1910), daß Mikroorganismen viele Infektionskrankheiten hervorrufen und für Prozesse wie die Gärung und Fäulnis verantwortlich sind.

Die M. erzielte weitere Fortschritte mit der Entdeckung der Viren, der Entwicklung von *Impfstoffen* und *Antibiotika* gegen viele Krankheiten sowie der Erforschung der chemischen Prozesse, die für alle lebenden Zellen fundamental gültig sind. Die M. spielt derzeit eine große Rolle in der Genetik und der Entwicklung der *Gentechnologie*. Im Krankenhaus helfen Mikrobiologen, die einer Infektion zugrundeliegenden Erreger zu identifizieren und über ihre Resistenz gegen bestimmte Medikamente zu beraten.

Mikrochirurgie

Operationsverfahren auf mikroskopischer Ebene; der Chirurg sieht den Operationsvorgang durch ein spezielles doppeläugiges *Mikroskop* mit pedalgesteuerter Vergrößerungs-, Fokussier- und Bewegungsfunktion.

Die Mikrochirurgie-Technik wird bei Operationen an winzig kleinen, sehr empfindlichen oder schwer erreichbaren Geweben eingesetzt; sie hat die Erfolgsrate mancher Operationen stark erhöht und andere Operationen erst ermöglicht. So kann zum Beispiel bei grauem Star eine Linse implantiert oder eine neue Hornhaut transplantiert werden (s. *Hornhauttransplantation)*, ein neues Gehörknöchelchen im Mittelohr zur Behandlung von Taubheit durch Otosklerose eingesetzt werden (Stapes-Plastik; s. *Stapedektomie*).

Verletzte Gliedmaßen sind durch erneutes Verbinden durchtrennter Blutgefäße und Nerven wiederherzustellen. Zehen werden transplantiert, um fehlende Finger zu ersetzen. In der Sterilitätstherapie kann durch M. ein Tubenverschluß bei Frauen behoben werden (s.a. Kasten rechts).

Mikrogenie

s. *fliehendes Kinn*

Mikroorganismus

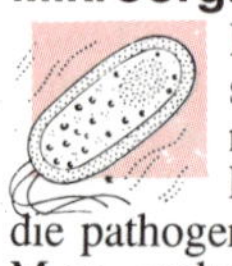

Kleines, einzelliges Lebewesen, mit dem bloßen Auge meist nicht wahrnehmbar. Für die Medizin wichtig sind die pathogenen (krankheitserregenden) M.en, wobei diese Gruppe nur einen Bruchteil aller bekannten Mikroorganismen ausmacht.

Zu den wichtigsten pathogenen M.en gehören die *Bakterien*; sie verursachen zahlreiche Erkrankungen, z.B. bestimmte Pneumonien, Typhus, Diphtherie und Lebensmittelvergiftungen. *Viren* – auch als M.en eingestuft, obwohl sie tatsächlich keine Einzeller sind – sind infektiöse Erreger, z.B. von AIDS, von Erkältungen, Grippe oder Masern. *Protozoen* spielen eine wesentliche Rolle bei Erkrankungen wie *Malaria*, *Giardiasis* und der *Amöbenruhr*. *Pilze* lösen beispielsweise Fußpilz aus. *Rickettsien* verursachen Typhus und Fleckfieber, Chlamydien verschiedene Infektionen der Geschlechtsorgane, der Augen und der Atemwege (s. *Chlamydieninfektion*).

Mikroskop

Instrument zur optischen Vergrößerung kleinster Objekte. Es existieren viele M.-Typen, von einfachen einlinsigen (Vergrößerungsgläser) über zusammengesetzte bis zu den starken Elektronen-M.en. (S.a. Kasten "Die verschiedenen Mikroskope" S. 714)

GESCHICHTE

Das einlinsige Mikroskop stammt aus dem 15. Jahrhundert; die ersten brauchbaren Linsen (mit 300facher Vergrößerung) wurden wahrscheinlich von Antoni van Leeuwenhoek (1632-1723) gebaut. So entdeckte er die Mikroorganismen, gründete die Wissenschaft der *Mikrobiologie* und legte den Grundstein für die Theorie, daß Keime für Erkrankungen verantwortlich sind.

Der bedeutendste frühe Erbauer von Mikroskopen war aber wohl der Italiener Marcello Malpighi (1628-1694), der als Begründer der *Histologie* gilt.

Das aus zwei Linsensystemen zusammengesetzte M. wurde gegen Ende des 16. Jahrhunderts gebaut. Das einlinsige M. wurde aber noch bis ins 19. Jahrhundert eingesetzt, bis eine verbesserte Optik- und Glastechnologie das zusammengesetzte M. zu einem brauchbaren Instrument machte.

Licht-M.e wurden z.B. durch das Phasenkontrastverfahren erweitert; der nächste große Fortschritt bestand etwa 1930 in der Erfindung des Transmissions-Elektronen-M.s (TEM), das Elektronen anstelle von Licht einsetzt, und dem Rasterelektronen-M. (REM) Mitte der 60er Jahre.

LICHTMIKROSKOPE

Die aus zwei Linsensystemen zusammengesetzten M.e werden am häufigsten eingesetzt; sie bestehen aus Objektiv und Okular, jeweils an entgegengesetzten Enden eines Tubus angebracht (s. Kasten S. 714). Die Probe liegt auf einem Objekttisch, es gibt eine Lichtquelle und einen optischen Kondensor. Die Kraft eines Licht-M.s ist durch die Wellenlänge des Lichts auf etwa 1500-fache Vergrößerung beschränkt.

ELEKTRONENMIKROSKOPE

TEMs sind den Licht-M.en sehr ähnlich, nur verwenden sie Elektronenstrahlen anstelle von Licht und elektromagnetische "Linsen" anstelle der Glaslinsen. Ferner muß das Bild, da Elektronen unsichtbar sind, auf einen fluoreszierenden Hintergrund oder einen Film projiziert werden. Diese M.e erzielen viel stärkere Vergrößerungen: moderne TEMs eine bis zu fünfmillionenfache, bei der Viren und größere Moleküle (wie die DNA) sichtbar werden.

Das Rasterelektronen-Mikroskop basiert auf einer anderen Technik. Es hat eine geringere Kapazität (etwa 100 000-fache Vergrößerung), kann aber dreidimensionale Bilder erzeugen. Das ist für die Untersuchung von Oberflächenstrukturen bei Zellen und Geweben besonders wertvoll.

ANDERE MIKROSKOPE

Das Phasenkontrast- und das Interferenz-M. sind Licht-M.e mit modifiziertem Beleuchtungs- und Optiksystem; damit werden nichtgefärbte, transparente Objekte sichtbar. Sie sind für die Untersuchung lebender Zellen und Gewebe von Bedeutung.

Das Fluoreszenz-M. wird für die Untersuchung der chemischen Zuammensetzung von Zellen verwendet. Hier wird eine fluoreszierend eingefärbte Probe mit ultraviolettem Licht angestrahlt; dadurch leuchten die eingefärbten Teile.

Operations-M.e sind modifizierte zusammengesetzte M.e mit relativ geringen Vergrößerungen. Sie haben keinen

TECHNIKEN DER MIKROCHIRURGIE

Die ersten Mikrochirurgen waren Augenärzte; sie benötigten wegen ihres Tätigkeitsfeldes feinere Instrumente und führten das Operationsmikroskop ein. Die Resultate waren so gut, daß auch andere Fachärzte diese Technik für komplizierte Operationen heranzogen.

Das Operationsmikroskop
Hier arbeitet ein Chirurg mit einem Operationsmikroskop. Das Foto (unten) zeigt ein Blutgefäß, wie es im Mikroskop zu sehen ist.

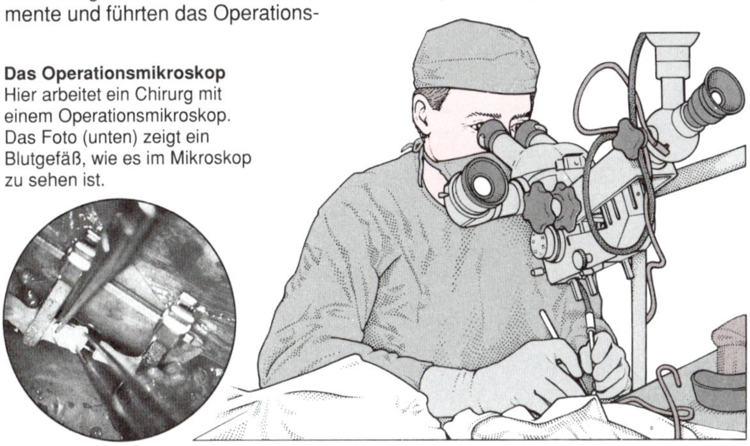

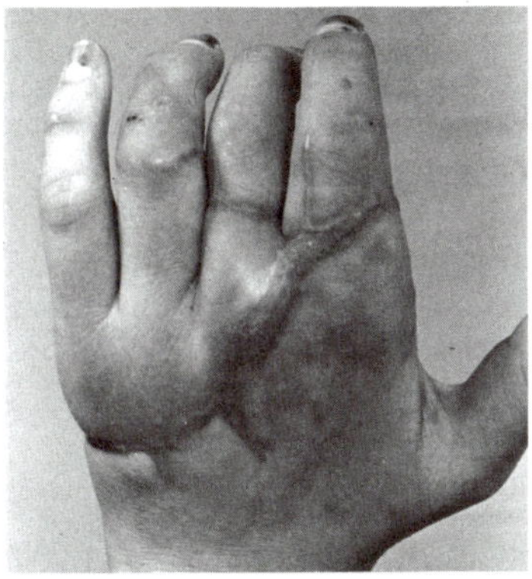

Replantations-Mikrochirurgie
Eine bedeutende Anwendung dieser Technik besteht in der Anheftung abgetrennter Finger, Zehen, Hände, Füße, manchmal sogar ganzer Gliedmaßen. Sie kann nur erfolgreich sein, wenn die jeweiligen Gefäße und Nerven richtig wieder aneinandergenäht werden, so daß eine Regeneration einsetzen kann.

HAUPTEINSATZGEBIETE

Die Mikrochirurgie wird am meisten in der Augen-, Gefäß- und Neurochirurgie sowie im gynäkologischen, urologischen und HNO-Bereich angewandt.

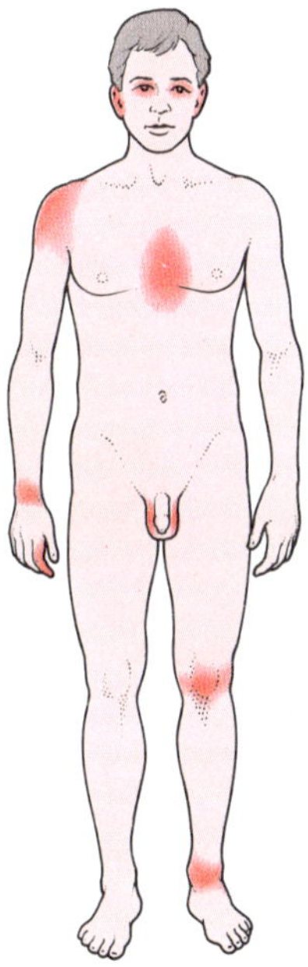

Augenheilkunde
Durch die Mikrochirurgie sind sogar Operationen an der feinen Netzhaut im Auge möglich.

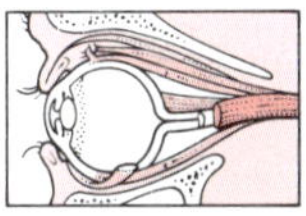

Hals-Nase-Ohren-Heilkunde
Die Mikrochirurgie wird routinemäßig für Operationen an den kleinen Knöchelchen im Mittelohr eingesetzt.

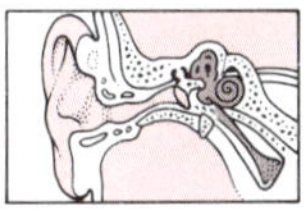

Gynäkologie
Durch Mikrochirurgie kann oft eine Blockade der Eileiter und damit Unfruchtbarkeit behoben werden.

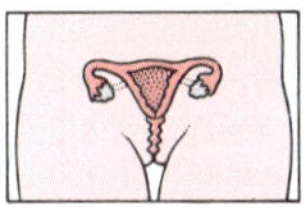

Urologie
Eine *Sterilisation des Mannes* kann durch Zusammenfügen der durchtrennten Samenleiter mit Mikrochirurgie oft rückgängig gemacht werden.

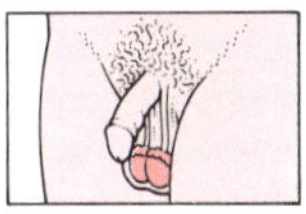

INSTRUMENTE

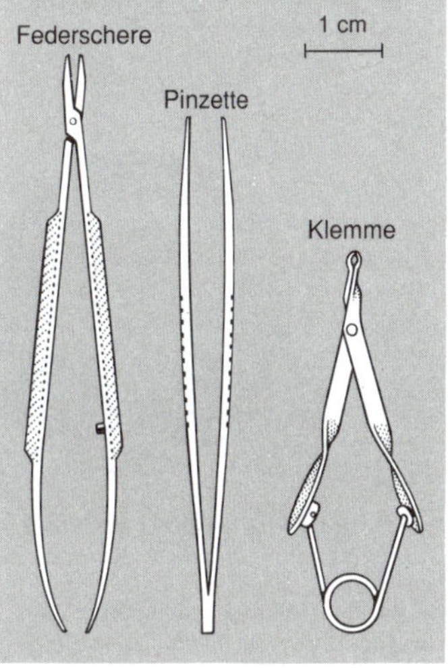

Die Mikrochirurgie ist nur mit besonders feinen Operationsinstrumenten wie dieser Federschere, Pinzette und Klemme (oben) möglich (siehe Maßangabe zum Größenvergleich).

Objekttisch, und das Lichtsystem ist nach unten auf das lebende Gewebe gerichtet.

ANWENDUNGSBEREICHE

Das M. ist wohl das wichtigste Instrument der Biologie und Medizin. Von Untersuchungen der Molekularstruktur bis zur *Mikrochirurgie* ist es sehr vielseitig einsetzbar. Dank der M.e können Wissenschaftler die Struktur und chemische Zusammensetzung der Zellen (*Zytologie*) und Gewebe (*Histologie*) untersuchen. M.e werden auch zum Studium erkrankter Gewebe (*Histopathologie*) eingesetzt und spielen daher in der Diagnostik eine entscheidende Rolle; nicht zuletzt hat die Mikrochirurgie den Operationssaal revolutioniert.

Mikrozephalie

Abnorm kleiner Kopf; in der Regel in Zusammenhang mit *geistiger Behinderung*. Ursache ist eine Schädigung des Gehirns vor der Geburt, z.B. ausgelöst durch *Röteln* (*F.* Rubella) oder Röntgenstrahlen in der frühen Schwangerschaft. Eine M. kann auch aufgrund einer Schädigung des Gehirns während der Geburt, einer Verletzung oder einer Erkrankung auftreten.

Miktion

F. für die Blasenentleerung (Harnlassen, Wasserlassen).

DIE VERSCHIEDENEN MIKROSKOPE

Mikroskope sind aus der Medizin nicht mehr wegzudenken. Oft ist das Licht-M. mit einer bis zu 1 500fachen Vergrößerung ausreichend. Die moderne Forschung benutzt das wesentlich stärkere Transmissions-elektronen-Mikroskop (bis zu fünfmillionenfache Vergrößerung) oder das Rasterelektronen-Mikroskop.

LICHTMIKROSKOP

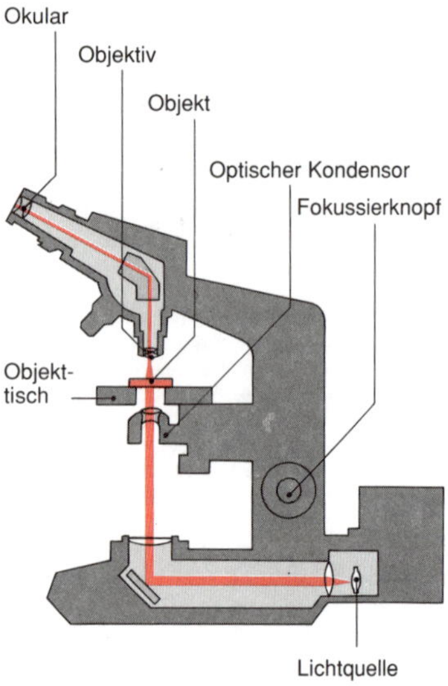

Hier einige Sperma-zellen

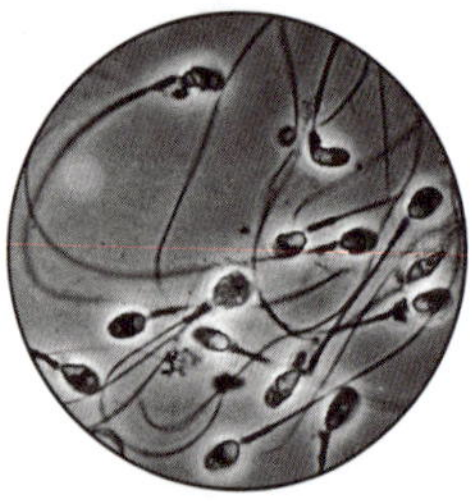

Das zusammengesetzte Lichtmikroskop
Das Vergrößerungsbild wird von einer Linse (dem Objektiv) gebildet und dem Okular (der Sichtlinse) weiter vergrößert. Das Objekt liegt auf einem Objekttisch, unter dem ein optischer Kondensor angebracht ist, der Licht (meist aus einer eingebauten Lichtquelle) auf das Objekt richtet. Die Scharfeinstellung erfolgt durch Veränderung der Distanz zwischen Objektiv und Objekt.

TRANSMISSIONSELEKTRONEN-MIKROSKOP

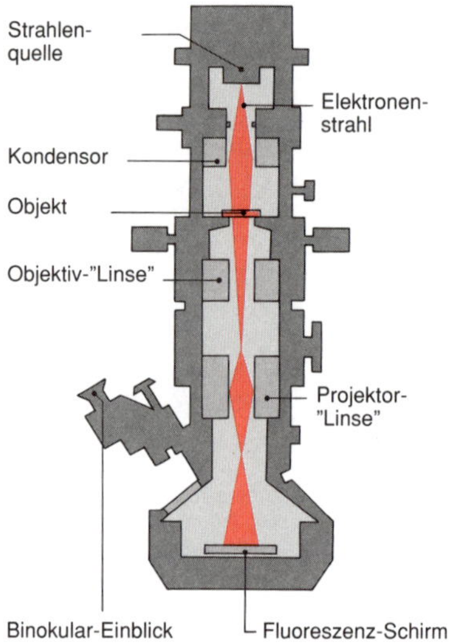

Hier die innere Struktur einer Spermazelle

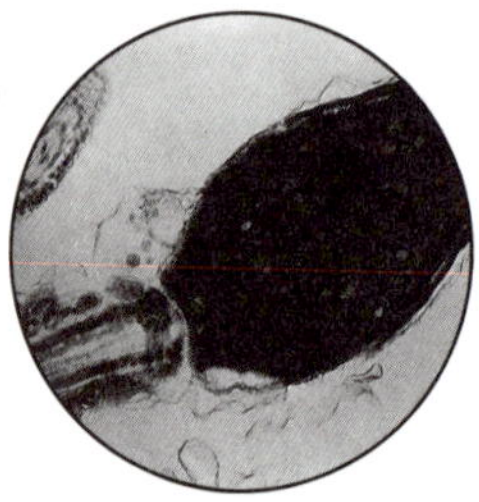

Transmissionselektronen-Mikroskop
Ein Elektronenstrahl (von einer "Kanone" erzeugt) wird auf einen elektromagnetischen Kondensor und durch eine Probe hindurch gerichtet. Eine elektromagnetische Obektiv-"Linse" erzeugt ein vergrößertes "Bild" der Probe, das durch die elektromagnetische Projektor-"Linse" noch weiter vergrößert und an einen Fluoreszenz-Schirm übermittelt wird; auf diesem kann das Bild durch ein Spezialokular betrachtet werden.

RASTERELEKTRONEN-MIKROSKOP

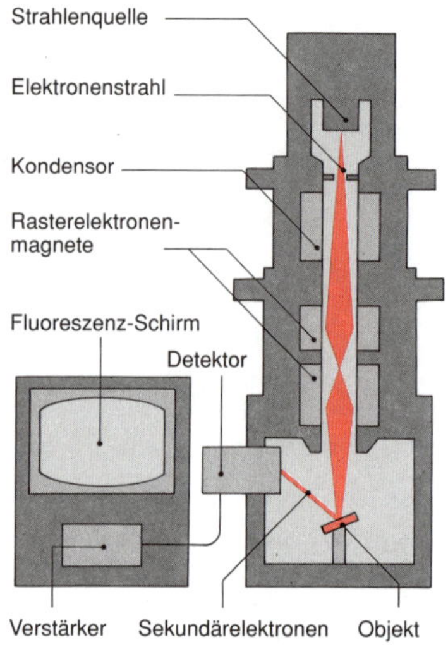

Hier die Oberflächen-struktur von Sperma-zellen

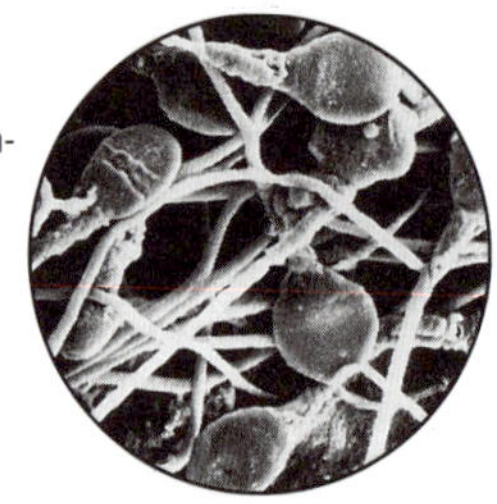

Das Rasterelektronen-Mikroskop
Ein Elektronenstrahl (durch eine "Elektronenkanone" erzeugt) tastet die Oberfläche der Probe ab; dadurch wird ein Sekundärelektronenstrahl erzeugt, dessen Intensität von der Oberfläche der Probe abhängt. Ein Detektor wandelt die Sekundärelektronen in elektrischen Strom um; dieser wird verstärkt und kontrolliert einen Elektronenstrahl, der auf dem Fluoreszenz-Schirm ein Bild erzeugt.

Miktions-Urethrozystographie

Röntgenaufnahme während des Wasserlassens zur Untersuchung der Blase. Die M.-U. wird vor allem bei kleinen Kindern mit Harnwegsinfektionen vorgenommen. Diese Methode ermöglicht es, einen Reflux des Urins (Rückfluß von Urin nach oben in den Harnleiter) während einer Blasenkontraktion zu entdecken. Bei schweren Fällen kann ein Reflux Infektionen und Nierenschäden auslösen.

Milben und Krankheiten

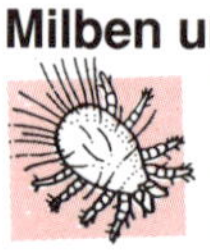

M. sind kleine (weniger als 1,2 mm lange) achtbeinige Spinnentiere. Viele M.-Arten können stechen und Blut saugen; sie befallen Tier und Mensch.

M. verursachen ganz verschiedenartige Erkrankungen. Eine M.-Art, die *Skabies*milbe, gräbt Gänge in die Oberhaut des Menschen, was zu starkem Juckreiz führt. Eine andere Art, die Hausstaubmilbe, kommt häufig in Matratzen vor; wird der Staub zusammen mit toten M.bestandteilen und -kot eingeatmet, kann *Asthma* entstehen.

Andere M.-Arten wiederum sind in Graslandschaften zu Hause und greifen Getreide an. Die Trombiculalarve (amerikanische Erntemilbe) kann man auffangen, wenn man durch dichtes Gras geht. Ihre Bisse verursachen einen juckenden Hautausschlag. M. in Getreide oder Obst rufen verschiedene Hautirritationen hervor, im allgemeinen Sprachgebrauch bekannt als Krämerkrätze und Bäckerekzem.

Bestimmte Milben-Arten übertragen Krankheiten, vor allem Tsutsugamushifieber und Rickettsienpocken. Beide Krankheiten werden durch *Rickettsien* (eine Art von Organismus zwischen Bakterie und Virus) hervorgerufen, die normalerweise Nagetiere befallen, jedoch durch M. auch auf den Menschen übertragen werden können.

Es empfiehlt sich, in einer mit M. verseuchten Gegend Insektenvertreibungsmittel (wie z.B. Dimethylphtalat) anzuwenden.

Milch

*Nährstoff*reiche Flüssigkeit, die von der Brustdrüse weiblicher Säuger abgesondert wird. Menschliche M. unterscheidet sich in ihrer Zusammensetzung wesentlich von Kuhmilch. Sie enthält ungefähr gleich viel Fett, jedoch zweimal soviel Lactose (Milchzucker) und halb soviel Eiweiß.

Fast alle Säuglinge können M. verdauen, einige büßen jedoch in früher Kindheit das Enzym ein, das Lactose zu einfachem Zucker abbaut (s. *Lactosemangel*). Einige Kleinkinder entwickeln eine M.allergie aufgrund einer *Nahrungsmittelallergie* oder eine Unverträglichkeit von Eiweiß in der Milch von Kühen und anderen Tieren. (S.a. *Stillen*; *Säuglingsernährung*)

Milch-Alkali-Syndrom

Eine seltene Form von *Hyperkalzämie* (abnorm hoher Kalziumspiegel im Blut), begleitet von *Alkalose* (reduzierter Blutazidität) und *Niereninsuffizienz*. Das M.-A.-S. wird durch überdosierte Langzeiteinnahme von kalziumhaltigen *Antazida* und Milch verursacht. Sie tritt häufig mit den Merkmalen eines *peptischen Geschwürs* und damit verbundenen Nierenerkrankungen auf.

Symptome eines Milch-Alkali-Syndroms sind Schwäche, Muskelschmerz, Reizbarkeit und Apathie. Die Behandlung besteht darin, die Zufuhr von Milch und säurebindenden Mitteln zu reduzieren.

Milch ausdrücken

Methode, die von stillenden Frauen (s. *Stillen*) zur Entnahme von Milch aus den Brüsten angewendet wird. Dies wird notwendig, wenn es zu einem *Milchstau* in der Brust kommt. Manchmal wird die Milch auch ausgedrückt, wenn Mutter und Kind getrennt sind, damit das Kind in Abwesenheit der Mutter trotzdem mit Muttermilch ernährt werden kann. Für die meisten Frauen ist es leichter, Milch mit der Hand auszudrücken, es gibt jedoch auch *Milchpumpen*. Die Milch sollte in einem sterilisierten Behälter aufgefangen werden, der dann versiegelt wird. Sie ist im Kühlschrank bis zu 48 Stunden haltbar. Wird sie entsprechend aufbereitet, kann sie in der Tiefkühltruhe bis zu sechs Monate aufbewahrt werden.

MILCH AUSDRÜCKEN

Waschen Sie sich gründlich die Hände, und folgen Sie dann den unten abgebildeten Anweisungen. Wiederholen Sie den Vorgang an jeder Brust abwechselnd zweimal. Bei Milchstau in den Brüsten baden Sie die Brüste zuerstz in warmem Wasser, damit die Milch leichter fließt.

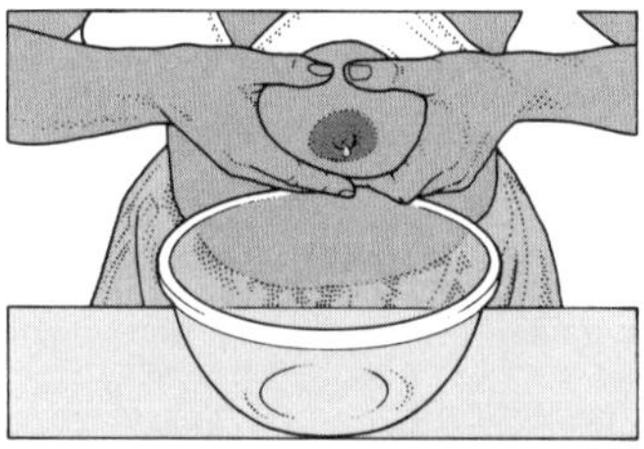

1 Umfassen Sie die Brust mit beiden Händen, mit den Daumen über und den Fingern unter der Brust. Drücken Sie die Brust fest. Wiederholen Sie dies zehnmal, und bewegen Sie dabei ihre Finger um die Brust.

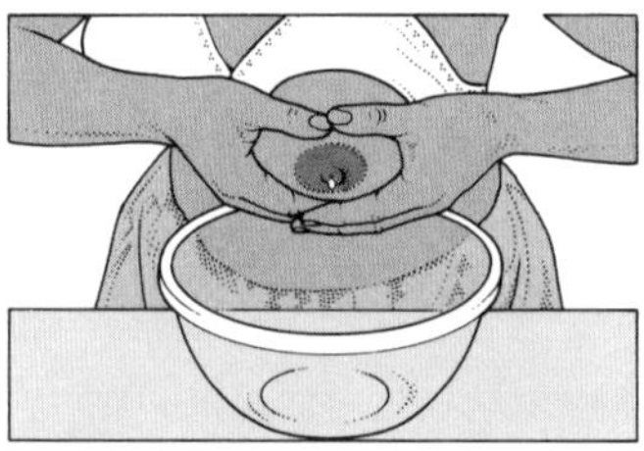

2 Bewegen Sie die Hände nun näher in Richtung Brustwarzen, und wiederholen Sie die Druckbewegung weitere zehn Mal.

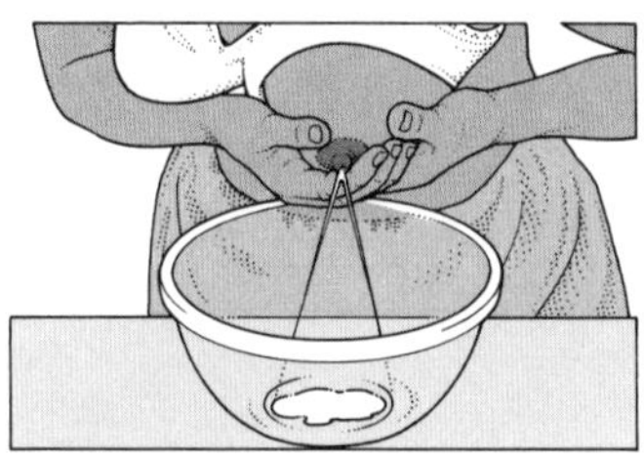

3 Halten Sie die Brust mit einer Hand. Mit dem Daumen und Zeigefinger der anderen Hand drücken Sie den Rand des Brustwarzenhofs gleichzeitig nach innen und oben, damit die Milch austritt. Führen Sie die Hand um den Brustwarzenhof herum, und drücken Sie ungefähr fünf Minuten lang gleichzeitig leicht und rhythmisch.

Milchfluß

s. *Galaktorrhoe*

Milchproduktion

s. *Laktation*

Milchpumpe

Einfache Vorrichtung – bestehend aus einem Gummisauger und einem Glas oder Kunststoffrohr und einem Behälter –, die dazu verwendet wird, Milch aus der Brust zu saugen. Die M. wird zur vollständigen Entleerung der Brustdrüsen zu Beginn der Milchproduktion und zum Ausdrücken von Milch zur späteren Verwendung genutzt. Die meisten Pumpen sind Handmodelle; es gibt aber auch elektrisch betriebene M.n.

Milchsäure

(*F.* Acidum lacticum) Schwache Säure, die gebildet wird, wenn Zellen Glukose durch anaeroben Stoffwechsel (chemische Prozesse, die keinen Sauerstoff benötigen) abbauen, um Energie freizusetzen. Anaerob ist der Stoffwechsel nur dann, wenn zuwenig Sauerstoff für den normalerweise aerob verlaufenden Stoffwechsel (auf Sauerstoff angewiesener chemischer Prozeß) vorhanden ist. M. wird z.B. bei starker Muskelarbeit gebildet und ist einer der Faktoren, die zu *Krämpfen* führen. Des weiteren wird M. im Gewebe gebildet, wenn die Sauerstoffzufuhr aufgrund einer Störung der Sauerstoffversorgung bei einem *Myokardinfarkt* (Herzinfarkt) oder bei einem *Schock* unzureichend ist.

Normalerweise wird M. aus dem Blut durch die *Leber* abgebaut; nimmt die M. zu, entstehen Laktat und *Azidose*.

Milchstau(ung)

Überfüllung der Brüste mit Milch. M. tritt häufig ein paar Tage nach der Geburt auf, wenn die Milchzufuhr schnell und stark ist (s. *Stillen*). Dadurch schwellen Brüste und Brustwarzen an und werden empfindlich. Damit wird das Stillen nicht nur für die Mutter sehr schmerzhaft, sondern es kann auch für den Säugling schwierig werden, an der Brust zu saugen. Die Wahrscheinlichkeit, eine *Mastitis* (Entzündung der Brust) zu entwikkeln, vergrößert sich durch M. Das Problem kann durch *Milchausdrücken* gelöst werden.

Milchzähne

s. *Zähne*

Milchzucker

s. *Lactose*

Miliaria

Andere Bezeichnung für Hitzepickel.

Miliaria rubra
s. *Hitzepickel*

Milien
Kleine, harte, weiße Knötchen, die meist bei Jugendlichen an den oberen Wangen und um die Augen herum auftreten. Die Ursachen sind in der Regel unbekannt, obwohl sie manchmal nach Verletzungen oder Blasenbildung auftreten. Sie sind weder schmerzhaft noch gefährlich. (S.a. *Hautgrieß*)

Milz
(*F.* Lien; Splen) Lymphatisches Organ, das in den Körperkreislauf eingeschaltet ist; wichtigstes Immunorgan, das auch bei der Entfernung überalterter roter Blutkörperchen mitwirkt. Die M. ist etwa 10 cm lang, 8 cm breit und 4 cm dick, wiegt 150 bis 200 g und liegt, normalerweise nicht tastbar, im linken Oberbauch unter Zwerchfell und Rippenbogen (Regio hypochondriaca).

STRUKTUR
Von einer Bindegewebskapsel ziehen bindegewebige Balken (Trabekel) durch das Innere zum Eingeweidestiel (Hilum), zwischen denen ein feines netzförmiges Bindegewebe (die sog. Pulpa) ausgespannt ist; in die Maschen dieses Netzes sind Zellen des spezifischen Abwehrsystems eingelagert. Man unterscheidet eine rote Pulpa (Gesamtheit der Milzsinus = größere Bluträume) und eine weiße Pulpa (Gesamtheit der lymphatischen Scheiden um kleine Milzarterien = Milzknötchen). Die M. erhält ihr Blut über die große Milzarterie (die vom Truncus coeliacus aus der Bauchaorta abzweigt) und gibt ihr venöses Blut an die Pfortader (und damit in die Leber) ab.

FUNKTION
Die M. überwacht mit ihrer roten Pulpa die Qualität der roten Blutkörperchen. Dabei filtert sie die überalterten Zellen (etwa 120 Tage nach deren Bildung im *Knochenmark*) und sonstige defekte Erythrozyten aus dem Blutstrom und baut sie ab. Eine weitere Funktion der M. ist es, zur Bekämpfung von Infektionskrankheiten durch die Bildung von *Antikörpern*, Phagozyten und Lymphozyten beizutragen, die eindringende Mikroorganismen zerstören.

Im Fetus bildet die M. rote Blutkörperchen. Nach der Geburt wird diese Funktion vom Knochenmark übernommen. Bei bestimmten Krankheiten, die die Bildung roter Blutkörperchen im Knochenmark betreffen (wie *Thalassämie*), kann diese Aufgabe jedoch wieder von der M. übernommen werden.

Trotz ihrer Funktionen ist die M. kein lebensnotwendiges Organ. Wird sie entfernt, übernehmen andere Teile des lymphatischen Systems ihre Funktionen. Menschen sind nach M.verlust jedoch anfälliger für Infektionskrankheiten.

STÖRUNGEN
Die M. ist bei vielen Krankheiten vergrößert (Splenomegalie). Dazu gehören: Infektionen wie *Malaria*, *infektiöse Mononukleose* (Pfeiffer-Drüsenfieber), *Schistosomiasis*, *Tuberkulose* und *Typhus*; Blutkrankheiten wie *Leukämie*, *Thalassämie*, *Sichelzellanämie* und andere Krankheiten, die zu *hämolytischer Anämie* führen; außerdem M.tumoren, wie *Lymphome* (Tumoren des lymphatischen Gewebes).

Eine Vergrößerung der M., die oft durch Tastbarkeit des Organs im linken Oberbauch bemerkbar ist, wird in manchen Fällen begleitet von *Hypersplenismus* (Überaktivität der M., die zu einer reduzierten Anzahl von Blutkörperchen führt).

Manchmal kommt es durch einen schweren Schlag auf den Bauch, in der Regel bei einem Autounfall oder einem Sturz aus großer Höhe, zu einem M.riß. Die Wahrscheinlichkeit dafür erhöht sich bei einer M.vergrößerung oder bei einem Bruch der darüberliegenden Rippen. Ein M.riß kann starke, lebensgefährliche Blutungen verursachen. Deshalb muß bei dieser Verletzung sofort operiert und die M. entfernt werden (s. *Splenektomie*).

Milzbrand
s. *Anthrax*

Milzexstirpation
s. *Splenektomie*

Minamata-Krankheit
Bezeichnung für eine starke *Quecksilber*-Vergiftung, die Mitte der fünfziger Jahre bei Menschen beobachtet wurde, die Fisch aus der Minamata-Bucht (Japan) gegessen hatten. Der Fisch war hoch quecksilberhaltig aufgrund der Wasser-

MINERALIEN UND IHR VORKOMMEN IN NAHRUNGSMITTELN

Mineralien	Nahrungsmittel, die Mineralien enthalten
Kalzium	Milch, Käse, Butter und Margarine, grünes Gemüse, Hülsenfrüchte, Nüsse, Produkte aus Sojabohnen, hartes Wasser
Chrom	Rind-, Kalb- und Hammelfleisch, Käse, Butter und Margarine, Vollkorngetreide und -brot, grünes Gemüse
Kupfer	Rind-, Kalb- und Hammelfleisch, Geflügel, Leber, Fisch, Meeresfrüchte, Vollkorngetreide und -brot, grünes Gemüse, Hülsenfrüchte, Nüsse, Rosinen, Pilze
Fluor	Fisch, fluoridiertes Wasser, Tee
Jod	Milch, Käse, Butter und Margarine, Fisch, Vollkorngetreide und -brot, Jodsalz
Eisen	Rind-, Kalb- und Hammelfleisch, Geflügel, Leber, Eier, Fisch, Vollkorngetreide und -brot
Magnesium	Milch, Fisch, Vollkorngetreide und -brot, grünes Gemüse, Hülsenfrüchte, Nüsse, hartes Wasser
Phosphor	Rind-, Kalb- und Hammelfleisch, Geflügel, Leber, Milch, Käse, Butter und Margarine, Eier, Fisch, Vollkorngetreide und -brot, grünes Gemüse, Wurzelgemüse, Hülsenfrüchte, Nüsse, Obst
Kalium	Vollkorngetreide und -brot, grünes Gemüse, Hülsenfrüchte, Obst
Selen	Rind-, Kalb- und Hammelfleisch, Leber, Milch, Fisch, Meeresfrüchte, Vollkorngetreide und -brot
Natrium	Rind-, Kalb- und Hammelfleisch, Geflügel, Leber, Milch, Käse, Butter und Margarine, Eier, Fisch, Vollkorngetreide und -brot, grünes Gemüse, Wurzelgemüse, Hülsenfrüchte, Nüsse, Obst, Kochsalz, verarbeitete Lebensmittel
Zink	Rind-, Kalb- und Hammelfleisch, Fisch, Meeresfrüchte, Eier, Milch, Vollkorngetreide und -brot, Hülsenfrüchte

M

EMPFOHLENE TÄGLICHE MENGE BESTIMMTER MINERALIEN

	0-6 Monate	6 Monate bis 1 Jahr	1-3 Jahre	4-6 Jahre	7-10 Jahre	11-14 Jahre	15-18 Jahre	19-22 Jahre	23-50 Jahre	51+ Jahre	Zusätzlich benötigte Mengen Schwangerschaft	Stillzeit
Kalzium (mg)	360	540	800	800	800	1.200	1.200	800	800	800	400	400
Jod (µg)	40	50	70	90	120	150	150	150	150	150	25	50
Eisen (mg)	10	15	15	10	10	18	18	M 10 F 18	M 10 F 18	10	30-60	**A**
Magnesium (mg)	50	70	150	200	250	M 350 F 300	M 400 F 300	M 350 F 300	M 350 F 300	M 350 F 300	150	150
Phosphor (mg)	240	360	800	800	800	1.200	1.200	800	800	800	400	400
Zink (mg)	3	5	10	10	10	15	15	15	15	15	5	10

Mineralienbedarf
Die Tabelle (oben) gibt die empfohlene Menge der täglichen Mineralienzufuhr an; wenn es zwischen Männern und Frauen hier Unterschiede gibt, wird dies jeweils mit M oder F angegeben.

A
Der Eisenbedarf während der Stillzeit ist ungefähr genauso hoch wie bei nichtschwangeren Frauen; zusätzliches Eisen kann jedoch für zwei bis drei Monate nach der Geburt angezeigt sein, um die Eisenspeicher, die während der Schwangerschaft aufgebraucht wurden, wieder zu füllen.

Einheiten
mg = Milligramm
(ein Tausendstel eines Gramms)
µg = Mikrogramm
(ein Millionstel eines Gramms)

verschmutzung durch Quecksilberabwässer aus der Industrie. Bis die Ursache der Krankheit bekannt und eingedämmt wurde, hatten viele Menschen schwere Nervenschäden davongetragen, und einige waren an der M.-K. gestorben.

Mineralien

Im Zusammenhang mit der *Ernährung* definiert als chemische Elemente, die in der täglichen Nahrung enthalten sein müssen, um den Organismus gesund zu halten. Dafür sind mindestens zwanzig M. notwendig. Wichtig sind vor allem Kalium, Natrium, Kalzium, Magnesium, Phosphor. Andere, wie Eisen, Zink, Kupfer, braucht der Körper nur in geringen Mengen (s. *Spurenelemente*). Eine ausgeglichene Ernährung enthält alle benötigten Mineralien. (Die Tabelle links zeigt die wichtigsten Mineralien mit den Hauptnahrungsmitteln, in denen sie vorkommen.)

Mineralisation, dentale

Ablagerung von Kalziumkristallen und anderen Mineralsalzen in den Zähnen während ihres Wachstums (s. *Kalzifikation, Zähne*).

Mineralocortico(stero)ide

Hormone der *Nebennieren*rinde, die die im Urin ausgeschiedene Menge an Salzen, einschließlich Kalium und Natrium, steuern. Einige Kortikosteroidhormone (wie *Aldosteron*) haben nur eine mineralocorticoide Wirkung, während andere (wie *Hydrocortison*) auch glucocorticoid wirken (d.h., sie tragen zur Regulierung der Kohlenhydratverwertung des Körpers bei).

Das Medikament Fludrocortison (z.B. Astonin H ® +) wird verabreicht, wenn die Nebennieren unzureichende Mengen an M.n absondern.

Mineralzusatz

Nahrungszusätze in Form von Tabletten oder Flüssigkeit, die ein oder mehrere *Mineralien* enthalten. Die Ernährung der meisten Menschen enthält ausreichende Mengen an Mineralien; eine zusätzliche Zufuhr ist hier für den Körper nicht von Nutzen. Im Übermaß sind einige M.e für den Körper u.U. auch schädlich.

MEDIZINISCHE VERWENDUNG

Der am häufigsten verabreichte M. ist *Eisen* in Form von Tabletten oder Flüssigkeit, das zur Behandlung von *Eisenmangelanämie* und manchmal bei schwangeren oder stillenden Frauen gegeben wird. *Jod* wird in Fällen von Jodmangel als Salzzusatz verwendet. *Kalium*mangel, der bei übermäßigem Gebrauch von Abführmitteln oder bei Fastenkuren auftreten kann, wird durch Brausetabletten oder Dragees behoben. Kalzium wird hauptsächlich kleinen Kindern, Schwangeren, Allergikern und Frauen nach der Menopause (um einer Osteoporose vorzubeugen) verabreicht.

Andere Arten von Mineralienmangel sind selten, mit Ausnahme eines *Magnesium*mangels, der auf Alkoholabhängigkeit, Nierenerkrankungen oder eine längere Behandlung mit *Diuretika* oder *Digitalisglykosiden* zurückzuführen ist.

Menschen, die an einer Magen-Darm-Störung leiden, die die Absorption bestimmter Mineralien aus der Nahrung hemmt, benötigen manchmal einzelne Mineralzusätze.

Minilaparotomie

s. *Sterilisierung der Frau*

Minimalhirnschaden

Erklärung einiger amerikanischer Psychologen für eine Reihe von Verhaltens- und anderen psychischen Störungen bei Kleinkindern, für die man eine physische Ursache vermutet, aber keine nachweisen kann. Ein M. kann ein Grund für Konzentrationsschwierigkeiten, Erregbarkeit, *Hyperaktivität* und einige *Lernstörungen* sein.

Minocyclin

(z.B. *Akne-Puren*® +)

Tetrazyklines *Antibiotikum*, das in niedrigen Dosen zur Behandlung von *Akne* eingenommen wird. M. wird in seltenen Fällen auch zur Behandlung von Infektionen der Atemwege und des Harntrakts und zur Vorbeugung gegen Meningokokken*meningitis* verabreicht.

Minoxidil

(z.B. *Lonolox*® +)

Vasodilatator zur Behandlung schwerer *Hypertonie* (Bluthochdruck), wenn andere Medikamente nicht erfolgreich sind.

Miosis

Verengung (Verkleinerung) der Pupille des *Auges*. M. kann durch bestimmte Arzneimittel (wie Pilokarpin oder Opium), durch Krankheiten, die das *autonome Nervensystem* betreffen (wie das *Horner-Syndrom*), oder einfach durch helles Licht ausgelöst werden. Eine leichte M. ist bei älteren Menschen normal.

Mißbildung
Deformität; speziell die Fehlbildung, die bei einem entwicklungsgestörten Fetus entsteht. (S.a. *Geburtsfehler*)

Mitesser
(*F.* Komedo) Halbfester Pfropf mit schwarzem Kopf, bestehend aus fettiger Substanz, die die Poren einer Talgdrüse (fettbildenden Drüse) in der Haut verstopft. M. treten hauptsächlich im Gesicht, am Oberkörper, an den Schultern und am Rücken entweder vereinzelt oder gehäuft auf und werden mit der erhöhten Talgdrüsenaktivität in Verbindung gebracht, die bei Jugendlichen normal ist. M. sind charakteristisch für bestimmte *Akne*-Arten .

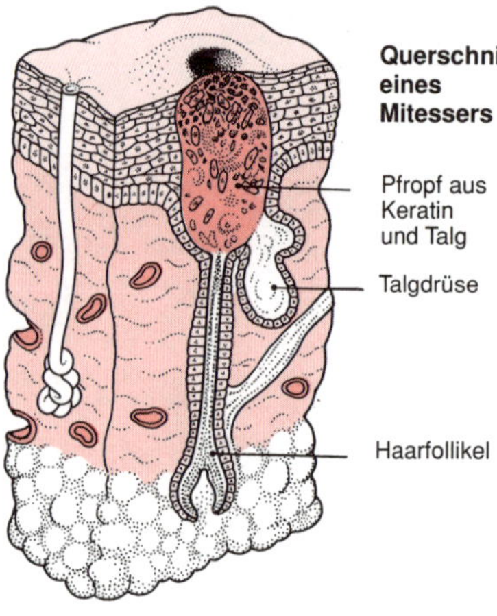

Querschnitt eines Mitessers

Mitose
Art und Weise, wie sich die Zellkerne der meisten Zellen teilen, deren Ziel eine identische Replikation der *Chromosomen* (des genetischen Erbmaterials) innerhalb des Zellkerns der ursprünglichen Zelle und eine Verteilung auf zwei Tochterzellen ist.

Das menschliche Leben beginnt als einzelne Zelle (ein befruchtetes Ei) und wird nach aufeinanderfolgenden Zellteilungen als vielzelliges Wesen mit Trillionen von Zellen, von denen die meisten identische Chromosomen enthalten, geboren.

Mitosen finden vieltausendmal pro Sekunde im Körper des Menschen statt, da tote Zellen durch neue ersetzt werden, die ihrerseits wiederum durch Zellteilung und Replikation anderer Zellen gebildet werden.

Eine M. kann man in einer Zellkultur mikroskopisch beobachten. Die Abläufe bei einer Teilung der ursprünglichen Zelle in zwei Tochterzellen werden im Kasten unten dargestellt.

Eine kleinere Anzahl von Zellen (in den Eierstöcken und Hoden) teilt sich auf grundsätzlich andere Art; hier erhält jede Tochterzelle nur die Hälfte der Chromosomen der ursprünglichen Zelle. Diese sog. *Meiose* findet bei der Bildung von Ei- und Spermazellen statt.

Mitral(klappen)insuffizienz
Schlußunfähigkeit der Segelklappe (Mitralklappe) zwischen linkem Vorhof und linker Kammer des *Herzens*, wenn sich die Kammermuskulatur (in der Auswurfphase der Systole) kontrahiert; dabei wird eine bestimmte Blutmenge in den Vorhof zurückgepumpt. Dieser Herzklappenfehler kann in Verbindung mit einer *Mitral(klappen)stenose* (Klappenverengung) auftreten.

Bei M. muß die linke Seite des Herzens mehr arbeiten, um das zurückgeflossene Blut wegzupumpen. Schließlich kann es zu einer Links*herzinsuffizienz* (und später zu einer Rechts*herzinsuffizienz*) kommen; im allgemeinen jedoch ist eine M. nicht lebensgefährlich. Ein Rückstau des Blutes von der linken Herzhälfte führt mitunter zu *Lungenödemen.*

URSACHEN UND VORKOMMEN

Häufige Ursache (jedoch seltener als früher) ist ein Klappenschaden als Folge eines *rheumatischen Fiebers.* Andere Ursachen sind ein *Mitralsegelprolaps* (*Floppy-Valve-Syndrom*), Folgen eines *Myokardinfarkts* (Herzinfarkt) und die Klappenerweiterung aufgrund einer Dilatation des Ventrikels bei Linksherzinsuffizienz. In seltenen Fällen ist eine M. angeboren oder tritt als Teil des *Marfan-Syndroms* auf.

SYMPTOME UND ANZEICHEN

Die charakteristischen Symptome sind Atemlosigkeit und Müdigkeit, manch-

ABLAUF DER MITOSE
Die Mitose ist die einfachste Art der Zellteilung. Sie ersetzt untergegangene Zellen durch neue. Jede von diesen erhält die identische Kopie des Chromosomensatzes der Mutterzelle.

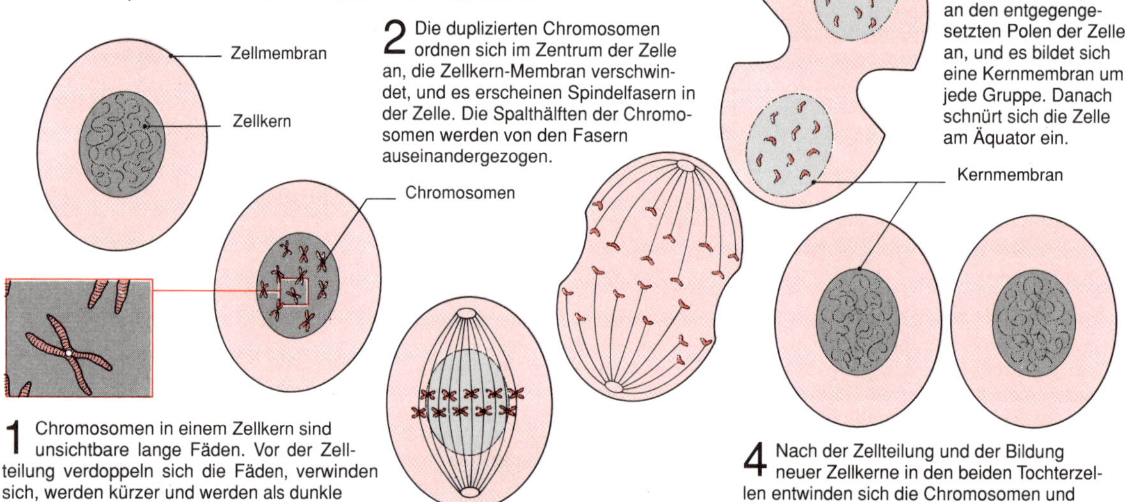

1 Chromosomen in einem Zellkern sind unsichtbare lange Fäden. Vor der Zellteilung verdoppeln sich die Fäden, verwinden sich, werden kürzer und werden als dunkle Stäbe sichtbar. Die zwei Kopien jedes Chromosoms verknüpfen sich und bilden eine X-Form.

2 Die duplizierten Chromosomen ordnen sich im Zentrum der Zelle an, die Zellkern-Membran verschwindet, und es erscheinen Spindelfasern in der Zelle. Die Spalthälften der Chromosomen werden von den Fasern auseinandergezogen.

3 Die beiden identischen Gruppen einzelner Chromosomen ordnen sich jetzt an den entgegengesetzten Polen der Zelle an, und es bildet sich eine Kernmembran um jede Gruppe. Danach schnürt sich die Zelle am Äquator ein.

4 Nach der Zellteilung und der Bildung neuer Zellkerne in den beiden Tochterzellen entwinden sich die Chromosomen und nehmen wieder ihre unsichtbare, fadenartige Form an. Die Mitose ist damit abgeschlossen.

mal begleitet von *Palpitationen*. Später, bei Auftreten einer Rechtsherzinsuffizienz, schwellen die Fußknöchel an.

Eine in seltenen Fällen auftretende Komplikation der M. ist die *Endokarditis*, die die Klappe beeinträchtigt. Eine andere Gefahr besteht darin, daß sich ein Thrombus (Blutpfropf) im linken Vorhof bildet, zum Gehirn wandert und einen *Schlaganfall* verursacht.

DIAGNOSE

Der Arzt erstellt eine Diagnose aufgrund der Krankengeschichte des Patienten, eines charakteristischen *Herzgeräuschs*, das mit Hilfe eines Stethoskops wahrgenommen werden kann, oder aufgrund von *Thorax-Röntgenbildern*, eines *EKGs* und einer *Echokardiographie*. In manchen Fällen wird eine *Herzkatheterisierung* vorgenommen, vor allem, wenn an einen chirurgischen Eingriff gedacht wird.

THERAPIE UND PROGNOSE

Wenn das Atmen Probleme bereitet, werden z.B. *Diuretika* verabreicht, um die Flüssigkeit in der Lunge und in anderen Geweben zu reduzieren. *Digitalisglykoside* können die Leistung der Herzkontraktion erhöhen und Herzrhythmusstörungen unterdrücken. *Antikoagulantien* werden zur Thrombosevorbeugung verabreicht. Vor einer Zahnoperation oder einem anderen chirurgischen Eingriff sollten Menschen, die an einer M. leiden, *Antibiotika* nehmen, um Blutinfektionen, die zu einer Endokarditis führen könnten, zu vermeiden.

Herzklappenoperationen (s. *Herzklappenchirurgie*) werden nur dann in Betracht gezogen, wenn sich schwere Herzfehler entwickeln oder wenn die medikamentöse Behandlung erfolglos bleibt und eine Verschlechterung der Symptome, die bis hin zur Behinderung reichen können, nicht verhindern kann.

Die Aussichten bei einer M. sind sowohl bei medikamentöser als auch bei operativer Behandlung gut. Atemlosigkeit und Müdigkeit können nicht beseitigt werden, wenn schon ein dauerhafter Herzschaden vorliegt.

Mitral(klappen)stenose

Verengung der Segelklappe (Mitralklappe) zwischen linkem Vorhof und linker Kammer des *Herzens*. Der Vorhof weitet sich aus, es kommt zu einem Rückstau des Blutes im Lungenkreislauf (mit der Folge eines Lungenödems und einer vermehrten Belastung des rechten Herzens (Rechtsherzhypertrophie).

URSACHEN UND VORKOMMEN

Eine M. ist fast immer zurückzuführen auf Vernarbungen der Klappe nach einer früheren Erkrankung an *rheumatischem Fieber*. Wenn es auch bei etwa der Hälfte der Fälle keine medizinischen Daten über die Krankheit gibt, tritt M. bei Frauen viermal so häufig auf wie bei Männern.

SYMPTOME UND ANZEICHEN

Die Krankheitssymptome treten normalerweise erst bei Erwachsenen auf, viele Jahre nach der Erkrankung an rheumatischem Fieber. Das erste Symptom ist Kurzatmigkeit, die zunächst nur bei Belastung auftritt; in der Folge kommt es schon bei geringer Belastung zu Atemschwierigkeiten, schließlich auch ohne jede Belastung. Andere Symptome und Anzeichen sind *Palpitationen*, *Vorhofflimmern* (schneller, unkoordinierter und unregelmäßiger Herzschlag) und stark gerötete Wangen. Wegen des Lungenstaus sind Lungenentzündungen, Bluthusten und Müdigkeit häufige Folgen.

Die Komplikationen sind dieselben wie bei einer Mitral(klappen)insuffizienz.

DIAGNOSE

Der Arzt diagnostiziert eine M. aufgrund der Krankengeschichte des Patienten, aufgrund von Herzgeräuschen, die mit Hilfe eines Stethoskops wahrgenommen werden, und aufgrund von Untersuchungen, die ein *EKG*, *Thorax-Röntgenbilder*, eine *Echokardiographie* und eine *Herzkatheterisierung* umfassen können.

THERAPIE UND PROGNOSE

Die medikamentöse Behandlung (mit *Diuretika*) sowie die Vorbeugemaßnahmen gegen Herzklappeninfektionen (s. *Endokarditis*) entsprechen weitgehend den Maßnahmen, die bei einer Mitral(klappen)insuffizienz ergriffen werden.

Wenn trotz medikamentöser Behandlung die Symptome anhalten, kann eine operative Klappensprengung (*F.* Valvulotomie) oder ein *Klappenersatz* (Herzklappenplastik) angezeigt sein (s. *Herzklappenchirurgie*). Die Aussichten dieser Therapiemaßnahmen sind im allgemeinen gut, obwohl sie nach einigen Jahren wiederholt werden müssen.

Mitralsegelprolaps

Relativ häufig vorkommende, leichte Ausbuchtung der Segelklappen zwischen linkem Vorhof und linker Kammer des *Herzens*, die zu einem Leck beim Klappenschluß (*Mitralklappeninsuffizienz*) führen kann (auch als "Floppy-Valve-" oder "Klick"-Syndrom bezeichnet). Bis zu fünf Prozent der Bevölkerung sind davon betroffen; sie tritt besonders bei Frauen im jüngeren und mittleren Alter auf. Ein M. führt zu einem charakteristischen *Herzgeräusch*, das von einem Arzt mit Hilfe eines Stethoskops während einer Routineuntersuchung entdeckt werden kann.

Die Ursache für einen M. ist in den meisten Fällen nicht bekannt, obwohl es Hinweise darauf gibt, daß er angeboren ist. In seltenen Fällen tritt ein M. als Folge *rheumatischen Fiebers*, einer *koronaren Herzkrankheit* oder eines Herzmuskelschadens (s. *Kardiomyopathie*) auf.

In der Regel gibt es keine Symptome oder Folgen; eine Behandlung ist nicht notwendig. Gelegentlich jedoch kann ein M. zu Brustschmerzen, *Herzrhythmusstörungen* oder zur Schlußunfähigkeit der Klappe führen, was eine *Herzinsuffizienz* nach sich ziehen kann. Zur Therapie werden *Betablocker*, *Diuretika* oder *Digitalisglykoside* verabreicht. Selten ist eine *Herzklappenplastik* notwendig.

Mittelfellraum

s. *Mediastinum*

Mittelfußknochen

(*F.* Ossa metatarsi; Metatarsalia) Fünf Röhrenknochen des Mittelfußes zwischen den Fußwurzel- und Zehenknochen. Die ersten drei M. bilden zusammen mit den zugehörigen Zehenknochen, den drei Keilbeinen und dem Kahnbein die innere (tibiale) Hauptstrebe des Fußes, die beim Stehen die Hauptlast des Körpers trägt. Die M. sind an der Bildung von Längs- und Quergewölbe des Fußes beteiligt. Aufgrund ihrer Exposition können sie brechen, wenn ein schwerer Gegenstand auf den Fußrücken fällt, wenn der Fuß stark verdreht wird oder durch ungeübtes langes Gehen in hartem Schuhwerk überansprucht wird (s. *Marschfraktur*).

Mittelhandknochen

(*F.* Ossa metacarpalia; Metakarpalia) Fünf Röhrenknochen der Mittelhand zwischen den Handwurzel- und Fingerknochen. Jeder Röhrenknochen besteht aus einem Schaft und den beiden Enden, zu den Fingerknochen hin der Kopf, zu den Handwurzelknochen die Basis. Die Köpfe bilden bei zusammengeballter Faust die hervorstehenden Fingerknö-

LAGE DER MITTELFUSS-KNOCHEN

Die fünf Metatarsalia liegen zwischen den Fußwurzelknochen (die den Rückfuß bilden) und den Zehenknochen des Vorfußes.

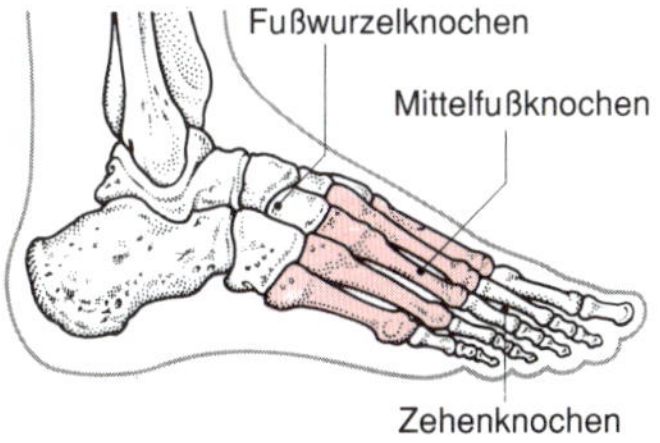

M

LAGE DER MITTELHAND-KNOCHEN
Die fünf Metakarpalia liegen zwischen den Handwurzel- und den Fingerknochen.

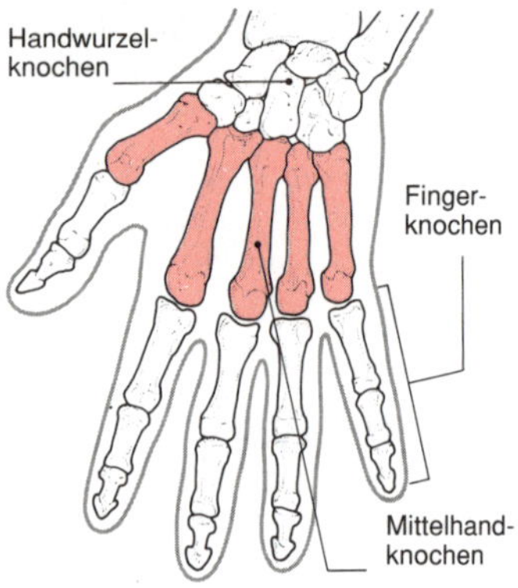

chel, die Schäfte sind am Handrücken tastbar. M. brechen häufig, in der Regel bei Stürzen auf die Hand oder bei Schlägen auf die Fingerknöchel.

Mittelhirn

(*F.* Mesencephalon) Teil des *Hirnstamms* zwischen Brücke (Pons) und Zwischenhirn (Diencephalon); besteht aus dem hinteren Dach (Tectum), den vorderen Hirnstielen (Pedunculi cerebri) und der mittleren Haube (Tegumentum mesencephali), die vom Dach durch den Aquädukt des Hirnventrikelsystems getrennt als Fortsetzung der grauen Substanz die Kerne der inneren und äußeren Augenmuskeln, aber auch Teile der Formatio reticularis enthält. In den Hirnstielen befinden sich u.a. die absteigenden Großhirnbahnen, das Dach besteht aus der Vierhügelplatte, die beiden oberen Hügel gehören der Sehbahn, die beiden unteren der Hörbahn an.

Mittelohr

s. *Ohr*

Mittelohrentzündung

(*F.* Otitis media) Entzündung der Paukenhöhle (Raum zwischen dem Trommelfell und dem Innenohr mit der Kette der Gehörknöchelchen).

URSACHEN
Ausgelöst wird die M. meistens durch eine bakterielle oder Virusinfektion der oberen Atemwege, die sich über die Ohrtrompete (den Verbindungsgang zwischen dem Nasenrachenraum und dem Mittelohr) ausgebreitet hat. Die Trompete kann entweder durch die Entzündung oder durch *adenoide Vegetationen*, die oft bei Nasen- oder Halsinfektionen vergrößert sind, verlegt werden. Die Entzündungssekrete – sowie der bei bakteriellen Infektionen gebildete Eiter – können dann nicht mehr abfließen, sondern sammeln sich im Mittelohr an.

Die chronische M. (s.a. *Mittelohrerguß*) ist die Folge einer Infektion der oberen Atemwege, die eine akute M. nach sich gezogen hat.

AUFTRETEN
Kinder sind für eine M. besonders anfällig, u.a. deswegen, weil die Ohrtrompete bei ihnen noch kurz ist. Etwa jedes sechste Kind macht im ersten Lebensjahr einmal eine M. durch, etwa eines von zehn Kindern im Laufe der nächsten sechs Jahre. Viele Kinder haben häufig Rückfälle. Chronische M. ist deutlich weniger häufig, weil in den meisten Fällen die akute M. abheilt, wenn sie behandelt wird.

SYMPTOME UND ANZEICHEN
Akute M.en setzen plötzlich mit heftigen Ohrenschmerzen, einem Druckgefühl im Ohr, Hörverlust, Ohrensausen und Fieber ein. Manchmal platzt das Trommelfell, der Eiter fließt ab, und die Schmerzen lassen sofort nach. In diesem Fall heilt die M. innerhalb weniger Tage ab.

Bei chronischer M. tritt ständig Eiter durch eine Perforation im Trommelfell aus. Der Betroffene hört schlecht. Es kann zu Komplikationen wie einer *Gehörgangsentzündung* (Otitis externa) kommen oder aber zu einer Beschädigung der Gehörknöchelchen, die zu stärkerer Schwerhörigkeit bis hin zum totalen Hörverlust führt; oder zu einer Perlgeschwulst (Cholesteatom). In seltenen Fällen breitet sich die M. nach innen aus und führt zu einer *Mastoiditis* oder einem *Hirnabszeß*.

Unzureichende Behandlung einer M. führt manchmal zu ständiger Absonderung einer klebrigen Flüssigkeit im Mittelohr. Dies wird als *Mittelohrerguß* bezeichnet.

DIAGNOSE
Die Ohrspiegelung mit einem *Otoskop* führt meist zur Diagnose. Vom Ohrsekret wird ein Abstrich gemacht, damit eine *Kultur* angelegt und der Erreger identifiziert werden kann.

THERAPIE
Eine akute M. spricht meistens auf eine Behandlung mit *Antibiotika* und *Analgetika* an.

Eine chronische M. macht eventuell eine *Myringotomie* (Stichinzision ins Trommelfell) und – falls nötig – anschließendes Absaugen des Eiters und der Gewebepartikel aus dem Ohr sowie

OHRINFEKTIONEN
Mittelohrentzündung (Otitis media) oder Gehörgangsentzündung (Otitis externa) sind meist Folgen einer Infektion und verursachen häufig Schmerzen. Die Mittelohrentzündung kann akut (mit plötzlich einsetzendem Schmerz) oder chronisch (über einen längeren Zeitraum) verlaufen und ist bei Kindern besonders häufig.

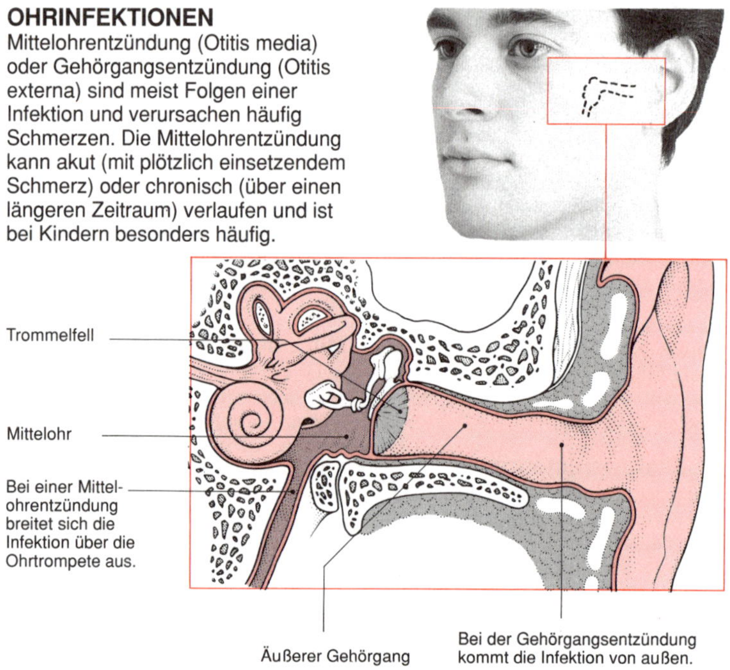

Mittelohrentzündung
Sie entsteht meist durch Ausbreitung einer Infektion (Erkältung, Katarrh) des Nasenraums.

Gehörgangsentzündung
Begünstigt v.a. durch Nässe (z.B. nach dem Schwimmen) bzw. Verletzungen (z.B. durch Ohrenstäbchen).

die Gabe von antibiotischen Ohrentropfen erforderlich. Eine Perlgeschwulst sollte in jedem Fall operativ entfernt werden.

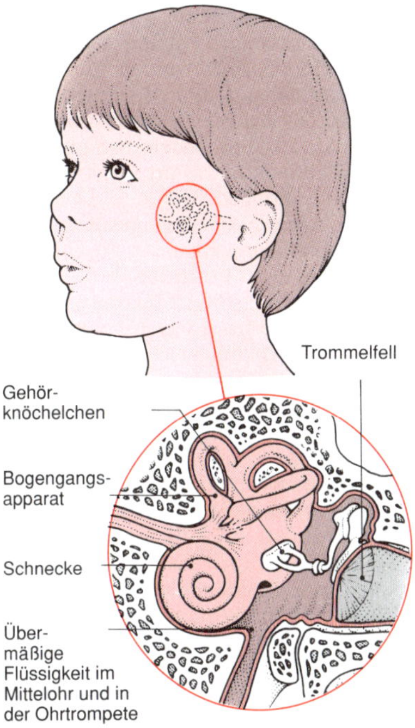

Auswirkungen eines Mittelohrergusses
Klebrige Flüssigkeit im Mittelohr verhindert die freie Bewegung von Trommelfell, Hammer, Amboß und Steigbügel und macht schwerhörig.

Mittelohrerguß

Flüssigkeitsansammlung in der Paukenhöhle, die das Hörvermögen beeinträchtigt. Langanhaltende M.e treten bei Kindern häufig auf. Meist gehen sie mit vergrößerten *Polypen* und Virusinfektionen der oberen Atemwege, etwa einer *Erkältung*, einher. In der Regel sind beide Ohren betroffen. Die Erkrankung wird auch Paukenhöhlenerguß, Mittelohrkatarrh oder sekretorische Otitis media genannt.

URSACHEN
Die schleimbildende Innenfläche des Mittelohrraumes wird manchmal überaktiv und sondert große Mengen klebriger Flüssigkeit ab.

Wird die Ohrtrompete (s. *Eustachio-Röhre*), die das Mittelohr mit dem Nasenrachenraum verbindet, blockiert, so kann die Flüssigkeit nicht ablaufen, sondern staut sich und beeinträchtigt die Bewegung der kleinen Gehörknöchelchen im Mittelohr.

ANZEICHEN
Erstes und oft einziges Anzeichen ist ein bestimmter Grad an *Schwerhörigkeit*. Das Kind ist sich dessen u.U. gar nicht bewußt, und die Erkrankung bleibt unerkannt, wenn die Eltern oder Lehrer nicht bemerken, daß die Reaktionen des Kindes beeinträchtigt sind.

DIAGNOSE
Ein M. wird oft erst durch eine *Hörprüfung* entdeckt, die bei allen Kindern routinemäßig vorgenommen werden sollte. Wird ein Hörverlust festgestellt oder vermutet, verwendet der Arzt ein *Otoskop* (Sichtinstrument), um das Trommelfell in jedem Ohr zu untersuchen. Er kann die charakteristischen Veränderungen sowohl im Aussehen als auch in der Farbe, die bei einem M. auftreten, erkennen.

THERAPIE
In leichteren Fällen werden Nasentropfen mit *Rhinologika* verschrieben, damit die betroffene Ohrtrompete frei wird und die Flüssigkeit durch sie hindurch abfließen kann.

In schwereren Fällen wird u.U. eine *Myringotomie* (operative Öffnung des Trommelfells) und die Einführung von kleinen Röhren erforderlich. Eine weitere Maßnahme kann die Entfernung der Polypen sein (s. *Adenotomie*).

Mittelschmerz

Schmerz im Unterleib, der bei einigen Frauen zur Zeit der *Ovulation* in der Mitte des Menstruationszyklus auftritt. Der Schmerz ist in der Regel einseitig und dauert nur ein paar Stunden; ein leichter vaginaler Blutverlust kann damit einhergehen. Wenn der M. stark ist, werden mitunter orale *Kontrazeptiva* (s. *Empfängnisverhütungsmittel, orale*) verschrieben, um die Ovulation zu unterdrücken.

MMR-Impfung

s. *Dreifachimpfung*

Mobilisierung

Aktivierung eines Körperteils. M. ist die Bezeichnung für eine Therapie, die darauf abzielt, die Beweglichkeit eines Körperteils nach einer Verletzung oder Krankheit zu verbessern.

Beispiele sind Übungen zur Behandlung der *Schultersteife* oder von arthritisbedingter Gelenksteife und Maßnahmen zur Wiedererlangung der Gehfähigkeit nach einem *Schlaganfall* oder einem Bein*bruch*.

Mola hydatidosa

s. *Blasenmole*

Molar

s. *Zähne*

Mole

F. für ein entwicklungsgestörtes Ei (s.a. *Molenschwangerschaft*).

Molekül

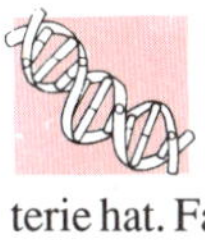

Kleinster Teil einer Substanz, der unabhängig existieren kann und noch die chemischen Eigenschaften der Materie hat. Fast alle M.e bestehen aus zwei oder mehreren Atomen, die aneinandergekettet sind. Ein Kohlendioxid-M. besteht aus einem Kohlenstoffatom und zwei Sauerstoffatomen. Einige ungewöhnliche M.e, sog. einatomige M.e, bestehen nur aus einem Atom (z.B. M.e von Edelgasen wie Argon und Neon).

M.e sind von ganz unterschiedlicher Größe und Komplexität. Ein Extremfall sind kleine, einfache M.e wie beim Sauerstoff, die aus zwei aneinandergeketteten Sauerstoffatomen bestehen. Das andere Extrem sind große, komplizierte M.e wie die *DNS* (Desoxyribonukleinsäure), die aus Tausenden von Kohlenstoff-, Wasserstoff-, Sauerstoff-, Stickstoff- und Phosphoratomen bestehen und eine Doppelhelixstruktur bilden.

Molenschwangerschaft

Schwangerschaft, bei der aus dem Plazentagewebe ein Tumor entsteht, wodurch sich der Embryo nicht normal entwickeln kann. Eine M. kann gutartig (*Mola hydatidosa*) oder bösartig (invasive Mole) sein. Ein *Chorionepitheliom* ist eine invasive Mole, die in der Regel außerhalb des Uterus wächst.

Eine andere Art von M. tritt nach einem verhaltenen Abort (einer *Fehlgeburt*, bei der der tote Embryo und die Plazenta nicht aus dem Uterus ausgestoßen werden) auf. In diesem Fall wird das tote Gewebe als Fleischmole bezeichnet.

Molluscum contagiosum Bateman

Harmlose Virusinfektion, die durch glänzende, perlförmige weiße Papeln (kleine Knötchen) auf der Hautoberfläche gekennzeichnet ist. Jede Papel ist kreisförmig und hat eine kleine Eindellung in der Mitte; auf Druck entleert sich eine rahmartig-teigige Masse. Vor dem Heilprozeß bildet sich eine Kruste.

Es treten meist zahlreiche, in manchen Fällen auch einzelne Papeln an den Genitalien, den Innenflächen der Oberschenkel, im Gesicht und an anderen Körperstellen auf. Meist sind Kinder, in seltenen Fällen auch Erwachsene davon betroffen. Die Krankheit ist leicht übertragbar durch Hautkontakt oder Geschlechtsverkehr.

M.c.B. verheilt in der Regel nach ein paar Monaten.

Molluscum sebaceum

s. *Keratoakanthom*

M

Monats-Regelblutung
s. *Menstruation*

Monatsschutz
Hygieneartikel, um Kleidung vor Blutflecken während der *Menstruation* zu schützen. Damenbinden oder Tampons sind in verschiedenen Größen und mit unterschiedlicher Saugfähigkeit erhältlich, um den Bedürfnissen jeder Frau zu entsprechen.

Mondgesicht
Rundes Gesicht; ein typisches Merkmal für das *Cushing-Syndrom.*

Mongolenfleck
Bei der Geburt entweder einzeln oder gehäuft in der Kreuz-Steiß-Gesäß-Gegend auftretender blauschwarzer Pigmentfleck. Obwohl er eine Art *Nävus* ist, hält man den M. oft für die Folge einer Prellung. M.en sind bei schwarzen oder asiatischen Kindern sehr verbreitet und werden von einer sehr hohen Konzentration an Melanozyten (pigmentproduzierenden Zellen) tief in der Haut verursacht. In der Regel verschwinden sie wieder, wenn das Kind drei oder vier Jahre alt ist.

M

Mongolismus
Überholte Bezeichnung für *Down-Syndrom.* (S.a. *Trisomie 21*)

Moniliasis
s. *Candidiasis*

Monitor
Überwachungsgerät zur ständigen Beobachtung des Krankheitszustands von Patienten, so daß jede Art der Veränderung frühzeitig erkannt und eine entsprechende Behandlung eingeleitet werden kann. Ein Beispiel hierfür ist der auf der Intensivstation verwendete Herzmonitor. Er zeichnet das *EKG* (Herzstromkurve, die die Herztätigkeit darstellt) der Patienten auf einem Bildschirm auf und übermittelt auch audiovisuell die Herzfrequenz.

Monoaminoxidase-Hemmer
Wichtige Gruppe der *Antidepressiva.*

Monoarthritis
Entzündung eines einzelnen Gelenks, die zu Schmerzen und Steifheit führt. Häufige Ursachen sind *Osteoarthritis, Gicht* und Infektionskrankheiten.

Monoklonaler Antikörper
s. *Antikörper, monoklonaler*

Mononucleosis infectiosa
s. *Mononukleose, infektiöse*

Mononukleose, infektiöse
Pfeiffer-Drüsenfieber, Studentenkuß-Krankheit; akute Virusinfektion, die durch hohes Fieber, Halsschmerzen und geschwollene Lymphknoten (Drüsen), besonders im Halsbereich, gekennzeichnet ist (daher die Bezeichnung Drüsenfieber).

URSACHEN UND VORKOMMEN
Als Erreger der i.n M. kommt entweder das Epstein-Barr-Virus oder das Zytomegalievirus in Frage, beide gehören zur Familie der Herpesviren. Die Krankheit entwickelt sich nur dann, wenn es zum ersten Kontakt mit dem Virus in einem Alter kommt, in dem das körpereigene Immunsystem am aktivsten ist (d.h. in der Jugend und im frühen Erwachsenenalter). Die Krankheit tritt am häufigsten zwischen dem 15. und 17. Lebensjahr auf. Jährlich erkranken Zehntausende von Jugendlichen daran. Wahrscheinlich ist das Küssen ein häufiger Übertragungsmechanismus.

Im Körper vermehrt sich das Virus in den Lymphozyten (weißen Blutkörperchen, die einen Teil des Immunsystems bilden), die auch als mononukleare Zellen bezeichnet werden. Vom Virus befallene Lymphozyten verändern ihr Aussehen und werden dann als "atypisch" bezeichnet.

SYMPTOME UND ANZEICHEN
Gewöhnlich beginnt die Krankheit mit Fieber und Kopfschmerzen, danach folgen Schwellung der Lymphknoten im Halsbereich, in den Achseln und in der Leiste sowie starke Halsschmerzen (aufgrund einer Tonsillitis). Die vergrößerten, entzündeten Mandeln können zu starken Schluckbeschwerden und in seltenen Fällen sogar zu Atembeschwerden führen.

Manchmal kann auch ein leichter Leberschaden auftreten, der einige Tage lang eine Gelbsucht nach sich zieht. Der behandelnde Arzt kann im oberen linken Bauchbereich eine vergrößerte Milz ertasten.

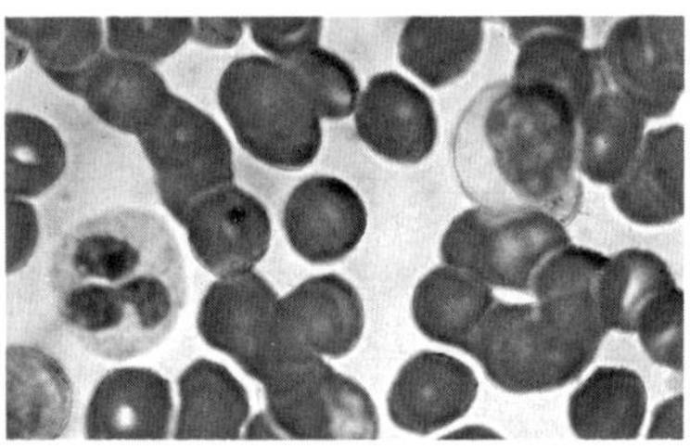

Blutausstrich bei Mononukleose
Die große Zelle mit einem Zellkern, umgeben von vielen roten Blutkörperchen, ist ein atypischer Lymphozyt (erheblich größer als normal). Solche Zellen sind charakteristisch für die infektiöse Mononukleose.

DIAGNOSE
Häufig wird die Diagnose der Symptome durch einen Blutausstrich, der viele atypische Lymphozyten zeigt, bestätigt. Des weiteren kann ein Infektionstest – die Paul-Bunnell-Reaktion – durchgeführt werden. Hier werden Antikörper (vom Immunsystem produzierte Proteine, die das Virus bekämpfen) nachgewiesen, die die besondere Fähigkeit haben, Hammelblut-Erythrozyten zum Gerinnen zu bringen. Wenn die Diagnose nicht eindeutig ist, können weitere Tests vorgenommen werden.

THERAPIE UND PROGNOSE
In den meisten Fällen kommt es ohne Medikamente nach vier bis sechs Wochen zum Abklingen der Erkrankung. Wurde ein Antibiotikum in dem Irrglauben verabreicht, es handle sich hierbei um eine bakterielle Infektion, kann es zunächst zu einem Ausschlag und zur Verschlimmerung der Symptome kommen. Für einen Monat oder länger ist Bettruhe notwendig, damit das Immunsystem des Körpers das Virus zerstören kann. In Ausnahmefällen kann man zur Linderung Kortikosteroide gegen schwere Entzündungen, besonders bei Atembeschwerden durch geschwollene Mandeln, verordnen. Zwei bis drei Monate nach der Rekonvaleszenz fühlen sich die Patienten oft deprimiert, kraftlos und müde.

Monorch(id)ie
Vorliegen nur eines Hodens. Wenn ein Hoden nicht operativ entfernt wurde (s. *Orchidektomie*), ist die M. wohl *kongenital* (angeboren). Die Bezeichnung M. ist nicht zu verwenden für einen Hoden, der nicht in den Hodensack absteigt (s. *Hodenhochstand).*

Monosomie X
s. *Turner-Syndrom*

Monozytenangina
s. *Mononukleose, infektiöse*

Monteggia-Fraktur
Bruch der Elle (*F. Ulna*; des Knochens an der Kleinfingerseite des Unterarms) kurz unter dem Ellenbogen mit Verrenkung der Speiche (*F. Radius*; des Knochens an der Daumenseite des Unterarms) zur Beuge-, seltener zur Streckseite. Die M.-F. kann durch einen Sturz auf den Arm oder durch einen Schlag auf die Rückseite des Oberarms verursacht werden.

Die Behandlung besteht meist in einer Operation, bei der je eine Inzision auf jeder Seite des Unterarms vorgenommen wird. Nach der Reposition werden die gebrochenen Knochenenden der Elle mit einer Platte und Schrauben oder einem langen Nagel befestigt und somit die gesamte Länge des Vorderarms wiederhergestellt. Dann wird das Radiusköpfchen in das Ellbogengelenk rückverlagert. Die Einschnitte werden zugenäht, und der Arm wird durch einen *Gipsverband* ruhiggestellt, bis die Fraktur geheilt ist, was in der Regel etwa 12 Wochen dauert.

Montezumas Rache

Eine von vielen beliebten Bezeichnungen für *Gastroenteritis* und infektiöse Diarrhoe, die durch den Verzehr von mit Mikroorganismen oder ihren Toxinen vergifteten Lebensmitteln verursacht wird. (S.a. *Reisediarrhoe*)

Morbidität

1. Epidemiologie (d.h. die Lehre von Entstehung, Verbreitung und Behandlung) einer Krankheit.
2. In medizinischen Statistiken Erkrankungsrisiko, d.h. zahlenmäßiges Verhältnis zwischen erkrankten und gesunden Personen innerhalb einer Bevölkerungsgruppe in einem bestimmten Zeitraum.

Morbilli

F. für *Masern*

Morbus Hodgkin

s. *Hodgkin-Krankheit*

Morgenkrankheit

s. *Schwangerschaftserbrechen*

Morning-after pill

s. *Pille danach*

Moronität

Überholte Bezeichnung für schwachsinnig, abgeleitet aus dem Griechischen, zur Beschreibung einer Person mit leichter *Oligophrenie* (Intelligenzdefekt; s. *geistige Behinderung*).

Morphaea

Krankheitsbild, bei dem einer oder mehrere harte, flache, runde oder ovale Flekken auf der Haut entstehen. M. ist eine auf die Haut beschränkte Art *Sklerodermie* (eine Krankheit mit schrittweiser Verhärtung des Gewebes).

Die Hautflecken bei M. sind weiß oder rötlich und können eine Größe von mehreren Zentimetern im Durchmesser haben. Sie treten in der Regel am Rumpf, am Hals, an den Händen oder Füßen auf. Es kann auch zu Haarausfall oder Geschwürbildung an den betroffenen Stellen kommen. Vor allem Frauen mittleren Alters leiden an dieser Krankheit. M. ist ungefährlich, kann jedoch entstellend sein. Es gibt keine Therapie für diese Erkrankung.

Morphin

(z.B. *MST®* ++)

Bekanntestes Betäubungsmittel, als sehr stark wirksames *Analgetikum* (Schmerzmittel) verabreicht; gewonnen aus den unreifen Samenhülsen des Schlafmohns.

WARUM ES VERWENDET WIRD

M. wird zur Linderung von sehr starken Schmerzen verabreicht, die von einem *Herzinfarkt*, von größeren Operationen, schweren Verletzungen und Krebs herrühren. Es wird in manchen Fällen als *Prämedikation* (ein Arzneimittel zur Vorbereitung einer Person auf eine Operation) angewendet.

WIE ES WIRKT

Morphin blockiert die Übertragung von Schmerzsignalen an bestimmten Stellen (sog. Opiatrezeptoren) im Gehirn und Rückenmark, wobei die Wahrnehmung von Schmerz ausgeschaltet wird. Es erzeugt auch ein Gefühl von Wohlbefinden oder sogar von Euphorie.

MÖGLICHE NEBENWIRKUNGEN

M. kann Benommenheit, Schwindel, Verstopfung, Übelkeit, Erbrechen und Verwirrtheit hervorrufen.

MISSBRAUCH

Die euphorische Wirkung von M. macht süchtig und hat zu Mißbrauch geführt. Es ist unwahrscheinlich, daß eine kurzfristige Einnahme drogenabhängig macht (s. *Drogenabhängigkeit*). Ein Mißbrauch über einen längeren Zeitraum hinweg jedoch erzeugt das Verlangen nach M. und *Toleranz* (das Bedürfnis nach immer größeren Mengen zur Erzielung der gleichen Wirkung). Überdies führt es zur körperlichen Abhängigkeit mit schweren grippeähnlichen Symptomen, wie starker Schweißabsonderung, Schütteln und Bauchkrämpfen, wenn es plötzlich abgesetzt wird (s. *Entzugssyndrom*).

Mors subita infantum

s. *plötzlicher, unerwarteter Kindstod*

Mortalität

Sterberate, d.h. Zahl der Todesfälle pro 100 000 Personen (oder in manchen Fällen auch 1000 oder 10 000) innerhalb einer Bevölkerung pro Jahr. Die Gesamt-M. wird aus der M. für Einzelursachen (wie Unfälle, koronare Herzkrankheit und Krebs) berechnet. Das Studium von

HAUPTTODESURSACHEN IN DER BUNDESREPUBLIK DEUTSCHLAND (1990)*

Todesursache Gruppen bzw. ausgewählte Einzelursachen	**bei Männern** (pro 100 000 Männer)	**bei Frauen** (pro 100 000 Frauen)
Krankheiten des Kreislaufsystems	**453,8**	**555,5**
Akuter Myokardinfarkt	131,4	93,6
Andere ischämische Herzkrankheiten	82,8	100,0
Herzrhythmusstörungen	16,1	17,8
Krankheiten des zerebrovaskulären Systems	95,1	148,7
Andere Kreislauf- und Herzerkrankungen	128,4	195,4
Bösartige Neubildungen	**269,5**	**250,1**
der Luftröhre, Bronchien und Lunge	69,9	17,3
des Dickdarms und Mastdarms	33,0	40,2
des Magens	22,1	19,8
der weiblichen Brust		44,1
der Gebärmutter		12,9
der Prostata	29,4	
Unfälle	**36,5**	**26,1**
Verkehrsunfälle	17,6	6,7
Selbstmord	**21,8**	**9,4**
Diabetes mellitus	**14,1**	**27,3**
Krankheiten des Nervensystems	**30,1**	**26,4**
Krankheiten der Atmungsorgane	**77,1**	**57,1**
Lungenentzündung (Pneumonie)	20,0	24,4
Bronchitis	25,8	12,2
Emphysem	6,1	3,2
Asthma	9,7	7,3
Krankheiten der Verdauungsorgane	**50,6**	**45,5**
Chronische Lebererkrankungen, Zirrhose	28,0	15,7
Krankheiten der Harn- und Geschlechtsorgane	**11,5**	**12,9**
Infektiöse und parasitäre Krankheiten	**11,7**	**8,5**

* Früheres Bundesgebiet; standardisierte Sterbeziffer (ohne Totgeborene und ohne gerichtliche Todeserklärungen)

M

unterschiedlichen Zahlenverhältnissen verschiedener Länder oder während verschiedener Zeiträume im gleichen Land kann wertvolle Informationen über die vergleichbare Gesundheit einer Bevölkerung oder über Entwicklungstrends von Krankheiten liefern.

Die M. wird oft für eine bestimmte Bevölkerungsgruppe berechnet. Die *Säuglingssterblichkeit* zum Beispiel entspricht der Zahl der Todesfälle von lebendgeborenen Säuglingen, die während des ersten Lebensjahres sterben; die perinatale M. umfaßt die Todesfälle (einschließlich aller Totgeburten) während der ersten Lebenswoche (oder manchmal während des ersten Lebensmonats).

Die spezifische Mortalität vergleicht die Sterberate innerhalb einer Berufsgruppe oder einer sozioökonomischen Schicht mit der M. der Gesamtbevölkerung. Sie ist ein nützlicher Indikator für die relative Sicherheit eines Berufes oder dafür, ob eine bestimmte sozioökonomische Schicht besonders gefährdet ist. (S.a. Tabelle mit häufigen Todesursachen S. 723; *Lebenserwartung*; *Müttersterblichkeit*)

Mosaik, phänotypisches

Vorkommen von zwei (oder mehreren) Zellgruppen mit verschiedenen Genotypen in einer Person.

Normalerweise besitzt eine menschliche Zelle 46 *Chromosomen* einschließlich den beiden Geschlechtschromosomen (XX bei Frauen und XY bei Männern). Bei einem phänotypischen M. können einige Zellen 46, andere 45, 47 oder eine andere Anzahl von Chromosomen aufweisen. Die Ursache des p.M.s wird in den meisten Fällen auf einen Fehler bei der Zellteilung in einem frühen embryonalen Stadium zurückgeführt. Die Diagnose erfolgt mit Hilfe der *Chromosomenanalyse* der Haut bzw. weißer Blutkörperchen.

Phänotypisches Mosaik kann zu Syndromen führen, die mit *Chromosomenaberrationen* (wie dem *Down-Syndrom* und dem *Turner-Syndrom*) zusammenhängen. Ein Mädchen mit Turner-Syndrom besitzt einige Zellen mit normalem Chromosomensatz und andere mit einem fehlenden Geschlechtschromosom X. Etwa drei Prozent der Kinder mit Down-Syndrom haben ein p.M. Diese Kinder weisen sowohl normale Zellen als auch Zellen mit einem zusätzlichen Chromosom 21 auf.

Je nach Anzahl der anomalen Zellen und der Art der Anomalie reicht das äußere Erscheinungsbild der betroffenen Menschen von normalem Aussehen bis hin zu für Chromosomenaberrationen typischen physischen Merkmalen. Personen mit p.m M. sind oft weniger schwer betroffen als Menschen, bei denen alle Körperzellen Anomalien aufweisen.

Moskitostiche

Moskito ist die Bezeichnung für – meist tropische – Arten der Stechmücken, vor allem der Gattung *CULICIDAE*. Die weiblichen Moskitos brauchen zur Eireifung menschliches oder tierisches Blut; sie erhalten dieses Blut durch Stiche. Die Moskitoeier werden in stehenden Gewässern gelegt und ausgebrütet; deshalb kommen Moskitos hauptsächlich in der Nähe von Sümpfen, Teichen, Wasserreservoirs vor, besonders nach einer sehr regnerischen Zeit. Männliche Moskitos stechen nicht.

Moskitos sind schon ganz einfach wegen ihrer Stiche lästig. Das Hauptproblem bei Moskitos ist jedoch die Übertragung von Krankheiten – vor allem in den Tropen. Während eines Stichs kann ein Moskito ansteckende Organismen vom Blut einer kranken Person erhalten; die Organismen vermehren sich innerhalb des Insekts und werden auf eine andere Person während eines darauffolgenden Stiches übertragen.

Die wichtigsten krankheitsübertragenden Moskitos gehören drei Gruppen an: *ANOPHELES*, *AEDES* und *CULEX*. Ihr Aussehen und ihre Gewohnheiten sind sehr unterschiedlich, und sie übertragen auch verschiedene Krankheiten (s. Kasten).

THERAPIE

M. sollten mit Seife und Wasser gewaschen werden; außerdem sollte eine lindernde Salbe aufgetragen werden. Bei einer starken Hautreaktion ist ein Arzt aufzusuchen.

VORBEUGUNG

In den Tropen und Subtropen und in Gebieten, wo es sehr viele Moskitos gibt, sollten Schutzmaßnahmen gegen Moskitos getroffen werden (um die Möglichkeiten einer Infektion zu reduzieren). Die wirksamsten Methoden sind das Tragen von langärmeligen Kleidungsstükken und Strümpfen in der Dämmerung, um so wenig Hautstellen wie möglich zu exponieren, außerdem Moskitogitter an den Fenstern und die Verwendung von mückenvertreibenden Insektensprays oder langsam abbrennenden Spulen, die einen insektizidhaltigen Rauch freisetzen. Ein Moskitonetz um das Bett herum ist nützlich, um nicht im Schlaf gestochen zu werden.

Versuche zur Moskitobekämpfung in den Tropen waren direkte Angriffe mit Insektiziden, die Einschränkung der Brutgegenden und sogar die Aussetzung einer enormen Anzahl sterilisierter männlicher Moskitos. Diese Bemühungen waren jedoch nur bedingt erfolgreich (s.a. *Insektenbisse*; *Insekten und Krankheiten*).

GEFÄHRLICHE MOSKITOS

Moskito	Aussehen	Gewohnheiten	übertragene Krankheiten
Art *ANOPHELES* 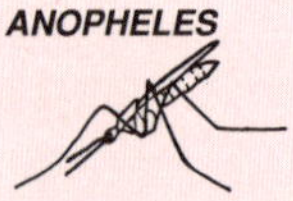	Kopf und Rumpf in einer geraden Linie und schräg auf die Oberfläche gestellt	Hauptsächlich auf dem Land; stechen nachts	Malaria; Filariose
Art *CULEX* 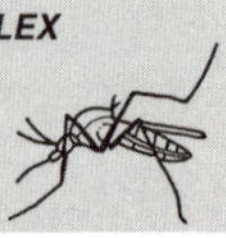	Rumpf parallel zur Oberfläche; Kopf nach unten geneigt; beim Flug summendes Geräusch; Farbe braun	In Städten oder auf dem Land; stechen abends oder nachts	Virusencephalitis; Filariose
Art *AEDES* 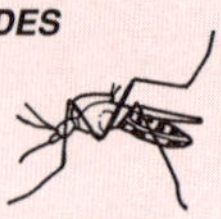	Rumpfform wie bei CULEX; tropische Arten sind schwarz und weiß	In Städten oder auf dem Land; stechen tagsüber	Dengue-Fieber; Gelbfieber; Virusencephalitis

Motoneuron-Erkrankung

s. *Pyramidenbahn-Syndrom*

Motorisch

Bezeichnung für alles, was eine Bewegung, zum Beispiel eines Muskels oder Nervs, auslöst. In der Regel wird der Begriff bei Nerven (auch denen der Großhirnrinde) angewendet, deren Erregung zur Muskelkontraktion und dadurch zur Bewegung führen.

Mouches volantes

Fremdkörperwahrnehmungen im Gesichtsfeld. Bei Augenbewegung bewegen sich die M.v. ("fliegenden Mücken") schnell, bei fixiertem Blick langsam. In der Regel beeinträchtigen sie das Sehvermögen nicht.

Die meisten M.v. sind Schatten, die von mikroskopischen Strukturen im *Glaskörper* (Corpus vitreum), einer geleeartigen Substanz hinter der Linse, auf die Netzhaut reflektiert werden. Bei älteren Menschen kann der Glaskörper etwas schrumpfen und sich von der Netzhaut ablösen, was oft zu deutlichen M.v. führt, die in der Regel im Verlauf der Zeit wieder an Intensität verlieren.

Die plötzliche Wahrnehmung einer Schar von M.v., vor allem bei sehr starker Lichteinwirkung, deutet auf einen *Netzhautriß* oder auf eine *Netzhautablösung* hin. Eine große rote “fliegende Mücke”, die das Sehvermögen stark beeinträchtigt, ist meist auf eine *Glaskörperblutung* zurückzuführen.

Moxa

s. *Moxibustion*

Moxibustion

Form der Behandlung, oft in Verbindung mit *Akupunktur*, wobei ein Kegel aus Beifußblättern (Moxa) oder bestimmten anderen Pflanzenmaterialien über der Haut zur Schmerzlinderung verbrannt wird. Das Brennmaterial ist ein Reizmittel, das tiefsitzende Schmerzen durch die Reizung an Akupunkturpunkten in der Haut beseitigen soll.

MRT

s. *Kernspinresonanztomographie*

MS

Abkürzung für *Multiple Sklerose*.

Mückensehen

s. *Mouches volantes*

Mückenstich

s. *Insektenbisse*

Mucolytika

Schleimlösende Substanzen, die das Abhusten von zähflüssigem Schleim erleichtern. Ein bekanntes Beispiel für M. ist *Acetylcystein* (z.B. Fluimucil ® +).

Mucopolysaccharidosen

Gruppe angeborener Stoffwechselstörungen (s. *Enzymmangelkrankheit*). Die bekannteste dieser Störungen ist das *v. Pfaundler-Hurler-Syndrom*; andere sind das Hunter-, das Sanfilippo-, das Morquio-, das Maroteaux-Lamy-Syndrom und die Ullrich-Scheie-Krankheit. Mucopolysaccharidosen kommen selten vor; insgesamt ist etwa eins von 10 000 Kindern davon betroffen.

Alle M. sind *Erbkrankheiten*, bei denen ein bestimmtes *Enzym* eine Anomalie aufweist. Dies hat Auswirkungen auf den Stoffwechsel von Kohlenhydraten

MÜDIGKEIT Abgeschlagenheit; Lustlosigkeit, irgend etwas zu tun. Antriebslosigkeit ist ein Symptom vieler Krankheiten. Die meisten davon sind harmlos, einige jedoch müssen ärztlich behandelt werden. Plötzlich auftretende Schläfrigkeit ist ein ernstes Symptom und muß sofort ärztlich untersucht werden.

? Haben Sie zuwenig geschlafen?

JA → Zuwenig oder gestörter Schlaf über ein paar Tage führt fast sicher zu Übermüdung. Einschlafschwierigkeiten oder häufiges nächtliches Erwachen können Anzeichen verschiedener Probleme sein.

siehe *Insomnie*

NEIN

? Trifft eines der folgenden Symptome auf Sie zu?
- Sie frieren leichter als sonst
- Ihr Haar wird dünn oder brüchig
- Sie nehmen ohne Grund zu
- trockene Haut

JA → Eine Unterfunktion der Schilddrüse kann schuld daran sein, vor allem bei Frauen in der Lebensmitte. Holen Sie ärztlichen Rat ein.

siehe *Hypothyreose*

NEIN

? Trifft eines oder mehrere der folgenden Symptome auf Sie zu?
- Unnatürliche Blässe
- Ohnmacht
- Kurzatmigkeit
- Herzklopfen

JA → Ein niedriger Hämoglobin-Blutwert, der eine Anämie bewirkt, könnte die Ursache sein, vor allem, wenn Sie wenig Eisen mit der Nahrung aufnehmen oder starke Monatsblutungen haben. Holen Sie ärztlichen Rat ein.

siehe *Anämie, Eisenmangel-*

NEIN

? Ist es möglich, daß Sie schwanger sind?

JA → Müdigkeit tritt fast immer als Begleiterscheinung der Schwangerschaft im Frühstadium auf, oft sogar, bevor die Schwangerschaft bestätigt wurde. Meist verschwindet sie im vierten Monat; wenn nicht, holen Sie ärztlichen Rat ein.

siehe *Schwangerschaft*

NEIN

Fortsetzung nächste Seite

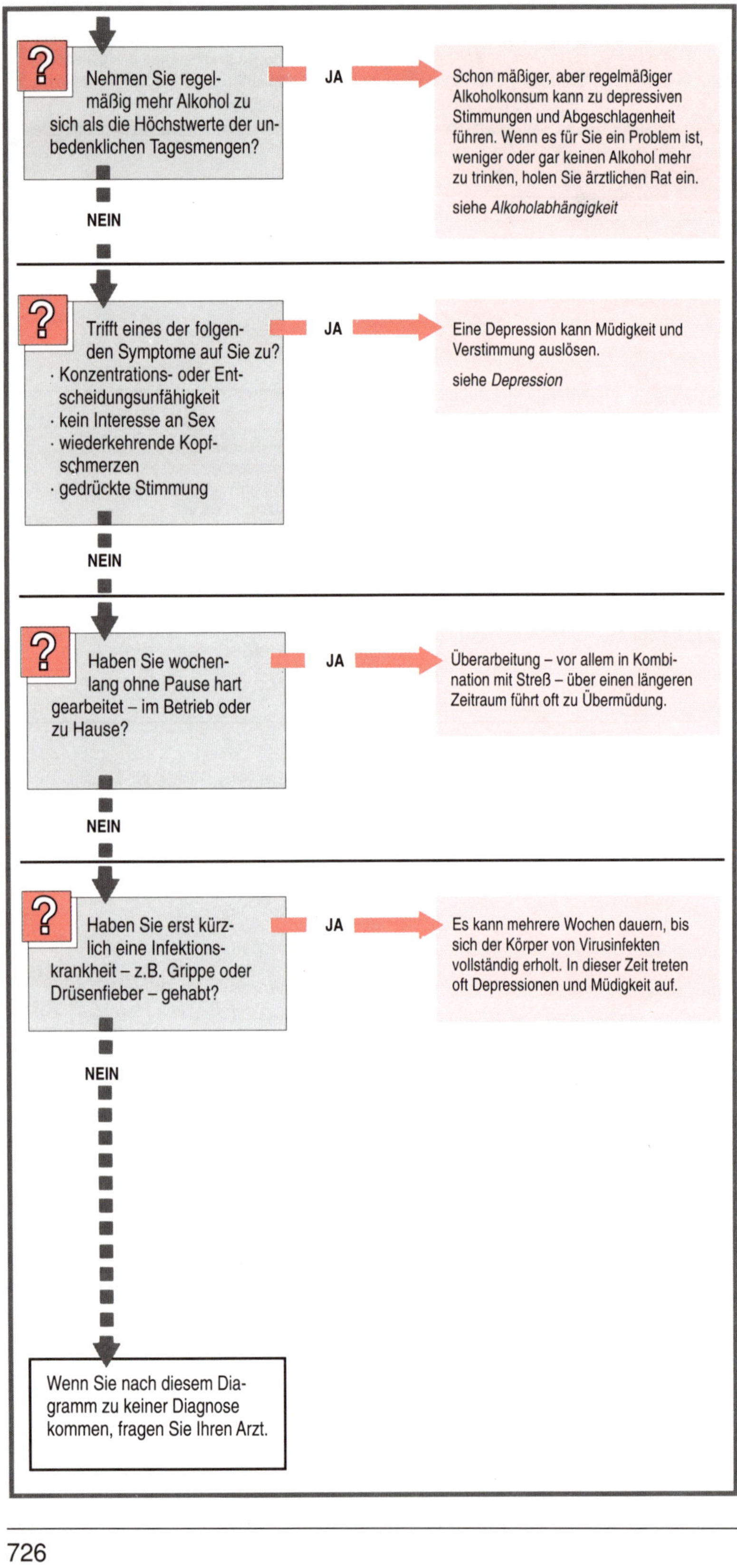

und führt zur Anhäufung ungewollter Substanzen, sog. Mucopolysaccharide, im Gewebe.

Je nach Krankheit kommt es zu Skelettdeformierungen und/oder Dysfunktionen im Zentralnervensystem (Gehirn und Rückenmark) mit geistiger Retardierung und in manchen Fällen typischen Merkmalen im Gesicht. Hornhauttrübung, Lebervergrößerung und Gelenksteifheit können auftreten.

Es gibt bisher keine bestimmte Form der Therapie. Einige Kinder mit Hurler-Syndrom wurden mit Hilfe einer *Knochenmarktransplantation* erfolgreich behandelt; sie verfügen nun über eine Quelle, die sie ständig mit dem fehlenden Enzym versorgt.

Einige Mucopolysaccharidosen führen meist schon während der Kindheit oder im Jugendalter zum Tod. Leichte Formen von M. machen ein relativ normales Leben möglich.

Eltern mit einem stark betroffenen Kind sollten eine *genetische Beratung* aufsuchen, damit sie über die Risiken einer M. bei weiteren Kindern aufgeklärt werden und Informationen über eine mögliche pränatale Diagnose der Störung einholen können.

Mucus

F. für *Schleim*

Müdigkeit

M. ist der natürliche Zustand des Körpers nach einem arbeitsreichen Tag bzw. nach großen geistigen oder körperlichen Anstrengungen und wird meist durch ausreichenden, ungestörten *Schlaf* überwunden. (S.a. *Erschöpfung*)

Plötzlich oder zu ungewöhnlichen Tageszeiten auftretende M., vor allem in Kombination mit anderen Symptomen, kann ein Anzeichen für physische oder psychische Störungen sein und muß ärztlich abgeklärt werden.

Mukosa

Eigentlich Tunica mucosa; *F.* für *Schleimhaut.*

Mukoviszidose

s. *zystische Fibrose*

Mukozele

Geschwollene Zyste oder Hohlorgan im Körper, gefüllt mit von der Schleimhaut abgesondertem Schleim. Eine M. in der Appendix kann zur Verengung der Wurmfortsatzöffnung in den Darm führen.
Eine M. der Gallenblase, manchmal Hydrops der Gallenblase genannt, kann auf eine Verstopfung des Gallenblasenausgangs durch einen Gallenstein zurückzuführen sein.

Multiple Sklerose

(Abk. MS) Langsam fortschreitende Erkrankung des zentralen *Nervensystems*, bei der es im Gehirn und Rückenmark zum herdförmigen, regellos verteilten Zerfall von *Myelin* (der Hüllschicht der Nervenfasern) kommt. Dadurch treten Symptome wie Empfindungsstörungen, Kribbeln, *Lähmung* und *Inkontinenz* auf. Die Krankheit bezeichnet man auch als Encephalomyelitis disseminata.

Die Schwere der MS schwankt beträchtlich von Fall zu Fall. MS ist durch zahlreiche Behinderungen gekennzeichnet, die zu verschiedenen Zeiten und an verschiedenen Körperstellen auftreten und manchmal von Phasen unvorhersehbarer Besserungen (sog. *Remission*) abgelöst werden. Ein Patient kann eine Woche lang ernsthaft körperlich reduziert und in der nächsten Woche wieder scheinbar normal sein.

URSACHEN

Die Ursache der MS ist unbekannt. Sie wird den *Autoimmunkrankheiten* zugerechnet, bei denen das körpereigene Abwehrsystem das Myelin im zentralen Nervensystem als körperfremd betrachtet und es allmählich zerstört, wobei es zu Narbenbildung und Schädigung der darunterliegenden Nervenfasern kommt.

Offensichtlich ist die MS zum Teil genetisch bedingt, da Verwandte von

MERKMALE DER MULTIPLEN SKLEROSE

Diese Krankheit kann jede Stelle der weißen Substanz des Gehirns und Rückenmarks befallen. Entmarkungsherde sind die Bereiche, in denen die fetthaltigen Myelinscheiden der Nervenfasern zerstört wurden. Die befallenen Nervenfasern können keine Nervenimpulse mehr leiten, was zum Verlust der motorischen und sensorischen Funktionen führt. Die regellose Verteilung der Entmarkungsherde hat unterschiedliche Auswirkungen auf den Organismus.

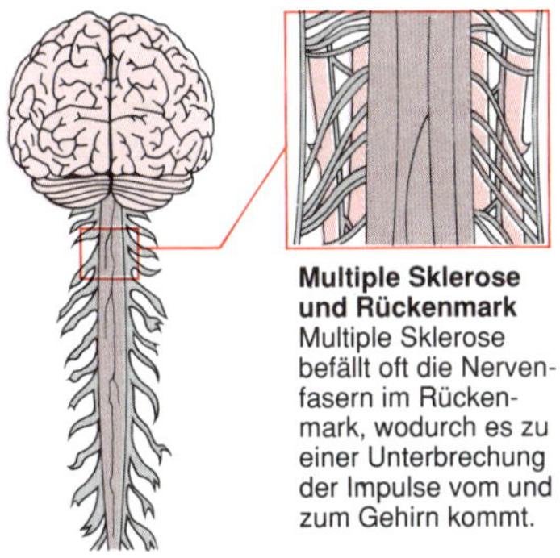

Multiple Sklerose und Rückenmark
Multiple Sklerose befällt oft die Nervenfasern im Rückenmark, wodurch es zu einer Unterbrechung der Impulse vom und zum Gehirn kommt.

Folgen der Multiplen Sklerose
Die Faser der Nervenbahn wird in der Regel nicht zerstört. Durch den Verlust des isolierenden Myelins und den Ersatz durch Neuroglia verändert sich der normale Ionentransport, so daß die Nervenfaser keine Impulse mehr leiten kann.

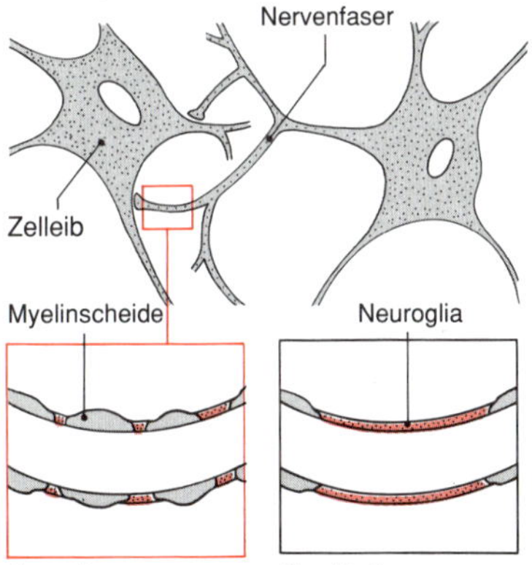

PROGNOSE BEI MULTIPLER SKLEROSE

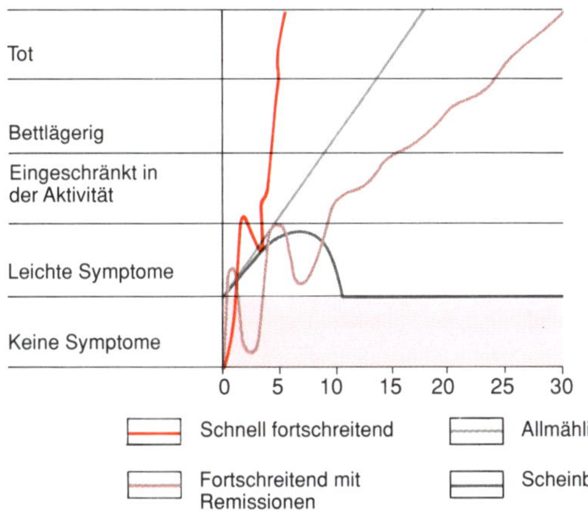

Fortschreiten der Multiplen Sklerose
Der Verlauf und die Schwere der Multiplen Sklerose schwanken sehr von einem Patienten zum anderen; vier der typischen möglichen Ausgänge sind links dargestellt. Nach einer anfänglichen Zeit sich abwechselnder Remissionen (in der die Symptome leicht sind oder fehlen) schreitet die Erkrankung in der Mehrzahl der Fälle langsam fort und führt zu Rückfällen.

BEFALLENE KÖRPERSTELLEN

Da Gehirn und Rückenmark die Kontrolle über alle Körperstellen haben, führt eine Schädigung dieser Bereiche durch Multiple Sklerose zu einer Beeinträchtigung jeder Funktion bzw. jedes Organs.

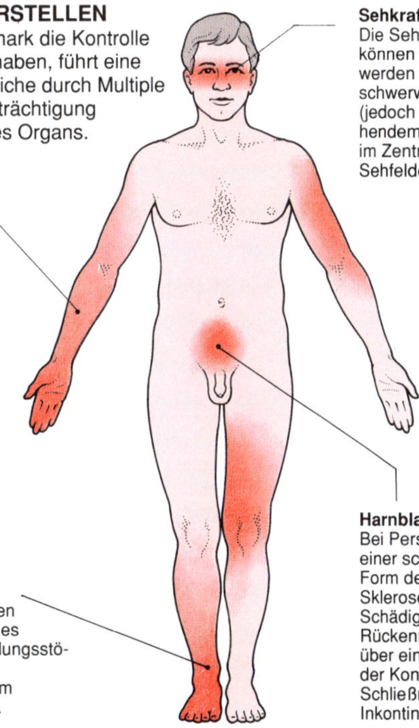

Sehkraft
Die Sehnerven können befallen werden mit schwerwiegendem (jedoch vorübergehendem) Sehverlust im Zentrum des Sehfeldes.

Bewegung
Entmarkung der langen motorischen Nervenbahnen im Gehirn oder Rückenmark kann den Gang beeinträchtigen und zu Gehschwäche (Krückenhilfe bis Rollstuhl) führen.

Koordination
Wenn es zu einem Befall der Nervenfasern im Hirnstamm kommt, kann Inkoordination, Gleichgewichtsverlust und Doppelsehen auftreten.

Empfindung
Oft werden die sensorischen Nervenbahnen befallen. Dies wiederum führt zu Empfindungsstörungen an verschiedenen Körperstellen oder zu einem Kribbelgefühl auf der Haut.

Harnblase
Bei Personen mit einer schweren Form der multiplen Sklerose führt eine Schädigung des Rückenmarks oft über einen Verlust der Kontrolle des Schließmuskels zu Inkontinenz.

M

Patienten achtmal so häufig wie andere von der Krankheit befallen werden. Auch die Umwelt scheint eine gewisse Rolle zu spielen – in den gemäßigten Zonen (z.B. Europa und den Vereinigten Staaten) kommt MS fünfmal so häufig vor wie in den Tropen. Die ersten 15 Lebensjahre in einem bestimmten Gebiet geben anscheinend den Ausschlag, ob eine Anfälligkeit für MS im späteren Leben besteht. Britische Auswanderer nach Südafrika zum Beispiel werden häufiger von der Krankheit befallen als in Südafrika geborene Kinder. Man nimmt an, daß ein Virusbefall einer anfälligen Person in dieser frühen Lebensphase später zu einem Ausbruch der Krankheit führen kann.

VORKOMMEN

MS ist bei jungen Erwachsenen die häufigste erworbene (nicht angeborene) Erkrankung des zentralen Nervensystems. In den gemäßigten Breiten mit verhältnismäßig hohem Risiko tritt die Krankheit in einem Verhältnis von 1 : 1000, gehäuft bei Frauen (3 : 2), auf.

SYMPTOME UND ANZEICHEN

MS tritt meistens im frühen Erwachsenenalter auf. Es kann zunächst zu einem kurzen, aktiven Schub und nach Jahren dann zu einem erneuten Aufflackern der Krankheit kommen. Die Symptome bilden sich verschieden aus, je nachdem welche Stellen des Gehirns bzw. des Rückenmarks betroffen sind. Eine Schädigung des Rückenmarks kann Kribbeln, Empfindungsstörungen oder ein Engegefühl an jeder Körperstelle hervorrufen. Es tritt ein Gefühl der Schwere und Schwäche in den Extremitäten auf. *Spastizität* (zunehmende Steifheit) und Lähmung können sich manchmal entwikkeln. Die Nervenfasern, die zu der Harnblase führen, können auch befallen werden, was eine Inkontinenz auslöst.

Eine Schädigung der weißen Gehirnzellen kann zu Ermüdung, Schwindel, Unbeholfenheit, Muskelschwäche, verwaschener Sprache, schwankendem Gang, Schleiersehen bzw. Doppelsehen und Taubheit, Schwäche oder Schmerzen im Gesicht führen.

Die Symptome können vereinzelt oder gehäuft auftreten und können wenige Wochen bis Monate andauern. Bei einigen Kranken jedoch kann es aufgrund einer Verletzung, Infektion oder von körperlichem bzw. geistigem Streß zu einem Rezidiv kommen.

Die Schwere der Schübe schwankt sehr von einer Person zur anderen. Bei einigen Personen äußert sich die Erkrankung in leichten Rückfällen, die sich zwischen langen symptomfreien Zeiträumen über das ganze Leben erstrekken. Nur selten sind schwerwiegende Dauerschäden die Folge. Bei anderen Personen führt eine Reihe von akuten Schüben zu einer gewissen Invalidität, jedoch ohne eine weitere Verschlechterung. Einige Kranke werden von Beginn des ersten Anfalls an zunehmend invalide; im frühen mittleren Alter sind diese Personen bereits bettlägerig und inkontinent. Einige wenige leiden innerhalb des ersten Jahres an allgemeinen Behinderungen.

Eine infolge von MS gelähmte Person kann auch zusätzliche Beschwerden haben, wie schmerzhafte Muskelspasmen, Infektionen der Harnwege, Obstipation, Hautulzerationen und möglicherweise Gemütsschwankungen zwischen Euphorie und Depression.

DIAGNOSE

Es gibt keinen einzigen diagnostischen Test auf MS; die Erkrankung wird durch Ausschluß aller anderen möglichen Krankheiten bestätigt. Ein Neurologe kann Tests zur Sicherung der Diagnose durchführen wie eine *Lumbalpunktion* (Entnahme einer Flüssigkeitsprobe aus dem Wirbelkanal der Lendenwirbelsäule zur Laboranalyse), *evozierte Potentiale* (Aufzeichnung der elektrischen Gehirnströme), *Computertomographie* und *Kernspinresonanztomographie*.

THERAPIE

Die Suche nach Heilungsmethoden dauert noch an. Viele Patienten glauben, daß ihnen eine Umstellung ihrer Ernährung auf viel Sonnenblumen- oder Primelöl hilft. *Überdruckbeatmung* wurde in der Mitte der 70er Jahre als geeignete Therapie gefeiert. Doch es wurde keine Behandlungsmethode gefunden, die mehr als nur eine vorübergehende Besserung für eine große Zahl von Patienten gebracht hat.

Personen, die an MS leiden, sollten dazu ermutigt werden, positiv zu denken und ein aktives Leben zu führen, soweit ihre Invalidität dies zuläßt. Zur Linderung der Symptome eines akuten Schubes können *Kortikosteroide* verschrieben werden; andere Medikamente können zur Kontrolle spezifischer Symptome, wie Inkontinenz und Depression, verabreicht werden. *Physiotherapie* hilft, die Muskeln zu stärken; verschiedene mechanische Hilfsmittel können dazu beitragen, daß die Patienten ihre Mobilität und ihre Selbständigkeit behalten.

Multiples Myelom

Bösartiges Leiden, das erst im mittleren bis fortgeschrittenen Lebensalter einsetzt. Auch als Plasmozytom und Kahler-(Bozzolo-)Krankheit bekannt. Das m.M. ist durch die unkontrollierte Wucherung und regellose Funktionsweise der Zellen (sog. Plasmazellen) im *Knochenmark* gekennzeichnet.

Bei den Plasmazellen handelt es sich um eine Art von B-*Lymphozyten* (eine Klasse weißer Blutkörperchen), die für die Produktion von *Immunglobulinen* verantwortlich sind. Diese schützen normalerweise den Körper gegen Infektion. Beim m.n M. jedoch produzieren die sich vermehrenden Plasmazellen eine erhöhte Menge eines einzelnen Immunglobulins, während die Produktion der anderen Immunglobulinarten gestört ist, wodurch der/die Betroffene infektionsanfällig wird.

Das m.M. ist eine seltene Erkrankung. So meldete das bevölkerungsbezogene Krebsregister des Saarlandes für das Jahr 1990 insgesamt 16 neue Fälle (Männer) bzw. 22 Fälle (Frauen) an m.m M. Das heißt, 0,6 Prozent der Männer bzw. 0,8 Prozent der Frauen waren betroffen.

SYMPTOME UND ANZEICHEN

Die Wucherung der anomalen Plasmazellen in den Knochen führt zu Schmerzen und zur Zerstörung des Knochengewebes. Sofern die *Wirbel* betroffen sind, können sie zusammenbrechen und Nervenstränge zusammendrücken, wodurch es zu Symptomen wie Empfindungsstörungen oder Lähmung kommt. Mit der fortschreitenden Knochenzerstörung kann der Blutspiegel an Kalzium wie auch der Blutspiegel eines oder mehrerer der durch die Plasmazellen abgesonderten Immunglobuline ansteigen. Diese Blutveränderungen können eine Schädigung der Nieren und somit ein *Nierenversagen* verursachen.

Zusätzlich zum erhöhten Infektionsrisiko können Patienten auch an einer Blutarmut (s. *Anämie*) leiden und zu anomalem Bluten neigen, wenn das gesunde Knochenmark durch bösartige Plasmazellen ersetzt wird.

DIAGNOSE, THERAPIE UND PROGNOSE

Die Erkrankung wird durch eine *Knochenmarkbiopsie* (Entnahme einer Gewebsprobe zur mikroskopischen Untersuchung), wodurch die anomale Beschaffenheit erkannt werden kann, sowie durch Blut- bzw. Urinuntersuchungen, die einen Überschuß an spezifischen Immunglobulinen nachweisen, diagnostiziert. Mittels zusätzlicher Röntgenaufnahmen können die Bereiche zerstörter Knochengewebe gezeigt werden.

Die Therapie besteht in der Anwendung von *Zytostatika* zur Reduktion der Anzahl der anomalen Plasmazellen, in der *Strahlentherapie* der erkrankten Knochenherde sowie in verschiedenen unterstützenden Maßnahmen wie *Bluttransfusionen* zur Behandlung der Blutarmut, in der Verabreichung von *Antibiotika* zur Bekämpfung von Infektionskrankheiten, und der Gabe von *Analgetika* zur Linderung der Schmerzen.

Die Schwere der Erkrankung und die Prognose variieren, doch hat nach Ausbruch der Erkrankung nur jeder fünfte Erkrankte eine Überlebenschance von vier Jahren oder länger.

Multivitamine

Gruppe freiverkäuflicher Medikamente mit einer *Vitamin*kombination als Ergänzung der Vitaminzufuhr aus der Nahrung (s. *Vitaminpräparate*).

Mumps

(*F.* Parotitis epidemica) Akute virale Erkrankung, hauptsächlich im Kindesalter. Das Leitsymptom ist eine Entzündung und Schwellung einer oder beider *Ohrspeicheldrüsen*, die im Kieferwinkel liegen. Ernsthafte Komplikationen sind selten. Bei Männern im jugendlichen bzw. Erwachsenenalter jedoch kann M. eine äußerst unangenehme Erkrankung sein, bei der sich ein oder beide Hoden entzünden und anschwellen. Eine einmalige Erkrankung führt zur lebenslangen Immunität.

URSACHEN UND VORKOMMEN

Das M.virus wird als Tröpfcheninfektion verbreitet. Die Inkubationszeit zwischen der Ansteckung und dem Ausbruch der Symptome beträgt zwei bis drei Wochen. Eine Woche vor und bis zu zwei Wochen nach dem Ausbruch der Symptome kann eine bereits infizierte Person das Virus an andere übertragen. Die meisten Infektionen werden in der Schule oder von infizierten Familienmitgliedern weitergegeben.

In den Vereinigten Staaten von Amerika, wo in vielen Staaten bei Eintritt in die Schule der Nachweis einer Mumpsimpfung erbracht werden muß, ging die Verbreitung von Mumps in den letzten 20 Jahren beträchtlich zurück.

SYMPTOME UND KOMPLIKATIONEN

Viele infizierte Kinder zeigen keine Symptome oder nur ein mäßiges Unwohlsein mit Beschwerden im Bereich der Ohrspeicheldrüsen. Bei schwereren Fällen klagt das Kind zuerst über Schmerzen in dieser Region und hat beim Kauen Schwierigkeiten; die Drüsen schwellen an einer oder beiden Seiten an, werden schmerzhaft und empfindlich. Es kommt zu Fieber, Kopfschmerzen und Schluckbeschwerden; die Körpertemperatur fällt nach zwei bis drei Tagen, und die Schwellungen gehen nach 7 bis 10 Tagen zurück. Bei einer zunächst einseitigen Drüsenschwellung wird oftmals die zweite Drüse betroffen, wenn die Schwellungen der ersten Drüse am Abklingen sind.

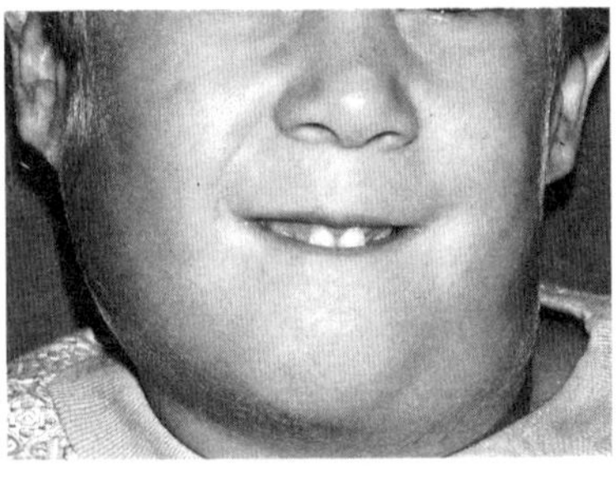

Erscheinungsbild von Mumps
Die Schwellung, besonders wenn sie sich beidseitig entwickelt, kann dem Kind ein hamsterähnliches Aussehen verleihen.

Eine seltene Komplikation von M. ist die *Meningitis*, die zu Kopfschmerzen, Photophobie (gesteigerter Lichtempfindlichkeit), Müdigkeit, Fieber und Genickstarre führt. In der Regel hinterläßt M.-Meningitis keine bleibenden Folgen. Eine weniger häufige M.komplikation ist die *Pankreatitis*, die Bauchschmerzen und Erbrechen auslöst.

Bei Männern nach der Pubertät kommt es in etwa 25 Prozent der Fälle zu einer M.-Orchitis (Hodenentzündung). Meist wird nur ein Hoden befallen, der dabei anschwillt und für zwei bis vier Tage empfindlich und schmerzhaft wird. Im folgenden kann der erkrankte Hoden schrumpfen, bis er kleiner als normal ist. Selten befällt die M.-Orchitis beide Testes, und äußerst selten führt dies dann zur *Sterilität* des Mannes. Es gibt keine Anzeichen dafür, daß M. während einer Schwangerschaft irgendwelche Auswirkungen auf den Fetus hat.

DIAGNOSE UND THERAPIE

In der Regel wird M. aufgrund der vorhandenen Symptome diagnostiziert. Die Diagnose kann durch eine Messung der *Antikörper*, die im Blut gegen das M.virus produziert werden, oder durch eine Viruskultur aus Speichel- oder Harnproben bestätigt werden.

Es gibt keine gezielte Therapie, obgleich einem erkrankten Kind *Analgetika* (Schmerzmittel) und viel Flüssigkeit verabreicht werden können. In mäßigen bis schweren Fällen sollte das Kind während der ersten Tage der Erkrankung das Bett hüten; bis zum Abklingen der Symptome sollte wegen der Ansteckungsgefahr der Kindergarten- oder Schulbesuch unterlassen werden.

Bei Männern mit schwerer M.-Orchitis wird der Arzt in manchen Fällen ein stärkeres Schmerzmittel sowie *Kortikosteroide* verschreiben, um das Ausmaß der Entzündung zu reduzieren.

IMPFUNG

Eine sichere und wirksame M.vakzine ist erhältlich in Kombination mit einer Masern- und Rötelnvakzine (s. *Dreifachimpfung*). Sie kann auch zu jedem anderen Zeitpunkt nach diesem Alter gegeben werden, sollte aber vor dem ersten Lebensjahr nicht verabreicht werden. Patienten, die einen der Risikofaktoren aufweisen (s. *Immunisierung*), sollten nicht geimpft werden.

Männer nach der Pubertät, die niemals an M. erkrankten und auch dagegen nicht geimpft wurden, sollten jeden Kontakt mit infizierten Personen unbedingt meiden. Sollte es trotzdem zu M.symptomen kommen, kann eine passive Immunisierung mit einer *Immunglobulin*fraktion einen gewissen Schutz gegen den Ausbruch einer Orchitis bieten.

Münchhausen-Syndrom

Form der chronischen vorgetäuschten Krankheiten, bei denen der Erkrankte über physische Symptome klagt, die entweder vorgegeben oder durch Selbstschädigung erzeugt werden. Die Erkrankten simulieren nicht (s. *Simulation*); sie wollen lediglich die Patientenrolle einnehmen. Die meisten Erkrankten werden wiederholt zur Untersuchung und Therapie stationär behandelt.

Zu den normalen Beschwerden zählen Bauchschmerzen, Blutungen, neurologische Symptome (z.B. Schwindel und Blackout), Hautausschläge und Fieber. Typisch für diese Erkrankung ist, daß die Patienten dramatische, jedoch plausible Angaben zur Anamnese machen und, einmal ins Krankenhaus eingeliefert, sich auffallend verhalten. Viele zeigen Zeichen der Selbstschädigung oder einer früheren Behandlung (z.B. zahlreiche Narben oder eingehende medizinische Kenntnisse). Beim übertragenen M.-S. werden vorgetäuschte Krankheiten bei den Kindern durch die Eltern hervorgerufen.

Es ist sehr schwierig, die Ursachen des M.-S.s zu bestimmen; zur Rede gestellt leugnen die Erkrankten jede ihnen vorgeworfene Vortäuschung oder lassen sich sofort aus dem Krankenhaus entlassen. Die Therapie zielt darauf ab, die Erkrankten vor unnötigen Operationen und Behandlungen zu schützen.

Mund

Allgemein Körper- oder Organöffnung (*F.* Orificium, Ostium), meist als Bezeichnung für die Mundhöhle (Cavitas oris) als Eingang zum *Verdauungssystem* benutzt. Im M. wird die Nahrung zerkleinert und zur besseren Gleitfähigkeit mit Speichel durchmischt (Beginn der Verdauung; *Mastikation*). Der M. beteiligt sich auch an der Atmung (*Respiration*) und wandelt die vom Kehlkopf (*Larynx*) erzeugten Schwingungen in *Sprache* um.

AUFBAU

Das Dach der Höhle bildet der *Gaumen* (vorn der harte, hinten der weiche), die

ANATOMIE DES MUNDES

Der Mund hat einen komplizierten Aufbau, der seine vielfältigen Funktionen widerspiegelt. Die Zunge, Lippen, Zähne und der Gaumen spielen z.B. eine wesentliche Rolle bei der Sprachbildung. Zusammen mit den Speicheldrüsen sind alle Teile des Mundes am Prozeß des Essens und Trinkens beteiligt.

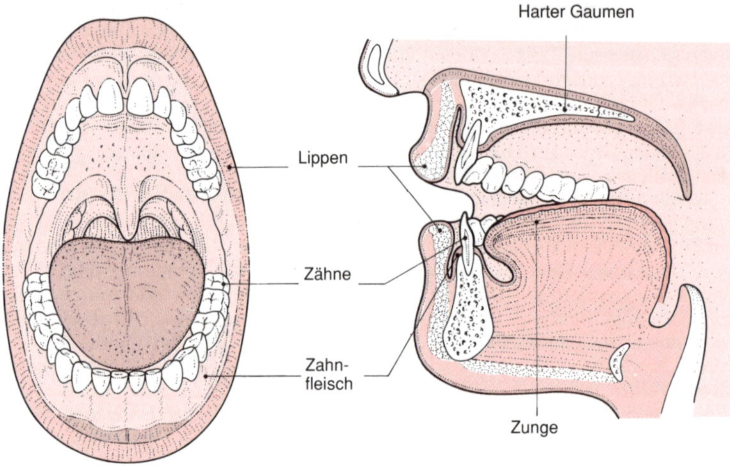

Seitenwände die Wangen und *Lippen* (mit den unter der Schleimhaut befindlichen Muskeln), den Boden eine Muskelplatte (das sog. Mundzwerchfell). Durch die Kieferfortsätze und die darin sitzenden beiden Zahnreihen wird der Raum in einen Vorhof (Vestibulum oris) und die eigentliche Mundhöhle (Cavitas oris propria) unterteilt; diese wird nahezu vollständig von der *Zunge* ausgefüllt. Die Mundhöhle und ihr Inhalt ist (mit Ausnahme der Zahnkronen) von Schleimhaut bedeckt, in der zahlreiche Schleimdrüsen und Tastsinne, aber auch Geschmacksknospen (besonders in der Zungenschleimhaut) sitzen. In die Mundhöhle münden die Ausführungsgänge der drei großen, paarigen Speicheldrüsen.

ERKRANKUNGEN UND FUNKTIONSSTÖRUNGEN

Neben einer Fehlstellung der Zähne (s. *Malokklusion*) ist die häufigste Mißbildung des Mundes die *Lippen-Kiefer-Gaumen-Spalte* – ein Spalt in der Oberlippe und/oder im Gaumendach.

Infektionen im Mund kommen häufig vor. Dazu gehören z.B. ein Abzeß um eine Zahnwurzel (s. *parodontaler Abszeß*) und die orale *Candidiasis* (Mundsoor), eine Pilzinfektion, die wunde, weißliche Beläge an der Mundschleimhaut bildet. Zu den nichtinfektiösen Erkrankungen, die auch eine Verfärbung des M.es hervorrufen, gehören *Leukoplakie* (verdickte weißgraue Beläge) und *Lichen planus* (ein Netz weißer Papeln).

Sehr häufig kommen *Mundgeschwüre* vor – schmerzhafte weiße oder gelbe offene Wunden, die sich überall an der Mundschleimhaut entwickeln können. *Zysten* (mit Flüssigkeit oder halbfester Materie gefüllte Schwellungen) bilden sich manchmal an der Schleimhaut der Wangen; *Ranula* sind Zysten auf dem Mundboden.

Knoten, Wunden oder Geschwüre im Mund, die mehr als drei bis vier Wochen andauern, sollten ärztlich untersucht werden. In seltenen Fällen kann eine solche Anomalität ein Frühzeichen einer bösartigen Geschwulst sein (s. *Mundkrebs*).

Mundbodenphlegmone

s. *Ludwig-Angina*

Mundbodenzyste

s. *Ranula*

Mundgeruch

s. *Halitosis*

Mundgeschwür

Offene Wunde, die durch eine Verletzung der Mund*schleimhaut* entsteht. M.e sind runde oder ovale, flache, weiße, graue oder gelbe Stellen mit einem entzündeten roten Rand. Sie treten im Mund vereinzelt oder in Gruppen auf.

ARTEN

Die häufigste Art des M.s sind die *Aphthen*, die an der Innenseite der Wange, Lippe oder auf der Zunge vorkommen können. Häufig sind auch Geschwüre, die durch das *Herpes-simplex*-Virus hervorgerufen werden.

Zu den selteneren Arten des M.s gehören die Geschwüre, die bei *Behçet-Krankheit, Tuberkulose, Syphilis*, akuter ulzerativer *Gingivitis*, *Leukämie*, *Anämie* und bei Arzneimittelallergien vorkommen.

Ein M. kann auch ein Frühstadium des *Mundkrebses* sein. Bei jedem Geschwür, das innerhalb eines Monats nicht abheilt oder ständig wiederkehrt, sollte ärztlicher Rat gesucht werden. Dabei können *Bluttests* bzw. eine *Biopsie* (die Entnahme einer kleinen Gewebsprobe zur mikroskopischen Untersuchung) notwendig sein, um die Ursache des Geschwürs festzustellen.

Mundhygiene

Maßnahmen, die den *Mund* und die *Zähne* sauber und gesund halten. Gute M. verringert das Vorkommen von Zahnfäule (s. *Karies*), beugt der *Gingivitis* und anderen Erkrankungen des *Zahnfleisches* (*Parodontitis*, Parodontose) vor, und hilft, Mundgeruch (s. *Halitosis*) zu verhüten. Die M. kann man allgemein in die persönliche und die professionelle M. unterteilen.

PERSÖNLICHE MUNDPFLEGE

Der wichtigste Faktor der persönlichen M. ist die tägliche Entfernung von *Zahnbelag* (klebrige bakterienenthaltende Ablagerung an den Zähnen) durch gründliches *Zähnebürsten* und die Anwendung von *Zahnseide*. Empfehlenswert ist auch die Anwendung eines *Fluorid*-haltigen Mundwassers oder einer Munddusche; dadurch kann jedoch weder der Zahnbelag entfernt noch die Zahnbürste und Zahnseide ersetzt werden. *Plaquemarker* können das Zähneputzen wirksamer machen, indem sie die Zahnbelagstellen aufzeigen. Zahnprothesen und Implantate sollten immer peinlich genau gesäubert werden, indem die gesamte Oberfläche geputzt und die Zahnprothese in einer Reinigungslösung gespült wird.

PROFESSIONELLE MUNDPFLEGE

Der Zahnarzt oder die Mundhygiene-Assistentin entfernen hartnäckigen Zahnbelag und *Zahnstein* (eine harte mineralisierte Ablagerung, die sich oberhalb und unterhalb des Zahnfleisches um den Zahn bildet) und polieren anschließend die Zähne. Diese Arbeiten werden meist bei einer routinemäßigen Untersuchung durchgeführt, bei schon vorhandener *Parodontalerkrankung* gegebenenfalls häufiger.

Mundkrebs

Bösartige Geschwülste, die die Lippen, Zunge und andere Areale der Mundhöhle befallen. Das *Lippenkarzinom* und der *Zungenkrebs* stellen die häufigsten Typen des M.es dar. Weniger häufig sind Tumoren des Mundbodens, der Speicheldrüsen, der Innenseiten der Wangen, des Zahnfleisches und des Gaumens.

URSACHEN UND VORKOMMEN

Zu den Hauptfaktoren, die die Entstehung des M.es begünstigen, gehören schlechte *Mundhygiene*, *Rauchen* und Alkohol. Das Krebsrisiko ist bei Pfeifen- und Zigarrenrauchern gleich hoch, eventuell noch höher als bei Zigarettenrauchern; Tabakkauen und das Schnupfen von Schnupftabak können ebenfalls die Entstehung von M. begünstigen. Entzündungen und Reizungen durch schlecht angepaßte Zahnprothesen oder scharfkantige Zähne sind weitere prädisponierende Faktoren.

Der M. stellt ungefähr 5 Prozent aller Krebserkrankungen dar. Bei Männern ist er etwa zweimal so häufig wie bei Frauen; die meisten Fälle treten bei Männern über 40 Jahre auf.

SYMPTOME UND ANZEICHEN

M. beginnt mit einem weißen Fleck, sog. *Leukoplakie*, oder mit einem kleinen Knoten. Dieses Stadium kann manchmal von einem brennenden Gefühl begleitet werden, ist aber normalerweise schmerzlos. Der Tumor kann sich später entweder zu einem Geschwür oder zu einem tiefen Riß (Spalt) mit harten Rändern entwickeln, der bluten und das umgebende Gewebe angreifen kann. In fortgeschrittenen Stadien ist der M. meistens sehr schmerzhaft.

DIAGNOSE

Bei jedem Knoten, verfärbten Fleck oder bei sonstigen Veränderungen der Mundgewebe, die innerhalb eines Monats nicht abheilen, sollte ärztlicher Rat gesucht werden. In manchen Fällen ist der Zahnarzt der erste, der eine krebsverdächtige Veränderung feststellt. Die Diagnose wird durch eine *Biopsie* (die Entnahme einer kleinen Gewebsprobe zur mikroskopischen Untersuchung) bestätigt.

THERAPIE UND PROGNOSE

Die Therapie besteht aus der chirurgischen Entfernung des gesamten Krebsgewebes, aus *Strahlentherapie* bzw. aus einer Kombination beider Behandlungen. Ein ausgedehnter Eingriff kann zu Gesichtsentstellungen und zu Problemen beim Essen und Sprechen führen, die eine rekonstruktive Plastik notwendig machen können. In manchen Fällen führt die Radiotherapie auch zu einer Schädigung der Speicheldrüsen (s. *Mundtrokkenheit*).

Die Geschwindigkeit, mit der sich der M. ausbreitet, hängt von der betroffenen Stelle ab. Bei jedem Typ von M. bestehen, sofern früh erkannt und behandelt, gute Aussichten auf Heilung, sie ist in drei von vier Fällen möglich. Mehr als die Hälfte aller Patienten mit M. leben länger als fünf Jahre nach Behandlung.

Mundschleimhautentzündung

Jede Form der Entzündung oder Geschwürbildung an den Schleimhäuten des Mundes, wie z.B. *Mundgeschwüre* und *Lippenherpes*.

Mundsoor

Gebräuchliche Bezeichnung für die Pilzinfektion *Candidiasis*.

Mundtrockenheit

Die Folge einer unzureichenden Produktion von Speichel. Die M. ist in der Regel ein vorübergehender Zustand, der durch Angst, eine Infektion der *Speicheldrüsen* oder durch die Wirkung von *Anticholinergika* entsteht.

Eine dauernde M. ist selten. Sie kann, aus unbekannten Gründen, beim *Sjögren-Syndrom* vorkommen oder beim Mundkrebs nach einer *Strahlentherapie* auftreten. Eine andauernde M. ist in den meisten Fällen von Schluck- und Sprachbeschwerden, Geschmacksverlust und Zahnfäule begleitet. Die Mundtrockenheit kann z.T. behoben werden, indem man den Mund mit künstlichem Speichel besprüht.

Mundwasser

Spezielle Flüssigkeiten, die zur Mundspülung genutzt werden. M.n werden oft verschiedene medizinische Wirkungen zugeschrieben, obwohl viele nur ein Gefühl der Frische verleihen und, sofern kräftig angewandt, lockere Nahrungsstückchen von den Zähnen wegspülen (was genauso gut mit Wasser erzielt werden kann). Wenn sie längere Zeit benutzt werden, können M. die Mundschleimhaut reizen.

Unter bestimmten Umständen sind einige M. nützlich: wenn das Zahnfleisch zu empfindlich ist, so daß die Zähne nicht gründlich geputzt werden können, was z.B. bei einigen Formen der *Gingivitis* (Zahnfleischentzündung) der Fall ist. In solchen Fällen hilft ein M., das *Wasserstoffperoxid* enthält, durch die Schaumbildung die Zähne zu säubern.

Wenn z.B. nach einem kieferchirurgischen Eingriff die regelmäßige Zahnhygiene nicht möglich ist, wirkt gegen Bakterien im *Zahnbelag* ein M. mit *Chlorhexidin* (z.B. Chlorhexamed®), das nach Anleitung des Chirurgen angewendet wird.

Fluorid-haltige M. helfen, Zahnkaries zu vermeiden, da sie wahrscheinlich den Zahnschmelz festigen und möglicherweise auch direkt gegen den Zahnbelag wirken.

Eine Mundspülung mit warmem Salzwasser kann schmerzhafte Entzündungsprozesse lindern, die durch Zahnerkrankungen, wie impaktierte Weisheitszähne (s. *impaktierte Zähne*) oder *trockene Alveolen* (Entzündung nach einer Zahnextraktion), hervorgerufen wurden.

Antiseptische M., die Mundgeruch (*Halitosis*) bekämpfen sollen, sind in der Regel wirkungslos, da sie die Ursache nicht behandeln.

Mund-zu-Mund-Beatmung

s. *Beatmung*

Musculus deltoideus

s. *Deltamuskel*

Musculus gluteus maximus

s. *Glutealmuskel, großer*

Musculus latissimus dorsi

s. *Latissimus*

Musculus (ilio)psoas

s. *Psoas*

Musculus quadriceps femoris

s. *Quadrizeps*

Musikantenknochen

Populäre Bezeichnung für einen kleinen Bereich am *Ellenbogengelenk*, wo der *Ulnaris*-Nerv über einen Vorsprung des *Oberarmknochens* verläuft. Ein Schlag auf diesen Nerv führt zu akuten Schmerzen, Empfindungsstörung und Kribbeln im Unterarm und in der Hand.

Muskel

(*F.* Musculus) Körpergewebe aus Zellen bzw. Fasern, die sich aufgrund bestimmter Fadeneiweiße (Myofilamente) im Zelleib zusammenziehen (verkürzen) oder erschlaffen (verlängern) können. Bei ringförmiger Anordnung einer M.schicht um ein Hohlorgan wird durch die Verkürzung eine Verengung (Konstriktion), durch die Erschlaffung eine Erweiterung (Dilatation) bewirkt. Nach feingeweblichem Bau und Funktion unterscheidet man drei M.typen: quergestreifte (Skelett-), glatte und Herzmuskulatur.

QUERGESTREIFTE MUSKULATUR

Der größte Teil der Muskulatur des Körpers besteht aus quergestreiften (willkürlich beeinflußbaren) M.n; im Körper befinden sich mehr als 600 solcher M.n .

Quergestreifte M.n werden nach ihrer Funktion klassifiziert. Ein Extensor (Strecker) streckt zwei Knochenpartner in ihrem Gelenk, ein Flexor (Beuger) beugt sie. Ein Adduktor (Heranzieher) zieht einen Körperteil einwärts, ein Abduktor (Wegzieher) auswärts. Ein Levator (Heber) hebt einen Körperteil, ein Depressor (Senker) drückt ihn herunter. Ein Konstriktor (Schließer) umgibt und schließt Öffnungen.

M

SKELETTMUSKULATUR

Die quergestreiften Skelettmuskeln machen den größten Teil des Körpermuskelgewebes aus (40 bis 45 Prozent des Körpergewichts). Sie werden Willkürmuskeln genannt, weil ihre Kontrolle der Willkür unterliegt. Einige dieser Muskeln zeigt das Schaubild. Die meisten inneren Hohlorgane haben in ihrer Wand eine Muskelschicht, die nicht willkürlich bewegt werden kann (glatte Muskulatur).

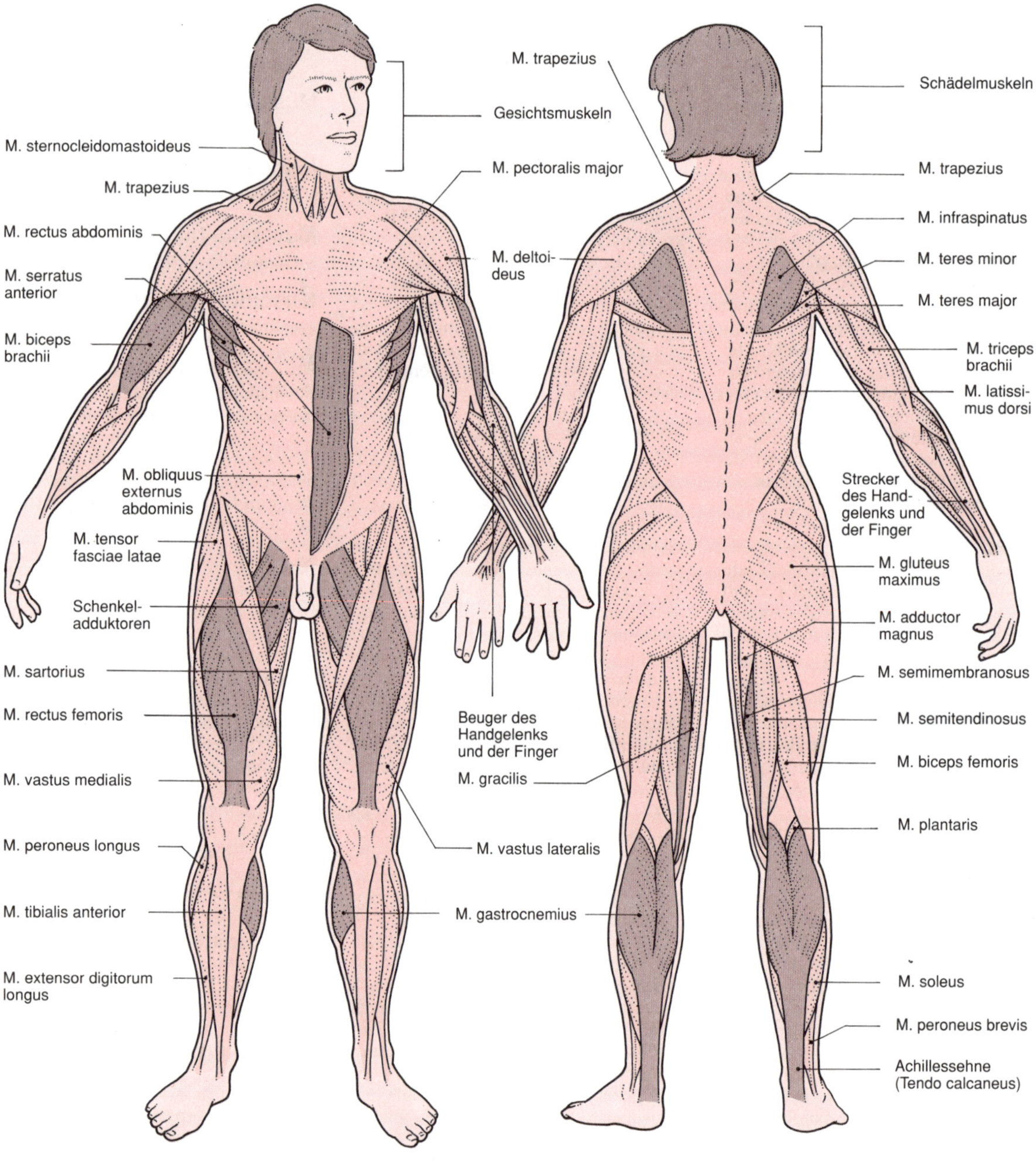

Die quergestreiften M.n setzen sich aus Gruppen von M.fasern in einer organisierten Anordnung zusammen. Ein kleiner M. kann aus nur wenigen Faserbündeln bestehen, während sich die großen M.n aus Tausenden von Faserbündeln zusammensetzen (z.B. der Gluteus maximus, der den Großteil des Gesäßes ausmacht). Eine M.faser enthält als kontraktile Elemente die sog. Myofibrillen, deren Grundbausteine die sog. Mikrofilamente Aktin und Myosin bilden (zwei Proteine, die die Kontraktionen bewirken).

Die Bewegung der quergestreiften M.n werden bewußt (willkürlich) durch das Gehirn gesteuert. Jede M.faser ist mit einer Nervenendigung versehen, die vom Gehirn Impulse empfängt. Die Nervenimpulse reizen den M. dadurch, daß sie *Acetylcholin* freisetzen; das ist ein Typ von *Neurotransmittern* (chemische Stoffe, die von den Nervenendigungen ausgeschüttet werden). Dadurch wird eine Kette von chemischen und elektrischen Prozessen ausgelöst, an denen Natrium-, Kalium- und Kalziumionen beteiligt sind. Sie bewirken, daß die Myosin- und Aktinfäden teleskopartig aneinander vorbeigleiten – ähnlich, wie man eine ausfahrbare Steigleiter zusammenschiebt. Diese Gleitbewegung der Myosin- über die Aktinfäden bewirkt die Kontraktion (Verkürzung) des M.s.

Jeder M. enthält Sensoren, die das Ausmaß der Kontraktion erfassen; eine andere Gruppe von Nerven in der Sehne registriert deren Dehnungsgrad. Die von den Nervenfasern erfaßten Informationen werden dem Gehirn übermittelt; sie sind für die Steuerung der M.bewegung unentbehrlich.

Die quergestreifte Muskulatur wird in einem gewissen Spannungszustand gehalten, dem sog. M.tonus. *Spastizität* ist eine Form eines abnormal gesteigerten M.tonus. Die Aktivität der quergestreiften M.n wird durch Änderungen in der chemischen Zusammensetzung der Flüssigkeit beeinflußt, die die M.zellen umgibt. Eine Senkung der Konzentration der Kaliumionen führt zu M.schwäche; eine Reduzierung der Konzentration von Kalziumionen zu M.krämpfen.

MUSKELBEWEGUNG

Eine Kontraktion verkürzt den Muskel und bewegt dadurch knöcherne Gelenkpartner gegeneinander.

Zwei oder mehrere Muskeln wirken dabei als Gegenspieler (Antagonisten; z.B. der Bizeps- und Trizepsmuskel).

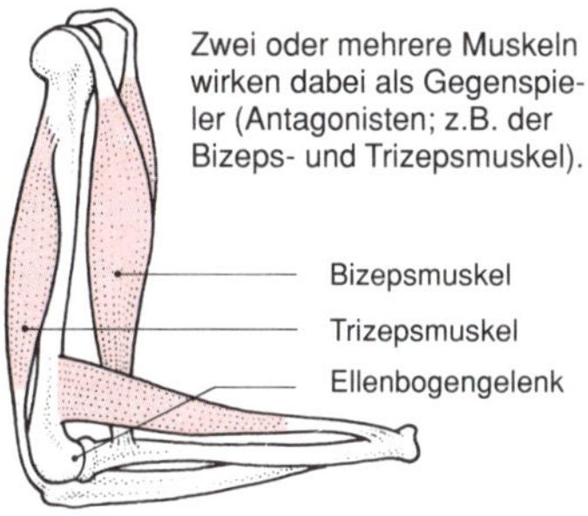

Eine gesteuerte Bewegung im Ellenbogen wird durch ein koordiniertes Zusammenspiel der Antagonisten erreicht.

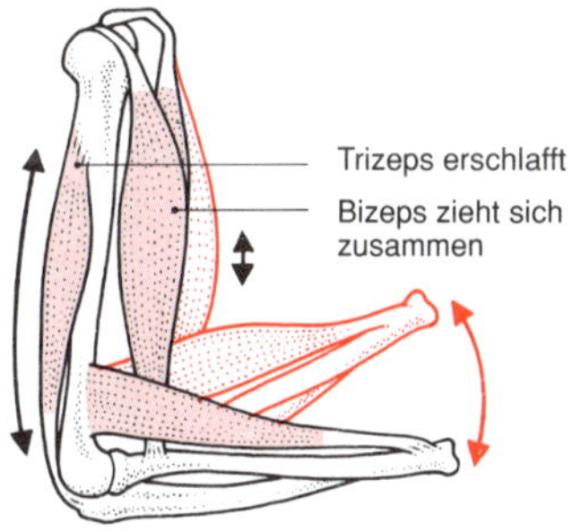

GLATTE MUSKULATUR

Dieser M.typ bewirkt die Bewegungen der inneren Organe, z.B. die *Peristaltik* des Darms und die Kontraktionen der Gebärmutter bei der Geburt. Auch viele andere Hohlorgane, z.B. die Bronchien, die Harnblase und die Gefäßwände, enthalten glatte M.n.

Glatte M.n bestehen aus langen, spindelförmigen Zellen. In den meisten Hohlorganen sind diese Zellen in Bündeln angeordnet, die eine äußere Längsschicht und eine innere Ringschicht bilden. Der Kontraktionsmechanismus beruht auf derselben gleitenden Bewegung der Aktin- und Myosinfilamente wie bei den quergestreiften M.n.

Die glatten M.n werden vom *vegetativen Nervensystem*, das dem Willen nicht unterliegt, gesteuert – daher auch die Bezeichnung unwillkürliche M.n. Die Nerven dieses Systems ziehen zu den M.n, wo sie sich verzweigen. Neurotransmitter, die an den Nervenendigungen freigesetzt werden, lösen die Prozesse aus, die zu der Kontraktion führen.

Glatte M.n reagieren nicht nur auf Neurotransmitter. Auch verschiedene *Hormone*, der Dehnungsgrad der einzelnen M.fasern oder Änderungen in der chemischen Zusammensetzung der Flüssigkeit, die die Fasern umgibt (z.B. Änderungen des Säuregehalts), können die glatten M.n beeinflussen.

HERZMUSKULATUR

Dieser M.-Typ – Myokard genannt – kommt nur im *Herzen* vor. Er hat einzigartige Eigenschaften, die es ihm gestatten, sich ca. 100 000 Mal am Tag rhythmisch zusammenzuziehen und das Blut durch den Kreislauf zu pumpen. Vom Bau her steht der Herzm. zwischen quergestreiftem und glattem M.

Die Grundtätigkeit des Herzmuskels geht von einem eigenen Erregungssystem aus und wird durch das vegetative

MUSKELTYPEN

Die Skelett- und Herzmuskeln erscheinen, im Gegensatz zu glatten Muskeln, unter dem Mikroskop quergestreift.

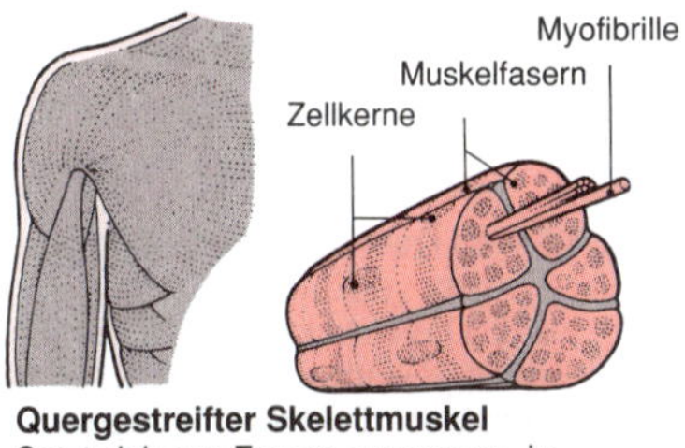

Quergestreifter Skelettmuskel
Setzt sich aus Fasern zusammen, in denen die Myofibrillen – kontraktile Eiweißfibrillen – angeordnet sind.

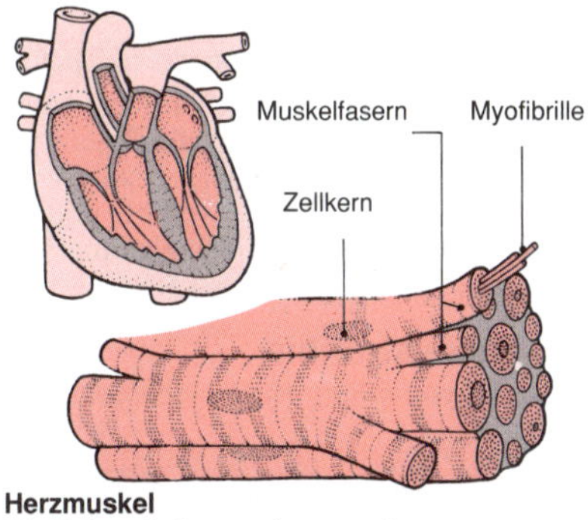

Herzmuskel
Die Zellen sind netzartig verzweigt, so daß sich die Erregung schneller ausbreitet.

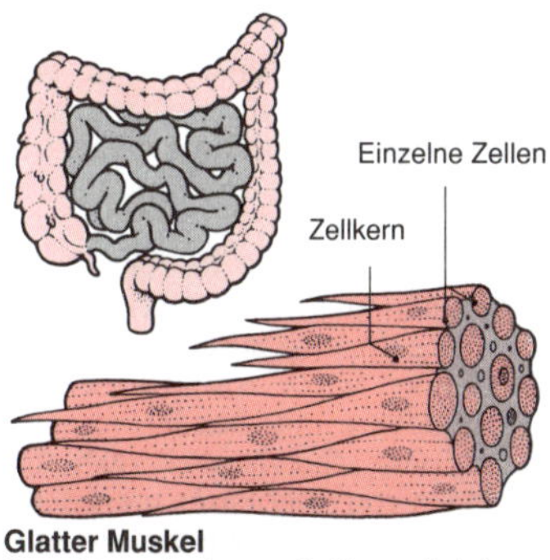

Glatter Muskel
Besteht aus lockerem Gefüge spindelförmiger Zellen, die langsamer kontrahieren als die anderen Muskeltypen.

M

MUSKELERKRANKUNGEN

Am häufigsten sind Verletzungen, gefolgt von Beschwerden, die durch mangelnde Blutversorgung des Muskelgewebes (einschließlich des Herzens) hervorgerufen werden. Außerdem gibt es eine Anzahl weiterer Muskelerkrankungen, die seltener vorkommen.

GENETISCHE KRANKHEITEN

Muskeldystrophien zeichnen sich durch fortschreitende Muskelschwäche und Behinderung aus. Einige Formen sind schon bei der Geburt vorhanden, andere entwickeln sich in der Kindheit und einige erst im fünften oder sechsten Lebensjahrzehnt.

Auch eine Form der *Kardiomyopathie* (allgemeine Bezeichnung für Herzmuskelerkrankungen) ist angeboren.

INFEKTIONSKRANKHEITEN

Die wichtigste Infektionskrankheit der Muskulatur ist die *Gangrän*, die bei tiefen Wunden entstehen kann (besonders bei solchen, die mit Erde verunreinigt wurden). Eine *Tetanus*-Infektion entsteht auf ähnliche Weise. Sie verursacht ausgedehnte Muskelkrämpfe, die von einem starken Toxin hervorgerufen werden.

Viren (besonders das Influenzavirus Typ B) können die Muskeln infizieren (und zu *Myalgie* führen); auch eine Infektion mit *Toxoplasmose* ist möglich. Bei der *Trichinose* handelt es sich um eine Verseuchung der Muskeln mit dem Wurm *TRICHINELLA SPIRALIS*, der durch Verzehr von nicht ausreichend erhitztem Fleisch (meistens Schweinefleisch) erworben wird.

VERLETZUNGEN

Muskelverletzungen, wie Risse und *Muskelzerrungen*, kommen sehr häufig vor; sie verursachen eine Blutung in das Muskelgewebe. Der Heilungsprozeß führt zur Bildung von Narbengewebe im Muskel, was dessen Verkürzung verursacht. Bei stumpfen Muskelverletzungen kann sich durch das Bluten in das Muskelgewebe ein *Hämatom* bilden. In dem Blutgerinnsel kann es manchmal zur "Knochenbildung" – sog. *Myositis* ossificans – kommen.

TUMOREN

Primäre Tumoren der Muskelgewebe können, müssen aber nicht bösartig sein. Gutartige Geschwülste der Muskeln bezeichnet man allgemein als *Myom*; Myome der glatten Muskulatur nennt man *Leiomyome* und die der quergestreiften Muskeln Rhabdomyome. Myome des Uterus (s. *Fibromyom*) gehören zu den häufigsten Geschwülsten. Bösartige Tumoren der Muskeln werden als Myosarkome bezeichnet; sie kommen verhältnismäßig selten vor. Bösartige Geschwülste der quergestreiften Muskulatur nennt man *Rhabdomyosarkome*.

Sekundäre Tumoren, die aus primären Tumoren eines anderen Körperorgans entstehen, verbreiten sich nur selten auf die Muskeln.

HORMON- UND STOFFWECHSEL-STÖRUNGEN

Für die Muskelkontraktion ist ein ausgeglichener Natrium-, Kalium- und Kalziumspiegel in den Muskelzellen und deren Umgebung erforderlich. Jede Veränderung in der Konzentration dieser Substanzen beeinträchtigt die Muskelfunktion. Eine starke Absenkung in der Kaliumkonzentration (Hypokaliämie) ruft z.B. starke Muskelschwäche hervor und kann sogar zum Herzstillstand führen. Ein niedriger Kalziumspiegel im Blut (Hypokalzämie) verursacht eine erhöhte Reizbarkeit der Muskulatur und gelegentlich auch Muskelkrämpfe.

Schilddrüsenerkrankungen sind oft mit Muskelstörungen verbunden. Am häufigsten sind Schwellungen der kleinen Muskeln, die das Auge bewegen, was dazu führt, daß der Augapfel aus der Augenhöhle hervortritt (s. *Exophthalmus*).

Insuffizienz der Nebennierenrinde führt zu einer allgemeinen Muskelschwäche.

GESTÖRTE BLUTVERSORGUNG

Die Funktionsfähigkeit der Muskulatur ist von einer guten Blutversorgung abhängig. Ein *Krampf* wird meistens durch mangelnde Blutversorgung verursacht, manchmal im Zusammenhang mit starker körperlicher Anstrengung. *Periphere Gefäßerkrankungen*, die die Blutversorgung einschränken, führen zu *Claudicatio* (Muskelschmerzen bei körperlicher Betätigung). *Angina pectoris* (Brustschmerzen infolge mangelnder Blutversorgung des Herzmuskels) hängt mit einer *Herzkranzgefäßerkrankung* zusammen.

Beim *Kompartmentsyndrom* handelt es sich um Muskelschmerzen, die durch Druck, der die Blutversorgung der Muskeln einschränkt, verursacht werden. Es kann nach einer Verletzung oder bei körperlicher Betätigung entstehen; meistens kommt es bei Athleten mit gut entwickelter Muskulatur vor.

GIFTE UND MEDIKAMENTE

Verschiedene toxische Substanzen können die Muskeln schädigen. Alkohol, in größeren Mengen getrunken, kann eine Schädigung der Muskeln verursachen. Zu den Stoffen, die Muskelschäden herbeiführen können, gehören z.B. auch Aminocapronsäure, *Chloroquin*, *Clofibrat*, Emetin und Vincristin.

AUTOIMMUNKRANKHEITEN

Myasthenia gravis ist eine Störung der Übertragung der Nervenimpulse zu den Muskeln. Der Beginn der Erkrankung ist durch hängende Augenlider und Doppelsichtigkeit gekennzeichnet. Andere durch Autoimmunkrankheiten bedingte Störungen sind *Lupus erythematodes*, *rheumatoide Arthritis*, *Sarkoidose* und *Dermatomyositis*.

UNTERSUCHUNGSMETHODEN

Muskelerkrankungen werden durch *EMG* (Elektromyographie), die die Muskelreaktion auf elektrische Impulse mißt, und durch *Biopsie* der Muskeln untersucht.

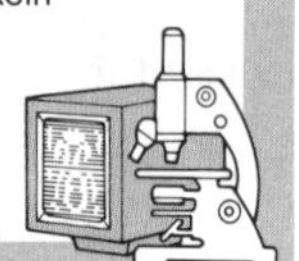

Nervensystem bzw. Hormone im Blut den jeweiligen Bedürfnissen angepaßt. Wie bei allen M.n bestimmt die Ausgangsdehnung einer Herzmuskelzelle ihren Kontraktionseffekt.

Damit das Herz als leistungsfähige Pumpe funktioniert, muß sich der Herzmuskel regelmäßig zusammenziehen. Die einzelnen M.fasern sind an den Enden großflächig miteinander verzapft, wodurch eine schnelle Weitergabe der Erregungen von einer Faser zur anderen möglich wird. Der Impuls für die Kontraktion des Herzmuskels wird in einem Bezirk im rechten Vorhof (im sog. Sinusknoten) ausgelöst, er stimuliert die regelmäßigen Kontraktionen des Herzens. Spezialisierte Leitungszellen im Herzm. bilden ein Netz, in dem die Nervenimpulse durch alle Herzmuskelfasern geleitet werden. Sie bewirken zuerst die Kontraktion der beiden Vorhöfe und anschließend die der beiden Kammern (s. *Herz*).

Muskelatrophie

s. *Amyotrophie; Pyramidenbahn-Syndrom*

Muskeldystrophie

Erbliche Erkrankung der *Muskeln* unbekannter Ursache, bei der die Muskelfasern langsam, aber fortschreitend schwinden. Je nach Alter, in dem die Symptome auftreten, der Geschwindigkeit, mit der die Krankheit fortschreitet, und nach der Art der Vererbung werden verschiedene M.n klassifiziert. (S. Tabelle für die Hauptarten der M. auf S. 736)

VORKOMMEN

Die M. ist eine seltene Erkrankung. Am häufigsten kommt die schwerste Form – die M. vom Duchenne-Typ – vor; sie tritt bei ca. einem von 3000 männlichen Kindern auf. Die Krankheit wird durch ein rezessives geschlechtsgebundenes Gen (s. *genetische Krankheiten*) vererbt, so daß sie sich nur bei Männern äußert und nur von Frauen (sog. Trägerinnen) übertragen wird. Zu den anderen Formen der M. gehören die Dystrophie vom Becker-

Typ, die Rumpfgürtelform, die fazioskapulohumerale Form und die myotonische Dystrophie, die bei Kindern wie bei Erwachsenen vorkommen und als autosomale oder geschlechtsgebundene Krankheiten übertragen werden.

DIAGNOSE

Oft lassen schon das Aussehen des Patienten und seine Bewegungen eine M. vermuten; doch die Diagnose muß durch weitere Untersuchungen bestätigt werden. So können Blutuntersuchungen durchgeführt werden, um den erhöhten Blutspiegel bestimmter *Enzyme* festzustellen, die von den geschädigten Muskelzellen freigesetzt werden. Auch eine Elektromyographie (*EMG* – Untersuchung der elektrischen Muskelaktivität) sowie eine *Biopsie* der Muskeln (die Entnahme einer Gewebsprobe zur mikroskopischen Untersuchung) können aufschlußreich sein.

THERAPIE UND PROGNOSE

Es gibt keine wirksame Therapie der M. Ein betroffenes Kind sollte soviel wie möglich aktiv sein, um die gesunden Muskeln leistungsfähig zu halten. Erkrankte sollten nicht übergewichtig werden. Eine chirurgische Korrektur der Sehnen der Fersen kann manchmal das Gehen erleichtern. Die langfristigen Aussichten hängen von der Form der M. ab.

VORBEUGUNG

Eltern und Geschwister eines erkrankten Kindes sollten sich genetisch beraten lassen (s. *genetische Beratung*). Trägerinnen der geschlechtsgebundenen Formen der M. lassen sich leicht ausmachen, da ihr Blut einen erhöhten Blutspiegel eines bestimmten Enzyms aufweist; außerdem können sie durch eine genetische Analyse ermittelt werden.

Manche Formen der M. können pränatal durch *Chorionzottenbiopsie* oder *Amniozentese* diagnostiziert werden. Frauen, die Überträgerinnen dieser Formen sind, können so feststellen lassen, ob der Fetus betroffen ist, und u.U. einen Abbruch der Schwangerschaft erwägen.

Muskeldystrophie, neurale

Eine seltene angeborene Muskelerkrankung, die durch Muskelschwund, zuerst in den Füßen und Waden, später in den Händen und Oberarmen, gekennzeichnet ist. Dieses Leiden, auch unter der Bezeichnung Charcot-Marie-(Tooth-Hoffmann-) Syndrom bekannt, ist die Folge der Degeneration einiger peripherer Nervenstränge. Sie kommt bei beiden Geschlechtern vor, häufiger jedoch bei Jungen, und tritt meistens im späten Kindesalter bzw. in der Adoleszenz auf.

SYMPTOME UND ANZEICHEN

Der Muskelschwund endet plötzlich in der Hälfte der Arm- bzw. Beinlänge, was den Gliedmaßen das Aussehen umgedrehter Flaschen verleiht. An den betroffenen Körperstellen kann die Empfindung gestört sein. Die Muskelschwäche der Beine führt zum typischen, gestelzten Gang und zum Verkrallen der Zehen.

MUSKELDYSTROPHIE VOM DUCHENNE-TYP: EIN TYPISCHER FAMILIENBAUM

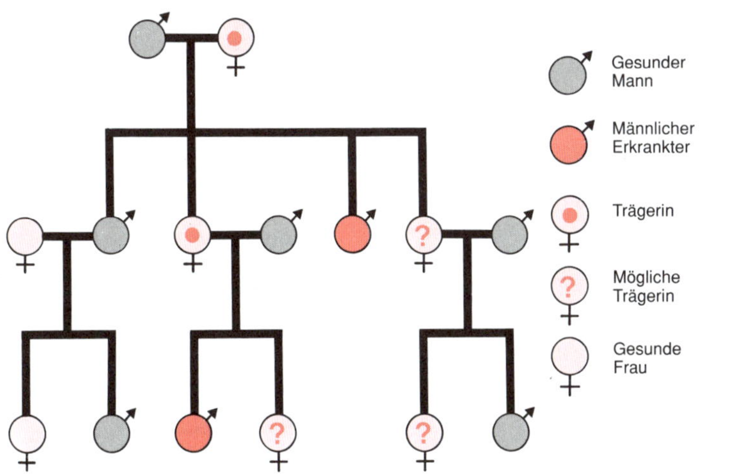

Männliche Erkrankte erben das Krankheitsgen immer von der Mutter, die zwar das Gen in sich trägt (sog. Trägerin), von der Krankheit aber nicht betroffen wird. Ungefähr die Hälfte der Söhne von Trägerinnen erkranken, die anderen sind weder krank noch Krankheitsträger. Bei den Töchtern von Trägerinnen besteht eine 50 %ige Wahrscheinlichkeit, daß sie selbst Trägerinnen sind. Komplexe Blutuntersuchungen sind das einzige Mittel, um festzustellen, ob eine Tochter (oder Enkelin) Trägerin des Gens der Muskeldystrophie ist oder nicht.

THERAPIE UND PROGNOSE

Es gibt keine Therapie, doch die Erkrankung schreitet meist so langsam fort, daß die Erkrankten selten körperlich völlig behindert sind. Gelegentlich kommt der Muskelschwund ohne ersichtlichen Grund zum Stillstand. Die Lebenserwartung der Betroffenen ist normal.

Muskelfibrillieren

Lokalisierte, spontane, schnelle Kontraktionen einzelner Muskelfasern. Im Gegensatz zu *faszikulären Zuckungen* (ein "Zittern" der Muskeln) ist das M. unter der Haut nicht sichtbar. Bei der Skelettmuskulatur kann das M. durch eine *EMG* (Elektromyographie), bei der Herzmuskulatur durch ein *EKG* (Elektrokardiogramm) festgestellt werden.

M. setzt meistens ein, wenn ein Nerv, der einen Muskel versorgt, zerstört wird, wodurch der betroffene Muskel schwächer wird und verkümmert. Das Fibrillieren des Herzmuskels wird durch eine Störung in der Verbreitung der Nervenimpulse durch die Herzkammerwand hervorgerufen. Dadurch zieht sich die Herzkammer nicht mehr als ein Ganzes zusammen, sondern die einzelnen Muskelfasern kontrahieren in einem schnellen, unkoordinierten Rhythmus (s. *Vorhofflimmern*; *Kammerflimmern*).

Muskelhartspann

s. *Muskelverspannung; Myogelose*

Muskelkrampf

Plötzliche, unwillkürliche Muskelkontraktion. Der M. ist eine normale Reaktion auf Schmerzen und Entzündungsprozesse im Bereich eines Gelenks. Zu den allgemeinen Ursachen eines M.s gehören *Muskelzerrung* und andere Muskelverletzungen, Druck auf einen Nerv, der von einem *Diskusprolaps* herrührt, schlechte Körperhaltung und Streß. In der Regel zielt die Therapie direkt auf die Ursache des Krampfes. In einigen Fällen können auch *Muskelrelaxantien* notwendig werden. (S.a. *Spastizität*)

Muskelrelaxantien

Gruppe von Medikamenten, die *Muskelkrampf* und *Spastizität* lindern. Oft in Kombination mit einem *Analgetikum* (Schmerzmittel) verabreicht, lindern M. Muskelstarre, die durch *Arthritis*, *Rükkenschmerzen* oder eine Erkrankung des *Nervensystems*, wie einen *Schlaganfall* oder *Zerebralparese*, verursacht wird.

WIE SIE WIRKEN

Außer *Dantrolen* (z.B. Dantamacrin® +) blockieren M. z.T. die Nervensignale von Gehirn und Rückenmark, die die Muskeln zur Kontraktion reizen. Dantrolen wirkt durch Störung der für die

FORMEN DER MUSKELDYSTROPHIE

Muskeldystrophie vom Duchenne-Typ	Bei dieser Form lernt das Kind sehr langsam und viel später als gesunde Kinder, sich aufzurichten und zu gehen. Die Erkrankung wird selten vor dem dritten Lebensjahr diagnostiziert, schreitet jedoch rasch voran. Betroffene Kinder haben einen Watschelgang und Schwierigkeiten beim Treppensteigen. Beim Aufrichten stützt sich das Kind mit den Händen an den Fußknöcheln, Knien und Schenkeln ab (sog."An-sich-selbst-Emporklettern"). Manchmal ist auch das Rückgrat verkrümmt. Trotz ihrer Schwäche sind die Muskeln voluminös (insbesondere die Wadenmuskulatur), da die Muskelfasern durch Fett ersetzt werden. Etwa ab dem 12. Lebensjahr sind betroffene Kinder nicht mehr fähig, zu gehen. Die Intelligenz der Betroffenen ist oft unterdurchschnittlich. Nur wenige Erkrankte überleben die Teenagerjahre; sie sterben meistens an Atemwegsinfektionen oder an Herzversagen.
Muskeldystrophie vom Becker-Typ	Diese Form der Muskeldystrophie hat dieselben Symptome wie der Duchenne-Typ, setzt allerdings im späteren Kindesalter ein und schreitet sehr viel langsamer fort. Die Betroffenen erreichen oft das 50. Lebensjahr. Beide Dystrophieformen haben einen geschlechtsgebundenen Erbgang.
Myotonische Dystrophie	Diese Krankheitsform befällt die Muskeln der Hände und Füße. Betroffene Kinder sind schlaff, schlapp und entwickeln sich langsam. Hauptmerkmal der Krankheit ist, daß sich die Muskeln stark zusammenziehen, jedoch nur schwer entspannen können. Begleiterscheinungen sind Glatzenbildung, geistige Behinderung, grauer Star bereits im mittleren Alter und endokrine Beschwerden. Die Erkrankung wird autosomal-dominant vererbt.
Rumpfgürtelform der Muskeldystrophie	Diese Erkrankung hat verschiedene Erscheinungsformen. Sie beginnt im späten Kindesalter oder in der frühen Adoleszenz und schreitet langsam voran. Betroffen sind hauptsächlich die Muskeln der Hüfte und der Schultern. Bevor die Dystrophie zuverlässig diagnostiziert wird, müssen andere Nerven- und Muskelerkrankungen ausgeschlossen werden.
Fazioskapulohumerale Form der Muskeldystrophie	Diese Form der Muskeldystrophie tritt erstmals zwischen dem 10. und 40. Lebensjahr auf. Betroffen sind nur die Muskeln der Oberarme, des Schultergürtels und des Gesichts. Die Krankheit wird autosomal-dominant vererbt. Die Muskelschwäche schreitet nur langsam voran; eine schwere Behinderung ist selten.

Muskelkontraktion notwendigen chemischen Prozesse direkt auf die Muskeln.

MÖGLICHE NEBENWIRKUNGEN

Da M. zu einer Muskelerschlaffung führen, können sie auch eine Muskelschwäche bei der Ausführung bestimmter Aktivitäten bewirken. Darüber hinaus rufen einige M. Müdigkeit hervor. In vereinzelten Fällen hat Dantrolen eine Leberschädigung zur Folge.

Muskeltonus

Natürlicher Spannungszustand der *Muskel*fasern. In Ruhestellung werden alle Muskelfasern durch Nervenimpulse aus dem Rückenmark in einem Teilkontraktionszustand gehalten, der für die aufrechte Körperhaltung sowie für eine wirkungsvolle Muskelkontraktion sorgt und z.B. die Augen offenhält.

Abnorm gesteigerter M. führt zu *Spastizität*, Steifheit und einem erhöhten Bewegungswiderstand. Zu niedriger M. führt zu einer Erschlaffung des betreffenden Körperteils (s. *Hypotonus*; *Hypotonie bei Säuglingen*).

Muskelverspannung

(syn. Muskelhartspann, Muskelverhärtung) Reflektorische Dauerverspannung der quergestreiften Muskulatur. (S.a. *Myogelose*)

Muskelzerrung

Riß oder Dehnung eines Faserbündels als Folge eines plötzlichen übermäßigen Zuges. Im geschädigten Teil des Muskels kommt es zu Blutungen, wodurch Schmerzen, Schwellungen und Muskelkrämpfe entstehen. Einige Tage nach der Verletzung bildet sich meistens ein blauer Fleck. Zerrungen der Rückenmuskeln sind eine häufige Ursache von unbestimmten Rückenschmerzen. M.en kommen gehäuft bei Leistungssportlern vor.

Zur Behandlung gehören *Eispackungen*, um die Schwellung zu lindern, die Verwendung eines *Stützverbandes* oder eines Kompressions-*Verbandes* und Ruhigstellung (bzw. Hochlagerung) des betroffenen Körperteils für 48 Stunden. Zur Linderung der Schmerzen können *Analgetika* (Schmerzmittel) eingenommen werden. Nach der Ruhigstellungsphase sollte eine *Physiotherapie* mit Streckübungen beginnen, um einer möglichen Verkürzung der Muskulatur infolge der Narbenbildung vorzubeugen. In einigen Fällen können *nichtsteroidale Antiphlogistika* verschrieben werden, um den Heilungsprozeß zu beschleunigen.

Das Risiko einer M. kann durch Aufwärmübungen vor dem Sport vermindert werden.

Muskuloskeletal

Muskeln und/oder Knochen betreffend. Das muskuloskeletale System umfaßt das Skelett des Körpers und die mit ihm verbundenen Muskeln.

Mutagen

Physikalische oder chemische Substanz, die die Häufigkeit der *Mutationen* steigert, wenn sie auf lebende Zellen einwirkt. Eine Mutation ist eine Veränderung in der Erbsubstanz der Zelle, die unter Umständen zu Krebs oder zu einer Erbkrankheit führen kann.

Die wichtigsten M.e sind ionisierende *Strahlung* und einige chemische Stoffe. Zu den verschiedenen Formen der Strahlung gehören die Röntgenstrahlung, Hö-

ERSTE HILFE: MUSKELZERRUNG

1 Bringen Sie den Verletzten in eine möglichst bequeme Lage, stabilisieren und stützen Sie den verletzten Körperteil.

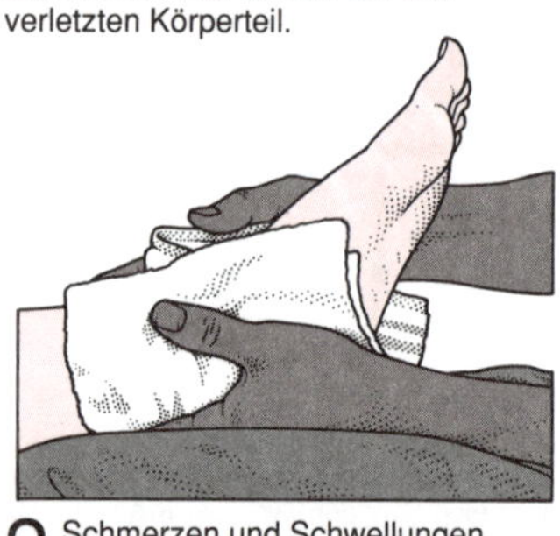

2 Schmerzen und Schwellungen mit kalten Umschlägen mildern. Einen Arzt holen.

henstrahlung und verschiedene Strahlungsemissionen (z.B. Alpha- und Beta-Teilchen und die Gammastrahlung) aus Kernexplosionen, radioaktivem Fallout und aus Lecks in Kernkraftanlagen (s. *Strahlenschäden*). Auch bestimmte Gesteinsarten geben ähnliche Formen der Strahlung ab (mit niedriger Intensität).

Bei vielen chemischen *Karzinogenen* wird angenommen, daß sie durch das Verändern des Erbmaterials in der Zelle Krebs verursachen und somit als M. wirken. Am bekanntesten sind die chemischen Stoffe im Zigarettenrauch.

Mutation

Erbliche Veränderung in der *DNS* der Zelle – der Erbsubstanz mit den kodierten Anweisungen für die Zellaktivitäten, die in den *Chromosomen* enthalten ist. Viele M.en sind neutral bzw. harmlos; andere sind schädlich, da sie zu *Krebs*, angeborenen Fehlbildungen (s. *Geburtsfehler*) und Erbkrankheiten führen. Äußerst selten kann eine M. vorteilhaft sein.

URSACHEN

Eine M. ist die Folge eines Fehlers bei der Vermehrung der DNS der Zelle. Die Tochterzellen erben diese defekte DNS, wobei der Fehler bei jeder weiteren Zellteilung weitergegeben wird. Somit entsteht eine Population von Zellen, die alle die veränderte DNS enthalten.

Einige M.en finden rein zufällig und spontan statt. Eine stetige, aber niedrige Rate von spontanen M.en entsteht durch die natürliche Hintergrundstrahlung vom Himmel sowie durch die Radioaktivität im Gestein (s. *Strahlung*). Physikalische oder chemische Wirkstoffe, die die Wahrscheinlichkeit der M.en erhöhen, nennt man *Mutagene*.

Die wichtigsten Mutagene sind verschiedene Arten der ionisierenden Strahlung (s. *Strahlenschäden*) sowie bestimmte chemische Stoffe, zu denen auch einige *Karzinogene* (Krebserreger) gehören, wie z.B. die Inhaltsstoffe des Tabakrauchs.

MUTATIONSFORMEN

Einige M.en, sog. Punktmutationen, betreffen nur ein kleines Segment der DNS (ein sog. *Gen*). Punktmutationen können zur Produktion von defekten Enzymen oder anderen Proteinen in den betroffenen Zellen führen, wodurch ihre Aktivitäten gestört werden.

Bei anderen M.en gehen in den betroffenen Zellen ganze Chromosomen bzw. Chromosomenteile verloren, oder sie werden hinzugefügt oder umgeordnet. Im Vergleich mit Punkt-M.en kann diese Art von M. größere Störungen verursachen.

AUSWIRKUNGEN

Die Auswirkungen einer schädlichen M. hängen davon ab, ob die betroffene Zelle eine Keimzelle im Eierstock oder Hoden ist (aus der eine Eizelle oder ein Spermium entstehen kann) oder ob eine somatische Zelle betroffen wurde (eine der normalen Körperzellen).

Eine mutierte somatische Zelle kann sich, schlimmstenfalls, in einer bestimmten Körperregion zu einer Gruppe anomaler Zellen vermehren. Diese Zellen sterben oft ab, werden durch das körpereigene *Immunsystem* zerstört oder haben nur eine begrenzte, lokale Auswirkung. Manchmal können sie jedoch der Ausgangspunkt eines Tumors sein.

Eine M. in einer Keimzelle hat in der Regel völlig andere Auswirkungen. Sie kann durch die Eizelle oder das Spermium einem Kind weitergegeben werden, das dann diese M. in allen Zellen trägt. Dies kann zu einem angeborenen Fehler oder zu einer Störung im Körpermetabolismus führen. Darüber hinaus kann das Kind dieselbe M. an seine Nachkommen vererben. *Genetische Krankheiten* (wie die *Hämophilie* und *Achondroplasie*) stammen ursprünglich von Punktmutationen ab, die in den Keimzellen der Eltern, Großeltern oder entfernteren Vorfahren entstanden sind. Einige dieser Mutationen sind relativ häufig; ungefähr ein Drittel aller Fälle von Hämophilie sind auf neue M.en zurückzuführen. *Chromosomenaberrationen* (wie z.B. das *Down-Syndrom*) sind M.en, die allgemein während der Bildung der Eizellen bzw. der Spermien der Eltern entstehen.

VORTEILHAFTE MUTATIONEN

In sehr seltenen Fällen stellt eine M. in einer Keimzelle einen Überlebensvorteil in bezug auf bestimmte Umwelteinflüsse dar. Personen, die diese M. haben, leben dann unter diesen Umweltbedingungen länger als ihre Altersgenossen; ihre Kinder können diese M. erben und an weitere Generationen vererben. Solche M.en haben die Tendenz, sich in einer Bevölkerungsgruppe über mehrere Generationen auszubreiten, solange diese unter der gleichen Umweltbelastung leben.

Ein Beispiel dafür ist die M., die die sog. Sichelzellen-Form der roten Blutkörperchen verursacht. Das Vorhandensein dieser M. schützt gegen Malaria und erhöht somit die Überlebenschancen eines Kindes in Malariagebieten. Das veränderte Gen ist häufig in Afrika und bei Menschen afrikanischer Abstammung. Eine doppelte Dosis dieser M. (d.h. die Vererbung dieser M. durch beide Elternteile) kann jedoch zu *Sichelzellanämie* führen.

Mutismus

Weigerung bzw. Unfähigkeit zu sprechen. M. kann ein Symptom einer angeborenen völligen *Taubheit*, schwerer *manisch-depressiver Erkrankung*, katatonischer *Schizophrenie* oder einer seltenen Form der *Konversion* sein. Die Bezeichnung M. kann sich auch auf ein Schweigegelübde beziehen, das z.B. aus religiösen Gründen eingehalten wird.

Als sog. elektiver M. wird bei Kindern eine seltene Störung bezeichnet, die in der Regel vor dem 5. Lebensjahr auftritt. Das Kind versteht die Sprache und spricht auch richtig, weigert sich jedoch meistens, zu sprechen, und zieht Gestikulationen vor. Eine schüchterne, zurückgezogene Persönlichkeit und Angst vor gesellschaftlichen Situationen sind die Hauptursachen dieser Form des M. In einigen Fällen kann auch eine leichte geistige Behinderung oder Sprachschwierigkeiten die Ursache sein. Dieser Zustand dauert selten länger als einige Monate.

Als akinetischer M. wird ein Zustand träger Passivität bezeichnet, der bei bestimmten tiefsitzenden Gehirntumoren oder beim *Hydrocephalus* vorkommt. Obwohl Patienten mit akinetischem M. voll bei Bewußtsein sind und mit ihren Augen Bewegungen verfolgen können, sind sie inkontinent, müssen gefüttert werden und antworten bestenfalls mit einem geflüsterten "Ja" oder "Nein".

Die Therapie ist von den zugrundeliegenden Ursachen abhängig.

Mutterkorn

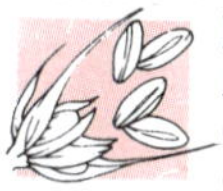

Produkt von *CLAVICEPS PURPUREA* – einem Pilz, der auf Roggen und verschiedenen anderen Getreidearten schmarotzt. M. enthält mehrere *Alkaloide*, die sowohl therapeutische als auch giftige Wirkungen haben.

Die wichtigsten Arzneimittel, die aus M. hergestellt werden, sind *Ergotamin* (Mutterkornalkaloid, Migränemittel; z.B. Ergo Sanol® +), das bei der Behandlung der Migräne eingesetzt wird, und *Ergometrin* (z.B. Secalysat® +), das zur Stillung von Gebärmutterblutungen nach einer Geburt, Fehlgeburt oder einer Abtreibung angewendet wird.

Bevor bekannt wurde, daß M. giftig ist, kam es durch den Verzehr von Brot aus verunreinigtem Roggen oft zu Vergiftungen (sog. Ergotismus).

Die Folgen einer M.-Vergiftung sind u.a. Gangrän der Finger und Zehen, Iktus, neurologische Störungen und in einigen Fällen der Tod.

Mutterkuchen

s. *Plazenta*

Muttermal

(*F. Nävus*) Angeborene andersgefärbte Stelle auf der Haut. Die am häufigsten

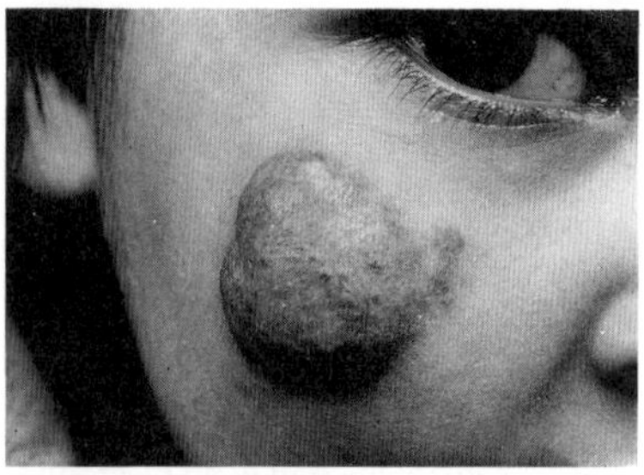

Muttermal
Hämangiome – eine häufige Art von Muttermal als Folge der Mißbildung eines Blutgefäßes – sind meistens hellrot, vorgewölbt und schwammig.

vorkommenden M.e sind *Molen* und Sommersprossen; diese und andere Arten von Pigmentnävi (flache, braune bis blaugraue Hautmale) sind Fehlbildungen der Pigmentzellen.

Hellrote, meist vorgewölbte Hautmißbildungen oder rot-violette, flache, oft großflächige Hautflecken sind *Hämangiome* (Mißbildungen der Blutgefäße). Hämangiome vergrößern sich oft noch im Laufe des ersten Lebensjahres, bilden sich jedoch in 90 Prozent nach dem 9. Lebensjahr wieder zurück. Die dunkelroten flachen Flecken verblassen dagegen nur selten.

M

Unästhetische Molen können im späteren Kindesalter durch *plastische Chirurgie* entfernt werden. Manche Flecken können durch *Laserbehandlung* gebleicht werden; am günstigsten ist es, eine Behandlung nach dem 17. Lebensjahr vorzunehmen. Die besten Resultate wurden bei jungen Erwachsenen erzielt.

In seltenen Fällen kann sich ein Muttermal zu Hautkrebs – dem sog. bösartigen *Melanom* – entwickeln. Jedes Muttermal, das groß oder unregelmäßig geformt ist, dessen Aussehen sich plötzlich verändert oder das zu bluten anfängt, muß ärztlich untersucht werden.

Müttersterblichkeit

Mortalität der Frauen während der *Schwangerschaft* oder innerhalb von 42 Tagen nach der *Entbindung*, einer *Fehlgeburt* oder einer Abtreibung; eingeschlossen in die M.srate sind auch die Todesfälle mit Ursachen, die aus irgendeinem Grund mit der Schwangerschaft zusammenhängen. Die M.srate wird meistens pro 100 000 Schwangerschaften im Jahr angegeben.

In der Vergangenheit starben bei der Entbindung häufig Frauen aus allen sozialen Schichten; in den Entwicklungsländern ist die M. immer noch hoch. In den Industrieländern haben jedoch in diesem Jahrhundert, insbesondere seit den 40er Jahren, die Todesfälle und Komplikationen bei der Geburt drastisch abgenommen. Zum großen Teil hängt das mit den verbesserten sozialen Bedingungen zusammen, die zu einer Verbesserung des allgemeinen Gesundheitszustandes der Frauen geführt haben. Auch die Fortschritte der Medizin bei der Behandlung von Komplikationen während der Schwangerschaft und Entbindung sowie während des Wochenbettes haben zur Senkung der M. beigetragen.

URSACHEN

Die M. kann direkte Folge von Komplikationen während der Schwangerschaft sein, aber auch eine indirekte Folge einer bereits vorhandenen Erkrankung, die durch die Schwangerschaft verstärkt wurde. Zu den häufigsten direkten Ursachen gehören *Lungenembolie* (Blutgerinnsel in der Lunge), *Hypertonie* (Bluthochdruck), *Schwangerschaftshämorrhagie* bzw. *Nachgeburtsblutung*, *ektopische Schwangerschaft* (Entwicklung des Feten außerhalb der Gebärmutter), *Eklampsie* (eine Krankheit, die zu Krämpfen in fortgeschrittener Schwangerschaft führt), Abtreibung, Fehlgeburt, *Kaiserschnitt* und *Puerperalsepsis* (Infektion nach der Entbindung). Zu den wichtigsten indirekten Ursachen der M. zählen Herzkrankheiten, *Blutarmut*, *Hyperthyreose* (Schilddrüsenüberfunktion) bzw. *Hypothyreose* (Unterfunktion der Schilddrüse), *Diabetes mellitus* und einige Krebserkrankungen.

FAKTOREN, DIE DIE M. BEEINFLUSSEN

In der ersten und ab der fünften Schwangerschaft ist die M. am höchsten. Eine erhöhte M. wurde auch bei Frauen unter 20 und über 30 festgestellt. Statistisch gesehen ist es am günstigsten, wenn eine Frau ihr erstes Kind zwischen dem 20. und 25. Lebensjahr zur Welt bringt.

Auch soziale Faktoren spielen eine Rolle; die M. ist im allgemeinen bei Frauen aus den unteren Sozialschichten und mit geringer Bildung höher. Dasselbe gilt für Frauen, die während der Schwangerschaft nicht ausreichend ärztlich betreut werden.

TENDENZ

In Deutschland – wie in den meisten Industrieländern – ist die M. in den letzten 20 Jahren drastisch gesunken. Sie liegt jetzt bei weniger als 9 Fällen pro 100 000 Schwangerschaften. Dieser erhebliche Rückgang ist im großen und ganzen auf soziale Verbesserungen, bessere Schwangerenbetreuung, die Entwicklung von *Antibiotika* und anderer Medikamente zur Bekämpfung von Infektionskrankheiten und auf die Verfügbarkeit von *Bluttransfusionen* zurückzuführen. Dazu kommt, daß durch verbesserte Verhütungsmöglichkeiten die Frauen nicht so oft schwanger werden.

Myalgia acuta epidemica

s. *BornholmerKrankheit*

Myalgie

Medizinische Bezeichnung für *Muskelschmerz*. M. kommt bei viralen Erkrankungen (Grippe) sowie bei einer Anzahl rheumatischer Erkrankungen vor, z.B. bei *primär-chronischer Polyarthritis*, systemischem *Lupus erythematodes* und *Polymyalgia rheumatica*. M. ist Leitsymptom der *Polymyositis* und *Dermatomyositis* – Erkrankungen, die zur Entzündung des Muskelgewebes führen.

Myalgische Encephalomyelitis

Erkrankung ohne erkennbare Ursache, die durch ausgeprägte Muskelermüdung bei Anstrengung gekennzeichnet ist. Sie ist auch unter der Bezeichnung postvirales Ermüdungssyndrom, epidemische Neuromyasthenie und Encephalomyelitis benigna myalgica bekannt.

URSACHEN UND VORKOMMEN

Über die Ursachen der m.n E. wird viel diskutiert; eine anhaltende Virusinfektion oder eine Schädigung des *Immunsystems* infolge eines viralen Infekts zählen zu den möglichen Ursachen. Andere Theorien gehen davon aus, daß die Erkrankung mit einer neurotischen Störung, mit *Hysterie* oder mit *Hyperventilation* zusammenhängt.

M.E. tritt manchmal in epidemischer Form auf, obwohl auch Einzelfälle bekannt sind. Die Erkrankung kommt bei Frauen dreimal häufiger vor als bei Männern, meist zwischen dem 30. und 40. Lebensjahr. Aufgrund der Berichterstattung in den Medien wurde die Diagnose in den späten 80er Jahren immer häufiger gestellt.

SYMPTOME

Die Erkrankung folgt im allgemeinen auf eine Infektion der oberen Atemwege oder des Magen-Darm-Trakts, von der sich der Erkrankte nicht völlig erholt. Zu Fieber und Kopfschmerzen kommen Muskelschmerzen, Empfindlichkeit, Schwäche und ausgeprägte Muskelermüdung hinzu – besonders nach Anstrengung. Auch Unwohlsein, Übelkeit, Schwindel, Empfindungsstörung und ein Kribbelgefühl können eintreten. Psychische Verwirrung, Depression, Konzentrationsschwäche, Gedächtnisverlust, Schlafstörungen und panische Angst sind häufige Begleiterscheinungen. Die Erkrankung klingt mit der Zeit völlig ab, obwohl die Symptome in wenigen Fällen auch über Jahre andauern und gelegentlich durch Streß verstärkt werden können.

DIAGNOSE UND THERAPIE

Es gibt noch keinen diagnostischen Test für m.E.; die Diagnose wird durch Ausschluß anderer Erkrankungen, die die Symptome erklären könnten, gestellt. Die ärztliche Untersuchung und Labortests zeigen keine abweichenden Ergebnisse, obwohl viele Patienten Anzeichen einer bestehenden bzw. rezidivierenden Virusinfektion haben.

Es gibt keine gezielte Therapie der m.n E.; behandelt werden lediglich die Symptome. Die Kranken werden angehalten, im Anfangsstadium viel zu ruhen, doch wenn sich der Patient dazu in der Lage fühlt, wird auch körperliche Betätigung empfohlen. Manchmal hilft *Psychotherapie* oder auch der Verzicht auf Alkohol und Koffein. Viele Patienten versuchen, sich durch Diäten oder die Anwendung von Antimykotika selbst zu behandeln (im Glauben, die Erkrankung sei auf *Candidiasis* zurückzuführen).

Myasthenia gravis

Erkrankung, die sich durch Muskelschwäche und schnelle Ermüdung der Muskeln auszeichnet. Am häufigsten sind die Muskeln der Augen, des Gesichts, des Halses und der Extremitäten betroffen. Für die Erkrankten sind hängende Augenlider, ein leerer Gesichtsausdruck und eine leise, unsichere Sprache bezeichnend.

URSACHEN UND VORKOMMEN

M.g. ist eine *Autoimmunkrankheit*, bei der aus unbekannten Gründen das körpereigene *Immunsystem* die Muskelrezeptoren angreift, die für den Empfang der Nervenimpulse verantwortlich sind. Daher reagieren die betroffenen Muskeln nicht oder nur sehr schwach auf Nervenimpulse.

M.g. ist eine seltene Krankheit und trifft mehr Frauen als Männer (in einem zahlenmäßigen Verhältnis von drei zu zwei). Obwohl sie in jedem Alter ausbrechen kann, tritt sie bei Frauen meistens zwischen dem 20. und 30. Lebensjahr und bei Männern zwischen dem 50. und 70. Lebensjahr auf.

SYMPTOME UND ANZEICHEN

M.g. kann plötzlich oder allmählich beginnen. Die Art und Weise, wie die Krankheit bei verschiedenen Menschen einsetzt und wie sie sich beim einzelnen Patienten von Tag zu Tag entwickelt, kann sehr unterschiedlich sein. Der Zustand der erkrankten Muskeln verschlimmert sich bei Belastung, doch können sie sich bei völliger Ruhe vollkommen erholen. Symptomfreie Perioden wechseln in der Regel mit Phasen des Rückfalls ab.

Am häufigsten sind die Augenmuskeln betroffen; die meisten Erkrankten haben hängende Augenlider und leiden unter Doppelsichtigkeit. Häufig sind auch die Muskeln des Gesichts, des Halses, des Kehlkopfs und des Nackens betroffen. Dadurch hat der Patient Schwierigkeiten beim Sprechen – die Stimme wird während des Sprechens zunehmend schwach, heiser, nasal und verwaschen. Kauen und Schlucken wird während einer Mahlzeit immer schwieriger, so daß sich die Erkrankten an der Nahrung oft verschlucken oder sich durch die Nase übergeben. In manchen Fällen muß der Unterkiefer gestützt werden, damit er nicht hängt.

Manchmal sind auch die Arm- und Beinmuskeln betroffen, wodurch z.B. das Kämmen oder das Treppensteigen beschwerlich wird. In schweren Fällen der M.g. können auch die Atmungsmuskeln betroffen sein, wodurch Atemnot entsteht.

Infektionskrankheiten, Menstruation, Medikamente, Streß und andere Faktoren können die Erkrankung verstärken.

Bei ungefähr drei Viertel aller Betroffenen sind in der *Thymus*drüse Anomalitäten vorhanden; bei 10 bis 15 Prozent dieser Patienten liegt ein *Thymom* (ein Tumor der Thymusdrüse) vor.

DIAGNOSE

Die Krankheit wird bei der ärztlichen Untersuchung aufgrund der Patientengeschichte und durch verschiedene Tests diagnostiziert. Bei dem am häufigsten angewandten diagnostischen Test wird das Medikament Edrophoniumchlorid in eine Vene gespritzt. Innerhalb einer Minute wird in den geschwächten Muskeln die Muskelkraft vorübergehend wiederhergestellt. Weitere diagnostische Mittel sind eine *EMG*, die die Muskelschwäche durch das Messen der elektrischen Muskelaktivität anzeigt, und eine Blutuntersuchung, die spezifische Antikörper im Serum nachweist.

Bei einigen Patienten, vor allem bei den über 40jährigen, kann eine *Computertomographie* zur Feststellung eines Thymoms durchgeführt werden.

THERAPIE

Bei leichten Fällen der M.g. genügt oft die regelmäßige Verabreichung von Arzneimitteln, die die Übertragung von Nervenimpulsen an die Muskeln erleichtern, um den Zustand des Patienten weitgehend zu normalisieren.

Bei schweren Fällen der M.g. kann eine Thymektomie (die operative Entfernung des Thymus) den Krankheitszustand oft verbessern und sogar eine Heilung herbeiführen. Regelmäßiger Plasma-Austausch gegen ein antikörperfreies Plasma kann ebenfalls vorgenommen werden. Manchmal werden hohe Dosen von *Kortikosteroiden* verabreicht, die die Immunreaktionen unterdrücken.

PROGNOSE

In leichten Fällen können die Erkrankten ein relativ normales Leben führen. Bei einem kleinen Teil der Patienten ist der Fortschritt der Krankheit nicht aufzuhalten; Lähmung des Halses und der Atmungsmuskeln kann zum Tode führen.

Mycetes

F. für *Pilze*.

Mycosis fungoides

Lymphom (kanzeröser Tumor des Lymphgewebes), das vornehmlich die Haut am Gesäß, am Rücken oder auf den Schultern befällt, doch auch an anderen Körperstellen vorkommen kann. Die Ursache dieser seltenen Erkrankung ist nicht bekannt.

Die leichteste Form des M.f. führt zu einem roten, schuppigen Hautausschlag, der keinen Juckreiz verursacht. Der Ausschlag kann sich ausbreiten, aber auch jahrelang unverändert bleiben. Bei schwereren Formen entstehen Hautverdickungen und Geschwüre; die *Lymphknoten* können vergrößert sein.

DIAGNOSE UND THERAPIE

Eine Haut*biopsie* (Entnahme einer Gewebeprobe zur Untersuchung) wird zur Diagnosesicherung durchgeführt.

Leichte Fälle der Krankheit werden mit der *PUVA-Therapie* (*Psoralen-Präparate* mit zusätzlicher Langwellen-UV-Bestrahlung) oder mit einem auf die Haut aufgetragenen Stickstofflost behandelt. In schwereren Fällen kann der Einsatz von *Zytostatika* erforderlich sein.

Mydriasis

Erweiterung der Augenpupille; im Dunkeln eine normale Reaktion. Auch bei emotionaler Regung kommt es zu M., ebenso nach Anwendung bestimmter Augentropfen (mit *Atropin*) und nach Alkoholkonsum.

Das sog. Adie-Syndrom ist eine gutartige Erkrankung, bei der eine Pupille verlangsamt auf einen Lichtreiz reagiert.

Myektomie

Operative (Teil-)Entfernung eines Muskels. Eine M. kann z.B. durchgeführt werden, um einen Augenmuskel bei Schielen zu korrigieren. Auch bei der Behandlung schwerer Muskelverletzungen und -infektionen kann eine M. erforderlich werden. Die Entfernung eines Fibromyoms aus der Gebärmutter wird als *Myomektomie* bezeichnet.

Myel-

Wortteil, die das *Knochenmark* (wie z.B. bei *multiplem Myelom*, einer Erkrankung, bei der bestimmte Knochenmarkzellen wuchern) oder das *Rückenmark* (z.B. bei *Myelitis*, einer Entzündung des Rückenmarks) bezeichnet. Die Wortteile myelo- und myel- sind synonym.

Myelencephalon
s. *Medulla oblongata*

Myelin
Aus Lipiden (Fette) und Proteinen (Eiweiß) zusammengesetztes Material, aus dem die Schutzhüllen (sog. Myelinscheiden) bestimmter Nervenfasern bestehen. M. verleiht der sog. weißen Substanz des Gehirns das typische Aussehen – diese besteht zum großen Teil aus myelinumhüllten Nervenfasern. Neben der schützenden Funktion wirkt M. auch als elektrische Isolation der Nerven, wodurch die Weiterleitung von Impulsen verbessert wird.

Ein unnatürlicher Abbau von M. wird als *Demyelinisierung* bezeichnet und kommt bei manchen Erkrankungen des Nervensystems vor – vor allem bei der *Multiplen Sklerose*.

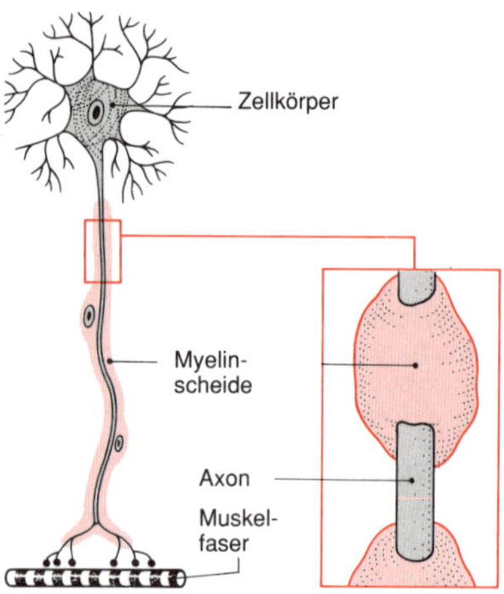

Die Myelinscheide der Nerven
Das Axon ist die leitende Nervenfaser. Um Nervenimpulse schneller zu übertragen, sind manche Nervenaxone von einer Myelinscheide umhüllt.

Myelitis
Entzündung des Rückenmarks; Folge eines viralen Infekts – z.B. *Poliomyelitis* (meistens Polio genannt), *Masern* oder *Herpes simplex*. Die Erkrankung beginnt plötzlich mit Kopfschmerzen, Fieber, Halssteife und Schmerzen im Rücken und in den Extremitäten, gefolgt in manchen Fällen von Muskelschmerzen und -schwäche und letztlich von Lähmung.

Querschnittsmyelitis ist eine Form von M., bei der es zu einer Entzündung des Rückenmarks in der Mitte des Rückens kommt. Diese Erkrankung kann sich im Anschluß an einen viralen Infekt einstellen, doch oft tritt sie auch ohne ersichtlichen Grund auf. Zu den Begleitsymptomen gehören Rückenschmerzen und eine fortschreitende Lähmung der Beine. Viele Patienten genesen wieder, doch bei einigen bleibt eine *spastische Lähmung* der betroffenen Gliedmaßen zurück.

Myelographie
Röntgenologische Untersuchung des Rückenmarks, der Nerven und anderer Gewebe im Wirbelkanal. Dazu wird in den Wirbelkanal ein Röntgenkontrastmittel injiziert (Substanz, die für Röntgenstrahlen undurchlässig ist).

WARUM ES GEMACHT WIRD

In der Vergangenheit wurde eine M. durchgeführt, um bei Verdacht auf *Bandscheibenvorfall* die Nervenfasern des unteren Wirbelsäulenabschnitts zu untersuchen. Auch bei der Diagnose von Rückenmarktumoren und bei der Lokalisierung von verletzten bzw. beschädigten Nerven war das Verfahren wichtig. Heute wird die M. immer häufiger durch neuere Verfahren, wie die *Computertomographie* und *MRT*, ersetzt.

SO WIRD ES GEMACHT

Der Patient liegt auf dem Röntgentisch. Nach lokaler Betäubung führt der Arzt eine *Lumbalpunktion* durch: Unter röntgenologischer Sichtkontrolle führt er eine feine Nadel in den mit Flüssigkeit gefüllten Raum, der das Rückenmark und die Rückennerven umgibt. Eine Probe der Rückenmarkflüssigkeit wird für weitere Untersuchungen entnommen; dann wird das Kontrastmittel eingespritzt. Der Tisch mit dem Patienten wird so gekippt, daß dieser mit dem Kopf nach unten liegt und das Kontrastmittel durch den Wirbelkanal zum Kopf fließen kann. Dann werden Röntgenbilder von der betroffenen Stelle gemacht. Das Verfahren dauert etwa 15 bis 20 Minuten. Anschließend muß der Patient einige Stunden mit höher gelagertem Kopf liegen bleiben.

Myelom, Myelomatose
s. *multiples Myelom*

Myelomeningozele
Andere Bezeichnung für Myelozele (s. *Spina bifida*).

Myelopathie
Allgemeine Bezeichnung für jede Erkrankung des *Rückenmarks*.

Myelosklerose
Vermehrung des Fasergewebes im *Knochenmark*, auch als Osteomyelofibrose oder Myelofibrose bekannt. Bei M. ist die Fähigkeit des Knochenmarks, Blutzellen zu bilden, beeinträchtigt. Zum Teil wird diese Aufgabe von der Milz und Leber übernommen.

M. kann primär (d.h. ohne erkennbare Ursache) oder sekundär (infolge einer anderen Erkrankung des Rückenmarks, *z.B. Polyzythämie* oder chronisch-myeloischer *Leukämie*) entstehen. Primäre M. kommt am häufigsten im mittleren Lebensalter vor und setzt allmählich ein.

Zu den Hauptsymptomen der M. gehört *Anämie* infolge der eingeschränkten Produktion roter Blutkörperchen. Eine vergrößerte Milz, Nachtschweiß, Juckreiz, Appetitlosigkeit und Gewichtsverlust sind weitere Symptome der M. Bei der sekundären M. stellen sich auch andere Symptome ein, die mit der zugrundeliegenden Erkrankung zusammenhängen.

THERAPIE

Die Therapie der primären M. zielt auf die Linderung der Symptome ab, hauptsächlich mit Hilfe von *Bluttransfusionen*. Nur 50 Prozent der Patienten leben noch drei Jahre nach Ausbruch der Krankheit. Bei einigen Patienten tritt akute Leukämie ein.

Die Behandlung der sekundären M. richtet sich nach der zugrundeliegenden Erkrankung.

Myelozele
Ausstülpung des *Rückenmarks* und der dazugehörenden Meningen (schützende Rückenmarkshäute) unter der Haut infolge eines angeborenen Wirbelsäulendefekts (s. *Spina bifida*).

Myiasis
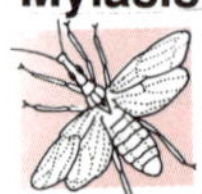

Befall der Haut und tieferliegender Gewebe oder auch des Darms durch Fliegenlarven. Myiasis ist hauptsächlich auf die Tropen beschränkt.

FORMEN UND SYMPTOME

In Afrika legt die Tumbufliege Eier auf Wäsche, die draußen trocknet; von dort aus gelangen die Larven in die Haut und verursachen furunkelartige Geschwüre mit einem kleinen zentralen Loch, durch das die Larve atmet. Auch andere Fliegen können Eier in offene Wunden, auf die Haut, in die Ohren oder Nase legen. Manchmal dringen die Larven tief in das Gewebe ein, was zu schweren Schäden führen kann. Zum Darmbefall kann es nach dem Verzehr verseuchter Nahrungsmittel kommen.

VORBEUGUNG UND THERAPIE

Der M. kann man vorbeugen, indem Fliegen von Nahrungsmitteln ferngehalten und offene Wunden abgedeckt werden. In Afrika sollten Kleidungsstücke, die draußen getrocknet wurden, gründlich gebügelt werden.

Zur Behandlung werden einige Tropfen Öl auf das Hautgeschwür aufgetragen. Die Larve kommt wegen Sauerstoffmangels an die Hautoberfläche und kann von dort mit einer Nadel entfernt werden. Bei Verseuchungen tiefer liegender Gewebe kann u.U. ein operativer

Eingriff notwendig werden. Darmverseuchungen können mit einem Abführmittel wirksam behandelt werden.

Mykologie

Lehre von den *Pilzen* und den *Pilzinfektionen*.

Mykoplasma

Gruppe kleinster selbständig existierender Mikroorganismen. Sie sind ungefähr so groß wie Viren und haben – wie Viren – keine Zellwand. Im Gegensatz zu Viren können sich M.en jedoch außerhalb lebender Zellen vermehren.

Die meisten M.en sind für Menschen harmlos, können jedoch bei Rindern, Schafen und Geflügel Atmungserkrankungen hervorrufen. Eine Art, *MYCOPLASMA PNEUMONIAE*, verursacht bei Menschen eine Form der *Pneumonie* (primäre atypische Pneumonie). Diese Erkrankung kann mit Antibiotika wie *Tetracyclin* wirksam behandelt werden.

Mykose

Jede durch Pilze hervorgerufene Krankheit. (S. *Pilze*; *Pilzinfektionen*)

Myo-

Vorsilbe, die *Muskel* (z.B. in Myokarditis, einer Entzündung des Herzmuskels) bedeutet.

Myofazialer Schmerz

s. *Kiefergelenk-Syndrom*

Myogelose

Druckschmerzhafte Muskelverhärtung durch kolloidchemische Veränderung oder Spannungszunahme einzelner Muskelfasergruppen, z.B. beim "Muskelrheumatismus". Die Behandlung zielt auf die Beseitigung der Ursache (entzündliche oder funktionelle Muskelerkrankung). (S.a. *Muskelverspannung*)

Myoglobin

Farbstoff in den Muskeln, der Sauerstoff überträgt. M. besteht aus einer Eisen-Protein-Kombination und verleiht den Muskeln die rote Farbe. Ähnlich wie *Hämoglobin* (der sauerstofftragende Farbstoff der roten Blutkörperchen) nimmt M. Sauerstoff auf, speichert ihn und setzt ihn wieder frei, wenn das Muskelgewebe Sauerstoff benötigt, um eine Kontraktion beizubehalten.

M. im Urin wird als Myoglobinurie bezeichnet. Leichte Myoglobinurie kann nach längerer intensiver körperlicher Anstrengung eintreten; schwere Myoglobinurie entsteht in der Regel bei einer größeren Muskelverletzung, wie beim *Crush-Syndrom*. Dies kann zu *Nierenversagen* führen.

Myokardinfarkt

*Herz*muskelinfarkt; plötzliches Absterben eines Bereichs des Herzmuskels, äußert sich meistens durch schwere anhaltende Brustschmerzen. In der Umgangssprache wird M. als Herzinfarkt bezeichnet.

Der M. ist in den Industrieländern die häufigste Todesursache. In Deutschland (früheres Bundesgebiet) starben 1990 über 74 000 Menschen an den Folgen eines akuten Myokardinfarkts. Männer erleiden einen M. häufiger als Frauen; Raucher sind eher gefährdet als Nichtraucher. Kinder eines an M. verstorbenen Menschen haben ein erhöhtes Risiko, ebenfalls an M. zu sterben.

Andere Risikofaktoren sind: fortgeschrittenes Alter, ungesunde Ernährung, Fettleibigkeit und zusätzliche Erkrankungen wie *Hypertonie* (hoher Blutdruck), *Diabetes mellitus* und *Hyperlipidämie*. Menschen, die einen M. erleiden, haben meistens eine Atherosklerose der Herzkranzgefäße (s. Kasten auf der nächsten Seite).

SYMPTOME UND KOMPLIKATIONEN

Das wichtigste Anzeichen ist ein plötzlich einsetzender Schmerz in der Brustmitte hinter dem Brustbein (s. Schaubild). Der Betroffene ist manchmal kurzatmig und unruhig, seine Haut ist kalt und klamm, manchmal kommt es zu Übelkeit oder Erbrechen und zu Bewußtlosigkeit.

In leichteren Fällen sind die Schmerzen und die weiteren Symptome geringer; sie müssen evtl. gar nicht eintreten (in solchen Fällen spricht man von einem stummen M.). Der stumme M. wird nur gelegentlich durch spätere Untersuchungen und Tests festgestellt.

Die Schädigung des Herzmuskels durch einen M. kann so schwerwiegend sein, daß es gleichzeitig zu einer *Herzinsuffizienz* (verminderte Pumpleistung des Herzens) kommt. Gewöhnlich treten auch *Herzrhythmusstörungen* (abnormaler Herzrhythmus) auf. Wenn ein Mensch an M. stirbt, geschieht dies meist innerhalb weniger Stunden als Folge des sog. *Kammerflimmerns* – einer Herzrhythmusstörung, die die Pumpfunktion des Herzens verhindert. Durch sofortige ärztliche Hilfe können jedoch Herzrhythmusstörungen mit Medikamenten oder elektrischer *Defibrillation* unter Kontrolle gebracht werden.

Zu langfristigen Komplikationen des M.s gehört die Schädigung der Mitralklappe, was in einer *Mitralklappeninsuffizienz* resultieren kann, oder das Entstehen eines geschwächten Bereichs in der Herzwand bzw. im Muskel der Herzscheidewand. Bei Komplikationen sind u. U. operative Maßnahmen erforderlich.

DIAGNOSE

Die Diagnose wird anhand der Patientenvorgeschichte und aufgrund spezifischer Untersuchungen und Tests gestellt. Zu den sofort durchzuführenden Tests gehören das *EKG* und die Messung einiger *Enzyme*, die beim Absterben von Herzmuskelfasern freigesetzt werden und ins Blut übertreten. Auch eine Not*angiographie* der Herzkranzgefäße kann durchgeführt werden.

THERAPIE

Besteht der Verdacht auf einen M., sollte sofort der Notarzt gerufen werden. Zu den Sofortmaßnahmen zählen die Gabe starker *Analgetika* (Schmerzmittel) und *Sauerstoffbehandlung*. *Diuretika* werden verabreicht, um der Herzinsuffizienz entgegenzuwirken, die sonst zu einer Flüssigkeitsansammlung in der Lunge führen kann. Eine *intravenöse Infusion* von Flüssigkeiten kann zur Bekämpfung von Schock, und *Antiarrhythmika* können zur Bekämpfung der Herzrhythmusstörungen verabreicht werden. In manchen Fällen werden *Betablocker* verabreicht, um das Risiko einer weiteren Muskelschädigung zu verringern.

In vielen Krankenhäusern werden Patienten, die innerhalb von drei bis sechs Stunden nach einem M. eingeliefert werden, mit *Thrombolytika* zur Auflösung der Blutgerinnsel behandelt. Neuere Therapiemöglichkeiten umfassen die *Angioplastie* (Erweiterung der verengten Herzkranzgefäße), die nach der Thrombolysebehandlung durchgeführt werden kann. Auch ein *Koronararterienbypass* kann in Betracht gezogen werden.

Immer mehr Patienten mit M. werden in speziellen Intensivstationen behandelt, deren Personal in der Früherkennung und -behandlung von Herzrhythmusstörungen besonders geschult ist; das wirkt sich auf viele Patienten beruhigend aus. Allerdings glauben einige Fachärzte solche Intensivstationen würden eine größere Belastung darstellen, und raten ihren Patienten zu einer Behandlung in einer anderen Station oder gar zu Hause.

PROGNOSE

Jeder, der bereits einen M. erlitten hat, lebt mit einem höheren Risiko, in den darauffolgenden Jahren einen zweiten Infarkt zu erleiden. Solche Risikopatienten sollten ihren Gesundheitszustand von ihrem Arzt oder Facharzt in regelmäßigen Abständen überprüfen lassen. Auch durch Verminderung der Risikofaktoren verbessern sich die Chancen, noch viele Jahre nach einem M. zu leben.

Myokarditis

*Herz*muskelentzündung, meist infolge einer Infektion. Sie wird oft von *Perikarditis* (Herzbeutelentzündung) begleitet.

MERKMALE EINES MYOKARDINFARKTS

Der Myokardinfarkt, bei dem ein Bereich des Herzmuskels infolge Mangeldurchblutung und darauffolgendem Gewebetod untergeht, ist in den Industrieländern die häufigste Todesursache. Ursache der meisten Myokardinfarkte ist eine Atherosklerose der Herzkranzgefäße.

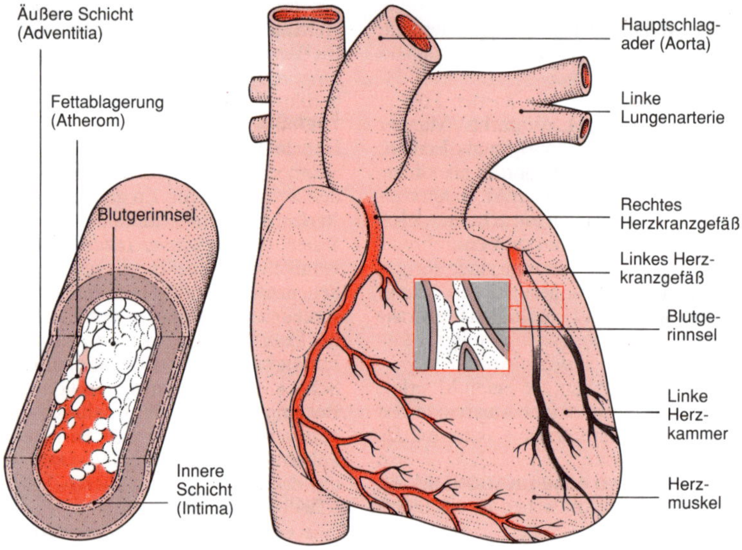

Atherosklerose

Wie alle anderen Arterien können auch die Herzkranzgefäße durch Atherosklerose geschädigt werden. An der Arterienwand bilden sich herdförmige polsterartige Verdickungen, was zu einer Einschränkung der Gefäßlichtung und zur Bildung von Blutgerinnseln führt. Durch die Blutgerinnsel kommt es dann zu einer plötzlichen Unterbrechung der Blutversorgung des Herzmuskels.

PROGNOSE NACH EINEM MYOKARDINFARKT

In 40 bis 50 Prozent aller Fälle endet der Myokardinfarkt innerhalb von 20 Tagen tödlich; bis zu einem Jahr nach dem Infarkt sterben weitere 15 Prozent der Patienten.

Jahrelang besteht weiterhin das Risiko eines erneuten Infarkts; dennoch lebt 10 Jahre nach dem Infarkt ein großer Teil der Patienten.

STERBLICHKEITSRATEN

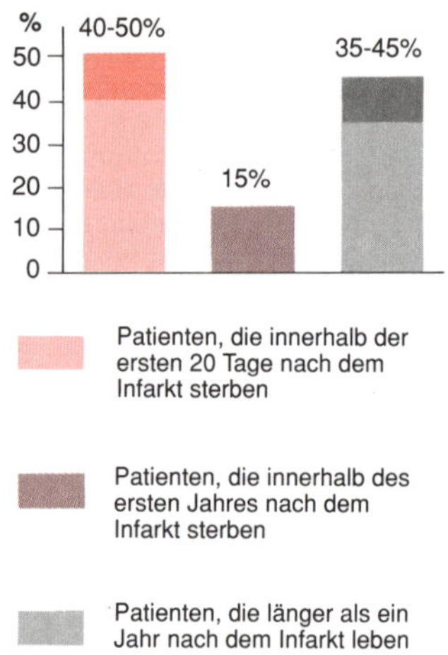

SCHMERZEN

Viele Patienten litten vor dem Myokardinfarkt an Angina pectoris, wobei der Brustschmerz durch Ruhe wieder verschwand. Beim Herzinfarkt beginnt dagegen der Schmerz meist plötzlich und steigert sich vom beklemmenden Druckgefühl bis hin zu intensivem Schmerz mit Todesangst und Vernichtungsgefühl. Der Schmerz hält 30 Minuten oder länger an und vergeht auch bei Ruhe nicht.

Ein zentrales leichtes bis schweres Druckgefühl in der Brust tritt infolge des Verschlusses der Herzkranzgefäße bei fast jedem Myokardinfarkt auf.

In einigen Fällen strahlt der Schmerz in den Kiefer und bis in den Rücken aus. Manchmal tritt der Schmerz nur hier auf.

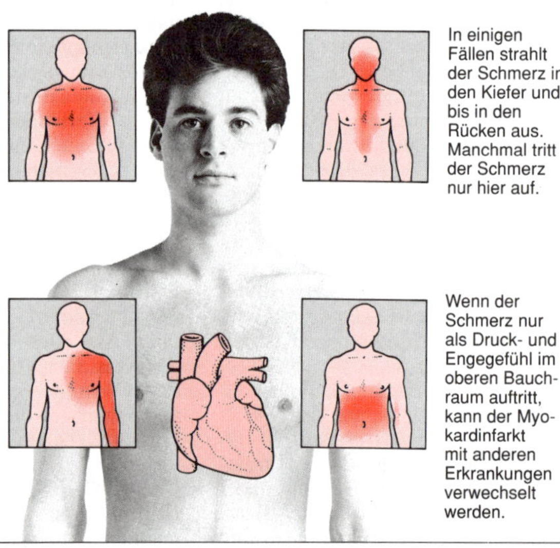

Oft strahlt der Schmerz in den linken Arm aus, wobei es zu einem Schwächegefühl im Arm kommen kann.

Wenn der Schmerz nur als Druck- und Engegefühl im oberen Bauchraum auftritt, kann der Myokardinfarkt mit anderen Erkrankungen verwechselt werden.

RISIKOFAKTOREN

Unbeeinflußbare Risikofaktoren sind hohes Alter, männliches Geschlecht und Herzerkrankungen in der Familie.

Zigarettenraucher haben ein erheblich größeres Risiko, an Myokardinfarkt zu sterben.

Zu hoher Blutdruck rangiert an erster Stelle, wobei das Risiko mit zunehmendem Blutdruck steigt.

Bei Personen, die mehr als 30 Prozent Übergewicht haben, steigt die Gefahr, eine Atherosklerose und Herzkranzgefäßerkrankungen zu bekommen, drastisch an.

Ein erhöhter Blutcholesterinspiegel, der genetisch bedingt sein kann, erhöht das Risiko. Auch fettreiche Ernährung stellt eine Gefahr dar.

Mangelnde körperliche Betätigung zählt ebenfalls zu den Hauptrisikofaktoren.

URSACHEN
Am häufigsten wird die M. von Viren, in der Regel durch Coxsackie-Viren, hervorgerufen. Eine leichte M. ist oft Begleiterscheinung eines viralen Lungeninfekts. Seltener wird die M. durch eine bakterielle Entzündung hervorgerufen.

Die M. ist ein charakteristisches Merkmal des *rheumatischen Fiebers*. In seltenen Fällen ist M. die Folge von Medikamenten oder *Strahlentherapie*.

In Mittel- und Südamerika ist die häufigste Ursache der M. eine Parasiteninfektion – die sog. *Chagas-Krankheit*. Mehrere Jahre nach der Infektion führt eine ausgedehnte M. zu fortschreitendem Herzversagen, das in vielen Fällen tödlich ist.

SYMPTOME UND ANZEICHEN
Die M. ruft oft keine Symptome hervor. In seltenen Fällen kann es zu ernstzunehmenden Herzrhythmusstörungen, zu Kurzatmigkeit, Brustschmerzen und *Herzinsuffizienz* (verminderter Pumpleistung des Herzens) kommen. In schweren Fällen tritt der Tod durch *Herzstillstand* ein.

DIAGNOSE
Ein Verdacht auf M. ergibt sich aus der Patientenvorgeschichte, die oft eine kürzlich erfolgte Infektion der oberen Atemwege ergibt, oder bei einer allgemeinen körperlichen Untersuchung. Ein *EKG* zeigt die charakteristischen Anomalitäten des Herzschlags.

In manchen Fällen wird die Diagnose der M. erst bei der Obduktion gestellt – etwa bei einem jungen Menschen, der unerwartet bei schwerer körperlicher Belastung gestorben ist.

THERAPIE
Für die M. gibt es keine spezifische Therapie. Bettruhe ist im allgemeinen ratsam. Bis das EKG wieder normale Werte zeigt, sollte auf Gymnastik verzichtet werden. *Kortikosteroide* werden hin und wieder verschrieben, um die Entzündung einzuschränken.

Myoklonie
Unwillkürliche, blitzartige Zuckungen von Muskeln oder Muskelgruppen, zu denen es entweder in Ruhestellung oder bei Bewegung kommt. M. kann mit einer Erkrankung zusammenhängen, die die Muskeln oder das Nervensystem befällt. Zu M. kann es während eines epileptischen Anfalls (s. *Epilepsie*) oder als Anzeichen einer *Encephalitis* (Gehirnentzündung) kommen. M. kommt auch bei Gesunden vor, z.B. die Zuckungen der Gliedmaßen kurz vor dem Einschlafen.

Myom
Gutartige Geschwulst eines Muskels. Die häufigste Form ist ein *Leiomyom*, das in der glatten Muskulatur des Darms, der Gebärmutter oder des Magens vorkommt.

Myomektomie
Operative Entfernung eines *Myoms* (einer gutartigen Geschwulst eines Muskels). Die Bezeichnung wird auch allgemein für die Entfernung von *Fibromyomen* aus der Gebärmutter verwendet.

Myopathie
Muskelerkrankung, die nicht von einer Erkrankung des Nervensystems herrührt. Bei den meisten M.n handelt es sich um *degenerative Krankheiten*, z.B. *Muskeldystrophie*. Andere M.n entstehen durch chemische Giftstoffe, durch eine chronische *Autoimmunkrankheit* oder als Nebenwirkung eines Medikaments. (S.a. den Kasten "Muskelerkrankungen" auf S. 734)

Myopie
Kurzsichtigkeit; Brechungsfehler der Augenlinse, bei der nahe Gegenstände scharf, entfernte Gegenstände jedoch verschwommen erscheinen. Bei der M. ist der Augapfel zu lang, so daß Lichtstrahlen, die aus größerer Entfernung kommen, anstatt auf der Netzhaut vor ihr zusammentreffen.

M. ist häufig angeboren, tritt in der Pubertät auf und steigert sich allmählich bis Anfang des 20. Lebensjahres, um sich dann zu stabilisieren. M., die im frühen Kindesalter beginnt, schreitet oft bis ins Erwachsenenalter fort und kann sehr stark werden.

Wenn M. bei einem *Sehtest* entdeckt wird, können konkave *Brillen*gläser (bzw. *Kontaktlinsen*) verschrieben werden, um die Sicht zu korrigieren.

URSACHE DER MYOPIE
Bei Myopie ist die Brechung der Strahlen durch Hornhaut und Linse zu stark im Vergleich zur Länge des Augapfels.

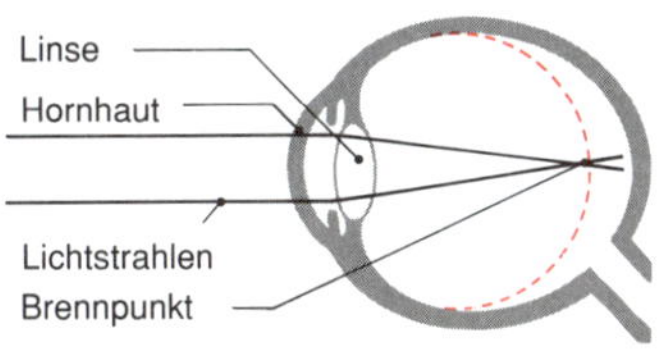

Unkorrigierte Myopie
Hier haben die Abbildungen entfernter Objekte ihren Brennpunkt bereits vor der Netzhaut, dadurch erscheinen sie unscharf.

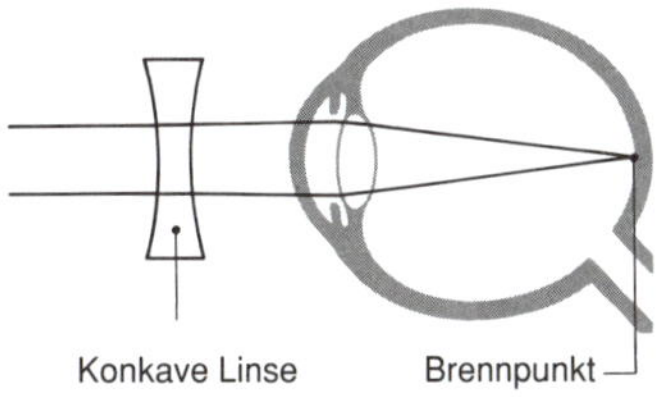

Korrigierte Myopie
Die Brechkraft muß durch eine konkave (negative) Linse korrigiert werden. Das Bild ist dann wieder scharf.

Myositis
Entzündung des Muskelgewebes, die zu Schmerzen, Empfindlichkeit und Muskelschwäche führt. Zu den Formen von Myositis zählen *Pleurodynie* (ein viraler Infekt, der die Muskeln des Brustkorbs befällt), Myositis ossificans multiplex progressiva (bei der die Muskulatur lokal Kalkeinlagerungen bzw. Knochenherde aufweist), *Polymyositis* (Muskelentzündung im ganzen Körper) und *Dermatomyositis* (Muskelentzündung mit Hautausschlag). Polymyositis und Dermatomyositis zählen zu den *Autoimmunkrankheiten*.

Myotomie
Verfahren, bei dem in einen Muskel Einschnitte gemacht werden – so wird z.B. bei Pyloromyotomie der Muskel, der den Magenausgang verschließt, eingeschnitten, um die *Pylorusstenose* (eine Verengung des Magenausgangs) zu beheben.

Myotonie
Unfähigkeit eines *Muskels*, sich nach einer Kontraktion wieder zu entspannen. M. tritt hauptsächlich bei zwei Formen der myotonischen Dystrophie auf: Myotonia congenita und myotonische Dystrophie. Myotonia congenita setzt im Säuglingsalter ein und verbessert sich mit zunehmendem Alter. Die myotonische Dystrophie ist eine fortschreitende Erkrankung, die im frühen Erwachsenenalter auftritt. Medikamente wie Procainamid (z.B. Procainamid Duriles® +) können die M. mildern.

Myringitis
s. *Trommelfellentzündung*

Myringoplastik
s. *Trommelfellersatz*

Myringotomie
Stichinzision ins Trommelfell, um damit eine Drainage der Paukenhöhle zu ermöglichen.

WARUM ES GEMACHT WIRD
Mit einer M. wird in der Regel ein hartnäckiger *Mittelohrerguß* behandelt, bei dem sich ein klebriges Sekret in der Paukenhöhle ansammelt und das Hörvermögen beeinträchtigt. Wenn die Be-

M

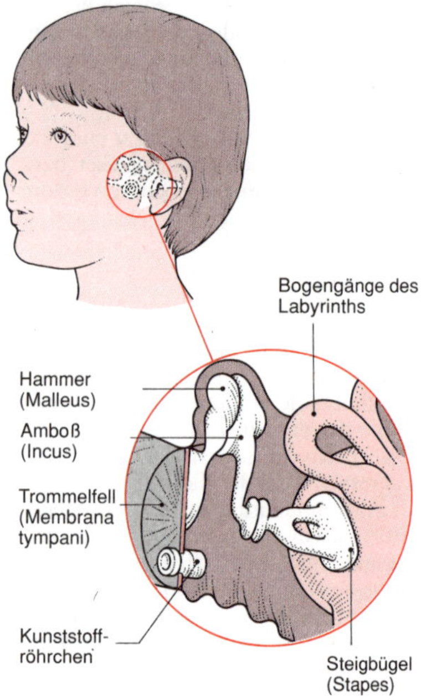

Die Myringotomie
Zur Behandlung eines Mittelohrergusses wird das Trommelfell mit einem Schnitt eröffnet und die klebrige Flüssigkeit aus der Paukenhöhle abgesaugt. Manchmal wird ein Plastikröhrchen ins Trommelfell eingelegt, damit das Mittelohr wieder belüftet wird. Gelegentlich entfernt der Chirurg die Rachenmandel gleich mit.

M

handlung rechtzeitig vor dem Hörverlust erfolgt, kann bleibender Schaden verhütet werden.

Bis zur Einführung der Antibiotika war die M. die übliche Behandlung von akuten *Mittelohrentzündungen*. Der Eiter konnte danach abfließen, der Druck auf das Trommelfell ließ nach.

SO WIRD ES GEMACHT
Unter Vollnarkose wird das Trommelfell durch einen kleinen Einschnitt eröffnet und die Flüssigkeit aus der Paukenhöhle abgesaugt. Eventuell wird zur Belüftung der Paukenhöhle ein Kunststoffröhrchen in das Trommelfell eingelegt. Der Patient kann meistens am Tag danach aus dem Krankenhaus entlassen werden.

Mytilismus
Vergiftung durch Mies- oder Pfahlmuscheln, in seltenen Fällen durch Austern. (S.a. *Lebensmittelvergiftung*)

Myxödem
Erkrankung, bei der schleimartige Substanzen in Lederhaut und Unterhautbindegewebe eingelagert werden, wodurch die Haut gröber wirkt (am auffälligsten im Gesicht: Die Lippen schwellen an, und die Nase wird breit).

M. entsteht oft bei *Hypothyreose* (Unterfunktion der Schilddrüse). Diese Krankheit geht mit Gewichtszunahme, Haarverlust, Empfindlichkeit gegen Kälte und geistiger Stumpfheit einher. Die Bezeichnung M. wird gelegentlich auch statt Hypothyreose verwendet.

Myxom(a)
Gutartiger, gallertiger Tumor, der aus Schleim und losem Fasergewebe besteht. M.e treten meist einzeln auf und werden manchmal sehr groß.

Ein M. entsteht am häufigsten unter der Haut (gewöhnlich am Nacken oder an den Gliedmaßen), kann aber auch im Bauchraum, der Harnblase oder in Knochen vorkommen. Sehr selten wächst ein M. im Herzen, wo es zur Bildung von Blutpfropfen und zur Blockierung des Blutflusses durch das Herz führt. In aller Regel kann ein M. operativ entfernt werden.

Die Myxomatosis ist eine hochinfektiöse Virus-Erkrankung bei Kaninchen; dabei entstehen im ganzen Körper zahlreiche M.e. Die Krankheit ist nicht auf Menschen übertragbar.

Myzetismus
s. *Pilzvergiftung*

Myzetom
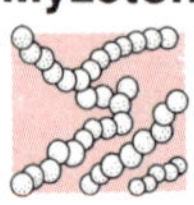
Seltene tropische Infektionskrankheit, die Haut und Knochen befällt und durch *Pilze* bzw. Aktinomyzeten (Bakterien, die lange, kettenartige Kolonien bilden) hervorgerufen wird.

Die Infektion beschränkt sich in der Regel auf eine Extremität und kann stark entstellend sein. Sie führt zur Bildung einer harten Geschwulst mit vielen nach außen offenen Fistelgängen, durch die Eiter abgesondert wird. Die Krankheitserreger bilden sichtbare "Körnchen", die in den Absonderungen zu finden sind.

Wird die Erkrankung von Aktinomyzeten hervorgerufen, wird sie meist mit *Antibiotika* behandelt. Die medikamentöse Behandlung eines durch Pilzinfektion verursachten M.s ist schwierig; die operative Entfernung des befallenen Gewebes kann erforderlich sein.

N

Nabel

Bauchnabel (*F. Umbilicus*); narbenartige Vertiefung in der Bauchdecke an der Stelle, an der die *Nabelschnur* beim Fetus ansetzte.

Nabelkolik

Zustand, bei dem ein ansonsten völlig gesunder Säugling unruhig ist, viel weint oder heftig schreit und die Beine anzieht.

URSACHEN UND VORKOMMEN

Es wird angenommen, daß die N. auf Darmkrämpfe zurückzuführen ist, obwohl es dafür keinen Beweis gibt und die Ursache der mutmaßlichen Krämpfe unbekannt ist. Etwa 10 Prozent aller Säuglinge sind davon betroffen. Meist tritt die N. während der dritten oder vierten Lebenswoche zum ersten Mal auf und hört ohne Behandlung nach der zwölften Lebenswoche wieder auf. Die N. ist harmlos, kann aber für erschöpfte Eltern äußerst nervenaufreibend sein.

SYMPTOME

Der Säugling schreit oder weint ständig, zieht auf charakteristische Weise die Beine an, wird möglicherweise rot im Gesicht, und es gehen Winde ab. Die kolikartigen Anfälle treten verstärkt abends auf und lassen sich nicht mit den üblichen Mitteln der Zuwendung, wie Körperkontakt, Füttern oder Windelwechseln, beheben.

Ist der Säugling auch zwischen den Anfällen kränkelnd, nimmt er nicht genügend an Gewicht zu und leidet er an Durchfall, Verstopfung oder Fieber, sollte der Arzt gerufen werden, da ein ernsteres Problem zugrunde liegen könnte.

THERAPIE

Gewöhnlich ist keine Behandlung erforderlich. Früher wurden bei N. *Antispasmodika* verabreicht. Heute werden diese Medikamente für Säuglinge unter sechs Monaten nicht mehr empfohlen.

Die Eltern können den Säugling eventuell durch Windelwechseln, Körperkontakt oder Baden ablenken. Auch Aktivitäten wie Autofahren, Schaukeln oder sanftes Streicheln über den Rücken des Säuglings, der in Bauchlage auf dem Schoß liegt, können zur Beruhigung beitragen. Weitere mitunter hilfreiche Maßnahmen: der Einsatz von "Rauschen" (z.B. Radiorauschen im Zimmer des Babys), Wärmezuführung (ein warmer Waschlappen auf dem Bauch des Kindes), das Tragen des Kindes in einem Tuch vor der Brust oder ein Schnuller.

Die Angst der Eltern fördert die kindliche Unruhe. Daher sollten sie Übermüdungszustände vermeiden.

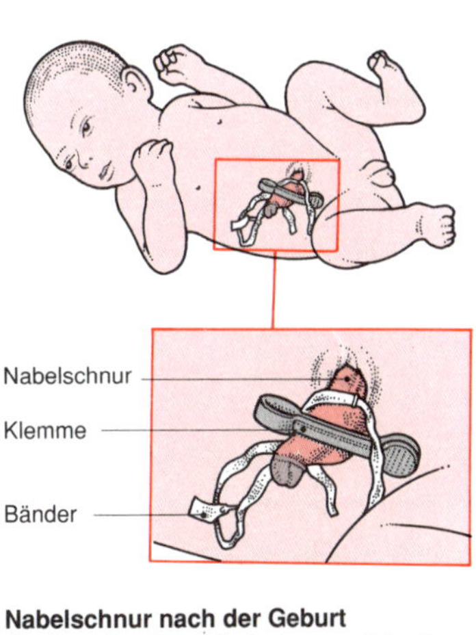

Nabelschnur nach der Geburt
Die Funktion der Nabelschnur endet mit der Geburt. Sie wird abgeklemmt und durchtrennt; das Neugeborene wird über die eigene Lunge mit Sauerstoff versorgt.

Nabelschnur

Schnurartige Verbindung zwischen der *Plazenta* und dem Feten, über die dieser vom mütterlichen Kreislauf mit Sauerstoff und Nahrung versorgt wird. Die N. ist gewöhnlich 40 bis 60 cm lang und enthält sog. gallertiges Bindegewebe, in das eine Vene und zwei Arterien eingelagert sind.

Wenige Minuten nach der Geburt wird die Nabelschnur abgeklemmt und im Abstand von ca. 2,5 cm zur Bauchdecke des Säuglings durchtrennt. Der verbleibende Teil der N. fällt nach wenigen Wochen ab und hinterläßt eine Narbe, den Nabel (*Umbilicus*).

STÖRUNGEN

In seltenen Fällen kann die N. während der Wehen in den Gebärmutterhals hervortreten. Da diese Komplikation die Sauerstoffversorgung des Kindes gefährdet, sind sofortige Geburtshilfemaßnahmen (*Kaiserschnitt* oder *Zangenentbindung*) erforderlich. Manchmal zieht sich die N. bei der Geburt um den Hals des Babys fest. Diese Komplikation läßt sich jedoch zumeist beheben, indem die N. über den Kopf des Kindes gezogen wird.

Eine seltene Anomalie, die zusammen mit anderen Geburtsfehlern auftreten kann, ist das Vorhandensein von nur einer Arterie in der N.

Manchmal kann sich der N.rest des Neugeborenen entzünden und eitern. Die N.entzündung tritt gewöhnlich in der ersten Lebenswoche auf. Therapeutische Maßnahmen sind das vorsichtige Säubern des Nabels mit steriler Watte und Wasser und eventuell die Verabreichung von *Antibiotika*.

Relativ häufig wächst aus dem Nabelrest eine fleischige Geschwulst, ein sog. *Granulom*, infolge einer chronischen Infektion. Nabelgranulome können durch lokale Anwendung von *Silbernitrat* entfernt werden. Nabelpolypen, auch Nabeladenome genannt, sind glänzende, leuchtendrote, himbeerartige Auswüchse an der N., die beim Neugeborenen auftreten können. Solche Polypen müssen chirurgisch entfernt werden.

Nabelschnurbruch

Nabelbruch (*F.* Exomphalos, Omphalozele); seltener Geburtsfehler, bei dem sich mit Schleimhaut umkleidete Teile der Eingeweide im Nabel durch die Bauchdecke nach außen vorwölben. In leichten Fällen handelt es sich lediglich um eine oder zwei Darmschlingen, in schweren jedoch kann ein Großteil der Eingeweide nach außen gelangen. Ein Nabelschnurbruch tritt meistens zusammen mit weiteren Geburtsdefekten auf wie Mißbildungen im Verdauungstrakt. Viele der davon betroffenen Babys werden bereits tot geboren oder sterben kurz nach der Geburt. Die Behandlung ist operativ. Vorher kann die die Eingeweide überziehende Schleimhaut mit einer austrocknenden, antiseptischen Lösung bestrichen werden, damit sie sich verdickt und auf diese Weise die Operation erleichtert.

Nachgeburt

Nach der Entbindung aus der Gebärmutter ausgestoßenes Gewebe. Zur N. zählen neben den Eihäuten, die den Fetus umgaben, auch die *Plazenta*.

Nachgeburtsblutung

Übermäßiger Blutverlust in der Nachgeburtsperiode. Bei etwa zwei Prozent aller Entbindungen tritt die N. auf. Die

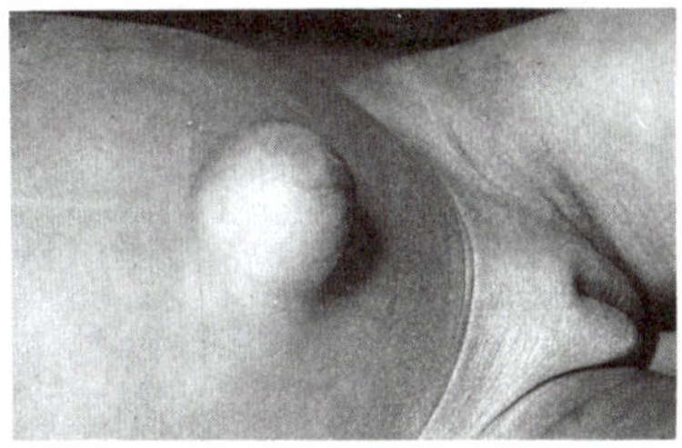

Nabelschnurbruch
Diese angeborene Fehlbildung entsteht bei örtlich zu schwacher Bauchwand. Sie verschwindet meist ohne Behandlung.

Wahrscheinlichkeit einer N. erhöht sich bei langer Wehendauer, Mehrlingsgeburt oder bei Schwangeren, bei deren Entbindung eine Vollnarkose erforderlich war. Vor der Einführung der *Bluttransfusion* war die N. eine Komplikation, die oft zum Tod der Mutter führte.

URSACHEN

Meist tritt die N. unmittelbar nach der Entbindung auf (primäre N.) und ist auf starkes Bluten aus der Stelle zurückzuführen, an der die Plazenta mit der Gebärmutter verbunden war. Ursachen solcher Blutungen können mangelnde oder unzureichende Kontraktion der Gebärmutter nach der Entbindung oder das Zurückbleiben von Plazentagewebe in der Gebärmutter sein.

Die N. kann auch durch Verletzungen im Bereich des Geburtskanals hervorgerufen werden. Bei *Zangengeburt* oder *Steißgeburt* ist die Wahrscheinlichkeit solcher Verletzungen erhöht. Manchmal ist die N. auch auf *Gerinnungsstörungen* der Mutter zurückzuführen.

Gelegentlich kommt es zu später N. (sekundärer N.), die meist aus einer Entzündung von in der Gebärmutter verbliebenem Plazentagewebe resultiert. Sie tritt fünf bis zehn Tage nach der Geburt auf und wird von Fieber und heftigen Schmerzen begleitet.

THERAPIE

Um den Blutverlust auszugleichen, kann eine Bluttransfusion erforderlich sein. Bei Auftreten von *Schock*symptomen ist eine Notfallbehandlung angezeigt. Weitere therapeutische Maßnahmen hängen von der Ursache der Blutung ab. Nicht ausgestoßenes Plazentagewebe muß unter Vollnarkose entfernt werden. Durch Injektion von *Ergometrin* kann die Kontraktion der Gebärmutter stimuliert werden. Verletzungen in der Scheide oder im Gebärmutterhals müssen genäht werden. Eine Infektion wird mit *Antibiotika* bekämpft.

Nachtangst

s. *Pavor nocturnus*

Nachtblindheit

Unfähigkeit, bei schwachem Licht gut zu sehen. Bei vielen nachtblinden Menschen ist keine Augenkrankheit festzustellen. Mögliche Ursachen der N. sind eine angeborene Störung der Netzhautfunktion, eine *Retinitis pigmentosa* im frühen Stadium oder eine Vitamin-A-Mangelerscheinung.

Nächtlicher Samenerguß

Im Schlaf auftretende Ejakulation ("feuchter Traum"). Nächtlicher Samenerguß ist bei männlichen Jugendlichen normal und kein Grund zur Beunruhigung. Er kann auch bei erwachsenen Männern auftreten, deren sexuelle Aktivität eingeschränkt ist.

Nachtstuhl

Stuhl, in dessen Sitz ein separater Toilettenbehälter integriert ist. Nachtstühle eignen sich besonders für Patienten, die nicht bettlägerig sind, deren Beweglichkeit jedoch für das Aufsuchen der Toilette nicht ausreicht.

Nachwehen

Kontraktionen der Uterusmuskulatur nach der Entbindung. Diese Kontraktionen sind normal und zeigen an, daß sich die Gebärmutter zusammenzieht, wie es nach der Geburt sein soll. N. treten bei vielen Frauen, insbesondere bei Zweit- bzw. Mehrgebärenden auf, typischerweise in den ersten Tagen nach der Entbindung. Oft sind sie während des Stillens besonders schmerzhaft. N. klingen nach einigen Tagen ab. Die Gabe von Schmerzmitteln kann jedoch erforderlich sein.

Nachweis

s. *Assay*

Nackenstarre

Ausgeprägte Versteifung des Genicks, die durch eine Verkrampfung der Muskulatur des Nackens und Rückgrats hervorgerufen wird. N. ist ein wichtiges klinisches Anzeichen der *Meningitis* (Entzündung der Hirn- oder Rückenmarkshäute). Bei sehr ausgeprägter N. kann es, insbesondere bei Säuglingen, zum Zurückbiegen des Kopfes kommen.

Nadolol

(z.B. *Solgol*® +)

Medikament aus der Stoffgruppe der *Betablocker*, das bei der Therapie von *Hypertonie* (Bluthochdruck), *Angina pectoris* (Brustschmerzen aufgrund von Durchblutungsstörungen des Herzmuskels) und bestimmten Arten von *Herzrhythmusstörungen* (Unregelmäßigkeit des Herzschlags) gegeben wird. Auch zur Steuerung der Symptome der *Hyperthyreose* (Überfunktion der Schilddrüse) wird N. verabreicht. Mögliche Nebenwirkungen sind die typischen Nebenwirkungen aller Betablocker.

Naevus Unna

s. *Storchenbiß*

Nagel

(*F.* Unguis) Harte, gewölbte Hornplatte an Fingern und Zehen, deren Hauptbestandteil das Protein *Keratin* ist (wie auch bei Haut und Haaren). Ein Fingernagel benötigt etwa sechs Monate, um vom Nagelbett bis zur Spitze nachzuwachsen, ein Fußnagel doppelt so lange. Die Wachstumsgeschwindigkeit unterliegt jahreszeitlichen Schwankungen.

ERKRANKUNGEN

Nägel sind anfällig für Verletzungen durch Quetschung. Insbesondere bei älteren Menschen können Nägel (meistens am großen Zeh) außergewöhnlich dick und verkrümmt wachsen. Der Mediziner nennt dies *Klauennagel* oder Onychogryphosis.

Nägel können von bakteriellen oder Pilzinfektionen (insbesondere *Candidiasis* und *Tinea*) befallen werden. Bei der *Paronychie* sind die Nagelfalze entzündet. Außerdem können die Nägel durch Hautkrankheiten oder Allgemeinerkrankungen geschädigt werden.

Beispiele für die Auswirkungen von Hautkrankheiten auf die Nägel sind das Auftreten von Nagelanomalien bei Haarausfall (Alopecia areata), Ablösung der Nagelplatte (*Onycholysis*) bei Schuppenflechte (*Psoriasis*) und die Vernarbung und Ablösung des Nagels bei *Lichen planus*.

Nagelanomalien können auch Zeichen anderer Erkrankungen sein. Brüchige, längsgefurchte und verkrümmte Nägel sind ein Zeichen der Eisenmangelanämie (s. *Anämie*, *Eisenmangel-*), Nagelablösung (*Onycholysis*) ist ein Symptom der *Thyreotoxikose*, und faserige

ANATOMIE DES NAGELS

Der Nagel wächst im Nagelbett. Die halbmondförmige Nagelbasis (Lunula) wird von einer Hautfalte (Cuticula) überdeckt. Die den Nagel umgebende Haut wird als Nagelfalz bezeichnet. Der Nagel besteht aus Keratin, einem harten Protein, das auch in Haut und Haaren vorkommt.

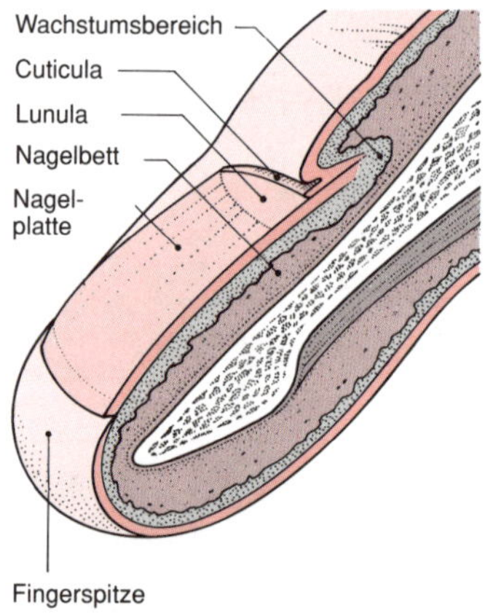

Auswachsungen an den Nägeln sind Anzeichen der *tuberösen Hirnsklerose*. Bei *Gerinnungsstörungen* und *Endokarditis* entwickeln sich unter den Nägeln splitterartige, schwarze Stellen durch Blutungen in das Nagelbett. Auch eine ungewöhnliche Nagelfarbe kann auf gewisse Krankheiten hinweisen. Eine grünliche Verfärbung kann durch bakterielle Infektion unter dem Nagel hervorgerufen werden. Blaue Nägel können Anzeichen für Herz- oder Atemwegserkrankungen sein. Gelbe, verhärtete und stark gekrümmte Nägel entwickeln sich bei *Bronchiektasie* und *Lymphödemen*. Auch durch Nagellack oder Nikotin können Verfärbungen an den Nägeln entstehen.

DIAGNOSE UND THERAPIE

Nagelkrankheiten werden gewöhnlich durch Untersuchung der Nägel und der Haut und, falls erforderlich, durch weitere körperliche Untersuchungen festgestellt. Auch die Laboruntersuchung von Nagelteilen kann zur Diagnose herangezogen werden.

Die Behandlung von Nagelerkrankungen ist schwierig. Cremes und Salben können nicht tief genug eindringen, und orale Medikation zeigt möglicherweise erst nach Monaten eine Wirkung.

Nägelkauen

(*F.* Onychophagie) Verbreitete Verhaltensweise, die nicht auf eine medizinische Ursache zurückzuführen ist. Viele Kinder kauen in den ersten Schuljahren an ihren Nägeln; die meisten von ihnen überwinden diese Phase. Manchmal hält N. als Ausdruck von Nervosität bis ins Erwachsenenalter an. Andauerndes N. verunstaltet die Nägel und kann auch zu Schmerzen und Blutungen führen.

Diverse Präparate, die unangenehme Geschmacksstoffe enthalten, können auf die Nägel aufgetragen werden, doch viele Betroffene gewöhnen sich an den Geschmack.

Nagendes Geschwür

Verbreitete Bezeichnung für das *Basalzellkarzinom*, eine Hautkrebsart.

Nagerpest

s. *Tularämie*

Nährstoffe

Essentielle Nahrungsbestandteile wie Kohlenhydrate, Eiweiße, bestimmte Fette, Vitamine und Mineralstoffe.

Nahrungsaufnahme

s. *Ingestion*

Nahrungsmittelallergie

Unangebrachte oder übertriebene Reaktion des *Immunsystems* auf ein Nahrungsmittel. Die Allergie gegen Kuhmilcheiweiß ist eine verbreitete N. bei Kleinkindern. Andere Nahrungsmittel, die häufig N.n hervorrufen, sind Weizen, Fisch, Muscheln und Eier. N. kommt häufiger vor als die Allergie auf Lebensmittelzusatzstoffe.

Bei Menschen, die auch an anderen *Allergien* oder *Hypersensibilität* leiden, z.B. an *Asthma*, allergischem Heuschnupfen (*Rhinitis allergica*) oder *Ekzemen*, treten N.n häufiger auf.

Zu den Sofortreaktionen, die wenige Minuten bis eine Stunde nach Aufnahme des auslösenden Nahrungsmittels auftreten, zählen Anschwellen der Lippen, Kribbeln in Mund oder Rachen, Erbrechen, Bauchauftreibung, außergewöhnlich laute Darmgeräusche und Durchfall.

Die einzige Möglichkeit, eine N. zu verhindern, besteht im Vermeiden des auslösenden Nahrungsmittels. (S.a. *Lebensmittel, Unverträglichkeit*)

Nahrungsmittelbestrahlung

Radioaktive Bestrahlung von Nahrungsmitteln zum Abtöten von Bakterien, Schimmelpilzen, Insekten und anderen Parasiten verbessert die Haltbarkeit und kann zur Vermeidung bestimmter Arten von *Lebensmittelvergiftung* eingesetzt werden.

Durch ionisierende/radioaktive Bestrahlung der Lebensmittel wird eine Sterilisierung durch Abtöten der Mikroorganismen bewirkt. Bakterielle Toxine werden jedoch bei der N. nicht zerstört; aber Vitamine können durch die Strahlung zerstört oder verändert werden. Die Nahrungsmittel selbst werden dadurch nicht radioaktiv. Die N. ist für Milchprodukte mit hohem Fettanteil und Eier nicht geeignet, da sie hier Geschmacksveränderungen bewirkt.

Durch die Bestrahlung wird der Reifungsprozeß und das Austreiben von Gemüse gehemmt.

Einige Länder empfehlen die Bestrahlung bestimmter Lebensmittel, insbesondere von Geflügel, Fleisch, Krabben, einigen Früchten, Gemüsen, Kräutern, Gewürzen und bestimmten Fertiggerichten, zum Beispiel tiefgekühlten Krankenhausmahlzeiten. In anderen Ländern dagegen ist die Nahrungsmittelbestrahlung und der Import bestrahlter Lebensmittel verboten. Es gibt bisher jedoch keine Methode, mit der die Bestrahlung von Lebensmitteln nachgewiesen werden kann.

Die Auswirkungen der Bestrahlung auf Lebensmittelzusatzstoffe und Pestizidrückstände wurden bisher ebensowenig untersucht wie die Langzeitfolgen des Konsums von bestrahlten Nahrungsmitteln.

Nahrungsumstellung

Das allmähliche Ersetzen von Milch oder Milchbrei durch feste Nahrung bei Säuglingen (s. *Säuglingsernährung*).

Naht

(*F.* Sutura) 1. In der Anatomie für die Verbindung bestimmter Schädelknochen verwendete Bezeichnung. Man unterscheidet zwischen echter N. (mit Ineinandergreifen der Knochenrandflächen) und falscher N. (ohne Ränderverzahnung).
2. In der Chirurgie das Vernähen von Geweben (s.a. *Wundnaht*). Für die Wiedervereinigung durchtrennter Haut, Gefäße, Nerven etc. wird mit speziellem N.material und nach verschiedenen N.methoden gearbeitet.

Naloxon

(z.B. *Narcanti*® +)

Sog. Narkotika-Antagonist, d.h. eine Substanz, die die Wirkung von Betäubungsmitteln aufhebt. N. lindert Atembeschwerden, die durch überdosierte Betäubungsmittel entstehen. Es wird Patienten verabreicht, die im Rahmen eines chirurgischen Eingriffs hochdosierte Betäubungsmittel erhalten haben. Auch Neugeborene, deren Mütter während der Geburt Schmerzmittel erhalten haben, werden mit N. behandelt.

Zu den möglichen Nebenwirkungen gehören Bauchkrämpfe, Durchfall, Übelkeit, Erbrechen und Zittern.

Nandrolon

(z.B. *Deca-Durabolin*® +)

Anaboles Steroid (s. *Steroide, anabole*), das manchmal zusammen mit *Wachstumshormonen* bei der Behandlung von *Zwergwuchs* verabreicht wird. Auch bei der Therapie verschiedener Formen der *Anämie* wird Nandrolon verwendet.

Mögliche Nebenwirkungen sind geschwollene Knöchel, Übelkeit und Erbrechen, Gelbsucht und aggressives Verhalten. Bei Männern kann N. zu Schwierigkeiten beim Wasserlassen führen, während bei Frauen unter Umständen Menstruationsstörungen und abnormer Haarwuchs auftreten können.

Naproxen

(z.B. *Proxen*® +)

Nichtsteroidales Antiphlogistikum (entzündungshemmendes Medikament), das zur Linderung von Gelenkschmerzen und Versteifung bei verschiedenen Formen der *Arthritis* eingesetzt wird. Auch zur Beschleunigung der Heilung von verletzten Gewebeteilen wie Muskeln und Bändern wird N. verabreicht.

Mögliche Nebenwirkungen sind Übelkeit, Bauchschmerzen und *peptisches Geschwür.*

Narbe

(*F.* Cicatrix) Mal, das nach der Heilung von verletztem Gewebe zurückbleibt. Narbengewebe bildet sich nicht nur auf der Haut, sondern ebenso bei inneren Verletzungen, z.B. nach einem Muskelriß, oder an Stellen, an denen chirurgische Eingriffe vorgenommen wurden.

Zur Heilung einer Wunde, eines Geschwürs oder einer anderen Verletzung erhöht der Organismus die lokale Produktion des festen, fibrösen Proteins *Kollagen.* Dadurch kann neues *Bindegewebe* gebildet werden, das die Wunde bedeckt. Werden die Ränder einer Schnittwunde zur Heilung zusammengefügt, ist die Narbe schmal und blaß; bleiben die Wundränder weit voneinander entfernt, entsteht eine großflächigere Narbe (s. *Heilung*).

NARBENANOMALIEN

Der Begriff hypertrophe Narbe bezeichnet eine große, unschöne Narbe, die sich nach Infizierung der Wunde bilden kann. In manchen Familien besteht eine ungeklärte überdurchschnittliche Neigung zur Entwicklung hypertropher Narben.

Narkolepsie

*Schlaf*störung, die durch chronische, übermäßige Müdigkeit während des Tages gekennzeichnet ist, wobei am Tag mehrere Schlafperioden stattfinden. Die Schlafanfälle können von wenigen Sekunden bis zu mehr als einer Stunde andauern und nur leicht störend wirken oder aber eine schwere Belastung darstellen, wenn sie mit den beruflichen und sonstigen Aktivitäten des Betroffenen nicht zu vereinbaren sind. *Kataplexie* (plötzlicher Verlust des Muskeltonus ohne Bewußtseinsverlust) tritt in 75 Prozent aller Fälle von N. auf. Weitere Symptome sind *Schlaflähmung* und lebhafte Halluzinationen beim Einschlafen oder beim Erwachen.

Die N. kann anhand eines *EEGs* (elektrische Aufzeichnung der Hirnströme) diagnostiziert werden. Bei der N. ist die REM-Phase (**r**apid **e**ye **m**ovement), die gewöhnlich nur während des *Schlafs* auftritt, auch im Wachzustand zu beobachten. N. ist oft vererbt. Die Therapie besteht in dem Versuch, durch regelmäßige kurze Schlafperioden und *Stimulantien* die Benommenheits- und Schlafanfälle zu steuern und durch *Antidepressiva* die Kataplexie zu unterdrücken.

Narkose

Gewöhnlich durch Medikamente (s. *Betäubungsmittel*) oder andere Chemikalien hervorgerufener Betäubungszustand. Die Narkose ähnelt dem Schlaf, da auch sie durch vermindertes Bewußtsein und verringerte Fähigkeit, auf äußere Reize zu reagieren, gekennzeichnet ist. Anders als bei einem Schlafenden ist es jedoch bei einer betäubten Person nicht möglich, sie von einem Augenblick auf den anderen völlig aufzuwecken.

Narkotikum

s. *Betäubungsmittel*

Narzißmus

Starke Selbstliebe. Der Begriff leitet sich von Narziß – einer Gestalt der griechischen Mythologie – ab, der in sein eigenes Spiegelbild im Wasser so verliebt war, daß er ins Wasser fiel und ertrank.

Nach der *psychoanalytischen Theorie* gibt es eine Phase in der frühkindlichen Entwicklung, in der das Ich (*Ego*) sich allmächtig fühlt. Ein falscher Umgang mit der Frustration über die Entdeckung, daß dieses Allmachtsgefühl eine Illusion ist, kann dann später zu einer *Neurose* führen.

Die narzißtische Persönlichkeitsstörung ist gekennzeichnet durch eine Überschätzung der eigenen Wichtigkeit, das ständige Bedürfnis nach Lob oder Aufmerksamkeit, die Unfähigkeit, mit Kritik oder Niederlagen fertig zu werden, und Beziehungsprobleme.

Nasale Kongestion

s. *verstopfte Nase*

Nase

Beginn der Atemwege und zugleich Organ für den *Geruchssinn.*

AUFBAU

Die beiden Haupthöhlen der Nase, geteilt durch die Scheidewand, stellen eine Verbindung zwischen vorderem Nasenvorhof und hinterem Nasenrachenraum dar. Das knöcherne Gerüst der Nasenhöhle bilden Siebbein (Dach, Teil der Seiten- und *Nasenscheidewand*) und *Oberkiefer* (Boden). Außerdem sind beteiligt das Pflugscharbein (Scheidewand), *Gaumen*bein (Seitenwand und Boden), Nasenbein und Tränenbein (Dach bzw. Seitenwand) sowie untere Nasenmuschel. In beiden Höhlen befinden sich an den Seitenwänden je drei Nasenmuscheln (dünne, nach unten gebogene Knochenplättchen). Die Nasenmuscheln sind mit *Schleimhaut* überzogen, wodurch die Gesamtoberfläche des Naseninneren erheblich vergrößert wird.

Die die Nase umgebenden Knochen enthalten luftgefüllte, mit Schleimhäuten ausgekleidete Hohlräume, die sich zu den Nasengängen hin öffnen, die *Nasennebenhöhlen.*

In jeder Nasenwand befindet sich ein Tränennasengang, durch den die Tränenflüssigkeit vom Auge in den unteren Nasengang abfließt.

Das knöcherne Dach der Nasenhöhle ist siebartig gelöchert. Hier treten die Rezeptoren der Riechnerven hindurch, die in der Schleimhaut des Nasenhöhlendachs liegen.

ANATOMIE DER NASE

Die Nase ist für die Atmung und für den Geruchssinn wichtig; sie besteht aus zwei Haupthöhlen, die die Nasenlöcher mit dem oberen Teil des Rachens verbinden. Die Rezeptoren in der Schleimhaut des Nasendachs nehmen Geruchsempfindungen auf.

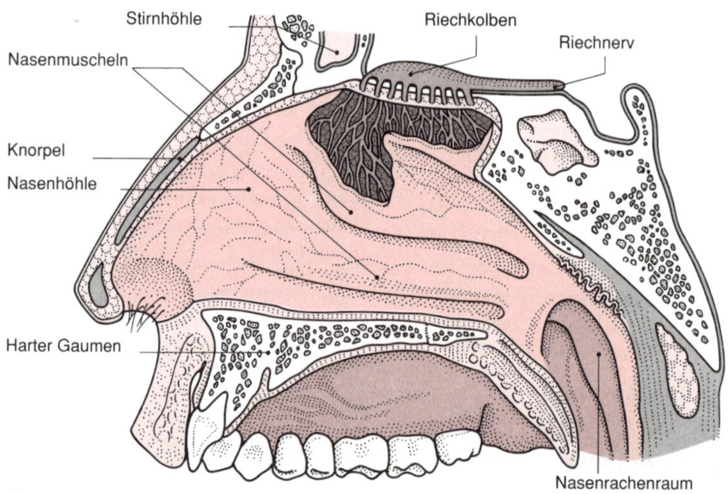

N

FUNKTION
In der Nase wird die eingeatmete Luft gefiltert, erwärmt und befeuchtet, bevor sie den übrigen Teil der Atemwege erreicht. Unmittelbar innerhalb der Nasenlöcher sorgen kleine Härchen für das Abfangen großer Staubteilchen und auch größerer Fremdkörper und lösen zur Beseitigung dieser Partikel den Niesreiz aus. Kleinere Staubpartikel werden durch die mikroskopisch kleinen Härchen der Nasenmuscheln aus der Luft gefiltert. Die gesamte in die Nase gelangende Luft streicht über die Blutgefäße und schleimabsondernden Zellen an der Oberfläche der Nasenmuscheln. Der Schleim auf den Nasenmuscheln, der schädliche Mikroorganismen und andere ausgefilterte Fremdkörper enthält, fließt nach hinten in den Nasenrachenraum ab, so daß diese geschluckt und von der Magensäure im Magen zerstört werden können.

Die Nase erkennt Gerüche mit Hilfe der Geruchsnervenenden, die bei Stimulation durch eingeatmete Geruchsstoffe diese Informationen an das Riechzentrum im Gehirn weiterleiten.

Die Nase dient außerdem als Resonanzorgan, das dazu beiträgt, jeder Stimme ihre individuelle Klangfarbe zu verleihen (s.a. Kasten “Erkrankungen der Nase”).

ERSTE HILFE: BEI NASENBLUTEN

ACHTUNG
Nasenbluten nach einem starken Schlag auf den Kopf deutet auf einen Schädelbruch hin. Den Betroffenen sofort ins Krankenhaus bringen.

1 Den Betroffenen den Kopf leicht vornüberbeugen und die Stirn in die Hände stützen lassen.

2 Kalten Umschlag in den Nacken legen.

3 Bei starker oder anhaltender Blutung Transport mit dem Rettungsdienst in ein Krankenhaus.

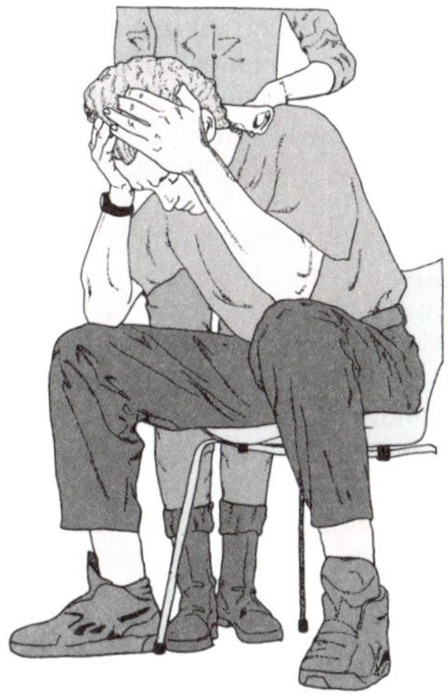

Nasenbluten

(*F.* Epistaxis) Blutungen aus den Gefäßen der Nasenschleimhaut, meist nur aus einem Nasenloch.

N. tritt bei Kindern sehr häufig auf, ist bei diesen jedoch nicht sehr heftig und leicht zu stillen. Bei jungen, gesunden Erwachsenen tritt N. nur selten auf. Im Alter ist das N. häufiger zu beobachten und meist gravierender.

URSACHEN
Die häufigsten Ursachen von N. sind Schläge auf die Nase, empfindliche Blutgefäße oder das Entfernen von Krusten,

ERKRANKUNGEN DER NASE

Die Nase ist für viele Krankheiten anfällig. Infektionen und allergische Reaktionen können zu verstopfter Nase, häufigem Niesen und manchmal auch zum Verlust des Geruchssinns führen. Aufgrund ihrer exponierten Position ist die Nase besonders verletzungsgefährdet.

ANGEBORENE DEFEKTE
Bei der Choanalatresie sind eine oder beide Nasenhöhlen nicht vollständig entwickelt. Sind beide Seiten betroffen, kann der Säugling nicht normal atmen. Bei der einseitigen Form können die Probleme erst später auftreten.

Wird ein Fetus während der Schwangerschaft mit *Syphilis* infiziert, kann dies zu einer unvollständigen Ausbildung der Nasenbeine führen.

INFEKTIONEN
Die *banale Erkältung*, eine Virusinfektion, führt zur Entzündung der Nasenschleimhäute, zu vermehrter Schleimabsonderung und damit zur Verstopfung der Nase. In den Nasenlöchern entwickeln sich oft kleine, manchmal sehr schmerzhafte *Furunkel* an infizierten Haarwurzeln. Von der Nase nach hinten sich ausbreitende Infektionen können zu einer *Sinus-cavernosus-Thrombose* führen, einer ernsten Komplikation, die ohne Antibiotikagabe tödlich verlaufen kann.

TUMOREN
Hämangiome (gutartige Geschwülste der Blutgefäße) finden sich oft in der Nasenhöhle bei Kleinkindern, bilden sich aber meist vor der Pubertät spontan zurück.

Das *Basalzellkarzinom* und das *Plattenepithelkarzinom* (Formen des Hautkrebses) können in den Nasenlöchern und der unmittelbaren Umgebung auftreten. Auch in den Nebenhöhlen entstehende Krebsarten können auf die Nase übergreifen.

VERLETZUNGEN
Die *Nasenfraktur* (Bruch des Nasenbeins) ist eine verbreitete Sportverletzung. Sie kann zur Deformierung der Nase führen, die manchmal durch kosmetische Chirurgie behoben werden muß. Auch *Nasenbluten* tritt häufig auf, zumeist bei Kindern. Ursachen können empfindliche Blutgefäße, Infektionen der Nasenschleimhäute oder ein Schlag auf die Nase sein.

DROGEN
Häufiges Kokainschnupfen stört die Blutversorgung der Nasenschleimhaut und kann zur Perforation der Nasenscheidewand führen. Ständiges Kokainschnupfen zerstört die Nasenschleimhaut.

ALLERGIEN
Allergische Rhinitis (Heuschnupfen) ist eine der häufigsten allergischen Erkrankungen. Die auslösenden Allergene sind zumeist Blütenstaub, Tierschuppen, Hausmilben oder Pilzsporen (s. *Rhinitis allergica*).

VERSTOPFUNG
Ein Nasen*polyp* (Bindegewebsgeschwulst) kann eine Nasenhöhle blockieren und ein Verstopfungsgefühl verursachen.

Kleine Kinder stecken häufig Fremdkörper wie Perlen, Erbsen oder Murmeln in ihre Nasenlöcher. Solche Objekte bleiben dann stecken, verstopfen die Nase und führen zu Sekretabsonderung.

UNTERSUCHUNGSMETHODEN

Zur Untersuchung des Naseninnern werden die Nasenlöcher mit einem Nasenspiegel gespreizt. Bei Verdacht auf Nasenfraktur macht man eine *Röntgen*aufnahme. Bei Verdacht auf Krebs wird eine *Endoskopie* und *Biopsie* durchgeführt.

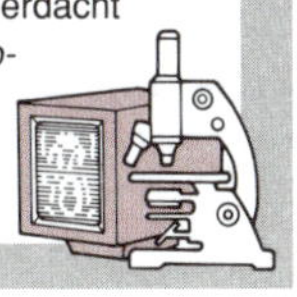

N

die sich auf der Nasenschleimhaut bei Erkältung oder anderen Infektionen gebildet haben. Selten weist N. auf eine zugrundeliegende Erkrankung hin, wie z.B. *Hypertonie* (Bluthochdruck), *Gerinnungsstörungen* oder einen Tumor der Nase oder Nasennebenhöhlen.

THERAPIE

Je nach Intensität der Blutung kann es zu einem mehr oder weniger großen Blutverlust mit nachfolgendem Schock kommen.

Den Verletzten setzen, den Kopf nach vorne beugen lassen, dabei die Stirn in beide Hände stützen und kalten Umschlag auf den Nacken legen. Handelt es sich um eine starke Blutung oder läßt sie sich nicht durch die Erste-Hilfe-Maßnahme stoppen, muß der Patient umgehend zum Arzt bzw. ins Krankenhaus. In seltenen Fällen ist sie durch einen chirurgischen Eingriff zu behandeln.

Nasenfraktur

Bruch des Nasenbeins oder Verlagerung des Knorpels, der den Nasenrücken bildet. Ein seitlicher Schlag kann zu einer Verschiebung des Knochens, des Knorpels oder der *Nasenscheidewand* führen. Ein frontaler Schlag spreizt die Nasenknochen häufig nach außen, wodurch der Nasenrücken eingedrückt wird. Meist geht die Fraktur mit einer starken Schwellung des darüberliegenden weichen Gewebes einher. Durch eine solche Schwellung kann eine kleinere Fraktur verdeckt werden, die in diesem Fall nur auf Röntgenaufnahmen feststellbar ist.

Eine N. verursacht starke Schmerzen. Die Nase kann bis zu drei Wochen nach der Verletzung druckempfindlich sein.

THERAPIE

Die verschobenen Teile werden entweder vor dem Auftreten oder nach dem Abklingen der Schwellung, etwa 10 Tage nach der Verletzung, eingerichtet. In manchen Fällen kann der verschobene Nasenrücken unter Lokalanästhesie wieder in die richtige Position gebracht werden. Meist ist jedoch eine Vollnarkose erforderlich. Manchmal muß zur Unterstützung des Heilungsprozesses eine Gipsschiene angelegt werden.

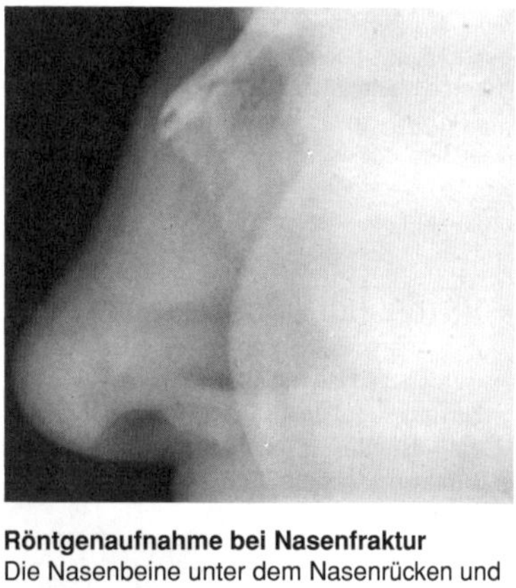

Röntgenaufnahme bei Nasenfraktur
Die Nasenbeine unter dem Nasenrücken und ein Teil des Siebbeins, das den oberen Teil der Nasenscheidewand bildet, sind gebrochen.

Nasenkorrektur

s. *Nasenplastik*

Nasennebenhöhlen

(*F.* Sinus paranasales) Mit der Nasenhöhle offen verbundene, mit Schleimhaut ausgekleidete Hohlräume in den Knochen, die die Nase umgeben. Zu den N. zählen die beiden am Vorderschädel unmittelbar über den Augenbrauen gelegenen Stirnhöhlen (Sinus frontalis) und die beiden Oberkieferhöhlen (Sinus maxillaris) in den Wangenknochen. Auch die wabenartigen Siebbeinzellen (Cellulae ethmoidales), die zwischen Nasenhöhle und Augenhöhle liegen, sowie die Keilbeinhöhle (Sinus sphenoidalis), eine Ansammlung luftgefüllter Hohlräume in dem großen, flügelförmigen, hinter der Nase befindlichen Knochen, der den mittleren Teil der Schädelbasis bildet, gehören zu den N. Aus allen N. wird Schleim über einen engen Kanal in die Nase transportiert (s.a. Abb. S. 972). Die Infektionen der Nasennebenhöhlen (*Sinusitis*) gehen in den meisten Fällen von der Haupthöhle aus.

Nasenplastik

(*F.* Rhinoplastik) Operation zur Verschönerung der Nase oder zur Korrektur von Formfehlern, die durch Verletzung oder Krankheit verursacht wurden.

Bei der unter örtlicher oder allgemeiner Narkose durchgeführten Operation werden die Schnitte vom Naseninneren her ausgeführt, um sichtbare Narben zu vermeiden. Auch die Nasenscheidewand ist chirurgisch korrigierbar, falls die Atemwege blockiert sind. Knochen und Knorpel des Nasengerüsts kann man umformen; auch die Verwendung von Knorpelimplantaten ist möglich. Danach wird die Nase für ca. 10 Tage mit einer Schiene fixiert.

Bei der N. kommt es gewöhnlich zu erheblichen Schwellungen und Blutergüssen, so daß das Ergebnis der N. manchmal erst nach Wochen oder Monaten erkennbar wird.

Seltene Komplikationen sind häufiges Nasenbluten, das durch andauernde Verkrustung der Schnittstellen hervorgerufen wird, sowie Atmungsbeschwerden durch eine Verengung der Luftwege in der Nase.

Nasenrachenraum

(*F.* Pars nasalis pharyngis, Epipharynx) Hinter der *Nase* und über dem weichen *Gaumen* befindlicher Hohlraum. Der N. gehört zu den Atemwegen und bildet den oberen Teil des *Rachens*. Beim Schlucken wird durch Anheben des Gaumensegels die Verbindung zwischen *Mund* und N. unterbrochen. So wird verhindert, daß Nahrung in diesen Bereich gelangen kann.

In den N. mündet beidseits die Ohrtrompete (Tuba auditiva Eustachii), die Verbindung zu den Paukenhöhlen (Mittelohr). Vom Rachendach können sich *Polypen* (*adenoide Vegetationen*) entwickeln, die die Nasenhöhle und/oder Ohrtrompete verlegen. Folgen sind Mundatmung, Nasensprache, Mittelohrentzündung und Schwerhörigkeit.

Nasenscheidewand

(*F.* Septum nasi) Trennwand, die die Nasenhöhle in zwei Hälften teilt. Die N. besteht im vorderen Teil aus Knorpel, im hinteren Teil aus Knochen und ist mit Schleimhaut überzogen.

ERKRANKUNGEN

Eine anomale Position der N. (Verschiebung der N. auf eine Seite) kann angeboren oder durch einen Schlag auf die Nase verursacht sein. Diese Anomalie löst meist keine Beschwerden aus. Wird jedoch die Atmung beeinträchtigt, ist eine chirurgische Korrektur ratsam.

Bei einer Verletzung kann sich zwischen der Knorpelschicht der N. und der Schleimhaut einer der beiden Nasenhöhlen ein *Hämatom* (Blutgerinnsel) bilden. Dies kann zu unterschiedlich starken Atembeschwerden führen. Die Hämatome können sich auch entzünden und *Abszesse* bilden, die durch chirurgische Drainage entfernt werden müssen. Bei Kindern kann sich ohne Verletzung ein Abszeß an der N. entwickeln.

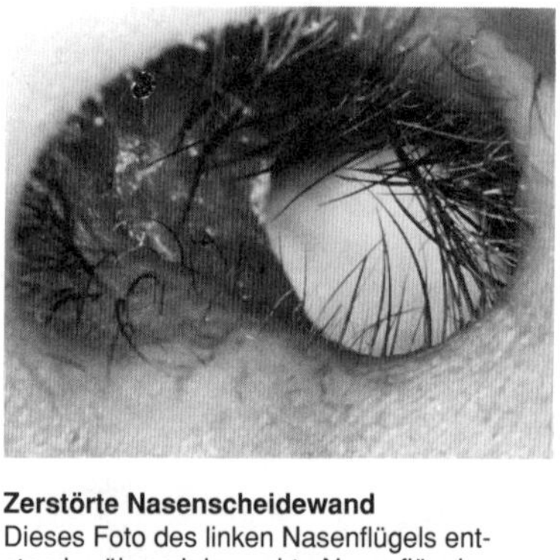

Zerstörte Nasenscheidewand
Dieses Foto des linken Nasenflügels entstand, während der rechte Nasenflügel ausgeleuchtet wurde. In der Nasenscheidewand ist eine Öffnung zu erkennen.

In seltenen Fällen entsteht bei *Tuberkulose*, *Syphilis*, *Wegener-Granulomatose* oder als Folge des Schnupfens von *Kokain* ein Loch in der N.

Nasenschleimhautentzündung

s. *Rhinitis*

Nasensekret

Spontane Flüssigkeitsabsonderung aus der *Nase*. N. wird oft bei Entzündung der Nasenschleimhäute abgesondert und geht meist mit einer *verstopften Nase* einher.

Bei *Rhinitis allergica* besteht die Absonderung aus klarem, wäßrigem Sekret. Infektionen des Nasenwegs, wie sie bei einer banalen *Erkältung* oder bei Entzündungen, die von den Nasennebenhöhlen ausgehen (*Sinusitis*), häufig vorkommen, weisen dickeres Schleimhautsekret, dem oft Eiter beigemengt ist, auf. Eine akut aufgetretene, andauernde Absonderung von wäßrigem N. kann ein Frühsymptom eines Tumors sein (s. *Nasopharyngealkrebs*).

Nasenbluten wird zumeist durch Verletzungen oder einen Fremdkörper in der Nase ausgelöst. In seltenen Fällen kann Nasenbluten ein Zeichen einer Blutgerinnungsstörung oder eines Tumors sein. Nach einem Schädelbasisbruch kann es zum Austreten von *Gehirn-Rückenmark-Flüssigkeit* aus der Nase kommen (s. *Schädelfraktur*).

Nasensonde

Dünner Plastikschlauch, der durch die Nase über die Speiseröhre in den Magen eingeführt wird.

WARUM ES GEMACHT WIRD

Der häufigste Anwendungsbereich ist das Absaugen von Verdauungssäften aus dem Magen bei blockierten Verdauungswegen (wie z.B. bei *Pylorusstenose*) oder Funktionsstörungen, wie sie beispielsweise nach einer Bauchoperation auftreten können. Eine N. wird auch dazu verwendet, schwerkranken Patienten flüssige Nahrung zuzuführen (s. *Ernährung, künstliche*), Proben der Magenabsonderungen für die Laboruntersuchung zu entnehmen und den Magen nach Medikamentenvergiftung oder Verschlukken einer giftigen Substanz auszuspülen (s. *Gastrolavage*).

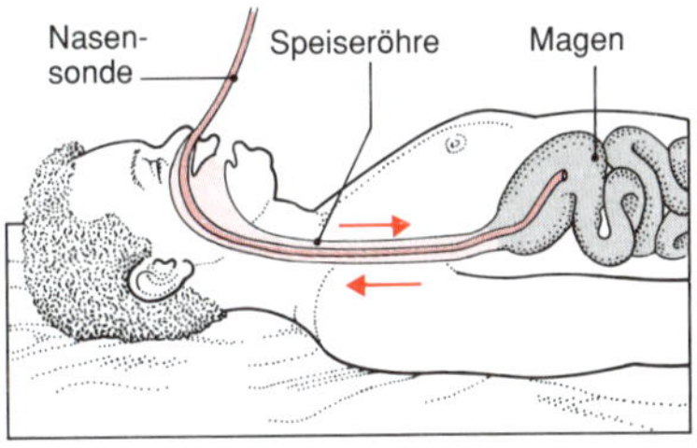

Verwendung einer Nasensonde
Die Sonde wird durch ein Nasenloch in die Speiseröhre und weiter in den Magen geschoben. Sie ermöglicht die Einführung von Flüssigkeiten in den Magen oder das Absaugen des Mageninhalts.

SO WIRD ES GEMACHT

Das Einführen der Sonde ist ein einfacher Vorgang, der dem Patienten kaum Unbehagen bereitet. Eine Betäubung ist nicht erforderlich. Die Sonde wird eingefettet und durch ein Nasenloch eingebracht. Während der Patient schluckt, wird sie durch die Kehle über die Speiseröhre in den Magen geschoben. Um sicherzugehen, daß die Sonde sich im Magen befindet, wird mit Hilfe einer Spritze eine Flüssigkeitsprobe entnommen, die dann mit Lackmuspapier auf ihren Säuregehalt getestet wird. Anschließend wird der Mageninhalt mit einer Spritze oder einer Saugvorrichtung abgesaugt, oder er kann in einen Behälter ablaufen. Spülflüssigkeiten oder flüssige Nahrung werden durch einen Trichter eingefüllt. Falls die N. längere Zeit an Ort und Stelle bleibt, wird sie mit einem Klebestreifen an der Nase fixiert.

Nasenverlegung

Einseitiger oder beidseitiger Verschluß der Nasengänge in den Nasenhöhlen, so daß die Atmung behindert wird.

Die häufigste Ursache der N. ist eine Entzündung der *Schleimhaut*, die die Nase innen auskleidet (s. *verstopfte Nase*). Außerdem kann eine N. Folge einer starken Verschiebung der *Nasenscheidewand*, eines Nasen*polypen*, eines meist durch eine Verletzung hervorgerufenen *Hämatoms* (Blutgerinnsel) und, in seltenen Fällen, eines bösartigen Tumors sein. Bei Kindern stellen *adenoide Vegetationen* die häufigste Ursache der N. dar.

Nasopharyngealkrebs

Bösartiger Tumor, der vom *Nasenrachenraum* (dem oberen Teil des Rachens, hinter der Nase) ausgeht und sich meist in die Nasenhöhle, Nasennebenhöhlen, Schädelbasis und Lymphknoten am Hals ausdehnt.

Der N. ist in Europa relativ selten, in Fernost jedoch recht verbreitet. Er tritt meist zwischen dem 40. und 50. Lebensjahr auf und betrifft Männer doppelt so häufig wie Frauen. Als einer der möglichen Verursacher gilt das *Epstein-Barr-Virus*.

SYMPTOME UND ANZEICHEN

Häufige Erstsymptome sind wiederkehrendes Nasenbluten, eine ständig laufende Nase und eine Veränderung der Stimme. Bei Ausbreitung des Tumors können auch blutiges Nasensekret, Verlust des Geruchssinns, Doppelsehen, *Schwerhörigkeit*, halbseitige Gesichtslähmung und heftige Schmerzen im Gesicht auftreten.

DIAGNOSE UND THERAPIE

Die Diagnose wird anhand einer *Biopsie* (Entnahme einer kleinen Gewebsprobe zur mikroskopischen Untersuchung) gestellt. Eine Ausdehnung des Tumors kann auch durch eine Röntgenaufnahme ermittelt werden.

Der N. wird mit *Strahlentherapie* bekämpft. Die Prognose hängt vom Zeitpunkt des Behandlungsbeginns ab. Ein Drittel der betroffenen Patienten überlebt mehr als fünf Jahre.

Nasopharynx

s. *Nasenrachenraum*

NATO-Lage(rung)

Volkstümliche Bezeichnung für die *stabile Seitenlage*, in die ein bewußtloser Verletzter mit intakter Atmung zu bringen ist, bis medizinische Hilfe eintrifft.

Natrium

Mineral, das für die Regulierung des Flüssigkeitshaushalts im Körper wichtig ist und das an der Aufrechterhaltung der normalen Pulsfrequenz, an der Weiterleitung von Nervenimpulsen und an der Muskelkontraktion beteiligt ist.

Im Körper eines durchschnittlich großen Menschen sind ca. 50 g Natrium vorhanden. Der N.gehalt des Blutes wird von den Nieren gesteuert, die überschüssigen Anteile dieses Minerals werden mit dem Urin ausgeschieden.

Nahezu alle Nahrungsmittel enthalten N. als natürlichen Bestandteil oder als beim Zubereiten der Nahrung verwendeten Zusatzstoff. Natrium kommt in der Nahrung hauptsächlich als Natriumchlorid (Kochsalz) und *Natriumbikarbonat* (Backpulver) vor. Neben dem Kochsalz sind vor allem zubereitete Nahrungsmittel, Käse, Brot und Getreideprodukte, geräucherte, eingelegte und gepökelte Fleischwaren und auch Fisch wichtige Natriumlieferanten. Sauerkonserven und Snacks enthalten große Mengen N. Es findet sich außerdem in chemisch enthärtetem Wasser.

MANGEL UND ÜBERSCHUSS

Da in den meisten Nahrungsmitteln N. enthalten ist, ist ein N.mangel extrem selten. Vielmehr bringt die Ernährung in der westlichen Welt eine übermäßige N.aufnahme mit sich. Ernährungswissenschaftler halten im allgemeinen eine Aufnahme von 1 bis 3 g Natrium täglich für ausreichend, doch die durchschnittlich aufgenommene Menge liegt bei 3 bis 7 g. Eine offizielle Empfehlung gibt es nicht.

N.mangelerscheinungen sind meist die Folge von übermäßigem Mineralstoffverlust durch anhaltenden Durchfall oder Erbrechen, durch starkes Schwitzen oder lang andauernde oder übermäßige Behandlung mit *Diuretika*. In seltenen Fällen kann N.mangel auf *zystische Fibrose*, Unterfunktion der *Nebennieren* oder bestimmte Nierenerkrankungen zurückzuführen sein.

Zu den Symptomen des N.mangels zählen Müdigkeit, Schwäche, Muskelkrämpfe und Benommenheit. In schweren Fällen kann es zu einem starken Blutdruckabfall und damit zu Verwirrtheit, Ohnmachtszuständen und Herzklopfen kommen. Die Behandlung besteht in der Verabreichung von N.präparaten. Bei sehr heißem Klima können N.gaben vorbeugend gegen Hitzebeschwerden verabreicht werden.

Erhöhte N.aufnahme wird in der westlichen Welt als ein wesentlicher Faktor für das häufige Vorkommen von *Bluthochdruck* angesehen. Bei Personen, deren Blutdruck bereits erhöht ist, kann die übermäßige N.zufuhr das Risiko von Herzerkrankung, *Schlaganfall* und Nierenschäden erhöhen. Eine weitere Nebenwirkung ist die verringerte Flüssigkeitsausscheidung, die in schweren Fällen zu Benommenheit und Anschwellen der Beine führen kann.

N

Natriumaurothiomalat

(z.B. *Tauredon*® +)

Mittels Injektion verabreichtes Goldpräparat. Nur noch selten angewendet.

Natriumbikarbonat

Natriumhydrogencarbonat, $NaHCO_3$; Soda. Frei verkäufliches *Antazidum*, das zur Milderung von Verdauungsstörungen und Sodbrennen sowie zur Schmerzlinderung bei *peptischen Geschwüren* verwendet wird.

Die Einnahme von N. führt oft zu Aufstoßen und Magenverstimmungen. Bei langfristiger Einnahme von N. kann es zu geschwollenen Knöcheln, Muskelkrämpfen, Müdigkeit, Schwäche, Übelkeit und Erbrechen kommen. N. sollte nicht bei Patienten mit einem *Herzfehler* oder bekannter Nierenerkrankung verabreicht werden.

Natriumcromoglykat

(z.B. *Allergocrom*® +)

Medikament, das bei einigen Formen des *Asthmas*, bei *Rhinitis allergica* (Heuschnupfen), allergischer *Bindehautentzündung* und *Nahrungsmittelallergien* verwendet wird.

WARUM ES VERWENDET WIRD

N. wird gewöhnlich zur Vorbeugung gegen leichte bis gemäßigte Asthmaanfälle bei Kindern mittels *Inhalator* verabreicht. Auch bei allergischem Asthma bei Erwachsenen und bei Asthma, das durch Anstrengung oder Kaltluft ausgelöst wurde, wird N. verwendet. Die Wirkung von N. setzt sehr langsam ein. Es kann bis zu vier Wochen regelmäßiger Behandlung erfordern, bis die antiasthmatische Wirkung eintritt. Bei Verwendung dieses Medikaments kann manchmal die Dosis anderer Medikamente, die die Anfälle lindern sollen, reduziert werden. N. ist keine wirksame Behandlungsmöglichkeit bei einem akuten Asthmaanfall.

In Form von Nasenspray wird N. bei der Behandlung von *Rhinitis allergica* angewandt. Als Augentropfen verabreicht, kann es zur Behandlung einer allergischen Bindehautentzündung eingesetzt werden, und in Kapselform ist es bei einigen Formen der Nahrungsmittelallergie therapeutisch einsetzbar.

WIE ES FUNKTIONIERT

N. wirkt durch das Blockieren der Ausschüttung von *Histamin* (einer chemischen Substanz, die bei allergischen Reaktionen im Körper freigesetzt wird).

MÖGLICHE NEBENWIRKUNGEN

Gewöhnlich treten nur leichte Nebenwirkungen auf, die keine Unterbrechung der Behandlung erforderlich machen. Husten und Keuchen bei der Inhalation können durch vorbeugende Verwendung eines sympathomimetischen *Bronchodilatators* vermieden werden. Reizungen im Rachen können durch Ausspülen des Mundes nach den Inhalationen vermieden werden.

Natriumglutamat

Lebensmittelzusatz, der als Geschmacksverstärker und Würzmittel verwendet wird. N. ist das von Eiweiß abgeleitete Natriumsalz einer Aminosäure. Bis vor kurzem galt das N. als Auslöser des *Chinarestaurant-Syndroms*, das durch ein Druckgefühl im Gesicht, Brustschmerzen und ein brennendes Gefühl in Kopf und Oberkörper gekennzeichnet ist. Die Symptome setzen etwa 20 Minuten nach einer Mahlzeit ein und dauern etwa 45 Minuten an. Klinische Versuche haben gezeigt, daß N. nicht genau dieses Beschwerdebild hervorruft, obwohl bei besonders empfindlichen Menschen Krankheitszeichen auftreten können.

Natriumsalicylat

Analgetikum, das bei leichteren Muskel- und Skelettschmerzen und zur Linderung von Entzündungen verabreicht wird. In der Bundesrepublik Deutschland wird Salicylsäure jedoch nicht als Natriumsalz gebunden in Schmerzmitteln verabreicht, da die Nebenwirkungen (z.B. Magenschleimhautentzündungen) noch ausgeprägter sind als z.B. bei Aspirin oder anderen Salicylaten.

Natrium salicylicum

s. *Natriumsalicylat*

Natriumvalproat

(z.B. *Ergenyl*® +)

Antikonvulsivum, das zur Behandlung von *Epilepsie* eingesetzt wird. N. hat zwar eine schwächere sedative Wirkung als andere Antikonvulsiva, kann aber gelegentlich zu Benommenheit führen. Weitere mögliche Nebenwirkungen sind vorübergehender Haarausfall, Bauchschmerzen, Gewichtszunahme und Hautausschläge. Da bei Langzeittherapie in seltenen Fällen Leberschäden auftreten, werden zur Überwachung der Leberfunktion regelmäßig Blutuntersuchungen durchgeführt.

Natron

s. *Natriumbikarbonat*

Naturheilkunde

Zweig der *Ganzheitsmedizin*, der sich zur Heilung und Vorbeugung von Krankheiten natürlicher Reize (Wasser, Licht, Luft, Bewegung, Massage, Diät, geistige Übungen etc.) bedient. Natürlich oder naturgemäß sind solche Maßnahmen, die den Körper dazu anregen, sich selbst zu heilen. N. ist die dazugehörige Forschung und Lehre. Der Begriff wurde um 1850 von Gleich (s. *Naturheilverfahren*) geprägt. Allerdings hatte schon Hippokrates geschrieben: "Ärzte der Krankheiten sind die Naturen ... Gebildet ist die Physis und tut von selbst, ohne es gelernt zu haben, das Nötige."

Auch der schwäbische Arzt Paracelsus (Philipp Theophrastus Bombastus von Hohenheim, 1493-1541) wird zu den Wegbereitern der N. gezählt, obwohl er zugleich als Vorläufer der pharmazeutischen, monokausalen Therapie gilt.

Die europäisch geprägte N. fand um die Wende des 19. Jahrhunderts durch Prießnitz und Kneipp (s. *Naturheilverfahren*) einen wesentlichen Anstoß.

Naturheilverfahren

Vom bayerischen Militärarzt Dr. Lorenz Gleich (1798-1865) geprägter Bgriff mit unterschiedlicher Deutung. Einerseits wird darunter die Behandlung mit natürlichen Mitteln (sog. klassische N. als Reiz- und Reaktionstherapie), andererseits die Behandlung der Natur (des In-

DIE KLASSISCHEN NATURHEILVERFAHREN IM SINNE VON SEBASTIAN KNEIPP

Bewegungstherapie
- Anregung zu körperlicher Betätigung;
- Ausübung eines der Krankheit entgegenwirkenden sportlichen Trainings;
- Krankengymnastik;
- Massagebehandlung;
- Manualtherapie (Chirotherapie).

Hydrotherapie
- Anwendung von Kalt- und Warmreizen;
- Bäderanwendung in natürlichen Heilquellen (Balneotherapie);
- Kurmäßige Anwendung von Seebädern oder Seeklima (Thalassotherapie);
- Klimabehandlung.

Lichttherapie
- therapeutische Anwendung von natürlichem Licht (Heliotherapie; heute auch mit künstlichen Lichtquellen
- Photochemotherapie, Blaulichtbehandlung).

Ernährungstherapie
- Behandlung mit Vollwertkost, Vitaminen und Spurenelementen;
- Anwendung diätetischer Programme;
- Fastenkuren.

Phytotherapie
- therapeutische Anwendung von Pflanzen oder aus Pflanzen gewonnenen Arzneimitteln.

Ordnungstherapie
- künstlerische Therapie;
- patientenorientierte Ethik und Moral;
- Psychotherapie (z.B. Atem- und Leibtherapie), Psychohygiene;
- Anwendung psychoanalytischer und pädagogischer Maßnahmen (Psychagogik).

nersten des Menschen, die sog. Physiotherapie) verstanden. Mit der ersten Deutung werden heute eng die Namen z.B. des schlesischen Landwirts Vinzenz Prießnitz (1790-1851) und des Allgäuer Pfarrers Sebastian Kneipp (1821-1897) verknüpft. Wichtigste klassische N. sind Behandlungen mit Licht, Luft, Wasser, Wärme und Kälte (s. Kasten oben).

Eine ganze Reihe weiterer, sich nicht auf die (allopathischen) Medikamente stützender Heilverfahren könnten nach der zweiten Deutung zu den N. bzw. zu naturgemäßen Heilverfahren gezählt werden, da sie im wesentlichen auf die Selbstregulation des Körpers hinwirken und diesen durch mehr oder weniger gezielte Reizung (Stimulation) zur Selbstheilung anzuregen versuchen (s. Kasten unten).

Die *Homöopathie* wurde vom deutschen Arzt Samuel Christian Friedrich Hahnemann (1755-1843; manchmal auch als Hahnemannismus bezeichnet) 1796 entdeckt und 1810 in einer umfassenden Abhandlung mit dem Titel "Organon der rationellen Heilkust" propagiert. Sie unterscheidet sich von der "Allopathie" – dem Behandlungsprinzip der "Schulmedizin" (beide Begriffe wurden von Hahnemann geprägt) – durch zwei Grundsätze: das Simileprinzip und die Dosierung. Die Allopathie, so Hahnemanns Definition, beruhe auf der Anwendung von Mitteln, die beim Gesunden der Krankheit entgegengesetzte Symptome hervorrufen. Nach seinen, auch am eigenen Körper gemachten Erfahrungen, daß "Ähnliches durch Ähnliches geheilt werden könne" (similia similibus curentur), werden in der Homöopathie Arzneien mit einer Wirkung ausgewählt, die dem vorliegenden Krankheitsbild ähnlich ist. Diese Medikamente, normalerweise mit Kochsalzlösung unter Schütteln abgestuft verdünnt (man bezeichnet das als "Potenzieren"), sollen den erkrankten Körper zur spezifischen Gegenwehr stimulieren.

ALTERNATIVE HEILVERFAHREN

- Homöopathie, Isopathie;
- Neuraltherapie nach Croon;
- Ausleitende Heilverfahren;
- Akupunktur (z.B. mit Nadeln oder Laser);
- Elektroakupunktur nach Voll;
- Umstimmungsbehandung (Anwendung sog. Immunmodulatoren);
- Eigenblutbehandlung;
- Sauerstoffbehandlungen (z.B. Sauerstoff-Mehrschritt-Therapie nach M. v. Ardenne; Ozontherapie; Hämatogene Oxydationstherapie).

Während die klassischen Naturheilverfahren heute weitgehend auch von der Schulmedizin (meist unter der Bezeichnung "Physikalische Therapie" akzeptiert sind, werden die erwähnten naturgemäßen Heilverfahren von dieser als "Alternativmedizin" abgelehnt. Trotzdem erfahren sie heute wegen ihrer "Sanftheit" ("Medizin ohne Nebenwirkungen") wachsenden Zuspruch bei Ärzten und Patienten).

Natürliche Geburt

Entbindung, bei der unnötiges medizinisches Eingreifen vermieden wird. V.a. durch die Anwendung von Entspannungstechniken zur Schmerzbekämpfung kann auf den Einsatz von Medikamenten weitgehend verzichtet werden.

Methoden der n.n G. werden von verschiedenen Organisationen gelehrt. Hebammen und andere qualifizierte Lehrkräfte führen die Geburtsvorbereitungskurse durch. Schwangere und ihre Partner nehmen gewöhnlich während der letzten drei Monate vor der Geburt an solchen Kursen teil. Die Einbeziehung des Mannes spielt bei der n.n G. eine besonders große Rolle.

Das Hauptanliegen der Geburtsvorbereitungskurse ist die Vermittlung von Entspannungstechniken, oft in Form von Atemübungen, die den Frauen helfen sollen, mit den Wehenschmerzen umzugehen. Durch die Entspannungstechniken wird die Schwangere in die Lage versetzt, Muskelanspannungen wahrzunehmen und sich während der Geburt bewußt zu entspannen. Die Einbeziehung des Mannes ermöglicht es ihm, seiner Partnerin während der Geburt die nötige Unterstützung zu geben.

In den Geburtsvorbereitungskursen werden auch Informationen über die weibliche Anatomie, die physiologischen Abläufe während der Schwangerschaft, die Embryonalentwicklung, die Geburtsphasen und die Phase nach der Entbindung vermittelt. Weitere Themen sind Ernährung, Stillen und Säuglingspflege.

Nausea

Brechreiz. N. kann zwar unabhängig von Erbrechen auftreten, die Ursachen sind jedoch dieselben (s. *Erbrechen*).

Nävus

Hautmal, das unterschiedliche Formen haben kann. Nävi können flach, leicht erhaben oder gestielt, gefärbt oder farblos, haarlos oder behaart sein. Einige Nävi sind von Geburt an vorhanden, andere können in jedem Alter entstehen.

FORMEN

Es gibt zwei Hauptgruppen von Nävi: pigmentierte Nävi und Blutgefäß-Nävi.

Pigmentierte Nävi

Diese Form des N. wird durch eine Anomalie oder Überaktivität der Melanozyten (Hautzellen, die das braune Pigment *Melanin* produzieren) hervorgerufen.

Die verbreitetste Form ist die *Sommersprosse*, ein kleiner, flacher, hell- bis dunkelbrauner Hautbezirk, der an allen der Sonne ausgesetzten Körperstellen auftreten kann. Ein *Lentigo* ist ein der Sommersprosse sehr ähnlicher hellbrauner Fleck. *Café-au-lait-Flecke* sind eine weitere Form des pigmentierten N.

Auch Leberflecke, manchmal als melanozytische Nävi bezeichnet, findet man

LAGE DES NEBENHODENS
Der Nebenhodengang verläuft an der Rückseite des Hodens und verbindet die Ductuli efferentes mit dem Samenleiter.

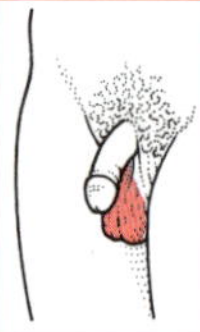

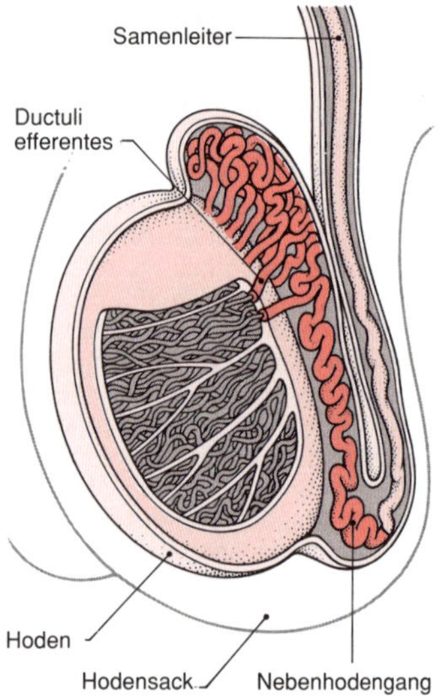

häufig. Sie sind braun bis dunkelbraun, von unterschiedlicher Größe und meist nicht von Geburt an vorhanden, sondern entstehen während der Kindheit und frühen Jugend. Beim Erwachsenen findet man im Durchschnitt 15 bis 20 Leberflecke. Leberflecke können in seltenen Fällen kanzerös entarten (s. *malignes Melanom*).

Bei jungen Männern bilden sich manchmal auf der Schulter behaarte pigmentierte Nävi. Eine weitere Form ist der Halonävus, bei dem die das Mal umgebende Haut heller gefärbt ist, so daß der Eindruck eines hellen Rings entsteht. Juvenile Melanome (s. *Melanom, benignes juveniles*) sind rotbraune Nävi, die bei Kindern auftreten.

Manche Nävi weisen eine bläuliche Färbung auf; diese sog. blauen Nävi finden sich häufig auf den Handrücken junger Mädchen. Die meisten schwarzen und asiatischen Neugeborenen kommen mit einem oder mehreren schwarzblauen Flecken in der Kreuzbeingegend zu Welt (s. *Mongolenfleck*).

Blutgefäß-Nävi
Sie entstehen durch eine anomale Ansammlung von Blutgefäßen. In diese Kategorie gehören das Feuermal und der Erdbeer-Nävus (s. *Hämangiom; Spider-Nävus*).

THERAPIE
Die meisten Nävi sind harmlos und erfordern keine Behandlung. Tritt ein N. jedoch spontan auf, wächst er, blutet oder wechselt er die Farbe, sollte unverzüglich ärztlicher Rat gesucht werden, um *Hautkrebs* auszuschließen.

Nebenhoden

(*F.* Epididymis) Enthält den langen, gewundenen Nebenhodengang (Ductus epididymidis), der die ausführenden Kanälchen des Hodens (Ductuli efferentes) mit dem zur Harnröhre führenden Samenleiter (Ductus deferens) verbindet. Im Hoden produzierte Samenzellen wandern langsam durch den N., wo sie heranreifen, bis sie ein Ei befruchten können. Bei der Ejakulation werden sie über die Spritzkanälchen des Samenleiters, zusammen mit dem Sekret der Samenbläschen, in die Harnröhre gespritzt.

Zu den Erkrankungen des Nebenhodens gehören die *Epididymoorchitis* (Entzündung des Hodens und Nebenhodens) und die *Nebenhodenretentionszyste* (flüssigkeitsgefüllte Zysten im Nebenhoden). Durch Infektionen oder Verletzungen kann der Nebenhodengang blockiert werden, was bei beidseitigem Auftreten zur Sterilität führen kann.

Nebenhodenentzündung

s. *Epididymitis; Epididymoorchitis*

Nebenhodenretentionszyste

Harmlose, meist schmerzlose Schwellung des *Nebenhodens* an der Hodenrückseite. Bei Männern über 40 sind kleine Zysten relativ häufig und erfordern keine Behandlung. In seltenen Fällen werden sie druckempfindlich und vergrößern sich. Dann müssen sie u.U. chirurgisch entfernt werden.

Nebennieren

(*F.* Glandulae suprarenales) Paarige kleine *endokrine Drüsen* auf dem oberen Nierenpol, die Hormone direkt in den Blutkreislauf abgeben. Jede N. läßt sich anatomisch und funktionell in zwei Teile untergliedern: die Rinde (Cortex) und das Mark (Medulla).

DIE NEBENNIERENRINDE
Dieser Teil der Drüse produziert *Kortikosteroidhormone*, eine Gruppe von Hormonen mit verschiedenen wichtigen Wirkungen auf die Körperfunktionen. Die N.rinde gliedert sich in drei unter dem Mikroskop deutlich voneinander abgrenzbare Zonen. In der äußeren Schicht wird das Hormon *Aldosteron* abgesondert, das durch Verringerung der mit dem Urin ausgeschiedenen Natriummenge zur Aufrechterhaltung des Blutvolumens und des Blutdrucks beiträgt.

In der inneren und mittleren Zone werden *Hydrokortison* (auch Kortisol genannt) und Kortikosteron sowie geringe Mengen *androgener Hormone* (Hormone, die die Prägung männlicher Geschlechtsmerkmale stimulieren) gebildet. Hydrokortison ist das wichtigste Kortikosteroid des Körpers, da es die Verwertung von Fetten, Proteinen und Kohlenhydraten im Körper steuert. Hydrokortison und Kortikosteron unterdrükken außerdem entzündliche Vorgänge im Körper und, bis zu einem gewissen Grad, auch Aktivitäten des *Immunsystems*.

Die Produktion von Hormonen durch die N.rinde wird auf der Basis eines

ANATOMIE DER NEBENNIEREN
Diese endokrinen Drüsen sitzen den oberen Nierenpolen auf. Jede Nebenniere ist in zwei Bereiche aufgeteilt: die Rinde (die den Stoffwechsel steuernde Hormone produziert) und das Mark (Teil des sympathischen Nervensystems).

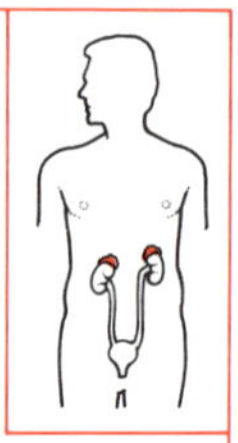

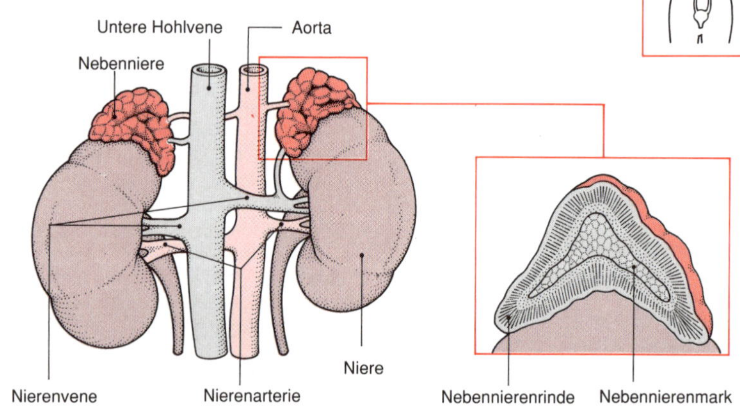

RÜCKKOPPLUNGSMECHANISMUS

Die Hormonproduktion vieler Drüsen wird durch andere Hormone gesteuert, insbesondere durch von Hypophyse und Hypothalamus erzeugte Hormone. Wurde die Hormonproduktion gesteigert, wirken sich negative Rückkopplungsmechanismen so auf Hypophyse und Hypothalamus aus, daß diese geringere Mengen des stimulierenden Hormons ausschütten und so die Aktivität der betreffenden Drüse verringern. Nach Verringerung der Hormonproduktion schwächt sich der negative Rückkopplungsmechanismus ab, was wiederum zu einer verstärkten Bildung der stimulierenden Hormone führt.

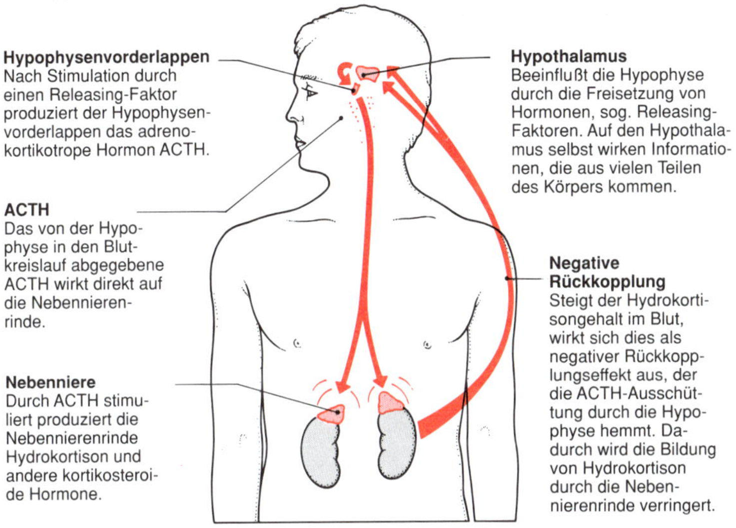

Rückkoppelungsmechanismus (s. Kasten) durch Hormone gesteuert, die vom *Hypothalamus* und von der *Hypophyse* ausgeschüttet werden. Die Menge des Hydrokortisons wird durch das von der Hypophyse produzierte *ACTH* (adrenokortikotropes Hormon) gesteuert und variiert gewöhnlich im 24-Stunden-Rhythmus. Dabei ist die Produktion um Mitternacht minimal, erreicht ein Maximum gegen 6 Uhr morgens und sinkt dann allmählich im Laufe des Tages ab. Starke Emotionen, Streß und Verletzungen können die ACTH- und Hydrokortisonausschüttung stimulieren. Ohne Hydrokortison kann sich der Körper nicht von Streßzuständen erholen.

DAS NEBENNIERENMARK

Das N.mark gehört zum sympathischen Teil des *autonomen Nervensystems*, welches den ersten Verteidigungsmechanismus des Körpers gegen physischen und emotionalen Streß darstellt. Das N.mark ist eng verwandt mit dem Nervengewebe und schüttet die Hormone *Adrenalin* und *Noradrenalin* als Reaktion auf Stimulierung durch das sympathische Nervensystem aus. Die Nerven des sympathischen Nervensystems sind bei Streßzuständen besonders aktiv.

Die Ausschüttung dieser Hormone in den Kreislauf ruft ähnliche Wirkungen hervor wie die Stimulierung der sympathischen Nerven. Der Herzschlag beschleunigt sich, und gleichzeitig wird die Kontraktionskraft des Herzmuskels gesteigert, so daß mehr Blut durch die Gefäße gepumpt werden kann. Die Atemwege der Lungen werden erweitert, um die Atmung zu erleichtern. Die Hormone des N.marks bewirken eine Kontraktion der Blutgefäße im Magen-Darm-Bereich, in den Nieren und der Leber und erweitern die Blutgefäße, die die Skelettmuskeln mit Blut versorgen. Es wird also den inneren Organen weniger und den aktiven Muskeln mehr Blut zugeführt.

Nebennierenhyperplasie, angeborene

Seltene Erkrankung, auch als adrenogenitales Syndrom bekannt, die angeboren ist, doch nicht immer bei der Geburt erkannt wird. Ihr liegt ein rezessiver genetischer Defekt zugrunde (s. *genetische Krankheiten*). Der Gendefekt bedingt die Veränderung diverser *Enzyme* und blokkiert die Produktion der Hormone *Hydrokortison* und *Aldosteron* durch die Nebennieren. Die a.N. tritt bei einem von 7 500 Neugeborenen auf.

URSACHEN UND SYMPTOME

Der Enzymdefekt bewirkt eine Überproduktion von Gestagenen, die in *androgene Hormone* (männliche Hormone) umgewandelt werden und beim Fetus einen Hormonüberschuß bewirken. Bei Mädchen kommt es zu einer *Virilisierung* der Geschlechtsorgane, d.h. zu einer Vergrößerung der Klitoris und einer Umbildung der großen Schamlippen (der äußeren Schamlippen der Vulva) und damit zu nicht eindeutiger Bestimmbarkeit des Geschlechts (s. *Geschlechtsdetermination*). Bei etwa 50 Prozent der Knaben mit a.r N. kommt es zu einer Vergrößerung des Penis, die bereits bei der Geburt festzustellen ist oder sich auch erst später entwickeln kann.

Eine weitere Folge des Enzymdefekts ist die Unfähigkeit des Körpers, Salz und Wasser zurückzuhalten. Dies führt zu Entwässerung, Gewichtsverlust, niedrigem Blutdruck und Schockzuständen. Auch niedriger Blutzucker (Hypoglykämie) kann auftreten.

Normalerweise unterdrückt Hydrokortison die Ausschüttung von nebennierenstimulierendem *ACTH* (adrenokortikotropes Hormon) durch die Hypophyse. Bei a.r N. produzieren die Nebennieren zuwenig Hydrokortison, wodurch es zur Überproduktion von ACTH kommt. Dies führt zu Hyperplasie (Vergrößerung) der Nebennieren.

Durch die übermäßige Produktion von ACTH und eines weiteren Hormons, des melanozytenstimulierenden Hormons, kommt es zu starker Pigmentierung der Haut mit dunklen Hautfalten und Brustwarzen.

In schweren Fällen manifestiert sich die Erkrankung in den ersten Lebenswochen. In weniger schweren Fällen treten Symptome erst später auf und können bei Jungen zu vorzeitiger Pubertät und bei Mädchen zu verzögerter Menstruation, vermehrter Behaarung (Hirsutismus) und Unfruchtbarkeit führen. Bei diesen weniger ausgeprägten Fällen treten gewöhnlich keine Probleme mit der Regulierung des Salzhaushalts auf.

DIAGNOSE UND THERAPIE

Die Diagnose wird anhand von Anzeichen, die bei der Geburt, während der Kindheit oder in der Pubertät auftreten, gestellt. Die a.N. wird durch Laborbestimmung des Gehalts an kortikosteroiden Hormonen im Blut und im Urin bestätigt. Durch *Ultraschall-Diagnostik* lassen sich vergrößerte Nebennieren, jedoch keine Tumoren nachweisen.

Die Behandlung besteht in der Zuführung der fehlenden Hormone. Wird die Erkrankung früh erkannt und behandelt, folgt zumeist eine normale sexuelle Entwicklung und Fruchtbarkeit. Bei weiblichen Erkrankten ist jedoch meist eine plastische Chirurgie erforderlich.

ERKRANKUNGEN DER NEBENNIEREN

Überschüssige oder mangelnde Produktion von Hormonen durch die Nebennieren kann verschiedene Ursachen haben. Diese Erkrankungen sind selten, können aber schwerwiegend sein. Störungen der Hormonbildung sind bei der Nebennierenrinde häufiger als beim Nebennierenmark.

ANGEBORENE STÖRUNGEN

Die angeborene *Nebennierenhyperplasie* tritt bei einem von 10 000 Neugeborenen auf. Die Nebennierenrinde kann nicht ausreichend Hydrokortison und (manchmal) Aldosteron produzieren, deshalb ist das Kind krank oder entwickelt sich zu langsam. Als Nebenwirkung der verringerten Hydrokortisonproduktion werden die Nebennieren zur übermäßigen Bildung von Androgenen (männlichen Sexualhormonen) angeregt; dies kann zur Vermännlichung von Mädchen führen.

TUMOREN

Geschwülste in den Nebennieren sind selten und führen gewöhnlich zu einer vermehrten Hormonausschüttung. Übermäßige Produktion von Aldosteron verursacht *Aldosteronismus* (auch als Conn-Syndrom bekannt), eine durch Bluthochdruck und Durst gekennzeichnete Erkrankung. Übermäßige Bildung von Hydrokortison führt zum *Cushing-Syndrom*, zu dessen Symptomen Muskelschwund und Stammfettsucht zählen. Im Überschuß produzierte Androgene bewirken bei weiblichen Erkrankten eine Vermännlichung.

Zu den Tumoren des Nebennierenmarks zählen das *Phäochromozytom* und das *Neuroblastom*. Diese verursachen übermäßige Ausschüttung von Adrenalin und Noradrenalin.

AUTOIMMUNKRANKHEITEN

Unzureichende Hormonproduktion durch die Nebennierenrinde wird als *Nebenniereninsuffizienz* bezeichnet. Wenn diese auf die Nebennieren selbst zurückzuführen ist, wird sie *Addison-Krankheit* genannt. Deren häufigste Ursache ist ein Autoimmunvorgang, bei dem das Abwehrsystem das körpereigene Gewebe angreift. Die Addison-Krankeit kann einen chronischen Verlauf nehmen, der durch allgemeine Schwäche, Gewichtsverlust und Dunkelfärbung der Haut gekennzeichnet ist. Bei der akuten Form (Addison-Krise oder akutes Nebennierenversagen) wird der Patient verwirrt und fällt ins Koma.

INFEKTION

Die Zerstörung der Nebennieren durch *Tuberkulose* war früher die häufigste Ursache der Addison-Krankheit, ist heute jedoch selten. Eine Infektion oder andere akute Erkrankung bei einem Patienten mit Addison-Krankheit kann zu plötzlichem akutem Nebennierenversagen führen.

DURCHBLUTUNGSSTÖRUNG

Eine weitere potentielle Ursache der Addison-Krankheit oder des akuten Nebennierenversagens ist eingeschränkte oder ausbleibende Blutversorgung der Nebennieren, manchmal als Folge einer Arterienerkrankung.

WEITERE ERKRANKUNGEN

In vielen Fällen ist eine Störung der Funktion der Nebennieren nicht durch eine Erkrankung der Nebennieren selbst verursacht, sondern vielmehr Folge eines Anstiegs oder Rückgangs des Blutspiegels an Hormonen, die an der Steuerung der Nebennierenfunktion beteiligt sind.

Die Hydrokortisonausschüttung der Nebennierenrinde wird durch das *ACTH* (adrenokortikotrope Hormon) der Hypophyse gesteuert. Ein Tumor oder eine andere Erkrankung der Hypophyse oder Tumoren in Lunge, Brust oder anderen Körperteilen können zu einer übermäßigen Ausschüttung von ACTH führen, die wiederum zu einer Überproduktion von Hydrokortison in der Nebennierenrinde und damit zum Cushing-Syndrom führt. Eine Erkrankung der Hypophyse ist tatsächlich die häufigste Ursache des Cushing-Syndroms.

Zerstörung oder Entfernung der Hypophyse hat die entgegengesetzte Wirkung. Durch das Ausbleiben der ACTH-Ausschüttung und damit die mangelnde Stimulation der Rinde kommt es zum Nebennierenversagen.

UNTERSUCHUNGSMETHODEN

Bei Verdacht auf Störungen der Nebennierenfunktion werden wiederholt im Labor die Spiegel der Hormone Hydrokortison, Aldosteron, Adrenalin und ACTH im Blut und/oder Urin ermittelt. Es ist auch möglich, Tests durchzuführen, bei denen eine Substanz injiziert wird, die normalerweise die Produktion eines Hormons verändern würde. Mit Hilfe solcher Tests kann die Diagnose der Grunderkrankung erleichtert werden. Beispielsweise kann das Cushing-Syndrom, das auf einen Nebennierentumor zurückzuführen ist, von einer durch Hypophysenerkrankung verursachten Krankheitsform abgegrenzt werden.

Bei Verdacht einer Erkrankung der Nebennieren selbst können diese durch *Röntgenographie* (gegebenenfalls nach vorheriger Luftinsufflation im Bereich der Nebennieren), *CT*, *Arteriographie*, *Radionuklid-Szintigraphie* oder intravenöse *Pyelographie* (zum Nachweis einer Nierenverformung durch einen Tumor der Nebenniere) untersucht werden. Weist eine der Nebennieren einen Tumor oder eine Wucherung auf, kann man dies gewöhnlich mit Hilfe dieser Untersuchungsmethoden nachweisen.

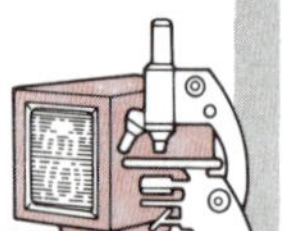

Nebenniereninsuffizienz

s. *Addison-Krankheit*

Nebennierenrindenhormone

s. *Kortikosteroidhormone*

Nebennierenrinden-insuffizienz

s. *Hypoadrenokortizismus*

Nebennierentumor

Seltene gut- oder bösartige Geschwülste der *Nebennieren* führen meist zu einer vermehrten Hormonausschüttung. Tumoren der Nebennierenrinde können übermäßige Aldosteronproduktion und primären *Aldosteronismus* (auch Conn-Syndrom genannt) auslösen oder über vermehrte Hydrokortisonausschüttung das *Cushing-Syndrom* verursachen.

Tumoren des Nebennierenmarks bewirken gesteigerte Ausschüttung von Adrenalin oder Noradrenalin. Das Nebennierenmark kann von zwei Arten von Tumoren befallen werden: *Neuroblastome* und *Phäochromozytome*. Diese Tumoren gehen mit intermittierender *Hypertonie* (Bluthochdruckanfällen) und Schweißausbrüchen einher. Durch Entfernung des Tumors oder der ganzen Nebenniere können die durch die überschüssige Hormonausschüttung verursachten Symptome beseitigt werden. (S.a. Kasten "Erkrankungen der Nebennieren")

Nebenschilddrüsen

s. *Epithelkörperchen*

Nebenschilddrüsenüber-funktion

s. *Hyperparathyreoidismus*

Nebenschilddrüsenunter-funktion

s. *Hypoparathyreoidismus*

Nebenwirkung

Folge einer Medikation oder Therapie, die zusätzlich zu der gewünschten Wirkung auftritt. Normalerweise, wenn auch nicht immer, versteht man darunter einen unerwünschten oder nachteiligen Effekt. Im allgemeinen bezieht sich diese Bezeichnung nicht auf die toxischen Wirkungen einer Medikamentenüberdosierung, sondern auf die zusätzlichen Wirkungen bei Normaldosierung.

Eine N. kann auftreten, wenn die Therapie gewissermaßen über das Ziel hinausschießt, wenn beispielsweise die Verabreichung von *Antikoagulantien* zu Blutungen führt. Die N. kann jedoch auch völlig unabhängig von der gewünschten Wirkung der Therapie sein. So können beispielsweise *Antihistaminika*, die u.a. gegen *Heuschnupfen* verabreicht werden, zu Schläfrigkeit führen. Was in einem Fall als unerwünschte N. bewertet wird, kann jedoch bei einer anderen Erkrankung die gewünschte therapeutische Wirkung sein. Wenn Antihistaminika als Beruhigungsmittel eingesetzt werden, ist Schläfrigkeit die erwünschte Wirkung.

Durch ein Medikament ausgelöste N.en, die häufig bei Patienten auftreten, die dieses Medikament einnehmen, werden als N.en vom Typ I bezeichnet.

N.en vom Typ II kommen nur bei wenigen Patienten vor und sind nicht vorhersehbar, bis der Arzt den Zusammenhang zwischen einem bestimmten Medikament und der individuellen Reaktion eines Patienten auf dieses Medikament erkennt. N.en vom Typ II können beispielsweise durch einen genetischen Defekt (etwa ein fehlendes Enzym, welches das Medikament normalerweise inaktiviert) oder durch eine allergische Reaktion verursacht sein. Zu den häufigen N.en vom Typ II zählen Hautausschläge, Schwellungen im Gesicht und Gelbsucht. Bei Auftreten solcher N.en muß das betreffende Medikament normalerweise abgesetzt werden (s.a. *Medikament*).

Neck dissection

s. *Halsdissektion, radikale*

Nefopam

(z.B. *Ajan*® +)

Sehr starkes *Analgetikum*, das zur Linderung starker Schmerzen, wie sie durch eine Verletzung, einen chirurgischen Eingriff oder Krebs verursacht werden können, verabreicht wird.

N. reduziert die Schmerzwahrnehmung im Gehirn, seine genaue Wirkungsweise ist jedoch nicht bekannt. Im Gegensatz zu anderen Analgetika, die auf das Gehirn wirken, beeinträchtigt es weder die Atmung, noch ruft es euphorische Zustände hervor.

Zu den möglichen Nebenwirkungen gehören Übelkeit, Nervosität, Mundtrokkenheit und Schlafstörungen.

Nekrolyse, epidermale

Schwerer, mit Blasenbildung einhergehender Hautausschlag, bei dem sich die oberen Hautschichten ablösen, so daß große offene Wundflächen entstehen.

Die Symptome einer e.n N. ähneln denen einer Verbrennung dritten Grades. Auch hier besteht das Risiko einer ausgedehnten Infektion und des Verlusts von Körperflüssigkeit und Salzen über die offenen Hautpartien.

Bei Neugeborenen wird diese Erkrankung meist durch Staphylokokken (einen Bakterienstamm) verursacht. Die Therapie erfolgt mit *Antibiotika* und in schweren Fällen mit Flüssigkeitsersatz durch Infusionen.

Bei Erwachsenen tritt die e. N. meist als Reaktion auf ein *Medikament* auf, besonders auf Barbiturate, Sulfonamide oder Penicillin. Die Symptome klingen in der Regel nach Absetzen des Medikaments ab. In manchen Fällen ist jedoch ein intravenöser Flüssigkeitsersatz erforderlich.

Nekrophilie

Seltene sexuelle Perversion, bei der die geschlechtliche Befriedigung durch sexuelle Handlungen mit Leichen erreicht wird.

Nekropsie

Selten verwendeter medizinischer Fachbegriff für eine *Autopsie* (die Untersuchung eines Leichnams).

Nekrose

Absterben von Gewebezellen. Die N. hat verschiedene Ursachen. Aus einer *Ischämie* (unzureichender Blutzufuhr) kann sich z.B. ein *Gangrän* entwickeln; Infektionen (wie z.B. *Tuberkulose*) oder starke Hitze- bzw. Kälteeinwirkung, giftige Chemikalien (wie z.B. Säuren) oder überdosierte Röntgenstrahlen und andere Arten von *Strahlung* können das Gewebe schädigen.

Das Aussehen des abgestorbenen Gewebes hängt von der Ursache der N. und meist auch von der Art des betroffenen Gewebes ab. Bei einer durch Tuberkulose verursachten N. ist das abgestorbene Gewebe weich und trocken und hat eine käsige Beschaffenheit.

Aus Fettgewebe unter der Haut, das aufgrund einer äußeren Einwirkung oder Infektion abgestorben ist, entsteht hartes Narbengewebe, das einen festen Knoten bildet.

Nelkenöl

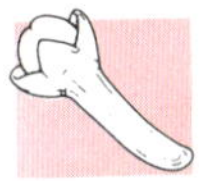

Farblose oder blaßgelbe Flüssigkeit, die aus den getrockneten Blütenknospen von *EUGENIA CARYOPHYLLUS* gewonnen wird. N. wird manchmal zur Linderung von Bauchschmerzen eingesetzt, die durch *Flatulenz* verursacht sind. Hauptsächlich wird es jedoch als Geschmackszusatz zu Medikamenten verwendet. Bei äußerlicher Anwendung hat N. eine keimtötende und leicht schmerzstillende Wirkung. Es wird auch als Hausmittel bei Zahnschmerzen empfohlen. Bei wiederholtem Gebrauch kann allerdings das Zahnfleisch geschädigt werden.

Nematoden

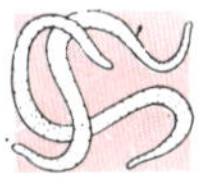

Wissenschaftlicher Name für eine Gruppe zylindrischer Würmer, von denen einige Arten als Parasiten im Menschen vorkommen (s. *Rundwürmer*).

Neologismus

Schöpfung neuer Wörter, die für den Erfinder eine spezielle, von anderen Menschen nicht nachvollziehbare Bedeutung haben. Auch das Wort selbst wird als N. bezeichnet. Das ständige Verwenden von Neologismen kann ein Merkmal der *Schizophrenie* sein, bei der es zusammen mit anderen Denkstörungen auftritt.

Neomycin

(z.B. *Neomycin*® +)

Antibiotikum, das, oft in Kombination mit anderen Medikamenten, zur Behandlung von Ohr-, Augen- und Hautinfektionen eingesetzt wird. In manchen Fällen wird N. vor chirurgischen Eingriffen verabreicht, um Darminfektionen vorzubeugen. Mögliche Nebenwirkungen sind Hautausschläge und Juckreiz.

Neonat

Neugeborenes bzw. weniger als ein Monat alter Säugling.

Neonatologie

Zweig der *Pädiatrie*, der sich mit der Gesundheitsfürsorge für das *Neugeborene* und der Behandlung seiner Erkrankungen befaßt. Beim Neugeborenen können vorübergehende, z.B. durch *Frühgeburt* oder zu niedriges Geburtsgewicht bedingte, oder lebenslange Probleme (z.B. *Spina bifida*) auftreten. Der Neonatologe ist während der ersten Lebenswochen für die ärztliche Versorgung des Säuglings zuständig, danach der Kinderarzt. Die meisten Neonatologen sind gleichzeitig auch Kinderärzte.

Neoplasie
Medizinischer Fachbegriff für die Bildung von *Tumoren*, die durch die fortschreitende anomale Vermehrung von Zellen gekennzeichnet ist. Der Begriff N. impliziert nicht notwendigerweise *malignes* Zellwachstum. Auch *benigne* Tumoren sind das Ergebnis von N.

Neoplasma
Medizinischer Fachbegriff für einen *Tumor* (jede Form des anomalen Zellwachstums). Neoplasmen können *maligne* oder *benigne* sein (s. *Krebs*, *Tumor*).

Neostigmin
(z.B. *Prostigmin*® +)

Sog. Cholinesterasehemmer, d.h. ein Wirkstoff, der zur Behandlung der *Myasthenia gravis* eingesetzt wird, einer seltenen Autoimmunkrankheit, die Muskelschwäche verursacht. N. fördert die Ausschüttung von *Acetylcholin*, eines *Neurotransmitters* (einer an den Nervenenden freigesetzten Substanz), der die Kontraktion von Muskeln bewirkt.

Zu den möglichen Nebenwirkungen gehören Übelkeit und Erbrechen, verstärkter Speichelfluß, Durchfall, Bauchkrämpfe, Schwitzen, verschwommenes Sehen, Muskelkrämpfe, Muskelzuckungen und Hautausschläge.

N

Nephrektomie
Chirurgische Entfernung einer oder beider *Nieren*.

WARUM ES GEMACHT WIRD

Einer der häufigsten Gründe für das Entfernen einer Niere ist ein maligner Tumor (s. *Nierenkrebs*). Weitere Ursachen für die N. sind auch Funktionsstörungen der Niere, die durch Infektionen oder Nierensteine bedingt sind (s. *Harnstein*) oder die schwere *Hypertonie* verursachen. Auch wenn die Nieren so schwer verletzt sind, daß eine Stillung der Blutung nicht möglich ist, kann die N. erforderlich sein.

SO WIRD ES GEMACHT

Die N. wird in Vollnarkose durchgeführt. Der Patient liegt auf der Seite, an der Hüfte abgewinkelt, auf einem rechteckigen Operationstisch. Durch einen Schnitt entlang des Rippenbogens, der vom Rückgrat in Richtung Vorderbauch ausgeführt wird, wird die Niere freigelegt. Der *Harnleiter* und die Blutgefäße werden durchtrennt und die Niere entfernt. Der Schnitt wird nach Anbringen eines Drainageschlauchs, der 24 bis 48 Stunden im Körper verbleibt, vernäht.

VERLAUF

Bei Patienten, denen eine Niere entfernt wurde, normalisiert sich die Nierenfunktion nach ungefähr sechs Monaten, da die verbleibende Niere (sofern sie gesund ist) die gesamte Arbeit übernimmt. Wurden beide Nieren entfernt, benötigt der Patient regelmäßige *Dialysen* oder eine *Nierentransplantation*.

Nephritis
Entzündung einer oder beider Nieren. Mögliche Ursachen der N. sind Infektionen (s. *Pyelonephritis*), anomale Reaktionen des *Immunsystems* (s. *Glomerulonephritis*) oder Stoffwechselerkrankungen wie *Gicht* (s.a. Kasten "Erkrankungen der Niere" S. 774).

Nephroblastom
s. *Nierenkrebs*

Nephrokalzinose
Ablagerung von Kalzium im Gewebe der *Nieren*. Die N. ist nicht identisch mit Nierensteinen (s. *Harnstein*), bei denen sich in den ableitenden Harnwegen Kalziumsteine bilden.

N. kann bei allen Erkrankungen auftreten, die mit einem erhöhten Kalziumspiegel im Blut einhergehen, so z.B. bei *Hyperparathyreoidismus* (Überfunktion der Schilddrüse) und *renaler tubulärer Azidose* (einer Erkrankung, bei der die Niere Urin mit einem unter dem Normalwert liegenden Säuregehalt produziert). Die N. kann sich auch als Folge der Einnahme zu hoher Dosen bestimmter *Antazida* oder *Vitamin D* entwickeln. Die Therapie der N. orientiert sich an der Grunderkrankung und zielt auf die Vermeidung einer weiteren Verkalkung.

Nephrolithotomie
Chirurgische Entfernung eines *Calculus* (Steins) aus der *Niere* durch einen Schnitt in das Nierengewebe. Die N. kann durch einen Bauchschnitt oder durch einen vom Rücken her ausgeführten Punktionsschnitt direkt in das Nierengewebe (eine als perkutane N. bekannte Methode) erfolgen. Die Nierensteine werden mit Instrumenten entfernt. Größere Steine müssen eventuell vor der N. in kleinere Teile zertrümmert werden.

Weitere Methoden der Entfernung von Nierensteinen sind die *Pyelolithotomie* , eine chirurgische Technik, bei der der Stein durch einen Schnitt in das Nierenbecken entfernt wird, und die *Lithotripsie*, eine nichtoperative Methode, bei der die Steine mit Ultraschallwellen zertrümmert und dann auf normalem Wege ausgeschieden werden.

Nephrologie
Spezialisierung innerhalb des Fachs "Innere Medizin", die sich mit der Funktion der *Nieren* und mit Ursachen, Diagnose und Therapie der Erkrankungen der Niere beschäftigt. Untersuchungsmethoden der N. sind *Nierenbiopsie*, *Nierenfunktionsprüfung* und *Nierendarstellungs*verfahren (z.B. die intravenöse *Urographie*). Erkrankungen der Niere können durch Medikamente (z.B. gegen hohen Blutdruck, Entzündungen und Infektionen), durch chirurgische Eingriffe (bei Nierensteinen und Tumoren) und *Dialyse* behandelt werden. Bei schweren Nierenerkrankungen kann eine Nierentransplantation erforderlich sein.

Nephron
Mikroskopisch kleine, morphologisch-funktionelle Niereneinheit aus Glomerulus, Bowman-Kapsel und Harnkanälchen. Jede Niere besteht aus ca. einer Million N.en. Diese filtern Abfallprodukte aus dem Blut und steuern die über den Urin ausgeschiedene Salz- und Wassermenge entsprechend den Bedürfnissen des Organismus.

Nephropathie
Oberbegriff für alle Erkrankungen oder Schädigungen der Niere (s. Kasten "Erkrankungen der Niere" S. 774).

Als obstruktive N. bezeichnet man einen Nierenschaden, der durch einen Rückstau des Urins verursacht wurde. Mögliche Gründe für diesen Rückstau sind Steine in den ableitenden Harnwegen, Tumoren, Narbengewebe oder der Druck eines anderen Organs auf die ableitenden Harnwege.

Reflux-N. bezieht sich auf Schädigungen, die durch ein Zurückfließen des Urins aus der Blase in die Niere verursacht werden. Verantwortlich dafür ist eine Störung des Ventilmechanismus am unteren Ende des *Harnleiters*.

Toxische N.n sind Schädigungen der Niere durch Giftstoffe oder Mineralien (z.B. Tetrachlorkohlenstoff oder Blei).

Nephros
s. *Niere*

Nephrose
s. *nephrotisches Syndrom*

Nephrosklerose
Prozeß, bei dem normale *Nieren*strukturen durch Narbengewebe ersetzt werden. Die N. stellt normalerweise das letzte Stadium des Heilungsprozesses bei den vielen verschiedenen Erkrankungen dar, die mit Entzündungen in der Niere einhergehen, wie z.B. *Diabetes mellitus*, *Glomerulonephritis* und chronische *Pyelonephritis*.

Nephrostomie
Einlegen eines kleinen Schlauchs in die Niere, mit dem Urin unter Umgehung

von Harnleiter und Blase direkt nach außen geführt wird (äußere Nierenfistel). Die N. wird zuweilen angewandt, um den Heilungsprozeß nach einem chirurgischen Eingriff am Harnleiter oder im Übergangsbereich von der Niere zum Harnleiter (z.B. nach einer Nierensteinentfernung) zu beschleunigen.

Nephrotisches Syndrom

Gruppe von Beschwerden und Symptomen, die auf eine Schädigung der Glomeruli (Filtereinheiten der *Niere*) zurückzuführen sind und mit schwerer *Proteinurie* (Abgabe von Eiweiß aus dem Blut in den Urin) einhergehen. Der Verlust großer Proteinmengen über den Harn verringert den Eiweißgehalt im Blut und führt zu *Ödemen* (Ansammlung von Flüssigkeit im Gewebe).

URSACHEN

Mögliche Ursachen des n.n S.s sind *Diabetes mellitus*, *Glomerulonephritis* (Entzündung der Glomeruli), *Amyloidose* (Erkrankung, bei der sich Amyloid, ein anomales Protein, im Gewebe ansammelt), schwere *Hypertonie* (Bluthochdruck), Reaktionen auf Gifte (z.B. Tetrachlorkohlenstoff und Blei) und Nebenwirkungen von *Medikamenten*.

SYMPTOME

Ödeme führen zur ausgeprägten Schwellung von Gesicht und Beinen. Auch in der Brusthöhle kann sich Flüssigkeit ansammeln und einen *Pleuraerguß* verursachen. Bei der Stauung von Flüssigkeit in der Bauchhöhle kommt es zur Bauchwassersucht (s. *Aszites*). Auch Anorexie, Lethargie, Durchfall können auftreten.

THERAPIE

Behandelt wird die zugrundeliegende Erkrankung. Zur Bekämpfung der Ödeme wird eine natriumarme Kost, unterstützt durch Diuretika, verordnet. Ist der Proteingehalt im Blut stark erniedrigt, ist die intravenöse Gabe von Eiweiß erforderlich.

Nerv

(*F.* Nervus) Bündel von Nervenfasern (Neuriten), die denselben Verlauf haben und eine gemeinsame Hülle besitzen. Nervenfasern, auch Axone genannt, sind die Ausläufer vieler einzelner Nervenzelleiber (Perikaryon; s. *Neuron*).

Einige im N. zusammengefaßte Fasern leiten Bewegungsimpulse vom Rükkenmark in die Peripherie (Muskulatur), andere sensible Impulse aus dem Körperinneren bzw. von der Haut zum *Zentralnervensystem*.

STRUKTUR

Zu den peripheren Nerven zählen 12 Paare von *Hirnnerven* (Nervi craniales) und 31 Paare von *Rückenmarksnerven* (Nervi spinales).

In der Schulter- und Hüftregion bilden die Rückenmarksnerven Geflechte, von denen die Hauptnerven zu den Gliedmaßen abzweigen (z.B. der Nervus medianus in den Arm und der Ischiasnerv in das Bein). Die meisten Nerven spalten sich an zahlreichen Stellen auf und senden Ausläufer in alle Regionen des Körpers, v.a. zu den Sinnesorganen, zur Haut, zu den Skelettmuskeln, den inneren Organen und den Drüsen.

FUNKTION

Nervenfasern haben entweder eine sensible Funktion, d.h., sie leiten Informationen von einem Rezeptor zum Zentralnervensystem (ZNS), oder eine motorische Funktion, d.h., sie leiten Anweisungen vom ZNS zu einem Muskel oder einer Drüse.

Informationen werden – wie elektrische Impulse – entlang der Axone weitergeleitet. Einige Nerven enthalten ausschließlich sensorische oder motorische Fasern, die meisten sind jedoch gemischt.

Die Funktion der Nerven kann durch Kälte- und Druckeinwirkung sowie durch eine Vielzahl von Verletzungen beeinträchtigt werden (s. *Nervenverletzung*). Die peripheren Nerven können durch Infektionen, Entzündungen, Vergiftungen, Mangelernährung und Stoffwechselstörungen geschädigt werden (s. *Neuropathie*).

Nerv, eingeklemmter

Kompression oder Dehnung eines *Nervs*, die zu einem Taubheitsgefühl, Kribbeln, Schwäche und manchmal Schmerzen in dem von dem betroffenen Nerv versorgten Bereich führt.

Beispiel für einen e.n N. ist das *Karpaltunnelsyndrom*, bei dem aufgrund von Druck auf den Nervus medianus bei dessen Durchtritt durch den osteofibrösen Kanal über dem Handgelenk Symptome in Daumen, Zeigefinger und Mittelfinger auftreten.

Bei einem *Bandscheibenvorfall* verursacht der Druck auf die Nervenwurzel, die vom Rückenmark wegführt, Beschwerden im Rücken und in den Beinen. Symptome im Handgelenk und in der Hand treten bei der *Krückenlähmung* auf, bei der der Radialisnerv gegen den Oberarmknochen (Humerus) gedrückt wird.

Die Heilung eines e.n N.s kann einige Zeit in Anspruch nehmen, während der die Symptome weiter bestehen. In schweren Fällen ist die chirurgische Dekompression des Nervs zur Druckminderung erforderlich.

Nervenblock(ade)

Injektion eines Lokalanästhetikums in einen Nerv bzw. in dessen Umgebung, um Empfindungen in dem von diesem Nerv versorgten Bereich auszuschalten (Leitungsanästhesie).

WARUM ES GEMACHT WIRD

Eine N. wird angewandt, wenn das Anästhetikum nicht direkt in das zu behandelnde Gewebe injiziert werden kann, weil dieses schmerzhaft entzündet ist oder die Gefahr der Ausbreitung einer Infektion besteht.

Mit Hilfe einer N. kann außerdem ein großflächiger oder ein nicht direkt zugänglicher Bereich (der etwa im Körperinnern durch Knochen geschützt ist) betäubt werden.

SO WIRD ES GEMACHT

Das Lokalanästhetikum wird in einem zugänglichen Bereich in den Nerv oder seine Umgebung, in einiger Entfernung von dem zu behandelnden Gebiet, injiziert. Beispielsweise wird die Handinnenfläche betäubt, indem der Nervus ulnaris und der Nervus medianus durch Injektionen weiter oben am Arm blokkiert werden.

Ein Nerv kann bei seinem Austritt aus dem Rückenmark blockiert werden. Dies geschieht beispielsweise bei der hauptsächlich in der Geburtshilfe angewandten *Epiduralanästhesie* sowie bei der *Lumbalanästhesie*, die bei chirurgischen Eingriffen im Bereich des Unterbauchs und der unteren Gliedmaßen eingesetzt wird. Bei der sog. Kaudalanästhesie wird ein Lokalanästhetikum in den Kreuzbeinkanal eingespritzt. Dies führt zur Empfindungslosigkeit in der Gesäß- und Genitalregion und wird, insbesondere bei *Zangenentbindungen*, in der Geburtshilfe eingesetzt.

Bei einem Pudendusblock wird ein Anästhetikum in Nerven injiziert, die unterhalb des Beckens in den Scheidenboden münden. Diese Art des N.s kann ebenfalls bei Zangenentbindungen angewandt werden (s.a. *Anästhesie, lokale*).

Nervenentzündung

s. *Neuritis*

Nervenheilanstalt

Klinik, die sich auf die Behandlung psychischer Erkrankungen spezialisiert. Viele dieser Krankenanstalten wurden im 19. und frühen 20. Jahrhundert erbaut und waren ursprünglich riesige Gebäudekomplexe. Oft dienten sie lediglich als Aufbewahrungsanstalten für chronisch Kranke, die vernachlässigt und mißhandelt wurden. In jüngerer Zeit wurden im Rahmen der Bemühungen, psychisch Kranke ambulant oder in Tageskliniken zu versorgen, viele N.en verkleinert, dezentralisiert und modernisiert.

Heute erfolgen die meisten Einweisungen in N.en wegen akuter psychiatrischer Erkrankungen. Ziel ist es, den Patienten aus einer belastenden häuslichen Umgebung herauszunehmen und Therapieformen anzuwenden, die nur im Rahmen eines stationären Aufenthalts möglich sind. Auch muß der Kranke manchmal vor sich selbst oder die Umgebung vor dem Kranken geschützt werden (Selbst- und/oder Fremdgefährdung). Meist erfolgt die Einweisung auf freiwilliger Basis; in einigen Fällen ist jedoch eine Zwangseinweisung erforderlich.

Nervenheilkunde
s. *Neurologie*

Nervenleiden
s. *Neuropathie*

Nervenquetschung
s. *Nerv, eingeklemmter*

Nervensystem
Gesamtheit der nervalen Strukturen, die der Aufnahme, Speicherung und Verarbeitung von Informationen dient; Informationsträger ist der aus vielen einzelnen Fasern gebildete *Nerv.*

STRUKTUR
Das N. ist wie ein Computer organisiert, dessen zentrale Steuereinheit das aus *Gehirn* und *Rückenmark* bestehende *Zentralnervensystem* (ZNS) ist, das sich aus Milliarden miteinander vernetzter *Neuronen* (Nervenzellen) zusammensetzt.

Die Informationseingabe in das ZNS erfolgt über die Sinnesorgane. Das ZNS gibt über das sog. periphere N. (Hirn- und Rückenmarksnerven; s. *Nerv*) Befehle an die Muskeln, die den Bewegungsapparat in Gang setzen, an die Drüsen und die anderen inneren Organe.

Jeder periphere Nerv besteht aus Bündeln einzelner Nervenfasern (Neuriten, Axone), die Fortsätze von Nervenzellen sind (s. *Neuron*).

Neben dieser anatomischen Gliederung des N.s läßt sich auch eine funktionale Aufteilung vornehmen. Die wichtigsten Subsysteme sind das *autonome N.*, das in erster Linie für die automatische (unbewußte) Regelung interner Körperfunktionen zuständig ist, und das animale (somatische) N., das die für willkürliche Bewegungen zuständigen Skelettmuskeln steuert.

FUNKTION
Die Hauptfunktion des N.s besteht darin, Informationen über die Umgebung und den internen Zustand des Körpers zu sammeln, diese Informationen zu analysieren und entsprechende Reaktionen einzuleiten, die bestimmte Triebe befriedigen sollen. Der stärkste Trieb ist der Überlebenstrieb. Viele damit zusammenhängende Verhaltensweisen, vom Vermeiden physischer Schmerzen bis hin zum Zittern als Reaktion auf Kälte, unterliegen nicht der bewußten Steuerung.

Andere Triebe sind komplexer. Sie basieren auf dem Bedürfnis nach dem Erleben positiver Affekte (wie Freude und Anregung) und dem Vermeiden negativer Gefühle (wie Schmerz, Angst und Frustration). Bei der Ausführung dieser Funktionen greift das N. auf zahlreiche genetisch vorprogrammierte Abläufe zurück, hat aber zusätzlich die Möglichkeit, seine Leistung durch *Lernen* zu verbessern, was wiederum auch vom *Gedächtnis* abhängig ist.

Die Funktionen des N.s basieren weitgehend auf automatischen Reaktionen auf verschiedene Stimuli (s. *Reflex*), obwohl auch willkürliche Aktionen durch die Aktivität höherer, bewußter Anteile des Gehirns eingeleitet werden können. Bestimmte höhere Funktionen (wie die optische Wahrnehmung, Gedächtnisfunktionen, das Denken und Sprachfunktionen) sind sehr komplex und noch nicht im Detail erforscht. Grundsätzlich läßt sich jedoch sagen, daß alle Nervenaktivitäten auf der Weiterleitung von Impulsen durch ein komplexes Netzwerk von Neuronen beruhen.

STÖRUNGEN UND ERKRANKUNGEN
Störungen und Erkrankungen des N.s können aus einer Schädigung oder Funktionsstörung seiner Teile (s. Kasten "Erkrankungen des Gehirns"; *Rückenmark*; *Neuropathie*; *Nervenverletzung*) resultieren. Weitere mögliche Ursachen sind Störungen im Bereich von sensorischen, analytischen oder Gedächtnisfunktionen (s. *Sehstörungen*, *Schwerhörigkeit*, *Anosmie*, *Empfindungsstörung*, *Agnosie*, *Amnesie*) sowie motorische Störungen (s. *Aphasie*, *Dysarthrie*, *Ataxie*).

Nervenverletzung
(*F.* Nervenläsion) Schädigung oder Durchtrennung einiger oder aller Fasern innerhalb eines *Nervs* als Resultat eines *Traumas* (s. *Neuropathie* bezüglich Nervenschädigungen, die nicht von Verletzungen herrühren).

Nerven können bei vielen Arten von Verletzungen, z.B. Stich- und Schußwunden, Schnittwunden, wie sie durch Glassplitter entstehen, oder Kontakt mit elektrischen Maschinen (wie Kreissägen und Propellern), geschädigt oder durchtrennt werden.

VERLETZUNG PERIPHERER NERVEN
Werden bei Verletzung eines peripheren Nervs einige – aber nicht alle – Einzelfasern innerhalb des Nervs durchtrennt, degenerieren die durchtrennten Fasern zu beiden Seiten der Verletzung. Dies schwächt Muskeln in dem durch die betroffenen Fasern versorgten Gebiet und schränkt die Empfindungsfähigkeit ein.

Sind bei einer Teildurchtrennung die Enden der verletzten Fasern nicht gegeneinander verschoben, können in den durch die degenerierten Fasern zurückgelassenen Kanälen neue Fasern gebildet werden. Diese Neubildung beginnt innerhalb weniger Tage nach der Verletzung und wird mit einer Wachstumsgeschwindigkeit von 2,5 cm pro Monat fortgesetzt.

Bei Totaldurchtrennung eines Nervs versuchen sich die Einzelfasern zu regenerieren, aber wegen des Fehlens von Kanälen, die als Orientierungshilfe dienen könnten, entsteht lediglich ein Gewebeklumpen, der keine Leitungsfunktionen übernehmen kann.

Regenerierende Nervenfasern wachsen manchmal in die falschen Kanäle. Dies kann dazu führen, daß bei Wiederaufnahme der Funktion Aktionen falsch bzw. anders als beabsichtigt ausgeführt werden. Beispielsweise wird nun bei dem Versuch, den Zeigefinger zu bewegen, der Mittelfinger mitbewegt. Der Betroffene muß Bewegungsabläufe und die Interpretation von Empfindungen neu erlernen.

GEHIRN- UND RÜCKENMARK-VERLETZUNGEN
Die Nervenbahnen im Gehirn und Rückenmark unterscheiden sich in ihrem Aufbau von den peripheren Nerven. Durchtrennte Nervenfasern im Gehirn und Rückenmark regenerieren sich nicht. Beispielsweise kann das Augenlicht nicht wiederhergestellt werden, wenn die *Sehnerven* durchtrennt werden.

THERAPIE
Bei peripheren Nerven kann ein durchtrennter Nerv durch einen mikrochirurgischen Eingriff wiederhergestellt werden. Der Neurochirurg fügt die Nervenenden mit äußerster Sorgfalt zusammen und vernäht sie mit feinsten Nadeln und Fäden. Eine präzise Ausrichtung der Nervenenden schafft die besten Voraussetzungen für die Regeneration der Fasern in den richtigen Kanälen. Selbst bei optimaler chirurgischer Versorgung ist allerdings nur selten eine vollständige Wiederherstellung eines Nervs möglich. Durch physiotherapeutische Maßnahmen kann verhindert werden, daß sich gelähmte Muskeln während der Heilungsphase über das normale Maß hinaus verkürzen.

Nervenzelle
s. *Neuron*

Nervenzusammenbruch
Umgangssprachliche Bezeichnung für ungewöhnliches Verhalten, das als Ausdruck einer mit *Angst*zuständen oder

NERVENSYSTEM

Das Nervensystem nimmt Veränderungen der Verhältnisse außerhalb und innerhalb des Körpers wahr, interpretiert sie und reagiert darauf. Das Zentralnervensystem analysiert Informationen und leitet Reaktionen ein, während das periphere Nervensystem Informationen sammelt und die Antwortsignale weiterleitet. Manche Reaktionen sind unwillkürlicher Natur, andere werden vom Bewußtsein gesteuert. Grundsätzlich basiert die Aktivität des Nervensystems auf dem Weiterleiten von Signalen durch miteinander verbundene Neuronen (Nervenzellen).

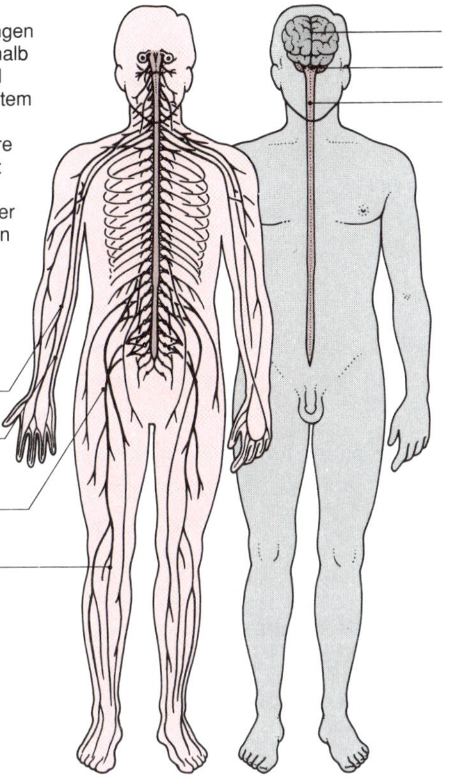

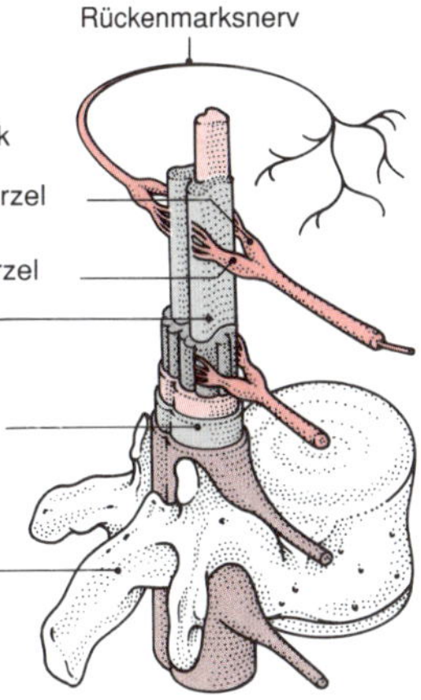

Struktur des Rückenmarks
Die graue Substanz enthält Nervenzellen, die weiße Substanz die zugehörigen Fasern. Beim Eintritt in den Wirbelkanal spalten sich die Rückenmarksnerven in eine hintere Wurzel mit sensiblen und eine vordere Wurzel mit motorischen Fasern auf.

Peripheres Nervensystem
Gesamtheit aller Nerven, die Gehirn und Rückenmark mit den übrigen Körperregionen verbinden. 31 Nervenpaare (Spinalnerven) sind mit dem Rückenmark verbunden, 12 Nervenpaare (Hirnnerven) mit dem Gehirn. Die Abbildung zeigt die wichtigsten Nerven der Gliedmaßen.

Zentralnervensystem (ZNS)
Es besteht aus Gehirn und Rückenmark, die im Schutz der Schädelhöhle bzw. des Wirbelkanals liegen. Das ZNS erhält Informationen von den Sinnesorganen und Rezeptoren und sendet über das periphere Nervensystem Signale an Muskeln und Drüsen.

N

WIE ES FUNKTIONIERT

Die Abbildung zeigt einige Reaktionen auf das Berühren eines heißen Gegenstandes. Ein Rezeptor sendet über eine sensible Faser die Nachricht an das Rückenmark. Dadurch wird ein Signal ausgelöst, das über eine motorische Faser an einen Muskel weitergeleitet wird, der durch Kontraktion den Finger zurückzieht. Diese Abfolge von Aktionen wird als Reflexbogen (Fremdreflex) bezeichnet. Die Information geht gleichzeitig an das Gehirn.

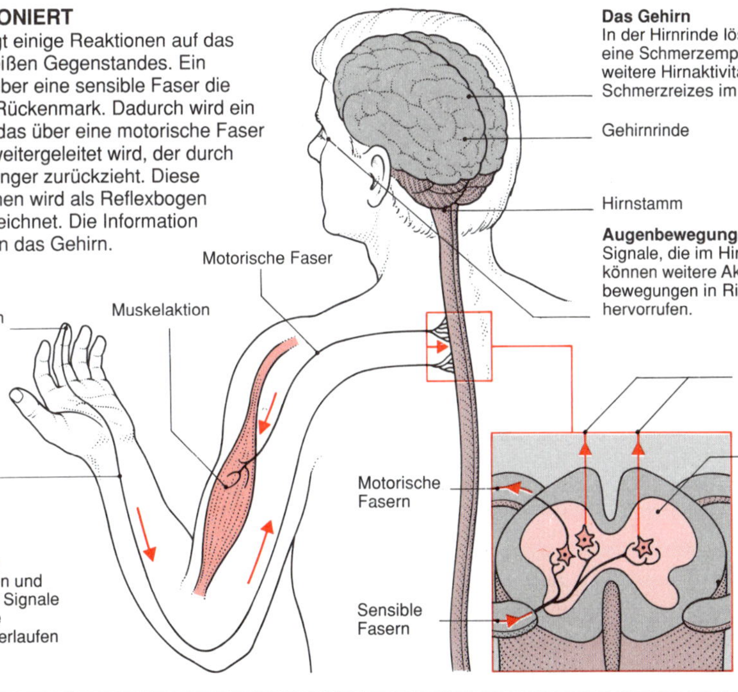

Das Gehirn
In der Hirnrinde löst der ankommende Reiz eine Schmerzempfindung, eventuell auch weitere Hirnaktivität (z.B. Speicherung des Schmerzreizes im Gedächtnis) aus.

Augenbewegungen
Signale, die im Hirnstamm eintreffen, können weitere Aktionen (z.B. Augenbewegungen in Richtung des Reizes) hervorrufen.

Sensible und motorische Fasern
Obwohl die sensiblen und motorischen Fasern Signale in entgegengesetzte Richtungen leiten, verlaufen sie im selben Nerv.

Rückenmark
Das im Rückenmark eintreffende Signal wird über separate Verbindungen an andere Nervenzellen weitergeleitet.

nervlicher Anspannung verbundenen psychischen Krise bzw. einer psychischen Erkrankung interpretiert wird. Der Begriff ist kein medizinischer Fachterminus; er wird oft bei Menschen angewandt, die zu Tränenausbrüchen, Schreikrämpfen, Rückzugsverhalten und panischer Angst vor Krankheit neigen.

Nervös
Umgangssprachliche Beschreibung für Menschen, die durch einen gesteigerten Antrieb und Betätigungsdrang auffallen, ständig unruhig, ängstlich und "auf dem Sprung" sind. Diese Bezeichnung hat keine medizinische Bedeutung.

Nervöse Angewohnheit
Laienhafte Bezeichnung für ständig wiederholte Bewegungen oder Verhaltensweisen. Manchmal äußert sich eine n.A. in Form von unwillkürlichen Zuckungen oder Tics, wie etwa beim *Gilles-de-la-Tourette-Syndrom* und einigen Formen der *Dyskinesie*.

Willkürlich steuerbare Automatismen, wie *Daumenlutschen* und Nasenbohren, sind bei Kindern recht verbreitet und verschwinden im Laufe der Zeit. Ebenfalls recht häufig sind *Zähneknirschen* und *Nägelkauen*, das oft bis ins Erwachsenenalter fortbesteht – bei etwa 20 Prozent der Erwachsenen ist dieses Verhalten noch zu beobachten. Solche nervösen Angewohnheiten werden als Möglichkeiten des Abbaus innerer Anspannung interpretiert.

Bei Anspannung und Angst treten diese Verhaltensweisen verstärkt auf. Bei einigen Formen der *Depression*, bei *Angstneurosen* oder Drogenentzug können sie sich ins Extreme steigern.

Nervus abducens
s. *Abducens*

Nervus accessorius
s. *Akzessorius*

Nervus acusticus
s. *Hörnerv*

Nervus facialis
s. *Fazialisnerv*

Nervus femoralis
s. *Femoralisnerv*

Nervus hypoglossus
s. *Hypoglossusnerv*

Nervus ischiadicus
s. *Ischiasnerv*

Nervus laryngeus
s. *Laryngeus*

LAGE DER NETZHAUT
Die Netzhaut ist die innerste der drei Häute des Augapfels. Sie läßt sich mit dem lichtempfindlichen Film in einer Kamera vergleichen.

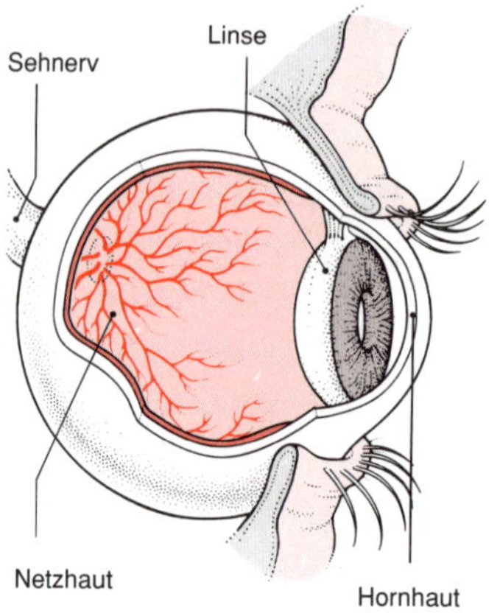

Nervus medianus
s. *Medianus*

Nervus oculomotorius
s. *Okulomotorius*

Nervus olfactorius
s. *Riechnerv*

Nervus opticus
s. *Sehnerv*

Nervus parasympathicus
s. *Vagus*

Nervus radialis
s. *Radialis*

Nervus vestibulocochlearis
s. *Oktavus*

Nesselsucht
s. *Urtikaria*

Netilmicin
(z.B. *Certomycin*® +)

Antibiotikum, das normalerweise nur in Kliniken zur Behandlung schwerwiegender Infektionen eingesetzt wird, wenn andere Antibiotika keine Wirkung gezeigt haben. In seltenen Fällen kann N. zu einer Schädigung des Innenohrs oder der Nieren führen.

Netz
(*F.* Omentum) Schürzenartige, doppelt gefaltete Fettmembran vor den Eingeweiden. Neben seiner Funktion als Fettspeicher verringert das N. auch die Gefahr von sich im Bauchraum ausbreitenden Infektionen, in dem es die infizierte Stelle umhüllt.

Netzhaut
(*F.* Retina) Lichtempfindliche membranartige Schicht an der rückwärtigen Innenseite des *Auges*, auf die Bilder von *Hornhaut* und *Linse* fokussiert werden. Die N. enthält lichtempfindliche Rezeptoren (Stäbchen und Zapfen), die Lichtenergie in Nervenimpulse umsetzen, außerdem ein Geflecht miteinander verbundener Zellen (teils mit sehr langen Fasern), die diese Impulse entlang dem *Sehnerv* an das *Gehirn* weiterleiten.

Die Stäbchen sind besonders lichtempfindlich und ermöglichen dadurch das Dämmerungs- und Nachtsehen. Die Zapfen sind weniger lichtempfindlich. Ihre spezielle Aufgabe liegt im *Farbensehen.* Sie produzieren Impulse, deren Intensität von der Farbe des einfallenden Lichts abhängig ist.

Im Zentrum der Netzhaut, im Bereich des gelben Flecks, befindet sich die Sehgrube (*F.* Fovea). Aufgrund des Fehlens von Blutgefäßen sind die lichtempfindlichen Zellen (fast ausschließlich Stäbchen) hier besonders dicht gepackt, so daß hier das schärfste Sehen möglich ist. (S.a. Kasten "Erkrankungen der Netzhaut" rechts)

Netzhautablösung
s. *Ablatio retinae*

Netzhautarterienverschluß
Blockierung einer Arterie, die die *Netzhaut* mit Blut versorgt (entweder die Zentralarterie oder einer ihrer Äste). Der N. wird meist durch *Thrombose* (anomale Blutgerinnung) oder eine *Embolie* (bei der ein Blutgerinnsel mit dem Blutstrom transportiert wird) verursacht. Wenn der Zentralarterienverschluß lange andauert, führt dies zu einer dauerhaften Erblindung des betroffenen Auges. Der Verschluß eines kleineren Arterienastes hat eine Einschränkung des Gesichtsfeldes zur Folge.

Netzhautblutung
(*F.* Apoplexia retinalis) Blutung in die *Netzhaut* (die lichtempfindliche Schicht an der rückwärtigen Innenseite des Augapfels) aus einem oder mehreren Blutgefäßen. Eine Netzhautblutung kann durch *Diabetes mellitus* verursacht werden. Diese Erkrankung fördert die Bildung kleiner, anomaler, zu Blutungen neigender Gefäße. Auch bei *Hypertonie* (erhöhtem Blutdruck) und *Netzhautvenenverschluß* (Verschluß einer der Venen, die Blut aus der Netz-

hautregion ableiten) können Netzhautblutungen auftreten.

Wenn die Makula betroffen ist, führt N. zu einer erheblichen Beeinträchtigung der Sehkraft. Periphere N.en können fast unbemerkt auftreten. Sie werden nur bei Untersuchungen des Auges mit einem Ophthalmoskop festgestellt.

Netzhautentzündung

s. *Retinitis*

Netzhautriß

Auftreten eines Risses in der *Netzhaut* (der lichtempfindlichen Schicht an der rückwärtigen Innenseite des Augapfels), meist durch Degeneration verursacht. N.e treten häufiger bei stark kurzsichtigen Menschen auf. Sie können auch durch schwere Verletzungen verursacht werden. Die *Netzhautablösung* ist meist Folge eines Netzhautrisses. Wird ein N. vor dem Auftreten einer sekundären Netzhautablösung diagnostiziert, kann man den Riß durch *Laserbehandlung* oder *Kryochirurgie* schließen.

Netzhautvenenverschluß

Blockierung einer Vene (entweder der Hauptnetzhautvene oder einer ihrer Äste), die Blut von der *Netzhaut* ableitet. Der N. wird meist durch eine *Thrombose* (anomale Blutgerinnung) in der betroffenen Vene verursacht. Bei Menschen mit *Glau-*

ERKRANKUNGEN DER NETZHAUT

Trotz ihrer geringen Größe ist die Netzhaut durch eine Vielzahl von Erkrankungen bedroht, die oft die Sehkraft beeinträchtigen oder zur Blindheit führen.

ANGEBORENE UND GENETISCHE DEFEKTE

Die Farbenblindheit (s. *Farbenfehlsichtigkeit*), eine Anomalie der Zapfen (Farbrezeptoren) der Netzhaut, hat meist eine genetische Ursache. Erbliche degenerative Störungen im Bereich des gelben Flecks (*F. Makula*) können in jedem Alter auftreten. Sie führen zu einer erheblichen Beeinträchtigung der Sehfähigkeit. Weitere degenerative Störungen der Netzhaut mit genetischem Hintergrund sind das *Tay-Sachs-Syndrom* und die *Retinitis pigmentosa*.

Die *retrolentale Fibroplasie* (*Terry-Syndrom*) kann von einem Überangebot an Sauerstoff bei Frühgeborenen herrühren, das Anomalien der Netzhautgefäße zur Folge hat.

INFEKTIONEN

Die *Toxoplasmose* ist eine Infektion der Netzhaut, die in der Schwangerschaft auf den Fetus übertragen wird. Sie tritt später im Leben wieder auf und zerstört die Netzhaut allmählich.

TOXOCARA CANIS ist ein parasitischer Wurm, dessen Larven sich in der Netzhaut ansiedeln können und diese schwer schädigen. Es entsteht eine weiße tumorähnliche Masse (s. *Toxokariasis*). Die *Onchozerkose* wird durch einen tropischen Wurm verursacht und kann ebenfalls zu einer schweren Netzhauschädigung führen. Von anderen Körperregionen ausgehende bakterielle und Pilzinfektionen können über das Blut auf die Netzhaut übertragen werden. Bei bereits geschwächtem Immunsystem besteht eine größere Anfälligkeit für Virusinfektionen der Netzhaut.

TUMOREN

Das *Retinoblastom* ist ein bösartiger Tumor, der im allgemeinen während der ersten drei Lebensjahre auftritt. Die Sehkraft des betroffenen Auges kann nachlassen, die Pupille nimmt eine weiße Färbung an. Oft entwickelt sich eine Fehlstellung des Auges (Schielen). Die Veranlagung zu dieser Krebsart kann vererbt werden. Es ist möglich, daß Tumoren in anderen Körperregionen Metastasen ins Auge ausstreuen. In der Netzhaut können eine Reihe gutartiger Tumoren auftreten. Ein malignes Melanom kann von der Aderhaut (*F. Choroidea*), der Schicht unterhalb der Netzhaut, ausgehen.

VERLETZUNGEN

Durch tiefe Schnitte oder stumpfe Verletzungen kann die Netzhaut zerreißen oder sich ablösen (s. *Netzhautablösung, Netzhautriß*). Eine Verbrennung, die u.a. durch direktes Schauen auf eine Sonnenfinsternis verursacht werden kann, schädigt die Netzhaut dauerhaft.

STOFFWECHSELSTÖRUNGEN

Diabetes mellitus kann zur *Retinopathie* mit Flüssigkeitsaustritt und Blutungen in die Netzhaut und zur Bildung neuer, feiner Blutgefäße mit starker Blutungsbereitschaft an der Oberfläche der Netzhaut führen. Bei proliferativer Retinopathie treten Blutungen in den Glaskörper mit Wachstum faserigen Gewebes auf dem Glaskörper auf. Dies ist eine der Hauptursachen für Erblindung.

DURCHBLUTUNGSSTÖRUNGEN

Der *Netzhautvenenverschluß* (oder *Netzhautarterienverschluß*) ist eine häufige Ursache für Erblindung. Bei der Retinopathia hypertonica wird die Netzhaut durch hohen Blutdruck geschädigt. Dabei tritt eine Verengung und *Atherosklerose* der Netzhautarterien auf.

VERGIFTUNGEN

Eine Kombination aus starkem Nikotin- und Alkoholkonsum und Mangelernährung kann zum Verlust der Sehkraft führen. Dasselbe gilt für Vitaminmangel im Zusammenhang mit einer Bleivergiftung. *Methanol* verursacht eine ausgedehnte, irreversible Zerstörung bestimmter Netzhautgewebe und damit Blindheit.

MEDIKAMENTE

Zahlreiche Medikamente können die Netzhaut schädigen. Dazu gehören *Chloroquin*, das hochdosiert über längere Zeiträume bei Erkrankungen wie der rheumatoiden Arthritis verabreicht wird, und *Phenothiazin-Präparate*, mit denen psychische Erkrankungen behandelt werden.

WEITERE ERKRANKUNGEN

Altersbedingte *Makuladegeneration*, die mit einem fortschreitenden Verlust der Sehkraft einhergeht, ist bei älteren Menschen relativ häufig. Eine Netzhautablösung kann unabhängig von einer Verletzung auftreten und ist bei stark Kurzsichtigen häufiger.

UNTERSUCHUNGSMETHODEN

Netzhauterkrankungen werden durch Überprüfung der Sehschärfe und des Gesichtsfeldes (s. *Sehtests*) diagnostiziert. Nach Erweiterung der Pupillen mit Hilfe von Augentropfen wird die Netzhaut mit einem direkten oder indirekten *Ophthalmoskop* untersucht. Die Darstellung der Blutgefäße in der Netzhaut kann durch intravenöse Gabe von Fluorescein verbessert werden. Auch elektrophysiologische Tests können zur Untersuchung bestimmter Augenkrankheiten eingesetzt werden. Tumoren der Netzhaut bzw. unter der Netzhaut können mit Hilfe von *Ultraschall*verfahren sichtbar gemacht werden.

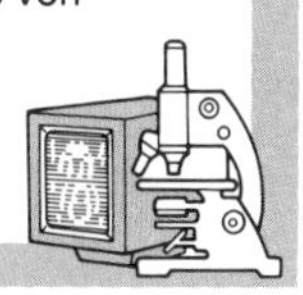

kom ist diese Erkrankung häufiger. Sie führt meist zu einer Beeinträchtigung der Sehkraft des betroffenen Auges. Ein N. kann auch ein Glaukom verursachen und zur völligen Erblindung führen.

Neugeborenengelbsucht

(*F.* Icterus neonatorum) Gelbfärbung der Haut und der Lederhaut der Augen beim Neugeborenen durch die Ansammlung von *Bilirubin* (eines gelbbraunen *Gallen*farbstoffs) im Blut. Bei vielen Säuglingen entwickelt sich während der ersten Tage nach der Geburt eine *Gelbsucht.* Besonders häufig ist diese Störung bei Frühgeborenen.

Beim Neugeborenen ist die Gelbsucht meist auf die Unreife der Leber zurückzuführen, d.h. auf ihre Unfähigkeit, Bilirubin ausscheidungsfähig zu machen. Diese Form der Gelbsucht ist meist harmlos und klingt im Laufe der ersten Lebenswoche ab.

Wesentlich seltener wird Gelbsucht bei Säuglingen durch die *hämolytische Krankheit des Neugeborenen*, den *G6PD-Defekt*, *Hepatitis* (Entzündung der Leber), *Hypothyreose* (Unterfunktion der Schilddrüse) oder *Gallengangsatresie* verursacht.

DIAGNOSE UND THERAPIE

Die Diagnose erfolgt auf der Grundlage der körperlichen Untersuchung. In manchen Fällen werden zusätzlich Blut- und Harnuntersuchungen, *Ultraschall-Diagnostik* und andere Tests durchgeführt.

Die Therapie ist von der verursachenden Erkrankung abhängig. Babys, die an Gelbsucht leiden, benötigen meist Flüssigkeit und werden außerdem mit *Phototherapie* behandelt. In schweren Fällen kann eine Austauschtransfusion (eine Form der *Bluttransfusion*) erforderlich werden. Wird die Therapie der N. zu spät begonnen, kann es zum *Kernikterus,* einer Schädigung des Gehirns, kommen.

Neugeborenes

Säugling bei der Geburt und während der ersten Lebenswochen.

ERSTUNTERSUCHUNG

Unmittelbar nach der Geburt wird das Neugeborene von der Krankenschwester, der Hebamme oder dem zuständigen Arzt untersucht. Man mißt mit Hilfe eines *Stethoskops* die Puls- und Atemfrequenz und beurteilt den allgemeinen Gesundheitszustand des Kindes anhand des *Apgar-Index*es. Das Geschlecht wird festgestellt, und es wird geprüft, ob irgendwelche offensichtlichen Geburtsfehler vorliegen.

VERSORGUNG

Name und Geburtsdatum, Geburtsgewicht, Körperlänge und Kopfumfang werden festgehalten. Das Neugeborene ist meist mit einer weißen Substanz, der sog. Käseschmiere (*F.* Vernix caseosa), bedeckt, die die Passage durch den Geburtskanal erleichtert. Nachdem die Käseschmiere entfernt wurde, wird das Baby in ein Tuch gewickelt und in den Arm der Mutter oder in eine warme Wiege gelegt. Sehr kleine oder kranke Neugeborene werden im *Brutkasten* auf einer speziellen Neugeborenen(intensiv)station versorgt.

Die Frequenz, mit der Urin und Kindspech (*F. Mekonium*) abgehen, wird notiert. Während der zweiten Lebenswoche führt man zwei spezielle Blutuntersuchungen zum Ausschluß der *Phenylketonurie* (s. *Guthrie-Test*) und *Hypothyreose* durch.

MEDIZINISCHE UNTERSUCHUNG

Innerhalb von 24 Stunden nach der Geburt wird das Neugeborene von einem Kinderarzt gründlich untersucht. Er beurteilt den allgemeinen Gesundheitszustand des Babys und stellt fest, ob angeborene Defekte, wie z.B. eine Gaumenspalte, vorhanden sind. Schädel, Augen, Gesicht, Bauch, Herz, Wirbelsäule, Hüften, Genitalien und Gliedmaßen sowie Haltung, Bewegungen, Verhalten, Schreien, Reflexe (s. *Reflex, frühkindlicher*) und Reaktionsbereitschaft des Babys werden geprüft.

ANOMALIEN

Aufgrund des Drucks, dem das Baby während des Geburtsvorgangs ausgesetzt ist, kann es einen geschwollenen oder verformten Kopf haben. In selteneren Fällen können *Geburtsverletzungen* wie ein *Kephalhämatom* (Schwellung der Kopfhaut aufgrund von Blutergüssen am Schädel) vorliegen. Die meisten Probleme, die durch den Druck während der Entbindung verursacht sind, verschwinden während der ersten Lebenswoche von selbst.

Gelbsucht (s. *Neugeborenengelbsucht*) ist bei Säuglingen sehr verbreitet, besonders, wenn sie gestillt werden. Die Gelbsucht erscheint meist am zweiten oder dritten Tag und klingt während der nächsten Tage wieder ab. In den meisten Fällen ist die Neugeborenengelbsucht harmlos, es sei denn, sie tritt während der ersten 24 Stunden oder bei einem sehr unreifen Frühgeborenen auf.

Bei manchen weiblichen Neugeborenen ist eine leichte Blutung bzw. ein leichter Ausfluß aus der Scheide festzustellen. Bei Neugeborenen beiderlei Geschlechts können die Brüste vergrößert sein. Diese harmlosen Symptome sind durch mütterliche Geschlechtshormone verursacht, die über die Plazenta zum Fetus gelangten. Die überschüssigen Hormone werden innerhalb kürzester Zeit aus dem Körper des Neugeborenen ausgeschieden.

Der Nabelschnurrest, der zur Vermeidung einer Infektion mit einem Antiseptikum bestrichen wird, trocknet im allgemeinen innerhalb einer Woche aus und fällt ab. Entzündungen sind möglich.

Zu den harmlosen Anomalien beim Neugeborenen gehören Milien (kleine weiße Flecke im Gesicht), *Hämangiome*, *Mongolenflecke*, und rotfleckige Hautausschläge (s. *Urtikaria, neonatale*), die um den zweiten Tag herum auftreten können. (S.a. *Frühgeburt, Übertragung*)

Neuralgie

Schmerzen, die durch die Reizung oder Schädigung eines *Nervs* verursacht werden. Im allgemeinen treten kurze, heftige Schmerzattacken auf, die oft so wahrgenommen werden, als ob der Schmerz durch den betroffenen Nerv schießt.

Manche Formen der N. sind Ausdruck einer spezifischen Erkrankung. Menschen, die an *Migräne* leiden, sind von einer Form der N. betroffen, die mit einem heftigen, ausstrahlenden Schmerz in der Augenregion einhergeht. Die N. nach Herpes ist durch einen brennenden Schmerz gekennzeichnet, der an einer von *Gürtelrose* betroffenen Stelle noch Monate oder gar Jahre nach der Erkrankung auftreten kann.

Andere Formen der N. resultieren aus einer Schädigung eines bestimmten Nervs. Bei der Glossopharyngeal-N. treten heftige Schmerzen am Zungengrund sowie in Kehle und Ohren auf. Dieser Bereich wird vom Nervus glossopharyngeus versorgt. Der Schmerz kann spontan auftreten oder durch Sprechen, Essen oder Schlucken ausgelöst werden. Seine Ursache ist unbekannt. Dasselbe gilt für die *Trigeminusneuralgie*, die durch heftige Schmerzanfälle in einer vom Nervus trigeminus versorgten Gesichtshälfte gekennzeichnet ist.

THERAPIE

Die N. kann in manchen Fällen durch *Analgetika* wie Paracetamol gelindert werden. Glossopharyngeal- und Trigeminus-N. sowie nach Herpes auftretende N. sprechen zuweilen auf *Carbamazepin* (z.B. Tegretal ® +) an.

Neuralrohrdefekt

Entwicklungsstörung beim *Embryo*, die Rückenmark und Gehirn betrifft.

VERBREITUNG

Bei ca. fünf von 2000 Lebendgeburten liegt ein N. vor. Bei Mädchen ist diese Störung etwas häufiger als bei Jungen. Insgesamt sind wesentlich mehr Feten davon betroffen, die dann jedoch nicht bis zur Geburt überleben.

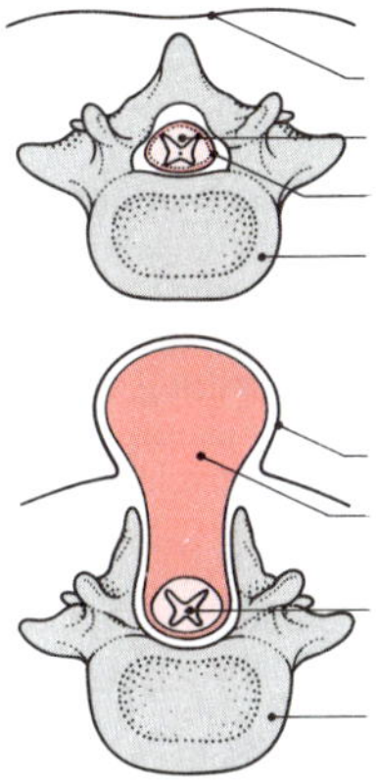

Neuralrohrdefekt
Bei Spina bifida schließt sich der knöcherne Wirbelbogen über dem Rückenmark nicht vollständig.

URSACHEN UND PROGNOSE
In einem frühen Entwicklungsstadium bildet sich im äußeren Keimblatt des Embryos eine Furche, aus der sich dann das Neuralrohr (Material von Gehirn und Rückenmark) entwickelt. Um das Neuralrohr fließen Wirbelspangen und bilden den Wirbelkanal, das vordere Neuralrohrende wird von den Schädelknochen eingehüllt. In jeder Phase der Entwicklung des zentralen Nervensystems können Störungen einsetzen, wodurch eine Vielzahl von Defekten möglich ist. Der gravierendste Schaden ist die *Anenzephalie* (völliges Fehlen des Gehirns). Sehr viel häufiger ist die *Spina bifida*, bei der die Wirbel nicht vollständig um das Rückenmark geschlossen sind.

N.e beruhen auf multifaktorieller Vererbung. Paare, die bereits ein Kind mit einem N. haben oder in deren Familien N.e vorkamen, sollten eine *genetische Beratung* in Anspruch nehmen.

Manche Ärzte sind der Meinung, daß das Risiko des erneuten Auftretens eines N.s durch die vorbeugende Gabe von Vitaminen und Folsäure vor der Empfängnis und im Frühstadium der Schwangerschaft gesenkt werden kann.

Bei Risikoschwangerschaften ermöglichen *Amniozentese* und *Ultraschall-Diagnostik* eine präzise pränatale Diagnose von Neuralrohrdefekten. In vielen Kliniken werden bei allen Schwangeren Bluttests durchgeführt, durch die N.e festgestellt werden können, die andernfalls unentdeckt blieben.

Neurapraxie
Nervenkommotion; Form der *Nervenverletzung*, bei der die äußere Struktur des Nervs intakt erscheint, jedoch einige der erregungsleitenden Fasern beschädigt oder degeneriert sind, so daß keine Impulsübertragung zu den Muskeln mehr stattfindet.

Neurasthenie
Heute kaum noch verwendeter Begriff, der wörtlich "nervöse Erschöpfung" bedeutet. Früher bezeichnete man damit eine Reihe körperlicher und psychischer Symptome, wie z.B. mangelnde Energie, Schlaflosigkeit, Schmerzen (in Brust und Bauch), *Depression*, Reizbarkeit und Konzentrationsschwäche.

Neuritis
Entzündung eines *Nervs*. Eine echte Nervenentzündung kann durch eine Infektion (beispielsweise durch ein Virus wie bei *Herpes zoster* oder durch ein Bakterium wie bei der *Hansen-Krankheit*) verursacht sein. Darüber hinaus werden auch Nervenschäden oder -erkrankungen, die nicht von einer Entzündung herrühren, als N. bezeichnet. Der Begriff ist ein Synonym für *Neuropathie*, eine Bezeichnung für alle Erkrankungen der peripheren Nerven.

Neuroblastom
Tumor der *Nebennieren* oder im Bereich des sympathischen Nervensystems (eines Teils des *autonomen Nervensystems*). Die meisten N.e entstehen in den Nebennieren oder in den sympathischen Nerven entlang der Rückwand des Abdomens (Bauchraums). Weniger häufig sind N.e der sympathischen Nerven in der Brust- und Halsregion oder im Gehirn.

N.e sind die häufigsten extrakranialen (außerhalb des Schädels angesiedelten) Tumoren bei Kindern. Sie treten zu 80 Prozent während der ersten zehn, meist während der ersten vier Lebensjahre auf. Die Häufigkeit beträgt 8,3 Erkrankungen auf 1 Million Kinder.

SYMPTOME UND ANZEICHEN
Die Symptome sind von der Lage und Ausdehnung des Tumors abhängig. Häufige Anzeichen sind Gewichtsabnahme, generalisierte Schmerzen, Blässe und Reizbarkeit. Es können auch N.e in der Bauchregion, in Hals, Augen oder Haut auftreten. Manche dieser Tumoren sondern die Hormone *Adrenalin* und *Noradrenalin* ab, was zu Durchfall, Bluthochdruck und Rötung der Haut führen kann.

DIAGNOSE
Die Erkrankung wird anhand der Symptome und Beschwerden sowie mit Hilfe von Röntgenaufnahmen, Blut- und Harnuntersuchungen diagnostiziert. In manchen Fällen kann eine *Biopsie* (Entfernung einer kleinen Gewebsprobe zur mikroskopischen Untersuchung) des Knochenmarks und zugänglicher Tumoren erforderlich sein.

THERAPIE UND PROGNOSE
Die Therapie besteht in der chirurgischen Entfernung des Tumors, gefolgt von *Strahlentherapie* und möglicherweise der Gabe von *Zytostatika*.

Die Prognose ist sehr unterschiedlich, da es sowohl relativ harmlose als auch hochgradig maligne N.e gibt. Im allgemeinen beträgt die Überlebensdauer nach der Therapie bei etwa einem Drittel der Erkrankten über fünf Jahre.

Neurochirurgie
Spezialgebiet der Chirurgie, das sich mit der chirurgischen Behandlung von Erkrankungen des *Gehirns*, *Rückenmarks* oder anderer Teile des *Nervensystems* befaßt. Viele generalisierte Störungen des Nervensystems sind chirurgisch nicht therapierbar, die N. kann jedoch die meisten Erkrankungen behandeln, die auf lokalen, die Nervenfunktion beeinträchtigenden Strukturänderungen beruhen.

Zu den neurochirurgisch therapierbaren Erkrankungen und Schädigungen gehören Tumoren des Gehirns, des Rükkenmarks sowie der Gehirn- und Rükkenmarkshäute. Bestimmte Anomalien der das Gehirn versorgenden Blutgefäße wie z.B. *Aneurysmen* (ballonartige Erweiterungen an Schwachstellen einer Arterie), Blutungen innerhalb des Schädels (s. *Epiduralblutung*, *intrazerebrale Hämorrhagie* und *Subduralblutung*) sind mit N. behandelbar, wie auch *Hirnabszesse*, einige Geburtsfehler (wie *Hydrocephalus* und *Spina bifida*), bestimmte Formen der *Epilepsie* sowie durch Krankheiten oder Unfälle verursachte Nervenschädigungen. Neurochirurgen befassen sich außerdem mit chirurgischen Eingriffen bei *Schmerzen*, die sich auf andere Weise nicht lindern lassen.

Neurodermitis
Im engeren Sinne die Bezeichnung für stark juckende, ekzemartige Hautveränderungen. Durch nicht unterdrückbares, wiederholtes Kratzen wird diese Erscheinung unterhalten, so daß ein Teufelskreis entsteht (s.a. *Lichen simplex*).

Heute wird unter N. in erster Linie ein ganz bestimmter, zu Überreaktionen neigender Hauttyp verstanden. Andere, zum Teil sich überschneidende Benennungen für diese Eigenschaft sind *Atopie* und endogenes Ekzem. Es gilt als sicher, daß die N. im Zusammenspiel von Vererbung und Umweltfaktoren entsteht bzw. ausbricht. Wichtige Punkte sind z.B. die psychische Verfassung des Betroffenen sowie die Jahreszeit und das Klima am Wohnort. Eine Zunahme der Fälle von N. ist zwar vermutet worden, aber nicht zweifelsfrei gesichert. Die Krankheit verläuft in Schüben.

N

SYMPTOME UND ANZEICHEN

Umstritten ist, ob der Milch- bzw. *Kopfschorf* kleiner Kinder ein erstes Anzeichen der N. ist. N. beginnt oft mit quälendem Juckreiz, Rötung, Schuppung, Nässen und Krustenbildung, v.a. an den Wangen. Später sind meist die Gelenkbeugen und häufig das Gesäß betroffen. Beim Erwachsenen tritt N. neben den Gelenkbeugen v.a. im Gesicht, am Hals, Nacken und auf Schulter und Brust auf. Grundsätzlich kann das gesamte Hautorgan betroffen sein. Die Haut ist meist besonders spröde und trocken.

Durch *Bluttest* läßt sich ein erhöhter IgE-Spiegel (s. *Allergie*) feststellen. Außer den erwähnten Hauterscheinungen gelten allergisches *Asthma* und *Heuschnupfen* sowie *Urtikaria* als weitere Erscheinungsformen der N.

THERAPIE

Da die Neigung zu N. angeboren ist, besteht die Therapie aus zwei Ansätzen: Im akuten Schub soll eine Linderung der Symptome erreicht werden; längerfristig gilt es, die Abwehrlage und die Psyche des Betroffenen zu stützen und zu stabilisieren. Ersteres wird mit Juckreiz-stillenden Cremes, rückfettenden Hautlotionen und – bei Bedarf kurzfristig – *Glucocorticoiden* extern wie intern erreicht. Zusätzlich werden oft *Antihistaminika* eingesetzt. Längerfristig werden Aufenthalte im Hochgebirge oder Wüstenklima sowie psychotherapeutische Methoden angewandt. Manchmal hilft eine Umstellung der Ernährung.

PROGNOSE

Erfahrungsgemäß bessern sich die Beschwerden jenseits des 30. Lebensjahres. In vielen Orten bestehen Selbsthilfegruppen. Insgesamt ist der Verlauf oft hochchronisch und die Behandlung unbefriedigend für Patient und Ärzte.

Neuroendokrinologie

Lehre von den Wechselwirkungen zwischen dem *Nervensystem* und dem *endokrinen System*, die interne Körperfunktionen und die Art der Reaktionen des Körpers auf externe Faktoren steuern.

Neurofibromatose

Seltene (auch als *v. Recklinghausen-Krankheit* bezeichnete) Erbkrankheit, die durch zahlreiche Neurofibrome (weiche, faserige Nervengeschwülste) und *Café-au-lait-Flecke* (blasse, milchkaffeefarbene Male) gekennzeichnet ist.

SYMPTOME UND ANZEICHEN

Neurofibrome können sich überall auf der Haut und auch im Körperinnern entwickeln. Sie bleiben winzig oder erreichen einen Durchmesser von mehreren Zentimetern. In manchen Fällen sehen sie entstellend aus. Café-au-lait-Flecke treten meist am Oberkörper oder im Bereich des Beckens auf.

Neurofibrome, die das Zentralnervensystem befallen, können *Epilepsie* und andere Komplikationen verursachen. Manchmal sind Seh- und Hörvermögen beeinträchtigt, Knochendeformierungen können auftreten. Selten kommt es zu einer kanzerösen Entartung.

THERAPIE

Eine chirurgische Entfernung von Neurofibromen ist nur bei Komplikationen erforderlich. Betroffene sowie Eltern eines an Neurofibromatose erkrankten Kindes sollten bei Kinderwunsch eine *genetische Beratung* in Anspruch nehmen. (S.a. *v. Recklinghausen-Krankheit*)

Neurokutane Syndrome

Unter diesem Oberbegriff werden verschiedene Hauterscheinungen zusammengefaßt, die mit Anomalien der Nerven und/oder des *Zentralnervensystems* einhergehen. Die bekannteste dieser Erkrankungen ist die *Neurofibromatose*, bei der braune Flecke und zahlreiche faserige Knoten auf der Haut und an den Nerven auftreten. Ein weiteres Beispiel ist die *tuberöse Hirnsklerose*, die durch kleine hautfarbene Geschwülste an Wangen und Nase sowie durch Geistesschwäche und Epilepsie gekennzeichnet ist.

Neuroleptika

SCHWACH WIRKSAME NEUROLEPTIKA
Chlorprothixen (z.B. *Truxal*® +)
Clozapin (z.B. *Leponex*® +)
Levomepromazin (z.B. *Neurocil*® +)
Melperon (z.B. *Eunerpan*® +)
Pipamperon (z.B. *Dipiperon*® +)
Promazin (z.B. *Protactyl*® +)
Promethazin (z.B. *Atosil*® +)
Sulpirid (z.B. *Dogmatil*® +)
Thioridazin (z.B. *Melleril*® +)
MITTELSTARK WIRKSAME NEUROLEPTIKA
Chlorpromazin (z.B. *Propaphenin*® +)
Perazin (z.B. *Taxilan*® +)
Triflupromazin (z.B. *Psyquil*® +)
STARK WIRKSAME NEUROLEPTIKA
Flupentixol (z.B. *Fluanxol*® +)
Perphenazin (z.B. *Decentan*® +)
Trifluoperazin (z.B. *Jatroneural*® +)
SEHR STARK WIRKSAME NEUROLEPTIKA
Bromperidol (z.B. *Impromen*® +)
Fluphenazin (z.B. *Omca*® +)
Haloperidol (z.B. *Haldol*® +)
Trifluperidol (z.B. *Triperidol*® +)

Gruppe von Wirkstoffen, die zur Behandlung von *Psychosen* (psychischen Störungen, die mit Realitätsverlust einhergehen), insbesondere *Schizophrenie* und *manisch-depressiver Erkrankung*, eingesetzt werden. Neuroleptika ermöglichen vielen psychisch Kranken ein relativ normales Leben außerhalb von psychiatrischen Einrichtungen.

Neuroleptika werden auch bei anderen psychischen Störungen (wie beispielsweise *Demenz*) zur Beruhigung von Patienten eingesetzt, die hochgradig erregt oder aggressiv sind.

Zu den Neuroleptika gehören unter anderem *Phenothiazine* und *Lithium*. Letzteres kommt speziell bei der Therapie der Symptome der *Manie* (übersteigerte Hochgefühle und Hyperaktivität) zur Anwendung.

WIRKUNGSWEISE

Die meisten Neuroleptika blockieren die Wirkung von *Dopamin*, einer Substanz, die Nervenaktivitäten im Gehirn stimuliert. Man geht davon aus, daß Lithium die Ausschüttung von *Noradrenalin* im Gehirn reduziert.

MÖGLICHE NEBENWIRKUNGEN

Als unerwünschte Nebenwirkungen der meisten Neuroleptika können Schläfrigkeit, Lethargie, *Dyskinesie* (zuckende Bewegungen von Mund, Gesicht und Zunge) und *Parkinsonismus* (den Symptomen der *Parkinson-Krankheit* ähnliches Syndrom) auftreten. Weitere mögliche Nebenwirkungen sind Mundtrockenheit, Sehstörungen und Schwierigkeiten beim Wasserlassen. Lithium kann zu Übelkeit, Durchfall, Zittern, Hautausschlägen, Gewichtszunahme und Muskelschwäche führen.

Neurologie

Zweig der Medizin, der sich mit dem *Nervensystem* und seinen Erkrankungen, besonders mit deren Diagnose und Therapie befaßt.

Neurologen untersuchen Nerven, Reflexe, motorische und sensible Funktionen und Muskeln, um Ursache und Ausmaß von Störungen zu bestimmen. Zur Unterstützung der Diagnose werden moderne bildgebende Verfahren (wie *Computertomographie* und *Kernspintomographie*) eingesetzt.

Früher konnten nur relativ wenige Erkrankungen des Nervensystems erfolgreich behandelt werden. Inzwischen hat jedoch ein besseres Verständnis der biochemischen und strukturellen Grundlagen neurologischer Störungen die Entwicklung von Therapien für *Migräne*,

Parkinson-Krankheit und *Schmerzen* ermöglicht. Neurologen sind Spezialisten für die Behandlung von Patienten mit fortschreitenden Erkrankungen des Nervensystems wie *Multipler Sklerose* und *Muskeldystrophie* geworden. (S.a. *Neuropathologie*; *Neurochirurgie*)

Neurom

Gutartiger Tumor des *Nerven*gewebes, meist unbekannter Ursache. Selten entstehen N.e als Folge von Nervenschädigungen. Ein N. kann an jedem Nerv auftreten. Entsprechend variieren die Symptome. Meist kommt es zu intermittierenden Schmerzen, manchmal auch zu Taubheitsgefühl und Schwäche in der vom betroffenen Nerv versorgten Körperregion. Bei besonders starken Beschwerden kann ein N. chirurgisch entfernt werden. (S.a. *Akustikusneurinom*)

Neuron

Bezeichnung für eine Nervenzelle mit allen Fortsätzen. Das *Nervensystem* enthält Milliarden von N.en, die in unterschiedlichen Kombinationen zusammenarbeiten und an der Ausführung der verschiedensten Aktivitäten, vom Schreiben einer Symphonie bis hin zum Kratzen eines Mückenstichs, beteiligt sind. Durch die zahlreichen Vernetzungen untereinander entsteht ein komplexes System.

Nach ihrer Verschaltung unterscheidet man drei Hauptarten: motorisches (peripherwärts leitendes = efferentes) und sensibles (zentralwärts leitendes = afferentes) N. sowie Intern. (zwischen afferentes und efferentes N. geschaltetes N.).

FUNKTION

Das N. dient der Impulsaufnahme und Übertragung, die mit einer elektrischen Leitung vergleichbar ist. Ein über das Axon des N.s (dessen fortleitende Faser) laufender Impuls ruft an seinem Ende (synaptisches Endknöpfchen) die Freisetzung einer bestimmten chemischen Substanz (*Neurotransmitter*) hervor, die den Impuls auf die Folgestruktur (zweites Neuron, Muskel, Drüsenzelle) über-

BAU EINES NEURONS

Ein Neuron besteht aus dem Nervenzelleib (Perikaryon) und seinen Ausläufern, oft vielen kürzeren (sog. Dendriten) und einem längeren (sog. Neurit oder Axon). Die Axone variieren in der Länge von einem Bruchteil eines Zentimeters bis zu etwa einem Meter. An den Endformationen (synaptischen Endknöpfchen) der Axone werden Signale zu Zielzellen, wie Dendriten eines anderen Neurons, Muskelzellen oder Drüsen, übertragen. Axonbündel mehrerer N.e werden als Nerven (Nervi) oder, innerhalb des Gehirns oder Rückenmarks, als Nervenbahnen (Tractus) bezeichnet.

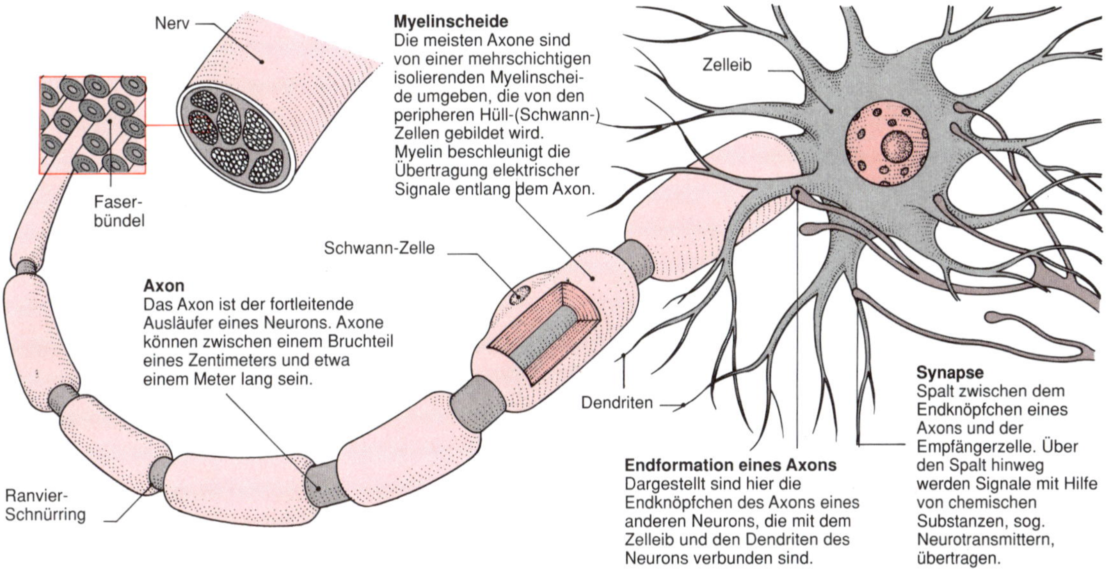

GRUNDTYPEN VON NEURONEN

Sensible Neurone übertragen Signale von Rezeptoren entlang ihren Axonen zum Zentralnervensystem (ZNS). Motorische Neurone übertragen Signale vom ZNS zu Muskeln oder Drüsen; ihre Endformationen sind die motorischen Endplatten. Interneurone stellen die komplizierten Schaltverbindungen innerhalb des ZNS her. Für jedes sensible Neuron sind etwa 10 motorische Neurone und 100 Interneurone vorhanden.

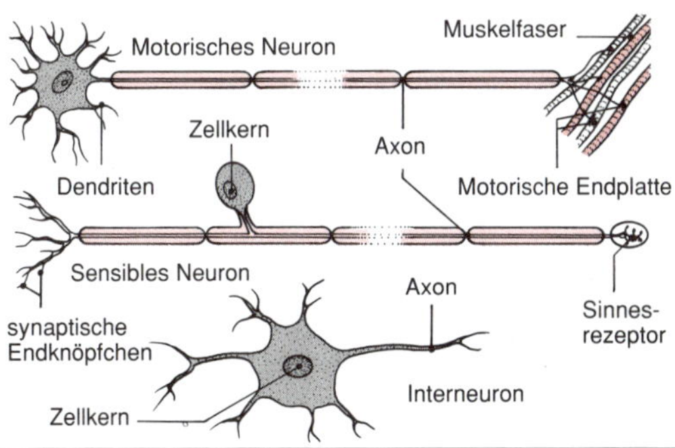

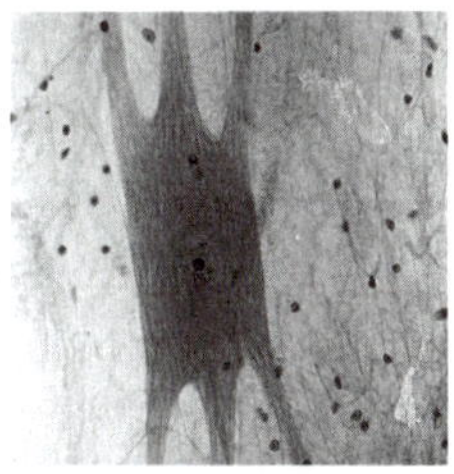

Gehirnneurone
Interneuronen des Gehirns im Elektronenmikroskop.

trägt und damit z.B. eine Muskelkontraktion oder die Ausschüttung eines Drüsensekrets auslöst.

Bestimmte Nervenendigungen (sog. Rezeptoren) sind durch spezifische Reize erregbar (z.B. Licht, Druck, Kälte), lassen sich aber oft auch unspezifisch (z.B. mechanisch) erregen. Die Fähigkeit eines N.s, Impulse weiterzuleiten, ist von einem kleinen Unterschied des elektrischen Potentials zwischen Innerem und Äußerem des N.s abhängig. Unter dem Einfluß eines lokalen Reizes ändert sich diese elektrische Ladung an dieser Stelle der Zellmembran. Die "Umpolung", ein sog. Aktionspotential, fließt entlang der Membran und damit entlang der Nervenfaser mit einer Geschwindigkeit von bis zu 430 Kilometern pro Stunde. Auf diese Weise kann ein N. mehrere solcher Impulse pro Sek. weiterleiten.

Andere Reize (z.B. Neurotransmitter) stabilisieren die Nervenmembranen und verhindern somit das Auftreten eines Aktionspotentials. Die Weiterleitung von Impulsen durch ein N. ist also von einem Gleichgewicht erregender und hemmender Einflüsse abhängig.

Neuropathie

Erkrankung, Entzündung oder Schädigung der peripheren *Nerven*, die das Zentralnervensystem (Gehirn und Rückenmark) mit den Sinnesorganen, Muskeln, Drüsen und inneren Organen verbinden.

Zu den N.symptomen gehören z.B. Taubheitsgefühle, Kribbeln, Schmerzen oder Muskelschwäche.

FORMEN

Die meisten Nervenzellaxone (Fasern, aus denen die Nerven bestehen) sind von einer aus *Myelin* bestehenden Fettschicht umgeben; es gibt jedoch auch Axone ohne Myelinscheide. Die meisten Formen der N. resultieren aus einer Schädigung oder Reizung der Axone oder der Myelinscheide, die dünn werden und stellenweise oder gänzlich zerstört sein kann. Dadurch wird die Übertragung elektrischer Signale entweder verlangsamt oder völlig blockiert.

Die verschiedenen Formen der N. werden nach Ort und Umfang der Schädigung eingeteilt. Eine distale N. beginnt beispielsweise mit einer Schädigung des dem Gehirn oder Rückenmark abgewandten Endes des Neurons. Eine symmetrische N. betrifft Nerven an sich entsprechenden Stellen in beiden Körperhälften. Einige Formen der N. werden nach der zugrundeliegenden Ursache eingeteilt (wie etwa diabetische N. und Alkohol-N.).

Die Begriffe Neuritis und N. werden heute mehr oder weniger synonym verwendet. Polyneuropathie oder Polyneuritis bedeutet wörtlich Schädigung mehrerer Nerven, während Mononeuropathie oder Mononeuritis die Schädigung eines einzelnen Nervs bezeichnet. Der Begriff *Neuralgie* bezieht sich auf Schmerzen, die durch Reizung oder Entzündung eines bestimmten Nervs verursacht werden.

URSACHEN

In manchen Fällen weiß man nicht, woraus eine N. resultiert. Zu ihren zahlreichen spezifischen Ursachen gehören *Diabetes mellitus*, Mangelerkrankungen (besonders Vitamin-B-Mangel), jahrelanger Alkoholmißbrauch und Stoffwechselstörungen wie *Urämie*. Weitere Ursachen sind die *Hansen-Krankheit* (Lepra), *Bleivergiftung* oder Medikamentenintoxikation.

Nerven können sich akut entzünden. Dies ist oft nach einer Virusinfektion der Fall (z.B. beim *Guillain-Barré-Syndrom*). N.n werden auch bei *Autoimmunkrankheiten* wie der *rheumatoiden Arthritis*, dem systemischen *Lupus erythematodes* oder der *Polyarteriitis nodosa* beobachtet. Hier liegt oft eine Schädigung der die Nerven versorgenden Blutgefäße vor. N.n können zudem als Folgeerkrankungen bei malignen Tumoren (wie *Lungenkrebs*) sowie bei *Lymphomen* und *Leukämie* auftreten. Außerdem gibt es bestimmte Formen der erblichen N. Am weitesten verbreitet ist neurale *Muskeldystrophie*.

SYMPTOME

Welche Symptome eine N. verursacht, hängt davon ab, ob hauptsächlich motorische oder sensorische Fasern betroffen sind.

Eine Schädigung sensorischer Nervenfasern kann Taubheitsgefühle und Kribbeln, Kälteempfindungen oder Schmerzen hervorrufen, die oft von den Händen und Füßen ausgehen und sich zur Körpermitte hin ausdehnen. Eine Schädigung motorischer Fasern führt meist zu Muskelschwäche und Muskelschwund.

Eine Schädigung der Nerven des *autonomen Nervensystems* hat Sehstörungen, eingeschränkte oder fehlende Schweißbildung, mit niedrigem Blutdruck verbundene Schwächeanfälle und Störungen der Magen-, Darm-, Blasen- und Sexualfunktionen, einschließlich Inkontinenz und Impotenz, zur Folge.

Einige Formen der N. sind mit spezifischen Symptomen verbunden. Beispielsweise können sowohl die diabetische N. als auch die Alkoholneuropathie heftige Schmerzen verursachen.

DIAGNOSE

Um das Ausmaß der Schädigung festzustellen, wird die Nervenleitung untersucht. Außerdem werden mit Hilfe von *Elektromyographie* die elektrischen Aktivitäten in Muskeln aufgezeichnet. Die Ursache einer N. wird mit Hilfe von *Bluttests*, *Röntgen*aufnahmen, Nerven- oder Muskel*biopsien* (Entnahme kleiner Gewebsproben für die mikroskopische Untersuchung) und anderen Diagnoseverfahren ermittelt.

THERAPIE

Wenn möglich, zielt die Therapie auf die Grunderkrankung ab. Bei Diabetes mellitus beispielsweise bietet die sorgfältige Kontrolle des Blutzuckerspiegels gute Heilungschancen. Bei anderen Patienten kann der Verzicht auf Alkohol oder, bei einer Mangelerkrankung, die Verabreichung von Vitaminen wie Thiamin (s. *Vitamin-B-Komplex*) erforderlich werden.

Ist die Therapie erfolgreich und wurden die Zellkörper der geschädigten Nervenzellen nicht zerstört, ist eine vollständige Heilung möglich.

Neuropathisches Gelenk

Gelenk, das durch eine Reihe von Verletzungen geschädigt wurde, die unbemerkt blieben, weil die Empfindsamkeit in dem betroffenen Bereich durch *Neuropathie* (durch Krankheit verursachte Nervenschädigung) beeinträchtigt ist.

Neuropathische Gelenke finden sich bei einer Reihe von Erkrankungen, z.B. bei *Diabetes mellitus* und nicht behandelter *Syphilis*.

Wenn das Schmerzempfinden ausgeschaltet ist, lösen außergewöhnliche Belastungen eines Gelenks nicht die als Schutzreflex fungierende Verkrampfung der umgebenden Muskeln aus. Dadurch werden exzessive Bewegungen möglich, die das Gelenk schädigen können. Die wiederholte schwere Schädigung eines Gelenks kann *Osteoarthritis*, Schwellungen und Deformierungen hervorrufen. Wegen der eingeschränkten Empfindsamkeit treten kaum Schmerzen auf.

DIAGNOSE UND THERAPIE

Schwere Gelenkdegeneration und -deformierungen lassen sich mit Hilfe von *Röntgen*aufnahmen darstellen. Um anomale Gelenkbewegungen einzuschränken, werden unter Umständen orthopädische *Stützapparate* oder *-korsetts* erforderlich. In manchen Fällen wird eine *Arthrodese* (operative Gelenkversteifung) vorgenommen. Die Nervenschädigung ist irreversibel.

Neuropathologie

Zweig der *Pathologie*, der sich speziell mit Ursache und Wirkungen der Erkrankungen des *Nervensystems* befaßt (s.a. *Neurologie*).

Neuropsychiatrie

Zweig der Medizin, der sich mit dem Zusammenhang zwischen psychiatrischen Symptomen und neurologischen Störungen befaßt. Dazu gehören z.B. die Auswirkungen von Kopfverletzungen oder exzessivem Alkoholkonsum auf das Gehirn, ebenso Gehirntumoren, Infektionen, Erbkrankheiten und Erkrankungen, die bei Kindern auftreten und zu geistiger Behinderung führen.

Mit neuen Verfahren der *Hirndarstellung* können anomale Gehirnstrukturen und -funktionen, die psychiatrische Symptome auslösen, in zunehmendem Maße sichtbar gemacht werden.

Neurose

Mit diesem Begriff wird eine Reihe psychischer Störungen bezeichnet, die nicht mit Realitätsverlust einhergehen.

Neurotische Symptome sind für die Betroffenen sehr beunruhigend, da sie sich der damit verbundenen Persönlichkeitsveränderungen bewußt sind. Im Gegensatz dazu empfinden sich Menschen, die an einer Psychose leiden, selbst oft nicht als krank (s. *Psychose*). Neurotische Symptome gehen meist nicht mit deutlichen Verhaltensstörungen einher, obwohl sie berufliche und gesellschaftliche Aktivitäten erheblich einschränken können. Sie schwanken in ihrer Intensität, oft als Reaktion auf psychischen Streß. Physische Ursachen wurden bislang nicht festgestellt.

Zu den wichtigsten neurotischen Störungen gehören mildere Formen der *Depression*, *Angstneurosen* wie *Phobien* und *Zwangsneurosen*, *Hypochondrie* und *dissoziative Störungen*.

Neurosyphilis

Infektion des Gehirns oder Rückenmarks, die bei unbehandelter *Syphilis* viele Jahre nach der Erstinfektion auftritt.

Eine Schädigung des Rückenmarks durch Neurosyphilis kann zu Rückenmarksschwindsucht (*F.* Tabes dorsalis) führen, die durch schlecht koordinierte Beinbewegungen beim Gehen, Inkontinenz und intermittierende Schmerzen in Bauch und Gliedmaßen gekennzeichnet ist. Schädigungen des Gehirns lösen oft *Demenz* und Muskelschwäche aus, die in seltenen Fällen bis zur völligen Lähmung der Gliedmaßen fortschreiten kann.

Neurotoxin

Chemische Substanz, die Nervengewebe schädigt. Die Hauptwirkungen der N.e bestehen in Taubheitsgefühl, Schwäche oder Lähmung der durch den betreffenden Nerv versorgten Körperregion.

N.e sind im Gift bestimmter Schlangen enthalten (s. *Schlangenbisse*) und werden von manchen Bakterien freigesetzt (so z.B. von den Bakterien, die *Tetanus* und *Diphtherie* verursachen). Einige giftige Chemikalien wie Arsen und Blei haben ebenfalls eine neurotoxische Wirkung.

Neurotransmitter

An Nervenenden (Synapsen) ausgeschüttete chemische Substanz, die Impulse von einem *Neuron* (Nervenzelle) zu einem anderen oder zu einer Muskelzelle überträgt. N. werden als Reaktion auf Erregungen, die sich entlang einer Nervenfaser ausbreiten, freigesetzt. In verschiedenen Teilen des *Nervensystems* erfüllt eine große Anzahl von Substanzen diese Funktion (s. Kasten mit Abbildungen).

Viele N. (so z.B. *Noradrenalin*) fungieren gleichzeitig auch als *Hormone*, d.h., sie werden ins Blut ausgeschüttet, um ihre Wirkung auf entfernte Zielzellen auszuüben.

FORMEN

Zu den wichtigsten N.n gehört *Acetylcholin*. Diese Substanz wird von Neuronen, die die Kontraktion von Skelettmuskeln auslösen oder die Schweißdrüsen und den Herzschlag steuern, ausgeschüttet. Acetylcholin überträgt außerdem Nachrichten zwischen Neuronen in Gehirn und Rückenmark. Bei der *Myasthenia gravis* ist die Wirkung des Acetylcholins auf die Skelettmuskeln gestört. Man geht davon aus, daß der *Alzheimer-Krankheit* eine Erschöpfung der Nervenzellen zugrunde liegt, die Acetylcholin im Gehirn bilden und freisetzen.

Noradrenalin spielt eine wichtige Rolle bei der Steuerung der Pulsfrequenz, des Blutvolumens und der Streßreaktionen des Körpers. Diese Substanz wird nicht nur von Neuronen, sondern auch von den Nebennieren produziert. *Dopamin*, ein weiterer N., spielt eine wichtige Rolle in den Teilen des Gehirns, die Bewegungsabläufe steuern. Eine Fehlfunktion der Neuronen, die durch Dopamin angeregt werden, gilt als wesentliche Ursache der *Parkinson-Krankheit*. *Serotonin* gehört zu den wichtigsten N.n

FUNKTIONSWEISE DER NEUROTRANSMITTER

Wenn eine Erregung entlang eines Axons wandert, werden chemische Neurotransmitter an den synaptischen Endformationen ausgeschüttet. Es gibt eine Vielzahl verschiedener Neurotransmitter, beispielsweise Acetylcholin, Noradrenalin, Dopamin und Serotonin.

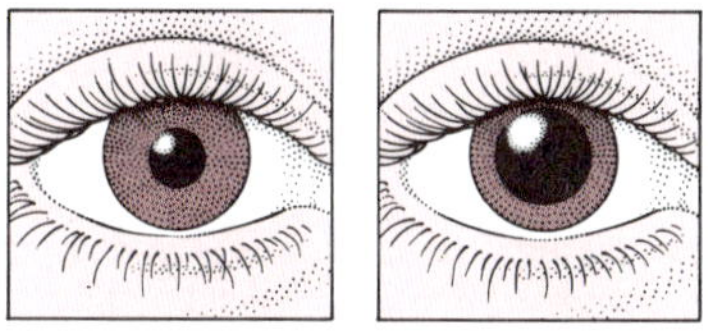

Beispiel für Neurotransmitteraktivität
Neurotransmitter passen die Pupillengröße unterschiedlichen Lichtverhältnissen an.

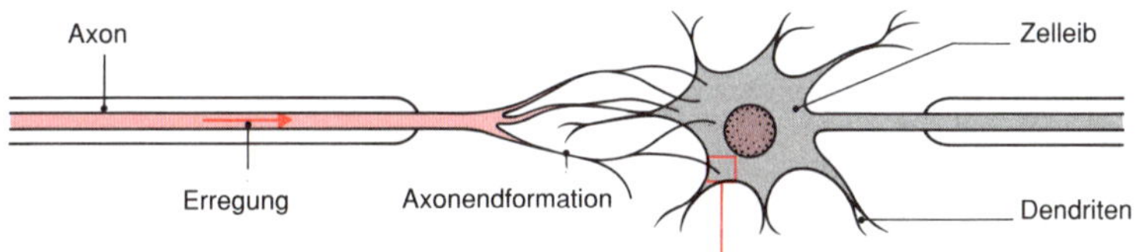

1 Der Impuls wandert vom Zellkörper aus am Axon entlang (oben) zu seinen Endverzweigungen. Neurotransmitter werden von winzigen Verdickungen, den synaptischen Bläschen, an den Endknöpfchen der Axone ausgeschieden.

2 Der Neurotransmitter überwindet den synaptischen Spalt und überträgt den Impuls auf die Oberflächenmembran der Zielzelle (rechts), wo er an ein als Rezeptor bezeichnetes Protein gebunden wird.

3 Werden genügend Zielzellenrezeptoren durch das Ankoppeln des Neurotransmitters aktiviert, wird ein Impuls ausgelöst, der sich dann am Axon der Zielzelle entlang fortpflanzt (unten rechts).

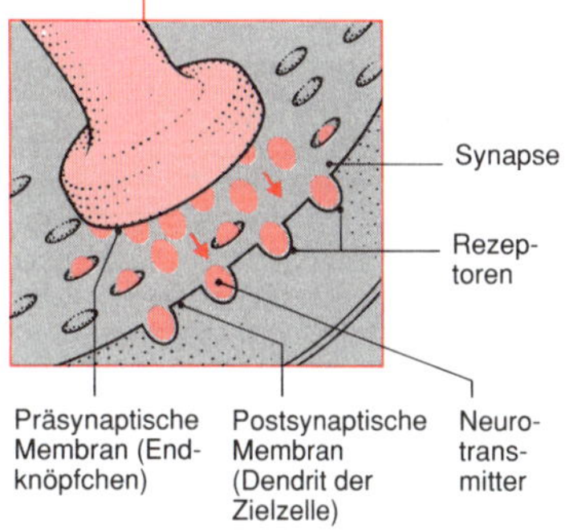

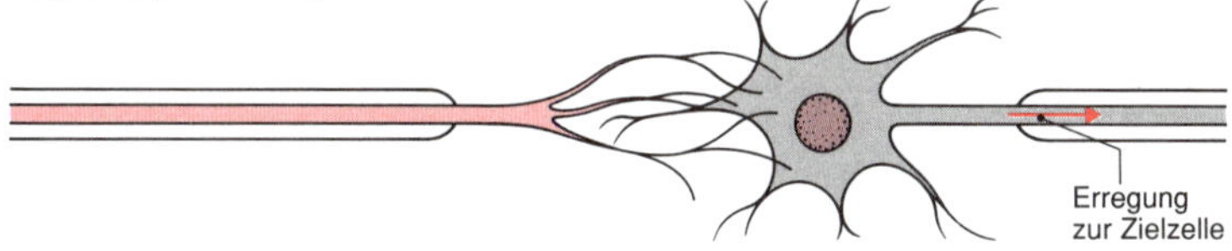

in den Teilen des Gehirns, die Bewußtseinsfunktionen steuern.

Niacin

s. *Vitamin-B-Komplex*

Nichtangepaßtsein

Fehlende Anpassung an Veränderungen in der Umgebung, die dazu führt, daß berufliche oder gesellschaftliche Aufgaben nicht mehr wahrgenommen werden können. N. ist ziemlich verbreitet und kann in jedem Alter als Reaktion auf Streß (z.B. Schulanfang, Umzug, Scheidung, Krankheit) auftreten. N. wird auch bei *Depressionen* oder *Angst* sowie bei *Verhaltensstörungen* von Kindern und Jugendlichen beobachtet.

Meist ist N. vorübergehender Natur, es tritt nicht mehr auf, sobald die streßauslösende Situation beseitigt ist oder der Betroffene es geschafft hat, sich der veränderten Situation anzupassen.

Nichtanlage

s. *Agenesie*

Nichtinvasiv

Bezeichnung für medizinische Verfahren, bei denen weder durch die Haut noch durch eine der natürlichen Öffnungen in den Körper eingedrungen wird, wie zum Beispiel die *Computertomographie* und die *Echokardiographie*. Manchmal wird dieser Begriff auch auf gutartige Tumoren angewandt, die sich nicht in verschiedene Körpergewebe ausbreiten.

N

Nichtsteroidale Antiphlogistika / Antirheumatika

PYRAZOL-DERIVATE
Oxyphenbutazon (z.B. *Phlogont*® +)
Phenylbutazon (z.B. *Butazolidin*® +)
ARYLESSIGSÄURE- UND INDOLDERIVATE
Acemetacin (z.B. *Rantudil*® +)
Diclofenac (z.B. *Voltaren*® +)
Indometacin (z.B. *Amuno*® +)
ARYLPROPIONSÄUREDERIVATE
Flurbiprofen (z.B. *Froben*® +)
Ibuprofen (z.B. *Imbun*® +)
Ketoprofen (z.B. *Orudis*® +)
Naproxen (z.B. *Proxen*® +)
Tiaprofensäure (z.B. *Surgam*® +)
SONSTIGE
Piroxicam (z.B. *Felden*® +)
Bienengiftpäparate (z.B. *Forapin*®)
Tenoxicam (z.B. *Liman*® +)

WARNUNG
Bauchschmerzen, Sodbrennen oder Verdauungsstörungen dem Arzt mitteilen!

(Abk. *NSAR*) Gruppe von Stoffen, die Schmerzausschaltung (*F. Analgesie*) und das Abklingen von Entzündungen in Gelenken und weichem Gewebe wie Muskeln und Bändern bewirken.

WANN SIE VERWENDET WERDEN

NSAR werden häufig zur Linderung der durch verschiedene Formen der Arthritis (wie z.B. *rheumatoide Arthritis*, *Osteoarthritis* und *Gicht*) verursachten Symptome eingesetzt. Sie bewirken weder eine Heilung, noch halten sie das Fortschreiten der Krankheit auf. Sie verbessern lediglich die Beweglichkeit des betroffenen Gelenks, indem sie Schmerzen und Steifheit lindern.

Außerdem werden NSAR bei der Therapie von Rückenschmerzen, Menstruationsbeschwerden, Kopfschmerzen, Schmerzen nach kleineren chirurgischen Eingriffen und Verletzung weicher Gewebe eingesetzt.

WIRKUNGSWEISE

NSAR lindern Schmerzen und Entzündungen, indem sie die Produktion von *Prostaglandinen* (chemischen Substanzen, die Entzündungen verursachen und die Übertragung von Schmerzsignalen zum Gehirn auslösen) verhindern.

MÖGLICHE NEBENWIRKUNGEN

NSAR haben manchmal Nebenwirkungen wie Übelkeit, Verdauungsbeschwerden, Durchfall und *peptischen Geschwüre*.

Nickel

Chemisches Element aus der Gruppe der Metalle, das in kleinsten Mengen im Körper vorhanden ist. Über seine genaue Funktion ist noch wenig bekannt. Man geht davon aus, daß N. bestimmte *Enzyme* (Substanzen, die biochemische Reaktionen auslösen) aktiviert. Wahrscheinlich ist es auch an der Stabilisierung von Chromosomenmaterial in den Zellkernen beteiligt.

Erkrankungen aufgrund von N.mangel sind nicht bekannt. Andererseits kann der Kontakt mit N. eine *Dermatitis* (Entzündung der Haut) beziehungsweise eine Kontaktallergie verursachen. Bei Arbeitern in Nickel-verarbeitenden Betrieben ist verschiedentlich *Lungenkrebs* diagnostiziert worden.

Niclosamid

(z.B. *Yomesan*®)

Anthelmintikum, das gegen *Bandwurmbefall* eingesetzt wird. N. bewirkt, daß der Bandwurm seine Haftung an der Darminnenwand lockert. Er wird dann mit dem Stuhl ausgeschieden.

Zu den Nebenwirkungen gehören Bauchschmerzen, Schwindelgefühle und Juckreiz.

Nicotinamid

s. *Vitamin-B-Komplex*

Nidation

Einnistung einer befruchteten Eizelle (*F. Ovum*) in der *Gebärmutter*wand. Die Einnistung erfolgt etwa sechs Tage nach der *Befruchtung*, wenn die Blastozyste (Keimblase, Frühstadium des Embryos) mit der Gebärmutterwand in Kontakt kommt. Während sich die Zellen des Embryos weiter teilen, durchdringt die äußere Zellschicht die Gebärmutterschleimhaut, um Sauerstoff und Nährstoffe aus dem Blutkreislauf der Mutter aufzunehmen. Später entwickelt sich aus dieser Schicht die *Plazenta*.

Meist erfolgt die N. im oberen Teil der Gebärmutter. Findet sie in der Nähe des Muttermunds statt, kann sich eine *Placenta praevia* entwickeln. In seltenen Fällen nistet sich die befruchtete Eizelle in einem Eileiter ein. Dies wird als *ektopische Schwangerschaft* bezeichnet.

Nidationshemmer

Mittel, die die Einnistung (Nidation) des befruchteten Eis in der Gebärmutterschleimhaut verhindern.

Nidus

s. *Osteoidosteom*

Niederkunft

s. *Geburt*

Niednagel

An der Seite oder Basis eines Fingernagels abgerissener Hautstreifen, der eine schmerzende, offene Wundfläche freilegt. Ein N. tritt auf, wenn die Haut an den Fingern durch häufigen Wasserkontakt ausgetrocknet ist, oder bei *Nägelkauen*. Die Infektion der Wundfläche ruft eine *Paronychie* hervor.

Ein N. sollte zurückgeschnitten und bis zur Abheilung verbunden werden. Zur Vorbeugung werden Feuchtigkeitscremes aufgetragen.

Niedriger Blutdruck

s. *Hypotonie*

Niere

(*F.* Ren, Nephros) Paariges, in den Körperkreislauf geschaltetes Filterorgan, das den *Harn* bildet. Der *Harntrakt* besteht aus Nieren, Harnleitern, Blase und Harnröhre.

AUFBAU

Der Mensch besitzt zwei zwischen zehn und 12,5 cm lange und ca. 170 Gramm schwere N.n, die in der Lendengegend beiderseits der Wirbelsäule liegen (im Retroperitonealraum rechts unterhalb der Leber und links unterhalb der Milz). Die Arterien, die die N.n mit Blut versorgen, zweigen direkt von der Aorta (der vom Herzen kommenden Hauptschlagader) ab. Innerhalb der N.n verzweigen sich die N.narterien in zunehmend kleinere Arterien und Arteriolen, die die Kapillarknäuel (Glomeruli) der N.körperchen (Filtereinheiten) bilden. An jedem Niekörperchen geht eine Arteriole ab, die sich in ein zweites Kapillarnetz (um die N.röhrchen) aufzweigt. Jede N. enthält (in ihrer Rinde) ca. eine Million Glomeruli, von denen jedes in eine Kapsel hineinragt.

Diese sog. Bowman-Kapsel ist der Beginn eines *Nephrons*, das aus gewundenen und geraden Rohrabschnitten (Tubuli im Nierenmark) besteht und (in den Nierenpapillen) in ein System von Sammelrohren mündet. An den Pyramidenspitzen öffnen sich die Sammelrohre in die Nierenkelche, die sich wiederum zum Nierenbecken zusammenschließen.

Mit fortschreitendem Alter sinkt die Zahl der funktionsfähigen Glomeruli. Dieser Prozeß kann durch Krankheit noch beschleunigt werden.

FUNKTION

Zu den Hauptaufgaben der Nieren gehören die Filterung des Bluts, die Regulierung des Salz- und Wasserhaushalts (der *Elektrolyte*) und die Ausscheidung von Abfallprodukten. Letztere sind vor allem Stoffwechselprodukte, die bei der Proteinaufspaltung entstehen. Die Nieren steuern außerdem das *Säure-Basen-Gleichgewicht* im Körper.

Werden Blut und andere Körperflüssigkeiten zu sauer oder zu alkalisch, wird durch eine Änderung der Säureausscheidung im Harn das Gleichgewicht wiederhergestellt. Nimmt der Körper überschüssiges Wasser auf, wird es durch die N. ausgeschieden. Bei Wasserverlust (z.B. bei Durchfall oder Schwitzen) reduzieren die Nieren die Flüssigkeitsabgabe (s. *ADH*).

Die N. produziert außerdem einige Hormone, unter anderem Erythropoetin, das die Produktion und Freigabe von roten Blutkörperchen aus dem Knochenmark steuert. *Vitamin D* wird von der N. in eine aktive hormonale Form umgewandelt. *Renin*, ein von der N. bei sinkendem Blutdruck ausgeschüttetes Enzym, regt ein im Blut vorhandenes Protein zur Produktion von *Angiotensin* an (einem Wirkstoff, der die Konstriktion kleiner Arterien und damit eine Regulierung des Blutdrucks bewirkt). Angiotensin steuert auch die Produktion von *Aldosteron*, einem Nebennierenhormon, das die Tubuli zur Resorption von Natrium und zur Ausscheidung von *Kalium* anregt.

PERKUTANE NIERENBIOPSIE

Dieser nahezu schmerzlose Eingriff erfolgt nach Injektion eines Lokalanästhetikums in die Region unmittelbar über der Niere. Als Risiko muß an eine Blutung der Niere in die Bauchhöhle gedacht werden.

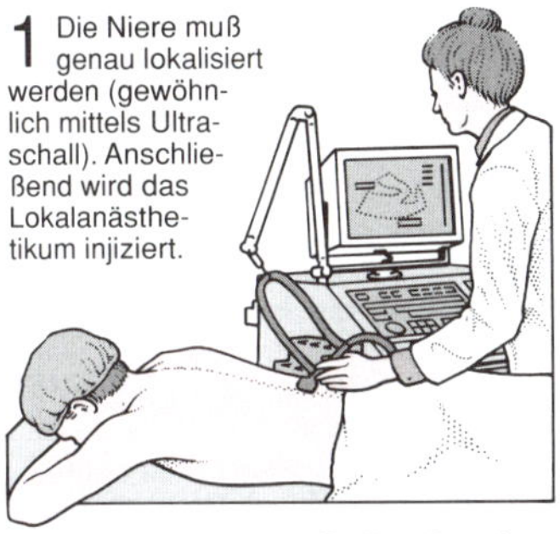

1 Die Niere muß genau lokalisiert werden (gewöhnlich mittels Ultraschall). Anschließend wird das Lokalanästhetikum injiziert.

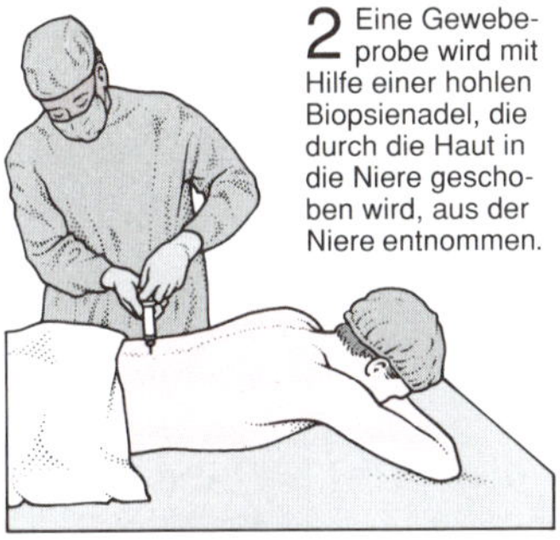

2 Eine Gewebeprobe wird mit Hilfe einer hohlen Biopsienadel, die durch die Haut in die Niere geschoben wird, aus der Niere entnommen.

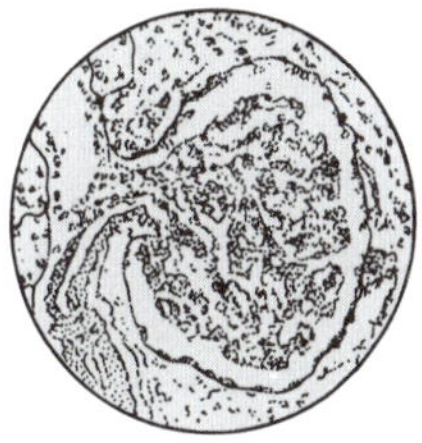

Ein Nierenglomerulus (Filtereinheit), durch das Mikroskop gesehen.

3 Die Gewebeprobe wird fixiert, in Paraffin eingebettet und in hauchdünne Scheiben geschnitten. Diese werden zur Färbung und mikroskopischen Untersuchung auf Objektträger aufgebracht.

LAGE DER NIEREN

Die Nieren liegen im Bindegewebsraum hinter dem Bauchfellraum, unmittelbar über den Hüften, beiderseits der Wirbelsäule. Die rechte Niere liegt unter der Leber, die linke unter der Milz. Die Arterien, die die Nieren mit Blut ver-sorgen, zweigen direkt aus der Aorta ab.

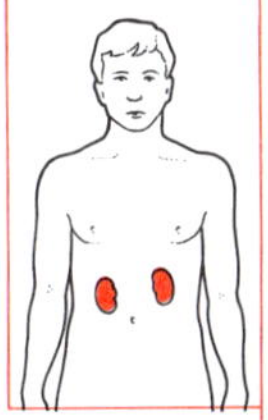

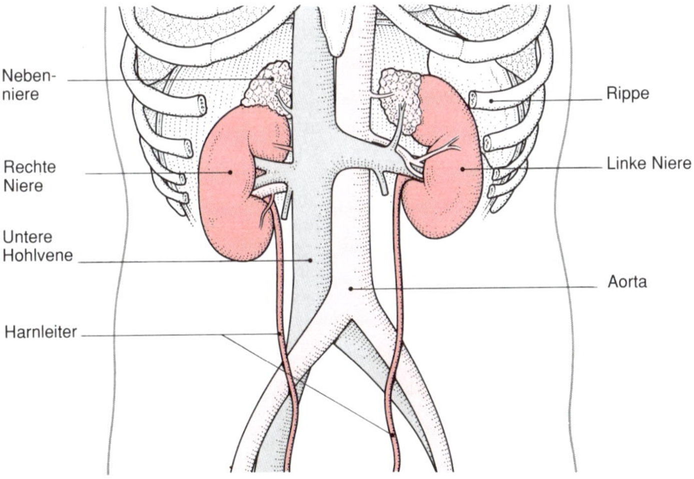

Nierenbeckenentzündung

s. *Pyelonephritis*

Nierenbiopsie

Verfahren, bei dem ein kleiner Teil des *Nieren*gewebes entnommen und mikroskopisch untersucht wird. Die Nieren*biopsie* wird gewöhnlich als Untersuchungs- und Diagnosemethode bei ver-

N

schiedenen Nierenerkrankungen (beispielsweise bei *Glomerulonephritis, Proteinurie, nephrotischem Syndrom* oder akutem *Nierenversagen*) eingesetzt. Auch zur Therapiekontrolle ist die Nierenbiopsie geeignet.

SO WIRD ES GEMACHT

Es gibt zwei verschiedene Arten der Nierenbiopsie: perkutan (durch die Haut) und offen (intraoperativ). Die Abbildung (S. 771) zeigt, wie eine perkutane N. durchgeführt wird. Ist eine perkutane N. nicht sinnvoll (z.B. wenn bei einem Patienten *Blutgerinnungs-* und Gefäßstörungen vorliegen oder er nur über eine funktionierende Niere verfügt), kann eine offene Biopsie vorgenommen werden. In Vollnarkose wird die Niere mit einem kleinen seitlichen Schnitt freigelegt und eine Gewebeprobe entnommen. Diese wird zur mikroskopischen Untersuchung an einen Pathologen weitergeleitet.

REKONVALESZENZ

Der Patient spürt möglicherweise noch einige Stunden nach der Biopsie einen Schmerz im Rücken, auch finden sich geringe Blutmengen im Urin. Treten keine Komplikationen auf (z.B. starke Blutungen), kann der Patient das Krankenhaus am folgenden Tag verlassen.

FUNKTION DER NIERE

Die Niere spielt eine entscheidende Rolle bei der Regulierung des Säure-Basen-Gleichgewichts und des Salz-Wasser-Haushalts im Körper. Jede Niere besteht aus über 1 Million Nephrone (Filtereinheiten), die sich wiederum aus je einem Glomerulus und dem anschließenden Tubulussystem zusammensetzen und den Harn produzieren. Daran sind zwei hintereinandergeschaltete Kapillargebiete (Glomeruli und peritubuläres Netz) beteiligt.

NIERENFUNKTION UND LEBENSALTER

Die Nierenleistung nimmt im Laufe des Lebens ab, weil die Zahl der funktionsfähigen Nephrone laufend abnimmt.

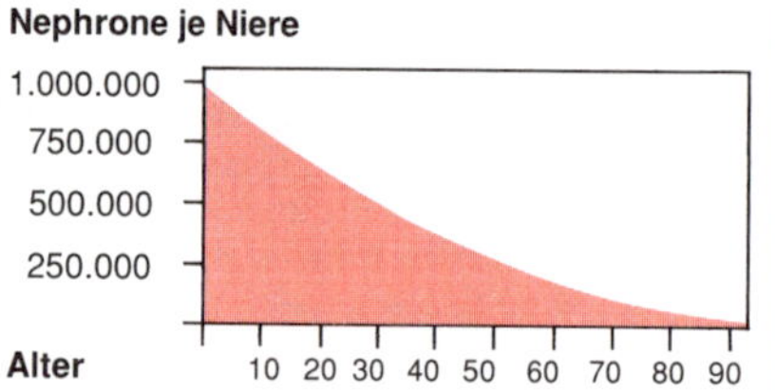

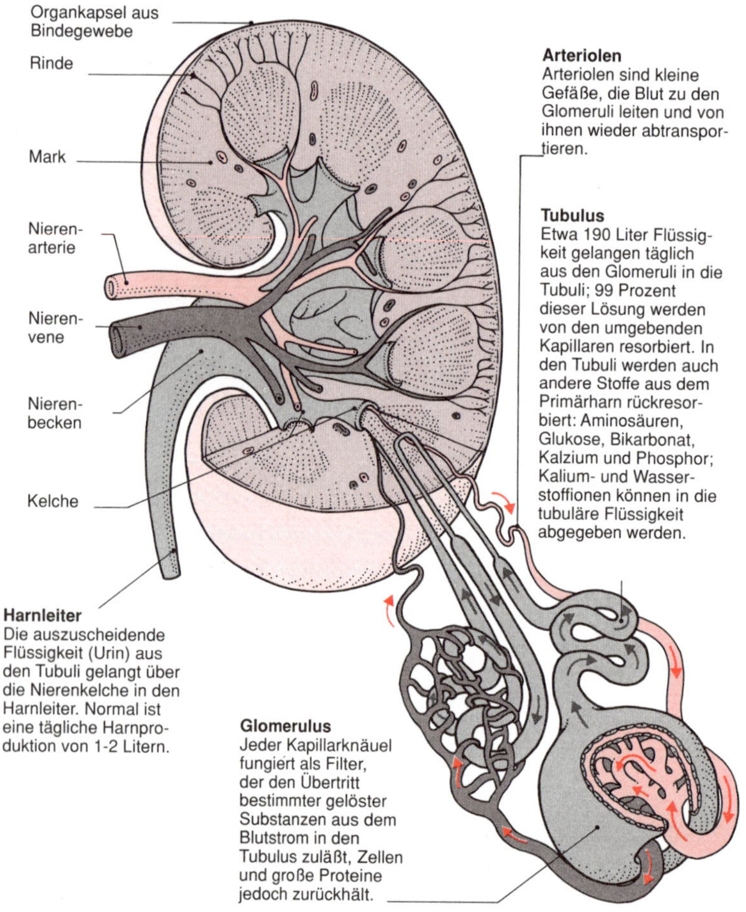

Nierendarstellung

Techniken zur bildlichen Darstellung der Niere, die gewöhnlich diagnostischen Zwecken dienen.

ARTEN

Die *Ultraschall-Diagnostik* liefert ziemlich genaue Bilder der Niere. Mit ihr können Vergrößerungen der Niere, eine Stauung und Zysten oder Tumoren nachgewiesen werden.

Die herkömmliche *Röntgen*technik zeigt die Umrisse der Niere und die meisten Nierensteine. Die intravenöse Urographie (bei der ein radioaktiv markiertes Kontrastmittel in eine Vene injiziert wird) liefert ein gutes Bild der inneren Anatomie der Niere und der Harnleiter sowie vorhandener Nierensteine. Bei der *Angiographie* wird zur Darstellung der Blutversorgung der Niere ein radioaktiv markierter Stoff in die Nierenarterien (*Arteriographie*) oder Venen injiziert. Eine Technik, bei der der Nierenkreislauf mit weniger Kontrastmitteln und größerer Sicherheit dargestellt werden kann, ist die digitale Subtraktionsangiographie.

Mit der *Computertomographie* erhält man einen vollständigen Querschnitt der Niere, der in Form von computerlesbaren Röntgenbildern dargestellt wird. Mit dieser Methode der N. lassen sich insbesondere Abszesse und Tumoren hervorragend nachweisen.

Die *Radioisotopen-Untersuchung* ist billiger als die herkömmliche Röntgentechnik und setzt den Patienten einer geringeren Strahlendosis aus. Die beiden bei der Niere angewandten Untersuchungsarten sind die DMSA- und die DTPA-Untersuchung.

DMSA ist eine intravenös verabreichte Substanz, die sich an die Zellen der Nierentubuli bindet und ein einzelnes statisches Bild der Nieren, ihres Umfangs, ihrer Größe, Lage und Funktion liefert.

Das ebenfalls intravenös verabreichte DTPA wird von den Glomeruli gefiltert und mit dem Harn ausgeschieden. Die Bilder werden in regelmäßigen Zeitintervallen angefertigt, um den Weg der verabreichten Substanzen durch die Niere aufzuzeichnen. Die Ergebnisse einer DTPA-Untersuchung sind mit den Ergebnissen einer intravenösen Urographie vergleich-

NIERENDARSTELLUNG

Die verschiedenen Nierendarstellungen liefern wertvolle Informationen bei der Untersuchung und Diagnose von Nierenerkrankungen.

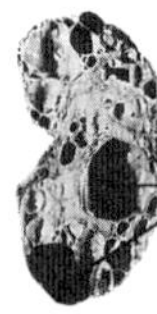

Zystenniere
Das Foto (links) zeigt den Schnitt durch eine Zystenniere.

COMPUTER-TOMOGRAPHIE

Liefert Computerbilder, die einen Querschnitt durch den Bauchraum zeigen. Das Foto rechts zeigt neben den Zystennieren Leber, Milz und Wirbelsäule.

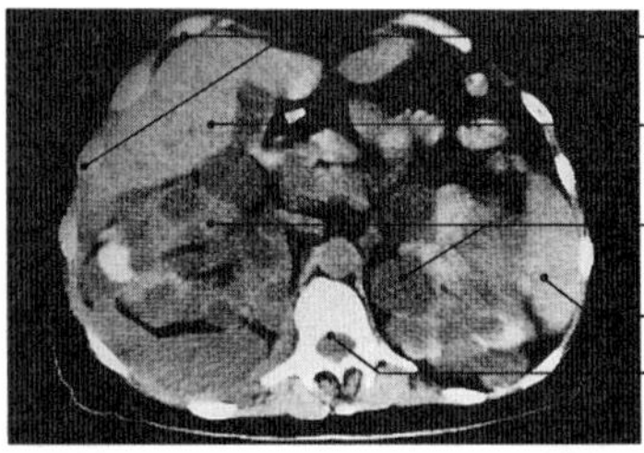

INTRAVENÖSE UROGRAPHIE

Liefert einen Eindruck von der Nierenanatomie. Hier wird das Kontrastmittel in den erweiterten Nierenkelchen dieser abnormen Nieren sichtbar.

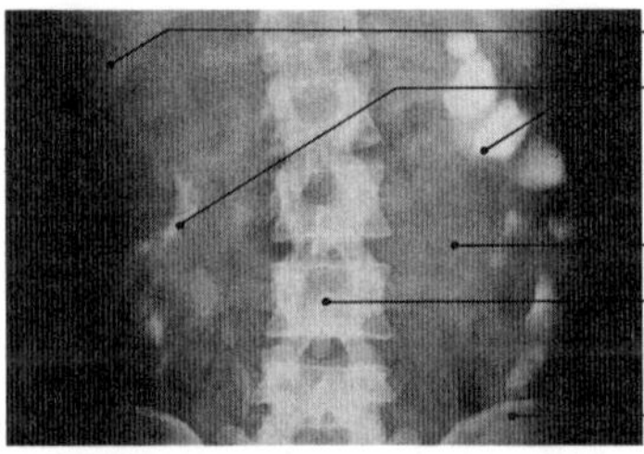

ULTRASCHALL-DIAGNOSTIK

Diese schnelle Methode liefert klare Bilder vom Aufbau der Niere. Hier können die Zysten deutlich vom umliegenden Nierengewebe abgegrenzt werden.

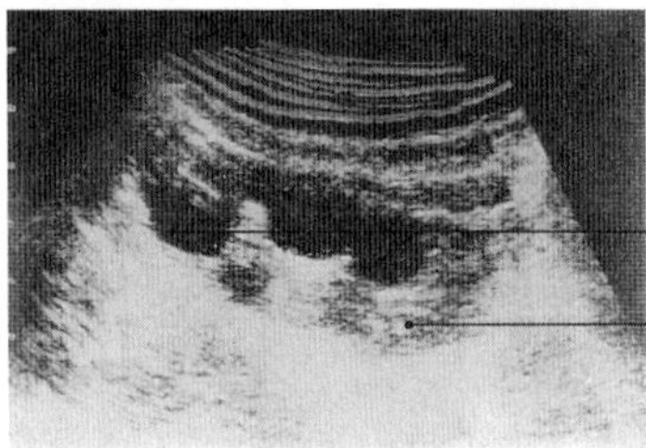

bar. Allerdings werden die anatomischen Einzelheiten bei diesem Verfahren ungenauer abgebildet.

Nierenentfernung, operative

s. *Nephrektomie*

Nierenfunktionsprüfung

Tests zur Untersuchung der Leistungsfähigkeit der Harnorgane. Eine N. wird im Rahmen von Routineuntersuchungen vor einem größeren chirurgischen Eingriff durchgeführt oder bevor Medikamente, die über die Niere ausgeschieden werden, verordnet werden. Auch um die Funktion einer transplantierten Niere zu prüfen, sind diese Tests geeignet.

ARTEN

Die *Harnuntersuchung* ist ein einfacher Nierenfunktionstest. Gesammelter Harn wird mikroskopisch auf Blutzellen, Eiterzellen und Harnzylinder (Zellen und muköses Material, die sich in den Tubuli bilden und in den Harn abgegeben werden) untersucht. Zum Nachweis von Infektionen werden auch Harnkulturen angelegt. Darüber hinaus wird der Harn auf Stoffe (wie z.B. Proteine) untersucht, die nur vorhanden sind, wenn eine Schädigung oder Erkrankung der Niere vorliegt.

Die Nierenfunktion wird auch geprüft, indem die Konzentration von Stoffen im Blut, die von einer gesunden Niere ausgeschieden werden (z.B. *Harnstoff* oder Kreatinin), gemessen wird. Für die Kreatinin-Clearance wird der Kreatiningehalt im Blut mit der in einem bestimmten Zeitraum (gewöhnlich 24 Stunden) in den Harn ausgeschiedenen Kreatininmenge verglichen.

*Nierendarstellungs*verfahren können zur Überprüfung der Nierenfunktion herangezogen werden. Insbesondere können sie zeigen, ob eine oder beide Nieren erkrankt sind.

Niereninsuffizienz

s. *Nierenversagen*

Nierenkolik

Starke kolikartige Schmerzen am Rükken auf einer Seite der Wirbelsäule, die zumeist von einem Nierenstein verursacht werden (s. *Harnstein*).

Die Schmerzen entstehen, wenn Nierensteine beginnen, den Harnleiter hinunterzuwandern. Steine im Harnleiter verursachen starke, bis in das Becken ausstrahlende Schmerzen. Starke wiederkehrende Spasmen, die gewöhnlich mehrere Minuten andauern, treten vor dem Hintergrund eines dumpfen Dauerschmerzes auf. Weitere Symptome sind Übelkeit, Erbrechen, Schwitzen und Blut im Urin. Die bei Nierenkoliken übliche Therapie besteht in Bettruhe, viel Flüssigkeit und Injektionen starker schmerzstillender Mittel (*Analgetika*) wie *Pethidin* (z.B. Dolantin ® ++).

Nierenkrebs

Maligner Tumor der *Niere*. Die meisten N.formen haben ihren Ursprung in der Niere selbst. Nur in seltenen Fällen kann sich der Krebs von anderen Organen aus auf die Niere ausbreiten.

FORMEN

Es gibt drei Hauptformen von N.

NIERENKARZINOM

Diese Form des N.es, auch als Hypernephrom oder Adenokarzinom bezeichnet, macht 75 Prozent aller Fälle aus. Sie tritt meist nach dem 40. Lebensjahr und bei Männern doppelt so oft wie bei Frauen auf. Das wichtigste Symptom ist Blut im Urin. Lendenschmerz, Temperaturerhöhung und eine tastbare Geschwulst im Bauchraum kommen oft hinzu. Bei etwa 25 Prozent der Patienten beträgt die Überlebensdauer fünf oder mehr Jahre. Die übrigen Patienten sterben an den Folgen der bei Beginn der Therapie bereits erfolgten Metastasierung des Tumors in Lungen, Knochen, Leber und Gehirn.

NEPHROBLASTOM

Dieser auch als Wilms-Tumor bezeichnete Tumor macht 20 Prozent aller Krebsfälle bei Kindern aus. Das Nephroblastom tritt zumeist vor dem vierten Lebensjahr und bei Jungen doppelt so oft wie bei Mädchen auf. Der Tumor wächst schnell und wird oft als Knoten im Bauchraum empfunden. Diese Krebsform verursacht in der Regel Bauchschmerzen. Das Nephroblastom breitet sich oft auf Lungen, Leber und Gehirn aus. Bei frühzeitigem Beginn der Therapie überleben mehr als 80 Prozent der Kinder.

ÜBERGANGSZELLKARZINOM

Diese Form des N.es geht von den Zellen der das Nierenbecken auskleidenden Schleimhaut aus. Manchmal entwickelt es sich bei Rauchern und bei Menschen, die jahrelang *Analgetika* (Schmerzmittel) in sehr hohen Dosen eingenommen haben. Ein verbreitetes Symptom ist Blut im Harn. Eine *Hydronephrose* (Ausweitung des Hohlsystems der Niere) ist Folge einer Blockierung des Harnleiters. Die Überlebenschancen hängen in hohem Maße von der Früherkennung und Behandlung des Tumors ab.

DIAGNOSE UND THERAPIE
Die Diagnose wird durch intravenöse *Urographie* oder durch *Computertomographie* gestellt. Die Therapie besteht in der Entfernung der Niere (*Nephrektomie*) und gelegentlich auch des Harnleiters. Bei einem Nephroblastom wird die Therapie nach der Entfernung der Niere durch Gabe von *Zytostatika* und manchmal durch *Radiotherapie* fortgesetzt.

Nierenresektion
s. *Nephrektomie*

Nierenstein
s. *Harnstein*

Nierensteinentfernung
Operation zur Entfernung eines Harnsteins aus der Niere. Der Chirurg legt die Niere durch einen Längsschnitt rechts oder links von der Wirbelsäule frei. Die Einmündung des Harnleiters in die Niere wird eröffnet und der Stein entfernt.

An die Stelle der chirurgischen N. tritt die *Lithotripsie*, bei der die Steine mit

ERKRANKUNGEN DER NIERE
Die Nieren werden von einer Vielzahl verschiedener Erkrankungen betroffen. Zur Aufrechterhaltung der Gesundheit und Gewährleistung aller notwendigen Aufgaben ist nur eine Niere erforderlich, so daß Nierenerkrankungen nur lebensbedrohlich sind, wenn sie beide Nieren betreffen und ein fortgeschrittenes Stadium erreicht haben.

Hypertonie (Bluthochdruck) ist sowohl Ursache als auch Folge einer Nierenschädigung. Weitere Auswirkungen einer schweren Nierenerkrankung sind das *nephrotische Syndrom* (große Mengen von Proteinen werden mit dem Harn ausgeschieden, im Körpergewebe wird Flüssigkeit eingelagert) sowie das akute oder chronische *Nierenversagen*.

ANGEBORENE UND GENETISCHE DEFEKTE
Angeborene Anomalien der Niere sind relativ häufig. Bei der *Hufeisenniere* sind beide Nieren an den unteren Polen zusammengewachsen. Nicht wenige Menschen haben von Geburt an nur eine Niere, zwei Nieren auf einer Seite oder eine teilweise doppelte Niere mit zwei *Harnleitern* (Doppelniere). Diese verursachen oft keinerlei Probleme. In seltenen Fällen werden Kinder mit stark unterentwickelten Nieren geboren, die kaum funktionsfähig sind.

Die *Zystenniere* ist eine schwerwiegende vererbte Erkrankung, bei der sich in beiden Nieren Zysten entwickeln. Beim seltenen *Fanconi-Syndrom* und der *renalen tubulären Azidose* liegen komplexe Funktionsstörungen der Nierentubuli vor. Diese haben zur Folge, daß bestimmte Stoffe mit dem Harn ausgeschieden werden, die bei normaler Nierenfunktion nicht in den Harn gelangen.

STÖRUNGEN DER BLUTZIRKULATION
Einige Erkrankungen bewirken eine Schädigung oder Blockierung der kleinen Blutgefäße innerhalb der Nieren und dadurch eine gestörte Durchblutung. Dies sind z.B. *Diabetes mellitus* und das *hämolytisch-urämische Syndrom*. Bei einem *Schock* sind Blutdruck und Durchblutung der Nieren oft erheblich verringert, was zu einer als "akute tubuläre Nekrose" bezeichneten Nierenschädigung führen kann. Die größeren Blutgefäße der Nieren werden nicht selten im Rahmen einer *Polyarteriitis nodosa* oder eines *Lupus erythematodes* geschädigt. Verhältnismäßig ungewöhnlich ist ein Defekt einer der die Nieren versorgenden Arterien, es kommt zu Hypertonie und Gewebeuntergang.

AUTOIMMUNKRANKHEITEN
Mit *Glomerulonephritis* wird eine wichtige Gruppe von Autoimmunerkrankungen bezeichnet, bei denen die glomerulären Filtereinheiten der Niere entzündet sind. Sie entwickelt sich manchmal als Folge einer *Streptokokkeninfektion*.

TUMOREN
Gutartige *Nierentumoren* sind selten. Sie können zwar *Hämaturie* (Blut im Urin) verursachen, bleiben aber meist ohne Symptome. Auch bösartige Nierentumoren sind relativ selten. Der häufigste Typ ist der *Nierenkrebs*, es tritt meist nach dem 40. Lebensjahr auf. Das *Nephroblastom* (Wilms-Tumor) betrifft fast ausnahmslos Kinder unter 4 Jahren.

STOFFWECHSELSTÖRUNGEN
Bei Menschen mittleren Alters sind Nierensteine häufig. Sie werden meist durch eine zu hohe Konzentration verschiedener Stoffe (z.B. Kalzium) im Harn oder durch fehlerhafte Regulationsmechanismen des Harnmilieus verursacht. Bei der *Hyperurikämie* besteht eine erhöhte Neigung zur Bildung von Harnsäuresteinen (s. *Harnsteine*, *Harnorgane*).

INFEKTIONEN
Die Infektion des Nierenbeckens wird als *Pyelonephritis* bezeichnet. Ein wichtiger auslösender Faktor ist die teilweise oder vollständige Blockierung des Harnabflusses. Der Stau führt zu einer bis zur Niere aufsteigenden Infektion. Ursache der Blockierung ist z.B. ein angeborener Defekt der Niere oder der harnableitenden Organe, ein Stein im Nierenbecken oder Harnleiter, ein Blasentumor oder eine vergrößerte Prostata.

Die *Tuberkulose* der Niere ist heute selten; sie entsteht durch eine von anderen Organen (meist der Lunge) durch das Blut übertragenen Infektion.

MEDIKAMENTE
Allergische Reaktionen auf bestimmte Medikamente können akute Nierenerkrankungen verursachen, wobei es meist zur Schädigung der Nierentubuli kommt. Medikamente können bei Langzeitgabe in hoher Dosierung auch zu einer direkten Schädigung der Niere führen. Z.B. kann jahrelange Einnahme von *Analgetika* (Schmerzmitteln) zum Nierenversagen führen. Einige hochwirksame Antibiotika können die Nierentubuli schädigen und akute tubuläre Nekrose verursachen.

SONSTIGE ERKRANKUNGEN
Bei der *Hydronephrose* kommt es als Folge einer Blockade in den ableitenden Harnorganen zu einem Harnstau in der Niere, hierdurch schwillt sie an. Beim *Crush-Syndrom* wird die Nierenfunktion durch Proteine beeinträchtigt, die von stark geschädigten Muskeln ins Blut abgegeben werden und die Filtermechanismen der Niere blockieren.

UNTERSUCHUNGSMETHODEN
Nierenerkrankungen werden durch bildgebende *Verfahren* wie *Ultraschall-Diagnostik*, intravenöse oder retrograde Pyelographie (s. *Urographie*), *Angiographie* und *Computertomographie* diagnostiziert. Andere Untersuchungsmethoden sind *Nierenbiopsie* (Entnahme einer Gewebeprobe für eine Analyse), *Bluttests* und *Nierenfunktionsprüfungen* wie die *Harnuntersuchung*.

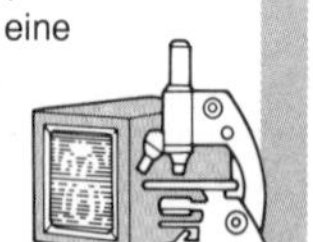

NIERENTRANSPLANTATION

Die Spenderniere stammt von einem nahen (lebenden) Blutsverwandten des Patienten oder von einer anderen Person, die in die medizinische Verwendung der Organe nach ihrem Tod eingewilligt hat. Zur Vermeidung einer Abstoßungsreaktion müssen Immunsystem, Gewebemerkmale und Blutgruppe von Empfänger und Spender weitgehend übereinstimmen (s. *Transplantationschirurgie*).

SO WIRD ES GEMACHT

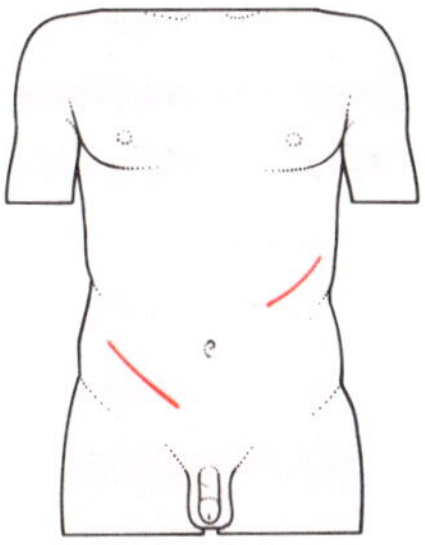

Entfernung
Die Niere wird durch einen Schnitt unterhalb der Rippen entfernt.

Einpflanzung
Die Spenderniere wird in den rechten Unterbauch eingepflanzt.

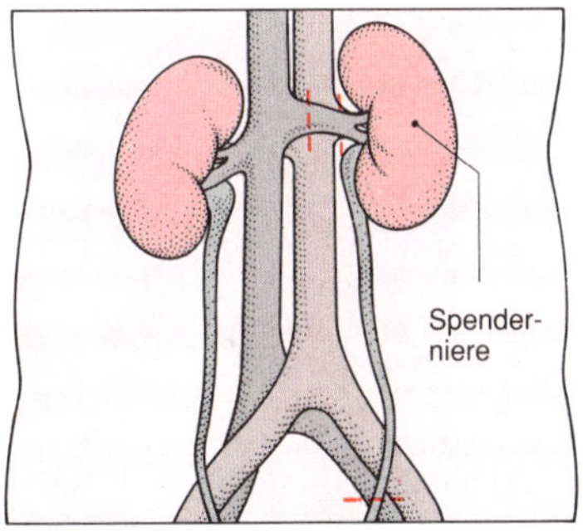

1 Lebenden Spendern wird meist die linke Niere entfernt, da ihre Vene länger als die der rechten Niere ist und ihre Entfernung ein geringeres Risiko darstellt. Nach der Entfernung wird die Niere mit Salzlösung gespült.

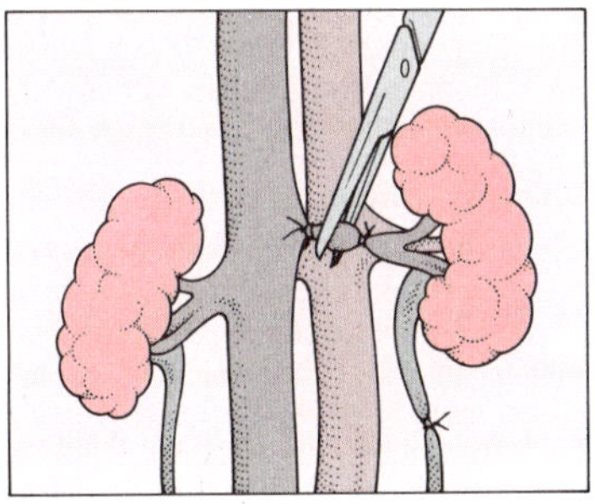

2 Der Chirurg kann eine oder beide Nieren des Patienten entfernen. Vor dem Entfernen einer Niere müssen zunächst die Blutgefäße, die die Niere mit Blut versorgen, abgeklemmt werden. Auch der Harnleiter muß abgeklemmt und durchtrennt werden.

DIALYSE UND NIERENTRANSPLANTATION IN DEUTSCHLAND

Für einen beträchtlichen Anteil der Patienten mit Nierenversagen im Endstadium kommt eine Transplantation in Frage. Allerdings sind viele noch auf die Dialyse angewiesen, bis eine geeignete Spenderniere verfügbar ist. Das Diagramm unten zeigt die Zahl der Nierentransplantationen 1988-92. Die Zahl der Dialysepatienten liegt derzeit bei etwa 30 000. Nierentransplantationen von Lebendspendern werden in Deutschland nur in etwa 3 Prozent der Fälle durchgeführt.

Jahr	Zahl der Transplantationen (Spenderorgane von Verstorbenen)
1992	2092
1991	2255
1990	2358
1989*	1960
1988*	1778

* Zahlen für 1988 und 89 für das frühere Bundesgebiet, ab 1990 für alte und neue Bundesländer

Quelle: KfH Kuratorium für Dialyse und Nierentransplantation e.V.

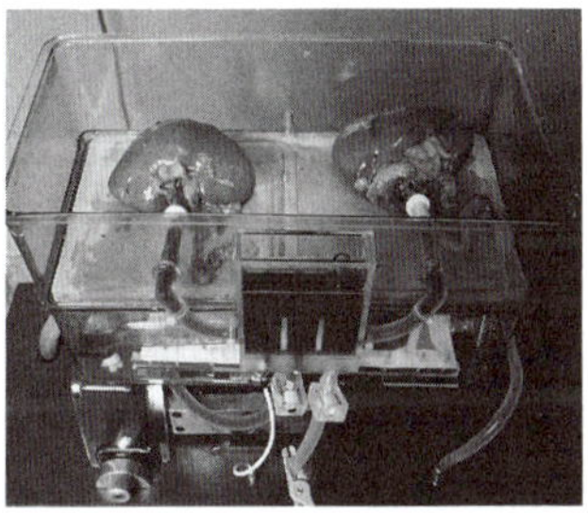

Konservierung der Nieren
Nieren von einem toten Spender können bis zur Transplantation mit einer einfachen Maschine konserviert werden, die sie mit einer kühlenden Salzlösung spült.

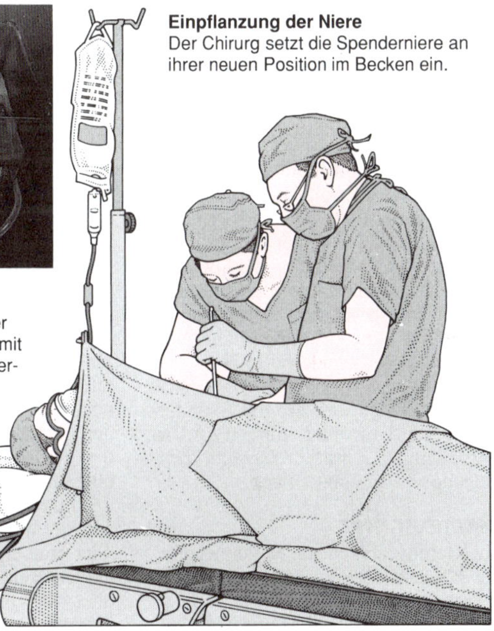

Einpflanzung der Niere
Der Chirurg setzt die Spenderniere an ihrer neuen Position im Becken ein.

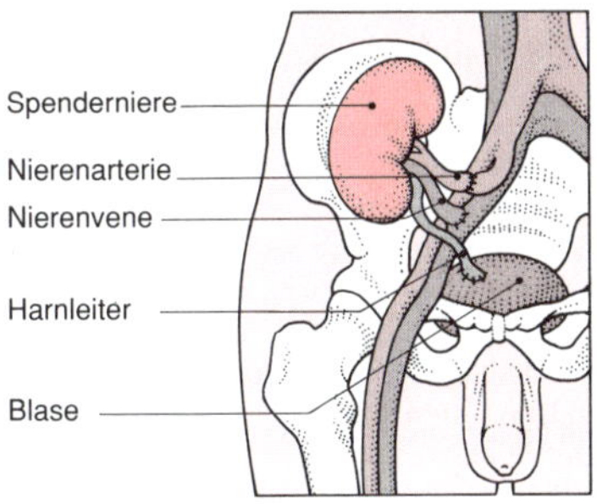

3 Die Spenderniere wird eingepflanzt, indem ihre Arterie und Vene mit den entsprechenden Gefäßen des Empfängers zusammengefügt, das untere Ende des Spenderharnleiters mit der Blase des Empfängers verbunden wird. Anschließend werden die Klemmen entfernt.

SPENDER NACH DER OPERATION

Die Gesundheit des Spenders ist nicht beeinträchtigt. Die verbleibende Niere vergrößert sich und übernimmt die Funktion der entfernten Niere mit.

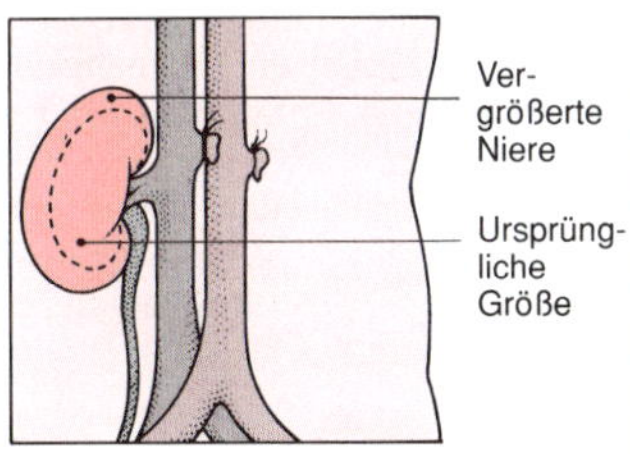

Ultraschallwellen zertrümmert werden. (S.a. *Nephrolithotomie; Pyelolithotomie*)

Nierentransplantation

Operation, bei der die funktionsuntüchtige erkrankte Niere einer Person mit chronischem *Nierenversagen* durch die gesunde Niere eines lebenden Spenders oder eines Verstorbenen ersetzt wird. Eine gesunde Spenderniere genügt, um eine ausreichende Funktion beim Empfänger zu bekommen.

Die N. ist unkomplizierter als die Transplantation anderer größerer Organe; sie ist die bei weitem am häufigsten durchgeführte Organübertragung. Außerdem ist das Scheitern einer N. ungefährlicher als das Scheitern einer Herz-, Leber- oder Lungentransplantation, da die Funktion der Niere durch die *Dialyse* (künstliche Blutreinigung) übernommen werden kann.

SO WIRD ES GEMACHT

Eine Beschreibung der N. enthält der Kasten auf Seite 775.

PROGNOSE

Mehr als 80 Prozent aller N.en verlaufen erfolgreich. Die Erfolgsquote steigt auf über 90 Prozent an, wenn der Spender ein naher Blutsverwandter ist. Die größte Gefahr ist die Abstoßung der Spenderniere innerhalb der ersten beiden Monate nach der Transplantation. Ist der Patient ansonsten in guter gesundheitlicher Verfassung, können wiederholte N.en versucht werden.

Alle Patienten, denen eine Spenderniere eingepflanzt wird, müssen zur Unterdrückung der Abstoßungsreaktion *Immunsuppressiva* einnehmen.

Nierentumoren

Alle Nierengeschwülste. N. können gut- oder bösartig sein (zu letzterem s. *Nierenkrebs*).

Gutartige *Fibrome*, *Lipome* und *Leiomyome* verursachen häufig keine Symptome und werden oft nur zufällig entdeckt, wenn aus anderen Gründen eine Nierenoperation durchgeführt wird. An oder in der Niere kann sich auch ein *Hämangiom* entwickeln. Dies ist ein gutartiger, aus einer Ansammlung von Blutgefäßen bestehender Tumor, der sehr groß werden und eine Hämaturie (Blut im Urin) verursachen kann. Hämangiome werden manchmal anfänglich für Karzinome gehalten.

Bei gutartigen N. ist eine Therapie nur erforderlich, wenn diese sehr groß sind oder zu Schmerzen, Blutungen oder anderen Problemen führen

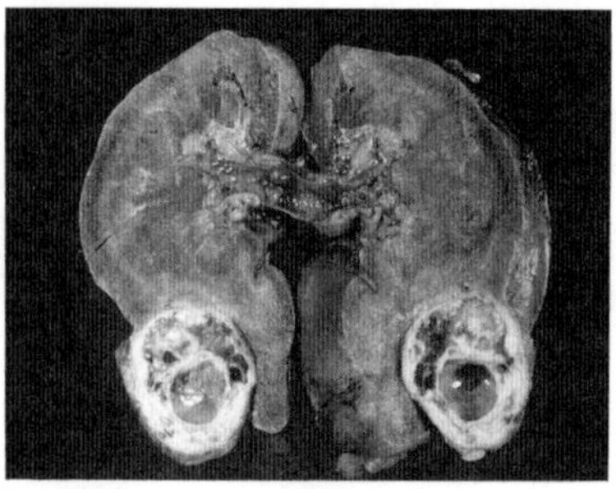

Beispiel für einen Nierentumor
Bösartiger Tumor einer Niere, in der Mitte aufgeschnitten. Bösartige Nierentumoren müssen immer operativ entfernt werden.

Nierenversagen

Das Zusammenbrechen der *Nieren*funktion. Es werden nicht mehr alle harnpflichtigen Substanzen aus dem Blut gefiltert und mit dem Urin ausgeschieden, die Steuerung des Salz- und Wasserhaushalts und die Regulierung des *Blutdrucks* ist nicht mehr gewährleistet. N. führt letztendlich zur *Urämie* (Anhäufung von *Harnstoff* und anderen chemischen Abfallprodukten im Blut) und anderen Störungen der chemischen Zusammensetzung von Blut und Gewebe sowie zu Symptomen unterschiedlichen Schweregrades.

FORMEN UND URSACHEN

N. kann akut (plötzlich) auftreten oder als chronische Niereninsuffizienz (fortschreitend, langsamer) verlaufen. Bei akutem N. erreicht die Niere nach erfolgreicher Beseitigung der Ursache meist wieder ihre volle Funktionsfähigkeit. In den Fällen chronischen N.s ist die Funktion der Niere oft nicht mehr regenerationsfähig.

Akutes N. tritt oft nach einem *Schock* auf, der durch eine schwere Verletzung oder eine ernste Grunderkrankung verursacht sein kann. Große Blutverluste oder Verbrennungen führen oftmals zu einem dramatischen Blutdruckabfall, durch den die Blutversorgung der Niere erheblich reduziert wird; auch ein *Myokardinfarkt* oder eine *Pankreatitis* zeigen in manchen Fällen dieses Symptom. Die Nieren reagieren sehr empfindlich auf eine Verringerung des Blutflusses: Eine Schädigung der Glomeruli (Filtereinheiten der Nieren) ist leicht möglich.

Weitere Ursachen eines akuten N.s sind eine Blockierung des Harnabflusses durch einen Stein (s. *Harnorgane*, *Blasentumoren*) oder eine vergrößerte Prostata (s. *Prostata, vergrößerte*); ebenso möglich sind plötzliche Verschlechterungen einer chronischen Nierenerkrankung wie z.B. der *Glomerulonephritis* oder des *hämolytisch-urämischen Syndroms*.

Chronisches N. kann durch alle Erkrankungen ausgelöst werden, die mit einer fortschreitenden Nierenschädigung einhergehen. Dazu zählen z.B. *Hypertonie* (Bluthochdruck), *Diabetes mellitus*, *Zystenniere* oder *Amyloidose* (s.a. Kasten "Erkrankungen der Niere"). Auch eine längere Verlegung des Harnabflusses durch einen Stein oder Tumor oder eine vergrößerte Prostata können ein chronisches Nierenversagen verursachen. Eine andere, nicht seltene Ursache ist die fortgesetzte Einnahme von *Analgetika* (Schmerzmittel).

Das chronische N. entwickelt sich im Verlauf von Monaten oder Jahren fast ohne Ausnahme zum lebensbedrohlichen terminalen (endgültigen) N.

SYMPTOME UND BESCHWERDEN

Bei akutem N. ist das auffälligste Symptom eine stark verringerte Harnmenge. Bei der *Oligurie* produziert der Körper weniger als 400 ml Urin täglich, in der Regel ist auch die Filterung von Abfallstoffen aus dem Blut eingeschränkt. Ein völliger Stillstand der Harnausscheidung (*Anurie*) führt zu einer gefährlichen Ansammlung von Abbauprodukten im Organismus. Bei einigen Patienten mit akutem N. werden trotz des Verlusts der blutreinigenden Funktion normale Harnmengen ausgeschieden; dies wird als nichtoligurisches akutes Nierenversagen bezeichnet.

Innerhalb kurzer Zeit entwickeln sich beim akuten N. weitere Symptome wie Benommenheit, Übelkeit, Erbrechen und Atemschwierigkeiten. In vielen Fällen gehen den Symptomen des N.s Symptome der Grunderkrankung (z.B. Schocksymptome wie Blässe und schwacher Puls) voraus.

Symptome des chronischen N.s wie Abgeschlagenheit, Appetitlosigkeit und Schwächegefühle entwickeln sich langsamer. Wird das Fortschreiten der Nierenschädigung nicht aufgehalten oder verlangsamt, kommt es schließlich zum Endstadium: Es ist gekennzeichnet durch ausgeprägte Lethargie, Gewichtsverlust, Kopfschmerzen, Erbrechen, pelzige Zunge, schlechten Atem, starkes Hautjucken ohne Ausschlag sowie Kollaps, Koma und Tod.

KOMPLIKATIONEN

Mögliche Komplikationen des akuten N.s sind Infektionen wie *Lungenentzündung*, Magenblutungen und *tiefe Venenthrombosen*. Bei chronischem N. kommt es als Folge des gestörten chemischen Gleichgewichts im Blut zu Bluthochdruck (welcher gleichzeitig also Ursache und Folge des N.s ist), *Anämie*, *Osteomalazie*, *Hyperparathyreoidismus* (Überfunktion der Nebenschilddrüsen), *Neuropathie* (Nervenerkrankung) oder *Myopathie* (Muskelerkrankung).

DIAGNOSE

Bei einem Verdacht auf N. werden gegebenenfalls wiederholt *Nierenfunktionsprüfungen* durchgeführt. Dazu zählen die Bestimmung von *Harnstoff* und Kreatinin (zwei Abfallprodukten) im Blut. Eine Zunahme dieser Stoffe im Blut deutet unter Umständen auf ein N. hin. Auch *Harnuntersuchungen* und Blutdruckmessungen sind sinnvoll. Ist keine Ursache des Nierenversagens (z.B. starke Blutungen) offensichtlich, sind zur Feststellung der Ursache sofort weitergehende diagnostische Maßnahmen notwendig. Mögliche Methoden sind die Untersuchung der Blut- und Harnsedimente, intravenöse *Urographie*, *Nierenbiopsie*, *Ultraschall-Diagnostik* und *Radioisotopenuntersuchung*.

THERAPIE

Bei akutem N. ist oft eine Notfalltherapie erforderlich. Sie zielt darauf ab, Ursachen und unmittelbare Folgen des Schocks zu bekämpfen, z.B. starke Blutungen. Blutdruck und -volumen werden durch Gabe von *intravenösen Infusionen* oder *Bluttransfusionen* wieder normalisiert. Bei einer Blockierung durch Steine, Tumoren oder eine vergrößerte Prostata ist meist ein chirurgischer Eingriff erforderlich. Die Behandlung anderer Ursachen ist oft schwierig und kompliziert. Möglicherweise ist die Gabe von *Kortikosteroiden* und anderen Medikamenten (wie bei einigen Formen der Glomerulonephritis) erforderlich. Zur Verbesserung des Harnflusses und Ausschwemmung von überschüssigem Wasser ist oft die Verabreichung von *Diuretika* angezeigt. Bei akutem N. wird heutzutage gerne eine temporäre *Dialyse* (künstliche Blutwäsche zur Entfernung von Abfallstoffen aus dem Blut) durchgeführt, bis die Funktion der Nieren wiederhergestellt ist.

Eine spezielle Diät ist bei allen Formen des N.s ein wichtiger Bestandteil der Therapie. Die Diät muß reich an Kohlenhydraten und arm an Proteinen (der Hauptquelle von Abfallprodukten) sein, damit die Belastung der Nieren verringert wird; die Salzzufuhr sollte eingeschränkt werden. Flüssigkeitsaufnahme und Harnausscheidung müssen sorgsam aufeinander abgestimmt und überwacht werden. Nahm der Patient bisher Medikamente ein, deren Abbauprodukte von den Nieren aus dem Blut entfernt werden, sind diese Medikamente abzusetzen bzw. zu reduzieren, oder es ist auf andere Präparate auszuweichen.

Bei Entwicklung einer Hypertonie werden blutdrucksenkende Medikamente eingesetzt. Bei endgültiger Niereninsuffizienz sind ständige, lebenslange Dialyse oder idealerweise eine *Nierentransplantation* die einzig erfolgversprechenden Behandlungsmethoden.

PROGNOSE

Die Prognose ist abhängig von den Ursachen des N.s und dem Ansprechen des Patienten auf die Therapie. Bei den meisten Patienten mit akutem N. erlangt die Niere ihre volle Funktionsfähigkeit zurück, nur bei wenigen ist lebenslange Dialyse oder eine Transplantation erforderlich. Bei chronischem N. dauert es meist mehrere Jahre, bis solche Maßnahmen erforderlich sind. Mehr als die Hälfte aller Patienten mit endgültiger, dialysepflichtiger Niereninsuffizienz überleben mehr als fünf Jahre. Eine erfolgreiche Nierentransplantation verbessert die Prognose erheblich.

Nierenzyste

Mit Flüssigkeit gefüllter Hohlraum in der Niere. N.n sind bis auf seltene Ausnahmen gutartig.

N.n finden sich bei etwa der Hälfte aller über Fünfzigjährigen. Manchmal entwickeln sich in einer oder beiden Nieren mehrere Zysten. Die Ursache ist meist nicht bekannt. N.n verursachen normalerweise keine Symptome, führen aber ab einer bestimmten Größe zu Druckschmerzen im Kreuz.

N.n treten auch bei der *Zystenniere* auf, einer erblichen Nierenerkrankung, die oft vor Erreichen des fünfzigsten Lebensjahrs zum *Nierenversagen* führt.

DIAGNOSE UND THERAPIE

Zysten werden meist zufällig entdeckt, wenn die Betroffenen aus anderen Gründen untersucht werden. Meist ist keine Behandlung erforderlich. Um Malignität (Bösartigkeit) auszuschließen oder Schmerzen zu lindern, wird eine *Aspiration* (Entzug von Flüssigkeit durch Absaugen) durchgeführt. Große Zysten füllen sich aber oft erneut mit Flüssigkeit, dann ist eine chirurgische Entfernung der Zyste erforderlich.

Niere, polyzystische

s. *Zystenniere*

Niesen

Unwillkürliches, heftiges Ausstoßen von Atemluft durch die Nase als Folge einer Reizung der oberen Atemwege. Die Reizung kann durch Entzündungen der Atemwege bei *Erkältung*, *Grippe* oder *Rhinitis allergica* (Heuschnupfen) entstehen; sie kann aber auch durch Schleim oder das Einatmen eines Reizstoffes wie Staub und Pfeffer bedingt sein.

Nifedipin

(z.B. *Adalat*® +)

Kalzium(kanal)blocker, der vor allem zur Vorbeugung und Behandlung der *Angina pectoris* eingesetzt wird. N. wird auch oft zur Behandlung von *Hypertonie* (Bluthochdruck) und Kreislauferkrankungen wie der *Raynaud-Krankheit* verwendet. Mögliche Nebenwirkungen sind *Ödeme* (Flüssigkeitsansammlungen in Körpergewebe), Gesichtsröte, Kopfschmerzen und Benommenheit.

Nikotin

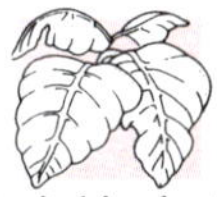

In der Tabakpflanze enthaltene Substanz mit mannigfaltiger Wirkung, sie führt zur Tabakabhängigkeit. N. wird in der Humanmedizin nicht eingesetzt. Einige Nikotinderivate werden als Pestizide verwendet.

Nach der Inhalation gelangt das im Tabakrauch enthaltene N. rasch in den Blutkreislauf. Die Aufnahme des N.s in Kautabak erfolgt langsamer durch die Mundschleimhaut. Durch den Blutkreislauf wirkt das N. auf Gehirn und Nervensystem, bis es schließlich von der Leber abgebaut wird und die Abbauprodukte mit dem Urin ausgeschieden werden.

WIRKUNGEN

Nikotin wirkt vor allem auf das *autonome Nervensystem*, das unwillkürliche Körperfunktionen wie z.B. die Herzfrequenz steuert. Die Wirkungen der Droge variieren je nach Benutzer, in Abhängigkeit von der Dosierung und vom bisherigen Nikotinkonsum. Bei Nichtrauchern kann schon eine kleine Menge Nikotin die Herzfrequenz vermindern und Übelkeit verursachen. Bei starken Rauchern steigert Nikotin meist die Herzfrequenz und verengt die Gefäße, oft kommt es zur Erhöhung des Blutdrucks. N. stimuliert das *Zentralnervensystem* und dämpft kurzzeitig die Müdigkeit, erhöht die Aufmerksamkeit und verbessert die Konzentrationsfähigkeit.

Bei regelmäßigem Nikotinkonsum entwickelt sich eine Nikotintoleranz, so daß wie bei jeder Droge zum Erzielen derselben Wirkung immer höhere Dosierungen erforderlich werden. Dieser Effekt ist jedoch beim Tabak etwas weniger stark ausgeprägt als bei anderen Suchtdrogen.

NIKOTIN UND ERKRANKUNGEN

Der im Tabakrauch enthaltene Teer schädigt das Lungengewebe und scheint der wichtigste Verursacher für *Lungenkrebs* zu sein. Ähnliches gilt auch für das *Ösophaguskarzinom* und alle Tumoren im Mund- und Rachenraum. Das Rauchen spielt aber auch eine wichtige Rolle bei *koronarer Herzkrankheit*, *peripheren Gefäßerkrankungen* und anderen Herz- und Gefäßerkrankungen. Es ist nicht abschließend geklärt, ob diese Erkrankungen durch das N. allein oder auch durch das im Rauch enthaltene *Kohlenmonoxid* verursacht werden.

N

Sehr hohe Dosen von Nikotin führen zu Vergiftungserscheinungen wie Erbrechen, Krampfanfällen und, selten, auch zum Tod.

ENTWÖHNUNG

Da die meisten Raucher körperlich vom N. abhängig sind, kommt es bei der Entwöhnung vom Rauchen häufig zu Entzugserscheinungen wie Benommenheit, Kopfschmerzen, Müdigkeit und Konzentrationsschwierigkeiten.

Zur Verringerung solcher Symptome wird manchmal mit N.-haltigen Kaugummis und Pflastern gearbeitet, um eine schleichende Dosisreduzierung zu ermöglichen (s.a. *Rauchen*).

Nikotinsäure

(z.B. *Antisklerosin*®)

Form von Niacin, die vitaminwirksam ist (s. *Vitamin-B-Komplex*). Sie wird auch als *Lipidsenker* und *Vasodilatator* eingesetzt. Bestimmte Formen der Hyperlipidämie werden mit hohen Dosen von N. behandelt. In niedriger Dosierung wird N. zur Kreislaufstärkung beispielsweise bei *peripherer Gefäßerkrankung* eingesetzt.

Nebenwirkungen, die bei Gabe hoher Dosen häufiger auftreten, sind u.a. Hitzewallungen, Benommenheit, Übelkeit, Herzklopfen und Juckreiz.

Nisse

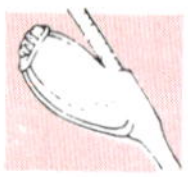

Das Ei der *Laus*. Sowohl Kopfläuse als auch *Schamläuse* befestigen ihre Eier mit einer Kittsubstanz an der Basis von Kopf- oder Schamhaaren. N.n sind winzig; ihr Durchmesser beträgt ca. 0,5 mm. Kurz nach dem Legen sind die Eier gelb und nach dem Schlüpfen weiß. Das Schlüpfen erfolgt nach acht Tagen; die leeren Eischalen werden mit dem wachsenden Haar nach außen befördert. Lausbefall wird meistens anhand von N.n diagnostiziert. Der Abstand zwischen der Haarbasis und den entferntesten N.n läßt auf die Dauer des Befalls schließen.

Nitratpräparate

Glyceroltrinitrat (z.B. *Nitrolingual*® +)

Isosorbiddinitrat (z.B. *Isoket*® +)

Gruppe von *Vasodilatatoren*, die bei der Behandlung von *Angina pectoris* (Brustschmerzen aufgrund einer gestörten Durchblutung des Herzmuskels) und von schwerer *Herzinsuffizienz* (herabgesetzte Pumpleistung des Herzens) eingesetzt werden.

Mögliche Nebenwirkungen der N. sind Kopfschmerzen, Gesichtsröte und Benommenheit/Schwindel. Bei regelmäßiger Einnahme dieser Arzneimittel kann sich eine *Toleranz* entwickeln (d.h., zum Erzielen derselben Wirkung sind höhere Dosierungen erforderlich).

Nitrazepam

(z.B. *Mogadan*® +)

Benzodiazepin, das zur Kurzzeitbehandlung von *Insomnie* eingesetzt wird. N. hat eine Langzeitwirkung und kann einen "Kater" verursachen, d.h. Benommenheit am Tag nach der Einnahme. Regelmäßige Einnahme über mehrere Wochen kann durch die Anpassung des Körpers zu einer verminderten Wirkung (s. *Toleranz*) führen. N. kann zur Medikamentenabhängigkeit und zu Entzugserscheinungen wie Nervosität und Unruhe führen.

Nitrite

Salze der salpetrigen Säure (stickstoffhaltige Säure). Zur Konservierung von Fleisch und zur Wachstumshemmung potentiell gefährlicher Bakterien verwendet man kleine Mengen Natriumnitrit zusammen mit Kaliumnitrat (Salpeter). Während des Pökelns wird das Nitrat in Nitrit umgewandelt, das sich mit dem Muskelfarbstoff verbindet und die charakteristische Rotfärbung von gepökeltem Fleisch (Schinken, Salzfleisch etc.) bewirkt. Große Nitritmengen können Schwindel, Übelkeit und Erbrechen verursachen.

Im Darm werden N. in Nitrosamine umgewandelt, die sich im Tierversuch als krebserregend erwiesen haben. Es gibt jedoch keinen Nachweis dafür, daß sie beim Menschen dieselbe Wirkung haben oder daß nitrithaltige Nahrung gesundheitsschädlich ist.

Nitrofurantoin

(z.B. *Cystit*® +)

Antibakterielle Substanz, die für die Behandlung von Harnwegsinfektionen verwendet wird.

N. sollte zu den Mahlzeiten eingenommen werden, um das Risiko einer Magenreizung zu verringern, bei der es zu Schmerzen und Übelkeit kommen kann. Selten auftretende Nebenwirkungen sind Atembeschwerden, Taubheitsgefühle und Gelbsucht.

NMR

Abkürzung für **N**uclear **M**agnetic **R**esonance (Kernspinresonanz). Man bezeichnet die Technik als NMR-Imaging (Kernspintomographie).

Nodulus

s. *Knötchen*

Nodus lymphaticus

s. *Lymphknoten*

Nokardiose

Von einem pilzähnlichen Bakterium verursachte Infektion, die gewöhnlich in der Lunge beginnt und sich über den Blutkreislauf auf das Gehirn und auf die Gewebe unter der Haut ausbreitet. Den Erreger findet man überall auf der Welt in der Erde; er gelangt durch Einatmen in den Körper.

N. ist selten, ausgenommen bei Menschen mit *Immundefekten* oder anderen schweren Erkrankungen.

Die Infektion führt zu einer der Lungenentzündung ähnlichen Erkrankung mit Fieber und Husten. Auf die übliche kurzfristige Gabe von Antibiotika spricht sie nicht an, und es kommt zu fortschreitender Lungenschädigung. Auch Gehirnabszesse können folgen. Die Diagnose wird durch mikroskopische Untersuchung des Auswurfs (Schleims) gestellt. Zur Behandlung der N., die 12 bis 18 Monate dauert, werden *Sulfonamid-Präparate*, manchmal in Verbindung mit anderen antibakteriellen Medikamenten wie *Trimethoprim*, verabreicht.

Noma

(Wasserkrebs, Wangenbrand) Durch eine bakterielle Infektion verursachte Erkrankung, bei der es zum Absterben des Gewebes an Lippen und Wangen kommt. N. tritt häufig und nahezu ausschließlich bei stark unterernährten Kindern in Entwicklungsländern auf, mitunter auch als Komplikation anderer Erkrankungen (insbesondere bei *Masern* und im Endstadium der *Leukämie*). (S.a. *Wangenbrand*)

SYMPTOME

Das erste Symptom ist eine Entzündung des Zahnfleisches und der Wangenschleimhaut. Unbehandelt führt diese zu ernster Geschwürbildung (mit faulig riechendem Sekret), manchmal zur Zerstörung der Knochensubstanz im Mundbereich und zu Zahnausfall. Nach einiger Zeit heilt eine N. von selbst ab, hinterläßt aber Narben.

THERAPIE

Penicillin und eine bessere Ernährung bringen den Krankheitsverlauf zum Stillstand. Manchmal ist die Wiederherstellung geschädigter Knochensubstanz oder die Korrektur eines entstellten Gesichts nur mit plastischer Chirurgie möglich.

Non-Hodgkin-Lymphom

Maligne Vergrößerung der Lymphgewebe (insbesondere in den *Lymphknoten* und der Milz) mit Ausnahme des *Hodgkin-Syndroms*. Der Malignitätsgrad der N.-H.-L.e hängt von der Art und Aktivität der abnormen Zellen ab. Lymphome sind dann besonders bösartig, wenn die Zellen sehr einfach oder noch wenig differenziert sind. Diese Zellen neigen zur schnellen Infiltration ganzer Lymphknoten. Maligne Lymphome von geringem Malignitätsgrad bestehen aus stärker differenzierten abnormen Zellen.

URSACHEN UND VERBREITUNG

Bei den meisten Non-Hodgkin-Lymphomen ist die Ursache unbekannt. Gelegentlich tritt die Erkrankung im Zusammenhang mit der Unterdrückung des *Immunsystems*, insbesondere nach Organtransplantationen, auf. Eine Form des Non-Hodgkin-Lymphoms, das sog. *Burkitt-Lymphom*, das nur in den Tropen vorkommt, soll vom Epstein-Barr-Virus verursacht werden. Andere Formen werden vermutlich von anderen Viren hervorgerufen.

In Deutschland werden ca. 7 000 neue Fälle jährlich diagnostiziert (meist bei Personen über fünfzig Jahre).

SYMPTOME UND ANZEICHEN

Bei den meisten Patienten liegt eine schmerzlose Schwellung einer oder mehrerer Gruppen von Lymphknoten im Hals oder in der Leistengegend vor. Leber und Milz können vergrößert, und auch das Lymphgewebe im Bauchraum kann betroffen sein. Viele andere Organe werden in Mitleidenschaft gezogen, was zu einer Vielzahl von Symptomen (von Kopfschmerzen bis zu Hautgeschwüren) führen kann.

Wird die Erkrankung nicht unter Kontrolle gebracht, führt ihre (oft von Fieber begleitete) Ausbreitung zur fortschreitenden Schädigung des Immunsystems und zum Tod durch Infektionen. Der Patient kann jedoch auch an einer unkontrollierten Ausbreitung von Krebs sterben.

DIAGNOSE

Die Diagnose wird meist anhand einer Biopsie (Entnahme einer Gewebeprobe zur Untersuchung) von Lymphgewebe oder eines Lymphknotens gestellt. Die Ausbreitung der Erkrankung wird im Rahmen eines als Staging bezeichneten Klassifizierungsprozesses ermittelt. Dazu können *Thorax-Röntgenbilder*, *Computertomographien*, Rückenmarkpunktion und *Lymphangiographien* (Röntgenaufnahmen der Lymphdrüsen) des Bauches erforderlich sein.

THERAPIE UND PROGNOSE

Beschränkt sich das Lymphom auf eine einzelne Gruppe von Lymphknoten, wird es mit Strahlentherapie behandelt. Meist ist die Krankheit jedoch stärker ausgebreitet, dann werden *Zytostatika* verabreicht. Manchmal werden beide Behandlungsmethoden kombiniert. Versagen alle diese Maßnahmen, kann eine Knochenmarktransplantation, begleitet von medikamentöser Therapie und Bestrahlung, durchgeführt werden.

Ca. 75 Prozent der Patienten mit lokalem N.-H.-L. von geringem Malignitätsgrad überleben mindestens fünf Jahre. In schwereren Fällen (bei Lymphomen, die sich bereits ausgebreitet haben) überleben 40 bis 50 Prozent der Patienten zwei oder mehr Jahre.

Noradrenalin

Von bestimmten Nervenenden (hauptsächlich des *sympathischen Nervensystems*) und vom *Nebennieren*mark ausgeschüttetes *Hormon*. Die wichtigste Funktion des N.s ist die Aufrechterhaltung des Blutdrucks durch Stimulation der Konstriktion (Verengung) bestimmter Blutgefäße bei Blutdruckabfall. Daher wird N. in der Notfallmedizin zur Behandlung von *Schock* oder bei starken Blutungen eingesetzt (s.a. *Adrenalin*).

Norethisteron

(z.B. *Micronovum*® +)

Gestagen-Präparat, das als Bestandteil einiger oraler *Kontrazeptiva* Verwendung findet. N. wird manchmal zur Verzögerung der Monatsblutung verschrieben.

Außerdem wird es beim *prämenstruellen Syndrom*, bei Menstruationsbeschwerden wie *Menorrhagie* (starke Monatsblutungen), *Endometriose* und bestimmten Formen von Brustkrebs eingesetzt. Manchmal wird N. auch als Langzeitkontrazeptivum injiziert.

Mögliche Nebenwirkungen sind unter anderem geschwollene Knöchel, Gewichtszunahme, Depressionen und selten auch Gelbsucht.

Nortriptylin

(z.B. *Nortrilen*® +)

Antidepressivum, das auch sedative Wirkung hat. N. wird auch bei der Behandlung von nächtlicher *Enuresis* (Bettnässen) bei Kindern über sieben Jahren eingesetzt.

Notdienst

s. *Ambulanz*

Notfall

Zustand (z.B. Herzstillstand), der dringend ärztliche Behandlung oder Soforthilfemaßnahmen wie *Herz-Lungen-Wiederbelebung* erfordert.

Viele Notfälle werden in Notfallambulanzen und Unfallstationen von Kliniken behandelt. Ärzte und Krankenschwestern bzw. -pfleger, die in solchen Stationen arbeiten, sind speziell für Verletzungen und Erkrankungen, die sofortiges Eingreifen erfordern, ausgebildet.

Notfälle, dentale

Verletzungen oder Erkrankungen der Zähne und des Zahnfleischs, die wegen starker Schmerzen und der Gefahr von Heilungsverzögerungen oder auch Komplikationen eine sofortige Behandlung erfordern.

Ein völlig entwurzelter Zahn sollte vorsichtig gereinigt, so schnell wie möglich wieder eingesetzt (s. *Reimplantation, dentale*) und mit Hilfe einer Schiene ruhiggestellt werden. Die Erfolgsrate beträgt etwa 90 Prozent, wenn der Zahn nicht länger als 30 Minuten entwurzelt war und es sich um einen jungen Patienten handelt. Ein nur gelockerter Zahn sollte innerhalb weniger Minuten nach der Verletzung wieder in die richtige Position gebracht werden.

Direkter Schlag auf einen Zahn kann zu einer Fraktur führen (s. *Zahnfraktur*). Wird durch einen solchen Schlag auch der Kiefer gebrochen, kann eine Verdrahtung der Bruchstücke erforderlich sein, damit der Bruch heilen kann (s. *Kieferdrahtumschlingung*).

Zahnschmerzen können so heftig sein, daß Essen und Schlafen unmöglich ist. Eine vorübergehende Schmerzlinderung läßt sich durch eine mit einem Sedativum getränkte Einlage erzielen, bis die Schmerzursache beseitigt werden kann. Die heftigsten Zahnschmerzen verursacht ein Abszeß (Infektion). Die Therapie besteht hier in der Gabe von *Antibiotika* (damit die Schwellung zurückgeht) oder im Absaugen des Abszesses (s. *Zahnabszeß*), gefolgt von einer Zahnbehandlung. Auch durch einen verklemmten oder durchbrechenden Weisheitszahn kann es in diesem Bereich zu Schwellungen, Schmerzen und Entzündungen kommen. Das Kiefergelenk kann steif werden, wodurch das Öffnen des Mundes erschwert wird. Um eine Ausbreitung der Infektion zu verhindern, ist sofortige Behandlung erforderlich (s. *impaktierte Zähne*).

Die *Gingivitis ulcerosa* setzt ganz plötzlich ein und verursacht Schmerzen, Entzündung, Geschwürbildung und Zahnfleischbluten. Bei dieser schweren Erkrankung sollte sofort ein Arzt aufgesucht werden.

Notzucht

Vergewaltigung. Geschlechtsverkehr, der gegen den Willen oder ohne die Zustimmung des Betroffenen stattfindet und mit Androhung oder Anwendung von Gewalt erzwungen wird. N. ist eine Straftat.

Gesellschaft, Polizei und Gerichte haben im letzten Jahrzehnt versucht, mehr für N.opfer zu tun; heute treffen diese auf mehr Verständnis bezüglich der traumatischen Auswirkungen, die das Verbrechen auf das Opfer haben kann. Untersuchungen haben gezeigt, daß – im Gegensatz zur allgemeinen Meinung – die Vergewaltigung, die zwischen Personen stattfindet, die einander kennen, nicht immer von physischer Gewalt begleitet ist und daß sie nicht vom Opfer herausgefordert wird.

HÄUFIGKEIT

In den letzten Jahren ist die Anzahl der gemeldeten N.fälle deutlich angestiegen. Unklar ist, ob diese Kurve einen echten Anstieg der N.fälle widerspiegelt oder ob die größere Bereitschaft der Opfer, das Verbrechen zur Anzeige zu bringen, dafür verantwortlich ist. Trotzdem ist N. nach wie vor eines der am seltensten angezeigten Verbrechen. Es wird vermutet, daß die meisten Vergewaltigungen nicht zur Anzeige gebracht werden, weil die Opfer sich schämen und befürchten, auf Unglauben zu stoßen, aus Angst vor der Zurückweisung durch die Familie, vor Repressalien durch den Vergewaltiger oder vor dem Bekanntwerden und dem mit einer Gerichtsverhandlung verbundenen *Trauma*.

MOTIVE

N. ist ein Gewaltverbrechen, dessen Antrieb das Bedürfnis ist, das Opfer zu beherrschen. Für den Vergewaltiger ist erzwungener Sex eine von vielen Formen der Erniedrigung eines Menschen und somit menschenverachtendes Verhalten. Das Motiv ist eine tiefe Feindseligkeit gegenüber Frauen.

Der N. liegen selten sexuelle Motive zugrunde, sondern Dominanzstreben, Wut und Verachtung. Man konnte auch eine Verbindung zwischen Alkoholmißbrauch und Vergewaltigung nachweisen.

Etwa 20 Prozent der Vergewaltiger werden wiederholt wegen sexueller Delikte verurteilt, und bis zu 80 Prozent begehen später andere Verbrechen. Manche sind auch notorische Gewalttäter.

FOLGEN

Das N.opfer kann eine Vielzahl von Verletzungen erleiden, meist als Folge von Schlägen oder Würgen. Schwere Verletzungen der Geschlechtsorgane sind selten. Es kann jedoch zur Schwellung der Schamlippen, Quetschung der Scheidenwände oder der Cervix und selten zum Einreißen des Anus oder des Damms (des Bereichs zwischen den Geschlechtsorganen und dem Anus) kommen.

Selbst wenn keine körperlichen Schäden entstanden sind, sind die psychischen Folgen der N. oft schwerwiegend. Es kommt zu *Angst*zuständen, *Depressionen* oder *posttraumatischen Streßreaktionen*. Auch Alpträume oder das wiederholte geistige Durchleben der Vergewaltigung im Wachzustand sind mögliche Folgen.

GERICHTSMEDIZINISCHE UNTERSUCHUNGEN

Die ärztliche Untersuchung von N.opfern umfaßt eine körperliche Untersuchung, bei der Anzeichen von Quetschungen oder Verletzungen, insbesondere des Genitalbereichs, festgestellt werden. Auch eine eingehende Untersuchung der Scheide erfolgt. Meist ist eine weibliche Begleitperson anwesend, die dem N.opfer zur Seite steht.

Für die Laboruntersuchung werden Abstriche von mutmaßlichen Bißmalen oder verschmutzten Körperpartien des Opfers abgenommen, ebenso von Vagina, Anus oder Rachen; abgebrochene Stücke von Fingernägeln und ausgerissene Kopf- oder Schamhaare werden sichergestellt. Solche Proben können als Indizienbeweise zur Überführung des Vergewaltigers dienen.

Auch die vom Opfer zur Zeit des Überfalls getragenen Kleidungsstücke werden zur gerichtsmedizinischen Untersuchung einbehalten.

THERAPIE

Körperliche Verletzungen werden wie erforderlich behandelt. Postkoitale Verhütung (s. *Empfängnisverhütung, postkoitale*) kann verordnet werden; kommt es dennoch zur Empfängnis, kann erwogen werden, den *Abort* einzuleiten. In manchen Fällen kann die Behandlung von *Geschlechtskrankheiten* erforderlich sein.

Bei der Behandlung des psychischen Traumas können sich psychologische Beratungsgespräche als besonders sinnvoll erweisen. In einigen Fällen kann sogar eine psychiatrische Therapie erforderlich sein. Viele Opfer finden heute Unterstützung bei lokalen Selbsthilfegruppen.

NSAR

Gebräuchliche Abkürzung für ***nicht-steroidale Antirheumatika***.

Nucleus

s. *Kern*

Nucleus-pulposus-Prolaps

s. *Bandscheibenvorfall*

Nuklearmedizin

Techniken, die radioaktive Substanzen zur Diagnose oder Behandlung von Krankheiten einsetzen. Die wichtigsten Anwendungen der N. liegen im Bereich der Diagnose.

Radioaktive Stoffe, die injiziert oder geschluckt werden können, werden von Körpergeweben und Organen in unterschiedlichen Konzentrationen aufgenommen; mit einer Szintillationskamera wird die Radioaktivität und ihre Verteilung im Körper dargestellt. Bei dieser Technik ist nur eine geringe Strahlendosis erforderlich. Sie hat außerdem den Vorteil, daß die entstehenden Bilder Körperfunktionen darstellen und nicht nur eine anatomische Abbildung erfolgt (s. *Radionuklid-Szintigraphie*). Bei therapeutischen Techniken werden höhere Strahlendosen eingesetzt. Erkrankte Gewebe zerstört man durch Bestrahlung aus einer externen Strahlenquelle oder durch Einbringen eines radioaktiven Stoffes in ein Körpergewebe oder einen Körperhohlraum (s. *Strahlentherapie*; *interstitielle Strahlentherapie*; *intrakavitäre Behandlung*).

Nukleinsäuren

In den Zellen aller lebenden Organismen befindliche Substanzen, die bei der Fortpflanzung eine wichtige Rolle spielen. Die N. sind Träger der verschlüsselten Erbinformationen ("Baupläne"; s. *genetischer Code*) für die Entwicklung des Organismus. Außerdem enthalten sie einen Teil der Mechanismen, mit denen diese Anweisungen ausgeführt werden.

Es gibt zwei Arten von N.: Ribo- und Desoxyribonukleinsäuren (RNS und DNS). In allen pflanzlichen und tierischen Zellen (ebenso beim Menschen) stecken die verschlüsselten Anweisungen in der DNS. Die Aufgaben der RNS liegen im Bereich des Transports, der Übersetzung und der Ausführung dieser Anweisungen. Die DNS ist der Hauptbestandteil der *Chromosomen*, die sich im Zellkern (der zentralen Einheit) der Zelle befinden.

STRUKTUR

Der Aufbau von DNS und RNS ist ähnlich: Beide sind aus langen, kettenähnlichen Molekülen zusammengesetzt. Der wesentlichste Unterschied besteht darin, daß die DNS aus zwei miteinander verdrillten Ketten, die RNS jedoch nur aus einer einfachen Molekülkette aufgebaut ist.

Die Grundstruktur der DNS (s. Kasten mit Abbildung) kann man mit einer sehr langen Strickleiter vergleichen; die Ketten der DNS-Moleküle bilden die beiden Holme der Leiter mit Verbindungselementen, die die Sprossen darstellen. Die Leiter ist jedoch nicht gerade, sondern in Form einer Spirale (Helix) gewunden, wodurch sie besonders große Stabilität erhält. Diese Form wird Doppelhelix genannt.

Werden die beiden Kettenstränge der DNS getrennt, stellt man fest, daß das "Rückgrat" (der Holm der Leiter) jedes Strangs aus Zucker- und Phosphatgruppen besteht. An jeden Zuckerbaustein dieser Kette ist eine als Base bezeichnete chemische Substanz gebunden. Es gibt

N

vier verschiedene Arten von Basen: Adenin, Thymin, Guanin und Cytosin (A, T, G und C). Jede dieser Basen bildet eine halbe Sprosse der Leiter. Die vier Basen können innerhalb der DNS-Kette in beliebiger Reihenfolge vorkommen (z.B. GTCGTATTTAGTCC). Die gesamte Folge, die aus Millionen von Basen bestehen kann, liefert den Code für die Aktivitäten der Zellen, ebenso wie die Folge der Buchstaben auf dieser Seite eine Information an den Leser übermittelt (s. *genetischer Code*). Da für die beiden Basen, die zusammen eine Sprosse der Leiter bilden, nur eine bestimmte Paarung möglich ist (A verbindet sich immer mit T, und G mit C), wird durch die Basenfolge der ersten Kette die Basenfolge der zweiten Kette festgelegt. Dies spielt bei der Verdoppelung der DNS-Moleküle bei der Zellteilung eine entscheidende Rolle.

Die RNS entspricht einem einfachen Strang der DNS, außer, daß die Nucleotidbase Thymin durch die Base Uracil ersetzt ist und der chemische Aufbau der Zucker- und Phosphatkette der RNS von dem der DNS geringfügig abweicht.

FUNKTION

Die DNS steuert die Aktivitäten der Zelle, indem sie die Synthese von *Enzymen* und anderen Proteinen in der Zelle festlegt und kontrolliert, wobei verschiedene *Gene* (Abschnitte der DNS) die Produktion verschiedener Proteine steuern. Zur Synthese eines bestimmten Proteins dient ein entsprechender Abschnitt der DNS als Schablone für eine RNS-Kette. Diese Boten-RNS (engl.: messenger-RNA) verläßt den Zellkern und wird dann im Zytoplasma der Zelle zur Produktion von Proteinen entschlüsselt (s. *genetischer Code*; *Proteinsynthese*).

Bei der mitotischen Zellteilung (s. *Mitose*) müssen identische Kopien der DNS an jede der beiden Tochterzellen weitergegeben werden. Dies wird durch die Struktur der DNS ermöglicht. Die beiden Stränge spalten sich, an einem Ende des Moleküls beginnend, auf (wie bei einem Reißverschluß). Dabei bilden sich entlang der Originalketten zwei weitere Ketten, indem freie ungebundene Nucleotide, die in der Zelle vorhanden sind, verbunden werden. Da nur bestimmte Basenpaarungen möglich sind, sind die neuen Doppelstränge identisch mit dem ursprünglichen DNS-Molekül. So gibt eine sich teilende Zelle eine exakte Kopie ihrer DNS an beide Tochterzellen weiter. Jede Zelle eines Menschen enthält dieselbe Kopie der DNS, die in der befruchteten Eizelle vorhanden war; die DNS-Informationen werden also von jeder Zellgeneration an die nächste weitergegeben.

AUFBAU DER DNS

Ein DNS-Molekül besteht aus zwei miteinander verdrillten Strängen, deren Seitenränder aus Zucker- und Phosphatgruppen bestehen. Die Ketten sind durch sog. Basenpaare verbunden. Es gibt vier verschiedene Basen: Adenin, Guanin, Thymin und Cytosin.

Die Base Adenin eines Strangs kann sich nur mit der Base Thymin auf dem anderen Strang gegen-über paaren, und Cytosin ist stets mit Guanin gepaart. So wird durch die Basenfolge des ersten Strangs die Reihenfolge des zweiten DNS-Strangs festgelegt.

Nucleotide
Jede Base bildet mit der dazugehörigen Zucker- und Phosphatgruppe eine Einheit, ein sog. Nucleotid.

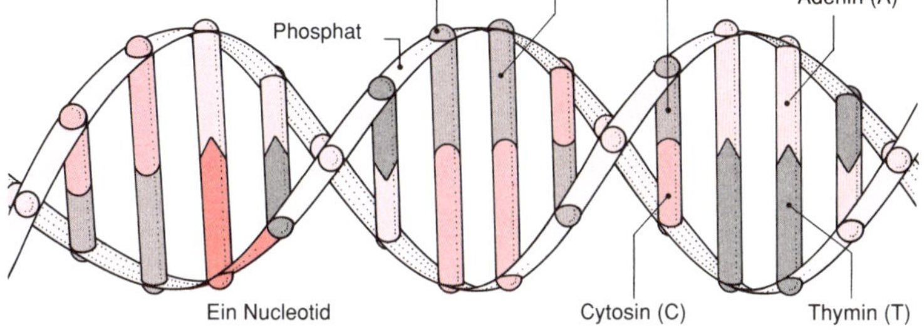

Nykturie

Unterbrechung des Schlafs durch das Bedürfnis, Harn zu lassen. Meistens stört eine leicht gefüllte Blase nicht den Schlaf, wobei Menschen mit leichtem Schlaf eher aufwachen, um ihre Blase zu leeren. Abendlicher Alkoholkonsum kann die Urinproduktion anregen und zu N. führen.

Häufig verursacht eine vergrößerte Vorsteherdrüse (s. *Prostata, vergrößerte*) N.; sie behindert den normalen Urinabfluß und führt zu einer unvollständigen Entleerung der Blase.

Weitere Ursache ist eine *Herzinsuffizienz* (verringerte Pumpleistung des Herzmuskels), die tagsüber zu übermäßiger Ansammlung von Wasser in den Beinen führt, das dann nachts, wenn der Patient liegt, vom Kreislauf wieder aufgenommen wird und eine erhöhte Urinproduktion in den Nieren verursacht.

Ebenso häufig wird N. durch eine *Harnblasenentzündung* verursacht, bei der durch Reizung der Blasenwand deren Sensibilität so erhöht wird, daß schon geringe Harnmengen das Bedürfnis zu urinieren auslösen.

Seltenere Ursachen der N. sind *Diabetes mellitus*, bei dem ständig größere Urinmengen produziert werden, chronisches *Nierenversagen*, bei dem die normale Fähigkeit der Niere, nachts Harn in geringer Menge, dafür höherer Konzentration zu produzieren, beeinträchtigt ist, und *Diabetes insipidus*, bei dem die Nieren durch das Fehlen eines bestimmten Hypophysenhormons den Urin nicht konzentrieren können.

Nymphomanie

Psychosexuelle Störung, bei der eine Frau von unstillbarem Verlangen nach sexuellen Aktivitäten mit vielen verschiedenen männlichen Partnern beherrscht wird. Nymphomaninnen leiden oft unter ihrem eigenen Verhalten und ihrer Unfähigkeit, in Männern mehr als das Ziel ihrer sexuellen Eroberungswünsche zu sehen. Nymphomanie wird als Ausdruck einer tief verankerten psychischen Störung gesehen.

Das entsprechende Verhalten bei Männern wird als Satyriasis oder Don-Juanismus bezeichnet. Die Ursachen sind vermutlich starker *Narzißmus* und Minderwertigkeitsgefühle.

Nystagmus

Unwillkürliche rhythmische Augenbewegungen, die horizontal, vertikal oder rotatorisch gerichtet und fein-, mittel- oder grobschlägig sein können.

URSACHEN UND FORMEN

Bei der häufigsten Form, dem Nystagmus im engeren Sinne, sind wiederholte langsame Augenbewegungen in eine Richtung und schnelle Gegenbewegungen zu beobachten, wodurch es zu einem Augenzittern kommt. Seltener ist der pendelnde N., bei dem die Augen sich gleichmäßig von einer Seite auf die andere bewegen.

N. ist meist angeboren und nicht mit anderen Augenanomalien assoziiert. Die Ursache ist unbekannt. Da ein ruhiger Blick nicht möglich ist, ist der N. meist mit einer leichten bis schweren Sehunschärfe verbunden. N. tritt auch bei *Albinismus* und als Folge schwerer angeborener Augendefekte, wie z.B. eines angeborenen *grauen Stars*, auf.

Anhaltender N., der später im Leben auftritt, weist auf eine Erkrankung des Nervensystems (z.B. *Multiple Sklerose*, *Hirntumor* oder *alkoholbedingte Krankheit*) oder eine Störung des Gleichgewichtsmechanismus im Innenohr hin. Bei Erwachsenen entwickelt sich N. gelegentlich als Berufskrankheit aufgrund schlechter Lichtverhältnisse bei der Arbeit (z.B. bei Bergarbeitern). N. kann auch ein normaler Vorgang sein, wenn das Auge Objekten folgt, die sich schnell vorbeibewegen. Dieses Phänomen wird als optokinetischer N. bezeichnet. *Elektronystagmographie* heißt die Methode zur Aufzeichnung der Augenbewegungen, die zur Unterscheidung der verschiedenen Formen des N. durchgeführt wird.

Nystatin

(z.B. *Moronal*® +)

Zur Behandlung der *Candidiasis* sehr gebräuchliches *Antimykotikum*, das in Form von Cremes, Salben, Ovula, Suspensionen und Dragees Verwendung findet. N. kann auch von Schwangeren gefahrlos verwendet werden. Hohe oral eingenommene Dosen von N. können Durchfall, Übelkeit, Erbrechen und Bauchschmerzen verursachen.

O

Obduktion
s. *Autopsie*

O-Bein
(*F. Genu varum*) Nach außen gerichtete Verbiegung der Beine. O-Beine sind im Säuglings- und Kleinkindalter ganz natürlich und normalisieren sich während des Wachstums. Bei stark ausgeprägter, einseitiger oder über das 6. Lebensjahr anhaltender O-Stellung sollte man ärztlichen Rat einholen. In manchen Fällen ist eine Operation erforderlich.

In seltenen Fällen beruht die Beindeformität auf einer Knochenerkrankung; bei Kindern insbesondere auf *Rachitis* (einer Vitamin-D-Mangelkrankheit).

Oberarmbruch
(*F.* Humerusfraktur) Zu einem O. kann es an jeder Stelle des Oberarmknochens (Humerus) kommen. Am häufigsten sind Frakturen des Oberarmhalses – der Übergangsstelle zwischen Schaft und Gelenkkopf am oberen Ende des Knochens, meist sind ältere Personen davon betroffen. Schaftbrüche treten in der Regel im mittleren Drittel des Knochens auf und zwar bei Erwachsenen jeden Alters, selten hingegen bei Kindern. Suprakondyläre Frakturen (am unteren Knochenende) dagegen sind am häufigsten bei Kindern zu beobachten.

DIAGNOSE UND THERAPIE

Bei Verdacht auf O. wird eine *Röntgenaufnahme* angefertigt.

Bei einer Humerushalsfraktur genügt zur Ruhigstellung des Knochens meist das Tragen einer *Schlinge*. Ein Bruch im Bereich des Schaftes oder unteren Knochenendes hingegen erfordert in der Regel das Anlegen eines *Gipsverbandes*. O.e heilen zumeist innerhalb von 6 bis 8 Wochen aus.

KOMPLIKATIONEN

Ein Oberarmschaftbruch kann den *Radialis* in Mitleidenschaft ziehen und – in schweren Fällen – zu einer *Fallhand* führen. Geht ein O. mit einer Schädigung der Oberarm-Arterie einher, kommt es eventuell zu einer Unterversorgung des Armes mit Blut und im weiteren Verlauf zu einer *Volkmann-Kontraktur* (einer Deformität von Unterarm und Hand aufgrund einer durch Mangeldurchblutung hervorgerufenen Muskelschädigung). Suprakondyläre Frakturen heilen manchmal trotz aller Heilmaßnahmen und *Traktion* nicht richtig aus; die Folge sind eine Ellenbogendeformierung und das erhöhte Risiko einer *Osteoarthritis*.

LAGE DES OBERARMKNOCHENS

Der Oberarmknochen liegt zwischen Schulter- und Ellenbogengelenk.

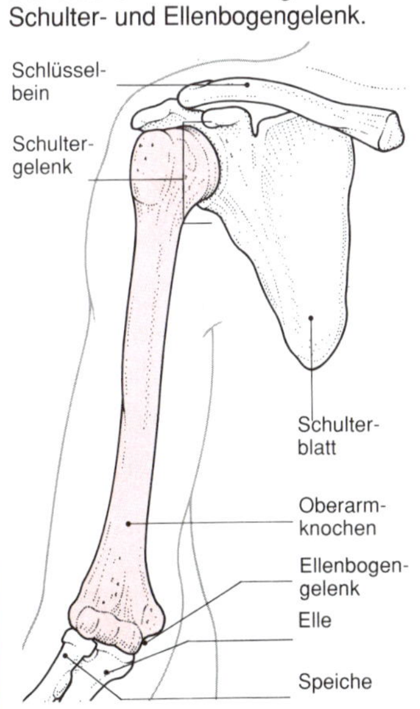

Oberarmknochen
(*F.* Humerus) Röhrenknochen zwischen Schulter und Ellenbogen. Der glatte, abgerundete und leicht schrägstehende Gelenkkopf am oberen Ende sitzt in der flachen Gelenkpfanne des Schulterblattes (*F. Skapula*) und bildet mit diesem das Schultergelenk. Nach unten verjüngt sich der Knochen zu einem zylindrischen Schaft, der am unteren Ende abgeplattet ist, sich verbreitert und zu beiden Seiten einen als Epicondylus bezeichneten Knochenvorsprung bildet. An seinem körperfernen Ende bildet der O. gemeinsam mit *Elle* und *Speiche* (den beiden Unterarmknochen) das Ellenbogengelenk.

Eingebettet in eine spiralförmige Rille im Schaft des O.s verläuft der *Radialis*, einer der Hauptnerven des Armes.

Oberflächlich
s. *superficialis*

Oberkiefer
(*F.* Maxilla) Paariger Knochen, der den oberen Teil des *Kiefers* bildet. Die Unterseite des O.s trägt im Alveolarfortsatz die O.zähne und bildet den Gaumen, seine Oberseite den Boden der Nasenhöhlen. Beiderseits der Nase befindet sich im O. je eine große, luftgefüllte Höhle (die sog. Kieferhöhle) mit direkter Verbindung zur Nasenhöhle.

LAGE DES OBERKIEFERS

Die paarigen Oberkieferknochen bilden zusammen Mittelgesicht, Oberkiefer und Gaumen.

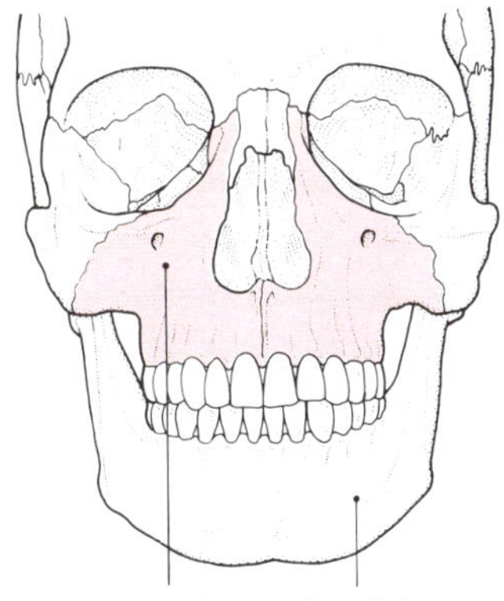

KRANKHEITEN

Häufigste O.erkrankung ist eine *Sinusitis* (Entzündung der Kieferhöhlenschleimhaut) im Gefolge einer meist von der Nase, seltener von einem Zahn ausgehenden Infektion. Schwere Sinusitis führt mitunter zu *Ostitis* (Knocheninfektion) bzw. *Osteomyelitis*.

O.frakturen, zumeist Folge von Verkehrsunfällen, verursachen vielerlei Gesichtsdeformitäten, z.B. Rückwärtsverschiebung der Zähne oder Einbuchtung des Mittelgesichtes. Zur Vorbeugung gegen eine bleibende Entstellung ist eine sofortige Operation mit *Reposition* und Fixierung der Knochen erforderlich.

In der Kieferhöhle können verschiedenartige Tumoren entstehen; 80 Prozent davon sind bösartig. Zu den Folgen zählen u.a. Veränderung der Kieferform, Lockerung der Zähne, Blockierung des Tränennasenkanals (mit *Tränenträufeln*), Verlagerung des Augapfels nach oben oder außen oder Verstopfung der Nase mit Absonderung eines blutigen, übelriechenden Sekrets. Therapie: *Strahlentherapie* mit anschließender operativer Entfernung des O.knochens.

Oberschenkelbruch
(*F.* Femurfraktur) Symptome, Behandlung und eventuelle Komplikationen hängen davon ab, ob es sich um einen Schenkelhalsbruch (der kurze Abschnitt

zwischen oberem Schaftende und Schenkelkopf) oder eine Fraktur des Schaftes handelt.

SCHENKELHALSBRUCH

(*F.* Collumfraktur) Diese oftmals als gebrochene Hüfte bezeichnete Fraktur kommt sehr häufig bei älteren Menschen vor – insbesondere bei Frauen, die an *Osteoporose* (Knochenbrüchigkeit) leiden – und ist meist Folge eines Sturzes. Die Häufigkeit der Fraktur verdoppelt sich nach dem 65. Lebensjahr etwa alle 7 Jahre; d.h., bei 90jährigen Frauen hat jede vierte eine solche Fraktur erlitten.

Die Bruchflächen des Knochens sind oftmals stark gegeneinander verschoben. Dadurch entstehen in der Regel heftige, sich durch Bewegung noch verschlimmernde Schmerzen im Hüft- und Leistenbereich, das Bein ist nicht mehr belastbar. Hin und wieder verkeilen sich die Bruchstücke ineinander. In diesem Fall verspürt der Betroffene weniger Schmerzen, kann oftmals noch gehen, was unter Umständen verzögerte Entdeckung und Behandlung der Fraktur bedeutet.

DIAGNOSE UND THERAPIE

Bei Verdacht auf eine Fraktur wird zur Bestätigung der Diagnose eine *Röntgenaufnahme* angefertigt. Sind die Bruchflächen gegeneinander verschoben, ist eine Operation unter Allgemeinanästhesie erforderlich. Je nach Sachlage wird der Bruch entweder eingerichtet (s. *Reposition*), und die Knochenenden werden mit Metallschrauben, -platten oder -nägeln fixiert, oder der Chirurg entfernt Schenkelkopf und -hals und ersetzt beides durch eine Metall- oder Kunststoffprothese (s. *Hüftgelenkersatz*). Beide Verfahren verleihen dem Hüftgelenk wieder Stabilität, Hüfte und Knie können sofort wieder bewegt werden.

Bei Einkeilung der Bruchenden muß der Patient einige Wochen lang das Bett hüten, damit die Bruchflächen nicht aneinander reiben und sich verschieben. Die Fraktur heilt ohne chirurgischen Eingriff von selbst aus, aber zur Erhaltung der Beweglichkeit von Hüft- und Kniegelenk sind gezielte Bewegungsübungen erforderlich. Der Heilungsverlauf wird durch regelmäßige Röntgenaufnahmen überwacht.

Ungeachtet der Art der Wiederherstellung unternimmt der Patient erste Gehversuche zunächst mit Krücken, gefolgt von Gehwagen und Stock, bis er sich schließlich ohne *Gehhilfe* fortbewegen kann.

KOMPLIKATIONEN

Sie hängen von der Bruchstelle ab. Eine Fraktur an der Verbindungsstelle zwischen Schenkelhals und Schaft kann zu einer Hüftdeformität führen (s. *Coxa vara*). Bei einem Bruch im Bereich des Schenkelhalses selbst stellt sich unter Umständen eine Beeinträchtigung der Blutversorgung und im weiteren Verlauf eine Gewebsnekrose des Schenkelkopfes ein. Die Bruchflächen wachsen dann eventuell nicht zusammen, oder es entwickelt sich eine *Osteoarthritis* im Hüftgelenk. In beiden Fällen ist ein erneuter Eingriff (in der Regel ein Hüftgelenkersatz) erforderlich. Eine Osteoarthritis kann sich auch ohne vorangehende Nekrose entwickeln.

OBERSCHENKELSCHAFTBRUCH

Zu einer solchen Fraktur kommt es in der Regel unter extremer Gewalteinwirkung, z.B. bei einem Verkehrsunfall. In den meisten Fällen sind die Bruchenden stark gegeneinander verschoben – ein Zustand, der heftige Schmerzen, Druckempfindlichkeit und Schwellungen hervorruft.

DIAGNOSE UND THERAPIE

Eine Röntgenaufnahme bestätigt die Diagnose. Versorgt wird der häufig mit erheblichem Blutverlust aus dem Knochen einhergehende Oberschenkelbruch durch eine Operation unter Vollnarkose, in deren Verlauf die Bruchenden eingerichtet und mit einem Metallnagel (sog. Küntscher-Nagel) fixiert werden. Manchmal gelingt es, die Fraktur manuell einzurichten und die Operation zu umgehen. Nach der Reposition wird das Bein geschient (s. *Schienen*) und in einen Streckverband gelegt (s. *Traktion*) und der Knochen damit während des Heilungsprozesses in korrekter Lage gehalten.

Gezielte Bewegungsübungen und Massagen verhindern ein Versteifen der Gelenke im Bereich von Knie, Fußgelenk und Fuß. Der Heilungsprozeß wird durch regelmäßige Röntgenkontrollen überwacht. Nach dem Ausheilen erfolgen die ersten vorsichtigen Belastungs- und Gehübungen.

KOMPLIKATIONEN

Dazu zählen das Nichtzusammenwachsen der Bruchflächen, Zusammenwachsen der Bruchflächen in falschem Winkel, Knocheninfektionen sowie Schädigung von Nerven oder Arterien. Sämtliche Komplikationen erfordern in der Regel eine weitere Operation. Eine Fraktur im unteren Schaftbereich kann u.U. zu einer bleibenden Knieversteifung führen.

Oberschenkelknochen

s. *Femur*

Obstipation

s. *Stuhlverstopfung*

Obstruktive Lungenkrankheit

s. *Lungenerkrankung, chronisch-obstruktive*

Obturation

Verschluß der Lichtung eines Hohlorgans (z.B. Darm oder Blutgefäße).

Obturator

In der Anatomie Bezeichnung für einen Schließmuskel (Musculus obturatorius, das Hüftloch verschließend). In der Zahnheilkunde Prothese zum Verschluß einer Oberkiefer-Gaumenspalte. Außerdem Verschlußteil eines röhrenförmigen Endoskops.

Obturatoriusblockade

Medikamentöse Ausschaltung des Nervus obturatorius, z.B. zur Verhinderung eines Muskelkrampfs bei der Entfernung von Prostatatumoren.

Obturatoriuslähmung

Ausfall des Nervus obturatorius mit den Folgen: Abschwächung der Beindrehung und -anziehung, Gefühllosigkeit an der Oberschenkelinnenseite.

Occiput

Hinterhaupt; seine knöcherne Grundlage ist das Os occipitale (Hinterhauptsbein) der Schädelbasis.

Oculus

F. für Auge.

Ödem

Als Schwellung sichtbare oder auch nicht sichtbare anomale Flüssigkeitsansammlung in den Körpergeweben. Ödeme können lokal begrenzt sein (z.B. nach einer Verletzung) oder generalisiert auftreten (z.B. bei *Herzinsuffizienz*). Das auch als Anasarka bezeichnete generalisierte Ödem (besonders der Unterhaut) wird im Volksmund Wassersucht genannt.

FLÜSSIGKEITSHAUSHALT DES KÖRPERS

Wasser macht rund drei Fünftel des Gesamtkörpergewichtes aus und wird fortwährend zwischen Blut und Geweben ausgetauscht. Durch den Blutdruck gelangt es aus den Kapillaren (haarfeinen Blutgefäßen) in die Körpergewebe. Umgekehrt wird Wasser in einem von den wasserbindenden Eiweißkörpern im Blut abhängigen Prozeß (s. *Osmose*)aus dem Gewebe in die Kapillaren reabsorbiert. Diese beiden Filtrationsmechanismen befinden sich normalerweise im Gleichgewicht und halten die Wasserspiegel in Blut und Gewebe mehr oder minder konstant.

Beteiligt an der Aufrechterhaltung dieses Gleichgewichtes sind die *Nieren*. Sie sorgen dafür, daß überschüssiges Salz im Blut mit dem Harn aus dem Körper ausgeschieden wird.

URSACHEN DES ÖDEMS

Verschiedentlich greifen Störungen in

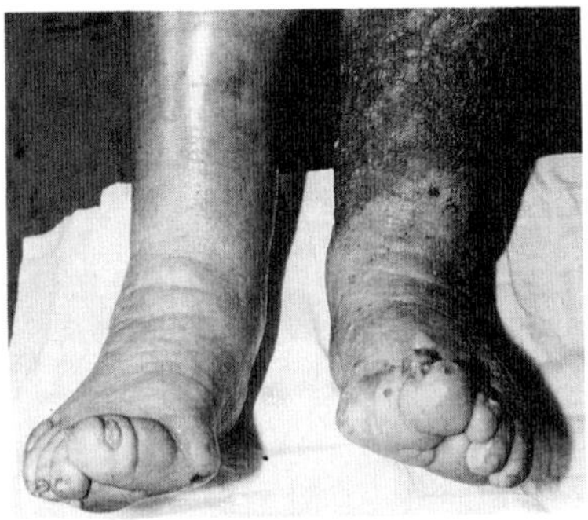

Chronisches Ödem
Beispiel eines chronischen Ödems. Charakteristisch sind die Schwellung und die gespannte, glänzende Haut. Diese Patientin leidet zudem links unter einem offenen Bein.

den Wasserhaushalt ein. Herzinsuffizienz führt zu venösem Rückstau und Druckanstieg in den Kapillaren. Dieser Stauungsdruck übersteigt rückfiltrierende Kräfte in den Kapillaren, damit bleibt vermehrt Flüssigkeit im Gewebe (sog. Stauungsödem). Auch durch einen auf eine Vene drückenden Tumor kann es zu einem solchen Rückstau kommen. Das Ö. ist dann auf den Bezirk begrenzt, in dem der venöse Rückstrom blockiert ist.

Beim *nephrotischen Syndrom*, einem anomalen Eiweißverlust, sinkt der osmotische Druck des Blutes, so daß nicht genügend Flüssigkeit aus dem Gewebe in das Blut rückfiltriert wird. *Nierenversagen* behindert den Abtransport von Salz aus dem Organismus; es sammelt sich in den Geweben und bindet Wasser.

Ein Ö. kann auch Folge einer *Leberzirrhose* sein. Sie führt zu Rückstau in den Venen vor der Leber, zum Absinken des Proteinspiegels (und damit des osmotischen Druckes) im Blut und zu Salzretention. Eiweißmangel in der Ernährung, wie dies bei Alkoholikern vorkommt, kann gleichfalls den osmotischen Druck herabsetzen. Ö.e bei Alkoholikern sind unter Umständen auch auf ein zu *Beriberi* führendes Defizit an Thiamin (Vitamin B_1) zurückzuführen.

Verletzungsbedinge Ödeme entstehen durch Flüssigkeitsaustritt aus geschädigten Kapillaren; bei blockierten Lymphgefäßen kann sich ein *Lymphödem* entwickeln.

Mitunter gehen Ö.e auch auf bestimmte Medikamente zurück. Dazu zählen unter anderem *Kortikosteroide*, Androgene und *orale Kontrazeptiva* mit hohem Östrogen-Anteil. Sie alle beeinflussen die Nierenfunktion und führen zu einer gewissen Salzretention.

SYMPTOME UND ANZEICHEN

Ein Flüssigkeitszuwachs im Organismus bis zu etwa 15 Prozent macht sich eventuell lediglich als Gewichtszunahme bemerkbar. Danach manifestiert sich ein Ö. als Schwellung – oftmals in der unteren Körperregion (v.a. im Bereich der Wirbelsäulenbasis und der Fußgelenke).

In schweren Fällen kommt es zu Flüssigkeitsansammlungen in einer oder mehreren der großen Körperhöhlen. Bei *Aszites* zum Beispiel staut sich Flüssigkeit im Bauchfellraum und treibt den Bauch auf. Beim *Pleuraerguß* drückt die Flüssigkeitsansammlung im Brustfell-Rippenfell-Raum die Lunge zusammen und führt zu Atemnot. Beim *Lungenödem* füllen sich die Lungenbläschen mit Flüssigkeit und beeinträchtigen die Atemfunktion.

Zu erkennen ist ein Ö. an der Delle, die sich nach Druckausübung mit dem Finger auf der Haut des geschwollenen Bezirks deutlich abzeichnet und erst mit dem Zurücksickern des Gewebswassers langsam wieder abflacht.

THERAPIE

Angestrebt wird immer die Beseitigung der Ursache eines Ö.s. Oftmals ist die Grunderkrankung jedoch nicht heilbar; dann beschränkt sich die Behandlung darauf, die Ausscheidung überschüssiger Flüssigkeit aus dem Organismus durch Steigerung der Harnmenge zu unterstützen. Erreichen läßt sich dies durch Drosselung der Salzzufuhr und die – unter Umständen auf Dauer erforderliche – Einnahme von *Diuretika*.

Ödipus-Komplex

Begriff aus der *psychoanalytischen Theorie*. Er bezeichnet die unbewußte sexuelle Hinwendung eines Kindes zum andersgeschlechtlichen Elternteil sowie die daraus erwachsende Eifersucht auf den gleichgeschlechtlichen Elternteil und den Wunsch, diesen auszuschalten. Der Name ist der griechischen Sage entnommen, nach der Ödipus unwissentlich seinen Vater Laios tötete und seine Mutter Jokaste ehelichte.

Nach Sigmund Freud ist der Ödipus-Komplex (beim weiblichen Geschlecht auch Elektra-Komplex genannt) in allen Kleinkindern vorhanden. Seiner Ansicht nach hängt die normale seelische Entwicklung von der Identifikation des Kindes mit dem gleichgeschlechtlichen Elternteil sowie später dann von der sexuellen Hinwendung zu Angehörigen des anderen Geschlechtes außerhalb der Familie ab.

Odontium

Sammelbegriff für die drei Zahnhartsubstanzen (Dentin, Schmelz, Zement).

Odontogen

(auch dentogen) Vom Zahn ausgehender

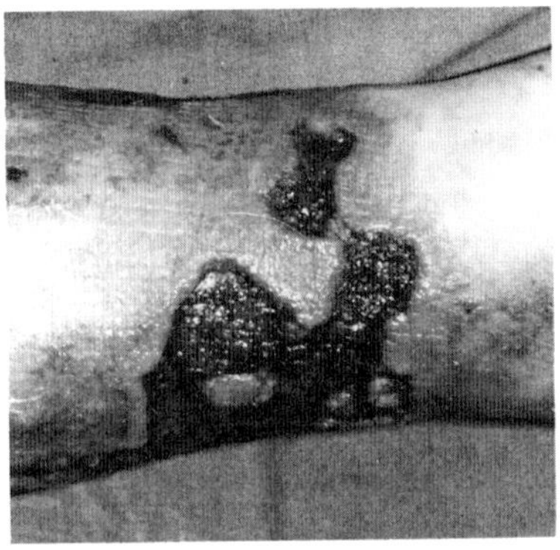

Venöses Beingeschwür
Ursache dieses auch als Stauungsgeschwür bezeichneten Geschwürs ist eine Behinderung des venösen Rückstromes aus dem Bein. In der Regel geht es mit einem *Ödem* im Unterschenkelbereich einher.

Krankheitsprozeß, der in die unmittelbare Nachbarschaft des Zahnes wirken kann. So wird häufig bei Entzündung der Wurzel eines Oberkieferseitenzahns die Kieferhöhle in Mitleidenschaft gezogen; es resultiert eine odontogene Sinusitis maxillaris. Eine entzündliche Zahnerkrankung kann aber auch in ein entferntes Organ (z.B. in die Nieren) wirken; man spricht dann von einer odontogenen Herdkrankheit.

Offenes Bein

Offenes, nicht heilendes Unterschenkelgeschwür (*F.* Ulcus cruris); meist hervorgerufen durch eine lokal begrenzte arterielle Durchblutungsstörung (Ulcus cruris arteriosum) oder einen venösen Rückstau (Ulcus cruris venosum). Am häufigsten betroffen sind ältere Menschen.

FORMEN

Venengeschwüre (auch als Krampfader- oder Stauungsgeschwüre bezeichnet) treten meist – gewöhnlich in Zusammenhang mit *Krampfadern* – an Unterschenkel und Fußgelenk auf (*F.* Ulcus varicosum). Ursache ist eine Venenklappeninsuffizienz.

Druckgeschwüre (*Dekubitus*) entwickeln sich an Druckstellen der Beine im Gefolge längerer, mit Mangeldurchblutung und Druckeinwirkung einhergehender Immobilisation.

Die *periphere Gefäßerkrankung*, bei der Fettablagerungen in den Arterien oder Verdickung der Arterienwände die Durchblutung der Extremitäten beeinträchtigen, kann gleichfalls zu einem offenen Bein führen.

Diabetes mellitus, der mit erhöhter Anfälligkeit für Blutgefäßerkrankungen und Hautinfektionen einhergeht und das Empfindungsvermögen dämpft, begünstigt gleichfalls das Entstehen von Geschwüren.

Manchmal entwickelt sich ein o.B. aus einer nicht beachteten infizierten Bagatellverletzung. In den Tropen führt die Infizierung mit Mikroorganismen unter Umständen zur Entstehung des *Castellani-Geschwürs*.

VORBEUGUNG UND THERAPIE

Vorbeugen ist besser als heilen. Bei Anfälligkeit für o.B. empfiehlt es sich ganz allgemein, gegen Fettleibigkeit, Beinverletzungen und Bewegungsarmut vorzubeugen.

Die Therapie richtet sich nach den Ursachen und sollte bei den ersten Warnzeichen einsetzen. Auf ein Geschwür mit eitriger Absonderung kann man unter den äußeren Verband einen Feuchtverband auflegen. Er sollte höchstens alle 3 bis 7 Tage gewechselt werden, damit sich neu entstehende Haut nicht ablöst.

Ohnmacht

(*F. Synkope*). Kurz dauernde Bewußtlosigkeit aufgrund eines Sauerstoffmangels im Gehirn.

URSACHEN

Ohnmacht ist oftmals das Ergebnis eines vagovasalen Anfalles, bei dem es durch Überreizung des *Vagus* zur Verlangsamung der Herzfrequenz und zu einem Blutdruckabfall und damit zu einer Minderdurchblutung des Gehirns kommt. Vorzeichen einer solchen O. sind in der Regel Schweißausbruch, Übelkeit, Ohrensausen, Schleiersehen, Schwindel und Schwächegefühl. Ausgelöst werden vagovasale Attacken im allgemeinen durch Schmerz, Streß, Schock, Angst oder Aufenthalt in stickiger, sauerstoffarmer Umgebung. Zu den weiteren Ursachen zählen längeres Husten, Anstrengung bei der Stuhl- oder Harnentleerung oder Musizieren mit einem Blasinstrument, vor allem Trompetenblasen. Liegt keine andere erkennbare Ursache vor, wird O. oftmals einer vagovasalen Attacke zugeschrieben.

Ursache einer O. kann auch eine orthostatische *Hypotonie* sein. Durch Absacken des Blutes in die Venen der unteren Körperhälfte kommt es zum Blutdruckabfall mit Minderdurchblutung des Gehirns. Dieses Phänomen zeigt sich bei längerem Stehen oder plötzlichem Aufstehen. Ältere Menschen sowie Personen, die an *Diabetes mellitus* leiden, *Antihypertensiva* oder *Vasodilatatoren* nehmen, sind am häufigsten betroffen.

Mitunter gehen O.sepisoden mit vorübergehenden Sprachstörungen oder Schwäche in den Gliedmaßen einher. Dies deutet auf ein *vertebrobasiläres Syndrom* hin, bei dem die Blutzufuhr durch die vom Nacken zum Gehirn füh-

SCHWÄCHEGEFÜHL UND OHNMACHT Ein Gefühl plötzlicher Unsicherheit und Schwäche, das zu kurzer Bewußtlosigkeit führen kann.

? Ging das Schwächegefühl mit Schwindel einher? — JA → siehe *Schwindel* → *Benommenheit*

NEIN

? Haben Sie sich nach dem Sitzen, Liegen oder Bücken hastig erhoben, oder sind Sie nach mehrtägiger Bettruhe wieder auf den Beinen? — JA → Die Ohnmacht war vermutlich auf einen Blutdruckabfall zurückzuführen.
siehe *Hypotonie*

NEIN

? Sind Sie schwanger? — JA → Schwäche oder Ohnmacht kommen während der Schwangerschaft häufig vor. Ursache ist ein durch die Erschlaffung der Muskeln in den Blutgefäßwänden hervorgerufener Blutdruckabfall – ein während der Schwangerschaft normales Phänomen.

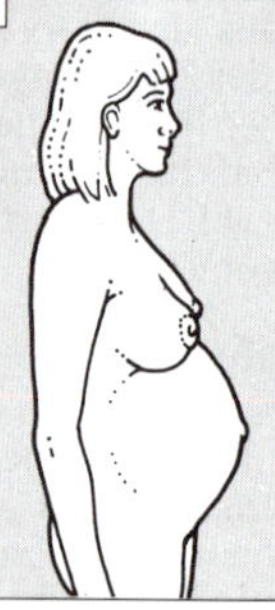

NEIN

? Trat die Ohnmacht nach einem seelischen Schock ein? — JA → Psychischer Streß kann sich auf den Blutdruck auswirken und einen bis zur Ohnmacht führenden Blutdruckabfall hervorrufen.

NEIN

? Nehmen Sie Medikamente gegen Bluthochdruck? — JA → Ihr Blutdruck kann zu stark abgesenkt worden sein. Sprechen Sie mit dem Arzt darüber.
siehe *Hypertonie*

NEIN

Fortsetzung nächste Seite

Leiden Sie an Diabetes, ODER haben Sie seit geraumer Zeit nichts mehr gegessen?

JA → Ursache für den Schwächezustand dürfte ein niedriger Blutzuckerspiegel sein. Diabetiker mit wiederholten Attacken dieser Art sollten den Arzt aufsuchen.

siehe *Hypoglykämie*

NEIN

Hielten Sie sich vor dem Ohnmachtsanfall stundenlang in der prallen Sonne oder in sehr heißer oder stickiger Umgebung auf?

JA → Möglicherweise hatten Sie eine Hitzeerschöpfung. Legen Sie sich in einen abgedunkelten Raum, ruhen Sie sich aus, und trinken Sie reichlich.

siehe *Hitzeerschöpfung*

NEIN

Haben Sie seit dem Ohnmachtsanfall eines oder mehrere der folgenden Symptome verspürt?

- Taubheitsgefühl und/oder Kribbeln
- Verschwommenes Sehen
- Verwirrtheit
- Sprachschwierigkeiten
- Bewegungseinschränkung in Armen oder Beinen

JA → Sind diese Symptome mittlerweile abgeklungen?

JA → ☎ **Suchen Sie unverzüglich den Arzt auf!** Möglicherweise wurden die Symptome durch eine vorübergehende Mangeldurchblutung des Gehirns hervorgerufen

siehe *Transitorische ischämische Attacke*

NEIN → ☎ **Suchen Sie unverzüglich den Arzt auf!** Auslöser der Symptome kann eine durch ein verstopftes oder geplatztes Blutgefäß verursachte Unterbrechung der Blutzufuhr zum Gehirn sein.

siehe *Schlaganfall*

NEIN

Sind Sie älter als 60 Jahre?

JA → Haben Sie das Gefühl, "umzukippen", sobald Sie den Kopf wenden oder plötzlich nach oben blicken?

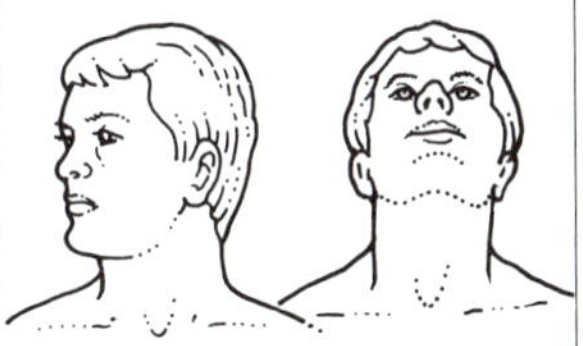

JA → Bei Osteoarthritis im Nackenbereich kann Druck auf die zum Gehirn führenden Blutgefäße entstehen und einen Ohnmachtsanfall auslösen. Suchen Sie den Arzt auf.

siehe *Zervikale Osteoarthritis*

NEIN

Fortsetzung nächste Seite

Leiden Sie an einer Herzerkrankung, UND/ODER registrierten Sie vor dem Schwächeanfall eine Beschleunigung bzw. Verlangsamung der Herzfrequenz?

JA → Verloren Sie das Bewußtsein?

JA → **Suchen Sie unverzüglich den Arzt auf!** Dies könnte auf eine Herzrhythmusstörung hindeuten.

siehe *Herzblock*

NEIN → Möglicherweise leiden Sie an Herzarrhythmien. Sprechen Sie mit dem Arzt darüber.

siehe *Herzrhythmusstörungen*

NEIN ↓

Hatten Sie einen schwarz verfärbten Stuhl?

JA → **Suchen Sie unverzüglich den Arzt auf!** Möglicherweise haben Sie Magen- oder Darmblutungen.

NEIN ↓

Ist eine Selbstdiagnose anhand dieser Tabelle nicht möglich, suchen Sie den Arzt auf.

Ohnmacht bei Kindern
Viele Kinder werden von Zeit zu Zeit ohnmächtig. Ursache ist zumeist Angst oder Hunger. Konsultieren Sie den Arzt, falls Ihr Kind häufig das Bewußtsein verliert oder unter Anfällen leidet, die mit unkontrollierten Körper- oder Gliedmaßenbewegungen einhergehen.

renden Gefäße behindert ist. Dieses Phänomen zählt zum Formenkreis der *transitorischen ischämischen Attacke.*

Ohnmacht kann auch ein Symptom des *Adams-Stokes-Syndroms* sein, bei dem es aufgrund von *Herzrhythmusstörungen*, die in der Regel mit einem *Herzblock* einhergehen, zu einer vorübergehenden Mangeldurchblutung des Gehirns kommt.

VORBEUGUNG

O.sanfälle lassen sich manchmal verhindern, wenn sich der Betroffene bei den ersten Anzeichen hinsetzt und den Kopf zwischen den Knien herabhängen läßt oder sich flach auf den Rücken legt und die Beine hochlagert.

THERAPIE

Mit der normalen Durchblutung des Gehirns kehrt das Bewußtsein zurück. In der Regel geschieht dies innerhalb von Minuten, weil sich der Kopf des auf dem Boden Liegenden auf Herzhöhe befindet.

Zur Vorbeugung gegen einen erneuten Anfall sollte man nach Wiedererlangen des Bewußtseins 10 bis 15 Minuten liegenbleiben.

Kehrt das Bewußtsein nicht innerhalb von 1 bis 2 Minuten wieder, ist unverzüglich ärztliche Hilfe und bis zum Eintreffen des Arztes Erste Hilfe vonnöten (s. *Bewußtlosigkeit*). Wiederholte O.sanfälle bedürfen einer medizinischen Klärung.

Ohr

(*F.* Auris) Hör- und Gleichgewichtsorgan. Es besteht aus äußerem Ohr, Mittel- und Innenohr. Hauptaufgabe des äußeren O.s und Mittelohrs ist das Auffangen und Weiterleiten der Schallwellen. Im Innenohr werden sie analysiert und umgewandelt. Das Innenohr ist auch Sitz des Gleichgewichtsorgans.

ÄUSSERES OHR

Das äußere O. setzt sich aus der sichtbaren, aus Knorpelgewebe und Haut bestehenden *Ohrmuschel* (*F.* Aurikel) und dem von ihr ausgehenden äußeren Gehörgang (*F. Meatus* acusticus externus) zusammen. Er ist beim Erwachsenen 2,5 cm lang und wird durch das Trommelfell vom Mittelohr getrennt. Das äußere Drittel des Gehörganges besteht aus Knorpelgewebe und ist mit Haut ausgekleidet. Die in der Haut befindlichen Drüsen sondern *Ohrenschmalz* (*F.* Zerumen) ab, das mit den Ohrhaaren Schmutzpartikel und Fremdkörper am Eindringen hindert.

Das Trommelfell ist eine kreisrunde, dünne Membran aus Bindegewebe, die beidseitig von einem feinen Häutchen überzogen ist. Das Trommelfell reagiert auf die Schalldruckwellen mit Schwingungen und ist, wie die übrigen Strukturen des Mittelohrs, Teil einer Funktionseinheit.

MITTELOHR

Im Mittelohr (Paukenhöhle; *F.* Cavitas tympanica) – einer kleinen Höhle zwischen Trommelfell und Innenohr – wird der Schall über eine Kette von drei winzigen, beweglich miteinander verbundenen Knöchelchen zum Innenohr übertragen. Diese sog. Gehörknöchelchen verbinden das Trommelfell mit dem ovalen Fenster in der knöchernen Rückwand der Paukenhöhle und sind nach ihrer Form benannt. Der Hammer (*F.* Malleus) ist an der Trommelfellinnenseite befestigt, der Amboß (*F.* Incus) an seiner Breitseite mit dem (fast parallel liegenden) Hammer und an seinem spitz zulaufenden Ende mit dem dritten Gehörknöchelchen, dem Steigbügel (*F.* Stapes), gelenkig verbunden. Dessen Fußplatte sitzt in dem zum Innenohr führenden ovalen Fenster.

Durch das Trommelfell ist das Mittelohr zwar nach außen verschlossen, wird aber durch die nach vorn und unten in den Nasenrachenraum führende *Eustachio-Röhre* (Ohrtrompete; *F.* Tuba auditiva) belüftet. Sie ist normalerweise geschlossen und öffnet sich beim Gähnen oder Schlucken durch Muskelkontraktion.

Über das Mittelohr werden die von außen via Luft (dünnes Medium) ankommenden Schwingungen verstärkt auf die im Innenohr befindliche Flüssigkeit (dickeres Medium) übertragen.

INNENOHR

Das tief im Schädelknochen eingebettete Innenohr ist ein ungemein komplizier-

ANATOMIE DES OHRS

Das äußere Ohr besteht aus Ohrmuschel und äußerem Gehörgang, das Mittelohr aus Paukenhöhle mit Trommelfell, Hammer, Amboß und Steigbügel sowie Eustachio-Röhre, das Innenohr aus Labyrinthvorhof, Bogengängen und Schnecke. Die sensorischen Impulse werden aus dem Innenohr über den VIII. Hirnnerv zum Gehirn übertragen.

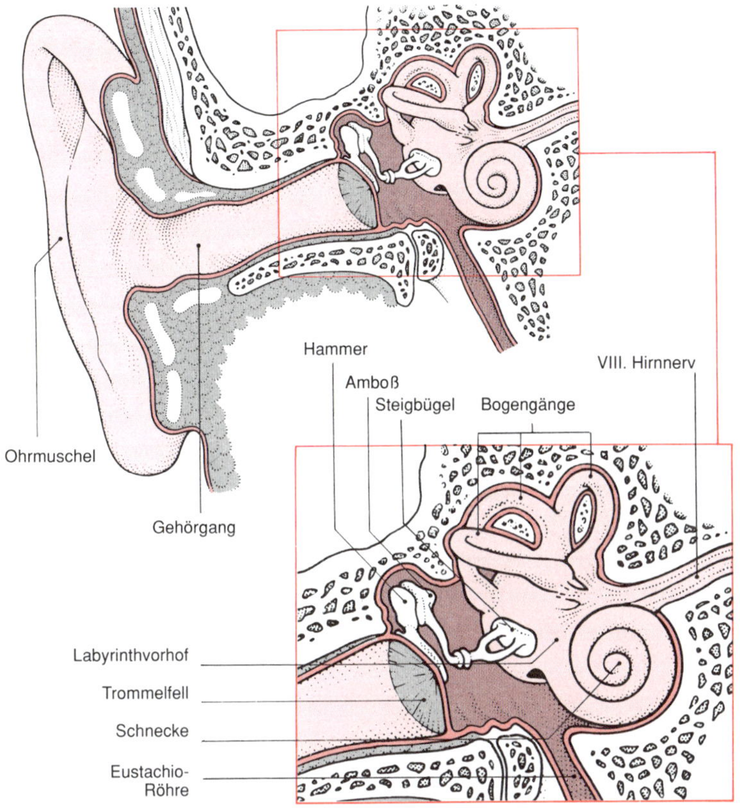

tes Gefüge aus schnecken- und bogenförmigen, als Labyrinth bezeichneten Strukturen. Eigentliches Hörorgan ist die spiralig aufgerollte, aus Gängen bestehende Schnecke (s. *Gehörsinn*). Der rückwärtige, aus Vorhofsäckchen, Vorhofbläschen und 3 Bogengängen bestehende Teil ist für das *Gleichgewicht* verantwortlich. Die im rechten Winkel zueinander ausgerichteten Bogengänge stehen mit dem Labyrinthvorhof in Verbindung. Sie sind mit Flüssigkeit gefüllt und mit Haarzellen ausgestattet, die ihrer jeweiligen Funktion entsprechend auf Schwerkraft und Beschleunigung, Kopfhaltung und -bewegungen reagieren. Die von den Sinneszellen registrierten Informationen werden über Nervenfasern zum Gehirn weitergeleitet.

Ohrenfluß

(*F.* Otorrhoe) Zeitweilige oder fortwährende Flüssigkeitsabsonderung aus dem Ohr. Das Sekret kann wäßrig oder dickflüssig sein, klar oder trübe, geruchlos oder übelriechend.

Ursache des O.es ist entweder eine Infektion des äußeren Ohres (*F. Otitis externa*) oder eine in der Regel durch eine *Mittelohrentzündung* (*F. Otitis media*) hervorgerufene *Trommelfellperforation*. In sehr seltenen Fällen kann im Gefolge einer *Schädelfraktur* auch *Gehirn-Rückenmark-Flüssigkeit* oder Blut aus dem Ohr abgesondert werden.

UNTERSUCHUNG UND THERAPIE

Bei O. sollte man immer den Arzt aufsuchen. Er macht einen Sekretabstrich und läßt diesen zur Klärung der Infektionsursache im Labor untersuchen. Gegebenenfalls kommen *Hörprüfungen* dazu.

Bei *Kopfverletzung* oder Verdacht auf eine schwere Form von Mittelohrentzündung wird eine Röntgenaufnahme des Schädelknochens angefertigt.

Die Therapie richtet sich nach der Ursache und schließt in der Regel die Einnahme von *Antibiotika* ein.

Ohrensausen

(*F.* Tinnitus). Trotz geräuschfreier Umgebung in einem oder beiden *Ohren* wahrgenommenes Klingen, Brummen, Pfeifen, Zischen oder andere Geräusche.

URSACHEN

Beim O. überträgt der *Hörnerv* Impulse zum *Gehirn*, die nicht durch die Schwingungen von außen ankommender Schallwellen entstehen, sondern durch Reize, die im Kopf oder Ohr selbst ausgelöst werden. Das Phänomen ist noch nicht eindeutig geklärt. Fast immer steht der Zustand in Zusammenhang mit Hörstörungen, insbesondere mit Schwerhörigkeit aufgrund von *Presbyakusis* und Dauerbelastung durch übermäßigen Lärm.

O. kann Symptom zahlreicher Ohrenerkrankungen sein, darunter *Innenohrentzündung*, *Ménière-Krankheit*, *Mittelohrentzündung*, *Otosklerose*, *Ototoxizität* oder einer Verstopfung des äußeren Gehörganges mit *Ohrenschmalz*. In vereinzelten Fällen weist O. auch auf ein *Aneurysma* oder einen auf ein Blutgefäß im Kopf drückenden Tumor hin. O. kann sich auch nach Einnahme bestimmter Medikamente, z.B. von *Chinin,* oder infolge einer *Kopfverletzung* einstellen.

SYMPTOME

Art oder Intensität des O.s können sich manchmal ändern. Zumeist handelt es sich aber um ein konstantes Geräusch, das der Betroffene allerdings nicht ständig wahrnimmt. Die Toleranzgrenze gegenüber O. schwankt individuell beträchtlich und hängt weitgehend von der Persönlichkeit des Betroffenen ab. Viele Menschen lernen, den Zustand zu akzeptieren, andere empfinden ihn als nahezu unerträglich.

THERAPIE

Soweit möglich, wird die Grunderkrankung behandelt. Viele Betroffene gehen mit Radio und Fernsehen, Schallplatten und Walkman gegen die Ohrgeräusche an. Und so mancher findet einen sog. Masker – ein Gerät mit Kopfhörern, aus denen eine Tonmischung unterschiedlichster Frequenzen ertönt – als besonders hilfreich.

Ohrenschmalz

(*F.* Zerumen) Gelbes oder braunes, fettiges Sekret, das von Drüsen im äußeren Gehörgang abgesondert wird. Bei den meisten Menschen bildet sich O. in nur geringen Mengen, entleert sich von selbst und verursacht keine Probleme. Bei anderen wiederum ist die Produktion derart reichlich, daß das O. regelmäßig den äußeren Gehörgang verstopft.

Überschüssiges O. erzeugt das Gefühl, als stecke etwas im Ohr, und beeinträchtigt bei vollständiger Verstopfung des äußeren Gehörganges das Hörver-

OHRENKRANKHEITEN UND -PROBLEME

Das Ohr ist anfällig für eine Vielzahl von Krankheiten, die teilweise zu *Taubheit* führen können. *Vertigo* (mit Gleichgewichtsstörungen zusammenhängender Schwindel) kann von verschiedenen Störungen im Innenohr herrühren.

ANGEBORENE DEFEKTE

In sehr seltenen Fällen kommt ein Kind mit fehlendem oder außergewöhnlich engem äußerem Gehörgang zur Welt, mitunter sind die Gehörknöchelchen des Mittelohres deformiert oder fehlen ganz. Vereinzelt ist auch eine Ohrmuschel nicht ausgebildet oder deformiert. Leidet eine Frau während der ersten drei Schwangerschaftsmonate an *Röteln*, kann der Hörapparat des Kindes massiv – bis hin zur Taubheit – geschädigt werden. Angeborene Schallempfindungsschwerhörigkeit ist meist genetisch bedingt.

INFEKTIONEN

Häufigste Ursache für Ohrenerkrankungen ist eine Infektion. Aus einer Infektion im Gehörgang oder Mittelohr kann sich eine *Otitis externa* bzw. *Otitis media* entwickeln; letztere geht oftmals mit einer *Trommelfellperforation* einher. Chronischer *Mittelohrerguß* (Flüssigkeitsansammlung im Mittelohr) beruht häufig auf einer Infektion und ist in erster Linie verantwortlich für Schwerhörigkeit bei Kindern.

Eine *Mittelohrentzündung* kann auf den Warzenfortsatz – den Knochen hinter dem Ohr – übergreifen und zu einer *Mastoiditis* oder zur Bildung eines *Hirnabszesses* führen. Derlei Komplikationen sind allerdings seit Einführung der Antibiotika außerordentlich selten.

Im Gefolge einer Virusinfektion des Innenohres kommt es manchmal zur einer *Labyrinthitis* mit Drehschwindel und/oder plötzlichem Hörverlust.

VERLETZUNGEN

Resultat wiederholter Ohrmuschelverletzungen ist das sogenannte *Blumenkohlohr*. Durch Herumstochern im Ohr können Gehörgang und Trommelfell Schaden nehmen. Heftige Schläge, vor allem Ohrfeigen, oder überlautes Getöse bringen manchmal das Trommelfell zum Platzen. Dauernde Lärmeinwirkung oder der Knall einer Explosion können *Ohrensausen* und/oder Taubheit hervorrufen. Schmerzhaft und unter Umständen schädigend machen sich auch Druckschwankungen beim Fliegen oder Sporttauchen bemerkbar (s. *Dekompressionskrankheit*).

TUMOREN

Tumoren im Ohr sind selten. Vereinzelt ist aber an der Ohrmuschel ein *Basalzellkarzinom* zu beobachten oder ein *Plattenepithelkarzinom*, das auch auf den Gehörgang übergreifen kann. Außerordentlich selten sind Karzinome im Mittel- und Innenohr. Ein *Akustikusneurinom*, eine gutartige, langsam wachsende Geschwulst des Hörnervs, drückt manchmal auf Strukturen im Ohr und ruft dann Ohrensausen sowie Hör- und Gleichgewichtsstörungen hervor. Das *Cholesteatom*, eine Anhäufung von Hautzellen und Zellzerfallsprodukten, zählt nicht zu den Tumoren, kann sich aber als ebenso gefährlich erweisen.

VERSCHLUSS

Zu einem Gehörgangsverschluß kommt es meist durch verhärtetes *Ohrenschmalz*, mitunter auch durch eine Otitis externa. Ursache dieses Problems bei Kindern ist oftmals ein ins Ohr gesteckter Fremdkörper (s. *Ohr, Fremdkörper*).

DEGENERATION

Hörstörungen bei älteren Menschen gehen häufig auf eine Zerstörung der Haarzellen in der Schnecke (*Presbyakusis*) zurück.

TOXINE/MEDIKAMENTE

Das Innenohr ist besonders anfällig für eine Schädigung durch bestimmte Medikamente, vor allem durch *Antibiotika* der Aminoglykosid-Gruppe wie Neomycin und Gentamycin. Diese Präparate können die Haarzellen der Schnecke schädigen, insbesondere bei Verabreichung in hoher Konzentration, und vor allem bei manifester Nierenerkrankung, durch die sich die Ausscheidung der Wirkstoffe aus dem Organismus verzögert.

WEITERE ERKRANKUNGEN

Bei *Otosklerose*, einer erblichen Erkrankung, führt allmähliche Verknöcherung im Bereich des im Mittelohr gelegenen Steigbügels zu Schwerhörigkeit. Kennzeichen der *Menière-Krankheit* ist eine Flüssigkeitsansammlung im Labyrinth, durch die es zu Drehschwindel, Schwerhörigkeit und Ohrensausen kommt.

UNTERSUCHUNGSMETHODEN

Hörprüfungen wie Stimmgabel-Tests und audiometrische Verfahren geben Aufschluß über Art und Intensität von Hörstörungen. Äußerer Gehörgang und Trommelfell können mit einem *Otoskop* oder mit einem Spezialmikroskop inspiziert werden.

Durch Beobachtung des Augenzitterns (*Nystagmus*) bei unterschiedlichen Kopfhaltungen, Körperdrehung und *kalorischen Prüfungen* läßt sich die Funktion des im Innenohr sitzenden Gleichgewichtsorgans überprüfen. Noch exaktere Untersuchungsergebnisse liefert die *Elektronystagmographie*.

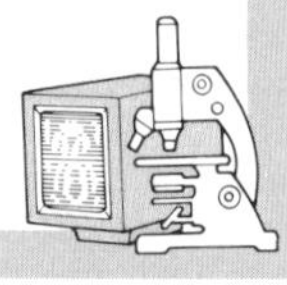

mögen. In das Ohr eindringendes Wasser läßt das O. aufquellen und verschlimmert dadurch diese Symptome. Eine länger anhaltende Verlegung kann zu Reizungen und Entzündung der Gehörgangshaut führen.

THERAPIE

Störendes O. sollte vom Arzt entfernt werden. Feste Propfen lassen sich mit einer Ringsonde, einem rechtwinkligen Häkchen oder einer Pinzette herausholen. Weiches O. wird mit etwas Öl noch stärker erweicht und anschließend mit Hilfe einer mit lauwarmem Wasser gefüllten Spritze ausgeschwemmt (s. *Gehörgangsspülung*). Besteht das Risiko einer Trommelfellverletzung, wird der Arzt das O. nicht ausschwemmen, sondern absaugen.

Mitunter erhält der Patient den Ratschlag, das O. selbst mit erwärmtem Oliven- oder Mandelöl oder einem Fertigpräparat zu erweichen. Gänzlich ungeeignet sind Wattestäbchen. Man schiebt damit das O. nur noch tiefer in den Gehörgang und handelt sich unnötige Komplikationen ein.

Ohrenschmerz

(*F.* Otalgie) Ein vom Ohr selbst ausgehender oder von einem erkrankten Nachbarbezirk ausstrahlender Schmerz. O. tritt ausgesprochen häufig auf, insbesondere im Kindesalter.

URSACHEN

Häufigste Ursache für O. ist eine akute,

vor allem bei Kleinkindern auftretende *Mittelohrentzündung* (*F.* Otitis media). Der Schmerz ist meist heftig und stechend und kann mit Hörstörungen und erhöhter Temperatur einhergehen. Platzt das Trommelfell, stellt sich mit dem Abfließen der Flüssigkeit manchmal augenblicklich eine Schmerzlinderung ein.

Ein weiterer häufiger Auslöser für O. ist eine – oftmals infektiöse – *Gehörgangsentzündung* (*F.* Otitis externa). Die Infektion kann den gesamten Gehörgang befallen oder lokal begrenzt sein und manchmal bis zur Furunkel- oder Abszeßbildung führen. Begleitsymptome des O.es sind unter Umständen eine Gehörgangsreizung, Ausfluß und leichte Hörstörungen.

Eine weit seltenere Ursache für O. ist eine *Herpes-zoster*-Infektion mit Bläschenbildung im Gehörgang. Die Schmerzen halten manchmal noch Wochen oder Monate nach Abklingen der Infektion an.

Zeitweilige O.en treten auch bei Zahnproblemen, bei *Tonsillitis*, *Pharynxkarzinom*, Schmerzen im Bereich der Unterkiefer- oder Nackenmuskulatur und anderen Störungen im Umkreis des Ohres auf. Erklären läßt sich der O. in solchen Fällen durch die Tatsache, daß das Ohr und zahlreiche Nachbarbezirke von denselben Nerven versorgt werden. In diesem Fall spricht man von Reflex- oder Ausstrahlungsschmerz.

UNTERSUCHUNG

Nach Untersuchung der Ohrmuschel nimmt der Arzt den Gehörgang und das Trommelfell mit einem *Otoskop* und – falls nötig – mit einem Binokularmikroskop in Augenschein. Mundhöhle, Hals und Zähne werden gleichfalls kontrolliert. Mitunter sind Röntgenaufnahmen und andere Tests erforderlich (s. *Ohr, Untersuchung*).

THERAPIE

Zur Schmerzlinderung werden eventuell *Analgetika* verabreicht. Im übrigen richtet sich die Therapie nach der Schmerzursache. Bei einer Infektion beispielsweise verschreibt der Arzt oftmals *Antibiotika*. Eiter wird aus dem äußeren Ohr meist ambulant abgesaugt. Beim Mittelohr ist eventuell eine *Myringotomie* (operative Eröffnung des Trommelfells; Trommelfellschnitt) erforderlich.

Ohrenspiegel

s. *Otoskop*

Ohr, Fremdkörper

Fremdkörper im äußeren Gehörgang sind keine Seltenheit. Kinder schieben sich oftmals kleine Gegenstände wie Perlen, Erbsen oder Steinchen ins Ohr, mitunter landet dort auch ein Insekt.

FREMDKÖRPER IM OHR

AUF KEINEN FALL

- versuchen, den Fremdkörper durch Stochern herauszuholen. Das Entfernen ist Sache des Arztes.
- Flüssigkeit ins Ohr gießen, es sei denn, Sie wissen mit Sicherheit, daß es sich um ein Insekt handelt.

ENTFERNUNG EINES INSEKTS

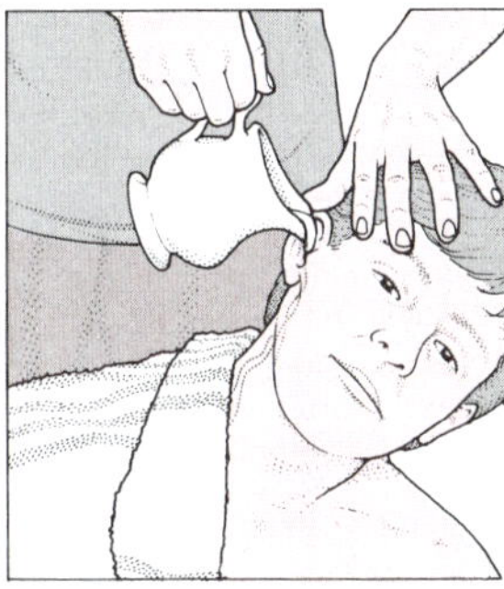

Der Betroffene muß den Kopf so zur Seite neigen, daß das Ohr nach oben weist. Lauwarmes Wasser ins Ohr gießen und das Insekt ausschwemmen. Kommt es nicht an die Oberfläche, ist ärztliche Hilfe erforderlich.

THERAPIE

Kleine Gegenstände

Das Entfernen ist grundsätzlich Sache des Arztes. Unter keinen Umständen sollte man mit Wattestäbchen, Haarklammern oder ähnlichen Utensilien im Ohr herumstochern; bei einem solchen Versuch schiebt man den Fremdkörper nur noch tiefer in den Gehörgang.

Der Arzt nimmt entweder eine *Gehörgangsspülung* vor oder entfernt den Fremdkörper mit einer feinzahnigen Pinzette. Klemmt der Gegenstand fest, wie dies bei organischen Fremdkörpern oftmals geschieht, beispielsweise bei Bohnen, die durch das Ohrensekret anschwellen, ist eventuell eine kurze Vollnarkose erforderlich.

Insekten

Sie lassen sich manchmal ausschwemmen. Zu diesem Zweck neigt der Betroffene den Kopf so zur Seite, daß das Ohr nach oben weist; dann gießt man Olivenöl oder lauwarmes Wasser hinein. Bringt dies nichts, muß der Arzt eine Gehörgangsspülung vornehmen; zuvor tötet er das Insekt mit Chloroform oder ertränkt es in Öl. Ein Vordringen von Insekten bis zum Gehirn ist unmöglich.

Ohrgeräusche

s. *Ohrensausen*

Ohrmuschel

(*F.* Auricula, Aurikel) Der aus Knorpelgewebe und Haut bestehende äußere Teil des *Ohres*. Die O. unterstützt das Richtungshören; ein Verlust wird jedoch kompensiert.

Kosmetische Probleme mit der O., z.B. beim *Blumenkohlohr*, lassen sich in der Regel durch plastische Chirurgie korrigieren (s. *Ohrplastik*).

Ohrplastik

Chirurgischer Eingriff zur kosmetischen Korrektur oder Wiederherstellung des äußeren *Ohres*. Zumeist erfolgt der Eingriff bei abstehenden Ohren oder um eine fehlende oder verunstaltete Ohrmuschel zu ersetzen bzw. wiederherzustellen.

ABSTEHENDE OHREN

Die Ohrplastik erfolgt unter Allgemein- oder Lokalanästhesie. Nach Entfernung eines Hautstreifens hinter dem Ohr und Korrektur des freigelegten Knorpels wird die Wundnaht geschlossen und die Ohrmuschel dabei dichter an den Schädel herangezogen.

Anschließend wird ein Verband angelegt. Nach dem Abheilen der Wunde – in der Regel nach zehn bis vierzehn Tagen – wird er abgenommen, und die Fäden werden entfernt. Die Operationsnarbe liegt versteckt in der Hautfalte zwischen der Ohrmuschelrückseite und dem Schädelknochen.

FEHLEN DER OHRMUSCHEL

Manche Kinder kommen mit ganz oder teilweise fehlender Ohrmuschel zur Welt; mitunter fehlt auch der äußere Gehörgang, und in manchen Fällen ist auch die betreffende Gesichtshälfte nicht voll ausgebildet.

Für die Korrektur wird ein Stück Rippenknorpel der natürlichen Ohrmuschel nachgeformt und an der Stelle, an der die Plastik fixiert werden soll, in eine Hauttasche transplantiert. Üblicherweise erfordert das Verfahren drei Operationen.

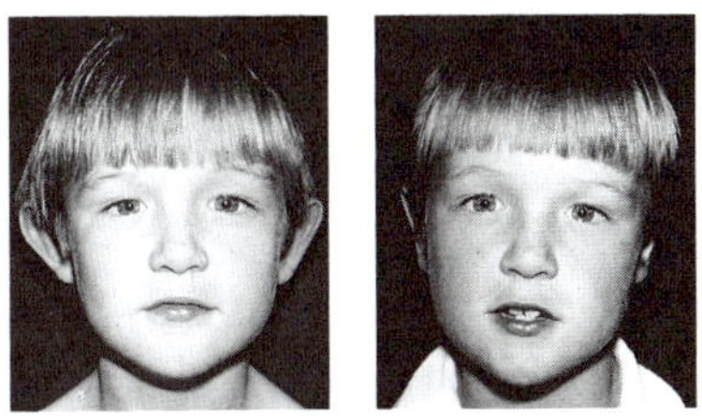

Ohrplastik bei abstehenden Ohren
Nach Entfernung eines Hautstreifens hinter dem betroffenen Ohr wird der freigelegte Knorpel umgeformt und die Wundnaht verschlossen.

O

Eventuell ist das Hörvermögen dieses Ohres eingeschränkt. Versuche, es zu verbessern, erübrigen sich jedoch, solange das Kind auf dem anderen Ohr ganz normal hört.

Ohrspeicheldrüse

(*F.* Glandula parotis) Größte der drei paarigen *Speicheldrüsen* (die beiden anderen sind die Unterzungen- und Unterkieferdrüsen). Die O.n sitzen beiderseits der Wangen oberhalb des Unterkieferwinkels unter und vor dem Ohr (s. Abb.). Sie sondern fortwährend Speichel ab, der über den Ausführungsgang und durch eine auf Höhe des zweiten oberen Backenzahns gelegene Öffnung an der Wangeninnenseite in den Mundhöhlenvorhof gelangt. Der Gedanke an Nahrung, deren Anblick oder Geruch stimuliert die Speichelproduktion.

ERKRANKUNGEN

Bestimmte Störungen, darunter *Dehydratation* und *Sjögren-Syndrom*, können die Speichelsekretion hemmen und zu *Mundtrockenheit* führen.

Ein- oder beidseitige O.nentzündung (*F.* Parotitis) wird in der Regel durch eine Infektion mit dem *Mumps*-Virus hervorgerufen, kann aber auch auf eine bakterielle Infektion aufgrund mangelnder Mundhygiene, auf Dehydratation oder eine schwere Erkrankung zurückzuführen sein. Vereinzelt kommt es zur Bildung eines Drüsen-*Abszesses*.

Speichelsteine (s. *Stein*) können den Drüsenausführungsgang verlegen und eine schmerzhafte Drüsenschwellung hervorrufen. Eine schmerzlose Vergrößerung der Drüse ist unter Umständen bei *Sarkoidose*, *Tuberkulose*, *Lymphom* oder einem gutartigen Tumor zu beobachten. Beim selten vorkommenden *Karzinom* ist die O. verhärtet und schmerzhaft vergrößert.

LAGE DER OHRSPEICHELDRÜSEN

Die Drüsen sitzen tief um den aufsteigenden Unterkieferast und sondern Speichel ab. Mumps ist eine Virusinfektion der Ohrspeicheldrüsen

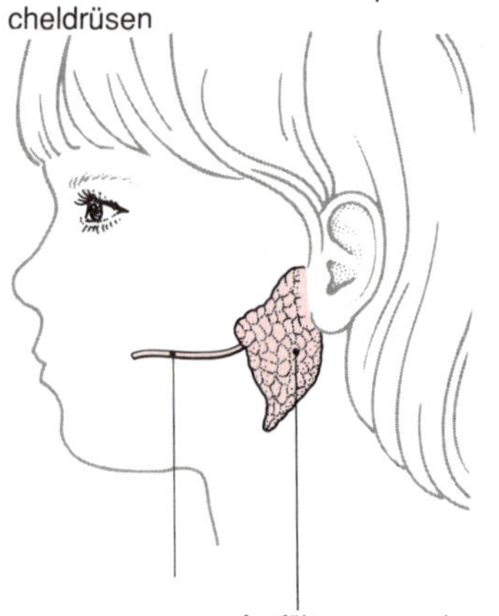

Ohrspülung

s. *Gehörgangsspülung*

Ohrstechen

Schaffung eines kleinen Loches im Ohrläppchen oder an anderer Stelle der Ohrmuschel zur Befestigung von Ohrschmuck. Zum O. benutzte man früher eine Nadel. Das Risiko der Krankheitsübertragung durch nichtsterile Nadeln gab den Anstoß zur Entwicklung eines speziellen Schießgeräts.

SO WIRD ES GEMACHT

Eine örtliche Betäubung erübrigt sich, weil das O. kaum spürbar ist. Mit dem Schießgerät, das mit dem Ohr gar nicht in Berührung kommt, wird ein winziger Stecker in das Ohrläppchen geschossen. Die goldenen oder vergoldeten Stecker (unedlere Metalle bergen das Risiko einer Kontakt-*Dermatitis* in sich) sind bis zu ihrer Verwendung steril verpackt und werden auch während der Prozedur nicht berührt.

Zur Vorbeugung gegen eine Infektion müssen die Stecker nach dem Einsetzen 6 Wochen lang regelmäßig mit Wasserstoffsuperoxyd oder reinem Alkohol gereinigt werden. Sie bleiben im Ohrläppchen und werden zweimal täglich gedreht, damit sich das Loch nicht wieder schließt.

Ohrtrompete

s. *Eustachio-Röhre*

Ohr, Untersuchung

Eine ärztliche Untersuchung des Ohres erfolgt, um die Ursachen für folgende Symptome zu klären: *Ohrenschmerz*, *Ohrenfluß*, *Hörstörungen*, Verstopfungsgefühl, Störungen des *Gleichgewichts*, *Ohrensausen* sowie geschwollene oder druckempfindliche Lymphknoten (s. *Drüsen, geschwollene*) unterhalb oder vor dem Ohr.

Inspizieren kann der Arzt nur die Ohrmuschel (das sichtbare äußere Ohr), den äußeren Gehörgang und das Trommelfell. Zur Untersuchung von Mittel- und Innenohr sind Spezialtests erforderlich.

SO WIRD ES GEMACHT

Zunächst untersucht der Arzt die Ohrmuschel auf Anzeichen für Schwellungen, Empfindlichkeit, Geschwürbildung oder Deformitäten. Dann nimmt er die Haut über und hinter dem Ohr auf Hinweise für frühere chirurgische Eingriffe in Augenschein. Zur Untersuchung des äußeren Gehörgangs und Trommelfells benutzt er in der Regel ein *Otoskop*. Falls erforderlich, läßt sich mit einem Binokularmikroskop ein vergrößertes, dreidimensionales Bild gewinnen.

Röntgen- und Schichtaufnahmen, Computer- oder Kernspintomogramme (s. *Röntgenographie, Tomographie, CT, MRT*) liefern Bilder vom Mittel- und Innenohr. Zur Beurteilung von Hörvermögen und Gleichgewichtssinn sind eventuell *Hörprüfungen, kalorische Prüfungen* und ein Elektronystagmogramm (*Elektronystagmographie*) erforderlich.

Okklusion

Verschluß eines Durch- oder Ausführungsganges, eines Kanals, Gefäßes oder einer Öffnung im Körper. Eine O. kann im Gefolge einer Erkrankung auftreten (z.B. *Lungenembolie*) oder aus medizinischen Gründen künstlich herbeigeführt werden (s. *Embolisation*). Überdies bezeichnet man mit O. auch das Abdecken des besseren Auges während einer *Amblyopie*-Therapie

In der Zahnheilkunde versteht man unter O. die Stellung der unteren zur oberen Zahnreihe bei geschlossenem Kiefer. Bei der idealen Schlußbißstellung übergreifen die oberen Schneide- und Eckzähne jene der unteren Zahnreihe. Die beiden oberen Schneidezähne liegen exakt über den beiden unteren, und die restlichen Zähne der oberen Zahnreihe befinden sich in korrekter Lage zu jenen der unteren Reihe. Die Außenkanten der vorderen und hinteren Backenzähne der unteren Reihe greifen in die Vertiefungen des jeweiligen Gegenübers in der oberen Zahnreihe.

Nur sehr wenige Menschen haben den idealen Schlußbiß. Solange die Abweichung von der Idealstellung nicht stark ausgeprägt ist, bleibt die Beiß- und Kaufähigkeit der Zähne jedoch unbeeinträchtigt. (S.a. *Okklusionsstörung*)

Okklusionsstörung

Anomale Schlußbißstellung der oberen und unteren *Zahn*reihen. Bei den meisten Menschen weichen einige Zähne geringfügig von der Normalstellung ab, aber von Okklusionsstörung spricht man nur bei negativer Auswirkung auf die Schlußbißstellung (s. *Okklusion*) oder auf das Aussehen der Mundpartie. Bei den O.en unterscheidet man im wesentlichen drei Gruppen (s. Abbildungen).

URSACHEN

O.en entwickeln sich gewöhnlich in der Kindheit während des Wachstums der Zähne und Kiefer. Meist sind sie erblich, vielfach jedoch durch *Daumenlutschen* über ein bestimmtes Alter hinaus erworben oder das Resultat eines Mißverhältnisses zwischen Kiefer und Zähnen (z.B. große Zähne in einem kleinen Mund, was zu einem *Zahnengstand* führt).

THERAPIE

Ziel einer normalerweise nur bei massiver O. erforderlichen Therapie ist die Verbesserung des optischen Erscheinungsbildes, die Vermeidung unliebsamer Begleiterscheinungen (Schmerzen, Steifheit und mitunter *Arthritis* der Kiefergelenke) oder die Schaffung günstigerer Voraussetzungen für die Zahnpflege und damit Vorbeugung gegen *Karies*.

Unebene Kontaktstellen lassen sich manchmal durch Abschleifen oder Aufbau der aufeinanderliegenden Zahnoberflächen korrigieren. Üblicherweise bedient man sich aber zur Korrektur der Zahnstellung *kieferorthopädischer Apparate* (Zahnspangen). Bei Zahnengstand müssen eventuell Zähne gezogen werden. Liegt der Unterkiefer zu weit zurück oder steht er zu weit vor, ist ein kieferchirurgischer Eingriff erforderlich (s. *Kieferchirurgie*).

Am besten erfolgt die Behandlung im Kindes- oder frühen Jugendalter vor Abschluß der Zahn- und Kieferknochenentwicklung. Bis ins Erwachsenenalter hinein anstehende Probleme lassen sich zwar auch dann noch erfolgreich korrigieren, aber unter Umständen dauert die Behandlung länger.

OKKLUSIONSSTÖRUNGEN

Bei mangelhaftem Zusammenbiß der Zähne (Okklusionsstörung) unterscheidet man (nach Angle) drei Hauptklassen:

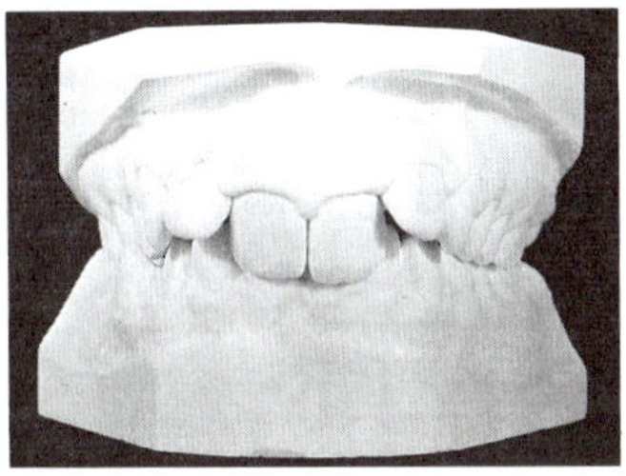

Klasse 1

Bei dieser häufigsten Form ist der Kiefer normal ausgebildet. Zu eng, schief oder verdreht stehende Zähne verhindern jedoch ein normales Aufeinandertreffen der beiden Zahnreihen.

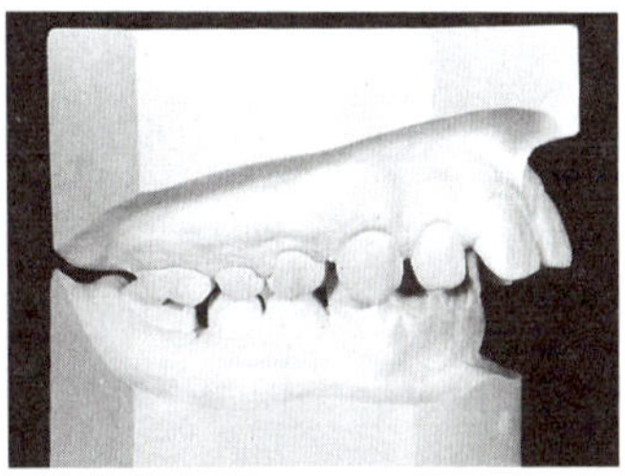

Klasse 2

Prognathie: Hier steht der Unterkiefer zu weit hinten. Der natürliche Überbiß der oberen Schneidezähne geht weit über das normale Maß hinaus. Der Zusammenbiß der Backenzähne ist nach hinten verschoben.

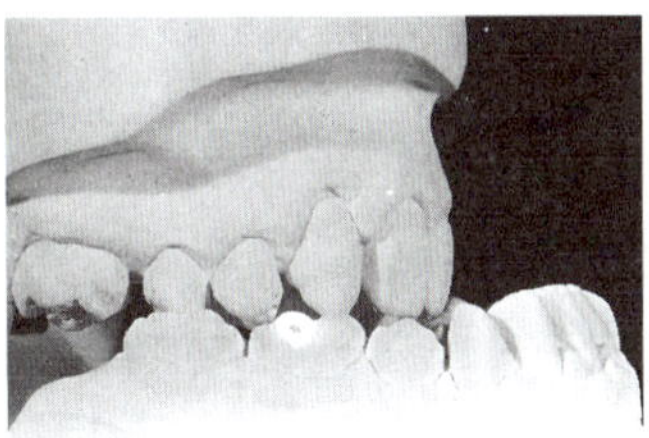

Klasse 3

Progenie: Seltenste Form. Der Unterkiefer ist nach vorn verschoben, die Schneidezähne treffen auf die oberen oder liegen sogar davor. Der Zusammenbiß der Backenzähne ist nach vorn verschoben.

Okklusivpessar

Empfängnisverhütungsmittel der Barrieremethode in Form einer Gummikappe, die direkt über den Muttermund geschoben wird und die Spermien am Eindringen hindert. (S.a. *Empfängnisverhütung, Barrieremethode*)

Okkult

Bezeichnung im Sinne von "verborgen" oder "dunkel". *Okkultes Blut* in einer Stuhlprobe ist mit dem bloßen Auge nicht erkennbar, aber durch chemische Analyse nachzuweisen.

Okkultes Blut (im Stuhl)

Im Stuhl vorhandenes, mit dem bloßen Auge nicht wahrnehmbares, aber durch chemische Analyse nachweisbares Blut. Es kann Anzeichen für eine Vielzahl von Erkrankungen im Bereich des Magen-Darm-Traktes sein, unter anderem für *Ösophagitis*, *Gastritis*, *Magenkrebs*, *Darmkrebs*, *Mastdarmkrebs*, *Divertikel-Krankheit*, *Colitis ulcerosa* und *Polypen* im Dickdarm, sowie für die Einnahme von Medikamenten, die Magen- oder Darmreizungen hervorrufen, beispielsweise Aspirin. Bei Zahnfleischbluten oder *Hämorrhoiden* kann der Stuhl gleichfalls o. B. enthalten, allerdings ist bei Hämorrhoiden das Blut in den meisten Fällen sichtbar.

NACHWEIS

Bei der Untersuchung auf das Vorliegen von Dickdarm- oder Mastdarmkrebs wird überprüft, ob der Stuhl o. B. enthält. Zu diesem Zweck streicht man eine Stuhlprobe dünn auf chemisch aufbereitetes Papier auf und gibt 1 bis 2 Tropfen einer oxidierenden Substanz dazu. Verfärbt sich der Ausstrich blau, enthält die Stuhlprobe Blut. (S.a. *Faeces, anomale*; *rektale Blutung*)

Oktavus

(*F.* Nervus vestibulocochlearis) VIII. *Hirnnerv*; zuständig für *Gehörsinn* und *Gleichgewicht*. Der O. überträgt sensorische Impulse vom Innenohr zum Gehirn (s. *Ohr*). Die Durchtrittsstelle zum Gehirn liegt zwischen *Pons* und *Medulla oblongata* (Abschnitte des *Hirnstammes*). Der O. besteht aus zwei Ästen – dem Vestibularnerv (Gleichgewichtsnerv) und dem auch als Akustikus oder Hörnerv bezeichneten Cochlearis-Nerv.

Der Vestibularnerv leitet sensorische Impulse aus den im Innenohr gelegenen Bogengängen zum *Kleinhirn* weiter, das – zusammen mit Informationen, die von Augen und Gelenken eintreffen – das Gleichgewicht steuert. Der Cochlearis-Nerv überträgt sensorische Impulse aus der *Cochlea* zum Hörzentrum im Gehirn, wo die Impulse als Geräusche interpretiert werden.

STÖRUNGEN

Ein Zelltumor in unmittelbarer Umgebung des O. (s. *Akustikusneurinom*) kann

VERLAUF DES OKTAVUS

Dieser Nerv überträgt sensorische Reize des Hör- und Gleichgewichtsorgans aus verschiedenen Innenohrbereichen zum Gehirn.

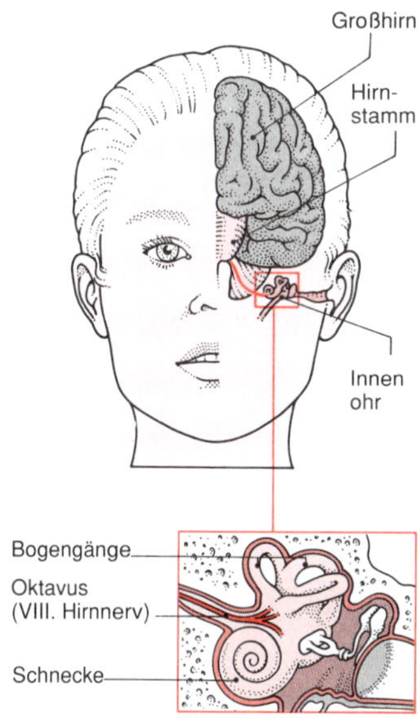

zu Gleichgewichtsstörungen, *Ohrensausen* und *Taubheit* führen. Schädigungen des O., die sich manchmal im Gefolge von Infektionen wie *Hirnhautentzündung*, *Encephalitis* oder einer Abwehrreaktion auf ein bestimmtes Medikament, beispielsweise *Streptomycin*, einstellen, rufen gleichfalls Schwerhörigkeit hervor.

Okular

Adjektiv mit der Bedeutung "das *Auge* betreffend". Als Substantiv Bezeichnung für die Linse eines optischen Gerätes, beispielsweise eines Mikroskops.

Okulomotorius

III. *Hirnnerv*. Der O. hat motorische und parasympathische Anteile. Der motorische Teil steuert die für die Augenbewegungen verantwortlichen äußeren Augenmuskeln mit zwei Ausnahmen: Der obere schräge Augenmuskel wird vom *Trochlearis* innerviert und dreht den Augapfel nach außen abwärts; den äußeren geraden Augenmuskel versorgt der *Abducens*, er bewegt das Auge nach außen. Überdies kontrolliert der O. den Oberlidheber (Musculus levator palpebrae superioris).

Der parasympathische Teil ist mitverantwortlich für die Pupillenverengung und -erweiterung sowie für die Funktion des die *Akkomodation* des Auges bewirkenden Ziliarmuskels.

Als Folge eines Schädelbasisbruches oder eines raumfordernden Prozesses im Gehirn wie z.B. eines Tumors kann die Funktion des O. beeinträchtigt werden. Je nach Schwere der Schädigung zeigen sich eventuell folgende Symptome: *Ptose* (Herabhängen des Oberlides), *Schielen*, *Pupillenerweiterung*, *Akkomodationsprobleme*, *Doppelsehen* und ein leichter *Exophthalmus*.

LAGE DES OKULOMOTORIUS

Der Okulomotorius entspringt im oberen Hirnstamm und gelangt nach Durchtritt durch den oberen Spalt der knöchernen Augenhöhle zu den Muskeln des Auges und Oberlides.

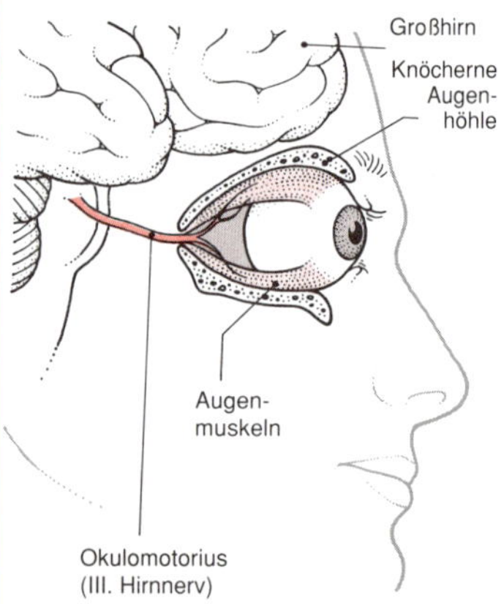

Okulomotoriuslähmung

s. *Ophthalmoplegie*

Okziput

Unterer Teil des Hinterhauptes am Übergang zum Nacken.

Öle

s. *Fette und Öle*

Olecranon

Knöcherner, die Spitze des Ellenbogengelenks bildender Fortsatz am oberen Ende der *Elle*. Im Volksmund als "Mäuschen" bezeichnet. Ein Stoß gegen den am O. vorbeiziehenden Nerv ruft ein Prickeln hervor, das den Unterarm hinunter bis in die Spitzen des 4. und 5. Fingers läuft.

Olfaktorius

s. *Riechnerv*

Oligo-

Wortteil mit der Bedeutung "wenig" oder "vermindert"; z.B. Oligo-(zoo)spermie (verminderte Spermienzahl). Gleichbedeutend mit oligo- ist die Vorsilbe olig-.

Oligodendrogliom

Seltene, langsam wachsende Form eines primären *Hirntumors*. Betroffen sind vorwiegend junge Menschen bis zum mittleren Lebensalter.

Symptome, Diagnose und Therapie sind dieselben wie bei anderen Formen des Hirntumors. Nach operativer Entfernung der Geschwulst tritt in manchen Fällen eine vollständige Genesung ein. Etwa ein Drittel der Patienten überlebt 5 Jahre und mehr.

Oligohidrosis

s. *Hypohidrose*

Oligohydramnie

Anomal geringe Menge an *Fruchtwasser* im Uterus; eine selten zu beobachtende Schwangerschaftskomplikation.

URSACHEN

Fruchtwasser wird von der *Plazenta* gebildet, vom Fetus aufgenommen und als fetaler Harn ausgeschieden. Zu O. kommt es bei Funktionsstörungen der Plazenta, z.B. bei schwerer *Präeklampsie*. Auch eine Anomalie des fetalen Harnapparates kann eine O. hervorrufen.

LAGE DES OLECRANONS

Knochenfortsatz am oberen Ende der Elle, der eine Überstreckung im Ellenbogengelenk verhindert.

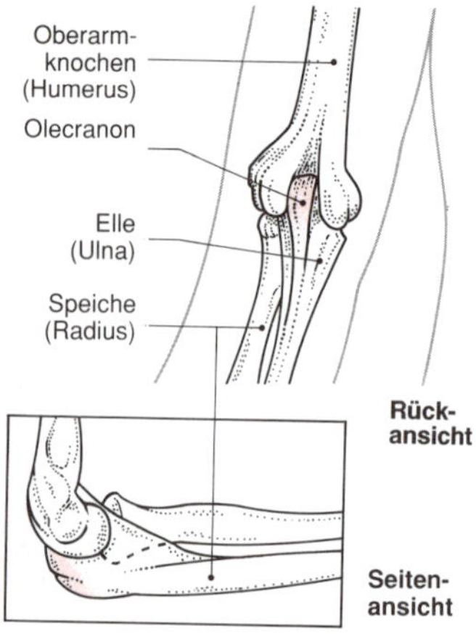

THERAPIE UND PROGNOSE

In manchen Fällen läßt sich die zugrundeliegende Erkrankung behandeln, bei einem anomalen Fetus jedoch meistens nicht. O. in der Frühschwangerschaft endet in der Regel mit einer *Fehlgeburt*. Stellt sich im Stadium fortgeschrittener Schwangerschaft eine O. ein, kann es durch den Druck der Gebärmutter auf den Fetus zu Mißbildungen (z.B. *Klumpfuß*) kommen. Bei O. um oder nach dem errechneten Geburtstermin kann die Geburt eingeleitet oder ein Kaiserschnitt vorgenommen werden.

Oligophrenie

s. *geistige Behinderung*

Oligo(zoo)spermie

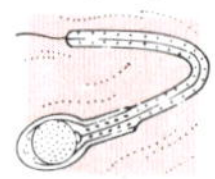

Verminderte Anzahl von *Samen* in der Samenflüssigkeit. Normalerweise enthält 1 ml Samen über 20 Millionen Spermien. Die O. kann vorübergehend oder von Dauer sein. Sie ist eine Hauptursache für männliche *Sterilität*, insbesondere in Verbindung mit anderen Störungen der Spermaproduktion.

URSACHEN

O. kann auf unterschiedliche Störungen zurückzuführen sein, unter anderem auf *Hodenentzündung*, *Hodenhochstand* und seltener auf eine *Varikozele* (Krampfaderbruch) am Hoden. Auch Streß, Rauchen, Alkoholmißbrauch und die Einnahme bestimmter Medikamente können vorübergehende O. auslösen.

DIAGNOSE UND THERAPIE

Im Rahmen einer *Sperma-Analyse* wird die Spermienzählung vorgenommen. Die

Therapie richtet sich nach der Grunderkrankung. Ist die Ursache der O. ungeklärt, können über einen kurzen Zeitraum *gonadotrope Hormone* verabreicht werden (s.a. *Azoospermie*).

Oligurie

Unter der Norm liegende Menge an ausgeschiedenem *Harn* im Verhältnis zur aufgenommenen Flüssigkeitsmenge. Oligurie beruht manchmal lediglich auf einer bei Hitze übermäßigen Schweißabsonderung, die nicht durch entsprechende Flüssigkeitszufuhr ausgeglichen wird. Sie kann aber auch Symptom einer *Niereninsuffizienz* sein.

Olivenöl

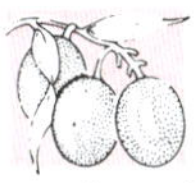

Aus der Frucht des Olivenbaumes *OLEA EUROPAEA* gepreßtes Öl. Warmes O. verwendet man manchmal vor einer Gehörgangsspülung zum Erweichen von *Ohrenschmalz*. Seiner hauterweichenden (s. *Emollientia*) und beruhigenden Wirkung wegen findet es auch bei der Behandlung von *Kopfschorf* bei Babys Anwendung.

-om(a)

Nachsilbe im Sinne von "Geschwulst" oder "Tumor"; z.B. Lipom, eine gutartige Fettgeschwulst.

Omentum

s. *Netz*

Omeprazol

(z.B. *Antra*® +)

Neuartiges Medikament zur Therapie des *peptischen Geschwürs* und des *Zollinger-Ellison-Strøm-Syndroms*. Zu den eventuellen Nebenwirkungen zählen unter anderem Übelkeit, Durchfall und Verstopfung.

Omphalozele

Andere Bezeichnung für *Exomphalos*.

Onanie

s. *Masturbation*

Onchozerkose

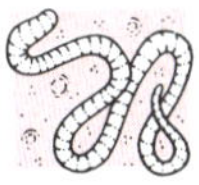

Durch den Befall mit dem Fadenwurm *ONCHOCERCA VOLVULUS* hervorgerufene Tropenkrankheit. Von der zu den *Filariosen* zählenden Erkrankung sind über 20 Millionen Menschen in Teilen Afrikas sowie Mittel- und Südamerikas betroffen und viele unter ihnen dadurch erblindet.

URSACHEN UND SYMPTOME

O. wird durch kleine, schwarze aggressive Stechmücken der Gattung Simulium (Kriebelmücke) von Mensch zu Mensch übertragen. Die Mücken haben ihre Brutstätten in schnellfließenden Gewässern und leben entlang der Flußufer (daher auch die Bezeichnung "river blindness").

Übertragungsweg der O. und Lebenszyklus des Fadenwurms sind im obenstehenden Diagramm dargestellt. Zur Erblindung kommt es infolge einer allergischen Reaktion auf abgestorbene Mikrofilarien im Auge oder in Augennähe.

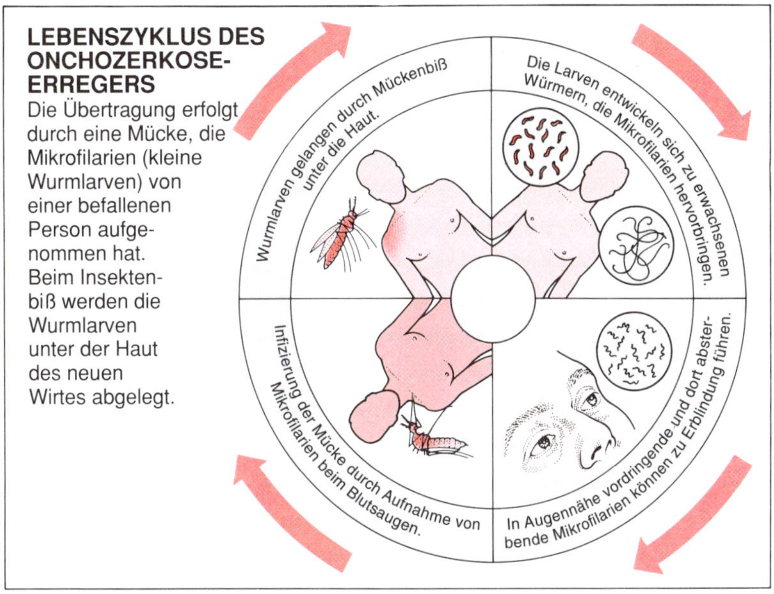

THERAPIE UND VORBEUGUNG

Durch die Substanz Diethylcarbamazin (z.B. Hetrazan® +) werden die Mikrofilarien rasch abgetötet. Aufgrund der massiven Reaktionen, die abgestorbene Larven hervorrufen können, ist bei der Medikation jedoch Vorsicht geboten.

Für Reisende in gefährdete Gebiete empfehlen sich Vorbeugungsmaßnahmen gegen *Insektenbisse*.

Onkogene

In allen Zellen vorkommende, an der Regulierung des normalen Zellwachstums beteiligte *Gene*. Anomalien dieser Gene zählen nachgewiesenermaßen zu jenen Faktoren, die für die Entstehung von Krebszellen verantwortlich sind. Unter den insgesamt 50 000 menschlichen Genen kommen ca. 100 O. vor.

Krebszellen unterscheiden sich von gesunden Zellen auf vielerlei Weise. Sie wachsen unkontrolliert, dringen in gesundes Gewebe ein und zerstören es (s. *Krebs*). Herbeigeführt werden diese Veränderungen durch *Mutationen* in bestimmten Schlüsselgenen, den sog. O.en. Dadurch werden die O.e einer Zelle gewissermaßen "aktiviert", was bedeutet, daß es unter Umständen zu vermehrtem Zellwachstum, veränderter Reaktion auf hormonale Wachstumsfaktoren oder zunehmender Invasivität kommt.

Aktiviert werden können O. durch verschiedene, als krebserregend bekannte Umweltfaktoren wie Ultraviolett-Licht, Radioaktivität, Tabakrauch, Alkohol, Asbeststaub, karzinogene Chemikalien und auch durch bestimmte Viren. Zur Transformation einer gesunden Zelle in eine Krebszelle scheint die Aktivierung von zwei bis vier O.en erforderlich zu sein. Demnach könnte sich Gebärmutterhalskrebs bei einer Frau entwickeln, die zum einen raucht, zum andern an einer (möglicherweise krebserregenden) Papilloma-Virus-Infektion des Gebärmutterhalses leidet, während jeder Faktor für sich allein nicht unbedingt zu einer Karzinombildung führen würde.

Onkologie

Lehre von Ursachen, Entwicklung, Charakteristika und Behandlung echter Geschwülste (Neoplasmen), insbesondere von *Karzinomen* (bösartigen Tumoren). Aufgrund der Vielzahl von unterschiedlichen Tumorarten, die zudem in buchstäblich jedem Körpergewebe entstehen können, umfaßt die O. ein großes Spektrum an Forschungsansätzen und experimentellen Verfahren. Dazu zählen unter anderem die Erfassung von Häufigkeit und Verbreitung von Tumoren, die Erprobung neuer Therapien, die Erforschung von biochemischen, an der Tumorbildung beteiligten Prozessen und die Untersuchung anomaler, mit Tumoren in Zusammenhang stehender Gene.

OPERATIONSSAAL

Der Operationstisch läßt sich heben, senken und in jede beliebige Richtung kippen; damit wird ein optimaler Zugang zur Operationsstelle möglich. Viele Operationen führt der Chirurg im Stehen aus. Bei diffizileren, beispielsweise mikrochirurgischen Eingriffen, arbeitet er gewöhnlich im Sitzen. Die Operationslampe spendet helles, punktgenaues und vollständig schattenfreies Licht. Patienten, die ein Muskelrelaxans erhalten haben, müssen mit einem Narkoseapparat beatmet werden.

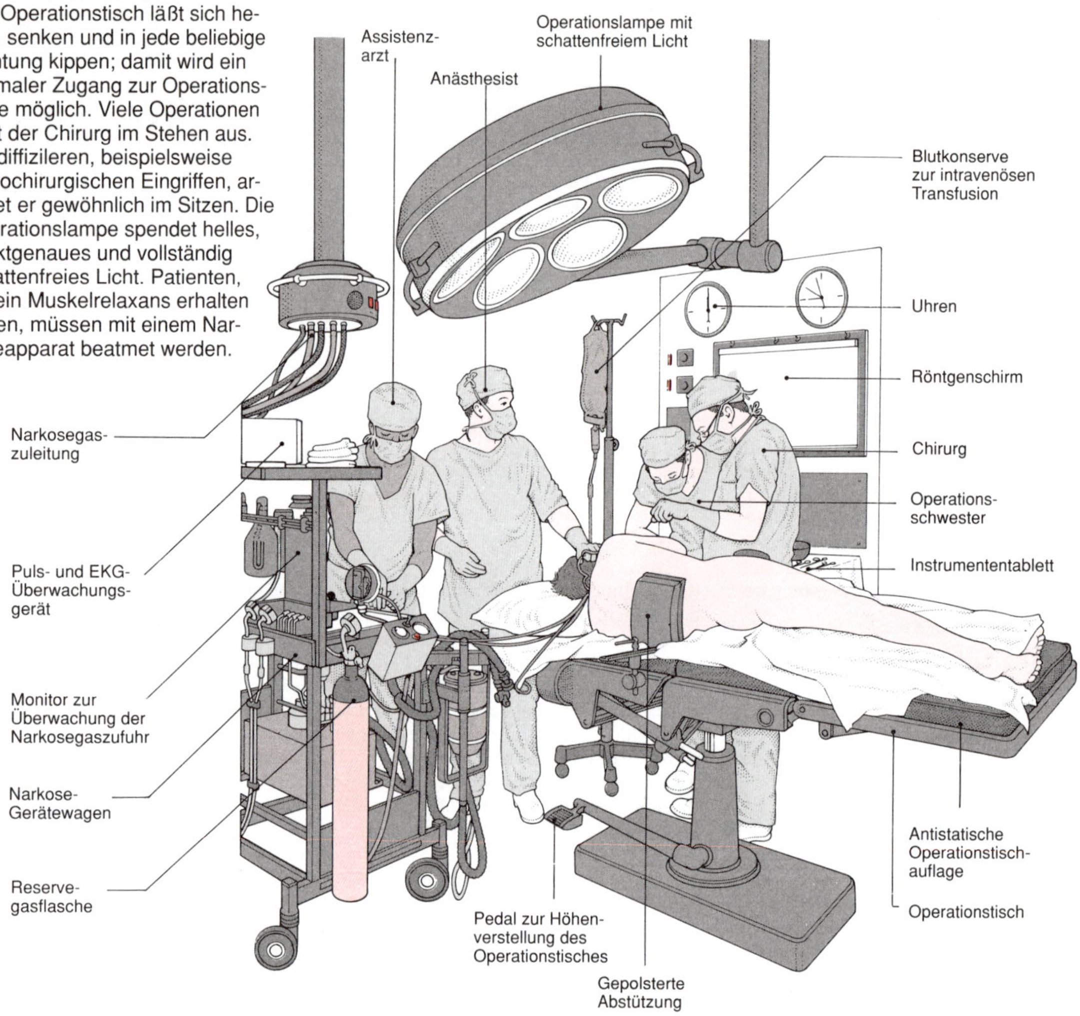

Auf die Erforschung und Therapie von Krebserkrankungen spezialisierte Mediziner bezeichnet man als Onkologen. Diese diagnostizieren die Krebsart, lokalisieren den Tumor und stellen fest, ob und wie schnell er sich ausbreitet. In ihrer Verantwortung liegen Verordnung und Überwachung einer *Strahlen-* und *Chemotherapie* (s. *Zytostatika*) sowie therapeutischer Maßnahmen und die eventuelle Überweisung zum Chirurgen.

Onychogryp(h)osis

s. *Klauennagel*

Onycholysis

Am oberen Rand beginnende Ablösung des *Nagels* vom Nagelbett. O. ist eine Begleiterscheinung zahlreicher Hauterkrankungen, darunter *Schuppenflechte*, *Dermatitis* und einige *Pilzinfektionen*.

Onychophagie

s. *Nägelkauen*

-opathie

Endung im Sinne von "Krankheit" oder "Störung"; beispielsweise Neuropathie, eine Störung des peripheren Nervensystems. Gleichbedeutend mit -opathie ist die Endung *-pathie*.

Operabel

Adjektiv mit der Bedeutung "geeignet für einen chirurgischen Eingriff". Operabel ist z.B.ein zugänglicher, gutartiger Tumor, der entfernt werden muß, weil er Symptome hervorruft (s.a. *inoperabel*).

Operation

In der Regel mit Instrumenten, vereinzelt aber auch rein manuell (beispielsweise das Einrichten einfacher Frakturen) durchgeführter chirurgischer Eingriff. Das Spektrum reicht von rasch unter Lokalanästhesie vorgenommenen Eingriffen (z.B. Drainage eines Hautabszesses) bis hin zu mehrstündigen O.en unter Vollnarkose (z.B. Herz- oder Lebertransplantation).

Operationssaal

(In der medizin. Umgangssprache Op abgekürzt) Krankenhausraum für die Durchführung chirurgischer Eingriffe. Durch entsprechende Ausstattung des Op.s wird das Infektionsrisiko für offene Operationswunden auf ein Minimum reduziert. Ein Belüftungssystem sorgt für gleichbleibend saubere, gefilterte Luft, und die abwaschbaren Wände und der Fußboden werden mindestens einmal täglich gründlich gesäubert. In angrenzenden Waschräumen können die Waschbeckenarmaturen per Fuß oder Ellenbogen betätigt werden. Hier waschen sich Chirurgen, Assistenten und Schwestern Hände und Unterarme mit bakterizider Seife und sterilen Bürsten, bevor sie in keimfreie Kleidung schlüpfen, Masken anlegen und sterile Handschuhe überstreifen. Oftmals finden sich in die Wand eingelassene Lichtkästen zum Betrachten von *Röntgen*aufnahmen, Computertomogrammen oder Kernspintomogrammen.

AUSSTATTUNG

Während einer Operation unter Vollnarkose (s. *Anästhesie, Allgemein-*) steht der Narkoseapparat am Kopfende des Operationstisches; die Zuleitung von Sauerstoff und anderen Narkosegasen erfolgt über ein Schlauchsystem.

Die sterilen, vor Gebrauch mit keimfreien Tüchern abgedeckten chirurgischen Instrumente befinden sich auf fahrbaren Instrumententischen aus Edelstahl. Zur Ausstattung gehört auch ein *Diathermie*-Gerät, das Blutungen unter Kontrolle hält. Bei Bedarf werden noch weitere Apparaturen, beispielsweise eine *Herz-Lungen-Maschine* (die die Herz- und Lungenfunktion des Patienten übernehmen kann), im Op bereitgestellt.

Operative Magenentfernung

s. *Gastrektomie*

Operative Versorgung

s. *Traumatologie*

Ophthalmie

Veraltete Bezeichnung für *Ophthalmitis*.

Ophthalmitis

F. für entzündliche Prozesse am *Auge*, v.a. die folgenden zwei Erkrankungen.

Bei der Neugeborenen-O. (*F.* Blennorrhoea neonatorum) handelt es sich um eine innerhalb von 21 Tagen nach der Geburt einsetzende Eiterabsonderung aus den Augen. Ursache ist oft eine während der Geburt erworbene Infektion (z.B. *Gonorrhoe* oder *Chlamydieninfektion*). Behandelt wird die Erkrankung mit *Antibiotika*.

Eine seltene Krankheit ist die sympathische O., die infolge einer perforierenden Augenverletzung auftritt. Nach einer *Latenzperiode* von mindestens 10 Tagen entwickelt sich eine massive *Uveitis* (Entzündung der Iris und Aderhaut), durch die das unverletzte Auge zu erblinden droht. Neben der Verabreichung von *Kortikosteroiden* ist in manchen Fällen zur Erhaltung der Sehkraft des gesunden Auges die Entfernung des verletzten Auges erforderlich.

Ophthalmologie

Augenheilkunde. Teilgebiet der Medizin, das sich mit der Diagnose und Behandlung von Augenerkrankungen befaßt. Zur O. zählen nicht nur Beurteilung der Sehkraft und Verordnung von *Brillen* oder *Kontaktlinsen* zur Korrektur von Sehschwächen, sondern auch chirurgische Eingriffe, die bei der Behandlung von Augenkrankheiten wie *grauer Star*, *grüner Star*, Netzhautablösung (s. *Ablatio retinae*) und Verstopfung des Tränenkanals erforderlich sind.

Den auf Augenheilkunde spezialisierten Arzt bezeichnet man als Ophthalmologen. Er arbeitet oft eng mit anderen Ärzten zusammen, weil viele Erkrankungen der im Augenhintergrund gelegenen Netzhaut Symptome einer vom Auge unabhängigen Grunderkrankung wie *Hypertonie* (Bluthochdruck), *Atherosklerose* (Arterienverengung) oder *Diabetes mellitus* sind. Eine sorgfältige Bestimmung des Gesichtsfeldes (s. *Auge, Untersuchung des*) kann Defekte aufdecken, die auf eine neurologische, beispielsweise durch einen Hirntumor verursachte Schädigung hindeuten (s.a. *Optiker*; *Optometrie*; *Orthoptik*).

Ophthalmoplegie

Teilweise oder vollständige Lähmung der Augenmuskeln (s. *Auge*). Ursache der O. kann eine Erkrankung der Muskeln selbst sein (wie bei der *Basedow-Krankheit*) oder eine Schädigung des Gehirns und der Nerven, die die Augenmuskulatur versorgen (u.a. *Schlaganfall*, *Encephalitis*, *Hirntumor* und *Multiple Sklerose*).

Ophthalmoskop

Instrument zur Untersuchung des Augenhintergrundes (Augenspiegel). Das O. besitzt ein Reflexionsprisma oder einen mit einem Loch versehenen Winkelspiegel, der die Beleuchtung und Betrachtung der gesamten Netzhaut, des oberen Sehnervabschnittes, der Netzhautarterien und -venen sowie des Glaskörpers erlaubt.

Opiat

Präparat, das aus *Opium* gewonnen wird oder diesem chemisch gleicht. Als Opiat*rezeptor* wird die spezifische Bindungsstelle an der Zelloberfläche, an der die Wirkung von O.en ansetzt, bezeichnet.

Opium

Aus den unreifen Samenkapseln des Mohngewächses *PAPAVER SOMNIFERUM* gewonnene Substanz. Opium – seit Jahrtausenden als Arznei eingesetzt – hat eine schmerzstillende Wirkung und kann Schläfrigkeit oder Euphorie hervorrufen.

O. und seine Derivate, darunter *Codein* und *Morphin*, zählen zu den unter dem Sammelbegriff *Betäubungsmittel* zusammengefaßten Arzneimitteln.

Opportunistische Infektion

Infektion durch Erreger, die im gesunden Organismus normalerweise keine Krankheit hervorrufen, oder ein großräumiger Infekt durch Keime, die in der Regel nur geringfügige lokale Entzündung auslösen.

Im menschlichen Organismus sind zahlreiche Erreger vorhanden, die nur bei Störung des körpereigenen *Immunsystems* (natürliche Abwehr) eine Krankheit hervorrufen. Zur Schwächung des Immunsystems kann es durch Einnahme von *Zytostatika* und *Immunsuppressiva*, durch *Strahlentherapie* oder Erkrankungen wie *Leukämie* kommen. Anfällig für o.I.en sind auch frühgeborene oder unterernährte Kleinkinder sowie Personen mit *Autoimmunkrankheiten*.

O.I.en, allen voran *pneumozystische Pneumonie*, sind die häufigste Todesursache bei *AIDS*-Kranken. Zahlreiche Pilzinfektionen (z.B. *Kryptokokkose* und *Candidiasis*) und manche viralen, z.B. durch *Herpes-simplex-* oder *Zytomegalieviren* hervorgerufene, Infektionen zählen zum Formenkreis der o.n I.

O.I.en sind oftmals unvermeidbar, weil der zugrundeliegende Immundefekt des Betroffenen nicht ohne weiteres zu beseitigen ist. Eine Therapie mit geeigneten antibakteriellen Medikamenten kann sich in solchen Fällen als lebensrettend erweisen.

OPHTHALMOSKOP

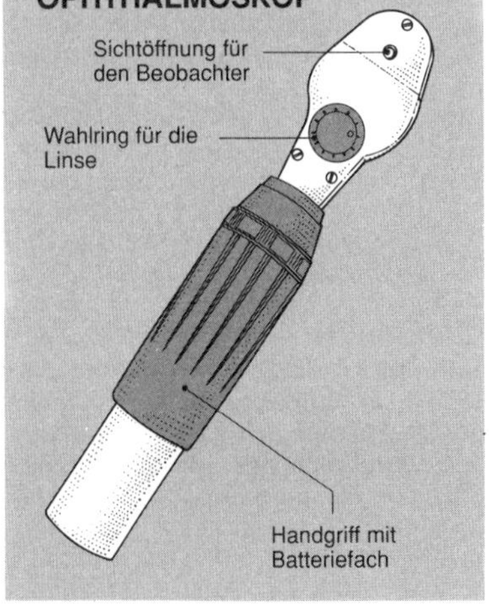

O

Optiker
Ausbildungsberuf des Handwerks. Der Augenoptiker verkauft nicht nur *Brillen* und *Kontaktlinsen* und paßt sie an, er überprüft auch die *Brechkraft des Auges*.

Seiner Ausbildung entsprechend kann der O. das Auge auf *Kurzsichtigkeit*, *Weitsichtigkeit*, *Presbyopie* oder *Astigmatismus* untersuchen.

Für die Therapie von Augenkrankheiten ist der O. nicht zuständig. Bei Verdacht auf eine Augenerkrankung schickt er den Patienten zum Augenarzt (s.a. *Ophthalmologie*; *Optometrie*).

Optikusatrophie
Zum einem partiellen oder vollständigen Verlust des Sehvermögens führende Schrumpfung oder Abnutzung der Sehnervenfasern. O. entsteht durch Erkrankung oder Verletzung des *Sehnervs* und kann ohne vorherige Anzeichen einer Nervenerkrankung wie Entzündung oder Schwellung eintreten.

Optikusneuritis
Entzündung des *Sehnervs,* oftmals zu plötzlicher Einengung des *Gesichtsfeldes* führend. In der Regel schmerzen bei O. die Augenbewegungen, und die Augen selbst sind druckempfindlich. Mitunter jedoch sind nur geringfügige oder gar keine Schmerzen zu spüren.

Die Ursache einer O. bleibt oftmals ungeklärt; in den meisten Fällen scheint sie jedoch auf eine *Entmarkung* (*F.* Demyelinisierung) der Sehnervenfasern zurückzuführen zu sein, wie dies bei *Multipler Sklerose* vorkommt. Die Erkrankung kann auch infolge einer Entzündung oder Infektion des den Sehnerv umgebenden Gewebes auftreten.

O. führt – meist im Zentrum des Gesichtsfeldes – zu Sehverlust. In der Regel bessert sich das Sehvermögen innerhalb von sechs Wochen ganz beträchtlich, aber jede Entzündungsepisode zerstört einen Teil der Sehnervenfasern. Wiederholte O. führt oft zu bleibendem Verlust der *Sehschärfe*.

Eine *Kortikosteroid*-Therapie kann die Wiedererlangung der Sehkraft unterstützen, scheint jedoch auf die Langzeitfolgen des entzündlichen Prozesses nur geringfügigen Einfluß zu haben (s.a. *Optikusatrophie*).

Optometrie
Das Prüfen der Sehkraft und die Entscheidung darüber, ob zur Korrektur von Sehfehlern eine *Brille* oder *Kontaktlinsen* erforderlich sind. Ein qualifizierter Augenoptiker untersucht die Augen, beurteilt Sehfehler und liefert eine geeignete, den Defekt korrigierende Brille oder Kontaktlinsen. Der Optiker ist nicht befugt, Augenkrankheiten zu diagnostizieren oder zu behandeln, empfiehlt aber Patienten, die weiterer Behandlung bedürfen, an den Augenarzt. (S.a. *Ophthalmologie*)

Oral
Den Mund betreffend.

Oralchirurgie
s. *Kieferchirurgie*

Orale Kontrazeptiva
s. *Empfängnisverhütungsmittel, orale*

Orangenhaut
(*F.* Peau d'orange) Apfelsinenschalenartiger Zustand der Haut. Die Haut behält ihre normale Farbe, nimmt aber aufgrund eines Flüssigkeitsstaus in den benachbarten Lymphgefäßen eine von winzigen Dellen durchsetzte Oberflächenstruktur an. Zu den Ursachen eines Lymphstaus zählen u.a. *Brustkrebs* im Warzenbereich und *Elephantiasis*.

Orbita
s. *Augenhöhle*

Orchi(d)ektomie
Operative Entfernung eines oder beider *Hoden*.

WARUM ES GEMACHT WIRD
Für eine O. gibt es mehrere Indikationen: ein *Hodenkarzinom*, die Behandlung von Gangrän bei *Hodentorsion* oder die Hemmung der Testosteronproduktion im Rahmen der Behandlung eines *Prostatakarzinoms*. Da die normale Funktion der Prostata von den männlichen Sexualhormonen abhängig ist, wirkt bei einem Prostatakarzinom eine O. dem Tumorwachstum oftmals entgegen. Besonders wirkungsvoll erweist sich der Eingriff, um Metastasenbildung in den Knochen zu verhindern.

SO WIRD ES GEMACHT
Nach Eröffnung des Hodensackes unter Allgemein- oder Spinalanästhesie werden die zum Hodensack führenden Blutgefäße und Nerven freigelegt, der Hoden wird ausgeschält und entfernt und der Hodensack wieder verschlossen.

Nach der Operation erhält der Patient bei Bedarf Schmerzmittel (*Analgetika*); zur Verhinderung einer übermäßigen Schwellung werden in den ersten 24 Stunden nach dem Eingriff *Eispackungen* auf den Hodensack gelegt.

PROGNOSE
Normalerweise ist mit einer komplikationsfreien vollständigen Heilung zu rechnen. Die Entfernung eines Hodens wirkt sich weder auf den Geschlechtstrieb noch auf Potenz oder Zeugungsfähigkeit negativ aus. Der Patient erhält den Rat, nach dem Eingriff ca. einen Monat lang Sportstützwäsche zu tragen und sich körperlich nicht übermäßig zu verausgaben.

Orchidopexie
Operatives Befestigen des Hodens im Hodensack bei *Hodenhochstand*. Zur Vermeidung des Risikos einer späteren Zeugungsunfähigkeit oder eines *Hodenkarzinoms* nimmt man die O. in der Regel zwischen 2. und 5. Lebensjahr vor.

Unter Vollnarkose erfolgt erst ein Einschnitt in die Leiste; dann wird der Hoden vorsichtig gelöst (*F.* Funikolyse) und in den Hodensack abgesenkt. Die Basis des Hodens wird mit einigen Stichen am Hodensack fixiert, damit er sich nicht erneut zurückzieht. Gegen Schmerzen und Schwellungen verabreicht man *Analgetika* (Schmerzmittel). Die Heilung verläuft in der Regel komplikationsfrei.

Orchitis
s. *Hodenentzündung*

Orf
Durch ein Pockenvirus hervorgerufene Hautinfektion, die gelegentlich von Schafen und Ziegen auf Menschen übertragen wird. Bei O. zeigt sich in der Regel eine einzelne, flüssigkeitsgefüllte Blase am Arm oder an der Hand. Unbehandelt hält die Infektion mehrere Wochen an. Die Verabreichung des antiviralen Medikamentes *Idoxuridin* (z.B. Zostrum ® +) beschleunigt den Heilungsprozeß.

Organ
Aus verschiedenen *Geweben* zusammengesetzte, eindeutig abgegrenzte Funktionseinheit des Körpers. Das Gehirn beispielsweise besteht aus Nerven- und Stützgewebe (Neuroglia), das auf den Empfang, die Verarbeitung und Aussendung von Informationen und Signalen eingerichtet ist.

Organa urinaria
s. *Harnorgane*

Organisch
Ein Körperorgan, eine aus *Organen* bestehende Struktur oder einen lebenden *Organismus* oder eine von ihm gebildete Substanz betreffend. In der Chemie bezieht sich das Wort "organisch" auf Kohlenstoffverbindungen, mit Ausnahme der Kohlenstoffoxide (z.B. Kohlendioxid), der Kohlenstoffsulfide und der Metallkarbonate (z.B. Kalziumkarbonat).

Überdies bezeichnet der Ausdruck im Gegensatz zu *funktionellen Störungen* oder psychosomatischen Beschwerden (s. *Psychosomatik*) das Vorhandensein einer körperlichen Erkrankung (s.a. *anorganisch*).

Organisches Hirnsyndrom
s. *Hirnsyndrom, organisches*

Organismus
Allgemeinbezeichnung für Lebewesen wie Tier oder Pflanze. Die wichtigsten Organismen aus medizinischer Sicht sind der Mensch und krankheitserregende *Mikroorganismen* wie *Bakterien*, *Pilze*, *Protozoen* und *Viren*.

Organkapsel
Anatomische Struktur in Form einer Gewebehülle, die ein Organ oder einen Körperteil umschließt, beispielsweise Leber, Nieren, Gelenke und Augenlinsen.

Organspende
Zustimmung einer Person (oder ihrer Angehörigen) zur Entnahme eines oder mehrerer Organe zu Transplantationszwecken (s. *Transplantationschirurgie*). Die Organentnahme erfolgt meist unmittelbar nach dem Tod des *Spenders*; Nieren hingegen können auch dem lebenden Spender entnommen werden. Die Nierenspende von lebenden Personen beschränkt sich gewöhnlich auf Angehörige des Transplantatempfängers. Bei direkten Verwandten ist die Wahrscheinlichkeit der Gewebeverträglichkeit höher (s. *Gewebetypisierung*). Aus der Nierenspende von nicht miteinander verwandten lebenden Personen ergeben sich auch ethische Probleme, insbesondere beim Verkauf von Organen.

Vor der Entnahme einer Niere von einem lebenden Spender klärt der Arzt den potentiellen Spender über die Risiken der Organspende auf und entnimmt die Niere erst nach eindeutiger freiwilliger Zustimmung des Spenders.

Zu den zahlreichen Organen, die toten Spendern entnommen werden, zählen unter anderem Herz, Lunge, Leber, Bauchspeicheldrüse und Nieren. Erfolgreich verpflanzen lassen sich die meisten Organe nur, wenn die Entnahme unmittelbar nach Eintritt des Todes erfolgt. Zur Sicherstellung eines optimalen Ergebnisses ist es oftmals erforderlich, Organe noch vor Eintritt des Herzstillstandes zu entnehmen. In der Praxis heißt das, daß größere Organe zumeist von Patienten stammen, die auf Intensivstationen sterben und bei denen nachweislich der Hirntod eingetreten ist, während Herz- und Lungenfunktion künstlich aufrechterhalten werden (s. *Tod*).

Personen, die ein oder mehrere Organe nach ihrem Tode spenden wollen, sollten dies ihren Angehörigen mitteilen und einen unterschriebenen Organspenderausweis mit sich führen. In den meisten westlichen Ländern übersteigt die Nachfrage nach gespendeten Organen das Angebot bei weitem. In einigen Ländern dürfen Ärzte laut gesetzlicher Vorschriften nach dem Tod Organe entnehmen, es sei denn, der Betroffene hat dies ausdrücklich untersagt. In der Praxis zögert man jedoch, von dieser gesetzlichen Möglichkeit Gebrauch zu machen, deshalb ist das Angebot an Spenderorganen nach wie vor abhängig von freiwilligen Spenden. (S.a. *Hornhauttransplantation*; *Herz-Lungen-Transplantation*; *Herztransplantation*; *Herzklappenchirurgie*; *Nierentransplantation*; *Lebertransplantation*)

Organsystem
Gruppe miteinander in Verbindung oder in Abhängigkeit voneinander stehender Organe, die eine funktionelle Einheit bilden. So sind beispielsweise die Teile des *Verdauungssystems* (Mund, Speicheldrüsen, Speiseröhre, Magen, Darm, Gallenblase, Bauchspeicheldrüse und Leber) gemeinsam verantwortlich für die Aufnahme von Nahrungsmitteln, die Aufspaltung und Resorption von Nährstoffen und die Ausscheidung von Abfallprodukten (Faeces).

Orgasmus
Intensive, durch Muskelkontraktionen hervorgerufene Lustempfindung auf dem Höhepunkt sexueller Erregung. Nach dem O. stellt sich gewöhnlich körperliche Entspannung und oftmals Schläfrigkeit ein.

Beim Mann wird durch Kontraktionen der Beckenbodenmuskeln Samenflüssigkeit von der Prostata in die Harnröhre gepreßt und von dort kräftig durch die Harnröhrenöffnung ausgestoßen (s. *Ejakulation*). Nach dem Orgasmus erschlafft der Penis und spricht während der anschließenden refraktären Phase auf keine weitere sexuelle Stimulierung an.

Der weibliche O. wird von Kontraktionen der quergestreiften Scheidenmuskulatur und mitunter der Gebärmutter begleitet, gefolgt von einem Rückgang des Blutandranges in der Beckenregion. Normalerweise dauert der Orgasmus 3 bis 10 Sekunden, bei manchen Frauen aber auch bis zu einer Minute. Dem weiblichen O. scheint keine Refraktärphase zu folgen, und manche Frauen haben deshalb bei anhaltender Stimulation mehrere Orgasmen.

O.störungen können bei beiden Geschlechtern auftreten (s. *Ejakulation, Störungen*; *Orgasmus, ausbleibender*).

Orgasmus, ausbleibender
(*F.* Anorgasmie) Unfähigkeit, während des Geschlechtsverkehrs zum *Orgasmus* zu gelangen. Das Ausbleiben des O. kommt bei Frauen häufiger vor als bei Männern. Ursache dieser Störung kann bei beiden Geschlechtern eine verminderte Libido (s.a. *Sexualtrieb, verminderter*) oder mangelnde sexuelle Erregbarkeit (s. *Frigidität*; *Impotenz*) sein. Beim Mann kann trotz normaler Erregung der Orgasmus ausbleiben (s. *Ejakulation, Störungen*).

Bei Frauen ist der ausbleibende Orgasmus das häufigste sexuelle Problem. 30 bis 50 Prozent aller Frauen haben irgendwann im Laufe ihres Lebens Orgasmusschwierigkeiten. Etwa 10 bis 15 Prozent sind überhaupt nie imstande, zum Orgasmus zu gelangen. Andere erreichen ihn nur hin und wieder oder unter ganz bestimmten Voraussetzungen.

URSACHEN

Als Ursache für das Ausbleiben des Orgasmus bei Frauen während des *Geschlechtsverkehrs* kommen Probleme mit der Sexualtechnik, psychische Faktoren oder Schmerzen während des Beischlafes (s. *Beischlaf, schmerzhafter* und Fließdiagramm S. 173 und 174) in Frage.

Schwierigkeiten mit der Technik können auf Unerfahrenheit eines der beiden Partner beruhen, auf mangelnder sexueller Aufklärung oder auf Unkenntnis der körperlichen Reaktionen bei sexueller Erregung. Manche Frau gelangt auch nicht zum Orgasmus, weil das zu sexueller Erregung führende Vorspiel nicht ausreicht oder von ihr nicht toleriert wird. Im allgemeinen braucht die Frau bis zum Erreichen des Höhepunktes länger (etwa 13 Minuten im Vergleich zu durchschnittlich knapp 3 Minuten beim Mann). Mitunter verursacht auch die vorzeitige Ejakulation des Partners die Orgasmusprobleme der Frau. Probleme können sich auch mit einem neuen Partner ergeben, der mit den Reaktionen und Wünschen seiner Partnerin nicht vertraut ist. Viele Frauen gelangen durch *Masturbation* zum Höhepunkt, nicht aber während des Geschlechtsverkehrs.

Zu den für eine Anorgasmie eventuell mitverantwortlichen psychischen Faktoren zählen Ängstlichkeit oder ein früheres sexuelles Trauma. Viele Frauen sind unfähig, sich während des Geschlechtsverkehrs zu entspannen. Sie schämen sich ihres Körpers, haben Hemmungen gegenüber dem Partner oder tiefsitzende Schuldgefühle wegen ihrer sexuellen Lustempfindung. Furcht vor Schwangerschaft, Unsicherheit im Austausch von Zärtlichkeiten oder die Angst, während des Orgasmus die "Kontrolle über sich selbst" zu verlieren, spielen gleichfalls eine Rolle. Das bedrückende Gefühl, in bezug auf Sexualität und Orgasmus unter "Erfolgszwang" zu stehen, kann hemmend wirken und die Probleme einleiten.

Probleme in einer langjährigen Beziehung erwachsen unter Umständen aus unterschwelligen Gefühlen von Feindseligkeit, möglicherweise auch aus Langeweile oder Mißtrauen.

THERAPIE

Eine *Sexualtherapie* oder *Eheberatung* kann Frauen zu Orgasmusfähigkeit oder zu häufigerem Orgasmus verhelfen. Bei tiefsitzenden Schuldgefühlen oder Unsicherheit erweist sich manchmal auch eine *Psychotherapie* als sinnvoll.

Ormond-Syndrom

s. *retroperitoneale Fibrose*

Ornithose

Durch den Mikroorganismus *CHLAMYDIA PSITTACI* verursachte Vogelkrankheit. Auf den Menschen übertragen, ruft O. Psittakose hervor, eine mit Lungenentzündung einhergehende fiebrige Erkrankung.

Orphenadrin

(z.B. *Norflex*® +)

Muskelrelaxans zur Lösung schmerzhafter Muskelkrämpfe bei Weichteilverletzungen (beispielsweise von Muskeln und Bändern). O. wird auch zur Lockerung der Muskelstarre bei *Parkinson-Krankheit* verabreicht.

Zu den möglichen Nebenwirkungen von O. zählen unter anderem Mundtrokkenheit und verschwommenes Sehen.

O

Ortho-

Wortteil, der "normal" oder "gerade" bedeutet. Das Wort "Orthopädie" beispielsweise leitet sich aus der griechischen Bezeichnung "gerades Kind" ab, da sich dieser Zweig der Medizin ursprünglich mit der Korrektur von Skelettmißbildungen bei Kindern beschäftigte.

Orthodontische Apparate

s. *kieferorthopädische Apparate*

Orthopädie

Teilgebiet der Medizin, das sich mit Erkrankungen des Bewegungsapparates (*Knochen, Gelenke,* die dazugehörigen *Muskeln, Sehnen* und Bänder) befaßt. Zu den vielfältigen Aufgaben des Orthopäden zählen u.a. das Einrichten von Knochenbrüchen und Anlegen von Gipsverbänden, die Behandlung von Gelenkverletzungen und -erkrankungen wie Luxationen, von Bandscheibenvorfall, Arthritis und Rückenproblemen. Hinzu kommt die Therapie von Knochentumoren und angeborenen Skelettdefekten sowie die chirurgische Wiederherstellung oder der künstliche Ersatz von Hüft-, Knie- oder Fingergelenken.

Orthopnoe

Atemnot in flacher Rückenlage. O. ist Symptom einer *Herzinsuffizienz* (verminderte Pumpleistung) und wird von einem *Lungenödem* (Flüssigkeitsansammlung in der Lunge) hervorgerufen. Sie kann auch bei *Asthma* und chronisch-obstruktiver Lungenerkrankung (chronische *Bronchitis* mit oder ohne *Emphysem*) auftreten.

Orthoptik

Methode zur Bestimmung und Bewertung des *Schielens,* vor allem bei Kindern. Zur O. gehört unter anderem die Beurteilung des ein- und beidäugigen Sehens, Schulung der Augen und Maßnahmen zur Korrektur von *Amblyopie* (Schwachsichtigkeit).

Orthostatische Hypotonie

s. *Hypotonie*

Os

Anatomische Bezeichnung für einen Knochen, z.B. Os coxae, der Hüftknochen, aber auch für den Mund. Von Os leitet sich auch der Begriff *oral* ab, d.h. durch den Mund einzunehmen (z.B. orale Kontrazeptiva).

Os coccygis

s. *Steißbein*

Osgood-Schlatter-Syndrom

Schmerzhafte Vergrößerung des als Schienbeinknorren bezeichneten Knochenvorsprunges am *Schienbein* unmittelbar unterhalb des Knies. Am häufigsten ist das O.-S.-S. bei Kindern (vorwiegend Knaben) zwischen 10 und 14 Jahren zu beobachten. Ursache des Problems ist möglicherweise sportliche Aktivität, bei der das am Schienbeinknorren verankerte Kniescheibenband einer übermäßigen, sich wiederholenden Zugbelastung durch den *Quadrizeps* (an der Oberschenkelvorderseite) ausgesetzt ist. Der meist ober- und unterhalb des Knies spürbare Schmerz verschlimmert sich durch starke Belastung; der Schienbeinknorren selbst ist druckempfindlich.

In der Regel heilt das O.-S.-S. ohne Behandlung spontan aus. Bei heftigen Schmerzen kann das Knie durch einen *Gipsverband* ruhiggestellt werden.

Os hyoideum

s. *Zungenbein*

Osmose

Einseitige Wanderung (Diffusion) einer Flüssigkeit (z.B. Wasser) durch eine halbdurchlässige (semipermeable) Membran, um einen Konzentrationsausgleich an gelösten Teilchen zu erhalten. Eine O. dauert so lange, bis das Konzentrationsgefälle auf beiden Seiten der Membran ausgeglichen ist oder zunehmender Druck auf seiten der höher konzentrierten Lösung einer weiteren Diffusion entgegenwirkt. Den zur Unterbindung der Diffusion erforderlichen Druck bezeichnet man als osmotischen Druck.

Semipermeable Membranen finden sich im gesamten Organismus – sie umschließen sämtliche Körperzellen. Sie ermöglichen die Diffusion von Wasser, Salzen, einfachen Zuckern (wie Glukose) und Aminosäuren (aber nicht von Eiweißmolekülen). Die Osmose ist demnach ein wichtiger Regulationsvorgang bei der Verteilung von Wasser und anderen Substanzen.

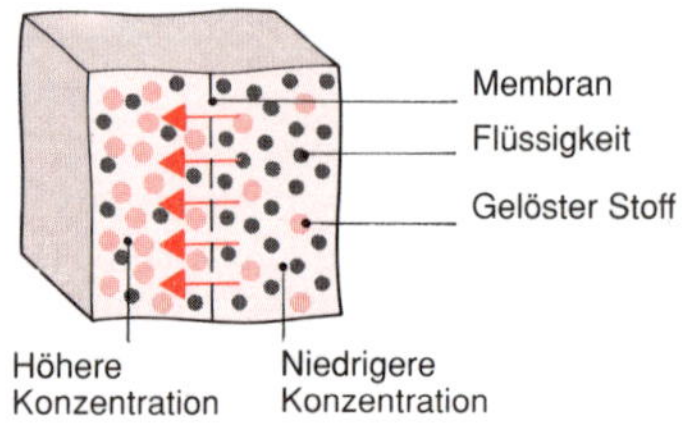

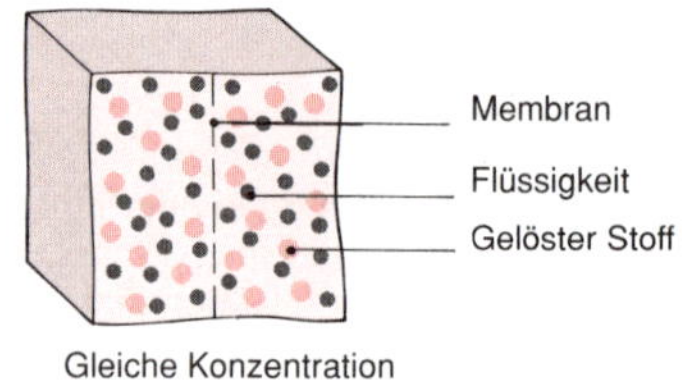

Osmose
Werden zwei Lösungen mit unterschiedlicher Konzentration an gelösten Teilchen (beispielsweise Salz in Wasser) durch eine semipermeable Membran voneinander getrennt, wandert Flüssigkeit aus der Lösung mit der niedrigeren Konzentration durch die Membran hindurch zur höher konzentrierten Lösung, bis beide Konzentrationen ausgeglichen sind.

Ösophagitis

Entzündung der *Speiseröhre* (*F.* Ösophagus).

FORMEN

Die beiden Hauptformen sind die durch das Schlucken ätzender Chemikalien hervorgerufene Verätzungs-Ö. sowie die Reflux-Ö., die durch den Rückstrom von Mageninhalt in die Speiseröhre verursacht wird.

VERÄTZUNGS-ÖSOPHAGITIS

Der Schweregrad der Entzündung hängt von dem in die Speiseröhre gelangten Ätzmittel ab. Zu den Chemikalien, die starke Verätzungen und eine massive Ö. hervorrufen, zählen Reinigungs- und Desinfektionsmittel. Unmittelbar nach dem Schlucken der Chemikalie treten heftige Schmerzen auf, begleitet von

Schock und Schwellungen in Hals und Mund. Gegenmittel helfen nicht allzuviel; eine Magenspülung kann den Schaden nur noch verschlimmern und ist deshalb zu vermeiden. Die Behandlung besteht in erster Linie aus Schmerzlinderung und sachkundiger Pflege bis zum Ausheilen der Speiseröhre.

REFLUX-ÖSOPHAGITIS

Eine sehr häufig vorkommende Form der Ö. Hauptsymptom ist Sodbrennen, das sich beim Vornüberbeugen verstärkt. Die Symptome können sich durch Alkoholkonsum, Rauchen und Fettleibigkeit verschlimmern.

Ursache der Reflux-Ö. ist eine Funktionsschwäche der Muskulatur im unteren Speiseröhrenabschnitt, durch die es zum Rückstrom von saurem Mageninhalt in die Speiseröhre kommt. Diese Funktionsschwäche kann mit einer *Hiatushernie* zusammenhängen, bei der sich der obere Teil des Magens zwischen Brust- und Bauchraum hin und her bewegt.

Weniger häufig ist die alkalische Ö. Hervorgerufen wird sie durch Galle, die nach bestimmten Operationen, beispielsweise einer partiellen *Gastrektomie*, in den Magen fließen kann. Aus dem Magen in die Speiseröhre gelangende Galle ruft eine oftmals massive und schwer zu behandelnde Entzündung hervor.

Eine Komplikation der Reflux-Ö. ist die Barrett-Hernie, bei der sich Magenschleimhautgewebe auch in der Speiseröhre ansiedelt – eine Anomalie, die zu Karzinombildung führen kann.

DIAGNOSE

Anhand einer *Barium-Röntgenkontrastuntersuchung* ist der Rückstrom von Mageninhalt in die Speiseröhre zu erkennen, und eine *Ösophagoskopie* (s.a. *Endoskopie*) gibt Aufschluß über die Entzündung.

In Zweifelsfällen sind Spezialuntersuchungen erforderlich, beispielsweise das Einführen eines dünnen Schlauches mit einer Sonde in den unteren Speiseröhrenbereich zur Messung des Säuregehaltes über einen Zeitraum von 24 Stunden. Manchmal bringt man auch eine schwach säurehaltige Lösung in den Magen ein und wartet ab, ob sich Symptome zeigen.

THERAPIE

Bei hartnäckiger Ö. besteht die Therapie meist in einer Umstellung der Ernährungs- und Lebensgewohnheiten; das bedeutet Gewichtsabnahme, Vermeidung schwerverdaulicher Speisen, Einschränkung des Alkoholkonsums und Verzicht auf Rauchen. *Antazida* binden die Magensäure, und erhöhte Kopflagerung beim Schlafen kann sich als hilfreich erweisen. Bei Hiatushernie ist eventuell eine Operation notwendig.

Beide Formen der Ö. können bei schwerem, chronischem Verlauf zu einer *Ösophagusstriktur* (Speiseröhrenverengung) führen, die eine längere *Ösophagusdilatation* und/oder umfangreiches chirurgisches Eingreifen erfordert.

Ösophagoskopie

Untersuchung der *Speiseröhre* mit einem *Endoskop*, einem dünnen, biegsamen, mit einer Lichtquelle und Optik ausgestatteten Instrument (s. *Gastroskopie*)

Ösophagospasmus

Unkoordinierte Kontraktionen der Speiseröhrenmuskulatur, die den Transport von Nahrung in den Magen beeinträchtigen. Ausgelöst werden diese Kontraktionen manchmal durch eine Speiseröhrenerkrankung, beispielsweise eine Reflux-*Ösophagitis*, meist aber liegt keine erkennbare Ursache vor. Frauen sind häufiger betroffen als Männer. Die Symptome, die mit Unterbrechungen auftreten, sich aber nicht verstärken, sind Schmerzen im Brust- und Oberbauchbereich und Schluckbeschwerden.

Durch eine *Barium-Röntgenkontrastuntersuchung*, bei der sich die unregelmäßigen Muskelkontraktionen zeigen, sowie eine *Endoskopie* und eine Ösophagusdruckmessung (s. *Manometrie*) läßt sich das Riskio einer ernsthafteren Erkrankung, wie z.B. Krebs, ausschließen. Außer der Behandlung einer eventuellen Grunderkrankung ist keine weitere Therapie erforderlich.

Ösophagotrachealfistel

Selten vorkommender *Geburtsfehler* in Form einer anomalen Verbindung zwischen Luftröhre (*F. Trachea*) und *Speiseröhre* (*F.* Ösophagus). Etwa 3 von 10 000 Kindern kommen mit einer Ö. zur Welt. In den meisten Fällen besteht eine Verbindung zwischen dem unteren Abschnitt der Speiseröhre und der Luftröhre, während das obere Ende der Speiseröhre unvollständig entwickelt ist und eine Tasche mit blindem Ende bildet.

SYMPTOME UND ANZEICHEN

Das Neugeborene kann keinen Speichel schlucken und sabbert fortwährend. Beim Füttern läuft die Nahrung zurück und gelangt in die Lunge. Die Folge sind Würge- und Hustenanfälle sowie mitunter Blauverfärbung (*F. Zyanose*) des Kindes aufgrund von Sauerstoffmangel. Durch die Luft, die beim Einatmen über die Fistel in den Magen gelangt, ist der Bauch aufgetrieben. Der durch die Fistel in die Lunge geratene saure Magensaft führt zu *Lungenentzündung* und *Atelektase* (Lungenkollaps).

DIAGNOSE UND THERAPIE

In den meisten Fällen wird der Defekt kurz nach der Geburt festgestellt. Leichtere Formen der Ö. werden jedoch erst in der Kindheit oder gar im Erwachsenenalter entdeckt, in der Regel nach wiederholten Lungenentzündungen. Die Diagnose läßt sich durch ein *Thorax-Röntgenbild* und andere radiologische Untersuchungen sichern.

Die Therapie besteht in einer Operation, bei der die Fistel geschlossen und eine korrekte Verbindung zwischen Luft- und Speiseröhre geschaffen wird. Bis in die vierziger Jahre war diese Anomalie nicht behandelbar; heute liegt die Überlebensrate bei etwa 90 Prozent.

Ösophagus

s. *Speiseröhre*

Ösophagusatresie

Seltener *Geburtsfehler* durch eine Fehlentwicklung der *Speiseröhre* im embryonalen Stadium. Ein kurzes Stück der Speiseröhre fehlt, der Speiseröhrenabschnitt oberhalb dieser Lücke endet in einer Tasche, und das untere, aus dem Magen herausragende Speiseröhrensegment hat gleichfalls ein blindes Ende. In den meisten Fällen ist gleichzeitig eine *Ösophagotrachealfistel* vorhanden – eine anomale Verbindung zwischen einem der beiden Speiseröhrenabschnitte und der Luftröhre. Die Häufigkeit der Ö. liegt bei höchstens 1:3 000.

SYMPTOME UND DIAGNOSE

Ein *Polyhydramnion* (krankhafte Fruchtwasservermehrung) bei der Mutter könnte bereits vor der Geburt auf eine Ö. hindeuten. Dem Neugeborenen, das nicht imstande ist zu schlucken, laufen fortwährend Speichel oder Milch aus dem Mund. Bei einer Ösophagotrachealfistel im oberen Abschnitt kann beim Füttern Milch in die Lunge gelangen und Hustenanfälle und *Zyanose* (Blauverfärbung der Haut) hervorrufen.

Normalerweise läßt sich ein weicher Schlauch von der Nase nach unten durch die Speiseröhre schieben; bei einer Ö. hingegen ist dies nicht möglich. Zur Bestätigung der Diagnose wird ein *strahlenundurchlässiger* Schlauch so tief wie möglich in die Speiseröhre eingeführt und anschließend ein *Thorax-Röntgenbild* angefertigt.

THERAPIE

Verschluckter Speichel wird mit einem Schlauch abgesaugt und das Baby beatmet. Im Rahmen der unverzüglich erforderlichen Operation, die unter Vollnarkose vorgenommenen wird, werden nach Eröffnung des Brustkorbes die blinden Enden der Speiseröhre miteinander verbunden, und eine eventuell vorhandene Ösophagotrachealfistel wird verschlossen. Sachkundige Überwachung und

Pflege können Komplikationen vorbeugen. Nicht alle Babys überleben diesen Eingriff; gefährlich ist er vor allem für Kinder, die sehr klein sind oder zudem an einer schweren Herzerkrankung leiden. Nach erfolgreicher Operation entwickelt sich das Kind jedoch völlig normal.

Ösophagusdilatation

Verfahren zur Dehnung der krankheitsbedingt verengten *Speiseröhre* (s. *Ösophagusstriktur*). Ursache der den Schluckvorgang behindernden Verengung sind meist Schwellung und Vernarbung aufgrund einer *Ösophagitis* (Speiseröhrenentzündung), unter Umständen aber auch ein *Ösophaguskarzinom* oder eine *Achalasie* (mangelnde Muskelerschlaffung im unteren Speiseröhrenabschnitt).

SO WIRD ES GEMACHT

Der Patient darf mindestens 8 Stunden vor der normalerweise unter Sedierung vorgenommenen Ö. nichts mehr essen.

Zur Lokalisierung der Engstelle wird zunächst ein *Endoskop* durch den Mund in die Speiseröhre eingeführt. Die Dehnung erfolgt manchmal unter Anwendung von Bougies – stabähnlichen Dehnungssonden mit olivenförmigem Kopf, die mit Hilfe eines Führungsdrahtes in die Speiseröhre geschoben werden. Immer öfter aber verwendet man heute zum Dehnen einen *Ballonkatheter* (dünnen, an der Spitze mit einem Ballon ausgestatteten Schlauch), der in die Speiseröhre eingeführt wird. Nach dem Füllen bleibt der Ballon 3 Minuten lang an der Engstelle, wird dann entleert und herausgezogen. Diese Prozedur wird später mit einem größeren Ballon wiederholt.

O

Ösophagusdivertikel

Sackartige stellenweise Ausstülpung der Speiseröhrenwand.

FORMEN

Man unterscheidet zwei Formen: das Pulsionsdivertikel (Schlundtasche oder Zenker-Divertikel) und das Traktionsdivertikel im mittleren Abschnitt der Speiseröhre.

PULSIONSDIVERTIKEL

Dieses Divertikel sitzt – gewöhnlich als rückwärtig ausgestülpte Tasche – am oberen, in den Schlund mündenden Ende der Speiseröhre. Ursache für sein Entstehen ist ein Versagen des Ringmuskels am Speiseröhreneingang. Aufgrund mangelnder Muskelkoordination ist er nicht imstande, während des Schluckens zu erschlaffen, und behindert so die Nahrungsbreipassage. Diesem Hemmnis wirken die am Schlucken beteiligten kräftigen Halsmuskeln entgegen. Es kommt zu einem erhöhten Innendruck mit Durchbruch von Schleimhaut durch die Speiseröhrenwand.

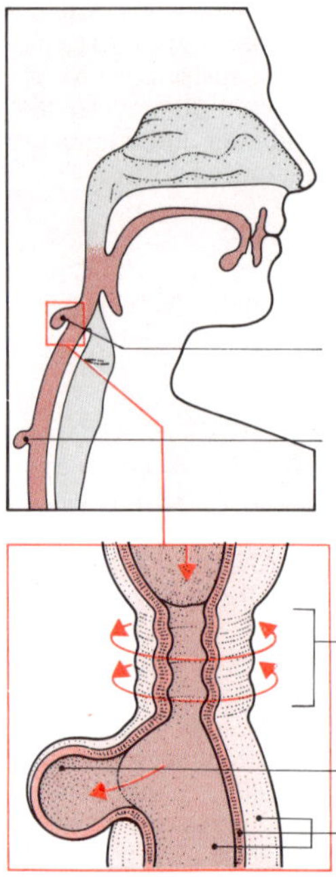

Lage der Ösophagusdivertikel
Das Pulsionsdivertikel entsteht am oberen Speiseröhrenende, ausgelöst durch eine mangelnde Erschlaffung des Ringmuskels während des Schluckens. Das Traktionsdivertikel im mittleren Speiseröhrenabschnitt ist in der Regel symptomfrei.

Mit der Zeit vergrößert sich das Divertikel, füllt sich mit Speiseresten und ruft Reizungen, Schluckbeschwerden, üblen *Mundgeruch* und Würgegefühl hervor. Nach Bestätigung der Diagnose durch eine *Barium-Röntgenkontrastuntersuchung* wird das Divertikel operativ entfernt. Gleichzeitig wird zur Vorbeugung gegen erneute Divertikelbildung der Ringmuskel teilweise eingeschnitten, um den Widerstand herabzusetzten.

TRAKTIONSDIVERTIKEL

Diese Form der Ausstülpung entsteht im Mittelteil der Speiseröhre. Das Divertikel verursacht nur selten Symptome und erfordert in der Regel keine Behandlung.

Ösophaguskarzinom

Bösartiger, mit der Zeit zu Schluckbeschwerden führender Tumor in der *Speiseröhre*. Ö.e entstehen zumeist im mittleren oder unteren Speiseröhrenabschnitt.

URSACHEN UND HÄUFIGKEIT

Die Ursachen des Ö.s sind nicht eindeutig geklärt. Als Risikofaktoren gelten jedoch Rauchen, reichlicher Alkoholgenuß und das Trinken sehr heißer Getränke.

Die Verbreitung ist weltweit unterschiedlich. In den westlichen Industrieländern tritt das Ösophaguskarzinom überwiegend bei Männern zwischen dem 60. und dem 70. Lebensjahr auf. In Deutschland wurde 1989 die Zahl der Neuerkrankungen an Ösophaguskarzinom auf 2 500 Männer und 650 Frauen jährlich (alte Bundesländer) geschätzt. Besonders häufig tritt das Ösophaguskarzinom im Fernen Osten und im Iran auf, wo man die Erkrankung in Zusammenhang mit bestimmten Chemikalien in einigen Nahrungsmitteln gebracht hat.

SYMPTOME

Anfangs machen sich – zunächst bei fester Nahrung, später bei Flüssigkeiten (sogar bei Speichel) – zunehmende Schluckbeschwerden bemerkbar. Nahrung, die die Speiseröhre nicht passieren kann, kommt sofort wieder hoch. Es tritt rapider Gewichtsverlust ein, während sich Schmerzen erst im fortgeschrittenen Stadium einstellen. Häufige Begleiterscheinungen sind durch das Eindringen von zurückströmender Flüssigkeit in die Luftröhre hervorgerufene Atemwegsinfektionen.

DIAGNOSE

Eine *Barium-Röntgenkontrastuntersuchung* kann Aufschluß über Lage und oftmals auch Art der Speiseröhrenverengung liefern. Die endgültige Diagnose ergibt sich aus der Analyse einer Gewebeprobe, die im Rahmen einer *Biopsie* mit einem für Gewebsentnahme ausgestatteten *Endoskop* entnommen wurde.

THERAPIE UND PROGNOSE

Die günstigsten Heilungsaussichten bestehen bei einer Ösophagektomie (Speiseröhren*resektion*). Bei diesem allerdings sehr umfangreichen Eingriff wird nach Öffnen des Oberbauches, Brustkorbes und manchmal auch Halses die Speiseröhre entfernt, der Magen – mitunter auch ein Teil des Dickdarms – wird in den Brustraum heraufgezogen und mit dem oberen Abschnitt der Speiseröhre verbunden.

Bei älteren Patienten, für die eine solche Operation lebensbedrohlich sein könnte, führt *Strahlentherapie* in Kombination mit *Zytostatika* (insbesondere Cisplatin; z.B. Platinex ® +) manchmal zu einem merklichen Rückgang des Karzinoms, zu einem Nachlassen der Symptome und – in Einzelfällen – sogar zur Heilung. Dem Risiko des Verhungerns kann man durch Intubation vorbeugen, d.h. durch Einführen einer starren Sonde durch den Tumor hindurch, über die flüssige oder halbflüssige Nahrung zugeführt wird; oder durch eine *Laserbehandlung*, bei der eine Passage durch den Tumor geschaffen wird.

Insgesamt gesehen ist die Prognose ungünstig, und nur etwa 5 Prozent der Patienten überleben mehr als 5 Jahre. Bei Früherkennung des Karzinoms stehen die Aussichten besser.

Ösophagusreflux

Zurückfließen von saurem Magensaft in die *Speiseröhre*. Ö. geht mit Sodbrennen einher und ruft oft eine Reflux-*Ösophagitis* (Speiseröhrenentzündung) hervor.

Ein geringer Säurerückstrom kommt häufig vor und ist ohne Bedeutung. Betroffen sind manchmal schwangere Frauen und relativ häufig Personen mit Übergewicht.

Zuzuschreiben ist der Ö. einer Funktionsbeeinträchtigung der wie ein Ventil wirkenden Muskulatur am unteren Ende der Speiseröhre, durch die es zum Rückstrom von saurem Magensaft kommt. Wiederholte Episoden könnten auf eine *Hiatushernie* hindeuten, bei der der obere Teil des Magens durch das Zwerchfell in den Brustraum gedrückt wurde.

Ösophagusstriktur

Verengung der *Speiseröhre*, die zu Schluckbeschwerden führen kann.

URSACHEN UND SYMPTOME

Ursache der Verengung kann ein *Ösophaguskarzinom* sein, aber auch eine von zahlreichen gutartigen Erkrankungen. Dazu zählt unter anderem hartnäckige Reflux-*Ösophagitis*, bei der eine fortwährende Reizung durch Magensäure zu Entzündung, Schwellung und im weiteren Verlauf zur Bildung von faserigem Narbengewebe und einer Verengung der Speiseröhre führt. Ö. kann auch durch längeren, zu Entzündungen führenden Einsatz einer *Nasensonde* oder durch das versehentliche Schlucken einer ätzenden Flüssigkeit verursacht werden.

Die Symptome einer Ösophagusstriktur sind Schluckbeschwerden, Schmerzen, Gewichtsverlust und das Zurückströmen von Nahrung.

DIAGNOSE UND THERAPIE

Eine *Barium-Röntgenkontrastuntersuchung* zeigt die Speiseröhrenverengung. Mit dem *Endoskop* läßt sich der verengte Bezirk näher betrachten, und anhand einer *Biopsie* (Entnahme einer Gewebeprobe zur mikroskopischen Untersuchung) wird die Möglichkeit eines Karzinoms ausgegrenzt.

Zumeist erfolgt eine Dehnung der Ö. durch *Ösophagusdilatation*. In seltenen Fällen, bei sehr starker Verengung über einen längeren Speiseröhrenabschnitt (in der Regel durch Verätzung) ist eventuell die operative Entfernung des geschädigten Segmentes erforderlich. Ersetzen läßt sich das fehlende Stück durch eine Darmschlinge, oder die beiden verbliebenen Speiseröhrenabschnitte werden miteinander verbunden, der Magen wird nach oben in den Brustraum geschoben.

Ist ein Patient zu alt oder zu gebrechlich für diese Operation, kann man eine biegsame Dauerkanüle aus Kunststoff durch den verengten Bezirk führen oder eine *Gastrostomie* vornehmen, d.h. operativ einen Magenzugang schaffen, durch den ein Schlauch zur künstlichen Ernährung geführt wird.

Ösophagusvarizen

Erweiterte Venen in der Wand des unteren *Speiseröhren*abschnittes und mitunter im oberen Magenbereich als Zeichen eines *Pfortaderhochdrucks*, der z.B. Folge einer Lebererkrankung sein kann. Das Blut aus den unpaaren Bauchorganen versucht, über die Ösophagusvenen und die obere Hohlvene die Lebergefäße zu umgehen (sog. portokavaler *Shunt*).

SYMPTOME UND DIAGNOSE

Die betroffenen Schleimhautvenen sind dünnwandig und einem hohen Blutdruck ausgesetzt; sie können platzen und zu wiederholtem massivem Bluterbrechen und Teerstuhl führen. Bei den meisten Patienten zeigen sich noch weitere Symptome der chronischen Lebererkrankung.

Mit dem *Endoskop* oder bei einer *Barium-Röntgenkontrastuntersuchung* sind die aus der Speiseröhrenwand hervorquellenden Ö. zu erkennen.

THERAPIE

Eine akute Blutung läßt sich durch Einführen eines *Ballonkatheters* in Speiseröhre und Magen unter Kontrolle bringen. Der Ballon wird mit Luft gefüllt und preßt die blutenden Varizen zusammen. Später können sie durch intravenöse Injektion von synthetischem *ADH* (**anti****d**iuretisches **H**ormon; Vasopressin) und/oder durch Einspritzung eines Verödungsmittels behandelt werden, das das Blut zum Gerinnen bringt und die geschädigten Venen auf Dauer verhärtet und versiegelt. Eventuell wird auch eine Operation zur Blutdrucksenkung im Leberbereich vorgenommen. Wiederholte Blutungen lassen sich manchmal auch durch Medikamente, wie Propranolol (z.B. Dociton ® +), unter Kontrolle bringen.

Os sacrum

s. *Kreuzbein*

Ossa metacarpalia

s. *Mittelhandknochen*

Ossa metatarsalia

s. *Mittelfußknochen*

Ossiculum

s. *Knöchelchen*

Ossifikation

Verknöcherung; Physiologischer Vorgang der Bildung, Erneuerung und Wiederherstellung von *Knochen*. Die O. beginnt im embryonalen Stadium und setzt sich lebenslang fort. O. bezeichnet drei Vorgänge: das Knochenwachstum, d.h. die vorwiegend aus *Knorpel* hervorgehende Knochenneubildung an den *Epiphysen* (Knochenenden); die Knochenerneuerung als Teil des normalen Regenerationsprozesses; sowie die Bildung von Knochengewebe im Zuge des Heilungsprozesses nach einer *Fraktur*.

Os sphenoidale

s. *Keilbein*

O-Stellung

s. *Varus(stellung)*

Osteo-

Wortteil mit der Bedeutung "Knochen"; z.B. *Osteoporose*, ein Krankheitsgeschehen, durch das die Knochen porös und brüchig werden.

Osteoarthritis

Häufig vorkommende Gelenkerkrankung, die sich durch mechanische Belastung verschlimmert.

Kennzeichnend für die O. ist die Abnutzung der die Gelenkflächen umhüllenden Knorpelschicht oder die Bildung von *Osteophyten* (knöcherne Randzakken). Beides ruft Schmerzen und Steifheit, mitunter sogar den Funktionsverlust des Gelenkes hervor.

VORKOMMEN

O. ist bei fast allen über 60jährigen zu beobachten, macht sich aber nicht immer durch Symptome bemerkbar. Begünstigt durch Faktoren wie Gelenkverletzung oder *angeborene* Deformation entwickelt sich die O. auch schon in jüngeren Jahren. Unter massiver O. leiden dreimal mehr Frauen als Männer.

SYMPTOME

O. verursacht Schmerzen und Schwellungen, Knirschen und Steifheit in einem oder mehreren Gelenken. Am häufigsten betroffen sind Hüfte, Knie und Wirbelsäule. Schmerzen und Steifheit können Aktivitäten wie Gehen und Ankleiden erschweren und den Schlaf stören.

Wird das Gelenk aufgrund der Schmerzen nicht regelmäßig bewegt, kommt es zur Schwächung und zum Schwund der benachbarten Muskeln. Die erkrankten Gelenke verdicken sich und weisen durch Osteophytenbildung mit der Zeit Deformierungen auf. Charakteristisch sind beispielsweise die auf O. beruhenden knotenartigen Verdickungen an Finger- und Handgelenken.

DIAGNOSE

Im allgemeinen ergibt sich die Diagnose aus den Symptomen und einer eingehenden Untersuchung auf Druckempfindlichkeit, Schwellung und Bewegungsschmerz. Anhand von *Röntgen*aufnahmen), auf denen sich Knorpelverschleiß und Osteophytenbildung zeigen, läßt sich das Ausmaß des degenerativen Prozesses abschätzen.

THERAPIE

O. ist nicht heilbar. *Analgetika* und *nichtsteroidale Antiphlogistika* können die Symptome abschwächen, und mitunter verschafft die Injektion eines *Kortikosteroids* Linderung der Gelenkschmerzen. Bei Übergewichtigen lassen manchmal allein schon durch Gewichtsabnahme die Symptome merklich nach. Häufig lindert auch eine *Physiotherapie* mit Bewegungsübungen und Wärmebehandlung die Beschwerden. Bei massiver O. können verschiedene Hilfsmittel im häuslichen Bereich das Alltagsleben erleichtern (s. *Behinderung*).

Zu den chirurgischen Maßnahmen bei schwerer Osteoarthritis zählen *Gelenkersatz* und *Arthrodese* (operative Gelenkversteifung).

Osteochondritis dissecans

Degenerative Veränderung eines *Knochens* unmittelbar unter einer Gelenkfläche mit Absprengung von Knochen- und Knorpelfragmenten im benachbarten Bezirk.

O.d. befällt meist das Knie und setzt in der Regel im jugendlichen Alter ein. Die exakte Ursache ist unbekannt. Vermutlich aber wird die Erkrankung durch eine – möglicherweise verletzungsbedingte – Schädigung eines kleinen Blutgefäßes unterhalb der Gelenkoberfläche hervorgerufen. Das abgesprengte Fragment wächst manchmal wieder an, bildet aber meist einen freien Gelenkkörper (s. *Gelenkmaus*). Zu den Symptomen zählen schmerzhafte Beschwerden und intermittierendes Anschwellen des betroffenen Gelenkes. Der freie Gelenkkörper kann eine Gelenksperre hervorrufen.

OSTEOARTHRITIS

Sie unterscheidet sich von rheumatoider Arthritis und hat eine günstigere Prognose. Ursache der Erkrankung ist ein starker Gelenkverschleiß – mitunter aufgrund von Fettleibigkeit oder einer leichten Knochendeformierung bzw. -fehlstellung. Entzündliche Prozesse wie Gicht können gleichfalls zu Osteoarthritis führen. Am häufigsten betroffen sind stark belastete Gelenke wie die der Hals- und Lendenwirbelsäule, die Knie- und Hüftgelenke.

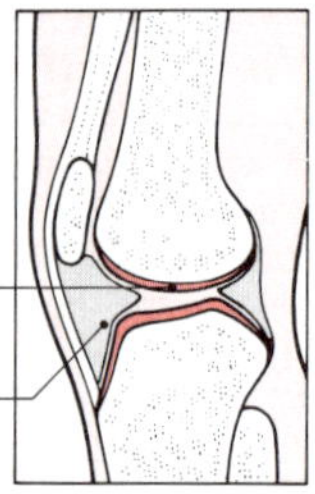

Normale Gelenkfläche
Das gesunde Gelenk ist mit einer glatten Knorpelschicht ausgekleidet und wird durch Gelenkschmiere gleitfähig gehalten.

Osteoarthritisches Gelenk
Bei Osteoarthritis (unten) wird die Knorpelschicht rauh und brüchig. Knorpelstücke werden abgesprengt und bilden freie Gelenkkörper.

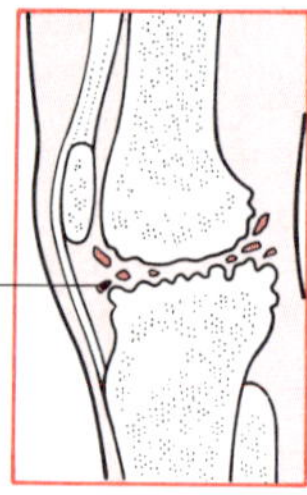

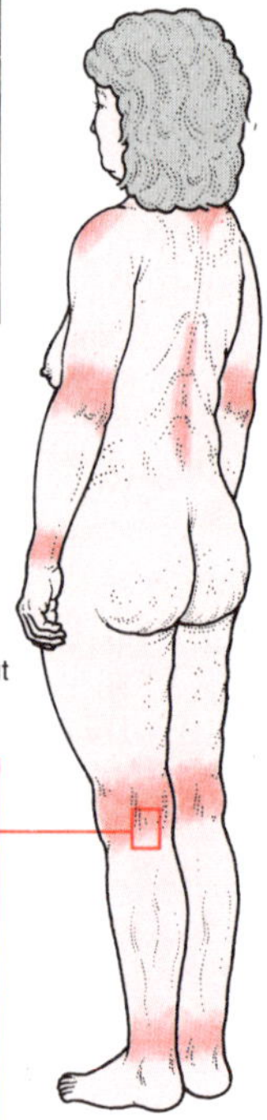

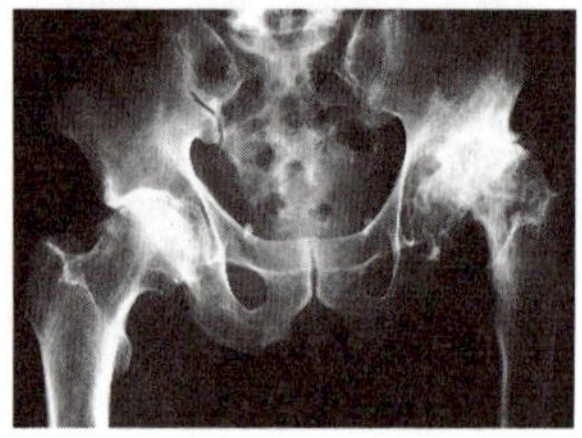

Osteoarthritis (Röntgenbild)
Die Röntgenaufnahme zeigt eine Verengung des Gelenkspaltes, Osteophytenbildung und zunehmende Dichte der Knochenenden.

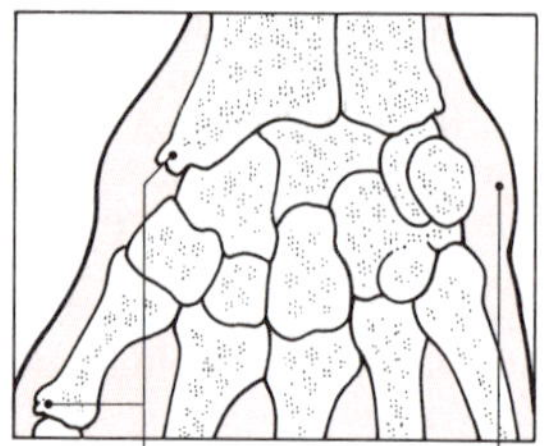

Osteophyten
Bei Osteoarthritis vorkommende Bildung von Knochenzacken an den Rändern der Gelenkflächen.

Auf einer Röntgenaufnahme sind der Gelenkschaden und eventuell vorhandene freie Gelenkkörper zu erkennen. Ein nicht vollständig abgesprengtes Fragment kann bei Ruhigstellung des Gelenkes in einem *Gipsverband* wieder mit dem Knochen verwachsen. Freie Gelenkkörper im Knie werden im Rahmen einer *Arthroskopie* entfernt.

Abgesprengte Knochen- und Knorpelfragmente hinterlassen in der ansonsten glatten Gelenkoberfläche kleine Mulden und erhöhen damit das Risiko einer späteren *Osteoarthritis*.

THERAPIE UND SELBSTHILFEMASSNAHMEN BEI OSTEOARTHRITIS

Die wichtigste Selbsthilfemaßnahme für Osteoarthritis-Kranke ist die Gewichtsabnahme, um so die Gelenke vor übermäßigem Verschleiß zu schützen.
Darüber hinaus trägt die Kräftigung der Muskulatur zur Stabilisierung der Gelenke und einem Nachlassen der Symptome bei.

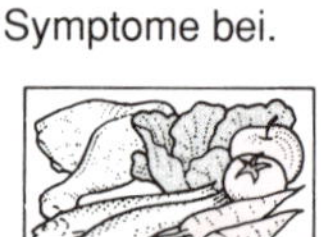

Gewichtsabnahme
Ernähren Sie sich vernünftig, verbannen Sie Süßigkeiten und überschüssige Kohlenhydrate von Ihrem Speisezettel, oder fragen Sie den Arzt nach einer Reduktionsdiät. Ist das Idealgewicht erreicht, sollte man es halten.

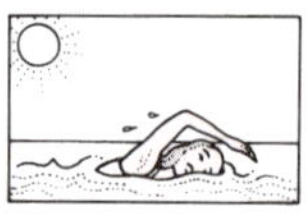

Schwimmen
Regelmäßige körperliche Aktivität kräftigt die Muskulatur und hält die Gelenke beweglich. Schwimmen im geheizten Becken stärkt die Muskelkraft, ohne die Gelenke übermäßig zu belasten.

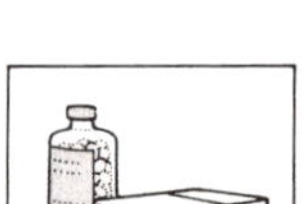

Weitere Maßnahmen
Helfen können Medikamente wie Aspirin oder Indometacin; manchmal wird zur Injektion von Kortikosteroiden geraten. Gesicherte Nachweise für die Wirksamkeit von Spezialdiäten oder Kräutertherapien stehen aus.

Osteochondritis juvenilis

Entzündung einer *Epiphyse* (Gelenkende des *Knochens*) bei Kindern und Heranwachsenden. Die Ursache ist unbekannt; als Auslöser vermutet man aber eine Mangeldurchblutung des Knochens.

Zum Formenkreis der O. j. zählen mehrere, deutlich voneinander abzugrenzende Erkrankungen, die jeweils bestimmte Knochen in Mitleidenschaft ziehen. Die *Perthes-Krankheit* befällt die Epiphyse des Oberschenkelkopfes, bei der Scheuermann-Krankheit sind die Epiphysen von benachbarten Wirbeln betroffen. Andere Formen treten an bestimmten Knochen des Fußes und der Handwurzel auf.

SYMPTOME UND ANZEICHEN

Symptome der O. sind umschriebener Schmerz, Druckempfindlichkeit und – soweit die Epiphyse Bestandteil eines Gelenkes ist – Bewegungseinschränkung. Die Entzündung führt zur Erweichung des Knochens und – aufgrund der äußeren Druckeinwirkung – im weiteren Verlauf gegebenenfalls zur Deformierung. Auf der Röntgenaufnahme weist der geschädigte Bezirk Verschattungen und eine Abflachung des Knochens auf.

THERAPIE UND PROGNOSE

Immobilisation durch ein *Stützkorsett* oder einen *Gips* verschafft Schmerzlinderung und mindert das Risiko einer Deformierung. Bei der Perthes-Krankheit ist manchmal als Vorbeugungsmaßnahme gegen eine weitere Verformung eine Operation zur Druckentlastung des erkrankten Knochens erforderlich.

Normalerweise regneriert sich der Knochen innerhalb von 3 Jahren und verfestigt sich wieder. In vielen Fällen jedoch ist die Deformierung von Dauer, und damit steigt das Risiko einer *Osteoarthritis* in späteren Jahren.

Osteochondrom

Gutartiger *Knochen*tumor in Form eines gestielten, mit einer Knorpelschicht überzogenen Knochenauswuchses. Das O. entwickelt sich an der seitlichen Knochenoberfläche – in der Regel am Ende eines langen Röhrenknochens im Knie- oder Schulterbereich. Es entwickelt sich im späten Kindes- oder frühen Jugendalter und hört auf zu wachsen, sobald das Skelett voll ausgebildet ist.

Der als harte, runde Schwellung in Erscheinung tretende Tumor verursacht nur dann Probleme, wenn er die Sehnen- oder Gelenkbeweglichkeit beeinträchtigt. In diesem Fall ist seine operative Entfernung angezeigt. Große Osteochondrome können sich negativ auf das Skelettwachstum auswirken und Deformierungen hervorrufen.

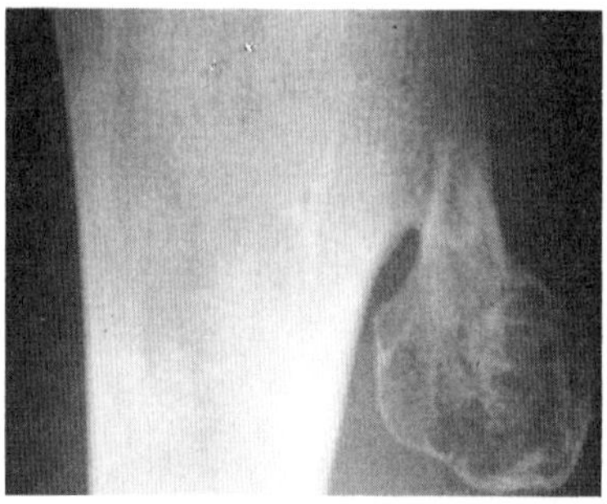

Osteochondrom (Röntgenbild)
Die Aufnahme zeigt ein typisches, aus dem Knochen hervortretendes Osteochondrom. Der Tumor sitzt auf einem Knochenstiel und ist mit einer Knorpelschicht überzogen.

Osteochondrose

s. *Osteochondritis juvenilis*

Osteodystrophie

Durch *Stoffwechselstörungen* hervorgerufener generalisierter *Knochen*defekt. Beispiele hierfür sind *Rachitis*, eine in der Kindheit auftretende *Vitamin-D*-Mangelerkrankung mit unzureichender Verfestigung der Knochen; *Osteomalazie*, eine der Rachitis entsprechende Erkrankung des Erwachsenen; eine nicht durch fortschreitendes Alter, sondern durch das *Cushing-Syndrom* (eine Hormonkrankheit) oder durch überhöhte Zufuhr von *Kortikosteroiden* hervorgerufene *Osteoporose*; ferner Knochenzysten und Abnahme der Knochenmasse, den gelegentlichen Begleiterscheinungen einer durch Störungen des körpereigenen Kalziumstoffwechsels hervorgerufenen chronischen *Niereninsuffizienz* oder eines *Hyperparathyreoidismus*.

Bei einer wirksamen, noch vor Entstehen einer Deformierung einsetzenden Behandlung der Grunderkrankung ist Osteodystrophie beim Erwachsenen normalerweise reversibel.

Osteogenesis imperfecta

Angeborene, von anomaler *Knochen*brüchigkeit gekennzeichnete Erkrankung. Ursache ist eine erbliche Störung in der Entwicklung von *Bindegewebe*, einer Grundsubstanz der Knochenbildung. Die spröden Knochen sind ungewöhnlich anfällig für *Frakturen*.

SYMPTOME UND ANZEICHEN

Massiv geschädigte Kinder, die mit Mehrfachfrakturen und einem weichen Schädel zur Welt kommen, überleben meist nicht. Jene mit einem weniger stark ausgeprägten Defekt erleiden – oftmals durch ein Minimum an Krafteinwirkung – bereits von frühester Kindheit an zahlreiche Knochenbrüche. Bei der Untersuchung kann ein Arzt manchmal nur schwer beurteilen, ob die Fraktur einer Osteogenesis imperfecta oder einer *Kindesmißhandlung* zuzuschreiben ist. Eine sehr geringfügige Osteogenesis imperfecta bleibt manchmal bis ins Erwachsenenalter unentdeckt.

Häufiges Begleitsymptom der Erkrankung ist eine anomal dünne Lederhaut der Augen, durch die die Augäpfel blau wirken. Überdies sind manche der Betroffenen aufgrund einer *Otosklerose* schwerhörig.

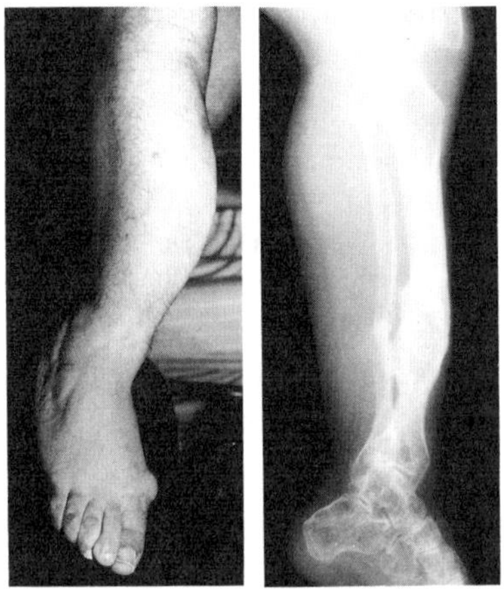

Osteogenesis imperfecta
Wiederholte Knochenbrüche führen bei den betroffenen Kindern zu Verkrüppelung und Verkürzung der Gliedmaßen sowie zu Wachstumsanomalien. Rechts: Röntgenaufnahme eines betroffenen Beines.

THERAPIE UND PROGNOSE

Frakturen werden im großen und ganzen wie üblich durch Ruhigstellung behandelt; ansonsten gibt es keine spezielle Therapie für die Erkrankung. Normalerweise heilen die Knochenbrüche rasch aus, hinterlassen aber unter Umständen eine deutliche Verkürzung und Deformierung der betroffenen Gliedmaßen; das Ergebnis ist Minderwuchs. Schädelfrakturen können zu einem Gehirnschaden oder zum Tode führen.

Eltern, die ein Kind mit O.i. haben, sollten sich vor einer weiteren Schwangerschaft im Rahmen einer *genetischen Beratung* über das Risiko eines Wiederholungsfalles informieren. Schwere O.i. läßt sich vor der Geburt durch *Ultraschalldiagnostik* feststellen.

Osteogenes Sarkom

s. *Osteosarkom*

Osteoidosteom

*Knochen*erkrankung mit umschriebenem, stark schmerzhaftem Krankheitsherd. Ein O. hat einen Durchmesser von nur 0,5 cm und findet sich meist in den langen Röhrenknochen von Armen oder Beinen. Die Diagnose ergibt sich aus einer *Röntgen*aufnahme.

Gegen die Schmerzen, die sich nachts verschlimmern, hilft normalerweise Aspirin. Durch Entfernen des geschädigten Knochenbezirks läßt sich die Erkrankung ausheilen. (S.a. *Osteom*)

Osteom

Gutartiger *Knochen*tumor. Das O. ist hart, meist klein und kann an jedem Knochen entstehen. Die operative Entfernung des normalerweise harmlosen Tumors ist eventuell dann erforderlich, wenn er auf benachbarte Strukturen drückt und Symptome hervorruft.

Osteomalazie

Durch *Vitamin-D*-Mangel hervorgerufene Erweichung und Entmineralisierung der *Knochen* bei Erwachsenen (vergleichbar der *Rachitis* bei Kindern).

Voraussetzung für die Entwicklung gesunder Knochen ist die ausreichende Aufnahme von Kalzium und Phosphor aus der Nahrung. Absorbieren kann der Organismus diese Mineralien aber nur bei einem gleichfalls ausreichenden Vitamin-D-Angebot. Dieses Vitamin ist in bestimmten Nahrungsmitteln enthalten und entsteht auch durch Sonneneinstrahlung auf die Haut. Durch Vitamin-D-Mangel verliert der Knochen an Festigkeit und wird anfällig für Verkrümmungen und *Frakturen*.

URSACHEN

Auslöser für eine O. sind normalerweise einer oder mehrere der folgenden Faktoren: unzureichende Zufuhr von Vitamin D mit der Nahrung (zuwenig Butter, angereicherte Margarine, Fisch, Eier oder Lebertran), mangelnde Sonnenbestrahlung oder zu geringe Aufnahme von Vitamin D aus dem Darm (s. *Malabsorption*) aufgrund einer *Zöliakie* oder nach einer Darmoperation. Zu den selteneren Ursachen zählen *Niereninsuffizienz*, *Azidose* und bestimmte erbliche *Stoffwechselstörungen*.

In Europa kommt O. selten vor. Am häufigsten betroffen sind unterernährte Personen, an das Haus gebundene ältere Menschen sowie dunkelhäutige Immigranten in Regionen, in denen die Sonne weit weniger scheint als in ihren Herkunftsländern.

SYMPTOME UND ANZEICHEN

Osteomalazie ruft Knochenschmerzen hervor (insbesondere im Bereich von Nacken, Beinen, Hüften und Rippen), Muskelschwäche und – bei sehr niedrigen Kalziumspiegeln – *Tetanie* (Muskelkrämpfe) in Händen, Füßen und Hals. Bei massiver Osteomalazie kann schon eine geringfügige Verletzung zu einer Fraktur führen.

DIAGNOSE UND THERAPIE

Die Diagnose ergibt sich aus den Symptomen, aus Blut- und Harnuntersuchungen und *Röntgen*aufnahmen. In manchen Fällen wird zudem eine Knochen*biopsie* vorgenommen.

Die Therapie besteht aus einer Vitamin-D-reichen Kost und regelmäßiger Einnahme von Vitaminpräparaten. Bei Resorptionsstörungen im Darmbereich sind eventuell Injektionen erforderlich. Beruht die O. auf einer Malabsorption, wird die Therapie gegebenenfalls durch ein Kalziumpräparat ergänzt.

Osteomyelitis

Meist bakterielle Entzündung von *Knochen* und Knochenmark. O. kann in jedem Knochen auftreten, kommt häufiger bei Kindern vor und befällt zumeist die langen Röhrenknochen der Arme und Beine sowie die Wirbel. Bei Erwachsenen sind zumeist Becken und Wirbel betroffen. In Industrieländern mit ausreichendem Nahrungsangebot und bei insgesamt guter Infektionsabwehr eines Organismus ist die akute oder chronische O. im Vergleich zu früher erheblich zurückgegangen.

AKUTE OSTEOMYELITIS

Der über eine Hautwunde oder einen anderen Infektionsherd (Nase oder Hals) in den Organismus eingedrungene Krankheitserreger (in der Regel *STAPHYLOCOCCUS AUREUS*) gelangt über die Blutbahn in den Knochen. Der infizierte Knochen und das Knochenmark entzünden sich, es kommt zur Eiterbildung und im weiteren Verlauf zu Fieber, heftigen Schmerzen und Druckempfindlichkeit. Die Haut über dem erkrankten Bezirk ist entzündet und geschwollen.

Gesichert wird die Diagnose durch *Blutkulturen* und eine *Knochendarstellung* (s.a. *Röntgenstrahlen*). Die Therapie besteht in der Verabreichung hochdosierter *Antibiotika* über mehrere Wochen oder Monate. Bei unverzüglicher Behandlung mit Antibiotika heilt eine O. normalerweise vollständig aus. Spricht die Erkrankung auf Antibiotika nicht an, wird der Knochen im Rahmen einer Operation freigelegt, infiziertes und abgestorbenes Knochengewebe ausgeräumt und eine Drainage für den Eiterabfluß gelegt.

CHRONISCHE OSTEOMYELITIS

Diese Form der O. stellt sich im Gefolge einer verschleppten oder einer auf die übliche Behandlung nicht ansprechenden akuten O. ein. Ursache kann aber auch ein offener *Knochenbruch* sein oder – in Einzelfällen – eine aus einer anderen Körperregion übergreifende *Tuberkulose*. Charakteristisch für chronische O. ist Dauerschmerz im befallenen Knochen. Zu den Komplikationen zählen bleibende Deformierung und bei Kindern Wachstumsstillstand des erkrankten Knochens. Im fortgeschrittenen Stadium der – eventuell jahrelang immer wieder aufgeflammten – Erkrankung kann sich eine *Amyloidose* (schädliche Ablagerung krankhafter Eiweißkörper in lebenswichtigen Organen) entwickeln.

Bei chronischer O. muß die erkrankte Knochenmasse vollständig ausgeräumt und gegebenenfalls durch einen *Knochenspan* ersetzt werden. Zusätzlich verabreicht man Antibiotika. Liegt der Erkrankung eine Tuberkulose zugrunde, muß der Patient nach der Operation mindestens ein Jahr lang Medikamente gegen Tuberkulose einnehmen.

Osteomyelofibrose

s. *Myelosklerose*

Osteopathie

Bezeichnung für Knochenerkrankung, die in der Regel *systemisch* auftritt (s. *Osteomalazie*, *-petrose*, *-porose*, *-sklerose*).

Osteopetrose

Sehr seltene, durch Verhärtung und erhöhte Verdichtung der *Knochen* gekennzeichnete Erbkrankheit. Gesundes Knochenwachstum ist eine Frage der ausgewogenen Aktivität zweier Arten von Knochenzellen: der knochenbildenden Osteoblasten und der knochenabbauenden Osteoklasten. Bei O. besteht ein Defizit an Osteoklasten, was zur Bildung anomal dichter Knochensubstanz führt.

In ihrer leichtesten Form zeitigt O. unter Umständen keinerlei Symptome. Schwerere Formen führen zu einer erhöhten Anfälligkeit für Frakturen, zu Minderwuchs, Deformierungen und *Anämie*. Durch Druck auf die *Nerven* stellen sich manchmal Blindheit, Schwerhörigkeit und Gesichtslähmungen ein.

Inzwischen werden *Knochenmarktransplantationen* auf experimenteller Basis vorgenommen. Das Transplantat versorgt den Empfänger mit Zellen, aus denen sich gesunde Osteoklasten entwickeln könnten (s.a. *Marmorknochenkrankheit*).

Osteophyt

Umschriebener *Knochen*auswuchs am Rand einer Gelenkfläche. O.en sind ein charakteristisches Merkmal der *Osteoarthritis* und teilweise verantwortlich für die Deformierung und Bewegungseinschränkung eines erkrankten Gelenkes.

Osteoporose

Schwund der knöchernen Gerüstsubstanz; die *Knochen* werden porös und brüchig.

O. ist von der *Osteomalazie*, einer auf Vitamin-D-Mangel beruhenden Entmineralisierung des Knochens, abzugrenzen. Beide Erkrankungen können gleichzeitig auftreten und die Festigkeit der Knochen massiv beeinträchtigen.

O. ist Teil des natürlichen *Alterungsprozesses*. Bis zum 70. Lebensjahr nimmt die Knochendichte etwa um ein Drittel ab. Aufgrund hormonaler Faktoren ist

OSTEOPOROSE

Bei Osteoporose nimmt die Knochendichte ab; die Knochen werden porös, verändern aber weder Größe noch Form. Frauen, die die Menopause hinter sich haben, sind am häufigsten betroffen, weil die Eierstöcke die Produktion des für die Erhaltung der Knochenmasse wichtigen Hormons Östrogen einstellen. Ein frühzeitig einsetzendes Klimakterium oder Osteoporose mütterlicherseits sind weitere Risikofaktoren.

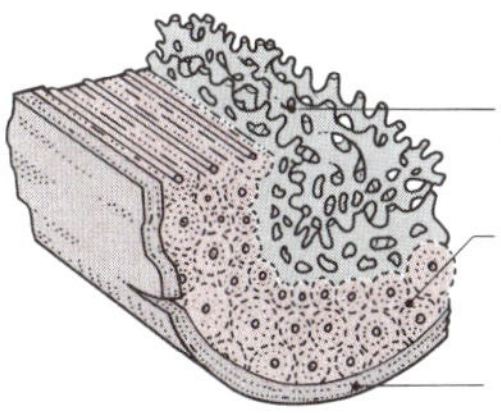

Gesunder Knochen (Querschnitt)
Knochen besteht aus Fasern des Gerüsteiweißes Kollagen und Kalziumeinlagerungen; sie verleihen ihm Elastizität bzw. Härte.

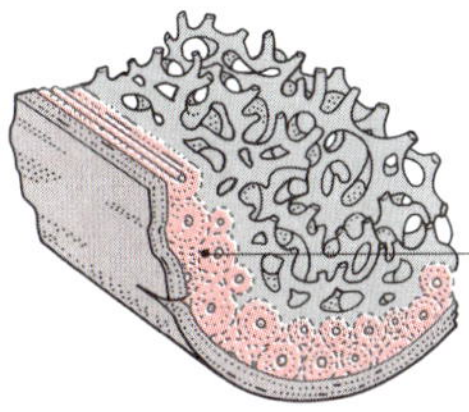

Osteoporotischer Knochen
Die Abnahme der Knochendichte ist einem Verlust an Kollagen und Kalzium in Bälkchengerüst und Rinde zuzuschreiben.

Altersbedingter Knochenschwund
Aus der Graphik ist der bei beiden Geschlechtern mit dem 30. Lebensjahr einsetzende fortschreitende Verlust an Knochendichte zu ersehen. Besonders markant ist er bei Frauen nach der Menopause. Bis zum 75. Lebensjahr erleidet etwa die Hälfte aller Frauen mindestens eine Osteoporose-bedingte Knochenfraktur – ein weit höherer Prozentsatz als bei Männern.

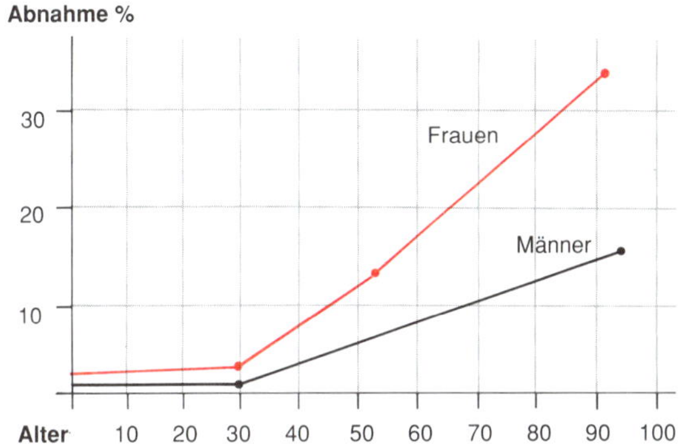

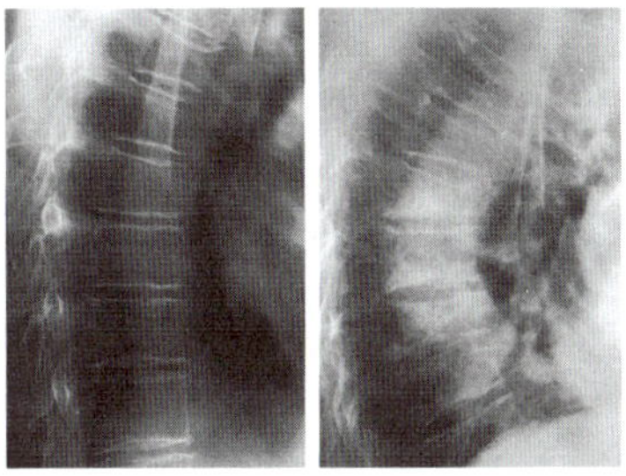

Osteoporose der Wirbelsäule
Das Röntgenbild zeigt den generalisierten Knochenschwund im Wirbelbereich und den charakteristischen Rundrücken.

eine ausgeprägte O. bei Frauen jedoch weit häufiger zu beobachten als bei Männern. Überdies ist sie aus bisher ungeklärten Gründen unter Weißen mehr verbreitet als unter dunkelhäutigen Rassen.

URSACHEN
Mit fortschreitendem Alter nimmt die Knochendichte ab – ein natürlicher Vorgang, der allerdings für Frauen nach Eintritt der *Menopause* ein erhöhtes Risiko in sich birgt: Die Eierstöcke stellen die Produktion des für die Erhaltung der Knochenmasse wichtigen Hormons *Östrogen* ein.

Weitere Ursachen für eine O. sind unter anderem die Entfernung der Eierstöcke, kalziumarme Kost (Kalzium ist für die Gesunderhaltung der Knochen unentbehrlich), bestimmte Hormonstörungen (beispielsweise *Cushing-Syndrom*), Langzeittherapie mit *Kortikosteroiden* sowie Bewegungsmangel (z.B. bei Bettlägerigkeit) über einen längeren Zeitraum. Starke Raucher und Trinker leiden häufiger an O. Überdies besteht aus bisher ungeklärten Gründen ein gewisser Zusammenhang zwischen O. und chronischer *Bronchitis* oder *Emphysem*.

SYMPTOME UND ANZEICHEN
In vielen Fällen zeitigt O. keine auffälligen Symptome. Erstes Anzeichen ist oftmals ein Knochenbruch nach einem Sturz, den ein junger Erwachsener normalerweise unbeschadet überstehen würde. Charakteristisch für eine O. sind Frakturen knapp oberhalb des Handgelenkes und Schenkelhalsbrüche. Häufig zu beobachten sind auch spontane Wirbelkörperfrakturen, bei denen der Knochen zerbröckelt. Die Folgen sind eine allmähliche Verringerung der Körpergröße oder Schmerzen, die durch Kompression eines Rückenmarknervs hervorgerufen werden.

DIAGNOSE
Die Diagnose ergibt sich aus den Symptomen und einer *Röntgen*aufnahme der Knochen. Mitunter sind auch zur sicheren Abgrenzung gegen eine Osteomalazie Blutuntersuchungen und eine Knochen*biopsie* erforderlich.

VORBEUGUNG UND THERAPIE
Untergegangenes Knochengewebe ist nicht ohne weiteres zu ersetzen, aber durch Vorbeugungsmaßnahmen läßt sich ein weiterer Schwund an Knochenmasse auf ein Minimum begrenzen.

Eine *Hormonersatzbehandlung* zum Ausgleich des Östrogenmangels nach der Menopause wirkt der Entwicklung einer O. bei Frauen nachweislich entgegen. In den Vereinigten Staaten ist die Zahl der auf Osteoporose zurückzuführenden Knochenbrüche bei Frauen, die die Menopause hinter sich haben, auf die Hälfte zurückgegangen.

Körperliche Betätigung hilft zwar beim Knochenaufbau, doch sind mindestens drei stramme Spaziergänge über eine Strecke von 5 Kilometern pro Woche (oder gleichwertige Aktivität) nötig, um wirksam gegen O. vorzubeugen.

Männer wie Frauen sollten gleichermaßen für eine ausreichende Kalziumzufuhr sorgen. Die an *Kalzium* reichsten Nahrungsmittel sind Milch und Milchprodukte, grüne Blattgemüse, Zitrusfrüchte, Sardinen und Schalentiere. Gegegebenenfalls ist die Einnahme von Kalziumtabletten erforderlich. Und am besten ist es, das Rauchen aufzugeben und sich beim Alkoholgenuß zu mäßigen. (S.a. *Knochenbrüchigkeit*)

Osteosarkom

Bösartiger *Knochen*tumor. Das sich rasch auf die Lunge und – weniger häufig – auf andere Regionen ausbreitende O. befällt vorwiegend Jugendliche und Personen höheren Alters. Die Ursache für ein O. bei jungen Menschen ist unbekannt. Bei älteren Betroffenen stellt es eine späte, seltene Komplikation des *Paget-Syndroms* dar.

SYMPTOME
Bei jungen Menschen entsteht der Tumor meist in einem langen Röhrenknochen der Arme oder Beine sowie im Bereich von Knie, Hüfte oder Schulter. Erstes Symptom ist in der Regel eine schmerzhafte, sichtbare Schwellung des befallenen Knochens oder ein tiefsitzen-

der Schmerz – je nachdem, ob sich der Tumor nahe der Oberfläche befindet oder tiefer sitzt.

Als Begleitkomplikation des Paget-Syndroms entwickelt sich der Tumor unter Umständen in mehreren Knochen. Manchmal ist der Schmerz nicht eindeutig von jenem der Grunderkrankung zu unterscheiden.

DIAGNOSE UND THERAPIE

Die Diagnose gründet sich zumeist auf eine Röntgenaufnahme (s. *Röntgenstrahlen*) des Knochens oder ein anderes Verfahren der *Knochendarstellung* (beispielsweise *Kernspin(resonanz)tomographie*).

Manchmal unterzieht man den Patienten einer *Strahlentherapie*; normalerweise aber muß der erkrankte Knochen operativ entfernt werden. In den meisten Fällen bedeutet dies die *Amputation* einer Gliedmaße. Mitunter kann unmittelbar nach dem Eingriff eine Prothese angepaßt werden (s. *Glied, künstliches*). Anstelle einer Amputation ist es manchmal möglich, das erkrankte Knochengewebe auszuräumen und durch einen *Knochenspan* oder künstlichen Knochen zu ersetzen.

Zur Abtötung sämtlicher eventuell in andere Körperteile gestreuter Krebszellen erfolgt gewöhnlich im Anschluß an die Operation eine mehrmonatige Verabreichung von *Zytostatika*. Mit dieser zusätzlichen Therapie verbessert sich auch die Prognose. Bei Früherkennung des O.s kann etwa die Hälfte der Patienten mit einer Heilung rechnen.

Osteosklerose

Vermehrte *Knochen*dichte, die sich auf dem Röntgenbild (s. *Röntgenstrahlen*) als extreme Aufhellung darstellt.

Eine umschriebene O. kann im Gefolge einer schweren Verletzung auftreten, bei der der Knochen gestaucht wird. Weitere Ursachen sind: Knochenverdikkung im Bereich eines von *Osteoarthritis* befallenen Gelenkes; Verdickung und Verdichtung von gesundem Knochengewebe nahe dem Krankheitsherd bei chronischer *Osteomyelitis* oder ein *Osteom* – ein gutartiger Knochentumor in Form eines harten, dichten und zumeist harmlosen Knochenauswuchses an gesundem Knochengewebe.

Bei *Osteopetrose*, einer erblichen Knochenkrankheit, ist O. im gesamten Körper zu beobachten (s.a. *Marmorknochenkrankheit*).

Osteotomie

Operative Durchtrennung bzw. Eröffnung eines *Knochens* zur Korrektur von Fehlstellungen, Verkürzung, Verlängerung oder Entfernung.

WARUM ES GEMACHT WIRD

Mit einer O. korrigiert man manchmal einen *Hallux valgus*, eine oftmals mit *Fußballenentzündung* einhergehende Fehlstellung des großen Zehs. Außerdem läßt sich im Zuge einer O. ein nach einer *Fraktur* krumm zusammengewachsener Röhrenknochen begradigen oder das unverletzte Bein verkürzen, falls das gebrochene Bein nach dem Ausheilen eine Verkürzung aufweist (s. *Bein, verkürztes*).

Außerdem eignet sich dieses Verfahren zur Korrektur von Deformierungen, die durch eine angeborene, nicht rechtzeitig entdeckte und behandelte Hüftgelenksluxation (s. *Hüftverrenkung, angeborene*) entstanden sind. Auch bei *Coxa vara*, einer Hüftdeformation, ist manchmal eine O. angezeigt.

In der Zahnheilkunde wird eine O. durchgeführt, um beispielsweise einen Zahnwurzelrest aus seiner Knochenhöhle zu entfernen.

SO WIRD ES GEMACHT

Unter Vollnarkose wird der Knochen durchtrennt und korrekt ausgerichtet; mitunter ist dazu entweder das Einfügen oder das Abtragen eines Knochenkeils erforderlich.

Um einen Knochen zu verlängern, wird er schräg durchtrennt, die beiden Teile werden etwas gegeneinander verschoben und fixiert. Zur Verkürzung kann man einen kurzen Knochenabschnitt entfernen und die beiden Teile wieder aneinanderfügen. Nach der Operation wird der Knochen mit einer Metallplatte zusammengehalten, genagelt oder durch einen *Gipsverband* oder *Schienen* ruhiggestellt.

Ostitis

Meist infektiöse Knochenentzündung (s. *Osteomyelitis*). Weitere Ursachen: *Paget-Syndrom* und *Hyperparathyreoidismus* (Überfunktion der Nebenschilddrüse).

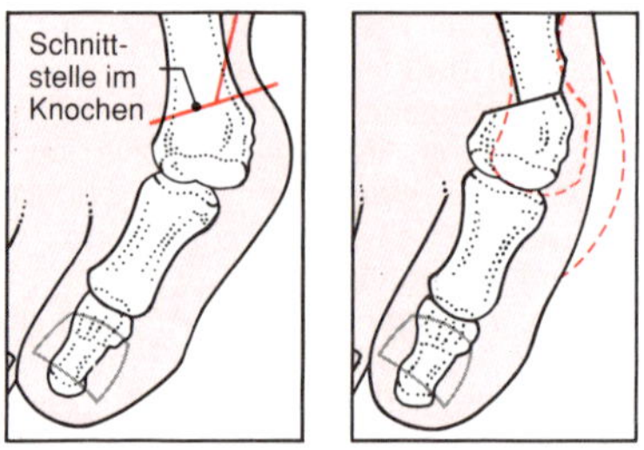

Beispiel einer Osteotomie
Korrektur einer Ballengroßzehe (Hallux valgus) zur Beseitigung einer durch die Auswärtskrümmung des Zehengrundgelenks hervorgerufenen Fußballenentzündung. Bei diesem Eingriff wird der erste Mittelfußknochen an der Basis etwas verkürzt.

Östradiol

(z.B. *Estraderm TTS®* +)

(*WHO*-Schreibweise: Estradiol) Das wichtigste der *Östrogene* (weibliche Sexualhormone), unerläßlich für das normale Funktionieren des Geschlechtsapparats und die Entwicklung der Brust. In seiner synthetischen Form wird Ö. als Tablette zur Behandlung von Symptomen und Komplikationen der Wechseljahre (*Menopause*, s.a. *Hormonersatzbehandlung*) und zur Stimulierung der Entwicklung von weiblichem *Hypogonadismus* (Eierstockunterentwicklung) verschrieben. Es kann oral eingenommen, durch Injektion verabreicht, unter die Haut implantiert oder von der Haut aus einem Auflegepflaster absorbiert werden.

Östriol

(z.B. *Ovestin®* +)

(*WHO*-Schreibweise: Estriol) Eines der *Östrogene* (weibliche Sexualhormone); es herrscht während einer Schwangerschaft vor. Synthetisches Ö. wird zur Behandlung von Symptomen und Komplikationen der Wechseljahre (*Menopause*, s.a. *Hormonersatzbehandlung*) und zur Stimulierung der Entwicklung von weiblichem *Hypogonadismus* (Eierstockunterentwicklung) verschrieben.

Östrogene

Gruppe von *Hormonen* (von den Drüsen ausgeschüttete chemische Botenstoffe), die für die weibliche Sexualentwicklung und normale, gesunde Fortpflanzungsfunktionen unerläßlich sind. Die Ö. werden bei der Frau vor allem in den *Eierstöcken* produziert, während der Schwangerschaft auch in der *Plazenta*, sowie bei Mann und Frau in kleinen Mengen in der *Nebenniere*; beim Mann haben sie allerdings keine bekannte spezifische Funktion.

Östrogen-Präparate

Ethinylestradiol (z.B. *Oviol®* +)

Estradiol (z.B. *Estraderm TTS®* +)

Estradiolbenzoat (z.B. *Malun®* +)

Estradiolvalerat (z.B. *Progynova®* +)

Estriol (z.B. *Ovestin®* +)

WARNUNG
Rauchen und die Einnahme von Östrogenpräparaten vertragen sich nicht und erhöhen die Gefahr der Bildung anomaler Blutklumpungen mit dem Risiko von Thrombose, Herzinfarkt, Lungenembolie oder Schlaganfall.

Gruppe synthetischer Arzneimittel für die "(Antibaby-)Pille" (s. *Empfängnisverhütungsmittel, orale*) als Ergänzung bzw. Ersatz zu den natürlichen *Östrogenen* im Körper. Oft werden sie in Kombination mit *Progesteron* eingesetzt.

Östrogene verhindern, daß *gonadotrope Hormone* (Hormone, die die Zellaktivität im Eierstock stimulieren) gebildet werden. In hohen Dosierungen dienen sie der Empfängnisverhütung "danach" (s. *Empfängnisverhütung, postkoitale*), weil sie durch den abblockenden Effekt von Gonadotropinen die Befruchtung verhindern.

Synthetische Östrogene werden auch zur Behandlung und in manchen Fällen zur Verhinderung von Wechseljahren-Symptomen und -Beschwerden (s. *Menopause*), einschließlich atrophischer *Vaginitis* (Trockenheit der Vagina) und *Osteoporose* (verringerte Knochendichte), verschrieben.

Außerdem können mit ihnen bestimmte Formen der Unfruchtbarkeit, weiblicher *Hypogonadismus* (unterentwickelte Eierstöcke), Menstruationsbeschwerden mit anomalen Blutungen, *Prostatakrebs* und bestimmte Formen von *Brustkrebs* behandelt werden.

MÖGLICHE NEBENWIRKUNGEN

Mögliche Nebenwirkungen von Ö.-P.n können Empfindlichkeit und Vergrößerung der Brust sein, Aufgedunsenheit, Gewichtszunahme, Übelkeit, reduzierter Sexualtrieb, Depressionen, Migräne und Blutungen zwischen den Perioden. Meistens legen sie sich aber nach zwei oder drei Monaten. Wenn sie jedoch länger bleiben oder überhaupt Beschwerden verursachen, kann das Präparat gewechselt werden. Vaginalcremes mit Östrogen sollten sparsam und generell nur kurzzeitig verwendet werden, um das Risiko von Nebenwirkungen im gesamten Organismus zu begrenzen.

Ö.-P. erhöhen auch das Risiko von Blutgerinnseln und sind deshalb nicht empfehlenswert, wenn eine persönliche oder Familienveranlagung zu *Schlaganfall*, *Lungenembolie* oder *Thrombose* an tiefen Beinvenen besteht, auch nicht vor Operationen. Außerdem können sie die individuelle Neigung zu *Hypertonie* (Bluthochdruck) steigern, weshalb sie auch nicht verschrieben werden, wenn eine Hypertonie schon einmal aufgetreten ist.

Ferner sollen sie auch nicht in der Schwangerschaft eingenommen werden, weil sie schädliche Nebenwirkungen auf das ungeborene Kind haben könnten.

Östron

(*WHO*-Schreibweise: Estron) Eines der Östrogen-Hormone (s. *Östrogene*).

Otalgie

F. für *Ohrenschmerz*

Otitis externa

s. *Gehörgangsentzündung*

Otitis media

s. *Mittelohrentzündung*

Oto-

Vorsilbe im Sinne von "Ohr"; beispielsweise *Otorrhoe* (Ohrenfluß) oder *Otosklerose* (Verknöcherungsprozeß im Mittelohr).

Otoplastik

s. *Ohrplastik*

Otorhinolaryngologie

s. *Hals-Nasen-Ohren-Heilkunde*

Otorrhoe

F. für Sekretabsonderung aus dem Ohr (s. *Ohrenfluß*).

Otosklerose

Erbliche, allmählich zu *Schwerhörigkeit* bis Taubheit führende Erkrankung des Mittelohrs.

URSACHEN UND VERBREITUNG

O. ist gekennzeichnet durch eine in ihren Ursachen bisher ungeklärte Knochenneubildung im Bereich des Steigbügels (s. *Ohr*). Zunehmende Fixierung des Steigbügels hemmt die Weiterleitung der Schallwellen zum Innenohr und führt damit zu Schalleitungsschwerhörigkeit. In den meisten Fällen sind letztendlich beide Ohren betroffen.

An der meist in jungen Jahren einsetzenden Krankheit leidet etwa 1 von 200 Personen. Frauen sind häufiger betroffen als Männer, und oftmals entwickelt sich die O. während der Schwangerschaft.

SYMPTOME UND ANZEICHEN

Die beim Sprechen zu einer ruhigen Tonlage neigenden Betroffenen nehmen Töne gedämpft, aber bei Hintergrundgeräuschen etwas deutlicher wahr. Oftmals geht die über einen Zeitraum von 10 bis 15 Jahren langsam zunehmende Schwerhörigkeit mit *Ohrensausen* und ganz vereinzelt auch mit Drehschwindel (s. *Vertigo*) einher. Durch Übergreifen der Schädigung auf das Innenohr kann sich mit der Zeit auch eine Schallempfindungsschwerhörigkeit einstellen, die die Wahrnehmung hoher Töne erschwert und den Betroffenen zu einer lauten Sprechweise veranlaßt.

DIAGNOSE UND THERAPIE

Die Diagnose gründet sich auf die anomalen Befunde von *Hörprüfungen*. Außerordentlich hilfreich ist ein *Hörgerät*, geheilt werden kann die Krankheit aber nur durch eine *Stapedektomie*.

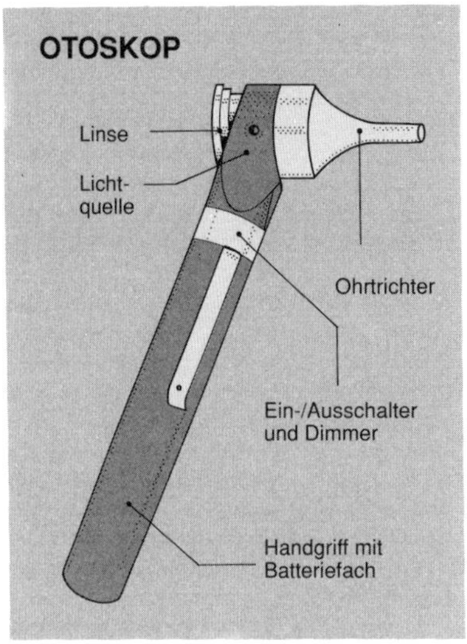

Otoskop

(Ohrenspiegel) Instrument zur Untersuchung des *Ohres*. Das O. besteht aus Vergrößerungslinsen, Lichtquelle und einem Ohrtrichter (der in den äußeren Gehörgang eingeführt wird). Das O. erlaubt die Betrachtung des äußeren Gehörganges und des Trommelfells. Überdies ist es möglich, mit Hilfe des O.s durch das halbtransparente Trommelfell hindurch bestimmte Mittelohrerkrankungen zu erkennen.

Ototoxizität

Bezeichnung für die toxische Wirkung verschiedener Substanzen, die zu einer Schädigung des *Oktavus* und Innen*ohrs* führen können. Bestimmte, hochdosiert verabreichte Medikamente (insbesondere Antibiotika der Aminoglykosidgruppe) können Schnecke und Bogengänge des Innenohrs schädigen und Gehör- und Gleichgewichtssinn beeinträchtigen.

Ovar

s. *Eierstock*

Ovarialkarzinom

Bösartige Geschwulst im *Eierstock*. Ein O. kann in jedem Alter auftreten, entsteht jedoch meist nach dem 50. Lebensjahr. In Deutschland wurde 1989 die Zahl der jährlichen Neuerkrankungen an O. auf 6200 geschätzt. Gemessen am Durchschnitt besteht für Frauen, die niemals Kinder geboren haben, ein dreimal höheres Risiko, während jene, die orale Kontrazeptiva (s. *Empfängnisverhütungsmittel, orale*) genommen haben, weniger häufig betroffen sind.

Bei der Geschwulst kann es sich um einen im Eierstock selbst entstandenen

O

Primärtumor handeln oder um einen Sekundärtumor, der sich durch Streuung eines Karzinoms in einem anderen Körperteil – oftmals in der Brust – als Metastase im Eierstock angesiedelt hat.

SYMPTOME UND ANZEICHEN

In den meisten Fällen ist das O. bis zu einem weit fortgeschrittenen Stadium symptomfrei. Erste Anzeichen sind oft unbestimmte Beschwerden und eine Schwellung im Bereich des Unterleibs, unter Umständen begleitet von Verdauungsstörungen wie Erbrechen und Übelkeit, anomalen Vaginalblutungen und Aszites (Flüssigkeitsansammlung in der Bauchhöhle). Bei einer Untersuchung wird eventuell eine Schwellung im Beckenbereich festgestellt.

DIAGNOSE UND THERAPIE

Zur Bestätigung der Diagnose ist eventuell eine *Laparoskopie* oder eine *Laparotomie* erforderlich.

Die Therapie besteht in der operativen Entfernung der Geschwulst oder der weitestgehenden Ausräumung von krebsig entartetem Gewebe. Dazu ist in der Regel eine *Salpingo-Oophorektomie* (Entfernung der Eierstöcke und Eileiter) und eine *Hysterektomie* (Entfernung der Gebärmutter) erforderlich. An die Operation schließt meist eine *Strahlentherapie* oder Verabreichung von *Zytostatika* an.

PROGNOSE

Ist die Geschwulst auf einen oder beide Eierstöcke begrenzt, überleben 60 bis 70 Prozent der Patientinnen den Eingriff um mindestens 5 Jahre. Bei einem breiter gestreuten Karzinom sinkt diese Quote auf 10 bis 20 Prozent. Dank neuer Wirkstoffkombinationen dürfte diese Überlebensrate jedoch ansteigen.

O

Ovarialzyste

Krankhaftes, sackartiges, mit Flüssigkeit gefülltes Gebilde im *Eierstock.* O.n sind keine Seltenheit, in 95 Prozent der Fälle gutartig und verschwinden oftmals wieder ohne Behandlung.

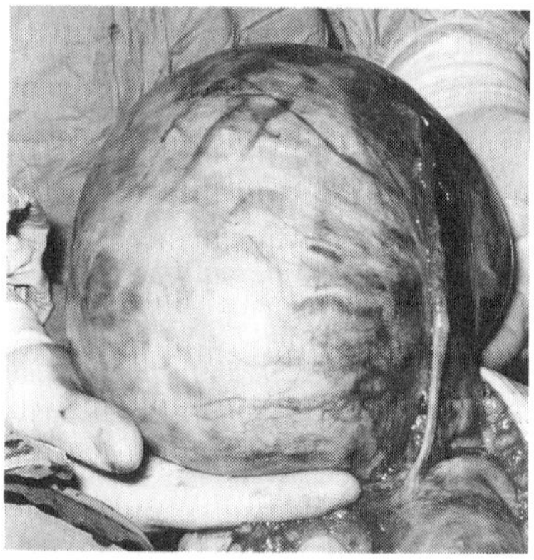

Entfernung einer Ovarialzyste
Auf diesem Foto hält der Operateur eine außergewöhnlich große Ovarialzyste in der Hand. Meist sind sie wesentlich kleiner.

ARTEN

Die häufigste Art ist die Follikelzyste, bei der sich das die Eizelle umhüllende Follikel vergrößert und mit Flüssigkeit füllt. Zysten bilden sich auch im Gelbkörper (Corpus luteum), einem gelblichen Drüsengewebe, das nach der *Ovulation* aus dem Follikel entsteht.

Weitere Formen sind die *Dermoidzyste* und bösartige Zysten (s.a. *Ovarialkarzinom*).

SYMPTOME UND ANZEICHEN

O.n rufen oftmals keine Symptome hervor, in anderen Fällen wiederum Unterleibsbeschwerden, Schmerzen während des Geschlechtsverkehrs oder Menstruationsstörungen einschließlich *Amenorrhoe* (Ausbleiben der Regel), *Menorrhagie* (starke Regelblutungen) oder *Dysmenorrhoe* (schmerzhafte Regelblutungen). Die Drehung oder Zerreißung einer O. kann heftige Unterleibsschmerzen, Übelkeit und Fieber hervorrufen und einen chirurgischen Eingriff erforderlich machen.

DIAGNOSE UND THERAPIE

O.n werden manchmal im Zuge einer routinemäßigen *Beckenuntersuchung* entdeckt. Zur Bestätigung der Diagnose und Feststellung von Größe und Sitz der Zyste ist eventuell eine Ultraschalluntersuchung (s. *Ultraschall-Diagnostik*) oder eine *Laparoskopie* erforderlich.

Einfache, nur mit Flüssigkeit gefüllte dünnwandige Zysten verschwinden manchmal von selbst. Weniger harmlose Formen (z.B. Dermoidzysten) tun dies nicht und müssen in der Regel entfernt werden. In vielen Fällen genügt es, die Zyste auszuschälen. Ist sie hingegen sehr groß, muß der Chirurg manchmal den gesamten Eierstock entfernen (s. *Ovariektomie*).

Ovariektomie

Operative Entfernung eines oder beider *Eierstöcke.*

WARUM ES GEMACHT WIRD

Indikationen für eine O. sind *Ovarialzysten* oder ein *Ovarialkarzinom.* Bei Frauen unter 40 bemüht sich der Arzt, zur Aufrechterhaltung der Eierstockfunktion – wenn möglich – nur eine Teilresektion der Eierstöcke vorzunehmen.

Beim Übergreifen einer Erkrankung von der Gebärmutter auf die Eierstöcke werden im Rahmen einer *Hysterektomie* manchmal beide Ovarien entfernt. Überdies kann eine Total-O. nach Eintritt der Menopause das Risiko eines Ovarialkarzinoms herabsetzen. Vereinzelt erfolgt ein solcher Eingriff auch bei Patientinnen mit *Brustkrebs*, weil das Tumorwachstum unter Umständen von den im Eierstock gebildeten Hormonen beeinflußt wird.

SO WIRD ES GEMACHT

Eine O. erfolgt in einem normalerweise knapp einstündigen Eingriff unter Vollnarkose. Durch einen Einschnitt im unteren Bauchwandbereich werden die Eierstöcke herausgenommen.

REKONVALESZENZ

Der Bezirk rund um das Operationsfeld bleibt für einige Zeit schmerzhaft und druckempfindlich. Die meisten Aktivitäten können etwa innerhalb eines Monats nach dem Eingriff und der Geschlechtsverkehr nach rund sechs Wochen wieder aufgenommen werden.

PROGNOSE

Auf *Ovulation* und Hormonproduktion hat die vollständige oder teilweise Entfernung nur eines Eierstockes keinen Einfluß; deshalb ist nicht mit negativen Begleiterscheinungen zu rechnen. Werden hingegen vor Eintritt der Menopause beide Ovarien entfernt, ist meist eine *Hormonersatzbehandlung* erforderlich.

Ovulation

Ausstoßung einer reifen Eizelle (s. *Ovum*) aus einem Follikel im *Eierstock.* Die O. findet in der Mitte des Monatszyklus statt und wird durch Hormone gesteuert. Während der ersten Zyklushälfte reifen unter Einfluß des follikelstimulierenden Hormons (FSH) mehrere Eizellen im Eierstock heran. Ausgelöst von luteinisierendem Hormon (LH) erfolgt um die Zyklusmitte die Ausstoßung einer reifen Eizelle. Der Follikel bildet sich anschließend in den sog. Gelbkörper (Corpus luteum) um, der nun während der zweiten Zyklushälfte das Hormon *Progesteron* bildet.

Nach ihrer Freisetzung wandert die Eizelle durch den *Eileiter* und wird, falls keine *Befruchtung* erfolgt, während der *Menstruation* ausgestoßen. Von der Zeit der *Pubertät* und *Menopause* einmal abgesehen, ist ein regelmäßiger Zyklus Beweis für eine ebenso regelmäßige O.

Basis einiger Methoden der Empfängnisverhütung (s. *Empfängnisverhütung, natürliche Methoden*) ist die Errechnung des O.stermins und sexuelle Enthaltsamkeit zu diesem Zeitpunkt. Zu den Anzeichen der O. zählen unter anderem ein Anstieg der Körpertemperatur und Veränderungen in Konsistenz und Menge des Zervixschleims. Überdies macht sich im Unterleibsbereich manchmal ein leichter Schmerz bemerkbar – der sog. *Mittelschmerz.* Ohne O. ist eine Empfängnis ausgeschlossen. Bei der Suche nach Ursachen für weibliche *Unfruchtbarkeit* wird unter anderem auch getestet, ob eine Ovulation stattfindet.

Ovum

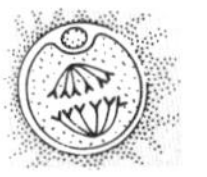

Eizelle (weibliche Fortpflanzungszelle). Sie hat einen Durchmesser von 0,1 mm. Bei der Geburt befinden sich in jedem der beiden *Eierstöcke* rund 1 Million unreifer Eizellen, von denen aber jeweils nur etwa 200 im Laufe des Lebens heranreifen und während der *Ovulation* ausgestoßen werden. Nach erfolgter *Befruchtung* entwickelt sich das O. zum *Embryo*.

Oxazepam

(z.B. *Adumbran*® +)

Zur Gruppe der *Benzodiazepine* zählendes Medikament zur kurzzeitigen Verabreichung bei *Angst*zuständen. Wie andere Benzodiazepine kann auch O. bei regelmäßiger, über 2 Wochen hinausgehender Einnahme abhängig machen (s. *Abhängigkeit*).

Oxprenolol

(z.B. *Trasicor*® +)

Betablocker zur Behandlung von *Angina pectoris*, *Hypertonie* und *Herzrhythmusstörungen*. O. kann auch gegen Herzklopfen und Zittern bei *Angst*zuständen und zur Abschwächung der Symptome bei *Hyperthyreose* verordnet werden.

In seinen möglichen negativen Nebenwirkungen gleicht O. anderen Medikamenten der Betablocker-Gruppe.

Oxymetazolin

(z.B. *Nasivin*®)

Schnupfenmittel zur Behandlung von *Heuschnupfen*, *Sinusitis* und harmlosen Erkältungen (s. *Erkältung, banale*). O. besitzt eine länger anhaltende Wirkung als viele andere Mittel dieser Art.

O. kann die Nase reizen. Längere Anwendung kann zum Austrocknen der Nasenschleimhäute und daher zu einer erhöhten Anfälligkeit führen.

Oxytetracyclin

(z.B. *Tetra-Tablinen*® +)

Antibiotikum der Tetracyclingruppe. O. wird zur Behandlung von *Chlamydieninfektionen* wie Harnröhrenentzündung (*Urethritis, unspezifische*), *Psittakose* und *Trachom* eingesetzt. Überdies wird es bei einer Vielzahl anderer Infektionen verordnet, z.B. bei *Bronchitis*, durch *Mykoplasmen* hervorgerufener Lungenentzündung, *Syphilis* und *Cholera* sowie zur Behandlung schwerer *Akne*.

MÖGLICHE NEBENWIRKUNGEN

Zu den möglichen Nebenwirkungen zählen Übelkeit, Erbrechen, Diarrhoe, Hautausschlag oder Überempfindlichkeit der Haut gegenüber Sonnenlicht. O. kann noch nicht voll ausgebildete Zähne verfärben und wird deshalb Kindern unter 12 Jahren oder schwangeren Frauen nicht verordnet.

Oxytocin

(z.B. *Oxytocin*® +)

In der *Hypophyse* (Hirnanhangsdrüse) gebildetes *Hormon*. O. ruft während der Wehen Uteruskontraktionen hervor und stimuliert den Milchfluß bei stillenden Müttern (s. *Stillen*).

VERWENDUNG ALS MEDIKAMENT

Synthetisches O. wird zur *Geburtseinleitung* eingesetzt und unterstützt die Ausstoßung der *Plazenta* nach der Entbindung sowie die Ausräumung der Gebärmutter nach einer unvollständigen *Fehlgeburt* oder einem Fruchttod. Überdies wird O. manchmal zur Stimulierung des Milchflusses in Form von Nasenspray verabreicht.

MÖGLICHE NEBENWIRKUNGEN

Die Wehen können stärker und schmerzhafter als üblich sein und deshalb die Verabreichung eines stärkeren *Analgetikums* erfordern. Seltene, insbesondere mit hochdosierter oder längerer Medikation einhergehende Nebenwirkungen sind Übelkeit, Erbrechen, Herzklopfen, Ohnmachtsanfälle.

Oxyuriasis

Andere Bezeichnung für *Enterobiasis* oder *Madenwurmbefall*, eine sehr häufig vorkommende infektiöse Wurmerkrankung.

Ozaena

Schwere und seltene Form der *Rhinitis* (Nasenschleimhautentzündung) mit Schleimhautatrophie und zähem, zu Krustenbildung führendem Nasensekret. O. geht oftmals mit ausgeprägt üblem Mundgeruch (*Halitosis*) einher.

Ozon

Modifikation des Sauerstoffs in Form eines giftigen, schwach bläulichen Gases. O. entsteht durch elektrische Entladungen (beispielsweise Blitze) an Sauerstoffmolekülen.

In natürlicher Form kommt O. in den oberen Schichten der Atmosphäre (ca. 15 bis 30 km über der Erdoberfläche) vor und schirmt die Erde weitgehend gegen die schädliche ultraviolette Strahlung der Sonne ab. Heute weiß man, daß die O.schicht durch verschiedene Umwelteinflüsse und Chemikalien – allen voran durch die auch in Spraydosen enthaltenen Fluorchlorkohlenwasserstoffe – zunehmend dünner wird. Als Folge dieser Schädigung ist die Erde einer zunehmend stärkeren ultravioletten Strahlung ausgesetzt. Inzwischen wird bereits eine Zunahme von Hautkrebs und *grauem Star* registriert.

P

Pädiatrie
Zweig der Medizin, der sich mit der körperlichen und seelischen Entwicklung von Kindern befaßt sowie mit der Diagnose, Therapie und Verhütung von Kinderkrankheiten.

Die P. wird in die Neonatologie (die medizinische Fürsorge für Neugeborene), die Sozialpädiatrie (Präventivmedizin und Entwicklungskunde), die medizinische Fürsorge für behinderte Kinder sowie in weitere fachliche Spezialgebiete wie Kinderkardiologie, -neurologie, oder -gastroenterologie unterteilt. Das Fachgebiet der Kinderchirurgie befaßt sich mit Diagnose und Therapie von angeborenen oder erworbenen Gesundheitsstörungen bei Kindern, die operativ behandelt werden müssen.

Pädophilie
Sexuelle Perversion, bei der ungesetzliche sexuelle Aktivitäten mit präpubertären Kindern bevorzugt und wiederholt praktiziert werden, um einen Orgasmus zu erreichen. Pädophile sind fast ausschließlich Männer, die heterosexuell, bisexuell oder homosexuell sein können. Selten sind Pädophile an einer Psychose erkrankt, häufig liegen jedoch Persönlichkeitsstörungen vor. Sie zeigen selten Einsicht in die negativen Auswirkungen ihrer Handlungen auf das betroffene Kind.

Meist stellen sich Pädophile den Sex mit Kindern nur in ihrer Phantasie vor. Körperliche Berührungen kommen häufiger vor als Geschlechtsverkehr. Konkrete Forschungsergebnisse liegen nur sehr lückenhaft vor. Es scheint jedoch, daß Kinderprostitution und der sexuelle Mißbrauch von Kindern innerhalb der Familie weitaus häufiger sind als bisher angenommen. In einigen Untersuchungen geben fast 10 Prozent der Frauen an, während ihrer Kindheit oder frühen Jugend in irgendeiner Form sexuell belästigt worden zu sein. (S.a. *Inzest*)

Paget-Krebs
Seltener Typ von *Brustkrebs*, bei dem der Tumor von den Milchgängen der Brustwarze ausgeht. Der P.-K. ähnelt einem *Ekzem* und verursacht Jucken und Brennen. Auf der Brustwarze bildet sich eine wunde, nicht abheilende Stelle. In den meisten Fällen ist nur eine Brust betroffen. Ohne Behandlung breitet sich der Tumor allmählich weiter in die Tiefe der Brust aus.

Bei einem Ekzem auf der Brustwarze sollte man immer ärztlichen Rat einholen, um gegebenenfalls eine *Biopsie* (Entnahme einer Gewebsprobe zur mikroskopischen Untersuchung) durchführen zu lassen.

Paget-Syndrom
Erkrankung, bei der die normale Gewebsbildung der *Knochen* gestört ist, was zu einer Schwächung, Verdickung und Verformung der betroffenen Knochen führt. Sie tritt häufig in mittlerem und fortgeschrittenem Alter auf. P.-S., auch Ostitis deformans genannt, ist meist auf bestimmte Bereiche des Skeletts begrenzt. Gewöhnlich sind *Becken*, *Schädel*, *Schlüsselbein* (Clavicula), *Wirbel* oder die Röhrenknochen der Beine betroffen.

URSACHEN UND VERBREITUNG
Die Knochen bleiben gesund, wenn ein Gleichgewicht zwischen der Aktivität der Zellen besteht, die Knochengewebe abbauen und Knochengewebe bilden. Beim P.-S. ist dieses Gleichgewicht gestört. Die unterschiedliche regionale Verbreitung des Syndroms weist auf eine infektiöse Ursache hin, vermutlich eine Virusinfektion. Insgesamt erkranken etwa drei Prozent der Bevölkerung von über vierzig Jahren am P.-S., wobei die Häufigkeit mit zunehmendem Alter steigt. Das P.-S. läßt ein familiär gehäuftes Auftreten erkennen, Männer erkranken häufiger als Frauen.

SYMPTOME UND ANZEICHEN
Das P.-S. verursacht oft keine Beschwerden und wird meist erst auf *Röntgen*bildern entdeckt, die aus anderen Gründen gemacht wurden. Die häufigsten Symptome sind Knochenschmerzen und -verformungen, insbesondere eine Verbiegung der Beine nach außen. Erkrankte Knochen sind bruchanfällig.

Veränderungen des Schädels können zu einer Leontiasis führen (Verformung des Gesichtsschädels mit löwenartigem Aussehen) sowie zu einer Schädigung des Innenohrs mit Schwerhörigkeit, Ohrensausen, Schwindel oder Kopfschmerzen als möglichen Folgen.

Wenn vergrößerte Wirbel auf das Rükkenmark drücken, verursachen sie Schmerzen oder auch eine Lähmung in den Beinen. Ist das Becken betroffen, kann dies zu einer schweren *Arthritis* der Hüftgelenke führen.

Gelegentlich bildet sich *Knochenkrebs*, in sehr seltenen Fällen, wenn viele Knochen betroffen sind, kann der gesteigerte Blutstrom durch die erkrankten Knochen eine *Herzinsuffizienz* verursachen.

DIAGNOSE
Das Röntgenbild zeigt Bereiche von porösen, verdickten Knochen. *Blutbilder* mit erhöhten Werten des *Enzyms* alkalische Phosphatase (das mit der Bildung von Knochenzellen in Zusammenhang gebracht wird) sind ein Hinweis für das Ausmaß und das Fortschreiten der Krankheit.

THERAPIE UND PROGNOSE
Bei den meisten Erkrankungen ist keine Behandlung oder nur die Gabe von Analgetika (Schmerzmitteln) erforderlich. In schweren Fällen kann das Hormon *Kalzitonin* verschrieben werden. Es lindert die Schmerzen, senkt die Blutspiegel der alkalischen Phosphatase und fördert eine normale Knochenbildung. Es können auch andere Arzneimittel mit derselben Wirkung angewendet werden (z.B. Dinatriumetidronat und Plicamycin). Zur Korrektur von Verformungen und bei Arthritis kann eine operative Behandlung erforderlich sein.

Palatognathocheiloschisis
s. *Lippen-Kiefer-Gaumen-Spalte*

Palatum
s. *Gaumen*

Palliativbehandlung
Behandlung, die nur die Symptome einer Erkrankung lindert, ohne die Ursache zu beseitigen. So ist z.B. die Behandlung der Schmerzen bei einem fortgeschrittenen Krebs eher palliativ als heilend.

Pallor
s. *Blässe*

Palpation
Methode der körperlichen Untersuchung durch Abtasten bestimmter Körperteile. Die P. dient der ärztlichen Beurteilung des Zustands der Haut und der darunterliegenden Organe.

Palpebra
s. *Augenlid*

Palpitation
Wahrnehmung des eigenen Herzschlags mit dem Empfinden einer Beschleunigung oder ungewöhnlichen Verstärkung.

URSACHEN
P.en kann man gewöhnlich nach anstrengender körperlicher Betätigung, in angespannten Situationen oder nach heftigem Erschrecken spüren, wenn das Herz

stärker und/oder schneller als normal schlägt. Treten P. en im Zustand körperlicher und seelischer Ruhe auf, sind sie meist auf *ektopische Herzschläge* zurückzuführen (vorauseilende Schläge, auf die eine ungewöhnlich lange Pause folgt), die ein flatterndes oder pochendes Gefühl in der Brust hervorrufen. Sie sind manchmal begleitet von einem kurzen Gefühl der Angst, das Herz hätte aufgehört zu schlagen. Gewöhnlich sind ektopische Herzschläge kein Anzeichen für eine Herzkrankheit; sie werden oft durch den Genuß von Alkohol, hohen Koffeinkonsum oder starkes Rauchen verursacht.

P.en können durch *Herzrhythmusstörungen* (unregelmäßigen Herzschlag) hervorgerufen werden. Ein Beispiel hierfür ist die atriale *Tachykardie*, eine plötzliche, starke Beschleunigung der Herzfrequenz, bei der man sich matt und außer Atem fühlt. Der Puls kann auf bis zu 200 Schläge pro Minute ansteigen, bleibt aber regelmäßig. Beim *Vorhofflimmern* schlagen die Herzvorhöfe ungeordnet und leiten sehr unregelmäßige Impulse an die Herzkammern (die unteren, pumpenden Hohlräume) weiter. *Hyperthyreose* (Schilddrüsenüberfunktion) kann durch die Beschleunigung des Herzschlages P. en verursachen.

DIAGNOSE UND THERAPIE

Wenn P.en mehrere Stunden anhalten oder mehrere Tage lang immer wieder auftreten oder wenn sie Schmerzen in der Brust, Atemnot oder Schwindel verursachen, sollte man möglichst rasch ärztliche Hilfe suchen, denn es könnte eine schwerwiegende Erkrankung als Ursache zugrunde liegen. Immer wieder auftretende P. en können mit Hilfe eines 24-Stunden-EKGs und durch *Schilddrüsenfunktionsprüfungen* abgeklärt werden. Die Therapie hängt von der Grundursache ab.

Panaritium

s. *Fingerumlauf*

Panazee

s. *Allheilmittel*

Pandemisch

Adjektiv, mit dem in der Medizin eine Erkrankung bezeichnet wird, die sich über einen großen geographischen Raum (manchmal weltweit) erstreckt und einen großen Prozentsatz der Bevölkerung erfaßt.

Panikanfall

Gefühl großer Angst von kurzer Dauer, oft in Form von extremer Furcht zu sterben oder den Verstand zu verlieren. Anfangs ist das Auftreten von P.en nicht vorhersehbar, später läßt sich häufig ein Zusammenhang mit bestimmten Orten feststellen, wie Kaufhäusern mit großen Menschenmengen oder engen Fahrstühlen.

P.e treten plötzlich auf und bestehen meist in dem Gefühl, nicht genügend Luft zu bekommen, Schmerzen in der Brust, Palpitationen, Schwindel, Verwirrung, Schweißausbrüchen, Zittern und Ohnmachtsgefühlen. Die Symptome werden oft von *Hyperventilation* (schneller, flacher Atmung) begleitet und verstärkt, bis hin zur *Akanthästhesie* und Zuständen der *Depersonalisation* und *Derealisation*.

P.e sind zwar unangenehm und erschreckend, aber sie dauern meist nur einige Minuten, bewirken keine körperlichen Schäden und stehen nicht immer in Zusammenhang mit einer physischen Erkrankung. Die Symptome der Hyperventilation kann man beheben, indem man einige Minuten in eine kleine Papiertüte atmet, die über Mund und Nase gestülpt wird.

P.e sind meist ein Symptom für eine *Angstneurose*, eine *Agoraphobie* oder eine andere *Phobie*, die zur Folge hat, daß bestimmte angstauslösende Situationen gemieden werden. Seltener sind sie Ausdruck eines *Ausweichverhaltens* oder einer *Schizophrenie*. Die Ursache von P.en ist nicht bekannt, sie werden jedoch zunehmend mit *Verhaltenstherapie* behandelt, vor allem, wenn sie mit Phobien verbunden sind. Auch Entspannungsübungen können helfen.

Pankreas

s. *Bauchspeicheldrüse*

Pankreaskarzinom

Maligner Tumor des exokrinen Drüsengewebes der *Bauchspeicheldrüse*. Die Ursache ist unbekannt; es wird jedoch ein Zusammenhang mit starkem Rauchen und bestimmten Ernährungsgewohnheiten vermutet, wie hohem Fett- oder Alkoholkonsum.

In den letzten 50 Jahren haben sich die Fälle von P. verdreifacht, meistens bei Patienten, die älter als 50 Jahre sind.

SYMPTOME

Das häufigste Symptom sind Schmerzen im Oberbauch, die oft zum Rücken ausstrahlen. Weitere Beschwerden sind Appetits- und Gewichtsverlust sowie Gelbsucht. Es kann auch zu Verdauungsstörungen, Übelkeit, Erbrechen, Durchfall und Müdigkeit kommen.

In den meisten Fällen treten Probleme erst dann auf, wenn sich der Krebs schon in einem fortgeschrittenen Stadium befindet, oft erst, wenn er schon andere Organe befallen hat (vor allem die Leber oder die Lunge).

DIAGNOSE

Zur Diagnose eines P.s ist meist eine *Ultraschall*-Untersuchung oder eine *Computertomographie* des Oberbauchs erforderlich oder aber eine endoskopische Untersuchung der Ausführungsgänge der Bauchspeicheldrüse (s. *ERCP*). In manchen Fällen wird die Erkrankung während einer Bauchoperation zur Abklärung eines unklaren Befundes (s. *Laparotomie, Explorativchirurgie*) entdeckt.

THERAPIE UND PROGNOSE

Wird die Erkrankung in einem frühen Stadium entdeckt, kann durch die operative Entfernung des malignen Gewebes (s. *Pankreatektomie*) in Verbindung mit *Strahlen*- und *Chemotherapie* eine Heilung erzielt werden. Meistens wird dieser Krebs jedoch erst in einem fortgeschrittenen Stadium diagnostiziert, und dann kann man nicht viel mehr tun, als die Schmerzen mit *Analgetika* (Schmerzmitteln) zu lindern, andere Symptome einzudämmen und einen *Bypass* um den Tumor anzulegen, wenn dieser den Gallengang oder den Darm blockiert. In solchen Fällen ist die Prognose schlecht; etwa 90 Prozent der Patienten sterben innerhalb eines Jahres nach Diagnosestellung.

Pankreatektomie

Totale oder partielle Entfernung der *Bauchspeicheldrüse*. Eine P. wird durchgeführt zur Therapie von *Pankreatitis* (Entzündung der Bauchspeicheldrüse), bei einem abgegrenzten Krebs der Bauchspeicheldrüse (s. *Pankreaskarzinom*) oder einem Krebs der Vater-Papille, die aus der Einmündung des Hauptgallengangs und des Ausführungsgangs der Bauchspeicheldrüse gebildete Erweiterung, die in den Zwölffingerdarm mündet. Nur selten wird sie zur Therapie von endokrinen Tumoren durchgeführt, z.B. von *Inselzelladenomen* (Insulin-produzierenden Tumoren).

Wieviel von der Bauchspeicheldrüse entfernt wird, hängt von der Art und dem Ausmaß der Erkrankung ab. Bei einem Verschluß des Ausführungsgangs der Bauchspeicheldrüse kann es genügen, nur den Pankreasschwanz (das schmalere, zur Milz weisende Ende) zu entfernen und den Gang mit einem kurzen Stück des Dünndarms zu verbinden. Bei einer Erkrankung des Kopfes der Bauchspeicheldrüse (des breiteren, in der Schlinge des Zwölffingerdarms gelegenen Endes) müssen eventuell der ganze Pankreaskopf und die Schlinge des Duodenums entfernt werden. Dieser Eingriff wird als *Whipple-Operation* bezeichnet.

KOMPLIKATIONEN

Eine P. kann zu *Diabetes mellitus* führen, der mit Insulin behandelt werden muß,

ERKRANKUNGEN DER BAUCHSPEICHELDRÜSE

Eine schwerwiegende Funktionsstörung der Bauchspeicheldrüse tritt nur infolge einer Schädigung oder Zerstörung des Drüsengewebes bei einer fortgeschrittenen Erkrankung auf. Die häufigste Erkrankung der Bauchspeicheldrüse ist *Diabetes mellitus*, bei dem die Insulin-produzierenden Zellen der Drüse zerstört sind.

ANGEBORENE UND GENETISCHE KRANKHEITEN

Bei etwa 85 Prozent aller Menschen, die an einer *zystischen Fibrose*, einer genetischen Krankheit, leiden, ist die Menge der im Pankreas produzierten Verdauungsenzyme völlig unzureichend, was zu einer *Malabsorption* von Fetten und Proteinen führt. Diese kann Steatorrhoe (vermehrte Fettausscheidung mit dem Stuhl) und Muskelschwund verursachen.

Man vermutet, daß genetische Faktoren bei Diabetes mellitus eine gewisse Rolle spielen, sie sind jedoch nicht die Primärursache für dieser Krankheit. In seltenen Fällen kann eine chronische *Pankreatitis* (Entzündung der Bauchspeicheldrüse) erblich bedingt sein; chronische Pankreatitis verursacht oft Diabetes.

INFEKTION

Eine akute Pankreatitis kann durch Virusinfektionen verursacht werden, vor allem durch *Mumps* und *Hepatitis*. Auch andere Viren, wie Coxsackie- und ECHO-Viren, können Pankreatitis hervorrufen. In manchen Fällen kann eine Infektion mit Coxsackie-Viren für Diabetes mitverantwortlich sein.

TUMOR

Krebs der Bauchspeicheldrüse ist eine der häufigeren Krebsarten (s. *Pankreaskarzinom*). Seine Diagnose ist schwierig, und in den meisten Fällen hat er sich schon weit ausgebreitet, bevor er entdeckt wird.

TRAUMA

Eine Verletzung der Bauchspeicheldrüse (z.B. durch einen Schlag in den Bauch) kann eine akute Pankreatitis hervorrufen. Wie dies vor sich geht, ist noch nicht ganz geklärt, man vermutet aber, daß Enzyme der Bauchspeicheldrüse (die überwiegend inaktiv sind, bis sie in den Darm gelangen) freigesetzt und aktiviert werden und zu einer Zersetzung der Bauchspeicheldrüse führen.

GIFTE UND ARZNEIMITTEL

Übermäßiger Alkoholkonsum ist eine häufige Ursache für Pankreatitis. Sie kann jedoch auch durch verschiedene Arzneimittel hervorgerufen werden, wie Sulfonamide, Östrogene (auch östrogenhaltige Kontrazeptiva) und thiazidhaltige *Diuretika*; auch *Kortikosteroide* können Pankreatitis verursachen.

AUTOIMMUNKRANKHEITEN

Die Ursache der Schädigung der Bauchspeicheldrüse bei Diabetes mellitus ist nach wir vor umstritten. Es spricht jedoch immer mehr dafür, daß das Immunsystem des Körpers als Reaktion auf eine Virusinfektion *Antikörper* (Eiweißkörper, die an der Infektionsabwehr beteiligt sind) produziert, die sich fälschlicherweise auch aggressiv gegen die Zellen der Bauchspeicheldrüse richten und diese zerstören.

ANDERE ERKRANKUNGEN

Neben Alkoholmißbrauch gelten *Gallensteine* als die häufigste Ursache für Pankreatitis. Sie blockieren manchmal den Ausführungsgang der Bauchspeicheldrüse an der Mündung in den Zwölffingerdarm, wodurch sich die Bauchspeicheldrüse entzündet.

UNTERSUCHUNGSMETHODEN

Erkrankungen der Bauchspeicheldrüse werden mit Hilfe von *Ultraschall*-Untersuchungen des Bauches, Messungen der Werte der Pankreasenzyme im Blut oder im Zwölffingerdarm sowie durch eine endoskopische Untersuchung der Bauchspeicheldrüse (s. *ERCP*) diagnostiziert.

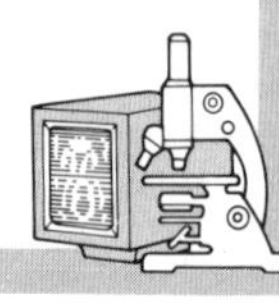

sowie zu einer *Malabsorption*, bei der *Pankreatin* (ein dünndarmwirksames Enzym) oral verabreicht wird.

Pankreatin

(z.B. *Pankreon®*)

Präparat zur oralen Verabreichung von Verdauungs*enzymen*, die aus den Bauchspeicheldrüsen von Schweinen gewonnen werden. P. wird zum Ausgleich eines Mangels an diesen Enzymen verwendet, um so eine *Malabsorption* von Fetten, Kohlenhydraten und Proteinen zu verhindern. Die Einnahme von P. kann nach einer *Pankreatektomie* oder bei Erkrankungen der Bauchspeicheldrüse erforderlich sein, z.B. einer chronischen *Pankreatitis*, einem Krebs der Bauchspeicheldrüse (s. *Pankreaskarzinom*) oder einer *zystischen Fibrose*.

Pankreatitis

Akute oder chronische Entzündung der *Bauchspeicheldrüse*. Die Auswirkungen der akuten P. sind weniger zerstörend, Rückfälle jedoch möglich. Die chronische P. verursacht durch die Bildung von fibrösem Narbengewebe eine dauerhafte Schädigung der Bauchspeicheldrüse.

URSACHEN

Die Hauptursachen der akuten P. sind Alkoholmißbrauch und *Gallensteine*. Seltener ist sie auf eine Virusinfektion (wie *Mumps* oder *Hepatitis*), eine Verletzung (z.B. einen kräftigen Schlag in den Bauch), eine Gallenoperation oder bestimmte Arzneimittel (wie etwa *Diuretika* und *Sulfonamide*) zurückzuführen.

Die chronische P. ist meist durch Alkoholmißbrauch bedingt. In seltenen Fällen tritt die chronische P. in Verbindung mit *Hyperlipidämien* (einer Gruppe von Krankheiten, bei denen der Fettgehalt des Blutes erhöht ist) oder mit *Hämochromatose* (einer Krankheit, bei der zuviel Eisen im Organismus gespeichert wird) auf. Die chronische P. kann – jedoch selten – auch erblich bedingt sein oder sich aus einer schweren akuten P. entwickeln.

SYMPTOME UND DIAGNOSE

Die akute P. ist mit plötzlich auftretenden, starken Schmerzen im Oberbauch verbunden, oft einhergehend mit Übelkeit und Erbrechen. In vielen Fällen strahlen die Schmerzen zum Rücken aus. Bei akuter P. verstärken sich die Schmerzen meist bei Bewegung, während sie im Sitzen nachlassen. Während eines Anfalls, der gewöhnlich etwa 48 Stunden dauert, werden Verdauungsenzyme aus der Bauchspeicheldrüse direkt ins Blut freigesetzt; die gemessenen Werte dieser Enzyme sind ein wesentliches Element der Diagnostik. Ebenso können *Ultraschall-Diagnostik* oder *Computertomographie* eingesetzt werden.

Bei der chronischen P. zeigen sich gewöhnlich dieselben Symptome wie bei der akuten P., die Schmerzen können jedoch von einigen Stunden bis zu mehreren Tagen anhalten, und mit Fortschreiten der Krankheit werden die Anfälle häufiger. Manchmal treten jedoch keine Schmerzen auf, die Hauptsymptome sind *Malabsorption* (aufgrund eines Mangels an Pankreasenzymen) oder *Diabetes mellitus* (aufgrund einer ungenügenden Produktion von *Insulin* in der Bauchspeicheldrüse). Für die Diagnose einer chronischen P. ist das Messen der Pankreasenzymwerte im Blut wenig hilfreich, dagegen kann die Bestimmung dieser Enzyme im Zwölffingerdarm mit Hilfe eines dünnen, durch den Magen eingeführten Röhrchens aussagekräftig sein. Die gängigen diagnostischen Mittel sind die *Röntgen*untersuchung oder die *Computertomographie* des Oberbauches, neben der endoskopischen Untersuchung der Ausführungsgänge der Bauchspeicheldrüse (s. *ERCP*), die darüber Aufschluß gibt, wieweit das Gewebe geschädigt ist.

KOMPLIKATIONEN

Wenn bei einer akuten P. die Bauchspeicheldrüse stark geschädigt ist, können *Hypotonie* (zu niedriger Blutdruck), *Herzinsuffizienz*, *Nierenversagen* und *Aszites* (Flüssigkeitsansammlung im Bauch) auftreten. In manchen Fällen bilden sich Zysten oder Abszesse im befallenen Gewebe.

Auch bei der chronischen P. kann es zu Aszites und zur Bildung von Zysten kommen. Andere mögliche Komplikationen sind eine Blockierung des Gallenhauptganges (s. *Gallengangsverschluß*), *Diabetes mellitus* und Blutgerinnsel in der Milzvene, die Blut aus der Milz und den Pankreasvenen zum Herzen zurückführt.

THERAPIE

Für die akute P. gibt es kein spezifisches Heilmittel. Die Therapie stützt sich auf *Analgetika* zur Schmerzlinderung und die *intravenöse Infusion* von Flüssigkeiten und Salzen. Erkrankte dürfen keine feste oder flüssige Nahrung zu sich nehmen, da dies die Tätigkeit der Bauchspeicheldrüse anregen und die Symptome verschlimmern würde. Rückfälle lassen sich bisweilen durch die Behandlung der Grundursache vermeiden. Gelegentlich muß ein operativer Eingriff vorgenommen werden, um Teile der Bauchspeicheldrüse (s. *Pankreatektomie*) oder Gallensteine zu entfernen.

Die Therapie der chronischen P. besteht in der Linderung der Schmerzen, der Einstellung von Diabetes mellitus mit Insulin und der Verabreichung von *Pankreatin* (einem Präparat mit Pankreasenzymen). In manchen Fällen ist eine Pankreatektomie erforderlich, um die Schmerzen zu erleichtern.

Pankreatographie

Bildgebende Darstellung der Bauchspeicheldrüse oder ihrer Gänge. Die angewandten Techniken sind *Computertomographie*, *Ultraschall-* oder *Röntgendiagnostik* nach Injektion eines strahlenundurchlässigen Kontrastmittels in die Pankreasgänge im Rahmen einer explorativen Operation oder mittels eines Endoskops (s. *ERCP*).

Pap-Abstrich

s. *Portiosmear*

Papageienkrankheit

Gebräuchlicher Name für *Psittakose*.

Papain

Proteolytisches, bis zu den Aminosäuren abbauendes Enzym, das aus dem Milchsaft des Melonenbaumes, Carica papaya, gewonnen wird. P. baut Eiweißmoleküle ab und wird zur Entfernung von abgestorbenem Gewebe in Wunden verwendet (enzymatische Wundreinigung). Außerdem findet es Anwendung zur Chemonukleolyse (Injektion des Enzyms in die Bandscheibe bei einem Bandscheibenvorfall).

P. ist in verschiedenen Magen-Darm-wirksamen Präparaten enthalten (z.B. Enzynorm ®). Gelegentlich wird es auch als Wurmmittel angewendet.

Papel

Solides, leicht erhabenes Hautknötchen. P. n sind im Durchmesser meist kleiner als 0,5 cm, können erhaben oder flach sein und eine glatte oder warzenförmige Oberfläche von gleicher oder anderer Farbe wie die umgebende Haut haben. P.n sind die ersten Anzeichen bei vielen Hauterkrankungen, darunter auch *Akne* und *Lichen planus*.

Papille

Kleine, warzenförmige Erhebung auf der Oberfläche eines Gewebes, wie z.B. die Papilla mammae (Brustwarze) und die Zungenpapillen (die zahlreichen Erhebungen auf der Zungenoberfläche, die vereinzelt mit Geschmacksknospen versehen sind).

Papillenödem

Schwellung der Sehnervenpapille am Anfang des Sehnervs, auch Stauungspapille genannt, die sich bei Untersuchung mit einem *Ophthalmoskop* erkennen läßt. Ein P. ist meist ein Anzeichen für einen gefährlichen Druckanstieg der *Gehirnflüssigkeit* im Schädel, der manchmal durch einen Hirntumor verursacht wird. Ein P. kann auch durch eine Störung hervorgerufen werden, die den Nerv direkt betrifft, etwa eine Schädigung durch eine Stauung der Blutzufuhr. Das P. kann eine *Optikusatrophie* zur Folge haben.

Papillom

Meist gutartige Wucherung, oft warzenähnlich, die sich auf dem *Epithel* (der Zellschicht, aus der die Außenschicht der Haut und die Schleimhäute bestehen, mit denen die meisten Hohlorgane des Körpers ausgekleidet sind) bildet. Zwar können P.e überall im Körper aus Epithelgewebe hervorwachsen, sie entstehen jedoch am häufigsten auf der Haut, der Zunge, dem Kehlkopf, im Harn- und Verdauungstrakt.

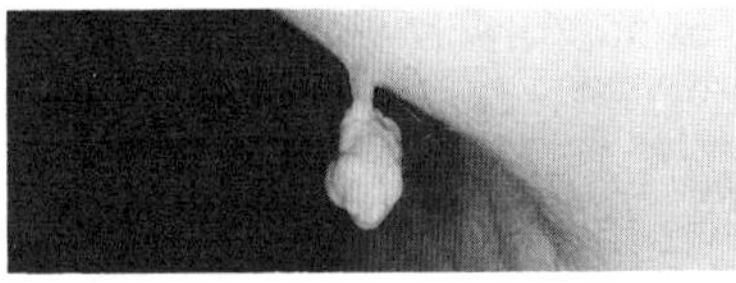

Hautpapillom
Diese harmlose Wucherung tritt häufig bei älteren Menschen auf. Der Arzt kann sie leicht in Höhe der Haut kappen und den Ansatz veröden.

Papilloma venereum

s. *Feigwarze*

Par-/para-

Vorsilbe bzw. Wortteil mit verschiedenen Bedeutungen: "neben" oder "hinter" wie bei den Glandulae parathyreoideae, den Nebenschilddrüsen oder Epithelkörperchen (die seitlich hinter der Schilddrüse liegen); "artverwandt" oder "ähnlich" wie z.B. bei Paratyphus (eine Typhus-ähnliche Krankheit); "fehlerhaft" oder "abweichend vom Normalen" wie z.B. bei Parästhesie (anomale Empfindung).

Para-Aminosalizylsäure

(Abk. PAS) Arzneimittel, das früher häufig zur Therapie von *Tuberkulose* verwendet wurde. Es ist weitgehend durch andere Medikamente ersetzt worden.

Paracetamol

(z.B. *Benuron* ®)

Analgetikum (Schmerzmittel). P. wird zur Behandlung von leichteren Schmerzen (z.B. Kopfschmerzen oder Zahnschmerzen) und zum Senken von Fieber verwendet. Es findet seit 1955 breite Anwendung.

Im Gegensatz zu *Aspirin* verursacht P. keine Magenreizungen oder -blutungen und ist deshalb geeignet für Menschen, die an *Ulcus pepticum* leiden oder Aspirin nicht vertragen. P. kann gefahrlos zur Therapie bei Kindern verabreicht werden, für die es in Form von Sirup und Suppositorien erhältlich ist. P. hat jedoch keine entzündungshemmende Wirkung und ist somit zur Behandlung von Verletzungen der Weichteile, wie Muskeln und Bänder, nicht geeignet.

MÖGLICHE NEBENWIRKUNGEN

Bei normaler Dosierung verursacht P. nur selten Übelkeit oder Hautausschlag.

Paraffinom

Geschwulst unter der Haut, verursacht durch eine langfristige Einwirkung von

Paraffin. Bei Einatmen von Paraffin, was etwa bei der Einnahme von flüssigem Paraffin als Abführmittel passiert, können P.e in der Lunge entstehen. Paraffinome traten früher als seltene Nebenwirkung bei der Mammaplastik zur Vergrößerung der Brust auf, als noch Paraffin statt Silikon für diese Operation verwendet wurde.

Paraganglion

s. *Glomus caroticum*

Paralyse

Lähmung; Vollständiger oder teilweiser Verlust der Bewegungskontrolle, bedingt durch den Ausfall eines oder mehrerer Muskeln, die nicht mehr angespannt (kontrahiert) werden können. Muskelschwäche wird meist als *Parese* bezeichnet. Die P. kann vorübergehend auftreten oder ein Dauerzustand sein. In jedem Muskeltyp – in den Gesichtsmuskeln ebenso wie in den großen Muskeln des Bewegungsapparates – ist das Auftreten von P.erscheinungen möglich. Manchmal ist der Bewegungsverlust von Empfindlichkeitsverlust begleitet.

ARTEN

P. einer Körperhälfte bezeichnet man als *Hemiplegie*, P. aller vier Gliedmaßen und des Rumpfes als *Quadriplegie*. Unter *Paraplegie* versteht man die P. beider Beine und – in manchen Fällen – auch eines Rumpfabschnitts. Der Ausdruck *Lähmung* für diesen Zustand ist obsolet; er wird aber in manchen Krankheitsbezeichnungen, wie z.B. *zerebraler Kinderlähmung*, immer noch verwendet.

Durch P. wird der Muskel entweder kraftlos und schlaff, oder er verkrampft sich; in diesem Fall ist der betroffene Körperteil hart und steif.

URSACHEN

Die Muskeln, die Bewegungen ausführen, werden von Impulsen aus den motorischen Steuerzentren der Hirnrinde erregt. Diese Impulse gelangen über das Rückenmark und periphere Nerven zu den Muskeln. Jede Schädigung dieser Nervenbahnen, aber auch eine Muskelkrankheit, kann eine P. auslösen.

Erkrankungen des Gehirns

Eine häufige P.ursache ist ein *Schlaganfall*, bei dem eine Blutung aus oder ein Gerinnsel in einem der Hirnblutgefäße Schaden in der von diesem Blutgefäß versorgten Region anrichtet. Da sich die motorischen Nerven im Hirnstamm kreuzen, tritt die P. in der jeweils anderen Körperhälfte auf; d.h. bei Schädigung der linken Hirnhälfte auf der rechten Körperseite.

Eine Hemiplegie ist die Folge verschiedener Krankheiten, die die für die Motorik zuständige Hirnregion schädigen, unter anderem *Hirntumor*, *Hirnabszeß*, *Hirnblutung*, *zerebrale Kinderlähmung* oder *Encephalitis*.

Manche Formen der Paralyse werden durch Schädigungen jener Bereiche des Nervensystems, die die Feinmotorik kontrollieren (wie das *Kleinhirn* und die *Basalganglien*), hervorgerufen. Die *Parkinson-Krankheit* ist die Folge eines Dopaminmangels in den Basalganglien.

Erkrankungen des Rückenmarks

Ein Wirbelbruch bei einem Verkehrsunfall kann das Rückenmark verletzen und zu einer Paralyse führen. Bei *Bandscheibenvorfall* oder *zervikaler Osteoarthritis* löst Druck auf das Rückenmark manchmal eine P. aus; betroffen sind davon nur Muskeln, die von Nerven unterhalb der Kompressionsstelle erregt werden.

Wirbelsäulenerkrankungen wie *Multiple Sklerose*, *Poliomyelitis*, *Myelitis*, *Friedreich-Ataxie*, *Meningitis* sowie *Vitamin-B_{12}*-Mangel haben manchmal ebenfalls eine P. zur Folge.

Periphere Nervenerkrankungen

Eine Gruppe von Krankheiten, die man als *Neuropathien* zusammenfaßt, schädigen die peripheren Nerven und lösen P.n unterschiedlichen Grades aus. Sie können ihrerseits durch so verschiedene Primärursachen wie *Diabetes mellitus*, Vitaminmangel, Lebererkrankungen, Krebs oder die toxische Wirkung bestimmter Medikamente oder Metalle (wie z.B. Blei) ausgelöst sein. Manche Neuropathien sind Erbkrankheiten. Eine Form von Neuropathie rührt von der Verletzung des *Plexus brachialis* her.

Muskelerkrankungen

Muskeldystrophie führt zu zunehmender Muskelschwäche bis hin zur P. Zeitweilige P. ist manchmal eine Begleiterscheinung bei *Myasthenia gravis*.

THERAPIE

Die Behandlung hängt von der jeweiligen Ursache ab. Mit *Physiotherapie* verhindert man, daß sich die Gelenke in unnatürlichen Stellungen fixieren, was sowohl bei kurzfristiger als auch bei langfristiger P. wichtig ist. Wenn die P. nur kurze Zeit andauert (z.B. bei einem leichten *Schlaganfall*), zielt die Physiotherapie auf die Streckung und Kräftigung der Muskeln und Gelenke ab, damit der Patient seine Mobilität weitgehend wiedererlangt, sobald er sich erholt hat.

Gelähmte Patienten, die bettlägerig oder an den Rollstuhl gefesselt sind, brauchen unbedingt gewissenhafte Pflege, damit die Folgen längerdauernder *Immobilität* – wie z.B. Wundliegen, tiefe Venenthrombose, Harnwegsinfekte, Verstopfung und Atrophierung der Gliedmaßen (s. *Behinderung*) – sich nicht einstellen können.

Paralyse, periodische

Seltene, erbliche Krankheit, die in der Jugend auftritt. Typisch sind Phasen von Schwäche und Lähmung der Muskulatur der Extremitäten, die etwa alle sechs Wochen auftreten und von wenigen Minuten bis zu zwei Tagen dauern. Diese Phasen setzen häufig während der Nacht ein und führen zum Erwachen.

Die genaue Ursache der p.n P. ist unbekannt. In vielen Fällen weist das Blutbild niedrige Werte für Kalium (für normale Funktion der Muskeln erforderlich) auf. Anfälle werden oft durch die Aufnahme kohlenhydratreicher Nahrung ausgelöst.

Die Häufigkeit der Anfälle läßt sich durch eine reduzierte Aufnahme von Kohlenhydraten und durch die Gabe von *Acetazolamid* oder kaliumsparenden *Diuretika* verringern. Manchmal verkürzen sich die Phasen durch die Einnahme von Kalium oder durch leichte sportliche Betätigung bei den ersten Anzeichen von Muskelschwäche. Die Erkrankung klingt häufig ohne Therapie bis zum 30. Lebensjahr ab.

Paralytischer Ileus

Meist vorübergehende Lähmung der Darmwandmuskeln. Der Darminhalt kann nicht weiterbefördert werden, es kommt zu einem Darmverschluß. Ein p.I. kann nach einer Bauchoperation auftreten, aber auch durch eine schwere Bauchverletzung, *Peritonitis*, (Entzündung des Bauchfells), innere Blutungen, akute *Pankreatitis* (Entzündung der Bauchspeicheldrüse) oder eine Störung der Blutversorgung und der Innervation des Darms verursacht sein..

Die Symptome bei einem p.n I. sind ein aufgetriebener Bauch, Erbrechen und fehlender Stuhlgang. Durch Absaugen des Darminhalts mittels einer Kanüle, die durch die Nase oder den Mund in den Magen oder Darm eingeführt wird, und durch Deckung des Flüssigkeitsbedarfs mittels *intravenöser Infusion* (Dauertropfinfusion) wird die Erkrankung meist erfolgreich behandelt.

Paranoia

Psychiatrische Störung, deren Hauptcharakteristikum in dem *Wahn* (einer objektiv falschen Idee, die durch logische Argumente nicht beeinflußbar ist) besteht, daß Menschen oder Ereignisse in besonderer Weise mit der eigenen Person verbunden sind. Im Volksmund wird P. zur Bezeichnung von Verfolgungswahn verwendet.

Menschen, die an P. leiden, errichten allmählich ein komplexes Ideengebäude, das auf der Auslegung zufälliger Bemerkungen oder Ereignisse beruht. Typische Themen sind Verfolgung, Eifersucht (s. *Eifersuchtswahn*), Liebe und Größenwahn (Überzeugung von der eigenen herausragenden Stellung und Überlegenheit).

FORMEN UND URSACHEN

Chronische P. kann von einer Hirnschädigung oder von Alkohol- und Amphetaminmißbrauch, *Schizophrenie* oder einer *manisch-depressiven Erkrankung* herrühren. Besonders anfällig für P. sind Menschen mit einer paranoiden *Persönlichkeitsstörung* und mißtrauische, übersensible Menschen, die wenig Emotionen zeigen.

Akute P., die weniger als sechs Monate dauert, kann bei Menschen auftreten, die in ihrem Umfeld radikale Veränderungen erlebt haben, z.B. Immigranten, Flüchtlinge oder Personen, die zum ersten Mal von zu Hause fort sind.

Bei der übermittelten P. (s. *Folie à deux*) entsteht der Wahn in Folge einer engen Beziehung zu jemandem, der bereits an einem Wahn leidet.

SYMPTOME

Gefühle und Handlungsweisen eines paranoiden Menschen erscheinen häufig insofern normal, als sie in sich logisch geschlossen wirken. Von gelegentlichen *Halluzinationen* abgesehen, treten in der Regel keine anderen Symptome einer Geisteskrankheit auf. Im Lauf der Zeit kann sich jedoch eine zunehmende Veränderung hin zu schwierigen und exzentrischen Verhaltensweisen mit Aggressivität, Mißtrauen und sozialer Isolation einstellen.

Paranoide Menschen halten sich selbst nur selten für krank, eine Therapie erfolgt meist erst auf Veranlassung von Verwandten oder Freunden.

THERAPIE UND PROGNOSE

Wird eine akute Erkrankung frühzeitig mit *Neuroleptika* behandelt, ist die Prognose gut. Bei einer schon lange bestehenden P. ist der Wahn gewöhnlich fest etabliert, kann jedoch durch Neuroleptika weniger auffällig werden.

Paraparese

Teilweise *Lähmung* oder Schwäche beider Beine, manchmal auch eines Teils des Rumpfes. Ursache ist eine Erkrankung oder Verletzung des Nervensystems.

Paraphilie

s. *Perversion*

Paraphimose

Abschnürung des *Penis* hinter der Eichel durch die zurückgestreifte, verengte Vorhaut mit Schwellung und Schmerzen. P. tritt häufig als Komplikation bei einer *Phimose* (abnorm enger Vorhaut) auf.

Meist kann die Vorhaut mit der Hand wieder in ihre normale Position gebracht werden. Die Schwellung der Eichel läßt sich durch Auflegen eines Eisbeutels und anschließendes Zusammendrücken der Eichel verringern. Falls sich die Vorhaut nicht zurückschieben läßt, kann eine Injektion oder eine Operation mit einem Einschnitt der Vorhaut erforderlich sein. Erneutes Auftreten wird gewöhnlich durch eine *Zirkumzision* (operative Entfernung der Vorhaut) verhindert.

Paraplegie

Schwäche oder *Lähmung* beider Beine, manchmal auch eines Teils des Rumpfes (oder beider Arme), häufig mit Empfindungsverlust und Ausfall der Kontrolle der Harnentleerung.

P. wird durch eine Verletzung von *Hirn-* oder Rückenmarksnerven verursacht, häufig durch einen Auto-, Motorrad- oder Sportunfall, Sturz oder eine Schußverletzung. Unter den Betroffenen sind doppelt so viele Männer wie Frauen, am häufigsten 19- bis 35jährige betroffen.

Parapsychologie

Zweig der *Psychologie*, der sich mit Erlebnissen und Ereignissen beschäftigt, die sich wissenschaftlich nicht erklären lassen. Solche paranormalen Phänomene sind etwa Telepathie (die außersinnliche Gedankenübertragung von einem Menschen zu einem anderen), Psychokinese (das Bewegen materieller Objekte nur durch Gedankenvorgänge), Hellsehen (die Fähigkeit, Dinge aus einer gewissen Entfernung ohne Hilfe der Augen zu sehen) und Präkognition (die Fähigkeit, Zukünftiges vorauszusehen). All dies sind Formen der übersinnlichen Wahrnehmung.

Viele paranormale Erfahrungen lassen sich wahrscheinlich durch eine zugrundeliegende geistige Störung erklären. Die Gedankenübertragung (mit dem Eindruck, daß andere Menschen die eigenen Gedanken hören können) ist ein verbreitetes Symptom bei der *Schizophrenie*. Andere scheinbar paranormale Erfahrungen beruhen auf Zufall, Selbsttäuschung oder auch Betrug (s.a. *Gesundbeten*).

Paraquat

Giftiges Kontaktherbizid (Unkrautvernichtungsmittel). In den allgemein erhältlichen Formen ist P. beinahe unschädlich, werden jedoch konzentrierte Lösungen, wie sie in der Landwirtschaft verwendet werden, geschluckt, eingeatmet oder über die Haut aufgenommen, kann dies unter Umständen zu tödlichen Vergiftungen führen.

Das Hauptsymptom einer P.-Vergiftung sind Atembeschwerden. In schweren Fällen kann es zu einem Atemstillstand sowie zu einer akuten oder fortschreitenden Schädigung der Lunge und zu Nierenversagen mit tödlichem Ausgang kommen.

Manchmal ist Marihuana mit P. verseucht. Wird dies geraucht, können einzelne oder alle der folgenden Symptome auftreten: Augenbrennen, eine brennende Empfindung in Mund und Rachen, Erbrechen sowie Geschwüre im Mund.

THERAPIE

Steht fest oder besteht der Verdacht, daß eine P.-Vergiftung vorliegt, sollte man unverzüglich ärztliche Hilfe in Anspruch nehmen. Als Erste-Hilfe-Maßnahme müssen die Patienten zur Einnahme von medizinischer Kohle veranlaßt werden, die P. neutralisiert. Zur medizinischen Behandlung kann auch eine *Hämodialyse* (Entfernung toxischer Substanzen aus dem Blut, s. *Dialyse*) erfolgen sowie weitere Notversorgungsmaßnahmen, um die Chemikalie aus dem Körper zu entfernen.

Wenn die Augen oder die Haut mit P. in Berührung kamen, sollten sie mit viel Wasser gespült werden.

Parasit

Jeder Organismus, der in oder auf einem anderen Lebewesen lebt und daraus seinen Nutzen zum Nachteil des Wirts zieht. Als Schmarotzer ernährt sich der P. vom Blut oder vom Gewebe des Wirts oder von dessen Nahrung, wodurch er in der Lage ist, sich zu vermehren.

P.en können ständig oder nur für einzelne Stufen ihrer Entwicklung an ihren Wirt gebunden sein. Manche P.en rufen kaum Symptome hervor, andere verursachen Krankheitserscheinungen oder letztlich sogar den Tod ihres Wirts.

Zu den tierischen P.en, die den Menschen befallen, gehören verschiedene *Protozoen* (Einzeller), Würmer, *Trematoden*, *Blutegel*, *Läuse*, *Zecken* und *Milben*. Auch *Viren* und krankheitserregende *Pilze* und *Bakterien* sind im Grunde P.en. Manche Bakterienarten sind für ihren Wirt jedoch von Nutzen (z.B. um die Ausbreitung schädlicher Organismen zu verhindern) und deshalb, strenggenommen, keine P.en. (S.a. Kasten nächste Seite)

Parasitologie

Untersuchung und Lehre von Organismen, die andere Organismen als ihren Lebensraum benutzen (s. *Parasit*), insbesondere die Erforschung ihrer Entwicklungsphasen und Fortpflanzung, Mechanismen der Krankheitserregung sowie ihr Ansprechen auf medikamentöse und andere Behandlungsmethoden, um ihre Vermehrung zu verhindern. Zwar sind Viren und viele Arten von Bakterien

PARASITEN

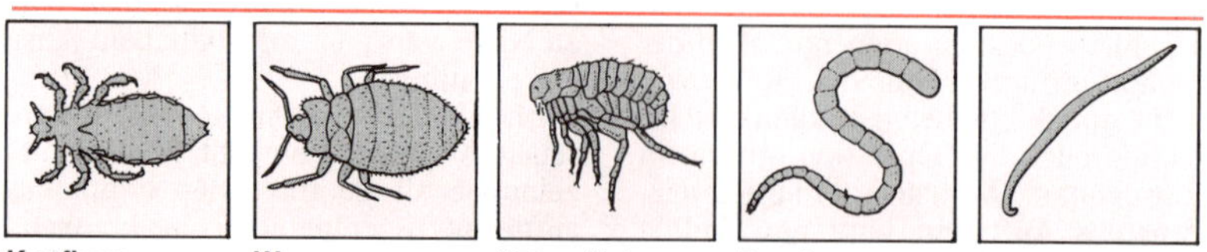

Kopflaus | Wanze | Katzenfloh | Bandwurm | Hakenwurm

EKTOPARASITEN (treten in der Haut bzw. auf der Körperoberfläche auf)

Häufige Arten	Was sie tun	Übertragungswege
Kopfläuse Zecken Wanzen Katzenflöhe Hundeflöhe Blutegel	Saugen das Blut ihres Wirtes.	Durch Kontakt mit anderen Menschen (Läuse, Krätzmilben, Wanzen), Tieren (Mikrospora, Zecken), Pflanzen (Zecken, Milben) oder Gewässern (Blutegel). Wanzen leben in den Wänden von Schlafzimmern oder in Matratzen und suchen den Menschen nachts heim. Katzen- und Hundeflöhe können auf den Menschen übergehen.
Krätzmilben	Bohren sich in die Haut ein.	
Dermatophyten	Vermehren sich in der Haut.	
Warzenviren		

ENDOPARASITEN (leben im Wirtskörper)

Häufige Arten	Was sie tun	Übertragungswege
Bandwürmer Trematoden Rundwürmer Madenwürmer Hakenwürmer	Geschlechtsreife Würmer leben im Darm des Menschen, in den Blutgefäßen oder den Gallengängen und legen Eier, die aus dem Körper ausgeschieden werden.	Durch den Verzehr von befallenem Fleisch, Verschlucken von Eiern mit Nahrungsmitteln, Verschmutzung der Hände mit Kot oder Kontakt mit infiziertem Wasser.
Verschiedene krankheitserregende Protozoen, Pilze, Bakterien und Viren	Die Organismen vermehren sich an der befallenen Stelle oder verbreiten sich im Körper und rufen Krankheitserscheinungen hervor.	Durch Einatmen, Übertragung durch Wasser oder Nahrungsmittel, Geschlechtsverkehr, infiziertes Blut oder andere Übertragungswege.

P

und Pilzen Parasiten, ihre Erforschung wird jedoch dem allgemeinen Bereich der *Mikrobiologie* zugeordnet.

Die medizinische P. befaßt sich vor allem mit den tierischen Parasiten, die Menschen befallen, insbesondere den Protozoen, Würmern, Trematoden und schmarotzenden Arthropoden (Insekten und anderen Gliederfüßlern) wie Läusen und Krätzmilben.

Parästhesie

Mißempfindung der Haut ohne Vorhandensein eines entsprechenden Reizes (s. *Akanthästhesie*).

Parasympathisches Nervensystem

(Vagus) Teil des *vegetativen Nervensystems*. Zusammen mit dem sympathischen Nervensystem regelt das p. N. die vom Willen unabhängigen Funktionen der Organe, Drüsen, Blutgefäße und anderer Körpergewebe.

Parasympatholytika

s. *Anticholinergika*

Parathion

(E 605) Organische Phosphatverbindung, die in der Landwirtschaft als Insektizid eingesetzt wird und für Menschen und Tiere hochgiftig ist. Vergiftungen können durch Aufnahme über die Haut (z.B. bei Arbeit in der Landwirtschaft), Einatmen oder Verschlucken erfolgen.

Vergiftungssymptome sind Übelkeit, Erbrechen, Bauchkrämpfe, Stuhl- und Harninkontinenz, gesteigerter Speichelfluß, starkes Schwitzen, verschwommenes Sehen, Kopfschmerzen, Verwirrtheit und Muskelzuckungen. Bei einer schweren Vergiftung können Atemnot, Palpitationen, Anfälle und Bewußtlosigkeit auftreten. Erfolgt keine Behandlung, kann eine P.-Vergiftung zum Tode führen.

THERAPIE

Bei oraler Aufnahme von P. besteht die Behandlung im Auslösen von Erbrechen oder im Ausspülen des Magens (s. *Gastrolavage*). Bei Hautresorption wird die vergiftete Person entkleidet, und die betroffenen Hautpartien werden sorgfältig gewaschen.

Um die Wirkung des Giftes zu kompensieren, kann *Atropin* injiziert werden. U.U. muß die Atmung des Vergifteten durch eine *Sauerstoffbehandlung* und/ oder *Beatmung* unterstützt werden.

Parathyreoidektomie

Operative Entfernung von *Epithelkörper*gewebe. Eine P. kann zur Behandlung eines *Hyperparathyreoidismus* (Überproduktion von Parathormon) erfolgen, wenn er durch ein *Adenom* (kleiner, gutartiger Tumor) eines Epithelkörperchens verursacht ist oder, seltener, durch eine generelle Vergrößerung oder einen Krebs der Epithelkörperchen.

Im Falle eines Adenoms ist meist nur eines der Epithelkörperchen betroffen, das entfernt werden muß. Wenn alle Epithelkörperchen vergrößert und überproduktiv sind, müssen möglicherweise alle bis auf eines, oder auch dieses teilweise entfernt werden. Die Entfernung des gesamten Gewebes der Epithelkörperchen führt zu *Hypoparathyreoidismus*, wodurch der Kalziumspiegel im Blut gefährlich sinkt, mit der möglichen Folge einer *Tetanie* (schmerzhafte, anfallartige Krämpfe).

Die Operation wird in Vollnarkose durchgeführt. Am Hals, kurz unter dem Adamsapfel, wird ein Schnitt gelegt. Ein Stückchen Gewebe, bei dem der Verdacht einer Anomalie besteht, wird entnommen und untersucht, um festzustellen, wieviel Gewebe der Epithelkörperchen entfernt werden soll. Nach der Entfernung dieses Gewebes wird der Schnitt mit einer Naht geschlossen.

Im allgemeinen dauert der Krankenhausaufenthalt bei einer P. weniger als eine Woche. Meist erfolgt eine völlige Genesung ohne Komplikationen, manche Patienten müssen jedoch wegen *Hypoparathyreoidismus* behandelt werden.

Paratyphus

Krankheit, die in den meisten Symptomen dem *Bauchtyphus* ähnelt, die aber von einem anderen Bakterium, der *SALMONELLA PARATYPHI*, verursacht wird und meist leichter verläuft. Die Verbreitung des Erregers ist ähnlich wie die des Typhus-Bakteriums, Dauerausscheider sind jedoch seltener.

Parazentese

Verfahren, bei dem eine Körperhöhle von außen mit einer Nadel eröffnet wird. Eine P. wird zur Entnahme von Flüssigkeitsproben, zur Druckminderung bei zu großer Flüssigkeitsmenge oder zum

Eintröpfeln von Arzneimitteln vorgenommen. Dies ist ein schnelles und relativ schmerzloses Verfahren, das fast immer in Lokalanästhesie durchgeführt wird.

Am häufigsten wird eine P. am Bauch vorgenommen, zur Unterstützung der Diagnose bei *Aszites*, bei der sich Flüssigkeit in der Bauchhöhle ansammelt. Auch am Thorax wird das Verfahren häufig angewendet sowie manchmal an anderen Körperstellen, wie dem Herzbeutel oder dem Hodensack.

Parenchym

Zellen, die einem Organ seine Funktion verleihen; im Gegensatz zu Stroma = Bindegewebe innerhalb eines Organs. Auch die Organkapsel zählt zum Stroma.

Parenteral

Begriff, der die Verabreichung von Medikamenten oder sonstigen Substanzen unter Umgehung des Magen-Darm-Trakts bezeichnet. Beispiele für p.e Verabreichungswege sind die intravenöse, intramuskuläre und intrakutane Injektion oder das Einbringen von Medikamenten in die Vagina über ein Pessar.

Parese

Partielle Lähmung oder Schwäche eines oder mehrerer Muskeln.

Parietal

(a) Eine Körperhöhlen-, Organ- oder Gefäßwand betreffend oder dort gelegen; Beispiele sind das parietale Bauchfell (die Membran, die die Wände des Abdomens und des Beckens sowie die Unterseite des Zwerchfells bedeckt).
(b) Die Scheitelbeine (Os parietale) und die Scheitellappen des Gehirns (Lobus parietalis) betreffend.

Parkinsonismus

Neurologische Störung, die durch maskenhaft starren Gesichtsausdruck, *Rigor* und langsame Bewegungen charakterisiert ist. Die häufigste Form ist die *Parkinson-Krankheit*, deren Ursache unbekannt ist.

Zu den bekannten Ursachen des P. gehören *Psychopharmaka*, die seltene *Encephalitis lethargica*, *Kohlenmonoxid*-Vergiftung, das *zerebrovaskuläre Ereignis* und der Mißbrauch bestimmter *Designer-Drogen*.

Parkinson-Krankheit

Neurologische Störung, die Muskelzittern, -steifheit und -schwäche hervorruft. Die typischen Anzeichen der P.-K. sind Zittern, starre Haltung, langsame Bewegungen und ein schlurfender, unsicherer Gang.

URSACHEN UND AUFTRETEN

Die P.-K. wird durch eine Degeneration oder Schädigung von Nervenzellen innerhalb der *Basalganglien* im Gehirn hervorgerufen. Die Auswirkungen auf Muskelspannung und -bewegung zeigt die Abbildung unten.

Etwa einer von 200 Menschen leidet an der Parkinson-Krankheit. Sie befällt vor allem ältere Menschen und ist bei Männern häufiger als bei Frauen. Sie kommt bei Rauchern weniger häufig vor als bei Nichtrauchern.

SYMPTOME UND ANZEICHEN

Die Krankheit beginnt gewöhnlich als leichtes Zittern einer Hand, eines Arms oder Beins. In den Frühstadien ist das Zittern am schlimmsten, wenn die Hand oder die Gliedmaßen ruhen (Ruhetremor); wenn sie gebraucht werden, hört das Schütteln praktisch auf.

Später wirkt sich die Krankheit auf beide Körperhälften aus und ruft Steifheit, Schwäche und Zittern der Muskeln hervor. Zu den Symptomen gehört ein steifer, schlurfender, unsicherer Gang,

URSACHE DER PARKINSON-KRANKHEIT

Diese Störung beruht auf der Schädigung (Auslöser unbekannt) der Basalganglien (Gruppe von Nervenzellen im Gehirn). Die Auswirkungen der Parkinson-Krankheit auf die Körperfunktionen zeigt folgende Abbildung.

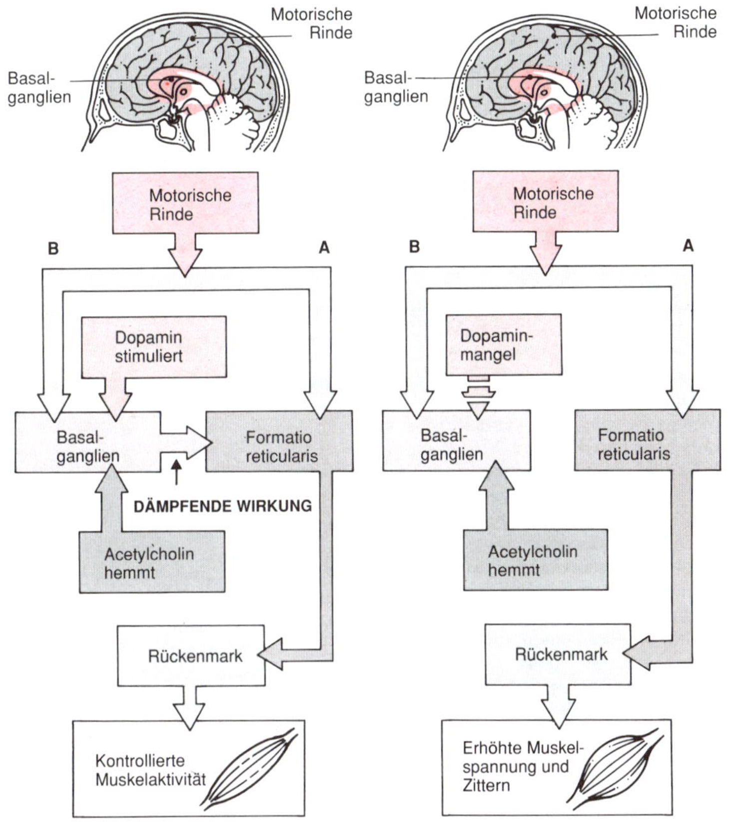

Gesunder Zustand
Bei Bewegung laufen Signale von der Großhirnrinde über die Formatio reticularis und das Rückenmark (Bahn A) zu den Muskeln, die sich zusammenziehen. Andere Signale laufen über Bahn B zu den Basalganglien; diese dämpfen die Signale in Bahn A und reduzieren den Muskeltonus, so daß die Bewegungen nicht ruckartig sind. Dopamin, ein in den Basalganglien gebildeter Neurotransmitter, ist für diese dämpfende Wirkung erforderlich. Ein anderer Transmitter, Acetylcholin, hemmt die dämpfende Wirkung.

Parkinson-Krankheit
Bei der Parkinson-Krankheit führt die Entartung eines Teils der Basalganglien zu Dopaminmangel in diesem Teil des Gehirns. So werden die Basalganglien daran gehindert, die Nervenbahnen zu beeinflussen, die die Muskelkontraktion regeln. Folglich ist die Muskelspannung zu hoch, und es kommt zu Zittern, Starrheit der Gelenke und langsamen Bewegungen. Durch medikamentöse Therapie wird meist der Dopaminpegel im Gehirn erhöht oder der Wirkung von Acetylcholin entgegengewirkt.

der zu unkontrollierbaren, winzigen und eiligen Schritten werden kann; ständiges Zittern der Hände, das im Ruhezustand ausgeprägter ist und manchmal mit Schütteln des Kopfes einhergeht; eine ständig gebeugte, steife Haltung und ein starrer Gesichtsausdruck, der keinerlei Reaktion zeigt. Essen, Waschen, Anziehen und andere alltägliche Handlungen sind nur noch unter Schwierigkeiten möglich.

Auf den Intellekt wirkt sich die Krankheit erst im Spätstadium aus, wenngleich die Sprache langsam und stockend werden kann; die Handschrift wird gewöhnlich sehr klein. Es kommt häufig zu Depressionen.

THERAPIE

Zwar ist die P.-K. unheilbar, aber man kann für die Erkrankten viel tun, um ihre psychische Verfassung und ihre Beweglichkeit durch Krankengymnastik, Ermutigung und spezielle Hilfen zu Hause zu verbessern. Es gibt Organisationen, die den Betroffenen und ihren Familien Rat und Hilfe anbieten. In den Frühstadien ist gewöhnlich keine andere Therapie erforderlich.

Später erfolgt eine Therapie mit Medikamenten, welche die Symptome abschwächen, die Degeneration der Gehirnzellen jedoch nicht zum Stillstand bringen können. Eine solche Therapie ist häufig komplex, weil unter Umständen verschiedene Arten von Medikamenten in unterschiedlichen Kombinationen verabreicht werden müssen.

Levodopa (z.B. Dopaflex® +), das der Körper in *Dopamin* umwandelt, ist gewöhnlich das wirksamste Medikament und wird häufig zuerst ausprobiert. Die günstigen Wirkungen von Levodopa lassen oft ganz plötzlich nach; dann muß unter Umständen ein anderes Medikament verabreicht werden; normalerweise kann Levodopa nach einigen Wochen mit Erfolg erneut verabreicht werden.

Zu den Medikamenten, die in Verbindung mit – oder als Ersatz für – Levodopa verwendet werden, gehören *Bromocriptin* (z.B. Pravidel® + und *Amantadin* (z.B. PK-Merz® +). Andere Medikamente, z.B. *Anticholinergika*, können spezifische Symptome wie Zittern wirksam bekämpfen.

In manchen Fällen kann eine Gehirnoperation das Zittern und die Steifheit vermindern. Diese Operation kommt nur bei relativ jungen, aktiven Betroffenen in Frage, die ansonsten bei guter Gesundheit sind und bei denen die Krankheit noch im Frühstadium ist.

PROGNOSE

Ohne Behandlung schreitet die Krankheit über 10 bis 15 Jahre fort und führt zu ernster Schwäche und Behinderung. Durch moderne medikamentöse Therapie können die Symptome der P.-K. jedoch wesentlich gemindert und so die Lebensqualität der Betroffenen erheblich verbessert werden. Etwa ein Drittel aller Patienten zeigt am Ende Anzeichen von *Demenz*.

Derzeit werden Experimente durchgeführt, bei denen dopaminproduzierendes Gewebe transplantiert wird, entweder aus der Nebenniere des Patienten oder Gehirngewebe, das von nicht ausgetragenen Feten stammt. Die Resultate waren bislang sehr unterschiedlich. Nur einige wenige Chirurgen behaupten, daß die Transplantation bei ihren Patienten eine substantielle Verbesserung bewirkt hat.

Parodontalbehandlung

s. *Kürettage, dentale*

Parodontaler Abszeß

s. *Zahnabszeß*

Parodontalerkrankung

Erkrankung des *Parodontiums* (*F.* für den Zahnhalteapparat; die Gewebe, die die Zahnwurzeln umgeben und stützen). Die häufigste Form der P. ist die chronische *Gingivitis* (Zahnfleischentzündung), die ohne Behandlung zu *Parodontitis* führt (Entzündung der Zahn*wurzelhaut* und Erosion des Knochens, der die Zähne hält).

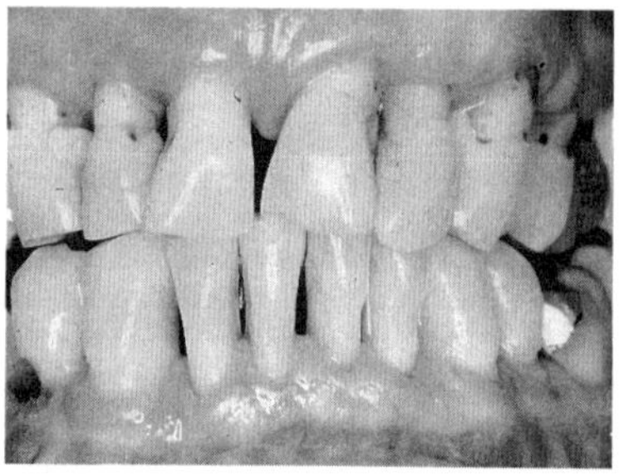

Parodontalerkrankung
Das Zahnfleisch ist entzündet und zurückgegangen. Viele Zähne sind an der Basis erodiert; darüber hinaus können die Zahnhälse kariös sein.

Parodontitis

Entzündung des *Parodontiums* (des Zahnhalteapparats). Es gibt zwei Formen. Die P. apicalis ist eine Komplikation vernachlässigter *Zahnkaries* und befällt die Umgebung einer Wurzelspitze.

Chronische P. ist eine Komplikation unbehandelter *Gingivitis* (Zahnfleischentzündung). Diese Form betrifft das gesamte Parodontium und ist die häufigste Ursache von Zahnverlust bei Erwachsenen.

URSACHEN

Wenn Zahnkaries nicht behandelt wird, werden der Zahnschmelz und das Zahnbein (Dentin) darunter schließlich zerstört, Bakterien können in das knöcherne Zahnfach eindringen. Von dort aus breiten sich die Bakterien bis an die Wurzelspitze und das umgebende Gewebe aus und führen manchmal zur Bildung von *Zahnabszessen*, Zahngranulomen oder Zahn*zysten*.

Wenn Gingivitis, die gewöhnlich die Folge mangelnder *Mundhygiene* ist, vernachlässigt wird, führt dies zur Schädigung des entzündeten Zahnfleischgewebes am Zahnhals, zwischen Zahnfleisch und Zähnen bilden sich Taschen. *Zahnbelag* (ein klebriger Überzug aus Schleim, Speiseresten und Bakterien) und Zahnstein (eine harte, mineralisierte Schicht, die sich aus Zahnbelag und Speichel bildet) sammeln sich dann in diesen Taschen. Die Bakterien in Zahnbelag und Zahnstein greifen das Parodontium an, verursachen eine Entzündung und führen dazu, daß es sich von den Zähnen löst. Auch zerfressen diese Bakterien schließlich den Knochen, der die Zähne umgibt. Mit der Zeit lockern sich die Zähne im Zahnfach und fallen aus.

SYMPTOME UND ANZEICHEN

Die P. apicalis kann mit lokalisierten Zahnschmerzen einhergehen, vor allem beim Zubeißen. Ein Abszeß kann zur Zerstörung des Knochens und der Haltefasern führen und dadurch bewirken, daß sich der Zahn lockert; eine große Zahnzyste kann eine sichtbare Schwellung des Kiefers bewirken.

Bei chronischer P. sind die Anzeichen von Gingivitis vorhanden (rotes, weiches, glänzendes, empfindliches Zahnfleisch, das leicht blutet), zusammen mit einem unangenehmen Geschmack im Mund und Mundgeruch. Die Taschen im Zahnfleisch vertiefen sich und legen allmählich den empfindlichen Wurzelzement frei. Sie verursachen dadurch Schmerzen beim Verzehr von heißen, kalten oder süßen Speisen oder Flüssigkeiten.

Mitunter kommt es zu Eiterabsonderungen aus dem Zahnfleisch oder einem Zahnfleischabszeß (s. *Zahnabszeß*); in fortgeschrittenen Stadien chronischer P. kann es zum Knochenschwund und zur Lockerung der Zähne kommen.

DIAGNOSE

Bei P. apicalis findet der Zahnarzt gewöhnlich einen tiefen Hohlraum unter einer Füllung, und Zahn*röntgen*bilder können die Zerstörung des Knochens um die Wurzelspitze herum zeigen.

Das Ausmaß chronischer Parodontalerkrankungen wird durch Messen der Tiefe der Zahnfleischtaschen festgestellt und durch Röntgenaufnahmen, mit denen das Ausmaß des Knochenschwundes bestimmt wird.

THERAPIE

P. apicalis wird entweder behandelt, indem eine Drainage des Eiters durch den Wurzelkanal erfolgt und der Zahn anschließend gesäubert und gefüllt wird, oder, wenn der Zahn nicht erhalten werden kann, durch *Zahnextraktion*. Manchmal werden Zahnzysten oder eine große Granulationsgeschwulst chirurgisch entfernt. Auch eine Wurzelkanalbehandlung kann erforderlich sein.

Wenn chronische Parodontalerkrankungen noch kein fortgeschrittenes Stadium erreicht haben, kann regelmäßiges, sorgfältiges Säubern der Zähne die weitere Bildung von Zahnbelag und Zahnstein verhindern und so die Zerstörung des Gewebes, das die Zähne umgibt, zum Stillstand bringen. Der Zahnarzt entfernt vorhandenen Zahnbelag und Zahnstein und glättet in manchen Fällen die Wurzeln (man nennt dieses Verfahren Scaling).

In einigen Fällen kann eine *Gingivektomie* (operative Zahnfleischabtragung) notwendig sein, um die Zahnfleischtaschen zu verkleinern. Es kann eine Kürettage (s. *Kürettage, dentale*) ausgeführt werden, um das erkrankte Gewebe aus den Taschen zu entfernen, so daß sich das darunterliegende gesunde Gewebe wieder an den Zahn heften kann. Lose Zähne können mitunter durch Schienung (s. *Schienung, Zähne*) an festsitzenden befestigt werden.

Parodontitis marginalis superficialis

s. *Gingivitis*

Parodontium

Zahnhalteapparat, bestehend aus: Zement, Alveolenwand, *Wurzelhaut* (*Periodontium*, Desmodontium) und *Zahnfleisch* (Gingiva).

Parodontologie

Zweig der *Zahnmedizin*, der sich mit der Erforschung und Therapie von Krankheiten befaßt, die das *Parodontium* (den Zahnhalteapparat) betreffen, insbesondere mit *Gingivitis* (Zahnfleischentzündung) und *Parodontitis* (Entzündung des Parodontiums).

Ein Parodontologe macht bei der Diagnose häufig von *Zahnröntgenbildern* Gebrauch (um zu sehen, ob die Substanz der Kieferknochen, in die die Zähne eingebettet sind, geschädigt ist) und beschäftigt sich mit *präventiver Zahnheilkunde*. Zur Behandlung gehören *Zahnsteinentfernung*, *dentale Kürettage*, *Gingivektomie* und Glätten der Wurzeln (Entfernung des *Zahnsteins* von der Oberfläche der Zahnwurzeln).

Paronychie

Infektion des Nagelfalzes an der Basis oder Seite des Nagels. P. kann akut oder chronisch sein. Die akute Form wird gewöhnlich von Bakterien, die chronische P. meist von *CANDIDA ALBICANS* (einem Hefepilz) hervorgerufen.

Die Krankheit tritt vor allem bei Frauen auf – besonders denjenigen, die an Durchblutungsstörungen leiden und deren Arbeit häufige Berührung mit Wasser mit sich bringt. Anfällig für P. sind auch Menschen mit Hautkrankheiten, die den Nagelfalz betreffen.

Die Therapie erfolgt mit *Antimykotika* und *Antibiotika*. Es ist wichtig, die Hände so trocken wie möglich zu halten (durch Tragen von Gummihandschuhen bei nassen Arbeiten und durch gründliches Abtrocknen nach jedem Händewaschen). Bei Abszeßbildung kann chirurgische Drainage notwendig werden.

Parotis

s. *Ohrspeicheldrüse*

Parotitis epidemica

s. *Mumps*

Paroxysmus

Plötzlicher Anfall, Verschlechterung oder Wiederauftreten von Symptomen oder einer Krankheit; *Spasmus* oder *Iktus*.

Partus

s. *Geburt*

Parulis

s. *Zahnabszeß*

Pasteurisieren

Prozeß des Erhitzens von Nahrungsmitteln, vor allem Milch und Milchprodukten, um pathogene (krankheitserregende) Mikroorganismen zu zerstören und die Anzahl nichtpathogener Organismen zu reduzieren, als Schutz gegen Fäulnis und Gärung; benannt nach seinem Erfinder, dem französischen Wissenschaftler Louis Pasteur (1822-1895).

Für Milch sind die Bedingungen gesetzlich festgelegt. Zum partieweisen P. gehört, daß die Milch 30 Minuten lang auf eine Temperatur zwischen 62,8 und 65,6°C erhitzt wird. Bei kontinuierlichem P., bekannt als Hochtemperatur-Kurzzeit-Prozeß (HTKP), wird die Milch mindestens 15 Sekunden lang bei einer Temperatur von mindestens 71,7°C gehalten. Andere Lebensmittel wie z.B. Schinken können ebenfalls pasteurisiert werden, um sie haltbar zu machen.

Im allgemeinen wird P. dem Sterilisieren, das den Geschmack und die Konsistenz der Lebensmittel verändert, vorgezogen.

Patella

Kniescheibe, dreiseitiger abgeplatteter Knochen an der Vorderseite des Knies. Die P. ist als großes Sesambein in die Sehne des vierköpfigen Oberschenkelmuskels (*Quadrizeps*) eingeschaltet und verhindert, daß diese sog. Patellarsehne auf dem Gelenkknorpel schleift.

ANOMALIEN

Eine Verlagerung der P. ist entweder angeborenen, wie z.B. bei Unterentwicklung der Basis des Oberschenkelknochens (s. *Femur*), oder sie beruht auf einer Schlaffheit der Bänder, die das Knie stützen. Frakturen entstehen gewöhnlich durch einen Schlag oder Stoß direkt auf die P.

Entzündung und Rauheit an der Unterseite der P., die zu Schmerzen im Knie führen und sich beim Beugen des Knies oder beim Treppensteigen verschlimmern, werden von *Chondromalacia patellae* bei Jugendlichen und von *Arthritis* bei Erwachsenen hervorgerufen.

-pathie

Wortteil zur Bezeichnung einer Krankheit oder Störung, wie in Myopathie (Muskelerkrankung).

Patho-

Wortteil, der eine Beziehung zu Krankheit bezeichnet, wie in *pathogen* (krankheitserregend).

Pathogen

(Adjektiv) Bezeichnung für Erreger, insbesondere Mikroorganismen (vor allem Bakterien), die Krankheiten hervorrufen.

Pathogenese

Prozeß der Krankheitsentstehung bzw. Gesamtheit aller Faktoren, die zur Entstehung einer Krankheit beitragen.

Pathognomonisch

Medizinischer Fachbegriff zur Bezeichnung eines Symptoms oder Anzeichens, das für sich allein für eine bestimmte Krankheit oder Störung charakteristisch ist und daher ausreicht, um eine Diagnose zu stellen. So sind z.B. *Koplik-Flekken* (kleine rote Flecken mit weißem Zentrum) auf der Mundschleimhaut pathognomonisch für Masern.

Pathologie

Lehre von den Krankheiten, ihren Ursachen, Mechanismen und Auswirkungen auf den Körper. Verschiedene Faktoren können pathologische Veränderungen in Geweben und Zellen bewirken. Zu diesen Faktoren gehören Krankheitserreger (krankheitserregende Mikroorganismen), giftige Chemikalien, *Strahlung*, *Entzündung*, Degeneration (s. *degenerative Erkrankungen*), die Häufung abnormer Substanzen (s. *Infiltrat*), *Stoffwechselstörungen* (s.a. *Enzymmangelkrankheiten*), *Ernährungskrankheiten* und *Karzinogene* (krebserzeugende Substanzen).

Die Lehre von den pathologischen Veränderungen, die in Zellen auftreten, ist bekannt als Zytopathologie (ein Zweig der *Zytologie*); die Histopathologie (ein Zweig der *Histologie*) befaßt sich mit feingeweblichen Veränderungen. Beide stützen sich auf die mikroskopische Untersuchung von Zellen oder Gewebeproben.

Ein Arzt, der sich auf dieses Fachgebiet spezialisiert, wird als Pathologe bezeichnet. Pathologen führen die Laboruntersuchungen von Zellen und Geweben aus, die anderen Ärzten helfen, zu exakten Diagnosen zu gelangen, und sie beaufsichtigen sonstiges Laborpersonal beim Testen und bei der mikroskopischen Untersuchung von Blut und anderen Körperflüssigkeiten.

Pathologen obliegt die Ausführung von *Autopsien*, um Todesursachen festzustellen und zu ermitteln, welche Auswirkungen eine Krankheit oder eine bestimmte Therapie auf den Körper gehabt hat. Die Entwicklung der postmortalen P. im 18. und 19. Jahrhundert hat die Grundlage für die moderne wissenschaftliche Medizin gelegt. Die Untersuchung des Körpers nach dem Tod ermöglichte es, die Symptome eines Patienten zu beobachtbaren Veränderungen der inneren Organe in Beziehung zu setzen. Außerdem hat sie den Ärzten Aufschlüsse über die Genauigkeit ihrer Diagnosen und die Auswirkungen ihrer Therapie ermöglicht.

Pathologie, zelluläre

Auch Zytopathologie genannt; ein Zweig der *Zytologie*, der sich mit den Auswirkungen von Krankheiten auf Zellen befaßt.

Pathologisch

Adjektiv mit der Bedeutung: Krankheiten oder die *Pathologie* (die Wissenschaft von den Krankheiten) betreffend.

Pathophysiologie

Lehre von den Auswirkungen von Krankheiten auf die Körperfunktionen (z.B. wie eine Bronchitis die Lungenfunktion beeinträchtigt).

Paukenhöhle

s. *Tympanum*

Pavor nocturnus

*Schlaf*störung, die hauptsächlich bei Kindern auftritt und in abruptem Erwachen aus dem Schlaf in völlig verängstigtem Zustand besteht. P.n. (auch als Nachtangst bezeichnet) beginnt meist zwischen dem fünften und dem achten Lebensjahr und verschwindet allmählich in der frühen Jugend.

Nachtangst tritt während der NREM-Schlafphasen auf (**n**on-**r**apid **e**ye **m**ovements - Phasen ohne rasche Augenbewegungen), gewöhnlich zwischen einer halben Stunde und dreieinhalb Stunden nach dem Einschlafen. Die Betroffenen wachen schreiend in einem teilbewußten Zustand auf, und die Verängstigung dauert einige Minuten an. Sie erkennen vertraute Gesichter oder ihre Umgebung nicht und lassen sich gewöhnlich nicht beruhigen. Physische Zeichen der Erregung wie Schweißausbrüche oder beschleunigter Puls sind ebenfalls häufig. Die Betroffenen schlafen langsam wieder ein und erinnern sich am nächsten Tag nicht mehr an das Ereignis.

Obgleich P.n. bei Kindern für die Eltern beunruhigend ist, hat er keine ernste Bedeutung. Bei Erwachsenen geht er wahrscheinlich mit einer *Angstneurose* einher.

PCP

s. *Polyarthritis, chronische*

Peak-Flowmeter

Gerät, das die Höchstgeschwindigkeit des Ausatmungsstroms aus den Lungen mißt. Da verengte Luftwege das Tempo verlangsamen, mit dem Luft aus den Lungen gepreßt werden kann, ist ein P.-F. nützlich, um die Schwere eines *Bronchospasmus* (Verengung der Luftwege in den Lungen) zu beurteilen.

Meist wird ein P.-F. dazu verwendet, Patienten mit *Asthma* zu überwachen und ihre Reaktion auf die Therapie mit *Bronchodilatatoren* zu bewerten.

Ein P.-F. ist auch nützlich, um festzustellen, ob Menschen, die unter Hustenanfällen oder Atembeschwerden ohne Pfeifgeräuschen leiden, Asthma haben.

Asthmatiker werden angehalten, den Höchstwert ihres Ausatmungsstroms täglich zu messen und dadurch ihre Gesundheit zu überwachen, genauso wie Diabetiker ihren Blutzuckergehalt messen. Über die Werte wird ein Tagebuch geführt, um die Unterschiede im Ausatmungsstrom beim Auftreten von Symptomen und während symptomfreier Tageszeiten festzuhalten.

Der Höchstwert wird gemessen, indem man tief einatmet und anschließend durch das Mundstück des Meßgeräts mit höchster Anstrengung wieder ausatmet.

Pedikulose

Medizinische Bezeichnung für Lausbefall (s. *Läuse; Schamlaus*).

Peeling, chemisches

Kosmetische Operation zur Entfernung von Sommersprossen, Aknenarben, störenden Falten oder anderen Schönheits-

URSACHEN DES PEITSCHENHIEB-SYNDROMS

Ein Schleudertrauma tritt ein, wenn eine plötzliche gewaltsame Kraft auf ein Fahrzeug einwirkt und der Kopf des Insassen im Nacken nicht abgestützt ist.

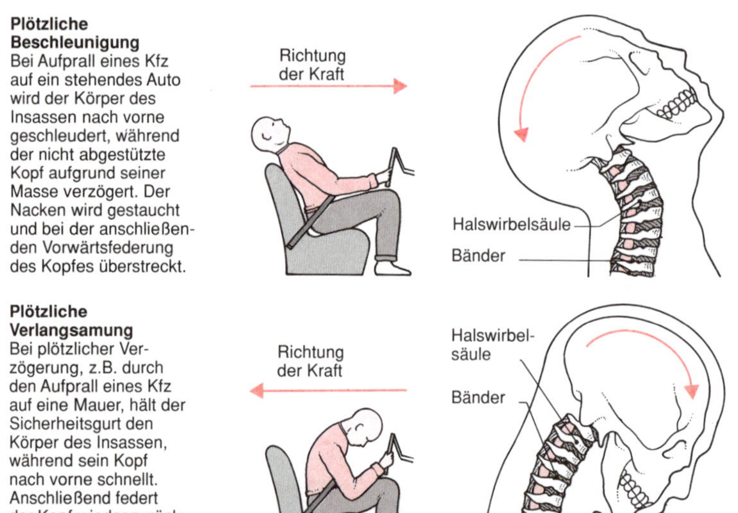

LEBENSZYKLUS DES PEITSCHENWURMS

Peitschenwurmbefall (medizinisch auch Trichuriasis genannt) tritt weltweit auf und ist vor allem in den Tropen verbreitet. In Europa betrifft er vor allem Einwanderer oder Touristen, die aus tropischen Ländern zurückkommen. Ausgewachsene Peitschenwürmer sind 2, 5 bis 5 cm lang. Sie können bis zu 20 Jahre im menschlichen Darm leben. Meist verursacht der Befall keine Symptome.

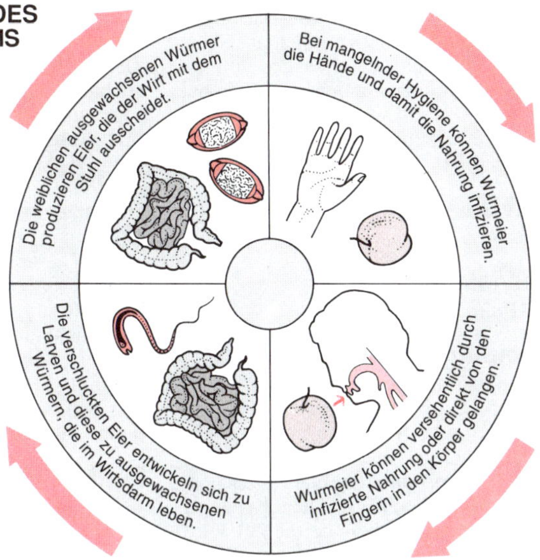

fehlern an der Hautoberfläche. Eine Paste, die Phenol (Karbolsäure) oder einen anderen ätzenden Wirkstoff enthält, wird auf die Haut aufgetragen, eine halbe Stunde dort belassen und dann abgekratzt. Die äußeren Hautschichten werden mit der Paste abgeschält und so die Schönheitsfehler entfernt.

Wegen der *Photosensibilität* darf die wunde Fläche nicht dem Sonnenlicht ausgesetzt werden, bis neue Hautschichten komplett nachgewachsen sind. Häufig kommt es zu bleibender Verfärbung der Haut, die mit Make-up überdeckt werden kann.

Peitschenhieb-Syndrom

Verletzung der Bindegewebe, *Bänder* und Wirbelgelenke des Nackens, die dadurch verursacht wird, daß der Oberkörper gewaltsam vorwärts und dann rückwärts geschleudert wird oder umgekehrt (daher auch als Schleudertrauma bezeichnet). Das P.-S. wird meist durch eine plötzliche Beschleunigung oder Verlangsamung wie z.B. bei einem Autounfall verursacht. Alle Arten der Kopfverletzung sind mit einem Halstrauma unterschiedlichen Grades verbunden. (S.a. Kasten linke Seite)

Zur Schädigung der Wirbelsäule gehört gewöhnlich eine geringfügige *Verstauchung* eines der Bänder am Nacken oder eine *Subluxation* (Teilverlagerung) eines Wirbelgelenks. Mitunter reißt ein Band, oder ein Halswirbel ist gebrochen (s. *Wirbelsäulenverletzung*). Es ist charakteristisch, daß sich der Schmerz und die Steifheit im Nacken 24 Stunden nach der Verletzung erheblich verschlimmern.

Die Therapie kann Ruhigstellung in einer *Halskrause*, *Analgetika* (schmerzstillende Medikamente), *Muskelrelaxantien* und *Physiotherapie* umfassen. Meist werden die Betroffenen wieder ganz gesund, aber es kann mehrere Wochen dauern, bevor der Nacken wieder vollkommen schmerzfrei beweglich ist.

Peitschenwurm-Befall

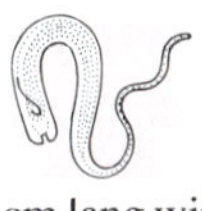

(*F.* Trichuriasis) Der Peitschenwurm ist ein kleiner, zylindrischer, peitschenähnlicher Wurm, der 2,5 bis 5 cm lang wird und als Parasit im menschlichen Dickdarm leben kann.

Den Lebenszyklus des Peitschenwurms zeigt die obige Abb. Leichte Formen verursachen keine Symptome. Schwerer Befall kann Unterleibsschmerzen, Diarrhoe und mitunter *Anämie* hervorrufen, denn die Würmer konsumieren jeden Tag eine kleine Menge Blut von ihrem Wirt. Der P.-B. wird durch den Nachweis von Wurmeiern bei der Stuhluntersuchung diagnostiziert.

Behandelt wird mit *Anthelmintika* wie *Mebendazol*, die gewöhnlich zu befriedigenden Resultaten führen; schwerer Befall kann mehr als eine Wurmkur erforderlich machen.

Pektoral

Medizinischer Fachbegriff mit der Bedeutung: die Brust betreffend, wie z.B. in den Brustmuskeln (*F.* Musculi pectoralis major und minor; s. Kasten rechts).

Der Musculus pectoralis major ist ein großer, fächerförmiger Muskel, der den oberen vorderen Teil der Brust weitgehend bedeckt; er entspringt an Schlüssel- und Brustbein und den knorpeligen Teilen der zweiten bis sechsten Rippe, konvergiert direkt unterhalb der Schulter und setzt am Oberarmknochen (*F.* Humerus) an. Die Hauptfunktion des Pectoralis major besteht darin, den Arm quer über die Körpervorderseite zu bewegen.

Der Pectoralis minor ist ein kleinerer, dreieckiger Muskel, der unter dem Pectoralis major liegt; er entspringt an der dritten bis fünften Rippe und setzt am Schulterblatt (*F.* Scapula) an, das er abwärts und vorwärts bewegt.

Pelipathia

s. *Unterleibsschmerzen*

Pellagra

Unter Umständen tödliche Ernährungskrankheit, die durch Mangel an Niacin (s. *Vitamin-B-Komplex*) hervorgerufen wird und zu Dermatitis, Diarrhoe und Demenz führt. P. tritt vor allem in ländlichen Gegenden in Teilen Indiens und im südlichen Afrika auf, wo die Menschen hauptsächlich von Mais leben.

URSACHEN

Der Niacin-Gehalt von Mais ist zwar nicht geringer als der anderer Getreidesorten, aber der Großteil des Vitamins kommt in nicht resorbierbarer Form vor, wenn es nicht zunächst mit einem Alkali wie z.B. Kalkwasser behandelt wird. (In einigen Gegenden Mexikos, wo das für Tortillas verwendete Getreide vorher auf

MUSCULI PECTORALES

Der große Pectoralis zieht den Arm quer über den Körper, der kleine senkt die Schulter; beide können als Hilfsatemmuskeln dienen.

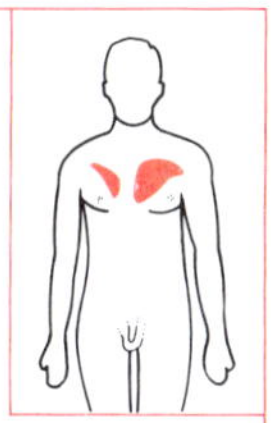

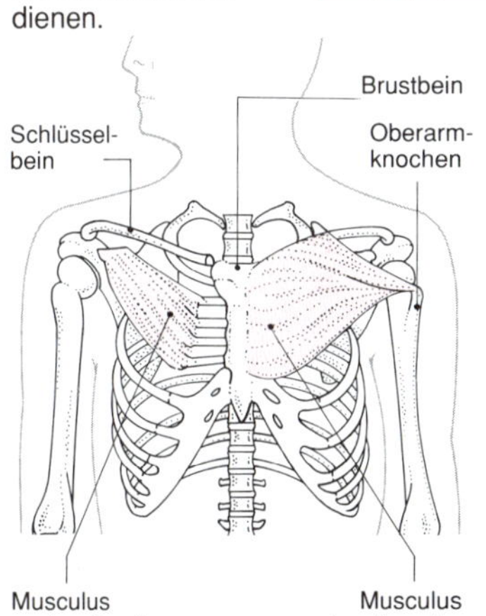

dieseArt präpariert wird, leiden die Menschen nicht an dieser Krankheit.)

Mais ist außerdem arm an Tryptophan, einer Aminosäure, die im Körper in Niacin umgewandelt wird. Bestimmte Krankheiten, wie z.B. das *Karzinoidsyndrom* (das die Aufspaltung von Tryptophan erhöht) und *entzündliche Darmkrankheit* (die die Resorption aus dem Darm vermindert) können ebenfalls P. hervorrufen.

SYMPTOME

Die ersten Symptome sind Schwäche, Gewichtsverlust, Lethargie, Depressionen, Reizbarkeit sowie Entzündungen und Juckreiz an Hautstellen, die der Sonne ausgesetzt sind. Bei akuten Anfällen können sich an den betroffenen Hautstellen nässende Bläschen bilden; die Zunge wird hellrot, schwillt an und tut weh. Bei chronischer Erkrankung wird die exponierte Haut dunkler, dicker, rauh und trocken. Diarrhoe ist ein häufiges Symptom, und es kann zu ernsten geistigen Störungen einschließlich Verwirrung und Gedächtnisverlust kommen.

DIAGNOSE UND THERAPIE

P. wird anhand des physischen Zustands und der Ernährungsgeschichte der Betroffenen diagnostiziert. Die tägliche Einnahme einer bestimmten Menge Niacin (Nikotinsäure; wichtiges Vitamin der B-Gruppe, z.B. BVK-Roche ®) und eine abwechslungsreiche Ernährung, die reich an Eiweiß und Energie ist, reichen gewöhnlich zu einer vollständigen Heilung aus.

Pelveoperitonitis

s. *Unterleibserkrankung, entzündliche*

Pelvimetrie

Messung der Form und Maße des weiblichen Beckens. P. wird meist um die 37. Schwangerschaftswoche herum ausgeführt, um festzustellen, ob eine Frau wahrscheinlich Probleme haben wird, ihr Kind zur Welt zu bringen. P. kann darüber hinaus bei Frauen, bei denen ein Kaiserschnitt notwendig war, nach der Entbindung durchgeführt werden. Eine solche Messung gibt Aufschluß darüber, ob weitere Entbindungen vaginal oder durch Kaiserschnitt erfolgen sollten.

Einen groben Anhaltspunkt für die Größe des Beckenausgangs erhält man, indem man während einer Untersuchung des Beckens mit der Hand den Abstand zwischen den Sitzbeinhöckern (den vorstehenden Knochen im unteren Beckenbereich) ausmißt. Eine exaktere Messung ist bei Verwendung radiologischer P. (Einsatz von Röntgenstrahlen, um die Maße des Beckens zu ermitteln) möglich. Zuviel Röntgenstrahlung während der Schwangerschaft kann jedoch das Risiko eines späteren Auftretens von Leukämie oder anderen Krebsarten bei ungeborenen Kindern erhöhen. Das Verfahren ist daher nur unter bestimmten Umständen anzuwenden, wie z.B. bei Steißlage, selbst wenn die mit der Pelvimetrie verbundene Röntgenstrahlung minimal ist.

Pelvis

s. *Becken*

Pelviskopie

s. *Minilaparotomie*

Pemphigoid

Seltene chronische Hautkrankheit, bei der sich große Blasen auf der Haut bilden. Die Blasen bei P. jucken mitunter sehr stark, im Gegensatz zu denjenigen, die bei *Pemphigus* auftreten, einer ähnlichen, aber gefährlicheren Krankheit. P., das als Autoimmunkrankheit betrachtet wird (eine Störung, bei der der Körper seine eigenen Gewebe angreift), kommt vor allem bei älteren Menschen vor.

Die Diagnose wird durch eine Haut*biopsie* (Entnahme einer kleinen Gewebeprobe zur mikroskopischen Untersuchung) bestätigt. Die Therapie erfolgt gewöhnlich über einen längeren Zeitraum mit *Kortikosteroiden* oder in manchen Fällen mit *Immunsuppressiva.*

Pemphigus

Seltene, schwere Hautkrankheit, bei der Blasen auf der Haut und den Schleimhäuten (im Mund, manchmal auch an anderen Stellen) erscheinen. P. tritt vor allem bei Menschen zwischen 40 und 60 Jahren auf.

SYMPTOME UND ANZEICHEN

Die Blasen treten gewöhnlich zuerst im Mund auf, manchmal auch in der Nase, und erscheinen dann auf der Haut. Sie platzen leicht auf und bilden wunde, oft schmerzende Stellen, an denen es zu Infektionen kommen kann und die später verkrusten. Scheinbar gesunde Haut kann nach sanftem Druck ebenfalls Blasen bilden. Wenn die Blasen auf großen Körperflächen auftreten, kann der dadurch verursachte schwere Hautverlust zu sekundären bakteriellen Infektionen und mitunter sogar zum Tod führen.

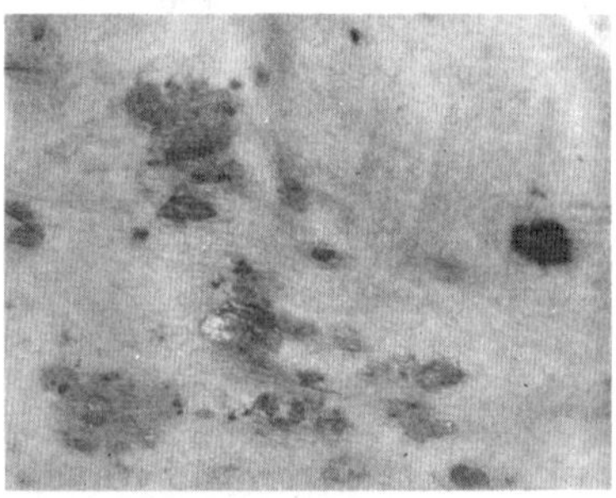

Pemphigus auf dem Rücken
Charakteristisch sind zahlreiche große, wunde Hautstellen, wo die empfindlichen Blasen geplatzt sind.

DIAGNOSE UND THERAPIE

Die Diagnose P. wird durch eine Haut*biopsie* (Entnahme einer kleinen Gewebeprobe zur mikroskopischen Untersuchung) bestätigt.

Die Therapie erfolgt gewöhnlich mit *Kortikosteroiden,* die über einen längeren Zeitraum verabreicht werden, um die Krankheit unter Kontrolle zu halten. Weitere *Immunsuppressiva* können ebenfalls hilfreich sein. Die Einnahme von *Antibiotika* gegen sekundäre Infektionen kann notwendig werden.

Penicillamin

(z.B. *Trolovol*® +)

Antirheumatikum, das mitunter zur Therapie *rheumatoider Arthritis* verwendet wird, wenn schwere Symptome auftreten und durch *nichtsteroidale Antiphlogistika* nicht gelindert werden können.

Darüber hinaus ist P. ein *Chelatbildner,* der zur Therapie von Kupfer-, Quecksilber-, Blei- und Arsenvergiftungen verwendet wird. Es wird eingesetzt zur Behandlung des *Wilson-Syndroms* (einer seltenen Gehirn- und Leberkrankheit, die durch Kupferablagerungen in diesen Geweben verursacht wird), und vor allem von *biliärer Leberzirrhose* (einer Lebererkrankung), und ist auch Menschen mit Zystinurie (übermäßiger Absonderung von Zystin im Urin) verabreicht worden, um die Bildung von Steinen im Harnsystem (s. *Harnsteine*) zu verhindern.

P. ist kein *Penicillinpräparat!*

MÖGLICHE NEBENWIRKUNGEN

P. führt häufig zu allergischem Hautausschlag, Juckreiz, Übelkeit, Erbrechen, Unterleibsschmerzen und Verlust des Geschmackssinns. Seltener führt es zu Blutkrankheiten oder Beeinträchtigungen der Nierenfunktion. Während der Therapie mit Penicillamin werden regelmäßig Blut- und Urinuntersuchungen durchgeführt.

Penicillin-Präparate

Amoxicillin (z.B. *Amoxypen*® +)
Ampicillin (z.B. *Binotal*® +)
Bacampicillin (z.B. *Penglobe*® +)
Benzylpenicillin (z.B. *Penicillin G Jenapharm*® +)
Flucloxacillin (z.B. *Staphylex*® +)
Oxacillin (z.B. *Stapenor*® +)

Phenoxymethylpenicillin (z.B. *Isocillin*® +)
Procain-Benzylpenicillin (z.B. *Hydracillin*® +)
Propicillin (z.B. *Baycillin*® +)

Penicillin – das erste *Antibiotikum* – wurde 1928 von Fleming entdeckt. Natürliche Penicilline werden aus dem Schimmelpilz *PENICILLIUM* gewonnen; andere P.-P. sind synthetische Präparate.

P.-P. werden zur Therapie zahlreicher Infektionen verwendet; u.a. *Tonsillitis*, *Pharyngitis*, *Bronchitis* und *Lungenentzündung*. Darüber hinaus werden Penicilline verabreicht, um das Wiederauftreten von *rheumatischem Fieber* zu verhindern und zur Behandlung bakterieller *Endokarditis, Syphilis, Gonorrhoe* sowie akuter ulzeröser *Gingivitis*.

MÖGLICHE NEBENWIRKUNGEN

Die häufigste schädliche Nebenwirkung ist eine allergische Reaktion, die einen Hautausschlag hervorruft. Wer jemals eine allergische Reaktion auf irgendeine Art von Penicillin hatte, dem wird gewöhnlich kein P.-P. mehr verschrieben. Eine weitere häufige Nebenwirkung von P.-P.n ist Diarrhoe.

Penis

Glied; Teil der äußeren männlichen Geschlechtsorgane, durch den Urin und Samen ausgeschieden werden. Der P. besteht im wesentlichen aus drei zylindrischen Schwellkörpern (schwammiges Gewebe voller winziger Blutgefäße), die das Organ längs durchziehen. Die paarigen P.schwellkörper (Corpora cavernosa) füllen die oberen zwei Drittel des P.schaftes. Der Harnröhrenschwellkörper (Corpus spongiosum) liegt darunter in der Mitte, erweitert sich am Ende und bildet die Spitze des P., die Eichel.

Das Corpus spongiosum umgibt die *Harnröhre*, den gemeinsamen Kanal für Harn und Samen, dessen äußere Mündung an der Spitze der Eichel liegt. Das Schwellgewebe ist von einer Hülle faserigen Bindegewebes umgeben, das von der Haut umschlossen wird. Über der Eichel bildet die Haut eine lose Falte, die als *Vorhaut* (Präputium) bezeichnet und manchmal entfernt wird (s. *Umschneidung*).

KRANKHEITEN

Die häufigste angeborene Anomalie des P. ist die *Hypospadie*, bei der die Harnröhre sich an der Unterseite des P. öffnet, zwischen der Unterseite der Eichel und der Wurzel. Bei männlichem *Pseudohermaphroditismus* ist der P. sehr klein; es besteht gewöhnlich auch Hypospadie.

Balanitis (Entzündung der Eichel und der Vorhaut) wird gewöhnlich durch Candidiasis hervorgerufen, wenngleich auch andere Organismen, einschließlich der Erreger von *Gonorrhoe* und *Syphilis*, Entzündungen verursachen können. Balanitis kann zu *Phimose* führen, bei der die Vorhaut ungewöhnlich eng ist, oder zu *Paraphimose*, bei der sich die Vorhaut während der Erektion zurückzieht, jedoch zu eng ist, um sich über die Eichel zurückzubewegen.

P.warzen (s. *Feigwarzen*) werden durch ein Virus verursacht, das beim Geschlechtsverkehr übertragen wird. P.-krebs (s. *Peniskarzinom*) ist selten; er tritt häufiger bei unbeschnittenen als bei beschnittenen Männern auf.

Impotenz (die Unfähigkeit, eine Erektion zu erreichen oder zu halten) hat gewöhnlich psychische Ursachen. Sie kann jedoch auch durch Nervenschädigungen in Verbindung mit *Diabetes mellitus, Alkoholabhängigkeit, Atherosklerose* oder einer Rückenmarksverletzung bedingt sein. Die Ursachen von *Priapismus*, bei dem eine Erektion schmerzhaft ist und ungewöhnlich lang anhält, und der *Peyronie-Krankheit*, bei der sich der erigierte Penis nach einer Seite neigt, sind unbekannt.

ANATOMIE DES PENIS

Die Corpora cavernosa und spongiosum sind die Schwellgewebe des Penis. Ein Netz von Nerven kontrolliert die Blutströmung in ihnen.

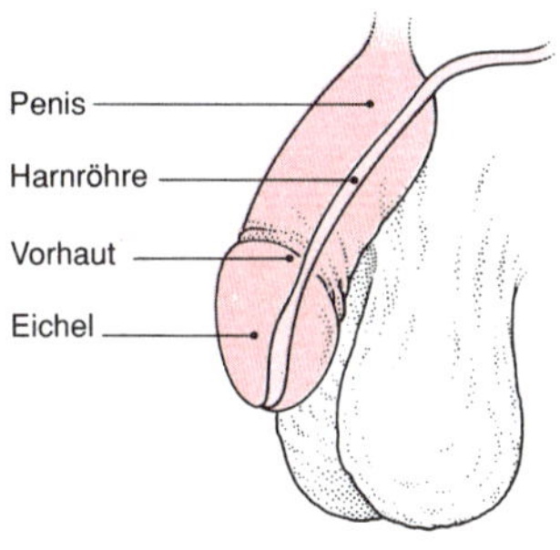

Penisquerschnitt

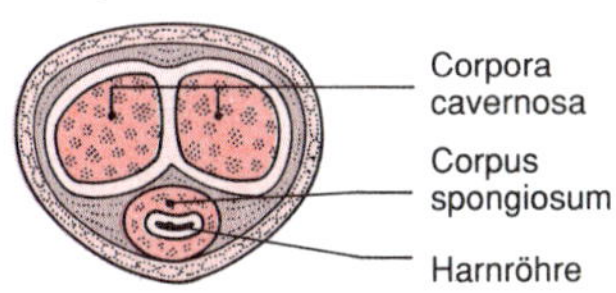

AUFBLASBARES PENISIMPLANTAT

Es gibt verschiedene Arten von Penisimplantaten zur Behandlung von Impotenz. Die unten dargestellte Art ermöglicht eine vollkommen kontrollierte Erektion. Das Implantat wird operativ eingesetzt und befindet sich komplett innerhalb des Körpers.

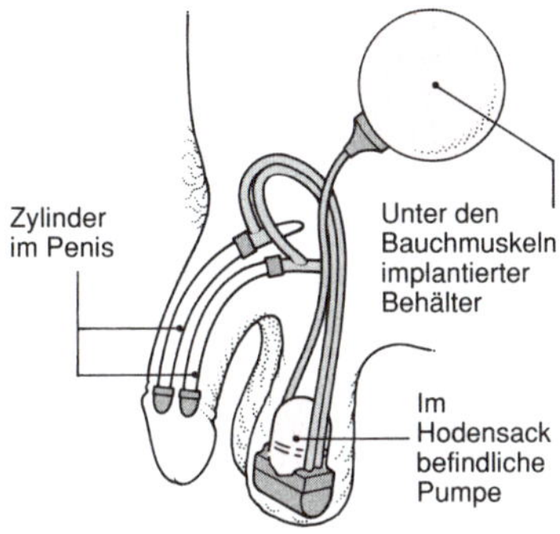

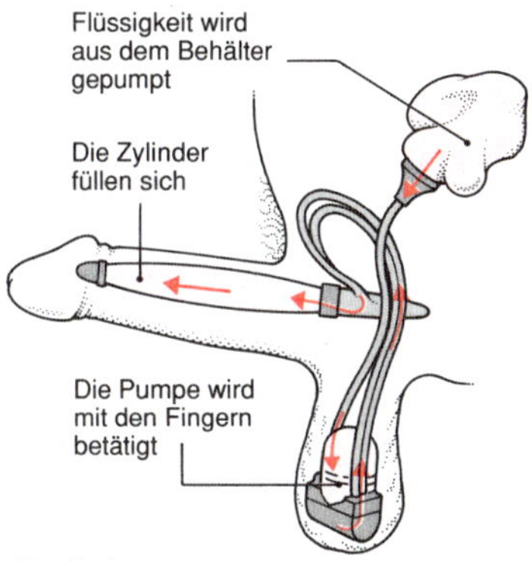

Handhabung

Das Implantat wird durch Pressen der Pumpe im Hodensack betätigt. Dadurch fließt Flüssigkeit aus dem Behälter und vergrößert die Zylinder. Durch Pressen eines kleinen Rückflußventils an der Pumpe erlangt der Penis wieder einen weichen Zustand.

Penisimplantat

In den *Penis* eingesetzte Prothese, die einem an *Impotenz* leidenden Mann den Geschlechtsverkehr ermöglichen soll. P.e werden gewöhnlich nur für Männer mit dauernder Impotenz verwendet.

Eine Therapiemöglichkeit besteht im Einsetzen eines Silikonstabes in das Gewebe der oberen Penisoberfläche. Der Penis kann in die Vagina eingeführt werden, verändert seine Größe jedoch nicht.

Eine andere Möglichkeit ist die Implantation einer aufblasbaren Prothese in den Penis. Dann wird der Penis für den Geschlechtsverkehr größer und fester, wenn ein kleines Pumpbällchen im Hodensack gedrückt wird.

P

Peniskarzinom
Seltene Form eines bösartigen Tumors, der häufiger bei unbeschnittenen Männern mit unzureichender körperlicher Hygiene auftritt. Virusinfektionen und Rauchen sind erwiesenermaßen begünstigende Faktoren.

Der Tumor beginnt gewöhnlich an der Eichel (Kopf) des Penis oder auf der Vorhaut als trockene, schmerzlose, warzenähnliche Schwellung oder als schmerzendes Geschwür und entwickelt sich zu einer blumenkohlähnlichen Masse. Er wächst meist nur langsam, aber ein äußerst bösartiger Tumor kann sich innerhalb weniger Monate auf die Lymphknoten in der Lende ausbreiten; die Drüsen schwellen an, und die Haut darüber kann ulzerieren (Geschwüre bilden).

Jedes Gewächs oder jede wunde Stelle am Penis, die nicht innerhalb von zwei oder drei Wochen wieder verschwindet, sollte dem Arzt gezeigt werden. Eine *Biopsie* (Entnahme einer Gewebeprobe zur mikroskopischen Untersuchung) wird zeigen, ob es sich um Krebs handelt oder andere Ursachen hat, wie z.B. Warzen (s. *Feigwarzen*) oder *Syphilis*.

Ein P. kann in aller Regel durch *Strahlentherapie* geheilt werden, wenn es früh genug erkannt wird. Anderenfalls kann die operative Entfernung eines Teils oder des gesamten Penis notwendig werden.

Penis, Warzen
s. *Feigwarzen*

Pentazocin
(z.B. *Fortral*® ++)

Narkotisches *Analgetikum* (schmerzstillendes Mittel), das zur Linderung sehr starker Schmerzen aufgrund von Verletzungen, Operationen oder Krebs eingesetzt wird.

Mögliche schädliche Nebenwirkungen sind typisch für andere narkotische Analgetika. Dazu gehören Schwindel, Schläfrigkeit, Übelkeit, Erbrechen und mitunter Halluzinationen. Bei Einnahme hoher Dosen über längere Zeiträume kann P. zu Abhängigkeit führen.

Pepsin
Enzym (Protease) des Magensafts, das in den Hauptzellen der Magenschleimhaut gebildet wird und am Eiweißabbau mitwirkt. Bei ungenügender P.produktion werden als Ersatz Enzympräparate mit P., das aus der Magenschleimhaut von Tieren (Kalb, Schaf, Schwein) gewonnen wird, verabreicht.

Peptid
Eiweißbaustein aus zwei oder mehr Aminosäuren. P.e entstehen durch Verbindung von *Aminosäuren* durch chemische Bindungen (P.bindungen) zwischen den Amino- und Carboxylgruppen benachbarter Säuren. Größere P.e, die aus zahlreichen verbundenen Aminosäuren bestehen, sind als Polypeptide bekannt; noch längere Ketten von Aminosäuren, die aus verbundenen Polypeptiden bestehen, heißen *Proteine*.

P.e sind im endokrinen System und im Nervensystem des Körpers weit verbreitet. Zahlreiche *Hormone* sind P.e, u.a. einige *gastrointestinale Hormone* und mehrere von der Hypophyse produzierte Hormone wie z.B. *Oxytocin, ADH* (antidiuretisches Hormon) und *ACTH* (adrenocorticotropes Hormon). Innerhalb des Nervensystems befinden sich P.e in Nervenzellen im Gehirn und im Rückenmark; so z.B. *Endorphine* und Substanzen, die zur Kontrolle der Hypophyse beitragen.

Peptisches Geschwür
Wunde Stelle, die durch Erosion infolge von saurem Magensaft in der Schleimhaut des Magen-Darm-Trakts auftritt. P. G.e können in der Speiseröhre, im Magen oder am Zwölffingerdarm vorkommen. Seltener entstehen sie am Leerdarm (z.B. beim *Zollinger-Ellison-Syndrom*) oder am Krummdarm (wie es bei *Mekkel-Divertikeln* vorkommen kann). P. G.e, die einzeln oder gehäuft auftreten können, sind gewöhnlich zwischen 10 und 25 mm im Durchmesser groß und etwa 0,25 mm tief. Das typische Symptom ist ein nagender Schmerz im Bauch bei leerem Magen.

URSACHEN UND AUFTRETEN

Die Auskleidung des Zwölffingerdarms ist ständig dem Risiko einer Erosion ausgesetzt, die durch Säure, die von der Magenschleimhaut produziert wird, entstehen kann. Der untere Teil der Speiseröhre ist nur dann gefährdet, wenn saurer Saft aus dem Magen zurückfließt (s. *Ösophagusreflux*). P. G.e im Leerdarm treten nur dann auf, wenn eine massive Ausschüttung von Magensäure erfolgt. In einem Meckel-Divertikel kann sich ein p. G. entwickeln, wenn sich darin versprengte Magenschleimhaut befindet.

Einige wesentliche Faktoren, die wahrscheinlich zur Entstehung von p.n G.en beitragen, zeigt die illustrierte Abbildung rechts. In manchen Fällen liegen p. G.e ganz deutlich in der Familie. Psychischer Streß kann ein bereits vorhandenes peptisches Geschwür möglicherweise verschlimmern.

In Deutschland erkrankt jeder 10. im Laufe seines Lebens wenigstens einmal an einem Magen- oder Zwölffingerdarmgeschwür. Magengeschwüre treten bei Männern und Frauen etwa gleich häufig auf, Zwölffingerdarmgeschwüre sind jedoch bei Männern häufiger. Menschen mittleren Alters sind am anfälligsten für jede Art von Geschwür, wenngleich Zwölffingerdarmgeschwüre in der Regel in einem früheren Lebensalter auftreten als Magengeschwüre.

SYMPTOME

Viele Menschen, bei denen ein p. G. entdeckt wird, haben keine Symptome, aber eine größere Anzahl klagt über einen brennenden oder nagenden Schmerz im Bauch, der sie manchmal nachts aufwachen läßt. Der Schmerz, der von einem Zwölffingerdarmgeschwür herrührt, kann häufig durch Nahrungsaufnahme gelindert werden, tritt aber gewöhnlich nach einigen Stunden erneut auf.

Andere Begleitsymptome bei beiden Arten des p.n G.s sind z.B. Appetitlosigkeit (obwohl ein Zwölffingerdarmgeschwür manchmal den Appetit steigert), Aufstoßen, Völlegefühl, Gewichtsverlust, Übelkeit und Erbrechen (das normalerweise die Schmerzen lindert).

KOMPLIKATIONEN

Die häufigste Komplikation bei einem p.n G. ist das Bluten des Geschwürs. Starke Blutungen führen zu Hämatemesis (Erbrechen von Blut) und Melaena (schwarzem Stuhl) und stellen einen medizinischen Notfall dar. Chronische Blutungen können Eisenmangelanämie (s. *Anämie, Eisenmangel-*) verursachen.

In seltenen Fällen kann ein Geschwür die Wand des Verdauungstrakts perforieren (ein Loch darin verursachen) und sich entsprechend der Lokalisation auf die Bauchspeicheldrüse ausdehnen, wobei es gewöhnlich Schmerzen verursacht, die bis zum Rücken ausstrahlen. Wenn Verdauungssäfte durch die Perforationsstelle gelangen oder diese sich in der vorderen Wand des Zwölffingerdarms befindet, können die Säfte *Peritonitis* (Bauchfellentzündung) verursachen. Die Betroffenen haben plötzliche, starke Schmerzen und müssen sofort ins Krankenhaus gebracht werden.

Chronische Geschwüre können großflächige Vernarbungen im Magen oder Zwölffingerdarm verursachen, die den Ausgang des Magens am Übergang in den Zwölffingerdarm verengen können (eine Veränderung, die man als *Pylorusstenose* bezeichnet) und somit den Durchgang von Nahrung behindern. Dies kann zu Erbrechen und rapidem Gewichtsverlust führen.

Einige wenige Magengeschwüre sind bösartig und sollten gleich nach ihrer Diagnostizierung entfernt werden.

DIAGNOSE

Die Krankheit kann nur durch eine *Barium-Röntgenkontrastuntersuchung* oder eine *Endoskopie* (Betrachtung durch ein

LOKALISATION UND URSACHEN PEPTISCHER GESCHWÜRE

Jeder zehnte Mensch hat irgendwann im Leben einmal ein peptisches Geschwür. Einige Mechanismen, die an der Entstehung von Geschwüren beteiligt sind, zeigt die untere Abbildung. Die meisten Geschwüre reagieren auf Selbsthilfemaßnahmen oder auf medikamentöse Behandlung, manchmal sind jedoch auch operative Eingriffe erforderlich.

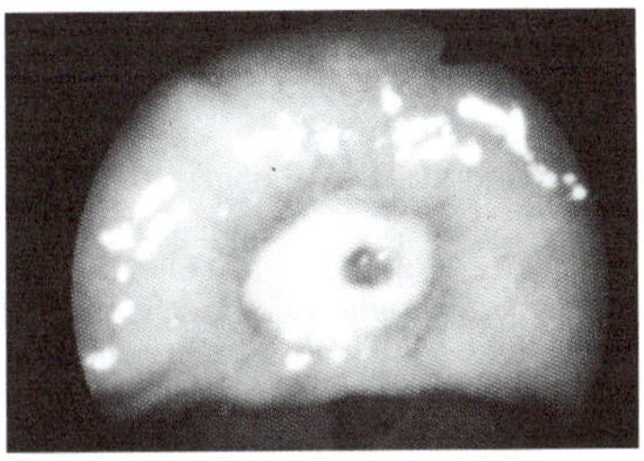

Magengeschwür
Dieses Geschwür in der Magenwand wurde durch ein optisches Instrument fotografiert, das durch die Speiseröhre eingeführt wurde.

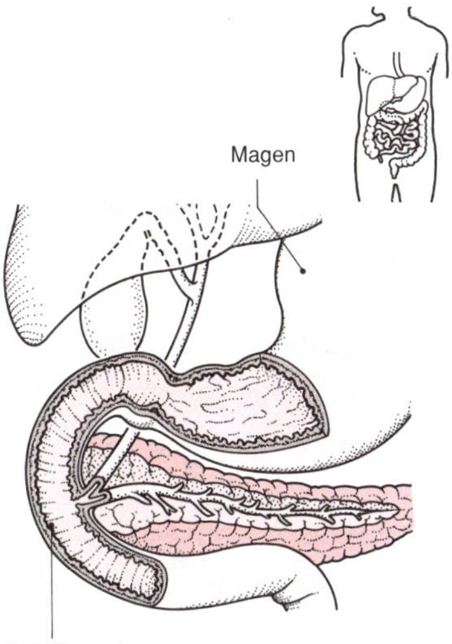

Lokalisation der Geschwüre
Peptische Geschwüre treten meist im ersten Teil des Zwölffingerdarms oder in der unteren Magenhälfte auf; auch in der Speiseröhre können sich Geschwüre bilden.

BEHANDLUNG DER GESCHWÜRE

Selbsthilfemethoden

Rauchen Sie nicht! Dies ist der wichtigste Schritt zur Selbsthilfe.

Trinken Sie keinen Alkohol, Kaffee oder Tee.

Nehmen Sie kein Aspirin und keine nichtsteroidalen Entzündungshemmer.

Essen Sie lieber mehrere kleine Mahlzeiten am Tag in regelmäßigen Abständen statt zwei oder drei großer Mahlzeiten.

Medikamentöse Therapie

Antazida neutralisieren die Magensäure

H_2-Rezeptor-Antagonisten wie Ranitidin, Cimetidin und Famotidin reduzieren die Säuresekretion, indem sie die Rezeptoren der säureproduzierenden Zellen blockieren.

Mittel wie Sucralfat wirken, indem sie eine schützende Schicht über dem Krater des Geschwürs bilden.

SO ENTSTEHT EIN GESCHWÜR

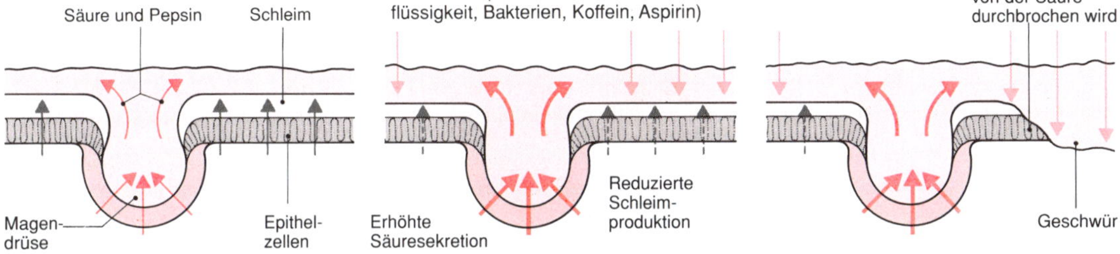

1 Magendrüsen in der Auskleidung des Magens sondern Säure und das Enzym Pepsin ab, die zur Aufspaltung der Nahrung beitragen. Säure und Pepsin würden den Magen und den Zwölffingerdarm schnell zerfressen, wenn nicht andere Zellen in der Auskleidung schützenden Schleim produzieren würden.

2 Peptische Geschwüre können durch einen oder mehrere der folgenden Faktoren verursacht werden: erhöhte Säuresekretion; verringerte Schleimproduktion oder Faktoren, die die Auskleidung reizen, wie z.B. Alkohol. Medikamente der Aspiringruppe wirken als Reizstoffe und verringern die Schleimproduktion.

3 Wenn schädigende Einflüsse stärker sind als die Schutzfaktoren in der Auskleidung des Magens oder des Zwölffingerdarms, werden die Schleimhautschicht und die schleimabsondernden Zellen angegriffen, es bildet sich ein Geschwür. Streß ist wahrscheinlich nicht ursächlich beteiligt, kann jedoch ein vorhandenes Geschwür verschlimmern.

optisches Instrument) des Magens und Zwölffingerdarms eindeutig diagnostiziert werden.

THERAPIE

Antazida neutralisieren überschüssige Magensäure und tragen zur Heilung von Geschwüren bei. Bei regelmäßiger Einnahme lindern solche Mittel schließlich die Schmerzen und können in Verbindung mit den anderen in der Abbildung aufgeführten Selbsthilfemaßnahmen ausreichen, um das Geschwür zu heilen.

Anderenfalls, wenn die Symptome andauern, ist professionelle Hilfe erforderlich. Diese besteht gewöhnlich in *Ulkus-Heilmitteln* wie *Cimeditin* (z.B. Tagamet ® +), *Ranitidin* (z.B. Zantic ® +) oder *Famotidin* (z.B. Ganor ® +), die die Bildung der Magensäure hemmen, oder *Sucralfat* (z.B. Ulcogant ® +), das eine Schutzschicht auf dem Geschwür bilden kann.

In mehr als zwei Drittel aller Fälle führen die Medikamente innerhalb von sechs bis acht Wochen nach Beginn der Therapie zu einer Heilung. Im restlichen Drittel der Fälle ist gewöhnlich eine langfristige medikamentöse Therapie erforderlich; sehr selten, wenn das Geschwür nicht auf die Medikamente reagiert, ist eine Operation notwendig. Diese erfolgt gewöhnlich in Form einer *Vagotomie* (Durchtrennung der Fasern des Nervus vagus, der die Produktion von Verdauungssäuren kontrolliert) und Pyloroplastik (Erweiterung des Magenausgangs in den Zwölffingerdarm).

Gelegentlich wird eine partielle *Gastrektomie* (operative Entfernung eines Teils des Magens) durchgeführt, um das Geschwür zu behandeln und die Säurebildung zu reduzieren.

Starke Blutungen aus einem Geschwür machen mitunter eine *Bluttransfusion* erforderlich.

Perforation, Peritonitis oder Verschluß erfordern gewöhnlich einen chirurgischen Eingriff zur Lösung des Problems. In manchen Fällen kann es bei Perforation ausreichen, eine Saugkanüle durch die Nase in den Magen einzuführen, um Verdauungssäfte abzusaugen. Dieses Verfahren ermöglicht manchmal die selbständige Heilung der Perforation, wenn keine Reizung durch saure Säfte vorliegt. Peritonitis erfordert jedoch unter allen Umständen eine sofortige Behandlung im Krankenhaus.

Perforation

Durchbruch in ein Organ oder Gewebe, der von einer Krankheit oder Verletzung verursacht wird. Zu den häufiger vorkommenden Arten der Perforation aufgrund einer Erkrankung gehören Löcher in der Wand des Magens oder des Zwölffingerdarms (des ersten Teils des Dünndarms), die durch ein *peptisches Geschwür* verursacht werden, und ein Riß des Trommelfells, der gewöhnlich durch eine Mittelohrentzündung hervorgerufen wird (s. *Trommelfellperforation*).

Perforierende Verletzungen, die äußere Gewebeschichten durchdringen, um dann ein inneres Organ oder eine Höhle zu schädigen, erfordern gewöhnlich eine exploratorische Operation, um nach fremdem Material zu suchen und es zu entfernen.

Peri-

Wortteil mit der Bedeutung "um", "herum", wie in Perikard, dem dünnhäutigen Beutel, der das Herz umgibt.

Periarthritis humeroscapularis

s. *Schultersteife*

Periduralanästhesie

s. *Epiduralanästhesie*

Perikard

s. *Herzbeutel*

Perikarditis

Entzündung des *Herzbeutels* (Perikard; der Beutel, der das *Herz* umgibt), die in vielen Fällen zu Schmerzen im Brustkorb und Fieber führt. Neben der Entzündung kann es zu einem Erguß (vermehrter Flüssigkeitsmenge) in die Perikardhöhle kommen, die von den beiden glatten Schichten des Perikards ausgekleidet wird. Diese überschüssige Flüssigkeit kann das Herz zusammendrükken und seine Tätigkeit hemmen.

Eine länger anhaltende Entzündung kann zu Pericarditis constrictiva führen, bei der das Perikard vernarbt, sich verdickt und zusammenzieht und so die Herztätigkeit beeinträchtigt.

URSACHEN

P. kann zahlreiche Ursachen haben. Dazu gehören bestimmte bakterielle Infektionen sowie Virus- und Pilzinfektionen; *Myokardinfarkt* (Herzinfarkt); Krebs, der sich von einem nahegelegenen Tumor in der Lunge oder Brust oder von einem entfernten Punkt aus über das Blut ausbreitet; und Schädigungen des Perikards durch eine tiefreichende Verletzung oder nach einer *offenen Herzoperation*. P. geht manchmal einher mit *chronischer Polyarthritis*, systemischem *Lupus erythematodes* und *Nierenversagen*. Sie kann außerdem ohne ersichtliche Ursache auftreten.

SYMPTOME UND ANZEICHEN

Die typischen Symptome der P. sind Schmerzen hinter dem Sternum (Brustbein), manchmal mit Ausstrahlung in Hals und Schultern. Der Schmerz wird häufig stärker, wenn die Betroffenen tief einatmen, ihre Haltung verändern oder einfach nur schlucken; aufrechtes Sitzen und Vorwärtslehnen können den Schmerz manchmal lindern. Fieber ist ein weiteres recht häufiges Symptom.

Wird P. von einer Infektion hervorgerufen, kann sich in der Perikardhöhle Eiter sammeln. Ist die Ursache ein Tumor – was selten vorkommt –, kann sich dort Blut sammeln. Wenn die Herztätigkeit behindert wird, nimmt das Schlagvolumen des Herzens ab, und der Blutdruck sinkt; dieses Phänomen wird als Herztamponade bezeichnet. Dies führt zu Atembeschwerden und geschwollenen Venen am Hals. Das Hauptsymptom bei Pericarditis constrictiva sind Ödeme (Flüssigkeitsansammlungen im Gewebe) an den Beinen und im Bauch, die Schwellungen verursachen.

DIAGNOSE

Die klinische Untersuchung, das EKG und Röntgenaufnahmen des Brustkorbs bestätigen die Erkrankung. Mit Hilfe der Echokardiologie können die röntgenologisch auffälligen Herzvergrößerungen auf einen Erguß im Herzbeutel zurückgeführt werden.

THERAPIE

Die Therapie zielt darauf ab, nach Möglichkeit die auslösenden Ursachen zu beseitigen. *Analgetika* (schmerzstillende Mittel) oder *Entzündungshemmer* können verabreicht werden, um die Schmerzen zu lindern. Wenn ein Erguß die Herztätigkeit ernsthaft beeinträchtigt, wird die überschüssige Flüssigkeit mit einer Nadel abgezapft, die durch die Thoraxwand in die Perikardhöhle eingeführt wird. Bei schwerer Pericarditis constrictiva kann es notwendig sein, die Verdickungen am Perikard operativ zu entfernen.

Perimetrie

Visuelle Untersuchungsmethode zur Bestimmung des Gesichtsfeldes. P., die nicht routinemäßig durchgeführt wird, kann erfolgen, um wichtige Informationen bei bestimmten neurologischen Störungen wie z.B. einem Gehirntumor zu erhalten (s. *Auge, Untersuchung*).

Perinatal

Zeitraum unmittelbar vor oder nach einer Geburt. P. wird häufig genauer definiert als der Zeitraum von der 28. Schwangerschaftswoche bis zum Ende der ersten Woche nach der Geburt. P.e Sterblichkeit ist ein statistischer Ausdruck der Zahl von Totgeburten und der Säuglingssterblichkeit während der ersten Woche nach der Geburt.

Perinatologie

Zweig der *Geburtshilfe* und *Pädiatrie*, der sich mit der Untersuchung und Behandlung von Mutter und Kind während der Schwangerschaft und in den ersten Tagen nach der Geburt befaßt.

Der Perinatologe ist spezialisiert auf die Betreuung von Risikoschwangerschaften und -geburten sowie auf die Erforschung und Behandlung pränataler Krankheiten, die das Leben oder Wohlbefinden des Fetus gefährden können, wie z.B. *Rhesusinkompatibilität*, *Spina bifida* oder manche biochemischen Störungen. Der Perinatologe ist darüber hinaus geschult in der Beurteilung der Plazentarfunktion und darin, die Gesundheit der werdenden Mutter zu überwachen, die selbst aus verschiedenen Gründen durch die Schwangerschaft gefährdet sein kann.

Perineum

s. *Damm*

Periode

s. *Menstruation*

Periodische Atmung

s. *Cheyne-Stokes-Atmung*

Periodontium

(auch Desmodontium genannt) s. *Wurzelhaut*

Periost

s. *Knochenhaut*

Periostitis

Entzündung der *Knochenhaut* (*F.* Periost; Gewebe, das die Knochen umhüllt). Ursache ist gewöhnlich ein Stoß, der direkt bis auf den Knochen einwirkt. In seltenen Fällen kann P. durch Infektionen hervorgerufen werden, z.B. durch Syphilis. Zu den Symptomen gehören Schmerzen, Schwellungen und Empfindlichkeit über dem betroffenen Teil des Knochens.

Periphere Gefäßerkrankungen

Verengung der Blutgefäße in den Beinen und manchmal in den Armen mit verminderter Durchblutung und Schmerzen in der betroffenen Region. In schweren Fällen kann dies *Gangrän* (Untergang des Gewebes, das von den verengten Blutgefäßen kaum mehr versorgt wird) zur Folge haben. Dann ist eine *Amputation* des entsprechenden Glieds unumgänglich.

ARTEN UND URSACHEN

Meistens werden periphere Arterienerkrankungen durch *Atherosklerose*, d.h. durch die Ablagerung fettiger Plaques an den Innenwänden der Arterien, verursacht. Faktoren, welche das Risiko einer Atherosklerose erhöhen, wie *Hypertonie* und ein unzureichend eingestellter *Diabetes mellitus,* stehen ebenfalls mit p.n G. in Zusammenhang. Der größte Risikofaktor ist jedoch das Tabakrauchen; mehr als 90 Prozent der Patienten sind oder waren mäßige bis starke Raucher. Zu den p.n G., die nicht auf Atherosklerose zurückzuführen sind gehören die *Buerger-Gangrän*, von der hauptsächlich Raucher betroffen sind, und die *Raynaud-Krankheit*. Eine *Thrombose* der tiefen Venen sowie ein *variköser Symptomenkomplex* sind Erkrankungen der peripheren Venen.

SYMPTOME UND KOMPLIKATIONEN

Bei einer langsamen Verengung der Arterien aufgrund von Atherosklerose sind Schmerzen in der Beinmuskulatur beim Gehen und müde Beine die ersten Symptome. Meistens tritt dieses Müdigkeitsgefühl in der Wade auf, es kann jedoch jede Region des Beines betreffen. Typischerweise wird der Schmerz gelindert, wenn man das Bein ein paar Minuten lang ruhigstellt, aber sobald man wieder ungefähr die gleiche Zeit wie zuvor gelaufen ist, kehrt der Schmerz zurück. Das Symptom wird *Claudicatio* intermittens genannt. Bei anhaltender Bewegung der Arme kann es zu einem ähnlichen Symptom kommen. Bei Verschlimmerung der Erkrankung wird die Anzahl der möglichen Aktivitäten vor Auftreten von Symptomen geringer, bis schließlich auch im Ruhezustand Schmerzen empfunden werden. Diese Schmerzen können stark und anhaltend sein und zu Schlafstörungen führen. Wenn dieses Stadium erreicht ist, ist die Durchblutung des betroffenen Beins bereits gefährlich vermindert; der Fuß und der Unterschenkel fühlen sich kalt und oft taub an, die Haut ist trocken und schuppig, und nach kleineren Verletzungen bilden sich oft *offene Beine*. Im Endstadium entwickelt sich für gewöhnlich zuerst in den Zehen Gangrän und breitet sich anschließend auf das Bein aus. Manchmal kommt es zu einem plötzlichen Verschluß der Arterie. Dies kann auf die schnelle Bildung eines Blutgerinnsels auf einer Plaque, auf ein *Aneurysma* dissecans (Spaltung einer Arterienwand), oder auf eine *Embolie* durch ein im Herz gebildetes Blutgerinnsel, das in eine periphere Arterie wandert und sie verstopft, zurückzuführen sein. Der Verschluß verursacht einen plötzlichen, starken Schmerz in der betroffenen Extremität, welche kalt wird und eine blasse oder blaue Färbung annimmt. An der Extremität ist kein Puls tastbar und keine Bewegungs- und Empfindungsfähigkeit mehr vorhanden.

DIAGNOSE

Die Diagnose beruht auf der Bestimmung des Blutdrucks am Fußgelenk, an der Wade, am Oberschenkel und am Arm und auf Messungen des Blutflusses mittels Doppler-Ultraschall oder *Plethysmographie*.

THERAPIE

Der weitaus wichtigste Aspekt bei einer Therapie ist der Verzicht aufs Rauchen. Körperliche Bewegung ist ebenfalls äußerst wichtig; die Patienten sollten pro Tag bis zu einer Stunde spazierengehen, im Falle einer Claudicatio sofort bei Schmerzen stehenbleiben und erst dann weitergehen, wenn diese vorbei sind. Regelmäßige und sorgfältige Untersuchung der Füße, am besten medizinische Fußpflege, sind zur Vermeidung von Infektionen, die zu Gangrän führen können, unerläßlich. Die Patienten sollten täglich die Füße waschen und die Strümpfe wechseln. Schuhe sollten gut passen und nicht drücken und die Zehennägel sollten gerade abgeschnitten werden. Manchmal ist ein operativer Eingriff an dem erkrankten Blutgefäß nötig. Zur Wiederherstellung des Blutflusses kann ein Bypass (Umgehung) angelegt werden (s. *Gefäßplastik, rekonstruktive*). Eine *Endarteriektomie* kann zur Beseitigung fettiger Ablagerungen von den Innenwänden der Blutgefäße erfolgen. Die neuere Methode der Ballonkatheter-*Angioplastie* (operative Gefäßaufdehnung) wird zur Erweiterung erkrankter Blutgefäße bei peripheren Gefäßerkrankungen mit wachsendem Erfolg angewandt.

In schweren Fällen, bei denen sich bereits eine Gangrän entwickelt hat, ist eine Amputation erforderlich. Amputiert wird meist direkt unter dem Knie, damit eine Prothese an den Beinstumpf angepaßt werden kann (s. *Glied, künstliches*).

ENTWICKLUNG PERIPHERER GEFÄSSERKRANKUNGEN

Die Erkrankung beginnt gewöhnlicherweise mit der Bildung von Atheromen (fetthaltige Plaques) in der Innenschicht der Arterienwände. Raucher sind am meisten gefährdet.

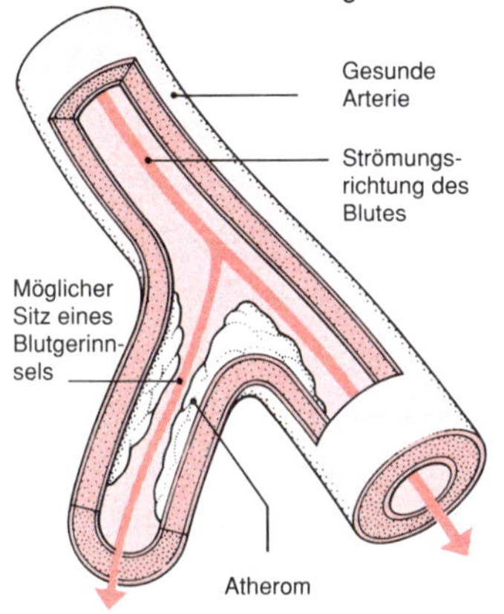

Bildung eines Blutgerinnsels
Auf den Plaques können sich Blutgerinnsel bilden und die Durchblutung behindern mit Folgen wie Schmerzen und Gewebstod.

Peripheres Nervensystem

Sämtliche Nerven, die vom zentralen Nervensystem (Gehirn und Rückenmark) zu den Muskeln, zur Haut, zu den inneren Organen und den Drüsen verlaufen (s. *Nerv; Gehirnnerven*).

Peristaltik

Wellenförmige, unwillkürliche Bewegungen, bei denen sich die Muskeln in den Wänden des *Verdauungstrakts* und des Harnleiters in rhythmischen Abständen zusammenziehen und wieder erschlaffen. Die P. ist z.B. für den Transport im Verdauungssystem und in den ableitenden Harnwegen verantwortlich. Die P. in der Speiseröhre bewirkt, daß die Nahrung zum Magen hin transportiert wird und ist selbst dann wirksam, wenn man auf dem Kopf steht. Im Magen unterstützt die P. das Vermischen von Nahrung mit Magensäften und transportiert teilweise verdaute Nahrung zum Zwölffingerdarm. Im Dünndarm verlaufen diese Bewegungen vor und zurück und werden langsamer, wodurch für die Aufnahme von Nährstoffen mehr Zeit zur Verfügung steht. Bei der Dickdarm-P. ziehen sich die Muskeln nur etwa alle 30 Minuten zusammen. Zwei- bis dreimal pro Tag wandert eine anhaltende Welle, gewöhnlich nach einer Mahlzeit,

DIE WIRKUNGSWEISE DER PERISTALTIK

Die Wände vieler Hohlorgane enthalten eine Schicht glatter Muskeln. Die Muskelfasern ziehen sich in bestimmten Abschnitten rhythmisch zusammen, wobei sich die Kontraktionswelle in der Wand fortsetzt.

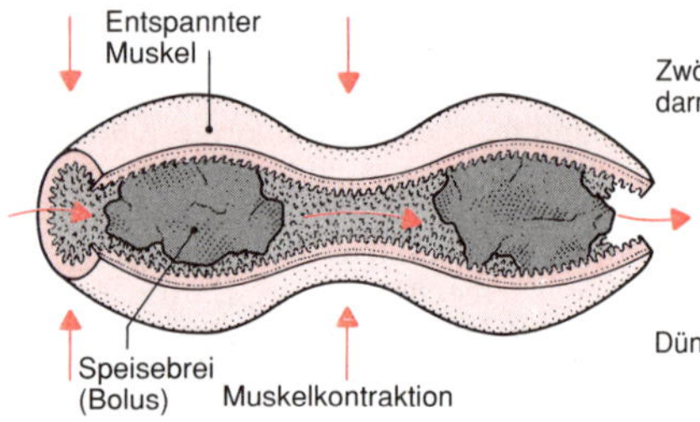

Die Wirkungsweise der Peristaltik
Jeweils eine Gruppe von Muskelfasern in der Darmwand zieht sich zusammen und verengt den betreffenden Abschnitt. Dadurch wird der Bolus in den angrenzenden Abschnitt mit den noch erschlafften Muskelfasern gedrückt.

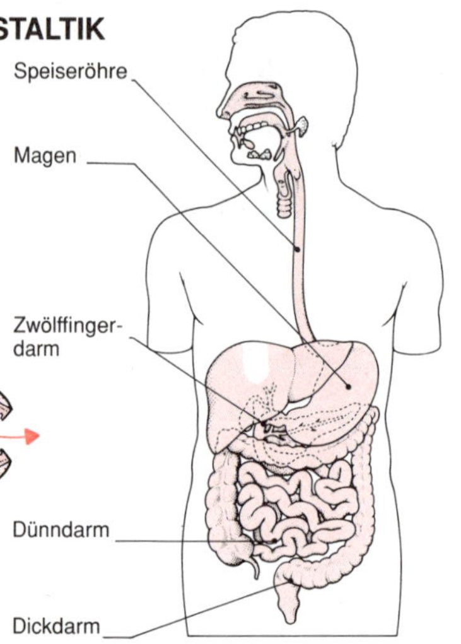

Wo die Peristaltik wirksam wird
Peristaltische Wellen sind an vielen röhrenförmigen Organen im Körperinneren zu beobachten, am ehesten am Magen-Darmkanal und am Harnleiter.

durch den Dickdarm. Dadurch wird der Darminhalt in den Mastdarm gedrückt und kann den Drang zur Stuhlentleerung auslösen.

Peritonealdialyse
s. *Dialyse*

Peritoneum
s. *Bauchfell*

Peritonitis
Entzündung des *Bauchfells* (*F.* Peritoneum; dünne, glatte Membran, welche die Wand der Leibeshöhle und die in ihr befindlichen Organe überzieht). P. ist eine schwerwiegende, normalerweise *akute* und schmerzhafte Krankheit, fast immer bedingt durch eine Reizung und bakterielle Infektion als Folge einer anderen Erkrankung der Bauchhöhle.

URSACHEN
Die häufigste Ursache für eine P. ist eine *Perforation* des Magens oder Darms, wodurch Bakterien und Verdauungssäfte vom Verdauungstrakt in die Bauchhöhle gelangen können. Perforation ist für gewöhnlich die Folge eines *peptischen Geschwürs*, einer *Appendizitis* oder einer *Divertikulitis*. In selteneren Fällen kann auch der Darminhalt nach einer Operation von der Bauchhöhle in den Darm gelangen. P. kann auch bei akuter *Salpingitis, Cholezystitis* oder *Septikämie* vorkommen.

SYMPTOME UND ANZEICHEN
Eine P. ist für gewöhnlich von heftigen Bauchschmerzen begleitet, die entweder lokal an einer bestimmten Stelle auftreten können oder generell im gesamten Abdomen. In einigen Fällen treten jedoch überhaupt keine oder nur geringe Schmerzen auf. Nach ein paar Stunden verkrampfen sich die Muskeln in der Bauchwand, der Bauch wird hart, und die *Peristaltik* (wellenförmige Kontraktionen der Darmmuskeln) hört auf (s. *paralytischer Ileus*). Weitere Symptome sind Fieber, Schwellungen, Übelkeit und Erbrechen. Mögliche Folgen sind Dehydratation und Schock.

DIAGNOSE UND THERAPIE
Die Diagnose erfolgt nach einer ärztlichen Untersuchung, ein positives Ergebnis macht eine unverzügliche Einweisung in ein Krankenhaus notwendig. Eine sofortige Operation zur Behandlung möglicher Ursachen, wie z.B. das Entfernen einer perforierten Appendix (s. *Appendektomie*), oder die Behandlung eines perforierten peptischen Geschwürs ist u.U. unumgänglich. Wenn die Ursache für eine P. nicht bekannt ist, kann eine *Laparotomie*, eine operative Eröffnung der Bauchhöhle, erforderlich sein. Oft werden *Antibiotika* verabreicht, wodurch manchmal eine Operation hinausgeschoben wird. Dehydratation wird mit der *intravenösen Infusion* von Flüssigkeit behandelt.

PROGNOSE
In den meisten Fällen erholt sich der Patient nach einer Therapie völlig. Gelegentlich entwickelt sich jedoch ein Abszeß innerhalb des *Abdomens*, und es muß operiert werden. Später kann sich ein Darmverschluß als Folge von *Adhäsionen* (narbige Verwachsungsstränge zwischen den Darmschlingen) entwickeln.

Peritonsillarabszeß
s. *Mandelabszeß*

Perkussion
Beklopfen; Diagnoseverfahren zur Untersuchung des Brustraums oder des Abdomens durch Abklopfen mit den Fingern und Beurteilung der entstehenden Geräusche. Dadurch ist es möglich, den Zustand der inneren Organe zu erforschen. Bei einer ärztlichen Untersuchung einer mit Flüssigkeit gefüllten Lunge wird beim Abklopfen ein deutlich vernehmbarer höherer (sog. Schenkel-) Schall, bei einem *Pneumothorax* (Anwesenheit von Luft im Pleuraspalt) ein hohles, dunkles Geräusch erzeugt. (S.a. *Untersuchung, ärztliche*)

Perkutan
Fachausdruck, der "durch die Haut hindurch" bedeutet. P.e Verfahren sind z.B. Injektionen in die Venen, die Muskeln oder andere Körpergewebe und bei Biopsien das Entfernen von Gewebe oder Flüssigkeit mit einer Nadel.

Perlgeschwulst
s. *Cholesteatom*

Pernio
F. für *Frostbeule*.

Perniziöse Anämie
Form der *Anämie*, die sich entwickelt, wenn der Körper kein *Vitamin* B_{12}, das für die Produktion von roten Blutkörperchen im Knochenmark benötigt wird, resorbieren kann. Ein Vitaminmangel führt zur Produktion weniger, abnorm großer roter Blutkörperchen. Das Vitamin ist auch für einen gesunden Stoffwechsel der Nervenzellen wichtig (s. *Anämie, megaloblastische*).

Perphenazin
(z.B. *Decentan*® +)

Neuroleptikum des *Phenothiazin*-Typs zur Linderung von Symptomen bei bestimmten Psychosen, wie z.B. *Schizophrenie*, und zur Ruhigstellung erregter oder extrem ängstlicher Patienten. Gelegentlich wird Perphenazin als *Antiemetikum* zur Linderung starker Übelkeit und von Erbrechen als Folge einer Narkose, *Radiotherapie*, Chemotherapie oder der Einnahme bestimmter Arzneimittel verabreicht. Mögliche Nebenwirkungen reichen von Zuckungen im Gesicht und abnormen Bewegungen der Glieder zu

Schläfrigkeit, gestörtem Sehen, verstopfter Nase und Kopfschmerzen. Lang andauernde Einnahme kann zu *Parkinsonismus* führen.

Persönlichkeit

Gesamtheit der Eigenschaften, Gewohnheiten und Erfahrungen eines Menschen. Die Meinungen darüber, was Persönlichkeit genau bedeutet, wie sie definiert und beurteilt werden soll, gehen weit auseinander. Folgende Kriterien werden jedoch bei der Definition des Begriffs für wichtig erachtet: Temperament, Intelligenz, Emotion und Motivation. Der Begriff Temperament stammt aus der alten Säftelehre, die die Menschen in den cholerischen, den melancholischen, den sanguinischen und den phlegmatischen Typ einteilte. Diese Einteilung spiegelt Unterschiede in der Natur und Reaktionsgeschwindigkeit eines Menschen wider. So sind einige Menschen z.B. schnell verärgert, während andere gelassen und langsam reagieren.

Als Intelligenz umreißt man die Fähigkeiten einer Person in Relation zu einer theoretisch festgesetzten Norm, während man mit Emotion und Motivation Gefühle, Bindungen an andere, moralische Normen und Neigungen bezeichnet. Die Persönlichkeitsentwicklung hängt von dem Zusammenspiel zweier grundlegender Faktoren ab, nämlich der Vererbung (angeborene Eigenschaften) und der Umgebung (Erfahrungen, welche ein Mensch jeweils in seinem Leben macht und die seine Denk- und Verhaltensweise bestimmen).

Persönlichkeitsstörungen

Störungen, die aus der Unfähigkeit, aus Erfahrungen zu lernen oder angemessen auf Veränderungen zu reagieren, resultieren. Die Betroffenen leiden darunter und haben Schwierigkeiten im Umgang mit anderen. P. bezeichnen keine Krankheit, sondern Verhaltensweisen, die besonders zu Zeiten großer Belastungen auffällig werden. Sie machen sich für gewöhnlich zuerst während der Jugend bemerkbar, dauern das ganze Leben an und rufen oft Depressionen oder Ängste hervor. Manche Menschen sind sich ihrer P. bewußt, andere sind nicht in der Lage, sie sich einzugestehen und machen die Umstände, persönliches Pech, oder andere Menschen für ihr ständiges Versagen im Leben verantwortlich.

GRUPPEN

P. werden in drei Gruppen eingeteilt, wobei sie sich, besonders innerhalb einer Gruppe, manchmal überschneiden. Die erste Gruppe ist vor allem durch exzentrisches Verhalten gekennzeichnet. Der paranoide Typ legt ungerechtfertigtes Mißtrauen und Argwohn gegenüber anderen an den Tag. Der schizoide Typ ist durch Gefühlskälte und Schwierigkeiten beim Aufbau sozialer Beziehungen gekennzeichnet und zeigt Verhaltensauffälligkeiten, die denen einer *Schizophrenie* ähnlich sind, allerdings nicht so ausgeprägt.

Bei der zweiten Gruppe zeigt sich eine Neigung zur Dramatisierung und zu starkem Ausleben von Emotionen. Menschen, die zu theatralischem Verhalten neigen, sind sehr erregbar und brauchen ständige Stimulation. Narzißtische Menschen überschätzen die Wichtigkeit ihrer eigenen Person bei weitem (s. *Narzißmus*), während solche mit asozialen Zügen unfähig sind, sich den herrschenden sozialen Verhaltensnormen anzupassen. In solchen Fällen kann es zu wiederholten Konflikten mit dem Gesetz kommen. Zur dritten Gruppe rechnet man Menschen mit Furcht und Angstgefühlen. Hierzu gehören abhängige Menschen mit mangelndem Selbstbewußtsein, die kein selbständiges Leben führen können (s. *Abhängigkeit*), sowie zwanghafte und perfektionistische Menschen, die in ihren Gewohnheiten festgefahren und gefühlskalt sind (s. *Zwangsneurosen*). Passiv-aggressive Typen weigern sich, Forderungen anderer zur Verbesserung ihrer Leistungen im Beruf und zu Hause nachzukommen.

THERAPIE UND PROGNOSE

Zu den üblichen Behandlungen zählen Beratung, individuelle *Psycho-* und *Verhaltenstherapie*. Sie sind jedoch schwierig, und es kann sein, daß die Patienten sich der Behandlung widersetzen. Menschen mit P. haben Schwierigkeiten, ihre Ziele zu erreichen, z.B. die Probleme, die bei Drogenmißbrauch oder der Einweisung in ein Krankenhaus entstehen, zu vermeiden. Sie sind meist auch unfähig, persönliche Beziehungen aufrechtzuerhalten und ihre Arbeitsstelle zu behalten. Medikamentös behandelt wird nur dann, wenn Begleiterkrankungen dies erforderlich machen.

Persönlichkeitstests

Fragebögen, die verschiedene Eigenschaften oder Typen einer *Persönlichkeit* feststellen sollen. P. werden zu Forschungszwecken verwendet sowie zur Beurteilung der Eignung von Bewerbern oder Beschäftigten für Positionen in Hochschulen oder der Industrie. Die Gültigkeit und Verläßlichkeit der Tests ist umstritten.

Der MMPI (Abk. von **M**innesota **M**ultiphasic **P**ersonality **I**nventory) - Fragebogentest beinhaltet mehr als 500 Fragen, von denen sich einige auf psychiatrische Symptome (wie *Depression* oder *Paranoia*) beziehen und andere auf zugrundeliegende Persönlichkeitsmerkmale (wie Intelligenz). Bei anderen P. werden Eigenschaften wie "extravertiert-introvertiert" gemessen (ob jemand nach außen oder nach innen orientiert ist) und eine "neurotische Prädisposition" (Veranlagung für Neurosen) überprüft.

Durch zusätzliche Fragebogentests werden Menschen aufgrund von Gegensatzpaaren wie angespannt oder entspannt, ängstlich oder mutig beurteilt.

Perspiration

Produktion und Ausscheidung von Schweiß aus den *Schweißdrüsen*. Perspiration ist ein anderer Ausdruck für Schwitzen.

Perthes-Krankheit

Aseptische Entzündung des Schenkelkopfes im Kindesalter. Man nimmt an, daß die Perthes-Krankheit, eine Form der *Osteochondritis juvenilis*, Folge einer Durchblutungsstörung im Knochen ist. Die Krankheit tritt meist bei Kindern zwischen fünf und zehn Jahren auf, besonders bei Knaben, für gewöhnlich in nur einem Hüftgelenk. Zu den Symptomen zählen Schmerzen im Oberschenkel und in der Leiste. Die Patienten hinken auf der betroffenen Seite. Die Hüfte ist in ihrer Bewegungsfähigkeit eingeschränkt, und die Bewegungen sind schmerzhaft. Bei Röntgendarstellung zeigen sich Abflachungen und danach Fragmentierungen. In späteren Stadien schrumpft der Schenkelkopf.

THERAPIE UND PROGNOSE

Zur Therapie wird entweder für ein paar Wochen Ruhe verordnet, bis der Schmerz abklingt. Anschließend wird die Hüfte geschient, um den Druck auf den Oberschenkelknochen zu verringern. Oder es wird eine Operation durchgeführt, um den Winkel des Femurkopfes so zu verändern, daß er besser in das Becken paßt. Die P.-K. verschwindet normalerweise innerhalb von drei Jahren von selbst, möglicherweise bleibt jedoch die Hüfte deformiert. Bei schweren Deformationen erhöht sich das Risiko für eine spätere *Osteoarthritis*.

Pertussis

Keuchhusten; quälende Infektionskrankheit, die hauptsächlich Säuglinge und Kleinkinder befällt. Die Krankheit wird von häufigen Hustenanfällen begleitet (wobei die Luft aus der Brust gestoßen wird), die oft in einem typischen "Keuchen" enden (wobei der Atem wieder schnell eingesogen wird).

URSACHEN UND VORKOMMEN

P. wird hauptsächlich durch ein Bakterium, *BORDETELLA PERTUSSIS*, hervorgerufen, das beim Husten auf dem Luftweg durch Tröpfchen von einer infizierten Person auf andere übertragen wird. Die Krankheit führt zur Entzündung der gesamten Atemwege. Sie ist auf der ganzen Welt verbreitet, und Säuglinge sind von Geburt an anfällig, wobei Neugeborene besonders gefährdet sind, vor allem Frühgeborene. Gelegentlich tritt Keuchhusten auch bei Erwachsenen auf, die Hälfte aller Fälle ereignet sich jedoch vor dem dritten Lebensjahr. In den Industrieländern werden die meisten Kinder im ersten Jahr geimpft. Der Impfstoff kann jedoch eine Erkrankung nicht immer verhindern, und nicht alle Kinder können geimpft werden.

Während der frühen 70er Jahre waren viele Eltern aufgrund von Pressekampagnen überzeugt, daß der Impfstoff gefährlich und ineffektiv sei. Der Anteil der geimpften Kinder fiel, und die Krankheit trat wieder häufiger auf.

VORBEUGUNG

Heute weiß man, daß die Annahme, daß der Pertussisimpfstoff ineffektiv und risikobehaftet sei, falsch ist. Die Krankheit ist potentiell gefährlich, und deswegen ist es wichtig, daß so viele Kinder wie möglich geimpft werden, sofern sie sich für eine Impfung eignen. Die Risiken einer Impfung sind weitaus geringer als die Gefahren, die mit einer Erkrankung verbunden sind.

Der Impfstoff wird für gewöhnlich zusammen mit einer Impfung gegen Diphtherie und Tetanus verabreicht (s. *DPT-Impfung*). Eine Impfung von Säuglingen gegen P. kann für ein oder zwei Tage leichtes Fieber und Unpäßlichkeit zur Folge haben, aber dies ist kein Anlaß zur Sorge. In einem Fall von 100 000, also sehr selten, treten ernstere Reaktionen auf. Die Säuglinge schreien in hohen Tönen oder bekommen einen Anfall. Bei ungefähr einem von 300 000 Babys kommt es zu bleibenden Gehirnschäden. Dieses Risiko ist sehr gering. Zur Vorsicht werden Säuglinge, bei denen schon Anfälle aufgetreten sind, die an einer fiebrigen Erkrankung leiden oder die bei einer früheren Impfung ungünstig auf den Impfstoff reagiert haben, nicht geimpft. Säuglinge sollten von Personen, die an Pertussis erkrankt sind, ferngehalten werden.

SYMPTOME UND KOMPLIKATIONEN

Nach einer Inkubationszeit von ein bis drei Wochen beginnt die Krankheit mit leichtem Husten, Nasensekretion, Fieber und entzündeten Augen. In diesem Stadium ist die Gefahr, daß sich andere infizieren, am größten. Nach ein paar Tagen wird der Husten, besonders nachts, hartnäckiger und heftiger. In den meisten Fällen, wenn auch nicht immer, fangen die Kinder dann an zu keuchen. Manchmal kommt es durch Husten zum Erbrechen. Bei Säuglingen besteht nach einem Hustenkrampf die Gefahr einer zeitweiligen *Apnoe* (Atemstillstand).

Die Krankheit dauert bis zu zehn Wochen und kann das gesamte Familienleben beeinträchtigen, besonders dann, wenn das Kind auch nachts hustet.

Der Husten ist oft von Nasenbluten begleitet. Auch Blutungen aus den Blutgefäßen auf der Oberfläche der Augen kommen vor. Bei wiederholtem Erbrechen sind *Dehydratation* und Unterernährung zu befürchten. Komplikationen im Brustraum umfassen *Lungenentzündungen, Pneumothorax* (eine Form einer kollabierten Lunge) und *Bronchiektasien* (ständige Erweiterung der Luftwege).

DIAGNOSE UND THERAPIE

Für gewöhnlich wird P. aufgrund der Symptome diagnostiziert. Das Bakterium, das die Krankheit verursacht, kann aber auch von einem Abstrich gezüchtet werden, der im frühen Stadium der Krankheit vom Nasenhintergrund entnommen wird (pernasaler Abstrich). Wenn es bereits zu starken Hustenanfällen gekommen ist, ist die Gabe von *Antibiotika* nicht mehr sehr sinnvoll. Bei frühzeitiger Diagnose wird jedoch oft *Erythromycin* verabreicht. Dieses Medikament reduziert die Infektiosität des Kindes und kann den Krankheitsverlauf verkürzen.

Ein Kind, das an Pertussis erkankt ist, sollte warm gehalten werden und häufige kleine Mahlzeiten zu sich nehmen, viel trinken und vor hustenauslösenden Reizen (wie Luftzug oder Rauch) ferngehalten werden. Säuglinge oder Kinder, die im Gesicht blau werden oder ständig nach dem Husten erbrechen, müssen ins Krankenhaus eingewiesen werden.

Perubalsam

(*F.* Balsamum peruvianum) Wird aus den geschwelten Stämmen von Myroxylum balsamum L. gewonnen. Es handelt sich dabei um eine zähe, braune Flüssigkeit, die hauptsächlich aus Benzoesäurebenzylester, Zimtsäureester, Nerolidol und Vanillin besteht. P. regt die Granulationsbildung an und wird deshalb bei schlecht heilenden Hautgeschwüren und Wunden eingesetzt. Die im P. enthaltenen Zimtsäureester wirken gleichzeitig antiseptisch.

Perversion

(Auch Paraphilie) Sexuelles Verhalten, das nicht den Geschlechtsverkehr zwischen Erwachsenen zum Ziel hat. Statt dessen erreicht der Mann (bei Frauen ist eine P. selten) eine Erektion und einen Orgasmus auf andere Weise, z.B. indem er sich auspeitschen läßt oder Frauenkleider trägt.

Zu den abweichenden Befriedigungsarten gehört der Exhibitionismus, d.h. absichtliches Entblößen und Zurschaustellen der Geschlechtsorgane vor Fremden. Er tritt fast nur bei Männern auf. Der Exhibitionist entblößt zufällig vorübergehenden Frauen seinen Penis, meistens an abgelegenen Orten oder aus einem Auto oder einem Gebäudefenster heraus, womit die Absicht einer schreckhaften Überraschung und Verängstigung verbunden ist. In 80 Prozent aller Fälle beendet eine einzige Festnahme mit ihren Folgen den Exhibitionismus. Den Rückfälligen können manchmal Psychotherapie oder Verhaltenstherapie helfen.

Zu den möglichen P.en zählen außerdem *Fetischismus, Nekrophilie, Pädophilie, Sadomasochismus* und *Transvestismus.*

Perzeption

Interpretation einer Wahrnehmung. Der Mensch empfängt mit den fünf Sinnen, dem *Geschmacks-, Geruchs-, Gehör-, Seh-* und *Tastsinn*, Informationen über seine Umgebung. Aber die Art, in der sie gedeutet werden, hängt von anderen Faktoren ab. Zuerst müssen die Informationen in ein bestimmtes Muster eingeordnet werden. Beim Sehen müssen die Gegenstände z.B. vor dem Hintergrund unterschieden und als bewegt oder ruhend erkannt werden. Dann muß jeder Gegenstand identifiziert werden (z.B. als Stuhl oder als Freund), was mit Hilfe des Gedächtnisses geschieht. Die endgültige Interpretation hängt von den Einstellungen, Erwartungen und der Stimmung des jeweiligen Menschen ab. Geschätzte Gegenstände erscheinen oft größer; wenn man Hunger hat, bemerkt man Nahrungsmittel eher, als wenn man satt ist. *Halluzinationen*, die ein Symptom einer *Psychose* sind, sind falsche Wahrnehmungen, die ohne sensorische Reize auftreten.

Pes cavus

s. *Klauenfuß*

Pes equinovarus

Angeborene Deformierung des Fußes (s. *Klumpfuß*).

Pessar

Vorrichtung, die, in der Regel zur Kontrazeption, in die Vagina eingesetzt wird. Einige P.e werden verwendet, um die Position des Uterus zu korrigieren (s. *Uterusprolaps*). Bei Erkrankungen der Vagina, z.B. *Candidiasis* (Soor) oder *Trichomon(i)asis*, oder um kontrazeptive Spermizide in die Vagina einzuführen, werden Pessare ebenfalls benutzt. (S.a. *IUP*)

Pest

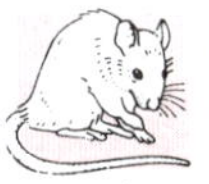

Schwere Infektionskrankheit, die hauptsächlich Nagetiere befällt, aber durch Bisse von Nagetierflöhen auf den Menschen übertragbar ist. Die P. war lange Zeit eine Geißel der Menschheit. Eine der größten Pandemien (weltweite Epidemien) war der "Schwarze Tod" im 14. Jahrhundert, der allein in Europa 25 Millionen Menschen das Leben gekostet hat. Heute tritt die P. beim Menschen sporadisch in verschiedenen Teilen der Welt auf, vornehmlich in Ländern mit niedrigem Hygienestandard.

URSACHEN, FORMEN UND VERBREITUNG

Das Bakterium, welches die Krankheit verursacht, *YERSINIA PESTIS*, befällt in vielen Teilen der Welt Nagetiere und deren Flöhe. Die großen Pandemien der Vergangenheit wurden durch die Ausbreitung der Pest von wilden Nagetieren auf Ratten in der Stadt und nach deren Tod auf Menschen (über die Rattenflöhe) verursacht. Heute ist die Krankheit für gewöhnlich Folge von Flohbissen wilder Nagetiere. Ein Biß von einem infizierten Floh verursacht die Beulenpest, die durch geschwollene Lymphdrüsen ("Bubo" genannt) charakterisiert ist. Die Lungenpest, die die Lungen befällt, kann Folge von Komplikationen der Beulenpest sein; sie wird auch von Mensch zu Mensch übertragen, wenn infizierte Tröpfchen ausgehustet werden. In den letzten Jahren war der Ausbruch der Pest hauptsächlich auf Teile Afrikas, Südamerikas, Südostasiens und Indiens beschränkt. Aber es treten auch ca. zehn bis 50 Fälle pro Jahr in den USA auf.

VORBEUGUNG

Es besteht ständig die Gefahr, daß die Pest durch Rattenpopulationen in den Städten verbreitet wird. Die wichtigsten Vorbeugemaßnahmen sind entsprechende Rattenkontrolle und die Überwachung der Krankheit bei wilden Nagetieren. Wanderer sollten sich davor hüten, in Gebieten, in denen die Pest vorkommt, Nagetiere oder Kadaver anzufassen. Menschen, die aufgrund ihrer Arbeit einem hohen Risiko ausgesetzt sind, sollten sich gegen die Pest impfen lassen.

SYMPTOME UND ANZEICHEN

Die Beulenpest beginnt für gewöhnlich zwei bis fünf Tage nach einer Infektion mit Fieber, Schüttelfrost und starken Kopfschmerzen. Bald danach treten Bubos auf, glatte, ovale, gerötete und äußerst schmerzhafte Schwellungen, für gewöhnlich in der Leistengegend, seltener in den Achselhöhlen, dem Nacken oder an anderen Stellen. Von den Bubos kann Blut in die umgebende Haut gelangen und dunkle Flecken hervorrufen. Die Betroffenen erleiden Anfälle und etwa die Hälfte von ihnen stirbt, wenn sie nicht behandelt werden. Gelegentlich tritt als frühe Komplikation eine *Septikämie* (Blutvergiftung) auf, was tödlich sein kann. Bei der Lungenpest wird blutiges, schäumendes Sputum (Schleim) ausgehustet, das Atmen ist erschwert. Wird die Krankheit zu spät diagnostiziert und behandelt, verläuft sie fast immer tödlich.

DIAGNOSE UND THERAPIE

Eine Flüssigkeitsprobe wird von einem Bubo oder, bei Verdacht auf Lungenpest, dem Sputum entnommen und gezüchtet, um das Pestbakterium nachzuweisen und die Diagnose zu stellen. Die sofortige Behandlung mit den *Antibiotika* Tetracyclin, Cotrimoxazol oder Chloramphenicol reduziert das Sterberisiko auf unter fünf Prozent. Sämtliche Kontaktpersonen einer an Lungenpest erkrankten Person werden genau kontrolliert. Eine Woche lang wird regelmäßig ihre Temperatur gemessen. Zur Prophylaxe und beim ersten Verdacht auf die Krankheit werden die Antibiotika verabreicht.

VERBREITUNG DER PEST

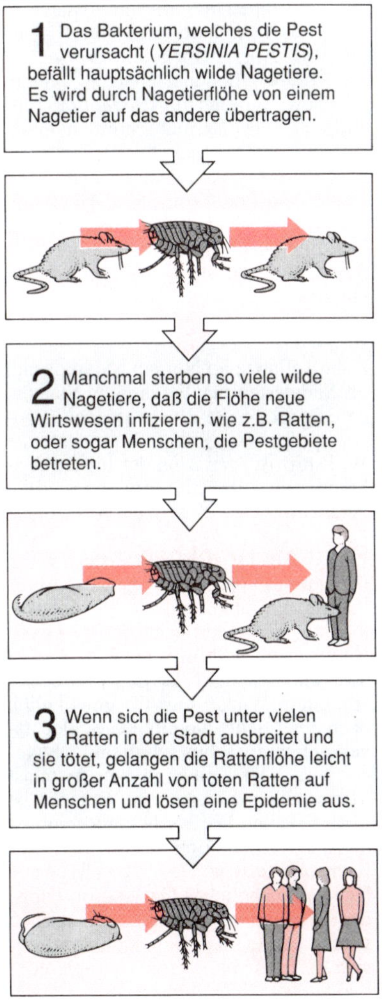

Pestizide

Giftige Chemikalien, die zur Bekämpfung von Schädlingen eingesetzt werden. Man unterscheidet Herbizide (gegen Unkraut), Insektizide (gegen schädliche Insekten) und Fungizide (gegen Pilzbefall). Werden Insektizide oder Pflanzenschutzmittel wie z.B. ein Chloratpräparat (s. *Chloratvergiftung*) geschluckt, wie es vor allem bei Kindern der Fall sein kann, resultiert meist eine Pestizidvergiftung daraus. Sie kommen auch bei Landarbeitern vor, oft durch Inhalation oder Absorption der Chemikalie durch die Haut, wie z.B. bei einer Vergiftung mit *Paraquat* oder *Parathion*. Man kann auch in indirekten Kontakt mit P.n kommen, wenn man Nahrung zu sich nimmt, in der sich aufgrund von wiederholtem Besprühen der Pflanzen Chemikalien angesammelt haben. Experten vertreten die Auffassung, daß die Einnahme solcher Nahrung zu schleichenden Langzeitschäden führen kann. (S.a. *DDT* = Dichlor-Diphenyl-Trichloräthan; *Unkrautvertilger, Vergiftung durch; Lindan*).

PET

Positronenemissionstomographie; Diagnoseverfahren, das darauf beruht, *Positronen* (positiv geladene Elektronen) aufzuspüren, die von markierten Substanzen, die in den Körper eingeführt werden, abgegeben werden. PET erzeugt dreidimensionale Bilder, die den Stoffwechsel und die chemische Aktivität der untersuchten Gewebe widerspiegeln. Die Bilder liefern daher Informationen über Funktion und Aufbau der Gewebe.

WIE PET FUNKTIONIERT

Substanzen, die an biochemischen Vorgängen im Körper teilnehmen, werden mit Radioisotopen (radioaktive Formen der Elemente) wie z.B. von Kohlenstoff (^{11}C), Stickstoff (^{13}N) oder Sauerstoff (^{15}O) markiert. Sie werden intravenös injiziert und von Geweben, in denen ein gesteigerter Stoffwechsel stattfindet, in größerer Konzentration absorbiert. Die Substanzen geben Positronen ins Gewebe ab, die dann ihrerseits Photonen freisetzen. Diese Photonen zu erkennen, bildet die eigentliche Grundlage der PET. Patienten werden mit einer Reihe von Detektoren umgeben, die mit einem Computer verbunden sind. Die Stelle, an der

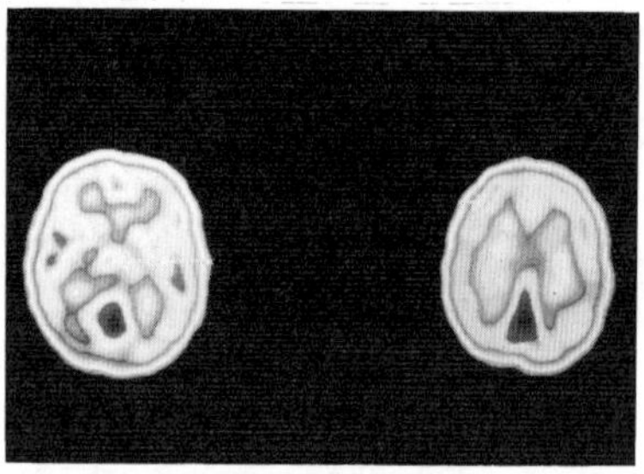

PET-Bilder von Gehirnabschnitten
Areale im Gehirn erscheinen als helle oder dunkle Gebiete, entsprechend dem Ausmaß der Absorption radioaktiv markierter Glukose.

die Photonen abgegeben werden, wird ermittelt, und die Verteilung des Radioisotops wird bildhaft dargestellt.

WARUM ES GEMACHT WIRD

Die PET ist besonders wichtig bei Untersuchungen des Gehirns. Sie wird eingesetzt, um Tumoren (die einen gesteigerten oder verlangsamten Stoffwechsel gegenüber dem umgebenden Gehirngewebe haben) aufzuspüren, um den Ausgangspunkt epileptischer Aktivitäten im Gehirn festzustellen und Gehirnfunktionen bei verschiedenen psychischen Erkrankungen zu untersuchen.

PROGNOSE

Eine PET-Ausrüstung ist teuer in Anschaffung und Betrieb und ist nur in wenigen Zentren vorhanden. Da man mit Hilfe der PET jedoch wertvolle Informationen erhält, die andere Verfahren nicht erzielen, ist es wahrscheinlich, daß dieses Verfahren in Zukunft an Verbreitung gewinnt.

P

Petechien

Rote oder purpurrote, flache, punktförmige Flecken auf der Haut oder den Schleimhäuten. P. werden durch lokale Blutungen aus kleinen Blutgefäßen hervorgerufen. Sie treten bei Purpura (Blutungsstörungen) auf und manchmal bei einer bakteriellen *Endokarditis.*

Pethidin

(z.B. *Dolantin*® ++)

Analgetikum (Schmerzmittel); Betäubungsmittel, ähnlich wie *Morphin*, jedoch nicht so wirksam. Pethidin wird als Prämedikation gegeben (ein Arzneimittel, das vor einer Operation zur Entspannung und Sedierung verabreicht wird). Es wird ebenfalls verwendet, um starke Schmerzen nach einer größeren Operation zu lindern, während einer Entbindung oder, gelegentlich, bei tödlichen Krankheiten. Da Pethidin Übelkeit und Erbrechen verursachen kann, wird es für gewöhnlich in Verbindung mit einem Antiemetikum verabreicht.

MISSBRAUCH

P. kann Euphorie bewirken und wird deshalb manchmal mißbräuchlich verwendet. Bei regelmäßiger Einnahme kann es zu psychischer und physischer Abhängigkeit kommen (s. *Drogenabhängigkeit*).

Petit mal

Anfälle bei Epilepsie. Sie kommen bei Kindern und Jugendlichen vor, selten jedoch bei Erwachsenen. Sie sind durch momentanen Bewußtseinsverlust gekennzeichnet, gelegentlich erschlaffen die Augenlider. Die Anfälle können öfter am Tag auftreten und manchmal bis zu einer halben Minute pro Anfall dauern. Die Behandlung mit einem geeigneten *Antikonvulsivum* ist meist erfolgreich.

Peutz-Jeghers-Syndrom

Äußerst seltene Erbkrankheit, bei der zahlreiche Polypen im *Gastrointestinaltrakt* und kleine, flache, braune Flecken auf den Lippen und im Mund wuchern. Das P.-J.-S. verläuft gewöhnlich symptomlos. Aber manchmal verursachen die Polypen Bauchschmerzen, bluten, oder bewirken eine *Intussuszeption* (Einstülpung eines Darmabschnitts in einen anderen, mit Darmverschluß). Tests werden mit Röntgenkontrastuntersuchungen oder einer Endoskopie (Ausleuchtung von Körperhöhlen mit Hilfe eines Sichtinstruments) des Gastrointestinaltrakts durchgeführt. Blutende Polypen werden entfernt.

Peyotl

Kaktuspflanze im Norden Mexikos und im Südwesten der Vereinigten Staaten, deren getrocknete Blüten als *Halluzinogene* präpariert werden. Der eigentliche Wirkstoff ist *Mescalin*, der für ein paar Stunden visuelle Halluzinationen und ein verändertes Bewußtsein hervorruft.

Peyronie-Krankheit

(*F.* Induratio penis plastica; Penisfibromatose) Erkrankung des *Penis* mit Verdickung der Oberfläche des faserigen Bindegewebes. Infolge der P.-K. knickt der Penis während der Erektion in bestimmtem Winkel ein, für gewöhnlich nach einer Seite, wodurch Geschlechtsverkehr häufig schmerzhaft und schwierig wird. Die Krankheit betrifft meist Männer über 40 Jahre, die Ursache ist nicht bekannt. Die verdickte Region ist meist bei erschlafftem Penis als festes Knötchen tastbar. Das Schwellgewebe (schwammähnliches Gewebe im Penis, das die Erektion bewirkt) kann sich auch verdicken. In manchen Fällen bessert sich die P.-K. ohne eine Therapie oder durch lokale Injektionen mit *Kortikosteroiden.* Bei andauernder Erkrankung wird die verdickte Region manchmal operativ entfernt und durch ein Transplantat aus gesundem Gewebe ersetzt.

In einigen Fällen verursacht eine Operation jedoch größere Narben, was den Zustand verschlimmert.

Pfefferminzöl

Öl, das aus der Pfefferminzpflanze *MENTHA PIPERITA* gewonnen wird. Es dient zur Linderung von Bauchkoliken, besonders bei *Reizkolon.* Gelegentlich verursacht es *Sodbrennen.* P. wird einigen Medikamenten außerdem als Geschmacksstoff zugesetzt.

Pfeifen

Hohes Pfeifgeräusch in der Brust während des Atmens, was Folge einer Verengung der Atemwege ist. Das P. kann so laut sein, daß es von anderen Personen, die sich im gleichen Raum befinden, gehört wird, oder es ist nur mit Hilfe eines Stethoskops vernehmbar. P. tritt bei *Asthma* auf, bei *Bronchitis*, bei *Bronchiolitis* oder einem *Lungenödem* (Flüssigkeitsansammlung in der Lunge). P. wird außerdem durch Einatmen von Fremdkörpern, z.B. einer Erdnuß, verursacht. (S.a. *Atemstörung*)

Pfeifendes Atemgeräusch

s. *Stridor*

Pfeiffer-Drüsenfieber

s. *Mononukleose, infektiöse*

Pflanzen, giftige

Pflanzen, die bei Verzehr Vergiftungen verursachen oder starke allergische Reaktionen hervorrufen können, wenn ihre Blätter mit der Haut in Berührung kommen.

HAUTKONTAKT

Zu den Pflanzen, die Hautreaktionen hervorrufen, zählen Nesseln, Bärenklau, Giftsumach und Primeln. An der Stelle des Hautkontakts kommt es meist zu Jucken, Brennen und Blasenbildung. Bei einigen Menschen können diese Hautreaktionen sehr heftig sein. Erste-Hilfe-Maßnahmen sind gründliches Waschen der betroffenen Region und Reinigen mit Alkohol. Außerdem ist es ratsam, Kleider, die mit der Pflanze in Kontakt gekommen sind, zu waschen. Starke Reaktionen sollten ärztlich behandelt werden, möglicherweise mit *Kortikosteroiden*, die oral eingenommen oder injiziert werden.

INNERE VERGIFTUNGEN

Zu den Pflanzen, die bei Verzehr Vergiftungen verursachen, gehören Fingerhut, Eisenhut, Schierling, Goldregensamen und viele Beerenarten, einschließlich der

GIFTPFLANZEN

Neben den hier gezeigten gibt es viele verschiedene Giftpflanzen, einschließlich einiger gemeiner Garten- oder Zimmerpflanzen. Am häufigsten treten Vergiftungen bei kleinen Kindern auf, die aus Neugier Beeren oder Blüten essen.

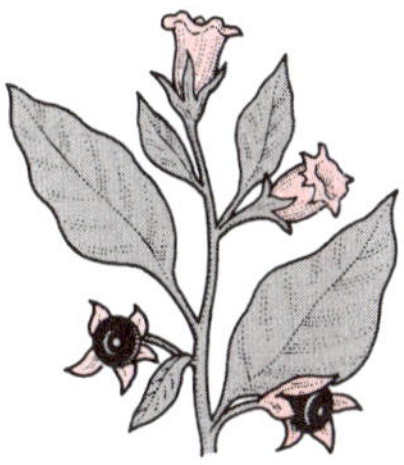

Tollkirsche
Die Tollkirsche ist auch als Belladonna bekannt. Sie wird bis zu einem Meter hoch und hat glänzende, schwarze Beeren. Der Verzehr von Teilen der Pflanze führt zu Ausschlag, Sehstörungen, Schluckbeschwerden, Konfusion und Koma.

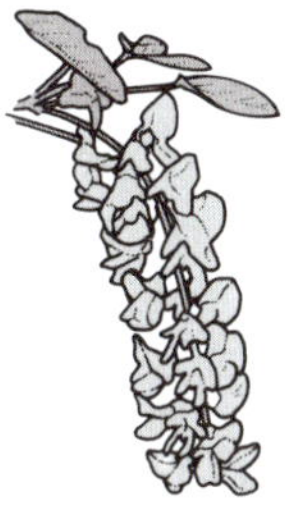

Goldregen
Ein kleiner Baum mit gelben, erbsenförmigen Blüten. Der Verzehr von Goldregen (besonders des Samens) ruft Reizungen im Mund, exzessive Durstgefühle, Erbrechen, Schwindelanfälle, Verwirrung, Halluzinationen, Krämpfe, Lähmungen und Koma hervor.

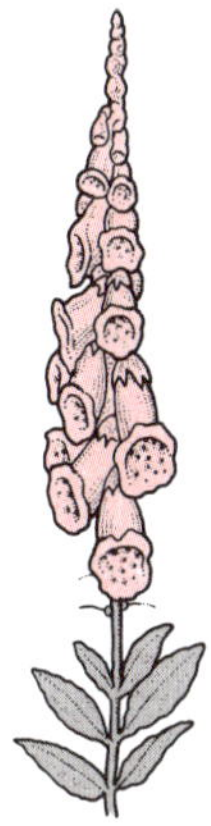

Fingerhut
Diese Pflanze hat purpurpinkfarbene Blüten; aus ihr wird Digitalis, ein Herzmittel, gewonnen. Folgen des Verzehrs sind Reizungen im Mund, Kopf- und Bauchschmerzen, Erbrechen, *Diarrhoe* und *Herzrhythmusstörungen*.

Beeren der Tollkirsche (die schwarz sind) und der Stechpalme (rot). Kleine Kinder sind am meisten gefährdet, weil sie die bunten Beeren gern essen. Die Symptome einer Vergiftung sind je nach Pflanzenart unterschiedlich und können sich in Bauchschmerzen, Erbrechen, Erregung, glühendem Gesicht, Atemschwierigkeiten, Delirium und Koma äußern. Man sollte unverzüglich ärztliche Hilfe in Anspruch nehmen. Zur Therapie gehört für gewöhnlich eine Magenspülung und die Linderung der Symptome. Tödliche Vergiftungen sind selten. Kinder sollten angewiesen werden, keine Beeren oder Wildpflanzen, die sie nicht kennen, zu sammeln.

Paradoxerweise sind viele giftige Pflanzen auch als nützliche Arzneimittel verwendbar. Hierzu gehören *Atropin*, das aus der Tollkirsche gewonnen wird, und die *Digitalisglykoside* aus dem Fingerhut. (S.a. *Pilzvergiftung*)

Pflasterverband

Verband, der an Körperteilen angeklebt wird, um Druck auszuüben und sie in der richtigen Lage zu halten. P.e werden benutzt, um Schmerzen und Schwellungen bei verletzten Weichteilen, z.B. *Verstauchungen* und Zerrungen, zu reduzieren. Sie werden auch an Gelenken angebracht, um *Läsionen* aufgrund übertriebener Bewegungen zu verhindern, oder um ein verletztes Gelenk zu stärken und weitere Verletzungen zu verhindern.

Pflegeheim

Einrichtung zur Pflege älterer, schwer erkrankter oder behinderter Menschen. Der rasche Anstieg in der Anzahl älterer Menschen hat zu einem vermehrten Bedarf an Langzeitpflege geführt. Einige dieser Heime werden von örtlichen Behörden verwaltet, andere sind privat. Eingetragene P.e werden regelmäßig inspiziert und müssen bestimmte, genau festgelegte Anforderungen hinsichtlich der Pflege erfüllen. Sie unterscheiden sich von privaten Wohnheimen (wo ebenfalls viele ältere Menschen gepflegt werden können), da sie bei den örtlichen Gesundheitsbehörden eingetragen sind, und sie müssen Pflege rund um die Uhr durch qualifiziertes Pflegepersonal gewährleisten. Private Wohnheime sind hingegen bei Sozialeinrichtungen eingetragen und werden von diesen kontrolliert. Sie müssen kein qualifiziertes Pflegepersonal beschäftigen. Aus diesem Grund sind die meisten Wohnheime nicht in der Lage, gebrechlichen, älteren Menschen eine angemessene Pflege anzubieten. P.e sind nicht nur mit staatlich geprüftem Pflegepersonal und Hilfspersonal ausgestattet, sondern müssen regelmäßige Arztvisiten und Zugang zu anderen medizinischen Einrichtungen gewährleisten. Darüber hinaus wird eine angenehme und fürsorgliche Atmosphäre angestrebt. Die meisten Bewohner von P.en leiden an Krankheiten, die auf das Alter zurückzuführen sind, z.B. *Demenz* und *Schlaganfall*. P.e gewähren normalerweise längerfristige Pflege, aber manchmal werden auch kurzzeitig Patienten gepflegt. (S.a. *Geriatrie*)

Pfortaderhochdruck

(*F.* portale Hypertension) Erhöhter Blutdruck in der Pfortader, einem ca. 6 cm langen Blutgefäß, das venöses Blut aus den unpaaren Bauchorganen (Magen, Darm, Milz, Gallenblase, Bauchspeicheldrüse) sammelt und der Leber zuführt. Das Blut staut sich in den Bauchvenen zurück und fließt in Venen, die unter Umgehung der Leber in die obere oder untere Hohlvene münden (sog. portokavale Anastomosen). Diese erweitern sich und bilden *Ösophagusvarizen*, das Caput medusae (geschlängelte Bauchdeckenvenen) oder innere Hämorrhoiden. Beim P. wird auch vermehrt Flüssigkeit aus den Venen in die Leibeshöhle filtriert, was zum Wasserbauch (*Aszites*) führt.

URSACHEN

Die häufigste Ursache eines P.s ist *Zirrhose*, eine Lebererkrankung, bei der vernarbtes und regeneratives Gewebe in der Leber den normalen Durchfluß des Blutes verhindert. Eine weitere Ursache ist eine *Thrombose* (abnorme Blutverklumpung) in der Ader. Diese kann sich kurz nach der Geburt oder später im Leben bilden, gewöhnlich als Ergebnis einer verengten Ader aufgrund einer Zirrhose, einer Kompression der Ader durch vergrößerte Lymphknoten, oder einer Entzündung als Folge einer Infektion. Selten wird P. durch eine abnorme Verbindung zwischen der Pfortader und einer Arterie (*arteriovenöse Fistel*) verursacht, gewöhnlich als Folge einer Verletzung. P. kann ebenfalls durch einen erhöhten Blutfluß aus der Milz verursacht werden, wenn eine Krankheit, häufig in den Tropen, zu einer Vergrößerung des Organs geführt hat.

SYMPTOME UND ANZEICHEN

Wenn die Venen im Ösophagus und im Magen zerreißen, verursacht dies massives, wiederkehrendes Erbrechen von Blut, der Stuhl wird schwarz. Aszites führt zu einem Anschwellen des Abdomens, Unwohlsein und manchmal zu Problemen beim Atmen.

DIAGNOSE

Bei P. erfolgt eine Diagnose für gewöhnlich aufgrund der Symptome und Anzeichen beim Patienten. Die Ursache kann durch Untersuchung der Leber und der umgebenden Blutgefäße durch *Ultraschall-Diagnostik* und durch Röntgen der Blutgefäße (s. *Angiographie*) ermittelt werden.

THERAPIE UND PROGNOSE

Blutungen aus zerrissenen Blutgefäßen werden mit Sklerotherapie zum Still-

PFORTADERHOCHDRUCK

Die häufigste Ursache dieser Erkrankung ist eine Leberzirrhose oder eine andere Behinderung des Blutflusses durch die Leber. Das Blut staut sich in den zur Pfortader führenden Venen zurück.

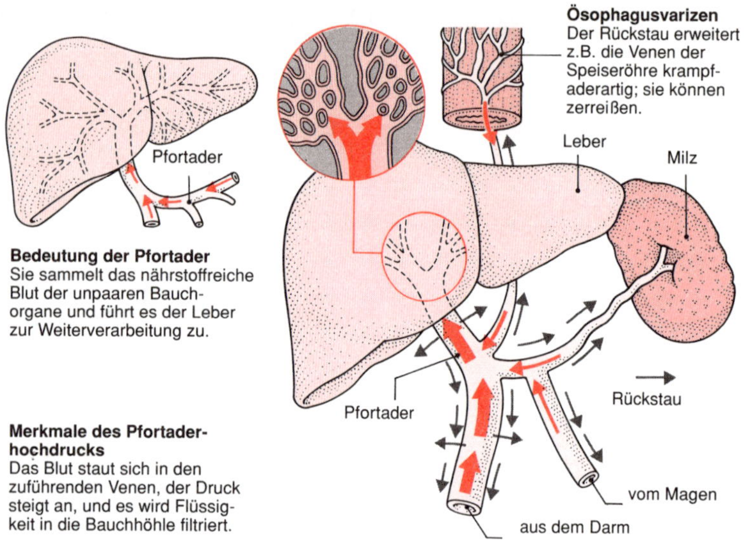

stand gebracht. Dabei wird eine sklerosierende (verhärtende) Lösung in oder um die Venen injiziert. Dies bewirkt eine Entzündung, anschließende Vernarbung und Verdickung der Gefäßwände, und führt zum Verschließen der Gefäße. Aszites wird durch Einschränkung der Aufnahme von Natriumchlorid (Salz) mit der Nahrung behandelt und mit *Diuretika*, welche die Gesamturinproduktion erhöhen. In einigen Fällen kann eine *Shunt*-Operation durchgeführt werden, wobei das Pfortaderblut unter Umgehung der Leber in die obere Körperhohlvene geleitet wird; dadurch sinkt der P. Die Prognose hängt davon ab, inwieweit die eigentliche Ursache dieser Krankheit behandelt werden kann.

pH

Negativer Logarithmus der Wasserstoffionenkonzentration; Meßwert für den Säure- oder Alkaligehalt einer Lösung. Die pH-Skala reicht von 0 bis 14. Bei 7 ist die Lösung neutral, je kleiner der pH-Wert unter 7 wird, desto größer ist der Säuregehalt einer Lösung; je größer der Wert über 7 wird, desto höher ist der Alkaligehalt. Der pH-Wert von Körperflüssigkeiten muß sehr nahe bei 7,4 liegen, also fast neutral sein, damit der Stoffwechsel funktioniert (s. *Säure-Basen-Gleichgewicht*). Wenn der pH-Wert unter 7,3 sinkt, hat dies *Azidose*, wenn er über 7,5 ansteigt, *Alkalose* zur Folge.

Phagozyt

s. *Freßzelle*

Phalangen

Kleine Knöchelchen, die das Skelett der Finger und Zehen bilden. Finger und Zehen haben jeweils drei Phalangen, Daumen und Großzehe nur zwei.

Phallus

Objekt, das ein Symbol für den männlichen Penis darstellt.

Phantasie

Vorgang, bei dem man sich Szenen oder Objekte vorstellt, die sich nicht wirklich ereignen oder vorhanden sind. Der Begriff bezieht sich auch auf das geistige Bild, das man vor Augen hat. Die P. kann die Illusion herbeiführen, daß Wünsche erfüllt worden sind. In diesem Sinn bewirkt sie Zufriedenheit und kann Menschen behilflich sein, auch unter unerfreulichen Umständen mit der Wirklichkeit fertig zu werden.

Die P. kann kreative Ideen und Tätigkeiten hervorrufen, da geistige Bilder in neuen Kombinationen präsentiert werden. Psychoanalytiker glauben, daß einige Phantasien unbewußt sind und bestimmte primitive Instinkte repräsentieren; diese Phantasien werden im Bewußtsein stets in Symbolen ausgedrückt. So kann die Phantasie, daß man in den Mutterleib zurückkehrt, mit dem Bild einer Höhle tief im Innern der Erde dargestellt sein.

Phantomglied

Wahrnehmung, als sei ein Glied nach einer *Amputation* immer noch vorhanden. Impulse von den Nerven im verbleibenden Stumpf werden vom Gehirn so gedeutet, als ob sie vom ursprünglichen Glied ausgehen würden.

Phäochromozytom

Seltener Tumor der Zellen, die die Hormone *Adrenalin* und *Noradrenalin* bilden. Diese Hormone regulieren Herzfrequenz und Blutdruck. Der Tumor führt zu einer verstärkten Produktion dieser Stoffe und löst dadurch eine anfallsartig auftretende oder anhaltende *Hypertonie* (Bluthochdruck) aus. P.e können als einzelne oder multiple Tumoren auftreten und entwickeln sich meist in der Medulla (Mark) einer oder beider *Nebennieren*. Manchmal entstehen sie auch in ähnlichem Gewebe im Hirn und in anderen Organen. Die Tumoren können in jedem Lebensalter auftreten, sind aber bei jungen Erwachsenen und Personen mittleren Alters am häufigsten.

SYMPTOME UND ANZEICHEN

Die meisten Patienten weisen *Hypertonie* auf. In der Regel treten sonst meist keine Anzeichen oder Symptome auf, doch Druck im Bereich des Tumors, starke Gemütsbewegungen, Haltungsveränderungen oder die Einnahme von *Betablockern* können einen plötzlichen starken Hormonausstoß durch den Tumor auslösen, der einen unvermittelten Blutdruckanstieg, schnellen Puls, Palpitationen, Kopfschmerzen, Übelkeit, Erbrechen, feuchtkalte Haut und manchmal Sterbensangst verursacht.

DIAGNOSE UND THERAPIE

Die Diagnose von P. wird u.a. auf Grund von Blut- und Urinuntersuchungen gestellt, die erhöhte Werte von Adrenalin, Noradrenalin und verwandten Stoffen ergeben. Zur Lokalisierung der Tumoren können *Computertomographie* und *Radioisotopen-Untersuchung* eingesetzt werden.

Die Therapie besteht in der operativen Entfernung der Tumoren. Vor dem Eingriff werden meist blutdrucksenkende Medikamente gegeben. Die Prognose ist nach einer Behandlung fast immer sehr gut. Bei manchen Patienten tritt die Hypertonie später erneut auf und muß medikamentös behandelt werden.

Pharmakokinetik

Begriff zur Beschreibung der Art und Weise, wie der Körper ein *Medikament* verarbeitet. Dazu gehören u.a. die Art und Weise, wie es in die Blutbahn aufgenommen, in verschiedenen Geweben verteilt, abgebaut und aus dem Körper ausgeschieden wird.

Pharmakologie

Wissenschaftszweig, der sich mit der Entwicklung von Wirksubstanzen und der Untersuchung ihres Effekts auf den Körper befaßt. Inhalte der P. sind die chemische Struktur und Zusammensetzung von Medikamenten, ihre Wirkungsweise im Körper, ihre Nutzung zur Vorbeugung und Behandlung von Krankheiten und ihre Nebenwirkungen und Toxizität bei Langzeitbehandlung.

Die Pharmakologen führen laufend Forschungsarbeiten durch, um neue Medikamente zu entwickeln und neue Anwendungsgebiete für existierende Arzneimittel zu finden. Sie befassen sich damit, Methoden zur synthetischen Herstellung in der Natur vorkommender Wirkstoffe zu entwickeln, völlig neue synthetische Medikamente herzustellen und mit der gebotenen Gründlichkeit zu testen, neue Wirkstoffkombinationen zusammenzustellen und existierende Arzneimittel zu verändern, um ihre Wirksamkeit zu verbessern.

Pharmakon

Synonym für Arzneimittel.

Pharmakopoe

Amtliches Arzneibuch, z.B. in der Bundesrepublik Deutschland das DAB 10 (Deutsches Arzneibuch) bzw. das EuAB (Europäisches Arzneibuch). Es enthält ein Verzeichnis aller offiziellen Arzneistoffe mit exakten Definitionen sowie Prüf-, Herstellungs- und Nachweisvorschriften.

Die P., die ausschließlich für die Pharmazeutische Industrie, die Universität und die Apotheke bestimmt ist, darf nicht verwechselt werden mit einem Nachschlagewerk für Arzneimittel, wie z.B. in Deutschland der sog. Roten Liste, einem Arzneimittelverzeichnis des Bundesverbandes der Pharmaindustrie. Auch die Rote Liste gehört nur in die Hand des Arztes und des Apothekers.

Pharmazeut

Pharmaziefachmann, z.B. *Apotheker.*

Pharmazie

Wissenschaft von der Herstellung, Beschaffenheit und Wirkung von Arzneimitteln. Das Pharmaziestudium ist ein langjähriges, umfassendes Universitätsstudium, deren Hauptfächer anorganische, organische und pharmazeutische Chemie, Analytik, Pharmakologie, Botanik, pharmazeutische Biologie und Galenik bilden. Erst nach dem sog. 3. Prüfungsabschnitt (III. Staatsexamen) erlangt der Pharmazeut dic Approbation und ist dann berechtigt, sich *Apotheker* zu nennen.

Pharyngitis

Rachenentzündung, deren Hauptsymptom eine *Halsentzündung* ist. Man unterscheidet akute oder chronische P.

URSACHEN

P. wird in den meisten Fällen durch eine Virusinfektion ausgelöst. Manchmal liegt auch eine bakterielle Infektion (z.B. eine *Streptokokkeninfektion*) zugrunde, in seltenen Fällen eine *Chlamydieninfektion* oder eine *Mykoplasma*-Infektion.

P. tritt oft als Bestandteil einer Erkältung (s. *Erkältung, banale*) oder *Grippe* auf, manchmal auch als frühes Symptom von Mononukleose (s. *Mononucleosis infectiosa*) oder *Scharlach. Diphtherie* stellt eine seltene, aber gefährliche Ursache der P. dar.

P. kann auch durch Verschlucken von Stoffen verursacht werden, die die Rachenschleimhaut verätzen, verbrühen oder mechanisch verletzen. Rauchen oder übermäßiger Alkoholgenuß verschlimmern u.U. die Entzündung des Pharynx .

SYMPTOME UND ANZEICHEN

Bei leichten Formen von P. treten außer Halsschmerzen oft auch Schmerzen beim Schlucken, leichtes Fieber, Ohrenschmerzen und schmerzempfindliche, geschwollene Lymphknoten am Hals auf. Bei schweren Fällen kommt es zu hohem Fieber; Gaumensegel und Rachen können stark anschwellen und zu Atem- und Schluckbeschwerden führen. Als Komplikation kann ein u.U. lebensgefährliches Ödem (Flüssigkeitsansammlung im Gewebe) des Kehlkopfs hinzukommen.

THERAPIE

Außer durch Gurgeln mit warmem Salzwasser, Vermeidung des Liegens auf einer flachen Unterlage und der Einnahme von *Analgetika* (Schmerzmitteln) ist normalerweise keine Behandlung erforderlich; in den meisten Fällen heilt die P. von selbst aus. Desinfizierende Lutschtabletten und Sprays können die Krankheit noch verschlimmern und sollten deshalb vermieden werden.

Besonders schwere oder anhaltende Halsentzündungen sollten ärztlich untersucht werden. Ggf. wird dann mit einem Wattestäbchen ein Abstrich aus dem Hals genommen und zur Untersuchung eingeschickt; bei Bedarf werden *Antibiotika* verordnet. Bei schwerem Kehlkopfödem kann eine *Intubation* (Einführung eines Beatmungsrohres durch den Kehlkopf in die Luftröhre) oder *Tracheostomie* (Eröffnung der Luftröhre und Einführung einer Beatmungskanüle) erforderlich werden.

LAGE DES PHARYNX

Der Pharynx spielt eine wichtige Rolle sowohl bei der Atmung als auch bei der Nahrungsaufnahme. Er kann seine Form zur Unterstützung der Vokalbildung beim Sprechen verändern.

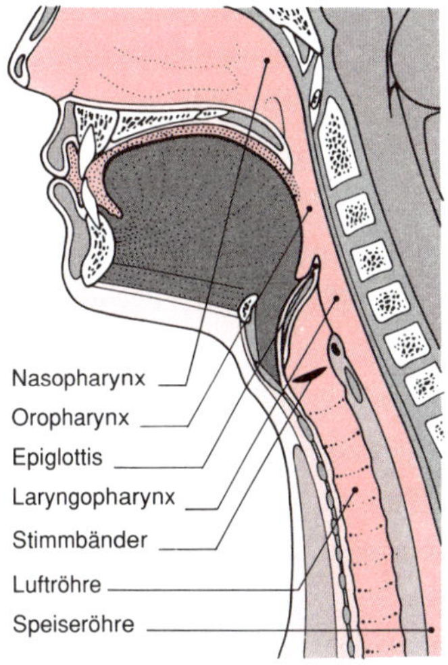

Pharynx

Rachen; Raum hinter Nasen- und Mundhöhle sowie dem Kehlkopf. In diesem mit *Schleimhaut* ausgekleideten Muskelschlauch kreuzen sich Atem- und Speisewege. Die oberste Etage, der Nasopharynx (s. *Nasenrachenraum*), ist der Raum zwischen der Nasenhöhle und dem Abschnitt hinter dem Gaumensegel im Mund; es ist Teil der Luftwege. Die mittlere Etage, der Oropharynx (Teil der Luft- und Speisewege), verläuft vom Nasopharynx bis unter die Zunge. Der unterste Teil, der Laryngopharynx (Teil der Speisewege), liegt hinter dem Kehlkopf und an beiden Seiten desselben und geht in die Speiseröhre über.

KRANKHEITEN

Die häufigste Erkrankung des P. ist die akute *Pharyngitis* (Entzündung des P.), die Halsschmerzen verursacht. Schmerzen sowie *Ersticken* können auch durch einen Fremdkörper (z.B. eine Fischgräte), ausgelöst werden, der im P. steckenbleibt.

Eine seltene Erkrankung ist die Pharynxtasche (auch Zenker-Divertikel genannt), bei der sich in der Rückwand des Laryngopharynx eine kleine Ausstülpung bildet (s. *Ösophagusdivertikel*).

Bösartige Tumoren des Nasopharynx (s. *Nasopharyngealkrebs*) treten im Fernen Osten zwar häufig auf, sind im Westen jedoch selten. Das gleiche gilt für Krebserkrankungen des Oropharynx und Laryngopharynx (s. *Pharynxkarzinom*).

P

Bei den beiden letztgenannten wurde ein Zusammenhang mit Rauchen und starkem Alkoholgenuß festgestellt.

Pharynxdivertikel

Auch Pharynxtasche genannt; abnorme, sackförmige, rückwärtige Wandausstülpung nach unten am oberen Ende der Speiseröhre (s. *Ösophagusdivertikel*).

Pharynxkarzinom

Bösartiger Tumor des *Pharynx* oder Rachens (der Verbindung zwischen Mundhöhle und Nase und der Speiseröhre). Ein P. entsteht meist in den Plattenepithelzellen (flache, schuppenartig angeordnete Zellen) der *Schleimhaut*, die den Rachenraum auskleidet. Tumoren des Nasopharynx, des obersten Abschnitts des Rachens, haben andere Ursachen als solche, die in anderen Bereichen des Pharynx entstehen (s. *Nasopharyngealkrebs*).

URSACHEN UND VORKOMMEN

In den westlichen Ländern sind nahezu alle P.-Erkrankungen auf Rauchen (nicht nur Zigaretten, sondern auch Pfeife und Zigarren) und Alkoholkonsum zurückzuführen. Am häufigsten tritt P. bei Personen auf, die sowohl rauchen als auch trinken.

SYMPTOME UND ANZEICHEN

Bösartige Tumoren des Oropharynx (des mittleren Abschnitts des Rachens von der Rückseite des Gaumensegels bis unter die Zunge) verursachen meist Schluckbeschwerden, oft begleitet von Hals- und Ohrenschmerzen. Zusätzlich kann beim Husten blutiger Auswurf (Schleim, auch Phlegma genannt) auftreten. Manchmal ist das einzige Anzeichen der Erkrankung das Gefühl, einen “Kloß im Hals” zu haben, oder ein sichtbar vergrößerter Lymphknoten am Hals.

Ein Karzinom des Laryngopharynx (des untersten Abschnitts des Rachens, der hinter dem Kehlkopf gelegen ist und in die Speiseröhre übergeht) verursacht anfangs ein unangenehmes Fremdkörpergefühl beim Schlucken. Wenn der Tumor sich ausbreitet, kommen als Symptome eine aufgerauhte Stimme, Heiserkeit und zunehmende Schluckbeschwerden hinzu. Ein Fremdkörpergefühl beim Schlucken kann auch eine andere, harmlose Ursache haben, doch sollte bei Auftreten dieses Symptoms auf jeden Fall eine ärztliche Beratung in Anspruch genommen werden.

DIAGNOSE

Die Diagnose wird aufgrund von bei der *Biopsie* (Entnahme einer kleinen Gewebeprobe zu Untersuchungszwecken) festgestellten Anomalien gestellt. Die Biopsie wird oft in Verbindung mit einer *Laryngoskopie*, *Bronchoskopie* und *Ösophagoskopie* (Untersuchung von Larynx, Lunge und Speiseröhre durch Einführung eines röhrenförmigen optischen Instruments) durchgeführt.

THERAPIE UND PROGNOSE

Der Tumor kann operativ entfernt oder mit *Strahlentherapie* behandelt werden. Auch *Zytostatika* werden unter Umständen gegeben. Die Prognose variiert bei jedem einzelnen Patienten stark, je nach der Lokalisation und Art des Tumors und dem Grad seiner Bösartigkeit, dem Stadium der Krankheit bei Behandlungsbeginn und dem Alter der erkrankten Person.

Phencyclidin

Auch Angel Dust oder *Engelsstaub* genannte Droge.

Phenobarbital

(z.B. *Luminal*® +)

Vorwiegend als *Antikonvulsivum* eingesetztes *Barbiturat*. P. ist zwar bis zu einem gewissen Grad durch neuere Antikonvulsiva ersetzt worden, wird aber immer noch häufig in Kombination mit *Phenytoin* (z.B. Zentropil ® +) zur Behandlung der *Epilepsie* eingesetzt.

Als mögliche Nebenwirkungen können bei Einnahme von P. Benommenheit, Koordinationsstörungen, Schwindel, Erregungszustände und Verwirrtheit auftreten.

Phenothiazin-Präparate

Chlorpromazin (z.B. *Propaphenin*® +)

Promethazin (z.B. *Atosil*® +)

Thioridazin (z.B. *Melleril*® +)

Chlorprothixen (z.B. *Truxal*® +)

Perazin (z.B. *Taxilan*® +)

Gruppe von Medikamenten, die häufig zur Behandlung von Psychosen (s. *Neuroleptika*) und zur Linderung von ungewöhnlich starkem Erbrechen (s. *Antiemetika*) verabreicht werden.

Phenoxymethylpenicillin

(z.B. *Isocillin*® +)

Synthetisches *Penicillin-Präparat*. P. ist ein Antibiotikum, das häufig zur Behandlung eines breiten Spektrums bakterieller Infektionen verschrieben wird, u.a. bei Pharyngitis, Tonsillitis und Zahnabszeß.

Als mögliche Nebenwirkungen können u.a. Hautausschlag und Übelkeit auftreten. In seltenen Fällen kommt es zu schweren allergischen Reaktionen mit Atemstörungen und Schwellungen.

Phenylbutazon

(z.B. *Ambene*® +)

Nichtsteroidales Antiphlogistikum (NSAR), das zur Behandlung der Symptome der *ankylosierenden Spondylitis* eingesetzt wird. Wegen der möglichen Nebenwirkungen wird P. nur unter strenger ärztlicher Kontrolle im Krankenhaus verschrieben, wenn andere, ähnliche Medikamente versagt haben. (P. wird manchmal – illegal – lahmenden Pferden zur Leistungssteigerung verabreicht.)

MÖGLICHE NEBENWIRKUNGEN

P. kann Übelkeit, Flüssigkeitsretention, Hautausschlag und *peptische Geschwüre* auslösen. Außerdem erhöht sich das Risiko einer Blutkrankheit wie z.B. der Agranulozytose (Mangel an Granulozyten, einer bestimmten Art von weißen Blutkörperchen). Deshalb werden regelmäßige Blutuntersuchungen durchgeführt, sofern sich die Behandlung über mehr als eine Woche erstreckt.

Phenylephrin

(z.B. *Neosynephrine*® +)

Bestandteil in Augentropfen zur Erweiterung der Pupillen bei Augenuntersuchungen oder Operationen am Auge.

Phenylketonurie

(Abk. PKU) Erbkrankheit; Störung des *Enzyms*, das die Oxidation von Phenylalanin (einer Aminosäure) zu Tyrosin (einer anderen Aminosäure) bewirkt. Wird Phenylalanin bei der Ernährung nicht vermieden, reichert es sich an und verursacht eine schwere Verzögerung der geistigen Entwicklung.

VORKOMMEN UND DIAGNOSE

Etwa einer von 16 000 Säuglingen hat PKU. Bei allen Neugeborenen wird routinemäßig der *Guthrie-(Hemm-)Test* (auch PKU-Test genannt) durchgeführt, bei dem eine Blutprobe aus der Ferse des Kindes entnommen wird, damit der Phenylalanin-Spiegel gemessen werden kann. Ist der Phenylalanin-Spiegel hoch, werden in den ersten Lebenswochen weitere, empfindlichere Tests durchgeführt.

SYMPTOME UND ANZEICHEN

Neugeborene, die an dieser Krankheit leiden, weisen kaum Anzeichen von Anomalien auf. Wird die Aufnahme von Phenylalanin nicht vermieden, entwickeln sie jedoch in der frühen Kindheit neurologische Störungen, u.a. auch *Epilepsie*. Die betroffenen Kinder haben oft einen unangenehmen, muffigen Mäusegeruch, der durch die Ausscheidung eines Abbauprodukts des Phenylalanins im Harn bedingt ist. Die Färbung von Haut, Haar und Augen ist oft heller als bei den anderen Familienmitgliedern; 90 Prozent der betroffenen Kinder sind blond und blauäugig. Mit der PKU gehen auch einige Skelettveränderungen einher, z.B. ein kleiner Kopf, geringe Körpergröße und Plattfüße. Etwa ein Drittel bis die Hälfte der Patienten leidet unter Ekzem.

THERAPIE

Die Krankheit kann durch die Einschränkung der Aufnahme von Phenylalanin, einem natürlichen Bestandteil der meisten eiweißhaltigen Nahrungsmittel, wirksam behandelt werden. Säuglinge müssen mit speziellen Milch-Ersatzstoffen gefüttert werden. Mit dem Übergang zu fester Nahrung erhalten sie eine sehr proteinarme, weitgehend vegetarische Diät. Manche Ärzte sind der Auffassung, eine streng proteinarme Diät müsse das ganze Leben lang eingehalten werden. Nach Meinung anderer können die Kinder im Alter von 10 bis 12 Jahren auf eine normale Ernährung umgestellt werden; in der Schwangerschaft muß die spezielle Diät wiederaufgenommen werden, da sonst Hirnschäden beim Fetus auftreten können.

Phenylpropanolamin

(z.B. *Contac*®)

Schnupfenmittel, das häufig zur Behandlung von saisonaler allergischer *Rhinitis* (Heuschnupfen), *Sinusitis* und banaler *Erkältung* eingesetzt wird.

Bei Anwendung von P. in hoher Dosierung und über einen längeren Zeitraum kann Übelkeit auftreten.

Wird das Medikament plötzlich abgesetzt, kann sich die Verstopfung der Nase verschlimmern. P. wird auch als Appetitzügler (z.B. Recatol ®+) eingesetzt.

Phenytoin

(z.B. *Zentropil*® +)

Häufig zur Langzeittherapie der *Epilepsie* eingesetztes *Antikonvulsivum*. P. wird auch zur Behandlung der *Trigeminusneuralgie* und gelegentlich auch zur Bekämpfung bestimmter Arten von Arrhythmien (s. *Herzrhythmusstörungen*) verwendet.

Bei Einnahme über einen längeren Zeitraum kann P. undeutliche Aussprache, Schwindel, Verwirrtheit und Zahnfleischwucherungen verursachen.

Pheromon

Geruchsstoff, der in winzigen Mengen von Tieren abgesondert wird und das Verhalten oder die Entwicklung der Angehörigen derselben Spezies beeinflußt. Obwohl auch Menschen charakteristische Körpergerüche abgeben, ist es fraglich, ob es sich dabei um echte P.e handelt, die bei anderen Menschen eine Verhaltensänderung auslösen können.

Phimose

Verengung der Vorhaut, so daß diese nicht über die Glans (Eichel) des *Penis* zurückgestreift werden kann.

Bei unbeschnittenen Jungen ist eine gewisse P. bis zum Alter von sechs Monaten normal. Bei manchen Jungen besteht sie über mehrere Jahre fort, verursacht manchmal Schwierigkeiten beim Wasserlassen und führt dazu, daß die Vorhaut beim Urinieren aufgebläht wird. Eine P. macht eine gründliche Reinigung der Glans unmöglich, was zu *Balanitis* (Infektion der Glans) führen kann. Auch das Risiko einer Krebserkrankung des Penis (s. *Peniskarzinom*) kann sich erhöhen. Eine P. verursacht Schmerzen bei der Erektion und kann eine *Paraphimose* (Abschnürung des Penis hinter der Glans) bedingen. Die Therapie der P. erfolgt in Form einer *Umschneidung*.

Phlebitis

Entzündung einer Vene, oft mit Thrombusbildung. In der Medizin wird meistens der Begriff *Thrombophlebitis* verwendet.

Phlebographie

Untersuchung von Venen anhand einer Reihe von nach Injektion einer kontrastgebenden Substanz aufgenommenen Röntgenbildern. P. ist eine andere Bezeichnung für Venographie.

Phlebotomie

Darstellung und Eröffnung einer Vene zwecks Blutentnahme oder Einführung eines Katheters (s. *Venenpunktion*, *Venaesectio*).

Phobie

Anhaltende, irrationale Angst vor bestimmten Objekten oder Situationen und der Wunsch, diese zu meiden. Viele Menschen haben kleinere P.n, die u.U. belastend sein können, aber ihre Fähigkeit, im Alltag zurechtzukommen, nicht beeinträchtigen. Nur wenn eine Angst die sozialen Beziehungen ernsthaft stört und beeinträchtigt, wird sie als psychische Erkrankung angesehen.

FORMEN

Einfache P.n, auch spezifische P.n genannt, sind am häufigsten anzutreffen. Dazu gehören Ängste vor bestimmten Tieren (am häufigsten Hunde, Schlangen, Spinnen oder Mäuse) oder bestimmten Situationen, wie z.B. geschlossenen Räumen (*Klaustrophobie*), dem Blick in die Tiefe bzw. Höhe oder Flugreisen. Tier-P. beginnt meist in der Kindheit, doch andere Formen können sich in jedem Lebensalter entwickeln. Eine Behandlung ist im allgemeinen nicht erforderlich, es sei denn, der Gegenstand der Angst ist so häufig anzutreffen, daß er sich schwer vermeiden läßt (z.B. Angst vor Fahrstühlen bei Menschen, die in Großstädten leben).

Agoraphobie (Angst vor freien Plätzen oder dem Aufenthalt an öffentlichen Orten) ist eine ernstere Form der P., die das Familienleben oft stark beeinträchtigt und stört. Sie stellt die Form der P. dar, bei der am häufigsten eine Behandlung in Anspruch genommen wird. Diese Störung tritt meist um das 20. Lebensjahr herum auf.

Soziale P.n, die relativ selten vorkommen, sind Ängste, sich dem Blick anderer Menschen auszusetzen. Die Betroffenen können beispielsweise Angst haben, in der Öffentlichkeit zu essen, zu reden oder aufzutreten, öffentliche Toiletten zu benutzen oder in Gegenwart anderer zu schreiben. Diese Störung tritt meist spät in der Kindheit oder zu Beginn der Pubertät zutage.

URSACHEN

Einige Theorien besagen, daß einfache P.n eine Art erlernter Reaktion darstellen (s. *Konditionierung*). Die betroffenen Menschen wurden vielfach von Personen mit ähnlichen Ängsten erzogen oder haben in ihrer frühen Kindheit eine angsteinflößende Erfahrung gemacht, die sie mit dem gefürchteten Gegenstand oder der gefürchteten Situation verbinden. Anderen Theorien zufolge hat die P. eine symbolische Bedeutung (Angst vor Schlangen ist danach z.B. auf unterdrückte sexuelle Gefühle zurückzuführen).

SYMPTOME

Werden die Betroffenen dem Gegenstand ihrer Angst oder der gefürchteten Situation ausgesetzt, reagieren sie mit starker *Angst*, gelegentlich auch mit einem *Panikanfall*. Phobische Menschen leiden u.U. auch unter *Depressionen* und geben sich kleinen zwanghaften Ritualen hin (s. *Zwangsneurosen*). Personen, die unter Agorap. oder sozialer P. leiden, bekämpfen in manchen Fällen ihre Angst mit Alkohol, Barbituraten oder angstlösenden Medikamenten und können davon psychisch abhängig werden, was das Problem weiter verschärft.

THERAPIE

Die wirksamste Behandlungsmethode ist eine *Verhaltenstherapie*, manchmal kombiniert mit der Einnahme von *Antidepressiva*. Bei Menschen mit sozialer P. kann es von Nutzen sein, soziales Verhalten zu trainieren.

Phokomelie

s. *Robbengliedrigkeit*

Phoniatrie

s. *Sprachtherapie*

Phosphate

Phosphor- und sauerstoffhaltige Salze. P. sind ein wichtiger Bestandteil der Nahrung und kommen in vielen Nahrungsmitteln vor, z.B. in Getreide- und Milchprodukten, Eiern und Fleisch.

FUNKTION

Etwa 85 Prozent des körpereigenen Phosphors bilden in Verbindung mit Kalzium das Gerüst der Knochen und Zähne. Der Rest ist in kleinen Mengen in den meisten Körpergeweben gespeichert und spielt eine Rolle bei der Erhaltung des Säure-Basen-Gleichgewichts in Blut, Harn, Speichel und anderen Körperflüssigkeiten. *ATP* (Adenosintriphosphat) ist eine P.-Verbindung, die Energie für chemische Reaktionen in Zellen speichert.

STÖRUNGEN

Bei den meisten Menschen halten die Nieren den P.-Spiegel im Körper konstant, indem sie die im Harn ausgeschiedene Menge regulieren. Ein leichtes P.defizit in der Nahrung wird durch Verringerung der mit dem Harn abgegebenen Menge ausgeglichen.

Hypophosphatämie (ein abnorm niedriger P.-Gehalt des Blutes) kann bei einigen Nierenerkrankungen, *Hyperparathyreoidismus*, Dauerbehandlung mit *Diuretika, Malabsorption* und nach längerem Hungern auftreten. Sie kann zu Knochenschmerzen, Schwäche, Iktus und, in schweren Fällen, Koma und Tod führen.

MEDIKAMENTÖSE THERAPIE

P. können zur Behandlung von Hypophosphatämie oral in Form von P.-Präparaten oder Milch eingenommen werden. P. werden auch zur Behandlung von *Hyperkalzämie* eingesetzt. Als Nebenwirkung von P.-Präparaten kann Durchfall auftreten.

Phosphorvergiftung

Phosphor kommt in zwei Formen vor – als gelber und roter. Gelber Phosphor wird vom Körper gut resorbiert und ist hochgiftig. Roter Phosphor kann nicht resorbiert werden und ist nicht toxisch.

Gelber Phosphor wird in Streichhölzern, Feuerwerkskörpern, manchen Insektiziden und bestimmten Giften gegen Nager verwendet. Kommt er mit der Haut in Berührung, kann er schwere Verbrennungen verursachen. Die meisten Vergiftungsfälle kommen bei Industriearbeitern vor, die die Chemikalie versehentlich verschlucken oder ihre Dämpfe einatmen. Eine akute Vergiftung durch Aufnahme relativ großer Phosphormengen in einem kurzen Zeitraum verursacht Schäden an Leber, Nieren, Zentralnervensystem und anderen Organen.

Zu den Symptomen der akuten P. gehören brennende Bauchschmerzen, knoblauchähnlicher Atemgeruch, Übelkeit, Erbrechen, blutiger Durchfall, Gelbsucht und Symptome eines *Leberversagens* und *Nierenversagens*. In schweren Fällen oder in weniger schweren Fällen, in denen keine Behandlung erfolgt, kann es innerhalb von 48 Stunden nach Eintritt der Vergiftung zu Delirium, Iktus, Bewußtlosigkeit und Tod kommen.

Chronische Vergiftung durch Aufnahme kleiner Phosphormengen über einen relativ langen Zeitraum kann zur allmählichen Zerstörung der Kieferknochen (auch Phosphornekrose genannt), zu Leberzirrhose (s. *Zirrhose*) und Nierenschäden führen. Dieses Krankheitsbild kommt nicht allzu selten vor.

Die Therapie der akuten Vergiftung besteht in einer Spülung des Magens (s. *Gastrolavage*) mit Kupfersulfat. Zusätzlich werden Kalziumspritzen verabreicht und Maßnahmen zur Behandlung des Leber- und Nierenversagens ergriffen.

Photokoagulation

Gezielte Zerstörung von Gewebe mit Hilfe eines auf bestimmte Punkte gerichteten konzentrierten Lichtbündels zu Heilzwecken, z.B in Form der *Laserbehandlung*. P. wird zur Behandlung von Erkrankungen der Netzhaut, insbesonderer bei diabetischer Retinopathie, angewendet.

Photophobie

Unangenehme Lichtempfindlichkeit oder -unverträglichkeit. P. tritt bei manchen Augenerkrankungen auf, z.B. bei *Abrasio corneae*, *Hornhautgeschwür*, akuter *Regenbogenhautentzündung* und kongenitalem *grünem Star* (erhöhtem Augeninnendruck). P. wird manchmal auch von einer *Meningitis* (Entzündung der Hirn und Rückenmark umgebenden Membranen) begleitet.

Photosensibilität

Lichtüberempfindlichkeit, abnorme Reaktion auf Sonnenlicht. P. äußert sich meist in einem Hautausschlag, der durch die Einwirkung des Lichts auf die Haut verursacht wird. Ursache für eine solche Reaktion ist oft ein bestimmter Stoff, der eingenommen oder auf die Haut aufgetragen wurde. Beispiele für solche Stoffe, die auch Photosensibilatoren genannt werden, sind bestimmte Medikamente, Farbstoffe, in Parfums und Seifen verwendete Chemikalien und gewisse pflanzliche Stoffe, wie sie z.B. in Butterblumen, Pastinaken, Senf vorkommen.

P. tritt auch in Verbindung mit bestimmten Krankheiten sowohl der Haut als auch innerer Organe auf, z.B. bei systemischem *Lupus erythematodes* und *Porphyrie*. Solche Erkrankungen können sich durch Lichteinwirkung verschlimmern.

THERAPIE

Bekannte Photosensibilatoren sollten nach Möglichkeit gemieden werden. Personen, bei denen die Reaktion unabhängig von Photosensibilatoren auftritt, sollten sich der Sonne möglichst wenig aussetzen, insbesondere in der Zeit zwischen 10.00 und 16.00 Uhr, in der das Sonnenlicht besonders intensiv ist. Außerdem sollten sie *Sonnenschutzmittel* verwenden.

Phototherapie

Lichttherapie unter Verwendung von Sonnenlicht, unsichtbaren ultravioletten Strahlen, sichtbarem Blaulicht oder *Lasern*.

Eine maßvolle Anwendung von Sonnenlicht ist die einfachste Form der P. Sie ist bei der Behandlung von *Psoriasis*-Kranken in 75 Prozent aller Fälle hilfreich.

Bei einer neueren Form der P., der *PUVA-Therapie*, wird längerwellige UV-Strahlung mit einem *Psoralen-Präparat* (z.B. Methoxypsoralen) kombiniert, das die Haut gegenüber Licht sensibilisiert. PUVA ist ein besonders wirksames Verfahren zur Behandlung der Schuppenflechte und wird auch zur Therapie anderer Hautkrankheiten, wie z.B. *Vitiligo* und *Mycosis fungoides*, eingesetzt. Kurzwelliges UV-Licht, manchmal in Verbindung mit dem Auftragen von Teer, kann ebenfalls zur Behandlung der Schuppenflechte eingesetzt werden. Die Behandlung wird mehrfach durchgeführt; je nach der Hautreaktion der Patienten auf die Therapie wird die Bestrahlungszeit schrittweise erhöht.

Sichtbares Blaulicht wird zur Behandlung der Gelbsucht bei Neugeborenen (s. *Neugeborenengelbsucht*) eingesetzt, die durch Anhäufung des Gallenpigments Bilirubin aufgrund einer Unreife der Leber entsteht. Man geht davon aus, daß das Licht den chemischen Abbau des Bilirubins bewirkt, das dann mit dem Harn ausgeschieden werden kann. Der Säugling wird mit einer Schutzbrille ausgestattet und 12 Stunden lang oder länger am ganzen Körper dem Licht ausgesetzt. U.U. benötigt er zusätzliche Flüssigkeit, um den Wasserverlust auszugleichen.

P. wird auch zur Therapie *saisonal bedingter depressiver Verstimmungen* eingesetzt.

Phrenikus

(Nervus phrenicus) Paariger Nerv, der das *Zwerchfell* versorgt. Dieser Nerv lei-

LAGE DES PHRENIKUS

Der paarige Nerv entspringt im Halsmark und zieht seitlich des Herzbeutels zum Zwerchfell.

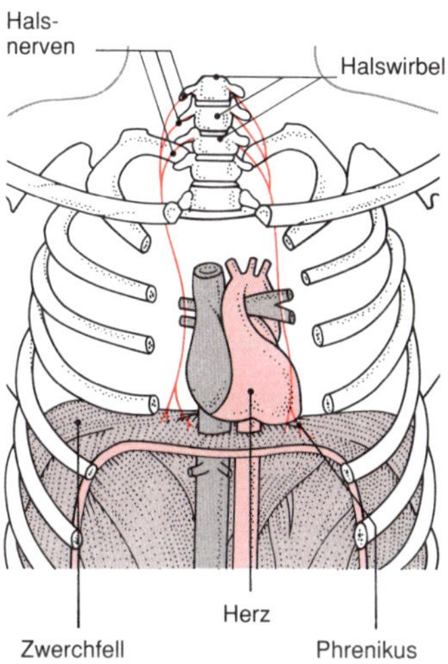

tet motorische Impulse vom ZNS zum Zwerchfell und einige sensorische Reize vom Zwerchfell zum ZNS; er hat eine wichtige Funktion bei der Steuerung der Atmung. Der P. entspringt aus dem dritten, vierten und fünften Segment des Halsrückenmarks und verläuft durch den Brustkorb auf beiden Seiten des Zwerchfells nach unten. Wird einer der beiden Nerven verletzt oder operativ durchtrennt, so führt dies zur Lähmung einer Zwerchfellseite.

Der P. kann gezielt gequetscht werden, um nach einer Operation zur Reparation einer *Hiatushernie* eine vorübergehende Lähmung des Zwerchfells herbeizuführen (P.exhairese). Selten wird dieser Eingriff zur Behandlung hartnäkkigen *Schluckaufs* durchgeführt. Früher wurde die P.exhairese zur Behandlung von Lungenerkrankungen, z.B. der *Tuberkulose*, eingesetzt.

Phthirus pubis

s. *Schamlaus*

Physikalische Medizin und Rehabilitation

Zweig der Medizin, der sich mit der Versorgung von Patienten befaßt, die entweder infolge von Verletzungen oder Krankheiten, besonders Schlaganfällen oder anderer Nervenerkrankungen, behindert sind. Sie bedient sich physikalischer Behandlungsmethoden (s.a. *Physiotherapie*)

Die jeweils zuständigen Ärzte nehmen zunächst eine sorgfältige Abschätzung der Situation vor. Erst dann stellen sie ein Rehabilitationsprogramm auf und ziehen zur Unterstützung bei der Durchführung andere Fachkräfte (z.B. Physiotherapeuten, Pflegekräfte, Bewegungstherapeuten und Logopäden) hinzu.

Physiologie

Wissenschaft von der Funktionsweise des Körpers einschließlich der physikalischen und chemischen Prozesse seiner Zellen, Gewebe, Organe und Systeme und der verschiedenen Wechselwirkungen zwischen ihnen. Neben der *Anatomie* (der Wissenschaft vom Bau des Körpers) bildet die P. die Grundlage der medizinischen Wissenschaft.

Strenggenommen beschäftigt sich die P. mit den normalen Lebensvorgängen, doch normale und anomale Vorgänge lassen sich nicht immer eindeutig voneinander abgrenzen. Deshalb ist ein Spezialgebiet, die Pathophysiologie, entstanden, das sich mit den funktionalen Veränderungen befaßt, die bei Krankheiten und Funktionsstörungen eintreten. Wie in anderen wissenschaftlichen Fächern haben sich in der P. zahlreiche Teilgebiete entwickelt mit besonderer Arbeitsrichtung, so die Neuro-, Kreislauf-, Sinnes- oder Arbeitsphysiologie.

Physiotherapie

Behandlung von Erkrankungen oder Verletzungen mit physikalischen Methoden oder Mitteln.

Physiotherapie wird beispielsweise eingesetzt, um bei Arthritis oder nach der Abheilung von Knochenbrüchen die Gelenksteife zu verringern und die Muskelkraft wiederherzustellen. Ein weiteres Anwendungsgebiet ist die Verringerung von Schmerzen, Entzündungen und Muskelkrämpfen nach Schlaganfällen oder Nervenverletzungen.

TECHNIKEN DER PHYSIOTHERAPIE

Physiotherapie kann nach einem Schlaganfall, bei Nervenschäden, nach Knochenbrüchen, bei Muskelschmerzen oder Arthritis angewandt werden. Neben den hier dargestellten Techniken werden häufig auch Behandlungen mit Wärme und elektrischem Strom durchgeführt.

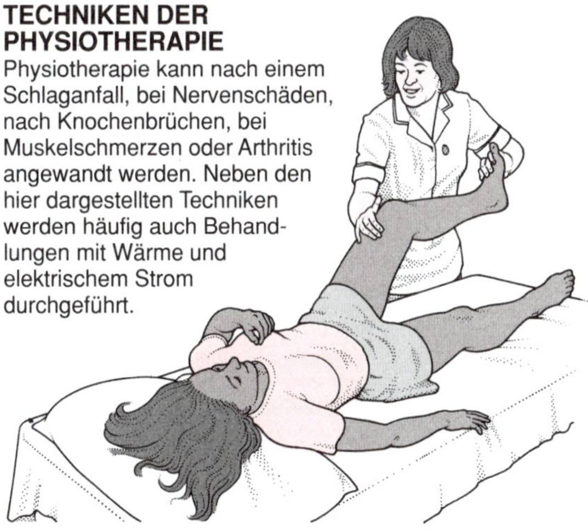

Passive Übungen
Der betroffene Körperteil wird von einer Fachkraft bewegt. Das erhält die Beweglichkeit der Gelenke und ist von großer Bedeutung nach Nervenverletzungen und bei der Behandlung bestimmter Krankheiten, wie z.B. *Polio*.

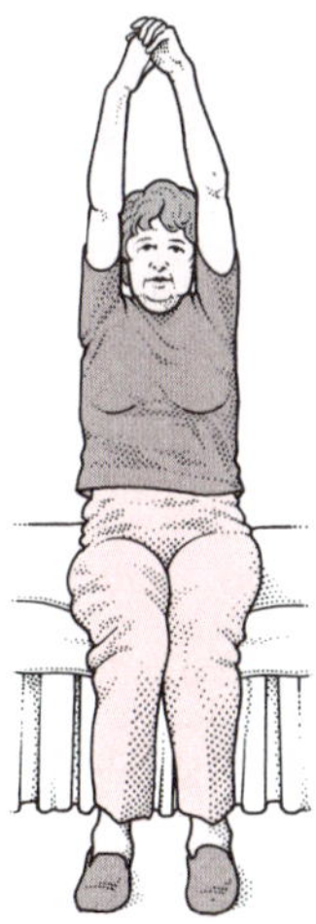

Aktive Übungen
Die Patienten lernen, bestimmte Muskelgruppen anzuspannen und zu entspannen oder bestimmte Bewegungen auszuführen (z.B. um nach einem Schlaganfall die Armmuskeln zu trainieren).

THERAPEUTISCHE MASSAGE

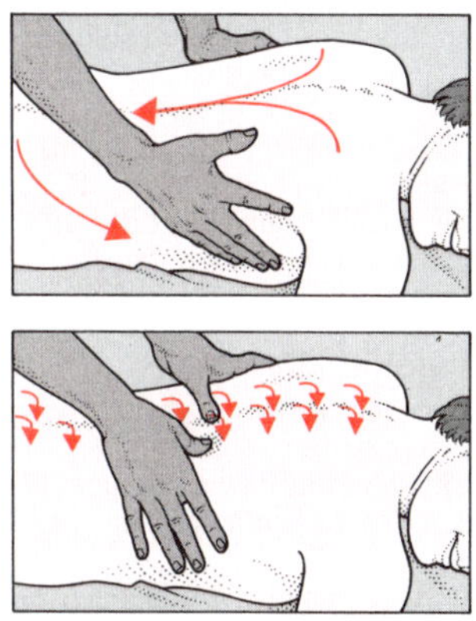

Massage
Massage wird besonders zu Linderung von Muskelschmerzen und Krämpfen eingesetzt. Lange, weit ausholende Striche können abwechselnd mit kreisenden Bewegungen ausgeführt werden.

Zu den Arbeitsmethoden der Physiotherapeuten gehören aktive oder passive Übungen (s. Kasten S. 841), *Massage*, *Wärmetherapie*, (einschließlich *Ultraschall-Therapie* und Kurzwellen-*Diathermie*), Kälte (s. *Eispackungen*), Wasser (s. *Hydrotherapie*) und elektrischer Strom (z.B. bei der *transkutanen elektrischen Nervenstimulation*).

Die P. beschäftigt sich auch mit der Aufrechterhaltung des Reservevolumens der Lunge bei Patienten mit beeinträchtigter Lungenfunktion und der Behandlung von pulmonaren Komplikationen nach chirurgischen Eingriffen. Physiotherapeuten leisten außerdem einen Beitrag zur Behandlung schwerer Atemwegserkrankungen (z.B. der chronischen *Bronchitis*) und unterstützen durch therapeutische Maßnahmen die Atemfunktion von Patienten, die an *Beatmungsgeräte* angeschlossen sind oder von größeren Operationen genesen. Zu ihren Arbeitstechniken gehören *Atemübungen*, *Perkussion*, *Lagerungsdrainage* und die Zuführung von Sauerstoff-Präparaten und/oder Feuchtigkeit in die Lungen mit Hilfe eines *Verneblers*.

Physostigmin

(z.B. *Anticholium*® +)

Zur Anwendung als Injektion bei zentral-anticholinergischen Symptomen, akuten und chronischen Vergiftungen mit Atropin, Phenothiazinen und tri- und tetrazyklischen Antidepressiva.

P

Phytotherapie

Behandlung von Krankheiten mit pflanzlichen Wirkstoffen, die in einer Unzahl von *Medikamenten* (Abführmittel, Herz- und Kreislaufmittel, Stärkungsmittel, Magenmittel etc.) enthalten sind.

Pickel

Umgangssprachliche Bezeichnung für eine kleine *Pustel* oder *Papel*. P. treten meist im Gesicht, am Hals oder auf dem Rücken auf, insbesondere bei Jugendlichen mit *Akne*.

Pickwickier-Syndrom

Ungewöhnliches Krankheitsbild, gekennzeichnet durch extreme *Fettleibigkeit*, eine abnorm flache Atmung, übermäßiges Schlafbedürfnis und *Schlaf-Apnoe*.

Die Bezeichnung wurde nach einer Figur aus Charles Dickens' Roman "Die Pickwickier" geprägt. Die Ursache ist ungeklärt. Die Symptome bessern sich meist bei Gewichtsabnahme.

Pierson-Syndrom

s. *Dauerfraktur*

Pigmentierung

Färbung von Haut, Haar und Regenbogenhaut durch *Melanin* (ein braunes oder schwarzes Pigment, das von speziellen Zellen, den sog. Melanozyten, produziert wird). Je mehr Melanin vorhanden ist, desto stärker ist die Färbung. Wieviel Melanin produziert wird, hängt von den Erbanlagen ab und wird durch Sonneneinstrahlung beeinflußt. Blutpigmente können ebenfalls eine Färbung der Haut verursachen (z.B. bei einem Bluterguß).

PIGMENTANOMALIEN

HELLERFÄRBUNG DER HAUT

Hellere Hautflecken treten bei verschiedenen Hauterkrankungen auf. Bei *Psoriasis*, *Pityriasis alba* und *Pityriasis versicolor* schuppt sich die Haut, wodurch ihr Melanin entzogen wird. Bei *Vitiligo* setzt auf bestimmten Hautflecken die Melaninproduktion aus.

Der seltene erbliche *Albinismus* wird durch eine allgemeine Störung der Melaninbildung ausgelöst, die zu blasser Haut und weißem Haar führt.

Bei der ebenfalls erblichen *Phenylketonurie* ist der Melaninspiegel reduziert, so daß die Betroffenen eine blassere Haut und helleres Haar aufweisen als die anderen Angehörigen ihrer Familien.

DUNKLERFÄRBUNG DER HAUT

Ein Nebeneinander von dunkleren und helleren Hautflecken kann als Folgeerscheinung nach Schüben von *Ekzem* oder Psoriasis oder als Symptom der Pityriasis versicolor auftreten. Bei *Chloasma* bilden sich auf Grund hormoneller Veränderungen dunkle Flecken im Gesicht, z.B. bei Frauen, die orale Kontrazeptiva einnehmen, oder während der Schwangerschaft oder in der Menopause. Dunkle Hautverfärbungen im Gesicht können auch durch bestimmte Parfums und Kosmetika verursacht werden, insbesondere, wenn diese chemische Substanzen enthalten, die eine *Photosensibilität* bewirken. Solche Verfärbungen bilden sich normalerweise mit der Zeit zurück.

Bleibende stark pigmentierte Flecken sind meist durch eine Anomalie der Melanozyten bedingt, wie z.B. im Falle von Sommersprossen und Muttermalen (s. *Naevus*). *Acanthosis nigricans*, ein Leiden, das sowohl erblich bedingt als auch erworben sein kann, ist gekennzeichnet durch dunkle Flecken mit samtartiger, verdickter Haut, vorwiegend in Körperfalten.

Eine nicht durch Sonneneinstrahlung bedingte Dunkelfärbung der Haut kann bei bestimmten Störungen des Hormonhaushalts wie der *Addison-Krankheit* und dem *Cushing-Syndrom* auftreten.

SONSTIGE HAUTVERFÄRBUNGEN

Einige Anomalien der Hautpigmentierung werden durch einen erhöhten Spiegel anderer Blutpigmente verursacht. So färbt sich die Haut bei *Gelbsucht* durch ein Überangebot an dem Gallenpigment Bilirubin gelb, bei *Hämochromatose* wird die Haut durch zuviel Eisen bronzefarben. Verfärbungen können auch durch Fehlbildungen der Gefäße entstehen, die z.B. den "Weinfleck" auslösen können (s. *Hämangiom*).

Pikazismus

Eßgelüste nach Substanzen (z.B. Erde, Kohle, Kreide oder Holz), die keine Nahrungsmittel sind. P. tritt gelegentlich während der Schwangerschaft auf und kann ein Symptom verschiedener durch Fehlernährung oder Eisenmangel bedingter Störungen sein. Er kann auch bei schweren psychischen Erkrankungen auftreten.

Pille danach

s. *Empfängnisverhütung, postkoitale*

Pilocarpin

(z.B. *Asthenopin*® +)

Wirkstoff, der aus *PILOCARPUS*-Pflanzen gewonnen wird und zur Behandlung von *Glaukom* (erhöhtem Augeninnendruck) eingesetzt wird. Da P. die Pupillen verengt, wird es auch verwendet, um eine Dilatation (Erweiterung) der Pupillen (durch Medikamente herbeigeführt, z.B. bei Untersuchungen oder Operationen am Auge) rückgängig zu machen.

Anfänglich kann P. Verschwommen-Sehen, Kopfschmerzen und Augenreizungen auslösen.

Pilonidalsinus

Hohlraum in der Haut, oft behaart, im oberen Teil der Falte zwischen den Gesäßbacken. Der P. wird möglicherweise dadurch verursacht, daß sich Haarstückchen in die Haut bohren. Die Erscheinung ist meist harmlos, aber der Hohlraum kann sich infizieren, was zu wiederkehrenden schmerzhaften Abszessen führen kann.

Zur Behandlung eines infizierten Sinus wird das Gewebe um die infizierte Wunde weiträumig operativ entfernt; die Wunde bleibt meist offen, damit sie langsam von den tieferen Schichten nach oben heilen kann. Häufig treten wiederholt Infektionen auf, und in manchen Fällen ist plastische Chirurgie notwendig.

Pilze

(*F.* Fungi) Einfach gebaute, oft parasitäre Lebewesen. Zu ihnen gehören Mehltau, Schimmel-, Hefe-, Eß- und Giftp. Es gibt auf der Welt weit mehr als 100 000 verschiedene Arten. Davon sind die allermeisten für die menschliche Gesundheit

PILZERKRANKUNGEN

Die Haut, der Genitalbereich und die Nägel sind häufig von Pilzinfektionen befallen. Beispiele sind *Tinea* und *Candidiasis* (Soor). Seltener dringen sie in die Lungen und andere innere Organe ein, rufen dort jedoch ernste Erkrankungen hervor. Sie sind auch verantwortlich für allergische Lungenkrankheiten wie die *Farmerlunge*.

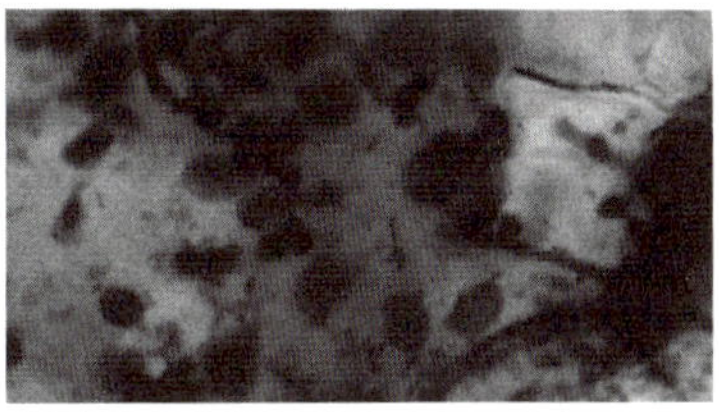

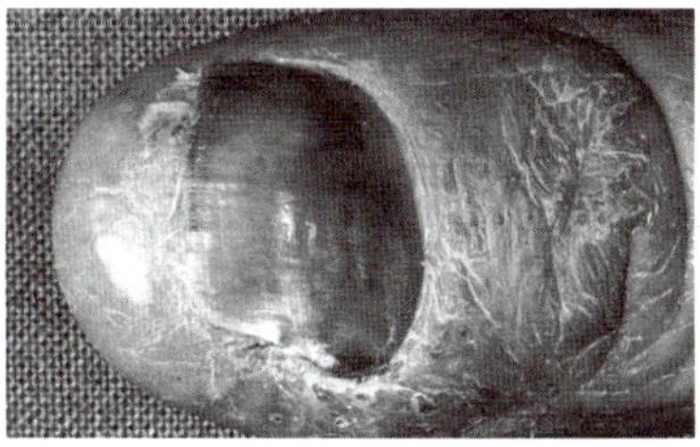

Pilzinfektion eines Nagels
Sie betrifft zumeist Menschen, die oft in feuchtem Milieu arbeiten. Der Verlauf ist langwierig und dauert oft Jahre; manchmal helfen *Antimykotika*.

Kolonien von Pilzen
Die mikroskopische Aufnahme (links) zeigt eine Kolonie von Hefezellen in der Haut.

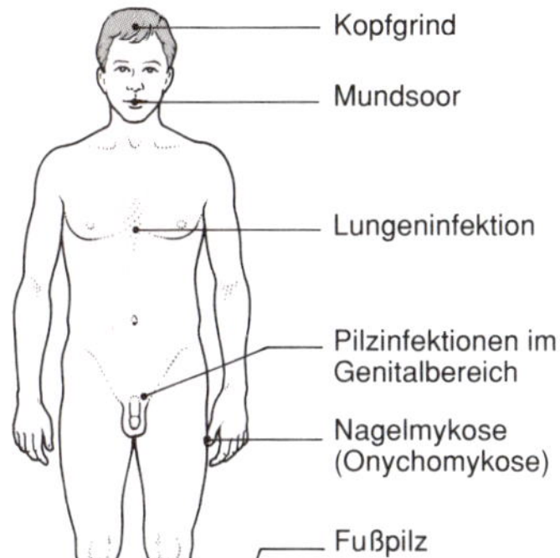

Häufige Stellen einerPilzinfektion
Pilze wachsen am besten in warmen, feuchten Körperbereichen.

PILZWACHSTUM

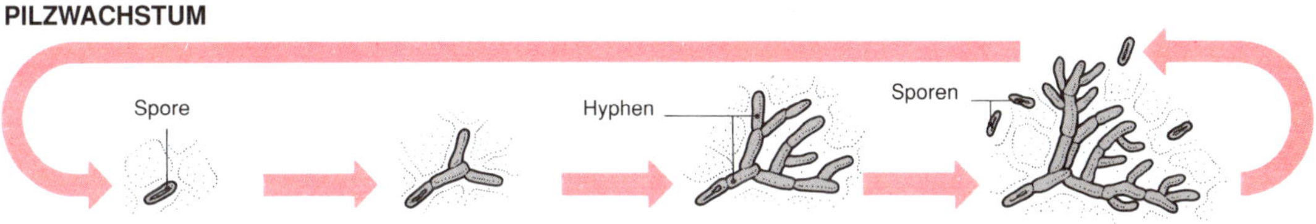

1 Viele Pilzkolonien entstehen aus Sporen, die durch die Luft zu einem geeigneten Ort gelangten.

2 Sind Nährstoffe verfügbar und die übrigen Bedingungen (z.B. Temperatur) günstig, beginnt die Spore, sich zu teilen.

3 Die Zellen vieler Pilze teilen sich und bilden ein Netz aus Pilzfäden, die Hyphen.

4 Schließlich produziert eine Kolonie eigene Sporen. Diese werden zu anderen Stellen transportiert und bilden eine neue Kolonie.

unerheblich oder sogar ausgesprochen nützlich; Beispiele sind die verschiedenen zum Backen und Brauen verwendeten Hefen, einige Schimmelp., die bestimmte *Antibiotika* produzieren, sowie diverse Eßp., wie die Trüffeln, die in einigen Teilen der Welt als Delikatesse gelten. Jedoch gibt es eine Anzahl P., die Ursache u.U. tödlicher Erkrankungen des Menschen sind. Die Lehre von den P.n und Pilzkrankheiten heißt Mykologie.

Einige Arten (z.B. Hefen) wachsen als Kolonien einzelner Zellen. Bei anderen Arten teilen sich die Zellen unter Bildung fädchenförmiger Ketten (*F.* Hyphe), die sich zu netzartigen Strukturen zusammenlegen (*F.* Myzelien). Bei einigen auf dem Erdboden wachsenden P.n entstehen aus Teilen der Myzelien große Fruchtstände; diese sehen wir dann als Speise- oder Giftp. Viele Pilzarten bilden kleine sog. Sporen, die der Fortpflanzung dienen. Sie werden vom Wind fortgetragen und teilen sich unter Bildung neuer Myzelien, wenn sie auf nährstoffhaltige Stellen fallen. Ein Beispiel hierfür ist der auf Nahrungsmitteln wachsende Schimmel. Pilzsporen sind überall in der Luft und im Erdreich vorhanden.

PILZE UND ERKRANKUNGEN
P. verursachen auf unterschiedliche Weise Erkrankungen.

Zum ersten enthalten die Fruchtkörper einiger Bodenp. Toxine, die nach einer Mahlzeit eine Vergiftung hervorrufen (s. *Pilzvergiftung*).

Zweitens produzieren bestimmte P. bei Befall verschiedener Anbaupflanzen gefährliche Toxine, die beim Verzehr eine Nahrungsmittelvergiftung verursachen. Die bekanntesten Beispiele hierfür sind der Mutterkornpilz, ein Roggen und andere Getreide befallender Pilz, sowie ein anderer, zum Beispiel auf Erdnüssen wachsender und das giftige *Aflatoxin* erzeugender Pilz. Eine Mutterkornvergiftung ist heutzutage selten; aber eine chronische Aflatoxinvergiftung durch den Verzehr befallener Erdnüsse wird als Ursache von Leberkrebs in einigen Regionen Afrikas vermutet.

Zum dritten verursachen die inhalierten Sporen einiger P. eine chronische allergische Reaktion der Lungen (*F.* allergische *Alveolitis*). Ein Beispiel ist die durch Sporen bei schimmeligem Heu bedingte *Farmerlunge*. Pilzsporen sind manchmal auch für andere allergische Erkrankungen wie *Asthma* und allergische *Rhinitis* (Heuschnupfen) verantwortlich.

Viertens befallen einige P. unter Umständen die Lungen, die Hautoberfläche, die Unterhaut und einige andere Gewebe des Körpers. Sie können dort Kolonien bilden und Ursache sein von geringfügigen Hautreizungen bis hin zu schweren und tödlichen generalisierten Infektionen (s. *Pilzinfektionen*).

Pilzinfektionen

Erkrankungen der Haut und anderer Organe, die durch die Vermehrung und Ausbreitung von *Pilzen* hervorgerufen werden. Das Spektrum der P., auch Mykosen genannt, reicht von leichten, gar nicht wahrgenommenen Erscheinungen bis zu schweren Erkrankungen, u.U. mit Todesfolge. (Außer Infektionen können Pilze auch allergische Symptome wie z.B. *Asthma* und allergische *Alveolitis* auslösen.)

URSACHEN
Manche Pilze sind in bestimmten Körperregionen, z.B. Mund, Haut, Darm und Vagina, immer vorhanden, ohne Schaden zu verursachen. Durch die Einwir-

kung von Bakterien wird ihre Vermehrung jedoch gehemmt. Andere Pilze werden durch das körpereigene *Immunsystem* (Abwehrkräfte gegen Infektionen) abgewehrt.

P. treten häufiger und in schwererer Form bei Personen auf, die über längere Zeit *Antibiotika* einnehmen (welche die Wirkung der Bakterien ausschalten). Dasselbe gilt für Patienten, die mit *Kortikosteroiden* oder *Immunsuppressiva* (Medikamenten, die Immunreaktionen unterdrücken) behandelt werden. Besonders anfällig sind Personen mit einer Immunschwäche, wie z.B. *AIDS*. In solchen Fällen spricht man von *opportunistischen Infektionen*, weil die Krankheitserreger sich die geschwächte Abwehr des Betroffenen zunutze machen. Bestimmte P. treten auch gehäuft bei Personen mit *Diabetes mellitus* auf.

Pilze, die Hautinfektionen verursachen, gedeihen besonders in einer warmen, feuchten Umgebung, wie z.B. zwischen den Zehen und im Genitalbereich.

FORMEN

Die P. lassen sich grob einteilen in oberflächliche Infektionen (die Haut, Haare, Nägel, Geschlechtsorgane und Mundhöhle befallen), subkutane Infektionen (unter der Haut) und "tiefe" Infektionen (die innere Organe befallen, wie beispielsweise die Lungen, oder, seltener, Leber, Knochen, Lymphknoten, Hirn, Herz und Harnwege).

Oberflächliche Infektionen

Die wichtigsten oberflächlichen P. sind *Candidiasis* (Soor) und *Tinea* (einschließlich Fußpilz); beide kommen sehr häufig vor. Candidiasis wird durch den Hefepilz *CANDIDA ALBICANS* ausgelöst und befällt normalerweise den Genitalbereich oder die Mundhöhle. Tinea befällt äußere Körperregionen.

Subkutane Infektionen

Diese Erkrankungen kommen selten vor. Am häufigsten anzutreffen ist die *Sporotrichose*, die durch Infizierung einer Kratzwunde hervorgerufen werden kann. Die meisten anderen Krankheiten dieses Typs treten vorwiegend in tropischen Ländern auf. Als wichtigste ist das *Myzetom* (auch als Madurafuß bekannt) zu nennen.

Tiefe Infektionen

Diese Infektionen kommen relativ selten vor (ihre Häufigkeit nimmt allerdings zu), können jedoch für Menschen, die an einer Immunschwäche leiden oder Immunsuppressiva einnehmen, eine ernste Bedrohung darstellen. Zu den P. dieser Art gehören *Aspergillose*, Histoplasmose, *Kryptokokkose* und Blastomykose, die durch jeweils andere Pilze ausgelöst werden. Die Pilzsporen dringen mit der Atemluft in die Lungen ein. Die Candidiasis kann sich auch von den üblicherweise befallenen Körperstellen aus auf die Speiseröhre, die Harnwege und viele andere innere Organe übertragen.

Pilzkunde

s. *Mykologie*

Pilzvergiftung

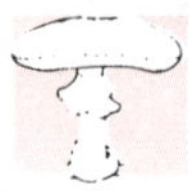

Es gibt eine Vielzahl giftiger Speisepilze, doch nur wenige von ihnen treten als Ursache von Vergiftungen in Erscheinung. Die anderen haben vielfach einen unangenehmen Geschmack. Aus diesem Grund ist es äußerst unwahrscheinlich, daß sie in Mengen verzehrt werden, die sich auf die Gesundheit nachteilig auswirken.

FORMEN, SYMPTOME UND THERAPIE

Die meisten P.en mit Todesfolge werden durch *AMANITA PHALLOIDES* (den Grünen Knollenblätterpilz) und *AMANITA VIROSA* (den seltenen Weißen Knollenblätterpilz) hervorgerufen, der eine oberflächliche Ähnlichkeit mit dem eßbaren Feldchampignon aufweist. Es bestehen jedoch einige deutliche Unterschiede. Der Grüne Knollenblätterpilz wächst unter Eichen und im Nadelwald, hat einen gelb-olivgrünen Hut und vor allem weiße (und nicht, wie der eßbare Feldchampignon, rosa-bräunliche) Lamellen an der Unterseite des Huts.

Beide Arten der Knollenblätterpilze enthalten hochgiftige Peptide, die sog. Amanitine, die Zellen in der Dünndarmschleimhaut, der Leber und gelegentlich auch den Nieren angreifen. Die Symptome, z.B. heftige Bauchschmerzen, Erbrechen und Durchfall, treten im allgemeinen acht bis 14 Stunden nach dem Verzehr der Pilze auf. Später kann es zu einer Vergrößerung der Leber und zu Gelbsucht kommen; etwa 10 bis 15 Prozent der Betroffenen sterben an *Leberversagen* (in diesem Stadium der Vergiftung ist der Verlauf ähnlich wie bei einer *Virushepatitis*). Es gibt kein wirksames Antidot. Die Therapie erfolgt in Form einer Unterstützung der lebenswichtigen Organfunktionen im Krankenhaus. Patienten, die die Vergiftung überleben, genesen meist recht schnell nach etwa einer Woche.

Eine weitere Pilzart, *AMANITA MUSCARIA* oder Fliegenpilz, ist in der Form dem Knollenblätterpilz sehr ähnlich, hat aber einen roten Hut mit weißen Tupfen. Als Vergiftungserscheinungen können nach 20 Minuten bis zwei Stunden Benommenheit, Sehstörungen, Delirium, Muskelzittern, sowie Übelkeit und Erbrechen auftreten. Diese Art der P. und andere Formen, bei denen die Symptome nach kurzer Zeit auftreten, werden mit einer Magenspülung (s. *Gastrolavage*) und der Gabe von Aktivkohle behandelt. Eine vollständige Genesung tritt meist innerhalb von 24 Stunden ein.

Die sog. "psychedelischen Pilze" enthalten das Hallozinogen *Psilocybin*. Diese Pilze können nicht nur Halluzinationen erzeugen, sondern bei Kindern auch hohes Fieber auslösen, das ärztlich behandelt werden muß. Die Wirkung klingt normalerweise innerhalb von vier bis sechs Stunden ab, kann aber gelegentlich auch länger anhalten.

Pimozid

(z.B. *Orap*® +)

Neuroleptikum, das auch zur Behandlung des *Gilles-de-la-Tourette-Syndroms* (einer seltenen Nervenerkrankung) eingesetzt wird. P. kann sedierend wirken und Mundtrockenheit, Verstopfung und verschwommenes Sehen auslösen.

Pindolol

(z.B. *Visken*® +)

Betablocker, der zur Behandlung von *Angina pectoris* (Schmerzen im Brustkorb durch unzureichende Durchblutung des Herzmuskels), *Herzrhythmusstörungen* (Unregelmäßigkeiten im Herzschlag) und *Hypertonie* (Bluthochdruck) verwendet wird. Außerdem wird derzeit untersucht, ob sich P. als Mittel gegen *Glaukom* (erhöhten Druck im Augapfel) einsetzen läßt.

P. führt weniger häufig als einige andere Betablocker zu *Bradykardie* (abnormer Verlangsamung des Herzschlags). Ansonsten entsprechen die möglichen Nebenwirkungen denen anderer Betablocker.

Pinguecula

s. *Lidspaltenfleck*

Pinta(-Krankheit)

Hautkrankheit in entlegenen Regionen der süd- und mittelamerikanischen Tropen. Das ursächliche Bakterium *TREPONEMA CARATEUM* ist nah mit dem Erreger der *Syphilis* verwandt, deshalb sind diese beiden Infektionen durch die üblichen *Bluttests* nicht zu unterscheiden. Der genaue Übertragungsweg ist nicht geklärt. Zunächst bildet sich ein großer Fleck auf der Haut des Gesichts, des Halses, des Gesäßes oder der Hände bzw. Füße; dieser ist von kleineren Punkten umgeben. Ungefähr nach einem Jahr folgen rote Hautflecken, die sich später blau und schließlich weiß färben. Durch Gabe von *Penicillin-* oder *Tetracyclin-Präparaten* wird die Infektion sicher bekämpft, die Hautflecken bleiben jedoch unter Umständen bestehen. In Deutschland spielt die P.(-K.) keine Rolle.

Piperazin

(z.B. *Antepar*® +)

Anthelmintikum, das zur Behandlung von Spulwurm- und *Madenwurm-Befall* eingesetzt wird. P. bewirkt eine Lähmung der Würmer, die dann mit dem Stuhl ausgeschieden werden. Das Medikament wird bei Madenwürmern in der Regel sieben Tage lang einmal täglich eingenommen, bei Spulwürmern reicht die einmalige Gabe. Gegebenenfalls wird zusätzlich ein Abführmittel gegeben, um die Ausscheidung der Würmer zu beschleunigen.

Als mögliche Nebenwirkungen kann P. Bauchschmerzen, Übelkeit, Erbrechen und Durchfall hervorrufen.

P. wird weltweit (vor allem in den USA und den Ländern der Dritten Welt) als Anthelmintikum eingesetzt (z.B. in Großbritannien Antepar ® +).

In Deutschland wurde es auf Grund massiver Nebenwirkungen vor einigen Jahren aus dem Verkehr gezogen.

Piroxicam

(z.B. *Felden*® +)

Nichtsteroidales Antiphlogistikum (NSAR), das zur Behandlung der Symptome verschiedener Formen von Arthritis eingesetzt wird, z.B. *Osteoarthritis*, *rheumatoider Arthritis* und *Gicht*. Piroxicam wird auch zur Schmerzlinderung bei *Bursitis* und *Tendinitis* sowie nach kleinen chirurgischen Eingriffen verwendet.

Als Nebenwirkungen können Übelkeit, Verdauungsstörungen, Bauchschmerzen, geschwollene Knöchel, *peptische Geschwüre* und Leberfunktionsstörungen auftreten.

Pityriasis alba

Bei Kindern und Jugendlichen relativ häufige Hauterkrankung. Es erscheinen unregelmäßig geformte, fein schuppende Flecken meist an den Wangen und den Oberarmen. Kennzeichnend ist eine weißliche Verfärbung. Oft geht ein leichtes *Ekzem* voraus; die Flecken erscheinen nach Sonneneinstrahlung kräftiger, da die Haut sich an den entsprechenden Stellen kaum bräunt. Die Anwendung hautpflegender Cremes und schonender Seifen führt meist zum vollständigen Rückgang der Beschwerden.

Pityriasis rosea

Häufige Hauterkrankung; oft "Rosenflechte" oder "Röschenflechte" genannt. Kennzeichnend sind schuppige, scharf umschriebene, runde bis ovale, rosa- bis tiefrote Flecken am Rumpf und an den Oberarmen. Manchmal geht dem Hautausschlag eine Virusinfektion voraus. Die eigentliche Ursache ist aber nicht geklärt; ebensowenig, ob die P.r. ansteckend ist. Etwa eine Woche vor Auftreten der Flecken erscheint als "Vorbote" oft ein einzelner größerer. P.r. befällt vor allem Kinder und junge Erwachsene.

Der Ausschlag bleibt etwa sechs bis acht Wochen lang bestehen. Manchmal verursacht er schwachen Juckreiz, ist aber sonst ohne Symptome. P.r. heilt im Normalfall auch ohne Behandlung folgen- und narbenlos ab; eine ärztliche Untersuchung sollte durchgeführt werden, um andere Erkrankungen mit ähnlichem Hautausschlag auszuschließen.

Ein leichter Juckreiz wird mit Schüttelmixturen gelindert; bei stärkeren Beschwerden helfen *Antihistaminika*.

Pityriasis rubra pilaris

(Besnier-Krankheit; Stachelflechte; eventuell eine Sonderform der Schuppenflechte) An den Fingern und Handrücken treten reibeisenartige Knötchen (Hyperkeratosen) mit einem Hornpfropf in der Mitte auf, die gelegentlich starken Juckreiz verursachen und zur Ausbreitung neigen. Sie gehen häufig mit Schuppenbildung am Kopf und mit Nagelveränderungen einher.

Leichtere Fälle werden äußerlich mit *Cortison*-Salben, Vitamin-A-Säurepräparaten sowie Ölbädern behandelt. Schwere Fälle erfordern die Einnahme von Cortisontabletten.

Pityriasis versicolor

Relativ verbreitete Hauterkrankung. Es bilden sich weiße, braune oder leicht rötliche, fein schuppende Flecken an Rumpf und Hals. Die Erkrankung wird durch den Hefepilz *PITYROSPORON OVALE* ausgelöst, der sich in der oberen Hornschicht der Haut ausbreitet. An der P.v. erkranken vorwiegend junge Erwachsene und Menschen mittleren Alters, häufig mehrere Jahre hintereinander. P.v. ist nicht ansteckend.

Die Erkrankung fällt aufgrund des Farbkontrasts zwischen den betroffenen Herden und der umgebenden Haut ins Auge; durch Sonneneinstrahlung werden die Herde noch auffallender.

Zur Behandlung wird eine Anti-Pilzcreme (s. *Antimykotikum*) aufgetragen; Unter- und Nachtwäsche müssen gründlich gereinigt werden. Es ist wichtig, das Präparat bei jeder Anwendung auf den gesamten Rumpf, Hals, Arme und Oberschenkel aufzutragen. Andernfalls bleiben einzelne Stellen unbehandelt, und die Infektion beginnt erneut. Bewährt haben sich auch bestimmte Shampoos und Emulsionen. Durch diese Behandlung wird der Erreger vollständig beseitigt. Bis zum Verschwinden der Hautflekken kann es jedoch Monate dauern.

Pizotifen

(z.B. *Sandomigran*® +)

Migränemittel, das zur Vorbeugung gegen migräneartige Kopfschmerzen eingesetzt wird. Mit P. werden Patienten behandelt, die an häufigen, völlig handlungsunfähig machenden Migräneanfällen leiden. Der genaue Wirkungsmechanismus ist nicht bekannt, doch man geht davon aus, daß P. die Wirkung der Substanzen Histamin und Serotonin auf die Blutgefäße im Gehirn blockiert.

Als mögliche Nebenwirkungen können Übelkeit, Schwindel, Benommenheit, Mundtrockenheit und Muskelschmerzen auftreten. P. wirkt appetitanregend und führt bei längerer Einnahme oft zu Gewichtszunahme.

PKU-Test

s. *Guthrie-(Hemm-)Test*; *Phenylketonurie*

Placenta praevia

Lage der *Plazenta* im unteren Teil der *Gebärmutter*, in der Nähe oder sogar direkt über dem Muttermund (s. *Cervix uteri*). Eine P.p. ist bei Erstgebärenden seltener, ihre Häufigkeit wird mit einer von 200 Schwangerschaften angegeben.

Die Bedeutung einer P.p. hängt im wesentlichen davon ab, wie groß der Plazenta-Anteil an oder über dem Muttermund ist. Oft wird eine leichte P. p. bei der routinemäßigen *Ultraschall-Diagnostik* erkannt, hat aber keine negativen Auswirkungen auf den Schwangerschaftsverlauf. In schwereren Fällen kommt es gegen Ende der Schwangerschaft u.U. zu plötzlichen, schmerzlosen Vaginalblutungen, wenn sich Plazentagewebe ablöst.

Bei leichten Blutungen einige Wochen vor dem Geburtstermin reicht Bettruhe zur Behandlung in der Regel aus. Hören die Blutungen dadurch auf, darf die Frau wieder aufstehen. Möglicherweise wird ihr jedoch geraten, bis zur Geburt im Krankenhaus zu bleiben, weil die Gefahr plötzlicher schwerer Blutungen besteht. Das Kind wird in solchen Fällen in der 38. Schwangerschaftswoche durch einen *Kaiserschnitt* entbunden.

Bei schweren Blutungen oder wenn der Geburtstermin relativ nah ist, wird die Entbindung sofort eingeleitet.

Plaque

Bezeichnung für einen umschriebenen Bereich von *Atherosklerose* (Fettablagerungen) in den Arterien. Atheromatöse P.s im Frühstadium sind an keinerlei Symptomen zu erkennen. Irgendwann werden sie so groß, daß sie den Blutfluß verringern oder durch bestimmte oberflächliche Prozesse *Thrombosen* (Blutgerinnsel) an der entsprechenden Stelle entstehen. In einem kleinen oder mittleren Gefäß führt dies in vielen Fällen zur vollständigen Blockade (s. *periphere Gefäßerkrankung*). P. in den Koronararterien (die den Herzmuskel mit Blut versorgen) verursachen *koronare Herzkrankheit*.

Plaque, dentale

s. *Zahnbelag*

Plaquemarker

Färbende Mittel, die *Zahnbelag* deutlich sichtbar machen; so läßt sich dieser besser erkennen und entfernen. Bei einer Aufklärung des Zahnarztes über die richtige *Mundhygiene* wird u.U. ein P. aufgetragen, um den Zahnbelag sichtbar zu machen und die wirksamen Methoden der Zahnreinigung zu demonstrieren.

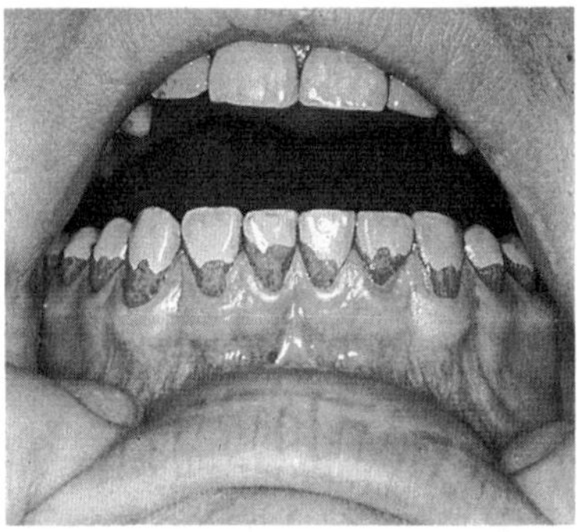

Zahnbelag, mit Plaquemarker gefärbt
Bakterien, Schleim und Speisereste bilden schnell den schädlichen Zahnbelag, wenn die Zähne nicht regelmäßig geputzt und mit Zahnseide gereinigt werden.

Plasma

Flüssiger Anteil des *Blutes* nach Entfernung der Blutkörperchen. Im P. sind viele Nährstoffe, Salze und Proteine gelöst.

Plasmapherese

Plasmaaustausch. Mit diesem Verfahren werden unerwünschte Substanzen aus dem *Blut* entfernt bzw. ihre Konzentration verringert. Dem Patienten wird Blut abgenommen und dieses durch Zentrifugation in *Plasma* und Zellen getrennt. Die *Blutkörperchen* werden abgehebert und dann mit einem Plasmaersatzmittel zusammen wie bei einer *Bluttransfusion* in den Kreislauf zurückgeführt. Dieses Verfahren benötigt ungefähr zwei Stunden.

Eingesetzt wird die P. hauptsächlich zur Entfernung schädlicher *Antikörper* oder Antigen-Antikörper-Komplexe (Immunkomplexe) aus dem Blutkreislauf. Dies ist der Fall bei einigen *Autoimmunkrankheiten* wie z.B. der *Myasthenia gravis*, dem *Goodpasture-Syndrom* und rasch fortschreitenden Nierenerkrankungen, die gelegentlich bei systemischem *Lupus erythematodes* auftreten.

Plasmaproteine

Sämtliche Eiweiße im Plasma des *Blutes*; die P. sind für eine Vielzahl von Funktionen und Aufgaben notwendig. Zu den P.n gehören *Albumin*, Fibrinogen und andere für die *Blutgerinnung* wichtige Substanzen sowie *Immunglobuline* (Proteine, die für das *Immunsystem* eine Rolle spielen).

Zusätzlich zu ihren spezifischen Funktionen tragen die P. zur Erhaltung des Blutvolumens bei, indem sie verhindern, daß Wasser aus dem Blut ins Gewebe übertritt. Die Proteine binden das Wasser mittels des sog. osmotischen Drucks (s. *Osmose*).

Plasminogenaktivator

s. *Gewebsplasminogen-Aktivator*

Plasmozytom

s. *multiples Myelom*

-plastik

Wortteil mit der Bedeutung, daß etwas chirurgisch geformt oder an einem Organ *plastische Chirurgie* durchgeführt wird. *Rhinoplastik* heißt z.B. "plastische Chirurgie an der Nase"; *Mammaplastik* steht für eine operative Formveränderung oder Rekonstruktion der Brust; Osteoplastik für eine plastische Operation am Skelett wie Knochenumformung oder -transplantation.

Plastische Chirurgie

Operationen zur Wiederherstellung (Rekonstruktion) von Haut oder unmittelbar darunterliegendem Gewebe. Sie werden ausgeführt, wenn Körperpartien durch Verletzungen oder Krankheiten geschädigt oder zerstört wurden, von Geburt an mißgebildet sind oder sich altersbedingt verändert haben. Dabei wird versucht, die Funktion des betroffenen Körperteils zu erhalten und ein möglichst natürliches Aussehen zu erreichen.

Operationen, die bei sonst gesunden Personen hauptsächlich zur Verbesserung des Aussehens durchgeführt werden, fallen in den Bereich der *kosmetischen Chirurgie*.

WARUM ES GEMACHT WIRD

P. C. hilft, Schäden und entstellende Veränderungen durch schwere Verbrennungen oder Verletzungen, Krebs, bestimmte Operationstechniken wie z.B. der *Mastektomie* (Brustamputation) oder Alterserscheinungen zu beseitigen.

Zu den angeborenen Krankheitsbildern, die u.U. durch p. C. korrigiert werden müssen, gehören *Lippen-Kiefer-Gaumen-Spalte*, *Hypospadie* und *Anus imperforatus*.

SO WIRD ES GEMACHT

Verschiedene Techniken werden angewandt, um Haut zur Deckung verletzter Flächen zu erhalten: *Vollhautlappen*, *Hautlappenplastik*, *Z-Plastik* oder langsame Dehnung der Haut durch einen unter die Oberfläche eingebrachten Ballon. Diese Techniken werden gegebenenfalls durch den Einsatz von *Knochenspänen* oder *Implantaten* ergänzt, die unter das Gewebe eingebracht werden.

Zahlreiche neue Perspektiven sind der p.n C. in den letzten Jahren durch den Einsatz mikrochirurgischer Techniken (s. *Mikrochirurgie*) eröffnet worden. Sie ermöglichen die Verbindung und Naht von Blutgefäßen, so daß nun Haut-Muskel-Lappen von einem Teil des Körpers auf einen anderen verpflanzt werden können.

Plathelminthes

s. *Plattwurm*

Plattenepithelkarzinom

Krebs des Plattenepithels; dieses findet sich in der Schleimhaut des oberen Verdauungstraktes und der Lungen, die weitaus bedeutendste Lokalisation ist aber die Oberhaut. P. ist einer der drei häufigsten Arten von Hautkrebs; die beiden anderen sind *Basalzellkarzinom* und malignes *Melanom*.

URSACHEN UND VORKOMMEN

Ein P. entwickelt sich aus flachen, schollenartigen Zellen in der oberen Hautschicht, meist an Stellen, die über viele Jahre starker Sonneneinstrahlung ausgesetzt wurden und an denen sich u.U. vorher *Keratosen* gebildet haben. Diese Krebsart ist am häufigsten bei hellhäutigen und -haarigen Menschen über 60 Jahren. Gehäuft tritt sie auch bei Personen auf, die beruflich bestimmten Stoffen wie z.B. Arsen, Teer, Kohle, Paraffin oder Schweröl ausgesetzt sind.

SYMPTOME UND ANZEICHEN

Der Tumor erscheint zunächst als kleiner, harter, schmerzloser Knoten oder Fleck (meist auf Lippen, Ohr oder Handrücken) und wird langsam größer. Häufig sieht er aus wie eine Warze oder ein Geschwür. Ohne Behandlung kann sich der Tumor in andere Körperteile absiedeln und schließlich zum Tode führen. Jede verdächtige Hautveränderung sollte daher unbedingt ärztlich untersucht werden.

P

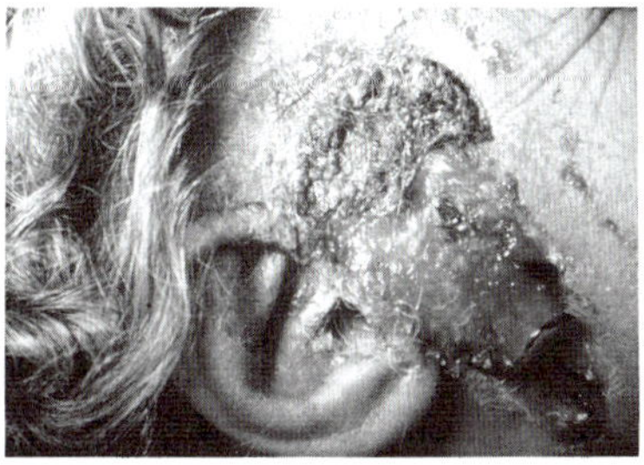

Plattenepithelkarzinom
Dieser Tumor ist langsam gewachsen und bedeckt eine große Fläche vor dem Ohr des Patienten. Er wird mit Strahlen behandelt.

DIAGNOSE UND THERAPIE
Die Diagnose erfolgt aufgrund einer *Biopsie* (Entnahme einer kleinen Gewebeprobe zur Untersuchung). Der Tumor wird entweder operativ entfernt oder durch *Strahlentherapie* oder *Kryotherapie* (Anwendung von großer Kälte) zerstört. Zusätzlich kann eine Behandlung mit *Zytostatika* erforderlich sein.

Alle Personen, die bereits ein P. hatten, sollten sich nicht zu ausgiebig der Sonne aussetzen. Regelmäßige Folgeuntersuchungen müssen eingehalten werden, damit ein erneutes Auftreten rechtzeitig festgestellt werden kann.

Plattfuß
(*F.* Pes planus) Meist beide Füße gleichzeitig betreffende Erscheinung, bei der das Fußgewölbe eingesunken ist (Senkfuß) und die Fußsohle flach auf dem Boden aufliegt.

URSACHEN
Fast alle Menschen haben bei der Geburt P. Das Fußgewölbe entwickelt sich erst allmählich bis zum sechsten Lebensjahr mit der Ausbildung der stützenden Bänder und Muskeln der Fußsohlen.

Bei manchen Menschen sind die Bänder und Muskeln jedoch aus meist ungeklärter Ursache so schwach, daß die Füße flach ("platt") bleiben oder werden. In seltenen Fällen entstehen P.e aufgrund eines erblichen Defektes in der Struktur der kleinen Fußknochen.

P.e können auch im Erwachsenenalter erworben werden, wenn das Fußgewölbe z.B. aufgrund schneller Gewichtszunahme einsinkt. Eine andere Ursache ist eine Schwächung der das Gewölbe stützenden Muskeln und Bänder. Dies geschieht manchmal als Folge bestimmter neurologischer Erkrankungen und Muskelkrankheiten; ein Beispiel ist die *Poliomyelitis*.

SYMPTOME UND THERAPIE
Die meisten durch fehlende Entwicklung von Bändern und Muskeln bedingten P.e verursachen keine Schmerzen und bedürfen keiner Behandlung. Liegt die Ursache in einem Defekt der Fußknochen oder hat sich das Krankheitsbild im Erwachsenenalter entwickelt, können Schmerzen beim Laufen oder Stehen auftreten. Bei einigen betroffenen Kindern muß das Knochengerüst im Fuß operativ korrigiert werden, bei Erwachsenen besteht die Behandlung aus dem Tragen von Einlagen und Gymnastik zur Stärkung der geschwächten Strukturen.

Plattwurm
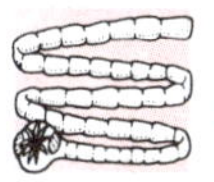

(*F.* Plathelminthes) Wurmarten mit flachem Körperbau. Abzugrenzen sind die *Rundwürmer* und Fadenwürmer, die zylindrisch geformt sind.

Zwei Arten von P.ern treten als Parasiten beim Menschen auf: die Cestoden (*Bandwürmer*) und die Trematoden (Saugwürmer) mit Egeln und Schistosomen. (S.a. *Leberegel*, *Schistosomiasis*)

Platzangst
s. *Agoraphobie*

Plaut-Vincent-Angina
Schwere Form der Gingivitis, bei der eine bakterielle Infektion zu einer schmerzhaften Ulzeration des Rachenraumes, vor allem der *Tonsillen*, führt (s. *Gingivitis ulcerosa*).

Plazebo
Chemisch wirkungsloses Präparat, das anstelle eines *Medikaments* gegeben wird. Manche Ärzte verschreiben ein P., wenn Symptome, wie z.B. Müdigkeit, auftreten, ohne daß eine medikamentös behandlungsbedürftige Erkrankung vorliegt. Die Einnahme eines P.s hilft, weil die Person, die es nimmt, an seine positive Wirkung glaubt.

Da die Wirkung jedes Medikaments möglicherweise bis zu einem gewissen Grad auf diesen durch die Erwartungen der Patienten an das Medikament bedingten "P. -Effekt" zurückzuführen ist, werden viele neue Medikamente im Vergleich mit einem P. -Präparat getestet. Das P. wird in Aussehen und Geschmack dem Wirkstoffpräparat vollkommen angeglichen; die Probanden erfahren nicht, welches Präparat sie nehmen. Der Vergleich der Ergebnisse ermöglicht eine exaktere Bewertung der Wirksamkeit des Medikaments.

Plazenta
Mutterkuchen; entsteht während der *Schwangerschaft* in der Gebärmutter und wird von kindlichem und mütterlichem Blut durchströmt.

AUFBAU
Die P. entwickelt sich zum größten Teil aus dem Chorion, der äußersten Zell-

FUNKTION DER PLAZENTA
Das Blut der Mutter und das des Kindes vermischen sich in der Plazenta nicht. Die beiden Kreisläufe werden aber so eng aneinander vorbeigeführt, daß dazwischen die Übertragung von Nährstoffen und Sauerstoff (von der Mutter zum Kind) und Stoffwechselschlacken (vom Kind zur Mutter) stattfinden kann.

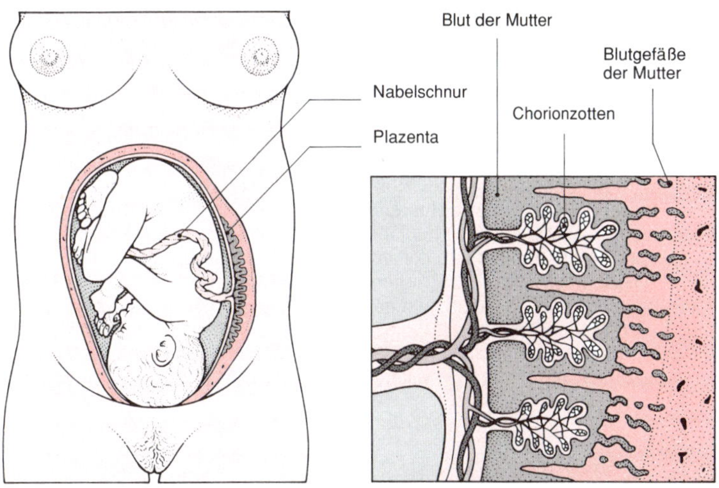

Wie ie Blutkreisläufe von Mutter und Kind zusammenarbeiten
Das Blut des Kindes fließt durch die Nabelschnur zur Plazenta, wo es in zahlreiche kleine, fingerförmig angeordnete Blutgefäße (Chorionzotten) strömt. Diese sind vom Blut der Mutter umgeben, das durch große Gefäße in die Plazenta fließt.

schicht, die aus dem befruchteten Ei entsteht. Sie ist fest in der Schleimhaut des Uterus verankert und über die Nabelschnur mit dem Kind verbunden. Am Ende der Schwangerschaft ist sie etwa 20 cm breit und 2,5 cm hoch. Kurz nach der Geburt des Kindes wird die P. mit anderem überflüssigem Gewebe (sog. "Nachgeburt") ausgestoßen.

FUNKTION

Die P. fungiert als Atmungs- und Ausscheidungsorgan für den Fetus. In ihr findet die Abgabe von Sauerstoff aus dem Blutkreislauf der Mutter in den des Kindes statt sowie umgekehrt von Stoffwechselschlacken aus dem Blut des Fetus in das der Mutter. Die Mutter entledigt sich der Schlacken über Lungen und Nieren. Außerdem werden über die P. alle Nährstoffe von der Mutter zum Kind transportiert.

Die zweite wichtige Aufgabe der P. ist die Produktion von Hormonen, wie z.B. *Östrogen*, *Progesteron* und *humanem Gonadotropin* (HCG). HCG erscheint zu Beginn einer Schwangerschaft in hohen Konzentrationen im Urin der Frau; sein Nachweis bildet die Grundlage für *Schwangerschaftstests*. Die Hormone gelangen in den mütterlichen Blutkreislauf und bewirken wichtige Voraussetzungen für den normalen Fortgang der Schwangerschaft, u.a. daß die Brüste sich auf die Laktation (s. *Stillen*) einstellen.

Plazentatumoren

s. *Chorionepitheliom*; *Blasenmole*

P

Plethora

Wörtlich "Überfülle". Gemeint ist hier eine blühende, leuchtendrote Gesichtsfarbe. Ursache ist eine Erweiterung der Blutgefäße unter der Hautoberfläche oder – selten – eine *Polyzythämie* (erhöhte Zahl roter Blutkörperchen).

Plethysmographie

Methode zur Untersuchung bzw. Aufzeichnung der Durchblutung eines Körperteils mittels Messung der Volumenschwankungen. Durch P. des Penis läßt sich überprüfen, ob ein Patient, der an *Impotenz* leidet, im Schlaf Erektionen hat. P. wird gelegentlich bei der Untersuchung tiefer Venen-*Thrombosen* eingesetzt, um festzustellen, ob der Rückstrom des Blutes zum Herzen vollständig blockiert ist.

Pleura

s. *Rippen-Lungenfell*

Pleuraerguß

Ansammlung von Flüssigkeit in den Spaltraum zwischen beiden *Pleura*blättern (der die Lungen überziehenden und die Thoraxhöhle auskleidenden serösen Häute). Ein P. kann durch *Lungenentzündung*, *Tuberkulose*, *Herzversagen*, *Krebs*, *Lungenembolie* oder *Mesotheliom* (einen Tumor der Pleura) verursacht werden. Der Erguß kann ein- oder beidseitig auftreten.

Durch einen P. wird die darunterliegende Lunge zusammengedrückt, was zu Atembeschwerden führt. Die Diagnose wird perkutorisch gestellt und durch ein *Thorax-Röntgenbild* bestätigt. Zur Feststellung der Ursache eines Pleuraergusses wird ein Teil davon aspiriert (mit einer Spritze abgezogen) und untersucht. Auch kann eine *Biopsie* (Entnahme einer Gewebeprobe zur mikroskopischen Untersuchung) der Pleura erforderlich sein.

Die Behandlung richtet sich nach der Ursache des P.es. U.U. muß die Flüssigkeit mit einem Katheter oder einer Drainage abgesaugt werden, um die Atmung zu erleichtern. Liegt ein maligner Tumor zugrunde, werden manchmal *Zytostatika* in den Pleuraraum gespritzt, um ein erneutes Auftreten zu verhindern.

Pleuritis

(Rippenfellentzündung) Entzündung der *Pleura* (der die Lungen überziehenden und die Thoraxhöhle auskleidenden Membran). Die P. wird meist durch eine Infektion der Lungen, wie z.B. *Lungenentzündung* oder eine Virusinfektion der Pleura, ausgelöst. In selteneren Fällen liegt eine *Lungenembolie*, ein *Lungenkrebs* oder *rheumatoide Arthritis* vor.

Die P. verursacht einen scharfen Schmerz im Brustkorb, der manchmal bis zur Schulterspitze der betroffenen Seite ausstrahlt. Der Schmerz verstärkt sich meist beim Einatmen, er entsteht durch das Aneinanderreiben der beiden entzündeten Zellschichten. Die Behandlung ist von der auslösenden Erkrankung abhängig, außerdem werden bei Bedarf *Analgetika* (Schmerzmittel) gegeben.

Pleurodynie

Meist durch eine Virusinfektion ausgelöster Schmerz im Brustkorb. P. ist insbesondere ein Zeichen der *Bornholmer Krankheit*, die durch Coxsackie-Viren Typ B verursacht wird und häufig epidemieartig bei Kindern auftritt; sie kann aber in jedem Lebensalter vorkommen.

Zu den Symptomen gehören außerdem plötzliche starke Schmerzen im unteren Brustkorb oder Oberbauch, manchmal begleitet von Fieber, Halsschmerzen, Kopfschmerzen und Unwohlsein. Die Erkrankung klingt ohne Behandlung meist nach drei bis vier Tagen ab.

Plexus

s. *Geflecht*

Plexus brachialis

Nervengeflecht aus den vorderen Ästen der unteren Rückenmarksnerven des Halses (C V - VIII) sowie des I. (und II.) Brustnervs, das den Arm versorgt. Aus dem P.b. gehen hervor: Nervus musculocutaneus, Nervus axillaris, Nervus medianus, Nervus ulnaris und Nervus radialis. Diese führen motorische Fasern für die Muskeln von Arm und Hand sowie sensible Fasern für die Hautempfindungen aus den genannten Regionen.

VERLETZUNGEN

Verletzungen des P. b. sind oft für die teilweise oder vollständige Bewegungsunfähigkeit und Empfindungslosigkeit im Arm verantwortlich. Zu Schädigungen des P. b. kommt es manchmal während der Geburt; ein erhöhtes Risiko besteht bei *Steißgeburten*. Bei Erwachsenen sind Motorradunfälle die häufigste Ursache von Verletzungen des Plexus brachialis.

Die Verletzung entsteht meist durch eine plötzliche starke Dehnung und Belastung des Hals-Schulter-Dreiecks, ausgelöst z.B. durch einen Sturz, bei dem die Schulter nach unten gedrückt wird, oder einen seitlichen Schlag auf den Hals. Die oberen Nervenwurzeln im Plexus werden gedehnt oder reißen. Schädigungen dieser Wurzeln führen zu einer Lähmung von Schulter und Ellenbogen.

Verletzungen der unteren Nervenwurzeln des P.b., die zu einer Lähmung der Unterarm- und Handmuskeln führen, entstehen z.B., wenn Arm und Schulter durch einen Schlag gewaltsam nach oben gerissen werden.

Bei schweren Verletzungen werden sowohl die oberen als auch die unteren Nervenwurzeln des Plexus geschädigt; eine vollständige Lähmung des Arms ist die Folge.

Die Lähmungen sind zumeist vorübergehend, wenn die Dehnung nicht so stark war, daß die Nervenfasern vollständig zerrissen wurden.

THERAPIE

Die Therapie von Verletzungen des P.b. richtet sich nach dem Ausmaß und der Schwere der Nervenschädigung. Mögliche Untersuchungsverfahren zur Klärung dieser Frage sind u.a. *EMG* (Elektromyographie), eine Methode, mit der sich feststellen läßt, welche Nerven noch intakt sind, und *Myelographie* (Röntgenuntersuchung der Wirbelsäule bzw. des Rückenmarks nach Injektion eines Kontrastmittels).

Gerissene Nervenwurzeln lassen sich u.U. durch Nerventransplantation wiederherstellen – ein Verfahren der *Mikrochirurgie*, bei dem oft gute Erfolge erzielt werden. Wurde die Nervenwurzel jedoch vom Rückenmark abgetrennt, ist eine operative Wiederherstellung in der Regel nicht mehr möglich.

Bei einer bleibenden Lähmung einer bestimmten Muskelgruppe des Arms kann dessen Funktion durch eine Muskel- oder *Sehnenverpflanzung* verbessert werden. Mit dieser Operation wird eine Ersatz-Struktur zur Ausführung bestimmter Bewegungen geschaffen. *Physiotherapie* und eine regelmäßige Durchführung der entsprechenden Übungen zu Hause tragen zur Wiederherstellung der Funktion nach einer Nerventransplantation bei und vermeiden auf diese Weise die Bildung von *Kontrakturen* in den gelähmten Muskeln.

SONSTIGE ERKRANKUNGEN

Außer durch Verletzungen wird der P. b. auch durch eine *Halsrippe* (zusätzlich angelegte Rippe), Infektionen, Tumoren oder *Aneurysmen* in Mitleidenschaft gezogen.

Plikation

Chirurgisches Operationsverfahren. Die Wand eines Hohlorgans wird dabei in Falten gelegt und umnäht, um den Umfang des Organs zu verringern. Ein Beispiel für eine P. ist die Fundoplicatio, bei der der Magenfundus (der obere Teil des Magens) um das untere Ende der Speiseröhre genäht wird. Hiermit soll ein Rückfluß von Magensäure in die Speiseröhre verhindert werden.

Plummer-Vinson-Syndrom

Schluckbeschwerden, bedingt durch die Reizung und Entzündung der Schleimhaut im oberen Mund- und Rachenraum sowie der oberen *Speiseröhre*. Meist geht das P.-V.-S. mit einer schweren Eisenmangel-*Anämie* und weiterem Vitaminmangel einher. Diese Erkrankung tritt vor allem bei Frauen mittleren Alters auf.

Die Diagnose wird aufgrund einer Röntgenuntersuchung nach Einnahme von Bariumbrei (s. *Barium-Röntgenkontrastuntersuchung*) und einer Untersuchung der Speiseröhre mit einem *Endoskop* (einem biegsamen Gerät mit Optik zur Betrachtung von Körperinnenräumen) gestellt. Durch eine Behandlung der Anämie und des Vitaminmangels werden die Symptome meist gelindert.

Plutonium

Radioaktives metallisches Element. Es kommt in der Natur nur in verschwindend geringen Mengen in Uranerzen vor; es wird künstlich in Brutreaktoren durch Beschuß von Uran mit Neutronen hergestellt. P. wird als Brennstoff in Kernreaktoren und als kritisches Material in Kernwaffen verwendet; so war es der entscheidende Anteil der Atombombe, die 1945 auf Nagasaki abgeworfen wurde. P. ist das giftigste und gefährlichste bekannte künstliche Material. Nach Aufnahme in den menschlichen Körper ist das Element hochgradig toxisch und krebserregend. Dies ist in seiner hohen Strahlen-Emissionsrate (in Form von Alphateilchen, s. *Strahlung*) und der Tatsache begründet, daß es im Knochenmark und im Lungengewebe unter Umständen viele Jahre lang gespeichert wird.

PMI-Syndrom

s. *Postmyokardinfarkt-Syndrom*

Pneu

s. *Pneumothorax*

Pneumaturie

Ausscheidung von Gas oder "Luftblasen" mit dem *Urin*. P. ist in der Regel ein Zeichen für eine *Fistel* (abnormer Verbindungsgang) zwischen Blase und Darm. Solche Fisteln sind Komplikationen einer Reihe von Krankheiten, z.B. der *Crohn-Krankheit*, *Krebs* oder *Divertikeln*.

Selten entsteht eine P. als Folge einer Infektion von Nieren oder Harnwegen mit gasbildenden Erregern.

Pneumo-

Wortteil, der einen Bezug zu Lungen, Luft, Atmung oder Atem bezeichnet. So steht "Pneumonie" beispielsweise für "Lungenentzündung", und "Pneumothorax" benennt die Anwesenheit von Luft im *Pleura*spalt des Brustkorbs.

Pneumokoniose

("Staublunge") Gruppe von Lungenerkrankungen, die durch das Einatmen bestimmter Arten von Mineralstaub verursacht werden.

Nur Staubpartikel mit einem Durchmesser von weniger als etwa 0,005 mm sind so klein, daß sie in die kleinsten Verzweigungen der Atemwege und in die Alveolen (Lungenbläschen) gelangen können; nur diese sind wahrscheinlich für die Entstehung einer P. verantwortlich. Sie können innerhalb der Lunge nicht zerstört oder vollständig ausgestoßen werden und sammeln sich deshalb an. Dies führt längerfristig zu Narben- und Schwielenbildung, wodurch die Leistungsfähigkeit der Lunge bei der Versorgung des Blutes mit Sauerstoff beeinträchtigt wird.

FORMEN, URSACHEN UND VORKOMMEN

Die wichtigsten Formen der P. sind die Kohlenlunge (durch Kohlenstaub verursachte P. bei Kohlebergleuten), die *Asbestose* (s.a. *Asbest, Erkrankungen durch*) und die *Silikose*, ausgelöst durch Quarzstaub, einen Bestandteil von Sand und vielen Gesteinsarten. Die Gefahr einer Silikoseerkrankung besteht beispielsweise für Beschäftigte im Quarzbergbau, für Steinmetzen, Sprengarbeiter und Tunnelbauer.

Das Risiko einer P. ist direkt abhängig von der Menge des über die Jahre eingeatmeten Staubes. Meist erkranken Beschäftigte im Alter über 50 Jahren, doch auch schon nach ca. einem Jahr einer hohen Staubbelastung sind Fälle akuter Silikose möglich.

Sehr viel seltenere Formen der P. werden durch Staub verursacht, der Beryllium (in verschiedenen High-Tech-Industrien), Kaolin (bei der Verarbeitung von Porzellanerde), Schiefer oder Hämatit (bei der Eisenerzförderung) enthält.

Die Erkrankungshäufigkeit geht in den letzten Jahren zurück. Dies wird vor allem auf bessere und strengere Schutzmaßnahmen zurückgeführt. Dazu gehören sowohl die Durchsetzung von gesetzlich festgelegten Höchstwerten für die Staubexposition in der Industrie, die medizinische Überwachung exponierter Arbeitnehmer als auch das Tragen von Schutzkleidung.

SYMPTOME UND KOMPLIKATIONEN

Die P. wird oft auf Grund eines *Thorax-Röntgenbildes* diagnostiziert, noch bevor irgendwelche Symptome aufgetreten sind. Wird die Exposition gegenüber dem auslösenden Staub von diesem Zeitpunkt an vermieden, läßt sich ein weiteres Fortschreiten der Krankheit in der Regel verhindern. In den anderen Fällen tritt als Hauptsymptom am Anfang Kurzatmigkeit auf, die sich mit der Zeit immer mehr verstärkt.

In schweren Fällen führt eine P. zu einem *Cor pulmonale* (rechtsseitige Herzinsuffizienz als Folge einer Lungenschädigung). Bei der als "massiv progrediente Fibrose" bezeichneten Form der P. schreitet die Schädigung unaufhaltsam insbesondere im oberen Lungenabschnitt fort, auch wenn keine Staubexposition mehr besteht.

Zu den möglichen Komplikationen der P. gehören die Entwicklung eines *Emphysems* und bei Silikose-Patienten wahrscheinlich ein erhöhtes *Tuberkulose*-Risiko. Bei durch Asbest oder Hämatit verursachter P. besteht ein erhöhtes Risiko, an *Lungenkrebs* zu erkranken; gleichzeitiges Rauchen erhöht das Krebsrisiko weiter.

DIAGNOSE, THERAPIE UND PROGNOSE

Die Diagnose wird aufgrund einer Exposition gegenüber Staub in der Krankengeschichte, eines Thorax-Röntgenbildes, einer ärztlichen Untersuchung und einer *Lungenfunktionsprüfung* gestellt.

Für die P. selbst ist keine Therapie bekannt; lediglich die daraus folgenden Komplikationen wie z.B. eine Lungeninfektion oder ein Cor pulmonale werden behandelt. Eine weitere Staubexposition ist unbedingt zu vermeiden.

Für Personen, die bereits in jungen Jahren eine P. entwickelt haben oder bei denen sich eine massive progrediente Fibrose zeigt, ist die Lebenserwartung deutlich eingeschränkt. P. ist eine u.U. entschädigungspflichtige und rentenberechtigende *Berufskrankheit.*

Pneumonektomie

Operative Lungenentfernung. Die P. wird je nach Stadium manchmal im Rahmen der Behandlung von *Lungenkrebs* durchgeführt. Früher wurde sie auch zur Therapie von *Tuberkulose*, *Bronchiektasie* und bestimmten Lungeninfektionen eingesetzt. Diese Erkrankungen werden heute jedoch meist medikamentös oder bei Bedarf durch die Entfernung nur eines Teils der Lunge behandelt (s. *Lobektomie*).

Vor einer P. müssen *Lungenfunktionsprüfungen* durchgeführt werden, um sicherzustellen, daß der verbleibende Lungenflügel für die künftige, erhöhte Belastung hinreichend gesund ist.

SO WIRD ES GEMACHT

Der Patient liegt auf dem Rücken. In Vollnarkose wird ein bogenförmiger Schnitt von der Achsel aus am unteren Rand des Schulterblatts entlang geführt. Die Muskeln werden durchtrennt und die Rippen gespreizt, um die Lunge freizulegen. Manchmal wird eine Rippe entfernt, um einen besseren Zugang zu erhalten. Die zur Lunge führenden Arterien, Venen und Bronchien werden unterbunden und durchtrennt, der Lungenflügel wird entfernt. Normalerweise wird eine Drainage in den Spalt zwischen den beiden Pleuraschichten eingelegt. Dann wird die Wunde vernäht.

REKONVALESZENZ

Die Drainage wird in der Regel am Tag nach der Operation entfernt. Nach etwa 10 Tagen werden die Fäden gezogen, und die Patienten können normalerweise das Krankenhaus verlassen. Bei vielen Patienten ist nach der Operation für mehrere Stunden oder Tage eine Gerät-*Beatmung* erforderlich. Zu Hause sollen die normalen Aktivitäten Schritt für Schritt wieder aufgenommen werden, die meisten Patienten können nach etwa zwei Monaten wieder arbeiten.

Pneumonie

s. *Lungenentzündung*

Pneumothorax

Zustand, bei dem Luft in die Pleurahöhle (den Spaltraum zwischen den beiden die *Lunge* und die Brustwand bekleidenden Blättern der *Pleura*) eintritt (in der Klinik kurz "Pneu" genannt). Die Luft kann von der Lunge oder von außerhalb des Körpers in die Pleurahöhle gelangen.

URSACHEN

Der oft ohne ersichtliche Ursache eintretende Spontanpneumothorax ist bei Männern sechsmal häufiger als bei Frauen. Er tritt meist im frühen Erwachsenenalter bei sehr schlanken Personen ohne zugrundeliegende Lungenerkrankung auf; möglicherweise ist in vielen Fällen der Einriß eines angeborenen Bläschens an der Lungenoberfläche verantwortlich. Es besteht ein 30prozentiges Risiko des Wiederauftretens eines Spontanpneumothorax, gewöhnlich auf derselben Seite. Ein P. kann auch als Komplikation bei Lungenerkrankungen (besonders *Asthma* oder *Emphysem*) oder nach einer Verletzung, wie z.B. nach einem Rippenbruch, auftreten (s.a. *Brustwandverletzung, penetrierende*).

Ein P. kann unbeabsichtigt verursacht werden, wenn ein Katheter zur intravenösen Ernährung oder zur Blutdrucküberwachung im Herzen oder Kreislaufsystem in eine Halsvene eingeführt wird.

SYMPTOME

Ein P. kann Brustschmerzen oder Atemnot verursachen. Der Grad der Atemnot ist proportional zum Ausmaß des P. Jede zugrundeliegende Lungenerkrankung verstärkt die Atemschwierigkeiten. Bei kontinuierlichem Einströmen von Luft in die Pleurahöhle kann es zu einer zunehmenden Vergrößerung des P. und zur Entstehung eines Spannungspneumothorax kommen, der durch die Herzkompression lebensbedrohend werden kann.

DIAGNOSE UND THERAPIE

Zur Bestätigung der Diagnose dient ein *Thorax-Röntgenbild.* Ein kleiner P. bei einem gesunden Erwachsenen bildet sich in der Regel ohne Behandlung innerhalb einiger Tage zurück. Ein größerer P. oder ein kleinerer in Verbindung mit einer zugrundeliegenden Lungenerkrankung macht eine Behandlung erforderlich. Diese umfaßt gewöhnlich die Entfernung der Luft aus der Pleurahöhle mittels eines mehrere Tage angelegten, durch die Brustwand eingeführten Saugrohrs. Ein kleinerer P. kann durch Absaugen der Luft mittels Nadel und Spritze behandelt werden. Wenn die Lunge sich nicht wieder ausdehnt oder der P. erneut auftritt, kann eine Operation zum Verschluß der Pleurahöhle notwendig werden.

Pneumozystische Pneumonie

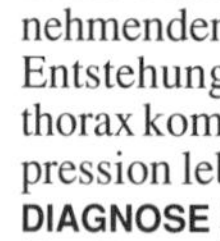

Eine durch den Mikroorganismus *PNEUMOCYSTIS CARINII*, einen den *Protozoen* zugerechneten Erreger, verursachte Infektion der Lunge. P.P. ist eine *opportunistische Infektion*, die nur bei geschwächter Abwehrkraft (s. *Immunität*) gegenüber Infektionen gefährlich wird – so z.B. bei Personen, die an *AIDS* oder *Leukämie* erkrankt sind. P.P. stellt eine Haupttodesursache bei AIDS dar.

Zu den Symptomen gehören Fieber, trockener Husten und Atemnot. Die Dauer der Symptome reicht von einigen Wochen bis einigen Monaten. Die Diagnose erfolgt durch Untersuchung des Sputums (Schleims) oder durch eine Lungen-*Biopsie* (Entnahme einer Gewebsprobe zur mikroskopischen Analyse). Hochdosierte Gaben von *Antibiotika* können zur Überwindung der Infektion beitragen, ein Wiederauftreten ist jedoch möglich.

Pocken

(*F. Variola*) Hochinfektiöse Viruserkrankung, die bis in das 20. Jh. weltweit verbreitet war. Der Erreger ist das Pocken-Virus. Großangelegte Schutzimpfungs-Programme haben dazu geführt, daß die Krankheit 1980 von der Weltgesundheitsorganisation WHO für ausgerottet erklärt werden konnte.

P. werden von Mensch zu Mensch übertragen; die ersten Anzeichen sind ähnlich wie bei einer Grippe. Zusätzlich tritt am ganzen Körper ein Hautausschlag auf. Dieser bildet dann eitrige Pusteln, die verkrusten und tiefe Narben hinterlassen. Komplikationen der P. sind Lungenentzündung, Nierenschäden und Erblindung. Es gibt keine wirksame Behandlung der P., bis zu 40 Prozent aller Erkrankten sterben an den Folgen dieser Krankheit.

Durch die internationale Zusammenarbeit bei der Anwendung eines hochwirksamen Impfstoffes gelang es schließlich, die P. auszurotten. Der Erfolg wurde auch dadurch möglich, daß die P. nur Menschen und keine Tiere befällt, Erkrankte früh erkannt werden können und Infizierte nur kurze Zeit ansteckend sind.

Heute sind Pockenschutzimpfungen bei Auslandsreisen nicht mehr zwingend vorgeschrieben. In den meisten Ländern wurde die Impfung abgeschafft, weil keine Erkrankungsgefahr mehr besteht, die Schutzimpfung dagegen mit einem gewissen Risiko einer *Encephalitis* verbunden war. Das Pockenvirus wird heute noch in einigen Forschungslaboratorien benutzt und wahrscheinlich als mögliche biologische Waffe bereitgehalten.

Polio

Abkürzung für *Poliomyelitis.*

Poliomyelitis

Früher als Kinderlähmung, heute jedoch meist als Polio bezeichnete Infektionskrankheit. Erreger der P. ist ein Virus, das in der Regel nur eine leichte Erkrankung hervorruft. In schwereren Fällen greift es jedoch das *Gehirn* und das *Rückenmark* an. Dies kann zu ausgedehnten Lähmungen (einschließlich Lähmung der an der Atmung beteiligten Muskeln) oder zum Tod führen. Seit der Entwicklung wirksamer Impfstoffe in den fünfziger Jahren wurde die P. in den meisten Industriestaaten nahezu ausgerottet, einige Fälle treten jedoch immer noch bei unzureichendem Impfschutz auf. Ohne Schutzimpfung besteht auch bei Reisen nach Südeuropa, Afrika und Asien immer noch ein hohes Erkrankungsrisiko. Eine Kampagne der Weltgesundheitsorganisation WHO hat die weltweite Ausrottung der P. bis zum Jahr 2000 zum Ziel.

URSACHEN UND VORKOMMEN

Es gibt drei eng miteinander verwandte Polioviren. Infizierte scheiden große Mengen viraler Partikel mit dem Stuhl aus, von wo sie indirekt oder direkt über die Hände in die Nahrung gelangen und weitere Personen infizieren. Eine Virusübertragung über die Luft kommt ebenfalls vor. In Ländern mit niedrigem hygienischem und sanitärem Standard kommt es meist bereits in der frühen Kindheit zur Infektion, die dann nur selten schwer verläuft und zur Entwicklung einer Immunität gegenüber Polio führt. In Ländern mit höherem Hygiene-Standard werden die Kinder nicht auf diese Weise immunisiert; ohne Impfung kommt es zu verheerenden Epidemien. Immunisierung ist also von entscheidender Bedeutung. In Deutschland, wo seit über 30 Jahren eine breitangelegte Immunisierung durchgeführt wird, ist das Poliovorkommen jetzt nur noch sehr gering (in der Regel unter 10 Fälle pro Jahr).

VORBEUGUNG

Die Polioimpfung erfolgt im Säuglingsalter, in der Regel mit etwa drei, fünf und neun Monaten, sowie einer Auffrischungsimpfung mit fünf Jahren (s. *Immunisierung*). Der Impfstoff enthält alle drei Polioviren und gegenüber jedem dieser drei entwickelt sich eine Immunität. Es stehen zwei Arten von Impfstoffen alternativ zur Verfügung: inaktivierte Vakzine, die abgestorbene Viren enthalten und als Injektion verabreicht werden, und ein Impfstoff, der lebende, abgeschwächte Polioviren enthält und oral verabreicht wird. In den meisten europäischen Ländern ist die Schluckimpfung üblich, außer bei Kindern mit einem die Abwehrkraft schwächenden *Immundefekt*. Das Risiko, daß der Lebend-Virusimpfstoff bei geimpften oder mit diesen in engem Kontakt stehenden Personen P. verursacht, ist extrem gering (etwa einer in fünf Millionen Fällen).

POLIO-NEUERKRANKUNGEN

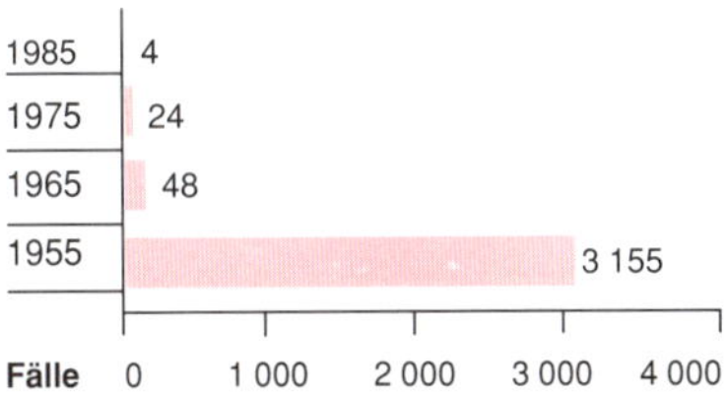

Seit der Einführung der routinemäßigen Polio-Schutzimpfung ist das Vorkommen der Polio in der Bundesrepublik Deutschland von einigen tausend Fällen auf unter zehn Fälle pro Jahr zurückgegangen. (Alte Bundesländer)

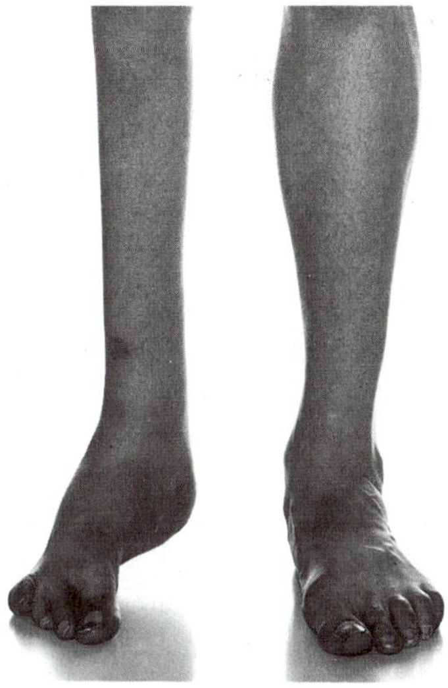

Muskelschwund am Bein bei Polio
Stark zurückgegangener Muskelumfang am gelähmten (rechten) Bein. Die Muskelfunktion kann manchmal durch Physiotherapie unterstützt werden.

SYMPTOME UND ANZEICHEN

Leichte Verlaufsformen der P. sind bei weitem am häufigsten. Ungefähr 85 Prozent der infizierten Kinder haben überhaupt keine Symptome. Bei den übrigen kommt es nach einer Inkubationszeit von drei bis fünf Tagen zu einer kurzen Erkrankung mit leichtem Fieber, Halsentzündung, Kopfschmerzen und Erbrechen. Diese Phase dauert einige Tage, nach denen die meisten Kinder sich vollständig erholen. Bei einigen Kindern kommt es jedoch nach einer kurzen Phase scheinbarer Gesundheit zu einer schwereren Erkrankung mit Symptomen, die durch eine Entzündung der *Hirnhäute* (der Gehirn und Rückenmark umgebenden Membranen) verursacht werden. Diese Symptome sind Fieber, starke Kopfschmerzen, Hals- und Rückensteife und Muskelschmerzen, manchmal in Verbindung mit ausgedehnten Muskelzuckungen. In einigen Fällen verschlechtert sich der Zustand oft innerhalb einiger Stunden zu ausgedehnten Muskellähmungen. Die Beine und der Unterleib sind am häufigsten von den Lähmungen betroffen. Wenn die Infektion sich ins Stammhirn ausdehnt (den untersten Teil des Gehirns), kann es zu Schluck- und Atemstörungen kommen oder sogar zum völligen Verlust dieser Funktionen.

DIAGNOSE

Eine sichere Diagnose erfolgt durch Isolierung des verursachenden Virus in einer durch *Lumbalpunktion* gewonnenen Probe der Rückenmarksflüssigkeit, im Rachenabstrich oder in einer Stuhlprobe. Muskellähmungen in Verbindung mit einer akuten fieberhaften Erkrankung sind so charakteristisch für schwere Polio, daß in der Regel eine sofortige Diagnose möglich ist.

THERAPIE

Es gibt keine wirksamen Medikamente gegen Polio Bei Patienten ohne Lähmungserscheinungen sind in der Regel außer Bettruhe und *Schmerzmitteln* keine therapeutischen Maßnahmen notwendig. Bei auftretenden Lähmungen ist *Physiotherapie* von entscheidender Bedeutung, um in der Phase der Virusaktivität Muskelschäden zu verhindern. In der späteren Rekonvaleszenz ist Physiotherapie notwendig zur Unterstützung der Wiederherstellung der Muskelfunktion. Bei Unterleibslähmung ist die Blasenfunktion eingeschränkt und kann eine Katheterisierung (s. *Harnwegskatheterisierung*) notwendig machen. Bei Atemlähmung wird eine *Tracheotomie* (Notoperation zur Schaffung einer Luftröhrenöffnung zur Einführung eines Atemrohrs) und Gerät-*Beatmung* erforderlich.

PROGNOSE

Bei nicht paralytischer P. kommt es zu einer vollständigen Heilung. Bei mehr als der Hälfte der Patienten mit Lähmungen erfolgt schließlich eine vollständige Wiederherstellung, bei mehr als einem Viertel bleibt nur eine leichte Muskelschwäche zurück, bei weniger als einem Viertel resultiert eine schwere Behinderung, und bei weniger als einem von zehn tritt der Tod ein (hauptsächlich bei Erwachsenen und Erkrankten mit stark betroffenem Stammhirn). Bei ausgedehnten Lähmungen, bei denen es zu einer geringfügigen Besserung gekommen ist, kann es nach Jahren zu einer neuerlichen Verschlechterung mit neu einsetzender Schwäche und Schmerzen in einigen der wiederhergestellten Muskeln kommen.

Pollenallergie

s. *Heuschnupfen*

Pollution

s. *Umweltverschmutzung*

Poly-

Wortteil mit der Bedeutung viel oder viele, wie z.B. bei Polymyositis (Entzündung vieler Muskeln) und Polyurie (Ausscheiden großer Urinmengen).

Polyarteriitis nodosa

Auch als Periarteriitis nodosa bezeichnete seltene Erkrankung der mittelgroßen Arterien. In Bereichen der Arterienwand kommt es zu Entzündung, Schädigung und einer erhöhten Neigung zur Bildung von *Aneurysmen* (Abschnitten mit Wandausbuchtungen). Viele verschiedene Blutgefäßgruppen können betroffen sein, einschließlich der den Herzmuskel versorgenden Koronararterien oder der die Nieren, Darm, Skelettmuskulatur und Nervensystem versorgenden Arterien. Der Schweregrad der Erkrankung hängt davon ab, welche Organe betroffen und wie stark sie betroffen sind.

URSACHEN UND VORKOMMEN

Die Erkrankung ist wahrscheinlich die Folge einer Störung des *Immunsystems* (der körpereigenen Infektionsabwehr), und wird in einigen Fällen durch Einwirken des *Hepatitis-B*-Virus ausgelöst. Sie kann sich in jedem Lebensalter entwikkeln; am häufigsten tritt sie jedoch bei Erwachsenen auf. Mehr Männer als Frauen sind betroffen.

SYMPTOME UND KOMPLIKATIONEN

Im Frühstadium kommt es zu Fieber sowie Muskel- und Gelenkschmerzen. Betroffene leiden unter einem allgemeinen Krankheitsgefühl, Appetit- und Gewichtsverlust sowie – bei Beteiligung der die Nerven versorgenden Blutgefäße – unter Nervenschmerzen. Die Schädigung der Blutgefäße führt zu einer Behinderung der Blutversorgung und verursacht dadurch *Hypertonie* (Bluthochdruck), Muskelschwäche, Bildung von Hautgeschwüren und *Gangrän* (Absterben von Gewebe).

Bei Beteiligung der Koronararterien kann es zu einem *Myokardinfarkt* (Herzinfarkt) kommen. Durch die häufige Beteiligung der den Darm versorgenden Gefäße leidet ein großer Anteil der Patienten unter Bauchschmerzen, Übelkeit und Erbrechen, Durchfall sowie Auftreten von Blut im Stuhl.

DIAGNOSE

Die Diagnose der P.n. erfolgt durch den Nachweis entzündeter Blutgefäße in einer aus einem betroffenen Organ entnommenen *Biopsie*-Probe.

Eine *Angiographie* (Röntgenaufnahme der Blutgefäße, in die eine strahlenundurchlässige Substanz injiziert wurde) kann Bereiche mit Verengungen und Narbenbildung und/oder Aneurysmen zeigen.

THERAPIE UND PROGNOSE

Hochdosierte *Kortikosteroide*, manchmal ergänzt durch *Immunsuppressiva*, tragen zur Verbesserung einer sonst schlechten Prognose bei. Ohne Behandlung beträgt die Lebenserwartung der Betroffenen nur selten mehr als fünf Jahre; der Tod erfolgt meist aufgrund eines Myokardinfarkts, eines *Nierenversagens*, schwerer Darmblutungen oder der Komplikationen des Bluthochdrucks. Die heutige medikamentöse Behandlung ermöglicht ungefähr 50 Prozent der Patienten eine Lebenserwartung von fünf Jahren und länger.

Polyarthritis, chronische

(Abk. cP) Form der *Arthritis* (Gelenkentzündung) mit Schmerzen, Schwellung, Steifheit und, in schweren Fällen, Deformation der Finger-, Hand-, Zehen- oder auch anderer Gelenke. Die Krankheit tritt meist in Form von wiederkehrenden, gemäßigten Schüben auf. Häufigkeit der Schübe, Zahl der befallenen Gelenke und Schwere der Symptome sind unterschiedlich. Medizinisch wird unterschieden zwischen cP und *Osteoarthritis*.

URSACHEN UND AUFTRETEN

CP ist eine *Autoimmunkrankheit* (bei der das körpereigene Gewebe vom *Immunsystem* angegriffen wird). Erstmalige Erkrankungen treten meist im frühen Erwachsenenstadium oder in mittlerem Alter auf, kommen jedoch auch bei Kindern (s. *rheumatoide Arthritis, juvenile*) oder älteren Menschen vor.

CP ist weltweit verbreitet und befällt ein bis zwei Prozent der Bevölkerung. Frauen sind zwei- bis dreimal häufiger betroffen als Männer.

SYMPTOME UND ANZEICHEN

Der Krankheitsbeginn ist meist schrittweise, mit leichtem Fieber und allgemeinen Schmerzen, bevor sich spezifische Symptome der Gelenke zeigen. In manchen Fällen treten Gelenkentzündungen unvermittelt auf.

Die befallenen Gelenke werden dick, rot, warm, sie schmerzen und werden steif. Die Entzündung kann auch auf benachbarte Strukturen des Gelenkes übergreifen und eine Schwächung von Bändern, Sehnen und umliegenden Muskeln verursachen. Am häufigsten sind die Fingergelenke befallen, was einen schwachen Händedruck bewirkt. Das *Raynaud-Phänomen* (eine Krankheit, bei der die Finger bei Kälte weißlich-blaß werden) kann auftreten. Das Anschwellen der Handgelenke kann ein *Karpaltunnel-Syndrom* verursachen (brennende Schmerzen in den Fingern durch Druck auf den Nervus medianus). Manchmal kommt es auch zu einer *Tendosynovitis* (schmerzhafte Entzündung der Sehnenscheiden) an den Handgelenken. Wenn cP an den Füßen auftritt, kann dies Schmerzen in den Zehen, dem Fußgewölbe und den Knöcheln verursachen. Andere Teile des Körpers, die manchmal von cP befallen werden, sind die Schultern, Knie und die Gelenke im Bereich der Halswirbelsäule. Da morgendliche Gelenksteife häufig vorkommt, benötigen Erkrankte eventuell Hilfe beim Aufstehen und Ankleiden.

Manchmal bilden sich weiche Knötchen unter der Haut, vor allem an Stellen, die physischer Belastung ausgesetzt sind. Manche Erkrankte bekommen *Bursitis*, wobei sich der mit Flüssigkeit gefüllte Beutel, der das Gelenk umgibt, entzündet. Bei Befall der Knie kann sich an der Kniekehle eine sog. *Baker-Zyste* bilden, eine flüssigkeitsgefüllte Geschwulst. Viele Erkrankte fühlen sich müde, was teilweise auf die *Anämie* zurückzuführen ist, die meist in Begleitung dieser Krankheit auftritt.

DIAGNOSE

Die Diagnose stützt sich auf den Zustand des Patienten, seine medizinische Vorgeschichte, auf *Röntgen*bilder der befallenen Gelenke sowie auf *Bluttests* (einschließlich einer Untersuchung auf spezifische Antikörper, die Rheumafaktor genannt werden). Wenn bei Fehlen des Rheumafaktors ansonsten alles auf eine cP-Erkrankung hinweist, spricht man von einer seronegativen cP.

THERAPIE

Abhängig von den Erfordernissen im jeweiligen Fall kann cP mit Medikamenten, *Physiotherapie*, *Bewegungstherapie* oder operativ behandelt werden. Mit *nichtsteroidalen Antiphlogistika* lassen sich Gelenkschmerzen und Steifheit vermindern. Mit Antirheumatika, wie *Gold* oder *Penicillamin*, kann man ein Fortschreiten der Erkrankung aufhalten oder verlangsamen. *Immunsuppressiva*, wie *Kortikosteroide* oder *Azathioprin* (z.B. Imurek ® +) werden verabreicht, um Immunreaktionen des Körpers zu unterdrücken, wenn sich die Erkrankung nicht mit Antirheumatika in den Griff bekommen läßt oder diese schwere Nebenwirkungen hervorrufen. Kortikosteroide können zur örtlichen Schmerzlinderung in die befallenen Gelenke injiziert werden.

Die *Physiotherapie* spielt in der Therapie von cP oft eine wichtige Rolle. Durch hydrotherapeutische Übungen in warmem Wasser kann Linderung bei Muskelkrämpfen und Gelenksteife bewirkt werden. In manchen Fällen erweisen sich abnehmbare Schienen als äußerst hilfreich, um Schmerzen in Händen und Handgelenken zu lindern. Durch

CHRONISCHE POLYARTHRITIS

CP ist eine der schwerwiegendsten Gelenkkrankheiten. Sie kann als einmalige, vorübergehende Erkrankung auftreten oder in Form einer Folge von immer schwerer werdenden Schüben. Sie wird hervorgerufen durch eine Störung der Infektionsabwehr des Körpers, die sich gegen verschiedene körpereigene Gewebe richtet. In sehr schweren Fällen werden Gelenke völlig zerstört, aber durch moderne Behandlungsmethoden treten schwere Behinderungen seltener auf.

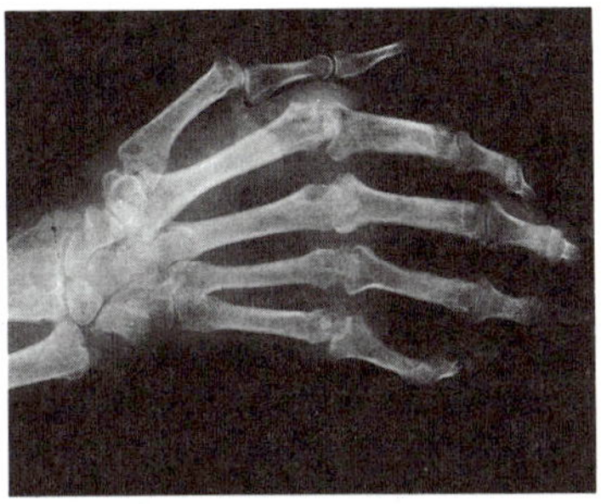

Röntgenbild der Hand bei chronischer Polyarthritis
Destruktive Veränderungen der Gelenke und eine seitliche Wegbiegung der Fingerknochen vom Daumen sind zu erkennen.

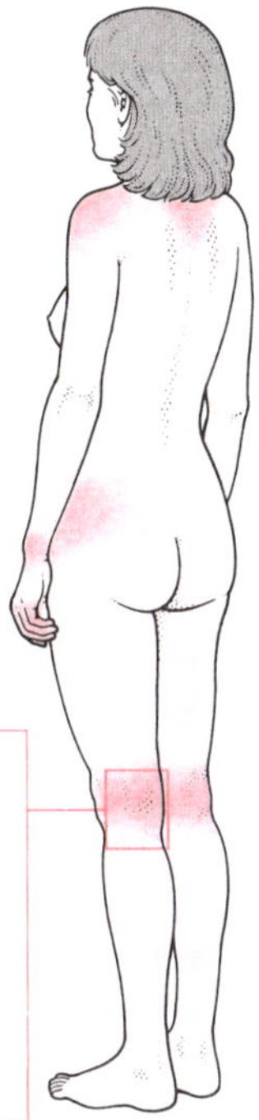

Befallene Gelenke
Jedes Gelenk kann von chronischer Polyarthritis befallen werden, besonders betroffen sind jedoch Finger, Hände, Schultern, Knie, Hüften und die Gelenke im Bereich der Halswirbelsäule.

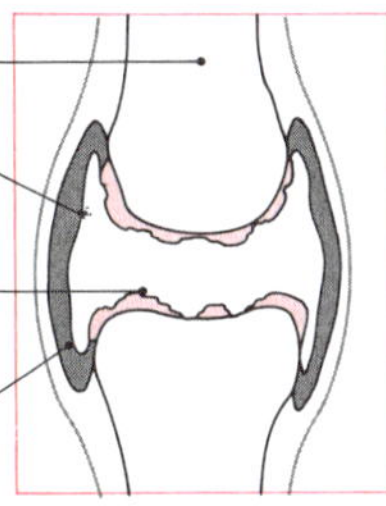

Fortschreiten der Krankheit
Die Membrana synovialis (Innenhaut der Kapsel eines befallenen Gelenkes) entzündet und verdickt sich (rechts). Später kann die Entzündung auf Knorpel und Knochen übergreifen.

THERAPIE VON CHRONISCHER POLYARTHRITIS

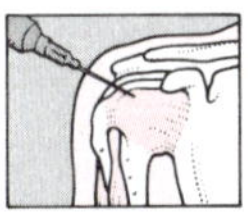

Medikamentöse Behandlung
Mit Antirheumatika, um den Verlauf zu verlangsamen, nichtsteroidalen Antiphlogistika zur Schmerzlinderung und Immunsuppressiva zur Dämpfung des Immunsystems.

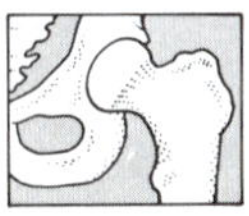

Prothesen
Für viele Gelenke, z.B. das Hüftgelenk, gibt es lange haltenden Ersatz aus Metall oder Plastik. Prothesen sind manchmal die einzige zufriedenstellende Lösung bei schwerer Gelenkschädigung.

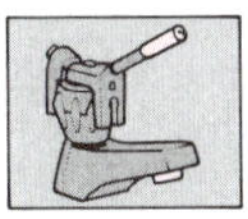

Bewegungstherapie
kann bei Behinderungen durch chronische Polyarthritis helfen. Patienten lernen, Verrichtungen des täglichen Lebens zu bewältigen, erhalten Hilfsmittel für zu Hause und erfahren, wie sie ihre Gelenke schützen können.

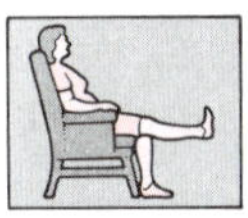

Physiotherapie
hilft Schmerzen und Steifheit lindern und ermöglicht den Patienten, befallene Gelenke und Muskeln wieder benutzen zu können. Auch abnehmbare Schienen zur Schmerzlinderung in Händen und Handgelenken sind zu empfehlen.

das Tragen von Einlagen und orthopädischen Schuhen können Schmerzen in den Füßen verringert werden.

Menschen mit Funktionsbehinderungen der Gelenke durch cP kann auch mit *Bewegungstherapie* geholfen werden. Hier wird den Patienten vermittelt, wie sie Verrichtungen des täglichen Lebens bewältigen können, und sie werden über verschiedene Hilfsmittel beraten (s. Kasten "Hilfsmittel für Behinderte" auf S. 171). Patienten mit starker Behinderung sind eventuell auf einen *Rollstuhl* angewiesen.

In schweren Fällen ist ein künstlicher Ersatz von zerstörten Gelenken durch eine Operation (s. *Arthroplastik*) möglich. Am häufigsten ist der Ersatz von Hüft- und Kniegelenken (s. *Hüftgelenkersatz; Kniegelenkersatz*).

Es ist noch nicht bewiesen, daß eine spezielle Diät für die Linderung der Symptome von cP von Bedeutung ist, aber eine Anreicherung der normalen Ernährung mit Fisch oder Fischtran scheint förderlich zu sein. Mit *Akupunktur* kann man die Schmerzen lindern, auf den Krankheitsverlauf selbst hat sie jedoch keine Wirkung.

KOMPLIKATIONEN

In schweren Fällen von cP können Komplikationen verschiedener Art auftreten. Es kann zu einer Entzündung des Herzbeutels, einer *Perikarditis*, kommen. Eine Beeinträchtigung der kleinen Blutgefäße kann infolge der eingeschränkten Blutzirkulation Geschwüre an Händen und Füßen hervorrufen. Bei Beteiligung der Lunge besteht die Gefahr eines *Pleuraergusses* oder einer Lungenfibrose. Trockenheit der Augen und des Mundes kann auftreten (s. *Sjögren-Syndrom*). Manchmal bewirkt eine Vergrößerung der Lymphknoten druckempfindliche Schwellungen am Hals, in den Achselhöhlen und in der Leistengegend. Auch die Milz ist manchmal vergrößert, mit der Folge eines *Hyperspleniismus* (Überaktivität der Milz); cP mit Hyperspleniismus wird als Felty-Syndrom bezeichnet.

PROGNOSE

Die meisten Patienten müssen ihr Leben lang medikamentös behandelt werden; durch eine wirksame Bekämpfung der Symptome sind sie jedoch häufig in ihren Aktivitäten kaum eingeschränkt. Durch moderne Behandlungsmethoden sind Deformierungen und Behinderungen heute seltener und weniger schwer.

Polyarthritis urethrica

s. *Reiter-Syndrom*

Polydaktylie

Mit der Ausbildung überzähliger Finger oder Zehen verbundener *Geburtsfehler*.

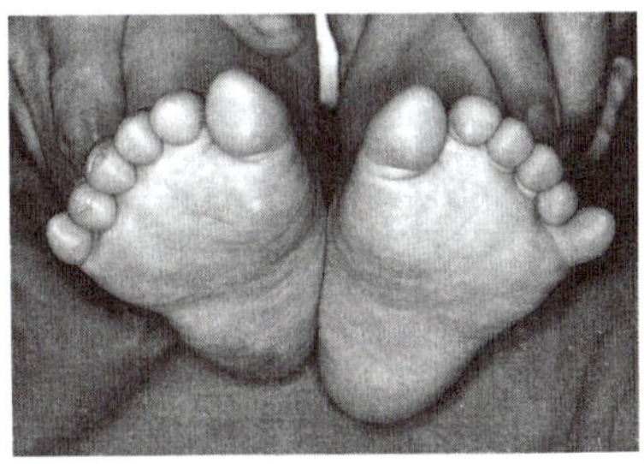

Polydaktylie der Zehen
Eine überzählige Zehe macht manchmal das Tragen von normalen Schuhen problematisch und wird meistens in der frühen Kindheit operativ entfernt.

Die überzähligen Finger oder Zehen können vollständig ausgebildet sein und wie die übrigen aussehen oder als Finger- oder Zehenstümpfe in Erscheinung treten.

Ungefähr 50 von 100 000 Neugeborene sind von P. betroffen. Weisen beide Elternteile P. auf, besteht ein Risiko von eins zu zwei, daß jedes Kind ebenfalls betroffen sein wird. P. kommt gehäuft in ansonsten gesunden Familien vor, kann jedoch auch als Teil des *Laurence-Moon-Biedl-Bardet-Syndroms* oder anderer angeborener Syndrome auftreten. Sind keine anderen Anomalien vorhanden, stellt der Defekt keine Gefahr für die körperliche und geistige Entwicklung des Kindes dar.

Polydipsie

Medizinische Bezeichnung für ständigen exzessiven Durst, wie er z.B. bei unbehandeltem *Diabetes mellitus* und *Diabetes insipidus* auftritt (s. *Durst, exzessiver*).

Polyhydramnion

Übermäßige Vermehrung des den Fetus während der Schwangerschaft umgebenden *Fruchtwassers*. P. tritt bei etwa einer von 250 Schwangerschaften auf.

URSACHEN

In vielen Fällen gibt es keine feststellbare Ursache für ein P. Manchmal tritt es bei fetalen Mißbildungen auf (besonders bei *Anenzephalie* oder *Ösophagusatresie*), die ein normales Schlucken unmöglich machen. P. kann auch bei *Diabetes mellitus* der Mutter auftreten. P. kommt bei etwa 10 Prozent aller Mehrlingsschwangerschaften vor.

SYMPTOME UND ANZEICHEN

Beim P. sammelt sich in der Regel während der zweiten Schwangerschaftshälfte allmählich zuviel Fruchtwasser an und ruft etwa ab der 32. Woche Symptome hervor. Das Hauptsymptom sind Bauchbeschwerden. Weitere mögliche Symptome sind Kurzatmigkeit und geschwollene Beine. Die Gebärmuttergröße liegt über der Norm für die entsprechende Schwangerschaftswoche.

In selteneren Fällen sammelt sich das Fruchtwasser schnell an und verursacht Bauchschmerzen, Kurzatmigkeit, Übelkeit und Erbrechen. Der Bauch wird hart, die darüberliegende Haut gespannt und glänzend, und es kommt zu Schwellungen an den Beinen. P. kann zu vorzeitigen Wehen führen.

DIAGNOSE

Die Diagnose eines P.s ergibt sich meist aus der Anamnese und körperlichen Untersuchung der Mutter. *Ultraschall-Diagnostik* ist erforderlich zur Erkennung einer fetalen Mißbildung oder einer Mehrlingsschwangerschaft.

THERAPIE

Leichte Fälle ohne fetale Mißbildung erfordern außer zusätzlicher Ruhe keine weitere Behandlung. In schweren Fällen kann eine Fruchtwasserabsaugung über eine durch die Bauchdecke eingeführte Nadel vorübergehende Erleichterung verschaffen, das Verfahren kann jedoch vorzeitige Wehen auslösen. Leidet die Mutter an Diabetes mellitus, sollte ihr Blutzuckerspiegel sorgfältig überwacht werden.

Bei Auftreten der Symptome in der späten Schwangerschaft kann eine *Geburtseinleitung* zur vorzeitigen Entbindung des Kindes durchgeführt werden.

Polymyalgia rheumatica

Seltene Erkrankung im höheren Lebensalter, die durch Schmerzen und Steifheit der Muskulatur der Hüften, Oberschenkel, Schultern und des Halses gekennzeichnet ist.

URSACHE UND VORKOMMEN

Die Ursache der P.r. ist unbekannt, sie kann jedoch in Verbindung mit *Arteriitis temporalis*, *chronischer Polyarthritis*, systemischem *Lupus erythematodes* und manchmal Krebs auftreten. Frauen sind doppelt so häufig von P.r. betroffen wie Männer. Die Erkrankung tritt selten vor dem 50. Lebensjahr auf.

SYMPTOME

Die sich langsam oder plötzlich entwickelnden Schmerzen und Steifheit führen zu erschwerten Bewegungen. Die Morgensteifheit ist auffällig und läßt das Aufstehen oft zum Problem werden. Auch Gewichtsverlust und Depression können auftreten.

DIAGNOSE UND THERAPIE

Die Diagnose, die häufig nur schwer abgesichert werden kann, basiert auf der Patienten-Anamnese, einer körperlichen Untersuchung und Bluttests (einschließlich einer *BKS*). Bei Verdacht auf Arteriitis temporalis kann an einer Arterie der seitlichen Kopfhaut eine *Biopsie* (Entnahme einer kleinen Gewebsprobe zu Untersuchungszwecken) durchgeführt werden.

Geringdosierte *Kortikosteroide* (höher dosiert bei vorhandener Arteriitis temporalis) führen in der Regel innerhalb einiger Tage zu einer Besserung. Die Dosis wird allmählich reduziert, und innerhalb von zwei Jahren kann möglicherweise ganz auf das Medikament verzichtet werden.

Polymyositis

Seltene Erkrankung, die zu einer Entzündung und Schwächung der Muskeln führt. Außer einem Hautausschlag sind die Merkmale bei P. dieselben wie diejenigen bei *Dermatomyositis*.

Polymyxine

Aus dem Bakterium *BACILLUS POLYMYXA* abgeleitete Gruppe von *Antibiotika*. P., zu denen auch *Colistin* und Polymyxin B gehören, werden in der Regel in Tropfen- oder Salbenform verabreicht zur Behandlung von Augen-, Ohren- und Hautinfektionen. Als Injektion zur Behandlung schwerer Infektionskrankheiten werden sie nur sehr selten gegeben, da sie in dieser Form zu Nerven- oder Nierenschäden führen können.

Polyp

Vorstehende, in der Regel gestielte Wucherung an der *Schleimhaut* der Nase, des Gebärmutterhalses, des Darms, des Kehlkopfes oder jeder anderen Schleimhaut. Wenn P.en Symptome verursachen, kann ihre operative Entfernung erforderlich sein. Einige P.enarten weisen eine Tendenz zur malignen Entartung auf und werden auf jeden Fall entfernt.

Polypen

s. *adenoide Vegetationen*

Polypeptid

Aus vielen, durch *Peptid*-Bindungen zusammenhängende *Aminosäuren* bestehende Verbindung.

Polyposis, familiäre

Seltene, auch als Polyposis intestinalis bezeichnete erbliche Krankheit, bei der es im Grimmdarm und im Mastdarm zur Bildung zahlreicher (häufig tausend und mehr) *Polypen* kommt. Ohne vorbeugende Therapie kommt es mit beinahe völliger Sicherheit bis zum 40. Lebensjahr zur Entstehung von *Darmkrebs*.

SYMPTOME UND DIAGNOSE

Die Polypen sind bei der Geburt noch nicht vorhanden, treten in der Regel jedoch im Alter von 10 Jahren auf und können Darmblutungen und Durchfall verursachen. Häufig kommt es jedoch erst zu Symptomen, wenn sich bereits Darmkrebs entwickelt hat; deshalb ist eine so früh wie möglich gestellte Diagnose von äußerster Bedeutung. Die Diagnose der Polypen erfolgt durch *Röntgen*kontrastaufnahmen (Doppelkontrast) und *Koloskopie* (Untersuchung des Grimmdarms mit einem *Endoskop*).

VORBEUGUNG UND THERAPIE

Da Kinder eines betroffenen Elternteils ein 50prozentiges Risiko aufweisen, die Krankheit zu erben, ist bei ihnen etwa ab dem 10. Lebensjahr eine sorgfältige medizinische Überwachung erforderlich. Diese Überwachung mittels Röntgenkontrastaufnahmen und Koloskopie wird bis etwa zum 40. Lebensjahr alle zwei Jahre durchgeführt; danach ist das Auftreten der Polypen unwahrscheinlich.

Einzelne Polypen können während der Endoskopie verätzt werden. Aufgrund des hohen Krebsrisikos kann eine radikalere Therapie notwendig sein. Sie erfolgt häufig in Form einer totalen *Kolektomie* (Entfernung des gesamten Grimmdarms) und der Schaffung eines künstlichen Ausgangs des Ileums (des unteren Teils des Dünndarms) durch die Bauchdecke (s. *Ileostomie*). Eine alternative Methode besteht im Anschließen des hinteren Teils des Ileums an das Rektum, so daß ein natürlicher Durchgang für den Stuhlgang besteht. Der Mastdarm muß jedoch regelmäßig überwacht werden, um Polypen erkennen zu können und sofort zu behandeln, bevor eine maligne Veränderung eintritt.

Polypragmasie

Verschreibung mehrerer verschiedener Medikamente zur gleichzeitigen Anwendung bei einer Person. Kombinationen von Medikamenten können wirksamer sein und das Risiko der Medikamentenresistenz verringern.

P. erhöht andererseits das Risiko von Wechselwirkungen und damit von Nebenwirkungen der Medikamente.

Polyurie

Medizinische Bezeichnung für übermäßige Harnausscheidung, d.h. die Ausscheidung von mehr als etwa 2,5 l *Harn* pro Tag.

URSACHEN

P. besteht manchmal bei psychischen Problemen, die ein zwanghaftes Trinken auslösen. Die hohe Flüssigkeitsaufnahme führt automatisch zur Ausscheidung großer Harnmengen.

Verschiedene Erkrankungen können zur Ausscheidung zu großer Mengen bestimmter Stoffe im Harn führen; diese Stoffe führen Wasser mit sich und erhöhen somit die Harnmenge. Die wichtigste Erkrankung dieser Art ist *Diabetes mellitus*, bei dem überschüssige Glukose vom Blut in den Harn übertritt. Bestimmte, als Salzverlust-Syndrome bezeichnete Nierenkrankheiten führen zu übermäßigem Salzverlust im Harn und damit auch zu einer Erhöhung der Harnmenge.

Bei der als *Diabetes insipidus* centralis bezeichneten Störung resultiert die P. aus der verminderten Bildung von *ADH* (antidiuretischem Hormon) durch die Hypophyse. Dies führt zu einem deutlichen Anstieg der Harnmenge, da ADH normalerweise auf die Harnkonzentration der Niere wirkt. Beim nephrogenen Diabetes insipidus, der durch verschiedene Nierenerkrankungen verursacht sein kann, werden zwar normale Mengen an ADH gebildet, die Niere spricht jedoch nicht darauf an.

DIAGNOSE

Bei Ausscheidung großer Harnmengen sollte immer ärztlicher Rat in Anspruch genommen werden. Bei zwanghaftem Trinken nimmt die Harnmenge ab, wenn die Flüssigkeitsaufnahme reduziert wird, beim Diabetes insipidus ist dies jedoch nicht der Fall. Beim Diabetes insipidus centralis führt die Gabe von synthetischem ADH zu einer Besserung, beim nephrogenen Diabetes insipidus wird dadurch keine Reaktion ausgelöst.

Beim Diabetes mellitus ist der Glukosespiegel im Blut und im Harn erhöht; bei Salzverlust-Zuständen ist ein erhöhter Natriumgehalt im Harn nachweisbar.

THERAPIE

Die Behandlung der P. hängt von der zugrundeliegenden Ursache ab (s.a. *Harndrang*).

Polyzystische Niere

s. *Zystenniere*

Polyzystisches Ovar

s. *Stein-Leventhal-Syndrom*

Polyzythämie

Erhöhte Erythrozytenzahl im *Blut* aufgrund einer vermehrten Erythrozytenbildung im *Knochenmark*. Dieser Zustand ist in der Regel die Folge einer anderen Störung oder die natürliche Reaktion auf *Hypoxie* (verminderten Sauerstoffgehalt in Blut und Gewebe). In diesen Fällen wird der Zustand als sekundäre P. (Polyglobulie) bezeichnet. Manchmal ist die Ursache nicht erkennbar; man spricht dann von Polycythaemia vera oder primärer P.

SEKUNDÄRE POLYZYTHÄMIE

P. ist aufgrund des verringerten Luftdrucks und Sauerstoffgehalts ein natürlicher Zustand bei ständigem (oder vorübergehendem) Aufenthalt in großen Höhen. Ursache kann auch jede die Sauerstoffversorgung des Blutes beeinträchtigende Störung (z.B. chronische *Bronchitis*) sein. In diesen Fällen stimuliert der geringe Sauerstoffgehalt des Blutes die Bildung des Hormons Erythropoietin durch die Niere, was wiederum die Stimulierung des Knochenmarks zu verstärkter Erythrozytenbildung bewirkt. Die Folge ist eine verstärkte Leistungsfähigkeit des Bluts in bezug auf den Sauerstofftransport, wodurch die verringerte Sauerstoffversorgung kompensiert wird. Aufenthalt in Meereshöhe oder die wirksame Behandlung einer zugrundeliegenden Störung führt zur baldigen Normalisierung des Blutes.

P. kann auch die Folge eines *Leberkarzinoms* oder bestimmter, zu vermehrter Erythropoietinbildung führender Nierenerkrankungen sein. Die Behandlung der ursächlichen Erkrankung führt schnell zur Normalisierung des Blutes.

PRIMÄRE POLYZYTHÄMIE

Diese seltene Erkrankung des Knochenmarks entwickelt sich hauptsächlich ab dem 40. Lebensjahr.

Die vermehrte Erythrozytenzahl ist die Folge einer erhöhten Blutmenge und der Verdickung des Blutes und kann zu Kopfschmerzen, Sehstörungen und *Hypertonie* (Bluthochdruck) führen. Hautrötungen, Schwindel, Nachtschweiß und ausgedehnter Juckreiz, besonders nach heißen Bädern, können ebenfalls auftreten. Häufig ist die Milz der Betroffenen vergrößert. Ebenso kann es zu Veränderungen an den Thrombozyten im Blut und damit zu einer verstärkten Neigung zu Blutungen oder Gerinnselbildung kommen. Weitere Komplikationen sind *Schlaganfall* und im Spätstadium andere Knochenmarkerkrankungen wie *Myelosklerose* oder akute Leukämie (s. *Leukämie, akute*).

Die Diagnose erfolgt aufgrund einer ärztlichen Untersuchung und *Bluttests* und durch Ausschluß aller anderen Ursachen der P. Die Behandlung der primären P. besteht in der regelmäßigen Blutentnahme durch eine Vene (*Venae sectio*), manchmal in Verbindung mit *Zytostatika* oder oraler Gabe von radioaktivem Phosphor zur Reduzierung der Erythrozytenüberproduktion im Knochenmark.

Die Therapie ermöglicht den meisten Patienten eine Lebenserwartung von 10 bis 15 Jahren. Der Tod erfolgt meist aufgrund eines Schlaganfalls oder anderer Komplikationen der Erkrankung.

Pompholyx

Akute Form eines *Ekzems*, bei dem sich auf Handflächen und/oder Sohlen juckende Bläschen bilden. Der auch als Dyshidrosis bezeichnete Zustand entwickelt sich häufig ohne erkennbare Ursache, stellt manchmal jedoch auch eine allergische Reaktion auf eine mit der Haut in Berührung kommende Substanz dar. In seltenen Fällen ist P. mit einer *Tinea*infektion assoziiert.

Die Behandlung bei Pompholyx erfolgt mit einem die Haut zusammenziehenden und austrocknenden Adstringens oder durch die äußerliche Anwendung eines *Kortikosteroids*.

Ponçage

s. *Dermabrasion*

Pons

s. *Brücke*

Pore

Winzige Öffnung. Der Terminus bezeichnet meist eine Öffnung der *Haut*, die der

Abgabe von Schweiß oder Talg (einer von den Talgdrüsen abgesonderten Substanz) dient. Die meisten der Talgabsonderung dienenden Poren sind gleichzeitig *Haar*follikel.

Porphyrie

Gruppe seltener und in der Regel erblicher Störungen, die durch eine Ansammlung von als Porphyrine bezeichneten Stoffen im Körper verursacht werden. Sonnenbestrahlung führt bei Betroffenen häufig zu Ausschlag oder Hautbläschen, und bestimmte Medikamente können Bauchschmerzen und Störungen des Nervensystems auslösen.

URSACHEN, ARTEN UND VORKOMMEN

Porphyrine sind chemische Substanzen mit komplexer Struktur; im Körper erfolgt ihre Bildung während der Produktion von Häm – eines Bestandteils des *Hämoglobins* (sauerstofftransportierenden Farbstoffs im Blut).

P. entwickelt sich durch Blockierungen von – der Hämbildung dienenden – chemischen Prozessen, was zur Ansammlung von Porphyrinen führt. Solche Blokkierungen sind die Folge eines Mangels an bestimmten Enzymen im Körper; diese Enzymmängel sind autosomal-dominant erblich (s. *genetische Krankheiten*). Bekannt ist auch eine durch Vergiftung verursachte Porphyrie.

Man unterscheidet sechs Arten der P.: akute intermittierende P. (Pyrroloporphyrie), die sog. gemischte Porphyrie (Porphyria variegata) und die chronische hepatische P. (Porphyria cutanea tarda); diese drei sind die häufigeren Arten. Dann gibt es noch die hereditäre Koproporphyrie, erythrohepatische P. und kongenitale erythropoetische P. (alle sehr selten). Die Inzidenz der verschiedenen Arten der P. ist von Land zu Land verschieden.

SYMPTOME UND ANZEICHEN

Die unterschiedlichen Arten der P. gehen mit unterschiedlichen Symptomen einher.

Porphyria acuta intermittens

Diese Art tritt in der Regel zuerst im frühen Erwachsenenalter auf mit Bauchkoliken, die eine Blinddarmentzündung vortäuschen können. Gliederkrämpfe, Muskelschwäche und psychische Störungen kommen häufig vor. Es treten keine Hauterscheinungen auf, der Urin Betroffener weist jedoch nach einiger Zeit eine Rotfärbung auf. Eine große Anzahl von Medikamenten lösen bekanntermaßen Krankheitsschübe aus, unter anderem Barbiturate, Phenytoin, orale Kontrazeptiva und Tetracycline.

Porphyria variegata

Diese Art ähnelt in vieler Beziehung der Porphyria acuta intermittens, bei Sonnenbestrahlung kommt es hier jedoch zur Blasenbildung an der Haut. Krankheitsschübe können durch dieselben Medikamente wie bei der Porphyria acuta intermittens ausgelöst werden.

Porphyria cutanea tarda

Bei dieser Art kommt es bei Sonnenbestrahlung ebenfalls zu Blasenbildung; es treten jedoch keine Störungen im Bereich des Bauchs und des Nervensystems auf. Charakteristisch ist die langsame Wundheilung. Der Urin weist manchmal eine Rosa- oder Braunfärbung auf. Viele Fälle werden durch Lebererkrankungen, unter anderem auch durch alkoholbedingte Leberkrankheit, ausgelöst.

Hereditäre Koproporphyrie

Diese Art ähnelt der Porphyria acuta intermittens, kann jedoch in einigen Fällen zusätzlich Hautsymptome hervorrufen.

Erythrohepatische Porphyrie

Diese Art der P. verursacht in der Regel nach Sonnenbestrahlung leichte Hautsymptome.

Kongenitale erythropoetische P.

Diese Art der P. ist extrem selten; charakteristisch ist hier eine rote Verfärbung des Urins und der Zähne, übermäßiger Haarwuchs, schwere Blasen- und Geschwürbildung an der Haut sowie hämolytische *Anämie*. Sie kann im Kindesalter zum Tod führen.

DIAGNOSE UND THERAPIE

Die P. wird durch Nachweis anomaler Porphyrinmengen im Urin und Stuhl diagnostiziert. Für einige Arten stehen spezifischere Tests zur Verfügung.

Die Behandlung ist schwierig. Vermeidung von Sonnenbestrahlung und/oder auslösenden Medikamenten stellt die wichtigste Maßnahme dar. Krankheitsschübe bei Porphyria acuta intermittens, Porphyria variegata und hereditärer Koproporphyrie können manchmal durch Gabe von Glukose oder von – dem Häm chemisch verwandten – Hämatin gemildert werden. Porphyria cutanea tarda kann durch Blutentnahme aus der Vene (*Venaesectio*) gemildert werden.

Portale Hypertension

s. *Pfortaderhochdruck*

Portioabstrich

s. *Portiosmear*

Portioerosion

Den Muttermund (Portio) des Gebärmutterhalses (Zervix) betreffender Zustand, bei dem eine für die innere Auskleidung der Zervix charakteristische Zellschicht an der Portiooberfläche erscheint – als ob eine Umstülpung der Zervix stattgefunden hätte. Die Zellschicht enthält viele säulenförmige und drüsenartige (schleimbildende) Zellen. Der Terminus "Erosion" ist manchmal irreführend, da es nicht zum Gewebsverlust oder zur Geschwürbildung an der Zervix kommt. Die Zervix kann jedoch empfindlicher sein und zu Blutungen und vermehrter Schleimabsonderung neigen.

URSACHEN

Bei manchen Frauen besteht die P. von Geburt an und ist symptomfrei. Weitere mögliche Ursachen sind Zervixverletzungen während der Wehen (die im Laufe der Heilung zur Entstehung von Drüsengewebe an der Portiooberfläche führen können) und die langfristige Einnahme *oraler Kontrazeptiva*.

SYMPTOME

Die meisten Frauen mit P. haben wenig oder keine Symptome. Treten Symptome auf, wird meist über Ausfluß, besonders in der Woche vor der Periode, über Zwischenblutungen oder Blutungen nach dem Geschlechtsverkehr geklagt. Die Untersuchung der Zervix zeigt einen geröteten Bereich an der Portiooberfläche, der bei Berührung leicht bluten kann. Bei diesem Erscheinungsbild ist ein *Portiosmear* oder vielleicht eine *Scheidenspiegelung* (Untersuchung der Zervix mit einem Sichtinstrument) zum Ausschluß eines Portiokarzinoms notwendig.

THERAPIE

Eine Behandlung ist nur bei Auftreten von Symptomen notwendig. Die Behandlung besteht in der lokalen Zerstörung des Drüsengewebes durch *Kauterisation*, *Kryochirurgie* (Vereisung), *Diathermie* (Zerstörung durch Hitze) oder *Laserbehandlung*. Die Bereiche des zerstörten Drüsengewebes werden mit der Zeit durch eine Plattenepithelschicht aus normalen schuppenförmigen (flachen) Zellen ersetzt.

Portiokarzinom

Gebärmutterhalskrebs; weltweit eines der häufigsten Karzinome bei Frauen und in vielen Gebieten der Erde weiter im Zunehmen begriffen. Ohne Behandlung kann es sich auf fast alle Unterleibsorgane ausbreiten. Die Heilungschancen hängen sehr stark vom Stadium der Krankheit bei der Ersterkennung ab.

FORMEN

Das P. hat genau definierte präkanzeröse Stadien. Vor der Enstehung des eigentlichen Karzinoms treten krankhafte Veränderungen an Zellen der Portiooberfläche auf, die als Dysplasie bezeichnet werden und durch einen *Portiosmear* erkannt werden können.

Eine leichte Dysplasie kann sich später zurückbilden, aber jede Frau mit abweichendem Portiosmear sollte weitere

Untersuchungen und mögliche Nachfolge-Portiosmears durchführen lassen.

Bei Früherkennung kann eine stärkere Dysplasie oder ein Karzinom behandelt und vollständig geheilt werden.

URSACHEN

Man unterscheidet zwei Hauptformen des P.s. Beide können vor oder nach der *Menopause* auftreten.

Plattenepithelkarzinom

Die weitaus häufigste Form des P.s und beinahe sicher eine Folge bestimmter Prozesse beim Geschlechtsverkehr, möglicherweise unter Beteiligung eines durch den Partner übertragenen Erregers. Neuere Erkenntnisse lassen vermuten, daß der Erreger ein Stamm des humanen Papilloma-Virus (Warzenvirus) ist. Bei Geschlechtsverkehr mit einem Mann mit Warzen im Genitalbereich (s. *Feigwarzen*) besteht ein Risko von eins zu drei, daß sich bei der Frau eine Präkanzerose (Vorstadium von Krebs, s. *präkanzerös*) der Zervix entwickelt.

Es gibt über 40 verschiedene Stämme des humanen Papilloma-Virus, Spuren von Stämmen mit hohem Risiko, besonders HPV16 und HPV18 wurden bei 90 Prozent der Plattenepithelkarzinome und bei 50 bis 70 Prozent der Präkanzerosen nachgewiesen.

Es sind auch andere Faktoren bekannt, die das Risiko einer Frau, an P. zu erkranken, heraufsetzen. Raucherinnen haben ein höheres Risiko als Nichtraucherinnen, möglicherweise weil Rauchen das *Immunsystem* (die körpereigene Infektionsabwehr) schwächt und damit Eindringen und Vermehrung eines Erregers ermöglicht. Eine alternative Erklärung wäre die Aufnahme *karzinogener* Stoffe aus Zigaretten in den Blutstrom und ihre Ausscheidung über den Zervixschleim. Zusätzliche Unterstützung erhält diese These durch die Beobachtung, daß das Vorkommen des P.s bei Frauen durch die Rauchgewohnheiten ihrer Partner beeinflußt wird.

Das sexuelle Verhalten einer Frau und ihres oder ihrer Partner beeinflußt in hohem Maße ihr Erkrankungsrisiko. Je früher eine Frau und/oder ihr Partner Geschlechtsverkehr hatte und je größer die Zahl der Partner, desto höher ist das Risiko der Frau, eine Präkanzerose zu entwickeln.

Adenokarzinom

Die Ursachen dieser sehr viel selteneren Form sind unklar. Sowohl sexuell aktive Frauen als auch Frauen, die noch nie Geschlechtsverkehr hatten, sind davon betroffen.

VORKOMMEN

Insgesamt werden in Deutschland etwa 5 400 neue Fälle von P. pro Jahr diagnostiziert. Etwa 1 800 Frauen sterben jährlich daran. Die Zahl der diagnostizierten Fälle von P. und Präkanzerosen steigt zwar seit einigen Jahren, die Sterblichkeitsrate dieser Krankheit hat jedoch abgenommen, und diese Tendenz wird aufgrund der weitverbreiteten, regelmäßigen und effizienten *Portiosmear*-Tests wohl weiter anhalten.

SYMPTOME

Das präkanzeröse Stadium verursacht keinerlei Symptome. Auch das maligne Stadium verläuft anfangs weitgehend symptomfrei. Allmählich kommt es zu vaginalen Blutungen oder blutigem Ausfluß außerhalb der normalen Zeiten – zwischen den Perioden, nach dem Geschlechtsverkehr oder nach der Menopause. Ohne Behandlung breitet sich das Karzinom von der Portiooberfläche in tieferliegende Teile der Zervix und dann weiter in andere Gewebsschichten im Unterleib aus. Schließlich werden Blase, Rektum und das umgebende Unterleibsgewebe befallen.

DIAGNOSE

Das präkanzeröse Stadium kann nur durch Portiosmear oder *Kolposkopie* (Untersuchung der Zervix mit einem Betrachtungsgerät) erkannt werden. Alle sexuell aktiven Frauen sollten kurz nach ihrem ersten Geschlechtsverkehr, sechs bis zwölf Monate danach und später in Abständen von ungefähr drei Jahren einen Portiosmear durchführen lassen.

Die Diagnose in fortgeschritteneren Stadien erfolgt durch einen *Portiosmear*, eine *Kolposkopie*, eine *Konisation* oder aufgrund einer nach dem Auftreten von Symptomen durchgeführten ärztlichen Untersuchung, die Bereiche mit Geschwürbildung oder blumenkohlartigen Wucherungen auf der Zervix erkennen läßt.

THERAPIE

Wenn ein ständig veränderter Bereich oder ein scharf umgrenztes Karzinom im Frühstadium durch Kolposkopie und Biopsie diagnostiziert wurde und in seiner Gesamtheit sichtbar ist, erfolgt die Zerstörung durch *Elektrokoagulation*, *Diathermie* oder *Laserbehandlung* (alle drei Methoden verwenden Hitze) oder durch *Kryochirurgie* (Verwendung von Kälte). Alle Methoden außer der Diathermie können in der Regel schmerzlos unter lokaler Anästhesie durchgeführt werden. Die Erfolgsquote für vollständige Entfernung liegt nach einer Laser- oder Diathermieanwendung bei 95 Prozent. Bei schwangeren Frauen wird die Behandlung einer Präkanzerose oder eines Karzinoms im Frühstadium in der Regel erst nach der Entbindung durchgeführt.

Wenn eine Präkanzerose oder ein Karzinom sich in den Zervixkanal ausgebreitet hatte, kann die genaue Untersuchung einer Konisation zeigen, ob durch dieses Verfahren das gesamte erkrankte Gewebe entfernt wurde. In allen anderen Fällen der Karzinomausbreitung hängt die Behandlung vom Ausmaß der Ausbreitung, vom Alter der Patientin und von der ärztlichen Empfehlung eines chirurgischen Eingriffs oder einer *Strahlentherapie* ab.

In fortgeschritteneren Fällen, in denen sich der Tumor in andere Unterleibsorgane ausgebreitet hat, wird eine Strahlentherapie durchgeführt. In bestimmten Spezialzentren können bei ausgewählten Patientinnen radikale operative Eingriffe vorgenommen werden, bei denen Blase, Scheide, Zervix, Gebärmutter und Rektum entfernt werden können.

Die Überlebensrate (fünf Jahre nach der Behandlung und länger) liegt sowohl beim chirurgischen Eingriff als auch bei der Strahlentherapie bei ungefähr 50 bis 80 Prozent in bezug auf ein Karzinom am Anfang des Ausbreitungsstadiums. In bezug auf ein Karzinom im späteren Stadium geht die Überlebensrate derjenigen ausgewählten Patientinnen, die einer Radikaloperation unterzogen wurden, auf 10 bis 30 Prozent zurück.

Portiosmear

(Auch Portioabstrich, Vaginalabstrich) Abstrich-Test zum Nachweis krankhafter Veränderungen in den Zellen der Zervix (Gebärmutterhals) und damit zur Vermeidung der Entwicklung eines *Portiokarzinoms*.

WARUM ES GEMACHT WIRD

Der Test bietet eine 95prozentige Sicherheit bei der Erkennung einer Dysplasie (krankhafte Zellveränderungen), die ohne Erkennung und Behandlung maligne entarten könnte. P.s dienen auch der Erkennung viraler Infektionen der Zervix, wie z.B. *Herpes simplex* und Warzenvirus-Infektionen (s. *Feigwarzen*).

WANN ES GEMACHT WIRD

Eine Frau sollte innerhalb von sechs Monaten nach dem ersten Geschlechtsverkehr einen P. machen lassen. Ein zweiter P. sollte sechs bis zwölf Monate später gemacht werden (um das geringe Fehlerrisiko bei nur einem P. auszuschalten) und, wenn keine Veränderungen festgestellt wurden, weiter in Abständen von ungefähr drei Jahren. Häufigere Tests können notwendig sein, wenn die Frau oder ihr Partner häufig wechselnde Sexualpartner haben. P.s werden in der Regel von Gynäkologen gemacht.

ERGEBNISSE

Bei normalem Erscheinungsbild der Zervixzellen ist keine weitere Behandlung notwendig. Bei abweichendem Erscheinungsbild der Zellen wird der Abwei-

VERFAHREN BEIM PORTIOSMEAR

Das Verfahren ist risikolos, und der Abstrich selbst dauert nur einige Sekunden. Er sollte routinemäßig in den ersten sechs Monaten nach dem ersten Geschlechtsverkehr und dann nach sechs bis zwölf Monaten durchgeführt werden. Später sollte er in Abständen von etwa drei Jahren gemacht werden.

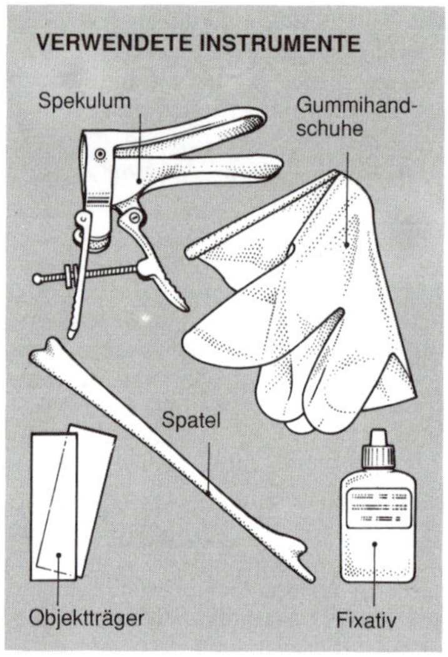

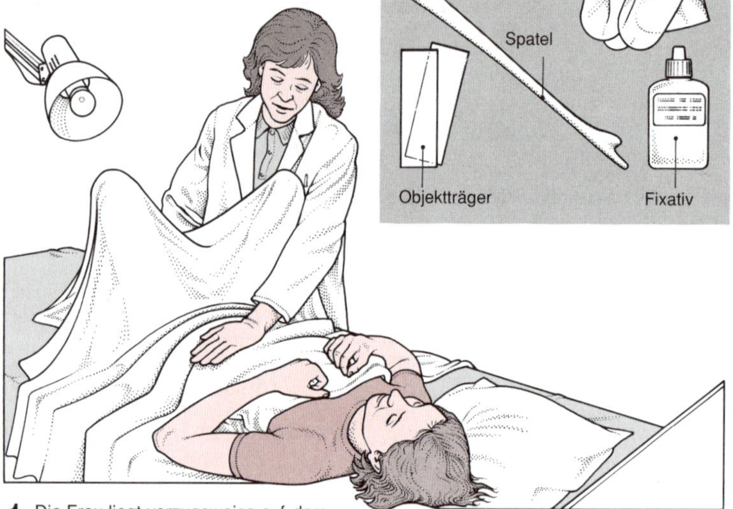

1 Die Frau liegt vorzugsweise auf dem Rücken, die Arme sind entspannt. Die Beine sollten aufgestellt und entspannt sein, so daß die Knie locker auseinanderfallen.

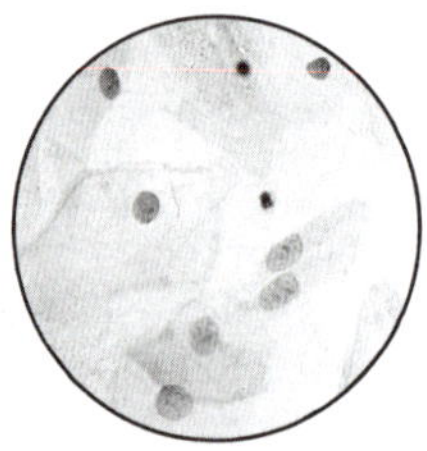

Erscheinungsbild normaler Zellen unter dem Mikroskop

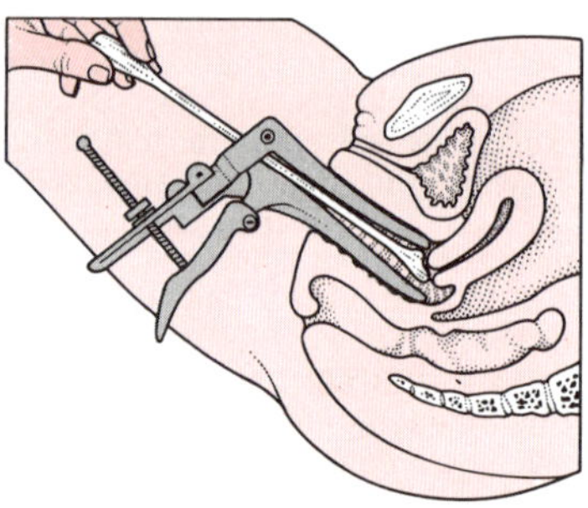

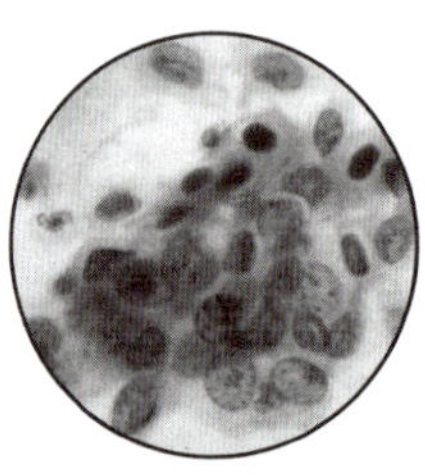

Erscheinungsbild veränderter Zellen unter dem Mikroskop

2 Die Vagina wird durch ein Spekulum aufgehalten; mit Hilfe eines Spatels werden einige Zellen zur mikroskopischen Untersuchung entnommen.

chungsgrad nach dem Klassifikationssystem CIN (cervikale intraepitheliale Neoplasie) bestimmt: CIN1 (leichte Dysplasie), CIN2 (mittlere Dysplasie) oder CIN3 (starke Dysplasie/Frühstadium des Karzinoms). Bei allen abweichenden Abstrichen werden entweder erneut P.s gemacht, oder es werden eine *Kolposkopie* (Untersuchung der Zervix mit einem Sichtinstrument) sowie eine *Biopsie* (Entnahme kleiner Gewebsproben zur mikroskopischen Untersuchung) des verdächtigen Gewebes durchgeführt. Es gibt zwei Arten der *Zervixbiopsie*: Knipsbiopsie und Konisation (s. S. 224).

Wenn durch die Biopsie eine krankhafte Veränderung bestätigt wurde, erfolgt eine Behandlung der entsprechenden Bereiche durch *Elektrokoagulation* oder *Laser* (beide Verfahren setzen Hitze zur Gewebezerstörung ein) oder durch *Kryochirurgie* (Verwendung von Kälte zur Gewebezerstörung). Wenn der veränderte Bereich klein und scharf umgrenzt ist, wird die Behandlung manchmal gleichzeitig mit der Kolposkopie durchgeführt – bei Schwangeren in der Regel erst nach der Entbindung.

Wenn eine Kolposkopie nicht zur Verfügung steht oder das Ausmaß einer starken Dysplasie nicht klar erkennbar ist, besteht die Behandlung in einer *Konisation* (operative Entfernung eines mittleren, konusförmigen Teils der Zervix).

Positron

(Antielektron) Elementarteilchen mit positiver Ladung; Gegenstück zu Elektron.

Positronenemissionstomographie

s. *PET*

Posterior

Nach hinten, rückwärtig gelegen; in anatomischer Bezeichnung gleichbedeutend mit *dorsal*.

Postgastrektomie-Syndrom

(Auch Dumping-Syndrom) Symptome wie Schweißausbruch, Ohnmacht und Palpitationen infolge der schnellen Entleerung des Mageninhalts in den oberen Teil des Darms. Das P.-S. tritt hauptsächlich nach der teilweisen oder vollständigen *Gastrektomie* (chirurgische Entfernung des Magens) auf. Die Symptome können innerhalb von etwa 30 Minuten nach dem Essen (Frühsyndrom) oder nach 90 bis 120 Minuten (Spätsyndrom, in der Regel durch einen niedrigen Blutzucker- und Kaliumspiegel bedingt) erscheinen. Bei manchen angespannten Personen können die Symptome auch bei intaktem Magen auftreten.

URSACHEN

Chirurgische Eingriffe am Magen beeinträchtigen die normalen Mechanismen der Magenentleerung. Wenn nach einer kohlenhydratreichen Mahlzeit eine Sturzentleerung aus dem Magen stattfindet, kann es zum Anschwellen des oberen Teils des Darms und zur Freisetzung übermäßiger Mengen bestimmter Hormone in den Blutstrom kommen. Diese verursachen in Verbindung mit der Darmschwellung das Frühsyndrom. Wenn Zucker aus dem Darm absorbiert wird, kommt es zu einem schnellen Anstieg des Glukosespiegels im Blut, was zur Freisetzung größerer *Insulin*-Mengen führt. Dies kann später den Blutzuckerspiegel unter den Normalwert absenken und damit das

P

Spätsyndrom auslösen. Nach einer Gastrektomie können die Symptome durch häufige kleine, trockene Mahlzeiten ohne raffinierte Kohlenhydrate, z.B. weißen Zucker, vermieden werden. Die Symptome können auch durch Liegen nach einer großen Mahlzeit verhindert werden. Eine medikamentöse Behandlung bringt häufig keinen Erfolg, der Zusatz von *Guar-Gummi* zu den Mahlzeiten zur Verzögerung der Magenentleerung und der Zuckerabsorption kann jedoch manchmal positiv wirken.

Postmyokardinfarkt-Syndrom

s. *Dressler-Myokarditis*

Postnatale Pflege

Pflege der Mutter nach der *Geburt* bis ungefähr sechs Wochen nach der Entbindung. Nach der Entbindung werden Temperatur, Puls und Blutdruck der Mutter überwacht, besonders nach einem *Kaiserschnitt* oder nach Komplikationen wie *Präeklampsie* oder Blutungen.

Früher blieben die Frauen gewöhnlich bis zu einer Woche nach der Entbindung im Krankenhaus; heute kann der Krankenhausaufenthalt nach einer normalen Entbindung jedoch häufig nur 48 Stunden oder noch weniger betragen. Während des Krankenhausaufenthalts wird die Mutter täglich auf Anzeichen einer *Puerperalsepsis* (Wochenbettfieber, Infektion des Genitalbereichs nach der Entbindung) hin untersucht, wozu auch eine Untersuchung der *Lochien* (Scheidenausfluß nach der Entbindung) gehört. Nach einer *Episiotomie* oder nach Einreißen der Vagina werden die Wunden täglich überprüft.

Um das Risiko einer *Thrombose* (Bildung von krankhaften Blutgerinnseln) zu verringern, werden die Frauen ermutigt, so früh wie möglich nach der Entbindung aufzustehen und zu gehen. Wenn nötig, wird bei der Säuglingsernährung, d.h. den ersten Stillversuchen bzw. Fläschchen (s. *Flaschenernährung*; *Stillen*) Hilfestellung gegeben. Auch Anleitung zu verschiedenen Bauchmuskelübungen und *Beckenbodentraining* kann gegeben werden, die zur Wiederherstellung der Muskelspannung und einer guten Figur beitragen.

Eine endgültige postnatale Untersuchung findet in der Regel etwa sechs Wochen nach der Entbindung statt. In einer durch geburtshilfliches oder allgemeinmedizinisches Personal durchgeführten Untersuchung wird der Blutdruck gemessen, das Gewicht festgestellt, die richtige Lage von Gebärmutter und Blase sowie die einwandfreie Wundheilung überprüft. Auch eine Beratung über *Familienplanung* kann stattfinden.

Posttraumatische Streßreaktion

Spezifische Form der *Angst*, die auf belastende oder beängstigende Ereignisse folgt. Häufige Ursachen sind Naturkatastrophen (wie Erdbeben), Gewalt, *Notzucht*, Folter und schwere körperliche Verletzung. Der Zustand kann auch durch militärische Kampfhandlungen verursacht sein, wo er manchmal als Kampfneurose oder Bombenschock bekannt ist.

Symptome der p.n S. sind wiederkehrende Erinnerungen oder Träume von dem Ereignis, ein Gefühl der persönlichen Isolation sowie Schlaf- und Konzentrationsstörungen. Es kann zum Absterben von Gefühlen oder zu Reizbarkeit und schmerzhaften Schuldgefühlen kommen, die sich manchmal zu einer echten depressiven Erkrankung (s. *Depression*) entwickeln. Die Symptome können sofort nach dem Trauma beginnen oder sich viele Monate später entwickeln. Die Symptome verschlimmern sich durch alles, was die traumatische Erfahrung ins Gedächtnis zurückruft.

Meist kommt es mit Geduld, gefühlsmäßiger Unterstützung und Beratung zu einer Wiederherstellung der betroffenen Personen. Langandauernde körperliche Entbehrung (wie sie z.B. in einem Konzentrationslager durchgemacht wird) kann jedoch dazu führen, daß die Betroffenen dadurch ein Leben lang psychisch gezeichnet sind.

Potenz

Fähigkeit des Mannes, *Geschlechtsverkehr* auszuüben; oder die Stärke eines *Medikaments*, die aufgrund der Fähigkeit zur Hervorbringung bestimmter gewünschter Wirkungen beurteilt wird.

Potenzmittel

s. *Aphrodisiaka*

Prädisponierende Faktoren

Faktoren, die zu einer erhöhten Anfälligkeit gegenüber einer Krankheit führen. So sind z.B. prädisponierende, d.h. eine Erkrankung wahrscheinlicher machende Faktoren der *koronaren Herzkrankheit* das familiär gehäufte Auftreten, Tabakrauchen, Bluthochdruck, hohe Lipidspiegel (Fettspiegel) im Blut, Übergewicht, mangelnde regelmäßige Bewegung und geistige Belastung.

Präeklampsie

Ernster Zustand, bei dem in der zweiten Schwangerschaftshälfte *Hypertonie* (Bluthochdruck), *Ödeme* (Flüssigkeitsansammlung im Gewebe) und *Proteinurie* (Eiweiß im Urin) auftritt. Zusätzliche Symptome können Kopfschmerzen, Übelkeit und Erbrechen, Bauchschmerzen und Sehstörungen sein. Der Zustand wird manchmal auch als eklamptischer Symptomenkomplex oder EPH-Gestose bezeichnet.

P. kommt bei ungefähr sieben Prozent der Schwangeren vor. Sie tritt häufiger in der ersten Schwangerschaft und bei Frauen unter 25 oder über 35 auf; sie ist ebenfalls häufiger bei Bestehen von *Diabetes mellitus*, Hypertonie oder Nierenerkrankung. Aus unbehandelten Fällen von P. kann sich *Eklampsie* mit charakteristischen Anfällen entwickeln; Eklampsie kann bei der Mutter oder beim Fetus zum Tod führen.

THERAPIE

Bei leichten Fällen von P. muß Bettruhe eingehalten werden, und zur Blutdrucksenkung können *Antihypertensiva* verordnet werden.

Kurz vor Ende der Schwangerschaft oder bei drohender Eklampsie kann eine *Geburtseinleitung* oder ein *Kaiserschnitt* notwendig sein.

Praeputium

s. *Vorhaut*

Präkanzerös

Terminus zur Bezeichnung jeder Zellanomalie, aus der sich bevorzugt *Krebs* entwickeln kann. Man unterscheidet drei Gruppen: Die erste umfaßt Störungen, bei denen zwar keine Tumoren vorhanden sind, das Risiko einer Krebserkrankung jedoch bekanntermaßen erhöht ist. Beispiele sind *Colitis ulcerosa* (bei der das Risiko eines malignen Tumors des Kolons oder Rektums erhöht ist) und *Down-Syndrom* (mit erhöhtem *Leukämie*-Risiko).

Die zweite Gruppe beinhaltet Störungen mit bestehenden benignen Tumoren, die selbst zur malignen Entartung neigen, wie z.B. Darmpolypen, oder die mit der Entwicklung maligner Tumoren an einer anderen Stelle im Körper assoziiert sind. Zu dieser Gruppe gehört z.B. *Neurofibromatose* (v. Recklinghausen-Krankheit) mit ihren zahlreichen, an den Nerven sitzenden Tumoren, von denen jeder maligne entarten kann; und *tuberöse Hirnsklerose*, bei der es im Gehirn, hinten am Auge und an verschiedenen endokrinen Drüsen zur Krebsentstehung kommen kann.

Die dritte Gruppe umfaßt Erkrankungen mit chronischen, manchmal von Anfang an entzündlichen oder irregulären Charakteristika, die jedoch nicht immer vollständig maligne werden. Zu den Erkrankungen innerhalb dieser Gruppe gehören Zervixdysplasie (s. *Portiokarzinom*), *Leukoplakie* des Mundes (s. *Mundkrebs*) und Blasenpapillome (s. *Blasenkarzinom*).

Prämedikation

Terminus zur Bezeichnung der Verabreichung von Medikamenten, die zwischen einer und zwei Stunden vor einem Eingriff zur Vorbereitung auf die Operation, häufig als Injektion, gegeben werden. Die P. enthält in der Regel ein narkotisierendes *Analgetikum* (Schmerzmittel), das der Schmerzstillung und Beruhigung dient und den Eintritt der Bewußtlosigkeit bereits bei einer geringeren Dosis des Anästhetikums ermöglicht (s. *Anästhesie, Allgemein-)*. Häufig wird auch ein *Anticholinergikum* beigefügt, das der Verringerung der Sekrete in den Atemwegen und auch dem Schutz des Herzens dient.

Prämenstruelle Spannung

s. *prämenstruelles Syndrom*

Prämenstruelles Syndrom

(Abk. PMS) Kombination verschiedener, mit der *Monats-Regelblutung* in Zusammenhang stehender körperlicher und emotionaler Symptome. Das PMS setzt mit oder nach der *Ovulation* ein und hält bis zum Beginn der Regelblutung an. Mehr als 90 Prozent aller Frauen im gebärfähigen Alter sind zu irgendeiner Zeit von PMS betroffen, und in einigen Fällen kann es so gravierend sein, daß berufliche und gesellschaftliche Beziehungen ernsthaft gefährdet sind.

URSACHEN

Es gibt viele Theorien zur Ursachenerklärung. Hormonale Veränderungen während des Monatszyklus gehören dazu, ein fehlendes Gleichgewicht zwischen den Östrogen- und Progesteronspiegeln ließ sich jedoch nicht durchgängig feststellen. In ähnlicher Weise wurde auch ein Mangel an *Vitamin E*, Pyridoxin (s. *Vitamin-B-Komplex*), *Magnesium* oder *Prostaglandinen* als Ursache vermutet, jedoch nicht bestätigt.

SYMPTOME UND ANZEICHEN

Die häufigsten emotionalen Symptome beim PMS sind Reizbarkeit, Nervosität, Depression und Müdigkeit. Zu den körperlichen Symptomen gehören schmerzhafte Spannungen in der Brust, Flüssigkeitsretention, Kopf- und Rückenschmerzen sowie Unterleibsschmerzen.

THERAPIE

Keine einzelne Behandlungsmethode hat sich bei allen Symptomen als vollkommen erfolgreich erwiesen. Maßnahmen zur Linderung spezifischer Symptome sind Entspannungstechniken als Hilfe bei Angst und Nervosität, *Diuretika* zur Bekämpfung der Flüssigkeitsretention und Ernährungsumstellung in der zweiten Zyklushälfte (wie Vermeiden von Salz, Koffein und Schokolade). Einnahme von Pyridoxin (Vitamin B_6) oder Schlüsselblumentee (Primula veris) können in einigen Fällen Erleichterung bei Brustsymptomen, Reizbarkeit und Depression verschaffen. Mit *oralen Kontrazeptiva* kann durch Außerkraftsetzen des normalen Monatszyklus eine Linderung der Symptome erreicht werden.

Prämolar

Backenzahn: Seitenzahn zwischen Eck- und Mahlzähnen; es gibt je zwei P.en in beiden Ober- und Unterkieferhälften. (S.a. *Gebiß, bleibende Zähne; Zahndurchbruch*)

Pränatale Diagnostik

Während der Schwangerschaft durchgeführte Tests zur Erkennung von Anomalien, Erkrankungen oder Infektionen bei der Mutter oder beim Ungeborenen (s. Tabelle beim Stichwort *Schwangerenbetreuung*).

Präservativ

s. *Kondom*

Prävalenz

Überwiegen; Gesamtfallzahl einer Erkrankung, die zu einem Zeitpunkt in einer bestimmten Population vorhanden ist. P. wird häufig als Zahl der Fälle auf 100 000 Personen angegeben. P. ist eine der beiden Maßeinheiten zur Bestimmung der Häufigkeit einer Erkrankung; die andere ist *Inzidenz*.

Präventive Zahnheilkunde

Teilgebiet der *Zahnmedizin*, das sich mit der Vorbeugung gegen Karies und Zahnfleischerkrankungen beschäftigt und weniger mit ihrer Behandlung. P.Z. besteht in der Motivation zur Praktizierung einer guten *Mundhygiene* und einer verringerten Aufnahme von zuckerhaltigen Speisen, in der *Fluorid*-Behandlung zur Stärkung des Zahnschmelzes und in der *Zahnsteinentfernung*.

Präventivmedizin

Zweig der Heilkunde, der sich mit der Verhütung von Gesundheitsstörungen durch Maßnahmen des öffentlichen Gesundheitswesens befaßt, wie etwa die Versorgung der Bevölkerung mit sauberem Wasser, Aufklärungsprogramme über die Gefahren des Rauchens und des übermäßigen Alkoholkonsums, Programme zur Förderung der sportlichen Betätigung und für gesunde Ernährung; gezielte Vorbeugemaßnahmen, wie Impfungen gegen Infektionskrankheiten, und Vorsorgeuntersuchungen, um Erkrankungen wie Gebärmutterhals- oder Brustkrebs, Hypertonie (Bluthochdruck), grünen Star oder Tuberkulose zu erkennen, bevor sie Symptome verursachen.

Die weltweite Zunahme der Bevölkerung im 19. Jahrhundert ist hauptsächlich auf Verbesserungen in der öffentlichen Gesundheitsfürsorge zurückzuführen, insbesondere Verbesserungen der allgemeinen Ernährungslage, die Versorgung mit sauberem Wasser und die Verbreitung sanitärer Anlagen. In weniger entwickelten Ländern sind dies auch heute noch die vorrangigen Maßnahmen der P., die, zusammen mit einem Impfprogramm für Kinder, zu den wichtigsten Vorhaben der Weltgesundheitsorganisation gehören.

Das Hauptanliegen in den Industrieländern besteht jedoch darin, deren Bevölkerung zu einer gesünderen Lebensführung zu bewegen. In Deutschland könnte der Tod vieler Erwachsener unter 65 Jahren verhindert werden, da die Todesursachen in dieser Altersgruppe häufig Unfälle sind und/oder mit Einflüssen wie Rauchen, einer ungesunden Ernährungsweise, übermäßigem Alkoholkonsum und zuwenig körperlicher Betätigung verbunden sind. Die Umstellung auf eine gesündere Lebensführung, eine vermehrte Inanspruchnahme der Krebsvorsorgeuntersuchungen und Maßnahmen zur Vermeidung von Unfällen könnten die Gesundheit der Bevölkerung wesentlich verbessern.

Praziquantel

(z.B. *Biltricide*® +)

Anthelmintikum, das zur Therapie bei *Bandwurm-Befall* angewandt wird. Als schädliche Nebenwirkungen können Schwindel, Benommenheit und Leibschmerzen auftreten.

Prazosin

(z.B. *Eurex*® +)

Vasodilatator, der zur Behandlung von Hypertonie (Bluthochdruck) angewandt wird. P. wird meist zusammen mit einem *Diuretikum* verabreicht, manchmal auch zusammen mit anderen Antihypertensiva.

P. wird auch zur Behandlung von *Herzfehlern* (Schwäche der Pumpfunktion) und des *Raynaud-Phänomens* (einer Kreislaufstörung) angewandt.

P. kann Schwindel und Ohnmacht durch eine zu rasche oder zu starke Senkung des Blutdrucks verursachen. Andere mögliche Nebenwirkungen sind Übelkeit, Kopfschmerzen und Mundtrockenheit.

Prednisolon

(z.B. *Decortin H*® +)

Kortikosteroid, das zur Bekämpfung von Entzündungen und zur Linderung von

P

Symptomen verschiedener Krankheiten angewandt wird, darunter auch von *Ekzemen*, *Bindehautentzündung*, *Regenbogenhautentzündung*, *Colitis ulcerosa*, *rheumatoider Arthritis* und *Asthma*. Mit P. werden auch Blutkrankheiten behandelt, wie *Thrombozytopenie* und *Leukämie*.

Bei hoher Dosierung und Verabreichung über einen längeren Zeitraum können sich die für Kortikosteroide typischen Nebenwirkungen einstellen, wie Rundung des Gesichts, *Akne*, *Hypertonie*, *Osteoporose*, *Ulcus pepticum* und *Diabetes mellitus*.

Prednison

(z.B. *Decortin*® +)

Kortikosteroid, das zur Bekämpfung von Entzündungen und zur Linderung von Symptomen verschiedener Krankheiten angewandt wird, darunter auch von *rheumatoider Arthritis*, *Colitis ulcerosa* und von schwerem *Asthma*.

P. wird auch gelegentlich zur Behandlung anderer Krankheiten eingesetzt, wie etwa der *Addison-Krankheit*, und auch von Blutkrankheiten, wie *Leukämie*. Weiter verwendet man P. in der *Transplantationschirurgie*, um die Organabstoßung zu verhindern. Bei hoher Dosierung über einen längeren Zeitraum können sich die für Kortikosteroide typischen Nebenwirkungen einstellen.

Presbyakusis

Alters*schwerhörigkeit*; mit fortschreitendem Alter zunehmender Verlust des *Gehörsinns*. P. ist eine Form der Schallempfindungsschwerhörigkeit (Degeneration der Haarzellen und der Nervenfasern im Innenohr), bei der die Deutlichkeit der Schallwahrnehmung und vor allem das Hörvermögen für hohe Töne abnehmen.

SYMPTOME UND URSACHEN

Menschen, die an P. leiden, haben häufig Hörschwierigkeiten im Gespräch, vor allem wenn Hintergrundgeräusche vorhanden sind. Grad und Fortschreiten der Erkrankung sind von Person zu Person sehr unterschiedlich (manche Achtzigjährige haben ein weit besseres Gehör als andere, die erst sechzig sind).

Eine Verschlimmerung des natürlichen Verlaufs der Altersschwerhörigkeit kann eintreten durch starke *Lärm*belastung, verringerte Durchblutung des Innenohrs auf Grund einer Arterienerkrankung wie *Atherosklerose*, oder durch eine toxische Schädigung des Innenohrs, wie sie durch bestimmte Medikamente, z.B. *Aminoglykosid-Antibiotika*, verursacht werden kann.

THERAPIE

In den meisten Fällen helfen *Hörgeräte*, außer bei schlechtem Unterscheidungsvermögen zwischen gesprochenen Lauten (mangelhaftes Sprachverständnis). Im Gespräch mit einer Person, die an P. leidet, sollte man deshalb langsam und deutlich sprechen, und, falls die Person kein Hörgerät trägt, auch mit gesteigerter Lautstärke.

Presbyopie

Alterssichtigkeit; fortschreitender Verlust der Fähigkeit, das Auge auf kurze Entfernungen einzustellen (s. *Akkomodation*). Das Anpassungsvermögen der Augen läßt altersbedingt nach, bis schließlich, etwa ab dem 65. Lebensjahr, das scharfe Sehvermögen sehr eingeschränkt ist. P. macht sich meist im Alter von etwa 45 Jahren bemerkbar, wenn die für das Lesen erforderliche Naheinstellung der Augen nicht mehr erreicht wird. Großgedrucktes kann man noch gut lesen, aber Kleingedrucktes scharf zu sehen oft schwierig, solange man es nicht auf Armeslänge von sich weg hält.

P. wird mit einer einfachen *Brille* zum Lesen mit Konvexgläsern korrigiert. Die Gläser müssen im Laufe von etwa 20 Jahren eventuell vier- bis fünfmal angepaßt werden, bis zuletzt die Scharfeinstellung auf kurze Entfernungen gänzlich durch die Brille bewirkt wird.

Priapismus

Anhaltende, schmerzhafte *Erektion* des *Penis* ohne sexuelle Erregung. P. ist eine gefährliche Erkrankung, die unverzüglich behandelt werden muß.

URSACHEN

Bei P. kann das Blut nicht mehr aus den Schwellkörpern des Penis abfließen, wodurch der Penis erigiert bleibt. Dies kann durch eine Schädigung der Nerven verursacht sein, welche die Durchblutung des Penis regeln, eine Blutkrankheit, die einzelne Blutgerinnsel im Penis bewirkt, oder – jedoch selten – durch eine Blockierung des normalen Blutrückflusses aus dem Penis infolge einer Infektion (z.B. *Prostatitis* oder *Harnröhrenentzündung*).

THERAPIE

Da die Gefahr einer dauernden Schädigung des Penis besteht, ist eine sofortige Behandlung erforderlich. Die Behandlung kann in einer *Spinalanästhesie* (Injektion eines Lokalanästhetikums in den Wirbelkanal) oder der Ausleitung von Blut mittels einer dickeren Kanüle.

Primaquin

Medikament zur Behandlung der Vivax- und der Ovale-*Malaria*. P. wird oft verabreicht, wenn trotz einer prophylaktischen Behandlung mit *Chloroquin* eine Malaria-Infektion auftritt. Mit P. läßt sich ein Malaria-Anfall nicht verhindern, es tötet jedoch die Parasiten in der Leber.

Primär

Als primär bezeichnet man eine Erkrankung, die im befallenen Organ oder Gewebe auch zuerst entstanden ist und nicht auf eine andere Ursache oder einen anderen Ursprungsort zurückzuführen ist. Ein Primärtumor der Leber ist z.B. die Folge einer krebsverursachenden Veränderung von Leberzellen. Ein Sekundärtumor der Leber entsteht durch die Verbreitung von Krebszellen, ausgehend von einem anderen Teil des Körpers.

Der Begriff "primär" wird auch für die erste von mehreren Erkrankungen verwendet, die jede für sich ein Organ oder Gewebe befallen. Wenn zum Beispiel auf eine Virusinfektion der Lunge noch eine bakterielle Infektion folgt, so bezeichnet man die Virusinfektion als Primärinfektion und die bakterielle Infektion als Sekundärinfektion. Primär wird auch in der Bedeutung "von unbekannter Ursache" verwendet.

Primär-chronische Polyarthritis

(Abk. PcP) Heute nicht mehr gebräuchliche Bezeichnung für die chronische Polyarthritis (s. *Polyarthritis, chronische*).

Primidon

(z.B. *Resimatil*® +)

Antikonvulsivum, das in der Therapie von *Epilepsie* eingesetzt wird. P. wird meist in Kombination mit einem anderen Antikonvulsivum verabreicht. Nebenwirkungen sind Benommenheit und Schwindel.

Prione

(engl. proteinaceous infectious particles) Aus infiziertem Gewebe isolierte Eiweiße, die ursprünglich als ansteckendes Agens angesehen wurden. Derzeit gilt die Prion-Hypothese: Ein körpereigenes zelluläres Protein (PrP^c) vermag sich so zu ändern, daß es als PrP^{Sc} Teil eines ansteckenden Prions wird und dann fortpflanzend Änderungen von PrP^c zu PrP^{Sc} hervorruft. Dieses ist relativ resistent gegen eiweißspaltende Fermente und wird bevorzugt im Gehirn abgelagert.

Prion-Krankheiten

Übertragbare, neurodegenerative Erkrankungen, die zunächst zu schwammförmigen (spongiformen) Auflockerungen des Geflechts von Nervenzellen und Gliazellen im Gehirn, zu ausgedehntem Nervenzellverlust und schließlich zum Tode des durch die Krankheit befallenen Organismus führen.

P

Zu den Prion-Krankheiten des Menschen zählen: *Creutzfeldt-Jakob-Krankheit*, Gerstmann-Sträussler-Scheinker-Syndrom, tödliche familiäre Schlaflosigkeit (fatal familial insomnia) und die früher durch Kannibalismus übertragene *Kuru*-Krankheit.

Probenecid

(z.B. *Probenecid®* +)

Medikament, das in der Langzeitbehandlung von *Gicht* Verwendung findet, da es die Harnsäurewerte im Körper durch erhöhte Ausscheidung im Urin senkt.

P. verlangsamt auch die Ausscheidung einiger Antibiotika (z.B. von *Penicillin-* und *Cephalosporin*-Präparaten) aus der Niere, weshalb es gelegentlich in Kombination mit diesen Medikamenten verschrieben wird, um deren Verweildauer im Körper und damit die Wirksamkeit zu erhöhen.

P. kann Übelkeit und Erbrechen hervorrufen. Bei manchen Menschen bewirkt es auch ein gesteigertes Risiko von Nierensteinen.

Probucol

(z.B. *Lurselle®* +)

Lipidsenker; P. wird häufig in Kombination mit anderen Lipidsenkern verschrieben, um deren Wirksamkeit zu erhöhen. Zur Kontrolle der Behandlung werden meist Bluttests durchgeführt.

Mögliche Nebenwirkungen sind Flatulenz, Diarrhoe, Leibschmerzen und, selten, Schwindel.

P

Procain

(z.B. *Novocain®* +)

Lokalanästhetikum (s. *Lokalanästhesie*), das vor Operationen oder Zahnbehandlungen verabreicht wird, gelegentlich auch während Entbindungen. P. wurde weitgehend durch Medikamente ersetzt, die schneller oder länger anhaltend wirken.

Gelegentlich ruft P. eine allergische Reaktion hervor, mit Ausschlag oder Schwellung im Gesicht, auf den Lippen, im Mund oder Rachen. Seltene Nebenwirkungen dieses Medikaments sind Angstgefühl, Benommenheit oder *Ohrensausen* (Tinnitus aurium).

Procainamid

(z.B. *Procainamid Duriles®* +)

Antiarrhythmikum, das zur Behandlung bestimmter Formen von Tachykardie (s. *Herzjagen*) verwendet wird, z.B. bei ventrikulären Herzrhythmusstörungen nach einem Myokardinfarkt (Herzinfarkt).

P. kann Übelkeit, Erbrechen, Appetitlosigkeit, und, selten, Verwirrung verursachen. Bei langfristiger Behandlung kann *Lupus erythematodes* auftreten, mit Fieber, Gelenkschmerzen, Schwellung und Ausschlag.

Procarbazin

(z.B. *Natulan®* +)

Zytostatikum, das sich besonders für die Therapie von *Lymphomen* eignet. P. wird auch in der Therapie von Hirntumoren und bestimmten Arten von Haut-, Lungen- und Knochenmarkkrebs angewandt.

Zusätzlich zu den für Zytostatika typischen Nebenwirkungen kann P. einen plötzlichen Blutdruckanstieg verursachen, wenn es mit bestimmten Nahrungsmitteln oder Getränken (wie z.B. Käse und Rotwein) in den Organismus gelangt.

Procidentia

Medizinische Bezeichnung für einen schweren *Prolaps* (Vorfall eines Organs aus seiner natürlichen Lage im Körper), meist des Uterus.

Proctalgia fugax

Starke, krampfartige Schmerzen im *Mastdarm*, die nicht mit einer Krankheit in Zusammenhang stehen. P.f. kann auf Muskelkrämpfe zurückzuführen sein, manchmal einhergehend mit Streß und Angst. Die Schmerzen, die zu jeder Zeit auftreten, sind von kurzer Dauer und verschwinden von alleine.

Procyclidin

(z.B. *Osnervan®* +)

Anticholinergikum, das in der Therapie der *Parkinson-Krankheit* angewandt wird. P. verringert eine übermäßige Speichelabsonderung und Muskelstarre und kann den Tremor abschwächen. Mögliche Nebenwirkungen sind Mundtrokkenheit und verschwommenes Sehen.

Prodrom

Uncharakteristisches Symptom als Vorbote der typischen Zeichen einer Krankheit. Den Kopfschmerzen bei *Migräne* kann z.B. ein Kribbeln in Händen und Füßen oder eine *Aura* mit optischen Erscheinungen vorausgehen. Nimmt die an Migräne leidende Person Prodromalerscheinungen wahr, so kann sie bestimmte vorbeugende Medikamente einnehmen, die weit weniger wirksam sind, wenn sich die Kopfschmerzen bereits manifestiert haben.

Progenieoperation

Operation zur Korrektur einer Progenie (Überbiß durch zu weit vorne liegenden Unterkiefer) und einer schweren *Okklusionsstörung* (Fehlstellung der unteren zu den oberen Zähnen), die damit immer einhergeht.

SO WIRD ES GEMACHT

Eine P., für die ein stationärer Krankenhausaufenthalt erforderlich ist, wird in Vollnarkose durchgeführt.

Der zu weit vorstehende Unterkiefer kann durch beidseitiges Entfernen eines Knochenstücks und Rückverlagerung des vorderen Unterkieferteils verkürzt werden.

Nachdem der Kiefer in die richtige Lage gebracht wurde, muß er bis zur Heilung häufig fixiert werden (s. *Schienung, Zähne*).

Progerie

Vorzeitige Vergreisung. Es gibt zwei Formen von P., die beide äußerst selten sind.

Beim Hutchinson-Gilford-Syndrom beginnt die Vergreisung etwa mit vier Jahren, und im Alter von 10 bis 12 Jahren zeigt das befallene Kind alle äußeren Anzeichen des Greisenalters, wie graue Haare, Glatze, Abbau des Fettgewebes, entsprechend magere Gliedmaßen und schlaffe Haut am Rumpf und im Gesicht. Es kommt auch zu inneren degenerativen Veränderungen, wie generalisierter *Atherosklerose* (Verengung der Arterien durch Einlagerung fettiger Massen).

Der Tod tritt meist in der Pubertät ein, am häufigsten durch eine koronare Herzkrankheit.

Das Werner-Syndrom, oder die adulte Form der P., setzt in der Adoleszenz oder im frühen Erwachsenenalter ein und zeigt den gleichen raschen Verlauf wie die juvenile Form.

Die Ursache der Progerie ist unbekannt, aber Zellen von Erkrankten teilen sich nur einige Generationen lang, bevor die Vermehrung eingestellt wird. Dagegen gibt es etwa 50 Generationen bei Zellen, die von gesunden jungen Menschen stammen.

Progesteron

Weibliches Geschlechtshormon, das von zentraler Bedeutung für die gesunde Funktion der weiblichen Fortpflanzungsorgane ist. P. wird in der zweiten Hälfte des Menstruationszyklus (s. *Menstruation*) in den Eierstöcken gebildet sowie während der *Schwangerschaft* in der Plazenta. Kleine Mengen von P. werden auch in den Nebennieren und den Hoden gebildet. Nach dem Eisprung (s. *Ovulation*) verursacht das P. einen Gewebeaufbau des Endometriums (Schleimhaut der Gebärmutter) in Vorbereitung auf die Einnistung eines befruchteten Eis. Wenn keine Befruchtung stattfindet, sinkt die Produktion von P. und auch der *Östrogene*, was die Abstoßung der oberen Schichten der Gebärmutterschleimhaut und des unbefruchteten Eis in der Monatsblutung zur Folge hat.

Das während der Schwangerschaft in der Plazenta gebildete P. bewirkt Umstellungen im Körper der Mutter – so ist es z.B. an der Veränderung der Brust beteiligt. P. gelangt auch in den Blutkreislauf des Feten, wo es in den Nebennieren in *Kortikosteroidhormone* umgewandelt wird. Am Ende der Schwangerschaft trägt ein Abfallen des P.-Pegels zur Einleitung der Wehen bei.

P. führt typische Veränderungen in der Beschaffenheit des Zervixschleims und des Scheidenepithels während des Menstruationszyklus, eine gesteigerte Fetteinlagerung und eine vermehrte Talgproduktion der Drüsen in der Haut herbei.

Prognathie

Anomales Vorragen des Oberkiefers (Überbiß). Wenn dies Störungen beim Beißen und Kauen verursacht (s. *Okklusionsstörung*) oder entstellend wirkt, kann operativ korrigiert werden.

Prognose

Medizinische Vorhersage über den wahrscheinlichen Verlauf und Ausgang einer Krankheit. Sie beruht auf belegten Kenntnissen über die Krankheit (z.B., daß 90 Prozent der Menschen, die an einem kleinzelligen Lungenkarzinom leiden, innerhalb von fünf Jahren nach Ausbruch der Krankheit sterben), den Erfahrungen, die der Arzt selbst mit der Behandlung der Krankheit gesammelt hat, und dem Allgemeinzustand und Alter der erkrankten Person. Eine Prognose ist jedoch immer nur eine fachkundige Einschätzung, die sich in jedem konkreten Einzelfall auch als falsch herausstellen kann.

Progressiv

Begriff zur Beschreibung eines fortschreitenden krankhaften Zustands, der sich also im Verlauf der Zeit verschlechtert und/oder ausbreitet; bei der *progressiven Muskelatrophie* (Form einer *Motoneuron-Erkrankung*) z.B. treten Schwäche und Muskelschwund meist zuerst in den Händen auf, greifen dann auf Arme, Schultern und Beine über, bis schließlich der gesamte Körper betroffen ist.

Progressive Muskelatrophie

Form einer *Motoneuron-Erkrankung* mit Schwächung, Schwund und unwillkürlichen Zuckungen der Hand-, Arm- und Beinmuskulatur. Es handelt sich um eine Krankheit mit fortschreitender Entkräftung, die schließlich auch andere Muskeln des Körpers erfaßt.

Progressive Paralyse

Spätstadium des geistigen und körperlichen Verfalls, der bei nicht oder erfolglos behandelter *Syphilis* eintritt.

Proguanil

(z.B. *Paludrine*® +)

Medikament gegen *Malaria*, das in der Malariaprophylaxe angewandt wird. P. ist bei Reisen in Länder mit Malariarisiko mindestens 24 Stunden vor der Abreise einzunehmen und dann kontinuierlich weiter bis mindestens vier Wochen nach der Rückkehr. Da in manchen Ländern die Malaria-Parasiten gegen P. resistent geworden sind, sollte P. in Kombination mit einem anderen Malariamittel wie Chloroquin (z.B. Resochin ® +) eingenommen werden, um einen ausreichenden Schutz zu gewährleisten.

Nebenwirkungen sind bei P. selten. Verdauungsstörungen, Übelkeit und Erbrechen können vorkommen, verschwinden aber meist bei fortgesetzter Einnahme.

Proktitis

Entzündung des *Mastdarms* mit Wundsein, Bluten und manchmal Abgang von Schleim und Eiter. P. tritt meist bei einer Entzündung des Dickdarms im Rahmen einer *Colitis ulcerosa*, der *Crohn-Krankheit* oder einer *Dysenterie* auf. Wenn die Entzündung nur auf den Mastdarm begrenzt ist, läßt sich die Ursache oft nicht feststellen. Vor allem bei männlichen Homosexuellen ist P. jedoch manchmal durch *Gonorrhoe* oder eine andere Geschlechtskrankheit zurückzuführen. In seltenen Fällen kann P. durch *Tuberkulose*, *Amöbiasis*, *Schistosomiasis*, Verletzungen, bestimmte Arzneimittel, Allergien oder Strahlenschäden verursacht sein.

DIAGNOSE UND THERAPIE

Die Diagnose erfolgt mit Hilfe einer *Proktoskopie* (Untersuchung des Mastdarms mit einem optischen Gerät). Eine *Biopsie* (Entnahme einer Gewebsprobe zur Laboruntersuchung) ist manchmal nötig, um die genaue Ursache der P. feststellen zu können.

Bei einer erfolgreichen Therapie der zugrundeliegenden Ursache wird meist auch die P. geheilt. Die Symptome lassen sich mit *Kortikosteroiden* lindern, die als Suppositorien (s. *Zäpfchen*) oder Einlauf verabreicht werden, v. a. bei *Colitis ulcerosa* oder der *Crohn-Krankheit*.

Proktoskopie

Untersuchung des *Anus* und des *Mastdarms* mit Hilfe eines Proktoskops (ein seitlich gefenstertes Rohr), das durch den Anus eingeführt wird. Manchmal wird auch ein kurzes, flexibles Sigmoid(e)oskop (s. *Sigmoid(e)oskopie*) verwendet, das für die untersuchte Person weniger störend ist.

Proktozele

s. *Rektozele*

Prolactin

Von der *Hypophyse* gebildetes *Hormon*. Im Zusammenwirken mit bestimmten anderen Hormonen regt es das Wachstum und die Entwicklung der Brustdrüse (s. *Brust*) an. Die während der Schwangerschaft erhöhte Freisetzung von P. dient dem Auslösen und der Aufrechterhaltung der Milchproduktion zum Stillen (s.a. *Prolactinom*).

Prolactinom

Gutartiger Tumor der *Hypophyse*, der eine Überproduktion des Hormons *Prolactin* verursacht.

Bei Frauen kann ein P. zu *Galaktorrhoe* (Milchabsonderung außerhalb der Zeit kurz vor der Entbindung oder der Stillperiode), *Amenorrhoe* (Nichteintreten oder Ausbleiben der Regelblutung), oder *Unfruchtbarkeit* führen. Bei Männern kann ein P. *Impotenz* und *Gynäkomastie* (Vergrößerung der Brust) auslösen. Bei Männern wie Frauen kann ein P. Kopfschmerzen und *Diabetes insipidus* verursachen und, wenn es auf die Sehnerven drückt, eine allmähliche Einschränkung des äußeren Gesichtsfeldes.

Die Diagnose erfolgt anhand von Bluttests zur Messung des Prolactinspiegels und mit einer *Computertomographie* oder *Kernspintomographie* des Gehirns. Therapiemöglichkeiten sind die Entfernung des Tumors, *Strahlentherapie* oder das Arzneimittel *Bromocriptin*, welches die Freisetzung von Prolactin hemmt.

Prolaps

s. *Vorfall*

Promazin

(z.B. *Protacyl*® +)

Neuroleptikum auf *Phenothiazin*-Basis, das als *Sedativum* angewandt wird.

Mögliche Nebenwirkungen von P. sind Bewegungsanomalien des Gesichts und der Gliedmaßen, Benommenheit, Lethargie, Mundtrockenheit, Konstipation und verschwommenes Sehen. Langzeitige Behandlung kann *Parkinsonismus* verursachen.

Promethazin

(z.B. *Atosil*® +)

Neuroleptikum mit sedierender Wirkung. Es wird manchmal als *Prämedikation*

P

(Medikament zur Vorbereitung auf einen operativen Eingriff) und als Schlafmittel mit kurzer Wirkung angewandt.

Gelegentlich wird P. auch zur Beruhigung während der Entbindung verabreicht.

Mögliche Nebenwirkungen sind verschwommenes Sehen, Mundtrockenheit und Benommenheit.

Prominentia laryngea

s. *Adamsapfel*

Pronation

Einwärtsdrehen der Hand (bei herabhängendem Arm), so daß die Handfläche nach hinten zeigt, bzw. entsprechende Bewegung des Fußes (Senkung des inneren Fußrandes). Die entgegengesetzten Bewegungen werden *Supination* genannt.

Prophylaxe

Vorbeugung gegen drohende Krankheiten in Form von Medikamenten, Verhütungsmaßnahmen oder Gerät und Hilfsmitteln, z.B. Thromboseprophylaxe.

Propranolol

(z.B. *Dociton*® +)

Betablocker, der zur Behandlung von *Hypertonie* (Bluthochdruck), *Angina pectoris* (Schmerzen in der Brust auf Grund einer Durchblutungsstörung des Herzmuskels) und *Herzrhythmusstörungen* verwendet wird. Wird manchmal angewendet, um das Risiko einer weiteren Schädigung des Herzens nach einem *Myokardinfarkt* zu verringern.

P. wird zur Linderung der Symptome bei *Hyperthyreose* (Schilddrüsenüberfunktion) oder von *Angst* eingesetzt und als Vorbeugung gegen *Migräne*anfälle.

Mögliche Nebenwirkungen sind die für Betablocker typischen.

Proprio(re)zeption

Körpereigenes System der Informationsgewinnung über seinen Zustand im Verhältnis zur Außenwelt und den Kontraktionszustand seiner Muskeln. Dies wird ermöglicht durch sensible Nervenenden in den Muskeln, Sehnen, Gelenken und die sensiblen Haarzellen des Gleichgewichtsorgans im Innenohr. Diese Strukturen werden Proprio(re)zeptoren genannt (bedeutet wörtlich "Eigenempfinder"). Die von den Proprio(re)zeptoren aufgenommenen Informationen werden zum Rückenmark und zum Gehirn weitergeleitet und dienen der Anpassung der Muskelkontraktion, um Haltung und Gleichgewicht aufrechtzuerhalten. In der Bewegung findet eine ständige Rückkopplung von Informationen zwischen dem Gehirn einerseits und den Proprio(re)zeptoren und den Augen andererseits statt. Dies dient einem flüssigen und koordinierten Bewegungsablauf.

Propylthiouracil

(z.B. *Propycil*® +)

Medikament zur Behandlung von *Hyperthyreose* (Überfunktion der Schilddrüse) oder zur Bekämpfung von Symptomen der Hyperthyreose vor einer *Thyr(e)oidektomie* (Entfernung der Schilddrüse).

Außer bei einer anstehenden Operation ist P. über einen Zeitraum von mindestens einem Jahr einzunehmen.

Mögliche Nebenwirkungen sind Juckreiz, Kopfschmerzen, Hautausschlag und Gelenkschmerzen. Durch P. kann die Bildung der weißen Blutkörperchen verringert werden, wodurch sich das Infektionsrisiko erhöht.

Prostaglandin

(Abk. PG) Stoff, der zu einer Gruppe von *Fettsäuren* gehört, die auf natürliche Weise im Körper gebildet werden und ähnlich wirken wie *Hormone*. PGe werden nach ihrer chemischen Struktur in große Gruppen unterteilt. Sie wurden zuerst in der Samenflüssigkeit entdeckt, heute weiß man jedoch, daß sie in den verschiedensten Köpergeweben vorkommen, wie im Uterus, im Gehirn und in den Nieren. Einige PGe werden zur Verwendung als Arzneimittel synthetisch hergestellt (s. *Prostaglandin-Präparate*).

WIRKUNGEN

PGe entfalten im Körper vielfältige Wirkungen, wie z.B. die Entstehung von Schmerzen und Entzündungen in geschädigtem Gewebe, Schutz der Schleimhäute des Magens und des Zwölffingerdarms vor Ulzeration sowie die Anregung der Wehentätigkeit (s. Tabelle unten, "Wirkung einiger Prostaglandine").

Bestimmte Medikamente heben die Wirkung von PGen im Körper auf. *Nichtsteroidale Antiphlogistika*, *Aspirin* und *Kortikosteroide* bekämpfen Schmerzen und Entzündungen, indem sie die Bildung von PG im Gewebe hemmen. Bei langfristiger Verabreichung von nichtsteroidalen Antiphlogistika und Aspirin kann sich jedoch das Risiko eines *peptischen Geschwürs* erhöhen, unter anderem, weil sie die Bildung von PGen hemmen, welche die Magenschleimhaut schützen.

WIRKUNG EINIGER PROSTAGLANDINE

Art	Wirkung
PGA_1	Blutdrucksenkung Möglicher Schutz vor peptischen Geschwüren
PGD_2	Entzündungserregung
PGE_1	Anregung von Uteruskontraktionen Blutdrucksenkung Hemmung der Thrombozytenaggregation im Blut
PGE_2	Entzündungserregung Erweiterung der Atemwege Hemmung der Thrombozytenaggregation im Blut Anregung von Uteruskontraktionen Schutz vor peptischen Geschwüren
PGF_2	Anregung von Uteruskontraktionen Verengung der Atemwege
PGG_2	Entzündungserregung
PGI_2	Hemmung der Thrombozytenaggregation im Blut

Prostaglandin-Präparate

Synthetisch hergestellte *Prostaglandine* mit vielfältigen therapeutischen Anwendungen.

Dinoproston (z.B. Minprostin E_2® +) und Dinoprost (z.B. Minprostin F_2® +) sind P.-P., die zur Anregung von Uteruskontraktionen zwecks *Geburtseinleitung* am Ende der Schwangerschaft angewandt werden sowie nach einem Fetaltod oder zur Einleitung eines späten Aborts (s. *Abort, eingeleiteter*).

Alprostadil (z.B. Prostavasin® +) ist ein Prostaglandin E_1, das bei Neugeborenen angewandt wird, die wegen bestimmter Formen von angeborenen Herzfehlern operiert werden müssen. Darüber hinaus wird noch seine therapeutische Wirkung bei der *Raynaud-Krankheit* untersucht.

Andere P.-P. werden auf ihre Wirkung in bezug auf eine Reihe von Krankheiten, u.a. *Ulcus pepticum*, hin überprüft.

Prostata

s. *Vorsteherdrüse*

Prostatakarzinom

Maligne Wucherung in dem äußeren Bereich der *Vorsteherdrüse*. Dies ist eine der häufigsten Krebsarten beim Mann; in Deutschland wurde 1989 die Zahl der Neuerkrankungen (alte Bundesländer) auf 16 700 pro Jahr geschätzt.

Das P. tritt manchmal bei Männern in mittlerem Alter auf, am häufigsten jedoch in fortgeschrittenem Alter. Die Ursache ist zwar nicht bekannt, das Hormon *Testosteron* scheint jedoch eine Rolle zu spielen.

SYMPTOME UND ANZEICHEN

Symptome wieAnfangsschwierigkeiten beim Harnlassen, schlechter Harnfluß und zu häufiges Harnen sind durch eine Vergrößerung der Prostata (s. *Prostata, vergrößerte*) verursacht. Symptome der Harnorgane können jedoch auch fehlen; in diesem Fall sind manchmal durch Metastasen verursachte Knochenschmerzen das erste Anzeichen für die Krankheit. Wenn der Tumor Schwierigkeiten beim Harnlassen verursacht, kann es schließlich zu einer Harnsperre kommen, entweder durch eine völlige Blockierung der Harnröhre oder weil der Krebs auf die Harnblase und die Harnleiter übergegriffen hat. In fortgeschrittenen Fällen treten u. U. Schmerzen auf, die durch die betroffenen Nerven im Beckenbereich oder durch die Ausbreitung (Metastasen) des Krebses auf Knochen im gesamten Körper verursacht werden.

DIAGNOSE

Die Diagnose von P. erfolgt meist durch eine *rektale Untersuchung*, bei der die Prostata durch das Rektum abgetastet wird; eine erkrankte Drüse fühlt sich hart und höckerig an. Zur Bestätigung der Diagnose kann eine *Sonographie*, *Urographie* oder Prostata*biopsie* (Entnahme einer Gewebsprobe zur mikroskopischen Untersuchung) vorgenommen werden. Der Grad der Ausbreitung des Krebses kann durch Bluttests und Knochenszintigraphie festgestellt werden.

THERAPIE

P. kann mit *Prostatektomie* (operative Entfernung der Prostata) oder *Strahlentherapie* behandelt werden; wenn der

PROSTATEKTOMIE – ENTFERNUNG DER VORSTEHERDRÜSE

Die gängigere der beiden dargestellten Operationsmethoden ist die transurethrale Methode. Hierbei entfallen die Nachteile eines Bauchdeckenschnitts, der Krankenhausaufenthalt verkürzt sich.

Die perineale Methode muß eventuell bei stark vergrößerter Prostata oder Krebsverdacht angewandt werden.

TRANSURETHRALE PROSTATEKTOMIE

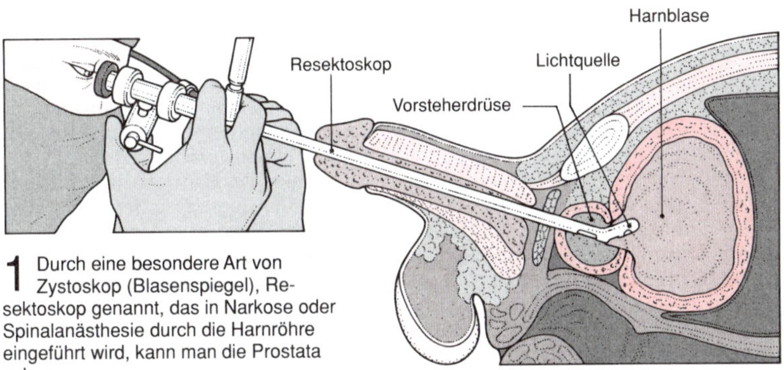

1 Durch eine besondere Art von Zystoskop (Blasenspiegel), Resektoskop genannt, das in Narkose oder Spinalanästhesie durch die Harnröhre eingeführt wird, kann man die Prostata sehen.

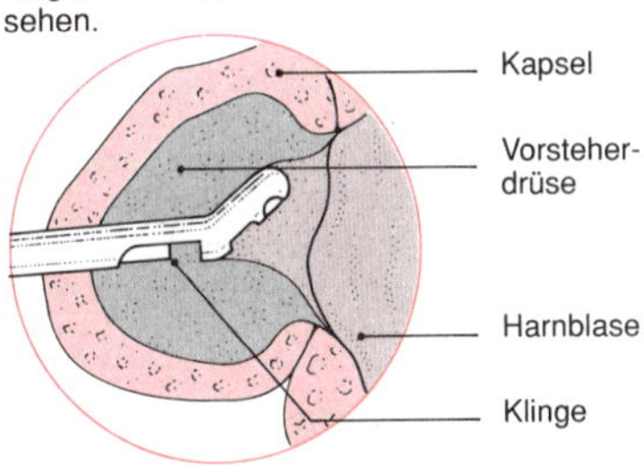

2 Mit einer erhitzten Drahtschlinge, manchmal auch einem Schneidgerät, die durch das Resektoskop eingeführt werden, wird soviel Drüsengewebe wie möglich abgetragen.

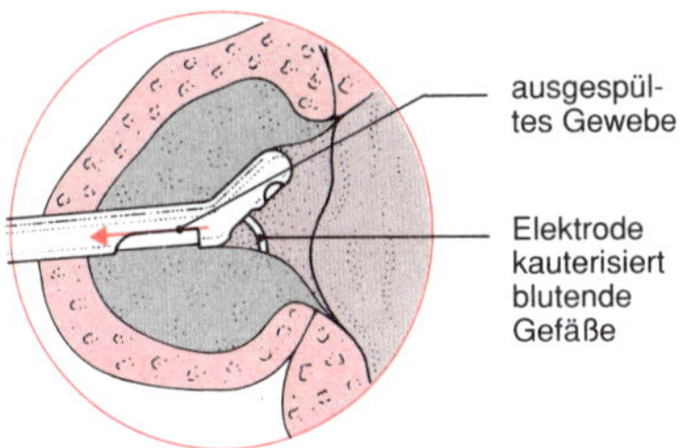

3 Die Gewebeteile werden durch das Resektoskop ausgespült und blutende Gefäße mittels einer durch das Rohr eingeführten Elektrode kauterisiert.

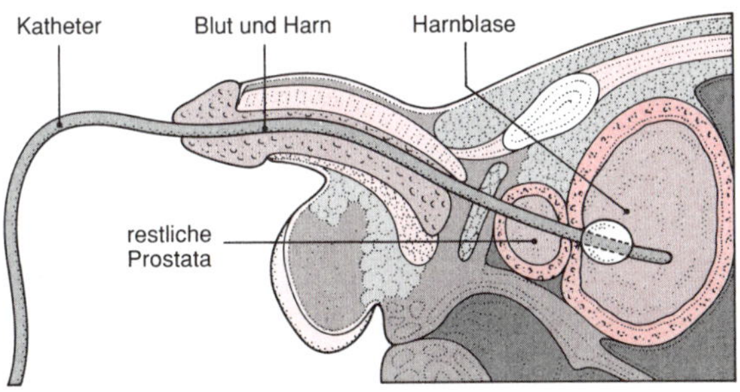

4 Nach Entfernung des Resektoskops wird ein Katheter durch die Harnröhre in die Harnblase eingeführt, der einige Tage liegen bleibt, damit die Harnblase entleert und Blut ausgespült werden kann.

PERINEALE PROSTATEKTOMIE

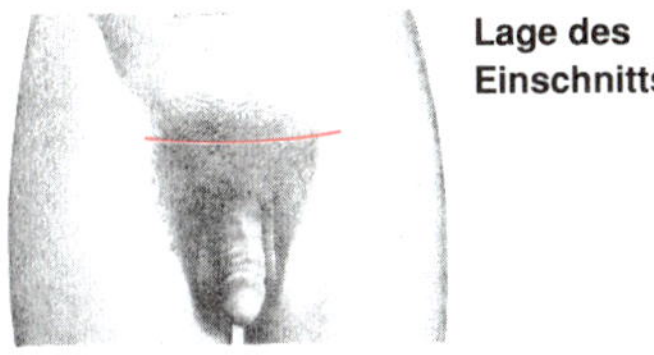

1 In Narkose wird ein Bauchdeckenschnitt gelegt, um Harnblase und Prostata darzustellen. Die Drüsenkapsel wird eröffnet.

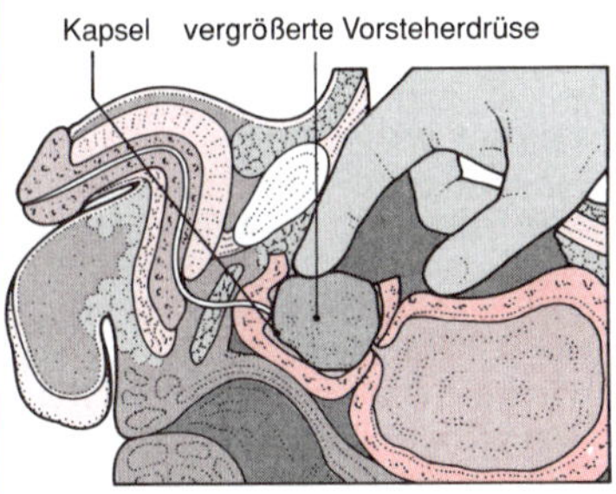

2 Das Drüsengewebe wird manuell ausgeräumt. Blutende Gefäße werden kauterisiert; durch die Harnröhre wird ein Katheter eingeführt, damit die Harnblase entleert werden kann.

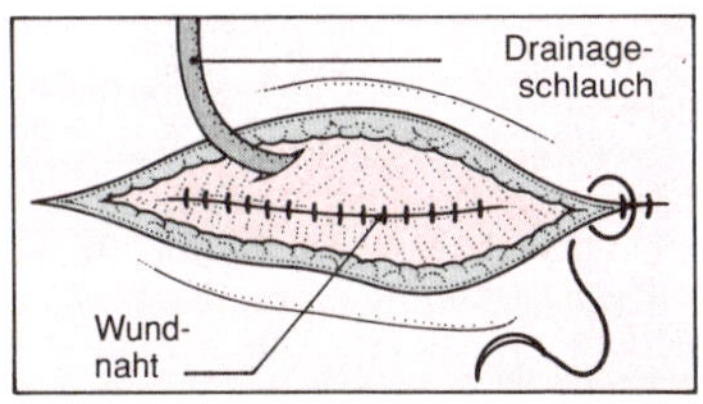

3 Neben der ausgeräumten Kapsel wird ein Drainageschlauch eingelegt, die Bauchdecke geschlossen. Schlauch und Katheter werden nach ca. 8 Tagen entfernt.

P

Krebs bereits auf andere Körperteile übergegriffen hat, kann den Erkrankten durch eine Senkung des Testosteronspiegels geholfen werden. Dies kann erreicht werden durch eine *Orchidektomie* (operative Entfernung der Hoden), die Verabreichung von *Östrogenen*, Antiandrogenen (Medikamente, welche die Wirkung von Testosteron hemmen) oder von Medikamenten, welche die Freisetzung des Hypophysenhormons hemmen, das die Freisetzung von Testosteron regelt.

PROGNOSE

Wird der Tumor in einem frühen Stadium entdeckt, so ist die Prognose sehr gut. Wenn sich der Krebs hingegen bereits über die Vorsteherdrüse hinaus ausgebreitet hat und nicht auf eine Hormonbehandlung anspricht, ist die Prognose schlecht.

Prostata, vergrößerte

(*F.* Prostatahypertrophie, Prostataadenom) Gutartige Wucherung des inneren Gewebsmantels der *Vorsteherdrüse* um die Harnröhre. Die Krankheit tritt meist ab dem fünften Lebensjahrzehnt auf. Die Ursache ist bisher unbekannt.

SYMPTOME UND ANZEICHEN

Die Symptome treten meist allmählich auf, wenn die v. P. auf die Harnröhre drückt und sie verengt. Der Harnfluß wird blockiert; es kommt zu Anfangsschwierigkeiten beim Harnlassen, und der Harnstrahl ist schwach.

Zunächst verstärkt sich der Blasenmuskel, um Harn durch die verengte Harnröhre zu drücken (sog. Balkenblase). Schließlich kann nicht mehr der ganze Harn aus der Blase entleert werden (s. *Harnverhaltung*), sie weitet sich aus und verursacht eine Bauchauftreibung.

Durch das Abfließen kleiner Harnmengen bei Überdruck kann *Inkontinenz* auftreten, und eine Überaktivität der Blase kann zu sehr häufigem Harnen (s. *Harndrang*) führen. Dies ist ein Anzeichen für ein Versagen des Blasenmuskels und bedeutet meist, daß eine Operation erforderlich ist.

Bei starken Bauchschmerzen und Unvermögen, mehr als nur ein paar Tropfen Harn zu entleeren, ist eine sofortige Behandlung erforderlich.

DIAGNOSE

Eine Vergrößerung der Prostata läßt sich durch eine *rektale Untersuchung* (ärztliche Untersuchung durch Einführen eines behandschuhten Fingers in den Mastdarm) feststellen. Durch Abtasten des Bauches wird untersucht, ob die Harnblase überdehnt ist.

Eine Infektion kann durch eine Urinprobe festgestellt werden, und die Nierenfunktion läßt sich durch eine Blutprobe überprüfen. Weitere Erkenntnisse über den Grad der Blockierung und sonstige Auswirkungen auf die Harnorgane, insbesondere die Nieren, lassen sich mit Hilfe von *Ultraschall-Diagnostik*, *Urographie* oder einer Messung des Harnflusses pro Zeiteinheit erzielen.

THERAPIE

Leichte Symptome einer v.n P. müssen nicht behandelt werden. Bei schwereren Symptomen wird gewöhnlich eine *Prostatektomie* (Entfernung der Vorsteherdrüse) durchgeführt. Bei Harnverhaltung wird anfangs eine *Harnwegskatheterisierung*, in späterem Stadium eine Prostatektomie durchgeführt. Wird eine Operation aus Alters- oder Gesundheitsgründen für zu gefährlich gehalten, kann auch ein Dauerkatheter gelegt werden.

Prostatektomie

Operation zur teilweisen oder vollständigen Entfernung der *Vorsteherdrüse*. Eine P. wird meist durchgeführt, wenn eine vergrößerte Drüse den Harnfluß hemmt (s. *Prostata, vergrößerte*), oder auch zur Behandlung von Prostatakrebs (s. *Prostatakarzinom*) sowie gelegentlich bei *Prostatitis*.

SO WIRD ES GEMACHT

Die gängigste Methode ist die transurethrale P., die im Rahmen einer *Blasenspiegelung* durchgeführt wird. Bei sehr starker Vergrößerung der Vorsteherdrüse ist auch eine perineale P. möglich (s. Abbildung S. 865).

REKONVALESZENZ

In seltenen Fällen treten nach der Operation starke Blutungen auf, die *Bluttransfusionen* erforderlich machen. Falls sich in der Harnblase Blutgerinnsel bilden, können diese durch den während der Operation eingeführten Katheter ausgespült werden..

Nach der Entfernung des Katheters kann es anfangs zu sehr häufigem Harnlassen kommen, das manchmal schmerzhaft ist; in manchen Fällen tritt für einige Wochen eine leichte Inkontinenz auf. Die Patienten sollen viel Flüssigkeit trinken, damit das verbleibende Blut besser mit dem Harn ausgespült wird.

Bei einer transurethralen P. ist meist ein Krankenhausaufenthalt von etwa vier bis fünf Tagen erforderlich, bei einer perinealen P. sind es etwa 8 bis 10 Tage. Nach einigen Wochen können die Patienten wieder alle körperlichen Tätigkeiten aufnehmen, auch den Geschlechtsverkehr.

PROGNOSE

Es ist selten, daß eine P. die Potenz oder das sexuelle Empfinden beeinträchtigt. In den meisten Fällen führt die Operation zu Sterilität, da der Samen beim Orgasmus nicht durch den Penis ejakuliert, sondern rückwärts in die Harnblase ausgestoßen wird (wird als retrograde Ejakulation bezeichnet). Samenflüssigkeit in der Harnblase ist unschädlich und wird mit dem Urin ausgeschieden.

Prostatitis

Entzündung der *Vorsteherdrüse*, am häufigsten zwischen dem 4. und 6. Lebensjahrzehnt. P. wird meist durch eine bakterielle Infektion verursacht, die von der Harnröhre ausgeht. Die Infektionsübertragung kann, aber muß nicht, durch Geschlechtsverkehr erfolgen. Bei eingelegtem Katheter im Harntrakt erhöht sich das Risiko einer Prostatitis.

SYMPTOME UND ANZEICHEN

Eine P. verursacht Schmerzen beim Harnlassen und Harndrang, manchmal auch Fieber und Ausfluß aus dem Penis. Es können Schmerzen im Unterleib, um das Rektum und im Kreuz auftreten sowie Blut im Urin.

DIAGNOSE UND THERAPIE

Die Diagnose wird durch direkte Betastung gestellt. Dazu führt der Arzt einen mit Fingerling versehenen Finger in den Mastdarm des Patienten ein (rektale Untersuchung). Bei P. ist die Prostata empfindlich und vergrößert. Zur Feststellung der Infektionsursache werden eine Urinprobe und der Harnröhrenausfluß untersucht, der durch Massieren der Vorsteherdrüse gewonnen wird.

Zur Therapie werden *Antibiotika* eingesetzt. Trotz Behandlung kann die Erkrankung langwierig sein und erneut auftreten.

Proteine

Eiweiße; große Moleküle aus Hunderten oder Tausenden von *Aminosäuren*, die durch Peptidbindungen lange, häufig mehrfach gefaltete Ketten bilden. Neben den Aminosäuren können Proteine auch andere Bausteine wie Zucker (Glykoproteine) und Lipide (Lipoproteine) enthalten.

Es gibt zwei Hauptformen von P.n: fibrilläre und globuläre. Die fibrillären P. sind wasserunlöslich und dienen als Strukturproteine vieler Körpergewebe, wie von Haaren, Haut, Muskeln, Sehnen und Knorpel. Zu den globulären P.n, die löslich sind, gehören alle *Enzyme* (Katalysatoren für biochemische Vorgänge im Körper), viele *Hormone* (wie das Wachstumshormon und Prolaktin) und vielfältige P. im Blut, darunter *Hämoglobin* und die *Antikörper*.

Auch die *Chromosomen* in den Zellkernen sind aus P.n gebildet, die mit *Nukleinsäuren* verbunden sind. P. mit Lipidbindungen sind ein wichtiger Bestandteil der Zellmembranen (s. *Zelle*).

PROTEINE UND ERNÄHRUNG

Die Zufuhr von Eiweiß in der Nahrung ist vor allem für die Versorgung des Kör-

ABLAUF DER PROTEIN(BIO)SYNTHESE

Proteine bestehen aus einer oder mehreren Untereinheiten, Polypeptide genannt. Diese werden in den Zellen zusammengesetzt aus Bausteinen, den Aminosäuren, die als Rohmaterial in jeder Zelle vorliegen. Die Informationscodes für die Bildung der Polypeptide sind auf der DNA im Zellkern festgelegt.

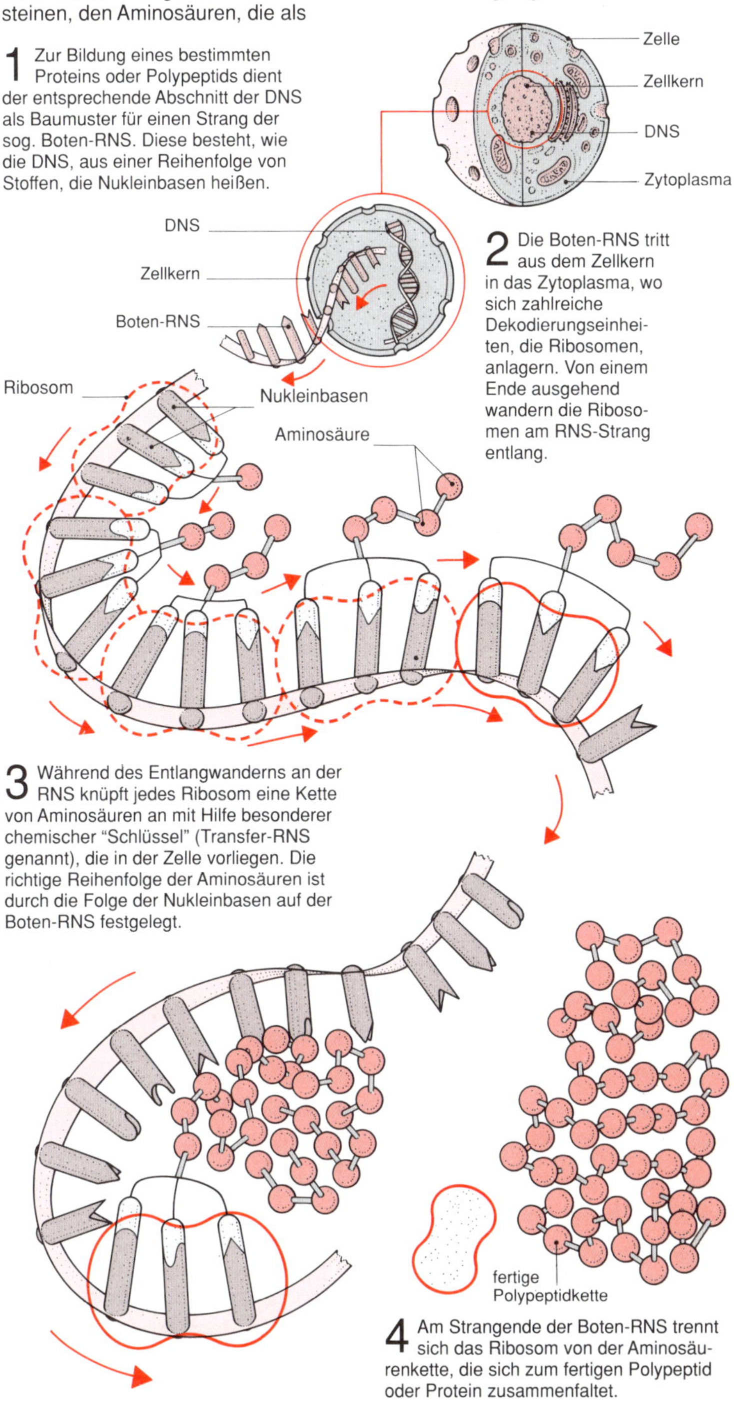

1 Zur Bildung eines bestimmten Proteins oder Polypeptids dient der entsprechende Abschnitt der DNS als Baumuster für einen Strang der sog. Boten-RNS. Diese besteht, wie die DNS, aus einer Reihenfolge von Stoffen, die Nukleinbasen heißen.

2 Die Boten-RNS tritt aus dem Zellkern in das Zytoplasma, wo sich zahlreiche Dekodierungseinheiten, die Ribosomen, anlagern. Von einem Ende ausgehend wandern die Ribosomen am RNS-Strang entlang.

3 Während des Entlangwanderns an der RNS knüpft jedes Ribosom eine Kette von Aminosäuren an mit Hilfe besonderer chemischer "Schlüssel" (Transfer-RNS genannt), die in der Zelle vorliegen. Die richtige Reihenfolge der Aminosäuren ist durch die Folge der Nukleinbasen auf der Boten-RNS festgelegt.

4 Am Strangende der Boten-RNS trennt sich das Ribosom von der Aminosäurenkette, die sich zum fertigen Polypeptid oder Protein zusammenfaltet.

pers mit Aminosäuren wichtig. Nahrungseiweiß wird im *Verdauungssystem* zu Aminosäuren aufgespalten, die dann resorbiert und zu neuen, körpereigenen P.n aufgebaut werden (s. *Protein(bio)-synthese*).

Eiweiß ist der wichtigste Stickstofflieferant in der Nahrung. Die Bilanz zwischen der Proteinzufuhr mit der Nahrung und den vom Körper ausgeschiedenen Spaltprodukten (hauptsächlich *Harnstoff* im Harn) kann man durch Messen der zugeführten und der ausgeschiedenen Stickstoffmengen bestimmen. (S.a. *Ernährung*)

Protein(bio)synthese

Aufbau von *Protein*-Molekülen in den Zellen durch Bindung mit viel kleineren Stoffen, die *Aminosäuren* genannt werden. Da viele Struktursubstanzen und die *Enzyme*, Katalysatoren für biochemische Vorgänge im Körper, aus Proteinen gebildet sind, ist ihre Synthese – in der richtigen Menge und Bauordnung – für alle Entwicklungs- und Wachstumsvorgänge von grundlegender Bedeutung.

Unterschiedliche Zellen bilden Proteine mit unterschiedlichen Strukturen. Träger der Informationen für ihren Aufbau ist das Erbgut – die *Gene*, die aus *DNS* (Desoxyribonukleinsäure) bestehen – im Zellkern. Am Anfang der P. steht ein Gen (ein bestimmter Abschnitt der DNS-Kette), das als Baumuster für einen Strang einer sog. Boten-RNS dient. Wie die DNS ist die RNS eine Nukleinsäure, die aus einer Kette von Bausteinen, den Nukleinbasen, besteht. Es gibt vier verschiedene Arten von Nukleinbasen; ihre Reihenfolge auf dem Strang der Boten-RNS bildet die codierte Information (den *genetischen Code*) für den Bau des bestimmten Proteins, das benötigt wird.

Der Strang der Boten-RNS tritt aus dem Zellkern aus und wird anschließend decodiert (s. Abbildung), damit eine Polypeptidkette (Sequenz von Aminosäuren) zusammengebaut werden kann. Für ein Proteinmolekül können mehrere Polypeptidketten gebaut und zusammengefügt werden.

Der Ablauf der P. wird durch eine mengenmäßige Änderung der jeweiligen im Zellkern gebildeten Boten-RNS reguliert. Es gibt höchst komplizierte Mechanismen für das "Sperren" und "Freigeben" des Kopierens der DNS durch Boten-RNS; dies gewährleistet, daß die Zelle die richtige Art von Proteinen in der richtigen Menge und zur richtigen Zeit produziert.

Proteinurie

Ausscheidung von Eiweiß im *Urin*. P. kann von einer Erkrankung der Glomeruli (Filterorgane der Nieren) herrühren,

P

die es Proteinen ermöglicht, aus dem Blut in den Urin durchzusickern (s. *Glomerulonephritis*). P. kann auch durch eine *Harnwegsinfektion* oder eine Schädigung der Nierenkanälchen bedingt sein, welche die normale Rückabsorption von Proteinen aus dem Urin hemmt. Eine vermehrte Eiweißausscheidung im Urin kann aufgrund einer Systemerkrankung (z.B. eines *multiplen Myeloms*) auftreten, die eine erhöhte Eiweißkonzentration im Blut verursacht.

P. verursacht selten Symptome, nur der Urin sieht manchmal schaumig aus. Meist wird die Erkrankung im Rahmen eines routinemäßigen *Urinstatus* oder bei der Untersuchung wegen einer zugrundeliegenden Erkrankung festgestellt.

Prothese

Künstlicher Ersatz für einen fehlenden oder erkrankten Körperteil. Beispiele für P.n zur Wiederherstellung normaler Funktionen sind Bein- oder Armprothesen, die nach einer Amputation angepaßt werden (s. *Glied, künstliches*), oder Herzklappenp.n als Ersatz für krankheitsgeschädigte Herzklappen (s. *Herzklappenchirurgie*).

Prothesen dienen auch der Wiederherstellung der normalen Form. Beispiele hierfür sind die nach einer *Mammaamputation* (Entfernung einer Brust) angepaßten Brustp.n, oder Glasaugen, die nach der Entfernung erkrankter Augen (s. *Auge, künstliches*) eingesetzt werden.

Prothetik

Bereich der *Zahnmedizin*, der sich mit dem Ersatz fehlender Zähne und deren Befestigungskonstruktionen befaßt. Es gibt drei Grundarten von Zahnersatz: Teil- bzw. Totalprothesen (s. *Zahnprothese*), die zum Reinigen leicht herausgenommen werden können; bedingt herausnehmbarer Zahnersatz (wird auf Pfeilerzähne aufgesteckt) und festsitzender Zahnersatz wie Kronen (s. *Zahnkrone*) und Brücken (s. *Brücke, dentale*).

Protoplasma

Veraltete Bezeichnung für den Inhalt des Zelleibs (*Zytoplasma*) um den Zellkern. Das Zytoplasma besteht aus einer Vielzahl von Substrukturen. (S.a. *Zelle*)

Protozoen

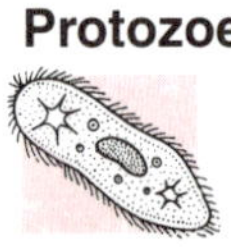

Einfachste, urtümlichste tierische Lebensform; jedes Protozoon besteht aus nur einer Zelle. Alle Arten von P. sind mikroskopisch klein, aber größer als Bakterien. Die weiterentwickelten Arten verfügen über Ausscheidungs- und Atmungsfunktionen und können sich Nahrungsteilchen einverleiben; ihre Fortbewegung erfolgt mit Hilfe gallertartiger Bewegungen oder mittels geißel- oder haarförmiger Fortsätze, die als Flagella bezeichnet werden. Einige leben während verschiedener Stadien ihres Lebenszyklus als *Parasiten*.

Etwa 30 verschiedene Arten von P. sind lästige Parasiten des Menschen. Zu ihnen gehören die Erreger von *Amöbiasis* und *Giardiasis* (Darminfektionen mit Diarrhoe), der durch Geschlechtsverkehr übertragenen *Trichomoniasis* und der durch Insekten übertragenen *Malaria*, *Schlafkrankheit* und *Leishmaniase*. Auch *Toxoplasmose* (eine durch Katzen übertragene Krankheit) wird durch ein Protozoon verursacht.

Protrusio bulbi

s. *Exophthalmus*

Proximal

Begriff, mit dem ein Körperteil bezeichnet wird, der relativ näher zu einem zentralen Bezugspunkt, z.B. dem Rumpf, liegt. Das Hüftgelenk ist proximal zum Knie; der Fingerknöchel ist proximal zum Fingernagel. Das Gegenteil von proximal ist *distal*.

Prurigo

Verdickung und Jucken der *Haut* aufgrund häufigen Kratzens.

Pruritus

Medizinischer Begriff für *Juckreiz*. Pruritus ani ist zum Beispiel die medizinische Bezeichnung für Hautjucken um den After, und mit Pruritus vulvae wird der Juckreiz an den äußeren Geschlechtsorganen der Frau bezeichnet. (S.a. *Juckreiz*)

Pseud-/pseudo-

Vorsilbe bzw. Wortteil mit der Bedeutung "falsch", wie z.B. in Pseudokyesis (*Scheinschwangerschaft*).

Pseudarthrose

Begriff für "falsches Gelenk", der zur Bezeichnung einer Operation verwendet wird, bei der die Enden zweier gegenüberliegender Knochen in einem Gelenk entfernt werden und statt dessen ein Gewebestück (meist Muskelgewebe) in der entstandenen Lücke eingesetzt wird, das als Polster wirkt. Dieses Verfahren wird nach einer fehlgeschlagenen *Arthroplastik* der Hüfte (Operation zum Gelenkersatz) zur Wiederherstellung der Beweglichkeit und zur Verringerung der Schmerzen angewandt. P. führt zu einer Verkürzung des betroffenen Beins und zu Instabilität des Gelenkes. Meist ist eine Gehhilfe erforderlich.

Die Bezeichnung Pseudarhrose wird auch auf eine selten vorkommende, falsche Gelenkbildung bei Kindern angewendet, die aufgrund einer angeborenen Knochenfehlbildung im Bereich der unteren Schienbeinhälfte bei einem spontan auftretenden Bruch ohne Verletzung auftritt.

Die Behandlung besteht in der Fixierung der Knochenenden durch Nagelung und *Knochenspan*. Wenn die Knochenenden nicht zusammenwachsen, muß eventuell das Bein amputiert und ein künstliches Glied angepaßt werden.

Pseudodemenz

Form von schwerer *Depression* bei alten Menschen, die sich wie *Demenz* äußert. Charakteristisch für beide Krankheiten sind geistige Verwirrung und Gedächtnisschwäche. Bei fast 10 Prozent der Fälle, die zunächst als Demenz eingestuft werden, stellt sich statt dessen eine depressive Erkrankung heraus. Im Gegensatz zu Demenz kann eine Depression behandelt werden; viele Menschen sprechen gut auf *Antidepressiva* an.

Pseudoephedrin

(z.B. *Actifed*® +)

In manchen *Husten-* und *Schnupfenmitteln* enthaltener Wirkstoff.

P. kann in hoher Dosierung Platzangst, Übelkeit, Schwindel, manchmal auch Hypertonie (Bluthochdruck), Kopfschmerzen und Palpitationen verursachen.

Pseudoepidemisch

Auftreten einer Krankheit in einer Gemeinschaft oder einer Einrichtung (z.B. einer Schule) ohne feststellbare physische Ursache, die vermutlich auf eine Form von *Hysterie* zurückzuführen ist. Die Symptome sind meist unklar und leicht – z.B. Kopfschmerzen und allgemeines Unwohlsein – und werden hervorgerufen durch Beeinflußbarkeit in der Gruppe in Verbindung mit aufkommender Angst bei Kontakt zu Personen, die bereits die Symptome haben.

Pseudogicht

s. *Chondrokalzinose-Syndrom*

Pseudohermaphroditismus

Kongenitale Anomalie, bei der die äußeren Geschlechtsorgane denen des anderen Geschlechts ähneln. So kann etwa ein weiblicher Hermaphrodit einen vergrößerten Kitzler haben, der einem Penis ähnelt, und vergrößerte Schamlippen, die wie ein Hodensack aussehen. Ein männlicher Hermaphrodit kann einen sehr kleinen Penis und einen geteilten Hodensack haben, der den Labia gleicht.

Bei einer von P. betroffenen Person liegt entweder nur ovariales oder nur testikuläres Gewebe vor. Diese Krankheit unterscheidet sich somit vom echten *Hermaphroditismus*, bei dem beide Gewebe in einer Person vorhanden sind. (S.a. *Geschlechtsdetermination*)

Pseudohermaphroditismus masculinus

s. *testikuläre Feminisierung*

Psilocybin

Alkaloid, das in einigen Pilzarten vorkommt, insbesondere in *PSILOCYBE MEXICANA*. Es ist ein stark wirkendes *Halluzinogen* mit ähnlichen Eigenschaften wie *LSD*.

Psittakose

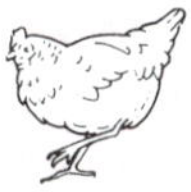

(Papageienkrankheit) Seltene Krankheit, die der *Grippe* ähnelt, durch einen Mikroorganismus, *CHLAMYDIA PSITTACI*, verursacht und durch Vögel wie Papageien, Tauben oder Hausgeflügel auf den Menschen übertragen wird.

Die Infektion erfolgt durch Einatmen von Staub, der mit den Exkrementen erregertragender Vögel versetzt ist. Die meisten Fälle treten unter Geflügelzüchtern, Taubenhaltern und bei in Tierhandlungen Beschäftigten auf, aber auch wer sich einen Papagei als Haustier zulegt, setzt sich damit einem gewissen Risiko aus. (S.a. *Ornithose*)

SYMPTOME, DIAGNOSE UNDTHERAPIE

Bei Vögeln nimmt die Krankheit gelegentlich einen schweren, sogar tödlichen Verlauf, meist jedoch verursacht sie nur Lethargie.

Beim Menschen ist der Krankheitsverlauf höchst unterschiedlich, mit Fieber, starken Kopfschmerzen und Husten als den häufigsten Symptomen, die eine Woche oder länger nach Kontakt mit befallenen Vögeln auftreten. Weitere Symptome können Muskelschmerzen, Halsentzündung, Nasenbluten, Lethargie und Depression sein. In manchen schweren Fällen stellen sich auch Atembeschwerden ein.

Häufig vermutet man berufsbezogene Umstände bei einer Erkrankung; die Diagnose stützt sich auf das Vorliegen von erregerspezifischen *Antikörpern* (Proteine mit Abwehrfunktion) im Blut der erkrankten Person.

Die Therapie mit *Tetracyclin-Präparaten* ist meist erfolgreich. Ohne Behandlung kann es mehrere Wochen oder Monate dauern, bis die Erkrankung abklingt. Wenn P. nicht erkannt und folglich nicht behandelt wird, kann sie in einzelnen Fällen auch tödlich sein.

Psoas

Kurzbezeichnung für den Musculus psoas, den Lendenmuskel, der für die Beugung des Oberschenkels und das Kippen des Beckens gegen den Oberschenkel zuständig ist. Er besteht aus zwei Teilen (P. major und P. minor) mit Ursprung an der Lendenwirbelsäule. Das untere Ende des P. minor setzt am Beckenrand an, das untere Ende des P. major am Knochenvorsprung knapp unterhalb des Halses des Femur (Oberschenkel).

Eine seltene Erkrankung des P. ist ein *Abszeß* (Eiteransammlung), der sich als Komplikation bei *Osteomyelitis* (Knochenentzündung) der Wirbelsäule, die meist durch *Tuberkulose* verursacht wird, entwickelt.

Psoralen-Präparate

Medikamente mit Inhaltsstoffen (Psoralene), die in bestimmten Pflanzen (z.B. Butterblumen) vorkommen und auch in manchen Parfüms enthalten sind. Bei Resorption durch die Haut reagieren Psoralene mit *ultraviolettem Licht* und verursachen Pigmentablagerung oder Hautentzündung. P.-P. können oral eingenommen oder auf die Haut aufgetragen werden.

ANWENDUNG

P.-P. werden zur Therapie von *Psoriasis* (einer Krankheit mit schuppigem Hautausschlag) und *Vitiligo* (einer Krankheit mit weißen Hautflecken) eingesetzt.

WIE SIE WIRKEN

P.-P. werden in einer Form der *Phototherapie* in Kombination mit UV-Licht angewandt (man spricht dann von *PUVA-Therapie*). Mit dieser Therapie wird die Bildung von Hautpigment gefördert, und bei Psoriasis wird darüber hinaus das Wachstum und die Vermehrung der Hautzellen verlangsamt.

MÖGLICHE NEBENWIRKUNGEN

Übermäßige UV-Bestrahlung während einer Therapie mit P.-P.n oder eine zu hohe Dosierung von P.-P.n kann Rötung und Blasenbildung auf der Haut verursachen. Psoralene in Parfüms können Hautausschlag bei UV-Bestrahlung verursachen (s. *Photosensibilität*). In einigen Ländern ist die Verwendung von Psoralenen in Sonnenbräunungsmitteln verboten, da diese Stoffe *Sonnenbrand* verursachen können.

LAGE DES PSOAS

Der Muskel besteht aus zwei Teilen – Psoas major und Psoas minor. Der Psoas major beugt im Hüftgelenk und dreht den Oberschenkel einwärts. Der Psoas minor bewirkt eine Vorwärtsbeugung der Wirbelsäule im Lendenbereich.

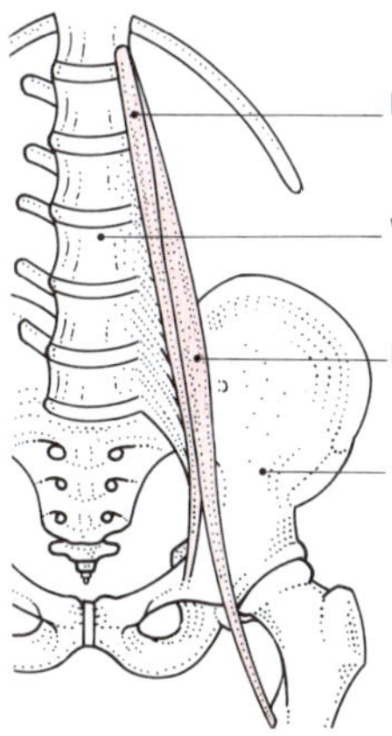

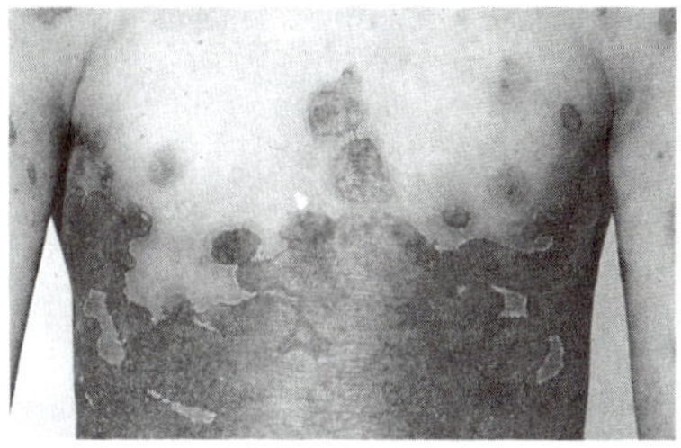

Erscheinungsbild der Psoriasis
Psoriasis tritt häufig an den Knien, Ellenbogen, auf der behaarten Kopfhaut, am Rumpf und Rücken auf. Das gewöhnliche Erscheinungsbild sind erhabene Stellen auf der Haut, die mit trockenen, silbrigen, anhaftenden Schuppen bedeckt sind.

Psoriasis (vulgaris)

Schuppenflechte; verbreitete Erkrankung der Haut mit entzündeten, rötlichen Erhebungen und silberfarbener Schuppung. P. ist gewöhnlich nicht mit Juckreiz verbunden. Bei großflächiger Ausdehnung kann es jedoch zu beträchtlichen Störungen des physischen und psychischen Allgemeinbefindens kommen.

URSACHE UND AUFTRETEN

Die Ursache von P. ist nicht genau bekannt, sie scheint jedoch erblich zu sein. In den USA und in Europa tritt sie bei etwa 2 Prozent der Bevölkerung auf, während sie bei Menschen schwarzafrikanischer oder asiatischer Abstammung wohl seltener ist.

Männer und Frauen sind gleichermaßen betroffen. P. tritt gewöhnlich im Alter zwischen 10 und 30 Jahren auf, gelegentlich aber auch schon im frühen Kindesalter oder erst im fortgeschrittenen Alter.

Bei P. besteht der zugrundeliegende krankhafte Prozeß darin, daß sich neue Hautzellen etwa zehnmal so schnell bilden wie bei gesunder Haut. Dadurch erfolgt eine Aufhäufung lebender Hautzellen in Form der charakteristischen erhabenen Stellen, die mit toten Hautschuppen bedeckt sind.

Psoriasis tritt häufig in Schüben unterschiedlicher Stärke auf; es gibt eine Vielzahl auslösender Faktoren, z.B. emotionaler Streß, Hautirritationen und körperliche Erkrankungen.

Die Hautkrankheit geht manchmal mit schmerzhaftem Anschwellen und Steifheit der Gelenke einher, was zu einer starken Einschränkung der Bewegungsfähigkeit führen kann (s. *Arthritis*).

FORMEN

Die Krankheit tritt in verschiedenen Formen auf, die möglicherweise unterschiedliche Behandlungsmethoden erfordern.

Psoriasis vulgaris

Dies ist die häufigste Form, mit scheibenförmig erhabenen, stark schuppenden Hautflecken am Rumpf und den Gliedmaßen, insbesondere an den Ellbogen, Knien und auf der behaarten Kopfhaut. Weiter können die Nägel Vertiefungen oder Verdickungen aufweisen oder sich vom Nagelbett ablösen.

Psoriasis guttata

Diese Form tritt am häufigsten bei Kindern auf. Es bilden sich zahlreiche kleine erkrankte Hautstellen, die sich schnell über einen größeren Bereich der Haut ausbreiten; Ausbruch häufig nach einer Halsentzündung.

Psoriasis pustulosa

Diese Form ist gekennzeichnet durch kleine Pusteln, die am ganzen Körper oder auch nur auf einzelnen Stellen der Haut begrenzt auftreten können.

THERAPIE

Bei einer leichten Ausprägung der P. kann eine maßvolle Bestrahlung mit Sonnen- oder UV-Licht (s. *Phototherapie*) und Cremes, die die Haut erweichen und geschmeidig machen, erfolgreich sein. Schwerere Schübe werden meist mit Salben behandelt, die *Dithranol* (z.B. Psoralon ® +) enthalten. Weitere Therapiemöglichkeiten bei P. sind die Verabreichung von *Kortikosteroiden* sowie die *PUVA-Therapie* (eine Art der Photochemotherapie).

Eine mit P. einhergehende Arthritis wird mit *nichtsteroidalen Antiphlogistika* und *Antirheumatika* behandelt.

PROGNOSE

In den meisten Fällen ist die Psoriasis eine Langzeiterkrankung ohne anhaltenden Heilungserfolg; die einzelnen Schübe können jedoch durch entsprechender Behandlung vollständig eingedämmt werden.

Psych-

Vorsilbe zur Bezeichnung geistig-seelischer Abläufe oder Aktivitäten, wie etwa in Psychologie.

Psyche

Begriff für die Seele (im Unterschied zum Soma, dem Körper); leitet sich vom altgriechischen Wort für Geist oder Seele ab. Die einflußreichste Beschreibung ist in Freuds *psychoanalytischer Theorie* zu finden, die die Psyche als ein Organ des Körpers ansieht, das sich in ein Bewußtes und ein Unbewußtes aufteilt, denen jeweils spezifische Funktionen zukommen.

Psychedelika

Drogen, die Halluzinationen hervorrufen und großenteils illegal sind. Auch bekannt als *Halluzinogene*.

Psychiatrie

Zweig der Medizin, der sich mit der Erforschung, Prävention und Behandlung von geistigen Erkrankungen, Verhaltensstörungen und emotionalen Problemen befaßt. Die P. unterscheidet sich von der *Psychologie*, deren Interesse in erster Linie den normalen seelischen Prozessen und Verhaltensweisen gilt.

Die P. ist ein breitgefächertes Gebiet. Sie versucht, sich dem Verständnis und der Behandlung seelischer Probleme unter psychologischen, sozialen und physiologischen Aspekten anzunähern. Organisch orientierte Psychiater sind der Überzeugung, daß psychische Erkrankungen vor allem auf genetische und biochemische Faktoren zurückzuführen sind, während mehr psychoanalytisch orientierte Psychiater glauben, daß Umwelterfahrungen deren Hauptursache ausmachen. In der Regel führt der Psychiater Tests zur Feststellung der körperlichen und geistigen Verfassung durch. Darüber hinaus wird versucht, die persönliche sowie die Familiengeschichte des Patienten zurückzuverfolgen, um hier nach möglichen Ursachen der Probleme zu suchen. In der modernen P. spielen Laboruntersuchungen und medikamentöse Behandlung eine immer wichtigere Rolle.

Innerhalb des großen Fachgebietes der P. gibt es eine Reihe von Spezialisierungen wie beispielsweise die Kinder- und Jugendpsychiatrie und die sozialpsychiatrischen Dienste (die sich der Betreuung geistig Kranker außerhalb von psychiatrischen Anstalten annehmen). Die forensische P. befaßt sich meist gutachterlich mit Fragen der Schuld- und Zurechnungsfähigkeit vor Gericht, die Neuropsychiatrie bezieht sich auf Hirnstörungen mit psychischer Symptomatik. Zu nennen sind des weiteren die Altenpsychiatrie sowie die P. für geistig Behinderte, die die psych- iatrische Behandlung von Menschen mit Lernschwierigkeiten zum Thema hat.

Die Behandlungsmethoden der P. umfassen den Einsatz von Medikamenten, Beratungsgesprächen und *Psychotherapie* (einzeln oder in Gruppen), insbesondere *Psychoanalyse* oder *Verhaltenstherapie*.

Psychiatrische Anstalt

s. *Nervenheilanstalt*

Psychiatrische Erkrankung

s. *Psychose*

Psychoanalyse

Behandlungsform für psychische Erkrankungen, die auf der *psychoanalytischen Theorie* basiert. Diese Schule wurde von Sigmund Freud zu Beginn des 20sten Jahrhunderts entwickelt und entstand aus Erfahrungen mit der Hypnose bei Patienten, die vermutlich an Hysterie litten. Freud glaubte, daß psychische Störungen auf emotionale Fehlentwicklungen während der Kindheit zurückzuführen sind. Er war überzeugt, daß wichtige Informationen aus der Tiefe des Unbewußten auftauchen, wenn der Patient motiviert wird, die Jahre der Kindheit nochmals aufleben zu lassen und Probleme der Vergangenheit wie auch der Gegenwart in Worte zu fassen. Die Ursachen innerer Konflikte würden so aufgedeckt und gelöst und die psychische Erkrankung auf diese Weise geheilt.

Psychoanalytiker durchlaufen in der Regel ein Studium der Medizin oder Psychologie, bevor sie die Ausbildung zum Psychoanalytiker beginnen, die damit einhergeht, daß sich der Auszubildende selbst einer Lehranalyse unterzieht.

WARUM ES GEMACHT WIRD

Die P. kann Menschen helfen, die an *Neurosen* und *Persönlichkeitsstörungen* leiden. Ein modifizierter psychoanalytischer Ansatz wird (bei zusätzlichem Einsatz einer oft sehr wichtigen medikamentösen Behandlung) mitunter auch in der Behandlung von *Psychosen* herangezogen. Die P. zielt darauf ab, dem Patienten zu einem besseren Verständnis seiner emotionalen Entwicklung zu verhelfen und mit Konflikten besser zurechtzukommen.

SO WIRD ES GEMACHT

Die Behandlung besteht in Gesprächen zwischen einem ausgebildeten Analytiker und dem Patienten. Die Sitzungen dauern etwa eine Stunde und finden bis zu sechsmal pro Woche statt. Sie werden in der klassischen P. für einen unbegrenzten Zeitraum von mehreren Jahren fortgesetzt. Zur Kriseninterventionsind auch Kurztherapien üblich geworden.

Traditionsgemäß liegt der Patient auf einer Couch, wobei er den Analytiker, der hinter ihm sitzt, nicht sieht. Einige

Therapeuten ziehen den Blickkontakt mit dem Patienten vor und behandeln im Sitzen. Im Umgang mit psychotischen Patienten sind die Realität des Blickkontakts und eine entsprechende Gesprächsstruktur zudem ein außerordentlich wichtiges Element.

Der Patient wird aufgefordert, so frei wie möglich über seine Lebensgeschichte und jegliche Probleme zu sprechen, die in der Vergangenheit auftraten oder gegenwärtig eine Rolle spielen. Dieser Redefluß folgt einer freien Assoziation, bei der ein Wort oder ein Gedanke aus dem anderen hervorgeht, ohne daß eine bewußte Kontrolle stattfindet, so daß verdrängte Inhalte an die Oberfläche gelangen können. Der Analytiker interpretiert diese Assoziationen im Rahmen der *psychoanalytischen Theorie,* wobei seine besondere Aufmerksamkeit jenen Bereichen gilt, in denen Widerstände spürbar sind, da diese Hinweise auf das Problem des Patienten enthalten können. Es kommt zur Herausbildung verschiedener Gedankenstränge und zum nochmaligen Durchleben frühkindlicher Erfahrungen, verbunden mit der Aufdeckung von Symptomursachen.

Die P. beruht auf einer Anzahl weiterer Behandlungstechniken. So entwikkelt sich eine sehr enge Beziehung zwischen Patient und Analytiker, der vom Patienten unbewußt mit Personen in Verbindung gebracht wird, die in seinem Leben eine wichtige Rolle spielen (etwa Vater, Mutter, Geschwister). Diese Beziehung wird *Übertragung* genannt.

Die Deutung von Träumen des Patienten ist ein anderer bedeutender Aspekt der Behandlung. Man nimmt an, daß Inhalte, die normalerweise verdrängt sind, im Traum symbolhaft an die Oberfläche geraten (s. *Traumanalyse*).

Oftmals sträubt sich der Patient gegen die Deutungen des Analytikers und baut *Verdrängungs*mechanismen auf (z.B. Leugnen), um eine für ihn schmerzliche Erklärung seines Verhaltens zu unterdrücken. Diese Reaktion dient der Abwehr von Angst, die durch ein Bewußtwerden bislang verdrängter Konflikte ausgelöst wird. Es ist ebenso ein wesentlicher Aspekt psychoanalytischer Behandlung, selbstzerstörerische Lebensmuster verstehen zu lernen.

Psychoanalytische Theorie

Gedankengebäude, das von Sigmund Freud zu Beginn des 20. Jahrhunderts entwickelt wurde. Die p.T. erklärt die Persönlichkeit und das Verhalten als Ausdruck von unbewußten Wünschen und Konflikten.

Die p.T. wurde durch die Nachfolger Freuds beträchtlich abgewandelt. Dennoch prägen ihre Grundkonzeption und die Durchführung der *Psychoanalyse* (einer Therapie, die auf dem Konzept der psychoanalytischen Theorie basiert) die Psychiatrie bis heute.

ZENTRALE MERKMALE DER FREUD-THEORIE

Freud wies der Sexualität (im weitesten Sinne als Libido bezeichnet) eine große Bedeutung innerhalb der psychischen Entwicklung zu. Seine Theorie postuliert, daß ein Kind während der ersten 18 Lebensmonate drei Stadien durchläuft, die orale, anale und genitale Phase, welche jeweils den Körperbereich meinen, dem die kindliche Aufmerksamkeit in einem bestimmten Alter vorrangig gilt. Nach diesen drei Phasen ist das Kind in der Lage, seine Aufmerksamkeit auch auf Personen außerhalb seiner selbst zu richten. Die sexuelle Bezogenheit auf den gegengeschlechtlichen Elternteil geht mit dem unbewußten Wunsch einher, den anderen Elternteil , der der Erfüllung des Verlangens im Wege steht, auszuschalten. Dies wird als *Ödipus-Komplex* bezeichnet.

Im Alter von fünf oder sechs Jahren treten die libidinösen Wünsche in ein Latenzstadium, bis sie in der *Pubertät* wieder auftauchen. Zu diesem Zeitpunkt können psychische und emotionale Probleme auftreten, wenn der Betreffende die frühkindlichen Entwicklungsstufen nicht normal durchlaufen hat und auf einer Entwicklungsstufe stehengeblieben ist (s. *Fixierung*). Probleme können auch dadurch verursacht sein, daß der Ödipus-Komplex nicht erfolgreich bewältigt wurde.

Die Persönlichkeit betrachtet die p. T. als Zusammenspiel der drei "Instanzen" Es, Ich und Über-Ich. Das Es ist der Ort der Triebe, die das Individuum dazu treiben, Befriedigung anzustreben; das Ich vermittelt zwischen den Wünschen des Es und der äußeren Realität durch bewußtes und vernunftvolles Abwägen; das Über-Ich ist eine Kontroll-Instanz, die bewußt und unbewußt wirkt und sich von moralischen und sozialen Normen ableitet, die von den Eltern oder eventuell auch anderen Autoritätspersonen gesetzt wurden.

Man geht davon aus, daß psychische Störungen entstehen, wenn Konflikte innerhalb der drei Persönlichkeitsaspekte nicht gelöst werden. Freud glaubte, daß unter normalen Umständen Spannungen durch Abwehrmechanismen wie z.B. die Verdrängung (welche schmerzvolle oder unakzeptable Gedanken oder Erinnerungen vom Bewußtsein fernhält) bewältigt werden. Durch Sublimation werden unerwünschte emotionale Antriebe, die nicht offen zum Ausdruck kommen dürfen, in einer akzeptablen Aktivität, etwa Sport, kanalisiert. Diese normalerweise gesunden unbewußten Vorgänge können schädliche Formen annehmen, wenn sie auf unangemessene Weise oder exzessiv stattfinden.

AKTUELLE ENTWICKLUNGEN

Die Psychoanalyse hat sich seit Freud weiterentwickelt. Generell basiert die moderne Psychoanalyse auf der Beobachtung, daß emotionale Probleme größtenteils Ergebnis belastender Kindheitserfahrungen innerhalb der Familie sind. Präödipale Probleme, deren Ursachen in einer schwierigen Mutter-Kind-Beziehung liegen, sind wahrscheinlich von größerer Bedeutung als spätere, ödipale Konflikte. Solche Konflikte können die Grundlagen für neurotische oder psychotische Störungen schaffen.

Für das Kind ist es notwendig, sich von der Mutter zu lösen, um eine eigenständige Persönlichkeit zu entwickeln und die Realität verstehen zu können. Eine gesunde Mutter und ein gesunder Vater helfen dem Kind, ein Individuum zu werden. Eltern, die selbst unter Konflikten leiden, verzerren die Realität und vermitteln krankhafte und selbstzerstörerische Verhaltensmuster. Die angewandte Psychoanalyse versucht, diese unbewußten Konflikte mit den Eltern (die zu verzerrter Wahrnehmung der Realität geführt haben) aufzudecken. Ziel ist es, den Patienten aus der Vergangenheit zu lösen und ihm dabei zu helfen, real in der Gegenwart zu leben. Die Beziehung und die Zusammenarbeit zwischen Arzt und Patient sind wesentliche Bestandteile dieses Prozesses.

Da die biologische Grundlage psychiatrischer Probleme immer offensichtlicher wird, verliert die psychoanalytische Theorie zunehmend an Einfluß.

Psychochirurgie

Hirnoperationen, die zur Behandlung ernster psychischer Erkrankungen durchgeführt werden. Die P. wird als letzter Ausweg in der Behandlung schwerer geistiger Erkrankungen angewandt, welche auf andere Behandlungsformen nicht ansprechen.

FORMEN

Die *Leukotomie* war früher die meistangewandte Form der P., wird heute wegen der erheblichen Nebenwirkungen jedoch weitgehend durch andere, sicherere Operationen ersetzt. Der heute gebräuchlichste Eingriff besteht in den verschiedenen Formen der *stereotaktischen Hirnoperation.* Es handelt sich dabei um eine Methode, bei der ein kleines Loch in den Schädel oberhalb der Schläfen gebohrt wird. Eine diathermische Sonde wird sodann unter Röntgenkontrolle in bestimmte Hirnregionen geleitet, um winzige Schnitte an Nervenbahnen vorzunehmen. Stereotaktische Eingriffe werden häufig durchgeführt, um Erleichterung bei schweren *Depressionen* oder *Angst*-Zuständen zu verschaffen oder um Zwangs*neurosen* zu behandeln.

Weniger häufig kommt es zu den komplexeren offenen Operationen, bei welchen größere Teile des Schädels geöffnet werden, um das Hirn freizulegen und bestimmte Regionen zu entfernen. Teile des Schläfenhirns werden herausgetrennt, um die Schläfenhirn-Epilepsie zu behandeln. In seltenen Fällen werden komplette Hirnlappen entfernt, um gewalttätiges oder aggressives Verhalten zu therapieren.

PROGNOSEN

Mit der P. hat man bei manchen Kranken gute Ergebnisse erzielt, da sie wieder in die Lage versetzt wurden, ein sinnvolles Leben zu führen, während sie andernfalls unter chronischer Behinderung zu leiden gehabt hätten. Dennoch sind die Folgen solcher Eingriffe nicht immer vorhersehbar und können mit ungünstigen Veränderungen der Persönlichkeit und des Intellekts einhergehen und sind daher eine umstrittene Form der Behandlung psychiatrischer Erkrankungen.

Psychodrama

Richtung der *Psychotherapie*, bei der der Patient ein bestimmtes Rollenverhalten oder bestimmte Ereignisse aktiv aufarbeitet. Dies kann sich auf Personen beziehen, die mit dem Patienten in enger Verbindung stehen, oder auf Situationen, die der Patient als besonders belastend empfindet. Zielsetzung des P.s ist es, verborgene Konflikte aufzudecken und den belastenden Gefühlen Ausdruck zu verleihen. P. wird häufig mit einem Partner oder in Patientengruppen durchgeführt. Der Einsatz von Musik, Tanz und Pantomime ist sehr gebräuchlich.

P

Psychogen

Psychogen nennt man Symptome oder Störungen, welche aus psychischen oder emotionalen Problemen resultieren und nicht durch eine körperliche Erkrankung verursacht sind.

Psychologie

Wissenschaftliche Erforschung geistiger Prozesse. Die P. befaßt sich mit inneren Aspekten des Geistes, wie etwa *Erinnerung,* Gefühlen, *Denken* und *Wahrnehmung* (s. *Perzeption*), sowie äußeren Manifestationen wie *Sprache* und Verhalten. Gegenstand der P. sind außerdem *Intelligenz, Lernen* und die Entwicklung der *Persönlichkeit.* Die in der P. angewandten Methoden umfassen Experimente, Beobachtungen, Gutachten, Studien der persönlichen Lebensgeschichte sowie spezielle Tests (etwa *Intelligenztests* und *Persönlichkeitstests*).

Psychologen leisten einen bedeutenden Beitrag zur Diagnose und Behandlung psychischer und emotionaler Probleme. Sie spielen eine wichtige Rolle in der Durchführung von Verhaltenstherapien, in der Beratung sowie bei der Behandlung von geistig Behinderten. Psychologen dürfen jedoch keine Medikamente verschreiben, da sie nicht medizinisch ausgebildet sind.

Innerhalb der P. gibt es eine Reihe unterschiedlicher Schwerpunkte. Die Neurop. versucht, das menschliche Verhalten Hirn- und Körperfunktionen zuzuordnen. Die Verhaltensp. erforscht die Schemata, nach welchen Menschen auf Ereignisse reagieren und lernen, sich entsprechend anzupassen. Die kognitive P. konzentriert sich auf gedankliche Prozesse und beruht auf derTheorie, wonach das, was eine Person über ihr Verhalten denkt, ebenso wichtig ist wie das Verhalten selbst. Die psychoanalytische P. betont die Rolle des Unbewußten und der Kindheitserfahrungen (s. *psychoanalytische Theorie*).

Weitere Spezialgebiete sind die Bildungspsychologie, die die Bedingungen von Lernen und Intelligenz erforscht. Die klinische P. befaßt sich mit emotionalen und Verhaltensproblemen; Sozial- und Industriepsychologie untersuchen die Auswirkungen von Arbeit und Umgebung auf das Verhalten. Die Entwicklungspsychologie als eigene Fachrichtung entstand aus der Arbeit des Schweizer Psychologen Jean Piaget, welcher erforschte, daß die Entwicklung eines Kindes bestimmte Stadien von der Ausbildung einfacher motorischer Fähigkeiten bis hin zu logischem und abstraktem Denken durchläuft.

Psychometrie

Messung psychologischer Funktionen. Die P. beinhaltet die statistische Erfassung von Intelligenz und Persönlichkeit (s. *Intelligenztests, Persönlichkeitstests*), sowie zahlreiche Methoden zur Testung spezifischer Fähigkeiten wie Gedächtnis, Logik, Konzentration und Reaktionsgeschwindigkeit. Die Methodik solcher Messungen wird in zunehmendem Maße komplexer. Wichtige Gütekriterien für Tests sind die Reliabilität (Genauigkeit) und die Validität (mißt der Test tatsächlich das Merkmal?).

Psychoneurose

Terminus, der heute durch den Begriff *Neurose* ersetzt werden kann. Ursprünglich bezog sich der Begriff Neurose auf jegliche Form nervlicher Störung. Als Psychoneurose wurden spezifische Erkrankungen bezeichnet, die mit einer psychischen Symptomatik einhergingen.

Psychopathie

Überholte Bezeichnung für *dissoziative Störungen.*

Psychopathologie

Erforschung abnormer geistiger Prozesse. Gegenwärtig gibt es zwei Hauptansätze in der P.: den deskriptiven und den psychoanalytischen.

Die deskriptive P. zielt darauf ab, die Symptome, die zur Diagnose einer geistigen Erkrankung führen, so objektiv wie möglich zu beschreiben. Sie setzt sich besonders mit Abnormitäten des *Denkens,* Stimmungsschwankungen und den verschiedenen Formen von *Halluzination* und *Wahn* auseinander. Die Fähigkeit, solche Symptome während des Gesprächs mit dem Patienten zu erkennen, ist ein bedeutender Teil der Arbeit des Psychiaters.

Der psychoanalytische Ansatz befaßt sich mit den unbewußten Gefühlen und Motiven des Patienten.

Psychopharmaka

Medikamente, die auf die Psyche einwirken. Zu den P. zählen *Halluzinogene, Sedativa, Schlafmittel, Tranquilizer* und *Neuroleptika.*

Psychose

Schwere geistige Störung, bei welcher der Betroffene den Bezug zur Realität verliert. Die P. unterscheidet sich von der Neurose, die eine leichtere Form psychischer Erkrankung ist. Während der Neurotiker in der Regel weiß, daß er krank ist, beeinträchtigt die P. das Denk-, Wahrnehmungs- und Urteilsvermögen so sehr, daß daran leidende Personen oft nicht mehr in der Lage sind, zu erkennen, daß ihnen etwas fehlt.

FORMEN

Im allgemeinen klassifiziert man drei Hauptformen von P.: die *Schizophrenie,* die *manisch-depressive Erkrankung* sowie organisch bedingte Hirn-Syndrome (s. *Hirnsyndrom, organisches*). Die Symptome überschneiden sich, und es wird eine lebhafte Debatte darüber geführt, ob jede Form für sich tatsächlich ein eigenes Krankheitsbild darstellt.

Paranoide Erkrankungen (s. *Paranoia*) werden häufig als vierte Psychoseform betrachtet; viele Psychiater werten sie jedoch als eine von den Psychosen abzugrenzende Störung.

SYMPTOMATIK

Hauptmerkmal der psychotischen Symptomatik ist, daß sie bei Betroffenen zu einer verzerrten Wahrnehmung des Lebens führt. Die Symptomatik umfaßt *Wahn*, *Halluzinationen*, *Denkstörungen*, *Affekt*-Verlust, *Manie* und *Depression*.

URSACHEN

Mit großer Wahrscheinlichkeit liegen die Ursachen in einer Störung der Hirnfunktion. Die Forschung konzentriert sich zum einen auf die Rolle der *Neurotransmitter* (chemischer Stoffe, die von den Nervenenden freigesetzt werden), wie etwa der *Dopamine*, zum anderen auf die Bedeutung des *limbischen Systems* und des Stirnhirns. Bislang konnte jedoch keine spezifische physische Abnormität, welche durch Blutuntersuchungen oder Röntgendiagnose feststellbar wäre, mit dem Auftreten von Psychosen in Verbindung gebracht werden. Eine neuartige Methode der Hirn-Diagnostik allerdings, das *PET*-Scanning, könnte möglicherweise zur Entdeckung organischer Ursachen beitragen.

THERAPIE UND PROGNOSE

Neuroleptika erweisen sich in der Regel als sehr wirksam in der Kontrolle der Symptomatik. Unter Umständen kann eine Langzeitbehandlung angezeigt sein; die Betroffenen können währenddessen jedoch oft ganz normal im Arbeitsleben bleiben. In vielen Fällen sind jedoch ausgedehnte Rehabilitationsmaßnahmen notwendig, wie etwa kontinuierliche Betreuung über mehrere Jahre hinweg.

Psychosexuelle Dysfunktion

Störung, die durch eine Beeinträchtigung der normalen sexuellen Reaktion gekennzeichnet ist, wobei keinerlei organische Ursachen vorhanden sind. P. D.en treten sowohl bei Männern als auch bei Frauen auf. Sie beginnen gewöhnlich im frühen Erwachsenenalter und legen sich mit zunehmender sexueller Erfahrung und wachsendem Selbstvertrauen.

Die bei Männern am häufigsten auftretenden Dysfunktionen sind Mangel an sexuellem Verlangen (s. *Sexualtrieb, verminderter*), *Impotenz* und vorzeitiger Samenerguß (s. *Ejakulationsstörungen*). Bei Frauen kommt es v.a. zu Mangel an sexuellem Verlangen, schmerzhaftem Geschlechtsverkehr (s. *Beischlaf, schmerzhafter*), *Scheidenkrampf* und Orgasmusstörungen (s. *Orgasmus, ausbleibender*).

Die meisten psychosexuellen Probleme beginnen im frühen Erwachsenenalter. Einige stehen in Zusammenhang mit bestimmten Persönlichkeitsmerkmalen, wie der Neigung zu *Angst* und Zwanghaftigkeit. Negative frühe Erfahrungen, wie etwa sexueller Mißbrauch in der Kindheit oder Probleme bei den ersten sexuellen Kontakten, beeinträchtigen mit großer Wahrscheinlichkeit die spätere sexuelle Erfüllung. Unrealistische Vorstellungen von normalem Sexualverhalten sowie eine strenge Erziehung erhöhen die Wahrscheinlichkeit späterer sexueller Probleme. Viele Gefühle und Konflikte aus anderen Bereichen können in der Sexualität zum Ausdruck kommen und normale sexuelle Ausdrucksformen beeinträchtigen. P. D.en sind relativ häufig und meistens kein Anzeichen ernsthafter Erkrankung. Mehr als 80 Prozent der Betroffenen sprechen gut auf eine *Sexualtherapie* an.

Psychosexuelle Störungen

Reihe von Phänomenen, die in Zusammenhang mit den Sexualfunktionen stehen. Man nimmt an, daß p.S. von psychischen Problemen herrühren, obwohl einige von ihnen (etwa *Impotenz*) auch durch körperliche Schäden oder Erkrankungen verursacht sein können. Zu den p.n S. gehören der *Transsexualismus* (die Empfindung, daß das eigene anatomische Geschlecht falsch ist); *psychosexuelle Dysfunktion*en (Beeinträchtigung normaler, sexueller Reaktionen) sowie Sexualverhalten, das nicht den freiwilligen Geschlechtsverkehr zwischen Erwachsenen zum Ziel hat (s. *Perversion*).

Psychosomatik

Krankheitslehre, die Zusammenhänge zwischen psychischen Faktoren und körperlichen Vorgängen bzw. Symptomen berücksichtigt. So, wie eine körperliche Reaktion (etwa Weinen oder Lachen) durch Emotionen ausgelöst werden kann, so nimmt man an, daß Sorgen oder belastende Ereignisse physische Erkrankungen hervorrufen können.

Damit eine Störung als psychosomatisch eingestuft werden kann, müssen der psychische Auslöser und die physische Reaktion in engem zeitlichem Zusammenhang stehen und wiederholt zusammen auftreten. Dies ist von Bedeutung, da viele chronische Erkrankungen, unabhängig von der psychischen Verfassung einer Person, ständig in ihrem Schweregrad variieren und davon ausgegangen werden muß, daß ein bestimmtes Ereignis belastend wirkt, weil die Person erkrankt ist. Häufig auftretende, psychosomatische Phänomene sind beispielsweise Kopfschmerzen, Atemlosigkeit, Übelkeit, *Asthma*, Reizkolon (s. *Colon irritabile*), *peptische Geschwüre* und bestimmte *Ekzem*formen (s.a. *Ausweichverhalten*).

Psychotherapie

Behandlung psychischer und emotionaler Probleme mit psychologischen Methoden. In der P. spricht der Patient mit dem Therapeuten über seine Symptome und Probleme und baut eine therapeutische Beziehung zu ihm auf.

Jede Person, die P. als Behandlungsform anwendet, darf sich Psychotherapeut nennen. Viele Psychotherapeuten haben keinen medizinischen Hintergrund, sollten aber über eine Fachausbildung verfügen. Bestimmte persönliche Charakteristika sind unabdingbar, wie etwa Empathie (die Fähigkeit zu verstehen, was der Patient fühlt), Aufrichtigkeit (der Therapeut muß glaubhaft vermitteln, daß er meint, was er sagt) und Wärme. Vom Psychotherapeuten sind außerdem persönliche Reife und Lebenserfahrung gefordert, die ihn zum Umgang mit den psychischen und emotionalen Problemen des Patienten befähigen.

WARUM ES GEMACHT WIRD

P. wird angewandt, um Personen zu helfen, die unter Neurosen oder Persönlichkeitsstörungen bzw. unter speziellen persönlichen Problemen leiden. Ziel ist es, den Patienten in die Lage zu versetzen, etwas über sich zu lernen, neue Einsichten in vergangene und gegenwärtige Beziehungen zu entwickeln sowie sein Verhalten zu ändern.

SO WIRD ES GEMACHT

Die Behandlung variiert entsprechend dem ihr zugrundeliegenden Ansatz. *Beratung* ist die einfachste Form der Psychotherapie und besteht in psychologischer Hilfestellung und Unterstützung. Am anderen Ende des Spektrums rangiert die *Psychoanalyse*, welche die Tiefen des Unbewußten und frühe Kindheitserfahrungen zu erkunden versucht. (s. *Freud-Lehre*, *Jung-Theorie*).

Dynamische P. basiert auf psychoanalytischen Prinzipien. Der Therapeut versucht die Botschaften aus dem Unbewußten des Patienten zu verstehen und zu deuten (ohne formale Zuhilfenahme der Psychoanalyse), so daß der Patient besser Einsicht in seine Gefühle entwickeln und besser mit ihnen fertig werden kann.

Die Behandlungsdauer kann kurz sein und aus nur zwei bis drei Sitzungen bestehen, sie kann sich aber auch über viele Jahre hinziehen – dies hängt ganz von der Art der Probleme ab. P. kann in der Intensität sehr variieren – von einfacher Hilfestellung während einer schwierigen Lebensphase bis hin zur Tiefenanalyse mit dem Ziel einer vollständigen Rekonstruktion der Persönlichkeit.

Die P. kann mit einer einzelnen Person durchgeführt werden, aber auch mit einem Paar (s. *Eheberatung*), einer Familie (s. *Familientherapie*) oder einer Gruppe (s. *Gruppentherapie*).

Pterygium

Dreiecksförmige Verdickung der Conjunctiva (der *Bindehaut*, der durchsichtigen

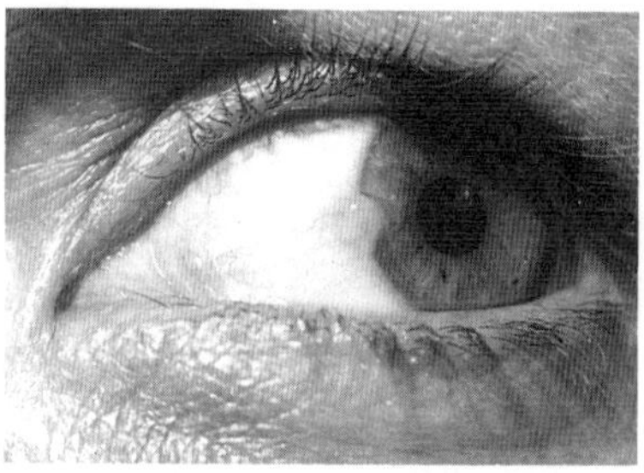

Erscheinungsbild des Pterygiums
Die verdickte Bindehaut hat sich über die Lederhaut hinaus auf die Hornhaut (den durchsichtigen vorderen Augapfelabschnitt) ausgedehnt.

Haut über dem Augapfel und auf der Innenseite der Lider). Ein Pterygium kann sich vom inneren oder äußeren Augenwinkel über den Rand der Hornhaut hinaus bis zu ihrer Mitte ausdehnen. Die Erkrankung wird auf längere Aufenthalte in grellem Sonnenlicht zurückgeführt und ist vor allem in tropischen Gegenden verbreitet.

Wenn das P. die Hornhaut so weit überlagert, daß die Sicht beeinträchtigt wird, sollte es chirurgisch entfernt werden. Wenn es erhaben ist, wird es gelegentlich auch nur deshalb entfernt, weil es Beschwerden verursacht. Ein wiederkehrendes P. kann weitere Behandlungsmaßnahmen erforderlich machen.

Ptose, Ptosis

Herabhängen des oberen Augenlids. Die Erkrankung kann *kongenital* oder später im Leben entweder spontan oder infolge einer Verletzung oder Krankheit wie *Myasthenia gravis* erworben sein. Die Ptosis ist in der Regel auf eine Schwäche des Oberlidhebermuskels oder eine Störung der Nerven, die den Muskel versorgen, zurückzuführen. Eine hochgradige kongenitale P., bei der die Pupille durch das herabhängende Augenlid verdeckt wird, sollte chirurgisch korrigiert werden, um die Entstehung einer *Amblyopie* (Schwachsichtigkeit) zu verhindern.

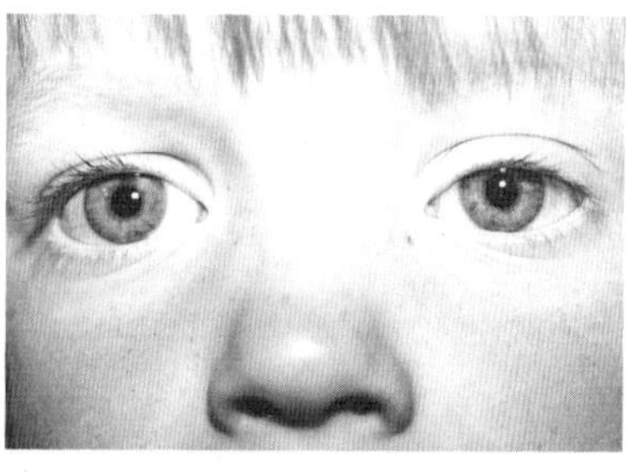

Kongenitale Ptose bei einem Kind
Dieser angeborene Defekt sollte zur Verhütung einer Entwicklungsstörung der Sehfähigkeit chirurgisch korrigiert werden.

Ptyalismus

s. *Sialorrhoe*

Pubertät

Alter, in dem sich die sekundären Geschlechtsmerkmale entwickeln und die Geschlechtsorgane reifen, um schließlich die Fortpflanzung zu ermöglichen. Der Begriff P. beschreibt die physischen Veränderungen, die dem emotionalen Wandel der *Adoleszenz* zugrundeliegen.

Die P. beginnt bei beiden Geschlechtern in der Regel zwischen dem 10. und 15. Lebensjahr und wird durch die in der *Hypophyse* (Hirnanhangsdrüse) gebildeten Hormone (sog. Gonadotropine) ausgelöst. Diese regen die *Eierstöcke* zur vermehrten Sekretion von *Östrogenen* und die *Hoden* zur verstärkten Ausschüttung von *Testosteron* an. Durch welchen Mechanismus wiederum diese Aktivität der Hypophyse ausgelöst wird, ist nicht geklärt. Vermutlich vollzieht sich die erste Veränderung aber in dem als *Hypothalamus* bezeichneten Teil des Gehirns, der die Hypophyse durch "freisetzende" und "hemmende" Faktoren steuert.

Die P. ist von einem Wachstumsschub und einer Gewichtszunahme begleitet. Das Körpergewicht kann sich in dieser Zeit verdoppeln, bei Knaben in erster Linie durch Muskelwachstum, bei Mädchen durch vermehrte Fettablagerung. Der Wachstumsschub setzt bei Knaben später ein.

PUBERTÄT BEI MÄDCHEN

Als erstes Zeichen der P. kommt es bei Mädchen um das 11. Lebensjahr im allgemeinen zum Brustwachstum; bei etwa einem Drittel der Mädchen stellt sich als erstes die Schambehaarung ein. Trotz möglicher Unterschiede in der Wachstumsgeschwindigkeit der beiden Brüste gleichen sich etwaige Diskrepanzen bei Erreichen der vollen Reife in der Regel aus. Die erste Menstruation tritt meist erst ein Jahr oder länger nach Beginn der P. auf, zu einem Zeitpunkt, in dem die Scham- und Achselbehaarung bereits vollständig ausgebildet ist.

Die sekundären Geschlechtsmerkmale, wie die Verbreiterung des Beckens und die spezifisch weibliche Verteilung des Körperfetts, entwickeln sich nach und nach in diesem Lebensabschnitt. Die P. gilt als abgeschlossen, wenn die Menstruation in regelmäßigen Abständen wiederkehrt.

Das Alter der ersten Menstruation ist im vergangenen Jahrhundert, vermutlich aufgrund der allgemeinen Verbesserung der Ernährung und des Lebensstandards, zunehmend gesunken, seitdem aber stabil. Anstrengende Sportarten oder sonstige schwere körperliche Aktivität (wie z.B. Ballett) und zehrende Krankheiten können den Beginn der Menstruation ebenfalls verzögern.

PUBERTÄT BEI KNABEN

Bei Knaben kündigt sich die P. durch einen plötzlichen Wachstumsschub der Hoden und des Hodensacks an, anschließend kommt es zur Ausbildung der Schambehaarung und zum Bartwuchs. Das Peniswachstum beginnt um das 13. Lebensjahr und ist etwa zwei Jahre später abgeschlossen. Aufgrund der großen Variationsbreite kann aber die Geschlechtsreife bei einigen Knaben bereits mit 14 Jahren erreicht sein, während bei anderen im selben Alter die Genitalien noch nicht ausgereift sind.

Die erhöhte Absonderung von Testosteron regt die Spermabildung an und bewirkt die Reifung von Prostata (*Vorsteherdrüse*) und Samenblasen. Sie führt zur typisch männlichen Behaarung von Gesicht, Brust und Unterleib. Durch die Vergrößerung des Kehlkopfs sowie die Verlängerung und Verdickung der Stimmbänder kommt es zum Stimmbruch.

PUBERTÄTSANOMALIEN

Extrem selten sind Fälle, bei denen die normalen Ereignisse der P. in einem sehr frühen Alter auftreten, gelegentlich innerhalb der ersten fünf Lebensjahre. Die jüngste Mutter hat im Alter von 5 Jahren und 8 Monaten ein gesundes Baby zur Welt gebracht. Zur vorzeitigen Geschlechtsreife kann es bei beiden Geschlechtern kommen. Bei Knaben kann sie durch virilisierende Hormone der Nebennieren oder durch eine Zyste oder einen Tumor im Hypothalamus ausgelöst werden. Bei Mädchen ist die Ursache der vorzeitigen P. meist nicht bekannt.

Pubes

Schamhaare bzw. die durch diese Haare verdeckte Schamgegend.

Pudendum

Lateinische Bezeichnung für die äußeren *Genitalien*; meist im Zusammenhang mit den weiblichen Geschlechtsorganen benutzt = P. femininum (in der Klinik: Vulva).

Pudendusanästhesie

Nervenblock zur Schmerzausschaltung bei einer *Zangenentbindung*. Dabei wird auf beiden Seiten der Vagina ein Lokalanästhetikum (s. *Anästhesie, lokale*) in die Nähe des Nervus pudendus eingespritzt, der unter den Knochenvorsprüngen auf beiden Seiten des Beckenausgangs verläuft. Der untere Vaginalbereich wird innerhalb von ungefähr fünf Minuten schmerzunempfindlich.

VERÄNDERUNGEN IN DER PUBERTÄT

Die Pubertät beginnt zwar zu einem individuell sehr verschiedenen Zeitpunkt, in der Regel vollzieht sie sich aber bei Mädchen früher als bei Knaben.

Der gesamte Prozeß erstreckt sich über drei bis vier Jahre. Zusätzlich zu den geschlechtsspezifischen Veränderungen kommt es zu einer raschen Zunahme von Körpergröße und -gewicht.

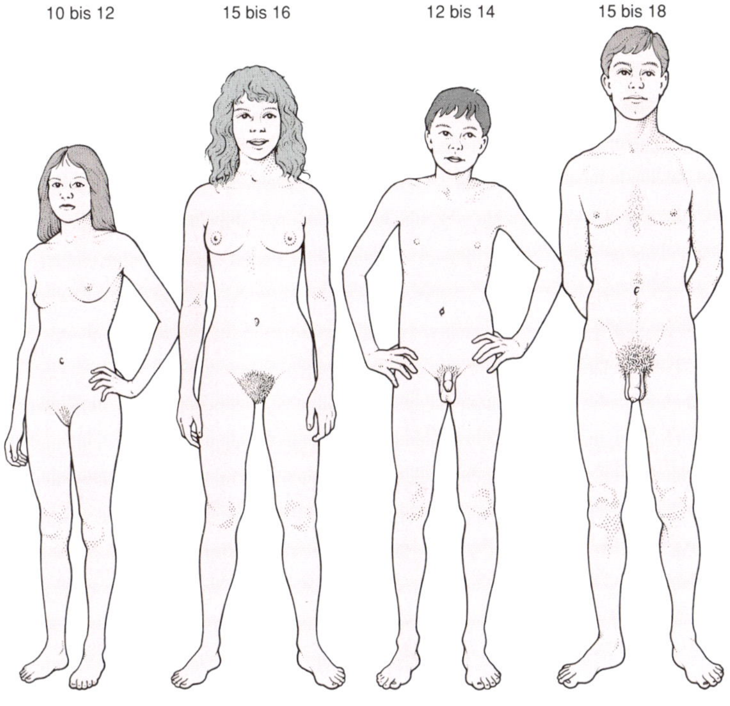

Mädchen
Die Pubertät beginnt bei Mädchen meist zwischen dem 10. und 12. Lebensjahr. Zu den Hauptveränderungen zählen Wachstum der Brüste und Schamhaare, Verbreiterung der Hüften, Vergrößerung der Gebärmutter und Menstruationsbeginn.

Knaben
Die wichtigsten Veränderungen sind die Vergrößerung der Geschlechtsorgane, Verbreiterung der Schultern, Stimmbruch, Bartwuchs und Schambehaarung. Beginn ist meist zwischen dem 12. und 14. Lebensjahr.

Puerperalsepsis

(Kindbettfieber; Puerperium =Wochen-, Kindbett); von großflächigen Geburtswunden ausgehende, innerhalb von 10 Tagen nach einer Entbindung, Fehlgeburt oder einem Abort entstehende Infektion. Die P. ist selten; sie betrifft 1 bis 3 Prozent aller Schwangerschaften. Die Infektion breitet sich meist von der Scheide ausgehend auf die Gebärmutter aus.

URSACHEN

Die Infektion kann durch Bakterien verursacht werden, die zur normalen Scheidenflora gehören und meist nur dann Schaden anrichten können, wenn die Widerstandskraft geschwächt ist oder Plazentagewebe (Mutterkuchen) im Genitalbereich verblieben ist. Die P. kann auch durch Bakterien verursacht werden, die den Genitaltrakt von anderen Körperregionen oder von außen her erreichen.

SYMPTOME UND THERAPIE

Die Hauptsymptome sind Fieber, *Lochien* (übelriechender Ausfluß nach der Entbindung), Kopfschmerzen, Schüttelfrost und Unterleibsschmerzen. Wenn die Infektion auf die Eileiter übergreift (s. *Salpingitis*), kann dies zu einer Verlegung der Eileiter und somit zur *Unfruchtbarkeit* führen. Die weitere Ausbreitung der Infektion kann zur *Peritonitis* und *Septikämie* führen, die sehr bald tödlich endet, wenn sie nicht sofort mit Notfallmaßnahmen behandelt wird.

Die Behandlung umfaßt *Antibiotika* und die Beseitigung des verbliebenen Plazentagewebes.

Puerperium

s. *Wochenbett*

Pulmo

s. *Lunge*

Pulmonal

Zur *Lunge* gehörend. Die Pulmonalarterie ist z.B. das Blutgefäß, in dem das Blut vom Herzen zur Lunge geleitet wird.

Pulmonale Hypertonie

s. *Lungenhochdruck*

Pulmonal(klappen)insuffizienz

Defekt der Pulmonalklappe, dem Ventil zwischen rechter *Herz*kammer und Stamm der Lungenarterie. Durch den mangelhaften Verschluß der Klappe jeweils nach der Kontraktion der Herzkammer kann das zur Lunge gepumpte Blut wieder zurücksickern.

Eine P. gehört zu den seltenen Herzklappenfehlern. Wenn sie auftritt, dann meist als Folge von *rheumatischem Fieber, Endokarditis* oder schwerem *Lungenhochdruck* (Bluthochdruck in der Pulmonalarterie). Die P. kann mit dem Stethoskop als *Herzgeräusch* hörbar werden.

In der Regel hat die P. keine Bedeutung. Gemeinsam mit Lungenhochdruck kann sie aber letztlich zu einer Rechts*herzinsuffizienz* führen. In diesen Fällen steht meist die Behandlung des Lungenhochdrucks im Vordergrund und nicht der Versuch, den Klappenfehler zu beheben.

Pulmonal(klappen)stenose

Krankhafte Verengung im Ausflußbereich der rechten Herzkammer. Bei einer P. muß das rechte *Herz* wesentlich mehr arbeiten, um das Blut in die Lungen zu pumpen. Die Behinderung kann durch eine Verengung der Pulmonalklappe am Kammerausgang, der Pulmonalarterie (des großen Gefäßes hinter der Klappe) oder des oberen Kammerbereichs selbst bedingt sein.

URSACHEN UND VORKOMMEN

Die P. ist fast immer angeboren. Von ca. 8 000 Neugeborenen kommt eines mit diesem Defekt allein oder als Teil einer komplexeren Herzmißbildung, der *Fallot-Tetralogie*, zur Welt. Nur äußerst selten entsteht eine P. später im Leben, meist nach *rheumatischem Fieber*.

SYMPTOME

In schweren Fällen beginnt das Herz des Neugeborenen sich zu erweitern, sobald die Atmung aufgenommen wird. Wenn die Blutzufuhr zur Lunge nicht ausreicht, kommt es zur Atemnot. Der Rückstau des Blutes hinter der Klappe kann, bedingt durch eine *Herzinsuffizienz*, zur Schwellung von Leber und Unterleib führen. Oft verweigert das Neugeborene die Nahrung. In einem solchen Notfall kann eine Operation Abhilfe schaffen.

In den weniger schweren (und häufigeren) Fällen treten die Symptome oft erst später auf, wenn das Kind aktiver ist.

Das Hauptsymptom ist Atemnot. Infolge der verlangsamten Blutzirkulation kann es zu *Frostbeulen*-ähnlichen Erscheinungen an Wangen, Händen und Füßen kommen. In leichten Fällen bleiben die Symptome aus, und die Erkrankung wird erst erkannt, wenn bei einer Untersuchung mit dem Stethoskop ein *Herzgeräusch* festgestellt wird.

Wenn eine P. gemeinsam mit anderen Herzfehlern wie einem *Septumdefekt* (ein Loch in der Vorhofscheidewand) auftritt, umgeht ein Teil des verbrauchten, sauerstoffarmen Blutes die Lungen und kehrt wieder in den großen Kreislauf zurück, wodurch es zur *Zyanose* (bläulichen Verfärbung der Haut) kommt.

Eine im späteren Leben erworbene P. kann zu den Symptomen einer Herzinsuffizienz führen.

DIAGNOSE

Die Herzvergrößerung kann im *Thorax-Röntgenbild* festgestellt werden. Mit Hilfe von *EKG*-Untersuchungen (Messungen der elektrischen Aktivität des Herzens), *Echokardiographie* und *Ultraschall-Diagnostik* kann das Ausmaß der Verengung diagnostiziert werden.

THERAPIE

In bestimmten Fällen kann die Verengung mit einem *Ballonkatheter* behoben und eine Eröffnung des Brustkorbs vermieden werden. Alternativ kann eine *Herzklappenoperation* oder andere *offene Herzoperation* erfolgreich sein.

Pulmosklerose

s. *Lungenfibrose*

Pulpaamputation

Teilentfernung des in der Zahnhöhle (Pulpahöhle) befindlichen Zahnmarks (Pulpa dentis = gallertiges Bindegewebe, das die Blutgefäße und Nerven enthält; s.a. *Zahnpulpa*) bei meist bakteriell bedingter Entzündung. Die Infektion entsteht im allgemeinen infolge ausgedehnter Zahn*karies* (Zahnfäule) oder einer *Zahnfraktur* mit Freilegung der Pulpa. Mit einer erfolgreichen Pulpaamputation läßt sich die weitere Zerstörung der Pulpa verhindern.

Unter Lokalanästhesie wird die geschädigte Pulpa entfernt und die Wunde mit einer heilungsfördernden Paste versorgt. Der Defekt im darüberliegenden Zahnbein und -schmelz wird anschließend aufgefüllt (s. *Zahnrestauration*). Ist diese Behandlung erfolglos, kann eine *Wurzelkanalbehandlung* erforderlich werden.

Pulpa dentis

s. *Zahnpulpa*

Pulpektomie

Vollständige Entfernung der Zahnpulpa (des Zahnmarks = Pulpa dentis; s.a. *Zahnpulpa*, das die Blutgefäße und Nerven enthält). Die Pulpektomie ist Bestandteil einer *Wurzelkanalbehandlung*.

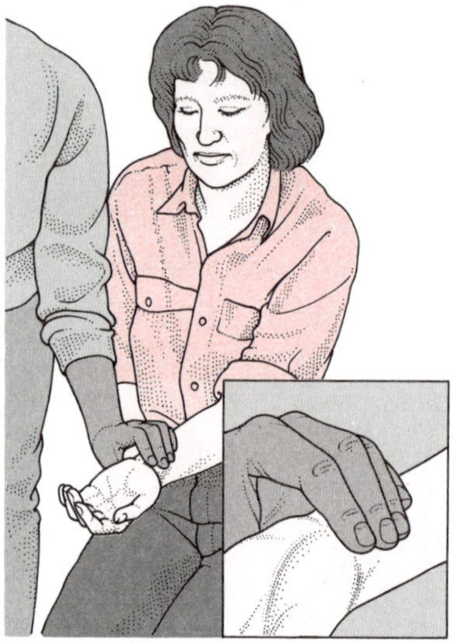

Pulsmessung
Der Radialispuls wird durch Druck mit zwei Fingerkuppen knapp unterhalb der Daumenwurzel auf das Handgelenk getastet.

Puls

Durch Druck- bzw. Volumenschwankungen im Blutkreislauf hervorgerufene Welle, die über die Gefäße abläuft (im engeren Sinn der durch das Herz ausgelöste Arterienpuls).

Der Puls wird gewöhnlich im Rahmen der ärztlichen Untersuchung gemessen, da er Hinweise auf den Gesundheitszustand des Patienten liefert. Er wird durch Druck mit mehreren Fingern auf die Haut über einer Arterie meist am Handgelenk bestimmt, kann aber auch ebensogut am Hals oder der Leiste getastet werden. Gelegentlich ist der Puls an den Schläfen oder am Hals deutlich zu sehen.

Der P. kann in bezug auf Frequenz (Zahl der Dehnungen pro Minute), Rhythmus, Stärke (Blutdruck) und auch dahingehend, ob sich die Gefäße hart oder weich anfühlen, beschrieben werden. Die Frequenz ist anhand der Zahl der Schläge in einem bestimmten Zeitraum (mindestens 15 bis 20 Sekunden) zu messen, die dann entsprechend multipliziert werden, um die Schläge pro Minute zu erhalten. Die P.frequenz entspricht in der Regel der *Herzfrequenz*, die je nach dem Entspannungs- oder körperlichen Aktivitätszustand des Betreffenden variiert.

Ein P., der sich schwach anfühlt, kann auf eine *Herzinsuffizienz*, einen *Schock* oder eine Behinderung der Blutzirkulation hinweisen. Ein schwacher oder fehlender P. in einem oder beiden Beinen ist Zeichen einer *peripheren Gefäßerkrankung*. Die Gefäßwand sollte sich beim Tasten des P.es weich anfühlen, eine harte Gefäßwand kann eine *Arteriosklerose* bedeuten.

Punch-drunk(-Syndrom)

s. *Boxerenzephalopathie*

Pupille

Sehloch; kreisrunde Öffnung im vorderen Abschnitt (Regenbogenhaut = *Iris*) der mittleren *Augen*haut. Die P.nweite wird durch zwei glatte Muskeln bestimmt: Der Musculus sphincter pupillae verengt, der Musculus dilatator pupillae erweitert die P. Die P.nreaktion dient z.B. der Regulation des Lichtmengeneinfalls ins Augeninnere.

Bestimmte Medikamente beeinflussen die P.ngröße. *Atropin*-haltige Augentropfen z.B. führen zur Erweiterung, *Pilokarpin*-haltige zur Engstellung der P.

KRANKHEITEN

Es gibt P.n, die von Geburt an klein, unregelmäßig geformt oder seitlich verschoben sind; außerdem kann ein Aderhaut-Kolobom (meist segmentförmige Spaltbildung in der Iris) vorkommen.

Beim Adie-Syndrom ist die erkrankte P. größer als die der Gegenseite, und die Kontraktions- bzw. Dilatationsreaktion auf Hell und Dunkel ist abgeschwächt.

Das meist im Rahmen einer *Syphilis* auftretende Argyll-Robertson-Phänomen ist durch eine kleine, unregelmäßig ge-

LAGE DER PUPILLE

Das Sehloch ist eine kreisrunde Öffnung im Zentrum der Iris. Sie kann durch Muskeln in der Iris erweitert oder verengt werden, um den Lichteinfall ins Augeninnere zu regeln.

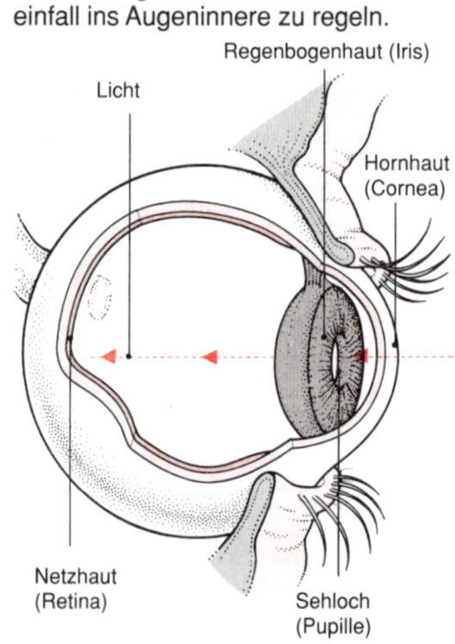

formte Pupille gekennzeichnet, die zwar auf Lichtreize keine Engstellungsreaktion zeigt, sich aber beim Versuch der *Akkommodation* kontrahiert.

Die P.nreaktion ist oft durch Verletzungen der Iris beeinträchtigt, wobei es entweder zur bleibenden Dilatation oder zur Verformung der P. kommen kann.

Pupillenerweiterung
s. *Mydriasis*

Pupillenverengung
s. *Miosis*

Purgativum
Alternativbezeichnung für ein *Laxans*.

Purin
Stickstoffhaltige Verbindungen, die vom Organismus gebildet werden oder bei der Verdauung bestimmter Proteine entstehen. Ein erhöhter P.spiegel kann eine *Hyperurikämie* (erhöhter Harnsäurespiegel im Blut) bewirken, die Ursache der *Gicht* ist. Zu den stark P.haltigen Nahrungsmitteln zählen Sardinen, Leber, Niere, Hülsenfrüchte und Geflügel. P. ist auch in anderen Stoffen wie Koffein und Theophyllin enthalten.

Purpura
Gruppe von Krankheiten, die sich durch purpurfarbene oder rötlichbraune flächenhafte oder fleckige Verfärbungen kennzeichnen, die durch die Haut sichtbar sind und von Blutungen in den darunterliegenden Gewebeschichten herrühren. Als P. werden auch die Verfärbungen selbst bezeichnet, die von Stecknadelkopfgröße bis zu einem Durchmesser von 2,5 cm reichen können. Die kleineren punktförmigen Blutungen werden auch als *Petechien* bezeichnet, gößere, dunklere Flecken sind auch als *Ekchymosen* oder Blutergüsse bekannt.

FORMEN UND URSACHEN

Es gibt verschiedene Formen von Purpura mit unterschiedlichen Ursachen.

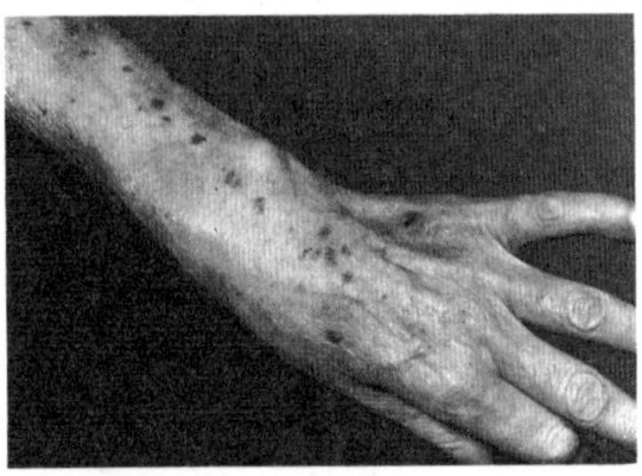

Erscheinungsbild der Alterspurpura
Diese im mittleren und fortgeschrittenen Alter häufige Erkrankung wird durch das Dünnerwerden des Stützgewebes um die Blutgefäße unter der Haut verursacht.

Die Alters- oder P. senilis, die überwiegend Frauen mittleren oder fortgeschrittenen Alters betrifft, stellt die häufigste Form der Blutungsneigung dar. Es erscheinen große, flächenhafte Verfärbungen am Oberschenkel, Handrücken und Unterarm. Ursache ist das Dünnerwerden des Stützgewebes um die Blutgefäße unter der Haut, die somit leicht platzen. Blutungen können auch unter der Mundschleimhaut sichtbar werden.

Die *Henoch-Schoenlein-P.* (auch P. anaphylactica) wird durch eine gelegentlich allergisch bedingte Entzündung der Blutgefäße unter der Haut verursacht. Ähnliche Veränderungen können auch bestimmte Bereiche des Magen-Darm-Trakts betreffen.

P. kann ihre Ursache auch in einem Mangel an Thrombozyten (Blutplättchen) – einer *Thrombozytopenie* – haben. Thrombozyten sind kleine Blutzellen, die für die Blutgerinnung entscheidend sind. Ein Thrombozytenmangel kann als Folge einer Knochenmarkerkrankung (z.B. *Leukämie* oder aplastische *Anämie*), als Nebenwirkung bestimmter Medikamente oder übermäßiger Bestrahlung oder aber ohne ersichtlichen Grund auftreten.

Zu den weiteren Formen der P. zählen die Blutungen bei *Skorbut* und die verschiedenen Gefäßschädigungen, die durch Infektionen, *Autoimmunkrankheiten*, *Septikämien* (Blutvergiftung) oder biochemische Störungen wie Urämie (s. *Nierenversagen*) bedingt sind.

DIAGNOSE UNDTHERAPIE

Für die Diagnose der P. sind die ärztliche Untersuchung der Symptome undAnzeichen sowie eine differenzierte Untersuchung des Blutes und *Blutgerinnungstests* erforderlich. Von vorrangigem Interesse ist der Zustand der Blutplättchen. Der Arzt muß die Art und Ursache exakt feststellen, denn die Behandlung hängt von der Art der P. ab.

Eine Alters-Purpura kann mit einer *Hormonersatzbehandlung* erfolgreich bekämpft werden. Bei anderen Formen helfen *Kortikosteroide* oder *Immunsuppressiva*. Schwere Fälle sprechen oft auf eine *Plasmapherese* (bei der Blut abgenommen, das Plasma ausgetauscht und das Blut anschließend wieder infundiert wird) gut an. Je nach Ursache wird der Thrombozytenmangel verschieden behandelt. Manchmal müssen Thrombozytentransfusionen das Defizit beheben. Der durch eine Autoimmunkrankheit bedingte Plättchenmangel, auch als thrombozytopenische oder idiopathische Purpura bezeichnet, wird in der Regel mit *Kortikosteroiden* oder durch Entfernung der *Milz* (s. *Splenektomie*) behandelt.

Purulent
Pus (Eiter) enthaltend oder produzierend, eitrig.

Pus
s. *Eiter*

Pustel
Kleine Eiterblase in der *Haut*. P.n können in einem Haarfollikel oder an sonstigen Hautstellen entstehen und können durch eine Infektion verursacht sein. Die P.n bei *Akne* sind nicht infektiös bedingt. Ein *Gerstenkorn* ist eine Pustel an der Wurzel einer Wimper.

Putzfrauenknie
(*F.* Bursitis praepatellaris) Entzündung der Bursa (Schleimbeutel), die am Belastungspunkt über dem Schienbeinhökker unterhalb des Knies wie ein Polster wirkt. Die Entzündung wird durch ungewöhnlich langes Knien hervorgerufen und stellt z.B. bei Fliesenlegern eine entschädigungspflichtige *Berufskrankheit* dar. (S. *Bursitis*)

PUVA-Therapie
Form der *Phototherapie* zur Behandlung bestimmter Hautkrankheiten, vor allem der *Psoriasis* (Schuppenflechte). Dabei werden *Psoralen-Präparate*, die die Haut für Sonnenlicht sensibilisieren, mit dosierten Bestrahlungen mit langwelligem *ultraviolettem Licht* kombiniert. Die Abkürzung bedeutet **P**soralen und **UV-A** (Ultraviolett-A).

Pyelitis
s. *Pyelonephritis*

Pyelographie
s. *Urographie*

Pyelolithotomie
Operative *Nierenstein*entfernung. Der Chirurg verschafft sich Zugang zur Niere durch einen Längsschnitt, der rechts oder links von der Wirbelsäule verläuft. Die Anschlußstelle des Harnleiters an das Nierenbecken wird aufgeschnitten und der Nierenstein mit einer Zange herausgeholt.

In jüngster Zeit wird die *Lithotripsie*, die Ultraschall-Stoßwellen zur Zertrümmerung der Steine verwendet, anstelle der P. zur Nierensteinentfernung eingesetzt.

Pyelonephritis
*Nieren*beckenentzündung, meist durch Bakterieninfektion verursacht. Die P. kann akut, in Form einer plötzlichen Attacke, oder chronisch, mit wiederholten oder ungenügend behandelten Attacken, die bleibende Nierenschäden verursachen können, verlaufen.

P

AKUTE PYELONEPHRITIS
Die akute P. ist bei Frauen häufiger und tritt besonders oft in der Schwangerschaft auf. Hervorgerufen wird sie meist durch Bakterien, die zur *Harnblasenentzündung* führen und dann in die Nieren aufsteigen.

Die Symptome umfassen hohes Fieber, Schüttelfrost und Rückenschmerzen. Für die Behandlung werden *Antibiotika* eingesetzt, die in schweren Fällen auch mittels intravenöser Infusion verabreicht werden müssen. Als mögliche Komplikation kann es zur *Septikämie* (Blutvergiftung) kommen.

CHRONISCHE PYELONEPHRITIS
Die chronische P. beginnt oft im Kindesalter. Verursacht wird sie meist durch den Reflux (Rückfluß) von Urin aus der Blase in einen der Harnleiter, oft wegen einer angeborenen Fehlbildung der Klappe an der Mündung des Harnleiters in die Blase.

Ständiger Harnreflux führt zu wiederholten Niereninfektionen, die bei manchen Kindern zu Entzündung und Narbenbildung und somit zu bleibenden Nierenschäden führen können. Kinder mit wiederkehrenden Harnwegsinfektionen sollten daher ärztlich untersucht werden. Anhand eines Miktionsurogramms (s. *Miktions-Urethrozystographie*) läßt sich ein Reflux meist erkennen, so daß eine chirurgische Korrektur der zugrundeliegenden Fehlbildung möglich ist.

Zu den möglichen Komplikationen einer chronischen P. zählen *Hypertonie* (Bluthochdruck) und *Nierenversagen.*

P

Pyloroplastik
Chirurgische Erweiterung des Pylorus (Magenausgang, “Magenpförtner”), um die ungehinderte Entleerung des Magens in den Darm zu ermöglichen. Die Pyloroplastik kann im Rahmen der chirurgischen Therapie bei einem *peptischen Geschwür* erfolgen; sie verhindert die Kontraktion der Pylorusmuskeln nach einer *Vagotomie* (Durchtrennung des Vagus zur Verringerung der Magensäureproduktion).

Pylorusstenose
Einengung des Pylorus (Magenausgang, “Magenpförtner”), Behinderung der Nahrungsbreipassage aus dem Magen in den Zwölffingerdarm. P.n können bei Säuglingen ebenso wie bei Erwachsenen auftreten.

URSACHEN UND VORKOMMEN
Bei Säuglingen wird die P. durch eine Verdickung der Pylorusmuskeln verursacht, deren Ursache ungeklärt ist und die mit einer Häufigkeit von 1:4 000 kurz nach der Geburt auftreten kann.

PYLORUSSTENOSE BEIM SÄUGLING
Bei der frühkindlichen Pylorusstenose ist der den Magenausgang umgebende Muskel verdickt (vergrößerter Ausschnitt unten). Die Erkrankung betrifft männliche Säuglinge häufiger als weibliche und tritt familiär gehäuft auf, d.h., Babys einer Mutter, die selbst als Säugling eine Pylorusstenose hatte, werden wahrscheinlich ebenfalls darunter leiden.

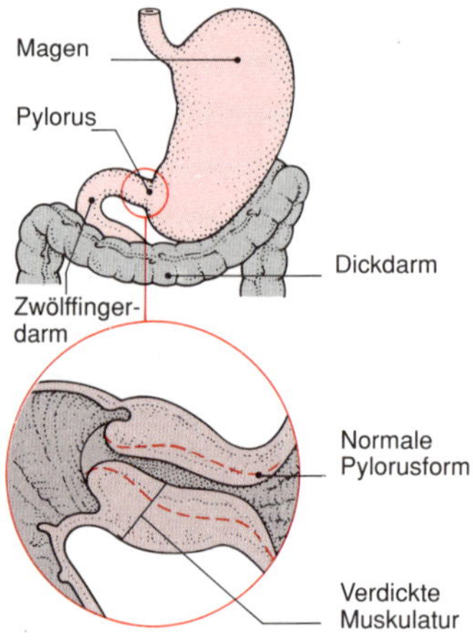

Beim Erwachsenen entsteht die Pylorusstenose meist durch Narbenbildung, die wiederum auf ein *peptisches Geschwür* oder einen bösartigen Tumor im unteren Magenbereich (s. *Magenkrebs*) zurückzuführen ist.

SYMPTOME UND DIAGNOSE
Drei bis vier Wochen nach der Geburt kommt es beim Säugling mit Pylorusstenose nach dem Trinken zu explosionsartigem Erbrechen (große Mengen im Schwall, unter Umständen über einen Meter weit).

Beim Erwachsenen hingegen wird einige Stunden nach der Mahlzeit Unverdautes erbrochen.

Bei der ärztlichen Untersuchung ist unter der kindlichen Bauchdecke der verdickte Muskel zu tasten. Zur Sicherung der Diagnose ist jedoch meist eine *Barium-Röntgenkontrastuntersuchung* erforderlich.

Die Diagnose der P. erfolgt beim Erwachsenen mittels Barium-Röntgenkontrastuntersuchung sowie *Gastroskopie* (Magenspiegelung).

THERAPIE
Die P. des Säuglings wird gelegentlich mit Medikamenten behandelt. In den meisten Fällen ist ein befriedigendes Resultat nur mit einer Pyloromyotomie zu erzielen, wobei der Bauch in Vollnarkose eröffnet und das Abflußhindernis durch einen Schnitt entlang des verdickten Muskels behoben wird.

Beim Erwachsenen ist eine chirurgische Behandlung der zugrundeliegenden Ursache erforderlich.

Pyo-
Wortteil mit der Bedeutung “Eiter...”, “eitrig”. Oft auch nur Py-, z.B. in Pyurie (Eiter im Urin).

Pyoderma gangraenosum
Seltene Krankheit mit Geschwüren, vor allem an den Beinen, die zu harten, schmerzhaften Arealen mit einem Rand aus verfärbter Haut werden. P.g. kommt als seltene Komplikation bei *Colitis ulcerosa* vor.

Pyramidenbahn-Syndrom
Gruppe von Erkrankungen mit Degeneration der die Muskelaktivität steuernden *Nerven* des *Zentralnervensystems.* Diese Degeneration führt zur Schwäche und zum Schwund der *Muskeln.* Die Ursache des P.-S.s ist nicht geklärt.

FORMEN
Amyotrophische Lateralsklerose
Auch myatrophe Lateralsklerose. Sie ist die häufigste Form des P.-S.s. Meist betrifft die Krankheit die Altersgruppe über 50 Jahren, und sie ist bei Männern häufiger. In 5 bis 10 Prozent der Fälle ist eine familiäre Häufung zu beobachten.

In den meisten Fällen ist das erste Symptom eine Schwäche in den Händen und Armen, verbunden mit Muskelschwund. Zudem kann es zu *faszikulären Zuckungen* (spontanen unregelmäßigen Zuckungen kleiner Muskelbereiche) und Muskelkrämpfen oder -steifheit kommen. Gelegentlich beginnen die Symptome in den Beinen. In jedem Fall sind nach kurzer Zeit alle vier Gliedmaßen betroffen. Eine Beeinträchtigung der Sinneswahrnehmung oder der Harnblasenfunktion ist nicht festzustellen.

Zu den übrigen Formen des P.-S.s zählen die progressive Muskelatrophie und progressive Bulbärparalyse, die beide zunächst mit einer anderen Form von Muskelschwäche beginnen, deren Verlauf dann aber mit dem der amyothrophischen Lateralsklerose identisch ist.

Kindliche Formen
Zwei Formen des P.-S.s beginnen in der Kindheit oder Jugend und sind in den meisten Fällen erblich.

Werdnig-Hoffmann-Syndrom, auch als infantile progressive spinale Muskelatrophie bezeichnet, tritt bei Säuglingen bei der Geburt oder kurz danach auf. Bis auf seltene Ausnahmen verschlimmert sich die Muskelschwäche zunehmend und endet nach einigen Monaten bis Jahren tödlich.

Eine weniger schwere Form ist die chronische spinale Muskelatrophie, die jederzeit im Kindes- oder Jugendalter beginnen kann. Diese Form ist mit fortschreitender Muskelschwäche verbunden, muß aber nicht zu einer schweren Behinderung führen.

DIAGNOSE

Die Diagnose P.-S. läßt sich mit verschiedenen Untersuchungen einschließlich *EMG* (Messung der elektrischen Muskelaktivität), Muskel*biopsie* (Entnahme von Gewebeproben zur mikroskopischen Analyse), Bluttests, *Myelographie* (Röntgenuntersuchung des Rükkenmarks nach Einspritzen eines strahlenundurchlässigen Kontrastmittels), *Computertomographie* oder *Kernspintomographie* bestätigen.

THERAPIE UND PROGNOSE

In der Regel wird im weiteren Verlauf des P.-S.s die Atem- und Schluckmuskulatur befallen. Dies hat meist innerhalb von zwei bis vier Jahren den Tod zur Folge. Etwa 20 Prozent der Patienten überleben aber länger als 5 Jahre und etwa 5 Prozent länger als 10 Jahre.

Die Nervendegeneration läßt sich nicht bremsen, doch kann die damit verbundene *Behinderung* durch *Physiotherapie* verringert werden.

In den Endstadien der Krankheit können die Patienten weder sprechen noch schlucken. Sie sind bewegungsunfähig, aber weder geistig noch in ihrer Aufmerksamkeit beeinträchtigt. Die benötigte psychologische und physische Unterstützung kann zu Hause oder in einem *Hospiz* gewährleistet werden.

Pyrantel

(z.B. *Helmex*® +)

Anthelmintikum zur Behandlung von *Wurminfestationen* des Darms. Eine einzige Dosis P. reicht in der Regel zur Beseitigung der Würmer aus. Zu den möglichen Nebenwirkungen gehören Übelkeit, Appetitverlust und Bauchschmerzen.

Pyrazinamid

(z.B. *Pyrafat*® +)

Zur Behandlung von *Tuberkulose* verwendetes Medikament. Mögliche Nebenwirkungen sind Übelkeit und ein erhöhtes Risiko, an Gicht zu erkranken. Außerdem kann es zu Leberschäden, Appetitverlust und Gelbsucht kommen.

Pyrexie

F. für *Fieber*.

Pyrexie unbekannter Genese

Anhaltendes Fieber, für das trotz ausführlicher Untersuchungen keine plausible Erklärung zu finden ist. Die Ursache ist meist entweder eine seltene Krankheit, die schwer zu diagnostizieren ist, oder eine häufige Krankheit, die in einer ungewöhnlichen Form auftritt.

Zu den häufigen Ursachen zählen verschiedene Virusinfektionen, *Tuberkulose*; Krebs, v.a. *Lymphome* (bösartige Lymphknotenvergrößerungen); ferner *Kollagenosen*, z.B. *Lupus erythematodes*, *Arteriitis temporalis* und bei Kindern das Still-Syndrom (s. *rheumatoide Arthritis, juvenile*). Als weitere mögliche Ursache kommt die Nebenwirkung eines *Medikaments* in Frage.

Pyridoxin

(z.B. B_6 - *Vicotrat*®)

Vitamin B_6, eines der Vitamine des *Vitamin-B-Komplexes*.

Ein Mangel an diesem Vitamin ist selten, kann aber durch verschiedene Medikamente bedingt sein. Er führt zur *Neuritis* (Nervenentzündung).

Hochdosiertes Pyridoxin (50-100 mg täglich gegenüber der empfohlenen Tagesdosis von etwa 2 mg) wird gelegentlich zur Behandlung des *prämenstruellen Syndroms* verwendet.

Pyrimethamin

(z.B. *Daraprim*® +)

Medikament zur Vorbeugung und Behandlung bestimmter *Malaria*-Erreger sowie zur Behandlung der *Toxoplasmose*, dann aber in Kombination mit einem *Sulfonamid*.

Pyrogen

Fieber erzeugende Substanz. Als P.e werden gewöhnlich die Proteine bezeichnet, die von den weißen Blutkörperchen als Reaktion auf eine Bakterien- oder Vireninfektion freigesetzt werden. Sie beeinflussen das Temperatursteuerzentrum im Gehirn und bewirken eine Temperaturerhöhung. Der Begriff wird gelegentlich auch für die Substanzen verwendet, die von Mikroorganismen freigesetzt werden, z.B. bakterielle *Endotoxine*, die eine ähnliche temperaturerhöhende Wirkung besitzen.

Pyromanie

Zwanghafter Drang, Brände zu legen. Die betroffene Person läßt sich als Kind vom Feuer faszinieren, bezieht aus dem Anzünden von Gegenständen und dem Beobachten des Feuers Entspannung (oder sogar lustvolle Empfindungen) und hat keine sonstigen Motive (z.B. Geld). Die Krankheit wird bei Männern häufiger als bei Frauen festgestellt und kann mit einem niedrigen IQ, Alkoholmißbrauch und mitunter *psychosexuellen Störungen* (da gelegentlich eine sexuelle Erregbarkeit durch das Feuer vorzuliegen scheint) zusammenhängen. Die P. ist oft schwer zu behandeln; Gefängnisstrafen sind nicht selten.

Pyrosis

s. *Sodbrennen*

Pyurie

Vorhandensein von weißen Blutkörperchen (Eiterzellen) im Urin (auch als Eiterharn bezeichnet). Die P. ist meist Hinweis auf eine Infektion und Entzündung der *Nieren* oder *Harnwege*.

Die ursächlichen Erreger werden mit Hilfe der mikroskopischen Untersuchung und *Kultur* des Urins festgestellt, um eine entsprechende *Antibiotika*-Therapie einleiten zu können. Gelegentlich besteht die P. ohne nachweisbaren Erreger; hier handelt es sich meist um eine Nierenentzündung anderer Ursache.

P

Q

Q-Fieber

Ungewöhnliche, weltweit vorkommende Erkrankung mit grippeähnlichen Symptomen (s. *Grippe*).

URSACHEN

Der Erreger *COXIELLA BURNETI* ist eine *Rickettsien*-Art, der sich in Wald- und Haustieren findet, und wird durch den Harn, Kot und das Fleisch, die Milch und Plazenta infizierter Tiere übertragen. In trockenen Gegenden wird das Q-Fieber durch infizierten Staub übertragen, selten durch Zeckenbisse.

SYMPTOME UND ANZEICHEN

Nach etwa 20tägiger Inkubationszeit bricht die Krankheit unvermittelt mit hohem Fieber aus, das bis zu zwei Wochen anhalten kann. Begleiterscheinungen sind heftige Kopfschmerzen, Muskel- und Brustschmerzen sowie Husten. Im Laufe der zweiten Woche kommt eine Art Lungenentzündung hinzu. Danach setzt meist die Genesung ein. In manchen Fällen zieht sich die Krankheit jedoch länger hin. Ein Drittel dieser Betroffenen bekommt eine *Hepatitis*, bei manchen kommt eine *Endokarditis* hinzu. Bei weniger als einem Prozent der Erkrankten endet die Krankheit tödlich.

DIAGNOSE, THERAPIE, VORBEUGUNG

Bei Verdacht auf Q-F. bestätigt ein *Bluttest* die Diagnose. Die Therapie besteht in der Verabreichung von *Antibiotika*. Für besonders gefährdete Personen gibt es eine wirksame Schutzimpfung.

Quaddel

(*F.* Urtica) Hauterhebung durch kleinflächige Wasseransammlung in der Ober- und Lederhaut; künstliche Q.bildung ("quaddeln") bei Lokalanästhesie, Neuraltherapie.

Quadriplegie

s. *Tetraplegie*

Quadrizeps

Für das Strecken im Kniegelenk zuständiger vierköpfiger Muskel an der Oberschenkelvorderseite (*F.* Musculus quadriceps femoris; s.a. *Patella*).

PROBLEME

Häufigstes Problem am Quadrizeps ist ein durch einen Schlag herbeigeführtes *Hämatom*, das sich wenige Tage später blau verfärbt. In seltenen Fällen kommt es innerhalb des Hämatoms durch Kalkeinlagerung zu einer Verhärtung, die die Beweglichkeit einschränkt.

Abruptes Strecken des Beines führt – insbesondere bei Personen mittleren oder höheren Alters – unter Umständen zu einem Muskelriß. Bei jedem mit Schmerzen oder Schwellung einhergehenden Kniedefekt, der die volle Streckung des Beines verhindert, beginnt der Q. innerhalb von 48 Stunden an Stabilität einzubüßen. Bei Belastung des betroffenen Beines entsteht das Gefühl, als gebe das Knie nach.

Quallengift

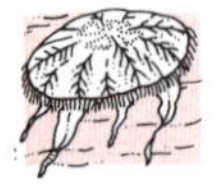

Quallen, Korallen, Seeanemonen zählen zu einer Gruppe von Meerestieren, die als Hohl- oder Nesseltiere bezeichnet werden und mit Fangarmen ausgestattet sind. Diese Fangarme sind mit Nesselkapseln besetzt, die sich bei Berührung entleeren. Normalerweise hinterläßt das Sekret kaum mehr als einen Juckreiz oder leicht schmerzhaften Ausschlag, aber die Absonderungen mancher Quallen und Röhrenquallen können massive Reaktionen hervorrufen. In einzelnen Fällen löst das in die Blutbahn gelangte Gift Brechreiz und Schweißausbrüche aus, Schock, Atembeschwerden, Krämpfe und einen Kollaps. Die gefährlichen Spezies leben vorwiegend in tropischen Gewässern.

THERAPIE

Bleiben nach der Berührung mit der Qualle Fragmente der Fangarme an der Haut haften, sollte man die Nesselkapseln mit Essig inaktivieren. Die Tentakelreste lassen sich mit Klebestreifen entfernen. Tentakel können aber manchmal noch stundenlang Gift absondern, deshalb sollte man nicht mit bloßen Händen zu Werke gehen. Gegen die Schmerzen helfen *Analgetika*. Bei einer massiven Reaktion ist stationäre Behandlung und mitunter *Herz-Lungen-Wiederbelebung* erforderlich. Eventuell ist für das giftige Sekret der gefährlicheren Spezies auch ein Gegengift (s. *Antidot*) verfügbar.

SITZ DES QUADRIZEPS

Ein Muskelkopf entspringt am Becken, die drei anderen am Oberschenkelknochen. Die unteren Enden gehen in eine Sehne über, die die Kniescheibe als Sesambein umfaßt und am Schienbein verankert ist.

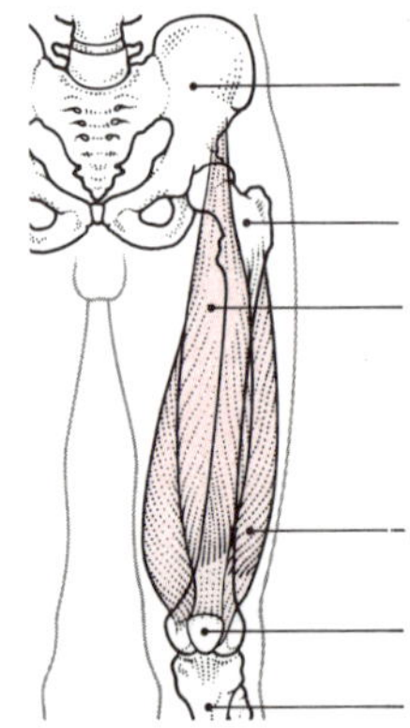

Quarantäne

Isolierung einer oder mehrerer Personen nach direktem oder indirektem Kontakt mit einer schweren Infektionskrankheit. Zweck der Maßnahme ist es, die Ausbreitung einer Krankheit durch eine infizierte, aber symptomfreie Person zu verhüten.

Der Begriff Quarantäne leitet sich aus dem italienischen Wort für "vierzig" ab. Einstmals mußten Schiffsmannschaften nach dem Verlassen einer von einer Seuche wie *Cholera*, *Pocken* oder *Pest* heimgesuchten Hafenstadt 40 Tage lang auf See bleiben. Später verkürzte man diese 40-Tage-Frist auf eine Dauer, die in etwa der *Inkubationszeit* der jeweiligen Krankheit entspricht.

Heute, nach dem Rückgang der meisten gefährlichen Infektionskrankheiten und der Einführung von Maßnahmen zur flächendeckenden *Immunisierung* gegen die meisten dieser Seuchen ist Q. so gut wie überflüssig geworden. Bei manchen Krankheiten – allen voran das Gelbfieber – trat an die Stelle der Q. die Zwangsimpfung für Reisen in Risiko-Länder. Bei Kontakten mit Personen, die an hochinfektiösen Erkrankungen leiden (beispielsweise an Lungenpest), sind eventuell neben der Schutzimpfung noch weitere Auflagen zu beachten. Hauptsächlich beziehen sich die restlichen, noch gültigen Q.vorschriften auf den Import von Tieren in *tollwut*freie Länder.

Quecksilber

(*F.* Hydrargyrum, Abk. Hg) Einziges bei Raumtemperatur flüssiges metallisches Element. Quecksilber wird für die Herstellung von *Thermometern*, *Sphygmomanometern* (Blutdruckmeßapparaten) und von *Amalgam* für Zahnfüllungen verwendet. Verschiedene Q.verbindungen finden sich in Farben, Pestiziden, Kosmetika und Medikamenten sowie bei bestimmten industriellen Fertigungsverfahren.

Quecksilbervergiftung

Toxische Auswirkungen von *Quecksilber* auf den Organismus. Je nach Aggregatzustand wird Quecksilber mehr oder minder bereitwillig vom Organismus aufgenommen, dementsprechend unterschiedlich ist auch das Risiko.

Wird flüssiges Quecksilber geschluckt, ist die Resorption über den Darm nur unbedeutend. Eine geringfügige Menge (z.B. aus einem zerbrochenen Thermometer) wird demnach kaum eine Vergiftung hervorrufen. Andererseits verdampft flüssiges Quecksilber sehr leicht, und dieser Dampf wird über die Lunge sehr rasch in den Organismus absorbiert. Einatmen von Quecksilberdampf – in der Regel im Zusammenhang mit einem industriellen Produktionsprozeß – ist die häufigste Ursache für eine Q.

Quecksilberverbindungen mit geringerer Verdampfung können durch Resorption via Haut oder Darm eine Vergiftung herbeiführen.

SYMPTOME UND ANZEICHEN

Die Anfangssymptome einer Q. hängen von dem betroffenen Körperbereich ab. Mit der Haut in Berührung kommende Quecksilberverbindungen können eine starke Entzündung hervorrufen. Wird die Quecksilberverbindung geschluckt, kommt es zu Übelkeit, Erbrechen, Durchfall und Bauchschmerzen.

Nach seinem Eindringen in den Körper gelangt das Quecksilber in die Blutbahn und lagert sich später in verschiedenen Organen, vor allem in Gehirn und Nieren, ab. Quecksilberdepots im Gehirn zeitigen eine Vielfalt von Symptomen, einschließlich Müdigkeit, Beeinträchtigung der Muskelkontrolle, Erregbarkeit, Zittern und Taubheitsgefühl in den Gliedmaßen. In schweren Fällen kommen noch Sehstörungen hinzu und ganz vereinzelt auch *Demenz*. Quecksilberablagerungen in den Nieren führen unter Umständen zu *Nierenversagen*. Ohne Therapie kann eine schwere Q. tödlich enden.

THERAPIE

Bei Q. beschleunigt die Verabreichung von *Chelatbildnern* (z.B. *Penicillamin*) die Ausscheidung des Metalls aus dem Organismus. In einigen Fällen, insbesondere bei Nierenschädigung, empfiehlt sich eine Blutreinigung durch *Hämodialyse* (s. *Dialyse*). Herbeiführen von Erbrechen oder Auspumpen des Magens ist nur dann sinnvoll, wenn dies innerhalb von wenigen Stunden nach dem Schlukken des Quecksilbers geschieht. (S.a. *Minamata-Krankheit*)

Quick-Test

s. *Blutgerinnungstest*

Q

R

Rabies

s. *Tollwut*

Rachen

(*F. Pharynx*) Verbindungsstück für Atem- (zwischen Nasenhöhle und Kehlkopf) und Speisewege (zwischen Mundhöhle und Speiseröhre); beide Transportwege überkreuzen sich.

Der Rachen, dessen Dach die Schädelbasis ist, wird nach den jeweils davor befindlichen Bereichen in drei Etagen geteilt: hinter der Nasenhöhle der Nasenrachenraum (Pars nasalis pharyngis), hinter der Mundhöhle der Mundrachenraum (Pars oralis pharyngis) und hinter dem Kehlkopf der Kehlkopfrachenraum (Pars laryngea pharyngis). Unter der Schleimhaut des R.s liegt der Waldeyer-Rachenring, ein lymphatischer Schutzwall gegen das Eindringen von Krankheitserregern. Dazu gehören die Rachen-, Tuben- und Gaumenmandeln sowie die Zungenmandel.

Rachischisis

s. *Neuralrohrdefekt*

Rachitis

Durch Mangelernährung verursachte Krankheit, bei der es im Kindesalter zu Skelettfehlbildungen kommt. Der Grund für die Verformung der *Knochen* bei der R. ist die unzureichende Einlagerung von *Kalzium* und *Phosphat* während des Wachstums. Ein ähnlicher Kalzium- und Phosphatmangel im Knochen führt beim Erwachsenen zur *Osteomalazie*.

URSACHEN UND AUFTRETEN

Die häufigste Ursache der R. ist ein Mangel an *Vitamin D*, das für die Resorption von Kalzium aus dem Darm in das Blut und für seine Einlagerung im Knochen unerläßlich ist. Vitamin D kommt in fetthaltigen tierischen Nahrungsmitteln wie fetten Fischsorten, Butter, Eigelb, Leber und Lebertran vor. Geringe Mengen sind auch in der Muttermilch und tierischer Milch enthalten. Außerdem wird es unter Sonnenlichteinwirkung auf die Haut auch im Körper selbst gebildet.

Die Verbreitung der R. erstreckt sich primär auf arme Länder und Gegenden, in denen die Säuglinge (und Mütter) mit der Nahrung nicht ausreichend Vitamin D aufnehmen und auch zuwenig Sonnenlicht bekommen. Mit der Muttermilch allein läßt sich der Vitamin-D-Bedarf eines Säuglings nicht decken. Wenn ein Säugling, solange er gestillt wird, nur wenig an die Sonne kommt, sollte ihm daher zusätzlich Vitamin D verabreicht werden.

In Deutschland tritt die R. heute nur noch selten auf, denn hier erhalten viele Kleinkinder bereits Vitamin-D-Präparate zusätzlich zu einer abwechslungsreichen Ernährung und ausreichender Sonnenlichteinwirkung. Gelegentlich kommt R. noch bei Frühgeborenen, Kindern asiatischer Eltern, die in nördlichen Gegenden Europas leben, und einigen Diätaposteln vor, die jede Art von Vitamin-D-reichen Nahrungsmitteln von ihrem Speiseplan verbannt haben.

Gelegentlich entsteht die R. als Komplikation einer Verdauungsstörung, die sich in einer *Malabsorption* (Unfähigkeit zur Resorption von Nährstoffen aus dem Darm) äußert. Darüber hinaus kann sie auch bei verschiedenen seltenen Nieren- und Leberkrankheiten sowie bei Kindern unter Langzeitbehandlung mit *Antikonvulsiva*, die die Wirkung des Vitamins D beeinträchtigen, auftreten.

SYMPTOME UND ANZEICHEN

Das auffälligste Zeichen einer fortgeschrittenen R. ist eine Verformung der Knochen, vor allem der Beine und der Wirbelsäule. Typisch sind die O-Beine und bei Kleinkindern – infolge der Weichheit der Schädelknochen – die Abflachung des Kopfes.

Häufig sind bei rachitischen Kleinkindern Schlafstörungen und eine verspätete Krabbel- und Gehfähigkeit zu beobachten. Zu den weiteren Symptomen zählen *Kyphoskoliose* (Wirbelsäulenverkrümmung), häufige *Frakturen* (Knochenbrüche) und verdickte Handgelenke, Knöchel und Rippenenden. Auch Bekkenschmerzen und Muskelschwäche können auftreten.

DIAGNOSE UND THERAPIE

Die Diagnose stützt sich auf die ärztliche Untersuchung des äußeren Erscheinungsbildes und die Ergebnisse von *Röntgen*aufnahmen und *Bluttests*.

Wenn die R. Folge einer Fehlernährung ist, wird sie mit Vitamin-D-Präparaten behandelt, die oft das normale Knochenwachstum wiederherstellen. In den meisten Fällen verschwinden die Knochendeformitäten allmählich während des Wachstums. Wenn R. eine Komplikation einer anderen Krankheit, z.B. von Malabsorption oder einer Nierenerkrankung ist, hängt die Therapie von der Grunderkrankung ab.

Rachitisch

Begriff zur Beschreibung der knöchernen oder sonstigen Veränderungen bei *Rachitis* (durch Vitamin-D-Mangel verursacht). R. wird auch für Personengruppen verwendet, die von der Rachitis besonders betroffen sind.

Rad

Abkürzung von "**r**adiation **a**bsorbed **d**ose". Kurzzeichen früher rad, jetzt rd. Bis 1985 war "Rad" in der Bundesrepublik Deutschland die zugelassene Einheit für die absorbierte Dosis ionisierender Strahlung (s.a. *Strahlung*, Kasten "Einheiten für Strahlung" auf S. 1006). Heute im SI-System durch Gray (Gy) ersetzt.

Radialis

(*F.* Nervus radialis) Geht aus dem *Plexus brachialis* hervor, windet sich knochennah um den seitlichen Oberarmknochen und zieht auf der Beugeseite über das Ellenbogengelenk. Dann teilt er sich in einen oberflächlichen (sensiblen) und einen tiefen (sensibel-motorischen) Ast, der auf die Streckseite des Unterarms gelangt und alle Strecker am Arm sowie die Haut an der Streckseite des Arms und der Hand (ausgenommen 4. und 5. Finger) innerviert.

ERKRANKUNGEN

Durch seinen knochennahen Verlauf kann der Radialis bei einer Fraktur des Oberarmknochens verletzt werden. Außerdem wird er unter Umständen durch dauernden Druck auf die Achselhöhle (zum Beispiel durch Krücken) geschädigt.

Beides kann zur *Fallhand* (Unfähigkeit, im Handgelenk zu strecken) und zur Taubheit in den vom Radialis versorgten Hautarealen führen.

Radiatio

s. *Strahlung*

Radikaloperation

Ausgedehnte Operation mit dem Ziel, eine schwerwiegende Krankheit durch Entfernung des gesamten befallenen Gewebes und des umgebenden Gewebes, das möglicherweise ebenfalls erkrankt sein könnte, zu eliminieren.

Früher wurden R.en im Bemühen um die Heilung Krebskranker häufig eingesetzt. Bei der radikalen *Mammaamputation* wurde beispielsweise zur Behandlung von Brustkrebs die gesamte befallene Brust zusammen mit den Brustmuskeln, den Achsellymphknoten und weiterem Gewebe entfernt.

Auch die *Amputation* von Gliedmaßen, die in der Regel zur Verhütung der Ausbreitung einer *Gangrän* (Absterben des Gewebes) durchgeführt wird, ist eine Radikalamputation

Radikulopathie

Schädigung der Nervenwurzeln, die vom *Rückenmark* abzweigen. Die R. kann durch einen *Bandscheibenvorfall*, eine *Arthritis* der Wirbelsäule, Verdickung der Rückenmarkhaut und gelegentlich durch *Diabetes mellitus* oder die Aufnahme von Schwermetallen, z.B. Blei, verursacht werden.

Die Symptome der R. umfassen starke Schmerzen, gelegentlich Taubheit der von den betroffenen Nerven versorgten Körperteile und Schwäche, Lähmung sowie Schwund der Muskeln im Versorgungsbereich der Nerven. Die Behandlung ist, sofern möglich, auf die zugrundeliegende Ursache gerichtet, ansonsten können die Symptome durch *Analgetika* (Schmerzmittel), *Psychotherapie* oder in bestimmten Fällen eine Operation gelindert werden.

Radioaktivität

Emission von Alpha-, Beta- und/oder Gammastrahlen beim spontanen Zerfall der Atomkerne bestimmter instabiler Substanzen. Natürliche R. entsteht durch den Zerfall natürlich vorkommender radioaktiver Substanzen, z.B. von Uranerzen. Die meisten Elemente können jedoch durch Beschuß mit Hochenergie-Teilchen (z.B. Neutronen) künstlich radioaktiv gemacht werden. Man spricht dann von künstlicher Radioaktivität. (S.a. *Strahlung*)

Radiographie

Anwendung von *Strahlung* zur bildgebenden Darstellung von Teilen des Körpers. Bei der *Röntgen*untersuchung ist es die Aufgabe der Röntgenassistenten, die Patienten für die Untersuchung vorzubereiten, die Röntgenaufnahme anzufertigen und das Bild zu entwickeln. Sie assistieren auch bei anderen *bildgebenden Verfahren.*

Röntgenassistenten geben den Patienten Anweisungen, die während der Untersuchung zu befolgen sind. Sie haben dafür zu sorgen, daß die Patienten die Haltung einnehmen, welche die beste Darstellung der zu untersuchenden Körperregion ermöglicht.

Darüber hinaus assistieren sie dem Radiologen bei der Durchführung spezieller Röntgenuntersuchungen, wie Kontrastmittelaufnahmen, und anderer bildgebender Verfahren, wie *Radioisotopen-Untersuchung, Ultraschall-Diagnostik* und *Kernspintomographie.* (S.a. *Radiologie*; *Röntgenographie.*)

Radioimmunoassay

(Abk. RIA) Äußerst empfindliches Laborverfahren, bei dem mit Hilfe von radioaktiven Isotopen die Konzentrationen bestimmter Proteine im Blut bestimmt werden.

Zu den mit dem RIA nachweisbaren Proteinen zählen heute Hormone, Teile von Mikroorganismen und Antikörper, die gegen Mikroorganismen oder allergieauslösende Substanzen gebildet werden. (S.a. *Immunoassay*)

Radioisotopen-Untersuchung

Diagnostisches Verfahren, das auf der Erfassung der *Strahlung* von radioaktiven Substanzen, die in den Körper eingeführt werden, beruht. Verschiedene radioaktive Substanzen, auch als Radionuklide bezeichnet, werden durch einige Gewebearten in stärkerer Konzentration aufgenommen, wodurch bestimmte Organe untersucht werden können. Die Schilddrüse nimmt z.B. mehr radioaktives Jod auf als andere Organe. Die bei der R.-U. gewonnenen Bilder geben mehr Aufschluß über die Funktion eines Organs als andere Verfahren, obwohl sie weniger anatomische Details darstellen.

FUNKTIONSWEISE

Nach der Einnahme oder Injektion eines Radionuklids wird dieses vermehrt im Zielorgan absorbiert. Dadurch emittiert es Gammastrahlen (den Röntgenstrahlen ähnlich, aber mit kürzerer Wellenlänge), die durch eine sog. Gamma-Kamera sichtbar gemacht werden. Die Kamera enthält einen Szintillationskristall, der auf Gammastrahlen reagiert, indem er winzige Lichtquanten (Photonen) aussendet. Aus diesen wird ein Bild erzeugt, das auf einem Bildschirm oder in digitaler (numerischer) Form dargestellt werden kann.

Nach einem ähnlichen Prinzip wie bei der *Computertomographie* können mit einem Computer aus den Strahlenwerten, die eine um den Patienten rotierende Gamma-Kamera erfaßt, Querschnittdarstellungen ("Schichtbilder") erstellt werden. Diese spezielle Form der R.-U. wird als SPECT (**s**ingle **p**hoton **e**mission **c**omputed **t**omography) bezeichnet.

Mit Hilfe eines Computers lassen sich auch bewegte Bilder herstellen, indem unmittelbar nach Verabreichung des Radionuklids eine Serie von Bildern aufgezeichnet wird.

ANWENDUNGSGEBIETE

Die R.-U. erlaubt in einem früheren Stadium als andere bildgebende Verfahren die Erkennung bestimmter Krankheiten,

RADIOISOTOPENUNTERSUCHUNG

Bei diesem bildgebenden Verfahren wird ein Radionuklid in den Körper eingeführt, wo es durch die verschiedenen Gewebearten in unterschiedlichen Mengen aufgenommen wird. Die Strahlung aus den Geweben, die das Radionuklid aufnehmen, wird mit einer Gamma-Kamera erfaßt. Als Radionuklide können dabei radioaktive Formen der natürlich im Körper vorkommenden Elemente (z.B. Jod) oder künstlich erzeugte radioaktive Elemente (z.B. Technetium) verwendet werden.

Radioisotopen-Untersuchung des Herzens
Auf diesem Bild sind die mit einem Radionuklid markierten roten Blutzellen im Herzen dargestellt. Der untere dunkle Bereich ist die linke Herzkammer.

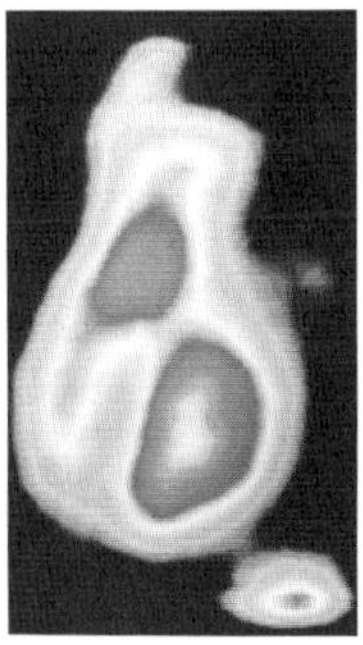

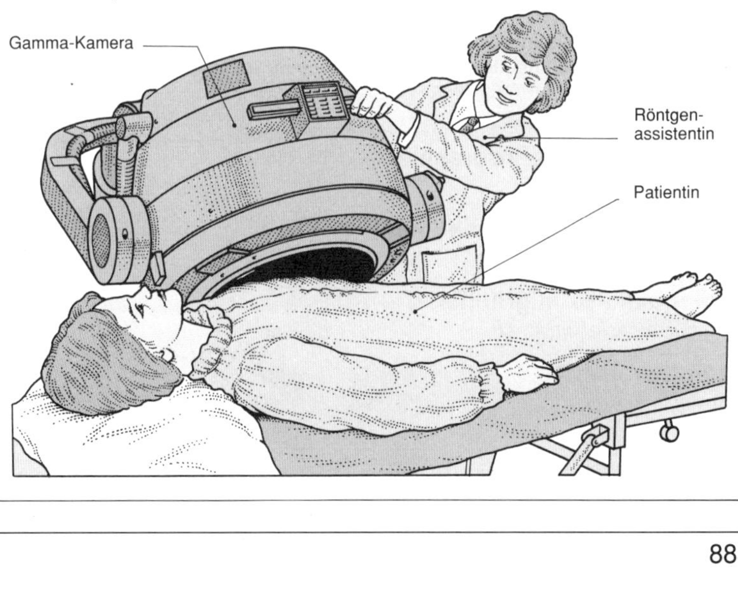

da die Funktion eines Organs oft bereits beeinträchtigt ist, bevor noch eine Veränderung der Struktur vorliegt. Eine Infektion des Knochens kann z.B. zu einer vermehrten Aktivität der Knochenzellen führen, wodurch das erkrankte Knochengewebe mehr Radionuklid aufnimmt, und zwar noch bevor auf einem konventionellen Röntgenbild eine strukturelle Veränderung sichtbar wäre.

Diese Untersuchungstechnik eignet sich auch zur Erkennung von Störungen, die nur die Funktion betreffen (z.B. bestimmte Schilddrüsenstörungen).

Die Aufzeichnung dynamischer Abläufe kann Aufschluß über die Funktion z.B. des Blutflusses, der Bewegungen der Herzmuskelwände, den Harnfluß in den Nieren und den Gallenfluß in der Leber geben.

RISIKEN

Die R.-U. ist ein risikoarmes Verfahren. Es sind nur geringste Strahlendosen erforderlich. Da das Radionuklid eingenommen oder durch eine intravenöse Injektion verabreicht wird, werden die Risiken bestimmter Röntgenverfahren, bei welchen ein strahlenundurchlässiges Kontrastmittel mittels eines Katheters in ein Organ eingebracht wird (z.B. *Herzkatheterisierung* oder Koronar*angiographie*), vermieden. Darüber hinaus beinhalten die Radionuklide im Gegensatz zu Kontrastmitteln für den Patienten praktisch keinerlei Gefahr einer Vergiftung oder Überempfindlichkeitsreaktion.

PROGNOSE

Die Weiterentwicklung der R.-U. hängt von der Entwicklung weiterer spezifischer Radionuklide für bestimmte Gewebearten ab. Da man mittlerweile *monoklonale Antikörper* gegen fast jedes Antigen herstellen kann, sollte es auch möglich sein, fast jedes Zielgewebe zu erreichen. Gegenwärtig werden Experimente durchgeführt, bei welchen radioaktiv markierte monoklonale Tumorantikörper zur Beurteilung der Ausbreitung und des Wiederauftretens von Tumoren eingesetzt werden.

Radioisotopennephrographie

s. *Renographie*

Radiologie, medizinische

s. *Strahlenheilkunde*

Radionuklid-Szintigraphie

s. *Radioisotopen-Untersuchung*

Radiotherapie

s. *Strahlentherapie*

Radium

Seltenes radioaktives Element (chemisches Zeichen Ra); ein Metall, das in der Natur nicht rein vorkommt, sondern in verschiedenen Verbindungen wie Pechblende und Carnotit in *Uran*erzen vorliegt. Es gibt 4 natürliche R.isotope (Varianten des Elements, die sich chemisch gleichen, physikalisch aber unterschiedlich verhalten). In der Reihenfolge sinkender Häufigkeit sind das: ^{226}Ra, ^{228}Ra, ^{224}Ra und ^{223}Ra. Außerdem werden auch künstliche Isotope hergestellt.

Das wichtigste Isotop, ^{226}Ra, entsteht durch den Zerfall der natürlich radioaktiven Elemente der Uran-Reihe. Es ist relativ langlebig (*Halbwertszeit* ca. 1600 Jahre) und zerfällt seinerseits in das Gas *Radon*, das weitere feste radioaktive Zerfallsprodukte bildet. Während dieser Zerfallsstufen wird *Strahlung* in Form von Alpha-, Beta- und Gammastrahlen frei. ^{226}Ra wurde früher in der Tumortherapie eingesetzt, inzwischen werden aber andere Radioisotope wie ^{60}Co (Kobalt) und ^{137}Cs (Caesium) verwendet.

Für die Herstellung von Leuchtfarben ist R. nicht mehr im Einsatz, da festgestellt wurde, daß deren Verwendung zu Leukämie und Knochentumoren führt.

Radius

Speiche, der kürzere der beiden Unterarmknochen; der längere ist die *Ulna* (Elle). Der R. liegt auf der Daumenseite des Unterarms.

Das untere (distale), kräftigere Ende bildet eine breite Gelenkfläche für Kahn- und Mondbein der Handwurzel und eine kleine für die Elle. Der radförmige Speichenkopf ist im Ellenbogengelenk mit dem Oberarmknochen und seitlich mit der Elle (proximales Radioulnargelenk) gelenkig verbunden.

LAGE DES RADIUS

Die Speiche liegt bei nach vorne zeigendem Handteller an der Außenseite, bei nach hinten zeigendem Handteller an der Innenseite des Unterarms.

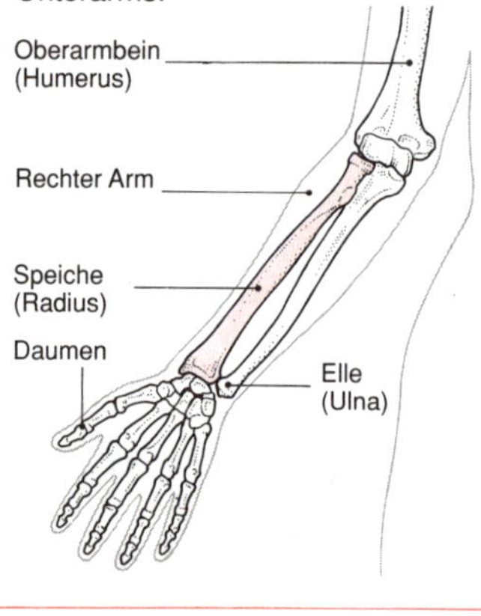

Der R. wird bei der Belastung der Hand am stärksten beansprucht und bricht daher auch am ehesten (s. *Radiusfraktur*, *Colles-Fraktur*). Durch Sturz oder Schlag kann es gelegentlich zur sog. *Monteggia-Fraktur* kommen, einer Verrenkung des R. im Ellbogengelenk bei gleichzeitiger Ulnafraktur.

Radiusfraktur

Speichenbruch; ein Knochenbruch, bei dem das untere oder obere Ende oder auch der Schaft des *Radius* (Speiche, der kürzere der beiden Unterarmknochen) betroffen sein kann.

Die R. knapp über dem Handgelenk ist bei über 40jährigen die häufigste aller Frakturen. Ursache ist im allgemeinen ein Sturz auf die Handfläche bei ausgestreckter Hand, wobei es zu einer Überdehnung des Handgelenkes nach hinten kommt (s.a. *Colles-Fraktur*).

Der Bruch des radförmigen Radiuskopfes knapp unterhalb des Ellenbogengelenkes ist eine der gängigsten Frakturen bei jungen Erwachsenen. Die Behandlung umfaßt zunächst die Absaugung etwaiger Blutgerinnsel mit einer Spritze und anschließend die Ruhigstellung des Unterarms (in rechtwinkeliger Beugestellung) und des Ellenbogens bis zur Frakturheilung mit einem *Gipsverband*. Ein zertrümmerter oder zersplitterter Radiuskopf muß möglicherweise operativ entfernt werden, bevor der Gipsverband angelegt wird. Die frühzeitige Bewegung des Arms in der Heilungsphase ist zu empfehlen.

Bei Brüchen des Radiusschaftes sind die Knochenfragmente oft gegeneinander verschoben. In diesen Fällen ist meistens eine Operation erforderlich, um die Knochenenden wieder zusammenzubringen und mit Drähten oder Metallplatten und Schrauben zu fixieren. Manchmal lassen sich die Knochen aber auch von außen wieder in ihre normale Lage bringen. Anschließend wird der Arm mit einem Gipsverband ruhiggestellt.

Radon

Farb-, geruch- und geschmackloses, gasförmiges radioaktives Element (chem. Zeichen: Rn) der Zerfallsreihe des *Radiums*. Es hat drei natürliche Isotope (Varianten des Elements, die sich chemisch gleich, physikalisch aber unterschiedlich verhalten): ^{219}Rn, ^{220}Rn und ^{222}Rn. Sie sind allesamt kurzlebig (die *Halbwertszeit* von ^{219}Rn beträgt ca. 4 Sekunden, von ^{220}Rn ca. 51 Sekunden und von ^{222}Rn ca. 3,8 Tage). Diese Isotope zerfallen unter Abgabe von *Strahlung* (in Form von Alphateilchen) zu festen radioaktiven Stoffen, den sog. Radon-Tochternukliden, die wiederum selbst Alpha- und Betateilchen sowie Gammastrahlen abgeben. Zusätzlich zu den natürlichen werden mehr als ein Dutzend künstlicher Radioisotope hergestellt.

Verschiedene Stoffe wie Erde, Gestein und Baumaterialien sind natürliche Radonquellen, die das Gas kontinuierlich an die Atmosphäre abgeben. Folglich trägt Radon (zusammen mit anderen Faktoren wie die kosmische und die terrestrische Strahlung) zur Gesamt-Strahlenbelastung der Bevölkerung bei. Das führte einige Wissenschaftler zur Annahme, daß Radon eine wichtige Mitursache bestimmter Krebskrankheiten (v.a. Lungenkrebs) sein könnte. Diese Annahme fand aber bei Untersuchungen der Gesamtbevölkerung keine Bestätigung. Nur bei Beschäftigten in bestimmten spezialisierten Industriezweigen, wie bei Minenarbeitern in Uran-, Flußspat- und Hämatitbergwerken (die radonhaltig sind), wurde ein erhöhtes Lungenkrebsrisiko festgestellt.

Ranitidin

(z.B. *Zantic*® +)

Ulkus-Heilmittel aus der Gruppe der *H_2-Rezeptor-Antagonisten.* Es wird zur Verhütung und Behandlung von *peptischen Geschwüren* und *Ösophagitis* eingesetzt. Mögliche Nebenwirkungen sind Kopfschmerzen, Hautausschlag, Übelkeit, Verstopfung und Lethargie.

Ranula

Zyste im Mundboden, die eine durchsichtige, bläuliche Schwellung verursacht und wahrscheinlich durch eine Schädigung der *Speicheldrüsen* entsteht. Die Behandlung besteht in der chirurgischen Entfernung.

Rash

Hautausschlag, der sich in gruppenförmigen Flecken oder als begrenzte Rötung und Entzündung der Haut äußert, meist vorübergehender Natur und selten Zeichen einer ernsten Grunderkrankung ist. R. kann von Juckreiz oder Fieber begleitet sein. (S.a. *Exanthem,* Fließdiagramm "Ausschlag" S. 337-39)

RAST

Abkürzung für **R**adio-**a**llergo-**s**orbent-**T**est, eine bestimmte Form von *Radioimmunoassay*, der zum Nachweis von Antikörpern auf spezifische Antigene dient (s.a. *Immunoassay*).

Ratten, Krankheiten durch

Ratten sind scheue, aber potentiell aggressive Nagetiere, die die Nähe zu den Menschen suchen und diese in manchen Städten zahlenmäßig übertreffen. Sie verunreinigen Getreide- und Lebensmittellager, denen sie damit Schaden zufügen, und können Krankheiten verbreiten.

Verschiedene Mikroorganismen, die Ratten besiedeln, können beim Menschen Krankheiten verursachen. Die Erreger der *Pest* und einer bestimmten Form von *Typhus* werden durch den Biß des Rattenflohs auf den Menschen übertragen. *Leptospirose* (Weil-Krankheit) wird durch Kontakt mit Gegenständen hervorgerufen, die mit R.urin verseucht sind.

Das Rattenbißfieber ist eine seltene Infektionskrankheit, die direkt durch einen Rattenbiß übertragen wird. Es kann durch zwei verschiedene Bakterien ausgelöst werden. Zu den Symptomen zählen Entzündung der Bißwunde mit Beteiligung der benachbarten Lymphknoten und -gefäße, Fieberschübe, Hautausschlag und bei einem der Erreger schmerzhafte Gelenkentzündungen. Beide Infektionsarten sind mit Antibiotika wirksam zu behandeln.

Tollwut kann in bestimmten Regionen auf einen Biß infizierter Ratten zurückgeführt werden. Das *Lassa-Fieber*, ebenfalls eine gefährliche Viruskrankheit, wird in Westafrika oft durch den Urin infizierter Ratten hervorgerufen. Zu den weiteren Krankheiten, die in bestimmten Gegenden durch infizierte Ratten übertragen werden können, gehören die lymphozytäre Choriomeningitis, eine durch Viren bedingte Hirnhautentzündung, sowie die durch bakterielle Infektion verursachte *Tularämie.*

Eine wirksame Kontrolle der Rattenpopulationen in den Städten ist ein wesentlicher Beitrag zur Verhütung von epidemischen Krankheiten, die durch Ratten übertragen werden.

Rauchen

Obwohl das R. in den westlichen Ländern seit über 400 Jahren üblich ist und in manchen anderen Teilen der Welt sogar noch länger, wird es erst seit etwa 20 Jahren als wichtiges Gesundheitsrisiko angesehen. Seitdem ist die Zahl der (männlichen) Raucher auf etwas mehr als die Hälfte abgefallen (die Zahl der Raucherinnen ist in demselben Zeitraum um 1 Prozent gestiegen). Doch die geringere Zahl an Rauchern raucht immer mehr; die Jugendlichen rauchen immer früher. Und auch die volkswirtschaftlichen Kosten, die durch das Rauchen verursacht werden, sind enorm: 27 Mrd. DM – so bezifferte die Bundesregierung den Schaden, der jährlich in Deutschland u.a. durch Produktionsausfall sowie Ausgaben der gesetzlichen Krankenversicherung und der Rentenversicherungsträger infolge von Rauchen entsteht.

WAS AM RAUCHEN GEFÄHRLICH IST

Tabak enthält eine Reihe verschiedener Schadstoffe, wobei drei besonders hervorzuheben sind.

Nikotin, der Stoff, der für die Abhängigkeit verantwortlich ist, kann – je nach Dosierung – zur Verengung der Gefäße und damit zur Blutdrucksteigerung führen.

Durch den Teer (das Kondensat), das in jeder Zigarette zu 10 bis 20 mg enthalten ist, kann es zu einer chronischen Reizung der Atemwege kommen.

Kohlenmonoxid, das 3-4 Prozent des Tabakrauchs ausmacht, gelangt aus den Lungen in die Blutbahn, wo es sich unter Verdrängung von Sauerstoff leicht mit dem *Hämoglobin* des Blutes verbindet und somit die Anreicherung der Gewebe mit Sauerstoff verhindert. Langfristig rufen die ständig erhöhten Kohlenmonoxidwerte im Blut, wie sie bei Rauchern vorkommen, eine Verkalkung der Arterien hervor und erhöhen damit das Risiko von *Koronarthrombosen.*

RAUCHERSCHÄDEN

Die schädlichste und häufigste Auswirkung des R.s ist der *Lungen-* oder Bronchial*krebs.* Da Pfeifen- und Zigarrenraucher den Tabakrauch in der Regel nicht inhalieren, ist bei ihnen das Risiko des Lungenkrebses zwar etwas geringer, aber gegenüber Nichtrauchern immer noch deutlich erhöht. Das Lungenkrebsrisiko beginnt in dem Moment zu sinken, in dem das R. aufgegeben wird.

Alle Formen des Tabakrauches erhöhen auch das Risiko bestimmter anderer Krebskrankheiten einschließlich *Mundkrebs*, Lippenkrebs (s. *Lippenkarzinom*) und Rachenkrebs (s. *Pharynxkarzinom*).

Durch das ständige Vorbeiströmen von Teer und Nikotin gehen die Flimmerhärchen auf den Schleimhäuten der Atemorgane zugrunde. Die Drüsen produzieren aber weiter Schleim, der nicht mehr nach außen befördert werden kann und die kleineren Atemwege verschließt. Es kommt zu Raucherhusten, bronchitischen Symptomen, Kurzatmigkeit und – wenn die Lungenbläschen infolge der ständigen Überdehnung ihre Funktionsfähigkeit verlieren – zum *Emphysem.*

Koronare Herzkrankheit, die häufigste Todesursache bei Männern mittleren Alters in den westlichen Ländern, ist Folge der Gefäßverengung durch Kohlenmonoxid. Das Risiko einer Erkrankung der Koronararterien (Herzkranzgefäße) ist bei einem jungen Mann, der täglich 20 Zigaretten raucht, dreimal so hoch wie bei einem Nichtraucher. Dieses Risiko steigt proportional zur Zahl der gerauchten Zigaretten.

Herzinfarkt im Zusammenhang mit R. ist auf das Zusammenspiel der schädlichen Wirkungen von Kohlenmonoxid und Nikotin zurückzuführen. Nikotin verengt die Blutgefäße und beeinträchtigt dadurch die Durchblutung. Das Herz wird zu vermehrter Arbeit angetrieben, diese unwirtschaftliche Mehrarbeit des Herzmuskels erfordert viel Sauerstoff. Da Kohlenmonoxid den Sauerstoff im Muskel zum Teil verdrängt, kann es leicht zu Sauerstoffmangel in den Koronararterien und in der Folge zum Herzinfarkt kommen.

Das R. schädigt auch die Versorgungsarterien anderer Körperteile. So kann es die Beinarterien ernsthaft beeinträchtigen und *periphere Gefäßerkrankungen* hervorrufen, die dann unter Umständen eine Amputation erforderlich machen. Auch die Blutgefäße des Gehirns werden durch das Rauchen geschädigt; dies kann zu einem *Schlaganfall* führen.

Extrem gefährlich ist das R. während der Schwangerschaft. Die Kinder von Raucherinnen sind kleiner und weniger überlebensfähig als die von nichtrauchenden Müttern. Selbst nach der Geburt sind die Kinder von rauchenden Eltern einem höheren Risiko ausgesetzt. Bei ihnen ist die Wahrscheinlichkeit, an *Asthma* oder anderen Atemwegskrankheiten zu erkranken ebenso wie die Wahrscheinlichkeit, selbst zu rauchen, größer.

Zudem ist jeder in der Umgebung eines Rauchers nachweislich gefährdet. Bei einem solchen "passiven Raucher" können unmittelbar erhebliche Beschwerden wie Husten, Niesen und Tränen der Augen auftreten.

DAS RAUCHEN AUFGEBEN

Wichtigste Voraussetzung dafür, das R. erfolgreich aufzugeben, ist ein fester Wille. Stellen Sie außerdem fest, ob Sie ein Muß-, Genuß- oder Kontaktraucher sind. Ein Mußraucher raucht z.B. immer dann, wenn er unter Druck steht, unausgeschlafen ist oder wenn etwas schiefgelaufen ist. Ein Genußraucher zündet sich oft zwischen den einzelnen Gängen einer Mahlzeit eine Zigarette an oder wenn er faul in der Sonne liegt. Rauchen Sie vor allem am Arbeitsplatz, weil es die Kollegen auch tun, oder auf Partys, dann sind Sie ein Kontaktraucher. Je nach Rauchertyp sollten Sie Ihre individuelle Entwöhnungsstrategie entwickeln. Meiden Sie als Kontaktraucher Gesellschaften, auf denen geraucht wird, und suchen Sie einen "Fummel-Ersatz" wie Glasmurmeln, Knöpfe usw. Sind Sie ein Genußraucher, probieren Sie als Ersatz für die Zigarette eine Tasse Kaffee oder Diabetiker-Süßigkeiten, oder führen Sie ein Gespräch, oder hören Sie Musik. Ein Mußraucher sollte sich das Rauchen während einer entspannten Lebenssituation abgewöhnen, z.B. im Urlaub, und

RAUCHEN

Über 100 000 Todesfälle gehen in Deutschland jährlich auf das Konto des Rauchens. Die schädlichsten Folgen des Rauchens sind Erkrankungen der Atemwege (Lungenkrebs, Bronchitis und Emphysem) und des Herz-Kreislauf-Systems (Koronararterien und periphere Gefäße).

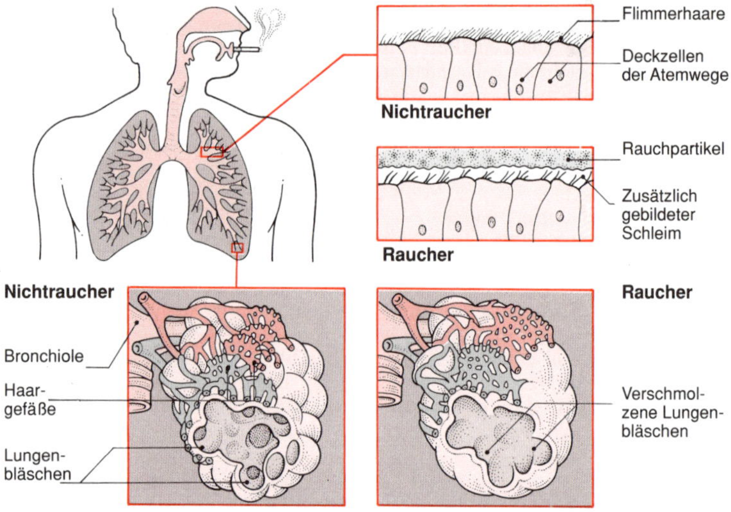

Wie das Rauchen die Lungen schädigt
Rauchpartikel reizen die Atemwege der Lunge und führen zur überhöhten Schleimproduktion (oben rechts). Außerdem zerstören sie indirekt die Wände der Lungenbläschen, die in der Folge miteinander verschmelzen (oben links und rechts). Beides trägt zu Leistungseinbußen der Lungen bei. Hinzu kommt die krebserregende Wirkung des Teers.

ANTEIL DER RAUCHER AN DER BEVÖLKERUNG (BRD 1989) NACH ALTERSGRUPPEN (ANTEIL AN DER JEWEILIGEN BEVÖLKERUNGSGRUPPE)

Männer

Altersgruppe (von ... bis unter ... Jahren)	Anteil (in %)	Veränderung gegenüber 1978 (in %)
15-20	21,5	– 11,5
20-25	43,7	– 12,4
25-30	48,4	– 8,5
30-35	49,4	– 6,0
35-40	46,7	– 4,9
40-45	43,8	– 5,5
45-50	40,0	– 12,1
50-55	36,6	– 13,7
55-60	34,7	– 13,7
60-65	32,3	– 12,8
65-70	26,8	– 16,5
70-75	23,5	– 18,3
über 75	20,6	– 17,9
Gesamt	**36,3**	**– 7,1**

Frauen

Altersgruppe (von ... bis unter ... Jahren)	Anteil (in %)	Veränderung gegenüber 1978 (in %)
15-20	16,3	– 8,4
20-25	35,4	– 9,7
25-30	39,0	+ 0,2
30-35	37,6	+ 3,5
35-40	34,5	+ 9,5
40-45	30,8	+ 10,9
45-50	23,6	+ 3,3
50-55	17,0	– 2,6
55-60	15,1	– 1,5
60-65	13,9	+ 1,8
65-70	10,6	+ 2,6
70-75	8,9	+ 3,4
über 75	3,4	+ 0,8
Gesamt	**21,4**	**+ 2,0**

Der Trend beim Rauchen
Insgesamt hat in der Zeit von 1987 bis 1989 der Anteil der Raucher abgenommen (Ergebnisse des Mikrozensus von 1989 für das frühere Bundesgebiet der BRD). Bei den Männern waren die Zahlen für alle Altersgruppen rückläufig. Bei den Frauen nahm der Anteil der unter 25jährigen Raucherinnen ab, jedoch stieg der Anteil in den höheren Altersgruppen zum Teil beträchtlich an (+ 10,9 % bei den 40-45jährigen).

Raucher leben gefährlich
Krankheiten, die bei Rauchern sehr viel häufiger auftreten als bei Nichtrauchern, werden für den vorzeitigen Tod von weltweit drei Millionen Menschen jährlich verantwortlich gemacht. Dazu zählen in erster Linie Herz-Kreislauf-Erkrankungen (z.B. Herzinfarkt, Koronarsklerose, Schlaganfall, "Raucherbein"), aber auch chronische Atemwegserkrankungen und viele Krebsarten (v.a. Kehlkopf- und Lungenkrebs).

R

das Zigaretten-in-den-Mund-Stecken so lange wie möglich hinauszögern.

Wenn man sich zum Nichtrauchen entschlossen hat, ist es oft auch hilfreich, sich einer Gruppe anzuschließen oder sich einer *Akupunktur-* oder *Hypnose*-Therapie zu unterziehen.

Raucherhusten

Immer wiederkehrender Husten, der bei Rauchern, vor allem starken oder langjährigen Rauchern, sehr häufig anzutreffen ist. In vielen Fällen gewöhnen sich die Betroffenen an den Husten und betrachten ihn als normal.

In der Regel wird der Hustenreiz durch die Ansammlung zähen Schleims (*Sputum*) in den Atemwegen (Zeichen einer chronischen *Bronchitis*) ausgelöst, der durch eine vom Rauchen verursachte Entzündung der Atemwege entsteht. "Normalen" Husten gibt es nicht.

THERAPIE

Mit dem Einstellen des Rauchens hört in der Regel der ständige Husten auf, wenn auch nicht sofort. Im allgemeinen gilt: Je länger die Rauchgewohnheit bestand, um so länger bleibt der Husten nach Aufgeben des Rauchens bestehen.

Aufgrund des Zusammenhangs zwischen Rauchen und *Lungenkrebs* ist es für einen Raucher unerläßlich, wegen des Hustens ärztlichen Rat zu suchen, vor allem, wenn in der Häufigkeit oder Art der Hustenanfälle eine Änderung festgestellt wird. (S.a. *Rauchen*)

Rauhigkeit

s. *Tuberositas*

Raumfahrtmedizin

Medizinisches Fachgebiet, das sich mit den physiologischen und pathologischen Auswirkungen der Raumfahrt befaßt. Die R. ist eng mit dem Fachgebiet der *Luftfahrtmedizin* verbunden.

Während des Startvorgangs entsteht eine starke nach oben gerichtete Beschleunigung, die dem Raumfahrer ein Vielfaches des normalen Schweregefühls vermittelt. Auch das Blut neigt dazu, in den unteren Extremitäten zu versacken. Damit es durch die mangelnde Durchblutung des Gehirns nicht zur Bewußtlosigkeit kommt, müssen die Astronauten in einem Liegesitz liegen und einen besonderen Anzug tragen, der auf bestimmte Körperregionen (wie die Gliedmaßen) Druck ausübt und so die Blutzufuhr zum Kopf unterstützt.

Sobald sich die Astronauten in der stabilen Umlaufbahn befinden, stellt sich das Gefühl der Schwerelosigkeit ein. Sie wirkt sich auf den Gleichgewichtssinn aus. Zunächst ist das Gehirn durch das Ausbleiben der Signale vom Gleichgewichtsorgan im Innenohr irritiert, was u.a. zum Krankheitsbild der *Bewegungskrankheit* führt. Auch das Herz-Kreislauf-System ist betroffen, da sich durch das Fehlen der Schwerkraft die Körperflüssigkeiten zum Kopf hin umverteilen. Außerdem kann es zum Abbau von Muskel- und Knochengewebe kommen. Diese Folgeerscheinungen können letzten Endes die Möglichkeiten der Raumfahrt begrenzen, wenn nicht ein Mittel gefunden wird, daß auf die Astronauten innerhalb des Raumschiffs die Schwerkraft einwirkt.

Raynaud-Krankheit

(*F.* Morbus Raynaud) Erkrankung der Blutgefäße, bei der durch Kälte eine plötzliche Kontraktion der kleinen Arterien der Finger und Zehen ausgelöst wird. Dadurch wird die Blutzufuhr zu den Fingern bzw. Zehen unterbrochen, und sie werden blaß. An den Fingern – meist beider Hände – treten diese Anfälle häufiger auf als an den Zehen. Junge Frauen sind am häufigsten betroffen. Wenn die Symptome ohne bekannte Ursache entstehen, wird diese Krankheit als R.-K. bezeichnet. Treten sie dagegen als Folge einer anderen Krankheit auf, spricht man von dem *Raynaud-Phänomen* oder der sekundären R.-K., die häufiger mit ernsten Langzeitfolgen verbunden ist.

SYMPTOME UND ANZEICHEN

Bei Kälte werden die Finger wegen mangelhafter Durchblutung weiß. Sobald die Blutzirkulation langsam wieder in Gang kommt, werden sie blau und später, wenn sie warm und wieder normal durchblutet sind, rot. Während dieser Anfälle besteht häufig ein kribbelndes, taubes oder brennendes Gefühl in den betroffenen Fingern oder Zehen.

In seltenen Fällen kommt es zu einer allmählichen Verdickung der Arterien und dadurch zu einer bleibenden Einschränkung der Blutversorgung, was schließlich zu schmerzhaften Geschwüren oder sogar einer *Gangrän* (Absterben des Gewebes) an den betroffenen Fingerspitzen führt.

DIAGNOSE UND THERAPIE

Die Diagnose wird anhand der Krankengeschichte gestellt. Patienten mit R.-K. sollten die Hände und Füße möglichst warm halten. Raucher sollten das Rauchen abstellen, da dies zu einer weiteren Verengung der Arterien führt. *Vasodilatatoren* wie Dipyridamol (z.B. Persantin ®) werden gelegentlich zur Entspannung der Gefäßwände verordnet. In schwerwiegenden Fällen wird die Behandlung mit einer *Sympathektomie* (operative Durchtrennung der Nerven, die für die Eng- und Weitstellung der Gefäße sorgen) versucht.

Raynaud-Phänomen

(Auch Raynaud-Syndrom oder sekundäre Raynaud-Krankheit) Kreislaufstörung mit Beteiligung der Finger und Zehen, die in Mechanismen, Symptomen und Anzeichen der *Raynaud-Krankheit* gleicht, jedoch auf eine bekannte Grunderkrankung zurückzuführen ist.

Zu den möglichen Ursachen des R.-P.s zählen Arterienerkrankungen (wie *Buerger-Gangrän*, *Atherosklerose*, *Embolie* und *Thrombose*), Bindegewebskrankheiten (wie *chronische Polyarthritis*, *Sklerodermie* und systemischer *Lupus erythematodes*) sowie verschiedene Arzneimittel (wie *Ergotamin*, *Methysergid* und *Betablocker*).

Das R.-P. ist bei Personen, die beruflich mit Preßluftbohrern, Kettensägen oder sonstigen vibrierenden Maschinen umgehen, eine anerkannte Berufskrankheit und gelegentlich auch bei Schreibkräften, Klavierspielern und anderen Berufsgruppen mit häufiger Überbelastung der Finger zu beobachten.

Die Therapie ist dieselbe wie bei der Raynaud-Krankheit, jedoch verbunden mit der Behandlung der Ursache.

Reagens

Allgemeiner Begriff für jeden chemischen Stoff, der an einer chemischen Reaktion teilnimmt. In der Regel bezieht sich der Begriff auf eine chemische Substanz (oder Mischung verschiedener Substanzen), die bei chemischen Analysen oder zum Nachweis biologischer Stoffe verwendet werden.

Reanimation

s. *Herz-Lungen-Wiederbelebung*

Rechtsmedizin

s. *forensische Medizin*

Reflex

Im Unbewußten (unwillkürlich) ablaufende reproduzierbare Reaktion eines Organs (Muskel, Drüse) auf einen äußeren Reiz. Sowohl die Wahrnehmung des Reizes als auch die Auslösung der Reaktion wird über bestimmte Teile des *Nervensystems* vermittelt.

Beim einfachsten R. reagiert eine sensible Nervenzelle, beispielsweise an der Hautoberfläche, auf einen Reiz wie z.B. Hitze oder Druck. Diese sendet entlang ihrer Nervenfaser ein Signal an das zentrale Nervensystem (Gehirn u. Rückenmark), wo sie mit einer motorischen Nervenzelle verbunden ist, die nun ihrerseits durch den Reiz erregt wird. Diese zweite Zelle bewirkt die Kontraktion eines bestimmten Muskels oder die vermehrte Sekretion einer bestimmten Drüse. Der Weg des Signals von der ursprünglichen Wahrnehmung bis zur abschließenden Aktion wird als R.bogen bezeichnet.

Bei komplizierteren R.en werden Signale auch von Tausenden von sensiblen Rezeptoren an ganze Gruppen von Nervenzellen im zentralen Nervensystem weitergeleitet. Vor Auslösung der R.antwort werden oft komplexe Analysen dieser Signale durchgeführt.

ANGEBORENE REFLEXE

Viele R.e sind angeboren, so auch diejenigen, die zur Steuerung der grundlegenden Körperfunktionen erforderlich sind wie z.B. das automatische Zittern bei Kälte, die verstärkte Atmung bei einem Anstieg des Kohlendioxids im Blut und die Kontraktion der Harnblase zur Entleerung, wenn sie einen bestimmten Füllungsgrad erreicht hat. Der für diese Prozesse zuständige Teil des Nervensystems wird als das *autonome Nervensystem* bezeichnet. Teile des *Hirnstamms* und der *Hypothalamus* im Zwischenhirn dienen als Regulationszentren für das autonome Nervensystem. Einige R.e des autonomen Nervensystems unterliegen teilweise der willkürlichen Steuerung, so z.B. die Entleerung der Harnblase, die willkürlich verzögert werden kann. Letzten Endes ist aber der R. stärker als der Wille.

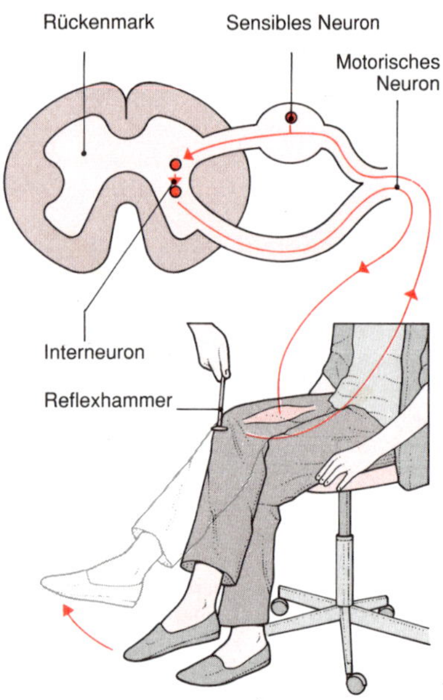

Eigenreflex (Patellarsehnenreflex)
Ein Schlag mit einem Reflexhammer direkt unterhalb der Kniescheibe streckt die Sehne des Quadrizepsmuskels. Das Signal erreicht über sensible Fasern (von Nervenzellen) das Rückenmark und aktiviert ein motorisches Neuron, das den Muskel kontrahiert und den Unterschenkel aufwärts schleudert.

BEISPIELE FRÜHKINDLICHER REFLEXE

Greifreflex

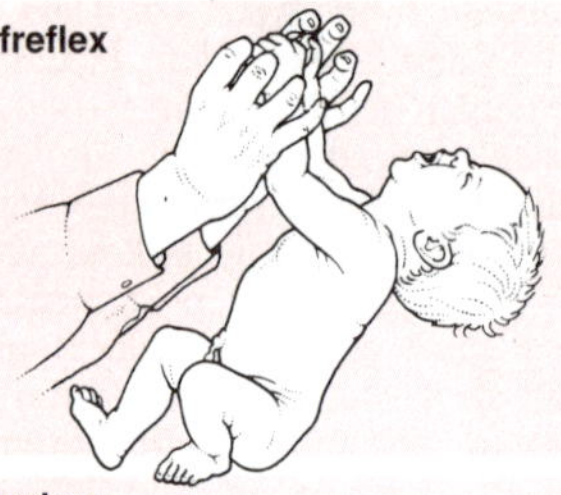

Bestimmte reflektorische Automatismen bestehen im frühen Säuglingsalter, noch bevor die Fähigkeit zu willkürlichen Bewegungen ausgebildet ist. Diese Reflexe bilden sich mit der zunehmenden Reifung des Nervensystems zurück. In den ersten ca. 4 Monaten wird jeder Gegenstand, den man in die Hand des Säuglings legt, fest umklammert.

Tonischer Halsreflex

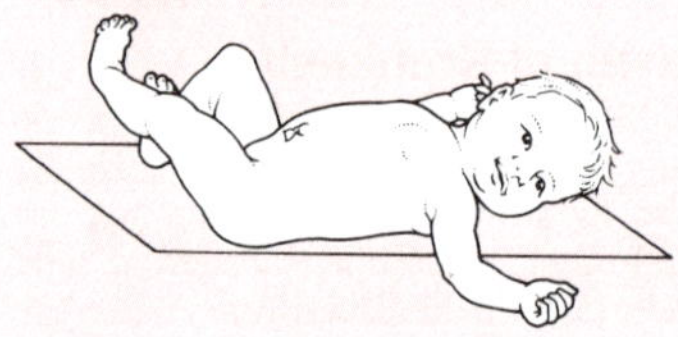

Wenn ein Säugling den Kopf zur Seite wendet, werden der Arm und das Bein auf der betreffenden Seite gestreckt und auf der Gegenseite gebeugt. Dieser Reflex bildet sich außer bei Frühgeborenen üblicherweise nach den ersten Monaten zurück. Ist er stark ausgeprägt und besteht er über die ersten zwei Lebensmonate hinaus fort, besteht Verdacht auf einen Gehirnschaden.

Schreitphänomen

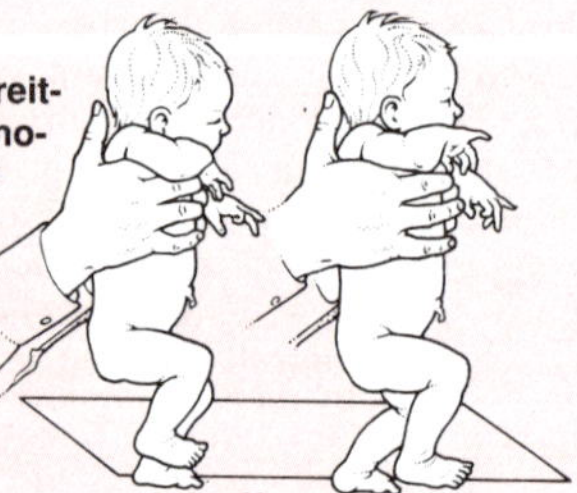

Wenn der Säugling aufrecht gehalten wird, so daß ein Fuß die Unterlage berührt, wird durch Belastung des einen Beines eine Schreitbewegung des anderen Beines ausgelöst. Dieser Reflex ist in den ersten zwei Lebensmonaten zu beobachten und geht dann verloren.

Moro-Reflex

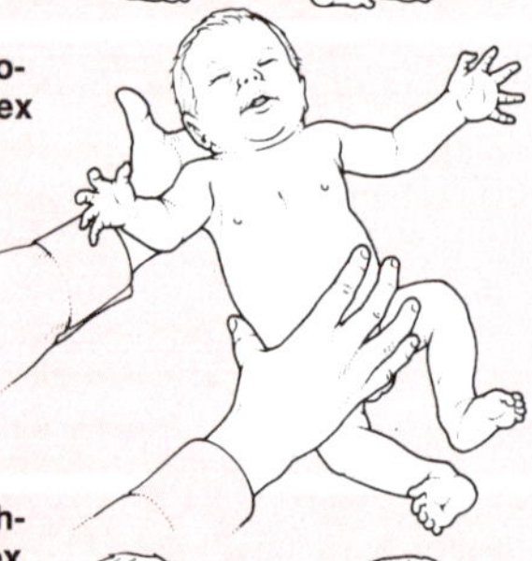

Läßt man den Kopf des Säuglings einen Augenblick ohne Unterstützung, werden die Arme ausgebreitet und dann wie zu einer Umklammerung geschlossen. Gleichzeitig werden die Beine gestreckt, und der Säugling schreit. Dieser symmetrische Reflex bildet sich zwei oder drei Monate nach der Geburt zurück.

Suchreflex

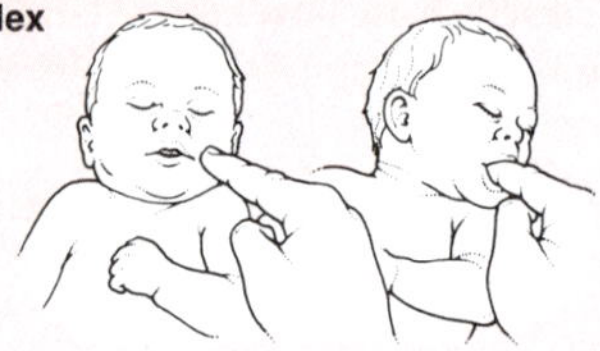

Dieser Reflex ermöglicht es dem Säugling, die Brustwarze zu finden. Er wird ausgelöst, wenn man die Wange des Säuglings in der Mundwinkelgegend mit dem Finger berührt. Auf diesen Reiz hin wird der Kopf zum Finger gedreht, der dann in den Mund gleiten kann. Am besten ist dieser Reflex kurz vor dem nächsten Stillzeitpunkt nachzuweisen.

Einige angeborene R.e treten nur bei Säuglingen auf (s. *Reflex, frühkindlicher*). Ein Beispiel dafür ist der Greifr., der ausgelöst wird, wenn man den Finger in die Handfläche des Säuglings legt.

Bei der körperlichen Untersuchung wird in der Regel auch eine Reihe einfacher angeborener R.e untersucht, wie der Quadrizepssehnen-R., der Zehenbeuge-R. (Beugen der Zehen als Reaktion auf das Entlangstreichen an der Fußsohle) und der Pupillen-R. (Verengung der Pupillen als R. auf einen Lichtreiz). Veränderungen dieser R.e erlauben Rückschlüsse auf Schädigungen des Nervensystems. Zu einer vollständigen neurologischen Untersuchung gehört auch die Untersuchung verschiedener anderer R.e.

Die Untersuchung der durch den Hirnstamm gesteuerten vitalen R.e ist die Basis für die Diagnose des *Hirntodes*.

BEDINGTE REFLEXE

R.e, die im Gegensatz zu den angeborenen mit zunehmender Erfahrung erworben werden, nennt man bedingte (oder konditionierte) R.e. Sie entstehen durch die Bildung neuer Bahnen und Verbindungen innerhalb des Nervensystems im Lauf des Lebens. Der Vorgang, in dem diese R.e erworben werden, wird als *Konditionierung* bezeichnet. Eine Form, die operante Konditionierung, ist vor allem für das *Lernen* besonders wichtig. Nachdem auf eine neue Situation (häufig empirisch) eine befriedigende Reaktion entdeckt und mehrere Male wiederholt wurde, läßt sich diese schließlich durch die bestimmte Situation oder den Reiz automatisch auslösen und wird somit zu einer Art R. Deutlich wird das am Beispiel einer Person, die stets zu Fuß von der Arbeit nach Hause geht und dabei, ohne bewußt überlegen zu müssen, einen bekannten Weg nimmt.

Reflex, frühkindlicher

Automatischer Bewegungsablauf, der als Reaktion auf einen Reiz bei Neugeborenen und Säuglingen auftritt, sich aber nach den ersten Lebensmonaten zurückbildet. Es wird angenommen, daß sich die f.n R.e von den in einem früheren Stadium der menschlichen Evolution zum Überleben notwendigen Bewegungen ableiten.

Da einige dieser Reflexe Aufschluß über den Zustand des *Nervensystems* der Säuglinge geben können, werden sie bei den ersten Untersuchungen nach der Geburt durch den Kinderarzt getestet. Eine Abweichung eines f.n R.es von der Norm kann als Hinweis auf eine Störung des Nervensystems gewertet werden. Auch das Fortbestehen der f.n R.e über die entsprechende Entwicklungsstufe hinaus kann auf eine Störung der Hirnentwicklung deuten.

Die wichtigsten f.n R.e sind der Greifreflex, der Moro-Reflex, der tonische Halsreflex, das Schreitphänomen und der Suchreflex (s.a. Diagramm mit Beispielen auf der vorhergehenden Seite).

Reflextherapie

Form der *alternativen Medizin*, bei der durch Massage bestimmter Bereiche des Fußes versucht wird, Erkrankungen anderer Körperorgane zu heilen.

Reflux

Abnormer Rückfluß von Flüssigkeiten aus einem Hohlorgan aufgrund eines mangelhaften Verschlusses des Ausgangs.

Zu den häufigsten Formen zählen die *Regurgitation* von saurem Magensaft in die Speiseröhre (s. *Ösophagusreflux*) und der Rückfluß von Urin aus der Blase in einen oder beide Harnleiter (vesikoureteraler R.). Dauernder R. von Harn kann zu einer Schädigung der Nieren führen (s. *Nephropathie*).

Reformkost

s. *Gesundheitskost*

Refraktion

Brechung der Lichtstrahlen beim Übergang von einem Medium in ein anderes. Beim *Auge* beruht der Mechanismus, mit dem ein Gegenstand auf der Netzhaut (Retina) abgebildet und somit das eigentliche *Sehen* ermöglicht wird, auf dem Prinzip der Lichtbrechung. Der Begriff wird auch für die Beziehung des Gesamtbrechungszustandes aller optischen Medien zur Achsenlänge des Auges verwendet, die bei der Untersuchung des Auges auf R.sanomalien wie *Myopie, Hyperopie* oder *Astigmatismus* bestimmt wird (s. *Sehtests*).

Regenbogenhaut

(*F.* Iris) Vorderer, frei zwischen vorderer und hinterer *Augen*kammer vorragender Teil der mittleren Augenhaut. Die R. umgrenzt mit ihrem freien (Pupillar-) Rand die *Pupille* und geht seitlich in den Ziliarkörper über. Das R.bindegewebe wird nach hinten von Pigmentepithelzellen der inneren Augenhaut bedeckt, die für die "Augenfarbe" mit verantwortlich sind. Im R.bindegewebe liegen zwei glatte Muskeln, Pupillenschließer und -erweiterer. Diese regulieren die Menge des Lichteinfalls ins Augeninnere.

Regenbogenhautentzündung

(*F.* Iritis) Entzündliche Veränderung der Regenbogenhaut, oft auch als *Uveitis* anterior bezeichnet.

Regenerative Zelltherapie

Behandlung zur angeblichen Revitalisierung der Haut. Eine dieser Methoden verwendet Präparate aus dem Gewebe verschiedener tierischer endokriner Drüsen und verabreicht sie als Injektionen. Eine ähnliche Revitalisierung nehmen auch Hautcremes mit Geschlechtshormonen oder tierischer Plazenta für sich in Anspruch. Beweise für eine Wirksamkeit gibt es nicht.

Regio hypochondriaca

s. *Hypochondrium*

Regression

Begriff aus der *psychoanalytischen Theorie*, der die Rückkehr zu kindlichen Verhaltensweisen beschreibt. Nach Sigmund Freud durchläuft der Mensch in seiner seelischen Entwicklung von der Kindheit zum Erwachsenen verschiedene Stadien. Ein entwicklungsgestörter Erwachsener kann zwar oberflächlich reif erscheinen, aber unbewußt auf eine frühere Entwicklungsstufe fixiert sein. Bei Frustrationen oder unter Streß kommt es zur Regression auf unreife Verhaltensweisen wie zum Beispiel Daumenlutschen oder Vorzeigen der Genitalien (s.a. *Fixierung*).

Regurgitation

Rückfluß von Flüssigkeiten. In der Medizin bezeichnet dieser Begriff häufig das Rückströmen fester oder flüssiger Nahrung aus dem Magen in die Speiseröhre und Mundhöhle. Unter *Ösophagusreflux* versteht man den Rückfluß von saurem Mageninhalt. Bei Säuglingen kommt es vor allem unmittelbar nach dem Stillen zur Regurgitation kleiner Mengen Milch, die zusammen mit Gasen aufgestoßen werden.

LAGE DER REGENBOGENHAUT
Die Regenbogenhaut liegt hinter der Hornhaut und vor der Linse. Ihr seitlicher Rand geht in den Ziliarkörper über, ihr freier Rand begrenzt die *Pupille*.

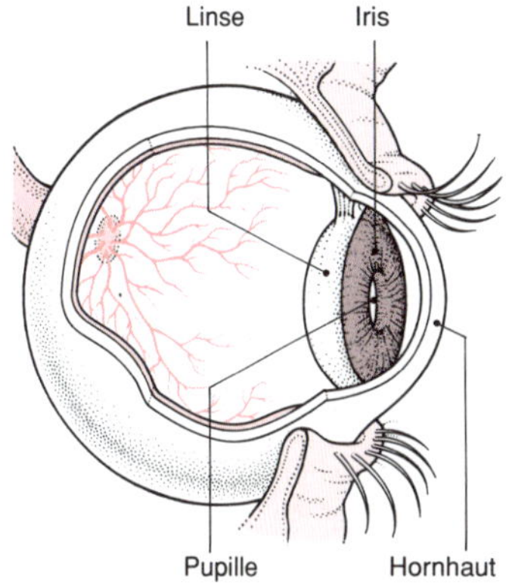

Außerdem spricht man in der Medizin von R., wenn Blut durch eine *Herzklappe* rückströmt, die wegen einer Krankheit, wie z.B. einer *Mitralklappen-* oder *Aortenklappeninsuffizienz,* nicht richtig schließt (s.a. *Reflux*).

Rehabilitation

Behandlung mit dem Ziel, dem Patienten nach einer Verletzung (z.B. *Wirbelsäulenverletzung*) oder Krankheit (z.B. *Schlaganfall*), einer *Alkohol-* oder *Drogenabhängigkeit* wieder ein selbständiges Leben zu ermöglichen. Zu den Behandlungsmaßnahmen gehören je nach Bedarf *Physiotherapie*, *Bewegungstherapie* und *Psychotherapie*.

Die R. wird häufig in speziellen R.zentren durchgeführt, in denen die Patienten zum Teil auch wohnen. In einem solchen Zentrum arbeiten Angehörige

R

verschiedener Fachdisziplinen zusammen, um im Einzelfall den Grad der *Behinderung* oder der Abhängigkeit zu beurteilen oder ein maßgeschneidertes Behandlungsprogramm zu entwickeln. Berufsorientierte Rehabilitationszentren bieten auch Umschulungskurse an, wenn eine Rückkehr in den früheren Beruf nicht mehr möglich ist. Drogen- und Alkoholabhängige werden in speziellen Rehabilitationszentren während der Entzugsbehandlung betreut und erhalten zur Verringerung des Rückfallrisikos psychologische Unterstützung.

Rehydratation

Behandlung der *Dehydratation* (Mangel an Körperwasser) durch die Zufuhr von Flüssigkeiten und Salzen als Getränk (orale Rehydratation) oder als intravenöse Infusion. Die Menge der erforderlichen Flüssigkeit hängt einerseits vom Alter und Gewicht des Patienten und andererseits vom Grad der Dehydratation ab (s. *Infusion, intravenöse*).

In leichten Fällen (oft bei kleinen Kindern nach *Diarrhoe*) genügen meist oral verabreichte Lösungen zur R. Orale R.spräparate sind entweder in flüssiger oder in Pulver- bzw. Tablettenform zum Auflösen in Wasser erhältlich (z.B. Oral-Pädon ®). Die einfachsten Lösungen enthalten lediglich Wasser, Kochsalz (*Natrium*chlorid) und Glukose, jedoch können auch Kalium und Natriumbikarbonat Bestandteile sein. Unverbrauchte Lösungen sollten nach 24 Stunden weggeworfen werden.

Wenn keine handelsüblichen Präparate verfügbar sind, kann eine R.slösung auch zu Hause aus einem gestrichenen Teelöffel Salz und acht gestrichenen Teelöffeln Zucker auf einen Liter gekochtes Wasser hergestellt werden.

In schweren Fällen oder wenn Übelkeit oder Erbrechen das Trinken der Flüssigkeit unmöglich macht, kann im Krankenhaus Kochsalz-(Natriumchlorid-) oder Glukoselösung oder eine Mischung aus beiden, gelegentlich auch mit Kaliumchlorid ergänzt, als intravenöse Infusion verabreicht werden. Je nach Grunderkrankung können weitere Behandlungsmaßnahmen erforderlich sein.

Reimplantation, dentale

Wiedereinsetzen eines durch einen Unfall verlorenen *Zahnes* in sein Zahnfach, um ein Wiederanwachsen an das Stützgewebe zu ermöglichen. Am häufigsten sind Frontzähne betroffen.

Der Zahn wird in der Zahnarztpraxis mit einer sterilen Lösung gespült, wieder in das Zahnfach eingesetzt und mit einer Schiene oft über mehrere Wochen fixiert (s. *Schienung der Zähne*). Voraussetzung für eine erfolgreiche d. R. ist, daß der Zahn bald nach dem Verlust (möglichst innerhalb von 30 Minuten) wiedereingesetzt wird. Außerdem hängt der Erfolg auch vom Alter des Patienten (je jünger, desto besser) ab. Wenn der Zahn feucht und steril (z.B. im Speichel) aufbewahrt wird, erhöht dies ebenfalls die Erfolgsaussichten.

Reisediarrhoe

Durchfallerkrankung, die bei Reisen ins Ausland auftreten können. Der Durchfall hat verschiedene Erscheinungsformen. In einigen Fällen treten nur leichte Beschwerden auf, in anderen Fällen kommt es zu einer schweren Beeinträchtigung des Allgemeinbefindens. Diese Erkrankung ist auch unter anderen, exotischen Namen (z.B. Montezumas Rache, Turista) bekannt. Bei allen handelt es sich um Formen von *Gastroenteritis*.

Reiseimpfvorschriften

Wer eine Reise in Länder außerhalb Europas, der USA, Kanadas, Australiens,

REISEIMPFVORSCHRIFTEN

Impfung	Aus welchem Grund	Wirksamkeit
Gelbfieber	Wird von einigen Einreiseländern verlangt, außerdem empfehlenswert, wenn das Einreiseland in der Gelbfieberzone in Afrika oder Südamerika liegt. Wird möglicherweise auch von einigen asiatischen Ländern bei Einreise aus einer Gelbfieberzone verlangt.	Fast 100prozentiger Schutz für mindestens 10 Jahre. Impfbescheinigung wird ausgestellt.
Cholera	Wird gelegentlich von einigen Einreiseländern in Asien und Afrika verlangt. Empfehlenswert bei Reisen in andere asiatische und afrikanische Länder.	Mäßiger Impfschutz für sechs Monate. In Choleragebieten sind zusätzliche Schutzmaßnahmen nötig.
Typhus	Empfohlen bei Reisen in alle Länder, ausgenommen Europa, USA, Kanada, Australien, Neuseeland, für alle Personen, die in den letzten 3 J. weder eine Erstimpfung noch eine Auffrischungsimpfung erhalten haben.	Mäßiger Schutz für ca. drei Jahre, wonach eine Auffrischungsimpfung benötigt wird.
Wundstarrkrampf	Ratsam für alle, die als Kind keine Schutzimpfung erhalten haben, oder wenn die letzte Auffrischung mehr als zehn Jahre zurückliegt.	Hohe Wirksamkeit; Auffrischungsimpfungen alle zehn Jahre.
Kinderlähmung	Ratsam bei allen, die als Kind keine Schutzimpfung erhalten haben, oder wenn die letzte Auffrischungsimpfung über 10 J. zurückliegt.	Hohe Wirksamkeit; Auffrischungsimpfungen alle zehn Jahre.
Immunglobulin	Empfohlen als Schutz gegen Virushepatitis A bei Reisen in Länder mit schlechten hygienischen und sanitären Bedingungen.	Mäßiger Schutz bis zu sechs Monaten.
Masern	Ratsam für alle, die als Kind keine Schutzimpfung erhalten haben und auch nicht an Masern erkrankt sind.	Hohe Wirksamkeit; bietet lebenslange Immunität.
Diphtherie	Ratsam für alle, die als Kind keine Schutzimpfung erhalten haben und wenn fehlende Immunität nachgewiesen wird.	Hohe Wirksamkeit.
Hepatitis B, Tollwut, Hirnhautentzündung	Angezeigt nur bei Personen, bei denen aus beruflichen Gründen oder wegen der Reise ins Ausland eine besondere Gefährdung besteht.	Hohe Wirksamkeit bei allen drei Schutzimpfungen.
Pocken	Nicht mehr erforderlich, da diese Erkrankung als ausgerottet betrachtet werden kann.	

Neuseelands plant, muß sich in bestimmten Fällen vor Antritt der Reise impfen lassen. Eine Impfpflicht besteht jedoch nur noch für einige wenige Länder. Dennoch ist es ratsam, sich zum eigenen Schutz impfen zu lassen.

Reisebüros und Reiseveranstalter geben Auskunft darüber, welche Schutzimpfungen erforderlich sind. Außerdem gibt es bei den Krankenkassen und den Gesundheitsämtern Merkblätter zum Thema Schutzimpfung bei Auslandsreisen. Wer eine Reise ins Ausland plant, sollte sich bei seinem Hausarzt nach den ihn betreffenden Bestimmungen erkundigen. Wenn notwendig, kann der Arzt nachschlagen und herausfinden, welche aktuellen Impfvorschriften für das beabsichtigte Reiseziel bestehen.

Der Arzt benötigt hierfür Angaben über das Land, in das die Reise gehen soll, über die Dauer des Aufenthaltes und über die Art der Reise, insbesondere darüber, ob entlegene Landesteile besucht werden oder ob der Reisende sich vorwiegend in größeren Städten aufhält. Außerdem braucht der Arzt Angaben zu früher durchgeführten Schutzimpfungen. Die Mehrzahl der Mitteleuropäer ist bereits im Kindesalter gegen eine Reihe von Krankheiten wie z.B. Diphtherie, Keuchhusten, Wundstarrkrampf und Kinderlähmung geimpft worden (s. *Immunisierung*). Bei Reisen in bestimmte Länder empfiehlt sich jedoch eine Auffrischimpfung.

Da der Arzt den Gesundheitszustand des Patienten kennt, kennt er im Einzelfall auch die Gründe, die möglicherweise gegen eine bestimmte Impfung sprechen. Kinder unter einem Jahr werden im allgemeinen nicht gegen bestimmte Infektionskrankheiten geimpft. Dazu gehören insbesondere Gelbfieber, Cholera und Typhus. Kleinkinder sollten vor Auslandsreisen die für ihre Altersgruppe vorgesehenen Schutzimpfungen erhalten.

Nachdem feststeht, welche Schutzimpfungen erforderlich sind, erstellt der Arzt einen Impfplan. Bei bestimmten Schutzimpfungen müssen zwei oder drei Injektionen in einem zeitlichen Abstand von mehreren Wochen verabreicht werden. Aus praktischen Gründen empfiehlt es sich daher, mindestens zwei bis drei Monate vor Antritt der geplanten Reise zum Arzt zu gehen. Leute, die viel reisen müssen, sollten darauf achten, daß sie sich regelmäßig impfen lassen, damit ein Impfschutz gewährleistet ist. Bei Reisen in bestimmte Länder müssen Medikamente zur Vorbeugung gegen Malaria eingenommen werden (s.a. *Malaria*).

Reisekrankheit

s. *Bewegungskrankheit*

Reiter-Syndrom

Zustand, der durch *Harnröhrenentzündung*, *Arthritis* und *Bindehautentzündung* gekennzeichnet ist. Eine Beteiligung der Uvea (s. *Uveitis*) ist möglich. Das R.-S. tritt häufiger bei Männern als bei Frauen auf. Bei jungen Männern ist es die häufigste Ursache für Arthritis.

URSACHEN UND AUFTRETEN

Die Erkrankung beginnt im allgemeinen mit einer *unspezifischen Urethritis*. Davon sind ca. zwei Prozent der Männer mit R.-S. betroffen. Die Krankheit entsteht oft im Gefolge einer Bakterienruhr (s. *Dysenterie*). Obwohl das R.-S. durch eine Infektion ausgelöst wird, handelt es sich um eine Erkrankung des Immunsystems, die im allgemeinen nur bei Personen mit genetischer Disposition zum Ausbruch kommt. Ungefähr 80 Prozent der Patienten haben einen HLA-B27 Gewebetyp (s. *Histokompatibilitätsantigene*).

SYMPTOME UND ANZEICHEN

Das R.-S. beginnt häufig mit einem Ausfluß aus der Harnröhre, danach folgt eine Bindehautentzündung und später eine Arthritis. Die Arthritis befällt selten mehr als ein oder zwei Gelenke und geht häufig einher mit Fieber und allgemeiner Beeinträchtigung des Wohlbefindens. Die befallenen Gelenke, im allgemeinen Knie- oder Fußgelenke, sind warm, schmerzhaft und steif. Die Entzündung kann einige Tage oder auch mehrere Wochen anhalten und Sehnen und Bänder (insbesondere die Achillessehne) befallen. Außerdem können entzündliche Hautveränderungen an den Fußsohlen auftreten. Gewöhnlich kommt es zu Rötungen der Haut.

DIAGNOSE UND THERAPIE

Diagnose und Behandlung richten sich nach den Symptomen. *Analgetika* und *nichtsteroidale Antiphlogistika* (entzündungshemmende Medikamente) führen zur Schmerzlinderung und Rückgang der Entzündung. Sie müssen möglicherweise jedoch über längere Zeit eingenommen werden. Antibiotika sind bei der Behandlung der Arthritis nicht hilfreich.

PROGNOSE

Bei ca. einem Drittel der Patienten treten nach weiteren unspezifischen Harnröhrenentzündungen *Rezidive* auf.

Reiz

s. *Stimulus*

Reizblase

Intermittierende, unwillkürliche Muskelkontraktion der Blasenwand. Die Reizblase geht häufig einher mit Dranginkontinenz (s. *Harninkontinenz*).

Der Reizzustand der Blase rührt gewöhnlich von einer Harnwegsinfektion (s. *Harnblasenentzündung*), von einem Blasenkatheter oder von einem Blasenstein (s. *Harnstein*) her oder ist dadurch bedingt, daß durch eine vergrößerte *Vorsteherdrüse* der Harnabfluß behindert wird. In vielen Fällen läßt sich bei der Reizblase keine eindeutige Ursache für die Reizung der Blasenmuskulatur und für die Krämpfe feststellen.

Beschwerden können durch die Gabe von *Antispasmodika* behoben werden.

Reizkolon

s. *Colon irritabile*

Reizüberflutung

Technik, die in der *Verhaltenstherapie* zur Behandlung von *Phobien* eingesetzt wird.

Rekonstruktive Plastik

s. *Gefäßplastik, rekonstruktive; plastische Chirurgie*

Rekonvaleszenz

Genesungsphase nach einer Krankheit oder nach einem chirurgischen Eingriff, in welcher der Patient wieder zu Kräften kommt und daran anschließend sein gewohntes Leben wieder aufnimmt. Die Genesungsphase kann ein bis zwei Tage betragen (wie nach einer Grippe oder einer Mandelentzündung) oder mehrere Wochen (wie nach einem Herzinfarkt oder einem großen chirurgischen Eingriff). Früher gab es spezielle Genesungsheime für Patienten aller Altersklassen, heute stehen sie fast ausnahmslos den älteren Patienten zur Verfügung.

Rektale Blutung

Abgang von Blut aus dem *Mastdarm* oder dem *Anus*, das Blut kann aber auch aus dem oberen *Gastrointestinaltrakt* kommen. Es ist entweder dem Stuhl beigemengt, aufgelagert oder geht separat ab. Das auf diese Weise ausgeschiedene Blut kann verschiedene Färbungen aufweisen. Diese reichen von Hellrot bis Dunkelbraun oder Schwarz. Die Blutung kann, sie muß jedoch nicht schmerzhaft sein. Rektale Blutungen müssen ärztlich untersucht werden.

URSACHE

Die Art der Blutung läßt häufig auf ihre Ursache schließen. Am häufigsten sind für rektale Blutungen *Hämorrhoiden* verantwortlich. Dabei findet man kleine Mengen von hellrotem Blut dem Stuhl aufgelagert oder auf dem Toilettenpapier. Diese Art der Blutung tritt außerdem auch bei *Analfissuren*, *Analfisteln*, *Proktitis* und *Rektumprolaps* auf.

Erkrankungen des Kolons wie z.B. *Divertikel-Krankheit* führen zu dunkelroten Stuhlverfärbungen. Blutungen

R

kommen auch vor bei Kolonkarzinom, *Rektumkarzinom* oder bei Polypen. Blutige Durchfälle sind häufig auf *Colitis ulcerosa*, *Amöbiasis* oder *Bakterienruhr* zurückzuführen.

Melaena (schwärzlich verfärbter, teerartiger Stuhl) tritt auf bei Blutungen aus den oberen Abschnitten des Magen-Darm-Traktes, im allgemeinen als Folge eines *peptischen Geschwürs*.

DIAGNOSE

Eine Diagnose läßt sich möglicherweise mittels *rektaler Untersuchung* erstellen. Weiterhin können z.B. eine *Proktoskopie*, *Sigmoid(e)oskopie*, *Kolonoskopie* durchgeführt oder *Barium-Röntgenkontrastaufnahmen* gemacht werden.

Rektale Untersuchung

Untersuchung von *Anus* und *Mastdarm* zur Abklärung von Symptomen und zum Ausschluß von Tumoren im Mastdarm oder in der *Vorsteherdrüse*.

Die rektale Untersuchung wird im Rahmen einer allgemeinen körperlichen Untersuchung durchgeführt oder dann, wenn ein Patient über Bauch- und Bekkenschmerzen klagt bzw. wenn sich beim Stuhlgang Änderungen ergeben haben. Eine r.U. ist auch dann indiziert, wenn männliche Patienten über urologische Beschwerden klagen und zuweilen (zusätzlich zur *Beckenuntersuchung*) bei Frauen mit gynäkologischen Beschwerden.

Die Untersuchung wird normalerweise in linker Seitenlage und mit angezogenen Knien durchgeführt. Der Arzt führt einen durch einen Handschuh geschützten und mit Gleitmittel versehenen Finger in den Mastdarm ein zur Klärung, ob Druckschmerz oder andere auffällige Befunde, wie z.B. Geschwüre oder Tumoren vorliegen, und zur Untersuchung von Prostata oder Cervix, die durch den Mastdarm tastbar sind.

Rektozele

Mastdarmvorfall nach vorne unten durch die hintere Scheidenwand (s. *Vagina*) infolge einer Gewebsschwäche. Eine R. tritt meist in Verbindung mit einer Zystozele (Vorfall der Harnblase in die vordere Scheidenwand) oder einem Gebärmuttervorfall (s. *Uterusprolaps*) auf.

Es hängt von der Größe der R. ab, ob sie Beschwerden verursacht. Sie kann ohne Symptome verlaufen, es kann aber auch zu Verstopfung aufgrund einer Beeinträchtigung der Muskelkontraktionen des Mastdarms kommen.

Die Beschwerden können häufig durch Übungen zur Stärkung der Beckenbodenmuskulatur behoben werden (s. *Bekkenbodentraining*). Wenn dadurch keine Besserung der Beschwerden eintritt, ist eine Operation zu erwägen, bei der das Gewebe an der hinteren Scheidenwand gerafft wird und somit der Mastdarm besser gestützt wird (s. *Scheidenplastik*).

Rektum

s. *Mastdarm*

Rektumkarzinom

Bösartiger Tumor des Endstückes des Dickdarms (*Mastdarm*).

URSACHEN UND VERBREITUNG

Die Ursachen für das R. sind nicht bekannt. Man nimmt jedoch an, daß sowohl die Ernährung als auch genetische Faktoren bei der Entstehung eines Rektumkarzinoms eine Rolle spielen. Das gleiche gilt für die Entstehung eines Dickdarmkarzinoms (s. *Kolonkarzinom*). Bestimmte chronische Erkrankungen des Dickdarms (z.B. familiäre *Polyposis* und *Colitis ulcerosa*) erhöhen das Risiko eines kolorektalen Karzinoms (Überbegriff für Kolonkarzinom und R.).

Das R. ist für etwa 5 Prozent aller durch Krebs verursachten Todesfälle in Deutschland verantwortlich. Von den Todesfällen bei Dickdarmtumoren entfallen die Hälfte auf das R.; es tritt am häufigsten zwischen dem 50. und 70. Lebensjahr auf.

SYMPTOME

Blut im Stuhl ist manchmal das erste Anzeichen (s. *rektale Blutung*). Es können auch Stuhlunregelmäßigkeiten – *Durchfall* oder *Verstopfung* – oder das Gefühl einer unvollständigen Darmentleerung auftreten. Später kommen evtl. Schmerzen hinzu. Ohne Behandlung entwickeln sich unter Umständen massive Schmerzen und Blutungen oder ein *Darmverschluß*. Das Karzinom kann sich auf alle anderen Organe im Becken ausbreiten und z.B. die Leber befallen.

DIAGNOSE

In vielen Fällen kann der Arzt ein R. durch eine *rektale Untersuchung* feststellen. Die Diagnose wird durch *Proktoskopie* bzw. *Sigmoid(e)oskopie* (Untersuchung des Mastdarms mit einem starren bzw. flexiblen *Endoskop* (Gerät mit optischem System und Beleuchtungseinrichtung) und durch eine *Biopsie* (Entnahme einer Gewebeprobe zur mikroskopischen Beurteilung) bestätigt.

THERAPIE

In der Mehrzahl der Fälle wird eine Operation durchgeführt. Liegt der Tumor im obersten Teil des Mastdarms, so wird der Bauch eröffnet, der obere Teil des Mastdarms und der letzte Teil des Kolons werden entfernt, und die beiden Enden werden zusammengenäht. Zur Beschleunigung der Heilung der Nahtstelle wird im vorhergehenden Darmabschnitt vorübergehend eine *Kolostomie* (künstlicher Darmausgang) angelegt.

Sitzt der Tumor im unteren Teil des Mastdarms, wird eine sog. "abdominoperineale Rektumexstirpation" durchgeführt. Dabei wird sowohl vom Bauch aus als auch vom Anus her operiert. Der Dickdarm wird oberhalb des Mastdarms abgetrennt, dann wird um den Anus herum ein Schnitt angelegt, und anschließend werden der ganze Mastdarm und Anus entfernt. Die Wunde wird geschlossen, und da es in diesem Fall keine Öffnung zur Stuhlableitung mehr gibt, wird eine dauerhafte Kolostomie angelegt.

Patienten, die sich einer solchen Operation unterzogen haben, werden in regelmäßigen Abständen nachuntersucht, um ein Wiederauftauchen oder eine Ausbreitung des Tumors auf andere Teile des Körpers auszuschließen.

Ältere oder geschwächte Patienten, bei denen ein großer Eingriff nicht möglich ist, können mit *Diathermie* (Hochfrequenzwärmetherapie) behandelt werden. Dabei wird die Oberfläche des Tumors zerstört, und lokale Symptome können gebessert werden. Die *Strahlentherapie* und in geringerem Maße *Zytostatika* sind weitere Behandlungsmethoden für Fälle, in denen eine Operation nicht oder nicht mehr möglich ist.

PROGNOSE

Die Langzeitprognose hängt davon ab, wie stark sich der Tumor vor der Behandlung bereits ausgebreitet hatte. Ca. 50 Prozent der R.patienten, die operiert wurden, sind drei Jahre nach der Operation noch am Leben und fast 40 Prozent auch noch zehn Jahre danach. Bei frühzeitiger Behandlung sind die Überlebensraten wesentlich höher, weshalb die Wahrnehmung der Vorsorgeuntersuchungen von großer Bedeutung ist.

Rektumprolaps

Vorfall von *Mastdarm*schleimhaut aus dem *Anus*, meistens durch Pressen beim Stuhlgang und häufig bei chronischer *Verstopfung*. Die Folge sind Beschwerden, Blut- und Schleimabgang.

Bei Kleinkindern und jüngeren Kindern geschieht dies nur vorübergehend, bei älteren Personen wird es ein Dauerzustand infolge einer Schwächung des Binde- und Stützgewebes um den *Damm* (Raum zwischen Anus und äußeren Geschlechtsorganen). Ein Rektumprolaps kann zusammen mit *Hämorrhoiden* auftreten. Bei einem ausgedehnten Rektumprolaps kann es zu unfreiwilligem Stuhlabgang kommen.

Bei jüngeren Menschen kann häufig schon mit einer faserreichen Kost Abhilfe geschaffen werden. Gelegentlich muß operiert werden, insbesondere bei älteren Menschen. Die Operation ist jedoch nicht immer erfolgreich.

Rem

Alte Maßeinheit der absorbierten Äquivalentdosis einer ionisierenden Strahlung (s. *Strahlung*; Kasten "Einheiten der Strahlung" auf S: 1006). Rem ist die Abkürzung für (engl.) **r**adiation **e**quivalent **m**an. Wird heute in Sievert (Sv) angegeben (1 Sv = 100 rem).

Remission

Vorübergehendes Verschwinden oder Nachlassen von Krankheitserscheinungen oder der Zeitraum, in dem dies geschieht. Eine R. tritt bei vielen chronischen Krankheiten ein. Eines der bekanntesten Beispiele ist die *Multiple Sklerose*, die nach einem typischen Muster von R.s- und *Rezidiv*phasen verläuft. Am Anfang dieser Krankheit können die R.sphasen Monate oder sogar Jahre dauern, aber meistens werden sie im Laufe der Zeit kürzer, und am Ende erfolgen sie in so kurzen Abständen, daß sie fast vollständig verschwinden.

Ren

F. für *Niere*

Renal

Medizinischer Begriff mit der Bedeutung zur *Niere* gehörend, sie betreffend, durch sie bedingt.

Renin

Enzym, das bei der Regulierung des *Blutdruckes* eine Rolle spielt. Wenn der Blutdruck abfällt, wird von den Nieren R. freigesetzt, das das inaktive Protein Angiotensinogen in *Angiotensin* I (gleichermaßen inaktiv) umwandelt. Dies wird dann rasch in seine aktive Form, Angiotensin II, überführt, welches zu einer *Konstriktion* (Verengung) der Blutgefäße und somit zu einem Blutdruckanstieg führt. Angiotensin II stimuliert außerdem die Ausschüttung des Hormons *Aldosteron*, das bewirkt, daß die Nieren weniger *Natrium* ausscheiden, was wiederum zu einem Blutdruckanstieg führt.

Der Blutdruck kann durch Medikamente gesenkt werden, die auf das Renin-Angiotensin-System wirken (z.B. *Betablocker*). Diese Medikamente hemmen die Reninfreisetzung und *ACE-Hemmer* (engl. **a**ngiotensin-**c**onverting-**e**nzyme) die Umwandlung von Angiotensin I in Angiotensin II.

Renographie

Methode zur Messung der *Nieren*funktion. Die R. läßt sich schnell und schmerzlos durchführen; dabei kommt nur eine kleine Strahlendosis zur Anwendung.

Eine radioaktive Substanz – entweder Hippuran oder Pentaessigsäure – wird in die Blutbahn injiziert. Während der Ausscheidung der Substanz über die Nieren mit dem Harn wird kontinuierlich die Strahlung über den Nieren gemessen. Die Werte werden in einem Renogramm graphisch dargestellt (eine Kurve der zeitlichen Radioaktivitätsschwankungen). Es werden beide Nieren gleichzeitig untersucht, so daß ein Vergleich der Funktion beider Nieren möglich ist.

Eine R. wird durchgeführt, wenn Verdacht auf eine Harnabflußstörung besteht. Normalerweise steigen nach der Injektion die Radioaktivitätswerte über der Niere 30 Sekunden steil an, dann folgt ein langsamerer Anstieg über etwa 5 Minuten. Die Radioaktivität nimmt wieder ab, sobald die radioaktiv markierte Substanz über die Harnleiter in die Harnblase abfließt. Bei Vorliegen einer Abflußstörung staut sich die radioaktiv markierte Substanz in der betreffenden Niere, die Strahlenwerte steigen weiter an, und es entsteht eine andere Kurve im Renogramm. (S.a. *Nierendarstellung*)

Reposition

Rückverlagerung eines Körperteils in seine ursprüngliche Lage. Als R. wird z.B. sowohl das, was beim Einrichten eines Knochenbruches (s. *Fraktur*) als auch beim Einrenken eines Gelenkes (s. *Luxation*) durchgeführt wird, sowie das Zurückschieben von vorgefallenen Eingeweideteilen durch die Bauchwand bei der Behandlung des Leistenbruchs (s. *Hernie*) bezeichnet.

Reproduktion, geschlechtliche

Vorgang der Erzeugung von Nachkommen für den Weiterbestand einer Spezies durch die Verschmelzung von zwei Zellen verschiedener Individuen. Beim Menschen geschieht dies durch die Verschmelzung eines *Spermiums* mit einer Eizelle (s. *Ovum*). Diese Verschmelzung, auch *Befruchtung* genannt, erfolgt beim Menschen entweder durch *Geschlechtsverkehr* oder durch künstliche Befruchtung (s. *In-vitro-Befruchtung*).

Resektion

Operative Teilentfernung eines Organs. Bei der Darmr. z.B. wird ein Teil des Dickdarmes, bei der Magenr. ein Teil des Magens – beides häufig aufgrund von Krebs – operativ entfernt.

Reserpin

(z.B. *Reserpin Saar®* +)

Antihypertensivum (blutdrucksenkendes Mittel), das aus einer tropischen Pflanze (*RAUWOLFIA SERPENTINA*) gewonnen wird und entweder allein oder in Kombination mit einem *Diuretikum* zur Behandlung der *Hypertonie* (Bluthochdruck) verabreicht wird.

Während einer Therapie mit Reserpin können folgende Nebenwirkungen auftreten: verstopfte Nase, Mundtrockenheit, *Bradykardie* (langsame Schlagfolge des Herzens), Depression, Lethargie und Alpträume.

Resistenz

In der Medizin wird mit R. die angeborene Fähigkeit des menschlichen Organismus bezeichnet, den Angriff schädlicher Stoffe (wie z.B. Gifte, Reizstoffe, Krankheitserreger) abzuwehren (sog. natürliche Immunität). Hiervon zu unterscheiden ist die erworbene *Immunität*), d.h. die im Laufe des Lebens – durch Bildung von Antikörpern im Abwehrsystem oder durch *Immunisierung* – entstandene R. gegen bestimmte Krankheiten.

Die biologischen Grundlagen der R. sind noch nicht restlos erforscht. Bekannt sind physikalisch-chemische Schutzmechanismen (z.B. die Barrierewirkung der Haut gegen Erreger bzw. die Wirkung ihres Säuremantels), die keimtötende Wirkung bestimmter Substanzen in den Körperflüssigkeiten (z.B. der sog. Inhibine im Speichel) und bestimmter Zellarten (z.B. der Phagozyten).

Die R. gegen Krankheiten kann durch eine gesunde Lebensweise, richtige Ernährung und Abhärtung gesteigert werden. Den natürlichen Widerstandkräften abträglich sind vor allem Kälteschäden (z.B. eine Erkältung), Fehlernährung (z.B. Vitaminmangel, Unterernährung), Verletzungen der Haut (Wunden), körperliche Überanstrengung und Streß.

Resistenz, Arzneimittel

Bezieht sich auf die Widerstandsfähigkeit einer Reihe von Keimen gegen ehemals wirksame Medikamente. Bestimmte Organismen haben *Gene* (Einheiten der Erbsubstanz) entwickelt oder erworben, die ihnen Schutz gegen bestimmte *Antibiotika* verleihen. Der übermäßige Gebrauch von Antibiotika fördert die Bildung und Ausbreitung solcher resistenten Stämme, dazu gehören einige Erregerstämme, die *Gonorrhoe*, *Bauchtyphus*, *Salmonellosen*, *Bakterienruhr* und andere schwere Infektionskrankheiten auslösen. Einige Stämme der verschiedenen *Malaria*erreger haben eine *Chloroquin*-Resistenz entwickelt. Chloroquin ist ein wichtiges Medikament zur Behandlung der Malaria.

Wenn schwere Infektionskrankheiten nicht mehr mit bewährten Mitteln behandelt werden können, entsteht eine gefährliche Situation. Die Entwicklung neuer Arzneimittel konnte größtenteils mit dieser Bedrohung Schritt halten. Zu den Strategien, die das Auftauchen neuer resistenter Stämme verhindern sollen, gehört u.a. der zyklische Einsatz verschiedener Antibiotika zur Behandlung bestimmter Infektionsarten in Krankenhäusern. Die Ärzte versuchen heute möglichst gezielt Antibiotika zu verschreiben, denn dadurch wird die Resistenzbildung gebremst.

Respiration

Dieser Begriff faßt alle Vorgänge zusammen, durch die Sauerstoff in die Körperzellen gelangt, im Zell-*Stoffwechsel* verwertet wird und durch die Kohlendioxid ausgeschieden wird.

Die verschiedenen Stufen der R. werden im Kasten auf S. 895 beschrieben. (S.a. *Atmung*; *Respirationstrakt*)

Respirationstrakt

Organe, die für den Transport der Atemgase und deren Austausch mit dem Blut verantwortlich sind.

Die Luft wird über *Nase,* Luftröhre und Bronchialbaum in die Millionen Lungenbläschen (*Alveolen*) gesogen, wo im Austausch gegen Kohlendioxid Sauerstoff ins Blut diffundiert (s. *Diffusion*). Die Kohlendioxid-angereicherte Luft wird wieder ausgeatmet (s. Kasten "Respiration").

Die Bewegung der Luft in die und aus den Lungen erfolgt mit Hilfe der Atemmuskeln (*Zwerchfell,* Zwischenrippenmuskeln). (S.a. *Atmung*)

LAGE DES RESPIRATIONSTRAKTES

Der Respirationstrakt besteht aus den oberen Luftwegen, der Lunge und den Muskeln, die die Atmung steuern.

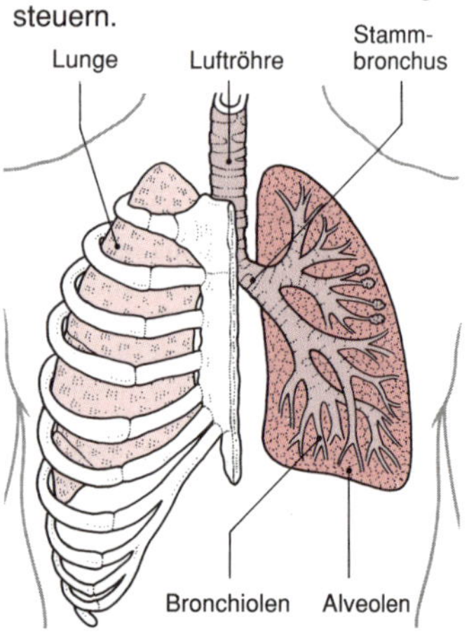

ERKRANKUNGEN

Erkrankungen des R.s können die Atemwege befallen (und eine Behinderung des Luftstroms in und aus der Lunge verursachen), oder sie können das Lungengewebe schädigen und dadurch den Austausch von Sauerstoff und Kohlendioxid vermindern. Die Funktion des R.s kann auch durch Erkrankungen wie *Kinderlähmung* beeinträchtigt werden, die die Brustmuskulatur und das Zwerchfell schädigt, so daß die Lunge nur mit Mühe gefüllt werden kann. (S.a. *Atemwegsinfektion*)

Respirator

s. *Beatmungsgerät*

Respiratorische Insuffizienz

Zustand, der durch eine hohe Kohlendioxidkonzentration und niedrigen Sauerstoffgehalt im Blut gekennzeichnet ist (s. *Hypoxie*). Eine r.I. kann infolge von Störungen des normalen Gasaustausches in der Lunge auftreten; das sind Lungenerkrankungen wie z.B. Lungen*emphysem*, hochgradiges *Asthma* oder chronische *Bronchitis*. Eine r.I. kann auch durch Schädigung des Atemzentrums im Gehirn als Folge einer Überdosis von *Betäubungsmitteln* hervorgerufen werden.

Die Symptome sind u.a. Luftnot, Husten, Zyanose (bläuliche Verfärbung der Haut), eine erhöhte Atemfrequenz oder, seltener, eine verminderte Atemfrequenz.

Die Symptome der r.n I. sprechen meistens auf eine *Sauerstoffbehandlung* an. Dabei wird eine sorgfältig bemessene Sauerstoffmenge verabreicht. In schweren Fällen muß der Patient an ein *Beatmungsgerät* angeschlossen werden. Es muß auch versucht werden, die Ursache zu behandeln.

Respiratory-distress-Syndrom

Störung der Lungenfunktion, die zu Atemnot führt. Das R.-d.-S. führt zu einem lebensgefährlichen Sauerstoffmangel im Blut (s. *Hypoxie*). Es tritt relativ häufig bei Frühgeborenen, unter bestimmten Umständen aber auch in späteren Lebensphasen auf.

URSACHEN UND VORKOMMEN

Beim Frühgeborenen liegt die Ursache für das R.-d.-S. in der mangelnden Lungenreife bei der Geburt, wodurch das Baby nicht zur Spontanatmung in der Lage ist. Das Syndrom geht auf einen Mangel an oberflächenaktiven Substanzen (Surfactant) zurück, die verhindern, daß die *Lungenalveolen* zusammenfallen.

Im Erwachsenenalter sind Personen betroffen, deren Lunge durch Erkrankung oder Verletzung geschädigt worden ist. Das R.-d.-S. geht mit Verhärtung des Lungengewebes und Einlagerung von Flüssigkeit in den Alveolenwänden einher. Ursachen können sein: Kreislauf*schock*, schwere *Lungenentzündung* (z.B. aufgrund von *Aspiration* von Erbrochenem), Reizgas (wie z.B. Rauch oder Chlor), hohe Sauerstoffkonzentration, partielles *Ertrinken*, Überdosis von *Betäubungsmitteln* wie z.B. Morphium, bestimmte *Autoimmunkrankheiten* und *Sepsis* (Blutvergiftung).

SYMPTOME UND ANZEICHEN

Zunächst kommt es zu einem Anstieg der Atemfrequenz. Dann wird das Atmen mühsam und beschleunigt sich weiter. Babys machen beim R.-d.-S grunzende Atemgeräusche und ziehen beim Atmen die Brustwand ein. Bei weiterer Verschlimmerung des Zustands verfärbt sich die Haut blau (*Zyanose*) infolge verringerter Sauerstoffkonzentration im Blut. Ohne Behandlung tritt u.U. der Tod ein.

DIAGNOSE UND THERAPIE

Die Diagnose wird durch Abhören der Lunge mit einem Stethoskop, mittels *Thorax-Röntgenbild* und durch Analyse der *Blutgase* gestellt. In einigen Fällen müssen weitere Untersuchungen durchgeführt werden.

Die Patienten kommen auf die Intensivstation (s. *Intensivbetreuung*). Im Anfangsstadium wird befeuchteter Sauerstoff über eine Maske zugeführt. Wenn keine Verschlechterung des Zustands eintritt, müssen keine weiteren Maßnahmen ergriffen werden, und diese Behandlung wird so lange fortgeführt, bis der Patient wiederhergestellt ist. Bei Verschlimmerung des R.-d.-S.s wird ein *Endotrachealtubus* durch Nase oder Mund eingeführt (s. *Beatmung*) und die Atmung durch ein *Beatmungsgerät* aufrechterhalten. Wenn möglich, wird die Grunderkrankung behandelt.

PROGNOSE

Das R.-d.-S ist die häufigste Todesursache bei Frühgeborenen. Mit den modernen Methoden der Intensivbehandlung liegt die Überlebensrate der frühgeborenen Babys mit R.-d.-S. jedoch bei ca. 90 Prozent. Die Überlebensrate bei Erwachsenen mit R.-d.-S. liegt zwischen 25 und 50 Prozent. In einigen Fällen bleibt nach Abklingen der Symptome eine Schädigung der Lunge bzw. eine eingeschränkte Atemfunktion zurück.

Restless-legs-Syndrom

Zustand, der durch Mißempfindungen wie z.B. Kribbeln, Brennen, Prickeln und Schmerzen in den Beinen gekennzeichnet ist. Die Symptome treten meist nachts im Bett auf, obwohl die Beschwerden auch durch langes Sitzen ausgelöst werden können. Eine Linderung kann nur durch Bewegung wie z.B. Gehen erreicht werden.

R

RESPIRATION

Aufgabe der Atmung ist es, den Körperzellen die benötigte Energie zu liefern. Die Zellen gewinnen diese Energie v.a. dadurch, daß sie Glukose mit Sauerstoff verstoffwechseln, weshalb sie eine konstante Sauerstoffzufuhr benötigen. Hinzu kommt, daß die Abfallprodukte aus dem Zellstoffwechsel – hauptsächlich Kohlendioxid – aus den Zellen abtransportiert werden müssen.

Die Respiration umfaßt das Einatmen der Luft in die Lunge, die Weitergabe des Sauerstoffs von der Luft ins Blut, den Sauerstofftransport im Blut zu den Körperzellen, den Zucker-Sauerstoff-Stoffwechsel in den Zellen und schließlich den Rücktransport von Kohlendioxid in die Lunge, wo es abgeatmet wird.

Bei körperlicher Belastung kommt es zu beschleunigter Atmung, wodurch der höhere Sauerstoffbedarf des Körpers gedeckt wird.

2 Das mit Sauerstoff gesättigte Blut strömt von den Lungen über die Lungenvenen zur linken Seite des Herzens.

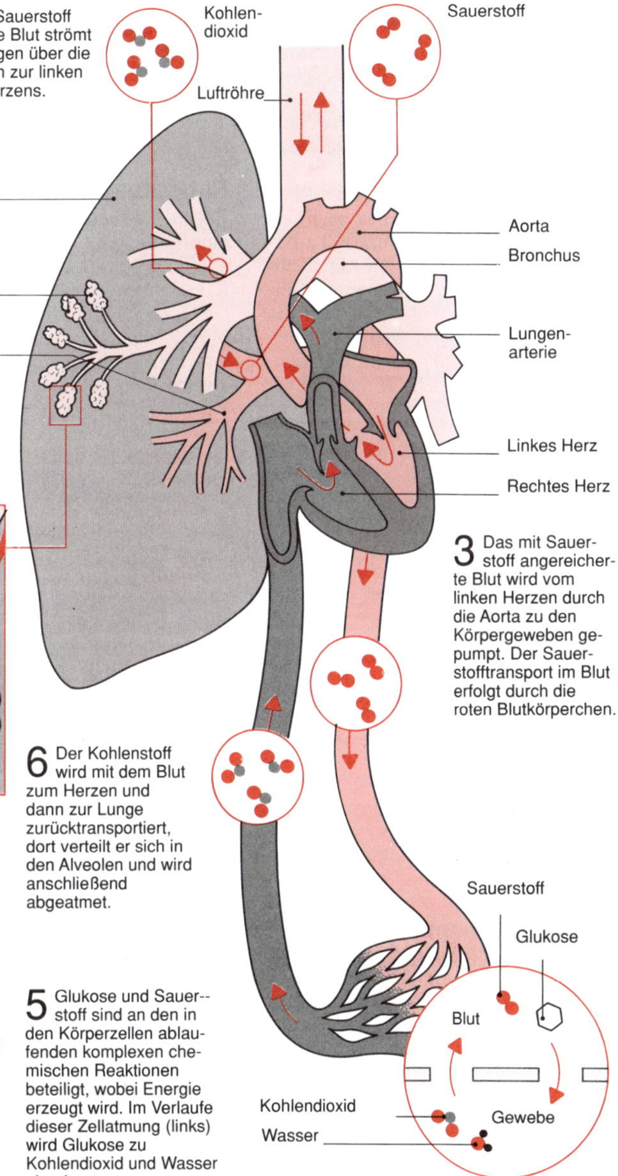

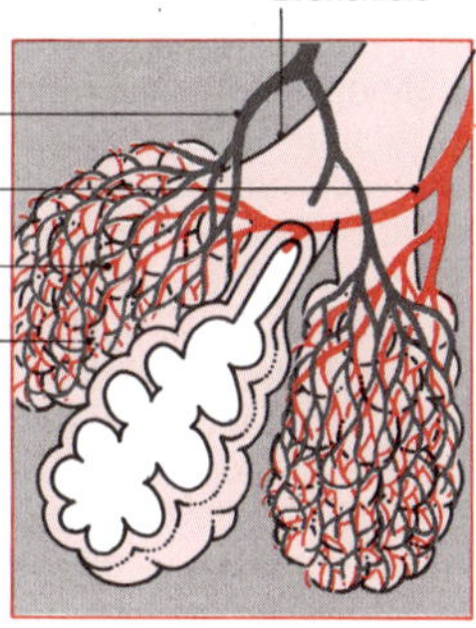

3 Das mit Sauerstoff angereicherte Blut wird vom linken Herzen durch die Aorta zu den Körpergeweben gepumpt. Der Sauerstofftransport im Blut erfolgt durch die roten Blutkörperchen.

1 Luft, die Sauerstoff enthält, wird in die Lunge eingeatmet und gelangt in die Alveolen (winzige Luftsäckchen). Der Sauerstoff diffundiert (wandert) aus der Luft in die die Alveolen umgebenden Blutgefäße.

6 Der Kohlenstoff wird mit dem Blut zum Herzen und dann zur Lunge zurücktransportiert, dort verteilt er sich in den Alveolen und wird anschließend abgeatmet.

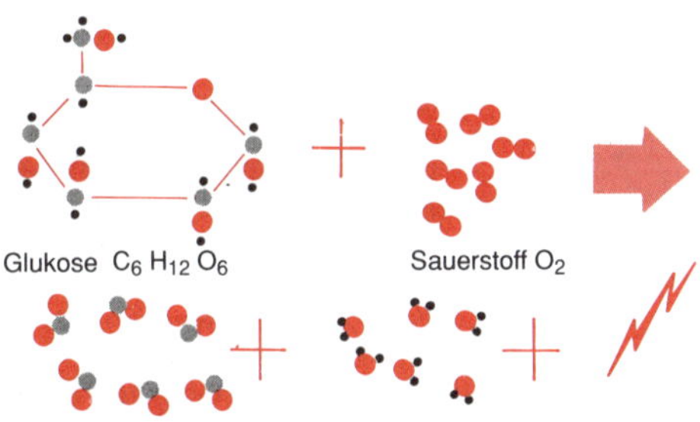

5 Glukose und Sauer-stoff sind an den in den Körperzellen ablaufenden komplexen chemischen Reaktionen beteiligt, wobei Energie erzeugt wird. Im Verlaufe dieser Zellatmung (links) wird Glukose zu Kohlendioxid und Wasser abgebaut.

4 Wenn das Blut durch die Haargefäße (Kapillaren) im Gewebe strömt, wird der Sauerstoff (und andere Nährstoffe wie z.B. Glukose) an die Körperzellen abgegeben, und gleichzeitig werden die Stoffwechselprodukte der Zellatmung – Kohlendioxid und Wasser – aufgenommen.

ATEMVOLUMINA

Eine Möglichkeit des Körpers, auf einen veränderten Sauerstoffbedarf zu reagieren, ist die Änderung des Atemvolumens. Das Atemzugvolumen – die Luftmenge, die pro Atemzug in die Lunge ein- und ausgeatmet wird – liegt zwischen 0,5 Liter in Ruhe und 4,5 Liter (nahe am Maximum bzw. der Vitalkapazität) bei starker Belastung.

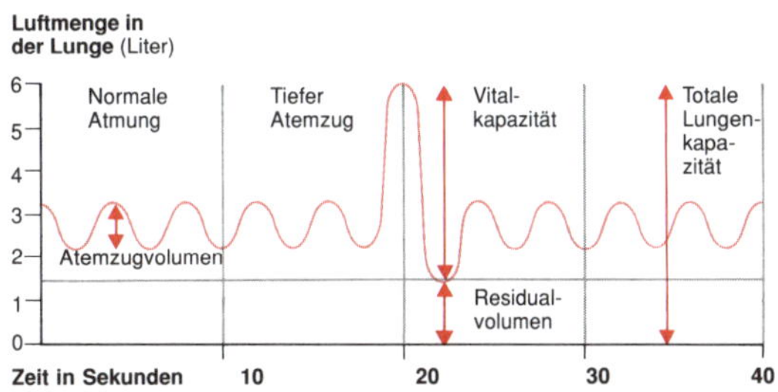

R

Ca. 15 Prozent der Bevölkerung leiden am R.-l.-S. In vielen Fällen treten jedoch nur leichte Beschwerden auf. Es gibt eine familiäre Häufung, und es sind vor allem Frauen mittleren Alters, Personen mit hohem Koffeinkonsum, Raucher und Schwangere, oft auch Patienten mit *rheumatoider Arthritis* betroffen.

Die Ursache ist nicht bekannt. Es lassen sich keine eindeutigen Nerven-, Muskel- oder Kreislaufprobleme nachweisen. Auch gibt es keine spezifische Behandlung. Einigen Patienten hilft Kühlen, anderen hingegen Wärmen der Beine. Bei einigen Patienten hat sich die Gabe von bestimmten Medikamenten einschließlich *Levodopa* oder *Kalziumkanalblockern* (wie z.B. *Nifedipin*) als wirksam erwiesen.

Retardierung
s. *geistige Behinderung*

Retentio testis abdominalis
s. *Kryptorchismus*

Retikuloendotheliose
s. *Histiozytose X*

Retikulosarkom
Alternativbezeichnung für *Non-Hodgkin-Lymphom.*

Retina
s. *Netzhaut*

Retinitis
Entzündung der *Netzhaut.* (S.a. *Retinopathie*).

Retinitis pigmentosa
Degeneration der Stäbchen und Zapfen in der *Netzhaut* (der lichtempfindlichen inneren Augenhaut) im Augenhintergrund beider Augen. Die R.p. ist meist erblich, sie tritt jedoch selten vor Erreichen des Jugendalters auf, manchmal sogar erst im mittleren Lebensalter.

Ein erstes Anzeichen, das auf eine R.p. hindeutet, ist eine eingeschränkte Sehfähigkeit in der Dämmerung (Nachtblindheit). Die Untersuchung des *Gesichtsfeldes* zeigt eine ringförmige Gesichtsfeldeinschränkung (s. *Ringskotom*), die im Laufe der Jahre zunimmt und einen größeren Teil des Gesichtsfeldes zerstört. Die Zapfen in der *Makula* (Stelle des schärfsten Sehens) scheinen weniger davon betroffen zu sein als die am Rande liegenden Stäbchen; das bedeutet, daß das Sehen im zentralen Gesichtsfeld oft über viele Jahre hinweg erhalten bleibt. Die Krankheit schreitet mit unterschiedlicher Geschwindigkeit fort und tritt auch in verschiedenen Schweregraden auf.

Bei der Untersuchung der Netzhaut mit dem *Ophthalmoskop* zeigen sich Haufen schwarzer, sich verzweigender Pigmente, deren Ausdehnung dem Gebiet des Gesichtsfeldausfalles entspricht. Betroffene oder Eltern eines an R.p. erkrankten Kindes sollten sich einer *genetischen Beratung* unterziehen.

Retinoblastom
Bösartiger *Tumor* der *Netzhaut* (der lichtempfindlichen Augeninnenhaut am Augenhintergrund), der im Säuglings- und Kleinkindalter auftritt.

Das befallene Auge ist nicht selten blind, dadurch kommt es zum *Schielen*, was häufig ein erster Hinweis ist. Der Tumor kann auch weißlich durch die Pupille hindurchschimmern. Ohne Behandlung kann sich das R. vom Auge auf die Augenhöhle ausdehnen und über den *Sehnerv* bis ins Gehirn vordringen.

Das R. kommt bei einem von 20 000 Säuglingen vor. Seine Entstehung ist erblich bedingt. Bei den Betroffenen fehlt ein Teil des einen *Chromosoms* vom Chromosomenpaar 13 in allen Körperzellen. Personen, bei denen eine familiäre Veranlagung zur Bildung eines R.s besteht, sollten eine *genetische Beratung* in Anspruch nehmen. Neugeborene Kinder aus betroffenen Familien sollten regelmäßig zur Augenuntersuchung.

Zur Behandlung des Tumors wird das betroffene Auge entweder chirurgisch entfernt oder mit Röntgenstrahlen bestrahlt. Wenn beide Augen befallen sind, wird meistens das Auge mit dem größeren Tumor entfernt und das andere mittels *Strahlentherapie* behandelt.

Retinoide
s. *Vitamin A*

Retinol
Hauptform des im Körper vorkommenden *Vitamin A.*

Retinopathie(a)
*Netzhaut*erkrankung, meist durch *Diabetes mellitus* oder *Hypertonie* (Bluthochdruck) bedingt.

Die R. diabetica ist durch kleine Aneurysmenbildungen (sackförmige Ausbuchtungen) in den Kapillaren (winzig kleine Blutgefäße) der Netzhaut, Austritt von Flüssigkeit aus den Kapillaren und Hämorrhagien (Blutungen) in die Netzhaut gekennzeichnet. Auf der Netzhautoberfläche bilden sich neue, anomale, sehr zarte und leicht blutende Blutgefäße. Blutungen in den Glaskörper sind möglich, und es kann zu Bindegewebseinsprossungen in den Glaskörper kommen. Die R. diabetica im fortgeschrittenen Stadium ist einer der häufigsten Ursachen für einen dauerhaften Verlust der Sehfähigkeit.

Die R. hypertonica ist durch eine Verengung der Netzhautarterien gekennzeichnet. Es kann zu einer teilweisen Zerstörung der Netzhaut kommen, auch können Blutungen auftreten und weiße Ablagerungen in der Netzhaut erscheinen. (S.a. *retrolentale Fibroplasie*).

Retrobulbärneuritis
Form der *Optikusneuritis*, bei der der Sehnerv an seiner Austrittsstelle hinter dem Augapfel entzündet ist.

Retrognathie
s. *fliehendes Kinn*

Retrolentale Fibroplasie
Auch unter dem Namen *Frühgeborenen*retinopathie bekannt. Betrifft fast nur die Augen von Frühgeborenen.

Die r.F. entsteht – v.a. bei unreifen Frühgeborenen mit niedrigem Geburtsgewicht – als Folge einer erhöhten Sauerstoffkonzentration in der Atemluft. Bei übermäßiger Sauerstoffzufuhr kommt es bei unreifem Gewebe, einschließlich dem Gewebe am Rande der *Netzhaut* (lichtempfindliche innere Schicht am Augenhintergrund), zu einer starken Verengung der Blutgefäße. Sobald die Sauerstoffkonzentration wieder normal wird, bilden sich vom geschädigten Gewebe aus häufig neue Gefäße und bindegewebsartiges Narbengewebe im *Glaskörper* hinter der Linse. Dies kann zu einer schwerwiegenden Sehstörung und zur *Netzhautablösung* führen.

Säuglinge mit r.r F. können mit *Laser* behandelt werden.

Retroperitoneale Fibrose
Entzündung und Entstehung von Narbengewebe im hinteren Bauchraum. Durch die r.F. kommt es häufig zu einem Verschluß der *Harnleiter* und dadurch zu einem Harnstau in der Niere. In schweren Fällen führt dieser Verschluß zum *Nierenversagen.*

Die r.F. tritt am häufigsten bei Männern mittleren Alters auf. Die Ursache der Erkrankung ist unbekannt.

In einigen Fällen wird sie durch die Langzeitbehandlung mit *Methysergid* (*Migräne*mittel; z.B. Deseril ret. ® +) ausgelöst.

Retrosternaler Schmerz
Schmerzen im mittleren Teil der Brust, hinter dem Brustbein. Die schwerwiegendste Ursache für den r.n S. ist ein *Herzinfarkt.* Am häufigsten wird er jedoch durch eine Reizung der *Speiseröhre* (s. *Ösophagusreflux*) oder durch *Angina pectoris* ausgelöst. (S.a. *Brustschmerz*)

RETROVERSIO UTERI

Bei ungefähr 80 Prozent aller Frauen ist die Gebärmutter nach vorne geneigt, zusätzlich ist der Uteruskörper nach vorne geknickt. Bei einer einfachen Retroversio uteri ist das Organ nach hinten geneigt, jedoch nicht nach hinten abgeknickt. Neben der Rückwärtsneigung kann auch noch eine Abknickung nach hinten bestehen. Eine Rückwärtsneigung der Gebärmutter kann Beschwerden verursachen.

ANTEFLEXIO

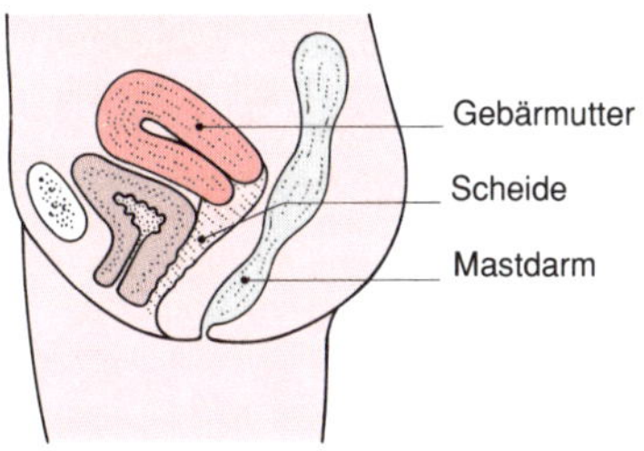

Die Abbildung zeigt die Normallage der Gebärmutter. Sie ist nach vorne geneigt und geknickt und bildet mit der Scheide einen rechten Winkel.

RETROVERSIO

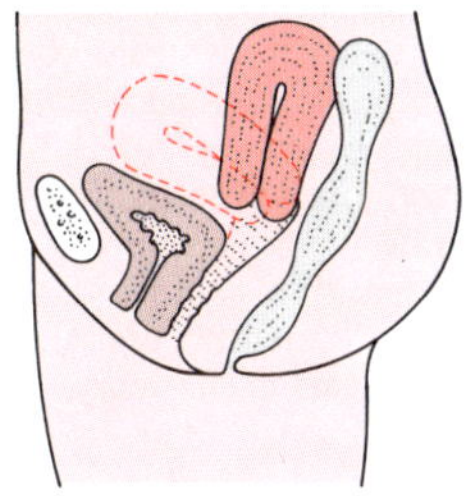

Rückwärtsneigung der Gebärmutter, die durch einfache Maßnahmen in die Normallage gebracht werden kann und nur selten Beschwerden verursacht.

RETROFLEXIO

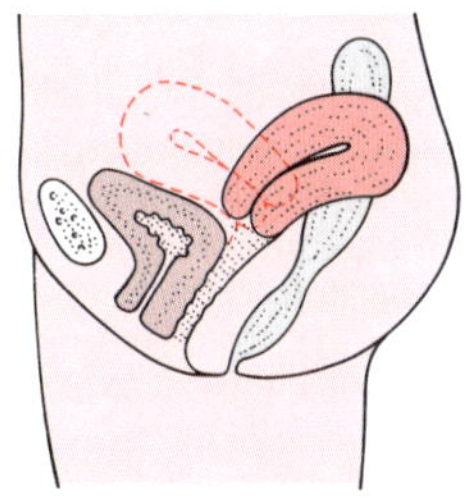

Wenn die Gebärmutter aufgrund einer Erkrankung nach hinten geneigt und abgeknickt ist, treten häufig Beschwerden auf, wie z.B. Schmerzen beim Geschlechtsverkehr.

Retroversio uteri

Rückwärtsneigung anstelle der üblichen Vorwärtsneigung der *Gebärmutter*. Früher ging man davon aus, daß eine nach hinten gekippte Gebärmutter für viele gynäkologische Probleme verantwortlich sei. Heute ist man eher der Ansicht, daß es sich hierbei um eine harmlose Abweichung von der Normallage handelt.

URSACHEN UND VERBREITUNG

Bei ungefähr 20 Prozent aller Frauen wird eine R.u. beobachtet. Bei einigen Frauen besteht R.u. nur deshalb, weil sich die Gebärmutter im Laufe der Reifung nicht nach vorne geneigt hat, sondern in der für das Kindesalter üblichen Rückwärtslage verblieben ist. Bei anderen Frauen tritt nach einer Geburt eine Lageveränderung der Gebärmutter auf – sie kippt nach hinten, wenn sie vorher nach vorne geneigt war, oder umgekehrt. Eine R.u. entsteht manchmal auch durch Erkrankungen wie z.B. einen Tumor, Bildung von Narbengewebe bei *Endometriose* oder infolge einer *Beckenentzündung*.

SYMPTOME

Im allgemeinen treten bei der R.u. keine Beschwerden auf. Es kann jedoch sein, daß wegen einer Grunderkrankung Symptome wie z.B. *Dysmenorrhoe* (schmerzhafte Monatsblutung), Schmerzen beim Geschlechtsverkehr und *Unfruchtbarkeit* auftreten.

DIAGNOSE UND THERAPIE

Die Diagnose einer Rückwärtsneigung der Gebärmutter wird anhand einer ärztlichen Untersuchung gestellt (s. *Beckenuntersuchung*).

Wenn keine Symptome auftreten, ist eine Behandlung nicht notwendig. In den seltenen Fällen, in denen ein nach hinten gekippter Uterus Beschwerden verursacht, wird der Frauenarzt versuchen, die Gebärmutter in eine Vorwärtslage zu bringen, anschließend wird zur Lagekorrektur der Gebärmutter ein Kunststoffpessar (*Okklusivpessar*) in die Scheide eingelegt. Wenn dadurch die Beschwerden verschwinden, kann eine Operation zur dauerhaften Lageänderung der Gebärmutter durchgeführt werden.

Wenn der Verdacht besteht, daß die Rückwärtsneigung der Gebärmutter durch eine gynäkologische Erkrankung verursacht wird, wäre eine *Laparoskopie* (Untersuchung des Bauchraumes mit einem Sichtinstrument mit optischem System und Lichtquelle) angezeigt.

Rett-Syndrom

Vor kurzem entdeckte Erkrankung des *Gehirns*, von der ausnahmslos Mädchen betroffen sind. Diese seltene Erkrankung wurde zum erstenmal in den 60er Jahren vom Österreicher Andreas Rett beschrieben, sie wurde jedoch erst in den 80er Jahren medizinisch anerkannt. Ungefähr eines unter 15 000 neugeborenen Mädchen ist davon betroffen; man geht davon aus, daß es sich beim R.-S. um eine *genetische Krankheit* handelt.

Gesundheit und Entwicklung des Kindes ist bis zum Einsetzen der Symptome – meist im Alter zwischen 12 und 18 Monaten – normal. Bereits erworbene Fähigkeiten, wie z.B. Gehen und Sprechen, gehen schrittweise wieder verloren, das Kind wird in zunehmendem Maße behindert, es können sich auch Anzeichen von *Autismus* bemerkbar machen. Merkwürdige, stereotype, sich windende Bewegungen von Händen und Gliedmaßen sind kennzeichnend für diese Erkrankungen, es kommt zu völlig unpassenden Wein- und Lachanfällen.

Das R.-S. kann nicht geheilt werden. Aufgrund der Schwere der Behinderung bedürfen die Betroffenen der ständigen Pflege und Aufmerksamkeit. Eltern von betroffenen Kindern sollten sich einer *genetischen Beratung* unterziehen.

Reye-Syndrom

Sehr seltene, schwere Erkrankung mit Hirn- und Leberschädigung, die im Rahmen bzw. nach einer Infektion der oberen Atemwege (s. *Atemwegsinfektion*), *Windpocken* oder *Grippe* auftreten kann. Das R.-S. ist fast ausschließlich auf Kinder unter dem 15. Lebensjahr beschränkt.

URSACHEN

Es gibt Hinweise darauf, daß das R.-S. häufig (aber nicht immer) mit der Einnahme von *Aspirin* zur Behandlung einer Virusinfektion in Zusammenhang steht. Die Ärzte empfehlen daher, daß Kindern *Paracetamol* anstelle von Aspirin verabreicht wird.

SYMPTOME UND ANZEICHEN

Das R.-S. entsteht, wenn das Kind die Infektion überstanden hat, und es beginnt mit unkontrollierbarem Erbrechen, häufig mit Lethargie und Gedächtnisschwund, Orientierungsverlust und Delirium. Durch eine *ödem*atöse Schwellung des Gehirns können Anfälle, ein tiefes Koma, Herzrhythmusstörungen und Atemstillstand ausgelöst werden. Eine auftretende *Gelbsucht* ist ein Hinweis auf eine Schädigung der Leber.

THERAPIE

Die Schwellung des Gehirns wird durch die Verabreichung von *Kortikosteroiden* und intravenöser Gabe von *Mannitol* behandelt. Bei Bedarf wird eine *Dialyse*

(Blutwäsche) oder *Bluttransfusion* durchgeführt, um die sich aufgrund der Leberschädigung im Blut ansammelnden Abfallstoffe zu entfernen. Bei Atemstillstand wird der Patient an ein *Beatmungsgerät* angeschlossen.

PROGNOSE

Die Häufigkeit von Todesfällen beim R.-S. hat mit zunehmendem Wissen über die Krankheit sehr stark (von 60 Prozent auf 10 Prozent) abgenommen. Die Aussichten sind für Patienten mit Krampfanfällen, tiefem Koma und Atemstillstand am ungünstigsten. Patienten, die einen schweren Anfall überleben, tragen möglicherweise eine Hirnschädigung davon.

Rezept

Vom Arzt geschriebene Anweisung für den Apotheker zur Anfertigung oder Ausgabe eines bestimmten Arzneimittels in einer bestimmten Dosierung. Das Rezept enthält auch Angaben darüber, welche Packungsgröße ausgegeben werden soll, und andere wichtige Einzelheiten. Medikamente, für die ein Rezept benötigt wird (verschreibungspflichtige Arzneimittel), sind nur auf ärztliche Anordnung erhältlich, denn sie können gefährlich sein; sie können abhängig machen, oder sie werden zur Behandlung einer Krankheit eingesetzt, die überwacht werden muß.

Das Rezept muß den Namen und die Adresse des Patienten und die Unterschrift des Arztes enthalten.

Rezeptor

Allgemeine Bezeichnung für sensorische Nervenzellen, d.h. Nervenzellen, die Reize in Nervenimpulse umwandeln. (S. nachfolgenden Kasten).

Der Begriff R. bezieht sich auch auf bestimmte Areale an der Oberfläche von Zellen, die jeweils eine charakteristische Struktur oder chemische Eigenschaften aufweisen. Viele der im Körper vorkommenden chemischen Substanzen müssen zur Entfaltung ihrer Wirkung an R.en auf den Zellen gebunden werden. Das Hormon Adrenalin z.B. bindet sich an drei verschiedene R.typen (Alpha-, Beta$_1$- und Beta$_2$-R.en), die in jeweils unterschiedlicher Verteilung auf den Zellen von Organen wie Herz und Lunge vorkommen.

Rezidiv

Wiederauftreten einer Krankheit nach augenscheinlicher Abheilung oder Wie-

REZEPTORTYPEN

Sinnesreize werden von den freien Endigungen sensibler Nervenzellen oder von besonderen Strukturen an den Endigungen dieser Zellen erkannt. Diese reagieren jeweils spezifisch auf bestimmte Reize (wie z.B. auf Licht einer bestimmten Wellenlänge) und leiten das Signal, das ein solcher Reiz hervorruft, an das Rückenmark und/oder das Gehirn weiter.

Membran- oder Chemorezeptoren (rechts) sind Strukturen auf der Zelloberfläche. Sie geben bestimmten chemischen Substanzen die Möglichkeit, sich an die Zelle zu binden und dadurch bestimmte Änderungen innerhalb der Zelle auszulösen.

Hautrezeptoren
In der Haut befinden sich viele verschiedene Sinnesrezeptoren, die Wahrnehmungen wie Berührung, Wärme, Kälte und Schmerz ermöglichen. Dazu gehören z.B. die Pacini-Körperchen und die Merkel-Tastscheiben, die spezialisierte Nervenzellendigungen darstellen.

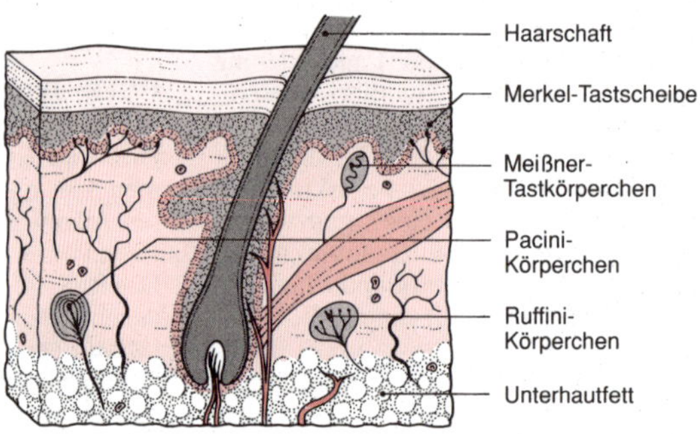

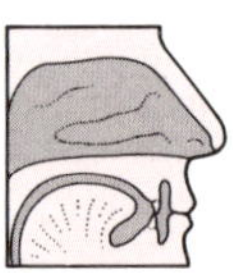

Rezeptoren der Zunge
Jede einzelne Geschmacksknospe (unten) besteht aus vielen Rezeptorzellen. Jede davon besitzt Chemorezeptoren, die auf chemische Substanzen reagieren.

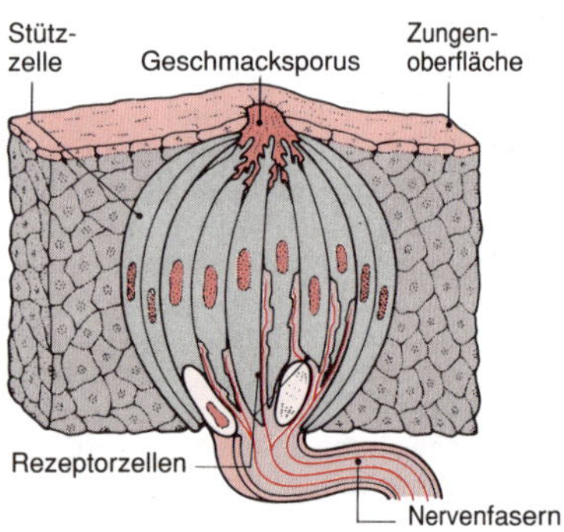

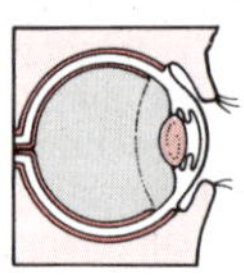

Rezeptoren im Auge
Die Netzhaut, die innerste Augenschicht, besteht u.a. aus den sog. Stäbchen und Zapfen, die als Rezeptoren auf Lichtreize reagieren.

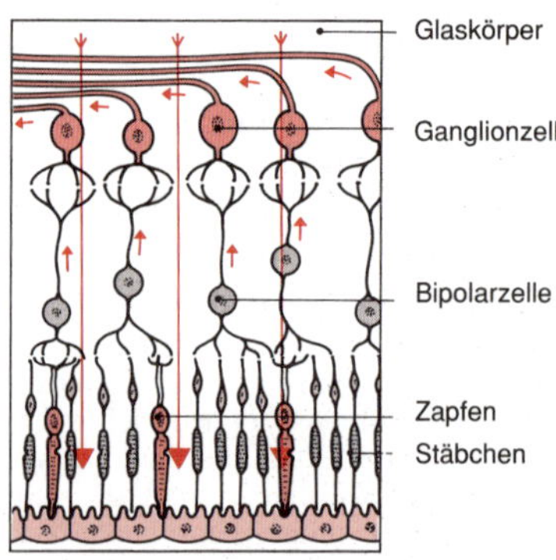

FUNKTIONSWEISE VON MEMBRAN- BZW. CHEMOREZEPTOREN

Die meisten Zellen haben viele Rezeptoren auf der Oberfläche (in der Abb. unten wird nur ein Rezeptor gezeigt). Über diese Rezeptoren kann die Zellaktivität von außen beeinflußt werden.

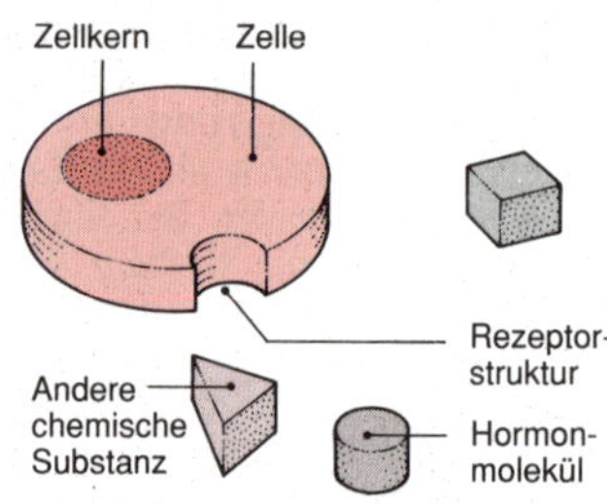

1 Nur eine bestimmte Substanz kann an den Rezeptor binden – Hormon oder Neurotransmitter. Sie muß eine Struktur haben, die mit dem Rezeptor "zusammenpaßt".

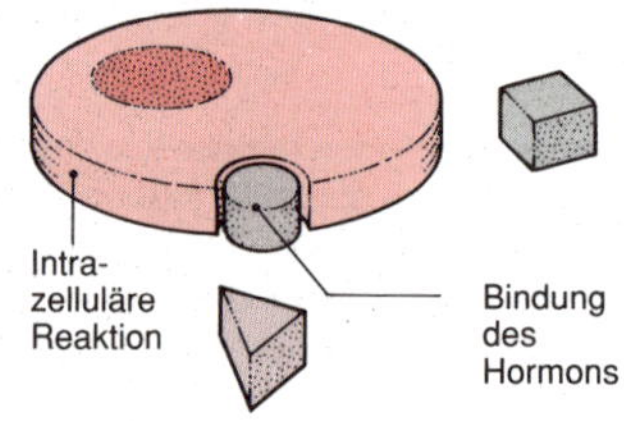

2 Durch die Bindung der chemischen Substanz an den Rezeptor wird die äußere Zellmembran verändert und ein Vorgang ausgelöst – z.B. die Kontraktion einer Muskelzelle oder Aktivitätssteigerung einer Zelle, die Enzyme produziert.

derauftreten von Symptomen nach einer *Remission.*

Rhabdomyolyse

Zerstörung von *Muskel*gewebe mit Freisetzung von *Myoglobin* (roter Muskelfarbstoff, der als Sauerstoffspeicher dient) ins Blut. Ausgedehnte Muskelquetschungen sind die häufigste Ursache, die zur R. führt (s. *Crush-Syndrom*). Zu den weiteren Ursachen gehören die *Polymyositis* (Entzündung der Muskeln) und – in seltenen Fällen – schwere körperliche Belastung. Bei der R. tritt gewöhnlich eine vorübergehende Lähmung oder Schwächung der betroffenen Muskeln auf. Mit Ausnahme von schweren Fällen erholt sich der betroffene Muskel im allgemeinen von selbst, und der Zustand bessert sich auch ohne Behandlung.

Rhabdo(myo)sarkom

Äußerst seltener, bösartiger *Muskel*tumor; kann bereits im Kindesalter entstehen, dann sind vorwiegend Rachen, Blase, Prostata oder Scheide betroffen. Im höheren Alter tritt das R. eher in den großen Muskeln der Arme oder Beine auf. Die Geschwulst wächst schnell und breitet sich auch auf andere Gewebe aus. Die Behandlung umfaßt operative Entfernung des Tumors in Kombination mit *Strahlentherapie* und *Chemotherapie.*

Rh(esus)-Immunantikörperbildung

Entstehung von Antikörpern gegen Rh-positives Blut bei Personen mit rh-negativem Blut. (S.a. *hämolytische Krankheit des Neugeborenen; Rhesus-Inkompatibilität*)

Rhesus-Immunglobulin

s. *Anti-D* (Rh_0)*-Immunglobulin*

Rh(esus)-Inkompatibilität

Unverträglichkeit bezüglich der Rhesus-(Rh)-*Blutgruppe* zwischen dem Blut einer Schwangeren und der des Kindes. Unter bestimmten Voraussetzungen kann diese Rh-Inkompatibilität zu einer *hämolytischen Krankheit des Neugeborenen* führen.

In der Vergangenheit war die hämolytische Krankheit des Neugeborenen eine häufige Ursache für Totgeburt oder Hydrops fetalis, einer schweren, oft tödlich verlaufenden Erkrankung des Neugeborenen als Folge der Zerstörung seiner roten Blutzellen. Heute ist sie aufgrund von Rh-Sensibilisierung der Mutter selten geworden. Das ist vor allem auf die Verabreichung von *Anti-D*(Rh_0)*-Immunglobulin* zur Verhinderung einer Rh-Sensibilisierung zurückzuführen.

ENTSTEHUNG DER RH-UNVERTRÄGLICHKEIT

Wenn eine rh-negative Frau ein Rh-positives Baby erwartet bzw. mit dem nur in Rh-positivem Blut enthaltenen D-Antigen in Berührung kommt, entwickelt sie Antikörper, die die roten Blutkörperchen jedes weiteren Rh-positiven Babys angreifen.

Erste Schwangerschaft — Nachfolgende Schwangerschaften

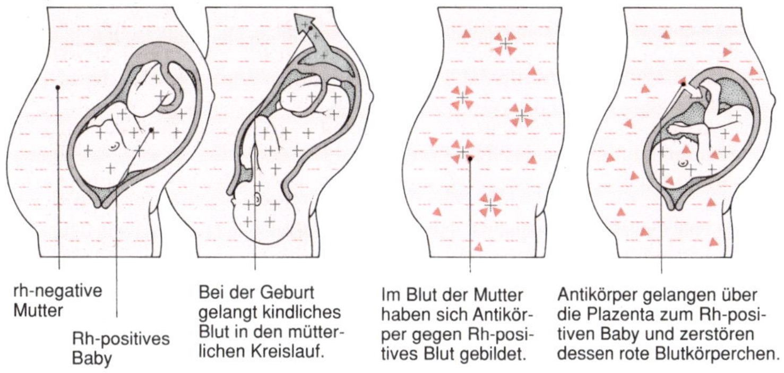

URSACHE

Eine Rh-I. entsteht, wenn eine Frau mit der Blutgruppe "rh-negativ" mit Rh-positivem Blut in Berührung kommt. Das Rh-System (zum ersten Mal bei Rhesusaffen nachgewiesen) beruht auf dem Vorhandensein oder auch Nichtvorhandensein mehrerer Faktoren im Blut, unter denen der wichtigste eine Substanz ist, die als D-*Antigen* bezeichnet wird. Das Blut von Rh-positiven Menschen enthält das D-Antigen, wohingegen es im Blut von rh-negativen Menschen nicht vorhanden ist. Die Zugehörigkeit des einzelnen zur Rh-positiven oder -negativen Blutgruppe wird von *Genen* bestimmt (Erbanlage).

Eine Rh-I. kann nur dann entstehen, wenn das Blut einer Frau rh-negativ und das Blut ihres Kindes Rh-positiv ist. Letzteres ist nur dann möglich, wenn das Blut des Kindsvaters ebenfalls Rh-positiv ist. Normalerweise gibt es bei der ersten Schwangerschaft, bei der ein Kind Rh-positiv ist, keine Probleme. Wie jedoch in der Abbildung gezeigt wird, kann das Kind bei der Frau eine Sensibilisierung gegen Rh-positives Blut auslösen. Bei einer nachfolgenden Schwangerschaft mit einem Rh-positiven Kind besteht die Gefahr der hämolytischen Krankheit des Neugeborenen. Eine Frau mit rh-negativem Blut kann auch dadurch sensibilisiert werden, daß sie irrtümlicherweise bei einer Bluttransfusion Rh-positives Blut erhält.

VORKOMMEN

Bei Weißen ist ca. ein Mensch von sechs rh-negativ; bei einer von elf Schwangerschaften ist das Blut der Mutter rh-negativ und das des Kindes Rh-positiv. Eine Rh-I. tritt bei Schwarzen und Asiaten seltener auf, was darauf zurückzuführen ist, daß in diesen Bevölkerungsgruppen die Blutgruppe rh-negativ recht selten ist.

THERAPIE UND VORBEUGUNG

Rh-negativen Frauen wird kurz nach der Geburt eines Rh-positiven Kindes Anti-D-Immunglobulin verabreicht. Diese Injektion enthält Antikörper gegen den Rh-Faktor, die alle kindlichen Blutzellen zerstören, die möglicherweise in den mütterlichen Kreislauf gelangt sind, bevor die Mutter sensibilisiert wird. Wenn diese Injektion 72 Stunden nach der Entbindung verabreicht wird, kann in 99 Prozent der Fälle eine Rh-Sensibilisierung verhindert werden.

Anti-D-Immunglobulin wird an rh-negativen Frauen auch nach einer Fehlgeburt, nach einem Schwangerschaftsabbruch, nach Fruchtblasenpunktion oder nach allen anderen Maßnahmen, bei denen es zu einem Austausch von kindlichem und mütterlichem Blut kommen kann, durchgeführt.

Wenn eine Frau rh-negativ ist, wird sie bei der ersten Mutterschaftsvorsorge und bei den folgenden Vorsorgeuntersuchungen auf Rh-Antikörper getestet. Wenn Antikörper nachgewiesen werden und wenn ein Risiko für das Kind besteht, sollte die Überwachung der Schwangerschaft und der Geburt entsprechend der unter *hämolytische Krankheit des Neugeborenen* beschriebenen Richtlinien erfolgen.

Rheumamittel

s. *Antirheumatika*

Rheumatisches Fieber

Erkrankung, die durch Entzündungen in verschiedenen Körpergeweben gekennzeichnet ist. Sehr häufig treten Entzün-

R

dungen in den Gelenken auf. Langfristig gesehen sind diese jedoch nicht so schwerwiegend wie die Gefahr einer dauerhaften Schädigung des Herzens. Manchmal ist auch das Nervensystem betroffen.

Das r.F. ist in den industrialisierten Ländern heute sehr selten geworden, in den ärmeren Ländern Asiens und Afrikas ist es jedoch immer noch eine häufige Krankheit und gleichzeitig eine der Hauptursachen für Herzerkrankungen. Es erkranken hauptsächlich Kinder und Jugendliche im Alter zwischen 5 und 15 Jahren.

URSACHEN

Das r.F. tritt normalerweise nach einer durch Streptokokken bedingten Halsentzündung auf, wobei es nicht von den die Entzündung verursachenden Bakterien selbst ausgelöst wird, sondern eine *Autoimmunkrankheit* (eine Störung, bei der der Körper das eigene Gewebe angreift) darstellt. Aufgrund der Ähnlichkeit bestimmter Oberflächenstrukturen der Bakterien mit denen von körpereigenen Zellen greifen die gegen die Bakterien entwickelten *Antikörper* ebenso bestimmte Körpergewebe an.

Die Entstehung eines r.n F.s läßt sich in der Regel dadurch vermeiden, daß eine *Streptokokkenangina* unverzüglich mit Antibiotika behandelt wird.

SYMPTOME UND ANZEICHEN

Die Merkmale des r.n F.s sind Fieber und Schmerzen, Entzündung und Schwellungen in einem oder in mehreren der großen Gelenke. Wenn in einem der Gelenke eine Besserung eintritt, entstehen möglicherweise Beschwerden in einem anderen Gelenk. Es können auch mehrere Gelenke gleichzeitig befallen sein.

Wenn das Herz betroffen ist, entsteht die Schädigung des Herzens schleichend, d.h., die Symptome machen sich nicht sofort, sondern erst einige Jahre später bemerkbar. Das Herz kann auf unterschiedliche Art und Weise betroffen sein. Die häufigste und schwerwiegendste Schädigung des Herzens besteht in einer Verdickung und narbigen Schrumpfung der Herzklappen, was zu einer Schlußunfähigkeit bzw. zum Blutrückfluß führt (s. *Mitral[klappen]stenose; Mitral[klappen]insuffizienz*). Hierbei handelt es sich um eine dauerhafte und durch die stärkere Belastung des Herzens weiter fortschreitende Schädigung des Herzens.

Bei einem Befall des Nervensystems kommt es möglicherweise zu einer *Sydenham-Chorea*, bei der regellose, plötzlich einschießende, unwillkürliche, ruckartige Bewegungen und in der Regel auch emotionale Erregung auftreten.

In manchen Fällen entstehen beim r.n F. auch Knoten unter der Haut (insbesondere über Knochenvorsprüngen) und Rötungen der Haut.

DIAGNOSE

Es gibt keine spezifischen Tests für das r. F. Es können jedoch Untersuchungen zum Nachweis von *Antikörpern* gegen Streptokokken durchgeführt werden. Es besteht eine Verdachtsdiagnose, wenn eine *Arthritis* von einem Gelenk zum anderen wandert. Es gibt jedoch auch Fälle, in denen die Erkrankung erst erkannt wird, nachdem eine Schädigung des Herzens eingetreten und in deren Folge bereits eine *Herzinsuffizienz* oder ein Herzgeräusch entstanden ist.

THERAPIE

Wenn die Diagnosestellung auf akutes r.F. lautet, wird sofort eine Behandlung mit einem *Penicillin* zur Abtötung der Streptokokken eingeleitet. *Aspirin* oder andere Salicylate werden verabreicht zur Linderung der Gelenkschmerzen, zur Bekämpfung der Entzündung und um eine eventuelle Schädigung des Herzens so gering wie möglich zu halten. Manchmal müssen *Kortikosteroide* eingesetzt werden. *Sedativa* und *Tranquilizer* haben sich bei der Behandlung der Sydenham-Chorea als hilfreich erwiesen.

Bei einer Schädigung der Herzklappen ist möglicherweise *Herzklappenchirurgie* angezeigt.

PROGNOSE

Die Aussichten werden vor allem vom Ausmaß der Herzklappenschädigung bestimmt und davon, ob Rückfälle vermieden werden können. Es ist nicht ausgeschlossen, daß zur Vermeidung weiterer *Streptokokkeninfektionen* eine Behandlung mit Penicillin nötig ist, das über mehrere Monate oder Jahre täglich eingenommen werden muß.

Rheumatismus

Landläufige Bezeichnung für eine Reihe von Erkrankungen, die mit Beschwerden wie Schmerz, Steifheit in Muskeln und Gelenken und kleineren Übeln wie Zwicken und Gliederreißen einhergehen, und auch auf Erkrankungen wie *rheumatoide Arthritis, Osteoarthritis und Polymyalgia rheumatica* angewendet wird.

Rheumatoide Arthritis

s. *Polyarthritis, chronische*

Rheumatoide Arthritis, juvenile

Seltene Form der *Arthritis* (Gelenkentzündung), die im Kindesalter auftritt. Mädchen sind häufiger betroffen als Jungen. Die Krankheit beginnt im allgemeinen in der frühen Kindheit zwischen dem zweiten und vierten Lebensjahr oder beim Eintritt in die Pubertät.

EINTEILUNG DER VERSCHIEDENEN FORMEN UND SYMPTOME

Bei der juvenilen Arthritis unterscheidet man drei Hauptformen:

Die *Still-Krankheit*, die auch als systemische juvenile chronische Arthritis bezeichnet wird. Sie beginnt mit Fieber, Hautrötungen, geschwollenen Lymphknoten, Bauchschmerzen und Gewichtsverlust. Diese Symptome dauern über einen Zeitraum von mehreren Wochen an, wobei die Gelenkschmerzen, die Schwellung und die Steifheit erst später im Verlauf der Krankheit nach einigen Monaten auftreten.

Die anderen zwei Hauptformen sind hauptsächlich durch Gelenksymptome gekennzeichnet. Die juvenile Polyarthritis verursacht Schmerzen, Schwellung und Steifheit in einer Vielzahl von Gelenken. Die Oligoarthritis befällt nur wenige (vier oder fünf) Gelenke.

DIAGNOSE

Zur Diagnosestellung sind Symptome und Zeichen anderer Erkrankungen (wie virale und bakterielle Infektionen, *rheumatisches Fieber, Crohn-Krankheit, Colitis ulcerosa, Bluterkrankheit, Sichelzell(en)anämie, Leukämie*), die bei Kindern Gelenkbeschwerden verursachen können, auszuschließen. Die Ursache der Arthritis kann anhand von Blutuntersuchungen bestimmt werden. Die Diagnose einer juvenilen rheumatoiden Arthritis wird nur dann erstellt, wenn die Beschwerden länger als drei Monate andauern.

KOMPLIKATIONEN

Zu den möglichen Komplikationen gehören Kleinwüchsigkeit, *Anämie, Pleuritis, Perikarditis* (Entzündung des Herzbeutels), Vergrößerung von Leber und Milz. Es kann eine *Uveitis* (Entzündung der Iris und der sie umgebenden Muskeln im Auge) entstehen, die, wenn sie nicht behandelt wird, zu einer Beeinträchtigung des Sehvermögens führt. Eine seltene Komplikation ist die *Amyloidose* (Ablagerungen von stärkehaltigen Substanzen in den Körperorganen). Wenn die Nieren betroffen sind, kann es zu einem *Nierenversagen* kommen.

THERAPIE

Gelenkscherzen und Gelenksteifigkeit können durch *Aspirin* und die Gabe von *nichtsteroidalen Antiphlogistika* behandelt werden.

In sehr schweren Fällen werden *Antirheumatika* (wie z.B. *Penicillamin, Chloroquin* oder *Azathioprin*) oder *Kortikosteroide* verabreicht.

Bei akuten Entzündungen können tagsüber zur Entlastung der Gelenke und nachts zur Verhinderung von Gelenkverformungen Schienen getragen werden. Mit Hilfe der *Physiotherapie* läßt sich die Gefahr von Muskelschwund und Kontrakturen (Versteifungen und Fehlhaltungen der Gelenke aufgrund von Schrumpfungen der Gelenkkapsel) verringern. Eine übermäßige körperliche Belastung sollte vermieden werden.

Zur Verhütung von Fußdeformierungen empfiehlt sich das Tragen von Spezialschuhen.

PROGNOSE

In den meisten Fällen verschwindet die Krankheit nach einigen Jahren wieder. Bei einigen bleiben jedoch Dauerschäden an den Gelenken zurück.

Rheumatologie

Zweig der Medizin, der sich mit Ursachen, Entstehung, Diagnose und Behandlung der Erkrankungen von *Gelenken, Muskeln* und *Bindegewebe* befaßt. Die Rheumatologen setzen hierzu eine ganze Reihe von Untersuchungsmethoden ein – u.a. Röntgenaufnahmen von Gelenken, Funktionstests der Muskeln und Bluntuntersuchungen. Auch die Behandlung ist sehr unterschiedlich; sie umfaßt die Gabe von entzündungshemmenden Medikamenten, von Schmerzmitteln und Physiotherapie.

Rhinitis

Schnupfen; Entzündung der *Schleimhäute,* welche die *Nase* auskleiden, für gewöhnlich verbunden mit Nasenverlegung, Nasensekret, Niesen und Druck oder Schmerzen im Gesichtsbereich.

ARTEN

Virusrhinitis

Diese Art ist eine Form der *banalen Erkältung* (s. *Erkältung, banale*) und kann eine *Sinusitis* zur Folge haben.

Rhinitis allergica

Folge einer Allergie (s. *Rhinitis allergica*), auch Heuschnupfen genannt, die entweder jahreszeitlich bedingt auftritt (für gewöhnlich durch Pollen verursacht) oder während des ganzen Jahres (für gewöhnlich als Folge von Hausstaub, Schimmel oder Haustieren). Eine Rhinitis allergica kommt meistens in Verbindung mit einer Rhinitis vasomotorica vor.

Rhinitis vasomotorica

Kann zeitweise oder ständig belästigen. Die Nase reagiert zu sehr auf Reize durch Schadstoffe (z.B. Tabakrauch), Änderungen oder extreme Verhältnisse hinsichtlich der Temperatur oder der Feuchtigkeit, auf einige Nahrungsmittel, verschiedene Arzneimittel oder bestimmte Gefühlsregungen.

Rhinitis hypertrophicans

Diese Art von Rhinitis ist durch eine Verdickung der Nasenschleimhaut und chronische Verstopfung der Nasenvenen gekennzeichnet und kann die Folge wiederholter Naseninfektionen sein. Eine Rhinitis hypertrophicans verursacht ständig eine verstopfte Nase und manchmal eine Beeinträchtigung des Geruchssinns. In schweren Fällen ist u.U. eine operative Entfernung oder Reduzierung des geschwollenen Gewebes unvermeidbar.

Rhinitis atrophicans

Schrumpfung der Schleimhaut. Sie kann eine Folge des Alters, chronischer bakterieller Infektionen oder weitgreifender Nasenoperationen sein.

Andere Merkmale einer Rhinitis atrophicans sind ständige Naseninfektionen, Austrocknen und Verkrusten des übelriechenden Nasensekrets und Verlust des Geruchssinns. Eine Therapie erfolgt mit *Antibiotika* und in manchen Fällen auch mit *Östrogen-Präparaten.*

Rhinitis allergica

Entzündung der Nasen*schleimhaut,* verursacht durch eine *Allergie* gegen Pollen, Staub oder andere, auf dem Luftweg übertragene Substanzen. Eine Rhinitis allergica, auch Heuschnupfen genannt, hat Niesen, eine laufende und verstopfte Nase zur Folge.

URSACHEN

Bei manchen Personen ruft das Einatmen von Partikeln bestimmter unschädlicher Stoffe eine unangemessene Reaktion des *Immunsystems,* das *Antikörper* gegen diese Stoffe bildet, hervor. Diese ansonsten unschädlichen Stoffe werden *Allergene* genannt. Sie lösen auch die Freisetzung von *Histaminen* und anderen chemischen Substanzen aus, die eine Entzündung und Produktion von Flüssigkeit in der Nasenschleimhaut und den *Nasennebenhöhlen* bewirken. Die Allergene, die am häufigsten eine Rhinitis allergica auslösen, sind Baum-, Gras- und Unkrautpollen; Schimmelpilze; Tierhautschuppen; Tierhaare oder -federn; Hausstaub und Hausstaubmilben.

Eine pollenbedingte allergische Rhinitis ist jahreszeitlich bedingt. Baumpollen fliegen am häufigsten im Frühling, Graspollen im Sommer und Unkrautpollen im Sommer und Herbst. Die Betroffenen leiden am meisten, wenn die Pollenanzahl hoch ist, d.h. wenn es sehr heiß oder windig ist, besonders in pflanzenreichen, tiefgelegenen Gebieten.

Personen, die an Haushaltsallergien, wie z.B. gegenüber Staub, leiden, weisen meistens nicht so starke Symptome auf, sind aber während des ganzen Jahres davon betroffen.

VORKOMMEN

Eine R.a. ist eine weitverbreitete Störung, die bis zu fünf Prozent der Bevölkerung betrifft. Meistens sind Personen davon betroffen, die bereits an anderen Allergien, wie *Asthma* oder *Ekzemen,* leiden; wie bei diesen Störungen besteht die Tendenz, daß eine R.a. erblich bedingt ist. Normalerweise entwickelt sich die Erkrankung vor dem 30. Lebensjahr, und es sind mehr Frauen als Männer davon betroffen.

SYMPTOME UND ANZEICHEN

Bei Kontakt mit dem Allergen wird ein Juckreiz in der Nase, im Gaumen, Hals und in den Augen empfunden. Danach folgen Niesen, verstopfte Nase, eine laufende Nase und, für gewöhnlich, wäßrige Augen. An den Augen kann auch eine *Konjunktivitis* auftreten und zu geröteten Augen führen.

VORBEUGUNG UND THERAPIE

Mit *Hauttests* kann man das verantwortliche Allergen identifizieren. Wenn das Allergen bekannt ist, sollte ein Kontakt vermieden oder so gering wie möglich gehalten werden, obgleich dies schwierig ist, wenn Pollen die Auslöser sind.

Bei leichten Anfällen von R.a. kann die gelegentliche Anwendung von Schnupfenmitteln in Form eines Sprays oder von Tropfen die Symptome beseitigen, bei Anwendung über mehr als drei oder vier Tage können sich jedoch die Symptome verschlimmern. Vielen Betroffenen hilft es auch, wenn sie *Antihistaminika* einnehmen, welche den Juckreiz vermindern, die Schleimhaut abschwellen und das Laufen der Nase vermindern können; allerdings können sie schläfrig machen. Eine R.a. kann auch mit *Kortikosteroiden* behandelt werden, die in Nasenpräparaten erhältlich sind.

Das Arzneimittel Cromoglicinsäure (z.B. Intal ®) kann bei regelmäßiger Inhalation während der Pollensaison durch Unterdrücken der allergischen Reaktion dazu beitragen, Anfällen vorzubeugen.

Eine langzeitige Linderung der Symptome kann manchmal nach einer Desensibilisierung gegen ein bestimmtes Pollenallergen durch eine Reihe von Injektionen erreicht werden (s. *Hyposensibilisierung*).

Rhinologika

s. *Schnupfenmittel*

Rhinophym(a)

(in der Umgangssprache "Knollennase") Anschwellung und Rötung der äußeren *Nase,* die fast ausschließlich bei älteren Männern auftritt. Das R. ist eine Komplikation bei einer schweren *Rosazea* (Hauterkrankung der Nase und der Wangen). Das Nasengewebe verdickt, die kleinen Blutgefäße vergrößern sich, und die Talgdrüsen produzieren zuviel Talg, wodurch die Nase übermäßig fettig wird.

Ein R. kann durch eine Operation behoben werden. Das geschwollene Gewebe wird unter Vollnarkose weggeho-

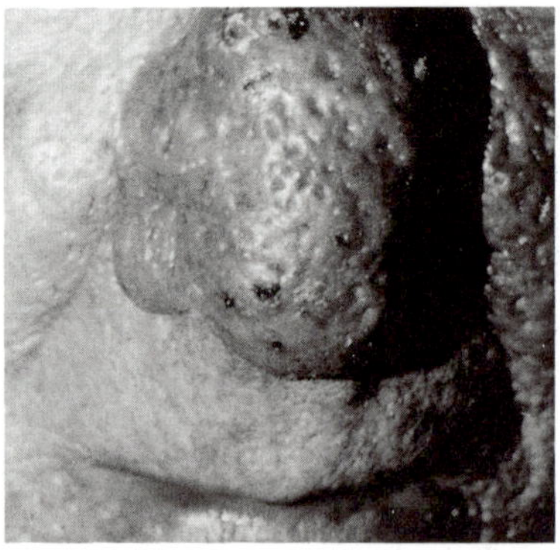

Erscheinungsbild eines Rhinophyms
Diese entstellende Erkrankung wird durch Beseitigung des überschüssigen Gewebes behandelt. Die Haut regeneriert sich schnell nach einer Therapie.

belt, bis die Nase eine zufriedenstellende Form hat. Eine Hauttransplantation ist nicht erforderlich, da das verbleibende Gewebe sich regeneriert.

Rhinoplastik
s. *Nasenplastik*

Rhinorrhoe
Absonderung wäßrigen Schleims aus der Nase, meistens als Folge einer *Rhinitis.* Das Sekret besteht nur selten aus *Gehirn-Rückenmark-Flüssigkeit*; in diesem Fall ist die R. durch einen Schädelbasisbruch bedingt (s. *Nasensekret*).

Rhythmusmethode
s. *Empfängnisverhütung, natürliche Methoden*

RIA
s. *Radioimmunoassay*

R

Riboflavin
Chemische Bezeichnung des Vitamins B_2 (s. *Vitamin-B-Komplex*).

Rickettsien
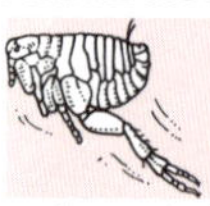

Gattung der Mikroorganismen *RICKETTSIACEAE.* R. ähneln kleinen *Bakterien*, aber sie können sich nur vermehren, indem sie in die Zellen anderer Lebensformen eindringen; in dieser Hinsicht verhalten sie sich eher wie *Viren.*

R. sind hauptsächlich Parasiten der Arthropoden (Insekten und insektenähnliche Tiere), wie Läuse, Flöhe, Zecken und Milben. Diese Arthropoden übertragen manchmal durch ihren Speichel oder ihre Fäkalien R. durch einen kleinen Riß in der Haut ins Blut größerer Lebewesen (wie Nagetiere, Hunde oder Menschen). Menschen können durch verschiedene R.arten mit Krankheiten wie *Q-Fieber, südamerikanischem Fleckfieber* und Formen von *Typhus* infiziert werden.

Riechnerv
Als I. *Hirnnerv* bezeichnet (eigentlich vorgeschobener Endhirnteil), leitet Geruchsempfindungen (als Nervenimpulse) von der *Nase* zum *Gehirn* weiter. Der paarige R. nimmt mit den Riechhärchen – Rezeptoren in der Riechschleimhaut im Dach der Nasenhöhle – Geruchsreize auf. Nervenfasern ziehen von den Rezeptoren durch die Siebbeinplatte und harte Hirnhaut unter Bildung der zwei sog. Riechkolben (Bulbi olfactorii) zum Endhirn.

Riesenwuchs
s. *Gigantismus*

Riesenzellarteriitis
s. *Arteriitis temporalis*

Rifampicin
(z.B. *Rifa*® +)

Antibakterielles Medikament, das hauptsächlich für die Therapie von *Tuberkulose,* aber auch von *Lepra*, *Endokarditis* und *Osteomyelitis* verwendet wird. R. wird für gewöhnlich zusammen mit anderen antibakteriellen Medikamenten verschrieben, da einige Bakterienarten schnell eine *Resistenz* entwickeln, wenn ausschließlich R. verwendet wird.

Das Medikament bewirkt eine harmlose orangerote Färbung des Harns, des Speichels und anderer Körperausscheidungen. Andere mögliche Nebenwirkungen sind Muskelschmerzen, Übelkeit, Erbrechen, Diarrhoe, Gelbsucht, grippeartige Symptome, Ausschlag und Juckreiz. R. beeinflußt die Wirkungsweise von oralen Empfängnisverhütungsmitteln, so daß das Risiko einer unerwünschten Schwangerschaft besteht.

Rigidität
Erhöhter Tonus in einem oder mehreren *Muskeln*, was ein Gefühl der Starre verursacht; der betroffene Körperteil wird steif und fühlt sich hart an.

Ursachen für R. sind Verletzungen an einem Muskel, Arthritis in einem benachbarten Gelenk, eine neurologische Störung wie die Parkinson-Krankheit oder ein Schlaganfall. Rigidität der Bauchmuskeln ist ein Anzeichen einer *Peritonitis.* (S.a. *Spastizität*)

Rigor
Steifheit oder Starre von Muskeln, wie bei *Rigor mortis.*

Rigor mortis
Erstarrung der *Muskeln* nach dem *Tod.* Der R.m. beginnt ca. drei bis vier Stunden nach dem Tod und ist für gewöhnlich nach etwa 12 Stunden voll ausgebildet; die Erstarrung löst sich dann langsam während der nächsten 48 bis 60 Stunden.

VERLAUF DES RIECHNERVS
Von den Rezeptoren in der Nasenschleimhaut ziehen Fasern durch die Löcher der Siebbeinplatte zu den Riechkolben des Endhirns.

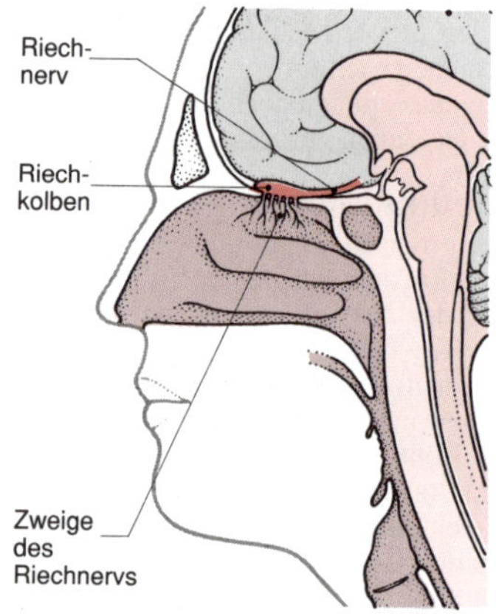

Der R.m. beginnt um so eher, je mehr sich die betreffenden Personen vor ihrem Tod körperlich betätigt haben. Auf ähnliche Weise löst sich der R.m. um so schneller, je früher er begonnen hat. In der Gerichtsmedizin wird der R.m. daher, zusammen mit anderen Faktoren, zur Bestimmung der Todeszeit herangezogen.

Rinde
(*F.* Cortex) In manchen Organen bereits mit bloßem Auge erkennbare Außenschicht (z.B. in Gehirn, Niere, Nebenniere), auf die nach innen das *Mark* folgt.

Rinderwahnsinn
s. *Bovine spongiforme Enzephalopathie*

Ringelröteln
s. *fünfte Krankheit*

Ringskotom
Ringförmige Einengung des *Gesichtfeldes*, so daß nur noch Gegenstände direkt vor den Augen klar gesehen werden können.

URSACHEN
Häufigste Ursache für ein R. ist ein einfaches chronisches *Glaukom*, bei dem durch erhöhten Innendruck im Auge die *Sehnerven*fasern zerstört sind. Diese Zerstörung führt zu einem langsamen Verlust

des peripheren Sehvermögens, bis das Gesichtsfeld auf einen Durchmesser von nur ein paar Grad reduziert ist.

Ein R. kann auch die Folge eines Tumors oder anderer Hirnerkrankungen sein, welche den *Sehnerv* schädigen. *Hypophysentumoren* können z.B. auf den Punkt drücken, an dem die Sehnerven sich treffen, und einen Verlust der rechten Hälfte des Gesichtfeldes des rechten Auges und der linken Hälfte des Gesichtsfeldes des linken Auges verursachen. Eine *Retinitis pigmentosa* (Degeneration der Netzhaut) kann zum Verlust des peripheren Sehvermögens und zur Ausbildung eines R.s führen.

Rippen

(*F.* Costae) Flache, gekrümmte Knochen, die den Knochenkäfig (Brustkorb) der Brustwand bilden und die Organe des Brustraums (z.B. Herz, Lungen) und Oberbauchs (z.B. Leber, Milz) schützen.

Insgesamt 12 R.paare sind hinten mit der Wirbelsäule gelenkig verbunden (s. Abbildung). Zwischen den R. befindet sich die Interkostalmuskulatur (Ein- und Ausatemmuskeln) sowie je ein Interkostalnerv, eine Interkostalarterie und -vene. Nach innen liegt den R. (mit der Fascia endothoracica) das R.fell an.

STÖRUNGEN

Die Rippen können leicht beim Fallen oder durch einen Schlag gebrochen werden (s. *Rippenfraktur*).

Eine Rippe wird relativ häufig von einem gutartigen *Knochentumor* oder einer *Metastase* (ein sekundärer, bösartiger Tumor, der sich von einem Krebsherd an einer anderen Stelle im Körper ausgebreitet hat) befallen.

In seltenen Fällen werden Personen mit einer oder mehreren zusätzlichen Rippen über der obersten normalen Rippe geboren. Diese zusätzlichen Rippen werden *Halsrippen* genannt; sie können auf das Nervengeflecht drücken, das den Arm innerviert, oder andere Beschwerden verursachen.

Rippenbruch

s. *Rippenfraktur*

Rippenfellentzündung

s. *Pleuritis*

Rippenfraktur

Bruch einer *Rippe;* gewöhnlich Folge eines Falls oder Schlags. Sie kann auch bei geringeren Dauerbelastungen des Brustkorbs auftreten, wie bei andauerndem Husten.

Die Fraktur verursacht starke Schmerzen, die durch tiefes Atmen noch verschlimmert werden, das darüberliegende Gewebe wird weich und schwillt an. Die Diagnose wird durch *Röntgen*aufnahmen bestätigt. Die Schmerzen werden durch *Analgetika* (Schmerzmittel) gelindert oder, gelegentlich, mittels Injektion eines langwirkenden örtlichen Betäubungsmittels.

Bei den meisten R.en verschieben sich die Rippen nicht (d.h., die Knochenenden verbleiben in ihrer ursprünglichen Position), und die Frakturen heilen normalerweise leicht ohne spezielle Therapie. Pflasterverbände zur Unterstützung des Heilungsprozesses gebrochener Rippen werden selten verwendet, da sie die Dehnung des Brustkorbs behindern und somit das Risiko einer *Pneumonie* vergrößern. Statt dessen rät man den Patienten, tief Atem zu holen und dabei die verletzte Seite zu halten.

Wenn bei einer Fraktur die Knochen verschoben werden oder splittern, können sie sich in die Lunge bohren, die Folge ist eine kollabierte Lunge (s. *Pneumothorax*). Mehrfache Rippenbrüche können eine *Flatterbrust* (eine Brustverletzung, bei der ein Teil der Brustwand sich beim Atmen entgegen der normalen Richtung bewegt) verursachen.

ANATOMIE DER RIPPEN

Sieben echte Rippen (direkt mit dem Sternum verbunden), drei falsche Rippen (jeweils mit der nächsthöheren Rippe verbunden) und zwei frei endigende Rippen befinden sich auf jeder Brustkorbseite. Wenn die Rippen durch die interkostalen (zwischen den Rippen gelegenen) Muskeln nach oben gezogen werden, dehnt sich der Brustkorb aus, Luft wird in die Lunge eingezogen. Die Rippen sind entweder knorpelig oder über ein (Sternokostal-)Gelenk mit dem Brustbein verbunden.

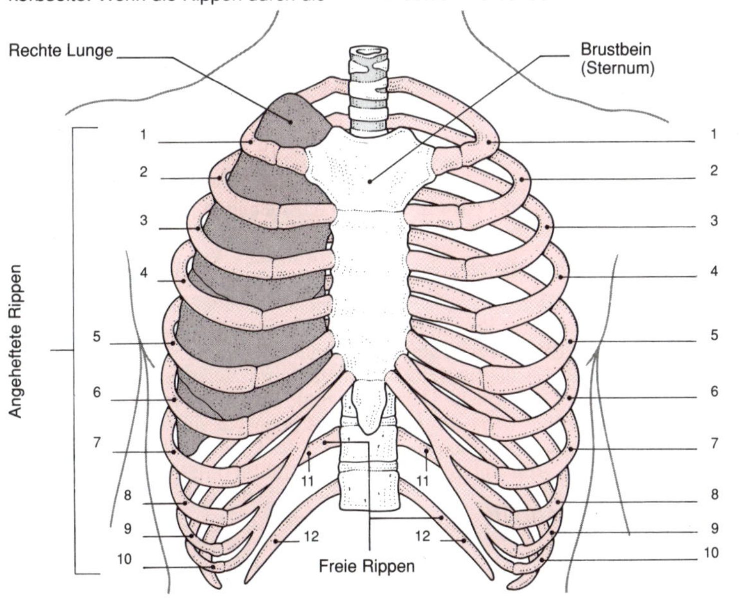

Rippen-Lungenfell

(*F.* Pleura) Doppelmembran; die eine überzieht die *Lunge* (Pleura pulmonalis oder viszeralis), die andere kleidet die Brusthöhle aus (Pleura costalis, diaphragmatica, mediastinalis oder allgemein Pleura parietalis). Im Spaltraum zwischen beiden Pleurablättern befindet sich eine geringe Menge an Flüssigkeit, die die bei der Atmung auftretende Reibung zwischen den Pleurablättern mindert.

STÖRUNGEN

Eine *Pleuritis* (Entzündung der Pleura) ist für gewöhnlich die Folge einer Lungeninfektion, wie *Pneumonie* oder *Tuberkulose,* und kann einen *Pleuraerguß* (übermäßige Flüssigkeitsansammlung zwischen den Pleurablättern) bewirken. Ein *Pneumothorax* (Luft im Pleuraspaltraum) kann spontan auftreten oder die Folge einer Verletzung von außen sein.

Rippenschmerz

s. *Kostalgie*

Rissige Haut

Wunde, aufgeplatzte, rauhe Haut an Stellen, die immer wieder naß, unzureichend getrocknet oder der Kälte ausgesetzt worden sind. Am meisten sind die Hände und das Gesicht (besonders die Lippen) betroffen.

Die Haut wird rissig, wenn sie aufgrund eines Mangels oder Entfernens der natürlichen Fette, welche die Haut geschmeidig halten, übermäßig austrocknet (v.a. bei kaltem Wetter, da die fettabsondernden Drüsen dann weniger Fett produzieren). Wiederholtes Waschen oder Befeuchten entfernt die Fette.

Einer r.n H. kann oft durch die Verwendung von Schutzhandschuhen oder *Schutzcremes* und durch sorgfältiges Trocknen der Haut vorgebeugt werden. Günstig wirken sich Cremes auf Lanolinbasis aus.

Ritodrin

(z.B. *Pre-par®* +)

Medikament, das eine Entspannung der Gebärmuttermuskeln bewirkt und somit vorzeitigen Wehen (s. *Frühgeburt*) vorbeugt oder sie hinauszögert. Mögliche Nebenwirkungen von Ritodrin sind Tremor, Palpitationen, Übelkeit, Erbrechen, Brustschmerzen, Atemlosigkeit und fliegende Hitze.

Rizinusöl

Farbloses oder blaßgelbes Öl, das aus den Blättern der Rizinuspflanze gewonnen wird. Bei oraler Verabreichung reizt R. die Dünndarmschleimhaut, hat nach zwei bis sechs Stunden eine stark *abführende* Wirkung und führt zur vollständigen Entleerung des Darms. R. sollte nicht als regelmäßige Therapie bei einer *Verstopfung* eingenommen werden, da es eine starke Wirkung hat und übermäßig den Dünndarm belastet.

Zink- und R.salben werden als lindernde, Feuchtigkeit spendende Cremes zur Therapie von Erkrankungen wie Windelausschlag verwendet.

RNS

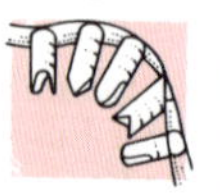

Abk. von Ribonukleinsäure. RNS ist eine der beiden Substanzen, die Träger der erblichen kodierten, genetischen Informationen in der Zelle sind. Die andere Substanz ist die Desoxyribonukleinsäure (*DNS*).

In allen tierischen und pflanzlichen Zellen ist die DNS Träger einer bleibenden Aufzeichnung dieser Informationen; die RNS trägt zur Dekodierung der Informationen bei. Bei einigen Viren ist jedoch die RNS Träger der genetischen Informationen für die Vermehrung. (S.a. *Nukleinsäuren*; *Proteinsynthese*)

Robbengliedrigkeit

Seltene *Gliedmaßenfehlbildung*, bei der die Füße und/oder Hände über kurze, kräftige, an Robbenflossen erinnernde Stümpfe mit dem Rumpf verbunden sind. Sie ist hauptsächlich bei Kindern aufgetreten, deren Mütter in der frühen Schwangerschaft das Medikament *Thalidomid* (Handelsname: Contergan) eingenommen hatten.

Rollenverhalten

Ausfüllen einer Rolle (eines von einem Individuum in einer bestimmten sozialen Situation erwarteten Verhaltensmusters). Die bewußte Annahme verschiedener Rollen kann eine hilfreiche Methode sein, um sich selbst, andere oder bestimmte Situationen zu erfahren.

Rollstuhl

Stuhl auf Rädern als Mittel der Fortbewegung für Personen, die nicht gehen können. Die einfachste Art des R.s wird durch einen Helfer geschoben oder durch die Behinderten selbst mit den Händen vorangetrieben. Manuelle Rollstühle haben kleine Vorderräder mit Lenkrollen und große, dicht beieinanderliegende Hinterräder; diese Rollstühle sind so konstruiert, daß die Behinderten die Handfelgen leicht greifen können.

Motorisierte Rollstühle werden durch eine Batterie angetrieben und durch Fingerdruck, oder bei Bedarf durch das Kinn oder den Atem, elektronisch gesteuert. Die Batterie ermöglicht einen sechs- bis achtstündigen Betrieb und wird über Nacht durch Anschluß an eine Steckdose wieder aufgeladen. Die Räder sind in der Regel klein und haben breite Niederdruckreifen. Es gibt mehrere verschiedene Modelle motorisierter Rollstühle. Solche für draußen können Unebenheiten und kleinere Niveauunterschiede überwinden, sind jedoch für die Benutzung im Haus in der Regel zu breit und zu lang; umgekehrt sind Modelle für drinnen leichter und kompakter, können jedoch keine Bordsteinkante überwinden.

R.e können aus Leichtmetall (wie Titan oder Aluminium) gebaut sein und sind häufig zusammenklappbar, damit sie in den Kofferraum eines Autos passen.

Roemheld(-Tecklenburg-Ceconi)-Syndrom

Gastrokardialer Symptomenkomplex bei *Darm*erkrankungen, die zu *Bauchauftreibung* mit *Zwerchfell*hochstand und Herzverlagerung führen. Funktionelle Herz-Kreislaufbeschwerden vom *Angina-pectoris*-Typ, Atemnotanfälle, Schweißausbruch, Herzrasen, *Blutdruck*abfall.

Röntgen, Röntgenbild

s. *Röntgenstrahlen*

Röntgenographie

s. *Röntgenstrahlen*; *Strahlenheilkunde*

Röntgenstrahlen

Form nicht sichtbarer elektromagnetischer Energie mit kurzen Wellenlängen, die entsteht, wenn Elektronen mit hoher Geschwindigkeit auf Schwermetall aufprallen. R. wurden im Jahre 1895 durch den Physiker Wilhelm Conrad Röntgen (1845 - 1923; Würzburg, München) entdeckt. Seit ihrer Entdeckung werden R. in der Medizin mit zunehmender Bedeutung sowohl für Diagnose- als auch für Therapiezwecke verwendet.

WARUM SIE VERWENDET WERDEN

R. können zur Bilddarstellung von Knochen, Organen und inneren Geweben verwendet werden. Geringe Dosen von R. werden durch das Gewebe geschickt und erzeugen Bilder – im Grunde genommen Schattenbilder – auf einem Film oder einem strahlungsempfindlichen Schirm (Röntgendurchleuchtung). Die auch als Röntgenbild bezeichnete Röntgenaufnahme zeigt alle Strukturveränderungen im untersuchten Bereich.

R. können lebende Zellen, besonders die sich schnell teilenden, potentiell schädigen. Da Krebszellen sich schnell teilen, werden hohe Strahlungsdosen (zusammen mit anderen strahlenden Energieformen) zur Krebstherapie verwendet (s. *Strahlentherapie*).

WIE SIE FUNKTIONIEREN

Die künstliche Herstellung von R. erfolgt in einer als Röntgenröhre bezeichneten Vorrichtung, wobei eine Anodenscheibe aus dem Schwermetall Wolfram mit Elektronen beschossen wird. Die abgegebenen R. treffen in geraden Linien auf einem Punkt (Brennfleck) auf der Anodenscheibe auf und strahlen von dort in alle Richtungen aus. Die Röntgenröhre ist von einem Bleimantel umhüllt, der eine kleine Öffnung für den Austritt des R.bündels besitzt.

Jedes Körpergewebe absorbiert R. in vorhersagbarer Weise. Das dichte, Kalzium enthaltende Knochengewebe absorbiert R. gut. Weichgewebe – Haut, Fett, Blut und Muskeln – absorbiert R. in geringerem Maß. Wenn also z.B. ein Arm in den Weg des R.bündels gelegt wird, dringen die R. leicht durch das weiche Gewebe – die Knochen werden jedoch weniger leicht durchdrungen. Dadurch wird auf einem Film oder einem fluoreszierenden Schirm ein Schattenbild des Arms erzeugt, auf dem die Knochen weiß, die weichen Gewebe jedoch dunkelgrau erscheinen.

RÖNTGENUNTERSUCHUNG

Vor der Untersuchung wird das Verfahren erklärt. Der zu untersuchende Bereich muß freigemacht und alle Gegenstände, die ein Bild auf dem Film erzeugen könnten, wie Schmuck, Haarspangen, Zahnprothesen oder eine Perücke,

RÖNTGENUNTERSUCHUNG

Sie ist das bekannteste der bildgebenden Verfahren und besonders für die Darstellung des Skeletts, der Brust und (nach Einführung einer strahlenundurchlässigen Substanz) der Leitungssysteme des Körpers wie Blutgefäße und Verdauungstrakt auch eines der hilfreichsten. Moderne Röntgenapparate sind darauf ausgelegt, Bilder von hoher Qualität bei möglichst niedriger Strahlenbelastung zu erzeugen.

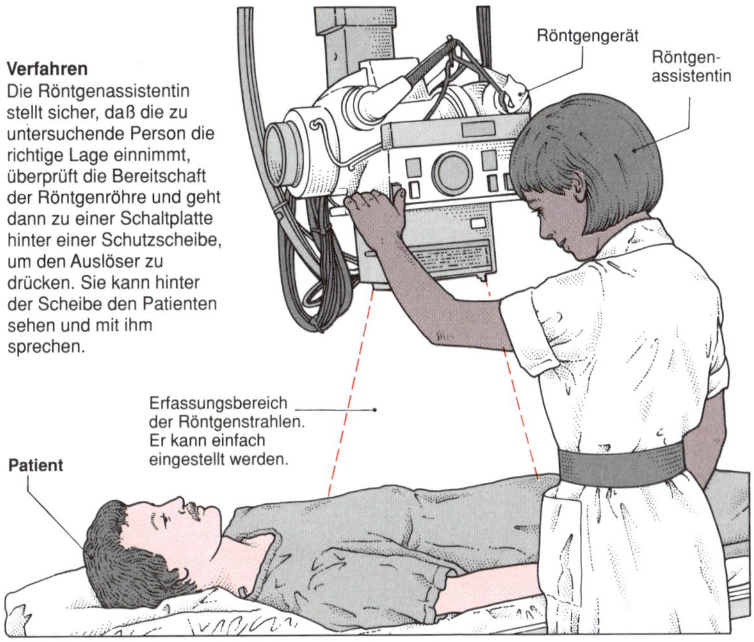

Verfahren
Die Röntgenassistentin stellt sicher, daß die zu untersuchende Person die richtige Lage einnimmt, überprüft die Bereitschaft der Röntgenröhre und geht dann zu einer Schaltplatte hinter einer Schutzscheibe, um den Auslöser zu drücken. Sie kann hinter der Scheibe den Patienten sehen und mit ihm sprechen.

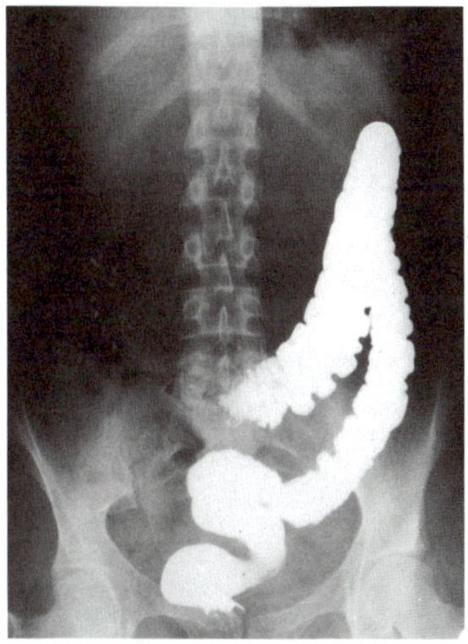

Bariumeinlauf
Dieses Röntgenbild zeigt den unteren Teil des Dickdarms, dessen Umrisse durch ein strahlenundurchlässiges, eine Barium-Verbindung enthaltendes Kontrastmittel sichtbar gemacht werden.

müssen entfernt werden. Die für die Röntgenaufnahme eingenommene Position wird sorgfältig so gewählt, daß die beste Sicht auf den zu untersuchenden Körperteil möglich ist, wobei diese Position jedoch bei schwerer Krankheit oder starken Schmerzen manchmal abgeändert werden muß.

Der Röntgenfilm befindet sich normalerweise in einer flachen Kassette; der zu Untersuchende sitzt, liegt oder steht so, daß der entsprechende Bereich die Kassette berührt. Zur Vermeidung eines unscharfen Bildes darf sich der Patient während der Röntgenaufnahme nicht bewegen. Es wird sehr darauf geachtet, daß der zu Untersuchende eine bequeme und entspannte Lage einnimmt und daß die Zeit der Strahlenbelastung so kurz wie möglich ist – in der Regel nur der Bruchteil einer Sekunde. Bei Bedarf kann der zu untersuchende Bereich gestützt oder ruhiggestellt werden.

Nachdem die korrekte Position eingenommen, der Film eingelegt und die Röntgenröhre bereit ist, verläßt das Röntgenpersonal für kurze Zeit den Raum und drückt den Auslöser auf der Schaltplatte, um die Aufnahme zu machen. Nach der Entwicklung des Röntgenfilms wird er von einem Radiologen oder einer Radiologin interpretiert. Einige Krankheitsbilder, wie Knochenbrüche, sind sofort erkennbar; bei anderen, z.B. bei manchen Tumoren, wird mehr Zeit zur Beurteilung benötigt.

SPEZIELLE RÖNTGENVERFAHREN
Hohle oder flüssigkeitsgefüllte Körperteile ergeben häufig kein gutes Röntgenbild, außer wenn zuerst ein Kontrastmittel (eine für R. undurchlässige Substanz) eingeführt wurde. Verfahren der Röntgenkontrastdarstellung werden zur Untersuchung der Gallenblase (s. *Cholezystocholangiographie*), des Gallengangs (s. *Cholangiographie*), der Harnorgane (s. *Urographie*), des Gastrointestinaltrakts (s. *Barium-Röntgenkontrastuntersuchung*), der Blutgefäße (s. *Angiographie*; *Venographie*), des Rückenmarks (s. *Myelographie*) und der Gelenkhöhlen (s. *Arthrographie*) verwendet.

R. können verwendet werden, um mit Hilfe eines als *Tomographie* bezeichneten Verfahrens eine Darstellung eines Schichtbildes, d.h. eines “Schnittes”, durch ein Organ oder einen Körperteil zu erhalten. Detailliertere und genauere Darstellungen eines Körperschnitts werden erzeugt, wenn Tomographie mit den Möglichkeiten eines Computers verbunden wird (s. *Computertomographie*).

SICHERHEIT BEIM RÖNTGEN
Hohe Strahlungsdosen können extrem schädlich sein; selbst kleine Dosen beinhalten ein gewisses Risiko (s. *Strahlenschäden*). Moderne Röntgenfilme, Ausrüstung und Verfahren sind speziell darauf ausgelegt, bei möglichst geringer Stahlenbelastung Bilder von hoher Qualität zu erzeugen. Das potentielle Risiko einer Genschädigung kann minimal gehalten werden, indem eine Bleischürze zum Schutz der Fortpflanzungsorgane der zu untersuchenden Person verwendet wird. Wenn auch nur die theoretische Möglichkeit einer Schwangerschaft besteht, wird eine R.untersuchung im allgemeinen vermieden. Technisches und ärztliches Radiologiepersonal tragen ein *Filmdosimeter* zur Kontrolle ihrer Strahlenbelastung. (S.a. *bildgebende Verfahren*; *Radiographie*; *Strahlenheilkunde*)

Rorschach-(Formdeute-) Test

Psychologischer Test auf der Grundlage der Beurteilung der Reaktionen einer Person auf eine Reihe standardisierter Tintenklecksbilder. Der Test wurde in den frühen zwanziger Jahren durch den Schweizer Psychiater Hermann Ror-

DIE VERWENDUNG VON RÖNTGENSTRAHLEN ZUR BETRACHTUNG INNERER KÖRPERSTRUKTUREN

Das Körperinnere wird in der Medizin wohl am häufigsten mit Röntgenstrahlen erkundet. Beim Druchdringen des Körpergewebes und Auftreffen auf einen photographischen Film erzeugen sie Schattenbilder innerer Strukturen und lassen Umrißveränderungen erkennen. Weiches Gewebe ist nicht so gut erkennbar wie Knochen, durch Kontrastmittel können jedoch auch weiche Hohlorgane sichtbar gemacht werden. Neue Computerverfahren ermöglichen noch klarere, detailgenauere Bilder.

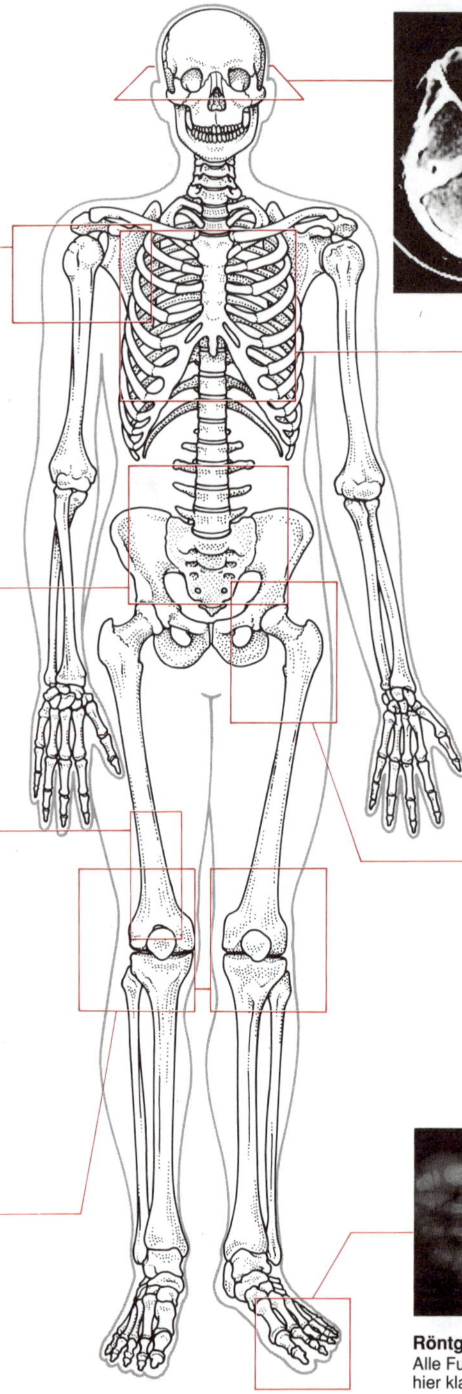

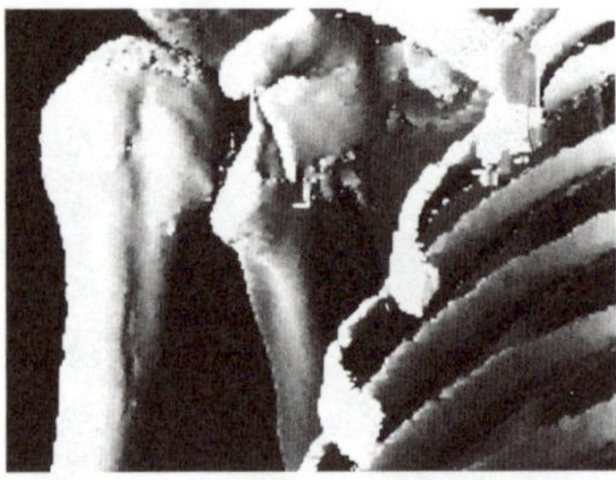

Dreidimensionales Computertomogramm
Ein Computer kann Röntgenschichtbilder in ein dreidimensionales Bild umwandeln. Dieses Tomogramm zeigt ein schwer verletztes Schulterblatt.

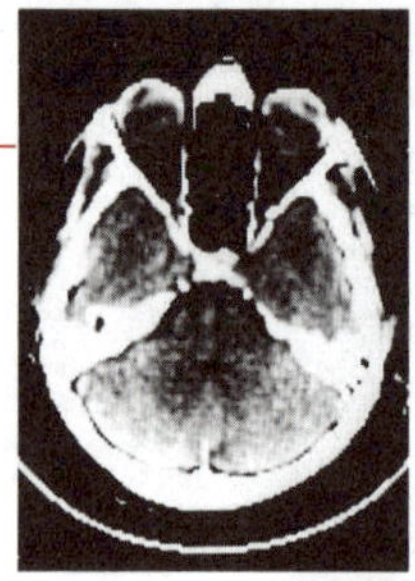

Computertomogramm
Kombinierte Verwendung von Computer und Röntgenstrahlen erzeugt Querschnittsbilder. Bei diesem CT des Gehirns sind oben Augen und Nase erkennbar; der helle Bereich in der Mitte stellt den Hirnstamm dar.

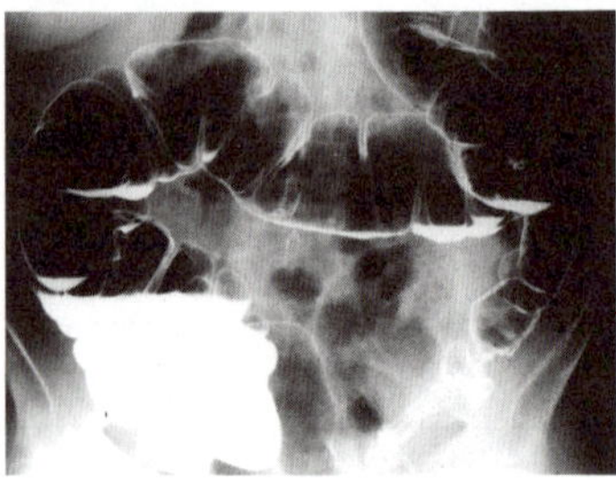

Barium-Röntgenkontrastaufnahme
Die Einleitung von strahlenundurchlässigem Barium in den Dickdarm ermöglicht seine Darstellung auf dem Röntgenbild.

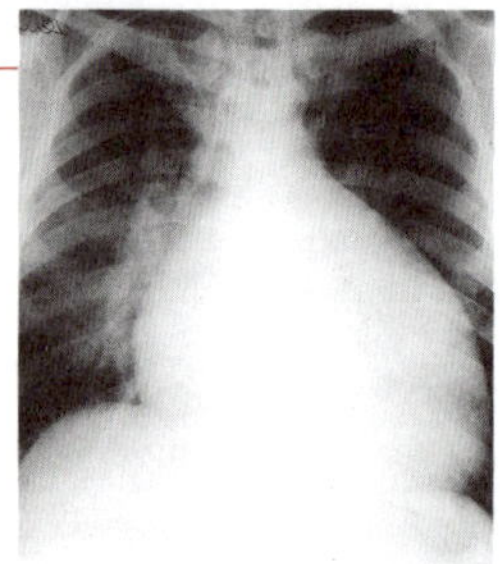

Thorax-Röntgenbild
Dieses Herz scheint vergrößert durch die Flüssigkeitsansammlung im umgebenden Gewebe.

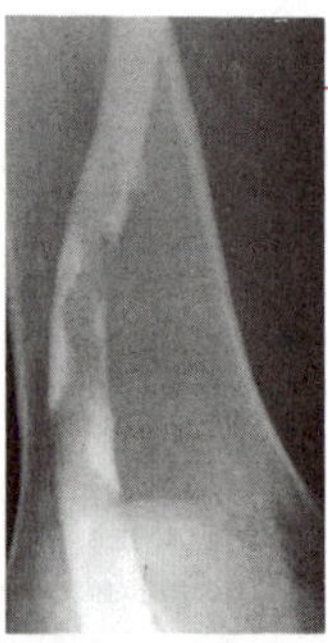

Phlebographie
Bei diesem Verfahren zur Untersuchung der Venen wird vor dem Röntgen ein Kontrastmittel eingespritzt. Hier ist eine teilweise durch Blutgerinnsel blockierte Oberschenkelvene (im Vordergrund) gezeigt.

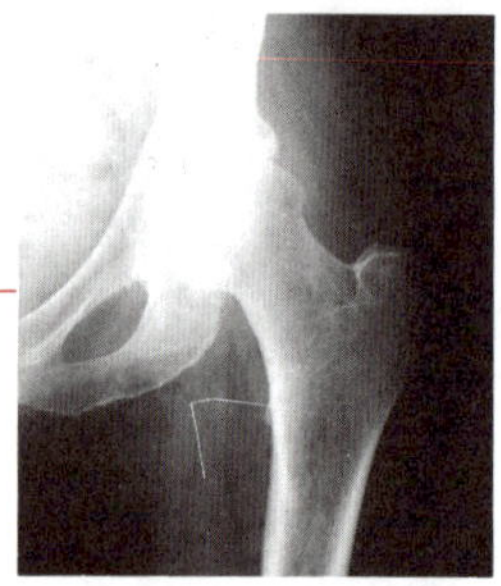

Röntgenaufnahme (Hüfte)
Diese Röntgenaufnahme eines entzündeten Hüftgelenks zeigt eine beinahe vollständige Zerstörung des Knorpels.

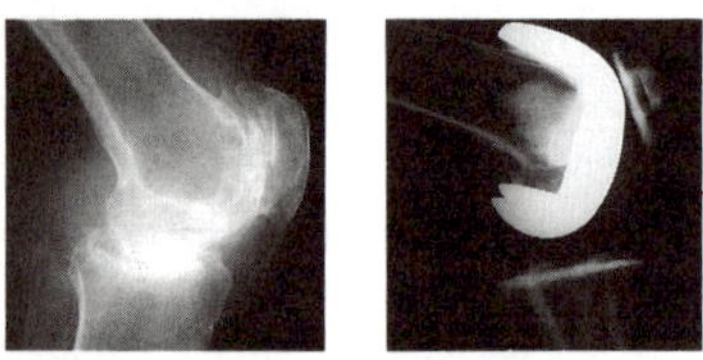

Röntgenaufnahme des Kniegelenks
Die Aufnahme links zeigt Knorpel- und Knochenverschleiß. Die Teile eines künstlichen Kniegelenks sind rechts zu sehen.

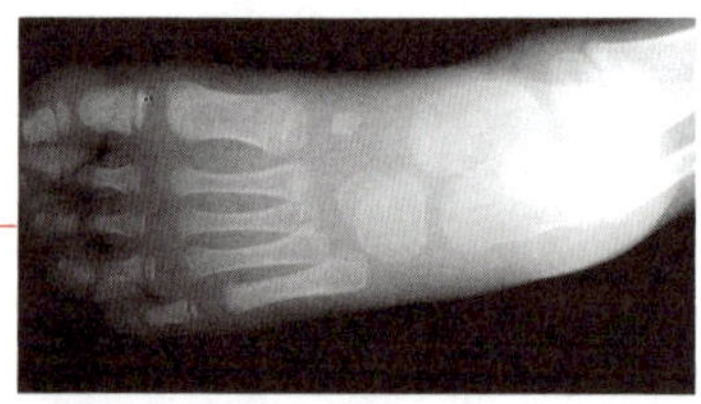

Röntgenaufnahme des Fußes
Alle Fußknochen eines Vierjährigen sind hier klar erkennbar.

R

schach entwickelt. Er sollte Einstellungen, Konflikte und Gefühle eines Individuums aufzeigen. Der R.-T. wird heute jedoch kaum noch verwendet. (S.a. *Persönlichkeitstests*)

Rosazea

Chronische Erkrankung der *Haut*, bei der Wangen und Nase eine unnatürliche Rötung aufweisen. Die Ursache der Erkrankung ist in der Regel unbekannt, in einigen Fällen wird sie jedoch durch eine übermäßige Verwendung von *Kortikosteroid*-Salben zur Behandlung einer anderen Hauterkrankung hervorgerufen. Ungefähr eine von 500 Personen ist von R. betroffen, am häufigsten Frauen im mittleren Lebensalter.

R. beginnt in der Regel mit zeitweiliger Gesichtssröte, häufig nach der Aufnahme heißer oder alkoholischer Getränke oder scharfgewürzter Speisen oder nach dem Eintreten in heiße Umgebungstemperatur. Es kann dann zur Entwicklung einer bleibenden Hautrötung kommen, manchmal begleitet von *Akne*-ähnlichen Pusteln. In einigen Fällen kann Rosazea bei älteren Männern zur Entstehung eines *Rhinophyms* (knollenförmige Schwellung der Nase) führen.

THERAPIE

Eine längere Behandlung mit dem Antibiotikum *Tetracyclin* unterdrückt in der Regel die Symptome, führt aber zu keiner Heilung der Krankheit. R. neigt dazu, fünf bis zehn Jahre lang immer wieder aufzutreten und dann zu verschwinden.

Roseola infantum

(*F.* Exanthema subitum; auch als "Dreitagefieber" bezeichnet) Häufige Infektionskrankheit, die hauptsächlich Kinder zwischen sechs Monaten und zwei Jahren betrifft. R.i. wird wahrscheinlich durch ein Virus verursacht und ist durch plötzlich einsetzende Reizbarkeit und Fieber gekennzeichnet. Die Temperatur kann bis auf 40,5°C ansteigen. Am vierten oder fünften Tag sinkt die Temperatur jedoch plötzlich auf den Normalwert. Ungefähr zur gleichen Zeit tritt am Rumpf ein Ausschlag auf, der sich häufig rasch auf den Hals, das Gesicht und die Gliedmaßen ausbreitet. Weitere Symptome sind Halschmerzen und Vergrößerung der Lymphknoten am Hals.

Gelegentlich kann es bei den Kindern während der Fieberphase zu *Fieberkrämpfen* kommen; die Erkrankung hat jedoch keine ernsthaften Auswirkungen. Die einzige spezifische Therapie besteht in der Kühlung des Kindes (wenn nötig durch Abreiben mit lauwarmem Wasser oder mittels Wadenwickel) und in der Verabreichung von *Paracetamol* zur Fiebersenkung.

Rotatorenmanschette

Um das Schultergelenk angeordnete Manschette aus den vier Oberarmdrehern (Musculi subscapularis, supra- und infraspinatus, teres major und minor), die das Gelenk verstärken.

Bei einem Sturz kann die R. reißen; ihr Anriß kann zu *schmerzhafter Schultersteife* (Schmerzen, wenn der Arm in einem bestimmten Winkel vom Körper wegbewegt wird) führen. Ein vollständiger Riß resultiert in einer ernsthaften Bewegungseinschränkung des Arms und kann eine chirurgische Korrektur notwendig machen.

Röteln

(*F.* Rubella, Rubeola) Viruskrankheit. Das R.virus verursacht eine harmlose Erkrankung bei Kindern und eine etwas weniger harmlose bei Erwachsenen. R. sind nur problematisch bei Frauen in den ersten Monaten der Schwangerschaft, da in diesem Fall das Risiko einer Infektion des Feten besteht, was eine Reihe von schweren, als R.-Syndrom bekannten Geburtsfehlern verursachen kann.

URSACHEN UND VORKOMMEN

Abgesehen von der Übertragung von der Mutter auf das Ungeborene wird das R.virus durch Tröpfcheninfektion von Mensch zu Mensch übertragen. Die Symptome entwickeln sich nach einer Inkubationszeit von zwei bis drei Wochen.

Früher waren R. weltweit eine häufige Erkrankung, heute sind sie jedoch aufgrund von *Immunisierungs*-Programmen in den meisten Industrienationen seltener geworden. Früher waren die Zielgruppen der R.impfung weibliche Jugendliche und junge Frauen mit Kinderwunsch. Fälle von R.infektionen in der Schwangerschaft traten jedoch weiterhin auf. Um alle diese Fälle auszuschließen, wurde für Kinder ein kombinierter Impfstoff gegen Masern, Mumps und R. (s. *Dreifachimpfung*) eingeführt.

SYMPTOME UND KOMPLIKATIONEN

Die Infektion betrifft in der Regel Kinder im Alter zwischen sechs und zwölf Jahren und verläuft beinahe immer leicht. Im Gesicht tritt ein Hautausschlag auf, breitet sich auf Rumpf und Gliedmaßen aus, hält einige Tage an und verschwindet dann. Es kann auch zu leichtem Fieber und Schwellung der Halslymphknoten kommen. In einigen Fällen verläuft die gesamte Infektion, ohne bemerkt zu werden. Bei Jugendlichen und Erwachsenen können auffälligere Symptome auftreten, wie z.B. Kopfschmerzen vor Auftreten des Ausschlags und höheres Fieber. Übertragbar ist das Virus von einigen Tagen vor Auftreten der Symptome an bis zu einem Tag nach ihrem Verschwinden. Polyarthritis (eine mehrere Gelenke betreffende Entzündung) ist eine gelegentliche, nach Abklingen des Ausschlags vorübergehend auftretende Komplikation.

KONGENITALE INFEKTION

Für das Ungeborene stellen R. nur dann eine Gefahr dar, wenn die Mutter in den ersten vier Monaten der Schwangerschaft infiziert wird. Je früher in der Schwangerschaft die Infektion auftritt, desto größer ist auch die Wahrscheinlichkeit einer Übertragung auf das Kind, und desto größer ist die Neigung zu gravierenderen Anomalien. Ganz am Anfang der Schwangerschaft kann es zur Fehlgeburt kommen.

Ein betroffenes Kind kann einen oder viele Geburtsfehler haben. Die häufigsten Anomalien, in der Reihenfolge ihrer Häufigkeit, sind *Taubheit*, angeborene *Herz*fehler, *geistige Behinderung*, *grauer Star* und andere Augenerkrankungen, *Purpura*, *zerebrale Kinderlähmung* und Knochenfehlbildungen. Etwa 20 Prozent der infizierten Säuglinge sterben in der frühen Kindheit. Ein betroffenes Kind beherbergt das Virus weiter und kann ein Jahr oder länger nach der Geburt andere über Urin, Stuhl oder auch Speichel anstecken.

DIAGNOSE UND THERAPIE

R. können aufgrund der ähnlichen Symptome leicht mit anderen Virusinfektionen, mit *Scharlach* und mit Unverträglichkeitsreaktionen auf *Medikamente* verwechselt werden. R. können nur durch die labormedizinische Isolierung des Virus im Rachenabstrich oder durch Tests zur Feststellung von Antikörpern im Blut eindeutig diagnostiziert werden. Es gibt keine spezifische Therapie bei R. Zur Fiebersenkung kann *Paracetamol* gegeben werden.

VORBEUGUNG

Der R.impfstoff erzeugt eine wirksame, lebenslange Immunität gegenüber der Krankheit; heute ist er in der im Alter von 15 Monaten routinemäßig durchgeführten *Dreifachimpfung* enthalten. Die Impfreaktionen sind in der Regel vernachlässigbar. Auch die R.infektion selbst erzeugt Immunität.

Jede Frau, die schwanger werden kann und nicht sicher ist, ob sie immunisiert wurde oder die R. durchgemacht hat, sollte ihren Immunitätsstatus überprüfen lassen. Bei fehlender Immunität sollte eine Impfung erfolgen.

Eine nichtimmune schwangere Frau muß jeden Kontakt mit R. vermeiden; kommt sie dennoch mit Infizierten in Berührung, sollte sofort ärztlicher Rat eingeholt werden.

Eine passive Immunisierung durch *Immunglobulintherapie* kann eine Infektion des Feten verhindern.

Rotes Auge
Häufige Bezeichnung für *Bindehautentzündung*.

Rotes Blutkörperchen
s. *Erythrozyt*

Rotz
Durch das Bakterium *PSEUDOMONAS MALLEI* verursachte Infektionskrankheit bei Tieren, vor allem Pferden, die nur sehr selten auf Menschen übertragen wird.

Zu den Anfangssymptomen gehören leichtes Fieber, Kopfschmerzen, Schmerzen und Empfindlichkeit am ganzen Körper und manchmal Lymphknotenschwellung am ganzen Körper. Bei Eindringen der Erreger durch die Haut können sich Geschwüre und Abszesse bilden; bei Aufnahme durch die Lunge kann sich eine *Lungenentzündung* entwickeln. In schweren Fällen kann eine *Septikämie* (Blutvergiftung) folgen. Die Behandlung erfolgt mit *Antibiotika*.

Rötzer-Methode
s. *symptothermale Methode*

Rubefaciens
Substanz, die durch einen verstärkten Blutstrom in bestimmten Bereichen zur Hautrötung führt. Solche Substanzen sind manchmal in Salben enthalten, die bei Muskelschmerzen verwendet werden. Ihre Wirkung beruht auf der Erzeugung eines Gegenreizes (d.h., sie verursachen ein noch unangenehmeres Gefühl, um die Aufmerksamkeit vom ursprünglichen Schmerz abzulenken). Beispiele solcher Substanzen sind Methylsalicylat, Menthol, Kampfer und Terpentin.

R

Rubeola
s. *Röteln*

Rücken
(*F.* Dorsum) Hinterer Bereich der Rumpfwand zwischen Hinterhaupt und Steißbeinspitze. Zentraler Teil und zugleich Stütze des Stammes ist die *Wirbelsäule*, das Achsenskelett des Körpers. Um diese gruppiert sich die sog. autochthone (ortsständige) Rückenmuskulatur mit zwei kräftigen Längssträngen. Auch die oberflächliche R.muskulatur läßt sich im Relief erkennen.

ERKRANKUNGEN

Es gibt zahlreiche, den Rücken in Mitleidenschaft ziehende Erkrankungen. Sie enstehen durch eine Anzahl auf die Wirbelsäule wirkender Ursachen und umfassen Erkrankungen der Knochen, Muskeln, Bänder, Sehnen, Nerven und Gelenke der Wirbelsäule. Diese Erkrankungen können *Rückenschmerzen* verursachen. (S.a. Kasten "Erkrankungen der Wirbelsäule" auf S. 1125)

Rückenmark
(*F.* Medulla spinalis) Kleinfingerdicker, beim Erwachsenen ungefähr 45 cm langer *Nerven*strang, der im Wirbelkanal verläuft. Das R. stellt eine Verlängerung des *Gehirns* nach unten dar. R. und Gehirn werden als *Zentralnervensystem* (ZNS) zusammengefaßt.

AUFBAU

Im Zentrum des R.s befindet sich ein Bereich mit schmetterlingsförmigem Querschnitt, die sog. graue Substanz. Sie enthält die Zellkörper der Neuronen (Nervenzellen) sowie Gliazellen (Stützzellen). Einige der Nervenzellen sind motorische Neurone, deren Axone (lange, herausragende Fasern) in Bündeln innerhalb der Rückenmarksnerven aus dem R. herausführen und sich bis zu Drüsen oder Muskeln in Rumpf oder Gliedmaßen erstrecken. Andere Nervenzellen sind Interneurone (Binnenzellen; sie verlassen das Zentralnervensystem nicht), die zur Übertragung von Botschaften zwischen den Neuronen dienen. Ebenfalls in die graue Substanz treten die Axone sensibler Neurone ein, deren Zellkörper außerhalb des R.s liegen. Diese Axone sind mit den motorischen Neuronen oder Interneuronen verbunden.

Die weiße Substanz des R.s umgibt die graue Substanz von allen Seiten. Sie besteht aus längs des R.s verlaufenden Bündeln von Nervenzellaxonen.

Auf jeder Seite des R.s entspringen in regelmäßigen Abständen zwei Nervenbündel – die R.snervenwurzeln –, die Fasern motorischer und sensibler Nervenzellen enthalten. Diese bilden zusammen die R.snerven (Spinalnerven), die als Kommunikationsleitungen zwischen dem R. und allen Bereichen des Rumpfes und der Gliedmaßen dienen.

Das gesamte R. wird von der *Gehirn-Rückenmark-Flüssigkeit* (Liquor cerebrospinalis) umspült und ist von schützenden Hüllen, einer Verlängerung der das Gehirn umgebenden *Hirnhäute* (Meningen), umgeben.

FUNKTION

Die Nervenbahnen, die die weiße Substanz im R. bilden, dienen hauptsächlich der Weiterleitung sensibler Informationen nach oben ins Gehirn (aufsteigende Bahnen) oder motorischer Informationen nach unten (absteigende Bahnen). Das R. kann jedoch auch einen Teil der sensiblen Informationen selbst verarbeiten und entsprechende motorische Reaktionen ohne Rückgriff auf das Gehirn erzeugen. Viele *Reflexe* (wie z.B. der Patellarsehnenreflex) werden in dieser Weise durch das R. gesteuert.

ERKRANKUNGEN

Zu einer Verletzung des R.s kann es infolge einer *Wirbelsäulenverletzung* kommen. Die Durchtrennung einer aufsteigenden oder absteigenden Bahn führt zu einer Unterbrechung der Kommunikation zwischen dem Gehirn und den Körperteilen, die von den unterhalb der Verletzung liegenden Teilen des R.s versorgt werden. Dies kann zu verschiedenen Formen der *Paralyse* und/oder Sensibilitätsverlust führen, die in der Regel bleibend sind, da Nervenzellen und Fasern des R.s nicht regenerationsfähig sind. Die durch das R. gesteuerten Reflexe bleiben in der Regel jedoch erhalten.

LAGE DES RÜCKENMARKS
Das Rückenmark im Wirbelkanal reicht vom Hinterhauptsloch der Schädelbasis bis zum 2. Lendenwirbel und ist ca. 45 cm lang.

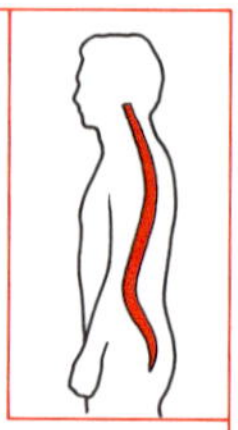

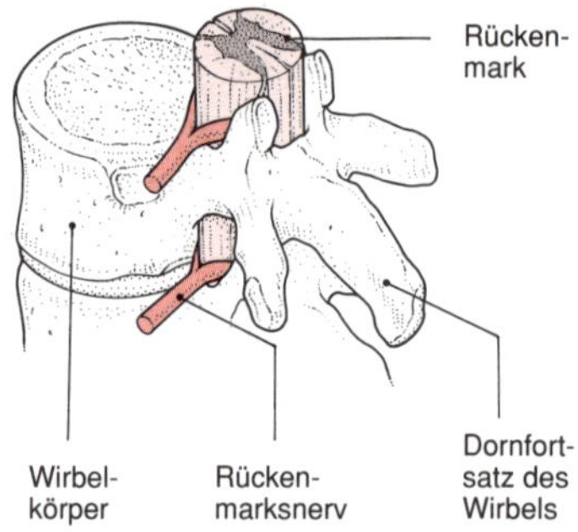

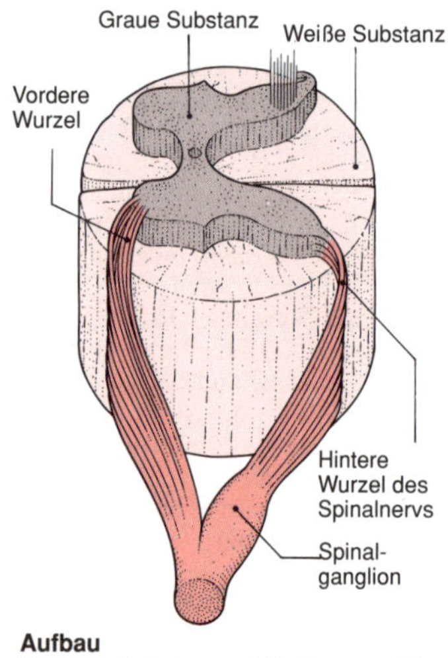

Aufbau
Die graue Substanz enthält Nervenzellkörper, die weiße Substanz besteht aus Bahnen von Nervenfasern. Rückenmarksnerven sind in regelmäßigen Abständen (segmental) mit dem Rückenmark verbunden.

In ähnlicher Weise kann auch Druck auf das R. (z.B. durch ein Blutgerinnsel, einen Abszeß oder einen Tumor) Bewegung oder Sinneswahrnehmung beeinträchtigen. Die Auswirkungen des Drucks können jedoch manchmal durch chirurgische Eingriffe behoben werden.

Infektionen des R.s (einschließlich der *Poliomyelitis*) sind relativ selten, können jedoch gravierende Schäden verursachen. Bei der *Multiplen Sklerose*, einer degenerativen Erkrankung, kommt es zu einem herdförmigen, regellos verteilten Zerfall der Markscheide, d.h. der isolierenden Nervenfaserhülle.

Rückenmarksflüssigkeit

s. *Gehirn-Rückenmark(s)-Flüssigkeit*

Rückenmarksnerven

(*F.* Nervi spinales) 31 paarige *Nerven*, die mit den entsprechenden *Rückenmarks*segmenten in Verbindung stehen.

AUFBAU

Die R. entstehen noch innerhalb des *Wirbel*kanals jeweils aus der Vereinigung einer vorderen (motorischen) und hinteren (sensiblen) Wurzel und treten seitlich durch die Zwischenwirbellöcher aus dem Kanal. Im unteren rückenmarksfreien Abschnitt des Wirbelkanals (Lenden- und Kreuzbeinbereich) ziehen nur noch die vorderen und hinteren Wurzeln der Lenden- und Kreuzbeinnerven zu deren Austrittslöchern und bilden die sog. Cauda equina.

Die Verteilung und Verzweigung der R. stellt sicher, daß alle Teile des Rumpfes, der Arme und der Beine mit einem Netz von sensiblen und motorischen Nervenästen versorgt werden.

FUNKTION

Jeder R. enthält motorische Fasern (Neuriten der Nervenzellen im Vorderhorn des Rückenmarks) und sensible Fasern (Neuriten der im Spinalganglion in der hinteren Wurzel befindlichen pseudounipolaren Nervenzellen). Die motorischen Fasern leiten Impulse zur Skelettmuskulatur (Efferenzen), die sensiblen führen Informationen z.B. von der Haut (Tast-, Druck-, Schmerz-, Temperatur*rezeptoren*) zum Zentralnervensystem.

ERKRANKUNGEN

Eine Schädigung der als Stoßdämpfer wirkenden, zwischen zwei Wirbelkörpern liegenden knorpeligen Bandscheibe führt manchmal zu Druck auf eine R.wurzel und verursacht Schmerzen (s. *Bandscheibenvorfall*). Verletzung eines Rückenmarksnervs kann zu Sensibilitätsverlust oder zu motorischen Ausfällen in einem Teil des Körpers führen. Schädigung oder Degeneration durch eine dieser Ursachen oder aufgrund von Infektion, *Diabetes mellitus*, *Vitaminmangel* oder Vergiftung kann zu neurologischen Symptomen wie Schmerzen, Taubheitsgefühl oder Zuckungen führen (s. *Nervenverletzung*; *Neuropathie*).

ANATOMIE DER RÜCKENMARKSNERVEN

Die 31 Nervenpaare werden nach dem Rückenmarksabschnitt, in dem sie entspringen, eingeteilt: Es gibt 8 Hals-, 12 Brust-, 5 Lenden-, 5 Kreuzbein- und 1 Steißbeinnervenpaar(e). Die im Brust- und Lendenbereich befindlichen Rückenmarksnerven ziehen mit den vorderen Ästen in der Rumpfwand bauchwärts (ventral) und versorgen dabei jeweils ein Rumpfwandsegment. Die im Hals- und unteren Lenden- bzw. Kreuzbeinbereich entspringenden R. bilden mit ihren vorderen Ästen Nervengeflechte (z.B. Plexus lumbosacralis), aus denen die motorischen Nerven der Gliedmaßen hervorgehen.

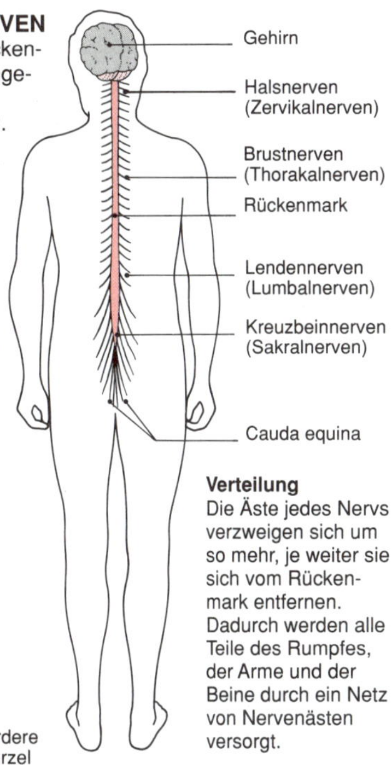

Verteilung
Die Äste jedes Nervs verzweigen sich um so mehr, je weiter sie sich vom Rückenmark entfernen. Dadurch werden alle Teile des Rumpfes, der Arme und der Beine durch ein Netz von Nervenästen versorgt.

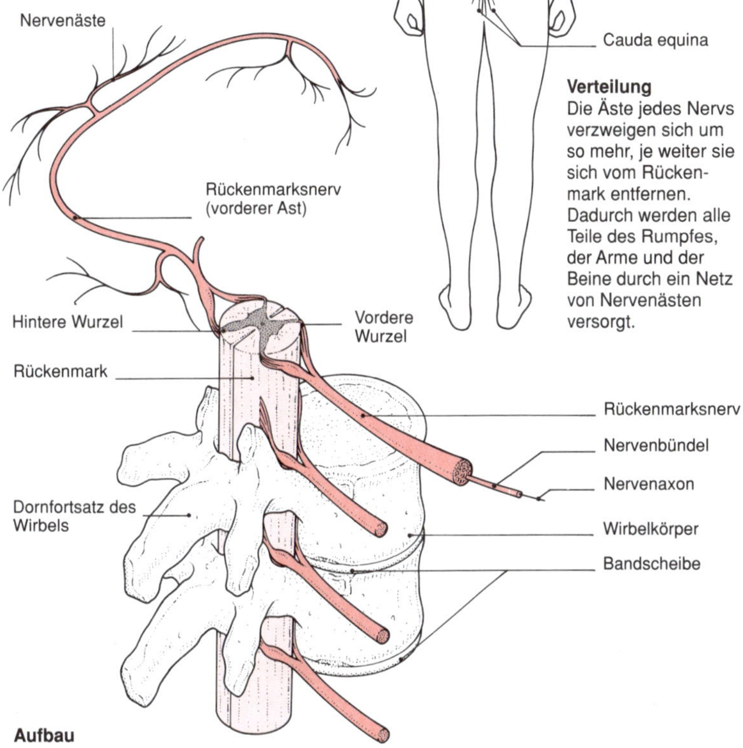

Aufbau
Jeder Nerv besteht aus einem Bündel von Axonen – oder Fasern – einzelner Nervenzellen, deren Zellkörper im oder nahe beim Rückenmark sitzen.

Rückenmarksschwindsucht

s. *Tabes dorsalis*

Rückenmarkssyphilis

s. *Neurosyphilis*

Rückenschmerzen

Die meisten Menschen leiden gelegentlich an R. In vielen Fällen kann keine genaue Diagnose erstellt werden, da sich der Schmerz in Ruhestellung legt oder da *Analgetika* (Schmerzmittel) genommen wurden, bevor eine Untersuchung, z.B. eine Röntgenuntersuchung, stattgefunden hat. In solchen Fällen spricht man von "unspezifischen Rückenschmerzen".

URSACHEN

Unspezifische R. gehören zu den häufigsten Einzelursachen für krankheitsbedingten Arbeitsausfall. Am ehesten sind Personen von R. betroffen, deren Beruf schweres Heben und Tragen mit sich bringt oder die über längere Zeit in ein-

RÜCKENSCHMERZEN Schmerzen und/oder Versteifungen im Rücken, welche dauernd oder von Zeit zu Zeit auftreten

Erst seit kurzem aufgetretene Schmerzen

? Trat der Schmerz nach heftigem Husten, schwerem Heben oder nach anstrengender körperlicher Betätigung auf?

JA → Behindert der Schmerz Ihre Beweglichkeit, oder schießt der Schmerz in ein Bein?

JA → Sie haben wahrscheinlich ein Ischiassyndrom, das durch Druck auf die Wurzeln von Spinalnerven entstehen kann. Suchen Sie ärztlichen Rat.

siehe *Bandscheibenvorfall*
→ *Lumbosakraler Krampf*
→ *Ischiassyndrom*

NEIN ↓

Sitzt der Schmerz hauptsächlich in der Kreuzbeingegend und strahlt nicht aus?

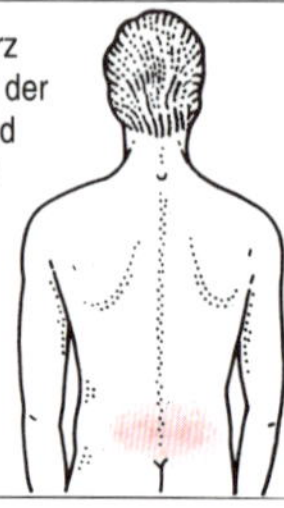

JA → Ihre Schmerzen im unteren Bereich des Rückens kommen wahrscheinlich von einer Zerrung.

siehe *Muskelzerrung*

NEIN

NEIN ↓

? Liegt Ihre Temperatur bei 38 °C oder darüber?

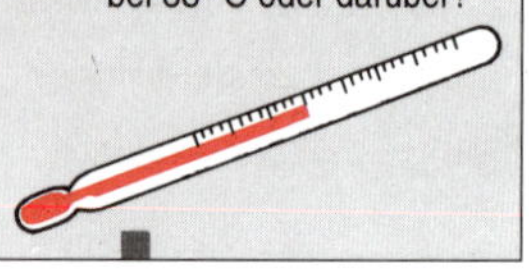

JA → Haben Sie Schmerzen auf einer Seite im unteren Bereich des Rückens, direkt über der Taille, UND fühlen Sie sich krank?

JA → Möglicherweise haben Sie Pyelonephritis, eine Niereninfektion, oder der Schmerz ist Symptom einer allgemeinen Virusinfektion. Suchen Sie ärztlichen Rat.

siehe *Pyelonephritis*
→ *Viren*

NEIN → Viele Virusinfektionen, wie etwa Grippe, können bisweilen sogar schwere Rückenschmerzen hervorrufen. Suchen Sie ärztlichen Rat.

siehe *Grippe*

NEIN ↓

? Sind Sie über 60, UND/ODER haben Sie in jüngster Zeit mehrere Wochen im Bett oder im Rollstuhl verbracht?

JA → Ist der Schmerz an einer bestimmten Stelle der Wirbelsäule besonders stark?

JA → ☎ **Suchen Sie sofort ärztlichen Rat!** Sie könnten an Knochenschäden infolge Osteoporose leiden.

siehe *Osteoporose*

NEIN

NEIN ↓

Andere häufige Ursachen von Rückenschmerzen
Plötzliches Einsetzen von Rückenschmerzen kann auch auf Überbelastung, Übergewicht, Schwangerschaft und auf Haltungsschäden im Zusammenhang mit einem ungünstigen Bett, Auto oder Arbeitssessel zurückzuführen sein. Kompressionsbrüche der Wirbelsäule können nach Stürzen auftreten.

Fortsetzung nächste Seite

R

Falls die Schmerzen und die Steifheit des Rückens allmählich (über mehrere Monate hinweg) entstanden sind

? Sind Sie über 45?

JA → Tritt der Schmerz vor allem im Nacken oder im oberen Rücken, zwischen den Schulterblättern, auf?

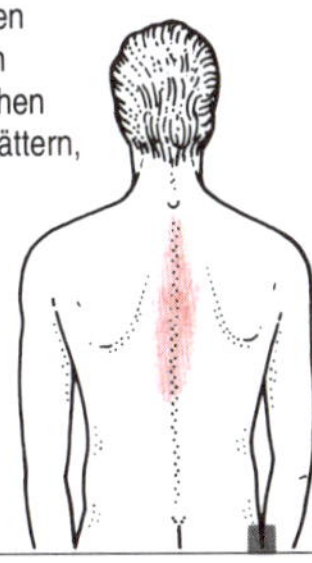

JA → Arthritis der Nackenwirbelgelenke (manchmal eine Abnutzungserscheinung) könnte die Ursache des Schmerzes sein. Suchen Sie ärztlichen Rat.

siehe *Zervikale Spondylose*

NEIN → Osteoarthritis der unteren Brust- bzw. der Lenden- oder Steißwirbelsäule ist eine mögliche Ursache. Der Schmerz läßt gewöhnlich in Ruhestellung, bei Wärme oder nach Einnahme von Analgetika (Schmerzmitteln) spontan nach. Suchen Sie ärztlichen Rat.

siehe *Osteoarthritis*

NEIN ↓

? Ist der Schmerz schlimmer, wenn Sie morgens aufstehen?

JA → Möglicherweise stützt Ihr Bett Ihren Rücken zuwenig. Es kann aber auch eine chronische Entzündung der Gelenke schuld sein. Diese kann auf Spondylarthritis ankylopoetica zurückzuführen sein, besonders wenn Sie unter 35 sind. Suchen Sie ärztlichen Rat.

siehe *Spondylarthritis ankylopoetica*

NEIN ↓

Wenn Sie anhand dieser Tabelle keine Diagnose erstellen können, suchen Sie ärztlichen Rat.

Andere häufige Ursachen von Rückenschmerzen
Allmählich entstehende Rückenschmerzen können auch von Überlastung des Rückens in Verbindung mit Übergewicht sowie von einer schlechten Haltung kommen.

R

und derselben, möglicherweise gekrümmten Haltung sitzen. Auch übergewichtige Personen neigen häufiger zu R. Ihr Rücken hat eine schwerere Last zu tragen. Darüber hinaus tendieren Übergewichtige auch zu einer Schwäche der Bauchmuskulatur, welche den Rücken normalerweise unterstützt.

Unspezifische R. sind in der Regel auf eine mechanische Störung einer oder mehrerer Strukturen des Rückens zurückzuführen – etwa auf eine Überdehnung von Bändern, einen Muskelriß, einen Schaden der Gelenkflächen der Wirbelsäule oder auf einen Bandscheibenvorfall. Solche geschädigten Rückenstrukturen lösen Schmerzen und Verkrampfungen der umgebenden Muskulatur aus, die u. U. zu Druckempfindlichkeit und vorübergehend zu Verkrümmungen der Wirbelsäule nach einer Seite hin führen. Auch *Muskelverspannungen* kommen als Ursache für R. in Frage.

Anomalien der Zwischenwirbelgelenke und *Bandscheibenvorfall* können ein *Ischiassyndrom* (Schmerzen im Gesäßbereich und entlang der Rückseite der Beine bis hin zum Fuß) verursachen, da möglicherweise Druck auf eine Wurzel des Ischiasnervs an ihrer Austrittsstelle aus dem Rückenmark ausgeübt wird. Husten, Niesen oder Anstrengung verstärken den Schmerz. Der Druck auf den Ischiasnerv kann auch Kribbeln und Stechen in dem betroffenen Bein sowie eine Schwäche der von dem Nerv aktivierten Muskeln auslösen. In seltenen Fällen kann der Schmerz auch in den Femoralisnerv an der Vorderseite des Oberschenkels ausstrahlen.

Osteoarthritis in den Gelenken der Wirbelsäule kann permanente R. verursachen. *Spondylarthritis ankylopoetica* (eine entzündliche Störung, bei welcher die Wirbelsäule von Arthritis betroffen ist) führt zu R. und Steifheit mit Verlust der Beweglichkeit des Rückens. *Kokzygodynie* (Schmerz und Empfindlichkeit an der Wirbelsäulenbasis) tritt nach einem Sturz, bei dem man mit dem Steißbein aufgeschlagen ist, während der Schwangerschaft oder spontan, aus unbekannten Gründen auf.

Fibrositis ist ein etwas ungenauer Begriff, der bisweilen zur Beschreibung von Muskelschmerzen und -empfindlichkeit verwendet wird. Sie kann auch den Rücken betreffen. Fibrositis verschlechtert sich oft bei kaltem, feuchtem Wetter und ist gelegentlich von allgemeinem Unwohlsein begleitet. Im Gegensatz zu anderen Ursachen für R. tritt Fibrositis nicht in Begleitung von Muskelverkrampfungen oder Einschränkung der Beweglichkeit des Rückens auf. Besserung erfolgt oft durch eine Behandlung mit *nichtsteroidalen Antiphlogistika*.

Pyelonephritis kann R. sowie Schmerz und Empfindlichkeit in den Lenden, Fieber, Schüttelfrost und Schmerzen beim Wasserlassen verursachen. Krebsbefall der Wirbelsäule kann anhaltende R. hervorrufen, welche den Schlaf beeinträchtigen und sich auch bei Bettruhe nicht bessern.

SELBSTHILFE

R. und Ischiassyndrom können sich durch das Schlafen auf einer harten Matratze oder auf einem Brett bessern. Analgetika und eine Wärmebehandlung (z.B. auch Fangopackungen am Rücken) können zur Schmerzlinderung beitragen. In jedem Fall sollte unverzüglich ärztlicher Rat gesucht werden, wenn der Schmerz andauert oder wenn er in Begleitung von Schwächegefühl in den Beinen oder Problemen mit der Blasenkontrolle auftritt.

UNTERSUCHUNG

Bei der Untersuchung des Rückens kann sich eine Empfindlichkeit bestimmter Bereiche oder der Verlust der Beweglichkeit des Rückens herausstellen. Schwächegefühl oder Empfindungsverlust in den Beinen sind Hinweise, daß auf eine Nervenwurzel Druck ausgeübt wird. Dies erfordert ein rasches Eingreifen.

RÜCKENSCHMERZEN

Die meisten Menschen haben gelegentlich Rückenschmerzen. Meistens jedoch steckt dahinter kein ernsterer Schaden, und das Problem verschwindet ohne genauere Untersuchung von selbst wieder. Hinter manchen Arten von Rückenschmerzen jedoch verbergen sich bestimmte Störungen. In der Abbildung unten finden Sie die am häufigsten von Schmerzen betroffenen Bereiche des Rückens.

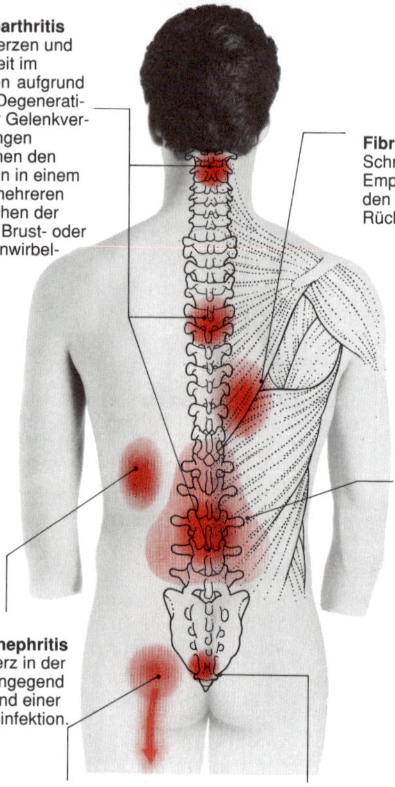

VERMINDERUNG DER RÜCKENBELASTUNG

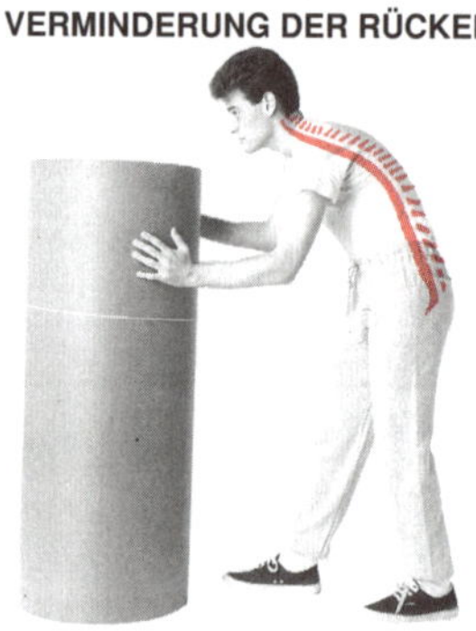

Schieben Sie ein stehendes, schweres Objekt nicht mit ausgestreckten Armen vorwärts. Dies belastet den Rücken zu sehr.

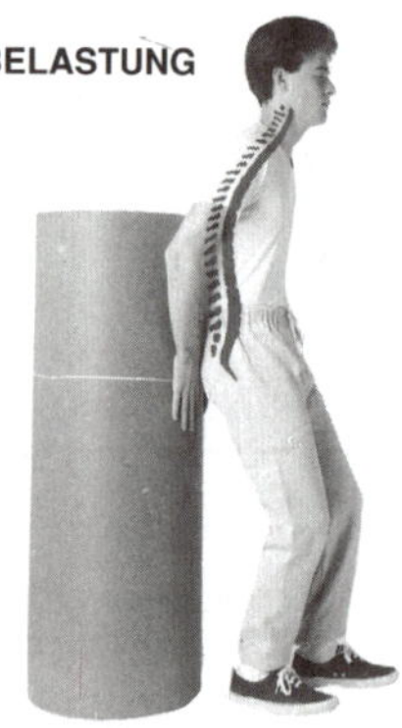

Schieben Sie mit dem Rücken. Die Belastung wird so auf die Beine verlagert.

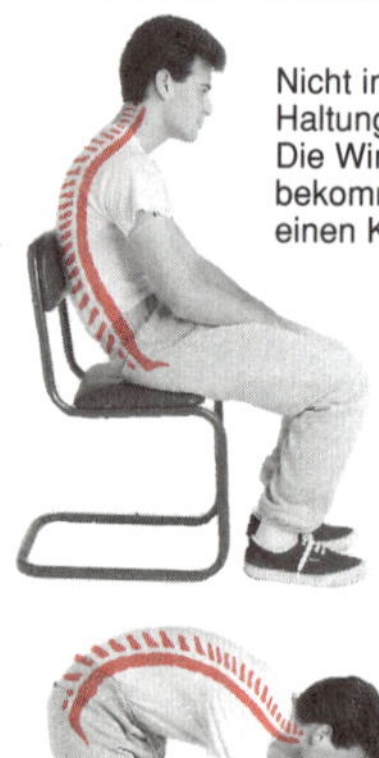

Nicht in schlaffer Haltung sitzen. Die Wirbelsäule bekommt dadurch einen Knick.

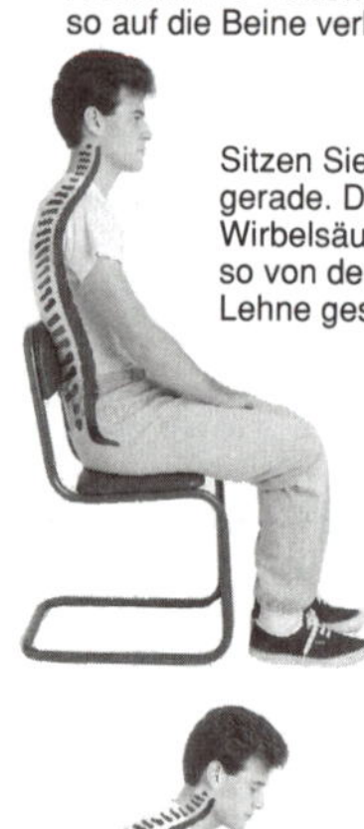

Sitzen Sie gerade. Die Wirbelsäule wird so von der Lehne gestützt.

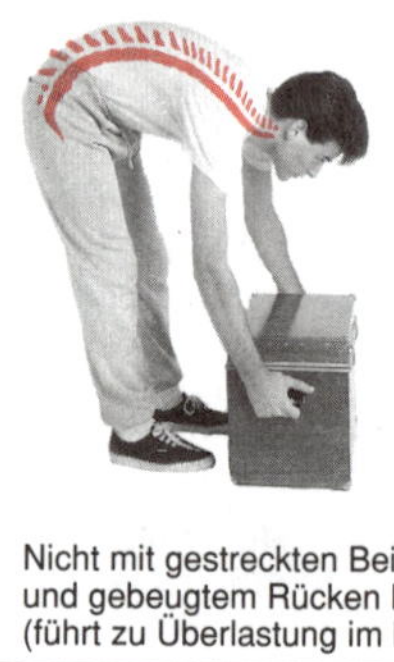

Nicht mit gestreckten Beinen und gebeugtem Rücken heben (führt zu Überlastung im Kreuz).

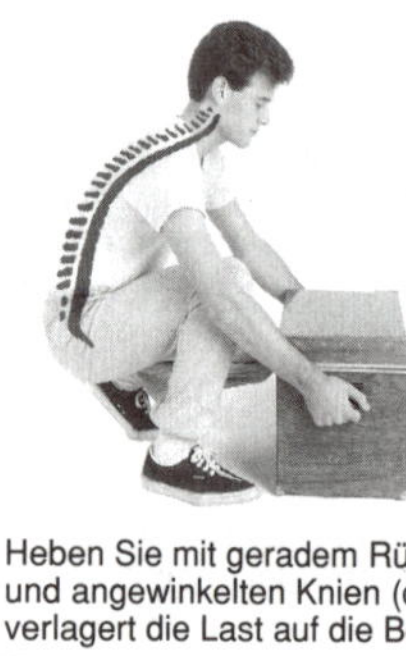

Heben Sie mit geradem Rücken und angewinkelten Knien (dies verlagert die Last auf die Beine).

Röntgenaufnahmen der Wirbelsäule können Verengungen zwischen den Bandscheiben, *Osteoarthritis*, *Osteoporose*, *Spondylarthritis ankylopoetica*, Kompressionsbrüche, Belastungsbrüche, Knochenkrebs oder *Spondylolisthesis* (Verschiebung von Wirbeln) sichtbar machen. Röntgenstrahlen decken jedoch nicht Schäden an Bändern, Muskeln, Gelenkfacetten oder Bandscheiben auf. Um den Druck auf eine Nervenwurzel (etwa infolge eines Bandscheibenvorfalls) zu diagnostizieren, wird eine *Myelographie*, eine *Computertomographie* oder eine *MRT* durchgeführt.

THERAPIE

Falls eine spezifische Ursache gefunden wird, richtet sich die Behandlung danach. Akute unspezifische R. werden mit Bettruhe und Analgetika behandelt. Chronische unspezifische R. sind schwerer zu therapieren. Die Behandlung kann *Aspirin* und verwandte Substanzen, *nichtsteroidale Antiphlogistika* oder *Muskelrelaxantien* mit einbeziehen, aber auch *Akupunktur*, Injektionen in die Wirbelsäule, Gymnastik, Wirbelsäulen-*Manipulation*, das Tragen eines Wirbelsäulenkorsetts oder chirurgische Maßnahmen.

Rückfallfieber

(*F.* Febris recurrens) Meldepflichtige Erkrankung, die durch eine Infektion mit Spirochäten (spiralförmige Bakterien) verursacht und durch Zecken und Läuse auf den Menschen übertragen wird. Sie macht sich durch hohes Fieber bemerkbar. R. kommt in vielen Teilen der Welt, nicht aber in Deutschland vor.

SYMPTOME UND ANZEICHEN

Rückfallfieber beginnt mit plötzlichem, hohem Fieber bis zu 40° Celsius – begleitet von Schüttelfrost, Kopf- und Muskelschmerzen, Übelkeit und Erbrechen. Die Symptome dauern 3 bis 6 Tage an und führen zu einer Krise, die die Gefahr eines Kollaps beinhaltet oder sogar zum Tod führen kann. Der Betroffene erholt sich anschließend, erleidet aber 7 bis 10 Tage später eine weitere Attacke. Bei durch Zecken übertragenem Rückfallfieber treten gewöhnlich mehrere solcher Attacken, die allerdings immer leichter verlaufen, auf.

DIAGNOSE UND THERAPIE

Im *Blutausstrich* lassen sich die krankheitsverursachenden Spirochäten nachweisen. R. kann mit *Antibiotika* wirksam behandelt werden.

Rückgrat

s. *Wirbelsäule*

Ruhr

s. *Dysenterie*

Ruhrrheumatismus

s. *Reiter-Syndrom*

Rülpsen

(*F.* Regurgitation) Geräuschvolles Aufstoßen von aus dem Magen kommender Luft durch den Mund. (S.a. *Aufstoßen*)

Rundrücken

s. *Kyphose*

Rundwürmer

(*F.* Nemathelmintes) Längliche, zylindrische Würmer. Zu dieser Klasse gehören die Nematoden (Fadenwürmer), die mit etwa einem Dutzend verschiedener Arten die häufigsten Menschen befallenden Parasiten darstellen (die Übersicht faßt die wichtigsten zusammen). In vielen Fällen nisten sich die ausgewachsenen Würmer im menschlichen Darm ein und verursachen hier gewöhnlich erst dann Symptome, wenn sie sich zu einer großen Anzahl vermehrt haben. Die meisten Formen von Befall durch Rundwürmer sind mit *Anthelmintika* relativ einfach zu behandeln.

In gemäßigten Klimazonen, wie z.B. in Deutschland, kommen Rundwürmer nur in Form von *Madenwurmbefall* vor (davon sind vor allem Kinder betroffen). *Ascariasis*, *Peitschenwurm-Befall*, *Trichinose* und *Toxokariasis* treten gelegentlich auf, verursachen häufig jedoch keinerlei Symptome. Reisende kehren bisweilen mit einer *Hakenwurm-Erkrankung* aus dem Ausland zurück. In tropischen Gegenden sind Erkrankungen durch R. wesentlich häufiger. Sie umfassen die bereits genannten und darüber hinaus *Strongyloidosis*, *Medinawurmkrankheit* und verschiedene Arten von *Filariose*. Eine Ernährung, die rohen Fisch enthält, kann zu Befall mit Anisakiasis (Heringswurm-Krankheit) oder Eustrongylose (Nierenwurm-Krankheit) verursachenden Würmern führen.

ERKRANKUNGEN DURCH RUNDWÜRMER

Erkrankung	Wurmgröße	Verbreitung	Übertragungsweg
Ascariasis (gemeiner Rundwurm)	15 – 38 cm	weltweit	Durch Aufnahme von Wurmeiern über kontaminierte Nahrungsmittel oder an kontaminierten Fingern
Enterobiasis (Fadenwurm)	0,2 - 1,5 cm	weltweit	Durch Aufnahme von Wurmeiern, die an den Fingern haften
Trichuriasis (Peitschenwurm)	2,5 – 5 cm	weltweit	Durch Aufnahme von Wurmeiern über kontaminierte Nahrungsmittel oder an kontaminierten Fingern
Ancylostomiasis (Hakenwurm)	1,5 cm	Tropen	Durch Eindringen von im Boden befindlichen Wurmlarven in die Haut an den Fußsohlen
Strongyloidosis	0,2 cm	Tropen	Durch Eindringen von im Boden befindlichen Wurmlarven in die Haut an den Fußsohlen
Toxokariasis	mehrere cm	weltweit	Durch Aufnahme von Wurmeiern über Schmutz oder Hundefäkalien
Trichinose (Trichinella)	0,1 cm	weltweit	Durch den Verzehr von nicht durchgebratenem Schweinefleisch, in welchem Wurmlarven sind
Filariose	2 – 50 cm	Tropen	Durch Moskito- oder andere Insektenstiche

S

Saccharin
Künstlicher Süßstoff, ebenso wie z.B. Cyclamat.

Saccus
(Sack) Beutelförmige(s) Struktur oder Organ; z.B. S. amniochorialis (Fruchtblase).

Sadismus
Lust, insbesondere sexuelle Lust, die daraus erwächst, daß anderen Menschen Leid oder Schmerzen zugefügt werden. S. bezieht sich oft insbesondere auf das Erreichen des *Orgasmus* durch das Verletzen, Demütigen oder Quälen eines anderen Menschen. Die Bezeichnung leitet sich vom Namen des französischen Dichters Marquis de Sade ab.

S. ist bei Männern häufiger als bei Frauen und tritt oft zusammen mit *Masochismus* (dem Verlangen, mißhandelt zu werden) auf. Zu den sadomasochistischen Praktiken zählen unter anderem Schlagen, Auspeitschen und Fesseln, eventuell begleitet von Beschimpfungen. *Notzucht* basiert oft auf sadistischen Neigungen. Bei Mördern ist S. jedoch ein sehr seltenes Motiv. Sadisten nehmen sehr selten psychiatrische Hilfe in Anspruch. (S.a. *Sadomasochismus*)

Sadomasochismus
Sexuelle Erregung, die aus dem Zufügen von Schmerz (*Sadismus*) oder dem Erleiden von Mißhandlungen (*Masochismus*) entsteht. Sadismus und Masochismus können bei einer Person kombiniert auftreten. Meist ist jedoch eine der beiden Neigungen stärker ausgeprägt.

Der Sadomasochist ist zumeist männlich und praktiziert eventuell auch andere von der Norm abweichende sexuelle Verhaltensweisen (s. *Perversion*) wie z.B. *Fetischismus*.

Sadomasochistische Schriften sind eine verbreitete Form der Pornographie. Sadomasochistische Praktiken sind möglicherweise verbreiteter, als allgemein angenommen wird; so ist z.B. mehr oder weniger zärtliches Beißen durchaus verbreitet. Man kann allgemein sagen, daß in jeder Beziehung, in der ein Partner eine sehr dominante und der andere eine sehr unterwürfige Rolle spielt, sadomasochistische Elemente stecken.

Safer Sex
Sammelbegriff für Vorsichtsmaßnahmen, die darauf abzielen, das Risiko der Übertragung von *Geschlechtskrankheiten* bzw. sexuell übertragbaren Krankheiten zu verringern. S. S. wurde in den letzten Jahren zum Schutz vor einer HIV-Infektion propagiert; genau dieselben Grundsätze gelten jedoch auch für die Verringerung des Risikos einer Ansteckung mit anderen, durch sexuelle Kontakte übertragbaren Krankheiten wie z.B. *Gonorrhoe*, *Herpes genitalis* und *Hepatitis B* (*Virushepatitis*).

Geschlechtsverkehr ist nur dann sicher, wenn beide Partner völlig monogam sind (d.h. mit keiner anderen Person sexuellen Verkehr haben) und keiner der Partner an einer sexuell übertragbaren Krankheit leidet. Zur Verringerung des Risikos einer *HIV*-Infektion sollte Sex mit wechselnden Partnern vermieden werden.

Personengruppen mit erhöhtem Infektionsrisiko sind unter anderem Drogenabhängige, die Drogen injizieren, homosexuelle und bisexuelle Männer und Frauen, Prostituierte (die heute regelmäßig untersucht werden), Personen mit häufig wechselnden Sexualpartnern, Empfänger von Bluttransfusionen, die vor den Routineuntersuchungen von Spenderblut auf das HIV-Virus stattfanden (z.B. bei Blutern), und Personen aus Gebieten mit einem sehr hohen Prozentsatz an HIV-Infektionen (beispielsweise Zentralafrika oder Haiti).

Bekannte Übertragungswege für das HIV-Virus sind vaginaler und vor allem analer Geschlechtsverkehr, oraler Sex, gemeinsame Benutzung von sexuellen Hilfsmitteln wie Vibratoren oder ähnlichem sowie alle sexuellen Praktiken, bei denen es zu Blutungen im Anus oder in der Scheide kommt. Sex während der Monatsblutung ist besonders gefährlich, wenn die Frau infiziert ist. Auch alle sexuellen Praktiken, bei denen es zu Kontakt mit Urin oder Stuhl kommt, stellen ein erhöhtes Risiko dar.

Zur Übertragung kommt es nicht bei trockenen Küssen, Massage oder gegenseitiger Masturbation (sofern es nicht zu Hautverletzungen kommt und kein Samen in oder auf den Körper des Partners ejakuliert wird).

Zur Verringerung der Gefahr einer HIV-Infektion oder anderen sexuell übertragbaren Krankheiten sollte ein *Kon-*

VERWENDUNG DES KONDOMS
Die Verwendung eines Kondoms senkt das Risiko einer Infektion mit dem HIV-Virus (dem Auslöser der AIDS-Krankheit) oder einer anderen sexuell übertragbaren Krankheit nicht auf Null, vermindert es jedoch erheblich. Unabhängig davon, ob ein Kondom zur Empfängnisverhütung oder zur Vermeidung einer Ansteckung verwendet wird, sollte es stets zusammen mit einem Spermizid verwendet werden.

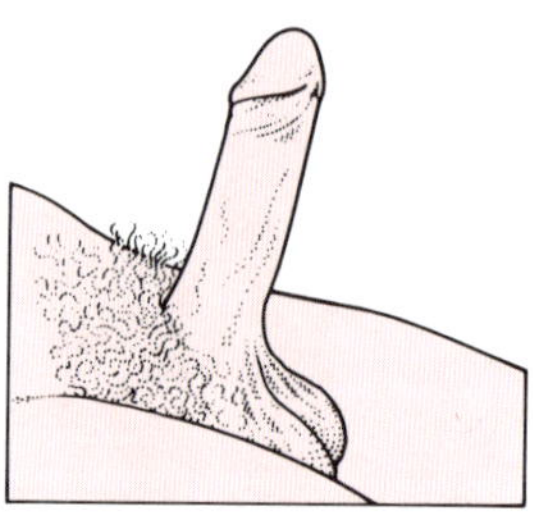

1 Vor dem Überstreifen des Kondoms sollte der Penis vollständig erigiert sein. Das Kondom muß vor dem vaginalen oder analen Eindringen bzw. vor dem oralen Sex übergezogen werden.

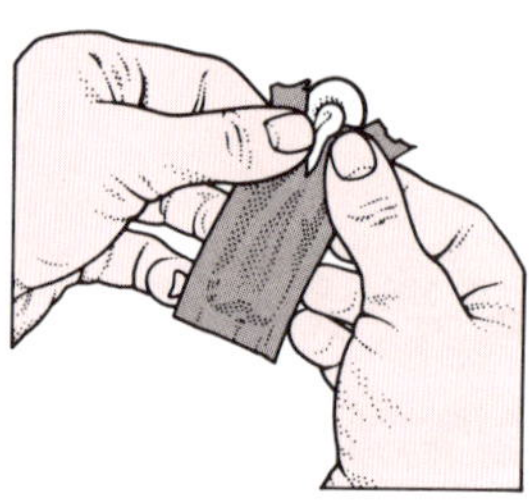

2 Verwenden Sie eine geprüfte Kondommarke. Kein Kondom verwenden, das keine Ausstülpung an der Spitze hat, dessen Verfallsdatum überschritten ist oder das schadhaft zu sein scheint.

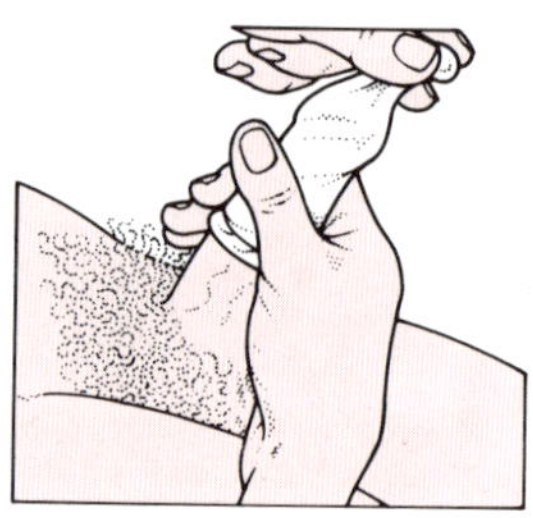

3 Bevor das Kondom über die gesamte Länge des Penis aufgerollt wird, Luft aus der Ausstülpung an der Spitze drücken. Ein Kondom niemals straff aufziehen, da dadurch das Risiko des Platzens erhöht wird.

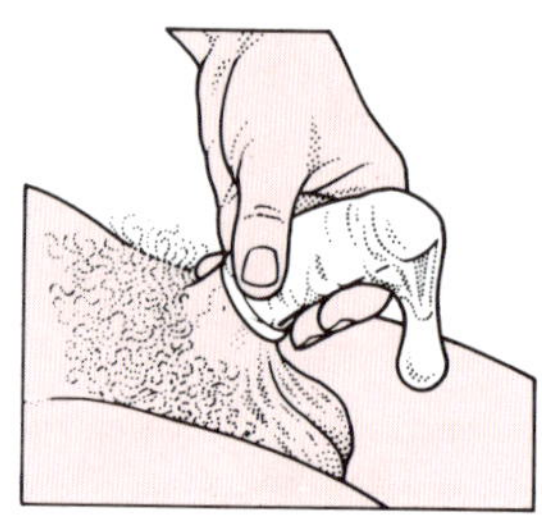

4 Unmittelbar nach dem Samenerguß sollte der Penis zurückgezogen werden. Dabei ist das hintere Ende des Kondoms (an der Peniswurzel) festzuhalten, um das Austreten von Samenflüssigkeit zu vermeiden.

dom verwendet werden. Verhindert das Kondom eine Übertragung nicht, so ist dies zumeist auf unsachgemäße Verwendung zurückzuführen. Kondome können auch platzen oder einreißen, insbesondere beim Analverkehr, deshalb ist unbedingt zu empfehlen, geprüfte Markenkondome zu verwenden.

Sakralgie

Schmerz im Bereich des *Kreuzbeins* (der dreieckige Wirbelsäulenknochen unterhalb der Lenden*wirbel*), der durch Druck auf einen Rückenmarksnerv verursacht wird. Meist ist die S. die Folge eines *Bandscheibenvorfalles*. In seltenen Fällen kann sie auf *Knochenkrebs* zurückzuführen sein. (S.a. *Rückenschmerzen*)

Sakralisation

Verbindung des fünften (unteren) Lenden*wirbels* mit dem oberen Teil des *Kreuzbeins* (dreieckiger Wirbelsäulenknochen unterhalb der Lendenwirbel).

S. kann angeboren sein. Meist treten dann keine Symptome auf, und die S. wird erst entdeckt, wenn aus irgendeinem anderen Grund eine Röntgenaufnahme des Rückens angefertigt wird.

Zur Behandlung eines *Bandscheibenvorfalles* oder einer Erkrankung, die als *Wirbelgleiten* bezeichnet wird (bei der sich ein Wirbel über den darunterliegenden schiebt), kann eine S. im Rahmen eines chirurgischen Eingriffs vorgenommen werden. (S.a. *Wirbelsäulenversteifung, operative*)

Sakroiliakalgelenk

Kreuzbein-Darmbein-Gelenk; paariges, relativ unbewegliches *Gelenk* zwischen dem *Kreuzbein* (dem dreieckigen Wirbelsäulenknochen unterhalb der Lenden*wirbel*) und dem Darmbein (Beckenschaufel), dem paarigen größten Knochen, der den knöchernen Beckenring bildet. Die Knochenflächen innerhalb des Gelenks sind mit Knorpel überzogen, und die Gelenke enthalten etwas Gelenkschmiere. Starke Bänder zwischen Kreuzbein und Darmbein ermöglichen nur minimale Gelenkbewegungen.

Das S. kann während einer Entbindung oder durch Überanstrengung beim Laufen gezerrt (überdehnt) werden, wodurch Schmerzen im unteren Bereich des Rükkens und über dem Gesäß entstehen. Auch kann sich das S. entzünden; man spricht dann von *Sakroiliitis*.

Sakroiliitis

Entzündung eines *Sakroiliakalgelenks* (paariges *Gelenk* zwischen dem *Kreuzbein* und dem Darmbein).

S. kann durch *ankylosierende Spondylitis*, *rheumatoide Arthritis*, *Reiter-Syndrom* oder eine Form von Arthritis verursacht werden, die bei *Psoriasis* auftritt. In seltenen Fällen ist die S. auf eine Infektion zurückzuführen, die sich über den Blutkreislauf von einer anderen Körperregion her ausgebreitet hat.

Hauptsymptom der S. sind Schmerzen im unteren Rückenbereich, im Gesäß, der Leistenregion und an der Rückseite der Oberschenkel. Wenn eine Infektion zugrunde liegt, können die Schmerzen von Fieber und allgemeinem Unwohlsein begleitet sein. Ist die S. durch eine ankylosierende Spondylitis verursacht, kann gleichzeitig eine Steifheit des Rückens und der Hüften auftreten, die nach Ruhephasen (v.a. morgens) stärker und nach körperlicher Bewegung weniger ausgeprägt ist.

S. wird mit Hilfe von Röntgenaufnahmen (s. *Röntgenstrahlen), Bluttests* und manchmal *Radioisotopen-Untersuchungen* (s.a. *Knochendarstellung*) diagnostiziert. Besteht der Verdacht auf eine Infektion, kann Gelenkflüssigkeit entnommen und auf Mikroorganismen untersucht werden. Zur Therapie werden *nichtsteroidale Antiphlogistika* (Entzündungshemmer) oder, bei Infektion, *Antibiotika* eingesetzt.

Sakrum

s. *Kreuzbein*

Salbe

Bezeichnung für eine mehr oder weniger fetthaltige, halbfeste Arzneimittelzubereitung (Wasser-in-Öl- oder Öl-in-Wasser-Zubereitung) zur äußerlichen Anwendung. Salben dienen zum Aufbringen von Medikamenten auf die Haut oder zum Schutz und haben eine weichmachende Wirkung (s. *Emollientia*). Basis einer Salbe ist zum Beispiel Vaseline oder Wachs.

ANATOMIE DES SAKROILIAKAL-GELENKS

Das Gelenk verbindet das Kreuzbein am hinteren Teil des Beckens mit dem paarigen Darmbein.

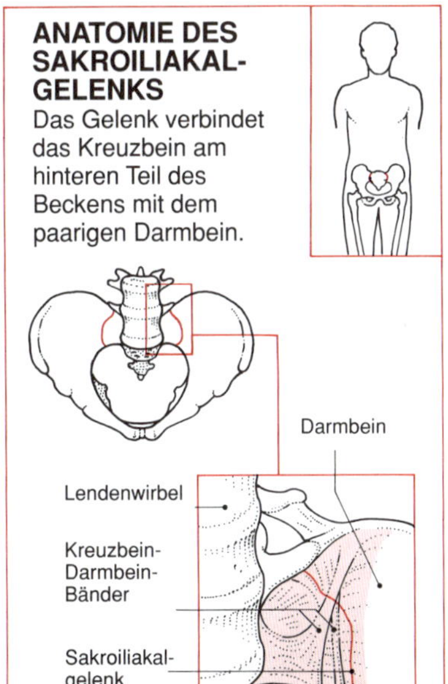

Salbutamol

(z.B. *Sultanol*® +)

Bronchodilatator, der zur Behandlung von *Asthma*, chronischer *Bronchitis* und *Emphysemen* eingesetzt wird. Da S. ebenfalls die Muskulatur der Gebärmutterwand entspannt, wird es auch gelegentlich zur Unterdrückung vorzeitiger *Wehen* verwendet.

Salicylate

Gruppe von Wirkstoffen mit entzündungshemmender, antipyretischer (fiebersenkender) und leicht analgetischer (schmerzstillender) Wirkung. Acetylsalicylsäure (Aspirin ®), Diflunisal (Fluniget® +), Salicylamid (Coffalon ®) sind Beispiele für Salicylate.

Eine Überdosierung dieser Wirkstoffe bewirkt eine Salicylatvergiftung, die zu Hyperventilation (übersteigerter Atmung), Tinnitus (Ohrensausen), Taubheit, Schwitzen, Blutungen, Störungen biochemischer Prozesse, Magengeschwüren, Magenblutungen usw. führen kann.

Salinisch

Salzig, auf eine Salzlösung (Natriumchlorid) bezogen. Lösungen, die denselben Salzgehalt aufweisen wie Körperflüssigkeiten, werden als physiologische Salzlösungen bezeichnet. Physiologische Salzlösungen können bei starkem Flüssigkeitsverlust in großen Mengen als *intravenöse Infusion* verabreicht werden. Manchmal werden sie in kleinen Mengen zur Auflösung von Medikamenten verwendet, die für eine Injektion oder Augentropfen vorgesehen sind. Physiologische Salzlösung ist in Kontaktlinsenflüssigkeiten enthalten, die große Ähnlichkeit mit Tränenflüssigkeit aufweisen.

Salivation

s. *Sialorrhoe*

Salizylsäure

Keratolytikum (Wirkstoff, der die harte äußere Hautschicht aufweicht und ablöst). S. wird zur Behandlung von Hauterkrankungen wie *Dermatitis*, *Ekzem*, *Psoriasis*, *Schuppung*, *Ichthyosis*, *Akne*, *Warzen* und schwieligen Veränderungen (s. *Hornschwiele*) eingesetzt.

Salmonellosen
Infektionen, die durch Bakterien der Gruppe *SALMONELLA* verursacht werden. Eine Salmonellenart ruft *Bauchtyphus* (Typhus und Paratyphus) hervor, andere Arten verursachen eine hierzulande weitaus häufigere bakterielle *Lebensmittelvergiftung* (Salmonellenenteritis). Kleinkinder, ältere und/oder bereits geschwächte Menschen sind besonders anfällig.

In Westeuropa nahmen die gemeldeten Fälle von Lebensmittelvergiftung durch Salmonellen während der achtziger Jahre dramatisch zu. In vielen Fällen konnten Geflügelprodukte, insbesondere Hühnereier und Hühnerfleisch, als Infektionsquelle identifiziert werden. Die Infektion von Eiern kann bereits in den Eierstöcken der Henne oder durch verunreinigte Fäkalien durch die Eischale hindurch stattfinden.

SYMPTOME
Die Symptome der S. treten meist schlagartig etwa 12 bis 24 Stunden (bei *Bauchtyphus* etwa 2 Wochen) nach der Infektion auf. Sie bestehen in heftigem Brechdurchfall, allgemeinem Unwohlsein, Kopfschmerzen, Übelkeit, Bauchschmerzen und manchmal Schüttelfrost und Fieber. In den meisten Fällen klingen die Symptome nach zwei oder drei Tagen ab, können jedoch auch länger andauern. Besonders bei Kleinkindern und alten Menschen kann es zu lebensgefährlicher *Dehydratation* oder *Septikämie* (Blutvergiftung) kommen.

DIAGNOSE UND THERAPIE
Die Diagnose wird im Labor durch Isolierung des Erregers aus dem Stuhl bestätigt.

Die Behandlung besteht hauptsächlich in *Rehydratation*, d.h. im Ersetzen von verlorengegangener Flüssigkeit und Mineralstoffen. Während der ersten 24 Stunden der Erkrankung ist Aufnahme fester Nahrung untersagt. In schweren Fällen und bei Säuglingen kann Flüssigkeitsersatz durch *intravenöse Infusionen* erforderlich sein. Nur Bauchtyphus wird normalerweise mit *Antibiotika* behandelt, eine S. nur bei schwerem Verlauf.

VORBEUGUNG
Die Richtlinien der allgemeinen Lebensmittelhygiene sollten beachtet werden (s. *Lebensmittelvergiftung*). Personen, die bereits an einer Salmonellenvergiftung erkrankt waren, sollten besonderen Wert auf persönliche Hygiene legen, da sie bis zu sechs Monate nach der Infektion Salmonellen im Stuhl ausscheiden können.

Im allgemeinen empfiehlt es sich, Nahrungsmittel, die rohe Eier enthalten, (wie z.B. hausgemachte Mayonnaise, Mousse-Speisen und Eiscremes) zu meiden. Da Salmonellen durch leichtes Erhitzen nicht abgetötet werden, sollten Eier immer gründlich gekocht werden.

Salpingektomie
Chirurgische Entfernung eines oder beider *Eileiter*. Die S. kann bei entzündetem Eileiter (s. *Salpingitis*), als Verhütungsmethode (s. *Sterilisierung*) oder als Therapie bei *ektopischer Schwangerschaft* erforderlich werden (s.a. *Salpingo-Oophorektomie*). Sie kann heute, je nach Art des Anlasses, auch laparoskopisch durchgeführt werden (s. *Laparoskopie*).

Salpingitis
Entzündung eines *Eileiters* (der Verbindung zwischen Eierstock und Gebärmutter), die meist durch eine von Vagina, Muttermund oder Gebärmutter aufsteigende Infektion verursacht wird.

URSACHEN UND HÄUFIGKEIT
Eine S. kann das Ergebnis einer *Chlamydieninfektion* oder einer anderen bakteriellen Infektion (besonders *Gonorrhoe*) sein. Obwohl S. meist auf eine Geschlechtskrankheit zurückzuführen ist, kann sie auch nach einer Entbindung, Fehlgeburt oder einem Schwangerschaftsabbruch auftreten. Seltenere Ursachen stellen *Peritonitis* (Bauchfellentzündung) oder eine mit dem Blut übertragene Infektion wie z.B. *Tuberkulose* dar.

SYMPTOME UND ANZEICHEN
Zu den Symptomen gehören heftige Bauchschmerzen und Fieber. Der Bauch ist sehr schmerzempfindlich. Die Rükkenlage mit angezogenen Beinen ist für die Betroffenen am erträglichsten. Die vaginale Untersuchung ist schmerzhaft.

DIAGNOSE
Eine Infektion kann durch Bluttests bestätigt werden, die eine hohe Anzahl weißer Blutkörperchen ergeben. Eine Abstrichkultur des Vaginalausflusses ermöglicht die Bestimmung des Erregers. Zur Bestätigung der Diagnose und zum Ausschluß einer *ektopischen Schwangerschaft* oder einer *Appendizitis*, die ähnliche Symptome verursachen können, kann eine *Laparoskopie* (Untersuchung der Bauchhöhle mit Hilfe eines optischen Instruments) durchgeführt werden.

KOMPLIKATIONEN
Innerhalb des Eileiters selbst kann sich Eiter ansammeln (man spricht in diesem Fall von Pyosalpinx), manchmal gefolgt von Flüssigkeitsansammlung im Eileiter (Hydrosalpinx). In manchen Fällen entwickelt sich ein Abszeß (Eiteransammlung) im Becken.

Gelegentlich hält eine S. trotz Behandlung an und verursacht eine ganze Reihe von Symptomen, wie z.B. Rükkenschmerzen, die vor der Menstruation an Intensität zunehmen, starke Menstruationsblutungen und Schmerzen beim Geschlechtsverkehr. Wird durch die Infektion das Innere des Eileiters geschädigt, so daß Eizellen ihn nicht mehr passieren können, kann dies zu *Unfruchtbarkeit* oder erhöhtem Risiko einer ektopischen Schwangerschaft führen.

THERAPIE
Die Therapie umfaßt Bettruhe, Flüssigkeitszufuhr, *Analgetika* (Schmerzmittel) und *Antibiotika*. Bei Pyosalpinx, Hydrosalpinx oder Beckenabszeß wird die angesammelte Flüssigkeit chirurgisch entfernt. Erweist sich die Infektion als therapieresistent, müssen die Eileiter (manchmal zusammen mit dem Uterus und dem größten Teil des Eierstocks) entfernt werden. (S.a. *Salpingektomie; Salpingo-Oophorektomie*).

Salpingographie
s. *Hysterosalpingographie*

Salpingo-Oophorektomie
Entfernung eines oder beider *Eileiter* und *Eierstöcke*. S.-O. kann bei anhaltender *Salpingitis* (Entzündung der Eileiter) oder bestimmten Formen gutartiger *Ovarialzysten* durchgeführt werden. Sie kann auch zusammen mit einer *Hysterektomie* (Entfernung der Gebärmutter) zur Behandlung eines Eierstockkrebses (s. *Ovarialkarzinom*) oder eines *Gebärmutterkrebses* erforderlich sein.

S. wird in *Vollnarkose* (s. *Anästhesie, Allgemein-*) durchgeführt. Die Entfernung der Eileiter ist eine kurze, relativ einfache Prozedur, der Heilungsprozeß meist kurz und komplikationslos.

Salpinx
s. *Eileiter*

Salz
Im chemischen Sinne ist S. eine Verbindung von Säure und Base. Umgangssprachlich wird damit meist Kochsalz, also Natriumchlorid (s. *Natrium*), bezeichnet. Der Begriff S. kann auch auf chemische Salze oder auf Salzmischungen mit medizinischer Anwendung, wie z.B. Magnesiumsulfat (Bittersalz) oder Natriumsulfat (Glaubersalz), angewendet werden. (S.a. *salinisch*)

Salzsäure
Starke Säure, die von bestimmten Zellen der Magenschleimhaut produziert wird. Sie ist Bestandteil des Magensaftes und spielt eine wichtige Rolle bei der Eiweißverdauung und der Keimabtötung. Übermäßige Säureproduktion, die durch Streß oder Zigarettenrauchen ausgelöst werden kann, trägt entscheidend zur Entstehung von *peptischen Geschwüren* bei. Bei *Ösophagusreflux* (Rückfluß von

Magensaft in die Speiseröhre) kann die S. zu *Ösophagitis* und *Sodbrennen* führen. (S.a. *Verdauungssystem*)

Samen

(*F.* Sperma) Wird bei der *Ejakulation* ausgestoßen. S. besteht aus Sekreten des Nebenhodens, der Samenbläschen, *Prostata* und Bulbourethraldrüsen (Cowper-Drüsen) sowie aus *Spermien*.

Ein wichtiger Bestandteil der Flüssigkeit aus den Samenbläschen ist Fruktose (Fruchtzucker), die die Beweglichkeit der Spermien fördert. Fruktosekonzentration, Spermienproduktion und S.menge ist von dem männlichen Sexualhormom *Testosteron* abhängig.

Die *Sperma-Analyse* ist ein Verfahren bei der Untersuchung der *Unfruchtbarkeit* des Mannes.

Samenerguß

s. *Ejakulation*

Samenfaden

s. *Spermium*

Samenleiter

s. *Ductus deferens*

Sandfliegen-Stiche

Die Sandfliege ist eine etwa 3 mm lange, langbeinige Fliegenart, die in den meisten warmen Regionen der Erde vorkommt. Sandfliegen können in den verschiedensten Lebensräumen brüten, einschließlich Sand, Wäldern und Schutthalden.

In einigen Teilen der Welt sind die Sandfliegen harmlos, in anderen übertragen sie Krankheiten. In tropischen und subtropischen Regionen können durch S.-S. verschiedene Formen der *Leishmaniase* übertragen werden. In einigen Mittelmeerregionen und in Teilen Asiens können sie das Virus übertragen, das Sandfliegenfieber auslöst, eine grippeähnliche Erkrankung, die meist relativ schnell wieder abklingt. In den westlichen Anden kann durch S.-S. die Bartonellosis übertragen werden, die, je nach Form der Krankheit, mit Gelenkschmerzen und Fieber oder einem Hautausschlag einhergeht.

Sandfliegen stechen hauptsächlich nach Einbruch der Dunkelheit. In Gegenden, in denen sie sehr zahlreich sind, besteht der beste Schutz in Mückenschutzcreme oder -milch und langer, an Handgelenken und Knöcheln eng anliegender Kleidung (s. *Insektenbisse; Insektenstiche*).

Sängerknötchen

Kleine, weißlich-graue Verdickungen, die sich als Reaktion auf eine Dauerbeanspruchung an den Stimmbändern ausbilden. S. treten bei Sängern, Lehrern, Politikern und anderen Personen, die ständig ihre Stimme einsetzen, auf. Es kann zu Heiserkeit bis hin zu völligem Stimmverlust kommen.

Durch eine *Biopsie* (Entnahme einer Gewebeprobe zur mikroskopischen Untersuchung) kann ein maligner Tumor (s. *Kehlkopfkrebs*) ausgeschlossen werden. In akuten Fällen wird der Gebrauch der Stimme für eine gewisse Zeit untersagt. In chronischen Fällen kann die chirurgische Entfernung der Knoten erforderlich werden. Für Menschen, bei denen sich S. entwickeln, können Stimmbildungsübungen von Vorteil sein.

Sarcopsyllosis

Schmerzhafte, juckende, erbsengroße Schwellung, die durch einen Sandfloh (Sarcopsylla penetrans oder Tunga penetrans) verursacht wird. Wenn ein Mensch barfuß auf einen Sandfloh tritt, durchdringt dieser die Haut, gelangt unter die Zehennägel oder zwischen die Zehen.

Der Sandfloh lebt in sandigen Böden nur in Afrika und im tropischen Amerika. Bei den eindringenden Flöhen handelt es sich um trächtige Weibchen, die ihre Eier unter der Haut ablegen.

Sandflohstiche lassen sich durch das Tragen geschlossener Schuhe in tropischen Regionen vermeiden (wodurch man sich gleichzeitig vor Hakenwürmern schützt). Bei Verdacht auf Sarcopsyllosis ist ärztlicher Rat einzuholen. Die Sandflöhe müssen mit einer sterilen Nadel entfernt und die Wunden gut desinfiziert werden.

Sarkoidose

Seltene Erkrankung unbekannter Ursache, bei der aufgrund einer Fehlsteuerung im Immunsystem eine Entzündung von Geweben im gesamten Körper auftritt. Besonders betroffen sind Lymphknoten, Lunge, Haut, Augen und Leber. Die Erkrankung tritt in erster Linie bei jüngeren Menschen auf.

SYMPTOME UND ANZEICHEN

Die S., vor allem die akute Form, kann eine Reihe von Symptomen hervorrufen, darunter Fieber, generalisierte Schmerzen, Gelenkschmerzen, Arthritis und schmerzende, blutunterlaufene Augen. Außerdem kann es bei dieser Erkrankung zu einer Vergrößerung der Lymphknoten im Hals und anderen Körperregionen, Atemnot, *Erythema nodosum* (violetten Schwellungen an den Beinen), einem violetten Ausschlag im Gesicht und Taubheitsgefühlen kommen. Manchmal verläuft die Erkrankung auch völlig symptomfrei. Die chronische Verlaufsform zeigt meist über lange Zeit hinweg keine Symptome.

Zu den möglichen Komplikationen gehören *Hyperkalzämie* (erhöhter Blutkalziumspiegel), durch die wiederum die Nieren geschädigt werden können, und *Lungenfibrose* (Vernarbung und Verdikkung des Lungengewebes) mit sich daraus entwickelnder Atemnot.

DIAGNOSE UND THERAPIE

Der Verdacht auf S. kann anhand eines *Thorax-Röntgenbildes* gestellt werden, das ein charakteristisches Bild vergrößerter Lymphknoten oder diffuse Verschattungen zeigt. Der Ausschlag gibt einen weiteren Hinweis. Eine Bestätigung der Diagnose liefern Biopsien der Lunge, Haut, Lymphknoten oder Leber sowie die Konstellation der Ergebnisse bestimmter Bluttests.

In vielen Fällen ist keine Therapie erforderlich. Etwa 90 Prozent aller Patienten, bei denen zwar die Lymphknoten, jedoch nicht die Lunge betroffen ist, genesen normalerweise ohne Behandlung innerhalb von zwei Jahren von selbst vollständig. Bei den restlichen zehn Prozent kann sich eine chronische Form der Erkrankung entwickeln.

Kortikosteroide werden zur Behandlung anhaltenden Fiebers oder eines anhaltenden Erythema nodosum, zur Vermeidung von Blindheit und zur Verminderung des Risikos einer irreversiblen Lungenschädigung eingesetzt. Hautveränderungen werden manchmal mit *Chloroquin* behandelt.

Sarkom

Krebs des *Bindegewebes* (Gewebe, das Körperstrukturen umgibt und sie zusammenhält).

Zu den Formen des S.s gehören das *Osteosarkom* (in Knochen), das *Chondrosarkom* (in Knorpel), das *Kaposi-Sarkom* (in der Haut, kommt häufig bei *AIDS*-Erkrankten vor) und das *Fibrosarkom.*

Sauberkeitserziehung

Der Erziehungsprozeß, durch den ein Kleinkind die vollständige Kontrolle über Stuhl- und Harnentleerung sowie die richtige Verwendung der Toilette lernt.

WANN BEGONNEN WERDEN SOLLTE

Es gibt keinen Grund, mit der Sauberkeitserziehung zu beginnen, bevor das Nervensystem des Kindes ausreichend entwickelt ist. Bis zum Alter von ungefähr 18 Monaten ist die Blasen- und Darmentleerung eine vollständig automatische Reaktion. Das Kind ist noch nicht in der Lage, die Aktionen der Stuhl- und Harnentleerung mit ihrem Ergebnis in Beziehung zu setzen und diese Aktionen willentlich zu steuern.

Ungefähr mit 18 Monaten kann das Kind darauf hinweisen, daß es Harn ausgeschieden oder Stuhlgang gehabt hat, kann diese Vorgänge jedoch noch nicht bewußt vorhersehen. In diesem Stadium ist das Kind noch nicht richtig bereit für eine Benutzung des Töpfchens, sollte jedoch mit ihm vertraut gemacht werden, über seinen Zweck Bescheid wissen und üben, darauf zu sitzen. Mit ungefähr 24 Monaten wird dem Kind im voraus bewußt, daß es Harn lassen muß oder Stuhlgang haben wird, und sagt dies auch. In diesem Stadium ist das Kind bereit, mit der Benützung des Töpfchens zu beginnen.

BENUTZUNG DES TÖPFCHENS UND DER TOILETTE

Die S. sollte in einer entspannten, geduldigen Art angegangen werden. Wenn das Töpfchen zu früh eingeführt wird oder das Kind gezwungen wird, darauf zu sitzen, kann es zu Trotzreaktionen kommen. Jungen urinieren anfangs im Sitzen, lernen dies jedoch bald auch im Stehen.

Wenn das Kind die Benützung des Töpfchens gut beherrscht, sollte es in die Benützung der Toilette eingewiesen werden. Ein hilfreicher Zwischenschritt ist die Plazierung des Töpfchens neben der Toilette. Das Kind benützt eine gewisse Zeit lang weiterhin das Töpfchen, lernt jedoch die Verwendung von Toilettenpapier und Toilettenspülung. Wenn das Kind die Vorgänge in angemessener Weise beherrscht, kann tagsüber auf Windeln verzichtet werden. In der Nacht sollte das Kind die Windel so lange tragen, bis es morgens in der Regel trocken aufwacht.

Das Alter, in dem ein Kind sauber wird, und mehr noch das Alter, in dem es sowohl tagsüber als auch nachts trocken bleibt, ist bei Kindern sehr unterschiedlich. Es ist unwahrscheinlich, daß das Kind vor seinem dritten Geburtstag vollständig sauber ist oder nach Aufforderung Harn lassen kann. Ausrutscher, besonders Nässen, kommen bis zum Alter von fünf Jahren häufig vor, da das Kind nach dem ersten Harndrang die Blasenentleerung nur wenige Minuten hinauszögern kann. Bei einigen Kindern, die bereits sauber waren, kann es bei Angst oder Streß zu einem Rückfall mit Einkoten oder Einnässen kommen. (S.a. *Einkoten*; *Enuresis*; *Kotschmieren im Afterbereich*)

S

Sauerstoff

Farbloses, geruchloses Gas, das 21 Prozent der Erdatmosphäre (normale Atemluft) ausmacht. S. ist für fast alle Lebensformen, einschließlich des Menschen, lebensnotwendig, da er für die "Verbrennung" von Nährstoffen zur Energiegewinnung benötigt wird. Man spricht hierbei von *aerobem* Stoffwechsel.

Um den Körperzellen, in denen aerober Stoffwechsel stattfindet, S. zuzuführen, wird er von der Lunge aus der Luft aufgenommen und in das Blut abgegeben, wo er, am *Hämoglobin* in den roten Blutkörperchen gebunden, im ganzen Körper verteilt wird. In Körperregionen, die einen niedrigeren Blut-S.spiegel aufweisen, wird er aus dem Hämoglobin wieder freigesetzt und von den dortigen Zellen aufgenommen.

S. wird therapeutisch zur Behandlung von Erkrankungen mit *Hypoxie* (unzureichende S.versorgung von Körpergeweben) oder zur Erleichterung der Atmung bei *Atemstörungen* (z.B. schwere *Bronchitis*) eingesetzt. In einigen Fällen wird unter erhöhtem Druck stehender S. (s. *Überdruckbeatmung*) zur Behandlung der *Dekompressionskrankheit* oder einer *Kohlenmonoxid*vergiftung eingesetzt. (S.a. *Ozon*)

Sauerstoffbehandlung

Verabreichung von mit Sauerstoff angereicherter Luft zur Behandlung einer schweren *Hypoxie* (unzureichende Sauerstoffversorgung von Körpergeweben).

In Kliniken wird Sauerstoff meist zu einem Sauerstoffgerät am Bett des Patienten gepumpt und nach Bedarf durch eine Maske oder durch einen Nasenschlauch verabreicht. Die Sauerstoffkonzentration wird auf die Bedürfnisse des Patienten abgestimmt.

Für den Einsatz bei akuten Anfällen von Sauerstoffmangel (z.B. bei schwerem *Asthma*) zu Hause erhalten Patienten Sauerstoffflaschen. Patienten, die wegen chronischer *Bronchitis* oder *Emphysem* an anhaltender Hypoxie leiden, sprechen oft gut auf eine Langzeit-S. an. Ihnen kann ein sog. Sauerstoffkonzentrator zur Verfügung gestellt werden, der Sauerstoff aus der Atemluft trennt und dann in einer höheren Konzentration wieder damit mischt. Mit Sauerstoff angereicherte Luft wird dann in die verschiedenen Wohnräume gepumpt.

Menschen, die eine S. erhalten, sollten nicht rauchen – nicht nur, weil erhöhte Brandgefahr besteht, sondern auch, weil durch das Rauchen die Fähigkeit des Blutes, Sauerstoff zu transportieren, reduziert wird, wodurch sich die zugrundeliegende Erkrankung verschlimmert (s.a. *Überdruckbeatmung*).

Sauerstoffzelt

Plastikfolie, die über ein Klinikbett gespannt wird, um die *Sauerstoffbehandlung* eines Patienten zu ermöglichen. Kleine S.e werden gelegentlich bei Säuglingen und Kleinkindern eingesetzt, die befeuchteten Sauerstoff erhalten müssen, aber keine Sauerstoffmaske tolerieren. Der Sauerstoff wird dem Zelt zugeführt, nachdem er durch Aufsprudeln in Wasser angefeuchtet wurde. Kinder empfinden S.e oft als unangenehm kalt oder ängstigen sich durch das Eingeschlossensein in einem beengten Raum.

Kleinkindern wird Sauerstoff manchmal über einen Plexiglaskasten zugeführt, der über den Kopf gestülpt wird.

Säugling

Bezeichnung für ein Kleinkind bis zum Alter von 12 Monaten.

Säuglingsernährung

Ein Baby wächst während seines ersten Lebensjahres schneller als zu irgendeiner anderen Zeit in seinem Leben. Für ein gesundes Wachstum und eine normale Entwicklung ist eine gute Ernährung unerläßlich.

STILLEN ODER FLASCHENERNÄHRUNG

Nährstoffbedarf

Während der ersten vier bis sechs Lebensmonate wird der Nährstoffbedarf der meisten Babys durch Milch gedeckt, gleichgültig ob sie in Form von Muttermilch (s. *Stillen*) oder mit der Flasche (s. *Flaschenernährung*) verabreicht wird. Muttermilch und künstliche Milch (modifizierte Kuhmilch) enthalten Kohlenhydrate, Protein, Fette, Vitamine und Mineralien in ähnlichen Zusammensetzungen (Bestandteile s. unter *Milch*). Dennoch ist, wenn möglich, die Muttermilch vorzuziehen, da sie nicht nur die Nährstoffe in idealer Zusammensetzung, sondern außerdem *Antikörper* und weiße Blutkörperchen enthält, die das Baby im ersten Lebensjahr vor Infektionen schützen. Heute ist auch bekannt, daß gestillte Babys offenbar weniger Allergien entwickeln als Flaschenkinder, was v.a. wenn ein Elternteil oder sogar beide bereits Allergiker sind, von nicht unerheblicher Bedeutung ist.

Nach sechs Wochen sollten Babys, die gestillt werden, *Vitamin D* erhalten. Meist werden Multivitamintropfen verabreicht, die neben Vitamin D die Vitamine A und C enthalten. Mit der Flasche ernährte Babys benötigen meist keine zusätzlichen Vitamingaben, da modifizierte Kuhmilchzubereitungen mit Vitaminen angereichert sind. Wenn ein *Rachitis*risiko besteht (z.B. bei asiatischen Säuglingen in nördlichen Klimazonen), sollten jedoch auch mit der Flasche ernährte Babys Vitamin D erhalten.

Mit sechs Monaten benötigen Babys im allgemeinen keine modifizierte Milch mehr, sondern können normale Kuhmilch zu sich nehmen. Vitamingaben sollte das

Baby erhalten, bis eine gemischte Kost eingeführt wird.

Verträgt ein Baby Milch in keiner Form (s. *Nahrungsmittelallergie* und *Lebensmittel, Unverträglichkeit*), ist ärztlicher Rat einzuholen. Möglicherweise wird eine Zubereitung aus Sojabohnen, pflanzlichem Öl, Glukose, Sukrose, Maissirup, modifiziertem Fleischeiweiß und anderen Substanzen empfohlen.

Babys sollten keine halbfette oder fettarme Milch erhalten, da sie im Vergleich zu Vollmilch einen zu hohen Protein- und Mineralienanteil und zuwenig Kalorien enthält.

Emotionale Bedürfnisse

Für eine gesunde emotionale Entwicklung braucht ein Baby Wärme, Geborgenheit und Zuwendung. Das Füttern spielt dabei eine wichtige Rolle. Auch in dieser Hinsicht ist das Stillen vorzuziehen, da es eine innige Beziehung zwischen Mutter und Kind fördert. Die Flaschenernährung stellt jedoch eine befriedigende Alternative dar, wenn das Baby während des Fütterns gestreichelt wird und mit ihm gesprochen wird.

UMSTELLUNG AUF FESTE NAHRUNG

Feste Nahrungsmittel, zunächst in Form von püriertem Gemüse und Getreidebrei, können (je nach Geburtsgewicht und Wachstumsrate des Babys) zwischen dem dritten und sechsten Lebensmonat eingeführt werden. Mit sechs Monaten sollte das Baby einige echte feste Speisen, wie zerkleinertes Fleisch oder Gemüse, zu sich nehmen können. Die Tabelle gibt einen Überblick über die günstigsten Zeitpunkte für die Aufnahme bestimmter Arten von Nahrungsmitteln in den Speiseplan des Kindes. Aber auch das allgemeine Wohlbefinden des Kindes gibt wichtige Anhaltspunkte. Ein schnell wachsendes Baby, das nicht genug Milch trinken kann, um seinen Hunger zu stillen, sollte konzentriertere Kalorien in Form von fester Nahrung erhalten.

Viele Eltern ziehen es vor, ihrem Baby statt Fertignahrung selbst zubereitete Breie zu geben. Dabei sind allerdings einige Dinge zu beachten: Salz und andere Zusatzstoffe dürfen nicht verwendet werden, da zuviel Salz oder andere Zusatzstoffe die Nieren eines Babys gefährlich überlasten können. Auch Zukker sollte auf ein Mindestmaß beschränkt bleiben. Babys gewöhnen sich schnell an den süßen Geschmack, was später zu Zahnschäden führen kann. Aus demselben Grund sollten Babys auch keine Flaschen mit gesüßten Getränken erhalten.

Babys können ohne weiteres vegetarisch, d.h. ohne Fleisch und Fisch, ernährt werden, sofern Milchprodukte und Eier in der Nahrung enthalten sind. Eine

ALTER FÜR DIE UMSTELLUNG AUF FESTE NAHRUNGSMITTEL

4 Monate	Bei der zweiten Still- oder Flaschenmahlzeit einen oder zwei	Teelöffel Gemüse- oder Obstpüree oder Getreidebrei anbieten.
4 1/2 Monate	Bei der zweiten Still- oder Flaschenmahlzeit zwei Teelöffel Getreidebrei anbieten.	Bei der dritten Still- oder Flaschenmahlzeit zwei Teelöffel Gemüse- oder Obstpüree anbieten.
5 bis 6 Monate	Erste Morgenmahlzeit: Still- oder Flaschenmahlzeit Frühstück: zwei Teelöffel Getreidebrei und zerdrücktes, hartgekochtes Eigelb; anschließend Still- oder Flaschenmahlzeit. Mittagessen: ein Teelöffel püriertes Fleisch oder pürierter Fisch mit drei Teelöffeln pürier-	tem Gemüse. Als Getränk Wasser oder gut verdünnter Fruchtsaft. Nachmittag: zerdrückte Banane oder anderes weiches Obst, anschließend übliche Milchmahlzeit. Abendessen: Still- oder Flaschenmahlzeit, wenn das Baby noch hungrig ist.
6 bis 7 Monate	Erste Morgenmahlzeit: Still- oder Flaschenmahlzeit Frühstück: zwei Teelöffel Getreidebrei mit gut gegartem Rührei. Kuhmilch aus der Tasse anbieten. Mittagessen: Statt Püree zerkleinerte oder zerdrückte	Speisen anbieten. Fleisch oder Fisch mit etwas Gemüse geben, anschließend Joghurt und Obst anbieten. Als Getränk Wasser oder gut verdünnter Fruchtsaft. Nachmittag/Abendessen: Fleisch- oder Käsesandwich. Etwas Kuhmilch.
7 bis 8 Monate	Erste Morgenmahlzeit: Statt Milch Wasser oder gut verdünnten Fruchtsaft anbieten. Frühstück: Getreidebrei und gekochtes Ei mit Vollkornbrot und Butter. Etwas Kuhmilch. Mittagessen: Käse, Fisch oder	Hackfleisch mit zerdrücktem Gemüse. Pudding oder frisches Obst. Als Getränk Wasser oder gut verdünnter Fruchtsaft. Nachmittag/Abendessen: Fleisch- oder Käsesandwich. Etwas Kuhmilch.
9 bis 12 Monate	Erste Morgenmahlzeit: Wasser oder gut verdünnter Fruchtsaft. Frühstück: Getreidebrei, gekochtes Ei oder Fisch mit Vollkorntoast und Butter. Etwas Kuhmilch. Mittagessen: zerkleinertes	Fleisch oder Fisch oder Käse mit Gemüse. Pudding oder frisches Obst. Als Getränk Wasser oder gut verdünnter Fruchtsaft. Nachmittag/Abendessen: Fleisch- oder Käsesandwich. Etwas Kuhmilch.

streng vegetarische Ernährung, die nicht nur auf Fleisch und Fisch, sondern auch auf Milchprodukte und Eier verzichtet, kann jedoch zu schwerwiegenden Mangelerkrankungen führen. Bei dieser Ernährung ist es sehr schwierig, den Bedarf an Kalorien, Kalzium, Fettsäuren, Vitaminen (insbesondere den fettlöslichen Vitaminen A, D, E und K sowie Vitamin B_{12}) und Protein zu decken. Für Kinder und Heranwachsende mit ihrem im Vergleich zum Erwachsenen viel höheren Nährstoffbedarf ist diese Ernährungsform nicht geeignet.

ERNÄHRUNGSPROBLEME

Schwierigkeiten, die mit der Aufnahme von Milch zusammenhängen, zeigen sich während des ersten Lebensmonats.

Manche Babys zeigen eine Unverträglichkeit gegenüber bestimmten Nahrungsmitteln, was durch Erbrechen, Durchfall oder allergische Hautausschläge zum Ausdruck kommen kann. Daher sollten feste Nahrungsmittel einzeln nacheinander eingeführt werden, so daß unverträgliche Substanzen leicht identifiziert werden können.

Anhaltendes Weinen nach dem Füttern deutet darauf hin, daß das Baby Hilfe beim Aufstoßen braucht, daß künstliche Milch nicht richtig verdaut wird oder daß das Baby an Kolik leidet (s. *Kolik, kindliche*). (S.a. *Ernährungskrankheiten*)

Säuglingssterblichkeit

Anzahl der Säuglinge pro 1 000 Lebendgeburten, die während des 1. Lebensjahres sterben. Etwa die Hälfte aller Todesfälle bei Säuglingen treten während des ersten Lebensmonats auf. Viele dieser Babys wurden sehr früh (d.h. vor der 30. Schwangerschaftswoche) geboren oder litten an schweren *Geburtsfehlern*.

Die S. ist in den einzelnen Ländern sowie bei den verschiedenen Rassen und gesellschaftlichen Gruppen sehr unterschiedlich. Eine niedrige S. weist auf eine gute Ernährung der Mütter, gute medizinische und soziale Bedingungen während der Schwangerschaft und gute Versorgung der Säuglinge nach der Geburt hin. In Deutschland liegt sie bei 7 Mädchen bzw. 8 Knaben pro 1 000 Lebendgeborenen.

Säure

Substanz, die Wasserstoffionen (mit positiver elektrischer Ladung) abgibt. Bei Mischung oder Lösung in Wasser spalten sich S.moleküle auf und geben ihre Ionen frei. Alle S.n geben Wasserstoffionen als positive Ionen ab (positive Ionen werden Kationen, negative Ionen Anionen genannt).

Es gibt eine breite Palette von S.n. Beispiele für S.n, die im menschlichen Körper vorkommen, sind Salzsäure, eine korrosive Mineralsäure, die von der Magenschleimhaut produziert wird, und zahlreiche organische Säuren, wie *Milchsäure*, Kohlensäure, *Ascorbinsäure* (*Vitamin C*) und Brenztraubensäure. (S.a. *Säure-Basen-Gleichgewicht*; *Alkali*).

Säure-Basen-Gleichgewicht

Kombination von Steuerungsmechanismen, die dafür sorgen, daß die Körperflüssigkeiten weder zu *säure*haltig noch zu basisch sind. Der ungestörte Ablauf der Körperfunktionen ist nur dann gewährleistet, wenn die Körperflüssigkeiten mehr oder weniger neutral sind.

Im Rahmen des Stoffwechsels werden Zucker und Fette aufgespalten und in Energie umgewandelt. Die Aufspaltung setzt das Vorhandensein von *Sauerstoff* voraus. Endprodukte sind unter anderem *Kohlendioxid* (das bei Lösung in Wasser Kohlensäure bildet) und organische Säuren wie etwa Brenztraubensäure. Die Stoffwechselvorgänge des Körpers verursachen also Schwankungen im Säuregehalt des Blutes und anderer Körperflüssigkeiten.

Drei Mechanismen tragen zur Erhaltung des S.-B.-G.s bei: Puffer, *Atmung* und die *Nieren*funktionen. Puffer sind Substanzen im Blut, die saure oder basische (alkalische) Abfallprodukte neutralisieren. Durch verstärkte Atmung wird die Abgabe von Kohlendioxid aus dem Blut beschleunigt, wodurch der Säuregehalt des Blutes verringert wird. Durch langsames Atmen und verminderte Atemtiefe erhöht sich dagegen der Säuregehalt. Die Nieren tragen durch Regulierung des Gehalts an alkalischen und sauren Abfallstoffen im Harn zur Erhaltung des S.-B.-G.s bei.

Störungen des S.-B.-G.s führen entweder zu *Azidose* (Übersäuerung des Blutes) oder *Alkalose* (einem Überschuß an Basen im Blut).

Säurebinder

s. *Antazida*

Scanning-Techniken

Methoden zur Darstellung von Körperorganen mit Hilfe von Techniken, die Schallwellen, Radiowellen oder Röntgenstrahlen, nachdem sie Körperorgane durchdrungen haben, aufzeichnen, verarbeiten und analysieren.

Die verbreitetste Scanning-Technik in der Medizin ist die *Ultraschall-Diagnostik*. Dabei werden unhörbare Schallwellen mit ultrahohen Frequenzen in die zu untersuchende Region projiziert. Diese Schallwellen werden, je nach Wassergehalt des Gewebes, von manchen Körperstrukturen stärker reflektiert als von anderen. Das Reflexionsmuster wird aufgefangen, in Elektronenstrahlen umgesetzt und auf einem Bildschirm dargestellt. Ultraschallgeräte wurden ursprünglich zur Erkennung von Unterseebooten entwickelt. In den letzten 20 Jahren wurde jedoch diese Technik zur Überwachung der Embryonalentwicklung sowie des Herzens, der Leber, der Nieren und anderer Organe stark verfeinert und weiterentwickelt.

Bei der *Computertomographie* werden mit Hilfe von Röntgenstrahlen Schwankungen in der Dichte der untersuchten Organe gemessen. Die visuelle Darstellung erfolgt anhand einer Computeranalyse.

Bei der *Radioisotopen-Untersuchung* werden radioaktive Substanzen in den Körper eingebracht, die von den verschiedenen Organen in unterschiedlichem Ausmaß absorbiert werden. Beispielsweise konzentriert sich radioaktives Jod in der Schilddrüse. Ein Meßkopf (Scanner), der radioaktive Strahlung erfaßt, wird neben dem zu untersuchenden Organ plaziert, und das Muster der abgegebenen Strahlung wird aufgezeichnet und auf einem Bildschirm dargestellt.

Bei der *Kernspin(resonanz)tomographie* wird ein starker Elektromagnet dazu verwendet, die Kerne von Wasserstoff- oder Phosphorionen oder anderen chemischen Elementen im Körper in eine bestimmte Richtung auszurichten. Die Kerne werden dann durch Radiowellen aus ihrer Position herausgeschleudert. Die beim erneuten Ausrichten auf das Magnetfeld entstehenden Radiosignale werden erfaßt und vom Computer in ein Bild umgesetzt.

Die *Positron*en-Emissions-Tomographie (s. *PET*) basiert auf der Erkennung positiv geladener Teilchen, die von in den Körper eingebrachten radioaktiv markierten Substanzen (z.B. Zucker) abgegeben werden. Aus den aufgefangenen Signalen wird ein dreidimensionales Bild aufgebaut, das die Stoffwechselaktivität (z.B. Zuckerumsatz) des untersuchten Gewebes (z.B. Hirngewebe) darstellt.

Scarlatina

s. *Scharlach*

Schädel

(*F.* Cranium) Knöcherne Grundlage des Kopfes. Der S. umschließt und schützt das *Gehirn*, die hochspezialisierten Sinnesorgane, bildet den Anfangsteil des Atmungs- und Verdauungstraktes und bietet Ansatzpunkte für verschiedene Muskeln. Viele S.knochen sind hohl, wodurch das Gewicht des S.s verringert und die Resonanz der Stimme beeinflußt wird.

STRUKTUR

Der illustrierte Kasten nebenan zeigt die Anordnung der S.knochen, die, mit Ausnahme des Unterkiefers, fest durch sog. Knochennähte miteinander verbunden sind. Einzig die Kiefergelenke gestatten, den Unterkiefer gegen die beiden Schläfenknochen zu bewegen.

Dem S. eng benachbart, aber nicht im engeren Sinne Teil des S.s, sind das Zungenbein (ein kleiner Knochen am Zungengrund) und die Gehörknöchelchen (drei winzige Knochen im Mittelohr).

Zu den S.höhlen gehören der Hirnschädel, die Nasenhöhle (Riech- und Atmungsfunktionen) und die Augenhöhlen (Augen und zugehörige Muskeln). Ein Teil des Mundes wird ebenfalls vom S. gebildet.

Mehrere S.knochen, insbesondere Oberkiefer, Keilbein, Stirnbein und Siebbein, enthalten luftgefüllte Hohlräume, sog. *Sinus*, die als Nasennebenhöhlen mit der Nasenhöhle in Verbindung stehen. Auch die Schläfenknochen weisen Hohlräume auf, die die Strukturen des Mittel- und Innenohrs enthalten.

An der S.basis befinden sich zahlreiche Öffnungen (Foramina, Einz. Foramen) für den Durchtritt von Nerven und Blutgefäßen. Dazu gehören die *Hirnnerven* (zur Versorgung der Sinnesorgane, Muskeln, Haut, Zähne, inneren Organe und Weichteile des Kopfes) sowie die inneren *Halsschlagadern* und Drosselnerven (für die Blutversorgung des Gehirns). Die größte S.öffnung, das sog. Foramen magnum, liegt im Hinterhauptsbein (das einen Teil der S.basis bildet). Hier tritt die Verlängerung des *Hirnstammes* aus dem S. aus und setzt sich im Rückenmarkskanal als Rückenmark fort. Der S. ruht auf dem ersten Halswirbel (Atlas), einem ringförmigen Knochen, der mit dem Hinterhauptsbein über ein Gelenk verbunden ist und Nickbewegungen des Kopfes ermöglicht. Kopfdrehungen werden durch das Gelenk zwischen Atlas und dem zweiten Halswirbel (Axis) ermöglicht. Hinterhauptsbein, Atlas und Axis sind durch zahlreiche kleine Muskeln verbunden.

ERKRANKUNGEN

Der S. kann – wie das übrige Skelett auch – von jeder Knochenkrankheit betroffen sein (s. Kasten zu "Erkrankungen des *Knochens*"), so z.B. bei *Paget-Syndrom*; häufiger sind jedoch Verletzungen. Ein Schlag auf den Kopf kann zu einem S.bruch führen (s. *Schädelfraktur*), der meist auch das Gehirn in Mitleidenschaft zieht. Wenn ein Foramen beteiligt ist, kann ein Blutgefäß oder Hirnnerv beschädigt werden. (S.a. *Schädel-Hirn-Trauma*)

Schädelaufnahme

Bildgebende Methode zur Darstellung des Kopfskeletts.

WARUM ES GEMACHT WIRD

*Röntgen*aufnahmen des Schädels werden gewöhnlich nach einem *Schädel-Hirn-Trauma* angefertigt, um eine *Schädelfraktur* oder einen Fremdkörper im weichen Gehirngewebe zu lokalisieren. Eine scheinbar normale S. schließt die Möglichkeit eines schweren Hirnschadens nicht aus. Wird eine solche Schädigung vermutet oder eine Schädelfraktur festgestellt, wird anschließend eine *Computertomographie* des Schädels durchgeführt.

S.n sind besonders hilfreich bei der Diagnose einer Reihe von Erkrankungen, die sich auf die Schädelknochen auswirken, wie z.B. *Hypophysentumoren* oder Stoffwechselstörungen (z.B. *Hyperparathyreoidismus*), und bei der Beurteilung von Tumoren, die sich auf die Schädelknochen ausgebreitet haben.

SO WIRD ES GEMACHT

S.n werden vom Radiologen (Röntgenarzt) aus unterschiedlichen Winkeln aufgenommen. Je nach Anzahl der Aufnahmen dauert diese Prozedur ca. 20 Minuten. Die Röntgenfilme werden von einem Radiologen interpretiert.

Schädelfraktur

Durch ein *Schädel-Hirn-Trauma* verursachter Bruch eines oder mehrerer *Schädel*knochen. Dabei kann es sich entweder um eine geschlossene (einfache) Fraktur handeln, bei der keine Knochenstücke verschoben sind, oder um eine offene Fraktur (Impressionsfraktur), bei der Verschiebungen von Knochenstükken auftreten.

Da die Schädelknochen sehr stabil sind, sind die meisten S.en geschlossene Brüche und verursachen keine Komplikationen. Eine schwere Kopfverletzung kann jedoch zu einer offenen Fraktur führen, bei der Knochensplitter nach innen gedrückt werden. Dabei können Blutgefäße der *Hirnhäute* (der Membranen, die das Gehirn umgeben) einreißen, so daß es zu einem *Epiduralhämatom* (Blutung in den Zwischenraum zwischen Schädelknochen und äußerer Hirnhaut) oder einer *Subduralblutung* (Blutung in den Zwischenraum zwischen mittlerer und äußerer Membran) kommt. Durch das auslaufende Blut wird der Druck auf das weiche Gehirngewebe erhöht und Gewebe verschoben. In seltenen Fällen können auch alle Hirnhäute zerreißen und das Gehirn selbst geschädigt werden.

SYMPTOME UND ANZEICHEN

Das Ausmaß der Gehirnverletzung steht nicht immer in direktem Zusammenhang mit dem Ausmaß der Schädelverletzung. Manche Verletzungen verursachen eine S., aber nur eine geringfügige oder keine Gehirnverletzung. In anderen Fällen kann das Gehirn schwer geschädigt sein, obwohl der Schädel intakt ist.

Symptome und Anzeichen einer Schädelfraktur (s. *Schädel-Hirn-Trauma*) sind in erster Linie von der Schwere der Gehirnverletzung abhängig. Austreten von *Gehirn-Rückenmark-Flüssigkeit* (der Flüssigkeit, die Gehirn und Rückenmark umgibt) aus Mund oder Ohren deutet auf

STRUKTUR DES SCHÄDELS

Das Kopfskelett besteht aus dem knöchernen Hirnschädel und dem Gesichtsschädel. Der Hirnschädel setzt sich aus Stirnbein, zwei Schläfenbeinen, zwei Scheitelbeinen, dem Hinterhauptsbein, dem Siebbein hinter der Nase und dem Keilbein zusammen. Der Gesichtsschädel wird von 14 Knochen, darunter Nasenbein, Wangenknochen und Kieferknochen, gebildet.

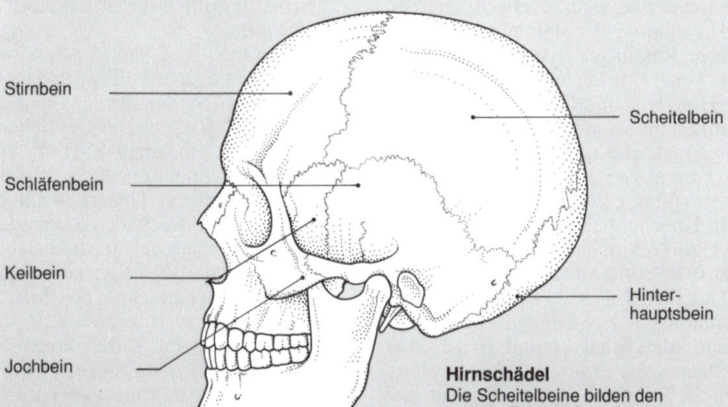

Hirnschädel
Die Scheitelbeine bilden den größten Teil des Schädeldaches. Das Keilbein ist ein großer Knochen, der den unteren, vorderen Teil des Hirnschädels bildet.

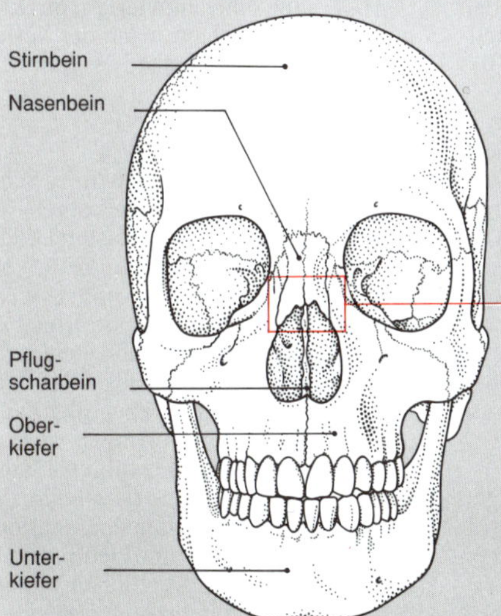

Gesichtsschädel
Wichtigste Knochen des Gesichtsschädels sind Maxilla (Oberkiefer), Mandibula (Unterkiefer), die Jochbeine und die beiden Nasenknochen.

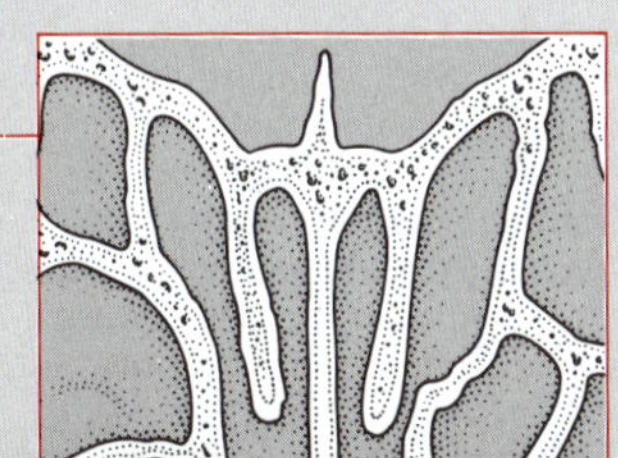

Nasenknochen
Die dünnen Knochenplatten des Nasenskeletts bilden innerhalb der Nasenhöhle ein feines Netzwerk.

S

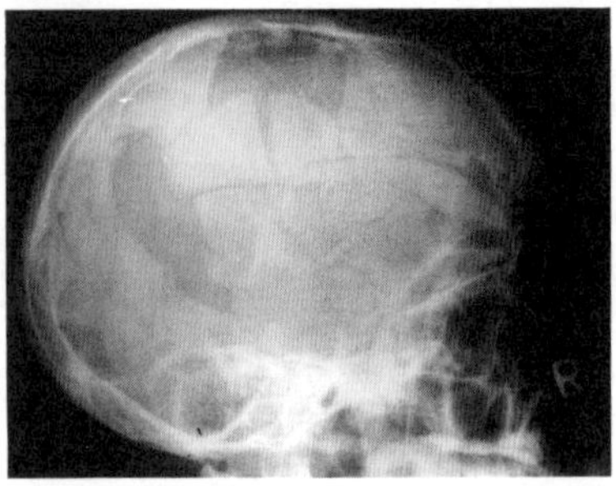

Mehrfache Schädelfraktur
Die seitliche Röntgenaufnahme zeigt den mehrfachen Bruch des Schädels. Einige Teile wurden chirurgisch entfernt.

einen Hirnhautriß durch einen Schädelbasisbruch hin.

DIAGNOSE

Nach jedem heftigen Schlag auf den Kopf, insbesondere wenn eine Bewußtlosigkeit aufgetreten ist, sollte ärztliche Hilfe gesucht werden, auch wenn keine Symptome erkennbar sind. Bei Verdacht auf eine Blutung kann eine *Computertomographie* durchgeführt werden.

THERAPIE

Ein Patient mit einer geschlossenen Schädelfraktur wird stationär aufgenommen und 12 bis 24 Stunden streng überwacht. Treten keine Komplikationen auf, ist bis auf Ruhe normalerweise keine Behandlung erforderlich, da die Fraktur von selbst heilt.

Bei einer offenen Fraktur ist in vielen Fällen ein neurochirurgischer Eingriff erforderlich. Bei einer Blutung muß unter Umständen eine *Kraniotomie* vorgenommen werden, um das Absaugen des Blutes und die Versorgung gerissener Gefäße zu ermöglichen. Wenn durch stark eingedrückte Knochensplitter Hirnhäute und Hirngewebe geschädigt wurden, müssen die Splitter chirurgisch entfernt und das beschädigte Gewebe versorgt werden. Nach einem solchen Eingriff kann der Schädel bis zu einem gewissen Grad verformt sein.

Bei allen offenen Frakturen werden *Antibiotika* verabreicht, um einer Infektion der Hirnhäute (s. *Hirnhautentzündung*) oder des Gehirns selbst (s. *Encephalitis*) vorzubeugen.

Schädel-Hirn-Trauma

F. für Kopfverletzungen, die als Folge von Verkehrsunfällen, Sportverletzungen, Stürzen, Arbeits- und Haushaltsunfällen oder durch Schußverletzungen entstehen. Die meisten Menschen erleiden zumindest einmal in ihrem Leben ein leichtes Schädel-Hirn-Trauma, doch nur relativ selten ist eine Behandlung erforderlich. Ein Prozent aller Todesfälle sind Folge eines S.-H.-T.s, zu 50 Prozent werden sie durch Verkehrsunfälle verursacht.

Bei einem Schädel-Hirn-Trauma kann es zu Verletzungen von Kopfhaut, Schädel und Gehirn kommen. Bei leichteren Verletzungen werden die tieferliegenden Gehirnregionen in der Regel nicht geschädigt. Selbst bei einer *Schädelfraktur* oder einem Riß der Kopfhaut muß das Gehirn nicht betroffen sein. Schläge auf den Kopf können jedoch, selbst wenn keine äußerlichen Verletzungssymptome erkennbar sind, zu schweren Gehirnerschütterungen und in der Folge zu *Hirnschäden* führen.

Schläge auf den Kopf haben oft Verletzungen des Hirngewebes und das Absterben einiger Gehirnzellen im verletzten Bereich zur Folge. Gelangt ein Fremdkörper ins Schädelinnere, kann er Entzündungen verursachen.

Als Folge von Schlägen oder Verletzungen mit Penetration der Schädeldekke kann es zu Blutgefäßverletzungen und zu *Hirnblutungen* (Blutungen im Innern oder im Randbereich des Gehirns) kommen. Unter Umständen bewirkt ein Schädel-Hirn-Trauma auch Schwellungen des Gehirns, insbesondere bei Schußverletzungen, da die hohe Geschwindigkeit des Geschosses zu erheblichen Verletzungen führt. Ist der Schädel gebrochen, kann Knochenmaterial in das darunterliegende Gehirn eindringen.

SYMPTOME UND ANZEICHEN

Bei leichten S.-H.-T.ta kann als einziges Symptom ein leichter Kopfschmerz auftreten. Manchmal kommt es zu einer *Gehirnerschütterung* mit den Symptomen Benommenheit, Verwirrtheit und Sehstörungen, die mehrere Tage anhalten können. Bei schwereren S.-H.-T.ta, insbesondere nach Schlägen auf den Kopf, kann es zu minutenlanger Bewußtlosigkeit bis hin zum *Koma* (das zum Tod führen kann) kommen.

Als Folge von Gehirnerschütterungen, insbesondere bei Fraktur des Schädels, kann auch eine posttraumatische *Amnesie* (Gedächtnisverlust für die Zeit direkt nach dem Unfall) auftreten. Sie kann bis zu einer Stunde nach Wiedererlangen des Bewußtseins anhalten. Der Gedächtnisverlust kann sich auch auf die Zeit vor Eintreten der Gehirnerschütterung erstrecken (retrograde Amnesie). Je schwerer die Schädigung des Gehirns, desto länger halten in der Regel Bewußtlosigkeit und Amnesie an.

Nach schweren Gehirnverletzungen kann der Verletzte unter Muskelschwäche oder -lähmung und Empfindungsstörungen oder -verlust leiden.

Symptome wie andauerndes Erbrechen, unterschiedlich große Pupillen, Doppelsehen und zunehmender Bewußtseinsverlust deuten auf eine fortschreitende Schädigung des Gehirns hin.

UNTERSUCHUNGSMETHODEN

Bei Bewußtlosigkeit (auch wenn sie nur über sehr kurze Zeit besteht) sollte ärztliche Hilfe in Anspruch genommen werden. Der Patient kann zur Beobachtung in ein Krankenhaus eingewiesen werden. Zum Ausschluß oder zur Feststellung eines Schädelbruches müssen Röntgenaufnahmen des Schädels (s. *Schädelaufnahmen)* angefertigt werden. Bei Verdacht auf Hirnblutung muß eine *Computertomographie* durchgeführt werden.

THERAPIE

Kopfplatzwunden müssen meist genäht werden. Personen, deren Bewußtseinszustand sich verschlechtert, sollten unter strenge Beobachtung gestellt werden. Ein Blutgerinnsel, das sich im Gehirn bildet, kann lebensbedrohlich werden und muß eventuell entfernt werden. Auch bei schweren Schädelfrakturen können chirurgische Eingriffe erforderlich sein.

PROGNOSE

Bei leichtem S.-H.-T. kann die Rekonvaleszenzperiode mehrere Tage andauern, falls weiterhin Symptome der Gehirnerschütterung bestehen. Die Überlebenschancen nach schwerem S.-H.-T. wurden durch medizinische und pflegerische Fortschritte verbessert; doch bei irreversiblen Gehirnschäden können dauernde körperliche oder geistige Behinderungen (auch Änderungen der Persönlichkeitsstruktur) zurückbleiben. Manchmal kommt es nach schweren S.-H.-T.ta (insbesondere nach Verletzungen mit Penetration der Schädeldecke, schweren Schädelfrakturen und schweren Hirnblutungen) zu epileptischen Anfällen. Die Rekonvaleszenz nach einem schweren S.-H.-T. kann sehr langwierig sein. Doch noch bis zu fünf Jahre nach der Verletzung kann sich der Zustand des Betroffenen verbessern.

Schädelpunktion

(Schädeltrepanation) Eröffnen des Schädels mit Hilfe eines Spezialbohrers mit runder Spitze. Eine S. wird oft zur Druckentlastung des Gehirns nach einem *Schädel-Hirn-Trauma* durchgeführt, wenn durch eine Ansammlung von Blut zwischen Schädelinnenseite und Gehirn der Druck erhöht ist. Durch das Bohrloch kann Blut entweichen bzw. abgesaugt und damit der Druck verringert werden, der andernfalls zum Tode führen könnte.

Im Rahmen einer *Kraniotomie*, bei der ein Stück Schädelknochen entfernt wird, um den Zugang zum Gehirn und zu den Hirnhäuten zu ermöglichen, können mehrere Schädelpunktionen vorgenommen werden.

Schälkur mit chemischen Mitteln
s. *Peeling, chemisches*

Scham
s. *Vulva*

Schamhaare
s. *Pubes*

Schamlaus
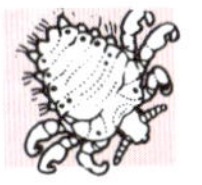
Kleines, flügelloses Insekt, das sich im Schamhaar aufhält und von Blut ernährt. Die S., auch Filzlaus genannt, klammert sich mit starken Fußklauen am Haar fest und wird im allgemeinen bei sexuellen Kontakten übertragen. Ihr wissenschaftlicher Name ist *PHTHIRUS PUBIS*.

Die S. hat einen abgeflachten, bis zu 2 mm breiten Körper und ist mit bloßem Auge erkennbar. Die Weibchen legen winzige Eier (Nissen) an die Haare, wo sie etwa 8 Tage später ausschlüpfen. S.befall ist nicht selten, von Spezialkliniken für Geschlechtskrankheiten werden jährlich einige tausend Fälle gemeldet.

SYMPTOME UND ANZEICHEN

Sowohl Läuse als auch Eier sind im Schamhaar sichtbar. Bei stark behaarten Männern finden sich die Läuse auch im Analbereich, an den Beinen und am Oberkörper, gelegentlich sogar im Gesichtshaar. Die Bisse verursachen manchmal Juckreiz. Schamläuse können auch auf Kinder übertragen werden (meist von den Eltern). Bei Kindern können sich die Läuse an die Augenlider heften.

THERAPIE

Eine *Lindan*-haltige (Hexachlorcyclohexan) Insektizidlotion (z.B. Jacutin®+) oder Benzylbenzoat (z.B. Antiscabiosum®) tötet Läuse und Eier kurz nach der Anwendung ab. Der Sexualpartner eines Betroffenen sollte mitbehandelt und Kleidung und Bettwäsche bei Temperaturen über 60 Grad gewaschen werden.

Schamlippen
s. *Labia*

Schanker, harter
Meist an Genitalien auftretendes Geschwür, das sich im ersten Stadium der Geschlechtskrankheit *Syphilis* bildet.

Schanker, weicher
s. *Ulcus molle*

Scharlach
(*F.* Scarlatina) Anzeigepflichtige Infektionskrankheit, die meist bei Kindern auftritt und durch eine *Streptokokken*art verursacht wird. S. geht mit Halsentzündung, Fieber und Ausschlag einher, ist heute seltener geworden und verläuft weniger schwer als früher.

URSACHEN UND SYMPTOME

Die Bakterien werden durch Tröpfcheninfektion übertragen. Nach einer Inkubationszeit von meist zwei bis sieben Tagen entwickeln sich Rachenentzündung, Kopfschmerzen und Fieber. Bald tritt ein Ausschlag auf, der durch ein von den Bakterien ausgeschiedenes *Toxin* verursacht wird. Er beginnt mit zahlreichen kleinen roten Punkten an Hals und Oberkörper und breitet sich rasch aus. Das Gesicht ist bis auf den Bereich um den Mund gerötet, auf der Zunge zeigt sich ein weißer Belag mit roten Punkten (die sog. "Erdbeerzunge"). Nach einigen Tagen löst sich dieser Belag, die Zunge wird leuchtend rot ("scharlachrot"). Kurz darauf sinkt das Fieber, der Ausschlag geht zurück, und oft schält sich die Haut, besonders an Händen und Füßen.

Wie auch nach der *Streptokokkenangina* besteht die Gefahr eines *rheumatischen Fiebers* oder einer *Glomerulonephritis* (Entzündung der Filtereinheiten der Niere), wenn die Infektion nicht umgehend behandelt wird.

DIAGNOSE UND THERAPIE

S. wird anhand der Symptome diagnostiziert und gegebenenfalls mit Hilfe einer Bakterien*kultur*, die von einem Rachenabstrich angefertigt wurde, bestätigt.

Die Behandlung erfolgt mit *Antibiotika*, meist *Penicillin* (oder Erythromycin bei Penicillinallergie). Meist tritt eine rasche Besserung ein. Während der Erkrankung sollte der Patient Bettruhe einhalten, viel Flüssigkeit zu sich nehmen und zur Linderung von Beschwerden und zur Fiebersenkung *Paracetamol* einnehmen. Manchmal werden auch von Angehörigen der Kranken Rachenabstriche abgenommen, um eine Infektion auszuschließen, oder sie erhalten kurzfristig Penicillin.

Scheibenrose
s. *Erythema multiforme*

Scheide
s. *Vagina*

Scheide, Juckreiz
Hautreizung im Bereich der *Vagina*, meist in Verbindung mit Juckreiz der *Vulva*.

In vielen Fällen ist Brennen und Juckreiz im Scheidenbereich ein Anzeichen für eine *Scheidenentzündung*, die möglicherweise durch eine Infektion oder eine allergische Reaktion auf chemische Stoffe in Intimsprays, Spermiziden, Cremes oder Scheidenspülungen bedingt ist. Nach der *Menopause* kommt es im Zusammenhang mit einer Vulvadystrophie (Kraurosis vulvae) zu Juckreiz im Bereich der Scheide aufgrund von niedrigen Östrogenspiegeln.

Je nach Ursache kann eine Behandlung mit *Antibiotika* oder Hormonen in Frage kommen, die entweder oral eingenommen oder in Form einer Creme aufgetragen werden.

Scheidenausfluß
(*F.* Fluor vaginalis) Normale oder vermehrte Absonderungen der Schleimhaut der *Vagina* (Scheide).

Während der fruchtbaren Jahre der Frau ist eine gewisse Sekretion und Abschilferung von Deckzellen der Scheidenwand und des Gebärmutterhalses ganz normal. Menge und Beschaffenheit des Ausflusses sind bei jeder Frau und je nach Zeitpunkt im Menstruationszyklus ganz verschieden (s. *Monats-Regelblutung*). Die Einnahme von oralen *Empfängnisverhütung*smitteln kann zu einer Vermehrung oder Verringerung der Sekretion beitragen; in der Schwangerschaft ist der S. ebenfalls verstärkt. Auch bei sexueller Stimulation, mit oder ohne Geschlechtsverkehr, kommt es zu einer vermehrten Bildung von Vaginalsekret.

Vermehrter, stark riechender, gelblich bis grüngrauer, eitriger oder Juckreiz verursachender Ausfluß deutet im allgemeinen auf eine Infektion hin. Häufig tritt starker S. in Verbindung mit einer *Scheidenentzündung* auf; er kann durch verschiedene Mikroorganismen verursacht sein. Bei einer Infektion mit dem Pilz *CANDIDA ALBICANS* ist der Ausfluß weißlich und dickflüssig (s. *Candidiasis*). Eine Infektion mit dem einzelligen Parasiten *TRICHOMONAS VAGINALIS* führt hingegen zu einem stark vermehrten grüngelben S. (s. *Trichomon(i)asis*). Doch auch ein vergessener Tampon oder ein Pessar, das zu lange in der Vagina belassen wurde, können stark vermehrten und unangenehm riechenden Ausfluß verursachen. Ganz selten kommt es zu S. bei Kindern, der meist durch eine Infektion oder einen Fremdkörper ausgelöst wurde. Vermehrter S. geht häufig mit starkem Juckreiz im Bereich der Vagina oder Vulva einher.

Die Behandlung richtet sich nach der Ursache. Infektionen werden in der Regel mit *Antibiotika* oder *Antimykotika* behandelt. Fremdkörper müssen entfernt werden.

Scheidenentzündung
(*F.* Vaginitis, Kolpitis) Akute und chronische Entzündung der *Vagina*. Ursachen für eine S. können sein: Infektion, allergische Reaktion, altersbedingter Hor-

monmangel oder das Vorhandensein eines Fremdkörpers, wie zum Beispiel ein vergessener Tampon.

Eine S. wird häufig von dem Pilz *CANDIDA ALBICANS* (s. *Candidiasis)* oder dem einzelligen Parasiten *TRICHOMONAS VAGINALIS* (s. *Trichomon(i)asis*) verursacht und ist begleitet von Rötung und Schwellung der Scheidenwand und vermehrtem *Scheidenausfluß*. Eine andere häufig auftretende Form von S., die unspezifische Vaginitis, wird durch eine starke Zunahme der normalerweise in der Scheidenflora vorkommenden Bakterien verursacht. Bei der unspezifischen Vaginitis, die im allgemeinen von einem starken Ausfluß mit fischähnlichem Geruch begleitet ist, vermehren sich diese Bakterien aus nicht erkennbaren Gründen (möglicherweise infolge von Streß oder Wechsel des Sexualpartners).

Eine S. kann jedoch auch auf eine allergische Reaktion, zum Beispiel auf spermaabtötende Verhütungscremes, zurückzuführen sein, die im Zusammenhang mit Barrieremethoden angewendet werden, sowie auf chemische Substanzen in Scheidenspülungen, Seifen, Badeöl oder Badesalz.

Nach der *Menopause* wird die Vaginalschleimhaut dünn und spröde und damit entzündungsanfällig. Die Ursache für diese Art von Entzündung, auch atrophische Vaginitis genannt, ist der altersbedingt verringerte *Östrogen*spiegel.

THERAPIE

Infektionen werden je nach Ursprung mit *Antibiotika* oder *Antimykotika* behandelt. Bei Allergie sollte der verursachende Reizstoff möglichst vermieden werden. Fremdkörper müssen entfernt, und jede Art von sekundärer Infektion muß mit geeigneten Antibiotika behandelt werden. Eine atrophische S. wird mit *Östrogen-Präparaten* in Creme- oder Tablettenform behandelt. (S.a. *Vulvitis; Vulvovaginitis*)

S

Scheidenkrampf

(*F.* Vaginismus) Schmerzhafte, unwillkürliche Kontraktion der den Scheideneingang umgebenden Muskeln, die den *Geschlechtsverkehr* fast oder vollständig unmöglich machen. Bei dem Versuch des Mannes, den Penis einzuführen, ziehen sich die Beckenbodenmuskeln der Frau zusammen und verschließen den Eingang der *Vagina*, was die Penetration äußerst schmerzhaft oder unmöglich macht; außerdem können sich die Beine der Frau versteifen und nach innen drehen. Ein derartiger S. kann auch während einer gynäkologischen Untersuchung der Scheide ausgelöst werden. Die Untersuchung muß dann meist unter *Narkose* durchgeführt werden.

URSACHEN

In der Regel sind es Frauen, die Angst vor einer schmerzhaften Penetration haben, die einen S. bekommen. In vielen Fällen war es auch ihnen selbst vorher nicht möglich, einen Tampon oder einen Finger einzuführen. Ein erhöhtes Risiko, einen S. zu bekommen, haben Frauen, die bereits einem traumatischen Erlebnis mit schmerzhafter Penetration, wie *Notzucht* oder sexuellem Mißbrauch als Kind (s. *Kindesmißhandlung*), ausgesetzt waren. Daneben kann aber auch eine chronische *Scheidenentzündung* den Geschlechtsverkehr schmerzhaft machen und zu einem S. führen. Manche Frauen reagieren äußerst empfindlich auf das Dehnungsgefühl beim ersten Versuch einer Penetration, was manchmal einen S. auslöst. Daraus kann sich ein Teufelskreis aus Angst und S. entwickeln.

Bei manchen Frauen kommen unterschwellige Schuld- oder Angstgefühle in Verbindung mit Sexualität aufgrund einer streng religiösen Erziehung oder ungenügenden Sexualaufklärung oder ein sehr fordernder, unverständiger Partner als zusätzliche auslösende Faktoren hinzu.

DIAGNOSE

Zunächst muß abgeklärt werden, ob nicht anatomische Fehlbildungen der *Vagina* Schmerzen verursachen, die in der Folge zu Krämpfen führen können. Häufige Ursachen für Schmerzen im Scheidenbereich sind Infektionen, wie etwa *Candidiasis,* und bei älteren Frauen eine Schleimhautatrophie (Verdünnung der auskleidenden Schicht der Scheidenwand) infolge Östrogenmangels.

THERAPIE

Alle medizinischen Ursachen, die einen S. auslösen können, werden in geeigneter Weise behandelt.

Häufig werden zur Behandlung eine Reihe von Dilatatoren verschiedener Größe eingesetzt, die die Frau in ihre Scheide einführen kann. Beginnend mit der kleinsten Größe übt sie das Einführen und Herausziehen des Instruments und lernt dabei gleichzeitig das Entspannen und Anspannen der Scheidenmuskulatur bei eingeführtem Dilatator. Im Laufe mehrerer Behandlungen wird die Größe des Dilatators allmählich gesteigert, bis die Frau auch bei dem größten (der die Maße eines normalen erigierten Penis hat) entspannt bleiben kann. Danach kann der Versuch eines Geschlechtsverkehrs unternommen werden.

Die Behandlungserfolge sind im allgemeinen äußerst zufriedenstellend, das heißt, die Frauen haben bei der Penetration keine Beschwerden. (S.a. *Beischlaf, schmerzhafter; psychosexuelle Dysfunktion*)

Scheidenplastik

(*F.* Kolporrhaphie) Operativer Eingriff zur plastisch-operativen Korrektur eines *Vorfalls* (Prolaps) der Scheidenwand.

ARTEN

Es gibt zwei verschiedene Arten der operativen Scheidenkorrektur: vordere Kolporrhaphie und hintere Kolpoperineorhaphie. Bei beiden Operationen kann gleichzeitig auch eine *Hysterektomie* (Gebärmutterentfernung) durch die Scheide vorgenommen werden, falls auch ein Gebärmuttervorfall vorliegt (s. *Uterusprolaps*).

Vordere Kolporrhaphie

Diese Operation wird bei einem Vorfall der vorderen Scheidenwand durchgeführt.

Die Korrektur wird über die Scheide vorgenommen, indem ein Dreieck, dessen Grundseite zur Gebärmutter hinzeigt, aus der Scheidenhaut herausgeschnitten wird. Danach wird die Haut auf der einen Seite des Dreieckes mit der Haut auf der anderen Seite durch Nahtstiche verbunden. Das Gewebe wird somit gerafft und die Scheide verengt.

Hintere Kolpoperineorhaphie

Diese operative Methode wird bei einem Vorfall der hinteren Scheidenwand durchgeführt.

Auch hier erfolgt die Korrektur über die Scheide. Dreiecke werden aus der Scheide und dem *Damm* (der Gewebrükke zwischen Vulva und Anus) herausgeschnitten, wobei die Grundseiten der Dreiecke zur Scheidenöffnung hinweisen. Die Dammuskeln werden fest zusammengenäht, und die Haut auf jeder Seite der Dreiecke wird durch eine Raffnaht zusammengezogen, was eine Einengung des Scheideneingangs zur Folge hat.

Scheidenspekulum

s. *Spekulum*

Scheidenspiegelung

(*F.* Kolposkopie) Untersuchung der *Cervix uteri* (Gebärmutterhals) und der *Vagina* durch ein vergrößerndes Sichtinstrument mit Lichtquelle (Kolposkop).

WARUM ES GEMACHT WIRD

Eine S. wird zur Erkennung und zum eventuellen Ausschluß von Bereichen präkanzerösen Gewebes oder Frühstadien von Gebärmutterhalskrebs (s. *Portiokarzinom*) durchgeführt. Meist wurde bei vorangegangenen gynäkologischen Vorsorgeuntersuchungen ein verdächtiger Portioabstrich (Abstrich des Muttermundes; s. *Portiosmear*) gefunden, die z.B. wiederholt auf eine Entzündung hindeuteten, oder aber es wurden Veränderungen des Gebärmutterhalses durch Tast- und Sichtbefund festgestellt.

SO WIRD ES GEMACHT
Eine S. ist im allgemeinen relativ schmerzlos und wird ohne Betäubung vorgenommen. Die Frau befindet sich dabei auf dem Gynäkologenstuhl in Steinschnittlage (auf dem Rücken liegend, mit gespreizten, abgestützten Beinen), und die Vagina und der Gebärmutterhals werden mit Hilfe eines Spekulums (einem Instrument zum Auseinanderhalten der Scheidenwände) freigelegt. Der so freigelegte Muttermund wird zuerst mit einem trockenen Schwämmchen abgewischt und dann entweder mit verdünnter Essigsäure oder Kochsalzlösung gereinigt. Dann wird das Gewebe mit der Lupe eingehend auf verdächtig aussehende Bereiche untersucht.

Die aufgebrachte Lösung bewirkt, daß präkanzeröse Bezirke sich entweder weiß verfärben (die natürliche Färbung ist rosa) oder aber typische Oberflächenveränderungen infolge veränderter Blutgefäßstrukturen aufweisen. Wird ein verdächtiges Gebiet ausfindig gemacht, wird im allgemeinen eine *Biopsie* (Gewebeprobe) entnommen.

Werden im Biopsiegewebe Zellen gefunden, die typisch für eine schwere Dysplasie (Fehlentwicklung eines Gewebes) oder ein Krebsvorstadium sind, muß die Patientin sich einer Behandlung unterziehen. Kann der ganze verdächtige Gewebebezirk bei der S. eingesehen werden, so kann das atypische Zellgewebe mit Hilfe von *Diathermie, Kryochirurgie* oder *Laserbehandlung* zerstört werden. Finden sich jedoch auch Gewebeveränderungen im Gebärmutterhalskanal, die bei der S. nicht eingesehen werden können, wird im allgemeinen eine *Konisation* (Entfernung eines kegelförmigen Gewebeteils aus dem Gebärmutterhals zur näheren Untersuchung) vorgenommen.

Scheidenspülung
Spülung der Vagina mit Wasser und/oder Reinigungslösung mit Hilfe einer speziellen Vorrichtung, bestehend aus einer Tüte, einem Schlauch und einer Sprühdüse.

Früher wurden S.en von manchen Frauen direkt nach dem Geschlechtsverkehr zur Reinigung der Vagina und Verhinderung einer Schwangerschaft angewandt. Darüber hinaus machten besonders Frauen, die unter übermäßigem oder unangenehm riechendem Ausfluß litten, häufig S.en. Außerdem wurden S.en manchmal zu therapeutischen Zwecken bei Scheideninfektionen empfohlen und nach plastisch-operativer Korrektur der Scheide durchgeführt.

Heute werden S.en von seiten der Ärzte nur noch äußerst selten empfohlen. Aus hygienischer Sicht sind S.en unnötig, da das Scheidenmilieu normalerweise leicht sauer ist und damit über einen effektiven Selbstreinigungsmechanismus verfügt. Als Mittel zur *Empfängnisverhütung* sind S.en ungeeignet. S.en können sogar eher schädlich sein, da dadurch eine Infektion in die Vagina gelangen oder eine bereits existierende Scheidenentzündung sich bis in die Gebärmutter oder die Eileiter ausbreiten kann.

Scheidewand
s. *Septum*

Scheinschwangerschaft
s. *Schwangerschaft, eingebildete*

Scheuermann-Krankheit
s. *Osteochondritis juvenilis*

Schiefhals
(*F.* Caput obstipum) Angeborene oder erworbene Schräghaltung des Kopfes. Die Ursachen für einen S. können unter anderem Muskelverletzungen, -krämpfe oder -verspannungen auf der linken oder rechten Seite des Nackens sein (s. *Torticollis*).

Schielauge
Zweifelhafte Bezeichnung für eine Augenschädigung, die im allgemeinen unter dem Begriff *Schielen* zusammengefaßt wird (s. *Amblyopie*).

Schielen
(*F.* Strabismus) Störung des Sehorgans in Form von Stellungsanomalie (Deviation) eines Auges in bezug auf das andere Auge. Als häufigste Erscheinungsformen des S.s unterscheidet man das Einwärtsschielen (Strabismus convergens), bei dem ein Auge zu weit nach innen gedreht ist, und das Auswärtsschielen (Strabismus divergens), bei dem ein Auge zu weit nach außen gedreht ist (horizontaler Strabismus). Weniger häufig ist das Höhenschielen oder Abwärtsschielen eines Auges im Hinblick auf das andere Auge (vertikaler Strabismus).

URSACHEN
Viele Säuglinge schielen, da die normalen Ausrichtungsmechanismen der beiden Augen noch nicht voll ausgebildet sind. Beginnt das Kind erst mit ein paar Jahren zu schielen, so ist dies meist auf eine Störung in der Entwicklung der optischen Ausrichtungsmechanismen der Augen zurückzuführen; häufig ist dies zum Teil durch eine bereits vorliegende *Hyperopie* (höhergradige Weitsichtigkeit) bedingt, bei der sich durch übermäßige *Akkommodation* (Anpassungsvermögen zum Scharfsehen) ein Auge nach innen dreht.

Bei Kindern hat das S. die Wahrnehmung von Doppelbildern zur Folge, da das Bild des Schielauges auf den falschen Teil der Netzhaut projiziert wird. Zur Vermeidung der Doppelbilder unterdrückt das Gehirn das Bild des schielenden Auges, was mit der Zeit zu einer Sehschwäche (*Amblyopie*) des ständig unterdrückten Auges führt.

Bei Erwachsenen kann S. von verschiedenen Störungen der Gehirnfunktion, der für die Augenmuskeln verantwortlichen Nerven oder der Augenmuskeln selbst herrühren. Ebenfalls kann S. Doppelbilder erzeugen und möglicherweise ein Symptom für einen *Schlaganfall, Diabetes mellitus, Multiple Sklerose, Tumor* oder *Hyperthyreose* sein.

THERAPIE
Zur Behandlung von Kindern bis zum Alter von sechs bis sieben Jahren wird meist das Tragen einer sog. Schielbrille oder einer Augenklappe über dem normalen Auge empfohlen, die das Kind zur Benutzung des schwachen Auges zwingt. Durch Abdunkeln des gesunden Auges soll die Entwicklung von Normalsichtigkeit im schielenden Auge durch Herstellung von normalen Verbindungen zwischen Gehirn und Auge gefördert werden. Die Stellungsanomalie des Schielauges kann durch eine Brille und/oder Operation korrigiert werden.

Kommt es erst in einem späteren Lebensabschnitt zum Auftreten von S., muß durch medizinische Untersuchungen stets versucht werden, die zugrundeliegende

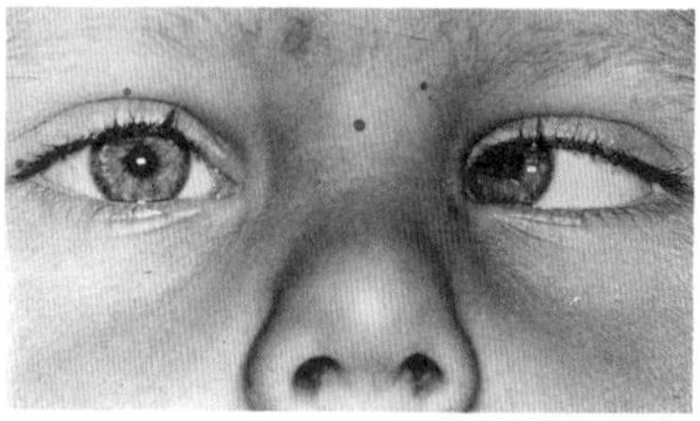

Einwärtsschielen
Dieses Kind schielt mit dem linken Auge nach innen, d.h., das linke Auge ist zu weit nach innen (in Richtung Nase) gedreht.

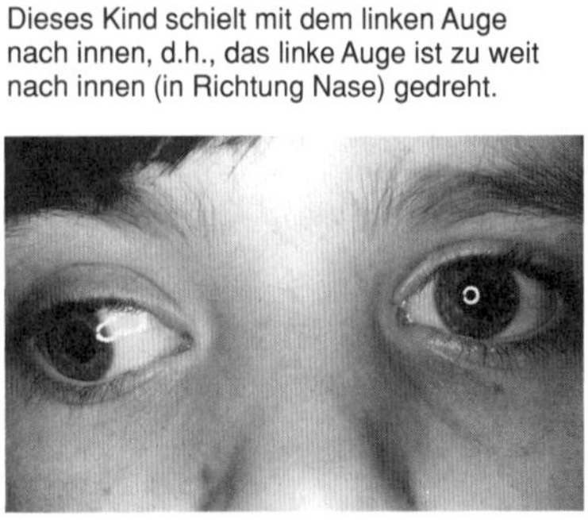

Auswärtsschielen
Dieses Kind schielt mit dem rechten Auge nach außen, d.h., das Auge ist zu weit nach außen (von der Nase weg) gedreht.

S

Ursache aufzudecken. Ständige Wahrnehmung von Doppelbildern infolge von S. kann durch das Tragen von speziellen orthoskopischen Brillen (zur Verschmelzung der Sehbilder) oder durch Operation behoben werden.

Auch wenn sich die Sehschärfe dadurch nicht verbessert, kann eine Operation, die in jedem Alter durchgeführt werden kann, doch wenigstens zu einem besseren Aussehen verhelfen.

Schienbein

(*F.* Tibia) Innenseitiger, dickerer der beiden langen Knochen des Unterschenkels. Das S. ist der tragende Knochen des Unterschenkels. Es verläuft parallel zu dem anderen, dünneren Unterschenkelknochen, dem *Wadenbein* (*F.* Fibula), mit dem es durch Bänder verbunden ist.

Das S. ist (wie alle Röhrenknochen) von einer Knochenhaut (Periost) umgeben, in der sich u.a. zahlreiche Schmerzrezeptoren befinden. Daher spürt man bei Stößen der direkt unter der Haut liegenden Vorderfläche des S.s an eine scharfe Kante heftige Schmerzen.

Das obere S.ende bildet mit dem *Femur* (Oberschenkelknochen) das *Kniegelenk*, das untere Ende beteiligt sich an der Bildung des oberen *Sprunggelenks*. Auf der Innenseite des Knöchels verbreitert sich das S. zum Innenknöchel.

FRAKTUREN

Das S. gehört zu den Knochen, die am häufigsten frakturieren. Der Knochenschaft kann quer brechen, wenn ein direkter Schlag gegen die Vorderseite des Beines erfolgt. Oder das obere Ende des S.s kann infolge eines Schlages gegen die Außenseite des Beines unterhalb des Knies brechen. Eine Fraktur des unteren Endes des S.s kann mit einer Verrenkung des Knöchels und einer Fraktur des Wadenbeins oder einem *Knöchelbruch* infolge gewaltsamer Verdrehung des Knöchels einhergehen. Durch langes Rennen oder Gehen auf hartem Untergrund kann es zu einer *Streßfraktur* des S.s kommen.

Die meisten Frakturen des Schienbeinschafts heilen in der Regel in sechs bis acht Wochen zufriedenstellend durch Ruhigstellung mit Hilfe eines *Gipsverbandes*. Sind die Knochen nicht in ihre ursprüngliche Lage zurückzubewegen oder instabil, kann eine Operation nötig sein, um sie mit einem Nagel oder einer Schraube zu befestigen.

LAGE DES SCHIENBEINS

Unter der Haut des Unterschenkels ist die Schienbeinvorderkante deutlich zu tasten.

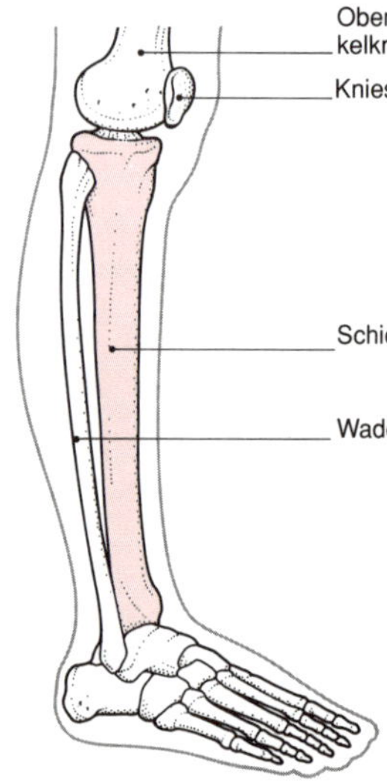

ERSTE HILFE: SCHIENEN

Folgende Knochenbrüche können behelfsmäßig mit geeignetem Material ruhiggestellt werden:

- Oberschenkelbruch
- Unterschenkelbruch
- Knöchelbruch

Betroffenen beruhigen und verletzte Gliedmaße mit geeignetem Material umpolstern sowie den Rettungsdienst alarmieren.

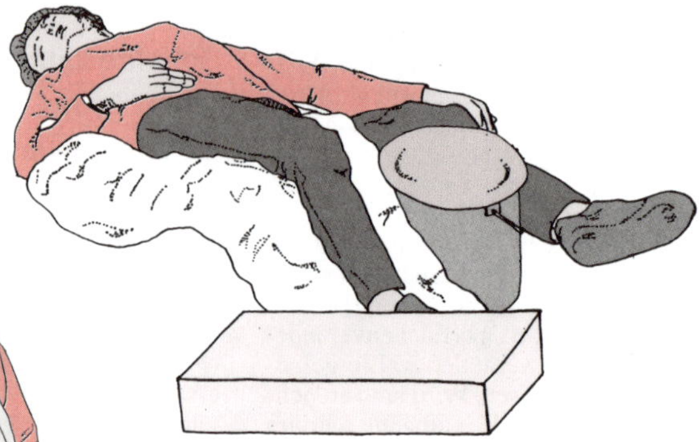

Ruhigstellung von Knochenbrüchen am Bein

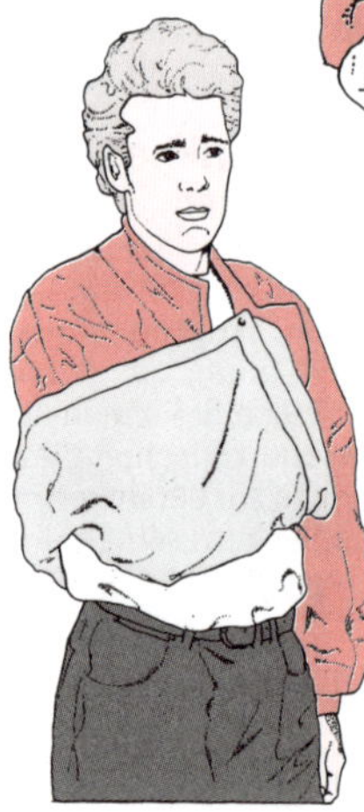

Ruhigstellung von Armbrüchen
Armbrüche werden mit Dreieckstüchern oder – wie in der Zeichnung – mit einer nach oben umgeschlagenen Jacke behelfsmäßig ruhiggestellt.

WARNUNG

- Schienen von Knochenbrüchen ist Aufgabe des Fachpersonals.
- Als Erste-Hilfe-Maßnahme kann eine behelfsmäßige Ruhigstellung vorgenommen werden. Sie dient der Schmerzlinderung.

Schienbeinbersten

s. *Shin splits*

Schiene

Hilfsmittel zur Ruhigstellung eines Körperteils. S.n können aus verschiedenen Materialien hergestellt sein, z.B. aus Kunststoff, Polyethylenschaum, Gips oder Aluminium. Rettungsfahrzeuge führen entsprechendes Schienenmaterial mit, z.B. aufblasbare Schienen, Vakuumschienen.

Schienung

Das Anbringen von Schienen am Unfallort kann nur durch das Rettungspersonal sachgemäß vorgenommen werden. Besonders wichtig ist die sachgerechte Ruhigstellung von Wirbelbrüchen. Die entsprechenden Materialien werden im Rettungswagen mitgeführt.

Eine S. ist auch manchmal bei Beinbrüchen nötig, die durch *Traktion* behandelt werden müssen. Andere Anwendungsbereiche sind Fingerverletzungen, wie Fingerbrüche oder *Hammerfinger*, und rheumatische Erkrankungen der Fin-

S

ger wie *Tendosynovitis* (Sehnenscheidenentzündung) oder *chronische Polyarthritis*.

Schienung der Zähne

Mechanisches Verbinden mehrerer Zähne zur Fixierung während eines Heilungsprozesses oder während der Behandlung einer *Parodontalerkrankung*.

Schienen können nötig sein für Zähne, die gebrochen (s. *Zahnfraktur*) oder gelockert sind (s. *subluxierter Zahn*). Sie können auch nach einer Wiedereinpflanzung eines Zahns (s. *Reimplantation, dentale*) gebraucht werden. Bisweilen werden Zähne, die sich infolge einer Parodontalerkrankung gelockert haben, an benachbarten, festeren Zähnen festgemacht. Darüber hinaus können Schienen nach einem kieferchirurgischen Eingriff erforderlich sein.

Die Schienen werden direkt im Mund geformt und zwar aus Materialien wie Draht, schnellverfestigendem Kunststoff und Kunststoffkronen, die zusammengefügt werden können (s.a. *Kieferdrahtumschlingung*).

Schilddrüse

(*F.* Glandula thyroidea) *Endokrine Drüse*, die mit ihren Hormonen den Zellstoffwechsel und das Wachstum stimuliert sowie den Energiehaushalt des Körpers steuert. Die S. befindet sich auf der Vorderseite des Halses, genau unter dem Kehlkopf (Larynx). Sie besteht aus zwei Lappen, die links und rechts von der Luftröhre (Trachea) liegen und durch eine schmalere Gewebebrücke, den sog. Isthmus, miteinander verbunden sind.

AUFBAU

Das S.ngewebe besteht aus zwei Arten hormonproduzierender Zellen: dem Follikelepithel und den parafollikulären Zellen (oder C-Zellen). Die bläschenförmigen Follikel machen den größten Anteil der S. aus. Ihre Wandzellen scheiden die jodhaltigen Hormone Trijodthyronin (T_3) und Thyroxin (T_4) ab. Der Hohlraum in den Follikeln ist mit einer gelben, zähflüssigen, kolloidalen Masse gefüllt, die für die Produktion von T_3 und T_4 von großer Bedeutung ist.

Parafollikuläre Zellen finden sich einzeln oder in kleinen Gruppen in den Bindegewebsräumen zwischen den Follikeln. In diesen Zellen wird das Hormon *Kalzitonin* gebildet. In das Bindegewebe zwischen den Follikeln sind außerdem zahlreiche Blutkapillaren und kleine Lymphgefäße eingelagert.

FUNKTION

T_3 und T_4 spielen eine wichtige Rolle bei der Regulierung des Stoffwechsels (s. *Metabolismus*) im Körper. Kalzitonin sorgt zusammen mit dem Nebenschilddrüsenhormon (Parathormon) für einen ausgeglichenen Kalziumhaushalt im Körper (s.a. Kasten "Erkrankungen der *Schilddrüse*"; *Schilddrüsenhormone*).

LAGE DER SCHILDDRÜSE

Die Thyroidea befindet sich am Hals unterhalb des Kehlkopfes und seitlich der Luftröhre.

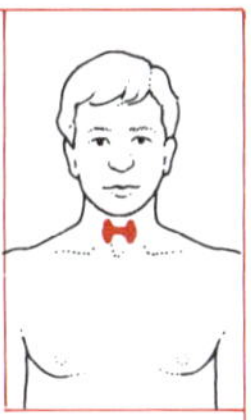

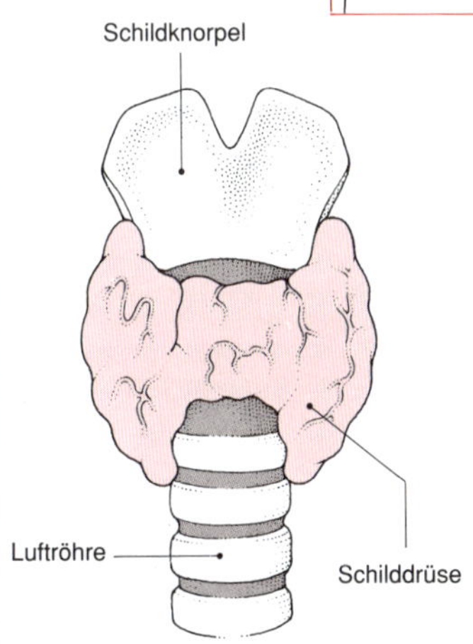

Schilddrüsenentzündung

s. *Thyr(e)oiditis*

Schilddrüsenfunktionsprüfungen

Reihe von Prozeduren zur Überprüfung der Funktionsfähigkeit der *Schilddrüse* und zur Aufdeckung einer möglichen Funktionsstörung.

Die Schilddrüsenfunktion kann zum einen mit Hilfe von *Bluttests* gemessen werden, bei denen die Spiegel von Trijodthyronin (T_3) und Thyroxin (T_4) im Blut bestimmt werden. Den Patienten wird Blut aus der Vene abgenommen und daraufhin die Konzentration der Schilddrüsenhormone im Serum (flüssiger Anteil des Blutes) gemessen.

Die wichtigste Funktion der Schilddrüse besteht in der Umwandlung von Tyrosin (einer Aminosäure) und *Jod* in T_3 und T_4. Eine Möglichkeit zur Funktionsprüfung der Schilddrüse besteht deshalb in der Messung der Aufnahme- und Umsatzrate des sich in der Schilddrüse ansammelnden Jods. Dies kann durch Einbringung eines radioaktiven Jodisotops (oder von *Technetium*, das sich in vieler Hinsicht ähnlich wie Jod verhält) in den Körper geschehen; danach wird die Radioaktivitätskonzentration in der Schilddrüse gemessen (s. *Schilddrüsenszintigraphie*).

Die Ausschüttung von T_3 und T_4 aus der Schilddrüse ins Blut wird direkt über das schilddrüsenstimulierende Hormon Thyreotropin (TSH) von der *Hypophyse* aus gesteuert. Messungen von TSH-Spiegeln im Blut sind ein äußerst genaues Instrument zur Diagnose einer Funktionsstörung der Schilddrüse. Verschiedene Index-Werte, die Verhältniszahlen zwischen T_3 und T_4 darstellen, ermöglichen es den Fachärzten, genauere Aussagen über den Gesundheitszustand von Patienten zu machen.

Schilddrüsenhormone

In der *Schilddrüse* werden die Hormone Trijodthyronin (T_3), Thyroxin (T_4) und *Kalzitonin* gebildet.

FUNKTION

Die Hormone T_3 und T_4 (von dem die Schilddrüse am meisten produziert) sind für die Regulation des Stoffwechsels (s. *Metabolismus*) zuständig, d.h. für die chemische Aktivität in Zellen, die Energie aus Nahrungsmitteln freisetzen oder Energie verbrauchen, um andere Substanzen, wie z.B. Proteine, zu erzeugen. Bei Kindern sorgen diese Hormone auch für ein normales Körperwachstum und eine normale geistige Entwicklung.

Kalzitonin wirkt in Verbindung mit Parathormon (dem von den *Nebenschilddrüsen* gebildeten Hormon); beide zusammen sind für die Regulation der Kalziumspiegel im Körper verantwortlich.

REGULATION

T_3 und T_4

Die Bildung von T_3 und T_4 in der Schilddrüse wird über ein sog. negatives Rückkoppelungssystem durch die *Hypophyse* und den *Hypothalamus* gesteuert.

Kalzitonin

Die Bildung von Kalzitonin in der Schilddrüse wird direkt über die Blutkalziumspiegel gesteuert. Sind die Kalziumspiegel im Blut erhöht, wird die Kalzitoninbildung stimuliert, die wiederum eine Stimulation der Kalziumablagerung in den Knochen bewirkt und damit die Kalziumspiegel verringert; niedrige Blutkalziumspiegel hemmen die Kalzitoninausschüttung, was wiederum eine Zunahme der Kalziumspiegel zur Folge hat. Diese Feedback-Regulierung findet unabhängig von der Hypophyse und dem Hypothalamus statt.

MANGEL UND ÜBERSCHUSS

Eine ungenügende Produktion von S.n wird auch *Hypothyreose* genannt. Die Symptome sind Müdigkeit, spröde Haut, Haarausfall, Gewichtszunahme, Konstipation und Kälteempfindlichkeit. Im Kindesalter kann ein Mangel an S.n zu *Kretinismus* führen (gekennzeichnet

ERKRANKUNGEN DER SCHILDDRÜSE

Die Schilddrüsenfunktion wird von der Hypophyse und dem Hypothalamus aus gesteuert, deshalb können Unregelmäßigkeiten der Schilddrüsenfunktion auch auf eine Störung des hormonalen Hypothalamus-Hypophysen-Kontrollsystems zurückgehen. Die Symptome der Schilddrüsenerkrankungen erklären sich aus einer Überproduktion (*Hyperthyreose*) oder Unterproduktion an Schilddrüsenhormonen (*Hypothyreose*) bzw. aus einer Vergrößerung oder Fehllage der Drüse. Zu den häufigsten Störungen der Schilddrüsenfunktion zählen *Myxödem, Basedow-Krankheit* und *Hashimoto-Thyr(e)oiditis.* Ein *Kropf* (Vergrößerung der Schilddrüse) muß nicht in jedem Fall durch eine Störung der Schilddrüsenfunktion bedingt sein.

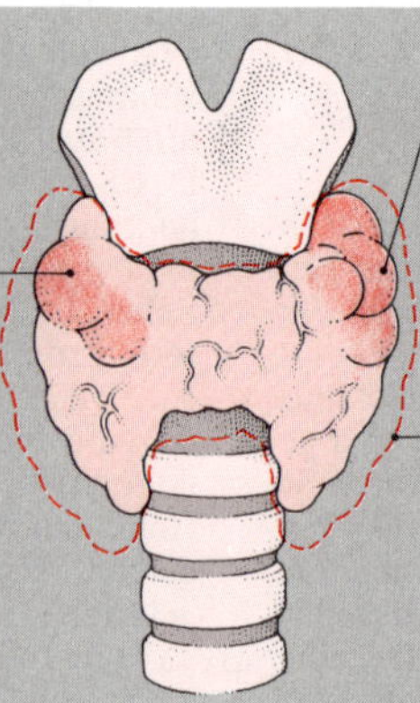

ANGEBORENE FEHLBILDUNGEN UND STÖRUNGEN

In seltenen Fällen fehlt die Schilddrüse bei der Geburt ganz, was schweren *Kretinismus* zur Folge hat. Häufiger treten angeborene Fehlbildungen jedoch in Form einer unterentwickelten oder schlecht entwickelten Schilddrüse auf, bei der zwar genügend hormonproduzierendes Gewebe vorhanden ist, damit es nicht zu Kretinismus kommt, jedoch nicht genug, um eine normale Hormonproduktion zu gewährleisten. Unbehandelt kann dies zur Entwicklung eines juvenilen Myxödems führen. Manchmal entwickelt sich die Schilddrüse an einer falschen Stelle im Hals; in seltenen Fällen kann dies Atem- und Schluckbeschwerden verursachen.

GENETISCHE STÖRUNGEN

Aufgrund einer genetischen Störung kann die Hormonbildungsfähigkeit der Schilddrüse möglicherweise eingeschränkt sein. Niedrige Schilddrüsenhormonspiegel im Blut können von einer stark gesteigerten Sekretion von Thyreotropin (TSH) in der Hypophyse herrühren, was in der Folge zu einer Vergrößerung der Schilddrüse führt. Dies ist eine mögliche Ursache für die Entstehung eines Kropfes.

INFEKTION

Eine Infektion der Schilddrüse ist zwar selten, kann jedoch als Komplikation einer Infektion an einer anderen Stelle im Körper auftreten. Zur Behandlung einer so entstandenen *Thyr(e)oiditis* können *Antibiotika* nötig sein. Bildet sich ein Abszeß, so kann eine kleine Operation zu dessen Öffnung und Drainage erforderlich sein. Eine Virusinfektion der Schilddrüse kann vorübergehend zu Hyperthyreose und starken Schmerzen in der Schilddrüse führen.

TUMOREN

Schilddrüsentumoren können gut- oder bösartig sein. *Adenome* der Schilddrüse sind gutartige Tumoren, die Schilddrüsenhormone produzieren können, manchmal sogar so viele, daß es zur Entwicklung einer Hyperthyreose kommt. *Schilddrüsenkarzinome* unterscheiden sich stark im Hinblick auf Größe und Bösartigkeit. Sie treten relativ selten auf, ein Verdacht ist jedoch gerechtfertigt, wenn ein einzelner fester oder harter Knoten in der Schilddrüse gefühlt werden kann. Ein spezielles Schilddrüsenkarzinom scheidet das Hormon Kalzitonin ab.

AUTOIMMUNKRANKHEITEN

Eine Ausprägung von Schilddrüsenüberfunktion ist die Basedow-Krankheit, deren Hauptmerkmal eine Hyperthyreose ist. Es wird angenommen, daß diese Krankheit auf die Bildung eines "Autoantikörpers" zurückgeht, der die Schilddrüse zu einer übermäßigen Hormonsekretion stimuliert. Häufig wird auch ein Zusammenhang zwischen Autoantikörper und anderen Schilddrüsenfunktionsstörungen, besonders der Hashimoto-Thyr(e)oiditis, gesehen, bei der die Antikörper die Schilddrüsenzellen angreifen.

MYXÖDEM

Ein Mangel an Schilddrüsenhormonen (Hypothyreose) kann durch eine Hashimoto-Thyr(e)oiditis oder eine Atrophie der Schilddrüse bedingt sein oder von der Behandlung einer Hyperthyreose herrühren. In der Folge kommt es zur Entwicklung eines Myxödems, einer Krankheit, bei der die Haut spröde und aufgeschwemmt und die Gesichtszüge grob entstellt werden (aufgedunsenes Gesicht und schlitzförmig verschmälerte Augen). Andere häufige Begleiterscheinungen sind Konstipation, Kälteempfindlichkeit und Erschöpfung. In vielen Fällen ist die Entstehungsursache für Myxödem unbekannt.

HORMONSTÖRUNGEN

Schwankende Hormonspiegel in der Pubertät und Schwangerschaft lassen relativ häufig einen kleinen Kropf entstehen, der im allgemeinen wieder verschwindet, wenn sich die Hormonspiegel wieder normalisieren.

Eine Hyperthyreose aufgrund einer TSH-Überproduktion durch die Hypophyse ist zwar selten, kann jedoch infolge eines Hypophysentumors zustande kommen.

ERNÄHRUNGSBEDINGTE STÖRUNGEN

Da zur Produktion der Schilddrüsenhormone Jod gebraucht wird, kann Jodmangel zur Entstehung eines Kropfes führen. Schwerer Jodmangel bei Kindern kann Myxödem zur Folge haben. Diesen Problemen kann durch Verwendung von jodiertem Speisesalz entgegengewirkt werden.

STRAHLUNG

Bestrahlungen des Kopfes oder Halses erhöhen die Wahrscheinlichkeit für die Entstehung von Schilddrüsentumoren; allerdings kann es 25 Jahre oder länger dauern, bis sich solche Tumoren entwickeln.

UNTERSUCHUNGMETHODEN

Besteht Verdacht auf eine Störung der Schilddrüsenfunktion, wird im allgemeinen zuerst die Krankheitsvorgeschichte zu Rate gezogen und eine allgemeine Untersuchung vorgenommen. Außerdem können Blutproben zur *Schilddrüsenfunktionsprüfung* genommen werden, bei denen die Spiegel der Schilddrüsen- und Hypophysenhormone bestimmt werden. Die Schilddrüse selbst kann durch verschiedene *Schilddrüsenszintigraphie*-Methoden aufgenommen werden. In manchen Fällen, wie z.B. Verdacht auf einen Schilddrüsentumor, wird eine Feinnadel-*Biopsie* zur Entnahme einer Gewebeprobe aus der Schilddrüse durchgeführt, die unter dem Mikroskop danach genau untersucht wird.

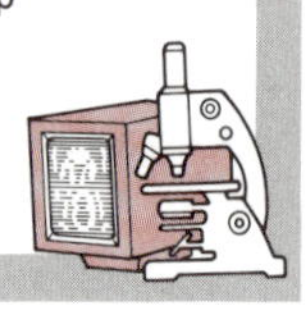

S

durch schwere Entwicklungsverzögerungen, grobe Gesichtszüge und geistige Behinderung).

Schilddrüsenkarzinom

Karzinome der *Schilddrüse* sind relativ selten und machen nur etwa ein Prozent aller Krebserkrankungen aus. In den meisten Fällen ist die auslösende Ursache unbekannt, obwohl diese Krebsform häufig im Zusammenhang mit Verseuchung durch radioaktiven Niederschlag gesehen wird. S.e haben eine der höchsten Heilungsraten von allen Krebstypen.

SYMPTOME UND ANZEICHEN

Ein S. manifestiert sich im allgemeinen zuerst als einzelner, fester Knoten im Hals. Der Tumor kann langsam oder schnell wachsen, je nach Krebstyp oder teilweise auch Alter der Patienten (in der Regel scheint das Wachstum bei Jugendlichen langsamer zu sein). S.e verursachen meist keine Schmerzen; Symptome machen sich erst bemerkbar, wenn die Tumoren gegen angrenzende Gebiete im Hals drücken. Symptome können sein: Heiserkeit oder Verlust der Stimme durch Druck des Tumors auf die Nerven des Kehlkopfes (Larynx) oder Schluckbeschwerden und Atemnot durch Druck auf den Rachen (Pharynx). Eine häufig im Frühstadium auftretende Ausbreitung des Krebses auf die Lymphknoten führt zu deren Vergrößerung.

Bereits länger bestehende Karzinome sind im allgemeinen hart, haben eine unregelmäßige Form und sind meist fest mit dem angrenzenden Gewebe im Hals verwachsen.

DIAGNOSE

Bei der ersten ärztlichen Untersuchung kann nicht zwischen einem gutartigen und einem bösartigen Knoten unterschieden werden. Deshalb werden von einzelnen S.en meist Strichrasterbilder angefertigt (s. *Schilddrüsenszintigraphie)*. In manchen Fällen wird auch Gewebe zur mikroskopischen Analyse entweder durch Feinnadel-*Biopsie* oder operativ entnommen. Finden sich mehrere Knoten, sind sie mit größerer Wahrscheinlichkeit gutartig als bösartig.

THERAPIE

Die Therapie besteht in der Regel in einer totalen *Thyreoidektomie* (operative Entfernung der ganzen Schilddrüse); gelegentlich ist es auch nötig, angrenzendes Gewebe mitzuentfernen. Der Verlust des Schilddrüsengewebes bedeutet einen Mangel an natürlich produzierten *Schilddrüsenhormonen*, d.h., die Patienten müssen meist für den Rest ihres Lebens Thyroxin einnehmen. Eine solche Substitutionsbehandlung trägt gleichzeitig zur Kontrolle des *Metastasen*-Wachstums bei (sekundärer Krankheitsherd).

In nahezu allen Fällen wird zur Nachbehandlung nach der Operation radioaktives *Jod* gegeben. Da es selektiv aufgenommen und in der Schilddrüse konzentriert wird, hat radioaktives Jod den Vorteil, daß es zwar jedes verbliebene Krebsgewebe zerstört, das normale Körpergewebe jedoch nicht schädigt. Diese Behandlung kann in Abständen von ein bis fünf Jahren wiederholt werden, wenn bösartige Gewebeüberreste entdeckt werden.

PROGNOSE

Wird ein S. in einem frühen Stadium diagnostiziert und behandelt (auch wenn es sich bereits lokal ausgebreitet hat), sind die Heilungsaussichten im allgemeinen gut.

Schilddrüsenszintigraphie

Bildgebendes Verfahren zur Feststellung von Bau, Lage und Funktion der *Schilddrüse*. Zur Aufdeckung von Funktionsstörungen der Schilddrüse wird im allgemeinen die Methode der *Radioisotopen-Untersuchung* oder *Szintigraphie* verwendet, doch in manchen Fällen kann auch *Ultraschall-Diagnostik* ausreichend sein.

WIE ES GEMACHT WIRD

Zur Radioisotopen-Untersuchung wird den Patienten ein Radioisotop oder Radionuklid (kurzlebige radioaktive Substanz) entweder injiziert oder oral verabreicht, und nach einer gewissen Zeit werden dann mit einer Gamma-Kamera Bilder des zu untersuchenden Gewebes aufgenommen (Szintigramme). Das Radioisotopenpräparat enthält in der Regel eine winzige Dosis speziell präparierten *Technetiums* oder *Jods*, die beide zwar gierig von dem Schilddrüsengewebe auf-

REGELKREISE DER SCHILDDRÜSENHORMONPRODUKTION

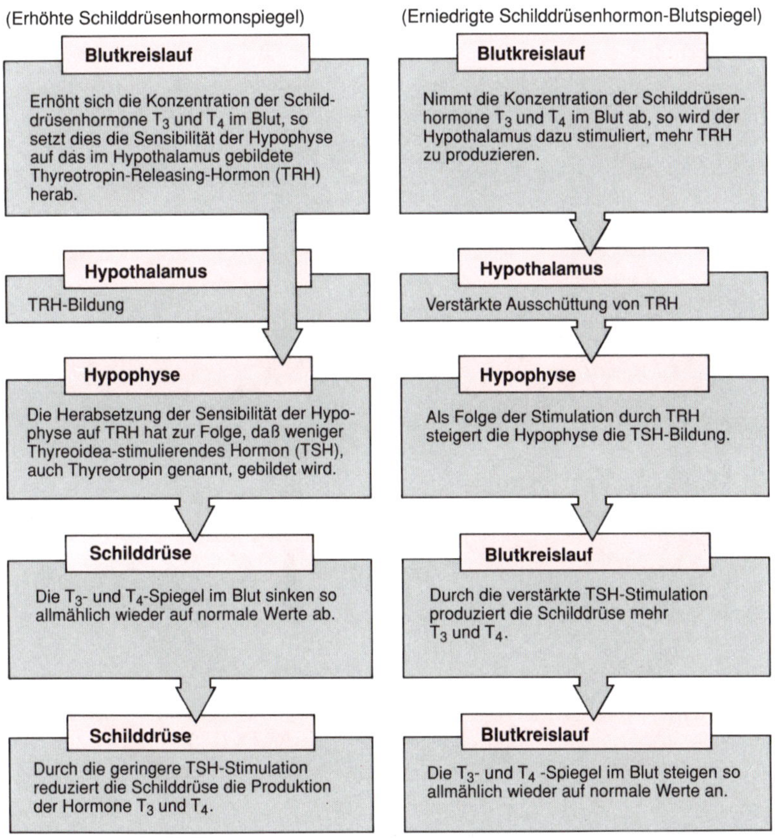

Weshalb eine solche Kontrolle nötig ist

Die Konzentrationen der in der Schilddrüse gebildeten Hormone T_3 (Trijodthyronin) und T_4 (Thyroxin) im Blut müssen in sehr engen Grenzen gehalten werden, da es sonst zu einer Hyperthyreose oder einer Hypothyreose kommt. Die oben aufgezeigten Regelkreise sorgen dafür, daß dieses Gleichgewicht erhalten bleibt, doch verschiedene Krankheiten können störend darauf einwirken.

S

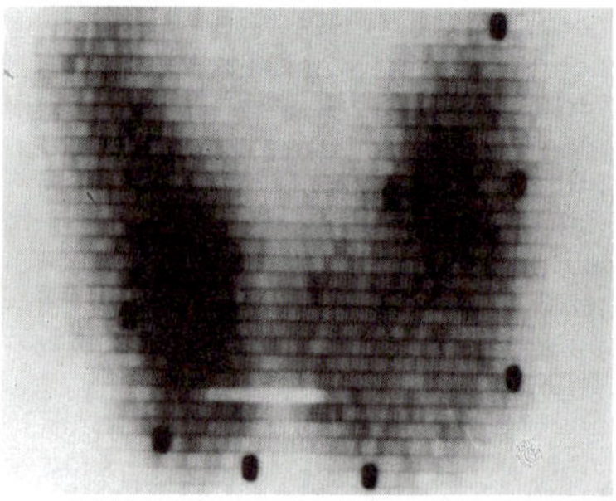

Schilddrüsenszintigraphie
Auf diesem Szintigramm stellen die unscharf begrenzten dunkleren Stellen hyperaktives Schilddrüsengewebe dar (Schilddrüsenüberfunktion). Die kleinen schwarzen Ovale sind Markierungen.

genommen werden, jedoch kaum von irgendeinem anderen Körpergewebe.

Zur Ultraschall-Diagnostik wird ein Transducer, der Hochfrequenzschallwellen produziert, die in das Gewebe eindringen, über die Haut vor der Schilddrüse hin und her bewegt. Die Echo-Effekte dieser Schallwellen werden dann elektronisch in ein Bild umgewandelt.

WARUM ES GEMACHT WIRD

Mit Hilfe einer S. kann die Lage jedes funktionstüchtigen Schilddrüsengewebes nachgewiesen werden; es kann damit also erkannt werden, ob die Schilddrüse möglicherweise eine unnatürliche Lage hat oder gar völlig fehlt. Anhand des Szintigramms kann außerdem die Menge des von der Schilddrüse aufgenommenen Radioisotops aufgezeigt werden, was wiederum den Nachweis liefern kann, ob eventuell eine *Hyperthyreose* (Schilddrüsenüberfunktion) oder eine *Hypothyreose* (Schilddrüsenunterfunktion) vorliegt.

Darüber hinaus kann eine Bildaufzeichnung durch S. Aufschluß darüber geben, ob ein Schilddrüsenknoten oder -tumor bösartig oder gutartig ist, und ob es sich um einen sog. heißen oder kalten Knoten handelt. Mit Hilfe dieses Verfahrens kann auch bösartiges Schilddrüsengewebe erkannt werden, das sich in andere Körperbereiche ausgebreitet hat; es stellt damit ein wichtiges Hilfsmittel zur Planung und Abschätzung der Behandlung von *Schilddrüsenkarzinomen* dar.

Die Ultraschall-Diagnostik ist in dieser Hinsicht nur bedingt geeignet, denn sie kann nur die Struktur des Schilddrüsengewebes aufzeigen. Sie ist jedoch nützlich, um zu untersuchen, ob ein *Kropf* fest, zystisch (mit Flüssigkeit gefüllt) oder eine Mischung aus beidem ist.

Schilddrüsenüberfunktion

s. *Hyperthyreose*

Schimmelpilze

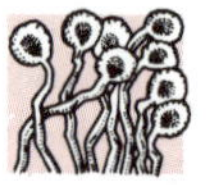

Bei feuchter Wärme gut gedeihende Pilze verschiedener Gattungen (s. *Pilze*), die als vielzellige, fädenbildende Kolonien auftreten. Bestimmte Schimmelpilze (sog. Pinselschimmel) stellen das Ausgangsprodukt für die Herstellung von Antibiotika dar, zum Beispiel *Penicillin*. Andere können hingegen Krankheiten, wie z.B. *Aspergillose*, auslösen.

Schistosoma

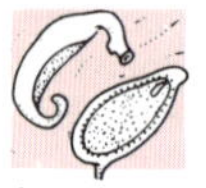

(*F.* Bilharzia) Gattung platter Saugwürmer. Drei Arten von S. treten als Parasiten beim Menschen auf und sind Erreger von verschiedenen Formen der tropischen Krankheit *Schistosomiasis* (Bilharziose).

Schistosomiasis

In den meisten tropischen und subtropischen Ländern vorkommende Parasiteninfektion, auch Bilharziose genannt, von der weltweit über 200 Millionen Menschen betroffen sind.

URSACHEN UND VORKOMMEN

Die Krankheit wird von drei verschiedenen Arten platter Saugwürmer, den sog. Schistosomen, ausgelöst, die beim Baden und Herumwaten in verseuchten Seen, Flüssen und Bewässerungssystemen in den Körper des Menschen gelangen (v.a. aber auch beim Trinken verseuchten Wassers). Verschiedene Formen der Schistosomen (Zerkarien) können in die Haut des Badenden eindringen und sich im Körper zu erwachsenen Würmern entwickeln (s. Diagramm "Schistosomiasis-Befallszyklus"). Die von den Weibchen produzierten Eier können Entzündungsreaktionen auslösen, die wiederum andere Symptome zur Folge haben können.

Infolge des Parasitenbefalls kommt es zu Blutungen, Geschwürbildung und *Fibrose* (Gewebeverwachsungen) in der Blase oder an den Darmwänden. Die Erreger können jedoch auch in anderen Organen, wie der Leber, Entzündungen und Fibrose hervorrufen.

SYMPTOME

Die Symptome können sehr unterschiedlich sein. Bei manchen Personen wer-

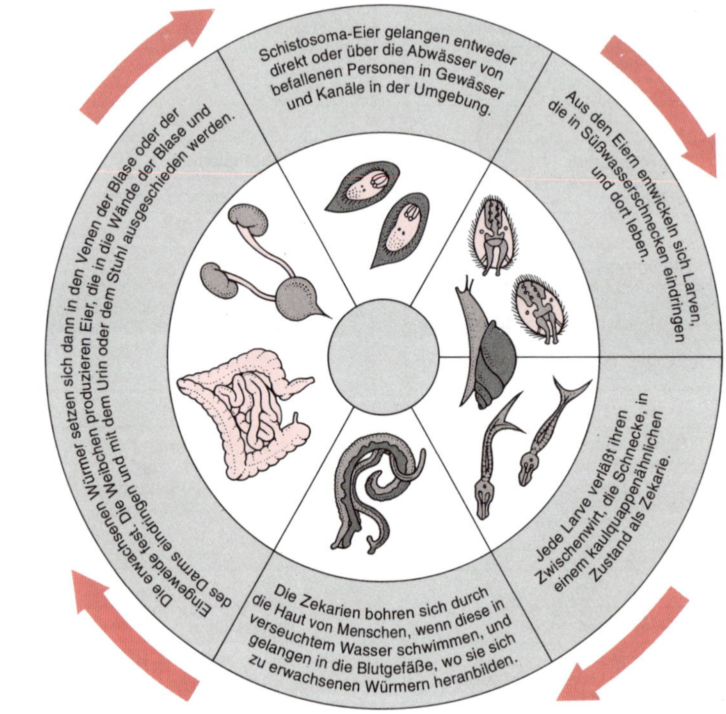

Schistosomiasis-Befallszyklus
Von dieser Krankheit sind viele Menschen in weiten Teilen der Tropen und Subtropen, z.B. dem Niltal in Ägypten, betroffen. Auf vielerlei Weise wurde versucht, den Zyklus der Schistosomiasis in den betroffenen Gebieten zu durchbrechen, allerdings mit unterschiedlichem Erfolg. Zu den erprobten Methoden zählen u.a. strikte Hygienevorschriften und Bekämpfung von Süßwasserschnecken.

den keinerlei Symptome ausgelöst, andere werden hingegen sehr krank und haben mit schweren Komplikationen zu kämpfen.

Als erstes Symptom kommt es im allgemeinen zu Hautkribbeln und juckendem Hautausschlag an der Stelle, an der die Zerkarien in die Haut eingedrungen sind. Viele Wochen später, wenn die erwachsenen Würmer anfangen, Eier zu produzieren, kann es zu einer grippeähnlichen Erkrankung – bisweilen mit schwerem Verlauf – kommen, die sich durch hohes Fieber, Schüttelfrost, Gliederschmerzen und anderweitige Schmerzen manifestiert. In der Folge können Symptome wie Blutbeimengungen im Urin und Stuhl, Schmerzen im Unterbauch oder Lendenbereich und Vergrößerung der Leber, der Milz oder auch beiden Organen auftreten.

Als Komplikationen eines chronischen Befalls mit S.-Parasiten kann es zu *Leberzirrhose, Blasentumoren* und *Nierenversagen* kommen.

DIAGNOSE UND THERAPIE

Die Diagnose wird im allgemeinen anhand eines speziellen Bluttests zum Nachweis von Parasiten-*Antikörpern* und mikroskopischer Untersuchung einer Urin- oder Stuhlprobe zum Nachweis von Eiern gestellt.

Seit Anfang der 80er Jahre wurde die Behandlung von S. durch die Einführung von *Praziquantel* (z.B. Biltricide ® +) revolutioniert, von dem eine einzige Dosis genügt, um die Saugwürmer abzutöten und damit eine weitergehende Schädigung der inneren Organe zu verhindern oder wenigstens einzudämmen.

VORBEUGUNG

Da für diese Krankheit kein Impfstoff zur Verfügung steht, wird Besuchern von S.-Gebieten (fast alle tropischen und subtropischen Länder) in der Regel empfohlen, nicht in Seen, Flüssen oder Bewässerungssystemen zu baden oder herumzuwaten.

Die Bekämpfung dieser Krankheit beschränkt sich auf die Anlegung und Benutzung von Latrinen zur Vermeidung der Verseuchung von Inlandgewässern. In China und anderen Ländern konnten darüber hinaus gewisse Erfolge durch Maßnahmen zur Bekämpfung von Süßwasserschnecken (die als Zwischenwirte fungieren), Aufklärung der Bevölkerung und durch strikte Hygienevorschriften erzielt werden.

Schizoide Persönlichkeitsstörung

Unfähigkeit, mit anderen Menschen normale soziale Beziehungen zu unterhalten. Menschen mit einer schizoiden Persönlichkeit, die meist schon von Kindheit an erkennbar ist, werden oft als "Einzelgänger" bezeichnet und haben nur wenige oder gar keine Freunde. Sie sind ausgesprochen exzentrisch, und es scheint ihnen an menschlicher Wärme und Fürsorge für andere zu fehlen. Häufig machen sie einen distanzierten, gleichgültigen Eindruck, als würden sie die Aktivitäten des alltäglichen Leben nichts angehen.

Etwa bei 10 Prozent der Personen, bei denen eine schizoide Persönlichkeit diagnostiziert wird, kommt es in der Folge zur Entwicklung einer *Schizophrenie.* Nicht alle Schizophrenen haben indessen vorher eine schizoide Persönlichkeit. Obwohl die soziale Kontaktfähigkeit und beruflichen Aussichten von schizoiden Menschen deutlich beeinträchtigt sind, gelingt es manchen Menschen mit einer s.n P. einem Beruf, bei dem sie für sich alleine arbeiten können, nachzugehen.

Schizophrenie

Oberbegriff für eine Reihe von Psychosen, die durch Denk-, Affekt- und Verhaltensstörungen gekennzeichnet sind. S. wird manchmal auch als "gespaltene Persönlichkeit" bezeichent, da die Gedanken und Gefühle der Betroffenen meist keinen klaren, logischen Zusammenhang haben. Die Krankheit sollte jedoch nicht verwechselt werden mit der *alternierenden Persönlichkeit* (oder Bewußtseinsspaltung). S. ist eine Behinderung mit langfristigem Verlauf, die fast immer in eine chronische Erkrankung und ein gewisses Maß an Persönlichkeitsveränderung mündet.

HÄUFIGKEIT

S. ist die am häufigsten auftretende psychotische Krankheit mit einer durchgängigen *Prävalenz* von ca. 1 Prozent weltweit. Aus ungeklärten Gründen konzentriert sich jedoch das Vorkommen auf bestimmte geographische Gebiete und Bevölkerungsgruppen, die im Zentrum von großen Städten leben. Die Krankheit manifestiert sich im allgemeinen zwischen dem 15. und 30. Lebensjahr und setzt bei gleicher geschlechtlicher Verteilung bei Frauen in der Regel etwa fünf Jahre später ein als bei Männern.

URSACHEN

Es konnte gezeigt werden, daß eine erbliche Disposition bei der Entstehung von S. eine gewisse Rolle spielt. Bei Verwandten ersten Grades (z.B. Eltern, Kindern und Geschwistern) von Schizophrenen beträgt die Wahrscheinlichkeit einer Erkrankung etwa 10 Prozent; bei weiter entferntem Verwandtschaftsgrad ist das Risiko geringer. Sind beide Elternteile einer Person oder ein eineiiger Zwilling von S. betroffen, liegt die Wahrscheinlichkeit einer Erkrankung etwa bei 50 Prozent. Doch auch andere Faktoren außer der erblichen Disposition müssen eine Rolle spielen, sonst würden unweigerlich immer beide eineiigen Zwillinge zu S. neigen.

Biologische Studien haben gezeigt, daß auch verschiedene Störungen der Gehirnfunktion, wie z.B. *Temporallappen-Epilepsie*, *Hirntumoren* und *Encephalitis,* in einem gewissen Zusammenhang mit schizophrenen Symptomen stehen. Anhand von verschiedenen Gehirnaufzeichnungsmethoden, besonders *Computertomographie* und *Positron*enemissionstomographie (*PET*), konnten bei Schizophrenen Struktur- und Funktionsanomalien des Gehirns nachgewiesen werden. Darüber hinaus konnte gezeigt werden, daß bestimmte Substanzen, wie z.B. *Amphetamine*, eine S. auslösen können, und daß Präparate, die die Wirkung von *Dopamin* hemmen, häufig zu einer Abschwächung der schizophrenen Symptome führen.

Es gilt als ziemlich wahrscheinlich, daß S. durch persönlichen Streß im Leben eines Menschen noch verstärkt wird.

SYMPTOME

S. kann schleichend beginnen, indem eine Person langsam immer stärker introvertiert wird, sich von der Außenwelt abkapselt und dabei gleichzeitig ihre Antriebskraft und Motivation immer mehr verliert. Möglicherweise wird die Veränderung von anderen oft monate- oder gar jahrelang nicht bemerkt, bis schließlich offensichtlich wird, daß die Person unter *Wahn* (falschen Ideen und Überzeugungen, die durch logische Argumentation nicht korrigierbar sind) oder *Halluzinationen* (Sinnestäuschungen, die nicht durch entsprechende äußere Sinnesreize hervorgerufen werden) leidet. In anderen Fällen setzt die S. plötzlicher ein, meist infolge einer äußeren Streßsituation.

Wahnvorstellungen können ganz verschiedene Formen annehmen und von einzelnen Ideen, wie zum Beispiel der Überzeugung, man sei Jesus oder Napoleon, bis zu ausgefeilten, komplizierten Wahnsystemen reichen, bei denen Alltagsobjekten oder alltäglichen Ereignissen eine ganz spezielle Bedeutung beigemessen wird. Die paranoide S. ist besonders gekennzeichnet durch Größenwahn, Verfolgungswahn und krankhafte Eifersucht.

Halluzinationen werden häufig in Form von Stimmen erlebt, die das Verhalten oder Gedanken kommentieren, gelegentlich auch in Form von Gesprächen, bei denen die betroffene Person als "er" oder "sie" bezeichnet wird. Diese Art von akustischer Halluzination, bei dem die Person einem Gespräch zuhört, bei dem über sie in der 3. Person gesprochen wird, tritt ausschließlich bei S. auf. Echte visuelle Halluzinationen sind in der westlichen Welt selten, doch zu einer Verzerrung der optischen Wahrnehmung kommt es häufiger; Gesichter oder Gegenstände können plötzlich schärfer wahrgenommen werden oder ihre Gestalt verändern. Häufig treten auch bestimmte Körperempfindungen wie Kribbeln auf.

Die meisten Schizophrenen leiden zusätzlich unter einer Reihe von Denkstörungen, die sie daran hindern, sich zu konzentrieren und klare Gedanken zu fassen. Sie beschreiben ihren Zustand häufig, als würden ihre Gedanken blokkiert oder durch irgendeine äußere Kraft in ihren Kopf hineinversetzt oder aus ihrem Kopf herausgezogen. Manchmal kommt es ihnen so vor, als würden ihre Gedanken an andere Menschen ausgesendet.

Das verwirrte Denken drückt sich in Form von unzusammenhängendem Gebrabbel und Wortfetzen aus. Assoziationsstörungen lassen den Schizophrenen ständig von einem Thema zum anderen springen, die nichts miteinander zu tun zu haben scheinen. Die Unfähigkeit zu abstraktem Denken fördert häufig bizarre Antworten auf Fragen zutage. Als man z.B. ein Mädchen fragte, warum sie sich immer im Kreise drehe, antwortete sie, daß sie sich wie ein Knoten fühle und sich anstrenge, sich zu entwirren. In manchen Fällen wird die Sprache völlig unkoordiniert, und es kommt nur noch ein "Wortsalat" aus seltsamen Phrasen, *Neologismen* (erfundenen Wörtern) und zusammenhanglosen Silben heraus.

Bei einer seltenen S.form kann es auch zu Katatonie kommen. Menschen, die unter einer katatonen S. leiden, nehmen manchmal längere Zeit eine starre Haltung ein oder haben Ausbrüche mit sich ständig wiederholenden Bewegungen.

Besonders in den Anfangsstadien gehen die Symptome einer *bipolaren Depression* (manisch-depressive Erkrankung) mit der S. einher. Bei fortschreitender Erkankung kommt es jedoch zu schwerer Gefühlsverarmung, zu immer stärkerem Rückzug von anderen Menschen und zu einem nachlassenden Interesse an Hobbys und anderen Beschäftigungen. Das Verhalten wird exzentrischer, und Vernachlässigung der eigenen Person ist gewöhnlich die Folge.

DIAGNOSE

Um die Diagnose einer S. stellen zu können, muß die Person ständige Anzeichen eines tiefgreifenden Realitätsverlustes aufweisen und nachgewiesenermaßen mindestens sechs Monate irgenwann in ihrem Leben an Ich-Erlebensstörungen und *Depersonalisation* gelitten haben. In diesem Zeitraum von 6 Monaten müssen mindestens einmal Anzeichen für Halluzinationen, Wahnideen oder deutliche Denkstörungen vorgelegen haben.

THERAPIE

Die Hauptbehandlungsform besteht in der Gabe von *Neuroleptika*, wie etwa Chlorpromazin, die die Symptome abschwächen und die Person dadurch für eine *Psychotherapie* zugänglicher machen. Manche Neuroleptika können als *Depotinjektionen* mit Langzeitwirkung verabreicht werden. Die medikamentöse Behandlung hat zwar den Vorteil, die offensichtlicheren Symptome der S. zu unterdrücken, kann jedoch Nebenwirkungen, besonders *Dyskinesie* (Störung von muskulären Bewegungsabläufen) und Tremor, hervorrufen.

Schizophrene können zwar anfänglich stationär behandelt werden, kehren jedoch im allgemeinen nach dem Abklingen der schwersten Symptome wieder in ihre gewohnte Lebenssituation und Gemeinschaft zurück. Die Einrichtung von geeigneten Betreuungszentren, Wohn- und Beschäftigungsstätten kann jedoch sehr zur Kontrolle der Symptome, größerer Selbstsicherheit der Kranken, Verhinderung eines Rückfalls und Abbau der Vorurteile gegenüber Menschen mit einer psychischen Krankheit beitragen. Lebt der Schizophrene zu Hause, so sollte die Familie mit Rat und Tat durch geeignete Betreuer unterstützt werden, da das Zusammenleben mit manchen schizophrenen Personen bisweilen äußerst schwierig sein kann. Bei einem gewissen Prozentsatz von Schizophrenen kann es zu Rückfällen kommen, besonders dann, wenn die Medikamente nicht regelmäßig eingenommen werden.

PROGNOSE

Obwohl etwa 10 Prozent der Personen, die eine S. entwickeln, das ganze Leben lang schwer behindert bleiben, können die meisten nach einer Behandlung wieder ein mehr oder weniger selbständiges Leben führen. Etwa 30 Prozent können wieder in das Alltagsleben zurückkehren und einen ganz normalen Beruf ausüben.

Die spezielle Ausprägung der Krankheit spielt für die Bestimmung der Heilungsaussichten eine entscheidende Rolle. Sowohl Personen, die außer der S. gleichzeitig manisch-depressive Züge aufweisen, als auch solche mit einer katatonen S. können in der Regel wieder ganz gesund werden. Paranoide Schizophrene sind häufig aufgrund der Erhaltung ihrer Persönlichkeitsstruktur in der Lage, gut zu funktionieren, auch wenn sie meist ziemlich exzentrische Zeitgenossen sind. Langsam entstehende S., die in der Pubertät beginnt, kann häufig zu schwerer Behinderung führen.

Obwohl die heute zur Verfügung stehenden Medikamente die Aussichten für Schizophrene verbessert haben, führt fehlende und unsachgemäße Betreuung in unserer Gesellschaft häufig zu Rückfällen, Verwahrlosung, Obdachlosigkeit oder Inhaftierung.

Schlachthausfieber

s. *Q-Fieber*

Schlaf

Natürlicher Zustand verminderten Bewußtseins und reduzierten Stoffwechsels (s. *Metabolismus*). Der Mensch verbringt etwa ein Drittel seines Lebens mit Schlafen.

PHYSIOLOGIE

EEG-Aufzeichnungen der durch das Gehirn während des Schlafens produzierten elektrischen Impulse zeigen, daß es zwei verschiedene Typen von S. gibt, zum einen den REM-Schlaf (vom engl. **r**apid **e**ye **m**ovement = rasche Augenbewegungen), auch orthodoxer S. genannt, und den NREM-Schlaf (vom engl. **n**on **r**apid **e**ye **m**ovement = keine raschen Augenbewegungen), der auch als paradoxer S. bezeichnet wird. Diese beiden S.typen bilden über die ganze S.periode hinweg Zyklen von ca. 90 Minuten Dauer. Der NREM-Schlaf, der den Hauptanteil des S.es ausmacht, beginnt mit Schläfrigkeit; die Gehirnwellen werden allmählich immer langsamer und ihr Ausschlag größer, bis die Gehirnaktivität und die Stoffwechselvorgänge ihre niedrigste Stufe erreicht haben. In dieser Phase sind Träume selten.

Im REM-Schlaf wird das Hirn plötzlich elektrisch aktiver (mit einem Wellenmuster, das dem einer wachen Person gleicht), und die Temperatur und die Durchblutung nimmt zu. Die Augen bewegen sich rasch, und *Träume* setzen ein. Der REM-Schlaf unterbricht den NREM-Schlaf in periodischen Abständen. Die erste REM-Phase beginnt im allgemeinen etwa 90 bis 100 Minuten nach dem Einschlafen und dauert etwa 5 bis 10 Minuten. Die Dauer der REM-Schlafphasen nimmt im Laufe der Nacht zu. Die letzte der insgesamt vier bis fünf REM-Schlafphasen pro Nacht dauert etwa eine Stunde. Bei Säuglingen macht der REM-Schlaf noch ungefähr die Hälfte des ganzen Schlafes aus, bei Erwachsenen nur noch etwa ein Fünftel.

FUNKTION DES SCHLAFES

S. ist ein Grundbedürfnis des Menschen, wie durch die schädigenden Effekte von *Schlafentzug* leicht erkennbar ist. Bis heute ist jedoch noch nicht eindeutig nachgewiesen, worin der wohltuende Effekt von S. genau besteht oder weshalb manche Menschen (allerdings sind dies die Ausnahmen) nur ganz wenig schlafen und keine Nachteile davon haben. Neben der bekannten Theorie, daß das Hirn und die Stoffwechselvorgänge periodische Erholungsphasen benötigen, um effektiv funktionieren zu können, wird auch angenommen, daß Träumen nötig ist, damit das Hirn die Informationen ordnen kann, die es während der Wachphasen gesammelt hat.

SCHLAFBEDÜRFNIS

Der S.bedarf nimmt mit dem Alter ab. Ein einjähriges Kind braucht noch etwa 14 Stunden S., ein fünfjähriges ca. 12 Stunden und Erwachsene etwa sieben bis acht Stunden. Allerdings variiert die Dauer von Person zu Person beträchtlich: Manche Erwachsene brauchen 10 Stunden S. oder mehr am Tag, während andere mit nur etwa der Hälfte oder weniger auskommen. Mit zunehmendem Alter nimmt die Fähigkeit, lange Zeit am Stück zu schlafen, im allgemeinen ab. Ältere Menschen schlafen nachts gewöhnlich weniger als junge Erwachsene, dösen jedoch häufiger tagsüber ein.

SCHLAFSTÖRUNGEN

Allgemeine unterscheidet man vier verschiedene Arten von Schlafstörungen: Einschlaf- oder Durchschlafstörungen (s. *Insomnie*), Schwierigkeiten mit dem Wachbleiben (s. *Narkolepsie; Schlafapnoe*), Störungen des Schlaf-Wach-Zyklus, zum Beispiel bei Schichtarbeitern oder Menschen, die beim Reisen Zeitzonen überfliegen (s. *Jet-lag*), und andere schlafbeeinflussende Probleme (s. *Bettnässen; Pavor nocturnus; Schlafwandeln).*

Schlafapnoe

Episodisch während des *Schlafs* auftretende, vorübergehende Phasen von Atemstillstand von etwa 10 Sekunden Dauer oder mehr.

Menschen mit S. wissen häufig gar nicht, daß sie nachts irgendwelche Probleme haben, fühlen sich jedoch tagsüber sehr schläfrig und leiden unter Gedächtnis- und Konzentrationsschwäche. Dies kann Auswirkungen auf die Arbeit und auf das Verhalten gegenüber anderen Menschen haben. Bei Kindern können die schulischen Leistungen darunter leiden.

Eine schwere S. muß als potentiell ernsthafte Krankheit betrachtet werden, denn sie kann zu *Hypertonie* (Bluthochdruck), *Herzinsuffizienz* (verringerte Pumpleistung), *Myokardinfarkt* (Herzinfarkt) oder *Schlaganfall* führen.

ARTEN UND VORKOMMEN

Man unterscheidet im allgemeinen drei Arten von S.: die obstruktionsbedingte, zentralnervös bedingte und gemische S.

Obstruktionsbedingte Schlafapnoe

Am häufigsten vorkommende Form der S., die zwar generell bei jedem auftreten kann, meist jedoch Männer im mittleren Alter betrifft. Mindestens 1 Prozent der Männer sind in der Altersklasse zwischen 30 und 50 Jahren davon betroffen. Besonders übergewichtige Männer und starke Schnarcher leiden unter S. Tritt eine obstruktionsbedingte S. bei einem sehr fettleibigen Menschen auf, der ständig schläfrig ist, spricht man auch von einem *Pickwickier-Syndrom*. Obstruktionsbedingte S. wurde bisweilen auch mit dem plötzlichen, unerwarteten *Kindstod* in Zusammenhang gebracht.

Die häufigste Ursache für obstruktionsbedingte S. ist eine übermäßige Entspannung des weichen *Gaumens* im *Pharynx* (Rachen). Die Muskeln hängen durch und versperren die Luftzufuhr beim Schlafen.

Die Obstruktion der einströmenden Luft kann allerdings auch durch vergrößerte *Tonsillen* (Mandeln) oder *adenoide Vegetationen* (Polypen) oder durch eine besonders große Zunge oder einen kleinen Kiefer verursacht werden.

In allen Fällen hat jedoch die Behinderung der Luftzufuhr lautes Schnarchen zur Folge. Kann aufgrund einer vollständigen Obstruktion überhaupt keine Luft mehr einströmen, kommt es zu Atemstillstand. Dies löst im Gehirn ein Signal aus, wieder mit dem Atmen zu beginnen, und beim erneuten Einsetzen des Atems kommt es meist zu einem kurzen lauten Schnarcher, an dem die Person selbst kurz aufwachen kann.

Zentralnervös bedingte Schlafapnoe

Bei dieser Art der S. kommt es zu einem Atemstillstand, da das Zwerchfell und die Brustmuskulatur kurzfristig aufhören zu arbeiten, wahrscheinlich bedingt

SCHLAFZYKLEN

Das Gehirn steht nicht einfach still, wenn ein Mensch schläft, es findet eine Art Umorganisation der Aktivität in ihm statt. Mit Hilfe der Aufzeichnung von Hirnstromkurven kann gezeigt werden, daß diese Aktivität in bestimmten Zyklen abläuft.

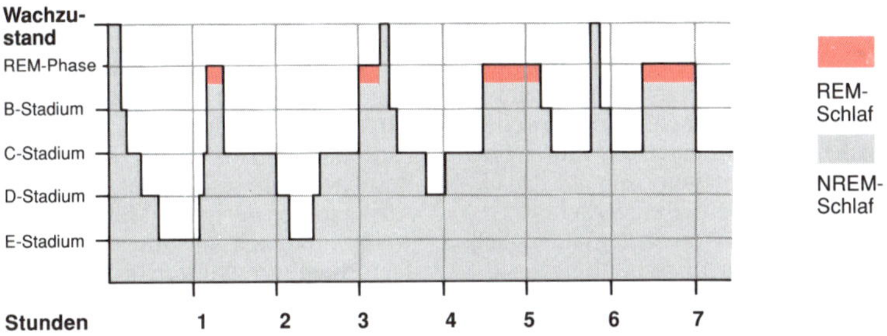

Schlafphasen

Es gibt zwei verschiedene Arten von Schlaf, den REM-Schlaf (rapid eye movement) und den NREM-Schlaf (non rapid eye movement). Sie können mit Hilfe eines EEGs oder anderer Aufzeichnungsmethoden nachgewiesen werden. Im Diagramm sind die vier NREM-Phasen mit den Unterbrechungen durch die REM-Phasen zu erkennen, die ein Schlafender in einer Nacht durchläuft.

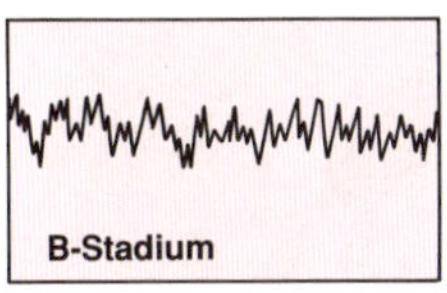

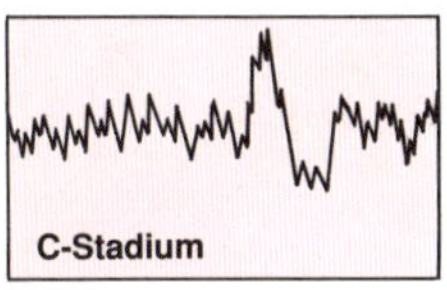

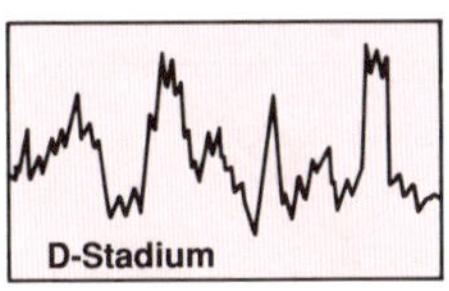

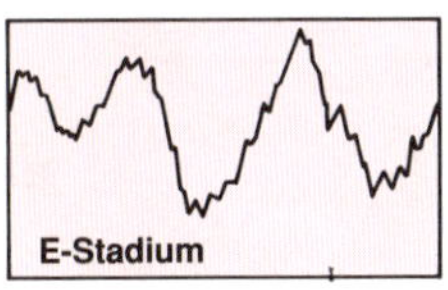

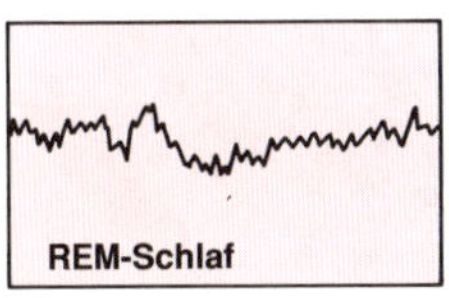

REM-Schlaf

Im EEG (links) werden die Hochfrequenzwellen niedrigen Ausschlags der REM-Phase deutlich. In der REM-Phase Aufgeweckte berichten oft von Träumen.

NREM-Schlaf

Manchmal auch orthodoxer Schlaf genannt. Macht bei Erwachsenen 80 Prozent des gesamten Schlafes aus. Der Schlaf wird in vier progressiven Stadien langsam immer tiefer, was auf dem EEG (links) durch Wellen zu erkennen ist, deren Ausschlag (Amplitude) immer größer und deren Frequenz (Zahl der Wellen pro Sekunde) immer geringer wird. Weckt man einen Schlafenden während dieser Phase auf, erzählt er meist, er habe über alltägliche Dinge "nachgedacht". Selten wird in dieser Phase von Träumen berichtet.

durch eine Störung der Atemsteuerung im Gehirn. Andere Ursachen können eine Lähmung des *Zwerchfells* und Erkrankungen im Bereich des *Hirnstamms* sein. Schnarchen steht bei dieser Form nicht im Vordergrund.

Gemischte Schlafapnoe

Darunter versteht man eine kombinierte Form von S. In der Regel kommt es zu einer kurzen Phase zentralnervös bedingter und danach zu einer längeren Phase obstruktionsbedingter Apnoe.

THERAPIE

Übergewichtigen Personen wird eine Gewichtsreduktion empfohlen. Alkohol und Schlafmittel sollten vermieden werden, da beide den Atemmechanismus beeinflussen und die S. noch verstärken können. In leichteren Fällen kann die Einnahme von tricyclischen *Antidepressiva* ausreichend sein. Patienten mit einer schweren S. kann durch kontinuierliche Beatmung gegen erhöhten Druck (CPAP=continuous positive airway pressure) geholfen werden, bei der Luft aus einem Kompressor über eine über der Nase getragene Maske in die Atemwege gepumpt wird. Allerdings kann auch *Beatmung* bei Nacht nötig sein.

In manchen Fällen muß die Atemwegsverlegung operativ beseitigt werden. Dies kann je nach Ursache der Behinderung der Luftzufuhr durch *Tonsillektomie* (Entfernung der Mandeln), *Adenotomie* (Entfernung der Polypen) oder *Tracheostomie* (Eröffnung der Luftröhre, damit die Luft direkt in die Lungen strömen kann) geschehen. In extremen Fällen wird ärztlicherseits auch manchmal eine sog. UPPP-Operation (Uvulopalatopharyngoplastik) zur Verkürzung des weichen Gaumens empfohlen.

Schlafentzug

Ungenügende Menge an *Schlaf.* Studien mit freiwilligen Probanden, die weniger als drei Stunden pro Nacht schliefen, haben gezeigt, daß zuwenig Schlaf zu Gereiztheit und deutlicher Abnahme der Konzentrationsfähigkeit führen kann.

Bei Menschen, die über einen längeren Zeitraum hinweg nur wenig oder gar nicht schlafen, läßt sowohl die Konzentrationsfähigkeit als auch die berufliche Leistungsfähigkeit allmählich immer mehr nach, da sie am Tage ständig kurz eindösen. Bei Epileptikern treten nach S. häufiger Anfälle (s. *Iktus*) auf. Nach einem S. von drei Tagen oder mehr kommt es bisweilen zu optischen und akustischen *Halluzinationen* und in manchen Fällen auch zu *Paranoia*.

S. wurde in der Vergangenheit häufig als Mittel zu Gehirnwäsche angewandt, sowie als Foltermittel, um Geständnisse herauszupressen.

Schlaffheit

s. *Atonie*

Schlafkrankheit

Schwere Infektionskrankheit im tropischen Afrika, die durch das parasitische Protozoon (Einzeller) *TRYPANOSOMA BRUCEI* ausgelöst wird. Die Krankheit ist auch als afrikanische Trypanosomiasis bekannt.

Es gibt zwei verschiedene Formen der S. Die eine kommt in West- und Zentralafrika vor und wird von Mensch zu Mensch übertragen. Die andere tritt vor allem in Ostafrika auf und betrifft im allgemeinen nur wilde Tiere; gelegentlich stecken sich jedoch auch Menschen an. Beide Formen der S. werden durch die Tsetsefliege übertragen, die Menschen und Tiere durch ihre Stiche mit den Protozoen infiziert. Im Menschen vermehren sich die Parasiten und breiten sich über die Blutbahn bis zu den Lymphknoten, dem Herzen und dem Gehirn aus.

SYMPTOME UND ANZEICHEN

Bei beiden Formen der S. bildet sich an der Stelle, an der die Person von der Tsetsefliege gestochen wurde, ein schmerzhafter Knoten.

Bei der westafrikanischen Form nimmt die Krankheit insgesamt einen langsameren Verlauf. Zuerst kommt es zu Fieberschüben und Lymphknotenschwellungen. Erst nach Monaten und Jahren breitet sich die Krankheit dann auf das Gehirn aus, wo sie die eigentliche S. mit Kopfschmerzen, Verwirrung und schließlich auch extremer Erschöpfung auslöst. Die betroffene Person kann völlig apathisch werden, mit herabhängenden Augenlidern und leerem Gesichtsausdruck. Ohne Behandlung fällt die Person irgendwann in ein Koma und stirbt.

Die ostafrikanische Form verläuft im allgemeinen schneller. Schon wenige Wochen nach der Infektion setzt hohes Fieber ein, und die Auswirkungen auf das Herz können zum Tode führen, noch ehe sich die Krankheit überhaupt auf das Gehirn ausgebreitet hat.

DIAGNOSE UND THERAPIE

Das Vorliegen von Parasiten kann durch mikroskopische Untersuchungen von Blutproben, Lymphflüssigkeit, die aus den Lymphknoten entnommen wurde, oder Liquor (Flüssigkeit aus Gehirn und Rückenmark), der anhand einer *Lumbalpunktion* gewonnen wurde, nachgewiesen werden.

Es gibt wirksame Medikamente gegen die Parasiten, doch können diese gleichzeitig schwere Nebenwirkungen hervorrufen. In den meisten Fällen ist jedoch eine vollständige Heilung möglich, obwohl Hirnschäden zurückbleiben können, wenn die Infektion bereits auf das Gehirn übergegriffen hat.

VORBEUGUNG

Direkte Maßnahmen zur Bekämpfung der Tsetsefliege wirken der Ausbreitung der S. entgegen. Trotzdem werden jedes Jahr immer noch viele Tausende von Afrikanern – und auch manche Besucher von Safari-Parks – von der S. angesteckt. Besucher von ländlichen Gebieten in Afrika sollten geeignete Maßnahmen ergreifen, um sich vor Stichen durch die Tsetsefliege zu schützen (s. *Insektenbisse, Insektenstiche*).

ZYKLUS DER SCHLAFKRANKHEIT

Das nebenstehende Kreisdiagramm zeigt den Lebenszyklus der Erreger der Schlafkrankheit, der sog. Trypanosomen. Sie vermehren sich im Blut und in den Lymphgefäßen des Menschen und dringen in Gehirn oder Herz ein, wo sie schwere Schäden anrichten.

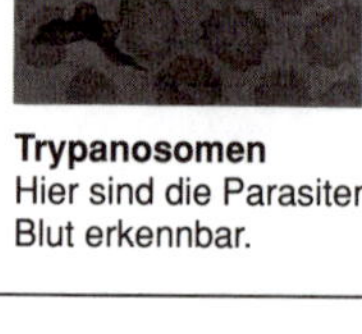

Trypanosomen
Hier sind die Parasiten im Blut erkennbar.

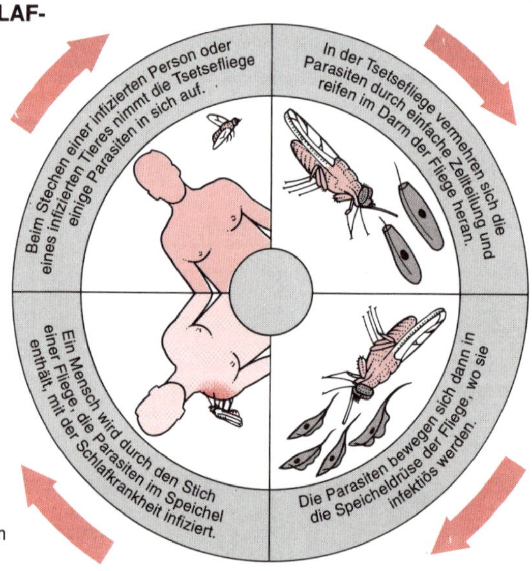

Schlaflähmung

Gefühl beim Einschlafen oder Aufwachen, sich nicht bewegen zu können. Es kann von *Halluzinationen* begleitet sein, die oft angstbesetzt sind. S. tritt häufig bei Menschen auf, die unter *Narkolepsie* leiden, gelegentlich jedoch auch bei ansonsten Gesunden. Das Gefühl ist zwar beunruhigend, hält jedoch meist nur wenige Sekunden an (s.a. *Kataplexie*).

Schlaflosigkeit

s. *Insomnie*

Schlafmittel

PFLANZLICHE
(z.B. *Baldrian-Dispert* ®)
(z.B. *Passiorin* ®)
(z.B. *Luvased* ®)
(z.B. *Vivinox* ®)
CHEMISCH DEFINIERTE (FREIVERKÄUFLICHE)
DIPHENHYDRAMINHYDROCHLORIDHALTIGE
(z.B. *Halbmond* ®)
(z.B. *Dolestan* ®)
DOXYLAMINSUCCINATHALTIGE
(z.B. *Gittalun* ®)
CHEMISCH DEFINIERTE (REZEPTPFLICHTIGE)
MONOUREIDE
Chloralhydrat (z.B. *Chloraldurat* ® +)
BENZODIAZEPINE
Flunitrazepam (z.B. *Rohypnol* ® +)
Lormetazepam (z.B. *Noctamid* ® +)
Nitrazepam (z.B. *Mogadan* ® +)
Brotizolam (z.B. *Lendormin* ® +)
SONSTIGE
Zolpidem (z.B. *Stilnox* ® +)
Zopiclon (z.B. *Ximovan* ® +)

S. können freiverkäuflich oder verschreibungspflichtig sein. Je nach Zusammensetzung unterscheidet man Sedativa und Hypnotika.

Sedativa beinhalten alle Arzneimittel pflanzlicher Herkunft, wie Präparate aus Baldrian (z.B. Baldrian-Dispert ®), Hopfen, Melisse und Passionsblume (z.B. Passiorin ®).

Eine weitere Gruppe der Sedativa sind die Tranquillantien in niedriger Dosierung. Während die Aufgabe der Sedativa in erster Linie der beruhigende und damit auch schlaffördernde Effekt ist, versteht man unter Hypnotika ausschließlich Arzneimittel, die bei Einschlaf- und Durchschlafstörungen angewandt werden. Der Schlaf selbst stellt einen lebensnotwendigen Prozeß dar, bei dem wichtige Aufbau- und Regenerierungsvorgänge im Organismus stattfinden. Ursachen für eine Schlafstörung sind entweder organische Störungen (Schmerzen, Herzinsuffizienz, Juckreiz etc.), seelische Belastungen, ungesunde Lebensführung, Reizüberflutung usw. Sollte die kausale Beseitigung dieser Störungen nicht möglich sein, so ist die Anwendung von Hypnotika unter Umständen angezeigt. Zu beachten ist, daß die routinemäßige Einnahme zur Gewöhnung und zu suchtähnlichem Mißbrauch führen kann und daß Hypnotika unter Umständen zum Zwecke des Selbstmordes eingenommen werden.

WARUM SIE VERWENDET WERDEN

Schlafmittel werden im allgemeinen Menschen mit Schlafschwierigkeiten verabreicht, um wieder normale Schlafgewohnheiten herbeizuführen. Häufig wurde zuvor zu alten Hausmitteln wie warmen Bädern oder einem Glas warme Milch vor dem Einschlafen gegriffen, die jedoch nicht gewirkt haben. Die Präparate fördern den Schlaf, indem sie die Aktivität der Nervenzellen im Gehirn herabsetzen.

WIE SIE VERWENDET WERDEN

Die Einnahme von S.n sollte immer in der niedrigsten wirksamen Dosis und so kurz wie möglich erfolgen. In der Regel sollten die S. nicht länger als drei Wochen und möglichst nicht jeden Abend eingenommen werden.

MÖGLICHE NEBENWIRKUNGEN

S. können nach dem Aufwachen Benommenheit, Gleichgewichtsstörungen und eingeschränkte Konzentrationsfähigkeit zur Folge haben. Diese Nebenwirkungen können besonders für ältere Menschen, die sowieso schon leichter fallen, ein zusätzliches Gefahrenmoment darstellen und die Aufmerksamkeit beim Autofahren und beim Bedienen von Maschinen herabsetzen.

Bei Langzeiteinnahme von bestimmten S.n besteht die Gefahr einer Gewöhnung oder Heraufsetzung der *Toleranz* (das heißt, man braucht eine höhere Dosis, um die gleiche Wirkung zu erzielen) und der Entwicklung einer suchtähnlichen *Abhängigkeit* (mit Entzugserscheinungen bei Absetzen des Medikaments).

Schlafwandeln

Umhergehen im Schlaf, auch Somnambulismus genannt. Tritt im allgemeinen in oder während des Aufwachens aus der traumlosen NREM-Phase (non rapid eye movement) des *Schlafs* auf und stellt kein Ausagieren von Träumen dar. Manche Menschen neigen zu regelmäßigem Schlafwandeln.

In der Regel steht der Schlafwandler ruhig auf, läuft einige Minuten lang ziellos in der Gegend herum und geht dann wieder zu Bett.

Manchmal kommt es infolge von *Pavor nocturnus* (Nachtangst) zum S. Dann ist das Verhalten des Schlafwandelnden hektischer und kann von Schreien und Umsichschlagen begleitet sein.

Gelegentlich sprechen die Personen beim S. (meist einfache Wörter oder Sätze), urinieren an ungeeignete Stellen oder begeben sich ins falsche Bett.

Eine schlafwandelnde Person aufzuwecken ist schwierig und unnötig; man kann sie jedoch vorsichtig anfassen und sanft wieder in Richtung Bett schieben. Außerdem kann man – um Verletzungen zu vermeiden – Vorsichtsmaßnahmen ergreifen und z.B. Schranken an Treppen errichten.

S. bei Kinder hat selten etwas mit psychischen Problemen zu tun, obwohl es durch Angst verstärkt werden kann. Mit zunehmendem Alter hört es meist von alleine wieder auf.

Bei Erwachsenen kann S. mit Angst zusammenhängen, aber auch mit der Einnahme von Schlaftabletten, besonders bei älteren Menschen.

Schlagader

s. *Arterie*

Schlaganfall

(*F.* Apoplexie) Schädigung eines umschriebenen (begrenzten) Gehirnbereiches aufgrund eines Durchblutungsstopps oder einer Massenblutung mit Beeinträchtigung der von dem betroffenen Bezirk gesteuerten Funktionen wie Empfindungsvermögen, Bewegung etc. S.e können zum Tode führen und sind in hochindustrialisierten Ländern eine häufige Todesursache.

URSACHEN

Die Hauptformen und Ursachen des S.s sind aus der Graphik auf der nächsten Seite ersichtlich.

Bestimmte Umstände fördern das Auftreten eines S.s. Die beiden wichtigsten Risikofaktoren sind *Hypertonie* (Bluthochdruck), durch die die Gefäßwände geschädigt werden, und *Atherosklerose* (Verengung der Arterien durch Fettablagerungen).

Weitere Risikofaktoren sind *Vorhofflimmern* (eine Art von Unregelmäßigkeit des Herzschlags), die Schädigung einer *Herzklappe* und ein erst kurz zurückliegender *Myokardinfarkt*.

Alle diese Störungen können zur Bildung von Blutpfropfen im Herzen führen, die sich unter Umständen lösen und zum Gehirn wandern. *Polyzythämie* (ein erhöhter Spiegel an roten Blutkörperchen

FORMEN UND URSACHEN DES SCHLAGANFALLS

Auslöser eines Schlaganfalls kann eine der drei hier beschriebenen Ursachen sein. Thrombose oder Embolie führen zur Unterbrechung der Blutzufuhr zu einem umschriebenen Gehirnbereich und damit zu einem Infarkt (Gewebstod). Durch das Platzen eines Blutgefäßes in oder nahe dem Gehirn kann eine intrazerebrale Hämorrhagie oder eine Subarachnoidalblutung eintreten. Zum Schlaganfall kann es in jedem Gehirnbereich kommen. Dementsprechend unterschiedlich sind die Symptome.

ZEREBRALE THROMBOSE

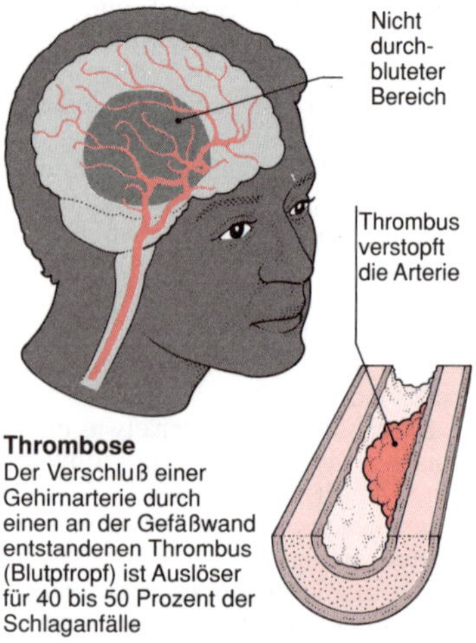

Thrombose
Der Verschluß einer Gehirnarterie durch einen an der Gefäßwand entstandenen Thrombus (Blutpfropf) ist Auslöser für 40 bis 50 Prozent der Schlaganfälle

ZEREBRALE EMBOLIE

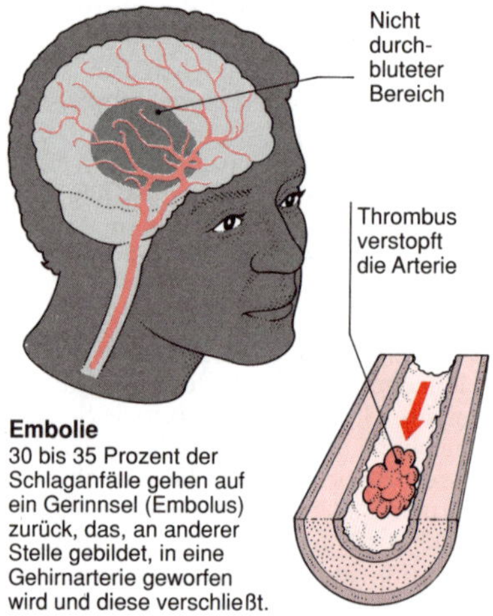

Embolie
30 bis 35 Prozent der Schlaganfälle gehen auf ein Gerinnsel (Embolus) zurück, das, an anderer Stelle gebildet, in eine Gehirnarterie geworfen wird und diese verschließt.

HÄMORRHAGIE

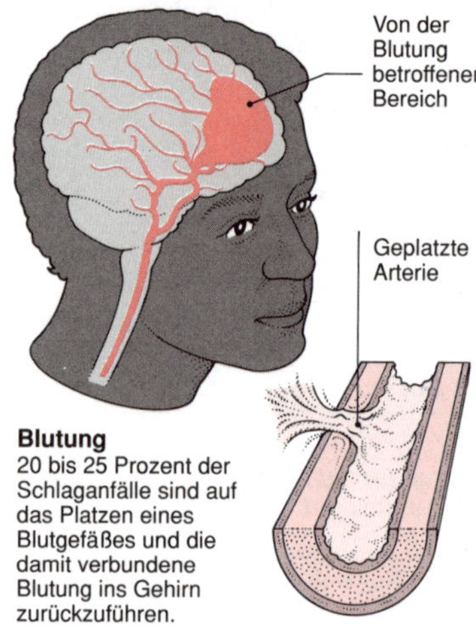

Blutung
20 bis 25 Prozent der Schlaganfälle sind auf das Platzen eines Blutgefäßes und die damit verbundene Blutung ins Gehirn zurückzuführen.

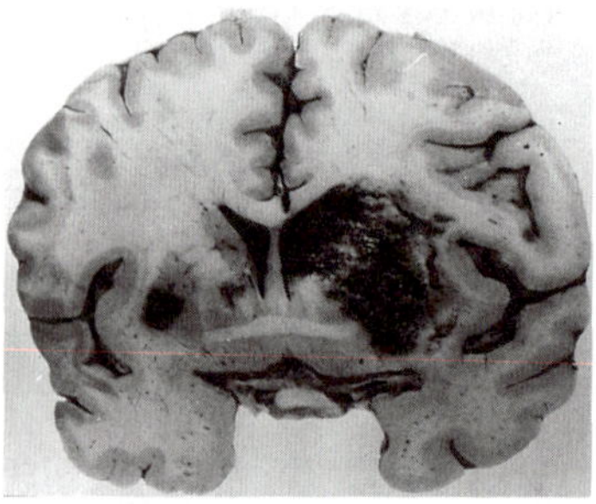

Gewebstod im Gehirn
Links: Längsschnitt durch das Gehirn eines an Schlaganfall Verstorbenen. Bei der auf der rechten Bildhälfte erkennbaren ausgedehnten dunklen Fläche handelt es sich um durch Blutung und Sauerstoffmangel abgestorbenes Gewebe.

Geschätzte Häufigkeit je 1 000 Einwohner

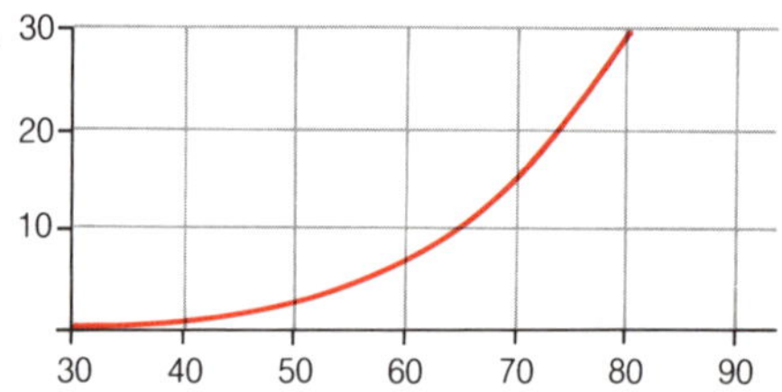

Alter

Häufigkeit und Alter
Vor dem 60. Lebensjahr sind Schlaganfälle selten bis ungewöhnlich. Danach steigt das Risiko jedoch ganz erheblich an.

SYMPTOME

Die Symptome eines Schlaganfalles entwickeln sich in der Regel unvermittelt innerhalb von Minuten oder Stunden, mitunter aber auch im Laufe mehrerer Tage. Je nach Sitz, Ursache und Ausmaß der Schädigung zeigen sich – mehr oder minder ausgeprägt – eines, mehrere oder alle der nebenstehenden Symptome. Bei schwereren Attacken stellen sich rasch Bewußtlosigkeit, Koma und Tod ein oder massive körperliche und geistige Behinderungen, während manche Schlaganfälle so gut wie symptomfrei verlaufen.

Hemiplegie
Debilität oder Lähmungen im Bereich einer Körperhälfte zählen zu den häufigen Folgen eines schweren Schlaganfalles.

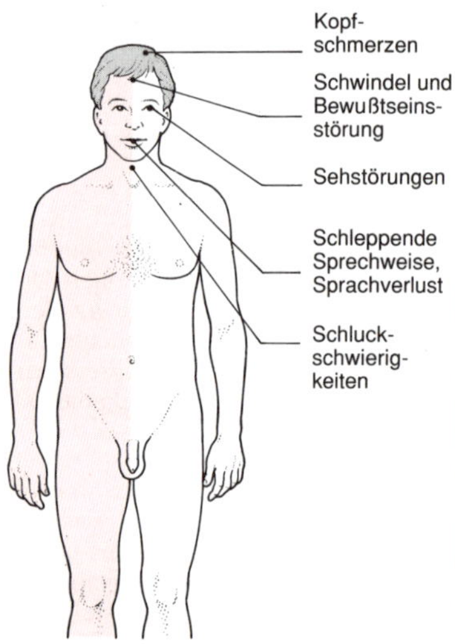

RISIKOFAKTOREN

- Alter
- Bluthochdruck
- Atherosklerose (Verengung von Arterien durch Fettablagerungen)
- Herzerkrankung
- Diabetes mellitus
- Rauchen
- Polyzythämie
- Hyperlipidämie
- Östrogeneinnahme

S

im Blut), *Hyperlipidämie* (ein hoher Spiegel an Fetten im Blut), *Diabetes mellitus* und Rauchen steigern den Blutdruck und/oder fördern Atherosklerose und zählen damit gleichfalls zu den Risikofaktoren. Bei Frauen unter 50 erhöht sich die Gefahr eines S.s durch die Einnahme von Kontrazeptiva (s. *Empfängnisverhütungsmittel, orale*).

SYMPTOME UND ANZEICHEN

Die Schädigung eines umschriebenen Gehirnbereiches beeinträchtigt die Funktionen, für die der betroffene Bezirk zuständig ist, beispielsweise physisches Wahrnehmungsvermögen oder Bewegungsfähigkeit. Einige der möglichen Symptome und Anzeichen sind aus dem Kasten S. 936 ersichtlich. Ein die dominante Großhirnhemisphäre (in der Regel die linke Gehirnhälfte) in Mitleidenschaft ziehender Sschlaganfall kann Sprachstörungen hervorrufen (s. *Aphasie*).

Die Bewegung einer Körperhälfte wird von der Großhirnhemisphäre auf der gegenüberliegenden Seite gesteuert. Werden also für die Bewegungssteuerung zuständige Bereiche in der rechten Hirnhälfte geschädigt, führt dies zu linksseitiger Debilität oder Lähmungserscheinungen. Diese als Hemiplegie bezeichnete, halbseitige Schlaffheit oder Lähmung zählt zu den häufigsten Folgen eines schweren S.s.

Verschwinden die Symptome innerhalb von 24 Stunden wieder vollständig, spricht man von einer transitorischen ischämischen Attacke (TIA). Eine derartige, in der Regel nur wenige Minuten dauernde Attacke ist ein Warnsignal für ein unzureichendes Sauerstoffangebot in einer Gehirnregion. Etwa ein Drittel der massiven S.e endet tödlich, ein Drittel führt zu mehr oder minder ausgeprägten Behinderungen, und etwa ein Drittel der Betroffenen übersteht den S. ohne bleibende Folgen.

KOMPLIKATIONEN

Zu den möglichen Komplikationen eines schweren S.s zählen eine *Lungenentzündung* und die Bildung von Blutpfropfen in den Beinvenen (s. *tiefe Venenthrombose*), die zur Lungenarterie wandern und eine unter Umständen tödliche *Lungenembolie* hervorrufen können.

DIAGNOSE

Bei Verdacht auf S. sollte man unverzüglich den Arzt rufen. Er entscheidet über eine Klinikeinweisung des Patienten oder sein Verbleiben zu Hause.

Manchmal wird durch eine *Computertomographie* des Gehirns abgeklärt, ob die Symptome von einem S. herrühren oder von einer anderen Erkrankung, beispielsweise einem *Hirntumor* oder einem *Hirnabszeß*, einer *Subduralblutung* (Blutung zwischen der äußeren und mittleren Hirnhaut) oder einer Encephalitis (Gehirnentzündung). Vereinzelt ist auch zum Ausschluß einer möglichen *Meningitis* (Entzündung der Hirn- und Rückenmarkshäute) eine *Lumbalpunktion* erforderlich.

Zur weiteren Klärung von Ursache und Ausmaß des Gehirnschadens zählen zusätzliche diagnostische Maßnahmen wie *EKG, Thorax-Röntgenbild, Bluttests, Angiographie* und – in speziell dafür ausgestatteten Zentren – eine *Kernspin(resonanz)tomographie*.

THERAPIE

In der Klinik sorgt man bei bewußtlosen oder halb bewußtlosen Patienten für freie Atemwege. Die Betroffenen müssen durch *intravenöse Infusion* oder via *Nasensonde* ernährt und – um *Wundliegen* oder eine Lungenentzündung zu vermeiden – regelmäßig in einer anderen Position gelagert werden. Bei einem durch Embolie hervorgerufenen S. werden *Antikoagulantien* oder – mitunter – *Thrombolytika* verabreicht. In den meisten Fällen wird zur Herabsetzung des Risikos einer erneuten Attacke auch *Aspirin* gegeben.

Zur Wiederherstellung der Bewegungs- oder Empfindungsfähigkeit und zur Beseitigung von Sprachstörungen schließt die Behandlung eine *Physiotherapie* bzw. *Sprachtherapie* ein.

PROGNOSE

Von ihrem ersten S. erholt sich etwa die Hälfte der Patienten mehr oder minder vollständig. Von Lähmungen Betroffene lernen zumeist wieder gehen. Bei einer bleibenden Behinderung sind gegebenenfalls eine Bewegungstherapie und behindertengerechte Vorrichtungen in der häuslichen Umgebung erforderlich (s. *Behinderung*). Etwa fünf Prozent der S.patienten bedürfen einer langfristigen stationären Behandlung.

Schlagvolumen

s. *Herzauswurf*

Schlangenbisse

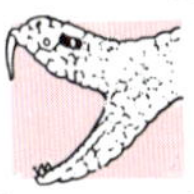

Alljährlich werden weltweit Hunderttausende von Menschen von Schlangen gebissen. Allerdings ist die Gefahr, in unseren Breiten durch einen S. zu sterben oder schweren Schaden zu nehmen, relativ gering. Die Bisse stammen zumeist von ungiftigen Arten, und selbst Giftschlangen entleeren bei einem Biß nur selten ihr Gift. Überdies stehen heute – vorausgesetzt, der Betroffene kommt unverzüglich in ein Krankenhaus – selbst für ernste Fälle normalerweise hochwirksame medizinische Behandlungsmaßnahmen zur Verfügung. Selbst beim stärksten Schlangengift tritt der Tod eines Menschen nicht innerhalb von Sekunden oder Minuten ein, sondern erst nach Stunden oder Tagen.

GIFTSCHLANGEN

Giftschlangen leben zumeist in den Tropen. Die einzige in Deutschland beheimatete giftige Art ist die zur Vipernfamilie (Viperidae) zählende Kreuzotter. Ein Großteil der giftigen Schlangenbisse in aller Welt stammt von Vipern. Zu dieser Gruppe gehören unter anderem die Lanzenvipern, Wassermokassinschlangen und amerikanischen Klapperschlangen. Die in Teilen Afrikas, im Mittleren Osten und auf dem indischen Subkontinent heimische Sandrasselotter dürfte mehr Menschen töten als jede andere Schlangenart.

Zur Familie der Giftnattern (Elapidae) zählen Korallenschlangen, Kobras, Kraits und Mambas. Allein den Kobras fallen in Indien alljährlich 10 000 Menschen zum Opfer.

Giftig ist auch der Biß von Schlangen der Familien Atractaspididae und Hydrophiidae (Seeschlangen) sowie von einigen Arten (etwa 40 von insgesamt 3 000) der Familie Colubridae (Nattern).

AUSWIRKUNGEN EINES SCHLANGENBISSES

Die Auswirkungen eines Giftschlangenbisses sind sehr unterschiedlich und hängen von der Schlangenart, ihrer Größe, der abgesonderten Giftmenge sowie von Alter und Gesundheitszustand des Betroffenen ab.

Vipern hinterlassen zwei deutliche “Stichwunden” in der Haut, die augenblicklich einen brennenden Schmerz und eine Schwellung hervorrufen. Im Laufe der nächsten 20 Minuten nimmt der Schmerz an Heftigkeit zu, und der Betroffene leidet an Schwindel und Übelkeit; die Haut ist blaß und feucht. Weitere Symptome sind Blutdruckabfall, Steigerung der Herzfrequenz, Durst, Kopfschmerzen und Kribbeln. Hemmt das Gift die Blutgerinnung, beginnt die Wunde zu bluten, und es bilden sich blutunterlaufene Stellen unter der Haut. Überdies kann es zu Blutungen aus dem Mund und im Bereich von Harntrakt, Mastdarm und Scheide kommen. Innere Blutungen führen zu einem weiteren Absinken des Blutdruckes. Im Bereich der Wunde wird das Gewebe weitgehend zerstört.

Die Giftzähne von Schlangen der Familie Elapidae hinterlassen gleichfalls zwei winzige “Stichwunden”, oder die Schlangen kauen an der Haut herum und erzeugen mehrere Wunden. Je nach Art ist der Biß schmerzhaft und ruft Schwellungen hervor oder auch nicht. Das Gift greift in erster Linie das Nervensystem

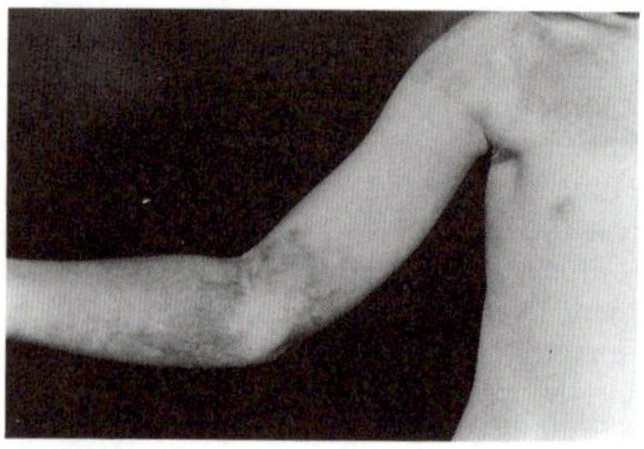

Kreuzotterbiß am Arm
Nach einem Kreuzotterbiß zeigen sich am Arm dieses Jungen blutunterlaufene Stellen und Schwellungen; die Lymphknoten in der Achselhöhle sind vergrößert.

an, und innerhalb von 10 Minuten bis 8 Stunden nach dem Biß entwickeln sich massive Symptome wie Herabhängen der Augenlider, schleppende Sprechweise und Doppelsehen. Der Betroffene wird schläfrig oder fällt ins Delirium und bekommt unter Umständen Krämpfe. Ohne Behandlung tritt eine Atemlähmung und schließlich der Tod ein.

THERAPIE

Opfer von S.n sollten so rasch wie möglich ärztlich versorgt werden. Bei allen S.n, einerlei ob giftig oder nicht, werden zur Vorbeugung gegen eine bakterielle Infektion und Wundstarrkrampf *Antibiotika* verabreicht und *Tetanus*-Antitoxin gespritzt.

Zur Behandlung giftiger S. wird dem Betroffenen *Schlangenserum* (ein Antikörper gegen das Gift enthaltendes Serum) injiziert. In besonders kritischen Fällen kann sich z.B. bei *Nierenversagen* eine *Dialyse* oder zur Überwindung einer Atemlähmung eine Gerät-*Beatmung* als notwendig erweisen. Bei unverzüglicher Versorgung erholen sich die meisten Patienten vollständig.

S

Schlangenserum

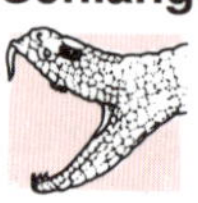

Spezialserum zur Behandlung von Bissen oder Stichen von Schlangen, Skorpionen, Spinnen oder anderen giftigen Spezies. Zur Gewinnung von S. impft man zunächst Tiere, in der Regel Pferde, mit anfänglich kleinen, dann wachsenden Dosen des Giftes einer bestimmten Tierart. Es kommt zur Bildung von *Antikörpern*, die das Gift neutralisieren. Aus dem Pferdeblut läßt sich dann ein Präparat mit diesen Antikörpern herstellen. In Europa ist eine Behandlung mit S. normalerweise nur für Personen erforderlich, die im Tierpark oder privaten Sammlungen von exotischen Schlangen gebissen wurden. S. wird in der Regel in Tropeninstituten oder den toxikologischen Abteilungen von Kliniken bereitgehalten.

Schleim

(*F.* Mucus) Dickflüssige, schlüpfrige Absonderung der *Schleimhäute*. S. dient dem Feuchthalten, der Gleitfähigkeit und dem Schutz jener Körperteile, die mit S.häuten ausgestattet sind, beispielsweise Verdauungstrakt, Genitalapparat und Atemwege. S. erleichtert das Schlucken, macht den Nahrungsbrei während der Passage durch den Verdauungstrakt gleitfähig, schützt die Magenwand vor Schädigung durch Magensäure und verhindert, daß *Enzyme* den Darm selbst verdauen. In den Atemwegen befeuchtet S. die eingeatmete Luft und hindert Fremdkörper und Schmutzpartikel am Eindringen in die Lunge. Überdies erleichtert S. den Geschlechtsverkehr.

Schleimbeutel

s. *Bursa*

Schleimbeutelentzündung

s. *Bursitis*

Schleimdrüse

Muköse Drüse; Zellverband, der ein zähflüssiges Sekret (Muzin) produziert und an eine äußere Oberfläche ausscheidet (exoterine Drüse). Eine typische S. ist die Cowper-Drüse (Glandula bulbo-urethralis) im vorderen Beckenboden (Diaphragma urogenitale), die ihr zähschleimiges Sekret in den hinteren Teil der Harnsamenröhre abgibt; dieses wirkt u.a. als Gleitmittel beim Geschlechtsverkehr. Auch die meisten in die Mundhöhle sezernierenden Drüsen sind teilweise aus mukösen Drüsenzellen aufgebaut.

Eine krankhafte Veränderung findet sich beispielsweise beim *Sjögren-Syndrom* oder der sog. Mikulicz-Krankheit, einer symmetrischen Schwellung von Tränen- und Mundspeicheldrüsen, die manchmal im Gefolge eines Tumors auftritt.

Schleim-Eiter-Straße

Zähflüssig-eitrige Absonderung bei Entzündungen, die bandförmig die Schleimhaut des Nasenrachenraums überziehen kann; z.B. im mittleren Nasengang bei Nasennebenhöhlenentzündung (*Sinusitis*) oder an der rückwärtigen Rachenwand bei Nasenschleimhautentzündung (*Rhinitis*).

Schleimhaut

(*F.* Tunica mucosa) Weiche, rosafarbene, hautähnliche Auskleidung zahlreicher Körperhöhlen und Hohlorgane einschließlich Atemwege, Verdauungskanal, Urogenitalapparat und Augenlider. Schleimhäute sondern eine schlüpfrige Flüssigkeit ab, die Körperstrukturen feucht und gleitfähig hält. Gebildet und an die S.oberfläche abgesondert wird das Schleimsekret von Millionen in der S. selbst sitzender sog. Becherzellen.

Schleimmethode der Empfängnisverhütung

s. *Empfängnisverhütung, natürliche Methoden*

Schleimpfropf

In der Frauenheilkunde als Kristeller-S. bezeichnet; im Gebärmutterhals befindliche Schleimmasse (Zervix-Schleim). Während des Eisprungs verflüssigt sich der S., um den Spermien den Weg in die Gebärmutter und die Eileiter freizumachen. Außerhalb dieser Ovulationsperiode erschwert der S. das Eindringen von Keimen in die weibliche Leibeshöhle.

Schleimzyste

s. *Mukozele*

Schlemm-Kanal

(*F.* Sinus venosus sclerae) An der Grenze zwischen *Horn-* und Lederhaut des Auges (*F. Sklera*) in der Tiefe des Iris-Hornhautwinkels der vorderen Augenkammer (sog. Fontana-Kanal) verlaufendes venöses Gefäß (in der Abbildung auf S. 137 ohne Bezeichnung dargestellt).

Die Bedeutung von Fontana- und Schlemm-Kanal liegt in der Tatsache, daß über diese Räume das ständig produzierte Kammerwasser (= Flüssigkeit für den Stoffwechsel des Augapfels) wieder abgeleitet wird. Die Differenz zwischen der Menge des vom Ziliarkörper gefilterten Kammerwassers und seiner Resorption über den S.-K. bestimmt die Höhe des Augeninnendrucks. Ein Mißverhältnis zwischen Kammerwasser-Absonderung und seiner Rückaufnahme in das Blut des S.-K. zugunsten des ersteren resultiert in einer Erhöhung des Augeninnendrucks (Glaukom). Dieses kann entweder als Weitwinkelglaukom oder durch Einengung des Kammerwinkels (Winkelblock-Glaukom) entstehen. Der Winkel, an dessen Spitze der S.-K. liegt, kann mit einem Gonioskop bestimmt werden.

Schleppersubstanz

Syn. Carrier, Träger. Substanz, die ohne eigene Wirkung andere, an sie gebundene Stoffe im Körper transportiert – und dadurch z.B. ihre Aufnahme im Magen-Darm-Trakt oder ihre Ausscheidung im Harntrakt ermöglicht; hierzu gehören lipoidlösliche Stoffe als Träger für nicht lipoidlösliche.

Schleudertrauma

s. *Peitschenhieb-Syndrom*

Schließmuskel

s. *Sphinkter*

Schlinge

Hilfsmittel zum Ruhigstellen, Abstützen oder Anheben eines Armes. Die S. besteht meist aus einem Dreiecktuch (s. *Bandage*); im Notfall tut es aber auch ein Gürtel, ein Kopftuch oder eine Krawatte.

Das Anlegen einer S. dient nach einem Bruch, einer Verrenkung oder einer anderen Armverletzung als Erste-Hilfe-Maßnahme. Manchmal wird sie auch nach einer Hand- oder Armoperation oder bei einer Infektion im Armbereich benutzt.

Um durch Hochhalten der Hand eine Blutung zu stillen oder zur Ruhigstellung von Arm und Schulter bei Schlüsselbeinbruch oder Schultergelenkluxation wird eine hochgelagerte Armtrageschlinge angelegt. Sie ähnelt einer normalen Armtrageschlinge, wird aber so fixiert, daß der Arm des Verletzten über der Brust liegt und die Finger die gegenüberliegende Schulter fast berühren.

Schluckakt

Vorgang, bei dem feste oder flüssige Nahrung vom Mund durch die Speiseröhre in den Magen gelangt. Das erste Stadium ist ein willkürlicher Akt, geschieht aber gewohnheitsmäßig und wird deshalb kaum bewußt wahrgenommen. Nach gründlichem Kauen und Beimengung von Speichel wird der Nahrungsbrei (Bolus) von der Zunge gegen den weichen Gaumen gedrängt. Daraufhin werden reflektorisch zur Sicherung der Atemwege die Zugänge zu Nasenrachenraum (Anhebung und Spannung des Gaumensegels) und Kehlkopf (Anhebung des Kehlkopfs, wobei der Kehldeckel über den Kehlkopfeingang gedrückt wird) verschlossen. Die Zunge drückt den Bolus wie einen Stempel über die Schlundenge in den Rachen, der einen Sack zur Aufnahme bildet. Oberhalb kontrahiert sich der obere Schlundschnürer und schiebt den Bolus in die Speiseröhre, wo er durch die *Peristaltik* in den Magen weiterbefördert wird.

Schluckauf

(*F.* Singultus) Plötzliches, unwillkürliches Zusammenziehen des *Zwerchfells*, gefolgt von einem raschen Schließen der Stimmritze (s. *Stimmbänder*), das das für S. typische Geräusch hervorruft. S. kommt außerordentlich häufig vor und dauert meist nur wenige Minuten, wobei einzelne "Stöße" und kurze Pausen einander abwechseln.

URSACHEN

Fast immer tritt der S. ohne besondere Ursache auf und ist medizinisch ohne Bedeutung. Vereinzelt wird S. durch eine krankheitsbedingte Reizung des Zwerchfells oder des das Zwerchfell versorgenden Nervus phrenicus hervorgerufen. Weitere bekannte Ursachen sind *Pleuritis*, *Lungenentzündung*, bestimmte Beschwerden im Bereich von Magen oder Speiseröhre, *Bauchspeicheldrüsenentzündung*, *Alkoholabhängigkeit* und *Hepatitis*. Sehr selten vorkommende länger anhaltende S.attacken können zu ausgeprägter Erschöpfung führen.

THERAPIE

Leichter S. hört zumeist von selbst auf. Zahlreiche populäre "Patentrezepte", beispielsweise das Trinken von kaltem Wasser oder provoziertes Niesen, wurden mit wechselndem Erfolg ausprobiert. Bei heftigem, durch Medikamente nicht zu beseitigendem S. läßt sich durch einen chirurgischen Eingriff am Nervus phrenicus eine Zwerchfellhälfte lähmen – eine Operation, die jedoch die Atmung beeinträchtigen kann und eventuell erfolglos bleibt.

Schluckstörungen

Ziemlich häufige, als Dysphagie bezeichnete Erscheinung unterschiedlichster Ursache.

URSACHEN

Vorübergehende S. können durch einen Fremdkörper, beispielsweise eine Fischgräte im hinteren Rachenbereich oder in der Speiseröhre, hervorgerufen werden.

Fremdkörper gelangen zumeist von selbst in den Magen, aber ein Kratzer in der Hals- oder Speiseröhrenschleimhaut kann Beschwerden verursachen. Manchmal sind S. auch auf eine mangelhafte Speichelproduktion zurückzuführen (s. *Mundtrockenheit*).

Zu den Störungen und Erkrankungen der Speiseröhre, die den normalen Schluckvorgang beeinträchtigen können, zählen Ösophagusspasmus (unwillkürliche Kontraktionen des Ösophagus), eine durch Narbengewebe oder einen Tumor bedingte *Ösophagusstriktur* (s. *Ösophaguskarzinom*), *Ösophagitis* (Entzündung) sowie *Achalasie* (anomale Muskelkontraktionen am unteren Speiseröhrenende) oder ein *Ösophagusdivertikel* (eine nach außen gerichtete Vorwölbung eines Teils des Ösophagus).

Eine *Ösophagusatresie* (Verschluß oder Unfähigkeit des Ösophagus, sich zu öffnen) kann bei Neugeborenen zu Fütterungsproblemen führen.

S. beruhen unter Umständen auch auf Störungen des Nervensystems (beispielsweise *Myasthenia gravis* oder *Schlaganfall*). Und auch psychische Faktoren, wie z.B. beim *Globus-Syndrom*, können daran beteiligt sein. Druck von außen auf die Speiseröhre behindert unter Umständen die Passage von Nahrungsbrei. Vereinzelt geht dieser Druck von einem *Kropf* aus, einem Aorten-*Aneurysma* oder Bronchialkarzinom (s. *Lungenkrebs*).

DIAGNOSE UND THERAPIE

Bei hartnäckigen S. sollte man unverzüglich den Arzt aufsuchen. Dieser nimmt dann eventuell eine *Ösophagoskopie* (Untersuchung des Ösophagus mit einem Sichtgerät) vor, oder er führt eine *Barium-Röntgenkontrastuntersuchung* durch. Die Behandlung richtet sich nach der Ursache.

Schlundbögen

s. *Kiemenbögen, Mißbildungen*

Schlüsselbein

(*F.* Clavicula) Leicht geschwungener paariger Knochen, der beiderseits des Brustbeins mit der Brustbeinoberkante (Sternoklavikulargelenk) und dem Schulterblatt (Akromioklavikulargelenk) gelenkig verbunden ist. Als Teil des Schultergürtels geben die S.e den Armen Halt und übertragen Kräfte aus den Armen auf die Skelettmitte.

Die das S. mit dem Brustbein bzw. dem Schulterblatt verankernden Bänder sind sehr robust; daraus erklärt sich, daß S.*luxationen* selten, S.*frakturen* hingegen häufig vorkommen. Ursache einer S.fraktur ist meist ein Sturz auf die Schulter oder den ausgestreckten Arm. Bei einer S.fraktur hängt der Arm oftmals herab und muß durch eine Schlinge und einen Schildkrötenverband so fixiert werden, daß die Bruchenden des S.s sich während des Heilungsprozesses nicht gegeneinander verschieben. Normalerweise heilt die Fraktur innerhalb von drei Wochen vollständig aus.

LAGE DES SCHLÜSSELBEINS

Der paarige, leicht geschwungene Knochen verbindet Brustbeinoberkante und Schulterhöhe miteinander und gibt dem Arm Halt.

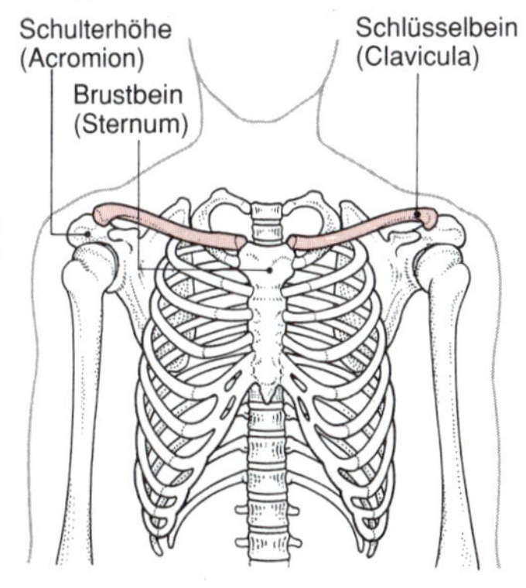

Schmelzhypoplasie

Zahnschmelzdefekt. Die S. ist in der Regel Folge einer *Amelogenesis imperfecta* (einer erblichen Störung), kann aber auch durch Vitaminmangel, Verletzung oder Infektion eines Milchzahnes hervorgerufen werden, alles Faktoren, die die Schmelzbildung beeinträchtigen.

Schmerz

(*F.* Dolor, Algesie) Lokal begrenzte körperliche Wahrnehmung, die von leichtem Unbehagen bis zu einer unerträglichen, peinigenden Empfindung reicht. S. ist die Folge einer Reizung spezieller sensorischer Nervenendigungen, zu der es nach einer Verletzung oder durch Krankheit kommt.

SCHMERZMECHANISMUS

Der grundlegende Schmerzmechanismus ist in der nebenstehenden Graphik dargestellt. In der Haut finden sich zahlreiche spezielle Nervenendigungen (Nozizeptoren), die bei Reizung S.meldungen an das Gehirn leiten. Nozizeptoren sind in ihrer Sensitivität unterschiedlich. Einige reagieren nur auf starke Reize wie Schneiden, Stechen oder zu Verbrennung führenden Temperaturen. Andere werden durch Warnreize aktiviert, beispielsweise durch Druck, Dehnen oder Wärme, die noch keine Schädigung hervorruft. S.rezeptoren finden sich nicht nur in der Haut, sondern auch in anderen Strukturen einschließlich Blutgefäßen und Sehnen. Die meisten inneren Organe besitzen – wenn überhaupt – nur wenige Nozizeptoren. Der Dickdarm beispielsweise ist einem Schnitt gegenüber schmerzunempfindlich, ist aber mit Nozizeptoren ausgestattet, die auf Dehnung ansprechen; in schweren Fällen wird diese dann als schmerzhaft empfunden.

PSYCHOLOGISCHE ASPEKTE DES SCHMERZES

S. geht in der Regel mit Kummer und Unruhe, manchmal auch mit Angst einher. Die individuelle S.schwelle (der Punkt, an dem S. empfunden wird und der Betroffene sich zum Handeln genötigt sieht) schwankt enorm. Ursache und Umstände des S.es können auch die Art und Weise beeinflussen, in der ein Schmerz wahrgenommen wird. Bei Krebs kann der S. aus Furcht vor der Krankheit einen wesentlich höheren Leidensdruck erzeugen als ein ähnlicher, durch anhaltende Verdauungsstörungen bedingter S.

Unerklärlicher S. verschlimmert sich oftmals durch die Komponente Angst. Ist die Diagnose eindeutig und der Patient beruhigt, wird der S. unter Umständen als weniger heftig empfunden.

Erregung kann das S.empfinden dämpfen (so bleibt z.B. eine Verletzung während eines sportlichen Wettkampfes oder auf dem Schlachtfeld in der Hitze des Gefechtes möglicherweise zunächst unbemerkt). Auch starke Emotionen können manchmal blockierend auf die S.-wahrnehmung wirken. Nach Ansicht mancher Experten kann die mentale Vorbereitung auf S. (beispielsweise vor der Geburt oder vor S.empfindungsexperimenten) die S.reaktion erheblich abschwächen.

Bestimmend für die individuelle Aufnahme und Verarbeitung von S. sind oftmals auch Erfahrungen und der Umgang mit vorangegangenen S.erlebnissen. Faktoren wie Schlaflosigkeit, Angst und Depressionen – häufige Begleiterscheinungen schwerer Erkrankungen – senken die S.grenze. Gegebenenfalls ist hier parallel zur S.bekämpfung eine Behandlung dieser Symptome angezeigt.

Beeinflußt wird das Verhalten bei Schmerz auch durch kulturelle Unterschiede. In manchen Kulturen sind selbstauferlegte Torturen und die Fähigkeit, quälenden S.en standzuhalten, Ausdruck der Stärke und des Charakters eines Menschen. Jedoch werden selbst "mäßige" Folterungen eines Peinigers wesentlich schlimmer empfunden als S.en ähnlicher Intensität, die man unter weniger demütigenden Umständen zu erleiden hat.

SCHMERZFORMEN

S. wird durch vielerlei Adjektive näher definiert – klopfend, bohrend oder nagend, dumpf, brennend, stechend usw. Inwieweit der Patient imstande ist, dem Arzt eine exakte Beschreibung der für die Diagnose mitunter aufschlußreichen S.qualität zu geben, ist individuell sehr verschieden.

Es gab Versuche, S.empfindung der Intensität nach in Kategorien einzuteilen, beginnend mit einer Bagatellschnittwunde oder Halsentzündung am unteren Ende der Skala bis hinauf zu dem bei der Geburt oder einer Nierenkolik empfundenen Schmerz.

Den Ausgangspunkt eines von einem inneren Organ herrührenden S.es exakt zu bestimmen ist für den Betroffenen oftmals schwierig. Im Frühstadium einer Blinddarmentzündung beispielsweise macht sich der S. unter Umständen oberhalb des Nabels bemerkbar. Später hingegen, wenn es durch die Infektion zu einer Entzündung des Peritoneums (Bauchfells) gekommen ist, verlagert sich der S. auf den Bereich oberhalb der rechten Leiste.

Einen weitab vom eigentlichen Krankheitsherd zu verspürenden S. bezeichnet man als *übertragenen Schmerz* (s. Graphik). Ein besonderes Phänomen stellt der S. dar, der nach einer Amputation von dem amputierten Gleid auszugehen scheint (s. *Phantomglied*). In manchen Fällen verspürt der Betroffene z.B. trotz Beinamputation Schmerzen in einem Zeh (s.a. *Endorphine; Enkephaline*).

Schmerzhafte Schultersteife

Zustand, der sich beim seitlichen Anheben des Armes um 45 bis 160 Grad schmerzhaft bemerkbar macht. Auslöser der s.n S. ist meist eine Sehnenentzündung oder *Bursitis* im Bereich des Schultergelenkes. Der Schmerz entsteht durch Einquetschen der entzündeten Sehne oder des Schleimbeutels zwischen oberem Rand des Schulterblattes und Oberarmknochen. Die Behandlung besteht aus einer Kombination von *Physiotherapie* und Injektion von *Kortikosteroiden* in den schmerzhaften Bezirk.

Schmerzlinderung

*Schmerz*therapie; in der Regel mit *Analgetika*. Die Behandlungsmethoden richten sich nach Heftigkeit, Dauer, Sitz und Ursache des Schmerzes.

MEDIKAMENTÖSE THERAPIE

Schwache, nicht verschreibungspflichtige Schmerzmittel reichen normalerweise für die Linderung von leichten bis mittleren Schmerzen aus, beispielsweise für *Kopfschmerz*, *Zahnschmerzen* oder *Menstruationsstörungen*. Die am häufigsten verwendeten Wirkstoffe dieser Gruppe sind *Paracetamol* und *Aspirin*. Mit Entzündungen einhergehender Schmerz, beispielsweise bei *Arthritis* oder *Sportverletzungen*, läßt sich oftmals durch die Gabe von *nichtsteroidalen Antiphlogistika* lindern.

Massive, z.B. durch eine schwere Verletzung oder Nierensteine (s. *Harnstein*) hervorgerufene Schmerzzustände erfordern unter Umständen den Einsatz von stark wirksamen Analgetika, z.B. Morphin oder Pethidin. Sie werden auch zur postoperativen Schmerzprophylaxe verabreicht. Eine Langzeiteinnahme dieser Substanzen ist eventuell zur S. bei Krebs erforderlich. Auch in der Geburtshilfe werden stark wirksame Analgetika oder Lokalanästhetika eingesetzt.

NICHTMEDIKAMENTÖSE THERAPIE

Lokale, durch Muskelkrämpfe, Entzündung oder Verletzung hervorgerufene Schmerzen lassen sich oftmals durch *Massage*, *Eispackungen* oder heiße *Breiumschläge* lindern.

Chronische oder ständig wiederkehrende, auf medikamentöse Therapie nicht ansprechende Schmerzen lassen sich unter Umständen durch TENS (s. *Transkutane elektrische Nervenstimulation*), *Akupunktur* oder *Hypnose* bekämpfen. Mitunter wird TENS auch zur S. während der Geburt eingesetzt.

SCHMERZ

Schmerzmechanismen stellen ein Alarmsystem mit Schutzfunktion dar. Sie warnen vor möglichen Verletzungen oder erneuter Schädigung. Bestimmte Erkrankungen, z.B. Arthritis und Krebs in fortgeschrittenem Stadium, können durch Aktivierung derselben Mechanismen chronischen Schmerz hervorrufen, dem offenkundig keine Schutzfunktion zukommt.

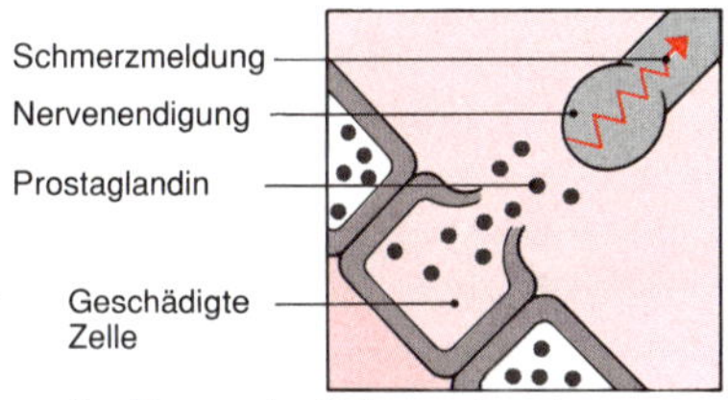

Auslösung der Schmerzsignale
Ausgelöst werden die Signale durch Stimulation spezieller Nervenendigungen – durch Druck, Hitze oder Freisetzung chemischer Substanzen, einschließlich Prostaglandine, durch geschädigte Zellen.

Reflexhandlung
Über die Nervenleitungsbahnen, die uns (durch Schmerzempfindung) vor Verletzungen warnen, können auch automatische Reflexhandlungen ausgelöst werden, die vor Schaden bewahren.

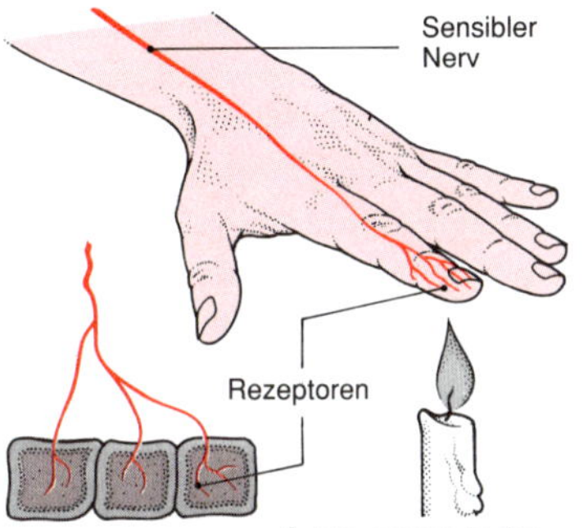

1 Rezeptoren in der Fingerspitze nehmen Hitze wahr. Signale werden über eine sensible Nervenbahn zum Rückenmark geleitet.

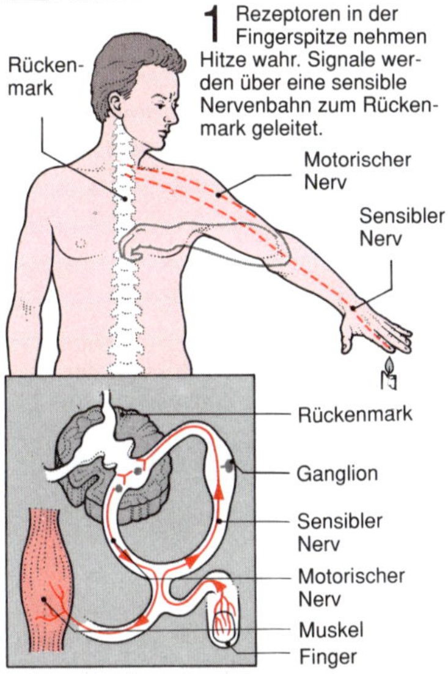

2 Die im Rückenmark ankommenden Signale laufen augenblicklich zu einem motorischen, zu einem Armmuskel gehörenden Nerv. Die über den motorischen Nerv empfangenen Signale veranlassen den Armmuskel, sich zusammenzuziehen und so den Arm von der Gefahrenquelle (der Flamme) zu entfernen.

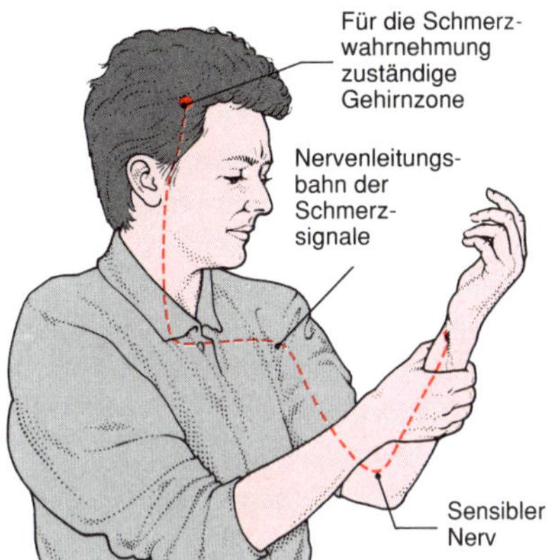

Schmerzempfindung
Bei einer Verletzung werden Signale über die für die Schmerzleitung zuständigen Nervenbahnen zunächst zum Rückenmark und weiter zum Thalamus im Gehirn geleitet; hier wird der Schmerz wahrgenommen.

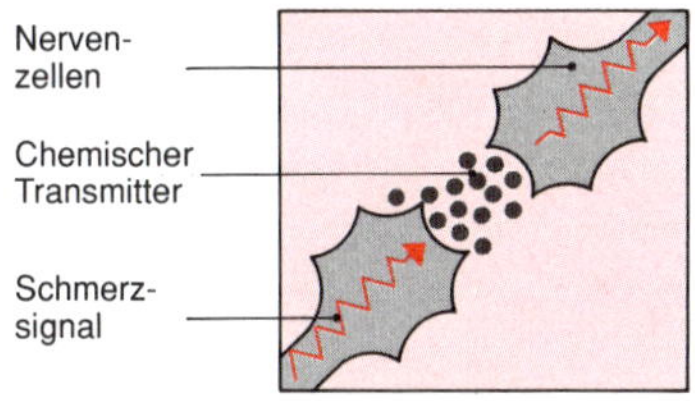

Übertragung der Signale zum Gehirn
Innerhalb von Rückenmark und Gehirn werden die Schmerzsignale über Nervenzellen durch chemische Substanzen, die die Zellzwischenräume überbrücken, weitergeleitet.

ÜBERTRAGENER SCHMERZ

Übertragener Schmerz ist in einem vom verletzten oder erkrankten Gebiet entfernten Bereich zu spüren. Ursache hierfür ist das Zusammenlaufen der sensiblen Nerven aus bestimmten Körperregionen vor Eintreten in das Gehirn, so daß die Quelle der Schmerzsignale nicht mehr eindeutig lokalisiert wird. (S.a. *Head-Zonen*)

Zahn-Ohren-Region
Aufgrund der Versorgung beider Bezirke von ein und demselben sensiblen Nerv ist der von einem Zahn ausgehende Schmerz unter Umständen im Ohr zu spüren.

Zwerchfell und rechte Schulter
Eine Zwerchfellentzündung – oftmals im Gefolge einer Lungenentzündung – kann sich als Schmerz in der rechten Schulter bemerkbar machen.

Herz und linker Arm
Angina pectoris, ein durch Mangeldurchblutung des Herzmuskels hervorgerufener Schmerz, wird oftmals in der linken Schulter oder im linken Arm wahrgenommen.

Knie und Hüfte
Erkrankungen im Kniebereich, beispielsweise Arthritis, machen sich unter Umständen in der Hüftgegend schmerzhaft bemerkbar.

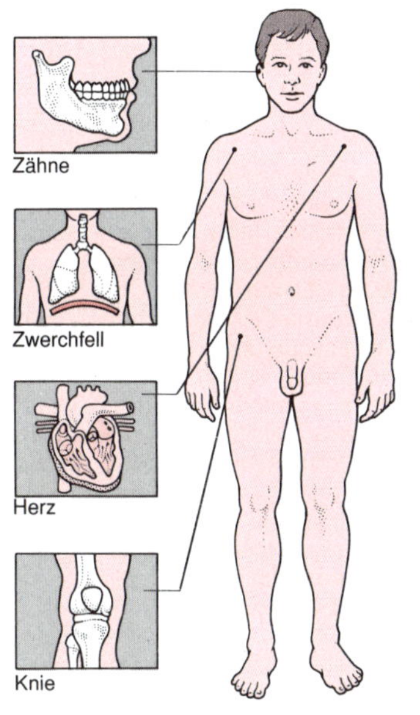

Versagen die gängigen Schmerztherapien, kann ein chirurgischer Eingriff S. verschaffen; z.B. die Zerstörung von Schmerzleitungsnerven (s. *Chordotomie*) oder die Durchtrennung von Nervenfasern im Thalamus (dem Teil des Nervensystems, der auf Schmerz reagiert) zur Verhinderung der Schmerzempfindung.

Schmerzmittel

s. *Analgetika*

Schnarchen

Geräusch, das durch Schwingungen des Gaumensegels beim Atmen durch den geöffneten Mund während des Schlafes entsteht. Ursache des S.s ist in der Regel eine Behinderung der Nasenatmung, beispielsweise durch eine banale *Erkältung*, eine *Rhinitis allergica* oder *adenoide Vegetationen*. S. in Rückenlage kommt häufiger vor, weil in dieser Position der Unterkiefer zum "Herunterklappen" neigt. Mitunter wechseln S. und Schlafapnoe (zeitweiliger Atemstillstand) miteinander ab. S. läßt sich manchmal verhindern, indem man einen Gegenstand auf Kreuzhöhe in die Nachtwäsche näht, der die Rückenlage unbequem macht. Bei Kindern läßt sich S. meist durch Entfernung der Polypen beseitigen.

Schnecke

s. *Cochlea*

Schnecken, Erkrankung durch

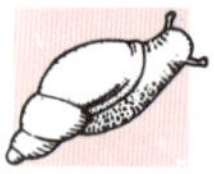

Schnecken dienen verschiedenen Spezies von parasitischen Trematoden (abgeplatteten wurmartigen Organismen) als Wirt, die in verschiedenen Stadien ihres Lebenszyklus den Menschen befallen. Zu diesen Trematoden zählen Leberegel und die für Schistosomiasis und andere Tropenkrankheiten verantwortlichen Parasiten. Ein wichtiger Faktor bei der Bekämpfung dieser Krankheiten ist die Eingrenzung der Schneckenpopulationen. Eßbare Schnecken sollten vor dem Verzehr durchgegart werden.

Schneckenimplantat

Hilfsmittel zur Behandlung massiver Schwerhörigkeit. Es besteht aus einer oder mehreren Elektroden, die innerhalb oder außerhalb der im Innenohr befindlichen *Cochlea* eingepflanzt werden. Im Gegensatz zum *Hörgerät*, das die Schallwellen verstärkt, empfängt das S. elektrische Signale und leitet sie weiter. Es kann das normale Hörvermögen nicht wiederherstellen, u. U. aber ein besseres Sprachverständnis ermöglichen.

WARUM ES GEMACHT WIRD

Mitunter kommt es im Gefolge einer massiven Schädigung von Strukturen der Cochlea (durch Krankheit, Verletzung oder Medikamentenvergiftung) zu einer derart ausgeprägten Schwerhörigkeit, daß ein Hörgerät nichts mehr ausrichten kann. Sind einige Nervenfasern erhalten geblieben, gelingt es manchmal, sie mit Hilfe eines Implantats durch elektrische Reize zu stimulieren.

SO WIRD ES GEMACHT

Im Rahmen einer Operation werden eine oder mehrere winzige Elektroden innerhalb oder außerhalb der Cochlea implantiert. Gleichzeitig wird – entweder hinter dem Ohr oder im unteren Brustbereich – ein Mini-Empfänger unter die Haut eingepflanzt und dazu ein dünnes Verbindungskabel zwischen Elektroden und Empfänger. Unmittelbar über dem implantierten Empfänger sitzt ein externer, mit einem Sprachprozessor und einem Mikrofon verkabelter Sender.

PROGNOSE

Im allgemeinen kann der Implantatträger den Sprachrhythmus und manchmal auch den Tonfall der Stimmen hören. Das Sprachverständnis durch Lippenlesen verbessert sich, und der Betroffene ist imstande, sich aktiver an Gesprächen zu beteiligen.

Allerdings läßt sich die Zweckmäßigkeit eines Schneckenimplantats im Einzelfall nicht zuverlässig im voraus abschätzen, und insofern gilt das Verfahren als Experiment. Für manche Patienten erweist sich das S. als enorm hilfreich, und sie können einfache Worte verstehen und wiederholen, ohne von den Lippen ablesen zu müssen. Anderen fällt mit dem Implantat lediglich das Lippenlesen leichter. Und schließlich gibt es noch die Gruppe jener, die von einem S. überhaupt nicht profitieren; entweder aufgrund zu schwacher Signale, eines Fehlers in der elektrischen Reizübertragung oder einer Infektion, die die Entfernung des S.s erfordert.

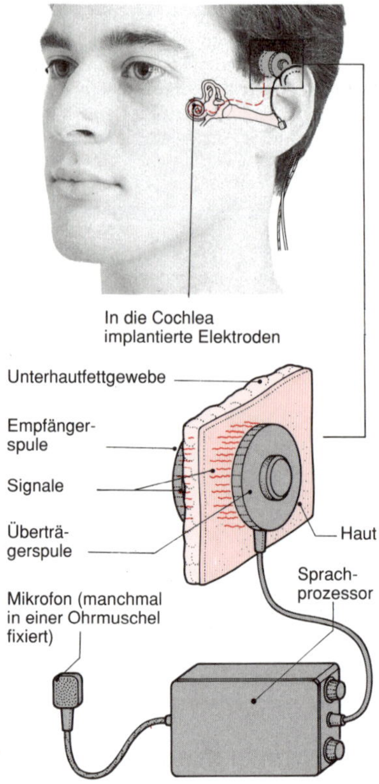

Funktionsweise eines Schneckenimplantates
Über das Mikrofon aufgenommene Geräusche werden im Prozessor in elektronische Signale umgewandelt, an den externen Sender weitergeleitet und durch die Haut hindurch auf den Empfänger übertragen. Die Schallwellen laufen dann via Kabel zu den in die Cochlea eingepflanzten Elektroden.

Schneeblindheit

Allgemein übliche Bezeichnung für aktinische *Keratopathie*.

Schneidezahn

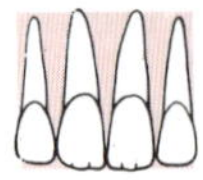

(*F.* Dens incisivus, Inzisivus) Einer der zum Abbeißen von fester Nahrung benutzten Frontzähne (jeweils vier Schneidezähne im Ober- und Unterkiefer; s. *Zähne*).

Schnellender Finger

(*F.* Digitus recellens) Streckhemmung eines oder mehrerer gebeugter Finger. Gewaltsames Strecken des betroffenen Fingers ist mit einem hörbaren Schnappen verbunden. Ursache der Störung ist eine mit einer Sehnenverdickung einhergehende Entzündung der faserigen *Sehnen*scheide. Beim gebeugten Finger wird die verdickte Sehne gewaltsam durch die verengte Sehnenscheidenöffnung gepreßt und kann nicht mehr zurückgleiten. An seiner Basis ist der betroffene Finger meist druckschmerzempfindlich, und an der Sehne selbst ist unter Umständen eine leichte Verdickung tastbar. Die Behandlung des s.n F.s besteht im Einspritzen eines *Kortikosteroids* in die Sehnenscheide, das die Entzündung zum Abklingen bringt, oder in einer operativen Erweiterung der Sehnenscheidenöffnung.

Schniefen

Gängiger Ausdruck für das Atmen bei verstopfter Nase, insbesondere bei Kleinkindern mit einer Infektion der oberen Atemwege (s. *Atemwegsinfektion*).

Schnittentbindung

s. *Kaiserschnitt*

Schnüffeln

Einatmen der berauschenden Dämpfe leicht flüchtiger Lösungsmittel. Häufigste Form des S.s ist das Leimschnüffeln, aber auch die Dämpfe vieler anderer,

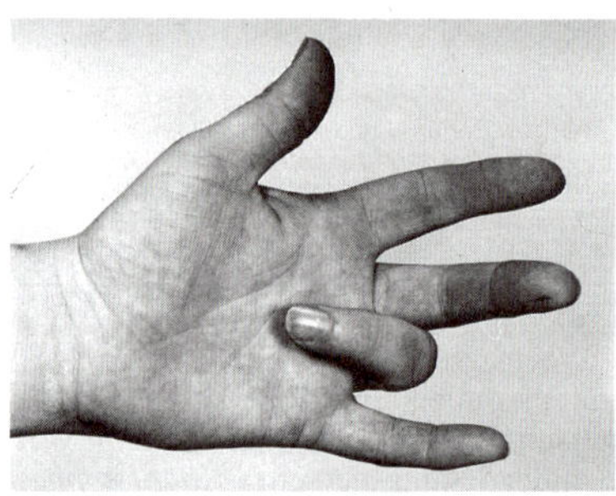

Krankheitsbild des schnellenden Fingers
Ursache der Störung ist eine Sehnenscheidenentzündung im Bereich des betroffenen Fingers.

S

DER WIRKMECHANISMUS VON SCHNUPFENMITTELN

Schnupfenmittel verengen die Blutgefäße der Nasenschleimhaut. Dadurch gehen Schwellung, Entzündung und die Schleimproduktion der Nasenschleimhaut zurück.

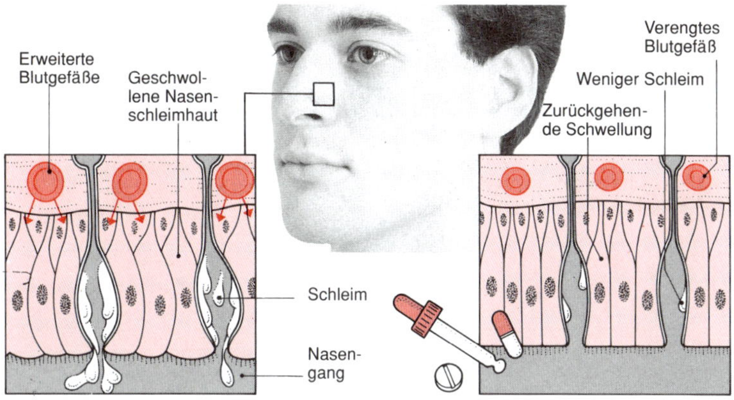

Geschwollene Nasenschleimhaut
Bei Blutgefäßerweiterung als Reaktion auf eine Infektion oder Reizung gelangt vermehrt Flüssigkeit in die Schleimhaut; sie schwillt an und produziert mehr Schleim.

Der Effekt von Schnupfenmitteln
Chemische Substanzen bewirken eine Verengung der Blutgefäße der Nasenschleimhaut; Schwellung und Schleimproduktion gehen zurück, und die Nase wird freier.

insbesondere Toluol- oder Azeton-haltiger Stoffe werden inhaliert. Geschnüffelt wird meist aus einer mit dem Lösungsmittel gefüllten Plastiktüte, mitunter aber sprüht sich der Schnüffler Aerosole in Nase oder Mund.

VORKOMMEN
S. ist unter den männlichen Jugendlichen in Stadtgebieten mit sozial schwacher Bevölkerung weit verbreitet. Geschnüffelt wird gewöhnlich in der Gruppe – ein "Zeitvertreib", den man meist nach mehreren Monaten wieder aufgibt. Gewohnheitsmäßig schnüffelnde "Einzelgänger" stammen meist aus zerrütteten Familienverhältnissen und gleiten oftmals in die Kriminalität ab.

AUSWIRKUNGEN
Das Inhalieren von Lösungsmitteldämpfen wirkt berauschend oder macht "high" und geht manchmal mit Halluzinationen einher. S. kann Kopfschmerzen, Erbrechen, Benommenheit und Verwirrungszustände bis hin zum Koma hervorrufen. Unmittelbare toxische Einwirkungen auf das Herz, ein Sturz im Rauschzustand, Erstickungsanfälle durch Erbrochenes oder durch eine zu fest haftende Plastiktüte eintretender Sauerstoffmangel führen hin und wieder zum Tod. Zu den Langzeitschäden zählen Erosion der Nasen- und Halsschleimhäute sowie Schädigungen im Bereich der Nieren, der Leber und des Nervensystems.

DIAGNOSE UND THERAPIE
Anzeichen für S. sind unter anderem euphorisches Verhalten, gerötetes Gesicht, Geschwürbildung rund um den Mund, der Geruch nach Lösungsmitteln sowie Veränderungen der Persönlichkeit, beispielsweise Launenhaftigkeit und Nervosität.

Schnüffler sollte man vor den schweren Gesundheitsrisiken warnen, und gegebenenfalls ist die Beratung durch einen Experten angezeigt. Akute, vom S. herrührende Symptome wie Erbrechen oder Koma erfordern unverzügliches ärztliches Eingreifen.

Schnupfen

(*F.* Coryza) Teilweise Verstopfung der Nasengänge durch das Anschwellen der Nasenschleimhaut (s. *Nase; Schleimhaut*). Die Schwellung kann mit einer Ansammlung von dickem, schleimartigem Nasensekret einhergehen, die das Atmen noch stärker behindert.

Typisch für den S. ist das Gefühl der beengten, "vollen" Nase. Trotz des häufigen Bedürfnisses, sich die Nase zu putzen, bringt Schneuzen in der Regel kaum Erleichterung.

URSACHEN
S. ist ein Symptom der banalen Erkältung (s. *Erkältung, banale*) und des Heuschnupfens (s. *Rhinitis allergica*) – Zuständen, bei denen die Schwellung auf einer Nasenschleimhautentzündung beruht. Bei chronischer *Sinusitis* oder Nasen-*Polypen* kann die Entzündung zum Dauerzustand werden.

THERAPIE
Eine sehr einfache, wirkungsvolle und bewährte Methode zur Linderung des S.s ist das Inhalieren von Wasserdampf. Der Schleim lockert sich und kann ausgeschneuzt werden. *Schnupfenmittel* in Form von Nasentropfen und Sprays sollte man nur sparsam verwenden, weil sich durch längere Anwendung der S. verschlimmert. Für eine Langzeittherapie empfehlen sich S.mittel in Form von Tabletten oder Sirup.

Bei hartnäckigem S. ist es ratsam, den Arzt aufzusuchen.

Schnupfenmittel

Oxymetazolin (z.B. *Nasivin*®)
Phenylpropanolamin (z.B. *Contac 700*®)
Xylometazolin (z.B. *Otriven*®)
Naphazolin (z.B. *Privin*®)
Tramazolin (z.B. *Rhinospray*®)

ACHTUNG
Wenn nach mehrtägiger Anwendung Schnupfenmittel plötzlich abgesetzt werden, verschlimmern sich die Symptome. Wenden Sie sie nur niedrig dosiert und über kurze Zeit an.

Medikamente zur Linderung der Beschwerden Schnupfen. Geringe Mengen dieser Wirkstoffe sind in zahlreichen nicht verschreibungspflichtigen Erkältungsmitteln enthalten, die in Form von Tabletten oder Nasentropfen erhältlich sind. S. werden normalerweise für die Behandlung von Infektionen der oberen Luftwege (s. *Atemwegsinfektion*) eingesetzt, insbesondere bei Patienten mit Anfälligkeit für Mittelohrentzündung oder Sinusitis.

MÖGLICHE NEBENWIRKUNGEN
Oral einzunehmende S. können Tremor und Herzklopfen hervorrufen, und werden deshalb herzkranken Personen nicht verordnet. In Form von Nasentropfen gelangen nur geringfügige Wirkstoffmengen in die Blutbahn, und deshalb sind Nebenwirkungen nicht wahrscheinlich. Werden Nasentropfen mehrere Tage lang genommen und dann plötzlich abgesetzt, schwillt die Nasenschleimhaut oftmals wieder an. Aus diesem Grunde sollten S. nur über einen möglichst kurzen Zeitraum genommen werden.

Schnupftabak

Zubereitung aus pulverisiertem, oftmals mit anderen Substanzen versetztem Tabak zum Inhalieren in die Nase. S. enthält Nikotin und ist damit ein Suchtmittel, reizt die Nasenschleimhaut, die mit der Zeit anomal dünn wird und sich entzündet, und erhöht als Karzinogen das Risiko einer Krebserkrankung im Bereich von Nase und Hals.

Schock

Allgemein Erschütterung; im engeren Sinne Kreislaufversagen infolge eines Mißverhältnisses zwischen der Kapazität der Blutgefäße und der Menge des zirkulierenden Blutvolumens. Die Minderdurchblutung kann ohne sofortige Gegenmaßnahmen zum Koma und Tod führen. S. in diesem Sinne ist ein physiologisches Geschehen – im Unterschied zum seelischen S., der sich im Gefolge eines physischen oder psychischen Traumas einstellen kann (s. *posttraumatische Streßreaktion*). Blutdruckabfall ist in den meisten Fällen eine der Hauptursachen und ein wichtiges Merkmal des physiologischen S.s.

URSACHEN

S. ist eine häufige Begleiterscheinung schwerer Verletzungen oder Krankheiten. Er kann in jeder Situation auftreten, die durch einen oder eine Kombination von mehreren der folgenden Faktoren gekennzeichnet ist: Verminderung des Blutvolumens (aufgrund von Blut- oder Flüssigkeitsverlust), anomale Erweiterung der Blutgefäße, Beeinträchtigung der Herztätigkeit oder Durchblutungsstörungen.

Zu den Ursachen zählen unter anderem: starke *Blutungen* oder *Verbrennungen*, anhaltendes *Erbrechen* oder *Durchfall*, *Myokardinfarkt*, *Lungenembolie* (Blockierung des Blutflusses durch die Lungen), *Peritonitis* (Entzündung der Bauchhöhle), *Wirbelsäulenverletzung* und verschiedene Formen einer *Vergiftung*. Zum *septischen S.* kommt es durch Vermehrung von Bakterien im Blut und die Freisetzung von Toxinen. Beim *anaphylaktischen S.* handelt es sich um eine ausgeprägte *Hypersensibilitäts*- oder allergische Reaktion auf unmittelbar in die Blutbahn gelangende chemische Substanzen wie Insektengift oder ein Medikament. Schmerz und Angstgefühl verschlimmern den Schock.

SYMPTOME

Kennzeichnend für sämtliche Formen des S.s sind folgende Symptome: hastige, flache Atmung, Frösteln, feuchtkalte Haut, schneller, schwacher Puls, Schwindel, Schwäche und Ohnmacht.

THERAPIE

Zu den Sofortmaßnahmen bei verletzungsbedingtem S. zählen das Stoppen von Blutungen (s. *Blutungen, Behandlung von*), Freihalten der Luftwege, flache Rückenlage des Betroffenen, Verminderung von Wärmeverlust durch warmes Zudecken und beruhigender Zuspruch. Ein Arzt oder eine Ambulanz müssen unverzüglich gerufen werden, und der S.patient darf weder essen noch trinken. Zur Notfallbehandlung in der Klinik gehören die *intravenöse Infusion* von Flüssigkeit oder eine Bluttransfusion, *Sauerstoffbehandlung* und – falls erforderlich – die Verabreichung von *Morphin* oder einem ähnlich starken Schmerzmittel. Die weitere Behandlung richtet sich nach der auslösenden Ursache (s.a. *Schock, elektrischer; toxisches Schocksyndrom*).

ERSTE HILFE: SCHOCK

1 Betroffenen auf eine Decke legen, um Kälte vom Boden abzuhalten. Gegen Wärmeverlust schützen, der Jahreszeit entsprechend zudecken, nicht überwärmen.

2 Flachlagerung mit schräg hochgelagerten Beinen. Darauf achten, daß die Kniegelenke unterstützt sind und nicht durchhängen.

3 Für Ruhe sorgen und unverzüglich ärztliche Hilfe anfordern.

AUF KEINEN FALL

- dem Betroffenen etwas zu essen oder trinken geben, er könnte sich erbrechen
- den Betroffenen aufwärmen
- Beine hochlagern bei Bewußtlosen, Knochenbrüchen im Bereich der Beine, des Beckens oder der Wirbelsäule; bei Schädelverletzungen, Atemnot und plötzlichen Schmerzen im Bauchraum.

Lagerung bei Schock

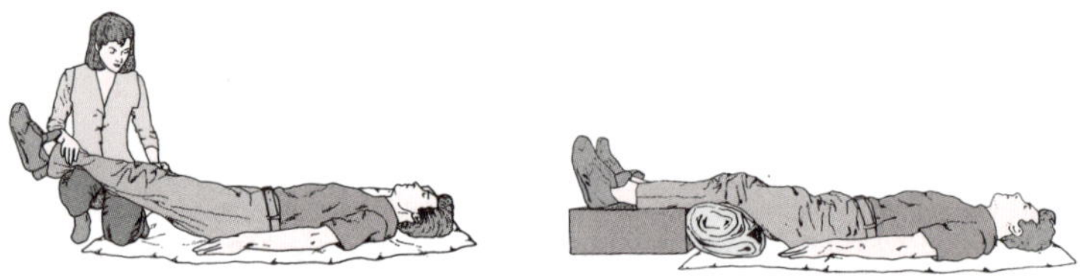

Schock, elektrischer

Physische Empfindung und Folgen der Einwirkung von elektrischem Strom auf den Körper. Ein leichter Stromschlag ruft unter Umständen eine Art Zittern oder Erschütterung hervor. Größere Stromstärke und längere Einwirkungsdauer können Bewußtlosigkeit auslösen, Verbrennungen und Gewebeschädigungen hervorrufen und zu Herz- und Atemstillstand führen (s.a. *Elektrounfall*).

Schocktherapie

Einsatz elektrischen Stromes oder chemischer Substanzen zur Erzeugung einer plötzlichen und massiven Störung im Nervensystem als Behandlungsmaßnahme bei seelisch-geistigen Erkrankungen, insbesondere bei schwerer *Depression*. Der Wirkmechanismus ist nicht bekannt.

Regelmäßige Anwendung findet heute nur noch die *EKT* (Elektrokrampftherapie). Bis in die vierziger und fünfziger Jahre wandte man die Insulin-Schock-Therapie (Herbeiführung eines Komas durch wiederholte Insulin-Injektionen) als Form der S. an. Wegen des Risikos eines bleibenden schweren Hirnschadens gab man diese Therapie auf.

Ein weiteres Verfahren, das auf der Stimulation des Nervensystems durch chemische Substanzen beruhte, führte bei Patienten aufgrund heftiger Anfälle oftmals zu Knochenbrüchen und anderen Verletzungen und wurde deshalb gleichfalls verworfen.

Schönheitschirurgie

Operationen zur Entfernung von überschüssigem Fett- oder Hautgewebe an verschiedenen Körperteilen, insbesondere im Bereich von Bauch, Oberschenkeln und Gesäß. Normalerweise lassen sich Fettdepots durch Diät und körperliche Aktivität abbauen – Maßnahmen, für die eine Operation keinen Ersatz darstellt. Sind nach erfolgreicher Gewichtsabnahme an bestimmten Stellen immer noch Ansammlungen von Fett- oder Hautgewebe vorhanden, läßt sich das äußere Erscheinungsbild durch einen Eingriff verbessern.

ARTEN

Bauchdeckenresektion

Bei dieser oftmals als Bauchplastik bezeichneten Operation wird überschüssiges Haut- und Fettgewebe im Bauchbereich entfernt. Sie kommt eventuell in Frage, wenn nach Gewichtsabbau oder Schwangerschaft unästhetische Hautfalten zurückgeblieben sind.

Eine Bauchdeckenresektion wird unter Vollnarkose vorgenommen und erfordert einen 2- bis 3tägigen Klinikaufenthalt. Zunächst macht der Chirurg so weit unten wie möglich einen horizontalen

"Bikini"-Hautschnitt und führt dann das Skalpell zwischen Fett- und Muskelschicht nach oben. Haut- und Fettlappen werden herabgezogen und der Überschuß entfernt. Manchmal, bei Entfernung einer größeren Gewebemenge, ist zusätzlich noch ein vertikaler Einschnitt erforderlich. In vielen Fällen muß der mit dem Hautlappen herabgezogene Nabel nach oben verschoben werden. Nach Entfernung des Gewebes wird der Einschnitt durch eine Naht verschlossen. Eine in die Wunde eingeführte, mehrere Tage verbleibende Drainage verhindert die Ansammlung von Blut oder Wundflüssigkeit, die zu einer Infektion führen könnte.

Damit Narbe oder Narben möglichst unauffällig bleiben, sollte der Patient die Wunde nicht dehnen und mehrere Wochen lang leicht vornübergebeugt gehen. Trotz aller Vorsicht ist die Narbe am Ende oftmals nicht so schmal, wie dies Patient und Chirurg gerne hätten.

Geweberesektion an Oberschenkeln und Gesäß

Zur Korrektur der Oberschenkel wird überschüssiges Fett- und Hautgewebe durch einen Einschnitt entlang der "Strumpfnahtlinie" entfernt. Beim gleichen Eingriff am Gesäß liegt die Narbe in der Hautfalte zwischen Oberschenkeln und Gesäß.

In beiden Fällen sind die Narben oft breit und unansehnlich, und das Ergebnis der Resektion meist unbefriedigend. Überdies besteht die Gefahr von Komplikationen. Die das Operationsfeld umgebende Haut wird oftmals nekrotisch; die Folge sind Infektion, verzögerte Wundheilung und eventuell die Notwendigkeit einer Hauttransplantation.

Absaugen von Fettgewebe

Um auffällige Narbenbildung zu umgehen, entwickelte man Spezialinstrumente zur Entfernung von Fettgewebe aus "Schlüsselloch-Inzisionen". Nach dem Einführen eines Sauginstrumentes durch einen kleinen Hautschnitt werden größere Fettgewebeansammlungen zunächst aufgelockert und dann abgesaugt. Da das Fettgewebe von Blutgefäßen durchsetzt ist, kann es allerdings zu einem beachtlichen Blut- und Flüssigkeitsverlust kommen, der zur Vermeidung eines Schocks oder einer Anämie kompensiert werden muß. Überdies ist die Menge an Fettgewebe, die im Zuge eines Eingriffs entfernt werden kann, begrenzt. Absaugen von Fettgewebe ist zwar ein brauchbares Verfahren zur Beseitigung umschriebener (begrenzter) Fettdepots, keinesfalls aber ein Ersatz für eine gezielte Gewichtskontrolle. Nach dem Eingriff weist die Haut häufig kleinere Unebenheiten und Grübchen auf.

Schorf

s. *Grind*

Schreibkrampf

Schmerzhafte Verkrampfung der Handmuskeln, die das Schreiben oder Tippen auf der Schreibmaschine unmöglich macht. In den meisten Fällen sind die Handmuskeln aber imstande, andere Funktionen zu erfüllen, und dies deutet auf eine psychische Störung als Auslöser für den S. hin. Dennoch läßt sich bei S. mit Psychotherapie nichts ausrichten, und auch eine medikamentöse Behandlung erwies sich bislang als wenig wirksam. Bei mehrmonatiger Schonung der Hand bessert sich der Zustand manchmal, sehr oft aber wird er zum Dauerproblem. Vereinzelt wird auch die zweite Hand in Mitleidenschaft gezogen.

Schreien (bei Säuglingen)

Gelegentliches S. bei einem Säugling ist normal. Es ist seine einzige Möglichkeit, Bedürfnisse zu artikulieren. Nur wenn sich das Kind nicht trösten läßt oder anders schreit als sonst, sollte man dies als Hinweis auf ein Problem werten.

URSACHEN

S. bei Säuglingen ist eine Reaktion auf Bedürfnisse oder Unbehagen, beispielsweise Hunger oder Durst, eine nasse oder verschmutzte Windel, Müdigkeit oder Schlafunterbrechung, Frieren oder Schwitzen, Langeweile, Trennung von den Eltern oder das Bedürfnis nach Trost. Mit der Befriedigung ihrer Bedürfnisse hören fast alle gesunden Babys auf zu schreien. Anhaltendes S. kann – sofern es nicht auf ein Bedürfnis zurückzuführen ist, das beharrlich ignoriert oder nicht erkannt wird – eine Reaktion des Kindes auf den überreizten Zustand eines Elternteiles sein. Nur in wenigen Fällen liegt der Grund für das S. in einer Krankheit, üblicherweise in einer Ohren- oder Halsinfektion oder einer Viruserkrankung. Beharrliches S. kann auch auf Mißhandlung hindeuten (s. *Kindesmißhandlung*).

THERAPIE

Um ein schreiendes Kind sollte man sich grundsätzlich kümmern. Die Ansicht, es gehe dabei um das Prinzip des "Nachgebens", ist falsch. Fortwährender Mangel an Aufmerksamkeit gilt als Negativfaktor für eine gesunde emotionale Entwicklung in späteren Jahren. Hält das Geschrei nach dem Füttern und Windelwechseln an, sollten die Eltern herausfinden, ob ihrem Kind zu warm oder kalt ist oder ihm sonst etwas fehlt, und sich bemühen, das Kleine zu trösten. In einer Trageschlinge hat das Baby ständigen Körperkontakt. Unter Umständen fühlt es sich auch wohler, wenn es – anstatt flach zu liegen –, durch Kissen sicher abgestützt, von einem Sessel aus umherblicken kann. Eltern sollten versuchen, ein Maximum an Schlaf zu bekommen und auch tagsüber ein Minimum an Zeit zum Entspannen zu erübrigen. Bei nächtlichem S. sollten sie sich abwechselnd um das Baby kümmern. Ärztlicher Rat ist in der Regel nur dann vonnöten, wenn: ein Baby trotz aller Beruhigungsversuche beharrlich weiterschreit; ein normalerweise ruhiges Kind plötzlich viel schreit; ein Baby an Durchfall leidet, erbricht, Fieber hat oder sich offenkundig unwohl fühlt; nur mit schwacher Stimme oder gar nicht schreit. Diese ernstzunehmenden Symptome sollten Eltern nicht einfach – ohne den Arzt zu konsultieren – beispielsweise dem Zahnen oder einer Kolik zuschreiben.

Schrittmacher, künstlicher

Gerät, das zur Aufrechterhaltung eines regelmäßigen Herzschlages elektrische Impulse an das Herz abgibt. Der k.S. ist ein kleiner, batteriebetriebener elektronischer Apparat und über ein dünnes Kabel mit dem Herzen verbunden. Beim gesunden Herzen sorgt der *Sinusknoten* – eine Anhäufung von spezifischem Herzmuskelgewebe – für die Aufrechterhaltung des Herzschlages. Er bildet regelmäßig Reize, die als Erregung über die Herzmuskulatur laufen und deren Zusammenziehen bewirken. Ein k.S. wird bei Beeinträchtigung der Sinusknotenfunktion oder Störungen in der Weiterleitung der normalen Impulse implantiert (s. *Herzblock*; *Sick-Sinus-Syndrom*). Im Prinzip unterscheidet man zwischen zwei Typen: dem frequenzkonstanten und dem sog. Demand-S. (s. Abbildung S. 946). Bei neueren Versionen läßt sich die Herzfrequenz während körperlicher Aktivität erhöhen. Derzeit arbeitet man an der Entwicklung von k.n S.n, die imstande sind, Arrhythmien in einen normalen Herzrhythmus zu transformieren.

IMPLANTATION

Die Implantation erfolgt unter Lokalanästhesie, und der Patient kann mit einer vollständigen, komplikationsfreien Genesung rechnen. Er sollte seine gewohnten Alltagsaktivitäten sobald wie möglich wieder aufnehmen, körperliche Anstrengung aber während der ersten beiden Wochen nach der Operation meiden. Moderne mikroelektronische Schaltkreise brauchen wenig Strom, die für k.S. verwendeten Lithium-Batterien besitzen eine lange Lebensdauer. Sofern die Batterie nicht überbeansprucht wird, funktioniert ein k.S. in der Regel mehrere Jahre lang zufriedenstellend. Der Batteriewechsel erfordert einen nur geringfügigen chirurgischen Eingriff.

SCHRITTMACHER

Schrittmacher werden entweder außen an einem Gürtel getragen oder implantiert (s. Abb. unten). Das Tragen eines äußeren Schrittmachers ist nur eine vorübergehende Maßnahme. Implantiert wird im wesentlichen nach zwei Methoden.

Transvenöse Implantation
Ein dünnes Kabel wird über eine größere Halsvene in das Herz eingeführt und die am unteren Ende sitzende Elektrode in dem Teil des Herzmuskels verankert, der stimuliert werden soll. Das freie Ende wird mit dem Schrittmacher verbunden und dieser in eine Hauttasche unter der Bauchhaut oder unterhalb des Schlüsselbeins eingepflanzt.

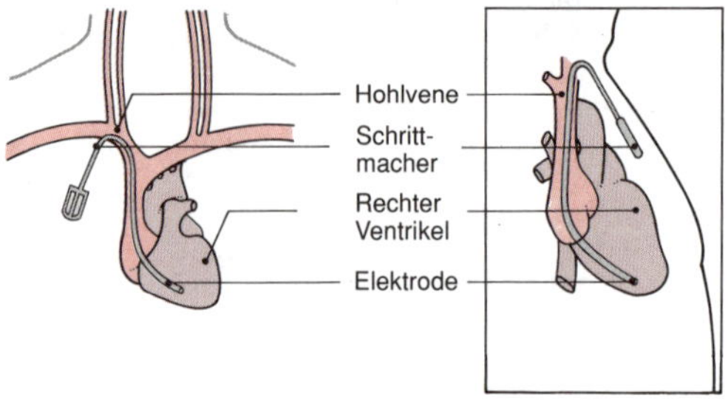

Seitenansicht
Normalerweise ist der Schrittmacher von einer Gewebeschicht überdeckt.

Epikardiale Implantation
Die Elektrode wird an die äußere Oberfläche des Herzmuskelbereiches angelegt, der stimuliert werden soll, und der Schrittmacher in eine Hauttasche unter der Bauchhaut eingepflanzt.

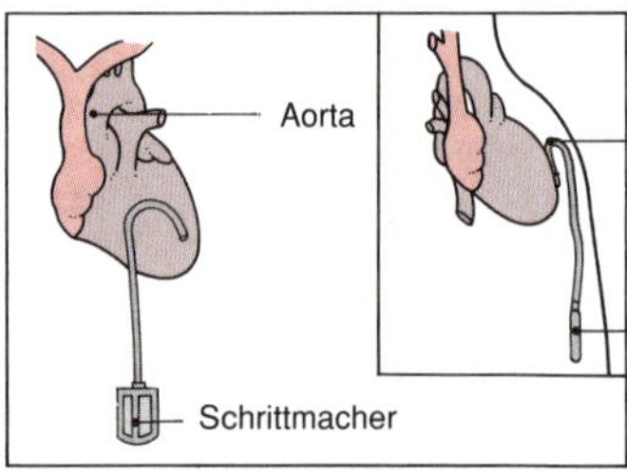

SCHRITTMACHER-MODELLE

Dargestellt sind die beiden wichtigsten Versionen. Bei einigen Modellen läßt sich die Frequenz von außen programmieren.

FREQUENZKONSTANT

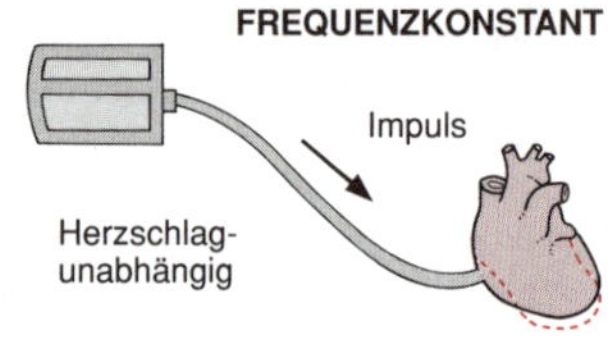

Frequenzkonstanter Schrittmacher
Dieses Modell gibt ungeachtet der Herztätigkeit eine konstante Zahl von Impulsen ab.

DEMAND

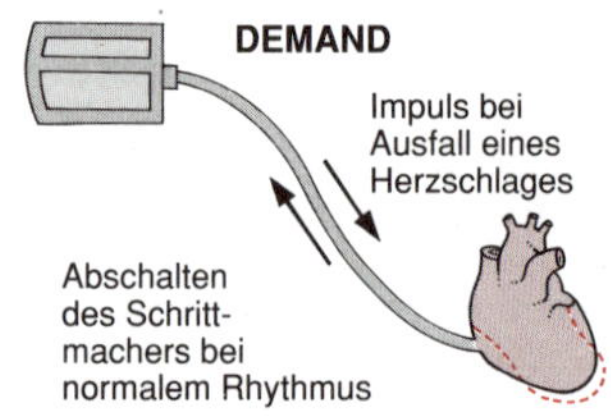

Demand-Schrittmacher
Dieses Modell gibt nur bei Verlangsamung oder Unregelmäßigkeit der Herzfrequenz Impulse ab. Bei normaler Herztätigkeit schaltet der Schrittmacher ab.

VORSICHTSMASSNAHMEN
Moderne k.S. sind relativ unempfindlich gegenüber Interferenzen, können aber durch starke elektromagnetische Schwingungen beeinflußt werden. Träger von k.n S.n sollten sich von leistungsstarken Rundfunksendern oder Radaranlagen fernhalten und nicht durch die Sicherheitsschleusen von Flughäfen gehen. Vorsichtsmaßnahmen sind auch beim Einsatz von *Diathermie*-Apparaten im Rahmen einer Physiotherapie oder Operationen geboten. *TENS*, ein Verfahren zur Schmerzlinderung, ist für Träger von k.n S.n ungeeignet.

Schröpfen

Uralte Behandlungsmethode zum Ansaugen von Blut in die Haut. Mit der Entwicklung der modernen Medizin verlor S. zwar an Bedeutung, ist aber nach wie vor Bestandteil der Volksheilkunst in Ländern wie China und der Türkei. Angewendet wird S. oftmals bei Erkrankungen wie Bronchitis, Asthma und Schmerzen der Skelettmuskulatur. Ein kleiner Schröpfkopf – üblicherweise ein Glas, ein Tierhorn oder Keramikschälchen oder ein einseitig verschlossenes Stück Bambusrohr – wird erwärmt und auf die Haut aufgesetzt. Durch den beim Abkühlen entstehenden Unterdruck wird die Haut in den Schröpfkopf angesaugt, und es entsteht eine kreisrunde, entzündete Stelle. Verfechter dieser Behandlungsform schreiben der entzündlichen Reaktion therapeutischen Nutzen zu.

Schuld

Schmerzliches Gefühl, das aus dem Bewußtsein erwächst, gegen einen Moral- oder Gesetzeskodex verstoßen zu haben. S. ist selbstauferlegt und etwas anderes als Schande, die immer eine Frage der Bewertung des Vergehens durch dritte darstellt. Einige Psychoanalytiker sehen S. als das Resultat der vom Über-Ich (Gewissen) auferlegten, im frühen Kindesalter durch die elterliche Autorität aufgestellten Verbote. Andere halten S. für eine bedingte Reaktion auf Handlungen, die in der Vergangenheit bestraft wurden. Sich hin und wieder schuldig zu fühlen, ist ganz normal. Ausgeprägte, unbegründete S.gefühle oder S.gefühl angesichts der bloßen Vorstellung eines Vergehens sind jedoch Hauptsymptome einer psychotischen Depression.

Schulter

Verbindungsstelle zwischen Arm und Rumpf. Knöcherne Grundlage ist der Oberarmkopf (Caput humeri), die Schulterhöhe (Acromion) des S.blatts (Scapula) und das seitliche Ende des Schlüsselbeins (Clavicula). Dieses ist durch das *Akromioklavikulargelenk* mit dem S.eck verbunden. *S.blatt* und *Schlüsselbein* bilden das Skelett des Schultergürtels.

Unmittelbar unter der S.höhe befindet sich die Pfanne des S.gelenks (Articulatio humeri), in der sich der Oberarmkopf bewegt. Nach dem Spielraum der oberen Gliedmaße handelt es sich um ein Kugelgelenk, die Muskulatur läßt sich in eine vordere (u.a. großer und kleiner Brustmuskel) und eine hintere Gruppe (Musculi deltoideus, supra- und infraspinatus, teres, subscapularis und latissimus dorsi) einteilen; z.T. bilden diese Muskeln die sog. *Rotatorenmanschette*.

STÖRUNGEN
S.verletzungen sind relativ häufig, darunter u.a. *S.gelenkluxation*, Verrenkung des Akromioklavikulargelenkes sowie *Frakturen* von Schlüsselbein und Oberarm. Seltener hingegen sind S.blattfrakturen. Befallen werden kann das S.gelenk von jeder Gelenkkrankheit einschließlich *Arthritis* und *Bursitis*. In schweren Fällen führt eine Schädigung des S.gelenkes unter Umständen zu *Schultersteife*. Als Folge einer *Tendinitis* machen

S

AUFBAU DER SCHULTER

An der Schulter treffen drei Knochen zusammen – Schulterblatt (Scapula), Schlüsselbein (Clavicula) und Oberarmknochen (Humerus). Das Schultergelenk ist ein Kugelgelenk.

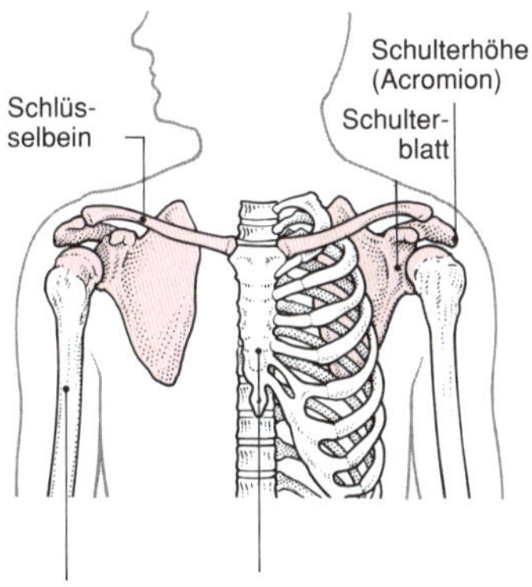

sich manchmal Schmerzen beim Bewegen und/oder eine Bewegungseinschränkung bemerkbar. Die Entzündung einer Sehne oder eines Schleimbeutels im Bereich des S.gelenkes kann *schmerzhafte Schultersteife* hervorrufen; typisch hierfür sind Schmerzen beim seitlichen Anheben des Armes (s.a. *Knochen,* Kasten "Störungen"; *Gelenke*).

Schulterblatt

s. *Scapula*

Schultergelenkluxation

Verrenkung des Oberarmkopfes aus der Schulterpfanne. Am häufigsten sind S.en nach vorn und unten, hervorgerufen durch einen Sturz auf den ausgestreckten Arm oder die Schulter selbst. Zu einer S. nach hinten kann es durch einen heftigen Schlag unmittelbar gegen die Schultervorderseite kommen oder durch gewaltsames Verdrehen des Oberarmes, beispielsweise durch Elektroschock oder aufgrund eines Anfalls. Beide Formen der S. können mit einer Fraktur, in der Regel des Oberarmes, einhergehen (s. *Oberarmbruch*).

SYMPTOME UND DIAGNOSE

Leitsymptom sind Schmerzen in Schulter und Oberarm, die sich bei Bewegung verschlimmern. Eine Verrenkung nach vorn ist oft durch eine deutliche Schulterdeformierung gekennzeichnet; bei S. nach hinten ist dies gewöhnlich nicht der Fall. Diagnostiziert wird die S. und eine eventuelle Begleitfraktur durch eine Röntgenaufnahme (s. *Röntgenstrahlen*).

THERAPIE

Die Therapie besteht in der normalerweise unter Narkose vorgenommenen Einrenkung, d.h. der Zurückverlagerung des Gelenkkopfes in die Gelenkpfanne. Nach dem Einrenken wird anhand einer Röntgenkontrolle überprüft, ob der Gelenkkopf wieder korrekt in der Gelenkpfanne sitzt. Anschließend wird die Schulter für etwa drei Wochen mit einer Schlinge ruhiggestellt. Bei einer Oberarmfraktur erfolgt in der Regel dieselbe Behandlung; allerdings kann in diesem Fall eine längere Ruhigstellung des Armes erforderlich sein.

KOMPLIKATIONEN

Eine Schultergelenkluxation kann mit einer Nervenschädigung einhergehen, die Schulterschwäche und ein Taubheitsgefühl verursacht. Eine solche Nervenschädigung ist meist vorübergehender Natur und heilt innerhalb von zwei bis drei Monaten aus. Manchmal wird auch eine Oberarmarterie in Mitleidenschaft gezogen; die Folgen sind Schmerzen und eine Verfärbung des Armes und der Hand. In schweren Fällen kann eine Gefäßplastik notwendig sein (s. *Gefäßplastik, rekonstruktive*).

Durch gewaltsame Verrenkung kann die Schultermuskulatur derartig geschädigt werden, daß es bereits bei geringfügigen Verletzungen erneut zur S. kommt. In solchen Fällen hilft oft die operative Straffung der Stützmuskeln.

Schulter-Hand-Syndrom

Schmerzen und Steifheit in Schulter und in der Hand einer Körperhälfte; die Hand kann zudem heiß und schweißfeucht werden und anschwellen. Bekannt ist die Erkrankung auch unter der Bezeichnung zervikovertebrales Syndrom. Schmerz und Steifheit verhindern den normalen Gebrauch des Armes, und dies führt mit der Zeit zu einem Schwund der Armmuskulatur (s. *Sudeck-Dystrophie*). Die genaue Ursache des Schulter-Hand-Syndroms ist nicht bekannt, aber die Erkrankung kann als Komplikation bei *Myokardinfarkt*, *Schlaganfall* oder *Herpes zoster* oder bei einer Verbrennung oder anderen Verletzungen der Schulter auftreten. In der Mehrheit der Fälle stellt sich eine Heilung innerhalb von etwa zwei Jahren ein. Dieser Zeitraum läßt sich unter Umständen durch eine *Physiotherapie* und eine Behandlung mit *Kortikosteroiden* verkürzen. In Einzelfällen erfolgt eine zervikale *Sympathektomie* (Durchtrennung des Sympathikus-Grenzstranges an einer Halsseite).

Schultersteife

Steifheit und Schmerzen in der *Schulter* mit Bewegungseinschränkung. In schweren Fällen kann die Schulter vollständig versteifen und der Schmerz heftig sein.

SCHULTERGELENKLUXATION

Zu einer solchen Verletzung kommt es durch gewaltsames Aushebeln des Gelenkkopfes des Oberarmknochens aus der Gelenkpfanne unmittelbar unterhalb des Akromions.

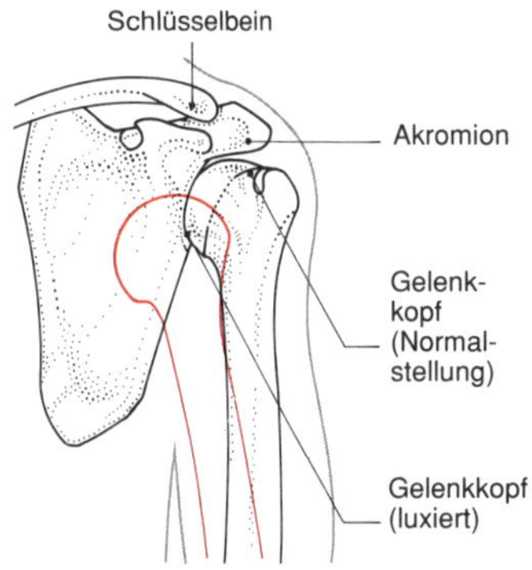

Verrenkung der linken Schulter
Luxationen nach vorn und unten (s. oben) kommen am häufigsten vor.

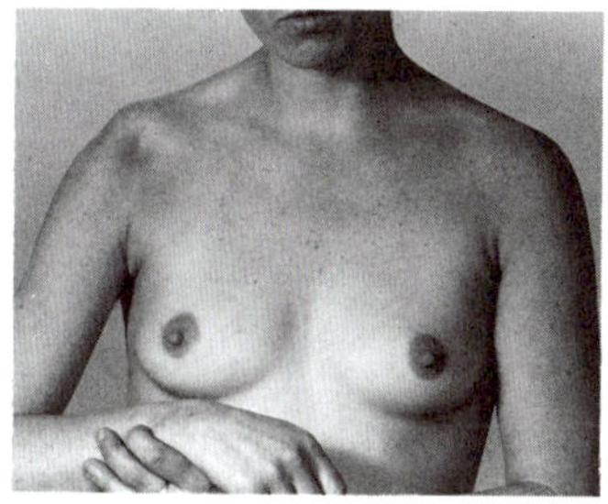

Luxation nach hinten
An der rechten Schulter dieser Frau ist dort, wo normalerweise der Gelenkkopf sitzt, eine Vertiefung zu erkennen.

Ursache der S. ist eine Entzündung und Verdickung der Gelenkkapselauskleidung. Dieses Krankheitsbild entsteht meist ohne ersichtlichen Grund, zeigt sich aber manchmal infolge einer geringfügigen Schulterverletzung, eines *Schlaganfalls* und bei chronischer *Bronchitis* oder *Angina pectoris*.

Die Krankheit tritt vorwiegend in den mittleren Lebensjahren und überdurchschnittlich häufig bei Personen auf, die an *Diabetes mellitus* leiden.

THERAPIE

Leichte bis mittlere Symptome lassen sich durch Bewegung und die Einnahme von *Analgetika* und *nichtsteroidalen Antiphlogistika* lindern; dazu kommt das Auflegen von *Eispackungen* auf die Schulter oder Bestrahlen mit Infrarotlicht. In schweren Fällen können zur Schmerzlinderung *Kortikosteroid*-Injek-

S

tionen in das Gelenk erforderlich sein. Operation des Gelenks unter *Vollnarkose* kann die Mobilität zwar wiederherstellen, birgt aber das Risiko, daß sich die Gelenkschmerzen zunächst verschlimmern.

Ungeachtet des Schweregrades der S. und der Therapie stellt sich eine Heilung nur langsam ein.

Schulterverrenkung

s. *Schultergelenkluxation*

Schuppe

Winziges Partikel, das sich von der Haut, dem Haar oder den Federn tierischer Lebewesen abstößt. Sowohl Menschen wie Haustiere bilden S.n; sie schweben in der Luft oder lagern sich auf Oberflächen ab und machen einen Großteil des Hausstaubes aus. Im Vergleich zu Tierschuppen sind die von der menschlichen Kopfhaut produzierten S.n relativ groß und gut sichtbar.

Manche Menschen sind auf tierische S.n allergisch und reagieren auf das Einatmen solcher Partikel mit Symptomen einer *Rhinitis allergica* (Heuschnupfen) oder einer *Asthma*-Erkrankung.

Schuppenflechte

s. *Psoriasis*

Schuppung

Weitverbreitete, harmlose, aber lästige Erscheinung, bei der abgestorbene Kopfhautpartikel abgestoßen werden und als unästhetische weiße Schuppen im Haar und auf der Kleidung hängenbleiben. Ursache der S. ist meist eine *Dermatitis seborrhoica*, ein juckender, schuppenbildender Ausschlag auf der Kopfhaut, der auch im Gesicht und auf Brust und Rücken auftreten kann.

THERAPIE

Das Haar sollte häufig mit einem Antischuppen-Shampoo gewaschen werden. Bringt dies keinen Erfolg, kann der Arzt eine kortikosteroidhaltige Creme oder Lotion (s. *Kortikosteroide*) zum Auftragen auf die Kopfhaut verschreiben; manchmal hilft auch eine antimykotisch wirkende Creme (s. *Antimykotika*) – auch wenn Schuppen nichts mit einer Pilzinfektion zu tun haben.

Schüttelfrost

Unwillkürliches Zittern des gesamten Körpers aufgrund rasch aufeinanderfolgender Muskelkontraktion und -erschlaffung. S. ist die normale spontane Reaktion des Körpers auf Kälte und tritt auch in Verbindung mit Fieber auf.

Sobald der Körper auskühlt, reagieren im *Hypothalamus* sitzende temperaturempfindliche Nervenzellen gewissermaßen wie Thermostaten und lösen den Zitterreflex aus. Daraufhin ziehen sich die Muskeln zusammen und erzeugen Wärme. Kältebedingter S. klingt mit der Erwärmung des Körpers normalerweise wieder ab.

Ursache des S.es als Begleiterscheinung bei Fieber ist die Freisetzung bestimmter Substanzen durch die weißen Blutzellen. Diese Stoffe "verstellen" den Thermostaten gewissermaßen nach oben, so daß S. einsetzt, wenn der Organismus – anstatt Wärme zu speichern – Wärme abgeben muß. Auslöser für die Freisetzung dieser Substanzen ist meist eine Infektion, aber Fieber wird auch durch Stoffwechsel- und Autoimmunkrankheiten sowie durch maligne Erkrankungen hervorgerufen und tritt auch als Nebenwirkung bestimmter Medikamente auf.

Schüttelkrankheit

s. *Kuru*

Schutzcreme

Creme zum Schutz der Haut gegen die Auswirkungen von Reizstoffen und gegen das Auslaugen bei längerem Kontakt mit Wasser (s.a. *Sonnenschutzmittel*).

Schützengrabenfuß

s. *Immersions-Kälte-Nässe-Schaden*

Schutzimpfungen

s. *Immunisierung*; *Impfung*

Schwäche

Bezeichnung für einen allgemeinen Mangel an körperlicher Energie oder Antriebskraft – ein verbreitetes Symptom für eine Vielzahl von Störungen, darunter *Anämie*, Gemütserschütterungen und zahlreiche Erkrankungen im Bereich von Herz und Nervensystem sowie von Knochen, Gelenken und Muskulatur. Schwäche im Zusammenhang mit emotionalen Problemen (beispielsweise Depressionen) entsteht weniger durch mangelnde Muskelkraft als vielmehr durch einen Mangel an innerer Energie und Antriebskraft.

Im engeren Sinn bezeichnet man mit S. die mangelnde Leistungsfähigkeit bestimmter Muskelgruppen, die unter Umständen mit Muskelschwund und Verlust der Empfindungsfähigkeit einhergeht (s.a. *Paralyse*).

Schwachsichtigkeit

Sehschwäche eines ansonsten gesunden Auges. Manchmal verwendet man die Bezeichnung auch für Einwärtsschielen (s.a. *Amblyopie*; *Schielen*).

Schwangere

s. *Gravida*

Schwangerenbetreuung

Betreuung der schwangeren Frau und ihres ungeborenen Kindes während der Schwangerschaft, um beider Gesundheit zum Zeitpunkt der Geburt sicherzustellen. Die Betreuung umfaßt regelmäßige Untersuchungen der Frau und des Fetus, um Krankheiten, Schäden und potentielle Risiken zu erkennen und die Frau in Allgemeinfragen zur Schwangerschaft, wie Ernährung und körperliche Bewegung, zu beraten.

ERSTER ARZTBESUCH

Eine Frau sollte den Arzt aufsuchen, sobald sie glaubt, schwanger zu sein. Sie wird dann zunächst an einen Gynäkologen überwiesen, der die Krankengeschichte der Frau und ihrer Familie aufnimmt. Bei der gynäkologischen Untersuchung wird bestätigt, daß die Frau schwanger ist, zudem wird ihr allgemeiner Gesundheitszustand überprüft. Gewöhnlich findet eine vaginale Untersuchung statt, um festzustellen, ob die Fortpflanzungsorgane und das Becken normal entwickelt sind, und um den voraussichtlichen Geburtstermin zu ermitteln, welcher vom ersten Tag der letzten Periode an berechnet wird.

Die ersten einer Reihe von Vorsorgeuntersuchungen, um mögliche Anomalien bei der Mutter oder dem Kind festzustellen, können bereits bei diesem Arztbesuch stattfinden (s. nebenstehender Kasten mit einer Übersicht zu den Schwangerschaftsvorsorge-Untersuchungen). Einige dieser Tests, wie die *Ultraschall-Diagnostik* zur Feststellung eventueller, schwerer Anomalien müssen in der Regel nur einmal durchgeführt werden. Andere, wie *Bluttests* oder *Harnuntersuchungen*, um eine *Anämie* oder einen *Diabetes mellitus* der Frau aufzudecken, werden in regelmäßigen Abständen während der gesamten Schwangerschaft durchgeführt.

Die Frau erhält auch Beratung in Ernährungsfragen, und es wird ihr geraten, nicht zu rauchen (dies kann das Wachstum des Babys behindern) oder Alkohol zu trinken (wodurch *Alkoholembryopathie* entstehen kann).

NACHFOLGENDE ARZTBESUCHE

Sofern keine Probleme auftreten, sucht die Frau ihren Arzt oder die Hebamme einmal im Monat bis zur 28. Woche auf, von da an alle zwei Wochen bis zur 36. Woche und dann wöchentlich bis zum Geburtstermin, welcher durchschnittlich in der 40. Woche nach dem ersten Tag der letzten Menstruation der Frau liegt. Bei Hochrisikoschwangerschaften – z.B. wenn die Frau über 35 Jahre alt ist, unter Bluthochdruck (*Hypertonie*) oder Diabetes (s. *Schwangerschaftsdiabetes*) leidet – oder wenn Probleme anderer Art

S

auftreten, finden die Arztbesuche häufiger statt, und in manchen Fällen muß die Frau auch zur näheren Beobachtung in ein Krankenhaus eingewiesen werden.

Bei jedem Arztbesuch werden, neben der Durchführung der im Kasten aufgelisteten Untersuchungen, Gewicht und Blutdruck der Frau ermittelt sowie die Größe der Gebärmutter eingeschätzt, um sicherzugehen, daß das Baby sich gut entwickelt.

Nach der 32. Woche steht die Lage des Babys in der Gebärmutter fest (ob es, wie es normalerweise sein sollte, mit dem Kopf nach unten liegt), und der Eintritts-Grad des Kopfes (wie weit sich der Kopf des Babys in das Becken der Mutter gesenkt hat) wird regelmäßig notiert. Die Frau wird auch über die Bewegungen des Babys befragt; regelmäßige, heftige Bewegungen sind meist ein Hinweis darauf, daß es aktiv und gesund ist.

GEBURTSVORBEREITUNGSKURSE
Geburtsvorbereitungskurse werden in Krankenhäusern, Gesundheitszentren, Gemeindetreffpunkten oder Privatwohnungen angeboten. Solche Kurse sollen über alle Aspekte der Schwangerschaft, der Geburtswehen und der Geburt informieren und beinhalten auch Beratung über körperliche Bewegung, Ernährung und sexuelle Aktivität während der Schwangerschaft. Die Frau erfährt, was während der Wehen geschieht, wird über die verschiedenen Möglichkeiten der Schmerzlinderung informiert, erlernt außerdem Atemübungen, um besser mit den Wehen und der Geburt zurechtzukommen (s.a. *Geburt, natürliche*).

Schwangerschaft

(*F.* Gravidität) Zeitraum von der Empfängnis (Imprägnation) bis zur Geburt. Die S. beginnt mit der *Befruchtung* einer Eizelle durch eine Samenzelle und der Einnistung der befruchteten Eizelle. Aus der Eizelle entwickeln sich die *Plazenta* und der *Embryo* und daraus später der *Fetus*. Die meisten befruchteten Eizellen nisten sich in der Gebärmutter ein; gelegentlich aber pflanzt sich eine befruchtete Eizelle auch an anderer Stelle, etwa im Eileiter, ein, was zu einer *ektopischen Schwangerschaft* führt, die eine lebensbedrohliche Situation darstellen kann. (S. Kästen zu Stadien und Merkmalen der Schwangerschaft und zu den Wirkungen der Hormone während der Schwangerschaft)

GEWICHTSZUNAHME WÄHREND DER SCHWANGERSCHAFT
Die durchschnittliche Gewichtszunahme während der S. beträgt 12,7 kg, wovon 70 Prozent während der letzten 20 Wochen zugenommen werden. Zum Zeitpunkt der Geburt wiegt der Fetus im

SCHWANGERSCHAFTSVORSORGE-UNTERSUCHUNGEN

Zeitpunkt der Durchführung	Untersuchung	Grund der Untersuchung
Beim ersten Arztbesuch	Blutuntersuchung	Feststellung der *Blutgruppe* der Mutter und Untersuchung auf Hepatitis-B-Virus, welches auf das Kind übertragen werden könnte.
	Zervix-Abstrich (Papanicolao-Abstrich)	Ausschluß eines Zervixkarzinoms im frühen Stadium (falls nicht vor kurzem ein Abstrich gemacht wurde).
Beim ersten Arztbesuch und während der gesamten Schwangerschaft 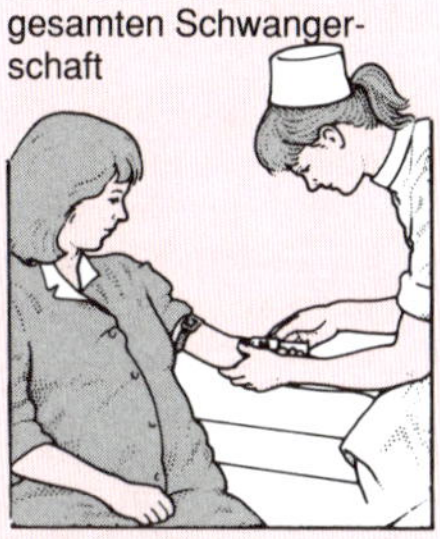	Blutuntersuchung	Ausschluß einer *Anämie* der Frau und, bei Frauen mit Rhesus-Faktor-negativen Blutgruppen, Nachweis von Rhesus-Antikörpern.
	Harnuntersuchung	Ausschluß einer *Proteinurie*, die auf eine *Harnwegsinfektion* oder *Präeklampsie* hinweisen könnte.
	Blut- und Harnuntersuchung	Ausschluß eines *Diabetes mellitus*.
	Blutdruckmessung	Feststellung von Bluthochdruck, der die Blutversorgung der Plazenta stört und ein Anzeichen für Präeklampsie sein kann.
Beim ersten Arztbesuch und nach jeder Infektion	Blutuntersuchung	Feststellung einer Immunität gegen Röteln, da eine Infektion das Kind schädigen kann; Untersuchung auf *Syphilis* und andere Infektionen.
in den ersten 12 Wochen	Chorionzottenbiopsie	Kann bei einem Risiko der Weitergabe von genetischen Störungen durchgeführt werden.
In der 16. bis 18. Woche	Ultraschall-Diagnostik	Wird zur Berechnung des Schwangerschaftsstadiums angewandt und um Anomalien des Fetus zu erkennen.
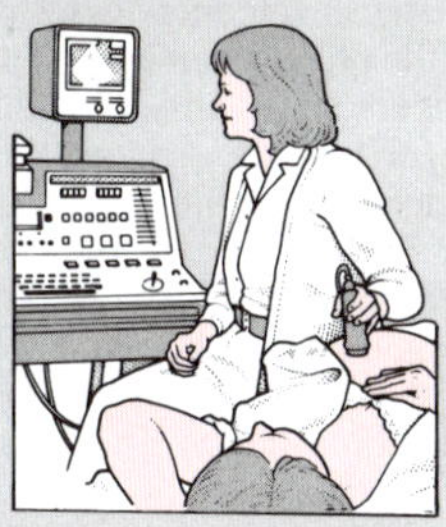	Amniozentese	Wird bei älteren Frauen durchgeführt und bei Frauen, die Kinder mit *Spina bifida* und *Down-Syndrom* geboren haben, um mögliche Anomalien des Fetus festzustellen.
	Blutuntersuchung	In manchen Fällen wird der *Alphafetoprotein*-Blutspiegel überprüft, um die Möglichkeit einer Spina bifida abzuklären.
	Fetoskopie und Fetalblutanalyse	Wird manchmal bei Zweifeln an der Normalität des Fetus durchgeführt.
Hochrisiko- oder überfällige Schwangerschaften	Blut- und Harnuntersuchung	Kann gemacht werden, um die Plazentafunktion und die Gesundheit des Fetus zu beurteilen.
	Fetale Herztonregistrierung	Zur Überprüfung des fetalen Herzschlags.
	Ultraschall-Diagnostiik	Empfiehlt sich zur Kontrolle von Entwicklung und Wachstum des Fetus, seiner Lage in der Plazenta sowie der Fruchtwassermenge.

S

typischen Falle 3,4 kg, Plazenta und Fruchtwasser wiegen zusammen 1,4 kg. Die verbleibende Gewichtszunahme ist überwiegend auf Flüssigkeitsansammlung und vergrößerte Fettreserven zurückzuführen. Innerhalb von sechs Wochen nach der Geburt haben die meisten Frauen wieder das Gewicht, das sie vor der Geburt hatten.

WOHLBEFINDEN

Vorausgesetzt, die S. ist erwünscht und die Frau achtet auf sich und nimmt die *Schwangerenbetreuung* in Anspruch, gibt es keinen Grund für sie, sich während der S. nicht vollkommen gesund zu fühlen.

Eine ausgewogene und nährstoffreiche Ernährung ist von großer Bedeutung. Der Appetit wird zunehmen, aber schwangere Frauen sollten es vermeiden, sich mit Kalorienhaltigem vollzuessen, das nur geringen Nährwert hat. Es ist gesünder, regelmäßig kleinere Mahlzeiten zu sich zu nehmen. Viele Ärzte verschreiben während der S. ergänzende Folsäure- und Eisenpräparate.

Nikotin und *Alkohol* sollten während der S. gemieden und auch Medikamente nicht eingenommen werden, es sei denn unter ärztlicher Überwachung (s. *Schwangerschaft, Medikamente*).

Körperliche Betätigung kann während der gesamten S. ausgeführt werden, besonders anstrengende und möglicherweise gefährliche Sportarten sollten aber vermieden werden.

Geschlechtsverkehr kann während der S. stattfinden (es sei denn, es kommt zu Blutungen oder zum Platzen der Fruchtblase). Durch das Einnehmen unterschiedlicher Stellungen wird der Geschlechtsverkehr bequemer. Die Libido kann in der frühen und späten S. nachlassen; viele Frauen jedoch genießen Sex während der gesamten S.

PROBLEME WÄHREND DER SCHWANGERSCHAFT

Bei einigen Frauen kommen zu den erwarteten Begleiterscheinungen der S., wie Übelkeit und Müdigkeit, andere, leichtere Probleme hinzu. Die Symptome können belastend sein, geben sich aber gewöhnlich nach der S. von selbst.

Während der S. passiert die Nahrung den Verdauungstrakt langsamer, wodurch eine bessere Absorption von Nährstoffen für den Fetus möglich wird, was aber auch *Verstopfung* verursachen kann. *Hämorrhoiden* treten während der Spätschwangerschaft recht häufig auf, desgleichen Sodbrennen aufgrund von *Ösophagusreflux*.

Das Zahnfleisch kann schwammig werden und schnell bluten. *Pikazismus* (Verlangen danach, nicht eßbare Substanzen wie Tonerde oder Kohle zu essen) kommt relativ häufig vor.

Geschwollene Knöchel sind während der zweiten Schwangerschaftshälfte nicht ungewöhnlich, besonders am Abend. *Krampfadern* können bei dafür veranlagten Frauen in den späteren Schwangerschaftsmonaten auftreten. Krämpfe in den Beinen, Rückenschmerzen und Kurzatmigkeit sind in der S. ebenso häufig. Die Pigmentierung der Haut nimmt zu und kann ein *Chloasma* hervorrufen.

Harnwegsinfektionen kommen während der S. häufiger vor, und auch streßbedingte *Harninkontinenz* kann auftreten, besonders in den späteren Schwangerschaftswochen. Vaginale *Candidiasis* (Soor) findet man bei Schwangeren auch häufiger.

Manche Frauen berichten über Stimmungsschwankungen, was auf die Wirkungen der Hormone auf das Gehirn zurückzuführen ist. Zudem fühlen sich Schwangere oft lethargischer als gewöhnlich und leiden oft unter schubweise auftretender Depression. Sie können leicht reizbar sein und zu Weinkrämpfen neigen. Andererseits fühlen sich einige Frauen während der Schwangerschaft zufriedener als sonst.

Bezüglich Schwangerschaftskomplikationen s. *Schwangerschaftserbrechen; Fehlgeburt; Frühgeburt; Polyhydramnion; Präeklampsie; Rhesus-Inkompatibilität; Schwangerschaftsdiabetes; Schwangerschaftshämorrhagie* (s.a. *Geburt; Mehrlingsschwangerschaft; fetale Herztonregistrierung*).

Schwangerschaft, eingebildete

Ungewöhnliche psychische Störung, in der Medizin als Pseudokyesis (Scheinschwangerschaft) bezeichnet, bei welcher die Frau alle physischen Merkmale einer Schwangerschaft, einschließlich morgendlicher Übelkeit, Amenorrhoe (Ausbleiben der Monatsblutung), Anschwellen der Brüste und des Bauches aufweist. Obwohl *Schwangerschaftstests* negativ bleiben und der Herzton des Fetus bei der Untersuchung nicht hörbar wird, bleibt die Frau davon überzeugt, schwanger zu sein.

Viele scheinschwangere Frauen sind kinderlos oder nähern sich der *Menopause* und haben einen ausgeprägten Kinderwunsch. Die Behandlung kann durch *Beratung* oder *Psychotherapie* erfolgen (s.a. *Konversion*).

Schwangerschaft, Medikamente

Medikamente, die während der Schwangerschaft eingenommen werden, können durch die Plazenta von der Mutter in den Blutkreislauf des Kindes gelangen. Obwohl nur einige wenige nachweislich die Entwicklung des Feten schädigen, sollte kein Medikament als vollkommen unbedenklich betrachtet werden, insbesondere während der Frühschwangerschaft.

Aus diesem Grund sollte eine schwangere Frau keinerlei Arzneimittel (einschließlich freiverkäuflicher) nehmen, ohne ärztlichen Rat einzuholen.

Eine medikamentöse Behandlung während der Schwangerschaft wird in der Regel nur dann durchgeführt, wenn der potentielle Nutzen der Behandlung gegenüber den Risiken für das Kind überwiegt. Langzeitbehandlungen, wie bei *Epilepsie* oder *Diabetes mellitus*, werden während der Schwangerschaft fortgesetzt, gegebenenfalls aber ist eine Modifizierung der medikamentösen Behandlung erforderlich (bisweilen sogar schon vor der Empfängnis, wenn eine Frau plant, schwanger zu werden).

Problematische Auswirkungen auf das sich entwickelnde Kind können auch Alkoholkonsum (s. *Alkohol* und Kasten zu Schwangerschaft), *Tabakrauchen* oder Drogenmißbrauch der Schwangeren haben.

MÖGLICHE SCHÄDLICHE AUSWIRKUNGEN

Medikamente, die während der ersten drei Schwangerschaftsmonate genommen werden, können die normale Entwicklung der Organe des Kindes stören und *Geburtsfehler* verursachen.

In späteren Stadien der Schwangerschaft eingenommene Medikamente führen zu verlangsamtem Wachstum des Feten und zu vermindertem Geburtsgewicht. Sie können auch bestimmte fetale Gewebe schädigen – *Tetracyclin-Präparate* können sich schädlich auf die Bildung der Zähne auswirken.

Medikamenteneinnahme in der Endphase der Schwangerschaft oder während der Wehen und der Geburt (s. *Geburt*, Kasten zur Schmerzerleichterung) können für das Neugeborene problematisch sein, Narkosemittel beispielsweise können Atembeschwerden hervorrufen. Drogenmißbrauch während der Schwangerschaft kann ernsthafte Probleme verursachen. Kinder von Frauen, die während der Schwangerschaft Heroin konsumieren, neigen zu geringem Geburtsgewicht und weisen während der ersten Wochen nach der Geburt eine höhere Sterberate auf als normale Kinder. Die Neugeborenen können an Entzugssymptomen, wie Eß- und Schlafstörungen, Zittern und plötzlichen Anfällen leiden. Babys drogenspritzender Mütter haben ein hohes Risiko mit *HIV*, dem *AIDS*-Virus, infiziert zu sein.

STADIEN UND MERKMALE DER SCHWANGERSCHAFT

Eine Schwangerschaft dauert im Normalfall 40 Wochen – vom ersten Tag der letzten Menstruation der Schwangeren an gerechnet – und wird gewöhnlich in drei Abschnitte unterteilt, die jeweils drei Monate dauern. Während der ersten acht auf die Empfängnis folgenden Wochen wird die Frucht Embryo genannt. Danach bezeichnet man sie als Fetus. Während der Frühschwangerschaft (erstes Trimester) ist das Wachstum des Kindes am anfälligsten für Schädigungen.

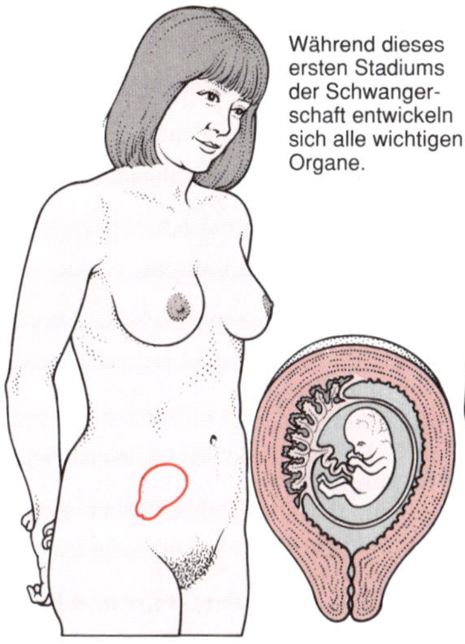

Erstes Trimester (0 - 12 Wochen)
Erstes Anzeichen einer Schwangerschaft ist gewöhnlich das Ausbleiben der Menstruation, obwohl einige Frauen dennoch eine Blutung haben. Die Brüste schwellen an und können empfindlich werden, da die Brustdrüsen sich zum *Stillen* ausbilden. Die Brustwarzen vergrößern sich, und die Venen an der Brustoberfläche treten mehr hervor. Ein stützender Büstenhalter sollte nun getragen werden.

Übelkeit und Erbrechen treten häufig, besonders morgens, auf und dauern gewöhnlich 6 bis 8 Wochen an (s. *Emesis gravidarum*). Der Harndrang wird stärker, und oft tritt ein cremiger Ausfluß aus der Vagina auf. Viele Frauen fühlen sich während der ersten Wochen ungewöhnlich müde. Einige bemerken einen metallischen Geschmack im Mund oder einen Heißhunger auf bestimmte Lebensmittel. Das Gewicht nimmt zu.

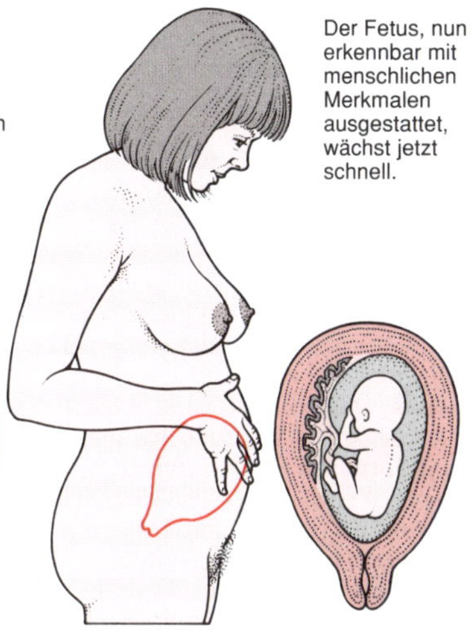

Zweites Trimester (13. - 28. Woche)
Von der 16. Woche an ist die Gebärmutter fühlbar vergrößert, und die Frau beginnt deutlich schwanger auszusehen. Die Brustwarzen vergrößern und verdunkeln sich, und die Hautpigmentierung kann sich verstärken. Manche Frauen fühlen sich warm und durchflutet. Der Appetit nimmt zu, und das Körpergewicht steigt rapide. Die Gesichtszüge werden ausgeprägter. Nach 22 Wochen (gewöhnlich zwischen der 18. und der 22. Woche) spüren die meisten Frauen, wie sich das Baby bewegt.

Während des zweiten Trimesters nehmen Übelkeit und die Häufigkeit des Wasserlassens ab, und die Frau fühlt sich allgemein besser und energievoller als während der frühen Schwangerschaftswochen. Die Herzfrequenz und die vom Herzen beförderte Blutmenge steigen an, um eine störungsfreie Entwicklung des Fetus zu gewährleisten. Bei Frauen mit vorgeschädigtem Herzen bedeuten diese Veränderungen eine zusätzliche Belastung.

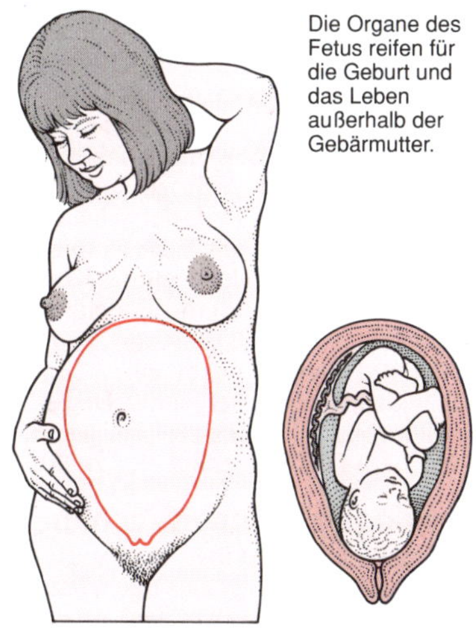

Drittes Trimester (29. - 40. Woche)
Bei manchen Frauen bilden sich auf Bauch, Brüsten und Oberschenkeln Dehnungsstreifen. Es kann eine dunkle Linie auftreten, die vom Nabel zum Schamhaar verläuft. Vormilch (*Kolostrum*) kann aus den Brustwarzen austreten. Leichtere Probleme sind die Regel. Viele Frauen fühlen sich heiß und schwitzen leicht, da die Körpertemperatur etwas ansteigt. In dieser Phase der S. können häufigere Ruhepausen nötig sein, obwohl viele Frauen nur unter Schwierigkeiten eine bequeme Stellung finden. Die *Braxton-Hick-Kontraktionen* können stärker werden.
Der Kopf des Kindes stellt sich bei einer Erstschwangerschaft um die 36. Woche ein (d.h. er senkt sich in das Becken), bei allen folgenden Schwangerschaften jedoch erst einige Wochen später. Diese "Stellwehen" können den Druck auf den Oberbauch und die Atmung erleichtern, verstärken aber den Druck auf die Blase und können mehr vaginalen Ausfluß verursachen.

S

Schwangerschaftsabbruch

s. *Abort, eingeleiteter*

Schwangerschaftsdiabetes

Bei Schwangeren mit bestehendem *Diabetes mellitus* sowie bei Frauen, die während der Schwangerschaft einen Diabetes entwickeln (als Schwangerschaftsdiabetes bezeichnet), sind besondere Vorsichtsmaßnahmen notwendig.

BESTEHENDER DIABETES

Nahezu alle Frauen mit Diabetes mellitus können eine normale Schwangerschaft haben, vorausgesetzt, der Diabetes wird währenddessen sorgfältig kontrolliert. Es ist wichtig, daß die Schwangerschaft geplant und der Blutzuckerspiegel vor und zum Zeitpunkt der Empfängnis besonders sorgfältig kontrolliert wird. Andernfalls besteht ein leicht erhöhtes Risiko für Mißbildungen des Kindes (beim diabeteskranken Mann bedarf es keiner besonderen Vorsichtsmaßnahmen). Bei nachlässiger Kontrolle während der Schwangerschaft kann sich die an das Kind abgegebene Glukosemenge erhöhen (wodurch es schneller als normal wächst), und dies kann Schwierigkeiten bei der Geburt verursachen. Umgekehrt kann das Wachstum des Kindes bei Müttern mit Diabetes auch behindert sein. Diese Kinder können bisweilen Komplikationen in den Tagen nach der Geburt bekommen.

SCHWANGERSCHAFTSDIABETES

S. wird häufig in der zweiten Hälfte der Schwangerschaft entdeckt, wenn im Urin erhöhte Glukosewerte feststellbar sind oder bei der ärztlichen Untersuchung des Bauches der Schwangeren der Fetus für größer als erwartet befunden wird (gleichwohl diese Befunde nicht immer Diabetes der Mutter bedeuten). Dazu kommt es, weil die Mutter zur normalen Aufrechterhaltung des Blutzuckerspiegels während der Schwangerschaft nicht genügend Insulin produziert. Einige Gynäkologen testen von der 26. Woche an auf Diabetes. Echter S. klingt nach der Geburt des Kindes völlig ab, kann aber bei bis zu zwei Dritteln der betroffenen

Mütter Anzeichen für einen zukünftigen Diabetes sein.

ÜBERWACHUNG

S. muß im Krankenhaus durch Schwangerschaftsvorsorge-Untersuchungen überwacht werden. Einige Krankenhäuser bieten Vorsorgeuntersuchungen für Diabetikerinnen an, um ihnen bereits vor der Empfängnis eine optimale Kontrolle zu gewährleisten. An vielen Kliniken teilen sich Gynäkologen und auf Diabetes spezialisierte Physiologen die Betreuung von Schwangeren mit Diabetes. Strenge Kontrolle des Blutzuckerspiegels, besonders gegen Ende der Schwangerschaft, sind von zentraler Bedeutung. Bei Komplikationen oder wenn das Kind besonders groß ist, wird die Einleitung der Geburt erwogen. Die Wahrscheinlichkeit, daß ein Kind mit einem an Diabetes leidenden Elternteil selbst Diabetiker wird, ist etwa eins zu 100, wenn beide Eltern Diabetiker sind eins zu 20.

Schwangerschaftserbrechen

(*F.* Hyperemesis gravidarum) Zu Beginn einer Schwangerschaft treten häufig morgendliche Übelkeit und Erbrechen auf. Etwa die Hälfte aller Schwangeren leidet darunter. Das S. beginnt meist schon vor der sechsten Schwangerschaftswoche und dauert bis etwa in die zwölfte Schwangerschaftswoche, in einigen Fällen sogar bis zur Entbindung an. Als Ursache wird eine Aktivierung des Brechzentrums im Gehirn vermutet, die mit den in der Schwangerschaft erhöhten Hormonspiegeln zusammenhängen könnte.

Zu S. kommt es in der Regel am Morgen, gleich nach dem Aufwachen; es kann aber auch zu anderen Tageszeiten auftreten. Manchmal wird es durch emotionalen Streß, Reisen oder bestimmte Nahrungsmittel ausgelöst. Wer unter S. leidet, fühlt sich häufig mit kleinen, in regelmäßigen Abständen eingenommenen Mahlzeiten wohler.

Selten nimmt S. ernste und langanhaltende Formen an, die zu Dehydratation, Mangelernährung, Veränderung des Blut-pH-Wertes, Leberschaden und Gewichtsverlust führen kann. Dann ist unverzüglich die stationäre Aufnahme und der Ersatz der verlorenen Körperflüssigkeiten und Elektrolyte durch *intravenöse Infusion*, der Ausschluß einer ernsten Grunderkrankung sowie das Abstellen der Brechanfälle zu veranlassen. Falls möglich, verzichtet die ärztliche Behandlung dabei auf *Antiemetika*.

Schwangerschaftshämorrhagie

Vaginale Blutungen nach der 28. Schwangerschaftswoche.

URSACHEN

S. ist in der Regel auf Probleme mit der Plazenta zurückzuführen, dem Organ in der Gebärmutter, das den sich entwickelnden Fetus am Leben erhält. Ursache kann eine *Placenta praevia* sein, die ungewöhnlich nahe am Geburtskanal liegt. Es kann eine Plazentaablösung zugrunde liegen (teilweise Ablösung der Plazenta von der Gebärmutterwand), oder es kann sich um eine marginale Blutung einer normal gelegenen Plazenta handeln. Die Blutung kann auch von einer *Portioerosion* verursacht werden oder von anderen Störungen der Zervix oder Vagina. S. findet man in 3 Prozent aller Schwangerschaften.

WIRKUNGEN DER HORMONE WÄHREND DER SCHWANGERSCHAFT

In der Frau gehen viele Veränderungen vor sich, die es ihr ermöglichen, die S. aufrechtzuerhalten, das Kind zu ernähren und sich auf das Stillen vorzubereiten. Diese Anpassungen werden durch einen erhöhten Spiegel der weiblichen Geschlechtshormone *Östrogen* und *Progesteron* ermöglicht sowie durch die Wirkung von Choriongonadotropin HCG und HPL (human placental lactogen), das nur von der Plazenta produziert wird.

WIRKUNGEN DER HORMONE WÄHREND DER SCHWANGERSCHAFT

Progesteron	Erhöht die Reizschwelle der glatten Muskulatur und trägt dadurch zur Vermeidung von Gebärmutterkontraktionen und vorzeitigen Wehen bei. Verursacht Verstopfung und Sodbrennen durch seine Wirkung auf die glatte Muskulatur. Erhöht die Körpertemperatur. Bewirkt Stimmungsschwankungen. Steigert die Atmungsfrequenz.	**Östrogene**	Sind wichtig für die Entwicklung der Fortpflanzungsorgane und der Brüste. Regen das Wachstum der Gebärmuttermuskulatur an, um so kräftige Kontraktionen während der Wehen zu ermöglichen. Bewirken eine Vergrößerung der Brustwarzen und unterstützen die Ausbildung der Milchdrüsen in der Brust. Steigern die Eiweißproduktion, die für eine gesunde Entwicklung von Frau und Fetus wichtig ist. Verändern das Kollagen und andere Stoffe, damit das Gewebe weicher und dehnbarer und somit auf die Wehen vorbereitet wird. Entspannen Bänder und Gelenke. Können Ischiasbeschwerden und Rückenschmerzen hervorrufen und infolge ihrer Einwirkung auf Körpergewebe auch zur Bildung von Krampfadern beitragen.
HPL	Erhöht die für die Entwicklung des Fetus nötige Energieerzeugung. Bewirkt die Vergrößerung der Brüste und die Entwicklung der Milchdrüsen. Führt aufgrund seines Einflusses auf den Stoffwechsel bei dazu veranlagten Frauen zu vorübergehendem Diabetes mellitus (Schwangerschaftsdiabetes).		
Gonadotropin (HCG)	Erhöht die für die Entwicklung des Fetus nötige Energieerzeugung. Verursacht Schwangerschaftsdiabetes bei dazu veranlagten Frauen.	**Melanotropin (MSH)**	Regt (in Kombination mit Östrogenen) die Pigmentierung der Haut, besonders der Brustwarzen, an. Kann auch ein Chloasma (Verdunkelung der Gesichtshaut) hervorrufen.

SYMPTOME

Oft sind die Blutungen schmerzlos; es können aber Unterleibsschmerzen auftreten, wenn sich die Plazenta teilweise von der Gebärmutter ablöst.

DIAGNOSE UND THERAPIE

Zur Untersuchung und Behandlung ist eine Einweisung in ein Krankenhaus notwendig. Der Herzton des Fetus wird elektronisch überwacht, damit der Zustand des Kindes eingeschätzt werden kann. Die Lage der Plazenta wird mittels *Ultraschall-Diagnostik* lokalisiert (eine vaginale Untersuchung wird nicht durchgeführt, da dies eine tiefliegende Plazenta schädigen könnte).

In einigen Fällen genügt es, den Zustand von Mutter und Kind sorgfältig zu beobachten. Bei starken Blutungen erhält die Frau eine *intravenöse Infusion* und eventuell *Bluttransfusionen*. Sofortige Entbindung (durch *Kaiserschnitt*) kann in einigen Fällen notwendig sein, um zu verhindern, daß das Kind zuwenig Sauerstoff bekommt.

Falls eine Entbindung nicht nötig ist, bleibt die Frau gewöhnlich für mindestens 48 Stunden im Krankenhaus. Wenn bei der Frau ein Risiko zu weiteren Blutungen besteht, welche sie und das Kind gefährden könnten, muß sie eventuell bis zur Geburt im Krankenhaus bleiben. Andernfalls, wenn die Blutung aufgehört hat und sich Mutter und Kind in zufriedenstellender Verfassung befinden, wird die Frau nach Hause entlassen. Ihr Zustand wird während der verbleibenden Schwangerschaftswochen weiterhin sorgfältig überwacht.

KOMPLIKATIONEN

Dank guter gynäkologischer Versorgung ist die Sterblichkeit von Mutter und Kind heute gering. Der Tod des Kindes ist wahrscheinlicher als der der Mutter und kann durch Sauerstoffmangel oder, wenn die Blutungen Wehen auslösen, durch eine Frühgeburt verursacht sein.

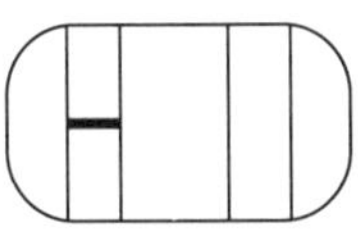

negativ

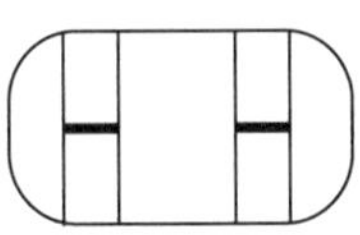

positiv

Schwangerschaftstest
Moderne Schwangerschaftstests (B-Test ®, Clearblue-Test ® etc.) bestehen nur aus einem Indikatorstäbchen, das mit Urin benetzt werden muß und dann nach wenigen Sekunden ein Ergebnis aufweist.

Schwangerschaftsherpes

Seltene Hauterkrankung bei Schwangeren, die durch Bläschenbildung an Beinen und Unterleib gekennzeichnet ist. Die Ursache ist unbekannt, und trotz seines Namens ist der S. mit keiner anderen Erkrankung verwandt, die durch *Herpes-simplex*-Viren ausgelöst werden.

Schwere Formen von S. werden mit *Kortikosteroiden* in Tablettenform behandelt und können aufgrund der Gefahr einer *Fehlgeburt* eine Krankenhauseinweisung erforderlich machen. Die Erkrankung klingt gewöhnlich nach der Geburt des Kindes vollständig ab, tritt in nachfolgenden Schwangerschaften aber meistens wieder auf.

Schwangerschaftstests

Urin- oder Bluttests zur Feststellung, ob eine Frau schwanger ist oder nicht. Einige können zu Hause durchgeführt werden. S. weisen das Hormon HCG (s. *gonadotrope Hormone*) nach, welches von der Plazenta produziert wird.

DURCHFÜHRUNG

Am häufigsten sind Urintests. Die meisten können eine Schwangerschaft etwa zwei Wochen, einige der neueren Tests bereits wenige Tage nach Ausbleiben der Periode feststellen. Bei positivem Ergebnis sind Urintests zu etwa 97 Prozent sicher, bei negativem zu etwa 80 Prozent. Ist das Ergebnis negativ, und die Monatsblutung tritt nicht innerhalb einer Woche ein, sollte der S. wiederholt werden.

Bluttests werden normalerweise nur angewandt, wenn eine sehr frühe Diagnose der Schwangerschaft erforderlich ist. Sie messen den HCG-Spiegel im Blut mittels einer Labortechnik, die *Immunoassay* genannt wird. Dieser Test schlägt bereits 9 bis 12 Tage nach der Empfängnis an, ist in der Durchführung aber kostspieliger.

Schwangerschaftstoxikose

Bei Schwangeren auftretende Störung, die sich durch erhöhten Blutdruck, Gewebeschwellungen und Ausscheidung von Protein im Urin durch die Nieren bemerkbar macht (s. *Präeklampsie*). In schweren Fällen von S. kommt es zu Anfällen bis hin zum Koma (s. *Eklampsie*). Die Schwangerschaftstoxikose hat einige Merkmale mit der *Toxämie* gemeinsam; bisher konnte aber noch kein Toxin identifiziert werden.

Schwangerschaftsvorsorge

s. *Schwangerenbetreuung*

Schwartz-Bartter Syndrom

s. *SIADH*

Schwarzer Tod

Mittelalterlicher Name für Beulenpest (s. *Bubonenpest*). Anzeichen dieser Krankheit sind Blutungen direkt unter der Haut, die dunkelblaue oder schwarze Flecken verursachen. Aufgrund dieser schwarzen Flecken und weil die Krankheit im Mittelalter bei über 50 Prozent der Fälle tödlich verlief, erhielt die Krankheit ihren Namen.

Schwarzwasserfieber

Seltene, lebensbedrohende Komplikation der Falciparum-*Malaria* (der gefährlichsten Malariaart). Die Erkrankung wird durch eine plötzliche, zunehmende Zerstörung der roten Blutkörperchen verursacht. Die Zerfallsprodukte der Zellen gelangen über die Nieren in den Urin und färben ihn dunkel, daher der Name "Schwarzwasser". Weitere Symptome sind Bewußtlosigkeit, Fieber, Schüttelfrost und Erbrechen.

Schwefel

(*F.* Sulfur) Mineralstoff, der mehrere wichtige Funktionen im Körper hat. Schwefel ist Bestandteil des Vitamins B_1 (s. *Vitamin-B-Komplex*) und mehrerer essentieller *Aminosäuren* (Bausteine der Proteine). Er ist vor allem für den Aufbau von *Kollagen* (das an der Bildung von Knochen, Sehnen und Bindegewebe beteiligt ist) wichtig und ist Bestandteil des *Keratins* (Hauptkomponente von Haaren, Haut und Nägeln).

VERWENDUNG IN DER MEDIZIN

Schwefel wird in Salben, Cremes und Präparaten zur Behandlung verschiedener Hautkrankheiten, wie Akne, Schuppen, Psoriasis, Krätze, Windelausschlag, und für bestimmte Pilzinfektionen verwendet.

Schweißdrüsen

(*F.* Glandulae sudoriferae) Winzige Drüsen tief in der *Haut*, die Schweiß produzieren. Jede Drüse besteht aus einem gewundenen Schlauch, in welchen der Schweiß abgesondert wird, und einem engen Kanal, welcher den Schweiß zur Hautoberfläche transportiert. Normalerweise hat ein Mensch ca. drei Millionen Schweißdrüsen.

ARTEN

Es gibt zwei Arten von Schweißdrüsen: ekkrine und apokrine. Ekkrine Schweißdrüsen kommen häufiger vor, besonders an den Handflächen und den Fußsohlen, und sondern ihr Sekret direkt an die Hautoberfläche ab. Apokrine Drüsen, die sich während der Pubertät entwickeln, kommen nur in behaarten Körperregio-

Querschnitt durch die Haut mit einer Schweißdrüse

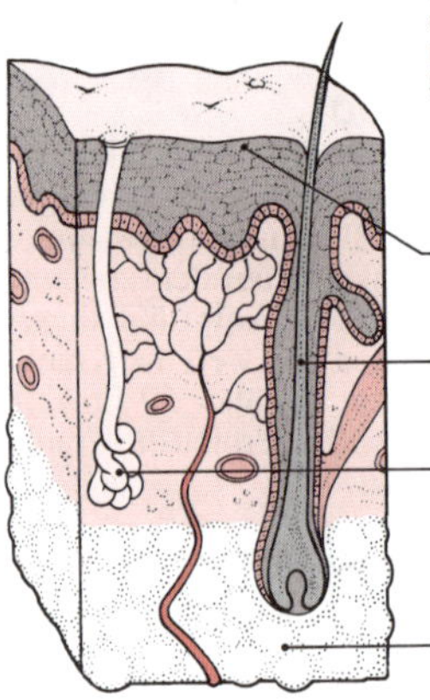

nen vor, insbesondere in den Achselhöhlen, der Schamregion und um den After. Diese Drüsen produzieren Zellsubstanzen und Schweiß und sondern ihr Sekret in Haarfollikel ab, die es dann an die Hautoberfläche abgeben.

FUNKTION

Ekkriner Schweiß besteht hauptsächlich aus Wasser (99 Prozent) und winzigen Mengen gelöster Substanzen, wie Natriumchlorid (Kochsalz).

Die Aktivität der Schweißdrüsen wird vom *autonomen Nervensystem* gesteuert. Normalerweise werden die Drüsen dazu angeregt, Schweiß zu produzieren, damit der Körper abkühlt; der Schweiß tritt dann am stärksten auf der Stirn, der Oberlippe, im Nacken und auf der Brust aus. Außerdem bildet das saure Sekret (pH 4,5) einen Säureschutzmantel, der das Bakterienwachstum hemmt. Schwitzen kann auch eine Folge von Angst oder Furcht sein, in diesem Fall tritt der Schweiß hauptsächlich an den Handflächen, den Fußsohlen und in den Achselhöhlen aus. Fieber kann ebenfalls Schwitzen auslösen.

Schweiß ist geruchlos; wenn aber Bakterien auf ihn einwirken, kommt es zu *Körpergeruch.*

STÖRUNGEN

Die häufigste Erkrankung der Schweißdrüsen sind *Hitzepickel,* ein sehr stark reizender Hautausschlag, als Folge einer Verstopfung der Drüsen mit Gewebstrümmern und Schweiß. Seltener kommt es zu *Hyperhidrose* (übermäßiges Schwitzen) oder *Hypohidrose* (vermindertem Schwitzen) und anomalem oder übermäßigem Schweißgeruch.

Schweißerophthalmie

Akute *Bindehautentzündung* und *Keratopathie* (Hornhautschaden), infolge intensiver Bestrahlung mit *ultraviolettem Licht,* das beim Schweißen entsteht. S. ist die Folge von ungenügendem Augenschutz beim Schweißen.

Schweißfriesel

Anderer Name für *Hitzepickel.*

Schweigepflicht

Ethisches Prinzip, das besagt, daß Ärzte keine Informationen, die ihnen von Patienten im Vertrauen mitgeteilt wurden, an andere weitergeben dürfen. Diese Idee wurde im Altertum von dem griechischen Arzt Hippokrates eingeführt und von allen Ärztevereinigungen in sämtlichen Ländern übernommen.

Die Verpflichtung der Ärzte, vertrauliche Berichte zu führen, ist aufgrund der modernen Entwicklungen in den Arztpraxen schwieriger geworden. In den Kliniken und Gesundheitszentren haben medizinisches und Hilfspersonal Zugang zu den Berichten. Bei Computer-gespeicherten Berichten haben alle Mitarbeiter einen solchen Zugang. Da Vertrauensbrüche vermieden werden sollen, wird von allen, die im medizinischen Bereich arbeiten, erwartet, daß sie die Schweigepflicht respektieren. Einige Computersysteme ermöglichen es, den Bereich der medizinischen Berichte zu sichern.

Wenn Ärzte vertrauliche Informationen an Arbeitgeber, Versicherungsgesellschaften oder Rechtsberater weitergeben wollen, dann müssen sie zuerst die Zustimmung der Patienten einholen. Falls das Gesetz die Weitergabe vertraulicher Informationen vorschreibt, müssen Ärzte (im Gegensatz zu Rechtsberatern) dem Folge leisten. Ärzte, die dies nicht befolgen, machen sich der Mißachtung des Gerichts schuldig.

Ärzte, die Kinder behandeln, sollten ihre Befunde den Eltern mitteilen. Bei Heranwachsenden ist der Punkt erreicht, an dem Ärzte vertrauliche Infomationen genauso wie bei Erwachsenen respektieren sollten. Im allgemeinen sind Ärzte der Meinung, daß die Bitte eines Kindes um Vertraulichkeit zu respektieren ist.

In den meisten Rechtssystemen müssen Ärzte ihre Schweigepflicht unter bestimmten Umständen brechen. Sie müssen zum Beispiel einige spezielle Infektionskrankheiten melden. Falls Patienten an solchen Krankheiten leiden und eine Therapie verweigern, müssen die Gesundheitsbehörden informiert werden, damit eine Therapie oder Isolierung per Gesetz verordnet werden kann. Außerdem müssen Ärzte grundsätzlich die Polizei informieren, wenn sie Schußwunden behandeln oder Kenntnis von schweren Verbrechen haben.

Ärzte, die die Schweigepflicht ohne Rechtfertigung durch das Gesetz brechen, können vor einem Zivilgericht angeklagt und auf Schadensersatz verklagt werden. Sie können auch vor den Ethikausschuß ihres Berufsstandes gestellt werden, der das Recht hat, ihre Berechtigung zu praktizieren vorläufig auszusetzen oder abzuerkennen.

Schwenkbrett

Balancebrett, das in der *Physiotherapie* verwendet wird, um die Muskelkraft und die Koordinierung der Füße, Fußgelenke und Beine zu verbessern. Ein Schwenkbrett wird manchmal nach einer Verstauchung des Fußgelenks verwendet, um das Risiko einer erneuten Verstauchung zu vermindern.

Es besteht aus einer flachen, glatten Oberfläche mit einer Kippe, die an der Unterseite befestigt ist. Die Kippe kann zylindrisch sein, so daß das Brett nur in einer Ebene schwingt, oder sie kann kugelförmig sein, wodurch Bewegungen in sämtliche Richtungen möglich sind.

Schwerhörigkeit

Teilweises Fehlen des Hörvermögens, das von leichter bis hochgradiger S. reicht, ist meist die Folge einer Erkrankung oder Verletzung des Ohrs oder einer altersbedingten Degeneration des Gehörs.

Jede Form der S. ist entweder eine Schalleitungss. oder eine Schallempfindungss. Bei der Schalleitungss. besteht eine fehlerhafte Übertragung des Schalls vom Mittelohr ins Innenohr, gewöhnlich aufgrund einer Schädigung des Trommelfells oder der drei verbundenen Gehörknöchelchen des Mittelohrs – Hammer (*F.* Malleus), Amboß (*F.* Incus) und Steigbügel (*F.* Stapes). Bei der Schallempfindungss. wird der das Innenohr erreichende Schall nicht ans Gehirn übertragen, da Strukturen des Innenohrs oder der das Innenohr mit dem Gehirn verbindende Hörnerv geschädigt sind.

URSACHEN

Schalleitungsschwerhörigkeit

Bei Erwachsenen ist die häufigste Ursache einer Schalleitungss. Verstopfung des äußeren Gehörgangs durch *Ohrenschmalz.* Weniger häufig kann eine *Otosklerose* verantwortlich sein (wobei der Steigbügel seine normale Beweglichkeit verliert). Bei Kindern ist die weitaus häufigste Ursache *Mittelohrentzündung* (Otitis media) und Ansammlung von klebrigem Sekret im Mittelohr (s. *Mittelohrerguß*).

In seltenen Fällen kann eine Schalleitungss. durch *Barotrauma* (Schädigung des Trommelfells oder Mittelohrs durch plötzliche Druckveränderung im Flugzeug oder unter Wasser) oder durch eine Perforation der Trommelfells (s. *Trommelfellperforation*) nach Verletzung, Mit-

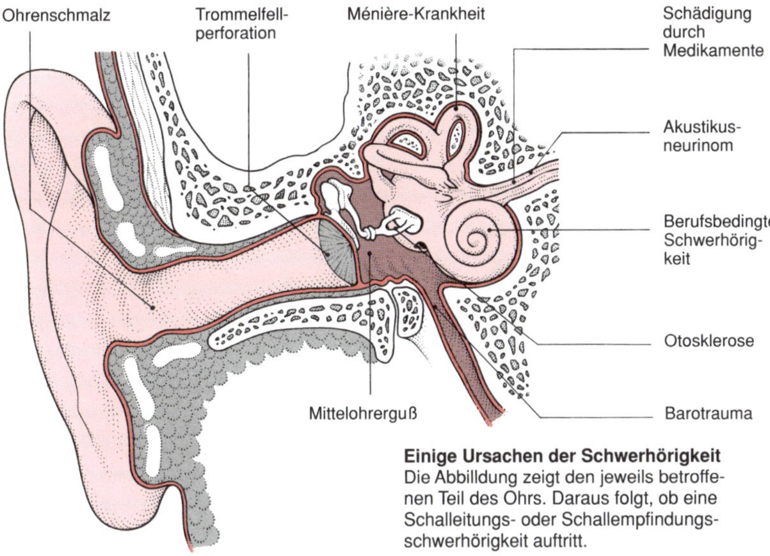

Einige Ursachen der Schwerhörigkeit
Die Abbilldung zeigt den jeweils betroffenen Teil des Ohrs. Daraus folgt, ob eine Schalleitungs- oder Schallempfindungsschwerhörigkeit auftritt.

telohrentzündung oder operativen Eingriffen am Ohr hervorgerufen werden.

Schallempfindungsschwerhörigkeit

Innenohrdefekte sind manchmal angeboren, hervorgerufen durch vererbte Chromosomenanomalie, Geburtstrauma oder Schädigung der fetalen Entwickung – z.B. als Folge einer *Röteln*-Infektion der Mutter während der Schwangerschaft. Innenohrschädigung kann auch bald nach der Geburt als Folge einer schweren *Neugeborenengelbsucht* auftreten.

Später auftretende Schallempfindungss. kann durch Schädigung der knöchernen Schnecke und/oder des Labyrinths durch langanhaltende Lärmbelastung, *Ménière-Krankheit*, bestimmte Medikamente (wie *Streptomycin*) oder einige Virusinfektionen verursacht werden. Knöcherne Schnecke und Labyrinth unterliegen im Alter einem natürlichen Degenerationsprozeß, der zu *Presbyakusis* führt. Ein plötzlicher *Hörsturz* ist oftmals Folge von Durchblutungsstörungen des Innenohrs.

Schädigung des Hörnervs kann durch ein *Akustikusneurinom* (ein von Nerven ausgehender gutartiger Tumor) verursacht werden. Mit dem Wachstum verursacht das Akustikusneurinom zunehmende Schwerhörigkeit.

VORKOMMEN

Angeborene S. oder *Taubheit* ist eine Schallempfindungss. und unheilbar. Sie kommt selten vor und betrifft nur ungefähr eines von 1000 Neugeborenen. In der frühen Kindheit erworbene S. ist gewöhnlich eine Schalleitungss. und heilbar. Diese Art der S. kommt ziemlich häufig vor. Bei 25 Prozent der Erstkläßler läßt sich eine Beeinträchtigung des Hörvermögens als Folge vorhergehender Mittelohrentzündungen feststellen.

Das Gehör wird mit dem Alter schlechter. Etwa ein Viertel der Bevölkerung über 65 benötigt ein Hörgerät.

SYMPTOME, ANZEICHEN UND DIAGNOSE

Bei einem Säugling mit angeborener S. oder Taubheit fehlen Reaktionen auf Geräusche und das dem Sprechen vorangehende Plappern oder Hervorbringen sonstiger typischer Laute, wobei das Weinen meist ganz normal ist. Diese Symptome werden meist zuerst von den Eltern entdeckt.

Beim Kleinkind führt der Arzt bei den Vorsorgeuntersuchungen *Hörprüfungen* durch, um eventuelle, meist durch Mittelohrentzündungen oder -ergüsse bedingte Hörverluste festzustellen.

Erwachsene hören zu Beginn einer sich entwickelnden S. Laute nicht nur leiser, sondern auch verzerrt und weniger klar, hohe Töne werden schlechter gehört als tiefe, die Laute "s", "f" und "z" werden nicht mehr gehört, und Sprache kann bei vorhandenen Hintergrundgeräuschen nur noch sehr schlecht verstanden werden. S. auf einem Ohr wird u.U. nur bemerkt, wenn dieses Ohr allein benutzt wird (wenn z.B. Betroffene dieses Ohr beim Telefonieren verwenden).

S. kann von Tinnitus aurium (s. *Ohrensausen*) und *Vertigo* (Schwindel und Gleichgewichtsstörungen) begleitet sein. Sie verursacht manchmal Verwirrung, *Paranoia* und akustische *Halluzinationen* und kann zu Zurückgezogenheit und *Depression* führen.

Die Untersuchung des Ohres mit einem *Otoskop* (einem Betrachtungsgerät mit eingebauter Lichtquelle) kann eine Behinderung des äußeren Gehörgangs durch Ohrenschmalz, eine Entzündung oder Perforation des Trommelfells oder eine Sekretansammlung hinter dem Trommelfell zeigen.

Gehörprüfungen werden durchgeführt um zu entscheiden, ob eine Schalleitungs- oder eine Schallempfindungss. vorliegt.

THERAPIE

Kinder mit einer angeborenen S. oder Taubheit benötigen speziellen Unterricht, um das Sprechen zu erlernen. Dieser Prozeß ist langwierig und schwierig, führt jedoch in vielen Fällen zu einer effektiven Kommunikationsfähigkeit, oft mit Hilfe der Gebärdensprache.

Durch Mittelohrentzündung bedingte Schalleitungss. bei Kindern wird durch eine Operation behandelt, bei der das Sekret vom Mittelohr durch einen Schnitt ins Trommelfell abgeleitet wird (s. *Myringotomie*). Bis zur Operation sollten betroffene Kinder in der Schule ganz vorne sitzen, um sowenig wie möglich zu verpassen.

Bei durch Ohrenschmalz verursachter Schalleitungss. kann der Arzt durch eine Gehörgangsspülung mit warmem Wasser Abhilfe schaffen.

Bei einer Trommelfellperforation erfolgt die Heilung in der Regel von allein, wenn dies jedoch nach zwei bis drei Monaten nicht der Fall ist, wird häufig ein operativer Eingriff, die sog. *Tympanoplastik*, vorgenommen.

Durch Otosklerose bedingte Schalleitungss. wird gewöhnlich durch eine *Stapedektomie* behandelt, eine Operation, bei der der fixierte Steigbügel durch einen künstlichen ersetzt wird.

Hörgeräte werden manchmal bei Otosklerose zur Verbesserung des Hörvermögens eingesetzt, wobei das Hörgerät in diesem Fall aus einer knochenleitenden Vorrichtung besteht, die den Schall durch ein vibrierendes, auf dem Schädelknochen hinter dem Ohr aufliegendes Polster an das Innenohr überträgt. Das Haupteinsatzgebiet für Hörgeräte ist jedoch die Behandlung der Schallempfindungss., die auf andere Art nicht behandelbar ist, da die feinen Innenohrstrukturen eine Operation nicht zulassen. Die in diesen Fällen verwendeten Hörgeräte erhöhen das im Innenohr ankommende Schallvolumen mit Hilfe eines Verstärkers und eines ins äußere Ohr passenden Ohrhörers.

Eine neue Entwicklung in der Behandlung der Schallempfindungss. stellt das *Schneckenimplantat* dar, wobei Schallsignale empfangende Elektroden ins Innenohr eingepflanzt werden. Zum gegenwärtigen Zeitpunkt wurden auf diesem Gebiet jedoch erst begrenzte Erfolge erzielt.

SCHWINDEL Gefühl der Benommenheit und des Schwankens, wobei die Betroffenen manchmal das Gefühl haben, daß sich alles um sie dreht.

? Haben Sie eines oder mehrere der folgenden Symptome seit Ausbruch des Schwindelanfalls bemerkt?
- Schwäche in Armen/Beinen
- Taubheitsgefühle UND/ODER Brennen in einem Teil des Körpers
- Verschwommenes Sehen
- Sprachschwierigkeiten

JA → Sind jetzt sämtliche Symptome verschwunden?

JA → ☎ **Suchen Sie sofort den Arzt auf!** Zeitweilige Unterbrechung der Gehirndurchblutung, manchmal mit einer Verengung der Arterien verbunden, kann diese Symptome verursacht haben.

siehe *transitorische ischämische Attacke*

NEIN → ☎ **Suchen Sie sofort den Arzt auf!** Unterbrechung der Gehirndurchblutung als Folge eines blockierten oder geplatzten Blutgefäßes kann die Ursache dieser Symptome sein.

siehe *Schlaganfall*

NEIN ↓

? Haben Sie Gehörverlust UND/ODER Ohrensausen bemerkt?

JA → Ungewöhnliche Störung als Folge einer vermehrten Flüssigkeitsansammlung im Labyrinth. Tritt meistens bei Personen mittleren Alters auf. Gehen Sie zum Arzt.

siehe *Ménière-Krankheit*

NEIN ↓

? Haben Sie erbrochen UND/ODER Gleichgewichtsstörungen?

JA → Entzündung eines Teils des Innenohrs durch Virusinfektion kann diese Symptome verursachen. Gehen Sie zum Arzt.

siehe *Innenohrentzündung*

NEIN ↓

? Sind Sie über 60 Jahre alt?

JA → Wird Ihnen schwindelig, wenn Sie ihren Kopf drehen oder nach oben blicken?

JA → Ursache kann, besonders wenn Sie über 60 Jahre alt sind, Osteoarthritis in den Nackengelenken sein, wodurch Druck auf die nahegelegenen Nerven und Blutgefäße ausgeübt wird. Suchen Sie den Arzt auf.

siehe *zervikale Osteoarthritis*

NEIN ↓

NEIN ↓

Fortsetzung nächste Seite

S

Leiden Sie unter wiederkehrenden Kopfschmerzen am Morgen, verbunden mit Übelkeit oder Erbrechen?

JA → Suchen Sie sofort den Arzt auf! Dies kann ein Anzeichen auf eine schwere Hirnerkrankung sein.

siehe *Hirntumor*
→ *Hämatom*
→ *Subduralblutung*

NEIN ↓

Falls Sie nach diesem Fließdiagramm keine Diagnose erstellen können, gehen Sie zum Arzt.

Lippenlesen ist für alle Schwerhörigen und Gehörlosen eine unersetzliche Hilfe. Beim Sprechen mit Betroffenen sollte man darauf achten, daß man ihnen ins Gesicht blickt, und sollte (nur zu Lautverzerrungen führendes) Schreien vermeiden.

Verschiedene Hilfsgeräte für den Haushalt stehen zur Verfügung, wie z.B. ein Verstärker für den Telefonhörer. (S.a. *Ohr*; *Gehörsinn*)

Schwertfortsatz

(*F.* Processus xiphoideus) Meist knorpeliger unterer Abschnitt des Brustbeins (*Sternum*).

Schwimmhaut

Hautlappen zwischen angrenzenden Fingern oder Zehen. Schwimmhäute sind eine häufige, angeborene Anomalie, die meistens erblich ist und an zwei oder mehreren Fingern oder Zehen auftreten kann. Obwohl ein leichter Ansatz von Schwimmhäuten völlig ungefährlich ist, kann aus kosmetischen Gründen eine Operation durchgeführt werden. Sind die Schwimmhäute stark ausgebildet, können angrenzende Finger oder Zehen völlig miteinander verwachsen sein (s. *Syndaktylie*). Eine Schwimmhaut am Nacken kann die Folge eines *Turner-Syndroms* sein.

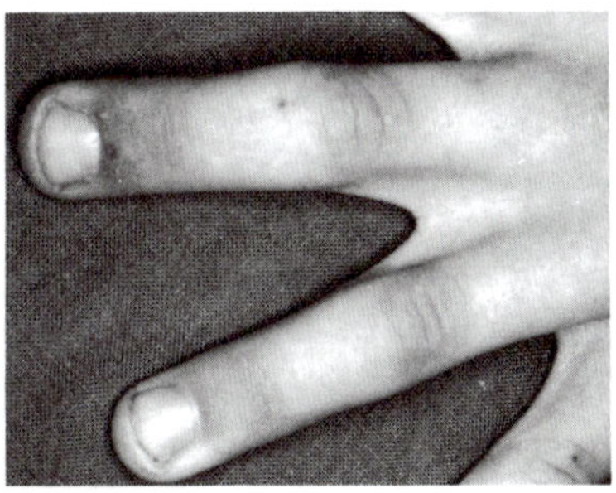

Schwimmhäute an den Fingern
Dieses eigenartige Merkmal ist oft erblich und tritt in jeder Generation der Familie auf. Die meisten Fälle sind vollkommen harmlos und müssen nicht behandelt werden.

Schwindel

(*F. Vertigo*) Gefühl des Schwankens und Drehens. Schwindel kann ein leichtes, kurzes Symptom sein, das spontan auftritt, oder er kann als Teil einer schwereren, langanhaltenden Gleichgewichtsstörung auftreten (charakterisiert durch das Gefühl, als ob der Körper sich um sich selbst drehen würde), begleitet von Übelkeit, Erbrechen, Schwitzen oder Ohnmacht.

URSACHEN

Die meisten S.anfälle sind harmlos und die Folge eines momentanen Blutdruckabfalls zum Gehirn, wie z.B. nach plötzlichem Aufstehen aus einer sitzenden oder liegenden Position (ein Phänomen, das man als orthostatische *Hypotonie* bezeichnet). Eine orthostatische Hypotonie tritt bei älteren Menschen und bei Patienten, die *Antihypertensiva* zur Behandlung eines hohen Blutdrucks einnehmen, häufiger auf. Ähnliche Symptome können als Folge einer vorübergehenden, teilweisen Blockierung der Arterien, durch die das Gehirn durchblutet wird, also einer *transitorischen ischämischen Attacke*, auftreten (Symptome eines Schlaganfalls, die weniger als 24 Stunden andauern).

Andere Ursachen für S. sind Müdigkeit, Belastungen, Fieber, *Anämie*, *Herzblock* (Behinderung der Erregungsleitung im Herzmuskel, so daß die Herzkammern unabhängig voneinander schlagen), *Hypoglykämie* (niedriger Blutzuckerspiegel) und *Subduralblutungen* (Blutungen zwischen den beiden Außenhäuten, die das Gehirn überziehen).

Die häufigsten Störungen im Innenohr, die S. verursachen können, sind *Innenohrentzündung* und *Ménière-Krankheit*. Bei einer Innenohrentzündung ist das Labyrinth (die mit Flüssigkeit gefüllten Bogengänge im Innenohr, die eine wichtige Rolle für das Gleichgewicht spielen) entzündet, für gewöhnlich als Folge einer Virusinfektion. In schweren Fällen kann jede Bewegung des Kopfes Erbrechen und Ohnmacht auslösen. Bei der Ménière-Krankheit (eine degenerative Erkrankung des Innenohrs), treten S.gefühle oft zusammen mit *Taubheit* und *Ohrensausen* auf.

Störungen des *Hörnervs*, wie bei einem *Akustikusneurinom* und *Hirnhautentzündung*, sind relativ seltene Ursachen von Schwindel.

Störungen des *Hirnstamms*, die S. verursachen, sind *Migräne*, bei der Blutgefäße im Hirnstamm betroffen sind, *Hirntumoren*, die auf den Hirnstamm drükken, sowie das *vertebrobasiläre Syndrom* (Verengung der Blutgefäße, die Teile des Hirnstamms durchbluten). Als Folge dieser Erkrankung, die oft durch *zervikale Osteoarthritis* verursacht wird (Arthritis des Nackenbereichs des Rückgrats), treten bei Drehen des Kopfes oder Bewegen des Nackens Schmerzen und S. auf.

DIAGNOSE UND THERAPIE

Kurze, leichte S.anfälle verschwinden für gewöhnlich, wenn man ein paar Mal tief durchatmet, oder, falls dies nicht ausreicht, sich für kurze Zeit hinlegt.

Schwere, langandauernde oder wiederkehrende S.anfälle sollten ärztlich untersucht werden, wobei die Diagnose aufgrund der Beschreibung der Symptome, einer ärztlichen Untersuchung und, in einigen Fällen, aufgrund der Ergebnisse weiterer Diagnosetests erstellt wird.

S

Falls eine Therapie nötig sein sollte, dann hängt diese von der eigentlichen Krankheitsursache ab. Bestimmte Fälle von S., zum Beispiel infolge einer Störung im Innenohr, werden mit *Antiemetika* oder *Antihistaminika* behandelt.

Schwitzen

(*F.* Perspiratio) Vorgang, bei dem der Körper selbsttätig abkühlt. Schwitzen kann auch die Folge psychischer Belastung oder Angst sein (s. *Schweißdrüsen*; *Hitzeschaden*).

Schwitzen, vermehrtes

s. *Hyperhidrose*

Scopolamin

s. *Hyoscin*

Scrapie

Fortschreitende degenerative Gehirnerkrankung (Entmarkungsenzephalomyelitis, spongiforme Enzephalopathie) bei Schafen und Ziegen, die durch *Prione* verursacht wird.

Screening

Vorfelddiagnostik. Untersuchung scheinbar gesunder Personen, mit dem Ziel, Erkrankungen so frühzeitig zu erkennen, daß eine Therapie möglich ist. Der ideale S.-Test ist verläßlich und weist nur wenige falsch-positive Ergebnisse auf (positive Testergebnisse, obwohl die Getesteten nicht erkrankt sind), sowie nur wenige falsch-negative Ergebnisse (negative Testergebnisse, obwohl die Getesteten erkrankt sind). Ein geeigneter Test ist billig, einfach und akzeptabel, da er weder Unbehagen auslöst noch gefährlich ist. Wenn ein S.-Test einen praktischen Nutzen haben soll, müssen Patienten, die an der speziellen Krankheit leiden, von einer Frühdiagnose profitieren. S. auf möglichen Diabetes hat keinen Sinn, da es keinen Hinweis darauf gibt, daß spätere Komplikationen der Krankheit aufgrund einer Diagnose vor Auftreten der Symptome verringert werden können. (S.a. *Vorsorgeuntersuchung*)

Seborrhoe

Übermäßige Absonderung von *Talg*, wodurch die Gesichtshaut glänzend und die Kopfhaut fettig wird. Die genaue Ursache ist unbekannt, obwohl man weiß, daß *androgene Hormone* (männliche Sexualhormone) eine Rolle spielen. Diese Störung tritt am häufigsten bei heranwachsenden Jungen auf. S. bessert sich für gewöhnlich ohne Therapie im Erwachsenenalter. Personen, die an S. leiden, leiden auch überdurchschnittlich häufig an anderen Hautkrankeiten, wie *Dermatitis seborrhoica* und *Akne*.

Seborrhoisches Ekzem

s. *Dermatitis seborrhoica*

Sebum

s. *Talg*

Sectio caesarea

s. *Kaiserschnitt*

Sedativa

Beruhigungsmittel; Arzneimittel, die zur *Sedierung* (Beruhigung) verabreicht werden. Zu den S. zählen *Schlafmittel, angstlösende Medikamente, Neuroleptika* und einige *Antidepressiva.* Bei einer *Prämedikation* (Arzneimittelgabe zur Vorbereitung des Patienten auf eine Operation) wird oft ein Sedativum verabreicht.

Sedierung

Ruhigstellung; Verabreichung eines Medikaments zur Beruhigung der Patienten. Eine S. wird vorgenommen, um exzessive *Ängste* zu vermindern und, gelegentlich, um gefährliches, aggressives Verhalten zu steuern. Sie kann auch Teil einer *Prämedikation* sein, damit sich die Patienten vor einer Operation oder unangenehmen Untersuchungen, etwa einer *Gastroskopie,* entspannen können. (S.a. *Schlafmittel*)

Seekrankheit

Fällt unter die *Bewegungskrankheiten*.

Seelenheilkunde

s. *Psychiatrie*

Seelenkunde

s. *Psychologie*

Sehen

s. *Visus*

Sehen, partielles

Sehverlust bis kurz vor der Erblindung. P.S. führt meist zu einem Verlust der *Sehschärfe,* des *Gesichtfeldes* oder zu beidem.

Sehfeld

s. *Gesichtsfeld*

Sehhügel

s. *Thalamus*

Sehne

(*F.* Tendo) Bündel kollagener Fasern, die von Bindegewebshüllen zu Funktionseinheiten zusammengefaßt werden. Die runden oder platten, manchmal flächigen S.n (s. *Aponeurosen*) dienen der Anheftung von Muskeln an Knochen und sind Bestandteil des passiven Bewegungsapparates. Die S.n sind kaum dehnbar, werden von Blutgefäßen und Nerven versorgt und enthalten (ähnlich den Muskeln) sog. Sehnenrezeptoren.

Die S.n der Hand, Handgelenke und Füße sind von Sehnenscheiden (Bindegewebshüllen) und einer Gelenkschmiere umgeben, die vom Außengewebe dieser Schicht abgesondert wird. Diese S.n benötigen den zusätzlichen Schutz, da sie sich nicht geradlinig bewegen und ohne die Schmiere übermäßiger Reibung ausgesetzt wären.

STÖRUNGEN

Bei einer übermäßigen Spontanbelastung (Sprinten, Springen) können (meist vorgeschädigte) S.n., wie z.B. die *Achillessehne*, reißen. Ein S.nriß am Fingerrükken, der die Fingerspitze deformiert, rührt oft von einem direkten Schlag auf die Fingerspitze her (s. *Hammerfinger*). Da S.n jedoch sehr stark sind, werden sie durch schwere Belastung nicht zerrissen, sondern ein Stück des Knochens, an dem die Sehne befestigt ist, bricht ab.

Die S. des langen Bizepskopfes am Oberarm hingegen kann durch wiederholtes Reiben gegen den Oberarmknochen (Humerus) geschwächt werden und dann auch bei nur mäßiger Belastung reißen. Ein S.nriß in den Händen ist meist Folge einer *chronischen Polyarthritis*.

S.n der Hand werden häufig durch tiefe Schnitte durchtrennt. Dann muß die S. unter Umständen mit Hilfe eines S.nimplantats genäht werden (s. *Sehnennaht).*

FINGERSEHNEN

Beim Beugen und Strecken der Finger wird die Kraft der Unterarmmuskeln von langen Sehnen übertragen.

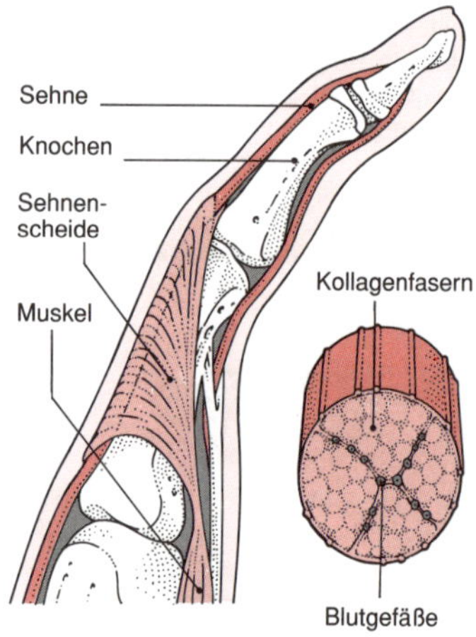

Innerer Aufbau
Der Querschnitt einer Sehne (oben rechts) zeigt, daß sie aus zahlreichen parallelen Kollagenfaserbündeln und einigen Blutgefäßen besteht.

S

Verletzungen ziehen häufig eine *Tendinitis,* eine Entzündung der S., nach sich. Eine *Tendosynovitis,* eine Entzündung des Innengewebes einer Sehnenscheide, tritt für gewöhnlich in den S.n der Hände und Handgelenke und als Folge einer Überbeanspruchung auf. Ist das Außengewebe einer Sehnenscheide entzündet, resultiert daraus mitunter eine *Tendovaginitis,* eine Erkrankung, bei der die S. nicht mehr unbehindert durch die Scheide gleiten kann (s. *Sehnenscheidenentzündung; schnellender Finger*).

Sehnenentzündung

s. *Tendinitis*

Sehnennaht

Operation, bei der durchtrennte oder gerissene *Sehnen*enden wieder verbunden werden oder eine verletzte Sehne ersetzt wird.

Sind die durchtrennten oder gerissenen Enden leicht wieder zu verbinden, werden sie genäht. Liegen die Enden weit auseinander oder befinden sie sich innerhalb einer Sehnenscheide, muß u.U. ein Sehnenimplantat eingepflanzt werden. Sehnenimplantate werden aus anderen Sehnen, für gewöhnlich aus dem Fuß, entnommen.

Sehnenscheidenentzündung

Entzündung oder Verdickung der fasrigen Scheidewand um eine *Sehne.* Die Ursache dafür ist nicht bekannt. Entzündet sich die Scheide einer Sehne, durch die ein Finger gebeugt wird, entwickelt sich leicht ein *schnellender Finger.*

Sehnenverpflanzung

Operation, bei der die Lage einer *Sehne* so geändert wird, daß ein Muskel eine andere Funktion ausüben kann. Eine Sehnenverpflanzung kann erfolgen, wenn eine Funktion, die aufgrund einer Deformierung, wie z.B. Klumpfuß *(F.* Pes equinovarus*),* oder einer andauernden Muskelverletzung oder -lähmung, beeinträchtigt ist, wiederhergestellt werden soll.

Bei der Verpflanzung wird die Sehne von ihrer ursprünglichen Ansatzstelle abgetrennt und an anderer Stelle befestigt. Eine S. bewirkt, daß der Muskel, an dem die Sehne befestigt wird, eine andere Lage einnimmt, wodurch sich bei einer Muskelkontraktion die Bewegung des betreffenden Körperteils ändert.

Sehnerv

(*F.* Nervus opticus) II. *Hirnnerv,* eigentlich vorgeschobene Bahn des Zwischenhirns, besteht aus dem 3. Neuron der Sehbahn (die ersten beiden Neuronen und die Zelleiber des S.s liegen in der *Netzhaut*). Die beiden S.en verlassen die Augenhöhle durch den jeweiligen Optikuskanal und konvergieren zur Sehnervenkreuzung (Chiasma opticum) vor der Hirnanhangsdrüse, wo sich die aus den nasalen Netzhauthälften kommenden Fasern kreuzen.

Zu den Erkrankungen des S.s zählen die *Optikusneuritis* (Entzündung des S.s) und das *Papillenödem,* das durch Stauung des aus dem Auge abfließenden Blutes entsteht.

Sehproben

s. *Snellen-Tafel*

Sehprüfungen

Bestandteil einer Augenuntersuchung, bei dem festgestellt wird, ob das Sehvermögen vermindert ist. Bei den meisten S. wird die *Sehschärfe* (Schärfe des zentralen Sehvermögens) getestet, außerdem das *Gesichtsfeld* (gesamtes Sehfeld beim Geradeaussehen), um Erkrankungen des Auges und des Nervensystems zu erkennen. Brechungstests zeigen, ob bei Patienten ein *Refraktions*fehler vorliegt (d.h. ein Fehler, der mit Augengläsern korrigiert werden kann), wie etwa eine *Hyperopie*, eine *Myopie* oder ein *Astigmatismus.* Mit ihnen läßt sich auch eine *Presbyopie* (Alterssichtigkeit infolge mangelnden *Akkomodations*vermögens) diagnostizieren.

PRÜFUNG DER SEHSCHÄRFE

Die Sehschärfe wird erst bei einem, dann beim anderen Auge anhand einer *Snellen-Tafel* überprüft. Bei dem Test müssen die Patienten Buchstaben in Standardgröße aus einer Entfernung von sechs Metern lesen.

BRECHUNGSTESTS

Die Retinoskopie gehört zu den Brechungstests. Dabei wird ein schmaler Lichtstrahl aus 65 cm Entfernung in das Auge mit einem Instrument projiziert, durch das man beobachten kann, wie das Licht von der Retina durch die Pupille zurückreflektiert wird. Das Licht wird in verschiedene Richtungen geringfügig bewegt. Es bewegt sich nicht mehr, wenn die angepaßten Linsen die richtige Stärke und Form haben.

Wenn unmittelbar nacheinander geringfügig verschiedene Linsen verwendet werden, kann die notwendige Korrektur der Brechungsschwäche noch dadurch verbessert werden, daß auch die subjektiven Empfindungen der Betreffenden auf die Änderungen ihres Sehvermögens einbezogen werden.

AKKOMODATIONSPRÜFUNGEN

Das Akkomodationsvermögen (die Fähigkeit, nahe Gegenstände zu fokussieren) wird durch die Korrektur einer Brechungsschwäche mit einer Brille festgestellt. Dabei wird die nächste Entfer-

FUNKTION DES SEHNERVS

Der paarige Sehnerv ist ein Bündel aus Nervenfasern, die von Nervenzellen in der Netzhaut ausgehen und Impulse zum Sehzentrum im Gehirn leiten. Die besondere Anordnung der Nervenfasern führt bei Erkrankungen oder Verletzungen zu jeweils unverwechselbaren, exakt definierten Mustern des Sehverlusts. Sie sind einer bestimmten Stelle zuzuordnen, an der der Sehnerv geschädigt wurde.

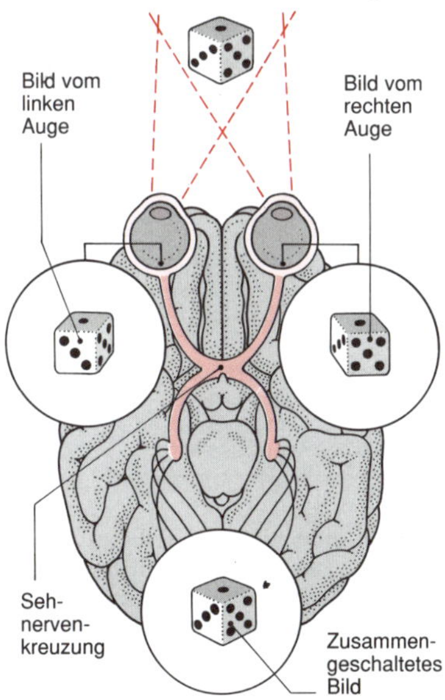

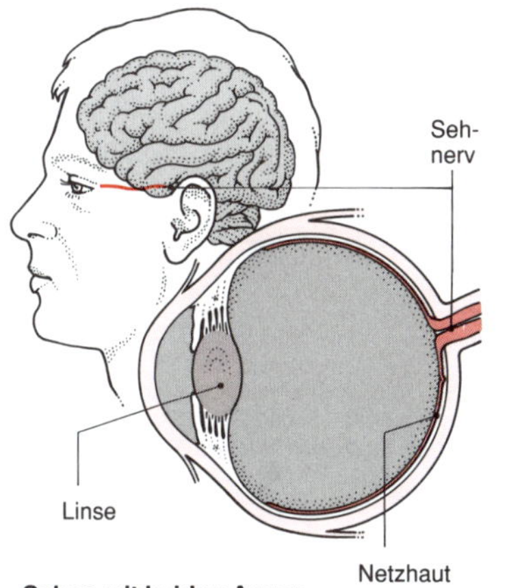

Sehen mit beiden Augen

Weil zwischen den Augen ein Abstand liegt, liefern sie ein leicht unterschiedliches Bild von nahen Gegenständen. Durch das Zusammenfügen beider Bilder wird das räumliche Sehen (*F.* Stereopsis) möglich.

VERSCHIEDENE SEHTESTS

Mit diesen Tests werden verschiedene optische Fähigkeiten gemessen – z.B. das Auflösungsvermögen und die eventuell benötigte Linsenstärke (Sehschärfe- und Brechungstests), das Ausmaß des peripheren Sehvermögens (Gesichtsfeldprüfungen) und die Fähigkeit, nahe Objekte zu fokussieren (Akkomodationsprüfungen).

PRÜFUNG DER SEHSCHÄRFE

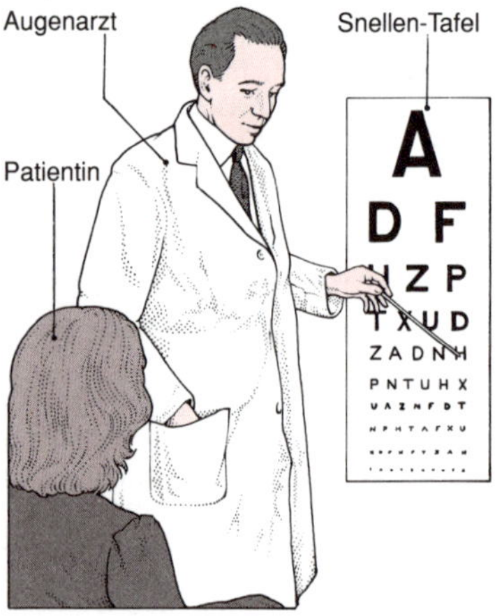

Bei diesen Tests wird mit der Snellen-Tafel geprüft, welche Zeile bestimmter Buchstabengröße auf der Tafel noch richtig entziffert werden kann.

BRECHUNGSTESTS

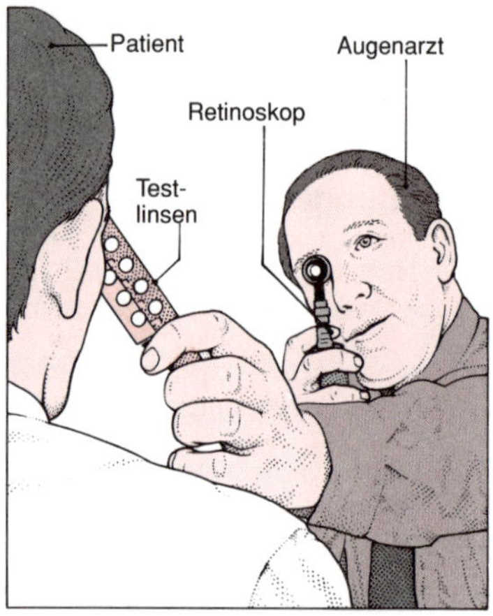

Die Wirkung verschiedener Linsen auf das vom Auge reflektierte Licht aus einer bewegten Lichtquelle wird für die Brillenberechnung herangezogen.

AKKOMODATIONSPRÜFUNGEN

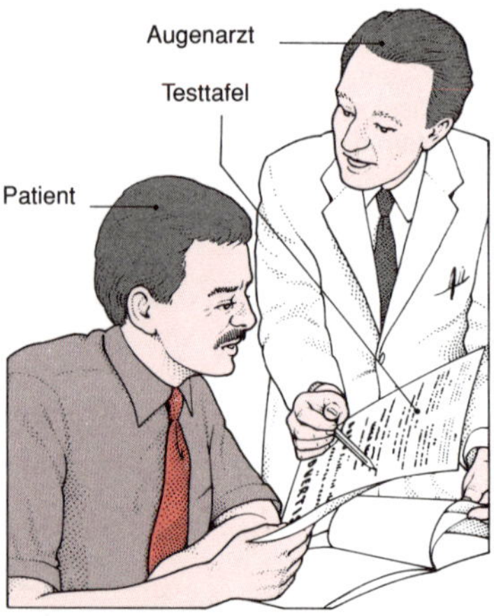

Zuerst wird die Fernsicht mit einer Brille scharf eingestellt und dann die Fähigkeit geprüft, Kleingedrucktes aus der Nähe zu lesen.

GESICHTSFELDPRÜFUNGEN

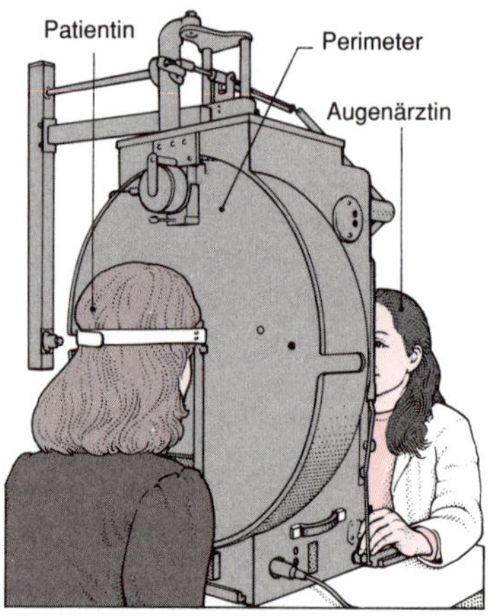

Ein Auge schaut geradeaus, das andere wird verdeckt. Dann werden Lichtpunkte auf einen Schirm projiziert und so das Sehfeld des Auges bestimmt.

nung, von der aus kleine Buchstaben noch gelesen werden können, gemessen.

GESICHTSFELDPRÜFUNGEN

Mit Hilfe von Gesichtsfeldprüfungen sind Störungen in den peripheren Teilen der Retina, der Sehnerven oder der Sehbahnen, die die Nervenimpulse von den Augen zum hinteren Teil des Gehirns senden, zu erkennen. Bei den meisten Gesichtsfeldprüfungen werden große schwarze Schirme oder weiße, hohle Schüsseln verwendet. Der Kopf der Patienten wird in die richtige Stellung gebracht, ein Auge wird verdeckt und das andere auf einen Punkt im Zentrum der Innenseite der Schüssel gerichtet. Kleine Lichtflecken werden auf die Innenfläche der Schüssel projiziert und tauchen kurz an verschiedenen Stellen auf oder werden von der Peripherie aus nach innen bewegt. Die Patienten reagieren, wenn sie einen Fleck sehen. (S.a.: *Auge, Untersuchung des*)

Sehschärfe

Fähigkeit, Einzelheiten in der Gesichtsfeldmitte zu unterscheiden; sie sagt nichts über die Reichweite oder das Auflösungsvermögen des peripheren Sehens (s. *Gesichtsfeld*) aus. Die S. wird durch *Sehprüfungen* bestimmt. Die häufigsten Ursachen für verminderte S. sind Brechungsfehler wie Kurzsichtigkeit (*Myopie*), Weitsichtigkeit (*Hyperopie*) und *Astigmatismus*. Bei der Alterssichtigkeit (*Presbyopie*) werden Gegenstände in der Nähe unscharf gesehen.

Sehsinn

s. *Visus*

Sehstörungen

Die häufigsten Sehstörungen sind Folge einfacher Brechungsfehler (s. *Refraktion*), zum Beispiel einer *Myopie*, einer *Hyperopie* oder eines *Astigmatismus*. Vermindertes Sehvermögen aufgrund von Brechungsfehlern kann fast immer mit einer *Brille* korrigiert werden. Sehfehler, die nicht auf diese Weise behoben werden können, können verschiedene Ursachen haben, zum Beispiel den Verlust der binokularen Fusion (was *Doppelsehen* oder *Amblyopie* nach sich ziehen kann) oder eine Erkrankung des *Auges*, des *Sehnervs*, der Nervenbahnen, die die Sehnerven mit dem *Gehirn* verbinden, sowie des Gehirns selbst.

SEHDEFEKTE AUFGRUND VON ERKRANKUNGEN DES AUGES UND SEHNERVS

Erkrankungen des Auges oder des Sehnervs beeinträchtigen das Sehvermögen eines Auges oder, in unterschiedlichem Ausmaß, beider Augen. Jede Störung der Transparenz des Auges vermindert das Sehvermögen. Die Transparenz kann aufgrund einer Hornhauttrübung nach einer Infektion, einem Geschwür oder einer Verletzung verlorengehen. Das gleiche wird auch bei *grauem Star* (Trübung der Augenlinse) oder einer *Glaskörperblutung* (Blutung in die gallertartige Masse des Auges hinter der Linse) beobachtet.

Durch Defekte nahe der Netzhautmitte geht das *Gesichtfeld* des jeweiligen Auges verloren. Dies ist besonders ausgeprägt, wenn die Stelle des schärfsten Sehens in der Netzhautmitte betroffen ist (s. *Makuladegeneration*). Ein peripherer

S

Netzhautschaden, der im Frühstadium eines einfachen chronischen *grünen Stars* oder einer *Retinitis pigmentosa* auftritt, muß das Sehvermögen nicht besonders beeinträchtigen, wenn der innerste Bereich, die Stelle schärfsten Sehens, nicht beschädigt ist.

Mouches volantes (sich frei bewegende Schatten), die im Gesichtsfeld wahrgenommen werden, sind normalerweise ohne Bedeutung. Trotzdem sollte das Auge ärztlich untersucht werden. Denn Mouches volantes können Anzeichen eines *Netzhautrisses,* einer Blutung oder einer bevorstehenden *Netzhautablösung* sein, besonders wenn man in der Peripherie des Gesichtfeldes helle Lichtblitze sieht.

Ein Defekt am Sehnerv vor der Sehnervenkreuzung führt nur in einem Auge zu Sehstörungen, oft in Form eines zentralen *Skotoms* (blinder Fleck im Zentrum des Gesichtfeldes). Diese Störung wird mitunter nach einer *Optikusneuritis* beobachtet.

SEHDEFEKTE ALS FOLGE VON STÖRUNGEN DER NERVENBAHN

Störungen der Sehbahn nach der Sehnervenkreuzung betreffen immer beide Augen, weil die von der inneren Hälfte einer jeden Netzhaut kommenden Fasern der beiden Sehnerven sich kreuzen, ehe sie im Tractus opticus zum Gehirn ziehen. Jede Bahn empfängt also Impulse von beiden Augen, daher führt jede Unterbrechung bei beiden Augen zum Verlust eines Teils des Gesichtfeldes.

SEHDEFEKTE ALS FOLGE VON HIRNERKRANKUNGEN

Bei schweren Schäden am Sehzentrum in einer Hirnhälfte, etwa bei fehlender Durchblutung nach *Schlaganfall*, geht die innere Hälfte des Gesichtsfeldes des Auges auf derselben Seite und die äußere Hälfte des Gesichtsfeldes des anderen Auges verloren.

Sehstörungen entstehen auch, wenn die Bereiche des Gehirns, die für die psychologischen und assoziativen Aspekte des Sehens verantwortlich sind, beeinträchtigt sind. In diesem Fall kann es zu einer visuellen *Agnosie* (Unvermögen, Gegenstände visuell wahrzunehmen), der Persistenz eines Bildes (es wird weiterhin visuell wahrgenommen, obwohl die Blickrichtung sich verändert hat), oder zu visuellen Halluzinationen kommen.

Sehtest

s. *Sehprüfungen*

Sehverlust

Unvermögen, zu sehen. Ein S. entwickelt sich schnell oder langsam und kann vorübergehend oder auf Dauer bestehen, je nach Art der Ursache. Von einem S. kann ein Auge oder beide betroffen sein. Vollständige Erblindung oder auf den Rand oder die Mitte des Gesichtsfeldes beschränktes Sehen kann die Folge sein. Patienten, die an einem zentralen S. leiden, sind sich dessen normalerweise bewußt, da sie dann nicht lesen und keine feinen Details wahrnehmen können. Ein peripherer S. hingegen wird oft nicht bemerkt, es sei denn, er ist schon fortgeschritten und beeinträchtigt den Alltag.

LANGSAMER SEHVERLUST

Ein progressiver Verlust der Sehschärfe tritt häufig im fortgeschrittenen Alter auf, wenn die Transparenz der Augenlinsen verlorengeht (s. *grauer Star*). Andere häufige Ursachen eines langsamen Sehverlusts sind eine *Makuladegeneration*, ein einfacher chronischer *grüner Star* und Komplikationen beim *Diabetes mellitus*. Ein allmählicher Sehverlust kann auch Folge einer progressiven Trübung der Hornhaut aufgrund von *Keratopathien* (Hornhauterkrankungen) oder einer progressiven Verkrümmung aufgrund eines *Keratokonus* (kegelförmige Deformierung der Hornhaut) sein. Eine *Retinitis pigmentosa* führt zu unterschiedlich ausgeprägtem Sehverlust auf beiden Augen.

PLÖTZLICHER SEHVERLUST

Ein plötzlicher S. tritt häufig nach optischen, vaskulären oder neurologischen Störungen auf. Ein *Hyphaema* (Blutung in das Kammerwasser) ist für gewöhnlich Folge einer Verletzung, wobei das Blut den normalen Lichteinfall in die Netzhaut behindern kann. Eine schwere *Uveitis* (Entzündung der Uvea) kann das Sehvermögen stark mindern. Eine *Glaskörperblutung* (Blutung in die gallertartige Masse des Auges) und Erkrankungen der Netzhaut, etwa eine *Netzhautblutung*, führen ebenfalls zu plötzlichem S.

Eine *Optikusneuritis* (Entzündung des Sehnervs) beeinträchtigt das Sehvermögen auf einem Auge in der Regel stark. Defekte an den Nervenverbindungen zwischen den Augen und dem Gehirn oder im Sehbereich des Gehirns selbst rufen periphere S.e hervor. Derartige Defekte treten nach einer *Embolie,* einer *Ischämie*, einem Tumor, einer Entzündung oder einer Verletzung auf.

Seitenstechen

s. *Stechen*

Sekretion

(Bildung und) Abgabe biologisch wichtiger Stoffe (z.B. Elektrolyte, *Hormone*, *Enzyme*, Duftstoffe) durch Drüsenzellen. Hiervon wird die *Exkretion*, die Absonderung von Stoffwechselschlakken in gelöster Form (in Harn, Stuhl und Schweiß), getrennt.

Man unterscheidet zwei Arten: äußere, exokrine S. – das "Exkret" wird über Ausführungsgänge an die äußere oder innere Körperoberfläche transportiert – und innere, endokrine S. – das "Inkret" gelangt über den Blutkreislauf an seinen Wirkort im Körper.

Sektion

s. *Autopsie*

Sekundär

Begriff, der auf eine Krankheit angewandt wird, die Ergebnis einer anderen Erkrankung (*primäre* Krankheit) ist. Die sekundäre *Hypertonie* (Bluthochdruck) ist zum Beispiel die Folge von hormonellen Störungen oder einer Nierenerkrankung.

Der Begriff sekundär wird auch für eine *Metastase* (ein bösartiger Tumor, der sich von einer primären Krebserkrankung auf andere Teile des Körpers ausgebreitet hat) verwendet.

Selbstbefriedigung

s. *Masturbation*

Selbsteinschätzung

Einschätzung der eigenen Persönlichkeit oder Fähigkeiten. Man nimmt an, daß neurotische Störungen das Ergebnis von Unterschieden in der Selbsteinschätzung und der Einschätzung durch andere sind, z.B. bei einem Minderwertigkeitskomplex (s. *Inferioritätskomplex*). Die *Psychotherapie* behandelt Neurosen durch Änderung der Selbstwahrnehmung der Betroffenen. Kognitive Therapien verbessern das Selbstbild, indem sie negative Gedanken über die eigene Person zu ändern versuchen.

Selbsterkenntnis

Bewußtsein über den eigenen Geisteszustand. Im allgemeinen bedeutet dies, daß man seine eigenen Stärken, Schwächen und Fähigkeiten kennt.

Der Begriff Selbsterkenntnis hat auch die spezifisch psychiatrische Bedeutung, daß man seine Symptome als Krankheit begreift. Ein Verlust an Selbsterkenntnis kann sowohl ein Merkmal psychotischer wie neurotischer Störungen sein. In der Psychoanalyse wird die Selbsterkenntnis als wichtiger Schritt für eine erfolgreiche Therapie betrachtet.

Selbstmord

s. *Suizid*

Selbstmordversuch

s. *Suizidversuch*

Selbstverstümmelung

(*F.* Automutilation) Freiwillige Verletzung der eigenen Person. Eine Selbstverstümmelung tritt am häufigsten bei jungen Erwachsenen mit *Persönlichkeitsstörungen* auf, z.B. bei Rauschgiftsüchtigen oder Alkoholikern. Frauen verstümmeln sich dreimal so häufig wie Männer.

Bei einer Selbstverstümmelung werden normalerweise die Handgelenke aufgeschnitten oder die Unterarme mit Zigaretten verbrannt. Als Grund für diese Handlungen werden oft aggressive Impulse angegeben. Auch bei zu großer Anspannung und zur Erleichterung greifen Menschen zu derartigen Handlungen. Sadomasochistische Phantasien spielen ebenfalls ein Rolle. Manchmal ist auch das Aufwachsen in einer gewalttätigen Umwelt der Grund dafür, daß sich Menschen selbst verstümmeln. Bei Menschen mit Lernschwierigkeiten oder einer geistigen Behinderung kann ein solches Verhalten ein Mittel sein, um Aufmerksamkeit zu erringen oder bestimmten Situationen oder Anforderungen zu entgehen.

Ungewöhnlichere Formen einer Selbstverstümmelung wie das Ausquetschen der Augen oder eine Verstümmelung der Genitalien sind fast immer die Folge einer *Psychose.* Selbstzerstörerisches Beißen ist ein Merkmal des Lesch-Nyhan-Syndroms, einer seltenen *Stoffwechselstörung,* die zu geistiger Behinderung führt.

Selen

Spurenelement, das in Fleisch-, Fisch-, Vollkorn- und Milchprodukten vorkommt. Der Selengehalt von Gemüse hängt von der Menge der Mineralien im Boden ab, auf dem es gewachsen ist.

S. gehört zu den sog. Antioxidantien. Zusammen mit Vitamin E und Beta-Carotin ist es in der Lage, den Organismus vor der toxischen Wirkung von Sauerstoffradikalen, die die Zellen schädigen können, zu schützen. In der Medizin wird daher derzeit untersucht, inwieweit Selen vor Organschäden, z.B. durch Umweltbelastung oder zuviel Streß, bewahren kann und eventuell sogar das Krebsrisiko mindert. In vielen Kliniken wird Selen zusätzlich zur konventionellen Krebstherapie gegeben, da es offenbar die Nebenwirkungen der Strahlen- und Chemotherapie mildert.

MANGEL UND ÜBERSCHUSS

Ein Mangel oder Überschuß an Selen hat normalerweise keinen Einfluß auf die Gesundheit.

Wenn man zusätzlich übermäßig viel Selen mit der Nahrung zu sich nimmt oder aufgrund des Berufes damit in Berührung kommt, oder, was sehr selten vorkommt, Gemüse ißt, das auf einem Boden mit einem abnorm hohen Selengehalt angebaut wurde (z.B. in einigen intensiv bewässerten Gebieten), können Atem und Urin nach Knoblauch riechen und Haare und Nägel eine rot-orange Färbung annehmen. Einige Selenverbindungen führen zu Reizungen der Haut oder, wenn sie eingeatmet werden, zu Reizungen der Atemwege.

Da Selen vom menschlichen Körper selbst nicht produziert wird und mit der Nahrung heute (mineralstoffarme Böden, Kunstdüngung, Schadstoffbekämpfung) eine ausreichende S.zufuhr nicht immer sichergestellt ist, kann es auch in Form von Dragees, Trinkampullen, Multivitamin- oder *Mineralzusatz*präparaten zugeführt werden. Selen ist ein Spurenelement, das der Körper zur Bildung von Schutzenzymen und somit für ein intaktes Immunsystem braucht. Selenmangelkrankheiten können z.B. Kardiomyopathien und die Kaschin-Beck-Krankheit (schmerzhafte Gelenkerkrankung) sein.

ANWENDUNG IN DER MEDIZIN

Selen gibt es als Monopräparat und ist Bestandteil verschiedener *Multivitamin-* und *Mineralpräparate.* Selensulfid wird auch in Shampoos gegen Schuppen verwendet.

Seminom

s. *Hodenkarzinom*

Senile Demenz

s. *Dementia senilis*

Senilität

Verminderte geistige Leistungsfähigkeit bei alten Menschen. Bei einer Reihe von Menschen über siebzig Jahren lassen die Gedächtnis- oder Konzentrationsleistungen etwas nach. Das hat nichts mit seniler *Demenz* zu tun, die nur bei fünf Prozent der älteren Menschen vorkommt. Mit dem Alter steigt allerdings das Risiko, daran zu erkranken.

Doch vier von fünf der über 80jährigen behalten ihre geistigen Fähigkeiten. Diese werden auch durch *Konfusionen* infolge einer körperlichen Erkrankung oder einer *Depression* beeinträchtigt, was mit zunehmendem Alter häufiger vorkommt.

Senkfuß

(*F.* Pes planus, Plattfuß) Senkung des Fußgewölbes als Folge einer Schwächung der Muskeln, die den Fußrist stützen.

Senna

Laxans , das aus den Blättern und Schoten der arabischen Sträucher *CASSIA ACUTIFOLIA* und *CASSIA ANGUSTIFOLIA* gewonnen wird. Senna regt die Darmtätigkeit an und wird zur Behandlung schwerer *Verstopfungen* verabreicht. Es kann den Urin gelbbraun oder rot färben. Es ist Bestandteil vieler freiverkäuflicher Abführmittel.

Sensibilisierung

Erstkontakt mit einem Allergen oder einer anderen Substanz, die vom *Immunsystem* des Körpers als fremd erkannt wird und es zur Reaktion veranlaßt. Nachfolgende Kontakte mit derselben Substanz rufen eine stärkere und raschere Immunantwort hervor. Darauf basieren eine *Allergie* und andere Formen von *Hypersensibilität*s-Reaktionen.

Sensorische Hirnrinde

Bereich im äußeren Teil des *Endhirns,* in dem sensorische Informationen bewußt werden. Die sensorische Hirnrinde enthält mehrere Schichten miteinander verknüpfter *Neuronen* (Nervenzellen), mit komplizierten, wechselseitigen Verbindungen. (S.a. *Großhirn*)

Druck, Schmerz, Temperaturempfindungen an der Haut, den Muskeln, den Gelenken und den inneren Organen werden im Bereich des Scheitellappens (oberer Teil des Großhirns) auf beiden Seiten des Gehirns, auch somatosensorisches Rindenareal (Gyrus postcentralis) genannt, wahrgenommen. Dasselbe gilt für die Geschmacksempfindungen. Licht, Farbe und andere visuellen Empfindungen sind Wahrnehmungen in den Hinterhauptlappen am hinteren Teil des Großhirns. Geräusche werden in den Schläfenlappen an den Seiten wahrgenommen.

Sepsis

Infektion einer Wunde oder von Körpergeweben mit Bakterien, mit Bildung von *Eiter* oder der Vermehrung der Bakterien im Blut. Wenn das Blut mit Bakterien infiziert wird und das *Immunsystem* eine exzessive Vermehrung dieser Bakterien oder deren Ausbreitung vollständig verhindern kann, dann spricht man von einer *Bakteriämie.* Wenn jedoch eine große Anzahl von Bakterien im Blut *Toxine* bildet und sich rasch vermehrt, spricht man von einer *Septikämie* (Blutvergiftung). (S.a. *septischer Schock*)

Septikämie

Rasche Vermehrung von Bakterien und das Vorhandensein von bakteriellen *Toxinen* im Blut, was im allgemeinen Sprachgebrauch als Blutvergiftung bezeichnet wird. Eine Septikämie unterscheidet sich deutlich von einer *Bakteriämie* (bei der Bakterien im Blut vorhanden sind, sich aber nicht immer vermehren), und sie ist immer eine ernsthafte und potentiell lebensbedrohende Krankheit.

URSACHEN

Eine S. entsteht für gewöhnlich, wenn Bakterien aus einem Infektionsherd im Körper (wie z.B. bei einer *Harnwegsinfektion*, einer *Gastroenteritis*, einer *Lungenentzündung*, einer *Meningitis* oder einem *Abzeß)* in den Blutkreislauf eindringen. Eine Septikämie tritt mit höherer Wahrscheinlichkeit bei Personen auf, deren natürliche Widerstandskraft gegenüber Infektionen durch einen Immundefekt oder durch *Immunsuppressiva* geschwächt ist, so daß sich die Bakterien ungehindert vermehren können. Außerdem entwickelt sich eine S. eher bei Drogenabhängigen, die infizierte Nadeln verwenden, und bei Personen, die an *Krebs, Diabetes mellitus* oder anderen schwächenden Krankheiten leiden.

SYMPTOME UND ANZEICHEN

Symptome der S. sind Fieber, Schüttelfrost, schnelles Atmen, Kopfschmerzen und, in vielen Fällen, Bewußtseinsstörungen. Außerdem kann es zu Hautausschlägen und Gelbsucht kommen. In einigen Fällen sind die Hände ungewöhnlich warm. In vielen Fällen – besonders, wenn große Mengen an Toxinen durch im Körper zirkulierende Bakterien produziert werden – kommt es zu einem lebensbedrohenden *septischen Schock.*

DIAGNOSE UND THERAPIE

Bestätigt wird die Diagnose durch einen Blutausstrich und das Anlegen einer *Kultur*, mit deren Hilfe der Erreger der S. identifiziert werden kann.

Die Therapie setzt bei Verdacht auf S. sofort ein. Glukose- und/oder salinische *intravenöse Infusionen* und *Antibiotika* mittels intravenöser Infusionen oder Injektionen werden verabreicht. Tests werden zur Identifizierung des ursprünglichen Infektionsherdes durchgeführt, falls dieser nicht ersichtlich ist.

Wenn eine Infektion rechtzeitig vor dem Auftreten eines septischen Schocks erkannt und behandelt wird, erholen sich die meisten Patienten vollständig.

Septischer Schock

Äußerst gefährliche Erkrankung, bei der als Folge einer *Septikämie* (die Vermehrung von Bakterien und das Vorhandensein von bakteriellen *Toxinen* im Blut) ein Gewebsschaden und ein drastisches Sinken des Blutdrucks erfolgt.

In vielen Fällen sind hauptsächlich Toxine die Ursache für Komplikationen, da sie Zellen und Gewebe im ganzen Körper schädigen, die Bildung von Blutgerinnseln in den kleinsten Blutgefäßen fördern und die normale Blutzirkulation ernsthaft beeinträchtigen können. Besonders gefährdet sind Nieren-, Herz- und Lungengewebe. Die Toxine können ein Durchsickern von Flüssigkeit aus den Blutgefäßen in das umgebende Gewebe bewirken und die Fähigkeit der Gefäße, sich zusammenzuziehen, vermindern, was zu einem Sinken des Blutdrucks führt.

URSACHEN UND AUFTRETEN

Ein s. S. tritt besonders häufig bei Personen auf, die durch eine Krankheit (wie z.B. *Diabetes mellitus, Krebs,* oder *Leberzirrhose)* geschwächt sind und die an einer anderen Stelle im Körper (oft im Darm oder in den Harnwegen) einen Infektionsherd haben, der eine Septikämie verursacht hat. Ein s.S. kann sich dann besonders bei Personen entwickeln, die an einem *Immundefekt* leiden, *Immunsuppressiva* einnehmen oder sich einer nicht spezifisch wirksamen Langzeittherapie mit *Antibiotika* unterziehen. Neugeborene mit Septikämie sind besonders für einen s.n S. anfällig.

SYMPTOME UND ANZEICHEN

Die Symptome hängen vom Ausmaß und dem Sitz des größten Gewebeschadens ab. Generell sind sie dieselben wie bei einer Septikämie, zusätzliche Symptome sind kalte Hände und Füße, oft einhergehend mit einer *Zyanose* (blaurote Verfärbung von Haut und Schleimhäuten) als Folge eines verlangsamten Blutflusses, eines schwachen, schnellen Pulses und eines auffällig niedrigen Blutdrucks. Mögliche Folgen sind Erbrechen und Diarrhoe. Eine verminderte Harnausscheidung kann ein Hinweis auf einen Nierenschaden und die Gefahr eines *Nierenversagens* sein. Auch kann sich eine *Herzinsuffizienz* entwickeln, und anomale Blutungen können auftreten.

THERAPIE

Ein s.S. muß unverzüglich behandelt werden, in der Regel durch die Gabe von *Antibiotika;* manchmal ist ein chirurgischer Eingriff zur Entfernung des Infektionsherdes notwendig. Flüssigkeitsersatz durch Transfusion muß veranlaßt, der Harnfluß aufrechterhalten werden, damit es nicht zu einem Nierenversagen und seinen Folgen kommt. Als zusätzliche Maßnahme zur Anhebung des Blutdrucks und besseren Durchblutung der Gewebe sind *intravenöse Infusionen* und Sauerstofftherapie hilfreich.

Ein septischer Schock bleibt eine ernsthafte Gefahr, auch nach einer Therapie. Die Überlebenschancen betragen nur 50 Prozent.

Septum

Scheidewand innerhalb eines Organs oder zwischen Teilen des Körpers; die Nasenscheidewand ist zum Beispiel eine Knorpel- und Knochenschicht, welche die Nasenhöhle in zwei Hälften unterteilt.

Septumdefekt

Angeborene Herzanomalie, bei der in der Scheidewand (Zwischenwand) zwischen der linken und der rechten Hälfte des Herzens eine Öffnung ist. Die Auswirkungen hängen von der Größe und dem Sitz dieser Öffnung ab.

ARTEN

Wenn sich das Loch in der Scheidewand befindet, welche die beiden Herzkammern (Ventrikel) trennt, spricht man von einem Ventrikel- oder Kammerseptumdefekt, wenn es sich in der Scheidewand zwischen den beiden Vorhöfen (Atrien) befindet, von einem Atrium- oder Vorhofseptumdefekt. In beiden Fällen kann durch das Loch ein Teil des mit Sauerstoff angereicherten Blutes, das unter hohem Druck steht, von der linken Herzhälfte (welche die Gewebe im ganzen Körper versorgt) in die rechte Herzhälfte gelangen, sich dort mit sauerstoffarmem Blut vermischen und wieder durch die Lungen fließen. Wenn das Loch groß ist, steigt der Blutdruck im Lungenkreislauf an, wodurch Flüssigkeit in die Lun-

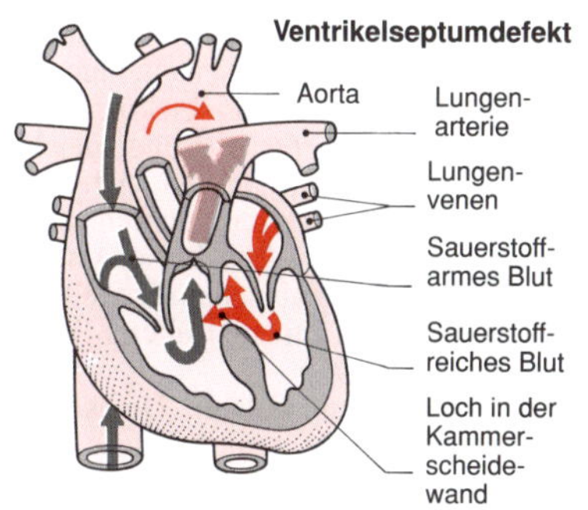

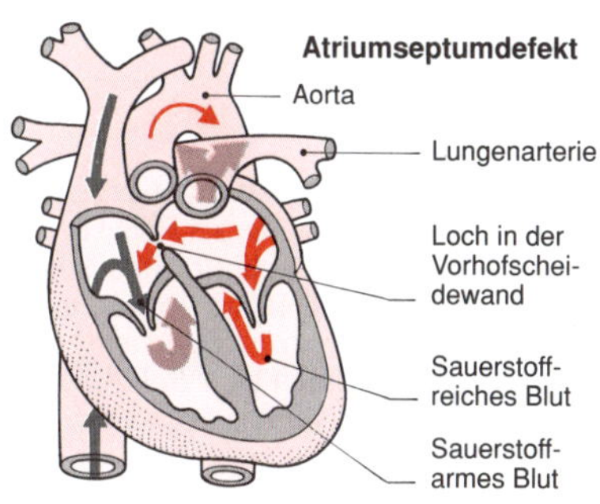

Zwei Formen eines Septumdefekts
In beiden Fällen wird durch das Loch im Septum sauerstoffreiches Blut von der linken zur rechten Herzhälfte gepumpt. Zuviel Blut gelangt (über die Lungenarterie) in die Lunge und zuwenig Blut (über die Aorta) zu den Körpergeweben.

S

genbläschen (Alveolen) gepreßt und durch das Ödem die Luftaustauschoberfläche vermindert wird; es resultieren Atembeschwerden.

Einige Kinder kommen sowohl mit einem Vorhof- als auch mit einem Kammerseptumdefekt zur Welt. Beide Anomalien können mit einer oder mehreren Herzanomalien und/oder angeborenen Herzfehlern zusammen auftreten.

URSACHEN UND AUFTRETEN

Die genaue Ursache für die Entstehung des Septumdefektes ist in den meisten Fällen unbekannt. (S.a. *Herzfehler, angeborene; Geburtsfehler*)

Die häufigste Form angeborener Herzfehler sind mit ca. 25 Prozent Ventrikelseptumdefekte. Vorhofs.e sind nicht so verbreitet (ca. 15 Prozent der angeborenen Herzfehler).

SYMPTOME UND ANZEICHEN

Ein kleiner Defekt hat in jedem Fall nur wenig oder gar keine Auswirkungen. Bei einer großen Öffnung im Ventrikelseptum kann sich sechs bis acht Wochen nach der Geburt eine *Herzinsuffizienz* entwickeln und Atemlosigkeit, Ernährungsprobleme, Blässe und Schwitzen verursachen. Bei einem großen Vorhofseptumdefekt entwickelt sich eine Herzinsuffizienz möglicherweise erst nach vielen Jahren oder tritt überhaupt nicht auf, obgleich es bei körperlicher Beanspruchung zu Ermüdungserscheinungen kommen kann. Beide Formen können zu *pulmonaler Hypertonie* (Lungenhochdruck; Bluthochdruck in den Arterien, die die Lunge versorgen), führen. Dies ist bei einem großen Ventrikelseptumdefekt mit größerer Wahrscheinlichkeit der Fall und tritt zu einem früheren Zeitpunkt auf.

Bei einem ventrikulären Defekt besteht ebenfalls eine geringe Gefahr einer *Endokarditis* (Entzündung der Herzinnenwand). Ein Vorhofseptumdefekt kann nach dem 30. Lebensjahr ein *Vorhofflimmern* (schnelles, unregelmäßiges Schlagen der Atria) zur Folge haben.

DIAGNOSE

Die Diagnose stützt sich auf *Herzgeräusche* (anomale Herztöne als Folge heftigen Blutflusses), durch ein Stethoskop abgehört. Anschließend wird ein *Thorax-Röntgenbild* und ein *EKG* erstellt. Die Diagnose kann durch eine *Echokardiographie* bestätigt werden.

THERAPIE

Vorhofseptumdefekte werden operativ beseitigt, wenn sich Symptome zeigen oder wenn ärztliche Untersuchungen und Tests auf die Entstehung möglicher Komplikationen hindeuten.

Wenn das Kind wächst, werden kleine Öffnungen in der Kammerscheidewand häufig von selbst kleiner oder schließen sich ganz. Wenn ein großer Ventrikels. eine Herzinsuffizienz verursacht, wird diese mit *Diuretika* und *Digitalisglykosiden* behandelt. Wenn sich ein Loch nicht spontan schließt, kann eine *offene Herzoperation* durchgeführt werden, normalerweise bevor das Kind schulpflichtig wird. Die Erfolgsquote einer solchen Operation ist sehr hoch.

PROGNOSE

Mit Hilfe der modernen Chirurgie können große S.e so erfolgreich behandelt werden, daß die meisten Patienten ein normales Leben führen können.

Sequestration

Ablösung von erkranktem oder totem Gewebe (Sequester) vom umgebenden, gesunden Gewebe, mit dem es manchmal auf anomale Weise verbunden bleibt. Der Begriff zielt für gewöhnlich auf eine Komplikation der *Osteomyelitis* (Knocheninfektion), bei der ein Teil eines Knochens abstirbt und sich vom gesunden Knochen ablöst (demarkiert).

Der Begriff S. kann sich auch auf eine seltene, angeborene Lungenanomalie beziehen, bei der ein Teil eines Lappens nicht direkt mit dem Bronchus (Luftweg), sondern mit den umgebenden Alveolen (Luftbläschen) verbunden ist.

Serologie

Zweig der Labormedizin, der sich mit der Analyse des Blut*serums* (klare Flüssigkeit, die sich vom geronnenen Blut abtrennt) und seiner Bestandteile beschäftigt. Verschiedene serologische Methoden sind bei der Diagnose von Infektionskrankheiten von großer Bedeutung. Bei Kontakt mit einem bestimmten infektiösen Mikroorganismus bilden sich nach einigen Tagen im Serum der Betroffenen *Antikörper* (Proteine, die bei der Immunität eine Rolle spielen), als direkte Antwort auf den speziellen Organismus. Das Vorhandensein oder Fehlen von bestimmten Antikörpern im Blut kann mit verschiedenen Labormethoden, einschließlich *Immunoassay*methoden wie *ELISA* und *Radioimmunoassay,* nachgewiesen werden. Bei einer ärztlichen Untersuchung kann eine bestimmte Infektion als Krankheitsursache ausgeschlossen werden, wenn spezifische Antikörper fehlen. Erhöht sich die Anzahl der Antikörper, ist dies ein wichtiger Hinweis auf das Vorhandensein einer bestimmten Infektion.

Serologische Methoden werden ebenfalls angewandt, um *Antigene* (fremde Eiweißstoffe) eines infektiösen Organismus zu identifizieren, indem die Reaktion zwischen dem Antigen (welches aus der *Kultur* einer dem Patienten abgenommenen Blutprobe gewonnen wird) und Serumproben, die bestimmte Antikörper enthalten, untersucht wird. Man kann eine Testreihe durchführen, bei der das unbekannte Antigen in Reagenzgläser mit verschiedenen *Antiserum*präparaten eingebracht wird. Eine positive Reaktion ist manchmal durch eine Farbänderung ersichtlich.

Serologen erfinden nicht nur Diagnostiktests und führen sie aus, sondern können auch an der Entwicklung von Immunseren für eine passive *Immunisierung* beteiligt sein.

Weiterhin können Serologen Blutproben auf verschiedene genetisch bestimmte Proteinmarker untersuchen – dazu gehören auch die Substanzen, die die *Blutgruppen* bestimmen. Solche Test können dazu beitragen, Vaterschaftsklagen (s. *Vaterschaftstest*) oder Fälle zu lösen, bei denen nach einem Verbrechen Blutspuren an einem Tatort zu finden waren. Dieses Blut kann dann mit dem Blut verglichen werden, das Verdächtigen entnommen wurde.

Serotonin

Substanz, die in vielen Geweben, vor allem in den Blutplättchen, der Schleimhaut des Verdauungstrakts und im Gehirn vorkommt. S. wirkt sich auf verschiedene Weise im Körper aus. Es wird von den Plättchen an der blutenden Stelle freigesetzt, verengt dort kleine Blutgefäße und verringert so den Blutverlust. Im Verdauungstrakt verhindert es das Absondern von Magensäften und erregt die glatte (unwillkürliche) Muskulatur der Darmwand. Im Gehirn fungiert es als *Neurotransmitter* (eine chemische Substanz, die an der Übertragung von Nervenimpulsen zwischen den Nervenzellen beteiligt ist). Man nimmt an, daß S. auch bei der Steuerung bestimmter Bewußtseins- und Gemütszustände eine Rolle spielt. Seine Wirkung wird durch bestimmte Halluzinogene, besonders durch *LSD*, aufgehoben.

Serum

Klare Flüssigkeit, die sich vom *Blut* während der Gerinnung absondert. Im Serum sind keine Blutzellen oder Fibrinogen (das Eiweiß im Blut, das zur Blutgerinnung beiträgt). Es enthält Salze, Glukose und andere Proteine, einschließlich verschiedener *Antikörper,* die vom *Immunsystem* des Körpers als Schutz gegen Infektionen gebildet werden.

Im Blutserum von Personen oder Tieren, die eine Infektion mit einem Mikroorganismus überstanden haben, finden sich für gewöhnlich Antikörper, die gegen den Organismus schützen können, wenn das Serum jemand anderem injiziert wird. Ein solches Serum nennt man *Antiserum*; es bildet die Grundlage einer passiven *Immunisierung*.

Serumkrankheit

Kurz andauernde Krankheit, die sich etwa 10 Tage nach einer Injektion mit einem aus Tieren gewonnenen *Antiserum* entwickeln kann (z.B. das Serum gegen Tollwut, das Pferden entnommen wird). Die S. ist eine Form einer *Hypersensibilitäts*reaktion, ähnlich einer allergischen Reaktion. Nach Einnahme bestimmter Arzneimittel können vergleichbare Reaktionen auftreten.

URSACHEN

Antiseren sind Präparate, die aus menschlichem oder tierischem Blut gewonnen werden, das spezielle *Antikörper* (Substanzen, die bei der Immunität eine Rolle spielen) enthält. Manchmal werden Antiseren zum Schutz gegen gefährliche Infektionen verabreicht. Wenn ein Antiserum aus tierischem Blut präpariert wird, kann ein Protein im Serum vom *Immunsystem* des Körpers fälschlicherweise als ein potentiell gefährliches *Antigen* (fremder Eiweißstoff) identifiziert werden. Bei der Serumkrankheit produziert das Immunsystem Antikörper, die sich mit dem Antigen verbinden und Teilchen bilden, die man Immunkomplexe nennt. Diese lagern sich in verschiedenen Geweben ab, rufen weitere Immunreaktionen hervor und führen zu Entzündungen und Symptomen.

Bestimmte Arzneimittel können eine ähnliche Reaktion hervorrufen, obwohl die Arzneimittelmoleküle sich wahrscheinlich mit einem Eiweißstoff im Blut oder in den Geweben verbinden, ehe sie fälschlicherweise als Antigene identifiziert werden. *Penicillin-Präparate* sind die wichtigsten Arzneimittel, die eine Serumkrankheit verursachen können.

Die Serumkrankheit unterscheidet sich vom *anaphylaktischen Schock*, einer anderen Form einer Hypersensibilitätsreaktion, die sich ebenfalls als Reaktion auf Antiseren, Arzneimittel und andere Substanzen entwickeln kann. Ein anaphylaktischer Schock ist eine schwerwiegendere, unmittelbare Reaktion.

SYMPTOME UND THERAPIE

Symptome treten ein oder zwei Wochen nach Kontakt mit dem Antiserum oder dem Arzneimittel auf. Mögliche Folgen reichen von juckendem Ausschlag, Gelenkschmerzen bis zu Fieber und vergrößerten Lymphknoten. In schweren Fällen kommt es zu Zuständen wie bei einem *Schock,* verbunden mit niedrigem Blutdruck. Normalerweise verschwinden die Symptome nach ein paar Tagen, vorausgesetzt, daß eine eventuelle Arzneimitteleinnahme beendet wird. Lindernde Lotionen können einen Juckreiz vermindern. Die ärztliche Behandlung kann *nichtsteroidale Antiphlogistika* zur Linderung von Gelenkschmerzen und *Antihistaminika* zur Verkürzung der Reaktionsdauer einsetzen, in schweren Fällen auch *Kortikosteroide*.

Personen, die bereits einmal eine S. hatten oder an einem anaphylaktischen Schock leiden, sollten den Namen der Injektion oder des Arzneimittels aufschreiben, auf das sie sensibel reagieren. Auf ihrer Karteikarte sollte ebenfalls ein entsprechender Hinweis stehen, damit dieses Arzneimittel in Zukunft nicht mehr verabreicht wird.

Sex

Englisches Wort für Geschlecht; in der Umgangssprache häufig verwendeter Ausdruck für Geschlechtsverkehr.

Sexualhormone

Hormone, welche die Entwicklung der primären und sekundären Geschlechtsmerkmale steuern und verschiedene geschlechtsbezogene Körperfunktionen regulieren, wie etwa den Menstruationszyklus und die Produktion von Eizellen oder Spermien. Es gibt drei Typen von S.n: die *androgenen Hormone* (männliche S.), die *Östrogene* (weibliche S.) und das *Progesteron* (welches die spezifische Aufgabe hat, eine Schwangerschaft vorzubereiten und aufrechtzuerhalten).

Sexualität

Allgemeiner Begriff für Fähigkeiten, Verhaltensmuster, Impulse, Gefühle und Empfindungen im Zusammenhang mit der Fortpflanzung und dem Gebrauch der Geschlechtsorgane. In der Biologie bezieht sich das Geschlecht speziell auf die anatomischen Unterschiede zwischen Mann und Frau.

Heterosexualität bezeichnet die Anziehung durch das anatomisch gegensätzliche Geschlecht. Bei der *Homosexualität* richtet sich die sexuelle Anziehung auf das eigene Geschlecht. Der Begriff *Bisexualität* findet Anwendung auf Personen, die sich von beiden Geschlechtern sexuell angezogen fühlen (s.a. *Geschlechtsidentität*).

Sexualprobleme

Breites Spektrum an Problemen im Zusammenhang mit Sexualverhalten und sexueller Erfüllung. Ein sexuelles Problem kann von beiden Partnern einer Beziehung, von einem Partner, der unter einer Störung leidet, oder von einer Person empfunden werden, die Konflikte mit ihrer sexuellen Identität oder Sexualverhalten hat. Viele Betroffene suchen wegen S.n ärztliche oder psychiatrische Betreuung oder eine Eheberatung auf.

URSACHEN

Viele Probleme im Zusammenhang mit sexueller Erfüllung und Sexualverhalten sind ganz oder teilweise psychischen Ursprungs (s. *psychosexuelle Dysfunktion, Perversion, Transvestismus*).

Bisweilen sind S. auf organische Erkrankungen wie etwa Durchblutungsstörungen oder hormonelle Probleme zurückzuführen. Krankheiten der Geschlechtsorgane können Schmerzen beim Geschlechtsverkehr verursachen (s. *Beischlaf, schmerzhafter*). Die sexuelle Leistungsfähigkeit kann durch bestimmte Substanzen wie *Alkohol*, *Antihypertensiva* und *orale Kontrazeptiva* beeinträchtigt werden.

Behinderte können spezifische S. haben, die häufig unerkannt bleiben. Oft sind normale sexuelle Bedürfnisse vorhanden, deren Erfüllung jedoch durch Bewegungsschwierigkeiten erschwert wird, oder weil die behinderte Person von anderen sexuell gemieden wird.

Geistig Behinderte haben oft keine normale Kontrolle über ihre sexuellen Bedürfnisse, häufig mangels Erziehung und sozialer Umgangsformen.

THERAPIE

Viele S. verschwinden, wenn die Ursache behandelt wird. In anderen Fällen kann Sexualerziehung und -beratung von Nutzen sein.

Sexualtherapie

Beratung und Behandlung bei *psychosexueller Dysfunktion* (sexuelle Störung ohne physische Ursache). Eine S. wird in der Regel in Verbindung mit einer *Eheberatung* durchgeführt.

Nach Schätzungen erleben mindestens 50 Prozent aller Paare in ihrer Beziehung zumindest phasenweise irgendeine Form sexueller Probleme. In den meisten Fällen ist das Problem psychischen Ursprungs. S. kann helfen, indem sie bei einem oder beiden Partnern zu einer veränderten Einstellung gegenüber Sex führt, das Verständnis der eigenen und der sexuellen Bedürfnisse des Partners verbessert und Techniken für den Umgang mit speziellen Problemen vermittelt. In der Regel besuchen beide Partner die Therapiesitzungen, aber auch Einzel- oder Gruppentherapie kann von Nutzen sein.

TECHNIKEN

Bei der *fokussierten Sinnlichkeitswahrnehmungs-Technik* erforscht das Paar angenehme, entspannende, eher sinnliche denn sexuelle Körperempfindungen. Ziel ist die Verminderung von Angst vor sexueller Aktivität und die Steigerung der individuellen Wahrnehmungsfähigkeit dafür, wie angenehme Empfindungen über mindestens 15 Minuten emp-

DIE PRESSTECHNIK
Diese Technik wird zur Behandlung und Vorbeugung vorzeitiger Ejakulation beim Mann angewandt.

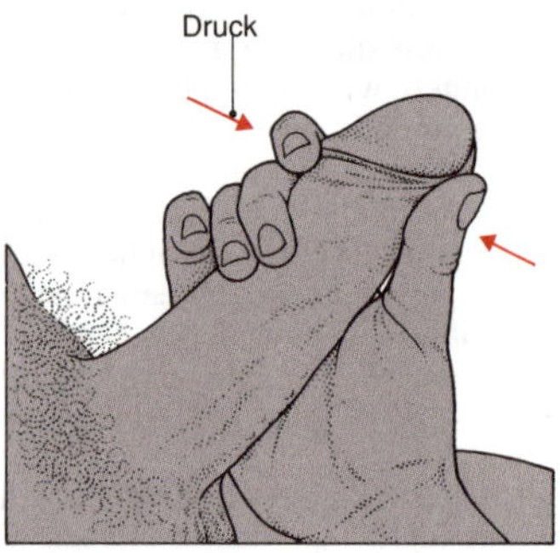

Methode
Kurz vor der Ejakulation preßt einer der beiden Partner den Penis knapp unter der Eichel mit dem Daumen und zwei Fingern zusammen.

fangen und gegeben werden können. Häufigstes sexuelles Problem bei Männern ist die vorzeitige Ejakulation (s. *Ejakulation, Störungen*). Es gibt zwei Techniken zur Vorbeugung. Zum einen die Preßtechnik (s. Abbildung). Bei der anderen Technik müssen beide Partner ihre Bewegungen beim Geschlechtsverkehr kurz vor der Ejakulation unterbrechen. In beiden Fällen kann der Geschlechtsakt fortgesetzt werden, sobald der Mann den Ejakulationsreflex wieder unter Kontrolle hat. Diese Techniken sind leicht erlernbar und sehr erfolgreich.

Frauen, die nie oder nur selten einen Orgasmus erleben (s. *Orgasmus, ausbleibender*) oder an *Vaginismus* leiden (einer Verkrampfung der Vaginalmuskeln, durch welche Geschlechtsverkehr unmöglich wird), können allein, mit ihrem Partner oder in Gruppentherapie behandelt werden. Die Frau wird darin bestärkt, sich zu ihrer Sexualität zu bekennen. In speziellen Übungen lernt sie, ihre Beckenmuskulatur zu entspannen, bzw. anzuspannen (s. *Beckenbodentraining*) und die Klitoris zu stimulieren, um durch Masturbation zum Orgasmus zu gelangen.

ERGEBNISSE
S. hat sich bei vielen sexuellen Problemen als erfolgreich erwiesen und ist besonders effektiv in der Behandlung von Vaginismus, vorzeitiger Ejakulation, Orgasmusstörungen, Impotenz und der Unfähigkeit, die Ehe zu vollziehen.

Sexualtrieb, verminderter

Beeinträchtigung des Geschlechtstriebs oder der Fähigkeit, bei sexueller Aktivität körperliche Erregung zu empfinden (s. *Geschlechtsverkehr*). Alle Formen des Phänomens können physischer oder psychischer Natur sein.

URSACHEN

Mangelndes sexuelles Verlangen
Ein hoher Prozentsatz der Frauen und einige Männer machen irgendwann in ihrem Leben eine Phase mit, in der sie v.n S. feststellen. Häufige Ursachen sind Müdigkeit, gesundheitliche Störungen und Schmerzempfindlichkeit der Scheide nach einer Geburt. Auch bestimmte Medikamente können den Sexualtrieb vermindern, etwa Schlafmittel, Antidepressiva, Antihypertensiva, orale Kontrazeptiva, und Alkohol. Auch psychische Faktoren wie *Depression*, Angst, schwerer Streß, eine unbefriedigende Beziehung zum Sexualpartner, Trauer über den Tod des Sexualpartners, eine ungewollte Schwangerschaft, eine Abtreibung oder ein traumatisches sexuelles Erlebnis wie *Vergewaltigung* (s. *Notzucht*) oder *Inzest* können eine Rolle spielen.

Mangel an körperlicher Erregung
Unfähigkeit zu physischer sexueller Erregung ist sowohl bei Frauen als auch bei Männern selten. Häufigste Ursache ist die Anwendung unzureichender oder zu wenig einfühlsamer Praktiken seitens des Partners, aber auch Feindseligkeit, Angst, Schuldgefühle wegen des Geschlechtsakts oder Angst vor sexuellem Versagen können mögliche Ursachen sein. In manchen Fällen spricht der Betreffende auf einen bestimmten Partner sexuell einfach nicht an, wohl aber auf einen anderen, so daß das sexuelle Problem kein generelles, sondern nur eine Frage der richtigen Partnerwahl ist.

THERAPIE
Probleme mit psychischem Hintergrund oder solche, die durch vom Partner angewandte, sexuelle Techniken verursacht sind, können häufig erfolgreich durch eine *Sexualtherapie* oder *Eheberatung* behandelt werden. Sexuelle Probleme mit physischer oder chemischer Ursache bessern sich oft, sobald die auslösenden Faktoren geklärt sind.

Sexueller Mißbrauch

Nötigung einer Person zu sexueller Betätigung, welche Schmerz oder seelischen Schaden verursacht hat oder wahrscheinlich verursachen wird.

Opfer sexuellen Mißbrauchs sind in der Regel Kinder oder Frauen.

Der Täter ist gewöhnlich ein erwachsener Mann. Die sexuelle Handlung kann heterosexueller oder homosexueller Natur sein. Viele Vorfälle werden nicht gemeldet oder bleiben unerkannt.

Die Ursachen sind nicht vollständig geklärt, können aber auf Perversionen oder sexuelle Probleme beim Betreffenden hinweisen.

Die Formen sexuellen Mißbrauchs rangieren von abnorm zärtlichen Beziehungen innerhalb der Familie (s. *Inzest*) bis hin zu extrem gewalttätigen sexuellen Übergriffen und schließen sexuelle Ausbeutung von Kindern und Jugendlichen mit ein, die in einem unakzeptablen sexuellen Umfeld leben oder einem solchen ausgesetzt sind. Bei Verdacht auf körperlichen sexuellen Mißbrauch von Kindern sollte das Kind befragt und von einem mit Fällen von sexuellem Mißbrauch vertrauten, erfahrenen Arzt untersucht werden (s.a. *Kindesmißhandlung, Notzucht*).

Sexuelle Störung

s. *psychosexuelle Dysfunktion*

Sézary-Syndrom

Seltene Erkrankung mit einer abnormen Überproduktion an *Lymphozyten* (Unterart weiße Blutkörperchen) in Haut, Leber, Milz und Lymphknoten. Am S.-S. erkranken vorwiegend Personen mittleren Alters oder ältere Menschen.

Als erstes Symptom erscheinen rote, schuppige Flecken auf der Haut, die sich in Form eines schweren, juckenden und schuppenden Ausschlags ausbreiten. Außerdem können Flüssigkeitsansammlungen unter der Haut, Haarausfall und Wachstumsstörungen der Nägel auftreten. Das S.-S. tritt manchmal im Gefolge von *Leukämie* auf. Die Behandlung erfolgt mittels *Zytostatika* und *Strahlentherapie*.

Shigellose

s. *Bakterienruhr*

Shin splits

(engl.) Schienbeinbersten; durch Schmerzen im vorderen und seitlichen Unterschenkel gekennzeichnete Erkrankung, die durch Belastung entsteht oder sich verschlimmert. Als Begleiterscheinungen können auch Schmerzempfindlichkeit der Haut über dem Schienbein und Ödeme (Flüssigkeitsansammlungen im Gewebe) im betroffenen Bereich auftreten. S.s. treten häufig bei Läufern auf.

URSACHEN
Die Ursache von S.s. kann in verschiedenen Krankheiten liegen, u.a. *Kompartment-Syndrom* (manchmal belastungsbedingt auftretender Druckentwicklung in einem Muskel), *Tendinitis* (Sehnenentzündung), *Myositis* (Muskelentzündung), einem Muskelriß oder *Periostitis* (Knochenhautentzündung).

DIAGNOSE UND THERAPIE
Die Diagnose wird aufgrund der Symptome und einer *Röntgen*aufnahme oder

S

einer Radioisotopen-Untersuchung (s. *Knochendarstellung*) gestellt, durch die die Möglichkeit einer *Streßfraktur* des Schienbeins ausgeschlossen werden soll, deren Symptome ähnlich sein können.

In den meisten Fällen klingen S.s. bei Schonung des Beines nach ein bis zwei Wochen von selbst wieder ab. Bei schweren oder wiederkehrenden Schmerzen ist jedoch unter Umständen eine darüber hinausgehende Therapie, z.B. ein Behandlungszyklus mit *nichtsteroidalen Antiphlogistika* oder *Kortikosteroiden*, erforderlich; in seltenen Fällen wird ein chirurgischer Eingriff vorgenommen, um den übermäßigen Druck in einem Muskel zu beseitigen. Bei manchen Patienten hilft *Physiotherapie*, u.a. in Form von Übungen zur Dehnung und Kräftigung der Beine.

Shunt

(engl.) Nebenschluß; natürlicher oder operativ angelegter Verbindungsweg zwischen normalerweise unverbundenen Bereichen. Der Begriff S. bezeichnet meist einen künstlichen Nebenweg zur Entlastung abnormen Liquordrucks im Hirnbereich bei *Hydrocephalus* oder zur Senkung des Blutdrucks in der Pfortader und ihren Ästen bei *Pfortaderhochdruck*.

Eine arteriovenöse Anastomose ist ein "Kurzschluß" zwischen einer Arterie und einer Vene, der manchmal künstlich angelegt wird, um bei *Dialyse*-Patienten einen leichteren Zugang zum Blutstrom zu erhalten. Im Embryonalkreislauf gibt es insgesamt drei S.s zur Umgehung von Leber und Lunge.

SHUNT BEI HYDROCEPHALUS

Dieser S. besteht aus zwei Kathetern und einem Ventil, das ein Zurückströmen des Blutes verhindert. Der erste Katheter wird durch den Schädel eingeführt, um Liquor aus den Ventrikelbereichen abzuleiten. Der zweite wird in eine andere Körperhöhle, meist die Bauchhöhle oder den rechten Herzvorhof, gelegt, wo der überschüssige Liquor aufgenommen wird.

Dieser Vorgang muß in den ersten zehn Lebensjahren mehrmals wiederholt werden, um den Katheter an das Wachstum des Kindes anzupassen. Gelegentlich kann es vorkommen, daß der S. verstopft wird oder sich infiziert.

SHUNT BEI PFORTADERHOCHDRUCK

Durch verschiedene Operationsverfahren läßt sich eine Druckentlastung im Pfortadersystem (den Venen, die das Blut aus den unpaaren Bauchorganen in die Leber leiten) und dadurch eine Verringerung des Risikos von Blutungen aus *Ösophagusvarizen* erreichen. S.s werden hergestellt, indem eine direkte Verbindung zwischen dem Pfortader- und dem Hohlvenensystem angelegt wird. S.-Operationen verhindern zwar Blutungen, verbessern aber die Leberfunktion nicht, sondern können sie sogar weiter verschlechtern. Die Operation selbst ist u.U. mit einer relativ hohen *Mortalität* verbunden, die auf die Schwere der Grunderkrankung zurückgeht. Durch derartige Eingriffe können zwar Blutungen wirksam bekämpft werden, es ist aber fraglich, ob sie die Lebensdauer verlängern.

Shy-Drager-Syndrom

Seltene degenerative Erkrankung, die eine fortschreitende Schädigung des *autonomen Nervensystems* bewirkt. Die Ursache des S.-D.-S.s ist unbekannt. Die Krankheit entwickelt sich allmählich; sie befällt Personen im Alter zwischen 60 und 70 Jahren, Männer öfter als Frauen.

Hauptsymptome sind *Hypotonie* bei bestimmten Änderungen der Körperhaltung (Schwindel und Ohnmacht beim Aufstehen oder nach langem Stillstehen), Harninkontinenz, verminderte Schweißbildung, Impotenz und *Parkinsonismus* (Muskeltremor, Rigidität und Langsamkeit in den Bewegungen). Der Zustand verschlechtert sich über mehrere Jahre hinweg und führt zu schwerer Behinderung und in manchen Fällen zu einem frühen Tod.

Obwohl es für diese Krankheit kein Heilmittel gibt und die unvermeidliche Degeneration sich nicht aufhalten läßt, lassen sich viele der Symptome, insbesondere der Parkinsonismus und der niedrige Blutdruck, durch medikamentöse Therapie lindern.

SIADH

Abkürzung für "Syndrom der inappropriaten *ADH*-Resorption" (ADH = antidiuretisches Hormon). Bei SIADH handelt es sich um ein Krankheitsbild mit übermäßiger ADH-Produktion, die zu Wasserretention und einem niedrigen Natriumspiegel im Körper führt.

URSACHEN

SIADH kann in Verbindung mit verschiedenen zugrundeliegenden Krankheiten auftreten. Dazu gehören Krebserkrankungen, wie z.B. kleinzelliges Lungenkarzinom (s. *Lungenkrebs*), *Pankreaskarzinom* oder *Hodgkin-Krankheit*, bestimmte Lungenerkrankungen wie *Lungenentzündung* oder chronisch obstruktive Lungenerkrankung (s. *Lungenerkrankung, chronisch obstruktive*); außerdem Hirnerkrankungen wie *Encephalitis*, eine Hirnblutung oder ein Hirnschaden, der eine ADH-Überproduktion der Hypophyse verursacht. Bestimmte Medikamente, wie z.B. Chlorpropamid oder *Oxytocin*, können zu erhöhter ADH-Produktion führen und dadurch S. auslösen.

SYMPTOME UND DIAGNOSE

Symptome des SIADH sind u.a. Schwäche, Müdigkeit und Verwirrtheit. Die Diagnose wird aufgrund der Symptome und der Ergebnisse bestimmter Untersuchungen gestellt, bei denen der ADH-Spiegel im Blut gemessen und die Natriumkonzentration in Blut und Harn verglichen werden.

THERAPIE

Die Therapie besteht u.a. in der Einschränkung der Flüssigkeitszufuhr, der Gabe von *Diuretika* zur Entwässerung und Infusionen mit Kochsalzlösung zur Steigerung der Natriumkonzentration im Körper. Durch diese Maßnahmen können jedoch nur die Symptome behandelt werden. Eine Heilung kann nur durch die Behandlung der zugrundeliegenden Erkrankung erreicht werden.

Sialorrhoe

Speichelfluß, Ptyalismus; Überproduktion von *Speichel*; kommt manchmal während der Schwangerschaft vor und ist eine Begleiterscheinung einer Vielzahl von Erkrankungen.

S. tritt häufig bei Erkrankungen im Mundbereich auf, z.B. bei Reizungen der Mundhöhle (durch Fehlstellungen der Zähne oder schlechtsitzende *Zahnprothesen*), *Karies*, *Zahnschmerzen*, *Gingivitis* (Zahnfleischentzündung), *Mundgeschwüren* oder schmerzhaften Mundverletzungen jeder Art. Erkrankungen des Verdauungstraktes, z.B. *Ösophagitis* (Entzündung der Speiseröhre) und *peptisches Geschwür*, kommen ebenfalls als Ursache in Betracht.

S. kann durch eine Vielzahl von Erkrankungen des Nervensystems verursacht werden, z.B. die *Parkinson-Krankheit*, *Tollwut*, *Quecksilbervergiftung* und eine Hyperaktivität des parasympathischen Teils des *autonomen Nervensystems* (der die *Speicheldrüsen* steuert), meist durch Krankheit oder Medikamente bedingt.

In manchen Fällen läßt sich S. durch *Anticholinergika* lindern.

Siamesische Zwillinge

Zwillinge, deren Körper miteinander verbunden sind. Die Bezeichnung s.Z. stammt von dem ersten urkundlich vermerkten Paar, Chang und Eng, das in Thailand (damals Siam) 1811 geboren wurde und, an der Hüfte zusammengewachsen, 63 Jahre lebte. S.Z. sind im Grunde eineiige Zwillinge, die sich im Laufe ihrer Entwicklung aus einer einzigen befruchteten Eizelle nur unvollständig getrennt haben. Die Ursache ist nicht bekannt.

Das Spektrum der Erscheinungsformen von s.n Z.n reicht von zwei vollständig entwickelten Individuen, die lediglich durch Haut und äußeres Gewebe verbunden sind, bis zu einer Person, bei der nur eine überzählige Gliedmaße (z.B. ein zusätzliches Bein) auf den Zwilling hindeutet. Zwischen diesen Extremen liegen s.Z. mit zwei Köpfen und zwei Rümpfen, die an der Taille zusammengewachsen sind, aber nur zwei Beine haben. In manchen Fällen ist einer der Zwillinge sehr klein und unterentwikkelt. Die Zwillinge können getrennte innere Organe und Gehirne haben, sie können aber auch über ein oder mehrere gemeinsame Organe verfügen.

THERAPIE

Wenn die Zwillinge die Geburt überleben und der Organismus jedes einzelnen hinreichend ausgebildet ist, um allein zu funktionieren, ist es u.U. möglich, sie auf operativem Wege ganz zu trennen.

Sichelzell(en)anämie

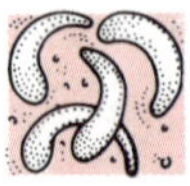

Erbliche Blutkrankheit, die vor allem bei Menschen mit schwarzer Hautfarbe und, seltener, bei Personen aus dem Mittelmeerraum vorkommt. Bei der S. liegt eine Anomalie der roten Blutkörperchen vor, was zu einer chronischen, sehr schweren Form der *Anämie* (verminderte Fähigkeit des Blutes, Sauerstoff zu transportieren) führt.

URSACHE

Die roten Blutkörperchen der betroffenen Personen enthalten ein anomales *Hämoglobin* (Sauerstoff transportierendes Pigment), das sog. Hämoglobin S. In den Blutkapillaren, in denen das Blut weniger Sauerstoff enthält, führt der Sauerstoffmangel zu einer Kristallisierung und sichelartigen Verformung der roten Blutkörperchen. Dadurch werden die Zellen brüchig und zerfallen leichter, was zu einer hämolytischen Anämie führt. Die anomalen Zellen können außerdem die Blutgefäße nicht ohne Schwierigkeiten passieren, wodurch die Blutversorgung verschiedener Organe immer wieder blockiert wird, was wiederum die Sichelzell(en)krisen auslöst.

S. tritt bei Personen auf, deren Eltern beide Hämoglobin S. aufweisen. Liegt nur bei einem Elternteil Hämoglobin S. vor, so haben die Kinder die Sichelzell(en)anlage und sind in der Regel symptomfrei. Ein Kind zweier solcher Träger hat mit einer Wahrscheinlichkeit von 1:4 S., die Wahrscheinlichkeit, daß es die Sichelzell(en)anlage hat, beträgt 2:4 und die Chancen stehen 1:4, daß weder das eine noch das andere vorliegt.

VORKOMMEN

Von den in Europa lebenden Afrikanern schwarzer Hautfarbe leidet einer von 100 an S., bei den Schwarzen aus der Karibik einer von 200. Etwa einer von 10 Schwarzen hat die Sichelzell(en)anlage.

SYMPTOME UND ANZEICHEN

Die Symptome der S. treten in der Regel erstmals im Alter von sechs Monaten auf. Chronische hämolytische Anämie verursacht Ermüdung, Kopfschmerzen, Kurzatmigkeit bei Anstrengung, Blässe und *Gelbsucht.*

Sichelzell(en)krisen werden manchmal durch eine Infektion, kalte Witterung oder Dehydratation (z.B. infolge anhaltenden Erbrechens oder Durchfalls) ausgelöst, können aber auch ohne ersichtlichen Grund auftreten. Die Krisen beginnen plötzlich; verschiedene Teile der Körpers werden in Mitleidenschaft gezogen oder geschädigt. Die Kranken leiden u.U. unter Schmerzen (vor allem in den Knochen), Blut im Harn (durch Schädigungen der Nieren bedingt) oder Schädigungen der Lungen oder des Darms. Die Krankheit kann auch das Gehirn befallen und *Iktus,* einen *Schlaganfall* oder Bewußtlosigkeit auslösen.

Bei manchen Kindern vergrößert sich die Milz und nimmt die roten Blutkörperchen besonders schnell auf, was zu einer schweren, lebensbedrohenden Form der Anämie führt. Von der Pubertät an schrumpft die Milz meist und fällt aus; dadurch besteht das Risiko, daß sie eine *Septikämie* (Blutvergiftung) bekommen, wenn sie von bestimmten Bakterien, besonders Pneumokokken, infiziert werden.

Kinder mit S. sind stärker anfällig für eine Pneumokokken-*Lungenentzündung*. Auch das *Gallenstein*-Risiko ist erhöht.

DIAGNOSE

Die Diagnose wird anhand eines speziell präparierten *Blutausstrichs* durch den Nachweis der typischen sichelförmigen roten Blutkörperchen sowie den Nachweis von Hämoglobin S durch *Elektrophorese* gestellt.

THERAPIE

Für S. gibt es keine Behandlung. Die chronische hämolytische Anämie wird durch die lebenslange Gabe von *Folsäure* behandelt. Kinder mit S. sollten gegen Pneumokokkeninfektionen geimpft werden. Manchen Patienten wird geraten, ein *Penicillin-Präparat* einzunehmen, um einer Septikämie vorzubeugen.

Da Sichelzell(en)krisen lebensbedrohlich sein können, müssen sie umgehend behandelt werden. Gegen die Dehydratation wird über *intravenöse Infusionen* Flüssigkeit zugeführt, zur Behandlung und Vorbeugung von Infektionen werden *Antibiotika* gegeben; mittels *Sauerstoffbehandlung* wird der Sauerstoffgehalt des Blutes erhöht, und es werden *Analgetika* zur Linderung schwerer Schmerzen verabreicht. Wenn diese Behandlung bei einer schweren Krise nicht anschlägt, kann eine Austauschtransfusion (s. *Bluttransfusion*) vorgenommen werden, um das Hämoglobin S vorübergehend zu ersetzen. Bei Patienten, die unter häufigen, schweren Krisen leiden, wird dies u.U. regelmäßig durchgeführt. Austauschtransfusionen werden manchmal auch in der Schwangerschaft eingesetzt, um der Gefahr einer Krise (die für Mutter und Kind tödlich verlaufen könnte) entgegenzuwirken; man führt sie auch vor Operationen durch, da eine Narkose für Personen, die an S. leiden (und, in geringerem Maße, auch für Sichelzellträger) ein Risiko darstellt.

PROGNOSE

Bis vor etwa 30 Jahren führte die S. meist schon im Kindesalter zum Tode. Heute liegt die Sterblichkeit in den ersten fünf Lebensjahren zwar immer noch hoch, doch dank verbesserter Behandlungsmethoden erreichen immer mehr S.-Kranke das Erwachsenenalter. Manche von ihnen bekommen heute selbst Kinder.

Menschen mit schwarzer Hautfarbe und enge Verwandte von S.-Kranken, die nicht wissen, ob sie Träger des Gens sind, sollten dies durch eine Blutuntersuchung feststellen lassen. Paare, bei denen beide Partner die Krankheit oder die Anlage haben, sollten eine *genetische Beratung* in Anspruch nehmen, ehe sie eine Familie gründen. In der Frühschwangerschaft läßt sich durch Untersuchungen feststellen, ob der Fetus von beiden Eltern das Sichelzell(en)gen geerbt hat und somit an der S. leiden wird.

Sick-Sinus-Syndrom

Funktionsstörung des Sinusknotens (des natürlichen "Herzschrittmachers"), die zu zeitweiliger *Bradykardie* (verlangsamtem Herzschlag), abwechselnder Bradykardie und *Tachykardie* (beschleunigtem Herzschlag) oder einem vorübergehenden *Herzstillstand* (vollständigen Aussetzen der Herztätigkeit) führt. Die Ursache des S.-S.-S.s ist in den meisten Fällen eine *koronare Herzkrankheit*, kann aber auch eine *Kardiomyopathie* sein.

Als Symptome können Benommenheit, Schwindel, Ohnmachtsanfälle und manchmal auch *Palpitationen* ("Herzklopfen") auftreten.

Zur Bestätigung der Diagnose wird ein 24-Stunden-*EKG* gemacht. Die Therapie besteht meist in der Gabe von *Antiarrhythmika* und dem Einsetzen eines künstlichen *Schrittmachers.*

Siderose

Bezeichnung für eine Reihe von Erkrankungen, bei denen zuviel *Eisen* im Körper vorhanden ist. Eine Überangebot an Eisen im Blut oder Gewebe, mit dem keine Schäden einhergehen, wird meist als *Hämosiderose* bezeichnet.

SIDS
Abkürzung für "**s**udden **i**nfant **d**eath **s**yndrome" (*plötzlicher, unerwarteter Kindstod).*

Siebentagefieber
s. *Q-Fieber*

Siegal-Cattan-Mamou-Syndrom
s. *familiäres Mittelmeerfieber*

Sievert
SI-Einheit der Äquivalentdosis ionisierender Strahlung (s. *Strahlung,* Kasten "Einheiten der Strahlung").

Sigmatismus
s. *Lispeln*

Sigmoid
(*F.* Colon sigmoideum) S-förmiger Teil des Grimmdarms (*Kolon*) im Unterbauch, der sich vom Beckenrand meist bis zum dritten Segment des *Kreuzbeins* (dreieckiger Knochen im unteren Teil der Wirbelsäule) erstreckt. Das S. ist oben mit dem absteigenden Kolon und unten mit dem Mastdarm verbunden.

Sigmoid(e)oskopie
Untersuchung des *Mastdarms* und des *Sigmoids* (der untersten Dickdarmabschnitte) durch ein optisches Instrument, das sog. Rektosigmoidoskop oder Proktoskop. Die S. ist ein endoskopisches Verfahren.

WARUM ES GEMACHT WIRD

Eine S. wird durchgeführt, um Symptome im unteren Gastrointestinaltrakt, wie z.B. Blutungen aus dem Mastdarm oder unteren Kolon, zu untersuchen und Anzeichen für Krankheiten, wie z.B. Polypen (kleine gutartige Gewächse), *Colitis ulcerosa* oder Krebs (s. *Kolonkarzinom*) zu erkennen. Das Rektosigmoidoskop kann bei Bedarf mit Aufsätzen versehen werden, die gleichzeitig eine *Biopsie* (Entnahme einer Gewebeprobe zur Untersuchung) ermöglichen.

SO WIRD ES GEMACHT

Die S. wird manchmal im Anschluß an eine *rektale Untersuchung* durchgeführt, bei der der Arzt den Mastdarm mit dem behandschuhten Finger abtastet. In manchen Fällen erfolgt vor der S. auch eine *Proktoskopie* (Untersuchung von Analkanal und Mastdarm mit einem optischen Instrument). Das Untersuchungsverfahren und ein typischer Blick durch das Rektosigmoidoskop sind im Kasten (rechts) abgebildet.

Silbernitrat
(z.B. *Pluralane*® +)

Antiseptikum und *Adstringens,* das gelegentlich zur Behandlung entzündeter oder infizierter Verbrennungen oder Wunden verwendet wird. S. wird auch auf die Cervix uteri (den Gebärmutterhals) aufgetragen, um Blutungen nach einer *Portioerosion* zu verringern.

Silikon
Spezifische Gruppe von Silizium-Verbindungen. S.e sind definiert als polymere (langkettige) organische (kohlenstoffhaltige) Silizium-Sauerstoff-Verbindungen. Sie liegen vor allem als Öle, Fette, plastische Massen und kautschukartige Substanzen vor und werden auch in der Medizin eingesetzt.

Synthetische S.e werden häufig als Implantate in der *kosmetischen Chirurgie* verwendet, da sie von den Körperflüssigkeiten nicht angegriffen werden, sauerstoffdurchlässig sind und vom Körper nicht abgestoßen werden. S.-Öl in einem Beutel aus S.-Gummi wird zur Rekonstruktion oder Vergrößerung der Brust verwendet (s. *Mammaplastik*).

Silikose
Steinstaublunge; Lungenerkrankung, ausgelöst durch das Einatmen von Staub, der Siliciumdioxid (ein verbreitetes Mineral, das Bestandteil von Sand, Quarz und verschiedenen Gesteinsarten ist) enthält. (S.a. *Pneumokoniose*)

Simulation
Absichtliche Vortäuschung körperlicher oder psychischer Symptome zur Erreichung eines bestimmten Zweckes, z.B. Ausfall der Arbeitszeit, Befreiung vom Militärdienst oder Erhalt einer Entschädigungszahlung. S. ist zu unterscheiden von einer Vortäuschung von Krankheiten, die lediglich dem Wunsch entspringt, die Kranken oder Patienten gewidmete

VERFAHREN DER SIGMOID(E)OSKOPIE

Diese Untersuchung kann ambulant durchgeführt werden, dauert weniger als 30 Minuten und erfordert keine Betäubung. Es kann entweder ein starres oder ein biegsames Endoskop (röhrenförmiges optisches Instrument) verwendet werden. Zunächst wird der Darm durch einen *Einlauf* entleert. Die Patienten liegen mit angezogenen Knien auf der linken Seite. Die Einführung des mit Gleitmittel versehenen Rohres ist lediglich ein wenig unangenehm.

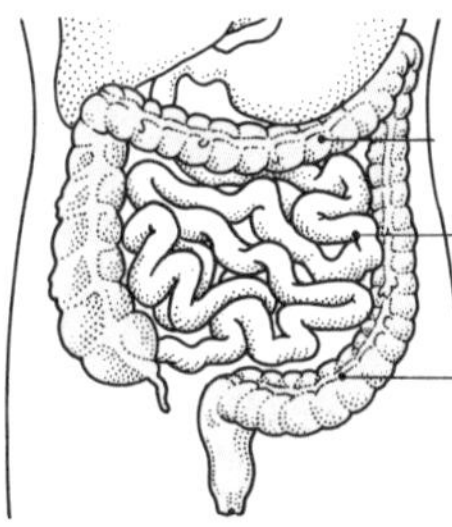

Blick durch das Rektosigmoidoskop

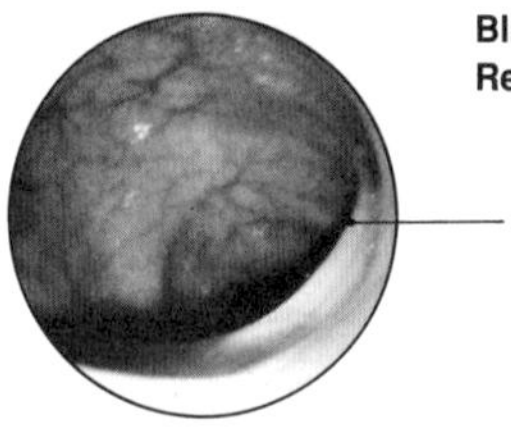

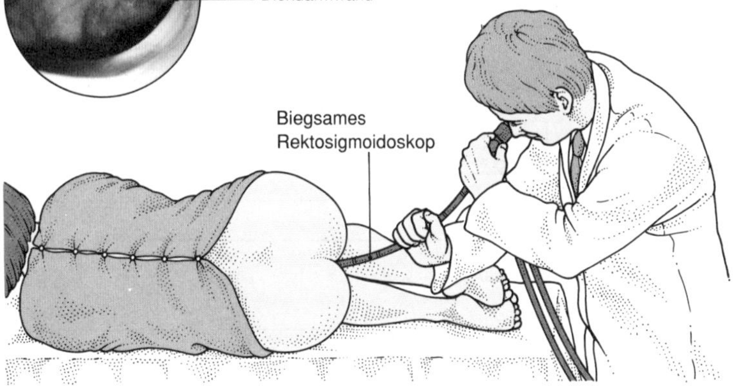

Wert der Sigmoid(e)oskopie

Wenn der Darm gründlich entleert und durch eingepumpte Luft gedehnt ist, sind Mastdarm und unterer Dickdarm oft gut zu sehen. In diesem Bereich entwickeln sich häufig gutartige Geschwülste, Geschwüre oder Krebs. Die direkte Beobachtung solcher Erkrankungen ermöglicht frühzeitige Diagnose und Therapie.

Aufmerksamkeit zu erlangen (s. *vorgetäuschte Krankheiten*). Ebenfalls abzugrenzen ist die S. von der *Hypochondrie*, bei der die Symptome nicht der Willenskontrolle der betroffenen Person unterliegen.

Singultus

s. *Schluckauf*

Sinne

s. *Sinneswahrnehmung*

Sinneswahrnehmung

Gefühl oder Eindruck (z.B. Geräusch, Geruch, Berührung oder Lichteindruck), das/der ins Bewußtsein gedrungen ist. Die Sinne sind Empfindungsorgane, die Informationen über die äußere Umwelt und den Zustand im Körperinneren aufnehmen und zum *Zentralnervensystem* (dem *Gehirn* und dem *Rückenmark*) weiterleiten.

SINNESREZEPTOREN

Die Informationen werden von Millionen mikroskopisch kleiner Strukturen, den sog. *Rezeptoren*, gesammelt. Rezeptoren befinden sich überall im Körper, in Haut, Muskeln und Gelenken, in den inneren Organen, in den Wänden der Blutgefäße und in speziellen Sinnesorganen, wie z.B. im *Auge* und Innenohr (s. *Ohr*). Die Rezeptoren sind jeweils für einen bestimmten Reiz angelegt, etwa für Licht einer bestimmten Wellenlänge, chemische Moleküle mit einer bestimmten Form, Vibration oder Temperatur. Bei dem entsprechenden Reiz lösen sie ein bioelektrisches Signal aus.

Manche Rezeptoren bilden die Endstationen (freien Nervenendigungen) langer Nervenzellfortsätze, andere sind spezialisierte Zellen, die solche Fasern verbinden. Ein vom Rezeptor ausgelöstes Signal wird über die entsprechende Nervenfaser zum Rückenmark bzw. Gehirn geleitet. Die wichtigsten Wege und Zielpunkte der ins Gehirn geleiteten sensiblen und sensorischen Informationen sind in der Abbildung unten schematisch dargestellt. Nur ein Teil dieser Informationen erreicht die *sensorische Hirnrinde* und wird bewußt wahrgenommen.

DIE SINNESORGANE

Zu den "höheren" (sensorischen) Sinnen gehören Gesichtssinn (s. *Visus*), *Gehörsinn*, *Geschmackssinn* und *Geruchssinn*. Die Rezeptorzellen für diese Sinne sind in spezifischen Organen zusammengefaßt – in der Netzhaut der Augen, dem Hörapparat der Ohren, den Geschmacksknospen der Zunge und dem Geruchsapparat der *Nase*. Von diesen Organen wird die Information über die *Hirnnerven* zum Gehirn geleitet. Ein großer Teil der Informationen geht zur Großhirnrinde, einige aber auch in andere Bereiche des Gehirns (z.B. von den Augen zum *Kleinhirn*, wo sie an der Gleichgewichtsregulation mitwirken).

EIGENWAHRNEHMUNG DES KÖRPERS UND TASTSINN

Unter "niederen" (sensiblen) Sinnen versteht man die Wahrnehmungseinrichtungen von Schmerz, Körperlage (Proprio[re]zeption), Druck und Kälte oder Wärme. Die *Proprio(re)zeption* verläuft über Rezeptoren in den Muskeln und Gelenken, die Informationen über die Lage der einzelnen Körperteile im Raum vermitteln. Die Schmerzempfindung ist eine der primitivsten Wahrnehmungsarten; Rezeptoren an der Hautoberfläche und im Körperinneren lösen bei schädlichen Reizen Warnsignale aus.

Viele Rezeptoren befinden sich in der Haut. Manche reagieren auf Druck, andere auf Bewegungen von Haaren, wieder andere auf Temperaturänderungen. Die Hautrezeptoren sind Endigungen von Nervenfasern, die um Haarwurzeln gewickelt oder scheibenförmig sind oder von schalenförmigen Lamellen umhüllt zwiebelähnliche Strukturen (die sog. Vater-Pacini-Körperchen oder Lamellenkörperchen) bilden. Durch verschiedene Reizmuster dieser Rezeptoren entstehen Empfindungen wie Druck, Schmerz, Kitzeln, Wärme oder Kälte. Bestimmte Hautbereiche (Lippen, Handflächen und Genitalien) weisen eine besonders hohe Rezeptorendichte auf.

Die meisten der von diesen Rezeptoren ausgesandten Signale werden über die Hirn- und *Rückenmarksnerven* sowie über Nervenbahnen im Gehirn oder Rückenmark zum *Thalamus* und von dort zu bestimmten Bereichen der *sensorischen Hirnrinde* beider Hirnhemisphären, der sog. Körperfühlsphäre, geleitet. Bestimmte Felder der sensori-

WICHTIGSTE SENSORISCHE LEITUNGSBAHNEN INS GEHIRN

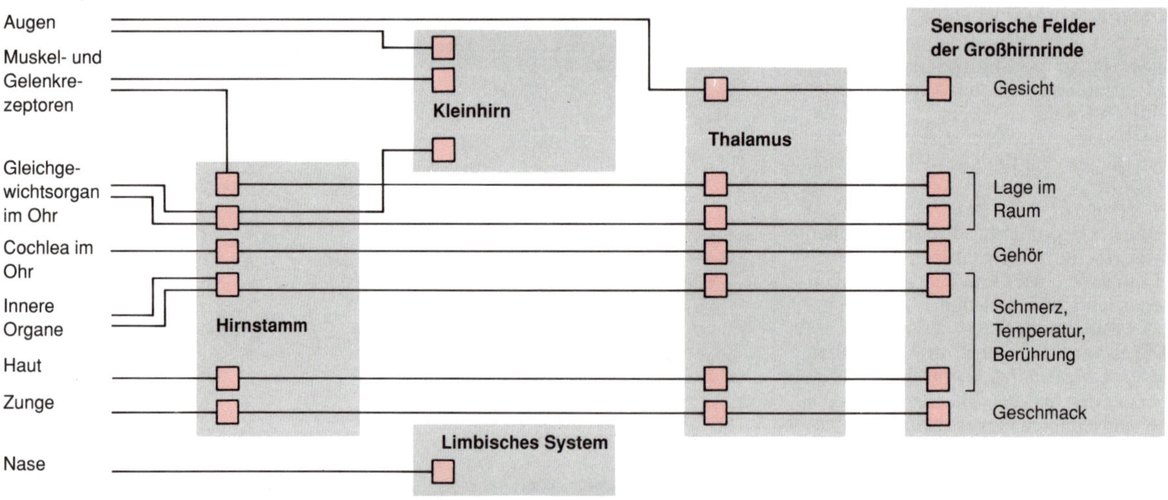

Zielpunkte der sensorischen Informationen
Ein Teil der ins Gehirn eintretenden Informationen gelangt über den Hirnstamm bzw. Thalamus zur Großhirnrinde, wo Empfindungen wahrgenommen werden. Andere Eindrücke führen nicht zu einer bewußten Wahrnehmung. Dazu gehören bestimmte Informationen zur Körperhaltung, die im Kleinhirn verarbeitet werden, und über Funktionen im Körperinneren, die im Hirnstamm verarbeitet werden.

S

NEUROLOGISCHE SENSIBILITÄTSPRÜFUNGEN

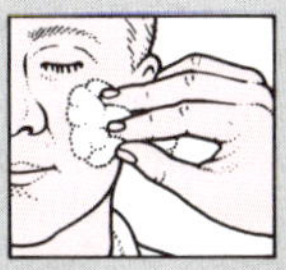

Leichte Berührung
Mit einem Wattebausch wird den Patienten bei geschlossenen Augen leicht über das Gesicht gestrichen.

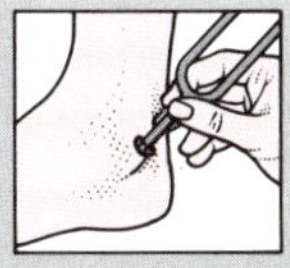

Vibration
Eine vibrierende Stimmgabel wird gegen einen vorstehenden Knochen, etwa an einen Fußknöchel, gehalten.

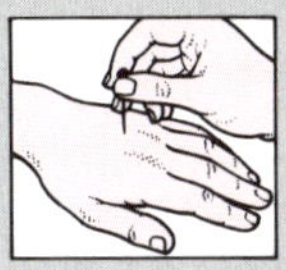

Nadelstich
Der Stich dient zur Prüfung der Schmerzempfindung und wird ggf. an verschiedenen Körperstellen wiederholt,

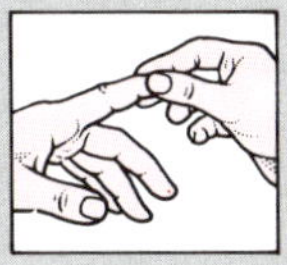

Lageempfindung
Die Patienten sagen mit geschlossenen Augen, in welche Richtung ihr Finger bewegt wird.

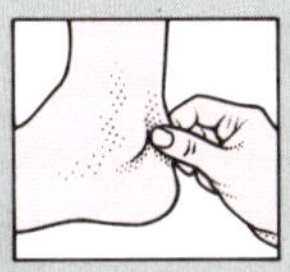

Schmerzprüfung durch Kneifen
Prüfung des Schmerzsinns kann durch Kneifen in die Achillessehne am Fersenhöcker erfolgen.

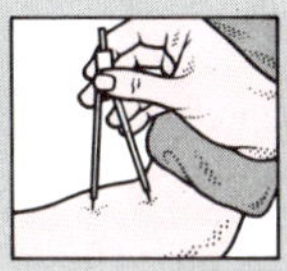

Zwei-Punkte-Diskrimination
Gemessen wird die Fähigkeit, zwei Nadelstiche von einem einzigen zu unterscheiden.

Standarduntersuchungen
Bei der Untersuchung des Nervensystems werden in der Regel verschiedene Standarduntersuchungen zur Prüfung der Berührungs-, Schmerz- und Vibrationsempfindung, wie oben dargestellt, durchgeführt.

schen Hirnrinde, von denen die Empfindungen wahrgenommen werden, sind bestimmten Körperteilen, von denen die Signale ausgehen, zugeordnet. Für Sinneswahrnehmungen der Hände und Lippen sind sehr viel größere Bereiche der Hirnrinde zuständig als für weniger sensible Körperteile.

Sinneswahrnehmungen, anomale

Unangenehme, gedämpfte oder auf andere Art veränderte *Sinneswahrnehmungen* ohne ersichtlichen Reizauslöser (z.B. ein brennendes Gefühl ohne Einwirkung einer Wärmequelle). Anomale Sinneswahrnehmungen werden durch Schäden an oder Druck auf sensorische(n) Leitungsbahnen verursacht.

FORMEN

Empfindungsstörungen und *Akanthästhesie* (nadelstichartige Mißempfindungen) stellen häufige a.S. dar; sie sind manchmal mit *Schmerz* verbunden und von Kälteempfindungen oder Brennen begleitet. Die *Neuralgie* ist gekennzeichnet durch einen stechenden, kurzen, sich wiederholenden Schmerz.

Zu den selteneren a.n S. gehört das Gefühl, daß eine Flüssigkeit über die Haut rinnt, daß ein Teil des Körpers durch ein enges Band abgeschnürt wird oder daß Insekten über den Körper laufen (eine Empfindung, die auch als Ameisenlaufen bezeichnet wird).

Die Sinne mit spezifischen Organen können auch durch eine Schädigung des entsprechenden Sinnesapparates oder der Nervenbahnen (s. *Sehstörungen, Geruchssinn, Schwerhörigkeit, Ohrensausen*) beeinträchtigt oder verändert werden.

URSACHEN

Eine häufige Ursache von a.n S. ist eine *Neuropathie* (Schädigung peripherer Nerven) durch Thiaminmangel bei Alkoholikern, durch *Diabetes mellitus* oder durch Schwermetallvergiftung (z.B. mit Blei). Die Patienten klagen dabei oft über nadelstichartige Empfindungen oder das Gefühl, auf Watte zu laufen. Die peripheren Nerven können auch durch Infektionen, wie z.B. *Herpes zoster* (Gürtelrose) geschädigt oder gereizt werden oder aber durch einen Tumor, der auf den Nerv drückt und oft heftige Schmerzen verursacht. *Wirbelsäulenverletzungen*, Kopfverletzungen (s. *Schädel-Hirn-Trauma*), Schlaganfall und *Multiple Sklerose* können ebenfalls die Leitungsbahnen im *Gehirn* oder *Rückenmark* unterbrechen.

Eine Schädigung des *Thalamus* (einer Relaisstation für die sensorischen Bahnen im Zentrum des Gehirns) kann besonders unangenehme Auswirkungen haben, wie z.B. ein sich ausbreitendes Gefühl, ähnlich einem elektrischen Schock, als Reaktion auf einen einfachen Nadelstich. Eine Schädigung des Parietallappens des Gehirns kann zum Verlust der Fähigkeit führen, Gegenstände durch Tasten zu lokalisieren oder zu erkennen.

DIAGNOSE UND THERAPIE

Es müssen u.U. viele Tests (u.a. Sensibilitätsprüfungen, Prüfung der *Reflexe*, *Bluttests*, *Harnuntersuchungen* und *Computertomographie* oder *Angiographie*) durchgeführt werden, um die Ursache a.r S. zu finden.

Druck auf oder Schädigungen an Nerven können manchmal operativ oder durch diätetische oder sonstige therapeutische Maßnahmen gelindert werden, durch die die zugrundeliegende Ursache beseitigt oder behandelt wird. In anderen Fällen lassen sich schwere, hartnäckige Schmerzen oder sonstige a.S. nur durch eine Durchtrennung der entsprechenden sensorischen Nervenfasern oder Injektionen, die die Signalleitung chemisch blockieren, beheben.

Sinus

1. (latein.) *F.* für Bucht, Tasche. Lufthaltige, mit Schleimhaut ausgekleidete Knochenhöhlen im Gesichtsschädel (*F.* Sinus paranasales; s. *Nasennebenhöhlen* und Kasten S. 972 unten).
2. Der Begriff wird außerdem bei breiten, blutführenden Gefäßkanälen jeder Art, zum Beispiel den venösen S. in der äußersten Hülle des Gehirns, benutzt (s.a. *Sinus durae matris*).

Als S. bezeichnet man auch abnorme, häufig infizierte Fisteltaschen.

Sinusbradykardie

Langsame, aber regelmäßige Herzschlagfolge (weniger als 60 Schläge pro Minute). S. wird durch eine Verringerung der elektrischen Aktivität im Sinusknoten (dem Schrittmacher des Herzens) hervorgerufen. Anders als bei einem *Herzblock* wird die Übertragung elektrischer Reize durch das Herz nicht beeinträchtigt. S. ist bei Sportlern und Menschen, die regelmäßig trainieren, normal; sie läßt sich auch durch Entspannungstechniken erreichen. S. kann auch durch *Hypothyreose*, einen *Myokardinfarkt* (Herzinfarkt) oder durch die Einnahme bestimmter Medikamente, z.B. *Betablocker* oder *Digoxin*, ausgelöst werden.

Sinus cavernosus

Paariger venöser Hirnblutleiter. Von Bindegewebssträngen durchsetztes Kammersystem beiderseits des Türkensattels; durch die Sinus intercavernosi mit dem S. c. der Gegenseite verbunden. In seiner Seitenwand verlaufen wichtige Nerven: *Okulomotorius*, *Trochlearis* und Ophthalmicus. Durch ihn hindurch ziehen der *Abducens* und die innere Halsschlagader. Da die Gesichtsvenen über Venen der Augenhöhle mit dem S. c. in Verbindung stehen, können sich Hautinfekte im Einzugsbereich der Gesichtsvenen und der Vena angularis durch die Augenhöhle in die Schädelhöhle ausbreiten und dort eine *Sinus-cavernosus-Thrombose* mit den entsprechenden Krankheitszeichen auslösen.

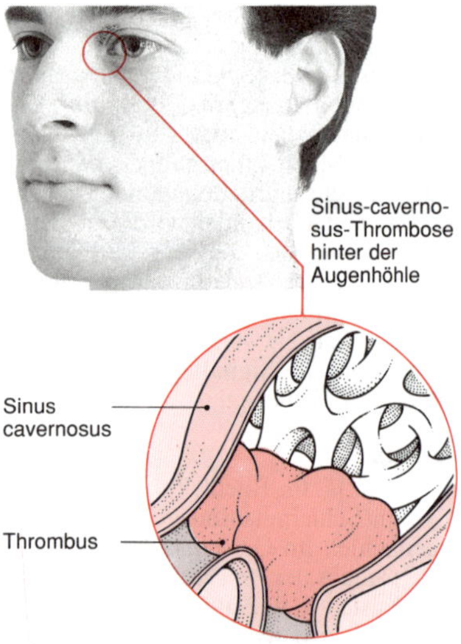

Thrombus im Sinus cavernosus
Der Sinus cavernosus befindet sich hinter der Augenhöhle seitlich der Hypophyse.

Sinus-cavernosus-Thrombose

Verlegung des venösen Hirnblutleiters hinter der Augenhöhle, seitlich der Hypophyse, durch einen *Thrombus* (Blutpfropf). Die S.-c.-T. tritt in der Regel als Komplikation einer bakteriellen Infektion in einem Bereich auf, dessen Venen in den Sinus abfließen. Zunächst tritt die S.-c.-T. nur auf einer Seite auf, kann jedoch innerhalb von zwei bis drei Tagen auf die Gegenseite übergreifen. Diese gefährliche Erkrankung ist seit der Einführung von *Antibiotika* zur Therapie bakterieller Infektionen selten geworden.

URSACHEN

Zu den Infektionen, die eine S.-c.-T. auslösen können, gehören die *Zellulitis* (eine schwere Hautinfektion) des Gesichts; Mund-, Augen- oder Mittelohrinfektionen, *Sinusitis* (Infektion der lufthaltigen Knochenhöhlen des Gesichtsschädels) und *Septikämie* (Blutvergiftung). Auch durch Ausdrücken eines kleinen infizierten Pickels im Dreieck zwischen Nase und Mundwinkel kann ein Übergreifen der Infektion auf den Sinus verursacht werden.

In seltenen Fällen liegt die Ursache der Thrombose in einem Tumor, der auf die Venen drückt, oder in einer *Polyzythämie* (vermehrten roten Blutkörperchen).

SYMPTOME

Die Krankheit ist meist lebensbedrohlich. Als Symptome treten starke Kopfschmerzen, hohes Fieber, Schmerz in und über dem betroffenen Auge, Sensibilitätsverlust der Hornhaut und der Stirnhaut durch den Druck auf den fünften Hirnnerv und Protrusio bulbi (Vortreten des Augapfels), bedingt durch die Schwellung um das Auge und dahinter, auf. Es kommt manchmal zu verschwommenem Sehen und einer Lähmung der Augenbewegungen durch Druck auf den Sehnerv und andere Hirnnerven, welche die Muskeln zur Bewegung der Augen steuern.

THERAPIE

Als Therapie werden Antibiotika zur Behandlung der Infektion und *Antikoagulantia* (z.B. Marcumar® +) gegeben, die eine Vergrößerung des Blutgerinnsels verhindern sollen. Durch die Behandlung kann die Sehkraft des oder der betroffenen Augen erhalten werden; ohne eine fachmännische Behandlung führt die Krankheit zum Verlust des Augenlichtes und manchmal zum Tode.

Sinus durae matris

Hirnsinus; Sammelvenen im Gehirn. Sie liegen zwischen den beiden Blättern der harten Hirnhaut (*F.* Dura mater) und leiten das aus den oberflächlichen Hirnvenen und den Hirnhäuten abfließende Blut in die innere Drosselvene.

Sinusitis

Infektionsbedingte Entzündung der die *Nasennebenhöhlen* (die lufthaltigen Knochenhöhlen um die Nase) auskleidenden Schleimhaut. Besonders häufig betroffen sind die Oberkieferhöhlen in den Wangenknochen und die Siebbeinzellen zwischen den Augen.

URSACHEN UND AUFTRETEN

In den meisten Fällen wird die S. dadurch ausgelöst, daß eine Infektion von der Nasenhöhle über die Verbindungsgänge, durch die der Schleim der Nasennebenhöhlen abfließt, auf diese übergreift. Der Erkrankung liegt meist eine bakterielle Infektion zugrunde, die sich als Komplikation einer Virusinfektion, z.B. einer gewöhnlichen *Erkältung*, entwickelt. Seltener geht die Infektion von einem Abszeß eines Zahns am Oberkiefer aus (s. *Zahnabszeß*) oder wird durch infiziertes Wasser ausgelöst, wenn dieses in die Nebenhöhlen gelangt, z.B. bei einem Sprung ins Wasser ohne Zuhalten der Nase; eine schwere Gesichtsverletzung ist eine weitere Ursache.

S. ist äußerst verbreitet; bei vielen Menschen tritt sie nach jeder banalen Erkältung auf. Einiges deutet darauf hin, daß, wenn sich eine Neigung zur S. eingestellt hat, ein erneutes Auftreten nach jeder Erkältung wahrscheinlicher wird.

SYMPTOME UND ANZEICHEN

Die S. verursacht in der Regel ein Spannungs- oder Druckgefühl im betroffenen Bereich und manchmal einen pochenden Schmerz. Außerdem können Fieber, verstopfte Nase und der Verlust des Geruchssinns auftreten.

Eine häufige Komplikation ist die eitrige Entzündung der betroffenen Neben-

LAGE UND FUNKTION DER NASENNEBENHÖHLEN

Die lufthaltigen Höhlen (*F.* Sinus paranasales) in den Knochen des Gesichts machen diese leichter und verbessern die Resonanz der Stimme. Sie befinden sich im Bereich um die Nase und sind mit Schleimhaut ausgekleidet. Sie produziert Schleim, der über Verbindungsgänge in die Nasenhöhle abfließt.

Längsschnitt durch den Schädel

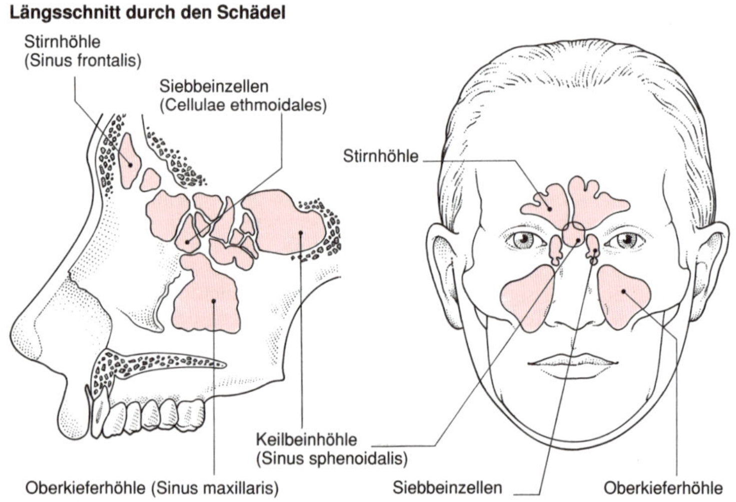

LAGE UND FUNKTION DES SINUSKNOTENS

Der Sinusknoten ist eine kleine Anhäufung von Muskelzellen im rechten Vorhof des Herzens. Er sendet mit einer Eigenfrequenz von ca. 70 - 80/Minute Impulse aus. Das vegetative Nervensystem, aber auch Hormone können diese Frequenz beeinflussen.

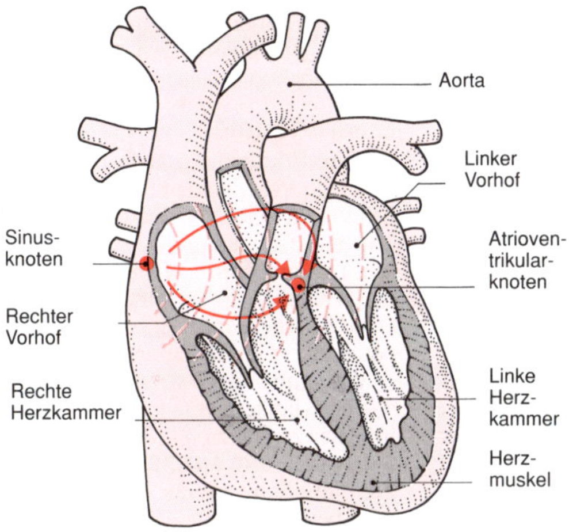

Erregungsausbreitung
Vom Sinusknoten breitet sich die Erregung über beide Vorhöfe (rosafarbener Bereich) und dann über den Atrioventrikularknoten auf die Herzkammern aus.

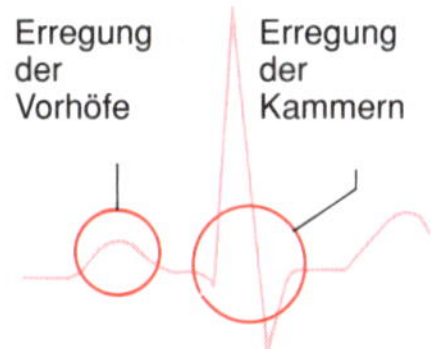

Das Elektrokardiogramm
Die Erregungsausbreitung über die Vorhöfe verläuft langsam, über die Herzkammern schneller; auch die Erregungsrückbildung ist zu erkennen.

höhlen mit Schmerzen und Nasensekret. Zu den seltenen Komplikationen gehören Orbitalphlegmone (s. *Augenhöhle*), *Osteomyelitis* und *Meningitis*.

DIAGNOSE UND THERAPIE

Manchmal werden Röntgenaufnahmen gemacht, um Lokalisation und Ausmaß der Erkrankung festzustellen; u.U. wird auch eine *Kultur* aus dem bei einer Spülung der Oberkieferhöhle gewonnenen Material angelegt, um die infektionsauslösenden Bakterien zu identifizieren.

Antibiotika werden sofort gegeben, um die Infektion zu bekämpfen, doch muß dann, wenn die Ergebnisse der Kultur vorliegen, unter Umständen ein anderes Präparat gewählt werden. Durch die Anwendung eines Schnupfenmittels in Form von Tropfen oder Spray soll die Entzündung der Schleimhäute gehemmt werden, damit der Schleim aus den Nasennebenhöhlen wieder abfließen kann. Inhalationen mit Dampf dienen zur Befeuchtung des Sekrets und lassen es leichter abfließen. Besteht eine S. trotz Behandlung fort, kann eine operative Drainage der betroffenen Nasennebenhöhlen durchgeführt werden.

Sinusknoten

Natürlicher Schrittmacher des *Herzens*. Der S. besteht aus einer Anhäufung spezifischer Muskelzellen innerhalb der Wand des rechten Herzvorhofs. Unabhängig von äußeren Einflüssen geben diese Zellen durch Spontanentladung elektrische Impulse mit einer Frequenz von ca. 70 - 80 pro Minute ab, welche die Kontraktionen (das Schlagen) des Herzens auslösen. Verschiedene Hormone und das sog. vegetative Nervensystem können Einfluß auf den Knoten ausüben und eine Änderung der Frequenz der abgegebenen Impulse bewirken, wodurch der Herzschlag verlangsamt oder beschleunigt wird (s.a. *Herzfrequenz; Schrittmacher, künstlicher*).

Sinusknotensyndrom

s. *Sick-Sinus-Syndrom*

Sinustachykardie

Schnelle, aber regelmäßige Herzschlagfolge (mehr als 100 Schläge pro Minute). Ursache einer Sinustachykardie ist die erhöhte elektrische Aktivität im Sinusknoten (dem Schrittmacher des Herzens). Eine solche Herzfrequenz ist normal, wenn sie bei plötzlicher Belastung, bei Angst oder während und kurz nach sportlicher Betätigung auftritt. Eine anhaltende Sinustachykardie im Ruhezustand kann durch Fieber, *Hyperthyreose* und auch andere Erkrankungen ausgelöst werden (s.a. *Tachykardie*).

Situs inversus (viscerum)

Selten vorkommende spiegelbildliche Verlagerung der inneren Organe. Eine Behandlung ist nicht erforderlich, sofern nicht zusätzlich eine Anomalie eines Organs vorliegt, die u.U. eine Operation erforderlich macht. (S.a. *Dextrokardie*)

Sjögren-Syndrom

Erkrankung, die zu einer übermäßigen Trockenheit von Augen und Mund führt. Nasenhöhle, Rachen und Vagina können ebenfalls betroffen sein. Das Sjögren-Syndrom tritt meist bei bestimmten *Autoimmunkrankheiten*, wie z.B. der *rheumatoiden Arthritis* oder dem systemischen *Lupus erythematodes*, auf. Die Ursache ist nicht bekannt. Jedenfalls zerstört die Autoimmunkrankheit, indem sie die körpereigene Abwehr stört, allmählich auch die Drüsen, die die als Gleitmittel dienenden Sekrete produzieren. An diesem Syndrom erkranken zumeist (in 90 Prozent aller Fälle) Frauen – die meisten davon mittleren Alters, viele jenseits der Menopause.

Das charakteristischste und unangenehmste Symptom ist die *Keratokonjunctivitis sicca* (Augentrockenheit), die Augenjucken und -brennen verursacht. Zur Befeuchtung des Auges kann künstliche Tränenflüssigkeit eingesetzt werden. Der Mangel an Speichel erhöht das Risiko von *Karies*.

Skabies

s. *Krätze*

Skalp

s. *Kopfschwarte*

Skalpell

Chirurgisches Messer zum Schneiden von Gewebe. Am häufigsten verwendet werden S.e mit Stahlklinge, doch bei bestimmten Operationen, z.B. einigen Eingriffen am Auge, werden schärfere Diamant- oder Rubinklingen verwendet.

Skaphoid(eum)

s. *Kahnbein*

Skapula

Schulterblatt; flache, dreieckige, rahmenverstärkte Knochenplatte, die der rückseitigen Brustwand aufliegt und mit dem *Schlüsselbein* das Skelett des Schultergürtels bildet. Auf ihrer Hinterfläche zieht schräg nach außen oben die tastbare Schultergräte (Spina scapulae), die in einem kräftigen platten Fortsatz, der Schulterhöhe (Akromion), endet. Diese überdeckt von hinten oben das Schultergelenk; außerdem ist sie mit dem Schlüsselbein über das *Akromioklavikulargelenk* (Schultereckgelenk) verbunden.

An die S. sind die Muskeln des Schultergürtels geheftet; sie ist bei allen Armbewegungen beteiligt.

Da die S. mit Muskeln umpolstert ist, bricht sie nur unter starker Krafteinwirkung. Bei der Behandlung eines Bruchs wird die Schulter in einer *Schlinge* oder einem Verband bis zur Heilung fixiert. Um die Beweglichkeit wiederherzustellen, kann *Physiotherapie* nötig sein.

LAGE DER SKAPULA
Das paarige Schulterblatt ist eine dreieckige Knochenplatte, die der oberen hinteren Brustwand aufliegt.

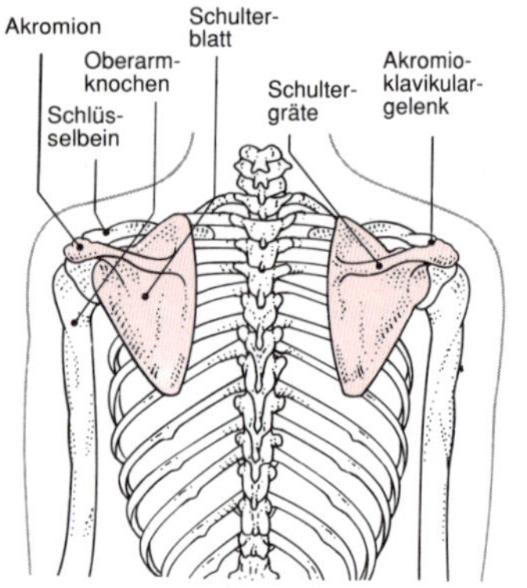

Skelet(t)

Knochengerüst, beim Erwachsenen aus ca. 213 Einzelknochen zusammengesetzt (*Kreuzbein* und *Steißbein* als je ein Knochen gerechnet). An den Gelenken durch Bindegewebsstrukturen (Kapseln, *Bänder*) und (Skelett-)Muskeln (über *Sehnen* an die Knochen geheftet) miteinander verbunden, stützt es die Körperorgane. Die Gesamtzahl ist vor allem wegen großer Variationen im Vorkommen der kleinen gelenknahen Knochen – Sesambeine – erheblichen Schwankungen unterworfen.

AUFBAU

Das S. läßt sich in zwei Gruppen untergliedern: Achsenskelett mit knöchernem Brustkorb und Gliedmaßenskelett. Unter dem Achsenskelett faßt man die Knochen der *Wirbelsäule* (= Achsenorgan) und des *Schädels* zusammen (29 Schädelknochen, 33 Wirbelsäulenknochen); hinzu kommen die *Rippen* (12 Paare) und das Brustbein. Zum Gliedmaßens. zählt man den *Schulter*gürtel und den *Becken*gürtel. Das Knochengerüst des Arms besteht somit aus *Schlüsselbein*, Schulterblatt, Oberarmknochen, Elle und Speiche, Handwurzel- und *Mittelhandknochen* sowie *Phalangen* (insgesamt 64 Knochen beiderseits). Das S. des Beines verfügt über Hüft- und Oberschenkelknochen, Kniescheibe, *Schien-* und *Wadenbein* des Unterschenkels, Fußwurzel- und *Mittelfußknochen* sowie Phalangen (insgesamt 62 Knochen beiderseits).

Die S.formen von Männern und Frauen unterscheiden sich nur in wenigen Einzelheiten. Gewöhnlich sind die Knochen von Männern etwas größer und schwerer als die entsprechenden Knochen der Frauen; das weibliche Becken ist breiter und flacher gebaut als das männliche, was den Geburtsvorgang erleichtert.

Die Knochen sind entweder über Haften (Synarthrosen) oder echte *Gelenke* (Diarthrosen) miteinander verbunden. Bei den letzteren unterscheidet man, je nach dem Freiheitsgrad ihrer Bewegung, drei Typen.

FUNKTION

Das S. wird mit seinen Verbindungen als passiver Bewegungsapparat zusammengefaßt (aktiver Bewegungsapparat = Skelettmuskulatur). Es bildet das stabile, doch bewegliche Gerüst, auf dem die Muskeln arbeiten können. So bildet es eine Reihe beweglicher Hebel, an denen die Muskeln ziehen und damit einzelne Körperteile bewegen können.

Das S. schützt und stützt die Körperorgane, vor allem das Gehirn und das Rükkenmark, welche vom Schädel und der Wirbelsäule umschlossen sind, sowie Herz und Lunge, die durch die Rippen geschützt sind. Die Rippen ermöglichen das Atmen, einmal indem sie den Brustkorb so formen, daß die Lungen nicht eingeengt werden, zum anderen, indem sie durch ihre Beweglichkeit den Atmungsvorgang selbst unterstützen.

Das S. ist als Rahmen jedoch keine tote Materie. Es ist ein aktives Organ; es bildet im Knochenmark Blutzellen, und es dient als Speicher für Minerale wie Kalzium, die jederzeit für den Bedarf durch andere Körperteile abgezogen werden können.

Sklera

Lederhaut; weiß erscheinende, an die Cornea anschließende äußere Schicht der Augapfelwand. Die S. besteht aus straffen Bündeln kollagener Fasern, die miteinander verflochten sind. Die S. leistet dem Augeninnendruck Widerstand; in sie strahlen die äußeren Augenmuskeln mit ihren Sehnen.

Erkrankungen der S. sind selten; allerdings kann es zu einer *Skleritis* (Entzündung der S.) kommen, und zwar im Gefolge einer *Kollagenose*, wie z.B. einer *rheumatoiden Arthritis*. Eine gesunde S. hat manchmal einen blauen Schimmer, weil die darunterliegende *Aderhaut* (*F.* Choroidea) durchscheint. Sehr ausgeprägt ist der blaue Schimmer, wenn die S. besonders dünn ist, was bei *Osteogenesis imperfecta* der Fall ist.

Skleritis

Entzündung der *Sklera* (der weißen Lederhaut des *Auges*). Eine S. tritt gewöhnlich im Gefolge einer *Kollagenose* auf, z.B. bei *rheumatoider Arthritis*. S. tritt auch bei *Herpes zoster* ophthalmicus und bei der *Wegener-Granulomatose* auf. Infolge einer S. kann sich das Gewebe stellenweise ausdünnen, und es können sogar Löcher in der Sklera entstehen.

Eine S. wird in der Regel zum Dauerzustand, aber sie spricht oft gut auf Augentropfen mit *Kortikosteroiden* an. In schweren Fällen allerdings erhöhen Kortikoide die Gefahr einer Perforation (Durchlöcherung).

Sklerodermie

Seltene Erkrankung, auch als systemische Sklerose bekannt. S. kann viele Organe und Gewebe des Körpers erfassen, insbesondere Haut, Arterien, Nieren, Lungen, Herz, Magen-Darm-Trakt und Gelenke. S. ist eine *Autoimmunkrankheit* (bei der das Immunsystem körpereigenes Gewebe angreift).

S. kommt doppelt so häufig bei Frauen wie bei Männern vor, und zwar meistens im Alter zwischen 40 und 60 Jahren.

SYMPTOME UND ANZEICHEN

Zahl und Schwere der Symptome variieren bei den einzelnen Betroffenen stark. Das häufigste Symptom ist das *Raynaud-Phänomen*, bei dem die Finger oder Zehen unter Kälteeinwirkung weiß werden und schmerzen. Dieses Phänomen kann jahrelang allein ohne irgendwelche anderen Symptome bestehen.

Ebenfalls sehr häufig sind Veränderungen der Haut, insbesondere an Gesicht und Fingern; sie wird dann glänzend, teigig und verdickt. Oft entstehen um den Mund herum harte Falten, welche den Betroffenen ein maskenhaftes Aussehen verleihen. Die straff gespann-

LAGE DER SKLERA
Die Lederhaut ist ungefähr 0,5 mm dick; sie geht an der Vorderseite des Auges in die Hornhaut über. Die kräftige Bindegewebsschicht formt den Augapfel.

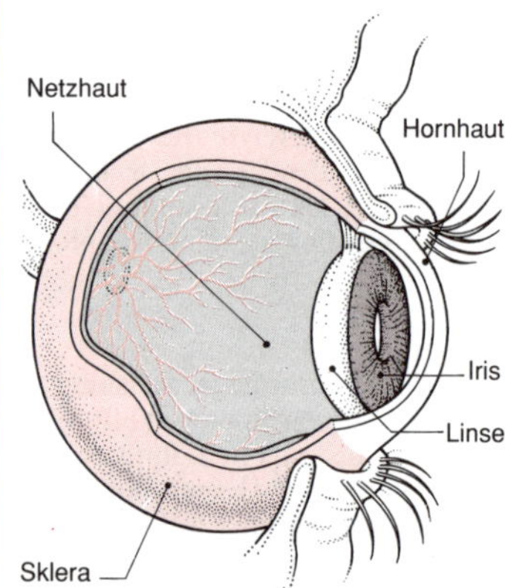

S

KNOCHEN DES SKELETTS

Das Skelett besteht aus zwei Teilen – dem Achsen- und dem Gliedmaßenskelett. Einige Teile, z.B. Schädel oder Beckengürtel, enthalten mehrere fest oder locker miteinander verbundene Knochen. Das Skelett ist nicht nur ein Gerüst, das die Organe schützt und Bewegung ermöglicht; die Knochen sind lebendige Strukturen, die Blutzellen produzieren und Minerale mit dem Blut austauschen.

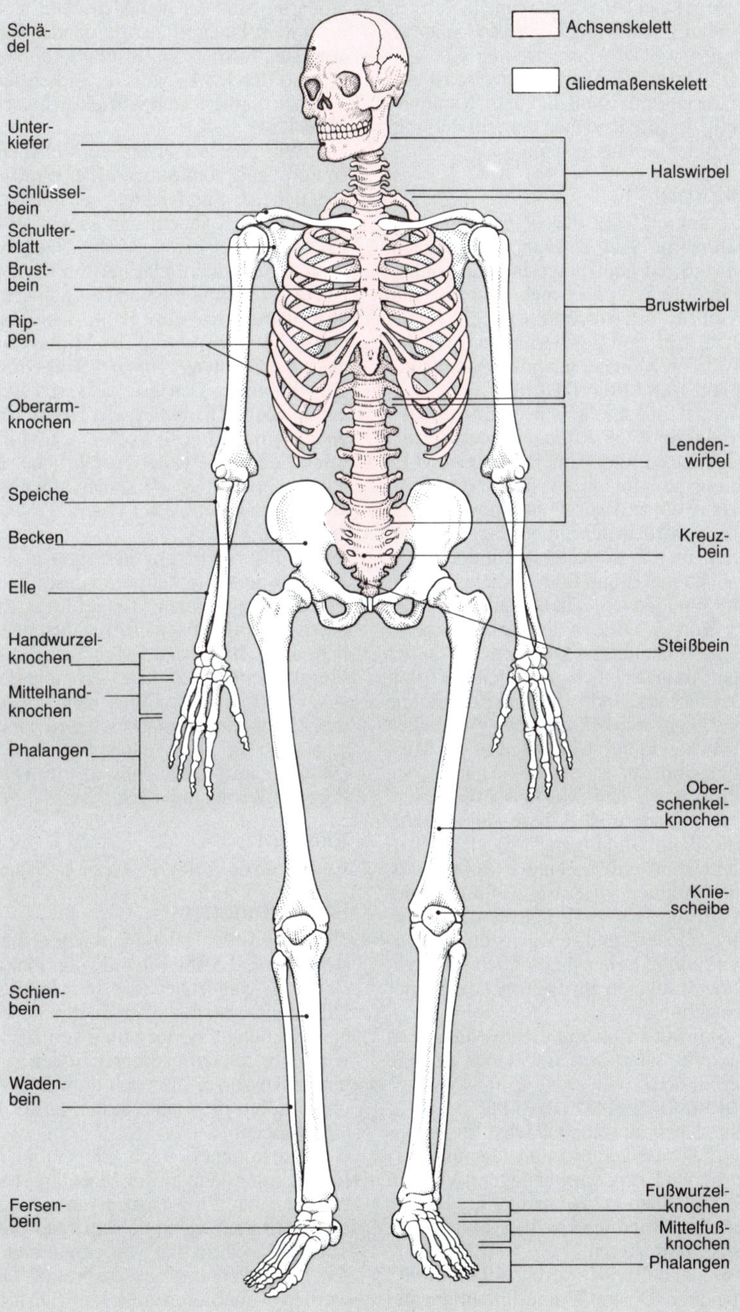

te Haut erschwert bestimmte Bewegungen wie Krümmen der Finger, Öffnen des Mundes. Sind andere Körperteile befallen, entstehen entsprechend Probleme mit dem Schlucken, oder die Menschen leiden unter Kurzatmigkeit, Herzklopfen, Gelenkschmerzen, hohem Blutdruck, Steifheit oder Muskelschwäche.

Es gibt große Unterschiede zwischen den Ausprägungen der S., sowohl bezüglich der verschiedenen Körperteile, die betroffen sind, als auch bezüglich der Geschwindigkeit, mit der die Erkrankung fortschreitet. Sehr oft verschlimmert sich die S. in den ersten Jahren rapide, wird dann langsamer und kann sogar zum Stillstand kommen. Bei einigen wenigen jedoch nimmt die Degeneration der Gewebe einen dramatischen Verlauf, so daß die Betroffenen schließlich an *Herzversagen*, *Nierenversagen* oder *respiratorischer Insuffizienz* sterben.

DIAGNOSE UND THERAPIE

Eine ärztliche Untersuchung reicht gewöhnlich für die Diagnose aus, manchmal werden auch eine Blutuntersuchung und eine *Biopsie* der Haut (Entfernung eines kleinen Gewebestücks für die mikroskopische Analyse) vorgenommen.

Für die S. gibt es keine Heilung, aber eine Behandlung kann die Symptome und Beschwerden lindern. *Vasodilatatoren* und das Meiden von Kälte können das Raynaud-Phänomen mildern. Bei Gelenkbeschwerden wird *Physiotherapie* empfohlen. *Antihypertensiva* können gegen den hohen Blutdruck gegeben werden, und bei Nierenversagen ist unter Umständen eine *Dialyse* angezeigt. Sind die Muskeln beteiligt, werden manchmal *Kortikosteroide* verschrieben, aber der Erfolg ist nicht immer sicher.

Skleromalazie

Erweichung der Sklera (der weißen Lederhaut des *Auges*). S. ist gewöhnlich eine Komplikation der *Skleritis* (Entzündug der Sklera), insbesondere wenn die Skleritis durch *rheumatoide Arthritis* ausgelöst worden ist.

Scleromalacia perforans ist eine seltene, sehr schwere Form der S.; dabei wird die Sklera in ihrer ganzen Dicke durchlöchert; die darunterliegende Aderhaut des Auges wölbt sich vor und dringt manchmal durch die Sklera hindurch.

Sklerose

Medizinischer Begriff, der für die Verhärtung von Körpergewebe steht. Dieser Begriff wird gewöhnlich für die Verhärtung der Blutgefäße verwendet, wie z.B. bei der *Arteriosklerose* (Verhärtung der Arterien); er bezeichnet auch oft die Verhärtung von Nervengewebe, die auf Ablagerung von anomalem Bindegewebe

S

zurückgeht, wie das bei der *Multiplen Sklerose* im Spätstadium der Fall ist.

Sklerotherapie

Behandlungsmethode des *varikösen Symptomenkomplexes* (geschwollene, schmerzhafte Venen, Krampfadern) besonders der Beine. *Hämorrhoiden* (Krampfadern im After) und *Ösophagusvarizen* (geschwollene Venen am unteren Ende der Speiseröhre) werden manchmal in gleicher Weise behandelt.

Bei der S. wird in die befallene Vene eine stark reizende Lösung gespritzt. Dies ruft eine Entzündung in der Veneninnenhaut hervor, führt zu einer Fibrose (Bildung von Narbengewebe) und schließlich zum Verschluß der Vene.

Skoliose

Schiefwuchs; fixierte seitliche Krümmung im Bereich des Achsenskeletts (z.B. Gesichtss.); im engeren Sinn dauerhafte Seitwärtsschwingung der *Wirbelsäule,* vornehmlich im Brust- oder Lendenbereich.

FORMEN UND URSACHEN

Eine S. beginnt gewöhnlich schon in der Kindheit und Jugend und schreitet bis zum Ende der Wachstumsperiode fort. In vielen dieser Fälle biegt sich ein weiterer Teil der Wirbelsäule zur anderen Seite, um die Abweichung auszugleichen. So bekommt die Wirbelsäule eine S-förmige Linie. Die Ursache der jugendlichen S. ist unbekannt. Wenn diese Deformation nicht korrigiert wird, droht ernster Haltungsschaden.

Seltener ist die S. Folge einer angeborenen Anomalie der Wirbelkörper, oder sie bildet sich nach einer *Poliomyelitis* (Kinderlähmung), welche die Muskeln an der Wirbelsäule auf einer Seite lähmt; manchmal steht auch das Becken wegen ungleicher Beinlängen schief. Gelegentlich löst ein Schaden im Rückgrat selbst (z.B. *Bandscheibenvorfall* oder Bänderzerrung) vorübergehend eine S. aus. In diesen Fällen tritt die S. plötzlich auf und ist von starken Schmerzen (*Ischias*) begleitet.

DIAGNOSE UND THERAPIE

S. wird diagnostiziert aufgrund des Untersuchungsbefundes von Wirbelsäule, Hüften und Beinen und Röntgenaufnahmen der Wirbelsäule.

Ist die Ursache bekannt, wird die Behandlung diese direkt angehen (d.h. bei einem Bandscheibenvorfall Bettruhe und bei ungleichen Beinlängen das Tragen von Schuhwerk, das mit einem erhöhten Absatz eine Beckenverschiebung ausgleicht).

Eine leichte S. unbekannter Ursache bedarf möglicherweise keiner Behandlung. Jedoch müssen regelmäßige Messungen erfolgen, um sicherzustellen, daß die Abweichungen sich nicht verschlimmern. Sollte die S. fortschreiten oder ist die Abweichung schon sehr ausgeprägt, kann sie auf verschiedene Weise behandelt werden: Ruhigstellung der Wirbelsäule durch einen Gipsverband oder einen verstellbaren Metallrahmen, gefolgt von einer Operation, bei der die betroffenen Wirbelkörper verstärkt (evtl. mit eigenem Knochengewebe) und in der Verbindung zueinander in gerader Linie versteift (s. *Wirbelsäulenversteifung, operative*) werden. Möglicherweise ist eine Fixierung mit Stahlstab und Klammern nötig, bis die Knochen verheilt und miteinander verbunden sind.

Skorbut

Erkrankung, die durch unzureichende Aufnahme von *Vitamin C* verursacht wird. S. ist heutzutage in Industrieländern selten, da hier mehr Gemüse und frisches Obst verzehrt wird als früher. Die Körpervorräte an Vitamin C reichen etwa drei Monate, bevor ein S. auftritt.

URSACHEN UND ANZEICHEN

Mangel an Vitamin C beeinträchtigt die Produktion von *Kollagen,* welches ein wichtiges Protein im Bindegewebe ist (dieses umgibt Organe und andere Körpergewebe und hält sie zusammen). Auch bei S. wird weiterhin Kollagen produziert, aber es ist unstabil, mit der Folge, daß kleine Blutgefäße undicht werden und Wunden schlecht verheilen. Überall im Körper kann es auf diese Weise zu kleinen Blutungen kommen, die in der Haut als blaue Flecken erscheinen. Zahnfleischbluten und Lockerung der Zähne sind wohl die bekanntesten Anzeichen eines S.s; kleine Blutungen in die Muskeln sind bei S. ebenfalls häufig, sie verursachen dann Muskelschmerzen.

Bei Kindern ist S. besonders gefährlich, denn Blutungen in die Knochenhäute rund um die langen Röhrenknochen können zu Anschwellungen der Wachstumszonen (Epiphysen), zu Epiphysenlösung und zu Wachstumsstörungen führen. Lebensbedrohlich sind größere Blutungen im Gehirn oder seiner Umgebung.

Skorbut ist oft mit einem Mangel an anderen Vitaminen und einer *Anämie* verbunden.

VORBEUGUNG UND THERAPIE

Eine Kost mit reichlich Obst (insbesondere Zitrusfrüchten) und Gemüse versorgt den Körper mit genügend Vitamin C, um einen S. zu verhüten. Andere, weniger ergiebige Quellen sind Milch, Leber und Nieren.

Behandelt wird Skorbut mit Vitamin C in hohen Dosen. Daraufhin hören die Blutungen binnen 24 Stunden auf, die Wundheilung setzt wieder ein, Muskel- und Knochenschmerzen verschwinden schnell.

Skorpionstiche

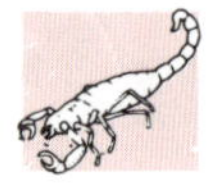

Skorpione sind achtfüßige Tiere mit einem beweglichen Schwanz, der an seinem Ende ein Giftreservoir und einen scharfen Stachel hat. Viele Skorpionarten sind für den Menschen nicht gefährlich; hochgiftige Arten sind in Südamerika, Nordafrika, in den südlichen Staaten der USA, Mexiko, Indien und auf manchen karibischen Inseln heimisch.

SYMPTOME

Die Wirkung mancher Skorpionstiche ist nur wenig schlimmer, als es ein Bienenstich ist, mit leichten bis mäßigen Schmerzen, Kribbeln und Jucken oder Brennen an der Einstichstelle. Nach Stichen durch gefährlichere Arten kann es zu starken Schmerzen und zu Schweißausbrüchen, Ruhelosigkeit, Durchfall und Erbrechen (wegen der Stimulation des *autonomen Nervensystems* durch das Gift) kommen. Das Gift kann sich auch auf Stärke und Rhythmus der Herzschläge auswirken. Für Erwachsene sind die Stiche dennoch selten gefährlich, für Kinder und ältere Personen hingegen können sie bedrohlich werden.

THERAPIE

Jeder, der von einem Skorpion gestochen wurde, sollte sich sofort in ärztliche Behandlung begeben. Ist Schmerz das einzige Symptom, reichen wahrscheinlich milde *Analgetika* (schmerzstillende Medikamente) und kalte Kompressen aus. In schwereren Fällen kann *Lokalanästhesie* oder ein starkes Schmerzmittel nötig sein, und vielleicht wird auch ein Gegengift intravenös als Infusion gegeben werden müssen.

Skotom

Ausfall eines Teiles des *Gesichtsfeldes.*

Skrofuloderm

Tuberkulose der Halslymphknoten, meistens jener, die unter dem Kieferwinkel sitzen. S. war früher eine sehr häufige Krankheit, die gewöhnlich durch den Genuß kontaminierter Milch verursacht wurde. In den Lymphknoten bilden sich bei S. Abszesse, die nach dem Durchbruch durch die Haut Narben am Hals hinterlassen.

Heute kommt S. noch gelegentlich in Entwicklungsländern vor. Manchmal tritt sie auch bei Einwanderern aus Asien oder Afrika auf, wenn sich bei ihnen eine Tuberkuloseinfektion von einem anderen Körperteil her aus ausbreitet. Oft werden Tuberkulosemittel mit Erfolg eingesetzt.

Skrotum
s. *Hodensack*

SLE
Abk. für die Krankheit systemischer *Lupus erythematodes.*

Slow(-Virus)-Infektionen
Reihe von Erkrankungen des zentralen Nervensystems (Gehirn und Rückenmark), die viele Monate oder gar Jahre nach einer Infektion mit einem Virus auftreten. Die Erkrankungen verlaufen schleichend, wobei das Nervengewebe allmählich in größeren Abschnitten zerstört wird. Die Folge ist ein fortschreitender Verlust von Hirnfunktionen und schließlich der Tod.

Zu den Slow(-Virus)-Infektionen zählen das *Jakob-Creutzfeld-Syndrom, Kuru,* möglicherweise eine Form der *Alzheimer-Krankheit,* subakute sklerosierende Panencephalitis (eine Komplikation der *Masern*) und möglicherweise die Hirnerkrankung, die bei manchen *HIV*-Infizierten auftritt.

Bei Tieren sind Scrapie oder Rida (seit vielen Jahre bei Schafen bekannt) sowie die bovine spongiforme Encephalopathie (BSE) der Kühe Slow(-Virus)-Infektionen. Die letztgenannte, neue Erkrankung wird durch Futtermittel übertragen, welche kontaminiertes Nervengewebe von Rindern und Schafen enthalten. Diese Krankheiten werden höchstwahrscheinlich nicht auf den Menschen übertragen.

Smear
s. *Abstrich*

Smegma
Ansammlung talgigen Drüsensekrets unter der Vorhaut als Folge mangelhafter Genitalhygiene. Bakterien und Pilze im S. können eine *Balanitis* (Entzündung der Eichel) hervorrufen. Bei einem Knaben mit *Phimose* verhärtet sich gelegentlich das S. zu einem kleinen Stein, der sog. S.-Perle. Die höhere Rate von Penis-Karzinomen bei unbeschnittenen Männern, die rauchen, kann auf kanzerogene Substanzen im S. zurückzuführen sein.

Ein unbeschnittener Mann sollte täglich seinen Penis waschen und dabei die Vorhaut zurückziehen, um eine Ansammlung von S. zu vermeiden.

Snellen-Tafel
Tafel, mit der die *Sehschärfe* bei *Sehprüfungen* gemessen wird. Auf der S.-T. sind mehrere Reihen von Buchstaben in Standardgrößen angebracht, die von oben nach unten immer kleiner werden. Die Karte hängt in 6 m Entfernung von der Testperson. Ein Auge wird abgedeckt und die Testperson liest die Buchstaben so weit herunter, wie sie sie entziffern kann. Dann erfolgt die gleiche Prozedur mit dem anderen Auge.

Normales Sehen (5/5 oder 100 Prozent) bedeutet, daß eine Person alle Buchstaben auf der Tafel korrekt lesen kann. Kann die Testperson nur Buchstaben lesen, die doppelt so groß sind wie die untersten und kleinsten, bezeichnet man die Sehschärfe mit 50 Prozent.

Sodbrennen
(*F.* Pyrosis) Brennender Schmerz in der Mitte der Brust (Magengegend), der von der Spitze des Sternums (Brustbein) zum Hals ziehen kann.

S. kann ausgelöst werden, wenn man zuviel, zu reichhaltig oder zu stark gewürzt gegessen hat, auch durch Alkoholgenuß. Wiederholtes S. ist ein Anzeichen für eine *Ösophagitis* (Entzündung der Speiseröhre), die gewöhnlich durch *Ösophagusreflux* (Rückfluß der Magensäure) hervorgerufen wird. S. entsteht oft beim Bücken oder Liegen.

Gelegentlich nimmt Sodbrennen eine Form des Brustschmerzes an, der als Herzschmerz fehlgedeutet werden kann.

Sohlenwarze
(*F.* Verruca plantaris) Harte, schwielige Warze mit rauher Oberfläche an der Fußsohle, die durch das sog. Papilloma-Virus hervorgerufen wird. S.n können einzeln oder in mosaikförmigen Gruppen auftreten.

Die Ansteckung erfolgt häufig über infizierte Böden in Schwimmbädern und öffentlichen Duschräumen. Das Körpergewicht drückt die Warze flach und in die Haut der Fußsohle ein; sie wächst in die Tiefe, was gelegentlich zu Beschwerden oder Schmerzen beim Gehen führt.

THERAPIE
Viele S.n verschwinden ohne Behandlung, doch manche bleiben hartnäckig über mehrere Jahre bestehen oder treten immer wieder auf. Zur Erleichterung kann im Schuh eine Schaumgummieinlage getragen werden. Für die Entfernung von S.n werden *Kryochirurgie, Kauterisation, Kürettage, Laser* oder Auflegen salizylsäurehaltiger Pflaster verwendet.

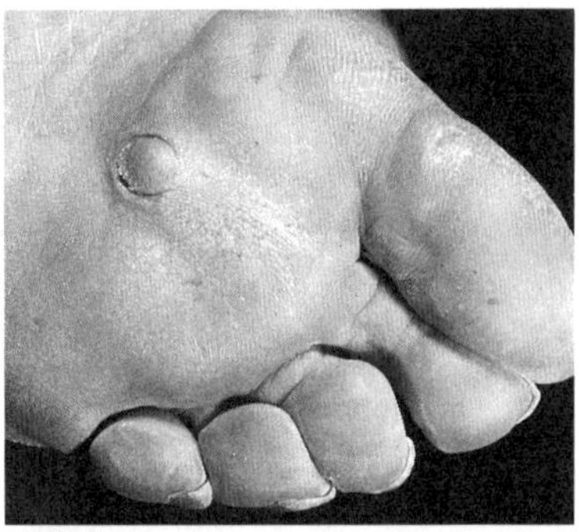

Typische Sohlenwarze
Diese Art von Warzen muß oft ärztlich behandelt werden – z.B. durch Abtragen mit dem Skalpell und Auftragen eines Ätzmittels.

Solarplexus
(*F.* Plexus coeliacus; Plexus solaris) Sonnengeflecht; das größte Netzwerk autonomer Nerven im Körper (s. *autonomes Nervensystem).* Der S. liegt vor der Bauchaorta an den Abgangsstellen des Truncus coeliacus (zwischen den Nebennieren hinter dem Magen). Der S. bündelt mehrere Zweige des *Vagus,* des wichtigsten Nervs des *parasympathischen Nervensystems,* und die Splanchnikusnerven (Nerven der Eingeweide). Vom S. gehen Nerven aus zum Magen, zum Darm und den meisten anderen Bauchorganen.

Somatisch
Körperlich, den Körper (*F.* Soma) betreffend bzw. zu ihm gehörend. Manchmal als Körperschale den inneren Organen (Viszera) entgegengesetzt (z.B. somatomotorisch-viszeromotorisch).

Somatotropin
s. *Wachstumshormon*

Somatotyp
Körperbautyp, körperliche Gestalt eines Menschen. Es gibt mehrere Versuche, die Menschen nach ihrem Körperbautyp zu klassifizieren und ihnen bestimmte Charakterzüge zuzuordnen. Der Somatotyp ist danach körperlicher Ausdruck der Konstitution.

In den zwanziger Jahren dieses Jahrhunderts hat der deutsche Psychiater Ernst Kretschmer die Menschen in drei S.en unterteilt. Jeder dieser drei Typen sei anfällig für eine bestimmte Geisteskrankheit: asthenische oder leptosome (dünne) Typen schienen eine eher schizoide Persönlichkeitsstruktur zu haben und zu Schizophrenie zu neigen; pyknische (untersetzte) Typen seien für manisch-depressive Zustände anfällig; athletische (muskulöse) Typen wurden nicht mit einer bestimmten Störung in Zusammenhang gebracht, aber innerhalb dieser Gruppe sei Kriminalität häufiger.

Der amerikanische Psychologe W. H. Sheldon fand in den vierziger Jahren, daß die Menschen nicht in solche strengen Kategorien paßten. Er arbeitete statt dessen drei Konstitutionstypen heraus (von denen jede auch mit bestimmten Persönlichkeitszügen verbunden ist), die aber alle Menschen zu verschiedenen Anteilen haben. Diese sind 1. der endo-

S

KÖRPERBAUTYPEN UND PERSÖNLICHKEIT

Die Vorstellung, daß zwischen bestimmten geistigen und seelischen Zuständen (Psyche) und körperlicher Gestalt (Soma) ein Zusammenhang bestehe, stimmt nicht immer. Dennoch gibt es Versuche, sie in Verbindung zu bringen.

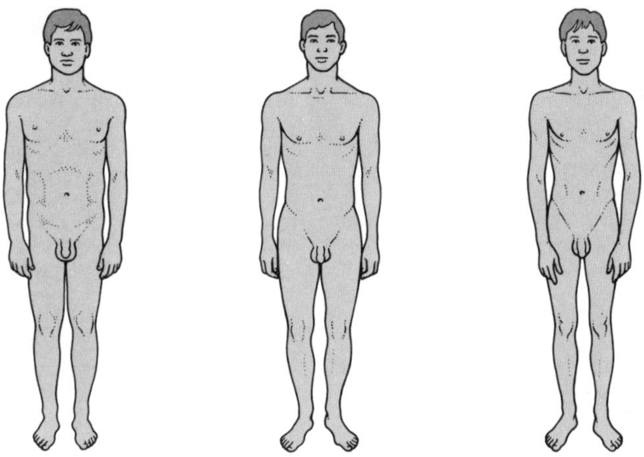

Endomorpher Typus
Neigt zu Geselligkeit, Vergnügungssucht, Bequemlichkeit, Gelassenheit und Heiterkeit.

Mesomorpher Typ
Ist oft körperlich aktiv, stark, sportlich, immer bereit zur Aktivität, aggressiv.

Ektomorpher Typ
Ist sensibler, selbstbezogener, gehemmter, introvertierter und ruhiger als die anderen Typen.

morphe Typ – schwerer Rumpf mit wenig entwickelten Muskeln und Knochen, dazu eine gesellige, liebenswürdige Persönlichkeit; 2. der mesomorphe Typ – stark, gut entwickelte Muskeln und Knochen, gepaart mit einer körperlich aktiven und abenteuerlustigen Persönlichkeit; 3. der ektomorphe Typ – langer, schmaler Körper mit leichten Knochen und Muskeln, verbunden mit einer verhaltenen, gehemmten Persönlichkeit.

Somatropin
Wirkstoff aus menschlichem *Wachstumshormon* (Somatotropin). S. wird Kindern gegeben, die an einem Mangel an Wachstumshormon leiden, um deren *Zwergwuchs* zu behandeln.

Sommersprossen
(*F.* Epheliden) Kleine Flecken pigmentierter Haut, rund oder oval. S. entstehen auf sonnenexponierter Haut und neigen dazu, sich zu vermehren, je öfter die Haut der Sonne ausgesetzt wird. Die Neigung zu S. ist ererbt; sie besteht meistens bei blonden oder rothaarigen Menschen.

S. sind harmlos. Betroffene mit vielen S. sollten jedoch ausgedehnte Sonnenbestrahlung meiden und immer *Sonnenschutzmittel* benutzen.

Somnambulismus
s. *Schlafwandeln*

Somnolenz
s. *Benommenheit*

Sondenernährung
Zufuhr von nährender Flüssigkeit durch eine *Nasensonde,* d.h. einen Schlauch, der durch die Nase in den Magen geführt wird (s. *Ernährung, künstliche).*

S. dient auch der Hyperalimentation (Behandlung mit hochkalorischer Nahrung, die über den – mangelhaften – Appetit des Patienten hinausgeht).

Sonnenbrand
(*F.* Dermatitis solaris) Entzündung der *Haut* infolge übermäßiger Sonnenexposition. Das *ultraviolette Licht* in den Sonnenstrahlen kann Zellen in der äußeren Hautschicht zerstören und die kleinen darunterliegenden Blutgefäße angreifen.

S. tritt häufig auf bei hellhäutigen Personen, deren Haut nur kleine Mengen des schützenden Pigments *Melanin* produziert, sowie bei Menschen, die zu schnell braun werden wollen. Bei einem S. wird die Haut schmerzhaft rot und berührungsempfindlich, oft bekommt sie auch Blasen. Einige Tage später schält sich die Haut und stößt damit die abgestorbenen Zellen ab. In schweren Fällen bleibt es nicht beim S., sondern es kommen die Symptome eines *Sonnenstichs* hinzu, z.B. Erbrechen, Fieber, Kreislaufkollaps.

Durch häufiges langes Sonnenbaden kann die Haut vorzeitig altern, sie wird dann gelblich und faltig, und kleine Äderchen scheinen durch. Eine übermäßige Sonnenexposition erhöht das Risiko von *Hautkrebs.*

VORBEUGUNG
Niemand sollte sich am ersten Tag länger als 15 Minuten der Sonne aussetzen, schon gar nicht hellhäutige Menschen; die Dauer nur langsam steigern. Das gilt sogar für diesiges Wetter. Bis die Haut gebräunt ist, sollte sie durch eine Sonnencreme mit hohem Lichtschutzfaktor (s. *Sonnenschutzmittel*) geschützt und außerhalb des Sonnenbadens bedeckt werden.

THERAPIE
Gerbstoffhaltige Lotionen oder antihistaminische Gels auftragen, um die verbrannte Haut zu beruhigen. Bis zur Heilung sollte die Haut nicht mehr von der Sonne bestrahlt werden. Unter Umständen sind *Analgetika* (schmerzstillende Substanzen) nötig. Wer einen schweren S. erlitten hat, sollte sich in ärztliche Behandlung begeben; möglicherweise wird ein *Kortikosteroid* verschrieben, das die Symptome lindern kann. (S.a. *Sonnenlicht, Nebenwirkungen)*

Sonnenbräune
Dunkelfärbung der *Haut* durch Sonnenbestrahlung. Spezielle Zellen in der äußeren Hautschicht reagieren auf das *ultraviolette Licht* der Sonne, indem sie mehr schützendes Pigment, das sog. *Melanin,* produzieren. Dunkelhäutige Menschen verfügen über größere Mengen dieses Pigments. Menschen, die sich viel und lange in der Sonne aufhalten, bekommen vorzeitig eine gealterte Haut und Falten und haben ein größeres *Hautkrebs*risiko. (S.a. *Sonnenlicht, Nebenwirkungen*; *Sonnenbrand*)

Sonnengeflecht
s. *Solarplexus*

Sonnenlicht, Nebenwirkungen
Schäden, die durch übermäßige Sonnenbestrahlung entstehen. Eine gewisse Menge *ultravioletten Lichtes* ist für den Körper notwendig, damit er *Vitamin D* produzieren kann. Wer sich jedoch der Sonne übermäßig aussetzt, kann Schäden erleiden; insbesondere sind dies hellhäutige Menschen, die nur wenig schützendes Hautpigment *Melanin* bilden.

Übermäßiges Sonnen verursacht einen *Sonnenbrand,* bei großer Hitze kann ein *Hitzschlag* oder ein *Hitzeerschöpfung* hinzukommen. Häufiger übermäßiger Aufenthalt in der Sonne kann die Haut vorzeitig altern lassen und das Wachstum warzenähnlicher Erhebungen der Haut, die sog. *Keratose*, fördern. Es erhöht auch die Gefahr von *Hautkrebs*.

Photosensibilität (abnorme Empfindlichkeit gegenüber Sonnenlicht) mit einem Hautausschlag kann natürlicherweise oder durch Einnahme bestimmter Medikamente entstehen. Auch Personen, die an systemischem *Lupus erythematodes* oder *Porphyrie* leiden, sind meist überempfindlich gegen die Sonne.

Sonnenlicht wirkt auch auf die Augen und kann die Bindehaut reizen. Starkes Sonnenlicht kann eine *Keratopathie* (Schaden der Hornhaut), auch Schneeblindheit genannt, auslösen. Zu den Symptomen gehören Schmerzen, Tränen und Rötung der Augen sowie Lichtscheu; gewöhnlich geben sie sich binnen einiger Tage. Langwährende Sonneneinstrahlung kann die Entwicklung eines *Pterygiums* (Bindehautwucherung; Bindehautfalte, die sich über die Hornhaut schiebt) fördern. Zum Schutz des Auges sollte man bei starker Sonne eine gute Sonnenbrille tragen.

Sonnenschutzmittel

WARNUNG
Manche Bräunungsmittel enthalten keinen Lichtschutz und verhindern also nicht einen Sonnenbrand.

Präparate, welche die *Haut* vor den schädlichen Wirkungen des Sonnenlichts schützen (s. *Sonnenlicht*, *Nebenwirkungen*). Sonnenschutzmittel werden benützt, um einen *Sonnenbrand* zu verhüten. Sie werden aber auch gebraucht, um den Ausschlag bei *Photosensibilität* (abnorme Überempfindlichkeit der Haut gegenüber der Sonne) zu verhüten.

Die meisten S., einschließlich der sehr häufig eingesetzen Para-Aminobenzoesäure (PABA), wirken, indem sie die ultravioletten Strahlen absorbieren. Andere (z.B. Meroxylsäure) reflektieren die Sonnenstrahlen. S. werden meistens mit einem Lichtschutzfaktor (LF) ausgezeichnet. Er gibt an, um wieviel länger man sich der Sonne aussetzen kann als ungeschützt. Der höchste Faktor gibt den längsten Schutz. Welches Produkt man wählen soll, hängt vom individuellen Hauttyp ab (s. Kasten). Ist die Haut erst einmal gebräunt, kann man auf ein Mittel mit niedrigerem Lichtschutzfaktor übergehen. Bei längerem Sonnenbaden und nach jedem Schwimmen sollte das Auftragen wiederholt werden.

Manche Menschen reagieren auf bestimmte Inhaltsstoffe von S.n allergisch.

EMPFEHLUNG FÜR MAXIMALE DAUER DER SONNENBESTRAHLUNG

Lichtschutzfaktor	4	8	15
Hauttyp	**Maximale Expositionsdauer**		
hell	10 Min.	40 - 80 Min.	1,5 - 2 Std.
mittel	50 - 80 Min.	2 - 2,5 Std.	5 - 5,5 Std.
dunkel	1,5 - 2 Std.	3,5 - 4 Std.	12 Std.
schwarz	4 Std.	unbegrenzt	unbegrenzt

Sonnenstich

(*F.* Heliosis) Häufigste Form eines *Hitzschlages*. Einen S. erleidet gewöhnlich eine Person, die heißes Klima nicht gewöhnt ist und sich zu lange der Sonne direkt aussetzt. Zu einem S. kommt es, wenn die Wärmeregulation des Körpers überfordert wird.

Sonographie

s. *Ultraschall-Diagnostik*

Soor(mykose)

s. *Mundsoor*

Soziales Verhalten trainieren

Methode der Verhaltenstherapie, mit der Menschen ermutigt werden sollen, ihre Fähigkeit zur Kommunikation mit anderen Menschen zu verbessern.

Das Training sozialen Verhaltens ist ein wichtiger Teil der *Rehabilitation* von Patienten mit chronischen psychischen und Geisteskrankheiten wie z.B. *Schizophrenie* und *Alkoholabhängigkeit*, aber auch für Menschen mit *geistiger Behinderung* bzw. *Oligophrenie*

Spielsituationen zu einem anderen *Rollenverhalten* sind dabei eine oft geübte Methode. Während eines solchen Verhaltenstrainings stellen Therapeut(in) und Patient(in) verschiedene gesellschaftliche Situationen im Spiel dar, insbesondere solche, bei denen sich die zu trainierende Person unwohl und unsicher fühlt. Es wird ihr gezeigt, wie sie sich in diesen Situationen verhalten müßte; sie erhält die Möglichkeit, das neue Verhalten einzuüben, manchmal mit Hilfe eines Videorekorders. Zunächst finden solche Trainingsstunden nur mit dieser einen Person statt, später in Gruppen und auch auswärts, z.B. in einem Café.

Das Training sozialen Verhaltens wird von Psychologen oder professionellen Helfern wie Krankenschwestern oder Pflegern der Psychiatrie unter der Anleitung von Psychologen durchgeführt.

Sozialverhalten, gestörtes

Unvermögen, sich gemäß der gesellschaftlichen Normen zu verhalten. Der Begriff des gestörten Sozialverhaltens ist relativ neu; er wurde eingeführt, um klare Richtlinien für die Diagnostik psychischer Störungen zu erhalten. Früher wurden Menschen mit einem auffallenden Sozialverhalten durch verschiedene Begriffe klassifiziert wie z.B. "Soziopathen" oder "Psychopathen". Aber man fand, daß diese Etiketten eher Charakterzüge bezeichneten als spezielle Krankheiten, die eine Veränderung der Persönlichkeit oder des Verhaltens bewirken.

DIAGNOSE

Die Diagnose g.S. besagt, daß das auffällige Verhalten vor dem 15. Lebensjahr begonnen hat und nicht das Ergebnis eines *geistigen Behinderung* oder einer offensichtlichen Krankheit ist. Da nachgewiesenermaßen eine Störung über längere Zeit bestehen muß, darf man nicht einfach jüngere Menschen mit dem Begriff g.S. belegen. Für die Diagnose müssen Störungen in allen folgenden Bereichen sichtbar werden: Schule oder Beruf; Kindheit; Privatleben; persönliche Beziehungen.

Im ersten Bereich zählen zu den Zeichen g.n S.s häufiger Wechsel der Arbeitsstellen; ständige Arbeitslosigkeit ohne ersichtlichen Grund; häufiges Fehlen am Arbeitsplatz; auffälliges Benehmen bzw. schlechte Leistungen in der Schule. Für die Beurteilung aus dem zweiten Bereich müssen mindestens drei der folgenden Bedingungen erfüllt sein: Drückebergerei; Verstoßen gegen die Regeln; Suspendierung von der Schule; Lügen; Stehlen; Ausreißen von zu Hause; übermäßiges Trinken; Vorführung vor einen Jugendrichter; vorzeitige sexuelle Aktivitäten. Im dritten Bereich müssen zwei oder mehr Kriterien erfüllt sein: Vergehen oder Verbrechen; Trennung oder Scheidung vom Partner; Schlägereien; regelmäßige Trunkenheit; Geldprobleme; Perioden von Obdachlosigkeit. Zum vierten Bereich zählt die Unfähigkeit, enge Beziehungen zur Familie, zu Freunden oder Sexualpartnern aufzubauen und zu erhalten, die grundsätzlich auf einen Mangel an Verständnis für andere Menschen zurückgeht.

THERAPIE
Ziel jeder Behandlung ist es, das Verhalten zu ändern; dazu können gehören: Leben in *Therapiegemeinschaften*, *Verhaltenstherapie*; verschiedene Formen der *Psychotherapie*, Teilnahme an kommunalen Hilfsprogrammen. Hier gibt es Überschneidungen mit dem Strafvollzug, da bei gestörtem Sozialverhalten kriminelle Handlungen häufig vorkommen; jedoch bleibt die Streitfrage, ob diese Menschen "gut" oder "schlecht" sind, ungelöst.

Soziopathie
Veralteter Ausdruck für gestörtes Sozialverhalten (s. *Sozialverhalten, gestörtes*).

Spalthaut-Plastik
s. *Hautlappenplastik*

Spaltlampenmikroskop
Mikroskop mit Spaltleuchte, für die Untersuchung der vorderen Abschnitte des Auges. Spezielle Linsen erlauben dabei, auch die Netzhaut zu betrachten. (S.a. *Auge, Untersuchungen des*)

Spanischer Kragen
s. *Paraphimose*

Spasmolytika
Hyoscin (z.B. *Buscopan*®)

Gruppe von Arzneimitteln zur Behandlung von Verkrampfungen in den "weichen" (unwillkürlichen) Muskeln des Darmtrakts *(Reizkolon)* und der Blase *(Reizblase)*. Sie können anticholinerg wirken (d.h. durch Abblocken des *Acetylcholins*, eines Neurotransmitters, d.h. einer chemischen Substanz aus den Nervenenden zur Stimulierung der Muskelkontraktion). Mögliche Nebenwirkungen sind trockener Mund, verschwommenes Sehen und Schwierigkeiten beim Wasserlassen (s.a. *Anticholinergika)*.

S

Spasmus
Krampf; unwillentliche, oft sehr starke Kontraktion eines *Muskels*. Ein S. kann einen oder mehrere Muskeln erfassen und einmal oder öfter auftreten. Er wird nicht unbedingt von Schmerz begleitet.

Beispiele von Muskelspasmen sind u.a.: Schluckauf (wobei sich das Zwerchfall verspannt), Muskelkrämpfe (welche z.B. die Wadenmuskulatur befallen) und *Tics* (Zuckungen, häufig der Gesichtsmuskeln). In selteneren Fällen ist ein S. das Ergebnis einer Anomalie des zentralen Nervensystems (Gehirn und Rückenmark) oder Zeichen einer Muskelstörung.

Zu den S.en aufgrund einer Erkrankung des Nervensystems gehören *Myoklonus* und *Chorea*. Manche Zustände sind immer mit Spasmen verbunden, zum Beispiel *Trigeminusneuralgie* (welche die Muskeln von Gesicht und Kopf in Mitleidenschaft zieht), *Tetanie* (verursacht durch einen drastischen Abfall der Kalziumwerte im Blut) und *Tetanus* (eine Infektionskrankheit). Sehr seltene Ursachen von S. sind *Tollwut*, *Strychnin-Vergiftung* und der Biß einer Spinne namens Schwarze Witwe (s. *Spinnenbisse*).

Zu den Muskelspasmen gehören aber auch *Bronchospasmus* (Kontraktion der Muskeln in den Bronchialwegen), zum Beispiel bei *Asthma*, und Gefäßspasmen (Zusammenziehen der Muskeln in den Aderwänden), wie sie zum Beispiel bei der *Raynaud-Krankheit* erfolgen.

Spastische Lähmung
Unfähigkeit, einen Körperteil zu bewegen, begleitet von Muskelstarre. Zu den Ursachen einer s.n L. zählen: *Schlaganfall*, *zerebrale Kinderlähmung* und *Multiple Sklerose*. (S.a. *Lähmung*)

Spastische Pseudosklerose
s. *Jakob-Creutzfeldt-Syndrom*

Spastisches Kolon
s. *Reizkolon*

Spastizität
Wachsende Starre einer Gruppe von *Muskeln*, welche zu Steifheit und eingeschränkter Bewegung führt. S. kann mit und ohne *Paralyse* oder Muskelschwäche auftreten. Bei *zerebraler Kinderlähmung* ist die S. mit Paralyse verbunden. Bei der *Parkinson-Krankheit* und bei der *Multiplen Sklerose* kann S. auch ohne Paralyse vorkommen. Bei *Tetanus* beschränkt sich die S. anfangs auf die Muskeln von Gesicht und Hals (Kiefersperre) und breitet sich dann auf Muskeln weiterer Körperteile aus.

Spätgestose
s. *Präeklampsie*

Spätsyphilis
s. *Neurosyphilis*

SPECT
Abk. für **S**ingle-**P**hoton-**E**missions-**C**omputer**t**omographie

Speiche
s. *Radius*

Speichel
(*F.* Saliva) Wäßrige, leicht alkalische Flüssigkeit, die von *Speicheldrüsen* und *Schleimhäuten*, die den Mund auskleidet, in den Mund abgesondert wird. Speichel enthält das Verdauungsenzym Amylase, welches hilft, Kohlenhydrate abzubauen (s. *Verdauungssystem*). Speichel hält den Mund feucht, verflüssigt die Nahrung, damit sie geschluckt werden kann, und ermöglicht es, daß Nahrung geschmeckt werden kann (die Geschmacksknospen werden nur durch gelöste Stoffe erregt).

Außer dem Enzym Amylase enthält der S. Mineralien wie Natrium, Kalium und Kalzium, mehrere Proteine, Muzin (Hauptbestandteil des Schleims), Harnstoff, weiße Blutzellen und Überreste zerfallener Zellen der Mundschleimhaut.

Speicheldrüsen
(*F.* Glandulae salivariae) Drei große paarige Drüsen und zahlreiche kleine, in der Submukosa der Schleimhäute von Lippen, Wangen, Zunge und Gaumen liegende Drüsen, die insgesamt 500 bis 1 500 ml *Speichel* pro 24 Stunden in die Mundhöhle absondern.

Die größte paarig angelegte, die *Ohrspeicheldrüse* (Glandula parotis; Parotis), liegt vor und unter dem Ohr, hinter dem aufsteigenden Unterkieferast, und reicht bis zum Kieferwinkel. Ihr Ausführungsgang (Ductus parotideus) zieht horizontal nach vorne, durchbohrt den Trompetermuskel und mündet gegenüber dem zweiten oberen Mahlzahn in den Vorhof der Mundhöhle (Vestibulum oris).

Die unter der Zunge (sublingual) gelegene Unterzungendrüse (Glandula sub-

ANATOMIE DER SPEICHELDRÜSEN
Jede Drüse besteht aus Tausenden von Speichel-produzierenden Läppchen. Durch winzige Gänge gelangt der Speichel in die Hauptgänge, die in den Mund führen.

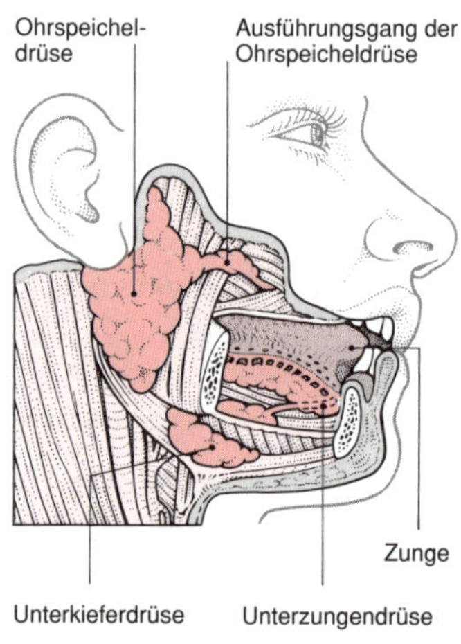

lingualis) liegt auf dem Mundboden, wo sie seitlich des Zungenbändchens eine kleine Falte bildet. Diese Falte hat eine Reihe kleiner Öffnungen, durch die der Speichel in den Mund fließt.

Die Unterkieferdrüse (Glandula submandibularis) befindet sich unterhalb des Mundbodens an der Innenseite des hinteren Unterkieferkörpers. Ihr Ausführungsgang (Ductus submandibularis) zieht um den Hinterrand des muskulären Mundbodens und auf diesem nach vorne und mündet auf einer kleinen papillenförmigen Erhebung seitlich des Zungenbändchens in die Mundhöhle (Cavitas oris propria).

STÖRUNGEN

Zu den häufigsten Störungen der S. gehört eine Infektion der Ohrspeicheldrüsen mit dem *Mumps*-Virus. Eine andere wichtige Störung ist die Bildung von *Steinen* (Sialolithiasis) in einem Gang oder innerhalb der Drüse selbst. Ein Speichelstein (Sialolith) im Gang löst eine Schwellung aus; diese verstärkt sich während des Essens, weil sich der Speichel im Gang staut; das kann sehr schmerzhaft sein. Er läßt sich chirurgisch entfernen; befindet sich der Stein in der Drüse, muß diese unter Umständen exzidiert werden.

Die Ohrs. werden gelegentlich von *Sarkoidose* befallen, was eine starke Schwellung hervorrufen kann. In seltenen Fällen kann die Sarkoidose auch den Gesichtsnerv in der Drüse befallen, was zu einer *Fazialislähmung* führen kann.

Bei mangelnder *Mundhygiene* infizieren sich manchmal die S. durch Bakterien aus dem Mund; daraus kann sich ein *Abszeß* der betroffenen Drüsen entwickeln.

Tumoren der S. sind selten, außer einer bestimmten Form, die in der Regel langsam wächst, keine Schmerzen verursacht und normalerweise gutartig ist (gelegentlich aber bösartig wird).

Ungenügender Speichelfluß verursacht einen trockenen Mund (s. *Mundtrockenheit*). Der Grund kann eine *Dehydratation* (Austrocknung des Körpers) oder das *Sjögren-Syndrom* sein. Manche Medikamente lösen als Nebenwirkung verminderten Speichelfluß aus. (S.a. *Sialorrhoe)*

Speichelfluß, übermäßiger

s. *Sialorrhoe*

Speichenbruch

s. *Colles-Fraktur*

Speicherkrankheiten, angeborene

s. *Mucopolysaccharidosen*

ANATOMIE DER SPEISERÖHRE

Muskelschlauch, der die Speise aus dem Mundrachenraum in den Magen transportiert. Am Ein- und Ausgang befinden sich muskuläre Verschlußmechanismen, die sich öffnen, um Nahrung durchzulassen.

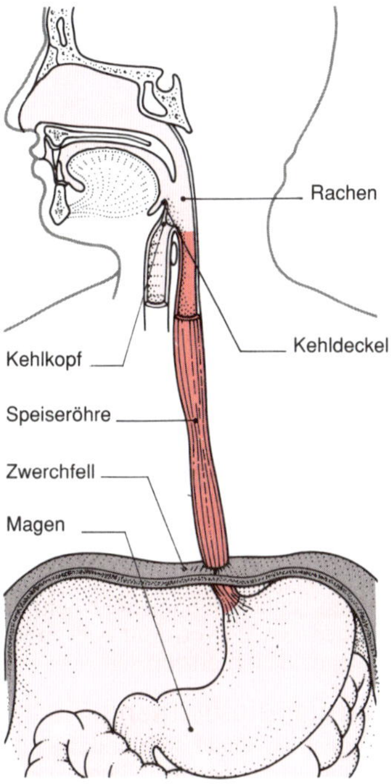

Speiseröhre

(*F.* Ösophagus) Muskelschlauch, der die Speisen vom Mundrachenraum in den Magen befördert.

AUFBAU

Das obere Ende der S. ist der engste Teil des ganzen Verdauungstrakts (s. *Verdauungssystem)*; er ist umschlossen von einem *Sphinkter* (ringförmiger Schließmuskel), der normalerweise geschlossen ist, sich aber für die Nahrungspassage öffnet. Ein ähnlicher Sphinkter befindet sich an dem Punkt, wo die S. in den Magen mündet. Die mittlere Wandschicht der S. besteht aus starken Muskelfaserbündeln, von denen die inneren ringförmig, die äußeren längs angeordnet sind. Die innere Wandschicht, die Schleimhaut, wird von einem mehrschichtigen, unverhornten Plattenepithel bedeckt.

FUNKTION

Die S. dient als Verbindungsweg, über den Flüssigkeit und Nahrung zur Verdauung in den Magen (und von da aus in den Darm) befördert wird. Die *Peristaltik* (durch die Muskeln der Speiseröhrenwand laufende kraftvolle Wellen von Kontraktionen) schleust die Nahrung abwärts in den Magen. Weil die Schwerkraft nur eine geringe Rolle dabei spielt, ist es möglich, sogar im Kopfstand zu trinken. (S.a. *Schluckakt*)

Speiseröhrenverengung

s. *Ösophagusstriktur*

Spekulum

Spiegel; Instrument zur Betrachtung von Körperhohlräumen. Ein S. kann aus Metall oder Plastik bestehen.

TYPEN

Es gibt verschiedene Sorten von Spekula, die jeweils für eine bestimmte Körperöffnung gebaut sind. Das S. für die Untersuchung des Trommelfells z.B. ist trichterförmig, mit einem schmalen Ende, das in den äußeren Gehörgang eingeführt wird, und einem weiten Ende, das mit einem *Otoskop* verbunden sein kann. Ein Zangens. wird für die Untersuchung des Naseninneren gebraucht. Das S. für die Untersuchung des Scheidengewölbes hält die Wände der Scheide auseinander; es kann geformt sein wie ein Entenschnabel mit breiten, weich abgerundeten Enden und einer Fixiereinrichtung, damit es in Position bleibt, oder es hat die Form eines Schuhlöffels, der an beiden Enden im Winkel von 90 Grad abgebogen ist.

Spender

Person, die Blut für eine Transfusion, Gewebe oder Organe für eine Transplantation oder Samen für eine künstliche Befruchtung zur Verfügung stellt.

Viele Menschen tragen einen S.ausweis bei sich. Er zeigt an, daß für den Fall des plötzlichen Ablebens Organe ihres Körpers für eine Transplantation entnommen werden dürfen. Eine solche Erlaubnis können auch die nahen Angehörigen kurz nach dem Tode erteilen.

Spender sollten frei von Krebs sein, keine ernsthaften Infektionskrankheiten wie Hepatitis B haben und auch nicht HIV-infiziert sein. Das bevorzugte Spenderalter liegt zwischen 3 und 65 Jahren.

Im allgemeinen müssen Organe für eine Transplantation innerhalb weniger Stunden nach *Hirntod* sowie unmittelbar nach dem letzten Herzschlag entnommen werden. Jedes für die Transplantation vorgesehene Organ wird auf seine Unversehrtheit hin überprüft.

Bei ungefähr einem Drittel der Nierentransplantationen wird das Organ von einem lebenden Spender zur Verfügung gestellt. Ein solcher freiwilliger Spender ist gewöhnlich der nächste Angehörige, dessen Gewebe aufgrund des Gewebetyps gut geeignet ist. Vor der Entnahme wird durch genaue Untersuchungen si-

S

GEWÖHNLICHE SPENDERORGANE

Am häufigsten werden Nieren, Hornhaut, Herz, Lungen, Leber und Bauchspeicheldrüse verpflanzt.

Blut für Transfusionen und Samen für die künstliche Befruchtung stammen ebenfalls von Spendern.

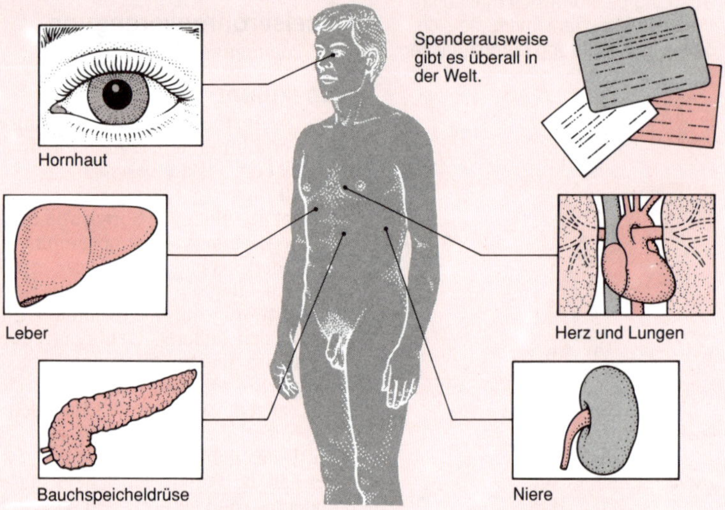

chergestellt, daß beide Nieren des Spenders gesund sind. Die Lebenserwartung des Spenders verkürzt sich nicht, denn die verbliebene gesunde Niere wird größer, um die entfernte zu ersetzen.

Nah verwandte Spender, deren Gewebe mit dem des Empfängers immunologisch übereinstimmt, können auch Knochenmark oder Hautstückchen zur Verfügung stellen. (S.a. *Blutspende*; *Knochenmarktransplantation*; *künstliche Befruchtung*; *Organspende; Transplantationschirurgie)*

Sperma

s. *Samen*

Sperma-Analyse

Methode zur Bestimmung von Dichte, Form und Beweglichkeit der Samenfädchen. Eine Sperma-Analyse ist wichtig, wenn Gründe für männliche *Unfruchtbarkeit* gesucht werden. Sie wird auch einige Wochen nach einer *Vasektomie* (*Sterilisierung des Mannes*) durchgeführt, um sicherzustellen, daß das Sperma keine Samen mehr enthält.

Die Sperma-Probe wird durch *Masturbation* gewonnen und sollte so frisch wie möglich das Laboratorium für die Analyse erreichen. Dort wird die Samenmenge gemessen, und die Samenfädchen werden mikroskopisch untersucht.

Normales Sperma enthält zwischen 20 Millionen und 200 Millionen Samenfädchen pro Milliliter. Die S.-A. kann eine *Oligospermie* (Mangel an Samenfädchen) ergeben oder eine *Azoospermie* (Fehlen jeglicher Samenfädchen); die Fädchen können verformt oder in ihrer Beweglichkeit reduziert sein.

Sperma, Blutbeimengungen

Gelegentlich findet sich in der Samenflüssigkeit des Mannes, dem *Sperma*, eine kleine Menge Blut. Blut im Sperma, medizinisch als Hämospermatismus bezeichnet, ist nahezu immer harmlos. Das Blut, das bei der *Ejakulation* gewöhnlich als ein dunkler Fleck im Sperma erscheint, stammt meistens aus den kleinen Blutgefäßen im Gebiet der *Prostata* oder aus den Samenbläschen. In der Mehrzahl der Fälle ist keine besondere Ursache zu finden. Jedoch ist anzuraten, bei wiederholtem Auftreten von Blut im Sperma ärztlichen Rat einzuholen.

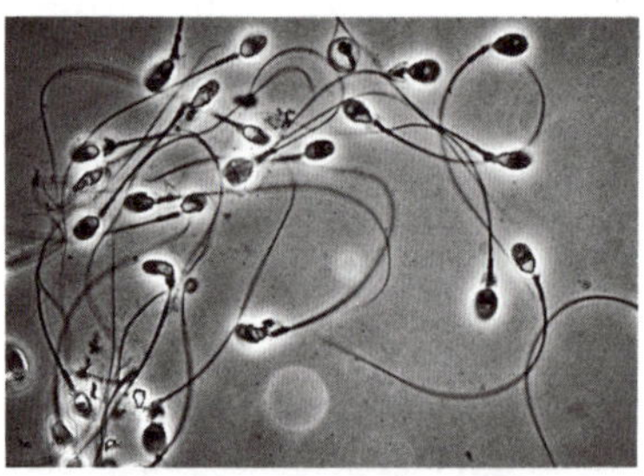

Menschliche Spermien, 350fach vergrößert
Jedes Spermium hat einen Kopf, der das Erbmaterial enthält, und einen Schwanz, mit dessen Hilfe es sich im feuchten Milieu fortbewegt.

Spermatogramm

s. *Sperma-Analyse*

Spermatozele

Harmlose Zyste (mit Flüssigkeit angefüllte Geschwulst) der *Nebenhoden* (deren Gang den Samen aus den Hoden in den Samenleiter führt); sie enthält Flüssigkeit und Samen.

Wenn eine S. zu groß oder sonstwie unangenehm wird, kann man sie chirurgisch entfernen lassen. Die Operation ist einfach, sie kann aber zur Folge haben, daß die Passage der Samenfädchen durch den Nebenhoden nicht mehr möglich ist und also der Hoden der betreffenden Seite unfruchtbar wird.

Spermatozoen

s. *Spermium*

Spermium

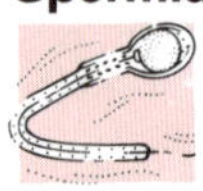

Reife männliche Keimzelle, auch als Spermatozoon (Plural: Spermatozoen) oder Samenfädchen bezeichnet; die Spermien sind verantwortlich für die *Befruchtung* des Eies der Frau. Spermien sind mikroskopisch klein, ungefähr 0,05 mm lang.

Die Samenfädchen werden in den keimbildenden Kanälchen der *Hoden* produziert; der Vorgang heißt Spermatogenese.

Die Bildung und Entwicklung von Spermien hängt ab von der Anwesenheit des männlichen Geschlechtshormons *Testosteron* und der *gonadotropen Hormone*, die von der *Hypophyse* gebildet werden. Die Produktion von Spermien beginnt in der *Pubertät*.

Die ursprüngliche Zelle, aus der sich ein S. entwickelt, enthält 46 *Chromosomen,* eingeschlossen das XY-Paar des männlichen Geschlechtschromosoms. Durch den Prozeß einer speziellen Zellteilung, *Meiose* genannt, halbiert sich die Chromosomenzahl auf 23, worunter nun entweder das X oder das Y des ursprünglichen Gechlechtschromosomenpaares ist. X und Y bestimmen das Geschlecht des Embryos, der sich nach der Befruchtung des Eis durch das S. entwikkelt (s. *Geschlechtsdetermination).*

Die Spermatogenese schließt in den *Nebenhoden* ab, wo jedem Spermium ein Schwanz wächst, mit dessen Hilfe es sich nach der *Ejakulation* beim *Geschlechtsverkehr* durch die Fortpflanzungsorgane der Frau fortbewegt.

Spermizide

Empfängnisverhütende Präparate, die das *Spermium* abtöten. S. gibt es als Creme, Schaum, Gel und Pessar. Meist wird empfohlen, sie zusammen mit Barriere-Me-

ERKRANKUNGEN DER SPEISERÖHRE

Trotz ihrer scheinbar einfachen Struktur neigt die Speiseröhre zu einigen Störungen und Erkrankungen, die meistens das Schlucken schwierig oder gar unmöglich machen und auch Schmerzen verursachen können.

ANGEBORENE FEHLBILDUNGEN
Bei der *Ösophagusatresie* fehlt von Geburt an ein Teil der Speiseröhre, die vorhandenen Teile haben keine Verbindung zum Verdauungssystem. Hier ist dringend eine chirurgische Korrektur erforderlich. Manche Babys haben netzartige Umschnürungen, die die Speiseröhre verengen. Diese sind selten so schwerwiegend, daß sie eine Behandlung erfordern, können aber, falls nötig, mit einer Gummi-Dehnsonde aufgebrochen werden.

INFEKTION UND ENTZÜNDUNG
Infektionen der Speiseröhre sind nicht gerade häufig. Sie drohen vor allem Patienten, die starke *Immunsuppressiva* erhalten, weil damit deren Abwehr gegen Infektionen geschwächt ist. Die häufigsten Infektionen sind *Herpes simplex* oder *Candidiasis* (durch einen Hefepilz hervorgerufen), die vom Mund abwärts wandern. Beide verusachen Schmerzen beim Schlucken.

Ösophagitis (Entzündung der Speiseröhre) rührt meistens von einem Reflux her, wenn Mageninhalt nach oben stößt und *Sodbrennen* auslöst. Zu einer schwereren Form – der Ösophagusverätzung (*F.* Ösophagitis corrosiva) – kann es kommen, wenn ätzende Chemikalien verschluckt werden. Jede dieser Formen kann zur *Ösophagusstriktur* (-enge) führen, die das Schlucken erschwert.

VERLETZUNG
Abgesehen von ätzenden Chemikalien ist die häufigste Ursache von Speiseröhrenverletzung schweres Erbrechen und Würgen; das kann die Schleimhaut zerreißen, Blutungen auslösen und in Extremfällen sogar zum Speiseröhrenriß führen. Ein harter Fremdkörper kann ebenfalls die Speiseröhre verletzen und sogar perforieren (ein Loch bohren), wenn er in die Speiseröhrenwand eindringt.

TUMOREN
Geschwülste der Speiseröhre sind leider nicht selten. Die ersten Symptome sind in der Regel Schluckbeschwerden. Etwa 90 Prozent der Speiseröhrentumoren sind bösartig (s. *Ösophaguskarzinom*).

ANDERE STÖRUNGEN
Das *Ösophagusdivertikel* ist eine Ausstülpung nach außen, gewöhnlich am oberen Ende der Speiseröhre; dort kann sich dann Nahrung ansammeln, Mundgeruch und manchmal auch Schluckbeschwerden verursachen. *Ösophagospasmen* sind unkontrollierbare Kontraktionen der Speiseröhre, die das Schlucken erschweren können. Bei *Achalasie* kann der Schließmuskel an der Verbindungsstelle von Speiseröhre zum Magen sich nicht entspannen, um die Nahrung durchzulassen; das löst Schmerzen aus und läßt das Essen manchmal wieder hochkommen. (S. *Schluckstörungen*)

UNTERSUCHUNGSMETHODEN
Speiseröhrenerkrankungen werden röntgenologisch mit Bariumschluck (s. *Barium-Röntgenkontrastuntersuchung*) und mit *Endoskopie* diagnostiziert. Gelegentlich wird auch eine Biopsie für eine mikroskopische Untersuchung vorgenommen.

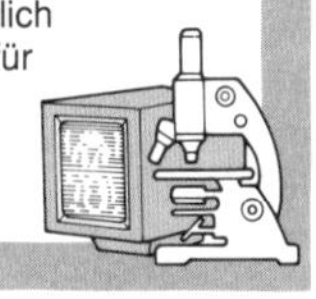

thoden wie Kondom oder Diaphragma anzuwenden, um den empfängnisverhütenden Effekt zu erhöhen (s. *Empfängnisverhütung, Barrieremethode*).

Einige S., wie Nonoxinol (z.B. Patentex ®), können zumindest teilweise gegen Organismen schützen, die Geschlechtskrankheiten wie *Gonorrhoe* und *AIDS* verursachen. Als ein möglicher Nebeneffekt der S. tritt gelegentlich die Reizung der Geschlechtsorgane eines der beiden Partner auf.

Spezifisches Gewicht

Auch relative Dichte genannt; das Verhältnis der *Dichte* einer Substanz zu der Dichte von Wasser. Substanzen mit einer relativen Dichte von weniger als 1 sind weniger dicht ("leichter"), solche mit einer relativen Dichte von mehr als 1 sind dichter ("schwerer") als Wasser. Das spezifische Gewicht von Urin zeigt an, ob er eine größere Menge gelöster Substanzen enthält (ungefähr 1 030) oder ob er fast nur aus Wasser besteht (ungefähr 1 010).

Sphärozytose, erbliche

Kugelzellenanämie; der Name dieser Erbkrankheit beruht auf der großen Zahl ungewöhnlich kleiner, runder roter Blutkörperchen (Sphärozyten, Kugelzellen) im Kreislauf. Diese Zellen haben anomale Membranen (äußere Hüllen), die sehr fragil sind. Sie brechen leicht auf und werden aufgelöst, sobald sie die *Milz* passieren. Mit der Zeit übersteigt die Rate der *Hämolyse* (Zerstörung roter Blutkörperchen) die Rate, mit der neue Zellen im Knochenmark gebildet werden können; es kommt zur *Anämie* (verminderter Spiegel des Sauerstoff-tragenden Pigments *Hämoglobin* im Blut aufgrund des Mangels an roten Blutkörperchen).

HÄUFIGKEIT
Erbliche S. ist die häufigste Form der ererbten hämolytischen Anämie *(s. Anämie, hämolytische)* bei Menschen nordeuropäischer Abstammung. Diese Krankheit wird autosomal-dominant vererbt (s. *genetische Krankheiten*).

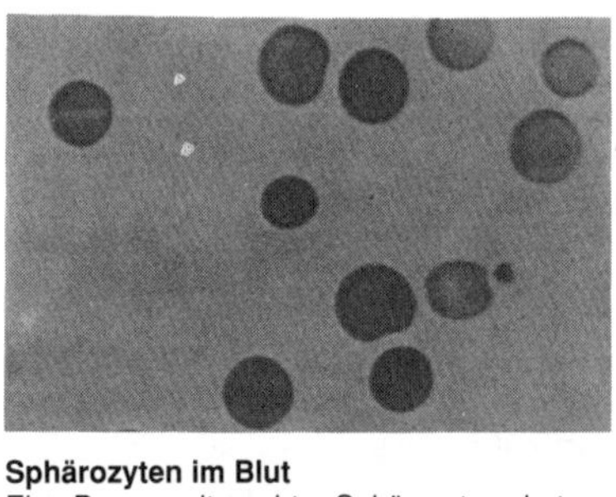

Sphärozyten im Blut
Eine Person mit ererbter Sphärozytose hat im Blut eine große Zahl dieser ungewöhnlich kleinen, runden, leicht zerstörbaren roten Blutkörperchen.

Jedes Kind einer betroffenen Person trägt ein Risiko von 50 : 50, den dafür verantwortlichen Gendefekt geerbt zu haben.

SYMPTOME
Es können sich die typischen Anzeichen einer Anämie entwickeln: Müdigkeit, Kurzatmigkeit bei geringen Anstrengungen, Blässe. Andere Symptome sind *Gelbsucht*, verursacht durch die hohe Rate der Zerstörung roter Blutkörperchen, und Vergrößerung der Milz. Gelegentlich kommt es zu Krisen (meist durch eine Infektion ausgelöst), und alle Symptome verschlimmern sich. *Gallensteine*, auch durch die Zerstörung der roten Blutkörperchen bedingt, kommen oft als Komplikation hinzu.

DIAGNOSE UND THERAPIE
Die Diagnose wird gestellt aufgrund der Anwesenheit von Sphärozyten im Blut bei einem Patienten mit Anämie und aufgrund von Tests, welche die Membranstruktur roter Blutkörperchen aufdecken.

Die Behandlung besteht in einer *Splenektomie* (Entfernung der Milz). Die roten Blutkörperchen behalten ihre anomale

Form, aber die Rate, mit der sie zerstört werden, sinkt beträchtlich, was die Gesundheit schlagartig und auf Dauer bessert. Wenn die Milz entfernt ist, steigt jedoch die Gefahr bakterieller Infektionen; daher sind Impfungen gegen Pneumokokken-Infektionen nötig und – bei Eintritt einer Infektion – sofortige Behandlung mit *Antibiotika.*

Sphenoid

s. *Keilbein*

Sphinkter

Muskelring in bestimmten Hohlorganen. Er verschließt durch Kontraktion zeitweilig das *Lumen* und hindert so die Passage des Inhalts. Ein Beispiel ist der Magenpförtner (Pylorus) am Magenausgang zum Zwölffingerdarm, der den Ausstoß aus dem Magen kontrolliert. Ein anderes Beispiel ist der Anals., der Schließmuskel des Afters; dieser untersteht zum Teil dem Willen und ermöglicht die kontrollierte Darmentleerung.

Sphinkterotomie

Chirurgisches Verfahren, bei dem ein Muskel durchtrennt wird, der ein Hohlorgan verschließt. Gelegentlich wird eine S. am Analsphinkter (Schließmuskel des Afters) durchgeführt, um eine *Analfissur* zu beheben.

Eine S. kann auch am Übergang des Gallengangs zum Zwölffingerdarm nötig werden, wenn ein eingeklemmter *Gallenstein* entfert werden soll.

Sphinkterplastik

s. *künstlicher Ausgang*

Sphygmomanometer

Blutdruckmeßgerät. Ein S. besteht aus einer aufblasbaren Gummimanschette, die um den Oberam gewickelt wird, ferner aus einem Gummiballon zum Aufpumpen der Manschette und einem Meßgerät (Manometer), das die Höhe des Manschettendrucks anzeigt. Dabei kann es sich um eine Quecksilbersäule, ein anologes oder digitales Display handeln. (Anwendung s. *Blutdruck,* Abschnitt Blutdruckmessung*)*

Spider-Nävus

Spinnenmal; verfärbter Hautfleck. Ein rotes, erhabenes, stecknadelkopfgroßes Tüpfelchen, von dem aus kleine Blutgefäße strahlenförmig durch die Haut zu sehen sind. Ein Spider-Nävus (englisch spider = Spinne) ist das äußerlich sichtbare Zeichen einer erweiterten Arteriole (kleine Arterie) und der mit ihr verbundenen Kapillaren.

Spider-Nävi in kleiner Anzahl sind bei Kindern und Schwangeren recht häufig

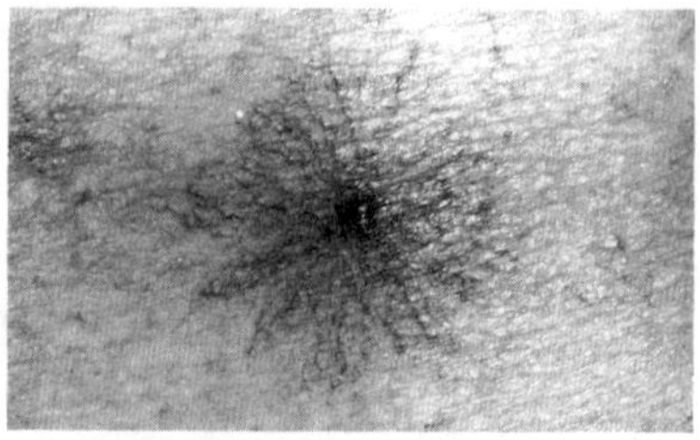

Erscheinungsbild des Spider-Nävus
Das Spinnenmal besteht aus einem winzigen, roten, erhabenen Hautfleck, von dem erweiterte Kapillaren strahlenförmig in alle Richtungen ausgehen.

anzutreffen. In großer Zahl jedoch können sie eine Leberstörung anzeigen. (S.a. *Teleangiektasie)*

Spiegelung

s. *Endoskopie*

Spielsucht

Chronische Unfähigkeit, dem Impuls zum Wetten oder zum Glücksspiel zu widerstehen, was persönliche oder gesellschaftliche Probleme hervorruft. Die meisten Spieler können zu einem gegebenen Zeitpunkt aufhören; krankhafte, süchtige "Zwangsspieler" scheinen unfähig, die Geldmenge, die sie ausgeben, zu kontrollieren, und sie können auch nicht aufhören, wenn sie dauernd verlieren. Der Zwang zum Spielen ist so groß, daß die entstehende Spannung für sie nur durch weiteres Spielen erträglich wird. Die Folgen der Spielsucht können familiäre Katastrophen, Bankrott und Kriminalität sein.

Spieltherapie

Verfahren, das in der *Psychoanalyse* kleiner Kinder angewendet wird. S. baut auf der Idee auf, daß das Spiel aller Kinder eine symbolische Bedeutung hat.

Das Kind darf frei aus den Spielsachen, Zeichenmaterialien und Spielen im Therapieraum wählen. Die Beobachtung des Kindes beim Spielen hilft dem Therapeuten oder der Therapeutin, die Quelle seiner Probleme aufzuspüren. Dem Kind wird dann geholfen, die Gedanken und Gefühle, die es ängstigen oder bedrücken, darzustellen oder abzureagieren. Eine Verbesserung seines Zustandes kann sich unter anderem auch in den nächsten Spielen oder Zeichnungen zeigen (zum Beispiel, wenn es lächelnde Gesichter malt).

Spina bifida

Angeborene Spaltbildung der Wirbelsäule; *Geburtsfehler,* bei welchem ein oder mehrere *Wirbel*bogen sich nicht vollständig schließen, so daß ein Teil des *Rückenmarks* ungeschützt bleibt. S. b. kann sich entlang der ganzen Wirbelsäule finden, am häufigsten ist aber das untere Rückgrat betroffen. Der Schweregrad des Schadens richtet sich danach, wieviel Nervengewebe bloßliegt.

URSACHEN UND HÄUFIGKEIT

Die Ursache einer S. b. ist unbekannt, wahrscheinlich sind mehrere Faktoren beteiligt.

In Deutschland haben ungefähr 7 von 100 000 Babys eine S. b. Die Rate ist höher bei verhältnismäßig jungen oder alten Müttern. Eine Frau, die schon ein Kind mit S. b. hat, läuft ein zehnmal höheres Risiko, wieder ein betroffenes Kind zu bekommen.

FORMEN

Es werden drei verschiedene Formen der Spina bifida unterschieden:

Spina bifida occulta

Sie ist die häufigste und leichteste Form der S. b. Äußerlich ist fast nichts zu sehen außer einer Delle mit einem Haarbüschel über dem Bereich der darunterliegenden Fehlbildung. S. b. occulta wird bei sonst gesunden Kindern oft gar nicht bemerkt, obwohl sie gelegentlich von anderen Anomalien im unteren Rückenbereich begleitet wird. Symptome wie Schwäche der Beine, kalte, blaue Füße und Harninkontinenz können von Geburt an bestehen oder sich erst im späteren Leben einstellen.

Myelozele

Auch bekannt als Meningo-Myelozele. Sie ist die schwerste Form der S. b. (Beschreibung und Bild s. Kasten rechts.)

Ein Kind mit einer Myelozele ist gewöhnlich sehr schwer behindert. Die Beine sind teilweise oder vollständig gelähmt, alle Gebiete unterhalb des Defektes sind gefühllos; meist sind auch Verschiebungen der Hüfte und Beinmißbildungen vorhanden. Sehr oft besteht ein *Hydrocephalus* (übermäßig viel Gehirn-Rückenmark-Flüssigkeit im Schädel), der ohne Behandlung zu einem Hirnschaden führt. Zu den begleitenden Komplikationen gehören *zerebrale Kinderlähmung, geistige Behinderung* und Sehstörungen. Lähmung der Blase führt zu Harninkontinenz oder Harnverhaltung und möglicherweise auch zu Nierenschaden. Der Darmausgang kann gelähmt sein, was chronische Verstopfung oder ständigen Stuhlaustritt zur Folge hat.

Meningozele

Diese Form ist weniger gravierend als die Myelozele (s. Kasten rechts).

Eine Sonderform ist die Enzephalozele (Hirnprolaps, Hirnbruch). Diese Mißbildung ist sehr selten, hängt aber mit der S. b. zusammen. Hierbei dringt Hirngewebe durch den Schädel. Gewöhnlich besteht ein schwerer Hirnschaden.

FORMEN DER SPINA BIFIDA

Es gibt verschiedene Formen der Spina bifida. Bei einem Typ (Spina bifida occulta) besteht der Defekt nur in dem fehlenden Zusammenschluß der Wirbelbögen um das Rückenmark. Ist der Knochendefekt ausgedehnter, kann es zur Meningozele kommen, bei der sich die Meningen (Rückenmarkshäute) ausstülpen, oder – gravierender – zu einer Myelozele mit einer Mißbildung des Rückenmarks.

MENINGOZELE

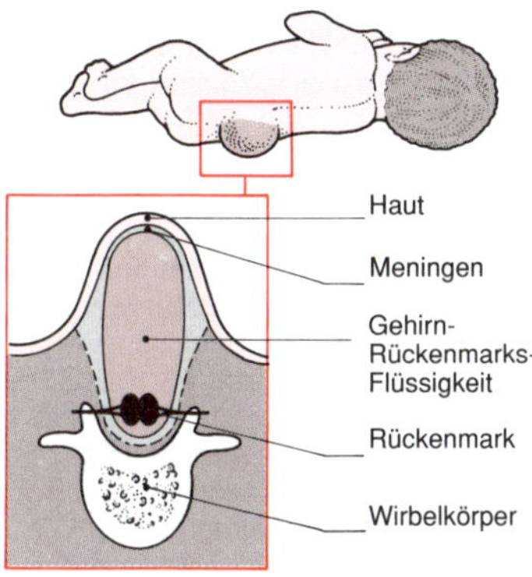

Bei dieser Form ist das Nervengewebe des Rückenmarks intakt; Haut bedeckt die Ausstülpung, deshalb sind vorerst keine Funktionsausfälle zu erwarten. Frühzeitige Operation ist jedoch erforderlich.

MYELOZELE

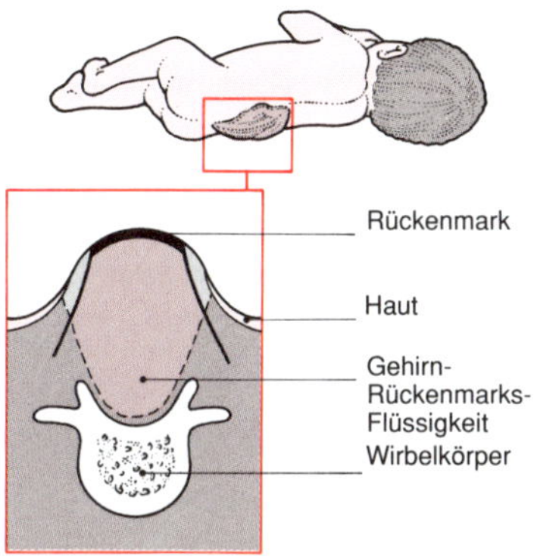

Bei dieser Form wird das Baby mit einer Vorwölbung aus mißgebildetem Rückenmark ohne bedeckende Hüllen geboren und bleibt wahrscheinlich schwer behindert.

DIAGNOSE

Der Wirbelkanal schließt sich gewöhnlich in den ersten vier Wochen nach der Empfängnis. Das bedeutet, daß eine Meningomyelozele oft schon in der Frühschwangerschaft mit *Ultraschall-Diagnostik* erkannt werden kann. Hohe Spiegel von *Alphafetoprotein* im Fruchtwasser oder im mütterlichen Blut können eine Spina bifida signalisieren.

Nach der Geburt läßt sich eine Spina bifida schnell erkennen, wenn eine sackartige Vorwölbung feststellbar ist. Eine Spina bifida occulta kann nur durch eine *Röntgen*aufnahme der Wirbelsäule diagnostiziert werden.

THERAPIE

In nicht ganz so schweren Fällen kann der Wirbelsäulenspalt operativ geschlossen werden und damit das Rückenmark vor weiterem Schaden bewahrt werden. Im Idealfall kann die Operation in den ersten Lebenstagen durchgeführt werden. Ist die Fehlbildung gravierend, kann eine Operation zwar dem Kind das Leben retten, aber nicht einer schweren geistigen und körperlichen Behinderung vorbeugen.

Entwickelt sich ein Hydrocephalus, wird ein *Shunt* (aus einem Röhrchen und einem Ventil bestehender Mechanismus) ins Gehirn eingebracht, um die sich ständig neu bildende Flüssigkeit abzuleiten.

Bei Harnverhaltung oder Harninkontinenz kann ein *Katheter* gelegt werden. Er wird in die Blase eingeführt und alle vier bis sechs Wochen gewechselt. Ältere Kinder können je nach Behinderungsgrad lernen, sich selbst zu katheterisieren. *Laxantien* (Abführmittel) sind öfter nötig.

Physiotherapie fördert die Beweglichkeit und Unabhängigkeit. Schwerer Betroffene brauchen eventuell Rollstühle und Gehhilfen. Je nach Schweregrad der Behinderung sind Sonderschulen und Ausbildung in Behindertenwerkstätten angezeigt.

VORBEUGUNG

Eltern, die ein Kind mit Spina bifida haben, sollten *genetische Beratung* in Anspruch nehmen, bevor eine neue Schwangerschaft eintritt. In den folgenden Schwangerschaften werden die Spiegel von Alphafetoprotein im Blut und im Fruchtwasser gemessen. Einigen Studien zufolge reduziert die zusätzliche Einnahme von Vitaminen in der frühen Schwangerschaft das Risiko einer Spina bifida für den Fetus.

Spinalanästhesie

Injektion eines Betäubungsmittels bzw. schmerzstillenden Medikaments in die Gehirn-Rückenmark-Flüssigkeit (Liquor cerebrospinalis) des Wirbelkanals, um die Empfindung von *Schmerz* zu blokkieren, bevor sie das *zentrale Nervensystem* (Hirn und Rückenmark) erreicht. Meistens wird diese Art der S. für Operationen des Unterbauchs und der Beine angewendet.

Dazu wird eine Injektionsnadel in der Mitte zwischen die Dornfortsätze zweier Wirbel (z.B. zwischen den 3. und 4. Lendenwirbel, s. *Lumbalpunktion*) bis zum Wirbelkanal vorgeschoben und in den Liquorraum die Betäubungssubstanz injiziert. Diese blockiert die hier durchziehenden hinteren Wurzeln der Rükkenmarks(Spinal-)nerven. Der Ort der Injektion und in der Folge die kontrollierte Ausbreitung des Lokalanästhetikums bestimmen das Gebiet der Schmerzunempfindlichkeit.

Nach einer Spinalanästhesie bekommen zwischen 1 und 5 Prozent der Patienten Kopfschmerzen. (S.a. *Epiduralanästhesie).*

Spinalnerven

s. *Rückenmarksnerven*

Spinnenbisse

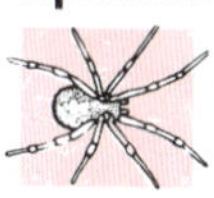

Fast alle Spinnen produzieren ein Gift, welches sie über ein Paar Giftzähne ihrer Beute injizieren, um diese zu lähmen oder zu töten. Jedoch sind nur wenige für den Menschen gefährlich, und keine davon ist Deutschland heimisch.

Die behaarte Tarantel in Südeuropa ist relativ harmlos, ihr Biß allerdings sehr schmerzhaft. Zu den Spinnen, deren Bisse gelegentlich tödliche Folgen haben, gehören zum Beispiel die Schwarze Witwe in Nordamerika und auch die Vogelspinne der Tropen. Für diese und viele andere giftige Spinnenbisse gibt es Gegengifte.

Spinnenmal

s. *Spider-Nävus*

Spirale

Intrauterines Pessar zur Empfängnisverhütung (s. *IUP*).

Spirochäte

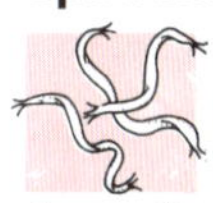

Spiralförmiges Bakterium. Spirochäten verursachen *Syphilis,* die *Pinta-Krankheit* und das *Frambösie*-Exanthem, die beide mit der Syphilis verwandt sind, außerdem *Leptospirose*, *Rückfallfieber* und die *Lyme-Krankheit*.

Spirometrie

Bestimmung funktioneller Atemwerte (*Lungenfunktionsprüfung*) mit einem Spirometer; zur Diagnostik einer *Lungenerkrankung* oder zur Therapiekontrolle.

SPIROMETRIE

Diese Technik wird angewendet, um bestimmte Lungenfunktionen zu testen oder eine entsprechende Behandlung der Atemwege zu kontrollieren. Das Spirometer mißt Atemvolumina und -geschwindigkeiten.

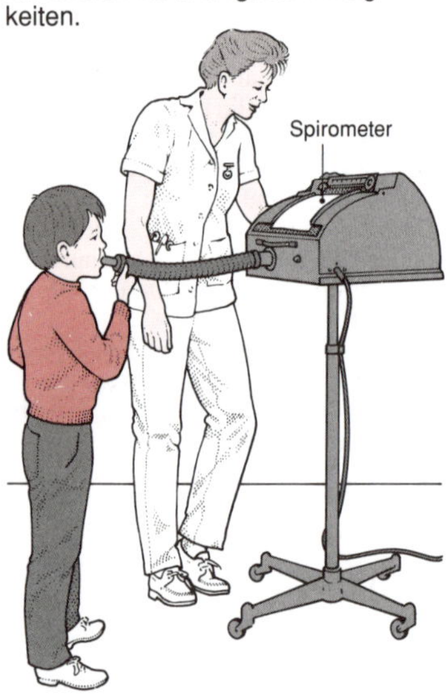

Wie es gemacht wird
Der Patient atmet forciert durch ein Mundstück in das Spirometer aus. Dieses registriert die Atemwerte, wie rechts gezeigt.

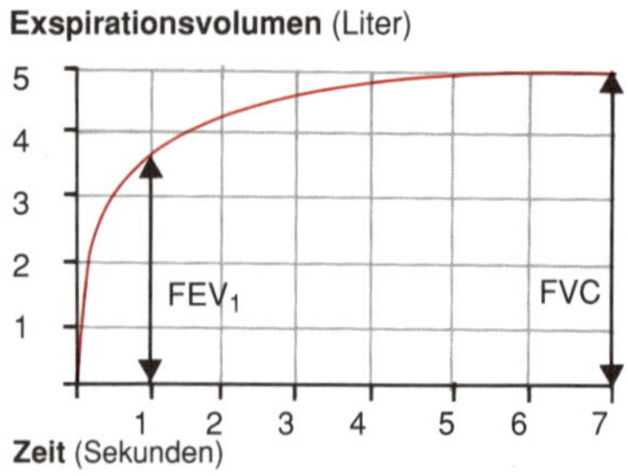

Normal
FEV_1 (forciertes Exspirationsvolumen in der ersten Sekunde) ist die Luftmenge, die in der ersten Sekunde ausgeatmet wird; normalerweise sind das 70 bis 80 Prozent der FVC (forcierten Vitalkapazität), des gesamten Exspirationsvolumens.

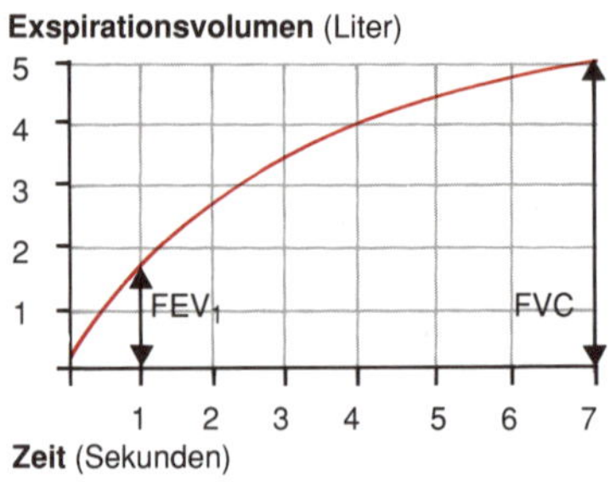

Asthma
Ein Asthmakranker kann nicht so schnell ausatmen wie ein Gesunder, weil die Atemwege verengt sind, daher ist sein FEV_1 im Vergleich zum FVC reduziert.

Das Vorgehen ist im Kasten abgebildet. Das Spirometer mißt das Gesamtvolumen der ausgeatmeten Luft, die sog. forcierte Vitalkapazität (FVC). Es mißt auch das Volumen der pro Sekunde ausgeatmeten Luft, das sog. forcierte Exspirationsvolumen (FEV_1).

Bei obstruktiven Lungenerkrankungen wie *Asthma bronchiale*, *Emphysem* und chronischer Bronchitis ist der Quotient aus FEV_1 und FVC vermindert, weil die Luftwege verengt sind, was die Ausatmung verlangsamt. Bei restriktiven Lungenerkrankungen wie der *interstitiellen Lungenfibrose* sind beide, FVC und FEV_1 reduziert, das Verhältnis zueinander ist aber kaum verändert. Der Grund liegt darin, daß die Lunge sich nicht genug ausdehnen kann, die Luftwege aber nicht verengt sind.

Spironolacton

(z.B. *Aldactone®* +)

Kalium-sparendes *Diuretikum.* Kombiniert mit einem Thiazid oder einem Schleifendiuretikum wird es zur Behandlung von *Hypertonie* (hohem Blutdruck) und *Ödemen* (Ansammlung von Flüssigkeit in Geweben) verabreicht.

Spironolacton kann als Nebenwirkung eine gewisse Starrheit, Schwäche, Übelkeit und Erbrechen auslösen. Weniger häufig sind Diarrhoe, Antriebslosigkeit, Hautausschlag und unregelmäßige Menstruation.

Hohe Dosen von Spironolacton können dazu führen, daß sich bei Männern abnorm vergrößerte Brüste entwickeln.

Splen

s. *Milz*

Splenektomie

Operative Entfernung der *Milz.*

WARUM ES GEMACHT WIRD

Eine S. wird gewöhnlich durchgeführt, wenn die Milz verletzt wurde und dadurch ernste Blutungen entstehen. Das Organ wird entfernt, weil es kaum zu reparieren ist und weil nicht bekannt ist, daß ein Fehlen der Milz für einen Erwachsenen schädlich wäre. Ihre Funktion wird großenteils durch andere Teile des *lymphatischen Systems* und von der *Leber* übernommen.

Manchmal wird die Milz wegen *Hypersplenismus* und bestimmten Formen der *Anämie* wie *erbliche Sphärozytose* herausgenommen. Eine S. kann auch erfolgen während einer *Laparotomie* (chirurgische Untersuchung des Bauchraumes), und zwar als Teil eines Vorganges, den man Stadienzuordnung (Staging) nennt; damit wird das Ausmaß zum Beispiel der *Hodgkin-Krankheit* bestimmt.

SO WIRD ES GEMACHT

Unter Vollnarkose wird ein vertikaler oder horizontaler Schnitt im linken Oberbauch gemacht und die Milz freigelegt. Nachdem die Verbindungen zu anderen Geweben durchtrennt und die zuführenden und wegführenden Blutgefäße abgeklemmt und durchgeschnitten worden sind, wird die Milz herausgenommen. Die Operation dauert etwa eine Stunde.

REKONVALESZENZ UND PROGNOSE

Die Patienten verlassen die Klinik gewöhnlich sechs bis zehn Tage nach der Operation. Komplikationen, wie z.B. eine Wundinfektion, kommen selten vor.

Bei einem Erwachsenen erhöht die Milzentfernung das Risiko, leichter Infektionen zu bekommen; Kinder werden dadurch deutlich empfindlicher für die Pneumokokken-*Lungenentzündung.* Ein Kind, das einer S. unterzogen wurde, sollte stets mit einer Pneumokokken-Impfung immunisiert werden und eine Langzeittherapie mit *Antibiotika* bekommen. Manchmal werden einem Kind nach der Entfernung einer Milz gesunde Teile davon wieder rückimplantiert; manchmal regenerieren sich diese die Stücke wieder zu einer neuen, voll funktionstüchtigen Milz.

Splenomegalia tropica

s. *Kala-Azar*

Spondylarthritis ankylopoetica

s. *ankylosierende Spondylitis*

Spondylitis

Entzündung der Wirbelgelenke (s. *Wirbelsäule).* S. wird gewöhnlich durch eine *Osteoarthritis* hervorgerufen, durch *rheumatoide Arthritis* oder *ankylosierende Spondylitis.* In seltenen Fällen geht sie auf eine bakterielle Infektion zurück.

Spondylodese

s. *Wirbelsäulenversteifung, operative*

Spondylolisthesis

s. *Wirbelgleiten*

Spondylolyse

Bildung eines Spalts in den Gelenkbereichen zwischen den Wirbelbögen; daraus

S

kann eine Spondylolisthesis (*Wirbelgleiten*) entstehen. Die S. beschreibt auch eine Lösung der Verbindungen zweier Wirbel.

Spondylopathia

Degenerative Erkrankung eines oder mehrerer Wirbel (auch als Spondylose bezeichnet).

Spondylopathia deformans: Erkrankung, die von einer geschädigten Bandscheibe auf die angrenzenden Wirbelkörperteile übergreift. Es resultieren Randwülste, Spangen- und Spornbildung mit Einschränkung der Beweglichkeit des betroffenen Segments, Zwangshaltungen etc.

Spondylopathia osteomalacica: stoffwechselbedingte Wirbelsäulenerkrankung mit Knochenerweichung (zum Beispiel bei Mangelernährung, Spätrachitis) mit Deformierung des Wirbelsäulenbereichs.

Spondylose

s. *Spondylopathia*

Sporotrichose

Chronische Infektion, die durch den Pilz *SPOROTHRIX SCHENCKII* hervorgerufen wird, welcher auf Moos und anderen Pflanzen gedeiht. Die Infektion gelangt oft durch eine Wunde in den Körper; Gärtner und Floristen sind besonders gefährdet.

An der Wundstelle entwickelt sich ein Geschwür, und später bilden sich Knötchen (sichtbar als eine Kette von Beulen unter der Haut) in den Lymphbahnen rund um die Stelle.

Gelegentlich breitet sich die Infektion bei Menschen mit geschwächtem Abwehrsystem aus bis zur Lunge, den Gelenken und verschiedenen anderen Körperteilen. Dann ist eine längere Behandlung mit dem *Antibiotikum* Amphotericin (z.B. Ampho-Moronal ® +) erforderlich.

Sportmedizin

Zweig der Medizin, der sich mit der Bewertung und der Verbesserung der *Fitneß* und der Vorbeugung sportbedingter medizinischer Probleme befaßt. S.er empfehlen spezielle Übungen zur Steigerung der Ausdauer, der Kraft und der Flexibilität, führen *Fitneß-Tests* durch und bieten Ernährungspläne zur Verbesserung der Leistung an, sie kontrollieren den *Medikamentenmißbrauch* bei Sportlern (s. *Sport und Medikamente*) und bieten bei sportlichen Ereignissen direkt vor Ort ärztliche Hilfe an.

Vorbeugende Maßnahmen in der Sportmedizin sind die Beratung bezüglich geeigneten Schuhwerks, der Kleidung und der Schutzausrüstung zur Verringerung der Verletzungsgefahr sowie die Regulierung des Flüssigkeitsbedarfs zur Vermeidung von *Dehydratation.* Weiterhin beraten Sportärzte Berufssportler hinsichtlich der Impfvorschriften (s. *Impfung*; *Immunisierung*) bei Wettkämpfen im Ausland und sind bei Schwierigkeiten als Folge von *Jet-lag,* Höhenunterschieden und Klimaveränderungen behilflich.

Zusammen mit Physiotherapeuten (s. *Physiotherapie*) diagnostizieren und behandeln S.er Sportverletzungen.

Sporttauchermedizin

Kleineres medizinisches Fachgebiet, das sich mit den gesundheitlichen Risiken und Folgen des Tauchsports mit Preßluftgeräten (mit geschlossenem oder halbgeschlossenem Luftkreislauf) befaßt.

HAUPTGEFAHREN

Die meisten Tauchunfälle sind die Folge des Druckanstiegs mit zunehmender Tiefe. Bei einer Tiefe von 10 m ist der Wasserdruck zweimal und bei 30 m viermal so hoch wie der Oberflächendruck.

Physikalische Auswirkungen von Druckänderungen

Beim Abtauchen müssen die Taucher Luft in die Paukenhöhlen und Nasennebenhöhlen drücken, damit der Druckanstieg keinen Schaden am Trommelfell anrichten kann. Einen ähnlichen Druckanstieg spüren auch Flugzeugpassagiere während des Landeanflugs. (S.a. *Barotrauma*)

Der Druck der Atemluft muß beim Tauchen dem in der jeweiligen Tiefe herrschenden Wasserdruck entsprechen. Deshalb atmen Taucher bei 30 m Tiefe Luft ein, deren Druck viermal so hoch ist wie der Oberflächendruck. Beim Auftauchen dehnt sich das Gasgemisch in der Lunge aus und kann, wenn die Taucher in Panik geraten und unbeabsichtigt die Luft anhalten, das Lungengewebe zerreißen – eine schwerwiegende Schädigung der Lunge, die als *Barotrauma* bezeichnet wird.

Wirkung von Atemgasen unter Druck

Amateurtaucher atmen komprimierte Luft ein, die hauptsächlich aus Stickstoff und Sauerstoff besteht. Stickstoff sammelt sich bei zunehmendem Druck in den Körpergeweben an – je tiefer getaucht wird, desto höher die Stickstoffkonzentration. Beim Auftauchen müssen deshalb sog. Austauchstufen (Dekompressionspausen) eingehalten werden, damit der überschüssige Stickstoff abgeatmet werden kann. Wenn ein Taucher dies mißachtet und zu schnell auftaucht, wird der bei erhöhtem Druck in den Geweben gelöste Stickstoff frei und perlt aufgrund des schnell nachlassenden Außendrucks auf ("Aufkochen des Blutes, *F.* Ebullismus). Die so entstehenden Gasbläschen blockieren die Kapillargefäße (Gasembolie), treten in den Geweben und Gelenken auf und schädigen im Extremfall die Nervenbahnen im Rückenmark.

Unter Überdruck eingeatmeter Sauerstoff kann zu rauschähnlichen Zuständen ("Tiefenrausch") sowie Bewußtseinsstörungen führen.

Berufstaucher, die in größere Tiefen tauchen wollen, verwenden andere Gasgemische als Luft. Ein typisches Gemisch besteht aus Helium mit nur geringem Sauerstoff- und Stickstoffanteil. Helium ist verhältnismäßig unschädlich.

Dekompressionskrankheit

(Auch *Caisson-Krankheit*) Unter dieser Bezeichnung faßt man die durch zu schnelles Auftauchen entstehenden, zuvor beschriebenen Schädigungen durch die Stickstoffansammlungen im Körpergewebe bei zu raschem Wasserdruckabfall zusammen.

ANDERE GEFAHREN

Weitere Gefahren sind eine *Hypothermie* (gefährliches Absinken der Körpertemperatur; Unterkühlung) als Folge des Aufenthalts in kaltem Wasser, Bisse oder Stiche von Wassertieren (s. *Bißverletzung, Tier*; *giftige Bisse und Stiche*) und die Gefahr des *Ertrinkens.*

UNFALLVORBEUGUNG UND THERAPIE

Personen, die Tauchsport betreiben wollen, sollten zuerst ärztlich untersucht werden und an einer anerkannten Tauchschule ausgebildet werden.

Druckbedingte Unfälle – wie z.B. eine geplatzte Lunge oder die Dekompressionskrankheit – werden durch Rekompression des Tauchers in einer speziellen Rekompressionskammer (s. Kasten S. 988) behandelt, damit Bläschen oder Gastaschen im Blut und im Gewebe reabsorbiert werden können; dann wird der Druck allmählich wieder abgelassen.

Die Behandlung anderer Unfälle (wie bei einer Hypothermie oder Beinahe-Ertrinken) ist dieselbe wie bei Nichttauchern.

Sport und Medikamente

Gebrauch von Medikamenten zur Verbesserung der sportlichen Leistung (sog. Doping) wird allgemein von den verantwortlichen Verbänden abgelehnt, da dies die Gesundheit der Sportler gefährdet und denjenigen, die Medikamente einnehmen, einen ungerechten Vorteil verschafft.

Bei den meisten Sportarten werden zur Aufdeckung eines etwaigen Mißbrauchs während des Wettkampfs und zu anderen Zeiten Dopingkontrollen in Form von Urinstichproben vorgenommen.

Bestimmte Medikamente dürfen aus medizinischen Gründen, wie z.B. bei Asthma oder Epilepsie, eingenommen werden.

Bei einer Therapie von Diarrhoe, Nasenverstopfung oder Husten ist jedoch Vorsicht geboten, da einige Medikamente verbotene Substanzen enthalten.

ARTEN UND URSACHEN

Medikamente, die mißbräuchlicherweise von Sportlern zur Verbesserung des physischen und psychischen Zustandes eingenommen werden, werden in vier Hauptarten unterteilt.

STIMULANTIEN

Medikamente aus dieser Gruppe werden zur Vorbeugung gegen Ermüdung eingenommen. Sie können jedoch das Urteilsvermögen trüben und übermäßig aggressives Verhalten auslösen, was z.B. die Verletzungsgefahr für den Sportler wie auch für seine Gegner erhöht.

Stimulantien wie *Amphetamine* können *Herzrhythmusstörungen* (unregelmäßigen Herzschlag) auslösen, bei länger anhaltendem Gebrauch kann sich eine *Herzinsuffizienz* entwickeln (verminderte Pumpleistung), und die Gefahr einer *Hirnblutung* steigt. Einige Schnupfen- und Hustenmittel enthalten geringe Dosen von Stimulantien.

Koffein, das im Kaffee, Tee und Colagetränken enthalten und in Tablettenform erhältlich ist, ist ein weiteres beliebtes Stimulans. Die meisten zuständigen Verbände verbieten jedoch nur die Einnahme von Koffein in hohen Dosen.

HORMONE

Zwei Arten können mißbräuchlicherweise eingenommen werden – Anabolika (s. *Steroide, anabole*) und *Wachstumshormone*.

Anabolika sind Substanzen, die dem männlichen Geschlechtshormon Testosteron ähnlich sind. Diese Medikamente werden zur Erholung der Muskeln nach anstrengender körperlicher Betätigung verwendet. Dadurch kann ein anspruchsvollerer Trainingsplan eingehalten werden, die Muskelmasse und die Kraft werden gesteigert. Anabolika werden in erster Linie von Gewichthebern, Kampfsportlern und Bodybuildern eingenommen.

Bei mißbräuchlicher Anwendung von Anabolika können Leber- und Nebennierenschäden auftreten. Bei Männern können sie zu Unfruchtbarkeit und Impotenz führen und bei Frauen zu *Virilisierung*. Die Einnahme von Anabolika während der Kindheit kann *Zwergwuchs* verursachen, da die Wachstumszonen der Knochen in Mitleidenschaft gezogen werden.

Wachstumshormone werden mißbräuchlicherweise zum Anregen des Muskelwachstums verwendet, und als Folge kann sich eine *Akromegalie* (übermäßiges Knochenwachstum und daraus resultierende Deformierungen des Gesichts, der Hände und Füße) sowie ein *Diabetes mellitus* entwickeln.

SCHMERZMITTEL

Der Gebrauch eines Schmerzmittels kann eine mögliche ernsthafte Verletzung zunächst kaschieren – d.h., der Sportler spürt keinen Schmerz –, die weitere Teilnahme am Sport ermöglichen und dadurch zu Dauerschäden führen. Die Einnahme von Betäubungsmittel ist sowieso strengstens verboten.

BETABLOCKER

Betablocker vermindern das Risiko, daß bei Sportarten, bei denen eine betont ruhige Hand benötigt wird, die Hände zittern.

Viele zuständige Verbände gestatten die Einnahme dieser Arzneimittel nur dann, wenn eine entsprechende Erkrankung dies erforderlich macht.

Sportverletzungen

Jede Verletzung infolge sportlicher Betätigung. Die meisten Sportverletzungen sind nicht eigentlich sportbedingt, sondern können auch durch andere Tätigkeiten verursacht werden.

Sportverletzungen umfassen ein weites Spektrum, das von *Fraktur*, *Kopfverletzung* (einschließlich *Gehirnerschütterung*), *Muskelzerrung* oder *Kompartment-Syndrom*, Bänderzerrung, *Tendinitis* (Entzündung einer Sehne) oder Sehnenriß, *Luxation* (Verrenkung) oder *Subluxation* (teilweise Dislokation) bis hin zu Verletzungen bestimmter Organe, wie z.B. Augenverletzung beim Squash-Spielen, reicht.

Manchmal wird bei der Bezeichnung einer Verletzung/Erkrankung der Name der Sportart vorangestellt, aber die meisten dieser Verletzungen/Erkrankungen können auch ohne sportliche Betätigung entstehen. So ist z.B. der *Tennisellenbogen* (schmerzhafte Entzündung um den Ellenbogen oder außerhalb des Ellenbogens) eine Art Überlastungsschaden, der durch Tennisspielen entstehen kann, öfter jedoch durch berufliche Überlastung wie z.B. durch Sägen.

THERAPIE

Die Therapie von S.en hängt von dem betroffenen Körperteil und Ausmaß des Schadens ab. Eine vollständige Erho-

REKOMPRESSIONSKAMMER FÜR TAUCHUNFÄLLE

Taucher, die an der Caisson-Krankheit oder an anderen Erkrankungen leiden, die auf zu schnelle Druckveränderungen zurückzuführen sind, werden häufig mit Hilfe einer Rekompressionskammer behandelt.

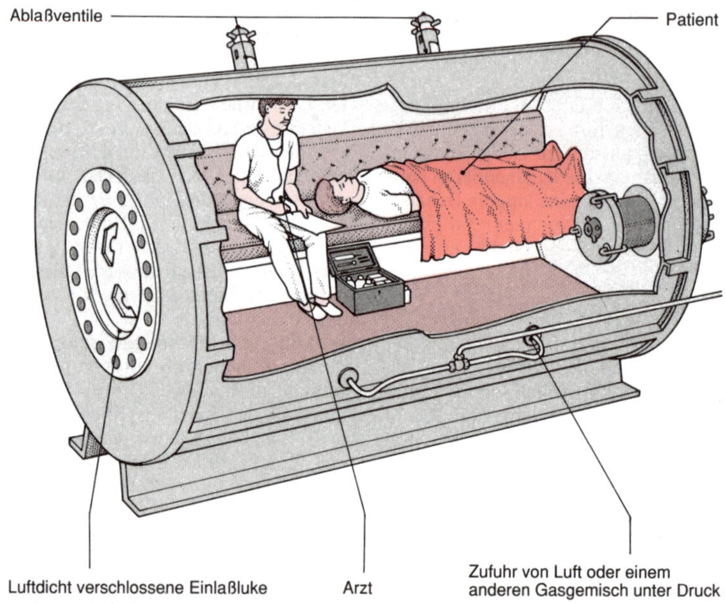

So funktioniert es

Ein Gasgemisch (für gewöhnlich Luft) wird in die Kammer gepumpt. Der Druck steigt an, die Bläschen (Gastaschen) im Gewebe des Tauchers werden reabsorbiert, und die Symptome verschwinden. Erst dann wird der Druck langsam abgelassen.

lung liegt erst dann vor, wenn der betroffene Bereich bei Belastung schmerzfrei ist. U.U. müssen Übungen unter der Leitung von Sportärzten oder Physiotherapeuten durchgeführt werden, damit Beweglichkeit, Gleichgewicht und Koordinierung des verletzten Teils wieder vollständig hergestellt werden und die körperliche *Fitneß* zur Verringerung eines künftigen Verletzungsrisikos wiedererlangt wird. (S.a. *Sportmedizin*).

Sprache

System von Lauten, mit denen die Menschen kommunizieren.

SPRACHE UND SPRECHEN

Die Begriffe "Sprache" und "Sprechen"werden oft gleichsinnig benutzt, haben aber verschiedene Bedeutungen. S. bedeutet das Darstellen von Gegenständen und Ideen durch eine Abfolge von Symbolen, die wiederum Worte bilden. Diese Symbole können Sprachlaute, Schriftzeichen oder Gebärden sein. Es gibt zwei Hauptaspekte der Sprachfähigkeit – das Verstehen der Bedeutung der Worte (Verständnis) und das grammatisch richtige Bilden von Worten mit dem Ziel, etwas Sinnvolles auszudrükken (Ausdruck).

Sprechen ist eine der Techniken, mit anderen sprachlich zu kommunizieren, ebenso kann dies durch Schrift oder Gebärden erfolgen. Jede Methode beruht auf einer Reihe von Muskelbewegungen. Beim Sprechen werden die Atemmuskulatur, die Muskeln von Kehlkopf, Zunge, Gaumen, Lippen, Kiefer sowie die mimische Muskulatur des Gesichts eingesetzt.

SPRACHZENTREN

Sprachverständnis und -ausdruck finden in zwei Regionen der Hirnrinde (die äußere Schicht des Großhirns) statt, dem Wernicke-Zentrum und dem Broca-Zentrum. Beide befinden sich in der dominanten Hirnhälfte (bei den meisten Menschen die linke Hälfte). Im Wernicke-Zentrum werden ankommende Botschaften (gehörte oder gelesene) überprüft und mit Informationen verglichen, die im Gedächtnis gespeichert sind, und dann die Bedeutung entschlüsselt. Im Broca-Zentrum werden Worte und Sätze aus dem Vokabular und aus Grammatikregeln, die im Gedächtnis gespeichert sind, zusammengesetzt.

SPRACHERZEUGUNG

Die Bewegungsabfolgen für die Sprachlaute entstammen zwei Regionen der Hirnrinde auf jeder Seite des Gehirns, die mit dem Zentrum für Sprachausdruck (Broca-Zentrum) eng verbunden sind. Die Signale für die Bewegungen verlaufen über Nervenbahnen zu den Muskeln, die den Kehlkopf, die Zunge und andere am Vorgang des Sprechens beteiligte Organe steuern. Das Kleinhirn (eine Region am hinteren Teil des Gehirns) ist an der Koordinierung dieser Bewegungen ebenfalls beteiligt.

Durch Öffnen und Schließen der Stimmbänder im Kehlkopf wird der ausgeatmete Luftstrom aus der Lunge in Schwingungen versetzt. Dadurch wird ein Geräusch erzeugt, das in den Hohlräumen von Rachen, Nase und Nebenhöhlen verstärkt wird. Der Ton dieser vibrierenden oder nichtvibrierenden Luft wird durch Bewegungen von Zunge, Mund, Kiefer und Lippen so modifiziert, daß sich Sprachlaute bilden. Wird in Schwingung versetzte Atemluft ausgestoßen, wenn die oberen Zähne auf der Unterlippe sind, dann entsteht ein "w" oder, wenn die Luft nicht in Schwingung versetzt wird, ein "f". Konsonanten werden hauptsächlich durch Kontakt zwischen der Zunge, dem Gaumen, der Zähne und der Lippen erzeugt. Vokale werden durch Veränderung der Form der Mundhöhle erzeugt.

ENTWICKLUNG VON SPRACHE UND SPRECHEN

Bei einem Kind hängt die normale Entwicklung der Sprache und des Sprechens von der Ausreifung des Nervensystems und der Muskeln ab sowie von der Erforschung der Umwelt durch die Kinder und der Kommunikation mit Erwachsenen. Beim Spiel erwerben die Kinder Vorstellungen über die unterschiedlichen Aspekte der Welt. Von den Erwachsenen übernehmen Kinder die bezeichnenden Wörter für Gegenstände und Vorstellungen, die zur Sprachentwicklung erforderlich sind. Das Gehör ist eine notwendige Voraussetzung hierfür. Sprache und Sprechen werden erlernt, indem die Kinder anderen Personen beim Sprechen zuhören und ihre eigene Sprechweise überprüfen. Stufen in der Entwicklung der Sprache und des Sprechens bei einem Kind sind in der nachfolgenden Tabelle (S. 990) aufgeführt, wobei sowohl die Sprache wie auch das Sprechen von gleichrangiger Bedeutung sind.

Sprachstörungen

Defekte oder Störungen können in verschiedenen Teilen des Nervensystems, der Muskeln und anderer Organe entstehen, die am *Sprechen* beteiligt sind. Dies kann die Unfähigkeit zu kommunizieren zur Folge haben. Einige dieser Probleme sind eher Sprach- als Sprechstörungen, da sie auf einem beeinträchtigten Sprachverständnis oder der verminderten Fähigkeit der Sprachzentren des Gehirns, Worte zu bilden, beruhen und nicht auf Defekte des Organe zur Spracherzeugung zurückzuführen sind. Den meisten Personen, die an Sprachstörungen leiden, kann mit einer *Sprachtherapie* geholfen werden.

SPRACHSTÖRUNGEN

Eine Schädigung der Sprachzentren des Gehirns (für gewöhnlich als Folge eines *Schlaganfalls*, einer *Kopfverletzung* oder eines *Hirntumors*) führt in der Regel zu Störungen wie *Aphasie* und *Dysphasie*. Hiervon können sowohl Kinder als auch Erwachsene betroffen sein. Die Fähigkeit zu sprechen, zu schreiben und/oder geschriebene oder gesprochene Worte zu verstehen ist, je nach Sitz und Ausmaß der Schädigung, beeinträchtigt.

Eine verzögerte Sprachentwicklung beim Kind ist dadurch gekennzeichnet, daß das Kind Sprache nur langsam versteht und/oder sein Vokabular und die Satzstruktur nur geringfügig erweitern kann. Eine Entwicklungverzögerung kann viele Gründe haben, einschließlich Hörstörung (s. *Taubheit*), mangelnde Anregung oder emotionale Störungen (s. *Entwicklungsverzögerung*). Bei der Sprachentwicklung der Kinder gibt es jedoch beträchtliche Unterschiede.

SPRECHSTÖRUNGEN

Artikulationsstörungen

Wenn die Fähigkeit, sprachliche Laute zu bilden (*F.* Artikulation), beeinträchtigt ist, wird dies manchmal als *Dysarthrie* bezeichnet. Eine Schädigung der Hirnnerven, welche die Muskeln von Larynx (Kehlkopf), Mund oder Lippen steuern, kann zu einer undeutlichen, verwaschenen, schleppenden oder nasalen Sprechweise führen. Die Ursachen können dieselben wie bei einer Aphasie sein (einschließlich Schlaganfall, Kopfverletzung, Tumoren, *Multiple Sklerose* und die *Parkinson-Krankheit*), aber es ist ein anderer Gehirnbereich betroffen. Fehlbildungen des Mundes wie eine Gaumenspalte (s. *Lippen-Kiefer-Gaumen-Spalte*) oder eine *Malokklusion* der Zähne können ebenfalls die Artikulation beeinträchtigen. Lispeln und die fälschliche Aussprache eines "r" als "l" sind die Folge einer mangelhaften Lippen- und Zungenkontrolle.

Störungen der Stimmgebung

Dazu gehören Heiserkeit, Mißtönung, falsche Stimmhöhe oder Lautstärke und anomale nasale Resonanz. In vielen Fällen ist die Ursache eine Störung, bei der die Stimmbänder nicht richtig geschlossen werden können (s. Kasten "Kehlkopferkrankungen" S. 643). Eine zu hohe oder zu tiefe, zu laute oder zu leise Stimme kann die Folge von hormonellen oder psychiatrischen Erkrankungen, aber auch einer ausgeprägten Hörminderung sein.

Eine anomale nasale Resonanz ist die Folge eines zu starken (Hypernasalierung) oder eines zu geringen (Hyponasa-

S

ENTWICKLUNG VON SPRACHE UND SPRECHEN IN DER KINDHEIT

3 Monate	Die Phase des Lallens beginnt. Das Kind hat Spaß daran, Lautsequenzen zu erzeugen. Lallen ist für das Einüben von nacheinander ablaufenden Muskelbewegungen wichtig, die später dazu verwendet werden, sinnvolle Sprachlaute zu erzeugen.
9 Monate	Das Kind ahmt Gehörtes nach, aber noch werden die Wörter nicht ihrer Bedeutung gemäß eingesetzt. Das Kind hört den Erwachsenen zu, ahmt sie nach und lernt so die Lautabfolgen, welche sich auf bestimmte Gegenstände, Leute oder Situationen beziehen.
12 bis 18 Monate	Das Kind beginnt, einfache Wörter sinnvoll auszusprechen, oft begleitet von Gesten. Beispiele sind "Heia", "Hund", "heiß" und "Papa". Das Kind verwendet nur einzelne Wörter und sein Vokabular steigt von zunächst zwei bis drei Worten ständig an.
18 bis 24 Monate	Das Kind fängt an, Vorstellungen zu verbinden, und bildet Sätze aus zwei Wörtern (z.B. "Hallo Mama" oder "das heiß"). Wenn das Kind zwei Jahre alt ist, kann es an die 100 oder mehr verschiedene Wörter anwenden.
2 bis 3 Jahre	Die Sätze des Kindes werden länger (z.B. "Ich mag Kuchen" oder "Peter hat Maria geschlagen"). Das Kind verwendet jetzt auch schon Adjektive und Adverbien (z.B. "Das ist Papas alter Mantel" oder "Ich will jetzt essen"). Wenn das Kind drei Jahre alt ist, beträgt die durchschnittliche Satzlänge vier Worte. Die meisten Laute werden jetzt gesprochen, außer vielleicht das "s", "k" oder "ch".
3 Jahre und älter	Das Kind beginnt, anspruchsvollere Sätze mit verschiedenen Hauptwörtern, Verben in Vergangenheits- und Zukunftsform sowie Nebensätze zu verwenden (z.B. "Wir sind zu Anna gegangen und haben Milch und Kekse gegessen" oder "Ich glaube, Mama ist die Treppe hinuntergegangen"). Oft werden jedoch noch Fehler gemacht (z.B. "Was hast du spielen?"). Die Sprachfähigkeit entwickelt sich während der gesamten Kindheit.

lierung) Luftflusses während des Sprechens durch die Nase. Eine Hypernasalierung kann die Folge einer Schädigung der Nerven sein, die das Gaumendach innervieren, oder einer Gaumenspalte, und dazu führen, daß die Sprache sich verschlechtert oder unverständlich wird. Eine Hyponasalierung ist die Folge einer behinderten Luftzufuhr zu den Nasenwegen aufgrund einer verstopften Nase oder übermäßiger Schleimansammlung und äußert sich in einem Näseln.

Störungen des Sprachflusses

Ein gestörter Sprachfluß äußert sich als Wiederholung einzelner Laute, ganzer Wörter oder durch ständiges, unbeabsichtigtes Abbrechen beim Sprechen, wobei die zugrundeliegende Störung nicht bekannt ist. (S.a. *Stottern*)

Sprachtherapie

Therapieart, bei der versucht wird, Menschen bei verschiedensten Kommunikationsschwierigkeiten zu helfen.

WARUM ES GEMACHT WIRD

Wenn Personen an einer Störung der Sprache oder an Artikulationsschwierigkeiten, Problemen mit der Stimmgebung oder einer flüssigen Sprechweise leiden (s. *Sprachstörungen*), dann kann ihnen mit einer S. geholfen werden. Derartige Probleme können durch ein größeres Problem bedingt sein, wie z.B eine physische Behinderung, *Lernstörungen* oder Hörverlust. Sprachtherapeuten arbeiten mit allen Altersgruppen.

SO WIRD ES GEMACHT

Für gewöhnlich beginnen die Therapeuten – die im Erkennen von Ursachen, der Bewertung und der Therapie von Sprachproblemen ausgebildet sind – damit, mit Hilfe der Patienten oder deren Verwandten oder Freunden die Krankengeschichte zu erstellen, indem sie erfragen, wie und wann sich die Schwierigkeiten entwickelt haben. Falls nötig, werden medizinisch relevante Informationen auch von den behandelnden Ärzten eingeholt.

Die Patienten können gebeten werden, für eine detaillierte Analyse eine Sprechprobe (die auf Band aufgezeichnet werden kann) oder eine Schriftprobe abzuliefern. Die Sprechorgane werden untersucht und eine *Hörprüfung* durchgeführt. Das Sprachverständnis wird überprüft, indem die Reaktionen der Testpersonen auf geschriebene oder gesprochene Fragen beobachtet werden.

Nach der Auswertung wird die Art der Therapie festgelegt, die für gewöhnlich aus zwei Teilen besteht. Zuerst wird ein Übungsprogramm zur Verbesserung eines spezifischen Aspekts der Sprachkompetenz oder Sprechleistung begonnen (z.B. eine Methode zur Verbesserung der Sprechflüssigkeit). Danach arbeiten die Therapeuten mit den Menschen, mit denen die Patienten einen besonders intensiven Umgang pflegen (Familie, Lehrer, Freunde), und sie erklären ihnen die Art der Schwierigkeiten und wie sie behilflich sein können. Ziel dieser Arbeit ist es, ein Klima zu schaffen, in dem eine effektive Kommunikation am besten gewährleistet ist.

Sprue, einheimische

(*F.* Steatorrhoe) Erkrankung des Darms, bei der Nährstoffe nicht mehr aus der Nahrung resorbiert werden können. Es gibt zwei Arten der Sprue.

Eine tritt hauptsächlich in den tropischen Gebieten auf (s. *Sprue, tropische*) während die andere Form, die *Zöliakie*, weiter verbreitet und die Folge einer *Glutenunverträglichkeit* ist.

Sprue, tropische

Krankheit, die durch chronische *Malabsorption*, d.h. eine gestörte Aufnahme der Nährstoffe aus der Nahrung im Dünndarm, eine dadurch bedingte *Malnutrition* (Mangelernährung) und eine bestimmte Anämieform (s. *Anämie, megaloblastische*) als Folge eines Mangels an Folsäure und Vitamin B_{12} gekennzeichnet ist.

Wie bei der *Zöliakie* flachen die Dünndarmzotten (bürstenartige Ausstülpungen der Schleimhaut) ab und verringern so die Aufnahme der Nährstoffe (s. *Steatorrhoe*).

Sprunggelenk, oberes

(*F.* Articulatio talocruralis) Einachsiges Gelenk zwischen den beiden Unterschenkelknochen Schien- und Wadenbein (Tibia, Fibula) und dem Fußwurzelknochen Sprungbein (Talus); die beiden unteren Enden der Unterschenkelknochen, die Knöchel (Malleolen), umfassen gabelförmig die Gelenkrolle (Trochlea tali) des Sprungbeins. Kräftige Bänder beiderseits stützen das o.S. und bestimmen die Grenzen der möglichen Bewegungen. Im o.S. wird die Fußspitze gesenkt (Plantarflexion des Fußes) oder gehoben (Extension – Dorsalflexion des Fußes). Andere Bewegungen des Fußes, wie Heben und Senken des inneren Fußrandes (Supination, Pronation) erfolgen im unteren Sprunggelenk zwischen Sprung-, Fersen- und Kahnbein (Articulatio talocalcaneonavicularis).

STÖRUNGEN

Eine *Verstauchung* des Sprunggelenks ist die häufigste Verletzung und ist für gewöhnlich die Folge eines Verdrehens des Fußes nach außen, wodurch die Bänder an der Außenseite des Sprunggelenks überdehnt und gequetscht werden. Bei sehr schlimmen Verstauchungen können die Bänder reißen und eine Operation erforderlich machen.

Übermäßiges oder gewaltsames Verdrehen des Sprunggelenks kann einen Bruch mit Verschiebung der Bruchenden (s. *Knöchelbruch*) verursachen, d.h. einen Bruch der Fibula über dem Sprunggelenk und gleichzeitig entweder einen Bruch der Tibia oder ein Reißen der Bänder mit anschließender Verrenkung des Sprunggelenks.

Spurenelemente

Gruppe von *Mineralien*, die in winzigen Mengen in der Nahrung zur Aufrechterhaltung der Gesundheit benötigt werden. Die wichtigsten S. sind *Chrom*, *Kupfer*, *Selen* und *Zink*. Die S. sind für zahlreiche chemische Vorgänge im Körper lebensnotwendig, auch wenn nur winzige Mengen benötigt werden. (S.a. *Ernährung*).

Sputum

Schleimiges Sekret, das von den die Atemwege auskleidenden Zellen produziert wird. Das S. wird auch von den Drüsen in den Bronchienwänden (Hauptluftwege der Lunge) abgegeben.

Die Schleimproduktion kann durch eine Infektion (s. *Atemwegsinfektion*), durch eine allergische Reaktion (s. *Asthma*) oder durch das Einatmen von Reizstoffen wie Tabakrauch (s. *Raucherhusten*), erhöht werden. S. in den Bronchien löst einen Hustenreflex aus.

Das Aussehen des S.s ist unterschiedlich. Bei einer Bakterieninfektion ist es meist gelb oder grün, bei einer allergischen Reaktion hingegen farblos und bei einem *Lungenödem* (Flüssigkeitsretention in der Lunge) kann das S. schaumig und rosa sein. Eine solcher *Bluthusten* kann auch die Folge einer Infektion oder von *Lungenkrebs* sein.

In Labortests wird das Sputum in einer *Kultur* gezüchtet und auf etwaige Bakterien mikroskopisch untersucht und analysiert.

LAGE DES OBEREN SPRUNGGELENKS

Im einachsigen Gelenk umfassen die Knöchel von Schien- und Wadenbein die Gelenkrolle des Sprungbeins.

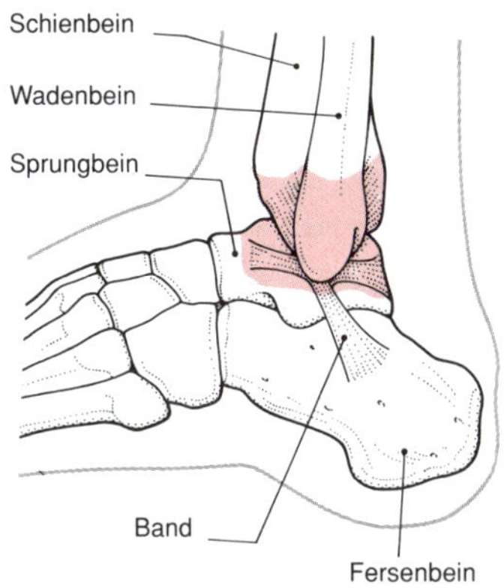

Stabil

Bewegungslos, starr, unveränderlich, oder in einem Zustand des Gleichgewichts. Der Zustand eines Patienten wird als stabil bezeichnet, wenn er sich weder verschlimmert noch verbessert. Eine stabile Persönlichkeit bedeutet, daß man nicht für gestörte Verhaltensweisen oder Geisteskrankheiten anfällig ist. In der Chemie ist eine Substanz dann stabil, wenn sie sich in ihren chemischen und physikalischen Eigenschaften nicht verändert bzw. wenn sie nicht radioaktiv ist.

Stabile Seitenlage(rung)

Lagerung des Körpers eines Bewußtlosen mit spontaner Atmung; sie erfolgt durch Seitwärtsdrehung des auf dem Rücken liegenden Patienten mit angewinkeltem Bein zur Seite der Drehung hin (s. Erste-Hilfe-Kasten S. 992). Sie soll das Einatmen von Erbrochenem (*Aspirations*gefahr) verhindern.

Stadium

Begriff, der in der Medizin verwendet wird, um einen Zustand im Verlauf einer Krankheit zu bezeichnen, z.B. bei einer fortschreitenden *Krebs*erkrankung.

Bei der Bewertung der meisten Krebsarten wird der Krankheitsverlauf in verschiedene Stadien eingeteilt. Der Krebs wird nach der Größe des Haupttumors beschrieben, es wird festgelegt, wie weit er sich in das umgebende Gewebe ausgebreitet hat und in welchem Ausmaß er die Lymphknoten oder andere Regionen des Körpers befallen hat. Bei der *Hodgkin-Krankheit* wird bei der Einteilung in verschiedene Stadien auch berücksichtigt, ob die Lymphknoten an beiden Seiten des Zwerchfells befallen sind und ob der Krebs sich auf die Milz ausgebreitet hat.

Das Einteilen in verschiedene Stadien hilft auch beim Erstellen einer Prognose (im allgemeinen ist die Prognose um so schlechter, je weiter das Stadium fortgeschritten ist), aber auch bei der Festlegung der optimalen Therapie. So kann ein Krebs z.B. in einem bestimmten Stadium besser auf eine *Strahlentherapie* als auf eine Operation ansprechen.

Stamm

Gliederungsbegriff des menschlichen Körpers; umfaßt Kopf (Caput), Hals (Collum) und Rumpf (Truncus). Der Begriff wird auch bei größeren arteriellen Blutgefäßen und Nerven benutzt, von denen kleinere Zweige abgehen.

Stanford-Binet-Test

s. *Intelligenztest*

Stapedektomie

*Ohr*operation, bei der der *Steigbügel* (Stapes), das innerste der drei Gehörknöchelchen im Mittelohr, entfernt und künstlich ersetzt wird. Eine S. wird zur Behandlung von *Taubheit* als Folge einer *Otosklerose* durchgeführt, eine Störung, bei der die Grundplatte des Steigbügels durch schwammiges Knochengewebe eingemauert wird und sich dann bei der Schallübertragung hin zum Innenohr nicht mehr frei bewegen kann.

SO WIRD ES GEMACHT

Die Operation wird unter Lokal- oder Vollnarkose ausgeführt. Nach Eröffnung des Trommelfells wird der Steigbügel entfernt und das Ende einer Plastik- oder Metallprothese in den Eingang zum Innenohr eingepflanzt. Das andere Ende der Prothese wird an den Amboß (das mittlere der drei schalleitenden Knöchelchen im Mittelohr) befestigt. Danach wird das Trommelfell wieder in seiner ursprünglichen Lage angenäht.

PROGNOSE

Bei einer S. verbessert sich das Hörvermögen in mehr als 90 Prozent der Fälle. Bei ca. einem Prozent der Patienten verschlechtert sich jedoch das Hörvermögen oder geht vollständig verloren. Aufgrund dieses Risikos wird eine S. meist nur an einem Ohr durchgeführt.

Stapes

s. *Steigbügel*

Staphylokokkeninfektionen

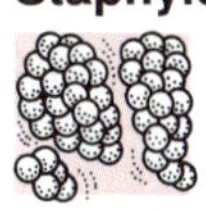

Gruppe von Infektionen, die durch *Bakterien* der Gattung *STAPHYLOCOCCUS* verursacht werden. Staphylokokken wachsen in traubenartigen Ansammlungen und sind eine verbreitete Ursache

ERSTE HILFE: STABILE SEITENLAGERUNG (NATO-LAGERUNG)

Betroffenen ansprechen, Atmung kontrollieren. Wenn er nicht ansprechbar, aber die Atmung vorhanden ist, dann die Seitenlagerung nach einer der beiden nachfolgend beschriebenen Methoden durchführen.

Seitenlage Deutschland

1 Seitlich an den Bewußtlosen herantreten und in Hüfthöhe anheben.

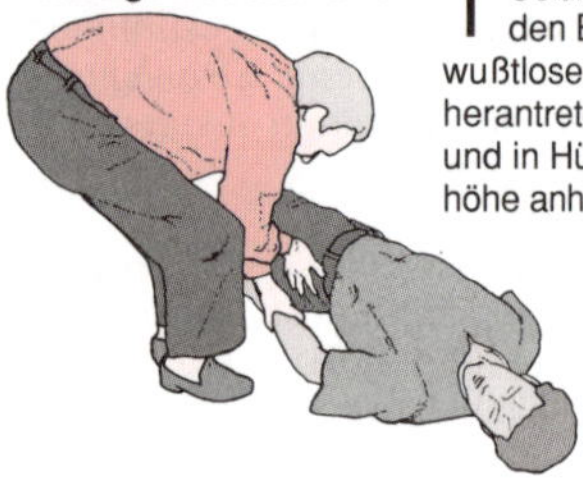

2 Nahen Arm des Bewußtlosen gestreckt so weit wie möglich unter dessen Körper schieben.

3 Nahes Bein des Bewußtlosen beugen und den Fuß an das Gesäß stellen.

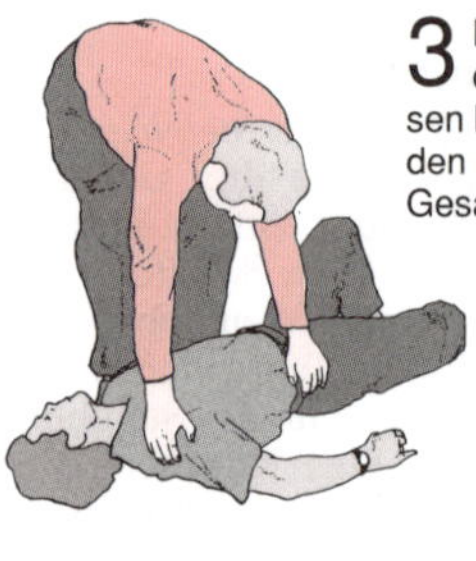

4 Schulter und Hüftgelenk der fernen Seite fassen, den Bewußtlosen behutsam zu sich herüberziehen.

5 Mit einem Bein stützen, den unter dem Körper des Bewußtlosen liegenden Arm behutsam am Ellenbogen etwas nach hinten hervorziehen.

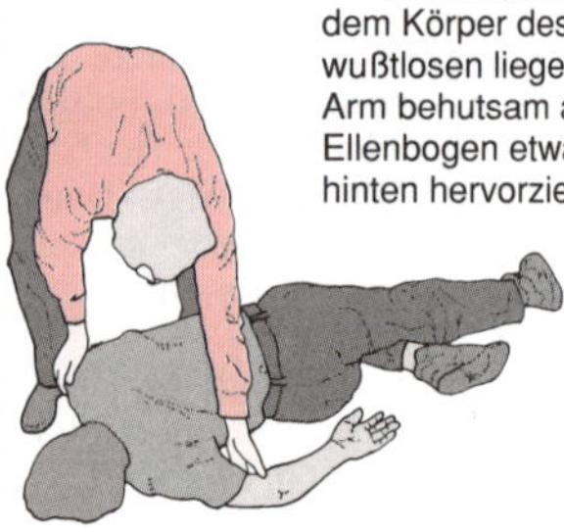

6 Kopf an Stirn und Kinn fassen, nackenwärts beugen und das Gesicht erdwärts wenden. Finger der nahen Hand unter die Wange schieben und so die Kopflage stabilisieren.

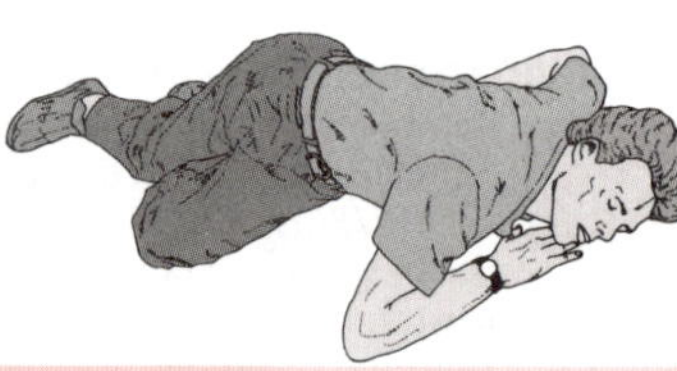

Seitenlage Österreich

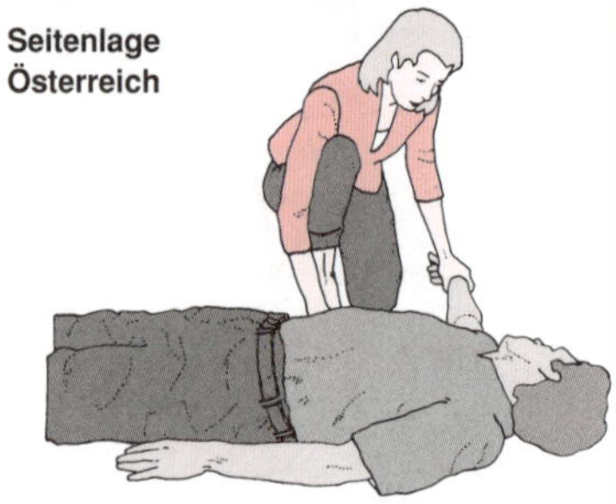

1 Der Helfende legt den ihm näherliegenden Arm des Bewußtlosen seitlich.

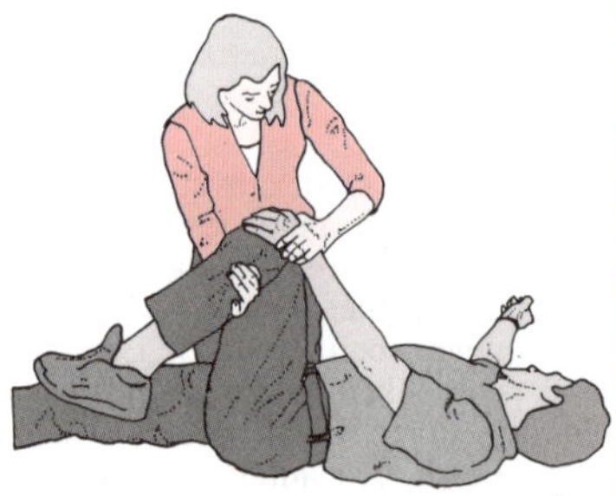

2 Dann erfaßt er den gegenüberliegenden Arm am Handgelenk und das gegenüberliegende Bein in der Kniekehle, winkelt das Bein ab, so daß Arm und Bein mit dem Körper ein stabiles Dreieck bilden.

3 Nun wird der Bewußtlose vorsichtig in Seitenlage gedreht.

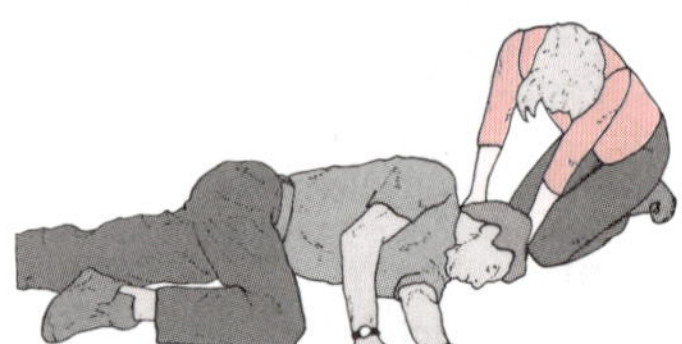

4 Anschließend wird der Kopf des Bewußtlosen nackenwärts überstreckt und das Gesicht dem Boden zugewandt, so daß die Zunge die Atemwege nicht verlegt und Blut, Schleim oder Erbrochenes nach außen abfließen können.

ACHTUNG!
Bewußtlose Person niemals alleine liegen lassen; immer wieder ansprechen, Atmung und Puls kontrollieren. Schnellstens für ärztliche Hilfe sorgen (Notruf)!

von Hautinfektionen, können aber auch schwere innere Erkrankungen verursachen.

Bei den meisten Menschen sind Staphylokokken auf gesunder Haut zu finden, was völlig ungefährlich ist. Wenn die Bakterien jedoch durch eine verstopfte Schweiß- oder Talgdrüse in die Haut gelangen, können oberflächliche Hautinfektionen wie *Pusteln*, *Eiterbeulen*, *Abzesse*, *Gerstenkörner* oder *Karbunkel* die Folge sein. Wenn die Haut verletzt ist, können Infektionen sich in tieferliegende Gewebe ausbreiten (s. *Wundinfektion*). Bei Neugeborenen können Toxine, die von Bakterien auf der Haut ausgeschieden worden sind, einen schlimmen, blasenbildenden Ausschlag, das sog. Hautverbrühungssyndrom, auslösen (s. *Nekrolyse, epidermale*).

Staphylokokken sind ebenfalls normalerweise auf Nasen- und Mundschleimhaut vorhanden. Wenn der Schleim, z.B. bei einer Virusinfektion, sich nicht aus der Lunge löst bzw. abgehustet wird, können sich diese Bakterien in der Lunge ausbreiten und eine *Lungenentzündung* verursachen.

Bei Frauen, die während der Menstruation Tampons verwenden (besonders bei stark absorbierenden), können sich Toxin-bildende Staphylokokken in der Scheidenschleimhaut ansiedeln und ein *toxisches Schocksyndrom* auslösen. Eine weitere Staphylokokkenart kann *Harnwegsinfektionen* auslösen.

Staphylokokken gelangen gelegentlich in größeren Mengen – z.B. durch Ausbreitung einer Hautinfektion oder bei einer Injektion mit einer Nadel – in den Blutstrom und können dann einen *septischen Schock*, eine infektiöse *Arthritis*, eine *Osteomyelitis* oder eine bakterielle *Endokarditis* verursachen .

Eine *Lebensmittelvergiftung* durch Staphylokokken ist die Folge der Aufnahme von Toxinen, die von den Bakterien ausgeschieden wurden. Eine häufige Ansteckungsursache ist eine Pustel auf der Haut von Personen, die mit Lebensmitteln in Berührung kommen.

Stärke

s. *Kohlenhydrate*

Staroperation

Entfernung einer getrübten Augenlinse (grauer Star) zur Wiederherstellung des Sehvermögens. Eine S. wird meistens dann durchgeführt, wenn die Trübung der Linse so weit fortgeschritten ist, daß die Patienten unter einer schwerwiegenden Beeinträchtigung ihres Sehvermögens leiden.

Sobald sich ein *grauer Star* (Katarakt) ausgebildet hat, sind die Veränderungen

OPERATIONSTECHNIK BEI GRAUEM STAR

Bei einer intakten, gesunden Linse können die Lichtstrahlen ungehindert passieren. Auch bei Trübungen wird das Sehvermögen erst dann eingeschränkt, wenn der zentrale Linsenbereich beeinträchtigt ist.

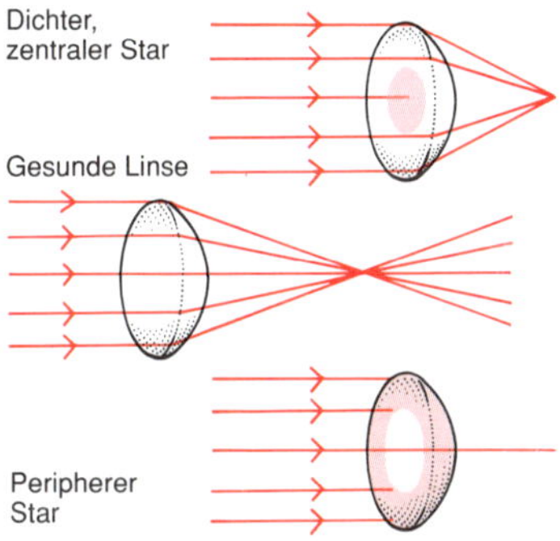

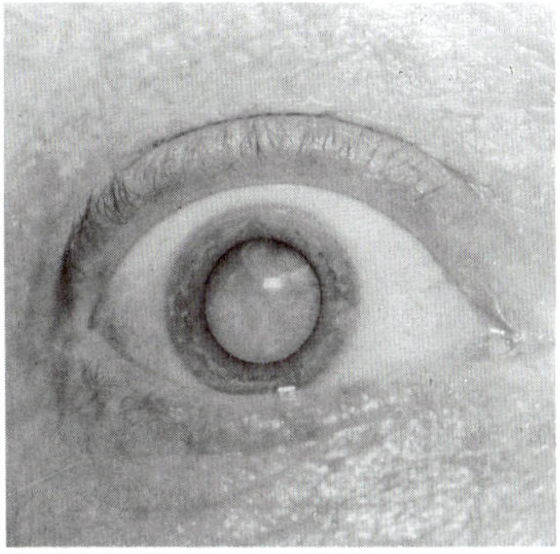

1 Bei der Vorbereitung zu einer Operation werden Hornhaut und Augenlänge vermessen und dann die Stärke des Linsenimplantats berechnet, die zur völligen Wiederherstellung des Sehvermögens nötig ist. Die Operation wird entweder unter örtlicher Betäubung oder Vollnarkose durchgeführt, so daß auf jeden Fall Schmerzfreiheit besteht. Mit feinsten Instrumenten wird bei mikroskopischer Vergrößerung operiert.

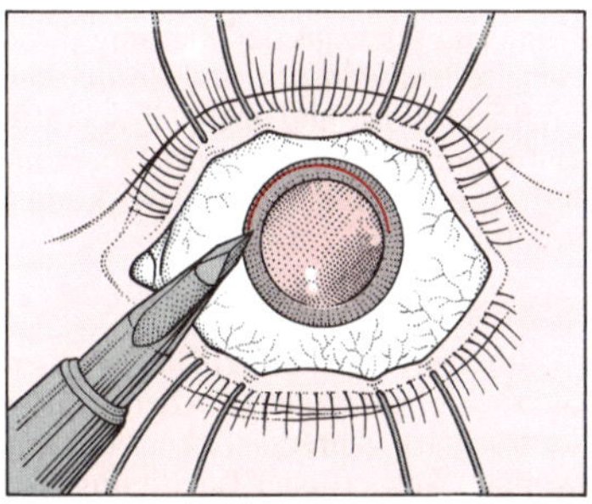

2 Vor der Operation wird die Pupille mit Augentropfen erweitert, wodurch der größte Teil der Linsenvorderfläche sichtbar wird. Mit einem feinen Diamantschneider wird ein Schnitt um den oberen Rand der Hornhaut gelegt.

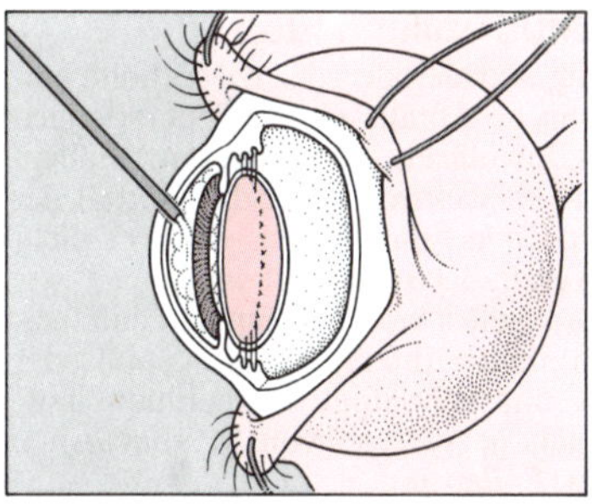

3 Eine kleine Menge eines duchsichtigen Gels (Natriumhyaluronat) wird in den Raum zwischen Hornhautrückseite und Linse injiziert, um ihn offenzuhalten.

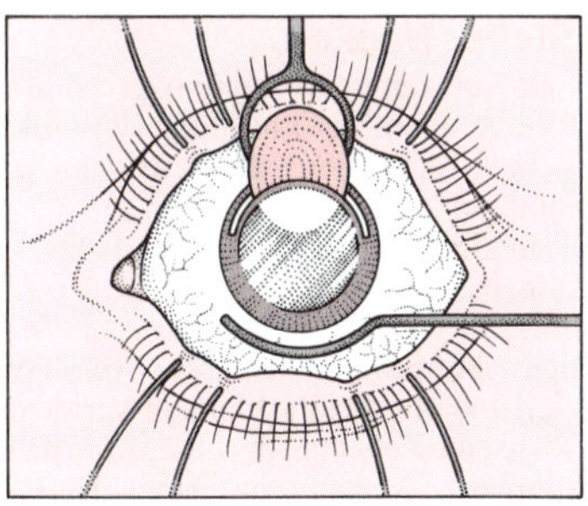

4 Anschließend werden ein Großteil des Zentrums der vorderen Linsenkapsel, der harte Kern sowie die weichen Teile der Linse sorgfältig entfernt. Die hintere Linsenkapsel ist somit freigelegt und bleibt stehen.

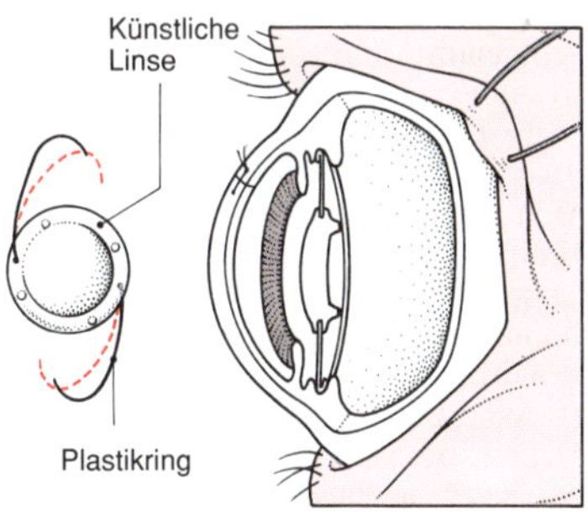

5 Das künstliche Implantat wird in die natürliche Linsenkapsel eingeschoben. Plastikringe halten es in der richtigen Position. Der Hornhautschnitt wird mit einem dünnen Nylonfaden vernäht.

der Linse irreversibel, und das Sehvermögen kann nur dadurch wiederhergestellt werden, daß die getrübte Linse entfernt wird. In der Vergangenheit mußten die Patienten sehr dicke, stark vergrößernde "Starbrillen" tragen, die unbequem schwer waren und durch ihre große Stärke an den Rändern des eingeschränkten Gesichtsfeldes Verzerrungen verursachten. Die entfernte Linse wird heutzutage während der Operation durch ein winziges, im Auge verbleibendes Plastikimplantat ersetzt, und deshalb werden so dicke Brillengläser nur noch unter bestimmten Umständen verwendet.

SO WIRD ES GEMACHT

Verschiedene Techniken werden angewendet; im bebilderten Kasten links wird eine typische Staroperation beschrieben.

Die Linse kann mit Kapsel durch eine Sonde abgesaugt werden (durch Injektion eines Verdauungsenzyms wird das Gewebe in der vorderen Augenkammer gelockert). In diesem Fall wird die Linse durch ein Implantat ersetzt, das entweder in die Pupille eingefügt oder vor der Iris angepaßt wird. Andererseits kann die Linsenflüssigkeit aus der Kapsel gesaugt und durch ein Implantat ersetzt werden. Dieses wird durch Ringe oder Flansche gestützt, die es in einer zentralen Lage halten. Das Implantat kann auch vor der Pupille angebracht werden.

Vor einer Operation wird die Krümmung der Hornhaut und (durch Ultraschall) die Länge des Auges gemessen; dadurch ist es oft möglich, die Stärke des Linsenimplantats genau zu berechnen, die zur Wiederherstellung des normalen Sehvermögens nötig ist. Einige Patienten müssen jedoch nach einer Operation, zumindest zum Lesen, Gläser tragen.

Für einige Patienten sind diese intraokulären Linsenimplantate ungeeignet. Diese Patienten waren zum großen Teil schon vorher an anderen Augenleiden erkrankt. Bei jungen Patienten sind manche Augenärzte außerdem gegen intraokuläre Linsen, da man noch nicht genau weiß, wie lange so ein Implantat hält. In diesen Fällen bewirken Kontaktlinsen nach einer Operation ein ausgezeichnetes Sehvermögen; heutzutage tragen viele Menschen solche Linsen.

REKONVALESZENZ

Die meisten Patienten können das Krankenhaus ein paar Tage nach der Operation verlassen. In einigen Fällen werden die Patienten noch am selben Tag entlassen, vorausgesetzt sie können während der nächsten Tage fachärztlich überwacht werden.

Der Hornhautschnitt heilt nach etwa einem Monat, aber die Hornhautkrüm-

S

mung bleibt erst nach ca. zwei Monaten konstant, vorher können keine Gläser angepaßt werden.

Normalerweise sind die S.sergebnisse ausgezeichnet, allerdings nur dann, wenn keine andere Ursache für die Verschlechterung des Sehvermögens vorlag.

Starre

s. *Rigor; Rigor mortis*

Stase

Verlangsamung oder Stillstand eines Flusses. Bei einer venösen Stase ist z.B. der Blutfluß durch eine oder mehrere Venen vermindert oder zum Stillstand gekommen.

Stationäre Behandlung

Pflege oder Therapie, die Patienten in einem Krankenhaus erhalten.

Statistik, medizinische

Wissenschaft, die sich mit der Sammlung und Analyse medizinisch relevanten Zahlenmaterials befaßt.

Informationen über *Prävalenz* und *Inzidenz* verschiedener Störungen und Erkrankungen, sowohl in der allgemeinen Bevölkerung wie auch bei bestimmten Bevölkerungsgruppen, sind ein wichtiger Aspekt der medizinischen Statistik. Diese Wissenschaft befaßt sich auch mit so unterschiedlichen Themen wie Wartezeiten in Kliniken für ambulante Patienten, Infektionshäufigkeit nach Operationen, Häufigkeit von Nebenwirkungen bestimmter Arzneimittel und der Auswertung verschiedener Therapieformen. Heute beschäftigen alle medizinischen Forschungsinstitute Statistiker für die Beratung beim Entwurf und der Interpretation medizinischer Studien sowie für die Auswertung der Daten, die aus diesen Studien gewonnen wurden. Wenn z.B. zwei Therapieformen miteinander verglichen werden sollen – oder wenn die Ergebnisse von erfolgter bzw. nicht erfolgter Therapie miteinander verglichen werden sollen –, beraten Statistiker bezüglich der notwendigen Mindestfallzahl, die zur Ermittlung eines gültigen Ergebnisses benötigt wird, hinsichtlich der Methodologie, darüber, welche Patienten in welche Therapiegruppen eingeteilt werden sollen, wie oft Therapieergebnisse erstellt werden sollen und wie die Ergebnisse statistisch ausgewertet werden sollen. (S.a. *Statistik, Volksgesundheit*)

Statistik, Volksgesundheit

Beurteilung des Gesundheitszustandes einer Bevölkerung, die auf der Sammlung von Daten über die Geburts- und Todesraten sowie Todesursachen (s. *Mortalität*) beruht. Heutzutage wird in den meisten westlichen Ländern bei einem Todesfall ein Totenschein ausgestellt (meistens durch einen praktischen Arzt), danach erfolgt ein Eintrag in ein staatliches Register. Anschließend erfolgt eine Einteilung nach der Todesursache, und Faktoren wie Alter, Geschlecht, Beruf, soziale Schicht und ethnische Gruppe werden analysiert.

Ein Vergleich der Statistiken der Volksgesundheit der verschiedenen Länder (oder Regionen innerhalb eines Landes) liefern einen Maßstab für die relative Gesundheit der Bevölkerung als Ganzes. Ein detaillierter Vergleich kann auch Unterschiede zwischen sozialen Schichten oder ethnischen Gruppen aufzeigen. (S.a. *Lebenserwartung*; *Statistik, medizinische*).

Status asthmaticus

Über Stunden oder Tage andauernder, schwerer *Asthma*anfall. Ein S.a. ist eine schwere und potentiell lebensbedrohliche Erkrankung, die dringend behandelt werden muß (s. *Asthma bronchiale*).

Status epilepticus

Lang andauernde oder wiederholte epileptische Anfälle ohne Wiedererlangen des Bewußtseins zwischen den Anfällen. Ein S.e. ist ein medizinischer Notfall, der zum Tode führen kann, wenn er nicht unverzüglich behandelt wird.

Ausgelöst werden kann S.e. durch einen akuten Infekt, Alkoholgenuß oder das unregelmäßige Einnehmen bzw. plötzliche Absetzen von *Antikonvulsiva*. (S.a. *Epilepsie*)

Staublunge

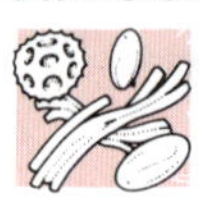

Gruppe von Lungenerkrankungen, die dadurch verursacht werden, daß – normalerweise am Arbeitsplatz – über mehrere Jahre hinweg Staubpartikel eingeatmet und vom Lungengewebe absorbiert werden. Hier können sie eine *Fibrose* (Bildung von Narbengewebe) und – infolge der fortschreitenden Lungenschädigung – eine Beeinträchtigung der körperlichen Leistungsfähigkeit verursachen. Die Hauptsymptome sind Husten und Atemnot. Wenn Staub eingeatmet wird, der Kohle, Kieselerde, Talk oder Asbest enthält, können 10 Jahre vergehen, bis sich ein Lungenschaden entwickelt (s.a. *Pneumokoniose*).

Die Menschen weisen hinsichtlich ihrer Anfälligkeit für die Entwicklung einer S. beträchtliche individuelle Unterschiede auf. Deswegen sollen alle Arbeiter in den entsprechenden Industriezweigen regelmäßig ärztlich untersucht werden, damit gewährleistet ist, daß jedes Krankheitsanzeichen frühzeitig entdeckt wird und ein ernsthafter Schaden somit verhindert werden kann.

Stauung

s. *Milchstauung*

STD

Abk. für (engl.) **s**exually **t**ransmitted **d**iseases, d.h. sexuell übertragbare Krankheiten. Der von der *WHO* verwendete Begriff bezieht sich nicht nur auf die klassischen *Geschlechtskrankheiten*, sondern schließt auch andere, nicht ausschließlich durch sexuellen Kontakt übertragbare Krankheiten mit ein. So können z.B. auch *Virushepatitis* und *AIDS* zu dieser Gruppe gezählt werden (s. S. 995).

Steatorrhoe

Übermäßiger Fettanteil im Stuhl (Fettstuhl). Eine S. zeichnet sich durch einen übelriechenden, massigen, lockeren, fettigen, hellen Stuhl aus, der manchmal auf der Wasseroberfläche in der Toilette schwimmt und nur schwer weggespült werden kann. Eine S. tritt bei Krankheiten, bei denen der Abbau und die Absorption von Fetten aus der Nahrung (besonders bei *Pankreatitis* und *Zöliakie*) beeinträchtigt ist, und nach der operativen Entfernung großer Teile des Dünndarms auf. S. ist auch eine Nebenwirkung bestimmter *Lipidsenker*.

Stechen

Vorübergehende, plötzliche, stechende Schmerzen im Bauch oder der Seite (Seitenstechen) während starker oder ungewohnter körperlicher Betätigung, meist beim Laufen. Die Ursache ist wahrscheinlich auf der rechten Seite der Dehnungsschmerz der Leberhülle (bzw. -kapsel) und links der Milzhülle (bzw. -kapsel) aufgrund der stark gesteigerten Durchblutung dieser Organe.

Steifer Nacken

Sehr verbreitetes Symptom, gewöhnlich infolge einer Verkrampfung (unwillkürliche Kontraktion) der seitlichen oder hinteren Nackenmuskulatur.

In den meisten Fällen tritt ein s.N. plötzlich und ohne erkennbare Ursache auf. Oft wird das Symptom zuerst nach dem Aufwachen bemerkt. Wenn man sich unbemerkt eine kleinere Verletzung – wie eine Zerrung oder eine *Subluxation* (teilweise Verrenkung) eines Halswirbelgelenks – zuzieht und dabei ein Nerv gereizt wird, ist oft ein s.N. die Folge.

Ein s.N. kann auch die Folge einer Muskelverkrampfung aufgrund eines *Bandscheibenvorfalls* oder eines *Peitschenhieb-Syndroms* sein. Relativ seltene, aber potentiell gefährliche Ursachen

INZIDENZ VON GONORRHOE IN DEUTSCHLAND (FRÜHERES BUNDESGEBIET)

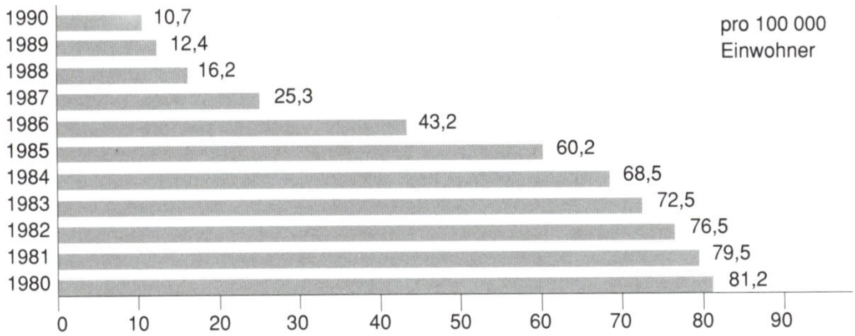

Gonorrhoe (Tripper)
Seit 1978 sind die Fallzahlen zwar stetig gesunken, doch bleibt die Gonorrhoe nach wie vor eine der häufigsten Geschlechtskrankheiten.

INZIDENZ VON SYPHILIS IN DEUTSCHLAND (FRÜHERES BUNDESGEBIET)

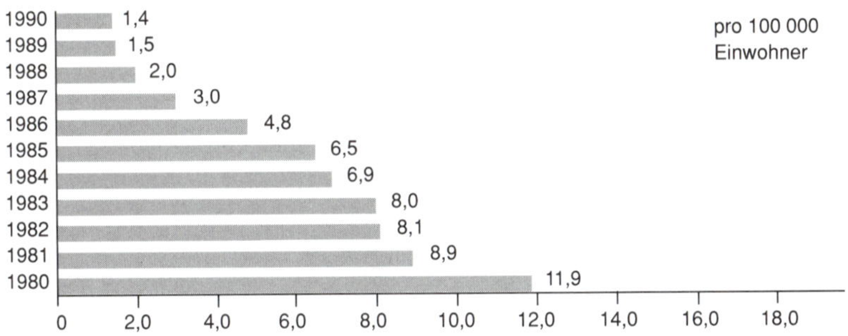

Syphilis (Lues)
Der deutliche Rückgang der Syphiliszahlen bei Männern hat vermutlich mit geändertem sexuellem Verhalten von Homosexuellen wegen der AIDS-Gefahr zu tun.

GEMELDETE AIDS-FÄLLE IN DER BUNDESREPUBLIK DEUTSCHLAND

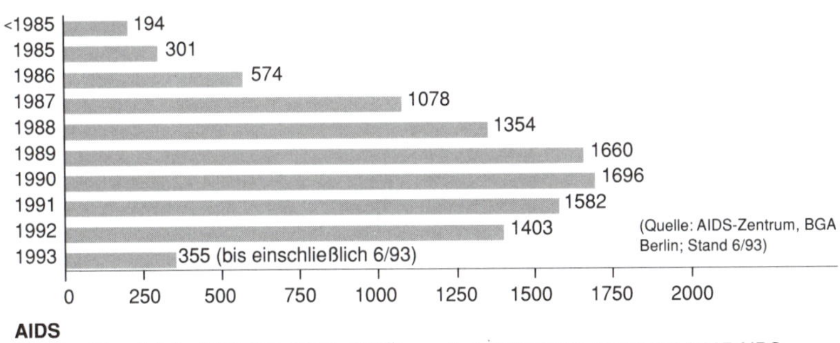

AIDS
Die Graphik zeigt die AIDS-Fallzahlen, jeweils dem Jahr der Diagnosestellung zugeordnet. Sie schließen ab 1986 auch die Meldungen aus den neuen Bundesländern ein. Bis Ende Juni 1993 waren insgesamt 9 997 AIDS-Fälle registriert, davon 5 468 als verstorben gemeldet. Zum gleichen Zeitpunkt waren 57 767 Fälle von HIV-Infektionen gemeldet.

für einen steifen Nacken sind *Hirnhautentzündung* (Meningitis) und *Wundstarrkrampf* (Tetanus). In diesen Fällen ist ein s.N. meist von Kopfschmerzen, Erbrechen, Fieber, Photophobie (Lichtüberempfindlichkeit) und starken Schmerzen beim Beugen des Nackens begleitet.

THERAPIE
Eine leichte Nackensteife kann durch sanfte Massage, Wärme und Auftragen entsprechender wärmeerzeugender Salben oder *Linimente* (z.B. Forapin ®) gelindert werden. Bei starker oder länger andauernder Steifheit oder bei Auftreten von zusätzlichen Meningitissymptomen muß ärztliche Hilfe in Anspruch genommen werden. (S.a. *Torticollis*)

Steifheit
(*F.* Rigidität) Dieser Begriff bezieht sich auf Schwierigkeiten beim Bewegen eines Gelenks, eingeschränkte Bewegungsfähigkeit in einem Gelenk oder auf Schwierigkeiten beim Dehnen eines Muskels.

Ursachen für Gelenks. sind *Arthritis* (Entzündung der Gelenkoberflächen) und *Bursitis* (Entzündung der Gelenkhaut). Eine *chronische Polyarthritis* ist gekennzeichnet durch Gelenks. während der ersten paar Stunden nach dem Aufwachen. Ursachen für Muskels. sind *Krampf* und *Spastizität* (erhöhte Muskelrigidität).

Steigbügel
(*F.* Stapes) Innerstes der drei Gehörknöchelchen (winzige schalleitende Knochen im Mittel*ohr*). Der S. heißt so wegen seiner Form und ist der kleinste Knochen. Sein Kopf ist mit dem Amboß gelenkig verbunden, sein Boden paßt in das Vorhoffenster in der Innenohrwand.

Eine *Otosklerose* führt zu einer zunehmenden knöchernen Fixation des Steigbügels; als Folge kann der Schall nicht mehr zum Innenohr weitergeleitet werden. Eine Hörstörung aufgrund einer *Otosklerose* kann durch eine Operation, die sog. *Stapedektomie,* behoben werden.

Stein
Harte Ablagerung auf den Zähnen (*Calculus dentis*) oder eine kleine, harte, kristalline Masse, die sich aus Stoffen, die in Flüssigkeiten wie Galle, Harn oder Speichel vorkommen, gebildet hat. Gewöhnlich bilden sich ein S. oder S.e in Gallenblase, Gallengängen (*Gallensteine*), Nieren (*Nierenstein*), Harnblase (*Harnstein*) oder Speicheldrüsen (Speichelstein). Sie können symptomlos bleiben oder starke Schmerzen verursachen und müssen dann behandelt werden (durch Auflösen, Zertrümmern oder operative Entfernung).

Steinkohlenteer
Dicke, schwarze, klebrige Substanz, die aus Kohle destilliert wird. Bestimmte Substanzen daraus sind gebräuchliche Inhaltsstoffe in Salben und einigen medizinischen Shampoos. Diese Präparate enthalten auch oft *Antiseptika* und *Kortikosteroide* und werden für Haut- und Kopfhauterkrankungen wie *Schuppenflechte* und einige Formen von Dermatitis und *Ekzemen* verschrieben.

S

Stein-Leventhal-Syndrom

Polyzystisches Ovar, durch Oligomenorrhoe (zu seltene) oder *Amenorrhoe* (ausbleibende Menstruation), *Unfruchtbarkeit*, *Hirsutismus* (abnormer Haarwuchs) und *Fettleibigkeit* gekennzeichnet.

Bei den meisten Frauen mit S.-L.-S. tritt die Menarche (Beginn der Menstruation) im üblichen Alter ein. Nach ein oder zwei Jahren regelmäßiger Menstruation werden die Perioden unregelmäßig und hören dann ganz auf. Bei ungefähr 50 Prozent der Fälle sind Hirsutismus, der sich ab dem Zeitpunkt der Menarche entwickelt, und Fettleibigkeit die Folgen.

URSACHE

Ein S.-L.-S. entwickelt sich aus einem Ungleichgewicht zwischen dem luteinisierenden Hormon (LH) und dem follikelstimulierenden Hormon (FSH), zwei *gonadotropen* (auf die Geschlechtsorgane wirkenden) *Hormonen*, die von der *Hypophyse* produziert werden. Die Eierstöcke werden durch den LH-Überschuß stark stimuliert, und es besteht ein relativer FSH-Mangel. Als Folge davon verringert sich die Zahl der Eisprünge, und die Produktion von *Testosteron* in den Eierstöcken steigt.

DIAGNOSE

Zur Bestätigung der Diagnose müssen Tests zur Bestimmung der Hormonspiegel im Blut durchgeführt werden. Anschließend erfolgt eine *Ultraschall-Diagnostik* der Eierstöcke und/oder eine *Laparoskopie* (Untersuchung der Bauchhöhle mit einem optischen Instrument).

THERAPIE

Die Krankheit kann mit dem Antiöstrogen *Clomifen* (z.B. Dyneric ® +), *Progesteron*-Präparaten, LH-RH (Luteinisierungshormon-freisetzender Faktor) oder *oralen Kontrazeptiva* (s. *Empfängnisverhütungsmittel, orale*) behandelt werden.

In seltenen Fällen wird ein keilförmiges Stück Eierstockgewebe operativ entfernt, wodurch sich die Hormonproduktion unerklärlicherweise für eine gewisse Zeit normalisiert.

Die jeweils angewendete Therapieform hängt von der Schwere der Symptome ab sowie davon, ob die Frau schwanger werden möchte.

Frauen mit S.-L.-S. haben oft einen hohen Östrogenspiegel, wodurch das Risiko eines *Gebärmutterkrebses* erhöht ist. Eventuell wird eine Therapie mit Progesteron zur Wiederherstellung des hormonellen Gleichgewichts und zur Verminderung dieses Krebsrisikos empfohlen.

Steinschnitt

s. *Lithotomie*

Steinschnittlage

Lage, bei der der Patient mit abgewinkelten und weit gespreizten Beinen auf dem Rücken liegt. Ursprünglich wurde diese Lage bei einer operativen Entfernung der Blasensteine angewendet, heute wird sie bei *Beckenuntersuchungen*, *Geburten* und vielen verschiedenen Bekkenoperationen angewendet. Füße und Beine werden dabei auf Stützen gelagert.

Steinzertrümmerung

s. *Lithotripsie*

Steißbein

(*F.* Os coccygis) Kleiner, dreieckiger Knochen unterhalb des Kreuzbeins. Er besteht aus vier verkümmerten Wirbeln, die miteinander verwachsen sind, und ist ein Überrest der schwanzartigen Knochenstruktur unserer biologischen Vorfahren.

Zusammen mit dem darüberliegenden, viel größeren *Kreuzbein* bildet das S. den hinteren Mittelteil des Beckens – eines schüsselförmigen knochigen Gebildes, das die Unterleibsorgane (Gebärmutter und Blase) schützt.

Die Verbindung von S. und Kreuzbein gestattet nur eine geringe Beweglichkeit. Mit zunehmendem Alter wachsen Steißbein und Kreuzbein gewöhnlich zusammen.

ANATOMIE DES STEISSBEINS

Das Steißbein besteht aus vier miteinander verwachsenen Knochen. Zusammen mit dem Kreuzbein bildet es den hinteren Teil des Beckens.

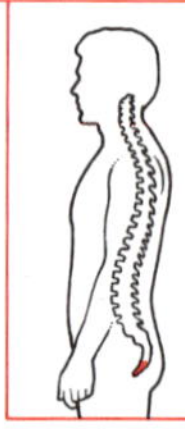

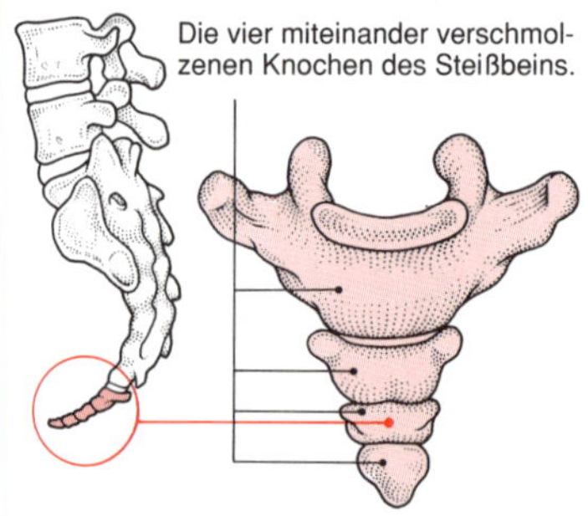

Steißbeinschmerz

s. *Kokzygodynie*

Steißgeburt

Entbindung, bei der der Steiß des Kindes der vorangehende Teil ist.

Ungefähr um die 32. Schwangerschaftswoche haben die meisten Babys eine Lage mit dem Kopf nach unten in der Gebärmutter eingenommen, ca. drei bis vier Prozent nehmen jedoch eine Steißlage ein – der Kopf liegt dann am oberen Ende der Gebärmutter. Oft nimmt bei Zwillingen ein Baby die Steißlage ein. Um die 34. Woche herum versuchen einige Geburtshelfer, ein Baby mit einer Steißlage so zu drehen, daß es mit dem Kopf nach unten weist.

Wenn dieser Versuch mißlingt, wird das Baby bis zur Entbindung in der Steißlage belassen. Eine Steißentbindung macht die Geburt sowohl für die Mutter als auch für das Baby schwerer, da sich der Steiß des Babys nicht so gut wie der Kopf seinen Weg durch den Geburtskanal bahnen kann. Normalerweise wird eine *Episiotomie* (Dammschnitt) durchgeführt, damit das Baby einen leichteren Durchtritt hat; häufig wird zur Gewährleistung eines glatten Durchtritts des Kopfes eine Geburtszange verwendet.

Wenn ein Baby mit einer Steißlage einen großen Kopf hat oder der Beckengürtel der Mutter klein ist, kann vor Eintritt der Wehen ein *Kaiserschnitt* durchgeführt werden. Einige Geburtshelfer empfehlen für die meisten Babys mit einer Steißlage den Kaiserschnitt, besonders wenn das Baby in der Fußlage (Füße zuerst) ist oder wenn eine Frau keine vorherige Vaginalgeburt hatte, da ein erhöhtes Risiko von *Geburtsverletzungen* für das Kind besteht. In anderen Fällen beruht die Entscheidung über einen Kaiserschnitt auf Untersuchungsergebnissen einschließlich *Röntgen*aufnahmen und *fetaler Herztonregistrierung*.

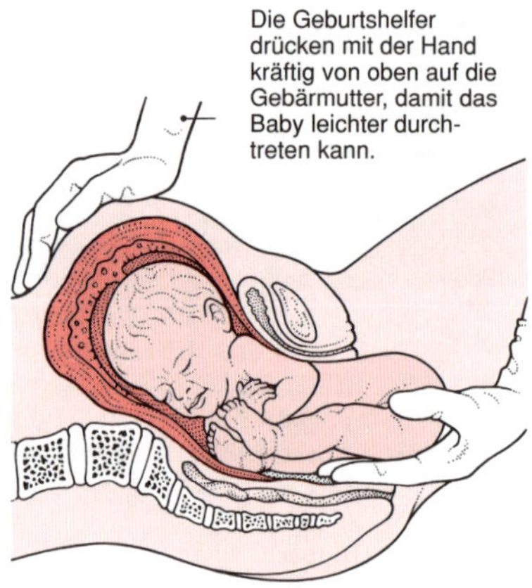

Entbindung bei einer Steißlage
Zuerst werden der Steiß und dann die Beine entbunden. Vor der Entbindung des Kopfes kann ein Dammschnitt durchgeführt werden.

Stellwehe

Vorwehen, durch die der Kopf des Babys in das kleine Becken eintritt. S.n treten für gewöhnlich in den letzten drei Schwangerschaftswochen auf, wodurch im Oberbauch mehr Raum geschaffen wird und somit der Druck unter den Rippen vermindert wird.

Stenose

Verengung eines inneren Hohlorgans, z.B. des Darms oder der Blutgefäße. Mit *Aortens.* wird die Verengung der Aortenklappe am Ausgang der linken Herzkammer, mit *Pyloruss.* die Verengung des Magenausgangs bezeichnet.

Sterbebetreuung

Menschen, die dem Tode nahe sind, sollten physisch und psychologisch betreut werden, damit sie in der letzten Phase ihres Lebens möglichst wenig unter Schmerzen, Beschwerden und emotionalen Belastungen leiden müssen.

Dank einer guten medizinischen Versorgung sind heute viele Todkranke, auch Krebskranke, weitgehend frei von Schmerzen und physischen Beschwerden. Emotionale Belastungen bei Sterbenden können durch Verständnis und Einfühlungsvermögen seitens der betreuenden Personen gering gehalten werden. Für die Betreuung kommen etwa Ärzte oder Angehörige anderer medizinischer Berufe, psychologische Berater, Sozialarbeiter, Geistliche, Familienangehörige oder Freunde in Frage. Familienangehörige und Feunde sollten sich vor Augen halten, daß die Betreuung von sterbenden Menschen eine große emotionale Belastung bedeuten kann. Betroffene leiden oft unter Schuldgefühlen, nicht genug für den Sterbenden tun zu können. Auch für sie ist eine psychologische Betreuung unter Umständen hilfreich.

ÜBER DEN TOD SPRECHEN

In den letzten zwanzig Jahren hat es sich in der Ärzteschaft durchgesetzt, Todkranken, besonders Krebspatienten, die Wahrheit hinsichtlich ihrer Diagnose mitzuteilen. Im allgemeinen wird das Sterben erleichtert, wenn der Kranke über den wahrscheinlichen Ausgang seiner Krankheit sprechen und sich so auf den sich nahenden Tod vorbereiten kann. Es gibt jedoch auch Menschen, die es vorziehen, nichts über ihren Zustand zu erfahren, und jegliches Wissen abblocken. Die Bedürfnisse und Wünsche des Patienten sollten an oberster Stelle stehen. Bisweilen mögen sie nicht klar zum Ausdruck kommen, weshalb den betreuenden Personen hier ein hohes Maß an Aufmerksamkeit und Verständnis abverlangt wird. Ein behutsames Herantasten ist manchmal notwendig, um mit Gewißheit herauszufinden, wieviel ein Sterbender tatsächlich über seinen Zustand erfahren will bzw. verkraften kann.

Manchmal sind Familienangehörige unfähig, über den Tod zu sprechen, obwohl der im Sterben Liegende selbst dies erklärtermaßen vorziehen würde. Dies kann dazu führen, daß der Kranke sich sehr isoliert fühlt. Manchmal ist es für Sterbende leichter, mit jemandem zu sprechen, der nicht verwandt ist. Speziell ausgebildete Personen können unter Umständen bei der Verständigung zwischen dem Kranken und seiner Familie behilflich sein.

PHYSISCHE BETREUUNG

Die meisten Todkranken fürchten vor allem Schmerzen. Heute kann jedoch praktisch jeder Schmerz durch *Analgetika* (Schmerzmittel) gelindert werden. Durch die regelmäßige Gabe leichterer Medikamente wird der Schmerz schon im Entstehen unterdrückt, und der Patient bleibt dabei dennoch wach und teilnahmefähig. Starke Betäubungsmittel wie Morphin und andere Opiate werden gewöhnlich gegen schwere Schmerzzustände bei Todkranken eingesetzt.

Wenn Analgetika zur Schmerzunterdrückung ungeeignet sind, müssen andere Methoden herangezogen werden. Hierzu gehören die *Nervenblockade* (bei der Nervenbahnen, die Schmerzimpulse vom Körper zum Gehirn leiten, durch eine Injektion oder einen chirurgischen Eingriff blockiert werden), die *Chordotomie* (Durchtrennung von bestimmten Nervenfasern des Rückenmarks) und *transkutane elektrische Nervenstimulation*, deren Wirksamkeit durch die gleichzeitige Gabe von Betäubungsmitteln allerdings vermindert wird.

Nicht nur Schmerz, sondern auch andere körperliche Symptome können zu Belastungen führen. Übelkeit und Erbrechen können Probleme bereiten, wenn Leber oder Nieren nicht mehr richtig funktionieren. Mit einer Kombination mehrerer Medikamente kann die Symptomatik bisweilen unter Kontrolle gebracht werden. Ein Hindernis in der Speiseröhre kann zu Erbrechen oder Schluckschwierigkeiten führen und muß eventuell durch *Laserbehandlung* mittels *Endoskop* entfernt werden. Ein weiteres, bei Sterbenden oft auftretendes Problem ist Atemlosigkeit, die durch Morphine gelindert werden kann.

Ständig Bettlägerige können durch das lange Liegen steif werden oder Schmerzen bekommen. Das Wohlbefinden des Patienten kann verbessert werden, wenn ihm geholfen wird, so aktiv wie möglich zu bleiben.

In der letzten Phase sind viele Sterbende ruhelos und leiden unter Atemschwierigkeiten aufgrund einer *Herzinsuffizienz* oder einer *Lungenentzündung*. Auch diese Symptome können durch Medikamente und durch eine bequemere Lage des Patienten gelindert werden.

PSYCHOLOGISCHE BETREUUNG

Emotionale Betreuung ist mindestens genauso wichtig wie Schmerzlinderung. Viele Menschen empfinden beim Gedanken an den Tod Angst und Depressionen. Auch Schuldgefühle und Bedauern von Vergangenem sind häufige Reaktionen. Letzten Endes jedoch finden die meisten Sterbenden einen Weg, mit der Aussicht auf den nahen Tod zurechtzukommen, wenn sie Liebe und fürsorgliche Unterstützung von Familie, Freunden und anderen erfahren. Manchmal werden zur Linderung schwerer Depressionen *Antidepressiva* verschrieben. Ein Hauptgrund für Angst und Depression ist häufig die Angst vor einem qualvollen Ende. Dem Patienten sollte die Gewißheit gegeben werden, daß eine ausreichende Schmerzbehandlung zu jeder Zeit aufrechterhalten bleibt und daß sie, selbst wenn der Tod nahe ist, keinerlei Leiden fürchten müssen. Die meisten Menschen werden vor dem Tod bewußtlos und sterben "im Schlaf". Auch die Angst vor Abhängigkeit und dem Verlust der Würde können große Belastungen sein. Der Sterbende sollte soviel wie möglich an den Gesprächen der Familie und an Entscheidungen für die Zukunft teilhaben können.

Die Vorbereitung auf den Tod schließt auch praktische Angelegenheiten mit ein, wie etwa ein Testament aufzusetzen, oder auch weniger konkrete Dinge, wie etwa zu sagen "es tut mir leid" oder "danke" oder aber auch "auf Wiedersehen". Auch Glaube und geistlicher Beistand sind für viele Menschen von großer Bedeutung. Das vielleicht wichtigste Bedürfnis Todkranker ist die Sehnsucht nach Verständigung. Verwandte, Freunde und Betreuer müssen bereit sein, sich gemeinsam um die Belange des Sterbenden zu kümmern.

ZU HAUSE ODER IM KRANKENHAUS STERBEN

Die Behandlung der meisten Krebsarten erfordert, zumindest phasenweise, die medizinisch-technischen Einrichtungen eines Krankenhauses. Viele Todkranke ziehen es jedoch vor, nach Hause zurückzukehren, wenn ihr Ende sich abzeichnet. Auch die Familien entscheiden sich oft dafür, den Sterbenden zu Hause zu pflegen. Nur wenige Todkranke brauchen über längere Zeiträume komplizierte, künstliche Ernährung. Die Liebe und das Verständnis, das sie nun brauchen, erhalten sie am besten, wenn sie zu Hause betreut werden. Hier kann der Sterbende gewiß sein, seine Würde und Unabhängigkeit zu wahren, muß sich nicht isoliert fühlen und kann am Familienleben teilhaben. Andererseits ist ein Krankenhaus für akute Krankheitsphasen besser ausgerüstet.

HOSPIZE

Hospize sind kleine, oftmals an ein Krankenhaus angegliederte Pflegeeinrichtungen, die speziell auf die Betreuung Sterbender und ihrer Familien ausgerichtet sind. Die Anzahl der Hospize hat in den letzten Jahren erheblich zugenommen. Im Hospiz fehlt der routinemäßige Tagesablauf, wie er im Krankenhaus stattfindet. Anstelle dessen richten sich die Bemühungen des Personals, das speziell für die Betreuung Sterbender ausgebildet ist, auf die Linderung körperlicher Schmerzen und seelischer Belastungen. Die Hospiz-Idee basiert auf der Philosophie, daß Sterbende und ihre Familien Hilfe, Betreuung und Verständnis brauchen. Es gibt auch Gegenargumente, etwa daß der Sterbende die Konfrontation mit anderen Sterbenden als deprimierend empfinden könnte. Es hat sich jedoch erwiesen, daß die meisten Menschen, die im Hospiz sterben, innere Ruhe finden, da der Tod in Frieden eintritt.

Sterbehilfe

s. *Euthanasie*

Stereotaktische Hirnoperation

Hirnoperation, bei welcher feine Instrumente durch eine in der Schädeldecke angebrachte Öffnung eingeführt und unter *Röntgen*- oder *CT*-Kontrolle in bestimmte Bereiche geleitet werden.

WARUM ES GEMACHT WIRD

S. H.en werden zur Behandlung von *Hypophysentumoren* durchgeführt, bei welchen die Drüse entweder entfernt oder ein radioaktives Implantat in die Drüse eingesetzt wird, das den Tumor zerstören soll. Zu den Anwendungsbereichen gehören außerdem die Hirn-*Biopsie* (Entnahme kleiner Gewebeproben zwecks Analyse), Verpflanzung permanent stimulierender Drähte, um anderweitig nicht behandelbare Schmerzen unter Kontrolle zu bringen, sowie die Zerstörung bestimmter Hirnbereiche zur Behandlung stark beeinträchtigender, psychiatrischer oder neurologischer Störungen, wie eine anderweitig nicht behandelbare *Depression* (s.a. *Psychochirurgie*) oder eine *Temporallappen-Epilepsie*. S.H.en werden auch zur Behandlung der *Parkinson-Krankheit* angewandt, wenn schwerer Tremor durch Medikamente nicht beeinflußt werden kann.

SO WIRD ES GEMACHT

Unter *Lokalanästhesie* oder *Vollnarkose* wird ein justierbarer Metallrahmen mit Schrauben am Schädel befestigt. Der zu behandelnde Bereich wird durch *Röntgenstrahlen* oder *Computertomographie* geortet und die geeignetste Stelle für die Einführung der Instrumente wird mathematisch berechnet. Eine *Schädelpunktion* oder *Kraniotomie* schafft dann eine Öffnung im Schädel, wobei der Winkel des Metallrahmens so ausgerichtet ist, daß durch ihn die ins Gehirn eingeführte Röhre in der richtigen Position gehalten wird. Das jeweils erforderliche Instrument (eine Biopsienadel, ein Skalpell oder eine diathermische Sonde zum Herausschneiden oder Zerstören bestimmter Bereiche) wird für die Operation in die Röhre eingeführt. Während dieses Vorgehens werden Röntgenaufnahmen und computertomographische Aufnahmen gemacht.

STERILISIERUNG DER FRAU

Die Sterilisierung mittels Laparoskopie (unten) ist die gängigste Methode. Beide Eileiter werden durchtrennt oder auf andere Weise unpassierbar gemacht, damit Eizellen und Spermien nicht mehr zur Befruchtung aufeinandertreffen können.

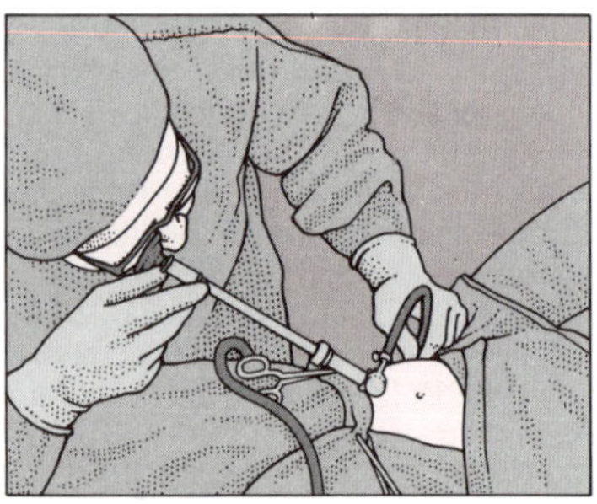

Sterilisierung durch Laparoskopie
Ein Endoskop (Sichtröhre) und ein Operationsinstrument werden durch separate, kleine Schnitte im Unterbauch eingeführt.

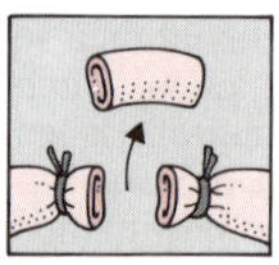

Durchtrennung
Ein kleines Stück des Eileiters wird herangezogen, an beiden Enden fest abgebunden und dann durchtrennt.

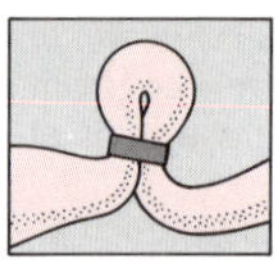

Abbinden
Die Schlinge wird mit einem festen Band abgeschnürt. Diese Art der Sterilisierung kann rückgängig gemacht werden.

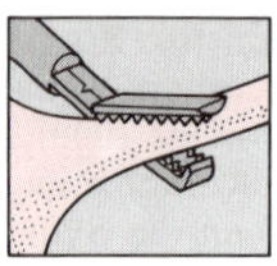

Abklemmen
Mit einem Plastik- oder Metallclip wird der Eileiter blockiert. Theoretisch ist auch diese Methode reversibel.

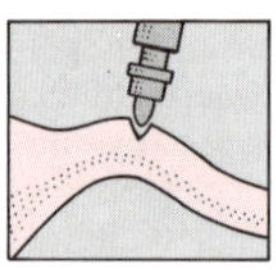

Thermokauter
Elektrokoagulation kann angewandt werden, um den Eileiter zu durchbrennen und so zu versiegeln.

Instrumente
Das Trokar ist ein dreikantiges, spitzes Stilett in einer enganliegenden Kanüle (Schaft), die es vorn überragt, um nach Durchbohren der Bauchdecke zurückgezogen zu werden. Die Kanüle bleibt an Ort und Stelle; durch sie kann mit verschiedenen Instrumenten in der Bauchhöhle der Eingriff gemacht werden.

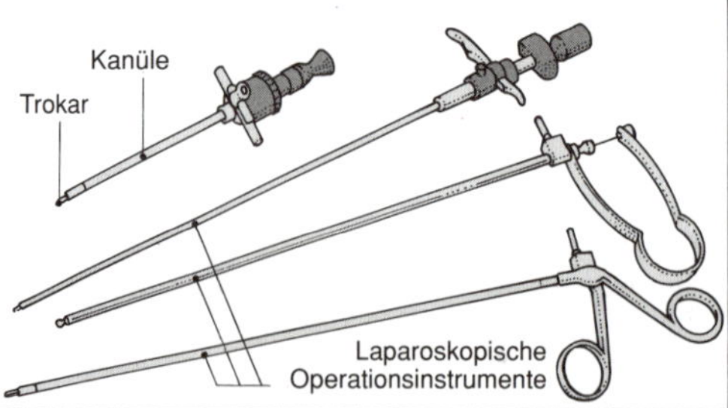

Sterilisation, Sterilisierung

1. Vollständige Zerstörung oder Entfernung lebender Organismen mit dem Zweck der Keimfreiheit.
2. Verfahren, durch welches eine Person die Fähigkeit zur Fortpflanzung verliert. (S. *Sterilisierung der Frau*, *Sterilisierung des Mannes*)

Die Zerstörung von Mikroorganismen ist von zentraler Bedeutung, um der Verbreitung von Infektionen vorzubeugen. Sie kann durch verschiedene physikalische oder chemische Mittel wie Kochen, Dampfbehandlung oder Hochdrucksterilisierung erreicht werden, darüber hinaus durch Bestrahlung mit ultraviolettem Licht, Röntgenstrahlen oder Gammastrahlen sowie durch *Antiseptika* und *Desinfektionsmittel*. Flüssigkeiten können auch mittels extrem feiner Filter sterilisiert werden, die sogar Mikroorganismen abfangen, die so winzig wie Viren sind. Bisweilen werden mehrere Methoden angewandt (Bettücher etwa werden zunächst desinfiziert und dann hochdrucksterilisiert).

Sterilisierung der Frau

(*F.* Tubensterilisation) Häufig angewandte, in der Regel dauerhafte Methode der *Empfängnisverhütung*, bei der die Eileiter verschlossen (Tubenligatur) oder durchtrennt werden, um zu verhindern, daß ein Spermium eine Eizelle erreicht.

WARUM ES GEMACHT WIRD

Frauen, die gar keine oder keine weiteren Kinder möchten, können sich für

STERILISIERUNG DES MANNES

Dieser Eingriff blockiert die Passage von Spermien aus dem Hoden, hindert aber die Prostata und andere Drüsen nicht an der Produktion von Flüssigkeiten, welche den überwiegenden Anteil der Samenflüssigkeit ausmachen. Daher hat der Eingriff nur wenig Einfluß auf die Ejakulatmenge und keinerlei Auswirkung auf den Orgasmus.

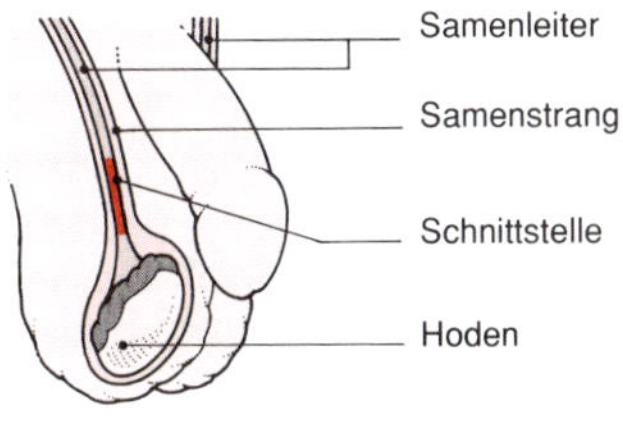

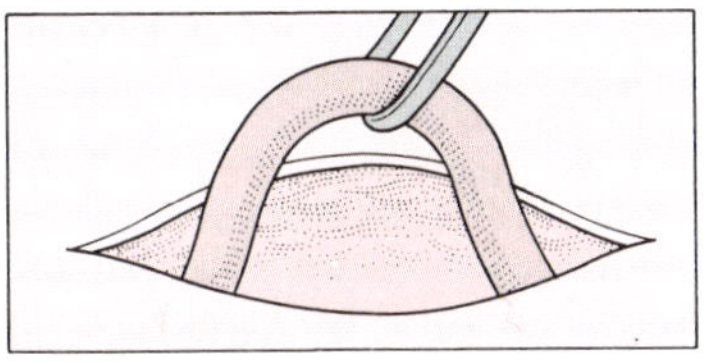

1 Nahe der Peniswurzel werden auf beiden Seiten Schnitte vorgenommen. Der Samenleiter wird vom Samenstrang abgetrennt. Blutgefäße werden umgangen.

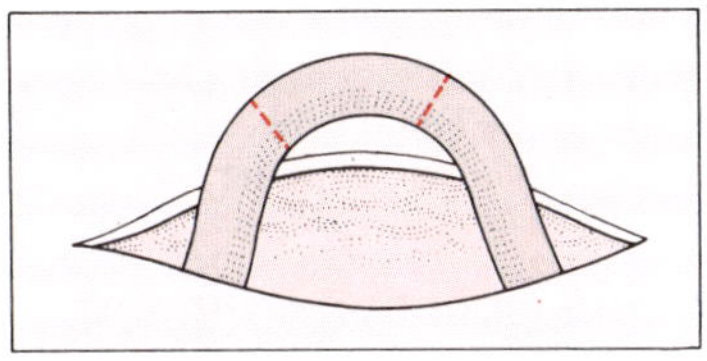

2 Eine Schlinge des Samenleiters wird freigelegt und durchtrennt. Es gibt nun mehrere Möglichkeiten; in der Regel wird ein Stück herausgeschnitten.

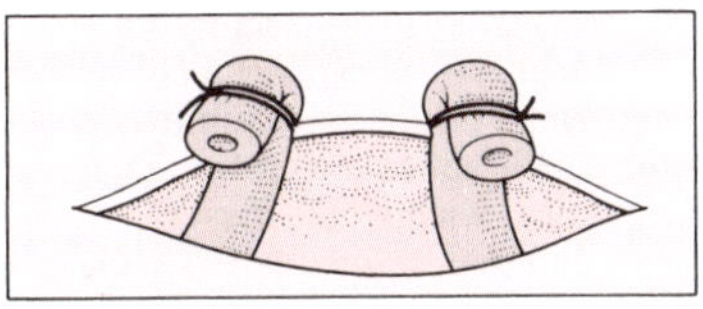

3 Die Schnittenden werden umgeschlagen und fest abgebunden um ein erneutes Zusammenwachsen zu verhindern und in den Samenstrang zurückgedrückt.

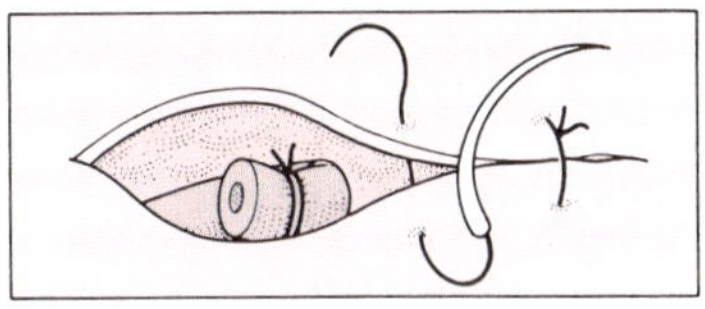

4 Der Hautschnitt wird nun mit drei oder vier Fäden vernäht. Sobald die Betäubung nachläßt, tritt ein paar Tage lang ein leichter, dumpfer Schmerz auf.

eine S. entscheiden, um die Unannehmlichkeiten und Nebenwirkungen anderer Verhütungsmethoden zu umgehen. Auch für Frauen, bei denen eine Schwangerschaft ein ernstes Gesundheitsrisiko darstellen würde oder bei denen ein unannehmbar hohes Risiko für die Weitergabe schwerer Erbkrankheiten auf das Kind besteht, kommt eine S. in Frage.

SO WIRD ES GEMACHT

Der bebilderte Kasten auf S. 998 stellt gebräuchliche Methoden der S.d.F. dar, die heute mittels *Laparoskopie* durchgeführt werden.

Alternativ hierzu kann der Chirurg den Eingriff auch direkt durch einen kleinen Schnitt unterhalb des Nabels vornehmen. Diese Methode wird als Minilaparotomie bezeichnet und in den ersten Wochen nach einer Geburt durchgeführt.

In anderen Fällen werden die Eileiter über einen Schnitt in der Vagina durchtrennt oder abgebunden. Es kann aber auch ein Hysteroskop (ein bestimmter Typ von *Endoskop*) durch die Scheide in die Gebärmutter eingeführt werden. Die Eileiter werden dann von innen her an den Stellen verstopft, an denen sie in den Uterus münden.

Eine chirurgische Entfernung des Uterus (s. *Hysterektomie*) oder der Eileiter und/oder der Eierstöcke (s. *Salpingektomie*, *Salpingo-Oophorektomie*) zur Behandlung spezifischer Störungen führt – zwangsläufig – ebenfalls zur Sterilisierung. Diese Eingriffe werden mittels eines etwas größeren Bauchschnitts vorgenommen, heute jedoch nicht mehr zum Zweck der Sterilisierung.

S.en können auch ambulant durchgeführt werden, meist jedoch aber wird die Frau einen Tag vorher stationär ins Krankenhaus aufgenommen und einen Tag nach dem Eingriff entlassen.

PROGNOSE

S. d. F. hat eine geringe Versagerquote (etwa 0,05 Schwangerschaften pro 100 Frauen und Jahre der Anwendung). Wenn es nach einer Sterilisierung zur Schwangerschaft kommt, ist das Risiko einer *ektopischen Schwangerschaft* bedeutend erhöht.

In manchen Fällen gelingt bei sterilisierten Frauen die Wiederherstellung der Fruchtbarkeit mit Hilfe mikrochirurgischer Techniken. 70 bis 75 Prozent aller Frauen, die sich einem solchen Eingriff unterziehen, werden danach schwanger.

Sterilisierung des Mannes

(*F.* Vasektomie) Kleiner chirurgischer Eingriff, bei dem die *Samenleiter*, welche die Spermien von den beiden Hoden zur Harnröhre transportieren, durchtrennt werden. Nach dem Eingriff ist der Mann weiterhin zu einer Ejakulation fähig, das Ejakulat enthält jedoch keine *Spermien* mehr.

WARUM ES GEMACHT WIRD

Die Sterilisierung stellt eine *Empfängnisverhütungsmethode* dar, welche nahezu hundertprozentig sicher ist. Das Risiko von Problemen oder Komplikationen ist geringer als bei der Sterilisierung der Frau. Die S. d. M. ist jedoch häufig irreversibel. Die Entscheidung dafür sollte vom Mann und seiner Partnerin sorgfältig abgewägt werden.

WIE ES GEMACHT WIRD

Der Eingriff erfolgt ambulant (Dauer: ungefähr 15 bis 20 Minuten) und bei lokaler Betäubung. Die wesentlichen Schritte sind in dem bebilderten Kasten links dargestellt.

REKONVALESZENZ

Der Patient sollte sich 24 Stunden lang ruhig halten. Es können für einige Tage leichte blaue Flecken am *Hodensack* und/oder Blutungen der äußeren Wunde auftreten. Zur Schmerzlinderung sollte eher *Paracetamol* als *Aspirin* genommen werden, da letzteres die Blutungen verlängern kann.

Die meisten Männer sind innerhalb weniger Tage wieder arbeitsfähig, und die sexuelle Aktivität kann wieder aufgenommen werden, sobald der Mann dazu in der Lage ist, meist innerhalb einer Woche bis 10 Tagen. Für etwa 2 Wochen sollte engsitzende Unterwäsche getragen werden, die den Hodensack stützt.

Nach einer S. bleibt der Mann so lange fruchtbar, bis die bereits im Samenleiter befindlichen Spermien ejakuliert oder abgestorben sind. Erst nachdem zwei aufeinanderfolgende Samenproben (etwa drei Monate nach dem Eingriff) analysiert und für spermienfrei befunden worden sind, gilt der Mann als steril. Bis dahin muß einer der beiden Partner andere Verhütungsmethoden anwenden.

PROGNOSE

In einem von annähernd 2 000 Fällen tauchen Spermien auf (oftmals lange, nachdem der Betroffene für steril befunden wurde), weil die getrennten Teile des Samenleiters wieder zusammengewachsen sind. In einem solchen Fall kann sich der Mann ohne Risiko einem weiteren Eingriff unterziehen.

Obwohl die meisten sterilisierten Männer keinerlei operationsbedingte sexuelle Probleme haben, verursacht die S.d.M. in seltenen Fällen psychische Probleme.

Wenn *Beratung* oder *Psychotherapie* diese Probleme nicht beheben können (oder wenn der Betroffene die Sterilisierung stark bereut), besteht die Möglichkeit, den Eingriff rückgängig zu machen. In etwa 50 Prozent ist dies erfolgreich.

Sterilität

s. *Unfruchtbarkeit*

Steroide, anabole

Nandrolon (z.B. *Deca-Durabolin®* +)

Substanzen, die ähnlich den *Testosteronen* und anderen, männlichen Geschlechtshormonen anabole (eiweißaufbauende) Wirkung haben.

WARUM SIE EINGESETZT WERDEN

A. S. ahmen die anabole Wirkung von Testosteronen nach und führen daher zur Gewebebildung, fördern den Heilungsprozeß bei Muskelverletzungen und stärken die Knochen. Sie werden zur Behandlung einiger Formen von Anämie und, gelegentlich, zur Behandlung von *Osteoporose* bei Frauen nach den Wechseljahren eingesetzt.

MISSBRAUCH

A. S. werden in großem Umfang von Athleten mißbraucht, die ihre Kraft und Ausdauer verbessern wollen. Dies birgt jedoch ernste Gesundheitsrisiken.

MÖGLICHE NEBENWIRKUNGEN

Als schädliche Nebenwirkungen können Akne, *Ödeme*, Leberschäden, Schädigungen der Nebenniere, Unfruchtbarkeit, Impotenz bei Männern sowie bei Frauen *Virilisierung* auftreten.

Steroid-Präparate

Die Hormone aus der *Nebennieren*rinde und den *Keimdrüsen* bilden die Gruppe der Steroidhormone. Zu den S.-P.n zählen die *Kortikosteroide* und die anabolen Steroide (s. *Steroide, anabole*), welche in ihrer Wirkung jener der männlichen Sexualhormone ähneln.

Stethoskop

Instrument, mit dem sich Geräusche im Körper, besonders jene von Herz und Lunge, abhören lassen.

STETHOSKOP

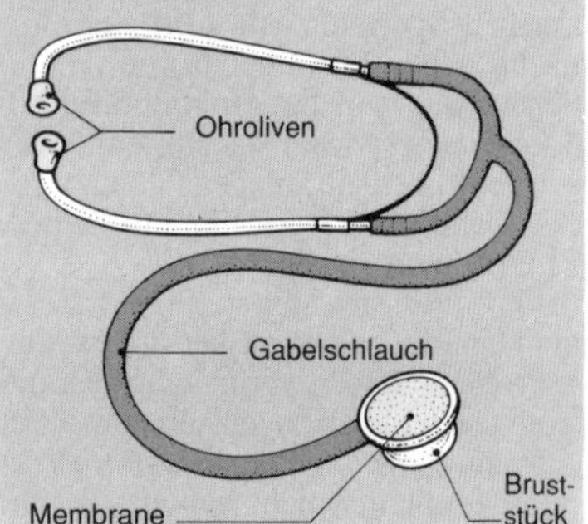

Das Standard-Stethoskop besteht aus einer Y-förmigen, biegsamen Plastikröhre und einem Ohrstück am Ende jedes der beiden Y-Arme (manchmal auch einem Geräuschverstärker im Aufsatzstück). Die eine der beiden gegenüberliegenden Muscheln des drehbaren Geräuschaufnehmers ist mit einer dünnen Membran überdeckt.

Bei der ärztlichen Untersuchung wird die Membran gegen die Brust oder den Rücken des Patienten gedrückt, um hochfrequente Töne abzuhören. Um tiefe Töne abzuhören, wird die unbedeckte Muschel gewählt.

Stevens-Johnson-Syndrom

Seltene Hauterkrankung, die durch starke Blasenbildung und Blutungen in die Schleimhäute gekennzeichnet ist. Das S.-J.-S. ist eine lebensbedrohliche Form von *Erythema multiforme*. In vielen Fällen wird dahinter eine Reaktion auf Medikamente vermutet.

Stiche durch Pflanzen und Tiere

Zu den stechenden Tierarten gehören Skorpione und einige Insekten (wie Bienen und Wespen), Quallen und verwandte Meerestiere (etwa Seeanemonen und Korallen) sowie einige Fischarten (wie etwa Stachelrochen). Innerhalb dieser Tiergruppen gibt es große Unterschiede, was Art und Auswirkung der Stiche betrifft (s. *Insektenstiche*; *Skorpionstiche*; *Quallengift; giftige Bisse und Stiche*).

Brennesseln und einige andere Pflanzen sind mit feinen, stechenden Härchen beschichtet, die eine reizauslösende Flüssigkeit enthalten. Diese Härchen durchdringen und verletzen die Haut, wodurch in dieser u.a. Histamin freigesetzt wird und die freien Hautnerven reizt, was allerdings selten länger als eine oder zwei Stunden anhält. Abwaschen der betroffenen Hautstellen und das Auftragen von *Antihistaminika* in Form von Lösung oder Salbe (z.B. Tavegil®) kann Linderung schaffen. Berührung anderer giftiger Pflanzen (s. *Pflanzen, giftige*) kann ernstere allergische Reaktionen hervorrufen, die manchmal ärztlicher Behandlung bedürfen.

Stickoxydul

Lachgas; farbloses Gas mit süßlichem Geruch. S. wird zusammen mit Sauerstoff in der *Analgesie* (Schmerzlinderung) und zur leichten Anästhesie (s. *Anästhesie, Allgemein-*) bei ernsteren Unfallverletzungen, zahnärztlichen Behandlungsverfahren, bei der Geburt und bei kleineren chirurgischen Eingriffen verwendet. Bei schweren chirurgischen Eingriffen, die eine tiefere Betäubung erfordern, wird eine Mischung aus S. und Sauerstoff mit anderen Medikamenten kombiniert.

Die Vorteile von S.-Sauerstoff-Kombinationen gegenüber anderen Substanzen bestehen in ihrer schnellen Wirkung und Nicht-Entflammbarkeit. Als schädliche Nebenwirkungen sind Übelkeit und Erbrechen während der Erholungsphase zu nennen.

Stickstoff

F. Nitrogenium (Abk. N). Farb- und geruchloses Gas, das 78 Prozent der Erdatmosphäre ausmacht. N. in der Atmosphäre ist biologisch inaktiv. In Körperflüssigkeiten können sich jedoch beim (Tief-)Tauchen Stickstoffbläschen bilden, wenn der Taucher zu schnell zur Wasseroberfläche auftaucht, wodurch die sog. "Druckfallkrankheit" (s. *Dekompressionskrankheit*) verursacht wird.

Obwohl N vom Körper nicht verwertet werden kann, sind bestimmte N-Verbindungen lebensnotwendig. Die wahrscheinlich wichtigsten dieser Verbindungen sind die *Aminosäuren,* welche die *Proteine* aufbauen, die wiederum als Grundsubstanz sämtlicher Zell- und Gewebestrukturen fungieren.

Da der Mensch nicht in der Lage ist, selbst einige (die sog. essentiellen) Aminosäuren aufzubauen, müssen sie aus der Nahrung in Form frischer tierischer und pflanzlicher Eiweiße bezogen werden. Die Proteine werden dann in die verschiedenen Aminosäuren aufgespalten, so daß sie absorbiert und in die spezifischen, vom Körper benötigten Proteine wiedereingebaut werden können. Bei diesen Prozessen der Proteinspaltung und Synthese entsteht eine Anzahl N-haltiger Abfallprodukte, vor allem *Harnstoff*, der mit dem Urin aus dem Körper ausgeschieden wird (s. *Nitrat-Präparate*, *Nitrite*).

Stillen

Natürliche Methode der Babyernährung von der Geburt bis zum Abstillen. Die Muttermilch enthält eine ideal ausgewogene Mischung von Nährstoffen für das Baby sowie wertvolle Antikörper, die das Kind gegen Infektionen wie etwa *Gastroenteritis* schützen. Durch das Stillen entsteht eine körperliche Nähe zwischen Mutter und Kind, die die Bindung zwischen den beiden zusätzlich vertieft.

WIE WIRD GESTILLT

Im Idealfall sollte das Kind sobald wie möglich nach der Geburt an die Brust der Mutter gelegt werden. Wenn das Kind zu saugen beginnt, sollte die Mutter überprüfen, ob sein Mund auch den gesamten Warzenhof (den dunklen Be-

S

STILLEN

Die Mutter sollte bequeme, locker sitzende und von vorne zu öffnende Kleidung sowie einen Stillbüstenhalter tragen, der die Brust ausreichend stützt. Sie sollte ihren Rücken anlehnen, das Kind fest im Arm halten und darauf achten, daß sein Kopf etwas höher als der Magen liegt.

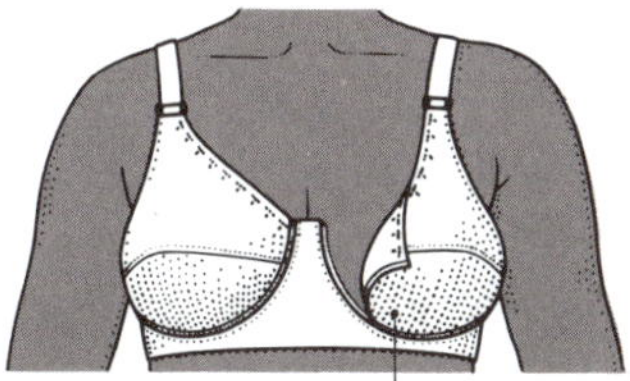

Stillbüstenhalter

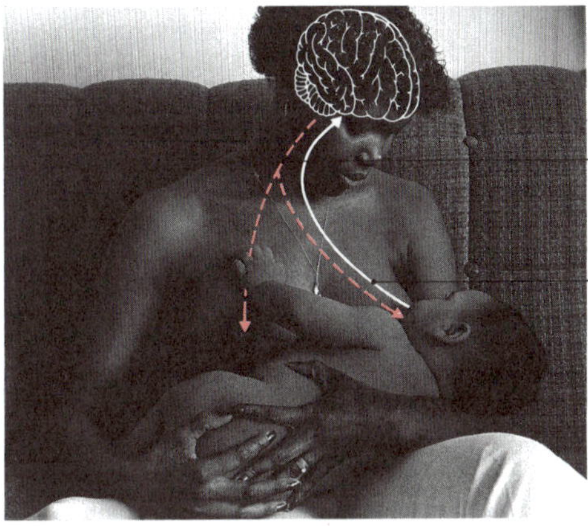

Prolaktin, welches ins Blut freigesetzt und transportiert wird, hält die Milchsekretion aufrecht.

Nervenimpulse, die durch das Saugen des Babys ausgelöst werden.

reich um die Brustwarzen) umschließt. Dadurch wird der Milchfluß angeregt und Entzündungen infolge des kindlichen Kauens an den Brustwarzen vorgebeugt. In den ersten Tagen nach der Geburt sollte das Baby häufig zum Saugen angelegt werden, allerdings für jeweils nur wenige Minuten. Dadurch wird das Kind mit der wertvollen Vormilch versorgt, und die Brüste werden stimuliert, so daß sich eine ausreichende Milchmenge bilden kann.

Während der ersten Wochen sollte das Baby immer, wenn es das Bedürfnis hat, gestillt werden, um die Aufrechterhaltung der Milchproduktion zu sichern. Der Stillrhythmus variiert von Baby zu Baby zwischen einmal stündlich und einmal alle drei bis vier Stunden.

PROBLEME

Übervolle Brüste sind zu Beginn der Milchbildung nicht ungewöhnlich. Sie sind für die Mutter unangenehm und verhindern, daß das Baby richtig saugt. Das Abpumpen der Milch mit der Hand oder mit einer *Milchpumpe* schafft in der Regel Abhilfe.

Entzündete oder verletzte Brustwarzen sind in den ersten Wochen ein häufig auftretendes Problem, das eventuell durch ein Brustwarzenhütchen gelindert werden kann. Eventuell kann es auch durch Abpumpen der Milch, die dann mit dem Fläschchen gegeben wird, gelöst werden.

Eine mögliche Komplikation des Stillens besteht in Infektionen, die zur Abszeßbildung führen und sich durch eine Entzündung der Brustoberfläche ankündigen. Durch eine rechtzeitige Behandlung mit *Antibiotika* kann das Stillen manchmal beibehalten werden.

Bisweilen treten auch emotionale Probleme im Zusammenhang mit dem Stillen auf. Einige Frauen glauben, daß ihre Brüste primär sexuelle Funktion haben, und empfinden den Vorgang des Stillens als abstoßend. Andere befürchten, daß durch das Stillen die Form der Brust beeinträchtigt wird, und lehnen das Angebundensein durch die Stillzeiten und die intensive Zuwendung zum Baby, die das Stillen ihnen abverlangt, ab.

Frauen, deren Baby nach dem Stillen stets unbefriedigt erscheint, zweifeln bisweilen an Qualität und Quantität ihrer Milch. Sofern die Frau aber gesund ist, sich richtig ernährt und genügend Ruhepausen hat, müßte ihre Milch ausreichen; sie braucht möglicherweise nur ein bißchen Zuspruch und Bestätigung.

Manchmal bleibt das Kind trotz dauernder Bemühungen der Mutter hungrig, oder aber das Stillen ist schmerzhaft. Ein Übergang zur *Flaschenernährung* oder zumindest eine Ergänzung des Stillens durch Flaschennahrung ist hier die beste Lösung und sollte selbstverständlich nicht als Versagen oder Ursache für Schuldgefühle betrachtet werden (s.a. *Säuglingsernährung*).

Still-Krankheit

s. *rheumatoide Arthritis, juvenile*

Stimmbänder

(*F.* Ligamenta vocalia) Verdickte obere Enden des sog. Conus elasticus, einer unter der Schleimhaut der unteren Kehlkopfetage befindlichen, rohrförmigen Membran aus dichten elastischen Fasernetzen. Die S. sind hinten an den Stellknorpeln, vorn an der Innenseite des Schildknorpelbugs angeheftet. (S. Kasten S. 1002)

Als falsche S. bezeichnet man die Taschenbänder (Ligamenta vestibularia), die unteren Ränder der submukösen Membran in der oberen Kehlkopfetage oberhalb der echten S. Nur die echten S. bilden die elastische Wand, die tonerzeugende "Lippenpfeife" im Kehlkopf.

Die meiste Zeit sind die S. voneinander getrennt und bilden eine V-förmige Öffnung, die sog. Stimmritze (Glottis), durch welche die Atemluft strömt. Stimmklang entsteht dadurch, daß sich die S. zusammenziehen und vibrieren, während die von der Lunge ausgestoßene Luft zwischen ihnen durchströmt. Schwankungen in der Spannung der Stimmbänder erzeugen Töne unterschiedlicher Höhe, welche beim Sprechen von Zunge, Gaumen und Lippen geformt werden (s.a. *Larynx*, Erkrankungen).

Stimmbandknötchen

s. *Sängerknötchen*

Stimmlosigkeit

s. *Aphonie*

Stimmverlust

Unfähigkeit, normal zu sprechen. Sie wird entweder durch eine Störung der *Stimmbänder* oder, seltener, durch psychische Probleme verursacht. S. kann teilweise oder vollständig, vorübergehend oder permanent auftreten. Teilweiser S., auch als Dysphonie bezeichnet, kommt recht häufig vor und tritt meist als Begleiterscheinung von Bedingungen auf, welche die normale Funktion der Stimmbänder beeinträchtigen.

Vorübergehender S. resultiert gewöhnlich aus einer Überanstrengung der Kehlkopfmuskulatur (welche die Stimmbänder kontrolliert) aufgrund übermäßiger Beanspruchung der Stimme. Vorübergehender S. geht auch oft mit einer Entzündung der Stimmbänder bei *Laryngitis* einher.

Permanente oder immer wiederkehrende Dysphonie kann auf *Polypen* (gutartige Wucherungen) an den Stimmbändern zurückzuführen sein, auf eine Verdickung der Stimmbänder bei *Hypothyreose* oder, seltener, auf eine Beeinträchtigung der die Muskeln versorgenden Nerven bei Kehlkopfkrebs (s. *Larynxkarzinom*), *Schilddrüsenkarzinom* oder Speiseröhrenkrebs (s. *Ösophaguskarzinom*).

S

LAGE DER STIMMBÄNDER

Die Stimmbänder liegen am Eingang zur unteren Kehlkopfetage. Sie spannen sich zwischen Schildknorpelbug (vorne) und den Stimmfortsätzen der Stellknorpel (hinten) aus. Wenn sie sich zusammenziehen, vibrieren die Stimmbänder und erzeugen Töne beim Ausatmen.

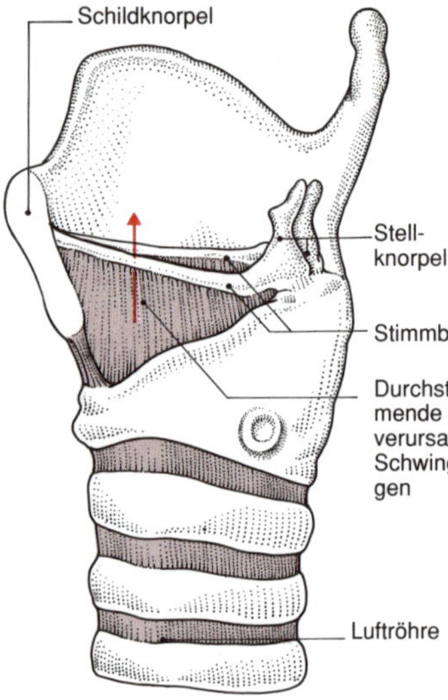

Stimmbildung
Für die Stimmbildung bringen die Stellknorpel-bewegenden Muskeln die Stimmbänder bis auf einen engen Spalt zusammen.

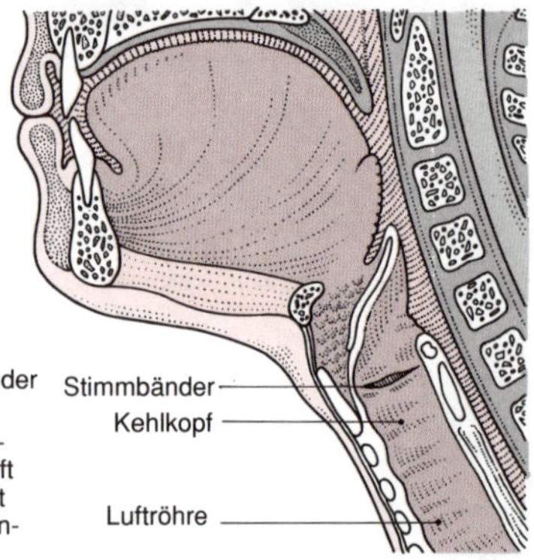

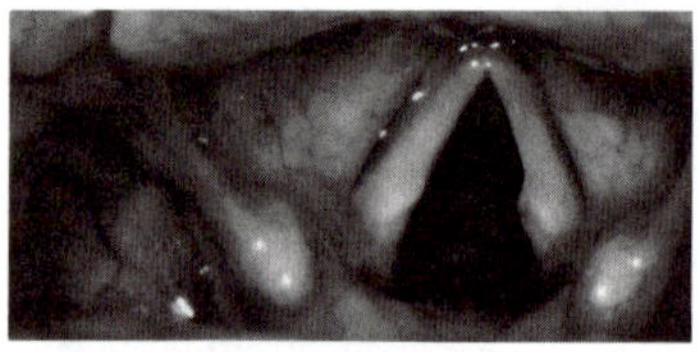

Ansicht der Stimmbänder
Dieses Foto zeigt die beiden Stimmbänder in Ruhestellung mit V-förmiger Öffnung.

In seltenen Fällen können die Stimmbänder selbst oder die zu ihnen führenden Nerven unbeabsichtigt, etwa während eines chirurgischen Eingriffs bei Schilddrüsenkrebs, geschädigt werden, was zu permanenter Dysphonie führen kann.

Totaler Stimmverlust, auch als *Aphonie* bezeichnet, ist selten und gewöhnlich psychischen Ursprungs (s.a. *Heiserkeit; Larynx,* Erkrankungen).

S

Stimulantien

STIMULANTIEN, DIE AUF DAS ZENTRALE NERVENSYSTEM WIRKEN
Koffein (z.B. *Coffein-Compretten*®)
Ephedrin-HCl (z.B. *Antiföhnon*®)
Pemolin (z.B. *Tradon*® +)
ATEMWEGSSTIMULANTIEN
Nicethamid (z.B. *Zellaforte plus*®)

Substanzen, welche die Ausschüttung von *Noradrenalin*, einem Typ von *Neurotransmitter* (chemisch von den Nervenenden freigesetzt), und dadurch eine erhöhte Nervenaktivität im Gehirn bewirken.

TYPEN
Es gibt zwei Gruppen von Stimulantien: Die Stimulantien der einen Gruppe wirken auf das zentrale Nervensystem (hierzu gehören auch die *Amphetamine*) und vermindern das Schlafbedürfnis, indem sie das aufsteigende, retikuläre Akti-vierungssystem im *Hirnstamm* stimulieren.

Die Stimulantien der anderen Gruppe wirken auf die Atemwege (s. *Analeptika*) und auf das Atemzentrum im Hirnstamm.

WARUM SIE ANGEWANDT WERDEN
Nervenstimulantien werden zur Behandlung von *Narkolepsie* (extremer Schlafneigung) verabreicht. Paradoxerweise haben sie sich auch als wirksam in der Behandlung von *Hyperaktivität* bei Kindern erwiesen.

Nervenstimulantien unterdrücken zwar auch den Appetit, ihre Anwendung bei *Fettleibigkeit* wird inzwischen aufgrund der beobachteten schädlichen Nebenwirkungen jedoch kaum noch empfohlen.

Trotz des Risikos schädlicher Auswirkungen werden Nervenstimulantien häufig mißbraucht, da sie Müdigkeit vertreiben, die Wachsamkeit erhöhen und auch das Selbstbewußtsein steigern können. Der Gebrauch von Stimulantien durch Athleten wird von Ärzten überwiegend verurteilt und von Sportorganisationen verboten (s. *Sport und Medikamente*).

MÖGLICHE NEBENWIRKUNGEN
Nebenwirkungen sind Zittern, Schwitzen, Herzklopfen, Nervosität, Schlafstörungen, paranoide Wahnzustände, Halluzinationen und Anfälle. Langzeitgebrauch kann zu *Toleranz*-Entwicklung (der Notwendigkeit einer Dosissteigerung, um gleichbleibende Wirkung zu erzielen) und *Drogenabhängigkeit* (Entzugssymptome beim Absetzen) führen.

Stimulus

Reiz; alles, was unmittelbar zu einer Veränderung der Körperaktivitäten insgesamt oder in bestimmten Körperbereichen führt (d.h. jegliches Phänomen oder Ereignis, das eine Reaktion hervorruft). Der Anblick und Geruch von Essen zum Beispiel stimuliert die Speichelproduktion. Bestimmte Nervenzellen (sog. *Rezeptoren*) sind darauf spezialisiert, spezifische Reize zu registrieren. Die Stäbchen und Zäpfchen in der Netzhaut, die auf die Einwirkung von Licht reagieren, sind ein Beispiel für die genannte Spezialisierung von Nervenzellen.

Stoffwechsel

s. *Metabolismus*

Stoffwechselstörungen

Gruppe von Erkrankungen, bei welchen bestimmte chemische Vorgänge innerhalb des Körpers gestört sind.

Einige S. sind auf erblich bedingte Anomalien zurückzuführen, bei welchen ein bestimmtes *Enzym* (eine Substanz, welche Stoffwechselvorgänge anregt) fehlt oder nicht ausreichend vorhanden ist oder in irgendeiner Weise falsch funktioniert (s. *Enzymmangelkrankheit*).

Andere S. sind die Folge von Störungen des *endokrinen Systems*, bei denen eine Über- oder Unterproduktion eines der Hormone, die die Stoffwechselaktivitäten kontrollieren, vorliegt. Hierunter fallen unter anderem *Diabetes mellitus*, das *Cushing-Syndrom*, das *Inselzelladenom* und *Hyperthyreose* (Überfunktion der Schilddrüse).

Andere Beispiele für Stoffwechselerkrankungen sind *Porphyrie*, *Hyperlipidämie*, *Hyperkalzämie*, *Gicht* und stoffwechselbedingte Knochenerkrankungen (s. *Osteodystrophie*) wie *Osteoporose*, *Osteomalazie*, *Rachitis* und das *Paget-Syndrom*.

Stoma

(griech.) Mund, Rachen. Ein chirurgisch geschaffenes Stoma im Unterleib erfüllt die Funktion eines künstlichen Darmausgangs. Durch ein vorübergehendes Stoma können die *Faeces* von einer heilenden Wunde im Darm ferngehalten werden. Ein permanentes Stoma wird angelegt, wenn ein Teil des Darms entfernt wurde (s. *Kolostomie*, *Ileostomie*).

Stomatitis

s. *Mundschleimhautentzündung*

-stomie

Wortteil für operative Eröffnung oder Verbindung zweier Hohlorgane (s. *Kolostomie* und *Ileostomie*).

Storchenbiß

(*F.* Naevus Unna) Harmloses kleines, flaches, blaßrotes Hautmal, das bei 30 bis 40 Prozent aller Neugeborenen auftritt. S.e sind eine Form von *Hämangiomen* und kommen gewöhnlich im Bereich der Augen und im Genick vor. S.e im Bereich der Augen verschwinden meist im Laufe des ersten Lebensjahrs. Jene im Nacken bleiben u.U. über einen unbegrenzten Zeitraum bestehen.

Stottern

(*F.* Ischnophonie, Balbuties, Dysarthria syllabaris) Sprachstörung, bei welcher es wiederholt zu verzögerter oder unterbrochener Aussprache der Wörter sowie zu ungewöhnlicher Dehnung und Wiederholung einzelner Wörter kommt. Stottern beginnt gewöhnlich in der Kindheit, bei 90 Prozent aller Betroffenen vor dem achten Lebensjahr.

HÄUFIGKEIT

Stottern tritt bei etwa einem Prozent der Erwachsenen auf. Vorübergehendes Stottern kommt relativ häufig bei Kindern im Alter zwischen zwei und vier Jahren vor. Etwa die Hälfte der Kinder, deren Stottern bis zum fünften Lebensjahr andauert, werden auch später, als Erwachsene stottern. Stottern kommt bei Männern, Zwillingen und Linkshändern öfter vor.

SYMPTOME

Die problematischen Wörter und Töne sind von Person zu Person unterschiedlich. Die Schwere des S.s kann situationsabhängig sein. Manche Menschen empfinden ihr S. als schlimmer, wenn sie Angst haben (wie etwa beim Sprechen in der Öffentlichkeit oder beim Telefonieren), während andere im entspannten Zustand mehr Schwierigkeiten haben. Selten treten beim Singen oder gemeinsamen Lesen Probleme auf (möglicherweise weil hier wenig Kommunikation stattfindet). Manche Personen, die stottern, leiden auch unter *Tics* und *Tremor.*

URSACHEN

Die Ursachen des Stotterns sind unklar, obwohl das Problem familiär gehäuft aufzutreten scheint. Einige Forscher glauben, daß Stottern auf eine leichte Form von Hirnschaden zurückzuführen ist. Andere wiederum betrachten das Stottern als primär psychisches Problem.

THERAPIE

S. kann sich oft durch eine *Sprachtherapie* bessern. Diese kann darin bestehen, daß die betroffene Person lernt, jede Silbe gleich stark zu betonen. Es können auch elektronische Hilfsmittel eingesetzt werden, womit die Stimme des Sprechers unkenntlich gemacht wird oder das Gesprochene über Kopfhörer rückübertragen wird.

Strabismus

s. *Schielen*

Strabismus convergens

s. *Innenschielen*

Strabismus divergens

s. *Exotropie*

Strahlendurchlässig

Beinahe transparent für *Strahlung*, insbesondere Röntgen- und Gammastrahlen. Objekte, die vollkommen durchlässig für Strahlung sind, werden als strahlentransparent, Objekte, die nicht transparent sind, als *strahlenundurchlässig* bezeichnet.

Strahlenheilkunde

Medizinische Radiologie. Medizinischer Fachbereich, welcher zur Untersuchung, Diagnose und Behandlung *Röntgenstrahlen*, *Ultraschall* und *Radionuklid-Szintigraphie* einsetzt. Der Radiologe (ein Facharzt, der sich auf die Anwendung bildgebender Verfahren spezialisiert hat) wird in der Regel nur nach Überweisung durch einen anderen Arzt aufgesucht. Aber auch in anderen Fachrichtungen wird die S. verwendet.

Mit radiologischen Methoden sind fast alle Organe, Systeme und Körperbereiche auf *nichtinvasive* Weise bildlich erfaßbar, so daß der Patient sich für Diagnose und Erstellung eines Behandlungskonzepts keiner Untersuchung mit chirurgischen Eingriffen unterziehen muß.

Radiologische Techniken ermöglichen die zielgenaue Einführung von Instrumenten (wie etwa Nadeln oder Katheter) in verschiedene Bereiche des Körpers, sowohl zur Diagnose als auch – in zunehmendem Maße – zur Behandlung.

Strahlenkrankheit

Sammelbezeichnung für die akuten Auswirkungen von ionisierender *Strahlung* auf den ganzen oder überwiegende Bereiche des Körpers, und zwar wenn die Strahlendosis größer als etwa 1 Gray (1 Gy) Röntgen- oder Gammastrahlen oder 1 Sievert (1 Sv) bei anderen Strahlentypen ist (s. Kasten mit einem Überblick über verschiedene Einheiten für Strahlung S. 1006).

SYMPTOME

Die Auswirkung einer Strahlenexposition hängt wesentlich von der Strahlendosis und der Dauer der Bestrahlung ab. Akute Bestrahlung durch mehr als 30 bis 100 Gy führt zu plötzlicher Übelkeit, wiederholtem schwerem Erbrechen, Angstzuständen und Orientierungsverlust. Innerhalb weniger Stunden verliert der Betroffene das Bewußtsein und stirbt aufgrund einer direkten Schädigung des Nervensystems durch die Strahlung und durch Ödembildung (Flüssigkeitsansammlung) im Gehirn. Diese Symptomatik wird als Zentralnervensystem-Syndrom bezeichnet.

Bei Personen, die einer Strahlendosis zwischen 10 bis 30 Gy ausgesetzt waren, treten ebenfalls Übelkeit und Erbrechen auf, die meistens innerhalb von zwei Stunden nach der Strahlenbelastung einsetzen, wenige Stunden später jedoch wieder verschwinden. Innerhalb von 14 Tagen nach der Strahlenexposition tritt jedoch auch bei diesen Personen der Tod ein, da die Strahlung den Gastrointestinaltrakt geschädigt – und schwere, blutige Durchfälle, als Gastrointestinalsyndrom bezeichnet, verursacht hat – und durch Schädigung des *Immunsystems* zu einer den ganzen Körper betreffenden Infektion geführt hat.

Bei Dosen zwischen 1 und 10 Gy treten Übelkeit und gelegentlich Erbrechen auf; diese Frühsymptome verschwinden gewöhnlich jedoch ziemlich schnell wieder. Ihnen folgt eine zwei bis drei Wochen andauernde Periode relativen Wohlbefindens. Im Anschluß daran treten die Auswirkungen der Strahlenexposition jedoch in Erscheinung: Knochenmarksschäden und Schäden des Immunsystems sowie wiederkehrende Infektionen (welche zum Tode führen können, wenn sie nicht mit *Antibiotika* behandelt werden), außerdem Petechien (stecknadelkopfgroße Hautblutungen). In manchen Fällen ist eine *Knochenmarkstransplantation* oder die Isolierung in einer sterilen Umgebung, bis sich das körpereigene Knochenmark regeneriert hat, erfolgreich.

Strahlenschäden an anderen Körpergeweben, z.B. der Haut oder den Schleimhäuten der Atemwege, können zu Komplikationen führen. Ganzkörperdosen von weniger als 2 Gy jedoch verlaufen in der Regel bei Erwachsenen, die anson-

S

sten gesund sind, nicht tödlich. Dosen von mehr als 6 Gy hingegen überleben – trotz intensiver medizinischer Bemühungen – nur wenige Menschen.

Strahlenschäden

S. können durch äußere Strahlenquellen, wie etwa *Röntgenstrahlen* oder Gammastrahlen, oder aber durch die Aufnahme radioaktiven Materials in den Körper entstehen. Die Auswirkungen der Strahlung sind von der aufgenommenen Dosis, der Dauer der Exposition sowie davon abhängig, welche Organe betroffen sind (s. *Strahlenkrankheit*).

Einige Formen von S. treten auf, wenn die Gesamtstrahlendosis eine bestimmte Grenze überschreitet, die in der Regel bei 1 Sievert oder darüber liegt (s. Kasten "Einheiten für Strahlung" S. 1006). Als Beispiele können etwa strahlungsbedingte *Dermatitis*, *grauer Star*, Versagen verschiedener Organe (oft erst viele Jahre nach der Strahlenexposition) oder *Strahlenkrankheit* (eine frühe Reaktion auf massive Verstrahlung) genannt werden.

In Fällen anderer Strahlungseffekte ist die Schwere der S. nicht unbedingt von der spezifischen Strahlendosis abhängig, die Wahrscheinlichkeit von S. steigt jedoch, je höher die Strahlendosis ist. *Krebs* ist ein häufiges Beispiel für diese Art von Spätwirkungen und wird auf die *mutagene* Wirkung von hochenergetischer Strahlung zurückgeführt. Eine *Mutation* ist eine Veränderung im genetischen Material lebender Zellen. Das Austreten radioaktiver Strahlung aus Atomreaktoren kann zu einer Erhöhung der Mutationsrate führen und eine große Anzahl von Menschen schädigen. Das gehäufte Auftreten einiger Krebsarten, etwa bestimmter Formen von *Leukämie*, aber auch Geburtsfehler bei nachfolgenden Generationen und Erbkrankheiten sind mögliche Folgen.

S

Krebs entwickelt sich gewöhnlich Jahre nach der Bestrahlung, Leukämie im typischen Fall 5 bis 15 Jahre später, und Krebsformen der Haut, Lunge, Brust und anderer Organe manchmal erst 40 Jahre später.

Die Internationale Atomschutzbehörde hat festgesetzt, daß das absolute Risiko für einen strahleninduzierten Krebstod bei etwa eins zu hundert pro Sievert aufgenommener Strahlung liegt. Das Risiko von Genschäden, die innerhalb der zwei auf eine Strahlenbelastung eines Elternteils folgenden Generationen Erbkrankheiten verursachen, wird ebenfalls mit etwa 1 : 100 Sievert beziffert, und das zusätzliche Risiko für nachfolgende Generationen wird genauso hoch bewertet.

Strahlenschutz

Strahlenschäden können durch Eingrenzung der Strahlenexposition vermieden werden. Für Personen, die im Arbeitsbereich einer Strahlung ausgesetzt sind, ist es besonders wichtig, ihre Strahlenbelastung jederzeit schnell überprüfen zu können, um sicherzugehen, daß die als ungefährlich erachteten Strahlendosen nicht überschritten werden und daß ihre kumulative Belastung unter dem zulässigen Grenzwert bleibt. Jüngere Menschen und solche im fortpflanzungsfähigen Alter sollten ihre Fortpflanzungsorgane bei Röntgenaufnahmen oder *Strahlentherapie* mit einem Strahlenschutz abdecken lassen.

Trotz anderslautender öffentlicher Berichte gibt es keinerlei Beweis für irgendwelche Strahlenschäden infolge von Bildschirmstrahlung oder *Nahrungsmittelbestrahlung*.

Von Bildschirmen gehen keine nennenswerten Mengen durchdringender Strahlung aus, und Lebensmittel, die bestrahlt wurden, werden dabei nicht selbst radioaktiv.

Strahlenschutzplakette

s. *Filmdosimeter*

Strahlentherapie

Behandlung von *Krebs* und gelegentlich auch anderen Krankheiten mit Röntgenstrahlen oder anderen Quellen von Radioaktivität. Diese erzeugen ionisierende *Strahlung*, welche beim Durchdringen des erkrankten Gewebes abnorme Zellen zerstört oder deren Wachstum verlangsamt. Vorausgesetzt, die Bestrahlung erfolgt in richtiger Dosierung, nehmen gesunde Zellen keinen oder nur geringen Langzeitschaden. Vorübergehende akute Schädigungen normalen Gewebes sind jedoch eine häufig auftretende Nebenwirkung der Behandlung.

WARUM SIE DURCHGEFÜHRT WIRD

Für die S. gibt es zahlreiche Anwendungsbereiche im Rahmen der Krebsbehandlung. So wird sie etwa allein und ohne zusätzliche andere Maßnahmen eingesetzt zur Zerstörung aller Krebszellen bei verschiedenen Krebsarten wie *Kehlkopfkrebs*, *Basalzellkarzinom*, *Gebärmutterhalskrebs*, *Hodgkin-Krankheit* (Krebsart des Lymphgewebes) und *Leukämie*.

S. kann auch in Verbindung mit anderen Formen der Krebsbehandlung angewandt werden. So wird sie häufig nach der chirurgischen Entfernung eines bösartigen Tumors (z.B. bei *Brustkrebs*) eingesetzt, um eventuell noch zurückbleibende Tumorzellen zu zerstören.

Ein weiterer Anwendungsbereich der S. bei Krebs, der für eine Heilung bereits zu weit fortgeschritten ist, besteht in der Reduzierung der Tumorgröße mit dem Ziel, die durch den Krebs verursachten Symptome zu lindern. Eine solche *Palliativ*behandlung kann etwa auf die Linderung von Schluckbeschwerden bei Speiseröhrenkrebs, die Schmerzbekämpfung bei *Knochenkrebs* und die Linderung von Kopfschmerzen oder Lähmungserscheinungen bei *Hirntumor* abzielen. In Fällen, bei denen der Nutzen einer Zerstörung von erkranktem Gewebe gegenüber der Schädigung von gesundem Gewebe überwiegt, kann eine Strahlentherapie auch zur Behandlung nicht bösartiger Erkrankungen angewandt werden. Ein häufiges Beispiel hierfür ist der Einsatz radioaktiven Jods zur teilweisen Zerstörung einer überaktiven Schilddrüse, welche ernste Symptome verursacht (s. *Thyreotoxikose*).

SO WIRD ES GEMACHT

Einige Anwendungstechniken der S. werden in dem bebilderten Kasten (rechte Seite) dargestellt. Die Strahlung wird in der Regel in Form von Röntgenstrahlung (oder manchmal Elektronenstrahlung), die von einem sog. Linearbeschleuniger produziert wird, durch das erkrankte Gewebe geschickt. Dieses Gerät hat andere, früher eingesetzte Apparaturen, die radioaktives Kobalt enthielten, weitgehend verdrängt, da jene den Nachteil hatten, daß sie eine ionisierende Strahlung produzierten, die erstens weniger intensiv ist als Röntgenstrahlen und zweitens nicht ausgeblendet werden kann.

Einige bösartige Tumoren werden nicht durch Bestrahlung von außen behandelt, sondern durch das Einsetzen radioaktiven Materials direkt in die Geschwulst oder in das umliegende Gewebe (s. *interstitielle Strahlentherapie*) oder auch in geeignete Organhöhlen des Körpers (s. *intrakavitäre Behandlung*). Für beide Prozeduren ist Anästhesie erforderlich.

Bei der Behandlung von Thyreotoxikose wird eine Flüssigkeit, die radioaktives Jod enthält, als Strahlenquelle verwendet. Der Patient trinkt die Flüssigkeit durch einen Strohhalm, und das radioaktive Jod sammelt sich danach in der Schilddrüse.

KOMPLIKATIONEN

S. kann Nebeneffekte wie Müdigkeit, Übelkeit und Erbrechen (wogegen *Antiemetika* verschrieben werden können) sowie Haarausfall an den bestrahlten Stellen haben. Selten kann es zu Hautrötungen und Bläschenbildung kommen, wogegen *Kortikosteroide* helfen.

ERFOLGE

Mit Bestrahlung lassen sich die meisten Krebsformen der Haut und des Kehlkopfes heilen. Die Heilungsquote für andere

STRAHLENTHERAPIE

Vor Behandlungsbeginn werden die benötigte Strahlendosis sowie die Einstrahlrichtungen berechnet. Die Zielbereiche im Körper des Patienten werden entweder direkt auf dem Körper des Patienten oder auf einem Plastikkittel, den er trägt, aufgezeichnet. Die Behandlung erfolgt gewöhnlich ambulant, und der Patient muß dafür mehrmals pro Woche erscheinen.

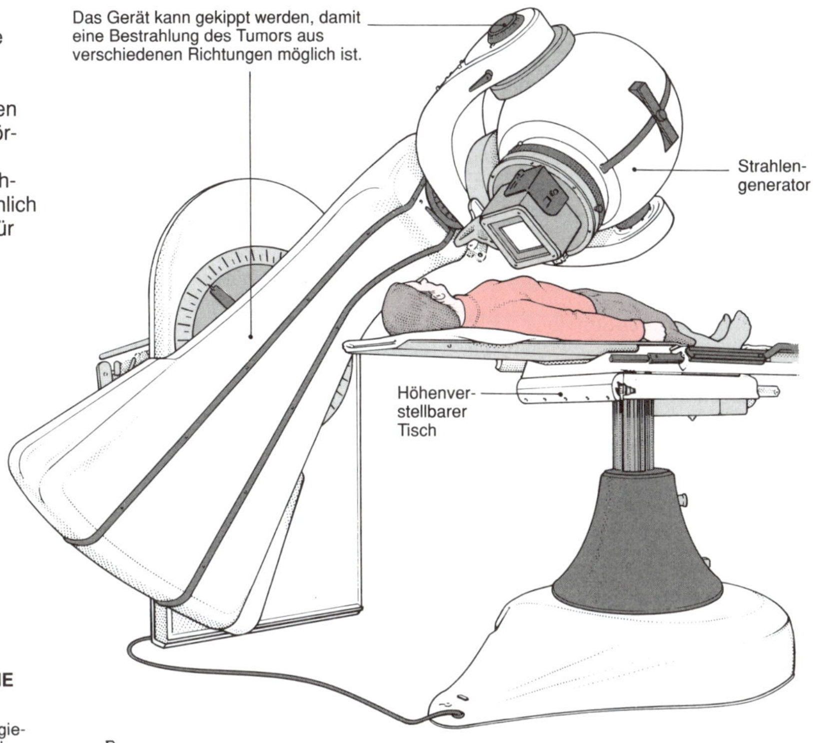

Bestrahlungsgerät im Einsatz
Der Patient liegt in einem strahlenundurchlässigen Raum unter dem Bestrahlungsgerät auf einem Tisch. Speziell ausgebildete Röntgenassistentinnen bedienen das Gerät, das Röntgenstrahlen in einer bestimmten Menge und in einer vorher festgelegten Richtung durch den erkrankten Körperbereich sendet. Die Bestrahlung ist schmerzlos und dauert gewöhnlich nur wenige Minuten.

BEISPIELE FÜR STRAHLENTHERAPIE

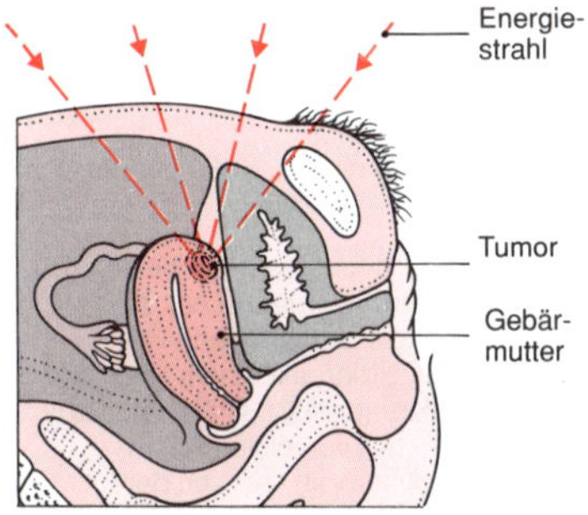

Strahlen aus verschiedenen Richtungen – auch energieärmere – addieren sich im Zielbereich zu einer ausreichend hohen Dosis, um einen Tumor zu zerstören. Gewebe, die von den Strahlen durchdrungen werden, bleiben unbeschädigt.

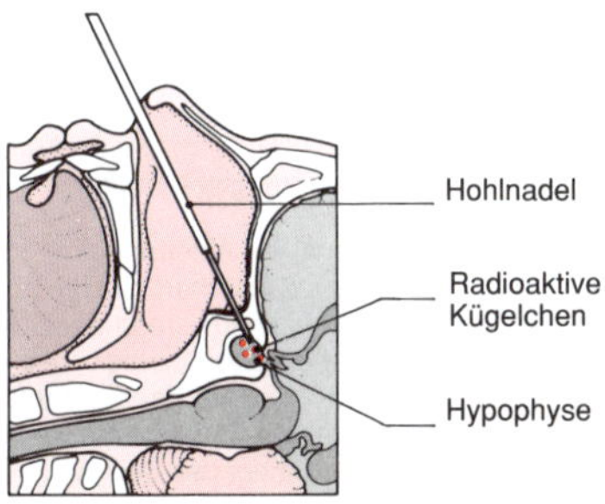

Gebrauch radioaktiver Pellets
Winzige, radioaktive Kügelchen werden als interne Strahlenquelle mit einer Hohlnadel direkt in den Tumor eingesetzt. Hypophysentumoren werden manchmal so behandelt.

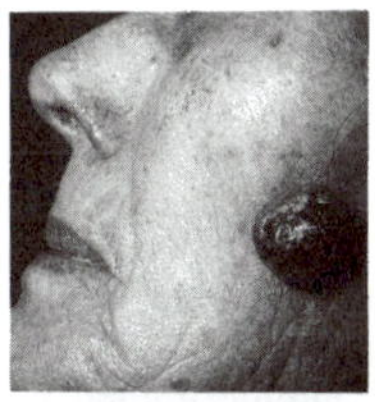

Vor der Behandlung
Der Patient hat einen bösartigen Hauttumor.

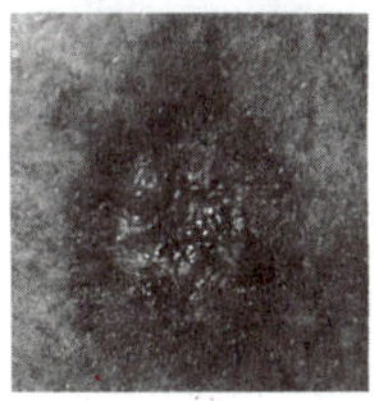

Nach der Behandlung
Der Tumor heilt nach der Strahlentherapie gut ab.

Krebsarten variiert in Abhängigkeit davon, wie frühzeitig mit der Behandlung begonnen wurde. Sie kann jedoch bei 80 Prozent und darüber liegen.

Strahlenundurchlässig

Adjektiv, mit dem Substanzen bezeichnet werden, die den Durchtritt von *Strahlung*, besonders *Röntgenstrahlen* und Gammastrahlung, blockieren. Viele Körpergewebe sind *strahlendurchlässig* (für Röntgenstrahlen beinahe transparent), wobei die Knochen eine wichtige Ausnahme darstellen. Einige Arten diagnostischer Röntgen-Darstellungen machen deshalb die Einführung spezieller s.er Substanzen in den Körper erforderlich, damit die Organe deutlicher zu sehen sind. So werden z.B. bei der intravenösen *Urographie* s.e Jodverbindungen von der Niere in den unteren Harntrakt ausgeschieden und machen die Strukturen auf den Röntgenaufnahmen sichtbar.

Strahlung

Aussendung von Energie in Form von Wellen oder Teilchen. Es gibt zwei Hauptformen: ionisierende S. und nichtionisierende S. Ionisierende S. besitzt die Fähigkeit, ein oder mehrere der den Atomkern umkreisenden Elektronen gewaltsam aus der Atomhülle zu entfernen und damit ein als *Ion* bezeichnetes Teilchen zu erzeugen, das elektrisch geladen ist und mit anderen Ionen chemische Verbindungen eingehen kann. Wenn Ionisierung in den Atomen von Molekülen auftritt, die im Körper eine wichtige Rolle spielen, kann es zu einer biologischen Schädigung kommen.

Nichtionisierende S. besitzt eine andere Wirkung auf Moleküle. Sie neigt

S

dazu, die das Molekül bildenden Atome in Anregung zu versetzen (als ob sie durchgeschüttelt würden), erteilt den Atomen jedoch nicht so viel Energie, daß es zur Elektronenverlagerung und Ionenbildung kommt.

IONISIERENDE STRAHLUNG

Es gibt drei Arten ionisierender S.: *Röntgenstrahlen*, Gammastrahlung und Teilchenstrahlung.

Röntgenstrahlen sind elektromagnetische Wellen (d.h., sie sind Teil desselben Kontinuitätsspektrums – des elektromagnetischen Spektrums –, zu dem auch Radiowellen, *Infrarot*-Strahlung, sichtbares Licht, *ultraviolettes Licht* und Gammastrahlen gehören) mit sehr kurzen Wellenlängen und sehr hoher Frequenz. Sie werden durch spezielle elektrische Geräte (Röntgengeneratoren) erzeugt. Röntgenstrahlen besitzen keine Masse und keine elektrische Ladung; ihre Durchdringungsfähigkeit (Härte) ist abhängig von ihrer Energie, und diese wiederum ist abhängig von der zu ihrer Erzeugung verwendeten elektrischen Spannung. Mit einigen zigtausend Volt erzeugte Röntgenstrahlen können nur einige Millimeter Gewebe durchdringen, während die mit über 100 000 Volt erzeugten gerade so viel Energie besitzen, daß sie den Körper vollständig durchdringen und Röntgenbilder erzeugen können. Die zur *Strahlentherapie* verwendeten Röntgenstrahlen werden mit Spannungen von einigen Millionen Volt erzeugt und besitzen so viel Energie, daß sie tiefsitzende Tumoren zerstören können. Sie können beim Durchdringen auch anderes Gewebe zerstören.

Gammastrahlen haben beinahe dieselben Eigenschaften wie Röntgenstrahlen. Der Hauptunterschied besteht darin, daß Gammastrahlen durch den spontanen Zerfall radioaktiven Materials erzeugt werden und weniger durch ein Gerät. Sie haben meist kürzere Wellenlängen und höhere Frequenzen (und damit höhere Energie) als Röntgenstrahlen. Zwischen beiden kommt es jedoch zu Überschneidungen.

Im Gegensatz zu Röntgenstrahlen und Gammastrahlung besitzt Teilchenstrahlung Masse und kann auch elektrisch geladen sein. Sie stellt Bestandteile des Atoms dar, wie Elektronen (Beta-Teilchen mit negativer elektrischer Ladung und sehr geringer Masse), Protonen (positiv geladene Teilchen, mit ungefähr 1800mal mehr Masse als Elektronen) oder Neutronen (Teilchen mit der Masse von Protonen, jedoch ohne elektrische Ladung). Sie stellt auch Atomkerne kleiner Atome wie Helium (Heliumkerne sind auch als Alpha-Teilchen bekannt) oder sogar großer Atome dar. Teilchenstrahlung kann beim Zerfall radioaktiver Atome entstehen oder durch Geräte erzeugt werden.

QUELLEN IONISIERENDER STRAHLUNG

Ionisierende S. kann aus natürlichen oder künstlichen Quellen kommen.

Eine natürliche Quelle ist kosmische Strahlung, die bei der Bevölkerung in unseren Breiten ungefähr 14 Prozent der gesamten Strahlenbelastung ausmacht. Diese Strahlen bestehen im großen und ganzen aus sehr energiereichen Protonen und einigen Atomkernen (hauptsächlich Heliumkerne). Kosmische S. besitzt sehr viel Energie und kann nicht nur Menschen auf der Erdoberfläche verstrahlen, sondern auch viele Meter tief in Erde und Fels eindringen. Die Belastung mit kosmischer S. hängt von der Höhe des Lebensraumes ab. Eine Person, die z.B. in 2 000 Meter Höhe lebt, ist einer zweimal so hohen jährlichen Strahlendosis durch kosmische S. ausgesetzt wie eine Person, die in Meereshöhe lebt.

Aus kosmischer S. wird in der oberen Atmosphäre Sekundärstrahlung erzeugt, die hauptsächlich aus Gammastrahlen und ernergiereichen Elektronen besteht. Die jährliche Strahlendosis dieser Sekundärstrahlung hängt vom Breitengrad ab, wobei sie an den Polen am stärksten und am Äquator am geringsten ist.

EINHEITEN FÜR STRAHLUNG

Becquerel	SI-Einheit für Radioaktivität. Ein Becquerel (Bq) entspricht einem Zerfall (oder einer sonstigen nuklearen Transformation) pro Sekunde. Die Becquerelzahl ist zwar ein Maß dafür, wie radioaktiv eine bestimmte Strahlenquelle ist, aber sie berücksichtigt nicht die unterschiedliche Wirkung der verschiedenen Strahlungsarten. Für medizinische Zwecke ist die Einheit Sievert im allgemeinen aussagekräftiger.
Gray	Das Gray (Gy) hat als SI-Einheit der absorbierten Strahlungsdosis das rad abgelöst. Ein Gray entspricht der Energieabsorption von 1 Joule pro Kilogramm bestrahlten Materials. 1 Gy = 100 rad.
Rad	Rad wurde aus den Anfangsbuchstaben von "radiation absorbed dose" gebildet und ist eine Einheit für die absorbierte Dosis an ionisierender Strahlung. Ein Rad entspricht der Energieabsorption von 100 erg (ein erg ist eine Einheit für Arbeit oder Energie) pro Gramm bestrahlten Materials. Das rad wurde durch das Gray (die entsprechende SI-Einheit) ersetzt; 1 rad = 0,01 Gy.
Rem	Rem, die Ableitung aus "roentgen equivalent man", ist die absorbierte Dosis an ionisierender Strahlung mit der gleichen biologischen Wirkung wie 1 rad Röntgen- oder Gammastrahlen. Die Einführung des rem beruht auf der Beobachtung, daß bestimmte Arten von ionisierender Strahlung, wie z.B. die Neutronenstrahlung, bei der gleichen Menge absorbierter Energie eine stärkere biologische Wirkung besitzt als Röntgen- oder Gammastrahlen. Das rem ist demnach ein Maß für die biologische Wirksamkeit einer Strahlung. Bei Röntgen- und Gammastrahlen entspricht es der Einheit rad. Bei anderen Strahlungsarten ist der Wert in rem gleich dem Wert in rad multipliziert mit einem speziellen Faktor (dem Qualitätsfaktor bzw. der relativen biologischen Wirksamkeit), der von der jeweiligen Strahlungsart abhängt. Das rem wurde im System der SI-Einheiten durch das Sievert abgelöst, wobei 1 rem 0,01 Sievert entspricht.
Sievert	Das Sievert (Sv) wird anstelle von rem als SI-Einheit für das Äquivalent der absorbierten Dosis an ionisierender Strahlung verwendet. Ein Sievert entspricht der absorbierten Strahlungsdosis mit der gleichen biologischen Wirkung wie 1 Gy Röntgen- oder Gammastrahlen. Ein Sievert entspricht 100 rem.

Maße für Strahlungspegel

Im SI-System (dem international vereinbarten Einheitensystem) werden zur Messung des Strahlungspegels drei Haupteinheiten verwendet: Becquerel, Gray und Sievert. Diese drei Einheiten sind obenstehend definiert, zusammen mit zwei weiteren Strahleneinheiten (rad und rem), die inzwischen zwar eigentlich überholt sind, gelegentlich aber für bestimmte Zwecke immer noch verwendet werden.

S

Die zweite wichtige natürliche Strahlungsquelle ist Radioaktivität. Viele Mineralien enthalten instabile Atomkerne, die spontan zerfallen (ein als radioaktiver Zerfall bezeichneter Prozeß) und dabei Alpha- oder Beta-Teilchen und/oder Gammastrahlen emittieren. Das natürlich vorkommende radioaktive Isotop ^{40}Kalium (K-40) (Isotope sind chemisch identische, sich jedoch in einigen physikalischen Eigenschaften unterscheidende Varianten eines Elements) ist die Hauptstrahlungsquelle innerhalb des Körpers.

Viele andere natürliche Materialien sind radioaktiv; in einigen Gebieten trägt *Radon* aus Erde, Felsen und/oder Baumaterialien in erheblichem Umfang zur jährlichen Strahlendosis bei.

Medizinische Röntgenstrahlen – zur Diagnose und/oder zur Behandlung zahlreicher Krankheiten und Störungen – stellen die größte, die Öffentlichkeit betreffende künstliche Strahlungsquelle dar. Ebenfalls zur Diagnose und Behandlung verwendete radioaktive Isotope sind eine weitere medizinische Strahlungsquelle (s. *Radioisotopen-Untersuchung*). Am häufigsten werden Gammastrahlen-emittierende Isotope verwendet (Teilchen emittierende Radioisotope finden jedoch ebenfalls Verwendung); die verwendeten Strahlungsarten sind meist kurzlebig, um die Dosis gering zu halten.

Kernkraftwerke sind nicht nur potentielle Quellen direkter S. (wie z.B. Gammastrahlen und Neutronen, die normalerweise durch eine das Austreten in die Umgebung verhindernde dicke Ummantelung absorbiert werden), sondern auch ständige Erzeuger radioaktiver Isotope. *Uran* ist der am häufigsten verwendete Brennstoff, oft in angereicherter Form, so daß ein höherer Gehalt an den spaltbaren Isotopen ^{235}Uran vorhanden ist als in natürlich vorkommenden Uranerzen. Im Reaktor wird es gespalten, produziert dadurch Wärme und hinterläßt eine große Bandbreite an radioaktiven Isotopen. Radioisotope von Jod, Ruthenium, Tellur und Cäsium gehören zu den in den größten Menge produzierten, andere mit größerer biologischer Bedeutung, wie z.B. *Strontium*-Isotope, werden jedoch ebenfalls erzeugt. Im Schnellen Brüter wird als Hauptbrennstoff *Plutonium* verwendet; als Quelle für zusätzlichen Plutonium-Brennstoff dient ^{238}Uran.

Kernwaffen einschließlich der Atombomben vom in Hiroshima und Nagasaki verwendeten Typ (bei denen entweder Uran oder Plutonium schnell gespalten wird) und Wasserstoffbomben (bei denen Kernspaltung und Kernfusion kombiniert sind) sind ergiebige Quellen künstlicher Strahlung.

Außer bei den relativ kleinen Gefechtswaffen und den "atomar verstärkten" Waffen (der sog. Neutronenbombe) treten die tödlichen Auswirkungen der direkten Verstrahlung nur vergleichsweise nah am Einschlagort auf, während die tödlichen Auswirkungen der Explosion und der Hitzeentwicklung ein erheblich größeres Gebiet betreffen.

NICHTIONISIERENDE STRAHLUNG

Die am weitesten verbreitete Form der nichtionisierenden S. ist ultraviolettes Licht, ein Bestandteil des Sonnenlichts (wovon jedoch ein großer Teil durch die Atmosphäre absorbiert wird); es wird auch durch Höhensonnen erzeugt. Diese S.sart kann nur in oberflächliche Schichten des Körpergewebes eindringen, sie verursacht jedoch in den Zellen eine Schädigung der RNS- (Ribonukleinsäure) und DNS-Moleküle (Desoxyribonukleinsäure), was zu Hautkrebs führen kann.

Mikrowellenherde dienen der Nahrungszubereitung mittels Hochfrequenzwärme, die auch Körpergewebe erhitzen und dadurch zerstören kann. Diese Art der Verletzung ist jedoch unwahrscheinlich, da moderne Geräte eine Abschirmung haben und dadurch ein Austreten der Mikrowellen verhindern; sie verfügen über Sicherheitsausschalter, die bei Öffnen der Tür zu einer sofortigen Unterbrechung der Strahlenemission führen. Radio- und Fernsehübertragungen stellen harmlose Formen elektromagnetischer S. dar.

Die anderen Formen nichtionisierender S., denen Personen ausgesetzt sind, sind Magnetfelder und *Ultraschall*. Schwache Magnetfelder werden um alle stromführenden Kabel herum aufgebaut, starke Magnetfelder werden in der Medizin für *MRT* (Kernspintomographie) eingesetzt. Die Wirkungen dieser Felder werden gegenwärtig erforscht, es gibt jedoch keinen Hinweis auf eine Schädlichkeit. Ultraschall (Schallwellen mit Frequenzen oberhalb der Hörgrenze) wird in der Medizin für Diagnostik und Therapie verwendet. Seine Wirkungen sind von der verwendeten Frequenz und der Dauer der Belastung abhängig. Die in der Medizin verwendeten niedrigen Frequenzen und relativ kurzen Belastungszeiten sind ungefährlich, Ultraschallbelastung mit hohen Frequenzen und/oder über längere Zeit kann jedoch zu Gewebeschädigung führen.

Strangulation

In der Regel durch Verdrehung oder Kompression hervorgerufene Abschnürung eines Kanals oder Durchgangs im Körper, die zu einer Blockierung des Blutflusses und Beeinträchtigung der Funktion des betroffenen Organs führt. S. kann bei einer *Hernie* oder nach einer Verdrehung des Hodens, (s. *Hodentorsion*) auftreten.

S. wird in der Regel durch eine Bruchbildung an einem Teil des Darms, entweder in der Bauchhöhle oder nach außen wie beim Leistenbruch, oder durch einen *Volvulus* (Verdrehung eines Darmabschnitts) verursacht. Der resultierende Darmverschluß macht eine Notoperation notwendig (s. *Darmverschluß*).

S. des Halses mittels der Hände oder eines einschnürenden Bandes, wie z.B. Strick oder Schal, kann absichtlich oder unbeabsichtigt erfolgen. Die tödliche Wirkung beruht in erster Linie auf der Kompression der *Jugularvene* im Hals. Dies verhindert den Blutrückfluß aus dem Gehirn und dem Kopf, wo das Blut verbleibt und der enthaltene Sauerstoff schnell aufgebraucht ist. Außerdem führt die Kompression der *Luftröhre* (Trachea) zu einer eingeschränkten Atmung und behindert die Sauerstoffaufnahme des Blutes. Im Gesicht zeigt sich die Stauung des Blutes in einer blauroten Verfärbung. Der Betroffene wird bewußtlos, und nach einigen Minuten kommt es zum Hirnschaden und Tod aufgrund von Sauerstoffmangel.

Jede Abschnürung muß so schnell wie möglich entfernt und medizinische Hilfe herbeigeholt werden. Bei fehlender Atmung muß *Beatmung* durchgeführt werden, bis ein Krankenwagen oder ärztliche Hilfe eintrifft.

Um unbeabsichtigte S. zu vermeiden, sollten in der Umgebung eines Kindes keine potentiell einschnürenden Gegenstände – wie Stricke oder Bänder an Spielzeug oder Kleidung – vorhanden sein. Kinder sollten vom Spielen mit Lassos abgehalten werden.

Strangurie

s. *Harnzwang*

Streifen

Volkstümliche Bezeichnung für *Striae*.

Streptokinase

Thrombolytikum zur Auflösung von Blutgerinnseln bei *Myokardinfarkt* (Herzinfarkt) oder *Lungenembolie*. Die Wirkung von S. ist bei frisch gebildeten Gerinnseln am besten. Bei Injektion in den frühen Stadien eines Myokardinfarkts kann S. die am Herzmuskel verursachte Schädigung in Grenzen halten.

Die Behandlung mit S. erfolgt aufgrund des Risikos allergischer Reaktionen oder übermäßiger Blutungen unter strenger Überwachung. Nebenwirkungen sind Hautausschlag, Fieber, keuchende Atmung und *Herzrhythmusstörungen* (unregelmäßiger Herzschlag).

Streptokokkenangina

Halsentzündung, durch Streptokokken hervorgerufen. S. tritt am häufigsten bei Kindern auf und wird durch ausgehustete oder ausgeatmete (Bakterien enthaltende) Tröpfchen über die Luft übertragen.

Bei einigen Personen verursachen die Bakterien wenig oder keine Symptome, bei anderen kommt es jedoch zu Halsentzündung, Fieber, allgemeinem Krankheitsgefühl und vergrößerten Lymphknoten im Hals. In einigen Fällen führen die durch die Bakterien ausgeschiedenen Giftstoffe zu einem Hautausschlag; die Erkrankung ist als *Scharlach* bekannt.

Die Diagnose ergibt sich in der Regel durch die Identifizierung der Bakterien in einer aus einem Rachenabstrich angelegten *Kultur*. Die Infektion wird mit einem *Penicillin-Präparat* oder, bei bestehender Penicillin-Allergie, mit einem anderen Antibiotikum behandelt.

Eine unbehandelte S. kann zu den schweren Komplikationen *Glomerulonephritis* (Nierenentzündung) und *rheumatisches Fieber* führen.

Streptokokkeninfektionen

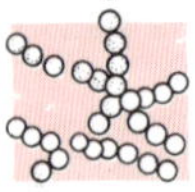

Durch *Bakterien* der Gattung *STREPTOCOCCUS* verursachte Infektionen. Streptokokken sind kugelförmige, Ketten bildende Bakterien, deren Aussehen an aufgereihte Perlen erinnert; sie gehören zu den beim Menschen am häufigsten Krankheiten verursachenden Bakterien.

Bestimmte Arten von Streptokokken sind in Mund und Rachen der meisten Menschen vorhanden und harmlos. Treten die Bakterien in den Blutstrom ein (manchmal nach Zahnbehandlungen), werden sie in der Regel zerstört. Bei einigen Personen mit Herzklappendefekten besteht jedoch das Risiko, daß sich die Bakterien im Herzen ansiedeln und eine bakterielle *Endokarditis* verursachen. Eine andere Streptokokkenart ist normalerweise im Darm angesiedelt und harmlos, kann sich aber ausbreiten und eine *Harnwegsinfektion* hervorrufen.

Andere, als Streptococci haemolytici bezeichnete Arten von Streptokokken verursachen *Tonsillitis*, *Streptokokkenangina*, *Otitis media* (Mittelohrentzündung), *Lungenentzündung*, *Wundrose* oder Wundinfektionen. Einige Infektionen mit dieser Streptokokkenart führen zu *Scharlach* und können auch die schweren Komplikationen *rheumatisches Fieber* und *Glomerulonephritis* hervorrufen. Diese Komplikationen werden durch eine sofortige Behandlung mit *Antbiotika* (in der Regel Penicillin) verhindert.

Personen, bei denen sich rheumatisches Fieber entwickelt hat, wird geraten, vor, während und nach einer Zahnbehandlung und bestimmten diagnostischen und chirurgischen Eingriffen Antibiotika einzunehmen.

STRESS UND HERZFREQUENZ

Die Kurve zeigt, wie sich die Herzfrequenz einer Person an einem typischen Tag verändert. Sowohl Training als auch Streß aktivieren das "Kampf-oder-Flucht"-System des Körpers und führen zu einer Steigerung der Herzfrequenz; wiederholtes Alarmieren des Systems ohne begleitende körperliche Aktivität ist wahrscheinlich schädlich.

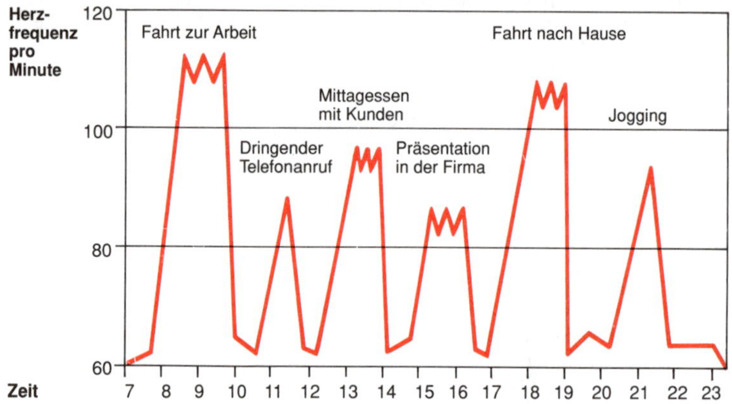

Streßpegel während des Tages

Zwar gibt es sowohl zu Hause als auch bei der Arbeit Streß, viele in der Stadt arbeitende Personen erleben jedoch im Berufsverkehr den größten Streß.

Streptomycin

(z.B. *Strepto-Fatol*® +)

Antibiotikum zur Behandlung einer ganzen Reihe seltener Infektionskrankheiten wie *Tularämie*, *Pest*, *Bruzellose* und *Rotz*. Manchmal wird S. zusammen mit einem *Penicillin-Präparat* zur Behandlung von *Endokarditis* (Entzündung der Herzinnenhaut) verabreicht.

Früher wurde Streptomycin zur Behandlung einer ganzen Reihe anderer Infektionen eingesetzt, heute werden dafür jedoch neuere, wirksamere Medikamente mit weniger gravierenden Nebenwirkungen verwendet. S. wurde in den 40er Jahren entdeckt und war das erste wirksame Medikament zur Behandlung der *Tuberkulose*; auch heute wird es noch manchmal bei dieser Krankheit zur Behandlung resistenter Bakterienstämme eingesetzt.

NEBENWIRKUNGEN

Am gravierendsten ist die Möglichkeit einer Schädigung der Innenohrnerven, was zu Schwindel, Gleichgewichtsstörungen, Ohrenklingen und Taubheit führen kann. Weitere mögliche Nebenwirkungen sind Taubheitsgefühl im Gesicht, Prickeln in den Händen, Kopfschmerzen, Krankheitsgefühl, Übelkeit und Erbrechen.

Streß

Jede Einwirkung, die zu einer Beeinträchtigung des gesundheitlichen geistigen und körperlichen Wohlergehens einer Person führt. S. kann als Reaktion auf eine ganze Reihe körperlicher und emotionaler Reize erlebt werden, wie z.B. auf körperliche Gewalt, innere Konflikte und wichtige Ereignisse im Leben (z.B. Tod einer geliebten Person, Geburt eines Kindes oder Scheidung). Manche Menschen sind für mit S. in Beziehung stehende gesundheitliche Probleme anfälliger als andere.

AUSWIRKUNGEN

Bei S.belastung reagiert der Körper mit einer gesteigerten Produktion bestimmter Hormone wie *Kortisol* und *Adrenalin*. Diese Hormone führen zu Änderungen der Herzfrequenz, des Blutdrucks, des Stoffwechsels und der auf eine gesteigerte Leistungsfähigkeit insgesamt ausgerichteten Aktivität des Körpers. Ab einem bestimmten Grad beeinträchtigen sie jedoch die Fähigkeit eines Individuums, mit bestimmten Situationen fertig zu werden.

Weniger als 20 Prozent der Bevölkerung sind in der Lage, in ernsten Krisensituationen – wie zum Beispiel bei Feuer oder einer Überschwemmung – effektiv zu handeln.

Ständige S.belastung führt häufig zu geistigen und körperlichen Symptomen wie *Angst* und *Depression*, *Verdauungsstörungen*, Herzklopfen und Muskelschmerzen. Die *posttraumatische Streß-*

S

reaktion ist eine direkte Reaktion auf ein spezifisches belastendes Ereignis. (S.a. *Entspannungstechniken*)

Streßfraktur

Fraktur, die durch übermäßige Dauerbelastung eines Knochens entsteht. Häufige Stellen einer S. sind die Mittelfußknochen (s. *Marschfraktur*), die Schien- oder Wadenbeine (Unterschenkelknochen), der Femurhals (Oberschenkelknochen) und der Lendenbereich der Wirbelsäule. S.en treten sehr häufig bei Läufern auf, vor allem beim Laufen auf hartem Untergrund ohne geeignetes Schuhwerk (s. *Sportverletzungen*).

SYMPTOME UND DIAGNOSE

Zu den Hauptsymptomen gehören Schmerzen und Druckempfindlichkeit an der gebrochenen Stelle. Die Diagnose ergibt sich aus dem *Röntgen*bild, einige S.en sind jedoch erst bei einsetzender Heilung auf dem Röntgenbild erkennbar. Gelegentlich kann eine Radioisotopen-Untersuchung des Knochens (s. *Knochendarstellung*) zur Bestätigung der Diagnose notwendig sein.

THERAPIE

Die Behandlung besteht in einer vier- bis sechswöchigen Ruhigstellung des betroffenen Bereichs. Dazu kann ein *Gipsverband* angelegt werden. Nach der Heilung sollte eine Änderung der Trainingsabläufe und die Verwendung geeigneten gepolsterten Schuhwerks zur Verhinderung eines erneuten Bruches beitragen.

Streßulkus

Akutes *peptisches Geschwür*, das sich manchmal nach Schock, schweren Verbrennungen oder Verletzungen oder nach einer schweren Krankheit bildet. Solche Geschwüre treten in der Regel mehrfach und am häufigsten im Magen auf; im Unterschied zu chronischen peptischen Geschwüren kommt es hier nicht zu einer Ausbreitung des Geschwürs in tiefere Schichten der Magenwand.

Die genaue Ursache des S. ist unbekannt. Die Behandlung erfolgt entweder mit *Antazida* (hochdosiert) oder *H_2-Rezeptor-Antagonisten*.

Striae

Im Volksmund als Streifen bezeichnete, durch Dünnerwerden und Elastizitätsverlust in der unteren Hautschicht (Dermis) verursachte Linien auf der Haut. S. erscheinen zuerst als rote, erhabene Linien, später werden sie bläulichrot, flacher und verblassen zu glänzenden Streifen, die in der Regel 6 bis 12 mm breit sind.

S. bilden sich häufig während des Wachstumsschubs im Jugendalter auf den Hüften und Oberschenkeln, vor allem

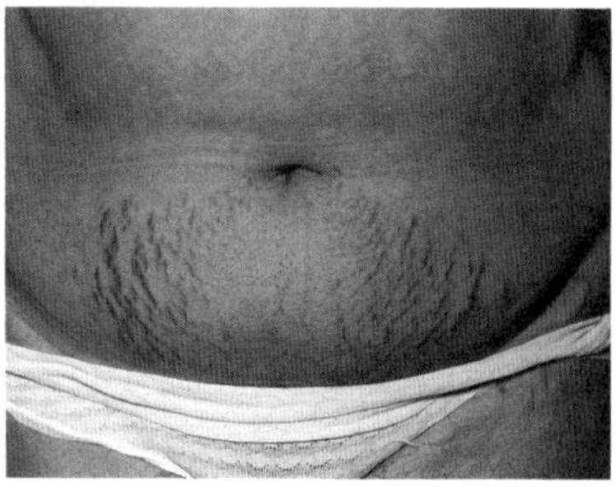

Erscheinungsbild von Striae
Striae werden im Volksmund als Streifen bezeichnet und bilden sich häufig bei Schwangeren auf Bauch, Oberschenkeln und Brust (Schwangerschaftsstreifen).

bei sportlichen Mädchen. Sie treten in der Schwangerschaft bei ca. 75 Prozent der Schwangeren auf, v.a. auf der Brust, den Oberschenkeln und dem Unterbauch. Bläulichrote S. bilden sich charakteristischerweise bei Personen mit *Cushing-Syndrom*.

S. werden möglicherweise durch einen Überschuß an *Kortikosteroidhormonen* verursacht. Diese Hormone unterdrücken bekanntermaßen die Faserbildung in der Haut und führen zu einem *Kollagen*-Schwund in der Haut. Es gibt keine wirksame Methode zur Vorbeugung oder Behandlung.

Stridor

Pfeifendes Atemgeräusch, verursacht durch eine Verengung oder ein Hindernis im *Larynx* oder in der *Trachea*.

S. kommt am häufigsten bei kleinen Kindern vor. Er tritt in der Regel beim *Krupp*, einer Virusinfektion der oberen Luftwege, auf. Eine seltenere, jedoch ernstere Ursache ist die bakterielle Infektion *Epiglottitis*. Weitere Ursachen für S. sind das Inhalieren eines *Fremdkörpers*, *Hypokalzämie* (niedriger Kalziumspiegel im Blut) und bestimmte Erkrankungen des *Larynx*, wie Tumoren, Lähmungen der Stimmbänder und Laryngomalazie (Erweichung der Larynxknorpel).

Striktur

Starke Einengung der Lichtung eines Hohlorgans mit folgenden Ursachen: Infektion und Entzündung, Schädigung eines Gangs mit anschließender Bildung von Narbengewebe in und um den Gang, Bildung eines Tumors, Muskelkrämpfe in der Wand eines Ganges oder übermäßige Gewebewucherung in der Umgebung eines Ganges, wie sie bei Prostatahypertrophie auftritt, wenn die vergrößerte Prostata auf die Harnröhre (die von der Blase nach außen führende Röhre) drückt. Manchmal ist eine Striktur angeboren.

Stroma

Das Gerüst eines Organs bildendes Gewebe, im Unterschied zum funktionellen Gewebe (dem sog. *Parenchym*) und der faserigen Außenschicht, die das Organ zusammenhält. Das S. der Eierstöcke z.B. wird durch das Bindegewebe gebildet, in das die Graaf-Follikel (das Parenchym) eingebettet sind. Das S. der Eierstöcke besteht aus Fasergewebe, Zellen glatter Muskulatur, spindelförmigen Zellen und einer großen Anzahl von Blutgefäßen.

Strongyloidosis

Befall des Darms mit einem winzigen Wurm, dem Parasiten *STRONGYLOIDES STERCORALIS*. Die Krankheit ist in den Tropen, vor allem im Fernen Osten, weit verbreitet. In Deutschland tritt sie gelegentlich bei Bergleuten oder Tunnelarbeitern (meldepflichtige Berufskrankheit) auf, ist jedoch selten.

Bei der S. erfolgt die Infizierung in betroffenen Gegenden durch Barfußgehen auf mit *Faeces* verseuchtem Boden. Wurmlarven dringen über die Haut der Füße ein und wandern dann über die Lungen und den Rachen in den Dünndarm. Dort entwickeln sie sich zu ausgewachsenen Würmern, die sich in die Darmwand einbohren, um dort ihre Larven abzulegen. Die meisten Larven werden mit dem Stuhl ausgeschieden, einige dringen jedoch in die Haut um den Anus herum ein und beginnen einen neuen Zyklus. Auf diese Weise kann ein Befall bei einer Person über mehr als 40 Jahre anhalten.

SYMPTOME

An der Eintrittsstelle in die Haut verursachen die Larven Juckreiz und rote, erhabene Quaddeln. In der Lunge können sie *Asthma* oder *Lungenentzündung* hervorrufen. Darmbefall kann ohne Symptome verlaufen, bei schwerem Befall kann es jedoch zu Unwohlsein, einem Anschwellen des Bauches und zu Durchfall kommen. Viele Jahre nach der Infizierung führt die Erkrankung gelegentlich bei Personen, deren *Immunsystem* geschwächt ist, durch Komplikationen wie *Septikämie* oder *Meningitis* zum Tod. Lungenentzündung tritt bei Personen mit beeinträchtigtem Immunsystem leichter ein.

THERAPIE

Die Erkrankung wird durch die mikroskopische Untersuchung einer Stuhlprobe diagnostiziert. S. wird mit *Anthelmintika* behandelt.

Strontium

(Abk. Sr) Zweiwertiges Erdalkalimetall, das in der Natur nicht in Reinform auftritt, sondern in verschiedenen Verbin-

S

dungen in bestimmten Mineralien (besonders Strontianit und Zölestin), im Meerwasser und in Meerespflanzen vorkommt. Sr ist auch in der Nahrung zu finden, und obwohl es der Körper nicht benötigt, wird es dort in ähnlicher Weise umgesetzt wie Kalzium und in die Knochen eingelagert.

Außer den Sr-Verbindungen gibt es verschiedene Radioisotope (radioaktive Varianten) des Elements, von denen das ^{90}Sr in der Medizin die größte Rolle spielt. Es kommt nicht natürlich vor, sondern entsteht in relativ großen Mengen bei Kernspaltungsreaktionen und befindet sich auch im radioaktiven Niederschlag bei manchen Atombombenexplosionen. ^{90}Sr emittiert vergleichsweise lange (die Halbwertszeit dieses Isotops beträgt ungefähr 28 Jahre) *Strahlung* (in Form von Beta-Teilchen) und sammelt sich in den Knochen an, wo die Strahlung zu *Leukämie* und/oder *Knochentumoren* führen kann.

Andere Radioisotope des Sr werden auch zur Diagnose und Behandlung von Knochentumoren verwendet.

Struma

s. *Kropf*

Strychnin-Vergiftung

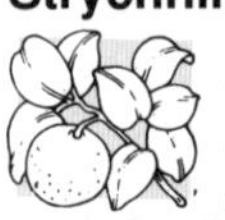

Strychnin ist eine extrem giftige chemische Substanz aus den Samen der Spezies *STRYCHNOS*, einer Gruppe tropischer Bäume und Sträucher. Früher wurde die Substanz als Tonikum und allgemeines Anregungsmittel eingesetzt, jetzt wird sie in der Medizin jedoch nicht mehr verwendet. Heute findet sie hauptsächlich als Bestandteil einiger Rattengifte Verwendung; die meisten Fälle von S.-V.en treten bei Kindern auf, die aus Versehen solches Gift essen.

SYMPTOME UND THERAPIE

Die Vergiftungssymptome erscheinen bald nach der S.aufnahme. Zu den Anfangssymptomen gehören Unruhe, Gesichts- und Halssteife, *Photosensibilität* (erhöhte Lichtempfindlichkeit) und erhöhte Empfindlichkeit des Gehörs, des Geschmacks- und des Geruchsinns. Danach treten abwechselnd Schübe von Krämpfen (Anfällen) und Erschlaffung auf. Schließlich kann es sogar zum Tod durch *Atemstillstand* kommen.

Die Hauptaufgaben einer Behandlung bestehen im Verhindern der Anfälle und in der Aufrechterhaltung der Atmung. Der Patient erhält intravenös injizierte *Tranquilizer* oder *Barbiturate*, wenn nötig zusammen mit *Muskelrelaxantien*, die der Wirkung des Strychnins entgegenwirken und Anfälle verhindern helfen. Die Atmung kann mit Hilfe eines *Respirators* aufrechterhalten werden. Bei sofortiger Behandlung tritt in der Regel innerhalb von 24 Stunden eine Erholung ein.

Studentenfieber

s. *Mononukleose, infektiöse*

Stuhl

Andere Bezeichnung für *Faeces*.

Stuhldrang, schmerzhafter

s. *Tenesmus*

Stuhlentleerung

(*F.* Defäkation) Ausscheiden von *Faeces* aus dem Körper über den Anus.

Stuhlinkontinenz

Unvermögen, *Faeces* im Mastdarm (*Rektum*) zurückzuhalten (s. *Einkoten*).

URSACHEN

Eine häufige Ursache für S., besonders bei Älteren und bei Kindern mit abgeschlossener Sauberkeitserziehung, ist *Stuhlverstopfung*, die ihrerseits häufig durch chronische *Verstopfung* hervorgerufen wird. Die im Rektum verbleibenden Faeces führen zu einer Reizung und Entzündung der Mastdarmschleimhaut, in deren Folge Stuhlflüssigkeit und kleine Stuhlmengen unfreiwillig abgehen. Vorübergehende S. kann in jedem Lebensalter in Fällen schweren *Durchfalls* auftreten, wenn der Drang zur Darmentleerung zu stark wird.

Seltenere Ursachen sind Verletzung der Schließmuskulatur (wie sie z.B. bei Entbindung oder chirurgischen Eingriffen auftreten kann), *Paraplegie* (Lähmung der Beine und des Unterleibs), *geistige Behinderung* und *Demenz*.

THERAPIE

Wenn die Ursache eine Verstopfung ist, kann ein Wiederauftreten durch ballaststoffreiche Ernährung verhindert werden. Empfehlenswert können Zäpfchen sein, die *Glycerol* (z.B. Glycilax ®) oder ein Laxans wie z.B. Bisacodyl (z.B. Dulcolax ®) enthalten. S. bei Menschen mit Demenz oder Nervenerkrankungen kann durch regelmäßige Anwendung von Einläufen oder Zäpfchen zur Darmentleerung vermieden werden.

Stuhlverstopfung

(*F.* Obstipation) Zustand, bei dem eine große Menge harter *Faeces* nicht aus dem Rektum ausgeschieden werden kann. S. ist in der Regel mit chronischer *Verstopfung* und eingedickten Faeces verbunden. S. tritt häufig bei sehr kleinen Kindern und bei älteren, vor allem bettlägerigen Personen auf.

Die Hauptsymptome der S. sind ein intensiver Drang zur Darmentleerung, Schmerzen im Mastdarm, Anus und in der Bauchmitte und, in einigen Fällen, flüssiger Stuhl (der fälschlicherweise als Durchfall angesehen werden kann), der an dem Stuhlpfropf vorbei ausgeschieden wird.

Zur Diagnose wird ein Finger in das Rektum eingeführt. Die Behandlung erfolgt durch Einläufe; wenn diese nicht erfolgreich sind, durch manuelle Entfernung des verhärteten Stuhlklumpens.

Stummheit

s. *Mutismus*

Stumpf

Nach einer *Amputation* oder *Resektion* verbleibender Endteil eines Glieds bzw. Organteil.

Stumpftäuschung

s. *Phantomglied*

Stupor

Zustand der Betäubung oder Erstarrung, in dem bei sonst wachem Bewußtsein keine Reaktion auf Außenreize erfolgt. Kommt als Schreckreaktion und bei bestimmten seelischen Krankheiten, z.B. als depressiver oder katatonischer S., vor.

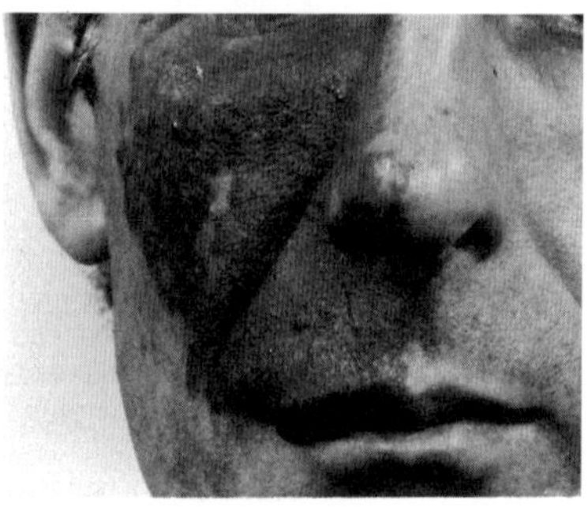

Sturge-Weber-Syndrom
Das charakteristische flache, purpurrote Muttermal breitet sich über die obere rechte Gesichtshälfte dieses Mannes aus.

Sturge-Weber-Syndrom

Seltene angeborene Erkrankung, die Haut und Gehirn betrifft. Charakteristisch ist ein großes, bläulichrotes *Hämangiom* (ein durch abnorme Verteilung von Blutgefäßen verursachtes Muttermal), das sich über eine Gesichtshälfte einschließlich des Auges erstreckt. Eine ähnliche Mißbildung der Blutgefäße im Gehirn kann eine Schwäche auf der gegenüberliegenden Körperseite, fortschreitende *geistige Behinderung* und *Epilepsie* verursachen. Im betroffenen Auge kann sich ein *grüner Star* (erhöhter Augeninnendruck) bilden und zu einem teilweisen oder vollständigen Verlust der Sehkraft führen.

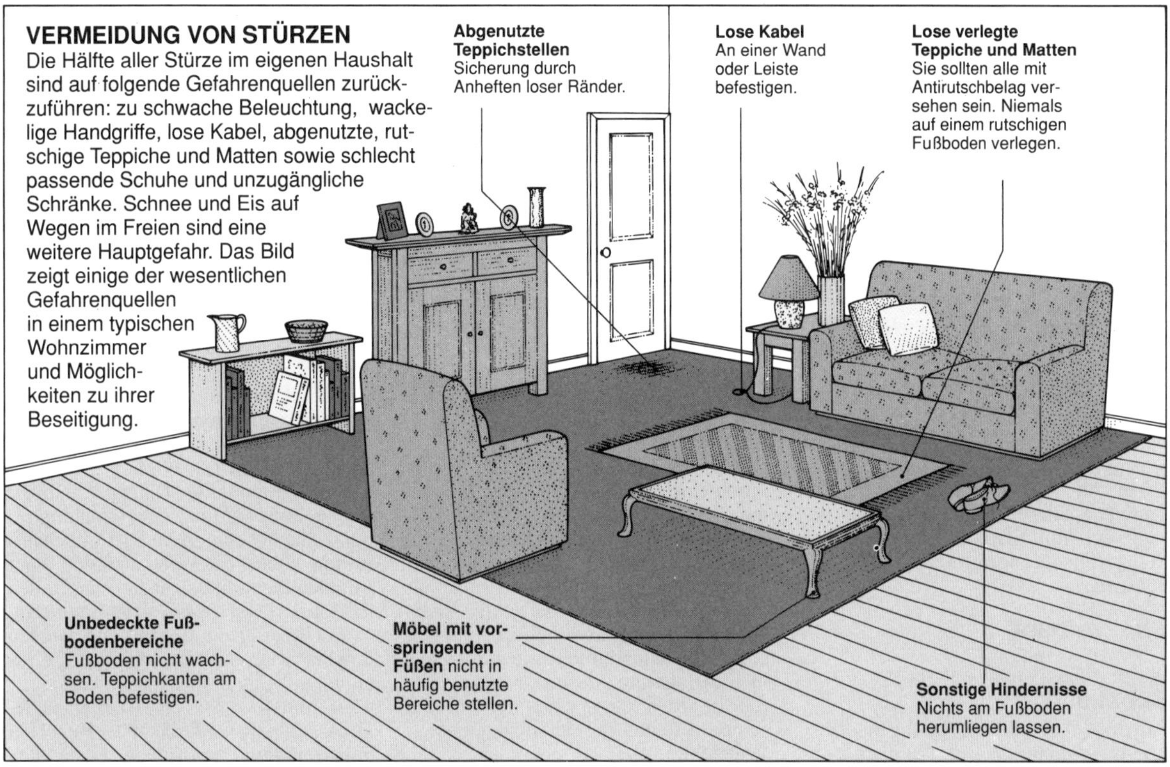

Das Muttermal kann durch abdeckende Cremes überdeckt werden; Anfälle können in der Regel durch *Antikonvulsiva* kontrolliert werden. In schweren Fällen ist eine Operation der betroffenen Hirnregion notwendig.

Sturzentleerung

s. *Postgastrektomie-Syndrom*

Sturzgefahr bei Älteren

Die Tendenz zu fallen nimmt mit zunehmendem Alter zu. Obwohl eine dauerhafte Verletzung nur selten die Folge ist, führt eine beachtenswerte Zahl der erlittenen Verletzungen schließlich zum Tod.

URSACHEN

Reflexbewegungen sind bei älteren Menschen viel langsamer als bei jüngeren; wenn ein älterer Mensch stolpert, ist er oft nicht schnell genug, um das Fallen zu verhindern.

Eine ältere Person stürzt entweder aufgrund eines Unfalls, meistens wegen einer Gefahr im Haushalt (s. bebilderter Kasten) oder als Folge eines medizinischen Problems. Zu den medizinischen Ursachen gehören: schlechtes Sehen, Gehstörungen, Arrhythmie (*Herzrhythmusstörung*), *Hypotonie* (niedriger Blutdruck), *Schwindel* und die *Parkinson-Krankheit*. Hier ist auch die Wirkung verschiedener Medikamente und Drogen, einschließlich *Alkohol*, *Schlafmittel* und *Beruhigungsmittel*, zu erwähnen. Hinfallen ist manchmal das erste Anzeichen einer ernsten Erkrankung wie einer Lungenentzündung (*Pneumonie*) oder eines *Myokardinfarktes*.

KOMPLIKATIONEN

Eine häufige Komplikation beim Fallen älterer Menschen, v.a. von Frauen, sind Knochenbrüche (s. *Fraktur*). Frauen stürzen nicht nur häufiger, sondern erleiden auch eher Brüche, weil ihre Knochenfestigkeit wegen des sich meist nach den Wechseljahren einstellenden Kalziumverlustes verringert ist (s. *Osteoporose*).

Das Hinfallen hat manchmal für ältere Menschen ernsthafte indirekte Folgen. Besonders ungünstig ist die Prognose für die, die hingefallen sind und länger als eine Stunde am Boden liegenbleiben. Insbesondere bei Kälte kann dies zu *Hypothermie* oder Pneumonie führen.

Für ältere Menschen kann ein schwerer Sturz oder die Angst davor sowie der Gedanke an die Hilflosigkeit und Abhängigkeit, die er möglicherweise verursacht, nachteilige psychologische Wirkungen haben und einen zuvor aktiven Menschen demoralisieren und ans Haus fesseln.

MASSNAHMEN NACH EINEM STURZ

Es sollte sofort ärztliche Hilfe herbeigeholt werden, wenn ein Mensch bewußtlos aufgefunden wird, starke Schmerzen hat, heftig blutet, sich verbrannt oder vermutlich Knochen gebrochen hat oder Zeichen eines *Schocks* zeigt. Bis zum Eintreffen des Arztes sollten entsprechende Erste-Hilfe-Maßnahmen getroffen werden.

VORBEUGUNG

Einige einfache Maßnahmen helfen, die Sturzgefahr zu verringern: Sicherstellen, daß die Handgriffe in Badezimmer und an Treppen fest verankert sind, daß eine gute Beleuchtung vorhanden ist, geeignetes Schuhzeug getragen wird, Fußbodenbeläge rutschfest und Stromkabel sicher verlegt sind und daß auf dem Fußboden nichts herumliegt (s.a. Abbildung oben). Ältere alleinlebende Menschen können vielleicht dafür Sorge tragen, daß ein Warnsystem eingebaut wird oder ein Nachbar sie regelmäßig besucht. Möglicherweise ist es auch nützlich zu lernen, wie man auf verschiedene Weise, am Boden liegend, aufsteht.

Stützapparat

Orthopädischer Apparat zur Führung eines deformierten oder zur Stützung eines durch Muskelerkrankungen geschwächten Beins, wodurch der betroffenen Person Stehen und Gehen ermöglicht wird. So kann z.B. eine Person, die die Fußspitze nicht mehr heben kann und dadurch die Zehen bei jedem Schritt auf dem Boden nachzieht, mit einem S. ausgestattet werden, der den Fuß ständig im rechten Winkel zum Bein hält und somit unbehindertes Gehen erlaubt.

Ein Stützapparat besteht aus einem oder zwei vertikalen Metallstäben, an denen das Glied umgreifende Lederriemen oder Metallbügel befestigt sind. Ein Stützapparat, der nur bis unter das Knie reicht, genügt zur Stabilisierung der Fußgelenksposition. Zur Ermöglichung von Kniebewegungen können längere S.e durch ein Gelenk miteinander verbunden sein.

Stützkorsett

Vorrichtung, die zur Stützung eines Körperteils oder zur Einhaltung einer festen Körperposition getragen wird. Ein Stützkorsett kann der Korrektur oder der Begrenzung einer Deformierungsentwicklung, der Mobilitätssteigerung oder der Schmerzlinderung dienen. (S. *Korsett; Schienen*)

Stützverband

s. *Pflasterverband*

Subakut

Adjektiv, das zur Bezeichnung einer Erkrankung dient, die einen zeitlich zwischen *akut* und *chronisch* liegenden Verlauf nimmt.

So kann z.B. eine s.e *Endokarditis* viele Monate lang unentdeckt bleiben und in dieser Zeit zu schweren Herzklappenschäden führen.

Subarachnoidalblutung

Hirnblutung, bei der sich das Blut im Flüssigkeitsraum um das Gehirn (Subarachnoidalraum) ausbreitet.

URSACHEN UND VORKOMMEN

Die häufigste Ursache einer S. ist der Riß eines *Aneurysmas* (ballonartige Ausstülpung einer Arterienwand), der oft in dem arteriellen Ringsystem an der Hirnbasis auftritt. Seltener kommt es zu einer S. aufgrund eines gerissenen *Angioms* (krankhafte Wucherung von Blutgefäßen im Gehirn). Die Blutung findet im Raum zwischen der Arachnoidea und der Pia mater (der mittleren und der innersten der drei das Gehirn bedeckenden *Hirnhäute*) statt. Dieser Raum enthält normalerweise *Gehirn-Rückenmark-Flüssigkeit*.

Eine S. tritt in der Regel spontan, ohne vorhergehende Kopfverletzung auf, kann jedoch auch Folge ungewohnter körperlicher Anstrengung sein. Ungefähr fünf bis zehn von 100 000 Personen erleiden jährlich eine S. Diese Form der Hirnblutung ist seltener als die *intrazerebrale Hämorrhagie* (eine Form des *Schlaganfalls*), bei der es in das Gehirn blutet. S.en kommen besonders häufig im Alter zwischen 35 und 60 Jahren vor.

SYMPTOME

Die anfallartig auftretende S. kann zu sofortiger Bewußtlosigkeit oder plötzlich einsetzenden massiven Kopfschmerzen und häufig nachfolgender Bewußtlosigkeit führen. Bleibt die betroffene Person bei Bewußtsein, können sich andere Symptome wie *Photophobie* (abnorme Lichtempfindlichkeit), Übelkeit, Erbrechen, Benommenheit und Nackensteifigkeit entwickeln. Bewußtlose können das Bewußtsein wiedererlangen, häufig kommt es jedoch in den Tagen und Wochen danach zu wiederkehrenden, oft tödlichen Blutungen.

DIAGNOSE

Die Bestätigung der Diagnose erfolgt durch eine *Computertomographie* oder aufgrund einer durch *Lumbalpunktion* nachgewiesenen großen Blutmenge in der Gehirn-Rückenmark-Flüssigkeit. Zur Untersuchung der Stelle des Blutgefäßrisses dient eine *Angiographie* (Röntgenaufnahme nach vorheriger Injektion einer strahlenundurchlässigen Substanz in den Blutstrom), die u.U. erst durchgeführt werden kann, wenn der Zustand des Betroffenen sich stabilisiert hat.

THERAPIE

Die Behandlung besteht im allgemeinen aus Wiederbelebungsverfahren, Bettruhe und Maßnahmen zur Verringerung des Wiederholungsrisikos – in erster Linie Senkung des Bluthochdrucks. In einigen Fällen ist ein gerissenes Aneurysma chirurgisch zugänglich. Angiome können ebenfalls manchmal operativ entfernt, blockiert oder verödet werden. Operative Eingriffe werden in der Regel erst einige Wochen nach der akuten Blutung vorgenommen.

Bei ungefähr einem Drittel der Betroffenen kommt es zu einer vollständigen Wiederherstellung; ein weiteres Sechstel erholt sich, behält jedoch einen bleibenden Schaden, wie z.B. Lähmung, nachlassende geistige Leistungsfähigkeit oder Epilepsie. In den übrigen Fällen (ungefähr die Hälfte) tritt nach der ersten oder einer wiederkehrenden Blutung der Tod ein.

Subduralblutung

Blutung unterhalb der harten *Hirnhaut* (Dura mater). Das eingeschlossene Blut bildet langsam ein großes Hämatom (ein sich vergrößerndes Blutgerinnsel) innerhalb des Schädels. Die häufigste Ursache sind nach einem Schlag auf den Kopf auftretende Venenrisse auf der Innenseite der Dura mater. Zu S.en kommt es am häufigsten bei Älteren oder alkoholabhängigen Personen nach einem Sturz.

SYMPTOME

Die Blutung verläuft langsam; es kann Wochen oder Monate dauern, bis ein Hämatom so groß ist, daß es durch Druckerhöhung im Schädel sowie durch Verdrängung und Druckausübung auf das Gehirn zu Symptomen führt. Zu den zur Veränderlichkeit neigenden Symptomen gehören Kopfschmerzen, schubartig auftretende Verwirrung und Benommenheit und die Entwicklung einseitiger Schwäche oder Lähmungen.

Bei Entwicklung solcher Symptome sollte in jedem Fall sofort ärztliche Hilfe in Anspruch genommen werden. Da die Symptome denen des *Schlaganfalls* gleichen, ist es wichtig, jede *Kopfverletzung* der vorangegangenen Monate zur Sprache zu bringen.

DIAGNOSE UND THERAPIE

Die Bestätigung der Diagnose und die Feststellung der Lage des Hämatoms erfolgt durch *Angiographie* (Röntgenaufnahme nach vorheriger Injektion einer strahlenundurchlässigen Substanz in den Blutstrom) und *Computertomographie*.

Zur operativen Behandlung werden Löcher in den Schädel gebohrt (s. *Kraniotomie*), das Blutgerinnsel wird abgesaugt und das schadhafte Blutgefäß wiederhergestellt, wodurch in der Regel bei rechtzeitigem Eingriff eine vollständige Erholung möglich ist. (S.a. *Epiduralhämatom*)

Subklavia-Anzapfsyndrom

Wiederkehrendes plötzliches Auftreten von verschwommenem oder doppeltem Sehen, Koordinationsverlust oder Schwindel, deren Ursache in einer verringerten Blutzufuhr in die Gehirnbasis liegt, wenn ein Arm (in der Regel der linke) bewegt wird. Die zugrundeliegende Ursache ist eine Verengung der die Arme mit Blut versorgenden großen Arterien (in der Regel aufgrund von *Atherosklerose*). Betroffen ist besonders die linke Arteria subclavia. Die Blutversorgung des Armes ist verringert, bei Ruhighalten des Arms jedoch ausreichend. Bei Bewegen des Armes benötigen die Muskeln eine größere Blutmenge, die für die Hirndurchblutung abgezweigt wird.

Die Diagnose stellt sich durch schwachen Puls und geringen Blutdruck im betroffenen Arm. Durch eine *Angiographie* (Röntgenaufnahme nach vorheriger Injektion einer strahlenundurchlässigen Substanz in den Blutstrom) kann die Stelle der Arterienverengung festgestellt werden. Die Behandlung erfolgt durch rekonstruktive *Gefäßplastik*.

Subklavia-Steal-Syndrom

s. *Subklavia-Anzapfsyndrom*

Subklinisch
Bezeichnung einer Erkrankung, die keine Symptome oder Anzeichen hervorruft, da sie sehr leicht verläuft oder sich noch im Frühstadium der Entwicklung befindet. Eine s.e Erkrankung kann trotzdem zu Organschäden führen.

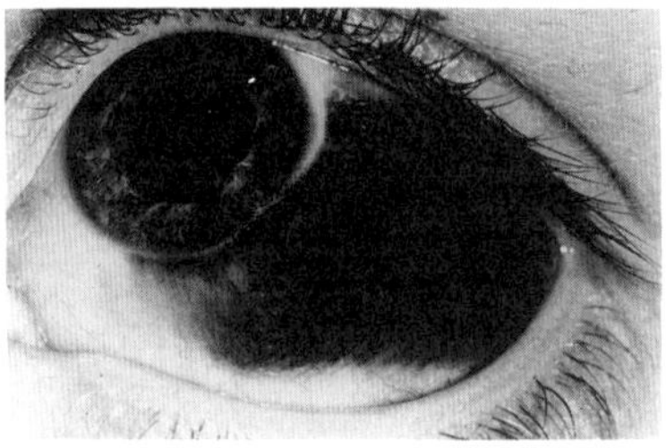

Subkonjunktivalblutung
Durch die Blutung entsteht ein hellroter Fleck, der sich über den Augapfel ausbreitet. Das sieht manchmal schlimm aus, ist aber in der Regel harmlos.

Subkonjunktivalblutung
Blutung unter der *Bindehaut* (der das Weiße im Auge bedeckenden transparenten Haut). Die kleinen Blutgefäße der Bindehaut sind brüchig, schlecht versorgt und weisen häufig Blutungsstellen auf. Eine S. kann spontan auftreten, nach Husten oder Erbrechen, wodurch der Venendruck erhöht wird. Sie ist in der Regel harmlos und nur selten ein Hinweis auf eine ernste Erkrankung.

Eine S. verschwindet ohne Behandlung in der Regel nach 10 bis 14 Tagen. Manchmal kommt es zu wiederkehrenden Blutungen in Folge einer lokalen Schwäche eines Blutgefäßes in der Bindehaut.

Subkutan
Unter der/die Haut, z.B. s.e Injektion, bei der ein Medikament in das Bindegewebe unter der Haut gespritzt wird.

Sublimation
Unbewußter Prozeß, bei dem primitive, unakzeptable Impulse in gesellschaftlich akzeptable Verhaltensformen umgelenkt werden. Aggression kann z.B. in Sport kanalisiert werden. In der *psychoanalytischen Theorie* wird S. als ein gesunder Prozeß betrachtet.

Subluxatio(n)
Unvollständige Verrenkung (*Luxation*) eines *Gelenks* – das heißt Verlagerung der knöchernen Gelenkflächen in der Art, daß sie sich nicht mehr genau gegenüberstehen, sondern nur noch teilweise Kontakt haben. (S. Abbildung rechts)

Bei einer Luxation sind die Gelenkflächen so verschoben, daß überhaupt kein Kontakt mehr zwischen ihnen besteht. Im allgemeinen verursacht eine S. geringere Schäden am Gelenk und am umgebenden Gewebe als eine Luxation.

Subluxierter Zahn
Durch Unfall im Zahnbett verschobener Zahn. Am gefährdetsten sind die oberen Frontzähne. Der Zahn kann tief in den Gaumen hineingedrückt, nach hinten oder vorn gekippt und gelockert sein. In der zahnärztlichen Praxis kann der s. Z. meist in seine richtige Lage zurückgebracht werden, danach wird er in der Regel durch eine Zahnschiene ruhiggestellt (s. *Schienung, Zähne*). Wenn die Blutgefäße des Zahnes abgerissen sind und der Zahnnerv abstirbt, ist eine *Wurzelkanalbehandlung* erforderlich.

Submuköse Resektion
Operation zur Korrektur einer veränderten *Nasenscheidewand* (Trennwand beider Nasenhöhlen), wenn diese die Atmung behindert. Unter lokaler oder Allgemeinanästhesie wird in die die Nasenscheidewand bedeckende Schleimhaut ein Schnitt gelegt und dann der verlagerte Knorpel und Knochen entfernt. Die Schleimhaut wird mit resorbierbaren Fäden geschlossen, so daß sie nicht mehr gezogen werden müssen.

Subphrenischer Abszeß
Abszeß unter dem Zwerchfell.

Substantia grisea
s. *graue Substanz*

Substrat
Substanz, auf die ein *Enzym* einwirkt. So wirkt z.B. das Verdauungsenzym Amylase auf das Substrat Stärke (ein Polysaccharid) ein und spaltet es in kleinere Einheiten (Monosaccharide) auf.

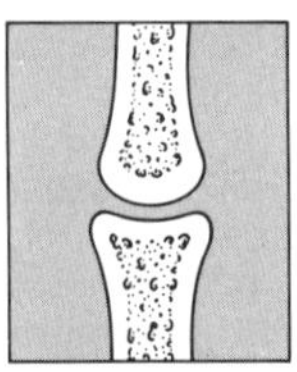

Normal
Die Abbildung links zeigt die normale Position der knöchernen Flächen in einem einfachen Gelenk, wie z.B. im Fingermittelgelenk.

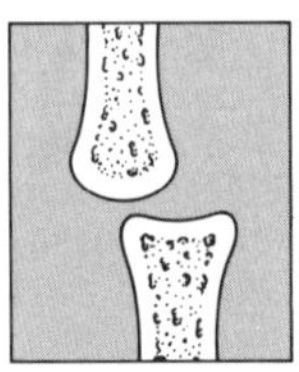

Subluxation
Bei der Subluxation sind die Gelenkflächen im Verhältnis zueinander leicht aus ihrer Normalposition verschoben, haben aber noch Kontakt.

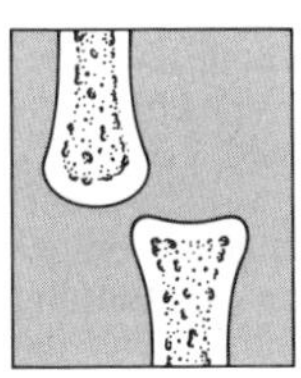

Luxation
Hier haben die Gelenkflächen fast überhaupt keinen Kontakt mehr, in den meisten Fällen besteht eine beträchtliche Schädigung des umgebenden Gewebes.

Sucht
Abhängigkeit von und heftiges Verlangen nach bestimmten Wirkstoffen wie Diazepam (z.B. Valium ® +; ein Tranquilizer), Alkohol oder Rauschgiften wie Kokain, Heroin usw. Einschränkung oder Verzicht auf die Aufnahme dieses Stoffs kann zu charakteristischen körperlichen und psychischen Symptomen (s. *Entzugssyndrom*) führen, wie z.B. Tremor oder Angst. (S.a. *Alkoholabhängigkeit*; *Drogenabhängigkeit*)

Sucralfat
(z.B. *Ulcogant*® +)

Ulkus-Heilmittel zur Behandlung von *peptischen Geschwüren*. S. bildet einen Schutzfilm auf der ulzerösen Magen- oder Zwölffingerdarmauskleidung, schützt diese somit vor dem weiteren Angreifen der Verdauungssäfte und ermöglicht eine Heilung des Geschwürs.

Antazida sollten bis zu einer Stunde nach Einnahme von S. nicht eingenommen werden, da sie seine Wirksamkeit herabsetzen können.

Mögliche Nebenwirkungen sind Verstopfung und Bauchschmerzen. S.e können die Resorption bestimmter Medikamente wie *Tetracyclin-Präparate* und *Digoxin* stören. Außerdem kann längere Behandlung mit S. die Resorption bestimmter Vitamine beeinträchtigen und zusätzliche Vitamingaben erforderlich machen.

Sudden crib death syndrome
s. *plötzlicher, unerwarteter Kindstod*

Sudeck-Dystrophie
Schwellung und Verlust der Funktionsfähigkeit einer Hand oder eines Fußes nach einer *Fraktur* oder einer anderen Verletzung.

Schmerz, Schwellung und Steifheit (besonders in den Gelenken) entwickeln sich am betroffenen Glied ungefähr zwei Monate nach der ursprünglichen Verletzung, in der Regel, nachdem der Gipsverband entfernt worden ist. Es kann zu Nagelwuchsstörungen und Haarausfall am betroffenen Glied kommen. Trotz Physiotherapie und Bemühungen, die Hand oder den Fuß wieder zu benutzen, dauern Schmerzen, Schwellung und Steifheit an.

Die Diagnose stützt sich auf *Röntgenaufnahmen*, die in der Regel ein Dünnerwerden der Knochen zeigen (s. *Knochenbrüchigkeit*).

Die Behandlung beinhaltet Hochlegen des betroffenen Glieds, vorsichtige

Belastung und *Wärmetherapie*. Innerhalb von vier Monaten kommt es gewöhnlich zu einer vollständigen Wiederherstellung.

Wenn der Schmerz jedoch anhält, kann versuchsweise eine *Nervenblockade* eingesetzt werden, und wenn dadurch eine vorübergehende erfolgreiche Schmerzlinderung bewirkt wird, kann eine *Sympathektomie* (eine chirurgische Zerstörung der sympathischen Nervenbahnen) versucht werden. (S.a. *Schulter-Hand-Syndrom*)

Suffokation

Erstickung; Zustand, bei dem aufgrund eines Hindernisses in den Luftwegen die Atmung blockiert ist. S. kann durch Blokkierung des Rachens, Kehlkopfes oder der Trachea verursacht werden. (S.a. *Asphyxie*; *Ersticken*; *Strangulation*)

Suizid

Freitod, Selbsttötung. In Deutschland wurden 1991 über 10 000 Todesfälle durch S. registriert.

URSACHEN

Über 90 Prozent der S.e sind auf eine psychische Erkrankung zurückzuführen. Von den S.en entfallen ca. 15 Prozent auf Personen mit schwerer *Depression*, etwa 10 Prozent auf Personen mit *Schizophrenie*, ungefähr sieben Prozent auf Personen mit *Alkoholabhängigkeit*, etwa fünf Prozent auf Personen mit *gestörtem Sozialverhalten* und ein kleiner Prozentsatz auf Personen mit einer Form von *Neurose*.

TODESFÄLLE DURCH SELBSTMORD

pro 100000 Einwohner; standardisierte Weltbevölkerung

Land	Jahr	Rate
Ungarn	1987	35,1
Finnland	1986	22,6
Dänemark	1986	21,7
Österreich	1987	20,8
Schweiz	1987	18,5
Frankreich	1986	17,7
Belgien	1986	17,0
Luxemburg	1987	15,9
CSSR	1986	15,8
Japan	1987	15,3
Schweden	1986	14,9
BRD	1987	13,8
Kanada	1986	12,6
Norwegen	1986	12,1
Bulgarien	1986	12,0
Polen	1987	12,0
Neuseeland	1986	11,5
Australien	1986	11,0
USA	1986	10,9
Niederlande	1986	8,9
Portugal	1987	7,5
England	1987	6,6
Italien	1985	6,1
Griechenland	1986	3,1

S. ist die Reaktion einer Person auf ein aus ihrer Perspektive nicht zu bewältigendes Problem, wie z.B. soziale Isolierung, vorangegangener Tod einer geliebten Person (besonders eines Ehegatten), eine in der Kindheit zerbrochene Familie, schwere körperliche Krankheit, Älterwerden, Arbeitslosigkeit, finanzielle Probleme und Drogenmißbrauch.

VORKOMMEN

Das S.vorkommen weist zwischen den einzelnen Ländern große Unterschiede auf. Die veröffentlichten S.raten spiegeln in einigen Ländern nicht die wirklichen Zahlen wider, besonders dort, wo die Verfahren zur Aufzeichnung von Todesfällen unzureichend sind oder wo S. als Sünde oder Schande gilt.

S. kommt am häufigsten bei Älteren vor, in den letzten Jahren sind jedoch auch bei jungen Leuten die S.raten deutlich gestiegen. Mehr Männer als Frauen begehen einen S., obwohl die Zahl der S.versuche bei Frauen höher liegt (s. *Suizidversuch*). Der Familienstand spielt ebenfalls eine Rolle. S. kommt am häufigsten bei Geschiedenen vor, weniger häufig bei Alleinstehenden und Verwitweten, und am seltensten ist er bei Verheirateten. Aus unbekannten Gründen ist die S.rate im Frühjahr und Sommer höher.

METHODEN

Die häufigste Form des S.s ist Vergiftung, in der Regel durch Einnahme einer Überdosis *Analgetika* (Schmerzmittel) oder Schlaftabletten oder durch Inhalieren von Autoabgasen.

Gewaltsame S.methoden wie Erschießen sind bei Männern sehr viel häufiger als bei Frauen.

VORBEUGUNG

Die Ansicht, daß nur Menschen, denen es nicht ernst mit einem S. ist, vorher darüber sprechen, entspricht nicht der Wirklichkeit. Tatsache ist, daß viele Selbstmörder vorher wiederholt damit drohen, sich das Leben zu nehmen; solche Drohungen sollten von Verwandten und Freunden immer ernst genommen werden.

S.-gefährdete Personen fühlen sich in der Regel hoffnungslos einsam, und manchmal genügt die Gesprächsmöglichkeit mit einem mitfühlenden, verständnisvollen Zuhörer, um die Verzweiflungstat zu verhindern. Aus diesem Grund bildeten sich in vielen Großstädten Beratungsstellen zur Selbstmordverhütung, die von den freien Wohlfahrtsverbänden, kirchlichen und privaten Organisationen eingerichtet wurden.

Nach einer S.drohung sollten Familienangehörige oder Freunde alle potentiellen Möglichkeiten zur Ausführung der Tat aus dem Weg räumen und die Person genau beobachten. Ist die Person in allgemeinmedizinischer oder psychiatrischer Behandlung, sollten die entsprechenden Stellen sofort benachrichtigt werden, so daß eine geeignete Behandlung eingeleitet werden kann. Eine Klinikeinweisung (oder häufige Sitzungen in psychiatrischen Einrichtungen) kann notwendig sein, um einer S.-gefährdeten Person ein ausreichendes Maß an Unterstützung in der Überwindung einer Krise bereitzustellen.

Suizidversuch

Jeder absichtliche Akt der Selbstbeschädigung, der tatsächlich oder vermeintlich lebensbedrohend ist, sich in Wirklichkeit jedoch als nicht tödlich herausstellt. Die meisten S.e werden in einer Art und Weise unternommen, daß eine Rettung möglich ist. Sie müssen deshalb als Hilferuf von Menschen in extremer Not aufgefaßt werden.

URSACHEN UND VORKOMMEN

Personen, die einen S. unternehmen, stellen soziologisch eine andere Gruppe dar als jene, die sich tatsächlich umbringen (s. *Suizid*), obwohl es zwischen den beiden Gruppen Überschneidungen gibt. S.e sind bei Frauen dreimal häufiger als bei Männern und betreffen am stärksten die Altersgruppe der 15- bis 30jährigen sowie die Alleinstehenden und Geschiedenen. Die Rate ist am höchsten bei Menschen mit Persönlichkeitsstörungen, bei Personen, die in anonymen städtischen Zentren wohnen, und bei Personen mit Alkohol- oder Drogenproblemen. Häufige auslösende Faktoren sind Streit mit einem Familienangehörigen oder Partner, der vorangegangene Tod einer geliebten Person, finanzielle Sorgen oder schwerer, zu Depression führender Verlust jeglicher Art.

S.e kommen weitaus öfter vor als die tatsächlichen Suizide und stellen seit den 50er Jahren einen der Hauptgründe für die Klinikeinweisung dar. Die Methode der Wahl bei S.en ist die Einnahme einer Überdosis Medikamente, meist Analgetika (Schmerzmittel) oder Schlaftabletten, oft zusammen mit Alkohol.

THERAPIE UND VORBEUGUNG

Wenn entdeckt wird, daß eine Person eine Überdosis Medikamente eingenommen hat, sollte sofort notärztliche Hilfe geholt werden; bei Bewußtlosigkeit oder fehlender Atmung sollte Erste Hilfe geleistet werden (s. *Medikamentenvergiftung*). In den anderen Fällen hängen die Maßnahmen vom Zustand der betroffenen Person ab.

Alle S.e sollten ernst genommen werden. 20 bis 30 Prozent der Menschen, die einen S. unternehmen, wiederholen die Tat innerhalb eines Jahres, und 10 Prozent töten sich schließlich, besonders gesellschaftlich isoliert lebende Männer mit einer körperlichen oder geistigen Erkrankung.

Grundlage der Therapie ist Unterstützung, Behandlung einer zugrundeliegenden Depression und Hilfe bei der Lösung der Schwierigkeiten, die den Suizidversuch ausgelöst haben. Manchmal kann die Inanspruchnahme psychiatrischer Hilfe notwendig sein, oft kann jedoch der Hausarzt oder die Hausärztin die geeignete medizinische Hilfe bereitstellen.

Sulfacetamid

(z.B. *Albucid*® +)

Sulfonamid-Präparat zur Behandlung von *Bindehautentzündung*. S. wird manchmal vorbeugend gegeben zur Verhinderung einer Infektion nach einer Augenverletzung oder nach der Entfernung eines Fremdkörpers aus dem Auge. Jucken, Rötung und Anschwellen der Augenlider werden gelegentlich durch eine allergische Reaktion verursacht.

Sulfasalazin

(z.B. *Azulfidine*® +)

Medikament zur Linderung der Entzündung bei den Darmerkrankungen *Colitis ulcerosa* und *Crohn-Krankheit*. S. kann Übelkeit, Erbrechen, Kopfschmerzen, Bauchschmerzen und Appetitverlust verursachen. Eine allergische Reaktion mit Fieber und Hautausschlag tritt gelegentlich auf. Behandlung über einen längeren Zeitraum kann *Folsäure*-Mangel verursachen und dadurch zu *Anämie* führen.

Sulfonamid-Präparate

Sulfacetamid (z.B. *Albucid*® +)

Sulfasalazin (z.B. *Azulfidine*® +)

Sulfamethoxazol (z.B. *Bactrim*® +; Kombinationspräparat)

Gruppe *antibakterieller Medikamente*. Bevor *Penicillin-Präparate* in großem Maßstab produziert wurden, waren Sulfonamid-Präparate weit verbreitet zur Behandlung von Infektionskrankheiten. Heute werden sie hauptsächlich zur Behandlung von Harnwegsinfektionen verwendet.

Das Kombinationspräparat *Co-trimoxazol* (z.B. Bactrim ® +), worin das S. Sulfamethoxazol und *Trimethoprim* enthalten ist, wird zur Behandlung verschiedener Infektionen verwendet, einschließlich *Bronchitis*, bestimmter Formen von *Lungenentzündung*, Hautinfektionen und Mittelohrinfektionen.

Sulfur

s. *Schwefel*

Sulpirid

(z.B. *Dogmatil*® +)

Medikament der Gruppe der *Neuroleptika* zur Behandlung von *Schizophrenie* und *Gilles-de-la-Tourette-Syndrom*.

Sumpffieber

Andere Bezeichnung für *Leptospirose*, eine Infektionskrankheit, die durch Kontakt mit durch Rattenurin verseuchtem Wasser verursacht wird. Diese Bezeichnung wird auch für *Malaria* verwendet (da Sümpfe eine bevorzugte Brutstätte für Moskitos sind).

Super-Ego

Andere Bezeichnung für *Über-Ich*.

Superficialis

(lat.) Adjektiv mit der Bedeutung oberflächlich, oberflächennah; z.B. in Vena temporalis superficialis (eine auf der Schläfenfaszie liegende Hautvene).

Superinfektion

Sich im Verlauf einer bestehenden *Infektion* einstellende Zweitinfektion. Der Terminus bezieht sich in der Regel auf eine Infektion durch einen Mikroorganismus, der gegen die zur Bekämpfung der ursprünglichen Infektion eingesetzten Medikamente resistent ist. Der zweite Mikroorganismus kann ein resistenter Stamm des Erregers der ersten Infektion sein, ein anderer pathogener Keim (krankheitserregender Mikroorganismus) oder ein Teil der normalen Körperflora (Mikroorganismen, die normalerweise im Körper vorhanden sind, ohne eine Krankheit zu verursachen), der sich übermäßig vermehrt hat, weil andere, ihn normalerweise im Gleichgewicht haltende Mikroorganismen durch die medikamentöse Therapie abgetötet wurden. So kann z.B. eine Behandlung mit einem Tetracyclin-Präparat zu einer S. in Mund, Vagina und/oder Anus mit einem Candidiasis (Soor) verursachenden Pilz führen.

Superioritätskomplex

Übertriebener oder unrealistischer Glaube an die eigene Überlegenheit in bezug auf andere Personen. In der *Adler-Theorie* wird angenommen, daß sich bei einigen Personen ein S. entwickelt als Reaktion auf das natürliche Minderwertigkeitsgefühl, das bei allen angeboren ist. In moderneren psychoanalytischen Theorien wird ein S. als Kompensation eines unbewußten Unzulänglichkeitsgefühls oder geringen Selbstwertgefühls angesehen.

Supination

Umwendbewegung von Hand oder Fuß; die Handfläche zeigt dabei nach vorn, beim Fuß wird der Innenrand gehoben. Die Umwendbewegung in die entgegengesetzte Richtung wird als *Pronation* bezeichnet.

Suppositorium

s. *Zäpfchen*

Suppuratio

s. *Eiterung*

Supraventrikuläre Tachykardie

Abnorm hohe, jedoch regelmäßige Herzfrequenz, die in einige Stunden oder Tage dauernden Episoden auftritt. Meist liegt die Herzfrequenz bei der supraventrikulären Tachykardie zwischen 140 und 180 Schlägen pro Minute, in seltenen Fällen kann sie jedoch bei bis zu 300 Schlägen pro Minute liegen.

Zur s.n T. kommt es, wenn im Vorhof (*Atrium*) des Herzens enstehende anormale elektrische Impulse die Steuerung des sonst vom *Sinusknoten* (dem natürlichen Schrittmacher des Herzens) erzeugten Herzschlags übernehmen. Als Symptome können *Palpitation*, Atemnot, Schmerzen in der Brust oder Ohnmacht auftreten (s. *Adams-Stokes-Syndrom*).

Die Diagnose erfolgt durch ein *EKG* (Elektrokardiogramm). Manchmal beendet der *Valsalva-Versuch* oder das Trinken kalten Wassers den Anfall. Wiederkehrende Anfälle werden mit *Antiarrhythmika* behandelt. In seltenen Fällen kann eine Elektroschock-Therapie am Herzen erforderlich sein (s. *Defibrillation*).

Surfactant

Benetzungsmittel; die Oberflächenspannung verringernde Substanz. Waschmittel, Seifen und Emulgatoren sind S.ien. Der S.-Faktor ist ein in den Alveolen (Luftbläschen) der Lunge abgesondertes Lecithin-haltiges Phospholipid, das ein Zusammenfallen der Alveolen beim Ausatmen verhindert.

Surfer-Knötchen

Mehrfache *Exostosen* (Knochenauswüchse), die an den Fußknochen und am Schienbeinhöckerchen (dem Knochenvorsprung unterhalb des Knies am oberen Ende des Schienbeins) auftreten. Ursache der S.-K.s ist das wiederholte Schlagen des Surfbretts gegen die Knie und die Oberseite der Füße, wenn der Surfer auf dem Brett kniend paddelt. S.-K. können durch Paddeln in liegender Position verhindert werden.

Süßstoffe, künstliche

Synthetische Zuckeraustauschstoffe, die bei Abmagerungskuren, von Diabetikern und von der Nahrungsmittelindustrie verwendet werden. Obwohl Saccharin und Aspartame häufig bei Abmagerungskuren empfohlen werden, ist ihre Verwendung von zweifelhaftem Nutzen, da das Bedürfnis besteht, die durch den Zuckerverzicht weniger aufgenommenen Kalorien durch vermehrte Aufnahme anderer Nahrungsmittel auszugleichen.

ARTEN

Saccharin

hat eine 500 bis 600mal höhere Süßkraft als Zucker (Saccharose), hat jedoch einen sauren Nachgeschmack und ist kalorienfrei. Es eignet sich nicht zum Backen. In Tierversuchen wurde es mit Blasenkrebs in Verbindung gebracht. Das mit Saccharin assoziierte Krebsrisiko beim Menschen ist jedoch vernachlässigbar.

Cyclamat

hat eine ungefähr 30mal höhere Süßkraft als Zucker und ist kalorienfrei. Im Gegensatz zu Saccharin kann es zum Backen verwendet werden, ohne bitter zu werden. In einigen Ländern wurde es Ende der 60er Jahre verboten, nachdem es in den Verdacht geraten war, bei Tieren Krebs hervorzurufen.

Aspartame

hat eine ungefähr 200mal höhere Süßkraft als Zucker – verliert jedoch durch längeres Erhitzen seine süßende Eigenschaft – und ist in den verwendeten Mengen praktisch kalorienfrei. Bei Verwendung in normalen Mengen sind keine Nebenwirkungen bekannt. Die Aufnahme übermäßiger Mengen kann jedoch neurologische Störungen hervorrufen.

Sorbit

ist ein Zuckeraustauschstoff, der in bestimmten Früchten natürlich vorkommt. Es ist ein Zuckeralkohohl ohne schädliche Wirkung auf die Zähne und wird in "zuckerfreien" Süßigkeiten und Kaugummis und von Diabetikern verwendet. Sein hoher Nährwert – ungefähr 490 kcal (2,050 kJ) – macht es für die Verwendung bei Abmagerungskuren jedoch ungeeignet.

S

Suszeptivität

Totale oder partielle Anfälligkeit für eine Infektion, Krankheit oder Störung. Bei *AIDS* kommt es zu einer Schädigung des *Immunsystems* und damit zur Anfälligkeit des Betroffenen für eine ganze Reihe von Infektionen und Krankheiten.

Sutur(a)

Hafte; Gelenkart, die als Knochennaht am *Schädel* vorkommt, wobei diese aneinanderliegenden Knochen bei der Geburt beweglich sind, dann aber durch eine dünne Schicht faserigen Bindegewebes so dicht und fest miteinander verbunden werden, daß eine Bewegung zwischen ihnen unmöglich wird.

Der Terminus S. wird auch verwendet zur Bezeichnung einer chirurgischen Naht (s. *Wundnaht*).

Sydenham-Chorea

Im Kindesalter auftretende, früher als Veitstanz bezeichnete Erkrankung des *Zentralnervensystems*. Die Erkrankung ist durch unwillkürliche (ungesteuerte), unregelmäßige, ruckartige Bewegungen gekennzeichnet und tritt in der Regel nach einem *rheumatischen Fieber*anfall auf. S.-C. kommt heute in Deutschland kaum noch vor, ist in Entwicklungsländern jedoch immer noch häufig.

In der Regel gehen Unruhe und Reizbarkeit der Chorea voraus, von der Kopf, Gesicht, Gliedmaßen und Finger betroffen sind. Die unwillkürlichen "zappeligen" Bewegungen sind zufällig und können nicht wiederholt werden. Die willkürlichen (willentlich gesteuerten) Bewegungen sind ungeschickt und die Gliedmaßen häufig schlaff. Frühe Anzeichen sind undeutliche Aussprache und Verschlechterung der Handschrift.

Die Therapie besteht in Bettruhe und *Antibiotika*. Bei extrem zappeligen Bewegungen ist manchmal eine Sedierung erforderlich.

Die Erkrankung verschwindet in der Regel nach zwei bis drei Monaten und hinterläßt keine Langzeitfolgen. Danach können zur Verhinderung von Herzkomplikationen vor chirurgischen und zahnärztlichen Eingriffen Antibiotika gegeben werden.

Sykose

Auch als Bartflechte bezeichnete Entzündung an den Barthaaren. Ursache der Erkrankung ist eine Infektion der Haarfollikel, in der Regel mit dem durch infizierte Klingen oder Handtücher übertragenen bakteriellen Erreger *STAPHYLOCOCCUS AUREUS*. Eitergefüllte Bläschen und Furunkel entwickeln sich um die Follikel herum und führen bei fehlender Behandlung manchmal zu starker Narbenbildung. Die Behandlung erfolgt in der Regel durch *Antibiotika*; das Wachsenlassen eines Bartes kann manchmal zur Vermeidung eines erneuten Auftretens beitragen.

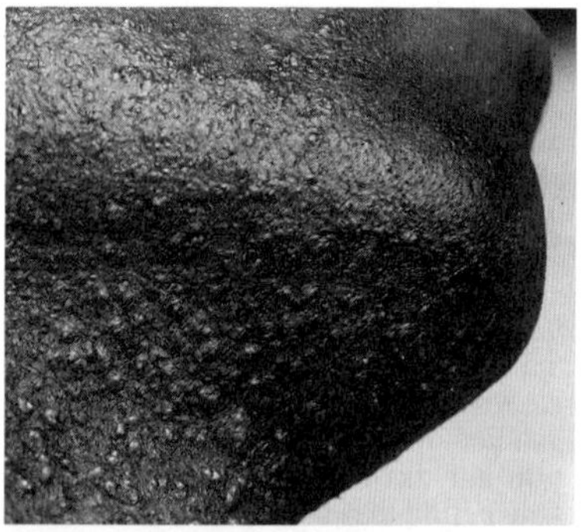

Die Kennzeichen der Sykose
Bartflechte wird durch Follikulitis (Infektion und Entzündung der Haarfollikel) an den Barthaaren verursacht, tritt bevorzugt bei Männern mit fettiger Haut auf und kann chronisch sein.

Sympathektomie

Operation, bei der Teile des Sympathikus-Grenzstrangs entfernt werden.

WARUM ES GEMACHT WIRD

Die sympathischen Nerven bilden einen Teil des *vegetativen Nervensystems* und steuern die unwillkürlichen (automatischen) Vorgänge im Körper, zu denen auch das Weit- und Engstellen der Blutgefäße gehört. Bei der *peripheren Gefäßerkrankung* (eine Erkrankung, bei der die Blutgefäße der Beine und manchmal der Arme stark verengt sind) erzeugt die Stimulierung durch die sympathischen Nerven Krämpfe in den Blutgefäßen, wodurch die Verengung noch verschlimmert wird. Eine Sympathektomie verhindert das Auftreten dieser Krämpfe und kann zu einer Verbesserung der Blutversorgung im betroffenen Bereich führen.

Die sympathischen Nerven spielen auch eine wichtige Rolle bei der Erzeugung des *Schmerz*gefühls. In einigen Fällen von *Kausalgie* (ein chronischer starker Schmerz, in der Regel durch eine Nervenverletzung verursacht) stellt eine S. die einzige Aussicht auf Schmerzlinderung dar.

SO WIRD ES GEMACHT

Zuerst kann eine Vorprüfung durchgeführt werden, indem ein Lokalanästhetikum in die den betroffenen Bereich versorgenden Nerven eingespritzt wird. Kommt es dadurch zu einer wesentlichen kurzzeitigen Besserung der Symptome, wird in der Regel eine S. durchgeführt.

Die Zerstörung der nahe beim Rückenmark liegenden Nervenganglien kann durch Injektion einer sklerosierenden Lösung erfolgen, die eine Entzündung und anschließende Degeneration der Nerven bewirkt. Symptome im oberen Teil des Körpers werden durch eine Injektion in die zerviko-dorsalen sympathischen Nerven am Halsansatz beeinflußt. Zur Behandlung von Störungen im unteren Teil des Körpers wird die sklerosierende Lösung in die lumbalen sympathischen Nerven in der Rückenmitte eingespritzt.

Eine andere Möglichkeit ist die Zerstörung der Nervenganglien durch einen chirurgischen Eingriff unter Allgemeinanästhesie. Bei einer zerviko-dorsalen S. wird die Zerstörung der Ganglien durch einen Schnitt in der Achselhöhle erreicht; bei der lumbalen S. verläuft der Schnitt horizontal von der Wirbelsäule im unteren Teil des Rückens bis beinahe zum Bauchnabel.

ERGEBNISSE

Ganz allgemein hängt das Ergebnis von der Erkrankung ab, aufgrund derer die S. durchgeführt wird. Bei den zur Erweiterung der Blutgefäße durchgeführten S.n sind die Ergebnisse unterschiedlich. Zur Linderung starker Schmerzen ist die Operation jedoch in der Regel erfolgreich. Lumbale S. führt bei Männern gelegentlich zum Verlust der Ejakulationsfähigkeit.

Sympathikus

s. *sympathisches Nervensystem*

Sympathisches Nervensystem

Teil des *autonomen Nervensystems*. Zusammen mit dem parasympathischen Nervensystem ist das s. N. verantwortlich für das Gefühl und die Motorik der Eingeweide (Viszerosensibilität und -motorik).

Symphyse(is)

Verwachsung; als Knorpelhafte (Synchondrose) Sonderform eines Gelenks: Die beiden Knochen werden durch Faserknorpel miteinander verbunden; z.B. S. intervertebralis = Bandscheibe zwischen zwei Wirbelkörpern; S. pubica = Schambeinfuge; S. manubriosternalis = Fuge zwischen Manubrium und Corpus des Brustbeins).

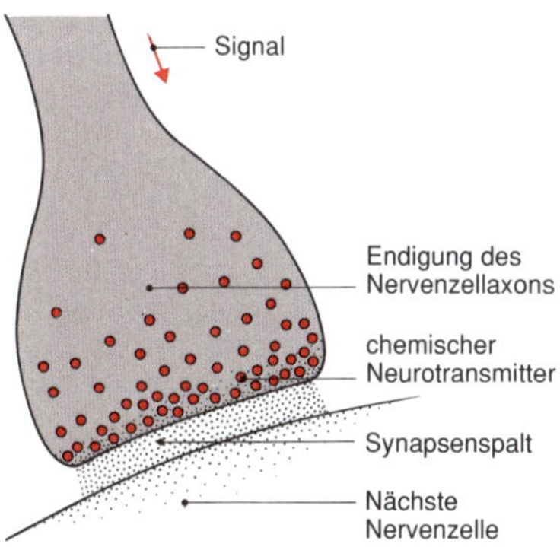

Aufbau einer Synapse
Das an der Endigung eines Nervenzellaxons eintreffende Signal verursacht die Freisetzung eines Neurotransmitters, der den Synapsenspalt überquert und auf die nächste Zelle einwirkt.

Symptom

Hinweis auf eine Erkrankung oder Störung (wie z.B. Schmerz), der vom Betroffenen selbst festgestellt wird. Im Gegensatz dazu werden die von ärztlicher Seite festgestellten Hinweise als Anzeichen oder objektive Symptome bezeichnet. Das gesamte klinische Bild, das sowohl S.e als auch Anzeichen umfaßt, trägt zum Erkennen einer bestimmten Erkrankung bei.

S.e, die eine Person dazu veranlassen, ärztlichen Rat zu suchen, werden als subjektive Symptome bezeichnet; sie sind nicht notwendigerweise die ersten S.e, die auftreten.

Die Unterscheidung zwischen S.en und Anzeichen ist nicht immer eindeutig. So kann z.B. Fieber sowohl vom Patienten selbst wahrgenommen als auch vom Untersuchenden festgestellt werden. In ähnlicher Weise ist bei *Appendizitis* Schmerz ein Schlüsselsymptom; Druckschmerz, also Schmerzen, die nur bei ausgeübtem Druck spürbar sind, ist im allgemeinen ein vom Untersuchenden ausgelöstes Anzeichen, das jedoch auch vom Betroffenen selbst durch Drücken auf den Bauch ausgelöst werden kann.

Bei einigen Erkrankungen sind genaue Erinnerung und präzise Beschreibung der S.e äußerst wichtig für eine genaue Diagnose. Da z.B. bei *Angina pectoris* häufig körperliche Anzeichen fehlen, kann die Diagnose dieser Störung beinahe vollständig von der Beschreibung des Brustschmerzes durch den Betroffenen abhängen.

Symptothermale Methode

s. *Empfängnisverhütung, natürliche Methoden*

Synapse

Kontaktstelle zwischen zwei *Neuronen* (Nervenzellen) oder einer Nervenzelle und dem Plasmalemm einer anderen Zelle (Drüsen-, Sinnesepithel, Muskelzelle), die Nervensignale (Aktionspotentiale) stets nur in einer Richtung übertragen (Syn. synaptisches Endknöpfchen, Bouton). Ein einziges Neuron kann mit angrenzenden Nervenzellen Tausende solcher Kontaktstellen bilden.

Ein typisches Neuron besitzt eine lange Faser (Axon), die aus dem Zellkörper herausragt und sich in mehrere kleinere Äste und Zweige aufteilt, von denen jeder eine Endigung hat, die eine S. bildet und sich in der Regel in der Nähe des Zellkörpers eines angrenzenden Neurons befindet. An der S. stehen die zwei Neurone nicht direkt miteinander in Kontakt; ihre Oberflächenmembranen sind durch einen Spalt, den sog. Synapsenspalt, voneinander getrennt. Wenn ein Aktionspotential über das Axon die S. erreicht, kann es den S.nspalt nicht direkt überqueren; vielmehr verursacht es die Freisetzung eines chemischen Stoffes, des sog. *Neurotransmitters*. Der Neurotransmitter überquert den Synapsenspalt und wird an der Oberflächenmembran des nächsten Neurons empfangen, wo er wieder ein Aktionspotential auslöst (an der Muskelzelle eine Kontraktion).

Die den Neurotransmitter freisetzende axonale Membran wird als präsynaptische Membran bezeichnet; die den Neurotransmitter empfangende neuronale Membran heißt postsynaptische Membran: Signale können nur von der präsynaptischen zur postsynaptischen Membran übertragen werden.

Eine S. kann erregend oder hemmend sein. Wenn ein Neurotransmitter eine erregende S. überquert, wird die Erregung der postsynaptischen Membran verstärkt, was die Wahrscheinlichkeit erhöht, daß das signalempfangende Neuron "feuert" und seinerseits einen elektrischen Impuls verbreitet. Hemmende S.n führen zu einer Erregungsverringerung des nächsten Neurons.

Die meisten das *Nervensystem* beeinflussenden Medikamente beziehen ihre Wirksamkeit aus ihren Wirkungen auf S.n. Solche Medikamente können die Freisetzung von Neurotransmittern bewirken (z.B. *Reserpin* oder *Amphetamine*), oder sie verdrängen die Neurotransmitter von ihrem Angriff an der postsynaptischen Membran (dies ist die Wirkungsweise von *Atropin* und *Betablokkern*).

Syndaktylie

Kongenitale (angeborene) Fehlbildung, bei der zwei oder mehr Finger oder Zehen miteinander verbunden sind. Die Zehen eines oder beider Füße sind häufiger betroffen als die Finger.

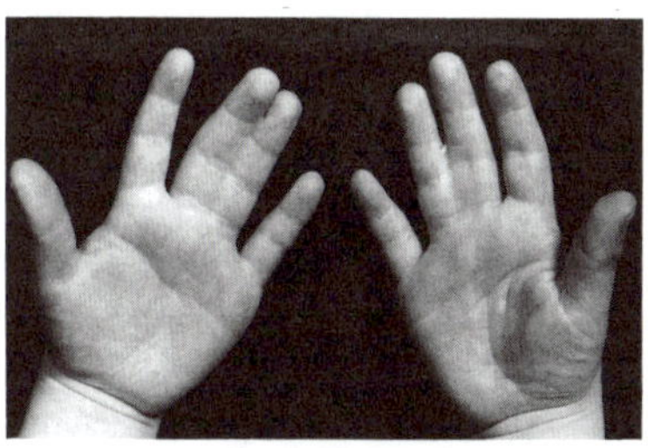

Syndaktylie
In diesem Fall sind die Mittel- und Ringfinger beider Hände teilweise miteinander verbunden. Syndaktylie tritt manchmal zusammen mit anderen Geburtsfehlern auf.

S

S. ist meist erblich bedingt und tritt bei Männern häufiger auf als bei Frauen. Ursache des Defekts ist eine unvollständige Entwicklung der Zehen oder Finger im Embryonalstadium oder Zusammenziehung der Zehen oder Finger durch Gewebe innerhalb des Uterus später in der fetalen Entwicklung.

Bei leichten Fällen von S. sind die betroffenen Finger oder Zehen nur durch ein Netz von Hautgewebe verbunden. In schwereren Fällen sind neben der darüberliegenden Haut auch die Knochen nebeneinanderliegender Finger oder Zehen verschmolzen. In manchen Fällen haben sie nur einen gemeinsamen Nagel.

Die Behandlung erfolgt in der frühen Kindheit, in der Regel durch eine oder mehrere Operationen zur Trennung der betroffenen Finger oder Zehen.

Syndrom

Gruppe von Symptomen und/oder Anzeichen, die bei gemeinsamem Auftreten eine bestimmte Erkrankung darstellen. So zeigt zum Beispiel das *Reizkolon* eine Kombination einiger oder aller der folgenden Charakteristika: intermittierende Schmerzen im unteren Bauchbereich (die meist durch Stuhlgang oder Abgang von Blähungen nachlassen), Bauchauftreibung, unregelmäßiger Stuhlgang (häufig auch mit anschließendem Gefühl der unvollständigen Darmentleerung), schleimiger Stuhl, übermäßige Blähungen und Verschlimmerung der Symptome nach dem Essen.

Syndrom der unruhigen Beine

s. *Restless-legs(-Syndrom)*

Synkope

s. *Ohnmacht*

Synkope, vagovasale

Vorübergehende Bewußtlosigkeit aufgrund einer plötzlichen Verlangsamung des Herzschlags, ausgelöst in der Regel durch starke Schmerzen, Streß, Schock oder Furcht. Die v.S., eine häufige Ursache der *Ohnmacht* bei Gesunden, ist Folge einer Überstimulierung des *Vagus*, der an der Steuerung der Atmung und der Blutzirkulation beteiligt ist.

Synovektomie

Chirurgische Entfernung der *Gelenkinnenhaut* (der dünnen Membranauskleidung einer Gelenkkapsel) zur Behandlung wiederkehrender oder hartnäckiger *Synovialitis* (Entzündung der Gelenkinnenhaut), wie sie in der Regel bei den Betroffenen einer schweren chronischen *Polyarthritis* auftritt. Die Operation wird gewöhnlich nur dann ausgeführt, wenn der Zustand zu schweren Behinderungen führt und durch Injektionen von *Kortikosteroide*n oder durch Einnahme von *nichtsteroidalen Antiphlogistika* oder *Antirheumatika* keine Besserung erzielt werden konnte.

Das Gelenk kann unter Allgemeinanästhesie eröffnet und die Gelenkinnenhaut entfernt werden, oder die Operation kann mit Hilfe der *Arthroskopie* durchgeführt werden. Nach der Operation wird das Gelenk beweglich gehalten, um Narbenbildung zu verhindern. S. ist eine kurzfristig helfende Maßnahme, die in der Regel die Symptome nicht länger als ungefähr zwei Jahre lindert; danach kann eine weitere Operation erforderlich sein.

Synovialitis

Entzündung der *Gelenkinnenhaut* (dünne Synovialmembran einer Gelenkkapsel). Die Erkrankung kann akut sein (plötzlicher Beginn und kurze Dauer), wobei sie meist durch einen Arthritisanfall, eine Verletzung, eine Überlastung des Gelenks oder eine Infektion verursacht ist; oder sie kann chronisch sein (wiederkehrend oder persistierend), wie z.B. bei der chronischen *Polyarthritis*.

Die Entzündung verursacht die Absonderung einer übermäßigen Menge von Gelenkflüssigkeit durch die Gelenkinnenhaut, was zu Schwellung, Schmerzhaftigkeit und häufig zu Erwärmung und Rötung des Gelenks führt. Zur Feststellung der Ursache der Erkrankung kann eine Gelenkflüssigkeitspunktion oder eine *Biopsie* (Entnahme einer Probe der Gelenkinnenhaut) notwendig sein.

THERAPIE

Eine Linderung der Symptome wird erreicht durch Ruhe, Stützung des Gelenks durch eine *Schiene* oder einen *Gipsverband*, *Analgetika* (Schmerzmittel), *nichtsteroidale Antiphlogistika* und gelegentlich durch die Injektion eines *Kortikosteroids*. Eine zugrundeliegende Infektion wird mit *Antibiotika* behandelt. Chronische S., die auf Einnahme oder Injektion von Medikamenten nicht reagiert, kann durch eine *Synovektomie* (chirurgische Entfernung der Gelenkinnenhaut) therapiert werden.

Syphilis

(Lues venerea) *Geschlechtskrankheit;* durch Geschlechtskontakt übertragene Infektion mit weltweiter Verbreitung, die im letzten Jahrzehnt des 15. Jahrhunderts nach der Rückkehr von Kolumbus aus Amerika das erste Mal als größere Epidemie in Europa erwähnt wurde. Kongenitale (angeborene) S. war früher sehr häufig, ist inzwischen jedoch sehr selten. Das Vorkommen von S. ist seit der Einführung von Penicillin dramatisch gesunken.

URSACHEN

S. wird durch *TREPONEMA PALLIDUM* verursacht, ein zu den Spirochäten (schraubenförmigen Bakterien) gehörender Mikroorganismus, der beim Geschlechtsverkehr in Hautrisse oder *Schleimhäute* der Genitalien, des Rektums oder des Mundes eindringt. Die Infektion kann auch durch Küssen oder anderen intimen Körperkontakt mit einer infizierten Person erworben werden. Das Infektionsrisiko bei einem einzigen Kontakt mit einer infizierten Person liegt bei etwa 30 Prozent. Nach dem Eindringen verteilt sich der Erreger schnell über den Blutstrom und das lymphatische System im ganzen Körper; innerhalb von Stunden hat er sich so weit verbreitet, daß eine örtlich begrenzte Bekämpfung erfolglos ist.

VORKOMMEN

Das Vorkommen von S. ist in der Bundesrepublik Deutschland von 5 665 Erkrankungen im Jahre 1971 auf 961 Neuerkrankungen im Jahre 1989 zurückgegangen, doch war 1977 nochmals ein Anstieg auf 8 592 Neuerkrankungen festzustellen.

SYMPTOME UND ANZEICHEN

Unbehandelte S. durchläuft in der Regel die im folgenden beschriebenen Stadien.

Primärstadium

Das erste Symptom ist ein Ulkus (Schanker), das in der Regel drei bis vier Wochen nach dem Kontakt auftritt. Der Schanker ist ein schmerzloses Geschwür mit weniger als 1 cm Durchmesser. Auf hartem, nässendem Grund befindet sich Spirochäten-reiches Serum. Das Ulkus bildet sich in der Regel an den Genitalien, kann jedoch auch an Anus, Rektum, Lippen, Rachen und, sehr selten, an den Fingern auftreten. Der Schanker ist häufig unauffällig und kann unbemerkt bleiben. Die mit der vom Schanker befallenen Stelle in Verbindung stehenden Lymphknoten werden schmerzlos vergrößert und gummiartig, sind jedoch nicht druckempfindlich. Der Schanker heilt in vier bis acht Wochen ab.

Sekundärstadium

Sechs bis 12 Wochen nach der Infizierung beginnt das Sekundärstadium. Das deutlichste Kennzeichen ist ein Hautausschlag, der vorübergehen, wiederkehren oder über Monate andauern kann.

Bei Personen mit weißer Hautfarbe ist der Ausschlag deutlich sichtbar, mit Herden von rosafarbenen oder blaßroten, runden Flecken; bei Personen mit schwarzer Hautfarbe ist der Ausschlag pigmentiert und erscheint dunkler als die normale Hautfarbe.

Der Ausschlag kann mit ausgedehnter Lymphknotenschwellung einhergehen. Weitere Symptome sind Kopfschmer-

S

zen, Knochenschmerzen, Appetitverlust, Fieber und Müdigkeit. Manchmal kommt es zu büschelweisem Haarausfall.

Als Condylomata lata bezeichnete, verdickte, graue oder rosafarbene Flecken können sich auf feuchten Hautarealen bilden und sind hochinfektiös. Unter Umständen entwickelt sich auch eine Meningitis.

Latenzstadium
In diesem Stadium, das über viele Jahre oder sogar unbegrenzt andauern kann, erscheint die infizierte Person gesund. In einigen unbehandelten Fällen schreitet die Erkrankung jedoch weiter fort und geht schließlich in das Tertiärstadium der S. über.

Tertiärstadium
Dieses Stadium beginnt in der Regel innerhalb von zehn Jahren nach der Ansteckung, kann jedoch frühestens nach drei Jahren und spätestens nach 25 Jahren auftreten.

Es wirkt sich in unterschiedlicher Weise aus. Gewebezerstörung, die durch einen als Gumma-Bildung bezeichneten Prozeß verursacht wird, kann Knochen, Gaumen, Nasenscheidewand, Zunge, Haut und beinahe jedes Organ des Körpers betreffen.

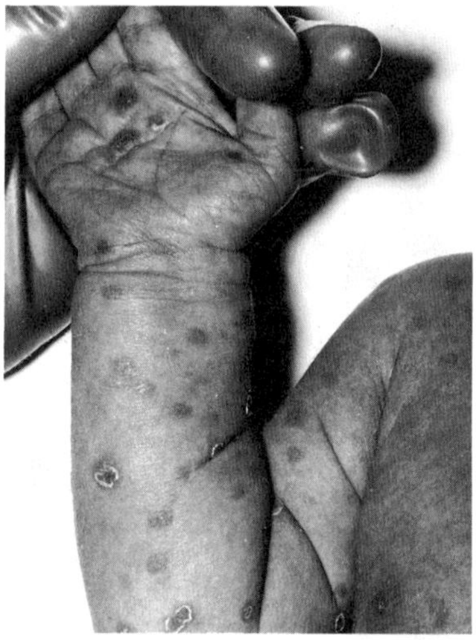

Kongenitale Syphilis
Die Mutter dieses Säuglings hatte während der Schwangerschaft Syphilis. Anzeichen der Infektion entwickeln sich im frühen Säuglingsalter und umfassen Hautausschlag, chronischen Schnupfen, Knochenanomalien, Gelbsucht, Vergrößerung der Leber und der Milz. Weitere Anomalien können Jahre später in Erscheinung treten, wie Keratitis (Entzündung der Hornhaut), Arthritis, charakteristisches Aussehen des Gesichtes (mit flachem Gesicht und Sattelnase), zapfenförmige Zähne und geistige Behinderung. Kongenitale Syphilis kommt heute selten vor. Die Vorbeugung stützt sich hauptsächlich auf pränatale Bluttests.

Zu den gravierenderen Auswirkungen gehören kardiovaskuläre Syphilis, die die Aorta (Hauptschlagader) betrifft und zu Aneurysmenbildung und Herzklappenerkrankung führt, Neurosyphilis mit fortschreitender Hirnschädigung (progressiver Paralyse) und *Tabes dorsalis*, bei der ein Teil des Rückenmarks betroffen ist.

DIAGNOSE
Die Diagnose der Primärs. erfolgt leicht durch den mikroskopischen Nachweis aktiver Erreger in einem aus dem Schankerserum gewonnenen Abstrich. Sie wird durch Bluttests gestützt, wie z.B. durch den V.D.R.L.-Test (ein in den **V**eneral **D**isease **R**esearch **L**aboratories, USA, entwickelter Syphilis-Test) oder den Fluoreszenz-Treponemen-Antikörper-Absorptions-Test. Im Sekundär-, Latenz- und Tertiärstadium liefern diese und ähnliche Tests deutlich positive Ergebnisse. Im Fall von Neuros. kann die Durchführung dieser Tests mit einer Probe der *Gehirn-Rückenmark-Flüssigkeit* erforderlich sein.

THERAPIE
Alle Formen der Erkrankung werden durch eine medikamentöse Behandlung mit einem *Penicillin-Präparat* bekämpft. Penicillin ist im allgemeinen zwar ein recht sicheres Medikament, die Behandlung der S. ist jedoch nicht ohne Risiko. Bei über der Hälfte der Behandelten kommt es innerhalb von sechs bis 12 Stunden zu einer starken Reaktion, die eine Antwort des Körpers auf das plötzliche Absterben einer großen Anzahl von Spirochäten darstellt. Bereits durch die Erkrankung verursachte Organschäden sind irreversibel.

VORBEUGUNG
Heterosexueller oder homosexueller Geschlechtsverkehr mit wechselnden Partnern bringt unausweichlich auch das Risiko einer S.infektion mit sich. Die Infektion kann durch das Festhalten an monogamen Beziehungen verhindert werden. Kondome stellen eine Schutzmaßnahme dar, können jedoch keine absolute Sicherheit bieten (s. *Safer Sex*). Infizierte sind im Primär- und Sekundärstadium ansteckend, nicht jedoch in Latenz- und Tertiärstadium.

Syphilis, nichtvenerische

Erkrankung, die durch denselben Erreger wie die venerische *Syphilis* verursacht wird, jedoch auf anderen Übertragungswegen (wie z.B. Hautverletzungen oder das gemeinsame Benutzen von Trinkgefäßen).

Nichtvenerische Syphilis kommt hauptsächlich im Nahen Osten und in Afrika vor. Die Behandlung erfolgt mit einem *Penicillin-Präparat*.

Syringomyelie

Sehr seltene, in der Regel kongenitale (angeborene) Störung, bei der es im *Hirnstamm* (dem unteren Gehirnabschnitt) oder im *Rückenmark* in Halshöhe zur Höhlenbildung kommt. Die Höhle weitet sich allmählich aus, wobei sie sich mit Gehirn-Rückenmark-Flüssigkeit füllt und schließlich Nervenfaserschäden verursacht.

Die ersten Symptome treten in der Regel im frühen Erwachsenenalter auf. Betroffene nehmen an Hals, Schultern, Armen und Händen keine Schmerzen oder Temperaturwechsel wahr, wodurch es zu Verletzungen kommt, ohne daß diese festgestellt werden. Die Muskeln dieses Bereichs werden allmählich schwächer und verkümmern, es kommt zu einem gewissen Verlust des Tastsinns.

Bei fortgeschrittener S. treten *Spastizität* (abnorme Steifheit und Rigor) in den Beinen, näselnde Sprache und manchmal Schluckschwierigkeiten auf. Viele schwer Betroffene sind an den Rollstuhl gefesselt.

Es gibt keine medikamentöse Behandlung. In einigen Fällen kann eine chirurgische Behandlung zur Druckverringerung im betroffenen Bereich (s. *Dekompression des Rückenmarks*) die ansonsten unaufhaltsam fortschreitende Erkrankung zum Stillstand bringen.

Systema nervosum

s. *Nervensystem*

Systemisch

Den Gesamtorganismus betreffend; z.B. ist Fieber ein systemisches Symptom, während eine Schwellung ein lokalisiertes Anzeichen darstellt.

Systole

Rhythmische Kontraktion des *Herzens* zum Auswurf des Blutes in Lungen- und Körperkreislauf.

Bei jedem *Herzschlag* kontrahieren zuerst die Vorhöfe (Atria), wodurch Blut in die Herzkammern (Ventrikel) gepreßt wird. Dies wird als Vorhofsystole bezeichnet. Daraufhin ziehen sich die Ventrikel zusammen, wodurch Blut aus dem Herzen in die Arterien gepumpt wird; dies wird als Kammersystole bezeichnet.

Szintigraphie

s. *Radioisotopen-Untersuchung*

Szirrhös

Hart, faserreich. Die Bezeichnung bezieht sich in der Regel auf maligne Tumoren, die dichtes Bindegewebe enthalten.

T

Tabak

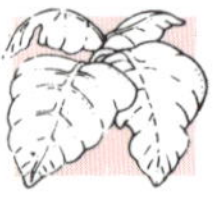

Getrocknetes Blatt der Pflanze *NICOTIANA TABACUM*. Die T.pflanze stammt ursprünglich aus Amerika und wird heute in vielen Teilen der Erde angebaut. T. wird von Millionen von Menschen weltweit zum *Rauchen*, zum T.kauen oder zum *Schnupfen* verwendet.

T. enthält einen unterschiedlich hohen Anteil *Nikotin* sowie karzinogene (krebserzeugende) Substanzen. Es gibt einen direkt proportionalen Zusammenhang zwischen der Menge und Dauer des Tabakkonsums und der Wahrscheinlichkeit einer Krebserkrankung. Eine erhöhte Belastung mit den im T. enthaltenen Karzinogenen führt nachweisbar zu einem erhöhten Risiko einer Tumorbildung in dem belasteten Gewebe.

Raucher haben ein erhöhtes Risiko bezüglich *Lungenkrebs*, *Blasenkarzinom*, *Nierenkrebs* und Bauchspeicheldrüsenkrebs (s. *Pankreaskarzinom*). Alle Tabakkonsumenten haben ein erhöhtes Risiko, an Krebs der Mundhöhle (s. *Mundkrebs*), des Rachens (s. *Pharynxkarzinom*), des Kehlkopfes (s. *Larynxkarzinom*) und der Speiseröhre (s. *Ösophaguskarzinom*) zu erkranken. In der Krankengeschichte der Mehrzahl der Patienten mit Karzinomen im Kopf- und Halsbereich läßt sich starker Alkohol- und T.konsum feststellen.

Tabakrauchen

s. *Rauchen*

Tabes dorsalis

Sog. Rückenmarksschwindsucht. Früher häufige, heute jedoch seltene Spätform der *Syphilis* (Tertiärstadium), bei der das Rückenmark betroffen ist. Sie löst Sensibilitätsstörungen, stechende Schmerzen, Koordinationsstörungen und Inkontinenz aus. Die Symptome treten viele Jahre nach der Infektion auf.

Tachykardie

s. *Herzjagen*

Tachypnoe

Abnorm gesteigerte Frequenz der *Atmung*. Tachypnoe kann durch Anstrengung, Angst, eine Lungenerkrankung (wie Emphysem) oder eine Herzerkrankung (beispielsweise Herzinsuffizienz) verursacht werden.

Tagesrhythmus

Auf einem Tageszyklus basierendes biologisches Muster; auch als *zirkadianer Rhythmus* bezeichnet. (S.a. *Biorhythmus*)

Tagträume

Im Wachzustand heraufbeschworene, angenehme oder erregende geistige Bilder oder Situationen. Tagträume sind in gewissem Umfang bei jedem Menschen vorhanden, sie sind jedoch in unglücklichen oder anstrengenden Lebensphasen häufiger.

Kinder und Jugendliche können einen erheblichen Teil des Tages mit Tagträumen verbringen. Im allgemeinen besteht kein Anlaß zur Sorge, solange die schulischen Leistungen und die Beziehungen in der Familie oder im Freundeskreis nicht darunter leiden; ist dies der Fall, kann es ratsam sein, professionelle Hilfe in Anspruch zu nehmen.

T'ai chi

Chinesisches System von Übungen auf der Grundlage von über 100 Körperhaltungen, zwischen denen viele langsame, fließende, bewußt ausgeführte Bewegungen stattfinden. Wichtiges Merkmal ist äußere Bewegung und innere Ruhe; die Muskeln sollen trainiert und die Übereinstimmung von Geist und Körper erreicht werden. Anhänger des T'ai chi halten kontinuierlich fließende Bewegung bei der Ausführung der Übungen für wichtig, weil dadurch eine “Blockierung” des inneren Fließens des chi – der Lebensenergie – verhindert wird.

Talg

Von den *Talgdrüsen* der *Haut* produzierte fettige Absonderung. Der aus Fetten und Wachsen bestehende T. dient der Haut als Gleitmittel, hält sie geschmeidig und schützt sie vor Durchweichen in Nässe oder Aufspringen in trockener Atmosphäre sowie vor dem Eindringen von Bakterien und Pilzen.

Übermäßige T.absonderung, sog. *Seborrhoe*, verursacht fettige Haut und kann zu seborrhoischer *Dermatitis* oder zu *Akne* vulgaris führen.

Talgdrüsen

(*F.* Glandulae sebaceae) Kommen, mit wenigen Ausnahmen, nur in der behaarten *Haut* als Haarbalgdrüsen vor. Ihr Sekret, der Haut*talg* (Sebum; ca. 1 - 2 g pro Tag), ist wegen seines Gehalts an Fettsäuren keimtötend, trägt zum Haarglanz bei und macht die Haut geschmeidig und wasserabstoßend. Am zahlreichsten sind die T. in der Kopfhaut, im Gesicht und am Anus; Handinnenflächen und Fußsohlen sind frei von Talgdrüsen. Die Produktion der Talgdrüsen wird teilweise durch *androgene Hormone* (männliche Geschlechtshormone) gesteuert.

Erkrankungen der Talgdrüsen können zu *Seborrhoe* oder *Akne* vulgaris führen.

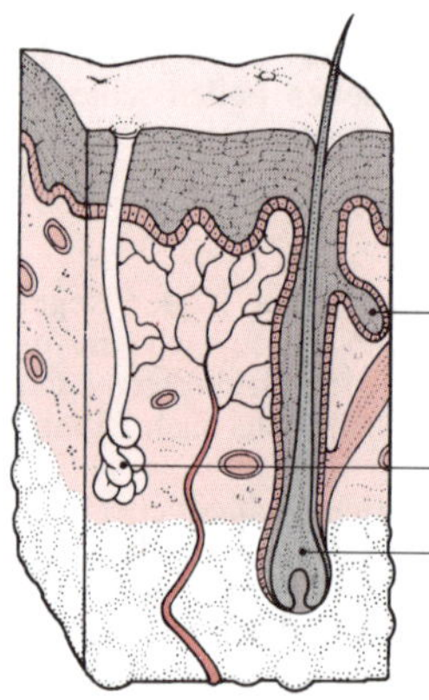

Querschnitt der Haut mit Talgdrüse

Talgdrüsen(retentions)zyste

Allgemeiner Terminus für einen großen, weichen Knoten unter der Haut (auf der Kopfhaut auch als Balggeschwulst bezeichnet). T.n treten am häufigsten auf der Kopfhaut, in Gesicht, Ohr und Genitalien auf. Die Zyste enthält weiches, gelbes, käsiges Material.

T.n sind zwar harmlos, können aber zu beachtlicher Größe anwachsen (s. Foto unten) und manchmal durch Bakterien infiziert werden; sie sind dann schmerzhaft. Große oder infizierte Zysten sollten unter Lokalanästhesie entfernt werden, wobei ein kleiner Schnitt in die Haut gemacht wird. Bei Entfernung der gesamten Zystenwand ist ein Wiederauftreten selten.

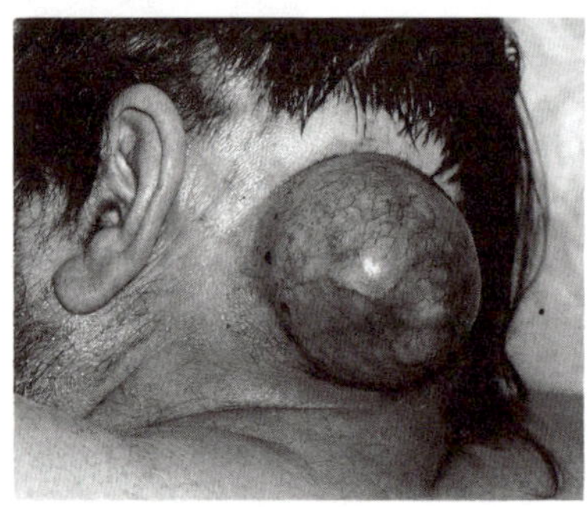

Massive Talgdrüsenzyste
Zysten von der Größe dieser hinten am Hals sitzenden sind selten. Talgdrüsenzysten können leicht durch einen chirurgischen Eingriff entfernt werden.

T

Tamoxifen

(z.B. *Nolvadex*® +)

Zytostatikum, mit dem bestimmte Formen von *Brust-* und Prostata*krebs* behandelt werden.

Bei Frauen in gebärfähigem Alter stimuliert Tamoxifen die *Ovulation* (Eisprung) und wird deshalb gelegentlich zur Behandlung bestimmter Formen der *Unfruchtbarkeit* verwendet.

Tamoxifen blockiert die Rezeptoren der *Östrogene*. Es hat weniger Nebenwirkungen als die meisten anderen Zytostatika, kann jedoch zu Hitzewallungen, Übelkeit, Erbrechen, geschwollenen Knöcheln und irregulären Vaginalblutungen führen.

Tampon

Pfropf aus saugfähigem Material, wie zum Beispiel Watte, der in eine Wunde oder Körperöffnung eingeführt wird, um Blut oder andere Körperflüssigkeiten aufzusaugen.

Üblicherweise bezieht sich dieser Begriff auf den Tampon in der Monatshygiene, der in die Scheide eingeführt wird, um das Menstruationsblut aufzunehmen.

Tamponade

1. Ausstopfen einer Körperhöhle oder eines Wundkanals mit Tampons zur Blutstillung oder Drainage.
2. Kompression des Herzens durch Ausfüllen des Herzbeutels mit Blut (s. *Herztamponade*).

Tankrespirator

s. *Eiserne Lunge*

Tannin

Auch als *ACIDUM TANNICUM* bezeichnete organische Substanz, die in vielen Pflanzen, besonders im Tee, im Gallapfel sowie in Eichenrinde, Sumach und Mangrovenbäumen vorkommt.

T. wurde früher in der Medizin zur Blutstillung, Durchfalltherapie und als Gegengift zu Pflanzengiften verwendet. Heute wird Tannin noch in Salbenzubereitungen eingesetzt. In größeren Mengen kann Tannin Leberschädigungen hervorrufen. Deshalb sollte auch der Teekonsum in vernünftigen Grenzen gehalten werden, da Tee große Mengen an Tannin enthält.

Tarsalgie

Schmerzen im Rückfuß, gewöhnlich in Verbindung mit *Plattfüßen*.

Tarso(r)rhaphie

Operation, bei der das obere und untere Augenlid zusammengenäht wird.

WARUM ES GEMACHT WIRD

T. kann als Teil der Therapie eines *Hornhautgeschwürs* durchgeführt werden. Die Augenlider dienen als Verband zum Schutz des Heilungsprozesses der Hornhaut. T. dient gewöhnlich dem Schutz der Hornhaut in Fällen, in denen durch Nerven- oder Muskelerkrankungen oder Narbenbildung ein Schließen der Augenlider unmöglich ist. T. wird gelegentlich auch zum Schutz der Hornhaut bei *Exophthalmus* durchgeführt.

SO WIRD ES GEMACHT

Vom unteren und oberen Lidrand wird ein Gewebestreifen entfernt. Die blutigen Ränder der Lidoberflächen werden dann zusammengenäht. Nach ungefähr zwei bis drei Wochen sind die Augenlider zusammengewachsen und die Nähte können entfernt werden. Nach der zur Heilung des ursprünglichen Leidens erforderlichen Zeit können die Augenlider durch einen Schnitt getrennt werden und öffnen sich dann wieder.

Tastsinn

Sinnessystem, das durch Berührung das Erkennen bestimmter Eigenschaften von Gegenständen, wie Größe, Form, Temperatur und Oberflächenstruktur, ermöglicht (s. Kasten nächste Seite).

In der Haut befinden sich viele Arten von Berührungs-*Rezeptoren*. In behaarten Hautbezirken bestehen manche Rezeptoren aus Netzen sensibler Nervenendigungen, die die Haarwurzeln umgeben. Sie werden durch die Bewegung der Haare aktiviert. Andere Rezeptoren sind häufiger in unbehaarten Bereichen, wie Lippen und Fingerspitzen; diese Rezeptoren bestehen aus Nervenendigungen, die frei oder von knospenähnlichen Strukturen umgeben sein können.

Signale von Berührungsrezeptoren werden über sensible Nerven ans Rükkenmark, von dort zum Thalamus im Gehirn und weiter in die *sensorische Hirnrinde* geleitet, wo die Berührungsempfindung wahrgenommen und interpretiert wird.

Je nach Anzahl und Verteilung der Rezeptoren unterscheiden sich die verschiedenen Körperbereiche in ihrer Schmerzempfindlichkeit und Berührungsunterscheidung (Diskrimination; Fähigkeit, zwischen einem einzigen und zwei kaum auseinanderliegenden Nadelstichen zu unterscheiden). So ist z.B. die Kornea einige hundertmal schmerzempfindlicher als die Fußsohle. Die Fingerspitzen können Berührungen außergewöhnlich gut unterscheiden, sind jedoch im Vergleich dazu relativ schmerzunempfindlich.

Der T. ist bei Personen mit fehlenden anderen Sinnen, besonders bei Blinden, sehr viel stärker entwickelt; diese Entwicklungsfähigkeit des T.s wird z.B. bei der *Blindenschrift* ausgenützt. (S.a. *Sinneswahrnehmung*)

Tätowierung

Einbringung bleibender Farbstoffe unter die Hautoberfläche, in der Regel in Form eines Bildes. T. wird schon seit Jahrtausenden praktiziert und diente ursprünglich als Mittel der Identifikation. Heute wird sie fast immer zu dekorativen Zwekken ausgeführt.

Tätowierung ist selbst bei professioneller Ausführung potentiell gefährlich. Wenn der Tätowierende kein streng steriles Verfahren anwendet, können durch die zur Einführung der Farbstoffe verwendeten Nadeln *Hepatitis* und *AIDS* verursachende Viren übertragen werden. Die Entfernung einer Tätowierung ist in der Regel schwierig und unbefriedigend: Fast immer bleibt eine Narbe zurück. Kleine Tätowierungen werden am besten durch vollständiges Herausschneiden der gefärbten Hautbezirke und anschließendes Zusammennähen der Wundränder entfernt. Größere tätowierte Bereiche können manchmal durch Abschleifen der Haut oder durch *Laserbehandlung* beseitigt werden.

Taubenzehen

Geringfügige Fehlbildung, bei der ein Bein oder ein Fuß gedreht und dadurch der Fuß und die Zehen nach innen gerichtet sind.

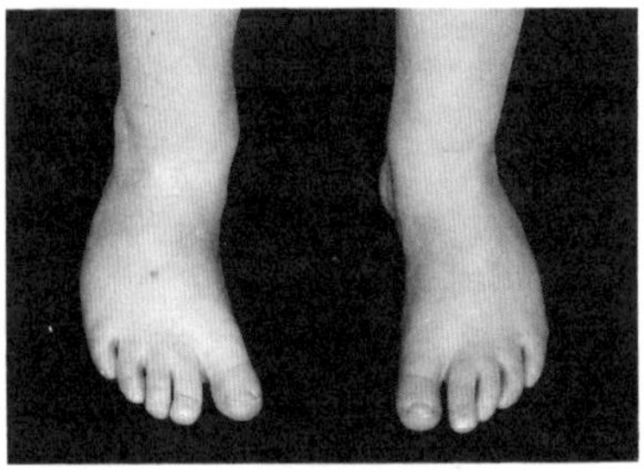

Erscheinungsbild bei Taubenzehen
Häufig bei Kindern mit "watschelndem" Gang. In fast allen Fällen erfordert der Zustand keine Therapie und korrigiert sich bis zum Alter von sieben Jahren von selbst.

Taubheit

(*F.* Surditas, Kophosis) Vollständiges oder weitgehendes Fehlen des Hörvermögens. Absolute Taubheit ist selten und in der Regel *kongenital* (angeboren). Das teilweise Fehlen des Hörvermögens ist meist die Folge einer Erkrankung oder Verletzung des Ohrs oder einer altersbedingten Degeneration des Gehörs (s. *Schwerhörigkeit*).

T

DER TASTSINN

Die Haut enthält viele tausend spezialisierte Nervenstrukturen, die auf äußere Reize wie Berührung, Hitze, Kälte und Druck reagieren. Bei diesen sog. Rezeptoren werden zwei Typen unterschieden. Der eine besteht nur aus einer feinen Nervenendigung, die um ein einzelnes Haar gewunden sein kann und auf dessen Bewegung reagiert; der andere weist eine spezialisierte Struktur auf, die als Endorgan bezeichnet wird und die Nervenendigung umgibt. Einige Hautrezeptoren bestehen aus mehreren, mit einer Nervenfaser verbundenen Schichten von Zellen. Andere enthalten mehrere, eine Schleife oder Spirale bildende Nervenfasern. Wahrscheinlich spielen bei jeder Tastempfindung verschiedene Rezeptorvarianten eine Rolle.

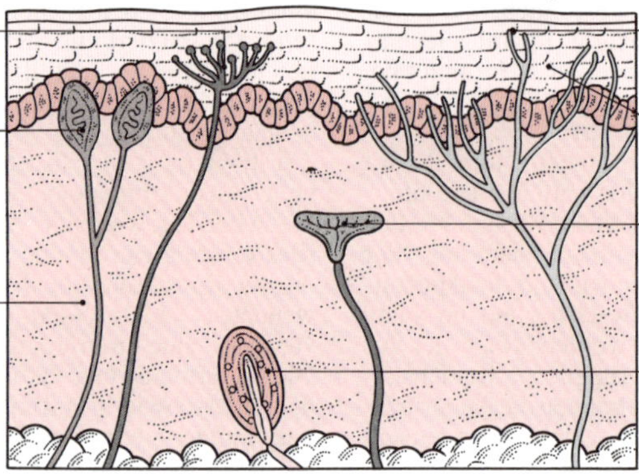

Hautrezeptoren
Diese Rezeptoren variieren von freien Nervenendigungen bis zu korpuskulären oder knospenähnlichen Strukturen. Einzelne Rezeptoren scheinen nicht nur mit einer Art von Tastwahrnehmung (d.h. Kälte oder Schmerz) assoziiert zu sein.

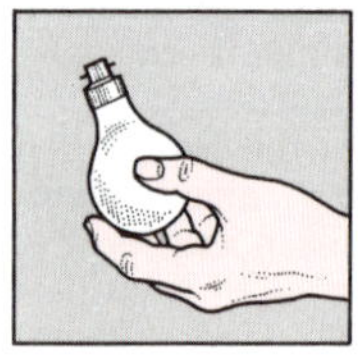

Feinempfinden
Die Fähigkeit, einen leichten Kontakt zwischen einem Gegenstand und der Haut zu spüren. Bezirke mit mehr Rezeptoren sind sensibler.

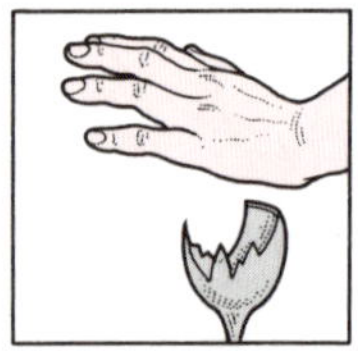

Schmerz
Schmerz dient dem Gehirn als Warnung vor einer möglichen Verletzung durch einen äußeren Reiz und kann ein reflexbedingtes Zurückziehen auslösen.

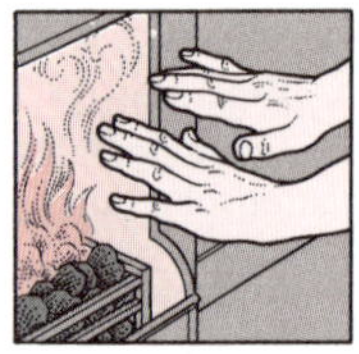

Hitze
Einige freie Nervenendigungen reagieren spezifisch auf Hitze. Die Haut der Handwurzel eignet sich besonders zur Temperaturprüfung.

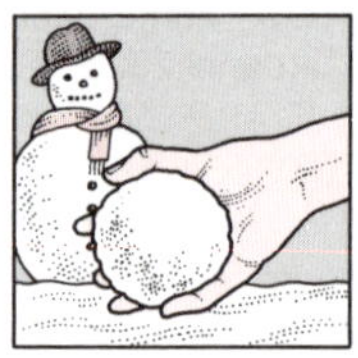

Kälte
Kälte auf der Haut wird durch spezialisierte Endorgane erfaßt. Extreme Kälte stimuliert auch die Schmerzrezeptoren.

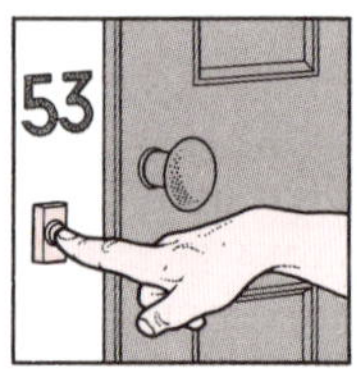

Druck
Druckänderungen auf der Haut werden durch spezialisierte Endorgane, die sog. Pacini-Körperchen, wahrgenommen.

TASTWAHRNEHMUNG

Allgemeine Sinneswahrnehmungen von verschiedenen Körperteilen werden in bestimmten Regionen in der Hirnrinde wahrgenommen. Hochsensible Körperteile, wie Lippen und Hände, sind durch entsprechend große Areale in der Rinde repräsentiert.

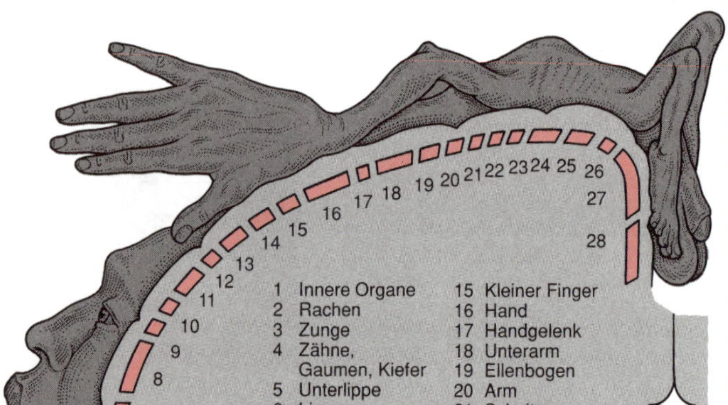

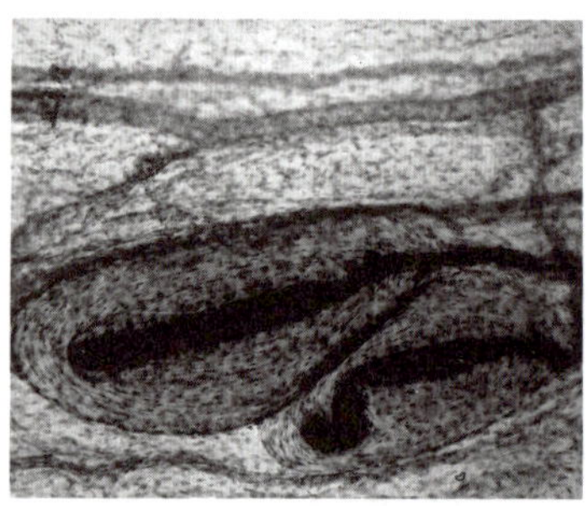

Pacini-Körperchen
Diese Rezeptoren sind 1 bis 4 mm lang und kommen in unbehaarten Hautbezirken, besonders der Finger, vor.

Tay-Sachs-Syndrom

Schwere erbliche Stoffwechselstörung, die zum frühen Tod führt. Das T.-S.-S. ist eine *Enzymmangelkrankheit*, die früher infantile amaurotische Idiotie genannt wurde.

URSACHEN UND HÄUFIGKEIT

Ursache des T.-S.-S.s ist ein Mangel des *Enzyms* (ein für die Regulation chemischer Reaktionen im Körper notwendiges Protein) Hexosaminidase A, der zur Ansammlung eines schädigenden Stoffs im Gehirn führt.

Die Krankheit tritt am häufigsten bei mittel- und osteuropäischen Juden auf. Sie betrifft etwa eine von 2500 Geburten und ist damit hundertmal höher als in jeder anderen ethnischen Gruppe. Das Gen, das das T.-S.-S. verursacht, ist rezessiv (s. *genetische Krankheiten*); bei den mittel- und osteuropäischen Juden liegt die Wahrscheinlichkeit, Träger dieses Gens zu sein, bei 1 zu 25. Sind beide Elternteile Träger des Gens, liegt die Wahrscheinlichkeit, daß das Kind ebenfalls betroffen ist, bei 1 zu 4.

SYMPTOME UND ANZEICHEN

Anzeichen, die in der Regel nach den ersten sechs Lebensmonaten auftreten, sind Blindheit, Demenz, Anfälle und Lähmung. Ein frühes Anzeichen ist das übertriebene Zusammenzucken bei Geräuschen. Die Krankheit ist fortschreitend bis zum Tod des betroffenen Kindes, der gewöhnlich vor Erreichen des vierten Lebensjahres eintritt.

DIAGNOSE

Die Diagnose wird aufgrund der klinischen Vorgeschichte und der körperlichen Untersuchung gestellt; sie wird durch die Enzymanalyse einer Probe von weißen Blutzellen oder Hautgewebe bestätigt.

THERAPIE UND VORBEUGUNG

Es gibt keine wirksame Therapie des T.-S.-S.s. In einigen Ländern wurden Bluttest-Programme zur Aufdeckung von Trägern dieses Gens eingeführt. Träger oder all jene mit einem betroffenen Kind oder Verwandten sollten vor Familiengründung oder Planung einer weiteren Schwangerschaft *genetische Beratung* in Anspruch nehmen. Wenn sich bei einer Schwangerschaftsvorsorge-Untersuchung herausstellt, daß der Fetus betroffen ist, können die Eltern eine Abtreibung in Betracht ziehen und eine neue Schwangerschaft planen, um ein gesundes Kind zu bekommen.

Tbc

Abkürzung für *Tuberkulose*.

T-Drain-Cholangiographie

Auch als operative oder postoperative Choledochographie bezeichnetes *bildgebendes Verfahren* zur Nachprüfung, ob nach einer *Cholezystektomie* (operative Entfernung der *Gallenblase*) noch *Gallensteine* im Ductus choledochus vorhanden sind.

Das bei dieser Art von Cholangiographie verwendete T-förmige Gummirohr wird nach Entfernung der Gallenblase eingeführt. Die kurzen Seiten des T werden in den Ductus choledochus eingeführt, und die lange Seite wird durch einen Bauchschnitt nach außen geführt.

Die T-Drain-Cholangiographie wird 8 bis 10 Tage nach der Gallenblasenoperation ausgeführt. Kontrastmittel wird in den T-Drain eingespritzt, dann werden *Röntgen*aufnahmen gemacht. Wenn keine zurückgebliebenen Gallensteine festgestellt werden, wird der T-Drain wieder entfernt. Im anderen Fall bleibt er liegen, bis eine Entscheidung bezüglich der Therapie zur Entfernung der Gallensteine getroffen ist.

Technetium

(Abk. Tc) Radioaktives Schwermetallelement. Tc kommt weder in Reinform noch in Verbindung natürlich vor, entsteht aber bei Kernspaltungsreaktionen. Es war das erste (1937) künstlich hergestellte Element.

Verschiedene Isotope (chemisch identische, sich jedoch in einigen physikalischen Eigenschaften unterscheidende Varianten des Elements) wurden synthetisiert, von denen das medizinisch wichtigste eine als ^{99m}Tc bezeichnete Form ist. Dieses Radioisotop, das Bestandteil verschiedener chemischer Substanzen ist, findet Verwendung in der *Radioisotopen-Untersuchung* von Körperorganen, einschließlich Gehirn, Herz, Lunge, Leber, Nieren und Knochen.

Teerstuhl

s. *Melaena*

Tel(e)angiektasie

Erweiterung der kleinen Blutgefäße unter der Hautoberfläche. T. führt zu Rötung und einem als "geplatzte Äderchen" bezeichneten Erscheinungsbild. Am häufigsten tritt sie auf Nase und Wangen auf. Eine lokalisierte Form ist der *Spider-Nävus*.

T. ist häufig die Folge eines jahrelangen starken Alkoholkonsums oder einer durch übermäßige Sonnenbestrahlung verursachten Verminderung des Stützgewebes der Haut. In vielen Fällen gibt es jedoch keine erkennbare Ursache.

Seltener liegt eine Bindegewebserkrankung, wie systemischer *Lupus erythematodes* oder *Dermatomyositis*, zugrunde. T. ruft die Gesichtsrötung bei *Rosazea* hervor.

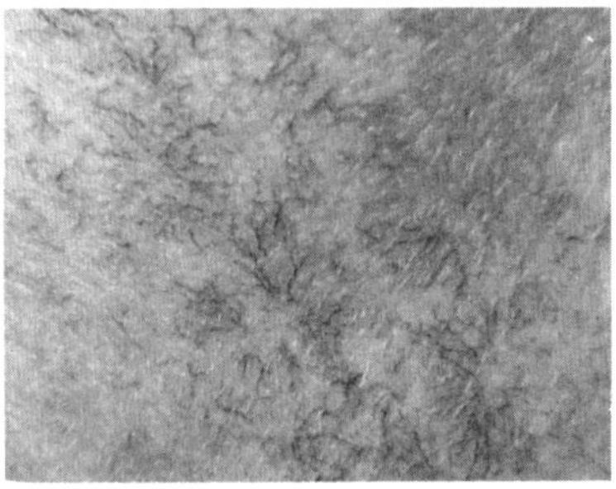

Erscheinungsbild der Teleangiektasie
Zwar wird manchmal von "geplatzten Äderchen" gesprochen, in Wirklichkeit sind die Blutgefäße jedoch einfach größer als normal.

Erbliche angiomatöse T. (Osler-Syndrom) ist eine seltene Erkrankung der Blutgefäße, bei der es oft zu Blutungen aus kleinen, runden, fleckförmig erweiterten Gefäßen um Mund und Nase, an anderen Hautstellen oder im Magen-Darm-Trakt kommt. Die Blutungen bei dieser Erkrankung führen im allgemeinen zu einer Eisenmangelanämie (s. *Anämie, Eisenmangel-*).

Normalerweise ist T. kein Grund zur Besorgnis. Einzige Methode zur Entfernung der Gefäßerweiterungen ist die vom Hautarzt durchgeführte elektrische Verödung (elektrische Zerstörung der oberen Hautschicht). Das Verfahren führt jedoch nur in einigen Fällen zum Erfolg.

Temazepam

(z.B. *Remestan*® +)

Zur Kurzzeitbehandlung von *Schlaflosigkeit* verwendetes *Benzodiazepin* aus der Gruppe der *Hypnotika*.

Temperatur

Damit der Körper optimal funktionieren kann, muß seine Temperatur innerhalb eines engen Bereichs gehalten werden. Die normale Durchschnittstemperatur (im Mund gemessen) liegt bei 37°C. In Wirklichkeit variiert die Körpertemperatur jedoch nicht nur bei verschiedenen Personen, sondern auch bei ein und derselben Person; zu den beeinflussenden Faktoren gehören körperliche Bewegung, Schlaf, Essen und Trinken, Tageszeit (am niedrigsten um drei Uhr morgens, am höchsten um sechs Uhr abends) sowie bei Frauen die Phase des Menstruationszyklus (am niedrigsten während der Menstruation, am höchsten während des Eisprungs). Bei den meisten Menschen schwankt die Körpertemperatur zwischen 36,5°C und 37,2°C. Die T. ist im Rektum höher (um ungefähr 0,3 bis 0,4°C) und in der Achselhöhle niedriger (um ungefähr 0,2 bis 0,3°C).

TEMPERATURREGULATION

Die Körpertemperatur wird durch den *Hypothalamus* überwacht, einer als Thermostat wirkenden Gehirnregion, die die Bluttemperatur kontinuierlich überwacht und bei Veränderungen automatisch Ausgleichsmechanismen in Gang setzt.

Bei Absinken der Körpertemperatur sendet der Hypothalamus Nervenimpulse wodurch ein *Schüttelfrost* entsteht, der durch Muskelaktivität Wärme erzeugt; außerdem werden die Hautblutgefäße enger gestellt, um Wärmeverluste zu reduzieren.

Wenn im umgekehrten Fall die Körpertemperatur ansteigt, löst der Hypothalamus das *Schwitzen* und die Dilatation (Erweiterung) der Blutgefäße der Haut zur Steigerung der Wärmeabgabe aus.

Eine Anzahl von Faktoren – wie Infektionskrankheiten, bestimmte Störungen (besonders der *Schilddrüse*), untypische Tumorsymptome und übermäßige Belastung durch Kälte oder extreme Hitze – können das körpereigene Wärmeregulationssystem durcheinanderbringen und zu *Fieber*, *Hitzschlag* oder umgekehrt zu *Hypothermie* führen.

Temporallappen-Epilepsie

Form der *Epilepsie*, bei der die abnormen elektrischen Entladungen im *Gehirn* auf einen Schläfenlappen begrenzt sind. Die Anfälle bei T.-E. unterscheiden sich daher von den generalisierten Störungen, die bei Grand mal oder Petit mal (Absence-Anfall) auftreten.

URSACHE

In den meisten Fällen besteht in einem Temporallappen ein geschädigter Bereich, der der Herd der abnormen Bildung elektrischer Entladungen ist. Ursachen des Schadens können *Geburtsverletzungen*, *Schädel-Hirn-Trauma*, *Hirntumoren*, *Hirnabszeß* oder *Schlaganfall* sein. Die Temporallappen sind für Funktionen wie Riechen, Schmecken, Hören, visuelle Assoziationen und einige Bereiche des Erinnerungsvermögens zuständig. Abnorme elektrische Aktivität in einem Temporallappen kann deshalb Abweichungen bei einer dieser Funktionen verursachen.

SYMPTOME UND ANZEICHEN

Betroffene erleiden traumähnliche Zustände, die von teilweiser Bewußtseinstrübung bis zu völligem Dämmerzustand reichen. Unangenehme Geruchs- oder Geschmackshalluzinationen können auftreten. Häufig kommt es auch zur Wahrnehmung von Trugbildern oder dem Phänomen des *Déjà-vu-Erlebnisses*. Ebenso können Grimassieren, Kopf- und Augenrollen und häufig saugende oder kauende Mundbewegungen auftreten. Der Betroffene kann zwar während der

LAGE DES TEMPORALLAPPENS

Der Schläfenlappen stellt einen Großteil der unteren Seite beider Großhirnhälften (größter Hirnbereich) dar.

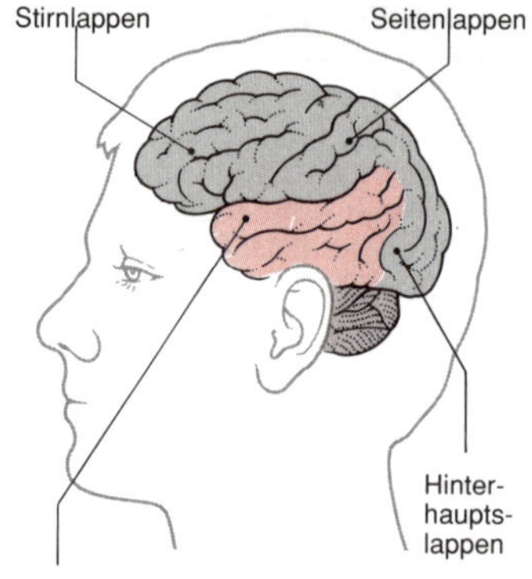

Attacke Handlungen ausführen, sich danach aber nicht mehr daran errinnern. Bei einer Attacke kann es von Minuten bis zu Stunden dauern, bis das volle Bewußtsein wiedererlangt wird.

In einigen Fällen entwickelt sich ein Temporallappen-Anfall nach einigen Sekunden oder Minuten zu einem generalisierten Grand-mal-Anfall.

DIAGNOSE UND THERAPIE

Untersuchungsmethode und medikamentöse Behandlung der T.-E. entsprechen denen bei anderen Formen der Epilepsie. Bei einigen Fällen war ein operativer Eingriff zur Entfernung des Herdes der Anfälle im Temporallappen erfolgreich. Aufgrund der Auswirkungen auf andere wichtige Gehirnfunktionen werden solche Operationen nur in schweren, nicht auf Medikamente ansprechenden Fällen durchgeführt.

Tendinitis

*Sehnen*entzündung, gewöhnlich durch Verletzung verursacht. Zu den Symptomen gehören Schmerzen, Druckempfindlichkeit und manchmal eingeschränkte Bewegungsfähigkeit des mit der betroffenen Sehne verbundenen Muskels. Weit verbreitet ist zum Beispiel die *schmerzhafte Schultersteife*, die bei Anheben des Arms in einem bestimmten Winkel Schulterschmerzen verursacht.

Die Therapie der T. erfolgt entweder mit *nichtsteroidalen Antiphlogistika*, *Ultraschall-Therapie* oder Injektion von *Kortikosteroiden*.

Tendo calcaneus

s. *Achillessehne*

Tendolyse

Operative Lösung einer *Sehne* von *Adhäsionen* (Bindegewebsbrücken), die sie umgeben und ihre freie Beweglichkeit beeinträchtigen. Solche Adhäsionen werden in der Regel durch *Tendosynovitis* (Entzündung der inneren Auskleidung einer Sehnenscheide) verursacht.

Bei der T. wird ein Schnitt in die Haut überhalb der Sehne gemacht, und man trennt ihre Faserscheiden auf. Die Adhäsionen werden von der Sehnenoberfläche weggeschnitten und die Schnitte in Scheide und Haut zugenäht. Manchmal treten aufgrund von neuer Adhäsionsbildung die Symptome der Tendosynovitis trotz Operation erneut auf.

Tendosynovitis

Entzündung der dünnen inneren Auskleidung der die *Sehne* umgebenden Scheide. T. wird gewöhnlich durch übermäßige Reibung infolge Überbelastung verursacht; sie wird häufig durch Arbeiten in verkrampfter Stellung und mit sich ständig wiederholenden Bewegungen ausgelöst. Selten ist eine bakterielle Infektion die Ursache. Die Sehnen der Hand und des Handgelenks sind am häufigsten betroffen.

Symptome sind Schmerzen, Druckempfindlichkeit und Schwellung über der Sehne. Gelegentlich kommt es bei Bewegung der Sehne zu *Krepitation* (einem Reibegeräusch oder -gefühl). Chronische oder immer wiederkehrende T. kann durch Bildung von *Adhäsionen* (Bindegewebsbrücken) zwischen Sehne und Sehnenscheide zu einer Einschränkung der Beweglichkeit führen.

THERAPIE

Wird die T. durch eine Infektion verursacht, verschreibt der Arzt *Antibiotika*. Ist dies nicht der Fall, besteht die Therapie in der Regel in der Gabe von *nichtsteroidalen Antiphlogistika* oder der Injektion von *Kortikosteroiden*. Hand und Handgelenk müssen unter Umständen für einige Wochen durch eine *Schiene* ruhiggestellt werden. Kommt es zu keiner Besserung, kann eine Operation zur Lösung der Adhäsionen (s. *Tendolyse*) notwendig werden.

Tendovaginitis

s. *Sehnenscheidenentzündung*

Tenesmus

Gefühl der unvollständigen Darmentleerung, bei dem Stuhlzwang mit wirkungslosem Drücken einhergeht (*F.* Tenesmus ani). T. kann das Symptom einer Erkrankung des *Mastdarms* sein, wie z.B. bei Polypen oder Krebs, oder einer schweren, durch *Colitis ulcerosa* oder *Dysenterie* verursachten Entzündung.

T

Der Begriff T. wird auch für anhaltenden, schmerzhaften und spastischen *Harndrang* (*F.* Tenesmus vesicae) durch Krämpfe der Blasenmuskulatur bei Zystitis (Blasenentzündung) verwendet.

Tennisellenbogen

(*F.* Epicondylitis humeri) Durch Schmerzen und Druckempfindlichkeit an der Außenseite des *Ellenbogengelenks* und des Unterarms gekennzeichneter Zustand.

Ursache des T.s ist eine Entzündung der *Sehne*, die den Streckmuskel (in diesem Fall den Finger und Handgelenk streckenden Muskel) mit dem *Oberarmknochen* verbindet. Sie ist die Folge einer Überbelastung dieser Muskeln, da ein ständiger Zug auf die Ansatzstelle der Sehne am Oberarmknochen ausgeübt wird.

Der T. kann beim Tennisspielen (oder anderen Schläger-Sportarten) durch falsche Grifftechnik hervorgerufen werden, häufiger sind jedoch andere Aktivitäten, wie z.B. Gartenarbeit, die Ursache. Durch schweres Heben kommt es zu einer Verschlechterung.

THERAPIE

Die Therapie besteht in der Ruhigstellung des Arms, der Anwendung von *Eispackungen* und der Verabreichung von *Analgetika* (Schmerzmitteln) und/oder *nichtsteroidalen Antiphlogistika. Ultraschall-Therapie* kann zum Rückgang der Entzündung beitragen. Bei schweren oder chronischen Schmerzen kann die Injektion von *Kortikosteroiden* helfen. Manchmal kann eine Operation zur Lösung der Sehne (s. *Tendolyse*) notwendig werden.

Wenn der Schmerz nach der Ausübung einer Schläger-Sportart aufgetreten ist, sollte eine ein- bis zweiwöchige Spielpause gemacht und professionelle Beratung über Spieltechnik und Ausrüstung eingeholt werden.

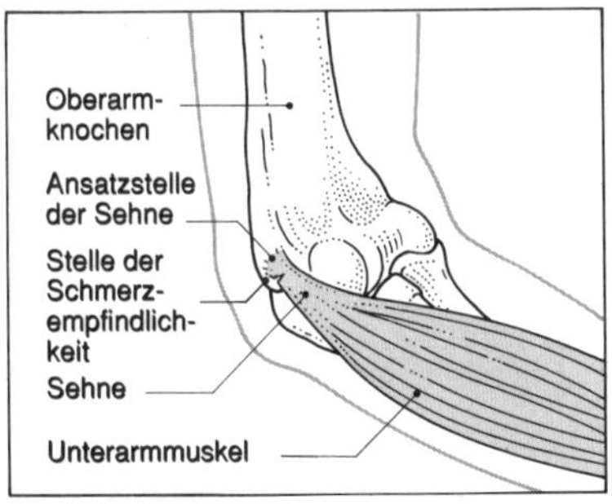

Schmerzpunkt des Tennisellenbogens
Der Zug der Unterarmmuskeln an der Ansatzstelle am Oberarmknochen verursacht Schmerzen an der Außenseite des Ellenbogengelenks.

TENS

Abkürzung für "**t**ranskutane **e**lektrische **N**erven**s**timulation". TENS ist eine Methode zur Schmerzlinderung mittels einer Reizung der unter der Haut liegenden Nervenendigungen durch sehr schwache Impulse. Die Wirkung des Verfahrens beruht wahrscheinlich auf der Blokkierung der Schmerzsignale ins Gehirn durch die Aussendung eines alternativen Impulses. TENS wird zur Linderung schwerer oder anhaltender Schmerzen eingesetzt, bei denen eine Behandlung mit *Analgetika* keine zufriedenstellende Wirkung zeigt. TENS wird manchmal während der *Geburt* eingesetzt.

SO WIRD ES GEMACHT

Eine TENS-Einheit versorgt Elektroden, die auf der Haut angebracht oder manchmal operativ eingepflanzt werden, mit elektrischen Impulsen. Die Patienten können die Anlage selbst einstellen, und so die beste Schmerzlinderung erreichen.

RISIKEN

Nicht eingesetzt werden darf TENS bei Personen mit Herz*schrittmacher*; die elektrischen Impulse der Anlage können die Funktion des Schrittmachers stören.

PROGNOSE

TENS ist bei etwa 60 Prozent der behandelten Patienten erfolgreich. In manchen Fällen wird nur für die Dauer der Stimulation eine Schmerzlinderung erzielt, in anderen besteht sie auch nach der Behandlung fort.

Teratogen

Fachbegriff zur Beschreibung eines Wirkstoffs, der körperliche Mißbildungen beim *Embryo* oder *Fetus* verursacht. T.e Eigenschaften haben beispielsweise das *Röteln*-Virus und die pharmakologische Substanz *Thalidomid*. Damit ein Medikament als t. eingestuft wird, muß es bei seiner Einnahme während der Schwangerschaft nachweislich zu einem erhöhten Auftreten von angeborenen Mißbildungen kommen, für deren Ursache keine anderen Faktoren verantwortlich sein können.

Bei vielen chemischen Substanzen, die bei einigen Tierarten (z.B. Ratten) t. sind, läßt sich beim Menschen keine t.e Wirkung nachweisen. Die zuständigen Behörden verweigern in der Regel die Zulassung derjenigen Medikamente für die Verwendung während der Schwangerschaft, für die eine t.e Wirkung im Tierversuch nachgewiesen wurde.

Teratom(a)

Primärer *Tumor*, der aus Zellen besteht, die keine Ähnlichkeit mit den normalerweise in diesem Teil des Körpers auftretenden Zellen haben. So bilden sich z.B. in den Eierstöcken – einer für diese Tumorart typischen Stelle – häufig Zysten (sog. *Dermoidzysten*), die Haut, Haar, Zähne oder Knochen enthalten können. T.e können weiter im Hoden, in der Zirbeldrüse des Gehirns und im Mediastinum (dem Raum zwischen den Lungen) auftreten.

Terbutalin

(z.B. *Bricanyl*® +)

Bronchodilatator zur Behandlung von *Asthma*, chronischer *Bronchitis* und *Emphysem*. T. wirkt auch auf den Uterus muskelentspannend und eignet sich deshalb zur Verhinderung vorzeitiger Wehen (s. *Frühgeburt*).

Mögliche Nebenwirkungen sind Tremor, Nervosität, Unruhe und Übelkeit.

Terfenadin

(z.B. *Teldane*®)

Antihistaminikum, mit dem *Rhinitis allergica* (Heuschnupfen) und allergische Hautreaktionen wie *Urtikaria* (Nesselsucht) behandelt werden. T. wirkt weniger sedierend als einige andere Antihistaminika und eignet sich deshalb in Fällen, in denen Schläfrigkeit vermieden werden soll. Mögliche Nebenwirkungen sind Übelkeit, Kopfschmerzen, Appetitverlust und Hautausschlag.

Terry-Syndrom

s. *retrolentale Fibroplasie*

Testikel

s. *Hoden*

Testikuläre Feminisierung

Seltene erbliche Störung, bei der trotz vorhandenem äußerlich weiblichem Erscheinungsbild das betroffene Individuum genetisch männlichen Geschlechts ist und Hodenanlagen aufweist. T.F. ist eine Form der *Intersexualität* und stellt die häufigste Form des *Pseudohermaphroditismus* dar. Sie wird manchmal auch als Androgenresistenz-Syndrom oder Goldberg-Maxwell-Morris-Syndrom bezeichnet.

URSACHE

Ursache der t.n F. ist eine gestörte Empfindlichkeit des Körpergewebes für *Testosteron* (männliches Geschlechtshormon) bei vorhandener, dem normalen männlichen Spiegel entsprechender Produktion dieses Hormons. Die t.F. verursachenden Gene werden auf dem X-Chromosom übertragen (s. *genetische Krankheiten*). Frauen können deshalb Träger dieser Gene sein und sie an ihre Söhne weitergeben.

SYMPTOME UND ANZEICHEN

Betroffene Individuen erscheinen wäh-

T

rend der Kindheit als Mädchen. Die meisten entwickeln in der *Pubertät* normale weibliche sekundäre *Geschlechtsmerkmale*, die Menstruation bleibt aufgrund fehlender Gebärmutter und kurzer Vagina ohne Ausgang jedoch aus. Menschen mit testikulärer Feminisierung sind meistens hochwüchsig und weisen normale Intelligenz auf.

DIAGNOSE

Die Diagnose kann vor der Pubertät erfolgen, wenn ein Mädchen einen Leistenbruch hat oder eine Schwellung der Schamlippe sich als Hoden herausstellt. Andernfalls wird die Diagnose in der Regel während der Pubertät bei der Untersuchung zur Abklärung der *Amenorrhoe* (Ausbleiben der Menstruation) gestellt.

Die Diagnose erfolgt durch *Chromosomenanalyse*, die den normalen männlichen Chromosomenstatus zeigt, sowie durch Bluttests, die männliche Testosteronspiegel ergeben.

THERAPIE UND PROGNOSE

Die Behandlung umfaßt die operative Entfernung der Hoden in der Pubertät (aufgrund des erhöhten Risikos eines Hodenkarzinoms) und eine Hormontherapie mit *Östrogenen*. Betroffene können keine Kinder bekommen, aber ein normales Leben als Frau führen.

Testis

s. *Hoden*

Testmahlzeit

Verfahren zur Messung der Säureproduktion des *Magens*. Die Bezeichnung leitet sich von dem früher zur Stimulation der Magensaftproduktion verabreichten Haferschleim ab. Heute wird statt dessen *Histamin* oder noch häufiger Pentagastrin (das synthetisch hergestellte Hormon Gastrin) injiziert.

In einigen Fällen wird ein Insulintest (Injektion von Insulin) durchgeführt, um die Vollständigkeit einer *Vagotomie* (operative Durchtrennung des Vagus) zu überprüfen.

SO WIRD ES GEMACHT

Im nüchternen Zustand wird eine *Nasensonde* durch die Nase in den Magen geschoben und eine erste Magensaftprobe durch die Sonde abgesaugt. Danach gibt man die Injektion und entnimmt bis zu einer Dauer von zwei Stunden in Intervallen weitere Magensaftproben. Die Proben werden auf ihren Salzsäuregehalt hin untersucht.

ERGEBNISSE

Ein hoher Säuregehalt findet sich bei *peptischem Geschwür* oder *Zollinger-Ellison-Syndrom*. Das Fehlen von Säure kennzeichnet die perniziöse Anämie (s. *Anämie, megaloblastische*).

Ein nach einer vollständigen Vagotomie ausgeführter Insulintest zeigt das Fehlen der bei intaktem Vagus vorhandenen normalen Magensaftsekretion.

Testosteron

(z.B. *Testoviron Depot*® +)

Wichtigstes *androgenes Hormon* (männliches Geschlechtshormon). T. stimuliert das Knochen- und Muskelwachstum und die Geschlechtsentwicklung. Es wird in den *Hoden* und in sehr geringen Mengen in den *Eierstöcken* produziert.

MEDIKAMENTÖSE THERAPIE

Synthetisch oder von Tieren gewonnenes T. wird zur Förderung der *Pubertät* oder zur Behandlung von *Unfruchtbarkeit* bei Männern verwendet, die einen durch eine Störung der Hoden oder der *Hypophyse* verursachten T.mangel aufweisen. T. wurde früher zur Behandlung von *Brustkrebs* eingesetzt, findet heute jedoch in diesem Zusammenhang kaum noch Verwendung.

Überdosierung von T. zur Pubertätsstimulation kann Auswirkungen auf das normale Wachstum haben oder zu einer vorzeitigen Geschlechtsreife führen. Bei Männern kann T. *Priapismus* (schmerzhafte Dauererektion) hervorrufen. Bei Frauen können hohe T.gaben zu tieferer Stimmlage, übermäßiger Behaarung oder Haarausfall führen. Eine Therapie mit oral verabreichten Formen von T. kann Leberschäden verursachen.

Tests, medizinische

M.T. können zur Erkennung von Ursachen bestimmter Symptome und damit zur Diagnosestellung, zur Überwachung des Krankheitsverlaufs oder zur Beurteilung der Patientenreaktion auf die Therapie durchgeführt werden. Manchmal werden m.T. auch bei symptomfreien Personen zur Früherkennung von Erkrankungen durchgeführt; dies wird als *Screening* bezeichet.

Ein sinnvoller m.r T. muß das Vorhandensein einer bestimmten Erkrankung mit angemessener Genauigkeit identifizieren oder ausschließen können. Der Genauigkeitsgrad hängt von drei Faktoren ab: Sensitivität, Spezifität und prädiktiver Wert.

Unter Sensitivität versteht man die Fähigkeit eines m.n T., einen positiven (abweichenden) Wert anzunehmen, wenn die Erkrankung, auf die getestet wird, tatsächlich vorliegt. Ein Test, der eine bestimmte Erkrankung immer erkennt, besitzt eine 100prozentige Sensitivität. Nimmt er nur bei 80 von 100 erkrankten Personen einen positiven Wert an, hat der Test eine 80prozentige Sensitivität; die 20 Prozent an nicht erkannten Fällen spiegeln die falsch-negativen Testergebnisse wieder.

Unter Spezifität versteht man das Maß, in dem ein Test falsch-positive Ergebnisse bei Gesunden zeigt. Ein Test, der z.B. bei 20 Prozent der getesteten Personen falsche Ergebnisse zeigt, hat eine 80prozentige Spezifität.

Sensitivität und Spezifität können je nach den im Labor verwendeten Kontrollwerten und den Kriterien für Normalwerte unterschiedlich sein.

Der dritte Maßstab der Genauigkeit eines m.n T. ist sein prädiktiver Wert. Dieser wird durch eine mathematische Formel bestimmt, in die die Anzahl der genauen Testergebnisse (die richtig-negativen plus die richtig-positiven Ergebnisse) und die Gesamtzahl der ausgeführten m.n T. mit eingeht. Der prädiktive Wert bestimmt somit die Wahrscheinlichkeit, mit der eine Person mit positivem Testergebnis die Erkrankung auch tatsächlich hat, oder, umgekehrt, mit der eine Person mit negativem Testergebnis die Erkrankung nicht hat. Der Aussagewert ist abhängig von der *Prävalenz* der Erkrankung in der getesteten Gruppe; bei einer selten auftretenden Erkrankung ist ein positives Ergebnis mit größerer Wahrscheinlichkeit signifikant.

Bei der Genauigkeit von m.n T. gibt es sehr große Unterschiede. So hat z.B. ein Test zum Nachweis von *okkultem Blut im Stuhl* für die Erkennung von Magen- oder Darmkrebs eine hohe Sensitivität; eine Person mit negativem (normalem) Testergebnis hat die Erkrankung mit hoher Wahrscheinlichkeit nicht. Der Test hat jedoch keine hohe Spezifität, und viele Personen mit positivem (abweichendem) Testergebnis haben die Erkrankung nicht.

Die Diagnose muß erst durch weitere m.T. bestätigt werden, bevor eine Therapie eingeleitet wird.

Ein *EKG* zur Diagnose eines akuten *Herzinfarkts* hat eine angemessene Spezifität. Eine Person mit positivem Testergebnis ist mit hoher Wahrscheinlichkeit auch betroffen und wird zur Behandlung auf die Intensivstation gebracht. Der Test hat jedoch keine hohe Sensitivität; bei ungefähr der Hälfte der Personen mit starken Brustschmerzen, die ein negatives Testergebnis aufweisen, wäre eine Behandlung ebenfalls notwendig.

Die besten m.n T. haben sowohl eine hohe Spezifität als auch eine hohe Sensitivität und damit auch einen hohen prädiktiven Wert. So liegt bei den heutigen *Syphilis*-Tests der prädiktive Wert bei nahezu 100 Prozent; sie zeigen nahezu immer ein positves Ergebnis bei erkrankten und ein negatives bei nicht erkrankten Personen.

ARTEN MEDIZINISCHER TESTS

Gehirn und Nervensystem	EEG Evozierte Potentiale Hörprüfung Sehtests Lumbalpunktion Intelligenztest	Myelographie Hirndarstellung Computertomographie Kernspintomographie Emissionscomputer-tomographie
Haut, Knochen und Muskeln	EMG Biopsie	Knochendarstellung Röntgen
Endokrines System und Stoffwechsel	Schilddrüsenfunktionsprüfungen Schilddrüsenszintigraphie	Bluttests Harnuntersuchung
Blut und Immunsystem	Bluttests Lymphangiographie	Hauttests Knochenmarkbiopsie
Herz und Kreislauf	Herzdarstellung Thorax-Röntgenbild Angiographie Echokardiographie Venographie	EKG Herzkatheterisierung Herzbelastungsversuch
Lungen	Lungenfunktionsprüfungen Blutgase Peak-Flowmeter Spirometrie	Thorax-Röntgenbild Bronchoskopie
Gallen-gangsystem	Leberfunktionsprüfungen Leberdarstellung Ultraschall-Diagnostik Cholangiographie	Cholezystocholangiographie ERCP Leberbiopsie
Magen-Darm-Trakt	Endoskopie Koloskopie Gastroskopie	Barium-Röntgenkontrastunters. Jejunalbiopsie Okkultes Blut im Stuhl
Harntrakt	Nierendarstellung Urographie Ultraschall-Diagnostik	Harnuntersuchung Nierenfunktionsprüfungen Blasenspiegelung
Fortpflanzungs-organe	Schwangerschaftstests Hysterosalpingographie Mammographie Ultraschall-Diagnostik Laparoskopie	Amniozentese Portiosmear Chorionzottenbiopsie Chromosomenanalyse Sperma-Analyse

In der Tabelle oben sind einige häufig durchgeführte medizinische Tests aufgelistet, wobei eine Einteilung nach dem jeweils untersuchten Organsystem vorgenommen wurde. Zu jedem aufgeführten Test gibt es einen eigenen Eintrag. Für jedes Organ wurden nur die wichtigsten Darstellungsmethoden aufgenommen; eine vollständige Übersicht findet sich im jeweiligen Eintrag.

Tetanie

Verkrampfen und Zucken der *Muskeln*, meistens der Hände oder Füße, wobei Gesicht, Larynx (Kehlkopf) oder Rückgratmuskeln ebenfalls betroffen sein können. Anfangs sind die Krämpfe schmerzlos; bei anhaltendem Leiden werden sie jedoch immer schmerzhafter. Wird die zugrundeliegende Ursache nicht behandelt, kann es in einigen Fällen schließlich zu Muskelschäden kommen. T. ist Symptom einer Störung der biochemischen Abläufe im Körper und sollte nicht mit der Infektionskrankheit Tetanus (*Wundstarrkrampf*) verwechselt werden.

Die häufigste Ursache von T. ist *Hypokalzämie* (niedriger Kalziumspiegel im Blut), die durch ernährungsbedingten *Vitamin-D*-Mangel hervorgerufen sein kann. Andere Ursachen sind die häufig als Folge von langanhaltendem Durchfall oder Erbrechen auftretende Hypokaliämie (niedriger *Kalium*-Spiegel im Blut), meist durch Angst bedingte *Hyperventilation* (anormal tiefes oder schnelles Atmen) oder in selteneren Fällen *Hypoparathyreoidismus* (Unterfunktion der Nebenschilddrüsen).

Tetanus

s. *Wundstarrkrampf*

Tetrachlorkohlenstoff

Farblose, giftige, flüchtige Flüssigkeit mit charakteristischem Geruch. T. ist in einigen Fleckentfernern enthalten und wird in der Industrie manchmal als Lösungsmittel verwendet. Er besteht aus einem Kohlenstoff-Atom (Formelzeichen C), das mit vier Chlor-Atomen (Formelzeichen Cl) verbunden ist, und besitzt die chemische Formel CCl_4.

T. ist ein gefährlicher chemischer Stoff; durch Einatmen oder orale Aufnahme kann er Schwindel, geistige Verwirrtheit, Leber- und Nierenschäden hervorrufen. Symptome dieser Vergiftung können Bauchschmerzen, Übelkeit, Kopfschmerzen und Krämpfe sein. Da die Verwendung von T. kontrolliert wird, sind solche Vergiftungen heute selten.

Tetracyclin-Präparate

Tetracyclin (z.B. *Achromycin*® +)
Minocyclin (z.B. *Klinomycin*® +)
Oxytetracyclin (z.B. *Tetra-Tablinen*® +)

Gruppe von *Antibiotika*, die häufig zur Behandlung von *Akne, Bronchitis, Syphilis, Gonorrhoe*, unspezifischer *Urethritis* und bestimmten Formen von *Pneumonie* verwendet wird. T.-P. werden auch bei verschiedenen anderen Infektionskrankheiten wie *Cholera, Bruzellose* und südamerikanisches Fleckfieber *(s. Fleckfieber, südamerikanisches)* verschrieben.

Mögliche Nebenwirkungen sind Übelkeit, Erbrechen, Durchfall und (seltener) Hautausschlag und Juckreiz. T.-P. können während der Zahnentwicklung zu Verfärbungen führen und werden deshalb in der Regel im Kindesalter bis zum zwölften Lebensjahr und in der Schwangerschaft nicht verschrieben. T. können bestehende Nierenfunktionsstörungen verschlimmern.

Tetrahydroaminoacridin

Arzneistoff, dessen Eignung für die Behandlung der *Alzheimer-Krankheit* erforscht wurde. Bei der Alzheimer-Krankheit ist der Spiegel der im Gehirn vorhandenen Substanz *Acetylcholin* abnorm niedrig. Es wurde angenommen, daß T. zu einer vermehrten Produktion dieses Stoffs führt. Durch den Arzneistoff wird jedoch die Degeneration des Hirngewebes nicht aufgehalten, und die Alzheimer-Krankheit kann nicht geheilt werden.

In einer kleinen klinischen Studie konnte mit Hilfe des Medikaments der Gedächtnisverlust bei Alzheimer-Patienten verbessert werden. Eine zum Nachweis der Wirksamkeit von T. geplante große klinische Studie wurde jedoch abgebrochen, da das Medikament bei sehr vielen Patienten Leberfunktionsstörungen hervorrief. Das Risiko eines Leberschadens bei Langzeitbehandlung ist ungewiß. Daher ist keine Arzneimittelspezialität von diesem Wirkstoff auf den Markt gekommen.

Tetralogie

Durch vier Symptome charakterisiertes Syndrom. T. bezieht sich meistens auf die Fallot-Tetralogie, eine Form des angeborenen *Herzfehlers*, bei dem gleichzeitig vier verschiedene Herzmißbildungen bestehen: Verlagerung der Aorta, Pulmonalklappenverengung, ein Loch in der Kammerscheidewand und Verdikkung der rechten Herzkammerwand (s. Abbildung). Als Folge dieser Defekte wird das vom Herzen in den Körper gepumpte Blut nicht ausreichend mit Sauerstoff angereichert, was zur typischen *Zyanose* (bläulich-violette Verfärbung) und Atemnot führt. Die Fallot-T. macht etwa 10 Prozent aller angeborenen Herzfehler aus.

SYMPTOME UND ANZEICHEN

Betroffene Kinder wirken bei der Geburt normal, obwohl der gestörte Blutstrom im Herzen als *Herzgeräusch* mit einem *Stethoskop* hörbar ist. Bei schweren Fällen kann bereits früh Zyanose und Atemnot auftreten. Bei weniger schweren Fällen kann es zu einer allmählichen Zunahme der Zyanose und Atemnot kommen. Bei diesen Kindern können Anfälle von Zyanose durch Füttern, Belastung oder Infektionen ausgelöst werden. Weitere Symptome sind geringe Gewichtszunahme und Entwicklungsverzögerung.

Bei unbehandelten älteren Kindern treten in der Regel *Trommelschlegel*finger und -zehen auf. Ein weiteres Merkmal bei älteren Kindern ist die Einnahme einer Hockstellung nach körperlicher Belastung, wobei die Kinder die Knie an die Brust ziehen, um die Atembeschwerden zu erleichtern.

DIAGNOSE

Der Verdacht auf T. entsteht aufgrund der Symptome des Kindes und einer körperlichen Untersuchung. Ein *Thorax-Röntgenbild* zeigt die charakteristische Form des Herzens. Ein *EKG* (s. *Echokardiographie*) und in einigen Fällen eine *Herzkatheterisierung* werden zur Beurteilung des Schweregrads der Anomalie ausgeführt.

THERAPIE UND PROGNOSE

Um den Defekt dauerhaft zu korrigieren, ist eine Operation notwendig. Der optimale Zeitpunkt für die operative Korrektur liegt vor der Einschulung des Kindes. In der Regel wird zuerst ein Verfahren für den Übergang angewandt. Hierbei wird zwischen Aorta und Pulmonalarterie eine Verbindung geschaffen, so daß ein Teil des in die Aorta gepumpten Blutes in die Lungen umgelenkt wird. Später wird eine korrigierende offene *Herzoperation* durchgeführt. Die verengte Pulmonalarterie wird geweitet und das Loch im Herzen geschlossen. Nach einer erfolgreichen operativen Korrektur sollte keine weitere Operation notwendig sein.

NORMALES HERZ

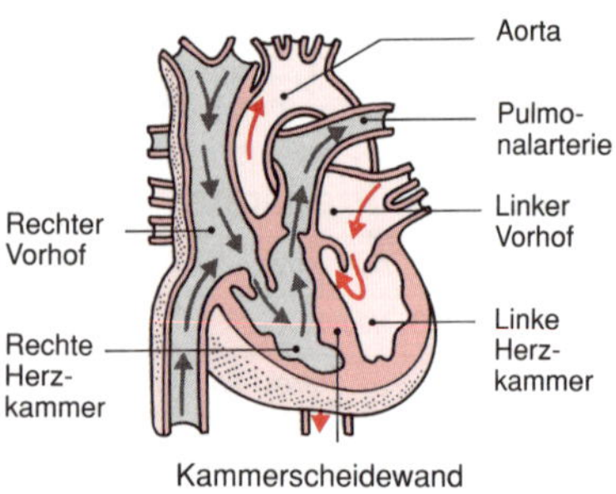

FALLOT-TETRALOGIE

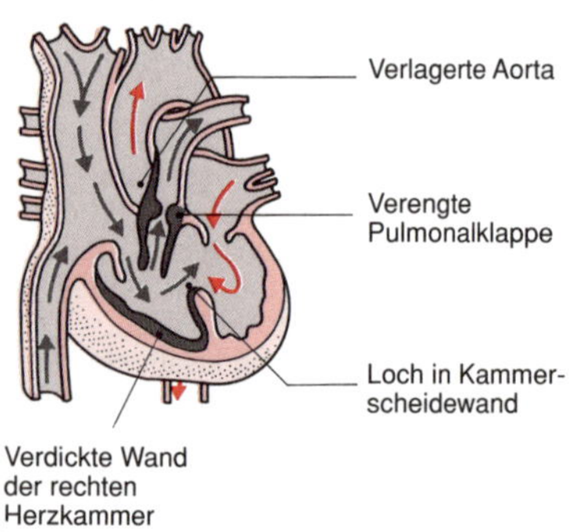

Mißbildungen bei der Fallot-Tetralogie
Obige Darstellung zeigt die vier Mißbildungen. In Pulmonalarterie und Lungen gelangt zuwenig Blut zur Sauerstoffanreicherung; deshalb ist das meiste in den Körper gepumpte Blut sauerstoffarm.

Tetraplegie

(Quadriplegie; *Paralyse*) Lähmung aller vier Gliedmaßen und des Rumpfes. T. kann durch Verletzung der *Wirbelsäule* im Nackenbereich verursacht werden. Der Zustand ist gekennzeichnet durch Empfindungs- und Kraftverlust der betroffenen Gliedmaßen (s.a. *Paraplegie*).

Thalamus

Sehhügel; massive Ansammlung von Nervenzelleibern, durch Marklamellen in Kerngruppen eingeteilt. Die paarig angelegten Kernmassen bilden die Seitenwände des 3. Hirnventrikels und sind wesentlicher Bestandteil des Zwischenhirns direkt unterhalb des Endhirns.

FUNKTION

Der T. ist die (subkortikale) Sammel- und Schaltstelle für die Sinneseindrücke (außer Geruchssinn), die hier auf Bahnen zur Großhirnrinde (äußere Schicht des Endhirns) umgeschaltet werden ("Tor des Bewußtseins").

Einige grundlegende Empfindungen wie *Schmerz* können im T. selbst wahrgenommen werden. Andere Sinneseindrücke (Tast-, Druckgefühl, Gehör, Gesichtssinn) werden verarbeitet und an Bereiche der Großhirnrinde weitergeleitet, wo die Empfindungen wahrgenommen werden.

Der T. scheint als Filter zu wirken, indem er nur besonders wichtige Informationen aus der Masse der im Gehirn eintreffenden sensorischen Signale auswählt. Dies ist wichtig für die Fähigkeit, sich auf eine bestimmte Aufgabe zu konzentrieren. Bestimmte Zentren im T. spielen möglicherweise auch für das Langzeitgedächtnis eine Rolle.

LAGE DES THALAMUS
Die beiden grauen Kernmassen liegen unter dem Endhirn im Zwischenhirn.

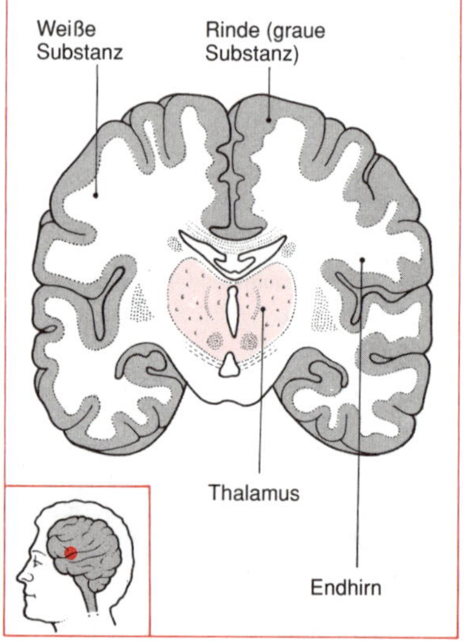

ERKRANKUNGEN
Eine durch *Schlaganfall* oder *Hirntumor* verursachte Schädigung des T. führt in der Regel zu Empfindungsverlust, in einigen Fällen jedoch zu einer gesteigerten Empfindlichkeit auf Temperatur, Schmerz oder andere sensorische Reize.

Thalassämie

Das *Blut* betreffende Gruppe erblicher Krankheiten mit Störungen der Bildung von *Hämoglobin*; diese dem Sauerstofftransport dienende Substanz wird im *Knochenmark* zur Einlagerung in die roten Blutzellen gebildet. Da viele der produzierten roten Blutzellen instabil sind und rasch hämolysiert (aufgelöst) werden, kommt es zur Anämie (s. *Anämie, hämolytische*).

T. kommt häufig im Mittelmeerraum, im Nahen Osten und in Südostasien sowie bei aus diesen Gebieten stammenden Familien vor.

URSACHEN, FORMEN UND VORKOMMEN
Das Hämoglobin gesunder Personen enthält zwei Arten von Globinen (Proteinketten), die als Alpha- und Beta-Ketten bezeichnet werden. Bei T. besteht eine verringerte Synthese einer dieser beiden Ketten und dadurch ein Ungleichgewicht zwischen den Alpha- und den Beta-Ketten bei einem großen Teil des produzierten Hämoglobins.

Die bei T. bestehende Störung der Hämoglobinbildung wird durch die Vererbung eines defekten *Gens* verursacht. Am häufigsten tritt die Störung der Beta-Kettenbildung auf, was zur Beta-T. führt. Diese Anomalie wird autosomal rezessiv vererbt (s. *genetische Krankheiten*). Vererbt nur ein Elternteil ein defektes Gen, spricht man von Beta-T. minor oder T.merkmal, wobei diese Form immer nur leichte Störungen verursacht. Werden zwei defekte Gene vererbt – eines von jedem Elternteil –, resultiert daraus eine sehr viel schwerere Form, die als Beta-T. major oder Cooley-Anämie bezeichnet wird. Weisen beide Elternteile das schwache Merkmal auf, haben alle Kinder dieser Eltern ein Risiko von 1 zu 4, daß eine Beta-T. major auftritt.

Alpha-T. ist weitaus seltener als Beta-T. Bei sehr stark verringerter Alpha-Kettenbildung beeinträchtigt der Mangel an normalem Hämoglobin die Lebensfähigkeit, und betroffene Kinder sterben innerhalb einiger Stunden nach der Geburt. Weniger gravierende Formen von Alpha-T. kommen ebenfalls vor.

SYMPTOME
Beta-T. major führt zu den Symptomen einer hämolytischen Anämie, wie Müdigkeit, Kurzatmigkeit, *Gelbsucht* und einer durch den schnellen Zerfall der roten Blutzellen bedingten Vergrößerung der *Milz*. Diese Symptome treten drei bis sechs Monate nach der Geburt das erste Mal auf. Bleibt die Krankheit unbehandelt, kommt es durch Kompensation des schnellen Zerfalls der roten Blutzellen zu einer beträchtlichen Zunahme des Knochenmarks, was zu einem abnormen Knochenwachstum führen kann. Dies führt zu einer für unbehandelte Fälle charakteristischen Vergrößerung des Schädels. Das normale Körperwachstum kommt zum Stillstand, und ohne Behandlung tritt der Tod in der frühen Kindheit ein.

Bei den Formen der Alpha-T., die die Lebensfähigkeit nicht beeinträchtigen, bestehen ebenfalls Symptome einer Anämie, sie sind im allgemeinen jedoch weniger ausgeprägt.

DIAGNOSE UND THERAPIE
Die Diagnose der Beta-T. major erfolgt durch eine mikroskopische Untersuchung des Blutes, die kleine, blasse rote Blutzellen zeigt, sowie durch weitere Bluttests, die einen verringerten Gehalt an reifem Hämoglobin im Blut zeigen.

Die Therapie besteht in Bluttransfusionen, die einem betroffenen Kind ein normales Wachstum ermöglichen sollten. Wenn das Kind älter ist, kann außerdem die Milz entfernt werden (s. *Splenektomie*). Bei jeder verabreichten Bluttransfusion wird jedoch etwas Eisen absorbiert, und mit der Zeit kommt es zu übermäßigen Eisenablagerungen in den inneren Organen, ein Zustand, der als *Hämosiderose* bezeichnet wird. Dies kann zu *Leberzirrhose*, zu Drüsenstörungen wie *Diabetes mellitus* und zu *Herzinsuffizienz* führen, Erkrankungen, die bei jungen Erwachsenen mit T. eine häufige Todesursache darstellen. Als *Chelatbildner* bezeichnete Verbindungen können zur Reduzierung der übermäßigen Eisenbelastung beitragen. Der Nutzen von *Knochenmarktransplantationen* zur Heilung der Krankheit wird gegenwärtig erforscht.

PROGNOSE
Eltern oder anderen engen Verwandten eines Kindes mit T. sowie allen Personen, bei denen eine Beta-T. minor (T.merkmal) bekannt ist, wird eine *genetische Beratung* empfohlen. Beta-T. major kann heute durch *pränatale Diagnostik*-Verfahren erkannt werden; bei einem stark betroffenen Fetus können sich die Eltern für einen Schwangerschaftsabbruch entscheiden.

Thalidomid

Das T.-haltige *Schlafmittel* Contergan wurde aus dem Verkehr gezogen, nachdem zu Beginn der 60er Jahre festgestellt worden war, daß es bei Kindern, deren Mütter dieses Medikament in der frühen Schwangerschaft einnehmen, Mißbildungen an den Gliedmaßen verursacht. Gegenwärtig wird der Nutzen von T. für die Behandlung bestimmter Formen der *Hansen-Krankheit* (Lepra) erforscht.

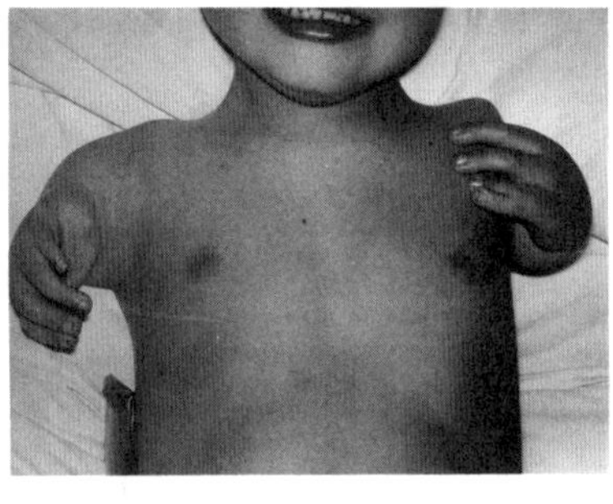

Contergan-Kind
Phokomelie (verkürzte Gliedmaßen) war eine häufige Folge der Thalidomid-Wirkung auf den Fetus in einem frühen Entwicklungsstadium.

Thallium (Tl)

Seltenes Schwermetallelement, das in seiner Reinform nicht natürlich vorkommt, jedoch (in winzigen Mengen) Bestandteil verschiedener Verbindungen in bestimmten Zink- und Bleierzen ist. Vergiftungsunfälle können durch Schlucken von Rattengift entstehen und sind durch Haarausfall, Nervenstörungen in den Gliedmaßen und Störungen des Magen-Darm-Trakts gekennzeichnet.

^{201}Tl (ein künstliches radioaktives Isotop des Elements) wird manchmal in der *Radionuklid-Szintigraphie* des Herzens verwendet. Hier wird es eingesetzt, um mangelhaft durchblutetete oder durch *Herzinfarkt* geschädigte Herzmuskelbereiche sichtbar zu machen.

THC

Abk. für Tetrahydrocannabinol, den aktiven Bestandteil des *Marihuanas*.

Theophyllin

(z.B. *Euphyllin*® +)

Vorwiegend zur Behandlung von *Asthma* und zur Vorbeugung von anfallartiger *Apnoe* (Atemstillstand) bei Frühgeborenen verwendeter *Bronchodilatator*. T. kann aufgrund seiner stimulierenden Wirkung auf Herzfrequenz und Urinausscheidung auch zur Behandlung von *Herzinsuffizienz* eingesetzt werden.

Mögliche Nebenwirkungen: Übelkeit, Schwindel, Erbrechen und Durchfall.

Therapeutisch

Die Therapie betreffend. Die t.e Dosis eines Medikaments ist die für die größte Wirksamkeit erforderliche Menge.

Therapie
Behandlung einer Erkrankung oder eines abweichenden körperlichen oder geistigen Zustands. Beispiele für T. sind *Strahlentherapie* bei Krebs oder *Psychotherapie* bei bestimmten psychischen Störungen.

Therapiegemeinschaft
Behandlungsmethode bei gestörtem Sozialverhalten, wobei Patienten als Gruppe außerhalb der Klinik zusammenleben, in der Regel unter ärztlicher und krankenpflegerischer Betreuung. T.en werden zur Behandlung von *Drogen-* oder *Arzneimittelabhängigkeit*, von *Alkoholabhängigkeit* und von bestimmten *Persönlichkeitsstörungen* eingesetzt.

Betreuer und Patienten treffen alle Entscheidungen gemeinsam bei regelmäßigen Gruppentreffen, und inakzeptables Verhalten und seine Auswirkungen werden angesprochen und offen diskutiert. Alle Aspekte des alltäglichen Lebens dienen somit als Brennpunkt für das Lernen angemessener sozialer und zwischenmenschlicher Fähigkeiten. (S.a. *soziales Verhalten trainieren*)

Thermographie
Verfahren, bei dem Temperaturmuster auf der Oberfläche der Haut in Form eines Bildes aufgezeichnet werden.

WARUM ES GEMACHT WIRD

T. liefert Hinweise auf das Vorhandensein von Krankheiten oder Anomalien, die die Hauttemperatur verändern, wie z.B. Durchblutungsstörungen, Entzündungen und Tumoren. Da es jedoch sehr viele die Hauttemperatur beeinflussende Krankheiten gibt, sind weitere Untersuchungen und Tests notwendig, um die Grundursache zu ermitteln.

SO WIRD ES GEMACHT

Zwei Verfahren werden bei der T. zur Prüfung der Hauttemperatur verwendet. Bei dem einen nimmt eine Spezialkamera oder ein Scanner die natürlicherweise von der Haut abgegebene Infrarot-Strahlung auf. Bei der anderen werden Umschläge mit speziellen (temperaturempfindlichen) Flüssigkristallen auf die Haut gebracht; diese reagieren auf Temperaturänderungen mit einer Farbänderung.

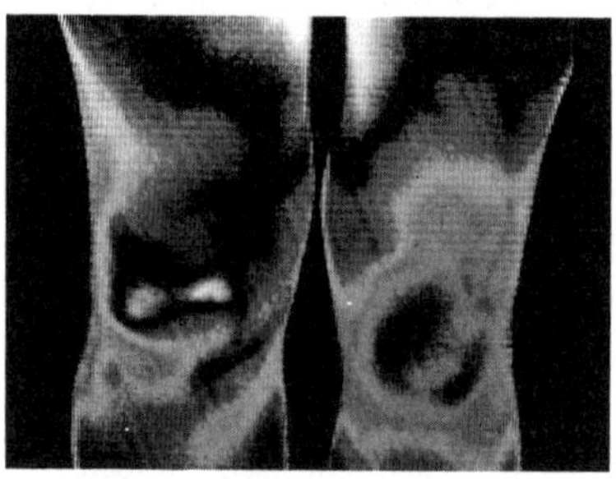

Thermographische Darstellung der Knie
Gebiete mit unterschiedlicher Oberflächentemperatur erscheinen in der thermographischen Darstellung als unterschiedliche Schattierungen. Übermäßige Wärme weist entweder auf eine Entzündung oder eine sehr gute Blutversorgung hin.

ERGEBNISSE

T. ist ein ungefährliches Verfahren. Die Ergebnisse sind jedoch nicht ausreichend zuverlässig, so daß sich Hoffnungen, daß diese Methode als früher Screening-Test für Brustkrebs dienen könnte, nicht erfüllt haben.

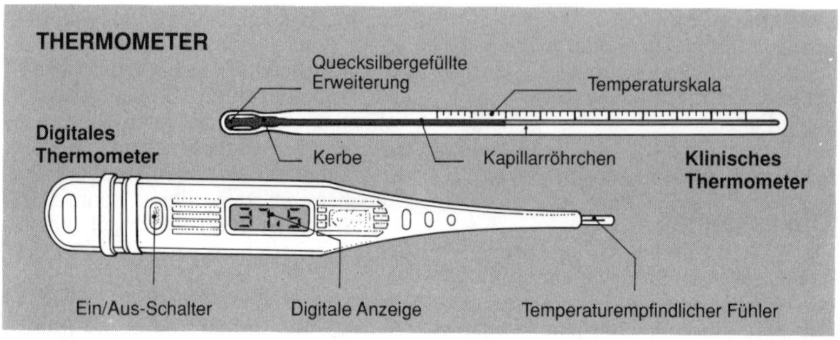

Thermometer
Instrument zur Messung der *Temperatur*. Ein herkömmliches klinisches T. besteht aus einem gläsernen Kapillarröhrchen (ein Röhrchen mit einem sehr feinen Innendurchmesser), das an einem Ende versiegelt ist und am anderen Ende eine mit Quecksilber gefüllte, kolbenförmige Erweiterung besitzt. Verschiedene Ausführungen von T.n können zur Temperaturmessung im Mund, in der Achselhöhle und im Enddarm verwendet werden.

Klinische T. besitzen eine Skala in Celsius-(Grad-)Einheiten. Die T.wand ist auf einer Seite dicker und bildet eine zylinderförmige Linse, die das Ablesen erleichtert.

Wenn die kolbenförmige Erweiterung des T.s in den Mund, die Achselhöhle oder das Rektum eingeführt wird, dehnt sich das Quecksilber in das Kapillarröhrchen aus. Das T. wird herausgenommen und die Körpertemperatur – angegeben durch den Stand der Quecksilbersäule – mit Hilfe einer Skala auf dem Glas abgelesen. Im Kapillarröhrchen genau über der kolbenförmigen Erweiterung befindet sich eine kleine Kerbe, die verhindert, daß das Quecksilber beim Herausnehmen des T.s nach unten absinkt. Bevor das T. wieder verwendet werden kann, muß das Quecksilber nach unten in die kolbenförmige Erweiterung zurückgeschüttelt werden.

Bei einer modernen Version des herkömmlichen klinischen T.s wird ein mit einer digitalen Sichtanzeige zum Ablesen verbundener elektronischer Fühler verwendet. In den letzten Jahren gab es eine Tendenz zu den Einweg-Haut-T.n. Sie funktionieren auf der Grundlage hitzeempfindlicher chemischer Substanzen, die bei bestimmten Temperaturen die Farbe ändern. Einweg-Haut-T. sind im allgemeinen weniger genau als die Quecksilber- oder digitalen T., da sie leichter durch äußere Faktoren, wie z.B. die Umgebungstemperatur, beeinflußt werden.

Thiabendazol
Anthelmintikum zur Behandlung von *Wurmbefall*, einschließlich *Strongyloidosis*, *Trichinose* und *Toxokariasis*.

T. kann Schwindel, Appetitverlust, Übelkeit, Erbrechen, Kopfschmerzen, Benommenheit und Durchfall hervorrufen. In seltenen Fällen kommt es zu allergischen Reaktionen mit Fieber, Hautausschlag, Gesichtsschwellung und, in schweren Fällen, Kollaps. In Deutschland ist dieser Arzneistoff deshalb nicht als Arzneimittel erhältlich.

Thiamin
s. *Vitamin-B-Komplex*

Thiopental
(z.B. *Trapanal®* +)

Häufig als Allgemeinanästhetikum (s. *Anästhesie, Allgemein-*) verwendetes *Barbiturat*. T. wird durch intravenöse Injektion verabreicht und führt schnell zur Bewußtlosigkeit. Die Wirkung des T.s hält jedoch nur relativ kurz an.

Thioridazin
(z.B. *Melleril®* +)

Neuroleptikum zur Behandlung von *Schizophrenie* und *Manie*. T. führt zwar nicht zu einer Heilung der zugrundeliegenden Erkrankung, seine beruhigende Wirkung mildert jedoch das krankhafte Erleben der an diesen Krankheiten leidenden Patienten und trägt zur Linderung ihrer *Angst* und *Depression* bei.

T. kann *Dyskinesie* (anomale Bewegungen) verursachen, jedoch weniger häufig als andere Neuroleptika. Es kann zu Benommenheit, Mundtrockenheit, Muskelstarre und Schwindel kommen. Die Einnahme hoher T.dosen über einen längeren Zeitraum kann zu Netzhautschäden führen.

Thompson-Nelson-Grobelny-Syndrom

Seltene Erkrankung des *endokrinen Systems*, die zu einer verstärkten Pigmentierung der Haut führt. Ursache des T.-N.-G.-S.s ist eine Vergrößerung der *Hypophyse*, die manchmal als Folge der Entfernung beider Nebennieren – der früher üblichen Therapie bei *Cushing-Syndrom* – auftritt.

Die Therapie bei T.-N.-G.-S. besteht in einer *Hypophysektomie* (Entfernung oder Zerstörung der Hypophyse).

Thoracic-outlet-Syndrom

s. *Engpaß-Syndrom*

Thorakotomie

Operative Brustkorberöffnung, um Zugang zu den inneren Organen des Brustraums zu erhalten.

WARUM ES GEMACHT WIRD

Eine T. wird in der Regel durchgeführt, um eine Operation am erkrankten *Herzen*, der *Lunge* oder einem anderen, im Brustraum liegenden Organ, wie der *Speiseröhre,* zu ermöglichen. Sie kann auch als Notoperation nach einer schweren Brustverletzung notwendig werden.

SO WIRD ES GEMACHT

Es gibt zwei Arten der T.: die seitliche und die vordere. Beide werden unter Vollnarkose durchgeführt.

Eine seitliche T. ermöglicht den Zugang zu den Lungen, den großen Blutgefäßen und der Speiseröhre. Ein gebogener Einschnitt wird ausgeführt, der zwischen den Schulterblättern beginnt und unter der Achselhöhle um den Rumpf herum bis unter die Brustwarze reicht. Dann wird die notwendige Operation vorgenommen. Danach wird ein Drainagerohr in die Pleurahöhle (den Raum zwischen der die Lunge umgebenden Haut und der die Brustwand auskleidenden Haut) eingeführt, um Flüssigkeit abzuleiten und einen Lungenkollaps zu verhindern. Der Schnitt wird dann mit Stichen vernäht.

Eine vordere T. ermöglicht den Zugang zum Herzen und den Koronararterien. Ein vertikaler Schnitt wird ausgeführt, der zwischen den Schlüsselbeinen am Halsansatz beginnt und bis zum unteren Ende des Brustbeins verläuft. Das Brustbein wird mit einer Säge durchtrennt und aufgeklappt. Dann wird das Herz freigelegt und die notwendige Operation ausgeführt. Nach dem Einführen eines Drainagerohrs in die Pleurahöhle wird das Sternum mit kräftigen Stichen (manchmal mit Draht) geschlossen und die darüberliegende Haut vernäht.

REKONVALESZENZ

Trotz Drainage führt Sekret in den Atemwegen häufig nach der Operation zu Atemschwierigkeiten. Zur Befreiung der Atemwege werden Operierte zum tiefen Atmen und Abhusten angehalten und bekommen *Physiotherapie*. Das Drainagerohr wird in der Regel innerhalb 48 Stunden nach der Operation entfernt.

Thorax

s. *Brustkorb*

Thoraxchirurgie

Speziell mit der Operation der Organe im Brustraum, ausschließlich des Herzens, befaßte Chirurgie. T. beschäftigt sich besonders mit Erkrankungen der *Lungen*, der *Speiseröhre* und der Luftröhre (*Trachea*).

Thorax-Röntgenbild

Brust-Übersichtsaufnahme, gewöhnlich zur Untersuchung des Herzens oder der Lungen. Das Verfahren ist einfach, schnell und schmerzlos und wird normalerweise ambulant durchgeführt. Die mobilen Geräte ermöglichen auch den Einsatz (obwohl etwas weniger genau) am Krankenbett im Krankenhaus oder zu Hause.

WARUM ES GEMACHT WIRD

Ein T.-R. dient gewöhnlich der Bestätigung einer Diagnose bei Patienten mit Verdacht auf eine Herzkrankheit, wie z.B. Vergrößerung der Herzkammer, oder auf eine Lungenkrankheit, wie Tuberkulose oder Lungenkarzinom.

SO WIRD ES GEMACHT

Die Röntgenanlage enthält einen Film in einer großen, flachen Kassette, die auf Brusthöhe angebracht ist. Der Patient oder die Patientin steht zwischen dem Film und dem Röntgengerät mit dem Gesicht zur Filmkassette, wobei die Brust die Kassette berührt und das Kinn oben aufliegt. Die Hände werden auf die Hüften gestützt und die Ellenbogen nach vorne genommen, damit die Schulterblätter seitlich wegdrehen und den Blick auf die Lungen freigeben. Eine Bleischürze oder ein Bleischirm schützt den Unterleib vor Strahlung.

Nach tiefem Einatmen muß der Atem angehalten werden, solange das Röntgengerät für den Bruchteil einer Sekunde Röntgenstrahlen von hinten durch den Oberkörper schickt. Das entstandene Röntgenbild liefert eine Darstellung nicht nur des Herzens und der Lungen, sondern auch der großen Blutgefäße, Knochen und Gelenke. (S.a. *Röntgenstrahlen*)

Thrombangiitis obliterans

Andere Bezeichnung für *Buerger-Gangrän.*

Thrombektomie

Operative Entfernung eines Blutgerinnsels (*F.* Thrombus), das ein Blutgefäß teilweise oder vollständig verstopft. Eine T. kann als Notfallmaßnahme durchgeführt werden, wenn der Thrombus eine große Arterie (wie z.B. eine Gehirn-, Lungen- oder Baucharterie) blockiert. Sie kann auch als Vorsichtsmaßnahme durchgeführt werden, wenn das Risiko besteht, daß sich von einem Thrombus ein *Embolus* (Bruchstück) löst und mit dem Blutstrom in eine kleinere Arterie geworfen wird, die er blockiert.

Vor der Operation wird die Lage des Thrombus durch *Angiographie* festgestellt, und *Antikoagulantia* (gerinnungshemmende Medikamente) werden verabreicht. Unter Vollnarkose wird ein Schnitt gemacht und das betroffene Blutgefäß freigelegt. Das Blutgefäß wird dann eröffnet und der Thrombus aspiriert (abgesaugt). Der Schnitt wird mit feinen Stichen vernäht.

Thromboembolie

Blockierung eines Blutgefäßes durch ein Bruchstück, das sich von einem Thrombus (*Blutpfropf*) gelöst hat und in den Blutgefäßen verschleppt wurde. (S.a. *Thrombose*, *Embolie*)

Thrombolytika

Anistreplase (z.B. *Eminase*® +)
Streptokinase (z.B. *Streptase*® +)

Manchmal auch als Fibrinolytika bezeichnete Gruppe von Arzneimitteln zur Auflösung der bei *Thrombose*, *Embolie* und *Herzinfarkt* vorhandenen Blutgerinnsel.

T. wirken über eine Erhöhung des Plasminspiegels im Blut (Plasmin ist eine Substanz, die den Hauptbestandteil eines Blutpfropfs, Fibrin, auflöst).

Die Therapie mit T. wird aufgrund des Risikos von irregulären Blutungen sorgfältig überwacht. Eine allergische Reaktion mit Hautausschlag und Atemschwierigkeiten kann vorkommen.

Thrombophlebitis

Venenentzündung mit wandständiger Blutgerinnselbildung, meist in Hautvenensegmenten. Die Erkrankung kann nach einer kleineren Venenverletzung

T

(z.B. nach einer Injektion oder intravenösen Infusion) auftreten und ist besonders häufig bei Fixern. T. kann sich als Komplikation beim *varikösen Symptomenkomplex* entwickeln sowie bei Erkrankungen der Blutgefäße, wie z.B. bei der *Buerger-Gangrän.*

Entlang des betroffenen Abschnitts kommt es zu sichtbarer Schwellung und Rötung mit extremer Berührungsempfindlichkeit. Häufig treten Fieber und Unwohlsein auf. Ernste Komplikationen sind zwar selten, manchmal entwickeln sich jedoch die sehr viel gefährlicheren Blutgerinnsel in den tieferen Venen (s. *tiefe Venenthrombose*).

Die Therapie umfaßt das Anlegen eines sanft stützenden Kompressionsverbands, die Verabreichung von Thrombozytenaggregationshemmern, wie Acetylsalicylsäurepräparaten (z.B. Aspirin ®, Colfarit ®), oder auch die Verwendung von *nichtsteroidalen Antiphlogistika.*

Thrombose

Bildung eines Thrombus (Blutgerinnsel) innerhalb eines intakten Blutgefäßes. Gerinnung ist eine normale Reaktion zur Verhinderung einer Blutung, wenn eine Gefäßwand verletzt ist. Thrombusbildung ist anormal, wenn sie bei völlig intakter Gefäßwand auftritt.

Ein Thrombus in einer Arterie kann wachsen, bis er zur Blockade wird und damit verhindert, daß das von der Arterie versorgte Organ oder Gewebe Blut und Sauerstoff erhält. In den Industrieländern ist diese Art von Thromben eine häufige Todes- und Arbeitsunfähigkeitsursache. Ein Thrombus, der sich in einer den Herzmuskel versorgenden Arterie bildet, eine sog. Koronarthrombose, ist in der Regel die Ursache des *Herzinfarkts.* Ein Thrombus in einer das Gehirn versorgenden Arterie, eine sog. Zerebralthrombose, ist eine häufige Ursache des *Schlaganfalls.*

Thromben können auch Arterien verlegen, die Bein, Niere, Netzhaut, Darm oder andere Organe versorgen, und manchmal gravierende Schäden oder Symptome wie Schmerzen oder Funktionsverlust hervorrufen. Ein weiteres Risiko ist das Losbrechen eines Embolus (Bruckstück eines Thrombus) und seine Verschleppung im Blutstrom, wo er in einiger Entfernung von seinem Ursprungsort ein wichtiges Gefäß blockieren kann.

Thromben bilden sich manchmal in Venen – entweder bei der sog. *Thrombophlebitis* in entzündeten Haut- oder tieferen Venen (s. *tiefe Venenthrombose*). Bei der tiefen Venenthrombose ist das Risiko des Abreißens großer Emboli und ihre Verschleppung zum Herzen und zu den Lungen besonders groß und kann zu Infarkt und Tod führen.

URSACHEN

Im Blut besteht ein empfindliches Gleichgewicht zwischen gerinnungsfördernden und gerinnungshemmenden Mechanismen, so daß weder eine Blutungsneigung noch eine Gerinnungsneigung (s. *Blutgerinnung*) vorhanden ist. Eine T. kann entstehen, wenn das Gleichgewicht in Richtung Gerinnung verschoben ist.

In den Arterien kann der Gerinnungsvorgang durch die Bildung von *Atheromen* (Fettablagerungen) an den Gefäßwänden gefördert werden. Alle die *Atherosklerose* fördernden Faktoren – wie Rauchen, Übergewicht, *Diabetes mellitus* oder *Hypertonie* (Bluthochdruck) – sind ebenfalls mit einer erhöhten Gerinnungsneigung assoziiert. Pfropfbildung kann auch durch die bei *Arteriitis* und Phlebitis auftretende entzündungbedingte Schädigung der Gefäßwände gefördert werden. Abnorme Gerinnung kann auch auftreten bei Ausbreitung von Infektionen über das Blut, entweder in lokalen Blutgefäßen oder im gesamten Kreislauf bei *Septikämie* (Verbreitung und Vermehrung von Bakterien durch das Blut).

Erhöhte Gerinnungsneigung kann durch eine Zunahme der Gerinnungsfaktoren im Blut, z.B. bei Schwangerschaft oder Einnahme *oraler Kontrazeptiva*, bedingt sein. Sie kann auch die Folge einer Lebererkrankung sein, die zu einem Mangel bei der Bildung des Gerinnungsfaktors Antithrombin führt. Alle Umstände, die eine Verlangsamung der Blutzirkulation in einem bestimmten Bereich mit sich bringen (wie Bewegungsmangel bei einem Langstreckenflug oder Allgemeinanästhesie bei einem chirurgischen Eingriff), können auch zu einer erhöhten Gerinnungsneigung führen.

SYMPTOME UND DIAGNOSE

Ein Arterienthrombus verursacht möglicherweise erst Symptome, wenn der Blutstrom in einem Blutgefäß behindert ist. In diesem Fall kann es bei dem durch dieses Blutgefäß versorgten Organ oder Gewebe zu Funktionsstörungen und in einigen Fällen zu starken Schmerzen kommen. Eine Venenthrombose kann ebenfalls Schmerzen und Schwellung verursachen.

Wenn bei bestimmten Symptomen der Verdacht auf T. besteht, wird eine Untersuchung mittels *Angiographie* oder *Venographie* (Röntgenaufnahme der Blutgefäße nach Injektion einer strahlenundurchlässigen Substanz) durchgeführt.

THERAPIE

Die Therapie kann in einer Verabreichung von *Antikoagulantia* oder der die Auflösung bereits bestehender Blutpfropfen fördernden *Thrombolytika* bestehen. *Nichtsteroidale Antiphlogistika* werden häufig zur Entzündungshemmung bei Thrombophlebitis gegeben.

Weitere Behandlungsschritte, wie die Gabe von *Antibiotika* bei Infektion als Ursache einer T., können in bestimmten Fällen notwendig sein. Bei lebensbedrohenden Blutpfropfen kann die operative Entfernung (s. *Thrombektomie*) erforderlich sein.

Thrombozyt

Blutplättchen; kleinstes Blutkörperchen. Der kernlose T. entsteht durch Abspaltung aus einer Riesenzelle im Knochenmark. T.en spielen bei der *Blutgerinnung* eine wichtige Rolle. Ein T.enmangel (*Thrombozytopenie*) kann einige Formen von *Gerinnungsstörungen* verursachen.

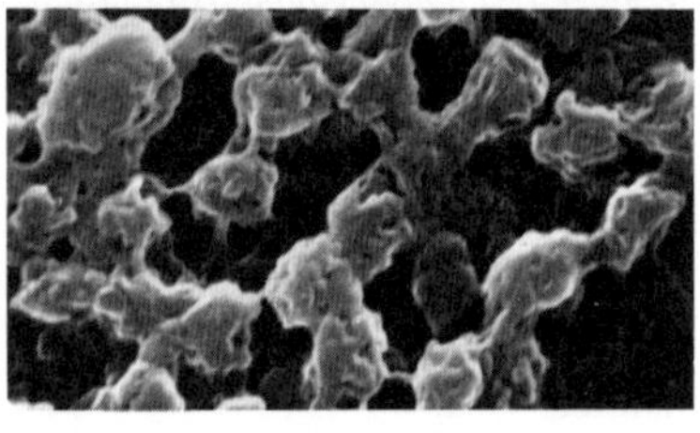

Thrombozyten im Elektronenmikroskop
Normale und aktivierte Thrombozyten. Aktivierte Thrombozyten kleben aneinander und an der Gefäßwand, um so verletzungsbedingte Schadstellen in einer Gefäßwand abzudichten.

Thrombozytenaggregation

Zusammenklumpen von *Thrombozyten* (Blutplättchen). T. tritt ein, wenn ein Blutgefäß verletzt wird, bildet das erste Stadium der *Blutgerinnung* und trägt somit zur Abdichtung des verletzten Gefäßes bei. T. kann auch negative Auswirkungen haben. Sie fördert die Bildung von Atheromen (Fettansammlungen, die sich an den Gefäßwänden ablagern und *Atherosklerose* verursachen) und Thromben (*Blutpfropfen*), die *Thrombose* verursachen können

Zur Behandlung von Erkrankungen, bei denen die T. eine Rolle spielt – z.B. *koronare Herzkrankheit* – können Arzneistoffe wie Acetylsalicylsäure (z.B. Aspirin ®) und Dipyridamol (z.B. Persantin ®) zur Verminderung der Aggregation verabreicht werden.

Thrombo(zyto)penie

Verminderung der *Thrombozyten*zahl im Blut. Da Thrombozyten eine wesentliche Rolle bei der Blutstillung spielen (durch Abdichten aller kleinen, sich in der Gefäßwand bildenden Bruchstellen), verursacht T. eine erhöhte Blutungsneigung, besonders aus den kleinen Blutgefäßen. Die Folge kann das Auftreten von thrombozytopenischen Purpura (anomale Blutungen in die Haut) sein.

URSACHEN UND SYMPTOME

T. wird durch eine verringerte Thrombozytenbildung im *Knochenmark* oder durch einen beschleunigten Zerfall der Thrombozyten verursacht.

Bei einer als idiopathische thrombozytopenische Purpura (ITP) bezeichneten Form der T. ist die Ursache unbekannt. Sie tritt jedoch häufig nach viralen Infektionskrankheiten auf und ist eventuell eine *Autoimmunkrankheit*, bei der die Infektion eine Zerstörung der Thrombozyten durch das Immunsystem auslöst. ITP kommt hauptsächlich bei Kindern und jungen Erwachsenen vor. Ihre Symptome sind blaue Flecken oder blutende Punkte in der Haut, Nasenbluten, *Hämaturie* (Blut im Urin), Blutungen im Mund und *Menorrhagie* (starke Monatsblutungen). Es besteht ein geringes Risiko einer *Hirnblutung*, deren Warnzeichen Kopfschmerzen und Schwindel sind.

T. kann ein Merkmal von *Leukämie*, *Lymphom*, weiteren malignen Erkrankungen, megaloblastischer *Anämie*, systemischem *Lupus erythematodes* oder *Hypersplenie* (Überaktivität der Milz) sein. Eine weitere mögliche Ursache ist die seltene Erkrankung thrombotisch-thrombozytopenische Purpura (TTP), die außerdem zu einer Schädigung der Nieren, des Gehirns und des Rückenmarks führt. T. tritt manchmal auch nach Röntgen- oder Strahlenbelastung, bei hohem Fieber und als Reaktion auf bestimmte Medikamente auf.

DIAGNOSE

T. wird aufgrund der Symptome und der niedrigen Thrombozytenzahl im *Blutbild* diagnostiziert. Die Diagnose von ITP wird durch Ausschluß aller anderen Ursachen gestellt.

THERAPIE UND PROGNOSE

Jede zugrundeliegende Erkrankung wird nach Möglichkeit behandelt, alle verursachenden Medikamente werden abgesetzt.

Kinder mit ITP brauchen unter Umständen keine Therapie, den meisten Erwachsenen werden jedoch *Kortikosteroide* verabreicht. Bei ITP setzt zwar in den meisten Fällen nach einigen Tagen bis einigen Wochen eine Heilung ein, in manchen Fällen kann jedoch, besonders bei Erwachsenen, von Zeit zu Zeit erneut eine Neigung zur Blutung auftreten.

Wenn ITP über mehrere Wochen anhält oder wiederholt auftritt, wird eine *Splenektomie* (Entfernung der Milz) durchgeführt, was in ungefähr drei Vierteln der Fälle zu einer dauerhaften Heilung führt.

Thrombus

s. *Blutpfropf*

Thymom(a)

Tumor der *Thymus*drüse. T.e sind selten und werden nach der Art des Thymusgewebes, aus dem sie entstehen, eingeteilt. Ein vom *Epithel* ausgehendes epitheliales T. wächst langsam und breitet sich selten in andere Teile des Körpers aus. Ein Lymphzellen-T. entsteht aus lymphatischem Gewebe und entwickelt sich schließlich zum generalisierten Non-Hodgkin-*Lymphom*. Ein granulomatöses T. besteht aus einer Mischung von epithelialem und lymphoidem Gewebe und weist große Ähnlichkeit mit der *Hodgkin-Krankheit* auf. Die andere Hauptform der T.e ist das Thymus-*Teratom* (ein Tumor, der aus normalerweise im Thymus nicht vorkommendem Gewebe besteht), das bei Frauen in der Regel gutartig, bei Männern jedoch bösartig ist.

T.e können die Funktionsfähigkeit des *Immunsystems* beeinträchtigen und damit zu einer erhöhten Infektanfälligkeit führen. Sie sind häufig mit *Myastenia gravis* (einer Autoimmunkrankheit) assoziiert, die manchmal durch eine Entfernung des Thymoms geheilt werden kann.

Thymus

Lymphatisches Organ, ohne dessen Mitwirkung eine zelluläre Immunität nicht aufgebaut werden kann (s. *Immunsystem*). Der Thymus liegt im oberen Mediastinum hinter dem Brustbein (Sternum) und besteht aus zwei vor der Luftröhre (Trachea) zusammengewachsenen Lappen. Jeder Lappen enthält massenhaft *Lymphozyten*, *Epithel* und Fettgewebe.

Der T. spielt eine große Rolle bei der körpereigenen Immunantwort im Zeitraum von etwa der 12. Woche ab Empfängnis bis zur Pubertät. Die Drüse wird bis zur Pubertät allmählich größer, danach fängt sie an zu schrumpfen. Lymphatisches und epitheliales Gewebe des Thymus werden allmählich durch Fettgewebe ersetzt, etwas Organgewebe bleibt allerdings bis nach der Lebensmitte erhalten.

Die T.funktion besteht darin, Lymphozyten in die Lage zu versetzen, sich in *T-Zellen* zu verwandeln und somit in die Körperabwehr von Viren und anderen Erregern einzugreifen.

STÖRUNGEN

Eine krankhafte Vergrößerung des T. kann bei verschiedenen Erkrankungen wie *Myasthenia gravis*, *Akromegalie*, *Thyreotoxikose* und *Addison-Krankheit* auftreten. Myasthenia gravis ist manchmal auch mit *Thymomen* (Thymustumoren) assoziiert. Bei Kindern kann als Folge einer abnormen Thymusentwicklung ein *Immundefekt* entstehen.

LAGE DES THYMUS
Der voll ausgewachsene Thymus liegt teils im Hals-, teils im Brustbereich. Er schrumpft nach der Pubertät.

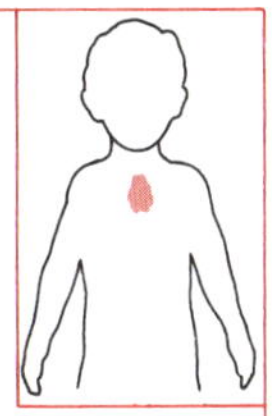

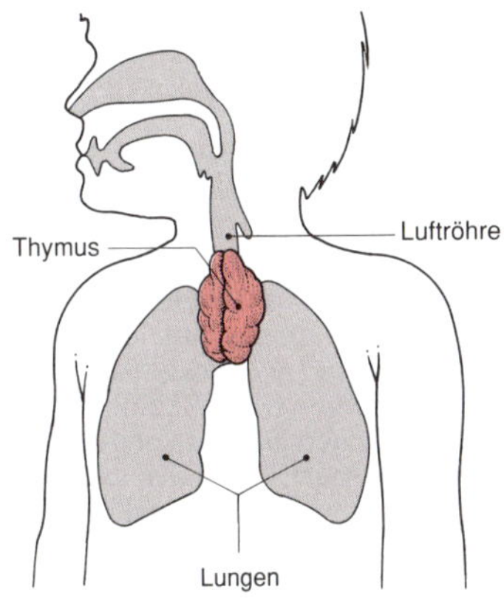

Thyreoglossale Störungen

Angeborene Fehlbildungen aufgrund einer ausbleibenden Zurückbildung des Schilddrüsenzungengangs (*F.* Ductus thyroglossus) während der embryonalen Entwicklung. Beim *Embryo* verläuft dieser Gang vom Zungengrund zur Schilddrüse im Hals. Durch eine Fehlentwicklung kann der Gang ganz oder teilweise als Zyste bestehen bleiben.

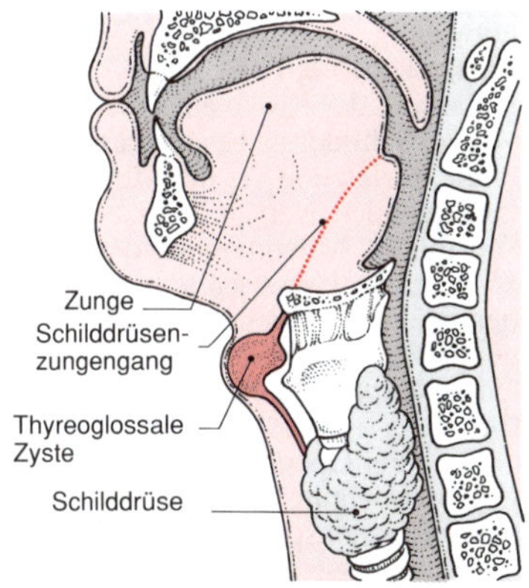

Schilddrüsenzungengang und Zyste
Der zwischen der Zunge und der Schilddrüse liegende Schilddrüsenzungengang bleibt manchmal nach der fetalen Phase bestehen, es kann zur Zystenbildung kommen.

Bei einer thyreoglossalen Zyste tritt beinahe immer Infektion und Schwellung auf; sie wird dann häufig fälschlicherweise als Abszeß angesehen. Die Infektion kann zur Bildung einer thyreoglossalen Fistel (anomale Verbindung der Zyste zur Halsoberfläche) führen.

Aufgrund des Risikos wiederholter Infektionen sollten eine thyreoglossale Zyste oder Fistel sowie sämtliche noch vorhandenen Teile des Schilddrüsenzungengangs vollständig operativ entfernt werden.

Thyr(e)oidektomie

Vollständige oder teilweise operative Entfernung der *Schilddrüse.*

WARUM ES GEMACHT WIRD

Die Thyreoidektomie wird durchgeführt als Therapie bei *Schilddrüsenkarzinom*, bei einigen durch Medikamente nicht kontrollierbaren Formen von *Hyperthyreose*, bei *Kropf* (Schilddrüsenvergrößerung), der Atem- oder Schluckstörungen oder eine häßliche Schwellung verursacht, oder bei einem gutartigen Schilddrüsentumor.

SO WIRD ES GEMACHT

Unter Vollnarkose wird ein Bogenschnitt im vorderen, unteren Halsbereich gelegt und die Schilddrüse vollständig oder teilweise entfernt. Eine häufige Operationsmethode zur teilweisen Entfernung der Schilddrüse (subtotale Thyreoidektomie) ist in der Abbildung rechts dargestellt.

REKONVALESZENZ

Die Wunde heilt gewöhnlich schnell. Die Nähte und das Drainagerohr können in der Regel einige Tage nach der Operation entfernt werden, danach erfolgt die Entlassung nach Hause.

Die Entfernung der gesamten Schilddrüse – oder eines großen Teils davon – macht eine lebenslange Hormonersatz-Therapie mit *Schilddrüsenhormonen* notwendig.

KOMPLIKATIONEN

Es besteht das Risiko einer Schädigung von der Schilddrüse benachbarten Strukturen. Verletzung der die Stimmbänder versorgenden Nerven kann zu Heiserkeit führen; Mitentfernung der *Epithelkörperchen* (Nebenschilddrüsen) resultiert in einem zu niedrigen Kalziumspiegel im Blut und in *Tetanie* (schmerzhaften Krämpfen in Händen, Füßen und Gesicht).

Nach der Operation ist eine sorgfältige Überwachung zur Sicherstellung normaler Hormonspiegel erforderlich.

Thyr(e)oiditis

Entzündung der *Schilddrüse.* T. kann durch eine Reihe von Faktoren verursacht werden und tritt in mehreren verschiedenen Formen auf.

SUBTOTALE THYREOIDEKTOMIE

Bei dieser Operation wird nur ein Teil der Schilddrüse entfernt. Die Epithelkörperchen (an der Rückseite der Schilddrüse) bleiben intakt.

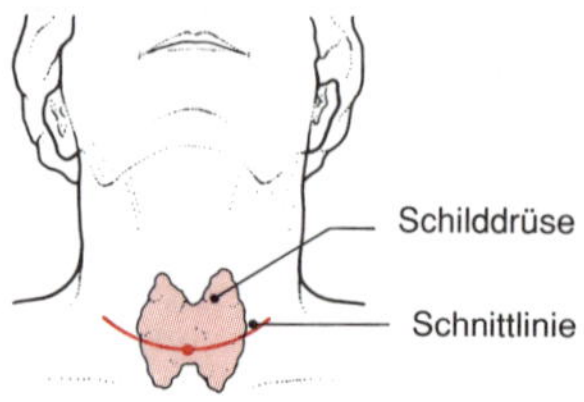

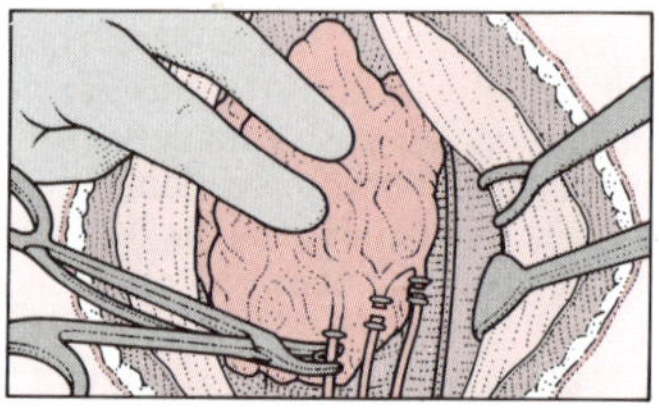

1 Nach Einleitung der Vollnarkose wird ein Bogenschnitt im unteren Hals gelegt, Hautschichten und Muskulatur werden zur Seite geschoben, um die Schilddrüse darunter freizulegen.

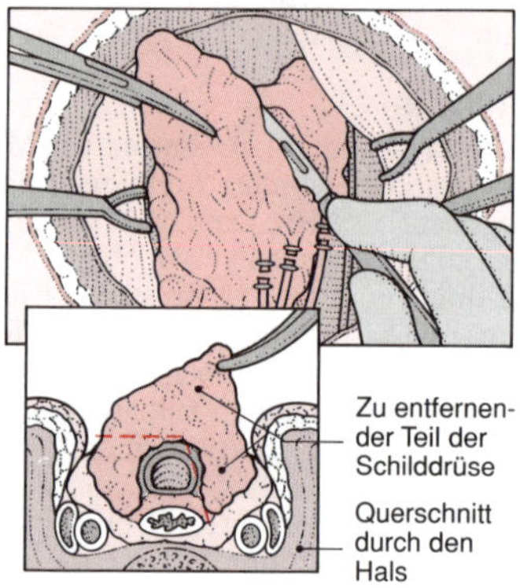

2 Nach Abtrennung des vorderen Schilddrüsenteils von der Blutversorgung wird ein Teil des Drüsengewebes weggeschnitten; blutende Gefäße werden verschlossen.

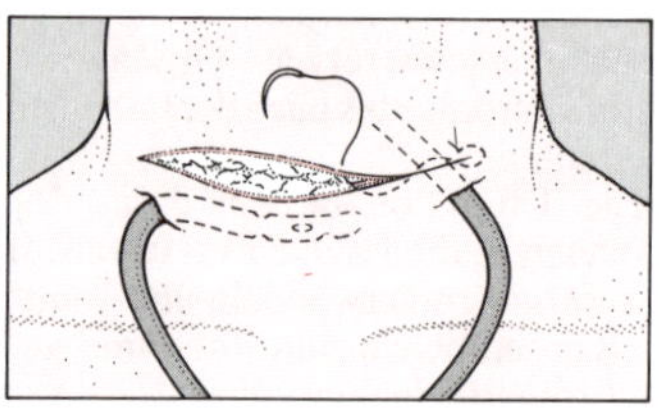

3 Manchmal werden seitlich der entfernten Drüse Drains eingesetzt, um das sich ansammelnde Blut abzuleiten. Muskel und Hautschichten werden zurückverlagert und der Schnitt vernäht.

Die häufigste Form ist die *Hashimoto-Thyreoiditis*, eine zu *Hypothyr(e)oidismus* (Schilddrüsenunterfunktion) führende Autoimmunkrankheit.

Subakute, auch als de-Quervain-T. bezeichnete T. ist eine seltenere Form, bei der die Schilddrüse weich und schmerzempfindlich wird. Der Schmerz, der auf Kiefer, Ohren oder die Rückseite des Kopfes übertragen werden kann (s. *übertragener Schmerz*), kann von Fieber, Gewichtsverlust und allgemeinem Krankheitsgefühl begleitet sein. Die genaue Ursache der subakuten T. ist unbekannt. Das Leiden kann über mehrere Monate anhalten, schließlich kommt es in den meisten Fällen jedoch von allein zur Besserung. In schweren Fällen kann zur Abschwächung der Entzündung eine Behandlung mit *Kortikosteroiden* erfolgen.

Eine durch Infektion verursachte T. ist selten; wenn sie auftritt, ist sie in der Regel die Folge einer Infektion, die sich von einer anderen Stelle des Körpers her ausgebreitet hat. In einigen Fällen bildet sich in der Drüse ein Abszeß, der eine operative Drainage notwendig machen kann.

Noch seltener ist eine Erkrankung mit der Bezeichnung Riedel-T. oder Riedel-Struma, bei der sich Ansammlungen dichten, fibrösen Gewebes in der Schilddrüse und im umgebenden Gewebe bilden und zu einer Verhärtung des gesamten Bereichs führen.

Thyreotoxikose

Bezeichnung für jede durch *Hyperthyreose* (Schilddrüsenüberfunktion) verursachte toxische Krise. Die Bezeichnung T. wird häufig als Synonym für *Basedow-Krankheit* verwendet.

Thyroxin

Syn. Tetrajodthyronin, Abk. T_4; von der Glandula thyroidea produziertes *Schilddrüsenhormon.*

TIA

s. *transitorische ischämische Attacke*

Tibia

s. *Schienbein*

Tic

Wiederholtes, unbeherrschtes und unbeabsichtigtes Zusammenziehen eines *Muskels* oder einer Muskelgruppe, am häufigsten im Gesicht, den Schultern oder den Armen. Zu den typischen Tics gehören unwillkürliches Zwinkern, Mundzucken und Schulterzucken.

T.s sind häufig Anzeichen einer in der Regel nicht gravierenden psychischen Störung. Die meisten entwickeln sich in der Kindheit, wo sie bei gut einem Viertel der Kinder auftreten, wobei Jungen dreimal häufiger betroffen sind als Mädchen. T.s werden durch Streß oder Beachtung verstärkt, verschwinden jedoch häufig, wenn das Kind in eine Beschäftigung vertieft ist oder schläft.

T.s hören in der Regel innerhalb eines Jahres auf, in einigen Fällen bestehen sie jedoch bis ins Erwachsenenalter. Die meisten können für kurze Zeit willentlich beherrscht werden. Diese Beherrschung ist jedoch von zweifelhaftem Nutzen, da T.s emotionale Spannung abzubauen scheinen.

In seltenen Fällen werden T.s so ausgeprägt, daß eine Behandlung mit *Benzodiazepinen* oder *Neuroleptika* erforderlich ist. Beispiele sind unfreiwillige Kontraktionen des *Zwerchfells* (des den Brustraum vom Bauchraum trennenden Muskels), die grunzende Geräusche verursachen, und das *Gilles-de-la-Tourette-Syndrom*, eine durch verbreitete T.s und unwillkürliche Geräusche und Worte gekennzeichnete Störung.

Tic douloureux

Andere Bezeichnung für *Trigeminusneuralgie*.

Tiefe Venenthrombose

Bildung eines Thrombus (Blutpfropfs) in einer tiefliegenden Vene, meist im Bein.

URSACHE UND VORKOMMEN

T.V. entsteht gewöhnlich durch das gemeinsame Auftreten einer verlangsamten Blutzirkulation in einem Körperteil und einem die natürliche Blutgerinnungsneigung verstärkenden Zustand.

Zu einer verlangsamten Blutzirkulation kommt es bei langanhaltendem Liegen oder Sitzen. Eine Zunahme der Gerinnungsfaktoren im Blut nach einer Operation oder Verletzung, in der Schwangerschaft oder bei Einnahme *oraler Kontrazeptiva* führt zu einer verstärkten Gerinnungsneigung des Blutes.

Diese kann auch Folge von *Polyzythämie* (erhöhte Zellzahl im Blut), schwerer Infektionskrankheit, Lebererkrankung und bestimmten Krebsformen sein. Eine t.V. kommt häufig bei *Herzinsuffizienz* und nach *Schlaganfall* oder nach langen Phasen der Bewegungslosigkeit vor. Weitere Ursachen sind Verletzung der Venen oder die Ausbreitung einer *Thrombophlebitis* (Entzündung und Pfropfbildung in oberflächlichen Venen) in die tiefen Venen. Alter und Übergewicht tragen zur Thromboseneigung bei.

SYMPTOME UND KOMPLIKATIONEN

Außer wenn sie im Bein auftritt, verläuft eine t.V. häufig symptomfrei. In den Beinvenen kann Pfropfbildung je nach Lage und Ausmaß zu Symptomen wie Schmerz, Schwellung, Druckempfindlichkeit, blasser Hautfarbe und Ulzeration der Haut führen (s. Abbildungen).

TIEFE VENENTHROMBOSE

Blutpfropfen bilden sich vor allem bei langsamer Blutzirkulation und in Zuständen (wie Schwangerschaft) mit Erhöhung der Gerinnungsfaktoren im Blut. Hat sich ein Pfropf erst einmal gebildet, kann er sich leicht in die Nachbarschaft ausdehnen. Thromben bilden sich am häufigsten in den Beinvenen und können den Blutabfluß aus dem Bein (unten rechts) beeinträchtigen und damit zu Anzeichen und Symptomen unterschiedlichen Schweregrades führen.

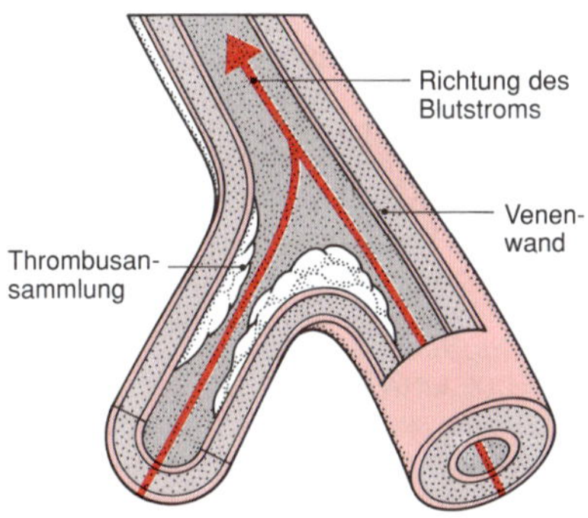

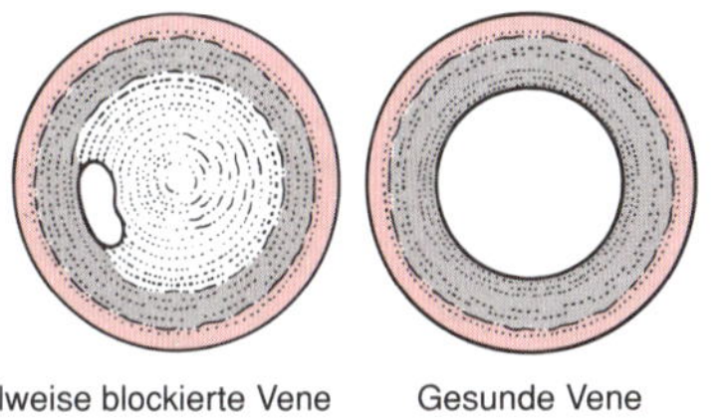

Normale und verlegte Vene
Thromben bilden sich besonders leicht an beschädigten Stellen der Venenwand und können dort zu einer den Blutstrom behindernden Größe anwachsen. Die größte Gefahr ist das Abreißen eines Gerinnsels und seine Verschleppung zum Herzen oder den Lungen, wo es eine lebensgefährliche Blockierung verursachen kann.

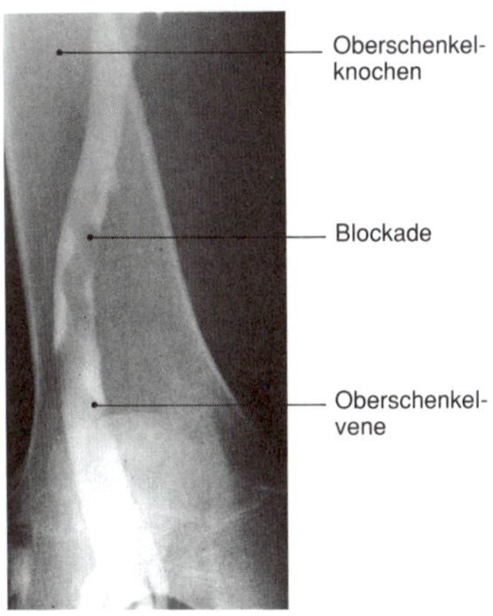

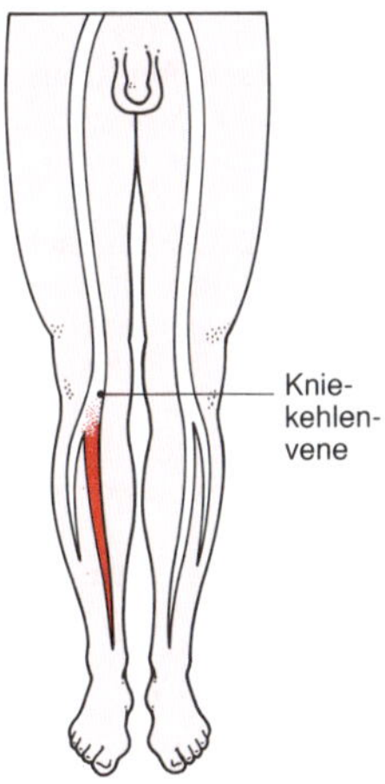

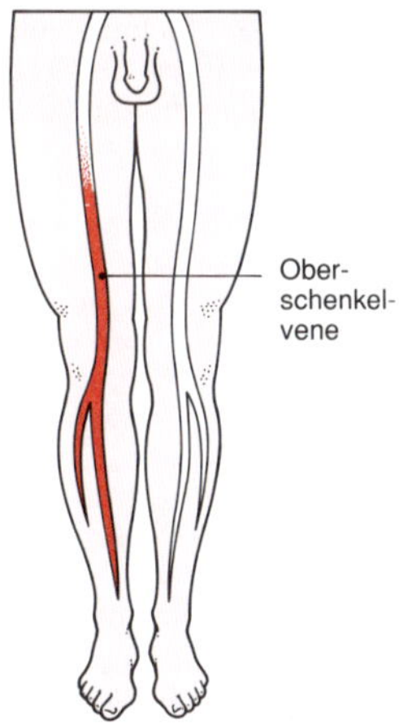

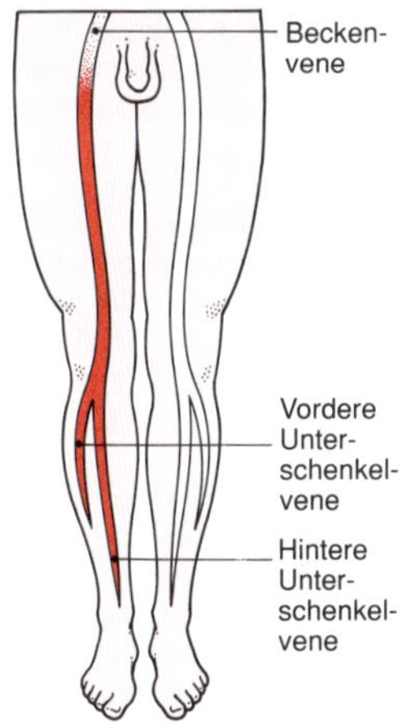

Beispiele einer tiefen Venenthrombose
Dieses Venogramm zeigt die Blockierung der Oberschenkelvene genau über dem Knie durch einen Thrombus.

Thrombose der Wadenvene
Bei Pfropfbildung in der Waden- und Kniekehlenvene kommt es in der Regel zu Wadenschmerzen, die Schwellung kann jedoch nur gering sein.

Thrombose der Oberschenkelvene
Bei Pfropfbildung in der Oberschenkel- und Wadenvene kommt es in der Regel zu Schmerzen und Schwellung bis über die Knieregion hinauf.

Thrombose der Beckenvene
Pfropfbildung in der Beckenvene kann den Blutabfluß aus dem gesamten Bein beeinträchtigen und zu starken Schmerzen und Schwellung im Bein führen.

T.V. muß nicht immer ein ernster Zustand sein. Bei starker Pfropfbildung kann sich jedoch ein Gerinnsel lösen und als Embolus ins Herz und von dort in die Lungen verschleppt werden, wo er eine Arterie blockieren kann. Dies wird als *Lungenembolie* bezeichnet und stellt immer einen bedrohlichen Zustand dar.

DIAGNOSE

Vorhandensein und Ausmaß einer t.n V. wird durch *Venographie* (Einleitung einer strahlenundurchlässigen Substanz in die Venen und anschließender Röntgenaufnahme) und durch eine als Radiofibrinogentest bezeichnete Form der *Radionuklid-Szintigraphie* festgestellt. Doppler-*Ultraschall-Diagnostik* kann ebenfalls zur Diagnose von Thromben dienen.

THERAPIE

Die Therapie hängt ab von Lage und Ausmaß der Pfropfbildung. Bei kleinen, auf die Wade beschränkten Thrombosen und bei Mobilität der betroffenen Person kann eine Therapie unnötig sein, da sich die Thromben häufig spontan auflösen. In einigen Fällen können zur Vermeidung einer weiteren Ausdehnung der Pfropfbildung *Antikoagulantien* gegeben werden. Manchmal können auch *Thrombolytika*, Gerinnsel-auflösende Medikamente, verabreicht werden. Besteht ein großes Risiko, daß sich ein Gerinnsel löst und eine Lungenembolie verursacht, kann eine operative Entfernung (*Thrombektomie*) durchgeführt werden.

VORBEUGUNG

T.V.n sind seltener geworden, seit Ärzte zum frühen Aufstehen nach Operationen und Entbindungen raten. Bei längeren Phasen der Immobilität sollten Betroffene im Bett die Beine bewegen, um die Blutzirkulation in den Venen aufrechtzuerhalten. Hierzu können um die Beine der Patienten aufblasbare Kompressen angelegt werden, die mehrmals am Tage eingesetzt werden.

Bei Personen mit Verdacht auf besondere Anfälligkeit für t.V. können nach einer Operation verhütend Antikoagulantien (wie Phenprocoumon (z.B. Marcumar ® +) gegeben werden.

Tierversuche

Einsatz lebender Tiere in der Forschung und in Sicherheitsprüfungen zur Gewinnung von Erkenntnissen über die Biologie der Tiere und über Physiologie oder Verhalten des Menschen. T. werden am häufigsten in entwickelten Ländern vorgenommen, in denen hohe medizinische Standards herrschen, und die Gesundheit und Sicherheit der Bevölkerung einen hohen Stellenwert besitzen.

T. werden vor allem an Ratten und Mäusen durchgeführt, die für die Forschungslabors gezüchtet werden. In weniger als einem Prozent der T. werden Katzen, Hunde, Nutztiere, Primaten, Frösche, Fische und Vögel verwendet.

GESETZLICHE KONTROLLEN

In den meisten Ländern unterliegen T. gesetzlichen Bestimmungen, aber die Strenge der Vorschriften variiert. Die Regierungen müssen abwägen zwischen den Forderungen nach strengeren Kontrollen auf der einen Seite und der von der Wissenschaft vertretenen Meinung, daß T. für die öffentliche Gesundheit und Sicherheit unabdingbar sind.

VERSUCHSARTEN

Die Versuche, die an Tieren vorgenommen werden, lassen sich in mehrere Gruppen unterteilen. Zum einen gibt es die Versuche zur Prüfung der Sicherheit nichtmedizinischer Stoffe wie Pestizide, Reinigungsmittel und Kosmetika, bevor sie zum allgemeinen Gebrauch freigegeben werden.

Zu einer weiteren Gruppe gehören die vielen medizinischen Versuche, bei denen ein bestimmter Zustand beim Tier einer menschlichen Krankheit entspricht. Dadurch können neue Behandlungen erprobt und Mittel gegen die Krankheit beim Tier und daher auch bei Menschen entdeckt werden.

Andere Versuche dienen der Suche nach neuen Medikamenten und medizinischen Verfahren oder der Entwicklung neuer Stoffe für die Umwelt.

ETHISCHE EINWÄNDE

Tierversuchsgegner weisen darauf hin, daß Tiere in vielen dieser Versuche leiden müssen. Manchmal ist das Leiden der Tiere ein integraler Bestandteil des Forschungsansatzes, z.B. in der Erforschung von Schmerzmechanismen oder bei der Erzeugung schmerzhafter Krankheiten zur Prüfung von Analgetika (Schmerzmittel). Manche der zu untersuchenden Zustände oder Wirkungen führen notwendigerweise zu Krankheit, Streß oder Schmerz, so z.B. die Infektion von Tieren mit einer Krankheit oder die Untersuchung reizender oder toxischer Wirkungen von Chemikalien.

Zwei Sicherheitsprüfungen, die oft vom Gesetzgeber verlangt werden, sind sowohl von Protestgruppen als auch von Wissenschaftlern kritisiert worden. Die erste ist der LD50-Test, bei dem zur Bestimmung der akuten Toxizität (kurzfristige giftige Wirkungen) die Dosis abgeschätzt wird, die 50 Prozent der Tiere einer Versuchsgruppe abtötet. Der andere Test ist der sog. Draize-Test, bei dem die Reizung von Augen und Haut durch Chemikalien und andere Stoffe gemessen wird.

NUTZEN

T. haben erheblich zum wissenschaftlichen Fortschritt beigetragen und speziell durch neue konservative und chirurgische Behandlungsmöglichkeiten der Menschheit großen Nutzen gebracht.

In den letzten 30 Jahren ist die Häufigkeit von Kinderlähmung und anderen Infektionskrankheiten durch den Einsatz nach solchen Prüfungen entwickelter Impfstoffe erheblich zurückgegangen.

Antibiotika, die mit Hilfe von T.n entwickelt wurden, haben auch vielfach zur Verlängerung oder Rettung von Menschenleben geführt. Präparate zur Behandlung nichtinfektiöser Krankheiten wie Rheuma, Diabetes mellitus und Hypertonie (Bluthochdruck) sind aus T.n hervorgegangen. Chirurgische Behandlungstechniken können an Tieren entwickelt werden; die Erfolge der Transplantationschirurgie und der Mikrochirurgie gehören zu den nennenswerten Fortschritten der neueren Zeit.

ALTERNATIVEN

Alternativen zu T.n sind entwickelt worden und werden, wo immer möglich, eingesetzt. Laborversuche an Zell- oder Gewebekulturen haben viele Versuche ersetzt, die früher an Tieren durchgeführt wurden. Andere Alternativen sind die Verwendung einfacher Organismen wie Bakterien oder Hefen oder die Computer- oder mathematische Simulation eines Versuches.

Neue Techniken haben in manchen Fällen Tiere als Quelle von Impfstoffen und Hormonen ersetzen können. Zellkultur-Techniken haben jetzt die Verwendung von Tieren bei der Herstellung von Impfstoffen fast völlig überflüssig gemacht, und gentechnisch hergestellte Bakterien und Hefen werden vermehrt zur Produktion von Stoffen wie Insulin eingesetzt, die früher nur von Tieren gewonnen wurden.

Auch wenn diese neuen Methoden angewendet werden, ist es dennoch gefährlich – und illegal – vor der Freigabe eines neuen Medikamentes oder Impfstoffes auf T. zu verzichten.

Tietze-Syndrom

Schmerzen an der vorderen Brustwand, die sich in der Regel durch Arm- oder Oberkörperbewegungen oder Fingerdruck verstärken. Das T.-S. entsteht durch Entzündung eines oder mehrerer *Rippen*knorpel. Die Symptome können mehrere Monate anhalten.

Zur Behandlung werden *Analgetika* (Schmerzmittel) und *nichtsteroidale Antiphlogistika* eingesetzt.

Timolol

(z.B. *Timohexal Augentropfen*® +)

Betablocker, der als Tablette zur Behandlung der *Hypertonie* (Bluthochdruck) und der *Angina pectoris* (Brustschmerzen durch unzureichende Blutversorgung des Herzmuskels) eingesetzt wird. Timolol wird auch nach einem *Myokardinfarkt* zur Vorbeugung weiterer Schäden am Herzmuskel gegeben. T. wird in Deutschland vor allem in Augentropfen zur Behandlung des *Glaukoms* verschrieben.

Als unerwünschte Begleiterscheinungen können die typischen Nebenwirkungen anderer Betablocker auftreten. Augentropfen können zu Reizung, verschwommenem Sehen und Kopfschmerzen führen.

Tinea

Gruppe häufig vorkommender *Pilzinfektionen* der Haut, Haare oder Nägel. Die Krankheit wird meistens durch eine als Dermatophyten bezeichnete Gruppe von Pilzen hervorgerufen und wird daher auch Dermatophytose genannt.

Ansteckungsquellen sind andere Menschen, Tiere, Erde, Fußböden in Duschräumen und Haushaltsgegenstände wie Stühle oder Teppiche.

Das Wort T. wird oft durch den lateinischen Begriff für den betroffenen Körperteil ergänzt, z.B. T. pedis bei Befall der Füße und T. inguinalis bei Befall der Leistengegend.

FORMEN UND SYMPTOME

Erscheinungsbild und Symptome der T. unterscheiden sich je nach Lokalisation. Die häufigste Form ist die T. pedis, oder *Fußpilz*, die zu Hautrissen und Juckreiz zwischen den Zehen führt.

Die T. corporis zeichnet sich durch juckende, in der Regel kreisförmige, scharf abgegrenzte Flecken am Körper aus. Bei der T. inguinalis entwickelt sich eine gerötete, juckende Fläche, die sich von den Genitalien nach auswärts über die Innenseite des Oberschenkels ausbreitet. Diese Form von T. kommt häufiger bei Männern vor.

Die T. capitis (Kopfgrind) verursacht eine oder mehrere kreisförmige, juckende Stellen am Kopf, an denen es zu Haarausfall kommt; sie kommt vorwiegend bei Kindern vor und tritt häufiger in Großstädten und bei engen Wohnverhältnissen auf.

Bei der T. unguium, auch Onychomykose oder Nagelmykose genannt, schält sich oft die Haut an den Fußsohlen oder Handflächen. Die Nägel verdicken sich und werden weiß oder gelb.

DIAGNOSE UND THERAPIE

Die T. wird meist anhand des Aussehens ärztlich diagnostiziert. Die Diagnose sollte jedoch durch Bestimmung der Pilzart im Labor bestätigt werden. Manche Fälle von Kopfhautbefall fluoreszieren in

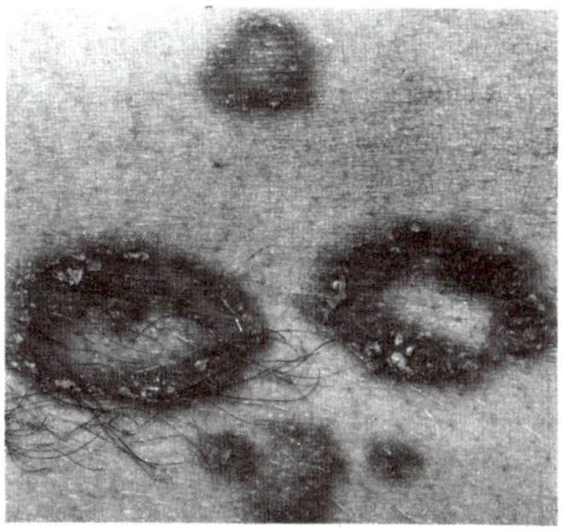

Erscheinungsbild von Tinea
Die frühere Bezeichnung Ringwurm rührt von der Tendenz der Hautpilzerkrankung, sich ringförmig auszubreiten, her; in den Zentren bleibt die Haut normal.

gefiltertem *ultraviolettem Licht* (Wood-Licht), die meisten aber nicht.

Die meisten Arten von T. werden mit *Antimykotika* in Form von Hautcremes, Lotionen oder Salben behandelt. Bei ausgedehnter Infektion oder bei Befall der Haare oder Nägel kann ein Antimykotikum in Tablettenform (normalerweise Griseofulvin) notwendig werden.

Eventuell wird einige Zeit nach dem Verschwinden der Symptome weiterbehandelt, um den Pilz vollständig zu vernichten und ein Neuauftreten zu verhindern. Bei leichten Infektionen der Hautoberfläche dauert die Behandlung ca. vier bis sechs Wochen; bei Infektionen der Fußnägel kann eine Behandlung über ein bis zwei Jahre notwendig sein.

Tinnitus aurium

s. *Ohrensausen*

Tintenklecks-Test

Veralteter psychologischer Test, bei dem die Versuchsperson gebeten wird, eine Reihe von Tintenklecksen zu interpretieren. Am häufigsten wurde der Rorschach-Test (s. *Rorschach-Formdeute-Test*) eingesetzt.

Titanimplantat, dentales

s. *Implantate, dentale*

T-Lymphozyt

Eine der zwei Hauptgruppen von *Lymphozyten* (eine Art der weißen Blutzellen). T.-L.en spielen im körpereigenen *Immunsystem* eine wichtige Rolle.

Tobramycin

(z.B. *Gernebcin*® +)

Antibiotikum, das zur Behandlung von *Peritonitis*, *Meningitis* und schweren Infektionen der Lungen, der Haut, der Knochen und der Gelenke eingesetzt wird. T.-enthaltende Augentropfen werden manchmal zur Behandlung einer *Konjunktivitis* oder *Blepharitis* (Entzündung der Augenlider) verschrieben. Bei intravenöser Gabe hoher Dosen von T. kann es zu Nierenschäden, Innenohrschäden mit Taubheit, Brechreiz, Erbrechen und Kopfschmerzen kommen.

Tocainid

(z.B. *Xylotocan*® +)

Antiarrhythmikum, welches zur Prophylaxe und Behandlung mancher Störungen des Herzrhythmus angewandt wird (s. *Herzrhythmusstörungen*). Unerwünschte Begleiterscheinungen wie Brechreiz, Schwindel, Tremor, Appetitlosigkeit, Durchfall, Verwirrtheit und Halluzinationen sind häufig. Eine langfristige Behandlung kann auch zu Blutbildstörungen wie *Thrombo(zyto)penie* führen.

Tochtergeschwulst

s. *Metastase*

Tod

(*F.* Exitus letalis) Vollständiger Verlust aller Vitalfunktionen; Ende des Lebens. Die klassischen Todeszeichen sind das endgültige Ausbleiben der Herz- und Lungenfunktion. In den meisten Fällen wird der T. auch immer noch anhand dieser Kriterien ärztlich diagnostiziert und bescheinigt.

Infolge der medizinisch-technischen Fortschritte der 60er Jahre wurde es jedoch möglich, Atmung und Herztätigkeit mit Hilfe von Apparaten in Fällen aufrechtzuerhalten, in denen die Herz- und Lungenfunktion sonst wegen schwerer struktureller Hirnschäden ausgeblieben wären. Dadurch mußte die bisherige Definition des T.es neu überdacht werden, was zur Entwicklung von Kriterien zur Diagnose des *Hirntodes* führte. Dieser wird als das irreversible Ausbleiben aller Funktionen des gesamten Gehirns einschließlich des Hirnstammes definiert.

Nach dem Gesetz kann ein Individuum jetzt als tot erklärt werden, wenn entweder Kreislauf- und Atmungsfunktionen irreversibel versagen oder die Kriterien des Hirntodes vorliegen.

DIAGNOSE DES TODES

Die Feststellung des T.es gilt als medizinische Diagnose. Die Ärzte sollen aber ihre medizinisch begründete Entscheidung innerhalb eines festgelegten gesetzlichen Rahmens treffen.

Unter normalen Bedingungen, wenn nicht beatmet wird, wird der T. diagnostiziert, wenn Spontanatmung und Herzschlag ausbleiben und die Pupillen dilatiert (weit geöffnet) und lichtstarr sind.

Die Kriterien zur Diagnose des Hirntodes beinhalten die Feststellung des irreversiblen Versagens der Hirnfunktion: der sichere Nachweis eines irreversiblen Hirnschadens; anhaltendes tiefes Koma; keine Atmungsversuche, wenn der Patient vom Beatmungsgerät abgekoppelt wird; keine Hirnstammfunktion (z.B. keine Reaktion der Pupillen auf Licht, kein Grimassieren als Reaktion auf Schmerzreize, kein unwillkürliches Blinzeln bei Berührung der Augenoberfläche). Die Richtlinien weisen darauf hin, daß diese Beurteilung bei Vergiftung, sehr niedriger Körpertemperatur oder Schockzuständen eventuell unzuverlässig sein kann. Ein *EEG* (Elektroenzephalogramm) als Nachweis fehlender elektrischer Aktivität der Großhirnrinde wird nicht ausdrücklich verlangt, ist aber manchmal zur Bestätigung des anhand der obigen Kriterien festgestellten Hirntodes nützlich. (S.a. *Tod, plötzlicher; Mortalität*)

Todd-Paralyse

Schwäche eines Körperteils nach manchen Arten von epileptischem Anfall (s. *Epilepsie*). Die Schwäche kann Minuten, Stunden oder manchmal Tage anhalten, hinterläßt aber keine bleibenden Folgen. Der betroffene Körperteil wird normalerweise während des Anfalls gezuckt haben. Es wird angenommen, daß die T.-P. durch einen Defekt oder Tumor in der motorischen Hirnrinde (für die Steuerung der Bewegung zuständiger Teil des Gehirns) hervorgerufen wird.

Tod, plötzlicher

Plötzlicher Tod einer Person, die zuvor vollkommen gesund erschien und über keine Krankheitssymptome geklagt hat. (Der *Unfalltod* wird nicht hierzu gezählt.)

Die häufigste Ursache des plötzlichen Todes bei Erwachsenen ist der *Herzstillstand*. Bei Menschen über ca. 35 Jahre, die an Herzstillstand sterben, weist eine bei der *Autopsie* (Obduktion) festgestellte *koronare Herzkrankheit* oft darauf hin, daß der Tod eventuell infolge eines *Myokardinfarktes* oder *Herzrhythmusstörungen* (unregelmäßiger Herzschlag) eingetreten ist; bei jüngeren Opfern wird oft ein zuvor unerkannter angeborener Herzfehler festgestellt. Der p.T. kann auch beim unvermuteten Vorliegen einer *Myokarditis*, eines *Schlaganfalls* oder einer *Lungenentzündung* vorkommen. Seltenere Ursachen sind u.a. ein *anaphylaktischer Schock*, *Asthma* und *Selbstmord*.

Zur Minderung der Gefahr eines p.n T.es durch Herzerkrankung sollten Menschen, die beabsichtigen, nach einer längeren Zeit ohne körperliche Betätigung ein Trainingsprogramm zu beginnen, sich vorher ärztlich untersuchen lassen. Dies ist besonders wichtig, wenn körperliche Anstrengung zu Brustschmerzen, Atemlosigkeit, extremer Müdigkeit oder Herzrasen führt, sowie bei Übergewicht, bei Rauchern und beim Vorliegen von koronarer Herzkrankheit in der Familie.

Der plötzliche Tod eines Säuglings (vor allem bis zum Alter von einem Jahr) wird sudden infant death syndrome (SIDS) oder Krippentod genannt. Die Ursachen des plötzlichen Kindestodes (s. *Kindstod, plötzlicher unerwarteter*) sind nicht bekannt, einige Theorien dazu gibt es jedoch. Jeder Fall von p.m T. muß gemeldet werden. Eine Autopsie wird gegebenenfalls richterlich veranlaßt.

Tokographie

s. *Wehenschreibung*

Tokopherol

Bestandteil des *Vitamins E*. Die als Vitamin E bekannte Substanz besteht aus vier T.en (Alpha-, Beta-, Gamma und Delta-T.) und mehreren T.derivaten. Die T.e sind fettlöslich und kommen in vielen Nahrungsmitteln vor. Ein Mangel an T. in der Nahrung ist extrem selten.

Tolbutamid

(z.B. *Rastinon®* +)

Orales Antidiabetikum (s. *Antidiabetika, orale*).

Toleranz

Notwendigkeit, immer größere Dosen eines Medikaments oder eines Suchtmittels einnehmen zu müssen, um die gleiche körperliche oder psychische Wirkung zu erzielen. Eine T. entwickelt sich bei längerer Einnahme eines Medikamentes und entsteht in der Regel entweder durch beschleunigten Abbau des Medikamentes in der Leber oder durch verminderte Empfindlichkeit des Körpergewebes für das Medikament.

Das bekannteste Beispiel von T. kommt bei starken Trinkern vor, die eine solche T. gegenüber dem Alkohol entwickeln, daß sie Mengen trinken können, die bei einem Gelegenheitstrinker zur Bewußtlosigkeit führen würden (s.a. *Alkoholabhängigkeit; Drogenabhängigkeit*).

Tollwut

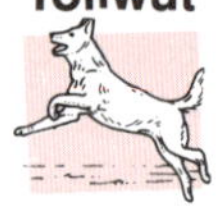

(*F.* Rabies) Akuter Virusinfekt des Nervensystems, früher Hundswut oder Hydrophobie genannt. Die T. tritt hauptsächlich bei Tieren auf, kann aber von einem tollwütigen Tier auf einen Menschen durch Biß oder Lecken einer offenen Wunde übertragen werden. Das

GEOGRAPHISCHE VERBREITUNG DER TOLLWUT

In den meisten von der Tollwut betroffenen Erdteilen breitet sich die Krankheit hauptsächlich unter Wildtieren aus. Einige der wichtigsten "Tierreservoire" für Tollwut sind auf der Karte rechts eingezeichnet, andere Säugetiere – z.B. Waschbären und Fledermäuse in Nordamerika – können aber auch befallen sein. Die meisten bei Menschen auftretenden Fälle entstehen durch den Biß eines tollwütigen Hundes. Der Hund kann sich durch Kontakt mit einem wilden Tier angesteckt haben, aber in Gebieten wie im Fernen Osten sind wilde Hunde selbst die Hauptträger der Krankheit. Durch Impfung von Hunden kann die Tollwut beim Menschen weitgehend verhindert werden. Wenige Länder (meist Inseln) sind tollwutfrei.

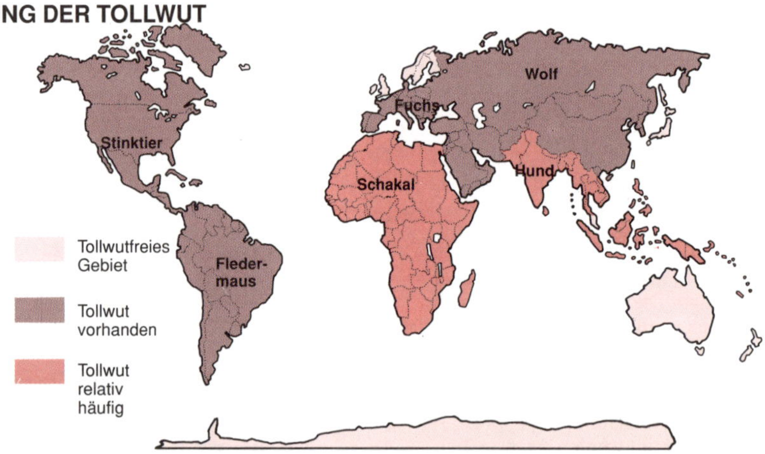

auslösende Virus, das im Speichel des Tieres vorkommt, gelangt von der Wunde über Nervenbahnen zum Gehirn und verursacht dort eine Entzündung mit nachfolgendem Delirium, schmerzhaften Spasmen der Schlund- und Kehlkopfmuskulatur, Muskelspasmen und anderen schweren Zeichen. Haben sich Symptome schon entwickelt, ist die Tollwut beim Menschen normalerweise tödlich.

URSACHEN UND VERBREITUNG

Die geographische Verbreitung der T. und der hauptsächlich betroffenen Tierarten sind der links unten abgebildeten Karte zu entnehmen. Die meisten bei Menschen auftretenden Fälle entstehen nach dem Biß eines tollwütigen Hundes. Die Möglichkeit einer Tollwutinfektion muß jedoch immer in Betracht gezogen werden, wenn ein Mensch in einem Land, in dem das Virus vorkommt, von einem Säugetier (Haus- oder Wildtier) gebissen wird.

Weltweit treten jährlich schätzungsweise 15 000 Fälle von Tollwut bei Menschen auf. In Deutschland ist die T. extrem selten. 1991 wurde kein einziger Fall registriert.

SYMPTOME UND ANZEICHEN

Die Inkubationszeit zwischen einem Biß und dem Auftreten von Symptomen beträgt zwischen neun Tagen und mehreren Monaten (im Durchschnitt vier bis acht Wochen) und hängt größtenteils von der Lokalisation des Bisses ab. Die ersten Symptome sind leichtes Fieber, Kopfschmerzen und Appetitverlust, danach Unruhe, Hyperaktivität, Desorientierung und manchmal Krämpfe. Der Betroffene ist oft extrem durstig, aber Trinkversuche führen zu heftigen, schmerzhaften Krämpfen der Schlundmuskulatur (daher der Name Hydrophobie oder Wasserscheu). Die Augen- und Gesichtsmuskeln können gelähmt sein. Koma und Tod treten drei bis 20 Tage nach Auftreten der ersten Symptome ein.

THERAPIE

Vorhandene Symptome werden mit Beruhigungsmitteln und mit *Analgetika* (Schmerzmittel) behandelt. Eine sehr kleine Anzahl von Menschen mit eingetretener T. soll durch Intensivpflege zur Aufrechterhaltung der Atmung und der Herztätigkeit überlebt haben. Die Hauptbetonung muß jedoch auf Vorbeugung liegen.

VORBEUGUNG

In Ländern wie Großbritannien, in denen die Tollwut nicht vorkommt, unterliegt die Einfuhr von Hunden und anderen Säugetieren strikten Quarantäne-Bestimmungen.

Jede Bißwunde von einem Tier muß gründlich gereinigt werden (s. *Bißverletzung, Tier*). Entsteht der Biß in einem Land, in dem die T. vorkommt, sollte sofort ärztlich geklärt werden, ob eine nachträgliche *Immunisierung* notwendig ist. Besteht die Gefahr einer T.infektion, wird eine passive Immunisierung mit menschlichem T.-*Immunglobulin* (fertige *Antikörper* gegen das T.-Virus) durchgeführt und der T.impfstoff durch Injektion über mehrere Wochen gegeben. Menschen, die vor der Exposition geimpft wurden, erhalten keine passive Immunisierung. Die heutigen Impfstoffe haben leichtere Nebenwirkungen als die vor 1970 benutzten.

Das für den Biß verantwortliche Tier sollte nach Möglichkeit eingefangen und eingesperrt werden. Scheint das Tier tollwütig zu sein, sollte es getötet und das Gehirn auf mikroskopische Zeichen einer T.infektion untersucht werden. Werden keine Hinweise auf eine T.infektion gefunden, oder ist ein gesundes Tier nach fünf Tagen noch symptomfrei, wird die Behandlung der gebissenen Person abgebrochen.

Eine Immunisierung innerhalb von zwei Tagen nach dem Biß verhindert fast immer das Auftreten der T. Die Chancen der Verhinderung nehmen zwar mit der Länge der zwischen Biß und Immunisierung verstreichenden Zeit ab, eine Immunisierung kann aber auch nach Wochen oder Monaten noch wirksam sein.

Tolnaftat

(z.B. *Tonoftal*®)

Antimykotikum, das zur Behandlung und manchmal zur Verhinderung eines Neuauftretens von manchen Arten von *Tinea*, einschließlich *Fußpilz*, benutzt wird.

-tomie

Wortteil mit der Bedeutung Schneiden oder einen Schnitt machen; z.B. Thorakotomie, ein chirurgischer Eingriff, bei dem der Thorax (Brustkorb) eröffnet wird.

Tomographie

Bildgebendes Verfahren, welches ein Schnittbild ("Scheibe") eines Organs oder Körperteils liefert.

Bei der *Röntgen*tomographie werden Röntgenapparat und -film so aufgestellt, daß das Gewebe nur in einer Schicht scharf abgebildet wird. Alle davor- und dahinterliegenden Strukturen erscheinen verschwommen. Durch Herstellung einer Reihe von Schichtaufnahmen kann man das Bild eines Körperteils erstellen, welches auf einer normalen Röntgenaufnahme durch andere Strukturen verdeckt sein würde. Die Tomographie wird z.B. oft eingesetzt zur deutlichen Abbildung der Nieren während der intravenösen *Urographie*, bei der die Nieren sonst durch Luft oder Kot im Darm überlagert sein würden.

Heute wird die Tomographie meistens mit Hilfe von Computertechniken durchgeführt (s. *Computertomographie*), die äußerst genaue und detaillierte Bilder liefern.

Tonikum

Mittel zur Behebung von Schwächen wie Unwohlsein, Antriebslosigkeit und Appetitmangel. Die meisten Tonika enthalten Kräuterextrakte, Vitamine und Mineralstoffe. Medizinische Erkenntnisse deuten darauf hin, daß die Tonika vorwiegend als *Plazebo* wirken.

Tonisch

Den *Muskeltonus* betreffend; z.B. tonischer Nackenreflex, ein primitiver *Reflex*, der bei Neugeborenen auftritt.

Tonometrie

Verfahren zur Messung des Druckes der Flüssigkeit im Auge. Ein erhöhter Augenbinnendruck ist ein Zeichen für *grünen Star* (Glaukom). Die T. wird meistens im Rahmen einer augenärztlichen Untersuchung durchgeführt (s. *Auge, Untersuchung des*).

SO WIRD ES GEMACHT

Das Standardverfahren zur Messung des Augenbinnendruckes heißt Applanations-Tonometrie. Ein Tropfen eines schnellwirkenden Betäubungsmittels und eine Spur *Fluoreszein* werden auf die Hornhaut beider Augen aufgetragen; dann wird der Augenbinnendruck mittels eines auf einem *Spaltlampenmikroskop* (Lichtquelle mit vergrößernder Optik) montierten Tonometers (Druckmessers) gemessen. Der beleuchtete Kopf des Tonometers berührt leicht die betäubte Hornhaut. Es bildet sich ein sichtbarer Kreis Fluoreszein-gefärbter Tränenflüssigkeit, welchen der Arzt durch das Spaltlampenmikroskop beobachtet. Die Kraft, mit der der Tonometerkopf auf die Hornhaut gedrückt wird, wird allmählich erhöht, bis die Fläche des Kreises einen festgelegten Standardwert erreicht. Die Kraft, die benötigt wird, um dieses Maß an Hornhautabflachung zu erreichen, ist ein Maß des Augeninnendruckes.

Tonsille(a)

Mandel; mandelförmiges Organ. Meist benutzt für die lymphoepithelialen Gewebe am Eingang zum Nasen- und Mundrachenraum. Durch ihre Anordnung spricht man vom lymphatischen (Waldeyer-) Rachenring; hierzu gehören: unpaar die Rachenmandel (T. pharyngea) und Zungenmandel (T. lingualis)

LAGE DER TONSILLEN
Tonsillen sitzen am Nasenrachendach und an der Schlundenge. Sie erreichen ihre maximale Größe im Alter von ca. sieben Jahren und bilden sich dann zurück.

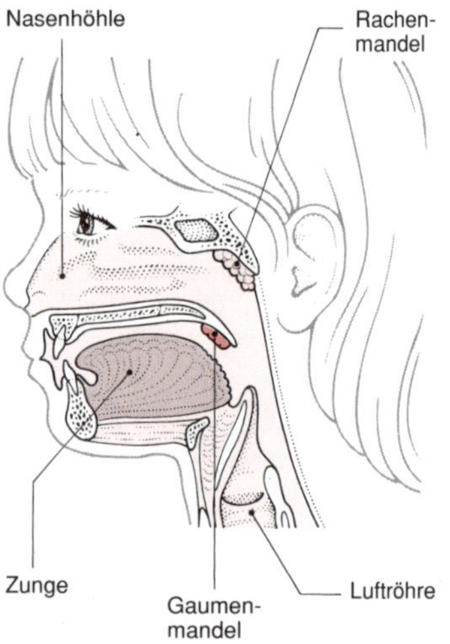

sowie paarig die Tubenmandel (T. tubaria) und Gaumenmandel (T. palatina). Als Teile des lymphatischen Systems bilden die T.n am Körpereingang einen Schutzwall vor dem Eindringen von Mikroorganismen. Die T.n vergrößern sich allmählich nach der Geburt und erreichen ihre maximale Größe im Alter von ca. sieben Jahren. Danach verkleinern sie sich erheblich.

Die *Tonsillitis* (Mandelentzündung) ist ein im Kindesalter häufig vorkommender Infekt. In seltenen Fällen bildet sich ein *Mandelabszeß*.

Tonsillektomie

Chirurgische Entfernung der Gaumenmandeln (*Tonsillen*).

WARUM ES GEMACHT WIRD
Die Tonsillektomie war früher ein häufiger Eingriff im Kindesalter. Sie wird heute nur noch bei Kindern mit häufig wiederkehrenden schweren Mandelentzündungen (Tonsillitis) durchgeführt. Seltenere Gründe für den Eingriff sind ein *Mandelabszeß* (ein in der Umgebung der Tonsille liegender Abszeß) oder eine einzelne vergrößerte oder tiefe Geschwüre aufweisende Tonsille, bei der ein Verdacht auf Bösartigkeit vorliegt. In seltenen Fällen wird die Entfernung der Tonsillen bei Jugendlichen oder jungen Erwachsenen mit häufig wiederkehrenden Mandelentzündungen empfohlen.

SO WIRD ES GEMACHT
Die chirurgische Technik ist im nebenstehenden Kasten abgebildet.

REKONVALESZENZ
Während der ersten 24 Stunden nach dem Eingriff kann es zu Blutungen aus dem Rachen kommen; es ist daher wichtig, auf der Seite zu liegen, um ein Erstikken zu vermeiden und eine Blutung zu erkennen. Nach der Operation treten häufig Hals- und manchmal auch Ohrenschmerzen auf, so daß die Gabe von *Analgetika* (Schmerzmittel) notwendig sein kann. Üblicherweise werden in den ersten ein bis zwei Tagen Flüssigkeiten und weiche, leicht zu schluckende Speisen wie Speiseeis gegeben, bis ein normales Essen wieder möglich ist.

Halsschmerzen, die besonders beim Essen auftreten, können bis zu zwei Wochen nach der Operation anhalten. Eine vollständige Genesung findet in der Regel innerhalb von drei Wochen statt. Bei manchen Patienten kommt es ca. eine Woche nach der Operation zu einer Nachblutung, die einer ärztlichen, gegebenenfalls wieder stationären Versorgung bedarf.

Tonsillitis

Infektionsbedingte Entzündung der Gaumenmandeln. Wird auch als Mandelentzündung oder Angina bezeichnet. Die T. tritt hauptsächlich im Kindesalter auf, bei den meisten Kindern mehrmals.

URSACHEN UND VORKOMMEN
Die Tonsillen sind Teil eines Schutzwalls am Körpereingang. Manchmal werden sie selbst jedoch wiederholt durch die Keime infiziert, die sie bekämpfen sollen. Die T. tritt am häufigsten bei Kindern unter neun Jahren auf; sie ist seltener bei Jugendlichen und jungen Erwachsenen.

VERFAHREN DER TONSILLEKTOMIE
Die Tonsillektomie wird in der Regel im Alter von ca. sechs bis sieben Jahren durchgeführt. Manchmal werden vergrößerte Rachenmandeln gleichzeitig entfernt.

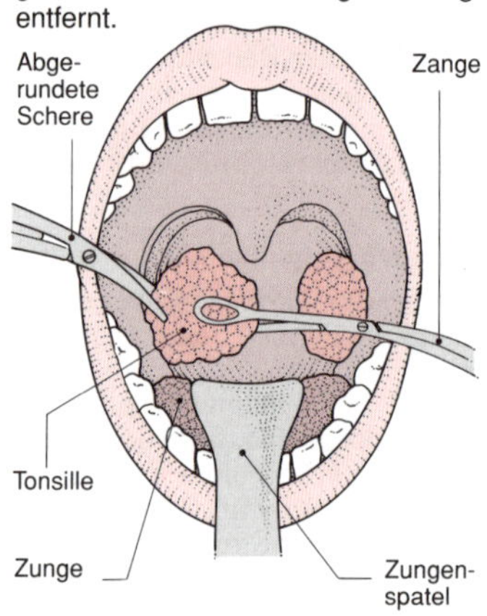

Standardtechnik
Der Eingriff erfolgt unter Vollnarkose. Die Zunge wird nach unten gedrückt, und die Tonsillen werden vorsichtig von der Rachenwand abgelöst und herausgeschnitten.

SYMPTOME UND ANZEICHEN
Hauptsymptome sind Halsschmerzen und Schluckbeschwerden (sehr kleine Kinder verweigern das Essen). Der Rachen ist sichtbar entzündet. Weitere häufige Symptome sind Fieber, Kopfschmerzen, Ohrenschmerzen, vergrößerte und druckschmerzempfindliche Halslymphknoten und Mundgeruch. Manchmal kann es zu vorübergehender Taubheit oder zu einem *Peritonsillarabszeß* (ein Abszeß um die Tonsillen) kommen.

Halten die Symptome länger als 24 Stunden an, oder sind Eiterstippchen auf den Tonsillen zu sehen, sollte ärztlicher Rat eingeholt werden.

THERAPIE
Die T. wird durch Bettruhe, ausreichende Flüssigkeitszufuhr und *Analgetika* (Schmerzmittel) wie *Paracetamol* behandelt. In manchen Fällen werden *Antibiotika* benötigt.

Tophus

Gichtknoten. Ansammlung von *Harnsäure*kristallen im Gewebe, besonders in Gelenknähe (z.B. Ellenbogen), gelegentlich auch an anderen Stellen (z.B. Ohr). T. ist ein Zeichen der *Hyperurikämie*, die bei der *Gicht* vorkommt. Tophi können ulzerieren und ein kalkiges weißes Material abgeben.

Topisch

Bezeichung für ein *Medikament*, welches nicht geschluckt oder gespritzt, sondern auf die Körperoberfläche aufgetragen wird. T.e Präparate werden nicht nur auf die Haut aufgetragen, sondern auch in den Gehörgang eingegeben oder auf die Augenoberfläche aufgetragen. Als t. werden auch Zäpfchen zur Einführung in Scheide oder Rektum bezeichnet.

Torsion

Achsendrehung. Fast jede Struktur, die relativ frei beweglich im Körper vorliegt, kann sich drehen, z.B. der Darm (s. *Volvulus*), der Samenstrang des Hodens, (s. *Hodentorsion*) oder eine gestielte *Zyste*. Eine der Hauptgefahren der T. ist die Behinderung der Blutzufuhr zum betroffenen Organ; in diesem Fall treten meist Schmerzen als erstes Symptom auf. Wenn die T. nicht korrigiert wird, kann es zum Gewebetod führen.

Torticollis

Schiefhals. Der Kopf ist gedreht und geneigt und bleibt in dieser abnormen

T

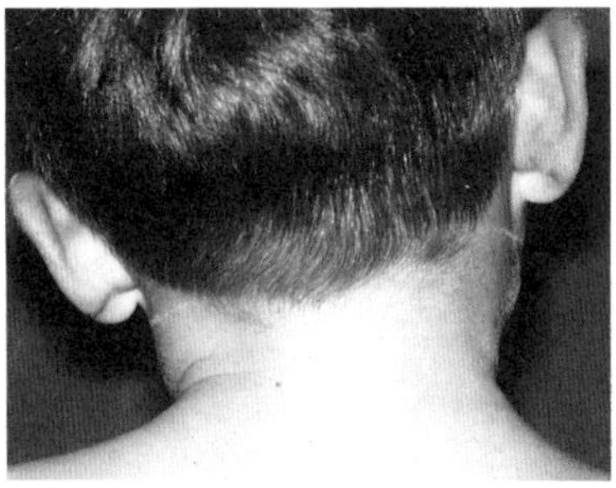

Torticollis beim Kind
Die Muskeln der einen Halsseite haben sich durch einen Muskelkrampf zusammengezogen, den Kopf dadurch nach dieser Seite geneigt und Schmerzen ausgelöst.

Haltung. Der T. geht oft mit Nackenschmerzen und -steife einher.

URSACHEN
Die Krankheit entsteht oft durch eine leichte Halsverletzung, die zur Reizung der zervikalen Nerven und zu Spasmen der Nackenmuskulatur führt. Ein T. kann auch durch Muskelkrämpfe nach Schlafen in einer unbequemen Position oder durch Angst hervorgerufen werden. Die Verletzung eines Nackenmuskels bei der Geburt kann zum Torticollis führen, ebenso Verbrennungen oder andere Verletzungen, die in schwerer Vernarbung und Kontraktur (Schrumpfung) der Haut resultieren.

THERAPIE
Ein durch Muskelspasmus verursachter T. kann u.a. durch Tragen einer orthopädischen Halskrause (s. *Halskrause, orthopädische*), Wärmebehandlung, Ultraschallbehandlung oder Krankengymnastik (s. *Physiotherapie*) behandelt werden. Wenn die Ursache ein Geburtsschaden ist, wird der Muskel mehrmals am Tag sanft gedehnt; manchmal muß das untere Ende des Muskels in einem chirurgischen Eingriff abgesetzt werden. Hautkontrakturen können durch eine *Z-Plastik* behandelt werden, die die Spannung im Narbengewebe entlastet.

Torulose
s. *Kryptokokkose*

Totenstarre
s. *Rigor mortis*

Totgeburt
(Auch intrauteriner Fruchttod) Als T. bezeichnet man in Deutschland Feten, die nach der 28. Schwangerschaftswoche tot, d.h. ohne die für Lebendgeborene maßgeblichen Lebenszeichen, entbunden werden und ein Geburtsgewicht über 1000 g haben.

VORKOMMEN
Die Häufigkeit der T.en hat in den entwickelten Ländern im Laufe der letzten 40 bis 50 Jahre dramatisch abgenommen. In der Bundesrepublik Deutschland fiel die Zahl der T.en von 13 590 im Jahre 1964 auf 2 368 im Jahre 1989. T.en kommen im allgemeinen häufiger in ärmeren Gemeinschaften vor sowie bei älteren Frauen und bei Frauen, die keine gute *Schwangeren-* oder geburtshilfliche *Betreuung* erhalten haben.

URSACHEN
Die genaue Ursache der T. ist in mindestens einem Drittel der Fälle unbekannt. Kinder mit schweren Mißbildungen, insbesondere *Anenzephalie*, *Spina bifida* oder *Hydrocephalus* machen mindestens ein Fünftel der T.en aus.

Eine Störung bei der Mutter wie *Schwangerschaftshämorrhagie*, *Hypertonie* (Bluthochdruck) oder andere Störungen, die die Funktion der *Plazenta* stören, kann zu einer T. führen, oft weil der Fetus zuwenig Sauerstoff erhält. Eine weitere Ursache der T. ist die schwere *Rhesus-Inkompatibilität.*

Manche Infektionskrankheiten (u.a. *Masern*, *Windpocken*, *Grippe*, *Toxoplasmose*, *Röteln*, *Zytomegalie*, *Herpes simplex*, *Syphilis* und *Malaria*) können den Fetus schädigen, wenn die Mutter während der Schwangerschaft angesteckt wird. Im allgemeinen kann man sagen, je schwerer die Infektion, desto größer die Gefahr einer T. Eine schwangere Frau, die mit einer Infektionskrankheit in Kontakt kommt, gegen die sie nicht immun ist, sollte ärztlichen Rat einholen.

PSYCHOLOGISCHE AUSWIRKUNGEN
Der Verlust eines Kindes ist ein schwerer Schlag. Die Eltern erleben meistens ein Gefühl von Verlust, das genauso stark ist, wie wenn eine andere geliebte Person gestorben wäre. Sie erleben auch oft Gefühle von Depression, Schuld, Wut und Unzulänglichkeit. Emotionale Unterstützung durch Freunde, Verwandte und Selbsthilfegruppen ist eine Hilfe, ebenso professionelle Beratung.

Tourette-Syndrom
s. *Gilles-de-la-Tourette-Syndrom*

Tourniquet
Stauschlauch, auch als aufblasbare Gummimanschette in Verwendung. Wird an eine Extremität zur Komprimierung von Blutgefäßen angelegt. Ein T. kann benutzt werden, um das Auffinden einer Vene für eine intravenöse Injektion oder für eine Blutentnahme zu erleichtern. Durch Stauung des zum Herzen zurückfließenden Blutes werden die Venen unterhalb des Stauschlauches dicker und treten stärker hervor. Bei manchen Operationen an Extremitäten wird mit Hilfe von *Esmarch-Binden* eine Blutleere erzeugt und mit einem T. der Blutfluß unterbunden.

Ein aufblasbares T. oder eine Blutdruckmanschette ist Teil eines Blutdruckmeßgerätes (s. *Sphygmomanometer*).

T.s haben mehr Probleme erzeugt als gelöst. In der Vergangenheit wurde das Anlegen eines T.s als Erste-Hilfe-Maßnahme zur Stillung von schweren Blutungen benutzt. Inzwischen wird davon abgeraten, da eine übermäßig lang andauernde Blutstauung zur *Gangrän* (Gewebetod) führen kann. Heute gilt Druck auf bestimmte Punkte oberhalb der Blutungsstelle (s. *arterielle Kompressionsstellen*) als korrekte Erste-Hilfe-Maßnahme zur Blutstillung und ist normalerweise effektiver und ungefährlicher.

Toxämie
Vorhandensein von durch Bakterien produzierten *Toxinen* (Giftstoffen) in der Blutbahn. Die T. kann Merkmal einer Septikämie sein (die Ausbreitung und Vermehrung von Bakterien im Blut, von einem lokalen Infektionsherd ausgehend), kann aber auch ohne Nachweis von Bakterien im Blut vorkommen. Die T. mit oder ohne Septikämie wird manchmal auch Blutvergiftung genannt.

Die T. kann Symptome wie Fieber und Kopfschmerzen hervorrufen sowie andere für das jeweilige Toxin spezifische Symptome (z.B. die Auslösung von Muskelspasmen durch das von *Tetanus*bakterien produzierte Toxin). Die T. kann zu dem sehr gefährlichen Zustand des *septischen Schocks* führen, bei dem es zu ausgedehnten Gewebeschäden und zum Blutdruckabfall kommt.

Die T. wird wie die Septikämie und der septische Schock durch Gabe von *Antibiotika* und gegebenenfalls durch Entfernung eines lokalen Infektionsherdes behandelt. Zur Schockbekämpfung können *intravenöse Infusionen* gegeben werden. Bei manchen Arten von T. kann ein *Antitoxin* gegeben werden. (S.a. *Schwangerschaftstoxikose; toxisches Schocksyndrom*).

Toxikologie
Lehre von den *Giften* sowie ihrer chemischen Zusammensetzung, Herstellung, Bestimmung, ihrer Wirkungen auf den Organismus und gegebenenfalls ihrer Antidote. Teilgebiet der Pharmakologie. (S.a. *Vergiftung*)

Toxin
Giftiges Eiweiß. T.e werden gebildet durch pathogene (krankheitserzeugende) Bakterien, z.B. durch den *Tetanus*erreger *CLOSTRIDIUM TETANI*; durch manche Tiere, insbesondere Giftschlangen (s.a. *Schlangenbisse*); durch Pflan-

T

zen wie der Knollenblätterpilz *AMANITA PHALLOIDES* (s. *Pilzvergiftung*).

Bakterielle T.e werden manchmal in drei Kategorien eingeteilt: die *Endotoxine*, die nur nach dem Tod der Bakterien freigegeben werden; die *Exotoxine*, die von der Oberfläche lebender Bakterien abgegeben werden; und die *Enterotoxine*, die zur Entzündung des Darmes führen. (S.a. *Gift; Vergiftung; Toxämie*)

Toxisches Schocksyndrom

Seltene schwere Erkrankung, hervorgerufen durch ein vom Bakterium *STAPHYLOCOCCUS AUREUS* produziertes *Toxin*. Das t.S. wurde erstmalig in den späten 70er Jahren erkannt. In den frühen 80er Jahren wurden viele Fälle bei jungen Frauen besonders in den Vereinigten Staaten diagnostiziert. Ca. 70 Prozent der Fälle kommen bei Frauen vor, die zum Zeitpunkt des Auftretens vaginale Tampons tragen.

URSACHE

Die Wucherung von *STAPHYLOCOCCUS AUREUS* in der Scheide und die damit verbundene vermehrte Produktion des dazugehörenden Toxins sind mit längerem Gebrauch bestimmter Marken von Tampons erklärt worden (sog. Tamponkrankheit). Diese sind inzwischen vom Markt genommen worden.

Von den Fällen, die nicht in Verbindung mit der Menstruation auftraten, sind manche mit der Verwendung von Verhütungsmitteln wie Okklusivpessar, Diaphragma oder Schwamm in Verbindung gebracht worden. Andere Fälle werden durch Hautverletzungen oder *STAPHYLOCOCCUS-AUREUS*-Infektionen an anderen Körperstellen ausgelöst.

SYMPTOME

Das t.S. tritt plötzlich auf mit hohem Fieber, Erbrechen, Durchfall, Kopfschmerzen, Muskelziehen und -schmerzen, Schwindel und Desorientierung. Ein sonnenbrandähnlicher Hautausschlag tritt auf den Handflächen und Fußsohlen auf, der sich innerhalb von ein bis zwei Wochen schält. Es kann zu einem gefährlichen Blutdruckabfall und zum *Schock* kommen. Andere schwere Komplikationen sind *Nierenversagen* und *Leberversagen*. Die Mortalität liegt bei ca. drei Prozent, meist infolge eines langanhaltenden Blutdruckabfalles oder von Lungenkomplikationen.

THERAPIE

Das t.S. wird mit *Antibiotika* behandelt. *Intravenöse Infusionen* zur Schockbehandlung und weitere Behandlungen von Komplikationen können notwendig sein. Ein Wiederauftreten ist häufig; Frauen, die ein t.s S. erlitten haben, wird geraten, weder Tampons noch Verhütungsmittel wie Diaphragmen zu benutzen.

ENTSTEHUNG DER TOXOKARIASIS

1 Ein Hund, der den kleinen Rundwurm *TOXOCARA CANIS* im Verdauungstrakt beherbergt, scheidet große Mengen Wurmeier mit dem Kot aus, die den Boden verseuchen.

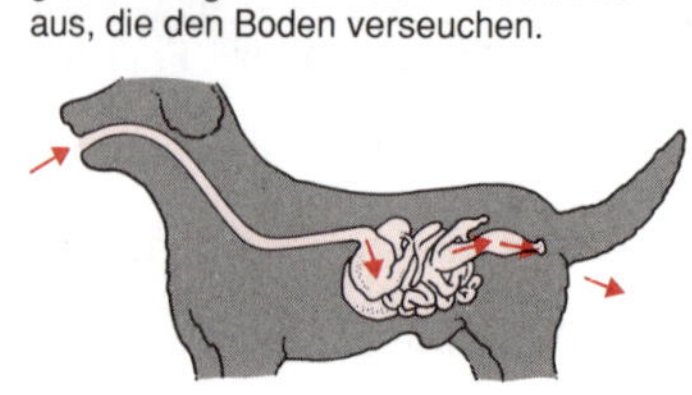

2 Kinder, die mit einem befallenen Hund oder mit durch Hundekot verseuchter Erde spielen und danach die Finger in den Mund stecken, können Wurmeier schlucken.

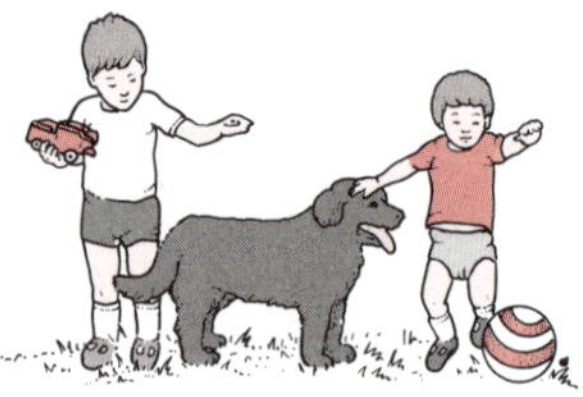

3 Die aus den verschluckten Eiern im Darm ausgeschlüpften Larven wandern durch den Körper zu Organen wie Leber, Lunge, Gehirn und Augen. Sie führen zu allergischen Reaktionen wie Asthma sowie zu ernsteren Folgen wie Sehverlust.

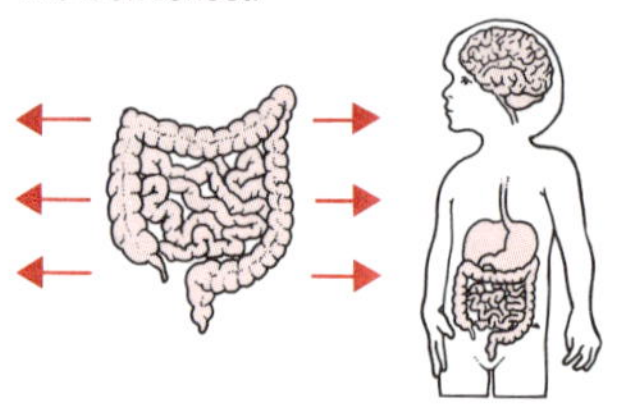

Toxizität

Giftigkeit einer Substanz. Bezeichnet auch den Schweregrad von Nebenwirkungen oder Krankheiten, die durch ein *Toxin* (giftiges Eiweiß, das durch gewisse Bakterien, Tiere oder Pflanzen produziert wird), ein Gift oder durch Medikamentenüberdosis (s. *Medikamentenvergiftung*) hervorgerufen werden.

Toxoid

Inaktiviertes Bakterientoxin (s. *Toxin*). Die Inaktivierung, gewöhnlich durch Hitze oder Chemikalien, nimmt dem Toxin seine Giftigkeit, während seine Fähigkeit, das *Immunsystem* zur Produktion von Antikörpern anzuregen, erhalten bleibt. Als Toxoidimpfstoffe werden T.e auch zur Immunisierung gegen manche Krankheiten wie *Diphtherie* oder *Wundstarrkrampf* eingesetzt.

Toxokariasis

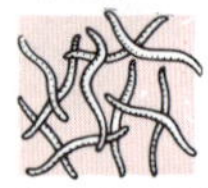

Befall von Menschen, in der Regel Kindern, mit den Larven von *TOXOCARA CANIS*, einem kleinen fadenförmigen Wurm, der im Darm von Hunden lebt. Wird auch Larva migrans visceralis genannt.

URSACHEN UND VORKOMMEN

Die Ursachen und der Verlauf eines Befalls sind in dem nebenstehenden Kasten dargestellt.

VORBEUGUNG

Bei Hunden, die mit Kindern zusammenleben, sollte eine Wurmkur regelmäßig durchgeführt werden, und zwar monatlich, bis der Hund sechs Monate alt ist, danach jährlich.

SYMPTOME UND ANZEICHEN

Die Infestation führt bei Menschen meist nur zu leichtem Fieber und Unwohlsein, welche bald verschwinden. Bei starkem Befall kann es jedoch manchmal zur *Lungenentzündung* oder zu *Krämpfen* kommen, außerdem zu Sehverlust, wenn eine Larve ins Auge gelangt und dort abstirbt.

DIAGNOSE UND THERAPIE

Die Diagnose der T. erfolgt durch Untersuchung des Sputums und durch *Leberbiopsie* (Entfernung einer kleinen Gewebeprobe zur Untersuchung).

Schwere Fälle von T. bedürfen einer stationären Behandlung, gegebenenfalls unter Gabe von *Thiabendazol* (ein *Anthelmintikum*) zur Bekämpfung des Larvenbefalls und von *Antikonvulsiva* zur Behandlung der Krämpfe.

Toxoplasmose

Bei Säugetieren, Vögeln und Wirbeltieren, häufig auch bei Menschen vorkommende Infektionskrankheit. Die T. ist keine schwerwiegende Erkrankung – außer bei der Übertragung von einer schwangeren Frau auf das ungeborene Kind oder bei Menschen mit einem *Immundefekt* wie *AIDS*.

URSACHEN UND VORKOMMEN

Die Krankheit wird durch das Protozoon (Einzeller) *TOXOPLASMA GONDII* übertragen, beim Menschen am häufigsten durch den Genuß nicht ausreichend gegarten Fleisches von infizierten Tieren. Schätzungsweise 25 Prozent des von Menschen verzehrten Schweinefleisches und 10 Prozent des Lammfleisches enthalten Toxoplasmen. Die Protozoen vermehren sich auch im Darm von Katzen, ca. ein Prozent der Katzen scheidet Zysten mit Toxoplasmeneiern mit dem Kot aus. Menschen können sich durch mangelndes Händewaschen nach Umgang mit der Katze infizieren.

Wenn eine Frau sich während der Schwangerschaft mit der T. infiziert, wird die Krankheit in ca. einem Drittel der Fälle auf das Kind übertragen, oft mit schweren Folgen.

Die T. ist weltweit extrem verbreitet. In Deutschland traten 1991 insgesamt 50 Fälle auf, davon deutlich mehr als die Hälfte in den neuen Bundesländern.

SYMPTOME UND ANZEICHEN

In dem meisten Fällen bietet das körpereigene *Immunsystem* ausreichend Schutz gegen das Protozoon, so daß die Infektion keine Symptome hervorruft. Bei manchen Menschen mit normalem Immunsystem führt die Infektion jedoch zu einer fieberhaften Erkrankung, ähnlich dem *Pfeiffer-Drüsenfieber.* Sie kann auch zu Retinitis (Entzündung der Netzhaut) oder *Choroiditis* (Entzündung der hinter der Netzhaut liegenden Gefäße) führen.

Die Infektion eines ungeborenen Kindes während der Frühschwangerschaft kann eine Fehlgeburt oder Totgeburt nach sich ziehen. Beim Säugling kann die Krankheit zu einer vergrößerten Leber oder Milz führen sowie zu *Hydrocephalus*, Blindheit, geistiger Retardierung oder zum Tod.

Eine Infektion in der Spätschwangerschaft bleibt meist ohne schwerwiegende Folgen.

Ein schwerer Verlauf mit Lungen- und Herzschäden und schwerer *Encephalitis* (Gehirnentzündung) wird auch bei Menschen mit Immunschwäche beobachtet.

DIAGNOSE UND THERAPIE

Die Diagnose wird mittels *Bluttest* gestellt. Eine Behandlung ist nur bei Schwangeren, bei Kindern mit schweren angeborenen Symptomen, bei Menschen mit einer Immunschwäche und bei Retinitis oder Choroiditis erforderlich. Behandelt wird in vielen Fällen mit dem Malariamittel *Pyrimethamin* (z.B. Daraprim ® +) in Kombinationsanwendung mit einem *Sulfonamid* oder ähnlichen Medikamenten.

t-PA

Abk. für (engl.) **t**issue-**pl**asminogen **a**ctivator = *Gewebsplasminogen-Aktivator.*

Trabekulotomie

s. *Goniotrabekulotomie*

Tracer

Radioaktive Substanz, die in den Körper eingebracht wird zur Beobachtung (mittels eines Strahlendetektors) ihrer Verteilung, Verarbeitung und Ausscheidung durch den Organismus. Radioaktives Jod als T. kann zum Beispiel zur Untersuchung der Schilddrüsenfunktion eingesetzt werden.

Trachea

Luftröhre; 10 bis 12 cm langes elastisches Rohr zwischen Kehlkopf und Bronchien, das unter allen normalen Druck- oder Zugbelastungen für die Atmung offen bleibt. Die T. beginnt am Ringknorpel des Kehlkopfs (*Larynx*), zieht in der Mitte des Halses mit zunehmendem Abstand von der Vorderwand in den Brustraum, wo sie sich in Höhe des 4. Brustwirbels in die Hauptbronchien aufteilt.

Die T. wird vorne und seitlich aus 16 bis 20 hufeisenförmigen Knorpelspangen, die durch Bindegewebe verbunden sind, hinten aus einer Muskel-Bindegewebs-Platte aufgebaut. Das Rohr ist von einer Schleimhaut ausgekleidet, die ein zweireihiges Epithel mit Zilien (Flimmerhaaren) und Becherzellen trägt. Diese produzieren einen Schleim, der vom Schlag der Flimmerhaare mundwärts befördert wird. Staubpartikel, die vom Schleim eingefangen wurden, werden so ständig nach außen transportiert.

STÖRUNGEN

Zu den häufigsten Störungen gehört die *Tracheitis* (Entzündung der Auskleidung der Luftröhre), die meistens durch eine (häufig virale) Infektion hervorgerufen wird und oft mit einer *Bronchitis* oder *Laryngitis* einhergeht. Die Hauptsymptome sind erschwerte, schmerzhafte Atmung und ein rauher Husten.

Die T. wird selten durch eingeatmete Fremdkörper blockiert, da der Kehlkopf die engste Stelle der oberen Atemwege bildet und jedes Objekt, das den Kehlkopf passiert, in der Regel auch durch die T. in einen Bronchus gelangen kann. Die T. kann jedoch durch einen Tumor verlegt werden. Eine Verengung der T. kann entstehen nach dem langen Liegen einer *Tracheostomie*kanüle, die zur Herstellung eines künstlichen Atemweges durch die Halsvorderwand eingeführt wird und zur Entstehung von Narbengewebe führen kann. Die Verlegung der T. führt zu Kurzatmigkeit und einem lauten, rauhen, vibrierenden Geräusch beim Atmen (Stridor).

Selten kommt eine angeborene Mißbildung vor, bei der ein Verbindungskanal zwischen der T. und der unmittelbar dahinterliegenden Speiseröhre gebildet wird (eine sog. *Ösophagotrachealfistel*).

Die T. wird manchmal durch einen direkten Schlag oder durch Würgen verletzt. Der Schweregrad einer solchen Verletzung hängt von dem Grad der Verlegung des Atemweges ab. Im Extremfall kann die T. vollkommen zusammenfallen, was schnell tödlich ist, wenn keine Nottracheostomie durchgeführt wird.

LAGE DER TRACHEA

Die Trachea verläuft vom Kehlkopf ca. 10 cm in den Brustkorb, wo sie sich in die beiden Hauptbronchien teilt.

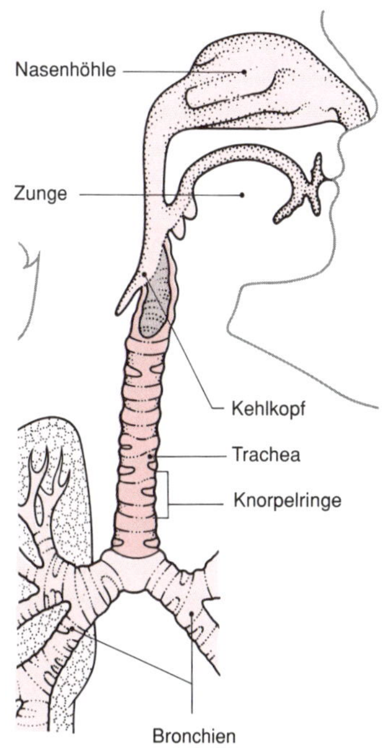

Tracheitis

Entzündung der *Trachea* (Luftröhre). Die T. wird meist durch eine Virusinfektion ausgelöst und durch eingeatmete Dämpfe, vor allem Zigarettenrauch, verschlimmert. Sie tritt oft zusammen mit einer *Laryngitis* und *Bronchitis* auf und wird dann als Laryngotracheobronchitis bezeichnet. Letztere ist die häufigste Ursache des *Krupps* bei Kleinkindern.

Typische Symptome der T. sind u.a. ein trockener Husten und Heiserkeit. Die Krankheit ist meist von kurzer Dauer und bedarf keiner Behandlung.

Tracheostomie

Eröffnung der *Trachea* (Luftröhre) und Einführung einer Kanüle zur Herstellung eines ausreichenden Atemweges.

WARUM ES GEMACHT WIRD

Die Tracheostomie kann als Notfallmaßnahme oder als geplanter Eingriff durchgeführt werden. Heute werden akute Atemwegsstörungen normalerweise

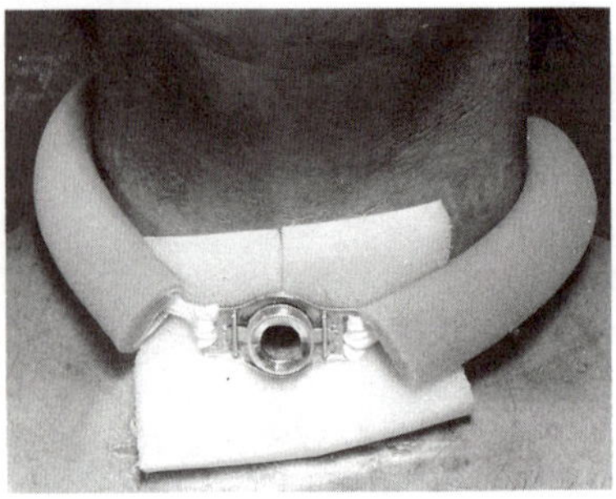

Tracheostomiekanüle
Die Kanüle wird leicht durch Sekrete verlegt; sie hat innen eine Metallverkleidung, die zur Säuberung entfernt werden kann.

durch *Endotrachealtubus* in Mund oder Nase behoben. Bei im Kehlkopf lokalisierten Atemwegsproblemen (z.B. durch Tumor oder Fremdkörper) wird jedoch als Notfallmaßnahme die Tracheostomie vorgezogen.

Eine geplante T. wird am häufigsten bei Menschen durchgeführt, die nicht mehr imstande sind, natürlich zu atmen und langfristig beatmet werden müssen, sowie bei Patienten, die infolge eines Komas oder einer spezifischen Atemwegs- oder Schluckstörung nicht mehr verhindern können, daß Speichel und andere Sekrete in die Trachea gelangen. In solchen Fällen wird vor der Tracheostomie ein Endotrachealtubus durch Nase oder Mund in die Trachea eingeführt. Eine permanente T. ist nach einer *Laryngektomie* (chirurgische Entfernung des Larynx) notwendig.

SO WIRD ES GEMACHT

Der Eingriff wird unter lokaler Betäubung oder in Vollnarkose durchgeführt. Die Haut wird über der Trachea zwischen Adamsapfel und Schlüsselbeinen eingeschnitten. Die vorderen Halsmuskeln werden auseinandergezogen und die um die Trachea liegende Schilddrüse normalerweise gespalten. Die Trachea wird durch einen kleinen, vertikalen Schnitt gefenstert und eine Metall- oder Kunststoffkanüle eingeführt. Wenn der Patient nicht ohne Hilfe atmen kann, wird die Kanüle mit einem *Beatmungsgerät* verbunden.

Bei einer Laryngektomie werden vor Einführung der Kanüle die Schnittflächen der Trachea nach vorne gezogen und mit den Rändern der Hautwunde vernäht.

REKONVALESZENZ

Bei Patienten, die ohne Hilfe atmen können, wird die Raumluft angefeuchtet, um die Austrocknung des Schleims in den Atemwegen zu verringern. Bei beatmeten Patienten wird die Luft aus dem Beatmungsgerät angefeuchtet, bevor sie in die Kanüle gelangt. Überflüssiger Schleim, der sich in den Atemwegen ansammelt, wird durch Einführen eines Katheters in die Kanüle abgesaugt. Patienten mit liegender Trachealkanüle können normalerweise nicht sprechen und erhalten daher zur Kommunikation eine Klingel und Papier und Bleistift. Nach einer Laryngektomie wird die Kanüle nach einigen Tagen entfernt, und eine permanente Öffnung bleibt. In anderen Fällen wird die Kanüle entfernt, wenn die zu dem Eingriff führende Störung behoben ist. Die Öffnung schließt sich bald und heilt.

Tracheotomie

Luftröhrenschnitt (s.a. *Tracheostomie*).

Trachom

Chronische, durch *CHLAMYDIA TRACHOMATIS* hervorgerufene Infektionskrankheit der *Bindehaut* und *Hornhaut*. Der Erreger wird durch direkten Kontakt und möglicherweise auch durch Fliegen übertragen (s. *Chlamydieninfektion*). Unbehandelt führt das T. zu Komplikationen, die Blindheit verursachen können. Das T. kommt selten dort vor, wo hohe Hygienestandards herrschen.

SYMPTOME UND ANZEICHEN

Eine Infektion durch *CHLAMYDIA TRACHOMATIS* führt zu einer akuten *Bindehautentzündung* mit Schmerz, Lichtscheu (*Photophobie*) und Augentränen. Die Augen sind rot und entzündet, die die Lider auskleidende Bindehaut ist durch Narbengewebe verdickt und angerauht und mit kleinen Schwellungen (sog. Follikel) übersät. Werden die schleimproduzierenden Zellen der Bindehaut und die Tränendrüsen beschädigt, kann eine *Keratoconjunktivitis sicca* (entzündete und trockene Augen) entstehen.

Es kann zu einer abnormen Wucherung von Blutgefäßen kommen, die sich dann von der Bindehaut aus in den oberen Teil der Hornhaut ausbreiten. Dies führt zur Lichtundurchlässigkeit der Hornhaut mit nachfolgendem Sehverlust. Schwerere Schäden an der Hornhaut treten später auf, wenn das Oberlid sich infolge fibröser Vernarbung der Innenseite nach innen rollt, so daß die Wimpern gegen die Hornhaut scheuern. Dies führt zu Geschwürbildung und fördert das Auftreten einer sekundären bakteriellen Infektion, die zu ausgedehnter Geschwürbildung, Vernarbung und sogar zur *Perforation* mit Ausbreitung der Infektion in das Auge und dauerhaftem Sehverlust führen kann.

THERAPIE

Antibiotika können auf das Auge aufgetragen oder oral eingenommen werden, als Versuch, den Erreger abzutöten. Dies kann im Frühstadium ausreichend sein. Bei länger bestehendem Trachom mit Vernarbungen kann eine chirurgische Korrektur von Liddeformitäten oder eine Hornhautverpflanzung zur Wiederherstellung der Durchsichtigkeit der Hornhaut und des Sehvermögens notwendig sein.

Tragbahre

Mit Stoff bedecktes Gestell zum Tragen von Kranken, Verletzten oder Toten. Es

BENUTZUNG EINER TRAGBAHRE

Eine Tragbahre wird meist benutzt, um weitere Verletzungen beim Abtransport von Verletzten zu verhindern. Jede Art von Tragbahre sollte ausreichend fest sein, und die Tragfähigkeit sollte immer vor Gebrauch ausgetestet werden.

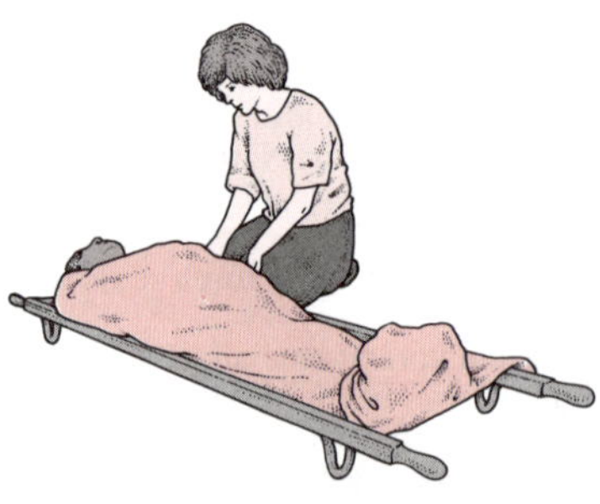

Warmhalten des Betroffenen
Eine Decke wird diagonal auf die Tragbahre gelegt. Der Betroffene wird vorsichtig auf die Decke gehoben und die Ecken eingesteckt.

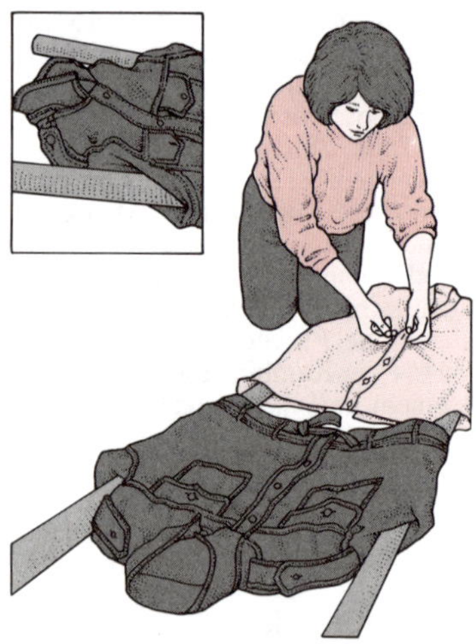

Eine Tragbahre improvisieren
Die Ärmel von zwei Jacken nach innen ziehen, zwei starke Stäbe durch die Ärmel stecken und die Jacken zuknöpfen.

stehen viele Arten von Tragbahren zur Verfügung, unter anderem die klassische Tragbahre aus zwischen zwei Stäben gespanntem Segeltuch und die komplexere verstellbare T. auf Rädern, die in Kranken- und Notarztwagen mitgeführt wird.

Zur Improvisation einer T. kann man zwei Stäbe durch Löcher in den Ecken von Segeltuchtaschen führen oder Stäbe in gegenüberliegende Seiten einer starken Decke einrollen. Ein Mantel kann auch dazu genommen werden. Idealerweise sollte eine T. einigermaßen unbiegsam sein. Die Enden einer beladenen T. sollten gleichzeitig angehoben werden. (S.a. Kasten auf der vorhergehenden Seite).

Training

Gymnastik-Programm zur Vorbereitung auf einen bestimmten Sport. T. kann auf die Verbesserung bestimmter Fertigkeiten oder auf eine Steigerung der körperlichen *Fitneß* ausgerichtet sein.

Fitneß-T. sollte sowohl *aerobe* als auch anaerobe Übungen enthalten; durch eine Kombination von beiden lassen sich Kraft, Gelenkigkeit und Ausdauer (Fähigkeit, über lange Zeit körperliche Anstrengungen durchzuhalten) aufbauen.

Als Intervalltraining bezeichnet man eine Art von Fitneß-Programm, bei dem eine bestimmte Übung, z.B. das Laufen einer vorgegebenen Strecke in einer bestimmten Zeit, mehrmals hintereinander jeweils mit einer zwischengeschalteten Erholungsphase ausgeführt werden. Beim Zirkel-T. wird eine bestimmte Zahl bestimmter Übungen, z.B. Liegestütze, Aufsetzen aus der Rückenlage oder Banksteigen, hintereinander absolviert.

Zur Zusammenstellung eines sinnvollen T.s-Programms ist eine fachkundige Beurteilung und Beratung erforderlich. Von Sportlern selbst aufgestellte T.s-Pläne können u.U. Gesundheitsschäden verursachen; so können z.B. bei Läufern, deren T. nicht entsprechend kontrolliert wird, Knochen- und Muskelerkrankungen auftreten.

Trakt

(*F.* Tractus) mit der Bedeutung von Faserzug, wie in Tractus opticus = Sehbahn (Funktionseinheit von Nervenfasern), oder Eingeweidekanal, wie in Magen-Darm-T., Harnt. oder Atemt.

Traktion

Auch als Extension (Streckung) bezeichnet. Verfahren, bei dem auf einen Teil des Körpers Zug angewendet wird, um die Ausrichtung von zwei benachbarten Strukturen zu korrigieren oder eine Verschiebung zu verhindern (s. Kasten).

TRAKTION BEI OBERSCHENKELBRÜCHEN

Da die Oberschenkelmuskeln sehr stark sind und dazu neigen, sich zu verkürzen, kommt es bei Brüchen des Oberschenkelknochens leicht zu Verschiebungen. Wird dies nicht durch Traktion verhindert, würden bei der Heilung die Knochenenden gegeneinander verschoben zusammenwachsen, was eine bleibende Verkürzung des Beines zur Folge hätte.

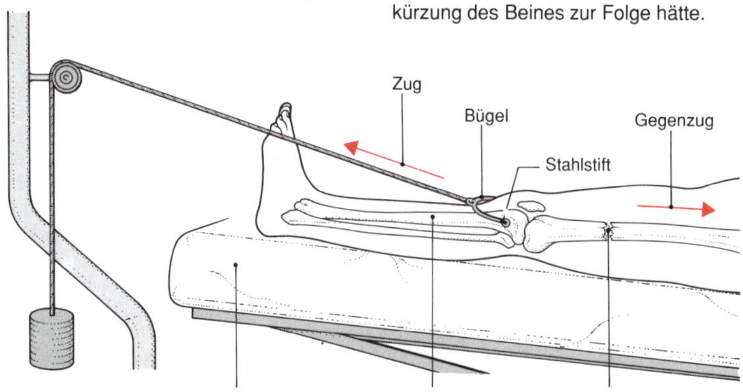

Traktionsverfahren
Für die Traktion wird meist durch das Oberende des Schienbeins ein dünner Stahlstift geführt, an dem ein Bügel befestigt wird, der als Aufhängung eines Gewichtszugs dient. Das andere Ende des Oberschenkelknochens muß ruhiggestellt werden, damit die Knochenenden an der Bruchstelle in der richtigen Position bleiben.

WARUM ES GEMACHT WIRD

Am häufigsten wird die T. zur Behandlung von *Frakturen* (Knochenbrüchen) angewendet, wenn die Muskeln um die Knochenenden die Knochen aus der richtigen Position ziehen. Schenkelhalsbrüche des *Femurs* (Oberschenkelknochen) werden in den meisten Fällen so behandelt. Die T. wird auch zur Ausrichtung und Ruhigstellung instabiler Brüche der Halswirbelsäule eingesetzt, bei denen jede Bewegung der Wirbel das Rückenmark verletzen könnte.

SO WIRD ES GEMACHT

Wird die T. zur Einrichtung einer Fraktur einer Extremität eingesetzt, liegt die verletzte Person auf einem Bett, wobei die verletzte Gliedmaße durch Halterungen gestützt wird, die an einem über dem Bett angebrachten Extensionsgerät (dem sog. "Galgen") befestigt sind. Das obere Ende des gebrochenen Knochens wird fixiert, während das untere Ende durch ein System von Gewichten und Drahtzügen in gerader Linie vom Körper weggezogen wird. Der Drahtzug wird an einem durch das Schienbein geführten Nagel oder einem Gipsverband um die verletzte Extremität befestigt. Bei Frakturen der Wirbelsäule liegen die Patienten flach auf einer festen Unterlage. Durch an beiden Seiten in den Schädel gebohrte Löcher werden Bügel geführt, an denen Gewichte befestigt werden. Sowohl Brüche der Extremitäten als auch Wirbelsäulenfrakturen werden bis zur Heilung unter Dauerzug gehalten.

Trance

Schlafähnlicher Zustand bei eingeschränktem Bewußtsein, verringerter oder ausgeschalteter Willenskontrolle und reduzierten Körperfunktionen. Eine T. entsteht in der Regel eher dadurch, daß bestimmte psychische Prozesse von den anderen losgelöst werden, als durch irgendwelche organischen Störungen der Hirnfunktion.

Es wird behauptet, daß T.zustände durch *Hypnose* herbeigeführt werden können; außerdem werden sie im Zusammenhang mit Gruppenerfahrungen, insbesondere im religiösen Bereich, berichtet. T.zustände treten manchmal in Verbindung mit *Katalepsie, Automatismus* und *Petit mal* auf.

Tränen

(*F.* Lacrimae) Salziges, wäßriges Sekret, produziert von den Tränendrüsen (*F.* Glandulae lacrimales), einem Teil des *Tränenapparats* des *Auges*. Der Tränenfilm über der *Hornhaut* und *Bindehaut* besteht aus drei Schichten: einer inneren schleimigen Schicht aus dem Sekret der Drüsen in der Bindehaut, einer Zwischenschicht aus Salzwasser und einer äußeren, öligen Schicht, die von den Meibom-Drüsen produziert wird.

Die Hauptfunktion der Tränen besteht darin, die Horn- und Bindehaut ständig feucht zu halten. Die Feuchtigkeit ist eine unabdingbare Voraussetzung dafür, daß die Transparenz der Hornhaut erhalten bleibt und eine Geschwürbildung

T

verhindert wird. Indem sie die Augenoberfläche "schmieren", erleichtern die T. die Bewegung des Augenlids beim Lidschlag. Außerdem spülen die T. kleine Fremdkörper fort und enthalten ein natürliches Antiseptikum, das sog. Lysozym.

Eine weitere Funktion besteht in ihrer Rolle beim Ausdruck von Gefühlen.

Mangelnde T.-Produktion verursacht *Keratokonjunctivitis sicca* (Augentrokkenheit). Bei übermäßiger T.-Bildung kann es zu *Tränenträufeln* kommen.

Tränenapparat

(*F.* Apparatus lacrimalis) System, das für Produktion und Drainage der *Tränen* sorgt. Der T. umfaßt die (Haupt- und Neben-) Tränendrüsen und die Tränennasengänge. Die Hauptdrüsen sondern beim Weinen und bei Reizungen des Auges Tränen ab; die kleinen Drüsen erhalten den normalen Tränenfilm.

Die Haupttränendrüsen liegen am oberen und äußeren Rand der Augenhöhle; ihr Sekret fließt in den *Bindehaut*sack. Die Nebentränendrüsen liegen unter der Bindehaut des Augenlides und geben ihr Sekret auf die Oberfläche ab.

Die Tränen überspülen die Hornhaut, sammeln sich nasal im Tränensee an der inneren Lidspalte und fließen über Tränenpunkte an der Tränenpapille in den Tränensack bzw. den Tränennasengang (Ductus nasolacrimalis), die im Nasenbein liegen. Der Tränennasengang zieht nach unten und mündet im unteren Gang der Nasenhöhle.

Durch den Lidschlag wird überschüssige Tränenflüssigkeit abgesaugt, indem die Tränensäcke zusammengedrückt und wieder geöffnet werden.

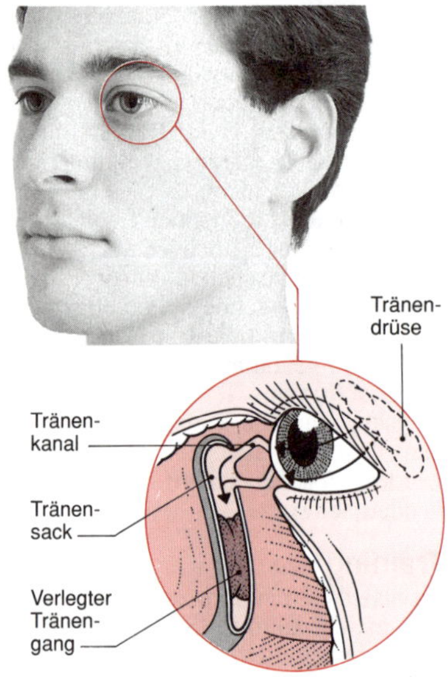

Entstehung der Tränensackentzündung
Zu einer Infektion des Tränensacks kommt es, wenn der Gang, durch den die Tränenflüssigkeit aus dem Tränensack abfließt, verlegt wird.

Tränenersatz

Präparate, die zur Ergänzung einer unzureichenden Tränenproduktion bei *Keratokonjunctivitis sicca* und anderen Krankheiten, die Augentrockenheit verursachen, eingesetzt werden. T. ist nur dann wirksam, wenn er häufig und in regelmäßigen Abständen angewendet wird. T. kann auch zur Linderung von durch Reizstoffe verursachten Beschwerden verwendet werden.

Viele Präparate enthalten einen Konservierungsstoff, der Augenreizungen verursachen kann. Durch verunreinigte Präparate können schwere Augeninfektionen hervorgerufen werden.

Tränensackentzündung

(*F.* Dakryocystitis; Dakryoblenorrhoe) Entzündung des zwischen dem inneren Augenwinkel und der Nase liegenden Tränensacks.

URSACHEN

Die Ursache einer T. ist meist eine Verstopfung des Ganges, durch den Tränenflüssigkeit aus dem Tränensack in die Nase abfließt. Zu der Entzündung kann noch eine bakterielle Infektion der im Tränensack gestauten Flüssigkeit hinzukommen. Bei Kleinkindern kann es vorkommen, daß sich der Tränensack nicht normal entwickelt. Bei Erwachsenen ist die Ursache der Verstopfung meist unbekannt. In seltenen Fällen tritt sie als Folge einer Verletzung auf, sehr viel häufiger geht eine Entzündung im Nasenraum voraus.

SYMPTOME

In der Regel ist nur ein Auge betroffen. Unter Umständen kommt es zu Schmerzen sowie einer Rötung und Schwellung im Bereich zwischen dem inneren Lidwinkel und der Nase. Gelegentlich fließt

FUNKTIONEN DES TRÄNENAPPARATES

Die Tränenproduktion dient dem Ausgleich der Verdunstung und Erhalt des Tränenfilms. Diese Funktion erfüllen die Neben-Tränendrüsen in der Bindehaut.

Die Haupt-Tränendrüsen tragen zu vermehrtem Tränenfluß (z.B. beim Weinen) bei. Überschüssige Tränenflüssigkeit fließt in die Nase ab.

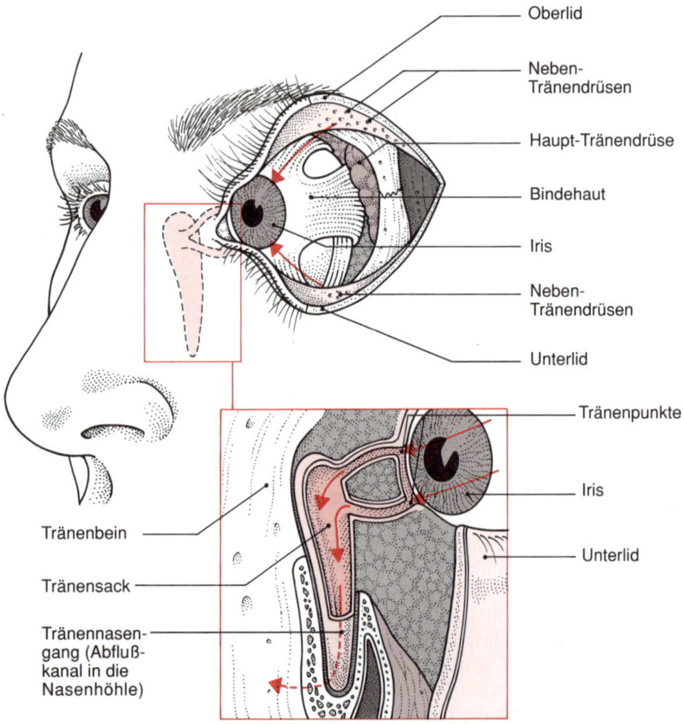

Eiter aus dem inneren Lidwinkel. Vor dem Auftreten der Infektion ist das einzige Symptom oft ein Tränen des Auges auf Grund der Verstopfung des Tränenganges.

THERAPIE

Manchmal läßt sich die Verstopfung durch Spülungen beseitigen. Eine *Kanüle* (dünnes Rohr) wird in eine der Abflußöffnungen des Tränengangs eingeführt, der dann mit Kochsalzlösung durchgespült wird. In manchen Fällen werden antibiotische Augentropfen oder -salben zur Bekämpfung der Infektion verschrieben. Bei Kleinkindern läßt sich durch Massage des Tränensacks manchmal die Flüssigkeit ausdrücken und die Blockierung entfernen.

Wenn sich die Symptome durch Spülungen und Antibiotika nicht beseitigen lassen, kann eine Dakryzystorhinostomie (operative Wiederherstellung des Tränenabflusses vom Tränensack in die Nase) durchgeführt werden. Bei gebrechlichen und älteren Menschen, die unter häufigen Infektionen des Tränensacks leiden, kann dieser eventuell entfernt werden.

Tränenträufeln

(*F.* Epiphora) Überfließen der Tränenflüssigkeit (s. *Tränen*), bedingt durch ein erhöhtes Volumen des Tränenfilms. T. kann durch eine gefühlsbedingte oder durch Reizung der Binde- oder Hornhaut ausgelöste Steigerung der Tränenbildung verursacht werden. Eine weitere mögliche Ursache ist eine Blockierung des Kanals, durch den die Tränen vom Auge in die Nasenhöhle fließen (s.a. *Tränenapparat*).

Tranquilizer

Medikamente mit beruhigender Wirkung, unterteilt in "major T." (s. *Neuroleptika*) und "minor T." (s. *angstlösende Medikamente*).

Transferierung

s. *Übertragung*

Transfusion

s. *Bluttransfusion*

Transfusion, autologe

s. *Bluttransfusion, autologe*

Transillumination

Verfahren, das manchmal zur Untersuchung von Knoten oder Schwellungen angewendet wird. Eine kleine Stablampe wird auf eine Seite des Knotens gehalten; wenn das Licht auf der anderen Seite sichtbar wird, weiß die untersuchende Person, daß der Knoten eine klare Flüssigkeit enthält, da Fett oder anderes Gewebe kein Licht durchlassen würden. So ist z.B. eine Hydrozele (ein *Wasserbruch* im Hodensack) lichtdurchlässig, eine *Varikozele* (ein Knäuel erweiterter Gefäße) im Hodensack dagegen nicht.

Transitorische ischämische Attacke

(Abk. TIA) Kurze Unterbrechung der Blutzufuhr zu einem Teil des *Gehirns*, die zu vorübergehenden Seh-, Sprech-, Empfindungs- und Bewegungsstörungen führt. Der Anfall dauert in aller Regel einige Minuten, kann aber im Höchstfall auch mehrere Stunden anhalten. Halten die Wirkungen des Anfalls mehr als 24 Stunden an, so spricht man von einem *Schlaganfall*. TIAn können als Vorläufer eines voll ausgebildeten Schlaganfalls auftreten.

URSACHEN

Manche TIA entsteht durch einen vorübergehenden Verschluß einer Hirnarterie durch ein in der Blutbahn verschlepptes Blutgerinnsel (s. *Embolie*). Andere Anfälle werden durch die Verengung einer Arterie auf Grund einer *Atherosklerose* ausgelöst.

SYMPTOME UND ANZEICHEN

Die Symptome treten plötzlich auf und variieren stark je nach Ort und Dauer der Unterbrechung der Blutzufuhr zum Gehirn. Häufige Symptome sind Schwäche oder Gefühllosigkeit eines Arms oder Beins, *Aphasie* (Störung der Sprachfunktionen), Schwindel oder Gesichtsfeldeinschränkungen. Nach der Attacke gehen all diese Erscheinungen vollständig zurück.

DIAGNOSE

Im Rahmen der Diagnostik wird unter Umständen eine *Computertomographie* durchgeführt, um einen *Hirntumor* oder ein subdurales *Hämatom* (Bluterguß zwischen den Hirnhäuten) auszuschließen, die manchmal ähnliche Symptome verursachen wie eine TIA. Bei Bedarf werden zusätzlich Blutuntersuchungen durchführt, um festzustellen, ob die Blutgerinnung Anomalien aufweist. Andere Untersuchungsverfahren, z.B. *Ultraschall-Diagnostik*, digitale Subtraktions-*Angiographie* oder konventionelle Angiographie können eingesetzt werden, um die Gefäße auf Anzeichen für Atherosklerose zu überprüfen. In manchen Fällen wird auch das Herz als mögliche Quelle von Blutgerinnseln untersucht.

THERAPIE

Ziel der Therapie ist es, einen größeren Schlaganfall zu verhindern, der bei einem Viertel bis einem Drittel der Patienten mit TIA innerhalb von fünf Jahren auftritt. Zu den möglichen Behandlungsformen gehören *Endarteriektomie* sowie die Gabe von *Antikoagulantien* oder von *Acetylsalicylsäure* (die die Tendenz der Blutplättchen, aneinander zu haften, verringert).

Transkutane elektrische Nervenstimulation

Verfahren zur Schmerzlinderung mittels einer Reizung der Nervenendigungen unter der Haut durch sehr schwache elektrische Impulse (s. *TENS*)

Translokation

Veränderte Anordnung der *Chromosomen* in den Zellen eines Menschen. Die T. ist eine Form der *Mutation* (Veränderung des genetischen Materials). Es können Chromosomenteile vertauscht oder die Hauptteile der beiden Chromosomen miteinander verbunden sein. Eine T. kann ererbt oder infolge einer neuen Mutation erworben sein.

Häufig hat eine T., da sie insgesamt den Chromosomenbestand nicht verringert oder erhöht, keine äußerlich sichtbare Wirkung und verursacht keinerlei Anomalie. Die T. kann jedoch bedeuten, daß die Eizellen oder Spermien der betreffenden Person zuviel oder zuwenig Chromosomenmaterial enthalten und deshalb die Gefahr besteht, daß die Kinder dieser Person eine *Chromosomenaberration*, wie z.B. das *Down-Syndrom*, aufweisen werden.

Tritt eine Chromosomenaberration auf, so werden die Chromosomen des Kindes und seiner Eltern analysiert, um festzustellen, ob sie auf eine T. zurückzuführen ist (s. *Chromosomenanalyse*). Eine *genetische Beratung* kann dabei helfen, das Risiko abzuschätzen, daß ein weiteres Kind betroffen sein könnte, und über Möglichkeiten pränataler Diagnostik informieren (s. Kasten nächste Seite).

Transplantatabstoßung

s. *Abstoßungsreaktion*

T

Transplantation

Übertragung gesunden Gewebes von einem Teil des Körpers auf einen anderen (autogene T.), von einem Menschen auf einen anderen (allogene oder homologe T.) oder von einem Tier auf einen Menschen (xenogene oder heterogene T.).

T.en werden eingesetzt, um kranke, verletzte oder aus anderen Gründen nicht funktionsfähige Gewebe oder Organe wiederherzustellen oder zu ersetzen. Am häufigsten transplantiert (s. *Transplantationschirurgie*) werden u.a. Haut (s. *Hauttransplantation*), Knochen (s. *Knochentransplantation*, Knochenmark (s. *Knochenmarktransplantation*), die Hornhaut der Augen (s. *Hornhauttransplan-*

AUSWIRKUNGEN DER CHROMOSOMEN-TRANSLOKATION

Die Translokation ist eine veränderte Anordnung der Chromosomen in den Körperzellen. Bei dem Träger einer Translokation zeigt sich möglicherweise keine Anomalie, doch besteht die Gefahr, daß seine Kinder eine Chromosomenaberration aufweisen.

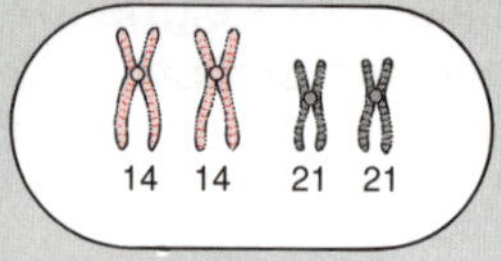

Normale Zelle
Eine Körperzelle enthält im Normalfall in 22 Paaren angeordnete Chromosomen (die sog. Autosomen) und zwei Geschlechtschromosomen (XX bei Frauen und XY bei Männern). Die nebenstehende Abbildung zeigt nur zwei Autosomenpaare – 14 und 21.

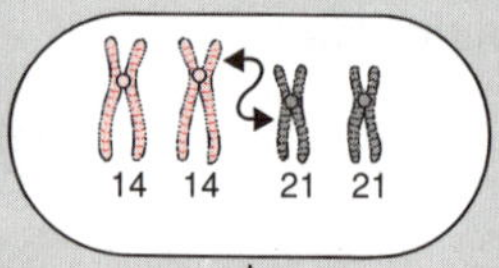

Beispiel für eine Translokation
Bei einer typischen T. ist ein großer Teil eines Chromosoms mit einen großen Teil eines anderen verbunden. Hier verbinden sich die Hauptteile der Chromosomen Nr. 21 und 14.

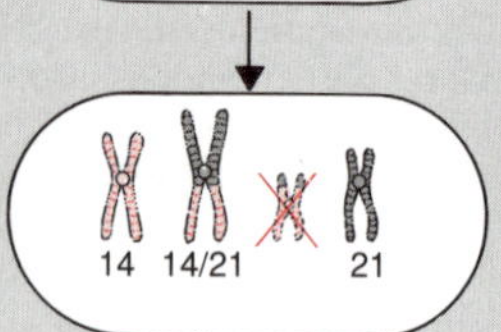

Balancierte Translokation (Elternteil)
Die restlichen Bestandteile der Chromosomen 21 und 14 verschwinden. Wenn, wie in diesem Fall, eine balancierte T. vorliegt, also das Chromosomenmaterial zahlenmäßig normal oder weitestgehend normal ist, kommt es zu keiner äußerlich sichtbaren Anomalie.

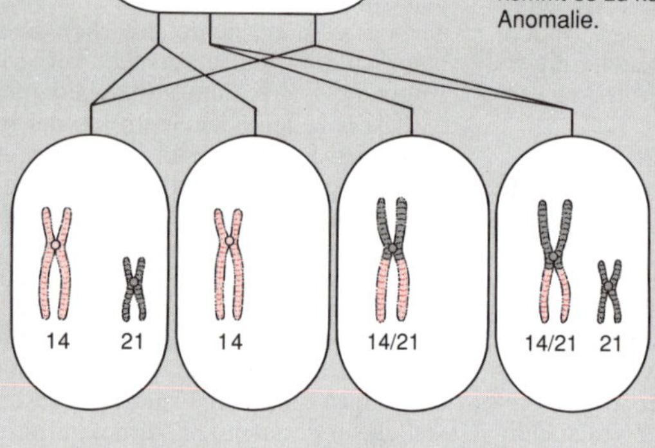

Eizellen oder Spermien
Ein Elternteil mit der oben beschriebenen T. produziert vier Arten von Eizellen oder Spermien. Es handelt sich um folgende Typen (von links nach rechts): (1) normal, (2) Chromosom 21 fehlt, (3) Chromosomen 14 und 21 sind verbunden, (4) wie (3), jedoch mit einem zusätzlichen Chromosom 21.

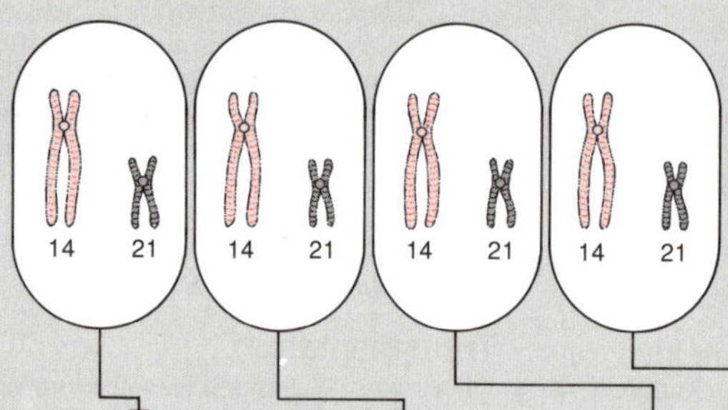

Normales Ei oder Spermium
Ein Ei oder Spermium des Elternteils mit der T. verbindet sich mit einem des anderen Elternteils, der ein Chromosom 21 und ein Chromosom 14 aufweist. Das kann zu vier möglichen Konstellationen führen.

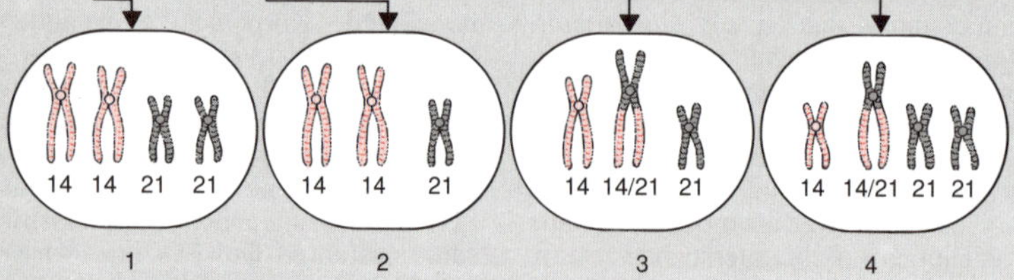

Kind
Beim Kind können vorliegen: (1) normale Chromosomen, (2) Fehlen eines Chromosoms 21 (nicht lebensfähig), (3) eine balancierte Translokation (wie bei dem einen Elternteil) und (4) de facto ein zusätzliches Chromosom 21, was zum Down-Syndrom führt. Im Fall (4) kann für die Eltern eine genetische Beratung von Nutzen sein.

tation), Niere (s. *Nierentransplantation*), Herz (s. *Herztransplantation*), Herz und Lungen (s. *Herz-Lungen-Transplantation*), Leber (s. *Lebertransplantation*), Herzklappen (s. *Herzklappenchirurgie*) sowie Blutgefäße und Nerven (s. *Mikrochirurgie*).

KOMPLIKATIONEN
Bei der autogenen T. paßt sich das transplantierte Gewebe in der Regel problemlos der neuen Umgebung an und verwächst bald mit dem umgebenden Gewebe, so daß eine gute Wiederherstellung erreicht wird.

Probleme treten jedoch bei der allogenen und xenogenen T. auf, die beide meist nicht zur Wiederherstellung sondern zum Ersatz von Gewebe durchgeführt werden. Heterogene T.en werden in der klinischen Praxis – mit Ausnahme der Verwendung von Herzklappen von Schweinen – nicht durchgeführt. Der größte Nachteil von allogenen T.en liegt darin, daß die körpereigenen Abwehrkräfte des Empfängers automatisch versuchen, die fremden Zellen des Spendergewebes ebenso abzustoßen und zu zerstören wie eindringende Mikroorganismen. Die einzigen Ausnahmen bilden Transplantationen zwischen eineiigen Zwillingen (da deren Gewebe exakt übereinstimmen) und Hornhauttransplantationen (da die Hornhaut nicht durchblutet ist und somit keine weißen Blutkörperchen und Antikörper enthält, die als Abwehrsystem wirken könnten).

Um eine Abstoßungsreaktion nach Möglichkeit zu verhindern, wird versucht, Spendergewebe zu finden, die denen des Empfängers möglichst weitgehend entsprechen (s. *Gewebetypisierung*). *Immunsuppressiva* werden gegeben, um die Abwehrkräfte des Körpers zu unterdrücken – was jedoch andere Probleme, z.B. eine eingeschränkte Nierenfunktion, verursachen kann. Das Mitte der 80er Jahre eingeführte Immunsuppressivum *Ciclosporin* (z.B. Sandimmun ® +) hat sich als sehr wirksames Mittel zur Bekämpfung von Abstoßungsreaktionen und *Transplantat-Wirt-Reaktionen* erwiesen.

Transplantationschirurgie

Ersatz kranker Organe oder Gewebe durch gesundes, lebendes Material. Das Organ wird meist einem unmittelbar zuvor verstorbenen Menschen entnommen. Transplantierte Nieren stammen in manchen Fällen von lebenden Verwandten der Patienten (s. *Organspende*).

Weltweit wurden bisher etwa 100 000 größere Organe verpflanzt, der größte Teil davon in den letzten 10 bis 15 Jahren. Etwa 80 Prozent der Patienten sind ein Jahr nach der Transplantation eines

TRANSPLANTATIONEN IN DER BUNDESREPUBLIK DEUTSCHLAND (1992)

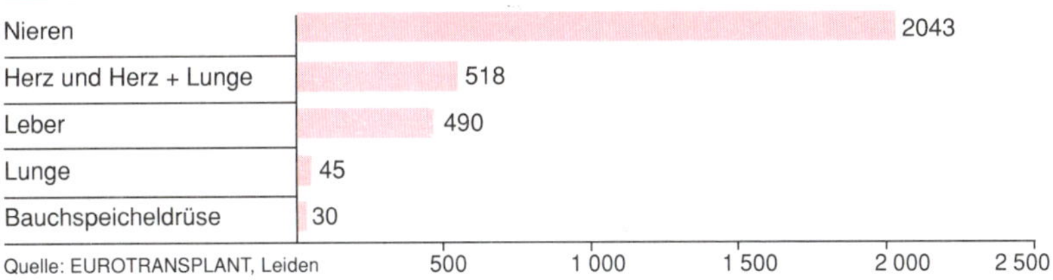

Quelle: EUROTRANSPLANT, Leiden

Entscheidende Faktoren für die Zahl der Transplantationen
Die Graphik stellt die 1992 durchgeführten Organverpflanzungen, bei denen das Transplantat einem gerade verstorbenen Menschen entnommen wurde, dar.
Die jeweilige Zahl der verschiedenen Transplantationen hängt zum einen vom Bedarf (d.h. von der Zahl der Personen, bei denen eine Transplantation angezeigt ist) und zum anderen von der Verfügbarkeit von Spenderorganen ab. Die Auswahl der potentiellen Organempfänger muß in der Regel nach sehr strengen Kriterien erfolgen, da ein Mangel an geeigneten Spenderorganen besteht und nur relativ wenig Spezialkliniken über die technische Ausstattung und die fachliche Qualifikation zur Durchführung von Transplantationen verfügen.

größeren Organs, z.B. des Herzens oder der Leber, am Leben und bei guter Gesundheit, und die meisten überleben die Transplantation mindestens fünf Jahre.

Die erste erfolgreiche Transplantationsoperation war die *Hornhauttransplantation,* die erstmals zu Beginn des Jahrhunderts durchgeführt wurde. Im Falle der Hornhaut kommt es zu keiner *Abstoßungsreaktion* (automatischer Versuch des körpereigenen *Immunsystems,* fremde Zellen abzustoßen und zu zerstören), da sie nicht durchblutet ist und somit in ihr keine weißen Blutkörperchen und Antikörper vorhanden sind, die eine Abstoßung bewirken könnten.

Die technische Durchführbarkeit der Nierentransplantation wurde in den 50er Jahren bewiesen, doch waren die frühen Transplantationen auf Grund von Abstoßungsreaktionen erfolglos. In den 60er Jahren wurde jedoch der Nachweis erbracht, daß sich mit *Kortikosteroiden* und zytotoxischen Wirkstoffen (s. *Zytostatika*) die Abstoßungsreaktion unterdrücken läßt, und die Transplantation wurde dadurch machbar. Durch das in den 70er Jahren entdeckte und Anfang der 80er Jahre eingeführte *Ciclosporin,* ein wirksameres *Immunsuppressivum,* erhöhte sich die Erfolgsquote beträchtlich.

Ein weiterer wichtiger Faktor zur Verbesserung der Ergebnisse der T. waren kontinuierliche Fortschritte in der Technik, übereinstimmende Spender- und Empfängergewebe zu finden. Organtransplantationen verlaufen am problemlosesten, wenn bei Spender und Empfänger die meisten Gewebecharakteristika (s. *Histokompatibilitätsantigene; Gewebetypisierung*) übereinstimmen. Mit der Einführung von Ciclosporin ist die Suche nach übereinstimmenden Gewebemerkmalen jedoch weniger wichtig geworden. Ein dritter Faktor, der zur Steigerung der Erfolgsquoten beigetragen hat, ist die Entwicklung von Techniken zur Organkonservierung. Nach der Entnahme aus dem Körper des Spenders wird das Organ mit einer Sauerstoff-angereicherten Flüssigkeit gewaschen und gekühlt; dadurch läßt sich das Risiko einer Schädigung durch mangelnde Durchblutung verringern. Nach wie vor ist es jedoch wichtig, die Zeit, in der das Organ von einer normalen Durchblutung abgeschnitten ist, so kurz wie möglich zu halten. Bei Herz- und Lebertransplantationen werden die Organe in den meisten Fällen entnommen, wenn das Herz des Spenders noch schlägt, aber bereits der *Hirntod* bescheinigt wurde.

Alle organtransplantierten Patienten müssen lebenslang Immunsuppressiva einnehmen; diese Dämpfung der natürlichen Abwehrkräfte des Körpers erhöht das Infektionsrisiko, insbesondere durch Pilze (s. *Pilzinfektionen*) und *Protozoen-Parasiten.* Bei Patienten, die über einen längeren Zeitraum mit Immunsuppressiva behandelt werden, besteht auch ein höheres Risiko, an bestimmten Krebsarten, insbesondere *Lymphomen,* zu erkranken. (S.a. *Herztransplantation; Herz-Lungen-Transplantation; Lebertransplantation; Nierentransplantation*).

Transplantat-Wirt-Reaktion

Häufige Komplikation bei *Knochenmarktransplantationen.* Eine T.-W.-R. wird durch bestimmte Zellen, die sog. zytotoxischen *T-Lymphozyten,* im transplantierten Knochenmark ausgelöst, die das Gewebe des Empfängers angreifen. Die Lymphozyten bilden einen Teil des *Immunsystems* und erfüllen normalerweise eine nützliche Funktion, indem sie als fremd identifizierte Zellen angreifen. Im Falle einer Transplantation ist diese Aktivität jedoch schädlich.

Die T.-W.-R. kann bereits kurz nach der Organtransplantation, aber auch erst einige Monate später auftreten. Das erste Anzeichen der Krankheit ist meist ein Hautausschlag. In der Folge können Durchfall, Bauchschmerzen, Gelbsucht, Entzündungen der Augen und des Mundes sowie Atemlosigkeit auftreten. Die meisten Patienten genesen innerhalb eines Jahres, doch einige werden zunehmend schwächer und verlieren Körpergewicht; bei etwa einem Drittel führt die Krankheit zum Tode.

Die T.-W.-R. läßt sich durch die Gabe von *Immunsuppressiva* wie *Ciclosporin* (z.B. Sandimmun® +) an alle Transplantationsempfänger verhindern. Bestehende Erkrankungen werden mit *Kortikosteroiden* und anderen Immunsuppressiva behandelt. U.U. ist es möglich, eine T.-W.-R. durch Entfernung der zytotoxischen T-Lymphozyten aus dem Spendermark vor der Transplantation zu verhindern.

Transposition der großen Gefäße

Angeborener *Herzfehler,* bei dem die zwei größten Blutgefäße, durch die das Blut aus dem Herzen fließt – die Aorta und die Lungenarterie –, vertauscht sind. Das bedeutet, daß, sofern bei dem Neugeborenen nicht gleichzeitig ein Septumdefekt (ein Loch in der Herzscheidewand) besteht, durch das Blut fließen kann, die Körpergewebe nicht ausreichend mit sauerstoffreichem Blut versorgt werden. Eine T.d.g.G. liegt bei etwa 40 von 100 000 Neugeborenen vor.

SYMPTOME

In der Regel entwickelt sich eine *Zyanose* (Blaufärbung der Haut), und das Kind wird zunehmend kurzatmig; außerdem nimmt das Kind nur wenig Nahrung zu sich. Der Schweregrad der Symptome variiert je nach der Menge sauerstoffreichen Blutes, die durch die Öffnung in der Herzscheidewand fließt.

DIAGNOSE UND THERAPIE

Eine endgültige Diagnose kann erst aufgrund eines *Thorax-Röntgenbildes,* eines *EKGs,* einer *Echokardiographie* und einer *Herzkatheterisierung* (Einführung eines Katheters in das Herz durch ein Blutgefäß) gestellt werden.

Der Herzkatheter läßt sich gleichzeitig dazu einsetzen, eine Öffnung in der Herzscheidewand herzustellen. Alternativ dazu kann eine Notoperation durchgeführt werden, um eine solche Öffnung zu schaffen oder ein bestehendes Loch zu erweitern. Durch diese Verfahren wird erreicht, daß genügend sauerstoffreiches Blut in die Körpergewebe gelangt und das Kind am Leben bleibt. Später wird dann in einer rekonstruktiven *offenen Herzoperation* ein nahezu normaler Blutkreislauf hergestellt.

Transsexualismus

Seltene Störung, gekennzeichnet durch eine anhaltende Ablehnung der eigenen physischen Geschlechtszugehörigkeit und den Wunsch, als Angehörige/r des anderen Geschlechts zu leben. Der T. entwickelt sich meist im frühen Erwachsenenalter und tritt bei Männern sehr viel häufiger auf als bei Frauen. Gleichzeitig mit dieser Erscheinung kann ein gestörtes Eltern-Kind-Verhältnis vorliegen; oft geht eine Phase voraus, in der die Betroffenen Kleider des anderen Geschlechts tragen (s. *Transvesti(ti)smus*).

T. kann u.a. *mit Persönlichkeitsstörungen, Alkoholabhängigkeit, Drogenabhängigkeit, Angst, Depressionen* und Problemen am Arbeitsplatz einhergehen. Bei vielen Transsexuellen ist der Geschlechtstrieb relativ schwach ausgeprägt. Manche Transsexuelle sind mit gleichgeschlechtlichen Partnern sexuell aktiv.

T. ist nicht zu verwechseln mit dem Wahn (der vernünftigen Argumenten nicht zugänglichen falschen Überzeugung), dem anderen Geschlecht anzugehören, die gelegentlich bei Schizophrenen (s. *Schizophrenie*) vorkommt und mit organischer *Intersexualität* (bei der angeborene Anomalien der Geschlechtsorgane vorliegen).

Häufig unterziehen sich Transsexuelle einer Hormonbehandlung oder operativen Eingriffen zum Zwecke einer *Geschlechtsumwandlung*. Vor einer solchen Behandlung muß eine sorgfältige psychiatrische Begutachtung und eine körperliche Untersuchung stattfinden.

Transsudat

s. *Erguß*

Transvesti(ti)smus

Anhaltendes Bedürfnis eines Mannes, Frauenkleider zu tragen. T. beginnt meist in der Kindheit mit heimlicher Masturbation, bei der der Junge Unterwäsche einer weiblichen Verwandten trägt. T. ist nicht mit Travestie zu verwechseln, bei der die Komponente der sexuellen Erregung fehlt.

Die Erscheinungsformen des T. reichen vom gelegentlichen Tragen weiblicher Unterwäsche bis zum ständigen Tragen von Frauenkleidern in der Öffentlichkeit und einer ausgeprägten Zugehörigkeit zur Transvestiten-Subkultur. Bei manchen Männern wirkt das Tragen von Frauenkleidern angstlösend; andere werden dadurch sexuell erregt. Gelegentlich entwickelt sich aus T. *Transsexualismus*.

Transvestiten nehmen nur selten eine medizinische oder psychiatrische Behandlung in Anspruch. Die meisten Transvestiten sind heterosexuell und haben eine sexuelle Beziehung zu einer Partnerin, die von dem Tragen von Frauenkleidern weiß und es als besonderes Bedürfnis akzeptieren kann. Eine Krise kann jedoch dann eintreten, wenn Partner oder Familienangehörige von einem geheimgehaltenen T. erfahren. Eine psychiatrische Intervention zielt in solchen Fällen darauf ab, Partnern und Familienangehörigen verständlich zu machen, daß Transvestiten keine Gefahr darstellen und ihr Verhalten nicht rechtswidrig ist.

Tranylcypromin

(z.B. *Parnate*® +)

Monoaminoxidase-Hemmer; *Antidepressivum*, das hauptsächlich für Patienten mit schweren Depressionen verwendet wird.

Trapezius

Kapuzen*muskel*; als oberflächlichster, paariger Rückenmuskel verbindet der rautenförmige T. den Schultergürtel (die Gräte des *Schulterblatts* und das äußere Drittel des Schlüsselbeins) mit den Dornfortsätzen der Hals-Brust-Wirbel und dem Hinterhauptsbein. Sein Ursprungsareal im Hals-Brust-Wirbelbereich bildet einen rautenförmigen Sehnenspiegel (Aponeurose).

Der Trapeziusmuskel ist an den Armbewegungen beteiligt; wenn ein Arm erhoben wird, dann zieht sich der Trapezius an dieser Seite zusammen und bewirkt so, daß das Schulterblatt eine Drehbewegung ausführt.

LAGE DES TRAPEZIUSMUSKELS

Der Trapezius ist ein großer rautenförmiger Muskel im oberen Teil des Rückens. Er dient zum Stützen des Nackens und des Kopfes und ist auch am Heben und Rückwärtsführen der Arme beteiligt.

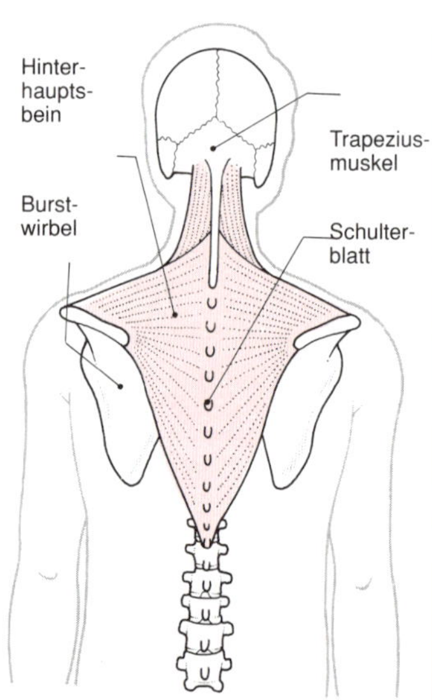

Trauerreaktion

Gefühlsreaktion auf den Tod eines geliebten Verwandten oder Freundes. Die Gefühle von trauernden Menschen variieren je nach dem persönlichen Reifegrad und der Art der emotionellen Probleme oder Konflikte, die vor dem Verlust vorhanden waren. Weiterhin spielen das Wesen und die Eigenschaft der Beziehungen der Trauernden mit den Verstorbenen eine Rolle und auch wie sie vor dem Tod zueinander standen. Jeder Mensch hat seine ganz persönliche Art, Kummer auszudrücken, aber es gibt anerkannte Phasen in der Trauerreaktion, die jeweils von einer bestimmten Haltung gekennzeichnet sind.

PHASEN DER TRAUERREAKTION

Empfindungsstörungen, Halluzinationen und die Weigerung, den Tod anzuerkennen, sind Schutzmechanismen dagegen, sich den Verlust und den damit verbundenen Schmerz einzugestehen und damit zu akzeptieren. Die Empfindungsstörungen sind stark ausgeprägt und helfen den Trauernden, die Vorkehrungen für das Begräbnis und die Familienzusammenkünfte zu erledigen. Diese Phase kann von drei Tagen bis zu drei Monaten dauern. Oft dringt die Realität des Todes zu diesem Zeitpunkt noch nicht vollständig ins Bewußtsein, und viele Menschen verhalten sich weiterhin so, als ob die Verstorbenen noch am Leben wären. Bei Trauernden, die erst vor kurzem einen Todesfall erlitten, treten außerdem oft Halluzinationen auf. Dies kann sich so äußern, als ob sie die Verstorbenen gesehen oder gehört hätten oder sich deren Gegenwart bewußt gewesen wären. Für manche Menschen kann dies ein Trost sein, andere empfinden es eher als beunruhigend.

Depressionen sind eine Reaktion auf einen Verlust. Sobald die Empfindungsstörungen nachgelassen haben und die Trauernden in der Lage sind, sich bewußt zu sein und zu spüren, daß der Verlust eingetreten ist, können sie von Gefühlen der Angst, des Zorns und der Verzweiflung überwältigt werden, und als Folge können depressive Erkrankungen auftreten (s. *Depression*). Erkrankungen des Gastrointestinaltrakts und *Geisteskrankheiten* können vorkommen, und es besteht das Risiko eines Selbstmordversuchs. Häufig steigt auch der Verbrauch an Alkohol, Tranquilizern und anderen Medikamenten; Schlaflosigkeit, Unpäßlichkeit und Agitiertheit entwickeln sich, und die Betroffenen brechen sehr schnell in Tränen aus.

Nach und nach, für gewöhnlich innerhalb von zwei Jahren, stellen sich die Trauernden auf den Verlust ein und beginnen, positive Pläne für die Zukunft zu entwickeln. Während dieses Prozesses können sich Zeiten des Schmerzes und der Verzweiflung mit Zeiten des Enthusiasmus und Interesses abwechseln; schließlich überwiegt für gewöhnlich eine positive Einstellung gegenüber der Verzweiflung. Die Forschung nimmt jedoch an, daß im Falle des Todes eines Ehepartners sich die Mortalität bei Menschen jeden Alters erhöht, obwohl es nur wenig übereinstimmende Informationen über die Überlebensdauer nach dem Partnertod gibt. Wie lange die Betroffenen überleben werden, kann auch davon abhängen, ob sie wieder andere Beziehungen eingehen können.

UNTERSTÜTZUNG UND BERATUNG

Die Familie und Freunde können oft die nötige Unterstützung geben, aber manchmal behindern auch andere Faktoren den Erholungsprozeß. U.U. muß Hilfe von außen, vielleicht durch einen Sozialarbeiter, einen Therapeuten, einen Geistlichen oder eine Selbsthilfegruppe, angeboten werden. Manche Menschen brauchen jedoch die Hilfe eines Psychiaters, wenn Depressionen, Apathie und Lethargie jegliche Chance auf Erholung verhindern. In diesen Fällen sollten die Familie und die Freunde die Betroffenen ermutigen, spezielle *Beratung* und eine *Psychotherapie* in Anspruch zu nehmen (s.a. *Totgeburt*).

Träufeln

Unwillkürliches Ablassen eines Sekrets, z.B. Speichel, Tränen (s. *Tränenträufeln*) oder Harn (s. *Harninkontinenz*).

T. von Speichel, auch Sabbern genannt, ist bei Säuglingen bis zum Alter von 12 Monaten normal. T. von Speichel bei Erwachsenen kann die Folge eines schlechtsitzenden Gebisses oder einer Fazialislähmung, von *Demenz* oder anderer schwerer Störungen des Nervensystems, am häufigsten der *Parkinson-Krankheit*, sein. Sabbern kann auch durch Schluckbeschwerden ausgelöst sein.

Trauma

Physische Verletzung oder ein schwerer seelischer Schock. Die seelische Störung, die als Folge eines physischen oder emotionalen Traumas auftritt, wird *posttraumatische Streßreaktion* genannt.

Traumanalyse

Deutung der Träume als Teil der *Psychoanalyse* oder *Psychotherapie*. Diese Methode wurde zuerst von Sigmund Freud entwickelt und basiert auf der Vorstellung, daß sich unterdrückte Gefühle und Gedanken in den Träumen, wenn auch in anderer Form, zeigen. Die Therapeuten machen sich ihr Wissen über die Persönlichkeit ihrer Patienten zunutze, wenn sie Symbole deuten wollen, befragen sie, welche Assoziationen sie bei den Träumen haben, und entschlüsseln so die Bedeutung des Traums.

Traumatologie

Lehre von den Auswirkungen, der Behandlung und Verhütung von Traumen (s. *Trauma*), oft auch als Unfallmedizin bezeichnet, weil sie sich besonders mit akuten Traumen beschäftigt, die häufig als Folge von Verkehrsunfällen, Unfällen am Arbeitsplatz oder im Haushalt, Schuß- und Stichverletzungen auftreten.

Bei einem lebensbedrohlichen Trauma gilt es vor allem, eine *Asphyxie* durch Freihalten der Atemwege zu verhindern, *Blutungen* zu stoppen, einen *Schock* zu behandeln und größere Brustwunden, welche das Herz oder die Lunge betreffen, zu versorgen. Bei Bauchverletzungen muß unter Umständen der Bauchraum für eine Untersuchung mittels einer *Laparotomie* geöffnet werden, im Fall von Kopfverletzungen muß evtl. eine *Trepanation* durchgeführt werden. Bei Mehrfachverletzungen ist eine koordinierte Therapie durch verschiedene Spezialisten erforderlich.

Sobald der Zustand der Patienten stabil ist, werden andere Verletzungen, wie Frakturen oder Oberflächenschnittverletzungen, behandelt (s.a. *Unfalltod*).

Träumen

Geistige Tätigkeit, die während des *Schlafs* stattfindet. Es gibt deutliche Hinweise darauf, daß sich Träume nur während der REM-Phasen des Schlafs, die vier- oder fünfmal für jeweils ungefähr 20 Minuten pro Nacht ablaufen, ereignen.

PHYSIOLOGIE

Zwar gehen die Meinungen über die genaue Funktion von Träumen immer noch auseinander, aber die physiologischen Aspekte von Träumen sind sehr gut bekannt. Mit einem *EEG* wird die elektrische Tätigkeit des Gehirns aufgezeichnet, und es ist somit möglich, die verschiedenen Schlafphasen hinsichtlich ihrer unterschiedlichen elektrischen Muster zu beschreiben. Verglichen mit den anderen Phasen ist die REM-Phase aktiv, als ob die Schlafenden wach, aber benommen wären. Es findet eine vermehrte Durchblutung statt, und die Temperatur des Gehirns steigt, der Herzschlag und der Blutdruck ändern sich plötzlich. Dies kann alles ein Anzeichen darauf sein, daß sich das Gehirn erholt und sich auf weitere Tätigkeiten vorbereitet.

Träumen kann als paralleler Vorgang angesehen werden, bei dem die geistigen Eindrücke, Gefühle und Vorstellungen, die während des Tages abgelaufen sind, sortiert werden. Der Inhalt der Träume spiegelt demnach ziemlich genau das wider, was jemanden während des Tages beschäftigt hat – wobei die Vorstellungen und Erinnerungen aufgrund eines fehlenden bewußten und wachen Geisteszustandes verdreht sind.

Menschen, die während der REM-Phasen geweckt werden, können sich besonders lebhaft an ihre Träume erinnern, aber Personen, die wie gewöhnlich nach Beendigung der normalen Traumtätigkeit aufwachen, erinnern sich vielleicht überhaupt nicht daran, daß sie geträumt haben.

BEDEUTUNG

Der REM-Schlaf nimmt bei Kleinkindern und nach einer Kopfverletzung einen viel größeren Raum ein als sonst. Dies deutet darauf hin, daß der REM-Schlaf eine wichtige Rolle bei der Stimulierung der Gehirntätigkeit spielt. Es ist noch sehr umstritten, ob Träume eine wichtige psychologische Rolle spielen. Früher glaubte man, daß es schwere seelische Störungen verursachen würde, wenn man Menschen andauernd während der REM-Phasen aus ihren Träumen risse, aber mittlerweile ist diese Ansicht nicht mehr allgemein anerkannt. Einige *Schlafmittel* unterdrücken den REM-Schlaf, ohne ersichtliche seelische Schäden zu verursachen.

Trazodon

(z.B. *Thombran*® +)

Antidepressivum mit stark sedierender Wirkung; es ist besonders nützlich bei der Therapie einer *Depression*, die von *Angst* oder *Insomnie* begleitet ist. Mögliche Nebenwirkungen sind Benommenheit, Verstopfung, ein trockener Mund, Schwindel und, selten, *Priapismus* (schmerzhafte, andauernde Erektion).

Trematoden

Wissenschaftlicher Name für *Egel*- oder *Schistosoma*-Arten (parasitäre Saugwürmer, die den Menschen befallen).

Tremor

Unwillkürliche, rhythmisch aufeinanderfolgende Bewegungen in den *Muskeln* eines Körperteils, am häufigsten in den Händen, Füßen, im Kiefer, in der Zunge oder dem Kopf. T. ist die Ursache schnell aufeinanderfolgenden Anspannens und Entspannens der Muskeln.

Fast jeder Mensch erfährt gelegentlich T., für gewöhnlich bei starken Emotionen, als Folge eines erhöhten *Adrenalin*ausstoßes.

Ein leichter, andauernder Tremor tritt bei älteren Menschen häufig auf, ohne daß er krankheitsbedingt ist. Eine andere Art eines nicht krankheitsbedingten, andauerndern T.s ist der essentielle Tremor. Dabei handelt es sich um einen schwachen bis mäßigen, erblich bedingten Tremor (mit sechs bis zehn Bewegungen pro Sekunde), der zeitweilig mit geringen Alkoholmengen oder *Betablockern* unterbunden werden kann. Beide Tremorarten steigern sich, wenn der betroffene Körperteil bewegt wird.

Einige Tremorarten weisen auf eine Grunderkrankung hin. Ein heftiger Tremor (vier bis fünf Muskelbewegungen pro Sekunde), der in Ruhestellung auftritt, aber bei Bewegung vermindert ist, deutet häufig auf die *Parkinson-Krankheit* hin. Ein Intentionstremor (Tremor, der sich bei Bewegung des betroffenen Teils verstärkt) ist Zeichen einer *zerebellaren Ataxie*. T. kann auch bei Krankheiten wie *Multipler Sklerose, Wilson-Syndrom, Quecksilbervergiftung, Thyreotoxikose* und hepatischem Hirnschaden auftreten.

Die Einnahme von Arzneimitteln wie z.B. *Amphetamine, Antidepressiva, Neuroleptika* sowie von Substanzen wie *Lithium* und *Koffein* kann ebenfalls Auslöser für T. sein. Tremor zählt auch zu den Entzugserscheinungen bestimmter Suchtmittel, einschließlich *Alkohol*. Der sog. Morgentremor kann ein Anzeichen einer Alkoholabhängigkeit sein.

Trench foot

s. *Immersions-Kälte-Nässe-Schaden*

Trennungsangst

Beängstigendes Gefühl, das ein kleines Kind empfindet, wenn es von seinen Eltern oder seinem Zuhause getrennt wird. Trennungsangst ist bei einem Kleinkind eine normale Verhaltensweise, die bis zum Alter von zwei Jahren stärker wird, jedoch im Alter von drei oder vier Jahren häufig fast verschwunden ist. Wenn ein Kind von einer Trennung bedroht ist, reagiert es für gewöhnlich mit Weinen, hängt sich, je nachdem, an Vater oder Mutter und will unbedingt liebkost werden. Diese Verhaltensweise ist typisch für die *seelische Bindung,* die für die gesunde seelische Entwicklung eines Kindes von größter Bedeutung ist.

Krankhafte T. ist eine Störung in der Kindheit, bei der die Reaktion auf eine Trennung stärker ist, als in Anbetracht der Entwicklungsstufe des Kindes zu erwarten wäre. Die Angst kann sich in Form von Kopfschmerzen, Übelkeit, Zahnschmerzen, Schwindel oder Schlafstörungen äußern. Die Trennung kann zur Folge haben, daß das Kind befürchtet, nie wieder mit den Eltern zusammenleben zu können oder daß sie getötet werden. Einige Kinder weigern sich, Freunde zu besuchen oder in die Schule zu gehen. Krankhafte Trennungsangst kann Merkmal einer *Depression* sein.

Trepanation

Eröffnung des Schädels mit einem Trepan (s. *Trephine*), um einen Zugang für Operationen im Schädelinneren zu erhalten oder eine Entlastung bei erhöhtem Hirndruck zu erreichen. (S.a. *Kraniotomie*)

Trephine

Auch als Trepan bezeichnetes hohles, zylinderförmiges Instrument mit einem sägezahnartigen Rand, das für das Ausschneiden eines runden Loches, für gewöhnlich in einem Knochen, verwendet wird. Am häufigsten wird eine Trephine dazu verwendet, Löcher zwecks Entnahme eines Knochenstücks vor einer Hirnoperation in den Schädel zu bohren.

Eine Perforation des Schädels zur Verminderung übermäßigen Hirndrucks (sog. Entlastungstrepanation) wird als chirurgisches Verfahren erst in jüngster Zeit angewendet (s. *Trepanation*). Im Altertum wurden schon Trephinen für Schädel verwendet (wie Paläontologen an Schädelfunden zeigen konnten), aber der Grund dafür ist unbekannt; höchstwahrscheinlich haben Medizinmänner sie verwendet, um leichter böse Geister aus dem Schädel vertreiben zu können.

Tretinoin

(z.B. *Epi Aberel*® +)

Arzneimittel, das chemisch mit dem *Vitamin A* verwandt ist und auf die Haut für die Therapie von *Akne* und bestimmten Hauterkrankungen (wie *Ichthyosis*, die durch Abschuppung und Verhornung gekennzeichnet ist), aufgetragen wird. Zur Zeit wird auch untersucht, ob T. auch zur Therapie der altersbedingten Faltenbildung der Haut, besonders bei Personen, die starkem Sonnenlicht ausgesetzt waren, eingesetzt werden kann.

T. kann in den ersten paar Wochen einer Therapie eine Akne verschlimmern, aber für gewöhnlich bessert sich der Zustand innerhalb von drei bis vier Monaten. Bei einigen Menschen hat T. Reizung und Schälen der Haut zur Folge. Wird T. bei übermäßiger Bestrahlung mit Sonnenlicht aufgetragen, kann dies vorhandene Reizungen verschlimmern und einen *Sonnenbrand* verursachen.

Triamcinolon

(z.B. *Volon*® +)

Kortikosteroid, das zur Therapie von Entzündungen des Mundes, des Zahnfleisches, der Haut und der Gelenke verwendet wird. Triamcinolon wird auch bei der Therapie von *Asthma* und bestimmten Blutkrankheiten, wie *Thrombo-(zyto)penie* und *Leukämie,* eingesetzt.

Triamteren

(z.B. *Jatropur*® +)

Kaliumschonendes *Diuretikum*. Triamteren wird mit Thiazid oder Schleifendiuretika zur Therapie von *Hypertonie* (Bluthochdruck) und *Ödemen* (Flüssigkeitsansammlung im Gewebe) eingesetzt. Mögliche unerwünschte Nebenwirkungen sind Übelkeit, Erbrechen, Schwäche und Ausschlag.

Triazolam

(z.B. *Halcion*® +)

Benzodiazepin, das für eine kurzzeitige Therapie von *Insomnie* verwendet wird.

Tribadie

s. *lesbische Liebe*

Triceps

s. *Trizeps*

Trichiasis oculi

Änderung der Wachstumsrichtung der Augenwimpern: Sie wachsen nach innen hin zum Augapfel. Als Folge dieser abnormen Einwärtskehrung reiben die Wimpern gegen das Auge und verursachen starke Beschwerden und manchmal einen *Hornhaut*schaden. Trichiasis oculi kann die Folge einer Entzündung und Vernarbung bei einem *Trachom* sein. Starke Vernarbung kann ein *Entropium* (Einstülpung des Lidrandes) verursachen.

Bei einer behelfsmäßigen Therapie werden die lästigen Wimpern beseitigt; sie wachsen jedoch wieder nach und können erneut Schmerzen und Schäden verursachen. Für eine dauerhafte Therapie kann man mit einer *Elektrolyse* die Wachstumsfollikel der betreffenden Augenwimpern zerstören oder den Lidrand mit einem kleineren chirurgischen Eingriff korrigieren.

Trichinose

Befall mit den Larven eines winzigen Wurms, *TRICHINELLA SPIRALIS*, für gewöhnlich als Folge des Verzehrs von ungenügend erhitztem Schweinefleisch oder Schweinefleischprodukten, wie Schinken oder Würste.

URSACHEN UND VORKOMMEN

Wurmlarven sind als Zysten in den Muskeln befallener Tiere, wie Schweine, Hunde und Ratten, vorhanden. Ein Befall des Menschen beschränkt sich hauptsächlich auf die schweinefleischessenden Populationen auf der ganzen Welt. In Deutschland kommt er jedoch nur sehr selten vor.

Wenn Personen rohes oder ungenügend erhitztes Fleisch eines befallenen Tieres essen, werden die Larven aus den Zysten freigesetzt und entwickeln sich im Darm der betreffenden Personen zu geschlechtsreifen Trichinen. Die geschlechtsreifen Würmer geben neue Larven ab, die im Blutstrom durch den ganzen Körper hin zu den verschiedenen Organen und Geweben, einschließlich zum Herz und Gehirn und den Muskeln, wandern, wo sie dann Zysten bilden.

Die wichtigste Vorbeugemaßnahme ist sorgfältiges Kochen von Schweinefleisch und von allen Schweinefleischprodukten. Einfrieren bei einer Temperatur von unter -18°C für 24 Stunden tötet die Larven ebenfalls ab.

SYMPTOME UND KOMPLIKATIONEN

Bei Befall mit nur wenigen Würmern treten gewöhnlich keine Symptome auf. Ein starker Befall kann innerhalb von ein oder zwei Tagen nach dem Verzehr befallenen Fleisches Diarrhoe und Erbrechen zur Folge haben, anschließend bilden sich ca. eine Woche danach, wenn neue Larven durch den Körper wandern, weitere Symptome wie Fieber, Anschwellen des Bereichs um die Augenlider und starke Muskelschmerzen, die mehrere Wochen andauern können, aus. Bei den meisten Menschen klingen die Zeichen ab und verschwinden nach und nach. Sehr selten kommt es vor, daß infizierte Personen schwer erkranken und schließlich daran sterben.

DIAGNOSE UND THERAPIE

Bei einer ärztlichen Untersuchung kann sich aufgrund der Symptomatologie der Verdacht auf eine Trichinose herausstellen. Die Diagnose wird durch einen *Bluttest,* bei dem Antikörper gegen die Larven entdeckt werden, oder durch eine Muskel*biopsie* (Entnahme einer Gewebsprobe für eine mikroskopische Analyse), welche die Larven selbst zeigt, bestätigt.

Die Krankheit wird mit *Anthelmintika* (für gewöhnlich *Thiabendazol*), die geschlechtsreife Larven im Darm abtöten und Larven in den Geweben angreifen, behandelt. *Kortikosteroide* werden zur

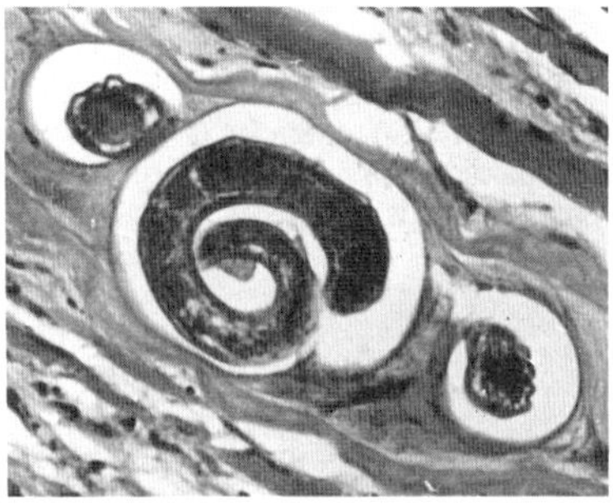

Biopsieprobe einer Trichinose
Diese Mikrophotographie der Muskelprobe eines Betroffenen zeigt eine Zyste, die von einer *TRICHINELLA-SPIRALIS*-Larve gebildet wurde.

Verringerung von Entzündungen verabreicht. Diese Therapie führt für gewöhnlich innerhalb von ein paar Tagen oder Wochen zur Genesung.

Trichomon(i)asis

Infektion, die durch das Protozoon (einzelliger Mikroorganismus) *TRICHOMONAS VAGINALIS* verursacht wurde. Trichomon(i)asis ist eine verbreitete Ursache für eine *Scheidenentzündung* bei Frauen. In den meisten Fällen wird diese Krankheit durch Geschlechtsverkehr übertragen, gelegentlich kann es auch zu einer indirekten Infektion, z.B. durch ein infiziertes Handtuch, kommen. Bei Männern, bei denen, für gewöhnlich ohne Symptome, die Harnröhre infiziert wird, kommt eine T. laut Statistik seltener vor. Gelegentlich wird eine T. von einer Frau während der Geburt auf das Baby übertragen.

T. allein ist keine schwere Erkrankung und kann in Verbindung mit anderen Geschlechtskrankheiten auftreten.

SYMPTOME UND ANZEICHEN

Bei Frauen kann sich der verursachende Organismus jahrelang in der Vagina einnisten, ohne irgendwelche erkennbaren Symptome auszubilden. Falls es zu Symptomen kommt, äußern sie sich in einer schmerzhaften Entzündung der Vagina und Vulva und einem starken, gelben, schaumigen, übelriechenden Ausfluß. Geschlechtsverkehr kann schmerzhaft sein. Männer haben für gewöhnlich keine Symptome, aber einige haben Beschwerden in der Harnröhre und weisen Anzeichen einer *unspezifischen Urethritis* auf.

DIAGNOSE UND THERAPIE

Die Diagnose erfolgt nach einer Laboruntersuchung einer Probe des Scheidenausflusses oder eines Abstrichs aus der Harnröhre. Bei Männern ist eine Diagnose für gewöhnlich schwierig. Eine Therapie mit *Metronidazol* (z.B. Arilin® +) behebt für gewöhnlich die Erkrankung. Infizierte Personen sollten sagen, mit wem sie Geschlechtsverkehr haben, und die Geschlechtspartner sollten zur Verhinderung einer erneuten Infektion mit untersucht und behandelt werden.

Trichotillomanie

Gewohnheit, sich ständig die Haare auszupfen. T. kann mit einer schweren *geistigen Behinderung* oder einer psychotischen Erkrankung, wie *Schizophrenie,* verbunden sein. Sie kann auch bei seelisch gestörten Kindern als äußeres Anzeichen für Angst und Frustration auftreten.

Die Betroffenen reißen, drehen und rupfen charakteristischerweise Haarbüschel aus der Kopfhaut, auf der dann kahle Flecken entstehen; gelegentlich werden auch Schamhaare ausgerissen. Kinder essen manchmal die ausgerissenen Haare; als Folge kann sich ein Haarknäuel (sog. Trichobezoar; s. *Bezoar*) im Magen bilden.

Eine Therapie hängt von der Ursache ab und kann in einer *Psychotherapie* oder der Verabreichung von *Neuroleptika* bestehen.

Trichuriasis

s. *Peitschenwurm-Befall*

Trifluoperazin

(z.B. *Jatroneural*® +)

Neuroleptikum, das hauptsächlich für die Therapie von *Schizophrenie* eingesetzt wird.

Trigeminus

Der paarige Drillingsnerv, V. *Hirnnerv,* geht aus dem *Hirnstamm* an der Grenze von Brücke und mittlerem Kleinhirnstiel hervor und tritt an der Spitze (in einer Duratasche) in die mittlere Schädelgrube. Hier liegt er als Ganglion trigeminale (Gasseri), von dem die drei Stammnerven des T. abgehen: Nervus ophthalmicus (V_1), maxillaris (V_2) und mandibularis (V_3). Diese führen sensible Fasern für die drei Gesichtsetagen (Stirn – Mittelgesicht – Unterkiefer) inklusive Nasen- und Mundhöhle (Zahnapparat) sowie motorische Fasern für die Kaumuskulatur und die Drüsen von Augen-, Nasen- und Mundhöhle (s. Abb. S. 1054).

Wenn eine Region, die von einem Trigeminusast innerviert wird, beschädigt wird oder erkrankt, kann dies *übertragene Schmerzen* in einer anderen Region, die von einem anderen Ast innerviert wird, zur Folge haben. So kann z.B. eine Sinusitis (Infektion der Nebenhöhlen) Zahnschmerzen verursachen.

T

VERSORGUNGSGEBIET DES TRIGEMINUS

Der Trigeminus gabelt sich in drei Hauptäste. Der Nervus ophthalmicus innerviert den größten Teil der Kopfhaut, das obere Augenlid, die Tränendrüsen und die Hornhaut; der Nervus maxillaris innerviert den Oberkiefer (Zahnapparat), und der Nervus mandibularis die Zunge, den Unterkiefer (Zahnapparat) und die Kaumuskeln.

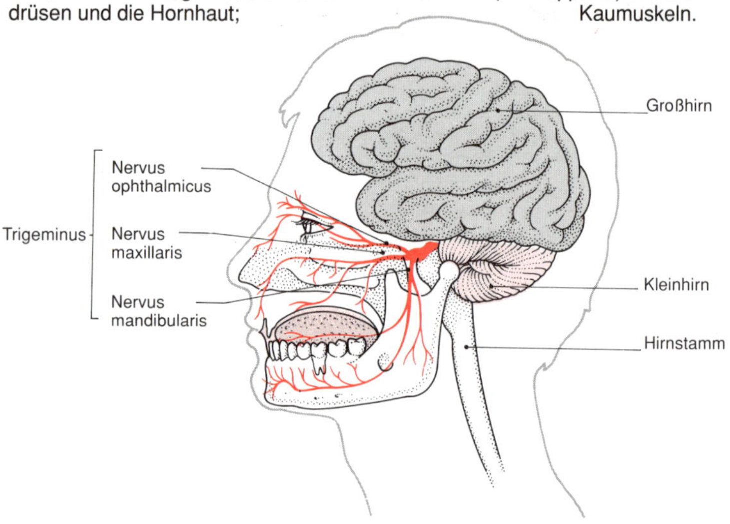

Trigeminusneuralgie

Erkrankung des Trigeminus (V. *Hirnnerv*), bei der Anfälle starker, stechender Schmerzen in der Wange, den Lippen, dem Zahnfleisch oder dem Kinn in einer Gesichtshälfte auftreten. Die Schmerzen treten nur sehr kurze Zeit (ein paar Sekunden oder Minuten lang) auf, sind aber oft so intensiv, daß die Betroffenen während eines Anfalls unfähig sind, irgend etwas zu tun. Die Schmerzen bewirken oft Zuckungen und werden deshalb allgemein Tic douloureux genannt (wörtlich: "schmerzhafte Zuckung").

Eine T. tritt für gewöhnlich erst ab dem 51. Lebensjahr auf. Wenn jüngere Menschen davon betroffen sind, kann sie mit *Multipler Sklerose* in Zusammenhang stehen. Anfälle treten schubweise auf und können jeweils für ein paar Wochen andauern. Schmerzfreie Intervalle zwischen den Anfällen werden mit der Zeit eher kürzer.

Die Ursache einer T. ist nicht geklärt. Schmerzen gehen immer von einem Auslösepunkt im Gesicht aus und können durch Berühren des Gesichts, Waschen, Rasieren, Essen, Trinken und sogar durch Sprechen verursacht werden.

Eine Therapie ist schwierig. *Carbamazepin* (z.B. Tegretal ® +) unterdrückt bei den meisten Patienten die Schmerzen, aber einige Personen entwickeln eine Resistenz gegen das Medikament oder können die entsprechende Dosis, die zur Beseitigung der Schmerzen ausreicht, nicht vertragen. Wenn eine medikamentöse Therapie fehlschlägt, können verschiedene chirurgische Eingriffe angewandt werden.

Trikuspidal(klappen)insuffizienz

Mangelhaftes Schließen der Trikuspidalklappe des *Herzens*, so daß Blut während der Kontraktionen der rechten Herzkammer zurück in den rechten Vorhof fließen kann. Dadurch wird die Pumpleistung des Herzens vermindert.

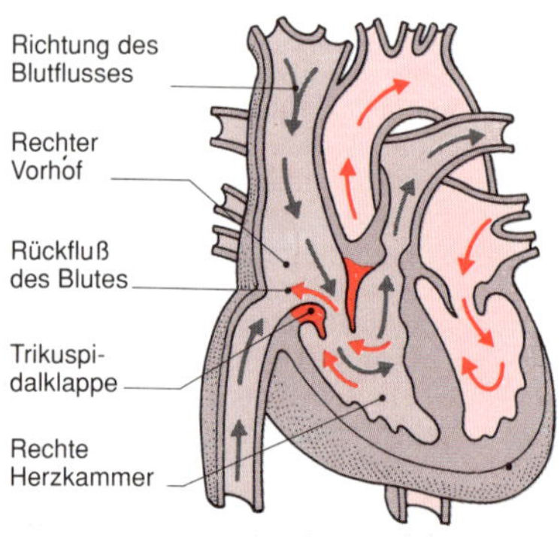

Defekt bei einer Trikuspidalinsuffizienz
Die Trikuspidalklappe liegt zwischen dem Atrium und dem Ventrikel in der rechten Hälfte des Herzens. Insuffizienz bedeutet, daß bei der Kontraktion des rechten Ventrikels etwas Blut zurück in das rechte Atrium fließt.

URSACHEN UND AUFTRETEN

Eine T. ist für gewöhnlich die Folge einer vermehrten Belastung der rechten Herzhälfte aufgrund eines *Lungenhochdrucks* (Hochdruck in den Gefäßen, die das Blut in die Lungen transportieren). Dadurch dehnt sich die rechte Herzkammer, und die Öffnung, in der sich die Trikuspidalklappe befindet, wird erweitert. In seltenen Fällen tritt eine T. als Folge eines *rheumatischen Fiebers* auf. Sie kann auch durch eine bakterielle Infektion des Herzens bei Drogenabhängigen, die intravenös spritzen, verursacht werden. In beiden Fällen kann die T. von anderen Herzklappenstörungen begleitet sein.

SYMPTOME

Die T. ruft Symptome einer *Herzinsuffizienz* auf der rechten Seite hervor, vor allem *Ödeme* (Flüssigkeitsansammlung und Anschwellen) in den Fußgelenken und im Bauch. Die Leber ist mit Blut überfüllt, geschwollen und empfindlich. Die Halsvenen sind erweitert.

DIAGNOSE UND THERAPIE

Die Störung wird anhand der Symptome der Patienten, eines charakteristischen *Herzgeräuschs*, das mit dem Stethoskop abgehört wird, diagnostiziert sowie anhand von Tests, die je nach Bedarf ein *EKG*, ein *Thorax-Röntgenbild*, eine *Echokardiographie* und eine *Herzkatheterisierung* umfassen können.

Eine Therapie der Herzinsuffizienz mit *Diuretika* und *ACE-Hemmern* beseitigt oft die Symptome. Falls die Symptome andauern, kann eine *Herzklappen*plastik zur Wiederherstellung oder zum Ersatz einer schlecht funktionierenden Klappe durchgeführt werden.

Trikuspidal(klappen)stenose

Verengung der Öffnung der Trikuspidalklappe im *Herzen* (zwischen rechtem Vorhof und rechter Herzkammer). Die T. ist eine ungewöhnliche Form einer Herzklappenstörung. Für gewöhnlich tritt sie nur bei Personen auf, die vorher an *rheumatischem Fieber* erkrankt sind. Eine T. kann auch bei Drogenabhängigen, die intravenös spritzen, als Folge einer bakteriellen Infektion des Herzens auftreten.

Für gewöhnlich ist eine T. noch von anderen Formen von Herzklappenstörungen, wie z.B. einer *Mitral(klappen)-stenose,* begleitet.

Der rechte Vorhof muß seine Pumpleistung durch die verengte Klappe erhöhen, was eine Vergrößerung der Klappe zur Folge hat. Die Symptome sind fast die gleichen wie bei einer *Trikuspidalinsuffizienz,* und die Diagnose erfolgt nach den gleichen Methoden.

Eine medikamentöse Therapie erfolgt mit *Diuretika* zur Verringerung von *Öde-*

T

men (Flüssigkeitsansammlung in den Geweben); manchmal wird ein *Digitalisglykosid* verabreicht, um die Stärke der Kontraktionen des Herzens zu erhöhen. Wenn die Symptome andauern, kann eine *Herzklappenplastik* zur Wiederherstellung oder zum Ersatz der defekten Klappe durchgeführt werden.

Trimethoprim

(z.B. *Uretrim*® +)

Antibakterielles Medikament gegen eine große Bandbreite von Infektionen. Bei *Harnwegsinfektionen, Prostatitis* und *Bronchitis* wird Trimethoprim alleine eingesetzt. Das Arzneimittel *Co-trimoxazol* ist eine Kombination aus Trimethoprim und einem anderen antibakteriellen Medikament, Sulfamethoxazol (Bactrim ® +).

Mögliche Nebenwirkungen von Trimethoprim sind Ausschlag, Juckreiz, Übelkeit, Erbrechen, Diarrhoe und eine wunde Zunge.

Trimipramin

(z.B. *Stangyl* ® +)

Trizyklisches *Antidepressivum.* Trimipramin hat eine stark sedierende Wirkung und wird zur Therapie von *Depression*, verbunden mit *Angst* oder *Insomnie,* verwendet. Mögliche Nebenwirkungen sind ein trockener Mund, beeinträchtigtes Sehvermögen, Schwindel, Verstopfung und Übelkeit.

Tripelvakzine

s. *Dreifachimpfung*

Tripper

s. *Gonorrhoe*

Triprolidin

(z.B. *Actifed* ®)

Antihistaminikum gegen Allergien, wie eine *Rhinitis allergica* (Heuschnupfen) und *Urtikaria* (Nesselausschlag). T. ist auch ein häufiger Bestandteil von *Hustenmitteln* und Medikamenten gegen Erkältung (s. *Erkältungsmittel*). Gelegentlich wird es entweder vorbeugend oder als Therapie gegen allergische Reaktionen auf *Bluttransfusionen* oder bestimmte Nahrungsmittel verabreicht.

Mögliche unerwünschte Nebenwirkungen sind trockener Mund, Schwindel, Schwierigkeiten beim Harnlassen, und, bei Kindern, *Hyperaktivität.*

Trismus

Tonischer Krampf der Kaumuskulatur (sog. Spasmus masticatorius) mit Kieferklemme.

T. kann eine Begleiterscheinung von *Tetanus, Tonsillitis, Angina, Mumps, Gingivitis ulcerosa,* einem Abszeß um einen hinteren Zahn (s. *Zahnabszeß*), Krebs im Nasenrachenraum (s. *Nasopharyngealkrebs*) oder der *Parkinson-Krankheit* sein. Gelegentlich ist T. psychisch bedingt; z.B. entsteht er manchmal bei *Anorexia nervosa.*

Bei einer T.-Therapie muß die Grunderkrankung behandelt werden.

Trisomie

Vorhandensein eines überzähligen Chromosoms in den menschlichen Zellen, so daß statt der üblichen zwei *Chromosomen* bei einem der 23 Chromosomenpaare, die in der Genforschung durchnumeriert sind, ein zusätzliches drittes Chromosom vorhanden ist. Die Folgen reichen vom Tod und der Fehlgeburt des betroffenen Embryos bis hin zu einer Reihe körperlicher Anomalien und geistigen Behinderungen bei einem lebendgeborenen Kind.

URSACHEN UND AUFTRETEN

Eine T. kann die Folge eines Fehlers bei der Reifeteilung der Keimzellen sein, wobei als Folge in der Ei- oder Samenzelle ein drittes Chromosom auftreten kann. Wenn ein betroffenes Ei oder ein betroffener Samen an der Befruchtung teilnimmt, trägt der daraus entstehende Embryo ebenfalls ein zusätzliches Chromosom, das die Krankheitssyndrome der T. bedingt. Die meisten T.formen treten bei erhöhtem Alter der Mutter oder auch eventuell des Vaters auf.

Die häufigste T.form bei lebendgeborenen Säuglingen ist die T. 21, auch als *Down-Syndrom* bekannt (früher Mongolismus genannt), bei der das Chromosom Nummer 21 dreimal vorkommt. Die T. 18 (Edward-Syndrom) und T. 13 (Patau-Syndrom) sind viel seltener. T. 8 und T. 22 kommen äußerst selten vor. Partielle T.n, bei denen nur ein Teil eines Chromosoms dreifach vorkommt, sind auch entdeckt worden.

SYMPTOME

Sämtliche vollständigen T.n haben mehrfache Anomalien zur Folge, wie Mißbildungen des Skeletts und Herzfehler, Gesichtsanomalien und geistige Behinderungen. Babys mit vollständiger T., abgesehen vom Down-Syndrom, sterben schon früh im Säuglingsalter. Eine partielle T. wirkt sich verschieden aus, je nach Anteil des überzähligen Chromosomenmaterials.

DIAGNOSE UND THERAPIE

T.n werden durch eine *Chromosomenanalyse* der Zellen diagnostiziert. Es gibt keine spezielle Therapie für diese Störungen. Eltern eines betroffenen Babys sollten zu einer *genetischen Beratung*

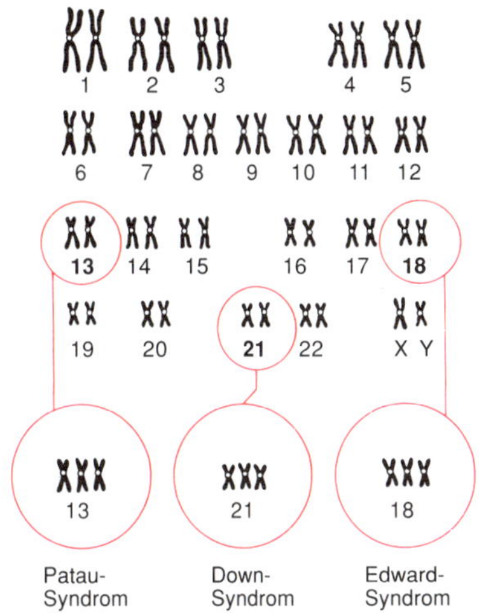

Trisomieformen
Bei sämtlichen Trisomien hat ein Kind drei statt der üblichen zwei Chromosomen einer bestimmten Nummer. Das Down-Syndrom ist die weitaus häufigste Trisomie.

gehen, damit sie abschätzen können, inwieweit ein Risiko für ein zukünftiges Kind besteht, auch davon betroffen zu werden. Bei Verdacht auf eine Risikoschwangerschaft kann während der Schwangerenbetreuung eine Diagnose erfolgen mittels einer *Amniozentese* und Chromosomenanalyse der Zellen.

Trisomie 21

Reihe von Anomalien, wenn ein Kind dreimal das Chromosom Nummer 21 trägt, statt, wie normal, zweimal. Die T. 21 ist eher als *Down-Syndrom* bekannt.

Trizeps

Dreiköpfiger *Muskel* mit gemeinsamem Sehnenansatz. Gewöhnlich ist mit der Kurzbezeichnung der Musculus triceps brachii gemeint, dessen langer Kopf an einem Höcker unter der Gelenkfläche des Schulterblatts, der mittlere und seitliche an der Hinterfläche des Oberarmbeins entspringen (Abb.S.1056). Die drei Köpfe setzen mit einer gemeinsamen *Sehne* am Hakenforsatz (Olecranon) der Elle an. Zwischen den beiden Ursprüngen von seitlichem und mittlerem Kopf liegt in einer Knochenrinne der Nervus *radialis*, der bei Oberarmbrüchen gefährdet ist. Der T. streckt den Arm im Ellenbogengelenk. An der Wade faßt man den Zwillingswadenmuskel (Gastrocnemius) und den Schollenmuskel (Soleus) als Musculus triceps surae zusammen.

Trochlearis

IV. *Hirnnerv*; entspringt als einziger hinten aus dem Mittelhirn, zieht um den

LAGE DES TRIZEPS
Dieser Muskel auf der Rückseite des Oberarms streckt im Ellbogengelenk und wirkt damit u.a. dem Bizeps entgegen, der sich auf der Oberarmvorderseite befindet.

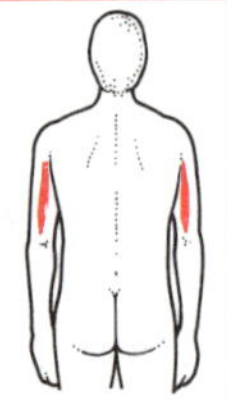

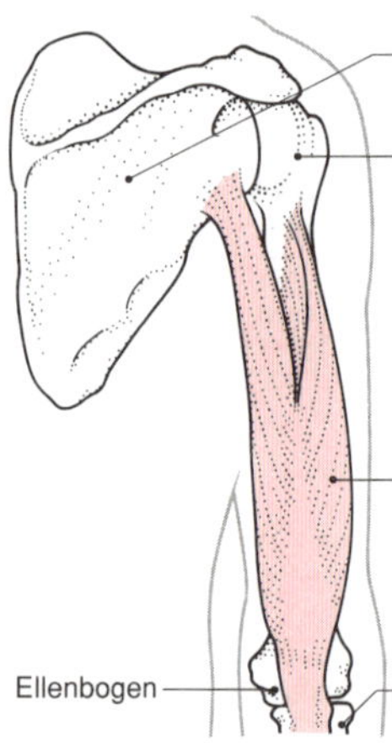

Hirnstamm nach vorne, in der Seitenwand des *Sinus cavernosus* zur oberen Augenspalte und durch diese in die Augenhöhle, wo er den schrägen oberen Augenmuskel (Musculus obliquus superior) innerviert. Bei Kontraktion dieses Muskels rollt das Auge nach unten und auswärts (s. Abbildung).

Bei Schädigung des Trochlearis (z.B. infolge einer Schädelfraktur) kann es zum *Doppelsehen* kommen.

Trockene Alveole

Infektion des Zahnfachs (Alveole), aus dem ein Zahn gezogen wurde, verbunden mit Schmerzen, Mundgeruch und unangenehmem Geschmack im Mund. Eine t. A. stellt eine Komplikation bei etwa vier Prozent aller Zahnextraktionen dar. Sie tritt am häufigsten dann auf, wenn sich nach einer schwierigen Extraktion, z.B. nach Entfernung eines impaktierten Weisheitszahns (s. *impaktierte Zähne*), in der Zahntasche kein Blutgerinnsel als Pfropf bildet. Die Infektion kann sich auch nach einer unproblematischen Extraktion entwickeln, wenn sich das Blutgerinnsel verschiebt (z.B. nach zu kräftigem Ausspülen des Mundes). In einigen Fällen kann sich das Blutgerinnsel selbst entzünden, oder es lag unter Umständen schon vor der Extraktion eine Infektion vor. Das entzündete Zahnfach sieht trocken aus, und freiliegende Knochensubstanz, in manchen Fällen tot und zerplittert, ist häufig gut sichtbar.

THERAPIE

Eventuell vorhandene Zahnfragmente werden vorsichtig ausgespült. Dann wird das Zahnfach mit einer beruhigenden, entzündungshemmenden Salbe, einer Mischung aus Zinkoxid und Eugenol (Nelkenöl), bestrichen. In der Regel geht die Entzündung innerhalb weniger Tage zurück. Antibiotika sind zur Verhütung einer t. A. hilfreich, können aber eine bereits aufgetretene t. A. meist nicht zum Abheilen bringen.

Trockeneis

Gefrorenes *Kohlendioxid,* auch als Kohlensäureschnee bekannt. Im Unterschied zu den meisten Substanzen geht Kohlendioxid bei Kühlung direkt aus dem gasförmigen in den festen Aggregatzustand über, es durchläuft also nicht den flüssigen Zustand. In der Praxis wird T. dadurch hergestellt, daß man unter Druck gesetztes Kohlendioxidgas durch eine feine Düse entweichen läßt. Durch die rasche Ausdehnung kühlt sich das Kohlendioxid auf ca. -70°C ab, wobei sich pulverförmiges Trockeneis bildet. Dieses Pulver wird dann zu Preßlingen geformt. Gelegentlich wird Trockeneis in der *Kryochirurgie* auf die Haut gebracht; mit dieser Kältetechnik werden beispielsweise *Warzen* und *Nävi* zerstört.

LAGE DES TROCHLEARIS
Dieser Nerv verläßt den Hirnstamm hinten und innerviert den oberen schrägen Augenmuskel.

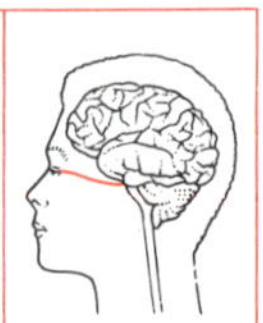

Rechtes Auge, von oben gesehen

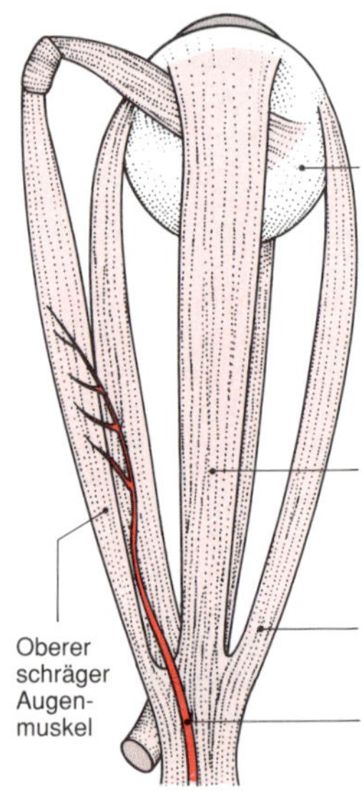

Trommelfell

(*F.* Membrana tympani) Membran, die den äußeren Gehörgang von der Paukenhöhle trennt und der Schallübertragung dient (s. *Ohr*).

Trommelfellentzündung

(*F.* Myringitis) Ist in gewissem Grad Begleiterscheinung einer jeden *Mittelohrentzündung*.

Trommelfellersatz

(*F.* Myringoplastik) Operativer Verschluß einer Perforation (eines Lochs) im Trommelfell (s. *Trommelfellperforation)* mit Hilfe eines Gewebetransplantats. Durch den T. soll das Hörvermögen verbessert und gelegentlich auch einem immer wieder auftretenden Ohrenfluß (s. *Otorrhoe*) Einhalt geboten werden. In der Regel wird das Transplantat aus der Faserhülle (Faszie) eines Muskels an der Schläfe oder der Hüfte gewonnen.

Trommelfellperforation

Riß oder Loch im Trommelfell, in der Regel infolge einer Infektion. Die T. verursacht häufig einen kurzen starken Schmerz. Es kann zu einer leichten Blutung und zum Auslaufen von Flüssigkeit aus dem Ohr (s. *Otorrhoe*) kommen.

Normalerweise führt die T. zu einer gewissen Einschränkung des Hörvermögens (auch wenn diese Auswirkung manchmal nur sehr schwach ist).

URSACHEN UND AUFTRETEN

Die T. tritt bei Eiterbildung im Mittelohr infolge einer unbehandelten akuten *Mittelohrentzündung (F.* Otitis media) auf.

Sie kann auch mit einem *Cholesteatom* (einer chronischen Mittelohrerkrankung) einhergehen. Weniger häufig ist eine Verletzung, z.B. durch einen ins Ohr eingeführten scharfen oder spitzen Gegenstand, einen Schlag auf das Ohr (heftige Ohrfeige), eine Explosion in der näheren Umgebung, ein *Barotrauma* (Schädigung des Ohres durch Druckschwankungen, zum Beispiel beim Fliegen oder Tauchen) oder ein Schädelbasisbruch. In sehr seltenen Fällen steckt ein Tumor im Mittelohr dahinter. In einigen Fällen wird das Trommelfell auch absichtlich vorsichtig vom Arzt mit einer Nadel perforiert, um eine Mittelohrdrainage zu legen (s.a. *Myringotomie).* Vor der allgemeinen Anwendung von *Antibiotika* waren Trommelfellperforationen sehr viel häufiger.

Trommelfellschnitt

s. *Myringotomie*

Trommelschlegel

Verdickung und Verbreiterung der Finger- und Zehenspitzen, normalerweise in Verbindung mit einer Aufwölbung der Finger- und Zehennägel (sog. Uhrglasnägel).

Die T.bildung geht mit bestimmten chronischen Lungenerkrankungen einher, z.B. *Bronchiektasie, Lungenkrebs*, fibröser *Alveolitis* und *Lungenabszeß;* ebenso mit Herzfehlern, die zu einer *Zyanose* (bläuliche Verfärbung der Haut infolge eines Sauerstoffmangels im Blut) führen. Gelegentlich tritt die T.bildung in Verbindung mit einer chronischen Dünndarmentzündung, der *Crohn-Krankheit*, oder einer *Colitis ulcerosa* auf. In seltenen Fällen sind T.finger oder T.zehen erblich und in diesem Fall keine Krankheitszeichen.

Tropenkrankheiten

Viele Krankheiten sind praktisch auf tropische Breiten beschränkt. Meistens liegt die Ursache hierfür nicht in erster Linie in geographischen Gegebenheiten (z.B. Temperatur, Luftfeuchtigkeit oder Vorkommen von Insekten als Überträger von Krankheitserregern), sondern darin, daß weite Teile der Bevölkerung in vielen tropischen Ländern in Elend und Schmutz leben.

KRANKHEITEN DER ARMUT

Eine der wichtigsten Ursachen für Krankheiten in den Tropen ist Unterernährung (s. *Ernährungskrankheiten*). Sie führt nicht nur zu Mangelzuständen und den daraus folgenden Erkrankungen, sondern schwächt auch die körpereigene Abwehr gegenüber Infektionskrankheiten wie *Masern* und *Diphtherie*.

Müssen zu viele Menschen auf engem Raum zusammenleben, kann dies die Ursache für Krankheiten wie *Tuberkulose* sein. Sind die Maßstäbe und Mindestforderungen in der öffentlichen Gesundheitspflege sowie bei der Lebensmittelüberwachung und -verarbeitung sehr niedrig angesetzt, und fehlt es an sanitären Einrichtungen, was die Verunreinigung von Wasser und Boden mit menschlichen Exkrementen fördert, so sind viele Krankheiten die Folge, u.a. *Typhus, Bakterienruhr, Cholera, Amöbiasis* und *Bandwurmbefall.* Die meisten dieser Krankheiten waren vor der Verbesserung des öffentlichen Gesundheitswesens und der Weiterentwicklung hygienischer Maßnahmen auch in gemäßigten Klimazonen häufig. Nur einige Krankheiten, wie z.B. die *Hakenwurmerkrankung* und die *Bilharziose,* scheinen in direktem Zusammenhang mit den Temperaturen oder Bodenbedingungen zu stehen, wie sie in den Tropen anzutreffen sind, abgesehen von den fehlenden öffentlichen Maßnahmen zur Verbesserung der Hygiene und vom Barfußlaufen.

DURCH INSEKTEN ÜBERTRAGENE KRANKHEITEN

Einige Tropenkrankheiten hängen davon ab, ob ein Parasit und ein spezifisches Insekt als *Vektor* (Überträger, der für die Ausbreitung verantwortlich ist), z.B. eine Mücke, zusammen vorkommen. Zur Gruppe dieser Krankheiten gehören *Malaria, Gelbfieber, Schlafkrankheit* und *Leishmaniase.* Es sollte allerdings auch beachtet werden, daß zumindest einige der relevanten Vektorinsekten in gemäßigtem Klima überleben können; früher trat z.B. die Malaria in Teilen von Südengland häufig auf.

LICHT UND WÄRME

Bestimmte Erkrankungen sind die Folge der Einwirkung von Sonnenlicht in den Tropen. Als häufigstes Beispiel sind hier Hautschäden infolge von UV-Strahlung zu nennen, wodurch die Haut faltig wird, ihre Elastizität verliert und die Neigung zu *Hautkrebs* zunimmt, insbesondere bei hellhäutigen, blonden Menschen. Durch UV-Licht werden auch die äußeren Gewebsschichten des Auges (Bindehaut und Hornhaut) geschädigt, und in manchen Fällen bildet sich in der Folge eine *Pinguecula* (Degeneration des Bindegewebes) und ein *Pterygium.* Unangemessen intensive körperliche Betätigung in den Tropen ohne ausreichende Flüssigkeitsaufnahme und ohne zusätzlicher Salzzufuhr kann zu *Hitzeerschöpfung* führen; bei längerem Aufenthalt in großer Hitze kann auch ein *Hitzschlag* auftreten.

Tropf

s. *intravenöse Infusion*

Trophoblasttumor

Geschwulst, die sich aus fetalem Gewebe der *Plazenta* entwickelt. Die häufigste Form eines T.s ist eine gutartige Geschwulst, eine sog. Blasenmole.

Ein bösartiger T., der sich außerhalb der Gebärmutter ausbreitet, wird als *Chorionkarzinom* bezeichnet.

Tropicamid

Medikament, mit dem vor einer augenärztlichen Untersuchung und gelegentlich auch vor einem operativen Eingriff am Auge die *Pupille* geweitet wird. Zu den seltenen Nebenwirkungen gehören verschwommenes Sehen, erhöhte Lichtempfindlichkeit, Brennen, trockener Mund, Rötung und eventuell die Bildung eines *Glaukoms* (erhöhter Augenbinnendruck).

Trunksucht

Form der *Alkoholabhängigkeit,* bei der sich Zeiten übermäßigen Alkoholgenusses und das Verlangen nach alkoholischen Getränken mit Zeiten relativer Nüchternheit abwechseln.

Trunkus

s. *Stamm*

Trypano(so)miasis

Tropenkrankheit, die durch parasitäre Protozoen (Einzeller) verursacht wird, die als Trypanosomen bekannt sind. In afrikanischen Ländern sind die durch Tsetse-Fliegen übertragenen Trypanosomen die Ursache für die *Schlafkrankheit.* In Südamerika wird durch käferartige Insekten die *Chagas-Krankheit* übertragen.

Tryptophan

(z.B. *Kalma*® +)

Antidepressivum. Frühestens zwei Wochen nach erster Einnahme entwickelt Tryptophan erst seine Wirkung. Um einer ungünstigen Reaktion entgegenzuwirken, müssen Ältere und Frauen, die orale Kontrazeptiva einnehmen, unter Umständen während der Behandlung zusätzlich *Pyridoxin* (Vitamin B_6) einnehmen. Zu den möglichen Nebenwirkungen gehören Übelkeit, Schläfrigkeit und Kopfschmerzen.

Tsetse-Fliege, Stiche

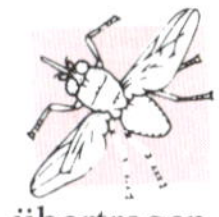

Tsetse-Fliegen kommen in afrikanischen Ländern vor, wo sie die durch Parasiten verursachte *Schlafkrankheit* übertragen. Tsetse-Fliegen sind braun, haben etwa die Größe einer Stubenfliege und besitzen einen vorstehenden Stechrüssel (zur Nahrungsaufnahme).

Die Stiche der Tsetse-Fliege können sehr schmerzhaft sein. Maßnahmen zur Minimierung der Gefahr, gestochen zu werden, sind u.a. die Verwendung von Insektenvertilgungsmitteln in Sprayform und schützende Kleidung, die mit einem Mittel imprägniert ist, das Insekten abstößt.

Tuba auditiva

s. *Eustachio-Röhre*

Tubargravidität

s. *Eileiterschwangerschaft*

Tubenligatur

s. *Sterilisation der Frau*

Tuba uterina (Fallopii)

s. *Eileiter*

Tubenplastik

Operation zur Wiederherstellung einer beschädigten *Tuba uterina* (Eileiter) zur

Behandlung der *Unfruchtbarkeit*. Eine Tubenplastik wird dann vorgenommen, wenn ein Eileiter vernarbt und nicht durchgängig ist, was normalerweise nach einer *Salpingitis* (Eileiterentzündung) oder einer entzündlichen Unterleibserkrankung (s. *Beckenentzündung*) der Fall ist. Gelegentlich wird diese Operation unter Einsatz *mikrochirurgischer* Techniken vorgenommen.

Je nach Schwere der Symptome und nach Vorliegen auch noch anderer Gründe für die Unfruchtbarkeit schwankt die Fertilität (Fruchtbarkeit) nach einer Tubenplastik zwischen weniger als fünf Prozent und etwa 50 Prozent.

Bei Frauen, bei denen eine Eileitererkrankung vorlag oder eine Tubenplastik vorgenommen wurde, tritt eine *ektopische Schwangerschaft* (Schwangerschaft außerhalb der Gebärmutter) häufiger auf als bei Frauen mit gesunden Eileitern.

Tuberkel

1. Anatomische Bezeichnung für kleine (meist knöcherne) Höcker; Beispiele dafür sind der große und kleine Oberarmhöcker (*F.* Tuberculum majus und minus) am Oberarmknochen (Humerus) und der Höcker am oberen, mittleren Ende des Schambeinkamms (Tuberculum pubicum).

2. Krankhafte Knötchen (Granulomatose) unterschiedlichster Ursache, z.B. mit Mykobakterien gefüllte miliare T. bei *Tuberkulose*.

Tuberkulintest

Hauttest zum Nachweis einer früheren Infektion mit *Tuberkulose*. Der Tuberkulintest wird in der Diagnostik bei Verdacht auf Tuberkulose und auch vor einer *BCG-Impfung* vorgenommen.

DURCHFÜHRUNG DES TUBERKULIN-TESTS

Zunächst wird die Haut auf dem Unterarm mit Alkohol gereinigt. Dann wird unter Einsatz verschiedener Techniken eine kleine Dosis Tuberkulin (ein gereinigter Proteinextrakt aus den Bakterienkulturen des Tuberkuloseerregers) in die Haut eingebracht. Bei der Mantoux-Probe wird das Tuberkulin mit einer Nadel in die Haut eingespritzt. Beim Heaf-Test wird ein Tropfen Tuberkulin auf den Unterarm aufgetragen und das Tuberkulin anschließend mit Hilfe eines federgespannten Geräts mit einem Ring aus scharfen Spitzen über mehrere winzige Einstiche in die Haut eingebracht. Die Tests sind fast völlig schmerzlos.

ERGEBNISSE

Nach ein paar Tagen wird der Unterarm untersucht und die Hautreaktion an der Teststelle geprüft. Sind keine Hautveränderungen festzustellen, gilt die Reaktion als negativ. Dies ist ein Hinweis darauf, daß keinerlei Tuberkuloseinfektion vorlag und auch keine Immunität gegen Tuberkulose besteht. Liegt eine örtliche Rötung, Verhärtung und Schwellung der Haut an der Stelle vor, gilt die Reaktion als positiv. Eine positive Reaktion ist ein Hinweis auf Tuberkulosekontakt in der Vergangenheit, sei es in milder Form durch eine BCG-Impfung oder über eine wirkliche Infektion.

Tuberkulose

Infektionskrankheit (Abk. Tbc), die durch Bakterien vom Stamm *MYCOBACTERIUM TUBERCULOSIS* beim Menschen verursacht wird. Die Tbc war in früheren Zeiten weltweit stark verbreitet und eine der häufigsten Todesursachen in der Kindheit und im frühen Erwachsenenalter. Mitte des 19. Jahrhunderts war etwa ein Viertel aller Todesfälle in Europa auf die Tbc zurückzuführen. Die Krankheit ging in Industrieländern immer mehr zurück, doch stellt sie in ärmeren Ländern heute noch ein großes Problem dar.

URSACHEN

Die Infektion wird durch Tröpfcheninfektion (durch Husten oder Niesen) durch die Luft direkt von Mensch zu Mensch weitergegeben. Die beim Einatmen in die *Lungen* gelangten Bakterien vermehren sich dort und bilden einen "Infektionsherd". Bei einem großen Prozentsatz aller Fälle bringt das körpereigene *Immunsystem* dann die Infektion zum Stillstand, und es tritt eine Heilung ein, wobei allerdings eine kleine Narbe zurückbleibt.

Bei etwa fünf Prozent aller Fälle heilt die Primärinfektion nicht von selbst aus. Die Krankheit breitet sich über die Lymphbahnen bis in die Lymphknoten aus. Gelegentlich gelangen in diesem Stadium Bakterien in das Blut und breiten sich so auch auf andere Teile des Körpers aus, wobei massenhaft kleine Herdchen (Miliartuberkel) in den Lungen oder auch in anderen Organen entstehen können; dies wird als Miliartuberkulose bezeichnet und kann gelegentlich tödlich sein. In einigen Fällen treten die Bakterien in der Lunge und anderen Organen in einen inaktiven Zustand und werden erst viele Jahre später wieder aktiv. Dies kann dann zu fortschreitenden Schädigungen, wie Hohlraumbildung (Kavernenbildung) in der Lunge, führen. Als Folge einer Streuung können Infektionsherde in allen Organen des Körpers auftreten, bevorzugt in den Lymphknoten (besonders am Hals), im Darm, in den Knochen oder Nieren.

HÄUFIGKEIT

Weltweit leiden etwa 30 Millionen Menschen an aktiver Tbc; etwa 3 Millionen sterben jährlich daran. Die Tbc ist besonders dort weit verbreitet, wo die Widerstandskraft infolge von Krankheiten oder Unterernährung geringer ist. 1990 erkrankten in Deutschland 12 672 Menschen an Tbc der Atemwege, davon 10 425 Menschen neu. Die Krankheit tritt häufiger in ärmeren Gebieten auf sowie bei älteren Menschen, die engen Kontakt zu Tbc-Kranken haben, und bei Menschen, die an Krankheiten mit *Immundefekten* oder *Diabetes mellitus* leiden oder alkoholabhängig sind. Die Häufigkeit der Neuerkrankungen an Tbc ist in Deutschland bei Ausländern und deren Angehörigen ca. dreimal höher im Vergleich zur einheimischen Bevölkerung.

VORBEUGUNG

In Deutschland wird als wichtige Strategie im Kampf gegen die Tbc bei den Risikogruppen eine *BCG-Impfung* durchgeführt. Eine weitere Vorbeugungsmaßnahme ist die Ermittlung von Kontaktpersonen, damit Angehörige und enge Freunde eines an Tbc Erkrankten untersucht, geröntgt und einem *Tuberkulintest* unterzogen werden können. Durch das Nachvollziehen der Kontaktwege wird es möglich, die Tbc schon im Frühstadium zu erkennen und das Risiko einer Infektion bei weiteren Personen zu senken.

SYMPTOME UND KOMPLIKATIONEN

Da die Tbc normalerweise die Lungen befällt, sind die wichtigsten Symptome u.a. Husten (wobei gelegentlich auch Blut gehustet wird), Schmerzen in der Brust, Atemnot, Fieber und Schweißausbrüche (besonders nachts), Appetitlosigkeit und Gewichtsverlust. Zu den häufigeren Komplikationen bei einer Lungentuberkulose gehören der *Pleuraerguß* (Flüssigkeitsansammlung in der Pleurahöhle), der *Pneumothorax* (Luft in der Pleurahöhle) sowie unter bestimmten Umständen ein Fortschreiten der Krankheit mit tödlichem Ausgang.

DIAGNOSE

Die Erkrankung wird anhand der Symptome und Krankheitsanzeichen beim Patienten diagnostiziert; außerdem wird ein *Thorax-Röntgenbild* angefertigt, das Sputum (ausgehusteter Schleim) untersucht und ein Hauttest durchgeführt. Nahezu in allen Fällen zeigt sich in der Thoraxaufnahme schon ein Befund. Meist sind die oberen Lungenabschnitte betroffen, und es sind dort Hohlraumbildungen erkennbar. Das Sputum wird auf Vorhandensein von Tbc-Bakterien gemustert. Es wird versucht, Bakterienkulturen aus dem Sputum und anderen Körperflüssigkeiten anzulegen, doch kann dieses Verfahren bis zu sechs Wochen dauern. Auch wird u.U. ein Tuberkulintest vorgenommen. Ein positives Tester-

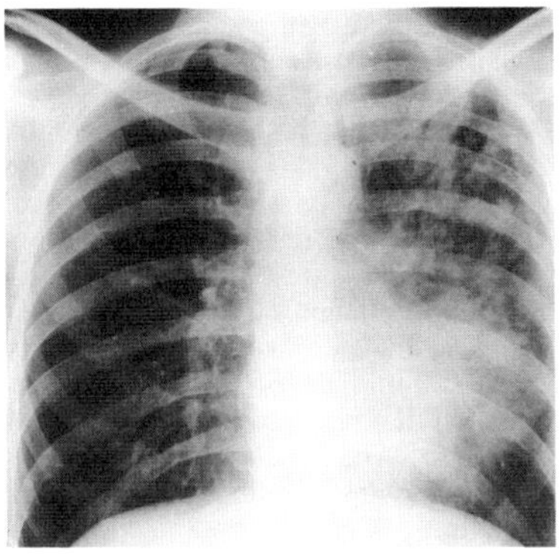

Tuberkulose im Thorax-Röntgenbild
Die rechte Lunge sieht gesund aus, die linke jedoch weist starke Verschattungen (helle Flächen) gleich neben dem Herzschatten auf.

gebnis ist ein Hinweis, daß die betreffenden Personen entweder gegen Tbc immunisiert sind oder infiziert wurden. Gelegentlich muß eine *Bronchoskopie* vorgenommen oder ein Stückchen Gewebe entnommen und untersucht werden (z.B. aus einem Lymphknoten), um die Diagnose zu erhärten.

THERAPIE UND PROGNOSE

Moderne Medikamente sind gegen Tbc hoch wirksam, auch wenn mindestens zwei verschiedene *Antibiotika* eingenommen werden müssen, um zu verhindern, daß die Bakterien gegenüber den Medikamenten resistent (s. *Resistenz, Arzneimittel*) werden. Im allgemeinen wird mit drei oder vier täglich einzunehmenden Medikamenten zwei Monate lang behandelt, mit anschließender Einnahme von zwei Medikamenten (gewöhnlich *Isoniazid* und *Rifampicin*) über weitere vier bis sechs Monate. Bei rund fünf Prozent aller Patienten kommt es zu Nebenwirkungen (gewöhnlich Hautausschlag oder Fieber); in diesen Fällen muß die Therapie dann umgestellt werden. Sofern die Therapie konsequent durchgehalten wird, gesunden die meisten Patienten wieder völlig und erleiden auch keine Rückfälle.

Tuberkuloseimpfung

s. *BCG-Impfung*

Tuberöse Hirnsklerose

Erbkrankheit, von der *Haut* und *Nervensystem* betroffen sind. Das besonders typische Merkmal der t.n H. an der Haut, neben vielen anderen Hautveränderungen, ist das Adenoma sebaceum (ein akneähnlicher Zustand der Gesichtshaut). Die Betroffenen leiden unter charakteristischen epileptischen Anfällen und einer Retardierung der intellektuellen Reifung, auch wenn in leichten Fällen die Intelligenz dem normalen Stand entsprechen kann. Zu anderen Krankheitserscheinungen in Verbindung mit der t.n H. gehört auch die Entwicklung von Tumoren, die nicht krebsartig sind, insbesondere im Gehirn, in den Nieren, in der Netzhaut und am Herzen.

Gegen die t. H. gibt es keine Therapie. Ziel der Behandlung, zu der auch die Einnahme von *Antikonvulsiva* und die Entfernung der Tumoren gehören, ist die Linderung unangenehmer Symptome. Schwer Betroffene werden unter Umständen nicht älter als 30 Jahre. In den betroffenen Familien empfiehlt sich eine *genetische Beratung*, wenn noch Kinderwunsch besteht. In einigen Fällen lassen sich die für die t. H. verantwortlichen Gene schon beim Fetus in einem Frühstadium der Schwangerschaft feststellen, so daß ein Schwangerschaftsabbruch erwogen werden kann.

Tuberositas

Rauhigkeit, Höcker bzw. Vorsprung auf einem *Knochen*, an dem *Sehnen* ansetzen. Beispielsweise ist die T. glutea ein Kamm auf dem oberen rückwärtigen Teil des Femurschafts (Hüftknochen), an dem Sehnen eines Teils des großen Gesäßmuskels ansetzen. Beispiele für andere Knochen mit solchen Knochenhöckern sind u.a. das Sitzbein (einer der drei miteinander verwachsenen Knochen, die das Becken bilden), der Humerus (Oberarmknochen) sowie Elle und Speiche (die beiden Unterarmknochen).

Tularämie

Infektionskrankheit bei frei lebenden Tieren, z.B. Hasen und Eichhörnchen, die gelegentlich auf den Menschen übertragen wird. Die T. kommt in Deutschland nicht vor, doch wird aus anderen Teilen Europas und aus den USA von einigen Fällen berichtet.

URSACHEN UND AUFTRETEN

Menschen können sich durch direkten Kontakt mit einem infizierten Tier oder Kadaver anstecken; dabei gelangen die die Krankheit verursachenden Bakterien über einen Schnitt oder eine Aufschürfung auf der Haut in den Körper. Die T. kann auch durch den Stich oder Biß durch ein infiziertes Tier, z.B. Zecken, Flöhe, Fliegen oder Läuse, oder in seltenen Fällen auch durch Verzehr von infiziertem Fleisch übertragen werden.

Die T. wird anhand einer Blutuntersuchung diagnostiziert, wobei die Entwicklung von *Antikörpern* gegen diese Bakterien festgestellt wird. Therapiert wird mit *Antibiotika*. Bleibt die T. unbehandelt, so verläuft sie in etwa fünf Prozent aller Fälle tödlich; bei entsprechender Therapie sinkt die Zahl der Todesfälle auf unter ein Prozent.

Tumor

Geschwulst; strenggenommen ist darunter jede Schwellung zu verstehen. Im allgemeinen Sprachgebrauch wird die Bezeichnung T. als Synonym für Neoplasma verwendet und bezieht sich auf eine anomale Gewebemasse, die sich bei beschleunigter Vermehrung von Zellen in einem bestimmten Bereich bildet. T.en gibt es bösartig (*maligne*; krebsartig) oder gutartig (*benigne*; nicht krebsartig).

Bösartige T.en dringen in das Gewebe ihrer Umgebung ein und können sich unter Bildung sekundärer Geschwülste (sog. *Metastasen*) auch auf andere Stellen im Körper über den Blutkreislauf oder das Lymphsystem ausbreiten. Als *Krebs* werden alle Arten bösartiger T.en allgemein bezeichnet. Ein bösartiger T. epithelialer Herkunft (z.B. auf der Haut) wird als *Karzinom* bezeichnet; ein T., der seinen Ursprung im Bindegewebe hat (z.B. Muskeln, Knochen oder Fasergewebe) wird als *Sarkom* bezeichnet.

Gutartige T.en wachsen im allgemeinen langsam und bilden keine Metastasen, auch wenn sie gelegentlich mehrfach auftreten können. Sie bleiben eher auf eine faserige Verkapselung beschränkt, weshalb ihre chirurgische Entfernung relativ unkompliziert ist. Gutartige T.en können jedoch auch so stark wachsen, daß sie durch Druck auf Gewebe in ihrer Nähe schädigend wirken, was besonders in umschlossenen Räumen gefährlich sein kann, z.B. wenn sich solche T.en im Schädel bilden.

Ein wesentlicher Unterschied zwischen gutartigen und bösartigen T.en zeigt sich unter dem Mikroskop, da gutartige T.en noch viele Merkmale des Gewebes zeigen, aus dem sie stammen. Bösartige T.en dagegen weisen eher kleine, schnell wachsende Zellen auf, die Gewebemassen mit weniger erkennbaren Merkmalen des Ursprungsgewebes bilden.

Tumorspezifisches Antigen

Substanz, die von einer spezifischen Art von *Tumoren* (oder bei einer Gruppe von Tumoren) abgegeben wird und im Blut nachweisbar ist. T. A.e, die auch als tumorassoziierte Antigene bezeichnet werden, liefern keine schlüssigen Ergebnisse in der Vorfelddiagnostik, da die meisten Substanzen auch unter nicht bösartigen Bedingungen produziert werden können. Allerdings sind wiederholte Messungen des jeweiligen Spiegels t.r A.e im Blut eines Patienten eine Hilfe bei der Kontrolle, wie ein Patient auf die Therapie anspricht.

Als Beispiele t.r A.e lassen sich u.a. das karzinoembryonale Antigen und das *Alphafetoprotein* nennen, beides Substanzen, die von unreifem fetalem Ge-

T

webe gebildet werden und auch als onkofetale Antigene bekannt sind. Bei etwa der Hälfte aller Tumoren des Grimmdarms, des Magens, der Brust, der Lungen und des Pankreas wird das karzinoembryonale Antigen in abnormen Mengen gebildet. In 70 Prozent aller Fälle eines Hepatoms (eines primären *Leberkarzinoms*) sowie bei der Mehrzahl aller *Teratome* an den Hoden (s. *Hodenkrebs*) ist der Alphafetoproteinspiegel im Blutserum erhöht.

Tunica mucosa

s. *Schleimhaut*

Tunnelsehen

s. *Ringskotom*

Tupfer

Bausch aus saugfähigem Material, der in der Chirurgie oder zum Abnehmen einer Bakterienprobe von einem infizierten Patienten verwendet wird.

Ein chirurgischer T. ist im allgemeinen ein zusammengefaltetes Stück Verbandmull, der von Hand oder in einer Klemme gehalten wird. Mit diesem T. werden vor einem Einschnitt Reinigungsmittel und antiseptische Lösungen auf die Haut aufgetragen und während einer Operation Blut und andere Flüssigkeiten aufgesaugt. Der T. enthält häufig eine Substanz, die für Röntgenstrahlen nicht durchlässig ist, damit er auffindbar ist, falls er zufällig im Körper belassen wurde; diesem Fall wird allerdings in der Regel durch "Tupferzählung" schon vor Operationsbeginn und erneutes Zählen vor dem Vernähen der Operationswunde vorgebeugt.

Ein mikrobiologischer T. besteht aus einem kleinen Knäuel Watte am Ende eines dünnen Stäbchens, der in einem sterilen Behälter angeliefert wird. Mit dem Tupfer wird eine infizierte Körperregion überstrichen, um Eiter- oder Schleimproben aufzunehmen, mit denen dann eine *Kultur* zur Identifizierung infektiöser Mikroorganismen, z.B. Bakterien, angelegt werden kann.

Turner-Syndrom

Durch *Chromosomenaberration* nur bei Frauen auftretende Krankheit.

AUFTRETEN UND URSACHEN

Bei etwa einer von 3 000 Lebendgeburten wird ein Mädchen mit dem T.-S. geboren. Die Chromosomenanomalie kann auf dreierlei Weise entstehen. Bei den meisten Betroffenen sind nur 45 Chromosomen vorhanden, im Vergleich zum normalen vollständigen Satz von 46, wobei hier eines der X-Chromosomen fehlt. In manchen Fällen sind zwar beide X-Chromosomen vorhanden, doch ist eines davon defekt. Gelegentlich bildet sich diese Krankheit als eine Art von genetischem *Mosaik* aus, bei dem einigen Zellen ein X-Chromosom fehlt, einige zusätzliche Chromosomen aufweisen und wieder andere Chromosomen in normaler Anzahl haben.

ANZEICHEN

Die wichtigsten Merkmale des Syndroms sind Kleinwüchsigkeit, Schwimmhautbildung am Hals, das Fehlen oder die stark retardierte Entwicklung sekundärer Geschlechtsmerkmale (s.a. *Geschlechtsmerkmale, sekundäre*), *Amenorrhoe* (Ausbleiben der Menstruation), *Coarctatio aortae* (Verengung der Aorta), Anomalien an den Augen und Knochen sowie zu einem gewissen Grad *geistige Behinderung*. Ohne Therapie beträgt die durchschnittliche Körpergröße im Erwachsenenalter 1,35 m.

THERAPIE

Die Verengung der Aorta wird schon im frühkindlichen Alter chirurgisch behandelt. Die Menstruation kann durch *Östrogen-Präparate* induziert werden, doch bleiben die Betroffenen weiterhin unfruchtbar. Damit die Mädchen bis zu einer annähernd normalen Körpergröße weiterwachsen, kann ihnen ein Wachstumshormon verabreicht werden.

Tylektomie

Andere Bezeichnung für Lumpektomie (tylos = Schwiele, Knoten). Lokale Entfernung eine Knotens, meist in der Brust (s.a. *Mastektomie).*

Tympanometrie

Verfahren, das bei *Hörprüfungen* verwendet wird.

Tympanoplastik

Operation am *Ohr* zur Behandlung einer Schalleitungsschwerhörigkeit; dabei wird ein Loch im Trommelfell geschlossen (s.a. *Trommelfellersatz),* oder es werden erkrankte Knöchelchen reponiert bzw. rekonstruiert.

WARUM ES GEMACHT WIRD

Beim gesunden Ohr werden Schallwellen vom Trommelfell über eine Kette von drei Knochen, den sog. Gehörknöchelchen, auf das ovale Fenster des Innenohrs übertragen. Infolge einer chronischen Mittelohrentzündung können diese drei Knöchelchen miteinander verschmolzen oder auch in ihrer Substanz angegriffen werden, wodurch die Schalleitung im Ohr beeinträchtigt wird. In solchen Fällen bietet die T. die einzige Möglichkeit, die verlorene Hörfähigkeit zu einem gewissen Grad wiederherzustellen.

SO WIRD ES GEMACHT

Unter Vollnarkose wird ein Einschnitt gemacht, um Zugang zum Mittelohr zu schaffen. Unter Beobachtung durch ein Operationsmikroskop bringt der HNO-Arzt die Gehörknöchelchenkette wieder in die richtige Lage oder rekonstruiert sie. Hierzu kann eine Neuformung und Umsetzung eines der Gehörknöchelchen gehören, ebenso dessen Ersatz durch ein Kunststoffteil, durch Transplantation eines Knöchelchens von einem Spender oder Nachbildung eines Gehörknöchelchens aus Knorpelgewebe. Die Knöchelchen werden dann in korrekter Lage eingesetzt und das Trommelfell wiederhergestellt.

ERGEBNISSE

Die T. führt zu einer erheblichen Verbesserung des Hörvermögens bei den meisten Patienten, auch wenn in Einzelfällen ein erfolgreicher Abschluß der Operation nicht garantiert werden kann (s.a. *Stapedektomie).*

Tympanum

(*F.* Cavitas tympanica) Paukenhöhle des Mittelohres, steht über die *Ohr*trompete mit dem Nasenrachenraum in Verbindung.

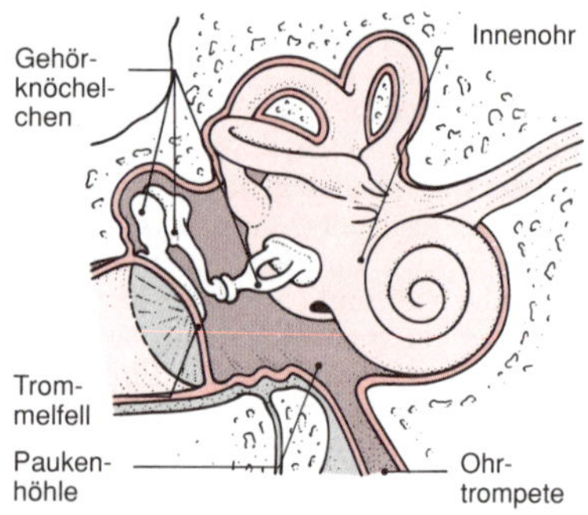

Anatomie des Tympanums
Die Paukenhöhle enthält drei bewegliche Knöchelchen (Hammer, Amboß, Steigbügel), die den Schall vom Trommelfell zum Innenohr leiten.

Typhoid

Erkrankung, die in ihrer Symptomatik dem Typhus ähnelt, aber nicht von Typhus-Erregern hervorgerufen wird; z.B. das biliöse T. (s. *Leptospirose*) und das Choleratyphoid.

Typhus

Infektionskrankheit, bei der die Ansteckung über die Aufnahme von Nahrung oder Wasser erfolgt, die bzw. das mit dem Bakterium *SALMONELLA TYPHI* verseucht ist. Damit verwandte Bakterien (*SALMONELLA PARATHYPHI*) sind die Erreger einer nahezu identischen Krankheit, nämlich des *Paratyphus.*

URSACHEN UND AUFTRETEN

Die Infektion wird über den Stuhl eines

Erkrankten oder eines ohne Symptome infizierten Überträgers der bakteriellen Erreger weitergegeben. In Gebieten mit schlechten sanitären Bedingungen wird der T. im allgemeinen durch die Verunreinigung von Wasser mit Abwässern oder durch Fliegen übertragen, die die Bakterien von infektiösen Ausscheidungen auf Nahrungsmittel mit sich tragen. In anderen Gebieten ist die Infektion normalerweise auf den Umgang mit Nahrungsmitteln durch Personen zurückzuführen, die Träger des T.erregers sind. Gelegentlich sind durch Abwässer kontaminierte Schalentiere die Ursache für den Typhus.

Im Laufe der Ausbildung des Krankheitsbildes gehen die Bakterien aus dem Darm in die Blutbahn und von dort in die Milz und die Leber über, wo sie sich vermehren. Die Organismen werden aus der Leber ausgeschieden, sammeln sich in der Gallenblase und werden in enormen Mengen in den Darm freigesetzt. Nach Erholung von T.befall können sich unter Umständen immer noch T.bakterien in der Gallenblase eines Überträgers verbergen, von wo aus sie jahrelang über den Stuhl ausgeschieden werden.

T. ist in Industrieländern keine häufige Krankheit, während in Entwicklungsländern regelmäßig T.epidemien auftreten. In Deutschland traten 1991 insgesamt 224 T.fälle auf.

VORBEUGUNG

Typhus ist eine *anzeigepflichtige Krankheit,* und T.kranke sollten ärztlich isoliert werden.

Vor Reisen in Länder außerhalb Nordeuropas, Nordamerikas, Australiens und Neuseelands empfiehlt sich eine *Immunisierung* gegen T. Der Impfstoff wird in zwei Dosen verabreicht, wobei alle drei Jahre eine Auffrischungsimpfung erfolgt. Bei einer T.impfung schwillt die Injektionsstelle häufig an und schmerzt; dieser Zustand hält ein bis zwei Tage an.

Der Impfstoff bietet jedoch keinen vollständigen Schutz; deshalb sollten auf Reisen, bei denen T.gefahr besteht, nur abgekochtes Wasser oder in Flaschen abgefüllte Getränke konsumiert werden, und daneben sollte besonders auf die Nahrungsmittelhygenie geachtet werden (s. *Infektion durch Lebensmittel*).

SYMPTOME UND ANZEICHEN

T. hat eine Inkubationszeit von sieben bis 14 Tagen. Der Verlauf der Krankheit schwankt von leichter Magenverstimmung bis zu einer schweren, lebensbedrohlichen Erkrankung. In der Regel sind starke Kopfschmerzen, anschließendes Fieber, Appetitmangel, Krankheitsgefühl, Schlaffheit im Unterbauch, Verstopfung und häufig Delirium die ersten Anzeichen. Die Verstopfung geht dann in Durchfälle über. Im Verlauf der zweiten Krankheitswoche zeigen sich einige Tage lang kleine erhabene hellrote Flekken auf Brust und Bauch; Leber und Milz sind vergrößert.

Das Krankheitsbild bessert sich in der Regel innerhalb von vier Wochen. Setzt allerdings eine Behandlung zu spät ein, kann es zu schweren und gelegentlich tödlichen Komplikationen kommen. Zu den möglichen Komplikationen im Magen-Darm-Bereich gehören Darmblutungen und eine *Perforation* (Durchbruch) des Darms, mit der Folge einer *Peritonitis* (Bauchfellentzündung).

DIAGNOSE UND THERAPIE

Die Diagnose wird durch Anlegen einer *Kultur* von *Typhus*bakterien aus einer Blut-, Kot- oder Urinprobe bzw. durch eine *Blutuntersuchung* bestätigt, die das Vorhandensein von *Antikörpern* gegen T.bakterien nachweist.

Die Krankheit kann innerhalb weniger Tage in der Regel mit *Chloramphenicol* oder *Amoxycillin* unter Kontrolle gebracht, und Komplikationen können verhindert werden; besonders schwer Erkrankte bedürfen unter Umständen einer ergänzenden medikamentösen Therapie mit *Kortikosteroiden.* Wenn ausgedehnte Bereiche des Bauchfells entzündet sind oder schwere Blutungen auftreten, ist manchmal eine Operation erforderlich.

Bei frühzeitiger Diagnose und entsprechender Behandlung sind die Aussichten auf Heilung in der Regel ausgezeichnet, auch wenn innerhalb der mehrwöchigen Behandlungszeit Rückfälle vorkommen können.

Typhus abdominalis

s. *Typhus*

Typisierung

Allgemeiner Begriff für Vorgänge, bei denen Blut oder Gewebe definiert und klassifiziert wird (s.a. *Blutgruppen; Gewebetypisierung*).

T-Zellen

s. *T-Lymphozyten*

U

Übelkeit
s. *Nausea*

Überbiß
Vorstehen der oberen über die unteren Vorder*zähne*. Ein leichter Scherenbiß ist normal, da der Oberkieferbogen größer als der des Unterkiefers ist. Bei einer sog. *Okklusionsstörung* kann der Ü. entweder größer als normal sein, umgekehrt können auch die unteren Vorderzähne nach vorne überstehen (s.a. *Prognathie, Progerie*).

Überdruckbeatmung
Methode zur Sauerstoffanreicherung in Geweben, bei der die Patienten mit Sauerstoff versorgt werden, der unter Überdruck (höherem Druck als Luftdruck) steht.

WARUM ES GEMACHT WIRD

Mit dieser Technik wird z.B. eine *Kohlenmonoxid*vergiftung behandelt, bei der es zu einer Sauerstoffverarmung der Gewebe kommt, weil das *Hämoglobin* (der Sauerstoff-bindende Teil der roten Blutkörperchen) nicht mehr in der Lage ist, Sauerstoff aufzunehmen. Außerdem wird Ü. in Fällen von Gas*gangrän* eingesetzt: Die Fäulnisbakterien, die das Gewebe infiziert haben, können unter Sauerstoffeinwirkung nicht überleben.

SO WIRD ES GEMACHT

Die Patienten befinden sich bis zu drei Stunden in einer Kabine, in die Sauerstoff mit bis auf das Dreifache des Luftdrucks erhöhtem Druck gepumpt wird. Der inhalierte Sauerstoff geht in das Blut der Patienten über.

Übergewicht
s. *Fettleibigkeit*

Über-Ich
Nach der *psychoanalytischen Theorie* jener Teil der Persönlichkeit, der für die Erhaltung des Verhaltensstandards eines Individuums verantwortlich ist. Das allgemein als "Gewissen" bezeichnete Ü.-I. entwickelt sich beim Kind, indem dieses sich die Ideale und moralischen Einstellungen von Personen mit Autorität (in der Regel die Eltern) zu eigen macht. Das Ü.-I. kann Schuld- und Angstgefühle hervorrufen, indem es das Ego (das bewußte Ich) kritisiert, wenn dieses den Impulsen des unbewußten Es (dem Freude und Lust suchenden Teil der Persönlichkeit) nachgegeben hat.

Nach Auffassung der Psychoanalytiker bringt ein übermäßig starkes Ü.-I. streng puritanische Persönlichkeitstypen hervor und ist eine Ursache für *Zwangsneurosen*. Wird dagegen kein angemessenes Ü.-I. entwickelt, so führt dies zu impulsivem und unmoralischem Verhalten. Man nimmt an, daß ein hartes, sich selbst bestrafendes Ü.-I. aus Kindheitserfahrungen mit übermäßig strengen Eltern resultiert.

Überkappung
s. *Zahnkrone*

Überlastungsschaden
Bezeichnung für alle durch häufig wiederholte Bewegungen oder langzeitige Überbeanspruchung verursachten Verletzungen.

Ein gutes Beispiel für einen Ü. ist die *Epicondylitis*, eine schmerzhafte Entzündung einer der beiden Epikondylen (Knochenvorsprünge) des Ellenbogens. Sie entsteht durch den Zug der dort ansetzenden Vorderarmmuskeln bei Arbeiten im Garten, Malerarbeiten oder bei bestimmten Sportarten (s. *Golfspielerellenbogen*, *Tennisellenbogen*).

Ü. der Finger und Handgelenke können bei Arbeiten am Fließband oder beim Schreibmaschinenschreiben auftreten. Auch bei Musikern können sich entsprechende Beschwerden zeigen, z.B. bei Spielern von Blasinstrumenten am Daumen oder bei Violinisten im Halsbereich.

Die Symptome, die im Ruhezustand meist wieder verschwinden, bestehen aus Schmerzen und Steifheit der betroffenen Gelenke und Muskeln. Durch eine veränderte Technik bei der körperlichen Tätigkeit läßt sich ein erneutes Auftreten des Ü.s manchmal vermeiden.

Überreife
Zustand der Leibesfrucht, wenn eine *Schwangerschaft* länger als 42 Wochen dauert. Die durchschnittliche Schwangerschaftsdauer beträgt 40 Wochen, vom ersten Tag der letzten Periode an gerechnet (s. *Gestation*). Ü. kann auf einer familiären Neigung zur verlängerten Schwangerschaft beruhen, kann aber auch bedeuten, daß der Kopf des Kindes für das Becken der Mutter zu groß ist und nicht in den Geburtskanal eintreten kann (s. *Eintritt des Kopfes*). Wenn eine Schwangerschaft sich bis zur 42. Woche hinzieht, versucht man häufig, eine Ü. durch *Geburtseinleitung* zu vermeiden.

KOMPLIKATIONEN

Weil das überreife Baby größer als normal ist und seine Schädelknochen härter und weniger verformbar sind, verlängert sich der Geburtsvorgang. Es wächst die Wahrscheinlichkeit einer schwierigen Geburt.

Das größte Risiko einer Ü. ist das Absterben des Feten mit nachfolgender *Totgeburt*. Im Vergleich zur 40-Wochen-Schwangerschaft verdoppelt sich dieses Risiko in der 43. Woche und verdreifacht sich in der 44. Woche. Diese erhöhte fetale Sterblichkeit ist teilweise eine Folge der nachlassenden Plazenta-Funktion, die beim Fetus zu einem Nahrungs- und Sauerstoffmangel führt.

Überreife Kinder neigen zu trockener, rissiger Haut, die sich schält, und sind darüber hinaus auch deutlich anfälliger für Infektionen.

Übertragbar
Übertragbarkeit von einem Lebewesen auf ein anderes der gleichen oder einer verschiedenen Art (Spezies). Übertragbarkeit kann sich auf *Infektionskrankheiten* und auf ererbte *genetische Krankheiten* beziehen.

Übertragener Schmerz
Schmerz, den man in einem Körperbereich spürt, der von dessen Entstehungsort mehr oder weniger weit entfernt ist. Der übertragene Schmerz entsteht, weil manche voneinander entfernt liegende Körperteile durch denselben Nerv oder dieselbe Nervenwurzel (eine Ansammlung von Nerven, die an einer bestimmten Stelle im Rückenmark zusammentreffen) versorgt werden. Die im Gehirn eintreffenden Nervenimpulse, die einen Schmerz signalisieren, werden gelegentlich fehlinterpretiert und auf einen anderen Teil des Körpers bezogen.

Typische Beispiele für übertragene Schmerzen sind die Schmerzen, die bei *Angina pectoris* oder einem *Myokardinfarkt* an der Innenseite des linken Armes auftreten, die Schmerzen in der oberen Schulter bei Zwerchfellreizung, die Schmerzen im Hodenbereich nach einer Dehnung des Harnleiters infolge eines Harnleiter*steines* sowie die Schmerzen in einem Bein oder Fuß durch die Nervenkompression im Bereich der Wirbelsäule, die durch einen *Bandscheibenvorfall* ausgelöst wird.

Überträger
Person, die eine Erkrankung auf andere übertragen kann, ohne im Augenblick selbst krank zu sein. Ü. können Infektionskrankheiten auf andere übertragen oder auch ererbte Krankheiten an ihre Nachkommen weitergeben.

Ein Ü., der potentiell gefährliche Bakterien oder Viren in seinem Körper beherbergt, kann unwissentlich eine Infektionskrankheit wie Typhus oder Hepatitis B an andere weitergeben. Ein Ü. hat möglicherweise nie Symptome der Erkrankung gehabt oder war vielleicht früher einmal erkrankt, aber scheinbar wieder völlig geheilt.

Erbkrankheiten können durch Eltern übertragen werden, die zuvor nie Anzeichen einer Erkrankung gezeigt haben, aber das Gen hierfür in sich tragen. So ist z.B. eine Frau, die das Gen für die Bluterkrankheit Hämophilie in sich hat, nicht selbst krank, gibt es aber an einige ihrer Kinder weiter. Falls einer der Söhne das Gen erhält, wird er Hämophilie entwickeln. (S.a. *Vektor*)

Übertragung

(*F.* Transferierung) Überleiten von Gefühlen von einem Gegenstand auf einen anderen oder von einer Person auf eine andere. Dabei handelt es sich gewöhnlich um einen bewußten Vorgang, der dazu dient, sich gefühlsmäßige Erleichterung zu verschaffen, ohne aber sich oder andere zu verletzen. So wird zum Beispiel jemand, der sich ärgert, auf den Tisch hauen oder etwas an die Wand werfen, anstatt eine andere Person anzugreifen. Übertragung wird von einigen Psychotherapeuten auch als ein unbewußter Abwehrmechanismus verstanden. Beunruhigende oder unwillkommene Gefühle werden dadurch vom Bewußtsein ferngehalten, daß sie auf andere Dinge oder Personen abgeleitet werden. In der Traumdeutung der *Psychoanalyse* spielt das Bewußtmachen dieser unbewußten Vorgänge eine ganz bedeutende Rolle.

Überzählige Zähne

Über die normale Zahl hinaus vorhandene *Zähne* (normal sind 20 im Milchgebiß, 32 im bleibenden Gebiß). Ein zusätzlicher Zahn kann eine Verdoppelung eines vorhandenen Zahnes sein oder eine ungewöhnliche Form und Lage haben (häufig als konische Vorwölbung aus dem Zahnfleisch oberhalb eines Zahnes im Oberkiefer).

Ü.Z. können den normalen *Zahndurchbruch* stören und werden deshalb in der Regel entfernt.

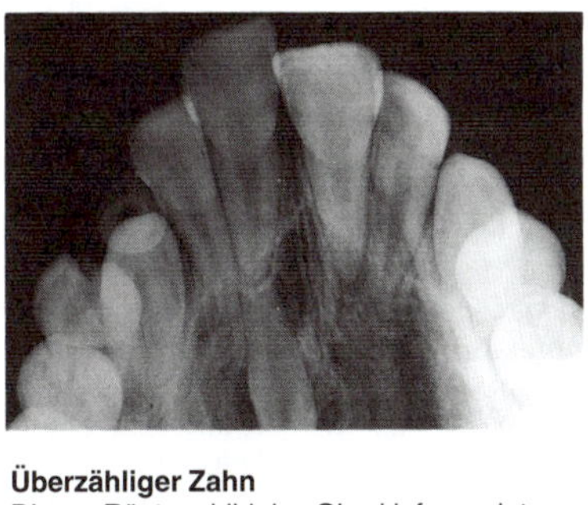

Überzähliger Zahn
Dieses Röntgenbild des Oberkiefers zeigt einen überzähligen Schneidezahn hinter den normalen Schneidezähnen.

Ulcus corneae

s. *Hornhautgeschwür*

Ulcus cruris

s. *offenes Bein*

Ulcus dendriticum

Hornhautgeschwür, das sich vom Zentrum aus fransenartig nach verschiedenen Richtungen verzweigt. Dieses Geschwür wird in der Regel durch eine Infektion der Hornhaut mit dem *HERPES-SIMPLEX*-Virus verursacht.

Ulcus duodeni

Geschwür in der Wand des *Zwölffingerdarms* (erster Teil des Dünndarms), das durch eine Schädigung der Schleimhautschicht in der Darmwand verursacht wird. U.d. und Ulcus ventriculi (ein ähnliches Geschwür in der Magenwand) werden auch als *peptische Geschwüre* bezeichnet und ähneln sich in bezug auf ihre Ursachen, ihre Symptome und ihre Behandlung.

Ulcus molle

Durch Geschlechtsverkehr übertragene Krankheit, die hauptsächlich in den Tropen auftritt. Sie ist gekennzeichnet durch schmerzhafte Geschwüre an den Geschlechtsorganen und vergrößerte Leistenlymphknoten. Die Erkrankung, die auch als weicher Schanker bekannt ist, wird durch das Bakterium *HAEMOPHILUS DUCREYI* verursacht.

In Europa kommt es nur relativ selten zu einer Infektion; die meisten Fälle betreffen Seeleute oder Touristen, die in tropischen Ländern mit Prostituierten in Kontakt waren.

Eine sofortige Behandlung mit *Antibiotika* ist meist sehr wirkungsvoll. Bleibt die Erkrankung unbehandelt, können sich in der Leiste Abszesse bilden, die tiefe Narben hinterlassen.

Ulcus pepticum

s. *peptisches Geschwür*

Ulcus rodens

s. *nagendes Geschwür*

Ulcus ventriculi

s. *Magen(wand)geschwür*

Ulkus

s. *Geschwür*

Ulkus-Heilmittel

H2-REZEPTOR-ANTAGONISTEN
Cimetidin (z.B. *Tagamet*® +)
Ranitidin (z.B. *Zantic*® +)
Famotidin (z.B. *Ganor*® +)
Nizatidin (z.B. *Gastrax*® +)
PROTONENPUMPENHEMMER
Lansoprazol (z.B. *Agopton*® +)
Omeprazol (z.B. *Antra*® +)
Pantoprazol (z.B. *Pantozol*® +)
Weitere (z.B. Schleimhaut-schützende, Peristaltik-anregende bzw. -hemmende Stoffe etc.)
Sucralfat (z.B. *Ulcogant*® +)
Pirenzepin (z.B. *Gastrozepin*® +)
Domperidon (z.B. *Motilium*® +)
Metoclopramid (z.B. *Gastrosil*® +)
ANTAZIDA AUF ALUMINIUMBASIS
Aluminiumhydroxid (z.B. *Maaloxan*®)
Aluminiummagnesiumhydroxidcarbonat-hydrat (Hydrotalcit)(z.B. *Talcid*®)
Aluminiummagnesiumsilikathydrat (z.B. *Gelusil-Lac*®)
Aluminiumphosphat (z.B. *Phosphalugel*®)
WISMUTPRÄPARATE
Wismut-oxid-salicylat (z.B. *Ulcolind Wismut*®)
Wismutcarbonat (z.B. *Wismut-comp.-Ratio*®)
Diwismut-tris (z.B. *Ultin*®)

Gruppe von Medikamenten, mit denen Magen- und Zwölffingerdarmgeschwüre behandelt und verhindert werden können (s. *peptische Geschwüre*).

WIE SIE WIRKEN

U.-H. wirken auf zweierlei Art. *H_2-Rezeptor-Antagonisten* blockieren die Wirkung des Histamins. Dadurch wird die Bildung von Magensäure reduziert, was wiederum die Heilung von Geschwüren fördert. *Antazida* können, wenn sie regelmäßig eingenommen werden, bei Zwölffingerdarmgeschwüren hilfreich sein, denn sie neutralisieren überschüssige Säure.

Anderen U.-H.n, wie z.B. *Sucralfat*, wird die Fähigkeit zugeschrieben, eine schützende Schicht um das Geschwür zu legen, so daß das darunterliegende Gewebe sich wieder regenerieren kann.

U.-H. bringen die Symptome in der Regel innerhalb von zwei Wochen zum Abklingen, und in den meisten Fällen heilt das Geschwür nach acht Wochen aus. Ein sehr erfolgreich eingesetzter, neuer Wirkstoff ist das Omeprazol (z.B. Antra ® +), das der Gruppe der sog. Protonenpumpenhemmer angehört.

MÖGLICHE NEBENWIRKUNGEN

Bei H_2-Antagonisten können Kopfschmerzen und Schwindelgefühle auftreten. U.-H. können auch die Symptome von *Magenkrebs* maskieren. Daher werden diese Mittel in der Regel höchstens zwei Monate lang verschrieben, solange ein Krebs nicht mit Sicherheit ausgeschlossen werden kann.

Ulna

s. *Elle*

Ulnafraktur

s. *Ellenbruch*

Ulnaris

(*F.* Nervus ulnaris) Einer der langen *Nerven*äste aus dem *Plexus brachialis* (Armgeflecht), der auf der rückwärtigen Innenseite des Oberarms über die Streckseite des Ellenbogengelenks in die Ellenstraße des Unterarms zieht. Der Ulnaris versorgt die ellenwärts (kleinfingerwärts) gelegenen Beugemuskeln an Unterarm und Hand sowie die kleinfingerseitige Haut der Hand und der eineinhalb Finger.

STÖRUNGEN

Ein Schlag neben das *Olecranon* (Hakenfortsatz der Elle), an dem der U. vorbeizieht, verursacht Kribbeln und Schmerzen im vierten und fünften Finger.

Längerdauerndes Taubheitsgefühl und Muskelschwäche in jenen Regionen, die vom U. kontrolliert werden, können auch durch eine knöcherne Auswucherung aus dem Oberarmknochen (*Humerus*) hervorgerufen werden. Ein derartiger Auswuchs kann durch eine *Osteoarthritis* oder eine Fraktur des Oberarmknochens verursacht werden. Wird der Druck auf den Nerv nicht durch eine Operation beseitigt, so können die Handmuskeln, die von diesem Nerv beherrscht werden, dauerhaft geschädigt werden, und es kann eine *Klauenhand* entstehen.

Ultraschall

Schallwellen mit Frequenzen, die über der Wahrnehmungsschwelle des menschlichen Ohres liegen, d.h., die höher sind als 20 000 Hertz (Schwingungen pro Sekunde). U., der in der Medizin zur Diagnose und Therapie eingesetzt wird, hat normalerweise Frequenzen zwischen 1 Million und 15 Millionen Hertz (s. *Ultraschall-Diagnostik*, *Ultraschall-Therapie*).

Ultraschall-Diagnostik

Diagnosemethode, bei der hochfrequente Schallwellen (die für das menschliche Ohr unhörbar sind) in den Körper geleitet und deren Echos aufgezeichnet und analysiert werden, um ein Bild von inneren Organen oder einem Fetus im Mutterleib zu gewinnen. Die Methode ist schmerzlos und gilt als sicher.

U.-D., die auch als Sonographie bezeichnet wird, war ursprünglich ein Nebenprodukt der Marine-Sonartechnik (mit der im 2. Weltkrieg U-Boote aufgespürt wurden) und wurde erstmals in den 50er Jahren medizinisch eingesetzt. Die ersten Diagnosegeräte lieferten noch Standbilder, während die meisten modernen Geräte heute bewegte Bilder erzeugen, die leichter zu interpretieren sind.

WIE ES GEMACHT WIRD

Der Kasten mit den Abbildungen rechts erläutert, wie U.-D.-Geräte arbeiten und wie sie bedient werden.

WARUM ES GEMACHT WIRD

Ultraschallwellen durchdringen weiche Gewebe und Flüssigkeiten. Daher ist diese Methode insbesondere zur Untersuchung von Organen geeignet, die Flüssigkeiten enthalten (wie z.B. die Gebärmutter während der Schwangerschaft oder die Gallenblase), sowie auch zur Untersuchung weicher Organe (wie etwa die Leber). Knochen oder Gase können Ultraschallwellen allerdings nicht durchdringen. Für die Untersuchung von Körperteilen, die von Knochen umgeben sind (z.B. das Gehirn eines Erwachsenen) oder Gase enthalten (z.B. die Lunge oder die Därme), ist U.-D. daher nur von begrenztem Nutzen.

EINSATZ IN DER GEBURTSHILFE

Sehr häufig wird Ultraschall-Diagnostik eingesetzt, um die Gebärmutter und den Fetus während der Schwangerschaft zu untersuchen.

Ultraschall-Diagnostik wird oft in der 16. bis 18. Schwangerschaftswoche angewendet, kann aber eigentlich in jedem Stadium eingesetzt werden. Wenn der Zeitpunkt der Empfängnis bekannt ist, kann durch die Untersuchung festgestellt werden, ob der Fetus die normale Größe hat, andererseits können aus der Größe des Embryos Rückschlüsse auf den Zeitpunkt der Empfängnis gezogen und der voraussichtliche Geburtstermin bestimmt werden. Die Untersuchung zeigt zudem, ob eventuell eine *Mehrlingsschwangerschaft* vorliegt. Es ist möglich, schwere Mißbildungen zu erkennen, wie z.B. *Anenzephalie* oder *Spina bifida*. Auch angeborene *Herzfehler* werden dadurch manchmal entdeckt, so daß das Baby schon kurze Zeit nach der Geburt in eine Spezialklinik gebracht werden kann. Die Untersuchung zeigt darüber hinaus die Lage der *Plazenta* an. Wenn die Plazenta sich in einer Position befindet, die eine normale Entbindung behindern könnte (was als *Placenta praevia* bezeichnet wird), wird eventuell ein *Kaiserschnitt* notwendig.

Im frühen Stadium einer Schwangerschaft wird U.-D. hauptsächlich dann eingesetzt, wenn die Befürchtung besteht, es könnte zu einer *ektopischen Schwangerschaft* (Embryo außerhalb der Gebärmutter), einer *Blasenmole* (Geschwulst in der Gebärmutter), einer *Fehlgeburt* oder einem frühzeitigen Absterben des Feten kommen.

U.-D. spielt eine wichtige Rolle bei der *Amniozentese* (bei der durch eine Nadel eine Fruchtwasserprobe zur Untersuchung entnommen wird), und sie wird benutzt bei der *Chorionzottenbiopsie* (Entnahme einer Gewebeprobe aus der Plazenta, um sie zu untersuchen). Vor einem solchen kleinen Eingriff kann durch U.-D. die Lage von Fetus und Plazenta festgestellt werden, sie erleichtert es, die Nadel an der richtigen Stelle in die Gebärmutter einzuführen.

In späteren Stadien einer Schwangerschaft wird U.-D. verwendet, wenn vermutet wird, daß der Embryo zu langsam wächst, wenn er sich zuwenig oder zuviel bewegt oder wenn die Mutter Scheidenblutungen hat. Bei Risikoschwangerschaften oder bei Schwangerschaften über die normale Zeit hinaus kann vor der Entbindung durch U.-D. noch einmal die Größe des Embryos, seine Entwicklung und Lage in der Gebärmutter, die Menge des Fruchtwassers und die Lage der Plazenta überprüft werden.

WEITERE EINSATZMÖGLICHKEITEN

Bei einem Neugeborenen kann mit Hilfe der U.-D. das Gehirn untersucht werden, und zwar durch eine Lücke (die große Fontanelle) im Schädel. Dadurch lassen sich z.B. *Hydrocephalus*, *Hirntumor* oder Hirnblutungen feststellen.

Echokardiographie ist eine Form der U.-D. zur Untersuchung des Herzens. Sie eignet sich besonders zur Erkennung von angeborenen Herzfehlern und Fehlfunktionen der Herzklappen.

Auch von der Leber erhält man durch U.-D. ein klares Bild, anhand dessen sich Lebererkrankungen wie *Zirrhose*, Zysten, Abszesse oder Tumoren erkennen lassen. U.-D. zeigt *Gallensteine* in der Gallenblase oder in den Gallengängen an. Bei Patienten, die an *Gelbsucht* leiden, läßt sich durch U.-D. feststellen, ob die Gelbsucht durch eine Verstopfung des Gallengangs oder durch eine Lebererkrankung hervorgerufen worden ist. Die Bauchspeicheldrüse kann auf Zysten, Tumoren oder eine *Pankreatitis* untersucht werden, die Nieren auf angeborene Defekte, Zysten, Tumoren oder eine *Hydronephrose* (Schwellung aufgrund einer Harnstauung). Weitere Organe, die mit Hilfe von U.-D. untersucht werden können (insbesondere, um Zysten, harte Tumoren oder Fremdkörper aufzuspüren), sind die Schilddrüse, die Brüste, die Blase, die Hoden, die Eierstöcke, die Milz und die Augen.

U.-D. wird im Verlauf einer *Biopsie* (Einführen einer winzigen hohlen Nadel in ein Organ, um Zell-, Gewebs- oder Flüssigkeitsproben zur Untersuchung zu entnehmen) angewendet. Mit ihrer Hilfe läßt sich die Nadel genau an die vorgesehene Stelle führen.

Doppler-Sonographie ist eine weiterentwickelte Form der U.-D., die sich den *Doppler-Effekt* zunutze macht (die Veränderung der Tonhöhe, die sich ergibt, wenn die Position einer Schallquelle gegenüber ihrem Empfänger wandert). Damit werden Objekte untersucht, die sich bewegen. Ein wichtiges Einsatzgebiet der Doppler-Sonographie ist die Untersuchung des Herzschlags eines Embryos. Sie wird bei der sog. Angiodynographie eingesetzt, bei der die Fließgeschwindigkeit des Blutes in den Gefäßen ermittelt wird. Durch diese Methode können die Ärzte Gefäßverengungen oder andere Strömungshindernisse in den Blutbahnen feststellen.

SO WIRD ES GEMACHT

Bei einer Ultraschalluntersuchung zu Beginn der Schwangerschaft wird die Frau in der Regel gebeten, einige Stunden vorher die Blase nicht mehr zu entleeren. Bei einer vollen Blase verbessert sich nämlich die Sicht auf die Gebärmutter, weil dadurch benachbarte Darmschlingen weggedrückt werden. Bei einer Leber- oder Gallenblasenuntersuchung werden die Patienten angehalten, mehrere Stunden davor nichts mehr zu essen.

Der Körperteil, der untersucht werden soll, wird entkleidet, und die Haut wird mit Öl oder Gel eingerieben, damit der Schallkopf, der auf der Haut hin und her bewegt wird, guten Kontakt findet. Während der Untersuchung, die 15 Minuten (oder auch weniger) dauert, liegen die Patienten normalerweise auf dem Rükken und können die Bilder mitverfolgen, die auf dem Monitor entstehen.

Die Ultraschallwellen rufen keine spürbare Empfindung hervor. Wenn U.-D. in Verbindung mit einer Methode vorgenommen wird, bei der eine Nadel in den Körper eingeführt werden muß, arbeitet man mit örtlicher Betäubung; die Patienten haben dann in der Regel nur geringe oder gar keine Beschwerden.

WIE DIE ULTRASCHALL-DIAGNOSTIK FUNKTIONIERT

Ultraschallwellen werden von einem Schallkopf ausgesendet, der über dem zu untersuchenden Teil des Körpers auf die Haut gesetzt wird. Der Schallkopf enthält einen Kristall, der elektrischen Strom in Schallwellen umwandelt. Bei den dabei verwendeten hohen Frequenzen zwischen 1 und 15 Millionen Hertz können die Wellen zu einem feinen Parallelstrahl gebündelt werden, der eine “Schicht” des Körpers durchdringt, wenn der Kristall im Schallkopf hin und her schwingt. Einige der Wellen werden an Gewebsgrenzen reflektiert, so daß ein Echo zurückgeworfen wird. Der Schallkopf fungiert auch als Empfänger und wandelt diese Echos in elektrische Impulse um, die auf einem Leuchtschirm dargestellt werden und ein zweidimensionales Bild des entsprechenden Körperquerschnitts zeigen. Durch Verschieben des Schallkopfes lassen sich unterschiedliche Schnittebenen sichtbar machen.

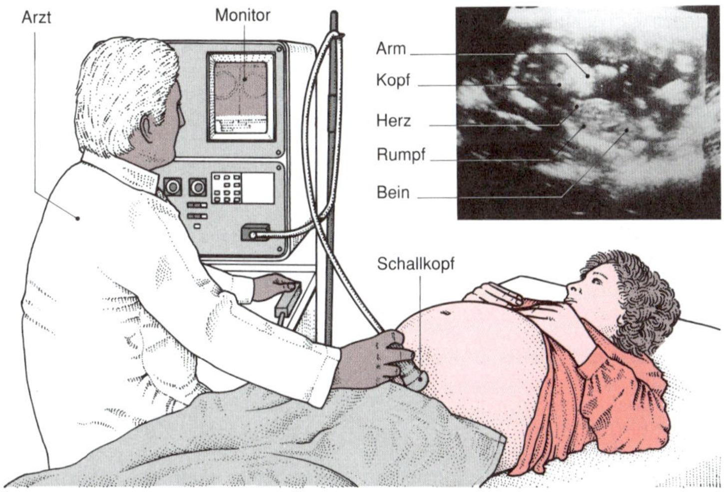

Ultraschall wird in der Medizin vielfältig angewendet, besonders in der Geburtshilfe. Risiken für das Baby sind bis jetzt nicht bekannt geworden. Durch Verschieben des Schallkopfes über dem Unterleib läßt sich der heranwachsende Fetus aus verschiedenen Blickwinkeln sichtbar machen, so daß Mißbildungen entdeckt werden können.

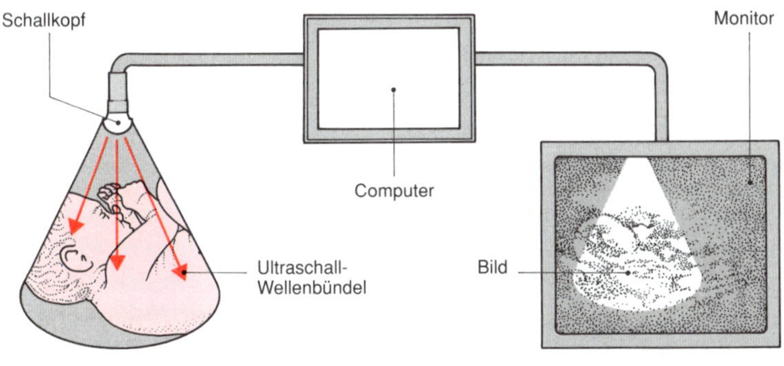

Eine Ultraschalluntersuchung
Der Schallkopf sendet ein hochfrequentes Wellenbündel durch eine Schicht des Körpers. Das Echo wird vom Schallkopf aufgenommen, von einem Computer umgewandelt und als Bild auf einem Monitor sichtbar gemacht.

Ultraschall-Therapie

Einsatz von hochfrequenten Schallwellen zur Behandlung von *Weichteilverletzungen* (wie z.B. Verletzungen von Bändern, Muskeln und Sehnen). Durch die Behandlung klingen Entzündungen schneller ab, die Heilung wird beschleunigt. Man nimmt an, ihre Wirkung beruht auf einer Verbesserung der Gewebedurchblutung unter der Haut.

Während der Behandlung können sich ein Wärmegefühl und ein leichtes Prikkeln einstellen. Gelegentlich treten auch stärkere Schmerzen auf, wenn die Schallwellen direkt auf eine Knochenoberfläche unter der Haut gerichtet werden.

Ultraviolettes Licht

Unsichtbares Licht aus demjenigen Teil des elektromagnetischen Spektrums, der

ELEKTROMAGNETISCHES SPEKTRUM

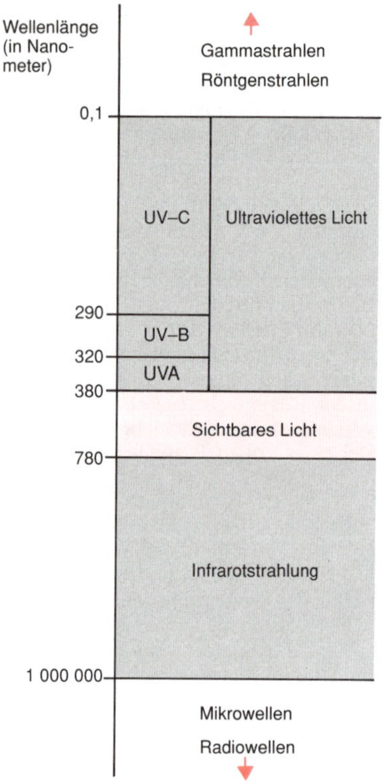

Ultraviolettes Licht im Wellenspektrum
Die unterschiedlichen Arten elektromagnetischer Strahlung werden nach ihren Wellenlängen definiert. Die Grenzen der verschiedenen Bereiche des Wellenspektrums werden in diesem Diagramm in Nanometern angegeben (ein Nanometer entspricht einem Tausendmillionstel eines Meters). U. L. liegt zwischen dem sichtbaren Licht und der Röntgenstrahlung.

über dem Violett des sichtbaren Lichts liegt (d.h. zwischen sichtbarem Licht und *Röntgenstrahlen*). Längerwelliges u.L. (dasjenige, das dem sichtbaren Licht am nächsten kommt) wird oft als UV-A bezeichnet, jenes mit mittleren Wellenlängen als UV-B und das u.L. mit den kürzesten Wellenlängen (das der Röntgenstrahlung am nächsten liegt) als UV-C.

U.L. ist im Sonnenlicht enthalten, aber ein großer Teil davon – insbesondere die gesamte UV-C-Strahlung und ein Großteil der UV-B-Strahlung (die beide schädlich sein können) – wird von der *Ozonschicht* der Atmosphäre absorbiert. Der Teil des u.n L.s, der die Erde erreicht, also UV-A und etwas UV-B, ist verantwortlich für die bräunende und verbrennende Wirkung des Sonnenlichts, aber auch für die Produktion von *Vitamin D* in der Haut. Doch der ultraviolette Anteil des Sonnenlichts kann auch gefährliche Auswirkungen haben (s. *Sonnenlicht, Nebenwirkungen*), wie etwa *Hautkrebs*, besonders bei hellhäutigen Menschen.

Bräunungsstrahler, die künstliches u. L. produzieren, sind so konstruiert, daß sie nur UV-A-Strahlung abgeben. Doch in der Praxis strahlen sie meist auch einen kleinen Teil UV-B-Licht ab und können daher ein nicht zu unterschätzendes Gesundheitsrisiko darstellen. U.L. wird von verschiedenen anderen Geräten wie z.B. Schweißbrennern, Schweißbogen oder Lasern erzeugt. Wer mit solchen Geräten arbeitet, sollte deshalb immer die nötigen Sicherheitsvorkehrungen beachten und insbesondere Schutzbrillen tragen.

EINSATZ IN DER MEDIZIN
U.L. wird manchmal in der *Phototherapie* eingesetzt, um bestimmte Hauterkrankungen wie *Schuppenflechte* oder *Vitiligo* sowie Gelbsucht beim Neugebornenen zu behandeln (s. *Neugeborenengelbsucht*).

Eine Quecksilberdampflampe kann künstlich u.L. (Wood-Licht) erzeugen. Man setzt es ein, um Hauterkrankungen wie z.B. *Tinea* zu diagnostizieren, weil es die erkrankten Hautpartien zum Fluoreszieren bringt.

Ulzeration
Bildung oder das Vorhandensein von einem oder mehreren *Geschwüren*.

Umbilicus
Nabel; Narbe am Unterleib, welche die Stelle markiert, an der die Leibesfrucht mit der *Nabelschnur* verbunden war.

ERKRANKUNGEN
Bei einer Umbilikalhernie (Nabelbruch) schwillt der Nabel an, weil der Inhalt des Unterbauches durch eine schwache Stelle in der Bauchwand nach außen gedrückt wird.

Nabelbrüche kommen sehr oft bei Neugeborenen vor, und zwar bei Jungen doppelt so häufig wie bei Mädchen. Wenn das Baby schreit, nimmt die Schwellung zu und kann auch Beschwerden verursachen. Nabelhernien verschwinden in der Regel von selbst wieder, bis das Kind zwei Jahre alt ist. Wenn sie sich bis zum Alter von vier Jahren noch nicht zurückgebildet haben, kann eine Operation notwendig werden.

Auch bei Erwachsenen können gelegentlich Nabelhernien auftreten, insbesondere bei Frauen nach der Entbindung. Operiert werden muß, wenn diese Hernien groß, dauerhaft oder entstellend sind.

In seltenen Fällen kann es durch eine Infektion oder durch eine abnorme Verbindung zwischen dem U. und dem Harnapparat, dem Gallengang oder dem Darmtrakt zu einer Eiterabsonderung aus dem U. kommen. Ursachen für eine derartige abnorme Verbindung, die operativ beseitigt werden muß, sind angeborene Fehlbildungen, Krebs oder Tuberkulose.

Gelegentlich entwickeln sich im Nabel gutartige oder bösartige Geschwülste. Dabei kann es sich um Metastasen von Brust-, Grimmdarm-, Eierstock- oder Magenkrebs handeln.

In seltenen Fällen entsteht bei Frauen am U. eine *Endometriose*, die zu periodischen Blutungen aus dem Nabel führt. In solchen Fällen kann ein chirurgischer Eingriff notwendig werden.

Umschneidung
(*F.* Zirkumzision) Beschneidung; Entfernung der Vorhaut am Penis. U. wird bei Neugeborenen aus religiösen Gründen vorgenommen, kann aber auch bei älteren Jungen oder bei Erwachsenen durchgeführt werden.

WARUM ES GEMACHT WIRD
U. ist ein religiöses Ritual, das von Juden und Moslems seit Jahrhunderten gepflegt wird. In einigen Ländern wird sie auch aus hygienischen Gründen routinemäßig durchgeführt (denn durch U. wird verhindert, daß sich Sekrete unter der Vorhaut ansammeln).

Aus medizinischen Gründen wird eine U. vorgenommen, wenn die Vorhaut zu eng ist (s. *Phimose*) und zu Schwierigkeiten beim Wasserlassen führt oder wenn wiederholte Anfälle von *Balanitis* (Infektion unter der Vorhaut aufgrund zurückgebliebener Sekrete) auftreten. Die Vorhaut kann auch entfernt werden, wenn sie verengt ist und es dadurch zu Schmerzen beim Geschlechtsverkehr kommt oder wenn sich eine Paraphimose (schmerzhafte Abschnürung des Penisschaftes durch eine zurückgestreifte Vorhaut) einstellt.

SO WIRD ES GEMACHT
Bei Neugeborenen wird die U. unter lokaler Betäubung durchgeführt, bei älteren Kindern und Erwachsenen unter Vollnarkose.

Bei diesem Eingriff werden das innere und das äußere Blatt der Vorhaut sorgfältig entfernt und die Schnittenden vernäht. Ein Verband ist normalerweise nicht nötig, und die Patienten können meist noch am selben Tag das Krankenhaus wieder verlassen.

Umschneidung, weibliche
Beseitigung aller Teile der Klitoris, Labia majora und Labia minora, manchmal auch in Verbindung mit einer Verengung des Scheideneingangs. Dieser Eingriff wird sehr häufig in Afrika vorgenommen. Anfang der 80er Jahre etwa schätz-

te man, daß ungefähr 84 Mio. Frauen in 30 Ländern umschnitten waren.

Aus medizinischer Sicht gibt es absolut keine Notwendigkeit für diese Operation. Die weibliche Umschneidung kann zu Harnverhaltung und zu Verletzungen während des Geschlechtsverkehrs ebenso wie zu einem Verlust des sexuellen Verlangens und zu anderen psychologischen Problemen führen. Auch die Geburt wird dadurch risikoreicher.

Es gibt starke Bestrebungen, diese Praxis gänzlich abzuschaffen, in einigen Ländern bislang allerdings nur mit geringem Erfolg.

Umweltmedizin

Zweig der Medizin, der sich mit dem Studium verschiedener Umweltfaktoren und ihren gesundheitlichen Auswirkungen auf Menschen befaßt; dazu gehören Klima, Höhenlage, Sonneneinstrahlung und Vorhandensein von Mineralien. Die Bedingungen am Arbeitsplatz werden von der *Arbeitsmedizin* untersucht.

KLIMA

Klimabedingungen können sich auf den Verlauf bestimmter Krankheiten auswirken. So stellt sich z.B bei Patienten mit chronischer *Bronchitis* oder *Asthma* in einem warmen, relativ trockenen Klima oftmals eine Linderung ihrer Beschwerden ein. In Europa, wo die meisten Atemwegsbeschwerden im Winter auftreten, ist es für die Betroffenen hilfreich, den Winter in einer wärmeren Umgebung zu verbringen. Bevor ab den 40er Jahren die Lungen*tuberkulose* durch *Antibiotika* behandelt werden konnte, waren oftmals mehrjährige Aufenthalte in Bergsanatorien notwendig, da Höhenluft kühler, klarer und trockener ist.

HÖHENLAGE

Obwohl in hochgelegenen Bergregionen die Luftverschmutzung viel geringer ist, ist ein Aufenthalt in hochgelegenen Gebieten nicht unbedingt "gesünder"; mit zunehmender Seehöhe wird nämlich die Luft dünner. Vorhandene Bronchialbeschwerden z.B. verschlimmern sich, wenn die betroffene Person sich plötzlich von Seehöhe 0 auf 1 500m begibt. Ab 3 000 m Höhe fällt auch Gesunden das Atmen schwer. Bei raschem Aufstieg auf 3 600 m und höher kommt es nicht selten zu Symptomen der manchmal tödlich verlaufenden Höhenkrankheit (s. *Bergkoller*); sie können von Übelkeit und Schlaflosigkeit bis zu Koma und Tod reichen. Nur wenige Menschen leben den Bedingungen in großer Höhe angepaßt, so z.B. einige Andenvölker. Touristen, die Berge in Afrika oder im Himalaya besteigen, setzen sich jedoch den Risiken der Höhenkrankheit aus.

Oberhalb von 6 000 m ist menschliches Leben auf Dauer nicht möglich; der Sauerstoffmangel ist in dieser Höhe so groß, daß sich die roten Blutkörperchen vermehren, um den Sauerstoffmangel auszugleichen. Dadurch wird das Herz stärker belastet, und es kann zu einer Thrombose (Bildung eines Blutgerinnsels in einem Blutgefäß) kommen.

SONNENEINSTRAHLUNG

Hellhäutige Menschen, die sich in sonnigen Klimazonen wiederholt starker Sonneneinstrahlung aussetzen, können gesundheitliche Schäden davontragen. Dazu zählen verstärkte Faltenbildung der Haut und ein erhöhtes Risiko, an verschiedenen Formen von Hautkrebs (z.B. *Basalzellkarzinom* oder *malignem Melanom*) oder an einer der Vorstufen (z.B. durch Sonnenlicht hervorgerufene *Keratose*) zu erkranken.

MINERALIEN

Auch die unterschiedliche Verteilung von Mineralien in der Umwelt hat Einfluß auf die Gesundheit. So ist z.B. die Krebsrate höher in Gegenden, in denen Granitfelsen das radioaktive Gas *Radon* freisetzen. Andererseits kommt *Karies* seltener in Regionen vor, in denen das Wasser einen hohen Gehalt an *Fluoriden* aufweist.

Umweltverschmutzung

Verseuchung der Umwelt durch Gifte, Mikroorganismen oder radioaktive Substanzen.

In den 50er Jahren begann man über U. öffentlich zu diskutieren; es zeichnete sich deutlich ab, daß *Pestizide* die Wildbestände bedrohten und sich in der Nahrungskette anreicherten und daß über weiten Gebieten der Erde radioaktiver Niederschlag die Folge von Atomtests in der Atmosphäre war (s. *Strahlung*). Diese Besorgnis wurde durch die allgemein offensichtliche industrielle U. und durch Zwischenfälle geschürt: Verseuchung der Minamata-Bucht in Japan durch Quecksilber (s. *Minamata-Krankheit*), Explo-

DIE WACHSENDE BEDEUTUNG DER UMWELTMEDIZIN

Große Gebiete der Welt eignen sich aufgrund ihrer natürlichen Beschaffenheit nicht für menschliches Leben und wurden deshalb in der Vergangenheit gemieden. Heute zieht die Verwertung der natürlichen Ressourcen Menschen auch in diese Gebiete, wodurch Umweltmedizin immer wichtiger wird.

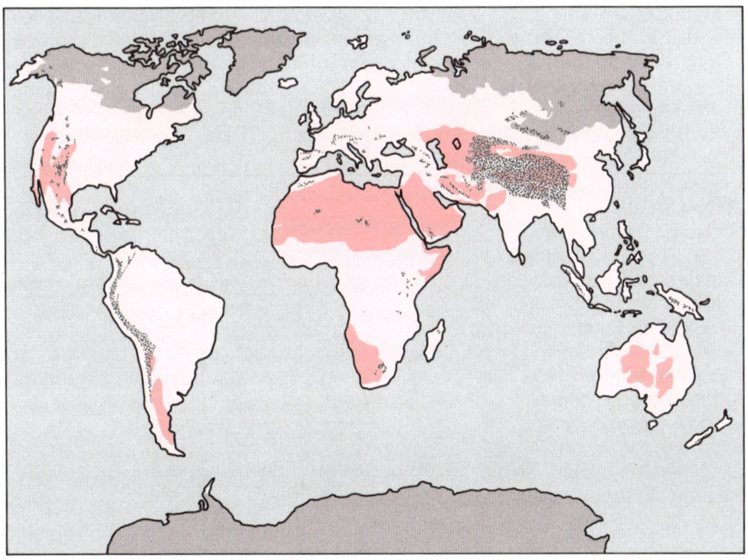

Wüstengebiete

Kältezonen mit durchschnittlichen Wintertemperaturen unter -23°

Gebirgsregionen über 3 000 m

sion einer Chemiefabrik im italienischen Seveso, bei der hochgiftiges Dioxin freigesetzt wurde (s. *Unkrautvertilger, Vergiftung durch*), Tankerunglücke, die Seevögel und Strände verseuchten, saurer Regen (durch Verbrennung von Kohle und Öl) und radioaktiver Niederschlag nach dem Unfall im sowjetischen Atomkraftwerk Tschernobyl.

Ein im Hinblick auf seine Langzeitfolgen sehr gefährlicher Schadstoff ist *Kohlendioxid*; große Mengen davon werden durch Verbrennung fossiler Brennstoffe in die Atmosphäre abgegeben, wodurch der Kohlendioxidgehalt insgesamt steigt. Die Folge ist der sog. "Treibhauseffekt", der zu einem Ansteigen der Durchschnittstemperatur auf der Erde führt; dies könnte katastrophale Klimaveränderungen nach sich ziehen.

Eine weitere ernstzunehmende Gefahr ist die fortwährende Zerstörung der *Ozonschicht* (die als Filterschicht die schädliche UV-Strahlung der Sonne von der Erde abhält) durch Fluorchlorkohlenwasserstoffe (FCKW). Die Besorgnis über diese Entwicklung hat in vielen Industrieländern dazu geführt, daß die Produktion ozonschichtschädigender Chemikalien reduziert wurde. Weitere gefährliche Schadstoffe sind Blei (s. *Bleivergiftung*), Cadmium (s. *Cadmiumvergiftung*) und einige Pestizide wie z.B. *Parathion*.

Unbewußtes

Vorstellungen, Erinnerungen, Wahrnehmungen und Gefühle außerhalb des Bewußtseins. Die seelischen Inhalte des U.n werden gespeichert und aktiv verarbeitet; sie sind nicht einfach zu erschließen, im Gegensatz zu denen des *Unterbewußten*. In der Schichtenlehre Sigmund Freuds (*Es – Ich – Über-Ich*) entspricht das U. überwiegend dem "Es" der Dreischichtung (s.a. *Freud-Lehre*); es ist somit mitverantwortlich für die Verhaltenssteuerung und die Entwicklung neurotischer Symptome. In der *Jung-Theorie* wird ein kollektives U. beschrieben, das jeder Mensch ererbt und in das sämtliche Erfahrungen aus der Geschichte der Menschheit eingegangen sind.

Unfalltod

U. macht einen hohen Prozentsatz der Todesfälle insgesamt aus – etwa ein Drittel. Statistische Angaben zum Anteil verschiedener Unfallarten in Deutschland finden sich im Diagramm unten.

Mehr als ein Drittel aller unfallbedingten Todesfälle geht auf Verkehrsunfälle zurück, und Alkohol ist dabei die Hauptursache. In den 80er Jahren verringerte sich die Zahl dieser Todesfälle aufgrund der eingeführten Anschnallpflicht.

Auch in häuslicher Umgebung gibt es viele Gefahrenmomente; hier ereignen sich weniger als halb so viel Unfälle wie im Straßenverkehr. Einer der Hauptursachen sind hierbei Stürze. Dies bedeutet für junge Menschen meist nur blaue Flekken. Ältere Menschen hingegen haben wesentlich brüchigere Knochen; statistisch führen mehr als ein Drittel der Stürze ab dem 74. Lebensjahr zu Frakturen des Rückgrats, des Oberschenkelknochens oder des Handgelenks. Aufgrund möglicher schwerwiegender Komplikationen sind sie in manchen Fällen tödlich.

Bei Kindern, die das erste Lebensjahr noch nicht vollendet haben, ist das Ersticken an einem Brocken Nahrung oder an einem in den Mund genommenen Gegenstand die häufigste Ursache für U. Darüber hinaus besteht bei kleinen Kindern Erstickungsgefahr unter der Bettdecke oder durch spielerisches Überstülpen einer Plastiktüte.

Ältere Menschen sind besonders gefährdet durch Brände, deren Rauchentwicklung zum Erstickungstod führt. Viele der Unfallopfer, die auf diese Weise ums Leben kommen, sind älter als 75 Jahre.

Vergiftung und Ertrinken sind ebenfalls häufige Todesursachen. Vergiftungen gehen in vielen Fällen auf eine Überdosis von Medikamenten oder Drogen zurück, die oftmals in selbstmörderischer Absicht eingenommen wurden.

Arbeitsunfälle mit tödlichem Ausgang sind seit Beginn dieses Jahrhunderts stetig zurückgegangen (s.a. *Berufskrankheit und Verletzung*).

Unfruchtbarkeit

(*F.* Infertilität) Unfähigkeit zur Fortpflanzung. Die Empfängnis ist davon abhängig, daß beim Mann gesunde Spermien und bei der Frau gesunde Eizellen produziert werden; der *Geschlechtsverkehr* muß vollzogen werden, damit die Spermien die weiblichen *Eileiter* erreichen können. Die Spermien müssen in der Lage sein, das Ei zu befruchten, wenn sie mit ihm zusammentreffen (s. *Befruchtung*). Als nächstes muß das befruchtete Ei sich in der Gebärmutter einnisten (s. *Nidation*). Schließlich muß der sich entwickelnde Embryo gesund sein; das hormonelle Umfeld muß seine Weiterentwicklung ermöglichen, so daß die Schwangerschaft voll ausgetragen werden kann. Zur U. kann es kommen, wenn eine dieser Bedingungen nicht erfüllt ist.

VERBREITUNG

U. ist ein weitverbreitetes Problem. Jedes sechste Paar benötigt fachärztliche Hilfe. U. wird mit fortschreitendem Lebensalter wahrscheinlicher: Je älter ein Paar ist, desto schwieriger ist es zumeist, eine Empfängnis herbeizuführen.

URSACHEN

Grob geschätzt ist bei ungefähr 30 Prozent der Fälle die Ursache für U. beim Mann zu suchen und in weiteren 30 Prozent bei der Frau. Bei den verbleibenden 40 Prozent liegt der Grund bei beiden Partnern.

UNFRUCHTBARKEIT DES MANNES

Beim Mann liegt die Hauptursache für U. in der Unfähigkeit, genügend gesunde Spermien zu produzieren. Zu U. führen ausbleibende Spermienproduktion

UNFALLTOD

Unfälle sind in bestimmten Altersgruppen eine häufige Todesursache, insbesondere in der Zeit von der Kindheit bis Mitte 40. Das Diagramm zeigt die Anzahl der tödlichen Unfälle in Deutschland 1991 (alte Bundesländer) in den einzelnen Altersgruppen und deren prozentualen Anteil an den gesamten Todesfällen der jeweiligen Gruppe.

ANTEIL DER TÖDLICHEN UNFÄLLE AN DEN GESAMTTODESFÄLLEN DER VERSCHIEDENEN ALTERSGRUPPEN (BUNDESREPUBLIK DEUTSCHLAND 1991)

Altersgruppe	Gesamttodesfälle	Unfalltodesfälle	Prozentualer Anteil an den gesamten Todesfällen
0 - 1	4 862	119	2,4%
1 - 4	1 077	296	27,5%
5 - 14	1 092	358	32,8%
15-24	5 417	2 408	44,5%
25-44	24 593	3 492	14,2%
45-64	116 573	3 378	2,9%
65-74	126 348	1 768	1,4%
75 +	428 856	9 346	2,2%

(Früheres Bundesgebiet)

SO WIRD UNFRUCHTBARKEIT UNTERSUCHT

Ist die Ursache der Unfruchtbarkeit nach einer Generaluntersuchung und/oder einer persönlichen Befragung des Paares noch unklar, müssen bei beiden Partnern Spezialuntersuchungen durchgeführt werden, denn die Unfruchtbarkeit kann auf einen von ihnen, auf beide oder auf eine wechselseitige Unverträglichkeit zurückgehen.

URSACHEN

Die Empfängnis ist ein komplizierter Prozeß; die daran beteiligten Organe können auf vielfältige Weise geschädigt sein, was schließlich zu Unfruchtbarkeit führt. Einige der Hauptursachen von Unfruchtbarkeit bei Männern und Frauen werden rechts dargestellt.

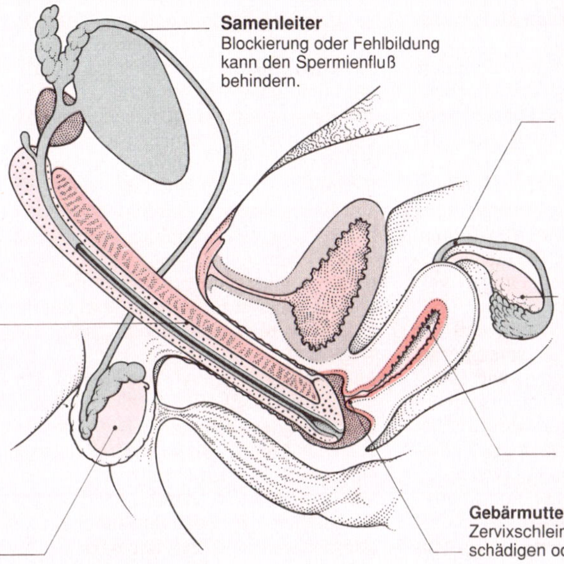

Samenleiter
Blockierung oder Fehlbildung kann den Spermienfluß behindern.

Eileiter
Blockierung hindert die Spermien daran, das Ei zu erreichen; einer oder beide Eileiter können fehlen oder geschädigt sein.

Penis
Unfähigkeit, eine Erektion zu bekommen bzw. aufrechtzuerhalten; Ejakulationsstörungen.

Eierstöcke
Eizellen reifen nicht oder werden nicht freigesetzt.

Gebärmutter
Anomalien oder Krankheiten können das Einnisten des befruchteten Eis verhindern.

Hoden
produzieren zuwenig Spermien; Spermien sind mißgebildet, haben zu kurze Lebensdauer oder eingeschränkte Beweglichkeit.

Gebärmutterhals
Zervixschleim kann die Spermien schädigen oder zerstören.

WEIBLICHE UNFRUCHTBARKEIT

Maßnahmen, mit denen Ursachen der Unfruchtbarkeit aufgedeckt werden sollen, sind: das Messen der Körpertemperatur während des Zyklus (unten); Blut- und Urinuntersuchungen, die aufzeigen, ob die Ovulation normal verläuft; Hysterosalpingographie (rechts) und die Laparoskopie (unten rechts).

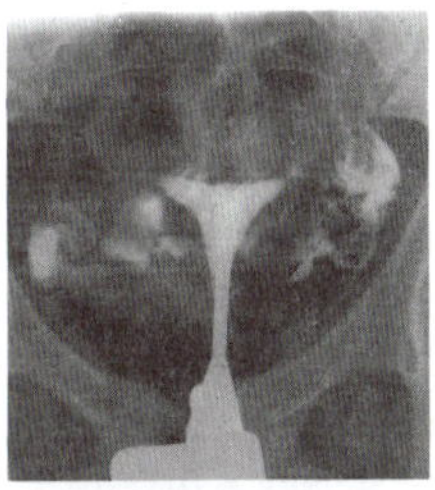

Hysterosalpingographie
Mit dieser Röntgen-Methode können Gebärmutter und Eileiter sichtbar gemacht und auf Anomalien untersucht werden.

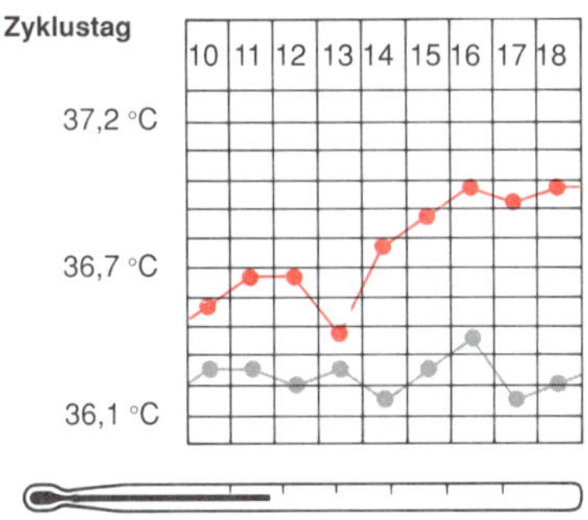

Körpertemperatur und Ovulation
Aufzeichnungen über die Körpertemperatur während des Menstruationszyklus lassen Anomalien des Eisprungs erkennen. Das Diagramm zeigt typische Temperaturschwankungen während eines normalen Zyklus (rot) und beim Ausbleiben der Ovulation (grau).

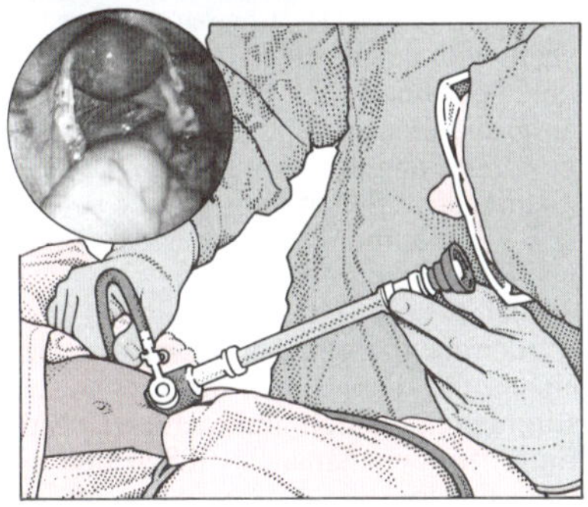

Laparoskopie
Bei dieser Methode wird ein Laparoskop (ein Sichtinstrument) durch die Bauchdecke geschoben, um die Fortpflanzungsorgane der Frau zu untersuchen und festzustellen, ob Anomalien wie z.B. ein Tumor oder eine Zyste vorliegen. Das Laparoskop-Bild (oben im Kreis) zeigt einen Tumor im linken Eierstock.

MÄNNLICHE UNFRUCHTBARKEIT

Bei Unfruchtbarkeit des Mannes wird zunächst der Samen untersucht (unten). Wenn sich zeigt, daß die Zahl der Spermien zu gering ist, sind weitere Tests nötig, um den Grund dafür herauszufinden.

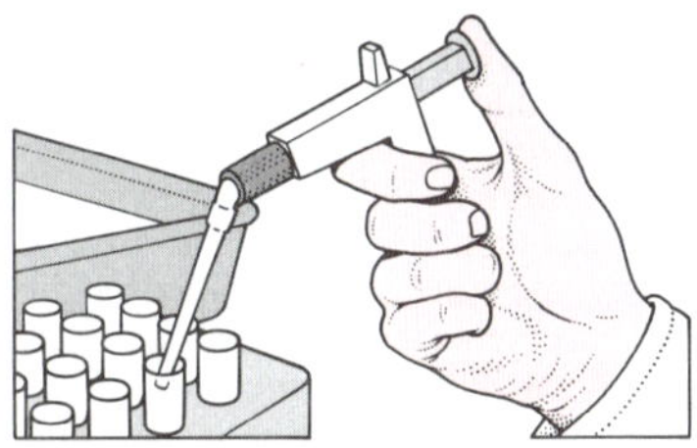

Samenuntersuchung
Durch Masturbation gewonnener Samen wird hinsichtlich der Zahl, Form und Beweglichkeit der Spermien untersucht. Nach dem Geschlechtsverkehr wird der Samen eventuell noch einmal untersucht.

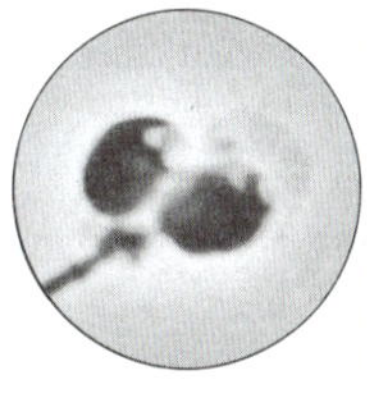

Anomales Sperma
Ist im Samen eine große Zahl mißgebildeter Spermien vorhanden, wie z.B. der abgebildete Samenfaden mit zwei Köpfen (links), sinkt die Fruchtbarkeit des Mannes.

U

(*Azoospermie*) und eine zu geringe Produktion (*Oligozoospermie*).

Manchmal sind die Spermien auch mißgebildet oder überleben nach der Ejakulation nicht lange genug, um den gesamten Weg bis zum weiblichen Ei zurückzulegen. Durch *Geschlechtskrankheiten* wie z.B. *Gonorrhoe* können Samenstrang oder Samenleiter blockiert und Spermiendefekte verursacht werden. Eine Krampfader im Hodensack (*Varikozele*) kann ebenfalls die Ursache sein. Auch eine anomale Entwicklung der Hoden infolge endokriner Störungen (s. *Hypogonadismus*) oder eine Schädigung der Hoden durch eine *Hodenentzündung* kann zu fehlerhaftem Sperma führen. Durch den Konsum von Toxinen, Zigaretten und verschiedenen Drogen vermindert sich die Zahl der Spermien.

Ursache für U. kann sein, daß der Mann nicht in der Lage ist, sein Sperma in die Vagina einzubringen, wie es bei *Impotenz* der Fall ist oder bei verschiedenen Ejakulationsstörungen wie etwa Ejakulationshemmung oder retrograder Ejakulation (s. *Ejakulation, Störungen*).

Selten ist eine Chromosomenaberration (z.B. *Klinefelter-Syndrom*) oder eine Erbkrankheit (z.B. *zystische Fibrose*) für die U. eines Mannes verantwortlich.

UNFRUCHTBARKEIT DER FRAU

Das Ausbleiben des Eisprungs ist die häufigste Ursache für die U. Die Ovulation kann oft aus zunächst nicht ersichtlichen Gründen ausbleiben. Als Ursachen kommen vor allem hormonelles Ungleichgewicht, Streß oder eine Schädigung der *Eierstöcke* durch einen Tumor oder eine Zyste in Frage.

Blockierte Eileiter, wie sie häufig nach einer entzündlichen Unterleibserkrankung (s. *Unterleibserkrankung, entzündliche*) auftreten, hindern das Sperma unter Umständen daran, bis zur Eizelle vorzudringen. In manchen Fällen hat die Frau nur einen oder gar keinen Eileiter; dies ist entweder auf eine angeborene Fehlbildung oder auf eine operative Entfernung zurückzuführen (z.B. bei *ektopischer Schwangerschaft*). Auch Funktionsstörungen der Gebärmutter (z.B. durch *Fibromyome*) können U. herbeiführen, ebenso *Endometriose*.

Zu U. kommt es , wenn der Gebärmutterhalsschleim der Frau ein für das Sperma des Mannes ungünstiges Milieu bildet und Antikörper produziert, die die Spermien abtöten oder ihre Fortbewegung zum Stillstand bringen.

In seltenen Fällen ist eine Chromosomenanomalie (wie das *Turner-Syndrom*) Ursache für die U. einer Frau.

DIAGNOSE

Untersuchungen auf U. werden in der Regel erst dann durchgeführt, wenn es nach einem Jahr regelmäßigen, ungeschützten Geschlechtsverkehrs noch nicht zu einer Schwangerschaft gekommen ist; ca. 90 Prozent der Frauen, die auf diese Weise vorgehen, werden innerhalb eines Jahres schwanger.

Sowohl der Mann als auch die Frau werden dann ärztlich untersucht, um ihren allgemeinen Gesundheitszustand festzustellen und um unbehandelte körperliche Funktionsstörungen herauszufinden, die die U. verursacht haben könnten. Dann werden die Partner zusammen und einzeln hinsichtlich ihrer sexuellen Gewohnheiten befragt, um festzustellen, ob sie so regelmäßig Geschlechtsverkehr haben, daß eine Empfängnis möglich wäre. Wenn die Ursache der U. nach diesen Untersuchungen immer noch unklar ist, müssen zusätzliche Tests durchgeführt werden (s. Kasten S. 1069).

THERAPIE

Läßt sich keine spezifische Ursache für die U. finden, schafft eventuell eine Verbesserung des allgemeinen Gesundheitszustands Abhilfe. So wird den Patienten empfohlen, ihre Ernährung umzustellen und gegebenenfalls den Alkoholkonsum zu reduzieren, Entspannungsübungen zu erlernen und Streß zu vermeiden.

Bei der U. des Mannes sind die Behandlungsmöglichkeiten begrenzt. Eine Sterilisation kann in manchen Fällen operativ wieder rückgängig gemacht werden. Bei ausbleibender Spermienproduktion (Azoospermie) hat das Paar meist keine andere Möglichkeit, als sich mit seiner Kinderlosigkeit abzufinden oder eine *künstliche Befruchtung* mit dem Samen eines Spenders in Erwägung zu ziehen. Bei zu niedriger Spermienzahl kann man eine künstliche Befruchtung mit dem Samen des Ehemannes versuchen, wobei aber die Erfolgsaussichten unterschiedlich sind. Bei männlicher U. aufgrund eines hormonellen Ungleichgewichts kann in vielen Fällen eine medikamentöse Behandlung mit *Clomifen* (z.B. Pergotime ® +) oder *gonadotropen Hormonen* hilfreich sein.

Bleibt bei der Frau die Ovulation aus, werden ebenfalls gonadotrope Hormone eingesetzt; diese sollen die Eierstöcke stimulieren. Durch mikrochirurgische Eingriffe können manchmal Schäden an den Eileitern behoben werden, wenn sie nicht zu gravierend sind. Sind diese Eingriffe an den Eileitern erfolglos, bleibt noch die *in-vitro-Befruchtung* als letzte Möglichkeit, eine Schwangerschaft herbeizuführen. Anomalien oder Funktionsstörungen der Gebärmutter, wie etwa Fibromyome, müssen behandelt werden. Wenn der Gebärmutterhalsschleim abweisend reagiert hat, kann der Samen des Ehemannes durch künstliche Befruchtung direkt in den Gebärmutterhals eingebracht werden, ohne daß er mit dem Schleim in Berührung kommt.

Manche Fälle von U. können durch einen intratubaren Gametentransfer behandelt werden, wozu allerdings Voraussetzung ist, daß die Eileiter der Frau gesund sind. Bei dieser Methode werden zunächst die Eierstöcke durch Medikamente stimuliert. Dann wird unter Vollnarkose Flüssigkeit aus den Follikeln der Eierstöcke über eine Nadel abgesaugt (s. *Laparoskopie*) und unter dem Mikroskop nach Eizellen untersucht. Danach werden Eier zusammen mit frischem Sperma des Mannes in den Eileiter zur künstlichen Befruchtung eingebracht.

PROGNOSE

Bei ungefähr der Hälfte der Paare, die wegen U. fachärztlich behandelt werden, stellt sich schließlich eine Schwangerschaft ein. Wie groß die Chancen sind, hängt dabei jeweils von den konkreten Ursachen der U. ab.

Ungesättigte Fettsäuren

s. *Fette und Öle*

Unguis

s. *Nagel*

Unkrautvertilger, Vergiftung durch

Vergiftung durch Chemikalien (Herbizide), die zur Bekämpfung von Unkraut eingesetzt werden und deren Wirkung bei den Pflanzen zum Abfallen der Blätter führt. Herbizide sind für den Menschen gefährlich, wenn sie verschluckt werden. Sie sollten daher nur in besonders gekennzeichneten Behältern und für Kinder unzugänglich aufbewahrt werden. Die am häufigsten verwendeten Herbizide sind Natriumchlorat, Kaliumchlorat (s. *Chloratvergiftung*) und *Paraquat*.

Andere bekannte Unkrautvertilger sind die Phenoxyherbizide, die mit Dioxin versetzt sein können, einer für den Menschen hochgiftigen Substanz. Eines dieser Herbizide (Agent Orange) wurde von den USA im Vietnamkrieg eingesetzt. Phenoxyherbizide wurden auch schon einige Male durch Industrieunfälle in die Atmosphäre freigesetzt. Menschen, die damit in Kontakt kamen, trugen aufgrund des Dioxingehalts in vielen Fällen Nervenschädigungen und andere Störungen davon; ihre Kinder wiesen angeborene Fehlbildungen auf, wobei sich Toxikologen noch uneinig sind, was die Einschätzung der Langzeitfolgen angeht.

Unsicherheit

Mangel an Selbstvertrauen und Zweifel in bezug auf eigene Fähigkeiten und Ziele, oftmals auch in bezug auf soziale Kontakte. Häufige Veränderungen der Umgebung, wie z.B. häufige Umzüge oder Schulwechsel bei Kindern, können zu einer gewissen U. führen. Das Gefühl von U. kann ein Symptom gesteigerter *Angst* oder anderer neurotischer Störungen sein.

Unspezifische Urethritis

(Auch nichtgonorrhoische Urethritis) Entzündung der Harnröhre (*F.* Urethra), die andere Ursachen hat als *Gonorrhoe* (Tripper). Weltweit ist die u. U. die verbreitetste Form der sexuell übertragbaren Krankheiten (s. *STD*).

URSACHEN

Die Bezeichnung unspezifische (nicht für einen bestimmten Erreger typische) Urethritis stammt aus der Zeit, als es erst wenige Labortests für den Nachweis von Krankheitserregern gab. Heute weiß man, daß mindestens 50 Prozent aller Fälle von u.r U. durch *CHLAMYDIA TRICHOMATIS* verursacht werden (s. *Chlamydieninfektion*), einige durch *HERPES SIMPLEX*-Viren oder *TRICHOMONAS VAGINALIS* (s. *Trichomoniasis*). In den restlichen Fällen bleibt die Ursache unbekannt.

SYMPTOME

Die u.U. hat eine Inkubationszeit von zwei bis drei Wochen. Bei Männern äußert sie sich in einem klaren oder eitrig-trüben Ausfluß aus der Harnröhre, oft begleitet von Schmerzen beim Urinieren. Manchmal sind diese Symptome nur leicht oder treten gar nicht auf. Die entsprechende Erkrankung ruft bei Frauen meist nur dann Symptome hervor, wenn Komplikationen dazukommen.

ANATOMIE DES UNTERKIEFERS

Der U-förmige Unterkieferknochen (Mandibula) ist durch das Kiefergelenk beweglich mit dem Schläfenbein verbunden. Er trägt die untere Zahnreihe.

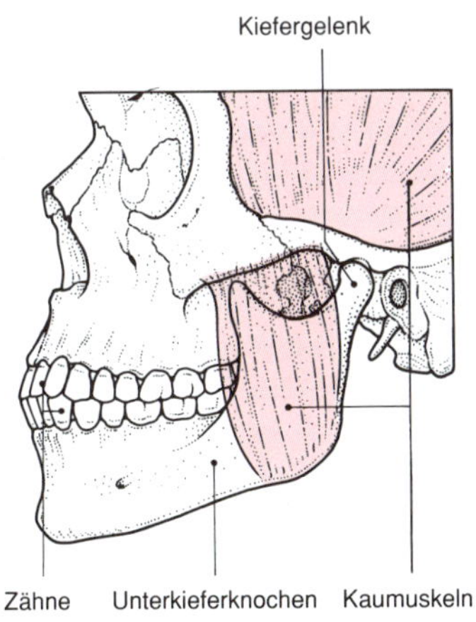

DIAGNOSE UND THERAPIE

In Labortests versucht man, den für die u.U. verantwortlichen Erreger zu ermitteln. Da manche Frauen symptomfrei bleiben, stützt sich die Diagnose häufig allein auf die Tatsache, daß ihr Sexualpartner eine u.U. hat.

Die Behandlung ist deshalb schwierig, weil die Ursache der Entzündung oft nicht ermittelt werden kann. Bei Verabreichung von Antibiotika (meist Tetrazykline, wie Oxytetracyclin) liegt die Heilungsquote in einer Größenordnung von 85 Prozent. Es kommt jedoch häufig zu Rückfällen. Daher sind Kontrolluntersuchungen in den drei Monaten nach der Therapie zu empfehlen.

KOMPLIKATIONEN

Bei Männern können Epididymitis (Nebenhodenentzündung), Prostatitis (Entzündung der Prostata) und Harnröhrenstriktur (Verengung der Harnröhre) als Komplikationen einer u.U. auftreten, bei Frauen Salpingitis (Entzündung der Eileiter) und Zysten der Bartholin-Drüsen. Eine Neugeborenen-Ophthalmie, eine Art Bindehautentzündung, entwikkelt sich manchmal bei Babys, deren Mutter eine durch Chlamydien hervorgerufene Zervizitis hatte.

Das Reiter-Syndrom (eine Kombination von Urethritis mit Arthritis und Bindehautentzündung) kommt bei etwa 5 Prozent der Männer mit u.r U. als Komplikation vor.

Unterbewußtes

Bezeichnung für geistige Erfahrungen wie Gedanken, Ideen und Gefühle, deren man sich zeitweise nicht bewußt ist, an die man sich aber unter bestimmten Umständen wieder erinnert. In der *psychoanalytischen Theorie* bezeichnet das U. jenen Bereich des menschlichen Geistes, durch den Informationen aus dem *Unbewußten* in das Bewußtsein gelangen.

Nach Meinung einiger Autoren gibt es den Begriff des U. als eigene Definition nicht (s.a. *Unbewußtes*).

Unterbewußtsein

s. *Unbewußtes*

Unterbiß

F. Progenie (s. *Okklusionsstörungen*)

Unterkiefer

(*F.* Mandibula) Einziger frei beweglicher Knochen des Gesichtsschädels; hufeisenförmiges, unpaares Skelettstück, das aus einem horizontalen U.körper und einem aufsteigenden U.ast besteht. Auf dem U.körper sitzt der Alveolarfortsatz, der die Reihe der U.zähne trägt. Der U. ist über das paarige Kiefergelenk (Temporomandibulargelenk) mit den Schläfenbeinen verbunden (s. *Kiefergelenk*; Abb. S. 584). Bewegungen können mit einem in den äußeren Gehörgang eingelegten Finger getastet werden. Kräftige Kaumuskeln ziehen von Teilen der Schädelbasis zum U. und bewirken im wesentlichen einen Kieferschluß sowie Mahlbewegungen.

Unterleibserkrankung, entzündliche

Sammelbezeichnung für entzündliche Erkrankungen der im Unterleib gelegenen Organe. (S.a. *Beckenentzündung*)

Unterleibsschmerzen

s. *Bauchschmerzen*

Untersuchung, ärztliche

Maßnahmen zur Stellung einer *Diagnose* und Einleitung der entsprechenden Behandlung. Die ä.U. besteht aus a) der Erhebung der Krankengeschichte (Anamnese), b) der ausgiebigen Betrachtung (Inspektion), c) Betastung (Palpation) und d) Abhörung (Auskultation) von Geräuschphänomenen aus dem Inneren des Patienten. Daran schließen sich – wenn nötig – verschiedene klinisch-chemische, radiologische oder sonstige Spezialuntersuchungen an.

SO WIRD ES GEMACHT

Eine vollständige ä.U. wird in der Regel dann durchgeführt, wenn Patienten zum ersten Mal einen Arzt aufsuchen oder wenn sie über Beschwerden allgemeiner Art klagen. Haben die Patienten nur in einem bestimmten Körperteil Beschwerden oder Verletzungen, wird eine darauf begrenzte ä.U. durchgeführt.

Die Untersuchung beginnt mit einer Beurteilung des allgemeinen Erscheinungsbildes, wobei bestimmten Problemzonen, z.B. einem Geschwür, besondere Aufmerksamkeit gewidmet wird.

Durch die Palpation wird der Körper nach Erkrankungsanzeichen wie Schwellungen, druckschmerzempfindlichen Stellen oder Vergrößerungen von Organen abgesucht.

Bei der Perkussion klopft der Arzt mit den Fingern auf die entsprechende Körperoberfläche und lauscht auf die Schallschwingungen, die dadurch ausgelöst werden.

Mit dem *Stethoskop* (Auskultation) werden vor allem die Herztöne und -geräusche, die Atem- und Darmgeräusche sowie die Geräusche der Blutzirkulation abgehört.

Durch diese Standard-Techniken werden verschiedene Bereiche des Körpers untersucht. Mit Hilfe zusätzlicher Spezialgeräte werden auch Puls und Blutdruck gemessen, Augen, Ohren, Mund, Hals und Zähne untersucht sowie die Beschaffenheit und das Zusammenspiel der Muskeln, die Beweglichkeit der Gelenke und die Hautreaktionen bei Berührung oder Schmerz geprüft.

Untersuchungsprobe
Probe von Geweben, Körperflüssigkeiten (z.B. Blut), Abbauprodukten (z.B. Urin) oder von Krankheitserregern, die entnommen worden ist, um sie zu untersuchen. Sie wird dann identifiziert, analysiert und/oder auf Grundlage dieser Ergebnisse eine Diagnose erstellt. Der Begriff U. wird auch auf eine Gewebs- oder Zellprobe angewendet, die für die Untersuchung durch ein *Mikroskop* besonders präpariert wird. (S.a. *Bluttest, Harnuntersuchung*)

Urämie
Überhöhte Werte von *Harnstoff* und anderen chemischen Abbauprodukten im *Blut.* U. entsteht durch *Nierenversagen.*

Uran
Radioaktives metallisches Element, das in der Natur nicht in Reinform vorkommt, sondern in verschiedenen Verbindungen in Erzen wie z.B. Uranpecherz (Pechblende), Carnotit, Tabernit und Autunit enthalten ist.

Durch den natürlichen Zerfall des U.s werden radioaktive Substanzen wie *Radium* und *Radon* gebildet, und als Endprodukt entsteht Blei. Während der einzelnen Zerfallsphasen wird *Strahlung* freigesetzt, die in Form von Alpha-, Beta- und Gammastrahlung ausgesendet wird. U. kann nicht nur *Strahlenschäden* verursachen, es ist auch ein chemisches Gift, das den Harntrakt schädigt.

Urea
s. *Harnstoff*

Ureter
s. *Harnleiter*

Ureterkolik
s. *Harnleiterkolik*

Ureterolithotomie
Chirurgische Entfernung eines Steins (s. *Harnstein*) aus dem *Harnleiter* (der den Harn von den Nieren in die Blase transportiert). Manchmal werden Steine auch mit Hilfe einer *Zystoskopie* oder durch *Lithotripsie* anstatt durch U. entfernt.

SO WIRD ES GEMACHT
Vor der U. wird eine intravenöse *Urographie* vorgenommen, um die Lage des Steines exakt festzustellen. Dann öffnet der Chirurg die Bauchdecke des Patienten, der sich unter Vollnarkose befindet, und befühlt den Harnleiter, um festzustellen, wo der Stein genau liegt. Daraufhin öffnet er den Harnleiter durch einen Längsschnitt, entfernt den Stein mit einer Pinzette und prüft, ob sich eventuell noch weitere Steine im Harnleiter befinden. Schließlich werden der Harnleiter und die Bauchdecke wieder zugenäht, wobei allerdings eine kleine Drainageröhre im Bauch verbleibt, durch die der Harn, der aus dem Harnleiter austritt, abfließen kann. Diese Drainageröhre wird nach vier oder fünf Tagen wieder entfernt, und der Patient kann das Krankenhaus verlassen.

Urethralsyndrom, akutes
Reihe von Symptomen mit unbekannter Ursache, die bei Frauen und sehr selten auch bei Männern auftreten. Symptome sind Schmerzen und Beschwerden im Unterbauch, häufigem Harndrang und – bei Frauen – Schmerzen im Bereich der Vulva. Vor allem Frauen in mittleren Jahren werden vom a.n U. befallen.

Meistens lassen sich keine ursächlichen Infektionen feststellen, und auch die *Nieren*funktion der Patienten und die *Harnorgane* sind in Ordnung. Möglicherweise spielen emotionale und psychische Faktoren ein Rolle. Bei Frauen, die die Menopause schon hinter sich haben, kann das a.U. aufgrund einer Entzündung der Vulva in Verbindung mit einer Verdünnung des Gewebes auftreten (s. *Vulvitis*).

Die Behandlung ist schwierig. In Fällen, denen eine Vulvitis zugrunde liegt, kann durch *Östrogen-Präparate* oder *Kortikosteroide* in Salbenform eine Besserung erzielt werden. Antiseptische Salben und starke Seifen sollte man meiden, denn sie können eine Irritation oder eine allergische Reaktion hervorrufen, die unter Umständen die Symptome verschlimmert. Man sollte auch auf sorgfältige Hygiene achten und viel trinken.

Urethritis
s. *Harnröhrenentzündung*

Urethrorrhoe
s. *Harnröhrenausfluß*

Urethrotomia interna
Harnröhrenschnitt; Beseitigung einer *Harnröhrenstriktur* von innen, d.h. mit einem Urethrotom (Hohlbougie; stabförmiges Instrument mit einer ausfahrbaren Schneide), das in die Harnröhre eingeführt wird und die Verengung durchtrennt, wenn eine *Harnröhrenerweiterung* erfolglos war.

Urethrozele
1. *Divertikel* der Harnröhre.
2. Bei Frauen ein Harnröhrenvorfall (-prolaps), der durch eine Gewebeschwäche in der Vorderwand der *Vagina* entsteht. Aufgrund dieser Gewebeschwäche wölbt sich die darüberliegende Harnröhre nach hinten und unten in die Vagina hinein. Eine U. kann angeboren sein, sich nach einer *Geburt* entwickeln oder im Zusammenhang mit *Fettleibigkeit* entstehen.

Eine Urethrozele kann Schwierigkeiten beim Entleeren der Blase und Schmerzen beim Geschlechtsverkehr verursachen (s. *Beischlaf, schmerzhafter*). Sie erhöht auch die Anfälligkeit für *Harnwegsinfektionen.*

Normalerweise wird eine U. durch einen chirurgischen Eingriff behandelt, bei dem das Gewebe in der Vorderwand der Vagina stablisiert wird, so daß die Harnröhre besseren Halt findet (s. *Scheidenplastik*).

-uria (-urie)
Nachsilbe, die sich auf *Urin* bezieht, wie z.B. in *Proteinurie*, womit das Vorhandensein von Protein (Eiweiß) im Urin gemeint ist.

Urin
s. *Harn*

Urinal
Behälter für die Aufnahme von *Harn*, der vor allem für bettlägerige Männer hilfreich ist (Bettflasche; Frauen benutzen eine *Bettschüssel*). Als U. wird auch eine Vorrichtung für Männer bezeichnet, die unter *Harninkontinenz* leiden. Sie besteht aus einer dicken Gummiröhre, die durch einen Plastikschlauch mit einem am Oberschenkel befestigten Auffangbehälter verbunden ist.

Urinstatus
s. *Harnuntersuchung*

Urographie
Verfahren zur Erstellung von *Röntgen*bildern der Harnorgane (Nieren, Harnleiter und Harnblase), auch als Pyelographie bezeichnet. Dabei wird ein Kontrastmittel in das Blut gebracht, das durch *Röntgenstrahlen* sichtbar gemacht werden kann, wenn es von den Nieren, den Harnleitern oder der Blase ausgeschieden wird.

WARUM ES GEMACHT WIRD
Eine U. wird z.B. bei wiederkehrenden *Harnwegsinfektionen, Hämaturie* (Blut im Urin) und bei Verdacht auf Harnsteine durchgeführt (s. *Harnstein*).

Durch eine U. kann auch festgestellt werden, ob bei jungen Menschen, die unter *Hypertonie* (Bluthochdruck) leiden, eventuell eine Nierenerkrankung die Ursache dafür ist.

SO WIRD ES GEMACHT

Intravenöse Urographie

Die Patienten dürfen vier Stunden vor der Untersuchung nichts trinken, und sie erhalten ein Abführmittel, um den Darm zu leeren.

Zuerst werden bei den liegenden Patienten Röntgenaufnahmen des Bauches gemacht. Dann wird ihnen ein *jod*haltiges Kontrastmittel über eine Vene in den Arm injiziert, von wo es mit dem Blut in die Nieren und die Harnorgane gelangt. Unmittelbar nach der Injektion werden weitere Röntgenaufnahmen gemacht, und dann noch einmal 5, 10 und 30 Minuten später. Zwischen der Aufnahme nach 5 und der nach 10 Minuten wird manchmal Druck auf den Bauch ausgeübt, um dadurch die Hohlräume im Inneren der Niere besser erkennen zu können. Nachdem sich auch die Blase mit Kontrastmittel gefüllt hat, werden die Patienten aufgefordert, zu urinieren, während eine weitere Röntgenaufnahme gemacht wird.

Retrograde Pyelographie

Unter örtlicher Betäubung wird ein Zystoskop (ein Sichtgerät) in die Blase eingeführt (s. *Blasenspiegelung*). Dann wird ein dünnes Röhrchen durch das Zystoskop geführt und den Harnleiter entlang bis in die Niere vorgeschoben. Nachdem eine kleine Menge Kontrastmittel injiziert worden ist, werden Röntgenaufnahmen gemacht.

ERGEBNISSE

Durch die Röntgenaufnahmen, die bei einer U. erstellt werden, können die Radiologen die Größe, Form und Lage der Nieren, den Verlauf der Harnleiter sowie die Größe und Lage der Blase erkennen und feststellen, ob es in den Harnleitern irgendwelche Hindernisse gibt. Die Röntgenaufnahmen nach dem Wasserlassen zeigen, ob die Blase sich vollständig geleert hat oder nicht.

KOMPLIKATIONEN

Die U. ist im allgemeinen eine sehr sichere Methode, sollte aber nicht bei Menschen angewendet werden, die jodempfindlich sind. Bei einer retrograden Pyelographie besteht ein gewisses Risiko, daß sich eine bereits bestehende Infektion verschlimmert.

Urokinase

(z.B. *Alphakinase*® +)

Thrombolytikum, das aus menschlichem Urin oder einer *Kultur* menschlichen Nierengewebes gewonnen wird. U. wird verwendet, um Blutgerinnsel bei Patienten aufzulösen, die vor kurzer Zeit einen *Myokardinfarkt* (Herzanfall) oder eine *Lungenembolie* erlitten haben. Wird es bei einem Myokardinfarkt frühzeitig injiziert, kann U. das Ausmaß des Schadens am Herzmuskel begrenzen. Eine Behandlung mit U. muß streng überwacht werden, da die Gefahr starker Blutungen besteht. U. führt manchmal zu einer allergischen Reaktion, die sich als Ausschlag oder Fieber zeigen kann.

Urologie

Zweig der Medizin, der sich mit der Struktur, dem Funktionieren und den Erkrankungen der männlichen und weiblichen *Harnorgane* sowie der männlichen *Fortpflanzungsorgane* beschäftigt.

Die Beschwerden, die Urologen untersuchen und behandeln, sind angeborene Anomalien der Harnorgane, *Harninkontinenz*, *Harnverhaltung*, *Harnwegsinfektionen*, *Blasentumoren* und *Harnsteine*. Viele urologische Probleme werden chirurgisch behandelt.

Die wichtigsten Untersuchungstechniken in der U. sind *Urographie*, *Blasenspiegelung*, *Ultraschall-Diagnostik*, *Zystometrie* und die *Harnuntersuchung*.

Ursodeoxycholsäure

(z.B. *Cholit-Ursan*® +)

Medikament zur Behandlung von *Gallensteinen*, das aus Chenodesoxycholsäure (einer natürlichen Gallensäure) gewonnen wird. U. kann nur kleine Gallensteine auflösen, die größtenteils aus Cholesterin bestehen.

U. reduziert den Anteil an Cholesterin, der von der Leber an die Galle abgegeben wird. Sie hilft auch dabei, Cholesterin an der Oberfläche von Gallensteinen abzubauen.

Mögliche Nebenwirkungen einer Behandlung mit U. sind Durchfall und eine zeitweise Beeinträchtigung der Leberfunktion.

Urtikaria

Nesselfieber, -sucht; *Haut*krankheit, die durch juckende Quaddeln (*F.* Urtica; erhabene Rötungen, manchmal weiß-gelblich im Zentrum) gekennzeichnet ist. Die Quaddeln unterscheiden sich stark in ihrer Größe; sie können unregelmäßige, ausgedehnte Flächen bilden. Der Ausschlag tritt hauptsächlich an den Gliedmaßen und am Rumpf auf, kann sich aber auch an anderen Stellen des Körpers ausbreiten.

Eine U. dauert in der Regel nur einige Stunden, doch es gibt Menschen, die an häufigeren Schüben von U. leiden. U. tritt manchmal zusammen mit einem *Angioödem* auf (eine allergische Reaktion, die sich durch Schwellungen an verschiedenen Körperstellen zeigt). *Dermographismus* ist eine seltenere Form von U., bei der sich Quaddeln dort bilden, wo die Haut kräftig gereizt worden ist.

URSACHEN

Die Ursachen einer U. bleiben oft unbekannt. Die häufigste Erklärung ist eine allergische Reaktion (s. *Allergie*), durch die die Substanz *Histamin* aus Hautzellen freigesetzt wird. Diese bewirkt, daß Flüssigkeit aus kleinen Blutgefäßen in das Hautgewebe übertritt. Eine U. ist häufig eine allergische Reaktion auf bestimmte Nahrungsmittel (wie z.B. Milch, Eier, Schellfisch, Erdbeeren oder Nüsse), auf *Lebensmittel-Zusatzstoffe* (wie etwa Tartrazin, ein Färbemittel) oder *Medikamente* (z.B. Penicillin oder Aspirin).

Eine U. kann durch Hitze, Kälte oder Sonnenlicht hervorgerufen werden. Seltener tritt U. in Verbindung mit einer anderen Erkrankung auf, wie etwa *Vaskulitis* oder systemischem *Lupus erythematodes*.

THERAPIE UND VORBEUGUNG

Der Juckreiz kann durch *Antihistaminika* gelindert werden. In schwereren Fällen müssen *Kortikosteroide* eingesetzt werden. Lassen sich die Auslösefaktoren identifizieren und vermeiden, kann man künftigen allergischen Reaktionen vorbeugen. Oft verschwindet der Hautausschlag, ohne daß die Ursachen erkannt oder behandelt wurden.

Urtikaria, neonatale

Häufige *Haut*reizung, die auch als Erythema neonatorum oder Erythema toxicum bezeichnet wird und bei Neugeborenen einige Stunden nach der Geburt auftritt. Die n.U. ist ein rötlich-fleckiger Hautausschlag, der sich in der Regel am zweiten Tag nach der Geburt wieder zurück-

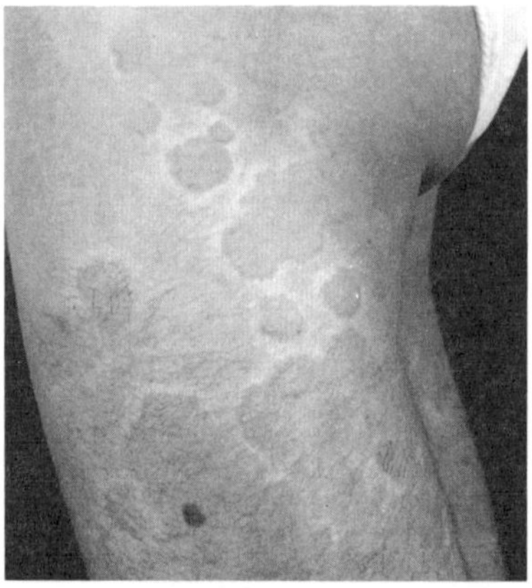

Erscheinungsbild von Urtikaria
Typisch für die Nesselsucht sind juckende Quaddeln, die als erhabene Hautrötungen (manchmal weiß-gelblich im Zentrum) auftreten.

UTERUS-ERKRANKUNGEN

Durch angeborene Anomalien, Infektionen, gut- oder bösartige Geschwülste und Störungen des hormonellen Gleichgewichts kann die Funktion des Uterus beeinträchtigt werden.

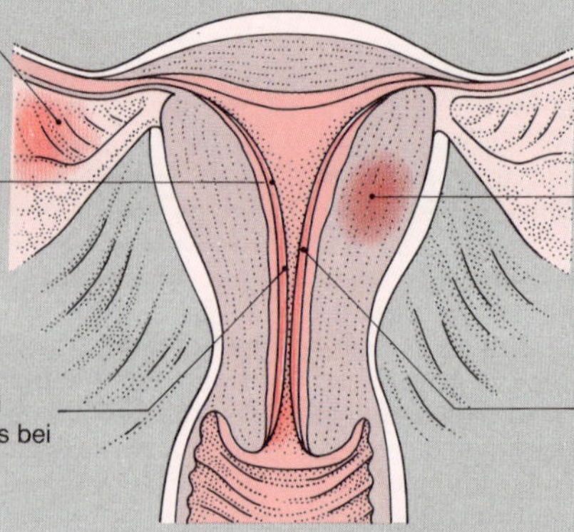

ANGEBORENE FEHLBILDUNGEN

Im Embryonalstadium entwickelt sich der Uterus in zwei Hälften, die entlang einer Mittellinie verschmelzen. Ein Prozent aller Frauen hat eine angeborene Fehlbildung aufgrund eines Verschmelzungsfehlers. Eine Fehlbildung ist nicht unbedingt schwerwiegend; sie kann bei Schwangerschaft aber zu vorzeitigen Wehen, zu einer *Steißgeburt* oder zur Zurückhaltung der Plazenta nach der Geburt führen. In selteneren Fällen fehlt der Uterus ganz oder hat sich doppelt, mit je einem Gebärmutterhals und einer Vagina, entwickelt. Wenn eine Fehlbildung die Empfängnis oder das Austragen eines Kindes erschwert oder verhindert, muß chirurgisch eingegriffen werden.

INFEKTIONEN UND ENTZÜNDUNGEN

Eine *Endometritis* (Entzündung der Gebärmutterschleimhaut) kann ihren Ursprung im Uterus selbst haben, aber auch durch Ausbreitung einer Infektion aus anderen Bereichen der Fortpflanzungsorgane (Zervix oder Eileiter) verursacht werden. Endometritis kann auch auftreten, wenn nach einer Geburt oder *Fehlgeburt* Reste der Plazenta zurückbleiben.

TUMOREN

Zu den gutartigen Tumoren des Uterus gehören *Polypen* und *Fibromyome (Myome)*; zu den bösartigen Tumoren des Endometriumkarzinom (s. *Gebärmutterkrebs*). Tumoren können auch im Gewebe der Plazenta auftreten; gutartig ist in der Regel die *Blasenmole*, bösartig das *Chorionepitheliom*.

HORMONELL BEDINGTE STÖRUNGEN

Übermäßige Produktion von *Prostaglandinen* kann zu *Dysmenorrhoe* (schmerzhafte Periode) oder *Menorrhagie* (starke Periode) führen.

Hormonelle Störungen der *Eierstöcke* können den Aufbau der Gebärmutterschleimhaut während des Menstruationszyklus beeinträchtigen und *Menstruationsstörungen* wie vor allem *Amenorrhoe* (Ausbleiben der Periode) oder unregelmäßige, heftige Blutungen hervorrufen.

VERLETZUNGEN

Uterus-Verletzungen sind selten, können aber bei chirurgischen Eingriffen (besonders bei *Abtreibung*) auftreten. Selten wird der Uterus durch ein *IUP* perforiert.

ANDERE KRANKHEITEN

Der Uterus kann sich aus seiner normalen Lage entfernen (s. *Uterusprolaps*). Eine Adenomyosis (Überwucherung der Muskeln im Uterus durch Gebärmutterschleimhaut) kann zu Dysmenorrhoe, Menorrhagie und Schmerzen beim Geschlechtsverkehr führen.

Eine *Endometriose* (Auftreten von Gebärmutterschleimhaut außerhalb des Uterus) kann ohne Symptome auftreten oder kann begleitet sein von Dysmenorrhoe, Menorrhagie, Schmerzen beim Geschlechtsverkehr oder *Unfruchtbarkeit*.

UNTERSUCHUNGSMETHODEN

Die ärztliche Untersuchung kann ergänzt werden durch *Bluttests*, eine *Biopsie* (Entnahme einer Gewebsprobe zur mikroskopischen Untersuchung), eine Darstellung des Uterus als *Hysterosalpingographie* oder mit *Ultraschall* sowie eine *Laparoskopie* (Untersuchung der Bauchhöhle durch ein Sichtinstrument).

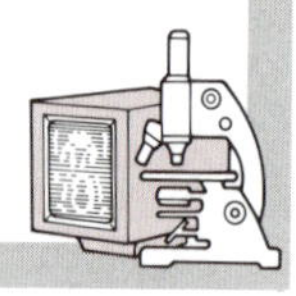

bildet. Er befällt insbesondere das Gesicht, die Brust, Arme und Hüften. Die Ursache der n.n U. ist unbekannt. Es ist keine Behandlung nötig.

Uterus

Gebärmutter; muskelstarkes Hohlorgan, etwa in der Mitte des weiblichen kleinen Beckens gelegen (hinter der Blase und vor dem Mastdarm). Er fungiert als Fruchthalter, in dem das befruchtete *Ovum* (Ei) sich bei einer normalen Schwangerschaft einnistet und in dem der *Embryo* bzw. der *Fetus* sich entwickelt.

STRUKTUR

Der U. einer nichtschwangeren Frau ist 7,5 - 10 cm lang und wiegt 60 - 90 g. In seiner Form ähnelt er einer Birne. Der untere, enge Teil des U. ragt als Gebärmutterhals (*Cervix uteri*) in das Scheidengewölbe, in den oberen Gebärmuttergrund (Fundus uteri) münden die Eileiter (s. Abb. S. 1075).

Bei den meisten Frauen ist der Uterus in einem Winkel von 90 Grad nach vorne (Anteversio uteri) geneigt, bei ca. 20 Prozent nach hinten (*Retroversio uteri*).

Der U. ist mit der *Gebärmutterschleimhaut* (Endometrium) ausgekleidet, einer besonderen Gewebeschicht, die sich während des Menstruationszyklus verändert. Die U.schleimhaut entwickelt sich unter dem Einfluß der weiblichen Geschlechtshormone. Wenn die hormonelle Unterstützung am Ende des Menstruationszyklus ausbleibt, wird die Blutzufuhr zu den oberen Schleimhautschichten eingestellt und diese Gewebeschicht abgestoßen (s. *Menstruation*). In der *Schwangerschaft* vergrößert sich der Uterus stark, um der wachsenden Frucht Raum zu schaffen. Auch seine Muskeln wachsen enorm. Am Ende der Schwangerschaft wiegt der Uterus etwa 1 kg, und seine kräftigen Muskeln treiben das Baby durch den Geburtskanal nach außen (s. *Geburt*).

Nach der *Menopause* verkümmert die U.schleimhaut, die U.muskulatur sowie das damit zusammenhängende Gewebe schrumpfen.

Uteruskarzinom

s. *Gebärmutterkrebs*

Uteruskontraktionen

s. *Wehen*

ANATOMIE DES UTERUS

Bei Nichtschwangeren liegt der Uterus tief im kleinen Becken unmittelbar hinter der Harnblase und vor dem Mastdarm. Er ist meist nach vorne geneigt und nach unten leicht gebogen. Wenn die Blase gefüllt ist, wird der Uterus nach oben und hinten gedrückt.

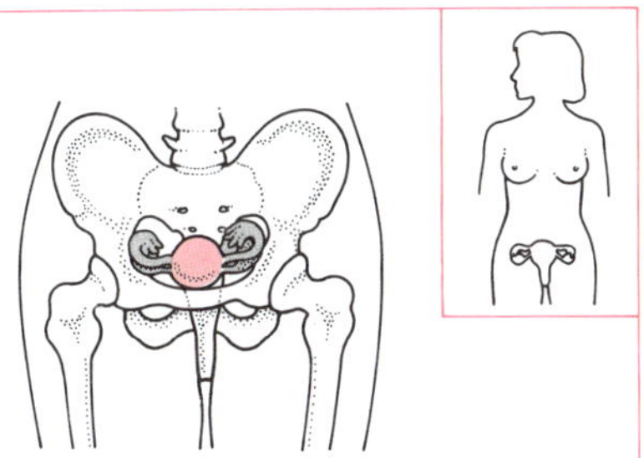

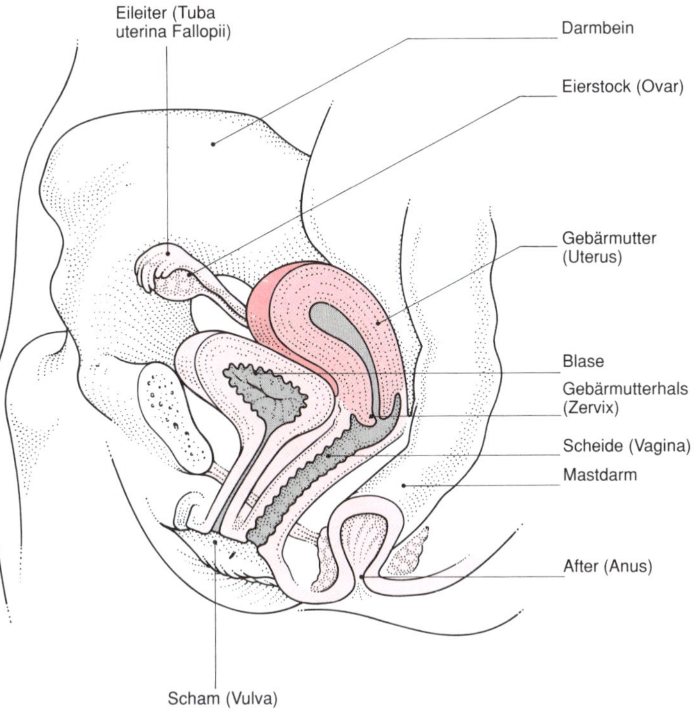

Der Uterus ist ein dickwandiges Organ, das hauptsächlich aus Muskeln besteht. Die Eileiter münden oben in den Grund (Fundus). Im Inneren ist er mit einer Schleimhaut (Endometrium) ausgekleidet, die sich während der Menstruation verändert. Der Gebärmutterhals ist, ebenso wie die Vagina, von einer dünneren Schleimhautschicht überzogen.

Uterusprolaps

Gebärmuttervorfall; Zustand, bei dem der Uterus aus seiner normalen Position in die *Vagina* hinabsinkt. Man unterscheidet verschiedene Stufen eines U. Beim ersten Grad senkt er sich nur leicht, beim dritten Grad ist er schon vor der Vulva zu sehen; dieser Zustand wird als Procidentia bezeichnet.

Ähnliche Symptome zeigen sich bei *Blasenhernie* (Blase wölbt sich in die Vorderwand der Vagina), *Urethrozele* (Harnröhre wölbt sich in die Vorderwand der Vagina vor) und *Rektozele* (Darmwand wölbt sich in die Hinterwand der Vagina), zusammenfassend als Unterleibserschlaffung bezeichnet. Ein Uterusprolaps (s. Kasten S. 1076) ist immer mit einer Erschlaffung der Vagina verbunden, doch eine Erschlaffung der Vagina kann auch ohne U. auftreten.

URSACHEN UND HÄUFIGKEIT

Normalerweise wird die Gebärmutter durch Bänder in ihrer Lage festgehalten. Eine Dehnung dieser Bänder (z.B. während der Geburt) ist die häufigste Ursache für einen U. Bei einer Rückwärtsneigung des Uterus (*Retroversio uteri*) steigt die Wahrscheinlichkeit eines U.

Der U. tritt hauptsächlich bei Frauen in mittleren Jahren auf, die Kinder gehabt haben, wenngleich auch kinderlose Frauen davon betroffen werden können. In vergangenen Zeiten, als die Frauen mehr Schwangerschaften auszutragen hatten und allgemein in schlechterer gesundheitlicher Verfassung waren, war der U. weiter verbreitet als heute. Ein U. wird durch Fettleibigkeit verschlimmert.

SYMPTOME

Oft zeigen sich keine Symptome, manchmal verspüren die Betroffenen jedoch ein ziehendes Gefühl im Unterleib, sie haben den Eindruck, daß etwas sich verschiebt und nach unten sinkt. In schweren Fällen ist der Uterus sogar von außen sichtbar. Symptome wie Harnträufeln oder Schwierigkeiten beim Wasserlassen und beim Stuhlgang können auf eine begleitende Blasenhernie, eine Urethrozele oder Rektozele zurückgehen.

DIAGNOSE

Der U. wird durch ärztliche Untersuchung diagnostiziert. Manchmal wird er auch bei einer routinemäßigen *Beckenuntersuchung* entdeckt. Wenn die Blase ebenfalls vorgefallen ist, müssen auch die Harnorgane untersucht werden.

VORBEUGUNG UND THERAPIE

Durch *Beckenbodentraining* werden die Muskeln des Beckenbodens gekräftigt. Das reduziert das Risiko eines Uterusvorfalls, besonders nach einer Geburt.

Bei einem schweren U. muß eine vaginale *Hysterektomie* (Entfernung des Uterus durch die Vagina) vorgenommen werden. Manchmal wird darüber hinaus auch eine *Scheidenplastik* nötig. Bei Frauen, die keinen Eingriff vornehmen lassen wollen oder sich aufgrund ihrer gesundheitlichen Verfassung keiner Vollnarkose unterziehen können, wird ein ringförmiges *Pessar* aus Plastik in die Vagina eingesetzt, das die Gebärmutter in ihrer Position hält. Pessare müssen unter fachärztlicher Kontrolle in regelmäßigen Abständen ausgewechselt werden.

Uvea

Tunica vasculosa bulbi; mittlere der drei Augenhäute (s. Kasten S. 1076). Sie besteht aus: *Regenbogenhaut* (Iris), Ziliarkörper und *Aderhaut* (Choroidea). In der Iris befinden sich die Pupillenschließer und -öffner, im Ziliarkörper der Ziliarmuskel zur Anpassung der Linsenbrechkraft und in der Aderhaut (zwischen Leder- und Netzhaut) zahlreiche Blutgefäße. Pigmentzellen verleihen dem Auge seine Farbe und verbessern die Sehleistung. Die Pigmentzellen der U. sind in der hinteren Schicht der Regenbogenhaut konzentriert sowie über die ganze Aderhaut verteilt. (S.a. *Uveitis*)

Uveitis

Entzündung der *Uvea*, die das Sehvermögen stark beeinträchtigen kann. Die

UTERUSPROLAPS

Der Vorfall wird durch Schwächung und Erschlaffung von Bändern, Muskeln und Bindegewebe verursacht, welche die Gebärmutter in ihrer Position im Unterleib halten.

Der häufiger bei Mehrgebärenden vorkommende Prolaps kann in Verbindung mit einer Rektozele oder Blasenhernie auftreten. Man unterscheidet drei Grade eines Vorfalls:

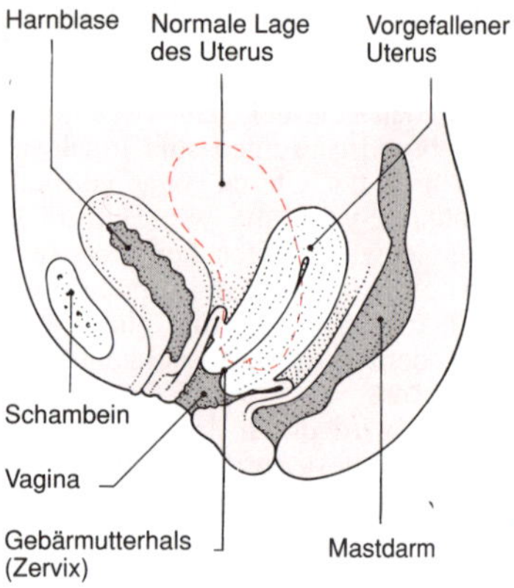

Prolaps ersten Grades
Bei diesem leichtesten Fall wird der Hals (Zervix) der Gebärmutter nach unten gedrückt, bleibt aber noch vollständig in der Vagina.

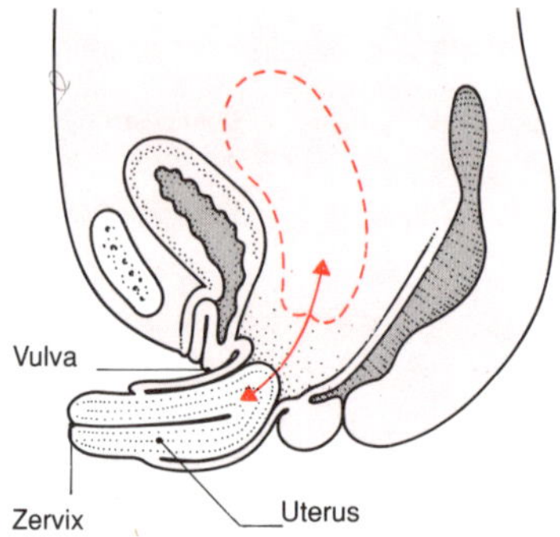

Prolaps dritten Grades
Die gesamte Gebärmutter wird durch die Scheide geschoben. Die Oberfläche der Zervix und die nach außen gestülpte Wand der Vagina trocknen aus und werden durch kräftiges Bindegewebe ersetzt.

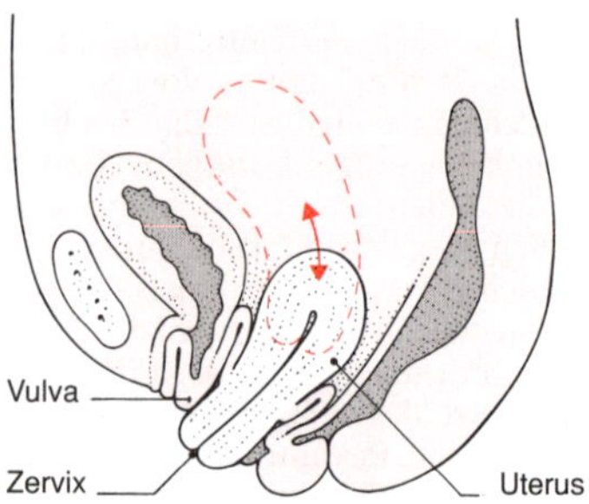

Prolaps zweiten Grades
Der Gebärmutterhals tritt aus der Vagina hinaus, wenn Druck auf ihn ausgeübt wird, zieht sich aber im Entspannungszustand wieder zurück. Die Vagina wird dabei teilweise nach außen gestülpt.

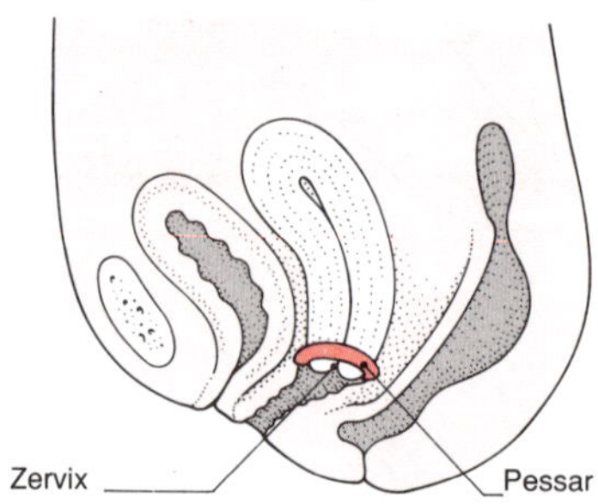

Behandlung eines Prolaps
Durch ein Plastikpessar, das in die Vagina eingeschoben wird, kann der Uterus in seiner normalen Lage gehalten werden; außerdem kann eine Hysterektomie oder eine Scheidenplastik durchgeführt werden.

U

U. kann jeden Teil der Uvea befallen, auch die Regenbogenhaut (dann bezeichnet man sie als Regenbogenhautentzündung, *F.* Iritis), den Ziliarkörper (*F.* Zyklitis) und die Aderhaut (*F.* Choroiditis).

URSACHEN

U. tritt meist im Rahmen einer *Autoimmunkrankheit* auf. Zu den Infektionskrankheiten, die manchmal auch eine U. auslösen können, gehören *Tuberkulose* und *Syphilis*.

THERAPIE

Für die Behandlung wird zunächst das Ausmaß der Entzündung mittels eines *Spaltlampenmikroskops* ermittelt. Durch *Kortikosteroide*, die in der Regel als Augentropfen gegeben werden, bringt man die Entzündung zum Abklingen. Augentropfen, die eine Substanz enthalten, die dem *Atropin* verwandt ist, werden eingesetzt, um die Nervenimpulse zu den Muskeln der Regenbogenhaut und des Glaskörpers zu blockieren. Bei infektionsbedingter U. werden unter Umständen noch weitere Medikamente eingesetzt.

LAGE DER UVEA

Die Uvea besteht aus der Regenbogenhaut, dem Ziliarkörper und der Aderhaut.

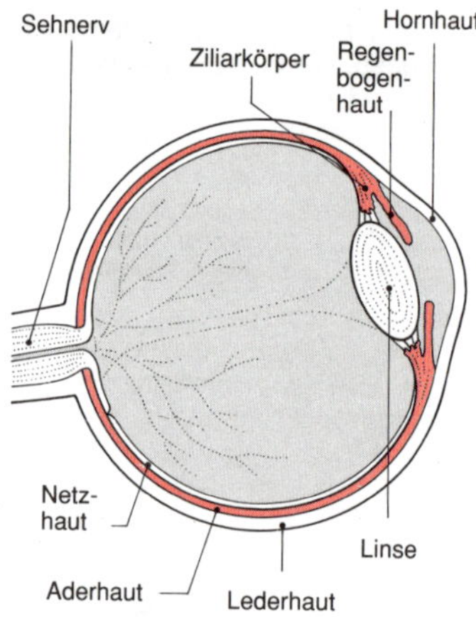

Uvula

(lat. kleine Weinbeere); meist als Bezeichnung für das Gaumenzäpfchen benutzt; hinten an der Mitte des weichen Gaumens herabhängender Ausläufer des hinteren Gaumensegels. Die U. besteht aus Muskeln und Bindegewebe und ist von einer Schleimhaut überzogen. Manche Menschen haben von Geburt an eine gespaltene (gabelförmige) U. Das ist in der Regel nicht problematisch, kann aber auch mit einem gespaltenen Gaumen zusammenhängen (s. *Lippen-Kiefer-Gaumen-Spalte*).

LAGE DER UVULA

Das kegelförmige Zäpfchen aus wasserreichem Gewebe hängt hinten an der Mitte des weichen Gaumens herab.

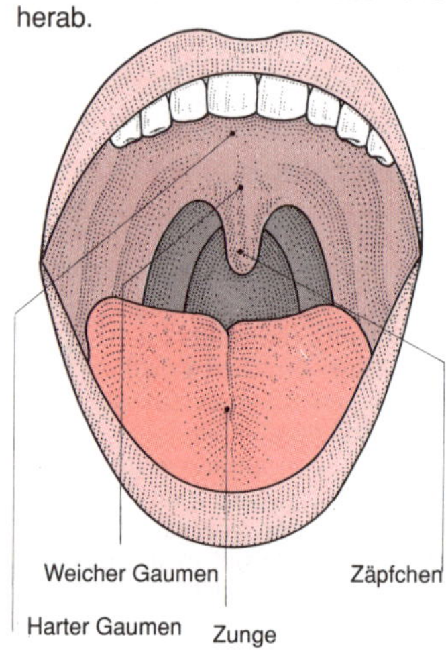

V

Vagina

Scheide; dünnwandiger, häutig-muskulärer Schlauch; Teil der weiblichen *Fortpflanzungsorgane*, der den Gebärmutterhals *(Cervix uteri)* mit den äußeren Genitalien verbindet.

AUFBAU

Die Scheidenöffnung wird zunächst durch eine meist halbmondförmige Hautfalte, das Jungfernhäutchen (Hymen), unvollständig verschlossen. Die V. ist frontal abgeplattet und besitzt eine vordere und hintere Wand; beide berühren einander und begrenzen einen im Querschnitt H-förmigen Spalt. Jede Wand trägt Querfalten sowie einen mit Venenpolster unterfütterten Längswulst (s. Abbildung).

Das blinde Ende der 8 bis 10 cm langen V., das Scheidengewölbe, umgibt ringförmig den Gebärmutterhals (Portio vaginalis uteri).

FUNKTION

Die V. hat drei Funktionen: Beim *Geschlechtsverkehr* nimmt sie den Penis auf, wodurch der Samen näher zum Ei gebracht wird; während der *Menstruation* fließt durch die V. das Blut ab; bei der *Geburt* dehnt sie sich enorm aus, so daß das Kind durch sie hindurchtreten kann.

ERKRANKUNGEN

Scheidenausfluß ist häufig ein Anzeichen für eine krankhafte Veränderung in der V. oder im Gebärmutterhals.

Zu den angeborenen Fehlbildungen gehören die Vaginalatresie (teilweises oder völliges Fehlen der V.) sowie der Verschluß des V.eingangs durch ein nicht perforiertes *Jungfernhäutchen*.

Die häufigsten Komplikationen sind Infektionen (s. *Scheidenentzündung*) und V.-Vorfall (s. *Blasenhernie*, *Urethrozele*, *Rektozele*). Krebs der V. ist sehr selten.

Bei einem *Scheidenkrampf* ist die Muskulatur rund um den V.-Eingang schmerzhaft verkrampft; Geschlechtsverkehr oder eine Untersuchung des Unterleibs ist dann unmöglich.

Vaginalabstrich

s. *Portiosmear*

Vaginalblutung

Blutungen aus der *Vagina* können vom *Uterus* (Gebärmutter), *Cervix uteri* (Gebärmutterhals) oder der Vagina selbst stammen.

Der häufigste Grund für Blutungen aus der Gebärmutter ist die *Menstruation*. Beginnend mit der Pubertät treten die Menstruationsblutungen bis zur Menopause in regelmäßigen Abständen auf. Die Art oder der Zeitpunkt der Blutungen können manchmal zu Schwierigkeiten führen (s. *Menstruationsstörungen*).

Blutungen aus der Gebärmutter, bei denen es sich nicht um die Menstruation handelt, können verschiedene Ursachen haben. Hormonpräparate – z.B. orale Kontrazeptiva (s. *Empfängnisverhütungsmittel, orale*) – können Schmierblutungen hervorrufen (s. *Durchbruchblutung*). Andere Ursachen sind *Endometritis* (Entzündung der Gebärmutterschleimhaut), Krebs der Gebärmutterschleimhaut (s. *Gebärmutterkrebs*) und *Fibromyome*.

Auch während der Schwangerschaft können Vaginalblutungen auftreten; in den ersten Monaten kann dies ein Hinweis auf eine drohende *Fehlgeburt* sein. In einem späteren Stadium der Schwangerschaft können Blutungen auf ernsthafte Probleme der Plazenta hinweisen – zum Beispiel *Placenta praevia* oder das Abreißen der Plazenta (s. *Schwangerschaftshämorrhagie*).

Blutungen aus dem Gebärmutterhals, die nach Geschlechtsverkehr auftreten, können durch eine *Portioerosion* verursacht sein. Auch eine *Zervizitis* (Entzündung des Gebärmutterhalses) oder *Polypen* können Blutungen auslösen. Manchmal kann die Vaginalblutung ein Hinweis auf Gebärmutterhalskrebs sein (s. *Portiokarzinom*).

Blutungen der Vagina selbst sind seltener als Blutungen aus der Gebärmutter oder dem Gebärmutterhals. Die Hauptursache sind in den meisten Fällen Verletzungen der Vaginawände beim Geschlechtsverkehr, insbesondere nach der Menopause, wenn die Wände der Vagina dünner werden. Im Extremfall kann nach der Menopause die Vaginawand so dünn werden, daß Vaginalblutungen ohne eine erkennbare Ursache auftreten. Manchmal verursacht eine schwere *Scheidenentzündung* Vaginalblutungen. In seltenen Fällen sind sie Folge eines Vaginakarzinoms.

Jede Vaginalblutung, bei der es sich nicht um eine Menstruationsblutung handelt, sollte vom Arzt abgeklärt werden. Entzündungen können mit *Antibiotika* behandelt werden. Durchbruchblutungen kann man durch die richtige Einstellung der Hormondosis verhindern. Wucherungen wie Polypen, Fibromyome oder Krebsgeschwülste der Gebärmutter oder des Gebärmutterhalses müssen entfernt werden.

Vaginaldusche

s. *Scheidenspülung*

Vaginismus

s. *Scheidenkrampf*

Vaginitis

s. *Scheidenentzündung*

ANATOMIE DER VAGINA

Die muskulösen Wände der Vagina sind sehr elastisch; sie dehnen sich beim Geschlechtsverkehr und bei der Geburt. Die Schleimhaut der Vaginawände produziert bei sexueller Erregung und beim Geschlechtsverkehr eine Gleitflüssigkeit.

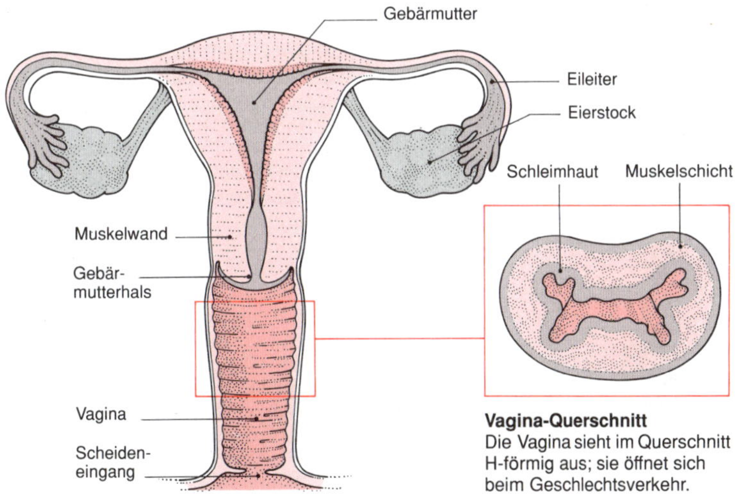

Vagina-Querschnitt
Die Vagina sieht im Querschnitt H-förmig aus; sie öffnet sich beim Geschlechtsverkehr.

Vagotomie

Operative magennahe Durchtrennung des *Vagus*nervs bei übermäßiger Magensaftproduktion und zuviel Magensäure. Heute durch Medikamente (wie H_2-Blokker) nur noch seltener Eingriff (dann meist mit Entfernung kleiner Nervenabschnitte = Vagektomie) z.B. bei wiederholten *Zwölffingerdarm*geschwüren (rezidivierendes Duodenalulcus).

SO WIRD ES GEMACHT

Der Eingriff wird unter Vollnarkose vorgenommen. Nach der Eröffnung der oberen Bauchwand werden die beiden Stränge des Vagus freigelegt, die vor und hinter dem unteren Teil der Speiseröhre verlaufen. Meistens werden alle Fasern des Vagus durchtrennt (trunkuläre Vagotomie); seltener nur ein Teil davon (selektive oder hochselektive Vagotomie).

Bei der trunkulären und selektiven V. (jedoch nicht bei der hochselektiven V.) wird eine *Pyloroplastik* (operative Erweiterung des unteren Magenausgangs) oder eine Gastrojejunostomie (die operative Schaffung einer Verbindung zwischen dem Magen und dem Jenunum, dem "Leerdarm") durchgeführt. Diese zusätzlichen Eingriffe sind nötig, um die Entleerung des Magens zu ermöglichen, denn beide Formen der V. beeinträchtigen den normalen Abtransport des Mageninhalts.

TECHNIK DER VAGOTOMIE

Der Vagus fördert u.a. die Sekretion des Magensafts. Durch Vagotomie wird diese vermindert, wodurch die Heilung von peptischen Geschwüren begünstigt wird.

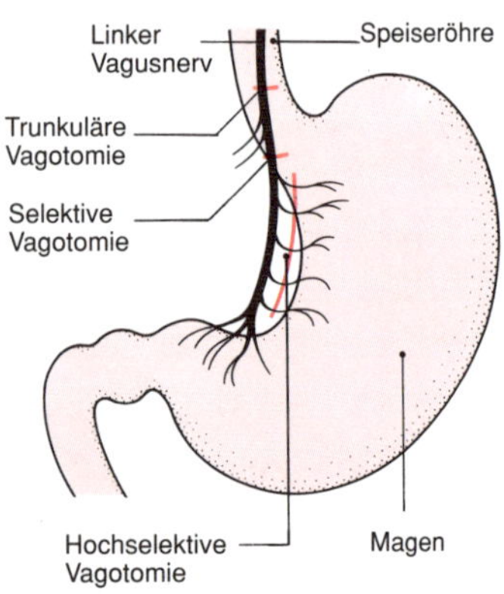

Formen

Bei einer trunkulären Vagotomie werden alle Fasern des Vagus durchtrennt; bei einer selektiven und hochselektiven Vagotomie nur die Fasern, die den Magen versorgen.

REKONVALESZENZ

Nach der Operation wird dem Patienten Flüssigkeit durch intravenöse Infusionen verabreicht, bis der Magen-Darm-Trakt auch geschluckte Flüssigkeit wieder aufnehmen kann (gewöhnlich nach zwei bis drei Tagen).

PROGNOSE

In 90 Prozent der Fälle werden peptische Geschwüre durch V. geheilt. Manchmal kommt es jedoch zu unangenehmen Nebenwirkungen – z.B. Diarrhoe oder *Postgastrektomie-Syndrom* (vorzeitiges Verschieben der Nahrung vom Magen in den Darm, wodurch nach Mahlzeiten ein Schwäche- und Völlegefühl entsteht).

Vagovasale Synkope

s. *Synkope, vagovasale*

Vagus

X. Hirnnerv; setzt sich aus Fasern zusammen, die vom Kopfteil des Parasympathicus (neben dem Sympathicus Bestandteil des vegetativen oder *autonomen Nervensystems*) stammen. Der V. ist der längste Hirnnerv und ist am stärksten verzweigt. Er tritt aus der Medulla oblongata aus (einem Teil des *Hirnstamms*), führt über den Hals und die Brust bis zum Bauch und gibt Äste in die meisten inneren Organe des Körpers ab, wie den Kehlkopf, den Pharynx (Rachen), die Luftröhre, die Lunge, das Herz und den größten Teil des Verdauungsapparats.

Die V.impulse werden auf diese Organe durch den Überträgerstoff *Acetylcholin* vermittelt, der eine Verengung der Bronchien und eine Verlangsamung des Herzschlags bewirkt. Er stimuliert auch die Produktion von Magensäure und Pankreassaft, regt die Gallenblase an und beschleunigt die *Peristaltik* (rhythmische Muskelkontraktionen, die die Nahrung durch den Verdauungstrakt befördern).

Äste des V. versorgen die Muskeln des Kehlkopfs und der Luftröhre und sind daher auch am Schlucken, Husten, Niesen und Sprechen beteiligt.

ERKRANKUNGEN

Überaktivität des V. führt zu einer verstärkten Produktion von Magensaft, was eine der Ursachen von *peptischen Geschwüren* ist. In einigen Fällen können diese durch *Vagotomie* (eine Operation, bei der der V. durchtrennt wird) erfolgreich behandelt werden.

Der Vagus kann auch durch Entzündungen (wie *Meningitis*), durch Tumoren oder einen *Schlaganfall* beschädigt werden. Meist werden in diesen Fällen auch der *Glossopharyngeusnerv* (IX. Hirnnerv) und der *Akzessorius* (XI. Hirnnerv) in Mitleidenschaft gezogen. Die Schädigung kann zu einer Störung oder zum vollständigen Verlust des Würgereflexes, zu Schluckbeschwerden und Heiserkeit führen. In schweren Fällen kann es auch zum Tod kommen.

VERLAUF DES VAGUS

Der Vagus ist paarig angelegt; der rechte versorgt z.B. den hinteren Teil, der linke den vorderen Teil des Magens.

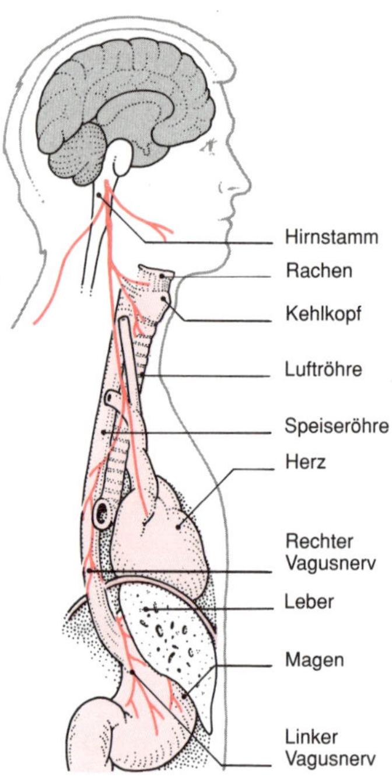

Vakuumextraktion

Methode der Geburtshilfe, mit der die Entbindung erleichtert wird. V. wurde in den 50er Jahren als Alternative zur *Zangenentbindung* eingeführt. Sie kann angewendet werden, wenn die zweite Phase der Wehen (s. *Geburt*) zu lange dauert, wenn die werdende Mutter erschöpft ist oder das Baby Anzeichen von *Fetopathie* zeigt. Vakuumabsaugmethoden werden auch bei Abtreibungen eingesetzt (s. *Abort*).

SO WIRD ES GEMACHT

V. wird mit Hilfe einer Saugglocke durchgeführt, die aus einem Saugnapf besteht, der an einen Vakuumbehälter angeschlossen ist. Nachdem der Saugnapf am Kopf des Babys im Geburtskanal angesetzt worden ist, wird der Vakuumgenerator eingeschaltet; dadurch sitzt das Kopf des Babys fest am Saugnapf. Das Baby wird aus der Vagina herausgezogen, indem man bei jeder Kontraktion der Gebärmutter leicht am Saugnapf zieht.

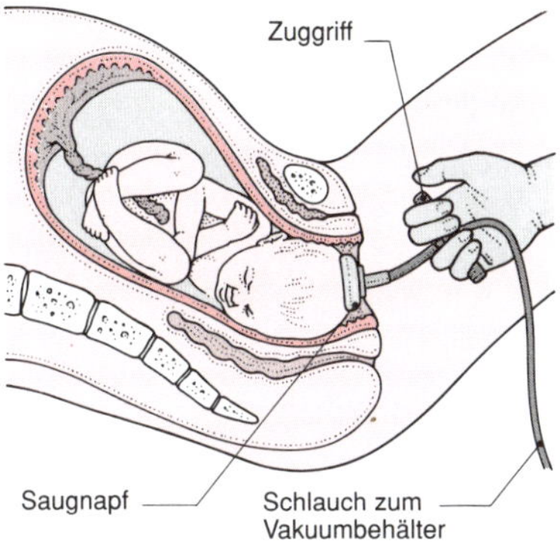

Technik der Vakuumextraktion
Sitzt der Saugnapf am Kopf des Kindes fest, zieht man bei jeder Kontraktion der Gebärmutter am Griff des Schlauches und unterstützt so die Austreibung des Kindes.

Eine Entbindung mit Hilfe der V. dauert im allgemeinen länger als eine Zangenentbindung, doch das Risiko, daß der Genitaltrakt der Mutter verletzt wird, ist geringer. Das Kind hat danach eine Schwellung am Kopf, die jedoch nach einigen Tagen – meist ohne Behandlung – von selbst wieder verschwindet.

Vakzination
s. *Impfung*

Vakzine
s. *Impfstoff*

Valgus(stellung)
Krumm; mit nach seitlich offenem Winkel (X-Krümmung). (S.a. *Hallux valgus; Genu valgum*)

Valsalva-(Preßdruck-)Versuch
Gewaltsamer Versuch, bei geschlossenen Luftwegen auszuatmen. Der V.-(P.-)V. kann unter bestimmten Umständen unbeabsichtigt erfolgen, kann aber auch absichtlich durchgeführt werden.

Zu einem natürlichen V.-(P.-)V. kommt es, wenn man auszuatmen versucht, während die *Stimmbänder* zusammengedrückt sind. Dies ist z.B. der Fall, wenn man einen schweren Gegenstand hebt, wenn man auf der Toilette preßt oder wenn man kurz vor dem Niesen ist.

Bewußt mit zusammengedrückter Nase und geschlossenem Mund durchgeführt, hilft der V.-(P.-)V., Druckschäden am Trommelfell der Ohren abzuwenden, da Luft durch die Ohrtrompete in die Paukenhöhle des Mittelohrs gepreßt wird (s. *Barotrauma*).

Valva
s. *Klappe*

Valvuloplastik
s. *Herzklappenplastik*

Valvulotomie
Herzklappenspaltung; chirurgischer Eingriff an der *Herzklappe*, um eine Stenose (Verengung) zu beseitigen. An der Stelle, an der die Herzklappenzipfel verwachsen sind, wird ein Einschnitt gemacht oder Druck ausgeübt, um die Verengung zu beseitigen.

In der Vergangenheit wurde die V. gewöhnlich am arbeitenden Herzen vorgenommen, indem der Arzt ein Spreizinstrument oder einen Finger durch einen Einschnitt in das Herz schob. Heute wird die V. dagegen am offenen Herzen durchgeführt (s. *Herzklappenchirurgie*). Bei der heutigen *Herzklappenplastik* wird ein Ballonkatheter ins Herz eingeführt. Dadurch wird eine Brustkorberöffnung vermieden.

Varicella
F. für Windpocken.

Variköser Symptomenkomplex
Krampfadern (Varizen) und deren Begleiterscheinungen; Hervortreten erweiterter, geschlängelter oberflächlicher (Haut-)Venen.

Krampfadern an den Beinen sind die häufigste Form des varikösen Symptomenkomplexes, doch auch an anderen Körperteilen können sich solche Venen bilden; z.B. *Hämorrhoiden* (im After), *Ösophagusvarizen* (in der Speiseröhre) und *Varikozelen* (im Hodensack).

URSACHEN
In den Beinen gibt es zwei Arten von Adern – die tiefliegenden Venen, die in das Muskelgewebe eingebettet sind und ungefähr 90 Prozent des Bluts transportieren, und die über der allgemeinen Körperfaszie gelegenen (Haut-)Venen, die oft unter der Haut sichtbar sind und vom umgebenden Gewebe weniger gestützt sind.

Nachdem das zirkulierende Blut die Gewebe in den Beinen mit Sauerstoff versorgt hat, wird es in den Beinvenen gesammelt und durch Kontraktionen der Beinmuskulatur herzwärts gepumpt. Dabei passiert es die Bauchvenen.

Klappen in den Venen hindern das Blut daran, infolge der Schwerkraft wieder in das Bein zurückzufließen. Diese Klappen, die eine hohe Blutsäule tragen müssen, werden jedoch im Laufe der Zeit bei vielen Menschen geschädigt. Dadurch entsteht eine Blutstauung in den oberflächennahen Venen; sie schwellen an und dehnen sich aus. Das Entstehen von Krampfadern wird gefördert durch *Fettleibigkeit*, hormonelle Veränderungen und Druck auf die Unterleibsvenen während der *Schwangerschaft*, durch hormonelle Umstellungen in der *Menopause* und durch regelmäßiges langes Stehen.

Auch eine *Thrombophlebitis* (Venenentzündung und Verklumpung des Blutes) sowie eine *Thrombose* (Blutgerinnselbildung in den tiefliegenden Venen) können manchmal mit einem v.n S. einhergehen.

VERBREITUNG
Krampfadern sind weit verbreitet. Ungefähr 15 Prozent der Bevölkerung sind davon betroffen; Frauen häufiger als Männer. Die Neigung zum v.n S. scheint familiär aufzutreten.

SYMPTOME UND ANZEICHEN
Krampfadern treten hauptsächlich an der Rückseite der Waden und an der Innenseite der Beine auf. Die Venen sind blau, sichtbar vergrößert, treten hervor und winden sich.

Manchen Menschen bereiten Krampfadern keine Beschwerden, andere verspüren dagegen deutliche Schmerzen an den betroffenen Stellen (die sich bei langem Stehen verschlimmern); die Füße und Knöchel schwellen an, und die Haut juckt ständig.

Diese Symptome verstärken sich im Laufe des Tages und lassen erst nach, wenn die Betroffenen sich setzen und die Beine hochlagern.

Bei Frauen verschlimmern sich die Beschwerden oft kurz vor der Menstruation und tragen so zur Verschärfung des *prämenstruellen Syndroms* bei.

In schwereren Fällen kann das Gewebe in den Beinen schlechter versorgt werden; die Haut wird dünn, hart, trokken, schuppig, sie verfärbt sich; ein sog. *offenes Bein* kann entstehen.

Die Verletzung einer großen Krampfader kann zu einer starken Blutung führen, die durch Hochlagern des Beines und leichten Druck auf die betroffene Stelle zum Stillstand gebracht werden kann; danach sollte eine ärztliche Behandlung erfolgen.

DIAGNOSE UND THERAPIE
Krampfadern in den Beinen diagnostiziert der Arzt bei einer Körperuntersuchung, während der Patient steht.

Die Behandlung beschränkt sich in den meisten Fällen auf das Tragen von Stützstrümpfen, regelmäßige Spaziergänge, eine Einschränkung des Stehens auf das unvermeidliche Minimum und auf die Hochlagerung der Beine beim Sitzen.

In schwierigeren Fällen muß eine *Sklerotherapie* durchgeführt werden. Dabei wird zunächst das Blut aus der Vene abgelassen; anschließend wird ein Reizmittel in die Krampfader injiziert. Dann werden die Wände dieser Blutgefäße durch starken Druck aneinandergepreßt; der Druck wird durch einen enganliegenden Verband aufrechterhalten. Durch die darauffolgende Vernarbung und Blokkierung der Venen wird das venöse Blut schließlich in andere, gesunde Adern umgeleitet. Sind die Krampfadern sehr schmerzhaft, bilden sich Geschwüre oder neigen sie zu Blutungen, kann man sie durch eine Operation, sog. Venenstripping, entfernen (s. dazu Kasten mit Abbildungen). Dieser Eingriff dauert in der Regel etwa eine halbe Stunde. Danach muß das betroffene Bein mehrere Wochen bandagiert bleiben.

Sowohl die Sklerotherapie als auch der chirurgische Eingriff sind in der Regel erfolgreich, doch kann sich der v.S. später an einer anderen Stelle des Körpers neu bilden.

Varikozele

*Krampfader*bruch; Erweiterung und Vermehrung des Venengeflechts im Bereich des *Hodens*. V.n sind relativ häufig; etwa 10 bis 15 Prozent aller Männer sind davon betroffen. Sie treten fast ausschließlich am linken Hoden auf.

KRAMPFADERN

Funktionieren die Venenklappen normal, wird das Gewicht des auf ihnen lastenden Blutes gleichmäßig verteilt. Sind sie geschwächt, werden einige Venenabschnitte mit Blut überfüllt und schwellen an.

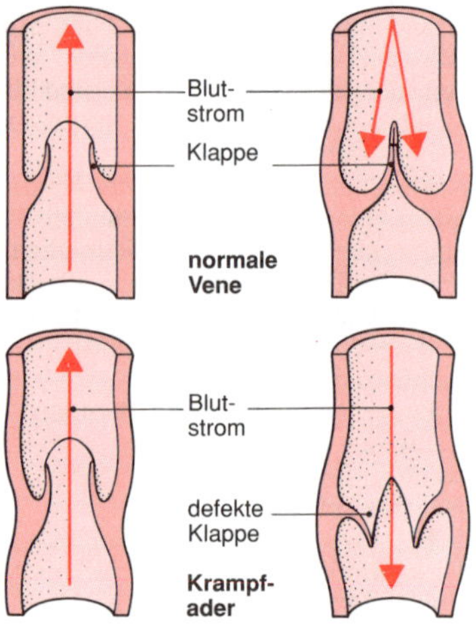

Wie Krampfadern entstehen
Die Klappen in gesunden Venen hindern das Blut daran, nach unten abzusacken. Versagen sie, staut sich das Blut darunter auf.

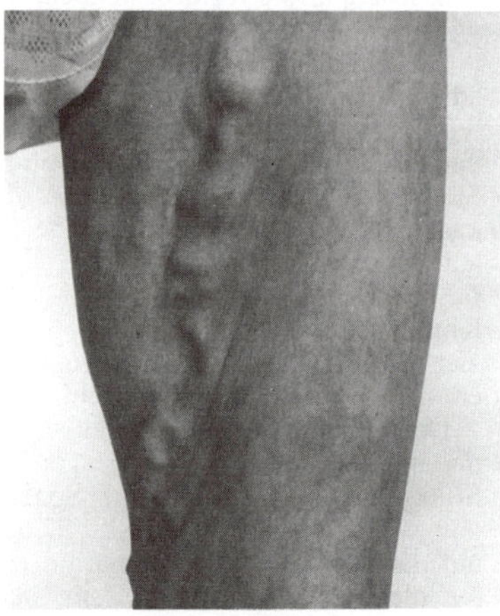

Aussehen von Krampfadern
Eine typische gewundene, angeschwollene und hervortretende Krampfader an der Innenseite des Schenkels.

VENENSTRIPPING

Das Stripping wird nur in schweren Fällen durchgeführt, wenn die Klappen in den großen Hautvenen nicht mehr funktionieren oder wenn sich Hautgeschwüre gebildet haben. Sichtbare Krampfadern entstehen gewöhnlich in den zuleitenden Venen; diese müssen eventuell gesondert behandelt werden.

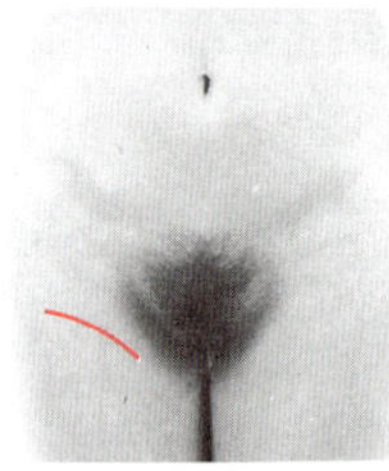

Einschnitt-stelle

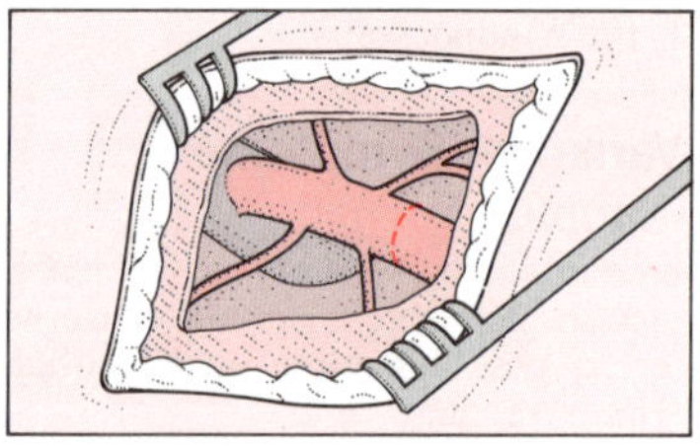

1 Hier werden die große Schenkelvene und ihre vier oberen Äste durch einen Schnitt in die Leiste freigelegt.

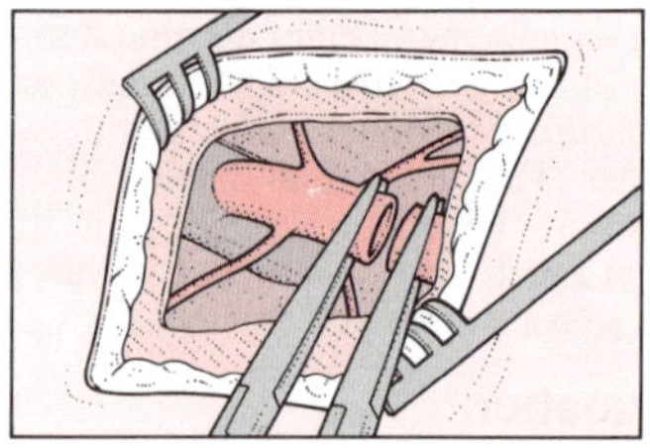

2 Die Vene wird abgeklemmt, durchtrennt, die Enden werden abgebunden – auch die vier Äste. Würden diese belassen, wäre der Erfolg gefährdet.

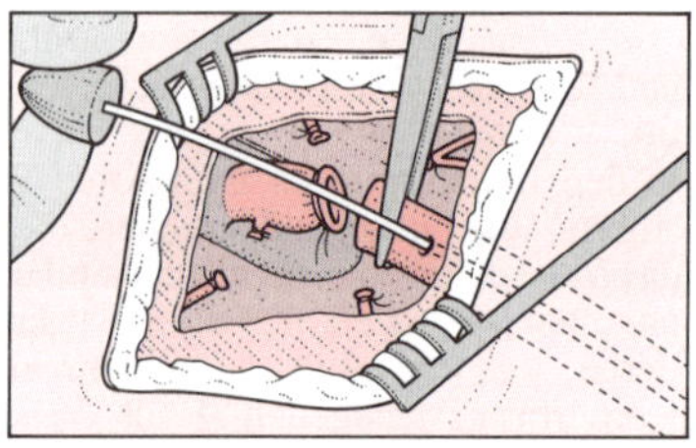

3 Durch eine kleine Öffnung wird in die Vene ein Draht (Stripper) geschoben und an Wade oder Knöchel durch einen kleinen Schnitt nach außen geführt.

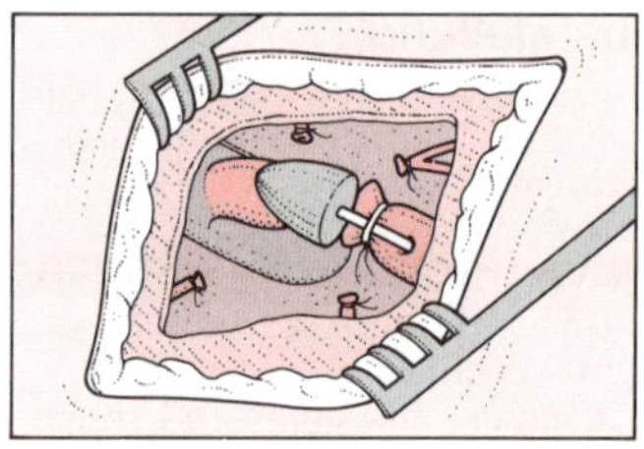

4 Am oberen Ende des Drahtes befindet sich ein Metallkopf. Die Vene wird am Draht unter diesem Kopf befestigt, so daß sie nicht verrutschen kann.

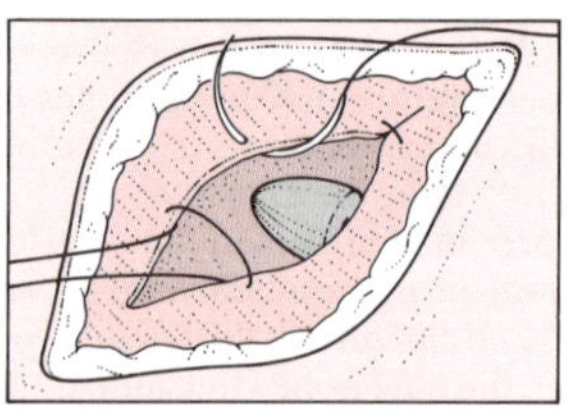

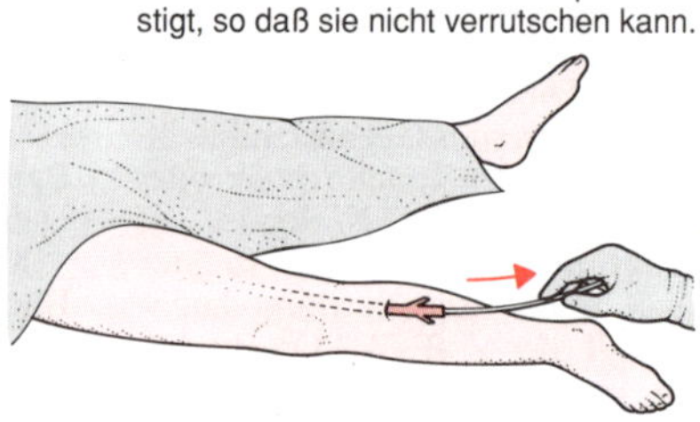

5 Die obere Einschnittstelle wird vernäht. Dann wird die Vene mit dem Stripper durch die untere Einschnittstelle herausgezogen; ihre Verzweigungen reißen ab. Die Blutungen, die dabei auftreten, sind gewöhnlich nicht sehr groß.

V

V.n entstehen, wenn die Klappen in der Hodenvene (*F.* Vena testicularis) versagen, an der Stelle, wo die linke Hodenvene in die Nierenvene übergeht. V.n sind gewöhnlich harmlos; doch können leichte Schmerzen im Hodensack auftreten, und die Zahl der Spermien kann sich verringern.

Die Diagnose wird durch eine Untersuchung des Hodensacks erstellt, während der Patient steht. Die Beschwerden können durch das Tragen eines Suspensoriums oder einer enganliegenden Unterhose gelindert werden. Eine weitere Behandlung ist in der Regel nicht notwendig. Manchmal werden die geschwollenen Venen operativ durchtrennt, wenn der linke Hoden kleiner als normal ist oder wenn eine zu geringe Spermienzahl festgestellt wird.

Variola

Pocken. Als "Variolation" wurde früher die Schutzimpfung gegen Pocken bezeichnet.

Varizellen

s. *Windpocken*

Varizen

s. *Krampfadern*

Varus(stellung)

Krumm; abgewinkelt mit nach innen offenem Winkel (O-Krümmung).

Vas deferens

s. *Ductus deferens*

Vasektomie

s. *Sterilisierung des Mannes*

Vaseline

Mineralisches Fett, ursprünglich aus Petroleum (heute synthetisch) gewonnen. V. wird im allgemeinen als Grundlage für *Salben*, als Schutzfilm und zur Pflege der Haut verwendet (s. *Emollientia*).

Vaskulär

Die Blutgefäße betreffend (s. *Kreislaufsystem*).

Vaskulitis

Entzündung der Blutgefäße. Eine V. schädigt in der Regel die Gefäßwände, so daß sie verengt oder verstopft werden und der Blutstrom behindert oder unterbunden wird. Dadurch werden auch die Gewebe, die von diesen Blutgefäßen versorgt werden, geschädigt oder infolge von *Ischämie* zerstört (mangelnde Blut- und Sauerstoffversorgung).

Vermutlich wird die V. in den meisten Fällen durch winzige Partikel verursacht, die im Blutstrom zirkulieren. Diese Partikel (auch Immunkomplexe genannt) bestehen aus *Antigenen* (körperfremden Stoffen, wie zum Beispiel Bestandteilen von Mikroorganismen) und an sie gebundenen *Antikörpern*, die sich als Reaktion auf die Antigene gebildet haben. Normalerweise werden die Immunkomplexe durch *Phagozyten* (eine Form weißer Blutkörperchen) zerstört, manchmal setzen sie sich jedoch an den Wänden der Blutgefäße ab und verursachen eine starke Entzündung.

In einigen Fällen sind die Antigene nachgewiesenermaßen *Viren*.

V. ist die Grunderkrankung bei einer Reihe von Leiden wie *Polyarteriitis nodosa*, *Erythema nodosum*, *Serumkrankheit*, *Henoch-Schoenlein-Purpura*, *Arteriitis temporalis* und *Buerger-Gangrän*.

Vasodilatation

Gefäßerweiterung, wodurch eine bessere Durchblutung einzelner Körperteile bewirkt wird. Bei Hitze kommt es zu einer Dilatation der hautnahen Blutgefäße; dadurch kann der Körper mehr Wärme abgeben. Eine V. tritt auch unter Einwirkung von *Vasodilatatoren* und *Alkohol* ein.

Vasodilatatoren

Medikamente, die die Blutgefäße erweitern. Zu den V. gehören *ACE-Hemmer*, *Kalziumkanalblocker*, *Nitratpräparate* und Sympatholytika.

WARUM SIE EINGESETZT WERDEN

V. werden eingesetzt, wenn durch eine Verengung der Blutgefäße die Blut- und damit auch die Sauerstoffversorgung der Gewebe beeinträchtigt wird. Dies ist *z.B.* bei *Angina pectoris* (Schmerzen in der Brust durch unzureichende Blutversorgung des Herzmuskels) und der *peripheren Gefäßerkrankung* (mangelhafte Durchblutung der Gliedmaßen) der Fall.

V. werden auch eingesetzt, um *Hypertonie* (hohen Blutdruck) und *Herzinsuffizienz* (mangelnde Leistungsfähigkeit des Herzens) zu behandeln. Medikamente aus der Gruppe der V. werden bei altersbedingter *Demenz* verschrieben, können aber nur selten die Symptome lindern.

WIE SIE WIRKEN

V. erweitern die Blutgefäße, indem sie die Spannung der Gefäßmuskulatur vermindern. Kalziumantagonisten und Nitratpräparate wirken direkt auf diese Muskeln ein; Sympatholytica blockieren die Nervensignale, die die Kontrak-

TYPEN VON VASODILATATOREN

Die verschiedenen Arten von Vasodilatatoren blockieren oder vermindern auf unterschiedliche Weise die Kontraktion der Muskeln in den Blutgefäßwänden und bewirken dadurch die Erweiterung der Blutgefäße.

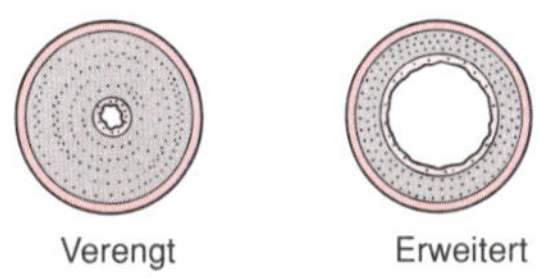

Die Wirkung
Ein verengtes und ein erweitertes Blutgefäß (oben). Vasodilatatoren haben eine gefäßerweiternde Wirkung und steigern dadurch den Blutfluß.

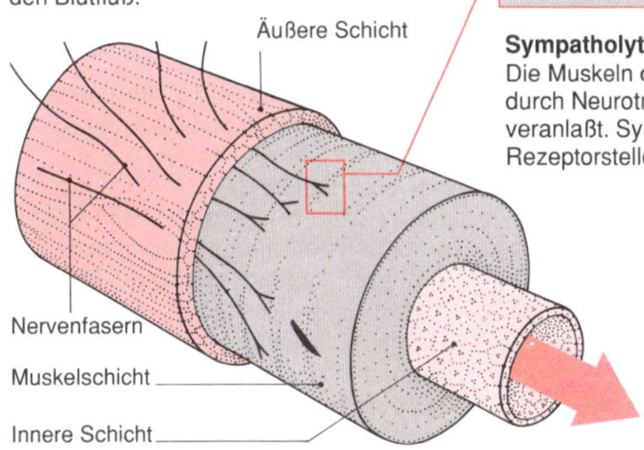

Kalziumantagonisten und Nitrate
Sie wirken direkt auf die zusammengezogenen Muskeln der Blutgefäße und bewirken deren Entspannung.

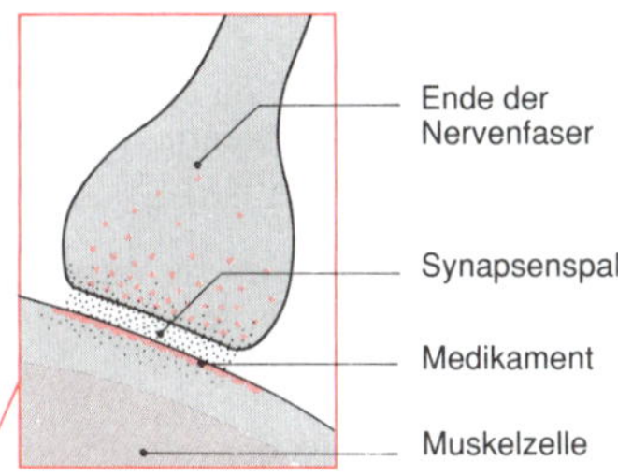

Sympatholytika
Die Muskeln der Blutgefäßwände werden durch Neurotransmitter zur Kontraktion veranlaßt. Sympatholytica blockieren die Rezeptorstellen der Neurotransmitter.

ACE-Hemmer
Diese Medikamente hemmen die Aktivität des Enzyms Angiotensin I im Blut. Dadurch wird die Produktion von Angiotensin II vermindert, einer chemischen Substanz, die gefäßverengend wirkt.

tion der Muskeln auslösen; ACE-(angiotensin converting enzyme) Hemmer beeinflussen die Aktivität eines bestimmten Enzyms im Blut, wodurch die Produktion von Angiotensin II vermindert wird (eine Substanz, die die Gefäßverengung fördert).

MÖGLICHE NEBENWIRKUNGEN

Alle V. können Hautrötung, Kopfschmerzen, Benommenheit, Schwächeanfälle und geschwollene Knöchel verursachen.

Vasokonstriktion

Gefäßverengung, wodurch die Durchblutung der betroffenen Körperteile vermindert wird. Als Reaktion auf Kälte kommt es zu einer Konstriktion der hautnahen Blutgefäße, wodurch der Wärmeverlust des Körpers reduziert wird. V. tritt auch nach einem starken Blutdruckabfall bei einem *Schock* auf.

Vasopressin

Andere Bezeichnung für *ADH* (antidiuretisches Hormon).

Vasovagale Synkope

s. *Synkope, vagovasale*

Vaterschaftstest

Blutuntersuchungen, die feststellen helfen, ob ein bestimmter Mann der Vater eines bestimmten Kindes ist oder nicht. Für die Untersuchung werden dem Kind, dem mutmaßlichen Vater und manchmal auch der Mutter Blutproben entnommen.

WARUM ES GEMACHT WIRD

Die Untersuchung kann von einem Gericht angeordnet werden, wenn es strittig ist, wer der Vater des Kindes ist.

SO WIRD ES GEMACHT

Die Blutproben werden auf das Vorhandensein von verschiedenen genetisch determinierten Substanzen untersucht. Bei diesen Substanzen kann es sich um Proteine an der Oberfläche der roten Blutkörperchen handeln, die die *Blutgruppe* festlegen, oder um andere Proteine im Blutplasma, die sog. *Histokompatibilitätsantigene*, sowie um Teile der DNS – der Erbsubstanz selbst. Durch einen Vergleich von genetischen Merkmalen der verschiedenen Blutproben können wichtige Informationen gewonnen werden. Wenn z.B. ein bestimmtes Merkmal im Blut des Kindes, aber nicht in dem der Mutter vorkommt, muß das entsprechende Gen vom leiblichen Vater stammen. Läßt sich dieses Merkmal im Blut des mutmaßlichen Vaters nicht nachweisen, kommt er als Vater nicht in Frage.

Aufgrund der hochentwickelten modernen Untersuchungsmethoden kann man heute mit fast hundertprozentiger Sicherheit ausschließen, daß ein Mann fälschlicherweise als Vater festgestellt wird. Bis vor kurzem konnte man noch nicht zweifelsfrei nachweisen, daß ein Mann der Vater eines bestimmten Kindes ist, doch durch die Entwicklung des *genetischen Fingerabdrucks* (siehe Kasten mit Abbildungen) hat sich die Situation grundlegend geändert. Durch die Anwendung dieser Methode läßt sich die Wahrscheinlichkeit, daß Übereinstimmungen zwischen der DNS eines Kindes und eines bestimmten Mannes auf Zufall beruhen, mit 1 : 30 000 000 000 beziffern. Dadurch ist ein positiver Nachweis der Vaterschaft möglich.

VATERSCHAFTSTEST DURCH GENETISCHEN FINGERABDRUCK

Der "genetische Fingerabdruck" hat als Vaterschaftstest eine wesentlich höhere Aussagekraft als ältere Verfahren. Dabei werden der Mutter, dem Kind und dem mutmaßlichen Vater Blutproben abgenommen; diese werden auf Übereinstimmungen in der Erbsubstanz (DNS) untersucht.

NACHWEIS DER VATERSCHAFT

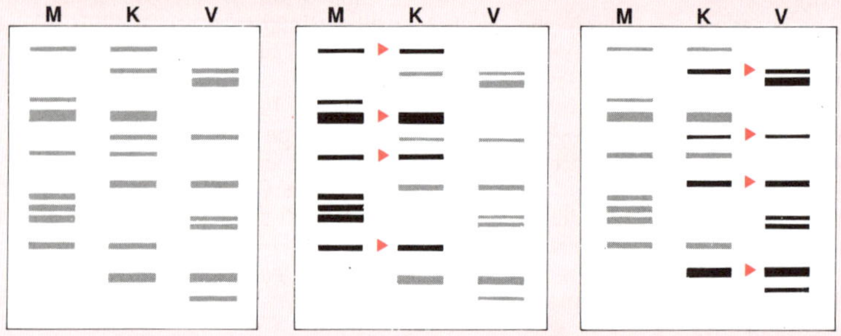

1 Die DNS hat bei jedem Menschen ein unverwechselbares Streifenmuster (durch radioaktive Markierung am Röntgenfilm sichtbar).

2 Das DNS-Muster des Kindes kommt von seinen Eltern. Zuerst werden die von der Mutter stammenden Streifen identifiziert.

3 Die übrigen Streifen werden mit dem Muster des Vaters verglichen. Hier stimmen sie überein; dadurch wird die Vaterschaft bestätigt.

AUSSCHLUSS DER VATERSCHAFT

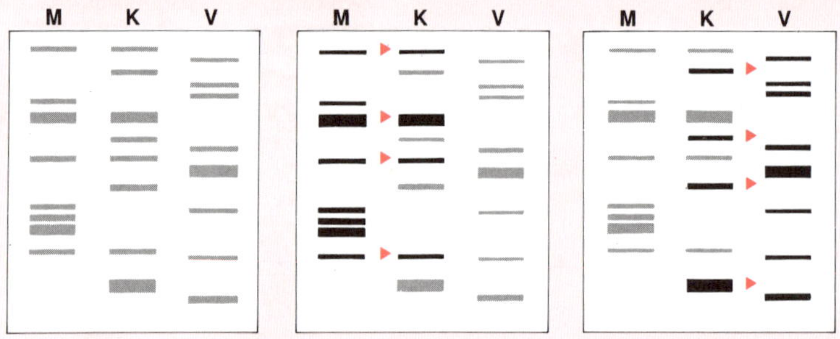

1 Die DNS-Muster der Mutter, des Kindes und des mutmaßlichen Vaters haben unterschiedliche Strukturen.

2 Die Hälfte der DNS-Streifen des Kindes stammt, wie auch im obigen Fall, von der Mutter.

3 Die übrigen Streifen finden sich nicht im DNS-Muster des Mannes. D.h., daß er nicht der Vater ist.

M = **Mutter** K = **Kind** V = **Vater**

Vegetarismus

Ernährungsform, bei der auf Fleisch und Fisch und manchmal auch auf alle anderen tierischen Nahrungsmittel verzichtet wird. Menschen müssen nicht unbedingt Fleisch oder andere Tierprodukte zu sich nehmen, um gesund zu bleiben, solange durch pflanzliche Nahrungsmittel eine ausgewogene Ernährung sichergestellt ist (s. *Ernährung*).

ARTEN

Es gibt zwei Arten der vegetarischen Ernährung. Beim Lakto-V. sind Fisch und Fleisch ausgeschlossen, doch Milch, Milchprodukte und Eier sind erlaubt. Beim strengen V. sind alle Nahrungsmittel tierischen Ursprungs verboten – auch Milch und Milchprodukte sowie Honig.

RISIKEN

Zwar sind Nahrungsmittel tierischen Ursprungs für die Ernährung des Menschen nicht unbedingt nötig, doch ist bei jeder Ernährungsform, bei der bestimmte Nahrungsmittel von vornherein gemieden werden, besondere Sorgfalt geboten. So können bei einer streng vegetarischen Ernährung Gesundheitsprobleme durch Vitamin-B_{12}-Mangel entstehen, z.B. megaloblastische *Anämie*, denn dieses Vitamin ist nur in tierischen Nahrungsmitteln enthalten. Allerdings kann man heute Vitamin B_{12} auch in Präparaten, die aus bestimmten Hefearten oder Gärflüssigkeiten hergestellt werden, zu sich nehmen.

Menschen, die sich streng vegetarisch ernähren, können – zum Unterschied von Laktovegetariern – den Kalziumreichtum der Milch und Milchprodukte nicht nutzen. Sie müssen es statt dessen mit weniger kalziumhaltigen Nahrungsmitteln wie Getreideprodukten, Nüssen, Hülsenfrüchten, Sprossen und grünem Gemüse ersetzen.

Obwohl *Eisen* aus pflanzlicher Nahrung durch den Körper viel schlechter absorbiert wird als Eisen aus tierischen Produkten, leiden selbst die strengen Vegetarier anscheinend nicht unter Eisenmangel; dies hängt wahrscheinlich damit zusammen, daß ihre Ernährung sehr reich an *Vitamin C* ist, das die Aufnahme von Eisen begünstigt.

Eine sorgfältig zusammengestellte vegetarische Diät enthält in der Regel eine ausreichende Menge von Proteinen.

VORZÜGE

Bei vegetarischer Ernährung nimmt man relativ viel *Ballaststoffe* zu sich, die vor der *Divertikel-Krankheit* und Darmkrebs schützen können (s. *Kolonkarzinom*, *Rektumkarzinom*). Vegetarische Ernährung enthält auch außerordentlich wenig Fette, insbesondere wenig gesättigte Fettsäuren, die im Verdacht stehen, die *koronare Herzkrankheit* und vielleicht auch einige Krebsarten zu begünstigen. Bei einer vegetarischen Diät wird dem Körper weniger *Natrium*, dafür aber mehr *Kalium* zugeführt als bei einer Fleisch-Diät, und es gibt Anhaltspunkte dafür, daß Vegetarier einen niedrigeren Blutdruck haben als Fleischesser.

Vegetatives Nervensystem

s. *autonomes Nervensystem*

Veitstanz

Chorea minor; extrapyramidale Bewegungsstörung (s.a. *Chorea*).

Vektor

1. Als "Träger" (physik.) gerichtete Größe, die durch Pfeil gekennzeichnet wird (Vektor-EKG).

2. Als "Überträger" Lebewesen, das eine *Infektionskrankheit* überträgt. Ein V. nimmt von einer Infektionsquelle (z.B. vom Blut oder von Exkrementen eines infizierten Menschen oder Tieres) Krankheitserreger auf und kann später einen anderen Organismus direkt oder indirekt infizieren.

Moskitos, Fliegen, Läuse, Zecken und Flöhe sind für den Menschen die gefährlichsten V.en. Wenn sich ein Teil des Lebenszyklus eines Krankheitserregers im Körper des V.s vollzieht, nennt man diesen einen biologischen V. Moskitos sind beispielsweise biologische V.en für Malariaparasiten, die im Körper des Insekts heranwachsen, sich dort auch fortpflanzen und durch den Stich des Moskitos in das Blut eines weiteren Wirtsorganismus übertragen werden.

Wenn der V. für die Entwicklung des Krankheitserregers nicht unbedingt notwendig ist, nennt man ihn einen mechanischen V. So sind Fliegen mechanische V.en für *Bakterienruhr*, da sie an ihren Beinen Bakterien von infizierten Ausscheidungen auf Nahrungsmittel übertragen.

Vena cava

s. *Körperhohlvene*

Venaesectio

Phlebotomie; Eröffnung einer Hautvene nach deren Freilegung, z.B. bei einer *Blutspende* oder wenn eine Blutabnahme aus therapeutischen Gründen notwendig ist. Regelmäßige Blutabnahmen werden bei *Polyzythämie* durchgeführt (wenn das Blut zu dickflüssig ist), ferner bei *Hämochromatose* (einer Störung des Eisenhaushalts des Körpers), um den Eisengehalt im Körper zu senken, sowie sehr selten bei *Herzinsuffizienz*, um die Blutmenge zu reduzieren und das Herz zu entlasten.

Vena jugularis

s. *Jugularvene*

Vene

Blutgefäß, das das Blut zum *Herzen* transportiert.

Die V.en des Körperkreislaufs enthalten sauerstoffarmes, kohlensäurereiches ("verbrauchtes") Blut, das in den kleinsten V.en sog. Venolen, aus dem Kapillarbett gesammelt und über größere V.en den Hohlvenen (Vena cava superior und inferior) zugeführt wird. Diese münden in den rechten Herzvorhof, aus dem das Blut über die rechte Herzkammer zur "Aufladung" in die Lungenarterien, d.h. in den Lungenkreislauf, gepumpt wird. Die in das linke Herz mündenden Lungenvenen führen also sauerstoffreiches, kohlendioxidarmes Blut.

Die Wände der V.n bestehen, so wie die der Arterien, aus einer glatten inneren Schicht (Intima), einer mittleren Muskelschicht (Media) und einer Außenschicht aus Bindegewebe (Adventitia). Der Blutdruck in den V.n ist wesentlich niedriger als in den Arterien; dementsprechend sind die Wände der V.n dünner, weniger elastisch, weniger muskulös und schwächer.

Die Intima der mittelgroßen V.n bildet in gewissen Abständen Aufwerfungen, die als Klappen oder Ventile funktionieren und den Blutstrom in Richtung Herz steuern. Viele V.n befinden sich in Bindegewebssepten zwischen Muskeln; deren Kontraktionen helfen bei der Beförderung des Blutes als sog. Muskelpumpe (s. *Kreislaufsystem*).

Venenentzündung

s. *Phlebitis*

Venen, Krankheiten

Häufigste Erkrankung der *Venen* ist der sogenannte *variköse Symptomenkomplex* (Krampfadern): Die Venen vergrößern und verdrehen sich und bauschen sich auf. *Krampfadern* entstehen am häufigsten an den Beinen, wenn die in der Vene liegenden Klappen nicht richtig funktio-

AUFBAU EINER VENE UND EINER ARTERIE

Die Wände der Venen bestehen, ähnlich wie die der Arterien, aus einer glatten Innenschicht (Intima), einer mittleren Muskelschicht (Media) und einer äußeren Bindegewebsschicht (Adventitia); die Venen sind jedoch vergleichsweise größer, ihre Wände dünner.

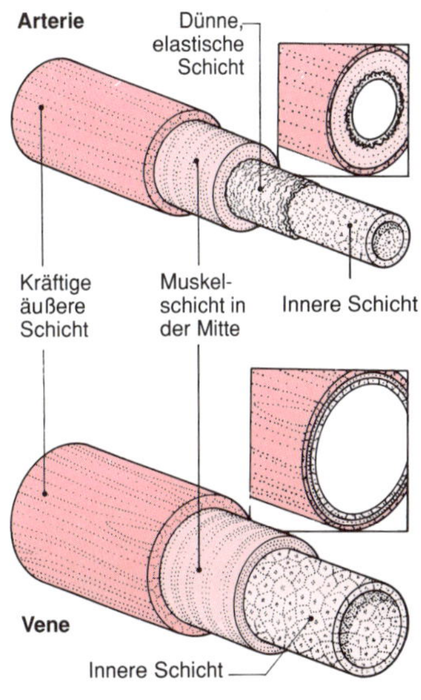

nieren. *Ösophagusvarizen* sind Krampfadern im unteren Teil der Speiseröhre. Sie entstehen gewöhnlich durch eine Stauung im Blutkreislauf, die auf eine *Zirrhose* der Leber zurückgeht. *Hämorrhoiden* sind krankhaft erweiterte Venen im Anus.

Die Entzündung einer Vene heißt *Phlebitis*. In den betroffenen Venen bilden sich dabei fast immer Blutklumpen; in dem Fall handelt es sich dann um eine *Thrombophlebitis*. Die Bildung von Blutklümpchen in den kleinen Venen unter der Haut ist harmlos, auch wenn sie zu Schwellungen und zu Druckempfindlichkeit führen. Bei Blutklumpen, die sich in tiefergelegenen, größeren Venen bilden (s. *tiefe Venenthrombose*), besteht jedoch das Risiko, daß einzelne Klümpchen vom Blutstrom fortgetragen werden und an irgendeiner anderen Stelle des Körpers wichtige Adern verstopfen.

Da der Blutdruck in den Venen wesentlich niedriger ist als in den Arterien, bluten verletzte Venen wesentlich langsamer als Arterien derselben Größe. Venöse Blutungen kann man in der Regel durch einen leichten Druck auf das Gefäß zum Stillstand bringen. Venenblutungen (aber nicht Blutungen aus Arterien!) kann man auch stoppen, wenn man den verletzten Körperteil höher lagert als das Herz.

LAGE DER VENTRIKEL

Die Abbildung zeigt die Lage der Ventrikel im Gehirn (von oben gesehen) und im Herzen. Die rechte Herzkammer pumpt das Blut in den Lungenkreislauf, die linke in den Körperkreislauf.

VENTRIKEL IM GEHIRN

Zusammen enthalten diese vier ungleich großen Hohlräume etwa 25 ml Gehirn-Rückenmarks-Flüssigkeit.

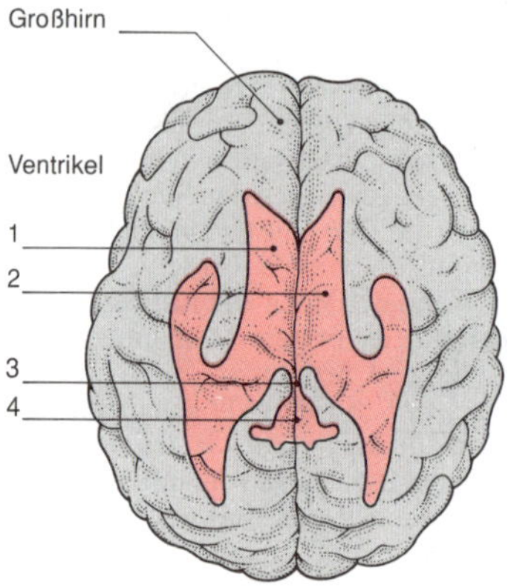

VENTRIKEL IM HERZEN

Die Herzkammern sind durch eine muskuläre Scheidewand, Septum interventriculare, voneinander getrennt.

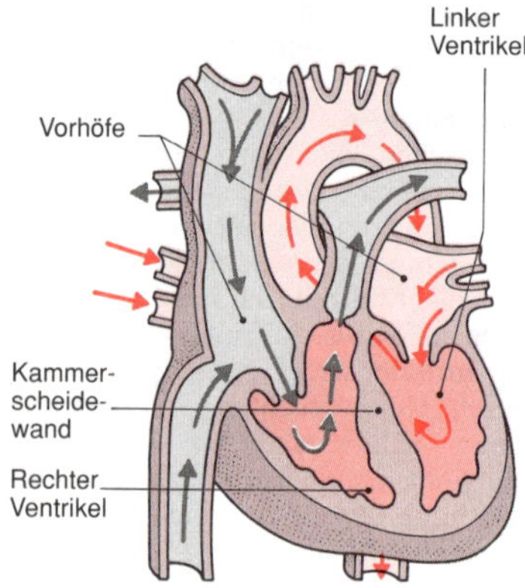

Venenpunktion

Einführung einer Kanüle in eine *Vene*, um Blut zu entnehmen oder Flüssigkeit zu injizieren. Normalerweise wird dafür eine Vene im Unterarm/Handbereich ausgewählt.

SO WIRD ES GEMACHT

Um den Oberarm wird ein *Tourniquet* gelegt, durch dessen Druck die Venen anschwellen. Eine größere Vene wird gewählt, die unter der Haut gut zu fühlen ist. Die darüberliegende Haut wird mit Alkohol desinfiziert und eine sterile Hohlnadel in die Vene vorgeschoben. Wenn Blut abgenommen oder ein Medikament eingebracht wird, ist die Nadel mit einer Injektionspritze gekoppelt.

Eine V. ist gewöhnlich nicht schmerzhaft, kann aber ein gewisses Unbehagen verursachen. An der Einstichstelle kann ein leichter Bluterguß entstehen, der nach ein paar Tagen wieder verschwindet.

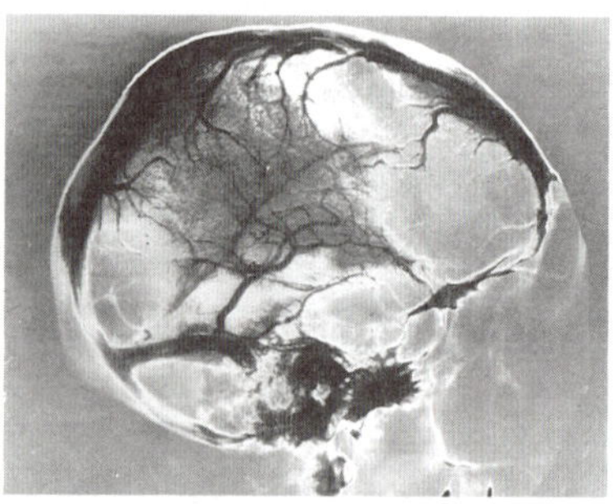

Venographie der Schädelvenen
Das Röntgenbild des Schädels zeigt die Venen und die Venensinus (dunkle Flächen), die breiten Kanäle, über die das Hirnblut abfließt.

Venen, variköse

s. *variköser Symptomenkomplex*

Venerische Erkrankungen

s. *Geschlechtskrankheiten*

Venerologie

Fachrichtung innerhalb der Dermatologie (Hautkrankheiten), die sich mit *Geschlechtskrankheiten* und deren Auswirkungen auf die *Fortpflanzungsorgane*, die *Harnorgane* und andere Bereiche des Körpers befaßt. Die Arbeitsgebiete dieses Medizinzweiges überschneiden sich teiweise mit der *Urologie* (die Erkrankungen der Fortpflanzungsorgane des Mannes behandelt) und der *Gynäkologie* (die für Erkrankungen der weiblichen Fortpflanzungsorgane zuständig ist).

Venographie

Phlebographie; Diagnosetechnik, bei der in die *Venen* eine strahlenundurchlässige Flüssigkeit injiziert wird, so daß sie auf einem *Röntgen*bild sichtbar werden.

WARUM ES GEMACHT WIRD

Eine V. zeigt anatomische Anomalien oder Erkrankungen von Venen, wie z.B. die Verengung oder Verstopfung bei einer *Thrombose* (Bildung von Blutklumpen) oder bei einem Tumor. Mit Hilfe der V. können aber auch Erkrankungen oder Verletzungen der durch die Venen versorgten Organe erkannt werden. Die Methode wird auch zur Bestimmung des Ausmaßes einer Erkrankung angewendet, bevor die Behandlung festgelegt wird.

Die V. wird am häufigsten zur Untersuchung der Beinvenen eingesetzt, in der Regel wegen Verdacht auf *tiefe Venenthrombose*; oft werden auch die Achselvenen in den Armen, die obere und die untere Körperhohlvene (die Hauptvenen, die zum Herzen führen) sowie die Nierenvenen (die von den Nieren wegführen) mit dieser Methode untersucht.

SO WIRD ES GEMACHT

Ein Kontrastmittel wird in die zu untersuchenden Venen entweder direkt durch eine Nadel eingespritzt oder – wenn die Vene schwer zugänglich ist – durch einen Katheter, der unter Röntgenkontrolle durch das Venensystem bis zur betreffenden Vene geführt wird. Dann wird durch eine Reihe von Röntgenaufnahmen die Durchblutung der Venen untersucht. Eine V. des Beines dauert etwa 20 Minuten, bei anderen Körperteilen gegebenenfalls etwas länger.

Eine technisch weiterentwickelte Methode der *Angiographie* ermöglicht es, durch die Erstellung von Serienaufnahmen, die mit Hilfe eines Computers analysiert werden, unerwünschte Schattenstellen aufzuhellen.

Ventilation
s. *Beatmung*

Ventral
Bauchwärts, die Vorder- bzw. Bauchseite eines Körperteils oder eines Organs betreffend. In der Anatomie wird dafür auch der Ausdruck "anterior" verwendet. Das Gegenteil zu ventral ist *dorsal* (oder "posterior").

Ventriculus, Ventrikel
Kleiner Bauch, Kammer; Bezeichnung für 1. *Magen,* 2. Hirnkammern (s. *Gehirn*), 3. Herzkammern (s. *Herz*).

Die Hirnventrikel enthalten die Gehirn-Rückenmark-Flüssigkeit; es gibt insgesamt vier Kammern: eine in jeder der beiden Großhirnhälften (die das Endhirn, die Hauptmasse des Gehirns, bilden); die dritte im Zwischenhirn und die vierte im Rautenhirn. Die V. im Gehirn sind durch Gänge miteinander verbunden. Stellenweise sind die Hohlräume mit zottenähnlichem Adergeflecht ausgekleidet, das aus den *Hirnhäuten* entstanden ist und die *Gehirn-Rückenmark-Flüssigkeit* absondert.

Im Herzen befinden sich zwei Ventrikel: die beiden Herzkammern, in die das Blut aus den Vorhöfen strömt und von denen aus es in Lungen- und Körperkreislauf gepumpt wird.

Ventrikuläre Extrasystole
Form von *Herzrhythmusstörungen*, bei der elektrische Impulse für den Herzschlag in den *Ventrikeln* (den Kammern des *Herzens*) entstehen. Normalerweise werden die Herzschläge durch Impulse im Sinusknoten des rechten Vorhofes ausgelöst.

URSACHEN

Gelegentliche v. E.n. treten häufig auf – insbesondere bei älteren Menschen; sie sind jedoch harmlos. V. E.n können aber auch durch einen *Myokardinfarkt* (Herzinfarkt), durch *Herzinsuffizienz*, Stoffwechselstörungen oder *Digitalisglykoside* verursacht werden.

SYMPTOME

V. E.n verursachen häufig keine Symptome. Manchmal haben die Betroffenen das Gefühl, das Herz sei für eine Sekunde stehengeblieben, bevor es mit einem dumpfen Schlag wieder zu pochen anfängt.

DIAGNOSE UND THERAPIE

Im *EKG* (das die elektrische Aktivität des Herzens aufzeichnet) erscheinen v. E.n als breite, bizarre Ausschläge (s. Abbildung im Kasten "Ventrikuläre Herz-

ERSTE HILFE: ANLEGEN VON VERBÄNDEN

FINGERKUPPENVERBAND

- Ein ausreichend großes Stück Pflasterwundverband abschneiden, etwa 8 - 10 cm lang
- Beidseitig in der Mitte der Klebestreifen ein keilförmiges Stück herausschneiden
- Beide Schutzfolien nacheinander abziehen, dabei das Mullkissen nicht berühren
- Den Pflasterwundverband etwa bis zur Hälfte um den verletzten Finger kleben.

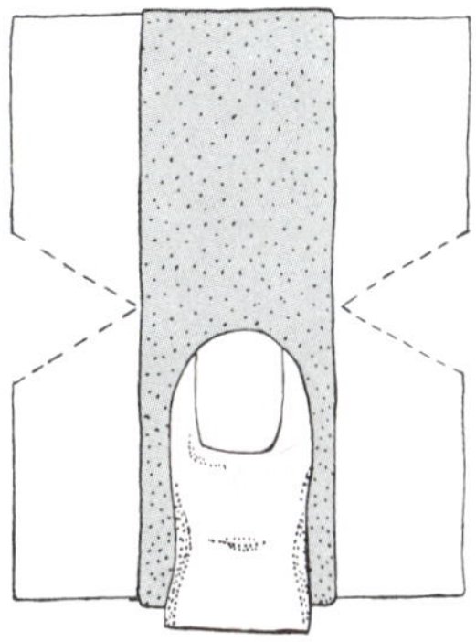

- Die überstehende Pflasterhälfte an beiden oberen Ecken mit Daumen und Zeigefinger anfassen, um die verletzte Fingerkuppe legen und festkleben.

STREIFENVERBAND

- Wundauflage am Rand mit zwei Fingern vorsichtig anfassen und direkt auflegen
- Abziehen des Heftpflasters in der notwendigen Länge von der Rolle
- Abschneiden oder Abreißen
- Über die Wundauflage hinweg Pflasterstreifen in der erforderlichen Anzahl parallel zueinander auf die Haut kleben.

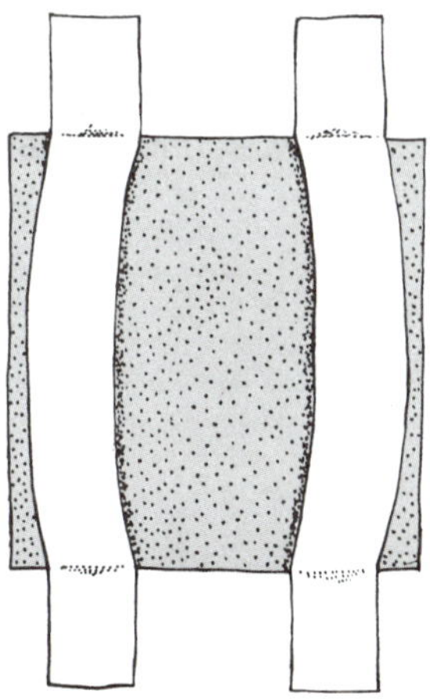

HANDVERBAND MIT DREIECKTUCH

mit Wundauflage und Dreiecktuch

- Wundauflage auf die Wunde legen
- Hand mit Fingerspitzen in Richtung Spitze auf das ausgebreitete Dreiecktuch legen
- Spitze über die Hand zum Handgelenk legen; wenn möglich, hält der Betroffene die Spitze fest.

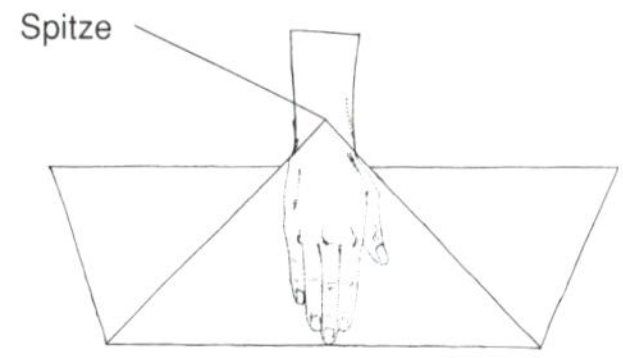

- Beide Enden fassen.

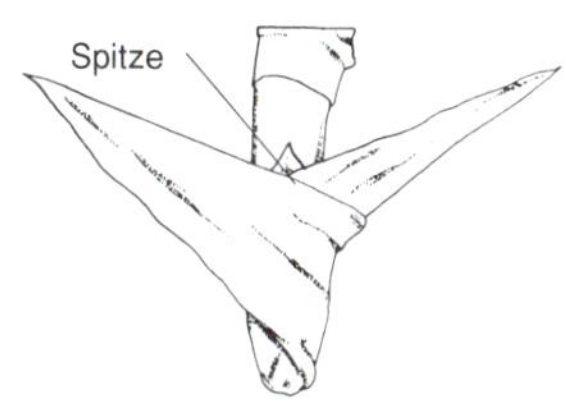

- Unter Einschluß der Spitze um das Handgelenk wickeln und oben verknoten.

ELLENBOGENVERBAND

mit Wundauflage und Mullbinde

- Wundauflage auf die Wunde legen; der Arm ist im Ellenbogengelenk leicht gebeugt
- Bindenkopf 2 - 3 mal um den Unterarm wickeln
- Danach über die Wundauflage zum Oberarm
- Um diesen herum zurück durch die Ellenbeuge
- Nach unten zum Unterarm
- Um diesen herum
- Zurück durch die Ellenbeuge zum Oberarm

Diese Bindegänge sind so oft zu wiederholen, bis die Wundauflage völlig bedeckt ist. Verband beenden.

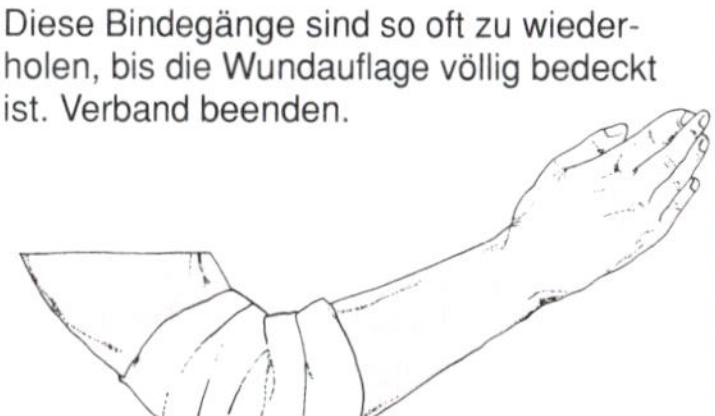

rhythmusstörungen" auf S. 571). Wenn v.E.n häufig auftreten und zu Beschwerden führen oder wenn die Extrasystolen in mehreren Stellen der Ventrikel ausgelöst werden, ist eine Behandlung mit *Antiarrhythmika* angezeigt.

Ventrikuläre Tachykardie

s. *Kammertachykardie*

Ventrikulographie

Überholte Technik, mit der die Ventrikel (Flüssigkeitsräume) des *Gehirns* durch *Röntgenstrahlen* sichtbar gemacht wurden. Dabei wurde ein Kontrastmittel (eine Substanz, die die Röntgenstrahlen nicht durchdringen) in die Flüssigkeitsräume eingeführt. Heute wird die V. nur noch selten durchgeführt; sie wurde weitgehend durch die *Computertomographie* abgelöst.

Verapamil

(z.B. *Isoptin*® +)

Medikament, das als Kalzium-Kanalblocker (Kalziumantagonist) wirkt und bei der Behandlung von *Hypertonie* (hohem Blutdruck), *Angina pectoris* und bestimmten Formen von *Herzrhythmusstörungen* eingesetzt wird.

Als mögliche Nebenwirkungen können Kopfschmerzen, Gesichtsrötung, Benommenheit, Knöchelschwellungen und Verstopfung eintreten.

Verband

V.e werden nach der Art der verwendeten V.stoffe (z.B. Mull-, *Pflaster-*, *Gipsverband*), nach der Art der Verletzung (z.B. *Wundverband*) oder der Behandlungsmethode, der sie dienen (z.B. Stützv., Kompressionsv.), unterschieden.

In jedem Haushalt sollte ein Vorrat an geeignetem Verbandmaterial ständig griffbereit und jeder Erwachsene mit dem Anlegen von Verbänden im Rahmen von Erste-Hilfe-Maßnahmen vertraut sein (s.a. Kasten Erste Hilfe: Anlegen von Verbänden auf S. 1085).

Verbandmull

Saugfähiges Gewebe, in der Regel aus Baumwolle. Um es in der Medizin anwenden zu können, wird es sterilisiert und zur Aufbewahrung eingeschweißt.

V. wird häufig als *Wundverband* angewendet. Er kann trocken aufgebracht oder zuvor in eine antiseptische Flüssigkeit oder Salbe getaucht werden; durch einen Verband oder ein Heftpflaster wird er an seinem Platz gehalten. V. absorbiert Blut und andere Körperflüssigkeiten, die aus der Wunde austreten. Zum Verbinden von Hautgeschwüren wird V. in der Regel nicht verwendet, denn er verklebt

PFLEGE VON BRANDVERLETZUNGEN

Menschen mit Brandverletzungen brauchen eine besondere Pflege. Sterile Wäsche wird verwendet, die mit sterilem Puder bestreut wird. Durchzug sollte vermieden werden; die Luftfeuchtigkeit im Zimmer muß kontrolliert werden. Ein drehbares Kreisbett empfiehlt sich für die Behandlung von Patienten mit Brandverletzungen, denn es kann bewegt und in jeder Position justiert werden.

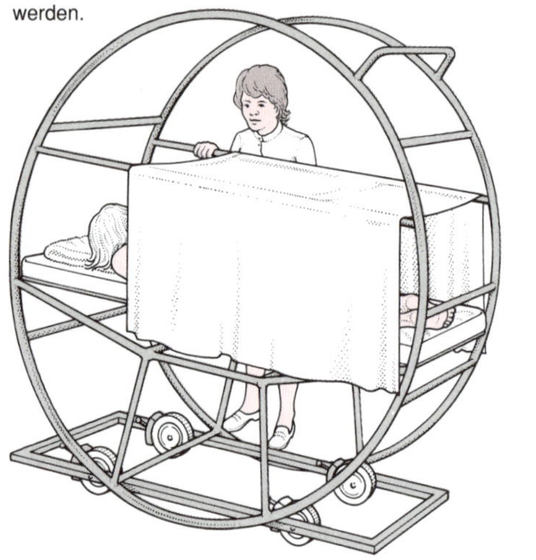

Das drehbare Kreisbett

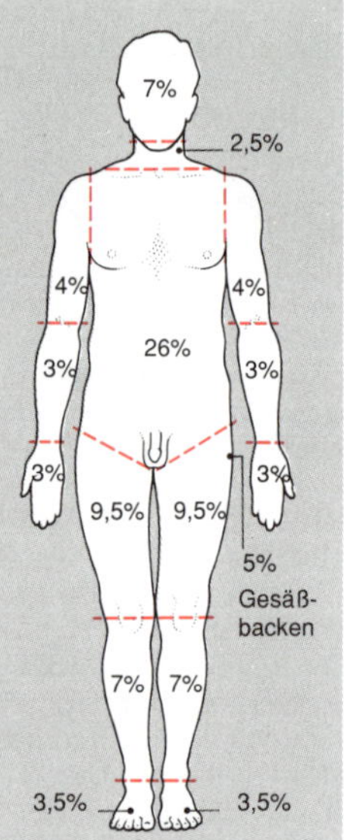

Hautoberfläche
Die Skizze zeigt den Anteil der einzelnen Körperregionen an der Hautoberfläche (summiert sich nicht zu 100 Prozent wegen der Abrundungen).

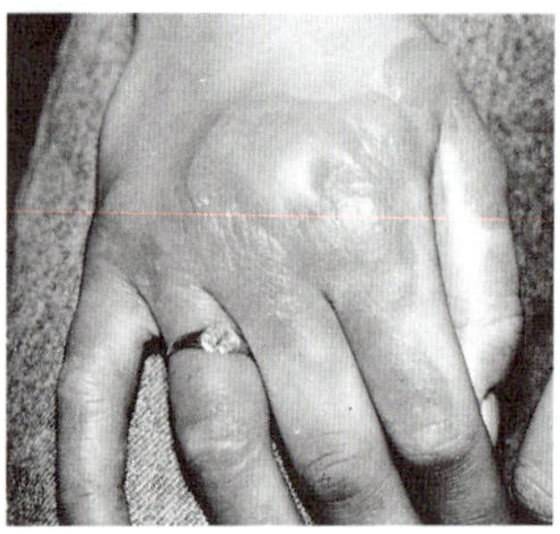

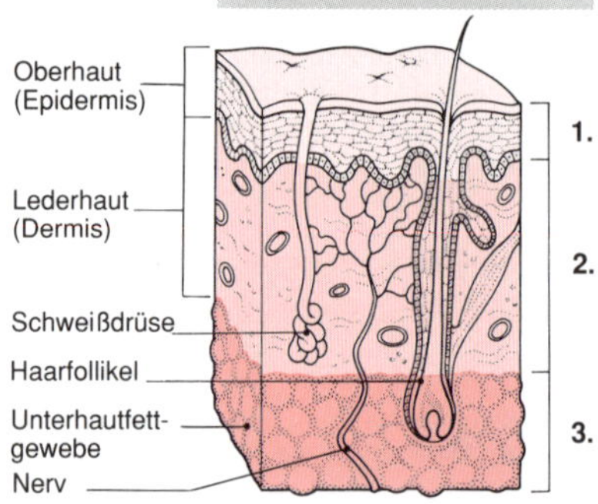

Verbrennungsgrade
Verbrennungen werden in drei Grade eingeteilt. Verbrennungen ersten Grades betreffen die Epidermis, die Haut kann sich schälen. Verbrennungen zweiten Grades verursachen Blasen. Verbrennungen dritten Grades zerstören alle Hautschichten und müssen besonders behandelt werden.

TODESFÄLLE DURCH VERBRENNUNGEN IN DEUTSCHLAND 1991*

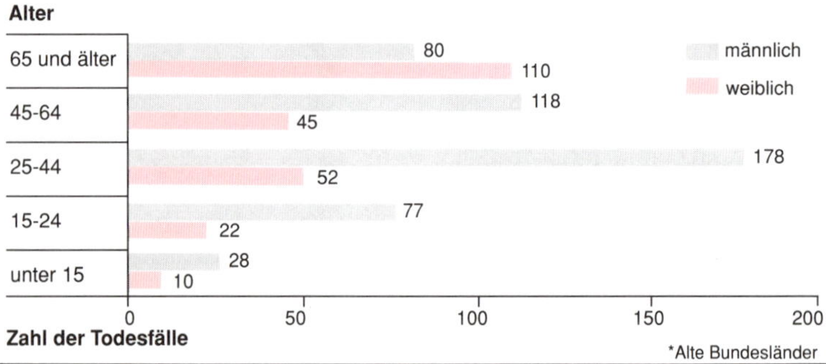

*Alte Bundesländer

leicht mit feuchten Oberflächen und würde beim Abreißen das neue Gewebe gleich wieder schädigen.

Chirurgen legen manchmal während einer Operation kleine Stücke von V. in die Wunde, um Blut aufzusaugen und die Operationsstelle davon freizuhalten.

Verbrennung

1. Umsetzung von Stoffen unter Sauerstoffverbrauch mit Entwicklung von Wärme.

2. (*F.* Combustio) Zerstörung von Gewebe durch Hitze oder ionisierende Strahlen. Jedes Jahr erleiden in Deutschland mehrere tausend Menschen so schwere Verbrennungen oder Verbrühungen, daß sie in einem Krankenhaus behandelt werden müssen. Vor allem Kinder und ältere Menschen sind von V.en betroffen. Häufig handelt es sich um Hausunfälle, die in der Regel vermeidbar gewesen wären. Am Arbeitsplatz kam es 1989 in der Bundesrepublik Deutschland zu etwa 45 000 Unfällen mit Verbrennungen, von denen 288 Fälle zu Entschädigungen aufgrund bleibender Körperschäden geführt haben (darunter 39 Todesfälle). Etwa einer von 100 000 Einwohnern stirbt pro Jahr an den Folgen von Verbrennungen.

VERBRENNUNGSARTEN

Haut ist ein lebendes Gewebe, schon eine kurzzeitige Erhitzung über 49 Grad Celsius schädigt ihre Zellen.

Verbrennungen ersten Grades

Diese V.en verursachen eine Rötung der Haut und betreffen nur die Epidermis, die oberste Hautschicht. Sie heilen schnell wieder, doch die Haut kann sich an diesen Stellen nach ein oder zwei Tagen abschälen. Ein Beispiel für V.en ersten Grades ist *Sonnenbrand.*

Verbrennungen zweiten Grades

Sie schädigen die Haut tiefer und verursachen Blasenbildung. Doch auch die Dermis (die tiefere Hautschicht) kann sich wieder erholen, und daher heilen auch diese V.en gewöhnlich ohne Narbenbildung ab, außer wenn sie großflächig sind.

Verbrennungen dritten Grades

Sie zerstören die Haut in allen ihren Schichten. Das betroffene Gebiet sieht weiß oder verkohlt aus, wenn die V. sehr tief reicht, werden Muskeln oder Knochen sichtbar. Auch wenn die V. lokal begrenzt ist, bedarf sie einer besonderen Behandlung; manchmal muß Haut transplantiert werden, damit eine spätere Vernarbung verhindert wird.

Verbrennungen durch Strom

V.en durch Strom können schwerwiegende Schäden verursachen, wenngleich die Hautoberfläche oft nur minimal in Mitleidenschaft gezogen wird. Da elek-

ERSTE HILFE: BEI VERBRENNUNGEN

VERBRENNUNGEN

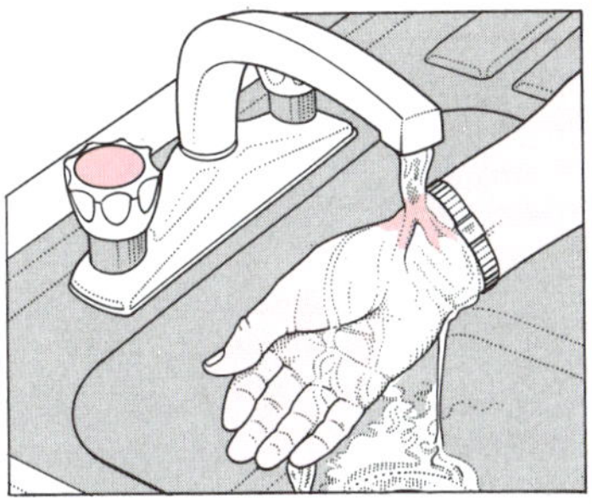

1 Bei Verbrennungen die betroffenen Gliedmaßen sofort in kaltes Wasser eintauchen oder unter fließendes kaltes Wasser halten, bis der Schmerz nachläßt. Dies ist auch am Körperstamm durchführbar, doch darf niemals der ganze Verletzte in kaltes Wasser eingetaucht werden.

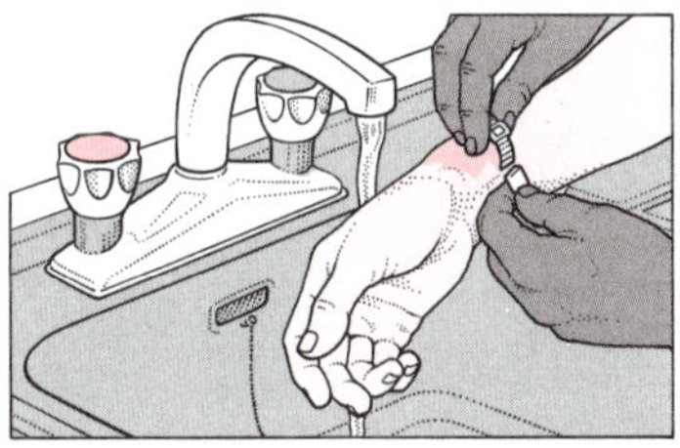

2 Armbanduhren, Armreifen, Ringe, Gürtel und einengende Kleidung entfernen, bevor die Brandstelle anschwillt.

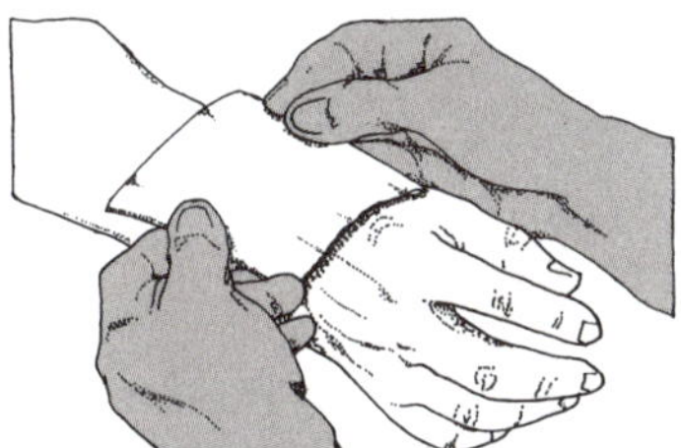

3 Die betroffene Stelle nach der Kaltwasseranwendung mit keimfreien Material, wie es sich in einem Verbandkasten befindet, bedecken. Hierzu eignen sich auch frisch gebügelte Leinenücher (keine Baumwolle oder Wolle, weil die Gefahr des Verklebens mit der Wunde besteht).

4 Gerade bei Verbrennungen ist es wichtig, daß für Ruhe in der Umgebung des Verletzten gesorgt wird und er selbst beruhigenden Zuspruch erhält, besonders bei starken Schmerzen.

KLEIDERBRÄNDE

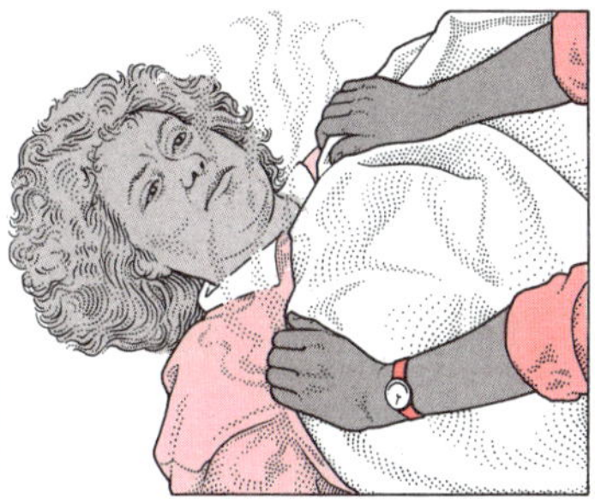

1 Kleiderbrände sofort löschen. Brennende Personen aufhalten, mit Wasser übergießen oder in Wolldecken hüllen. Flammen mit Tüchern ersticken.

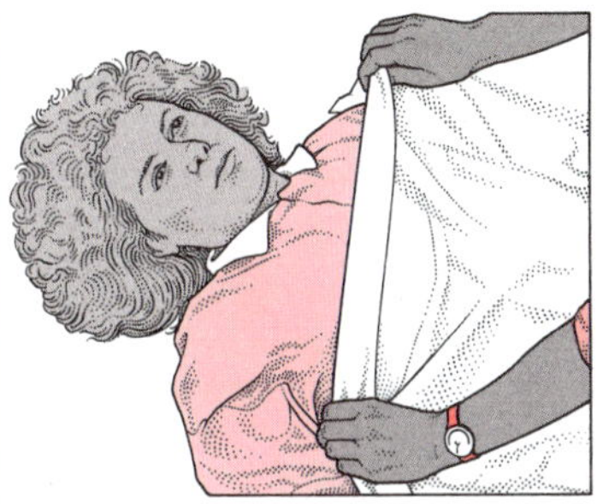

2 Kleidung, die an der Brandwunde klebt, nicht entfernen. Brandwunden mit keimfreien Material bedecken.

AUF KEINEN FALL

- Haftverbände auf Brandwunden geben!
- Butter, Öl oder Schmalz auftragen!
- Lotion oder Creme auftragen!
- Blasen mit einer Nadel aufstechen oder an der verbrannten Stelle anderweitig manipulieren!
- fusselnden Stoff auf Brandwunden legen!

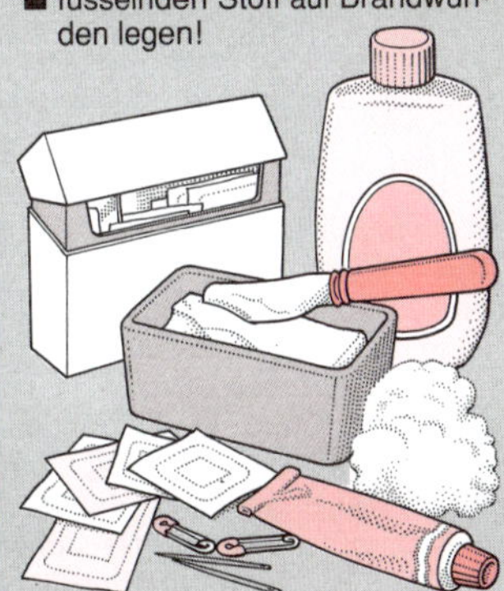

trischer Strom das Herz schädigen kann, müssen derartige V.en immer ärztlich behandelt werden.

AUSWIRKUNGEN UND KOMPLIKATIONEN

Ausgedehnte V.en ersten Grades verursachen Schmerzen, Ruhelosigkeit, Kopfschmerzen und Fieber, sind aber nicht lebensbedrohlich.

Bei V.en zweiten und dritten Grades, die mehr als 10 Prozent der Körperoberfläche ausmachen, erleidet der Betroffene einen *Schock*; der Blutdruck sinkt, und die Pulsfrequenz steigt. Der Schock wird durch starken Flüssigkeitsverlust (und der darin enthaltenen Proteine) aus der betroffenen Körperregion verursacht und kann tödlich enden, wenn der Verlust nicht durch intravenöse Infusionen ausgeglichen wird.

Verbrannte Haut kann den Organismus nicht mehr vor Ansteckungen durch Bakterien schützen, die sich in der Luft befinden. Wird keine wirksame Antibiotikatherapie eingeleitet, kann eine Infektion nach großflächiger Verbrennung tödlich enden.

Wenn der Betroffene viel Rauch eingeatmet hat, kann die Lunge anschwellen und sich entzünden; eine spezielle Behandlung kann – neben den Atemwegskomplikationen – auch wegen Verbrennungen der Augen notwendig werden. Menschen, die in brennenden Gebäuden sterben, ersticken in der Regel, lange bevor der Körper verbrennt.

ÄRZTLICHE BEHANDLUNG

Die verbrannten Stellen werden entweder mit einem leichten antibakteriellen Verband versorgt, oder man läßt sie freiliegen, um den Heilungsprozeß zu fördern. Dabei muß darauf geachtet werden, daß die betroffene Hautpartie sauber bleibt; zu diesem Zweck kann der Patient isoliert werden.

Bei Bedarf werden Schmerzmittel verabreicht und Antibiotika eingesetzt, wenn Anzeichen für eine Infektion der Brandwunde vorliegen. Einen Schock behandelt man durch intravenöse Flüssigkeitszufuhr – d.h. eine Infusion in eine Vene (meist im Arm).

Bei ausgedehnten V.en zweiten Grades werden *Hauttransplantationen* durchgeführt, um die Narbenbildung soweit wie möglich einzuschränken; bei V.en dritten Grades sind Hauttransplantationen stets notwendig. Häufig sind bei großflächigen V.en wiederholte plastische Operationen erforderlich.

Die Dauer des Krankenhausaufenthalts wegen V.en ist unterschiedlich; sie kann von ein paar Tagen (leichte Fälle) bis zu vielen Wochen (schwere, ausgedehnte V.en) reichen. Patienten mit großflächigen V.en werden gewöhnlich in einer speziellen Klinik behandelt.

Verbrühung

Verbrennung, die durch heiße Flüssigkeit oder Dampf verursacht wird.

Verdampfer

Gerät, das Medikamente oder Wasser in Aerosol (feinen Spray) umwandelt, damit das Medikament inhaliert oder die inhalierte Luft angefeuchtet werden kann. Ein häufig verwendeter V. ist beispielsweise der *Inhalator*, der bei der Behandlung von Asthma oder anderen Atemwegserkrankungen eingesetzt wird, um den Patienten *Bronchodilatatoren* oder *Kortikosteroide* zu verabreichen. Mit V.n kann auch die Luft befeuchtet werden – z.B. in einem Raum, in dem sich ein Kind mit Krupp aufhält.

Verdauungsstörung

(*F.* Dyspepsie) Sammelbezeichnung für eine Vielzahl von Symptomen, die im Zusammenhang mit der Nahrungsaufnahme auftreten können, wie zum Beispiel *Sodbrennen*, *Bauchschmerzen*, *Flatulenz* und *Übelkeit* (vermehrtes Abgehen von Darmgasen – sog. Winde).

V.en äußern sich in einem Gefühl des Unwohlseins im Oberbauch, das oft dadurch entsteht, daß man zuviel oder zu schnell gegessen oder zu üppige, zu scharfe oder zu fette Nahrung zu sich genommen hat. Eine nervös bedingte V. ist häufig Folge von Streß. Gelegentliche, ständige oder immer wiederkehrende V.en sind oft auf ein *peptisches Geschwür*, *Gallensteine* oder *Ösophagitis* zurückzuführen.

THERAPIE

Man kann sich selbst helfen, indem man Nahrungsmittel oder Situationen vermeidet, die die entsprechenden Symptome hervorrufen, und indem man jeden Tag regelmäßig drei bis vier Mahlzeiten in Ruhe und ohne Hetze zu sich nimmt. Manchmal hilft bereits ein Glas lauwarme Milch, bei stärkeren Beschwerden kann man *Antazida* einnehmen. Werden diese häufig benötigt, sollte man sich ärztlich untersuchen lassen, damit die Ursache der Beschwerden festgestellt wird. Wenn Bauchschmerzen länger als sechs Stunden anhalten oder andere Symptome hinzukommen, zum Beispiel lange anhaltendes Erbrechen oder das Erbrechen von Blut (das braun gefärbt sein kann), sehr dunkler oder schwarzer Stuhlgang oder Schwächegefühl, sollte man sofort den Arzt aufsuchen.

Verdauungssystem

Funktionseinheit von Organen, die die Nahrung in einfache chemische Bestandteile zerlegt, so daß sie der Körper aufnehmen kann, um die daraus gewonnene Energie und Substanzen für den Aufbau und die Erneuerung von Zellen und Geweben zu nutzen.

Das V. besteht aus dem *Verdauungstrakt* und mehreren angeschlossenen Organen. Der Verdauungstrakt ist ein ca. acht Meter langer Schlauch für die Nahrungspassage; er besteht aus *Mund*, Rachen (*Pharynx*), Speiseröhre (*Ösophagus*), *Magen* (Gaster, Ventriculus), Dünn*darm* (bestehend aus *Duodenum*, *Jejunum* und *Ileum*), Dickdarm (mit *Caecum*, *Kolon* und *Rektum*) sowie dem *Anus*. Die mit dem Verauungstrakt in Verbindung stehenden Organe – die Mund*speicheldrüsen*, *Leber* und *Bauchspeicheldrüse* – sondern Verdauungssäfte ab, die die Nahrung während des Transports durch den Verdauungstrakt zersetzen.

Die Nahrung und die Verdauungsprodukte werden mittels der *Peristaltik* (Muskelkontraktionen der Darmwände) vorangeschoben.

DER VERDAUUNGSPROZESS

Die Nahrung besteht aus Nährstoffen und Energiequellen (*Vitamine*, *Mineralien*, *Kohlenhydrate*, *Proteine* und *Fette*), unverdaulichen Teilen (hauptsächlich *Ballaststoffen* aus Gemüse) und Wasser. Die meisten Vitamine und Mineralien werden ohne Umwandlung vom Blut aufgenommen. Doch die übrigen Nährstoffe müssen, bevor sie in das Blut übergehen können, in kleinere, resorbierbare Bestandteile zerlegt werden.

Die Zersetzung der Nahrung beginnt mit ihrer Zerkleinerung: Sie wird von den Zähnen abgebissen und zermahlt; im Magen wird alles vermischt. Der weitere Zersetzungsprozeß verläuft chemisch durch das Einwirken von *Enzymen*, Säuren und Salzen.

Kohlenhydrate, die hauptsächlich in stärke- und zuckerhaltigen Nahrungsmitteln enthalten sind, sind die Hauptenergielieferanten des Körpers. Im Verdauungsprozeß werden alle Kohlenhydrate (bis auf diejenigen, die Ballaststoffe bilden) in drei einfache Formen von Zucker aufgespalten: Glukose, Fruktose und Galaktose.

Die Eiweiße (Proteine), reichlich in Fleisch, Fisch, Eiern, Käse, Erbsen, Bohnen und Linsen enthalten, sind entscheidend für das Wachstum und die Erneuerung von Zellen. Sie werden in *Polypeptide*, *Peptide* und *Aminosäuren* zerkleinert.

Fette (Lipide) finden sich in Fleisch und Milchprodukten sowie in ölhaltigen pflanzlichen Nahrungsmitteln, z.B. in Erdnüssen und Avocados. Sie liefern Energie und einige Substanzen, die für den Aufbau und die Erhaltung der Zellen nötig sind. Fette werden in *Glycerol*, Glyzeride und *Fettsäuren* aufgespalten.

DER VERDAUUNGSPROZESS

Die Verdauung beginnt, wenn die Nahrung in den Mund gelangt. Sie wird fortgesetzt, während die Nahrung mit Hilfe der Peristaltik durch den Verdauungstrakt transportiert wird. An der Zersetzung der Nahrung sind auch andere Organe (Mundspeicheldrüsen, Leber und Bauchspeicheldrüse) beteiligt, die Enzyme und Säuren produzieren.

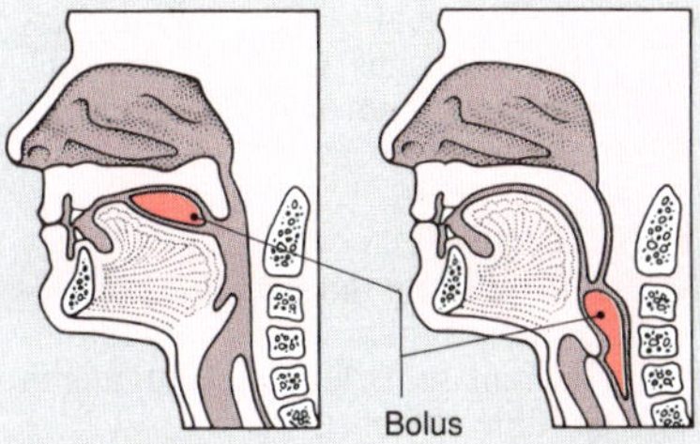

Schlucken
Im Mund wird die Nahrung mit den Zähnen zerkleinert und mit Speichel vermischt, der sie aufweicht und einen Teil der Kohlenhydrate aufspaltet. Nach dem Schlucken gleitet der Nahrungsbrei durch die Speiseröhre.

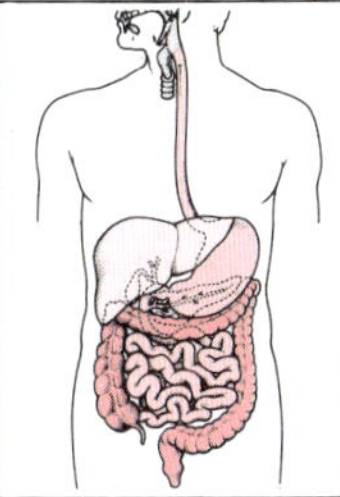

WIRKUNG DER VERDAUUNGSSÄFTE

Saft oder Enzym (Produktionsort)	**Wirkung bei der Verdauung**
Amylase (Mund und Bauch speicheldrüse)	wandelt Stärke (eine Form von Kohlenhydraten) in Maltose um
Sucrase, Maltase und Lactase (Bauchspeicheldrüse und Dünndarm)	spalten Zucker aus Gemüse und Milch in Glukose, Fruktose und Galaktose
Salzsäure (Magen) Pepsin (Magen) Trypsin (Bauchspeicheldrüse) Peptidase (Dünndarm)	helfen bei der Aufspaltung von Proteinen in Polypeptide, Peptide und Aminosäuren
Lipase (Bauchspeicheldrüse) Gallensalze und -säuren (Leber)	spalten Fette in Glycerol und Fettsäuren

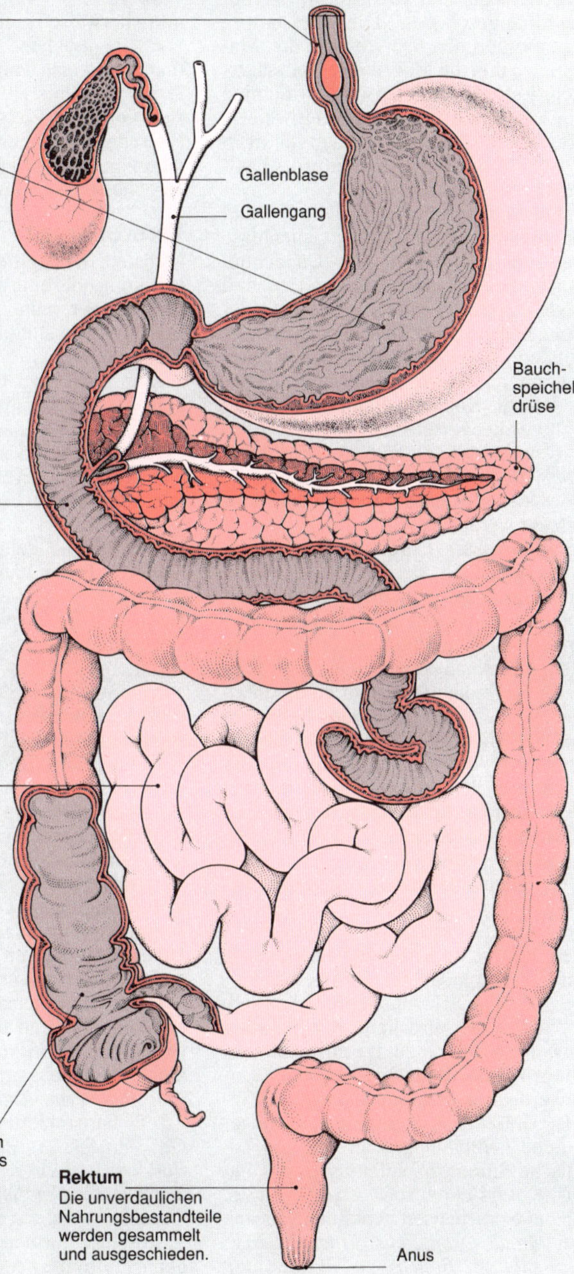

Speiseröhre
Die Nahrung wird durch die Peristaltik über die Speiseröhre in den Magen befördert.

Magen
Die Nahrung wird mit den Magensäften (Salzsäure und Verdauungsenzyme) vermischt und weiter zersetzt. Der Speisebrei wird portionsweise an das Duodenum weitergegeben.

Duodenum
Auf seinem Weg durch das Duodenum wird der Speisebrei durch Enzyme aus der Leber (Gallenblase) und der Bauch speicheldrüse weiter zersetzt.

Dünndarm
Weitere Enzyme, die in der Schleimhaut des Dünndarms gebildet werden, vervollständigen den Verdauungsprozeß. Die Nährstoffe werden durch Blut- oder Lymphgefäße der Dünndarmschleimhaut aufgenommen. Unverdaute Nahrungsbestandteile werden in den Dickdarm (Kolon) weitergeleitet.

Kolon
Hier wird dem Inhalt ein großer Teil des Wassers entzogen. Der eingedickte Kot gelangt in den Mastdarm.

Rektum
Die unverdaulichen Nahrungsbestandteile werden gesammelt und ausgeschieden.

ZEITLICHER VERLAUF

Die Abbildung zeigt, wie lange die Nahrung in den einzelnen Teilen des Verdauungstrakts verbleibt.

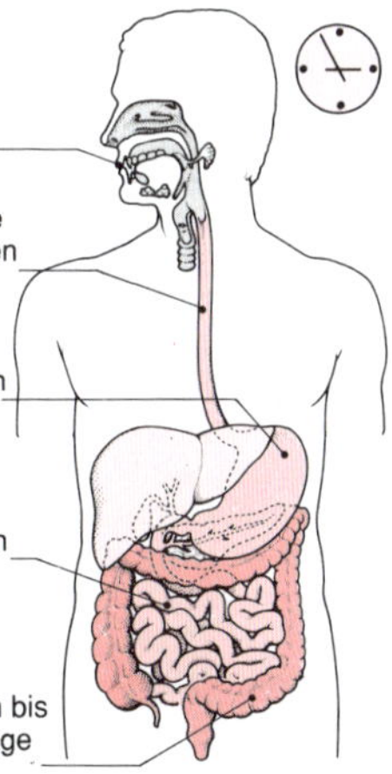

V

Der Verdauungsprozeß beginnt schon im Mund, wo die Zähne die Nahrung zermahlen und die Speicheldrüsen Speichel absondern, der die Nahrung aufweicht und Enzyme enthält, die bereits mit der Aufspaltung der Kohlenhydrate beginnen. Die Zunge bewegt die Nahrung im Mund hin und her und formt sie zu kleinen Bällchen (sog. Boli), damit sie geschluckt werden kann.

Aus dem Mund gelangt die Nahrung in den Rachen und wird in die Speiseröhre hinabgeschoben. Die Speiseröhre transportiert den Speisebrei in den Magen, wo ihm die Magensäfte (Salzsäure, Pepsin etc.) beigemengt werden – Schritte zur weiteren Aufspaltung des Eiweißes. Hat sich die Nahrung in einen flüssigen Zustand verwandelt, wird sie in das Duodenum weiterbefördert.

Die Leber produziert Gallensalze und Säuren, die zunächst in der Gallenblase gelagert und dann in das Duodenum abgegeben werden. Diese Salze und Säuren wirken bei der Aufspaltung der Fette mit. Auch die Bauchspeicheldrüse sondert Verdauungssäfte in das Duodenum ab; diese enthalten Enzyme, welche die Kohlenhydrate, Proteine und Fette weiter zersetzen.

Der Abbau der Nahrung wird im Dünndarm durch Enzyme abgeschlossen, die von Drüsen in der Darmschleimhaut produziert werden.

Während der Nahrungsbrei den Dünndarm durchläuft, werden seine verdaulichen Bestandteile durch dessen Schleimhaut aufgenommen und gelangen dann entweder in den Blutkreislauf oder in das lymphatische System.

Die unverdaulichen Nahrungsbestandteile werden in den Dickdarm befördert, wo der Großteil des Wassers, das sie enthalten, durch die Schleimhaut wieder zurückgeholt wird. Die Reste werden dann über das Rektum und den Anus als Stuhl ausgeschieden.

ERKRANKUNGEN

Der Verdauungsprozeß kann durch Erkrankungen beeinträchtigt werden, die entweder die Passage der Nahrung durch den Darm behindern oder die Zersetzung und Aufnahme der Nährstoffe beeinträchtigen. Einige Erkrankungen wirken sich nicht auf die Verdauung der Nahrung aus, führen aber zu Beschwerden im Magen-Darm-Bereich.

Verdauungsstörungen können vielfältige Ursachen haben, wie etwa angeborene Fehlbildungen, ererbte biochemische Störungen, Infektionen mit Parasiten und chronische Allergien. (S.a. die entsprechenden Abbildungskästen bei *Mund*, *Ösophagus*, *Magen*, *Leber*, *Gallenblase*, *Bauchspeicheldrüse* und *Darm*)

Verdauungstrakt

(*F.* Gastrointestinaltrakt) Verdauungskanal; röhrenförmiges Gebilde, das sich vom Mund bis zum Anus erstreckt (s. *Verdauungssystem*).

Verdrängung

Mechanismus, mit dessen Hilfe das Bewußtsein unangenehme oder unwillkommene Ereignisse, Erlebnisse, Regungen oder Gefühle abwehrt.

So ruft der Tod eines Angehörigen normalerweise Trauer und/oder Wut hervor. Eine mögliche Abwehr ist die Verdrängung – man weigert sich, die Gefühle zur Kenntnis zu nehmen, und zeigt sich von dem Ereignis unbeeindruckt. Eine andere Möglichkeit ist die Verleugnung – genauso weiterzuleben, als ob der Angehörige noch am Leben wäre.

Vererbbarkeit

Maßstab, der angibt, inwieweit eine Erkrankung oder eine gesundheitliche Störung auf Vererbung beruht – im Gegensatz zu Umwelteinflüssen wie Ernährung und Klima.

Man weiß, daß manche Erkrankungen, wie zum Beispiel *Hämophilie* oder *zystische Fibrose*, ausschließlich durch Erbfaktoren verursacht werden. Andere, wie vor allem Berufskrankheiten, werden allein durch Umwelteinflüsse hervorgerufen. Zwischen diesen beiden extremen Möglichkeiten gibt es eine Vielzahl von Erkrankungen, bei denen sowohl Vererbung als auch Umwelteinflüsse eine Rolle spielen können.

Vererbungsfaktoren eindeutig zu bestimmen, ist sehr schwierig. Man kann annäherungsweise Aussagen über die V. treffen, wenn man untersucht, wie häufig bestimmte Erkrankungen bei Verwandten ersten Grades (also Eltern, Geschwistern und deren Kindern) von Betroffenen vorkommen, und wenn man dann diese Ergebnisse damit vergleicht, wie häufig die betreffende Krankheit bei Menschen auftritt, die ähnlichen Umweltbedingungen ausgesetzt sind. Erkenntnisse über V. lassen sich auch durch Untersuchungen an eineiigen Zwillingen gewinnen, die getrennt worden sind.

Diese Untersuchungen ergeben einen relativ hohen Grad an V. bei *Schizophrenie*, *Asthma*, *koronarer Herzkrankheit*, nicht insulinabhängigem *Diabetes mellitus*, *Bechterew-Krankheit* und bei einigen Geburtsfehlern wie *Lippen-Kiefer-Gaumen-Spalte*, *Pylorusstenose* und *Fußdeformitäten* (Klumpfuß). Die V. von angeborenen *Herzfehlern* und *peptischen Geschwüren* ist dagegen niedrig.

Abschätzung der V. von Erkrankungen ist hilfreich bei der *genetischen Beratung* (s.a. *genetische Krankheiten*).

Vererbung

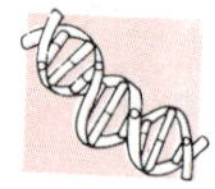

Übertragung von Merkmalen, Eigenschaften und Krankheiten von den Eltern auf die Kinder durch den Einfluß der *Gene*. Gene sind *DNS*-Einheiten (Desoxyribonukleinsäure) in jeder Zelle des Menschen. Die DNS steuert das Wachstum des gesamten Körpers und alle Körperfunktionen. Die Hälfte seiner Gene erhält ein Kind von der Mutter, die andere Hälfte vom Vater.

Kinder ähneln ihren Eltern, besonders in den körperlichen Merkmalen. Die Ähnlichkeit kann auch ebenso geistige Fähigkeiten, Auftreten, Persönlichkeit und Verhalten betreffen. Daneben zeigen viele Krankheiten eine leichte bis sehr starke Tendenz, sich in einer Familie zu wiederholen.

Obwohl die Versuchung besteht, Ähnlichkeiten innerhalb einer Familie der Vererbung zuzuschreiben, gibt es gleichwertige plausible Erklärungen für viele familientypische Eigenschaften. Beispielsweise können alle Mitglieder einer Familie übergewichtig sein, aber nicht durch den Einfluß der Gene, sondern weil sich alle von demselben fettreichen Essen ernähren und keinen Sport betreiben. Kinder können Verhaltensweisen der Mutter zeigen, jedoch nicht aufgrund von Vererbung, sondern weil sie sie imitieren. Bestimmte Fähigkeiten und Verhaltensweisen (wie die Muttersprache eines Menschen) sind eindeutig nicht vererbt. Dennoch steht fest, daß äußere Merkmale, viele Krankheiten, einige geistige Fähigkeiten und Persönlichkeitsmerkmale vererbt werden.

VERERBUNGSMECHANISMEN

Jede Zelle des Menschen enthält genau die Gene, die von der Eizelle und der Spermazelle stammen, aus welchen sich dieser Mensch entwickelt hat.

Die Gene sind innerhalb jeder Zelle in langen Strängen aus DNS, den sog. *Chromosomen*, angeordnet. Die Gene, die die meisten Merkmale steuern, liegen paarweise vor; ein Gen stammt vom Vater, das andere von der Mutter. Jeder Mensch besitzt 22 Chromosomenpaare (Autosome genannt), die diese paarweise vorkommenden Gene tragen. Daneben findet man in jeder Zelle noch zwei weitere Chromosomen, die Geschlechtschromosomen. Das weibliche Geschlecht wird von zwei X-Chromosomen determiniert; Männer besitzen ein X- und ein Y-Chromosom.

Bei der Vererbung von Eigenschaften und Krankheiten kann man drei verschiedene Mechanismen unterscheiden: jene, die von einem einzelnen Genpaar auf den autosomen Chromosomen gesteuert wird (unifaktorielle Vererbung); jene, die von den Genen der Geschlechtschromosomen gesteuert wird (geschlechtsgebundene Vererbung), und jene, die durch das Zusammenwirken vieler Gene gesteuert wird (multifaktorielle Vererbung).

UNIFAKTORIELLE VERERBUNG

Von vielen variablen Merkmalen, wie Augenfarbe, Blutgruppe und die Fähigkeit, bestimmte Stoffe zu schmecken, glaubt man, daß diese nur von einem einzelnen Genpaar gesteuert werden. Die Gesetze, nach welchen diese Merkmale vererbt werden, stimmen mit jenen überein, die der österreichische Mönch Gregor Mendel als erster im 19. Jahrhundert aufgestellt hat. Man nennt sie heute die Mendel-Vererbungsgesetze.

Jedes Gen eines Genpaares, das ein Merkmal steuert, kann in unterschiedlicher Form vorliegen, die man Allel nennt. Beispielsweise gibt es bei den Genen, die die Augenfarbe steuern, zwei Hauptallele; eines codiert für blaue, das andere für braune Augenfarbe. Folglich kann das Genpaar bei einem Menschen in der Kombination Blau/Blau (ergibt blaue Augen), Braun/Braun (ergibt braune Augen) oder Braun/Blau vorliegen. Die letzte Kombination steuert die Ausprägung der braunen Augenfarbe, da das Allel für Braun dominant über das sog. rezessive Allel für Blau ist und dieses maskiert.

Ein Kind erhält von jedem Elternteil ein Gen von jedem Genpaar, das ein Merkmal bestimmt. Bei einer Person mit der Kombination Braun/Blau für die Augenfarbe besteht eine Wahrscheinlichkeit von 50 Prozent dafür, daß er das Gen für Blau oder für Braun an jedes seiner Kinder weitergibt. Dieses Gen wird mit dem entsprechenden Gen des anderen Elternteils gepaart. Nach dem Verhältnis von dominant zu rezessiv prägen diese dann die Augenfarbe des Kindes aus. Entsprechend der Kombination der elterlichen Gene tritt die Anzahl von blau- zu braunäugigen Kindern in einem bestimmten Verhältnis auf, das mit den Mendel-Vererbungsgesetzen übereinstimmt (s. Abbildung oben).

Ähnliche Gesetze und Verhältnisse findet man auch bei anderen Erbgängen, die von einem einzelnen Genpaar gesteuert werden, und ebenso bei der Vererbung von *genetischen Krankheiten* (*z.B. zystische Fibrose* und *Achondroplasie*).

GESCHLECHTSGEBUNDENE VERERBUNG

Das beste Beispiel eines geschlechtsgebundenen Erbgangs ist das Geschlecht selbst. Das männliche Geschlecht wird durch die Gene des Y-Chromosoms festgelegt; es wird vom Vater an den Sohn weitergegeben. Die Gene auf dem Y-Chromosom steuern die Entwicklung der primären männlichen Geschlechtsorgane (Hoden), alle weiteren männlichen Eigenschaften werden durch die Hormonproduktion dieser Organe ausgebildet.

VERERBUNG DER AUGENFARBE

Die Augenfarbe wird von zwei Hauptallelen (Form eines Genes) gesteuert; eines codiert für braune Augen, das andere für blaue Augen. Das Allel für Braun ist dominant über das Allel für Blau (das somit rezessiv ist).

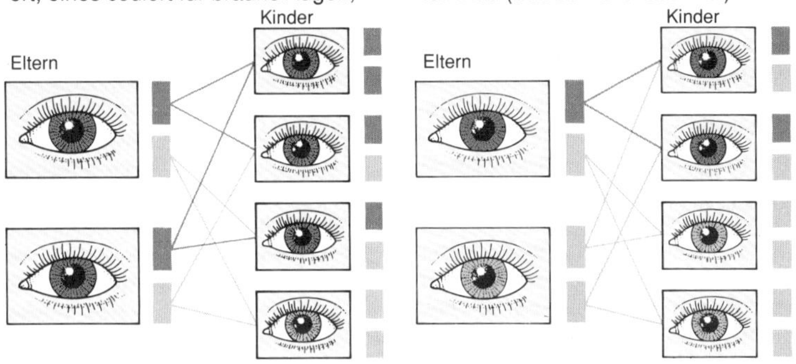

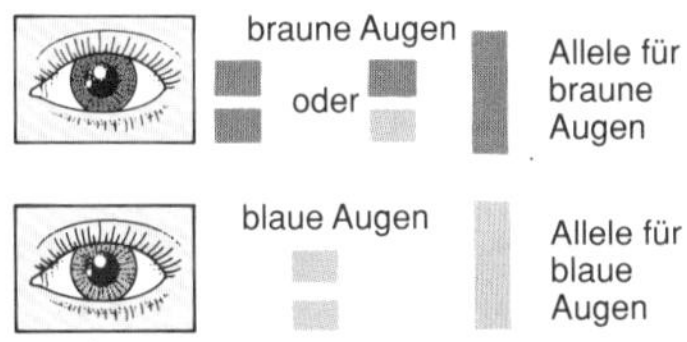

Augenfarbe der Kinder

Haben beide Elternteile braune Augen (mit der Allelkombination Braun/Blau), ist die Wahrscheinlichkeit, ein blauäugiges Kind zu bekommen, 1:4 (oben links). Hat ein Elternteil braune Augen (Allelkombination Braun/Blau), der andere blaue Augen, ist dagegen die Wahrscheinlichkeit, eines blauäugigen Kindes, 1:2 (oben rechts).

Das X-Chromosom dagegen ist weniger stark an das weibliche Geschlecht gebunden, da es sowohl bei Männern (in einfacher Form) als auch bei Frauen (in doppelter Form) vorliegt. Es scheint, daß die Ausprägung des weiblichen Geschlechts der natürliche Weg der Entwicklung bei Fehlen eines Y-Chromosoms ist, da es keine weiteren Gene benötigt, und daß das X-Chromosom für die Entwicklung allgemein zuständig ist.

Jeder Gendefekt auf dem X-Chromosom eines Mannes wird ausgeprägt, da der Fehler nicht durch ein intaktes Gen auf einem weiteren X-Chromosom (wie bei Frauen) maskiert, also überdeckt, werden kann. Zu den Gendefekten des X-Chromosoms zählen jene, die verantwortlich sind für *Farbenfehlsichtigkeit*, *Bluterkrankheit* und andere geschlechtsgebunden vererbte Störungen, die fast ausschließlich Männer betreffen. (S.a. *Vererbung, geschlechtsgebundene*)

MULTIFAKTORIELLE VERERBUNG

Von einigen Merkmalen (wie Körpergröße und Gestalt) nimmt man an, daß ihre Ausprägung durch das Zusammenwirken vieler Gene und durch Umwelteinflüsse gesteuert wird. Nimmt man die Körpergröße als Beispiel, stellt man sich ein einfaches Modell so vor, daß mehrere Gene die Körpergröße steuern, einige davon sind Gene für großen, einige für kleinen Körperwuchs. Deshalb resultiert die Körpergröße eines Menschen aus dem Verhältnis der "Groß"- zu "Klein"-Gene.

In seltenen Fällen kann ein Kind die gesamten Gene für "groß" oder für "klein" von beiden Elternteilen erben und ungewöhnlich groß oder klein werden. Die Gesetze der Wahrscheinlichkeit besagen jedoch, daß ein Kind meistens eine Mischung der "Groß"- und "Klein"-Gene erbt und somit zu durchschnittlicher Körpergröße heranwächst. Dennoch erbt das Kind großer Eltern mehr Gene für "groß" als das Kind kleiner Eltern. Auch Ernährung und andere Faktoren beeinflussen das Wachstum, so daß ein Mensch trotz vieler "Klein"-Gene durch kräftige Ernährung eine durchschnittliche Körpergröße erreichen kann.

Multifaktorielle Vererbung spielt neben Umwelteinflüssen eine wesentliche Rolle bei der Entstehung von Krankheiten wie *Diabetes mellitus* und *Spina bifida*.

Vererbung, geschlechtsgebundene

Weitergabe von Merkmalen oder Erkrankungen, die von den *Geschlechtschromosomen* in den menschlichen Zellen oder von den *Genen*, die sich auf diesen Chromosomen befinden, bestimmt werden, an die nächste Generation.

Die meisten Menschen haben zwei Geschlechtschromosomen in ihren Zellen. Erkrankungen, die durch eine anomale Anzahl von Geschlechtschromosomen verursacht werden, sind vor allem das *Turner-Syndrom* (nur bei Frauen und durch ein fehlendes X-Chromosom verursacht) und das *Klinefelter-Syndrom* (nur bei Männern und durch eines oder mehrere überzählige X-Chromosomen hervorgerufen).

Die meisten anderen geschlechtsgebundenen Merkmale und Erkrankungen werden durch rezessive Gene auf dem X-Chromosom (s. *genetische Krankheiten*) verursacht. Bei Frauen werden rezessive Gene auf dem X-Chromosom, die für bestimmte Merkmale oder Erkrankungen verantwortlich sind, gewöhnlich durch ein normales Gen auf dem anderen X-Chromosom maskiert. Da Männer nur ein einziges X-Chromosom besitzen, kann es nicht zu einer derartigen Maskierung kommen. Daher treten Merkmale oder Erkrankungen, die an das X-Chromosom gekoppelt sind, viel häufiger bei Männern als bei Frauen auf. Zu diesen Erkrankungen gehören *Bluterkrankheit*, *Muskeldystrophie* und *Farbenfehlsichtigkeit* (s.a. *Vererbung*).

Vererbungslehre
s. *Genetik*

Vergeßlichkeit
Unfähigkeit, sich zu erinnern (s. *Gedächtnis*).

Vergewaltigung
s. *Notzucht*

Vergiftung
(*F.* Intoxikation) Gifte können auf vielen Wegen in den Körper gelangen. Sie können geschluckt, eingeatmet, über die Haut aufgenommen oder injiziert werden (zum Beispiel durch einen *Insektenstich* oder *Schlangenbiß*). Aber auch im Körper selbst können Gifte entstehen.

So können beispielsweise Bakterien giftige *Endotoxine*, *Enterotoxine* oder *Exotoxine* bilden. Verschiedene Krankheiten, wie etwa *Nierenversagen*, *Leberversagen* oder bestimmte *Stoffwechselstörungen*, können dazu führen, daß giftige Substanzen gebildet oder im Körper angehäuft werden.

Eine V. kann akut oder chronisch sein. Bei akuter V. gelangt eine große Giftmenge in den Körper oder wird dort innerhalb kurzer Zeit produziert (wie zum Beispiel bei einer *Lebensmittelvergiftung*). Zu einer chronischen V. kommt es, wenn Gift über einen längeren Zeitraum im Körper angesammelt und nicht schnell ausgeschieden wird.

Versehentliche V.en gehören zu den häufigsten Unfällen, die zu Hause passieren. Davon sind in erster Linie kleine Kinder betroffen, doch auch Erwachsene vergiften sich manchmal unbewußt, wenn sie von einem verschriebenen Medikament die falsche Dosis nehmen (s. *Medikamentenvergiftung*). Das Umgehen mit giftigen Substanzen in der Industrie ist ebenfalls eine häufige Ursache für unbeabsichtigte V.en bei Erwachsenen, ebenso wie *Medikamentenmißbrauch*.

Eine V. kann in selbstmörderischer Absicht herbeigeführt werden. Doch viele dieser Versuche scheitern oder sind in Wirklichkeit nur dazu gedacht, Aufmerksamkeit zu erregen oder Zuwendung zu erzwingen. Die Einnahme einer Medikamentenüberdosis (oft auch in Verbindung mit Alkohol, was die vergiftende Wirkung vieler Medikamente steigert) ist eine häufige Methode des Selbstmordversuches. (Siehe auch bebilderten Erste-Hilfe-Kasten "Vergiftungen", sowie die Stichworte der einzelnen Gifte)

Verhaltensstörung bei Kindern
Bei allen Kindern treten gelegentlich V.en auf. Eine Behandlung ist aber dann angebracht, wenn sie sehr häufig vorkommen und die schulischen Leistungen oder das Familienleben dadurch beeinträchtigt werden. Bettnässen (*Enuresis*), Schlafstörungen, *Koller*, Eßstörungen, Schuleschwänzen, Ungehorsam, Diebstähle, Eifersucht, aggressives Verhalten gegen Geschwister, *Alkoholvergiftung* und *Medikamentenmißbrauch* sind dabei die

ERSTE HILFE: VERGIFTUNGEN

ACHTUNG
Bei dem Betroffenen sollte kein Erbrechen herbeigeführt werden!

1 Ist der Betroffene noch bei Bewußtsein, fragen Sie ihn, was und wieviel er geschluckt hat.

2 Rufen Sie den Notarzt, und setzen Sie sich mit der Vergiftungsinformationszentrale (in Deutschland aus dem Telefonbuch entnehmen; in Österreich Tel. 0222/43 43 43) in Verbindung und geben Sie an, was der Betroffene geschluckt hat.

3 Ist der Betroffene bewußtlos und atmet regelrecht, ist er in die stabile Seitenlage (s. Erste-Hilfe-Kasten S. 992) zu bringen.

MUND-ZU-NASE-BEATMUNG

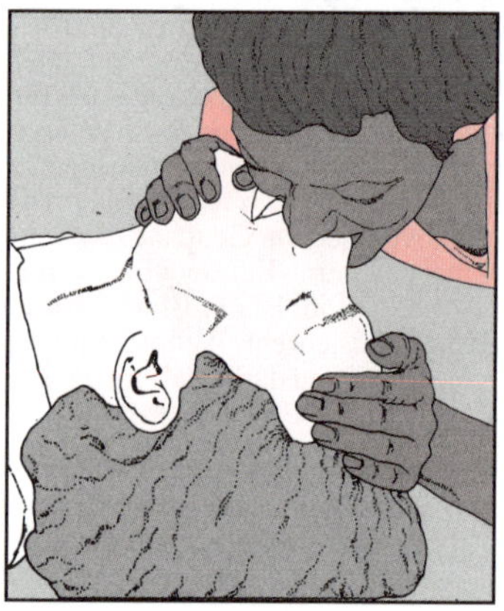

4 Atmet der Betroffene nicht mehr, ist unverzüglich mit der Beatmung zu beginnen. Wenden Sie die Mund-zu-Nase-Technik an, um nicht in Kontakt mit dem Gift zu kommen (s. Erste-Hilfe-Kasten "Beatmung-Atemspende" S. 166).

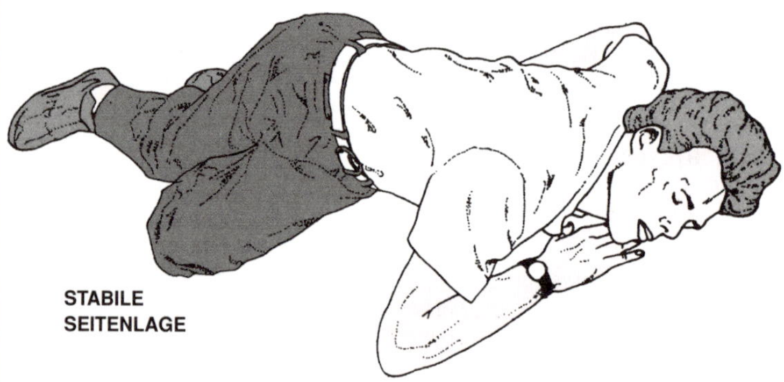

STABILE SEITENLAGE

häufigsten Probleme. Wenn eine bestimmte V.b.K. über längere Zeit andauert oder sich zu einem festen Verhaltensmuster entwickelt, ist Anlaß zur Sorge gegeben. Fast unvermeidlich allerdings ist es, daß einschneidende äußere Ereignisse wie Umzug, Schulwechsel, Erwartungsdruck, Geburt von Geschwistern, Scheidung, Wiederverheiratung, Einlieferung ins Krankenhaus, chronische Erkrankungen von Familienmitgliedern oder des Kindes, Arbeitslosigkeit oder ein Todesfall in der Familie zu vorübergehenden V.en b. K. führen.

SO GEHT MAN DAMIT UM

Babys

Die meisten Probleme lösen sich nach ein paar Monaten von selbst; Ihr Hausarzt wird mit Ihnen alle Probleme durchsprechen (s.a. *Nabelkolik*; *Schreien bei Kindern*; *Säuglingsernährung*).

Kleinkinder

Die Eltern sollten in ihren Erwartungen realistisch und konsequent sein und das Kind in bestimmten Grenzen zu eigenen Entscheidungen ermuntern. Es sollte konsequent auf Disziplin geachtet werden. Mit der Erziehung zu Sauberkeit sollte man warten, bis das Kind körperlich und gefühlsmäßig dazu in der Lage ist. Phasen der Trennung von den Eltern und größere Veränderungen sollte man sorgfältig vorbereiten. Eltern, die sich selbst gut unter Kontrolle haben, geben das beste Vorbild für Kinder ab, die Schwierigkeiten haben, mit ihren überschießenden Gefühlen umzugehen. (S.a. *Luftanhalten, Anfälle*; *Jaktationen*; *Sauberkeitserziehung*)

Frühe Kindheit

Die Eltern sollten behutsam vorgehen. Es ist besser, positives Verhalten zu belohnen, als schlechtes zu bestrafen, denn das würde die bestehenden Probleme nur verschärfen oder neue schaffen. Das Elternhaus und der Kindergarten beziehungsweise die Schule müssen eng zusammenarbeiten, denn oft zeigt ein Kind nur an einem Ort V.en (s.a. *Alpdrücken*; *Daumenlutschen*).

Heranwachsenden-Stadium/Pubertät

Eine strenge, aber nicht strafende Behandlung durch die Eltern kann dem Kind in diesem Stadium am besten helfen. Wenn die V.en des Kindes anhalten und wenn es in der Familie Ereignisse gibt, die das Kind belasten, sollte man fachärztlichen Rat einholen. Bei Medikamenten- oder Drogenmißbrauch (oder wenn man einen entsprechenden Verdacht hat) ist in jedem Fall eine medizinische Beobachtung nötig.

PROGNOSE

Eltern, denen es schwerfällt, mit einem Baby umzugehen, werden vielleicht feststellen, daß ihre Probleme abnehmen, je älter das Kind wird. Wenn die V.en eines älteren Kindes mit einer Verschlechterung der familiären Situation zusammenhängen, kann man bei einer Verbesserung dieser Situation auch eine Behebung dieser Störungen erwarten. Doch unabhängig davon, ob die familiären Probleme gelöst werden oder nicht, sollte man immer fachliche Hilfe in Anspruch nehmen, wenn die Schwierigkeiten des Kindes längere Zeit anhalten. Aber auch wenn es in der Familie keine Probleme gibt, können Eltern von einer fachkundigen Beratung nur profitieren.

Verhaltensstörungen

Eine Reihe von Störungen, die im Verhalten von Kindern und Jugendlichen auftreten können und durch ständiges und wiederholtes Verletzen der Rechte und der Ansprüche anderer gekennzeichnet sind. Dazu können Vandalismus, Zündeln, tätliche Angriffe und Diebstahl gehören, aber auch weniger aggressive Verhaltensweisen wie Schuleschwänzen, Medikamentenmißbrauch oder häufiges Lügen (s.a. *Verhaltensstörung bei Kindern*; *Adoleszenz*).

Verhaltenstherapie

Psychologisch begründete Maßnahmen, die eingesetzt werden, um abweichendes Verhalten zu verändern oder Angstgefühle zu behandeln. V. kann bei der Behandlung von Phobien und Zwangshandlungen sowie bei sexuellen und Partnerschaftsproblemen hilfreich sein.

ALTERSTYPISCHE PROBLEME

Babys bis 18 Monate	Schlaf- und Eßprobleme, Nabelkoliken, Schreien
Kleinkinder von 1 bis 4 Jahren	Jaktationen, Koller, Beißen, Anfälle von Luftanhalten, Trennungsangst, schlechtes Sozialverhalten, Schwierigkeiten bei wechselnder Betätigung, Probleme mit der Sauberkeit
Kinder von 4 bis 8 Jahren	Nägelbeißen, Daumenlutschen, Aggressivität, Anklammern, Angst vor Krankheiten und Tod, Alpträume, Bettnässen
Heranwachsende von 9 bis 18 Jahren	Lügen, Stehlen, Rauchen, Schuleschwänzen, Ungehorsam, Aggressivität, schlechte Noten, Medikamenten- oder Alkoholmißbrauch, sexuelle Promiskuität

Die Idee, Verhaltensweisen durch äußere Einflüsse zu verändern, stammt ursprünglich von Verhaltensforschern bei Tieren, doch wurden die Techniken im Lauf der vergangenen Jahrzehnte von klinischen Psychologen erweitert und weiter verfeinert. Die Behandlung beruht auf zwei Grundsätzen: Ein furchteinflößendes Ereignis verliert viel von seinem Schrecken, wenn man es unter sicheren Bedingungen erneut durchlebt. Und: Erwünschtes Verhalten kann man durch Belohnungen (positive Verstärkungen) herbeiführen. In der Vergangenheit wurde mit einer Abschreckungstherapie gearbeitet, die mittels Bestrafung und Entmutigung das gewünschte Verhalten erzwingen wollte, insbesondere bei der Behandlung von Alkohol- und Drogenabhängigen, doch diese Methode erwies sich auf längere Sicht als verfehlt.

BEHANDLUNGSFORMEN

Expositionstherapie

Diese auch als Desensibilisierung bezeichnete Therapieform besteht darin, die Patienten die Ursachen ihrer Ängste erneut durchleben zu lassen. Gleichzeitig wird ihnen beigebracht, die Symptome ihrer Angst mit Hilfe von Entspannungstechniken abzubauen. Der angstauslösende Reiz wird bei dieser Therapie allmählich gesteigert, bis die Patienten schließlich in der Lage sind, sich der Situation voll zu stellen.

Reizüberflutung

Anstatt die Patienten schrittweise, mit sich steigernder Intensität, mit der Ursache ihrer Phobie zu konfrontieren, werden sie hier dem angstauslösenden Reiz mit voller Intensität ausgesetzt. Dabei können sie allerdings mit der Unterstützung ihres Therapeuten rechnen. Die Patienten bleiben dieser Situation so lange ausgesetzt, bis sie ihre Angst schließlich abgebaut haben.

Unterdrückung der Reaktion

Der Patient wird daran gehindert, eine Zwangshandlung auszuführen. Diese Therapieform wird meist in Kombination mit anderen angewendet.

Denkmodell

Die Therapeuten verhalten sich als Vorbilder, zeigen den Patienten, wie man mit der angstauslösenden Situation umgehen kann, und ermuntern sie, dieses Verhalten nachzuahmen.

SO WIRD SIE EINGESETZT

Therapie von Phobien

Diese Behandlung beruht auf der Expositionstherapie, die die Patienten dabei unterstützt, sich der angstauslösenden Situation zu stellen. So werden zum Beispiel Patienten, die unter einer Agoraphobie leiden (Angst vor leeren, offenen Plätzen), von den Therapeuten auf einem kleinen Spaziergang begleitet, wobei diese sie emotional unterstützen. Entspannungstechniken können es dem Betroffenen erleichtern, mit seiner Angst fertig zu werden. Im Lauf der Zeit wird die Dauer des Spaziergangs und die Entfernung von zu Hause immer weiter gesteigert, und die Therapeuten ziehen sich dann zurück, wenn die Patienten Selbstvertrauen gewonnen haben.

Diese Methode kann auch Menschen mit Tierphobien, Flugängsten oder anderen Phobien helfen, bei denen eine Angst vor etwas Bestimmtem im Spiel ist.

Therapie von Zwangshandlungen

Diese Behandlung besteht aus drei Elementen: Prävention, Exposition und Denkmodell. So wird beispielsweise jemand, der sich zwanghaft die Hände waschen muß, zunächst einmal davon abgehalten, sein Waschritual auszuführen. Zugleich wird er mit Gegenständen konfrontiert, die er als verseucht ansehen muß, und der Therapeut handelt als Vorbild, indem er diese "verseuchten" Gegenstände als erster berührt.

Therapie von Partnerschafts- und Sexualproblemen

Diese Therapie wird in der *Eheberatung* angewendet. Die beiden Partner belohnen sich gegenseitig für Verhalten, das ihr Wohlbefinden steigert (s.a. *Sexualtherapie*).

Verknöcherung

s. *Ossifikation*

Verlängertes Rückenmark

s. *Medulla oblongata*

Verlegte Nase

s. *verstopfte Nase*; *Nasenverlegung*

Verletzung

(*F.* Trauma) Schädigung an einer Körperstelle. V.en können durch eine Vielzahl von Mechanismen entstehen, durch physikalische Einwirkung (zum Beispiel Gewalt, Hitze, Kälte, Elektrizität, Erschütterung oder radioaktive Strahlung) wie auch durch chemische Ursachen (Gifte und verätzende Substanzen), durch Bisse oder durch Entzug von Sauerstoff. (S.a. *Bißverletzung, Tier*; *Bißverletzung, Mensch*; *Blutung*; *Elektrounfall*; *Erfrierung*; *Erste Hilfe*; *Fraktur*; *Giftige Bisse und Stiche*; *Hitzschlag*; *Kopfverletzung*; *Luxation*; *Schlangenbisse*; *Sportverletzungen*; *Strahlenkrankheit*; *Unfalltod*; *Verbrennung*; *Vergiftung*; *Verstauchungen*; *Weichteilverletzungen*; *Wirbelsäulenverletzungen*; *Wunde*)

Vernebler

Vorrichtung, mit der ein Medikament in Aerosol-Form durch eine Atemmaske oder ein Mundstück dem Körper zugeführt werden kann. Mit Verneblern werden *Bronchodilatatoren* verabreicht, vor allem als Sofortmaßnahme bei einem *Asthma*-Anfall. Für die meisten Patienten ist ein Vernebler einfacher zu handhaben als ein herkömmlicher *Inhalator* (ein unter Druck stehender Aerosol-Behälter).

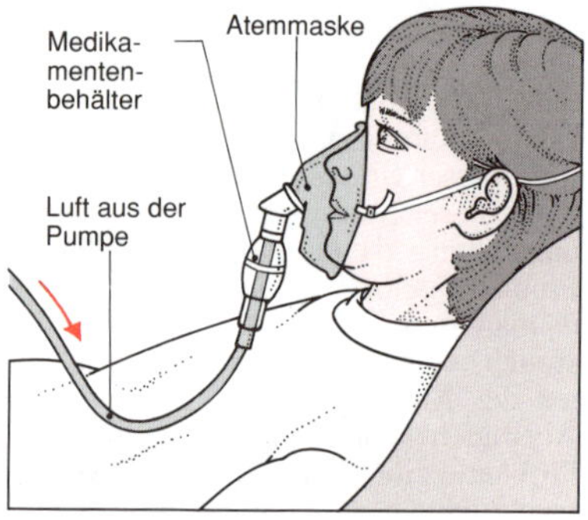

Anwendungen eines Verneblers
Durch eine elektrische oder von Hand betriebene Pumpe wird ein Luft- oder Sauerstoffstrom durch einen Behälter geschickt, in dem sich das betreffende Medikament befindet. Dieses wird dadurch in feinen Nebel verwandelt, der dann durch die Atemmaske eingeatmet wird.

Vernix (caseosa)

Käseschmiere; weiße, glitschige Substanz, die die Haut eines Neugeborenen bedeckt. Die V. besteht aus fetthaltigen Sekreten und toten Zellen. Sie soll die Haut des Feten vor der Geburt vor Wärmeverlust schützen und erleichtert seine Passage durch den Geburtskanal.

Verpflanzung

s. *Transplantation*

Verrenkung

s. *Luxation*

Verruca

F. (lat.) für *Warze*. Ein typisches Beispiel sind Warzen an den Fußsohlen, die man auch als Dornwarzen bezeichnet.

Verschlußikterus

Gelbsucht, die durch mechanische Behinderung des Gallenabflusses aus der Leber hervorgerufen wird. Die Ursache kann in einem Gallenstein, einer Geschwulst in den Gallengängen oder einem Tumor im Bauchspeicheldrüsenkopfbereich (= Mündung des Gallengangs in den Zwölffingerdarm) liegen. Die Störung des Gallenabtransports führt zu seinem Rückstau ins Blut.

Verschlußileus

s. *Darmverschluß*

Verschlußkrankheit, arterielle

In der Medizin für Blockaden der arteriellen Strombahn eines Organs oder abgegrenzten Körperbereichs benutzter Begriff. Durch die Verminderung des Ernährungs-(im wesentlichen Sauerstoff-)Antransports kommt es in der betroffenen Region zu Mangelzuständen.

Das Mißverhältnis zwischen Blutzufuhr und Sauerstoffbedarf führt in der Regel zu einem (*Ischämie*-)Schmerz und, wenn er nicht behoben wird, zu einem Gewebsuntergang (*Nekrose*).

URSACHEN

Als Ursachen einer arteriellen V. kommen u.a. in Betracht: Emboli, Entzündungen bzw. Kalkablagerungen in der Arterienwand (Angiitis bzw. Arteriosklerose), diabetische Gefäßveränderungen (Angiopathie), verstärkt durch Nikotinabusus. Typische Standorte der arteriellen V. sind die Beine; betroffen von der Verlegung des Gefäßlumens können die Bauchaorta (V. vom "Beckentyp"), die Beckenarterie (V. vom "Oberschenkeltyp"), die Oberschenkelarterie (V. vom "Popliteatyp") oder die Schienbeinarterie (V. vom "Unterschenkeltyp") sein.

SYMPTOME

Als erstes Krankheitszeichen tritt oft stechender Schmerz im befallenen Beinabschnitt unter Belastung mit zeitweiligem Hinken auf (danach die Krankheitsbezeichnung "intermittierendes Hinken" oder *Claudicatio* intermittens) (s.a. *Raynaud-Krankheit* bzw. -Phänomen).

DIAGNOSE

Die Diagnose stellt sich aus der Anamnese, der Lagerungsprobe nach Ratschow, Gehversuch, durch Ergometrie, Oszillographie, Plethysmographie, Angiographie und Ultraschall-Doppler-Methode.

THERAPIE

Die Behandlung richtet sich nach Ursache und Lokalisation der arteriellen V. Im Fall einer Embolie kann eine medikamentöse Auflösung des Gerinnsels oder dessen operative Entfernung (Embolektomie) versucht werden. Bei arteriosklerotischen Gefäßverlegungen kann versucht werden, durch Aufbautraining einen Umgehungskreislauf zu etablieren. Manchmal muß chirurgisch ein Umgehungsgefäß (sog. Bypass) eingebracht werden. In jedem Fall sind die Risikofaktoren (hoher Blutcholesterinspiegel, Rauchen etc.) auszuschalten.

Verschwommenes Sehen

Begriff, mit dem man unscharfes, undeutliches Sehen bezeichnet. V.S. darf nicht mit *Doppelsehen* (Diplopie) verwechselt werden. V.S. kann auf einem oder beiden Augen und in unterschiedlich langen Phasen auftreten, sich allmählich entwickeln oder plötzlich ein-

V

stellen. Manchmal ist nur ein Teil des Gesichtsfelds betroffen. Bei jeder Veränderung des Sehvermögens sollte man sich in ärztliche Behandlung begeben.

URSACHEN

V.S. wird meist durch Brechungsfehler verursacht: *Myopie* (Kurzsichtigkeit), *Hyperopie* (Weitsichtigkeit) und *Astigmatismus* (eine ungleichmäßige Krümmung der Hornhaut). Diese Brechungsfehler können durch Brillen oder Kontaktlinsen problemlos behoben werden.

Viele Menschen stellen etwa ab dem 40. Lebensjahr fest, daß sich ihr Sehvermögen allmählich verändert: Das Nahsehen wird im Lauf der Zeit immer unschärfer, sie haben Schwierigkeiten, Kleingedrucktes zu lesen, und brauchen Lesebrillen, um diese Sehverschlechterung auszugleichen. Diese Entwicklung wird durch eine *Presbyopie* ausgelöst (die zunehmende Unfähigkeit, nahe Gegenstände scharf zu fixieren). Menschen, die früher kurzsichtig gewesen sind, brauchen in diesem Alter oft einfach nur die Brille abzunehmen, um nahe Gegenstände zu erkennen.

Eine Sehverschlechterung bis hin zur Erblindung kann auch durch eine Beschädigung, eine Erkrankung oder durch Anomalien des Tränenfilms, der Hornhaut, der Regenbogenhaut, der Linse, des Kammerwassers, des Glaskörpers, der Netzhaut oder der Nervenbahnen hinter dem Auge hervorgerufen werden. Diese Nervenbahnen können durch Tumor, *Schädel-Hirn-Trauma* oder *Schlaganfall* geschädigt werden.

Versio

s. *Wendung*

Verstauchung

(*F.* Distorsion) Zerrung der Gelenkbänder (s. *Ligamente*) durch Überdehnung infolge übermäßiger Bewegung, oft begleitet von Bänderrissen. Auch die Kapsel, die das Gelenk umschließt, kann dabei geschädigt werden. Am häufigsten kommt es zu einer V. der Knöchel (s. *Sprunggelenk*); sie wird in der Regel dadurch hervorgerufen, daß der Fuß umknickt und dabei das gesamte Körpergewicht auf einen Knöchel verlagert wird.

Eine V. führt zur Schwellung des betreffenden Gelenks, das sich nur noch unter großen Schmerzen bewegen läßt. Es kann auch zu einem Krampf (unwillkürliche Kontraktion) der umliegenden Muskeln kommen.

THERAPIE

Üblicherweise wird eine *Röntgen*aufnahme des Gelenks gemacht, um festzustellen, ob es sich nicht um eine *Fraktur* handelt. *Eispackungen* werden auf das Gelenk gelegt, um die Schwellung abklingen zu lassen, dann wird das Gelenk mit einem Druckverband versehen und erhöht gelagert, bis die Schmerzen nachlassen und die Schwellung zurückgeht. Zur Schmerzlinderung können *Analgetika* gegeben werden. Wenn das Gelenk nicht mehr schmerzt, sollte man mit leichten Bewegungsübungen beginnen. Wenn die Bänder stark beschädigt sind, wird man durch *nichtsteroidale Antiphlogistika* den Heilungsprozeß beschleunigen. In besonders schlimmen Fällen kann auch ein chirurgischer Eingriff nötig werden.

Versteifung

Einschränkung der Beweglichkeit in einem Gelenk (*Ankylose*), z.B. Periarthritis humeroscapularis (s.a. *Schultersteife*). Die V. kann als Krankheit angeboren (*Arthrogryposis*) oder erworben sein. Im letzteren Fall sind ursächlich ein Unfall, lokale Überanstrengung oder degenerative Prozesse anzuschuldigen.

Eine operative Gelenkversteifung wird manchmal vorgenommen, wenn z.B. eine schwere Arthrose vorliegt (s. *Arthrodese*).

Versteinerung

(*F.* Petrifikation) Verhärtung eines Körpergewebes im Sinne einer Einlagerung von Kalziumsalzen.

Verstoffwechselung

(*F.* Metabolisation) Verwendung einer Substanz im Zellstoffwechsel (s. *Metabolismus*).

Verstopfte Nase

Behinderung der Nasenatmung durch Anschwellen der Nasen*schleimhaut*. Zusätzlich zur Schleimhautschwellung kann ein dicker, sich stauender Nasenschleim die Atmung behindern. Dies führt zum bekannten Gefühl der "verstopften", vollen Nase, begleitet von dem Bedürfnis, sich die Nase zu putzen, was gewöhnlich nur geringen Einfluß auf die Verstopfung hat.

URSACHEN

Eine v. N. tritt auf bei Erkältung (s. *Erkältung, banale*) und Heuschnupfen (s. *Rhinitis allergica*). Ursache für das Zuschwellen der Nase ist eine Entzündung der Nasenschleimhaut. Diese Entzündung kann bei bestimmten Krankheiten zum Dauerzustand werden, z.B. bei chronischer *Sinusitis* (Nasennebenhöhlenentzündung) oder Nasen*polypen*.

THERAPIE

Eine sehr einfache, wirkungsvolle und altbewährte Methode, die Verstopfung der Nase zu lindern, ist das Inhalieren von Dampf über einem Topf heißen Wassers, eventuell unter Zugabe von Salz oder ätherischen Ölen. *Schnupfenmittel* in Form von Nasentropfen oder -sprays sollten sparsam verwendet werden, da längerer Gebrauch die Schleimhautschwellungen verschlimmern kann. Chronisch v. N. sollte ärztlich untersucht werden.

Verstopfung

(*F.* Obstipation) Fehlender oder nicht ausreichender Stuhlgang, oft in Verbindung mit hartem, trockenem *Stuhl*. In den meisten Fällen ist die V. harmlos, gelegentlich aber kann sie Symptom einer zugrundeliegenden Störung sein, besonders dann, wenn sie jenseits des 40. Lebensjahrs zum ersten Mal auftritt. Viele Leute sind besorgt, ihren Darm nicht oft genug zu entleeren, tatsächlich aber sind Regelmäßigkeit und Beschwerdefreiheit der Darmtätigkeit von größerer Bedeutung als deren Häufigkeit. In jedem Fall sollte andauernden Veränderungen der gewohnten Darmtätigkeit nachgegangen und die Möglichkeit ernsthafter Störungen medizinisch ausgeschlossen werden.

URSACHEN

In den Industrieländern ist eine an *Ballaststoffen* arme Ernährung die häufigste Ursache von V.

Ballaststoffe sind in Nahrungsmitteln wie Vollkornbrot, frischen Früchten und Gemüsen enthalten und sorgen für das Stuhlvolumen, das die Muskeln des *Kolons* (größter Teil des Dickdarms) zur Beförderung des Stuhls benötigen.

V. kann auch darauf zurückzuführen sein, daß nie eine Gewöhnung an regelmäßige Darmentleerung stattgefunden hat, entweder weil die Sauberkeitserziehung in der frühen Kindheit diesen Aspekt vernachlässigt hat oder weil das Bedürfnis, den Darm zu entleeren, immer wieder unterdrückt wurde. Bei älteren Menschen ist letzteres manchmal eine Folge von Unbeweglichkeit. Eine weitere Ursache der V. bei manchen älteren Menschen ist die Schwäche der Unterleibsmuskeln und des Beckenbodens, wodurch der zur Entleerung des Darms notwendige Druck nicht aufgebracht werden kann.

Bei Personen, die an *Hämorrhoiden* oder *Analfissuren* (Rissen in der den Anus umgebenden Haut) leiden, kann der bei Stuhlgang verspürte Schmerz so stark sein, daß dadurch das Zustandekommen der Darmentleerung verhindert wird.

Bei *Colon irritabile* erlebt der Betroffene Phasen von V., die manchmal mit Phasen von Diarrhoe abwechseln. Bei der *Hypothyreose* verlangsamen sich die Darmkontraktionen und führen zu chronischer V. Eine Verengung bestimmter Abschnitte des Kolons – etwa infolge von *Divertikelkrankheit* oder Krebs (s.

VERSTOPFUNG Seltener oder schwieriger Stuhlgang, oft mit hartem Stuhl

? Hatten Sie schon immer eine Neigung zu Verstopfungen?

JA → Ignorieren Sie häufig das Bedürfnis, den Darm zu entleeren, weil Sie zu beschäftigt sind?

JA → Dies kann eventuell zum Verlust normaler Darmreflexe führen. Sie sollten versuchen, sich wieder einen regelmäßigen Rhythmus anzugewöhnen, indem Sie immer dann zur Toilette gehen, wenn Sie das Bedürfnis dazu spüren.

NEIN → Haben Sie über einen längeren Zeitraum regelmäßig Abführmittel benutzt?

JA → Übermäßiger Gebrauch von Abführmitteln kann zu Darmträgheit führen. Stellen Sie den Gebrauch der Abführmittel ein, und versuchen Sie statt dessen, Kleie und zusätzliches Obst in ihre Nahrung zu integrieren.

siehe *Abführmittel*

NEIN → Ihre Verstopfung ist wahrscheinlich auf einen Mangel an Obst, Gemüse und Vollkorn-Getreiden in ihrer Nahrung zurückzuführen. Essen Sie mehr davon! Wenn dies keine Besserung bringt, fragen Sie Ihren Arzt.

siehe *Ballaststoffe*

NEIN ↓

Ballaststoffe
Sie sollten wesentlicher Bestandteil der Ernährung sein, da sie für ein Stuhlvolumen sorgen, welches dem Dickdarm hilft, Abfallprodukte des Körpers auszuscheiden. Sie beugen nicht nur der Verstopfung und Erkrankungen des Dickdarms vor, sondern tragen auch zur Reduzierung von Körperfett bei.

? Ist die Darmentleerung schmerzhaft?

JA → Ein Riß in der Ausschleimhaut oder Hämorrhoiden können solche Schmerzen verursachen. Holen Sie ärztlichen Rat ein.

siehe *Analfissuren*
→ *Hämorrhoiden*

NEIN ↓

? Haben Sie Unterleibsschmerzen?

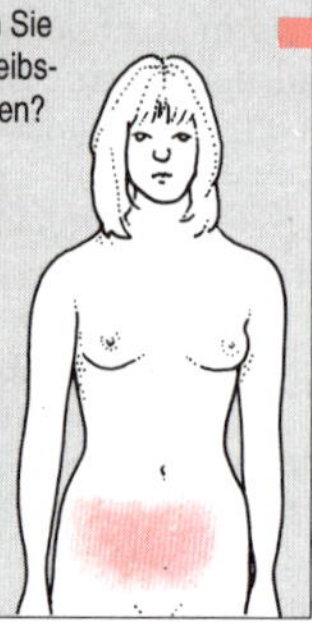

JA → Haben Sie solche Episoden von Schmerz und Verstopfung seit Jahren?

JA → Wahrscheinlich haben Sie ein Reizkolon. Suchen Sie ärztlichen Rat.

siehe *Colon irritabile*

NEIN → ☎ **Suchen Sie sofort einen Arzt auf!**
Ein Reizkolon oder die Divertikel-Krankheit (Ausbuchtungen in den Dickdarmwänden) können solche Symptome hervorrufen. Es besteht jedoch eine gewisse Möglichkeit von Darmkrebs, die ebenfalls ausgeschlossen werden muß.

siehe *Divertikel-Krankheit*
→ *Darmkrebs*
→ *Colon irritabile*

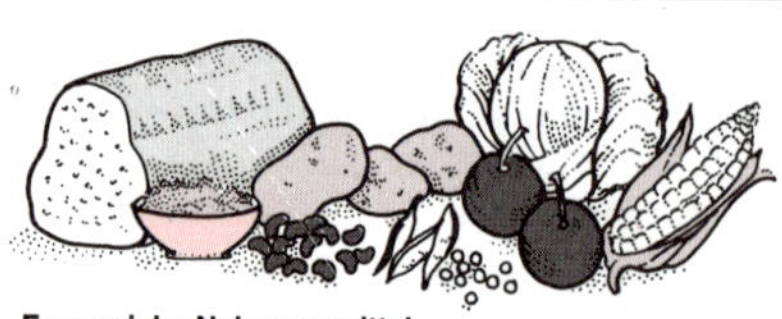

Faserreiche Nahrungsmittel
Obst, Blattgemüse, Kartoffelschalen, Vollkornbrot und Getreideprodukte, getrocknete Erbsen und Bohnen sowie Kleie sind Nahrungsmittel mit hohem Faseranteil.

NEIN ↓

Fortsetzung nächste Seite

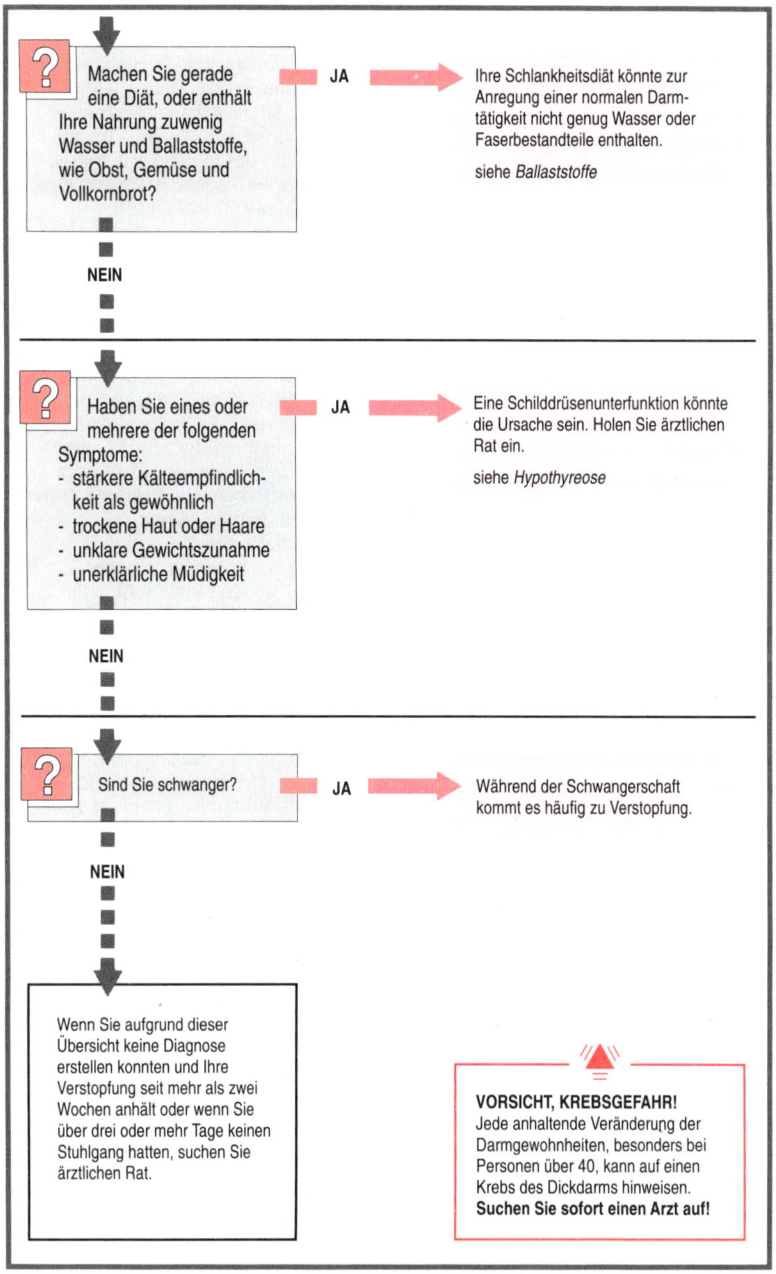

Kolonkarzinom) – kann eine weitere Ursache von V. sein.

UNTERSUCHUNG

Das ärztliche Vorgehen besteht normalerweise in einer detaillierten Aufnahme des Krankheitsverlaufs, einer körperlichen Untersuchung und spezifischen Tests.

THERAPIE

Längerer Gebrauch von Abführmitteln kann die normale Darmfunktion beeinträchtigen und sollte im allgemeinen vermieden werden, abgesehen von Fällen, in denen eine starke Anstrengung bei der Darmentleerung andere vorhandene Störungen wie Hämorrhoiden verschlimmern könnte.

V. kann gewöhnlich durch einige Selbsthilfemaßnahmen geheilt werden – etwa, indem man sich regelmäßige Zeiten der Darmentleerung angewöhnt oder auf jedes, wenn auch nur leichte Bedürfnis, den Darm zu entleeren, eingeht und den Anteil faserreicher Kost in der Ernährung sowie die Flüssigkeitszufuhr erhöht. Falls die V. trotz dieser Maßnahmen anhält, sollte ärztlicher Rat eingeholt werden.

Dasselbe gilt für den Fall, daß die V. nach jahrelang normalem Stuhlgang auftritt oder wenn Blut im Stuhl, Schmerzen beim Stuhlgang, Unwohlsein oder Gewichtsverlust hinzukommen.

Vertebra

s. *Wirbel*

Vertebralis-Insuffizienz

s. *vertebrobasiläres Syndrom*

Vertebrobasiläres Syndrom

Wiederkehrende Anfälle von Schwindel, Doppelsehen, Schwäche und Sprachschwierigkeiten infolge Mangeldurchblutung bestimmter Bereiche des *Gehirns*. Die Durchblutungsstörung wird gewöhnlich durch *Arteriosklerose* (Verengung infolge Fettablagerungen) der Arterien an der Hirnbasis verursacht.

Das v.S. geht manchmal einem *Schlaganfall* voraus.

Vertigo

Schwindel; subjektive Empfindung, daß man selbst oder die Umgebung sich in horizontaler oder vertikaler Richtung dreht. V. tritt häufig auf, nur selten jedoch steckt dahinter eine ernstere Störung.

Der Begriff wird bisweilen irrtümlich zur Beschreibung von Benommenheit und Ohnmachtsgefühlen verwendet.

URSACHEN

V. entsteht durch eine Störung des Bogengangapparats im Innenohr (s. *Ohr*) oder der dorthin führenden Nervenstränge. Beim Gesunden kann er etwa beim Segeln, Karussellfahren oder sogar beim Ansehen eines Films auftreten. Astronauten erleben unter schwerelosen Bedingungen Vertigo beim Bewegen des Kopfes.

Schwerwiegender V., der gewöhnlich in Begleitung einiger anderer Symptome auftritt, kann auf eine Reihe von Krankheiten hinweisen. *Labyrinthitis* (s. *Innenohrentzündung*) verursacht plötzlich auftretenden Schwindel, begleitet von Erbrechen und Gleichgewichtsstörungen. Labyrinthitis tritt häufig in Verbindung mit einer Infektion, etwa *Grippe* oder *Mittelohrentzündung*, auf und verschwindet gewöhnlich, wenn die Infektion abklingt.

Die *Ménière-Krankheit* ist eine ernstere Störung und durch bisweilen so schwere Anfälle von V. gekennzeichnet, daß der Betroffene hinfällt. Diese Anfälle können von starkem Erbrechen, *Tinnitus* (Ohrensausen), *Nystagmus* (ruckartigen Augenbewegungen) und Gleichgewichtsstörungen begleitet sein.

Ältere Personen mit *Arteriosklerose* leiden häufig an V. infolge plötzlicher Kopfbewegungen. Seltener wird V. auch durch Tumoren des *Hirnstamms* oder durch *Multiple Sklerose* verursacht. V. kann außerdem psychologischen Ursprungs sein; in diesem Fall steht er gewöhnlich in Zusammenhang mit *Agoraphobie* (Angst vor öffentlichen Plätzen).

UNTERSUCHUNG

Wenn eine Krankheit die vermutete Ursache des V. ist, findet eine ärztliche Untersuchung der Ohren, Augen und des Nervensystems, häufig auch eine *Computertomographie* des Gehirns statt.

THERAPIE

Plötzlich auftretender V. wird in der Regel auf eine *Innenohrentzündung* zurückgeführt und mit Bettruhe sowie *Antihistaminika* oder *Anticholinergika* behandelt. Falls der V. länger als einige Tage andauert, sollte der Betroffene so schnell wie möglich gehen, damit der Körper kompensatorische Maßnahmen entwickeln kann. In einigen Fällen müssen *Antihistaminika* zur Vorbeugung von Rückfällen verschrieben werden.

Verwirrtheit

s. *Konfusion*

Vesica fellea

s. *Gallenblase*

Vesica urinaria

s. *Harnblase*

Vesicula, Vesikel

Kleine Blase, Follikel, Zyste; als V. cutanea Haut- oder Schleimhautbläschen, das mit klarer Flüssigkeit gefüllt ist und leicht reißt. Als V. seminalis Samenbläschen, die mit Ausführungsgang in die Samenleiter münden. Elektronenmikroskopisch in der Zelle ein von Biomembranen umschlossenes Bläschen mit einem Durchmesser von weniger als 100 nm.

v. Graefe-Zeichen

Kurzes Zurückbleiben der oberen Augenlider, wenn der Blick nach unten gesenkt wird. Das v.G.-Z. ist ein typisches Symptom der *Thyreotoxikose* und tritt in der Regel auch in Verbindung mit *Exophthalmus* (Vortreten des Augapfels aus der Augenhöhle) auf.

v. Hippel-Lindau-Syndrom

(Eugen v. Hippel, Augenarzt, Göttingen, 1867-1939; Arvid V. Lindau, Pathologe, Lund, 1892-1958) Retinozerebelläre Angiomatose. Angeborene, wahrscheinlich dominant vererbbare Angiomatose der Netzhaut des Auges in Verbindung mit *Angiomen* des Klein- und Rautenhirns (manchmal auch kombiniert mit Zysten und Angiomen im Rückenmark sowie in Niere, Bauchspeicheldrüse und Leber). Häufigkeit 1 : 20 000 bis 1 : 50 000. Die Symptome richten sich nach dem Ort der Geschwülste: im Vordergrund stehen Seh- und Gangstörungen; Hinterkopfschmerzen, Erbrechen und Schwindel. Die Bildung der Geschwülste beginnt bereits im dritten Embryonalmonat, die Krankheit manifestiert sich aber meist erst im zweiten Lebensjahrzehnt. Symptome eines Kleinhirn*tumors* machen dessen operative Therapie notwendig.

Vibrator

Am Körper angewandtes, mechanisches Gerät zur Tonisierung oder Entspannung der Muskeln oder zur Hautmassage. Vibratoren können auch zur sexuellen Stimulation (etwa während einer *Sexualtherapie*) oder als Alternative zum Geschlechtsverkehr und zum Erlangen eines Orgasmus verwendet werden.

Villus

s. *Zotte*

Vincent-Krankheit

s. *Plaut-Vincent-Angina*

Virämie

Vorhandensein von *Virus*-Partikeln im Blut. V. kann in verschiedenen Stadien einer Vielzahl von Virus-Infektionen auftreten.

Einige Viren, wie etwa jene, welche *Virushepatitis*, *Gelbfieber* oder *Poliomyelitis* auslösen, können einfach mit dem Blutstrom transportiert werden. Symptome entstehen weniger durch V., sondern vielmehr, wenn Virus-Partikel in ihr Zielgewebe eindringen und sich dort vermehren.

Andere Viren, wie etwa das *Röteln* verursachende Virus und *HIV* (das Virus, welches *AIDS* auslöst), halten sich in den Lymphozyten (bestimmte Typen von weißen Blutkörperchen) auf. Sie vermehren sich nicht nur in diesen Blutzellen, sondern benützen sie auch als Transportmittel für die Ausbreitung.

Wenn die V. Anzeichen einer Virus-Infektion ist, besteht das Risiko, daß die Infektion über Blut, Blutprodukte oder blutsaugende Insekten übertragen wird.

Viren

Kleinster bekannter Typ von Krankheitserregern. V. sind etwa halb bis ein Hundertstel so groß wie die kleinsten Bakterien, von welchen sie sich durch eine viel einfachere Struktur und einfachere Vermehrungsart unterscheiden. Es gibt triviale Virusinfektionen, wie etwa *Warzen*, Schnupfen (s. *Erkältung, banale*) und andere eher harmlose Atemwegsinfektionen, V. können jedoch auch schwerste Erkrankungen verursachen, wie etwa *Tollwut* und *Lassa-Fieber*. Die Entwicklung von *AIDS* wird durch eine Virusinfektion verursacht, das gleiche gilt wahrscheinlich für verschiedene Arten von *Krebs*.

ZUGEHÖRIGKEIT DER VIREN

Es läßt sich darüber streiten, ob V. tatsächlich lebende Organismen sind oder nur Ansammlungen großer Moleküle, die unter spezifischen, günstigen Bedingungen in der Lage sind, sich zu vermehren. Ihre einzige Aktivität besteht darin, in Zellen anderer Organismen einzudringen und dort Kopien von sich herzustellen. Außerhalb lebender Zellen sind V. vollkommen inaktiv. Zu Prozessen, die für lebende Organismen typisch sind, etwa Stoffwechselvorgängen (interne Verarbeitung von Nährstoffen), sind sie nicht in der Lage.

Die Zahl unterschiedlicher V. überschreitet wahrscheinlich die aller anderen Arten von Organismen. V. befallen alle bekannten Lebensformen auf parasitäre Weise. Nicht alle, jedoch viele V. verursachen Krankheiten.

STRUKTUR UND REPLIKATION VON VIREN

Ein einzelnes Viruspartikel (Virion) besteht aus einem *Nukleinsäure*kern, der von einer oder zwei Schutzhüllen (Kapsiden) aus Protein umgeben ist. Die Kapside setzen sich aus einer Anzahl identischer Protein-Struktureinheiten (Kapsomeren) zusammen, welche streng symmetrisch angeordnet sind, und zwar gewöhnlich entweder in Form eines festen Körpers mit 20 gleichartigen Flächen (Ikosaeder) oder als spiralförmige Röhre. Das äußere Kapsid kann von einer weiteren Schicht, der sog. Virushülle (Envelope), umschlossen sein, welche ebenfalls überwiegend aus Protein besteht. Die Virushülle geht oft verloren, wenn das Virus in eine Zelle eindringt.

Die Nukleinsäure wird Genom genannt und besteht aus einem Strang von *Genen*, welche die kodierten Anweisungen zur Herstellung von Virus-Kopien enthalten. Je nach Virus-Typ handelt es sich bei der Nukleinsäure um *DNS* mit zwei komplementären, sich umeinander windenden Strängen von Nukleinsäuren (Doppelhelix) oder um *RNS*, die aus nur einem einzelnen Strang besteht.

Die grundlegenden Vorgänge, mittels deren sich ein Virus vermehrt, sind in dem bebilderten Kasten auf der rechten Seite zu sehen. Nach dem Eindringen in eine Wirtszelle gehen die verschiedenen Virus-Typen nach unterschiedlichen Strategien vor, um Kopien von sich selbst zu produzieren. Während der Replikation (Verdoppelung) der Nukleinsäure

VIREN UND KRANKHEITEN

Alle Viren haben dieselbe Grundstruktur (rechts), erscheinen jedoch in verschiedenen Formen und Größen. Beispiele aus den Hauptfamilien sind unten aufgeführt (einige im Querschnitt). Alle messen etwa 15 bis 300 Nanometer im Durchmesser (ein Nanometer entspricht einem Tausendmillionstel Meter). Die meisten Viren sind so klein, daß sie nur im Elektronenmikroskop sichtbar sind. Alle Virus-Typen können sich innerhalb ihrer Wirtszellen vermehren (ganz rechts).

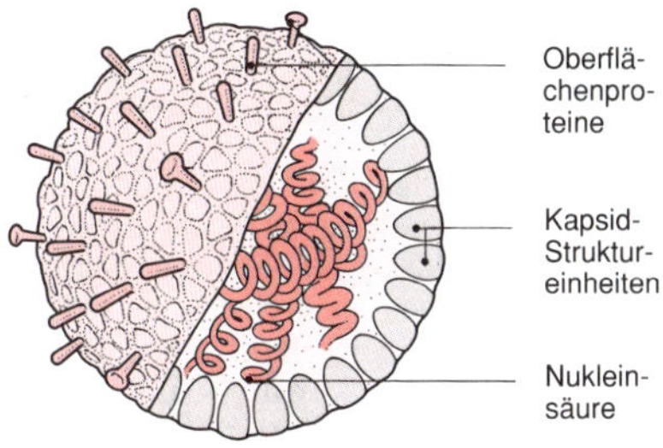

Struktur eines typischen Viruspartikels
Die Nukleinsäure in der Mitte ist von einem Kapsid oder mehreren Kapsiden umschlossen, welche aus Protein-Struktureinheiten bestehen.

VIRUSKLASSIFIKATION

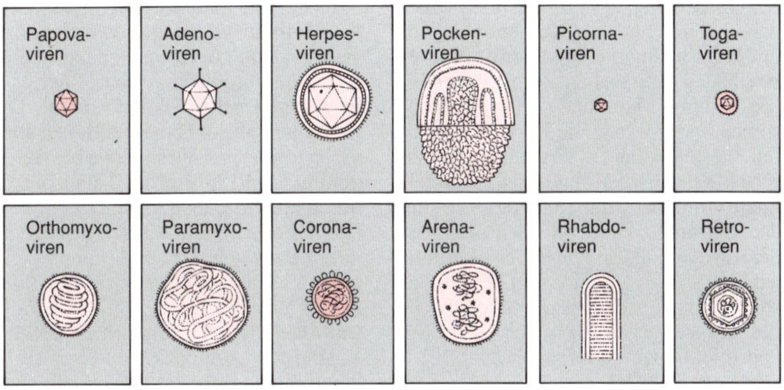

Familie	Beispiele für Symptome oder Erkrankungen
Papovaviren	Warzen
Adenoviren	Atemwegs- und Augeninfektionen
Herpesviren	Erkältungen, Herpes genitalis, Windpocken, Gürtelrose, Pfeiffer-Drüsenfieber, angeborene Anomalien (Zytomegalie-Virus)
Pockenviren	Kuhpocken, Pocken (ausgerottet), Dellwarzen
Picornaviren	Kinderlähmung, Virushepatitis Typ A, Atemwegsinfektionen, Herzmuskelentzündung
Togaviren	Gelbfieber, Dengue-Fieber, Encephalitis
Orthomyxoviren	Grippe
Paramyxoviren	Mumps, Masern
Coronaviren	Banale Erkältung
Arenaviren	Lassa-Fieber
Rhabdoviren	Tollwut
Retroviren	AIDS, degenerative Hirnerkrankungen und – möglicherweise – verschiedene Krebs-Arten

VIRUS-REPLIKATION

Die Bildfolge stellt dar, wie ein Virus sich vermehrt. Die Anzeichen und Symptome einer Virusinfektion werden dadurch verursacht, daß das Virus die Wirtszelle schädigt oder zerstört.

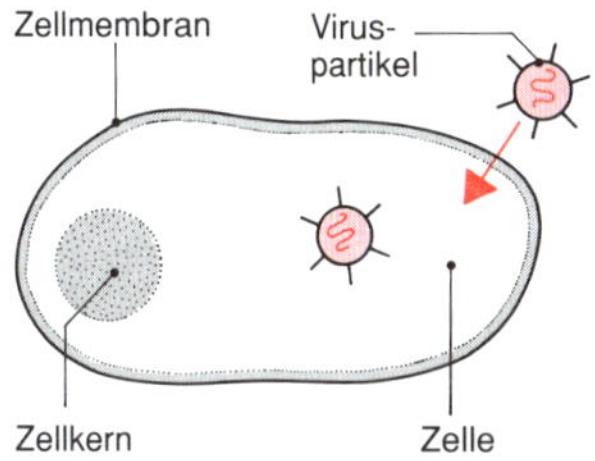

1 Das Viruspartikel heftet sich zunächst an die Wirtszelle und dringt dann in diese ein.

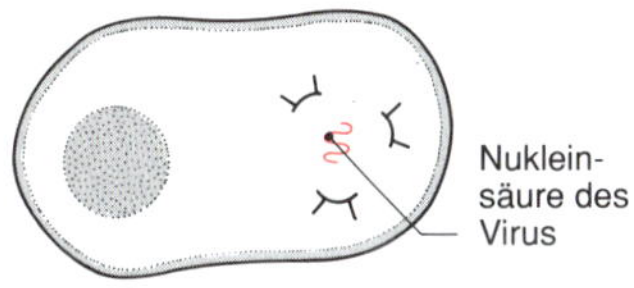

2 Das Virus-Kapsid zerbricht, und die darin enthaltene Nukleinsäure (DNS oder RNS) wird freigesetzt.

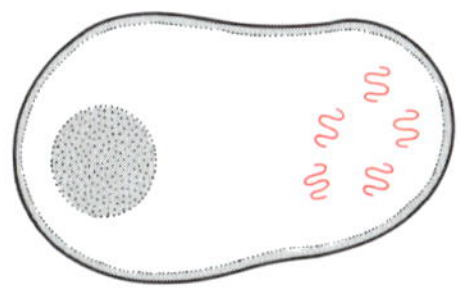

3 Die Nukleinsäure des Virus vervielfacht sich. Die Kopien werden aus Material der Wirtszelle gebildet.

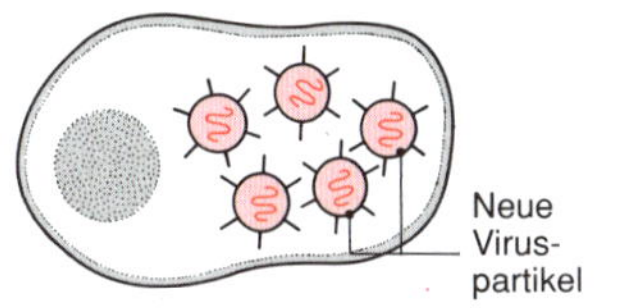

4 Jede Kopie der Nukleinsäure steuert nun den Aufbau eines eigenen Kapsids.

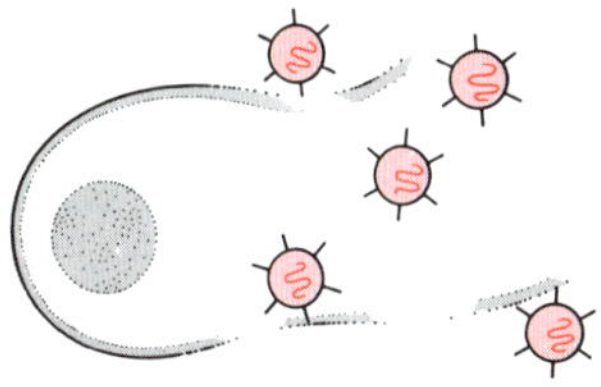

5 Neu gebildete Viruspartikel werden in großer Zahl freigesetzt; die Wirtszelle kann zerstört werden.

V

müssen manche V. zuerst die Produktion spezieller, bei der Replikation behilflicher *Enzyme*, der *Polymerase* und *Transmerase*, verschlüsseln. Alternativ dazu kann sich das Virus auch die Enzyme der Wirtszelle ausleihen. In manchen Fällen muß das Virus-Genom in den Zellkern der Wirtszelle eindringen und sich in den *Chromosomen*-Satz (das genetische Material) der Wirtszelle einbauen, damit es sich vermehren kann.

In anderen Fällen kommt es nicht sofort zur Virus-Replikation, nachdem das Genom den Kern der Wirtszelle befallen hat. Es kann sich vielmehr in der Wirtszelle "verstecken" und vielleicht nach Monaten oder Jahren reaktiviert werden. Das Virus-Genom kann die Chromosomen der Zellen auch manipulieren – ein Prozeß, durch welchen sich die Wirtszelle in eine Tumorzelle verwandeln kann.

VIRUS-TYPEN

V., die Erkrankungen bei Menschen verursachen, werden in mehr als 20 große Familien eingeteilt. Die wichtigsten sind in der Übersicht auf der vorhergehenden Seite dargestellt.

In den letzten Jahren galt die besondere Aufmerksamkeit der Familie der Retroviren, zu welchen u.a. das *HIV* (Human Immunodeficiency Virus), der für *AIDS* verantwortliche Erreger, gehört. HIV ist ein RNS-Virus und produziert nach dem Eindringen in die Zellen zunächst ein Enzym, die reverse Transkriptase, die es benötigt, um Kopien von sich herzustellen. Durch die Erforschung dieses Enzyms könnten sich Möglichkeiten der Bekämpfung von HIV auftun.

VIREN ALS KRANKHEITSERREGER

V. verschaffen sich auf allen möglichen Wegen Zutritt zum Körper. Sie werden durch Tröpfchen-Infektion übertragen, mit der Nahrung oder mit Flüssigkeiten geschluckt, mit dem Speichel stechender Insekten, tollwütiger Hunde oder mit infizierten Injektionsnadeln durch die verletzte Haut transportiert. V. werden von den Schleimhäuten des Genitaltrakts während des Geschlechtsverkehrs sowie von der Bindehaut der Augen nach einer zufälligen Kontamination aufgenommen.

Viele V. dringen in die Zelle ein und vermehren sich nahe ihrem Eintrittspunkt. Einige befallen die Lymphgefäße und können sich in die Lymphknoten ausbreiten, wo ein Teil von weißen Blutkörperchen neutralisiert wird. Einige, wie das HIV, befallen die Zelle und vermehren sich dann innerhalb der *Lymphozyten* (einer Untergruppe der weißen Blutkörperchen). Viele wandern von den Lymphbahnen ins Blut und verbreiten sich innerhalb weniger Minuten in allen Körperbereichen. Dann können sie in spezielle Zielorgane eindringen und sich dort vermehren – etwa in der Haut, dem Gehirn, der Leber oder der Lunge. Andere V. gelangen über die Nervenfasern zu ihren Zielorganen.

V. verursachen Krankheiten auf verschiedene Arten. Erstens behindern oder zerstören sie die Zellaktivitäten der Wirtszelle und können dadurch ernsthafte Erkrankungen hervorrufen, falls lebenswichtige Organe betroffen sind. Zum zweiten kann die Reaktion des *Immunsystems* auf die Virusinfektion zu Symptomen wie Fieber, Müdigkeit oder zum Krankheitsausbruch führen. Vom Immunsystem produzierte Antikörper können sich an Viruspartikel heften und im Blut als Immunkomplexe zirkulieren. Die Antikörper können sich dann in verschiedenen Bereichen des Körpers ablagern und hier Entzündungen und ernste Gewebeschäden verursachen. Zum dritten können V. durch Manipulation der Chromosomen in der Wirtszelle Krebs hervorrufen. Viertens kann ein Virus auch dadurch Krankheiten herbeiführen, daß es die zelluläre Immunabwehr (d.h., die Aktivität der T-Lymphozyten) schwächt. Dies ist bei HIV der Fall, welches einen bestimmten Typ von T-Lymphozyten befällt und so sehr schädigt, daß die normale Abwehr des Körpers gegen ein breites Spektrum von Infektionen verlorengeht.

VIREN UND KREBS

Die Chromosomen in allen normalen Körperzellen enthalten 50 oder mehr Gene (als *Onkogene* bezeichnet), welche für das Wachstum und die *Differenzierung* der Zellen notwendig sind. Bestimmte Retroviren enthalten fast identische Onkogene. Während des Replikationsprozesses können diese V. die Chromosomen der Wirtszelle verändern. Eine winzige Mutation in diesen Chromosomen kann die Onkogene auf unangemessene Weise "anschalten" und so in der Zelle eine ungehemmte Teilung auslösen, die zur Bildung von Tumoren führt.

Nach heutigem Kenntnisstand werden viele Krebsarten bei Tieren durch solche Prozesse verursacht, beim Menschen jedoch nur ein Typus von Krebs. Das hierfür verantwortliche Virus ähnelt dem AIDS-Virus und kann bei infizierten Personen *Leukämie* verursachen. Es sind jedoch auch andere, beim Menschen zumindest potentiell krebsauslösende V. bekannt. Hier tut sich ein großes Feld für die Forschung auf.

RESISTENZ GEGEN VIREN

Das Immunsystem reagiert ziemlich schnell auf die meisten V. Jeder der Mechanismen des Immunsystems kann an der Abwehr einer Virus-Attacke beteiligt sein, einschließlich der weißen Blutkörperchen (Makrophagen), die Viruspartikel "fressen", sowie der Lymphozyten, die Antikörper gegen das Virus produzieren oder infizierte Zellen angreifen. Dadurch ist eine Genesung von den meisten Virus-Infektionen innerhalb weniger Tage oder Wochen möglich. Darüber hinaus wird das Immunsystem durch die Infektion in vielen Fällen ausreichend sensibilisiert, um eine nochmalige Erkrankung durch dasselbe Virus unwahrscheinlich zu machen (wie etwa bei *Masern*).

Bei einigen V. jedoch ist die Angriffsgeschwindigkeit so hoch, daß dies zu ernsthaften Schäden oder gar zum Tod führen kann, bevor das Immunsystem zu einer adäquaten Reaktion fähig ist (so z.B. bei Tollwut und einigen Formen von *Poliomyelitis*).

In anderen Fällen schafft es das Virus, dem Immunsystem auszuweichen bzw. sich vor ihm zu verstecken, so daß die Infektion chronisch verläuft oder es zu immer neuen Rückfällen kommt. Dies tritt sehr häufig auf bei Infektionen durch viele der *Herpes*-Viren (etwa bei Herpes genitalis und Gürtelrose) und bei der durch ein Virus ausgelösten *Hepatitis* B. Das HIV schließlich setzt den Körper durch Schwächung des Immunsystems einer Vielzahl *opportunistischer Infektionen* aus.

BEKÄMPFUNG VON VIRUSINFEKTIONEN

V. sind medikamentös schwerer zu bekämpfen als Bakterien, da es schwierig ist, Substanzen zu entwickeln, welche das Virus zerstören, ohne auch die befallene Wirtszelle zu töten. Dennoch gibt es Fortschritte in der Entwicklung antiviraler Medikamente, speziell gegen die Gruppe der Herpes-Viren (s. *antivirale Medikamente*). Diese Medikamente basieren darauf, daß sie entweder das Eindringen des Virus in die Zelle behindern oder die Virusreplikation in der Zelle stören.

Interferone sind eine Gruppe natürlicher Substanzen, die von virusinfizierten Zellen hergestellt werden und nichtinfizierte Zellen schützen. Einige Interferone können heute künstlich (durch Gentechnologie) hergestellt werden und wurden versuchsweise zur Behandlung verschiedener Virusinfektionen, einschließlich der banalen Erkältung und der virusbedingten Hepatitis B, eingesetzt.

In anderen Fällen beruht die Behandlung hauptsächlich auf einer Linderung der Symptome und auch darauf, sich auf die körpereigene Immunabwehr zu verlassen.

Ein fruchtbareres Gebiet im Kampf gegen V. ist die *Immunisierung*. Die *Pokken*, eine Viruserkrankung, wurden weltweit durch koordinierte Impfprogramme ausgerottet. Auch zur Vorbeugung gegen viele andere Viruserkrankungen gibt es heute hochwirksame Impfstoffe, etwa gegen Poliomyelitis, Masern, *Röteln*, *Mumps*, Hepatitis B, *Gelbfieber* und Tollwut.

Virginität
Jungfräulichkeit; physischer Zustand, wenn noch kein *Geschlechtsverkehr* stattgefunden hat, d.h. mit intaktem *Hymen*.

Virilisierung
Vorgang, durch welchen *Virilismus* bei Frauen infolge einer Überproduktion *androgener Hormone* (männlicher Geschlechtshormone) durch die Nebennierenrinde und/oder die Eierstöcke auftritt. Dieser Vorgang kann aber auch durch verschiedene Erkrankungen, wie *Nebennierentumoren*, *polyzystisches Ovar*, andere *Ovarialzysten* oder aber angeborene *Nebennierenhyperplasie* (eine seltene, genetische Krankheit) verursacht werden.

Virilismus
Vermännlichung; Männliche Merkmale, die das körperliche Erscheinungsbild von Frauen beeinträchtigen. V. wird durch extrem hohe Spiegel an *androgenen Hormonen* verursacht. Androgene sind männliche Sexualhormone, die bei Frauen gewöhnlich in kleinen Mengen von der Nebenniere und den Eierstöcken freigesetzt werden. Erhöhte Spiegel dieser Hormone führen bei Frauen zu einer Reihe von Veränderungen wie etwa *Hirsutismus* (übermäßiger Haarwuchs), männlichem Haaransatz mit Stirnglatze, Störungen oder Ausbleiben der Menstruation, Vergrößerung der Klitoris, Verlust der normalen Fettpolster um die Hüften, Ausbildung von Arm- und Schultermuskeln, sowie Tieferwerden der Stimme infolge Kehlkopfvergrößerung (s.a. *Virilisierung*).

Virilität
Begriff zur Beschreibung von Männlichkeit, speziell hinsichtlich sexueller Charakteristika und des sexuellen Auftretens.

Virion
Ein einzelnes, in der Ruhephase befindliches, extrazelluläres Viruspartikel (s. *Viren*).

Virologie
Wissenschaftsbereich, der sich mit *Viren* sowie mit der *Epidemiologie* und Behandlung von Krankheiten befaßt, die durch Viren verursacht werden. Virologen sind auch mit der Isolation und Identifikation von Viren zwecks Diagnostizierung spezifischer Virusinfektionen beschäftigt. Hierfür ist eine Probe von Körpergewebe oder -flüssigkeit nötig, die dann analysiert wird. Je nachdem, welches Virus hinter einer Erkrankung vermutet wird, kann es sich bei dem analysierten Material um eine Stuhlprobe, einen Auswurf, eine Bläschenflüssigkeit, um Blut, Urin, Liquor oder sogar um eine durch Hirn-Biopsie gewonnene Probe handeln.

Anders als Bakterien gedeihen Viren nicht in einer Nährkultur. Sie können sich nur in lebenden Zellen vermehren. Aus diesem Grund müssen Viren in Zellkulturen gezüchtet werden. Dafür kommt eine Vielzahl von Zelltypen menschlichen oder tierischen Ursprungs, die sich im Reagenzglas leicht vermehren lassen, in Frage. Die Zellkultur wird mit der virushaltigen Gewebe- oder Flüssigkeitsprobe zusammengebracht, die Zellen werden anschließend auf charakteristische Veränderungen hin beobachtet, die nur dann auftreten, wenn sie von bestimmten Viren infiziert sind.

Viruspartikel oder Virus-Komponenten können manchmal aber auch direkt in Gewebe- oder Flüssigkeitsproben nachgewiesen werden. Dies geschieht mit Hilfe von Färbe-Techniken oder mit dem Elektronenmikroskop. In manchen Fällen müssen die Viruspartikel zunächst durch Zugabe eines Antiserums (Antikörper, die sich an die Virus-Partikel heften und aus dem Blut von Personen gewonnen werden, die mit dem Virus infiziert waren) verklumpt werden. *Immunoassay*-Techniken, bei denen Gewebeproben markierte Antikörper zugegeben werden, die sich nach Bindung an die Viren nachweisen lassen, stellen eine weitere Möglichkeit dar, Virusinfektionen nachzuweisen.

Eine andere Methode zur Diagnose von Virusinfektionen besteht darin, nach Antikörpern zu suchen, die das Immunsystem zur Virusabwehr produziert hat. An einer schnell ansteigenden Zahl von Antikörpern gegen ein bestimmtes Virus läßt sich eine Infektion gut erkennen. Antikörper können durch Immunoassay und andere Labortechniken nachgewiesen werden (s. *Serologie*).

Virulenz
Die Fähigkeit eines Mikroorganismus, Krankheit zu verursachen. Die V. eines Erregers zeigt sich vor allem daran, wie hoch der Anteil jener Personen ist, die Krankheitssymptome entwickeln, nachdem sie mit dem Erreger in Berührung gekommen sind. Die V. wird außerdem an der Schnelligkeit, mit der sich eine Infektion über Körperflüssigkeiten oder -gewebe ausbreitet sowie an der Mortalität aufgrund der Infektion ersichtlich.

Virushepatitis
Sammelbezeichnung für alle Typen von *Hepatitis* (Leberentzündung), die durch eine Virusinfektion verursacht sind.

TYPEN UND URSACHEN

Obwohl einige Viren im Rahmen anderer Infektionskrankheiten auch die Leber befallen können, richten bestimmte Viren ihren Angriff gezielt auf die Leber. Zu ihnen gehören das Hepatitis-A-Virus, das Hepatitis-B-Virus und das Delta-Virus. Wenn sich bei Personen, die allem Anschein nach an der Symptomatik einer Virushepatitis leiden, keines dieser Viren nachweisen läßt, spricht man von einer Hepatitis Typ Non-A-Non-B. Dieser Hepatitis-Typ wird fast immer durch Transfusion infizierten Bluts übertragen und von mehr als einem Virus verursacht. In den meisten Fälle jedoch ist ein kürzlich identifiziertes RNS-Virus verantwortlich, das Hepatitis-C-Virus.

Hepatitis A (oft auch als infektiöse Hepatitis bezeichnet) wird in den meisten Fällen aufgrund der Kontamination von Trinkwasser oder Lebensmitteln mit infizierten Fäkalien übertragen. Im überwiegenden Teil der Erde ist ein hoher Bevölkerungsanteil – häufig symptomfrei – mit dem Virus infiziert und deshalb immun dagegen.

Hepatitis B (manchmal als Serumhepatitis bezeichnet) verbreitete sich früher hauptsächlich über Bluttransfusionen und Blutprodukte. Dieses Risiko wurde durch die Entwicklung spezieller Tests und Impfungen ausgeschaltet.

Heute wird Hepatitis B überwiegend sexuell und durch zufällige Inokulation infizierten Bluts (etwa bei gemeinsamem Nadelgebrauch unter Drogenabhängigen, beim Tätowieren oder bei der Akupunktur mit unsterilen Nadeln) übertragen.

In vielerlei Hinsicht stellt die Hepatitis B eine schwerwiegendere Erkrankung dar als die Hepatitis A. Bei einem bestimmten Prozentsatz aller Fälle verweilt das Hepatitis-B-Virus unter Umständen auch Jahre nach der Erstinfektion im Körper und kann zu einer chronischen Form von Virushepatitis (s. *Hepatitis, chronisch-aktive*) und eventuell zu *Leberzirrhose* oder *Leberkarzinom* führen. Virusträger können während dieser Zeit gar keine oder nur leichte Symptome haben, andere jedoch infizieren.

Durch Hepatitis-B- und -C-Tests wird das Übertragungsrisiko auf dem Wege von Bluttransfusionen praktisch ausgeschaltet. Das Hepatitis-Delta-Virus hält sich nur in Personen, die bereits Träger des Hepatitis-B-Virus sind oder vor kurzem damit infiziert wurden. Es scheint sich hauptsächlich durch Nadeltausch unter Drogenabhängigen zu verbreiten.

DIE WICHTIGSTEN TYPEN DER VIRUSHEPATITIS

	Virushepatitis Typ A (infektiöse Hepatitis)	Virushepatitis Typ B (Serumhepatitis)
Übertragung der Infektion	Das Hepatitis-A-Virus (HAV) ist im Stuhl infizierter Personen vorhanden und wird durch Wasser oder Nahrungsmittel, die durch Stuhl kontaminiert sind, übertragen (d.h. durch Personen, die selbst infiziert sind und Speisen berühren). Der Stuhl ist von zwei bis drei Wochen vor Ausbruch der Gelbsucht bis acht Tage danach infektiös. Lokale Epidemien können auftreten.	Das Hepatitis-B-Virus (HBV) findet sich im Blut und anderen Körperflüssigkeiten von Infizierten. In Deutschland wird es vor allem sexuell und durch infizierte Spritzennadeln unter Drogenabhängigen übertragen. In Afrika und Asien besteht ein hohes Risiko für Sanitätspersonal. Mutter-Kind-Übertragung ist häufig.
Vorkommen	Weltweit. In Deutschland werden jährlich etwa 6 500 Fälle gemeldet. In Ländern mit niedrigen Hygienestandards ist fast jeder Einwohner schon mit diesem Typ in Berührung gekommen.	Weltweit. In Teilen von Afrika und Asien tragen bis zu 20 Prozent der Bevölkerung jahrelang das Virus ohne Symptome in sich. In Deutschland werden jährlich etwa 5 000 Fälle registriert.
Risikogruppen	Touristen in Ländern mit schlechter Hygiene und hohen Fallzahlen (Teile von Asien, Afrika und Südamerika).	Homosexuelle Männer, Personen mit häufig wechselnden Sexualpartnern, Drogenabhängige, die intravenös spritzen, Sanitätspersonal und Babys infizierter Mütter.
Inkubationszeit	Drei bis sechs Wochen ab Eindringen des Virus in den Körper.	Ein paar Wochen bis mehrere Monate ab Infektion.
Krankheitsverlauf	In vielen Fällen keine Manifestation der Krankheit; sonst tritt sie als typische akute Hepatitis (wie Grippe mit Gelbsucht) auf, verläuft in der Regel milde und geht nie in chronische Hepatitis über.	Typische akute Hepatitis, oft ernsterer Verlauf als bei Typ A. Gelegentlich Übergehen in chronische Hepatitis und andere Lebererkrankung. Manchmal symptomlos.
Vorbeugung	Für nichtimmune, gefährdete Touristen gibt es eine passive Immunisierung durch Immunglobuline; zusätzlich werden peinliche persönliche und Nahrungshygiene empfohlen. Vor kurzem wurde auch ein Impfstoff entwickelt.	Beschränkung auf Safer Sex mit möglicherweise infizierten Partnern und Vermeidung von Blutaustausch. Impfung und passive Immunisierung für Personen aus Risikogruppen.

SYMPTOME
Die Infektion mit einem der Viren kann symptomlos verlaufen oder eine typische akute *Hepatitis* verursachen, bei der es zu einer grippeartigen Erkrankung und anschließender Gelbsucht kommt. Bei etwa 10 Prozent der mit Hepatitis B, Hepatitis Delta und Hepatitis Non-A-Non-B Infizierten entwickelt sich eine chronische Verlaufsform, welche bei Hepatitis A so gut wie nie auftritt.

DIAGNOSE UND THERAPIE
Die Diagnose ergibt sich gewöhnlich durch Identifizierung des Virus (oder von Virus-Antikörpern) im Blut, oder, im Falle der Hepatitis Non-A-Non-B, durch Ausschluß anderer Hepatitis-Typen. Für keinen der Hepatitis-Typen gibt es eine spezifische Behandlung. Bettruhe, eine nährstoffreiche Diät und Alkoholabstinenz können die Genesung beschleunigen.

VORBEUGUNG
Ein Impfstoff gegen Hepatitis B steht heute zur Verfügung, wird im allgemeinen jedoch nur Personen empfohlen, die ein hohes Infektionsrisiko haben, wie etwa Personen, die im Medizinbereich arbeiten, Kindern von Müttern, die Virusträger sind, männlichen Homosexuellen und Drogenabhängigen, die sich intravenös spritzen. Impfstoffe gegen Hepatitis A wurden klinisch geprüft und stehen seit kurzem ebenfalls zur Verfügung.

Auch eine passive Immunisierung gegen Hepatitis A und Hepatitis B mittels Immunglobulin-Injektionen ist möglich und stellt einen gewissen Schutz dar. Die passive Immunisierung wird Personen empfohlen, die für einen kürzeren Zeitraum in Gebiete reisen, in denen die Krankheit in hohem Maße vorkommt. Babys von infizierten Müttern werden nach der Geburt Hepatitis-B-Immunglobuline verabreicht, um eine Infektion zu vermeiden, während der (gleichzeitig verabreichte) Impfstoff eine Immunität aufbaut.

Eine Hepatitis A läßt sich in Ländern mit geringem Hygienestandard durch ausreichende Hygienemaßnahmen, besonders im Umgang mit Lebensmitteln, vermeiden (s. *Infektion, alimentäre*). Das Hepatitis-B-Risiko kann reduziert werden durch die Verwendung von Kondomen beim Geschlechtsverkehr, durch das Vermeiden von Nadeltausch und von Prozeduren wie dem Tätowieren, es sei denn, die hierfür verwendeten Instrumente sind steril.

Viscera
Sammelbezeichnung für die inneren Organe.

Viskosität
Fließeigenschaft gasförmiger, flüssiger oder fester Substanzen als deren Materialkonstante (innere Zähigkeit). Die V. von Blut wird durch die Zahl der Zellen (im wesentlichen der roten Blutkörperchen) und deren Verformbarkeit sowie den Gehalt an Plasmaeiweißen bestimmt. Bei ansteigender Blutv. kann die Durchströmung der kleinsten Blutgefäße (Mikrozirkulation) und damit die Gewebsversorgung beeinträchtigt sein.

Visus
Gesichtssinn; Sehen. Der Begriff wird aber auch für *Sehschärfe* gebraucht: Auflösungsvermögen des Auges, Fähigkeit zur Unterscheidung von Einzelheiten im Gesichtsfeld. Am Sehen sind zwei Organe beteiligt: das *Auge* und das *Gehirn*.

Durch den vorderen Teil des Augapfels, den lichtbrechenden Apparat (bestehend aus *Hornhaut*, Linse, Kammerwasser und Glaskörper), wird auf dem hinteren Abschnitt des Augapfels, dem Wahrnehmungsapparat (Sinnesrezeptoren der Netzhaut), ein Bild erzeugt. Die Brechkraft der Linse (ihre Krümmung) ist veränderlich (*Akkomodation*; s. *Sehschärfe*). Die Stäbchen und Zapfen der Netzhaut setzen das Bild in Nervenimpulse um, die – nach einer ersten Weiterverarbeitung in der Netzhaut – über die beiden *Sehnerven* in das Sehzentrum des Gehirns gelangen. Die Stäbchen, die

DER GESICHTSSINN

Das Sehen beginnt auf der Netzhaut, der die lichtempfindlichen Stäbchen und Zapfen enthaltenden Innenschicht der Augapfelrückseite. Die davor befindlichen Strukturen haben im wesentlichen lichtbrechende Funktion. Von der Netzhaut werden ungeheure Datenmengen über die Sehnerven ins Gehirn geleitet.

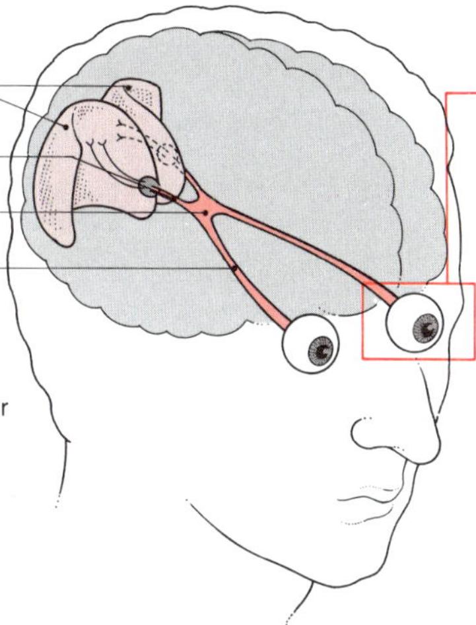

Wege zum Gehirn
Von den Augen gelangen Impulse über die Sehnerven zur Sehnervenkreuzung (Chiasma opticum) und von dort zu den Sehzentren im Gehirn. Einige Nervenfasern wechseln am Chiasma die Seite, daher empfangen beide Hirnhälften Impulse von beiden Augen.

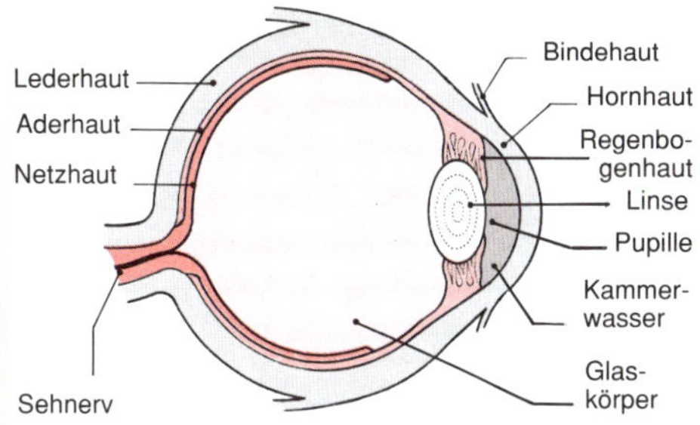

Querschnitt durch das Auge

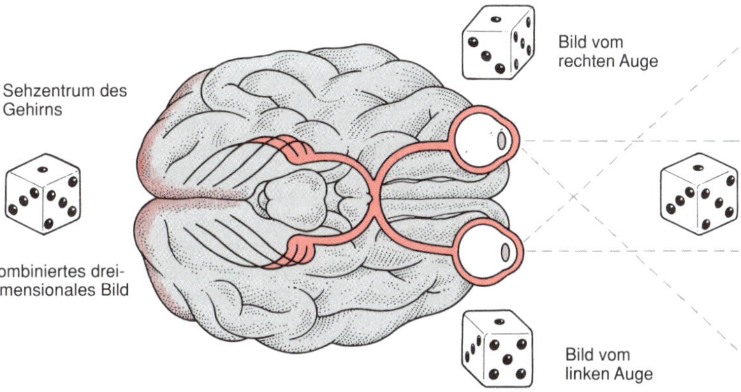

Räumliches Sehen
Die beiden Augen sehen leicht unterschiedliche Bilder von allen Gegenständen, außer den sehr weit entfernten. Im Gehirn werden diese zwei Bilder verglichen und zu einem dreidimensionalen Eindruck verarbeitet.

ENTSTEHUNG DES BILDES

Lichtstrahlen von einem Gegenstand erzeugen in den Rezeptoren der Netzhaut ein Bild, das genau die gleiche Form hat wie der Gegenstand, aber auf dem Kopf steht. Im Gehirn wird es automatisch als aufrecht ausgewertet.

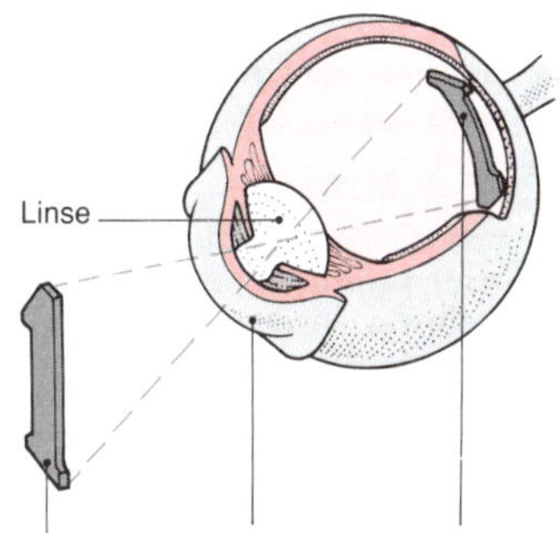

AUGENBEWEGUNGEN

Damit das Bild eines bewegten Gegenstandes genau in der Netzhautmitte bleibt, sind fein abgestimmte Augenbewegungen nötig. Sie werden von sechs Muskeln besorgt, die den Augapfel in der jeweils angegebenen Richtung drehen und immer paarweise zusammenarbeiten (Abb. des rechten Auges; Abk. in der Legende AM = Augenmuskel).

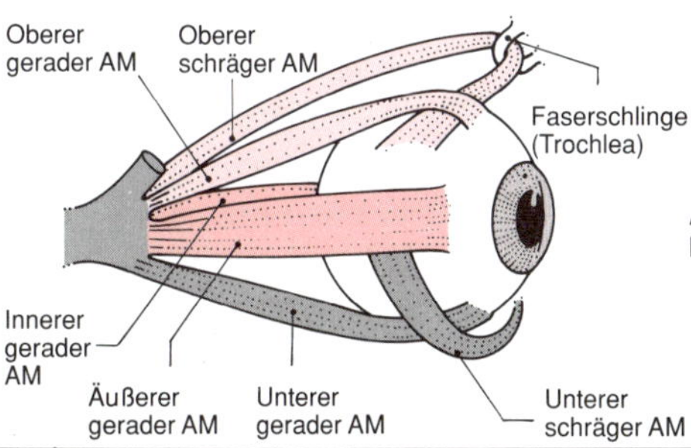

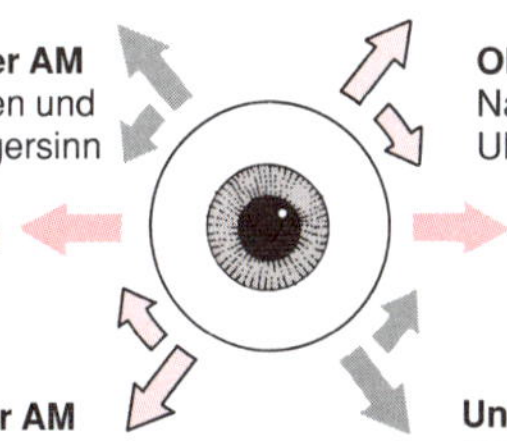

Unterer schräger AM
Nach oben, außen und im Gegenuhrzeigersinn

Oberer gerader AM
Nach oben, innen und im Uhrzeigersinn

Äußerer gerader AM
Nach außen

Innerer gerader AM
Nach innen

Oberer schräger AM
Nach unten, außen und im Uhrzeigersinn

Unterer gerader AM
Nach unten, innen und im Gegenuhrzeigersinn

V

sich gehäuft im Randbereich der Netzhaut befinden, reagieren hochempfindlich auf Licht, aber nicht auf Farben. Die für das Farbensehen zuständigen Zapfen liegen gehäuft in der Netzhautmitte (s. *Farbensehen*).

Die exakte Ausrichtung der beiden Augäpfel wird durch Impulse der motorischen Nerven, die die sechs (äußeren) Augenmuskeln jedes Auges versorgen, und zentral vom Gehirn aus gesteuert, wo Informationen aus verschiedenen Quellen miteinander verknüpft werden. Berücksichtigt werden dabei die Wahrnehmung der vom Auge kommenden Bilder, die Kopfhaltung, die Stellung der Augen in bezug auf den Kopf und die relative Stellung der Augen zueinander. Die exakte Ausrichtung beider Augen ermöglicht es dem Gehirn, die beiden getrennten, aber flächenhaften Bilder zu verschmelzen. Da jedes Auge Gegenstände aus einem anderen Blickwinkel sieht, erhält das Gehirn Informationen, die es als Angaben über räumliche Tiefe oder Anordnung interpretiert. Das dadurch ermöglichte dreidimensionale Sehen ist wichtig für das Abschätzen von Entfernungen.

Vitamin

Vitamine sind eine Gruppe komplexer, organischer Substanzen, die in geringen Mengen für das normale Funktionieren des Körpers lebenswichtig sind. Von wenigen Ausnahmen abgesehen (Niacin und Vitamin D), kann der Körper diese Stoffe nicht selbst erzeugen, sondern sie müssen ihm mit der Nahrung zugeführt werden.

Es gibt dreizehn Vitamine – die Vitamine A, C, D, E, K, B_{12} und die sieben zum *Vitamin-B-Komplex* zusammengefaßten V.e (Thiamin bzw. Vitamin B_1, Riboflavin bzw. Vitamin B_2, Niacin, Pyridoxin bzw. Vitamin B_6, Pantothensäure, Folsäure und Biotin bzw. Vitamin H). Jedes V. kommt in zahlreichen Nahrungsmitteln vor. Vitamin D wird außerdem in der Haut synthetisiert, wenn sie der Sonnenbestrahlung ausgesetzt ist; aus Tryptophan (einer *Aminosäure*) produziert der Körper Niacin.

Bei einer abwechslungsreichen Ernährung nimmt man auch ausreichende Mengen aller V.e zu sich, so daß auf V.präparate verzichtet werden kann. Unter bestimmten Umständen, beispielsweise bei kleinen Kindern oder Frauen, die schwanger sind oder stillen, oder bei Patienten, die gewisse *Lipidsenker*, welche die Resorption der V.e im Darm verringern, oder andere Mittel einnehmen, die die V.funktion stören, können von ärztlicher Seite *Vitaminpräparate* verordnet werden.

FORMEN

Eine Einteilung der V.e kann nach fettlöslichen und wasserlöslichen V.en vorgenommen werden.

Fettlösliche Vitamine

Die fettlöslichen V.e (A, D, E und K) gelangen mit Fetten aus dem Darm in das Blut und werden dann in Fettgeweben (hauptsächlich in der Leber) gespeichert. Sie werden normalerweise nicht mit dem Urin ausgeschieden.

Körperreserven einiger dieser V.e können unter Umständen jahrelang vorhalten, so daß eine tägliche Aufnahme meistens nicht unbedingt erforderlich ist. Tatsächlich kann eine übermäßige Aufnahme aus pharmazeutischen Produkten sogar schädlich sein, insbesondere wenn es sich um Vitamin D handelt. Ein Mangel an einem fettlöslichen V. ist meistens auf eine Störung, bei der die Resorption von Fetten im Darm beeinträchtigt ist (s. *Malabsorption*), oder auf eine lange dauernde schlechte oder einseitige Ernährung zurückzuführen.

Wasserlösliche Vitamine

Die wasserlöslichen V.e sind neben C und B_{12} die des Vitamin-B-Komplexes. Hiervon kann der Körper nur eine begrenzte Menge speichern, und der überschüssig aufgenommene Teil wird rasch mit dem Urin ausgeschieden. Deshalb ist eine regelmäßige Zufuhr lebenswichtig, um einem Mangel vorzubeugen. Eine Ausnahme bildet das Vitamin B_{12}, das in der Leber gespeichert wird. Solche Speicher reichen für einige Jahre.

Ein Mangel an wasserlöslichen V.en ist folglich wahrscheinlicher als ein Mangel an fettlöslichen. Nahrungsmittel, die wasserlösliche V.e enthalten, sollte man täglich zu sich nehmen. Da langes Kochen, Aufbewahren und Weiterverarbeiten dazu beiträgt, diese V.e zu schädigen, sind die besten V.quellen frische oder nur leicht gekochte Speisen.

Auch gefrorenes Obst und Gemüse kann eine gute Quelle für wasserlösliche V.e sein. Die Zufuhr sehr großer Mengen wasserlöslicher V.e hat in der Regel keine toxischen Auswirkungen, wenn auch über Nebenwirkungen sehr hoher Dosen von Vitamin C und Pyridoxin berichtet wurde.

FUNKTION

Die Rolle, die die V.e im Körper spielen, ist noch nicht ganz klar. Für die meisten V.e wurde festgestellt, daß sie einige wichtige Schlüsselrollen in einem oder mehreren Organsystemen oder bei verschiedenen Körperfunktionen haben und daß viele von ihnen an den Wirkungen der *Enzyme* (Substanzen, die chemische Umsetzungen im Körper fördern) beteiligt sind. (s.a. unter den einzelnen Vitaminen).

Vitamin A

Fettlösliches *Vitamin* ist von essentieller Bedeutung für normales Wachstum, Bildung von Knochen und Zähnen, für die Zellstruktur und das Sehen bei Nacht sowie auch zum Schutz der Schleimhäute in den Atemwegen, dem Harn- und dem Verdauungstrakt vor Infektionen.

Vitamin A wird vom Körper in Form von Retinol absorbiert, das in Nahrungsmitteln tierischer Herkunft wie Leber, Fischleberölen, Eigelb und Milchprodukten und auch als Margarinezusatz vorhanden ist.

Auch *Karotin*, das vom Körper in Retinol umgewandelt wird, ist ein guter Vitamin-A-Lieferant. Carotin findet sich in grünem Gemüse, Tomaten und verschiedenen Obstsorten wie Orangen, Pflaumen und Pfirsichen. Besonders reichlich ist es in Karotten enthalten.

MANGEL

In Industrieländern ist Vitamin-A-Mangel selten. Meistens beruht er darauf, daß der Darm aufgrund einer *Malabsorption*, die durch eine Schädigung, *zystische Fibrose* oder Blockierung des Gallengangs verursacht sein kann, nicht imstande ist, genügend Vitamin aufzunehmen. Auch als Nebenwirkung einer langfristigen Behandlung mit bestimmten *Lipidsenkern* kann sich Vitamin-A-Mangel einstellen. In einigen Entwicklungsländern ist dieser Mangel durch das Zusammenwirken geringer Mengen von Retinol und Fett in der Nahrung weit verbreitet, wobei das Fett zum Absorbieren von Retinol und Carotin unentbehrlich ist.

Das erste Symptom eines Vitamin-A-Mangels ist Nachtblindheit (die Unfähigkeit, bei schwachem Licht zu sehen), gefolgt von Trockenheit und Entzündung der Augen, *Keratomalazie* (Hornhautschaden) und schließlich Blindheit. Es ist auch die Widerstandskraft gegen Infektionen herabgesetzt, die Haut wird trocken und rissig, und Kinder sind im Wachstum gehemmt.

Weltweit gibt es jedes Jahr eine halbe Million neuer Fälle von *Xerophthalmie* (Trockenheit des Auges aufgrund von Vitamin-A-Mangel); die Hälfte davon führt zu Erblindung.

ÜBERSCHUSS

Eine länger anhaltende, übermäßige Zufuhr von Vitamin A kann zur sog. Hypervitaminose A führen. Dazu kommt es meistens bei Einnahme zu großer Mengen selbstverordneter Vitaminpräparate.

Zu den Symptomen der Hypervitaminose A gehören Kopfschmerzen, Übelkeit, Appetitlosigkeit, Abschälen der Haut, Haarausfall und unregelmäßige Menstruation. In extremen Fällen sind Leber und Milz vergrößert. Überdosen

EMPFOHLENE TAGESZUFUHR AUSGEWÄHLTER VITAMINE

	1. - 6. Monat	7. - 12. Monat	1 - 3 Jahre	4 - 6 Jahre	7 - 10 Jahre	11 - 14 Jahre	15 - 18 Jahre	19 - 22 Jahre	23 - 50 Jahre	51 + Jahre	Schwangere	Stillende Mütter
Folsäure (µg)	30	45	100	200	300	400	400	400	400	400	400	100
Niacin (mg)	6,0	8,0	9,0	11	16	M 18 F 15	M 18 F 14	M 19 F 14	M 18 F 13	M 16 F 13	2,0	5,0
Pyridoxin (mg)	0,3	0,6	0,9	1,3	1,6	1,8	2,0	M 2,2 F 2,0	M 2,2 F 2,0	M 2,2 F 2,0	0,6	0,5
Riboflavin (mg)	0,4	0,6	0,8	1,0	1,4	M 1,6 F 1,3	M 1,7 F 1,3	M 1,7 F 1,3	M 1,6 F 1,2	M 1,4 F 1,2	0,3	0,5
Thiamin (mg)	0,3	0,5	0,7	0,9	1,2	M 1,4 F 1,1	M 1,4 F 1,1	M 1,5 F 1,1	M 1,4 F 1,0	M 1,2 F 1,0	0,4	0,5
Vitamin A (µg) 1*	420	400	400	500	700	M 1000 F 800	M 1000 F 800	M 1000 F 800	M 1000 F 800	M 1000 F 800	200	400
Vitamin B_{12} (µg)	0,5	1,5	2,0	2,5	3,0	3,0	3,0	3,0	3,0	3,0	1,0	1,0
Vitamin C (mg)	35	35	45	45	45	50	60	60	60	60	20	40
Vitamin D (µg) 2*	10	10	10	10	10	10	10	7,5	5,0	5,0	5,0	5,0
Vitamin E (mg) 3*	3,0	4,0	5,0	6,0	7,0	8,0	M 10 F 8,0	M 10 F 8,0	M 10 F 8,0	M 10 F 8,0	2,0	3,0

1* Tagesrate in µg Retinol (einer Form von Vitamin A). 1 µg Retinol (eine als Retinol-Äquivalent [RÄ] bezeichnete Einheit) entspricht 6 µg Beta-Carotin (einer anderen Form von Vitamin A).

2* Tagesrate in µg Cholecalciferol (eine der Formen von Vitamin D). 10 µg Cholecalciferol entsprechen 400 internationalen Einheiten (IE) Vitamin D.

3* Tagesrate in mg Alphatocopherol (eine der Formen von Vitamin E). 1 mg Alphatocopherol entspricht 1 Alphatocopherol-Äquivalent (1 alpha-TÄ).

Vitaminbedarf
In der obigen Tabelle sind die empfohlenen Tagesdosen für diejenigen Vitamine angegeben, für die Mengen festgelegt wurden. Wo sich die Mengen für Männer und Frauen unterscheiden, ist dies durch M und F kenntlich gemacht.

Einheiten
mg = Milligramm (Tausendstel Gramm)
µg = Mikrogramm (Millionstel Gramm).

während der Schwangerschaft können Geburtsschäden zur Folge haben. Bei Säuglingen kann es zu Schädelverformungen kommen, die aber bei korrigierter Ernährung wieder zurückgehen.

Übermäßiger Genuß von Karotten kann eine harmlose orangefarbene Färbung der Haut verursachen, die als Karotinikterus bezeichnet wird und sich mit entsprechender Diät wieder zurückbildet.

MEDIZINISCHE ANWENDUNGEN

Verschiedene, dem Retinol chemisch verwandte Stoffe, die als Retinoide bezeichnet werden, sind in neuerer Zeit daraufhin untersucht worden, ob sie das Wachstum von bestimmten Tumorarten hemmen können. Die Ergebnisse sind aber bisher widersprüchlich.

Das Medikament *Tretinoin* (von Vitamin A abgeleitet) eignet sich zur Behandlung schwerer *Akne*.

Vitamin B

s. *Vitamin B_{12}; Vitamin-B-Komplex*

Vitamin B_{12}

Auch bekannt als Cyanocobalamin, spielt eine lebenswichtige Rolle bei der Aktivität verschiedener *Enzyme* (chemische Umsetzungen im Körper fördernde Stoffe). Vitamin B_{12} fördert die Herstellung von Erbmaterial in den Zellen, die Produktion der roten Blutkörperchen im Knochenmark, die Verwertung von Folsäure (einem Bestandteil des *Vitamin-B-Komplexes*) und von Kohlenhydraten in der Nahrung sowie das Funktionieren des Nervensystems.

Unter den Nahrungsmitteln sind Leber, Nieren, Huhn, Rindfleisch, Schweinefleisch, Fisch, Eier und Milchprodukte reich an Vitamin B_{12}.

MANGEL UND ÜBERSCHUSS

Eine ausgewogene Ernährung enthält genügend Vitamin B_{12}. Ein Mangel daran beruht fast immer auf der Unfähigkeit des Darms, das Vitamin zu absorbieren, und zwar meistens wegen einer perniziösen Anämie (s. *Anämie, megaloblastische*). Weniger häufig kann der Mangel durch eine *Gastrektomie* (teilweise oder totale Magenresektion), eine *Malabsorption* aufgrund von Darmerkrankungen oder durch das Einhalten einer streng vegetarischen Diät (bei der alle tierischen Produkte ausgeschlossen sind) verursacht sein.

Die hauptsächlichen Auswirkungen des Vitamin-B_{12}-Mangels sind die bereits genannte megaloblastische Anämie, wunde Stellen im Mund und an der Zunge und durch Rückenmarksschäden verursachte Symptome wie Taubheit und "Ameisenlaufen" in den Gliedmaßen. Es kann auch zu Depressionen und Gedächtnisschwund kommen.

Es ist nicht bekannt, daß eine übermäßig starke Aufnahme von Vitamin B_{12} schädliche Folgen haben könnte.

Vitamin-B-Komplex

Gruppe von *Vitaminen*, die Thiamin (Vitamin B_1), Riboflavin (Vitamin B_2), Niacin, Pantothensäure, Pyridoxin (Vitamin B_6), Biotin (Vitamin H) sowie Folsäure umfaßt. *Vitamin B_{12}* wird eigens abgehandelt.

THIAMIN

Dieses Vitamin spielt eine wesentliche Rolle bei den Aktivitäten verschiedener *Enzyme* (Stoffe, die die chemischen Umsetzungen im Körper fördern) für die Verwertung von *Kohlenhydraten* und somit für alle Funktionen von Nerven, Muskeln und Herz.

Zu den besten Thiaminlieferanten gehören Weizenkeime, Kleie, Vollkorn oder angereicherte Getreide, Vollkornbrot, Naturreis, Nudeln, Leber, Nieren, Schweinefleisch, Bohnen, Nüsse und Eier.

Mangelerscheinungen treten gelegentlich bei folgenden Personengruppen auf: ältere Menschen mit unzureichender, aber reichlich Zucker und Weizenmehl enthaltender Ernährung; *Hyperthyreose*-Patienten (d.h. mit Schilddrüsenüberfunktion; Menschen, die an *Malabsorption* leiden; und stark abhängige Alkoholiker. Dieser Vitaminmangel kann auch nach schwerer Erkrankung, einer großen Operation oder einer ernsten Verletzung auftreten.

Bei einer milden Form des Vitaminmangels kann es zu Müdigkeit, Reizbarkeit, Appetitlosigkeit und Schlafstörungen kommen. Schwerer Mangel kann Bauchschmerzen, Verstopfung, Depressionen, eine Beeinträchtigung des Gedächtnisses und *Beriberi* (eine tödliche Krankheit) verursachen; bei chronischen Alkoholikern kann sich das *Wernicke-Korsakow-Syndrom* entwickeln.

Es ist nicht bekannt, daß eine übermäßige Aufnahme von Thiamin schädliche Folgen haben könnte.

RIBOFLAVIN

Riboflavin spielt eine wesentliche Rolle bei den Aktivitäten der verschiedenen Enzyme, die am Abbau und der Verwertung von Kohlenhydraten, Fetten und Eiweißen, bei der Erzeugung von Energie in den Zellen, der Verwertung weiterer B-Vitamine sowie der Hormonerzeugung durch die Nebennieren beteiligt sind.

Riboflavin ist in Leber und Milch, aber auch in Eiern, Vollkorn und Brauerhefe enthalten.

Zu Mangelerscheinungen neigen Menschen, die phenothiazinhaltige *Neuroleptika*, trizyklische *Antidepressiva* oder östrogenhaltige *orale Kontrazeptiva* einnehmen, an Absorptionsstörungen (*Malabsorption*) oder starker Alkoholabhängigkeit leiden. Riboflavinmangel kann auch nach schwerer Erkrankung, einer großen Operation oder einer ernsten Verletzung auftreten.

Bei anhaltendem Riboflavinmangel können die Lippen spröde und die Mundwinkel sowie die Zunge wund werden, es können auch Störungen an den Augen, wie *Amblyopie* (Schwachsichtigkeit) und *Photophobie* (übermäßige Empfindlichkeit gegen helles Licht) auftreten.

Es ist nicht bekannt, daß eine übermäßig starke Aufnahme von Riboflavin schädliche Folgen haben könnte.

NIACIN

Es besteht aus Nikotinsäure und Nikotinamid und hat keine eigene Vitaminnummer. Niacin spielt eine wesentliche Rolle bei den Aktivitäten verschiedener Enzyme, die am Kohlenhydrat- und Fettstoffwechsel beteiligt sind, sowie für das Funktionieren des Nerven- und des Verdauungssystems, die Erzeugung der Geschlechtshormone und Gesunderhaltung der Haut.

Zu den Hauptquellen von Niacin in der Nahrung gehören Leber, mageres Fleisch, Geflügel, Fisch, Nüsse, getrocknete Bohnen. Niacin ist in Getreide in einer chemisch gebundenen Form vorhanden, die vom Körper nicht absorbiert wird; es wird zum Teil freigesetzt und verfügbar gemacht, wenn das Getreide gebacken wird.

VITAMINE UND DEREN WICHTIGSTE VORKOMMEN IN DER NAHRUNG

Fettlöslich	Gute Quellen
Vitamin A	Leber; Fischlebertran; Eigelb; Milch und Milchprodukte; Margarine; verschiedenes Obst und Gemüse (z.B. Apfelsinen und Karotten)
Vitamin D	Dorschlebertran, ölhaltiger Fisch (z.B. Sardinen, Hering, Lachs und Thunfisch); Leber; Eigelb; Margarine
Vitamin E	Pflanzenöle (z.B. Mais-, Sojabohnen-, Oliven- und Sonnenblumenöl); Nüsse; Fleisch; grünes Blattgemüse; Getreide; Weizenkeime; Eigelb
Vitamin K	Grünes Blattgemüse (vor allem Kohl, Brokkoli und Rübenkraut); Pflanzenöle; Eigelb; Käse; Schweinefleisch; Leber
Wasserlöslich	
Niacin	Leber; mageres Fleisch; Geflügel; Fisch; Nüsse, getrocknete Hülsenfrüchte; angereichertes Getreide; Brot; Weizenkeime; Kartoffeln
Thiamin (Vitamin B_1)	Weizenkeime; Kleie; Vollkorn oder angereichertes Getreide; Vollkornbrot; Naturreis; Nudeln; Leber, Nieren; Schweinefleisch; Fisch; Bohnen; Nüsse; Eier
Riboflavin (Vitamin B_2)	Hefe; Leber; Nieren; Milch; Käse; Eier; Vollkorn; angereichertes Getreide; Weizenkeime
Pantothensäure	Leber; Herz; Nieren; Fisch; Eigelb; Weizenkeime; die meisten Gemüse; die meisten Getreide
Pyridoxin (Vitamin B_6)	Leber; Huhn; Schweinefleisch; Fisch; Vollkorn; Weizenkeime; Bananen; Kartoffeln; Hülsenfrüchte
Biotin (Vitamin H)	Leber; Erdnüsse; Trockenbohnen; Eigelb, Pilze; Bananen; Pampelmusen (Grapefruit); Wassermelonen
Folsäure	grünes Blattgemüse; Pilze; Leber; Nüsse; Trockenbohnen; Erbsen; Eigelb; Vollkornbrot
Vitamin B_{12} (Cyanocobalamin)	Leber; Nieren; Huhn; Rindfleisch; Schweinefleisch; Fisch, Eier; Milch; Käse; angereichertes Getreide
Vitamin C	Zitrusfrüchte; Tomaten; grünes Blattgemüse; Kartoffeln; grüne Paprikaschoten; Erdbeeren; schwarze Johannisbeeren

Vitaminbedarf

Mit einer abwechslungsreichen Ernährung wird gewöhnlich der gesamte Vitaminbedarf gedeckt. Bei Vegetariern (die keine tierischen Produkte essen) kann Mangel an Vitamin B_{12} und Vitamin D bestehen; diese Vitamine können durch Vitaminpräparate oder, im Fall von Vitamin D, durch ausreichende Sonneneinstrahlung gewonnen werden.

V

Niacin kann im Körper aus Tryptophan (einer in Eiweißen vorhandenen *Aminosäure*) gebildet werden.

Die meisten Fälle von Niacinmangel gehen auf Resorptionsstörungen oder starke Alkoholabhängigkeit zurück. Bei anhaltendem Niacinmangel kommt es zu *Pellagra*, einer Erkrankung, zu deren Hauptsymptomen Rauheit und Aufplatzen der Haut, Entzündungen im Mund und an der Zunge und geistige Störungen gehören; Pellagra kann tödlich sein.

Es ist nicht bekannt, daß eine übermäßig starke Aufnahme von Niacin schädliche Folgen haben könnte.

PANTOTHENSÄURE

Dieses Vitamin spielt eine wesentliche Rolle bei den Aktivitäten verschiedener Enzyme, die am Kohlenhydrat- und Fettstoffwechsel beteiligt sind, bei der Produktion von Kortikosteroiden und Geschlechtshormonen, der Verwertung weiterer Vitamine, dem Funktionieren des Nervensystems und der Nebennieren sowie normalem Wachstum und normaler Entwicklung.

Pantothensäure ist in fast allen Gemüsen, Getreiden und tierischen Nahrungsmitteln vorhanden. Besonders reichlich kommt es in Leber, Herz, Nieren, Fisch, Eigelb und Weizenkeimen vor.

Ernährungsbedingter Mangel kommt fast nie vor; zu Mangelerscheinungen kommt es gewöhnlich nur bei Resorptionsstörungen oder starker Alkoholabhängigkeit. Manchmal stellt sich ein Mangel auch nach schwerer Erkrankung, einer großen Operation oder einer ernsten Verletzung ein. Die wichtigsten Auswirkungen dieses Vitaminmangels sind Müdigkeit, Kopfschmerzen, Übelkeit, Bauchschmerzen, Taubheitsgefühl und Kribbeln, Muskelkrämpfe und Anfälligkeit für Infektionen der Atemwege. In schweren Fällen kann sich ein *peptisches Geschwür* entwickeln.

Es ist nicht bekannt, daß eine übermäßig starke Aufnahme von Pantothensäure schädliche Folgen haben könnte.

PYRIDOXIN

Dieses Vitamin spielt eine wesentliche Rolle bei den Aktivitäten verschiedener Enzyme und Hormone, die am Abbau und der Verwertung von Kohlenhydraten, Fetten und Eiweißen beteiligt sind, bei der Bildung von roten Blutkörperchen und von Antikörpern sowie für das Funktionieren des Verdauungs- und Nervensystems und der Gesunderhaltung der Haut.

Reichlich Pyridoxin liefern Leber, Huhn, Schweinefleisch, Fisch, Vollkorn, Weizenkeime, Bananen, Kartoffeln und getrocknete Bohnen. Pyridoxin wird in geringen Mengen auch von Darmbakterien synthetisiert. Ältere Menschen mit schlechter Ernährung, Menschen mit Resorptionsstörungen oder mit starker Alkoholabhängigkeit sowie mit bestimmten Medikamenten (einschließlich *Penicillamin* und *Isoniazid*) behandelte Personen gehören zu den Gruppen, die zu Mangelerscheinungen neigen.

Pyridoxinmangel kann Schwäche, Reizbarkeit, Depressionen, Hauterkrankungen, Entzündungen von Mund und Zunge, aufgesprungene Lippen, Anämie und bei Kleinkindern auch Anfälle hervorrufen.

Eine übermäßige Aufnahme von Pyridoxin – das 100- oder mehrfache der normalen Tagesmenge – soll *Neuritis* verursachen. Dosen von 50 bis 100 mg pro Tag können unter Umständen die Symptome des prämenstruellen Syndroms abschwächen.

BIOTIN

Biotin hat wesentliche Bedeutung für die Aktivitäten verschiedener Enzyme beim Abbau der Fettsäuren und Kohlenhydrate sowie für das Ausscheiden der beim Eiweißabbau entstehenden Abfallstoffe.

Biotin ist in vielen Nahrungsmitteln enthalten. Besonders reich an Biotin sind Leber, Erdnüsse, getrocknete Bohnen, Eigelb, Pilze, Bananen, Grapefruits und Wassermelonen. Außerdem wird Biotin von den im Darm vorhandenen Bakterien erzeugt.

Ein Mangel kann während einer Langzeitbehandlung mit *Antibiotika* oder *Sulfonamiden* auftreten. Er kann sich auch bei dauerndem, hohem Konsum von rohem Eiweiß einstellen – es enthält nämlich einen Stoff, der die Absorption von Biotin im Darm stört. Ansonsten konnte kein ernährungsbedingter Mangel festgestellt werden. Zu den Hauptsymptomen des Biotinmangels gehören Schwäche, Müdigkeit, Appetitlosigkeit, Haarausfall, Depressionen, Entzündungen der Zunge sowie Ekzeme.

Es ist nicht bekannt, daß eine übermäßige Aufnahme von Biotin schädliche Folgen haben könnte.

FOLSÄURE

Dieses Vitamin spielt eine lebenswichtige Rolle in der Aktivität verschiedener Enzyme, die an der Produktion von *Nukleinsäuren* (dem genetischen Material der Zellen) beteiligt sind, und ist folglich für das Wachstum und die Reproduktion, die Erzeugung roter Blutkörperchen sowie das gesunde Funktionieren des Nervensystems wesentlich.

Zu den wichtigsten Vorkommen von Folsäure in der Nahrung gehören grüne Blattgemüse, Pilze, Leber, Nüsse, getrocknete Bohnen, Erbsen, Eigelb und Vollkornbrot.

Eine abwechslungsreiche Ernährung, die genügend frisches Gemüse und Obst enthält, stellt dem Körper für seinen Bedarf gewöhnlich genug Folsäure zur Verfügung. Ein schwacher Mangel an Folsäure kommt ziemlich häufig vor, läßt sich aber meistens durch erhöhte tägliche Zufuhr von folsäurehaltigen Nahrungsmitteln ausgleichen. Zu stärkerem Mangel kann es in der Schwangerschaft oder beim Stillen kommen, bei Frühgeborenen oder Untergewichtigen, bei Menschen in *Dialyse*behandlung oder mit bestimmten Blutkrankheiten, *Psoriasis*, Resorptionsstörungen oder im Fall starker Alkoholabhängigkeit, auch bei Einnahme bestimmter Medikamente, einschließlich Mitteln gegen Krämpfe (*Antikonvulsiva*), gegen Malaria, von östrogenhaltigen oralen Kontrazeptiva, einigen *Analgetika* (Schmerzmitteln), *Kortikosteroiden* und Sulfonamiden.

Folsäuremangel wirkt sich hauptsächlich in Form von Anämie, Wundstellen um den Mund, einer wunden Zunge und bei Kindern als Wachstumsmangel aus.

Es wird davon abgeraten, große Mengen von Folsäure zu sich zu nehmen, denn dadurch könnte ein Vitamin-B_{12}-Mangel verdeckt werden.

Vitamin-B-Mangel

s. *Beriberi*

Vitamin C

Ascorbinsäure; spielt eine wesentliche Rolle bei den Aktivitäten verschiedener *Enzyme* (chemische Umsetzungen im Körper fördernde Substanzen). Wichtig ist Vitamin C für das Wachstum und die Gesunderhaltung der Knochen, Zähne, des Zahnfleisches, der Sehnen und Blutgefäße, aber auch für die Bildung bestimmter *Neurotransmitter* (chemischer Stoffe, die für die Übertragung von Nervenimpulsen zwischen Nervenzellen verantwortlich sind) und der Hormone der Nebennieren. Ferner spielt es eine bedeutende Rolle bei der Anwort des *Immunsystems* auf Infektionen, bei der Wundheilung und der Absorption von *Eisen*.

Vitamin C kommt in Früchten und Gemüsen vor; besonders viel enthalten Zitrusfrüchte, Tomaten, grüne Blattgemüse, Kartoffeln, grüne Paprikaschoten, Erdbeeren und schwarze Johannisbeeren. Beim Verarbeiten, Kochen oder Warmhalten von Speisen gehen beträchtliche Mengen an Vitamin C verloren.

MANGEL

Ernährungsbedingter Mangel kommt selten vor. Geringfügig kann er sich als Folge einer ernsten Verletzung oder Verbrennung, einer großen Operation, der Einnahme *oraler Kontrazeptiva*, bei Fieber oder dem ständigem Einatmen von Kohlenmonoxid (Bestandteil von Tabakrauch undAuspuffgasen) einstellen. Ein stärkerer Mangel ist meistens die Folge einer sehr eingeschränkten Diät.

Geringer Vitamin-C-Mangel kann Schwäche, allgemeine Schmerzen und Beschwerden, geschwollenes Zahnfleisch und *Nasenbluten* verursachen. Starker Mangel führt zu *Skorbut* und *Anämie*.

ÜBERSCHUSS

Manche Leute nehmen große Mengen Vitamin C in der Meinung ein, daß damit eine banale Erkältung zu vermeiden sei. Es gibt aber keinen überzeugenden Beweis für diese Annahme. Eine übermäßige Zufuhr von Vitamin C ist meistens nicht schädlich, es sei denn, die tägliche Dosis beträgt mehr als etwa 1 Gramm. Dann können Übelkeit, Magenkrämpfe, Durchfall und manchmal sogar Nierensteine die Folge sein.

Vitamin D

Allgemeine Bezeichnung einer Gruppe verwandter Stoffe – einschließlich Ergocalciferol (Vitamin D_2) und Colecalciferol (Vitamin D_3) –, die mehrere lebenswichtige Funktionen im Körper erfüllen. So hilft Vitamin D das *Kalzium-* und *Phosphat*gleichgewicht zu regeln, die Absorption von Kalzium aus dem Darm zu unterstützen und ist für starke Knochen und Zähne verantwortlich.

Gute Quellen von Vitamin D sind ölhaltiger Fisch (Sardinen, Hering, Lachs, Thunfisch), aber auch Leber und Eigelb. Der Margarine wird Vitamin D zugesetzt. Im Körper wird Vitamin D durch die ultraviolette Sonnenlichtbestrahlung einer chemischen Substanz in der Haut gebildet.

MANGEL

Bei Menschen mit schlechter Ernährung oder ohne Sonnenlicht (etwa Nachtarbeitern), bei Frühgeborenen und bei Dunkelhäutigen, die, besonders wenn sie in nebelreichen Stadtgebieten wohnen, nicht genügend UV-Strahlen aufnehmen, kann ein Mangel an Vitamin D auftreten.

Aber auch bei einigen Erkrankungen kommt es zu Mangelerscheinungen, und zwar meistens, wenn die Darmresorption dieses Vitamins gestört ist (s. *Malabsorption*). Weitere Ursachen sind Leber- und Nierenerkrankungen sowie einige genetische Defekte. Langanhaltende Einnahme bestimmter Medikamente, wie *Phenytoin* (ein Antikonvulsivum) kann auch zu Vitamin-D-Mangel führen.

Bei kleinen Kindern führt Vitamin-D-Mangel zu *Rachitis* (einem Zustand, bei dem die Knochenbildung beeinträchtigt ist). Langfristiger Mangel bei Erwachsenen ruft *Osteomalazie* hervor (Rachitis der Erwachsenen, bei der die Knochen Kalzium verlieren und sehr brüchig werden) hervor.

ÜBERSCHUSS

Eine übermäßige Zufuhr von Vitamin D stört das Gleichgewicht zwischen Kalzium und Phosphat im Körper und führt außerdem zu *Hyperkalzämie* (einem abnorm hohen Kalziumspiegel im Blut). Zu den Symptomen gesteigerter Aufnahme von Vitamin D gehören Schwäche, ungewöhnlicher Durst, verstärktes Wasserlassen, Magen-Darm-Störungen und Depressionen. Ein Vitamin-D-Überschuß kann außerdem abnorme Kalziumablagerungen im Bindegewebe, den Nieren und Blutgefäßwänden verursachen. Bei Kindern kann es zu verlangsamtem Wachstum kommen.

Vitamin E

Sammelbegriff für eine Gruppe von Stoffen – deren wichtigster Alpha-Tocopherol ist –, die im Körper mehrere Funktionen erfüllen, hauptsächlich aber die Fette vor Oxidation schützen.

Vitamin E ist von essentieller Bedeutung für die normale Zellstruktur, für die Aufrechterhaltung der Tätigkeit verschiedener *Enzyme* (Stoffe, die chemische Umsetzungen im Körper fördern) und für die roten Blutkörperchen. Ferner schützt dieses Vitamin die Lungen und sonstige Gewebe vor Beschädigungen durch Luftverschmutzung und verhindert, daß rote Blutkörperchen durch im Blut enthaltene Gifte zerstört werden. Man glaubt auch, daß es das Altern der Zellen verlangsamt.

Vitamin E kommt in der Nahrung hauptsächlich in Pflanzenölen, Nüssen, Fleisch, grünen Blattgemüsen, Getreide, Weizenkeimen und Eigelb vor.

MANGEL

Ernährungsbedingter Mangel ist selten; Mangelerscheinungen stellen sich in der Regel nur aufgrund beeinträchtigter Darmresorption (s. *Malabsorption*), bei bestimmten Lebererkrankungen und bei Frühgeborenen ein.

Bei Vitamin-E-Mangel werden die roten Blutkörperchen zerstört, was manchmal zu *Anämie* führt; kleine Kinder neigen zu Reizbarkeit und Ödemen (Flüssigkeitsansammlung im Körpergewebe).

ÜBERSCHUSS

Eine über längere Zeit fortgesetzte übermäßige Aufnahme von Vitamin E kann Bauchschmerzen, Übelkeit mit Erbrechen sowie Durchfall verursachen. Außerdem kann dadurch die Darmresorption von Vitamin A, D und K herabgesetzt werden, was in schweren Fällen wiederum zu Mangel an diesen Vitaminen führen kann.

Vitamin K

Zur Bildung von Blutgerinnungsfaktoren in der Leber benötigtes Vitamin.

Hauptlieferanten von Vitamin K sind grüne Blattgemüse (besonders Kohl, Brokkoli und das Blattwerk von Rüben), pflanzliche Öle, Eigelb, Käse, Schweinefleisch und Leber. Auch im Darm lebende Bakterien erzeugen Vitamin K.

MANGEL UND ÜBERSCHUSS

Ernährungsbedingter Mangel kommt selten vor. Bei Menschen, die an *Malabsorption*, an bestimmten Lebererkrankungen oder chronischer Diarrhoe leiden oder bei denen die Resorption im Darm gestört ist, kann sich ein Mangel entwickeln. Das gilt auch bei Langzeitbehandlung mit *Antibiotika* (die die Darmbakterien zerstören). Da Neugeborene keine Bakterien im Darm haben, die Vitamin K erzeugen, erhalten sie routinemäßig entsprechende Vitaminpräparate, um einem Mangel vorzubeugen.

Die Blutgerinnungsfähigkeit ist bei Vitamin-K-Mangel herabgesetzt. Deshalb kann es zu Nasenbluten, Zahnfleischbluten, dem Austritt von Blut aus Wunden sowie zu Blutungen aus dem Darm und den Harnwegen kommen. In seltenen, sehr schweren Fällen ist eine Hirnblutung möglich.

Es ist nicht bekannt, daß eine übermäßig starke Aufnahme von Vitamin K schädliche Folgen haben könnte.

Vitaminmangel

s. *Avitaminose*

Vitaminpräparate

Gruppe von diätetischen Erzeugnissen, die ein oder mehrere *Vitamine* enthalten.

Die meisten von uns brauchen normalerweise keine V. (s. *Ernährung*). Wenn man sich vielseitig ernährt, werden dem Körper angemessene Mengen aller Vitamine zugeführt. Übermäßige Mengen einiger Vitamine (insbesondere A und D) können manchmal sogar schädlich sein.

MEDIZINISCHE ANWENDUNG

V. werden zur Behandlung eines diagnostizierten Vitaminmangels, zur Vorbeugung von Vitaminmangel bei dafür anfälligen Personen sowie zur Behandlung gewisser innerer Krankheiten herangezogen.

In Industrieländern stellt sich Vitaminmangel meistens bei Menschen ein, die sich schlecht ernähren, beispielsweise weil sie stark alkoholabhängig oder medikamentensüchtig sind, weil sie ein geringes Einkommen haben oder zu alt sind, um richtig zu essen. Auch streng vegetarische Ernährung (bei der alle tierischen Produkte ausgeschlossen sind) kann manchmal zu Vitaminmangel führen. Weitere Ursachen für Vitaminmangel sind *Malabsorption*, *Leber-* und *Nieren*erkrankungen und Abmagerungskuren.

Vitaminpräparate werden auch als Prophylaxe gegeben, um in Zeiten erhöhten Bedarfs, wie in der Schwangerschaft, beim Stillen und im Säuglingsalter, einem Mangel vorzubeugen. Sie werden ferner Menschen verordnet, die bestimmte Medikamente einnehmen, durch die die Resorption der Vitamine beinträchtigt werden kann, oder die an einer schweren Krankheit oder Verletzung leiden oder eine große Operation hinter sich haben. Bei intravenöser Ernährung oder Ernährung über eine Magensonde (s. *Ernährung, künstliche*) brauchen die Patienten wahrscheinlich gleichfalls Vitaminpräparate.

Auf manche Vitamine wird zur Behandlung von Zuständen zurückgegriffen, die keine speziellen Mangelerscheinungen sind. So dient beispielsweise Vitamin D zur Behandlung von *Osteoporose*, und Vitamin-A-Derivate werden bei starker *Akne* verschrieben.

Vitiligo

Häufig anzutreffende Störung der Haut*pigmentierung*, bei der ganze Flecken der Haut ihre Färbung verlieren. Weiße Hautflecken ohne Pigment sind besonders auffällig bei dunkelhäutigen Menschen; sie treten meistens im Gesicht, an den Händen, unter den Achseln und in der Leistengegend auf. Die betroffenen Hautpartien sind verstärkt empfindlich gegen Sonnenlicht.

Vermutlich ist V. eine *Autoimmunkrankheit*, die durch das Fehlen von Melanozyten, den für das Ausscheiden des Hautpigments *Melanin* verantwortlichen Zellen, hervorgerufen wird. Die Krankheit kann in jedem Alter einsetzen, entwickelt sich aber gewöhnlich im frühen Erwachsenenalter. In etwa 30 Prozent der Fälle setzt eine spontane Repigmentierung ein.

THERAPIE

Von Vitiligo befallene Flächen können mit Make-up verdeckt werden; bei schwacher Ausprägung ist unter Umständen keine weitere Behandlung erforderlich. In mehr als 50 Prozent der Fälle wird eine deutliche Neupigmentierung mittels *Phototherapie* unter Anwendung von *PUVA* erreicht; dafür sind allerdings zahlreiche Behandlungen nötig. Auch Cremes, die *Kortikosteroide* enthalten, können hilfreich sein.

Wenn die Vitiligo-Flecken stark ausgebreitet sind, können chemische Substanzen benutzt werden, um aus den verbliebenen Flächen normaler Haut das Pigment zu entfernen.

Vivisektion

Durchführen eines chirurgischen Eingriffs an einem lebenden Tier, insbesondere für Forschungszwecke. (S.a. *Tierversuche*)

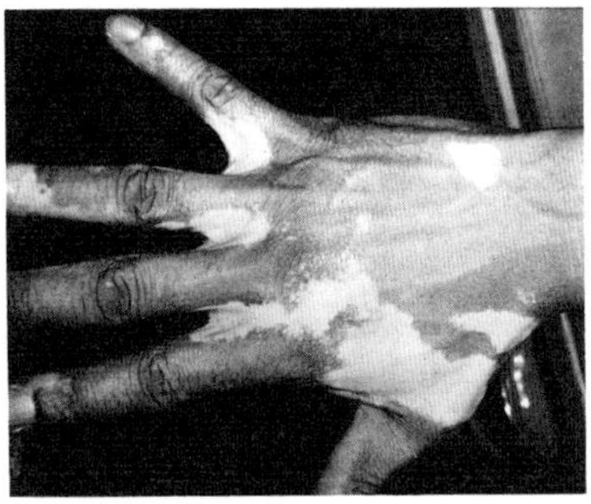

Von Vitiligo befallene rechte Hand
Pigmentverlust ist die einzige auftretende Hautveränderung. Abhilfe schafft in der Regel das Abdecken der weißen Flecken mit kosmetischen Präparaten.

Vogelgesicht

s. *fliehendes Kinn*

Volkmann-Kontraktur

Lähmung mit unwillkürlicher Dauerverkürzung von Unterarmmuskeln infolge einer Mangeldurchblutung (Ischämie).

URSACHEN

Die Mangeldurchblutung in den Unterarmmuskeln kann von einer Schädigung der Armarterie durch eine verschobene Humerusfraktur (s. *Oberarmbruch*) oder eine *Ellenbogen*verrenkung verursacht sein. Ischämie kann auch auf eine Unterarmverletzung folgen, bei der ein *Ödem* (Ansammlung von Flüssigkeit im Gewebe) entsteht, das zum Anschwellen des Gewebes und Abquetschen von Blutgefäßen führt (sog. Kompartmentsyndrom).

SYMPTOME

Anfangs werden die Finger kalt, taub und weiß oder blau. Die Fingerbewegungen sind schwach und schmerzhaft, und am Handgelenk ist der Puls nicht zu fühlen. Wenn nicht innerhalb von Stunden mit der Therapie begonnen wird, entwickelt sich die charakteristische starre Beugestellung in den Hand- und Fingergelenken.

THERAPIE

Zunächst werden unter Vollnarkose möglicherweise verschobene Knochen in die richtige Lage zurückgebracht. Wenn sich die Blutströmung zur betroffenen Hand nicht bessert, wird eine Operation vorgenommen, bei der die Gewebe im Unterarm aufgeschnitten werden, um den Druck auf die darunterliegenden Muskeln abzuschwächen. Eine Arterienblokkierung kann durch Injektion eines *Vasodilatators* oder Aufschneiden der Arterie und Entfernen eines Teils der Auskleidung behoben werden. Gelegentlich wird ein Teil der beschädigten Arterie entfernt und durch ein Transplantat von einer Vene ersetzt.

Wenn eine ständige Deformität besteht, kann mit *Physiotherapie* die Funktion unter Umständen bis zu einem annehmbaren Grad wiederhergestellt werden. In schweren Fällen ist möglicherweise eine Operation erforderlich, um die Knochen im Unterarm zu verkürzen, beschädigte Muskeln herauszuschneiden und gesunde Muskeln aus einem anderen Teil des Unterarms zu transplantieren. Dieser Eingriff wird manchmal von einer *Arthrodese*, einer operativen Versteifung des Handgelenks, begleitet.

Volksheilmittel

Arznei oder Behandlungsart, deren Herstellung bzw. Anwendung auf volkstümlicher Überlieferung beruht. Als Beispiele seien das Besprechen von Warzen, das Tragen von Kupferarmbändern zur Rheumabehandlung und das Durchstechen der Ohrläppchen zur Verbesserung des Sehvermögens genannt. Gemeinsam ist diesen Mitteln, daß sie ihre Stütze in der jeweils örtlichen Überzeugung finden und nicht von Fachleuten angewandt werden. Im Gegensatz dazu werden die von einem Medizinmann angewandten diagnostischen Methoden und Heilpraktiken als traditionelle Medizin bezeichnet, während die von einem Chiropraktiker oder Homöopathen angewandten Verfahren als *alternative* oder komplementäre *Medizin* gelten.

Vollhautlappen

Chirurgische Technik, bei der ein Stück *Haut* samt dem darunterliegenden Gewebe, manchmal sogar einschließlich Muskel, zur Deckung auf eine Fläche verpflanzt wird, deren Haut und tiefere Gewebe durch Verletzung, Krankheit oder Operation verlorenging bzw. beschädigt wurde (s. Kasten S. 1110).

WARUM ES GEMACHT WIRD

Anders als bei der *Hautlappenplastik* behält der Vollhautlappen seine Blutversorgung dadurch, daß er entweder an einem Ende mit dem Spenderbereich verbunden bleibt (z.B. Verschiebeplastik) oder seine Blutgefäße mit denen des Implantationsortes verbunden werden. Aus diesem Grund eignet sich ein Vollhautlappen zum Bedecken eines Bereichs, dessen Blutzufuhr verlorenging, beispielsweise eines bloßliegenden Knochens oder einer freiliegenden Sehne, wo eine Hautlappenplastik keine geeignete Unterlage zum Anwachsen fände. Außerdem eignen sich für dieses Verfahren Bereiche, die eine dicke Schutzschicht erfordern (z.B. vorstehende Knochen, wie die Hüfte). Da beim V. weniger

WIE EIN VOLLHAUTLAPPEN BEWEGT WIRD

Ein Lappen, der Haut und darunter befindliches Gewebe umfaßt, kann zum Ersatz verlorenen Gewebes an eine neue Stelle verlegt werden. Wird dabei seine Blutversorgung aufrechterhalten, wächst der Lappen gut an.

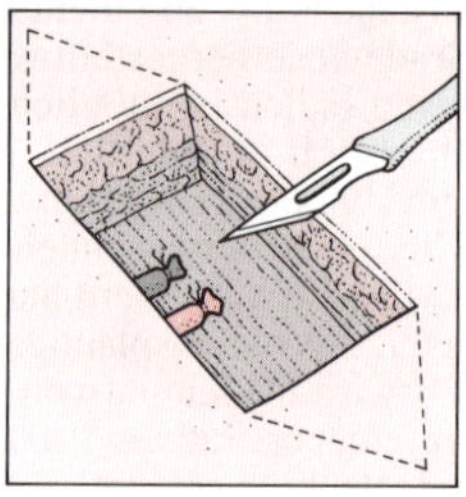

1 Die Spenderstelle braucht eine gute Blutversorgung, wenn auch Muskelgewebe mitentnommen werden soll.

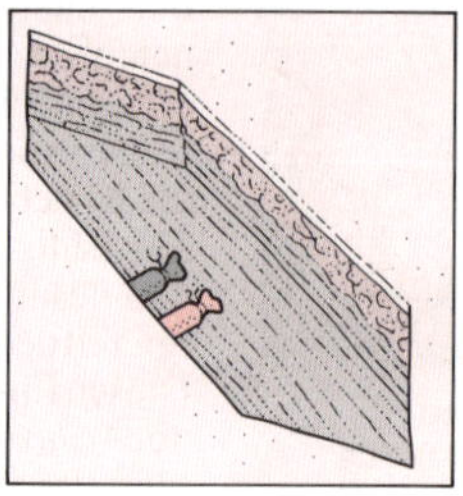

2 Die Schnittenden des Entnahmebereichs müssen spitz zulaufen, damit sie sich gut schließen.

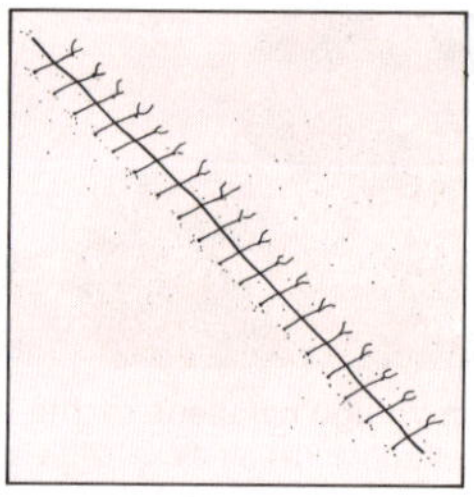

3 Die Haut muß unter Umständen unterschnitten und gelöst werden, ehe die Wunde vernäht wird.

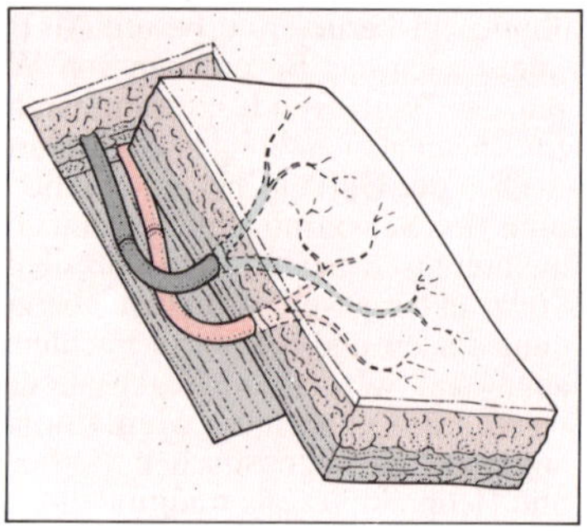

Am Transplantationsort muß eine Arterie und eine Vene von ausreichender Größe für den Anschluß der Blutgefäße im Vollhautlappen zur Verfügung stehen.

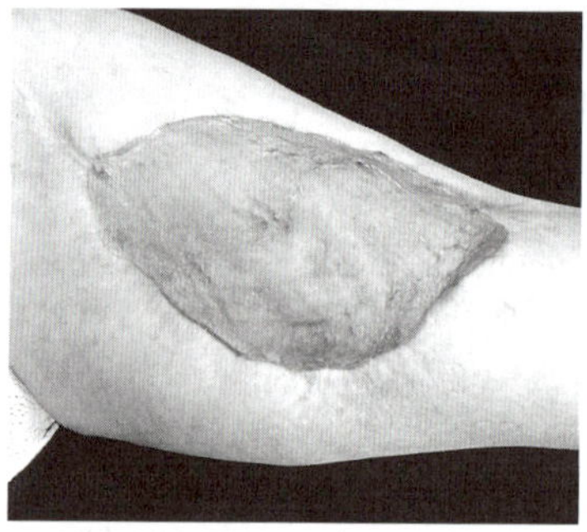

Vollhautlappen sind besonders geeignet für die Deckung von großflächigem Verlust tiefreichenden Gewebes. Die Ergebnisse sind meistens hervorragend.

Schrumpftendenz besteht als bei der Hautlappenplastik, verringert er die Spannung in vernarbten Gebieten. Ferner wird einem V. deshalb unter Umständen der Vorzug gegeben, weil er besser verheilt und die Ergebnisse vom kosmetischen Standpunkt aus besser sind.

SO WIRD ES GEMACHT

Wenn der zu deckende Bereich ziemlich klein ist und in der Nähe genügend Haut zur Verfügung steht, kann man den Vollhautlappen an einem Ende befestigt lassen und ihn dann an den Zielort schwenken. Andernfalls wird der V. aus einer anderen Körperregion entnommen und seine Gefäße am Transplantationsort durch mikrochirurgische Maßnahmen mit neuen Arterien und Venen verbunden. Der nach der Entnahme des V.s verbliebene Bereich wird mit Stichen oder, falls erforderlich, mit einer Hautlappenplastik geschlossen. (S.a. *Mikrochirurgie*)

Volvulus

Darmverschlingung; Verdrehung eines *Darm*abschnitts um seine Achse (z.B. Magen*torsion*); auch Verknotung zweier Schlingen. Ein V. ist ein ernstzunehmendes Ereignis, da es die Passage durch den Darm blockiert (s. *Darmverschluß*) und ein Abschnürungsrisiko mit sich bringt. Wenn eine solche Abschnürung eintritt, führt die Unterbindung der Blutzufuhr in dem betroffenen Bereich zu einer möglicherweise tödlichen *Gangrän*.

Die Symptome eines V. sind schwere *Kolik* mit anschließendem *Erbrechen*.

V. kann angeboren oder eine Folge von *Adhäsionen* (Verwachsungen) sein. Er kommt in Afrika und Asien häufiger vor als in Europa oder Nordamerika, möglicherweise wegen einer bestehenden Assoziation zwischen V. und einer sehr faserreichen Ernährung.

V. muß sofort behandelt werden; meistens ist ein chirurgischer Eingriff zu seiner Behebung nötig.

Vomitus

s. *Erbrechen*

Vorfall

(*F.* Prolaps) Komplette oder teilweise Verlagerung eines Organs oder Gewebes aus seiner normalen Position. Stellen, an denen es häufig zu einem Prolaps kommt, sind der Uterus (s. *Gebärmuttervorfall*) und die Bandscheiben (s. *Bandscheibenvorfall*).

Vorgetäuschte Krankheiten

Sammelbezeichnung für Krankheiten, bei denen der Betroffene Symptome aufweist, die denen echter Krankheiten täuschend ähnlich sind, jedoch vom Patienten selbst ausgedacht und erzeugt wurden und auch seiner Willenskontrolle unterliegen. Sie haben keine ersichtliche Ursache außer dem Wunsch, beachtet zu werden.

Die häufigste Form einer v.n K. ist das Münchhausen-Syndrom, das durch echte körperliche Symptome gekennzeichnet ist. Bei einer anderen Form, dem Ganser-Syndrom, treten psychische Symptome auf.

Die v.n K. sind zu unterscheiden von der Simulation, bei der jemand aus einem bestimmten Grund vorgibt, krank zu sein, etwa um nicht zur Arbeit gehen zu müssen oder eine Entschädigung zu beanspruchen.

Vorhaut

(*F.* Präputium) Lose Hautfalte, welche die Eichel (Glans penis) in nicht erregtem Zustand des Penis bedeckt und sich bei der Erektion zurückzieht. Auch der Kitzler wird von einer V. (Praeputium clitoridis) umgeben, die von den kleinen Schamlippen ausgeht.

Bei der Geburt des Knaben ist die V. an der Eichel angewachsen und löst sich allmählich in den ersten drei bis vier Lebensjahren von ihr. Man sollte nicht versuchen, die V. bei einem kleinen Jungen zurückzuziehen. Wenn sie sich auch nach dem fünften Lebensjahr noch nicht gelöst hat, ist das kein Grund, ärztlichen Rat einzuholen, außer wenn der Junge nicht normal urinieren kann oder häufig an Infektionen leidet (weil die Eichel nicht ordentlich gesäubert werden kann).

In einigen Gesellschaften wird die V. bei Neugeborenen routinemäßig entfernt; man nennt diesen Eingriff Beschneidung, *Umschneidung* (Zirkumzision). Sie wird in der Regel aus religiösen oder hygienischen Gründen vorgenommen. Eine Beschneidung kann in jedem beliebigen Alter als therapeutische Maßnahme bei Erkrankungen der V. durchgeführt werden.

ERKRANKUNGEN

Bei der *Phimose* bleibt die V. auch nach dem fünften Lebensjahr noch immer eng gespannt, was das Urinieren erschwert und die V. sich ballonartig aufblähen läßt. Es kann zu wiederholter *Balanitis* (Infektion und Entzündung der Eichel und

Vorhaut) kommen. Schmerzen treten oft erst bei der Erektion auf, so daß dieser Zustand häufig erst in der Pubertät entdeckt wird.

Bei der damit verwandten Erkrankung, der *Paraphimose*, bleibt die V. in zurückgestreifter Stellung fixiert, was ein schmerzhaftes Anschwellen der Eichel zur Folge hat.

Vorhof

s. *Atrium; Herz*

Vorhofflattern

Unregelmäßiger Herzschlag (s. *Herzrhythmusstörungen*), bei dem die Atrien (Herzvorhöfe) mit 200 bis 400 Kontraktionen pro Minute sehr schnell schlagen. Bei diesen Frequenzen kann der Atrioventrikularknoten, das Erregungsbildungszentrum zwischen den Atrien und den Ventrikeln (Herzkammern), nicht auf jeden Schlag reagieren. Infolgedessen folgt nur auf alle zwei, drei oder vier Schläge der Vorhöfe einer der Kammern. Dieser Zustand kommt meistens bei Menschen über vierzig mit schwerer Herzkrankheit vor.

Manche Menschen mit V. zeigen keine Symptome, andere klagen über das Wahrnehmen schnellen Herzschlags. Der Zustand kann zu *Herzinsuffizienz* (verringerter Pumpleistung des Herzens) oder zu *Angina pectoris* (Schmerzen in der Brust wegen reduzierter Blutzufuhr) führen. Ist eine Behandlung dringend erforderlich, kann eine *Defibrillation* (Stabilisierung des Herzrhythmus durch einen kurzen Elektroschock ins Herz) Abhilfe bringen. In weniger dringenden Fällen kann *Digoxin* verschrieben werden.

Vorhofflimmern

Unregelmäßiger Herzschlag (s. *Herzrhythmusstörungen*), bei dem die Atrien (Herzvorhöfe) unregelmäßig und sehr schnell schlagen (mit einer Frequenz von 300 bis 500 pro Minute). Diese Schläge passieren nicht alle den Atrioventrikularknoten (Erregungsbildungszentrum zwischen Atrien und Ventrikeln). Aus diesem Grund schlagen die Ventrikel unregelmäßig mit einer Frequenz von 80 bis 160 pro Minute.

URSACHEN

Vorhofflimmern kann bei fast jeder langanhaltenden Herzkrankheit auftreten, bei der eine Vorhoferweiterung vorliegt. Es kommt häufig bei rheumatischen Herzerkrankungen (s. *rheumatisches Fieber*), *Thyreotoxikose* (Schilddrüsenüberfunktion) sowie bei atheromatöser Herzerkrankung vor.

SYMPTOME UND ANZEICHEN

Das plötzliche Einsetzen von Vorhofflimmern kann Herzklopfen (*Palpitation*) oder *Angina pectoris* (Schmerzen in der Brust wegen reduzierter Blutzufuhr) verursachen. Durch die unzureichende Pumpleistung des Herzens bei *Herzinsuffizienz* kann die Blutzufuhr zum Kreislauf um bis zu 30 Prozent verringert sein. Blutgerinnsel können aus dem Vorhof in den Blutstrom gelangen und eine Arterie verlegen (s. *Embolie*). Dies hat schlimmste Folgen, wenn es in den Lungenarterien (*Lungenembolie*) oder Hirnarterien (*Schlaganfall*) geschieht.

DIAGNOSE

Der Puls hat eine unregelmäßige Frequenz und Stärke und entspricht nicht dem Herzschlag; viele am Herzen hörbare Herzschläge erreichen wegen vorzeitiger Kontraktion des Herzens bei erst teilweiser Füllung mit Blut die bei der Pulstastung benutzte Arterie im Handgelenkbereich nicht. Die Diagnose des V.s wird durch *Elektrokardiogramm* bestätigt, das die elektrische Aktivität im Herzen anzeigt.

THERAPIE

Der erste Schritt besteht meistens darin, die Herzfrequenz durch Verabreichung von *Digoxin* oder – in manchen Fällen – durch intravenöse Gabe von *Verapamil* unter Kontrolle zu bekommen. Ist das V. erst vor kurzem aufgetreten, zielt die Behandlung darauf ab, die Ursache zu beheben – beispielsweise durch eine Behandlung der Thyreotoxikose oder den Austausch von durch eine rheumatische Herzerkrankung beschädigten Herzklappen. Ein erst kurze Zeit bestehendes V. kann häufig durch *Defibrillation* (Verabreichung eines kurzen Elektroschocks in das Herz) abgestellt werden.

Besteht das V. schon längere Zeit oder in Kombination mit einer schweren Herzkrankheit, kann es so in der Regel nicht mehr abgestellt werden. In einem solchen Fall wird die Steuerung der Herzfrequenz mit Digoxin fortgesetzt, manchmal werden auch *Betablocker* verabreicht. Um das Embolierisiko herabzusetzen, können *Antikoagulantien* gegeben werden.

Vorkammerblutung

Blutung in die vordere Augenkammer (s. *Hyphaema*).

Vormilch

s. *Kolostrum*

Vorsorgemedizin

s. *Präventivmedizin*

Vorsorgeuntersuchung

(Vorfelddiagnostik) Tests und Untersuchungen zur Entdeckung von Gesundheitsschäden in einem möglichst frühen Stadium. Um ihre Durchführung zu rechtfertigen, müssen V.en eine möglichst niedrige Fehlerquote haben, ungefährlich sein und dem Patienten sowenig Unannehmlichkeiten wie möglich bereiten. (S.a. Präventivmedizin)

In der Bundesrepublik Deutschland trägt die Sozialversicherung verschiedene V.en (vom Kinderarzt durchgeführte V.en für Neugeborene und Kleinkinder in verschiedenen Altersstufen; jährliche V. zur Früherkennung von Krebs bei Erwachsenen ab einem bestimmten Alter; Schwangerschafts-V.en). In Betrieben, deren Personal am Arbeitsplatz gesundheitlichen Gefährdungen ausgesetzt ist, werden arbeitsmedizinische V.en durchgeführt.

Bei Personen mit besonderem Krebsrisiko ist die Durchführung von regelmäßigen V.en besonders wichtig. Theoretisch gesehen müßten sie – einschließlich der Röntgenuntersuchungen und Labortests – Krebs in frühen, therapiefähigen Stadien aufdecken. In der Praxis aber werden einige der häufig vorkommenden Krebsarten, insbesondere Lungen- und Magenkrebs, durch V.en selten entdeckt, bevor sie Symptome verursachen.

Im vergangenen Jahrzehnt wurden Verfahren zur Früherkennung von Krebserkrankungen der Zervix, der Brust, der Eierstöcke, des Verdauungstrakts, der Blase und der Vorsteherdrüse entwickelt. (S.a. Tabelle S. 629)

Vorstehende Zähne

Obere Schneidezähne, die nach vorne aus dem Mund herausragen und oft in einem Winkel zueinander stehen. Vorstehende Schneidezähne können leicht beschädigt werden und sind anfälliger für Karies, da sie nicht vom Speichel benetzt werden.

URSACHEN

Die Fehlstellung der Zähne ist wahrscheinlich eher erblich bedingt als (etwa durch falsche Eßgewohnheiten) erworben. Häufig ist der Oberkiefer des Betroffenen im Vergleich zum Unterkiefer zu groß, so daß die Lippen nicht richtig schließen und daher keinen kontrollierenden Einfluß auf die Stellung der Zähne ausüben können. In seltenen Fällen kann die Fehlstellung durch eine abnorm große Zunge bedingt sein, welche die Zähne allmählich nach vorne drückt. Oft liegt ein Engstand sämtlicher Zähne des Oberkiefers vor. Früher traten v. Z. in Verbindung mit Mundatmung infolge *adenoider Vegetationen* auf; dies ist heute jedoch eher selten.

Vorsteherdrüse

(*F.* Prostata) Festes, kastanienförmiges und -großes Organ beim Mann, das den

LAGE DER VORSTEHERDRÜSE

Die Prostata liegt zwischen Harnblasengrund und muskulärem Beckenboden. Sie umgibt die Harnröhre und ist vom Mastdarm aus tastbar. Innerhalb der Drüse münden Samenleiter und Ausführungsgänge der Samenbläschen in die Harnröhre.

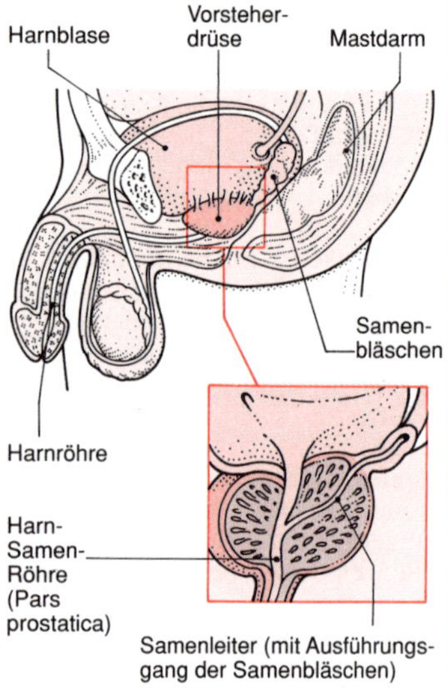

ersten Abschnitt der Harnröhre umgibt. Die V. liegt unmittelbar unter der Blase und vor dem Mastdarm.

Die V. produziert Sekrete, die sich bei der *Ejakulation* mit der Samenflüssigkeit vermischen. Die Samenleiter führen an den Samenbläschen vorbei durch die V. und münden in die Harnröhre.

Die V. wiegt bei der Geburt nur ein paar Gramm. In der Pubertät beginnt sie sich unter Einwirkung der *androgenen Hormone* zu vergrößern. Im Alter von etwa 20 Jahren hat sie das für Erwachsene normale Gewicht erreicht und hört auf zu wachsen. Bei den meisten Männern vergrößert sich die V. ab dem 50. Lebensjahr weiter.

Die V. besteht aus einer inneren Drüsengruppe (sie erzeugt Sekrete, die die Schleimhaut der Harnröhre feucht halten) und einer äußeren (die Samenflüssigkeit produziert).

STÖRUNGEN

Prostataprobleme treten selten vor dem 30. Lebensjahr auf. *Prostatitis* (Entzündung der V.) wird gewöhnlich durch eine bakterielle Infektion verursacht und ist sexuell übertragbar. Sie betrifft Männer zwischen dem 30. und 50. Lebensjahr, kann aber auch später auftreten.

Eine Vergrößerung der V. (*s. Prostata, vergrößerte*) wird in der Regel erst bei Männern über 50 beobachtet und kann, wenn sie auf die Harnröhre drückt, Schwierigkeiten beim Wasserlassen (Miktionsstörungen) verursachen.

Ein *Prostatakarzinom* tritt häufig bei alten Männern auf und kann ähnliche Symptome wie die vergrößerte Prostata verursachen.

Vorübergehende Sehstörung

s. *Amaurosis partialis fugax*

Vorzeichen

s. *Prodrom*

Voyeurismus

Wiederholtes Beobachten nichtsahnender Personen, die entweder nackt sind, sich gerade entkleiden oder sexuell betätigen. Voyeure werden durch den Akt des Zuschauens sexuell erregt, haben aber nicht den Wunsch, sich selbst sexuell zu betätigen. Der Orgasmus wird (gewöhnlich durch Masturbation) während des Zusehens erreicht oder bei der Erinnerung an die beobachteten Ereignisse. Bei schwerer Ausprägung ist V. die einzige Möglichkeit, zum Orgasmus zu gelangen.

v. Pfaundler-Hurler-Syndrom

Seltene Erbkrankheit, die durch einen *Enzym*defekt hervorgerufen wird. Bei dieser angeborenen Stoffwechselstörung (s. *Enzymmangelkrankheit*) kommt es zu einer übermäßigen Ablagerung von Mucopolysacchariden im Bindegewebe.

Die betroffenen Kinder können bei der Geburt gesund aussehen, doch im Alter zwischen 6 und 12 Monaten entwickeln sich bei ihnen Herzanomalien, Nabelbrüche, Skelettveränderungen und Vergrößerungen der Zunge, der Leber und der Milz. Das körperliche Wachstum stockt, ebenso die geistige Entwicklung; das Kind bleibt geistig behindert.

Aufgrund der charakteristischen körperlichen Merkmale, die sich bei den betroffenen Kindern entwickeln, sprach man früher auch von Gargoylismus ("Wasserspeiergesicht").

v. Recklinghausen-Krankheit

Andere Bezeichnung für *Neurofibromatose*.

Vulva

Klinische Bezeichnung für äußere weibliche Geschlechtsorgane (*F.* Pudendum femininum), bestehend aus: Schamberg (Mons pubis), großen Schamlippen (*Labia* majora), sowie Scheidenvorhof mit Kitzler (Klitoris) und kleinen Schamlippen (Labia minora pudendi). Dazu gehören die Vorhofdrüsen und die Harnröhre.

Das häufigste Symptom einer Erkrankung der V. ist Juckreiz (s. *Vulva, Juckreiz*), als Pruritus vulvae bezeichnet.

Verschiedene allgemeine Hautstörungen, wie etwa *Dermatitis*, können auch die V. betreffen; spezielle Erkrankungen sind z.B. Warzen im Genitalbereich (s. *Feigwarzen*), *Vulvitis*, *Vulvovaginitis* und Krebs (s. *Vulvakarzinom*).

Vulva, Juckreiz

(*F.* Pruritus vulvae) Bezeichnung für eine Reizung der Vulva (der weiblichen äußeren Genitale).

Am häufigsten entsteht der V.-J. durch allergische Reaktionen auf Chemikalien, die in Deodorants, Spermiziden, Cremes und Duschgels enthalten sind. Er tritt häufig nach der *Menopause* auf und rührt dann von einem niedrigen Spiegel an *Östrogen*-Hormonen her. Der V.-J. kann auch durch vaginalen Ausfluß aufgrund von Infektionen der Vagina (s. *Vaginitis*) verursacht werden. Eine Reihe von Hautveränderungen an der Vulva, zusammenfassend als Vulvadystrophie bezeichnet, können ebenfalls Juckreiz verursachen.

Die Behandlung kann durch *Antibiotika* oder Hormon-Präparate erfolgen, die entweder oral eingenommen oder in Form einer Creme aufgetragen werden.

Vulvakarzinom

Bösartige Erkrankung, die hauptsächlich Frauen jenseits der Menopause betrifft. Dem Vulvakarzinom kann Juckreiz vorangehen, meistens aber ist ein Knoten

ANATOMIE DER VULVA

Die großen Schamlippen berühren einander normalerweise. Klaffen sie auseinander, werden Kitzler und kleine Schamlippen, die die Harnröhrenmündung und den Scheideneingang umschließen, sichtbar.

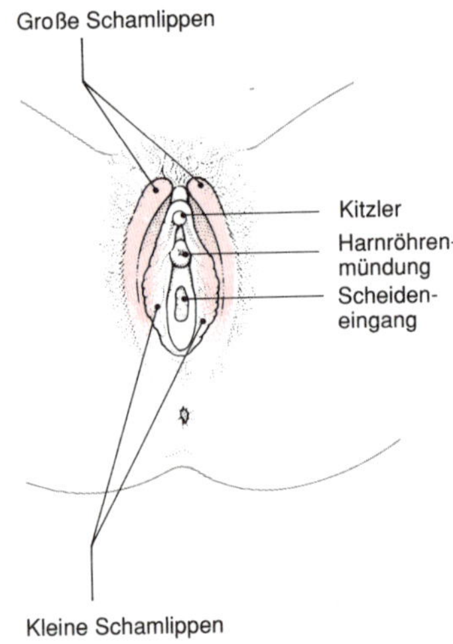

V

oder ein schmerzhaftes Geschwür das erste Anzeichen.

Das V. wird anhand einer *Biopsie* (Entfernung einer kleinen Gewebeprobe zur Laboranalyse) diagnostiziert. Die Behandlung erfolgt durch chirurgische Entfernung der betroffenen Stellen. Die Prognosen sind abhängig davon, wie früh oder spät der Krebs erkannt und behandelt wurde.

Vulvitis

Entzündung der *Vulva*, die verschiedene Ursachen haben kann: u.a. *Candidiasis*, Warzen(s. *Feigwarzen*), *Herpes genitalis*, Befall mit *Schamläusen* oder *Krätze*.

Eine V. kann auch infolge von Hautveränderungen an der Vulva auftreten. Diese Veränderungen betreffen ohne ersichtlichen Grund überwiegend Frauen nach der Menopause. Sie können als rote oder weiße Flecken und/oder in Form verdickter oder abnorm dünner, manchmal entzündeter Hautstellen vorkommen. Früher gab es für dieses Phänomen viele Bezeichnungen, etwa Kraurose (Craurosis vulvae) oder Weißfleckenkrankheit (Lichen sclerosus et atrophicus); heute bezeichnet man die Symptomatik übergreifend als Vulvadystrophie.

Andere Ursachen einer Vulvitis sind allergische Reaktionen auf Seife, Creme oder Waschmittel, starker Ausfluß sowie *Harninkontinenz*.

THERAPIE

Die Behandlung hängt von der Ursache ab. Eine Kombination von auf die Vulva aufgetragenen Medikamenten und sorgfältiger Hygiene ist die häufigste Therapieform. In einigen Fällen von Vulvadystrophie kann eine Biopsie (Entfernung einer kleinen Gewebeprobe zu Laboranalyse) durchgeführt werden, um das – geringe – Krebsrisiko auszuschließen (s.a. *Vulvovaginitis*, *Vaginitis*).

Vulvovaginitis

Entzündung von *Vulva* und *Vagina*. V. tritt gewöhnlich als Folge einer *Candidiasis* oder *Trichomoniasis* auf, die zu starkem vaginalem Ausfluß und zu einer Reizung der Vulva führt. Bei Kindern mag es sich um eine unspezifische Infektion handeln (s.a. *Vaginitis*, *Vulvitis*).

v. Willebrand-Krankheit

Angeborene, lebenslang anhaltende *Gerinnungsstörung*, die Ähnlichkeiten mit der *Hämophilie* (Bluterkrankheit) hat.

URSACHEN UND VERBREITUNG

Die v. W.-K. wird durch ein defektes *Gen* hervorgerufen, das autosomal-dominant vererbt wird (s.a. *genetische Krankheiten*). Wenn jemand die Kopie nur eines defekten Gens geerbt hat, genügt dies bereits, um an der v. W.-K zu erkranken. Es wird angenommen, daß etwa jeder tausendste Mensch dieses Gen in sich trägt: allerdings sind seine Auswirkungen unterschiedlich. Im Unterschied zur Hämophilie werden von dieser Krankheit Männer und Frauen gleichermaßen betroffen.

Der Gendefekt führt zur Senkung der Konzentration des sog. von-Willebrand-Faktors im Blut. Dieser Faktor spielt bei der Blutgerinnung eine zweifache Rolle: Er hilft den Blutplättchen, beschädigte Gefäßwände abzudichten; und er ist Teil des *Faktors VIII* (einer Substanz, die maßgeblich ist für die Blutgerinnung). Fehlt der von-Willebrand-Faktor, läuft weder die Gerinnung noch die Bildung des Pfropfens aus Blutplättchen normal ab; die Betroffenen neigen zu Blutungen.

SYMPTOME

Zu den Symptomen gehören starke Blutungen aus dem Zahnfleisch oder aus Schnittwunden sowie Nasenbluten. Bei Frauen kann sich *Menorrhagie* (starke Menstruationsblutungen) einstellen. In manchen Fällen sind die Symptome schwach ausgeprägt; in schweren Fällen kann es zu Blutungen in die Gelenke und Muskeln kommen und dadurch vielfältige Schwierigkeiten verursacht werden.

DIAGNOSE

Die Erkrankung wird durch ein*en Blutgerinnungstest* diagnostiziert (das Resultat zeigt eine lange Blutungsdauer an) und durch Nachweis einer verminderten Konzentration des v. Willebrand-Faktors im Blut.

THERAPIE

Die Verabreichung von Desmopressin (einer Substanz, die dem *ADH* ähnlich ist und die die natürliche Produktion des v. Willebrand-Faktors im Blut stimuliert, (z.B. Minirin ®+) kann Blutungen vermeiden oder deren Ausmaß einschränken. Auch die Gabe von Kryopräzipitat – eines Präparats, das aus natürlichem Blutplasma gewonnen wird und eine ergiebige Quelle des v. Willebrand-Faktors ist – kann hilfreich sein.

W

Wachsbad

Spezialform der *Wärmetherapie* für die Schmerzlinderung und Lockerung an entzündeten oder verletzten Gelenken, bei der auf den betroffenen Körperteil heißes Wachs aufgetragen wird. Oft werden Patienten, die an *rheumatoider Arthritis* leiden, mit Wachsbädern behandelt. Ein W. erfolgt durch Eintauchen des betroffenen Körperteils in flüssiges Wachs, das eine Temperatur zwischen 50 und 55° C hat. Das Gelenk wird ein paar Sekunden in dem W. gehalten und dann wieder herausgezogen; das Wachs erstarrt und bildet eine dünne Schicht. Dieser Vorgang wird so lange wiederholt, bis die Wachsschicht etwa 10 mm dick ist. Die behandelte Fläche wird zum Warmhalten in eine Plastikfolie und eine Decke eingeschlagen.

Nach 20 Minuten wird das Wachs abgeschält, es folgen gymnastische Übungen, um die Beweglichkeit der behandelten Gelenke zu verbessern.

Wachstum

Vermehrung und Vergrößerung von Körperzellen; 1. Zunahme der Körpergröße und des Gewichts im Verlauf der Entwicklung von Kindern (s. *Wachstum, Kindheit*). 2. unkontrolliertes, pathologisches W., insbesondere das der Geschwülste und Neubildungen (*F.* Neoplasma); Einteilung nach gutartigem (benignem) und bösartigem (malignem) W. Während beim ersten die Geschwulst in sich geschlossen, abgekapselt und lokal bleibt, greift sie beim letzteren auf das Nachbargewebe über (wächst infiltrierend) und sendet über Lymph- bzw. Blutbahnen Zellen aus, die an anderen Körperstellen weiterwuchern (Metastase; metastasierendes W.). (S.a. *Tumor*)

Wachstum, Kindheit

Das W. verläuft während der Entwicklung des Embryos und des Feten am schnellsten. Nach der Geburt ist das W. zwar in den ersten Lebensjahren immer noch sehr rapide, doch nimmt seine Geschwindigkeit nach dem ersten Lebensjahr stetig ab. Ab dem Einsetzen der *Pubertät* tritt dann eine zweite stärkere W.sphase ein, in der die Entwicklung bis zum Erreichen der vollen Körpergröße des Erwachsenen verläuft, was normalerweise bei Mädchen mit 16 bzw. 17 Jahren und bei Knaben mit 19 bis 21 Jahren der Fall ist. Die Gewichtszunahme verläuft im allgemeinen parallel zum Längenw. Innerhalb des typischen Gesamtwachstums treten aber erhebliche Schwankungen auf. Beispielsweise wachsen männliche Säuglinge bis zum Alter von etwa sieben Monaten schneller als weibliche, während danach Mädchen schneller als Knaben an Größe zunehmen. Dieser Unterschied hält bis zum Alter von etwa vier Jahren an, danach ist die W.sgeschwindigkeit bei beiden Geschlechtern bis zum Eintritt der Pubertät gleich. Bis zur Pubertät sind Mädchen immer eher kleiner als Knaben; erst ab diesem Zeitpunkt sind sie einige Jahre größer, da der pubertäre Wachstumsschub bei ihnen früher eintritt. Da bei Knaben die Pubertät erst später einsetzt, erreichen diese schließlich eine höhere Körpergröße.

Das W. ist nicht nur einfach ein Vorgang, bei dem Körpergröße und Gewicht zunehmen. Es verändert sich auch die Körperform, da verschiedene Körperzonen unterschiedlich stark wachsen. Bei der Geburt weist der Kopf bereits drei Viertel der Kopfgröße des Erwachsenen auf; der Kopf wächst während des ersten Lebensjahrs nahezu bis zum Erreichen seiner endgültigen Größe. Danach wird er proportional kleiner, da der Körper viel schneller wächst. In der Kleinkindphase entwickeln sich die Gliedmaßen schneller als der Rumpf, während der Pubertät allerdings langsamer. Daneben nimmt das Körpergewebe ebenfalls unterschiedlich schnell zu. Beispielsweise wächst lymphatisches Gewebe bis knapp vor dem Erreichen der Adoleszenz rasch und beginnt dann zu schrumpfen. In den ersten Jahren ist auch beim Gehirn eine schnelle Zunahme zu beobachten; im Alter von fünf Jahren sind bereits etwa neun Zehntel des Gewichts des Erwachsenengehirns erreicht; danach nimmt die W.sgeschwindigkeit deutlich ab.

WACHSTUMSBEEINFLUSSENDE FAKTOREN

Vererbung und umweltbedingte Faktoren, wie die Ernährung, der allgemeine Gesundheitszustand und das seelische Befinden, können das W. beeinflussen. Auch spielen Hormone eine wichtige Rolle, insbesondere *Wachstumshormone*, Schilddrüsenhormone und während der Pubertät die *Sexualhormone*.

Ein Kind, dessen Eltern überdurchschnittlich groß sind, wird vererbungsbedingt auch eher sehr groß werden. Dem können jedoch ein schlechter Allgemeinzustand oder Unterernährung

VERÄNDERUNGEN IN DEN KÖRPERPROPORTIONEN ZWISCHEN GEBURT UND ADOLESZENZ

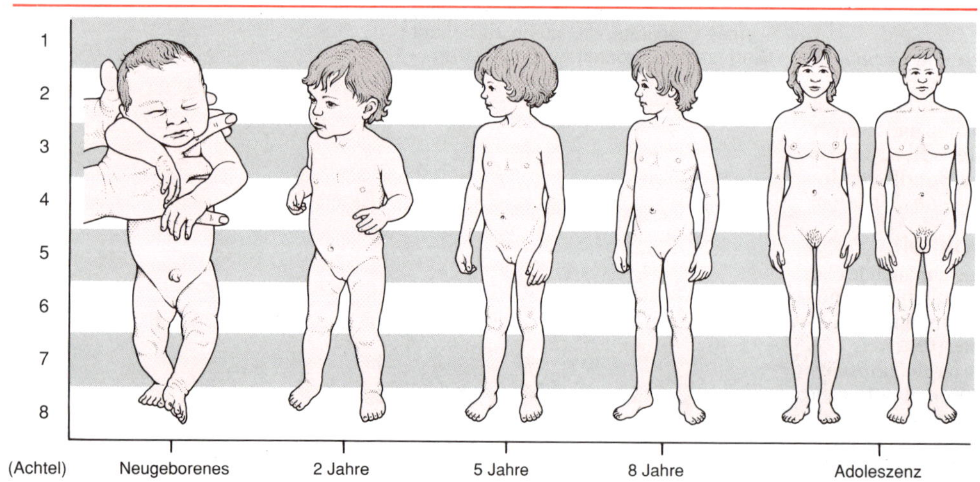

Wird der Körper in acht gleiche Teile unterteilt, so wird deutlich, daß sich die Proportionen im Vergleich zur Gesamtlänge des Körpers grundlegend verändern. Beispielsweise entspricht die Länge der Beine beim Neugeborenen nur drei Achteln der Körpergröße, während in der Adoleszenz die Beine halb so lang wie der gesamte Körper sind. Beim Neugeborenen macht die Kopfgröße ein Viertel der Körpergröße aus, in der Adoleszenz nur mehr ein Achtel.

WACHSTUMSKURVEN: KNABEN, 1 BIS 18 JAHRE

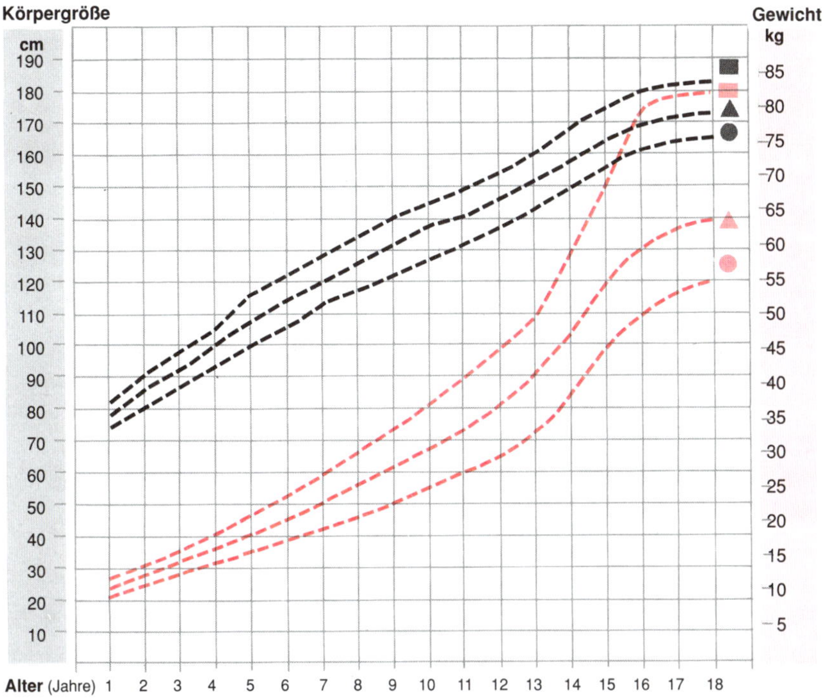

Wachstum bei Knaben
Im Normalfall nehmen Größe und Gewicht bis zum Einsetzen der Pubertät stetig zu. Während der Pubertät (im Alter zwischen 13 und 16) setzt plötzlich ein Wachstumsschub ein. Die nebenstehenden Kurven wurden anhand der Größe und des Gewichts von mehreren tausend Kindern erstellt. Sie werden von Ärzten zur Überprüfung herangezogen, ob das Wachstum bei einem Jungen deutlich über oder unter dem Durchschnitt liegt.

Größe

■ hochgewachsen
▲ durchschnittlich
● kleinwüchsig

Gewicht

■ schwer
▲ durchschnittlich
● leicht

WACHSTUMSKURVEN: MÄDCHEN, 1 BIS 18 JAHRE

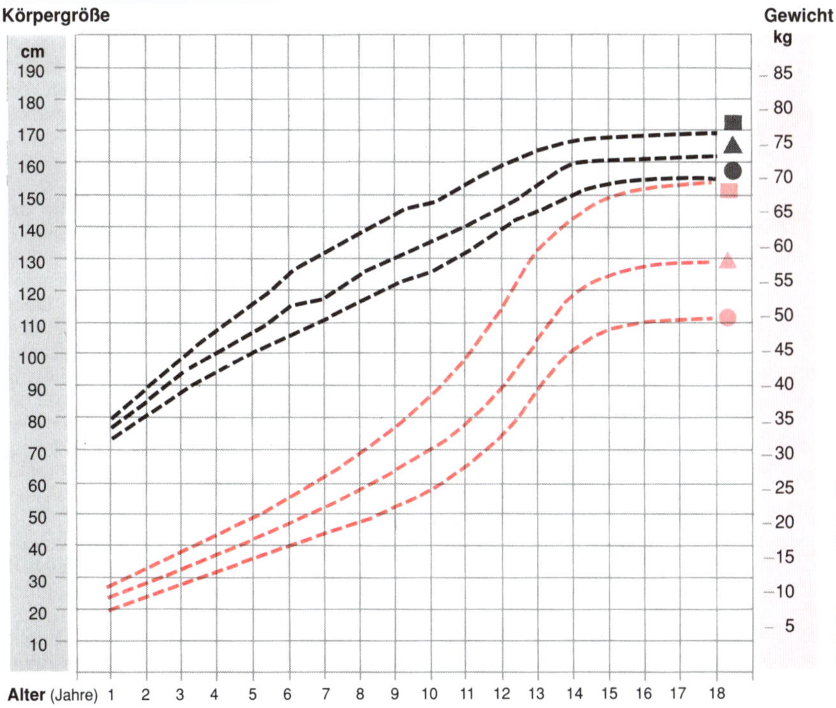

Wachstum bei Mädchen
Im Normalfall nehmen Größe und Gewicht bis zum Einsetzen der Pubertät stetig zu. Während der Pubertät (im Alter zwischen 11 und 14) setzt ein Wachstumsschub ein. Die nebenstehenden Kurven wurden anhand der Größe und des Gewichts von mehreren tausend Kindern erstellt. Sie werden von Ärzten zur Überprüfung herangezogen, ob das Wachstum bei einem Mädchen deutlich über oder unter dem Durchschnitt liegt.

Größe

■ hochgewachsen
▲ durchschnittlich
● kleinwüchsig

Gewicht

■ schwer
▲ durchschnittlich
● leicht

W

entgegenwirken. Im Kleinkindalter ist das Körpergewicht der beste Indikator für den Gesundheits- und Ernährungszustand. Später ist die Körpergröße ebenso wichtig. Ihre regelmäßige Messung (im Babyalter auch des Kopfumfangs) hat eine unschätzbare Aussagekraft für die Entwicklung eines Kindes.

Infolge einer chronischen Erkrankung, beispielsweise bei *Mukoviszidose*, verzögert sich das W., wenn die Krankheit nicht behandelt wird. Sogar eine geringfügige Störung kann das W. verlangsamen, auch wenn die W.sgeschwindigkeit während der Genesung normalerweise wieder ihren ursprünglichen Wert erreicht. In einigen Fällen kann ein langsameres W. das einzige Anzeichen für eine Erkrankung, für schlechte Ernährung, für seelischen Kummer oder Vernachlässigung eines Kindes sein. Die Bandbreite der W.sgeschwindigkeit ist jedoch groß, so daß individuelle Abweichungen möglich sind. Minderwuchs ist nicht unbedingt ein Hinweis auf einen schlechten Gesundheitszustand. Ein zu langsames W. bei einem Kind erfordert jedoch eine exakte kinderärztliche Beurteilung.

Ein anomal schnelles W. ist selten. Gewöhnlich handelt es sich um eine in der Familie auftretende typische Besonderheit, doch kann dies auch gelegentlich ein Hinweis auf eine zugrundeliegende Störung sein, beispielsweise einen Hypophysentumor, der die Ursache für *Riesenwuchs ist.* (S.a. *Alter; Kindesentwicklung; Vererbung*)

Wachstumshormon

(Somatotropin) Von der *Hypophyse* gebildete Substanz, die durch Veränderung der chemischen Vorgänge in den Zellen das normale Körperwachstum und die Entwicklung anregt. Das W. regt die Bildung von Eiweiß in den Muskelzellen und die Freisetzung von Energie aus dem Abbau von Fetten an. Eine überhöhte Sekretion von W. kann zu *Riesenwuchs* oder *Akromegalie* führen.

THERAPIE MIT WACHSTUMSHORMON

Früher wurde W. aus dem Gewebe Verstorbener gewonnen; heute wird es synthetisch hergestellt. Bei Zwergwuchs wird mit W. behandelt, wenn die zugrundeliegende Ursache in einer Erkrankung der Hypophyse liegt. Außerdem werden Kinder mit genetischen Störungen, die mit Minderwuchs einhergehen, mit W. therapiert, z.B. bei *Turner-Syndrom.* Gewöhnlich setzt die Behandlung in der frühen Kindheit ein. Gelegentlich wird das W. mit einem anabolen *Steroid* verabreicht, das ebenfalls das Gewebewachstum anregt.

MÖGLICHE NEBENWIRKUNGEN

Es besteht ein geringes Risiko der Entwicklung eines *Diabetes mellitus* während der Behandlung. Einige Menschen bilden *Antikörper* gegen das W., was jedoch dessen Wirksamkeit nicht zu senken scheint.

Wachstumsschmerzen

Unklare Schmerzen, die an den Extremitäten bei Kindern auftreten. W. erscheinen gewöhnlich nachts, besonders bei Kindern im Alter zwischen sechs und zwölf Jahren an den Waden. Die Ursache ist unbekannt, oft scheinen sie nicht im Zusammenhang mit dem Wachstumsvorgang selbst zu stehen. W. sind medizinisch nicht von Bedeutung und erfordern keine Behandlung, obgleich die Schmerzen den Schlaf des Kindes stören und für die Eltern beunruhigend sein können.

Ist der Schmerz stark oder tritt er in Verbindung mit weiteren Symptomen auf, z.B. einem Anschwellen der Gelenke oder Unwohlsein, sollte ärztlicher Rat eingeholt werden.

Wadenbein

(*F.* Fibula) Schlanker, geringgradig biegsamer Unterschenkelknochen an der Außenseite des *Schienbeins* (Tibia); ist durch eine Zwischenknochenhaut an diesen geheftet. Das obere Ende, der W.kopf, ist über ein kleines Gelenk mit dem seitlichen Schienbein-Kondylus(-Gelenkknorren) verbunden und reicht nicht bis zum Kniegelenk. Das untere Ende, der Außenknöchel, bildet zusammen mit dem Innenknöchel des Schienbeins die Gelenkgabel (Malleolengabel) des oberen *Sprunggelenks.*

Das W. wird fast in ganzer Länge von Unterschenkelmuskeln bedeckt, die z.T. hier entspringen. Es hat nur eine geringe Stützfunktion, weshalb Teile aus diesem Knochen zur Verpflanzung an eine andere Körperstelle gefahrlos entnommen werden können.

BRUCH

Das W. gehört zu den Knochen, an denen am häufigsten Brüche auftreten. Frakturen knapp über dem Außenknöchel können durch eine starke Stauchung oder Zerrung in Folge einer heftigen Drehbewegung hervorgerufen werden. Bei einem äußeren *Knöchelbruch* liegt die Bruchstelle im W. knapp über dem Knöchel; die Fraktur tritt meist in Verbindung mit einer Knöchelverrenkung oder auch einem Schienbeinbruch auf.

Bei Verdacht auf W.bruch wird eine Röntgenaufnahme veranlaßt, um die Diagnose zu bestätigen. In manchen Fällen wird der Unterschenkel mit einem *Gipsverband* ruhiggestellt, damit der Knochen zusammenheilen kann. Bei einem Bruch im mittleren Abschnitt des W.s ist diese Immobilisierung unter Umständen nicht nötig. Bei komplizierten Brüchen (vor allem, wenn sie von einer Knöchelverrenkung begleitet sind) müssen manchmal die Knochenstücke an der Bruchstelle im Rahmen eines chirurgischen Eingriffs mit Stahlstiften fixiert werden. Ein gebrochenes W. heilt in etwa sechs Wochen – je nach Schwere des Bruchs und Alter des Patienten – wieder zusammen.

LAGE DES WADENBEINS

Das Wadenbein liegt neben dem Schienbein an der Außenseite des Unterschenkels.

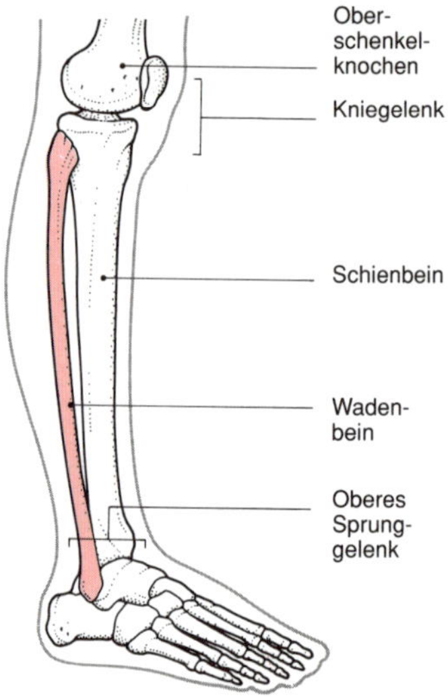

Wadenmuskeln

Muskelgruppe auf der Rückseite des Unterschenkels, die Wade bildend (*F.* Musculus triceps surae). Hierzu gehört der zweiköpfige Musculus gastrocnemius, der an der Kniekehlenfläche des Oberschenkelknochens entspringt (und dem manchmal noch ein kleiner Musculus plantaris anliegt), sowie der Schollenmuskel (Musculus soleus), der von der oberen Rückseite von Schien- und Wadenbein kommt. Die drei W. setzen gemeinsam über die *Achillessehne* (Tendo calcaneus) am Fersenbeinhöcker (Tuber calcanei) an.

Bei Kontraktion der W. wird die Ferse angehoben. Erst dadurch wird Gehen, Laufen, Springen oder Hüpfen möglich.

Infolge eines *Krampfes*, eines *Ischiassyndroms* (Entzündung des Ischiasnervs) oder, allerdings seltener, einer *tiefen Venenthrombose* können Schmerzen in den W. auftreten. *Claudicatio* intermittens (anfallsweises Hinken) kann in einem krampfartigen Schmerz der Waden-

LAGE DER WADENMUSKELN
Der Gastrocnemius und der Soleus setzen gemeinsam über die Achillessehne am Fersenbein an.

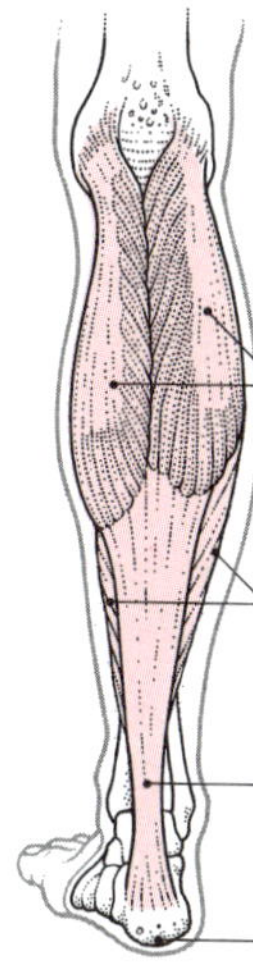

muskeln beim Gehen bestehen, hervorgerufen durch ihre Minderdurchblutung, bei dem Ruhe schnell Erleichterung bringt.

Wahn

Irrationale "fixe" Idee, die von anderen nicht geteilt wird und auf Vernunft und logische Beweisführung nicht anspricht. Bei einem paranoiden Wahn stehen Verfolgungsängste oder Eifersuchtsideen im Vordergrund. So ist der oder die Betroffene davon überzeugt, daß er oder sie vergiftet wird oder daß ein Partner laufend untreu ist (s.a. *Paranoia*). Beispiel für Größenwahn ist die Überzeugung, ein auserwählter Mensch oder Napoleon zu sein. Anhaltende Wahnvorstellungen sind ein Anzeichen für eine ernste Geisteskrankheit, besonders *Schizophrenie* und *bipolare Depression*. (S.a. *Halluzination*; *Illusion*)

Wahnsinn

Umgangssprachlicher Begriff für eine ernste Störung des Geisteszustands. Heute hat der im täglichen Sprachgebrauch benützte Begriff in der Psychiatrie keine fachliche Bedeutung mehr.

Wahrnehmung

s. *Perzeption*

Wallungen

s. *fliegende Hitze*

Wangenbrand

Auch als *Noma* bekannte Geschwürbildung und Zerstörung von Gewebe im Mund und im Mundbereich. Betroffen sind im allgemeinen unterernährte Kinder in den armen Ländern der Tropen.

Warfarin

(z.B. *Coumadin*® +)

WARNUNG
Vor Einnahme eines anderen Medikaments gleichzeitig mit Warfarin dies unbedingt ärztlich abklären lassen, da viele Medikamente die gerinnungshemmende Wirkung von Warfarin beeinflussen.

Gerinnungshemmendes Mittel (Antikoagulans), das bei gesteigerter *Blutgerinnung* auch vorbeugend eingesetzt wird. W. wird bei *Thrombose* verschrieben, ebenso zur Vorbeugung gegen *Schlaganfall* sowie bei transitorischen ischämischen Attacken (TIA).

Das Mittel wird auch zur Verhütung der Blutgerinnung nach Austausch einer Herzklappe (s. chirurgische Herzklappenbehandlung), bei einigen *Herzklappenfehlern* oder bei *Vorhofflimmern* verordnet.

MÖGLICHE NEBENWIRKUNGEN
W. kann zu abnormen Blutungen in verschiedenen Körperteilen führen, weshalb zu einer sorgfältigen Einstellung der Dosierung regelmäßige Gerinnungstests (Prothrombinwert) durchgeführt werden. Nebenwirkungen sind Appetitlosigkeit, Übelkeit, Unterbauchschmerzen und vorübergehender Hautausschlag.

Wärmetherapie

Auf lokale Mehrdurchblutung zielender Einsatz von Wärme zur Behandlung von Krankheiten oder zur Unterstützung der Genesung nach Verletzungen (Thermotherapie).

Feuchte Wärme kann durch ein Bad des betroffenen Körperteils in warmem Wasser oder durch Auflegen einer heißen *Kompresse* bzw. Anlegen eines Umschlags (s. *Breiumschlag, heißer*) zugeführt werden. Trockene Wärme wird mit einem Heizkissen, einer Wärmflasche oder einer *Infrarot*lampe erzeugt.

Noch gezielter wird tieferliegendes Gewebe u.a. durch *Ultraschall-* und Kurzwellen-*Diathermie* erwärmt.

WARUM ES GEMACHT WIRD
Durch W. wird die Genesung nach Verletzungen, z.B. nach einem Muskelriß oder einer Bänderzerrung, unterstützt. Die Anregung der Durchblutung soll die Heilung des Gewebes beschleunigen. W. ist auch zur Schmerzlinderung und bei Versteifungen an Gelenken und Muskeln infolge einer Überanstrengung oder rheumatischer Erkrankungen und bei *Osteoarthritis* hilfreich. Außerdem regt ein warmer Umschlag die Bildung und den Abfluß von Eiter bei Infektionen der Haut mit gutem Erfolg an.

Um der Gefahr innerer Blutungen und Schwellungen vorzubeugen, sollte W. im Normalfall nicht innerhalb der ersten 48 Stunden nach einer Verletzung eingesetzt werden, damit die Blutgefäße genug Zeit zur Ausheilung haben.

Warze

1. (*F.* Mamille) Brustwarze; 2. (*F.* Verruca) häufige infektiöse harmlose Wucherung auf der Haut oder den Schleimhäuten. Nur die obersten Hautschichten werden von W.n befallen. W.n haben keine Wurzel und verzweigen sich nicht. Die gelegentlich sichtbar werdenden schwarzen Punkte sind Kapillargefäße, die wegen des raschen, durch das W.n-virus ausgelösten Hautwachstums durch geronnenes Blut verlegt sind.

WARZENTYPEN
W.n werden beim Menschen durch das **h**umane **P**apilloma-**V**irus (HPV) hervorgerufen, von dem mindestens 30 verschiedene Arten bekannt sind. Die Viren führen zur Bildung von unterschiedlichen W.ntypen an verschiedenen Stellen des Körpers, z.B. an den Händen oder Genitalien; so ruft das HPV 16 Veränderungen am Gebärmutterhals hervor.

Gewöhnliche Warzen
Hierbei handelt es sich um harte, deutlich abgegrenzte, runde oder unregelmäßige, fleischfarbene bis braune Hautauswüchse bis zu ca. 6 mm Durchmesser. Sie haben oft eine zerklüftete Oberfläche.

Gewöhnliche W.n treten normalerweise an verletzungsgefährdeten Stellen (z.B. Hände, Gesicht, Knie und Kopfhaut) auf, besonders bei kleinen Kindern.

Flache Warzen
Oben abgeflachte fleischfarbene Knoten, die hauptsächlich an den Handgelenken, dem Handrücken und im Gesicht auftreten. Diese Warzen können jucken.

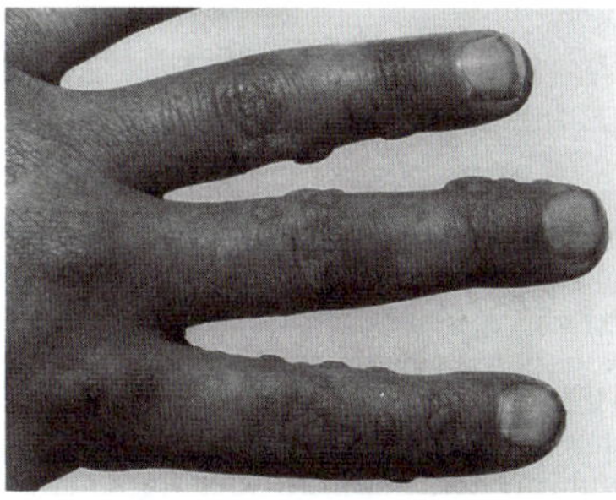

Gewöhnliche Warzen an der Hand
Warzen bilden sich häufig in Gruppen. Im Laufe der Zeit verschwinden sie von selbst, doch können sie durch Kältebehandlung entfernt werden.

Fingerförmige Warzen
Gelegentlich dunkel gefärbte Wucherungen mit fingerartigen Verlängerungen.
Fadenwarzen
Lange, dünne Wucherungen, die auf den Augenlidern, in der Achselhöhle oder am Nacken auftreten können.
Sohlen- oder Dornwarzen
Dies sind flache W.n auf der Fußsohle. Sie werden durch den auf sie einwirkenden Druck abgeplattet; ansonsten unterscheiden sie sich nicht von anderen W.n.
Warzen im Genitalbereich
Ausgedehnte rosafarbene W.nflächen mit blumenkohlartiger Oberfläche können an den Genitalien bei Männern oder Frauen auftreten (s.a. *Feigwarzen).* Genitalw.n bedürfen sofortiger Behandlung. W.nbefall am Gebärmutterhals kann nachweislich einen Gebärmutterhalskrebs begünstigen. Auch der Sexualpartner muß unbedingt wiederholt untersucht werden, da man sich immer wieder gegenseitig anstecken kann. Eine Übertragung des Virus kann durch Kondome verhindert werden. W.n im Genitalbereich bei kleinen Kindern sind möglicherweise ein Hinweis auf sexuellen Mißbrauch.

THERAPIE
Etwa die Hälfte aller W.n verschwindet auch ohne Behandlung in sechs bis zwölf Monaten. Häufig kann man die spontane Abheilung abwarten, nur bei W.n im Genitalbereich und bei schmerzhaften Sohlenw.n ist eine Behandlung erforderlich. Gewöhnliche und flache W.n sowie W.n an den Fußsohlen werden durch Auftragen eines flüssigen Präparats oder Auflegen eines speziellen Pflasters entfernt. Unter Umständen sind mehrere Anwendungen nötig, gelegentlich tritt eine W. erneut auf. W.n werden auch durch *Kryochirurgie* behandelt, wobei die W. mit flüssigem Stickstoff gefroren wird. Beim Auftauen bildet sich eine Blase, die die W. abhebt.

Alternative Behandlungsmethoden sind auch *Kauterisation, Kürettage* oder *Laserbehandlung.*

Warzenfortsatz

(*F.* Processus mastoideus) Hinterer unterer Teil des Schläfenbeins; als Anheftungsstelle einiger Muskeln (z.B. Kopfnicker) unterhalb der Ohrmuschel tastbar. Während seiner Ausbildung im Kindesalter wird der W. von der Paukenhöhle ausgehend mit lufthaltigen Hohlräumen (Cellulae mastoideae) durchsetzt, die mit diesem über das Antrum mastoideum in direkter Verbindung bleiben.

Daher können sich *Mittelohrentzündungen* bis in die W.zellen ausbreiten und eine druckschmerzhafte *Mastoiditis* hervorrufen.

LAGE DES WARZENFORTSATZES
Der Warzenfortsatz stellt den unteren Teil des Schläfenbeins dar. Er ist als Knochenhöcker hinter dem Ohr tastbar.

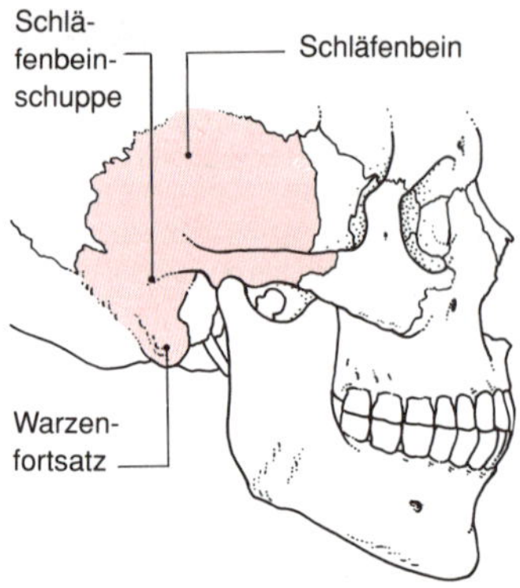

Warze, plantare

s. *Sohlenwarze*

Wasser

W. ist zwar nur eine einfache chemische Verbindung (ein Molekül, bei dem zwei Wasserstoffatome an ein Sauerstoffatom gebunden sind, H_2O), doch ist es für Leben in jeder Form unabdingbar. Einige einfache Lebensformen, z.B. bestimmte Mikroorganismen, können zwar über Jahre oder Jahrzehnte hinweg ohne Wasser in einem scheintoten Zustand überleben. Dennoch brauchen auch sie Wasser für den Ablauf von Lebensfunktionen wie Wachstum und Vermehrung.

Wasser ist der Hauptbestandteil des menschlichen Körpers. Etwa 99 Prozent der Moleküle sind Wasser, auch wenn es nur einen relativ kleinen Prozentsatz des Körpergewichts ausmacht, nämlich ca. 60 Prozent beim durchschnittlichen Erwachsenen. Somit enthält ein Mann mit 70 kg Körpergewicht rund 42 Liter Wasser, wovon ca. 28 Liter in den Körperzellen selbst gebunden und 14 Liter außerhalb der Körperzellen vorhanden sind. Hiervon sind etwa 3 bis 4 Liter im Blutplasma, in der Lymphe und in der Gehirn-Rückenmark-Flüssigkeit enthalten; bei den restlichen 10 bis 11 Litern handelt es sich um *Gewebeflüssigkeit.*

AUFGABE DES WASSERS IM KÖRPER
W. ist unabdingbar für das Leben, da es das Medium darstellt, in dem alle Stoffwechselvorgänge ablaufen (s. *Metabolismus).* Es ist die Flüssigkeit, in der der Transport chemischer Stoffe, beispielsweise von *Ionen,* im Körper erfolgt. Das Blutplasma versorgt das gesamte Körpergewebe mit W. und leitet auch überschüssiges W. aus dem Gewebe zur Ausscheidung über die *Leber, Nieren, Lungen* und die *Haut* ab. Der W.austausch zwischen den Blut- und den Gewebezellen erfolgt über die Gewebeflüssigkeit, die alle Zellen einzeln umspült. Der Austausch von W. zwischen der Gewebeflüssigkeit und den Zellen wird als *Osmose* bezeichnet.

WASSERHAUSHALT
W. wird nicht nur durch Trinken, sondern auch über die Nahrung dem Körper zugeführt. Durch die Verdauung der Nahrung fällt auch eine kleine Menge W. im Körper selbst an.

Der Körper verliert W. über die Ausscheidung von *Urin* und *Stuhl,* in Form von ausgeatmetem W.dampf und durch *Schwitzen.* Die über den Urin abgegebene W.menge hängt weitgehend von der getrunkenen Flüssigkeitsmenge ab. Der W.verlust durch Schweiß hängt von der körperlichen Betätigung und der Außentemperatur ab.

Die im Körper vorhandene W.menge darf nur geringfügig schwanken, damit die Stoffwechselvorgänge reibungslos ablaufen können. Die Nieren regulieren die aus dem Körper über den Urin ausgeschiedene W.menge und erhalten auf diese Weise das Gleichgewicht zwischen

WASSERHAUSHALT IM KÖRPER

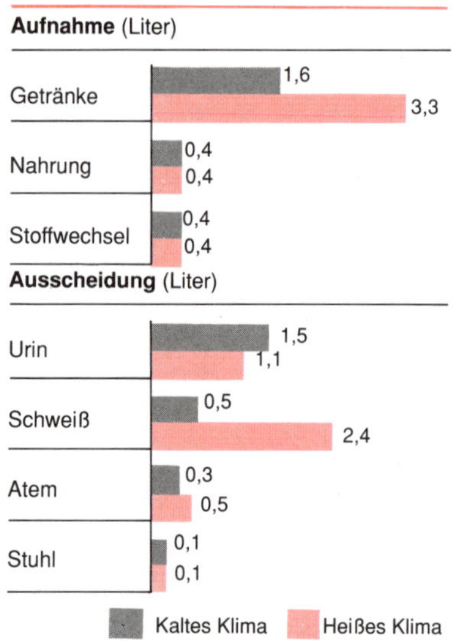

Wasseraufnahme und -ausscheidung
Das Diagramm zeigt die durchschnittliche Wasseraufnahme über verschiedene Wege sowie die Ausscheidung durch Urin, Schweiß usw. In kühlem Klima wird eher mehr getrunken, als zur Durstlöschung nötig ist; der Wasserüberschuß wird über den Urin ausgeschieden. In heißen Klimazonen wird viel Wasser durch Schweiß ausgeschieden, so daß eine erhöhte Flüssigkeitszufuhr zur Vermeidung von Austrocknung wichtig ist.

W

Flüssigkeitseinfuhr und -ausfuhr. Die Mindestmenge Urin, die täglich zur Entsorgung von Abbauprodukten ausgeschieden werden muß, beträgt etwa 0,5 Liter. Gesunde Erwachsene geben meistens etwa 1,5 Liter Urin täglich ab. Die über das Mindestmaß hinausgehende Urinmenge wird hauptsächlich durch *ADH* (antidiuretisches Hormon) gesteuert, das im rückwärtigen Teil der *Hypophyse* gebildet wird und auf die Nieren so einwirkt, daß die W.ausscheidung gebremst wird.

Der W.haushalt im Körper wird auch auf andere Weise geregelt. Ist ein Stoff (z.B. Zucker oder Salz) in zu großer Menge im Blut gelöst und muß dieser Überschuß über die Nieren ausgeschieden werden, wird hierzu zusätzlich W. benötigt. Dies kann trotz gesteigerter ADH-Produktion zur *Dehydratation* führen, doch wird dies normalerweise durch eine erhöhte W.zufuhr als Reaktion auf *Durst*gefühl ausgeglichen.

Bei einigen Störungen, z.B. *Nierenversagen* oder *Herzinsuffizienz,* wird nicht genügend W. über den Urin ausgeschieden, was zur *Ödem*bildung führt (abnorme W.ansammlung im Körpergewebe).

Wasseranwendung

s. *Hydrotherapie*

Wasserbruch

(*F.* Hydrozele) Meist im Zusammenhang mit dem Hoden gebraucht (Hydrocele testis); weiche, schmerzlose Anschwellung im *Hodensack,* die dadurch verursacht wird, daß sich der Spaltraum um einen Hoden mit Flüssigkeit füllt. Ein W. wird gelegentlich durch Entzündung, Infektion oder Verletzung des Hodens, manchmal auch durch einen Tumor verursacht. In den meisten Fällen ist jedoch der Grund unbekannt.

W.e treten sehr häufig bei Männern im mittleren Alter auf. Nur selten muß behandelt werden. Ist die Schwellung so groß, daß sie stört oder schmerzt, kann die Flüssigkeit unter örtlicher Betäubung durch eine Kanüle abgesaugt werden. Tritt ein W. wiederholt auf, ist unter Umständen ein chirurgischer Eingriff erforderlich.

Wassergeschwulst

s. *Hygroma cysticum*

Wasserharnruhr

s. *Diabetes insipidus*

Wasser, Infektion durch

Erkrankung, die durch infektiöse oder parasitäre Organismen im Wasser übertragen wird. Es kann zu Infektionen kommen, wenn verschmutztes Wasser getrunken wird, wenn damit die Nahrung kontaminiert ist, oder wenn man in verseuchtem Wasser schwimmt oder watet.

TRINKWASSER

Weltweit stellt die Verseuchung von Trinkwasser einen wichtigen Übertragungsweg für verschiedene Krankheiten dar, darunter die virusbedingte *Hepatitis A,* viele durch Viren und Bakterien hervorgerufene *Durchfall*erkrankungen, *Typhus, Cholera, Amöbenruhr* sowie *Wurmbefall.*

Die Verseuchung wird durch die Einleitung von Fäkalien menschlichen oder tierischen Ursprungs, die infektiöse Organismen enthalten, in Flüsse, Seen, Wasserspeicher oder Brunnen verursacht, die für die Trinkwasserversorgung herangezogen werden. Die Verschmutzung kann direkt oder durch Einleitung ungeklärter Abwässer erfolgen. Sie kann auch dadurch verursacht werden, daß es zwischen den Leitungssystemen zur Abwasserbeseitigung und zur Trinkwasserversorgung durch Leckstellen zum Übertritt verseuchten Wassers kommt. Dies tritt beispielsweise dann ein, wenn eine Stadt von einem stärkeren Erdbeben heimgesucht wurde.

In den Industrieländern wurden entsprechende Vorbeugungsmaßnahmen wie ausreichende sanitäre Anlagen, Kläranlagen und Müllentsorgung getroffen. Auch die Keimfreimachung und laufende Überprüfung des Wassers vor Einleitung in die Haushalte reduziert die Gefahr einer Infektion durch Wasser auf ein Mindestmaß. Leitungswasser kann im Normalfall ohne Gefahr getrunken werden (sofern nicht spezielle Warnhinweise gegeben wurden).

In Entwicklungsländern sind die sanitären Einrichtungen, Kanalisation und Kläranlagen unter Umständen unzureichend. Infolgedessen tragen Angehörige der einheimischen Bevölkerung mit höherer Wahrscheinlichkeit die über das Wasser verbreiteten Krankheitserreger in sich. Deshalb sollte man am besten in diesen Ländern kein Leitungswasser trinken und in jedem Fall besonders vorsichtig bei Wasser sein, das direkt aus Flüssen, Seen und Brunnen entnommen wird.

VERMEIDUNG EINER INFEKTION

Die Tabellen geben eine Übersicht über sichere und verdächtige Trinkwasserquellen in Industrie- und Entwicklungsländern. Steht unverdächtiges Wasser nicht zur Verfügung, geht man mit Wasser in Flaschen oder Büchsen von allgemein bekannten Markenherstellern kein Risiko ein; in Getränke sollte keinesfalls Eis gegeben werden, das aus verdächtigem Wasser hergestellt wurde. Im Normalfall ist Regenwasser frei von Krankheitserregern, sofern man es vor dem Genuß nicht über längere Zeit abstehen läßt.

Möglicherweise infiziertes Wasser sollte vor dem Genuß keimfrei gemacht werden. Dies geschieht am zuverlässigsten durch 5minütiges Abkochen. Beim Kochen werden alle vorhandenen Erregerorganismen abgetötet. Besteht aus praktischen Gründen keine Möglichkeit, das Wasser abzukochen, so kann statt dessen das Wasser gefiltert und anschließend chemisch keimfrei gemacht werden. Die Filtrierung ist zur Entfernung von Schwebeteilchen erforderlich, in denen sich Krankheitserreger eingenistet haben können. Filter sind in unterschiedlichen Typen erhältlich: Bei einigen werden Bakterien und andere Erregerorganismen sowie auch Schmutzpartikel entfernt. Die Anweisungen des Herstellers sind sorgfältig zu beachten. Zur chemischen Sterilisierung werden chlor- oder jodhaltige Reinigungstabletten verwendet. Nach der Behandlung sollte das Wasser vor der Verwendung 20 bis 30 Minuten abstehen.

Gemüse oder andere Nahrungsmittel, die in verdächtigem Wasser gewaschen wurden, sollten unbedingt erst nach dem

SICHERHEIT VON WASSER UND ANDEREN GETRÄNKEN

	Industrieländer	Entwicklungsländer
Normalerweise sicher	Leitungswasser, Regenwasser, Getränke in Dosen oder Flaschen, Quellwasser	Getränke in Dosen oder Flaschen bekannter Markenhersteller, Regenwasser
Verdächtig	Wasser direkt aus Flüssen, Bächen, Seen, Teichen, Kanälen und Brunnen	Leitungswasser (in Städten), Quellwasser
Hochverdächtig	Offensichtlich verseuchtes Wasser (d.h. trübes, wolkiges Aussehen oder unangenehmer Geruch)	Leitungswasser (in ländlichen Gebieten), Wasser direkt aus Flüssen, Bächen, Seen, Teichen und Kanälen

Sicheres und verdächtiges Wasser
Wasser jeglicher Herkunft, das in die Kategorie "verdächtig" oder "hochverdächtig" fällt, muß sterilisiert werden – durch Abkochen, Filtern oder chemische Behandlung.

W

Durchgaren oder Schälen genossen werden (s.a. *Infektion durch Lebensmittel*).

SCHWIMMEN UND TAUCHEN

Beim Schwimmen in verseuchtem Wasser ist die Gefahr einer Ohrinfektion hoch (s. *Gehörgangsentzündung*). Das Risiko kann dadurch verringert werden, daß nach dem Schwimmen der Kopf seitlich geschüttelt wird, um das Wasser aus den äußeren Gehörgängen ablaufen zu lassen.

Die meisten Menschen verschlucken beim Schwimmen unabsichtlich etwas Wasser. Ist das Wasser verseucht, besteht die Gefahr einer Erkrankung. Deshalb empfiehlt es sich, möglichst nicht in Flüssen, die unter Umständen durch Abwässer verseucht sind (z.B. stromabwärts von Städten), oder im Meer in der Nähe großer Ferienorte an der Küste zu schwimmen.

Eine Form der *Leptospirose* wird durch Kontakt mit Wasser verursacht, das durch Rattenurin verseucht ist. Arbeiter in Kläranlagen, Kanalarbeiter und in jüngster Zeit auch Forellenzüchter sind hierbei besonders stark gefährdet.

In tropischen Ländern wird wegen der Gefahr einer Infektion mit *Schistosomiasis* bzw. *Bilharziose* dringend vom Schwimmen oder auch nur Waten in Flüssen, Seen und Teichen abgeraten. Hierbei handelt es sich um eine ernstzunehmende Krankheit, die durch einen Saugwurm übertragen wird, der sich durch die Haut des Schwimmenden bohren kann. Die Schwimmerkrätze wird durch einen ähnlichen Saugwurm verursacht, der sich in die Haut hineinbohrt und einen stark juckenden Ausschlag hervorruft.

ANDERE WEGE DER ÜBERTRAGUNG VON INFEKTIONEN DURCH WASSER

Fische (besonders Schalentiere), die in verseuchten Gewässern leben, können Krankheitserreger in ihrem Körper angereichert haben. Solche Fische müssen fachmännisch gereinigt, zubereitet und anschließend unverzüglich vollkommen durchgegart werden, um eine Ansteckung mit Hepatitis, choleraähnlichen Erkrankungen, eine *Lebensmittelvergiftung* oder einen *Bandwurmbefall* zu vermeiden.

Bei der *Legionärskrankheit* handelt es sich um eine Art Lungenentzündung, die auf ein Bakterium zurückgeht, das in großen Gebäuden die Wasserleitungsanlagen verseuchen kann. Man infiziert sich allem Anschein nach nicht dadurch, daß man verseuchtes Wasser wirklich trinkt, sondern der Infektionsweg scheint über das Einatmen von Wasser beim Duschen oder von Luft aus Klimaanlagen, die mit Wasser befeuchten, zu erfolgen.

Wasserkopf

Nichtmedizinische Bezeichnung für *Hydrocephalus*.

Wasserretention

Ansammlung von Flüssigkeit im Körpergewebe durch verringerte Ausscheidung (s. *Ödem*).

Wasserstoff(su)peroxid

(H_2O_2) Antiseptisch wirkende Lösung, die zur Behandlung bei Infektionen der Haut oder im Mund sowie als Bleichmittel für das Haar eingesetzt wird. W. verbindet sich mit Katalase, einem in der Haut und im Mund vorhandenen Enzym, und setzt dabei Sauerstoff frei. Durch diesen Effekt werden Bakterien abgetötet und infizierte Stellen gereinigt.

Wassersucht

Überholter Begriff für ein generalisiertes *Ödem* (Flüssigkeitsansammlung im Körpergewebe). Früher stellte man Totenscheine mit Wassersucht als Todesursache aus, wobei es sich jedoch nicht um eine Krankheit im engeren Sinne handelte, sondern um das Anzeichen einer Funktionsstörung im Körper, z.B. *Herzinsuffizienz* oder eine Nierenerkrankung.

Wassertabletten

s. *Diuretika*

Wasservergiftung

(*F.* Wasserintoxikation) Überwässerung des Organismus; führt wegen der großen Volumenbelastung zu einer akuten Herzschwäche und Hirnschwellung. Die wichtigsten Symptome dabei sind Kopfschmerzen, Schwindelgefühl, Übelkeit, Verwirrung und in schweren Fällen Krämpfe und Bewußtlosigkeit.

Der Wasserhaushalt des Körpers kann durch verschiedene Störungen aus dem Gleichgewicht gebracht werden, was zu einer Wasseransammlung im Körpergewebe führt. Hierzu gehören *Nierenversagen, Leberzirrhose,* schwere *Herzinsuffizienz,* Erkrankungen der *Nebenniere* sowie Tumoren der Lunge oder der Eierstöcke, die ein Hormon mit Wasserausscheidungs-hemmender (*ADH*-ähnlicher) Wirkung produzieren.

Es besteht bis etwa 48 Stunden nach einem chirurgischen Eingriff die Gefahr einer W., da die Belastung durch eine Operation zur vermehrten ADH-Produktion führt. Zu einer W. kann es auch während der Weheneinleitung mit *Oxytocin* kommen, das dem ADH chemisch verwandt ist.

Wäßriger Mund

Die Mundhöhle füllt sich plötzlich mit geschmacklosem Speichel. Dies ist nicht mit saurem Aufstoßen (*Reflux*) von Magensäften zu verwechseln, was einen unangenehmen, sauren Geschmack hat. Normalerweise kommt es zu einem w.n M. in Verbindung mit anderen Begleitsymptomen wie Oberbauchschmerzen vor einer Mahlzeit. Dies kann ein Hinweis auf eine Störung im oberen Teil des Magen-Darm-Trakts sein.

Waterhouse-Friderichsen-Syndrom

Ernste, wenn auch nur selten auftretende Erkrankung durch Infektion des Bluts mit Bakterien aus der Gruppe der Meningokokken. Das Hauptsymptom sind Blutungen in die *Nebenniere,* was zu einem akuten Versagen der Nebenniere und zum *Schock*zustand führt. Das W.-F.-S. wird häufig mit *Meningitis* in Verbindung gebracht.

Wechselfieber

Überholter Begriff für *Malaria* oder andere fiebrige Krankheiten, bei denen der Patient abwechselnd stark fiebert und friert (s. *Malaria*).

Wechseljahre

s. *Klimakterium; Menopause*

Wegener-Granulomatose

Relativ seltene Erkrankung, bei der *Granulome* (knotenförmige Ansammlungen entarteter Zellen) in Verbindung mit chronisch entzündetem Gewebe auftreten; voraus geht die Ausbildung einer *Vaskulitis* (Entzündung der Blutgefäße) in den Nasenhöhlen, Lungen und Nieren.

URSACHEN UND SYMPTOME

Die Ursache ist unbekannt. Es wird jedoch vermutet, daß die W.-G. eine *Autoimmunkrankheit* ist (bei der das Abwehrsystem die körpereigenen Gewebe angreift).

Zu den Symptomen zählen blutiges Nasensekret, Husten (manchmal mit blutigem Auswurf), Schwierigkeiten beim Atmen, Schmerzen in der Brust und Blut im Urin. Appetitverlust, Gewichtsverlust, Schwäche, Mattigkeit und Gelenkschmerzen können als Begleiterscheinungen auftreten.

DIAGNOSE UND THERAPIE

Die Diagnose stützt sich in der Regel auf die mikroskopische Untersuchung von Gewebe, das durch eine *Biopsie* aus der Nase, Lunge oder Niere entnommen wurde und eine anomale Struktur aufweist.

Für die Behandlung wird eine Kombination von *Immunsuppressiva* wie *Cyclophosphamid* (z.B. Endoxan ® +) oder *Azathioprin* (z.B. Imurek ® +) mit *Kortikosteroiden* zur Linderung der Symptome eingesetzt, die in manchen Fällen auch eine *Remission* im Krankheitsprozeß bewirkt.

PROGNOSE

Bei sofort einsetzender Behandlung wird die Mehrzahl der Patienten innerhalb eines Jahres vollständig gesund. Bei einigen Betroffenen entwickelt sich jedoch eine *Niereninsuffizienz*.

Unbehandelt führt die Krankheit zu verschiedenen Komplikationen: Eine Perforation der Nasenscheidewand kann eine Deformierung der Nase bewirken; die Augen können sich entzünden; auf der Haut können sich Ausschlag, Knötchen oder Geschwüre bilden; eine Schädigung des Herzmuskels kann den Tod zur Folge haben.

Wehen

s. *Geburt*

Wehenschreibung

(*F.* Tokographie) In der Geburtshilfe verwendetes Verfahren, das die Muskelkontraktionen der Gebärmutter während der *Geburt* aufzeichnet. Bei der Kardiotokographie werden auch die Herztöne des Kindes überwacht.

Weichteilverletzungen

Verletzungen an dem Gewebe in der Umgebung von Knochen und Gelenken (beispielsweise einem Band, einer Sehne oder einem Muskel). Zu den W.en gehören auch *Verstauchungen*, Prellungen, *Sehnenentzündungen* und Zerrungen (s.a. *Sportverletzungen*).

Weil-Krankheit

Andere Bezeichnung für *Leptospirose*.

Weisheitszahn

(*F.* Dens serotinus) Kleinster und hinterster der drei (als Zuwachszähne bezeichneten) Mahl*zähne* (= dritter Molar) in den vier Kieferquadranten. Tritt sehr spät (im Alter vom 17. bis 21. Lebensjahr) und in Abhängigkeit vom Kieferwachstum durch. Der W. kann im Kiefer steckenbleiben (impaktierter W.) oder gar nicht angelegt sein.

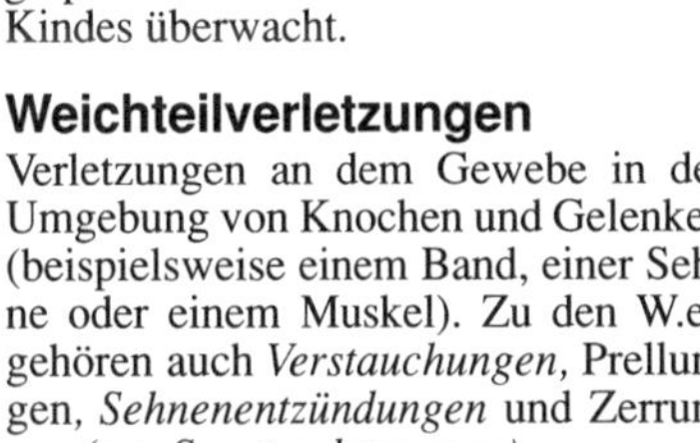

Aufbau eines Weisheitszahns
Wie die anderen Mahlzähne besitzt jeder Weisheitszahn starke Wurzeln und eine massive Krone mit mehreren Zahnhöckern und einer großflächigen Kaufläche.

Weitsichtigkeit

s. *Hyperopie*

Weltgesundheitsorganisation

Die Weltgesundheitsorganisation (WHO) wurde 1948 als die für internationale Angelegenheiten auf dem Gesundheitssektor und das öffentliche Gesundheitswesen zuständige Organisation der Vereinten Nationen gegründet. Ihren Hauptsitz hat sie in Genf/Schweiz; daneben unterhält sie auch Regionalbüros für Europa, Afrika, Nordamerika, Südamerika, Südostasien, den östlichen Mittelmeerraum und den Westpazifik (einschließlich Australien).

Die WHO hat mit großem Erfolg Kampagnen gegen Infektionskrankheiten ins Leben gerufen, allen voran gegen Pocken (die 1980 als für weltweit ausgerottet erklärt wurden), Tuberkulose und Malaria. Zu ihren weiteren Aufgaben gehören die Förderung von Forschungsprogrammen im Bereich der Medizin, der Aufbau eines Netzwerks miteinander zusammenarbeitender nationaler Laboratorien und die fachliche Beratung der 160 Mitgliedsstaaten bei Einrichtungen zur Gesundheitspflege, in der Familienpflege, bei der Verwendung von Arzneimitteln, auf dem Gebiet des Drogenmißbrauchs und bei der Erhaltung und Pflege geistiger und seelischer Gesundheit. Die heute gültige Strategie der Organisation ist in der Veröffentlichung "Gesundheit für alle im Jahr 2 000" beschrieben. In dieser Publikation sind Ziele für grundlegende Maßnahmen im öffentlichen Gesundheitswesen konzipiert, z.B. die Einrichtung von kanalisierten Wasserversorgungssystemen und anderer fundamentaler sanitärer Maßnahmen, die weltweite Impfung von Kindern gegen Infektionskrankheiten und der Abbau des Tabak- und Alkoholkonsums.

Wendung

Veränderung der Lage eines *Fetus*, meistens um eine Steißlage in die normale Position des Feten (mit dem Kopf nach unten) zu korrigieren. W. ist auch der Fachbegriff für den geburtshilflichen Eingriff zur Lageveränderung des Feten.

Viele Babys in Steißlage wenden sich spontan, insbesondere vor der 34. Schwangerschaftswoche. Erfolgt diese Drehung nicht, so kann der Geburtshelfer u.U. den Fetus durch eine sog. äußere W. in die korrekte Längsposition bringen. Dabei liegt eine Hand auf dem Unterleib der Mutter über dem Kopf des Babys und die andere Hand über dem Gesäß des Babys, wobei der Geburtshelfer sehr vorsichtig versucht, das Kind zu drehen und dabei seinen Kopf nach unten in das Becken der Mutter zu befördern. Eine äußere W. wird zwischen der 34. und 37. Schwangerschaftswoche vorgenommen und kann mit oder ohne Anästhesie erfolgen. Zur Lösung von Verspannungen der Gebärmutter können gegebenenfalls auch Medikamente eingesetzt werden.

Bei der äußeren W. ist das Risiko einer vorzeitigen Wehenauslösung (s. *Frühgeburt*), eines Gewebebruchs, einer vorgeburtlichen Blutung oder des Verknotens der Nabelschnur nur gering. Die Gefahren müssen gegen die Komplikationen einer vaginalen Steißgeburt und eines *Kaiserschnitts* abgewägt werden.

Bei einer inneren W. dreht der Geburtshelfer des Kindes, indem er die Hand in die Gebärmutter einführt. Die innere W. wird nur selten vorgenommen, am häufigsten beim zweiten Kind einer Zwillingsgeburt, das sich nach Geburt des ersten Zwillings nicht in der normalen Lage befindet.

Werdnig-Hoffmann-Syndrom

Sehr seltene Erbkrankheit des *Nervensystems*, die bei Säuglingen auftritt. Auch bekannt als infantile Form der spinalen Muskellähmung. Das W.-H.-S. ist eine *Motoneuronerkrankung*. Sie befällt die Nervenzellen des Rückenmarks, die die Muskeltätigkeit steuern. Die Ursache für diese Erkrankung ist unbekannt.

Während der ersten Lebensmonate tritt eine ausgeprägte Schlaffheit und Lähmung auf. Die betroffenen Säuglinge bewegen sich weniger als normale Babys. Gelegentlich erinnert sich auch die Mutter, während der Schwangerschaft kaum Kindsbewegungen wahrgenommen zu haben. Schwer betroffene Säuglinge neigen dazu, lange in froschartiger Lage zu liegen, wobei sie die Knie nach oben gebogen und auswärtsgedreht halten. Die Gesichtsmuskeln sind nicht betroffen, weshalb das Kind eine wache Mimik zeigt, die in deutlichem Widerspruch zur körperlichen Hilflosigkeit steht. Während der folgenden Monate erschlafft das Kind zunehmend, die Deformationen nehmen zu. Die Muskeln für Atmung und Nahrungsaufnahme sind ebenfalls betroffen, was in der Regel zum Tod des Kindes führt, ehe es drei Jahre alt ist.

Für das W.-H.-S. besteht keine Möglichkeit der Heilung. Eine Behandlung hat nur zum Ziel, die Beschwerden des betroffenen Säuglings soweit wie möglich zu lindern.

Wernicke-Korsakow-Syndrom

Seltene Störung des *Gehirns*, die nahezu immer auf Unterernährung bei chronischer *Alkoholabhängigkeit* zurückzuführen ist. Gelegentlich ist auch Fehlernährung bei anderen Erkrankungen, z.B. *Krebs,* die Ursache.

URSACHEN

Das W.-K.-S. wird durch einen Mangel an Thiamin (Vitamin B_1, s. *Vitamin-B-Komplex*) verursacht, der sich auf Gehirn und Nervensystem auswirkt. Der Thiaminmangel ist wahrscheinlich auf die additive Wirkung schlechter Eßgewohnheiten und auf eine angeborene Störung im Thiaminstoffwechsel zurückzuführen.

SYMPTOME

Die Krankheit tritt in zwei Stufen auf: als Pseudoencephalitis und Korsakow-Psychose, die jeweils an typischen Symptomen erkennbar sind. Die Pseudoencephalitis entwickelt sich im allgemeinen plötzlich mit der Folge von *Nystagmus,* (anomale ruckartige Augenbewegungen) und anderer anomaler Augenbewegung, *Ataxie* (Schwierigkeiten mit der Koordination der Körperbewegungen, insbesondere beim Gehen), Verlangsamung und Verwirrung. Die betroffenen Patienten zeigen im Regelfall Anzeichen einer Nervenschädigung (s. *Neuropathie*), z.B. Verlust sensorischer Empfindungen, das Gefühl von Nadelstichen oder gestörte Reflexe. Der Bewußtseinsgrad sinkt immer stärker ab, bei Nichtbehandlung unter Umständen mit der Folge des *Komas* und Eintritt des Todes. Setzt eine Behandlung nicht frühzeitig genug ein, kann auf die Pseudoencephalitis die Korsakow-Psychose folgen. Zu den Symptomen gehören schwere *Amnesie* (Gedächtnisverlust), Apathie und Desorientierung. Dabei ist das Kurzzeitgedächtnis stärker als das Langzeitgedächtnis betroffen, so daß die Betroffenen häufig nicht in der Lage sind, sich an das zu erinnern, was sie wenige Minuten zuvor getan haben. Unter Umständen wird konfabuliert (d.h., es werden Geschichten erfunden), um Gedächtnislücken zu schließen.

THERAPIE UND PROGNOSE

Die Pseudoencephalitis nach Wernicke gehört in die Notfallmedizin. Schon bei Verdacht auf diese Diagnose wird dem Patienten sofort Thiamin in hoher Dosis intravenös verabreicht. Durch diese Behandlung werden die meisten Symptome beseitigt, häufig innerhalb weniger Stunden. Unterbleibt eine sofortige Behandlung, ist die Korsakow-Psychose im Regelfall irreversibel, so daß der Patient sein Gedächtnis auf Dauer verliert und zum Pflegefall wird.

Wespenstiche

s. *Insektenstiche*

Whipple-Krankheit

(*F.* Lipodystrophia intestinalis) Fieberhafte Erkrankung mit verschiedenen Krankheitszeichen, wie Malabsorption (d.h. gestörte Aufnahme von Nährstoffen im Dünndarm), Durchfälle, Unterbauchschmerzen, fortschreitender Gewichtsverlust, Schmerzen an den Gelenken, Schwellung der Lymphknoten, gestörte Pigmentbildung in der Haut, Anämie und Fieber. Die Erkrankung tritt am häufigsten bei Männern im mittleren Alter auf.

Die Ursache der W.-K. ist immer noch nicht exakt bekannt; wahrscheinlich ist sie auf eine übersehene bakterielle Infektion zurückzuführen. Zur mikroskopisch gesicherten Diagnose wird eine *Jejunalbiopsie* (Gewebsprobe aus dem Dünndarm) entnommen. Positiv ist der Befund, wenn Makrophagen (eine Art Freßzellen) stäbchenförmige Bakterien enthalten. Therapiert wird mit *Antibiotika* über mindestens ein Jahr. Man versucht, Ernährungsschäden, die sich durch die schlechte Nährstoffaufnahme ergeben haben, durch die Verabreichung von Zusatznahrung zu beheben.

Whipple-Operation

Vom amerikanischen Chirurgen A. Whipple (1881-1963) entwickelte Technik zur operativen Entfernung des Kopfteils der Bauchspeicheldrüse und des ihn umgebenden Zwölffingerdarms.

WHO

s. *Weltgesundheitsorganisation*

Widerstandsfähigkeit

s. *Resistenz*

Wiederbelebung

s. *Herz-Lungen-Wiederbelebung*

Wilms-Tumor

Eine Art von *Nierenkrebs,* der hauptsächlich bei Kindern vorkommt (s. *Nephroblastom*).

Wilson-Syndrom

Defektproteinämie; (autosomal-rezessive) Erbkrankheit, bei der sich Kupfer in der Leber anreichert und langsam an den Körper abgegeben wird. Das W.-S. ist die Ursache für schwere Schäden an Leber und Gehirn.

SYMPTOME UND ANZEICHEN

Die Symptome sind von unterschiedlicher Schwere; sie treten in der Regel erstmals bei Heranwachsenden auf, gelegentlich auch schon mit fünf, oder auch erst mit 50 Jahren. Die Vergiftung der Leber durch das Kupfer führt zu verschiedenen Störungen, und zwar fortschreitend von der *Hepatitis* bis zur *Zirrhose.* Die Anlagerung von Kupfer im Gehirn verursacht progrediente Ausfälle, angefangen von einer leichten Beeinträchtigung der intellektuellen Fähigkeiten bis zu Starre, Tremor und Demenz.

DIAGNOSE UND THERAPIE

Grundlagen für die Diagnose sind Laboruntersuchungen von Blut und Urin sowie eine *Biopsie* der Leber (Entnahme einer kleinen Gewebsprobe zur Untersuchung unter dem Mikroskop), um die Kupfermenge im Körper festzustellen.

Das W.-S. erfordert eine lebenslange Behandlung mit *Penicillamin* (ein *Antirheumatikum*), einer Substanz, die mit Kupfer eine Verbindung eingeht, die ausgeschieden werden kann. Setzt die Behandlung bald nach Einsetzen der Symptome ein, kann u.U. durch die Penicillamingabe die Leber- und Gehirnfunktion wieder verbessert werden. Wird die Krankheit entdeckt, ehe die toxische Wirkung zu Symptomen geführt hat, kann die Medikation u.U. die Entwicklung von Schädigungen verhindern.

Wind

Allgemeine Bezeichnung für die im Magen-Darm-Trakt gebildeten Gase, die über den Mund (s. *Aufstoßen*) oder über den Anus (s. *Blähung, Flatus*) ausgestoßen werden.

Häufig schlucken Säuglinge beim Füttern Luft, die sich im Magen anstauen und Unbehagen verursachen kann, wenn man sie nicht ein "Bäuerchen" machen läßt. Beim Baby kann das Aufstoßen dadurch erleichtert werden, daß man es sanft auf den Rücken klopft oder seinen Rücken mit leichtem Druck streichelt.

Windelausschlag

(*F.* Erythema gluteale) Häufige Hautreizung, die Säuglinge mit ansonsten gesunder Haut befällt. W. ist die Folge einer Belastung der Haut durch die Bestandteile von Urin oder Kot. Auch zu langes Naßliegen kann eine Rolle dabei spielen.

Kleinkinder neigen unterschiedlich stark zu W. Bei einigen kann dies der erste Hinweis auf empfindliche Haut sein. Gelegentlich ist die Haut schwer entzündet. Es können auch der Leistenbereich und die Gesäßbacken durch Bakterien aus dem Kot oder durch die Pilze infiziert werden, die *Candidiasis* (Mundsoor) verursachen.

THERAPIE UND PROGNOSE

Vorbeugen ist besser als Heilen. Das Ziel ist vornehmlich, die Haut des Babys so lange wie möglich trocken zu halten. Ein gestilltes Neugeborenes näßt etwa fünf bis 10 mal täglich ein und hat nach jeder Brustmahlzeit Darmbewegungen, so daß sich ein praktisches Problem stellt. Die Windeln sollten häufig gewechselt werden, nach jedem Wickeln sollte eine wasserabstoßende, beruhigende Creme aufgetragen werden.

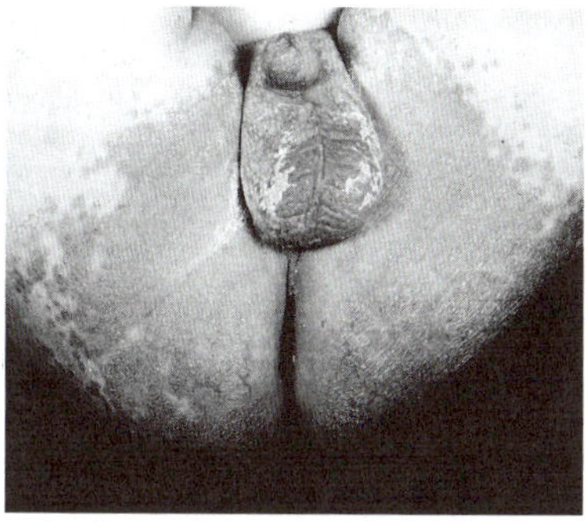

Erscheinungsbild des Windelausschlags
Die Haut auf dem Gesäß, an den Genitalien und im Leisteninnenbereich wird zunächst rot und wund; der Ausschlag kann bis zur Blasenbildung fortschreiten.

Stoffwindeln müssen gut gespült und in weichem Zustand gehalten werden. Gelegentlich kann zur Unterdrückung einer Entzündung eine Salbe verschrieben werden, die ein mildes *Kortikosteroid* enthält. Häufig wird ein Kortikosteroid in Verbindung mit einem *Antimykotikum* verschrieben, um die Candida-Pilze abzutöten.

Windpocken

(*F.* Varizellen) Häufige, in der Regel harmlose Infektionskrankheit im Kindesalter, für die Ausschlag und leichtes Fieber typisch sind. Gelegentlich auch als Wasserpocken bezeichnet. Bei Erwachsenen treten W. selten auf, dann allerdings in einer schwereren Form.

AUFTRETEN UND URSACHE

Weltweit haben die meisten Menschen bis zum 10. Lebensjahr W. gehabt. Die Krankheit wird durch das Varicella-Zoster-Virus verursacht. Auch wenn eine Erkrankung lebenslang immunisiert, bleibt das Virus im Anschluß an die Infektion im Nervengewebe latent vorhanden und kann später wieder zum Ausbruch kommen und dann Gürtelrose (*Herpes zoster*) verursachen.

Das Virus wird durch Tröpfcheninfektion durch die Luft von einer Person zur nächsten übertragen. Die Ansteckungsgefahr ist besonders hoch in der Zeit von ca. zwei Tagen vor Ausbildung des Ausschlags bis etwa eine Woche danach.

Für die meisten Kinder sind die W. nichts weiter als lästig. Doch sollten Erwachsene, die nie W. hatten, unbedingt eine Ansteckung vermeiden und sich nicht in der Nähe von Kindern mit W. oder an Gürtelrose erkrankten Personen aufhalten. Frauen im letzten Stadium der Schwangerschaft müssen besonders vorsichtig sein, da eine Ansteckung in der Schwangerschaft sehr ernst werden und sich beim Neugeborenen u.U. eine schwere Erkrankung ausbilden kann.

SYMPTOME

Zwei bis drei Wochen nach der Infektion zeigt sich ein Ausschlag hinter den Ohren, in den Achselhöhlen, auf dem Rumpf, den Oberarmen und auf den Beinen, im Mund und gelegentlich auch in der Luftröhre und den Bronchien (dann verursacht er einen trockenen Husten). Der Ausschlag tritt flächenweise nach 12 bis 48 Stunden auf und besteht aus kleinen, roten, juckenden Flecken, die sich in wenigen Stunden zu flüssigkeitsgefüllten Bläschen von 2 - 3 mm Durchmesser entwickeln. Nach mehreren Tagen trocknen die Bläschen aus und verschorfen. Bei Kindern erhöht sich normalerweise die Temperatur nur leicht, doch kann beim Erwachsenen eine schwere *Lungenentzündung* mit Atembeschwerden und Fieber erfolgen. Werden *Immunsuppressiva* (Medikamente zur Unterdrückung der Immunreaktion) eingenommen, so tritt die Krankheit eher in ihrer schweren Form auf. Als Komplikation kommt es in seltenen Fällen zu einer *Encephalitis* (Gehirnentzündung).

DIAGNOSE UND THERAPIE

Die Diagnose ergibt sich normalerweise schon durch Augenschein. In der Mehrzahl der Fälle genügt einfach Ruhe zur vollständigen Genesung, die normalerweise innerhalb von 10 Tagen bei Kindern erreicht ist, bei Erwachsenen dagegen erst nach längerer Zeit. Zur Fiebersenkung kann *Paracetamol* verabreicht werden. Zur Linderung des Juckreizes kann man Zinkschüttelmixtur (Lotio alba) oder entsprechende Puder (z.B. Ingelanpuder ®) auftragen. In schweren Fällen kann *Aciclovir* verschrieben werden, doch muß es schon im frühen Stadium des Ausbruchs der Krankheit genommen werden. Man sollte Kinder daran hindern, die Bläschen aufzukratzen, weil dies sonst zu einer bakteriellen Sekundärinfektion führen kann und damit zur Narbenbildung (es ist ratsam, die Nägel des Kindes kurz zu halten.) Ein spezifisches *Immunglobulin* zur Bekämpfung des Varicella-Zoster-Virus wurde bereits benutzt, um den Krankheitsausbruch in Kinderkrippen zu unterbinden. Es wurden auch Versuche mit *Impfstoffen* durchgeführt, doch wurde deren Einsatz bisher nur auf stark gefährdete Gruppen beschränkt, z.B. Kinder in Leukämietherapie.

Winiwarter-Buerger-Krankheit

s. *Buerger-Gangrän*

Wirbel

(*F.* Vertebra, Vertebrae) Knöcherne Bauelemente der *Wirbelsäule* mit einer gemeinsamen Grundform: zylinderförmiger W.körper und nach hinten spangenartiger W.bogen, von dem W.fortsätze abgehen (s. Abbildung nächste Seite). In den einzelnen Abschnitten der W.säule sind die W. den jeweiligen funktionellen Bedürfnissen angepaßt, so daß man aufgrund der typischen Baumerkmale unterscheidet: sieben Halsw., zwölf Brustw. und fünf Lendenw. (als 24 präsakrale W.), fünf Kreuzw. (im *Kreuzbein* verschmolzen) und Steißw. (zum *Steißbein* verknöchert). Die Gesamtzahl von 33 W.n trifft man allerdings nur bei 40 Prozent aller Individuen an, sie kann vermindert oder vermehrt sein.

Wirbelgleiten

(*F.* Spondylolisthesis) Gleiten eines *Wirbels* nach vorn (evtl. auch nach hinten) über den darunterliegenden Wirbel. Ein Gleiten des untersten Lendenwirbels nach vorn über die Oberseite des *Steißbeins* ist die häufigste Form des W.s, doch kann es hierzu auch zwischen dem vierten und fünften Lendenwirbel oder zwischen zwei Halswirbeln kommen.

URSACHEN UND SYMPTOME

Das W. im Lendenwirbelbereich, an dem zwei Lendenwirbel oder der fünfte Lendenwirbel und das Steißbein beteiligt sind, ist normalerweise auf eine degenerative Wirbelerkrankung (*Spondylopathia*) zurückzuführen (wobei der Knochenbogen eines Lendenwirbels abnorm weich ist und damit unter Belastung leicht verschieblich), oder auf eine *Osteoarthritis* der Wirbelsäule (wobei die Gelenke zwischen den Wirbeln zu stark abgenutzt und instabil geworden sind).

Die wichtigsten Symptome einer Spondylolisthesis im Lendenwirbelbereich sind Rückenschmerzen, die beim Stehen zunehmen, sowie das *Ischiassyndrom*.

Die Ursache für W. im Halswirbelbereich kann eine Halsverletzung, eine angeborene Anomalie der Halswirbelsäule oder *Polyarthritis* sein (wobei die stüt-

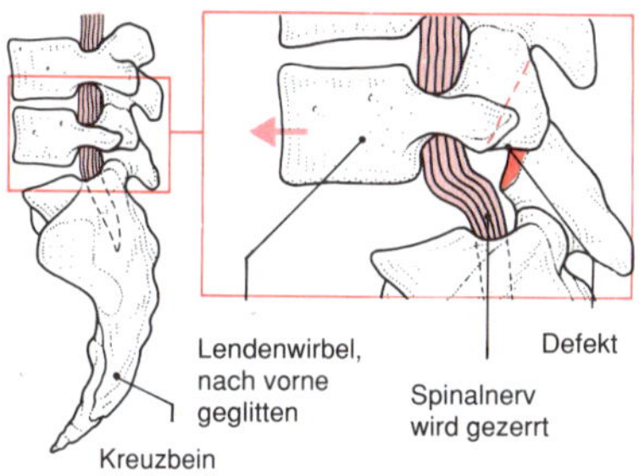

Normale Wirbelsäule **Wirbelgleiten (Spondylolisthesis)**

Lendenwirbelgleiten
Wenn der unterste Lendenwirbel nach vorne über das Kreuzbein abgleitet, kann er einen Rückenmarksnerv verzerren oder auf ihn drücken und dadurch Symptome wie Rückenschmerzen oder Ischias auslösen.

LAGE UND BAU DER WIRBEL

Die Abbildung zeigt die Anordnung der 33 Wirbel. Außer den beiden obersten sind alle Wirbel ähnlich gebaut. Der erste Halswirbel (Atlas) besitzt keinen Wirbelkörper. Der zweite Halswirbel (Axis) bildet ein Drehgelenk für den Atlas, das mit verantwortlich für die große Beweglichkeit des Kopfes ist.

Das Rückgrat

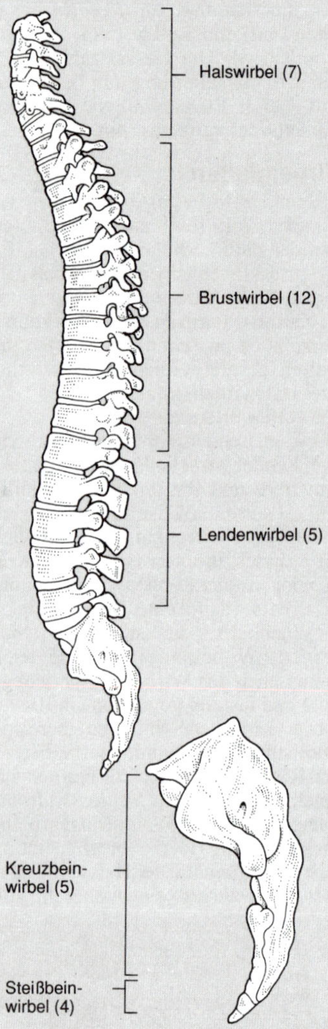

Anordnung
Die Wirbel lassen sich in fünf Gruppen unterteilen: Hals-, Brust-, Lenden-, Kreuzbein- und Steißbeinwirbel. Die oberen 24 Wirbel sind durch knorpelige Bandscheiben voneinander getrennt.

Halswirbel

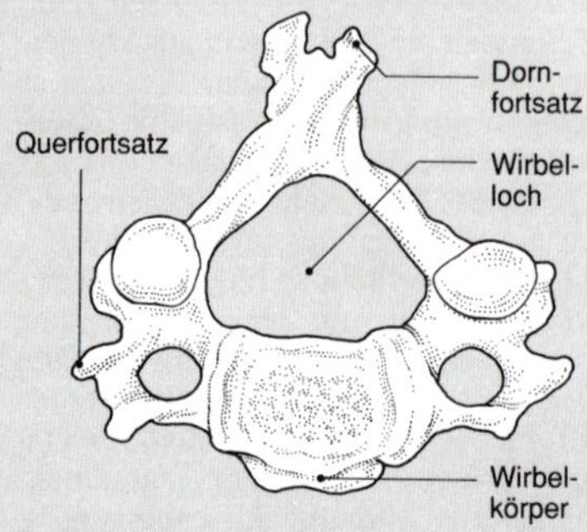

Brustwirbel

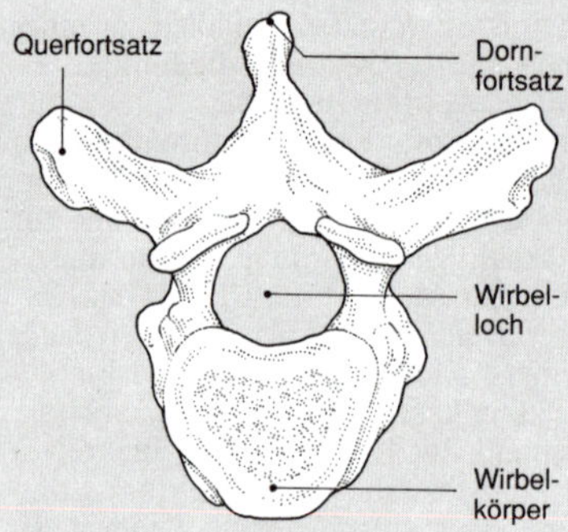

Lendenwirbel

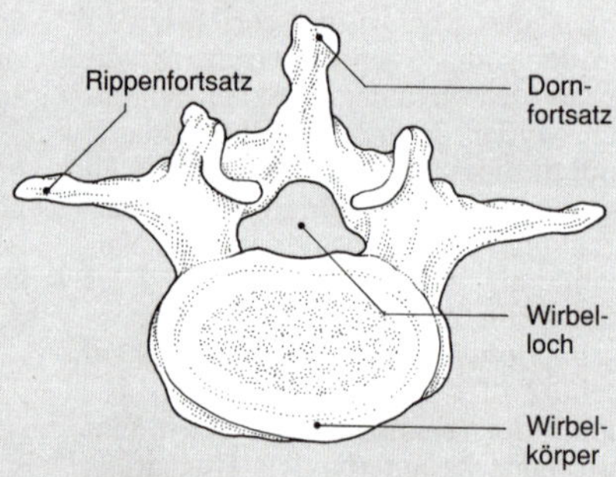

Wirbelbau
Drei typische Wirbel in der Ansicht von oben. Die Löcher aller Wirbel bilden den Wirbelkanal, in dem das Rückenmark liegt. Die Fortsätze dienen als Ansatzpunkte für Muskeln; manche tragen Gelenkflächen.

zenden Bänder der Halswirbelsäule geschwächt oder die Gelenke zwischen den Wirbeln abgenutzt sind). Die wichtigsten Symptome sind Schmerzen und ein steifer Hals; in schweren Fällen Schmerzen, Benommenheit oder eine Schwäche in Händen und Armen des Betroffenen.

DIAGNOSE UND THERAPIE
W. wird aufgrund einer *Röntgen*untersuchung der Wirbelsäule diagnostiziert. Unter anderem kann die Therapie eine Extension (s. *Traktion*), die Immobilisierung (Stillegung) des betroffenen Bereichs in einem Gips*korsett* oder einer *orthopädischen Halskrause,* sowie Physiotherapie umfassen.

In seltenen schweren Fällen, in denen es durch Druck auf Nerven zu einer Schädigung gekommen ist oder schwere Rückenschmerzen auftreten, ist unter Umständen eine Operation erforderlich, um die betroffenen Wirbel fest miteinander zu verbinden (s. *Wirbelsäulenversteifung, operative*).

Wirbelsäule

(*F.* Columna vertebralis) Elastischer, von der Seite gesehen doppelt S-förmiger Stab, der die Masse des Stamms (Kopf, Hals, Rumpf) und die oberen Gliedmaßen trägt (s. Abbildung). Die Konstruktion aus knöchernen, knorpeligen und straff bindegewebigen Einzelelementen, von denen jedes nur eine beschränkte Beweglichkeit besitzt, bildet die Grundlage für die statische und dynamische Leistungsfähigkeit des Achsenskeletts, das zugleich dem *Rückenmark* Schutz bietet.

BAU DER WIRBELSÄULE

Die Wirbelsäule besteht aus 24 einzelnen und 9 verblockten Wirbeln. In dem von den Wirbelbögen gebildeten Wirbelkanal befindet sich das Rückenmark.

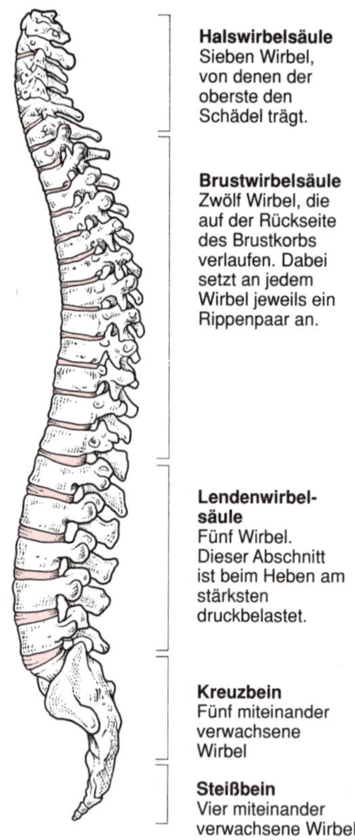

ERKRANKUNGEN DER WIRBELSÄULE

Wirbelsäulenerkrankungen können unterschiedlichste Ursachen haben. Fast alle lösen dasselbe Symptom aus – Rückenschmerzen.

ANGEBORENE FEHLBILDUNGEN

Manchmal werden Babys mit Wirbelbogenspalte geboren, so daß Teile des Rückenmarks (in den Hüllen) frei liegen. Diese sog. Spina bifida kann zu Beinlähmung und Inkontinenz führen.

INFEKTION

Osteomyelitis (Entzündung der Knochen und des Knochenmarks) kann in seltenen Fällen auch einen Wirbel befallen und Wirbelkörper sowie Bandscheiben zerstören. Die häufigste Ursache dafür ist eine Ausbreitung der Infektion (z.B. Tuberkulose) aus anderen Bereichen.

ENTZÜNDUNG

Bei ankylosierender Spondylitis und in einigen Fällen von rheumatoider Arthritis entzünden sich die Wirbelgelenke, verschmelzen und versteifen dadurch. Osteochondritis juvenilis (Entzündung der Wachstumsfugen in den Knochen von Kindern und Jugendlichen) kann die Wirbel befallen und führt dann zu Wirbelsäulenverformungen.

VERLETZUNGEN

Das Heben schwerer Lasten, eine plötzliche Drehung oder schlechte Haltung können jede der folgenden Wirbelsäulenverletzung nach sich ziehen: Bänderzerrung, Muskelriß, Spondylolisthesis (Wirbelgleiten), Verrenkung eines Wirbelgelenks oder Bandscheibenvorfall.

Ein kräftiger Schlag, Sturz aus großer Höhe, eine ruckartige Verdrehung oder übermäßige Anstrengung beim Sport (s. *Streßfraktur*) können einen Wirbelbruch verursachen.

GESCHWÜLSTE

Wirbelsäulentumoren sind in der Regel bösartig; in den meisten Fällen handelt es sich um Tochtergeschwülste eines (Primär-)Krebses aus einer anderen Region (s. *Knochenkrebs*).

DEGENERATIVE ERKRANKUNGEN

Osteoarthrose (abnützungsbedingte Degeneration der Gelenkknorpel) richtet fast ausnahmslos bei über 60jährigen Schäden an den Gelenken der Wirbelsäule an, vor allem bei Schwerarbeitern und Personen, bei denen bereits ein krankheits- oder verletzungsbedingter Wirbelsäulenschaden vorliegt.

Osteoporose (Abbau und Auflockerung der Knochensubstanz) ist bei älteren Frauen sehr häufig und kann auch die Wirbel schwächen, die dann unter dem Druck des Körpergewichts leicht brechen.

SONSTIGE ERKRANKUNGEN

Häufig findet man Wirbelsäulenverkrümmungen, die entweder angeboren oder erworben sind (Mangelernährung etc.). Dabei kann es sich um krankhaft verstärkte Lordosierungen bzw. Kyphosierungen, um fixierte Seitwärtsschwingungen (Skoliosen) oder eine Kombination beider handeln.

UNTERSUCHUNGSMETHODEN

Wirbelsäulenerkrankungen werden durch *Röntgen*aufnahmen, *Computertomographie* und *Myelographie*, manchmal auch durch andere Knochendarstellungstechniken (*Kernspintomographie* etc.) abgeklärt.

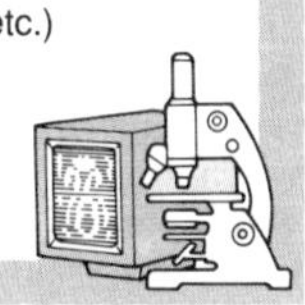

AUFBAU UND FUNKTION

Bei einheitlicher Wirbelgrundform gibt es in den verschiedenen Bereichen typische, funktionell bedingte Besonderheiten; am weitesten weichen dabei die beiden ersten Halswirbel – Atlas (der den Kopf trägt) und Axis (mit dem Atlas über ein Zapfendrehgelenk verbunden) – vom Grundbauplan ab. Jeder der folgenden 22 Einzelwirbel trägt auf seinem Wirbelbogen je zwei nach oben und unten gerichtete Gelenkfortsätze, die Facetten für die gelenkige Verbindung mit den darüber und darunterliegenden Nachbarwirbeln besitzen. Benachbarte Wirbel sind nicht nur über die Wirbelbogengelenke, sondern auch über eine *Bandscheibe* miteinander verbunden, die zwischen den beiden Wirbelkörpern liegt (Discus intervertebralis). Diese Zwischenwirbelscheibe besteht aus einem äußeren Faser(knorpel)ring und einem zentralen Gallertkern (Nucleus pulposus). Dieser trägt wie ein Wasserkissen den Wirbelkörper und hält den Faserring gespannt, der die Verbindung der Wirbelkörper sichert und gegen Zug und Verdrehung Widerstand leistet. Alle 23 Zwischenwirbelscheiben bis zum Kreuzbein machen etwa ein Viertel der W.nlänge aus und tragen zusammen mit den Wirbeln zu den typischen normalen Krümmungen der W. eines Erwachsenen bei: Hals- und Lendenw. sind nach vorn (Lordose), Brust- und Kreuz-Steißbein-W. nach hinten gebogen (Kyphose). Die Krümmungen unterstützen die Federung, den Stoßdämpfereffekt, außerdem bekommen die Organe im Brustkorb und Beckenbereich mehr Raum.

Wirbelkörper und -bögen sind durch verschiedene, kurze und lange, straffe (Bindegewebs-)Bänder miteinander verbunden. Dadurch bildet die Gesamtheit aller Wirbellöcher hinter den Wirbelkörpern einen geschlossenen Wirbelkanal (Canalis vertebralis), der bis zum unteren Ende des Kreuzbeins reicht und Rükkenmark, Spinalnervenwurzeln, Rückenmarkshäute, zahlreiche Blutgefäße sowie Fett- und Bindegewebe beherbergt. Aus den seitlichen Zwischenwirbellöchern verlassen die Spinalnerven den Wirbelkanal und innervieren z.B. segmentartig den Rumpf. Die Wirbelbogenfortsätze sind Ursprung und Ansatz einer Gruppe von *Muskeln*, die die W. bewegen und stabilisieren.

Wirbelsäulenverletzung

Schädigung des Bandapparats und damit des Zusammenhalts der Wirbel bzw. der knöchernen Elemente. Bei Mitbeteiligung des *Rückenmarks* oder der Spinalnerven können umschriebene Störungen der Empfindung oder Muskelkraft bis hin zu Lähmungen (s. *Paralyse*) auftreten.

URSACHEN

Im Regelfall entsteht eine W. durch starke Krafteinwirkung in dreierlei Form: Stauchung in Längsrichtung, Verdrehung und Scherwirkung. Durch Stauchung in Längsrichtung, meistens infolge eines Sturzes aus großer Höhe, werden die *Wirbel* (die Knochen der Wirbelsäule) in Längsrichtung stark gegeneinander gedrückt. Bei einer Verdrehung, wie sie bei Verkehrsunfällen (s. *Peitschenhieb-Syndrom*) vorkommen kann, wird die Wirbelsäule plötzlich extrem stark gebeugt oder überstreckt. Eine Scherwirkung entsteht, wenn jemand von einem Kraftfahrzeug angefahren wird; dabei wirken sowohl Stoßkräfte als auch Drehkräfte (Verwindungskräfte) auf die Wirbelsäule ein.

Unter jeder dieser Kräfte kann es zur Verschiebung der Wirbel kommen, zu einem Wirbelbruch oder zu einem Riß der *Bänder*, die die Wirbel untereinander verbinden. Bei schweren Wirbelverlagerungen und -brüchen ist es möglich, daß die Wirbel, aufgestaute Flüssigkeit oder Blutgerinnsel auf das Rückenmark drücken oder daß es zur direkten Verletzung des Rückenmarks kommt. In allen diesen Fällen wird die Funktion des Rückenmarks beeinträchtigt, wenn nicht sogar ganz aufgehoben. Unter einer instabilen Verletzung versteht man die Möglichkeit einer Verschiebung der Wirbel, die dann zur Verletzung, unter Umständen zur Durchtrennung des Rückenmarks führt. Alle anderen Verletzungen werden als stabil bezeichnet.

SYMPTOME UND ANZEICHEN

In der Regel sind Verletzungen an den Wirbeln und Bändern sehr schmerzhaft, dabei schwillt der betroffene Bereich an. Eine Verletzung des Rückenmarks führt zum Verlust des Empfindungsvermögens und/oder der motorischen Funktionen abwärts von der Verletzungsstelle. Verletzungen unter der Halshöhe können die Ursache für eine *Paraplegie* (Schwächung oder Lähmung der Beine und gelegentlich auch eines Teils des Rumpfes) sein. Eine Beschädigung des Rückenmarks im Halswirbelbereich kann zur *Quadriplegie* (Schwächung oder Lähmung aller vier Glieder und des Rumpfes) führen oder sogar tödlich sein. Häufig ist eine Schwäche oder Lähmung mit dem Verlust der Kontrolle über Blasen- und Darmfunktionen verbunden, mit der Folge von Harn- oder Stuhlinkontinenz.

Auf die Wirbelsäule einwirkender Druck kann zu Bewegungsstörungen führen, z.B. Muskelschwäche oder Lähmung. Es kann dabei auch zu Störungen des Empfindungsvermögens kommen, z.B. zu Schmerzempfindungen, Kribbeln oder Hitzeempfindungen.

DIAGNOSE UND THERAPIE

Unfallopfer, bei denen eine W. vermutet wird, sollten nur bewegt werden, wenn der Helfer eine gewisse Übung und Erfahrung in allen Bereichen der *Ersten Hilfe* hat. Um festzustellen, ob eine W. vorliegt und in welchem Ausmaß, wird eine *Röntgen*aufnahme angefertigt.

Bei einer stabilen W. ist so lange Bettruhe einzuhalten, bis wieder eine ungestörte Bewegung möglich ist; anschließend muß eventuell eine *orthopädische Halskrause* bzw. ein *Korsett* getragen werden, das den Verletzungsbereich abstützt oder die dort auftretenden Schmerzen lindert.

Bei einer instabilen W. hat die Stabilisierung der betroffenen Knochen Vorrang. Sind sie verschoben, bringt sie der Chirurg in der Regel unter Vollnarkose vorsichtig wieder in ihre korrekte Lage. Bei einigen instabilen Bruchverletzungen wird am Skelett eine Extension (s. *Traktion*) vorgenommen, um so die Knochenenden wieder geradezurichten und in ihrer Lage so lange zu halten, bis die Heilung eingetreten ist (was bis zu drei Monate dauern kann). Bei anderen instabilen W.en ist ein operativer Eingriff nötig, bei dem die Knochenenden dauerhaft mit einer Metallplatte oder durch Metalldrähte miteinander fest verbunden werden.

Die operative Wiederherstellung beschädigter Nervenstränge im Rückenmark ist nicht möglich. Ziel einer Therapie ist es, die Ausbildung sekundärer Probleme neben den Hauptsymptomen zu verhindern. Beispielsweise wird der Patient regelmäßig im Bett gewendet, um das *Wundliegen* (Dekubitus) infolge der Bewegungsunfähigkeit und der fehlenden Empfindungen der Haut zu verhüten. Daneben soll durch *Physiotherapie* einer weiteren Versteifung der Gelenke und der Verkürzung von Muskeln infolge der Lähmung begegnet werden. Bei Harn- oder Stuhlinkontinenz ist es manchmal erforderlich, einen *Katheter* anzulegen oder *Einläufe* zu machen.

PROGNOSE

Eine vollständige Genesung wird angestrebt, vorausgesetzt daß keine Rückenmarksverletzung vorliegt, auch wenn in einigen Fällen Schmerzen und Steifheit zurückbleiben. Wirkte auf das Rückenmark ein Druck ein, kann ein chirurgischer Eingriff zur Beseitigung der Ursache eine Besserung der Symptome herbeiführen. Auch bei einer Rückenmarksverletzung kann bis zu 12 Monate danach noch eine gewisse Besserung eintreten. In solchen Fällen wird die Genesung durch ein *Rehabilitations*programm unterstützt. Hierzu gehören krankengymnastische Übungen und *Bewegungstherapie* zur Verbesserung der allgemeinen Stimmungslage und zur Förderung der Selbständigkeit.

Wirbelsäulenversteifung, operative

Größerer chirurgischer Eingriff zur Verbindung von zwei oder mehr benachbarten *Wirbeln,* d.h. der Strukturelemente der *Wirbelsäule.*

WARUM ES GEMACHT WIRD

Eine o.W. ist angezeigt, wenn Bewegungsanomalien zwischen nebeneinanderliegenden Wirbeln (die durch *Röntgen*untersuchung festgestellt werden) starke Rückenschmerzen verursachen oder sogar zu einer Schädigung des Rückenmarks führen. Solche Bewegungsanomalien können auf verschiedene Erkrankungen der Wirbelsäule zurückzuführen sein, z.B. das sog. *Wirbelgleiten,* Verlagerung der Facettengelenke (der beweglichen Gelenke, über die die Wirbel miteinander verbunden sind), eine *Skoliose,* eine *Osteomyelitis,* einen Tumor oder eine Verletzung, durch die ein oder mehrere Wirbel zerstört wurde(n), oder auch auf eine *Osteoarthritis,* die zu degenerativen Veränderungen der Gelenke in der Wirbelsäule führt.

SO WIRD ES GEMACHT

Unter Vollnarkose werden die betroffenen Wirbel freigelegt; anschließend wird eine *Arthrodese* (versteifende Gelenkverbindung), gelegentlich in Verbindung mit einer *Knochenspan*-Transplantation, durchgeführt, wobei aus dem Becken entnommene Knochenspäne verwendet werden. Während der Ausheilung werden die Wirbel vorläufig mit einer Platte oder Schrauben zusammengehalten.

Zur Genesung sind unter anderem bis zu sechs Wochen Bettruhe erforderlich. Wird der Patient wieder mobilisiert, braucht er manchmal anfänglich ein *Gipskorsett.* Eine vollständige Versteifung der Wirbel dauert bis zu sechs Monate.

Das Ergebnis dieses Eingriffs ist in der Regel gut, allerdings kann eine Versteifung der Wirbel eine stärkere Belastung der übrigen Teile der Wirbelsäule nach sich ziehen, weshalb die Patienten stärkere Rückenschmerzen haben. Hier muß ein möglicherweise zu erzielender Nutzen gegen die Risiken abgewägt werden.

Wirksubstanz

Substanz bzw. Mittel, die/das eine biologische, chemische oder physikalische Veränderung herbeiführen kann. (S.a. *Reagens)*

Wismut

Metallisches Element, dessen Salze in Tablettenform zur Behandlung von Magen- und Zwölffingerdarmgeschwüren dienen. Dabei bilden die W.salze eine Schutzschicht über den Geschwüren, somit wird der Heilungseffekt gefördert (z.B. Ulgastrin-Lac ®). Verschiedene W.-salze dienen auch als *Adstringens,* z.B. in *Hämorrhoiden*salben oder in Brandsalben. Eine Vergiftung mit W. ähnelt der einer Quecksilber- oder Bleivergiftung.

Wittmaack-Ekbom-Syndrom

s. *Restless-legs-Syndrom*

Wochenbett

(*F.* Puerperium) Zeit nach der *Entbindung,* in der die weiblichen Geschlechtsorgane, vor allem die Gebärmutter, sich wieder in den Zustand zurückbilden, der vor der Schwangerschaft bestand.

Wochenbettdepression

Depression bei Frauen nach der *Entbindung.* Die Ursache der W. liegt wahrscheinlich in plötzlichen hormonalen

Veränderungen in Verbindung mit einer Vielzahl psychischer und umgebungsbedingter Faktoren. Die W. reicht von einem häufigen kurzfristigen Anfall von Niedergeschlagenheit bis zur depressiven Psychose, bei der die Frau in sehr schwere Depressionen verfällt und eine Klinikeinweisung erforderlich ist, um eine Selbstbeschädigung oder eine Schädigung des Neugeborenen zu verhüten.

NIEDERGESCHLAGENHEIT

Wahrscheinlich durchleben über zwei Drittel aller Mütter diese "melancholische" Phase, die sich üblicherweise ca. vier bis fünf Tage nach der Entbindung bemerkbar macht. Die Frau fühlt sich elend, mutlos, reizbar, gelegentlich leicht verwirrt und bricht schnell in Tränen aus. Neben den hormonellen Veränderungen spielen möglicherweise auch psychische Faktoren hier eine Rolle, z.B. ein Tiefpunktgefühl nach der Geburt oder ein überwältigendes Gefühl der Verantwortung für das Wohl des Neugeborenen. Durch Beruhigung und Unterstützung verschwindet die Depression in der Regel in zwei bis drei Tagen.

STÄRKERE DEPRESSIONEN

Bei ca. 10 bis 15 Prozent der Frauen tritt die Depression in stärkerer Ausprägung auf und dauert wochenlang. Es kann zu einem anhaltenden Müdigkeitsgefühl, zu Schlafschwierigkeiten, Appetitverlust und Ruhelosigkeit kommen. Die W. scheint sich in dieser Form eher dann auszubilden, wenn die Frau ein gespanntes Verhältnis zu ihrem Partner hat, in der Familie nicht unterstützt wird, finanzielle oder andere Sorgen hat oder wenn eine *Persönlichkeitsstörung* vorliegt. Besonders gefährdet sind Frauen, die schon während der Schwangerschaft unter Depressionen oder Angstgefühlen zu leiden hatten, Erstgebärende und Alleinstehende. In der Mehrzahl der Fälle liegen jedoch keine Risikofaktoren vor.

Der Zustand bessert sich normalerweise von selbst, oder er spricht auf eine Behandlung mit *Antidepressiva* gut an.

DEPRESSIVE PSYCHOSE

Diese schwere Form der Wochenbettdepression tritt nur bei etwa einer von 1000 Schwangerschaften auf und setzt in der Regel zwei bis drei Wochen nach der Entbindung ein. Typische Zeichen einer depressiven Psychose sind schwere geistige Verwirrung, das Gefühl der Wertlosigkeit, Selbstmorddrohungen oder die Androhung, dem Kind etwas anzutun, und gelegentlich auch *Wahn*vorstellungen. Die Stimmungslage der Frau verändert sich manchmal sehr rasch. Eine Therapie setzt eine Klinikeinweisung voraus und erfordert eine einfühlsame Beratung, möglicherweise auch eine *Familientherapie*. Manchmal ist auch eine Behandlung mit *Antidepressiva* erforderlich.

Wochenfluß

s. *Lochien*

Wolf

s. *Intertrigo*

Wolhynisches Fieber

s. *Fünftagefieber*

Wortblindheit

s. *Alexie; Dyslexie*

Wulstnarbe

s. *Keloid*

Wund

Adjektiv, das zur Beschreibung eines empfindlichen oder schmerzenden Bereichs verwendet wird. Bei der als "wund" bezeichneten Stelle kann es sich um eine infizierte Wunde, eine Unterbrechung des Gewebszusammenhangs oder eine Verletzung einer Haut- oder Schleimhautpartie handeln.

Wunde

(*F.* Vulnus, Gewebstrauma) Jede Beschädigung der Haut und/oder des darunter-

WUNDFORMEN

Oberflächenverletzungen können unterteilt werden in: Schnittwunden, bei denen die Haut sauber durchtrennt wird (z.B. bei Einschnitten mit dem chirurgischen Skalpell); Abschürfungen, bei denen die Hautoberfläche abgeschabt wird; Riß- und Fleischwunden, bei denen die Haut zerrissen wird (z.B. bei Tierbissen); Quetschwunden, bei denen die tieferen Gewebeschichten durch einen stumpfen Gegenstand verletzt werden; und tiefe Stich- bzw. Schußwunden.

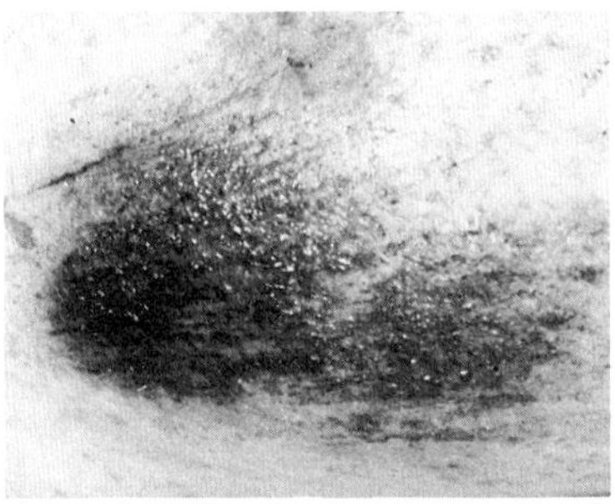

Abschürfung (Arm)
Ensteht meist bei Stürzen durch Ausrutschen. Die Wunde kann verschmutzt sein und muß sorgfältig gesäubert und verbunden werden.

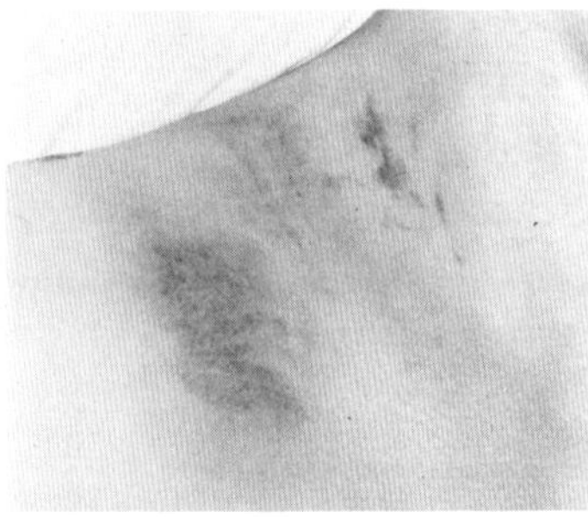

Quetschwunde (Sitzgurt an der Schulter)
Auch wenn die Haut bei Verletzungen dieser Art unverletzt bleibt, können tieferliegende Gewebsschichten verletzt sein.

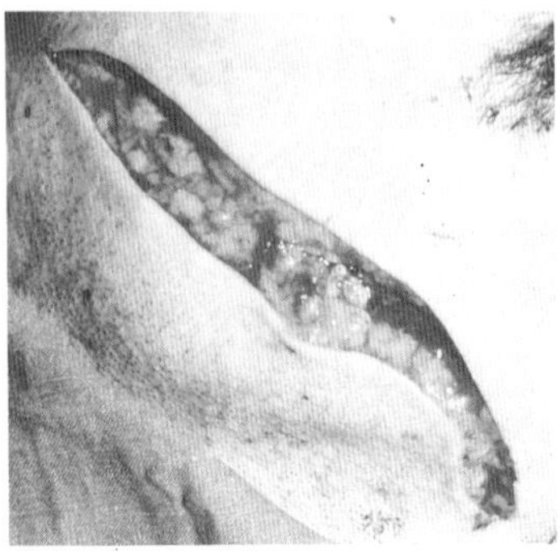

Schnittwunde (Wange)
Tiefe Wunde mit glatten Rändern. Heilt wahrscheinlich mit nur minimaler Narbenbildung, sobald die Wundränder vernäht sind.

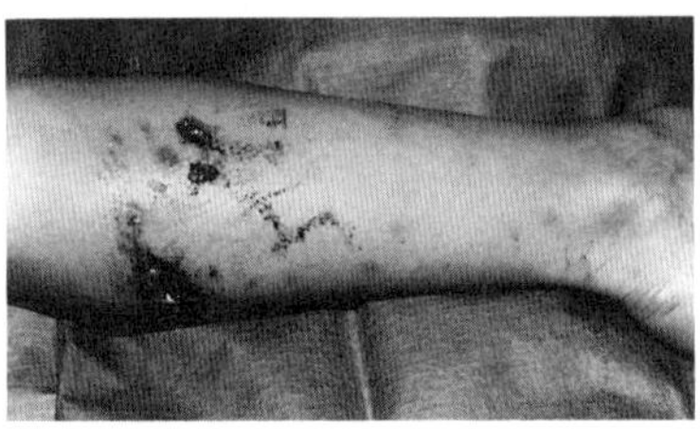

Bißwunde (Hundebiß am Arm)
Wird gesäubert und dann zum Ausheilen offengelassen. Wenn nötig, wird mit Antibiotika behandelt und gegen Tetanus gespritzt.

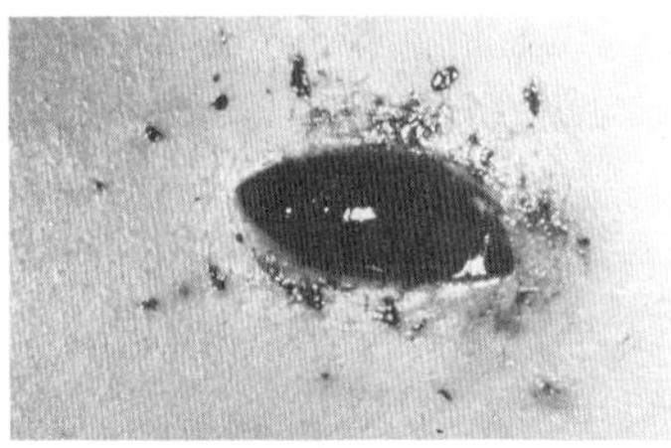

Tiefe Stichwunde (Brustkorb)
Erscheint zwar klein, doch kann das eindringende Messer tief im Körper Organe durchbohrt haben.

ERSTE HILFE BEI WUNDEN

GRUNDSÄTZLICHES

1 Der Verletzte muß in eine bequeme – sitzende oder liegende – Position gebracht werden.

2 Der Helfende vermeidet Blutkontakt und schützt sich durch Einmalhandschuhe.

3 Jede Wunde wird möglichst keimfrei bedeckt (am besten mit Material aus einem Verbandkasten).

4 Der Verletzte wird ständig beobachtet und betreut.

5 Jede Wunde muß grundsätzlich von einem Arzt abschließend beurteilt und versorgt werden.

6 Wundverbände werden nur vom ärztlichen Personal entfernt.

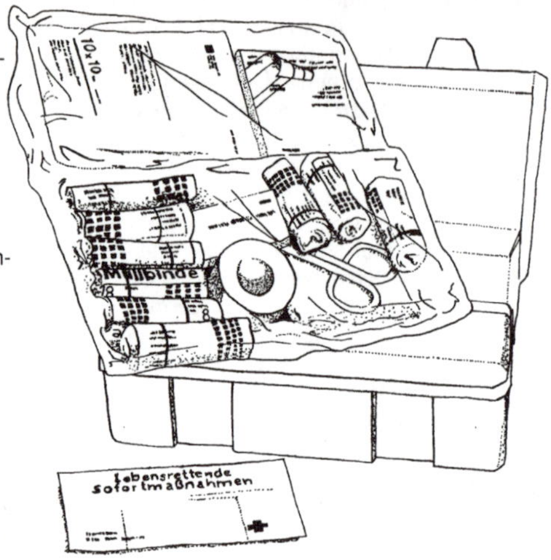

AUF KEINEN FALL
- Wunden berühren
- Wunden auswaschen (Ausnahme: Wasseranwendung bei Verbrennungen und Verätzungen)
- Puder, Salben, Spray oder Desinfektionsmittel anwenden
- Fremdkörper entfernen

GEFAHREN

- **Blutung** – Starke Blutungen sind lebensgefährlich
- **Infektion** – Hierdurch kann eine Störung der Wundheilung auftreten
- **Schmerz** – Dieser wirkt sich nachteilig auf den Allgemeinzustand des Verletzten aus

VERBANDMATERIAL

Wundauflagen (keimfrei verpackt)

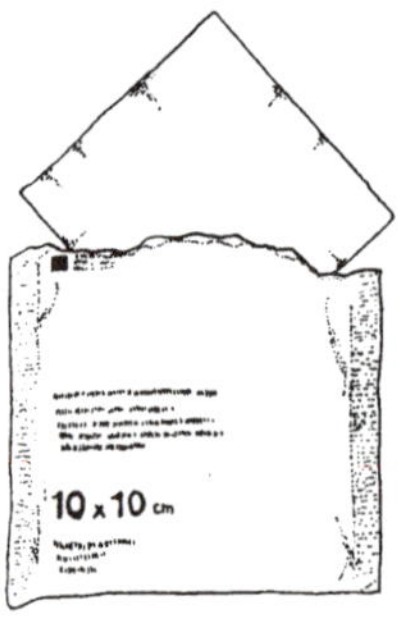

Mullkompresse (Wundauflage)

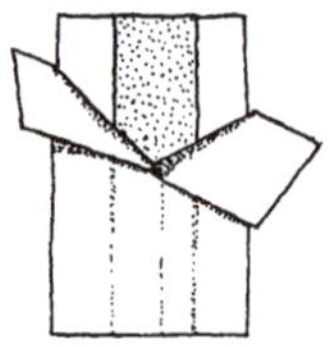
Pflasterwundverband

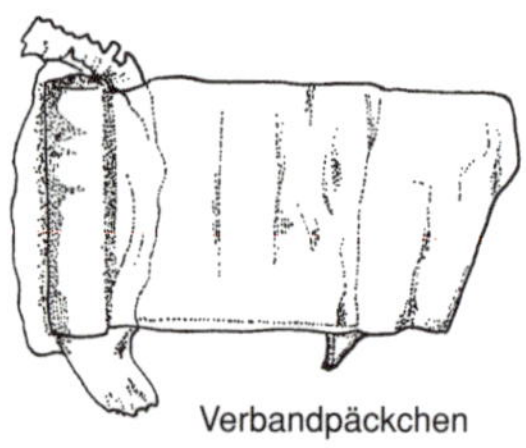
Verbandpäckchen

Verbandtücher

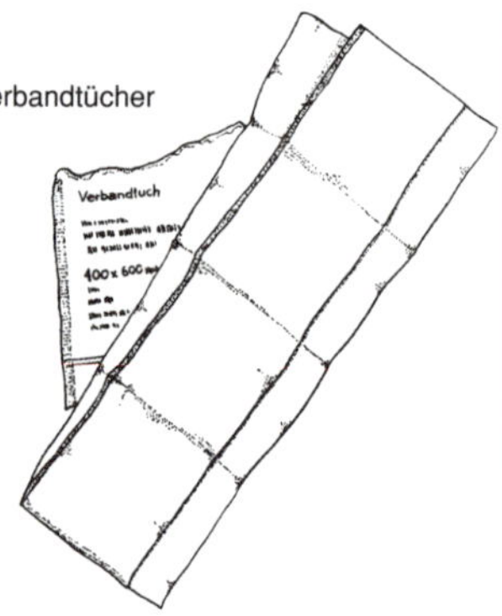

Befestigungsmaterial (für Wundauflagen)

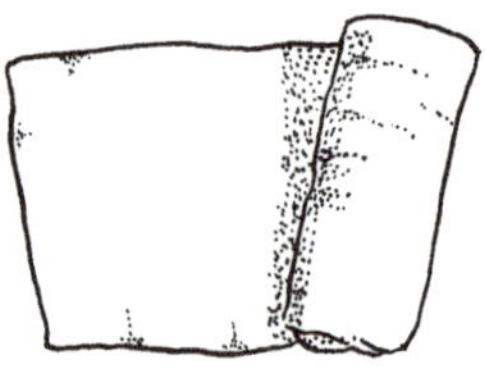

Mullbinde

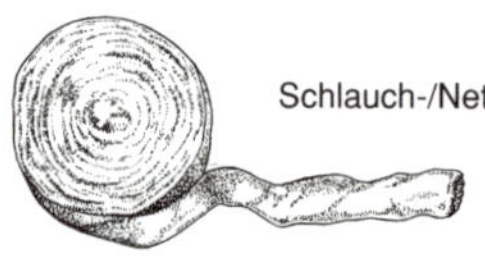
Schlauch-/Netzverband

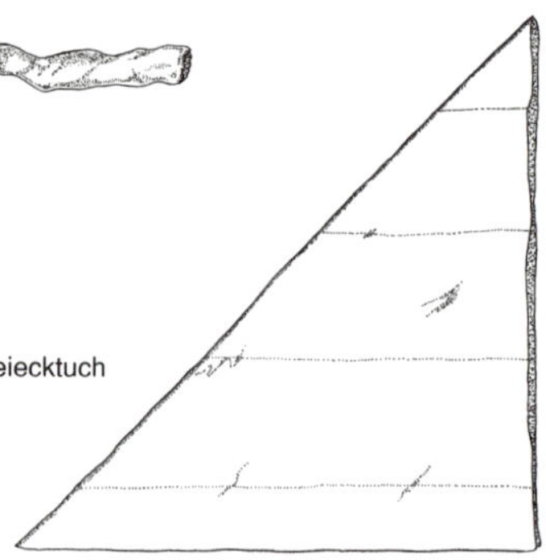
Dreiecktuch

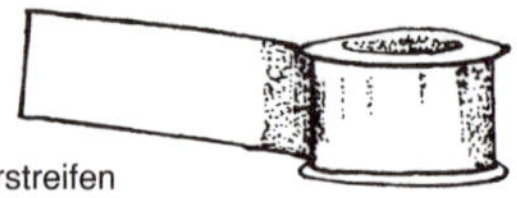
Pflasterstreifen

Einmal-Handschuhe

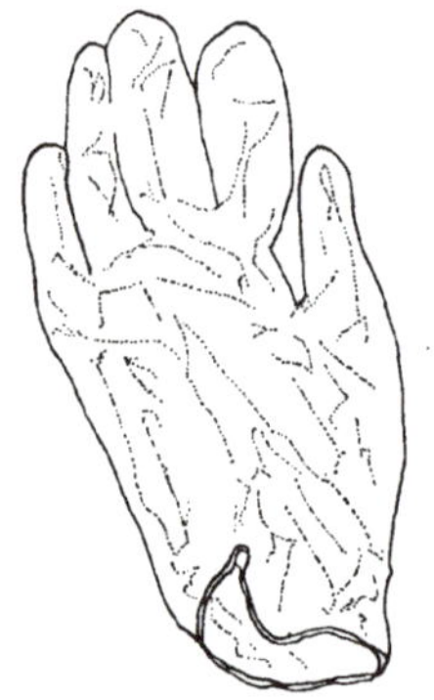

Der Ersthelfer sollte unbedingt bei der Gefahr des Kontaktes mit Blut Einmalhandschuhe tragen.

liegenden Gewebes infolge eines Unfalls, einer Gewalteinwirkung oder eines chirurgischen Eingriffs. W.n, bei denen die Haut oder die Schleimhaut offen ist, werden als offene W.n bezeichnet; bleibt dagegen die Haut unbeschädigt, spricht man von geschlossenen W.n.

WUNDFORMEN

W.n lassen sich einteilen in: Schnittw.n, Schürfw.n, Riß- und Fleischw.n, Stichw.n und Quetschw.n.

Viele Stichw.n und manche Quetschw. sehen täuschend ungefährlich aus, da sie nur geringfügige äußerliche Anzeichen einer Schädigung zeigen, jedoch mit schweren inneren Verletzungen verbunden sein können. Streifschußw.n verursachen eine Schädigung des Gewebes entlang des gesamten Geschoßwegs. Einschußverletzungen dagegen können infolge der Stoßwellen, die sich durch das Körpergewebe hindurch fortpflanzen, auch zu Schäden an entfernteren Stellen im Körper führen. Bei Stichw.n können lebenswichtige Organe durchbohrt und größere Blutgefäße durchtrennt sein. Bei Quetschw.n kann ein Leber-, Milz- oder Nierenriß vorliegen, der zu schweren inneren Blutungen führt.

THERAPIE

Viele kleinere W.n können mit Erste-Hilfe-Maßnahmen behandelt werden (s. *Blutungen, Behandlung von; Wundverband,* Erste-Hilfe-Kasten links).

Ausgedehntere oder tiefere W.n bedürfen ärztlicher Behandlung. Sind Fremdstoffe in die W. eingedrungen oder enthält sie abgestorbenes Gewebe, müssen diese entfernt werden; anschließend wird die W. mit antiseptischer Lösung gereinigt, um das Risiko einer *Wundinfektion* zu senken.

Frische Schnittwunden mit sauberen Schnitträndern können durch Nähen (s. *Wundnaht*) geschlossen werden; sie verheilen gewöhnlich mit minimaler Narbenbildung. Bei Riß- und Fleischw.n müssen die ausgefransten Wundränder vor dem Vernähen sauber geschnitten werden. Kleine Schnittw.n können durch Klebeverband geschlossen werden, ein besonders bei Kindern praktisches Verfahren zum Verschließen von W.n. Verunreinigte W.n läßt man meist offen, um der Abszeßbildung vorzubeugen.

Tiefe W.n, bei denen ausgedehnte Gewebeteile verletzt sind und/oder ein hohes Infektionsrisiko gegeben ist, werden meist mit sterilen Mulleinlagen gefüllt und vier bis fünf Tage mit einem Verband geschlossen. Zeigen sich danach keine Anzeichen einer Infektion und können die Wundränder ohne Spannung zusammengeführt werden, kann die W. genäht werden. Ansonsten bleibt sie offen, und man läßt sie von selbst ausheilen.

Bei Stich-, Bohr- oder Quetschw.n ist unter Umständen ein operativer Eingriff in der Bauchhöhle (s. *Laparotomie*) oder im Brustkorb (s. *Thorakotomie)* zur eingehenden Untersuchung erforderlich. Eine Verletzung von Blutgefäßen, Nerven oder Knochen erfordert häufig spezielle Operationstechniken, z.B. *Mikrochirurgie*. Wurden ausgedehnte Hautflächen beschädigt, ist u.U. eine *Hauttransplantation* nötig (s.a. *Heilung*).

Wundinfektion

Bei *Wunden* jeder Art besteht die Möglichkeit, daß Bakterien eindringen; die dadurch verursachte Infektion kann die Heilung verzögern, zu Invalidität oder auch zum Tode führen. Die W. zeigt sich durch Rötung, Schwellung, Wärmegefühl, Schmerz und gelegentlich durch Eiter- und *Abszeßbildung*. Manchmal führt eine W. zu Komplikationen infolge einer örtlich begrenzten Ausbreitung der Infektion auf benachbarte Organe oder Gewebsschichten, oder durch Ausbreitung auf entferntere Körperbereiche.

OPERATIONSWUNDEN

Bei etwa fünf bis zehn Prozent aller Operationswunden kommt es zur Infektion. Trotz aller Routinemaßnahmen zur Erzielung keimfreier Bedingungen in der Umgebung (s. *Asepsis*) ist eine Primärinfektion – die während der Operation selbst oder bei der anschließenden Wundversorgung auftritt – nichts Ungewöhnliches. Deshalb werden 24 Stunden lang nach der Operation *Antibiotika* vorbeugend verabreicht. Bei korpulenten Patienten oder Patienten mit geschwächten Abwehrkräften, z.B. bei Älteren und bei Krebspatienten, kommt es eher zu einer Infektion.

Vor chirurgischen Eingriffen, bei denen ein überdurchschnittliches Infekti-

VORBEUGUNG GEGEN WUNDLIEGEN

Wundgelegene Stellen heilen nur ab, wenn die Druckbelastung so gering wie möglich gehalten wird. Daher spielt eine gewissenhafte Pflege bei bettlägerigen, bewegungsunfähigen Patienten eine entscheidende Rolle. Die Lage des Patienten sollte mindestens alle zwei Stunden verändert werden. Druckstellen müssen sorgfältig gewaschen und getrocknet werden, besonders bei Inkontinenz. Als zusätzlicher Schutz können Pflegecremes aufgetragen werden.

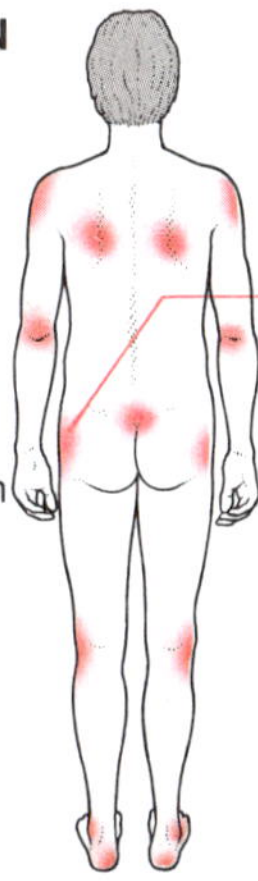

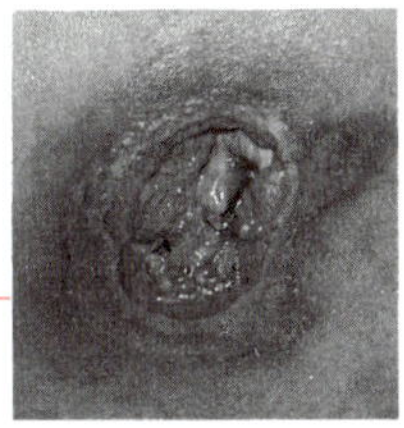

Gefährdete Bereiche
Besonders häufig tritt Dekubitus im Schulterbereich, an den Ellenbogen, im unteren Rückenbereich, an Hüften, Gesäß, Knien, Fußknöcheln und Fersen auf.

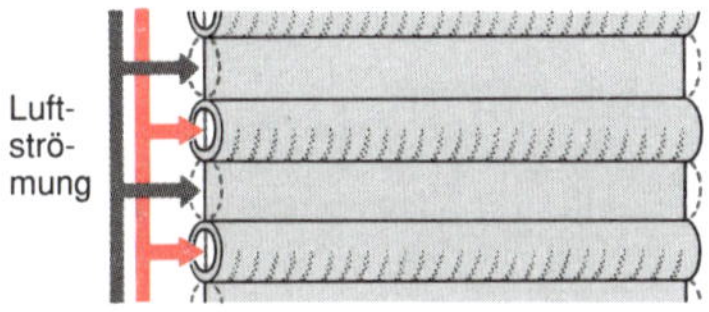

Wellenmatratze
Wird Luft in die Matratze eingepumpt und wieder abgesaugt, entsteht ein Welleneffekt, durch den die Blutzirkulation in der Haut angeregt wird.

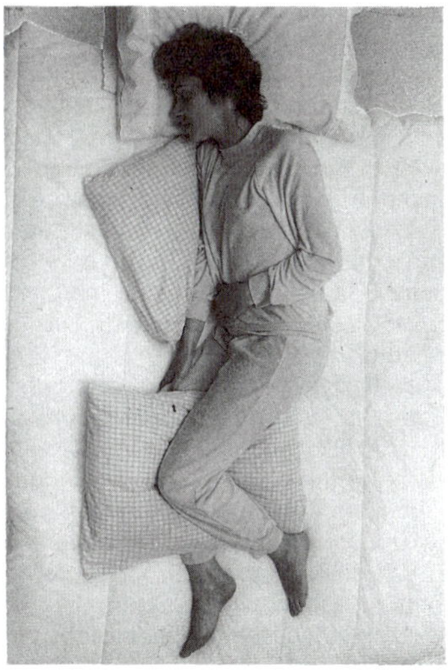

Polster und Kissen
Werden zwischen die Knie und unter die Schulter gelegt; dadurch kann der Druck verringert werden.

Schaffelle
Ein Schaffell unter dem Gesäß und als Umwicklung um die Fersen verringert den Druck.

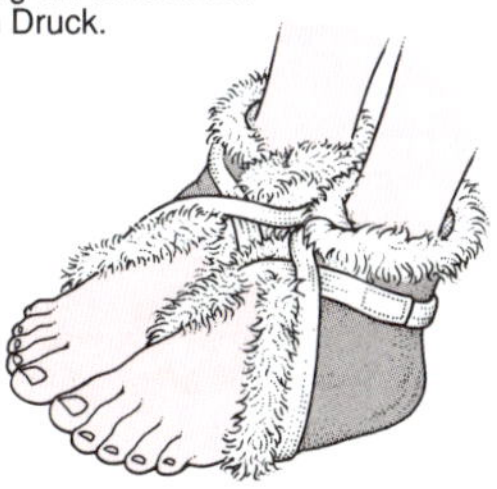

onsrisiko gegeben ist (z.B. bei Darmoperationen) oder eine Infektion besonders schwerwiegende Folgen hätte (z.B. beim Einsetzen künstlicher Gelenke), werden den Patienten vorbeugend Antibiotika verabreicht.

ANDERE WUNDEN

Bei anderen Wunden treten Infektionen am ehesten dann auf, wenn die Verletzung die Folge eines Unfalls in der Landwirtschaft ist oder wenn Soldaten im Kampf verletzt werden. Es besteht die Gefahr einer Infektion mit dem in der Erde vorhandenen Bakterium *CLOSTRIDIUM TETANI*, das den schweren, häufig tödlichen Wundstarrkrampf (Tetanus) verursacht, oder mit verwandten Bakterien, z.B. *CLOSTRIDIUM PERFRINGENS*, das *Gasbrand* verursacht.

Bei der Versorgung schwerer Wunden, die keine Operationswunden sind, wird ärztlich alles versucht, um einer Infektion vorzubeugen, z.B. durch Entfernung aller Fremdstoffe oder von abgestorbenem Gewebe aus der Wunde, durch sorgfältiges Reinigen der Wunde mit einer antiseptischen Lösung und durch Verabreichung von Antibiotika. Besteht außerdem die Gefahr, daß die Wunde durch Erde verschmutzt ist, wird eine Tetanusspritze gegeben, sofern nicht innerhalb der letzten fünf Jahre eine Tetanusimpfung durchgeführt wurde.

THERAPIE

Sobald eine Infektion festgestellt wird, wird eine Blut- oder Eiterprobe entnommen; der Patient erhält ein Antibiotikum. Je nach dem Ergebnis der *Kultur* aus dem ursächlichen Bakterium ist gegebenenfalls eine Änderung der Therapie mit Umstellung auf ein wirksameres Antibiotikum angezeigt. Bei Abszessen ist eine chirurgische Drainage erforderlich.

Wundliegen

(*F.* Dekubitus) Durchliegen oder Druckgeschwür; Geschwüre, die sich sich auf der Haut bettlägeriger, bewußtloser oder bewegungsunfähiger Patienten bilden. W. tritt häufig bei Patienten mit *Schlaganfall* oder *Wirbelsäulenverletzungen* mit Empfindungsverlust auf. Eine dauernd feuchte Haut infolge von *Inkontinenz* kann auch eine Rolle spielen. (S. Kasten vorhergehende Seite)

Ein Dekubitus beginnt mit roten schmerzhaften Flächen, die sich dunkelrot verfärben, ehe die Haut aufspringt und sich offene Geschwüre entwickeln. Ist die Haut einmal offen, treten häufig Infektionen an diesen Geschwüren auf, die sich dann vergrößern, immer tiefer gehen und nur sehr langsam heilen. Tiefreichende chronische Geschwüre erfordern unter Umständen eine Behandlung mit *Antibiotika*, ein Abpolstern mit

MÖGLICHKEITEN DER WUNDNAHT

Genäht wird unter Vollnarkose oder mit örtlicher Betäubung. Die Wahl des Vorgehens hängt von der Art der Wunde oder des Schnitts ab (unten sind zwei Nahtmöglichkeiten abgebildet). In allen Fällen vernäht der Chirurg die Wundränder miteinander, damit das Gewebe nur minimal verzogen wird.

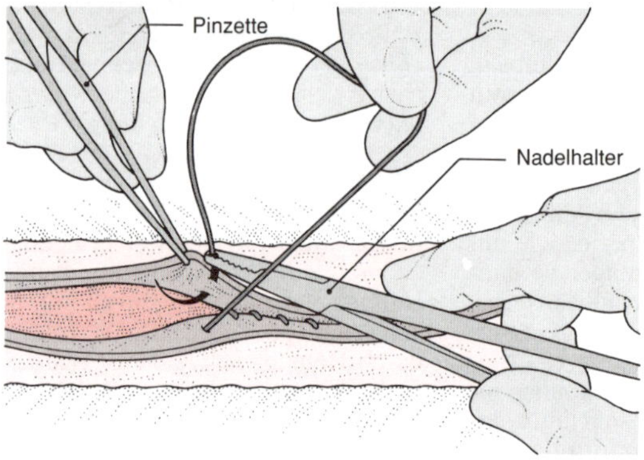

Arbeitstechnik
Der Chirurg faßt die Wundränder mit einer Pinzette in der einen Hand und sticht mit der anderen Hand die Nadel durch die Haut ein. Bei der hier abgebildeten Naht wird mit einem Nadelhalter gearbeitet, wodurch sich sehr feine Stiche besser ausführen lassen. In anderen Fällen wird die Nadel manchmal auch von Hand geführt.

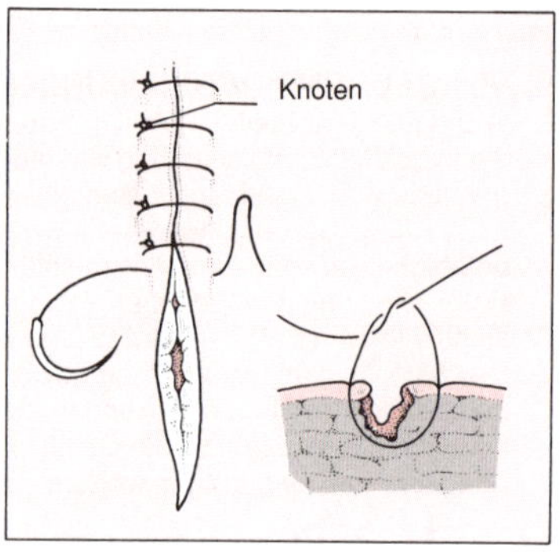

Einzelknopfnaht
Die Nadel wird in einen Hautrand eingestochen, über die gesamte Wundtiefe und am anderen Wundrand wieder herausgeführt. Jeder Stich wird seitlich durch einen Knoten geschlossen.

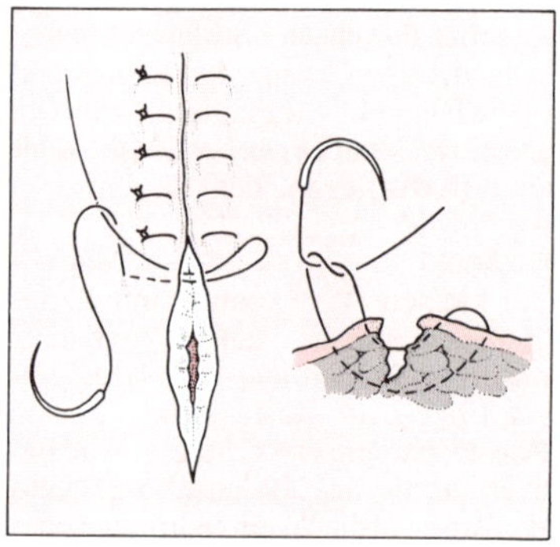

Rückstichnaht
Bei tieferen Wunden wird die Nadel zweimal durch die Wunde geführt: zunächst flach in Randnähe und dann tiefer in größerem Abstand von den Wundrändern.

ANDERE VERFAHREN FÜR DEN WUNDVERSCHLUSS

Wunden können mit wieder entfernbaren Klammern, mit Wundklebern und Klebestreifen verschlossen werden.

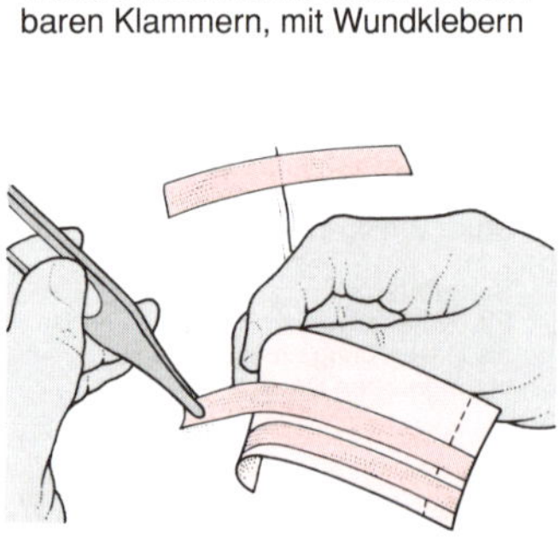

Klebeverband
Oberflächliche Wunden werden direkt verklebt. Bei tieferen Wunden werden zunächst Stiche mit resorbierbarem Nahtmaterial knapp unter der Haut gesetzt.

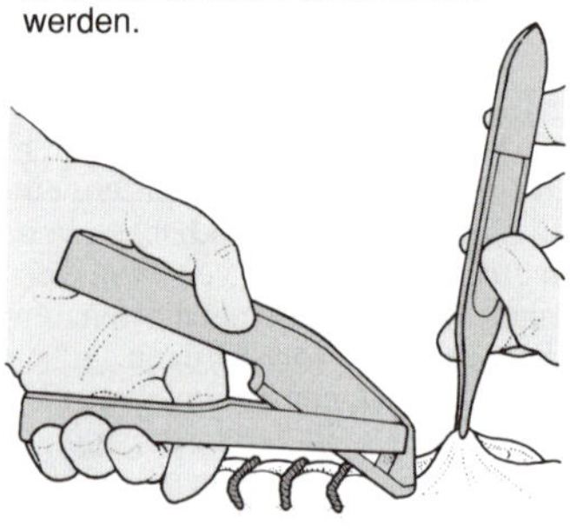

Klammern
Die Wundränder werden mit einer Pinzette hochgehalten und dann in regelmäßigen Abständen Klammern mit einem Klammernahtgerät gesetzt.

Schaumstoff und eventuell auch eine Hautplastik (s. *plastische Chirurgie*).

Neue Medikamente zur Vorbeugung und Behandlung von Druckgeschwüren werden laufend erprobt.

Wundnaht

Verschließen eines Operationsschnitts oder einer Wunde durch Nähte (Stiche) zwecks besserer Heilung.

NAHTMATERIAL

Für die Naht können verschiedene sterile Materialien verwendet werden, z.B. Catgut (heute vor allem aus Schafdärmen); Zwirn, Seide oder Kunstfaserfäden sowie rostfreier Edelstahldraht. Die verschiedenen Nahtmaterialien unterscheiden sich erheblich nach der Zeitspanne, über die sie ihre Festigkeit behalten, nach der Reaktion, die sie im Gewebe hervorrufen, und nach der Wahrscheinlichkeit, mit der sich winzige Infektionstaschen ausbilden können. Bestimmte Nahtmaterialien, z.B. Catgut, sind resorbierbar (d.h., sie lösen sich im Körper auf). Die Wahl des bei einer Operation jeweils zu verwendenden Materials trifft der Chirurg. Die Fadenstärke reicht von nahezu 1 mm beim Verschließen größerer Verletzungen bis zur kaum noch sichtbaren Größe von 0,01 mm bei feinen Nähten am Auge und beim Verschließen von Blutgefäßen.

Die meisten chirurgischen Nadeln sind gebogen und besitzen eine Spitze mit Schneidkante. Die Nadel wird mit einem pinzettenartigen Instrument gehalten; größere Nadeln können auch mit den Fingern geführt werden.

ANLEGEN EINER WUNDNAHT

Im Kasten links sind die klassische Naht zur Versorgung einer typischen Schnittverletzung und einige andere Alternativen zum Verschließen von Hautverletzungen abgebildet. Tiefe Schnitte oder Wunden müssen unter Umständen in mehreren Lagen genäht werden, um das Gewebe über seine gesamte Tiefe zu verschließen und so die Ansammlung von Blut in Taschen unter der Oberfläche zu verhindern.

WUNDSPÜLUNG

Nach Entfernung verunreinigten Gewebes wird die Wunde mit Spülflüssigkeit aus der Spritze oder mit einer Spülkammer gesäubert.

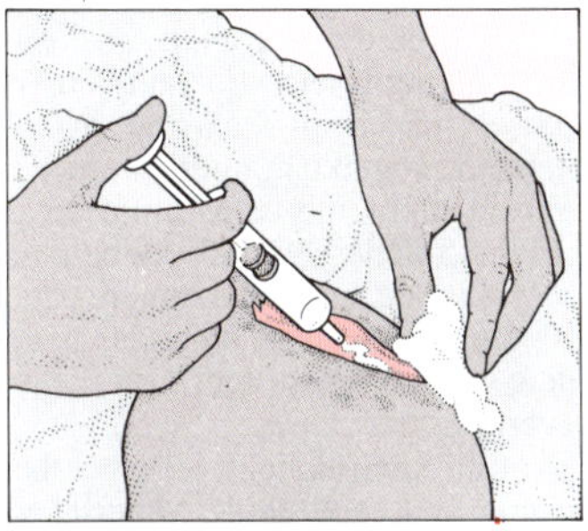

Spülung mit der Spritze
Aus einer Spritze (manchmal mit einem Katheter daran) wird wiederholt Spülflüssigkeit in die Wunde gedrückt und wieder abgesaugt, bis die Flüssigkeit klar bleibt.

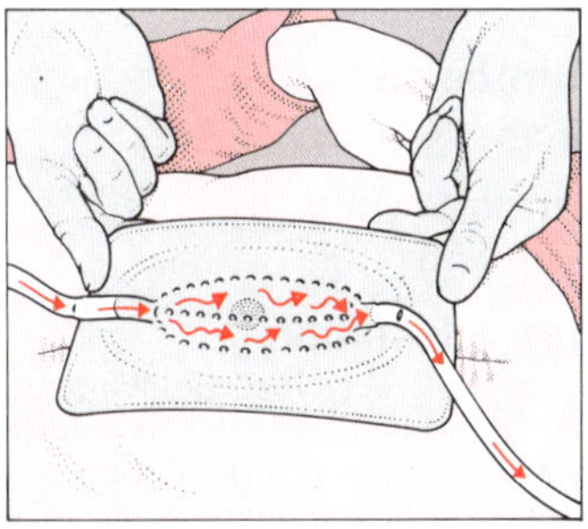

Spülkammer
Eine Spülkammer in Form eines weichen Plastikbeutels wird über die Wunde gelegt und abgedichtet. Dann wird Spülflüssigkeit durchgepumpt, bis sie klar aus der Wunde abfließt.

Wundrose

(*F.* Erysipel) Meist durch Streptokokken verursachte Infektion, in der Regel im Gesicht. Es wird angenommen, daß die Bakterien durch eine kleine Verletzung oder wunde Stelle in die Haut eindringen. Betroffen sind vor allem kleine Kinder und ältere Menschen.

Die Erkrankung setzt plötzlich mit Unpäßlichkeit, Fieber, Kopfschmerzen und Erbrechen ein. Auf der Gesichtshaut erscheinen juckende rote Flecken, die sich über Wangen und Nasenrücken ausbreiten und einen entzündeten Bereich mit erhabenen Rändern bilden. Innerhalb dieses Bereichs entwickeln sich Pusteln, die erst blasig werden, dann aufbrechen und verkrusten.

Therapiert wird mit *Penicillin-Präparaten,* wodurch sich die Erkrankung meist innerhalb einer Woche bessert.

Wundschorf

s. *Grind*

Wundspreizer

Chirurgisches Instrument, mit dem eine Schnittstelle offengehalten oder das umgebende Gewebe zurückgezogen wird, damit der Chirurg ungehindert Zugang zum darunterliegenden Gewebe hat, an dem operiert wird. Einige W. werden von der OP-Schwester oder einem assistierenden Arzt gehalten; selbsthaltende Wundspreizer haben eine Feststellvorrichtung, mit der sie ohne Abstützung in ihrer Lage gesichert werden können.

Wundspülung

Reinigung einer tiefen Wunde durch wiederholtes Auswaschen mit einer Desinfektions- oder sterilen Kochsalzlösung.

WARUM ES GEMACHT WIRD

Häufig ist eine tiefe Wunde durch infizierte Fremdstoffe verunreinigt. Wird sie vor dem Verschließen nicht vollständig gereinigt, so kann es sein, daß die Wunde nicht heilt, daß sich ein Abszeß bildet oder daß es im Extremfall zur *Gangrän* (Absterben des Gewebes) kommt. Entstand die Wunde bei landwirtschaftlicher Arbeit und enthält sie Erde, besteht die ernste Gefahr einer Tetanusinfektion (*Wundstarrkrampf*).

Wundstarrkrampf

(*F.* Tetanus) Schwere, gelegentlich tödliche Erkrankung des *Zentralnervensystems* (Gehirn und Rückenmark), die durch die Infizierung einer Wunde mit Sporen des Bakteriums *CLOSTRIDIUM TETANI* verursacht wird.

URSACHEN UND AUFTRETEN

Die Sporen leben hauptsächlich im Boden, in Jauche oder Dung, doch sind sie auch im Darm des Menschen und anderswo zu finden. Wenn sie über eine Wunde in den Körper eingedrungen und vom Sauerstoff der Außenwelt abgeschlossen sind, vermehren sie sich und bilden dabei ein *Toxin,* das auf Nerven wirkt, die die Muskulatur innervieren.

Jährlich sind weltweit rund eine halbe Million Tetanusfälle zu verzeichnen, in Deutschland davon weniger als 20. Stets sind ungeimpfte Patienten betroffen, meist älter als 50 Jahre. In Entwicklungsländern ist Tetanus häufig eine Todesursache bei Neugeborenen infolge einer Besiedelung des Nabelschnurrests mit den Sporen.

VORBEUGUNG

In Deutschland wird routinemäßig im Kindesalter eine *DPT-Impfung* durchgeführt (kombinierte Impfung gegen Diphtherie, Keuchhusten und Tetanus). Später empfiehlt sich eine Tetanusauffrischimpfung etwa alle 10 Jahre. Jede Wunde muß gereinigt und mit *Antiseptika* behandelt werden, besonders wenn sie tief oder verschmutzt ist.

SYMPTOME UND ANZEICHEN

Das erste W.symptom ist ein Krampf der Kaumuskulatur mit Kieferklemme *(Trismus),* so daß der Mund nur schwer geöffnet werden kann. Daran schließen sich an: Muskelstarre am Bauch und am Rükken sowie eine Kontraktur der Gesichtsmuskulatur, durch die ein starres, trauriges Lächeln (Risus sardonicus) entsteht. Manchmal findet sich beschleunigter

Puls, leichtes Fieber und starkes Schwitzen. Schließlich treten schmerzhafte Muskelkrämpfe im Hals-Brust-Bereich auf, die die Atmung beeinträchtigen. Stirbt der Patient nicht, gehen die Krämpfe nach 10 bis 14 Tagen zurück.

DIAGNOSE UND THERAPIE

Diagnostiziert wird anhand der beim Patienten feststellbaren Symptome und Anzeichen; die Therapie besteht in Immunglobulingaben, Sedativa, Relaxation, Injektion des entsprechenden *Antitoxins*. In schweren Fällen ist manchmal eine *Tracheostomie* (Luftröhrenschnitt, Einführung einer Beatmungskanüle) erforderlich und die Aufrechterhaltung der Atmung mit einem *Beatmungsgerät*.

Wundverband

Schutzverband zur Abdeckung von *Wunden*. Verbände werden direkt auf Wunden aufgelegt und dienen mehreren Zwekken: Sie stillen *Blutungen*, saugen Wundsekret auf und verhindern, daß Bakterien oder Fremdkörper, wie z.B. Schmutz, in die Wunde eindringen.

Verbände müssen groß genug sein, um eine Wunde vollständig abzudecken. Sie müssen steril sein, damit sie keine Bakterien in die Wunde einbringen, die eine Infektion auslösen könnten. Ein Verband muß auch saugfähig sein, damit sich kein Schweiß ansammeln kann; sonst wird die umgebende Haut im Wundbereich feucht und weich und somit anfällig für Infektionen. Muß eine Wunde nicht regelmäßig gereinigt werden, sollten Verbände nach dem Anlegen auf der Wunde liegenbleiben. Wunden sollten nur so lange wie unbedingt nötig verbunden werden.

ANLEGEN EINES VERBANDES

Der Kasten S. 1128 zeigt die gängigsten Verbandmaterialien, die in einem Verbandkasten stets griffbereit sein sollten.

ARTEN VON VERBÄNDEN

Klebeverbände

Sie sind in vielen verschiedenen Größen erhältlich und bestehen aus einem saugfähigen Polster, das durch eine wasserundurchlässige Klebeschicht in seiner Lage gehalten wird. Diese Verbände werden im allgemeinen als Schutz auf kleine Verletzungen wie Schnitte und Abschürfungen aufgelegt, können aber auch zur Abdeckung von Operationswunden verwendet werden.

Mull/Verbandgaze

Er wird in der Regel schichtweise aufgelegt; Mull besteht aus Baumwolle oder aus Kunstfasern und dient zum Abdekken größerer Wundflächen. Er wird mit einer Bandage oder einem Plastikstreifen gesichert. Normalerweise wird der Mull in trockenem Zustand aufgelegt. Manchmal wird ein Gazestreifen in eine heilungsfördernde Substanz getaucht und dann in tiefe Wunden eingestopft (z.B. nach Zahnextraktion). Sterile Verbandspäckchen ohne medikamentösen Zusatz bestehen aus Schichten feinen Mulls und einem Polster aus saugfähigem Baumwollgewebe, das an einer Bandage befestigt ist.

Nichtklebende Verbände

Diese Verbände bestehen aus einer Schicht aus perforierter Polyäthylen- oder Viskosefolie, die mit der Wunde in nichthaftenden Kontakt kommt; diese Folie ist auf ein imprägniertes Mullpolster aufgebracht. Solche Verbände kleben nicht an der Wunde an und können wieder abgenommen werden, ohne das neugebildete Gewebe zu stören.

Notverbände

Im Notfall kann nahezu jedes saubere, trockene und saugfähige Material verwendet werden, um eine Wunde zu bedecken, wenn steriles Verbandmaterial nicht zur Verfügung steht. Watte oder anderes faseriges Material sollte man nicht verwenden, da die Fasern unter Umständen in der Wunde einwachsen.

Wurmbefall

s. *Wurminfestation*

Wurmerkrankung

s. *Ascariasis*

Wurminfestation

Wurmbefall. Verschiedene Wurmarten bzw. deren Larven können als Parasiten des Menschen leben. Die Größe dieser Würmer reicht von mikroskopisch kleinen bis zu solchen mit mehreren Metern Länge; sie können in Darm, Blut, Lymphsystem, Gallengängen oder Organen, z.B. Leber, leben. W. kommt häufiger vor als allgemein bekannt; in vielen Fällen verursachen die Parasiten nur wenige oder gar keine Symptome, und ein Befallener kann jahrelang mit den Würmern leben, ohne sie zu bemerken. Andere Würmer können chronische, gelegentlich auch schwere und schwächende Erkrankungen hervorrufen.

Würmer lassen sich prinzipiell trennen in: *Rundwürmer* mit langem zylindrischem Körper und *Plattwürmer* mit abgeflachtem Körper. Die Plattwürmer werden ihrerseits nach Zestoden (Bandwürmer) und Trematoden (Saugwürmer) unterteilt.

Zu den in Entwicklungsländern auftretenden W.en gehören der *Madenwurmbefall (Ascariasis)*, *Peitschenwurmbefall* und *Toxokariasis*, wobei alle diese Erkrankungen durch verschiedene Arten von Rundwürmern hervorgerufen werden; *Leberegel;* sowie Befall mit einigen *Bandwurm*arten. Außer dem Bandwurmbefall sind jedoch diese Wurmkrankheiten in Mitteleuropa alle sehr selten. Zu den in den Tropen auftretenden W.en gehören der *Hakenwurm-Erkrankung (Filariose)* und die *Medinawurmkrankheit* (wobei diese Krankheiten alle durch Rundwürmer verursacht werden) sowie die *Bilharziose* (hervorgerufen durch eine spezielle Plattwurmart).

Würmer gelangen auf verschiedenen Wegen in den Körper: über den Verzehr von nicht durchgegartem infiziertem Fleisch, durch Kontakt mit dem Boden

MITTEL ZUR WURMBEHANDLUNG

Wurmerkrankung	Wirkstoffe
Madenwürmer	Mebendazol, Piperazin, Pyrantel
Gemeine Spulwürmer (Askariasis)	Mebendazol, Piperazin, Pyrantel
Peitschenwürmer	Mebendazol
Hakenwürmer	Mebendazol, Pyrantel
Strongyloidosis	Mebendazol
Toxokariasis	Diethylcarbamazin
Bandwürmer	Niclosamid, Praziquantel
Filariose	Diethylcarbamazin
Schistosomiasis	Praziquantel

Anthelmintika

Mit Wirkstoffen der vorstehend angegebenen Art wird bei Wurmbefall in erster Linie behandelt. Für gewöhnlich reicht eine ein- bis zweimalige Verabreichung aus, doch ist gelegentlich auch eine längere Therapie erforderlich. Daneben kann der Abgang der im Darm lebenden Würmer auch mit Abführmitteln unterstützt werden.

oder über Wasser, das Wurmlarven enthält, sowie durch zufällige Aufnahme von Wurmeiern (mit den Fingern oder über die Nahrung) von Böden, die durch infizierten Kot verunreinigt sind.

Die Diagnose einer W. mag beunruhigend sein, doch lassen sich die meisten Wurmarten mit *Anthelmintika* leicht abtöten (s. Tabelle links).

Wurmmittel

s. *Anthelmintika*

Wurzelhaut

(*Periodontium*, Desmodontium) System von kollagenen Bindegewebsfasern (z.B. die sog. Sharpey-Fasern), die den Zahn in seiner Knochenhöhle (Alveole) federnd befestigen (als sog. Gomphosis). Die W., vom Zahnfleisch bedeckt, ist Bestandteil des Paradontiums (Zahnhalteapparat).

Wurzelkanalbehandlung

(*F.* Endodontie) Zahnmedizinische Maßnahme zur Rettung eines Zahns, bei dem die Pulpa (das lebende Gewebe im Zahninneren) abgestorben oder unheilbar krank ist, was meistens die Folge eines ausgedehnten *Karies*befalls am Zahn ist.

SO WIRD ES GEMACHT

Zur Ermittlung der Länge der Pulpahöhle wird geröntgt. Nach örtlicher Betäubung wird der Zahnmarkraum eröffnet und dieser sowie der (die) Wurzelkanal(kanäle) ausgeräumt. Damit keine Infektion auftritt, kann ein *Kofferdam* (ein kleines Stück Gummifolie) zum Schutz vor Speichel um den Zahn gelegt werden.

In der Abbildung sind die wesentlichen Schritte der W. dargestellt, wozu die Entfernung des Pulpamaterials, das Verschließen mit einer temporären Füllung, die Prüfung auf Infektionsanzeichen und die abschließende Füllung und der Verschluß des Zahns gehören.

KOMPLIKATIONEN

Wurde die Pulpahöhle nicht vollständig gefüllt, können Bakterien eindringen und eine apikale Parodontitis (Wurzelspitzenentzündung) hervorrufen. In solchen Fällen muß unter Umständen das Zahnfleisch samt dem über der betroffenen Wurzel liegenden Knochen geöffnet werden, damit der Eiter ablaufen kann. In manchen Fällen ist eine *Wurzelspitzenresektion* erforderlich.

ERGEBNISSE

Zähne, bei denen die Pulpahöhle gefüllt wurde, können genauso lang wie normale Zähne funktionsfähig bleiben. Wurzelbehandelte Zähne können sich allerdings etwas dunkler verfärben; ist ein Zahn unansehnlich verfärbt, kann sein Aussehen durch Verblenden (s. *Bonding, dentales*), Überkappung (s. *Zahnkrone*) oder durch Bleichen (s. *Bleichen, Zähne*) wiederhergestellt werden.

WURZELKANALBEHANDLUNG

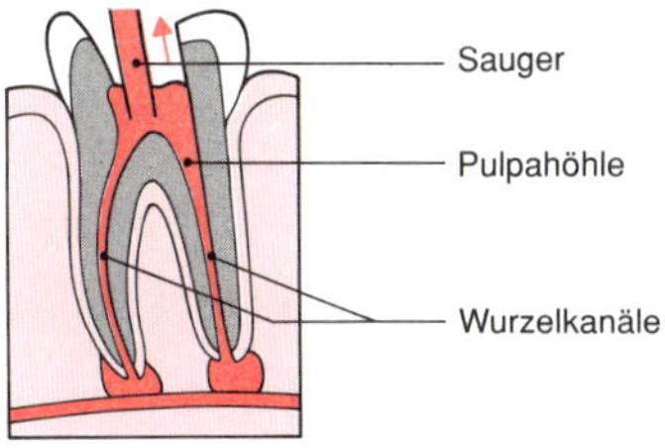

1 Die Zahnkrone wird aufgebohrt, um die Pulpahöhle völlig auszuräumen. Die Wurzelkanäle werden anschließend etwas verbreitert und mit sehr feinen Instrumenten – unter Röntgenkontrolle – aufbereitet.

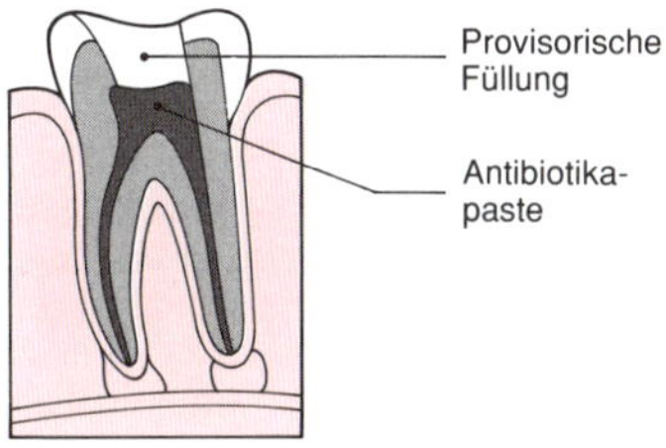

2 Die Pulpahöhle wird ausgespült und mit einer Antibiotikapaste provisorisch abgedeckt. Ein paar Tage später wird die Einlage entfernt, und die Kanäle werden auf Keimfreiheit kontrolliert.

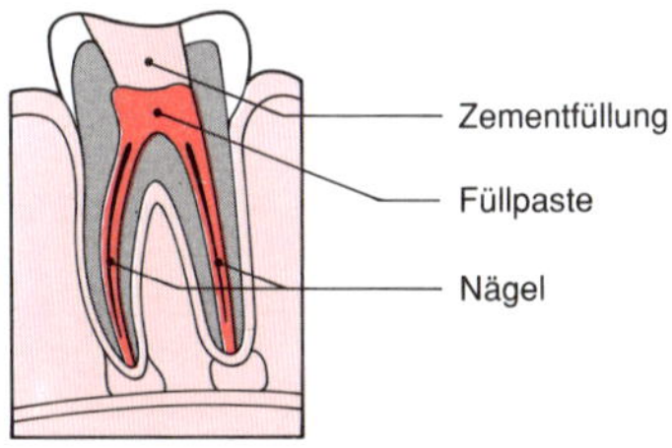

3 Sind keine Anzeichen einer Infektion festzustellen, werden Wurzelkanäle und Pulpahöhle mit Röntgenkontrast-gebendem Material (z.B. Guttapercha) ausgefüllt und an der Krone mit Zement abgedichtet.

Wurzelspitzenresektion

(*F.* Apikotomie; Abk. WSR) Chirurgische Entfernung der Wurzelspitze (Apex) eines Zahnes. Wenn nötig, wird in der Regel eine *Wurzelkanalbehandlung* angeschlossen.

X

Xanthelasma
Gelbliche Einlagerungen von Fettsubstanz in den Augenlidern, gelegentlich in Verbindung mit einer *Hyperlipidämie* (Sammelbegriff für Fettstoffwechselstörungen, bei denen die Blutfettwerte erhöht sind). Ein X. kann durch einen einfachen chirurgischen Eingriff bei örtlicher Betäubung entfernt werden (s.a. *Xanthomatose*).

Xanthom
Gelbliche Einlagerung von Fettgewebe in der Haut, häufig an den Ellenbogen oder am Gesäß. Xanthome können in Verbindung mit einer *Hyperlipidämie* (Sammelbegriff für Fettstoffwechselstörungen, bei denen die Blutfettwerte erhöht sind) auftreten (s.a. *Xanthomatose*).

Xanthomatose
Einlagerungen gelblicher Fettsubstanz in verschiedenen Körpergeweben, insbesondere in der Haut, an inneren Organen, an der Hornhaut und an den Sehnen. Treten diese Einlagerungen nur an den Augenlidern auf, spricht man von einem *Xanthelasma*. Das hervorstechendste Merkmal der Xanthomatose ist die Neigung zur Einlagerung von Lipiden an den Innenwänden der Blutgefäße, was zu einer generalisierten *Arteriosklerose* führt. Häufig tritt die Xanthomatose in Verbindung mit einer *Hyperlipidämie* (Sammelbegriff für Fettstoffwechselstörungen, bei denen erhöhte Blutfettwerte vorliegen) auf.

Ziel der Therapie ist die Senkung der Blutfettwerte. Dies wird mit einer speziellen *cholesterin*armen, jedoch an mehrfach ungesättigten Fettsäuren reichen Diät und medikamentöser Behandlung erzielt.

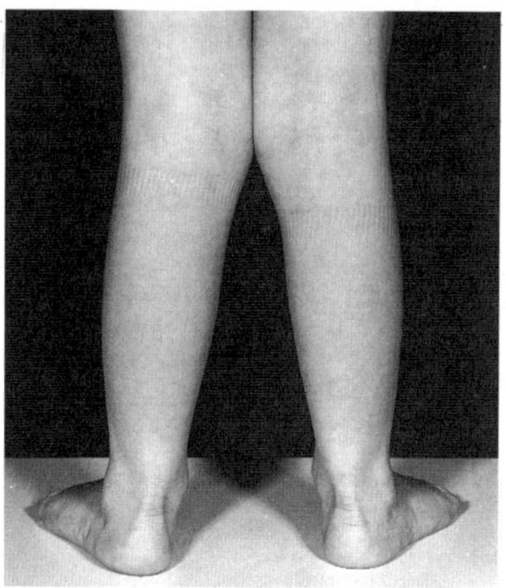

Erscheinungsbild von X-Beinen
Diese Beinstellung ist im Krabbelalter häufig anzutreffen, verschwindet aber nahezu immer bis zum Alter von sieben Jahren.

X-Bein
(*F.* Genu valgum) Abweichung des Kniegelenks nach innen, so daß sich die Knie berühren, wobei sich die Füße weiter nach außen stellen.

URSACHEN
Bei Kindern kommen X-Beine gelegentlich vor und sind bis zum Alter von fünf Jahren normal. Sie können aber auch auf Verletzungen oder Krankheiten zurückzuführen sein, bei denen die Knochen weich werden (z.B. *Rachitis* oder *Osteomalazie*), auf *Polyarthritis* oder *Osteoarthritis* am Knie oder auf einen Bruch im unteren Abschnitt des *Oberschenkelknochens* (Femur) oder im oberen Teil des *Schienbeins* (Tibia), der nicht in gerader – also in vertikaler Stellung ausgeheilt ist.

THERAPIE
Bei Kindern ist in der Regel eine therapeutische Korrektur der X-Beinstellung nur dann erforderlich, wenn sie noch bei Zehnjährigen besteht und dadurch eine Überlastung der Gelenke im Unterschenkel einsetzt. Durch Ferseneinlagen in den Schuhen kann eine Korrektur der Beinlinie unterstützt werden; in den meisten Fällen ist jedoch eine *Osteotomie* erforderlich, d.h. ein chirurgischer Eingriff, bei dem das Schienbein angesägt und zur Geradestellung des Beins neu ausgerichtet wird.

Bei Erwachsenen wird die X-Beinstellung durch *Osteotomie* behandelt; bestand diese Beinstellung schon über eine relativ lange Zeit, wird ein *Kniegelenkersatz* vorgenommen.

X-Chromosom
(*F.* Gonosom, Heterosom) *Geschlechtschromosom.* Jede normale Zelle im Körper der Frau besitzt ein Paar X-Chromosomen; dagegen sind in jeder normalen Zelle im Körper des Mannes ein X-Chromosom und ein Y-Chromosom vorhanden, während jedes Spermium entweder Träger eines X-Chromosoms oder eines Y-Chromosoms ist.

Bei genetischen Störungen auf den X-Chromosomen treten *X-gebundene Erbkrankheiten* auf.

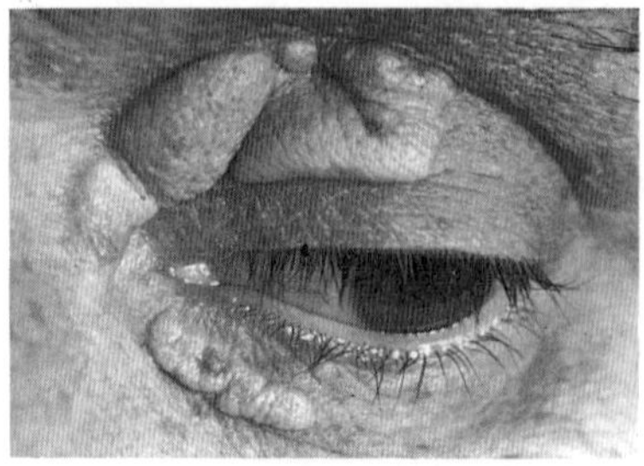

Erscheinungsbild von Xanthelasma
Solche Cholesterinablagerungen rund um die Augen sind bei älteren Menschen nicht ungewöhnlich, aber in der Regel harmlos.

Xeroderma pigmentosum (Kaposi)
Lichtschrumpfhaut; seltene erbliche Hautkrankheit. Bei der Geburt erscheint die Haut normal, doch wird sie infolge angeborener Überempfindlichkeit gegenüber Sonnenlicht (*Photosensibilität*) im Alter von etwa fünf Jahren leicht trokken, faltig, fleckig und altert vorzeitig. Daneben bilden sich gutartige Hauttumoren und auch *Hautkrebs* aus. X. p. geht in vielen Fällen mit Augenproblemen einher, beispielsweise *Photophobie* und *Bindehautentzündung*.

Die Therapie besteht in verstärktem Schutz der Haut vor Sonnenlicht, sowohl durch das Tragen schützender Bekleidung als auch durch Verwendung von *Sonnenschutzmitteln*. Ein eventuell auftretender Hautkrebs wird häufig chirurgisch oder durch Einsatz von *Zytostatika* behandelt.

Xerophthalmie
*Augen*erkrankung, bei der infolge von *Vitamin-A*-Mangel die Bindehaut und die Hornhaut krankhaft trocken werden. Ohne Behandlung kann sich die X. zu einer *Keratomalazie* entwickeln, einer Krankheit, bei der die Hornhaut schwer geschädigt wird.

Xerostomie
Abnorme Trockenheit in der Mundhöhle (s. *Mundtrockenheit*).

X-gebundene Erbkrankheiten
Geschlechtsgebundene *genetische Krankheiten*, bei denen das defekte Gen bzw. die defekten Gene als verursachende Faktoren auf dem X-Chromosom liegen und bei denen nahezu alle Betroffenen männlichen Geschlechts sind; Beispiele hierfür sind *Farbenfehlsichtigkeit* und die *Hämophilie* (Bluterkrankheit).

Xipamid
(z.B. *Aquaphor*® +)

X

Thiazidhaltiges *Diuretikum* zur Behandlung von Ödemen (Flüssigkeitsansammlungen im Körpergewebe) und hohem Blutdruck. Mögliche Nebenwirkungen von Xipamid sind Schwindelgefühl und leichte Magen-Darm-Störungen.

Xiphoid

s. *Schwertfortsatz*

X-Stellung

s. *Valgus(stellung)*

Xylometazolin

(z.B. *Olynth*®)

Schnupfenmittel, das zur Erleichterung bei verstopfter Nase infolge einer banalen *Erkältung,* einer *Sinusitis* (Nasennebenhöhlenentzündung) oder bei Heuschnupfen (s. *Rhinitis allergica*) verwendet wird.

X. ist in Form von Nasentropfen oder Nasensprays erhältlich und wirkt durch Verengung der feinen Blutgefäße in der Nasenschleimhaut. Es wird auch als Inhaltsstoff in Augentropfen zur Behandlung einer allergiebedingten *Bindehautentzündung* verwendet.

Übermäßiger Gebrauch von Xylometazolin kann zu Kopfschmerzen, Herzklopfen oder Schläfrigkeit führen. Bei Anwendung über längere Zeit kann sich die Verstopfung der Nase noch verschlimmern, wenn das Medikament abgesetzt wird.

Y

Y-Chromosom

(*F.* Gonosom, Heterosom) *Geschlechtschromosom,* das mit einem X-Chromosom gepaart in jeder gesunden Zelle im Körper des Mannes vorhanden ist.

Yin und Yang

Grundlegende Vorstellungen in der traditionellen *chinesischen Medizin* und Philosophie. Yang steht für positive, aktive, "männliche" Eigenschaften und ergänzt damit Yin, das negative, passive, "weibliche" Eigenschaften verkörpert. Die Vorstellungen von Yin und Yang sind auch das zentrale Element in den theoretischen Grundlagen der *Makrobiotik.*

Yoga

Philosophisches Lehrgebäude der Hindu und ein System des Körpertrainings. Im Westen wird Yoga in erster Linie in Form des Hatha-Yoga praktiziert, wobei die Anhänger eine Reihe von Körperhaltungen, sog. Asanas, und eine spezielle Atemtechnik erlernen. Auf diese Weise bleibt der Körper geschmeidig, man erlernt Techniken der Körperbeherrschung und zur mentalen Kontrolle; Yoga eignet sich auch als *Entspannungstechnik.*

Werden Yogaübungen von nicht völlig Gesunden ohne fachkundige Anweisungen oder nicht korrekt ausgeführt, kann dies für die Gesundheit gefährlich werden, beispielsweise zu Rückenproblemen, *Bluthochdruck* und *grünem Star* (erhöhtem Augeninnendruck) führen.

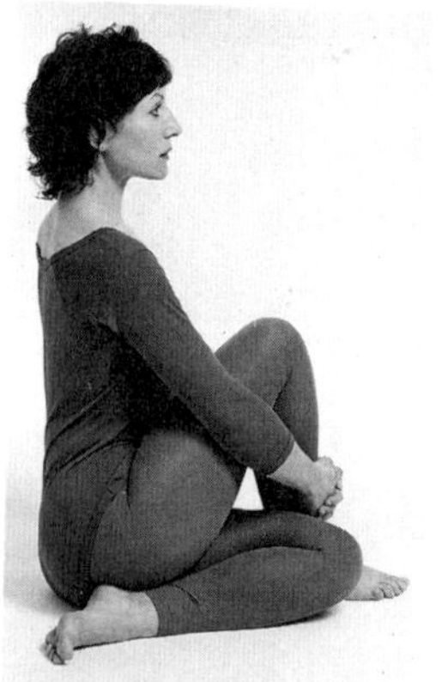

Yoga-Stellung Das Photo zeigt eine Form des Drehsitzes, der die Beweglichkeit der Wirbelsäule besonders wirksam fördert.

Z

Zahnabszeß

(*F.* Granuloma apicale = Wurzelspitzengranulom; parodontaler Abszeß) Mit Eiter gefüllte Tasche im Gewebe, das die Zahnwurzel umgibt.

URSACHE

Ein Z. kann entstehen, wenn Bakterien in die Zahnpulpa (Zahnmark mit Nerven und Blutgefäßen) eindringen und deren Absterben bewirken. Das geschieht meistens bei *Zahnkaries,* durch die der Zahnschmelz und das Zahnbein (Dentin) zerstört werden, so daß die Bakterien bis in die Zahnpulpa vordringen können. Auch bei einer Zahnfraktur können Bakterien in das Zahnmark gelangen. Sie treten dabei entweder direkt durch den Bruch oder über die geschädigten Blutgefäße ein. Die Infektion breitet sich aus der Pulpa in das umliegende Gewebe aus und führt zur Abszeßbildung.

Z.e können auch bei einer *Parodontalerkrankung* entstehen, bei der sich Bakterien in tiefen Taschen einnisten, die sich zwischen den Zähnen und dem Zahnfleisch bilden.

SYMPTOME UND ANZEICHEN

Der betroffene Zahn schmerzt oder pocht; das Beißen und Kauen ist in der Regel sehr schmerzhaft. Das Zahnfleisch ist empfindlich, gerötet und geschwollen. Wird ein Z. nicht behandelt, kann sich ein kleiner Kanal (Sinus) durch den Kieferknochen bis zur Oberfläche des Zahnfleisches bilden; dort entsteht dann eine eitergefüllte Schwellung. Wenn die Schwellung platzt, gelangt der faulig schmeckende Eiter in die Mundhöhle; danach läßt der Schmerz meistens nach. Breitet sich der Abszeß im umliegenden Gewebe aus, können die Lymphknoten im Nacken und seitlich am Mundboden anschwellen. Dabei können auch andere Symptome einer Infektion auftreten, z.B. Kopfschmerzen und Fieber.

THERAPIE

Wenn möglich, wird der Zahnarzt versuchen, den Zahn durch eine Wurzelbehandlung zu retten. Dazu wird am Abszeß eine Drainage angelegt: Die Zahnkrone wird bis zur Pulpa aufgebohrt, damit der Eiter abfließen kann. Anschließend wird die Pulpahöhle sorgfältig gereinigt und desinfiziert. Wenn sich die Infektion bereits über den Zahn selbst hinaus ausgebreitet hat, kann ein Antibiotikum verabreicht werden. Nachdem die Infektion abgeklungen ist, wird die Zahnhöhle mit Füllmaterial gefüllt (s. *Wurzelkanalbehandlung),* verschlossen und überkront.

Zahnalveole

Zahnfach; Knochenfach im Kieferkamm, in dem der Zahn verankert ist.

Zahnärztliche Untersuchung

Untersuchung der Mundhöhle, des Zahnfleisches und der Zähne durch einen Zahnarzt. Eine z.U. kann routinemäßig – mindestens einmal jährlich – durchgeführt werden oder Teil der allgemeinen Untersuchung eines Patienten sein, der über ein bestimmtes Symptom klagt.

GRÜNDE FÜR DIE UNTERSUCHUNG

Durch routinemäßige Untersuchungen können Zahnkaries (Zahnfäule), Erkrankungen des Zahnfleisches und der Mundhöhle frühzeitig erkannt und behandelt werden, ehe es zu schweren Schäden kommt. Dabei kann auch die Wirksamkeit der *Mundhygiene* überprüft werden.

Besonders bei Kindern ist eine regelmäßige z.U. wichtig, damit der Ersatz der Milchzähne durch die bleibenden Zähne überwacht werden kann. Treten Probleme auf – z.B. Zahnengstand oder Okklusionsstörungen (anomale Schlußbißstellung der Zahnreihen) –, kann das Kind rechtzeitig zur *kieferorthopädischen* Behandlung überwiesen werden.

ABLAUF DER UNTERSUCHUNG

Vor der Untersuchung wird in der Regel der allgemeine Gesundheitszustand des Patienten abgefragt, insbesondere wenn es sich um einen ersten Zahnarztbesuch überhaupt oder nach längerer Zeit handelt. Der allgemeine Gesundheitszustand kann gegebenenfalls die Wahl der geeigneten Behandlungsart beeinflussen. So besteht z.B. bei Vorliegen eines Herzklappenfehlers ein erhöhtes Risiko einer bakteriellen *Endokarditis* nach einer *Zahnextraktion* oder nach anderen Behandlungen. Besondere Vorsicht ist bei der Behandlung von Patienten mit *Diabetes mellitus* oder *Hepatitis* angezeigt. Der Zahnarzt sollte sich auch erkundigen, welche Medikamente der Patient einnimmt; unter bestimmten Medika-

ZAHNÄRZTLICHE UNTERSUCHUNG

Zu einer zahnärztlichen Untersuchung gehört die Beurteilung des Zustands der Zähne, des Zahnfleischs, der Mundhöhle und des Knochenbetts.

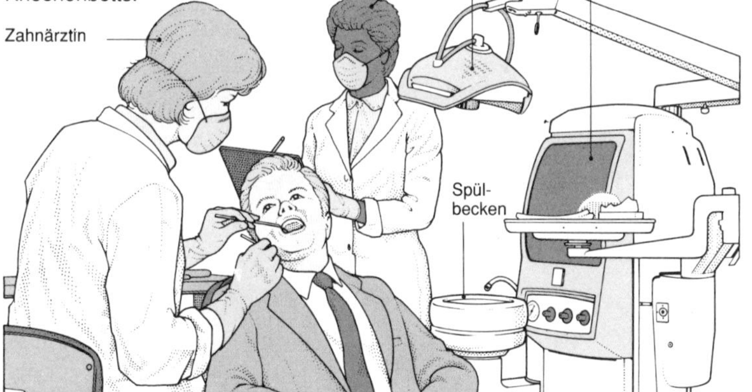

Aufnahme des Zahnstatus
Während der zahnärztlichen Untersuchung wird überprüft, welche Zähne vorhanden sind und welche fehlen. Alle Abweichungen von der Norm und vorhandener Zahnersatz werden von der Zahnarzthelferin schriftlich festgehalten.

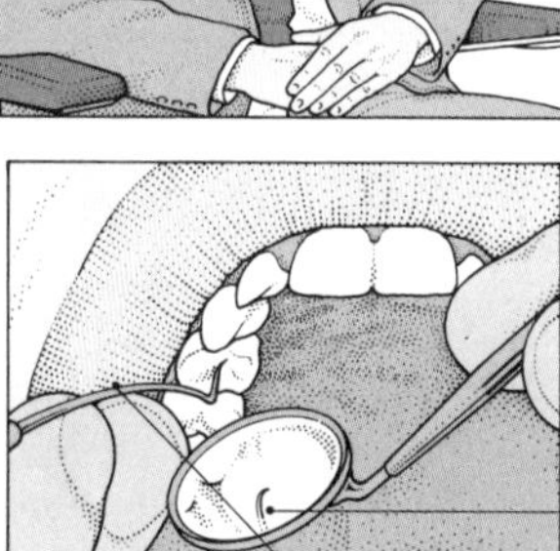

Verwendete Instrumente
Der Zahnarzt benutzt einen Spiegel, um die Zähne und den rückwärtigen Teil der Mundhöhle zu untersuchen; mit einem spitzen Metallinstrument-werden die Zähne auf Hohlstellen untersucht.

menten können bei lokaler Betäubung Komplikationen auftreten. Der Zahnarzt muß außerdem über bestehende Allergien gegen Medikamente, z.B. *Penicillin,* informiert sein.

Klagt der Patient über Schmerzen, muß er dem Zahnarzt mitteilen, wann sie aufgetreten sind und ob sie unterbrochen oder anhaltend sind.

Die Untersuchung beginnt mit einer Begutachtung des allgemeinen Zustands des Patienten und der äußeren Untersuchung von Gesicht und Hals. Das Gesicht wird auf Schwellungen untersucht, die ein Hinweis auf einen bestehenden *Zahnabszeß* sein können; geschwollene Lymphknoten im Nacken können die Folge einer Infektion der Mundhöhle oder der Zähne sein. Gegebenenfalls prüft der Zahnarzt auch das *Kiefergelenk* auf Einschränkungen der Bewegungsfreiheit.

Als nächstes untersucht der Zahnarzt die Bißstellung und das Gebiß. Dabei kann er das Vorhandensein schrägstehender, gekippter oder überstehender Zähne, das Fehlen von Zähnen und die Kauflächen der Zähne begutachten. Er wird auch beurteilen, ob sich einzelne Zähne beim Kauen übermäßig bewegen.

Die Rückseite der Zähne und der rückwärtige Teil der Mundhöhle werden mit einem Spiegel untersucht. Bei Füllungen und Kronen prüft er den Sitz und stellt fest, ob abgesplitterte Kanten, abgeriebene Stellen und Risse vorhanden sind.

BILDUNG VON ZAHNBELAG

Die Bildung von Zahnbelag beginnt mit der Ablagerung von Speichelschleim auf den Zähnen. In dieser Schleimschicht siedeln sich verschiedene Bakterien an. Zuerst sind kugelförmige Kokken in der Überzahl. Nach ein bis zwei Tagen breiten sich auf der Zahnoberfläche lange fadenförmige Bakterienkolonien aus.

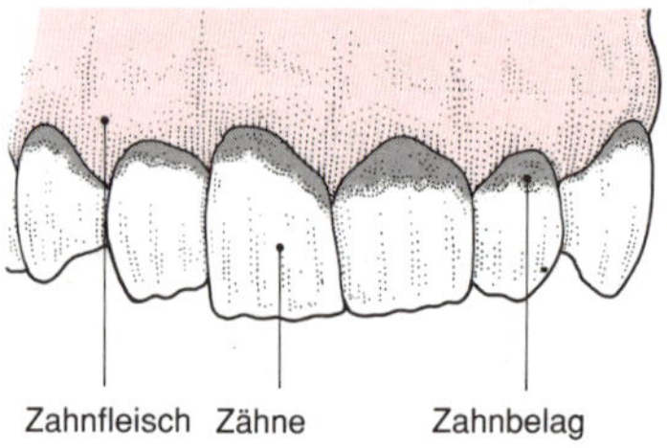

Bereiche, in denen sich Zahnbelag bildet
Zahnbelag bildet sich vorwiegend am Saum zwischen Zahn und Zahnfleisch. Ist das Zahnfleisch erkrankt, entsteht der Zahnbelag schneller.

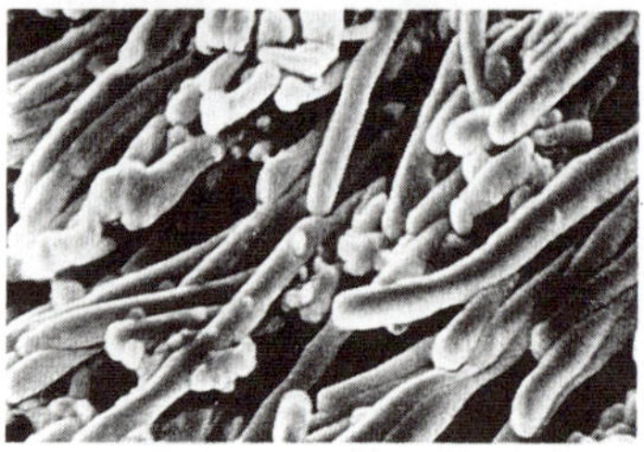

Voll ausgebildeter Zahnbelag
Die mit dem Rasterelektronenmikroskop angefertigte Aufnahme zeigt fadenförmige Bakterienkolonien im Zahnbelag mit etwa zweitausendfacher Vergrößerung.

Bei fehlenden Zähnen wird die Zahnalveole (die Knochentasche, in der sich der Zahn befand) auf Veränderungen untersucht, insbesondere, wenn ein Zahnersatz – z.B. eine *Brücke* – eingesetzt werden soll. Trägt der Patient eine Zahnprothese, wird sie auf korrekten Sitz überprüft.

Das Zahnfleisch und die Schleimhaut der Mundhöhle werden auf Krankheitszeichen untersucht. Ist das Zahnfleisch gerötet, geschwollen, zurückgebildet, oder blutet es leicht, kann eine *Gingivitis* oder *Parodontitis* vorliegen. Eine weißliche Verfärbung der Mundhöhlenschleimhaut kann auf *Candidiasis* oder *Leukoplakie* hinweisen.

Schließlich begutachtet der Zahnarzt auch das Ausmaß der Bildung von Zahnbelag und Zahnstein; dies ist ein Hinweis auf die Wirksamkeit der Mundhygiene des Patienten. Bei rund 95 Prozent aller Neupatienten wird ein *Zahnröntgenbild* im Verlauf der Untersuchung angefertigt.

ZAHNDURCHBRUCH

Die obere Abbildungsreihe zeigt das Alter, in dem einzelne Milchzähne unter normalen Umständen durchbrechen; die untere Reihe zeigt das Alter beim Durchbruch der bleibenden Zähne. Die durchbrechenden Zähne sind rot gekennzeichnet, die vorhandenen Milchzähne grau und die schon vorhandenen bleibenden Zähne weiß.

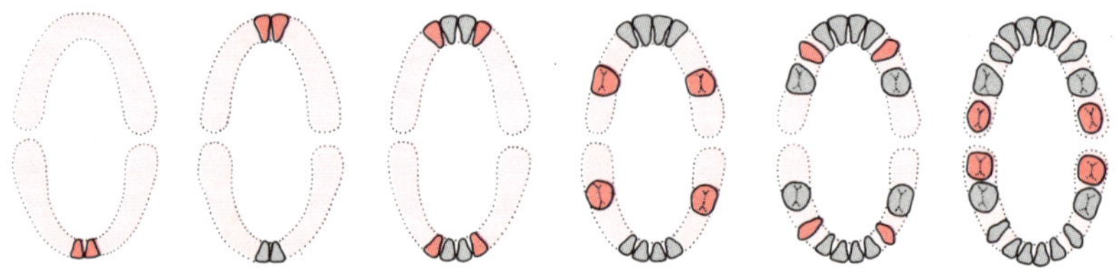

6-10 Monate Untere vordere Schneidezähne – 8-12 Monate Obere vordere Schneidezähne – 9-16 Monate Seitliche Schneidezähne – 13-19 Monate Erste Molaren – 16-23 Monate Eckzähne – 23-33 Monate Zweite Molaren

Die Milchzähne
Das komplette Milchgebiß (links) besteht aus 8 Schneide-, 4 Eck- und 8 Backenzähnen. Die ersten Zähne brechen normalerweise im Alter von etwa sechs Monaten durch.

Die bleibenden Zähne
Das vollständige Dauergebiß (unten) besteht aus 8 Schneide-, 4 Eck-, 8 Backen- und 12 Mahlzähnen. Der Durchbruch beginnt mit etwa 6 Jahren.

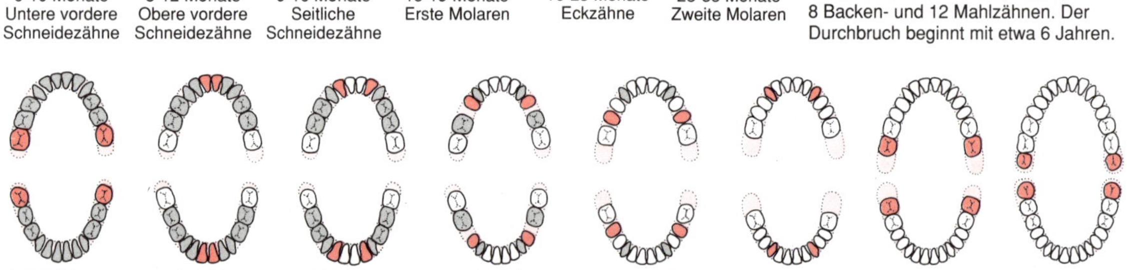

6-7 Jahre Erste Molaren (Mahlzähne) – 6-8 Jahre Vordere Schneidezähne – 7-9 Jahre Seitliche Schneidezähne – 9-12 Jahre Eckzähne – 10-12 Jahre Erste Prämolaren (Backenzähne) – 10-12 Jahre Zweite Prämolaren – 11-13 Jahre Zweite Molaren – 17-21 Jahre Dritte Molaren

Zahnbein

s. *Dentin*

Zahnbelag

Rauher, klebriger Belag auf den Zähnen, der aus Speichel, Bakterien und Nahrungsresten besteht (Plaque). Z. ist die Hauptursache für *Karies* und *Zahnfleischentzündung* (*Gingivitis*).

Die Bildung von Z. beginnt schon innerhalb weniger Stunden nach der Reinigung der Zähne und verursacht das pelzige Gefühl von ungeputzten Zähnen. An den Zähnen setzt sich ein Schleimfilm ab, der hauptsächlich aus Proteinen besteht. In diesem Schleim vermehren sich die Bakterien, die in der Mundhöhle leben, und bilden allmählich eine Z.schicht. Einige der Mikroorganismen, vor allem *STREPTOCOCCUS MUTANS*, bauen in den Nahrungsresten, die im Schleimfilm haftenbleiben, den Zucker ab. Das trägt zur Bildung von Z. bei; außerdem entsteht dabei eine Säure, die den Zahnschmelz rasch angreift.

Der Z. sollte mindestens einmal täglich durch Zähneputzen (s. *Zähnebürsten*) und Benutzung von *Zahnseide* gründlich entfernt werden. Mit Hilfe von Farbstoffen, sog. *Plaquemarkern*, kann der Z. besser sichtbar gemacht werden.

Zahnbewegung, kieferorthopädische

Bewegung von Zähnen durch feste oder abnehmbare *kieferorthopädische Apparate* zur Korrektur von *Okklusionsstörungen* (unkorrekte Bißstellung der Zähne).

Zahndurchbruch

Prozeß, bei dem die sich entwickelnden Zähne durch den Kiefer und das Zahnfleisch in die Mundhöhle vordringen. (S.a. Kasten linke Seite)

DURCHBRUCH DES MILCHGEBISSES

Die ersten Milchzähne zeigen sich in der Regel etwa im Alter von sechs Monaten. Meistens brechen die unteren Schneidezähne als erste durch; manchmal sind schon bei der Geburt ein oder zwei Zähne sichtbar. Bei einigen Kleinkindern sind jedoch die ersten Zähne erst mit rund neun Monaten zu sehen. Alle 20 Milchzähne sind normalerweise bis zum Alter von etwa drei Jahren durchgebrochen. Zur Zeit des Zahndurchbruchs (s. *Zahnen*) können Kleinkinder unter leichtem allgemeinem Unwohlsein leiden.

DURCHBRUCH DER BLEIBENDEN ZÄHNE

Der Durchbruch der bleibenden (zweiten) Zähne setzt im allgemeinen im Alter von etwa sechs Jahren ein. Die ersten bleibenden Molaren (Mahlzähne) brechen hinter den Backenzähnen des Milchgebisses durch und ersetzen daher keine Milchzähne. Kindern und Eltern fällt häufig nicht auf, daß es sich hierbei um bleibende Zähne handelt.

Der Durchbruch der bleibenden Zähne im vorderen Teil der Mundhöhle beginnt mit der Resorption (s. *Zahnresorption*) der Wurzeln der Milchzähne, die dadurch locker werden und ausfallen. Der nachfolgende bleibende Zahn zeigt sich innerhalb einiger Wochen nach dem Ausfallen des Milchzahns.

Die Weisheitszähne (die letzten Molaren) brechen in der Regel zwischen dem 17. und 21. Lebensjahr durch, bei einigen Menschen sind sie jedoch gar nicht angelegt. Bei anderen können die Weisheitszähne nicht durchbrechen, da im Kieferknochen nicht genug Platz vorhanden ist (s. *impaktierte Zähne*).

Zähne

Harte, knochenähnliche Gebilde, die in den *Kiefern* sitzen und von *Zahnfleisch* umgeben sind. Die Z. dienen zum Kauen (s. *Mastikation*), unterstützen die deutliche Aussprache und prägen die Gesichtsform.

Beim Menschen kommen zwei Arten von Z.n vor: zwanzig *Milchz.* und zweiunddreißig bleibende Z. Die Milchzähne brechen normalerweise im Alter zwischen sechs Monaten und drei Jahren durch und werden dann ab dem Alter von etwa sechs Jahren allmählich durch die bleibenden Z. ersetzt (s. *Zahndurchbruch*). Die Anordnung der Z. ist in den Kästen S. 1138 und 1140 dargestellt.

Bei einigen Menschen wachsen die Z. nicht in der richtigen gegenseitigen Position, was zu *Okklusionsstörungen* (unkorrekter Bißstellung) führt.

Der Zahnschmelz, der die Krone jedes Zahns überzieht, ist die härteste Substanz im Körper. Dennoch kann er zerstört werden, wenn Bakterien, die in der Mundhöhle leben, die in der Nahrung enthaltenen Kohlenhydrate abbauen (s. *Karies*). Um der Karies vorzubeugen, ist eine gute *Mundhygiene* wichtig, zu der das tägliche Zähneputzen und die Verwendung von *Zahnseide* gehört.

Zähnebürsten

Reinigung der *Zähne* mit einer Bürste, wodurch von der Zahnoberfläche der

REINIGUNG DER ZÄHNE

Regelmäßiges Zähneputzen ist für die Erhaltung der Zähne und des Zahnfleischs von ausschlaggebender Bedeutung. Ziel ist es, den Zahnbelag zu entfernen – ein Gemisch aus Nahrungsresten, Speichel und Bakterien, das sich an den Zahnfleischsäumen festsetzt und zu Karies sowie zu Erkrankungen des Zahnfleischs führt.

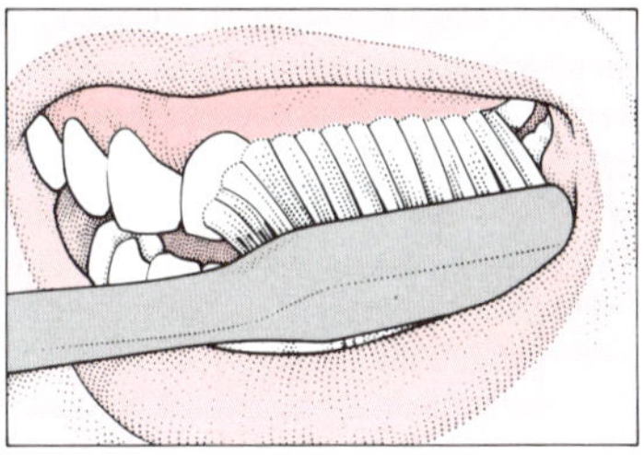

1 Die Spitzen der Borsten senkrecht zur Zahnoberfläche anlegen; Frontzähne vom Zahnfleischsaum zur Zahnkrone mit kreisenden Bewegungen putzen.

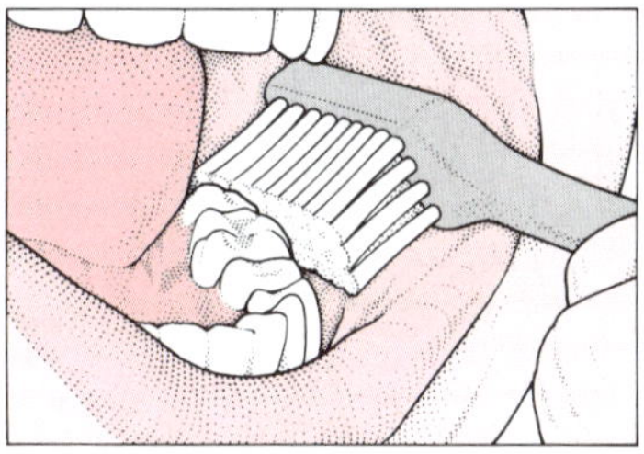

2 Borsten schräg zum Zahnfleischsaum halten und die Außen- und Innenflächen der oberen und unteren Zähne mit kurzen, kreisenden Bewegungen reinigen.

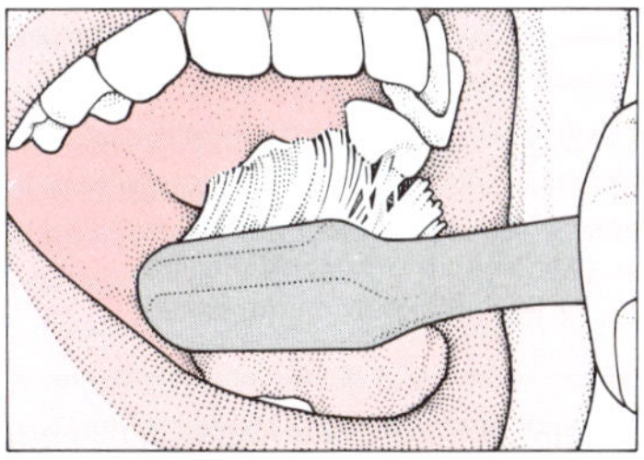

3 Die Bürste wird waagrecht über die Kauflächen der Prämolaren und Molaren geführt und jeder Zahn einzeln mit wischenden Bewegungen gereinigt.

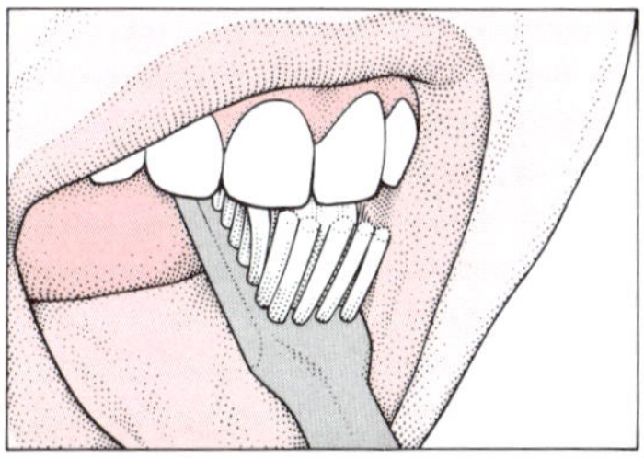

4 Auch die Innenflächen der Vorderzähne müssen gereinigt werden. Bürste senkrecht halten und mit kurzen Aufwärts- und Abwärtsbewegungen putzen.

AUFBAU UND ANORDNUNG DER ZÄHNE

Im Kern jedes Zahns befindet sich die Zahnpulpa, die Blutgefäße und Nerven enthält. Sie ist von einer harten Substanz, dem sog. Dentin, umschlossen. Die oberhalb des *Zahnfleischs* liegende Krone ist mit Schmelz überzogen. Die Wurzeln, die in Knochenfächern im Kieferknochen sitzen, sind von einem empfindlichen knochenartigen Material, dem *Zement*, umhüllt. Die *Wurzelhaut* verbindet den Zahnzement mit dem Kieferknochen – zusammen bilden sie den sog. Zahnhalteapparat. Die Wurzelhaut dient als Puffer, der beim Kauen die Erschütterungen dämpft.

Querschnitt durch den Zahn

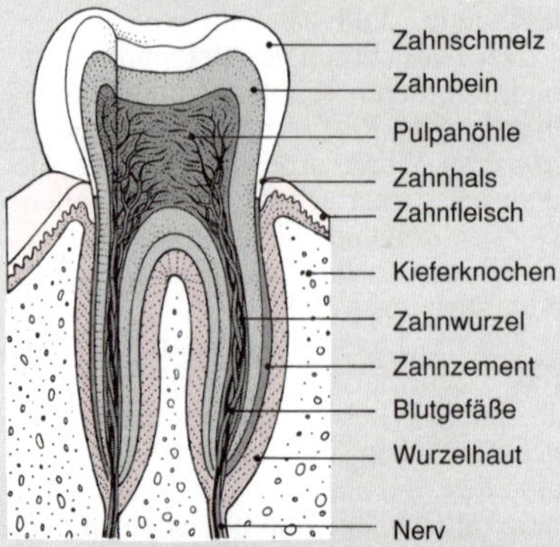

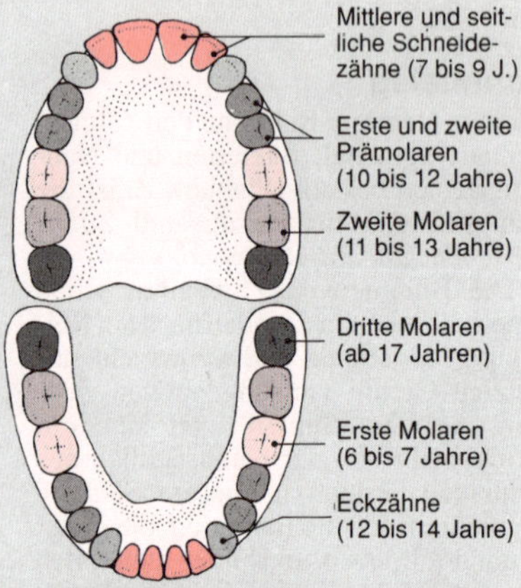

Das bleibende Gebiß
Die Abbildung oben zeigt die Anordnung der bleibenden Zähne im Kiefer – acht Schneidezähne, vier Eckzähne, acht Prämolaren und zwölf Molaren – mit der Angabe des Alters, in dem diese Zähne durchbrechen.

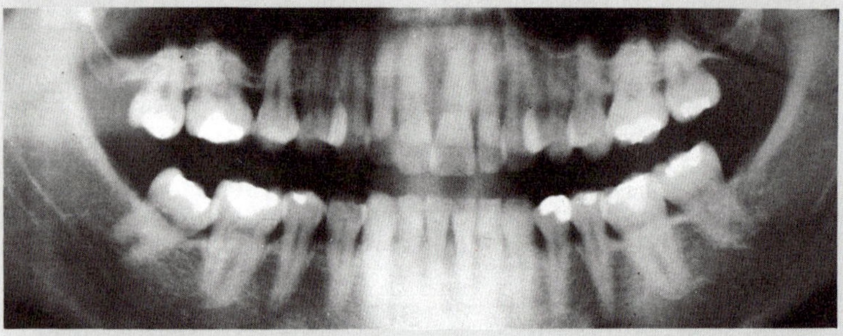

Röntgenaufnahme des Gebisses
Die Panoramaaufnahme links zeigt die Zähne im Ober- und Unterkiefer und die sie umgebende Struktur (keine Weisheitszähne). Die im Kieferknochen sitzenden Zahnwurzeln sind deutlich zu erkennen.

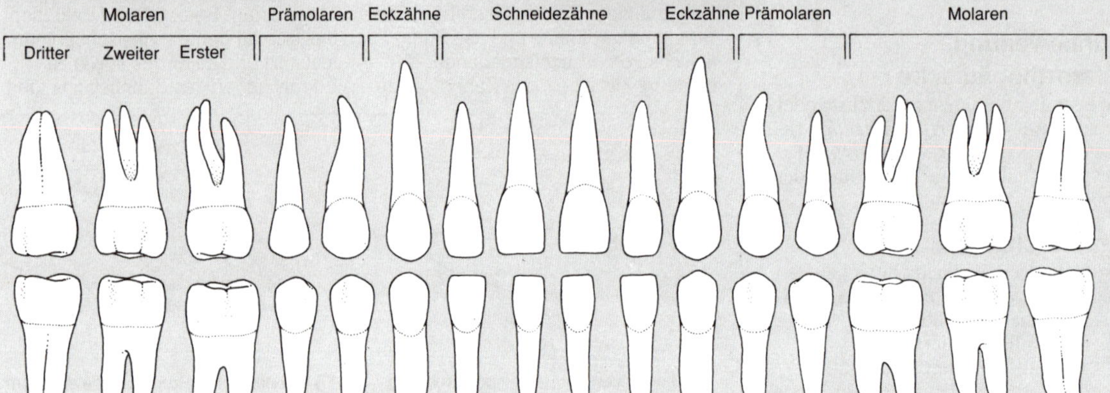

Molaren
Die Molaren (Mahlzähne) sind große, starke Zähne, mit denen die Nahrung sehr gut zermahlen werden kann. Die dritten Molaren, die sog. Weisheitszähne, brechen als letzte durch; bei manchen Menschen sind Weisheitszähne nicht angelegt.

Prämolaren
Die Backenzähne. Sie werden auch als Dentes bicuspidati bezeichnet, da sie zwei Höcker besitzen. Die Aufgabe der Prämolaren ist das Zerkleinern der Nahrung. Im Milchgebiß sind keine Prämolaren vorhanden.

Schneidezähne
Diese Zähne haben eine meißelartige schmale Schnittkante, die ideal zum Abbeißen geeignet ist. Beim Schließen des Mundes greifen im Normalfall die oberen Schneidezähne über die unteren.

Eckzähne
Die Eckzähne sind scharfkantige spitze Zähne, die gut zum Zerreißen der Nahrung geeignet sind. Sie sind größer und stärker als die Schneidezähne und haben sehr lange Wurzeln. Die oberen Eckzähne werden häufig auch als Augenzähne bezeichnet.

Zahnbelag und Nahrungsreste entfernt werden; gleichzeitig wird das *Zahnfleisch* massiert. Gebürstet wird immer nach dem Grundsatz "von Rot nach Weiß", d.h. vom Zahnfleisch zur Zahnkrone hin (s. Kasten S. 1139).

Die Zähne sollten mindestens einmal täglich mit einem fluoridhaltigen Zahnreinigungsmittel (gewöhnlich Zahnpasta) gereinigt werden; Kinder sollten die Zähne nach jeder Mahlzeit und vor dem Schlafengehen putzen. Zur vollständigen *Mundhygiene* gehört auch der tägliche Gebrauch von *Zahnseide*.

Die Zahnbürste sollte einen gut faßbaren Griff und Borsten mit abgerundeten Enden haben. Größe und Form des Bürstenkopfes müssen so abgestimmt sein, daß jeder Zahn erreichbar ist; Kinder brauchen eine kleinere Zahnbürste als Erwachsene. Zahnbürsten müssen nach jedem Gebrauch ausgespült werden und, sobald sich die Borsten verbiegen oder ausfransen, weggeworfen werden. Bürsten für die Zahnzwischenräume, die kleine Bürstenstiele haben, eignen sich gut zur Reinigung unter *Brücken* und fest montierten *kieferorthopädischen Apparaten* (Zahnspangen). Elektrische Zahnbürsten können das Zähneputzen vereinfachen.

Zähne, impaktierte

s. *impaktierte Zähne*

Zähneknirschen

s. *Bruxismus*

Zähne, Milchgebiß

Erste Zähne, die sich im Alter von ungefähr sechs Monaten zeigen und die dann allmählich ab dem Alter von ca. sechs Jahren durch die bleibenden Zähne ersetzt werden.

Das Milchgebiß besteht aus 20 Zähnen, je 10 in jedem Kiefer. Jeder Satz besteht aus vier Schneidezähnen in der Mitte, flankiert von je einem Eckzahn (Augenzähnen) und anschließend je zwei Backenzähnen (Molaren). (S.a. *Zähne, Zahndurchbruch; Zahnen*)

Zahnen

Zeitraum, in dem ein Säugling die Milchzähne bekommt. Die Milchzähne brechen in der Regel vom sechsten Monat bis zum dritten Lebensjahr durch (s. *Zahndurchbruch*).

SYMPTOME UND ANZEICHEN

Während des Zahndurchbruchs kann das Kind gereizt, verdrießlich oder besonders anhänglich sein; häufig ist sein Schlaf gestört, und es weint oft mehr als gewöhnlich. Da sich mehr Speichel bildet, sabbert das Kind stark, und es kaut gerne auf allem herum, was es erreichen kann.

Bevor ein Zahn durchbricht, kann man ihn durch das Zahnfleisch als harten Klumpen fühlen. Das Zahnfleisch darüber kann anschwellen und rot werden; beim Durchbruch der Molaren (Backenzähne) kann auch die Wange auf der betreffenden Seite warm und gerötet sein.

Dagegen sollten hohes Fieber, Erbrechen, Durchfälle, Appetitverlust über längere Zeit, Ohrenschmerzen, Krämpfe, Husten oder Windelausschlag niemals auf das Zahnen zurückgeführt werden. Dies sind Anzeichen einer Erkrankung, die vom Arzt behandelt werden muß.

THERAPIE

Dem Kind sollte man etwas Festes zum Kauen geben, z.B. einen Beißring, oder das geschwollene Zahnfleisch mit dem Finger leicht massieren, um den Schmerz zu mildern. Auch mit schmerzstillenden Zahncremes oder Gelee kann das Zahnfleisch eingerieben werden.

Zahnengstand

Stark zusammengedrängt wachsende Zähne, die ihre normale Position im Kiefer nicht einnehmen können.

URSACHEN

Z. ist im allgemeinen eine ererbte Störung; die Ursache dafür sind entweder zu breite Zähne oder ein zu kleiner Kiefer, der die Zähne nicht alle aufnehmen kann.

Die Entstehung unregelmäßig gedrängter Zähne kann auch durch ein zu frühes Ausfallen der Backenzähne des Milchgebisses verursacht oder verstärkt werden.

Durch das vorzeitige Ausfallen dieser Zähne können sich die darunter wachsenden bleibenden Zähne aus ihrer Position verschieben, so daß für die weiter vorne im Mund nachwachsenden Zähne zuwenig Platz bleibt.

PROBLEME

Z. kann zu Okklusionsstörungen führen. Auch der Durchbruch der einzelnen Zähne durch das Zahnfleisch kann behindert sein (s. *impaktierte Zähne*). Die Gefahr der Zahnfäule (s. *Karies*) ist größer, wenn die Zähne zu dicht gedrängt sind, da die Zahnreinigung größere Schwierigkeiten bereitet. Die erschwerte Zahnpflege und die größere Belastung des Zahnhalteapparats erhöht auch das Risiko einer *Parodontalerkrankung*.

THERAPIE

Der Zahnarzt oder Kieferorthopäde kann beurteilen, ob ein (oder mehrere) Zahn (Zähne) gezogen werden muß (müssen), um Platz für andere Zähne zu schaffen. In vielen Fällen müssen die verbleibenden Zähne mit Hilfe von *kieferorthopädischen Apparaten* (Zahnspangen) in die korrekte Lage gebracht werden.

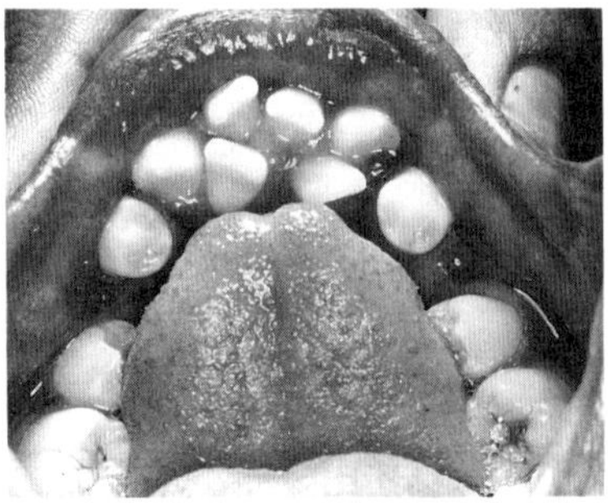

Erscheinungsbild von Zahnengstand
Die Frontzähne im Unterkiefer sind übereinander gedrängt, weil die unmittelbar dahinter liegenden Backenzähne zu weit nach vorne gewachsen sind.

Zähne, überzählige

s. *überzählige Zähne*

Zahnextraktion

Entfernung eines Zahns/mehrerer Zähne.

GRÜNDE

Ein Zahn wird gezogen, wenn er tief faul ist, ein Abszeß entstanden oder wenn der Zahn so gebrochen ist, daß er durch Überkronen oder Wurzelkanalbehandlung nicht wiederhergestellt werden kann. Auch Zahnengstand und Okklusionsstörungen (Fehlbißstellung) können Anlaß zur Z. sein, ebenso wenn ein Zahn wegen einer fortgeschrittenen Zahnfleischerkrankung gelockert ist oder wenn er den Durchbruch eines anderen Zahns behindert.

ABLAUF DER EXTRAKTION

In den meisten Fällen werden Zähne unter örtlicher Betäubung gezogen. Sollen impaktierte Weisheitszähne oder mehrere Zähne auf einmal gezogen werden, kann dies unter Vollnarkose (s. *Anästhesie, Allgemein-*) geschehen. Auch bei extrem ängstlichen oder geistig behinderten Patienten oder bei kleinen Kindern wird manchmal vor der Z. eine Narkose vorgenommen.

Die meisten Zähne werden mit Zangen gezogen, die so konstruiert sind, daß die Zahnwurzel gut gefaßt werden kann. Durch behutsamen, aber festen Druck werden die zähen Fasern, die den Zahn im knöchernen Zahnfach halten, abgerissen, die Zahntasche wird allmählich geweitet und der Zahn herausgezogen. Gelegentlich bricht bei diesem Vorgang eine Wurzel ab, besonders wenn das Knochengewebe sehr dicht ist (z.B. bei älteren Menschen); sie muß separat entfernt werden.

Wenn sich der Zahn nur schwer entfernen läßt – z.B. ein impaktierter Zahn, bei fehlender Zahnkrone oder bei sehr stark verkrümmten Wurzeln –, kann es erforderlich sein, das Zahnfleisch einzuschneiden und ein kleines Stück des darunterliegenden Knochens zu entfernen (Osteotomie). Der Zahn wird dann entfernt und das Zahnfleisch vernäht.

KOMPLIKATIONEN

In den meisten Fällen verläuft eine Z. ohne Komplikationen. Gelegentlich kann sich eine sog. *trockene Alveole* (eine Infektion des Zahnfachs) entwickeln, wenn sich in der leeren Zahntasche kein Blutgerinnsel bildet oder das Gerinnsel entfernt wird. Eine Entfernug des Blutgerinnsels kann auch zu erneuter Blutung der Wunde führen. Die Blutung hört meist auf, wenn man ein fest zusammengefaltetes Taschentuch oder einen Mulltupfer auf die Wunde legt und vorsichtig für die Dauer von ca. 30 Minuten zubeißt.

Wenn die Blutung nicht aufhört, muß das Gewebe um die Zahntasche gegebenenfalls genäht werden.

Zahnfach

s. *Zahnalveole*

Zahnfäule

s. *Karies*

Zahnfleisch

(*F.* Gingiva) Epithel- und Bindegewebe, das die *Zähne* umgibt. Es schützt die darunterliegenden Gewebe und hilft, die Zähne in ihrer Stellung im *Kiefer* festzuhalten. Der Zahnfleischsaum, ein Wulst von etwa 2 mm Dicke, liegt eng am Zahnhals an und ist durch die *Wurzelhaut* mit dem knöchernen Zahnfach verbunden.

Gesundes Zahnfleisch ist rosafarben oder bräunlich und fest. Eine sorgfältige *Mundhygiene*, zu der auch tägliches Zähneputzen und die Reinigung mit Zahnseide gehören, beugt Erkrankungen des Zahnfleischs vor, besonders ab dem mittleren Alter.

ERKRANKUNGEN

Gingivitis ist das frühe, noch reversible Stadium einer Entzündung des Z.es. Sie kann sich entwickeln, wenn am Zahnhals *Zahnbelag* entsteht, in dem sich Bakterien befinden. Zahnfleischbluten ist fast immer ein Anzeichen für Gingivitis; selten ist es die Folge von *Leukämie* oder *Skorbut* (Vitamin-C-Mangel). Flekkiges, blutunterlaufenes Zahnfleisch ist eher auf eine Durchblutungsstörung zurückzuführen.

Zahnfleischwucherungen (Verdickungen des Zahnfleischs) treten meistens als Nebenwirkung bei der Behandlung mit Phenytoin (einem Mittel gegen Krampfanfälle; z.B. Zentropil ® +) auf.

Wird eine Gingivitis nicht behandelt, kann sie zur chronischen *Parodontitis* führen, dem fortgeschrittenen Stadium der Zahnfleischerkrankung, bei dem sich zwischen dem Zahnfleisch und den Zähnen infizierte Taschen bilden.

Zahnfleisch, blutendes

s. *Gingivitis*

Zahnfleischentzündung

s. *Gingivitis*

Zahnfleischtasche

s. *Parodontitis*

Zahnfraktur

Bruch eines *Zahns*. Die häufigste Ursache für Z. ist ein Sturz oder ein Schlag auf den Mund mit einem harten Gegenstand, z.B. beim Sport. Stark vorstehende Schneidezähne werden bei Unfällen am häufigsten verletzt. Sowohl die Zahnkrone als auch die Zahnwurzel kann brechen; in den meisten Fällen entstehen jedoch nur Risse im Zahnschmelz (dem harten, spröden Überzug der Zahnkrone). Brüche im Zahnschmelz oder im Zahnbein lassen sich meistens durch *dentales Bonding* beheben; u.U. kann der Zahn auch überkront werden (s. *Zahnkrone*).

Ist das Zahnmark (*Zahnpulpa*) beschädigt, kann eine *Pulpektomie* erforderlich werden. Frakturen der Zahnwurzel können durch eine spezielle Schienung (s. *Schienung, Zähne*), durch eine *Wurzelkanalbehandlung* oder durch Überkronen des Zahnstumpfs behandelt werden. Manchmal muß der Zahn entfernt werden (s. *Zahnextraktion*).

Zahnfüllung

Ersetzen eines verfaulten Bereichs im Zahn durch ein neutrales Material; doch auch das Füllungsmaterial selbst wird mit diesem Begriff bezeichnet. Im allgemeinen wird für die Backenzähne, wo die Z. nicht sichtbar ist, Amalgam verwendet (ein abriebfestes Gemisch aus Silber, Quecksilber und anderen Metallen). Für die vorderen Zähne werden eher zahnfarbene Kunststoffe oder Keramik eingesetzt. Zunehmend werden auch andere Materialien wie Gold-Einlagefüllungen, Keramik- oder Kunststoffinlays im Seitenzahnbereich verwendet.

WARUM ES GEMACHT WIRD

Wenn der Zahnschmelz beschädigt ist, können Bakterien in das darunterliegende Zahnbein eindringen und gegebenfalls auch die Zahnpulpa (Zahnmark) angreifen; dies kann zum Absterben des Zahns führen. Deshalb ist es wichtig, geschädigte Zähne so früh wie möglich zu behandeln – am besten, wenn nur der Zahnschmelz beschädigt ist. Durch die Z. wird auch die ursprüngliche Zahnform wiederhergestellt, was nicht nur für das Aussehen wichtig ist, sondern auch für den korrekten Biß.

SO WIRD ES GEMACHT

Eine großflächige Z. oder eine Füllung in einem empfindlichen Bereich wird meist unter örtlicher Betäubung vorgenommen. Das gesamte weiche, verfaulte Material wird mit einem scharfen Instrument entfernt. Mit einem Bohrer wird dann die härtere Substanz angebohrt und ausgehöhlt, damit die Füllung fest verankert werden kann. Während dieses Vorgangs wird der Speichel des Patienten durch ein Saugrohr abgesaugt. Das aufgebohrte Loch soll so trocken wie möglich sein; es wird gelegentlich mit dem Luftbläser getrocknet.

Kommt der Zahnarzt beim Bohren zu nahe an die Zahnpulpa, trägt er auf die betroffene Stelle eine beruhigende Salbe auf, um das empfindliche Zahnmark vor Druck und Temperaturschwankungen abzuschirmen. Wenn wegen ausgedehnter Zahnfäule eine oder mehrere Zahnwände fehlen, kann der Arzt um den betroffenen Zahn ein Metallband (einen Formring) legen, um die Füllung in der notwendigen Lage zu halten. Anschließend wird Amalgam (oder eine andere Z.) vorbereitet, das zunächst eine weiche Konsistenz hat, und in den Hohlraum eingebracht. Zum Schluß wird die Oberfläche geglättet. Nach einigen Minuten ist die Z. soweit ausgehärtet, daß der Formring abgenommen werden kann. Eine Amalgamfüllung härtet dann in 24 Stunden vollständig aus.

Ist ein Vorderzahn faul oder abgesplittert, kann auch sog. dentales Bonding (s. *Bonding, dentales*) durchgeführt werden. Dabei wird die Zahnoberfläche mit einer milden Säurelösung angeätzt. Auf die so angerauhte Fläche wird zahnfarbenes Kunststoffmaterial aufgetragen, geformt, poliert und versiegelt.

PROGNOSE

Amalgamfüllungen haben nur eine begrenzte Lebensdauer und müssen nach ca. 10 Jahren ersetzt werden. Gelegentlich muß eine Z. schon früher erneuert werden, z.B. wenn sich Zahnfäule darunter weiter ausbreitet – sei es wegen undichter Stellen an den Rändern der Z. oder wegen wiederkehrender Zahnfäule (sog. Sekundärkaries). Manchmal fallen die Füllungen aus; am häufigsten beim Kauen von klebrigen Süßigkeiten. Sie können auch brechen, wenn man auf etwas Hartes beißt.

Zahnhöcker

Erhebungen auf der Kaufläche eines Zahns (s. *Zähne)*.

Zahninlay

Von Zahntechnikern angefertigte Einlagefüllung aus Kunststoff, Porzellan oder Gold, die zur Wiederherstellung eines faulen Zahns verwendet wird. Ein Z. ist die beste, aber auch teuerste Möglichkeit, Seitenzähne zu restaurieren.

Zur Aufnahme des Z.s wird zunächst der Zahn in einer bestimmten Form präpariert; anschließend wird davon ein Abdruck angefertigt (gewöhnlich ein Silikonabdruck, s. *Abdruck, dentaler*). Nach diesem Abdruck wird im Laboratorium das Z. geformt, das dann in den Zahn einzementiert wird.

Zahnkaries

s. *Karies*

Zahnkavität

Loch im Zahn, für gewöhnlich durch *Karies* verursacht.

Z

ANPASSEN VON KRONEN

Der Zahn wird zu einem Stumpf beschliffen. Nach Anfertigen eines Abdrucks von diesem modelliert der Techniker im Labor die Krone.

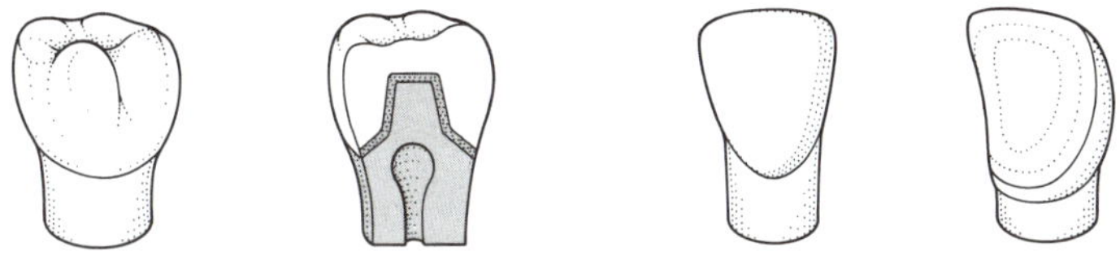

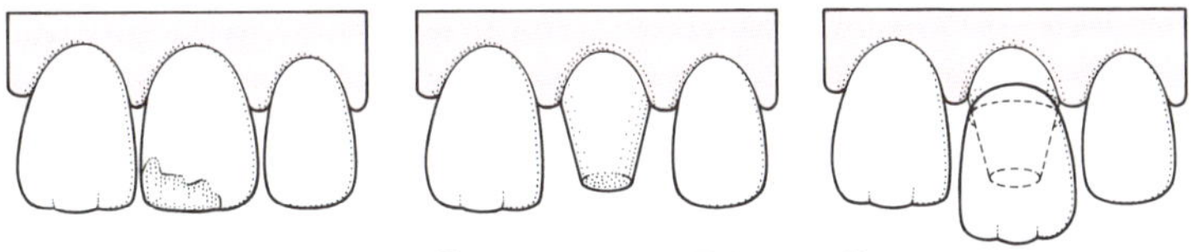

1 Ein abgebrochener oder tief gefüllter Zahn kann durch eine Krone ersetzt werden.

2 Der verbliebene Teil des Zahns wird beschliffen, damit die Krone angepaßt werden kann.

3 Die Krone, ein Hohlmantel, wird auf den Zahnstumpf gesetzt und festzementiert.

STIFTKRONEN

Ist der natürliche Zahn weitgehend zerstört oder hat er an Festigkeit verloren, wird eine Stiftkrone angepaßt.

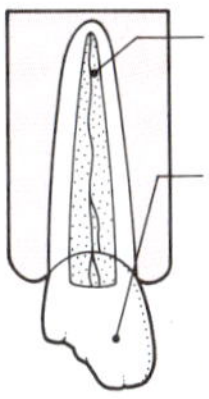

1 Der Zahn ist so stark kariös, daß sich ein Zahnstumpf als Träger für die Krone nicht mehr formen läßt.

2 Die Reste der natürlichen Zahnkrone werden vollständig abgetragen.

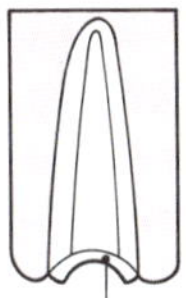

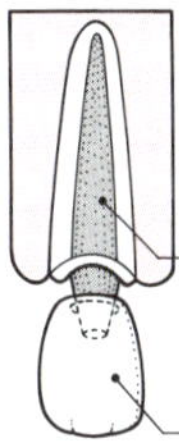

3 In den Wurzelkanal wird ein Stift versenkt, auf dem die Krone aufgebaut wird.

Zahnklammer
s. *kieferorthopädische Apparate*

Zahnkrone
Künstlicher Ersatz für die Krone eines Zahns (des über dem Zahnfleisch liegenden Teils des Zahns), die von Fäulnis befallen, verfärbt oder abgebrochen ist. Die vorderen Zähne werden meist durch eine Keramikkrone ersetzt, da sich diese farblich am besten den natürlichen Zähnen anpaßt. Bei den Backenzähnen ist eine stärkere Krone – aus Gold oder einem Verbundmaterial aus Keramik und Metall – erforderlich.

Zahnlosigkeit
s. *Anodontie*

Zahnmark
s. *Zahnpulpa*

Zahnmedizin
Wissenschaft oder Berufsstand, der sich mit Zähnen und deren Halteapparat beschäftigt. Zur Z. gehören Vorsorge, Diagnose und Behandlung von Erkrankungen, Verletzungen oder Fehlbildungen des Gebisses, des Zahnfleischs und der Kiefer. Die meisten Zahnmediziner sind allgemeine Zahnärzte; manche sind dagegen in speziellen Bereichen der Z. tätig.

Zur allgemeinen Zahnmedizin gehören alle Aspekte der Zahnpflege; so die Zahnreinigung, die Behandlung von Löchern in den Zähnen, die Zahnextraktion, Zahnkorrekturen mit Ausrichtung der Zahnstellung sowie das Anpassen von Kronen, Brücken und Zahnprothesen. Die zahnärztliche Arbeit umfaßt auch die Untersuchung auf Mundkrebs, kosmetische Arbeiten (z.B. Versiegelung) sowie die allgemeine Beratung über die Pflege der Zähne und des Zahnfleischs.

Der Zahnarzt kann die Patienten zu einem Facharzt auf einem der Spezialgebiete der Zahnmedizin überweisen.

Die *Kieferorthopädie* befaßt sich mit der Korrektur fehlerhafter Zahnstellungen , um so die Funktion und das Aussehen des Gebisses zu verbessern.

Die zahnärztliche *Prothetik* befaßt sich mit der Herstellung von Brücken und Zahnprothesen, die als Ersatz für fehlende Zähne dienen, sowie von Ersatz für fehlendes Gewebe in der Mundhöhle.

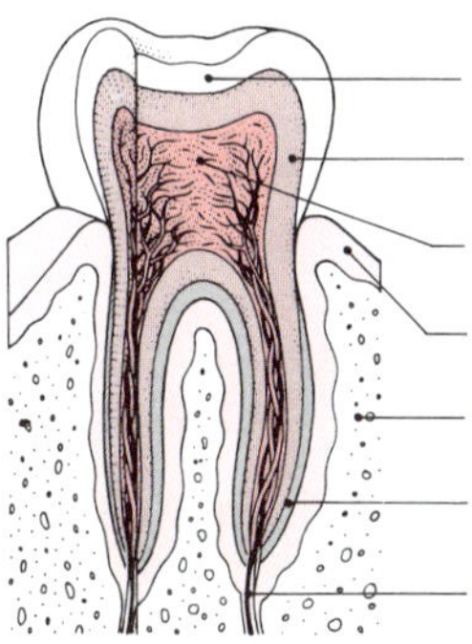

Lage des Zahnmarks (Pulpa)
Die Pulpa bildet den weichen Kern im Zahninneren. Wenn sich Karies bis in die Markhöhle ausbreitet, geht die Pulpa zugrunde und muß entfernt werden (Pulpektomie), um den Zahn zu retten.

Die konservierende Z. umfaßt zwei Spezialgebiete: die *Endodontie*, das Spezialfach für die Behandlung von Erkrankungen der Pulpa, sowie die *Parodontologie*, die Disziplin für die Behandlung von Störungen, die sich negativ auf den Zahnhalteapparat auswirken.

Oralchirurgen sind Zahnärzte mit Spezialausbildung in Kieferchirurgie, die alle Operationen am Kiefer, wie operative Extraktion, Wurzelspitzenresektion und Implantation, vornehmen.

Kieferchirurgen sind Zahnärzte und Ärzte (zwei Studien) und nehmen auch größere operative Eingriffe am Kieferknochen (z.B. nach Unfällen) vor.

Zahnpasta
s. *Dentifricium*

Zahnprophylaxe
s. *präventive Zahnheilkunde*

Zahnprothese
s. *falsche Zähne*

Zahnprotrusion
s. *vorstehende Zähne*

Zahnpulpa
Lockeres Bindegewebe in der Markhöhle des Zahns (Zahnmark; s. *Zähne*). Die Z. enthält zahlreiche Blutgefäße und Nerven, die auf Wärme, Kälte, Druck und Schmerz reagieren. Zum Zahnbein (Dentin) hin wird die Z. von einer Zelllage umgeben, den Odontoblasten. Diese Zellen behalten zeitlebens ihre Fähigkeit, Dentin zu produzieren.

Zahnresorption

Verlust von *Zahn*substanz. Die Z. findet von außen (Zahnwurzeloberfläche) oder von innen (Wandung der Pulpahöhle) statt.

URSACHEN UND AUFTRETEN

Bei der äußeren Resorption der Zahnwurzel werden die Zähne locker – dies geschieht beim Ausfallen der *Milchzähne*. Man nimmt an, daß der Vorgang durch den Druck der darunterliegenden bleibenden Zähne (s. *Zähne, bleibende; Zahndurchbruch*) ausgelöst wird.

In einem gewissen Ausmaß kommt eine äußere Resorption der Zahnwurzeln im Laufe des Alterns bei den meisten Erwachsenen vor. Auch die Verletzung eines Zahns, Parodontitis im Wurzelspitzenbereich oder ein anhaltender Druck, z.B. durch *kieferorthopädische Apparate*, einen Tumor oder einen impaktierten Zahn (s. *Zähne, impaktierte*), können zur äußeren Z. führen. Völlig impaktierte Zähne werden oft sowohl an der Krone als auch an der Wurzel resorbiert.

Die innere Z. ist selten und kommt nur bei etwa einem Prozent der Erwachsenen vor; ihre Ursache ist nicht bekannt. Die Erkrankung breitet sich von der Pulpahöhle nach außen hin aus; dadurch entsteht ein rosafarbener Fleck, der durch die Zahnkrone durchschimmert.

DIAGNOSE UND THERAPIE

Gewöhnlich wird die Z. durch ein *Zahnröntgenbild* festgestellt. Bei der Therapie der äußeren Z. wird die Ursache behandelt (z.B. durch Entfernung eines impaktierten Zahns). Die innere Z. kann meistens durch eine *Wurzelkanalbehandlung* zum Stillstand gebracht werden.

Zahnrestauration

Wiederaufbau eines Zahns, der durch Krankheit oder Verletzung beschädigt wurde. Der Begriff bezieht sich auch auf das Material bzw. das Ersatzteil, das zum Wiederaufbau des Zahns verwendet wird.

Kleine Flächen werden für gewöhnlich so restauriert, daß zunächst der verfaulte, bzw. befallene Bereich abgetragen und ausgeräumt wird, worauf der Zahn mit einem inaktiven Material gefüllt wird (s. *Zahnfüllung*). Bei ausgedehnteren Restaurierungsarbeiten muß gegebenenfalls eine *Krone* eingesetzt werden. Diese wird im zahntechnischen Laboratorium hergestellt und dann auf den Zahn zementiert. Zur Behandlung eines abgesplitterten Vorderzahns kann die Verblendtechnik (*dentales Bonding*) angewendet werden: Die Zahnoberfläche wird mit einer sauren Lösung angeätzt, eine Kunststoffmasse auf die rauhe Fläche aufgebracht und mit UV-Licht ausgehärtet.

Zahnröntgenbild

Röntgenaufnahme der Zähne und Kiefer; sie liefert wichtige Informationen zur Diagnose und Therapie von Erkrankungen oder Veränderungen, die die Gesundheit des Mundbereichs oder den allgemeinen Gesundheitszustand gefährden könnten. Der Bereich, der geröntgt werden soll, wird zwischen eine Röhre (Quelle der *Röntgenstrahlen*) und ein photographisches Filmmaterial plaziert. Die Röntgenstrahlen werden mehr von festem Gewebe, wie Knochen und Zähnen, aufgefangen, so daß diese auf dem (negativen) Bild mit heller Kontur erscheinen.

WARUM ES GEMACHT WIRD

Ein Z. hilft, Erkrankungen der Zähne und des umgebenden Gewebes zu erkennen, die bei zahnärztlicher Inspektion der Mundhöhle nicht sichtbar sind. Kleine Kariesstellen (verfaulende Bereiche), Abszesse, Zysten, Tumoren und andere Erkrankungen können entdeckt und behandelt werden, noch bevor sich Symptome entwickeln, wodurch schwere langfristige Schäden vermieden werden können. Bei rechzeitiger Erkennung von Zahnproblemen, z.B. impaktierter Zähne, ist es möglich, schon im frühen Stadium einen Behandlungsplan aufzustellen und durchzuführen.

RISIKEN

Die Strahlendosis bei Z.ern ist extrem niedrig, schädliche Nebenwirkungen sind nach derzeitiger Kenntnis sehr gering. Doch sollten Frauen, die schwanger sind oder vermuten, schwanger zu sein, dies dem Zahnarzt mitteilen. Die Z.er können dann bis zur Zeit nach der Schwangerschaft zurückgestellt werden. Es ist auch möglich, den Unterleib einer Schwangeren während der Aufnahme mit einer Bleischürze abzuschirmen (Blei ist für Röntgenstrahlen undurchlässig).

ARTEN DER RÖNTGENAUFNAHMEN IM MUNDBEREICH

Verschiedene Röntgenaufnahmen eignen sich jeweils für spezielle Problemfelder.

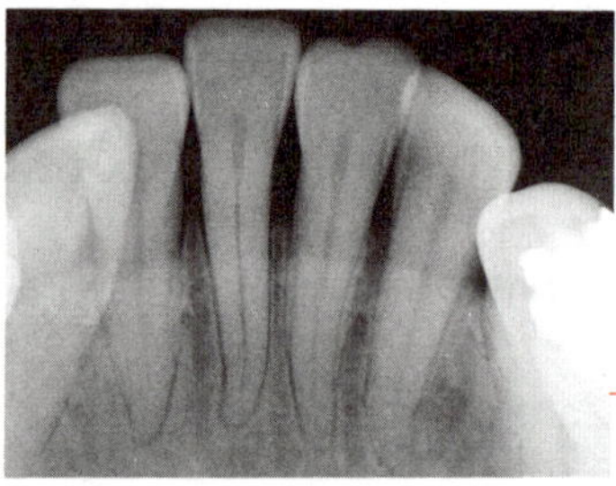

Aufnahme im Wurzelspitzenbereich
Diese Röntgenaufnahmen liefern detaillierte Abbildungen des kompletten Zahnes, des umgebenden Zahnfleischs und des Knochens. Sie zeigen noch nicht durchgebrochene oder impaktierte Zähne, Bruchstellen im Wurzelbereich, Abszesse, Zysten und die typische Knochenstruktur bei bestimmten Erkrankungen des Skeletts. Der Film befindet sich in einer Schutzkassette und wird in den Mund des Patienten gelegt, wo er von diesem hinter dem aufzunehmenden Zahn festgehalten wird.

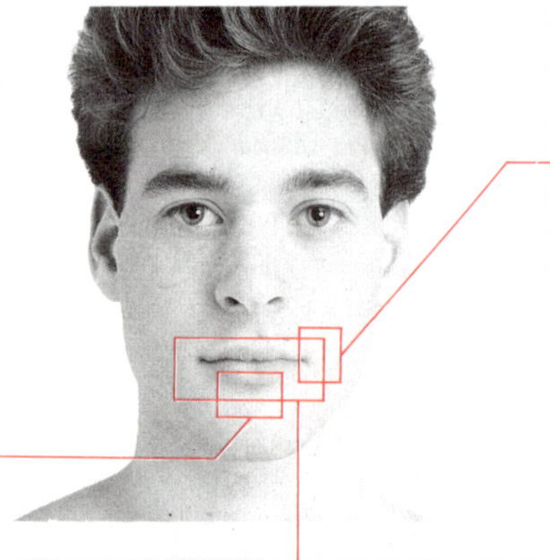

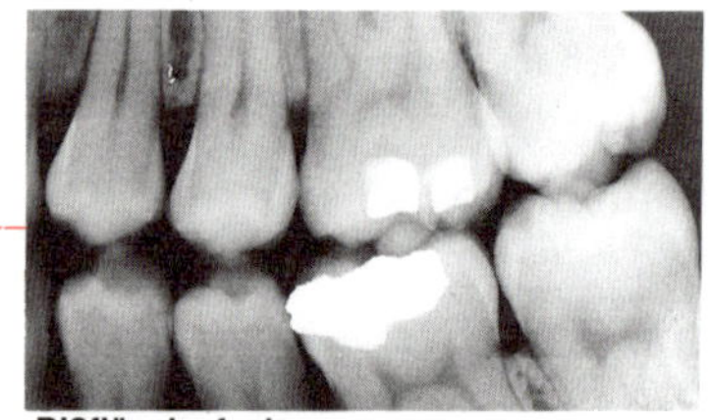

Bißflügelaufnahme
Bei dieser Röntgenaufnahme werden die Kronen der Zähne dargestellt. Sie eignen sich zur Feststellung von Kariesstellen zwischen den Zähnen und zur Darstellung von Veränderungen im Knochen infolge einer Zahnfleischerkrankung. Der Film befindet sich während der Aufnahme in einer Halterung mit einer Lasche, auf die der Patient beißt.

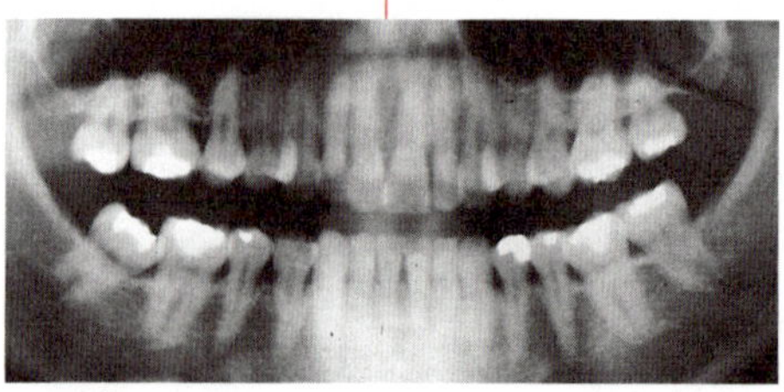

Panoramaaufnahme
Diese Röntgenaufnahmen zeigen die Zähne und die Strukturen in ihrer Umgebung. Sie sind zum Auffinden noch nicht durchgebrochener oder impaktierter Zähne, Zysten, von Kieferbrüchen oder Tumoren von unschätzbarem Wert. Die Aufnahmen werden kontinuierlich auf Filmmaterial aufgezeichnet, während die Kamera von einer Seite des Kiefers zur anderen automatisch herumläuft.

Z

Zahnschäden, berufliche

Schäden, die durch mechanische oder chemische Einwirkung an den Zähnen von Angehörigen bestimmter Berufsgruppen auftreten (z.B. Karies der Bäcker oder Schmelzdefekte durch chronische Fluoreinwirkung).

Zahnschema

Merkmale des *Gebisses* eines Menschen, zu denen die Zahl und die Anordnung der Zähne im Kiefer gehören.

Zahnschmelz

(*F.* Enamelum) Harte Außenschicht der Zähne im Kronenbereich, die das Zahnbein (Dentin) und das Zahnmark (Zahnpulpa) schützt. (S.a. *Zähne*)

Zahnschmerzen

Von einem oder mehreren Zähnen, vom Kieferknochen oder nur vom Zahnfleisch ausgehender Schmerz, der als dumpfes Pochen oder scharfes Stechen wahrgenommen wird.

URSACHEN

Karies (Zahnfäule) im Frühstadium kann leichte Z. verursachen, wenn der Patient süße, sehr heiße oder kalte Nahrung zu sich nimmt. Bei fortgeschrittener Zahnfäule, einem abgebrochenen Zahn (s. *Zahnfraktur*) oder wenn eine *Zahnfüllung* verlorengeht, kann sich die *Zahnpulpa* (Zahnmark) entzünden. Dies führt meist zu akut stechenden Schmerzen, die sich häufig nachts verschlimmern.

Breitet sich die Entzündung der Pulpa aus, kann es zur *Parodontitis* (Wurzelhautentzündung) kommen, die vor allem beim Beißen oder Kauen zu örtlich begrenzten Schmerzen führt. Schließlich kann sich ein *Zahnabszeß* entwickeln, der mit starken, oft andauernden Schmerzen einhergeht. Das umliegende Zahnfleisch ist empfindlich und geschwollen; auch das Gesicht und der Hals können anschwellen, Fieber kann hinzukommen.

Greift eine chronische Periodontitis auf das umliegende Gewebe über, kann sich das Zahnfleisch zurückbilden, so daß die Zahnwurzeln freigelegt werden. Dies führt zur Empfindlichkeit auf heiße, kalte oder süße Speisen; das Zahnfleisch in der Nähe des betroffenen Zahns ist empfindlich und geschwollen.

Das Gewebe, das die Zähne stützt, kann sich auch durch eine schlecht angepaßte Zahnfüllung oder einen Schlag auf den Zahn entzünden; dies führt zu Schmerzen beim Beißen.

Manchmal werden Z. nicht von den Zähnen oder dem Zahnfleisch verursacht. So z.B. werden Schmerzen, die von einer *Sinusitis* (Nebenhöhlenentzündung) ausgehen, oft den oberen Backenzähnen zugeordnet. (S.a. *übertragener Schmerz*)

THERAPIE

Analgetika (schmerzstillende Medikamente) können vorübergehend helfen, bis ein Besuch beim Zahnarzt möglich ist. Wenn die Symptome auf einen Abszeß hinweisen, sollte eine Notfallbehandlung vorgenommen werden. Die Therapie hängt von der Ursache der Z. ab.

Zahnsealer

Kunststoffe, die auf die Kauflächen der Backen*zähne* aufgetragen werden, um Zahnfäule vorzubeugen. An der Oberfläche der Molaren und Prämolaren befinden sich winzige Furchen, in denen sich Speisereste und Bakterien ansammeln können, die die Entstehung von Zahnfäule begünstigen (s. *Karies*). Die Versiegelung der Zähne verhindert deren Eindringen in die Furchen. Z. sind besonders bei Kindern von großem Nutzen; sie sollten so bald wie möglich nach dem Durchbruch eines bleibenden Zahns aufgetragen werden.

Vor der Versiegelung müssen die Zähne meist weder gebohrt noch betäubt werden. Die Zahnoberfläche wird mit Säure angeätzt, um sie aufzurauhen, damit der Z. besser anhaftet (s. *Bonding, dentales*). Danach wird der halbflüssige Z. aufgetragen. Meist wird die Versiegelung durch einen feinen UV-Lichtstrahl gehärtet, der für einige Sekunden auf den behandelten Zahn gerichtet wird.

Einige Z. sind bereits mit einem chemischen Aktivierungsstoff vermischt, der sie rasch fest werden läßt.

Zahnseide

Glatter Nylon- oder Seidenfaden, gewachst oder ungewachst, der zur Entfernung von *Zahnbelag* und Speiseresten aus den Zahnzwischenräumen (Interdentalräumen) und vom Zahnfleischsaum verwendet wird.

Zahnspange

s. *kieferorthopädische Apparate*

Zahnstein

(*F.* Calculus dentis) Harte, krustenartige Ablagerung an den Kronen und Wurzeln der Zähne. Z. entsteht, wenn sich Mineralsalze aus dem Speichel im *Zahnbelag* absetzen. Die Mineralien, in erster Linie Kalzium und Phosphor, machen etwa 70 Prozent des Z.s aus; die restlichen 30 Prozent bestehen aus organischen Substanzen und Bakterien.

ARTEN DES ZAHNSTEINS

Zahnstein, der sich über dem Zahnfleischsaum auf der Krone der Zähne bildet, ist gewöhnlich weiß oder gelblich. Meistens kommt er an der Innenfläche der unteren Schneidezähne und an den Außenflächen der oberen Molaren vor, also im Bereich der Mündung der großen Mundspeicheldrüsen.

In Zahnfleischtaschen gelegener Zahnstein verteilt sich eher gleichmäßig über alle Zähne. Seine Farbe ist braun oder schwarz, was vermutlich von Abbauprodukten des Bluts herrührt, das aus dem Zahnfleisch ausgetreten ist. Wird das Zahnfleisch vorsichtig vom Zahn abgehoben, kommt der Zahnstein gut sichtbar zum Vorschein; manchmal schimmert er dunkel durch das Zahnfleisch hindurch.

Beide Zahnsteinformen sind hart und lassen sich deshalb nur schwer entfernen; das trifft insbesondere für den Z. zu, der in den Zahnfleischtaschen liegt.

AUSWIRKUNGEN UND THERAPIE

Z. ist porös; daher kann er nicht saubergehalten werden und wird laufend mit Zahnbelag überzogen. Die im Z. und dem Zahnbelag enthaltenen Schadstoffe führen zur fortschreitenden Entzündung und Zerstörung des Zahnfleischs und des umliegenden Gewebes (s. *Parodontitis*).

ANWENDUNG VON ZAHNSEIDE

Zur Entfernung von Zahnbelag und Speiseresten aus den Zahnzwischenräumen und vom Zahnfleischsaum sollte Zahnseide zusätzlich zur Zahnbürste verwendet werden. Zahnfleischrand nicht beschädigen!

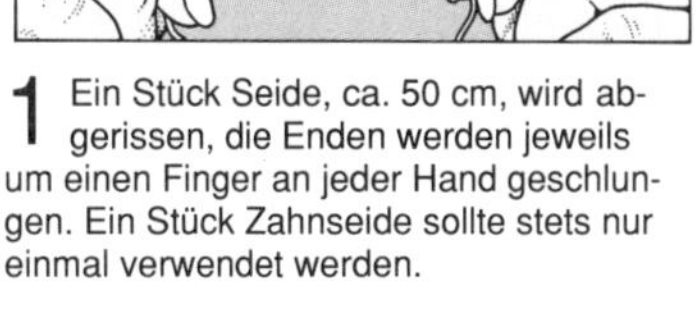

1 Ein Stück Seide, ca. 50 cm, wird abgerissen, die Enden werden jeweils um einen Finger an jeder Hand geschlungen. Ein Stück Zahnseide sollte stets nur einmal verwendet werden.

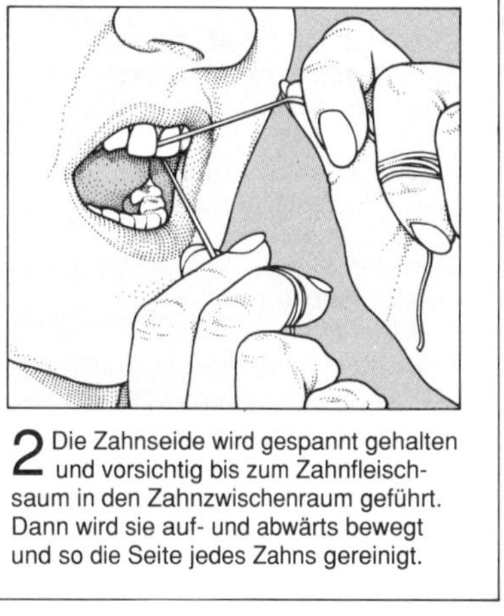

2 Die Zahnseide wird gespannt gehalten und vorsichtig bis zum Zahnfleischsaum in den Zahnzwischenraum geführt. Dann wird sie auf- und abwärts bewegt und so die Seite jedes Zahns gereinigt.

Z. sollte regelmäßig vom Zahnarzt entfernt werden. Durch sorgfältige *Mundhygiene*, sachgerechte Reinigung und Korrektur von Stellen, an denen sich Zahnstein festsetzen kann – z.B. schlecht hergestellte Füllungen –, kann ein erneutes Auftreten von Zahnstein meist vermindert oder verzögert werden.

Zahnsteinentfernung

(*F.* Scaling) Beseitigung des *Zahnsteins* (harte Ablagerungen) von den Zähnen zur Vorbeugung oder Behandlung von *Parodontalerkrankungen.*

Die Zahnsteinentfernung erfolgt entweder mit einem scharfkantigen Instrument oder mit einem Ultraschallgerät, dessen Spitze mit hoher Geschwindigkeit vibriert und die Ablagerungen zertrümmert. Anschließend werden die Zähne in der Regel mit einer milden Schleifpaste nachpoliert.

Zahnverfärbung

Zähne dunkeln von Natur aus im Laufe des Alterns nach. Das rote Zahnmark, das junge Zähne hell erscheinen läßt, schrumpft allmählich und wird vermehrt von Dentin (Zahnbein) umgeben, wodurch eine stumpfe gelbliche Farbe entsteht.

Sowohl die Zahnoberfläche als auch das Innere des Zahns verfärben sich leicht unter der Einwirkung verschiedener Substanzen, die in den Mund gelangen oder über das Blut herangeführt werden. Flekken an der Zahnoberfläche kommen häufig vor; sie lassen sich leicht durch Polieren entfernen. Eine regelmäßige Reinigung des Gebisses kann der Entstehung solcher Flecken vorbeugen. Flecken, die innen in der Zahnsubstanz entstehen, sind dauerhaft. Sowohl äußere als auch innere Flecken kann der Zahnarzt durch kosmetische Eingriffe entfernen oder zumindest unauffälliger machen – z.B. durch Verblenden (s. *Bonding, dentales*) und *Bleichen.*

OBERFLÄCHLICHE VERFÄRBUNG

Bräunlich-schwarze Ablagerungen

Rauchen oder z.B. Kauen von Betelnüssen kann zur Verfärbung der Zähne durch Ablagerung von Teer- und Harzstoffen führen. Die Zungenseite der Zähne ist meist stärker verfärbt als die Lippen-Wangen-Seite.

Schwarze Flecken

Eine fest anhaftende schwarze oder braune Linie entlang der Randkonturen des Zahnfleischs, meistens auf der Innenseite der oberen Backenzähne, kommt bei Kindern häufiger vor. Es wird vermutet, daß deren Entstehung auf pigmentbildende Bakterien zurückzuführen ist.

Grüner Fleck

Dunkler, "pelziger", grau-grüner Fleck, der fest in der Nähe des Zahnfleischs sitzt; meist auf der vorderen Seite der oberen Schneidezähne. Solche Flecken kommen am häufigsten bei Kindern vor. Es handelt sich wahrscheinlich um Reste einer Membran, die aus der Entwicklungsphase des Zahns übriggeblieben sind und durch farbige Produkte von Bakterien verfärbt wurden.

Mattgelbe Flecken

Hier handelt es sich meistens um *Zahnbelag*, der durch Nahrungsmittel verfärbt wurde. Solche Flecken lassen sich leicht entfernen.

Braune Flecken

Dunkle Bereiche in der Nähe des Zahnfleischsaums sind oft darauf zurückzuführen, daß an diesen Stellen der Zahnschmelz dünner und von Tee oder anderen Nahrungsmitteln verfärbt wurde. Eine Braunfärbung kann auch dann entstehen, wenn Zahnbein gebildet wird und Mineralstoffe aus dem Speichel – Kalzium und Phosphat – einlagert.

Orange-rötlicher Fleck

Solche Flecken entstehen durch die Tätigkeit pigmentbildender Bakterien; sie lassen sich leicht entfernen.

Metallische Verfärbung

Solche Flecken entstehen manchmal durch die Einahme von Medikamenten, die Metallsalze enthalten. Eisenhaltige Flüssigkeiten färben die Zähne braun. In der Vergangenheit, bevor strenge Sicherheitsvorschriften eingeführt wurden, hatten Metallarbeiter häufig verfärbte Zähne durch eingeatmeten Metallstaub, der sich im Zahnbelag ablagerte. Messing, Kupfer, Blei, Bronze und andere Kupferlegierungen verursachten bläulich-grüne Verfärbungen; durch Eisen entstanden braune Flecken; Quecksilber färbte die Zähne schwarz.

Zahnbeinverfärbung

Mit fortschreitendem Alter wird der Zahnschmelz an manchen Stellen dünner; das darunterliegende Zahnbein verfärbt sich durch Farbstoffe aus Nahrungsmitteln.

INNERE VERFÄRBUNG

Schwarze Zähne

Wenn das Zahnmark (*Zahnpulpa*) abstirbt oder im Zuge einer *Wurzelkanalbehandlung* entfernt wird, kann sich der Zahn dunkel färben. Ursache dafür sind rote Blutkörperchen, die aus beschädigten Blutgefäßen der Pulpa in das Zahnbein gelangen und sich dort zersetzen.

Verfärbung durch Tetracyclin

Das Antibiotikum *Tetracyclin* wird sowohl von Milch- als auch von bleibenden Zähnen, die sich noch entwickeln, aufgenommen und führt zu deren Verfärbung. Welche Zähne jeweils betroffen sind, hängt vom Entwicklungsstadium zur Zeit der Medikamenteneinnahme sowie von der aufgenommenen Menge und dem Typ des Tetracyclins ab. Wird das Medikament während einer Schwangerschaft verabreicht, führt dies häufig zur Verfärbung der Zähne beim Kind – je nach Schweregrad gelb bis blauviolett.

Ab dem siebenten Lebensjahr ist die Wahrscheinlichkeit einer Verfärbung der Zähne geringer, da die Kronen der sichtbaren Zähne bereits fertig sind.

Fluorose

Marmorierter Zahnschmelz mit weißlichen Flächen entsteht, wenn während seiner Bildung zu viele Fluoride aufgenommen wurden (s. *Fluorose*).

Andere Ursachen

Eine im Säuglingsalter überstandene *Hepatitis* kann eine braungelbe Verfärbung der Milchzähne verursachen, wenn die sich entwickelnden Zähne Gallenfarbstoffe aufnehmen. Aus dem gleichen Grund können auch die Zähne von Kindern mit angeborenenen Fehlbildungen der Gallengänge verfärbt sein. Eine angeborene erythropoetische *Porphyrie* (seltene Erbkrankheit) führt zu einer rötlichbraunen oder purpurfarbenen Zahnverfärbung.

Zahnverlust, traumatischer

Herausfallen eines Zahns aus dem Zahnfach infolge eines Unfalls. Es ist wichtig, den ausgefallenen, bzw. ausgeschlagenen Zahn sofort in ein feuchtes Tuch einzuwickeln und damit unverzüglich den Zahnarzt aufzusuchen. Dieser wird den Zahn so schnell wie möglich wieder in das Zahnfach einsetzen und mit einer Schiene ruhigstellen (s. *Reimplantation, dentale*). Gelingt dies innerhalb von 30 Minuten nach dem Unfall, so besteht bei jungen Patienten eine 90prozentige Wahrscheinlichkeit, daß der Zahn im Zahnfach wieder festwächst.

Zahnwurzelspitzengranulom

s. *Zahnabszeß*

Zahnziehen

s. *Zahnextraktion*

Zange

Pinzettenartiges Instrument, mit dem Gewebe oder Instrumente während eines chirurgischen Eingriffs gefaßt werden können. Für bestimmte Zwecke wurden verschiedene Zangentypen entwickelt. So z.B. sind Zangen, die zum Festhalten oder Entfernen von Wundverbänden dienen, mit einem Scherengriff ausgestattet, der die Handhabung erleichtert. Sog. Gewebszangen bzw. Klemmen haben an der Spitze jedes Zangenteils feine Zähnchen, die es ermöglichen, Gewebe vorsichtig festzuhalten (s.a. *Zangengeburt*; *Geburtszange*).

Zangengeburt

Verwendung einer Zange (s. *Geburtszange*) in der Geburtshilfe, um bei einer schwierigen Geburt den Kopf des Kindes während des Durchtritts zu unterstützen (s. *Entbindung; Geburt*).

Als Alternative zur Geburtszange kann auch eine Saugglocke eingesetzt werden (s. *Vakuumextraktion*).

WARUM ES GEMACHT WIRD

Eine Z. wird durchgeführt, wenn die Mutter nicht in der Lage ist, das Kind ohne fremde Hilfe auszupressen, oder wenn das Kind bereits Anzeichen einer Fruchtschädigung (*Fetopathie*) aufweist. (Wenn die Gefahr für Mutter oder Kind noch vor Beginn der Wehen eintritt, wird der sog. *Kaiserschnitt* vorgenommen.)

Bei einer *Steißgeburt* kann mit der Zange eine zu rasche Geburt verhindert werden. Die Zange wird auch verwendet, wenn der Kopf des Kindes im Bekken der Mutter steckenbleibt und gedreht werden muß, damit die Geburt möglich wird. Geburtshilfe dieser Art erfordert eine außergewöhnliche Geschicklichkeit des Geburtshelfers.

SO WIRD ES GEMACHT

Die Mutter erhält ein schmerzstillendes Medikament und örtliche Betäubung (*Epiduralanästhesie*). Sie wird auf den Rücken gelegt, die Beine werden in Bügeln hochgelagert, die Blase wird mit einem Katheter entleert, und der Arzt untersucht die Frau noch einmal. Die Z. wird nur dann durchgeführt, wenn der Gebärmutterhals völlig offen ist und der Kopf des Kindes im Becken festsitzt. Vor einer Z. wird häufig eine *Episiotomie* (Dammschnitt) vorgenommen.

Dann werden die Flächen der Zange beiderseits an den Kopf des Kindes direkt vor den Ohren angelegt. Wenn das Kinn des Kindes nach unten zeigt, zieht der Arzt vorsichtig an der Zange, und das Kind wird geboren. Ist das Kinn jedoch zur Seite oder nach oben gerichtet, muß der Kopf des Kindes gewendet werden, ehe an der Zange gezogen werden kann. In solchen Fällen wird eine sog. Drehzange benutzt.

REKONVALESZENZZEIT

Nach einer Zangengeburt braucht die Mutter die gleiche Pflege wie nach einer spontanen Geburt (d.h. ohne fremde Hilfe). Gelegentlich ist der Damm stärker in Mitleidenschaft gezogen; diese Verletzung heilt jedoch normalerweise rasch ab. Das Auflegen von Eispackungen lindert die Beschwerden. Nach einer Zangengeburt können am Gesicht des Kindes Abdrücke der Zange sichtbar sein; sie verschwinden allerdings nach wenigen Tagen. Der Klinikaufenthalt dauert in der Regel genauso lang wie bei einer spontanen Entbindung.

Zäpfchen

Medikament in Kegel- oder Kugelform, das außer dem Wirkstoff auch noch eine neutrale Substanz enthält, meist Kakaobutter oder ein anderes pflanzliches Fett. Das Zäpfchen wird in den Enddarm eingeführt, wo es durch die Körpertemperatur schmilzt und den Wirkstoff freisetzt.

Mit Z. werden Erkrankungen des Enddarms behandelt, z.B. *Hämorrhoiden* oder *Proktitis*. Auch zum Weichmachen des Stuhls und zur Stimulierung des Stuhlgangs werden Z. eingesetzt. Außerdem können Z. verwendet werden, wenn ein Medikament über die Blutgefäße des Enddarms in den Blutkreislauf eingebracht werden soll. Dies kann sinnvoll sein, wenn eine Schluckeinnahme – etwa wegen Erbrechen – nicht gut möglich ist oder wenn das Medikament den Magen reizen könnte.

Zu den in Form von Zäpfchen verabreichten Medikamenten gehören beispielsweise Mittel zur Pilzbekämpfung, lokal wirkende Betäubungsmittel, kortikosteroidhaltige Medikamente, entzündungshemmende Medikamente ohne Steroidanteil, Antibiotika und Antiemetika.

Zecken, Krankheiten durch

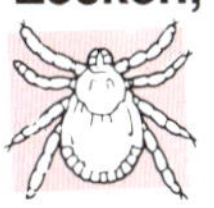

Zecken sind achtbeinige Insekten, die sich von Blut ernähren und durch ihre Bisse Krankheiten auf den Menschen übertragen können. Sie sind vor dem Saugen bis zu 3 mm lang, in vollgesaugtem Zustand jedoch viel größer. Sie befallen Menschen und Tiere in ländlichen Gebieten, z.B. in hohem Gras, Gebüsch, im Wald oder in Höhlen, und beißen sich in deren Haut fest.

Durch Zeckenbisse können Krankheitserreger von Tieren auf den Menschen übertragen werden. In vielen europäischen Ländern (auch in manchen Gebieten Deutschlands) übertragen Zecken eine virusbedingte Hirnhaut- oder Gehirnentzündung (die sog. *FSME*). Eine weitere, von Zecken übertragene Krankheit ist die *Lyme-Krankheit*, die in Deutschland in den letzten Jahren zunehmend vorkommt. In anderen Ländern können Z. auch andere Krankheiten übertragen, z.B. *Rückfallfieber*, das *südamerikanische Fleckfieber*, *Q-Fieber* und die *Tularämie*.

Bestimmte Zeckenweibchen können die sog. Zeckenlähmung hervorrufen, wenn sie sehr lange in der Haut des Menschen festgebissen waren. Ursache der Lähmung ist eine Schädigung der für die Muskelbewegung zuständigen Nerven durch einen Giftstoff aus dem Speichel der Zecke. In Extremfällen können die Atemmuskeln betroffen sein; die Lähmung kann dann tödlich enden.

ANATOMIE DER ZEHEN

Jede Großzehe (Hallux) besteht aus zwei Gliedern, den sog. Phalangen, die durch Gelenke miteinander verbunden sind. Alle anderen Zehen sind dreigliedrig.

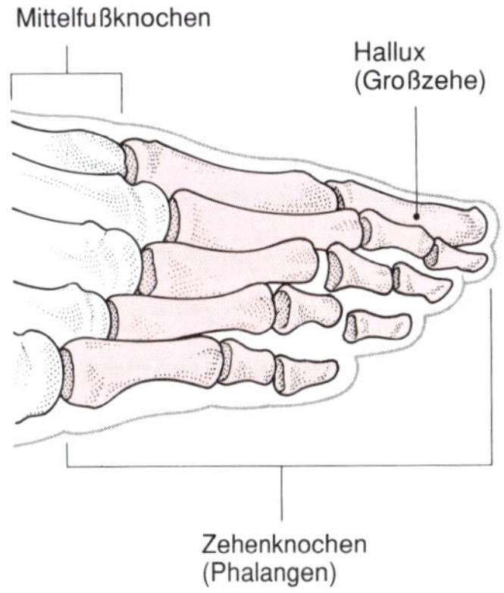

Zehe

(*F.* Digitus pedis) Die Knochen der Zehen 2 bis 5 bestehen aus drei *Phalangen* (Grund-, Mittel und Endphalanx), die Großzehe (Hallux) besitzt nur zwei Phalangen. Die Grundphalangen der Zehen sind über die Zehengrundgelenke (Articulationes metatarsophalangeales), von der Form Kugelgelenke, mit dem Mittelfuß beweglich verbunden. Über diese ziehen sowohl rücken- wie sohlenwärts Sehnen von kurzen Fuß- und langen Unterschenkelmuskeln, die die Zehen beugen und strecken. An den Rändern jeder Z. verlaufen je zwei Zehenarterien und Zehennerven (also vier pro Z.).

Die Z.n dienen vorrangig dazu, beim Gehen das Gleichgewicht zu halten. Menschen, die keine Hände haben, lernen häufig, mit den Z.n Arbeiten auszuführen, die normalerweise von den Fingern durchgeführt werden.

KRANKHEITEN

Zu den angeborenen Fehlbildungen gehören *Polydaktylie* (zusätzliche Z.n), Oligodaktylie (fehlende Z.n), *Syndaktylie* (verwachsene Z.n) oder die sogenannte *Schwimmhaut*bildung (Hautfalten zwischen den Z.n).

Zehenverletzungen sind recht häufig, besonders Quetschungen oder Brüche. Eine Entzündung einer oder mehrerer Zehengelenke, die zu Versteifung, Schmerzen, Schwellung und Verformung führt, kann auf *Osteoarthritis*, *Polyarthritis* oder *Gicht* zurückzuführen sein.

Infektionen unter dem Z.nnagel können als Komplikation bei eingewachsenen Zehennägeln (s. *Zehennagel, eingewachsener*) auftreten.

Periphere Gefäßerkrankungen (verengte Arterien in den Beinen) können zur Mangeldurchblutung der Z. führen, was Schmerzen, eine Blaufärbung der Z. und evtl. die Entstehung einer Gangrän verursachen kann. Ein taubes oder prickelndes Gefühl in den Zehen kann auf eine Schädigung der peripheren Nerven hinweisen, die nicht selten bei *Diabetes mellitus* auftritt.

Häufig kommt eine Deformation der großen Z. vor – der sog. *Hallux valgus*, bei dem das Zehengrundgelenk nach außen vorsteht, während die Zehenspitze einwärts zeigt. Ein Hallux valgus hat häufig *Fußballenentzündung* zur Folge (eine feste, flüssigkeitsgefüllte Schwellung über dem Gelenk).

Eine Anomalie der Sehne an einer der Z.n kann ein Hauptgelenk in gebogener Stellung halten (s. *Hammerzehe*).

Zehengrundgelenk

(*F.* Articulatio metatarsophalangealis) Kugelgelenk zwischen Kopf des *Mittelfußknochens* und Basis der Grundphalanx einer Zehe (s. *Zehe; Phalangen*). Das Zehengrundgelenk der Großzehe ist häufig Ort eines Gichtanfalls (Podagra); nicht selten kommt auch ein *Hallux rigidus* (Versteifung infolge einer *Osteoarthritis*) vor. *Hallux valgus* ist eine Verformung des Großzehengrundgelenks, die zu einer *Fußballenentzündung* führen kann.

Zehennagel, eingewachsener

Deformation des Zehennagels, in der Regel an der großen Zehe; ein oder beide Nagelränder drücken die angrenzenden Hautpartien ein, so daß es zu Schmerzen, Infektionen und Entzündungen kommt. Ein e.Z. entsteht meist durch falsch geschnittene Nägel, durch zu enges Schuhwerk und/oder mangelhafte persönliche Hygiene.

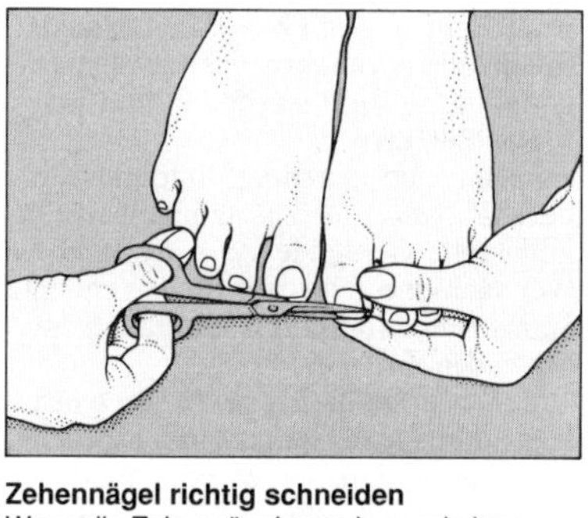

Zehennägel richtig schneiden
Wenn die Zehennägel gerade geschnitten werden, bleibt die Haut an den Nagelecken unverletzt. Außerdem verhindert es das Einwachsen der Zehennägel.

THERAPIE UND VORBEUGUNG
Ein Fußbad in einer starken, warmen Salzlösung, das ein- oder zweimal täglich genommen wird, bringt vorübergehende Schmerzlinderung. Nach dem Baden sollte der Nagel mit einem trockenen Mullverband abgedeckt werden. Zur Bekämpfung von Infektionen werden *Antibiotika* verabreicht. Manchmal werden die Nagelränder unter örtlicher Betäubung entfernt.

Werden keine vorbeugenden Maßnahmen getroffen, kehrt der e. Z. oft wieder. Der Nagel sollte gerade abgeschnitten werden, damit empfindliche Hautbereiche nicht offenliegen, sonst kommt es an diesen Stellen leicht zur Infektion, wenn ein Splitter des abgeschnittenen Nagels dort einwächst.

Zelle

(*F.* Cellula) Kleinste lebensfähige Einheit des Körpers. Jeder Mensch besteht aus Milliarden von Z.n, deren Struktur und Funktion so aufeinander abgestimmt sind, daß sie die nahezu unendlich große Zahl der zum Leben erforderlichen Funktionen erfüllen können.

Zwischen den verschiedenen Zelltypen eines Körpers bestehen erhebliche Unterschiede. So z.B. haben reife rote Blutkörperchen einen Durchmesser von nur etwa 0,0075 mm. Sie sind auf ihre Aufgabe – den Transport von Sauerstoff – so spezialisiert, daß ihnen einige innere Strukturen fehlen, die normalerweise bei anderen Z.n vorhanden sind – z.B. ein Zellkern. Im Gegensatz dazu können einzelne Nervenzellen 1 m oder länger sein und sind darauf spezialisiert, elektrochemische Informationen (Nervenimpulse) zu übermitteln.

Trotz solcher Unterschiede sind die meisten Z.n des menschlichen Körpers im Prinzip ähnlich aufgebaut. Die Z.n sind kleine, mit bloßem Auge nicht sichtbare Räume, deren flüssiger Inhalt, das sog. Zytoplasma, von einer Haut (Zellmembran) umschlossen wird. Das Zytoplasma enthält neben dem Zellkern (Nucleus; fehlt bei einigen Z.n, wie z.B. roten Blutkörperchen) eine Reihe spezifischer Strukturen: Organellen, Metaplasma und Paraplasma.

ZELLMEMBRAN
Die Zellmembran besteht aus einer doppelten Schicht von Fettstoffen und Proteinen; sie umschließt die Zelle und reguliert den Transport von Stoffwechselsubstraten (z.B. Sauerstoff, Nährstoffe) in die Z. sowie Stoffwechselschlacken (z.B. Kohlendioxid) aus der Z. Kleine Moleküle können die Zellmembran ungehindert passieren, doch für den Durchtritt größerer Moleküle sind spezielle Transportsysteme erforderlich.

ZELLKERN
Der Zellkern ist die Steuerzentrale der Z. Er reguliert z.B. die Menge und Arten der in der Z. hergestellten *Proteine*. Proteine erfüllen zwei Aufgaben: Große, sog. Strukturproteine bilden das Baumaterial des Körpers (z.B. Muskelfasern). Kleinere Proteine – sog. *Enzyme* – regeln die Funktionen und Aktivitäten der Z.

Im Zellkern befindet sich das Erbmaterial – die *Chromosomen*, die aus *Nukleinsäure* (*DNS*) bestehen. Die DNS enthält die Anweisungen zur *Proteinsynthese*. Diese Anweisungen werden durch eine andere Art von Nukleinsäuren (*RNS*) in das Zytoplasma transportiert. Bei der Entschlüsselung dieser Anweisungen zur Proteinsynthese spielen spezielle Organellen im Zytoplasma – die Ribosomen – eine wichtige Rolle.

ORGANELLEN
Neben dem Zellkern enthält die Z. verschiedene Organellen, die jeweils eine spezielle Aufgabe erfüllen.

Das endoplasmatische Retikulum ist eine Membranfolie, die in komplizierte Falten geschlungen ist und teils rauhe, teils glatte Oberflächen hat. Am "rauhen endoplasmatischen Retikulum" befinden sich winzige Kügelchen – Ribosomen – die an der Herstellung von Proteinen beteiligt sind.

Ist die Synthese der Proteine abgeschlossen, werden sie in ein anderes Membransystem, den sog. Golgi-Apparat, transportiert, der an eine Reihe gestapelter Platten erinnert. Dort wird die Struktur der Proteine umgebaut, und sie werden in Bläschen verpackt, die wie Knospen auf der Oberfläche des Golgi-Apparats vorstehen.

Andere Organellen, die sog. Mitochondrien, dienen der Zelle als Kraftwerk, indem sie Substrate in energiereiches *ATP* umwandeln. Sie verfügen über eine komplex gefältelte Innenfläche. Zellen mit hohem Energiebedarf, z.B. Muskel- oder Leberzellen, besitzen reichlich Mitochondrien.

An vielen Prozessen in der Zelle sind Substanzen beteiligt, die die Zelle schädigen würden, wenn sie mit dem Zytoplasma in Kontakt kämen. Deshalb sind diese Substanzen in speziellen Bläschen eingeschlossen: zu sog. Lysosomen und Peroxisomen. Lysosomen stellen den "Verdauungsapparat" der Zelle dar, in dem große Partikel, z.B. Bakterien, von Enzymen zerlegt werden. Peroxisome neutralisieren Giftstoffe.

METAPLASMA
Mit Hilfe moderner Untersuchungstechniken wurde nachgewiesen, daß sich im

Zytoplasma ein Netzwerk aus feinen Röhrchen (Mikrotubuli) und Fäden (Mikrofilamenten) befindet; es wird als Zytoskelett bezeichnet. Das Zytoskelett verleiht der Zelle die jeweilige Form und ermöglicht ihr, sich zu bewegen. Außerdem stützen die Mikrofilamente die sog. Mikrozotten (kleine Ausbuchtungen auf der Zelloberfläche), die zur Vergrößerung der Zelloberfläche beitragen. Mikrofilamente aus sog. kontraktilen Proteinen (Myosin und Actin) verleihen bestimmten Z.n (z.B. Muskelz.), die Fähigkeit der Kontraktion und Bewegung.

Zellenlehre

s. *Zytologie*

Zellpathologie

s. *Zytopathologie*

Zellteilung

Ist ein Prozeß, bei dem sich die Körperzellen vermehren. Bei der Zellteilung wird zwischen zwei grundlegenden Formen unterschieden: *Mitose* und *Meiose*.

Bei der Mitose bilden sich Tochterzellen, die mit der Stammzelle identisch sind. Bei der Meiose entstehen dagegen Eizellen und Spermazellen, die sich von ihren Stammzellen dadurch unterscheiden, daß sie nur den halben *Chromosomen*satz besitzen.

Zellulitis

Bakterielle Infektion der Haut und des Unterhautbindegewebes. Z. wird meistens durch Bakterien (Streptokokken) verursacht, die über eine Wunde in die Haut eindringen.

SYMPTOME

In der Regel werden Gesicht, Hals oder Beine befallen. Die betroffene Fläche ist heiß, empfindlich und rot, der Patient kann Fieber oder Schüttelfrost haben.

Unbehandelte Z., die als Komplikation bei einer Wunde auftritt, kann sich zu *Bakteriämie*, *Septikämie* oder – selten – zu *Gangrän* entwickeln. Vor der Entdeckung der *Antibiotika* endete eine Z. manchmal tödlich. Infektionen im Gesicht können sich bis in die Augenhöhle ausbreiten. Sehr selten entwickelt sich nach der Entbindung eine Z., die sich bis in die Organe im Beckenraum ausbreitet.

Alle Formen der Z. verlaufen bei Menschen mit geschwächter Widerstandskraft, z.B. bei *Diabetes mellitus* oder bei *Immundefekten*, schwerer.

ZELLTYPEN

Trotz ihrer grundlegenden Ähnlichkeiten sind die Zellen im Körper – je nach ihren speziellen Aufgaben – differenziert, z.B. als Atemgastransporteure (rote Blutkörperchen), als Bekämpfer eindringender Mikroorganismen (Leukozyten), als Produktionsstätte von Hormonen (sekretorische Zellen in Drüsen), usw. Einige Zellen (z.B. Nervenzellen) können, wenn sie einmal zerstört sind, nicht mehr ersetzt werden, während andere Zellen (z.B. Zellen, die die Fingernägel bilden), auch nach dem Tode des Organismus noch weiter funktionieren. Aufgrund ihrer Eigenschaften bilden Zellen vier Grundgewebe.

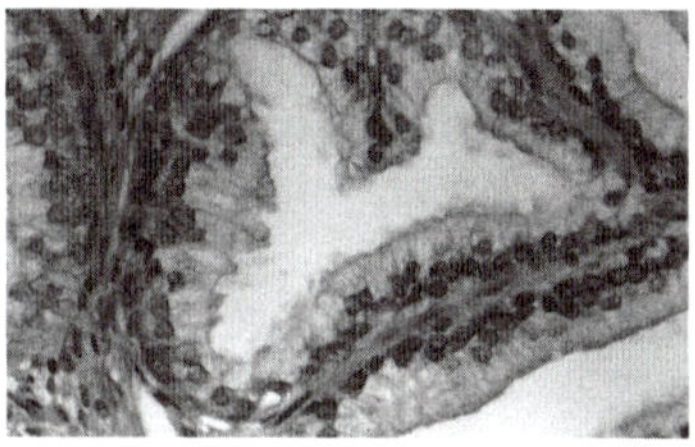

Epithelgewebe
Gesamtheit aller Zellen, die die äußeren (Haut) und inneren Oberflächen (z.B. Verdauungs-, Atem-, Harnwege) überziehen (Deck-, Hüllgewebe). Aus dem Epithelgewebe entstehen auch die Drüsenzellen sowie die Sinneszellen (z.B. Zellen der Netzhaut); beide zählen somit zum Epithel.

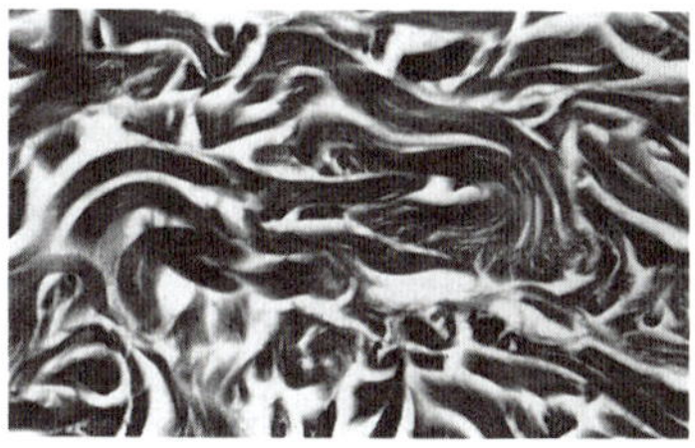

Binde- und Stützgewebe
Hierzu gehören Fettzellen, die Zellen des lockeren und straffen Bindegewebes, die Sehnen-, Knorpel- und Knochenzellen.

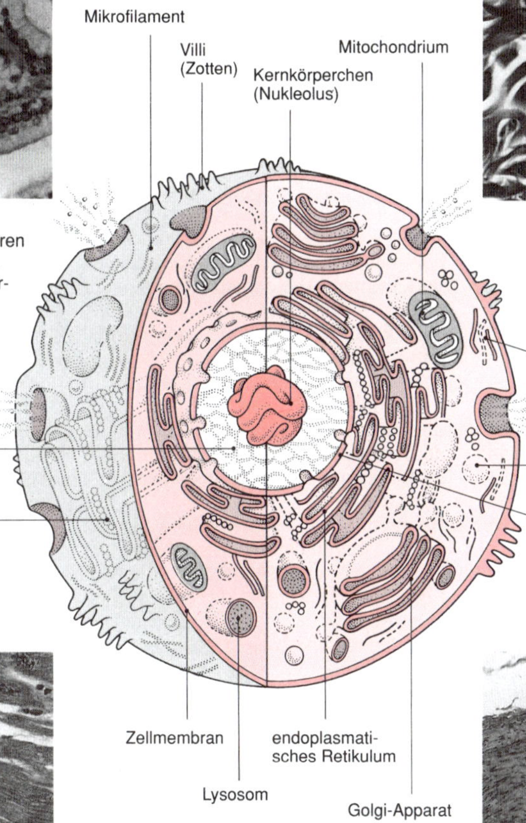

Muskelgewebe
Dieses besteht aus drei Zellrassen: quergestreifte Skelettmuskelfasern, glatte und Herzmuskelzellen.

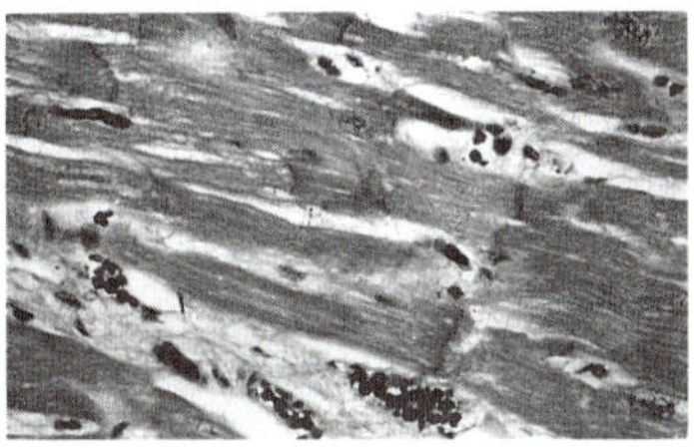

Nervengewebe
Auf Impulsleitung und Sekretion spezialisierte Zellen des peripheren und Zentralnervensystems.

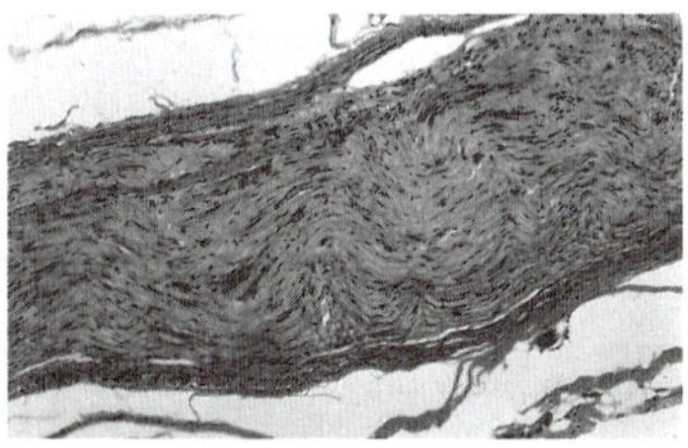

Z

THERAPIE
Die Z. wird in der Regel mit *Penicillin* behandelt (bei Penicillinallergie auch mit *Erythromycin*). Die Medikamente müssen bis zu zwei Wochen lang eingenommen werden, damit die Infektion völlig abklingt. (S.a. *Wundrose*)

Zement

(*F.* Cementum) Knochenähnliche Zahnhartsubstanz, die das Zahnbein im Wurzelbereich überzieht. Der Begriff wird in der Zahnheilkunde auch benutzt für ein Füllungsmaterial (s. *Zähne*).

Zentralnervensystem

Anatomischer Begriff für Gehirn und Rückenmark, häufig als ZNS abgekürzt. Das ZNS arbeitet in Reihenschaltung mit dem *peripheren Nervensystem* (PNS), das die Signale zu den übrigen Teilen des Körpers weiterleitet.

Es gehört zu den Aufgaben des ZNS, sensible und sensorische Informationen von den Augen, Ohren oder von Rezeptoren im Körper aufzunehmen, sie zu analysieren und eine entsprechende Reaktion einzuleiten (z.B. Zusammenziehen eines Muskels).

Bei Informationen, die nur bis zum Rückenmark gehen, ist die Analysephase meist sehr kurz und einfach (s. *Reflex*); dagegen kann sie kompliziert ablaufen und länger dauern, wenn Informationen höhere Gehirnzentren erreichen, in denen das Bewußtsein sitzt.

ZNS (und PNS) bestehen aus Nervenzellen (Neuronen) und Stützgewebe (Glia). Verletzungen oder Krankheiten des ZNS haben in der Regel Dauerschäden zur Folge. Ist das PNS betroffen, so ist nach der Behebung der Ursache oft eine Wiederherstellung möglich (s.a. *Nervensystem*).

Zentrifuge

Gerät, mit dem verschiedene Bestandteile einer Flüssigkeit, z.B. Blut oder Urin, getrennt werden können, um sie zu untersuchen. Die Flüssigkeit wird in einen Behälter gefüllt, der dann mit hoher Geschwindigkeit um eine Mittelachse rotiert. Durch die Zentrifugalkraft (die vom Mittelpunkt wegstrebende Kraft, auch Fliehkraft genannt) werden dabei Teilchen mit unterschiedlicher Dichte voneinander getrennt. So kann zum Beispiel das Blut in rote Blutkörperchen, Leukozyten und die flüssigen Bestandteile separiert werden.

Zerebellare Ataxie

Ruckartiger, unsicherer Gang und unkoordinierte Bewegungen, die durch eine Erkrankung oder Schädigung des *Kleinhirns* verursacht werden.

Zu weiteren Merkmalen der z.n A. gehört die *Dysarthrie* (verschwommene Aussprache); Tremor der Hand und ein "Überschießen" der Bewegungen, wenn der Betroffene etwas zu berühren versucht, sowie *Nystagmus* (abnormale, unruhige Augenbewegungen).

Mögliche Ursachen für z.A. sind u.a. ein *Schlaganfall*, *Multiple Sklerose*, ein *Hirntumor*, Schäden durch *Alkoholabhängigkeit* sowie Degenerationserscheinungen am Kleinhirn infolge einer Erbkrankheit.

Zerebrale Kinderlähmung

Allgemeine Bezeichnung für Bewegungs- und Haltungsstörungen infolge einer Schädigung des sich entwickelnden kindlichen Gehirns. Die Hirnschädigung kann in den letzten Schwangerschaftsmonaten, während der Geburt, im Säuglingsalter oder in der frühen Kindheit entstehen. Die Erkrankung ist nicht progressiv, d.h., die Störungen verschlimmern sich im Laufe der Zeit nicht.

Ein Kind mit z.r K. kann an einer *spastischen Lähmung* (ungewöhnliche Versteifung und Kontraktion einzelner Muskelgruppen), an *Athetose* (unwillkürliche, gewundene Bewegungen) oder *Ataxie* (gestörte Koordination von Bewegungsabläufen und Gleichgewichtsstörungen) leiden. Der Grad der Behinderung ist sehr unterschiedlich, er reicht von leichter Unbeholfenheit der Handbewegungen und des Ganges bis zur vollständigen Bewegungsunfähigkeit. Auch andere Störungen des Nervensystems, z.B. Beeinträchtigungen des Gehörs oder epileptische Anfälle, können vorkommen. Viele betroffene Kinder bleiben in ihrer geistigen Entwicklung zurück; doch können sie auch normal entwickelt oder hochintelligent sein.

Etwa zwei bis drei von 1000 Kindern leiden unter z.r K.; die Häufigkeit ist jedoch von Land zu Land verschieden. In den letzten 20 Jahren wurde nur ein leichter Rückgang der z.n K. beobachtet.

URSACHEN
Bei mehr als 90 Prozent aller Fälle tritt die Schädigung vor oder während der Geburt ein. Wahrscheinlich ist die häufigste Ursache zerebrale *Hypoxie* (Sauerstoffunterversorgung des Gehirns).

Gelegentlich ist die Ursache der z.n K. eine Infektion, die sich von der Mutter auf den Fetus in der Gebärmutter ausdehnt. Eine seltene Ursache ist *Kernikterus* – Folge einer zu hohen Bilirubinkonzentration (Gallenfarbstoff) im Blut bei der *hämolytischen Krankheit Neugeborener*. Dabei wird das Baby dunkelgelb; der Gallenfarbstoff schädigt die *Basalganglien* (Nervenzellgruppen im Gehirn, die für die Steuerung der Bewegungsabläufe zuständig sind). Mögliche Ursachen der z.n K. nach der Geburt sind z.B. eine *Encephalitis* (Gehirnentzündung) oder eine *Meningitis* (Hirnhautentzündung), *Kopfverletzungen* oder *intrazerebrale Hämorrhagie* (Blutung ins Gehirn).

SYMPTOME
Eine z.K. kann im ersten Lebensjahr des Kindes unerkannt bleiben. Manchmal sind zunächst einige Muskeln des Säuglings hypotonisch (schlaff); die Eltern stellen fest, daß sich das Baby im Arm irgendwie "nicht richtig anfühlt". Auch Schwierigkeiten beim Stillen oder Füttern können auftreten. Zu weiteren Anzeichen gehört, daß sich das Kind erst spät ohne fremde Hilfe aufsetzen kann.

Betroffene Kinder können meist einer der zwei Gruppen zugeordnet werden: der Gruppe der Spastiker, bei denen die Muskeln an einer oder mehreren Gliedmaßen dauernd verkrampft sind, so daß normale Bewegungen schwerfallen; oder der kleineren Gruppe der Athetose-Patienten, für die unwillkürliche gewundene Bewegungen typisch sind.

Spastische Kinder leiden an Diplegie (bei der alle Extremitäten betroffen sind; die Beine jedoch stärker als die Arme), Hemiplegie (bei der die Gliedmaßen nur auf einer Körperseite betroffen sind, der Arm normalerweise stärker als das Bein) oder Quadriplegie (alle Extremitäten sind schwer betroffen, jedoch nicht unbedingt symmetrisch). In allen Fällen tritt die Muskelversteifung ab dem Alter von sechs Monaten ein. Das normale Gleichgewichtsgefühl ist gestört, die Gliedmaßen nehmen abnormale Ruhestellungen ein; so z.B. sind bei der Diplegie die Beine scherenartig überkreuzt, während bei der Hemiplegie der betroffene Arm seitlich vom Körper hochgezogen und der Ellenbogen und das Handgelenk eingewinkelt sind.

Bei einem unter Diplegie leidenden Kind ist die Entwicklung vieler motorischer Fertigkeiten verzögert; es hat Probleme, das Laufen zu erlernen. Bei Hemiplegie verzögert sich das Wachstum der Gliedmaßen auf der betroffenen Körperseite; auch Empfindungsstörungen können auf dieser Seite auftreten.

Bei Quadriplegie ist manchmal schwer zu entscheiden, ob die Arme oder die Beine schwerer betroffen sind; das Kind lernt häufig nie zu laufen. Auch die geistige Behinderung ist meist sehr schwer.

Bei etwa drei Viertel aller Kinder mit einer z.n K. liegt eine geistige Behinderung mit einem IQ unter 70 vor, doch gibt es Ausnahmen; insbesondere unter den Athetose-Patienten. Manche Kinder mit dieser Behinderung und einige Kinder mit Diplegie sind hochintelligent.

Der Zustand des betroffenen Kindes verändert sich meistens mit zunehmendem Alter; häufig ist durch Geduld und geschulte Behandlung eine Besserung möglich.

DIAGNOSE

Eltern von "Risikokindern", bei denen die Gefahr einer z.n K. besteht (z.B. Frühgeborene oder Kinder, bei denen die Geburt besonders schwierig war), sollten mit dem Kind häufiger zu Kontrolluntersuchungen gehen. Der Arzt kann den Muskeltonus und die Reflexe besonders sorgfältig untersuchen und Verzögerungen beim Erreichen verschiedener Entwicklungsstufen feststellen (s. *Kindesentwicklung*). Die Diagnose kann anhand der Kombination vorhandener Anomalien gestellt werden.

THERAPIE

Obwohl die z.K. unheilbar ist, kann viel dazu beigetragen werden, um dem betroffenen Kind zu helfen. Vorhandene Fähigkeiten müssen entdeckt und entwickelt werden. Es ist wichtig, daß dem Kind möglichst viele Anreize und Unterstützung angeboten werden und daß es mit liebevoller Geduld behandelt wird.

Um dem betreffenden Kind beizubringen, wie es Kontrolle über seine Muskeln entwickeln und das Gleichgewicht halten kann, ist *Physiotherapie* erforderlich. Diese Therapie wird häufig in speziellen Schulen oder Kliniken eingeleitet und anschließend zu Hause weitergeführt, gegebenenfalls mit Hilfe spezieller Geräte.

Bei Sprachstörungen kann zumeist eine *Sprachtherapie* helfen. Für Kinder, die überhaupt nicht sprechen können, wurden spezielle Techniken und Geräte entwickelt, um ihnen eine nonverbale Kommunikation zu ermöglichen.

Es wird angestrebt, Kinder mit z.n K. in Regelschulen einzuschulen; doch für schwerer betroffene Kinder sind häufig spezielle Hilfen und Einrichtungen erforderlich, die in Sonderschulen für körperlich oder geistig behinderte Kinder angeboten werden.

PROGNOSE

Kinder mit einer nur mäßigen Behinderung haben eine nahezu normale Lebenserwartung. Durch eine verbesserte Fürsorge nimmt die Zahl derer zu, die bewegungs- und kommunikationsfähig sind und ein relativ selbständiges und normales Leben führen können.

Zerebralparese

s. *zerebrale Kinderlähmung*

Zerebralthrombose

Bildung eines Blutpfropfs (*Thrombus*) in einer Arterie im Gehirn. Das Gerinnsel kann den Durchgang durch die Arterie völlig blockieren, die Versorgung eines Gehirnbereichs mit Blut, Nährstoffen und Sauerstoff unterbinden und zu einem *Schlaganfall* führen.

Zerebrovaskuläres Ereignis

Plötzlicher Riß bzw. Blockierung eines Blutgefäßes im Gehirn. Ein z.E. verursacht schwere Gehirnblutung und/oder lokale Behinderung des Blutkreislaufs und führt zu einer Störung des Nervensystems, die allgemein als *Schlaganfall* bezeichnet wird. Die Blockade kann durch eine *Thrombose* (Blutpfropfbildung) oder eine *Embolie* (z.B. verschlepptes Gerinnsel, Luftblase, Bakterienanhäufung) entstehen. Risse in verschiedenen Blutgefäßen können unterschiedliche Blutungsformen hervorrufen, z.B. eine *intrazerebrale Hämorrhagie* (Blutung ins Gehirn) oder *Subarachnoidalblutung* (Blutung um das Gehirn).

Zerumen

Wachsartige gelbliche Substanz, die sich gewöhnlich im äußeren Gehörgang bildet (s. *Ohrenschmalz*).

Zervikal

Den Hals oder den Halsteil (*Zervix*) eines Organs betreffend (z.B. den Gebärmutterhals).

Zervikale Osteoarthritis

Degenerative Erkrankung, auch als zervikale Spondylose bekannt, die die Gelenke zwischen den Halswirbeln betrifft.

Da die degenerativen Veränderungen mit dem Alterungsprozeß verbunden sind, betrifft diese Erkrankung hauptsächlich Menschen im mittleren und höheren Alter. Gewisse Anzeichen einer z.n O. würde eine Röntgenaufnahme bei nahezu jedem über 50jährigen zeigen, doch treten bei den meisten Menschen keine oder nur geringfügige Symptome auf.

Gelegentlich kann die Degeneration mit einer Verletzung beginnen, z.B. nach dem sog. Peitschenhieb-Syndrom, einer Verletzung der Halswirbelsäule bei einem Verkehrsunfall.

SYMPTOME

Schmerzen und ein steifer Nacken sind die Hauptsymptome der z.n O. Der Druck auf die Nerven, die zwischen den betroffenen Wirbeln verlaufen, verursacht auch Schmerzen in den Armen und Schultern, Taubheitsgefühl und Kribbeln in den Händen sowie ein Nachlassen der Kraft beim Zugreifen. Die Symptome treten oft nur von Zeit zu Zeit auf; in der Zwischenzeit fühlt sich der Betroffene oft nur etwas unbehaglich.

Weitere Symptome, die bei einer z.n O. auftreten können, sind Schwindelgefühl, Unsicherheitsgefühl, doppeltes Sehen und Kopfschmerzen, die beim Drehen des Kopfes auftreten. Diese Symptome werden durch den Druck auf die Blutgefäße verursacht, die durch die Wirbel zum Gehirn führen. In seltenen Fällen kann der Druck auf das Rückenmark eine Schwäche oder sogar Lähmung der Beine und den Verlust der Kontrolle über die Harnblase hervorrufen.

DIAGNOSE UND THERAPIE

Bei geringfügigen, anhaltenden oder bei sich verschlechternden Symptomen sollte ärztlicher Rat eingeholt werden. Die Diagnose wird anhand von Röntgenaufnahmen und gegebenenfalls anderer Untersuchungen gestellt.

Zu den Therapiemaßnahmen bei starken Schmerzen und Nackensteife gehören Ruhe, *Wärmetherapie,* Abstützung des Halses mit einem Stützkragen, *Traktion* des Halses sowie der Einsatz von *Analgetika* (schmerzstillenden Medikamenten). Haben die Schmerzen nachgelassen, sind *Physiotherapie,* einschließlich *Diathermie,* Ultraschallbehandlung, Massagen und Übungen zur Verbesserung der Hals- und Kopfhaltung und der Beweglichkeit angezeigt. Der Druck auf das Rückenmark kann durch einen chirurgischen Eingriff gemindert werden (s. *Dekompression des Rückenmarks*).

Zervikale Spondylose

s. *zervikale Osteoarthritis*

Zervix

s. *Cervix uteri*

Zervixbiopsie

Entnahme einer Gewebeprobe aus der Zervix zur mikroskopischen Untersuchung (s. Kasten "Cervix-Biopsie" bei *Cervix uteri* S. 224; *Konisation*).

Zervixerosion

s. *Portioerosion*

Zervixinsuffizienz

Abnormale Schwäche des Gebärmutterhalses (Zervix), die zu wiederholten *Fehlgeburten* führen kann. Der Gebärmutterhals bleibt normalerweise bis zum Einsetzen der Wehen geschlossen. Bei einer Z. kann er sich unter dem Gewicht des Fetus ca. ab der 12. Schwangerschaftswoche allmählich weiten oder im mittleren Drittel der Schwangerschaft plötzlich öffnen.

URSACHEN UND SYMPTOME

Ein Verdacht auf Z. ist gegeben, wenn eine Frau zwei oder mehr Fehlgeburten nach der 14. Schwangerschaftswoche erlitten hat. Bei etwa einem Fünftel aller Frauen, die wiederholt Fehlgeburten haben, liegt eine Z. vor.

ZERVIXERKRANKUNGEN

Der Gebärmutterhals (Cervix uteri; Zervix) am Übergang zwischen Gebärmutter und Scheidengewölbe kann durch Verletzung, Infektionen und Tumoren geschädigt werden.

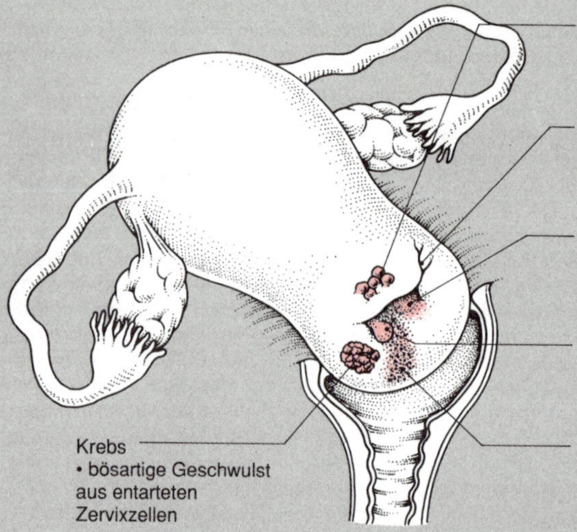

VERLETZUNGEN

Bei Geburten kommt es häufig zu kleineren Zervixverletzungen, vor allem nach langdauernden Wehen oder bei Zangengeburten, meistens in Form von seitlichen Einrissen. In der Regel werden sie unmittelbar nach der Entbindung genäht. Manchmal greifen Zervixrisse jedoch auf das die Gebärmutter umgebende Gewebe über und lösen innere Blutungen aus. Dann ist ein chirurgischer Eingriff erforderlich.

Auch übermäßige Dehnung des Gebärmutterhalses bei einem Schwangerschaftsabbruch kann zu einer Verletzung führen, vor allem, wenn die Frau noch keine Kinder geboren hat. Das Risiko solcher Verletzungen ist jedoch sehr gering, wenn qualifizierte Ärzte den Eingriff in einem gutausgestatteten Krankenhaus vornehmen.

Wenn die Zervix verletzt wird, besteht die Gefahr, daß ihre Muskeln geschädigt oder geschwächt (*Zervixinsuffizienz*) werden. Wenn diese Schwäche nicht behoben wird, kann unter Umständen die Gebärmutter bei einer neuerlichen Schwangerschaft die Frucht nicht halten; es kommt dann zu einer Fehlgeburt.

INFEKTIONEN

Zervixinfektionen sind häufig und werden in der Regel durch Geschlechtsverkehr übertragen, lösen aber manchmal keine oder kaum Symptome aus. Dabei handelt es sich meist um *Gonorrhoe* oder *Chlamydieninfektion*. Sie können auf die Gebärmutterschleimhaut oder die Eileiter übergreifen und dann Unfruchtbarkeit zur Folge haben (s. *Endometritis*; *Endometritis cervicis*; *Salpingitis*). *Trichomoniasis* ist eine durch Parasiten (Protozoen) verursachte, ebenfalls durch Geschlechtsverkehr übertragene Erkrankung, die häufig Scheide und Zervix befällt.

Virusinfektionen der Zervix, vor allem mit dem humanen *Papilloma-* und *Herpes-simplex*-Virus, nehmen in den letzten Jahren an Häufigkeit zu. Auch sie werden beim Geschlechtsverkehr übertragen und mit Warzen oder Herpes-Geschwüren an anderen Stellen der Geschlechtsorgane in Verbindung gebracht (s. *Feigwarzen*; *Herpes genitalis*). Beide spielen eine Rolle bei der Entstehung von Zervixkarzinomen bzw. ihren Vorstadien.

TUMOREN

Zu den gutartigen Geschwülsten zählen die Zervixpolypen.

Es gibt auch bösartige, denen jedoch immer Veränderungen in der obersten Zellschicht (sog. epitheliale Dysplasien) vorausgehen. Diese Veränderungen sind durch einen Zervixabstrich (Portiosmear) feststellbar und ein Frühwarnzeichen. Der Arzt kann dann weitere Untersuchungen veranlassen und durch entsprechende Behandlung die Entstehung eines Karzinoms verhüten.

ANDERE ERKRANKUNGEN

Schleimbildende Zellen, die für die innere Auskleidung der Zervix typisch sind, können als Zellschicht an der Portiooberfläche erscheinen und zu Blutungen neigen. Dieser Zustand ist einfach zu behandeln (s. *Portioerosion*).

UNTERSUCHUNGSMETHODEN

Zervixerkrankungen werden in der Regel durch innere Untersuchung (s. *Beckenuntersuchung*), Vaginalabstrich (s. *Portiosmear*) und *Kolposkopie* (bei Verdacht auf Krebs oder -vorstadium) abgeklärt.

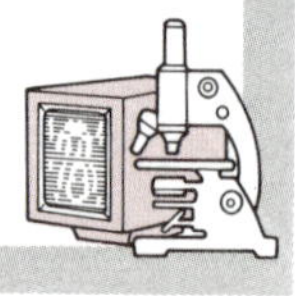

Die Erweiterung des Gebärmutterhalses kann durch eine gynäkologische Untersuchung festgestellt werden. Auch durch eine *Ultraschall*untersuchung kann Z. diagnostiziert werden.

THERAPIE

Wird eine Frau mit Z. schwanger, kann der Gebärmutterhals chirurgisch geschlossen werden, mit einer Naht, die an eine Beutelkordel erinnert (sog. Zervixcerclage). Der Eingriff wird im vierten Schwangerschaftsmonat unter Epiduralanästhesie oder in Vollnarkose durchgeführt. Nach der Operation bleibt die Patientin einige Tage in stationärer Behandlung; in der Regel wird ihr auch während der restlichen Zeit der Schwangerschaft häufige Bettruhe empfohlen. Die Naht bleibt geschlossen, bis der Geburtstermin erreicht oder nahezu erreicht ist. Dann wird sie aufgetrennt, so daß das Kind normal zur Welt kommen kann.

Zervixschleim-Methode, Kontrazeption

Form der Empfängnisverhütung: regelmäßiges Vermeiden des Geschlechtsverkehrs, abhängig von Veränderungen des Schleimes, der vom Gebärmutterhals abgesondert wird (s. *Empfängnisverhütung, natürliche Methoden*).

Zervizitis

s. *Endometritis cervicis*

Zestoden

s. *Bandwürmer*

Zidovudin

(z.B. *Retrovir®* +)

Z

Medikament zur Bekämpfung von *Viren,* früher als Azidothymidin bzw. AZT bekannt. Z. wurde 1987 zur Verwendung in der AIDS-Therapie zugelassen.

GRÜNDE FÜR DIE VERWENDUNG

Z. wird auch zur Therapie schwerer Erkrankungen in Verbindung mit AIDS eingesetzt, z.B. *pneumozystische Pneumonie*, sowie Infektionen des Gehirns und des Nervensystems infolge einer *HIV*-Infektion. Mit Zidovudin werden diese Erkrankungen nicht geheilt, doch können sich dadurch die Symptome bessern bzw. Intervalle der Remission verlängert werden. Beispielsweise kann die Schwellung der Lymphknoten zurückgehen und eine Gewichtszunahme unterstützt werden. Zidovudin verlangsamt zwar die fortschreitende Ausbildung des Krankheitsbildes von AIDS, doch tritt in der Regel nach mehrmonatiger Behandlung mit diesem Mittel ein Rückfall ein.

Zidovudin hat sich auch als wirksames Mittel zur Behandlung von HIV-Positiven erwiesen, bei denen sich noch keine Symptome entwickelt haben. In der Forschung wurden Versuche mit HIV-Infizierten durchgeführt, wobei der Anteil derjenigen, bei denen sich das volle Krankheitsbild von AIDS bzw. ein Krankheitskomplex in Verbindung mit AIDS entwickelte, bei den mit Zidovudin Behandelten geringer war als bei Patienten, die das Medikament nicht erhielten.

WIRKUNGSWEISE

Zidovudin blockiert die Wirkung des *Enzyms,* welches das AIDS-Virus zum Wachstum und zur Vermehrung anregt. Klinische Versuche haben gezeigt, daß die sich dabei ergebende Minderung der Virusaktivität zu einer vermehrten Produktion und zur Erhöhung der Anzahl der T-Helfer-Lymphozyten führt (einer bestimmten Art von Lymphozyten). Dadurch verbessert sich wiederum die Wirksamkeit des *Immunsystems,* wodurch die Wahrscheinlichkeit, daß *Infektionen* mit opportunistisch-pathogenen Erregern, z.B. Candidiasis (Soor), auftreten, geringer wird. Zidovudin bringt offensichtlich das Wachstum anderer Viren nicht zum Erliegen.

MÖGLICHE NEBENWIRKUNGEN

Durch Verringerung der Anzahl der gebildeten roten Blutkörperchen führt Zidovudin häufig zu einer schweren *Anämie,* die eine Bluttransfusion erfordert. Aus diesem Grund werden regelmäßig Blutuntersuchungen vorgenommen, und das Medikament wird abgesetzt, wenn das Blutbild zu schlecht wird. Bei zu hoher Dosierung kann Z. zu Unruhe, Schlaflosigkeit und Fieber führen.

Durch die Einnahme von Zidovudin wird auch die Resorption und damit die Wirksamkeit von *Trimethoprim* und Sulfamethoxazol beeinträchtigt, die beide als Antibiotika in der Therapie einer Lungenentzündung bei AIDS-Patienten eingesetzt werden.

Ziliarmuskellähmung

Lähmung des Ziliarmuskels im *Auge.* Bei einer Z. kommt es zu Störungen der *Akkomodation* (der automatischen Einstellung der Linsenform zur Fokussierung der Lichtstrahlen, die vom Objekt auf die Netzhaut einfallen).

Eine Z. kann durch bestimmte Medikamente hervorgerufen werden, um eine Augenuntersuchung zu erleichtern.

Zink

Spurenelement, das für normales Wachstum, die Entwicklung der Geschlechtsorgane, die ungestörte Funktion der Prostata, für die Wundheilung und für die Produktion von Proteinen und Nukleinsäuren (Erbmaterial der Zellen) unabdingbar ist. Z. steuert auch die Aktivität von über 100 Enzymen und spielt bei der Funktion des Insulins eine Rolle.

Kleine Mengen von diesem Element sind in vielen Nahrungsmitteln enthalten; besonders reich an Zink sind u.a. mageres Fleisch, Vollkornbrot und andere Vollkorn-Produkte, getrocknete Bohnen und Meeresfrüchte.

MANGEL

Zinkmangel ist selten; er kommt meistens bei allgemeiner Unterernährung vor. Zinkmangel kann auch durch Krankheiten entstehen, die *Malabsorption* verursachen, durch *Acrodermatitis enteropathica* (eine Störung der Zinkaufnahme)

LAGE DER ZIRBELDRÜSE

Die Zirbeldrüse liegt im Gehirn unterhalb des rückwärtigen Teils des Balkens (Splenium corporis callosi).

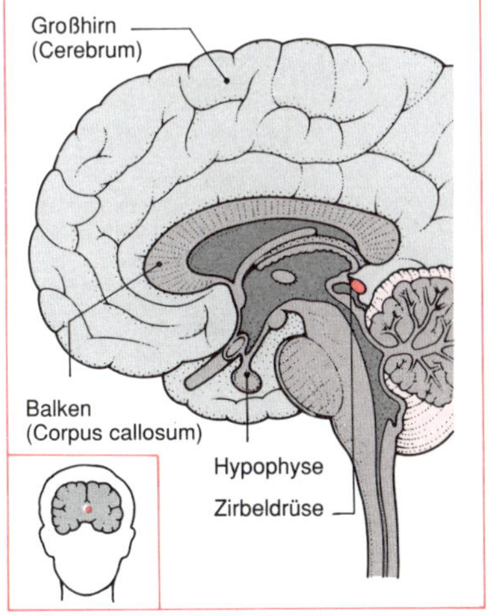

oder durch erhöhten Zinkbedarf infolge einer Zellschädigung (z.B. nach einer Verbrennung oder bei *Sichelzellenanämie).* Symptome des Zinkmangels sind u.a. Beeinträchtigungen des Geschmacksempfindens und Appetitmangel; in schweren Fällen kommt es auch zum Haarausfall und zu Entzündungen der Haut, im Mund, der Zunge und der Augenlider. Bei Kindern beeinträchtigt Zinkmangel das körperliche Wachstum und verzögert die geschlechtliche Entwicklung.

ÜBERSCHUSS

Einnahme von Z. in großen Mengen und über längere Zeit (gewöhnlich in Präparaten mit Mineralzusätzen) kann sich störend auf die Aufnahme von *Eisen* und *Kupfer* im Darm auswirken. Es kann es zu einem Mangel an diesen Mineralstoffen kommen, der zu Übelkeit, Erbrechen, Fieber, Kopfschmerzen, Müdigkeit und Bauchschmerzen führen kann.

EINSATZ ZU MEDIZINISCHEN ZWECKEN

Zinkverbindungen, z.B. *Zinkoxid,* sind in vielen Präparaten (z.B. Zinkschüttelmixtur) zur Behandlung von Erkrankungen der Haut und Kopfhaut enthalten.

Zinkoxid

(Abk. ZnO) ZnO hat als Inhaltsstoff vieler Hautpräparate eine leicht austrocknende Wirkung (s. *Adstringentien*) und wirkt beruhigend. Es wird zur Behandlung von schmerzhaften, juckenden und nässenden Hauterkrankungen verwendet (z.B. Ekzeme, wundgelegene Stellen und Windelausschlag) sowie zur Schmerzlinderung bei Hämorrhoiden und Insektenbissen oder -stichen. Außerdem blockt ZnO das Eindringen von UV-Strahlen ab (s. *Sonnenschutzmittel*). ZnO wird auch zum Andicken von Lotionen und Cremes eingesetzt, um das Auftragen zu erleichtern.

Zirbeldrüse

(*F.* Glandula pinealis, Epiphyse) Kleine kegelförmige Struktur im Gehirn, deren einzige Funktion die Sekretion des Hormons *Melatonin* zu sein scheint. Die abgegebene Hormonmenge schwankt im 24-Stunden-Zyklus, wobei sie nachts am größten ist. Die Sekretion wird wahrscheinlich über Nervenleitungen gesteuert, die von der Netzhaut des Auges ausgehen; starkes Sonnenlicht scheint die Sekretion von Melatonin zu unterbinden. Die genaue Funktion von Melatonin ist nicht bekannt; wahrscheinlich ist es an der Synchronisation des *zirkadianen Rhythmus* und anderer *Biorhythmen* beteiligt.

Die Z. liegt tief innen im Gehirn, knapp unter dem rückwärtigen Teil des Corpus callosum (Nervenfaserbalken, der die beiden Gehirnhälften miteinander verbindet). In seltenen Fällen bildet sich in der Z. ein Tumor.

Zirkadianer Rhythmus

Alle biologischen Rhythmen, die auf einem Zyklus von ca. 24 Stunden basieren; auch 24-Stunden-Rhythmus genannt (s.a. *Biorhythmus*).

Zirkumzision

s. *Umschneidung*

Zirrhose

s. *Leberzirrhose*

Zittern

s. *Tremor*

ZNS

Abkürzung für *Zentralnervensystem* (Gehirn und Rückenmark).

ZNS-Stimulantien

Medikamente, die auf das *zentrale Nervensystem* stimulierend einwirken.

Zöliakie

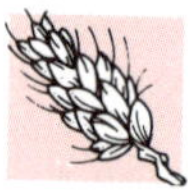

Verdauungsschwäche; sogenannte glutenbedingte Enteropathie, bei der die Schleimhaut des Dünndarms durch Gluten (das Klebereiweiß in Weizen, Roggen und anderen Getreidesorten) geschädigt wird. Dadurch kommt es zur *Malabsorption* (verminderte Aufnahme von Nährstoffen aus dem Darm); die Betroffenen verlieren an Gewicht und leiden unter Vitamin- und Mineralstoffmangel. Dies kann zu Anämie und zu Hautproblemen führen. Der Stuhl ist voluminös, riecht faulig und enthält große Mengen von Fett und anderen Nährstoffen.

URSACHE

Die Schädigung der Darmschleimhäute ist wahrscheinlich die Folge von *Hypersensibilität* ("überschießende" immunologische Reaktion). Das *Immunsystem* wird gegenüber Gluten empfindlich und reagiert darauf genauso wie auf eine Infektion oder auf das Eindringen eines Fremdstoffes. Die anomale Reaktion ist auf die Dünndarmschleimhaut beschränkt und bewirkt, daß die *Zotten* der Schleimhaut flach werden, wodurch die Resorption von Nährstoffen beeinträchtigt wird.

AUFTRETEN

Die Z. kommt oft in einer Familie gehäuft vor, was vermuten läßt, daß bei dieser Erkrankug auch erbliche Faktoren eine Rolle spielen (s. *Erbkrankheiten*).

SYMPTOME UND ANZEICHEN

Die Schwere der Erkrankung ist unterschiedlich; bei vielen Patienten, die an einer Schädigung der Dünndarmschleimhaut leiden, treten keine Symptome auf. Bei Kleinkindern entwickeln sich die Symptome in der Regel innerhalb von sechs Monaten, nachdem Gluten in die Ernährung mit einbezogen wurde. Der Stuhl wird voluminös, fettig, fahl und riecht unangenehm. Das Kind verliert an Gewicht, wird teilnahmslos und reizbar; in großer Menge bilden sich Darmgase, wodurch der Bauch anschwillt. Die verminderte Aufnahme von Eisen führt zu Anämie (s. *Anämie, Eisenmangel-*); der Mangel an Folsäure (einem Vitamin) zur megaloblastischen Anämie (s. *Anämie, megaloblastische*). Erbrechen und gelegentlich akute Durchfälle kommen vor, wodurch das Kind zuviel Wasser verliert (s. *Dehydratation*) und schwer erkranken kann.

Bei Erwachsenen bilden sich die Krankheitszeichen in der Regel allmählich im Verlauf mehrerer Monate oder Jahre aus. Hierzu zählen z.B. diffuse Müdigkeit, Kurzatmigkeit, Gewichtsverlust, Durchfall, Erbrechen, Bauchschmerzen und geschwollene Beine.

Bei einigen Patienten tritt ein dauerhafter umschriebener Ausschlag auf, der als *Dermatitis herpetiformis* bezeichnet wird.

DIAGNOSE

Die Diagnose kann durch eine *Biopsie* des *Jejunums* gesichert werden, bei der eine kleine Gewebsprobe von der Schleimhaut des oberen Teils des Dünndarms entnommen wird. Dabei wird das Endoskop unter Röntgenkontrolle durch den Magen in den Darm eingeführt. Meist werden drei Proben in bestimmten Zeitabständen entnommen – die erste, wenn der Patient glutenhaltige Nahrung zu sich nimmt; die zweite bei einer glutenfreien Diät und die dritte, wenn die Nahrung wieder Gluten enthält. Veränderungen der Schleimhaut des Dünndarms während der zweiten und dritten Untersuchungsphase lassen auf Gluten als Krankheitsursache schließen. Auch das Blut, der Urin und der Stuhl können untersucht werden, um den Grad der Malabsorption festzustellen.

THERAPIE UND PROGNOSE

Die Therapie besteht aus einer lebenslangen glutenfreien Ernährung; alle Nahrungsmittel, die Weizen, Roggen oder Gerste enthalten, sind zu meiden (u.U. auch Hafer).

Speziell hergestellte Nahrungsmittel, z.B. glutenfreies Brot, Mehl und Teigwaren, werden im Handel angeboten. Bei Fleisch, Fisch, Eiern, Milchprodukten, Gemüse, Obst, Reis und Mais bestehen keine Einschränkungen.

BEISPIELE FÜR ZOONOSEN (VON TIEREN AUF MENSCHEN ÜBERTRAGBARE KRANKHEITEN)

Tier	Krankheit	Tier	Krankheit
Fledermaus	Histoplasmose Tollwut	Pferd	Rotz (Malleus)
Katze	Toxoplasmose Katzenkratzkrankheit Pilzinfektionen	Schwein	Trichinose Schweinebandwurm Bruzellose
Kuh	Bruzellose Rinderbandwurm Q-Fieber Kuhpocken	Kaninchen	Tularämie
Hund	Tollwut Toxokariasis Infektionen durch Milben Pilzinfektionen	Ratte	Leptospirose Rattenbißfieber
Huhn	Salmonellosen Psittakose	Schaf	Leberegel Milzbrand

Bedeutung der Zoonosen

Mit Ausnahme der Pilzinfektionen und Milben, die von Haustieren übertragen werden, kommen die o.g. Erkrankungen in Europa selten oder gar nicht vor. Mehrere Krankheiten können auch von Nutztieren übertragen werden (z.B. Schweine oder Kühe), doch treten sie vornehmlich in Ländern auf, in denen die Vorschriften zur Lebensmittelhygiene oder deren praktische Umsetzung nur lasch gehandhabt werden. Tollwut, die wahrscheinlich gefährlichste Zoonose, kann neben den o.g. auch durch eine Reihe anderer Tiere übertragen werden (z.B. Füchse oder andere wildlebende Tiere).

Innerhalb weniger Wochen nach Beginn einer glutenfreien Diät bessern sich die Symptome, der Patient nimmt wieder an Gewicht zu, und der Gesundheitszustand normalisiert sich.

Zollinger-Ellison-(Strøm)-Syndrom

Seltene Erkrankung, für die schwere und wiederkehrende *peptische Geschwüre* im Magen, Zwölffingerdarm und im oberen Teil des Dünndarms typisch sind. Ursache des Z.-E.-S.s sind ein oder mehrere Tumoren, meist im Pankreas, die das Hormon Gastrin absondern. Dieses Hormon regt den Magen und den Zwölffingerdarm zur Produktion großer Mengen von Magensäure an, was zum Entstehen von Geschwüren führt. Der hohe Säuregehalt im Verdauungstrakt führt auch zu Durchfall und Steatorrhoe (anormal fetter Stuhlgang) bei nahezu der Hälfte aller Patienten mit Z.-E.-S.

Die Erkrankung bleibt oft so lange unbemerkt, bis nach einer chirurgischen Entfernung von peptischen Geschwüren sehr rasch neue Geschwüre entstehen. Sobald der Verdacht auf Z.-E.-S. besteht, wird eine Blutuntersuchung durchgeführt; ein hoher Gastrinspiegel reicht in der Regel zur Bestätigung der Diagnose.

Die Tumoren sind häufig bösartig, auch wenn sie nur langsam wachsen. Wenn möglich, werden sie chirurgisch entfernt; andernfalls ist eine totale *Gastrektomie* (chirurgische Entfernung des Magens) erforderlich.

Zoonose

Infektiöse oder durch Parasiten übertragene Tierkrankheiten, die den Menschen befallen. Während viele Krankheitserreger nur Menschen oder nur bestimmte Tierarten infizieren können, sind zoonotische Organismen flexibler und passen sich an viele verschiedene Wirte an.

Z.n werden auf den Menschen in der Regel von Tieren übertragen, die mit ihm in enger Verbindung stehen, wie z.B. Haustiere (z.B. Hunde, Katzen oder Papageien), Tiere, die als Nahrung dienen (z.B. Schweine oder Rinder), oder Parasiten, die sich vom Abfall ernähren (z.B. Ratten). Zu den Z.n gehören z.B. *Toxokariasis* (vom Hund), *Katzenkratzkrankheit* und bestimmte *Pilzinfektionen* (von der Katze), *Psittakose* (von Papageien oder anderen Vögeln), *Bruzellose* (von Kühen, Ziegen oder Schweinen), *Trichinose* (vom Schwein) und *Leptospirose* (von der Ratte). Mit *Tollwut* kann praktisch jedes Säugetier angesteckt werden, allerdings sind Hundebisse weltweit die häufigste Ursache für eine Ansteckung von Menschen. (S. Kasten auf der linken Seite)

Einige Z.n werden von Tieren weitergereicht, die in weniger offensichtlichem Zusammenhang mit dem Menschen stehen, meistens durch Insekten. Als solche *Überträger* fungieren Moskitos, die z.B. das Gelbfieber von Waldaffen dem Menschen weitergeben. (S.a. *Hunde, Erkrankungen durch*; *Katzen, Erkrankungen durch: Ratten, Krankheiten durch; Insekten*)

Zotte

(*F.* Villus) Fingerartige Schleimhautausstülpungen, die der Oberflächenvergrößerung dienen. Insbesondere im Beginn des Dünn*darms* (Zwölffingerdarm, Jejunum) finden sich zur Resorption der Nahrung zahlreiche Zotten (auch die Synovialmembran in den Gelenken bildet Z.n).

AUFBAU

In jeder Darmz. befindet sich ein kleines Lymphgefäß und ein Netz von Kapillaren (dünne Blutgefäße). Die äußere Oberfläche jeder Z. ist mit Hunderten von haarförmigen Strukturen bedeckt (sog. Mikrozotten), wodurch die Gesamtoberfläche des Dünndarms auf eine Fläche vergrößert wird, die etwa der Größe eines Tennisplatzes entspricht.

FUNKTION

Dünndarmz.n vergrößern die Oberfläche, durch die die Nahrung resorbiert werden kann. Die durch Verdauungsenzyme aufgeschlossenen Nährstoffe gelangen über Kapillaren und Lymphgefäße der Z.n in den Blutkreislauf.

Zottenhautprobe

s. *Chorionzottenbiopsie*

Z-Plastik

Spezielle Technik der *plastischen Chirurgie*. Dabei wird der Verlauf einer Narbe so verändert, daß sie schließlich in natürlichen Hautfalten verborgen liegt,

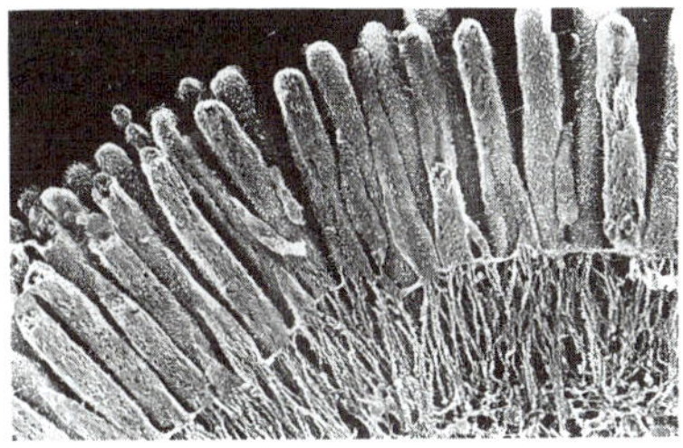

Mikrozotten im Dünndarm
Die Aufnahme im Rasterelektronenmikroskop zeigt eine Vielzahl von Mikrozotten, die aus der Oberfläche einer Schleimhautzelle des Dünndarms hervorragen.

TECHNIK DER Z-PLASTIK

Diese relativ einfache Technik der plastischen Chirurgie wird eingesetzt, um unansehnliche Narben zu korrigieren oder die Hautspannung zu mindern, die durch Kontraktur der Narbe entstanden ist. Die Methode eignet sich besonders zur Behandlung von Narben, die im Gesicht oder quer über natürliche Hautfalten verlaufen.

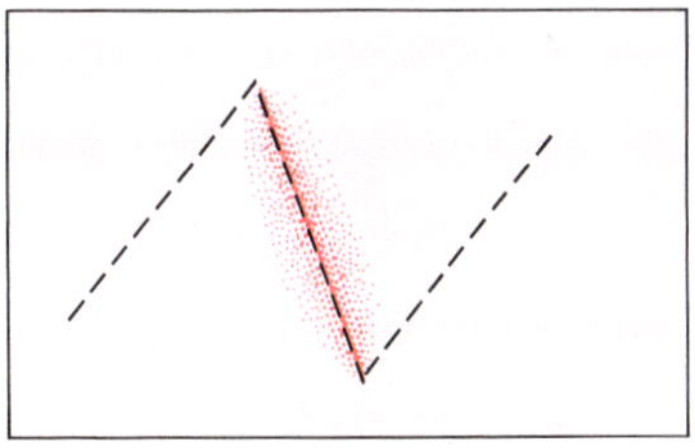

1 Es werden drei Einschnitte vorgenommen, die zusammen ein Z bilden. Der mittlere Einschnitt führt dabei in der Längsrichtung durch die Narbe.

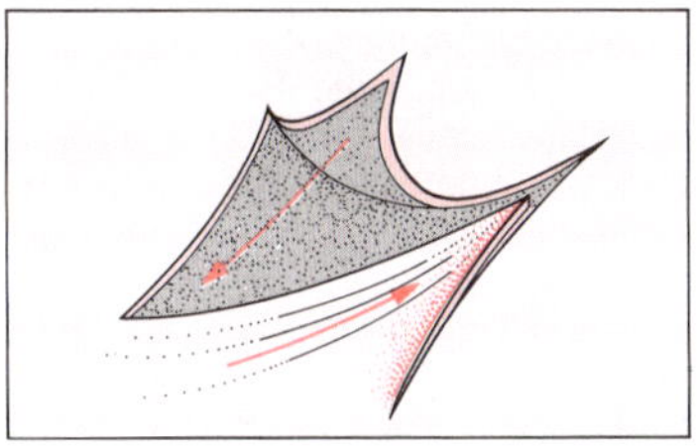

2 Die Haut wird vom darunterliegenden Gewebe abgehoben. Dadurch entstehen zwei dreieckige Lappen, die dann versetzt werden können.

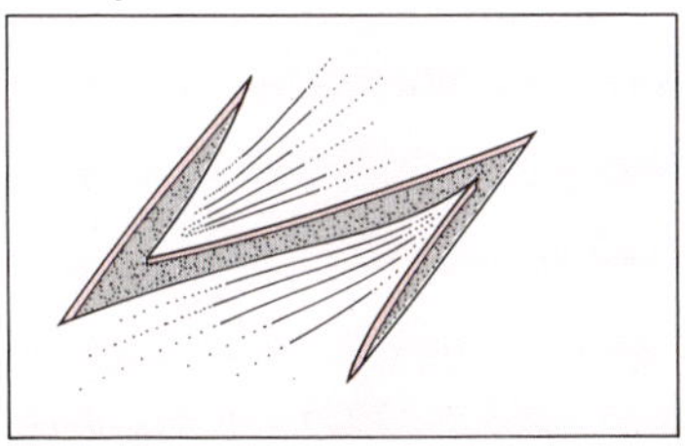

3 Durch die Verschiebung entsteht ein neues "Z", dessen mittlerer Balken im rechten Winkel zur ursprünglichen Richtung der Narbe verläuft.

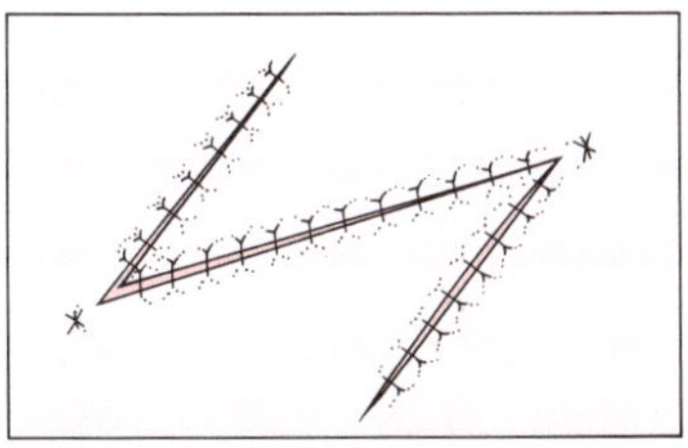

4 Die Hautlappen werden in der neuen Lage vernäht. Bei sorgfältiger Planung können die Nähte in natürlichen Hautfalten verborgen werden.

oder daß die Haut – die durch die *Kontraktur* der Narbe gespannt ist – entlastet wird. Die Z-Plastik eignet sich besonders zur Korrektur unansehnlicher Narben im Gesicht und zur “Entspannung” von Narben, die quer über Gelenke führen, z.B. an den Fingern oder in der Achselhöhle, und die die Bewegungsfreiheit einengen oder entstellend sind.

In der Haut wird ein Z-förmiger Einschnitt so geführt, daß der Mittelbalken des Z entlang der Narbe verläuft. Die zwei V-förmigen Hautlappen werden vom darunterliegenden Gewebe abgehoben, versetzt und vernäht. Dadurch wird erreicht, daß die Spannung senkrecht zur ursprünglichen Spannungsrichtung verläuft. (S.a. Kasten S. 1155)

Zucker
s. *Kohlenhydrate*

Zuckerkrankheit
s. *Diabetes mellitus*

Zuckung
s. *faszikuläre Zuckungen; Tic*

Zunge
(*F.* Lingua) Von Schleimhaut überzogener Muskelkörper, der die *Mund*höhle ausfüllt.

AUFBAU UND FUNKTION

Die Innenmuskeln der Z. (in allen drei Richtungen des Raumes angeordnet) dienen der Verformung, die Außenmuskeln der Bewegung. Diese verbinden den Zungenkörper mit Unterkiefer, Zungenbein und Schädelbasis.

An der Z. unterscheidet man: Wurzel, Körper, Spitze und Rücken. Die *Schleimhaut* am Z.nrücken trägt Erhebungen, Papillen, an denen Geschmacks- und Tastrezeptoren sitzen. Die für den Geschmackssinn verantwortlichen “Geschmacksknospen” finden sich vor allem im hinteren Rücken- und im Randbereich der Z.

Neben ihrer sensorischen Aufgabe ist die Z. bedeutsam bei der *Mastikation* (Kauen), beim Schlucken (s. *Schluckakt*) und Sprechen (s. *Sprache*).

ERKRANKUNGEN

Eine große Z. (Makroglossie) ist Merkmal des *Down-Syndroms*, des *Kretinismus* und der *Akromegalie*. Eine vorübergehende Vergrößerung der Z., die durch Schwellung und Entzündung verursacht wird, tritt bei *Glossitis* auf.

Fissuren (Furchen) auf der Zunge sind häufig, verursachen aber meist keine Schwierigkeiten. Manchmal sind sie so tief, daß sich darin Speisereste ansammeln und Unbehagen bereiten. Eine unnatürlich glatte Z. mit Rötungen und wunden Stellen ist ein Anzeichen für perniziöse Anämie (s. *Anämie, megaloblastische*), Eisenmangel-Anämie (s. *Anämie, Eisenmangel-*), *Syphilis* oder *Glossitis*.

In seltenen Fällen werden die Papillen auf der Z. länger und schwarz oder braun gefärbt, was als sog. schwarze Zunge bezeichnet wird. Es handelt sich um eine harmlose, aber hartnäckige Veränderung, deren Ursache nicht bekannt ist.

Diese unansehnliche Verfärbung kann entfernt werden, wenn die Z. zweimal täglich mit einer weichen, in antiseptisches Mundwasser getauchten Zahnbürste gereinigt wird.

An der Z. können sich auch Geschwüre (s. *Mundgeschwüre*) oder *Leukoplakie* bilden (verdickte weiße oder graue Flecken), eine Erkrankung, die gelegentlich bösartig werden kann (s. *Zungenkrebs*). Geschwüre oder Knoten auf der Z., die nicht innerhalb von ca. drei Wochen verschwinden, sollten wegen Krebsgefahr unbedingt ärztlich untersucht werden.

ANATOMIE DER ZUNGE

Die Zunge besteht hauptsächlich aus Muskelgewebe; in der Schleimhaut des Zungenrückens befinden sich Geschmacks- und Tastpapillen.

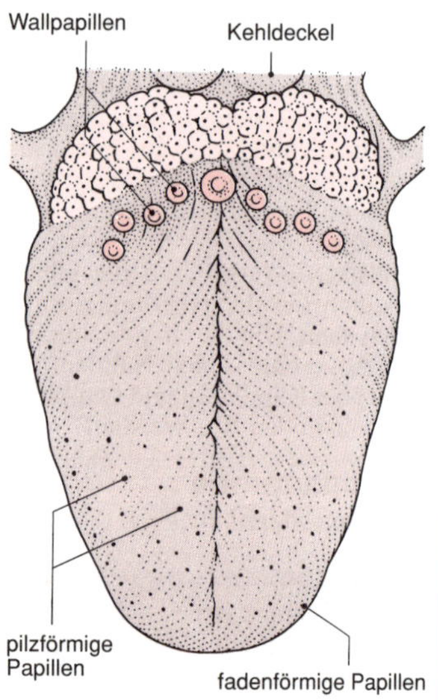

Zungenbändchen, angewachsenes
Kleiner Defekt, auch als Ankyloglossie bezeichnet, bei dem das Zungenbändchen (Frenulum) – das Gewebeband, mit dem die Unterseite der *Zunge* am Mundboden angewachsen ist – zu kurz ist und bis an die Zungenspitze reicht. Einziges Symptom des a.n.Z.s ist in der Regel eine Beweglichkeitseinschränkung der Zunge. Nur selten verursacht der Defekt Sprachstörungen; in diesem Fall kann mit einem kleinen chirurgischen Eingriff das Zungenbändchen durchtrennt werden.

Zungenbein
(*F.* Os hyoideum) Hufeisenförmiger Knochen hinter dem Mundboden oberhalb des Kehlkopfes. Das Z. ist eingebunden in die Ober- und Unterzungenbeinmuskulatur (supra- und infrahyoidale Muskulatur) und spielt damit eine Rolle bei der Mundöffnung und dem Schluckakt.

Zungenkrebs
Gefährlichster Krebstyp im Mundraum, der sich rasch ausbreitet. Z. ist, neben dem *Lippenkarzinom*, die häufigste Art von *Mundkrebs*.

Von Z. sind in erster Linie über 40jährige betroffen. Diese Krebsart steht in der Regel mit Rauchen und massivem Alkoholkonsum – insbesondere von hochprozentigen Getränken – in Zusammenhang; ein weiterer Faktor, der zur Entstehung von Z. beiträgt, ist unzureichende Mundhygiene.

SYMPTOME UND ANZEICHEN

Am häufigsten ist der Zungenrand betroffen. Das erste Anzeichen eines Z.es kann ein kleines Geschwür mit gewölbtem Rand, ein weißer verdickter Fleck, als *Leukoplakie* bekannt, eine tiefe Fissur mit harten Rändern oder eine verhärtete Erhebung sein. Beim Z. sind Schmerzen selten; sie treten erst im fortgeschrittenen Krebsstadium auf, in dem auch übermäßig starke Speichelbildung, eine Versteifung der Zunge, Schluckbeschwer-

LAGE DES ZUNGENBEINS

Das hufeisenförmige Zungenbein dient der Verankerung von Mundboden- und vorderen geraden Halsmuskeln.

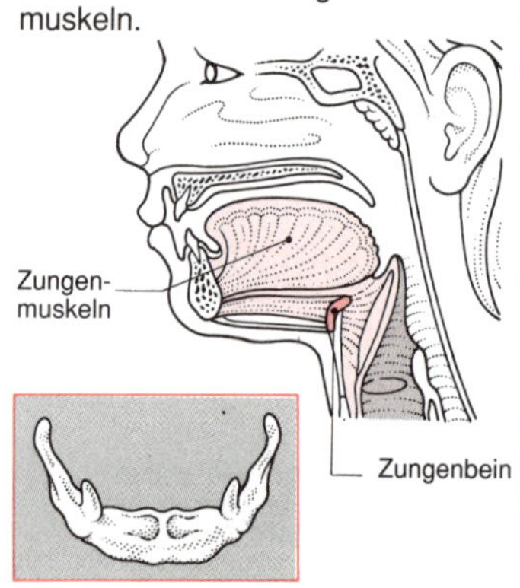

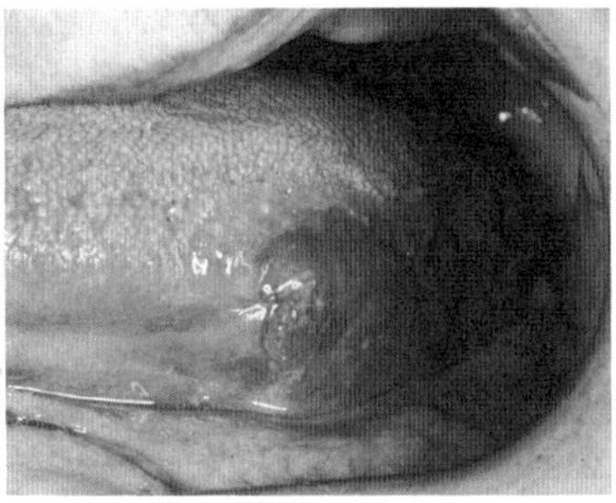

Erscheinungsbild eines Zungenkrebses
Der Krebs beginnt häufig am Zungenrand. Er kann als Erhebung (wie hier), als Fissur oder als Geschwür erscheinen.

den und in manchen Fällen schlechter Atem auftreten.

Der Tumor kann sehr groß werden, den Schlund versperren und gelegentlich sogar zu Erstickung führen. Z. breitet sich rasch auf Zahnfleisch, Unterkiefer und Lymphknoten auf dem Mundboden sowie auf den Hals aus. Dabei können nur einige oder auch alle genannten Bereiche betroffen werden.

DIAGNOSE UND THERAPIE

Jede Veränderung an der Zunge, die nicht innerhalb von ca. drei Wochen verschwindet, sollte Anlaß für einen Arztbesuch sein. Die Krebsdiagnose wird mit Hilfe der *Biopsie* der Zunge gestellt (Entnahme einer kleinen Gewebsprobe zur Untersuchung unter dem Mikroskop).

Kleine Tumoren, besonders an der Zungenspitze, werden in der Regel chirurgisch entfernt. Größere Geschwülste, die sich bereits ausgebreitet haben, erfordern eine *Strahlentherapie*.

Ist ein Tumor bereits sehr groß und hat schon Lymphknoten befallen, werden gegebenenfalls die gesamte Zunge und die Lymphknoten entfernt, gelegentlich auch der Unterkiefer. *Zytostatika*, eventuell mit Strahlentherapie kombiniert, können jedoch die Notwendigkeit eines so drastischen chirurgischen Eingriffs mindern.

PROGNOSE

Wird der Krebs nicht in sehr frühem Stadium entdeckt, bestehen infolge seiner raschen Ausbreitung nur geringe Aussichten auf Heilung. Bei etwa der Hälfte aller Patienten bestehen zum Zeitpunkt der Diagnose bereits Lymphknoten*metastasen*. Etwa die Hälfte der betroffenen Frauen, aber nur rund ein Viertel der Männer haben eine Überlebenschance von fünf oder mehr Jahren.

Zungenspatel

Flaches Instrument aus Holz oder Metall, mit dem die Zunge nach unten gedrückt wird, damit der rückwärtige Teil des Rachens untersucht werden kann.

Zusatzstoff

Stoffe, die Lebensmitteln zugesetzt werden, um deren Aussehen (Farbe), deren Geschmack (z.B. mit Salz, Zucker), deren physikalische Eigenschaften (z.B. Rieselfähigkeit) oder deren Haltbarkeit zu verbessern.

Im engeren Sinn versteht man unter Zusatzstoffen vor allem die Konservierungsstoffe, die das Wachstum von Bakterien, Hefe- und Schimmelpilzen hemmen und mit denen Lebensmittel gegen Verderben und vor Gärung geschützt werden. Beispiele dafür sind Schwefeldioxid, Benzoesäure, Salz, Zucker und Nitrite. Fettkonservierungsmittel werden als Antioxidantien bezeichnet, da sie die Oxidation unterbinden (s.a. *Lebensmittel*, *Zusatzstoffe*). Ihre Verwendung unterliegt strengen lebensmittelrechtlichen Vorschriften.

Zwangsbewegungen

Unkontrollierbare Bewegungen des Körpers, von denen in der Regel Gesicht, Kopf, Extremitäten und Rumpf betroffen sind. Z. treten spontan auf. Langsame und gewundene Z. werden als *Athetose* bezeichnet; rasche, ruckartige und sporadische Z. als *Chorea*, vorhersehbare, stereotype und nur auf einen Teil des Körpers, in der Regel auf das Gesicht, beschränkte Z. als *Tic*.

Z. können Begleiterscheinung einer bestimmten Krankheit sein (z.B. bei *Chorea Huntington*), aber auch als Nebenwirkung mancher Medikamente auftreten, die zur Behandlung psychischer Erkrankungen eingesetzt wurden.

Zwangsneurosen

Neurotische Störung (s. *Neurose*), bei der die Betroffenen ständig unter Zwangsvorstellungen (Obsessionen) leiden, die sie zur Ausführung wiederholter, ritualisierter Handlungen veranlassen. Eine obsessiv-zwanghafte Störung beginnt normalerweise im Jugendalter und hat einen fluktuierenden Verlauf.

URSACHEN UND AUFTRETEN

Die Veranlagung zu Z. ist zum Teil erblich, doch spielen Einflüsse aus dem Umfeld des Patienten ebenfalls eine Rolle. Es wird angenommen, daß gewisse Persönlichkeitsmerkmale – wie Ordnungsliebe und Reinlichkeit – mit diesem Krankheitsbild in Beziehung stehen; ebenso die Neigung zu anderen neurotischen Symptomen. Einige Formen von Hirnschäden, besonders jene, die auf eine *Encephalitis* zurückzuführen sind, können zu Z. führen.

Z.en als Erkrankung sind selten, doch kommen leichtere Formen wahrscheinlich bei bis zu einem Sechstel der Gesamtbevölkerung vor.

SYMPTOME

Patienten mit diesem Krankheitsbild leiden üblicherweise sowohl unter den Zwangsvorstellungen als auch unter zwanghaft durchgeführten Handlungen, die häufig von *Depressionen* und *Angst*-Zuständen begleitet werden.

Unter Zwangsvorstellungen (Obsessionen, Besessenheit) versteht man immer wiederkehrende Gedanken oder Gefühle, die scheinbar ungewollt auftreten. Die Betroffenen betrachten diese Vorstellungen als sinnlos und gelegentlich unangenehm, doch sind sie nicht in der Lage, sie zu ignorieren oder sich ihnen zu widersetzen. Vorstellungen von Gewalt, die Angst, sich mit Keimen oder Schmutz zu infizieren, und ständige Zweifel (z.B. ob die Haustür auch wirklich geschlossen ist) sind die am häufigsten zu beobachtenden Zwänge. Eine Form ist das zwanghafte Nachgrübeln, wobei der Betroffene unaufhörlich über einem Wort, einer Redewendung oder einem unlösbaren Problem brütet.

Z. sind wiederholte, auf den ersten Blick sinnvolle Handlungen, die allerdings in ritualisierter Form ausgeführt werden. Diese Handlungen werden mit dem Ziel vorgenommen, Ängste abzuwehren oder Unsicherheit abzubauen, und sind der physische Ausdruck der Besessenheit. Die Patienten haben in der Regel keinerlei Vergnügen an der Ausführung der Handlungen, sie fühlen sich aber stark verunsichert, wenn sie versuchen, den Zwängen zu widerstehen. Die häufigsten Formen von Z. sind der Waschzwang, der Zählzwang und der Nachprüfzwang.

Zwangshandlungen müssen häufig so oft ausgeführt werden, daß Arbeit und soziale Beziehungen ernsthaft darunter leiden. Ein Zwangsneurotiker kann z.B. morgens zwei bis drei Stunden brauchen, um aufzustehen und sich gründlich zu waschen. Darüber hinaus kann durch den ständigen Gebrauch von Seife die Haut gereizt werden.

THERAPIE

In der Vergangenheit wurden Z. durch *Psychoanalyse* behandelt. Heute wird zu diesem Zweck in der Regel eine *Verhaltenstherapie*, gelegentlich in Verbindung mit *Antidepressiva* (besonders *Clomipramin*; z.B. Anafranil ® +) eingesetzt.

PROGNOSE

Mindestens zwei Drittel aller Patienten mit Z. sprechen gut auf eine Therapie an. In Streßsituationen können die Symptome zwar wieder auftreten, doch können sie meist gut kontrolliert werden. In schweren Fällen ist der Patient eventuell sogar an das Haus gefesselt und wird durch seine Entschlußunfähigkeit schwer behindert.

Zweigeschlechtigkeit

(*F.* Bisexualität) Zustand, bei dem die äußeren Geschlechtsorgane nicht eindeutig als männlich oder weiblich einzustufen sind, oder wenn sie nicht dem chromosomalen Geschlecht entsprechen.

Bei Personen mit Z. kann echter *Hermaphroditismus* vorliegen, wenn sowohl Hodengewebe als auch Eierstockgewebe vorhanden sind; oder *Pseudohermaphroditismus*, wenn nur Hodengewebe oder nur Eierstockgewebe vorhanden ist. Die Abweichungen in der geschlechtlichen Differenzierung können durch Anomalien der Geschlechtschromosomen, der Hoden und der Eierstöcke oder auch durch eine hormonelle Störung verursacht sein (s. *Geschlechtsbestimmung*).

Zweizipflig

s. *Bicuspidalis*

Zwerchfell

(*F.* Diaphragma) Kuppelförmige Muskel-Sehnen-Platte zwischen Brustraum (Thorax) und Bauchraum (Abdomen). Das Z. ist an der Wirbelsäule, an den Rippen und am Brustbein (Sternum) angewachsen.

Das Z. ist verantwortlich für die Bauchatmung. Durch Kontraktion der Muskelplatte (Einatmung) flachen sich die beiden Z.kuppeln im rechten und linken Oberbauch ab und ziehen die Lungen nach unten. Bei Erschlaffung der Muskelplatte (Ausatmung) ziehen die elastischen Lungen die Z.kuppeln wieder nach oben (s.a. *Atmung*).

Zwerchfellhernie

s. *Hiatushernie*

Zwergflechte

s. *Erythrasma*

Zwergwuchs

(*F.* Nanosomie) Minderwuchs, bei dem die Körpergröße deutlich unterhalb der unteren Grenze der Normalgröße für die jeweilige Altersgruppe liegt.

Ein geringeres Längenwachstum kann bereits nach der Geburt auffallen oder sich im Laufe der Kindheit einstellen. Auch während der *Pubertät* kann Z. eintreten, wenn die Produktion der Geschlechtshormone gestört ist.

URSACHEN

Verschiedene Ursachen können Z. hervorrufen, manchmal wird allerdings keine konkrete gefunden. Bei Kindern ist Minderwuchs häufig vererbt oder Folge eines verlangsamten Knochenwachstums. In diesem Fall stellt sich oft zu einem späteren Zeitpunkt ein beschleunigtes Wachstum ein, so daß schließlich eine normale Körpergröße erreicht wird.

Seltener ist Z. auf eine bestimmte Störung zurückzuführen: Er kann durch eine Knochenerkrankung bedingt sein, z.B. unbehandelte *Rachitis* oder *Chondrodysplasie* (erbliche Störung, bei der die Knorpelenden der Knochen in den Extremitäten nicht vollständig auswachsen, was zu unverhältnismäßig kurzen Extremitäten führt).

Bestimmte Erkrankungen der endokrinen Organe haben ebenfalls verzögertes Wachstum zur Folge, z.B. Mangel an *Wachstumshormon* oder *Hypothyreose* (Unterfunktion der Schilddrüse), bei der auch die Entwicklung des Gehirns betroffen ist. Bei diesen Erkrankungen ist das Epiphysenwachstum der langen und der kleinen Röhrenknochen verlangsamt. Folge davon ist ein verzögertes Knochenalter (s. *Alter*).

Minderwuchs kann jedoch auch durch Gefühlskälte, unter der vor allem mißhandelte oder vernachlässigte Kinder leiden, sowie durch Unterernährung und unbehandelte Infektionskrankheiten (z.B. *Tuberkulose*) entstehen; die betroffenen Kinder können sich nicht richtig entwikkeln und haben Untergewicht. Auch bei gestörter Aufnahme wichtiger Nährstoffe aus dem Darm (*Malabsorption*) kann es zu Störungen des Wachstums kommen; ebenso bei unbehandelter *zystischer Fibrose* und *Zöliakie*.

Bestimmte Chromosomenstörungen können für Z. verantwortlich sein. Beim *Down-Syndrom* liegt eine Wachstumshemmung vor, beim *Turner-Syndrom* fällt der Wachstumsschub in der Pubertät aus.

Die Einnahme bestimmter Medikamente über eine längere Zeitspanne – insbesondere von *Kortikosteroiden* und in der Chemotherapie bei Krebs – kann das Wachstum im Kindesalter bremsen. Schwere Erkrankungen der Atemwege und angeborene Herzkrankheiten, die mit einer unzureichenden Sauerstoffversorgung des wachsenden Organismus einhergehen, führen – unbehandelt – zu Minderwuchs.

DIAGNOSE

Bei der Untersuchung des minderwüchsigen Kindes berücksichtigt der Arzt die Körpergröße der Eltern und sucht nach Anzeichen einer eventuell zugrundeliegenden Erkrankung.

Besonders wichtig ist die Bestimmung der Wachstumsgeschwindigkeit des Kindes: Die Körpergröße wird regelmäßig gemessen und der Wert in ein Diagramm eingetragen. Ist die Wachstumsgeschwindigkeit normal, handelt es sich vermutlich um eine vererbte Eigenschaft oder

ANATOMIE DES ZWERCHFELLS

Das Zwerchfell ist am Rückgrat, an den unteren Rippenpaaren sowie am unteren Ende des Brustbeins angeheftet. Die Muskelfasern des Zwerchfells laufen in einer zentralen Sehnenplatte (Centrum tendineum) zusammen. Im Zwerchfell befinden sich Öffnungen für den Durchtritt der Speiseröhre (Hiatus oesophageus), der unteren Hohlvene (Foramen venae cavae) und der Aorta (Hiatus aorticus).

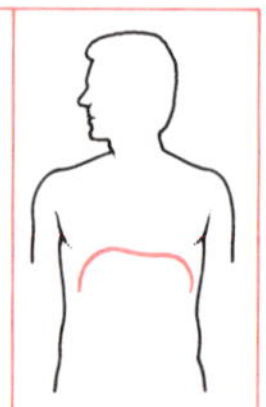

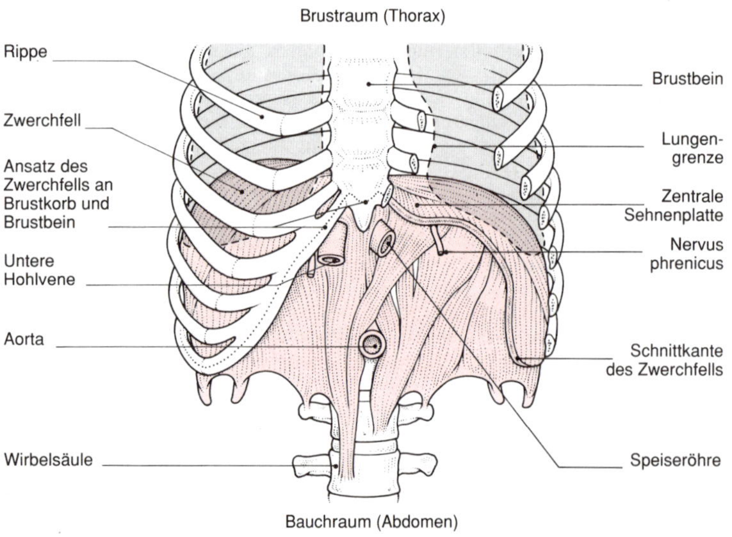

um ein vorübergehend verlangsamtes Knochenwachstum. Eine plötzliche Abnahme der Wachstumsgeschwindigkeit deutet auf den Beginn einer Krankheit hin, z.B. auf eine Erkrankung der Schilddrüse.

Neben der Erfassung der Wachstumsgeschwindigkeit kann der Arzt auch Röntgenaufnahmen zur Bestimmung des Knochenalters sowie Blutuntersuchungen zur Messung des Hormonspiegels vornehmen.

THERAPIE

Zugrundeliegende Erkrankungen werden entsprechend behandelt; bei einer Unterfunktion der Schilddrüse wird z.B. Thyroxin verabreicht. Das Wachstumshormon kann sowohl als Ausgleich bei Hormonmangel als auch zur Therapie von Z. infolge anderer Erkrankungen verabreicht werden, z.B. beim Turner-Syndrom. Gelegentlich wird das Wachstumshormon in Verbindung mit anabolen Steroiden verschrieben (s.a. *Wachstum, Kindheit*).

Zwillinge

Zwei Nachkommen aus einer Schwangerschaft. Z. können sich aus einem oder zwei befruchteten Eiern entwickeln (s. Kasten).

Eineiige (identische; erbgleiche) Z. entstehen durch die vollständige und gleichmäßige Teilung einer einzelnen befruchteten Eizelle in einem frühen Entwicklungsstadium; verläuft diese Teilung unvollständig, entstehen *siamesische Z.* (miteinander verwachsene Z.). Eineiige Z. haben eine gemeinsame Plazenta. Zwar kommt es häufig vor, daß einer der Z. größer ist als der andere; jedoch haben eineiige Z. stets dasselbe Geschlecht, und sie sehen auffallend gleich aus.

Zweieiige (erbverschiedene) Zwillinge entwickeln sich aus zwei verschiedenen Eizellen. Die Eizellen können aus demselben oder aus verschiedenen Eierstöcken stammen; beide werden jedoch gleichzeitig befruchtet. Bei zweieiigen Zwillingen hat jedes Kind eine eigene Plazenta; sie können dasselbe Geschlecht haben oder verschiedengeschlechtlich sein und auch sehr unterschiedlich aussehen.

Zwillingsgeburten kommen etwa einmal unter 80 Schwangerschaften vor. Zweieiige Z. treten am häufigsten auf bei älteren Frauen, bei Frauen, die schon mehrmals schwanger waren, und bei Frauen, in deren Familie bereits Z. geboren wurden. Außerdem werden zweieiige Zwillinge häufiger in afrikanischen und asiatischen Ländern beobachtet. Diese Faktoren haben jedoch keinerlei Einfluß auf das Vorkommen von eineiigen Z.n.

EIN- UND ZWEIEIIGE ZWILLINGE

Bei der Ovulation setzen die Eierstöcke eine oder mehrere Eizellen frei. Wird nur eine Eizelle befruchtet und entwickeln sich nach der ersten Zellteilung die beiden Tochterzellen getrennt, entstehen eineiige Zwillinge; aus zwei gleichzeitig befruchteten Eizellen entstehen zweieiige Zwillinge.

EINEIIGE ZWILLINGE

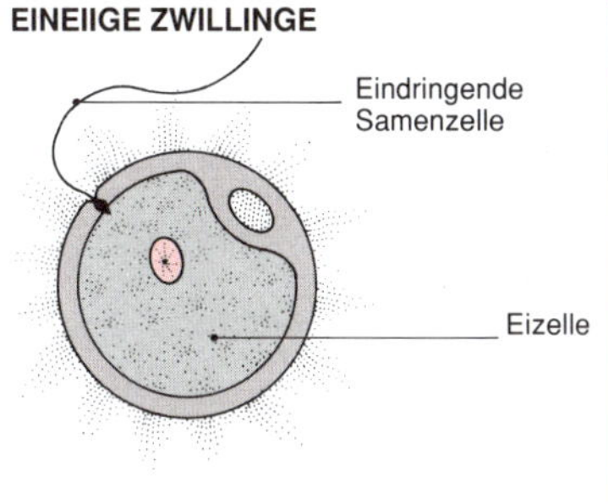

Eineiige Zwillinge entwickeln sich aus derselben Eizelle. Nach der ersten Zellteilung entwickeln sich die beiden Tochterzellen getrennt.

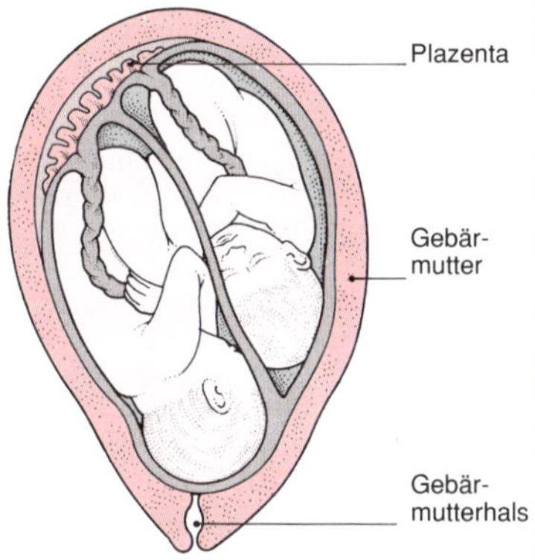

Eineiige, erbgleiche Zwillinge reifen mit ein und derselben Plazenta heran.

ZWEIEIIGE ZWILLINGE

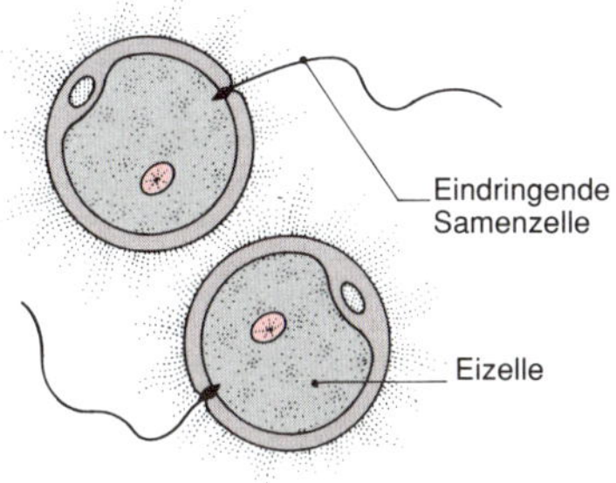

Zweieiige Zwillinge entstehen aus zwei verschiedenen Eizellen, die von verschiedenen Samenzellen befruchtet wurden.

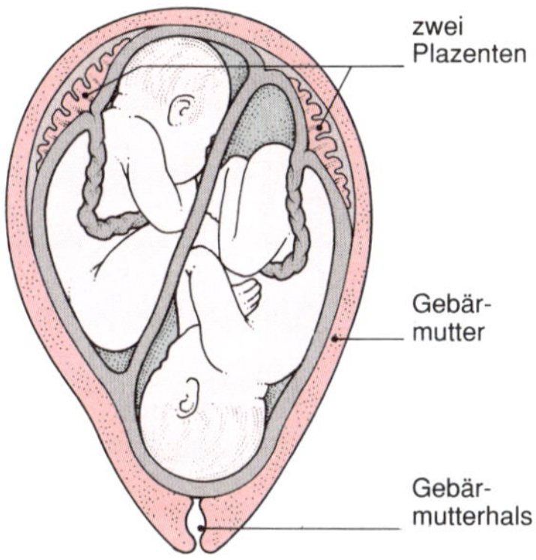

Zweieiige, erbverschiedene Zwillinge entwickeln sich deshalb mit zwei getrennten Plazenten.

Z. sind von Geburt an mit größeren Schwierigkeiten konfrontiert. Vor, während oder kurz nach der Geburt ist die Sterblichkeit der Kinder erhöht. Bei der Erziehung von Z.n, insbesondere von eineiigen Z.n, muß beachtet werden, daß es sich bei den Kindern um zwei Individuen und nicht jeweils um die Hälfte eines Paares handelt (s.a. *Mehrlingsschwangerschaft*).

Zwischenwirbelscheibe

s. *Bandscheibe*

Zwölffingerdarm

(*F.* Duodenum) Erster Abschnitt des Dünndarms, der vom Magenpförtner (Pylorus) bis zum sogenannten Treitz-Band verläuft, das die Grenze zwischen dem Z. und dem Jejunum (dem zweiten Abschnitt des Dünndarms) darstellt. Über eine kleine Öffnung (die sog. Vater-Ampulle, die vom Oddi-Sphinkter umschlossen ist) münden Bauchspeicheldrüsen- und Gallengang (Ductus pancreaticus und Ductus choledochus) in den Z; sie leiten die Sekrete der Bauchspeicheldrüse und Leber (Galle) in den Zwölffingerdarm.

Zwölffingerdarmentzündung

s. *Duodenitis*

Zwölffingerdarmgeschwür

s. *Ulcus duodeni*

Zyanose

Bläuliche Verfärbung der Haut und der Schleimhäute (z.B. in der Mundhöhle) infolge zu geringer Sauerstoffsättigung

LAGE DES ZWÖLF-FINGERDARMS
Das C-förmige Duodenum ist etwa 25 cm lang und bildet eine Schleife um den Kopf der Bauchspeicheldrüse.

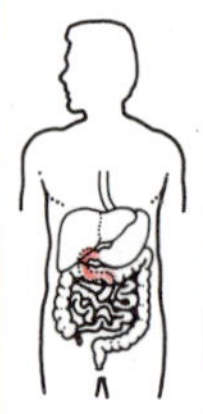

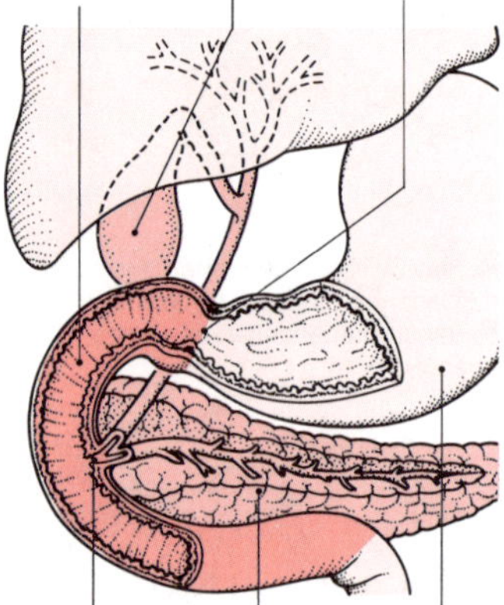

des *Hämoglobins*. Die Z. ist im allgemeinen am deutlichsten am Nagelbett von Fingern und Zehen sowie auf den Lippen und der Zunge.

Meistens ist die Ursache einer Z. eine nicht ausreichende Durchblutung der Haut bei niedrigen Temperaturen (das allgemein bekannte "Blauwerden" bei Kälte). Ohne weitere Symptome ist diese Z. harmlos.

Andernfalls ist eine gründliche ärztliche Untersuchung erforderlich, da Z. auch auf eine ernsthafte Krankheit hinweisen kann. Blaufärbung der Finger und Zehen, die auch bei relativ warmer Umgebung auftritt, kann ein Anzeichen einer schlechten Durchblutung sein (s. *periphere Gefäßerkrankung*). Z. ist eine Begleiterscheinung von Herz- oder Lungenerkrankungen, z.B. bei *Herzinsuffizienz*, angeborenen Herzfehlern (s. *Herzfehler, angeborener; Blue Baby*) oder *Lungenödem* (Ansammlung von Wasser in der Lunge).

Zygote

Zelle, die bei der Befruchtung einer Eizelle durch eine Samenzelle entsteht. Eine Z. hat beim Menschen einen Durchmesser von ca. 0,1 mm und enthält das gesamte Erbmaterial für ein neues Individuum, wobei die eine Hälfte des Chromosomensatzes aus der Samenzelle und die andere Hälfte aus der Eizelle stammt.

Die Z. wandert durch den *Eileiter* zur Gebärmutter; auf dem Weg dorthin teilt sie sich. Nach etwa einer Woche nistet sich die Zellansammlung (die nun als Keimblase bzw. Blastozyste bezeichnet wird) in der Gebärmutterschleimhaut ein, wo das nächste Entwicklungsstadium des Embryos beginnt (s.a. *Embryo; Befruchtung*).

Zykloplegie

s. *Ziliarmuskellähmung*

Zyklothymie

In der Psychiatrie Bezeichnung für eine Gruppe psychischer Erkrankungen, die durch ausgeprägte Stimmungsschwankungen gekennzeichnet sind. Die Stimmung eines zyklothymen Menschen kann ohne erkennbaren Grund aus einer fröhlichen, tatkräftigen und kontaktfreudigen Laune in eine finstere, antriebslose und abgekehrte Stimmungslage umschlagen.

Solche Schwankungen können sich tage- oder monatelang regelmäßig wiederholen; doch manchmal kommen dazwischen auch Perioden relativ unauffälligen Verhaltens vor.

Die Symptome der Zyklothymie sind in mancher Hinsicht denen der *manisch-depressiven Erkrankung* ähnlich, doch sind hier die Stimmungsschwankungen weniger stark ausgeprägt. In der Verwandtschaft zyklothymer Menschen kommt die manisch-depressive Erkrankung manchmal gehäuft vor. Zyklothyme Menschen, bei denen "Hochstimmung" überwiegt, sind oft im Beruf sehr erfolgreich; andere neigen zeitweilig zu Alkoholismus oder sind schwierig im Umgang.

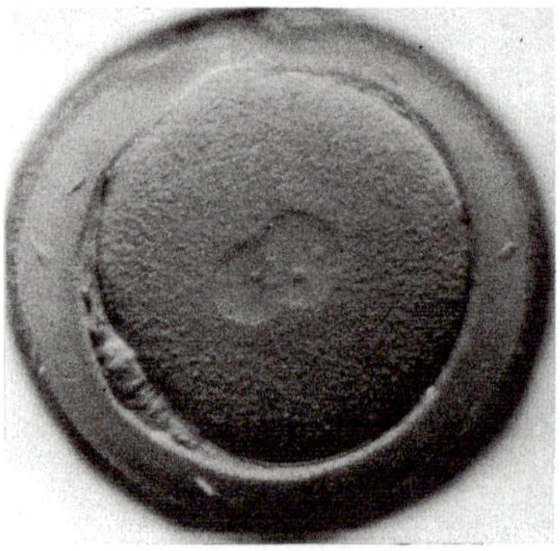

Zygote im Elektronenmikroskop
Menschliche Eizelle unmittelbar nach der Befruchtung, im Augenblick der Verschmelzung der Kerne von Ei- und Samenzelle (runde Flecken in der Bildmitte).

Zyst-/zysto-

Wortteile mit der Bedeutung "Blasen-", z.B. *Zystitis* (Harnblasenentzündung); *Zystoskopie* (Blasenspiegelung; endoskopische Untersuchung der Harnblase).

Zyste

(*F.* Kystom) Umkapselter Gewebshohlraum mit dünn- oder dickflüssigem Inhalt. Eine Z. kann sich überall im menschlichen Körper bilden.

Verschiedene Vorgänge können zur Entstehung von Z.n. führen. Eine Talgz. entsteht z.B., wenn sich die Öffnung einer Talgdrüse verstopft, so daß das Sekret nicht austreten kann. Andere Z.n, z.B. Eierstockz.n oder *Baker-Z.n*, treten auf, wenn die Funktion des Gewebes, das für die Flüssigkeitsproduktion zuständig ist, gestört ist und die Flüssigkeit nicht abfließen kann. Z.n können sich auch um Parasiten bilden, z.B. bei *Hydatidose* oder *Amöbiasis*. Eine *Dermoidzyste* ist eine Hautz., die Talg und Gewebestücke aus Haarfollikeln, Schweißdrüsen, Nerven oder Zähnen enthält.

Z.n sind in der Regel harmlos, können jedoch die Funktion des umliegenden Gewebes beeinträchtigen; deshalb ist es manchmal notwendig, sie chirurgisch zu entfernen.

Zystektomie

Chirurgische Entfernung der Harnblase. Nach der Z. muß ein Kanal zur Ableitung des Urins angelegt werden, der in einem *Stoma* (künstliche Öffnung) im Unterbauch mündet (s. *Harnableitung*). Die Zystektomie ist ein Verfahren zur Therapie von Blasenkrebs (s. *Blasentumoren*).

ABLAUF EINER ZYSTEKTOMIE
Vor der Z. ist eine ausführliche Beratung des Patienten durch den Arzt über die Operation und deren Folgen wichtig.

Im Kasten ist der Ablauf einer Z. dargestellt. Bei Männern werden gleichzeitig auch die Prostata und die Samenbläschen, bei Frauen die Gebärmutter, die Eierstöcke und die Eileiter entfernt.

PROGNOSE
Der Patient muß sich daran gewöhnen, zum Auffangen des ausfließenden Harns einen Beutel außerhalb des Körpers zu tragen; auch die Pflege des *Stomas* muß erlernt werden. Danach können viele Patienten wieder in ein aktives, gesundes Leben zurückkehren.

Die Entfernung der Fortpflanzungsorgane im Zuge der Z. führt zu Unfruchtbarkeit. Männer sind nach einer Z. in der Regel impotent, weil die Nervenstränge, die an der Erektion des Penis beteiligt sind, geschädigt werden.

Zystenhygrom

s. *Hygroma cysticum*

ABLAUF DER ZYSTEKTOMIE

Die Z. ist eine große Operation unter Vollnarkose. Über den Unterbauch wird ein Schnitt geführt; die Harnleiter werden abgebunden und durchtrennt. Die Harnblase und die Fortpflanzungsorgane werden entfernt (s. unten); anschließend wird das Stoma angelegt. Nach der Operation werden dem Patienten durch Infusion Flüssigkeit, Salz und Glukose zugeführt, bis die inneren Organe wieder normal funktionieren.

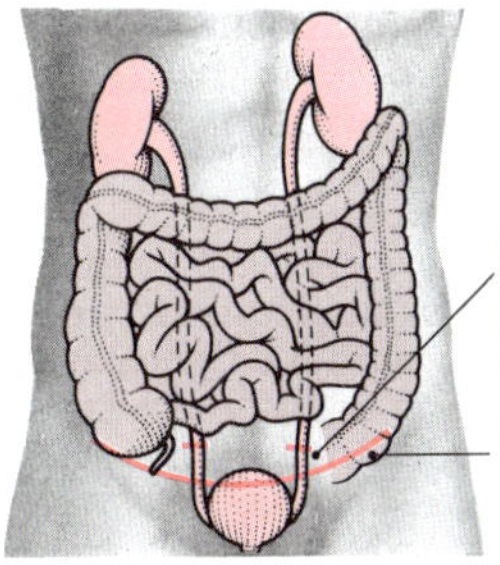

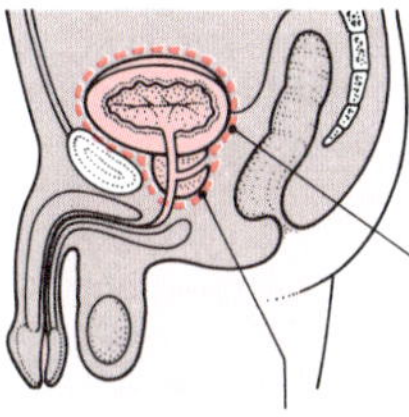

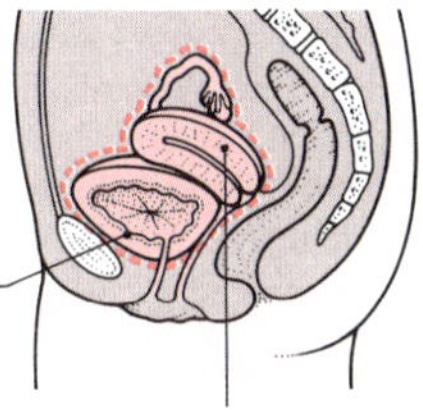

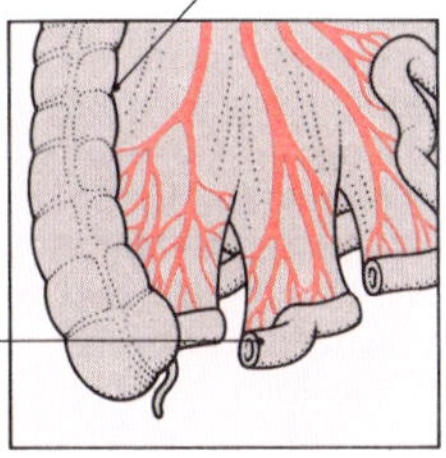

Anlegen des Stomas
Die beiden Harnleiter werden mit einem Stück Darm verbunden, das aus dem Dünndarm entnommen wurde. Das eine Ende des Darmstücks wird durch die Bauchdecke geführt; daraus wird das Stoma geformt.

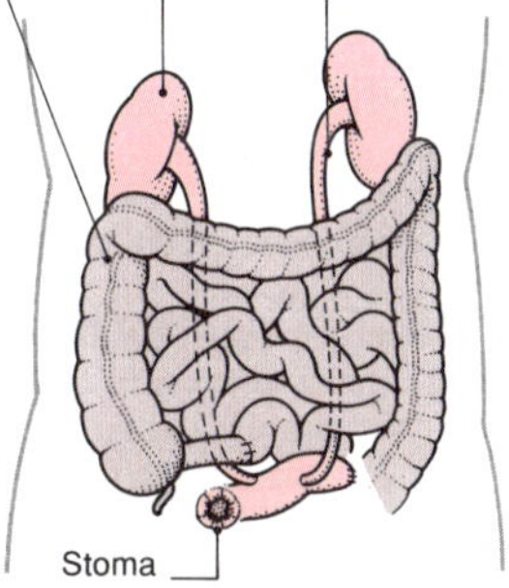

Harnausscheidung
Der von den Nieren produzierte Harn wird über die Harnleiter und das Darmstück durch das Stoma aus dem Körper abgeleitet.

Zystenniere

Angeborene Erkrankung, bei der in beiden *Nieren* zahlreiche Zysten vorhanden sind. Die Größe der Zysten nimmt allmählich zu, bis wesentliche Teile des Nierengewebes zerstört sind; die Zysten können auch in der Leber und, selten, in anderen Organen auftreten. Die Z. ist zu unterscheiden vom Krankheitsbild der *Nierenzyste*, bei dem erst in höherem Alter einzelne flüssigkeitsgefüllte Hohlräume in der Niere auftreten.

ARTEN DER ZYSTENNIERE

Bei Erwachsenen

Es handelt sich um eine dominant autosomal vererbte Erkrankung (s. *genetische Krankheiten*). Die Symptome können zu jedem Zeitpunkt auftreten (meistens jedoch im mittleren Alter); es kommt zu Schwellungen des Bauchs, Schmerzen und *Hämaturie* (Blut im Harn). Bei fortschreitender Erkrankung kann sich *Hypertonie* (Bluthochdruck) und *Nierenversagen* einstellen.

Bei Jugendlichen

Diese seltene Erkrankung verursacht *Nierenversagen* bei Kindern; sie wird in der Regel bereits bei der Geburt festgestellt, da die Nieren ungewöhnlich groß sind. Diese Form der Z. ist eine autosomal-rezessive Erbkrankheit.

THERAPIE

Bisher gibt es keine Therapiemöglichkeit, die bei Z. eine normale Funktion der Nieren erhalten würde. Bei Nierenversagen kommt als Therapie die *Dialyse* (künstliche Blutreinigung) oder eine *Nierentransplantation* in Frage.

Zystikus

(Ductus cysticus) s. *Gallengang*

Zystikusstein

Gallenstein im Ductus cysticus.

Zystische Fibrose

Erbliche Krankheit, die oft schon kurz nach der Geburt auffällt. Wesentliches Merkmal ist die Anfälligkeit des betroffenen Kindes für chronische Lungeninfektionen und die Unfähigkeit, Fette und andere Nährstoffe aus der Nahrung aufzunehmen. Die Krankheit wird auch "Mukoviszidose" genannt, da zu den typischen Kennzeichen die Absonderung eines zähen, dickflüssigen Schleims zählt, der seine Funktion als Feuchtigkeits- und Gleitmittel in den Schleimhäuten der Atemwege und des Darms nicht erfüllen kann.

Die z.F. wurde erstmals in den 30er Jahren beschrieben, als wirksame *Antibiotika* noch nicht verfügbar waren; damals starben fast alle betroffenen Kinder bereits in den ersten Lebensjahren. In den letzten zwei Jahrzehnten haben sich allerdings die Chancen für die Z.-F.-Patienten deutlich verbessert. Verfeinerte Diagnose- und Behandlungsmethoden sowie der Einsatz einer breiten Palette von Antibiotika haben dazu geführt, daß heute mehr als zwei Drittel der Betroffenen das Erwachsenenalter erreichen; nur wenige davon sind jedoch völlig beschwerdefrei. Trotz der verbesserten Prognose bleibt die z.F. nach wie vor eine schwere und potentiell tödliche Krankheit.

URSACHEN UND VORKOMMEN

Z.F. wird durch ein defektes rezessives *Gen* verursacht; d.h., das defekte Gen muß bei einem Betroffenen zweimal vorliegen (von jedem Elternteil einmal vererbt; *s. genetische Krankheiten*).

Menschen, die diesen Gendefekt nur einmal geerbt haben (d.h. von nur einem Elternteil), sind sog. "Gendefektträger"; sie wissen meist nichts davon, da bei ihnen keine Symptome auftreten.

In Europa ist einer von 20 bis 25 Menschen "Gendefektträger" für z.F. Die Wahrscheinlichkeit, daß bei nichtverwandten Elternpaaren sowohl der Vater als auch die Mutter das defekte Gen besitzen, liegt bei ca. 1 : 400 bis 600; die Wahrscheinlichkeit, daß ein Kind eines solchen Paares das defekte Gen von beiden Elternteilen erbt und mit zystischer Fibrose zur Welt kommt, beträgt 1 : 4. Somit kommt die z.F. etwa bei einem von 2000 lebend geborenen Kindern vor. In der jüdischen Bevölkerung, in Asien und Afrika ist die z.F. viel seltener.

Auf welchem Wege der Gendefekt zur Entstehung der typischen Merkmale der z.F. führt, ist nicht bekannt; jedoch steht fest, daß die Funktion bestimmter Drüsen beeinträchtigt ist. Das schwerwiegendste Symptom der z.F. ist die Produktion des zähen Schleims durch die Drüsen der Bronchialschleimhäute; dadurch sind die Betroffenen anfällig für chronische Lungeninfektionen. Eine weitere schwere Funktionsstörung ist die schlechte oder gar fehlende Sekretion von Enzymen durch die Bauchspeicheldrüse. Diese Enzyme spielen bei der Aufspaltung von Fetten und bei deren Aufnahme über den Darm eine große Rolle; daher führt die z.F. auch zu Unterernährung. Darüber hinaus sind die Schweißdrüsen betroffen;, sie scheiden übermäßige Mengen von Natriumchlorid (Kochsalz) aus.

SYMPTOME UND ANZEICHEN

Der Verlauf und die Schwere der z.n F. schwankt erheblich von Fall zu Fall: Während die Krankheit bei einem Kind bereits kurz nach der Geburt auffällt, kann sie bei einem anderen monate- oder gar jahrelang unerkannt bleiben.

Beim typischen Verlauf der z.n F. scheidet das Kind formlosen, blassen, öligen und übelriechenden Kot aus; manche Kinder gedeihen nicht richtig, häufig ist das Körperwachstum beeinträchtigt. Die Kinder leiden unter immer wiederkehrenden Atemwegsinfektionen, ständigem Husten und Atemnot. Ohne rechtzeitige Diagnose und Therapie kommt es zu *Lungenentzündung*, *Bronchitis* und *Bronchiektasie*; die Lunge wird geschädigt.

Die meisten betroffenen Männer und auch einige der Frauen sind unfruchtbar. Manchmal wird die z.F. erst festgestellt, wenn ansonsten gesunde erwachsene Männer wegen *Unfruchtbarkeit* untersucht werden.

In heißem Klima können Menschen mit z.r F. infolge eines übermäßig starken Salzverlustes beim Schwitzen einen Hitzschlag mit Kreislaufkollaps erleiden.

DIAGNOSE UND THERAPIE

Verdächtige Anzeichen sollten unverzüglich dem Kinderarzt mitgeteilt werden. Je früher eine intensive *Physiotherapie* und eine entsprechende *Antibiotika*-Behandlung einsetzt, um so geringer kann der Schaden an der Lunge durch die Atemwegsinfektionen gehalten werden. Wenn Verdacht auf z.F. besteht, kann die Diagnose leicht durch einfache Laboruntersuchungen, einschließlich einer Untersuchung des Schweißes, erhärtet oder ausgeschlossen werden.

Die Bestätigung der Diagnose und die Überwachung der Therapie erfolgen am besten von einem Spezialzentrum aus, zu dessen Mitarbeitern Kinderärzte, Pflegepersonal und Physiotherapeuten gehören, die über spezielle Kenntnisse verfügen.

Damit die Nahrung richtig verdaut werden kann, muß zu den Mahlzeiten jeweils *Pankreatin* (ein Enzympräparat als Ersatz für das fehlende Ferment der Bauchspeicheldrüse) verabreicht werden. Die Nahrung soll kalorien- und eiweißreich sein; Vitaminpräparate werden häufig verschrieben. Diese Maßnahmen führen zur Gewichtszunahme und zur Normalisierung des Stuhls.

BETROFFENE FAMILIEN

Die Eltern eines an z.r F. leidenden Kindes müssen davon ausgehen, daß jedes weitere Kind mit einer Wahrscheinlichkeit von 1 : 4 ebenfalls mit dieser Krankheit geboren wird. Nicht betroffene Geschwister eines Kindes, das an z.r F. leidet, sind mit einer Wahrscheinlichkeit von 2 : 3 "Gendefektträger". Dies kann zu künftigen Problemen führen, wenn sie eine Familie gründen wollen mit einem Menschen, in dessen Familie ebenfalls z.F. aufgetreten ist. In so einem Fall ist es empfehlenswert, sich vor einer evtl. Schwangerschaft bei einer Stelle für *genetische Beratung* über die Aussichten informieren zu lassen.

In jüngster Zeit ist es gelungen, das Gen, das die z.F. verursacht, zu lokalisieren: es liegt auf dem *Chromosom* Nr. 7. Auch sog. "biochemische Marker", die mit dem Gen verwandt sind, wurden entdeckt. Somit ist es nun möglich, "Gendefektträger" zu identifizieren; außerdem kann schon vor der Geburt festgestellt werden, ob das Kind an z.r F. leidet oder nicht.

Eltern, die bereits ein an z.F. leidendes Kind haben und eine weitere Schwangerschaft in Erwägung ziehen, können feststellen lassen, ob sie tatsächlich "Gendefektträger" sind. Dies wäre jedoch nur dann nicht der Fall, wenn es sich bei dem erkrankten Kind nicht um das leibliche Kind dieses Elternpaares handeln würde.

Dabei wird festgestellt, ob bei den Eltern biochemische Marker vorhanden sind, die auf das Vorhandensein des defekten Gens hinweisen. Ist dies der Fall, kann zwischen der achten und zehnten Schwangerschaftswoche eine *Chorionzottenbiopsie* oder in der 17. bis 18. Schwangerschaftswoche eine *Amniozentese* durchgeführt werden. Die Resultate der Biopsie bzw. die Untersuchung der Zellen aus dem Fruchtwasser, das bei der Amniozentese entnommen wurde, geben Aufschluß darüber, ob das Kind von z.r F. betroffen ist oder nicht. Wenn feststeht, daß das Kind an z.r F. leidet, können die Eltern entscheiden, ob sie die Schwangerschaft abbrechen.

PROGNOSE

Die hochspezialisierte Behandlung, die Patienten mit z.r F. heute erfahren, ermöglicht ihnen eine erheblich höhere Lebensqualität als zu früheren Zeiten. Dennoch leiden die meisten von ihnen an dauerhaften Lungenschäden; auch ihre Lebenserwartung ist erheblich kürzer. Bei einigen Betroffenen wurden *Herz-Lungen-Transplantationen* oder Lungen*transplantationen* vorgenommen, (s. *Transplantation*); die bisher erzielten Ergebnisse sind sehr ermutigend.

Zystitis

s. *Harnblasenentzündung*

Zystizerkose

Infektion, die durch Zysten im Muskelgewebe und im Gehirn gekennzeichnet ist. Die Zysten werden von den Larven des Schweinebandwurms hervorgerufen (s. *Bandwurm-Befall*). In Industrieländern kommt die Z. sehr selten vor; dagegen ist sie in einigen Entwicklungsländern relativ häufig.

Zystometrie

Verfahren, bei dem Informationen über die normale Blasenfunktion bzw. über Störungen der zur Blase führenden Nerven oder des Blasenmuskels ermittelt werden. Bei der Z. werden die Veränderungen des Drucks während der Füllung der Harnblase gemessen. Das Verfahren gibt auch Aufschluß über das Gesamtvolumen der Harnblase sowie über die Menge des Restharns nach vollständiger Kontraktion der Blase.

WARUM ES GEMACHT WIRD

Z. wird bei *Harninkontinenz*, bei unzureichender Entleerung der Harnblase infolge einer Schädigung des Blasenmuskels (etwa nach einer Entbindung oder nach einem chirurgischen Eingriff im Beckenraum) oder bei Störungen der Kontrolle des Blasenmuskels (z.B. beim *Parkinson-Krankheit* oder *Diabetes mellitus*) durchgeführt.

SO WIRD ES GEMACHT

Die Untersuchung dauert etwa 20 Minuten und wird in der Regel ambulant durchgeführt; eine Betäubung ist dazu nicht erforderlich. Ein flexibler Schlauch (*Katheter*) und eine Sonde zur Druckmessung werden in die Harnblase eingeführt (die Sonde manchmal auch in den Enddarm). Dann wird die Blase über den Katheter langsam mit Wasser oder Kohlendioxid gefüllt, und die entstehenden Druckwerte werden registriert.

Zystoskopie

s. *Blasenspiegelung*

Zystostomie

s. *Blasenfistel, künstliche*

Zystozele

s. *Blasenhernie*

-zyt

Nachsilbe mit der Bedeutung Zelle. Ein Leukozyt z.B. ist eine weiße Blutzelle, ein Hepatozyt eine Leberzelle.

Zyto-

Wortteil, der einen Bezug auf Zellen herstellt; z.B. in *Zytologie* (Zellenlehre).

Zytologie

Zellenlehre. Wissenschaft, die sich mit Bau und Funktion der Zelle beschäftigt; Grundlage der *Histologie*. Auch als Kurzbezeichnung für die Zytodiagnostik benutzt. In diesem Zusammenhang dient sie der Erkennung von Zellanomalien und wird zur Krebsdiagnose eingesetzt. In der *pränatalen Diagnostik*, d.h. bei vorgeburtlichen Routineuntersuchungen auf bestimmte Anomalien beim Fetus, gewinnt die Z. immer mehr an Bedeutung. Ein Zytologe ist ein auf dieses Gebiet spezialisierter Experte.

EINSATZBEREICHE

Am bekanntesten ist die Routineuntersuchung zur Früherkennung von Gebärmutterhalskrebs, die auch als *Portiosmear* (Vaginalabstrich) bezeichnet wird. Dabei werden vom Gebärmutterhals und aus der Vagina durch einen Abstrich Zellen entnommen und unter dem Mikroskop untersucht. Werden präkanzeröse Veränderungen festgestellt, kann der Gesundheitszustand der Frau überwacht und die Behandlung eingeleitet werden, bevor sich der Krebs entwickelt.

Die Z. dient auch zur Bestätigung bzw. zum Ausschluß anderer Krebserkrankungen. So z.B. kann die Ursache für *Bluthusten* Lungenkrebs sein, doch nur anhand einer zytologischen Untersuchung der Zellen aus einer Schleimprobe kann festgestellt werden, ob wirklich Krebs die Ursache ist. Einen wichtigen Beitrag liefert die Z. bei der Kontrolluntersuchung von Patienten, die bereits wegen Krebs behandelt wurden; insbesondere bei Blasenkrebs, wo – nach erfolgreicher Behandlung – der Tumor oft wiederkehrt (rezidiviert). Durch regelmäßige zytologische Untersuchungen der Harnwege wird jedes Tumorrezidiv bereits im Frühstadium entdeckt. Auch bei der Suche nach den Ursachen eines *Pleuraergusses* (Flüssigkeitsansammlung zwischen Lungen- und Rippenfell) oder eines *Aszites* (Flüssigkeitsansammlung in der Bauchhöhle) ist die Z. hilfreich: Die Untersuchung der Zellen, die sich in einer Flüssigkeitsprobe befinden, liefert in der Regel den Hinweis darauf, ob die Flüssigkeitsansammlung durch Krebs oder durch eine Infektion entstanden ist.

Die Saugbiopsie – eine Entnahme von Proben aus inneren Organen mit Hilfe einer sehr dünnen Kanüle – wird zu Diagnosezwecken immer häufiger eingesetzt; auch sie bedient sich der Z. Bei diesem Verfahren wird eine Hohlnadel in das entsprechende Organ geführt (oft unter Ultraschall- oder Computertomographie-Kontrolle), um eine Gewebsprobe zur Untersuchung zu entnehmen. Auf diese Weise kann dem Patienten eine chirurgische Biopsie oder gar eine größere Operation erspart werden.

Ein zweites großes Einsatzgebiet der Z. stellen die Untersuchungen zur Früherkennung von Anomalien des menschlichen Fetus (wie z.B. des *Down-Syndroms*) dar. Am häufigsten wird dabei die *Amniozentese* (Fruchtwasseruntersuchung) durchgeführt: Eine Probe des *Fruchtwassers* wird entnommen, und die darin enthaltenen Zellen werden auf Anomalien untersucht. Ein neueres Verfahren ist die *Chorionzottenbiopsie*, die schon in einem früheren Schwangerschaftsstadium durchgeführt werden kann. In der Regel muß eine Kultur der entnommenen Zellen angelegt werden, ehe die Analysen durchgeführt werden können.

NEUE ENTWICKLUNGEN

Laufend werden weitere zytologische Techniken entwickelt, die eine noch bessere Beurteilung von Zellanomalien gestatten sollen. So können Zellen, die aus verschiedenen Proben stammen, mit Hilfe der *Durchflußzytometrie* untersucht werden (ein Laserstrahl erfaßt die Zellen und gibt deren DNA-Gehalt wieder, so daß gutartige und bösartige Zellen unterschieden werden können).

Der Einsatz monoklonaler Antikörper – hochspezifischer Proteine, die nur mit einem ganz bestimmten Protein an der Zelloberfläche reagieren (s. *Antikörper, monoklonaler*) – ermöglicht es, selbst eine kleine Gruppe anomaler Zellen inmitten vieler gesunder Zellen zu identifizieren. Dadurch ist die Empfindlichkeit der zytologischen Tests zur Krebsfrüherkennung deutlich erhöht worden. Bei einer weiteren Verfeinerung dieser Methode werden die monoklonalen Antikörper mit einer fluoreszierenden Substanz markiert, so daß sie sich deutlich gegen einen dunklen Hintergrund abheben.

Andere moderne Verfahren haben es ermöglicht, Chromosomenanomalien und sogar Anomalien einzelner Gene nachzuweisen. Solche Methoden werden zur pränatalen Bestimmung von Erb-

ZYTOLOGISCHE ARBEITSTECHNIKEN

Die Zellen für die zytologische Untersuchung werden auf unterschiedliche Art gewonnen, je nach untersuchtem Organ. Dank der verbesserten bildgebenden Verfahren ist es heute möglich, Zellen auch von Stellen zu entnehmen, die früher unzugänglich waren. Gelingt es dem Arzt, die definitive Diagnose allein aufgrund einer Zellprobe zu stellen, die mit einer Nadel aus dem Tumor entnommen wurde, so kann dem Patienten eine Operation nur zu diagnostischen Zwecken erspart werden.

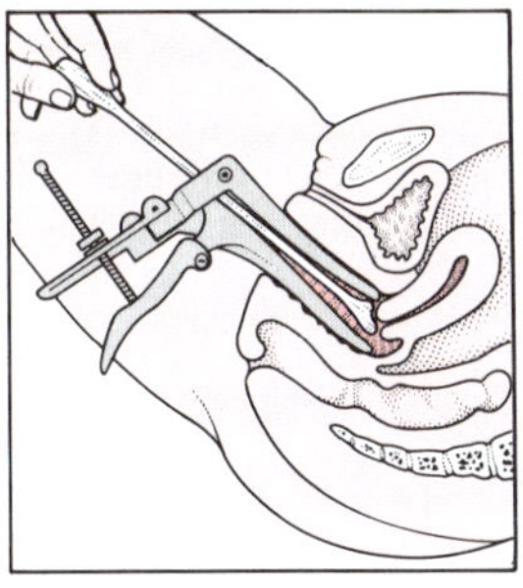

Zellen vom Gebärmutterhals
Diese Zellen werden mit einem Tupfer abgestrichen.

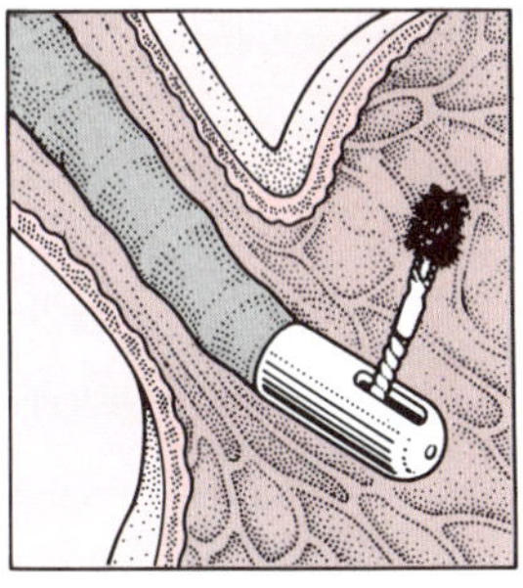

Zellen aus den Atemwegen bzw. der Speiseröhre
Diese Zellen werden in der Regel durch ein Endoskop mit einer kleinen Bürste bzw. einem Saugrohr entnommen.

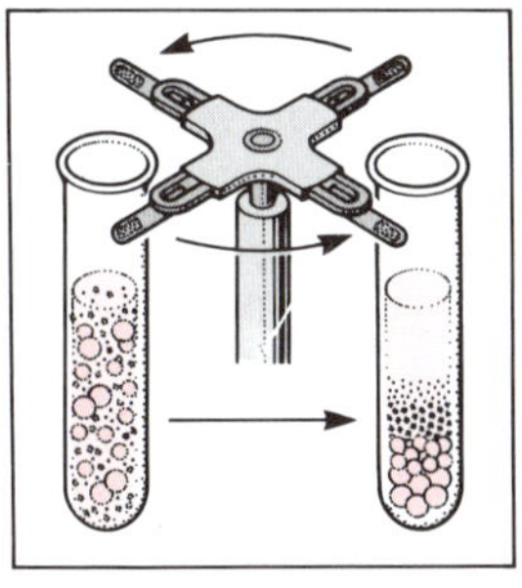

Zellen aus Körperflüssigkeiten
Diese Zellen werden entweder durch Filtrieren der Flüssigkeit oder durch Zentrifugation angereichert.

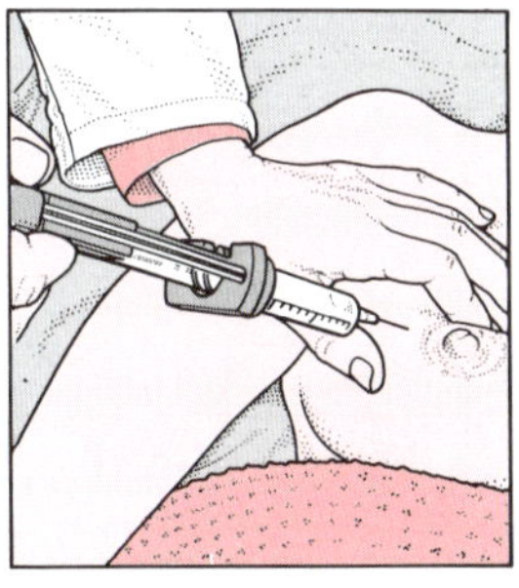

Saugbiopsie
Eine sehr dünne Kanüle läßt sich präzise in den verdächtigen Tumor einführen, um durch Ansaugung eine Zellprobe (Biopsie) zu entnehmen.

krankheiten und Chromosomenanomalien angewendet; eine Reihe solcher Arbeitstechniken befindet sich in der Entwicklungsphase und ist noch nicht allgemein verfügbar.

Zytomegalievirus

Virus aus der Familie der *Herpes*-Viren. Das Z. bewirkt – als einziges Virus –, daß sich die infizierten Zellen auf eine charakteristische Weise vergrößern.

Infektionen mit dem Z. sind sehr häufig: Etwa 80 Prozent aller Erwachsenen besitzen *Antikörper* gegen dieses Virus (dies ist ein Hinweis auf eine vorangegangene Z.-Infektion). Die Z.-Infektion kann eine Erkrankung hervorrufen, die der *infektiösen Mononukleose* (Drüsenfieber) ähnlich ist; jedoch bleibt sie in den meisten Fällen stumm.

Schwerere Z.-Infektionen können bei Patienten mit einem geschwächten Abwehrsystem auftreten, z.B. bei älteren Menschen oder bei *AIDS*-Patienten. Während der Schwangerschaft kann das Zytomegalievirus von der Mutter auf den Fetus übertragen werden und evtl. zu Fehlbildungen und Gehirnschäden beim Kind führen.

Zytopathologie

Zellpathologie; Lehre von kranken Zellen; stützt sich auf mikroskopische und elektronenmikroskopische Untersuchungen (s.a. *Zytologie*).

Zytostatika

ALKYLANTIEN
ETHYLENIMINDERIVATE
Thiotepa (z.B. *Thiotepa Lederle*® +)
ALKYLSULFONATE
Busulfan (z.B. *Myleran*® +)
STICKSTOFFDERIVATE
Chlorambucil (z.B. *Leukeran*® +)
Cyclophosphamid (z.B. *Endoxan*® +)
Estramustin (z.B. *Estracyt*® +)
IMIDAZOLCARBOXAMID
Melphalan (z.B. *Alkeran*® +)
Trofosfamid (z.B. *Ixoten*® +)
ANTIMETABOLITEN
FOLSÄUREANTAGONISTEN
Methotrexat (z.B. *Methotrexat Lederle*® +)
PURINANTAGONISTEN
Azathioprin (z.B. *Imurek*® +)
Mercaptopurin (z.B. *Puri-Nethol*® +)
PYRIMIDINANTAGONISTEN
Fluorouracil (z.B. *Efudix*® +)
Cytarabin (z.B. *Alexan*® +)
THYMIDINANTAGONISTEN
Hydroxycarbamid (z.B. *Litalir*® +)
HYDRAZINABKÖMMLINGE
Procarbazin (z.B. *Natulan*® +)
NATURSTOFFE
ALKALOIDE
Vinblastin (z.B. *Velbe*® +)
Vincristin (z.B. *Vincristin Bristol*® +)
Vindesin (z.B. *Eldisine*® +)
TAXANE
Paclitaxel (z.B. *Taxol*® +)
ANTIBIOTIKA
Bleomycin (z.B. *Bleomycinum Mack*® +)
Daunorubicin (z.B. *Daunoblastin*® +)
Doxorubicin (z.B. *Adriblastin*® +)
ENZYME
L-Asparaginase (z.B. *Asparaginase Medac*® +)
HORMONE
ANDROGENE
Testosteronönanthat (z.B. *Testoviron Depot*® +)
Testosteronpropionat (z.B. *Testoviron Depot*® +)
Testolacton (z.B. *Fludestrin*® +)
GLUCOCORTICOIDE
Prednisolon (z.B. *Decortin*® +)
ÖSTROGENE
Tamoxifen (z.B. *Nolvadex*® +)
GESTAGENE
Medroxyprogesteron (z.B. *Clinovir*® +)

Zur Behandlung von *Krebs* verwendete Medikamente. Zytostatika werden heute praktisch bei allen Formen von Krebs, bei *Lymphomen* und den verschiedenen *Leukämie*formen, eingesetzt und auch manchmal nach Operationen oder *Strahlentherapie* verabreicht.

FORMEN

Bei den meisten Z. handelt es sich um synthetische Formen von Sexualhormonen oder hormonähnlichen Substanzen (z.B. *androgene Medikamente*, *Östrogen-Präparate*, *Gestagen-Präparate*). Der maximalen Wirksamkeit wegen werden Z. oft in Kombination verschrieben. Die Wahl der Medikamente hängt von der Krebsart, dem Entwicklungsstadium und dem allgemeinen Gesundheitszustand der Patienten ab.

WIE SIE WIRKEN

Alle Z. töten Krebszellen, indem sie ihr Wachstum und ihre Teilung hemmen. Einige Zytostatika schädigen die *DNS* (Genmaterial) der Zellen. Andere hemmen die für das Wachstum notwendigen chemischen Vorgänge in den Zellen.

Sexualhormone regen das Wachstum bestimmter Krebsarten (Östrogen z.B. einige Arten von Brustkrebs) an. Mit diesen Hormonen verwandte Substanzen können das Wachstum hemmen, indem sie deren stimulierende Wirkung blokkieren. Das Wachstum anderer Krebsarten wird manchmal von einem in hohen Dosen verabreichten Sexualhormon unterbrochen. Prostatakrebs kann mit dem Östrogen-Präparat *Stilbestrol* (in den USA unter der Bezeichnung DES = Diethylstilbestrol bekannt) behandelt werden.

MÖGLICHE NEBENWIRKUNGEN

In den Anfangsphasen der Therapie kann es zu Übelkeit, Erbrechen und Durchfall kommen. Diese Nebenwirkungen können so gravierend sein, daß ein Krankenhausaufenthalt erforderlich wird.

Z. hemmen aber auch Wachstums- und Teilungsgeschwindigkeit aber auch der normalen Zellen. Mögliche Folgen sind *Alopezie* (Haarausfall), Verringerung der Anzahl der vom Knochenmark produzierten Blutkörperchen (und demzufolge *Anämie*), erhöhte Infektionsanfälligkeit und/oder krankhafte Blutungen. Im allgemeinen werden regelmäßig Bluttests durchgeführt, um die Produktion der Blutkörperchen zu überwachen.

Um die Nebenwirkungen auf ein Mindestmaß zu beschränken, werden Z. in kurzen Kuren verabreicht; dazwischen wird jeweils eine Pause eingelegt, damit sich die nicht krebsartigen Zellen von den Wirkungen der Medikamente erholen können.

Zytotoxische Medikamente

Gruppe von Medikamenten, die Zellen, z.B. bösartige Krebszellen, zerstören sollen. Sie wirken vorrangig auf abnorme Zellen, doch können sie auch gesunde, besonders sich rasch teilende Zellen schädigen oder zerstören.

VERZEICHNIS DER MEDIKAMENTE

VERZEICHNIS DER MEDIKAMENTE

Dieses Verzeichnis bringt die im Lexikonteil enthaltenen Wirkstoffe von Arzneimitteln sowie deren eingetragenes Warenzeichen (Handelsname). Ferner werden nach pharmakologischen Gesichtspunkten Wirkstoffgruppen (z.B. Analgetika, Antidepressiva etc.) genannt, die wiederum als Arzneimittelhauptgruppen verstanden werden können.

Wenn ein Fertigarzneimittel oder eine Arzneimittelgruppe mit einem eigenen Stichwort im Lexikonteil aufgeführt wird, erscheint der Name *kursiv* mit der Seitenzahl, auf der das Stichwort beginnt. In allen anderen Fällen verweisen die Seitenzahlen auf die Textstellen, an denen das Medikament erscheint. Nach dem Namen steht eine kurze Information über die Zugehörigkeit zu einer der Arzneimittelhauptgruppen (z.B. Antibiotikum, Diuretikum, Tuberkulosemittel).

Bei Handelsnamen von Fertigarzneimitteln weist ein® nach dem Namen darauf hin, daß es sich um ein eingetragenes Warenzeichen handelt. Anschließend steht entweder ein + (dann ist das Präparat verschreibungspflichtig), zwei ++ (dann handelt es sich um ein Betäubungsmittel, Abk. BTM, das nach der Betäubungsmittel-Verschreibungsverordnung nur gegen ärztliches Spezialrezept ausgehändigt werden darf) oder kein solches Zeichen (dann ist das Mittel rezeptfrei). Wenn es von einem Arzneimittel sowohl verschreibungspflichtige als auch frei verkäufliche Darreichungsformen gibt, ist dies mit (+) gekennzeichnet (z.B. Zovirax Creme®; Zovirax Tabletten ®+).

Aus der großen Menge der auf dem Markt erhältlichen Medikamente kann dieses Lexikon nur eine Auswahl bringen. Im Bereich der medikamentösen Behandlung und Vorbeugung ist daher zu den einzelnen Wirkstoffen im Lexikonteil jeweils nur ein Beispiel einer Arzneimittelspezialität in Klammern angeführt. Nur diese im Lexikon namentlich erwähnten, seit Jahren auf dem deutschen Markt als bewährte Präparate erhältlichen Medikamente sind in diesem Verzeichnis enthalten. Die Tatsache, daß ein Medikament hier erscheint, bedeutet nicht, daß es besonders empfohlen wird. Wenn Sie ein Ihnen bekanntes Medikament hier nicht finden, heißt das umgekehrt auch nicht, daß es nicht zu empfehlen wäre. Aus Platzgründen können nicht alle Präparate derselben Gruppe hier aufgezählt werden.

A

M

P

Q

R

X

Y

Z

REGISTER

Q

R

MITARBEITER DER DEUTSCHEN AUSGABE

Deutsche Ausgabe: "Gesundheit und Medizin heute"

Übersetzer: Dr. Christiane Beerbom · Martha Bohus · Marianne Brosche · Hilary Coleman · Hans Freundl · Walter Günther · Dr. Susanne M. Hillenbrand · Dr. Eberhard Höhne · Ute Iding · Dr. Helga Kästner · Gabriele Klarholz · Antje Kopp-Zug · Patricia Künzel · Anneliese Ligon-Klein · Veronika Maasburg · Lilo Mayer-Behrens · H. Bryant McEwen · Erica E. Mertens · Christine Preiherr · Walter Reis · Wilhelm Michael Riegel · Helga Schenk · Birgit I. Schulte · Bettina Winterfeld · Karin Wirth

Redaktion: Dr. Katja Barth · Dr. Ingeborg Cernaj · Bettina Depauli · Gisela Finke · Dr. Berthold Gehrke · Dr. Susanne M. Hillenbrand Dr. Ingrid Hönig · Dr. Rosalinde Klapfenberger-Schaffer · Dr. Berthold Vogel · Dr. Karin Zeh · Dorothea Zimmer

Zeichner: Sascha Wuillemet (neue Zeichnungen auf Seite 120, 138, 166, 181, 289, 331, 486, 498, 749, 926, 944, 992, 1085, 1087, 1092, 1128)

MITARBEITER DER ENGLISCHEN AUSGABE

Originalausgabe: "The British Medical Association Complete Family Health Encyclopedia"

BRITISH MEDICAL ASSOCIATION · **Medizinische Bearbeitung:** Mr. John Ballantyne CBE, FRCS · Professor Arnold E. Bender DSc, PhD Dr. Brendan M. Buckley DPhil, FRCP(I) · Professor James Calnan FRCS, FRCP(I) · Dr. Dewi Davies MD, FRCP · Dr. A.K. Dixon MD, FRCR(I) · Dr. James Owen Drife MD, FRCS (Ed) · Mr. Edgar Gordon MSc, DDS · Professor Terry J. Hamblin DM, FRCP · Dr. Anthony John Holland MPhil, MRCP · Dr. Helen M. Kingston MD, MRCP · Professor W.R. Lee MD, FRCP · Dr. E.B. Lewis MB, FFARCS · Mr. C.D.R. Lightowler FRCS · Dr. G. Keith Morris MD, FRCP · Dr. Graham Peter Mulley DM, FRCP · Dr. R.T.D. Oliver MD, FRCP · Dr. Alex Paton MD, FRCP · Dr. T. Tichards MRCP, MRCGP Dr. J.A. Savin MD, FRCP · Dr. Leonard Sinclair FRCP, DCH · Dr. R.N.T. Thin MD, FRCP · Mr. Patrick D. Trevor-Roper MD, FRCS · Mr. Robert H. Whitaker MD, FRCS · Dr. George Bernard Wyatt FRCP, DCH

Autoren: Vivienne Owen Ankrett MRCGP, DRCOG · Igor Anrep LRCP, MRCS · Ann Ashworth PhD · Alan Bailey MB, MRCP · Julian Barth MB, MRCP Margaret A. Barrie FRCP, DRCOG · R.J. Berry FRCP, FRCR · A.K. Bhalla MD, MRCP · Charles Eric Blank PhD, MB · Geoffrey Blundell Susan Bosanko · Arthur William Boylston MD, MRCPath · Amanda Bridges · Peter Bromwich MB, MRCOG · W.B.J. Broom MB N.F. Burnett Hodd FBCO, DCLP · E.P. Cameron MCh, FRCS · Rosalind Carr MB, DRCOG · Nicola Jane Carroll · N.R. Carroll BDS, LDSRCS Simon St.C. Carter MB, FRCS · Michael D. Chard MB, MRCP · Lyn Cheater · Julian Chomet MSc · Neil Citron MChir, FRCS · A.M. de Lacy Costello MB, MRCP Richard Dawood FRCR, DTM & H · J.J. Dawson MS, FRCS · Jonathan H. Dean · Jane Deverson · John H. Dubois Andrew Duncombe MB, MRCP · Patrick Durston FASI, REMT · Adrian Eddleston DM, FRCP · Martin Brian Edwards BDS, FDSRCS Anne Eldred MB, MRCGP · Christopher John Ellis FRCP, DTM & H · M.G. Falcon FRCS, FCOphth · Ivor L. Felstein MB · P.H. Fentem MB, MRCP Colin Fergusson MB, FRCS · Loraine Fergusson · Richard E. Field FRCSE · Michael W. Flowers MB, FRCS Michael D. Flynn MB, MRCP John Foley MD, FRCP · T.J. Fowler DM, FRCP · Roger Gabriel MB, FRCP · Ruth Garland · Michael Glasspool FRCS, DO · Max Glatt FRCP, FRCPsych · J. Graham MB, MRCGP · Roger F. Gray MB, FRCS · Brian Glenville MB, FRCS · Alison Hadley SRN, HV · John W. Harcup SBStJ, MRCGP · Richard Harding AFOM RCP, DAv Med · David Haslam MRCGP, DObstRCOG · Roderick J. Hay DM, FRCP · Kenneth W. Heaton MD, FRCP · John A. Henry MB, FRCP Anthony David Heyes PhD · Ann Hill PhD · K.E.F. Hobbs ChM, FRCS · David Honeybourne MD, MRCP · Judith Hooper DObstRCOG, MRCGP · Graham Robert Vivian Hughes MD, FRCP · Alex T. Inglis BDS, FDSRCS · J. Jenner MD, MRCP · Lydia Jones MB, MRCP · Jack Joseph MD, FRCOG · Adrian D. Joyce MB, FRCS · Patricia A. Judd PhD SRD · Arthur Kaufman MSc, ABPsS · Patrick Kesteven FRCAP, FRCPA · R.B.Kinder MB, FRCS · Ronald L. Kleinman MB, DObstRCOG J.D.E. Knox FRCPE, FRCGP · Paul W. Lambden FDS RCS, MB · Richard Lamerton MRCS, LRCP · R.S. Ledward FRCS, FRCOG Colin John Leonard FRCGP, DCH · S.G. Lim BDS · E.S. Lin FFARCS · Peter C. Lindsay MA, MB · Jane MacDougall MB, MRCOG Sheila Macey · Norma MacMillan T.E.Martin MB · John A. Matthews MD, FRCP · Francis Matthey MB, MRCP · J.Q. Matthias MD, FRCP · Kenneth A. McLean MB, MRCP P.W.D. Meerstadt MRCP, DCH · Debbie Mills · P.J.A. Molitor MB, FRCS Alex J. Munro MSc, MRCP · Nabil M. Mustapha MB, FRCS · Paul Myers MRCGP, DObstRCOG · David S. Nairn MB, FRCS · Margaret Nanson MA, MB · C.G.H. Newman FRCP, DCH · Kenneth Arthur Newton FRCP, FRCR · A.N. Nicolaides MS, FRCS · Mark Noble PhD · N.P. Norwell DA, MRCGP · P.M. Owens MB · Malcolm Padwick MB, MRCOG · A.M. Peters MD, MRCPath · Michael Peter Powell MB, FRCS · W.D.W. Rees MD, MRCP · Anthony John Richards FRCP, DPhysMed · M.B. Richter FRACP, PhD Amanda Jane Roberts MB · N.D. Rothnie MB, FRCS · Rosalind J.D. Rothnie MB, DObstRCOG Robert Royston · Quentin Sattenau PhD · Peter Saul MRCGP, DCH · Glenis K. Scadding MD, MRCP · D.F. Scott FRCP, DP · Christina M. Scott-Moncrieff MB, MFHom · Mike Seymour MB, FRCS · Sarah-Jane Seymour MB · J.F.L. Shaw ChM, FRCS · Caroline M. Shreeve MB Valerie Sinason · Albert Singer DPhil, FRCOG · T.M. Skerry BVetMed, MRCVS · Arlene Sobel · Michael Spira MB · Venetia Stent MB, MRCGP · Richard Stern MD, FRCPsych · Susan Sturrock · Paul Sweny MD, FRCP · M.F. Sturridge MS, FRCS · Margaret Elizabeth Taylor BDS, MB · A. Theodossi MD, MRCP · Malcolm Keith Thompson DObstRCOG, FRCGP · Michael Townend MB · G.D.W. Towse · Trevor H. Turner MB, MRCPsych · H.A. Waldron MD, FFOM · Rae Ward · Michael Anthony Waugh MB, DipVen · Moya de Wet · Saffron Ann Whitehead PhD · Marcia Wilkinson DM, FRCP · Ian Williams MRCGP, DRCOG · Pamela Wood · W. Keith Yeates MD, FRCS · Robert M. Youngson DTM & H, FCOphth.

DORLING KINDERSLEY LIMITED · **Chefredakteur:** Ruth Midgley · **Lektoren:** Andrea Bagg, Dr. Stephen Carroll, Robert Dinwiddie, Gail Lawther, Mary Lindsay, Richenda Milton-Thompson, Ricki Ostrov, Martyn Page, Jillian Somerscales, Tony Whitehorn, Dr. Frances Williams **Lektoratsassistenten:** Maria Adams, Simon Adams, Donald Berwick, Deirdre Clark, Jean Cooke, Mike Darton, Elizabeth Galfalvi, Ann Kramer, Cathy Meeus, Terence Monaighan, Theodore Rowland-Entwistle, Ruth Swan, Rena Taylor, Kay Wright, Pat White · **Lektoratsleitung:** Amy Carroll · **Chefgraphiker:** Chez Picthall, Denise Brown · **Bildredakteure:** Melissa Gray, Caroline Murray · **Graphiker:** Sandra Archer, Peter Cross, Tina Hill, Gail Jones, Sarah Ponder, Tracy Timson, Lydia Umney, Bryn Walls · **Graphik-Assistenten:** Peter Blake, Carol Briggs, Anne Cuthbert, Thomas Keenes, Chris Scollens · **Zeichner:** Tony Graham, Karen Cochran, Paul Cooper, Sandra Doyle, Will Giles, Brian Hewson, Chris Jenkins, Kevin Jones, Kevin Marks, Janos Marffy, Coral Muller, Frazer Newman, Nick Oxloby, Lynda Payne, Sandra Ponder, Patricia Sempron, Mark Surridge, John Woodcock · **Bildrecherchen:** Sandra Schneider · **Herstellung:** Eunice Paterson

FOTONACHWEIS

American Society of Plastic and Reconstructive Surgeons, Inc. 191, 340, 791; AMI Portland Hospital (Ultrasound Dept.) 701; Argentum 348, 367, 925, 977, 1012, 1029, 1030, 1127

Mr. John Browett 509, 595, 906, 1134; BUPA Fitness Centre 437; BUPA Medical Centre 212, 688, 689

Cemax Inc. 906; Dr. M. Curling 858

Dr. Richard Dawood 155, 597, 905, 906; Prof. P. Dieppe and Gower Medical Publishing 422; Dorling Kindersley (DK)/ Steve Bartholomew 40; DK/Paul Fletcher 368, 1136; DK/Stephan Oliver 21, 36, 39; DK/Susanna Price 24, 30, 31, 38; DK/ Clive Streeter 17, 18, 19; Dr. R. Doshi, Brook Green Hospital 426, 435, 491; Dr. Andrew Duncombe, St. Thomas's Hospital Medical School 195, 659

Edwards Laboratories, Orange County, California 483

Dr. T. Fowler 82, 395

Gibbs Dental Division 846, 1032, 1138; Glaxo 287, 288, 902; Mr. Brian Glenville 616

Health Education Authority 22

The Image Bank 42; Insitute of Orthopaedics, London 79, 750, 804, 805, 807, 853, 906

Mr. P.H. Jacobsen, Dental School, Cardiff 211; Dr. J. R. Jenner 153; Mr. R. P. Juniper 583

KeyMed Ltd. 36, 190, 210, 827, 969, 1069

Sue Lloyd 423, 820; London School of Hygiene and Tropical Medicine 656, 685, 785, 934

Dr. Francis Matthey 91,194, 982, 983; Nancy Durell McKenna 185, 361, 386, 539, 568, 1000; Penny Miller/Down's Syndrome Association 270; Hammersmith Hospital 597

National Medical Slide Bank 198, 224, 353, 359, 370, 411, 445, 475, 485, 523, 599, 632, 642, 644, 656, 670, 671, 679, 713, 722, 729, 745, 750, 785, 810, 824, 843, 877, 925, 936, 938, 947, 985, 1010, 1017, 1029, 1030, 1037, 1041, 1073, 1080, 1127, 1157

Vincent Oliver 1129

Philips Medical Systems 32
Queen Elizabeth Military Hospital, Woolwich (Histopathology Dept., John Boyd Laboratories) 278, 1149; Queen Square Imaging Centre/BUPA 582

Dr. I. R. Reynolds, Eastman Dental Hospital 585, 793, 1141; Adrian Roberts 48

Saga Holidays Ltd. 17; Science Photo Library (SPL) 25, 32, 34, 367, 531, 1059, 1069; SPL/ Michael Abbey 23; SPL/ Argentum 1134; SPL/Dr. Tony Brain 439, 714; SPL/Dr. Goran Bredberg 399; SPL/ CDC 48; SPL/CEA-Orsav/CNRI 35, 834: SPL/CNRI 33, 35, 46, 125, 1032, 1084, 1138; SPL/Dr. R. Damadian 34; SPL/ Division of Computer Research and Technology, National Institutes of Health 37; SPL/Martin Dohrn 45; SPL/Don Fawcett 540; SPL/Fawcett/Hirokawa/ Heuser 1155; SPL/Prof. C. Ferlaud/CNRI 1001; SPL/Malcolm Fielding, The BOC Group PLC 44; SPL/Grave 1022; SPL/Jan Hinsch 234, 236; SPL/Manfred Kage 36, 199; SPL/David Leah 219; SPL/Francis Leroy 170; SPL/R. Litchfield 75; SPL/ London School of Hygiene and Tropical Medicine 544; SPL/Andrew McClenaghan 42; SPL/Astrid and Hans-Frieder Michler 23, 767; SPL/Mark Morgan 775; SPL/ Ohio-Nuclear Corporation 33; SPL/ Omikron 416; SPL/David Parker 43, 610; SPL/Petit Format/CSI 1160; SPL/Nestlé 293; SPL/Philippe Plailly 883; SPL/John Radcliffe Hospital 417; SPL/David Scharf 714; SPL/Science Source 562; SPL/Dr. Karol Sikora 629, 847; SPL/Dr. Howard Smedley 1005; SPL/St. Bartholomew's Hospital 280; SPL/St. Mary's Hospital 580; SPL/Dr. Rob Stepney 46; SPL/James Stevenson 46, 373, 422, 713; SPL/ Alexander Tsiaras 35, 47, 123; SPL/USDA 648; SPL/US National Cancer Institute 64; SPL/John Walsh 550, 714, 982, 983; SPL/ Don Wong 139; SPL/J. F. Wilson 1109; Prof. Crispian Scully, Dental School, University of Bristol 574, 1140, 1144; Squibb Surgicare Ltd. 533, 606; St. Bartholomew's Hospital 194, 230, 291, 307, 348, 373, 377, 542, 555, 579, 595, 615, 673, 703, 851, 906, 922, 942, 972, 977, 1018, 1065, 1117, 1129, 1134, 1149; St. John's Institute of Dermatology 65, 69, 75, 254, 738, 1016, 1123; St. Mary's Hospital Medical School (Audio Visual Services) 133, 255, 268, 368, 465, 466, 485, 573, 603, 637, 675, 677, 869, 906, 930, 1008, 1020, 1023, 1035, 1044, 1110, 1136; Tony Stone/Chris Harvey 16; Tony Stone/David Joel 39; Ron Sutherland 25; Dr. Paul Sweny 183, 240, 261, 454, 458, 460, 666, 773, 777

University of Washington School of Medicine/The Lancet 72; John Watney 69, 630; C. James Webb 441, 461, 1053; Dr. David Wheeler 261; Dr. A.R. Williams, Dr. I. Williams 66, 99, 122, 221, 239, 275, 333, 367, 368, 373, 380, 411, 417, 436, 466, 591, 603, 637, 672, 785, 805, 815, 853, 873, 874, 957, 1010, 1086, 1110; Women's Health Concern, 688, 689
Col. Robert M. Youngson 119, 283, 287, 288, 440, 690, 873, 874, 993

QUELLENVERZEICHNIS

Die statistischen Angaben zu Krankheiten und Todesfällen in Deutschland wurden – soweit nicht anders angegeben – den Veröffentlichungen des Bundesgesundheitsamtes, Berlin, des Bundesministeriums für Gesundheit, Bonn, des Saarländischen Krebsregisters, Saarbrücken, und des Hauptverbandes der gewerblichen Berufsgenossenschaften, St. Augustin, entnommen. Zahlen aus den Jahren bis einschließlich 1989 ohne nähere Angabe beziehen sich auf das Gebiet der Bundesrepublik Deutschland vor der Wiedervereinigung.

"Arbeitsschutz und Unfallstatistik", Dr. Burkhard Hoffmann, Hrsg. Hauptverband der gewerblichen Berufsgenossenschaften e.V. (HVBG), Sankt Augustin 1991

"BK-DOK '90, Dokumentation des Berufskrankheiten-Geschehens in der Bundesrepublik Deutschland"; Schriftenreihe des Hauptverbandes der gewerblichen Berufsgenossenschaften, Sankt Augustin 1992

"Daten des Gesundheitswesens", Ausgabe 1991, Bd. 3, Schriftenreihe des Bundesministeriums für Gesundheit, Baden-Baden 1991

"AIDS/HIV 1992, Bericht zur epidemiologischen Situation in der Bundesrepublik Deutschland zum 31.12.1992", AZ Hefte 15/1993, AIDS-Zentrum im Bundesgesundheitsamt, Berlin 1993

"Morbidität und Mortalität an Bösartigen Neubildungen im Saarland 1990", Saarländisches Krebsregister – Jahresbericht, Heft Nr. 167, Herausgeber: Statistisches Landesamt Saarland, Saarbrücken 1992